総論	循環器疾患	
全身症状・皮膚症状	呼吸器疾患	中毒性疾患
呼吸器・循環器系	消化器疾患	運動器疾患
消化器系	内分泌・代謝疾患	皮膚疾患
内分泌・代謝系	腎・泌尿器疾患	妊産婦・婦人科疾患
女性生殖器系	血液・造血器疾患	小児疾患
腎・泌尿器系	神経・筋疾患	眼疾患
血液・造血器系	精神疾患	耳鼻咽喉疾患
神経・精神系	アレルギー疾患	和文索引
運動器系	膠原病および類縁疾患	欧文索引
眼・耳・鼻		
小児		

疾患・症状別

今日の治療と看護

改訂第3版

【総編集】
永井良三／大田　健

南江堂

総編集

永井良三	ながい りょうぞう	自治医科大学・学長
大田　健	おおた けん	国立病院機構東京病院・院長

編　集

五十嵐隆	いがらし たかし	国立成育医療研究センター・理事長
大田　健	おおた けん	国立病院機構東京病院・院長
太田康男	おおた やすお	帝京大学内科学講座感染症内科学・教授
神田善伸	かんだ よしのぶ	自治医科大学附属さいたま医療センター総合医学第1・教授
川合眞一	かわい しんいち	東邦大学医学部内科学講座膠原病学分野・教授
神庭重信	かんば しげのぶ	九州大学大学院精神病態医学・教授
北川浩明	きたがわ ひろあき	虎の門病院産婦人科・部長
木下芳一	きのした よしかず	島根大学第二内科学・教授
小池和彦	こいけ かずひこ	東京大学大学院消化器内科学・教授
島田洋一	しまだ よういち	秋田大学整形外科・教授
洲崎春海	すざき はるみ	昭和大学耳鼻咽喉科学・教授
千葉厚郎	ちば あつろう	杏林大学神経内科・教授
坪田一男	つぼた かずお	慶應義塾大学医学部眼科学・教授
寺内康夫	てらうち やすお	横浜市立大学大学院分子内分泌・糖尿病内科学・教授
永井良三	ながい りょうぞう	自治医科大学・学長
南学正臣	なんがく まさおみ	東京大学医学部附属病院腎臓・内分泌内科・教授
福井次矢	ふくい つぐや	聖路加国際病院・院長
水谷太郎	みずたに たろう	筑波大学医学医療系救急・集中治療部・教授
宮地良樹	みやち よしき	京都大学大学院皮膚科学・教授

(五十音順)

●改訂第2版（2004年発行）
　総編集：水島　裕／黒川　清
●初版（1996年発行）
　監修：水島　裕

執筆者一覧（掲載項目順）

福井次矢	聖路加国際病院	加藤 順	和歌山県立医科大学［第二内科］
林 正健二	京都橘大学［理学療法学科］	一瀬雅夫	和歌山県立医科大学［第二内科］
畑尾正彦	日本赤十字秋田看護大学	藤原靖弘	大阪市立大学［消化器内科］
副島秀久	済生会熊本病院	杉山敏郎	富山大学［消化器造血器腫瘍制御内科学］
名郷直樹	武蔵国分寺公園クリニック	岩切勝彦	日本医科大学千葉北総病院［消化器内科］
廣瀬昌博	島根大学［病院医学教育センター］	有沢富康	金沢医科大学［消化器内科］
矢野晴美	自治医科大学［感染症科］	加藤元嗣	北海道大学［光学医療診療部］
中木高夫	天理医療大学	三宅一昌	日本医科大学［消化器内科学］
日下隼人	武蔵野赤十字病院	坂本長逸	日本医科大学［消化器内科学］
石松伸一	聖路加国際病院［救急部］	櫻庭裕丈	弘前大学［消化器・血液内科学］
亀井秀弥	名古屋大学［移植外科］	福田眞作	弘前大学［消化器・血液内科学］
石橋寿子	聖路加国際病院［研究管理部］	武田宏司	北海道大学［臨床病態分析学］
中村元信	産業医科大学［皮膚科］	小林由直	三重大学保健管理センター
宮地良樹	京都大学［皮膚科学］	竹井謙之	三重大学［消化器内科］
大河内直子	東京大学［輸血部］	山際 訓	新潟大学［消化器内科学］
髙橋孝喜	東京大学［輸血医学］	青柳 豊	新潟大学［消化器内科学］
生駒晃彦	ガルデルマ株式会社［研究開発本部］	森脇久隆	岐阜大学［消化器病態学］
森 晶夫	国立病院機構相模原病院臨床研究センター	田中敏章	たなか成長クリニック
古屋真吾	駿河台日本大学病院［循環器内科］	紫芝良昌	ゆうてんじ内科
廣畑俊成	北里大学［膠原病・感染内科］	五十嵐徹也	筑波大学［代謝・内分泌内科］
石井則久	国立感染症研究所ハンセン病研究センター	岡崎 亮	帝京大学ちば総合医療センター［第三内科］
内海甲一	日本医科大学［腎臓内科］	北川浩明	虎の門病院［産婦人科］
吉澤順子	山形大学［皮膚科］	宮崎真理子	東北大学病院［腎・高血圧・内分泌科］
鈴木民夫	山形大学［皮膚科］	伊藤貞嘉	東北大学［腎・高血圧・内分泌学］
川越 厚	クリニック川越	多武保光宏	杏林大学［泌尿器科］
東 邦康智	東京大学［循環器内科］	東原英二	杏林大学［泌尿器科］
横江琢也	昭和大学［呼吸器・アレルギー内科学］	鈴木基文	東京大学［泌尿器科］
足立 満	国際医療福祉大学［臨床医学研究センター/山王病院］	本間之夫	東京大学［泌尿器科］
本間 栄	東邦大学［呼吸器内科］	丸茂 健	東京歯科大学市川総合病院［泌尿器科］
大渕信久	東京都立大塚病院［循環器内科］	芦田隆司	近畿大学［血液・膠原病内科］
國保成暁	日本医科大学［呼吸器・感染・腫瘍内科部門］	泉二登志子	東京女子医科大学［血液内科］
弦間昭彦	日本医科大学［呼吸器・感染・腫瘍内科部門］	澤田海彦	春日部市立病院
大田 健	国立病院機構東京病院	村田 満	慶應義塾大学［臨床検査医学］
道場信孝	ライフプランニングセンター	坂巻 壽	がん・感染症センター都立駒込病院［血液内科］
村井 博	広島大学［分子内科学］	神田善伸	自治医科大学さいたま医療センター［血液科］
河野修興	広島大学［分子内科学］	川上忠孝	小山市民病院［神経内科］
内藤健晴	藤田保健衛生大学［耳鼻咽喉科］	中野今治	自治医科大学［神経内科］
難波由喜子	順天堂大学［呼吸器内科］	渡辺英寿	自治医科大学［脳神経外科］
高橋和久	順天堂大学［呼吸器内科］	柴田 護	慶應義塾大学［神経内科］
上野繭美	島根大学［歯科口腔外科オーラルメディシン］	鈴木則宏	慶應義塾大学［神経内科］
関根浄治	島根大学［歯科口腔外科学］	土井勝美	近畿大学［耳鼻咽喉科学］
井上 泉	和歌山県立医科大学［第二内科］	齋藤和也	近畿大学［耳鼻咽喉科学］

執筆者一覧

井上泰宏	耳鼻咽喉科いのうえクリニック	秋山千枝子	あきやま子どもクリニック
西澤正豊	新潟大学脳研究所［神経内科学分野］	佐々木勝教	帝京大学［救急医学］
千葉厚郎	杏林大学［神経内科］	坂本哲也	帝京大学［救急医学］
三輪英人	順天堂大学練馬病院［脳神経内科］	井上　博	富山大学［内科学第二］
岡　尚省	東京慈恵会医科大学第三病院［神経内科］	岩田　洋	東京大学［循環器内科］
水野裕司	群馬大学［脳神経内科学］	清野精彦	日本医科大学千葉北総病院［循環器内科学］
小川　剛	帝京大学［神経内科］	廣井透雄	国立国際医療研究センター病院［循環器内科］
園生雅弘	帝京大学［神経内科］	絹川弘一郎	東京大学［重症心不全治療開発講座］
武田克彦	国際医療福祉大学三田病院［神経内科］	加藤尚子	東京大学［循環器内科］
長井信弘	山梨県立北病院	宇野漢成	東京大学［コンピュータ画像診断学／予防医学講座］
藤井康男	山梨県立北病院		
大森哲郎	徳島大学［精神医学分野］	池ノ内浩	日本赤十字社医療センター［循環器内科］
貝谷久宣	医療法人和楽会パニック障害研究センター［精神医学］	猪又孝元	北里大学［循環器内科学］
		石橋　俊	自治医科大学［内科学（内分泌代謝内科）］
中村　純	産業医科大学［精神医学］	芦田映直	朝日生命成人病研究所附属医院［循環器科］
八田耕太郎	順天堂大学練馬病院［メンタルクリニック］	長田太助	獨協医科大学［循環器内科］
高橋祥友	筑波大学［災害精神支援学］	藤田大司	東京大学［循環器内科］
長濱道治	島根大学［精神医学］	今井　靖	東京大学［循環器内科］
堀口　淳	島根大学［精神医学］	松尾　汎	松尾クリニック
吉田公輔	福岡大学［精神医学］	山沖和秀	山王病院
西村良二	福岡大学［精神医学］	簑田清次	自治医科大学［アレルギーリウマチ科］
谷　英明	山梨県立北病院	保坂晃弘	東京大学［血管外科学］
粕川雄司	秋田大学［整形外科］	宮田哲郎	東京大学［血管外科学］
本郷道生	秋田大学［整形外科］	三嶋理晃	京都大学［呼吸器内科］
島田洋一	秋田大学［整形外科］	桑野和善	東京慈恵会医科大学［呼吸器内科］
宮腰尚久	秋田大学［整形外科］	鈴木直仁	上尾中央総合病院［呼吸器内科］
山田　晋	秋田大学［整形外科］	久田哲哉	東京逓信病院［呼吸器内科］
松永俊樹	秋田大学［リハビリテーション科］	堀口高彦	藤田保健衛生大学［呼吸器内科学II］
鳥居秀成	慶應義塾大学［眼科］	宮崎泰可	長崎大学［感染免疫学講座（第2内科）］
細田進悟	けいゆう病院［眼科］	河野　茂	長崎大学［感染免疫学講座（第2内科）］
市橋慶之	日本鋼管病院［眼科］	橋永一彦	大分大学［総合内科学第二］
持丸博史	慶應義塾大学［眼科］	岸　建志	大分大学［総合内科学第二］
厚東隆志	慶應義塾大学［眼科］	門田淳一	大分大学［総合内科学第二］
比野平恭之	昭和大学［耳鼻咽喉科］	永井英明	国立病院機構東京病院呼吸器センター［呼吸器内科］
金井憲一	昭和大学藤が丘病院［耳鼻咽喉科］		
杉尾雄一郎	関東労災病院［耳鼻咽喉科］	永井厚志	東京女子医科大学
榊原裕史	東京都立小児総合医療センター［総合診療科］	杉山幸比古	自治医科大学［呼吸器内科］
西本　創	さいたま市民医療センター［小児科］	蝶名林直彦	聖路加国際病院［呼吸器内科］
太神和廣	おおがチャイルドクリニック	穴井　諭	九州大学胸部疾患研究施設
尾崎裕彦	平塚共済病院［小児科］	天尾カオル	九州大学［看護部（呼吸器病棟）］
荒木　清	東京都済生会中央病院［小児科］	中西洋一	九州大学胸部疾患研究施設
清水俊明	順天堂大学［小児科］	井上義一	国立病院機構近畿中央胸部疾患センター［呼吸不全・難治性肺疾患研究部］
田中　亮	山口大学先進救急医療センター		
秦堅佐工	はたクリニック	山口悦郎	愛知医科大学［呼吸器・アレルギー内科］
橋本伸子	橋本こどもクリニック	土肥　眞	東京大学［アレルギー・リウマチ内科］

執筆者一覧

稲瀬直彦	東京医科歯科大学［呼吸器内科］	岡　政志	埼玉医科大学［消化器内科・肝臓内科］
長瀬洋之	帝京大学［呼吸器・アレルギー内科］	八島一夫	鳥取大学［機能病態内科学］
武内浩一郎	富山労災病院［勤労者呼吸器病センター］	浅野光一	九州大学［病態機能内科学］
重城喬行	千葉大学［呼吸器内科学］	松本主之	九州大学［病態機能内科学］
坂尾誠一郎	千葉大学［呼吸器内科学］	三浦総一郎	防衛医科大学校［内科］
巽浩一郎	千葉大学［呼吸器内科学］	矢野　豊	福岡大学筑紫病院［消化器内科］
井上博雅	鹿児島大学［呼吸器内科学］	平井郁仁	福岡大学筑紫病院［消化器内科］
坂本芳雄	関東中央病院［呼吸器内科］	松井敏幸	福岡大学筑紫病院［消化器内科］
横山彰仁	高知大学［血液・呼吸器内科］	横山陽子	兵庫医科大学［内科学（下部消化管科）］
白濱龍太郎	グッドスリープ・クリニック	松本譽之	前兵庫医科大学［内科学（下部消化管科）］
藤島清太郎	慶應義塾大学［救急医学］	長堀正和	東京医科歯科大学［消化器内科］
川村雅文	帝京大学［外科学］	渡辺　守	東京医科歯科大学［消化器内科］
小林信之	国立国際医療研究センター［呼吸器内科］	安藤貴文	名古屋大学［消化器内科］
藤田次郎	琉球大学［第一内科］	後藤秀実	名古屋大学［消化器内科］
永武　毅	桜みちクリニック	岡　志郎	広島大学［内視鏡診療科］
滝澤　始	杏林大学［呼吸器内科］	田中信治	広島大学［内視鏡診療科］
千田金吾	浜松医科大学［内科学第二］	内田恵一	三重大学［消化管・小児外科学］
鈴木　学	東京都立広尾病院［呼吸器科］	楠　正人	三重大学［消化管・小児外科学］
中田　光	新潟大学医歯学総合病院生命科学医療センター	梶原伸介	市立宇和島病院［消化器外科］
木村　弘	奈良県立医科大学［呼吸器・アレルギー・血液内科］	数野暁人	東海大学［消化器外科］
		小澤壯治	東海大学［消化器外科］
中野孝司	兵庫医科大学［呼吸器内科］	井元　章	大阪医科大学［第二内科］
古田隆久	浜松医科大学臨床研究管理センター	樋口和秀	大阪医科大学［第二内科］
足立経一	島根大学［臨床看護学］	田中榮司	信州大学［第二内科］
古田賢司	島根大学［第二内科］	井戸章雄	鹿児島大学［消化器疾患・生活習慣病学］
小原勝敏	福島県立医科大学附属病院［内視鏡診療部］	坪内博仁	鹿児島大学［消化器疾患・生活習慣病学］
武藤　学	京都大学［腫瘍薬物治療学講座］	瀬川　誠	山口大学［地域医療推進学］
岡田裕之	岡山大学［光学医療診療部］	坂井田功	山口大学［消化器病態内科学］
荒川哲男	大阪市立大学［消化器内科学］	川村悦史	大阪市立大学［肝胆膵病態内科学］
富永和作	大阪市立大学［消化器内科学］	河田則文	大阪市立大学［肝胆膵病態内科学］
三輪洋人	兵庫医科大学［内科学（上部消化管科）］	細川貴範	武蔵野赤十字病院［消化器内科］
溝下　勤	名古屋市立大学［消化器・代謝内科学］	鈴木聡子	順天堂大学［消化器内科］
城　卓志	名古屋市立大学［消化器・代謝内科学］	渡辺純夫	順天堂大学［消化器内科］
内藤裕二	京都府立医科大学［消化器内科］	齋藤英胤	慶應義塾大学［薬物治療学］
春間　賢	川崎医科大学［消化管内科］	滝川　一	帝京大学［内科］
平井敏弘	川崎医科大学［消化器外科］	山本和秀	岡山大学［消化器・肝臓内科］
佐久間浩	枡記念病院	斎藤明子	東京女子医科大学［消化器内科］
大木進司	福島県立医科大学［器官制御外科学］	伊佐山浩通	東京大学［消化器内科］
竹之下誠一	福島県立医科大学［器官制御外科学］	福澤正洋	大阪府立母子保健総合医療センター
高島　利	佐賀大学［看護基礎科学講座］	神澤輝実	がん・感染症センター都立駒込病院［消化器内科］
藤本一眞	佐賀大学［内科］		
藤山佳秀	滋賀医科大学［消化器内科］	中里徹矢	杏林大学［消化器・一般外科］
金子　宏	星ヶ丘マタニティ病院［内科・心療内科］	杉山政則	杏林大学［消化器・一般外科］
大川清孝	大阪市立十三市民病院［消化器内科］	岡崎和一	関西医科大学内科学第三講座［消化器肝臓内科］
上田　渉	大阪市立十三市民病院［消化器内科］		

執筆者一覧

越川克己	名古屋セントラル病院	立木美香	国立病院機構京都医療センター［内分泌代謝高血圧研究部］
中尾昭公	名古屋セントラル病院		
山本理紗子	順天堂大学［スポートロジーセンター］	髙士祐一	横浜労災病院内分泌・糖尿病センター
大村千恵	順天堂大学［代謝内分泌内科学］	西川哲男	横浜労災病院内分泌・糖尿病センター
河盛隆造	順天堂大学［スポートロジーセンター］	佐々木正美	自治医科大学さいたま医療センター［内分泌代謝科］
中村昭伸	横浜市立大学［分子内分泌・糖尿病内科学］		
寺内康夫	横浜市立大学［分子内分泌・糖尿病内科学］	石川三衛	自治医科大学さいたま医療センター［内分泌代謝科］
前川聡	滋賀医科大学［糖尿病・腎臓・神経内科］		
松久宗英	徳島大学糖尿病臨床・研究開発センター	堤治	山王病院［リプロダクション・婦人科内視鏡センター］
森保道	虎の門病院［内分泌代謝科］		
岩﨑仁	筑波大学［内分泌代謝・糖尿病内科］	櫻井晃洋	信州大学［遺伝医学・予防医学］
島野仁	筑波大学［内分泌代謝・糖尿病内科］	千野晶子	がん研有明病院消化器センター
北本匠	千葉大学［細胞治療内科学］	星野惠津夫	がん研有明病院［漢方サポート科］
横手幸太郎	千葉大学［細胞治療内科学］	矢野彰三	島根大学［臨床検査医学］
藤森新	帝京大学［内科］	杉本利嗣	島根大学［内科学第一］
正木孝幸	大分大学［内分泌糖尿病内科］	本間仁	帝京大学［内科］
瀧谷公隆	大阪医科大学［小児科］	内田俊也	帝京大学［内科］
玉井浩	大阪医科大学［小児科］	今井裕一	愛知医科大学［腎臓・リウマチ膠原病内科］
児玉浩子	帝京平成大学［健康栄養学科］	西村名帆子	愛知医科大学［腎臓・リウマチ膠原病内科］
橋本浩三	細木病院［糖尿病・内分泌内科］	富野康日己	順天堂大学［腎臓内科］
有馬寛	名古屋大学［糖尿病・内分泌内科学］	今井圓裕	中山寺いまいクリニック
大磯ユタカ	名古屋大学［糖尿病・内分泌内科学］	斎藤知栄	筑波大学［腎臓内科学］
島津章	国立病院機構京都医療センター臨床研究センター	山縣邦弘	筑波大学［腎臓内科学］
桑原(島津)智子	京都大学［内分泌・代謝内科］	松尾清一	名古屋大学［腎臓内科］
髙野順子	東京大学［腎臓・内分泌内科］	溝渕正英	昭和大学［腎臓内科学部門］
髙野幸路	東京大学［腎臓・内分泌内科］	秋澤忠男	昭和大学［腎臓内科学部門］
伊藤光泰	藤田保健衛生大学［内分泌・代謝内科］	松田明子	東京女子医科大学［泌尿器科］
赤水尚史	和歌山県立医科大学［内科学第一］	深川雅史	東海大学［腎内分泌代謝内科］
土屋天文	獨協医科大学越谷病院［糖尿病内分泌・血液内科］	清水朋一	東京女子医科大学［泌尿器科］
		田邉一成	東京女子医科大学［泌尿器科］
森昌朋	群馬大学大学院［病態制御内科学］	岡田浩一	埼玉医科大学［腎臓内科］
笠井貴久男	獨協医科大学［内分泌代謝内科］	小川大輔	岡山大学［腎・免疫・内分泌代謝内科学］
高見博	伊藤病院	槇野博史	岡山大学［腎・免疫・内分泌代謝内科学］
鈴木尚宜	虎の門病院内分泌センター	今井直彦	聖マリアンナ医科大学［腎臓・高血圧内科］
竹内靖博	虎の門病院内分泌センター	木村健二郎	聖マリアンナ医科大学［腎臓・高血圧内科］
木戸里佳	徳島大学［生体情報内科学］	武藤智	帝京大学［泌尿器科］
遠藤逸朗	徳島大学［生体情報内科学］	堀江重郎	順天堂大学［泌尿器科］
松本俊夫	徳島大学［生体情報内科学］	久米春喜	東京大学［泌尿器科］
柳瀬敏彦	福岡大学［内分泌糖尿病内科］	戸澤啓一	名古屋市立大学［腎・泌尿器科学分野］
山田佳彦	国際医療福祉大学熱海病院［内分泌代謝科］	郡健二郎	名古屋市立大学［腎・泌尿器科学分野］
二川原健	弘前大学［内分泌代謝内科学］	山本新吾	兵庫医科大学［泌尿器科］
須田俊宏	青森労災病院	東郷容和	兵庫医科大学［泌尿器科］
成瀬光栄	国立病院機構京都医療センター［内分泌代謝高血圧研究部］	井上省吾	広島大学［腎泌尿器科学］
		水野隆一	慶應義塾大学［泌尿器科］
		大家基嗣	慶應義塾大学［泌尿器科］

執筆者一覧

大園誠一郎	浜松医科大学［泌尿器科］		林　祐一	岐阜大学［神経内科・老年学分野］
三木恒治	京都府立医科大学［泌尿器外科学］		犬塚　貴	岐阜大学［神経内科・老年学分野］
中村晃和	京都府立医科大学［泌尿器外科学］		清水　潤	東京大学［神経内科］
西沢　理	信州大学［泌尿器科］		三方崇嗣	下志津病院［神経内科］
永井　敦	川崎医科大学［泌尿器科学］		楠　　進	近畿大学［神経内科］
高橋強志	三井記念病院［血液内科］		森松光紀	徳山医師会病院［神経内科］
別所正美	埼玉医科大学［血液内科］		小林高義	中野総合病院［神経内科］
浦部晶夫	日本経済新聞社保健センター		真先敏弘	帝京科学大学［東京理学療法学科］
七島　勉	福島県立医科大学［循環器・血液内科学］		松村喜一郎	帝京大学［神経内科］
檀　和夫	日本医科大学［血液内科］		後藤雄一	国立精神・神経医療研究センター神経研究所［疾病研究第2部］
小松則夫	順天堂大学［血液内科］			
鈴木隆浩	自治医科大学［血液学部門］		中田るか	長崎大学［神経内科］
小池　正	長岡赤十字病院［血液内科］		本村政勝	長崎大学［神経内科］
井上雅美	大阪府立母子保健総合医療センター［血液・腫瘍科］		磯島　晃	東京慈恵会医科大学［脳神経外科］
			阿部俊昭	東京慈恵会医科大学［脳神経外科］
大屋敷一馬	東京医科大学［内科学第一］		小林千夏	信州大学［脳神経内科, リウマチ・膠原病内科］
青木定夫	新潟薬科大学［臨床薬学研究室臨床腫瘍学］		池田修一	信州大学［脳神経内科, リウマチ・膠原病内科］
外山高朗	慶應義塾大学［内科学（血液）］		岸田　大	信州大学［脳神経内科, リウマチ・膠原病内科］
岡本真一郎	慶應義塾大学［内科学（血液）］		岡田佳代	九州大学［精神病態医学］
塚崎邦弘	国立がん研究センター東病院［血液腫瘍科］		中尾智博	九州大学［精神病態医学］
伊豆津宏二	虎の門病院［血液内科］		神庭重信	九州大学［精神病態医学］
奥田慎也	JR東京総合病院［血液・腫瘍内科］		須賀楓介	高知大学［神経精神科学］
宮崎浩二	北里大学［血液内科学］		井上新平	高知大学［神経精神科学］
石西綾美	奈良県立医科大学［輸血部］		山田和夫	東洋英和女学院大学［人間科学部］
藤村吉博	奈良県立医科大学［輸血部］		内出容子	東京女子医科大学［精神医学］
櫻井嘉彦	奈良県立三室病院［小児科］		吉田卓史	西尾医院
西野正人	奈良県立三室病院［小児科］		福居顯二	京都府立医科大学［精神医学］
高松純樹	日本赤十字社東海北陸ブロック血液センター		飛鳥井望	東京都医学総合研究所［心の健康プロジェクト］
鈴木　裕	日本大学［神経内科学］			
亀井　聡	日本大学［神経内科学］		松岡　究	奈良県立医科大学［精神医学］
野崎一朗	金沢大学［脳老化・神経病態学（神経内科学）］		岸本年史	奈良県立医科大学［精神医学］
山田正仁	金沢大学［脳老化・神経病態学（神経内科学）］		宮岡　等	北里大学［精神科学］
松崎敏男	鹿児島大学難治ウイルス研［分子病理］		山田和男	東京女子医科大学東医療センター［精神科］
出雲周二	鹿児島大学難治ウイルス研［分子病理］		榊原英輔	国立精神・神経医療研究センター病院［精神科］
岸田修二	初石病院［神経内科］			
西山和利	北里大学［神経内科学］		亀井雄一	国立精神・神経医療研究センター病院［臨床検査部］
大井川秀聡	埼玉医科大学国際医療センター［脳卒中外科学］			
栗田浩樹	埼玉医科大学国際医療センター［脳卒中外科学］		宮里勝政	府の森メンタルクリニック
脊山英徳	杏林大学［脳神経外科］		中山秀紀	国立病院機構久里浜医療センター
塩川芳昭	杏林大学［脳神経外科］		樋口　進	国立病院機構久里浜医療センター
渡邊雅彦	筑波大学［神経内科学］		切池信夫	大阪市立大学［神経精神医学］
岡本幸市	群馬大学［脳神経内科学］		高橋　正	岡田病院［精神科］
田中雅樹	杏林大学［脳神経外科学］		新井平伊	順天堂大学［精神医学］
永根基雄	杏林大学［脳神経外科］		松原洋一郎	順天堂東京江東高齢者医療センター［メンタルクリニック］
田中惠子	金沢医科大学［神経内科］			

執筆者一覧

木村通宏	木場メンタルクリニック	松本美富士	桑名市総合医療センター［内科・リウマチ科］
宇田川雅彦	船橋市立医療センター［精神科］	西小森隆太	京都大学［小児科学］
内富庸介	岡山大学［精神神経病態学］	井澤和司	京都大学［小児科学］
石束嘉和	横浜市立みなと赤十字病院［精神科］	平家俊男	京都大学［小児科学］
浅野美穂子	聖霊病院［精神科］	住田孝之	筑波大学［内科（膠原病・リウマチ・アレルギー）］
小川豊昭	名古屋大学総合保健体育科学センター［精神健康医学］	太田康男	帝京大学［感染症内科学］
久保木富房	楽山病院［心療内科］	森澤雄司	自治医科大学［感染制御部］
岡本美孝	千葉大学［耳鼻咽喉科・頭頸部腫瘍学］	松本哲哉	東京医科大学［微生物学］
藤枝重治	福井大学［耳鼻咽喉科・頭頸部外科］	立川夏夫	横浜市立市民病院［感染症内科］
井上祐三朗	千葉大学［小児病態学］	中沢洋三	信州大学［小児医学］
河野陽一	千葉大学［小児病態学］	尾崎隆男	江南厚生病院こども医療センター
山口正雄	帝京大学［内科学（呼吸器・アレルギー学）］	菅原憲子	総合母子保健センター愛育病院［小児科］
庄司俊輔	国立病院機構東京病院喘息・アレルギーセンター	清水博之	国立感染症研究所［ウイルス第二部］
赤澤晃	東京都立小児総合医療センター［アレルギー科］	古賀一郎	帝京大学［内科学］
川合眞一	東邦大学［内科学（膠原病学分野）］	塚田訓久	国立国際医療研究センター病院［エイズ治療・研究開発センター］
安岡秀剛	慶應義塾大学［リウマチ内科］	髙山直秀	がん・感染症センター都立駒込病院［小児科］
竹内勤	慶應義塾大学［リウマチ内科］	濱田篤郎	東京医科大学病院渡航者医療センター
横田俊平	横浜市立大学［発生成育小児医療学］	安田二朗	長崎大学熱帯医学研究所
堀内孝彦	九州大学［病態修復内科］	本田美和子	国立病院機構東京医療センター［総合内科］
寺井千尋	自治医科大学附属さいたま医療センター［総合医学第一］	宮下修行	川崎医科大学［総合内科学1］
市川奈緒美	東京女子医科大学附属膠原病リウマチ痛風センター	田中孝明	川崎医科大学［小児科学］
山中寿	東京女子医科大学附属膠原病リウマチ痛風センター	尾内一信	川崎医科大学［小児科学］
		岸本壽男	岡山県環境保健センター
川人豊	京都府立医科大学［免疫内科学］	安藤秀二	国立感染症研究所［ウイルス第一部］
花岡洋成	慶應義塾大学［リウマチ内科］	吉田敦	獨協医科大学［感染制御センター／感染制御・臨床検査医学］
桑名正隆	慶應義塾大学［リウマチ内科］	上原由紀	順天堂大学［感染制御科学／総合診療科］
渥美達也	北海道大学［内科II］	大西健児	東京都立墨東病院［感染症科］
田中真生	金沢医科大学［血液免疫内科学］	比嘉太	琉球大学［第一内科］
梅原久範	金沢医科大学［血液免疫内科学］	岡田賢司	国立病院機構福岡病院
遠藤平仁	東邦大学［内科学］	渡辺博	帝京大学溝口病院［小児科］
三森経世	京都大学［臨床免疫学］	吉田博	姫野病院
川上純	長崎大学［第一内科］	鎌野寛	香川大学保健管理センター［内科］
大岡正道	聖マリアンナ医科大学［リウマチ・膠原病・アレルギー内科］	奥川周	東京大学［感染制御部］
		古川恵一	聖路加国際病院［内科感染症科］
尾崎承一	聖マリアンナ医科大学［リウマチ・膠原病・アレルギー内科］	渡邉邦友	岐阜大学生命科学総合研究支援センター［嫌気性菌研究分野］
髙崎芳成	順天堂大学［膠原病内科］	北沢貴利	帝京大学［内科学］
山村昌弘	岡山済生会総合病院リウマチ・膠原病センター	照屋勝治	国立国際医療研究センター［エイズ治療・研究開発センター］
吉田俊治	藤田保健衛生大学［リウマチ・感染症内科］		
石ヶ坪良明	横浜市立大学［免疫・血液・呼吸器内科］	平井義一	自治医科大学［感染・免疫学（細菌学部門）］
鈴木康夫	東海大学［リウマチ内科学］	猪口貞樹	東海大学［救命救急医学］
岳野光洋	横浜市立大学［免疫・血液・呼吸器内科］	前﨑繁文	埼玉医科大学［感染症科・感染制御科］

執筆者一覧

渡辺　哲	千葉大学真菌医学研究センター［臨床感染症分野］		内尾祐司	島根大学［整形外科］
亀井克彦	千葉大学真菌医学研究センター［臨床感染症分野］		名越　智	札幌医科大学［生体工学・運動器治療開発講座］
渡辺晋一	帝京大学［皮膚科］		和田郁雄	名古屋市立大学［リハビリテーション部］
柳元伸太郎	東京大学［保健・健康推進本部］		大関　覚	獨協医科大学越谷病院［整形外科］
橋本喜夫	旭川厚生病院［皮膚科］		吉岩豊三	大分大学［整形外科学］
所　正治	金沢大学［寄生虫感染症制御学］		津村　弘	大分大学［整形外科学］
金澤　保	産業医科大学［免疫学・寄生虫学］		遠藤直人	新潟大学［整形外科学］
渡邊直熙	東京慈恵会医科大学［アレルギー学］		加藤義治	東京女子医科大学［整形外科学］
丸山治彦	宮崎大学［寄生虫学］		木村浩明	金沢大学［整形外科］
木村英作	前愛知医科大学［寄生虫学］		土屋弘行	金沢大学［整形外科］
高橋優三	前岐阜大学［寄生虫学］		江森誠人	札幌医科大学［整形外科］
千種雄一	獨協医科大学［熱帯病寄生虫病室］		和田卓郎	札幌医科大学［整形外科］
林　尚子	獨協医科大学［熱帯病寄生虫病室］		片山一朗	大阪大学［皮膚科学］
伊藤　亮	旭川医科大学［寄生虫学］		横関博雄	東京医科歯科大学［皮膚科学］
水谷太郎	筑波大学［救急・集中治療部］		中村晃一郎	埼玉医科大学［皮膚科／アレルギーセンター］
萩谷圭一	筑波大学［救急・集中治療部］		早川和人	帝京大学ちば総合医療センター［皮膚科］
上條吉人	北里大学［中毒・心身総合救急医学］		椛島健治	京都大学［皮膚科学］
小山完二	なめがた地域総合病院［救急科］		森田栄伸	島根大学［皮膚科］
伊関　憲	山形大学［救急医学］		古川福実	和歌山県立医科大学［皮膚科］
田勢長一郎	福島県立医科大学［救急医療学］		川名誠司	日本医科大学［皮膚科］
千代孝夫	日本赤十字社和歌山医療センター［救急集中治療部］		石川　治	群馬大学［皮膚科学］
冨岡譲二	福岡和白病院救急センター		清島真理子	岐阜大学［皮膚科］
植山和正	弘前記念病院		上出良一	東京慈恵会医科大学附属第三病院［皮膚科］
羽藤泰三	金沢医科大学［整形外科］		川上重彦	金沢医科大学［形成外科］
川原範夫	金沢医科大学［整形外科］		田村敦志	伊勢崎市民病院［皮膚科］
波呂浩孝	山梨大学［整形外科］		石井文人	久留米大学［皮膚科学］
青田洋一	横浜市立大学［運動器病態学］		橋本　隆	久留米大学［皮膚科学］
竹林庸雄	札幌医科大学［整形外科］		森実　真	岡山大学［皮膚科学］
長谷川和宏	新潟脊椎外科センター		高橋健造	琉球大学［皮膚科学］
山崎　健	岩手医科大学［整形外科］		赤坂江美子	東海大学［皮膚科］
岡村健司	羊ヶ丘病院［整形外科］		小澤　明	東海大学［皮膚科学］
小澤浩司	東北大学［整形外科］		多田讓治	国立療養所長島愛生園
菅本一臣	大阪大学［運動器バイオマテリアル学］		岡本祐之	関西医科大学［皮膚科］
松山敏勝	北海道立子ども総合医療・療育センター［整形外科］		本田まりこ	東京慈恵会医科大学葛飾医療センター［皮膚科］
土井一輝	小郡第一総合病院［整形外科］		石田奈津子	愛知医科大学［皮膚科］
金城政樹	琉球大学［整形外科］		渡辺大輔	愛知医科大学［皮膚科］
金谷文則	琉球大学［整形外科］		江川清文	廣仁会昭和皮膚科クリニック
坪川直人	新潟手の外科研究所		三石　剛	東京女子医科大学八千代医療センター［皮膚科］
藤　哲	弘前大学医学部附属病院		立花隆夫	大阪赤十字病院［皮膚科］
宮野須一	砂川市立病院［整形外科］		窪田泰夫	香川大学［皮膚科］
千馬誠悦	中通総合病院［整形外科］		鈴木茂彦	京都大学［形成外科学］
			宇原　久	信州大学［皮膚科］
			大塚藤男	筑波大学［皮膚科］
			松永佳世子	藤田保健衛生大学［皮膚科学］

執筆者一覧

谷岡未樹	京都大学［皮膚科］	梁　栄治	帝京大学［産婦人科］
山﨑研志	東北大学［皮膚科学］	永松　健	東京大学［産婦人科］
嵯峨賢次	廣仁会アリオ札幌皮膚科クリニック	香川秀之	関東労災病院［産婦人科］
大山　学	慶應義塾大学［皮膚科学］	宗田　聡	広尾レディース［産婦人科］
藤本晃久	東京大学［産婦人科］	下村昭彦	虎の門病院［臨床腫瘍科/乳腺・内分泌外科］
東梅久子	虎の門病院［産婦人科］	川端英孝	虎の門病院［乳腺・内分泌外科］
定月みゆき	国立国際医療研究センター［産婦人科］	大森意索	東京都立墨東病院周産期センター［新生児科］
安藤一道	日本赤十字社医療センター［産婦人科］	森田清子	東京都立小児総合医療センター［新生児科］
藤原敏博	山王病院［リプロダクション・婦人科内視鏡治療センター］	安井孝二郎	東京大学［小児科］
		土田晋也	東京大学［小児科］
三木明徳	埼玉医科大学［産科・婦人科］	近藤雅楽子	東京都立墨東病院周産期センター［新生児科］
安達知子	母子愛育会総合母子保健センター愛育病院［産婦人科］	鈴木由芽	自治医科大学［小児科学］
		髙橋尚人	東京大学総合周産期母子医療センター
横尾郁子	虎の門病院健康管理センター［産婦人科］	石黒秋生	埼玉医科大学総合医療センター［新生児科］
高本真弥	虎の門病院［産婦人科］	生井良幸	太田西ノ内病院［小児科］
中田真木	三井記念病院［産婦人科］	鹿間芳明	神奈川県立こども医療センター［感染免疫科］
織田克利	東京大学［産婦人科］	澤田雅子	澤田こどもクリニック
五十嵐敏雄	帝京大学ちば総合医療センター［産婦人科］	木原亜古	きはら内科あこ小児科［小児科］
髙井　泰	埼玉医科大学総合医療センター［産婦人科］	中村　元	小児科中村医院
大須賀穣	東京大学［産婦人科］	三日市薫	さくらんぼこどもクリニック
岡垣竜吾	埼玉医科大学［産婦人科］	石井正浩	北里大学［小児科］
丸山正統	丸山記念総合病院［産婦人科］	小林茂俊	帝京大学［小児科］
松本光司	筑波大学［産婦人科］	佐藤晶論	福島県立医科大学［小児科］
八杉利治	がん・感染症センター都立駒込病院［婦人科］	細矢光亮	福島県立医科大学［小児科］
水口剛雄	筑波大学［産婦人科］	佐野光仁	大阪府立母子保健総合医療センター［耳鼻咽喉科］
中川俊介	帝京大学［産婦人科］		
西井　修	帝京大学附属溝口病院	勝沼俊雄	東京慈恵会医科大学附属第三病院［小児科］
藤井知行	東京大学［生殖内分泌学］	武田憲子	北里大学［外科］
折戸征也	国立国際医療研究センター［産婦人科］	金森　豊	国立成育医療研究センター［外科］
五味淵秀人	河北総合病院［産婦人科］	畑中　玲	東京大学［小児外科］
兵藤博信	東京大学［産婦人科］	岩中　督	東京大学［小児外科］
大鷹美子	東京都保健医療公社豊島病院［産婦人科］	位田　忍	大阪府立母子保健総合医療センター［小児内科］
石井康夫	日本赤十字社医療センター［産婦人科］	齋藤暢知	順天堂大学［小児科］
高木健次郎	埼玉医科大学総合医療センター［産婦人科］	鈴木光幸	順天堂大学［小児科］
深津真弓	埼玉医科大学総合医療センター［産婦人科］	西浦博史	大阪府立急性期・総合医療センター［小児科］
関　博之	埼玉医科大学総合医療センター総合周産期母子医療センター	田尻　仁	大阪府立急性期・総合医療センター［小児科］
		芦田　明	大阪医科大学［小児科］
塚原優己	国立成育医療研究センター周産期センター［産科］	松島礼子	済生会吹田病院［小児科］
		田中英高	大阪医科大学［小児科］
山本泰廣	社会保険中央総合病院［産婦人科］	賀藤　均	国立成育医療研究センター［循環器科］
小林浩一	社会保険中央総合病院［産婦人科］	金子正英	国立成育医療研究センター［循環器科］
馬場一憲	埼玉医科大学総合医療センター総合周産期母子医療センター	小野　博	国立成育医療研究センター［循環器科］
		犬塚　亮	東京大学［小児科］
吉田志朗	長野県立こども病院総合周産期母子医療センター［産科］	高橋英彦	神奈川県立こども医療センター［腎内科］
		柳澤敦広	焼津市立総合病院［小児科］

執筆者一覧

服部元史	東京女子医科大学腎臓病総合医療センター［腎臓小児科］
大友義之	順天堂大学練馬病院［小児科］
三浦健一郎	東京大学［小児科］
岡　明	東京大学［小児科］
柏井洋文	国立成育医療研究センター［神経内科］
久保田雅也	国立成育医療研究センター［神経内科］
岩崎博之	東京大学［小児科］
安元佐和	福岡大学［小児科］
廣瀬伸一	福岡大学［小児科］
黒澤照喜	東京都立小児総合医療センター［総合診療科］
水口　雅	東京大学［発達医科学］
小椋雅夫	国立成育医療研究センター［腎臓・リウマチ・膠原病科］
伊藤秀一	国立成育医療研究センター［腎臓・リウマチ・膠原病科］
平岩幹男	Rabbit Developmental Research
原　郁子	横浜市総合リハビリテーションセンター［発達精神科］
金生由紀子	東京大学［こころの発達医学分野］
広瀬宏之	横須賀市療育相談センター［小児精神・神経科］
宮尾益知	国立成育医療研究センター［発達心理科］
石井礼花	東京大学［精神神経科］
友田明美	福井大学子どものこころの発達研究センター
高野貴子	東京家政大学［児童学科］
伊藤純子	虎の門病院［小児科］
長尾芳朗	社会保険中央総合病院［小児科］
浦上達彦	駿河台日本大学病院［小児科］
高柳正樹	千葉県立こども病院［小児救急総合診療科］
山口清次	島根大学［小児科］
井田博幸	東京慈恵会医科大学［小児科］
神崎　晋	鳥取大学［周産期・小児医学］
長谷川奉延	慶應義塾大学［小児科］
堀川玲子	国立成育医療研究センター［内分泌・代謝科］
杉原茂孝	東京女子医科大学東医療センター［小児科］
大薗恵一	大阪大学［小児科学］
田中弘之	岡山済生会総合病院［小児科］
滝田順子	東京大学［無菌治療部］
菊地　陽	帝京大学［小児科］
本村あい	茅ヶ崎市立病院［小児科］
加藤元博	埼玉県立小児医療センター［血液・腫瘍科］
麦島秀雄	日本大学［小児科］
原　寿郎	九州大学［成長発達医学分野(小児科)］
芳賀信彦	東京大学［リハビリテーション科］
髙戸　毅	東京大学［口腔外科］
西條英人	東京大学［口腔外科］
小川　厚	福岡大学筑紫病院［小児科］
芥　直子	キッコーマン総合病院［小児科］
島崎　潤	東京歯科大学市川総合病院［眼科］
高野洋之	北里大学北里研究所病院［眼科］
稲田紀子	日本大学［視覚科学系眼科学分野］
宇野敏彦	白井病院
黒坂大次郎	岩手医科大学［眼科］
宮田　博	横浜市立市民病院［眼科］
平形明人	杏林大学［眼科学］
野田　徹	東京医療保健大学大学院［看護研究科］／国立病院機構東京医療センター［眼科］
東　範行	国立成育医療研究センター［眼科］
湯澤美都子	日本大学［眼科］
董　震宇	北海道大学［眼科］
野田航介	北海道大学［眼科］
安藤靖恭	北里大学北里研究所病院［眼科］
若倉雅登	井上眼科病院
梶田雅義	梶田眼科
牧野伸二	自治医科大学［眼科］
市川一夫	社会保険中京病院［眼科］
森　和彦	京都府立医科大学［眼科］
山本哲平	北海道大学［眼科］
野田実香	北海道大学［眼科］
小林一女	昭和大学［耳鼻咽喉科学］
東野哲也	宮崎大学［耳鼻咽喉・頭頸部外科学］
佐藤満雄	近畿大学［耳鼻咽喉科］
宮下美恵	近畿大学［耳鼻咽喉科］
洲崎春海	昭和大学［耳鼻咽喉科学］
門倉義幸	昭和大学横浜市北部病院［耳鼻咽喉科］
吉原俊雄	東京女子医科大学［耳鼻咽喉科学］
兵頭政光	高知大学［耳鼻咽喉科］
肥後隆三郎	昭和大学［耳鼻咽喉科学］

改訂第3版 序

　医療の本質は病める人々への慈愛とケアです．医療の本質や使命は，洋の東西を問わず，古来変わることはありません．しかしながら近代科学が始まって以来，病気や患者を客観化した対象としてとらえるようになりました．これによって医学は進歩しましたが，医療に対する不信感も生まれてきたように思われます．科学としての医学は重要ですが，常に病者に対する共感を忘れてはならず，両者をバランスよく学んだときに，真のケアが可能となります．

　看護師の業務は「療養上の世話」と「診療の補助」とされ，やや性格の異なる仕事を担っています．いずれも重要な使命ですが，どちらも医学的知識が基本となります．しかし近年，医学に関する情報は膨大になり，これを短期間で身につけることが困難となりつつあります．

　とくに，最近，「診療の補助」の重要性が指摘されるようになりました．このため看護師が学ぶべき範囲は従来よりも拡大され，内容もより高度になりました．こうした状況に対応するためには，医学の経験が豊富な筆者によって書かれたわかりやすい教科書が必要です．

　本書は1996年に水島　裕先生を監修者として，「専門医の執筆による看護師のための医学の解説書」として刊行されました．2004年に第2版が刊行されましたが，すでに時代も変わったため，今回，新たな執筆者を迎えて改訂することとなりました．基本的主旨は前版を踏襲し，看護学生や看護師に，主要疾患の起こり方，症状と診断のすすめ方，治療の実際について，専門医が解説することで，その医学的理解を促そうとするものです．今回の改訂では，この一冊で看護上必要な知識が一通り得られるように，「総論」として看護に関連するキーワードを解説する項目も加えました．

　さらに，より読みやすくなるよう，重要な症状・疾患では，冒頭の「キーポイント」や全体像がとらえられる解説（「考え方の基本」）を加え，図表解説の充実をするなどの工夫をしました．学習の参考書としてだけでなく，教育・研修に当たられている方々にも参考になると思われます．また，本書により質の高い看護が実践されるよう期待しております．

　最後に，多忙な時間をさいて編集・執筆いただいた皆様に心より感謝を申し上げます．

2013年1月

永井良三　　大田　健

初版 序

　近年，看護の概念が大きく変わり，ナースの役割は質的にも量的にもますます増大している．看護の教科書をみても看護の基本的手技や心得のみではなく，アセスメント・診断・計画・実施・評価といった看護過程を段階的に分け解説しているものが目につく．こういった看護の概念やナースの仕事は当然のことながらナースのほうが医師よりよく知っており，医師から学ぶ必要はあまりない．しかし，ケアを目的として看護診断を下し，治療・ケアにあたる場合でも，それぞれの疾患や症状を医学的に理解する必要がある．それとともに，治療，看護のための専門的医学知識も必要である．

　ところが現在，こうした目的に沿ったナース向けの著書はあまり見当たらず，ナースは医師の使っている教科書や事典などを読んでいるのが実情である．そこで今般，専門医の執筆によるナースのための解説書を企画した．

　本書では各疾患・各症候群につき，それぞれの専門家が概念・病態・症状・診断・治療などをわかりやすく述べたあと，治療・看護のポイントについて専門医からのメッセージという形で，重点的に解説した．つまり一口に言って，本書は各種疾患・症候のやさしい解説と，治療・看護に関する専門医からのメッセージの二本立てという構成である．

　ナースや看護学生の皆さんがこの著書を活用されることにより，今日の看護がさらに充実し，患者さんのために貢献されることを切に願っている．

　おわりに，分担編集者・執筆者各位の，本書の主旨を理解されたご協力に感謝申しあげます．

1996年11月

聖マリアンナ医科大学
難病治療研究センター
水 島 　 裕

目　次

総論 看護が見えるキーワード

●医療のなかの看護のあり方●
- 医療とは …………………………… 2
- 看護とは …………………………… 3
- 看護の倫理 ………………………… 4
- 看護とチーム医療 ………………… 5
- 看護と診療報酬 …………………… 6
- 看護と地域連携 …………………… 7
- EBN と EBP ……………………… 9

●看護実践のサマリー●
- 医療事故と対策 …………………… 11
- 個人情報管理 ……………………… 12
- 院内感染対策 ……………………… 13
- 看護診断と臨床での活用 ………… 14
- クリニカルパス …………………… 15
- 患者・家族への説明（インフォームドコンセント）と看護の役割 ……… 18
- 看護師のコミュニケーションスキル ……………………………… 19
- Web 情報の使い方 ……………… 22
- フィジカルアセスメントと看護の役割 …………………………… 23
- バイタルサインの意義と意味 …… 24
- モニタリングの活用法 …………… 25
- 患者急変と心肺蘇生 ……………… 27
- 終末期医療と緩和ケアの実践 …… 28
- 死後の処置へのかかわり ………… 29
- 移植医療の推進と看護の役割 …… 30
- 治験における看護の役割 ………… 32
- 災害時の看護の役割 ……………… 33
- 看護師の役割拡大 ………………… 34
- 看護師のキャリアアップ ………… 36
- 看護師のワークライフバランス … 38

主要症状の治療と看護

●全身症状・皮膚症状●
- 脱　毛 ……………………………… 42
- 紫　斑 ……………………………… 43
- 輸血合併症 ………………………… 45
- かゆみ ……………………………… 51
- アナフィラキシー ………………… 53
- ショック …………………………… 55
- 発　熱 ……………………………… 60
- 皮膚の痛み，知覚異常 …………… 63
- 浮　腫 ……………………………… 64
- びまん性色素沈着 ………………… 67
- がん性疼痛 ………………………… 68

●呼吸器・循環器系●
- 失神，立ちくらみ ………………… 71
- 呼吸困難，労作時呼吸困難 ……… 74
- チアノーゼ ………………………… 79
- 胸痛・背部痛 ……………………… 82
- 喀血，血痰 ………………………… 87
- 咳，喀痰 …………………………… 90
  - A　咳（咳嗽） …………………… 90
  - B　喀　痰 ………………………… 92
- 動　悸 ……………………………… 94
- 胸　水 ……………………………… 96
- 嗄　声 ……………………………… 98
- 吃逆（しゃっくり） ……………… 99

●消化器系●
- 口　臭 ……………………………… 100
- 食欲不振 …………………………… 100
- 嚥下困難 …………………………… 102
- 悪心，嘔吐 ………………………… 103
- 胸やけ ……………………………… 106
- 腹　痛 ……………………………… 108
- 腹部膨満感 ………………………… 112
- 消化管出血（吐血，下血・血便） … 114
- 下　痢 ……………………………… 117
- 便　秘 ……………………………… 121
- 黄　疸 ……………………………… 124
- 腹　水 ……………………………… 127
- 肝性脳症（肝性昏睡） …………… 131

●内分泌・代謝系●
- 成長障害 …………………………… 134
- 甲状腺腫 …………………………… 138

発汗異常	144
女性化乳房	146
テタニー	147

●**女性生殖器系**●

月経異常	149
下腹部痛	151
不正性器出血	154
帯下	156

●**腎・泌尿器系**●

タンパク尿	158
血尿（顕微鏡的・肉眼的）	160
排尿異常	162
勃起障害	167

●**血液・造血器系**●

貧血	168
白血球増加・減少	172
リンパ節腫脹，脾腫	175
A　リンパ節腫脹	175
B　脾腫	177
出血傾向	178
造血幹細胞移植の適応と実際	183
造血幹細胞移植の合併症	187

●**神経・精神系**●

意識障害	191
てんかん発作	195
頭痛（頭重）	197
めまい（眩暈）	200
耳鳴	203
失調	204
不随意運動	206
パーキンソニズム	209
運動麻痺	212
筋萎縮	215
感覚障害・しびれ	216
失語，失行，失認	221
幻覚，妄想	223
抑うつ	225
不安障害	226
せん妄	228
興奮，暴力	229
自殺念慮，自殺未遂	230
認知症	232

不定愁訴	234
拒薬	235

●**運動器系**●

肩こり	237
腰痛	238
下肢痛（坐骨神経痛）	240
関節痛	241
筋肉痛	242

●**眼・耳・鼻**●

眼痛	243
眼の充血	245
眼脂	246
飛蚊症	247
変視症	247
耳漏	249
鼻汁，鼻閉，くしゃみ	250
鼻出血	252

●**小児**●

ショック	255
発熱	256
発疹	258
頭痛	259
腹痛	261
咳，喘鳴・呼吸困難	262
嘔吐，下痢	263
便秘	266
発育の遅れ	267
発達の遅れ	269

各種疾患の治療と看護

●**循環器疾患**●

心肺機能停止状態	274
頻脈性不整脈	275
狭心症	280
急性心筋梗塞	284
陳旧性心筋梗塞	295
うっ血性心不全	298
後天性弁膜症	303
A　僧帽弁狭窄症	303
B　僧帽弁逆流症	304
C　大動脈弁狭窄症	304
D　大動脈弁逆流	305

E　三尖弁狭窄・逆流 …………… 306	過敏性肺炎 ……………………………… 395
成人の先天性心疾患 ……………………… 306	放射線肺炎 ……………………………… 396
特発性心筋症，心筋炎 …………………… 310	じん肺症 ………………………………… 397
A　肥大型心筋症 ……………… 310	肺血栓塞栓症 …………………………… 399
B　拡張型心筋症 ……………… 312	肺性心 …………………………………… 401
C　急性心筋炎 ………………… 313	過換気症候群 …………………………… 402
動脈硬化 …………………………………… 315	CO_2ナルコーシス ……………………… 404
高血圧症 …………………………………… 317	睡眠時無呼吸症候群 …………………… 405
低血圧症 …………………………………… 322	急性肺損傷，急性呼吸促迫（窮迫）症候群　407
大動脈瘤 …………………………………… 324	気　胸 …………………………………… 411
大動脈解離 ………………………………… 325	胸膜炎 …………………………………… 412
閉塞性動脈硬化症，バージャー病 ……… 327	膿　胸 …………………………………… 414
感染性心内膜炎 …………………………… 330	肺の日和見感染症 ……………………… 416
大動脈炎症候群（脈なし病，高安病）… 334	嚢胞性肺疾患 …………………………… 419
レイノー病 ………………………………… 336	A　進行性気腫性嚢胞（巨大肺嚢胞）　419
静脈瘤，血栓性静脈炎 …………………… 336	B　先天性嚢胞性腺腫様奇形　419
リンパ管炎，リンパ節炎 ………………… 337	PIE症候群 ……………………………… 419
リンパ浮腫 ………………………………… 338	薬剤性肺障害 …………………………… 420
●**呼吸器疾患**●	慢性ベリリウム肺（慢性ベリリウム症）
呼吸不全 …………………………………… 340	……………………………………………… 422
かぜ症候群 ………………………………… 343	肺胞タンパク症 ………………………… 422
インフルエンザ …………………………… 346	肺動脈性肺高血圧症 …………………… 423
急性上気道炎 ……………………………… 348	胸膜腫瘍 ………………………………… 425
急性気管支炎，急性気管支炎 …………… 349	縦隔腫瘍 ………………………………… 426
肺　炎 ……………………………………… 351	縦隔気腫 ………………………………… 426
A　細菌性肺炎 ………………… 352	●**消化器疾患**●
B　マイコプラズマ肺炎 ……… 355	口内炎，舌炎 …………………………… 428
C　ウイルス性肺炎 …………… 356	胃食道逆流症，その他の原因の食道炎 … 429
D　看護の指針 ………………… 357	食道アカラシア ………………………… 431
肺膿瘍（肺化膿症）……………………… 358	食道静脈瘤 ……………………………… 433
肺結核症，非結核性抗酸菌症 …………… 360	食道がん ………………………………… 434
A　肺結核症 …………………… 360	マロリー・ワイス症候群 ……………… 436
B　非結核性抗酸菌症 ………… 363	胃　炎 …………………………………… 437
気管支喘息 ………………………………… 365	A　急性胃炎 ………………… 437
慢性閉塞性肺疾患（慢性気管支炎，肺気腫） 374	B　慢性胃炎 ………………… 438
びまん性汎細気管支炎 …………………… 376	機能性ディスペプシア ………………… 439
気管支拡張症 ……………………………… 377	胃・十二指腸潰瘍（消化性潰瘍）…… 441
無気肺，中葉症候群 ……………………… 380	胃ポリープ，胃粘膜下腫瘍 …………… 445
肺がん ……………………………………… 381	胃がん …………………………………… 446
特発性間質性肺炎 ………………………… 388	胃切除後症候群 ………………………… 450
サルコイドーシス ………………………… 390	吸収不良症候群 ………………………… 452
膠原病における胸郭内病変 ……………… 392	タンパク漏出性胃腸症 ………………… 453

過敏性腸症候群	454		痛　風	540
感染性腸炎	456		肥満とやせ	543
アメーバ赤痢	458		A　肥　満	543
腸結核	459		B　や　せ	545
抗菌薬起因性腸炎	461		ビタミン欠乏症・過剰症	546
大腸憩室疾患	462		微量元素の欠乏症・過剰症	550
虚血性大腸炎	464		アミロイドーシス	552
潰瘍性大腸炎	465		成長ホルモン分泌不全性低身長症	554
クローン病	467		下垂体前葉機能低下症	555
大腸ポリープ	470		先端巨大症（末端肥大症）	556
大腸がん	472		高プロラクチン血症	557
肛門疾患	475		尿崩症	559
A　痔　核	475		抗利尿ホルモン分泌異常症	561
B　痔瘻，肛門周囲膿瘍	476		甲状腺機能低下症	562
虫垂炎	477		甲状腺機能亢進症（バセドウ病）	564
腸閉塞，イレウス	478		橋本病	567
急性腹膜炎	481		亜急性甲状腺炎	568
ウイルス肝炎（急性，慢性）	483		単純性甲状腺腫	569
劇症肝炎	486		甲状腺腫瘍	570
肝硬変	487		副甲状腺機能低下症	573
門脈圧亢進症	491		原発性副甲状腺機能亢進症	575
肝細胞がん	493		アジソン病，急性副腎不全	578
脂肪肝	497		クッシング病，クッシング症候群	580
アルコール性肝障害	499		副腎性器症候群	581
薬物性肝障害	500		褐色細胞腫	582
自己免疫性肝障害	501		原発性アルドステロン症	585
肝膿瘍	503		特発性浮腫	586
胆石症，胆囊炎，胆管炎	504		性腺機能低下症	588
先天性胆道拡張症	509		多発性内分泌腫瘍症	589
原発性硬化性胆管炎	511		カルチノイド	590
胆道がん	512		骨粗鬆症	592
膵　炎	514		●腎・泌尿器疾患●	
膵がん	519		電解質異常	597
●内分泌・代謝疾患●			A　ナトリウム（Na）代謝異常	597
栄養と病気	521		B　カリウム（K）代謝異常	598
糖尿病	523		C　カルシウム（Ca）代謝異常	599
糖尿病合併症	526		糸球体腎炎（急性および急速進行性）	600
糖尿病昏睡	529		IgA 腎症	602
低血糖症	531		ネフローゼ症候群（成人）	604
インスリノーマ	532		急性腎不全	610
脂質異常症（高リポタンパク血症）	534		慢性腎臓病	612
メタボリックシンドローム	538		透析療法	614

xx　目次

透析合併症	619
腎移植	621
尿細管間質性腎炎	622
二次性腎疾患	623
A　糖尿病性腎症	623
B　ループス腎炎	625
C　痛風腎	625
高血圧性腎硬化症	626
多発性囊胞腎	627
尿路閉塞，水腎症	629
尿路結石	630
非特異的尿路感染症（膀胱炎，腎盂腎炎）	632
尿路性器結核	634
前立腺疾患	637
A　前立腺肥大症	637
B　前立腺がん	639
腎細胞がん	641
膀胱腫瘍（膀胱がん）	642
精巣腫瘍（精巣がん）	643
神経因性膀胱	645
男性不妊症	646

●血液・造血器疾患●

鉄欠乏性貧血	647
二次性貧血	648
再生不良性貧血，赤芽球癆	649
A　再生不良性貧血	649
B　赤芽球癆	652
溶血性貧血	652
悪性貧血，巨赤芽球性貧血	655
赤血球増加症（多血症）	656
骨髄異形成症候群	657
無顆粒球症，顆粒球（好中球）減少症	660
伝染性単核球症	661
慢性骨髄性白血病	662
慢性リンパ性白血病	666
急性白血病	668
成人T細胞白血病リンパ腫	673
悪性リンパ腫	674
多発性骨髄腫	678
マクログロブリン血症	679
特発性血小板減少性紫斑病	680
血栓性血小板減少性紫斑病，溶血性尿毒症症候群	682
血友病，フォン・ウィルブランド病	685
播種性血管内凝固症候群	689

●神経・筋疾患●

ウイルス性脳炎	693
髄膜炎	696
クロイツフェルト・ヤコブ病（プリオン病）	701
HTLV-Ⅰ関連脊髄症	703
HIV関連神経障害	704
神経梅毒	706
脳梗塞	708
一過性脳虚血発作	712
脳出血	714
くも膜下出血	718
モヤモヤ病	722
可逆性後部白質脳症	724
側頭動脈炎	726
パーキンソン病	727
本態性振戦	732
ハンチントン病	734
脊髄小脳変性症	735
筋萎縮性側索硬化症	738
脳腫瘍	739
多発性硬化症	744
傍腫瘍性神経症候群	747
多発神経炎	749
自己免疫ニューロパチー	754
A　ギラン・バレー症候群	754
B　慢性炎症性脱髄性多発（根）神経炎	755
C　多巣性運動ニューロパチー	756
D　IgM Mタンパク血症に伴うニューロパチー	756
E　クロウ・深瀬症候群	757
神経痛	758
末梢性顔面神経麻痺	760
顔面けいれん	762
周期性四肢麻痺	764
ミオトニア症候群	766
A　筋強直性ジストロフィー	767
B　先天性ミオトニア	768
C　先天性パラミオトニア	768

目次 xxi

筋ジストロフィー	769
ミトコンドリア脳筋症	771
重症筋無力症，ランバート・イートン筋無力症候群	773
A 重症筋無力症	773
B ランバート・イートン筋無力症候群	775
脊髄血管障害	776
脊髄空洞症	778
ウィルソン病	779
白質ジストロフィー	781

●精神疾患●

精神疾患の歴史と病名・診断名	784
統合失調症と関連疾患	786
気分障害（躁うつ病）	789
A 双極性障害	789
B うつ病性障害	793
不安障害	795
A パニック障害	795
B 強迫性障害	797
C 恐怖症，社交恐怖	798
D 心的外傷後ストレス障害	800
解離性障害	801
身体表現性障害	803
A 障害の概念について	803
B 身体化障害	805
C 転換性障害	806
D 心気症	807
E 疼痛性障害	809
てんかん	810
薬物依存症	814
アルコール依存症	816
摂食障害	819
認知症	822
A アルツハイマー病	822
B 血管性認知症	826
一般身体疾患による精神障害	828
がん患者への精神的ケア（サイコオンコロジー）	830
睡眠障害，不眠症	833
パーソナリティ障害	838
心身症	840

●アレルギー疾患●

花粉症	842
鼻アレルギー	845
食物アレルギー	847
薬物アレルギー	851
物理・化学物質アレルギー	855
ラテックスアレルギー	857
昆虫アレルギー	858
寄生虫アレルギー	860
血清病	860

●膠原病および類縁疾患●

関節リウマチ	862
成人発症スティル病	866
若年性特発性関節炎	867
リウマチ性多発筋痛症	868
RS3PE 症候群	869
乾癬性関節炎	870
SAPHO 症候群	872
反応性関節炎	872
全身性エリテマトーデス	873
抗リン脂質抗体症候群	875
シェーグレン症候群	876
全身性硬化症（強皮症）	877
多発性筋炎，皮膚筋炎	880
混合性結合組織病，オーバーラップ症候群	882
結節性多発動脈炎	883
ANCA 関連血管炎	884
クリオグロブリン血症	886
過敏性血管炎	887
ベーチェット病	888
再発性多発軟骨炎	890
リウマチ熱	891
線維筋痛症	892
自己炎症症候群	894
IgG4 関連疾患	896

●感染症，寄生虫疾患●

感染症へのアプローチ	898
病院感染防止対策	902
日和見感染症	909
敗血症	911
細菌性食中毒	913
ウイルス感染症	915

A	アデノウイルス感染症	915
B	非ポリオエンテロウイルス感染症	917
C	ヘルパンギーナ	919
D	手足口病	919
E	ポリオ（急性灰白髄炎）	920
F	単純ヘルペスウイルス感染症（口唇，口腔，性器）	921
G	サイトメガロウイルス感染症	922
H	狂犬病	923
I	デング熱，デング出血熱	924
J	ウイルス性出血熱	925

HIV感染症 ……… 927
クラミジア感染症 ……… 930
マイコプラズマ感染症 ……… 932
リケッチア感染症 ……… 934

A	つつが虫病	934
B	日本紅斑熱	935
C	発疹熱	936
D	発疹チフス	936
E	Q熱	937

細菌感染症 ……… 937

A	連鎖球菌感染症	937
B	ブドウ球菌感染症	939
C	腸チフス，パラチフス	940
D	細菌性赤痢，疫痢	941
E	コレラ	941
F	レジオネラ症（在郷軍人病）	942
G	百日咳	942
H	ジフテリア	943
I	猩紅熱	944
J	猫ひっかき病	944
K	ペスト	945
L	野兎病	946
M	炭疽	946
N	リステリア症	947
O	無芽胞嫌気性菌感染症	948
P	放線菌症（アクチノミセス）	949
Q	ノカルジア症	950
R	破傷風	951
S	ガス壊疽	952

真菌感染症 ……… 954

A	カンジダ症	954
B	クリプトコッカス症	955
C	アスペルギルス症	955
D	接合菌症（ムーコル症）	956
E	スポロトリコーシス	957

ハンセン病 ……… 957
スピロヘータ感染症 ……… 958

A	回帰熱	958
B	ライム病	959
C	レプトスピラ感染症（ワイル病）	959
D	鼠咬症	960

原虫性疾患 ……… 961

A	ジアルジア症（ランブル鞭毛虫症）	961
B	マラリア	962
C	トリパノソーマ症	963
D	リーシュマニア症	963
E	トキソプラズマ症	964
F	クリプトスポリジウム症	965

線虫症 ……… 966

A	鉤虫症	966
B	糞線虫症	966
C	蟯虫症	967
D	回虫症	968
E	フィラリア症（糸状虫症）	968
F	顎口虫症	969
G	広東住血線虫症	969
H	アニサキス症	970
I	幼虫移行症	971
J	旋毛虫症	972
K	鞭虫症	973

吸虫症 ……… 974

A	住血吸虫症	974
B	肺吸虫症	974
C	肝吸虫症	975
D	横川吸虫症	976

条虫症 ……… 976

A	腸管寄生条虫症	977
B	組織寄生幼条虫症	978

ダニ症 ……… 979

●中毒性疾患●

中毒治療の原則 ……… 981
解熱鎮痛薬中毒 ……… 982

A　アセトアミノフェン中毒 ………… 982	変形性関節症 ……………………………… 1040
B　アスピリン中毒 ………………… 983	特発性大腿骨頭壊死症 …………………… 1044
抗精神病薬中毒 …………………………… 984	骨端症（骨端炎） ………………………… 1046
鎮静薬・睡眠薬中毒 ……………………… 985	化膿性骨髄炎，化膿性関節炎 …………… 1049
A　ベンゾジアゼピン中毒 ………… 985	A　化膿性骨髄炎 …………………… 1049
B　バルビツール酸中毒 …………… 986	B　化膿性関節炎 …………………… 1050
有機リン中毒 ……………………………… 986	骨・関節結核 ……………………………… 1052
グルホシネート中毒 ……………………… 988	骨粗鬆症，くる病・骨軟化症 …………… 1053
パラコート中毒 …………………………… 989	A　骨粗鬆症 ………………………… 1053
フグ中毒 …………………………………… 990	B　くる病・骨軟化症 ……………… 1055
毒蛇咬傷 …………………………………… 991	脊椎炎 ……………………………………… 1056
きのこ中毒 ………………………………… 993	A　リウマチ性脊椎炎 ……………… 1056
有毒植物中毒 ……………………………… 994	B　強直性脊椎炎 …………………… 1058
タバコ中毒 ………………………………… 996	C　透析脊椎症 ……………………… 1059
一酸化炭素中毒 …………………………… 997	骨腫瘍 ……………………………………… 1060
硫化水素中毒 ……………………………… 999	四肢軟部腫瘍 ……………………………… 1063
覚醒剤中毒 ………………………………… 1000	●**皮膚疾患**●
急性アルコール（エタノール）中毒 …… 1001	湿疹，皮膚炎 ……………………………… 1066
青酸化合物（シアン化合物）中毒 ……… 1003	A　アトピー性皮膚炎 ……………… 1066
酸・アルカリによる傷害 ………………… 1004	B　接触皮膚炎 ……………………… 1070
●**運動器疾患**●	C　脂漏性湿疹 ……………………… 1071
頸髄症 ……………………………………… 1008	D　ビダール苔癬（慢性単純性苔癬） 1072
胸部脊髄症 ………………………………… 1011	E　貨幣状湿疹 ……………………… 1073
腰痛 ………………………………………… 1015	F　自家感作性皮膚炎 ……………… 1073
腰椎椎間板ヘルニア ……………………… 1017	G　うっ滞性皮膚炎 ………………… 1074
脊椎分離症，脊椎分離すべり症 ………… 1020	H　皮脂欠乏性湿疹 ………………… 1074
腰部脊柱管狭窄症 ………………………… 1022	痒疹 ………………………………………… 1075
脊柱側弯症 ………………………………… 1024	皮膚瘙痒症 ………………………………… 1076
五十肩（肩関節周囲炎） ………………… 1026	紅皮症 ……………………………………… 1077
頸肩腕症候群 ……………………………… 1027	蕁麻疹，血管性浮腫 ……………………… 1078
胸郭出口症候群 …………………………… 1028	紅斑症 ……………………………………… 1079
筋性斜頸 …………………………………… 1030	皮膚血管炎 ………………………………… 1082
腕神経叢麻痺 ……………………………… 1031	褥瘡，皮膚潰瘍 …………………………… 1083
末梢神経麻痺 ……………………………… 1032	薬疹，中毒疹 ……………………………… 1086
フォルクマン拘縮 ………………………… 1035	光線過敏症 ………………………………… 1089
手根管症候群，肘部管症候群 …………… 1036	熱傷 ………………………………………… 1090
A　手根管症候群 …………………… 1036	物理的・化学的皮膚障害 ………………… 1092
B　肘部管症候群 …………………… 1036	A　凍瘡 ……………………………… 1092
野球肘，テニス肘 ………………………… 1037	B　凍傷 ……………………………… 1093
A　野球肘 …………………………… 1037	C　電撃傷 …………………………… 1093
B　テニス肘（上腕骨外上顆炎） … 1038	D　鶏眼，胼胝 ……………………… 1094
腱鞘炎（ばね指） ………………………… 1039	E　陥入爪 …………………………… 1095

水疱症 …………………………………… 1096	乳汁漏出性無月経 ……………………… 1144
膿疱症 …………………………………… 1097	神経性食欲不振症 ……………………… 1145
角化症 …………………………………… 1098	月経困難症 ……………………………… 1146
炎症性角化症 …………………………… 1100	月経前症候群 …………………………… 1147
A　乾　癬 …………………………… 1100	不妊症 …………………………………… 1148
B　類乾癬 …………………………… 1101	生殖補助医療 …………………………… 1150
C　扁平苔癬 ………………………… 1101	卵巣過剰刺激症候群 …………………… 1151
D　ジベル（Gibert）ばら色粃糠疹 … 1102	不育症，習慣流産 ……………………… 1152
細菌感染症 ……………………………… 1102	避妊法の選択と低用量ピル …………… 1155
皮膚結核，皮膚サルコイドーシス …… 1109	更年期の健康問題 ……………………… 1157
A　皮膚結核 ………………………… 1109	ホルモン補充療法 ……………………… 1160
B　皮膚サルコイドーシス ………… 1110	閉経後骨粗鬆症 ………………………… 1162
単純疱疹 ………………………………… 1110	子宮脱（骨盤臓器脱）………………… 1163
帯状疱疹 ………………………………… 1113	外陰炎，外陰潰瘍，外陰がん ………… 1165
疣贅，伝染性軟属腫 …………………… 1115	腟炎，子宮頸管炎 ……………………… 1166
A　疣　贅 …………………………… 1115	A　腟　炎 …………………………… 1166
B　伝染性軟属腫 …………………… 1116	B　子宮頸管炎 ……………………… 1167
皮膚真菌症 ……………………………… 1116	骨盤内感染症 …………………………… 1168
梅　毒 …………………………………… 1120	性感染症 ………………………………… 1170
疥癬，ケジラミ ………………………… 1122	子宮内膜症，子宮腺筋症 ……………… 1173
A　疥　癬 …………………………… 1122	子宮筋腫 ………………………………… 1175
B　ケジラミ ………………………… 1122	子宮粘膜下筋腫，子宮内膜ポリープ … 1177
皮膚良性腫瘍 …………………………… 1123	子宮頸がん，前がん病変 ……………… 1178
A　上皮系良性腫瘍 ………………… 1123	子宮体がん ……………………………… 1181
B　神経（堤）系良性腫瘍 ………… 1125	子宮肉腫 ………………………………… 1183
C　間葉系良性腫瘍 ………………… 1125	絨毛性疾患 ……………………………… 1184
肥厚性瘢痕，ケロイド ………………… 1126	良性卵巣腫瘍 …………………………… 1186
皮膚悪性腫瘍 …………………………… 1128	悪性卵巣腫瘍 …………………………… 1187
母斑，母斑症 …………………………… 1131	腹腔鏡下手術 …………………………… 1189
A　母　斑 …………………………… 1131	妊娠悪阻 ………………………………… 1192
B　母斑症 …………………………… 1132	流産，切迫流産 ………………………… 1193
色素沈着症 ……………………………… 1133	異所性妊娠 ……………………………… 1194
尋常性白斑（しろなまず）…………… 1134	早産，切迫早産 ………………………… 1196
痤瘡，酒皶 ……………………………… 1135	絨毛膜羊膜炎 …………………………… 1198
A　痤　瘡 …………………………… 1135	前期破水 ………………………………… 1199
B　酒　皶 …………………………… 1136	前置胎盤 ………………………………… 1199
汗疹，腋臭症 …………………………… 1138	常位胎盤早期剝離 ……………………… 1200
脱毛症 …………………………………… 1139	多胎妊娠 ………………………………… 1202
●妊産婦・婦人科疾患●	妊娠糖尿病・糖尿病合併妊娠 ………… 1204
無月経 …………………………………… 1141	妊娠高血圧症候群 ……………………… 1206
月経周期異常 …………………………… 1142	母子感染 ………………………………… 1210
多嚢胞性卵巣症候群 …………………… 1143	胎児発育不全 …………………………… 1214

胎児形態異常	1217
胎児水腫	1218
胎児機能不全	1220
分娩時出血，産科ショック	1223
子宮復古不全	1226
産褥熱	1226
乳腺炎	1227
産褥精神障害	1228
乳がん	1230

●小児疾患●

低出生体重児	1233
新生児仮死	1235
新生児動脈管開存症	1237
呼吸窮迫症候群	1239
新生児低血糖症	1240
新生児けいれん	1241
新生児高ビリルビン血症	1243
麻疹	1244
風疹	1245
突発性発疹	1246
水痘，帯状疱疹	1247
流行性耳下腺炎	1249
伝染性紅斑	1250
川崎病	1251
細気管支炎	1255
クループ症候群，急性喉頭蓋炎	1257
気道異物	1259
気管支喘息	1260
胆道閉鎖症	1264
肥厚性幽門狭窄症	1266
イレウス	1267
腸重積症	1270
乳幼児下痢症	1271
血管性紫斑病	1273
起立性調節障害	1274
心室中隔欠損症	1276
心房中隔欠損症	1278
ファロー四徴症	1279
心筋炎	1281
小児ネフローゼ症候群	1282
急性糸球体腎炎	1284
小児の慢性糸球体腎炎	1285

水腎症・水尿管症	1286
膀胱尿管逆流	1288
脳性麻痺	1289
精神遅滞	1291
熱性けいれん	1293
てんかん	1294
小児の細菌性髄膜炎	1298
小児の急性脳炎・脳症	1300
夜尿，遺尿	1302
不登校	1304
広汎性発達障害	1305
アスペルガー症候群	1308
注意欠陥多動性障害	1310
チック	1311
言語障害	1312
ダウン症候群	1315
ターナー症候群	1319
ケトン性低血糖症	1320
小児の糖尿病	1321
尿素サイクル異常症	1322
有機酸代謝異常症	1324
ライソゾーム病	1325
先天性甲状腺機能低下症（クレチン症）	1327
先天性副腎過形成症	1328
成長ホルモン分泌不全症	1329
肥満	1331
くる病	1333
軟骨無形成症・低形成症	1334
小児の固形腫瘍	1336
小児の白血病	1338
小児の鉄欠乏性貧血	1340
小児の好中球減少症	1341
小児の再生不良性貧血	1343
原発性免疫不全症候群	1345
乳幼児の股関節脱臼	1349
口唇口蓋裂	1350
子ども虐待	1351
子どもを代理とするミュンヒハウゼン症候群	1356

●眼疾患●

ドライアイ	1358
アレルギー性結膜炎	1360
感染性結膜炎	1362

角膜炎，角膜潰瘍	1364	中耳炎	1400
白内障	1369	耳硬化症	1403
緑内障	1371	突発性難聴	1405
網膜剥離	1373	メニエール病	1407
糖尿病網膜症	1376	動揺病	1409
未熟児網膜症	1379	副鼻腔炎	1411
加齢黄斑変性	1382	嗅覚障害	1414
眼底出血	1383	味覚障害	1416
ぶどう膜炎	1385	アデノイド・扁桃肥大，扁桃炎	1418
視神経炎	1387	A　アデノイド・扁桃肥大	1418
屈折異常と調節異常	1389	B　扁桃炎	1419
A　屈折異常	1389	再発性アフタ	1420
B　調節異常	1390	唾液腺疾患	1421
斜視，弱視	1391	喉頭炎	1422
A　斜視	1391	喉頭麻痺	1423
B　弱視	1392	深頸部感染症	1424
色覚異常	1393	頭頸部悪性腫瘍	1426
眼外傷	1395		
眼腫瘍	1396	和文索引	1431
●耳鼻咽喉疾患●		欧文索引	1458
外耳道炎	1399		

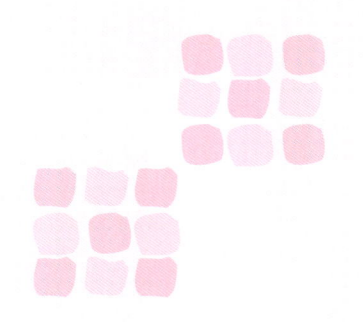

総論
看護が見える キーワード

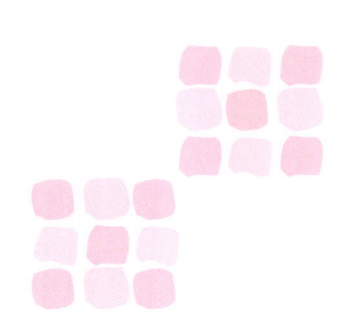

医療とは

1 医療の定義

医療とは「専門知識・技術をもち，社会的に資格を付与された者（医療者）が，患者の苦痛や苦悩を軽減し，病気を治し，あるいは予見可能な病気を予防するための一連の過程」と定義できよう．患者の病気を改善・治癒ないし予防するためには，医療者がさまざまな病気に関する専門的知識—その基盤には，人体の構造・機能（人体生物学）についての理解が必須—をもったうえで，臨床現場で必要な技術を身につけていなくてはならない．

専門的知識の中核を占めるのは，臨床現場で扱う頻度の高い病気についての病態（成り立ち），発症の原因，症状や徴候，診断に必要な所見，検査手順，治療や予防の方法などである．医療面接，身体診察（視診，触診，打診，聴診など），検査（採血・血液検査，X線検査，MRI検査，内視鏡検査，カテーテル検査など），治療（安静・療養，生活習慣の改善，薬物治療，内視鏡下あるいはカテーテルを用いた治療，手術，放射線治療など）という医療現場での過程に必要な医療技術は多岐にわたり，かつ急速に高度化してきている．

技術の有効性（検査精度や治療効果）を高めることは，同時に患者に危害が及ぶ可能性をも高める場合が少なくなく，さまざまな技術の専門家が必要となり，専門分化がすすみつつある．その結果，どの医療者も患者の抱える問題や病気の一部にしかかかわらない，いわゆる「全人的視点の欠如」が起こりやすい状況となっている．

2 病気とは

病気とは，世界保健機関（WHO）による健康の定義「身体的，精神的および社会的に完全に良好な状態にあることで，単に疾病や虚弱でないということではない」からもわかるように，身体面，精神面，社会面のいずれかに疾病あるいは虚弱な部分を抱えている状態といえる．わが国で頻度の高いがんや血管疾患などの身体面における病気の理解や治療は，過去半世紀間の生物科学の急速な進歩に裏打ちされて，著しく改善しつつある．また，精神心理面あるいは社会面における病気への対応も，その重要性がますます高まってきている．

3 医療者に求められる資質とは

精神心理面や社会面における病気だけでなく身体面での病気を有する患者への対応において，すべての医療者には，患者の考えや価値観，感情に配慮することが求められる．医学的にはもっとも有効な可能性の高い治療を医療者の側からすすめても，患者独自の判断基準，価値観によって，異なる治療を選ぶ患者も少なくない．そのような場合を含め，患者の自己決定権を尊重するという現代医療で最重要視される倫理観を医療現場に反映させるためには，患者との言語によるコミュニケーションだけでなく，表情や態度などから非言語的メッセージをくみ取れるだけのコミュニケーション技術が医療者には必要である．病いをもつ者誰もが抱く漠然とした死の不安感，孤独感，死の深淵を覗き見るような恐怖感など，背景にある患者の苦悩は深い．そのような患者を理解するだけの知識や感性，ヒューマニティが医療者には求められる．

4 チーム医療とは

チーム医療は，医師，看護師，薬剤師，管理栄養士，放射線技師，臨床検査技師，理学療法士などの国家資格を有する者だけでなく，事務部門，秘書，診療補助者，清掃，警備部門など，非常に多くの職種がかかわって初めて可能とな

る．ところが，医療事故の多くが，これら複数の医療者間・職種間での情報伝達のエラーに起因していることからもわかるように，チーム医療は簡単ではない．チーム医療がうまくいかない原因のうち最大のものは，チームとしての目的をすべてのメンバーで共有できないことである．患者の福利を最優先するという目的をさておいて，チームのメンバーが自らの利益を主張しエゴを通そうとすれば，ただちにチーム医療は立ち行かなくなる．病院など組織全体の目的と所属するチームの目的，個人の役割をすべてのメンバーが理解し，意思の統一を図る必要がある．チーム医療の視点からも，質の高い医療を提供するために，医療者一人ひとりが効果的なコミュニケーション技術をもつことは必須である．

（福井次矢）

看護とは

1 看護とは何か

「看護とは何か」という問いかけに対する簡潔明瞭な定義は，日本語では思い浮かばない．筆者が個人的にもっとも気に入っている以下の英文は，米国看護師協会が1980年に出した「看護の社会的役割に関する方針声明書」に書かれている．

Nursing is the diagnosis and treatment of human response to actual or potential health problems.

筆者はこれを次のように訳した．「看護とは実在または潜在する健康問題に対する人間の反応を診断し治療することである」．

1995年の新しい声明では，「看護師が重視すべき事象は，出生，健康，疾病，および死に対する人間の体験と反応である」と変わった．両者に共通する語句は"人間の反応"である．

1854年10月より1856年8月までクリミア戦争に従軍したナイチンゲールが，近代看護の生みの親であるのは間違いない．彼女は「看護は医学と異なる専門職である」と述べたが，どう異なるかは曖昧であった．これをハッキリさせようとする試みは，第二次大戦後の北米で看護者の大学教育が開始されて以来，数多くの看護理論家により続けられている．

最初に看護の定義，それもかなり実践に基づいた領域からの定義に"人間の反応"が含まれるのを指摘した．医学は生物の一種であるヒトを主たる対象とするが，看護はあくまで人間を対象とする．大ざっぱに言えばこうなるだろう．臨床医学では病気ではなく病気をもった人間を対象とするが，看護に比べヒトに比重が傾きがちであるのは否めない．

表1 看護理論家と影響を与えた理論

理論家名	影響を与えた理論	著書・日本語版発行年	
ナイチンゲール	衛生学，統計学	『看護覚え書』	1968
ヘンダーソン	心理学(マズロー)，看護論(ナイチンゲール)	『看護の基本となるもの』	1965
ペプロー	精神医学(サリヴァン)	『人間関係の看護論』	1973
トラベルビー	精神医学(フランクル)	『人間対人間の看護』	1974
ロジャーズ	ホメオスタシス理論，システム理論	『ロジャーズ看護論』	1979
オレム	看護論(ヘンダーソン)，システム理論	『オレム看護論』	1979
ロイ	サイバネティクス理論，システム理論	『ロイ看護論』	1984
ベナー	現象学(ドレイファス)	『ベナー看護論』	1992
レイニンガー	文化人類学，医療人類学	『レイニンガー看護論』	1995

人間とその反応を重視する立場は，当然のことながらその時代の思想や理論に影響される．日本の看護界に大きな影響を与えてきた，北米の看護理論家とその理論に影響を与えた思想や理論を**表1**に示す．

ホメオスタシスやサイバネティクスはさておき，精神医学の学説や人類学となると借り物で体裁を繕うという感じもする．実践の試みで埋め尽くされたナイチンゲールの『看護覚え書』とは異質なものが，本当に役立つかどうかは今後の推移に任せよう．

看護と看護学の使い分けはむずかしいが，「看護（学）は実践の科学である」べきである．実践に基づいた研究の中から理論が開発されていくのは間違いない．その際，医学が細胞膜に存在する受容体やその反応物質などのミクロの世界に向かえば向かうほど，看護学は人間存在のすべてを対象とする方向に向かうだろう．

結 論
・看護は実践の科学である．
・看護は医学よりも人間の反応を重視する．

(林正健二)

看護の倫理

医師と看護師に代表される医療職は，複雑な知識体系と熟練した技能のうえに成り立つ職業で，倫理綱領のもとに，**道徳心と誠実さ**をもって**他者の利益**のために業務を遂行し，構成員による学会や研修制度によって常に自らの力量の向上を保証して公共の福祉に貢献することを社会に公約する専門職集団である．その専門職に社会が自律性と自己規制の特権と報酬を与えることに対して，専門職集団の構成員は説明責任をもつことになる．

1 医療職としてのあり方と行動規範

日本看護協会は2003年3月に「**看護者の倫理綱領**」として，看護の実践について専門職として引き受ける責任の範囲を社会に対して明示した．前文と①尊厳および権利の尊重，②看護の平等な提供，③信頼関係に基づく看護の提供，④知る権利，自己決定の権利の尊重など15の条文からなっている．一方，医界では，ヒポクラテスの誓い，ジュネーブ宣言，ヘルシンキ宣言，医師の職業倫理指針（日本医師会2008年）などが提唱・提示されてきた．「**新ミレニアムにおける医のプロフェッショナリズム：医師憲章**」（米国・欧州内科学会）では，基本原則として①患者の利益優先の原則（利他主義），②患者の自律性の原則，③社会的平等の原則の3項目と，プロフェッショナルの責任として①プロフェッショナルとしての能力への責任，②患者に対して誠実であることへの責任など10項目があげられている．倫理綱領も，宣言も，倫理指針も，それぞれすべてに素晴らしい内容が盛り込まれており，**医療職としてのあり方**と日常の医療・看護の**現場における行動規範**を示している．

日常の言葉は，その人のいつものこころを表す．

入学選抜の個別面接で「看護師になって，患者にどんなことをしてあげたいですか」という面接者の質問に，「"してあげる"というのは好きではありません」．さらに「"してあげる"でなく，何と言いたいですか」と尋ねると，「"させていただく"です」に続いて「そうしたいから」が返ってきた．医師憲章の基本原則①は利他主義である．"させていただく"ことを自らの喜びとするのは，自他のいずれに利するかなどはまったく入り込まない天職のこころだ．そもそも「あげる」は「やる」のていねい表現である．「やる」は同等以下の者のために労をとり，恩恵を与えることである（広辞苑）．患者に対する「～してあげる」というていねいな言葉遣いに，患者を同等以下の人とみて恩恵を与える傲慢なこころが感じられる．

「こんな重症者は入院させるしかない」の「～させる」は使役表現である．使役とは，「相手にある行為を指示し，そのとおりに実行するよう強制すること（日本語教育事典）」である．倫理綱領の条文④自己決定の権利の尊重や医師憲章の基本原則，②患者の自律性の原則に照らして，「～させる」に替わるどんな言葉に看護者・医療者のこころを託すのか．

告知とは，告げ知らせることである（広辞苑）．しかし第31回日本医学教育学会の特別講演「医師の倫理」の中で，加賀乙彦は「告知」とは，上位のものから下位のものに告げ知らしめることであり，医療職が病名などを患者に「告知」するのはいかがなものかと戒めた．「告知」に替わって看護者のこころを表す言葉探しに悩みたい．

「投薬」に替わって「与薬」といういい方もある．「与える」とは，自分の物を目下の相手にやることである（広辞苑）．薬剤は，少なくとも，医師や看護師の所有物ではあるまい．「投薬」でも「与薬」でもない言葉探しに迷いたい．

悩み迷うこころが素敵な言葉を生み出す．言葉の意味や言葉尻の問題ではなく，**言葉に対する感性**を磨きたい．看護者のこころを表す感性豊かな言葉を探しながらこころが育つ．看護者のこころを言葉に表す．こころを表す言葉に責任をもつ．**言葉に表されるこころに責任をもつ**．そうすることで倫理綱領や宣言に込められた医療・看護者のあり方と行動規範が，日常の医療・看護の現場において身近な存在となるであろう．

（畑尾正彦）

看護とチーム医療

複数の職種が協働（collaboration）して行うのがチーム医療だが，その結果が構成員の能力を総合計した以上の成果となるしくみを意味する．総和ではなく，相乗効果をもたらすものである．

医療を提供する場により，チーム医療のあり方も異なってくる．医師がマネジメントの中心となり，看護職を含むほかの医療専門職は医師の指揮命令系統下に行動するという考え方は，過去のものとなりつつある．

1 チーム医療を行う代表的な場

患者の救命が最優先される場合（救急医療）

3次救急医療の現場がその代表例である．つい最近までは医師がチームの中心であったし，そうあることが最適と考えられてきた．近年は専門的再教育を受けた他職種[*1]に医師の仕事を割り振る必要性が生まれ，実行されている．

ただし，手術室では旧来の医師中心型チーム医療が行われている．

チームとしての患者へのかかわりは比較的短期間である．

治療に際し生命予後のみならずQOLを重視する場合（入院）

一般病棟におけるがんの治療があげられる．臓器別診療科でとりあえず主治医の下で診断と治療が行われる．その際，医師にとって関連他科との連携・協働作業は必須となっている．一方，看護師は患者と家族にその疾患が及ぼす影響を，身体面だけでなく，精神面および社会生活を営む面からも考慮し，治療方針の決定にも参画する．治癒が見込めず，緩和ケアの必要性が予見されはじめると，看護師の果たす役割はさらに大きくなっていく．

チームとして比較的長期にわたる患者とのかかわりが続く[*2]．

医療だけでなく介護・福祉との連携が必要な場合（在宅医療）

長期療養が必要な健康問題を抱えた患者が対

[*1] 認定看護師：救急看護，集中ケア，新生児集中ケア，小児救急看護
　　専門看護師：急性・重症患者看護

象である．患者の状態の変化に応じて必要となる診療科（専門医）への紹介は，時宜を逸してはならない．しかも，ケアは患者の生活する場所で行うとなれば，病院や診療所での診療とは異なる視点が要求される．必要なケア（看護，介護）を見極め，活用できる社会資源を考慮したうえで，最適の医療を提供するためには，**調整（care coordination）**がきわめて重要な役割を果たす．調整に最適の職種は，医師とは限らなくなる．

2 チーム医療の運営

患者と家族はチームの一員である

ケアパートナーとしての役割があることを，チームを結成する際に評価しておく．治療（ケア）計画の作成には，必ず患者と家族の意見を聴く必要がある．

コミュニケーション

以下の3点は必須の項目である．
①情報を日常的に共有する手段の確立（診療記録，ケア記録など），②協働して問題解決にあたる機会の設定（多職種参加の定期的カンファレンス），③緊急時の連絡網の周知

リーダーシップを誰が取るか

上記1で述べた救急医療や入院の場合，医師がリーダーシップを取らざるを得ない．しかし，在宅医療においては常に固定した人間が中心になるとは限らない．在宅での緩和ケア導入時，調整にもっとも向いていた職種がケアマネジャー（介護支援専門員）だったという報告はよく聞く．疾病の治療が中心の医師に対し，患者の心理的側面や社会生活を考慮して援助するのが看護師本来の役割である．とすれば，看護の視点からは納得しかねる治療方法が医師から提案されたり，作業療法士の訓練計画が患者の心理にそぐわない場合，それらの調整は看護師としてきわめて重要な業務内容となる．それらが自由に討議できる雰囲気がチーム内にあれば，リーダーシップの問題はおのずから解決できるはずである．

（林正健二）

---

*2010年度診療報酬改定で，多職種からなるチーム医療に加算が新設された．栄養サポートチーム（NST），感染防止対策チーム（ICT），呼吸器ケアチーム（RST）などである．チームを構成する医療従事者には研修の終了が課されている．NSTの場合，チームに参加する専任（担当している業務以外の業務を兼任できる）の常勤看護師は，①栄養障害例の抽出・早期対応（スクリーニング法）から⑫在宅栄養・院外施設での栄養管理法の指導にいたる項目を含む，医療関係団体が認定する教育施設で実施される40時間以上の研修を受け，当該団体から修了証書を交付されている必要がある．各医療従事者が，知識と技術の高度化に取り組み専門性の向上があって初めて，チーム医療が医療の質の向上に役立つといえる．

看護と診療報酬

1 はじめに

医師の立場から診療報酬のあり方をみると，医師では個々の医療技術に対しいわゆるdoctor fee的な評価がなされているが，看護系では看護配置基準にみられるように主に体制に対する評価であり，hospital charge的な評価となっている．これは医師法第17条，「医師でなければ医業をなしてはならない」という基本原則と保健師助産師看護師法第5条，37条にみられるように，あくまで医師の指示の下に「診療の補助」を行うという法的な建前があり，看護に対する独立した技術評価がむずかしいという状況も背景にある．こうした中でも徐々に看護系技術評価がなされつつあり，今後**特定看護師やナースプラクティショナー（NP）**の議論にもつながっていくと思われる．この項では看護師が押さえておくべき診療報酬のポイントについて簡潔に述べる．

2 診療報酬制度の基本

診療報酬は保険医療サービスの対価として患

者(自己負担分)と保険者より保険医療機関に支払われる．診療報酬点数(1点10円)の改定は中央社会保険医療協議会への諮問・答申を経て，おおむね2年に1度行われる．診療報酬点数表は大きく基本診療料(初再診料，入院基本料など)と特掲診療料(医学管理，検査，画像診断，投薬，手術，麻酔など)に分けられる．このうち看護に主に関係するところは入院基本料や入院基本料加算，特定入院料などでとくに看護配置基準(構造)や在院日数(プロセス)などの体制を勘案して診療報酬が定められている．ただ，最近は看護師の固有の技術，たとえば褥瘡管理や糖尿病合併症管理に対する評価や，重症度・看護必要度にみられるように看護の量的な評価も加わってきた．

3 看護に対する診療報酬の評価

2006年の診療報酬改定より入院基本料の**看護配置基準**が大きく評価され，7対1の入院基本料が新設された．2012年度には一般病床では在院日数18日以内，看護比率70％以上での基本点数が1,566点となり，1日につき1名の看護師で平均7名以内の患者を受け持つ体制の評価であり，看護密度を上げることによってより質の高い医療提供と同時に経営的にも採算性が確保された．欧米に比べ広く浅く配置されてきた看護体制から急性期医療に対応できるような密度の濃い体制整備に一歩近づいたといえるだろう．

看護師の専門的技術評価が明確に打ち出されたのは2004年の「褥瘡患者管理加算」で，入院中1回に限り，入院料に加算されるもので専任医師のほか5年以上の経験を有する専任看護師が褥瘡対策にあたる場合に算定できたが，2012年度の改定で入院基本料に包含された．2006年には「褥瘡ハイリスク患者ケア加算」が新設され1回の入院につき500点が算定でき褥瘡・オストミー・失禁(WOC看護)認定看護師のスタートから10年を経て，看護技術として明確に評価された．このほか緩和ケア診療加算(400点/日)，外来化学療法加算(350～780点/日)，在宅療養指導料(170点/月)などが看護技術評価としてあげられ，**認定看護師**などの専門分化によって今後こうした方向は拡大すると思われる．

4 看護技術評価と職能範囲の見直し

医療と介護の連携を円滑に行うためには看護師がある程度自立的にその技術を発揮し，これを直接的に診療報酬として評価することが，今後，必要になると思われる．現在，特定看護師やNPの議論が行われているが，高齢化によって増大する医療需要に対応するには「医師の指示の下に」という建前論から，現実に行われている医療行為をある範囲で法的に認める必要があろう．特定看護師は医師があらかじめ認めた医療行為を訓練された看護師が行えるというものであるが，NPはさらに一歩すすめて，習熟した看護師の独自の判断で特定の医療行為を可能とするものであり，責任は大きくなるが一方で社会的な評価は高まるものと期待している．

〔副島秀久〕

看護と地域連携

地域における看護はおおむね以下のように分類される．①公衆衛生看護，②学校看護，③産業看護，④在宅看護，⑤介護保険関連事業．

ここでは，今後もっとも重要な課題である在宅看護について述べる．

1 歴史と現況

「指定老人訪問看護制度」が1992年に，「指定訪問看護制度」は1994年に創設され，2000年にこれらは一本化された．看護師養成3年課程のカリキュラムにも「在宅看護論」が新設

され，1997年4月入学生から適用されている．人口動態の高齢化に加え，入院日数の短縮化により退院後も在宅での療養を必要とする人々の増加により訪問看護の需要は年々高まっている．

訪問看護ステーションは医療保険による「指定訪問看護事業所」，介護保険法による「指定居宅（介護予防）サービス事業所」として都道府県から認可を受け，訪問看護を行う．その際，利用者のかかりつけ医による「訪問看護指示書/在宅患者訪問点滴注射指示書」が必要である．利用者の内訳は，介護保険によるものが約8割，医療保険によるものが約2割である．

訪問看護には，保険医療機関（病院，診療所）や民間企業が行うものがある．

2 訪問看護の特徴

①看護師には「判断力」が求められる．
②療養者（利用者）および家族との合意のうえで実施される．
③家族の介護力を正確に把握したうえで計画を立てる．
④利用可能な社会資源の活用法について十分な知識が必要である．
⑤在宅ケアチームの一員として協働する．

3 訪問看護の円滑な利用のために

訪問看護師が実力を発揮するためには，以下のような情報の共有や，退院前からの準備が必要である．

病院内に退院調整（支援）部門を置く

入院した時点で退院後を見据えた援助を開始する必要がある．たとえば脳血管障害で一命を取り止めても障害を抱えて退院する人の場合である．独居または高齢の夫婦だけの世帯の場合，リハビリテーションをどこで行うのかをはじめとして，数多くの支援が必要となる．病棟主治医や看護師が早期にこのような情報を入手しても，具体的な解決方法を提案するのは無理である．医療ソーシャルワーカー（MSW）と連絡を取り合って調整する専任の看護師[*]が必要である．訪問看護ステーションとの間に，在宅に焦点を当てて適切な情報交換を済ませておけば，円滑に在宅医療に切り替えられる．

地域連携パスの作成

クリニカルパスを使用する病院は着実に増えている．医療者と患者（家族）用とをセットで作ることが多いのを利用し，退院後の継続看護用に作成したものを**地域連携パス**という．入院中に受けた説明に準拠するため，患者（家族）にわかりやすく，しかも継続性のある医療と看護が行われるという利点がある．

4 地域包括ケアシステムの形成

高齢者の増加により従来型のサービスモデルは以下のように変換を迫られている．
①介護予防の推進：介護モデル→［介護＋予防］モデル
②認知症ケアの推進：身体ケアモデル→［身体ケア＋認知症ケア］モデル
③地域ケア体制の整備：家族同居モデル→［同居＋独居］モデル

地域住民の在宅療養生活を，専門家だけでなく住民やボランティアも含めた地域ぐるみで支援するのが**地域包括ケア**である．2005年介護保険法の改正により予防重視型システムへの転換が行われた．訪問看護師は在宅ケアチームの一員としてこれらの活動にも参加するよう求められている． 　　　　　　　　　　　（林正健二）

---

[*]例：京都大学医学部附属病院地域ネットワーク医療部

EBN と EBP

1 EBN と EBP

　一般に Evidence-Based Medicine（**EBM**）とよばれるもののうち，看護にかかわるものを Evidence-Based Nursing（**EBN**）とよび，その中でとくに実践に重きを置いた場合に Evidence-Based Practice（**EBP**）とよぶ．

　本項では，EBM，EBN をとくに区別することなく，臨床でいかに実践するかという視点で，その手法という側面に焦点を当てて，EBPの視点を重視して解説する．

2 EBP の 5 つのステップ

　EBP の実践方法は，「5 つのステップ」という形で明示されている*．この 5 つのステップに沿った臨床上の問題解決が，医師の領域では EBM であるし，看護の領域では EBN とよばれるものである．

　EBP 実践のためにはまず 5 つのステップ（**表1**）を理解し，使えるようになる必要がある．最初に問題を定式化し（ステップ1），その問題について情報収集し（ステップ2），その情報を批判的吟味し（ステップ3），目の前の患者にその情報を生かし，その時点での最善の医療を提供する（ステップ4），さらに 1～4 のステップを評価・反省し，次につなげていく（ステップ5）というのが 5 つのステップである．

● ステップ1：問題の定式化 ●

　ステップ1の問題の定式化の部分は，どんな患者に（**Patient**），どんな治療をして（**Exposure**），どんな治療と比べて（**Comparison**），どんなアウトカムで効果を評価するか（**Outcome**）のように 4 つのパートを明らかにして問題を定式化する．

　たとえば以下のように定式化される．

*名郷直樹：ステップアップ EBM 実践ワークブック．南江堂，2009

表1　EBP の 5 つのステップ

1. 問題の定式化（ask）
2. 情報収集（acquire）
3. 批判的吟味（appraise）
4. 患者への適用（apply）
5. 評価と反省（assess）

表2　PECO

・Patient	どんな患者に
・Exposure	何をして
・Comparison	何と比べて
・Outcome	どうなるか

　P：入院患者に対し，E：どんな転倒予防策を立てると，C：立てないのに比べて，O：転倒が減少するか，転倒による外傷が減少するか，大腿骨頸部骨折が減少するか（**表2**）．

● ステップ2：情報収集 ●

　ステップ1で定式化した問題について，忙しい臨床業務の中で，できるだけ**無理なく，能率的に情報収集**しようというのがこのステップ2である．ここではエビデンスに基づいた教科書，ガイドラインや**メタ分析**，さらには原著論文などの情報を検索するが，詳細はWeb情報の使い方の項を参照いただきたい．

　ここでは先ほどの **PECO** に対して，1 つのメタ分析の論文（Oliver D et al：Strategies to prevent falls and fractures in hospitals and care homes and effect of cognitive impairment：systematic review and meta-analyses. BMJ **334**（7584）：82, 2007. PMID：17158580）が検索されたとして，次のステップ3に入っていくことにする．

● ステップ3：批判的吟味 ●

　この論文は，多くの研究をまとめた**総説論文**で，さらにその結果を定量的な指標にまとめているメタ分析の論文である．この論文をうのみにせず**批判的吟味**するのがこのステップであるが，このメタ分析の論文を吟味する際には**表3**に示す公式に沿って読み込む．この公式に沿っ

表3　歩きながら論文を読む法（メタ分析編）

- PECO を確認
- ランダム化比較試験のメタ分析かどうかチェック
- 結果を定量的な指標と信頼区間で読み込む

表4　論文のまとめ

P：施設，病院の住民
E：多面的介入
C：介入なし
O：転倒回数，転倒者数，骨折
・ランダム化比較試験のメタ分析
・転倒者数　相対危険 0.82
　　　　　95%信頼区間 0.68〜1.00

て論文内容を示すと以下のようになる．

　P：施設，病院の住民に，E：転倒予防のための多面的介入を行う場合と，C：行わない場合を比べて，O：転倒回数，転倒者数，骨折がどれほど減少するかという問題を取り扱ったランダム化比較試験のメタ分析である．

　また結果は以下のように要約される．
　病院での多面的な転倒予防により，相対危険が 0.82 とあり，100 人の転倒者が 82 人に減少し，その **95%信頼区間**が 0.68〜1.00 となっている（**表4**）．治療効果を大きく見積もると，100 人の転倒者を 68 人まで少なくするかもしれないが，小さく見積もるとまったく減らせないかもしれないと読める．

● ステップ4：患者への適用 ●

　ここでは論文と現場のギャップをよく検討して，現実的な対応を決定する．この論文で行われた多面的介入についてもう少しみてみると，危険な状況の評価，危険因子の評価，ケアプランの立案，医学的/診断的アプローチ，物理的環境の改善，教育プログラム，内服薬の整理，ヒッププロテクター，身体拘束の除去，運動の広範な介入が盛り込まれている．このような徹底的な介入をしても，転倒が 100 から 82 に減るくらいの効果しかないとわかる．病院のスタッフの状況や，先に取り組むべき問題があるかどうかなどと照らし合わせ，現実にどういう対策をとるのか，あるいはとらないのかを決定する．

● ステップ5：評価と反省 ●

　上記で転倒予防には取り組まない，あるいは取り組むとなった場合にしろ，最大の問題点は，徹底的な転倒予防を行うためには，病院のスタッフがまったく不足していて，はっきりしない小さな効果のために，多くの人が手間をかけて転倒予防に取り組むような余裕がないということであったりする．

　EBP というと，このようなエビデンスがあるから，それに基づいた医療を提供すればいいのだと理解されている場合が多いが，それこそ EBP に対する最大の誤解といわなければならない．
　　　　　　　　　　　　　　　（名郷直樹）

医療事故と対策

看護実践のサマリー

2010年度厚生労働科学研究「医療安全管理体制の整備に関する研究」（研究代表者：廣瀬昌博）報告書によれば，医療安全対策加算算定病院2,674病院のうち，回答669病院の大半で，1名の看護師がリスクマネジャーを担当しており，医療安全管理上，看護師の責任が大きいのが現状である．本項では，「医療事故と対策」に関する基本的事項について解説する．

1 医療事故と対策の必要性と重要性

わが国の医療事故対策は，1999年1月大学病院での患者取り違え手術によって始まった．同年，**米国医学研究所(Institute of Medicine)**が医療による患者の死亡が44,000～98,000人と推定されると報告し，世界的に医療事故対策が開始された．その報告は，1984年の**Harvard Medical Practice Study**，1992年の**Utah-Colorado Study**を基にしている．前者の報告によると入院患者の医療事故(**有害事象**)の発生率は3.7％，後者では2.9％であった．その後，各国で同様の調査が実施され，豪州16.6％(1992年)，英国10.8％(1999～2000年)およびカナダ6.8％(2000～2001年)である．わが国でも2003年度厚生労働科学研究費補助金医療技術評価総合研究事業「医療事故の全国的発生頻度に関する研究」(主任研究者：堺　秀人)が行われ，その発生率は**6.8％**であった．

また，わが国では，前述の事例のほかに，1999年2月公立病院での消毒薬誤投与事例，2001年3月大学病院での心臓手術人工心肺不具合事例，2000年2月大学病院での人工呼吸器装着患者へのアルコール誤注入事例，および2002年11月大学病院での内視鏡手術後死亡事例がよく知られている．いったん重大な医療事故が発生すると，患者生命の危険性，医療従事者の名誉および病院の信頼の失墜，追加的医療費の発生，また，民事・刑事裁判に関与する者の精神的・財政的負担は決して少なくない．

2 わが国の医療事故対策・医療安全に向けた政策

2002年3月**国立大学医学部附属病院長会議**により，「医療事故防止のための安全管理体制の確立に向けて」(提言)が公表され，2001～2002年度にわたって国立大学病院にリスクマネジャーが配置された．その後，2002年10月**厚生労働省**は医療にかかわる安全管理体制のための①**指針の整備**，②**委員会の開催**，③**職員研修の実施**，および④**院内報告制度の整備**をすべての病院および有床診療所に義務づけた．さらに翌年4月特定機能病院および臨床研修病院については，医療にかかわる安全管理を行う者の配置と部門の設置，および患者相談窓口の設置を義務づけた．これにより，わが国の病院における医療安全管理体制は大きく進展した．

また，2001年10月から医療安全対策ネットワーク事業(**ヒヤリ・ハット事例収集・分析事業**)が実施され，2004年4月から対象が全医療機関に拡大された．さらに2004年10月から国立病院機構などの国立病院，大学病院，特定機能病院を含む対象病院に対して**医療事故報告**を義務づけた．これらの事業は，日本医療機能評価機構がその業務を担当している．

3 医療施設における医療事故対策（医療安全活動）の実際

医療事故対策には，現場のリスクマネジメントシステムの実践が不可欠である．医療施設においては，**医療安全管理委員会のもとで医療安全巡視**や職員研修など種々の取り組みが行われている．冒頭の報告によると，医療安全管理者の配置，医療安全管理員会の構成・開催などは適切であるが，年間インシデント報告(全体平均551件，医師11件，看護師360件)，研修

会への参加(医師56.2時間，看護師264.1時間)については従来と同様，医療安全への意識は医師より看護師が高い．また，医療安全にかかわる研修会費用など院外への支払い合計は1施設あたり平均646,000円で，約半数の332施設が10,000円以下の支出であった．したがって今後の医療事故対策には，医療従事者に対する教育と財政的・人的支援など質的充実が求められる．

（廣瀬昌博）

個人情報管理

医療従事者は患者個人と密接に関係することが多いが，IT社会の発展とともに，研究成果を公表する使命もあることから，個人情報の適切な管理が必要である．

1 守秘義務と法的根拠，個人情報保護法

医療従事者には**守秘義務**が課せられ，「正当な理由なく，業務上取り扱ったことについて知り得た人の秘密を漏らしたとき」は**刑法第134条**により罰せられる．また，設置主体により，国家公務員法第100条，地方公務員法第34条，独立行政法人通則法第54条，国立大学法人法第18条および保健師助産師看護師法第42条がその**法的根拠**となる．

一方，パーソナルコンピュータ(PC)の普及と，インターネットなどインフラ整備の向上により，世界的規模で情報収集が可能になった反面，個人情報の**漏洩**(非権限者による公表・利用)，**不正なアクセス**(非権限者)，医療従事者自身による**改竄**(権限者の目的外の変更)も顕在化してきた．また，大量記憶装置やPCに保存した患者の個人情報の持ち出しが問題となっており，安全管理の観点からも重大視されている．

このような状況から，個人情報保護に関する法律(**個人情報保護法**)が2005年4月1日全面施行された．

2 個人情報管理と患者の権利の保護

個人情報保護法第2条第1項の定義によれば，**個人情報**とは，「生存する個人に関する情報であって，当該情報に含まれる氏名，生年月日そのほかの記述などにより特定の個人を識別することができるもの(ほかの情報と容易に照合することができ，それにより特定の個人を識別することができることとなるものを含む)」とされている．また，同法以外にも憲法第13条，刑法第230条，民法第709条および民法第710条などを基にプライバシーが保護される．

したがって，医療施設では，個人情報保護のため，①情報の適切な取得，②適切な取り扱い，③適切な管理，④目的制限内での利用とともに，⑤第3者提供への制限や⑥患者・家族から情報開示の請求などに適切に対応する必要がある．

3 個人情報管理の実際

医療施設の**病院情報システム**は，医師業務をサポートするオーダリングシステム，入退院予約などの**診療系システム**，検査部，放射線部，手術部など診療支援部門の業務をサポートする**部門系システム**，チーム医療や地域医療連携を推進する**チーム医療・医療連携システム**や質が高く効率的な病院経営をサポートするための**経営分析システム**などから構成される．病院情報システムにおいて，部署・部門・診療科の端末PCは**患者情報データベース**，医事会計(診療報酬)サーバ，検査部サーバ，放射線部サーバ，薬剤部サーバや入退院管理サーバなどと院内LANで接続されている．そして，円滑な診療・業務遂行と院外からの不正なアクセスや院外への目的外漏出などを防止するため，医療情報部の情報処理部門で管理される．また，紙媒体を

含む医療情報（記録）の一部は中央病歴室など病歴管理部門で管理される．

そのほか，すべての病院職員は，前述の法規などによる規制とともにモラルによっても個人情報を保護（管理）する義務を負っている．

4 セキュリティ，プライバシー保護のための指針，認証制度

個人情報ガイドラインとして，「医療・介護関係事業者における個人情報の適切な取扱いのためのガイドライン」（2010年9月17日改正）や「医療情報システムの安全管理に関するガイドライン」（第4.1版 2010年2月）において厚生労働省が主な着眼点を整理している．

また，わが国には，JIS Q 15001 によるプライバシーマークによる認証制度や，ISMS，BS-7799，ISO/IEC17799 などのセキュリティ関連の基準がある．プライバシーマーク制度は，プライバシー・マネジメント・システム（PMS）により，患者の個人情報保護とともに提供される医療の質や医療施設の信頼度を向上させることが可能であるが，現在のところ認定医療施設は非常に少ない．
（廣瀬昌博）

院内感染対策

病院内で発生した感染症のことを**医療関連感染**（healthcare-associated infections）とよぶ．病院感染（hospital acquired infections），院内感染（nosocomial infections）も同義であるが，国内の学会推奨用語は，医療関連感染である．病院内ではさまざまな感染症が発生するがその感染症を予防・制御・管理するための感染対策のことを院内感染対策とよぶ．院内感染対策の目的は2つあり，1つ目は医療従事者が自分自身を守ること（personal safety），2つ目は患者を守ること（patient safety）である．

院内感染対策は大きく2つに分類されている．1つ目は標準予防策（スタンダードプリコーション）とよばれるもの，2つ目は感染経路別隔離予防策とよばれるものである．感染経路別隔離予防策は3つに分かれている．これらには，空気感染予防策，飛沫感染予防策，接触感染予防策が含まれる．

1 標準予防策

感染症の有無にかかわらず，入院患者全員が適応になる対策である．患者ケアの前後でしっかり**手洗い（手指消毒）**することを基本とする．さらに患者の体液（血液，皮膚の滲出液，胸水，腹水，尿，膿など）に接触するリスクがある場合には，ゴーグル，手袋，ガウン，マスクなどを着用してケアにあたる対策である．とくに採血時，患者の点滴ルート交換時，ガーゼ交換時などには必ず手袋を着用すること．素手での医療行為は自らが感染するリスクがきわめて高くなることをしっかり認識する必要がある．救急部や手術室での介助などで血液などの体液が飛散する可能性がある場合にはゴーグルやフェイスシールドを着用し眼の粘膜などからの感染を防ぐ．これらはすべて標準予防策である．

2 感染経路別隔離予防策

適応になる疾患が疑われた場合や確定した場合には迅速に対応することが必要である．

空気感染予防策

結核，麻疹，水痘が適応の代表疾患である．これらが鑑別診断にあがった段階で患者の陰圧個室での管理，医療従事者は N95 マスクの着用が必要である．結核の場合には，患者は外科的マスク（サージカルマスク）を着用し必要があれば検査などで室外へ移動できる．医療従事者は **N95 マスク**を着用する．麻疹，水痘の患者ケアでは，職員は就職時にワクチン接種または既感染かどうかを事前にチェックしておくことが重要である．ワクチン接種歴がない，または

既感染でない場合は，患者担当を控える．

飛沫感染予防策

さまざまな疾患が適応になる．代表例では，インフルエンザ，RSウイルス，多剤耐性グラム陰性菌が喀痰から検出，メチシリン耐性黄色ブドウ球菌（MRSA）が喀痰から検出，風疹，流行性耳下腺炎（ムンプス），百日咳，パルボウイルスなどがある．飛沫感染予防策では，患者の個室管理，医療従事者は外科的マスクを着用する．

接触感染予防策

直接・間接の接触により伝播する感染症が適応になる．代表例では，MRSAが検出されている場合，クロストリジウム・ディフィシル感染，ロタウイルス下痢症，ノロウイルス下痢症，細菌性腸炎（腸管出血性大腸菌O157，サルモネラ，赤痢など），A型肝炎，多剤耐性グラム陰性菌が検出されている場合（喀痰，血液などどの検体でも），帯状疱疹などがある．患者の個室管理，医療従事者は，ガウン，手袋着用が必要である．

3 その他の医療関連感染

医療関連感染のうち，**中心静脈カテーテル関連感染**の予防のため，**マキシマル・バリア・プリコーション**といって術者がキャップ，マスク，ガウン，無菌手袋を着用し，大きな患者用ドレープを使用することも強く推奨されている．院内肺炎の防止では，**Head-up**（30°ほど頭部挙上）が推奨されている．

このほか医療従事者の職業感染予防としてB型肝炎ワクチン，麻疹，水痘，ムンプスのワクチン，インフルエンザワクチンの接種が推奨されている．また**潜在結核**のスクリーニングのため，ツベルクリン反応やクオンティフェロン検査なども施行されている．医療従事者の**針刺し・切創**では，受傷した医療従事者は迅速に申し出て，定期的な採血とフォローを受けることが不可欠である．

（矢野晴美）

看護診断と臨床での活用

1 看護過程の5段階

看護診断とは，「**看護過程**（the nursing process）」の最初の段階である「**アセスメント**（assessing）」の結果を表現する専門用語のことである．米国の教育の基盤をなすものはジョン・デューイ（John Dewey）が提唱した問題解決過程であり，看護過程はそれを看護の世界に取り込んだものである．

すなわち，看護過程は提唱された1967年時点では「**アセスメント**（assessing）」「**計画立案**（planning）」「**実施**（implementing）」「**評価**（evaluating）」の4段階で構成されたサイクルであったが，1973年に看護診断運動が始まり，それが北米看護診断協会（North American Nursing Diagnosis Association：NANDA）となって以後はアセスメントの最後の部分が分離し，「**看護診断**（nursing diagnosis）」となることで5段階となった．

この看護過程は，医師の「診断と治療」という過程とほぼ同様の過程であるので共通の理解が得られやすいと考える．医師の診断と治療は細分化すると，「データ収集」「診断」「計画」「実施」をサイクル化したものである．医師の過程と比較して，欠いている「評価」は毎日行うのではなく，ときどき振り返って行うものであるので，その際に行われる過程は1つの問題解決過程と考えることができる．

2 診断概念

「**看護診断**（nursing diagnosis）」のラベルは多軸構造から成り立っている．その中でもっとも重要なのは「**診断概念**（diagnostic concept）」である．看護とは「実在または潜在する健康問

題に対する人間の反応を診断し治療することである」(米国看護師協会, 1980)と定義されているが, 診断概念はこの定義に含まれる「**人間の反応**(human responses)」を表すものである.

　診断概念は人間の状態を示す名詞で, 基本的にはニュートラルな性格を帯びている. これは, 私たち医療者が患者と接するときに, 先入見を排して患者データをあるがままに収集し, 次に自分の背景となる学問によってそれらのデータを解釈し, よい方向を示しているのか, 悪い方向を示しているのか判断する際のもっとも基礎をなす概念となるものである. よい方向を示していると判断される場合は看護を提供する必要がないので, 病気によって悪い方向に向かわないように見守るだけでよい. しかし, 悪い方向を示している場合には看護を提供して改善する必要がある. こうした場合には, いまの患者の状態がどう悪いのかを判断し, その状態を示す記述語を加えて看護診断として表現し, さらに改善する方法[**看護介入**(nursing intervention)]を計画・実施する.

　診断概念として用いられる用語は, 患者の状態を説明する理論で用いられる用語であることが多い. つまり, 背景となる理論から診断概念の用語が選ばれているのである. この理論は, ニュートラルな診断概念のよい状態から悪い状態までの連続体を説明するとともに, 悪い方向に傾いたときにどうすればよい方向に戻すことができるかを示唆するものである.

3 看護診断

　看護診断は, 基本的に診断概念と判断を示す記述語との合成によって成り立つが, これはまさにアセスメントのはじめの部分で収集したデータを解釈して, その判断の結果を表現したものである. 現在, 多くの医療機関で**電子カルテ**(electronic patient records)が導入されるようになることによって, 収集したデータを患者データベースに入力し, それを解釈してNANDAインターナショナルで開発した用語を用いて看護診断欄を埋めるとともに, その状態の原因となった**関連因子**(related factors)も合わせて記載することによって, 関連因子をなくす方向で介入する方法が決定される. **患者目標**(patient outcomes)は, 患者がいまよい方向と悪い方向の連続線上のどこにいて, どこまで回復できるかということで設定することができる.

〔中木高夫〕

クリニカルパス

1 クリニカルパスの歴史と意義

　クリニカルパス(以下パス)は1980年代, 米国のカレン・ザンダー(Karen Zander)らによって開発されたもので, 1990年代初めに日本に導入され, 1990年代半ばから急性期病院を中心に普及し始めた. 当初はインフォームドコンセントを目的とした患者用パスや指示簿(指示表)をオーバービュー形式に作りかえた予定表的なパスが多く作成されていたが, 2000年頃より目標管理を意識したアウトカム志向のパスが多くみられるようになった.

　パスの本質的な意義は目標管理とその結果を分析して得られる質の向上にある. もちろん, パス作成のプロセスを経て得られる医療の標準化や, 情報共有によるチーム医療の実現, 医療の効率化, リスク管理などもまたパスの重要な効用と考えられる. 2005年頃よりパスの電子化が議論されるようになり, オーダーや記録との連携, バリアンス分析の効率化なども電子カルテの普及と相まって少しずつ進展してきた.

　以下の項ではパスの基本的な知識と, パスの重要骨格部分であるアウトカムおよびバリアンス, さらに最終的な目標である医療の質向上に

図1 クリニカルパスの基本構造

オーバービューの基本構造

時系列	
医療	タスク・指示・仕事
患者	主要な患者目標
観察項目	観察すべき患者状態 アセスメント・判断基準

日めくり記録（術後1日目）

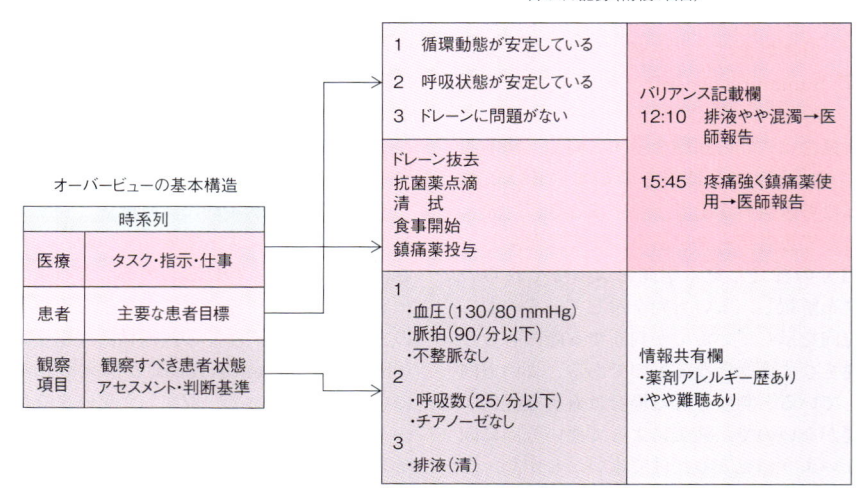

1 循環動態が安定している 2 呼吸状態が安定している 3 ドレーンに問題がない	バリアンス記載欄 12:10 排液やや混濁→医師報告 15:45 疼痛強く鎮痛薬使用→医師報告
ドレーン抜去 抗菌薬点滴 清拭 食事開始 鎮痛薬投与	
1 ・血圧（130/80 mmHg） ・脈拍（90/分以下） ・不整脈なし 2 ・呼吸数（25/分以下） ・チアノーゼなし 3 ・排液（清）	情報共有欄 ・薬剤アレルギー歴あり ・やや難聴あり

図1 クリニカルパスの基本構造
※オーバービューの1日分が日めくり記録1シートとなる．
※患者アウトカムと観察項目は連動している．

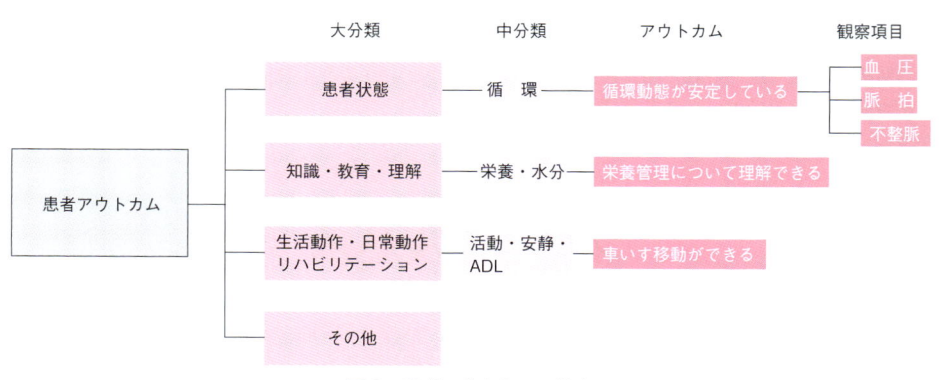

図2 患者アウトカムの構造

大分類：患者状態／知識・教育・理解／生活動作・日常動作 リハビリテーション／その他
中分類：循環／栄養・水分／活動・安静・ADL
アウトカム：循環動態が安定している／栄養管理について理解できる／車いす移動ができる
観察項目：血圧／脈拍／不整脈

2　クリニカルパスの基本構造

ついて触れたい．

パスの出発点は**オーバービュー**でこれは治療経過全体を概観するいわば設計図のようなものである（**図1**左）．一般に使われているオーバービューパスは横に時系列，縦に患者アウトカムとその観察項目および医療者アウトカムであるタスクが並び，具体的な医療内容がマトリックスの中に書き込まれていく．したがっていつ，誰が，何をやるか，そして達成すべき目標（アウトカム）は何かが，治療にかかわるすべてのメンバーに明確になる．パス導入以前はこうした内容はベテランの医師や看護師の頭の中にあったが，残念ながら明示されていないものは共有することはできなかった．

オーバービューは医療者用と患者用に分けられるが，患者用は理解しやすい言葉と絵文字で示してあり，患者家族が医療行為の大まかな予定を把握しやすく，安心感を与えることができる．オーバービューは紙面が限られており，詳細な医療内容を盛り込んだり，記録したりしていくことはむずかしい．そこで図1の右のように1日分あるいは術後といった特定の期間に限られたアウトカムと記録を1つのシートにまとめた「日めくり記録」が開発された．左欄に患者アウトカム，医療者アウトカム（タスク），観察項目が並び，記録は標準的に経過する限りチェックや数字を入れるだけである．

アウトカムが達成されないとき，すなわちバリアンスが発生すればバリアンス記載欄（右欄上）に内容を詳細に記録する．治療経過でもっとも重要な記録はバリアンスであり，これに重点を置いて記載することで記録の効率化が図られる．また右欄下には医療者全員が共有すべき情報を記載してあり，右欄のみで当日の患者状態が一目で把握できるようになっている．

3 アウトカムとバリアンス

アウトカムとバリアンスはパスの中心的概念であり，その分析は質改善につながる重要プロセスでもある．前述したようにアウトカムは「患者アウトカム」と「医療者アウトカム（タスク）」に大別されるが，狭義で使われる場合は患者アウトカムをさす．

アウトカム

患者アウトカムは臨床上の目標であり「循環動態が安定している」や，「呼吸状態が安定している」などの患者状態アウトカム，「栄養管理について理解している」などの知識・教育・理解のアウトカムなどに分けられる（図2）．「循環動態」の安定を判断する観察項目（判断基準，アセスメント）である血圧，脈拍，不整脈などがアウトカムの下位に位置する．

アウトカムの設定はパス作成の重要プロセスであり，この過程で標準化や医療者間の合意形成が行われ，疾患や治療の全体を理解できる．アウトカムを設定した後，その判断基準である観察項目が具体的に列記され，誰が所見をとっても客観的判断ができるように設定されている．したがって経験者でも初心者でも一応見るべきポイントは同じで，バラツキが少なく，バラツキが少ないことが質向上につながる．もちろん経験豊富な医療者は観察項目以外の事象も見逃さないが，パスは最低限の質保証が可能である．

バリアンス

アウトカムが達成されない状態をバリアンスという．したがってバリアンスは治療が標準的な経過から外れつつあることを意味し，換言すれば臨床上の失敗でもある．標準から外れつつあるという認識は，あらかじめ標準が確立されていなければもてない．パスは治療の標準型であり外科系疾患で約8割，内科系疾患で約6割が標準的な経過をたどるので，医療の初心者がまず学ぶべきことはパスに書かれた標準的治療内容や標準的経過である．

バリアンスが発生すればその原因を探り，追加的治療を行い，あるいは変更する必要がある．したがって治療変更の起点となるバリアンスはきわめて重要である．同一パスを使用した数十例でバリアンスの発生状況を分析すると，どのバリアンスが最終アウトカムである退院にどの程度影響を与えたかが推測できる．たとえば疼痛や胃管抜去時期，食事開始時期，点滴期間などは在院日数を左右する重要なバリアンスである．こうした治療経過に重大な影響を与えるアウトカムをクリティカル・インディケーターとよんでいる．パス改訂ではバリアンス分析の結果をふまえ，疼痛管理を強化し，食事開始を早めるなどの変更や，予防的抗菌薬をCDC（米国疾病予防管理センター）ガイドラインに準拠させるなどのエビデンスに基づいた変更を加えることで，治療成績を向上させることができる．

4 質改善とその組織

パスを作成しバリアンスを収集・分析し，パスを改訂するという作業はまさにPDCA（Plan-Do-Check-Act）サイクルそのものであ

る．医療の質向上は継続して行うべきで，パス活動はいわば質改善運動でもある．ただ，こうした作業を現場の一部の人にのみ任せるのでは継続性に欠ける．熱心なスタッフがいればパスがすすみ，いなくなると立ち消えになるようでは進歩はない．医療の質はメーカーでいえば品質管理であるが，医療の世界ではあまり論じられてこなかった．その大きな理由は，医療は生物現象であり不確実でしかも予測不能であるという論である．また，医療の世界におけるパターナリズムも質改善を阻害してきた要因といえよう．すべての医療行為が原則，医師の指示の下にという状況ではほかのスタッフが意見を言ったり疑問を呈したり，アイデアを出したりすることは困難である．情報が一方的で，しかも各職種の自立性が確保されてない状況では，チーム医療も成立しない．

パスが革新的意味をもち得たのは，チーム医療を具現化するツールであったこと，質改善を継続的に行えるバリアンスというしくみがあったからである．こうした質改善を継続的，組織的に取り組む目的で質管理部署を設置する医療機関が増えている．筆者の施設では2002年よりパスや安全管理，感染管理，褥瘡管理，情報管理を包括した質管理部署，**TQM** (total quality management)部を立ち上げた．TQM部は院長直轄で，専従スタッフを置き，委員会活動では不十分な日々の情報収集・分析を迅速に行い，その結果を委員会と連動して現場にフィードバックしたり，臨床指標として公開したりしている．質改善はパスのみでは不十分であり，組織をあげた取り組みが必要である．（副島秀久）

患者・家族への説明（インフォームドコンセント）と看護の役割

1 考え方の基本

本項の表題に含まれる「患者・家族への説明（インフォームドコンセント）」という表現は，日本の医療現場における不幸を如実に表している．もとになっている英語の informed consent は「十分に inform されたうえでの consent」ということであるから，同意する（consentする）のは患者・家族であり，また情報を提供される（inform される）のも患者・家族であり，患者・家族が診療内容を十分に知ったうえで同意することを表している．ところが，インフォームドコンセントとは「患者・家族への説明」であると定義されると，医師が診療内容を患者・家族に説明すればそれでよしということになり，患者・家族が同意するといういくらかでも残っていた民主的な医師-患者関係はどこかに吹っ飛んでしまうことになる．説明を受けるのも，同意するのも患者・家族が主語でなければならない．

インフォームドコンセントという用語

こうした論議は日本医師会が「説明と同意」と訳したときから指摘されていたが，1995年6月に厚生省（現厚生労働省）のインフォームドコンセントの在り方に関する検討会が発表した「元気の出るインフォームドコンセントを目指して」という副題をもつ報告書では，「説明・理解と同意」「説明と理解・納得・同意」「（医療従事者の）十分な説明と（患者の）理解に基づく同意」「医療を受ける側に立った説明と同意」「説明と理解・選択」「十分理解したうえで自分で決定すること」など，さまざまな提案がなされ，それぞれに意味と背景があり，どれか1つの訳語に絞ることはできなかった．

本検討会ではしいて訳語を作るよりは，「インフォームドコンセント」という原語のままの用語を用いることにした．この用語にはいくつかのプロセスが内包されていることや，信頼関係の構築という側面と医学的な説明という知的・論理的な側面をもつこと，患者側からの思いと医療従事者側からの思いの違い，病状や病

気の種類による差異などが存在することを現状として理解しておくことが必要である，というこの語が深い意味を背景にもつことを説明している．ちなみに，中国語では「致知同意」もしくは「致情同意」だそうで，このほうが主語の一貫性がよく理解できる．

2 臨床場面におけるインフォームドコンセント

さて，このようにインフォームドコンセントの源流をたどると，医師が行おうとする医療行為に関する説明を患者が受けて，それらを患者が十分に理解したうえで同意を与えることであることが明らかになったが，実際の臨床場面では往々にしてこのとおりにはいかない．医師の説明が専門用語を多用した稚拙なものであっても，患者・家族が「何をおっしゃっているのかわかりません」とはなかなか言えない．医師と患者・家族の間には権力構造が働いているからである．また，どの選択肢が患者にとってもっとも好ましい結果をもたらす方法であるのかを明らかにしないまま，いくつかの選択肢を患者・家族の前に放り出し，選択を迫る医師もいる．医師には患者・家族のエージェントとしての務めがあることの自覚がないのである．

3 看護の役割

このような稚拙な説明に基づいてなんらかの意思決定を行った患者・家族は，その直後から「あれでよかったのだろうか？」と不安にかられる．そうした状況をいち早く察知するのは看護師である．医師の説明による患者・家族の動揺を予測し，観察し，介入することが求められる．それは当然のことであるが，このような医師の行為の尻ぬぐいだけが看護師の仕事ではない．

看護師の独自の仕事を簡単に述べると，患者データを収集し，解釈し，看護診断をつけ，その原因（関連因子）を明らかにし，関連因子をなくす方向の看護介入を計画し，実施し，その結果を評価することである．この過程の中では，看護介入を実施するところに，医師とは違った意味でインフォームドコンセントが抵触する．これは「看護のインフォームドコンセント」とよばれる．医療の主人公は患者であるから，たとえ善意から出た看護介入といえども，患者の同意なくしては実施してはならないだろう．もっとも，看護計画を患者に説明をして，同意を得て看護を行っている看護師は，医師がインフォームドコンセントを獲得しているのに比較してまだまだ少ないといえるだろう．（中木高夫）

看護師のコミュニケーションスキル

1 はじめに

「もっと説明を聞きたい」と患者から言われた医師も看護師も，説明量が足らないと考えがちである．だが，患者の「もっと」には，「もっとわかりやすく」，「もっと簡潔に」，「もっと自分の話を聴いてから」，「もっと自分の気持ちをわかったうえで」，「もっと自分のほうを向いて」「もっと話し合って」などさまざまな思いが込められているかもしれないのである．その思いに応えなければ，**コミュニケーション**は生まれない．「時間がないので」とよくいわれるが，不足しているのは「心」であり，患者の求める「もっと」にきちんと応えれば，時間は短くてすむかもしれない．この「もっと」を「患者教育のためのLEARNアプローチ[*1]」から見てみよう．

[*1] Berlin EA et al : A teaching framework for cross-cultural health care : application in family practice. West J Med **139**(6) : 934-938, 1983（松下 明「行動科学で学ぶメディカルインタビュー」週間医学界新聞2882号を参考にした）.

- ●**L**isten（傾聴）：まずは相手を知る．
- ●**E**xplain（説明）：共通語でポイントを絞って話す．
- ●**A**cknowledge（相違の明確化）：土俵の違いを確認し，共通の土俵に立つ．
- ●**R**ecommend（提案）：相手の枠組みに合わせて患者に合ったプランをすすめる．
- ●**N**egotiate（交渉）：相手の思いに合わせて患者をいかに支援できるか，一緒に考える．

コミュニケーションの基本は相手の話を聴くこと（Listen）

Listen が初めに出てくるが，「初めに聴いたら，次のステップにすすむ」ということではない．Listen は，そのあとの E，A，R，N のすべての場面に求められることを忘れてはならない．

コミュニケーションについて，医療者は医学知識やケアの内容を伝えることだと考えがちであるが，コミュニケーションの本質は相手の話をきちんと聴くことである．「話を聴く」ということは，その人の存在を認めるということであり，話を聴いてもらえないと，人は「自分を受け容れてもらえない」「拒絶された」「自分という存在が否定された」と思う．人は，話を聴いてくれない人には大切なことを話さないし，そのアドバイスにも耳を貸さない．

この「聴く」は，耳と心，そして目をまっすぐ相手に向けるということを表している．「聞き出す」のではなく，「なんでも聴いてくれるから，もっと話してみよう」と感じてもらえた人から溢れ出てくる言葉を医療者が受け止めることが「聴く」[*2]ことである．私たちに「もっと話を聞いてください」と言える人は多くないのだから，相手の話を妨げたり，相手が話している途中でその話の内容に批判的なことを言ったりせずに，ともかく聴き通すことである．

次のようなことを心掛ける．

[*2] 鷲田清一：「聴く」ことの力．TBS ブリタニカ，1999

- ・相手の目を見る（相手を人間として認めていることの表れ）．
- ・適切に微笑む（相手を受け容れていることの表れ）．
- ・うなずきながら聴く（相手の話を聞いていることの確認）．
- ・相槌をうつ（相手が話しやすくなる）．
- ・自分の聞きたいこと（診療・ケアに必要なこと）でない話もていねいに聴く．
- ・相手が言い終わるまで，言葉（とくに批判や反論）を控える（共感的な言葉は可）．
- ・相手の言うことを馬鹿にしたり皮肉を言ったりしない．
- ・感情的にならない．大きな声で対応しない．
- ・否定的な表現，態度を見せない（眉をしかめる，渋い顔，首を横に振る）．

患者が受け止められる言葉で話す（Explain）

医療者の言葉が，医療者の思うとおりの意味で患者に伝わることはあり得ない．医学知識がほんのわずかしかなく，病気の不安の中で話を聞いている人にとって，医療者の言葉はむずかしすぎる．患者と医療者とのコミュニケーションは，**異文化コミュニケーション**であることを忘れない．

- ・「安静」「高血圧」「糖尿病」といった誰もが知っている日本語でも，患者と医療者とでは意味が異なるので，相手の理解をていねいに確認する．
- ・**専門用語**は呪文のようなもので，医療者がわかりやすく説明したつもりでも医学知識のない人には理解しがたいことが多い．専門用語を使わない説明を心掛ける．私たちが専門用語だと感じていないものも，患者にとっては専門用語のことが少なくない．患者が「納得」できる説明には，例えや言葉を噛み砕く工夫と時間とが必要である．
- ・無自覚に使われる医療用語（セイジョウ，キシツテキ，キノウテキ，ショケン，セイリテキのような言葉）も，患者には別の意味の言葉に聞こえてしまうので注意する．
- ・医療者の説明が多くなればなるほど，患者は

混乱し理解できなくなるので，話し過ぎない．

説明が理解されているか確認する（Acknowledge）

- こうした「ずれ」をなくすためには，説明した内容が理解されているか，患者の思いはどのようなものかを，折にふれて確認することが不可欠である．
- 耳から聞いた言葉は，聞き流されてしまうことが多い．重要なことは書いたり，説明文書や図を用いて，視覚的に説明したりする（外国人の患者に対しては，どんなに会話が得意でも筆談を交えるほうが確実であり，患者も安心する[*3]）．

「知っていることを話せばよい」のではなく，医療者の説明が当の患者にどのように受け止められているかを確認しながら話すことが肝要である．

相手への敬意（Respect）

「上から目線」はコミュニケーションを妨げる．LEARN には含まれないが，日本では必須である．「上から目線」は患者を「弱者」の位置に落としこみ，多くの場合，コミュニケーションは妨げられる．自分が尊重されていない（見下されている）と感じたとき，言葉は耳に入りにくくなる．

以下にあげるようなことに注意したい．

- 清潔な白衣，清潔感のある化粧などを心掛ける（下着にも注意する）．
- きちんとした挨拶をする．
- 失礼な態度をとらない（悪い例：話しているのに目を合わさない，別のことをしながら話す，遠く離れて座る，貧乏揺すりしながら／ペン回しをしながら話す，壁にもたれて／腕組みしながら話す）．
- 敬語を使うことは必須（「ためぐち」は，「馴れ馴れしさ」の表れであって「親しさ」の表れではない）．
- 誠実な話し方をする（悪い例：眠そうな話し方，かん高い声，大声，早口，大笑い）．
- 約束・時間を守る．

看護職にありがちな「説明してあげよう」という姿勢には，善意に満ちたものであるにもかかわらず，「上から目線」が付きまとうことを忘れないようにしたい．

「説明」ではなく「話し合い」（Recommend, Negotiate）

医療者は患者に病気のことを「説明する」と考えがちであるが，その説明が患者の心に届かなければ意味がない．患者が説明に納得したうえで，診療の内容について話し合い，患者と医療者とが**納得**できる方針を**合意**する「**納得と合意**」の医療が求められる．説明するのは「疾患」についてであり，話し合うのは「病い」＝患者の人生についてである．医療は，患者と医療者との共同作業なのである．

2 コミュニケーションは医療の本質

コミュニケーションの目的は，患者と医療者の間に**信頼関係**を生み出すことである．お互いに尊重し合い，目の前の人を1人の人間として大切にする姿勢からしか信頼は生まれない．信頼のないところに良好なコミュニケーションは生まれないし，良好なコミュニケーションを通してしか信頼は生まれない． （日下隼人）

[*3] 英会話が流暢であっても，患者にとって医療用語はやはりむずかしく，医療者の考えは患者には伝わりにくい．言葉は聞き流されてしまう運命にある．まして，英会話に一生懸命になっているような場合には，伝えるべき情報のほうがおろそかになってしまいがちである．挨拶程度の会話はできるに越したことはないが，文章を見てもらいながら説明することで，こちらも落ち着いて話すことができる．文字で情報を伝えるほうが相手の理解が深まり，またその態度に相手からの信頼が深まることは，日本語で情報を伝える場合と同じである．なお，英語の文章が堅苦しいものであってもそれは問題にならないと思う．

Web情報の使い方

1 能率的な情報収集

　理想的な情報収集の方法をめざせばめざすほど，自分では無理だとわかり，かえって情報収集をしなくなり，さらには勉強嫌いになる可能性がある．そうならないための大きな武器として，無料で大量の情報が手に入るWebがある．

　しかし，Web情報は情報収集が容易な反面，玉石混交で，とんでもない情報や間違った情報も多い．その中から役立つ情報を選び出すのは並大抵のことではない．ただ選択の術さえ身につければ，Web情報は最高の情報源である．

　本項では，Web情報の中でもまず最初にアクセスするべきいくつかの情報源について，使い方を説明する．

■ Googleでとりあえず情報収集する

　とりあえずといった場合に，まず真っ先に使うのがGoogle（http://www.google.co.jp/）などの検索エンジンではないだろうか．ここで検索された情報が信ずるに足るものなのかどうかを判断するのは困難で，役に立たないという意見もあるが，必ずしもそうではない．たとえば治療に関する検索をする場合，その病名や病態を検索語にするだけでなく，「ランダム化比較試験」，「メタ分析」と付け加えるだけで，検索の信頼度が増す．診断の場合は「感度」，「特異度」を付け加えるとよい．

　また，Googleスカラーという学術情報のみに絞り込むしくみもあり，これを利用する方法もある．

■ 日本のガイドライン

　次に紹介するのは，**日本のガイドライン**である．Webで日本のガイドラインを検索する際には，以下の2つのサイトにまずアクセスするのがよい．

①東邦大学医学メディアセンター（http://www.mnc.toho-u.ac.jp/mmc/guideline/）

②Minds（医療情報サービス：http://minds.jcqhc.or.jp/to/index.aspx）

　東邦大学医学メディアセンターのページでは国内のガイドラインをほぼ網羅しており，該当領域のガイドラインの有無が確認できる．またここからMinds（医療情報サービス）にリンクが張られている場合には，ガイドラインの全文をネット上で閲覧することができる（図1）．①でガイドラインがあるかないかを検索し，②で本文を読むという戦略がおすすめである．

■ CMECジャーナルクラブ

　これは，エビデンスを媒介にして医療従事者と地域住民をつなごうというプロジェクトの一環としてCommunity Medicine Evidence Center（CMEC）編集部が厳選した医学論文の日本語要約を提供するサービスである．年間契約5,250円で毎週2本の論文の日本語要約がWeb上で閲覧可能である．この論文要約の一部はCMEC-TVという動画システムにより無料で見ることができる（http://www.cmec.jp/）．

　まだまだ情報量が少ないが，厳選された医学論文がA4判で1ページのコンパクトな量で，日本語で提供され，短時間で読むことができる．

■ PubMedのClinical Queries

　世界最大の医学データベースであるMEDLINEの検索システム，PubMed（http://www.ncbi.nlm.nih.gov/pubmed/）を検索する際に，吟味済みのよりよい検索式が勝手に入力されてしま

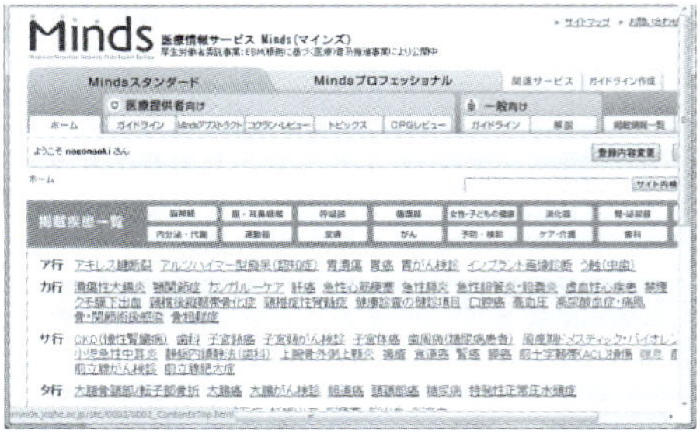

図1　Minds（医療情報サービス）の実際の画面

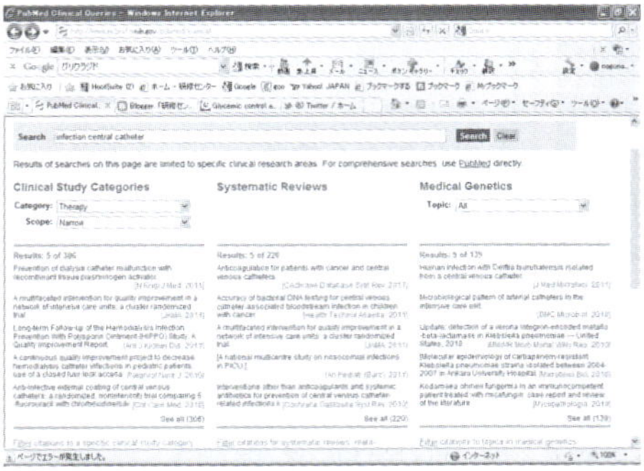

中央下方の PubMed Tools の **Clinical Queries** をクリックし，検索エンジンに用語を入力後 Search をクリックすると，**図2**の画面となる．

ここで，Category のうち 'therapy'，'diagnosis'，'prognosis'，'etiology'，'clinical prediction guides' を疑問に基づいて選び，Scope で 'broad'，'narrow' のいずれかを選んで，検索ボックスに思いつきの単語をスペース区切りで入れると，検討済みの優れた検索式が入ってしまう．'therapy' は治療の疑問，'diagnosis' は診断の疑問，'prognosis' は予後の疑問，'etiology' は副作用の疑問，'clinical prediction guides' は診断や予後を予測するツールをさがすとき，とおおまかに考えておくとよい．'broad'，'narrow' については，まず論文数が少なくなる 'narrow' での検索がおすすめである．

（名郷直樹）

図2　PubMed の Clinical Queries

うシステムである．これほどすばらしいサービスを英語であるというだけで利用しないというのはもったいない．そのもっとも手軽な利用法を紹介する．

まず PubMed サービスの最初のページで，

フィジカルアセスメントと看護の役割

1 診断のプロセス

「健康問題が生じる」とは，平素の元気な健康状態が，いつもとは違った状態に変わるということである．平素の元気な健康状態といつもと違う現在の健康状態とのズレが健康問題である．平素の健康状態からズレた現在の健康状態を見極めることが診断であり，医師が責任をもつ場合が医学診断，看護師が責任をもつ場合が看護診断となる．診断のプロセスは医学診断も看護診断も同じであって，主に**インタビュー**（面接）によって収集された S 情報と**フィジカルアセスメント**（身体診察）によって得られた O 情報とをアセスメント（分析）することによってプロブレム（問題）を明確にする．インタビューとフィジカルアセスメントで一般的な疾患の 7 割は診断がつくといわれる．POS も看護過程も，きちんとしたフィジカルアセスメントができてこそ，診断のプロセスが適正に廻るの

である．

しかし医学診断も，看護診断も本来は患者の健康問題に対するものである．医学か，看護かと区別するのはしっくりしない．医学診断は医師に任せて，看護師はもっぱら看護診断だけやっていればよいとはいえまい．実際に，健康問題解決には**医学と看護の両方が共同で介入**することがきわめて多い．「診療の補助」は法に定められた看護師の業務である．

2 フィジカルアセスメント

健康な人の胸部を聴診すると聴こえる呼吸音とは違った副雑音が聴こえたときに，胸部に生じている異常を判断し，看護師としてどう対応するかを決めなくてはならない．**看護ケア**で対処するのか，**医師に連絡して協働**するのか，もしチアノーゼを伴っていたら，対応は急がねばならない．胸部の聴診も，チアノーゼの観察も，もっともしばしば行われるフィジカルアセスメ

3 看護の役割

健康問題には，実在のものと潜在のものとがある．たとえば，手術を受けたすべての患者に「術後合併症の潜在的状態」という問題が生じる．その問題が潜在のまま経過して回復すれば合併症は起こらなかったわけである．合併症が実在にならないという看護目標の下に，ケア計画，観察計画，説明計画が立案されるであろう．観察計画の具体的内容としてバイタルサイン測定，呼吸状態，腹部所見などがある．腸蠕動音が正常か異常かを腹部のフィジカルアセスメントで聴き分けることができれば，正常な腸蠕動音を聴取したとき腹部手術後の経過は良好と判断できる．呼吸苦（−）か呼吸苦（＋）かだけの観察では，的確なケア計画につながりにくい．胸部で聴かれた副雑音の種類を判別することで，気道吸引の必要を的確に判断できる．

フィジカルアセスメントがきちんとできれば，「麻痺性イレウスでは腸蠕動音が減弱する」「膨隆した腹部の打診で鼓音は鼓腸，濁音界の移動は腹水である」「打診で鼓音があり，呼気終末の連続性ラ音は肺気腫を疑う」など，本に書かれている知識が活用できる．

患者の健康状態の急変時には，看護過程やPOSを抜きにした判断や行動が緊急に求められる．いつ，誰が，どこで，何が起こり，どんな状態なのか，によって早急，適切に対応しなくてはならない．**フィジカルアセスメント**で何が起こったのか，いまどんな状態なのかを認識することができることが多い．

医療において患者の安全を図ることはいうまでもないが，不幸にして医療事故が生じることも皆無ではない．外部調査委員として事故の事実経緯を確認すると，患者に異常がみられた際の**初期の看護師の重症度・緊急度判断の適否**が，その後の経過を大きく左右することがわかる．患者の状態を報告するだけで，あとは医師からの指示を待つという姿勢では現代の医療看護の担い手としては不十分である．

フィジカルアセスメントを使いこなすナースであっていただきたい．　　　　　　（畑尾正彦）

バイタルサインの意義と意味

バイタルサインとは，**血圧，脈拍，呼吸数，体温**の4項目を基本的にさす．現場で患者を評価する要（かなめ）となる指標なので，正確に記録しなければならない．看護師の仕事のもっとも重要な部分といえる．現場では，呼吸数の記載がないカルテも多いので，呼吸数の記載はとくに気をつけて行うことが望ましい．またバイタルサインと合わせて患者の一般所見を的確に表現，記載できるようになることは，医師やほかの医療従事者と緊急性の高いコミュニケーションをとるうえでも重要である．

1 一般所見の例

覚醒していて見当識障害なし，呼吸窮迫している，**起坐呼吸**である，**努力性呼吸**をしている，会話が単語単位でしか続かない，意識混濁している，見当識障害がある，など．

2 血　圧

血圧は，高血圧などの疾患を鑑別したい場合には，両側上肢・下肢とも最初は測定することが望まれる．動脈硬化や血管炎などの異常で閉塞がある場合，左右，上下肢で血圧差が認められる場合もある．血圧測定の際には，腕の太さと使用する血圧測定用のカフが適合（大きすぎても，小さすぎてもよくない）していることが必要である．現場で，脱水などを示唆する**起立性低血圧**(orthostasis, orthostatic hypotension)は，坐位と比べ立位で，収縮期血圧が20 mmHg以上低下および拡張期血圧が

10 mmHg以上低下または脈拍が10〜20/分以上上昇する場合，陽性である．敗血症性ショックの基準では，収縮期血圧が90 mmHg以下で昇圧薬が必要な場合が血圧の診断基準の1つである．高血圧の定義は，国内外の学術団体などで，＞140/90 mmHgと定められている．また，収縮期血圧と拡張期血圧の差を脈圧というが，**正常範囲は30〜40 mmHg**である．脈圧が大きくなる疾患の代表に，大動脈弁閉鎖不全がある．

3 脈 拍

橈骨動脈や頸動脈で，1分間の心臓の拍動回数を数える．脈は，そのリズムの規律正しさにより，整，不整と評価できる．また，脈の速さによって，頻脈，徐脈と区別できる．脈拍の基準値は年齢によって異なる．とくに新生児，小児は成人と比べ脈拍数が多い．心臓タンポナーデ，拘束性心膜炎，慢性閉塞性肺疾患などでは，**奇脈**（paradoxical pulse）とよばれる現象が起こる．奇脈では，吸気時に収縮期血圧が10 mmHg以上低下する（通常は吸気時に収縮期血圧は上昇する）．

4 呼吸数

1分間の呼吸数である．患者にわからないように数えるほうがより正確な数字が得られる（患者が気づくと緊張して数が変化する場合もある）．呼吸数は，患者のバイタルサインのうちで，異常がいちばん先に現れる．つまり患者の状態が悪くなる場合には呼吸数に変化が生じることがもっとも早いので，注意深く記録することで早期に患者の異常を発見できる可能性が高い．

5 体 温

体内コア体温は，体の中心部の体温で，外界の温度によらずほぼ一定に保たれている．体内コア体温は深部の体温であり日常での測定は困難で現場ではさまざまな方法で，皮膚体温，直腸体温などが測定される．**口腔内体温，耳内体温，腋窩体温，直腸体温**などが医療現場では測定され記録されている．これらは体内コア体温に近いことが知られているが，体内コア体温に比べばらつきが大きいことでも知られる．重要なことは，一定の場所で測定しなければ体温の比較はむずかしいことである．口腔内の体温は，直前の飲食物の影響を受けることを考慮しなければならない．耳内体温は，小児領域では便利である．腋窩体温は再現性が乏しいことが有名である．直腸体温は，集中治療室などで意識のない患者では測定は容易であるが，意識のある患者では患者が不快と感じる場合も多い．

看護のうえで，バイタルサインを正確に記録し，患者の評価を的確にすることで，患者の状態についてのコミュニケーションを医師などのほかの医療従事者と円滑に運ぶことが望まれる．また感染対策上，バイタルサインを測定する血圧測定器，聴診器，体温計などは，接触感染対策を行っている患者では個別使用を原則とし，ほかの患者との共有を避ける．　（矢野晴美）

モニタリングの活用法

1 モニタリングとは

モニタリングとは医療の世界では一般にバイタルサインの客観的評価や継続的測定のために実施される器材や方法のことをいい，患者の重症度が高まるほど利用されることが多い．広い意味では患者の様子を観察するビデオカメラ映像もモニタリングに含まれることがあるが，ここでは病院内で一般的に使用されるモニタリング，とくに非侵襲的モニタリングの活用法，その利点，欠点について述べる．

2 心電図モニター

心電図の一部の誘導の波形と脈拍数を表示するものが多い．なかには呼吸による横隔膜の運動に伴う基線の変動を感知して呼吸数を表示するものもある．

利点

患者の前胸部に電極を貼付するだけで実施可能で，患者への侵襲もない．比較的安価な器材もあり，不整脈の検出，脈拍数の観察に有効である．モニター波形の QRS 部分に呼応して音（心拍同期音）を出すことも可能で，モニター画面を注視しなくても音で整脈，不整脈，脈拍数を医療者が認識することが可能である．脈拍数（呼吸数）についても上限，下限を設定しておけば，数値が異常低下，異常上昇したときに警報音を鳴らすことができる．

欠点

モニターできるのはあくまで心拍のリズムであり，12 誘導心電図と違って，ST の変化などを継続してモニターするものではない．胸部での誘導個所（電極数）を増やすことによって，疑似の 12 誘導モニター表示が可能な機種もある．無線式のものは電波の影響を受けたり，ほかの医療機械の交流波を拾い，基線の不明瞭化をきたすこともある．心電図波形の表示サイズは自動的に調整されるものもあるが，脈拍数表示の際に，QRS だけでなく T 波も感知すると脈拍数が実際よりも多く表示されることがある．

3 酸素飽和度（SpO₂）モニター

動脈血と静脈血の赤外線吸光度の差を利用して動脈血中の酸素飽和度を％表示する．同時に脈拍数も数値で表示される．循環や酸素化の指標として多用されている．動脈脈波も波形表示される機種もある．

利点

指先や耳朶，前額部の皮膚に装着するだけで測定可能で，非侵襲的モニターである．小型のものもあり，持ち運びや移動中の使用も可能である．数値記録が可能なものでは夜間の連続モニターによって無呼吸状態による低酸素を確認することもできる．

欠点

動脈波形を感知して測定するので，脈波の弱い状態（血圧低下や末梢循環不全）では測定できないこともある．また赤外線の吸光度を利用しているので色素の影響（極度の貧血や色素注射後など）を受け，正確に**動脈血酸素飽和度**を反映しないことがある．

4 呼気終末二酸化炭素分圧（E_TCO₂）モニター

呼気中の二酸化炭素分圧を測定する機器で，**呼気終末二酸化炭素分圧**が動脈血二酸化炭素分圧にほぼ等しいことを用いて，換気状態のモニタリングとして用いられる．呼気ガスを大気と混合する前に測定する必要があるため，患者に密着させたマスクを使用しているとき，あるいは気管挿管など，器具による気道確保をされた状態（手術中や集中治療室など）でモニターされることが多い．呼気そのものをセンサーで測定するタイプ（メインストリーム）と，呼気の一部をチューブで測定機器内にサンプル吸引して測定するタイプ（サイドストリーム）がある．

利点

動脈血採血なしで動脈の二酸化炭素分圧を推測することが可能で，換気の状態や肺循環の状態を知ることができる．

欠点

呼吸回数が多いときには，動脈血二酸化炭素分圧が正確には反映されないことがある．機種によっては検知するセンサーの部分を加温する必要があり，その場合患者の皮膚に接触すると低温熱傷を起こすことがある．

5 間欠的動脈圧測定

いわゆる自動血圧計といわれるもので，カフ（あるいはマンシェット）を上腕に巻き，加圧すると血管の拍動がカフに伝播する．この拍動を感知して収縮期血圧と拡張期血圧を測定する方法で，オシロメトリック法といわれる．

測定（加圧）の間隔を設定でき，測定結果も数

字やトレンドグラフなどで表示できる機種もある．カフの巻かれている高さが右房の高さに保たれていることが正確に血圧を測定する前提条件である．自動血圧計の測定値に影響を与える要因の1つにカフの幅があり，カフの幅が小さいものを用いると高めに測定され，幅の広いものでは逆に低めに測定される．カフ幅は体肢の直径の1.2倍が理想とされているが，実際に体肢直径を毎回測定することは困難なので，便宜的に新生児，幼児，小児，成人(小～大)，大腿用に製品が分かれている．

利 点
比較的簡便に，しかも非侵襲的に血圧の持続モニタリングが可能である．ヘリコプター内など騒音で聴診ができない場合でも測定できる．

欠 点
間欠的なので，測定と測定の間の変化は知ることができない．術中など急激に変化する可能性が高い場合には測定間隔を短くする必要がある．また測定中は加圧によって静脈還流が妨げられるので，静脈路が確保されている四肢では輸液の投与速度に変化，あるいは血液の逆流が生じることがある．

(石松伸一)

患者急変と心肺蘇生

1 急変の定義

患者の急変とは，通常の業務を中止してまで介入しなければならない患者の容態変化のことをいう．時にバイタルサインの変化を伴い，生命の危機となることがある．急変の原因には，原疾患によるもの，合併症によるもの(誤嚥など)，医原性のもの(手術，侵襲的処置など)，突発的のもの，などがあるが，実際にはこれらの要因の組み合わせで起こることが多い．

2 急変対応のポイント

急変に対応するためにもっとも重要なことは，患者の容態変化を的確に把握すること(フィジカルアセスメント能力)と，急変の中でももっとも重篤な状態，つまり心肺停止状態に適切に対応(心肺蘇生)することである．これらの2つの能力を高めることによって急変を未然に察知したり，早期に対応できるようになり，仮に患者が急変しても最悪の結果を避けることができるようになる．

フィジカルアセスメント能力
フィジカルアセスメント能力とは，患者の訴えを聞き，バイタルサインや身体所見を的確に把握し，病態生理学的に患者の状態を理解し，次になすべきことを判断できる思考能力のことである．今後ますます看護師に求められる能力の1つである．

心肺蘇生法
心肺蘇生法は，心肺停止状態の患者に対して行う蘇生術で，1950年代に現在の蘇生法の原形が発表されて以来，いくつもの蘇生治療の成果(エビデンス)が取り入れられ，方法自体もわずかずつ変更，修正が加えられてきた．現時点でもっとも広く世界中で受け入れられている方法は米国心臓協会(AHA)などが提唱する方法で，最新のものが2010年に発表された「ガイドライン2010」である．日本蘇生協議会による「日本版ガイドライン2010」も公開，出版されている．蘇生法には器具を使わずに施行するBLS(basic life support：一次救命処置)と，器具や薬剤を用いて実施するACLS(advanced cardiac life support：二次救命処置)があり，両者とも各種の公認団体によってコースが開催されており，合格者には認定カードが交付される．施設によっては，手術室や集中治療室など重篤な患者が発生しうる部署で勤務する医療従事者には，認定カードの取得と維持を求めているところもある．

3 急変のABCD

蘇生法と違って，急変対応に手順というものはない．ここではセーフティマネジメントのABCDがそのまま用いることができるので紹介しておく．

A Anticipate（予測）

すなわち急変を予測すること，急変が起こった場合にするべきことを予測しておくことである．この予測能力はフィジカルアセスメント能力にほかならない．

B Behave（行動）

急変が起こった場合には，即座の行動が必要である．場合によっては蘇生法かもしれない．この行動がすぐとれるようになるためには日頃の訓練（シミュレーションなど）が必要である．

C Communicate（意志疎通）

ここでの意思疎通とは同僚看護師どうしだけでなく，看護管理者や主治医，担当医などの医療チームに加えて患者・家族なども含まれる．

D Document（記録）

どうしても忘れがちであるが，急変の発見からその後の対応を仔細にメモしておき，後に時系列にそって清書，記録しておく．急変の経過記録だけでなく，予防策を考えるためのチーム内での振り返りのためにも重要である．

（石松伸一）

コラム　院内急変対応体制（rapid response system：RRS）について

近年院内で発生した急変患者に素早く対応して，その予後を改善するシステムについて検討が続いている．急変患者に対応するチームとしては蘇生担当チーム（medical emergency team：MET）や，急変を未然に防ぐためにリスクの高い患者の回診や，急変時には集中治療室までの移動も担当するRRT（rapid response team）などがあり，施設や医療事情によりいろいろな体制がとられている．

（石松伸一）

終末期医療と緩和ケアの実践

1 対象の変化

かつて「ターミナルケア」といい，その後「緩和ケア」と改名されたが，これらのケアの対象は悪性腫瘍（がん）の患者とその家族であった．緩和ケアの進展とともに，鎮痛薬の開発と使用方法，精神的混乱への対処方法，グリーフケアなどのさまざまな新しい医療技術が確立されつつある．これらの技術は，ほかの疾患で人生の終末期を迎える患者とその家族にも応用されうることが明らかになっている．したがって，当面はまだがんの治療で使われる機会が多いが，緩和ケアの対象*は急速に拡大されつつある．

2 病名の説明

判決を言い渡すという「宣告」から「告知」を経て，悪性腫瘍も病名を「説明」する時代に入った．インフォームドコンセントの考えからすれば，当然の帰結である．患者と家族に深刻な診断名（悪い知らせ）を説明するのは，これからの医師にとって必要不可欠の技術でもある．ただし，医師の説明時にはわかったと言いながら，その後看護師にわからなかった事項の説明を求める患者や家族は少なくない．どう説明され，どこまで理解できたかを知るため，医師の

---

*ただし，緩和ケアとして健康保険の対象となるのは悪性腫瘍の末期とAIDSの患者である．

説明の場に看護師が同席するのが望まれる．また，診療記録による説明内容の共有化は，チーム医療の原則である．

なお，患者にがんと説明することの是非に関する議論は無意味である．緩和ケアの実践に必要なのは説明した後の対処方法であり，議論するならこちらを選んでほしい．

3 入院患者に対する緩和ケアの動向

2002年4月より厚生労働省の基準を満たす緩和ケア病棟がなくても，診療報酬で「**緩和ケア診療加算**」が算定されるようになった．ただし，院内に専従の緩和ケアチームが組織化されているのが必要な条件である．構成員は，①身体症状の緩和を担当する常勤医師，②精神症状の緩和を担当する常勤医師，③緩和ケアの経験を有する常勤看護師，④緩和ケアの経験を有する薬剤師の4名である．これをみると現在の緩和ケアにおいては，精神的苦痛の軽減と薬剤の積極的使用が不可欠の要件となっているのが推察される．

このようなコンサルテーション型の緩和ケア提供方式も徐々に浸透しつつある．

4 在宅患者の緩和ケア

訪問看護ステーション利用者の構成割合では，悪性新生物の患者は健康保険の約10％，介護保険の約5％を占める．少なからぬ数の終末期患者が在宅で緩和ケアを受けている．これを可能にした要因の1つが新しい鎮痛薬の登場である．徐放型の内服薬(モルヒネ硫酸塩，オキシコドン)，坐薬(モルヒネ塩酸塩)，貼付薬(フェンタニル)と，従来の注射薬以外の剤形が利用可能となった．これらと鎮痛補助薬(向精神薬，抗けいれん薬)の組み合わせに習熟した在宅医療に関心のある医師はまだ少ないのが課題として残る．

緩和ケア病棟に入院して鎮痛対策が成功すれば，退院して外来または在宅診療で治療を継続する患者も増えつつある．この場合，在宅での療養に必要なのは，介護サービスを導入して家族の負担を軽減するなど介護に関連したものが増えてくる．医療・介護そして福祉の一体化したあり方が，今後ますます重要になってくるのは間違いない．

5 看護職に求められるのは何か

終末期の病状に対する患者・家族の思いと医療者の認識は，しばしばずれが生じる．医師は治療方法や療養体制を提案したつもりでも，患者・家族は指示時には命令されたと受け取る．このずれにいち早く気づくのは，医師とは異なる視点から患者を把握できる看護師である．医療チームが患者・家族に最良のケアを提供するためには，患者・家族が医師に表現していない思いを，カンファレンスなどで共有してもらう技術を習得する必要がある．　　　(林正健二)

死後の処置へのかかわり

核家族化の進行と軌を一にして地域共同体は崩壊しつつある．かつては地域の共同体が通夜や葬儀の準備と進行を担っていたが，現在は葬儀業者の手に移っている．以前ならあった近隣の人からの「こうするものだ」とか「それでいい」といった助言もなくなった．葬儀の経験の乏しい遺族が，迷いながら選択しているのが実状である．

死後の処置にも変化の波が押し寄せている．従来の方式が再検討されているが，最初に注意を要する点を3つ，重点的に述べる．次に知っておくと役立つことを補足する．

1 注意点

肛門や鼻腔，口腔への綿詰め

基礎看護技術の教科書には必ず書かれてい

る，死後の便や体液の漏出防止を目的とする処置である．しかし，腐敗が進行して体腔内圧が高まると綿を詰めても無効という報告もある．したがって，実施する施設としない施設が混在しているのが実状である．しない場合，今までの経験から疑問視する遺族が必ずいるのでていねいな説明が必要となる．

胃，膀胱，大腸を圧迫して内容物を排出する処置

顔を横向けにして心窩部を圧迫し，胃内容物を膿盆に受ける．下腹部を圧迫して尿や便を排出する．これらも教科書には今も記載されている．しかし上記同様，便を少々排出させても腸管や腹腔内での腐敗に大きな影響を与えない．むしろこぶしで強く圧迫すると腸管の損傷を生じるなど悪影響が生じるという説もあり，金科玉条ではなくなった．

しない場合，肛門に紙おむつや紙パッドを隙間なく当てておくと，たとえ便が出てもその後の処置は容易である．これも遺族に説明しておかねばならない．

その他の習俗(ならわし)

死者と生者を厳密に区別するためと思われるいくつかの習俗がある．和服や浴衣を着ている場合に「左前」にする，胴の紐の結びを「縦結び」にする，両手を腹の上で組み合わせる，そして顔を白い布でおおうなどである．これらは通夜や告別式では必要とされるかもしれないが，病院で亡くなられた場合必ずしも必要とは思えない．遺族の意向を聞いたうえで，希望に添う形を採用すればよいと思う．ただし，なぜそのような習俗があるのかと遺族から質問された場合，きちんと説明できるだけの準備は必要である．

2 知っておくと役立つこと

乾燥防止

死後の変化は不可逆的である．死後皮膚は乾燥し始める．一度乾燥したら元には戻らない．乾燥防止にはオリーブ油や油を含む化粧品を使う．

とくに口唇は，どんなに時間がなくても口紅やリップクリームをつける必要がある．新生児や乳幼児の場合，体全体が「ひからびる」ので，ラップで包む場合もありうる．

乾燥を防ぐため，眼球もできるだけ早めに瞼を閉じておく．

エンゼルメイク

きちんと行えば退院し自宅に帰ったとき，高い評価が得られる．女性が日頃行っているメイクと，手順に差はない．エンゼルメイク用の化粧品一式は市販されている．クレンジングマッサージから始め，ファンデーションとすすめる間，遺族と会話し確認や承認を得ると納得してもらえる．遺族にとって記憶の中にある元気なときのその人らしさは，看護師にはわからないからである．遺族に手伝ってもらうのに適しているのは唇であるが「いつもはどんな色をお使いでしたか」「唇はどんな色にいたしますか」と尋ねると積極的に参加してもらうきっかけにもなる．

男性のひげ剃り

電気剃刀か二枚刃のものを使う．表皮が失われると，真皮が露出してすぐに変色して修正不能な状態になる場合がある． （林正健二）

移植医療の推進と看護の役割

1 わが国における移植医療の現状

2010年7月から**改正臓器移植法**が施行された．従来の臓器移植法とのいちばんの相違点は，**改正臓器移植法**では本人の意思が不明な場合でも家族の承諾があれば臓器提供が可能となったことである．法改正後は，提供意思を書面で表示している人だけでなく，本人の書面によ

図1　臓器提供者数の推移

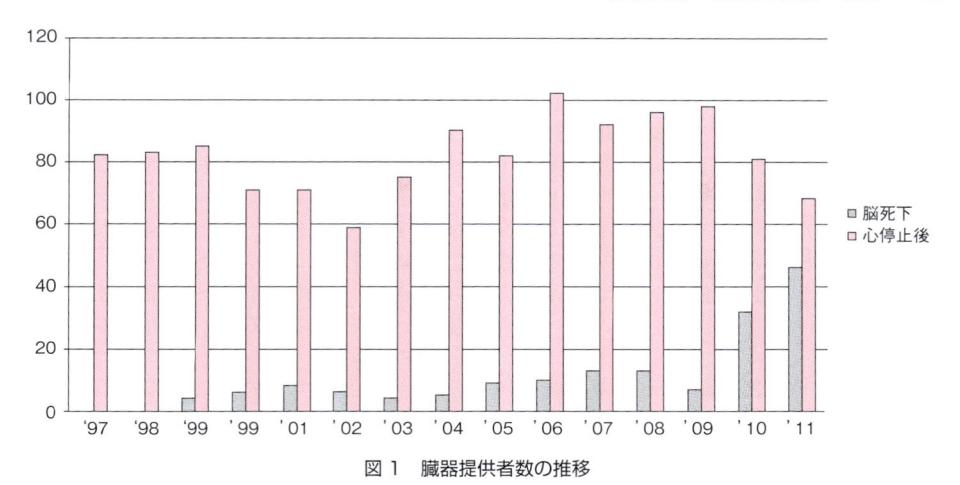

る意思表示がない場合でも，家族が脳死判定の実施を承諾し脳死と判定された際には，臓器提供ができうることとなった（提供しない意思表示をしている場合を除く）．また，親族への優先提供が認められた点，さらに，15歳未満の小児からの脳死後の臓器提供が可能になったことも大きな相違点である．**改正臓器移植法**施行以来，脳死下臓器提供者数は有意に増加している（図1）．

しかしながら，それでもなお，わが国の脳死臓器移植数は，欧米に比べればもちろん，アジア他国と比較しても格段に少ない．それに対し，脳死臓器移植を必要とする患者，レシピエント数は増加の一途をたどり，**脳死ドナー**との差は広がる一方である．たとえば，肝移植領域では，2011年8月現在では372人の脳死肝移植待機患者が登録されている．そのため，わが国ではまだまだ**生体ドナー**からの臓器移植に頼らざるを得ない状況である．

以下に移植医療の看護について，肝移植分野を中心に述べる．

2 移植医療における看護の役割

■ 生体肝移植ドナーの術前・術後看護
◆ 術前看護 ◆
名古屋大学医学部附属病院では生体肝移植ドナーは通常手術2日前に入院としている．ドナーは健常者であることがその前提条件となっているため，重篤な併存疾患を伴っていることはない．それでも喫煙歴など術後の呼吸機能に影響を及ぼす因子がないかどうか，また薬剤や食べ物などに対するアレルギーの有無を十分に把握しておく必要がある．

◆ 術後看護 ◆
摘出される**グラフトタイプ**によって手術侵襲は異なるが，健康なドナーであっても術直後急性期では，呼吸・循環動態の変化に注意する必要がある．またドレーン排液の性状に注意し術後出血を早期に発見することが大切である．早期離床は，回復促進および術後合併症予防のため，周術期看護における重要な看護ケアの1つであるが，同時に疼痛管理や心理的ストレスの改善に努める必要もある．手術侵襲の大きい肝右葉切除後は，残肝容量が少なくなるため，肝不全や**胆管合併症**の徴候がないかなど正確な観察と判断が必要である．合併症がなければ通常術後10～14日程度で退院となる．無理をしない日常生活や定期受診の必要性など退院指導を行う．

■ 生体肝移植レシピエントの術前・術後看護
肝移植の看護を考える際，移植されるグラフト肝のサイズに違いはあるものの，**脳死肝移植**

も**生体肝移植**も看護のポイントはかわらない．

● 術前看護 ●

肝移植レシピエントは術前末期肝不全状態であることがほとんどであり，**腹水貯留**，**肝性脳症**，**食道静脈瘤**などを有していることが多い．また**出血傾向**，**易感染性**を伴っていることを念頭に置き，ケアにあたる必要がある．とくに活動性の感染がある場合は移植を延期させる必要があるため，その感染徴候の早期発見が重要である．

● 術後看護 ●

移植後レシピエントは挿管されたままICUに入室となる．多くの点滴ラインや複数の腹腔ドレーンが留置されているためそれらの管理に注意する．肝移植術後では，ほかの腹部手術後管理に加え，**拒絶反応**と感染症のコントロールがポイントとなる．全身状態とグラフト肝機能の状態を把握し，看護にあたる必要がある．

＊　＊　＊　＊　＊

以上，移植領域，主に肝移植における看護の役割とポイントについて述べた．移植医療に特有な病態を把握し看護にあたるとともに，**精神的看護**も大切である．臓器提供は，ドナーの自発的意志によることが前提条件である．しかし生体ドナーは，親類であるレシピエントの病状に関する懸念に加え，自分は健康にもかかわらず手術を受けることへの複雑な思い，手術や術後合併症への恐怖や不安，その後の社会復帰や将来への不安を抱えるなど精神的に不安定になることも少なくない．また，レシピエントも，移植手術そのものへの不安，術後も拒絶反応や他合併症，疾患の再発，社会生活復帰への不安などを抱えている．したがってドナー，レシピエントともに術前・術後にかけて，身体的だけではなく精神的サポートをしていくことが，移植医療における看護の役割として重要である．

（亀井秀弥）

治験における看護の役割

1 治験とは

「治験」とは，医薬品の承認に必要なデータを揃えるために厳正な規則のもとで多くの患者の協力を得て行われる試験である．治験は病院と治験依頼者（主に製薬会社）が契約を交わして実施する業務でもあり，病院全体で責任をもって正確に実施する必要がある．治験責任医師を指揮官として，治験分担医師やコメディカル，事務，そして全体の業務を調整するCRC（臨床研究コーディネーター）がチームとなって，治験実施計画書（プロトコル）とよばれる手順に従って実施する．CRCは他職種・他部署，被験者，依頼者の間に立って支援・調整する．一方，臨床現場で働く看護師は被験者である患者ともっとも接点が多く，その理解を深め安心感を与えて治験を円滑にすすめるための鍵を握る．

2 看護師と治験

CRCの多くは看護師出身ではあるが，さまざまな領域の看護のプロではない．また「被験者」は，治験を行う目的のみで病院に通うわけではなく，病院の「一患者」として診療を受ける中で治験に参加しているため，被験者に対してはその領域のスペシャリストである当該部署の看護師が最良の看護を提供し，その安全を確保することに変わりはなく，治験がその妨げとなるようなことがあってはならない．治験を遂行する中で看護師が担う主な役割と注意点を記す．

併用薬の監視

治験でとくに注意を要するのは「併用禁止薬」の存在であり，誤って処方された場合には治験が中止となることもある．担当医師やCRCは治験中に併用禁止薬が処方されないよ

表1 事前に確認しておいたほうがよい事柄

- □ どのような患者が対象になるのか？
- □ どういう効果が期待される治験薬であり，既存薬との違いは何なのか？
- □ 評価項目は何で，どういう検査・観察項目が該当するのか？
- □ 治験の具体的なスケジュール（どのくらいの期間か？，いつどういう検査があるのか？）
- □ 治験薬はどのように投与されるのか？ 注射薬か内服か？
- □ 看護業務の内容が変わる点があるのか？
- □ これまでの治験成績からどういう有害事象が起こりやすいと考えられるか？
- □ とくに注意して観察する必要のある症状は？
- □ 併用禁止薬や併用禁止療法は何か？
- □ ほかに禁止事項はあるか？
- □ 看護記録に必ず残しておくべき記録は何か？（たとえばバイタルサインなど）
- □ 被験者の緊急時の連絡体制はどうなっているのか？
- □ 被験者には，治験についてどのような説明がなされるのか？（説明文書を確認する）

［石橋寿子：臨床で役立つ治験のいろは，メディカ出版，2008をもとに作成］

うに留意するが，うっかり見逃す場合もある．現場の看護師も治験の内容と併用薬を十分に理解し，被験者への処方内容を見守ることが重要である．ちなみに併用禁止薬には大きく分けて以下の2種類がある．
①治験薬と同じような効果をもつもの（薬効の評価が正確に行えない）
②治験薬の副作用がいっそう強くなる可能性をもつもの

しかし，併用禁止薬による治療がやむを得ないと判断された場合は，被験者の安全を最優先に考えて使用する場合もある．

■■ 緊急時の連絡の橋渡し

被験者の安全性を確保し治験を手順どおりにすすめるためにも，被験者から緊急の連絡があった場合にはすみやかに治験責任医師やCRCに連絡することが重要である．

■■ 看護記録に関する注意

治験中の看護記録の内容が症例報告書に転記され，重要な資料として治験依頼者などに報告されること，また第3者に記録内容を確認されることを念頭に置く必要がある．しかし，看護師はいつもどおり事実を正確に記録することに徹すればまったく問題はない．記述内容に対して後でCRCなどから問い合わせがあった場合は対応する．

■■ 事前にCRCや治験責任医師・分担医師に確認しておいたほうがよい事柄

表1の内容について十分に把握しておくと，被験者により安心感を与える質の高い看護を実施することができる．

＊　＊　＊　＊　＊

スタートアップミーティングに参加したり，直接CRCに尋ねてこれらの情報を収集する．治験を理解するためには，被験者に渡す説明文書を読むのがいちばんの早道である．さらにプロトコルを熟読すると理解がいっそう深まる．治験に関して不明な点がある場合などは，些細なことまでCRCに質問してみることが大切である．

（石橋寿子）

災害時の看護の役割

1 背景

1995年の阪神・淡路大震災，2004年の新潟県中越地震，2005年の岩手・宮城内陸地震，そして2011年3月の東日本大震災でも，看護師は発災直後の急性期医療から中長期的な保健期対応まで，広い範囲で活動した．このような中，2009年には看護基礎教育の中に「災害看護」が導入され，すべての看護師に災害看護の知識と技術が期待されるようになった．

2 災害看護の定義

日本災害看護学会の定義では「災害に関する看護独自の知識や技術を体系的かつ柔軟に用い

3 歴史

近代看護の母であるフローレンス・ナイチンゲール（Florence Nightingale）は，1854年のクリミア戦争（イギリス，フランス，オスマン帝国とロシアの戦争）に従軍看護婦としておもむき，野戦病院で負傷兵の看護に携わった．その経験をもとに『看護覚え書』を記し，看護の本質を世間に示した．わが国で災害時の看護の基本的な役割が認識されるきっかけとなったのが，1995年の阪神・淡路大震災である．この年には集団災害医学会が発足し，災害看護，医療の研究に関心が集まるようになった．1998年には日本災害看護学会が設立された．大災害のあとには被災者の**外傷性ストレス障害**（posttraumatic stress disorder：PTSD）や救援者のストレスなど，「災害時のこころのケア」が重要視されるようになった．

4 災害の各フェーズにおける看護の役割

◆ 超急性期〜早期（72時間）◆

トリアージチーム，災害派遣医療チーム（disaster medical assistance team：DMAT*）の一員として参加する．対象者は負傷者だけでなく，家財を失った住民も対象者である．

◆ 亜急性期（〜1ヵ月）◆

慢性疾患患者のケア，感染症対策，こころのケア．

◆ 復旧復興期（〜3年）◆

慢性期のこころのケア．

◆ 静穏期〜準備期（3年〜）◆

災害の評価・検証，マニュアル整備，災害訓練，災害看護教育．　　　　　　　（石松伸一）

*DMAT：医師，看護師，業務調整員で構成される医療チームで，災害時に現地の医療体制では対応しきれないときに派遣され，急性期の災害医療の提供を行う．日本DMATと都道府県DMATがあり，前者は大規模災害発生時に全国より派遣され，後者は地域内の災害時に派遣され医療活動を行う．

看護師の役割拡大

1 背景

1948年制定の保健師助産師看護師法（以下保助看法と略）では，看護師の業務を「傷病者若しくはじょく婦の世話又は診療上の補助」と規定している．核家族化や地域共同体の崩壊など社会的変化は前者の，医療技術の進展は後者の具体的内容を大きく変えてきた．

静脈注射を例にあげて説明してみる．保助看法と同じく1948年制定の医師法第17条「医師でなければ，医業をなしてはならない」の「医業」もきわめて曖昧な概念である．それゆえ，行政（厚生省）の法解釈が司法（裁判所）により覆されることもありうる．1951年看護師が静脈注射の薬液を取り違え患者を死亡させる事件が起きた．この時，厚生省医務局長は「静脈注射は……技術的に困難であるから医師自らが行うべきものである」と回答した．しかし，控訴審，最高裁ではともに「看護婦が医師の指示により静脈注射することは当然その業務上の行為と言わなければならない」との判断をしている．この判決を根拠として静脈注射の実施を要求された看護現場は，患者の世話に割く時間が減少するなどの理由で反対した．厚生労働省医政局長通知で「医師又は歯科医師の指示の下に……看護師等が行う静脈注射は，保助看法第5条に規定する**診療の補助**行為の範疇として取り扱う」となったのは，51年後（2002年）である．

法制定時に想定した業務内容はその後大きく変わった．また，看護教育も大学化が急速にす

看護師の役割拡大

すんでいる．看護師の役割も当然変わるはずだが，根拠となる法的改正は遅れていた．

2　いわゆる"医療崩壊"との関係

20世紀後半より政策としてすすめられた医療費の抑制は，21世紀になるとさらに強化された．不採算医療として小児科病棟の縮小・閉鎖が続いた．一方少子化と医事紛争の増加は，産科医療を縮小させた．また，高齢化の進行は医療需要を増大させ，医師・看護師をはじめとする医療従事者の荷重労働は，小児科・産科のみならず病院勤務医全体に及んだ．このような"医療崩壊"の状況下で，2007年暮れに各都道府県知事宛に厚生労働省医政局長通知が出された．

この文書「医師及び医療関係職と事務職員等との間等での役割分担の推進について」はA4判6枚にすぎない．しかし，半分が医師と助産師，看護師との役割分担にふれている．行政段階でどのような役割の拡大を看護師に期待しているかが窺われる内容なので，項目を列挙する．是非は各自で考えてほしい．

3　医師と助産師の役割分担

「医師との密接な連携・協力関係の下で，正常の経過をたどる妊婦や母子の健康管理や分娩の管理について助産師を積極的に活用することで，産科医療機関における医師の業務負担を軽減させることが可能となる」．

4　医師と看護師などの医療関係職との役割分担

■ 薬剤の投与量の調節

「例えば，在宅などで看護に当たる看護職員が行う，処方された薬剤の定期的，常態的な投与及び管理について，患者の病態を観察した上で，事前の指示に基づきその範囲内で投与量を調節することは，医師の指示の下で行う看護に含まれるものである」．

■ 静脈注射

「医師又は歯科医師の指示の下に行う看護職員が行う静脈注射及び，留置針によるルート確保については，診療の補助の範疇に属するものとして取り扱うことが可能であることを踏まえ，看護職員の積極的な活用を図り，医師を専門性の高い業務に集中させ，患者中心の効率的な運用に努められたい」．

「医師又は歯科医師の指示に基づいて，看護職員が静脈注射を安全に実施できるよう，各医療機関においては，看護職員を対象として研修を実施するとともに，静脈注射の実施等に関して，施設内基準や看護手順の作成・見直しを行い，また，個々の看護職員の能力を踏まえた適切な業務分担を行うことが重要である」．

■ 救急医療などにおける診療の優先順位の決定

「夜間・休日救急において，医師の荷重労働が指摘されている現状を鑑み……専門的な知識および技術をもつ看護職員が，診察の優先順位の判断を行うことで，より適切な医療の提供や，医師の負担を軽減した効率的な診療を行うことが可能となる」．

■ 入院中の療養生活に関する対応

「入院中の患者について，例えば病棟内歩行可能等の活動に関する安静度，食事の変更，入浴や清拭といった清潔保持方法等の療養生活一般について……看護職員が医師の治療方針や患者の状態を踏まえて積極的に対応することで，効率的な病棟運営や患者サービスの質の向上，医師の負担の軽減に資することが可能となる」．

■ 患者・家族への説明

「医師の治療方針の決定や病状の説明等の前後に，看護師等の医療関係職が……患者，家族等の要望を傾聴し，医師と患者，家族等が十分な意志疎通をとれるよう調整を行うことで……医師の負担の軽減が可能となる」．

■ 採血，検査についての説明

「医師と看護職員及び臨床検査技師との適切な業務分担を導入することで，医師等の負担を軽減することが可能となる」．

■ 薬剤の管理

「……ミキシングを行った点滴薬剤等のセッティングなどを含め，薬剤師の積極的な活用を図り，医師や看護職員の業務を見直すことで，医療安全の確保及び医師等の負担の軽減が可能

医療機器の管理

「臨床工学技士の積極的な活用を図り，医師や看護職員の業務を見直すことで，医療安全の確保及び医師等の負担の軽減が可能となる」．

（林正健二）

看護師のキャリアアップ

career up は和製英語だが，より高い資格や能力を身に付けて職歴を高める意味で用いる．

1 教育システム

学士（看護学）取得

放送大学で単位修得後，学習成果（レポート）などを作成し，大学評価・学位授与機構に申請する方法がある．修業年限3年以上の看護系短期大学または専修学校卒業の場合は，放送大学で1年以上にわたって31単位以上修得が条件となる．修業年限2年以上の看護系短期大学または専修学校卒業の場合は，同大学で2年以上にわたって62単位以上修得が条件である．

看護系短期大学または専修学校卒業，4年制大学の看護学科に編入学する制度は省略する．

新人看護職員研修制度

種々の理由により基礎教育終了時点の能力と現場で求める能力とのギャップは大きく，新卒者が即戦力にならないのが現状である．これを改善するための努力は，個々の施設に任されていた．2009年7月「保健師助産師看護師法及び看護師等の人材確保の促進に関する法律」の改正により，2010年4月1日より新たに業務に従事する看護職員の臨床研修などが努力義務となった．

2009年12月日本看護協会は「新人看護職員臨床研修における研修責任者・教育担当者育成のための研修ガイド」を発表した．それと並行して厚生労働省は「新人看護職員研修ガイドライン」を提示した．そして，2010年4月から，国の助成に基づく「新人看護職員研修事業」が開始されている．

医師の場合，1968年に創設された臨床研修制度は努力規定であり実効はなかった．これが必修化され「診療に従事しようとする医師は，2年以上の臨床研修を受けなければならない」に変わったのが2004年である．新人看護師の研修制度が必修化されるための要件が，今後蓄積されるであろう．

2 臨床看護研究とその課題

看護の実践における問題を解決または改善するのが臨床看護研究である．客観的，量的な医学的研究と異なり，主観的，質的な研究が多いという特徴がある．質的研究方法に関する教育は，少なくとも4年制大学では行われるようになった．また，日本看護協会は2003年に「看護者の倫理綱領」を，2004年には「看護研究における倫理指針」を作成している．後者は厚生労働省「臨床研究における倫理指針」（2003年）の内容と矛盾しない．

Evidence Based Medicine にならった Evidence Based Nursing という用語もあるが，上記の量的研究と質的研究は互いに補完しあうものである．疫学・統計学的手法は，集団を対象とする研究では欠かせない．看護独自の研究は，今後発展すると思われる．

ただ，看護職員が院内で行う多くの研究は発表の場が院内に限られ，全国規模での学会や研究会での発表は少ない．これは解消すべき課題の1つである．

3 資格取得

医療の高度化・専門分化に対応できる看護の提供を目的として，1996年に専門看護師（以下CNS）が，1997年に認定看護師（以下CN）が創設された．

CNS(certified nurse specialist)

日本看護系大学協議会の認可を受けた看護系大学の大学院修士課程に教育課程が設置されている．課程修了後に日本看護協会が行う専門看護師認定試験に合格する必要がある．

役割は以下の6点である．
①実　践：個人・家族または集団への卓越した看護実践
②相　談：看護職などへのコンサルテーション
③教　育：看護職者に対する専門分野の教育的機能
④調　整：保健医療福祉チームへのコーディネート
⑤研　究：専門知識・技術向上および開発を図るための実践の場における研究活動
⑥倫理調整：個人・家族または集団の権利を守るための倫理的問題や葛藤の解決

2012年10月現在，以下の11分野があり，専門医などと同様に専門看護師の有無を医療機関の広告などに示すことができる．①がん看護，②精神看護，③地域看護，④老人看護，⑤小児看護，⑥母性看護，⑦慢性疾患看護，⑧急性・重症患者看護，⑨感染看護，⑩家族支援，⑪在宅看護．合計795名である．

CNSの役割の中で実践が最重要課題である．しかし，実践能力を高める教育(実習)が不十分であるのは否めない．現在修得単位数を38単位に増やす教育課程の改正が準備中である．

CN(certified nurse)

5年以上の臨床経験があり，内3年以上特定分野の実務経験が必要である．教育期間は6ヵ月以上で，連続した昼間の教育が原則である．授業総時間数は615時間以上，学内演習および臨地実習200時間以上などの規定がある．主に看護系大学や各地の看護協会に教育機関が開設されている．

役割は以下の3点である．
①実　践：特定の分野において，個人，家族および集団に対して，熟練した看護技術を用いて水準の高い看護を実践する．
②指　導：特定の看護分野において，看護実践をとおして看護者に対し指導を行う．
③相　談：特定の看護分野において，看護者に対してコンサルテーションを行う．

2012年5月現在，以下の21分野がある．①救急看護，②皮膚・排泄ケア，③集中ケア，④緩和ケア，⑤がん化学療法看護，⑥がん性疼痛看護，⑦訪問看護，⑧感染看護，⑨糖尿病看護，⑩不妊症看護，⑪新生児集中ケア，⑫透析看護，⑬手術看護，⑭乳がん看護，⑮摂食・嚥下障害看護，⑯小児救急看護，⑰認知症看護，⑱脳卒中リハビリテーション看護，⑲がん放射線療法看護，⑳慢性呼吸器疾患看護，㉑慢性心不全看護．合計8,993名である．

CNSに比べCNは専門分野が明確で，人数が多く，実践能力が高いため，「何をする人か」はわかりやすい．しかし，教育や研究的取り組みにおいては更なる向上が求められている．また，がん看護ではCNSとがん看護関連のCN(緩和ケア，がん化学療法看護，がん性疼痛看護など)の役割分担が必要なことはいうまでもない．

修　士

大学院入学の資格は，4年制大学の看護学科卒業者以外に，看護系の短期大学・専修学校，各種学校を卒業・終了した者にも普通は認められている．大学院進学の目的が問われている．

リーダーシップ

認定看護管理者(certified nurse administrator：CNA)も，日本看護協会が認定審査を行う資格である．管理者として優れた資質をもち，創造的に組織を発展させる能力を保有している者と規定されている．

CNSやCNとは異なり，複数の課程がある．保健師，助産師および看護師のいずれかの免許をもち，実務経験が5年以上あるのに加え以下の6つの課程のどれかを満たすのが条件である．①認定看護管理者教育の全課程を修了(ファーストレベル：150時間，10単位，セカンドレベル：180時間，12単位，サードレベル：180時間，12単位)，②看護部長または看護部長の任にあたる者で，過去に合計4週間(20日間)以上の看護管理研修を受けている者，③副看護部長または副看護部長に相当する職位

に1年以上就いている者で，過去に合計4週間（20日間）以上の看護管理研修を受けている者，④看護系大学院において看護管理を専攻し修士号を取得している者．実務経験が5年以上あり，うち修士課程修了後の実務経験が3年以上である者，⑤管理経験が3年以上ある者で看護系大学院において看護管理を専攻し修士号を取得している者．（⑥は略す）．（林正健二）

看護師のワークライフバランス

1 看護師の勤務形態の現状

資格
看護職には保健師・助産師・看護師・准看護師といった種類があり，保健師・助産師・看護師の共通基盤は看護師免許である．つまり，看護師免許がなければ，保健師免許や助産師免許が効力を発しないということである．准看護師だけは単独の資格で，他の看護職との連結性は看護師になる進学課程を修了することによって看護師国家試験受験資格を得るという点だけである．

待遇
看護職は保健師・助産師・看護師・准看護師として医療機関に雇用されるが，基本は看護師の俸給用である**医療職俸給表（三）**であり，保健師・助産師は同入職の看護師よりも旧俸給表で1号俸（現俸給表で4号俸）上である．なお，看護師養成専修学校や短期大学を卒業し就職した看護師が，大学の3年次編入をして卒業し学士号を取得したり，あるいは大学院修士課程を修了して修士号を取得しても俸給に反映されるという規程はない．したがって修学年分下がったままの状態であるのが実情である．

医療職俸給表（三）は看護職に対してのみ適応される俸給表であり，21～22歳で就職する新卒看護師に手厚く，年齢を経るにしたがって伸び率が低い．これは，看護師という職業が女性の職業であり，女性が看護師寮に入って独身のまま生活をするか，あるいは夫婦共稼ぎをしなければならない，いうならばいままで看護師という職業が女性による職業であったことを反映した**「女性差別の俸給表」**ともとれる．ちなみに，薬剤師，栄養士，診療放射線技師，臨床検査技師，臨床工学技士，理学療法士，作業療法士，視能訓練士，言語聴覚士，義肢装具士，歯科衛生士など，看護職以外の職種は医療職俸給表（二）が適応され，女性差別の思想は読みとれない．

雇用形態
看護職の雇用形態は正規雇用（正職員）と非正規雇用（パートタイマー）が一般的である．正職員は，一般的に3交代勤務（または2交代勤務），残業，業務終了後の研修など，重い責任を果たすことが期待される．パートタイマーは契約時間だけ，契約内容の仕事をするという気軽そうにみえる勤務だが，個々の仕事は看護師免許をもつ者にだけ実践が許される行為であるので，その行為の背景はそれほどお気軽ではないはずである．

看護の質
看護師免許は，実施される看護行為の質を担保するものであり，そのためには生涯にわたって最新・最善の看護を提供するための知識・技能・態度を追い求めなければならない使命がある．

ワークライフバランスは仕事（ワーク）とライフ（仕事を除いた生活）のバランスをとって，一回しかない人生を実り多いものにしようという考え方であるが，看護師免許に象徴される専門職としての保健師・助産師・看護師の使命を考えると超えるべきハードルは高い．

2 離職と再就職の現状

看護師の大部分が女性であり，就職後まもなく結婚適齢期を迎えることから，結婚・出産を

機に離職し，子どもたちに手を掛けることが少なくなると再就職（正規雇用または非正規雇用）することが多かったが，近年問題になっているのは就職直後の離職である．

大学で学んで看護師になった者が現実の業務に失望し離職する現象を「**リアリティ・ショック**」というが，現在問題になっている就職直後の離職がこれによるものか否かは今後の調査を待たなければならない．看護職は一般に現状肯定の傾向があるので，離職者が一方的に不適格者とみられないことを希望する．

3　看護師自身が抱える健康リスク

看護職自身が抱える健康上の問題を端的に表すのは決して「ワークライフバランス」ではないだろう．なぜなら，看護職は患者（クライアント）に対して専門的な責任を負っている人間であるからである．看護職がいちばん苦しむのは自身の妊娠である．看護師集団は女性が多いから保護してくれるという期待は幻想に終わることが多い．むしろ，妊娠していようがいまいが仕事は平等にという同僚の痛い眼差しである．

〔中木高夫〕

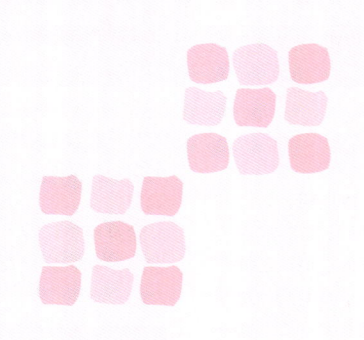

症状

主要症状の治療と看護

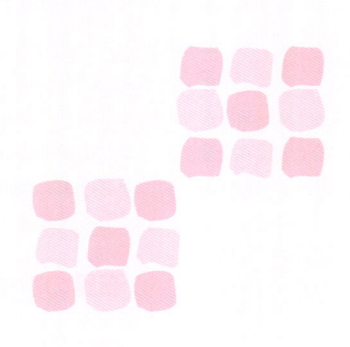

脱毛 hair loss, alopecia

1 起こり方

　毛器官には**成長期**，**退行期**，**休止期**という数年の長さの**毛周期**が存在し，毎日数十本から200本程度までの生理的脱毛があるが，これを逸脱したものが病的脱毛である．頭髪だけでなく，眉毛，睫毛，陰毛なども脱毛することがある．脱毛の原因はさまざまであり，その病因により治療法が異なるため，鑑別が肝要である．

分類

　円形脱毛症の発生頻度は人口の1～2%で，成長期の毛器官に対する自己免疫反応を原因とする説がもっとも有力である．頭部に単発で完全円形脱毛斑が現れることが多いが，多発し，融合して頭部全体に拡大したり（全頭型脱毛症），眉毛，睫毛，体毛に及んだりすることもある（汎発型脱毛症）．

　日本人男性の**男性型脱毛症**の発生頻度は約30%である．男性ホルモンの影響により前頭部や頭頂部で，成長期が短縮し，休止期毛の数を増加させるため毛が薄くなる．女性においても閉経期頃よりびまん性の壮年型脱毛症がよくみられる．

　トリコチロマニアは自分の手で頭髪を引き抜いて生じる不完全脱毛斑である．短い毛が残り，毛の新生もみられる．手の届く範囲にできやすく，右利きの場合，右側頭部を中心に生じることが多い．

　薬剤による脱毛は成長期脱毛と休止期脱毛に大別される．成長期脱毛は抗がん薬でよく起こり，脱毛は薬剤開始後，数日～4週後より出現する．

　一方，薬剤性休止期脱毛では，成長期の短縮，休止期の延長などにより休止期毛の割合が増加する．薬剤投与後2～3ヵ月してから休止期毛が起こり，びまん性脱毛になる．

　頭部白癬は白癬菌による感染症で，柔道，レスリングなどの格闘競技者や犬，猫などのペットからの感染で起こりやすい．排膿，発赤，腫脹を伴うことがある．

　全身疾患に伴う脱毛は膠原病，貧血，代謝障害，甲状腺疾患などの内分泌障害など多岐にわたる．

2 症状と診断のすすめ方

　脱毛に気づいた時期（慢性か急性か），脱毛の部位（頭部全体か一部か），全身症状の有無，家族性発症の有無，薬剤摂取歴，臨床血液所見（甲状腺ホルモン異常，抗核抗体），病理組織像などにより，診断にいたることが多い．

3 治療の実際

治療薬と注意点

　円形脱毛症のうち，単発のものは，自然に治癒することも多いが，多発型，全頭型では自然治癒の可能性が低く，さまざまな治療を行う．**局所免疫療法**やステロイドの局所注射のほか，成人のびまん性進行例ではステロイドの内服，点滴療法をすることもある．

　男性型脱毛症の治療には，**ミノキシジル外用**，**フィナステリド内服**が使われているがいずれも保険収載されていない．

　トリコチロマニアでは心療内科などと協力しながら，精神的サポートを心掛ける．

　薬剤による脱毛では薬剤中止，変更が可能な場合は中止，変更を行う．

　頭部白癬には主に抗真菌薬内服で治療する．

　全身疾患に伴う脱毛では全身疾患の治療により脱毛も軽快することが多い．

💡 看護のポイント

・どのようなメカニズムで脱毛が生じているかの理解を求めることが重要である．

・頭部の毛髪は月に1～2cmしか伸びないた

め，脱毛症の治療には半年以上かかり，治療開始後効果発現までには少なくとも数週間かかるため，数日の内服・外用で治療の中止・変更をしないよう指導する．

・洗髪時に毛が抜けるからという理由で洗髪を行わない患者に対しては，洗髪で抜ける毛はたとえ洗髪しなくても抜ける旨説明し，通常どおり洗髪してもらう． 　　　　（中村元信）

紫斑 purpura

1 起こり方

　紫斑とは，皮膚血管からの赤血球の漏出，すなわち出血である．**出血傾向**（血小板異常，凝固因子異常，線溶異常）や**血管の炎症**（血管炎など），**外傷**などにより出現する．表皮に近いほど赤みが強く，深ければ青味を帯びる．陳旧化すれば褐色に退色する．硝子圧により消退しないのが特徴で，血管の拡張である紅斑とは明確な区別が可能である．血管炎では浸潤を触れる紫斑であるのに対し，血液異常による紫斑は，平面的な単一の紫斑であることが多い．老人性紫斑など問題のない紫斑から，粘膜・関節内出血，全身症状をきたす内科疾患まで多彩なので，鑑別が肝要である（表1）．

分類

　血管炎による紫斑は，アナフィラクトイド紫斑や皮膚小血管性血管炎のように下腿を中心に浸潤を触れる点状紫斑のことが多い．腎症状などの内科疾患の併発に留意する．

　血小板減少性紫斑や血友病などの血液異常による紫斑は，多彩な出血斑を呈し，口腔・鼻粘膜や関節内などに好発し，下血，血尿などの全身性出血傾向を示すことが多い．

　老人性紫斑や**ステロイド紫斑**では，血管支持組織の脆弱性により紫斑が生じるので，外傷を受けやすい四肢などに斑状紫斑をみる．

　高γ-グロブリン血症や**クリオグロブリン血症**では，点状紫斑や出血性丘疹とともに基礎疾患の症状がみられるのが普通である．

　外傷性紫斑は，外傷や機械的刺激を受けやすい部位に生じる点状・斑状紫斑で，スポーツ選手のかかとにみられるブラックヒールは，悪性黒色腫との鑑別が必要なこともある．

　原因不明なものとして慢性色素性紫斑，単純性紫斑などがある．

2 症状と診断のすすめ方

　紫斑の出現の経過（慢性か急性か），紫斑の性状（点状紫斑か出血斑か，炎症を伴うか否か），紫斑の好発部位，その他の全身症状，出血傾向の有無や家族性発症の有無，薬剤摂取歴，臨床血液所見（血小板数，凝固異常）や病理組織像（血管炎の有無）などにより，診断にいたることが多い．かかとや爪下の出血で色素性病変と紛らわしいときは，尿試験紙をぬらして**潜血反応**をチェックするとよい．

3 治療の実際

　まず，発疹が**紫斑なのか紅斑なのか**を見極める．紫斑であれば，重症な紫斑なのか治療を要しない紫斑なのかを判断して治療方針を決定する．また血管炎などのように内科症状を併発する場合，あるいは血小板減少性紫斑のように，紫斑が全身症状の一部である場合などに留意する．一般に紫斑は，疾患や病勢のサインとしては重要であるが，紫斑を消退させるためだけの強力な薬物療法は不要なことが多い．

治療薬と注意点

　紫斑の原因により治療薬はまったく異なる．たとえば，血管炎であれば**ステロイド投与**が必要であるのに対し，ステロイド紫斑であれば**ステロイド中止**が唯一の治療である．したがって，原因に応じた治療薬の選択が重要であり，原因検索をせずにいたずらに止血剤などの投与に終始すべきではない．

全身症状，皮膚症状

表1 紫斑の原因と臨床的鑑別

分類	疾患	紫斑の性状	紫斑の好発部位	その他の発疹	皮膚病理組織像	全身症状
血管炎性	アナフィラクトイド紫斑	浸潤を触れる点状紫斑，新旧混在	両下腿	蕁麻疹様紅斑，丘疹など	細小血管の壊死性血管炎，IgA免疫複合体沈着	腹痛，関節痛，腎症状
	皮膚小血管性血管炎	浸潤を触れる点状紫斑，多彩かつ変化	両下腿	紅斑，水疱，結節，潰瘍	細小血管の壊死性血管炎	発熱，上気道感染など
血液異常性	血小板減少性紫斑	点状紫斑	口腔，鼻粘膜	なし	非炎症性出血	下血，血尿，月経過多
	凝固異常（血友病など）	点状紫斑はみられない	皮下，筋肉内，関節内	血腫	非炎症性出血	出血傾向
	播種性血管内凝固症候群	多彩な出血斑，皮下血腫	なし	出血性水疱，硬結など	微小循環血栓	基礎疾患の症状
血管支持組織の脆弱性	老人性紫斑	境界明瞭，不規則な斑状紫斑	手背，前腕	なし	非炎症性出血	なし
	ステロイド紫斑	斑状紫斑	外傷，機械的刺激を受けやすい部位	皮膚萎縮など	非炎症性出血	なし
全身疾患性	高γ-グロブリン血症	点状・出血性丘疹（時に有痛性）	下肢	色素沈着	時に血管炎	基礎疾患の症状
	クリオグロブリン血症	点状紫斑，出血性丘疹	下腿	紅斑，皮下結節	時に血管炎	基礎疾患の症状
外傷性	外傷性紫斑	点状・斑状紫斑	外傷，機械的刺激を受けやすい部位（四肢・踵など），努責は眼周囲など	なし	非炎症性出血	時に痛み
原因不明	慢性色素性紫斑	点状出血の斑状・環状集簇，慢性経過	下肢	色素沈着	毛細血管の慢性出血性炎症	なし
	単純性紫斑	点状・斑状紫斑	下肢（女性）	なし	非炎症性出血	なし

紫斑とは，皮膚血管からの赤血球の漏出，すなわち出血である．出血傾向（血小板異常，凝固因子異常，線溶異常）や血管の炎症，外傷などで出現する．紫斑は老人性紫斑などの問題ないものから全身症状をきたす内科疾患まで多彩なため，表に示す鑑別は重要である．

💡 看護のポイント

- 「どういうメカニズムで紫斑が生じているのか」の理解を求めることが肝要である．そのためには，皮膚生検や臨床血液検査により，皮膚血管の問題なのか血液や全身性疾患の部分症状なのかを明らかにする必要があることを十分に説明する．血管炎や血液疾患のように病識をもつべき紫斑と，老人性紫斑のように過度の不安が杞憂である紫斑とを区別して，看護にあたるべきである．
- 紫斑の一般的な看護としては，外傷を回避するような安静度が指導される．アナフィラクトイド紫斑などでは厳格な安静が守られなければならないが，紫斑の原因から考えて本当に安静が必要かどうかを判断し，無用で画一的な安静指示は避けるべきである．
- 紫斑には，重篤な疾患の皮膚症状の場合と放置してもよい場合とがあるので，紫斑の原因解明と，それに基づく患者への説明や整合性のある看護計画が立てられるべきである．

（宮地良樹）

輸血合併症 complications of blood transfusion

1 考え方の基本

　輸血療法は本質的に補充療法であり，根治療法ではない．代替する治療法がなく，輸血による効果が危険性を上回ると判断される場合にのみ実施すべきであり，必要最小限の輸血（適正輸血）の実施が原則である．輸血用血液は「薬剤」ではなく，同種の臓器の「移植」と考えることが妥当であり，合併症の危険性を最小にするためにも，必要最小限の使用が肝要である．輸血による危険性とは，**輸血後肝炎**などの感染症，**同種免疫**による輸血合併症，そしてさまざまな対策にもかかわらずいまだに発生している**ABO型不適合輸血**（型違え輸血）などである．血液の安全性向上は著しいが，人為的な過誤によるABO型不適合輸血に関しては，危険性に対する医療者の意識改革や安全な防止対策，システムの構築が必ずしも十分すすんでいない現状である．ここでは，輸血合併症とその対策，血液の使用適正化の実践，そして輸血合併症を回避しうるもっとも安全な輸血療法である自己血輸血の推進について要点を述べる．

輸血に関する指針

　厚生労働省は，輸血に関する適正化ガイドラインを1999年に改訂し，「**輸血療法の実施に関する指針**」および「**血液製剤の使用指針**」として公表した．そして，2003年の**血液法**（血液新法）施行後，同法に基づく指針として，両指針は2005年に再改定されている．「**輸血療法の実施に関する指針**」では，安全な輸血を実施するための実施体制の整備，すなわち，輸血療法委員会の設置，輸血責任医師の任命，輸血検査を実施する臨床検査技師の配置，24時間体制の整備などが詳述されている．「**血液製剤の使用指針**」には，各病態において適応となる製剤とその使用法の基準が明示され，血漿分画製剤を含めた血液の国内自給実現を促している．また，手術時の最大血液準備量の計算式が示され，出血量と同量の全血を輸血する「全血輸血」は推奨せず，必要最小限の血液成分のみを輸血する「成分輸血」を推奨している．

ABO型不適合輸血

　血液型の適合という輸血の基本に反する致死的な合併症であり，ラントシュタイナー（Landsteiner）のABO型発見から100年が経過した今日でも未解決の問題である．2000年の日本輸血学会アンケート調査報告によると，原因の大半は血液バッグの取り違え（42.8％），患者の取り違え（11.9％），血液型の判定ミス（15.1％）などである．また，その多くは，人手の手薄な時間外（60.2％），緊急時（47.0％）に発生している．輸血の動線を整理し，検査用血液検体の取り違え，検査判定・記録入力ミス，血液型の記載ミス，血液バッグの取り違え，患者の取り違えなど，型違え輸血につながる過誤を防止する24時間体制を確立する必要がある．血液型の検査・確定ルールの徹底，とくに輸血直前の照合・確認の徹底が重要である．さらに緊急時など，血液型未確定時のO型赤血球輸血の選択ルールの確立も必要である．

● 輸血開始時の注意点 ●

　輸血の実施直前の確認がとくに重要である．意識が清明な患者の場合，患者自身に血液型と氏名を言ってもらうことが肝要である．患者と血液製剤の確認はダブルチェックで行うこと，輸血製剤を確認した医師，看護師が輸血開始まで責任をもって行うこと（他者に途中で引き継いではならない），「1回1患者」を徹底し，1人で複数人の輸血を準備しないこと，輸血後15分程度は，患者のバイタルサイン，皮膚症状などを観察して異常のないことを確認するなどを徹底する．副作用発現を考え，開始より15分間は緩徐（1〜1.5 mL/分程度）に投与し，安全確認後，通常5 mL/分以下の速度にて行う．「輸血は元来非生理的なもので，時に怖い合併症がある」という意識を，医療スタッフ全

員がもつことが重要である．

● **輸血療法の実施に関する指針：輸血部門の整備** ●

中小規模の医療機関においては，輸血関連業務を分業で行っている場合が少なくない．すなわち，輸血用血液を薬剤として薬剤部門で保管管理し，血液型・交叉適合試験などの検査を検査部門が実施し，輸血後 GVHD の防止策である輸血用血液に対する放射線照射は放射線部門が行い，待機手術例に対する自己血輸血の採血は外科系各科の主治医が担当するなど，関連業務を各部署が別個に行う体制である．各自の責任・分担範囲が不明確になりやすく，とくに，平日夜間や休日などの日常勤務時間帯以外の時間は，日常関与していない不慣れな人も輸血にかかわるため，過誤がますます発生しやすくなる．「輸血療法の実施に関する指針」に従って，輸血管理体制の整備，輸血療法委員会の設置・責任医師の任命のほか，輸血部門による業務一元化と 24 時間体制が求められている．

2 主な輸血合併症の症状と治療の実際

ABO 型不適合輸血による即時型溶血反応と初期治療

ABO 型不適合輸血による即時型溶血反応はきわめて急激な合併症であり，輸血開始数分以内に腰痛，悪寒，全身の違和感，倦怠感，不安感などを訴え，さらに胸痛，呼吸困難が現れ，発熱，皮膚の紅潮，瘙痒感，膨疹，限局した浮腫もしくは全身の浮腫を伴い，ショック状態になる．とくに O 型の人に A，B，あるいは AB 型の赤血球輸血を行った場合が重篤で，30 mL 程度の輸血でも死亡する確率が高い．麻酔下の患者は症状を訴えることができないため，手術部位のびまん性出血，低血圧，ヘモグロビン尿などの徴候を観察する必要がある．輸血中止はもちろん，すみやかな輸血路確保・尿量維持などが必要となる．とくに血圧を保ち，尿量を確保する初期の全身管理が肝要である．対処が遅れると，播種性血管内凝固症候群（disseminated intravascular coagulation：DIC）を招来し，腎血流量の低下が持続して，乏尿，急性腎不全に陥り，致死的になってしまう．溶血の程度の確認や原因検索を行うとともに，重症化し，腎不全や DIC などの出現時には，各専門医との協力体制が求められる．型違え輸血の防止および初期治療などの対策については，日本輸血学会作成の「輸血実施手順書」を参照されたい（図 1）．

輸血関連急性肺障害(transfusion related acute lung injury：TRALI)

TRALI は輸血中もしくは輸血後 6 時間以内（多くは 1～2 時間以内）に起こる重篤な急性肺障害で，血液製剤中あるいは患者血漿中の**抗顆粒球抗体**や**抗 HLA 抗体**が発症要因の 1 つと考えられている．胸部聴診で断続性ラ音を聴取し，胸部 X 線像で両側性肺水腫を認め，低酸素血症を示す．非心原性の肺水腫であるため，心陰影拡大は認めず，中心静脈圧は正常である．酸素療法，挿管，人工呼吸管理を含めた早期の適切な全身管理が重要である．診断基準を表 1 に示す．

輸血関連循環過負荷(transfusion associated circulatory overload：TACO)

血液製剤はその容量のほとんどが血管内にとどまるため，循環器系には大きな負担になる．輸血後に末梢の浮腫，咳，チアノーゼ，起坐呼吸，強い頭痛など，うっ血性心不全の徴候が認められた場合は TACO を疑う必要がある．輸血を中止し，起坐にて酸素吸入，利尿薬を投与する．

非溶血性の即時型副作用：発熱，蕁麻疹，アナフィラキシー

輸血中または輸血後 2 時間以内に起こる 1℃ 以上の体温の上昇で，輸血以外に原因のないものを**発熱性非溶血性輸血反応**（febrile nonhemolytic transfusion reaction：FNHTR）という．頻度は 0.1％ 程度である．発熱を認めた場合は輸血を中止する．発熱はほかの重篤な輸血副作用の初期症状のこともあるため，バイタルサインの変化に注意する．

蕁麻疹様反応はもっとも発生頻度の高い副作用である．とくに血小板製剤（2.96％）および新

図 1 輸血実施手順書

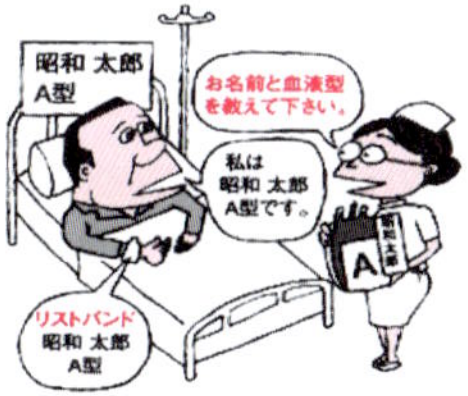

表1 TRALIおよびpossible TRALIの診断基準

1. TRALI
   a. 輸血中・輸血後6時間以内に発症
   b. 低酸素血症
      $PaO_2/FiO_2 < 300\,mmHg$, or $SpO_2 < 90\%$ on room air
   c. 胸部X線像で両側肺浸潤影
   d. 循環過負荷を認めない
   e. 急性肺障害に関連する輸血以外の危険因子を認めない
2. possible TRALI
   a. TRALIのa〜dに同じ
   b. 急性肺障害に関連する輸血以外の危険因子を認める

表2 輸血前後の感染症検査

	輸血前検査	輸血後検査
B型肝炎	HBs抗原 HBs抗体 HBc抗体	核酸増幅検査(NAT)
C型肝炎	HCV抗体 HCVコア抗原	HCVコア抗原
HIV	HIV抗体	HIV抗体

鮮凍結血漿（FFP）(0.6%)で起こりやすい．局所的な蕁麻疹の場合は輸血を中止する必要はない．蕁麻疹様反応を繰り返す症例では輸血30〜60分前に**抗ヒスタミン薬**を投与し，必要に応じて**ステロイド**やグリチルリチン（強力ネオミノファーゲンシー®）を追加投与する．輸血のたびに発熱や蕁麻疹を繰り返す症例では，洗浄赤血球，洗浄血小板の輸血を考慮する．

アナフィラキシーショックの発生頻度は，赤血球製剤で0.002%，血小板製剤で0.01%，FFPで0.0042%である（2009年度，日本赤十字社集計）．発症を予期することはむずかしい．発症時にはすみやかに輸血を中止し，気道を確保し，**アドレナリン投与**および**輸液療法**を実施する．

輸血による細菌感染

輸血後4時間以内に，発熱（39℃以上または2℃以上の上昇），悪寒，頻脈（120回/分以上または40回/分以上の増加），収縮期血圧の変化（30mmHg以上の増加または減少）のいずれかを認めた場合は輸血による菌血症を疑う．輸血による細菌感染が疑われた場合には，ただちに輸血を中止して適切な処置をするとともに，使用された製剤バッグを無菌的かつ冷所に保管し，赤十字血液センター医薬情報担当者に連絡する．輸血用血液製剤の適正な保管管理を徹底し，使用前には色調の変化，溶血などの異常がないことの確認が重要である．血小板濃厚液の有効期間は採血後4日（採血日から起算して4日目の24時）である．輸血するまで20〜24℃で水平振盪しながら保存するため，一般細菌の増殖に注意が必要である．

● 初流血除去 ●

日本赤十字社では，採血時の**皮膚常在菌**の混入を防ぐため，厳重な消毒，無菌閉鎖回路の維持などの対策をとり，さらに2006年度より初流血除去を実施している．これは穿刺直後に流出する約25mLを別バッグに取り，輸血には使用しない方法である．除去した血液は検査や保管用として活用している．保管用血液は11年間冷凍保管し，輸血後感染症などの輸血副作用における原因調査および感染拡大防止対策としての遡及調査に使用している．

輸血によるウイルス感染

輸血後感染症で現在もっとも報告件数が多いのは**B型肝炎ウイルス（HBV）**である．ウイルス核酸増幅検査（nucleic acid amplification test : NAT）スクリーニングが導入されて以降，感染リスクは0.01%以下にまで低下しているが，年間約10数例（約30万本の輸血に対して1件）の受血者がHBVに感染している．輸血後肝炎は早ければ輸血後2〜3ヵ月以内に発症する．肝炎の臨床症状あるいは肝機能の異常所見がなくても，輸血の3ヵ月後をめどにウイルス検査を実施することが推奨されている（表2）．**C型肝炎ウイルス（HCV）**および**ヒト免疫不全ウイルス（HIV）**も同様の対処が推奨されているが，輸血による感染の可能性はきわめて低い（1,100万〜2,200万本の輸血に対して1件と推定されている）．

● スクリーニング検査 ●

献血者血液に関しては，梅毒血清学的検査，

B型肝炎ウイルス検査（HBs抗原，HBs抗体，HBc抗体），C型肝炎ウイルス検査（HCV抗体），ヒト免疫不全ウイルス検査（HIV-1，2抗体），ヒトT細胞白血病ウイルスⅠ型（HTLV-Ⅰ）抗体検査，ヒトパルボウイルスB19検査が実施されている．さらにHBV，HCV，HIVについてはNATが導入され，輸血後感染の危険性をきわめて低いレベル（0.01%以下）にまで低下させている．NATは，ウイルスを構成する核酸（DNAまたはRNA）の一部を約1億倍に増幅しウイルスの有無を検出する方法で，ウイルスの抗原や抗体を検出する検査法よりも非常に感度が高く，ウインドウ・ピリオドを短縮している．

● 感染被害救済制度 ●

血液製剤による感染症が生じた場合には，医療費などに関する感染被害救済制度がある．輸血が適正に行われたこと，輸血前後の感染症検査により副作用・感染症が輸血に起因することが証明された場合に補償が受けられる．したがって，輸血前後の感染症検査および輸血前の検体保管を行い，遡及調査に対応できる体制が必要である．

輸血後移植片対宿主病（graft versus host disease：GVHD）

輸血後GVHDは，受血者が重度の免疫不全状態である場合，あるいは，受血者と供血者間におけるヒト白血球抗原（HLA）が一方向適合（one way match）である場合に発症しうる重篤な輸血後合併症である．病態としては，供血者由来のリンパ球が受血者の組織内で拒絶されずに生着し，増殖して，受血者の全身の組織を攻撃するようになり，播種状紅斑が全身に広がり紅皮症となる．高熱を伴い，肝障害，下痢，感染などを併発して多臓器障害，さらに骨髄無形成から汎血球減少症となる．最終的には敗血症などの重症感染症を合併し，輸血後3〜4週間でほぼ100%死亡する．本症の予防のため，1998年には日本赤十字社より**放射線照射血液製剤**が供給されるようになり，2000年以降，わが国では輸血後GVHDの報告はない．なお，放射線照射により赤血球中の**カリウムイオン**が細胞外に流出し，製剤中のカリウムイオン濃度が上昇するため，カリウムイオン濃度の上昇が好ましくない腎不全や未熟児への投与の場合には，照射後すみやかに使用することが望ましい．また，**カリウム除去フィルター**も開発されている．

血小板輸血不応状態

出血，DIC，感染症，脾腫など血小板回収率に影響を与える因子がないにもかかわらず，血小板輸血1時間後の血小板増加率が期待値の20%以下が2回以上続いた場合を血小板輸血不応状態という．これは，頻回輸血に際し，血小板表面に存在するHLA抗原，あるいは血小板特異抗原（HPA抗原）に対して産生された同種抗体により発症するもので，大多数は**抗HLA抗体**が原因である．血小板輸血回数（より正確にはドナー数）が多いほど，抗体産生のリスクが高まることから，血小板輸血の回数を極力少なくすることが重要である．わが国ではシングルドナーからの成分献血由来の高単位血小板製剤が供給されており，さらに保存前白血球除去などの抗体産生を極力予防する対策がとられている．抗HLA抗体が産生されている場合にはHLA適合血小板製剤が有効であり，そのためのドナー登録制度が確立している．抗HPA抗体が産生されている場合にはHPA適合血小板製剤が有効である．

保存前白血球除去

抗HLA抗体産生などの同種免疫の予防として，白血球除去輸血フィルターの有効性が示唆され，頻回輸血患者においては，輸血時のベッドサイドでのフィルターによる白血球除去が実施されていた．しかし，輸血用血液の保存中に白血球が徐々に壊れ，白血球内に存在しうる病原微生物（サイトメガロウイルス，HTLV-Ⅰ，エルシニア菌，プリオンなど）や生物活性物質（サイトカイン）が血液バッグの血漿中に遊出した場合，ベッドサイドフィルターでは防止できない．そこで，採血後すみやかに白血球を除去する「保存前白血球除去」が2007年に導入された．以来，日本赤十字社から供給される血液製剤はすべて白血球数を低減化しており，1バ

ッグあたりの**白血球数は**1×10^6**個以下**となっている．

自己血輸血

自己血輸血は，同種血輸血による感染症伝播や免疫反応などの合併症を回避しうるもっとも安全な輸血療法であり，待機的手術患者の輸血療法として積極的に推進することが求められている．ただし，細菌感染リスクおよび輸血過誤のリスクは同種血輸血と同等以上であり，適切な実施体制が求められている．術前の自己血採血の対象患者は，循環血液量の15％以上の術中出血量が予測され，輸血が必要になると考えられる待機的手術の場合で，自己血貯血に耐えられる全身状態であり，自己血輸血の意義を理解し，必要な協力が得られる症例である．今日，輸血を要する待機的手術の出血量は，8割以上が2,000 mL以内であり，自己血輸血による同種血輸血回避の可能性がありうる．**非常にまれな血液型**の患者や臨床的に問題となる**不規則抗体を有する患者**，IgAやハプトグロビンなどの**血漿タンパク欠損症**の患者などの場合には自己血輸血はとくに有用である．自己血採血の禁忌となる症例を表3に示す．

自己血輸血を安全，有効なものとするには，上述の2つのリスクに対処するための，**取り違え防止**および**無菌的採血**，**保管管理**が重要である．さらに，同種血輸血を回避しうる総貯血量の設定（MSBOS）が重要となる．

1回貯血量は循環血液量の11％程度（最高13％まで）を限度とし，**400 mLを上限**とする．貯血の間隔は1週間以上あけることを原則とし，手術予定日の7日前までに採血を終了することが望ましい．採血時の**Hb値は11 g/dL以上**，Ht値は33％以上が原則であるが，妊婦や慢性炎症性疾患に伴う貧血の場合は，医師の監視のうえ Hb 10 g/dL あれば可能とする．Hb 13 g/dL 以下の症例に対しては，**エリスロポエチン**の投与が保険適用となっている．

表3 自己血採血の禁忌となる症例

1 細菌感染症のある患者および菌血症を疑わせる患者 　a. 発熱，下痢のある患者 　b. 抜歯後72時間以内 　c. 露出した感染創・熱傷のある患者 2 循環動態の不安定な患者 　a. 重度の大動脈弁狭窄症 　b. 不安定狭心症 　c. 6ヵ月以内の心筋梗塞または脳血管障害 　d. 冠動脈左主幹部病変 3 全身転移の考えられる悪性腫瘍患者

自己血輸血の普及には，外科系医師の負担を軽減する方式の確立が必要である．手術のほかに，病棟および外来の診療に多忙な外科系医師が，採血スケジュールの調整や自己血採血を担当することは，おのずから限界がある．自己血輸血の推進は，適正輸血の実現，輸血全体の正常化に結びつくといわれており，外科系各科を横断する自己血輸血の院内実施体制が必要である．

＊　＊　＊　＊　＊

以上，輸血合併症は，大別すると輸血後感染症と免疫学的機序によるものがあり，いずれも日本赤十字社各血液センターによる対策がすすみ，血液の安全対策は著明である．他方，医療機関の責任である型違え輸血事故はいまだに発生しており，輸血の適応に関する不適切な判断も多くみられる．アルブミンなどの血漿分画製剤を含む，血液の国内完全自給を目標とする血液の使用適正化も，遅々としてすすんでいない．輸血合併症の危険を最小にするよう，必要最小限の輸血にとどめるよう，十分に適応を考えることが肝要である．また，自己血輸血をさらに発展させ，全身状態の安定している待機手術患者の大半が同種血輸血を回避しうることが望まれる．輸血をより有効に治療に活かし，マイナスを極力抑えることが不断に求められている．　　　　　　　　　　（大河内直子，髙橋孝喜）

かゆみ pruritus

1 起こり方

患者は皮膚がかゆいように訴えるが，そのかゆみの原因が必ずしも皮膚にあるとは限らない．皮膚から脳までのかゆみの神経経路が，いずれのレベルで活性化されてもかゆみが生じる．

分類

2007年に国際かゆみ研究フォーラムが発表した病因別かゆみの分類によれば，かゆみの病因は，①**皮膚疾患**，②**全身性疾患**，③**神経の異常活動**，④**心因性**，⑤それらの混合，⑥病因不明に分類される（**表1**）．

表1 かゆみの病因別分類

分類	例
①皮膚疾患	・アトピー性皮膚炎，乾癬，蕁麻疹，乾皮症，疥癬
②全身性疾患	・慢性腎不全，胆汁うっ滞性肝不全，ホジキン病，糖尿病，薬剤（モルヒネ，クロロキンなど）
③神経の異常活動	・帯状疱疹，背部錯感覚症（notalgia paresthetica）
④心因性	・心因性瘙痒
⑤混合	
⑥病因不明	

● 皮膚疾患 ●

虫刺され，**アトピー性皮膚炎**，**乾癬**，**蕁麻疹**などのアレルギー性・炎症性皮膚疾患のほかに**乾皮症**や**疥癬**も含まれる．

皮膚における起痒物質として有名なものは，肥満細胞から放出されるヒスタミンであるが，現実的には，蕁麻疹など一部の皮膚疾患のかゆみにしか抗ヒスタミン薬は著効しない．それ以外にも起痒物質の候補としてあげられるものは多数あるが，いずれも単独で疾患のかゆみ全体を説明できるものではない．また，外刺激に対する神経の感受性が亢進し，衣服が皮膚に軽く触れるなどの些細な刺激によってもかゆみが生じる「**かゆみ過敏**」状態が多くの炎症性皮膚疾患や乾皮症に伴いかゆみを助長する．

ヒゼンダニが角層内に寄生して繁殖する疾患である疥癬も強いかゆみを伴う．この場合，アレルギー反応と思われる皮疹だけがかゆみの原因ではなく，角層内で動くダニ虫体が機械的刺激となりかゆみを増悪させると考えられる．

● 全身性疾患 ●

全身性疾患の代表は**慢性腎不全**と**胆汁うっ滞性肝不全**である．そのほか血液疾患［とくにホジキン（Hodgkin）病］，糖尿病や薬剤（モルヒネ，クロロキンなど）もこれに含まれる．これらは，皮疹を伴わないにもかかわらずかゆみを生じることが多く，わが国ではそうしたかゆみを「**皮膚瘙痒症**」とよぶことが多い．詳細は本書の疾患「皮膚瘙痒症」の項を参照されたい．

● 神経の異常活動 ●

神経の異常活動の代表は**帯状疱疹後瘙痒**である．そのほかにも脊椎などで神経が圧迫されることにより生じるかゆみもこれに含まれる．これらも皮疹を伴わないことが多いので，わが国では「皮膚瘙痒症」に含まれて論じられることが多い．

● 心因性 ●

心因性はかゆみの要因となりうる明らかな器質的異常がなく，精神的ストレスなどを契機に発症するかゆみである．これも同じく皮疹を伴わないことが多く「皮膚瘙痒症」に含まれる．

2 症状と診断のすすめ方

かゆみは自覚症状である．したがって基本的には患者の訴えから判断する．しかし子どもや高齢者などで，意思疎通が図りにくい場合は，掻き行為や掻き傷からかゆみの存在を判断する．

かゆみ治療は原因により大きく異なるため，

原因診断が必須である．

診　断
◆ 皮疹のあるかゆみ ◆
　皮疹が存在し，その皮疹に一致したかゆみの訴え（もしくは掻き傷）がある場合は皮膚疾患を疑う．しかし，それだけでは，その皮疹が皮膚疾患以外に伴うかゆみとそれによる掻破によって生じた2次的なものである可能性も否定できない．とくに，皮疹が自己の手で届く範囲にしかみられない場合には，皮膚疾患以外が主原因である可能性を疑うべきである．逆に，蕁麻疹の場合は，皮疹が数時間で消失してしまい，診察時には掻破痕のみが残存して，一見すると皮膚瘙痒症と見紛うことがある．乾皮症はそれだけでかゆみの原因となるが，全身性疾患に含まれる腎透析患者にも頻繁にみられることも認識しておく必要がある．疥癬については本書疾患の項を参照されたい．

　かゆみは感じているが皮疹が見つからない，もしくは，あっても手が届く範囲内に掻き傷中心にしか見つからない場合には皮膚疾患以外を疑う．ただし，拡大鏡を用いて綿密に皮疹の有無を確認するなどし，湿疹・皮膚炎群，蕁麻疹はもちろん，とくに高齢者やその介護をしている人では疥癬を見逃してはならない．

◆ 皮疹のないかゆみ ◆
　皮疹のないかゆみが全身性に存在する場合には全身性疾患が疑われる．既往歴，投薬歴の正確な把握と，背景として疑う基礎疾患がある場合には対応した検査を行う．皮疹のないかゆみが部位限定的に存在する場合のうち，かゆみの範囲が片側のデルマトームに一致する場合には神経の異常活動が疑われる．触覚が障害されるなどほかの知覚異常を伴えば，より疑わしい．神経の異常活動のうちで帯状疱疹後瘙痒は帯状疱疹の瘢痕が完全に消退した後にも残存したり，皮疹が少なくても発症したりするため，既往歴の詳細な聴取が重要である．陰部に限局した瘙痒は，痔核や陰部感染症が誘因で生じる場合がある．

　皮疹を伴わない全身性のかゆみがあって，誘発となる精神的ストレスがあった，かゆみの強さに日内変動がある，活動的なときよりも非活動時にかゆみが出やすい，精神科の治療で改善するといった特徴を有する場合には心因性も疑われる．しかし，かゆみはどのような原因によるものでも，その程度は精神状態やストレス事象の影響を受けやすいため，心因性は皮膚疾患，全身性疾患，神経の異常活動を除外した後に診断されるべきである．

3　治療の実際

抗ヒスタミン薬
　かゆみの治療薬としてもっとも頻繁に用いられる**抗ヒスタミン薬**であるが，実際に著効するのは，ヒスタミンが主要なかゆみの原因である蕁麻疹など，一部の皮膚疾患のかゆみに限られる．

　ほとんどの皮膚疾患のかゆみに対しては，皮膚疾患の原因治療（例：アトピー性皮膚炎であればステロイド外用薬やタクロリムス軟膏）と併用して，あくまでも補助的に抗ヒスタミン薬が用いられる．

選択的オピオイドκ受容体作動薬
　全身疾患に伴うかゆみのうち，腎透析患者のかゆみに対しては，2009年に選択的オピオイドκ受容体作動薬である**ナルフラフィン**がわが国で認可された．今後，肝疾患のかゆみにも適応拡大される可能性がある．ただし，いずれの全身疾患に伴うかゆみでも，原疾患の治療が基本で，止痒薬は補助的な効果しかない．

カルシウムイオン流入抑制薬
　神経の異常活動によるかゆみに関しては，カルシウムイオン流入抑制薬で，末梢性神経障害性疼痛に適応のある**プレガバリン**が奏功する場合がある．

セロトニン・ノルアドレナリン再取り込み阻害薬
　心因性のかゆみを含めた一部のかゆみに対しては，抗うつ薬として使われているセロトニン・ノルアドレナリン再取り込み阻害薬が有効な場合がある．

看護のポイント

多くのかゆみ患者は，かゆみ過敏状態にあり，日常生活で受けるさまざまな外刺激によってかゆみを感じやすいため，**生活指導**が重要な役割を担う．たとえば，皮膚温度の上昇や機械的な刺激でもかゆみが悪化するため，室温，服装（厚着しない，滑らかな素材の肌着を着用），入浴（湯温は42℃以下，ナイロンタオル使用禁止），髪型（かゆみ部位に髪の先端が当たらないよう指導）などに関して注意をする．また搔く代わりに冷やすことをすすめる．　　（生駒晃彦）

アナフィラキシー　anaphylaxis

1　起こり方

アナフィラキシーは，特定の原因物質によって惹起された全身性のアレルギー反応をいう．原因アレルゲンに対してIgE抗体が産生されている人に，再度アレルゲンが侵入すると，IgE抗体を細胞膜上に結合した**マスト細胞**や**好塩基球**が活性化され，ヒスタミン，ロイコトリエンなどの**ケミカルメディエータ**が遊離される．

その生理作用として，血管拡張，血管透過性亢進，気道平滑筋収縮，気道粘膜の浮腫，粘液分泌亢進，腸管蠕動亢進，心筋機能抑制，血小板活性化，凝固系活性化などが引き起こされる．そのため多彩な臨床症状が出現する．

こうした狭義の**IgE依存性アナフィラキシー**に加えて，原因物質がIgE抗体を介さず直接マスト細胞を活性化することで起きるIgE非依存性アナフィラキシーや，非免疫学的機序によるアナフィラキシーも知られている．**アナフィラキシー様反応**とよんでIgE依存性のものと区別することもある．

なかでも，血圧低下など末梢循環不全がみられる重篤なものを**アナフィラキシーショック**とよぶ．

分　類

典型的なアナフィラキシーは，**IgE抗体依存**性に起きる（①）．直接**マスト細胞**を活性化するシグナルによっても同様の症状が起きる（②と③）．造影剤は①または②の場合がある．まれに，全身性マスト細胞症の症状で起きることもある（④）．

① IgE依存性の免疫学的機序によるアナフィラキシー：食物，ハチ毒，薬物，ゴム製品，精液，造影剤など
② IgE非依存性の免疫学的機序によるアナフィラキシー：造影剤，非ステロイド抗炎症薬，デキストラン，モノクローナル抗体など
③ **直接マスト細胞を活性化する，非免疫学的機序によるアナフィラキシー**：運動，寒冷，温熱，日光，アルコール，薬品など
④ **本態性（原因不明）のアナフィラキシー**：未知のアレルゲン，全身性マスト細胞症など

2　症状と診断のすすめ方

症状は，皮膚・粘膜，呼吸器，消化器，循環器と全身に及ぶ．**アレルゲン曝露後5〜30分で出現する．**

症状・徴候としては，皮膚に蕁麻疹，血管性浮腫，皮膚紅潮，かゆみ，呼吸器に呼吸困難，喘鳴，喉頭浮腫，鼻症状が，消化器に悪心，下痢，腹痛が，全身症状としてめまい，失神，血圧低下が多い．

前駆症状として，口内異常感，口唇のしびれ，喉頭部狭窄感，嚥下困難感，四肢末端のしびれ，心悸亢進，悪心，耳鳴り，めまい，胸部不快感，胸痛，虚脱感，四肢の冷感，腹痛，尿意，便意などが現れる．限局性の蕁麻疹が原因アレルゲンの注射部位に出現することがある．血管性浮腫は眼瞼，口唇に多く，口蓋垂や咽頭後壁にもみられる．重篤な場合，急激な血圧低下，循環不全，意識障害，気道狭窄による呼吸困難，チ

アノーゼなどをきたす．

　急性症状がいったん落ち着いた後，6〜12時間後に遅発型のアレルギー反応が出現するケースもあり，注意を要する．

　日を改めて原因診断に移る．問診により，刺傷（ハチなど），食物，薬物の可能性を絞りこむ．IgE抗体の証明は，血清特異的IgE値（RAST法など），皮膚反応（プリック反応，皮内反応など）による．ヒスタミン遊離試験は，皮膚反応や血清特異的IgE値に相関するとされている．リンパ球刺激試験もある．これらの試験は陰性でも関与を否定する根拠とはならない．負荷試験は確定診断目的に実施されるが，**アナフィラキシー反応を引き起こす危険がある**．さらに，運動負荷テストを加える場合もある．食物の場合には除去試験もある．

3 治療の実際

　アナフィラキシーは発症が急激で，気道閉塞，ショックを伴うため，呼吸，循環の改善を目的とする．**WHOアナフィラキシーガイドライン**で推奨されているマネジメントは以下のとおりである．
① アナフィラキシー治療の手順書を準備し，定期的にリハーサルする．
② 可能な場合は原因除去を行う（注射，点滴の薬物が原因の場合）．
③ 循環，呼吸，意識，全身状態をチェックする．
④ 可能なら蘇生チーム，救急車をよぶ．
⑤ **アドレナリンを注射する**．大腿前面に筋注．投与量，時間を記録し，5〜15分間隔で繰り返す．
⑥ 仰臥位にし，下肢を挙上する．呼吸困難，悪心のある場合はこだわらず，快適な肢位をとる．
⑦ 必要な場合は高流量酸素（6〜8 L/分）投与をする．
⑧ 太い内径（14〜16 G）のカニューレで血管確保し，輸液（生理食塩水1〜2 L）投与する．
⑨ 必要な場合はただちに前胸部圧迫による心肺蘇生を行う．
⑩ 定期的，頻回に，呼吸，循環動態をチェックする．血圧，心拍数，呼吸数，酸素飽和度，心電図など．

　セカンドラインの治療としては，抗ヒスタミン薬，吸入β_2刺激薬，ステロイド（静注，内服）の投与も経験的には行われている．

　完全に落ち着いた後には，再発予防のため，原因抗原の診断へとすすむ．アナフィラキシーに詳しい専門医を紹介することが望ましい．アナフィラキシーの既往のある患者は，再び起こす危険が高い．原因**アレルゲンの回避は生涯必要である**．アレルゲンの種類によっては，減感作療法が有効なこともある．

● 患者指導の要点 ●

　①アナフィラキシー患者であること，および原因アレルゲン，医薬品を明記したカードを携行させる，②再発予防教育，万が一再発したときの手順書を渡し，対処について患者教育を実施する，③**アドレナリン自己注射（エピペン®）**の導入・教育，などが重要である．

■ 治療薬と注意点

　アナフィラキシーの治療に必要な器具としては，注射器具（血管確保，筋注，皮下注射用），圧迫帯，エアウェイおよび気管挿管用具，酸素マスク，酸素ボンベなど，薬品としてはアドレナリン1,000倍液（ボスミン®），静注用アミノフィリン（ネオフィリン®），静注用ジフェンヒドラミン，ドパミン（イノバン®），ヒドロコルチゾン（サクシゾン®），点滴用生理食塩水がある．

　ファーストチョイスとして，ただちに**アドレナリン1,000倍液（ボスミン®0.1％）0.3〜0.5 mLを筋肉，皮下注射する**．必要により，5〜15分間隔で繰り返す．原因物質を四肢に注射した場合やハチ刺されの場合，より中枢側を駆血し，末梢へアドレナリン1,000倍液0.2 mLを注射することで，原因物質の吸収遅延を図る．

　そのほかは，ショック一般の治療に準ずる．

💡 **看護のポイント** ・・・・・・・・・・・・

　重要なポイントは，①注意喚起，②救急処置，③遅発反応の監視，④原因**アレルゲンの診断と**

① アナフィラキシーを起こしうる薬剤を使用する際には，患者に対し注意を喚起するとともに，医療従事者の監視の下に置く．前駆症状の段階で医師，看護師に報告してもらうようあらかじめ説明しておくことが重要である．
② アナフィラキシーショックの治療では，症状発現後5分間の救急処置がきわめて重要といわれている（golden 5 minutes）．初期治療のタイミングを逸しないよう，注意喚起に加えて，治療器具，薬剤，アナフィラキシー治療の手順書をあらかじめ準備し，定期的にリハーサルする．
③ 二相性の反応もある．即時型の反応が収まっても，入院させて一昼夜は経過を観察する．
④ 原因アレルゲンの検査でアナフィラキシーを惹起することもあるため，アレルゲンの用量に注意が必要である．原因アレルゲンが同定された場合は，一生涯回避することが肝要である．食物の場合，形を変えて含有されていることがあるため，注意が必要である．原因薬物についても，情報提供カードを携行させる．

エピペン®は，保険適用される場合と，されない場合がある．有効期限切れとならぬよう注意が必要である． （森　晶夫）

ショック shock

1 考え方の基本

ショックとは，生体の循環調節系が最大限に反応しても，臓器・組織の機能や構造を維持するために必要な酸素とエネルギー基質の供給が破綻した急性循環不全の病態である．ショックが遷延した場合，重要臓器の機能障害が起こり，死にいたるおそれがある．

2 起こり方

ショックの分類（図1）

ショックの分類は，従来は①神経原性ショック，②敗血症性ショック，③アナフィラキシーショック，④出血性ショック，⑤心原性ショックというように発生原因と循環障害の混在する病因による分類となっていた．しかし，治療法と必ずしも直結しないために，その後病態による分類：①血液分布異常性ショック（distributive shock），②循環血液量減少性ショック（hypovolemic shock），③心原性ショック（cardiogenic shock），④閉塞性ショック（obstructive shock）というように循環障害の要因によって分類されていた．

そして現在はさらに，治療への密接性を考慮し，「循環器病の診断と治療に関するガイドライン（2007～2008年度合同研究班報告）」にあるように，以下の5型に分類し，循環虚脱の3病態を把握することで的確な循環管理を行うようにとされている．その分類された5型は①末梢血管抵抗低下性ショック，②循環血液量減少性ショック，③左心不全性ショック，④重症不整脈性ショック，⑤右心負荷性ショックとなる．

3 症状・診断のすすめ方と治療の実際

ショックの病態（図2）

血圧はショックに陥っているかを判断するために非常に重要である．この血圧は心拍出量（CO）と全末梢血管抵抗（SVR）の積で構成される．そしてCOは左室1回拍出量（SV）と心拍数（HR）の積で構成される．そして，SVの規定因子は左室心筋の収縮能と左室拡張末期容量（LVEDV）である．したがって，ショック（血圧の低下）は①COの減少が主体のショックと，②SVRの低下が主体のショックに大別される．COは前述のようにSVとHRの積で構成されている．このため低心拍出量性ショックは左室1回拍出量減少性と①-a 重症不整脈性（心

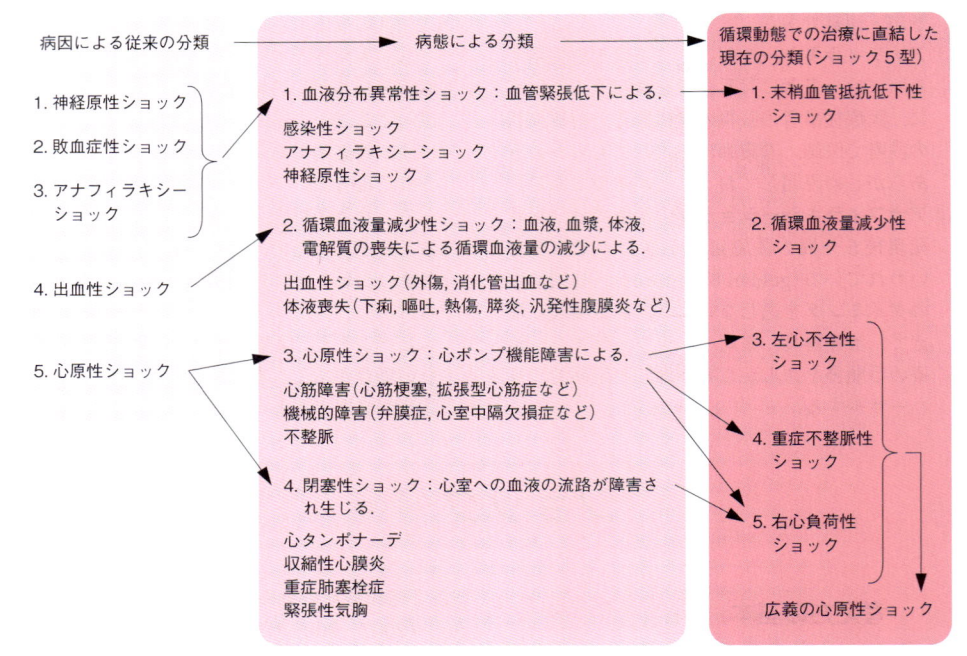

図1 ショックの分類

病因による従来の分類	病態による分類	循環動態での治療に直結した現在の分類（ショック5型）
1. 神経原性ショック 2. 敗血症性ショック 3. アナフィラキシーショック	1. 血液分布異常性ショック：血管緊張低下による． 　感染性ショック 　アナフィラキシーショック 　神経原性ショック	1. 末梢血管抵抗低下性ショック
4. 出血性ショック	2. 循環血液量減少性ショック：血液，血漿，体液，電解質の喪失による循環血液量の減少による． 　出血性ショック（外傷，消化管出血など） 　体液喪失（下痢，嘔吐，熱傷，膵炎，汎発性腹膜炎など）	2. 循環血液量減少性ショック
5. 心原性ショック	3. 心原性ショック：心ポンプ機能障害による． 　心筋障害（心筋梗塞，拡張型心筋症など） 　機械的障害（弁膜症，心室中隔欠損症など） 　不整脈 4. 閉塞性ショック：心室への血液の流路が障害され生じる． 　心タンポナーデ 　収縮性心膜炎 　重症肺塞栓症 　緊張性気胸	3. 左心不全性ショック 4. 重症不整脈性ショック 5. 右心負荷性ショック 　　　　　↓ 広義の心原性ショック

拍の異常）となる．左室1回拍出量減少性は左室心筋の収縮能低下によるLVEDVの増大する①-b左心不全性かLVEDVが減少するタイプに分かれる．LVEDVが減少するタイプは，有効循環血漿量の減少（内・外出血，血液の滲出・漏出）による①-c循環血液量減少性［このとき中心静脈圧（CVP）は低下］と右心拍出量が抑制されるかもしくは低下しCVPが増加する①-d右心負荷性に分かれる．

広義の心原性ショックについて

広義の心原性ショックに共通している病態は，心拍出量の著明な減少であり，その原因は重症不整脈性・左心不全性・右心負荷性の3型に分かれる．おのおのの原因疾患に関しては表1に示す．

● 重症不整脈性ショック ●

徐脈性（洞機能不全，房室ブロックなど）と頻脈性（心室頻拍，上室頻拍，心房細動，心房粗動など）がある．重症不整脈でショックに陥る場合心拍数は徐脈性では50回/分未満，頻拍性では150回/分以上になっていることが一般的である．もちろんもとの心機能が低い場合は心拍数がそこまでいかなくてもショックとなることも十分ありうるため注意が必要である．

● 左心不全性ショック ●

左室が収縮または拡張不全になると左心室内の血液の駆出が十分にできなくなり，その結果，左室内に血液が過剰に充満→このため左房・肺静脈の血液が停滞→肺毛細血管圧の上昇→肺の間質，肺胞内への水分の漏出（これを心原性肺水腫とよぶ）にいたる．この終末像が左心不全性ショックである．左心不全性ショックの代表である急性心筋梗塞など急激に左心不全性ショックが出現した場合，心原性肺水腫は出現する前にショックに陥り，後から肺水腫が顕著になることも少なくない．

● 右心負荷性ショック ●

右室は虚血（右室梗塞）や肺動脈圧上昇（肺血栓塞栓症）に対して容易に拡張し心膜に拘束されることにより心膜内圧が上昇する（心膜の拘

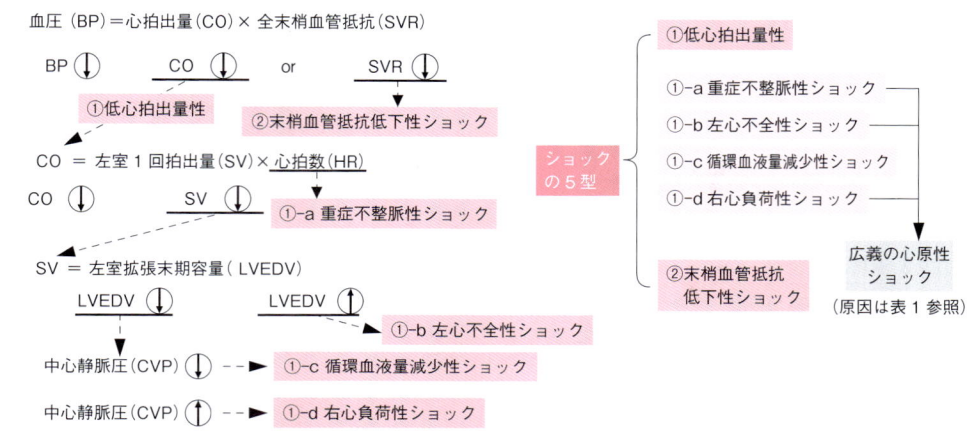

図2 ショックの病態

血圧（BP）＝心拍出量（CO）× 全末梢血管抵抗（SVR）

BP↓ ─ CO↓ or SVR↓
- CO↓ → ①低心拍出量性
- SVR↓ → ②末梢血管抵抗低下性ショック

CO ＝ 左室1回拍出量（SV）× 心拍数（HR）

CO↓ ─ SV↓ HR↓ → ①-a 重症不整脈性ショック

SV ＝ 左室拡張末期容量（LVEDV）

LVEDV↓ LVEDV↑ → ①-b 左心不全性ショック
中心静脈圧（CVP）↓ → ①-c 循環血液量減少性ショック
中心静脈圧（CVP）↑ → ①-d 右心負荷性ショック

ショックの5型：
- ①低心拍出量性
  - ①-a 重症不整脈性ショック
  - ①-b 左心不全性ショック
  - ①-c 循環血液量減少性ショック
  - ①-d 右心負荷性ショック
  → 広義の心原性ショック（原因は表1参照）
- ②末梢血管抵抗低下性ショック

表1 広義の心原性ショックの原因

1 重症不整脈性
1) 頻脈性：心室頻拍，上室頻拍，心房粗細動など
2) 徐脈性：洞機能不全，房室ブロックなど

2 左心不全性
1) 心筋疾患
  ① 虚血：心筋梗塞，虚血性心筋症など
  ② 心筋変性
    ・特発性：拡張型・肥大型・拘束型心筋症
    ・続発性：アルコール性心筋症など
    ・過負荷：高血圧性心筋症など
    ・炎症：心筋炎，感染性心内膜炎
    ・薬物：β遮断薬，抗不整脈薬，抗炎薬，アドリアマイシンなど
2) 弁膜疾患：僧帽弁，大動脈弁の狭窄・閉鎖不全
3) 先天性心疾患の末期：ファロー（Fallot）四徴症，心室中隔欠損など
4) その他：甲状腺疾患，高度貧血など

3 右心負荷性
1) 心筋疾患：心筋梗塞（右室梗塞），心室中隔欠損など
2) 心膜疾患：心タンポナーデなど
3) 呼吸器系：肺血栓塞栓症，緊張性気胸，肺性心など

束自体が上昇するものに，心タンポナーデ，緊張性気胸など）．このために右心のポンプ機能が低下→右室拍出量の減少→左室流入血液量の減少→左室1回拍出量の減少となる．このため左心不全性のように心原性肺水腫を併発せずにショックにいたる．

ショックのプライマリ・ケア（図3）

本来であれば，病態の説明の後は診断と治療と分けて説明すべきであろうが，ショックは重症度と緊急度が非常に高い．このため診断と治療を分けて考えるのではなく，プライマリ・ケアとして紹介する．

● STEP1：ショックの推定 ●

ナースコールがあり患者に対面したら（もちろん外来などでの初見でも），顔を見たときより，ショックなのかまたはその前状態に陥っているかどうかを推定する．声かけを行いながら外見を観察し，意識状態を把握する．視診で呼吸状態・姿勢・顔色・冷汗・頸静脈・失禁などを，触診で皮膚温・脈拍・爪床を素早くチェックする．

一般にショックに陥っていると5Pと爪床圧迫テストが陽性となる．5Pとは pulmonary deficiency（浅く速い呼吸，あえぎ呼吸，下顎呼吸などの努力様呼吸），pallor（顔面蒼白），prostration（虚脱），perspiration（冷汗），pulselessness［脈拍触知不良（頸動脈が触知可能であれば，収縮期血圧は60 mmHg以上，橈骨動脈が触知可能であれば収縮期血圧は80 mmHg以上と推測する）］である．爪床圧迫テストは末梢循環不全の指標を簡便に行えるものである．手の爪床を軽く圧迫（圧迫部が白くな

58　全身症状，皮膚症状

STEP 1：ショックの推定
- 声かけと外観観察（視診・触診）
- 5P と爪床圧迫テスト

5P
pulmonary deficiency：努力様呼吸
pallor：顔面蒼白
prostration：虚脱
perspiration：冷汗
pulselessness：脈拍触知不良

爪床圧迫テスト
爪床の圧迫後解除
白色から赤みが戻るまで>2秒
・陽性：心拍出量低下性
・陰性：血管抵抗低下性

STEP 2：体位と酸素投与
- 患者のもっとも楽な姿勢を保持
- 高濃度 O_2 の投与（呼吸状態不良時は用手人工呼吸を開始）

STEP 3：診断と緊急処置
- バイタルサイン（血圧・脈拍・呼吸・体温）と意識状態
- 静脈路の確保・パルスオキシメーター
- 身体所見・問診・ベッドサイド検査（心電図・血液・エコー・ポータブルX線など）

ショックの5型
| ●末梢血管抵抗低下性
●循環血液量減少性
●右心負荷性 | ●左心不全性 | ●重症不整脈性 |

STEP 4：主要問題点
- 容量の問題 volume
- ポンプの問題 pump
- 心拍数の問題 rate

STEP 5-1：循環管理（初期）
- 急速輸液（1〜2L）
- 輸血
- 原因に応じた救急処置（止血処置・ドレナージなど）

- 徐脈性：アトロピン（0.5〜1.0 mg 静注）・ペーシング
- 頻脈性：電気的除細動

- 収縮期血圧は？
- ショックの徴候・所見は？

| <70 mmHg | 70〜100 mmHg
低心拍出の症状・所見あり | 70〜100 mmHg
低心拍出の症状・所見なし |
| ノルアドレナリン
(0.5〜30 μg/分) | ドパミン
(2〜20 μg/kg/分) | ドブタミン
(2〜20 μg/kg/分) |

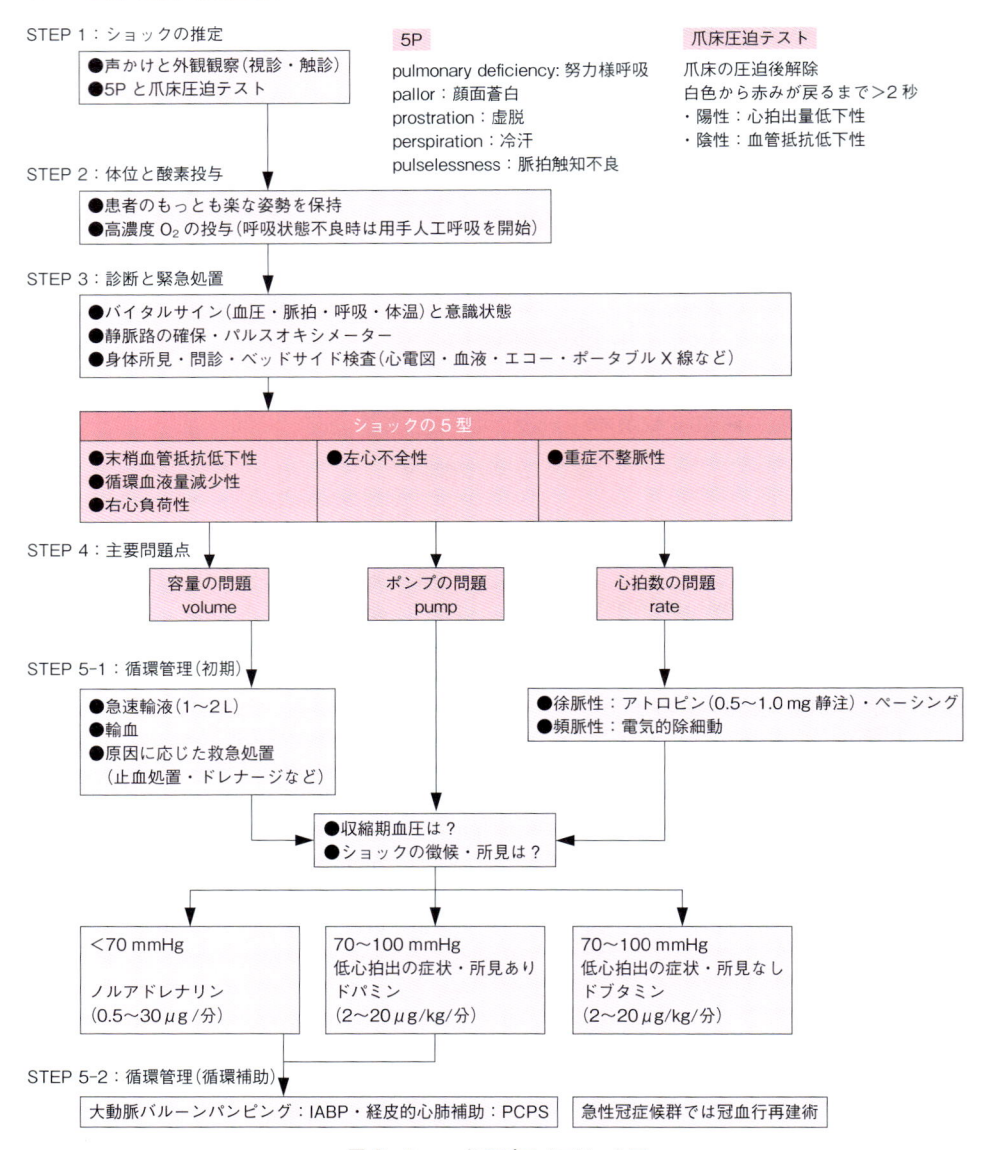

STEP 5-2：循環管理（循環補助）
- 大動脈バルーンパンピング：IABP・経皮的心肺補助：PCPS
- 急性冠症候群では冠血行再建術

図3　ショックのプライマリ・ケア

る程度）し，素早く解除して圧迫部に赤みが戻るまでの時間を観察するテストで，この時間が2秒以上かかると陽性と判定する．ここで注意したいのが，血管抵抗低下性ショック（原因：感染症，アナフィラキシー，神経原性）で，こ れはウォームショックといわれ，皮膚は温かく顔面蒼白と冷汗はみられない．

● **STEP2：体位と酸素投与** ●

　STEP1でショックもしくはショック前状態と判断したら，患者にもっとも楽な姿勢を保持

してもらい，高濃度の酸素投与を開始する．マスクバッグを使用し60％以上の濃度の酸素（100％O_2を流量7L/分以上）で投与し，呼吸状態がこれでも悪いときや急変時には用手人工呼吸をマスクバッグを用いて行う．投与中はパルスオキシメーターでSpO_2を測定する．十分な酸素投与は即効性のある重要な治療である．

● STEP3：診断と救急処置 ●

前述のSTEP1，STEP2を行いながら，バイタルサイン（血圧，脈拍，呼吸，体温）と意識状態，身体所見，問診，ベッドサイド検査（12誘導心電図，心臓・胸腹部超音波，胸部・腹部ポータブルX線検査）よりショック5型を診断していく．

末梢血管抵抗低下性（血管原性）ショックは皮膚温の低下がみられない．またこの血管抵抗低下性ショックの中の1つである神経原性ショックは洞性徐脈を呈していることが多い．そのほかの4型では皮膚は冷たく湿潤である．重症不整脈性ショックは心電図で，左心不全性ショックは身体所見（過剰心音聴取，湿性ラ音の聴取など），心エコー（左室壁運動低下の所見など），胸部X線（心拡大，肺水腫の所見など）および心電図（広範囲のST上昇・低下，脚ブロックを伴う心筋梗塞の所見）から，右心負荷性ショックでは身体所見（頸静脈の怒張），心エコー（右室・中心静脈径の拡大，心嚢液貯留の増大・心タンポナーデ像など）および心電図（右心負荷，低電位，右室梗塞など）から診断を下していく．循環血液量減少性ショックでは身体所見（外出血，内出血，末梢静脈の虚脱），心・腹部エコー（体液貯留，右心系，下大静脈の虚脱など），胸部X線（心胸郭比の低下など）から判断する．そして，同時に末梢血管確保を行い，この静脈路確保の際に血液検査用の採血を行う．動脈血ガス分析も行い，このとき可能であれば動脈圧直接測定用カテーテルを挿入する．膀胱留置カテーテル挿入も行っておく．

● STEP4：主要問題点とSTEP5-1：初期循環管理 ●

ショックの循環虚脱に対する初期管理はその主要問題点によって異なる．この主要問題点はvolume（容量の問題），pump（ポンプの問題），rate（心拍数の問題）の3つに分類される．そしてその問題点に対して初期循環管理を選択していく．

① **volume**：容量の問題のショック（末梢血管抵抗性，循環血液量減少性，右心負荷性）で初期循環管理の第1選択は下肢挙上し急速大量輸液（約2L）と輸血，そしてそのショックの原因に応じた処置（止血処置，緊張性気胸や心タンポナーデに対するドレナージなど）である．

② **pump**：ポンプの問題のショック（左心不全性）では初期循環管理の第1選択は起坐位をとり，昇圧薬を使用する．昇圧薬はショックの程度で使い分ける．収縮期血圧＜70mmHgの場合はノルアドレナリン（0.5〜30μg/分）静注を，収縮期血圧70〜100mmHgでショック徴候・所見ありの場合ドパミン（2〜20μg/kg/分）静注を，収縮期血圧70〜100mmHgでショック徴候・所見なしの場合はドブタミン（2〜20μg/kg/分）静注を開始し，血圧と症状を観察し変更していく．

③ **rate**：心拍数の問題のショック（重症不整脈性）では初期循環管理の第1選択は仰臥位で頻脈性ではQRS波に同期させた電気的除細動，徐脈性ではアトロピン（0.5〜1.0mg）静注と一時的ペーシングである．

ここまでのSTEP1〜4まで（病棟でナースコール急変を確知してから，もしくはER収容から初期循環管理の第1選択まで）の時間は30分以内をめざす．

● STEP5-2：循環管理（循環補助）●

初期循環管理の第1選択治療の反応が不良の場合，すみやかに次の対策を行うことが必要である．

① volumeでは急速輸液での反応が悪ければ昇圧薬を併用し，原疾患の急性期治療［止血（外科的止血，内視鏡的止血，血管塞栓術など），血行再建，抗菌治療など］を行う．

② pumpでは循環補助装置の併用と急性期治療（血行再建術など）を施行する．緊急での補助循環には大動脈バルーンパンピング（intra-aortic balloon pumping：IABP)と経皮的心肺補助(percutaneous cardiopulmonary support：PCPS)がある．IABPとPCPSは右心負荷性ショックの右室梗塞や肺血栓塞栓症，また重症不整脈性ショックのポンプ機能低下例にも使用される．

③ rateでは重症の不整脈が解除されるとショックはすみやかに改善されることが多い(心機能低下例では前述に従う)．

看護のポイント

ショックは緊急度，重症度が非常に高い場合が多く，診察，検査，診断，治療を同時に行わなければならない．そのため，複数の人間が医療チームとして早急に適切な治療・処置を行えるように医師やほかの医療従事者との連携をしっかりとり，医療現場で使用する機器や資材，薬剤の所在やその使用法に精通していることが必要である．ショック患者の予後はその救命処置の良否が左右する．院内では患者の異常を感じたら，まず人を呼ぶ(患者のそばを離れずナースコールなどで)．そしてチームでSTEP1～5-1までを30分以内で実施できるようスタッフのトレーニングを日頃から行っておくことが重要である．

（古屋真吾）

発　熱 fever

1 起こり方

定　義

発熱とは体温が1日の正常変動値(0.6～0.7℃)を超えて上昇すると定義され，通常は37.0℃を超えた場合をいう．日本人の腋窩体温の平均値は36.89±0.342とされており，健常者でも37℃を超えて微熱(37.5℃まで)を示すことがある．とくに女性では排卵後月経開始までの高温期に37℃を超えて体温の上昇をきたすことがあることを頭に入れておく必要がある．

体温は早朝低く，午後3～5時頃最高となり，その後下降する．通常は腋窩温を測定する．口腔温は0.1～0.2℃，直腸温は0.2～0.5℃腋窩温より高い．

発熱は炎症に伴うもっとも一般的な症状であり，その程度は一般に炎症の強さと相関する．体温の急激な変化を示す際には悪寒・発汗を伴うことから，こうした症状より熱型を推定することができる．発熱には食欲不振，全身倦怠感，頭痛，筋肉痛などの非特異的症状を伴うことが多い．

発熱のメカニズム

◆ 外因性発熱物質 ◆

病原微生物(グラム陽性球菌の**外毒素**やグラム陰性桿菌の**内毒素**)やアレルゲンとなる薬物・不適合血液成分などは外因性発熱物質とよばれ，これらは次で述べる内因性発熱物質の産生を刺激することにより発熱をきたす．

◆ 内因性発熱物質 ◆

内因性発熱物質の主なものは，IL-1，IFN-α，IFN-β，IL-6，TNFなどのいわゆる**炎症性サイトカイン**である．これらの物質は視床下部の**プロスタグランジンE$_2$**の合成を促進し，体温調節中枢が高温側にセットされ発熱をきたす．

発熱の分類

◆ 程度やパターンによる分類 ◆

発熱はその程度により，**微熱**(37～38℃)，**高熱**(39℃)に分類され，その中間を中等度熱とよぶこともある．また高熱はその持続期間によりいくつかの熱型に分類され，それにより，ある程度原因疾患を類推することができる(図1)．すなわち，①**稽留熱**(continuous fever)は1日の体温差が1℃以内で，38℃以上の高熱が持続するもので，重症肺炎や粟粒結核，腸チフスの極期などでみられる．②**弛張熱**(remittent

発 熱

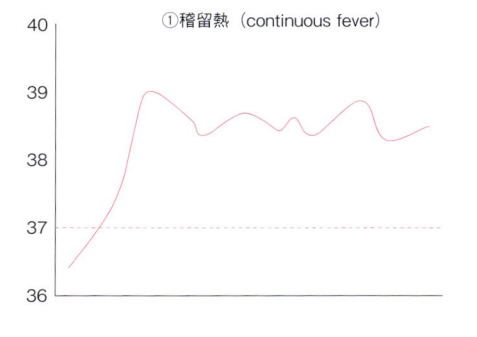

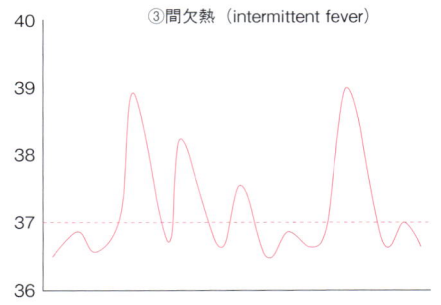

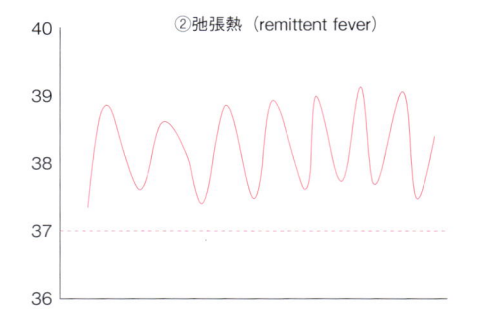

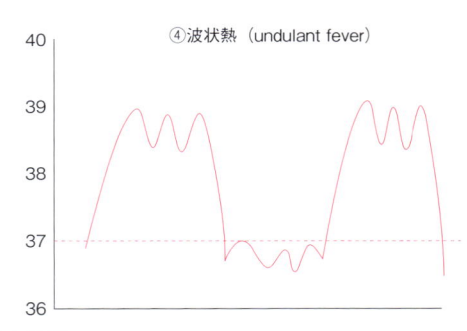

図1 主な熱型

fever）は1日の体温差が1℃以上の変化をとるが37℃以下にまでは下がらないもので，敗血症，種々の感染症，悪性腫瘍などでみられる．
③**間欠熱**（intermittent fever）は1日の体温差が1℃以上の変化をとり，37℃以下にまで下がるもので，敗血症，悪性リンパ腫でみられる．
④**波状熱**（undulant fever）は発熱時期と発熱しない時期とが区別されているもので，マラリア，ホジキン（Hodgkin）病，胆道感染症でみられる．ペル・エプスタイン（Pel-Ebstein）型の熱型は10〜14日の高熱期と同期間の無熱期を繰り返すものでホジキン病に特徴的である．

● 原因による分類 ●

発熱をきたす疾患は，微熱・高熱のいずれにおいても感染症がもっとも多く，次いで**血液疾患，悪性腫瘍，膠原病**などがある．**表1**に微熱・高熱の原因となる疾患をまとめた．また微熱をきたす患者の中には，その約半数においてただちに原因が特定できない点に注意しておく必要がある．一方で，高熱をきたしている患者

表1 発熱をきたす疾患

1. 微熱をきたす疾患
    慢性感染症，悪性腫瘍，甲状腺機能亢進症
    膠原病（関節リウマチ，SLE），うっ血性心不全
    原因不明
2. 高熱をきたす疾患
    感染症　：細菌感染症，敗血症，ウイルス感染症
    血液疾患：白血病，悪性リンパ腫
    膠原病　：SLE，多発性筋炎/皮膚筋炎，リウマチ熱，血管炎症候群，ベーチェット（Behçet）病
    薬剤アレルギー
    詐病

に詐病がみられることもある．

不明熱(fever of unknown origin：FUO)

1961年ペータースドルフ（Petersdorf）により提唱された概念で，「38℃以上の発熱が3週間以上の間に数回あり，1週間の入院検査で原因が明らかにできないもの」をFUOと定義した．さらに精密な検査によりFUOの約90％

は診断がつく場合が多く，その原因として1番頻度の高いものは感染症であり，膠原病・悪性腫瘍がこれに続く．

一方で，1991年新しいFUOの概念がデュラック(Durack)らによって提唱された．これには，**古典的FUO**(発熱3週間以上，外来検査3回，あるいは入院3日間の適切な検査でも原因不明)，**院内FUO**(外傷，熱傷，がん化学療法，手術，移植などの急性ケアで入院，入院時感染なし，3日間の適切な検査でも原因不明)，**好中球減少性FUO**(好中球500/μL以下，3日間の適切な検査でも原因不明)，**HIV関連FUO**(血清学的に確実なヒト免疫不全ウイルス感染者，外来4週間以上，入院3日間以上の発熱，3日間の適切な検査でも原因不明)が含まれる．

2 症状と診断のすすめ方

一般的対策

発熱を認めた場合には，まず詳細な問診および理学的診察により，発熱の性状・期間，発熱に随伴する疾患・所見について可能な限り情報を収集しておく必要がある．そのうえに立って原因検索のための検査を行う．とくに，膠原病を思わせる関節症状・皮膚症状・筋症状・神経症状を見過ごさないようにするとともに，薬剤の服用歴を正確に把握しておくことが重要である．

一般的なバイタルサインでは，体温が1℃上昇すると脈拍数は10拍/分増加するが，腸チフス，オウム病などでは体温の上昇の割に脈拍の増加が目立たない状態を示すのが特徴的である(**比較的徐脈**)．敗血症性ショックでは血圧低下をきたすが，体温が上昇しているために四肢も温かいことが多い(**warm shock**)．

原因診断のための検査

発熱の原因診断のための検査を**表2**にまとめた．感染症の頻度が高いことを考えると，一般血液・尿検査に加えて，喀痰・尿・血液培養による細菌学的検査はただちに実施するべきである．悪性腫瘍が疑われた場合は，腫瘍マーカーに加えて，CT・MRI・シンチグラフィなどの画像検査を行う．血液疾患が疑われる場合は

表2 発熱の原因診断のための検査

1. 一般検査
   - 検尿，検便
   - 血球算定検査・血液像
   - 血液生化学
   - 血沈・CRP・抗核抗体
   - 細菌培養
   - 胸腹部X線
   - 心電図
2. 精密検査
   - 血清免疫学的検査(抗核抗体，抗DNA抗体，抗ENA抗体，抗好中球細胞質抗体)
   - ウイルス学的検査
   - 骨髄穿刺・リンパ節生検
   - 精密画像検査

骨髄穿刺やリンパ節生検などが必要となる．膠原病については，スクリーニングの段階で**抗核抗体**は検査しておく必要がある．これが陽性であった場合は，抗DNA抗体，抗ENA抗体などの検査により確定診断をめざす．

高齢者の原因不明の発熱の原因としては血管炎症候群(とくに顕微鏡的多発血管炎など)を念頭に置いておく必要があり，その際**抗好中球細胞質抗体(ANCA)**が診断の決め手となる．抗好中球細胞質抗体は，蛍光抗体法で核の周囲が中心に染色される**P-ANCA**と，細胞質がびまん性に染色される**C-ANCA**の2つに分類される．P-ANCAはミエロペルオキシダーゼに対する抗体(**MPO-ANCA**)で，とくに顕微鏡的多発血管炎で陽性率が高い．一方，C-ANCAはプロテイナーゼ3に対する抗体(**PR3-ANCA**)で，ウェゲナー(Wegener)肉芽腫症で高率に陽性となる．

3 治療の実際

発熱の治療はその原因疾患の治療に尽きる．ただし，原因がわからない段階でも患者の状態に応じては治療介入が必要になる場合もある．

● 解熱薬の使用 ●

一般には発熱の原因が明らかになるまでは解熱薬の投与は行うべきではない．しかし幼小児や高齢者に対しては，全身状態によっては対症的に**解熱薬**を使用することが必要となる場合がある．とくに高齢者では解熱薬による急速な解

熱により血圧の低下をきたすことがあるので注意が必要である．

看護のポイント

詐病発見の手がかりとしては，体温の日内変動の欠如，頻脈の欠如，40℃以上の高熱，発汗を伴わぬ急速な解熱などがある．時に，患者の自傷行為により皮膚などに炎症（膿瘍）を生じていることがあり［ミュンヒハウゼン（Münchausen）症候群］，こうした場合は注意を要する．

（廣畑俊成）

皮膚の痛み，知覚異常
skin pain, disorders of sensory nerve

1 起こり方

皮膚の痛みのうち刺痛はAδ線維に，灼熱痛は無髄のC線維に属する線維によるとされている．皮膚の痛みの主なものを表1に示した．

知覚神経終末は**触覚**，**痛覚**，**温度覚**を感覚し，知覚神経→脊髄→脳幹→視床→大脳皮質へと伝わる．知覚異常は知覚神経がなんらかの原因で障害され，主に触覚，痛覚，温度覚などの低下が起こるものである．

2 症状と診断のすすめ方

症状

皮膚の痛みの種類には，刺痛，灼熱痛，疼痛の3種が区別される．刺痛は針で刺すような痛みで，刺激が加わるとただちに感じるためfast painともよばれるが，刺激を取り除くとただちに感じなくなる．灼熱痛は痛みを感じるまでに時間を要するslow painで，刺激を取り除いても数秒間は残る．疼痛は身体の深部などがズキズキしたり，うずいたりする痛みで，痛い場所を決めかねることもあり，また関連痛を伴うこともある．多くの場合は，皮疹の状態や既往歴，問診などから容易に診断できる（表1）．

診断のすすめ方

皮疹を伴う知覚低下はまれである．触覚検査はしばしば圧痛覚と混同するので，綿球を少しばらして数本の綿にしたもの，または柔らかい筆の先などで軽くなでる．閉眼させ皮疹部と，反対側の正常部を交互に軽く触知し，正常（たとえば10として）に比較してどの程度低下しているかを数値で患者に答えさせる（5，0など）．

痛覚低下の検査は針の先で軽くはねるか突いて調べる．強すぎると圧覚と混同する場合がある．所見は触覚と同様に記載する．なお，痛覚と温度覚はほぼ同じ程度に障害される．

触・痛・温度覚低下を呈する皮膚疾患にはハンセン（Hansen）病，糖尿病，サルコイドーシスなどがある．また，皮膚結核や梅毒，尋常性白斑などでは瘙痒を認めない．

3 治療の実際

治療は原因を取り除くことである．帯状疱疹の疼痛について述べると，発症初期には抗ウイルス薬と鎮痛薬の内服を行う．また温めたり（温浴など），気分転換を図ったりすると痛みは緩和する．

看護のポイント

知覚低下があると，外傷や熱傷などがあっても気づかず，治療も遅れがちで，その場合には変形が残ったり，切断したりすることもある．とくに足部では注意が必要で，患者には毎日足底を眼で見，手で触って異物や外傷の有無を検査するよう指導する．また疾患治癒後にも知覚低下は改善しないことが多いので，引き続き外傷に注意させる．

（石井則久）

全身症状，皮膚症状

表1 皮膚の痛みを伴う疾患の鑑別

疾患名	痛みの程度	痛みの種類	瘙痒	皮疹	原因	好発患者
帯状疱疹	中〜高度	灼熱感，疼痛	なし	水疱が帯状に集簇	水痘・帯状疱疹ウイルス	成人〜高齢者
丹毒	中程度	圧痛	なし	浮腫性紅斑	連鎖球菌	中高年
毒蛾皮膚炎	中程度	ピリピリする痛み	あり	紅色小丘疹の集簇	毒蛾の毒毛	全年齢
医動物刺咬症	中〜高度	激痛	なし	紅斑，蕁麻疹	クラゲ，ハチ，アリ，クモ，ムカデなど	海水浴客など
線状皮膚炎	中程度	灼熱感，疼痛	2〜3日で出現	線状の発赤と腫脹	アオバアリガタハネカクシの体液	全年齢
顎口虫病	軽度	圧痛，自発痛	あり	遊走性限局性蕁麻疹様紅斑	有棘顎口虫	生食愛好家
熱傷	種々	種々	なし	紅斑，びらん，潰瘍	種々	全年齢
放射線皮膚炎	種々	種々	なし	紅斑，びらん，潰瘍	種々	放射線治療者
アフタ	中〜高度	疼痛	なし	口腔粘膜の潰瘍	種々	女性に多い
レイノー(Raynaud)症候群	高度	疼痛	なし	指趾の白紫紅色変化	種々	女性に多い
結節性紅斑	中程度	圧痛，自発痛	なし	潮紅を伴う皮下結節	多病因性	女性に多い
スウィート(Sweet)病	種々	自発痛，圧痛	なし	滲出性紅斑	種々	中年女性に多い
痛風	高度	激痛	なし	関節腫脹	高尿酸	中年男性
バージャー(Buerger)病	高度	反復性疼痛	なし	患肢末端壊死	閉塞性血管炎	中年男性
オスラー(Osler)結節	中程度	疼痛	なし	紅斑	亜急性細菌性心内膜炎	成人
モンドール(Mondor)病	軽度	牽引痛	なし	索状皮下硬結	血管炎	女性に多い
皮膚紅痛症	種々	灼熱痛，触痛	なし	潮紅腫脹	血行障害など	成人

浮腫 edema

1 起こり方

体内の水分は，**細胞外液**と**細胞内液**に分けられ，細胞外液は**間質液(組織間内)**と**血漿(血管内)**に分けられる(図1)．**浮腫**は，臨床的には**間質液の増加**と定義され，通常は明らかな浮腫が出現するためには，少なくとも2〜3Lの間質液の増加(2〜3kgの体重増加)が必要である．浮腫は**局所性**と**全身性**に分けられる．著明な全身浮腫のことを全身水腫といい，胸水や腹水は胸腔内や腹腔内への過剰な体液貯留であり，浮腫の特殊な形態と考えられている．全身性の浮腫は顔のむくみとして認められることが多く，眼窩周囲に生じやすい．指輪が以前よりきつくなったり，とくに夕方になると足が靴に入りにくくなったりするときは，浮腫を疑う．

図1 体液区分

総体液量(TBW)＝0.6×体重（体重の60%）
- 細胞外液(ECF) 1/3 of TBW（体重の20%）
- 細胞内液(ICF) 2/3 of TBW（体重の40%）
- 細胞膜
- 間質液 3/4 of ECF（体重の15%）
- 循環血漿量 1/4 of ECF（体重の5%）
- 毛細血管壁

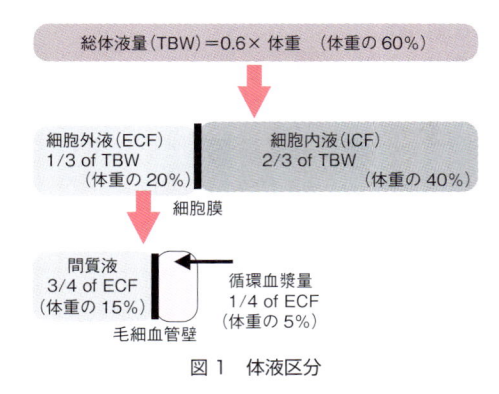

分類

● 局所性浮腫 ●

静脈またはリンパ管の閉塞による局所性浮腫は，**血栓性静脈炎，慢性リンパ管炎，所属リンパ節郭清**などによって起こる．炎症や過敏反応によっても生じうる．リンパ浮腫はとくに難治性であるが，これはリンパの流れの制限が間質液のタンパク質濃度を上昇させて，体液の貯留を増大させるためと考えられている．

● 全身性浮腫 ●

全身性浮腫のほとんどの場合は，重篤な**心疾患，腎疾患，肝疾患**，または栄養障害がみられる．腎臓でのナトリウム，水排泄を調節する因子の異常［糸球体濾過量(GFR)の減少，レニン-アンジオテンシン-アルドステロン系の亢進，バソプレシンの分泌増加，ナトリウム利尿ペプチドの分泌低下，交感神経系の緊張亢進］が複雑に関与し，体液の増加をもたらし浮腫が発生することとなる．浮腫が生じると有効循環血液量が減少し，それに対応する反応として，腎では水，ナトリウムの再吸収が亢進し，水，ナトリウムの貯留，そして細胞外液量が増加し，浮腫が続くこととなる．浮腫の発生機序を考える場合，さらに毛細血管レベルでの水の出入りに関係する因子の異常も考慮する必要がある．すなわち，心不全では毛細血管静水圧の上昇が，ネフローゼ症候群では血漿膠質浸透圧の低下が，炎症では毛細血管透過性の亢進が，それぞれ局所因子として重要である（図2）．

① **心不全による浮腫**：体静脈圧と毛細血管圧が上昇し，体液の間質への漏出が増大し，末梢の浮腫が起こりやすくなる．肺毛細血管圧の上昇は，肺水腫を引き起こし，ガス交換を阻害する．その結果生じる低酸素血症は心機能をさらに低下させ悪循環に陥ることもある．

② **ネフローゼ症候群による浮腫**：糸球体毛細血管の障害によって高度のタンパク尿が生じ，そのために血液中のタンパク質（とくにアルブミン）濃度が低下することが主な原因となっている．低タンパク血症が起こると血漿膠質浸透圧は低下し，血管内は間質液を引き込む力が低下し，組織間に間質液が貯留することとなる．その結果，循環血液量が減少し，レニン-アンジオテンシン-アルドステロン系の活性化や抗利尿ホルモン(ADH)の分泌が高まる．これらはいずれも腎臓でのナトリウム，水の再吸収を増加させ，浮腫もさらに高度となる．高度の栄養障害，重症の慢性肝疾患，タンパク漏出性腸症などにみられる高度の低アルブミン血症が原因の浮腫は同様の機序による．

③ **腎炎性浮腫**：急性糸球体腎炎やそのほかの腎不全は，糸球体障害のためにGFRが低下し，排泄機能が低下するためにナトリウム，水の貯留が生じることが主たる原因である．ナトリウムと水の貯留が高度になると循環血液量の増加や高血圧を生じ，心不全となりさらに浮腫の増悪がみられる．

④ **肝硬変による浮腫**：肝硬変では肝静脈流出部の閉塞が特徴で，肝臓への血液容量の増加をもたらし，肝臓でのリンパ生成を増加させる．肝臓内の高血圧は腎臓でのナトリウム貯留の促進や，全身の血管拡張も伴い，循環血液量の減少をもたらし，レニン-アンジオテンシン-アルドステロン系，腎の交感神経などの活性化がみられ，ナトリウム，水の貯留がみられ浮腫が生じる．肝臓での合成低下による低アルブミン血症は上記の機序によりさらなる浮腫の増大をもたらす．

⑤ **薬剤誘発性浮腫**：多くの薬物が浮腫を起こしうる．その機序としては，ステロイド（腎でのナトリウム再吸収の増加），非ステロイド

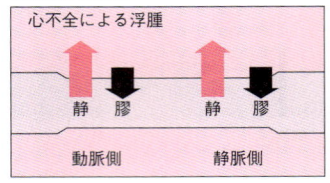

毛細血管における体液の移動

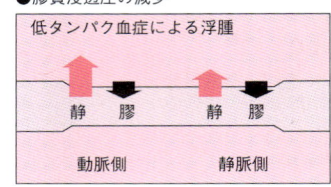

図2 スターリングの仮説
［日本静脈経腸栄養学会編：やさしく学ぶための輸液・栄養の第一歩，第2版，大塚製薬，2001］

抗炎症薬（腎血管収縮），血管拡張薬（細動脈拡張）などがある．

⑥ **特発性浮腫**：原因不明であり，ほとんど女性のみに生じる．浮腫の周期性発症（月経周期とは無関係）を特徴とし，腹部膨満をしばしば伴う．

⑦ **その他の浮腫**：甲状腺機能低下症による浮腫（粘液水腫），妊娠，エストロゲンなどが原因となることがある．

2 症状と診断のすすめ方

もっとも重要なことは，浮腫が局所性か全身性かということである．浮腫が一側の下肢，あるいは一側または両側の上肢に限局する浮腫は，静脈やリンパ系の閉塞に起因するものである．全身性の場合は，まず高度の低アルブミン血症の有無を検査する．低アルブミン血症があれば，病歴や検査所見より肝硬変，ネフローゼ症候群，高度の栄養障害などを鑑別する．低アルブミン血症が認められなければ，うっ血性心不全を考える．心不全に伴う浮腫は，下肢に分布し，夕方に増強する傾向がある．四肢に麻痺があると，麻痺側のリンパ灌流と静脈還流が減少するため，片側性浮腫が生じることがある．

皮膚の色調，肥厚などは浮腫の診断に重要である．局所の圧痛や熱感は炎症を示唆する．局所のチアノーゼは静脈閉塞を示す．長期にわたる浮腫がみられる患者では，病変部位の皮膚が肥厚し硬化して，赤みを帯びる．

3 治療の実際

浮腫の原因により治療法はまったく異なる．炎症または過敏症反応に由来する局所性の浮腫は，**抗菌薬**，**NSAIDs**，**抗アレルギー薬**などの投与を行う．全身浮腫が高度で多量の胸水，腹水の貯留は臨床的には生命にかかわる症候である．重要なことは原因となる心疾患，腎疾患，肝疾患などの**基礎疾患の治療**を行うことである．しかし，しばしば原疾患の治療に難渋し，浮腫のコントロールが困難である場合が多い．腎および体循環を改善し，過剰の水・ナトリウムを減少させることが浮腫の治療となる．

具体的には，まず**塩分摂取の制限**を行う．必要に応じて**利尿薬**を投与する．血清ナトリウム濃度が低値であっても，全身性の浮腫がみられる患者の**体内総ナトリウム量は過剰**である．そのような場合は，**水分制限**を行う．アルブミンの血清濃度が低値の場合はアルブミンの点滴静注が検討されるが，その適応を十分に考慮するべきである．

看護のポイント

体液の貯留による身体的苦痛の除去，および安静に伴う日常生活の援助を行う．浮腫の増悪を防ぐための塩分制限や場合によっては水分制限などの患者教育も重要である．また，浮腫により皮膚が脆弱となり，末梢の知覚が鈍くなる．そのため皮膚損傷の予防や，転倒などの事故を防ぐため，安全への配慮も必要である．

〔内海甲一〕

びまん性色素沈着 diffuse pigmentation

1 起こり方

健常な皮膚の色調は，黒～茶色を呈するメラニンやピンク～赤色を呈するヘモグロビン，さらに黄色成分であるカロチンなどの色素の皮膚への沈着量によって決定される．病的状態においては，表皮および真皮上層へのこれらの色素の過剰沈着による以外にも，ヘモジデリンや各種物質が皮膚に沈着することによっても色素沈着は生じる．その原因は多岐にわたり，大きく分けると，①内分泌性，②代謝酵素障害性，③栄養障害性，④薬剤性などで起こるが，原因不明なことも多い．

● **内分泌性** ●

内分泌性で生じるびまん性色素沈着の代表はアジソン（Addison）病である．全身皮膚に褐色の色素沈着がみられ，とくに露光部，関節部など刺激を受けやすい部位や手掌，臍部，乳輪，腋窩，陰股部に強い色素沈着を呈する．口腔粘膜，歯肉，口唇，舌にも色素斑が認められ，爪甲には色素線状を伴う．アジソン病のほかにも，異所性ACTH産生腫瘍，クッシング（Cushing）病といった**下垂体からのACTH分泌の増す疾患**では同様の色素沈着が起こる．また，甲状腺機能亢進症，先端巨大症などでもびまん性色素沈着がみられることがある．

● **代謝酵素障害性** ●

ヘモクロマトーシス，ウィルソン（Wilson）病，アミロイドーシス，晩発性皮膚ポルフィリン症などが原因でびまん性色素沈着が起こるものは代謝酵素障害性に分類される．ヘモクロマトーシスでは**鉄**，ウィルソン病では**銅**，アミロイドーシスでは**アミロイド**が皮膚をはじめとする各種臓器に沈着する．晩発性皮膚ポルフィリン症では，日光露光部が色素脱失や瘢痕も伴った汚わいな色調となる．

● **栄養障害性** ●

ペラグラ，ビタミンB_{12}欠乏症，葉酸欠乏症，吸収不良症候群といった**栄養障害**によってもびまん性の色素沈着が生じる．

● **薬剤性** ●

薬剤性色素沈着については，非特異的な炎症後の色素沈着によるタイプ，あるいは薬剤そのものが皮膚に沈着するタイプがある．日常診療で頻度が高いものは，**フルオロウラシル**，**ブレオマイシン**，**ミノサイクリン**である．フルオロウラシルでは四肢末端の色素沈着が特徴である．ミノサイクリンではその機序や頻度は不明ながら，長期投与例の皮膚の炎症部位や露光部に生じやすい．

● **その他** ●

そのほか，ホジキン（Hodgkin）病や一部の白血病ではびまん性色素沈着が初発症状として認められることがある．全身性強皮症では，皮膚の硬化とともに色素沈着が生じてくる．アトピー性皮膚炎や皮脂欠乏性湿疹など全身の湿疹が改善した後に生じる**炎症後色素沈着**は日常の皮膚科診療でよくみられる．**人工透析患者**にも全身の色素沈着がみられ，瘙痒を伴うことが多い．

2 症状と診断のすすめ方

原因が多岐にわたるため，**問診**がもっとも重要である．既往歴，現病歴，薬剤や健康食品の

内服歴，家族歴などを注意深く聴取する必要がある．

3 治療の実際

まずは原疾患に対する治療を行う．しかしながら，原疾患がコントロール良好な状態になっても必ずしも色素沈着は改善しないことも多いため，患者のQOL維持のためには早期の治療的な介入が必要なこともある．

看護のポイント

皮膚疾患の特徴は，患者はもとより他人からも症状が見えてしまうことである．とくに顔面など露出部の症状は，心理的ストレスを生じ，精神的問題も起こりやすい．個人差も大きいため，患者自身が自己の症状をどう感じているかを適切に把握することが重要である．また，炎症後色素沈着や透析患者の色素沈着では，乾燥を伴うことが多く，**適切なスキンケア**（保湿，外的刺激の除去など）を指導することも大事である．光線過敏症が疑われる症例においては，遮光を指示する．

（吉澤順子，鈴木民夫）

がん性疼痛 cancer pain

1 起こり方

末期がん患者が呈する症状のうち疼痛は患者をもっとも苦しめるものであり，何もしないでがん患者を放置すると約70〜80％の人が痛みのために苦しむといわれている．がん疼痛緩和の総合的な進歩（図1）により，末期がん患者が耐えがたい痛みのために苦しむことはほとんどなくなった．

末期がん患者の痛みは単なる肉体的な痛みではなく，心理的，社会的，文化的，霊的要因などが複雑に絡み合い，総合的な痛み（トータルペイン）として現れる，と考えられている．したがって，末期がん患者の痛みに対しては，心理的な要因，家族関係や社会的な要因，霊的な痛みにも目を向けた緩和が重要だが，肉体的な痛みの緩和は基本でありもっとも重要な点である．

分類

痛みは神経学的な発生機序から，末梢神経の刺激に起因する**侵害受容性疼痛**（nociceptive pain），神経が障害を受けて生じる**神経障害性疼痛**（neuropathic pain），交感神経の損傷に起因する疼痛（sympathetic-maintained pain）などに分類される．がん患者の痛みという点からみると，がんに起因する痛み（神経へのがんの直接浸潤，圧迫による痛み，骨転移による痛みなど）と，それ以外のことが関係している痛み（手術や放射線治療などのがん治療に起因した痛み，褥瘡など全身衰弱に起因した痛みなど）とがある．

肝臓転移したがんが腫大して肝皮膜（肝臓臓側腹膜）を過剰に引き伸ばし，そこに分布する神経を刺激して痛みが生ずるような場合，これを**内臓痛**（visceral pain）という．骨転移に伴い，骨膜に分布する神経の刺激によって疼痛が起きるような場合，これを**体性痛**（somatic pain）という．これに対して神経そのものが圧迫されたり損傷されて起こる神経障害性疼痛は障害部位によって末梢神経レベルでの損傷，中枢神経レベルでの障害があり，内臓痛や体性痛と比較して緩和がむずかしい．

2 症状と診断のすすめ方

痛みの初期アセスメントで重要なことは，痛みがいつ始まったのか，どのくらいの頻度で，どのような形（持続的か間欠的）で現れるのか，どの部位が痛いのかなどを聞き，その部位の視診，触診を行い，痛みの原因を診断することである．とくに炎症所見があるかどうかの判断は

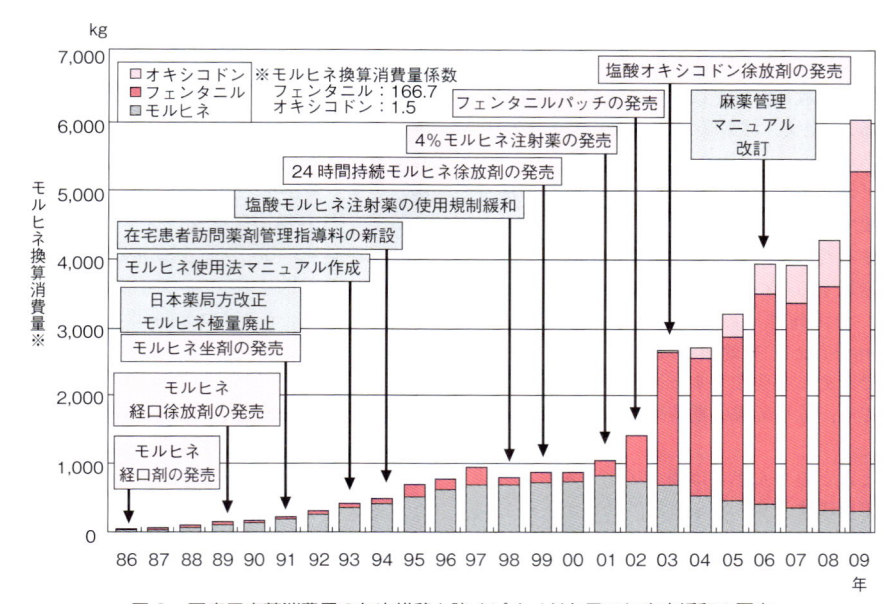

図1 医療用麻薬消費量の年次推移と強オピオイドを用いた疼痛緩和の歴史
［厚生労働省医薬食品局監視指導・麻薬対策課：麻薬・覚醒剤行政の概況 2002-2010］

痛みの評価

痛みの強さの程度は一定の尺度を用いて判断し，(たとえば0から10段階のnumeric pain intensity scale, numeric rating scale：**NRS**)，痛みの程度の推移，鎮痛薬が適切に使われているか，などを判断する．痛みにはベースとなる痛みと，突発的な強い痛み(**突出痛, breakthrough pain**)とがある．がん性疼痛は両者の混在が1つの特徴である．評価もその2種類の痛みに対して行われるが，基本はベースとなる痛みの程度をきちんと把握することである．

とくに死を正しく認識して死を迎える患者は，「まもなく死を迎える自分が今を生きることの苦痛」，いわゆる**スピリチュアルペイン**(spiritual pain)に苦しむといわれている．**トータルペイン**を医療者のみで対応するのはむずかしく，専門家とのチームアプローチが重要である．

3 治療の実際

薬物療法

末期がん患者の疼痛緩和は通常，**WHO方式**(段階的除痛法)に準処して行われる．その原則は，①経口的に(by the mouth)，②時間を決めて(by the clock)，③段階的に(by the ladder)，④患者ごとの最適投与量で(for the individual)，細かい注意を払って(with attention to detail)，である．具体的には，**三段階除痛ラダー**(ラダーとは，はしごという意味)という方式に則って行われる．

第1段階で用いる薬は，アスピリンやアセトアミノフェンなどの**非オピオイド鎮痛薬**である．これで除痛が不十分な場合には第2段階に移行するが，用いられる主薬はコデインなどの**弱オピオイド鎮痛薬**，さらに第3段階ではモルヒネなどの**強オピオイド鎮痛薬**を用いる．オピオイドとは**オピオイド受容体**に特異的に作用して，鎮痛効果をもたらす物質の総称で，現在わが国ではモルヒネ，オキシコドン，フェン

タニルの3種が使用されている．各オピオイドには経口薬（よく使用されるのは徐放作用をもつ経口徐放剤，すぐに作用を表す即効薬などがある），坐薬，注射薬，貼付薬などの各種製剤がある．

オピオイドの使用にあたっては投与量の決定が重要である．低用量から始めたオピオイドを除痛するために必要な量まで段階的かつすみやかに増量する（**タイトレーション**）．オピオイドを用いた鎮痛作用の特徴の1つは，**天井効果（ceiling effect，有効限界）** がないこと，つまり除痛のために必要なモルヒネ量がいくら増えたとしても，除痛効果を期待できることである．

オピオイドローテーション

ほとんどのがん患者は強オピオイドの基本量投与で持続する痛みから解放されるが，約7割の患者が燃え上がるような一時的な突出痛に苦しむ．突出痛に対しては即効性のオピオイドが使用される（この対処法を**レスキュー**という）．使用しているオピオイドの効果が期待できない場合や副作用などで使用がむずかしい場合にはオピオイドの変更（オピオイドローテーション）が行われる．強オピオイドだけでは疼痛緩和がむずかしい場合（神経障害性疼痛など），鎮痛補助薬を使用するが，これには抗けいれん薬，抗うつ薬，抗不整脈薬などがある．

オピオイドの副作用と対処法

モルヒネなどの強オピオイドを用いると投与初期に悪心・嘔吐（約3割），眠気（約2割），混乱・幻覚など（数％以下）などの副作用が出現することがあるが，これはほとんどの場合一時的なもので，時期がくれば耐性ができて（通常，投与開始後1〜2週間以内）消失する．副作用の中でもっとも問題となるのは便秘である．便秘は耐性がつきにくく，強オピオイドを使用する限りつきものの副作用と考える必要がある．便秘に対しては緩下剤［センノシド（プルゼニド®）2〜15錠/日，ピコスルファート（ラキソベロン®）10〜50滴以上/日］を用い，さらに浣腸，坐薬，摘便などが有効である．悪心・嘔吐に対しては各種の制吐薬［メトクロプラミド（プリンペラン®），プロクロルペラジン（ノバミン®），ドンペリドン（ナウゼリン®坐薬），ハロペリドール，チミペロン（トロペロン®）など］が効果的である．

💡 看護のポイント ・・・・・・・・・・・・・・・

末期がん患者が経験する痛みは「人間としての総合的な痛み」であるが，その緩和でもっとも重要なことは肉体的な痛みを十分取り除くことである．いわゆるスピリチュアルペインとして，簡単に片づけることはあってはならない．スピリチュアルペインはホスピスケアのエッセンスともいう，もっとも重要な事柄であるが，そのような痛みは肉体的な痛み，社会的な苦悩，心理的な不安などに十分対処したとき，初めて表出されるものと理解しなければならない．

疼痛緩和はホスピスケアプログラムの中にも症状緩和の中心として位置付けられている．ホスピス・緩和ケアの普及によって疼痛緩和法が格段に進歩した現在，のた打ち回るような痛みに苦しむがん患者の姿を見る機会はきわめて少なくなった．痛みが緩和されないで放置されたとき，治癒不能のがん患者は生きる希望をもつことがむずかしくなること，そのことに関連して痛みの緩和に携わる看護師の責任はきわめて重いと自覚しなければならない． 　（川越　厚）

失神，立ちくらみ syncope, presyncope

呼吸器・循環器系

キーポイント

- 失神とは，脳への血流が急激に障害されることによって生じる急性かつ一過性の意識消失発作である．
- 失神はその原因により，神経調節性失神，起立性低血圧による失神，心原性失神，脳血管性失神に分類される．
- 失神の多くは良性のものであるが，生命を脅かす疾患が原因となっていることもあるので注意が必要である．

1 考え方の基本

　失神とは，脳への血流が急激に障害されることによって生じる，姿勢維持筋緊張の消失を伴った**急性かつ一過性の意識消失発作**である．通常，意識状態は急速かつ自然の経過で完全に回復する．立ちくらみは，意識消失にはいたらない，失神の前駆症状である．失神は，救急外来でよく認められる自覚症状であり，鑑別診断およびその病態と対処法を知っておくことが重要である．失神はその原因を特定できない場合も多く，大多数の症例では予後良好であるが，生命を脅かす疾患が原因となっていることもあり，それを見落とさないことが重要である．

2 起こり方と症状・診断のすすめ方

　失神はその原因により，**神経調節性失神**，**起立性低血圧による失神**，**心原性失神**，**脳血管性失神**に分類される（表1）．

■ 神経調節性失神

　基礎疾患のない大部分の症例における失神は，神経調節性失神である．さまざまな臓器からの刺激により**迷走神経反射**が生じることで，**徐脈**や**血管拡張**が起こり，失神にいたる．**血管迷走神経反射性失神**，**頸動脈洞性失神**，**状況失神**に分類される．生命予後は良好である．

● 血管迷走神経反射性失神 ●

　もっとも多く認められる種類の失神であり，長時間の立位姿勢，精神的・肉体的ストレス，不快感，恐怖，過度の緊張，痛み刺激などにより誘発される．疲労時，睡眠不足時や空腹時などに起こりやすい．しばしば，顔面蒼白，発汗，悪心などの自覚症状を伴う．とくに午前中に多く発生し，失神の持続時間は短く（1分以内），転倒による外傷以外には後遺症を残さず，生命予後は良好である．心拍数減少が著明な**心抑制型**，血圧低下の著明な**血管抑制型**，および両者の**混合型**に分類される．若年者に多く認められる．

　診断には**詳細な病歴聴取**とヘッドアップティルト試験が有力である．ヘッドアップティルト試験に統一されたプロトコールはないが，被験者を受動的体位として傾斜角60～80°で20～40分間保持する．失神が誘発されなければ，イソプロテレノール負荷（0.01～0.03μg/kg/分点滴静注）やニトログリセリン負荷（0.3 mg舌下投与）を行う．評価は臨床症状と同一症状が誘発されれば確実であるが，一般的な診断基準は収縮期血圧の60～80 mmHg未満への低下や収縮期あるいは平均血圧の20～30 mmHg以上の低下とされている．

● 頸動脈洞性失神 ●

　頸動脈洞反射弓の過敏状態により誘発される失神である．血管迷走神経反射性失神と比べると中高年齢層に多く，頸動脈洞付近の動脈硬化との関連性も示唆されている．立位や坐位，歩

行時で生じやすく，頸部回旋や伸展（着替えや運転，荷物の上げ下ろしなどの際），ネクタイなどの頸部への圧迫が誘因となる．

診断は，心電図および動脈血圧モニター記録下で，**頸動脈洞マッサージ**（5〜10秒）を行う．**心抑制型**（心停止≧3秒，収縮期血圧低下＜50 mmHg），**血管抑制型**（心停止＜3秒，収縮期血圧低下≧50 mmHg），および**混合型**に分類される．

● 状況失神 ●

排尿や排便，咳，食後などのある特定の状況または日常動作で誘発される失神である．急激な迷走神経活動亢進，交感神経活動低下，心臓の前負荷減少により，徐脈・心停止もしくは血圧低下をきたし失神する．

診断には，**詳細な病歴聴取**により失神時の状況を把握すること，および失神の原因となるほかの疾患を否定することが重要である．

起立性低血圧による失神

仰臥位から立位変換で心臓への還流血液量が約30％減少し，心拍出量減少・体血圧低下を生じる．この際，圧受容器反射系が賦活され，健常者ではこの反射系が機能して血圧を適切に保つが，反射系異常・循環血漿量低下状態では起立時に高度の血圧低下をきたし，失神にいたる．高齢者によく認められる．

原因としては，脱水などによる**循環血液量の低下**や**自律神経障害**がある．後者の原因としては，シャイ・ドレーガー（Shy-Drager）症候群やパーキンソン（Parkinson）病などの変性疾患に伴う特発性自律神経障害や，糖尿病，アミロイドーシスなどに続発する2次性自律神経障害があげられる．また，起立性低血圧は加齢や降圧薬などの薬剤によっても起こりうる．

診断は，仰臥位・坐位から立位への体位変換後3分以内に収縮期血圧が20 mmHg以上低下するか，収縮期血圧の絶対値が90 mmHg未満に低下，または拡張期血圧の10 mmHg以上の低下が認められた際に起立性低血圧と診断する．

心原性失神

器質的心疾患や不整脈により，心拍出量が低下することで起こる．器質的心疾患による失神としては，**弁膜症**や**心筋症**に伴う閉塞機転によるものや，**虚血性心疾患**によるものなどがある．また，**原発性肺高血圧症**や**肺血栓塞栓症**などの肺疾患が原因となることもある．さらに，**大動脈解離**などに付随する心タンポナーデなどの2次的な異常によっても心拍出量の低下が起こりうる．**不整脈**には，頻脈性不整脈と徐脈性不整脈があり，刺激伝導系の障害を認めたり，器質的心疾患および薬剤などが誘因となることもある．

器質的心疾患の診断は，問診，身体所見，血液検査，心電図，胸部X線，心臓超音波検査などにより行う．

不整脈の診断には，問診や，安静時，運動負荷時の心電図，ホルター（Holter）心電図が重要である．また，不整脈が器質的心疾患に起因することもあり，その評価も必要である．すでに抗不整脈薬を内服している症例では，抗不整脈薬により逆に不整脈が誘発される可能性があり，心電図でQTc時間などの確認が必要である．必要に応じて，電気生理学的検査を施行し，不整脈が誘発されるかどうかを評価する．

脳血管性失神

以前には**脳卒中**が失神の原因として多く認められると考えられていたが，実際には真の失神を起こすことは非常にまれである．代わりに脳卒中は，急速かつ完全には改善しない局所神経脱落症状を引き起こす．ただし，両側の内頸動脈および椎骨動脈すべてに高度の狭窄が存在する場合には失神が起こりうる．また，上肢を灌流している動脈の近位部の閉塞により，上肢への血流が脳血管系から供給されるようになる，いわゆる盗血症候群においても失神が認められることがある．

診断には，頸動脈エコー，CT，MRIや血管造影などによる血管の評価が必要である．

失神との鑑別が必要な疾患

失神との鑑別を要する疾患には，意識消失・低下を起こすものと意識消失を伴わないものとがある（表1）．前者には，低血糖や低酸素血症，過換気症候群などの代謝性疾患，てんかん，薬

表1 失神の原因と失神との鑑別を要する疾患

失神の原因	失神との鑑別を要する疾患
1. 神経調節性失神 ・血管迷走神経反射性失神 ・頸動脈洞性失神 ・状況失神 2. 起立性低血圧による失神 ・循環血漿量低下 ・特発性自律神経障害 ・2次性自律神経障害 ・薬剤性 3. 心原性失神 ・不整脈 ・器質的心疾患, 心肺疾患 4. 脳血管性失神	1. 意識消失・低下を起こすもの ・代謝性疾患：低血糖, 低酸素血症 ・てんかん ・中毒 ・椎骨脳底動脈系の一過性脳虚血発作 2. 意識消失を伴わないもの ・脱力発作症候群 ・心因反応 ・頸動脈起源の一過性脳虚血発作

物中毒, 椎骨脳底動脈系の一過性脳虚血発作がある. 後者には, 脱力発作症候群, 心因反応, 頸動脈起源の一過性脳虚血発作などがある. 病歴や身体所見, 理学的所見などから失神以外の意識障害が疑われた場合には, **血液検査**(血糖値, 血液ガス分析, 薬物血中濃度など), **頭部画像検査**(CT, MRI, MRAなど), **頸動脈エコー**, **脳波**などの検査を行う. 心因反応が疑われる場合には精神・心理的アプローチを行う.

3 治療の実際

治療方針は失神の原因によって大きく異なる.

神経調節性失神

器質的心疾患が否定された神経調節性失神の予後は比較的良好であり, まず, 患者に病態の説明を十分に行い, **誘因を避けるよう指導する**ことが重要である. また, **前駆症状出現時の回避法を指導する**ことが重要である. 前駆症状を自覚した場合には, 仰臥位などの体位変換あるいは等尺性運動をとらせることにより, 失神発作を回避あるいは遅らせることができる. 生活指導および増悪因子を除去した後にも頻回の発作を起こす症例や, 外傷の危険が高い高齢者に対しては薬物療法を考慮する必要がある. 血管迷走神経反射性失神ではα刺激薬の使用を検討する. また, 循環血漿量の増加を目的にミネラルコルチコイドが使用されることもあるが, 副作用もあり, 使用される頻度は高くない. β遮断薬は心抑制型失神では症状を増悪させる可能性がある. また, 心抑制型の頸動脈洞性失神ではペースメーカーの植え込みを検討する.

起立性低血圧による失神

まずはじめに, **急激な起立の回避, 脱水・過食・飲酒などの誘因の回避**の指導を行う. また, 降圧薬や利尿薬などの誘因となりうる薬剤を中止して, 経過を観察する. 必要であれば弾性ストッキングなどの使用も検討する. 以上でも改善しない場合には, 薬物療法を検討する. 循環血漿量増加を目的としたミネラルコルチコイドや, α刺激薬が使用される.

心原性失神

器質的心肺疾患を有する症例では, 外科的処置も含めてその治療を検討する. 徐脈性不整脈では, ペースメーカーの植え込みを検討する. 上室頻拍や特発性心室頻拍などの頻脈性不整脈では, カテーテルアブレーションが行われる. 心室頻拍や心室細動では植込み型除細動器がもっとも確実な手段である.

脳血管性失神

薬物療法としては, 抗血小板薬が使用される. 脳血管系の評価を行ったうえで, 血管バイパス術などの手術も検討する.

💡 看護のポイント

・失神発作は医療機関受診時には意識が回復していることが多い. 失神の多くは良性のものであるが, 生命を脅かす疾患が原因となっていることもあるため, 必ずそれらの疾患の可能性を念頭に入れて対処する必要がある.

・心疾患に起因する失神の場合には, 診察中に急変する可能性があることから, **意識状態やバイタルサイン, 心電図モニター, 動脈血酸素モニター**を注意深く確認する. また, 急変時には, 除細動器や経皮的ペースメーカーの使用を含めた**心肺蘇生処置**が必要となることがあり, 気道確保も含め救急処置に習熟しておくことが重要である. また, 必要な器具がすぐに使用できるように, その場所や使用法

- 失神発作により転倒した場合には，頭部外傷の有無に注意する必要がある．
- 血管迷走神経反射性失神では，注射に伴う疼痛や不安が失神を引き起こすことがあり，注意が必要である．
- 問診では，失神発作時の状況について**本人お**よび発作の目撃者などに詳細に確認する．また，既往歴や服薬内容も確認する．病歴から低血糖発作が疑われる場合にはすぐに血糖値の確認を行う．
- 頻回に失神発作を起こしている症例では，患者1人での移動などは避けるようにする．

（東邦康智）

呼吸困難，労作時呼吸困難
dyspnea, dyspnea on effort

キーポイント
- 呼吸困難，労作時呼吸困難は，呼吸器疾患，循環器疾患における重要な症状である．
- 症状などから，緊急性の高い疾患の可能性をいつも考えて診療することが重要である．
- 呼吸器・循環器疾患以外の疾患や，疾患を認めなくても呼吸困難を訴える場合もある．

1 考え方の基本

救急外来に来院する患者の約10%が呼吸器疾患，約10%が循環器疾患であり，呼吸困難を呈する疾患の大部分はこの2種類の疾患で占められる．呼吸困難とは呼吸を行うのに呼吸努力を必要以上に要する感覚で，不快な感覚である．この感覚は脳で自覚される感覚のため，客観的にその程度を表すことは困難である．

呼吸困難の機序としては，血液ガスの異常，呼吸仕事量の増大，呼吸中枢-末梢ミスマッチで発生すると考えられている．

2 起こり方

血液ガスの異常
動脈血酸素分圧の低下，動脈血二酸化炭素分圧の上昇，血中水素イオン指数（pH）の低下などにより延髄の中枢性化学受容体や頸動脈の末梢性化学受容体が刺激され，呼吸数を増やすように働く．同時にこの化学受容体の刺激が大脳にも伝わり，呼吸困難として自覚される場合もある．

呼吸仕事量の増大
呼吸仕事量は換気量とその換気を行うために呼吸筋に加わった力で表される．これは，呼吸中枢から出力される呼吸仕事量が増大することで行われ，この出力が同時に大脳にも伝達されることで呼吸困難として自覚する．

呼吸中枢-末梢ミスマッチ
呼吸中枢から呼吸筋への運動出力と，呼吸筋からの求心性情報がミスマッチしているときに発生する．

呼吸困難の評価尺度
呼吸困難の評価は自覚的な感覚であり，客観的な評価は困難である．しかし，その中でも呼吸困難をできるだけ客観的，定量的に評価するためのいくつかの評価方法が活用されている．

- **フレッチャー，ヒュー・ジョーンズ（Fletcher, Hugh-Jones）分類**

運動の強度と呼吸困難の程度に基づいて5段階に分類されており，問診から重症度を評価する（**表1**）．

- **MRC（British Medical Research Council）スケール**

日常生活の運動能力から臨床的重症度を6

表1 フレッチャー，ヒュー・ジョーンズ分類

Ⅰ度	同年齢の健常者とほとんど同様の労作ができ，歩行，階段昇降も健常者並にできる
Ⅱ度	同年齢の健常者とほとんど同様の労作ができるが，坂，階段の昇降は健常者並にはできない
Ⅲ度	平地でさえ健常者並には歩けないが，自分のペースでなら1マイル(1.6 km)以上歩ける
Ⅳ度	休みながらでなければ50ヤード(約46m)も歩けない
Ⅴ度	会話，衣服の着脱にも息切れを自覚する．息切れのため外出できない

表2 MRCスケール

Grade 0	息切れを感じない
Grade 1	強い労作で息切れを感じる
Grade 2	平地を急ぎ足で移動する．または緩やかな坂を歩いて登るときに息切れを感じる
Grade 3	平地歩行で同年齢の人より歩くのは遅い，または自分のペースで平地歩行していても息継ぎのため休む
Grade 4	約100ヤード(91.4m)歩行したあと息継ぎのため休む．または数分間，平地歩行したあと息継ぎのため休む
Grade 5	息切れがひどくて外出ができない．または衣服の着脱でも息切れがする

表3 修正ボルグスケール

0	感じない(nothing at all)
0.5	非常に弱い(very very weak)
1	やや弱い(very weak)
2	弱い(weak)
3	
4	多少強い(somewhat strong)
5	強い(strong)
6	
7	とても強い(very strong)
8	
9	
10	非常に強い(very very strong)

段階で評価する(表2)．国際的にはこちらのスケールが頻用されている．このスケールは何種類か存在するため，使用にあたっては注意が必要である．

● VAS(visual analogue scale) ●

患者自身が呼吸困難の程度を10 cmの水平の直線にマークし，定量的に評価する方法．一般的には左端に呼吸困難のないことを表記し，対側の右端に最大の呼吸困難を表記し，患者に呼吸困難の程度に当てはまる位置に印をつけさせ，左端からのmm単位での距離で表す．

● ボルグ(Borg)スケール ●

ボルグによって開発されたボルグスケールは主観的な運動強度を6〜20の15段階で評価するものである．その後ボルグは11段階で評価する修正ボルグスケール(表3)を発表した．ボルグスケールは心拍数の目安になるが，修正ボルグスケールは酸素飽和度などを反映するとされており，慢性肺疾患などの呼吸リハビリテーションを中心に活用されている．

3 症状と診断のすすめ方

初期評価

初期評価はできるだけすみやかに行い，危険な呼吸困難を見逃すことがないようにすることが望ましい．気道確保(airway)，呼吸(breathing)，循環(circulation)にまず注意を払う．

窒息の徴候，吸気時の喘鳴などを認めた場合，気道内異物や上気道疾患を考慮しただちに適切な処置を行う．

呼吸状態の評価

次に呼吸の状態の評価を行う．起坐呼吸は心不全や慢性閉塞性肺疾患(COPD)の急性増悪，口すぼめ呼吸は喘息やCOPDなどの閉塞性肺疾患，奇異性呼吸は肋骨骨折やCOPDで認める．

全身の診察

同時に全身の診察も並行して行う．血圧，脈拍，心拍数，体温などのバイタルサイン，酸素飽和度測定，チアノーゼ，発汗などの徴候も見逃してはいけない．

聴診では喘鳴，ラ音，呼吸音の左右差，心音，心雑音も聴取する．気管支喘息の大発作では喘鳴を認めなくなる場合もあることに注意する．

問診，診察，諸検査を行っても異常を認めない心因性の呼吸困難も存在する．しかし，常に重篤な疾患から念頭に置いて診察に当たることが重要である．

気管支喘息

気管支喘息は喘鳴を伴った呼吸困難をきたす代表的疾患である．大部分の患者においては喘息の既往歴や現病歴があるため診断は比較的容易な場合が多い．胸部聴診では呼気時の**連続性ラ音**，呼気の延長を認める．しかし，**大発作**では呼気時の連続性ラ音が聴取できなくなる場合もある．胸部 X 線などの画像所見ではほとんど異常を認めない．

循環器疾患である心不全でも**心臓喘息**といって，夜間発作性呼吸困難，呼気時の連続性ラ音など気管支喘息発作と同様の所見を認めることがあるので注意が必要である．

気管支喘息発作の可能性が考えられた場合は，$β_2$ 刺激薬の吸入投与を行い病状が改善するかで判断する．同時に全身性ステロイド投与や，低酸素血症を認める場合は酸素投与を行う．

治療に反応しない場合や到着時から**チアノーゼ**，意識障害などを認める場合は重篤な発作と判断してただちに ICU などに入院とする．

COPD

COPD は代表的な労作時呼吸困難をきたす疾患の 1 つである．喫煙者に多く発症するが，非喫煙者にも発症する．喫煙以外の原因として大気汚染および職業性塵への曝露は，COPD のリスクを高めるが，喫煙に比べれば重要性は低い．前述の気管支喘息が夜間やウイルス感染時に発作性に呼吸困難を認めるのとは症状が異なることが多い．慢性管理時には，喫煙者には禁煙を指導し，呼吸機能検査から判断するステージによってリハビリテーション，気管支拡張薬，吸入ステロイドなどを使用する．慢性呼吸不全をきたした患者には**在宅酸素療法**，さらに進行した場合は**非侵襲的陽圧換気療法（NPPV）**を使用することもある．

また，COPD は感染などを契機に急性増悪を起こすことがある．しかし，急性増悪の原因が特定できない場合も多い．呼吸困難，喀痰の増加，膿性痰，発熱，食欲不振などの症状を認めることが多いが，高齢者では症状がはっきりしないこともあるので注意を要する．急性増悪時には抗菌薬，気管支拡張薬，ステロイドを適切に投与する．

● 検 査 ●

検査所見の中では血液ガス分析は重要なものの 1 つである．空気呼吸下での $PaO_2<60$ Torr，$SaO_2<90\%$ は呼吸不全を示し，$pH<7.30$，$PaCO_2>45$ Torr，呼吸数 >25 回/分を認め，胸部 X 線にて気胸などの禁忌を認めなければ，NPPV の適応と判断する．

上気道閉塞

呼吸困難があり，症状などから上気道閉塞が疑われれば，できるだけすみやかに酸素投与を開始し，低酸素血症の治療を開始することが重要である．その後，診察所見や諸検査にて気道閉塞の部位，原因などを評価し，気道確保の方法を決定する．上気道閉塞には扁桃周囲膿瘍，気道内異物，急性喉頭蓋炎，喉頭浮腫，腫瘍などさまざまな原因があるが，窒息の危険があるため緊急の処置を必要とする場合が多い．呼吸の状態や聴診所見によってある程度上気道狭窄の部位を推定できる．狭窄が声門上にある場合は吸気が障害され，声門下の場合は呼気が障害される．

● 急性喉頭蓋炎 ●

急性喉頭蓋炎はインフルエンザ菌などの細菌が感染して発症する．致死的な上気道閉塞を起こすことがあるので注意を要する．症状は発熱などの感冒症状に引き続き激しい咽頭痛，嚥下困難，流涎，呼吸困難などを認める．他覚所見として，強い咽頭痛を認めるのに比して咽頭発赤が軽度で扁桃腫脹も認めない場合，本症を念頭に置いてすみやかに耳鼻咽喉科に喉頭蓋の確認を依頼するべきである．

● 喉頭浮腫 ●

喉頭浮腫はほとんどの場合，抗菌薬，解熱鎮痛薬，造影剤，虫刺症，食べ物などによるアナフィラキシーで，蕁麻疹，咳嗽，呼吸困難，ショックをきたす．呼吸困難，ショックをきたす

患者は重症と判断し早急な対応が必要である．まず第1に投与する薬剤は**アドレナリン**(ボスミン®)である．

気　胸

気胸は女性より男性に好発し，若年者と高齢者の二相性の発症パターンを示す．症状は呼吸困難のほか，胸痛，咳嗽をきたすことが多い．肺の虚脱が大きい場合は患側肺の呼吸音低下や打診での鼓音を聴取するが，虚脱が小さい場合はわかりにくいことが多い．胸部X線や胸部CTで確定診断できるので，症状などから気胸が疑われた場合はすみやかに検査を施行するべきである．

緊張性気胸，虚脱率の大きい場合や呼吸不全となった患者では胸腔内にトロッカーカテーテルを挿入し，胸腔ドレナージの施行が必要である．高齢者の気胸患者の中にはCOPD，間質性肺炎などの患者もあり，気胸は重要な合併症の1つである．

胸腔ドレナージ患者においては，急激に強い陰圧をかけて虚脱を改善すると，再膨張性肺水腫を発症する危険性があるので，緩徐な脱気を心掛けることが重要である．

間質性肺炎

間質性肺炎とは，**びまん性肺疾患**として胸部X線上，両側びまん性の陰影を認める疾患のうち，肺の間質を炎症の場とする疾患である．職業性や薬剤など原因の明らかなものや膠原病随伴性に起こる場合と，原因が特定できない場合がある．

◆分　類◆

特発性間質性肺炎(IIPs)は原因を特定し得ない間質性肺炎の総称であり，7疾患に分類される．①特発性肺線維症(IPF)，②非特異性間質性肺炎(NSIP)，③特発性器質化肺炎(COP)，④呼吸細気管支炎関連性間質性肺疾患(RB-ILD)，⑤剥離性間質性肺炎(DIP)，⑥リンパ球性間質性肺炎(LIP)，⑦急性間質性肺炎(AIP)の7つである．

◆症　状◆

間質性肺炎は，無症状の場合もあるが乾性咳嗽や労作時呼吸困難を主症状とする場合もある．

肺線維症では，聴診上断続性ラ音[捻髪音(fine crackles)]をほとんどの患者で認める．また，ばち指は約半数の患者に認められる．病状が進行すればチアノーゼ，肺性心，末梢性浮腫などがみられる．膠原病に伴う間質性肺炎を除外するため，膠原病を示唆するような症状や徴候は慎重に聞き出す必要がある．

肺線維症にはピルフェニドン，そのほかの間質性肺炎にはステロイドや免疫抑制薬が効果を認めるものもある．

うっ血性心不全

うっ血性心不全や腎不全などによる体内の水分過剰貯留は，急性の呼吸困難を呈する患者では常に鑑別を要する重要な疾患である．呼吸困難のほか，労作時呼吸困難，夜間呼吸困難，起坐呼吸などを認める．

心不全をきたす循環器疾患として急性心筋梗塞，不整脈，弁膜症，大動脈解離などさまざまあり，重篤な場合は心不全治療と同時並行して原疾患の治療を行う必要がある．典型例では胸部X線で肺水腫の所見である蝶形陰影(butterfly shadow)を認めるが，所見を認めない場合もあり，他の検査所見などと合わせて総合的に診断する．

◆検　査◆

心電図，心エコー検査，血液ガス分析，血液検査なども必要となる．血液検査ではとくに**BNP**が客観的な心負荷マーカーとして有用である．

循環動態と呼吸の管理をまず第1に行うために低酸素血症には酸素投与，血管確保と輸液，利尿薬などを適切に使用する．

肺血栓塞栓症

肺血栓塞栓症は重篤な場合，命にかかわる疾患であるにもかかわらず，現代医療でも診断困難な場合も多い疾患の1つである．症状は呼吸困難をはじめ，胸痛，胸部圧迫感などを認める．床上安静，3ヵ月以内の手術，妊娠・分娩，悪性腫瘍，凝固能亢進，心不全などは肺血栓塞栓症の重要な危険因子である．

● 検査 ●

 胸部X線，心電図，心エコー検査などでは特異的な所見を呈しない場合が多いが，空気呼吸下での肺胞-動脈血酸素分圧較差（A-aDO$_2$）開大，**血中D-ダイマー検査**は比較的有用な場合が多い．画像検査では下肢を含めた全身造影CTが重要である．静脈血栓や肺動脈中枢部の血栓の確認に適している．ほかにも肺血流シンチグラムも有用な検査であるが，検査可能な施設が限られている．

 本疾患が疑われた場合にはただちにヘパリンなどの**抗凝固療法**を行うべきである．**血栓溶解療法**は出血のリスクもあるため適応患者を適切に選択するべきである．肺動脈造影は血栓吸引術を行う患者など症例が選択されて施行されている．

4 治療の実際

● 酸素療法 ●

 呼吸困難をきたす患者においてまず呼吸状態の評価が重要である．空気呼吸下の条件でPaO$_2$が60 Torr未満，あるいはSaO$_2$が90%未満の急性呼吸不全を確認した場合，すみやかに酸素投与を行う．また，低酸素血症の症状を認め，低酸素血症に進行する危険性が高い場合は酸素投与を開始し，その後病態を再評価して酸素療法の継続の必要性を判断する．

 しかし，COPDなどの慢性呼吸器疾患やうっ血性心不全などでは**Ⅱ型呼吸不全**をきたしている可能性も考慮に入れて，できるだけすみやかに血液ガス分析を行うべきである．PaCO$_2$が45 Torr以上の場合はⅡ型呼吸不全と診断し，高流量の酸素投与はできる限り行わないように心掛ける．pHの値も重要で，pH>7.35であれば，高二酸化炭素血症を認めても比較的代償されていると判断できるが，pH<7.25では高度の代謝性アシドーシスを認めない場合，呼吸性アシドーシスの急激な悪化と考えられ，CO$_2$ナルコーシスの危険性が高く，NPPVや人工呼吸器管理が可能な場所へただちに入院するべきである．

● NPPV ●

 NPPVはCOPDの急性増悪ばかりでなく，肺炎，気管支喘息発作，うっ血性心不全（心原性肺水腫）のほか，急性呼吸窮迫症候群（ARDS）にも有用とされており，気管挿管の回避，これによる人工呼吸器関連肺炎の抑制，ICU滞在日数の短縮など有用性が確かめられているので，酸素療法だけで効果を認めない呼吸不全に対して積極的に使用すべきだと考えられる．マスクは鼻マスクではなく顔全体をおおうマスクを最初に用いたあと，患者の呼吸状態や認容度に応じて口鼻マスクや鼻マスクに変更を考慮する．

● 人工呼吸器管理 ●

 患者の呼吸が停止したり，高流量の酸素を投与しても低酸素血症が改善しない場合，NPPVが無効な場合はためらわずに**気管挿管**し人工呼吸器管理とする．

看護のポイント

・何よりもまず**病歴聴取**がもっとも重要である．病歴からおおよその疾患の鑑別が可能なことが多い．

・緊急の処置が必要かどうかをバイタルサインなどから判断し，緊急の場合はただちに医師に連絡し，低酸素血症を認める場合は酸素投与の開始を医師に相談する．

・慢性呼吸不全の病歴や，CO$_2$ナルコーシスが疑われるような頭痛や傾眠など意識障害を認める場合は高流量の酸素投与は行わないほうがよい場合があるため，ただちに血液ガス分析を行うことが重要である．

・循環器疾患が疑われる場合はバイタルサインと同時に心電図検査を施行することも重要である．

・COPDなど慢性の呼吸器疾患患者では下肢運動などのリハビリテーション，腹式呼吸や口すぼめ呼吸などの呼吸方法，医師からの投薬の使用の遵守，感染症予防のための毎年のインフルエンザワクチン接種や肺炎球菌ワクチン接種，手洗いや含嗽の奨励，在宅酸素療法を使用中の患者では24時間の使用の奨

してはいけない！

- 呼吸困難に対してむやみに高流量の酸素投与を行ってはいけない．
- CT撮影は仰臥位にするため病状を悪化させたり，移動中に急変する可能性があるので，病状が安定してから撮影する．
- 以前に心因性の呼吸困難で来院歴がある患者でも，常に疾患を念頭に置く．

（横江琢也，足立　満）

チアノーゼ cyanosis

1 起こり方

チアノーゼとは古代ギリシア語で暗い青を意味するcyanosという単語から派生しており，皮膚，粘膜が紫青色を帯びてくる状態をいう．毛細血管内血液中の**還元ヘモグロビン**(酸素と結合していないヘモグロビン)が5g/dL以上になったときに血液の色調が変化し透見できるためである．したがって口唇，爪床，耳朶，指趾尖，口腔粘膜などで観察しやすい．このチアノーゼは低酸素血症の大切な指標となると考えられているが，重症の**貧血**では**動脈血酸素飽和度**(SaO_2)が低下しても**還元ヘモグロビン**が5g/dL以上に増加しない場合チアノーゼは出現しない．逆に**多血症**ではSaO_2が正常でもチアノーゼが出現する(**図1**)．また**一酸化炭素中毒**では酸素と結合したヘモグロビンが減少するがCOHb自体が美しい赤紅色を呈しており還元ヘモグロビンの増加が生じないためチアノーゼは出現しにくい．ヘモグロビン量が正常な場合にはSaO_2：75%(PaO_2：40 Torr)以下の低酸素血症にならなければ確実にチアノーゼを判定することは困難なことが多い．

2 症状と診断のすすめ方

チアノーゼは口唇，口腔粘膜，舌などでよく観察できる**中心性チアノーゼ**と四肢や指趾尖のような末梢に限局してみられる**末梢性チアノーゼ**に分類される(**図2**)．

● 中心性チアノーゼ ●

中心性チアノーゼは**肺性チアノーゼ**，**心臓性チアノーゼ**，ヘモグロビンの異常の3つに分類される．現病歴，聴診，胸部画像，心電図，心臓超音波所見などにより鑑別をすすめていく．

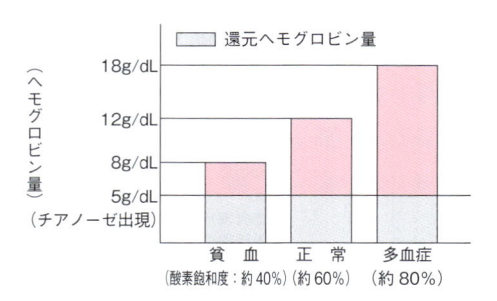

図1　チアノーゼ

チアノーゼは，酸素と結合していないヘモグロビンが5g/dL以上になると出現する．ヘモグロビンが12g/dLでは酸素飽和度が約60%でチアノーゼを認める可能性があるが，8g/dLの貧血では酸素飽和度が約40%にならないと認められず，18g/dLの多血症では酸素飽和度が約80%でもチアノーゼを認める可能性がある．つまり，貧血ではチアノーゼが出現しにくく，多血症では出現しやすい．
[長谷川直樹：チアノーゼ．系統看護学講座専門6　成人看護学2　呼吸器，59頁，医学書院，2007]

呼吸器・循環器系

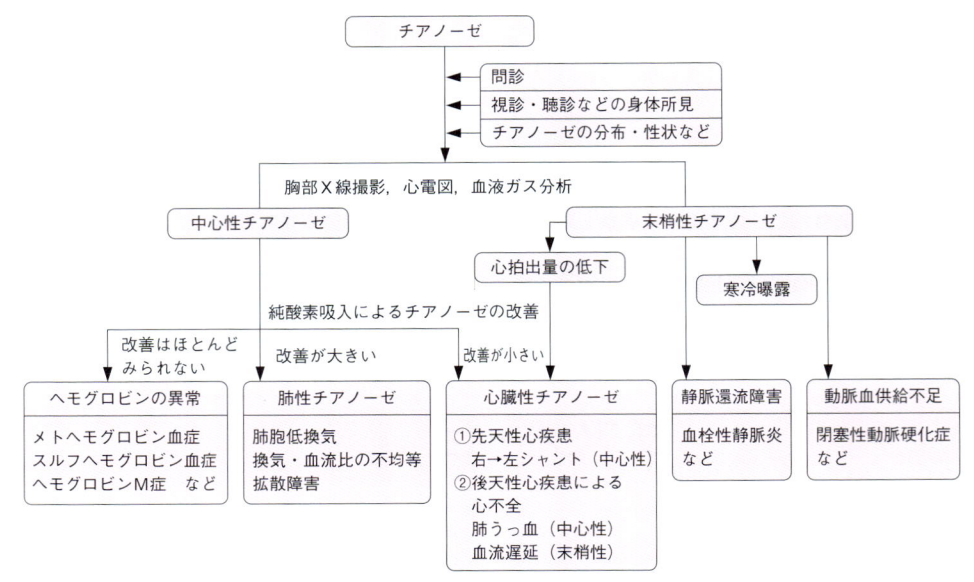

図2　チアノーゼの分類

```
                            チアノーゼ
                               │
                               ├──── 問診
                               ├──── 視診・聴診などの身体所見
                               └──── チアノーゼの分布・性状など
                               │
                    胸部X線撮影，心電図，血液ガス分析
                               │
           ┌───────────────────┴───────────────────┐
       中心性チアノーゼ                         末梢性チアノーゼ
                                                   │
                                      ┌────────────┴────────────┐
                                   心拍出量の低下              寒冷曝露
           純酸素吸入によるチアノーゼの改善
    ┌──────────┬──────────────┬─────────┐    ┌──────────┬──────────┐
 改善はほとんど  改善が大きい    改善が小さい    静脈還流障害  動脈血供給不足
 みられない
 ┌────────┐  ┌──────────┐  ┌──────────┐  ┌──────────┐  ┌──────────┐
 │ヘモグロビン│  │肺性チアノーゼ│  │心臓性チアノーゼ│  │血栓性静脈炎│  │閉塞性動脈硬化症│
 │の異常    │  │肺胞低換気  │  │①先天性心疾患│  │など      │  │など      │
 │メトヘモグロ │  │換気・血流比の│  │ 右→左シャント│  └──────────┘  └──────────┘
 │ビン血症   │  │不均等等    │  │ （中心性）   │
 │スルフヘモグ │  │拡散障害    │  │②後天性心疾患による│
 │ロビン血症  │  └──────────┘  │ 心不全     │
 │ヘモグロビン │                │ 肺うっ血（中心性）│
 │M症  など │                │ 血流遅延（末梢性）│
 └────────┘                └──────────┘
```

[永井厚志ほか編：呼吸器病 New Approach 症候からみた診断へのアプローチ，206頁，メジカルビュー社，2001 より改変]

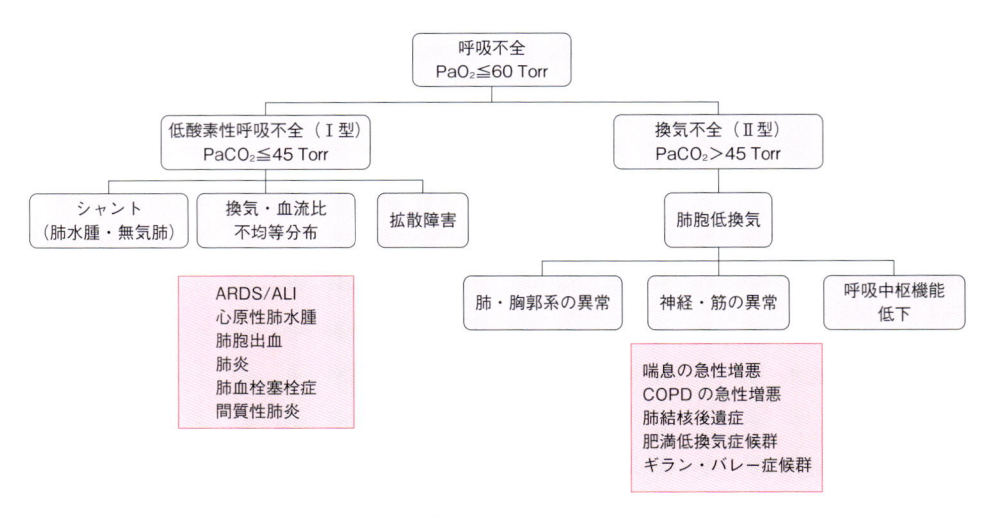

図3　呼吸不全の分類と基礎疾患

```
                    呼吸不全
                 PaO₂≦60 Torr
           ┌──────────┴──────────┐
    低酸素性呼吸不全（I型）        換気不全（II型）
    PaCO₂≦45 Torr              PaCO₂>45 Torr
    ┌──────┬──────┐            肺胞低換気
  シャント  換気・血流比  拡散障害    ┌──────┬──────┬──────┐
 （肺水腫・  不均等分布           肺・胸郭系   神経・筋   呼吸中枢機能
  無気肺）                     の異常      の異常    低下
    ┌──────────────┐              ┌──────────────┐
    │ ARDS/ALI         │              │ 喘息の急性増悪    │
    │ 心原性肺水腫      │              │ COPD の急性増悪   │
    │ 肺胞出血         │              │ 肺結核後遺症     │
    │ 肺炎             │              │ 肥満低換気症候群   │
    │ 肺血栓塞栓症      │              │ ギラン・バレー症候群│
    │ 間質性肺炎       │              └──────────────┘
    └──────────────┘
```

[杉山幸比古編：講義録．呼吸器学，313頁，メジカルレビュー社，2004 より改変]

ばち指を認める場合はびまん性間質性肺炎，COPD などの慢性呼吸器疾患，先天性心疾患，肺動静脈シャントなどを鑑別する．また，純酸素を吸入させると肺性ではチアノーゼが改善し，心臓性では変わらないことが多い．

ヘモグロビンの異常による中心性チアノーゼ

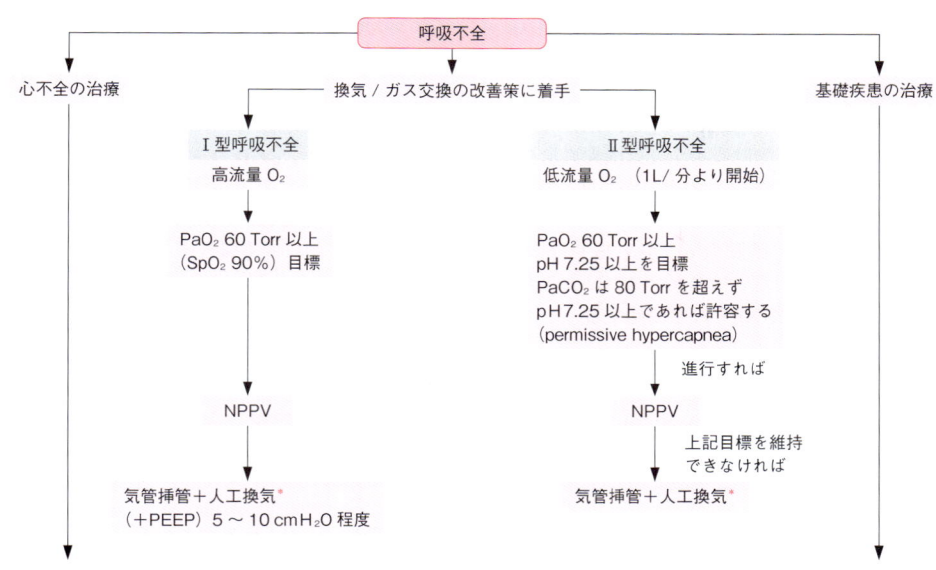

```
                            呼吸不全
        ┌───────────────────┼───────────────────┐
  心不全の治療      換気/ガス交換の改善策に着手      基礎疾患の治療
                ┌───────────┴───────────┐
              Ⅰ型呼吸不全              Ⅱ型呼吸不全
              高流量 O₂              低流量 O₂ (1L/分より開始)
                │                       │
         PaO₂ 60 Torr 以上        PaO₂ 60 Torr 以上
         (SpO₂ 90%) 目標          pH 7.25 以上を目標
                                 PaCO₂ は 80 Torr を超えず
                                 pH 7.25 以上であれば許容する
                                 (permissive hypercapnea)
                │                       │ 進行すれば
              NPPV                    NPPV
                                         │ 上記目標を維持
                                         │ できなければ
         気管挿管＋人工換気*        気管挿管＋人工換気*
         (＋PEEP) 5～10cmH₂O程度
```

図4　酸素療法と酸素流量，人工換気開始の目安

*吸気 O₂ 濃度は 50%以下を目標にする．PEEP：呼気終末陽圧換気
［鈴木　勉ほか：呼吸不全．看護のための最新医学講座 2　呼吸器疾患，第 2 版（貫和敏博編），368 頁，中山書店，2005 より改変］

としては，循環血中の少量のメトヘモグロビン（2g/dL 以上）およびより少量のスルフヘモグロビン（0.5g/dL 以上）によって惹起されるものがある．ヘモグロビンのヘム鉄が酸化されて 2 価から 3 価となり，酸素結合能を失ったものをメトヘモグロビンという．メトヘモグロビン血症は先天性のものはきわめてまれである．後天性のものは酸化作用のある薬剤に惹起される．スルフヘモグロビン血症は，メトヘモグロビン血症と同種の薬剤により惹起されるので，同時にみられることが多い．

◆ 末梢性チアノーゼ ◆

末梢性チアノーゼは，動脈血は正常に飽和されているが，血流の遅延のため末梢組織での酸素消費が増大し，還元ヘモグロビンが増加することによって生じる．通常，口唇，口腔粘膜，舌などでは観察できない．原因として，①寒冷曝露（冷たい空気や水の曝露による全身的な血管収縮），②心拍出量の低下（重症のうっ血性心不全やショック時に皮膚の血管が収縮），③血管障害（動脈閉塞，静脈閉塞，静脈圧亢進）などがある．

3　治療の実際

肺性チアノーゼ治療について述べる．肺性チアノーゼを生じる**呼吸不全**とは，呼吸機能障害のため血液ガス分析が異常値（室内気動脈血酸素分圧 PaO₂＝60 Torr 以下）を示し，そのため正常な機能を営むことができない状態である．病態生理に従って低酸素性（Ⅰ型呼吸不全：動脈血二酸化炭素分圧 PaCO₂＝45 Torr 以下）と換気不全（Ⅱ型呼吸不全：動脈血二酸化炭素分圧 PaCO₂＝45 Torr を超える）に分類される．

Ⅰ型呼吸不全はシャント，換気血流比不均等や拡散障害に基づいており，高度に進行しない限り**肺胞低換気**にはならない．Ⅱ型呼吸不全は肺胞低換気を伴う換気不全で肺結核後遺症，神経筋疾患，呼吸中枢障害など基礎疾患は多彩である（図3）．

治療は呼吸不全の誘因が基礎疾患の増悪，呼

吸器感染症の合併，心不全の合併の主にどれによるものかを総合的に判断し開始する．酸素療法はⅠ型呼吸不全とⅡ型呼吸不全では，いずれも PaO_2 ＝60 Torr 以上を保ちうる酸素吸入が基本であるが，Ⅱ型呼吸不全では酸素流量を増やすことにより，$PaCO_2$ の上昇が高度になり，アシドーシスが進行する危険性がある．$PaCO_2$ が 80 Torr を超え動脈血 pH が 7.25 以下に低下する場合は鼻あるいは顔面マスクによる**非侵襲的陽圧換気療法（NPPV）**を開始する．しかしながら，気道分泌液が過剰な場合や，コンプライアンスが不良の場合は早急に従来からの気管挿管による侵襲的人工換気に切り替える（図4）．

💡 看護のポイント

・CO_2 ナルコーシス（呼吸性アシドーシスによる精神・神経症状）の有無に注意し，症状を認めたら医師にすぐ報告する．
・NPPV 装着時は実施状態（苦痛の有無，マスクの装着状況，エア・リークの有無など）を頻回にチェックする． （本間　栄）

胸痛・背部痛　chest pain, back pain

1 考え方の基本

胸痛・背部痛をもたらす病態はさまざまであり，**急性冠症候群（急性心筋梗塞，不安定狭心症）**や**大動脈解離**のような緊急を要する致命的なものから肋間神経痛のような軽微なものまで多岐にわたる．胸痛や背部痛の発生要因を疼痛の部位からではなく，その性状から判断することが求められる．病院によっては，冠動脈疾患のスクリーニング目的に冠動脈造影 CT をすぐ撮ることも多いが，病歴聴取や身体所見から診断をすすめていくことは今なお重要である．

2 起こり方

胸部に関する訴えの中では，胸痛がもっとも多いと思われる．表現はさまざまであり，「胸が痛い」との訴えには胸部圧迫感，息苦しさ，呼吸困難，動悸，息切れなどの症状が含まれることも多い．「胸の中が焼けるような」「ぎゅーっと締めつけられるような」「ぐーっと圧迫されるような」「胸が詰まって息ができない」「ドキドキして響くような」「刺すような」「胸から背中が張り裂けるような」などの表現が聞かれ，背部痛も含まれることがある．ここでは主に胸痛について述べる．

胸痛からまず連想する疾患は，**狭心症**や**急性冠症候群**といった心疾患であろう．ほかに生死にかかわる心血管系疾患として，**大動脈解離**や**急性肺動脈血栓塞栓症（肺塞栓）**があげられるが，これらの重大な疾患は，一般の病院の救急外来や病棟ではそれほど多くみられない（表1）．また，胸痛は必ずしも胸郭内にその原因があるとは限らず，腹腔内の臓器に由来することもある．そして，重篤な疾患ばかりではなく，なかには肋間神経痛や筋肉痛といった軽微な疾患の場合もある．しかしながら，上記の三大疾

表1　救急外来で胸痛を主訴として来院した患者の内訳（川崎医科大学救急部，128例）

肋間神経痛	25	心不全	1
心筋梗塞	24	急性胃炎	1
狭心症	17	発作性頻脈	1
筋肉痛	9	頸肩腕症候群	1
心臓神経症	5 ⎱7	肺膿瘍	1
不安神経症	2 ⎰	縦隔気腫	1
自然気胸	6	胸膜炎	1
高血圧症	3	膿胸	1
胸部打撲傷	3	気管支喘息	1
急性心外膜炎	3	肋軟骨炎	1
過換気症候群	2	白血病	1
上気道炎	2	肺炎	1
胸椎捻挫	1	頸椎症	1
胆石症	1	食道炎	1
肺がん	1	原因不明	10

［松島敏春ほか：胸痛をめぐって．呼吸 13(8)：765, 1994］

表2 胸痛の発生部位と主な原因疾患

胸痛の発生部位		原因疾患
胸壁	皮膚	帯状疱疹，腫瘍，種々の肺疾患
	乳房	乳腺炎，乳腺症，腫瘍
	筋肉	筋炎，リウマチ性筋炎
	肋骨・胸骨	肋骨炎，骨折，腫瘍，骨粗鬆症
	神経	肋間神経痛
胸部臓器	胸膜	胸膜炎，腫瘍
	肺	急性肺動脈血栓塞栓症，肺高血圧症，自然気胸，肺炎，腫瘍
	横隔膜	ヘルニア，炎症，腫瘍，弛緩症
縦隔臓器	心臓	狭心症，急性心筋梗塞，心筋炎，肥大型心筋症，大動脈弁狭窄症，心膜炎，心タンポナーデ，不整脈，感染性心内膜炎
	大動脈	大動脈解離，大動脈瘤，大動脈炎症
	食道	逆流性食道炎，腫瘍，ヘルニア，アカラシア
	縦隔	縦隔炎，気腫，血腫，腫瘍
	脊椎	骨折，腫瘍，カリエス
腹部臓器	胃・十二指腸	炎症，潰瘍，腫瘍
	肝臓・胆嚢・膵臓・脾臓	炎症，結石，腫瘍，膿瘍
心因性		心臓神経症 過換気症候群

発現メカニズム

胸痛といっても，臓器や部位によってその発現のしかたは多岐にわたる．胸膜，横隔膜，心膜，胸壁に分布する知覚神経への刺激による痛みや，胸腔臓器にある自律神経（交感神経と副交感神経）がかかわる痛み（内臓痛）がある．内臓痛は，虚血や炎症などの刺激が交感神経を経て，あるいは血管の収縮による刺激が副交感神経を経て脊髄に伝わり起こるが，この種の痛みは，離れた部位に放散痛を伴うことがある（たとえば狭心症での左上肢痛や咽頭痛）．

狭心症や**急性冠症候群**のような虚血性心疾患では，心筋が血流不足となって心臓の交感神経が刺激されて特有の胸痛を起こす（逆に，胸痛がないからといって虚血性心疾患を否定できないことに注意）．これに対して，ほかの心疾患や胸部疾患の大部分に伴う痛みは，胸壁や胸部の筋肉などの末梢神経の痛みや，胸郭内に分布する迷走神経の刺激による．

たとえば，**心タンポナーデ**では心膜の伸展から，気胸では緊満した空気による胸膜伸張から疼痛が生じるが，これらは壁側漿膜の緊張が知覚神経を刺激することによる．また，緊急性はまったくないが，遭遇することの多い肋間神経痛，肋軟骨損傷，あるいは骨粗鬆症などでは，肋骨や脊椎に分布する知覚神経が刺激されることによって疼痛が生じる．

このように胸痛の発現機序は，その原因疾患によって異なり多様である．あえて総括するならば，胸痛は胸部周囲の組織が虚血や炎症によって傷害を受けるか，臓器の漿膜にもたらされた機械的あるいは化学的刺激が知覚神経を刺激することによって起こるといえるであろう．

3 症状と診断のすすめ方

種類と原因疾患

前述したように，肺，胸膜，胸壁などの文字どおりの胸に由来する痛み以外にも，縦隔臓器はもちろん，脊椎・脊髄や腹部臓器に関連した痛みも多い．**表2**に胸痛をもたらす鑑別すべき疾患を，解剖学的な部位別に分類した．皮膚，筋肉，骨および神経など胸壁に由来する表在部痛，胸膜，肺，横隔膜および縦隔臓器（気管，食道，心臓，大動脈）など胸部臓器に由来する深部痛，横隔膜下の腹部臓器による深部痛の3つに大別される．

鑑別診断と検査法

　胸痛はその強さ，部位と広がり，持続時間，誘因，随伴症状について明らかにする必要がある．喫煙者や高齢者，あるいは糖尿病，脂質異常症，高血圧などの既往がある場合は，常に心筋梗塞を疑うべきである．鑑別診断の概要を**表3**に示す．

● 痛みの範囲と放散痛 ●

　臓器障害に由来する痛みは必ずしもその臓器が位置する部位に生じるわけではないので，部位から原因疾患を鑑別することは容易ではない．**狭心症**の発作時や**急性心筋梗塞**では，左肩，左上肢，咽喉頭部への放散痛が特徴的である．胆石では右肩への放散痛が生じることが多い．背部痛を伴って部位が移動していく場合は**大動脈解離**を強く疑う．

● 持続時間 ●

　胸骨後面の圧迫感・絞扼感が数分から十数分続き自然に治まる場合や，ニトログリセリンの舌下によってすみやかに消失する場合は狭心症を考える．ニトログリセリンは平滑筋の攣縮にも効くので，時に食道疾患や胆石症でも効果がある．発作時の痛みの程度が強くなり，持続時間が長くなっている場合は，不安定狭心症を疑う．数十分以上続くときは心筋梗塞を疑う．逆に胸部症状が長時間続いていても全身状態や検査所見が問題なければ，ほかの疾患といえる．

● 誘因と性状 ●

　誘因のない安静時の胸痛か，運動時に起こったものか，呼吸による変化があるか，咳や体動に影響されるかなどを検討する．慢性的な胸痛では一定の時間をおいて起こったり止んだりするものか，長期にわたって持続するものかの区別が必要になる．
　心筋梗塞で狭心症の病歴がある症例は約半数であり，また，胸部症状がなく**悪心・嘔吐**などの消化器症状から発症することもあるので注意を要する．労作時に胸が締めつけられるような，あるいは圧迫されるような痛みが生じ，安静にすれば数分で治る場合は**労作性狭心症**を考える．午前中（とくに未明から早朝）の安静時に生ずる場合は**冠攣縮性狭心症**を疑う．チクチクと針で刺すような痛み，身体をねじったり息を大きく吸ったりしたときに生じる胸痛，あるいは押して強くなる胸痛は狭心症の痛みでないことが多い．いうまでもないが，痛みが軽いから軽症，激しいから重症ということは決してない．

診断に必要な検査

　これまでに述べた鑑別ポイントから疾患をある程度絞って，心電図，血液検査，血液ガス分析，胸部X線撮影，心エコー，冠動脈造影CT，胸部CT，血管造影，シンチグラフィなどの検査を行う．
　まず心電図を記録する．狭心症では発作時以外の心電図は正常であり，発作時に心電図が変化する．そのため，前回の所見と比較することがきわめて重要となる．来院時に症状があっても心電図変化がみられないときは冠危険因子の多さを考慮しながら，採血，心エコー，冠動脈造影CTなどを行い，緊急冠動脈造影を行うか検討していく．来院時に症状がなく狭心症かどうかはっきりしない場合も多い．
　急性冠症候群では，血液検査上の異常（白血球数やCK-MBの上昇）が起きる前の発病早期でも，心電図上の所見が認められることが多い．心エコーも簡便できわめて有用な検査であり，心電図ではっきりしない心筋梗塞でも壁運動の異常から診断できる．超音波検査は，心疾患や大動脈疾患の鑑別のみならず，消化器疾患の鑑別にも有用である．
　大動脈解離や**大動脈瘤破裂**の確定診断には，またその治療方針を決定するためにも，胸部CT検査が必須となる．また，**急性肺動脈血栓塞栓症（肺塞栓症）**が疑われる場合，胸部CT検査と肺血流シンチグラフィの診断意義が非常に高い．**急性心筋梗塞**や**急性肺動脈血栓塞栓症**の場合には血管造影によって閉塞部位を同定し，また，検査に引き続いてカテーテル治療を行うことができる．

4　治療の実際

　確定診断がなされてから転送されてくる場合を除いては，診断がつく前に状態に応じた治療

表3 胸痛・背部痛を起こす主要な疾患とその鑑別

部位	臓器	原因疾患	鑑別ポイント
縦隔	心臓	狭心症	運動や食事などに伴う労作性狭心症が典型的．程度や頻度，持続時間が増している場合は不安定狭心症という．誘因がなく，安静時や就寝中，深夜から早朝に起きる場合は要注意
		急性心筋梗塞	狭心症に比べて胸痛の持続時間が長く，程度も強いことが多い．梗塞部位によっては，嘔気や嘔吐を主訴に受診することもある．糖尿病や高齢では，痛みがはっきりしないことがある．危険な不整脈，心不全，ショックを伴う
		心筋炎	感冒様症状に引き続き発熱と胸痛を生じる．さまざまな不整脈を伴うことが多い．急に進行し，ショック状態になることはまれではない
		肥大型心筋症	心筋の肥大により酸素消費量が増大し狭心痛をきたす．家族歴のある場合が比較的多い．不整脈を伴う場合は突然死の危険が高い
		大動脈弁狭窄症	労作性の胸痛をきたす．二尖弁に合併しやすい
		心膜炎	結核性の収縮性心膜炎が多い．前傾姿勢で軽快することがある
		心タンポナーデ	心筋梗塞や大動脈瘤破裂などに合併するだけでなく，がん性心膜炎（とくに肺の腺がん）によることも多い
		不整脈	発作性上室頻拍症や頻脈型の発作性心房細動に多い
	大動脈	大動脈解離	突発する激烈な刺されるような痛みで胸骨下部から頸部背部，上腹部にも放散する．解離の進展に伴って痛みが移動するのが特徴．大動脈弁閉鎖不全を伴うと心不全症状を呈することがある．ショック症状にもかかわらず，発症初期は血圧は正常か高い．脈拍の左右差，血管雑音などが参考となる
		大動脈瘤	破裂とともに突然，瘤の周囲に激痛が生じる
		大動脈炎症候群	大動脈から分岐する動脈枝の起始部に狭窄が生じる
胸部	肺	急性肺動脈血栓塞栓症	突然胸痛をきたして呼吸困難を起こす．乾性の咳や，時に血痰もみられる．長期臥床，深部静脈血栓症，下肢血栓性静脈炎，骨折（大腿や骨盤が多い），外傷，手術，悪性腫瘍，出産，うっ血性心不全，経口避妊薬などが誘因となる
		肺高血圧症	比較的若い女性に多い
		胸膜炎（感染性，がん性）	壁側胸膜に発するもので，肺胸膜からは痛みは起こらない．胸痛は，炎症を起こした胸膜の摩擦によるもので，乾性胸膜炎にみられる．呼吸・咳などによって増強する．滲出液が貯留して，滲出性胸膜炎となれば胸痛は消失する
		肺炎	胸膜炎を合併すると側胸部痛を起こす．肺と中小気管支には知覚神経線維は存在しない
		自然気胸	突然の一側性胸痛，呼吸困難，胸部圧迫感を伴う．若い痩身の男性に多い．繰り返し起こすことが多い
		肺腫瘍	腫瘍が胸膜をまきこんだり，肋間神経や肋骨を侵したときに生じる
	皮膚	種々の肺疾患	下葉中部および下部疾患では第7～9胸髄神経領域にそれぞれ皮膚に過敏な帯状部分を生じる
		帯状疱疹	発疹は体節に沿って（同じ脊椎の高さで）みられる
	筋肉	筋炎	頻回に咳をしても筋肉痛を生じる
	肋骨	肋骨炎，骨折，腫瘍，骨粗鬆症	肋間神経も影響を受けやすいので，肋骨に沿って背部まで痛みの範囲が広がる．本人の知らないうちに損傷していることも多い．呼吸や体動によって疼痛は増強するので，息をつけない状態になる
	神経	肋間神経痛	肋骨に沿って一側性にも両側性にも起こり，発作性に鋭い痛みが起こる．肋間に沿った帯状疱疹では，ヘルペスウイルスが肋間神経を侵すので激しい痛みが続く
腹部	食道	逆流性食道炎，腫瘍，ヘルニア，アカラシアなど	下部胸痛を生じる
	胃・腸	炎症，潰瘍，腫瘍	下部胸痛を生じる
	胆嚢	胆石症	右季肋部痛があり，右肩に放散する
	膵臓	膵炎，膵がん	背部痛を生じることがある
心因性		心臓神経症	日中，行動しているときは症状がないが，夜間仰向けになっていると胸が圧迫される，というような訴えが多い．不眠や疲労，不安があるとなりやすい
		過換気症候群	なんらかの不安がきっかけとなることが多く，不安神経症ではよく繰り返す．過換気により動脈血がアルカローシスになって手足がしびれ，長時間続くと口が開かなくなってくる

を行いながら，各所見や検査結果をフィードバックさせて診断をしていくことになる．ショック状態にある場合は，まず通常の救命救急処置を行うことが先決であることはいうまでもないが，その際には，スタッフ間の連携が重要となる．日頃から外来処置室や病棟の救急薬品や備品を把握し，すぐ使えるようになっていなければならないし，医師の指示を待つばかりでなく，先を見越した行動をとるようにしたい．とくに，急性心筋梗塞，急性肺動脈血栓塞栓症，大動脈解離などの重篤な疾患では一刻を争うので，初期治療(麻薬性鎮痛薬による胸痛の寛解を含む)，血管造影や造影CT検査，そしてさらなる治療へとスムーズにつなげるためには，これらの疾患に習熟していなければならない．**急性冠症候群(急性心筋梗塞，不安定狭心症)，急性肺動脈血栓塞栓症(肺塞栓症)，大動脈解離**などの治療に関しては疾患の各項を参照していただきたい．

外来に多い肋間神経痛，筋肉痛には消炎鎮痛薬，ビタミン剤などを処方する．いろんな胸部症状を心臓に結び付けて考えがちな心臓神経症には精神安定薬を用いる．不安神経症が根底にある場合は，心臓には問題がないということを十分説明し安心させないと，その後何度も受診することになりやすい．

治療上の注意点

ペンタゾシン(ソセゴン®やペンタジン®)といった非麻薬性鎮痛薬は，心筋酸素消費量を増やすこともあるので，虚血性心疾患が疑われる場合には使用しない．また，冠拡張薬を用いる際には血圧低下に備えてカテコラミン類を準備しておきたい．血栓溶解薬使用の際には，副作用である出血，とくに脳出血に気をつける．冠動脈が再疎通すると一時的に極端な徐脈になり，嘔吐してしまうことがよくあるので，必要な薬品(アトロピンなど)や備品を用意しておかなければならない．なお，血管造影や造影CTの際には，常に造影剤の副作用がないか観察しなければならない．これまで何度か使用して問題がなかった患者でも，副作用の危険はあるので注意が必要である．

5 看護の指針

胸痛時には必ず心電図を記録する．そのあとでニトログリセリン錠を舌下した場合には再び心電図を記録する．ST変化があった場合は舌下によって痛みが消失するとともに，心電図所見が改善したことを確認する．

急性心筋梗塞ではニトログリセリン錠舌下は無効で，胸痛そのものが病態を悪化させるので，すみやかに麻薬を用いて鎮痛する．胸痛がなくなると治ったと思う患者も多いので，安静を保持させるように留意する．モニターや点滴類が多いと，いわゆるICU症候群になりやすく安静が保たれなくなるので，不穏状態となる気配がないかどうか観察し早めに対処する．

重症疾患では，各バイタルサインの継続チェックはもちろん，各種モニターの監視を行って病状を把握し，病態の増悪や新たな異常が起きていないかどうか注意する．チェックすべき項目は，意識，呼吸，血圧，脈拍，体温，尿量などのバイタルサイン，心電図モニター上での不整脈やスワン・ガンツ(Swan-Ganz)カテーテルからの圧データなどである．微量でも強力な作用のある薬品を多く用いるので点滴内容(薬品のみならず希釈のしかたを含めて)と点滴速度の確認は十分に行い，医師の指示に不明な点があれば確認すべきであることはいうまでもない．

看護のポイント

- 胸痛による身体的苦痛ばかりでなく，むしろそれ以上に強い痛みに起因する精神的不安や恐怖感がある．胸痛に伴う苦痛に対処するには，胸痛の原因を把握したうえでの対応，配慮が必要であるが，生命にかかわる重篤な疾患では，病状の進展を防ぐためにも，まず安静が保たれるように努めることが重要である．介助にて体位変換をしたり，背部にタオルを入れたりして安静に伴う苦痛を軽減する．
- 精神的不安に対しては，病状を医師とともに家族を交えながら平易な言葉で説明し，不安

感を軽減するように努めなくてはならない．種々の検査や処置の前にも，その目的や内容を十分説明し，不安感を助長しないようにしたい．医師からの説明内容と違っていたり，また，看護師によって内容は同じでも表現が異なって誤解されたりすると，患者や家族が不信感を募らせ病状に悪影響を与えかねないので，カンファレンスで対応をよく確認しておくことが重要となる．

してはいけない！

- 胸痛を主訴に来院している患者の酸素飽和度が正常だからといって，酸素が不要なわけではない．急性冠症候群を疑っている場合は，酸素投与を必ずする．
- 患者への言葉，スタッフどうしの会話において，患者に不安を与える言動をしないように心掛ける．

（大渕信久）

コラム

　何年か前に，胸痛を主訴に救急外来に自転車で直来された患者がいた．朝から胸が痛くて近医に自転車で行ったところ，心電図から狭心症かもしれないから急いで病院に行きなさいと言われたそうだ．「急いで行きなさい」と言われて，そのまま自転車で急いで来院された．来院時は心電図にて急性心筋梗塞と診断され，冠動脈造影を緊急で行いPCIを施行した．血行動態は安定していたが2日目の朝，突然，ショックを起こし亡くなられた．心破裂による心タンポナーデであった．急性心筋梗塞を発症していながら来院まで安静にしていなかった患者には心破裂が起きやすくなる．病院に急いでやってきたその患者が，「言われたとおりに早く来ましたよ」と笑顔で少々得意気に話していたのを今でもよく思い出す．

（大渕信久）

喀血，血痰 hemoptysis, bloody sputum

1 起こり方

　喀血・血痰とは，ともに**下気道**（気管・気管支）または**肺**からの出血をさす用語である．喀血とは血液そのものを喀出することと定義され，血痰とは喀痰に血液の混入することをさす．

　気道への出血源としては肺動脈，気管支動脈，気管支静脈があげられる．肺動脈は低圧系（収縮期15～20 mmHg，拡張期5～10 mmHg）であるのに対し，気管支動脈は体循環系の高圧系であり，破綻しやすく大量喀血をきたしやすい．喀血症例の約90％は**気管支動脈**からの出血であり，肺動脈からは5～10％程度とまれである．

大量喀血

　大量喀血の定義はさまざまではあるが，24時間に200～1,000 mL未満を大喀血（major hemoptysis），1,000 mL以上を重大喀血（massive hemoptysis）と分類する．大量喀血の頻度は全喀血のわずか5～15％にすぎないが，窒息やショック状態を引き起こし，生命を脅かすために緊急で迅速な対応と的確な治療が求められる．正常の肺機能患者で喀血量が200 mL/時以上，慢性呼吸不全患者で50 mL/時以上，もしくは血管収縮薬投与にもかかわらず24時間

表1 喀血・血痰をきたす主な疾患

呼吸器	気管支拡張症 慢性気管支炎 肺化膿症 陳旧性肺結核 肺真菌症 抗酸菌感染症 ウイルス肺炎 寄生虫 珪肺	血液	凝固異常 播種性血管内凝固症候群 血小板減少症	医原性	気管支鏡検査 カテーテル関連血管損傷 経気管支吸引 経皮的肺生検
腫瘍性	原発性肺がん 転移性肺がん 気管支腫瘍 カルチノイド 肉腫 食道・甲状腺がん気管内浸潤 縦隔腫瘍 肺リンパ脈管筋腫症	全身性	グッドパスチャー(Good-pasture)症候群 ウェゲナー(Wegener)肉芽腫 全身性エリテマトーデス 顕微鏡的多発血管炎 ベーチェット(Behçet)病 アミロイドーシス	薬剤性	抗凝固・血小板薬 ペニシラミン コカイン 溶剤 ベバシズマブ
循環器	弁膜症(僧帽弁狭窄症) 心内膜炎 肺水腫 肺高血圧症 動静脈奇形 大動脈・気管支動脈瘤 肺梗塞 大動脈炎症候群 気管支動静脈蔓状血管腫	外傷性	胸部外傷 脂肪塞栓 気管破裂	その他	特発性 気管支結石 気管異物

以内に少なくとも30 mLの喀血を2度以上起こす症例は致命的になりうる．喀血にて一般病棟ないし集中治療室(ICU)に入院した全患者の死亡率は4～8％とされる．

表1に喀血・血痰をきたす主な疾患を示す．呼吸器・腫瘍性・循環器疾患に加えて血液，全身性，外傷性，医原性，薬剤性など多くの病因が存在する．一般的に，呼吸器・腫瘍性疾患が約70％を占めるとされる．

2 症状と診断のすすめ方

身体所見としては結膜の貧血・黄疸の有無より始まり，チアノーゼや脱水，浮腫，皮疹(皮下出血)，頸部リンパ節，ばち指などの観察が必要である．聴診所見は出血の生じた部位に粗い断続性ラ音(水泡音：coarse crackles)や呼吸音低下を認めることがあり，異物や気管内腫瘍による気道狭窄があると限局性の吸気性喘鳴が聴取される．心疾患の可能性もあり，心雑音の有無にも留意が必要である．また，気道閉塞症状の程度に比して**呼吸不全**が高度であれば，限局病変よりの出血よりも，**広範な肺実質障害**が示唆され，血液の大量誤嚥や全身性疾患を伴う肺出血や肺水腫などを考慮する．発熱があれば**肺胞出血症候群**や**肺炎，肺化膿症や結核**の可能性があり，体動後に突然発症した胸痛を伴う血痰は**肺梗塞**を強く示唆する．

検査としては，**胸部X線**や**喀痰検査**(一般細菌・抗酸菌検査，細胞診)，**採血**(血球算定検査，生化学，凝固線溶，血液型，感染症，動脈血ガス分析)，尿検査(潜血)を基本とする．さらにバイタルサインが安定していれば**胸部CT**を追加し，必要に応じて**血管造影**(気管支動脈造影)を行う．

診断に関して吐血や鼻出血，口腔内(歯肉や粘膜)出血などの偽喀血症状の鑑別が重要である．喀血は鮮血で泡沫状，時に痰が混ざることがあり，通常は咳嗽などの呼吸器症状を伴う．

対して吐血には暗赤色で食物残渣や吐物が混入することがあり，腹部症状や下血・黒色便を伴う．また，pH測定も鑑別に有用であり，喀血はアルカリ性，吐血は酸性である（胃酸の影響）．鑑別において胃内視鏡や喉頭ファイバー，気管支鏡検査が必要となることもある．

3 治療の実際

軽症の場合は原因薬剤（抗血小板薬や抗凝固薬）の中止や止血薬投与などの保存的な治療のみの対症療法で対応可能なことが多い．しかしながら，大量喀血の場合は鑑別よりもまずは**気道確保**や**バイタルサイン**の維持が必要となる．即座に**酸素**，**血圧持続モニター**，心電図モニター，**点滴**（止血薬，時に昇圧薬，必要に応じて輸血）を用意する．また出血部位が判明している場合は血液の垂れ込みを防ぐ目的で**出血側を下**にした**側臥位**を促す．患側胸部の氷冷に関しての明らかなエビデンスはない．場合により**気管挿管**の準備も行うが，挿管チューブのサイズは後の気管支鏡的評価や十分な吸引処置を考慮して**8 Fr以上**のものを使用する．吸引の限界があり健側への血液の垂れ込みが激しく窒息の危険性が生じた場合には健側への片肺挿管を行い，確実な気道確保と換気を行う．また，患側・健側の分離換気が可能なダブルルーメン気管内チューブが使用されることもあるが，扱いに熟練を要し，内径が細いために吸引処置を目的とした気管支鏡を挿入できない不便さがある．

気管支鏡

全身状態が安定していれば1～2日以内に**気管支鏡検査**を行うことが望ましいとされる．目的は出血部位の同定や程度の把握であり，さらに出血部位に対して10℃冷却生理食塩水や**20,000倍希釈アドレナリン**，トロンビン散布，アルゴンプラズマ凝固などを施行する．また，フォガティー（Fogaty）バルーンカテーテルによるタンポナーデやEWS（endoscopic Watanabe spigot）による気管支充填も時に使用される．

気管支動脈塞栓術

気管支鏡的止血の後治療としてあるいは不成功の場合には気管支動脈塞栓術の適応となる．セルディンガー（Seldinger）法により大腿動脈より気管支動脈内にカテーテルを挿入し動脈造影を行う．出血責任動脈が同定されれば1～3 mm角スポンゼルなどの種々の塞栓物質で動脈塞栓術を行う．時に責任動脈が多数存在することもあるが，効果が確実かつ画像で出血巣および塞栓の状態を確認できるという利点がある．問題点としては，**前脊髄動脈塞栓**による脊髄梗塞という重篤な合併症があり，熟練した手技と設備が必要となる．また，気管支動脈塞栓により一時的に止血可能であっても，**側副血行路**の増生により**再度喀血**を繰り返すこともあり，気管支動脈塞栓術後1ヵ月後の再喀血率は10～29％とされる．

外科的処置

気管支鏡や気管支動脈塞栓術にても出血量のコントロールがつかず，ショックが改善されずに著しい呼吸不全が存在し，出血部位が同定できている場合には，開胸術下による気管支動脈結紮術や，時に肺葉切除による止血を考慮しなければならない．しかしながら，大量喀血に対する緊急手術の死亡率は約20％と高値であり，かつ術後合併症は25～50％とされ，膿胸，気管胸膜瘻，術後肺出血，肺梗塞，血胸などがあげられる．

💡 看護のポイント

喀血・血痰は，医療者が思うよりも患者自身や家族など周囲の者に不安や恐怖，想像以上の苦痛を与えている場合がある．また，時に医療者が傍にいたとしても大量喀血による窒息や出血性ショックにより救命困難な場合もありうる．その点を十分に考慮して患者への説明や看護にのぞむ必要がある．　（國成成暁，弦間昭彦）

咳，喀痰 cough, sputum

A 咳（咳嗽）

1 起こり方と症状・診断のすすめ方

　咳は，気道から分泌貯留物や異物を除去するために惹起される反射的な生理運動である．しかし一部には随意性もあり，意図的に咳払いをしたり逆に咳を抑制することも可能である．また，とくに除去する対象がなくても，薬剤性や心因性に発現している場合もある．

◆ 発現メカニズム

● 咳運動 ●

　咳は呼吸に連動して起こる**声門の開閉**によって発現する．咳が出るときには，まず深い吸気が起こり，吸気終了とともに声門が閉塞された状態で，呼気相に向かって呼吸筋の強い緊張が起こり，声門を一気に解放して瞬間的に強い呼気を発生する．この瞬間的な強い呼気が咳である．強い呼気として声門を通過するときの**気流速度は50～120 m/秒**，口では40 m/秒，すなわち**時速140 km以上に達する高速**である．また，この強い呼気を発生させるための胸腔内の駆出圧は100 cmH$_2$Oにも達し，**1回の咳でおよそ2 kcal**が消費される．この2 kcal/回という熱量は，たとえば1分間に1回の咳が1時間続けば120 kcal，10時間同じ状態が続くと1,200 kcalが消費されてしまうことになり，体力の消耗につながりうる無視できない数値である．

● 咳反射 ●

　咳運動は**咳反射**を介して発現する．咳反射は，刺激を受けた**咳受容体**からの**求心性経路**と，**延髄**にある**咳中枢**からの咳運動の指令を伝える**遠心性経路**からなっている（図1）．また咳の随意性に関する指令は，上位中枢である橋から発せられる．咳受容体には，気道分泌物や異物を感知する**機械的（刺激）受容体**と，唐辛子の成分であるカプサイシンのような化学性の刺激

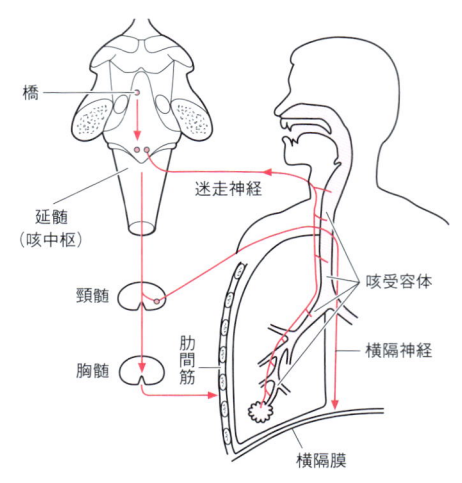

図1　咳の起こるメカニズム

を感知する**化学的（刺激）受容体**との2種類がある．機械的受容体は咽頭から気管分岐部までの上気道に多く分布し，化学的受容体は主気管支以降細気管支までの下気道に多く分布し，機械的受容体を介した刺激のほうがより強い咳を誘発する．また終末細気管支から肺胞には**伸張受容体**が分布し，肺の伸展を感知して呼気相への移行を指令する求心刺激となる．

　咳受容体からの求心性経路は，迷走神経（上咽頭神経，肺枝，咽頭枝，心臓枝，食道枝，耳介枝），舌咽神経，三叉神経，横隔神経からなり，遠心性経路は迷走神経（声門の閉鎖に関与する下喉頭神経と気管支平滑筋の緊張を高める副交感神経），横隔膜の収縮運動に関与する横隔神経，肋間筋を収縮させる肋間神経からなっている．

◆ 種類と原因疾患

　咳は痰を伴う**湿性咳嗽**と，伴わない**乾性咳嗽**とに分けられる．また咳の発症の時間的な経過

表1 咳の原因疾患

咳の発症		原因疾患	臨床症状・身体所見の特徴
突発性		気道内異物 自然気胸	咳は発作性，けいれん性で苦悶状を呈する 気胸は胸痛，呼吸困難を訴え，患側の鼓音，呼吸音減弱を認める
急性	乾性	かぜ症候群，急性上気道炎，インフルエンザ	病初は咳のみだが，数日して痰をみる．インフルエンザは全身症状（筋肉痛，発熱）が強い
		マイコプラズマ肺炎	発熱と長く続く強い咳を訴える
		百日咳	小児で発作性・けいれん性・遷延性咳を認める
		間質性肺炎	発熱，呼吸困難を伴う．浅薄呼吸を認める．聴診上 fine crackles（断続性ラ音；捻髪音）を聴取する．特定の環境下での発症は過敏性肺炎に留意する
		気管支喘息	発作性，反復性で喘鳴，呼吸困難を伴う．アトピー素因に注意．聴診上 wheezes（連続性ラ音；笛声音）を認める
	湿性	急性気管支炎，肺炎，肺化膿症	はじめ咳，発熱を訴えるが次第に痰を伴う．痰は粘液性から膿性痰へと経時的に変化する．肺化膿症では悪臭痰を認める
		気管支喘息発作時	発作性・反復性で喘鳴，呼吸困難，粘液性痰を認め，wheezes（連続性ラ音；笛声音）を聴取する
		肺塞栓症，肺梗塞	突発する呼吸困難が特徴で頻呼吸，チアノーゼを伴う．肺梗塞では胸痛，血痰をみる
		肺水腫	急に発症し，起坐呼吸，チアノーゼ，泡沫状の淡紅色の痰を認める
慢性	乾性	肺線維症	労作時息切れを伴う．fine crackles（断続性ラ音；捻髪音）を聴取する．粉塵吸入歴があればじん肺を考慮する
		腫瘍など	気管や横隔神経の圧迫で頑固な持続する咳が訴えられる
		心因性	原因疾患がなく咳が持続すれば心因性要因に注意する．日中激しく，夜間は消失する
	湿性	慢性気道病変：気管支炎，びまん性汎細気管支炎，気管支拡張症	粘液性・膿性痰を多量に喀出し，時に血痰を伴う．高頻度に副鼻腔炎を合併する
		肺気腫	労作時息切れを訴え，少量の咳，痰を伴う
		肺結核	微熱，体重減少，盗汗などを伴う
		肺がん	しばしば血痰を伴う．喫煙歴に注意する

から，**突発性**，**急性**，**慢性**に分類される．

痰の有無と時間経過に基づいて，鑑別すべき原因疾患をまとめると**表1**のようになる．

鑑別診断と検査法

咳の原因疾患を診断する際には，咳が乾性か湿性かということと，咳の発症に関する時間的要素が明らかになるように問診することが必要である．そして，鑑別すべき疾患を絞り込み，疾患に付随する症状や症候の有無を明らかにする（**表1**）．なお血圧降下薬の**アンジオテンシン変換酵素（ACE）阻害薬**は咳を誘発することがあるので注意する．

2 治療の実際

治療の指針

原因疾患を確定診断し，**原因疾患に対する治療**を施行することが基本である．しかし原因疾患に対する治療効果がただちに現れて，咳が鎮まることはそれほど多くない．むしろ原疾患への治療と並行して，咳を鎮め患者の苦痛を緩和させることが必要である．

治療薬と注意点

鎮咳薬としては，**中枢性**に作用して咳を抑制する**麻薬性**のコデインリン酸と，**非麻薬性**の各種薬剤が用いられる．ただし，コデインリン酸

は気道分泌を抑制し，痰を粘稠にしたり気管支平滑筋を収縮させることから，**喘息には禁忌**とされている．そのほかに，呼吸抑制作用，不整脈，眠気，めまい，便秘，口渇，排尿障害なども現れるので注意する．

　喘息に限らず，気道病変による咳には**気管支拡張薬**（抗コリン薬，$β_2$刺激薬，テオフィリン薬）が有効であり，抗アレルギー薬，吸入ステロイドも病態によっては有効性を示す．また心因性の咳には鎮静薬も有効である．

看護のポイント

- 咳は患者にとって心身両面に苦痛を与えるものである．また原因疾患の治療にも不利に作用する．咳による有害事象は，**睡眠障害**や**カロリー消費**による**体力の消耗**，強い咳による**肋骨骨折**や**筋肉痛**，**自然気胸**の誘発，出血性病巣の**再出血**（病巣の安静を妨害），咳運動での深吸気による痰を介した**病変拡大**，**早産・流産の誘発**などである．また精神的には，咳による他人への迷惑に関する気遣いが意外とストレスとなっている．咳は，とくに**夜間**に強くなることが多いので，本人の睡眠だけでなく入院中は同室患者の睡眠も妨害している可能性がある．そして被害を受けている**他の患者からの訴え**があると当事者は想像以上に辛い思いをすることになる．

- **咳不全**という病態にも注意する．喘息発作や慢性肺気腫などの強い呼気閉塞状態に起こるもので，咳に伴う深吸気の繰り返しにより残気量と胸腔内圧が増加して気道の閉塞を助長し，肺の過膨張が高じて肺静脈の還流障害による心拍出量の低下が誘導される．その結果，脳や肺を含めた臓器の虚血，呼吸困難の増強，痰の喀出困難という咳不全に陥り，**咳失神**（cough syncope）や**急性右心不全**をきたすものである．

- 看護にあたっては，薬物での鎮咳だけでなく**精神面**でも支えとなる**細かい配慮**が必要である．さらに有症状時の身体所見（例：喘息の喘鳴）や症状発現の状況（例：誤嚥では食事中や食後に出現）を把握すること，**咳不全**という咳失神をきたす病態の有無に注意を払うことも重要である．また咳が**去痰**や**異物排除**などに有用であることも説明し，患者が咳の消失への過剰な願望を抱かないようにする．

（大田　健）

B　喀　痰

1　起こり方と症状・診断のすすめ方

　喀痰は気道分泌物が口腔ないし口腔外に喀出されたものである．

発現メカニズム

　健常人でも**気道分泌物は1日100 mL前後**あり，通常は喀出されないで嚥下されている．健常人の気道分泌物は，気道上皮の表面に**粘液層**を形成し，線毛上皮細胞の**線毛運動**に寄与している（図1）．喀痰の出現には，**気道分泌物の増加あるいは気道上皮の線毛運動の低下**という2つの原因が考えられる．そして，気道分泌物の増加の原因としては，喫煙，感染，肺うっ血，アレルギー反応，刺激性ガス，大気汚染物質，塵埃，寒気，加齢などがあげられ，線毛運動の

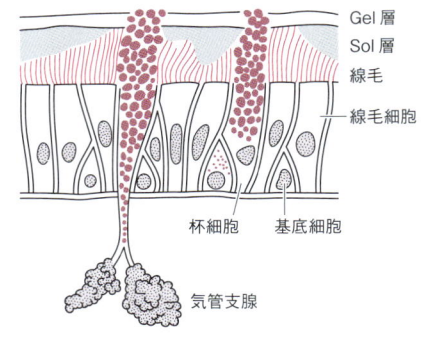

図1　線毛運動と粘液層
Gel層／Sol層／線毛／線毛細胞／杯細胞／基底細胞／気管支腺

低下の原因としては，喫煙，インフルエンザ感染，刺激性ガス，飲酒，乾燥（低湿度）などがあ

表1　痰の種類と疾患

種類	性状	発生機序	疾患
泡沫性痰	泡沫状	肺循環のうっ血による漏出液	肺水腫
漿液性痰	さらさらした透明な水様性	肺・気管支毛細管の透過性亢進	気管支喘息，肺水腫，細気管支肺胞上皮がん
粘液性痰	半透明で白色粘稠性を呈する	気管支腺や杯細胞からの粘液分泌亢進	かぜ症候群，急性上気道炎，急性気管支炎，慢性気管支炎，びまん性汎細気管支炎，肺気腫症，気管支喘息，じん肺症，肺がん
粘液膿性痰	粘液性の部分と膿性の部分が混じっている	粘液分泌亢進に感染が加わる	同上各疾患 肺結核，気管支拡張症，細菌性肺炎，マイコプラズマ肺炎，クラミジア肺炎
膿性痰	膿性	細菌，真菌感染による（細胞成分，細菌，気道分泌物の集まり）	びまん性汎細気管支炎，細菌性肺炎，肺膿瘍，肺炎，真菌症，気管支拡張症，慢性気管支炎
大量の膿性痰	膿性（時に3層形成）	同上（しばしば嫌気性菌が加わる）	肺膿瘍，広範な気管支拡張症，進展したびまん性汎細気管支炎，気管支瘻を伴った膿胸
血痰	血性	気道および肺からの出血	気管支拡張症，びまん性汎細気管支炎，肺結核，肺炎，肺膿瘍，肺がん，肺塞栓症，肺水腫

げられる．

種類と原因疾患

痰の性状から，**泡沫性痰**，**漿液性痰**，**粘液性痰**，**膿性痰**，**粘液膿性痰**，**血痰**に分けられ，発現機序と原因疾患を含めて**表1**のようにまとめられる．通常の気道分泌液は粘液と漿液の混合されたもので，**粘液は気道の杯細胞と気管支腺**で産生され，**漿液は気管支腺**に由来する．正常の気道分泌液の成分と比べて，粘性痰は酸性ムコ多糖類が多く，膿性痰はDNA，タンパク，リン脂質が増加している．

鑑別診断と検査法

喀痰の性状から，**表1**に示した各種疾患から該当するものに絞り検査をすすめる．また**表1以外の疾患として，先天的に線毛上皮に欠陥を認める原発性線毛機能不全**（immotile cilia）**症候群**や内臓逆位を伴う**カルタゲナー**（Kartagener）**症候群**も鑑別すべき疾患として頭の片隅においておく．

喀痰の検査としては，細菌・結核菌や真菌などの**細菌学的検査**（鏡検，培養，感受性試験，DNA診断）と，悪性腫瘍，ウイルス感染，アレルギー性炎症（喘息）などを検出するための**細胞診**を行う．量と性状を客観的に評価するためには，**蓄痰**も有用である．

2　治療の実際

治療の指針

喀痰は，咳の誘発だけでなく，気道を閉塞し，無気肺を誘発したり，重篤な場合には窒息の原因となる．また長期的な喀痰の貯留は，気道の拡張性変化の原因ともなる．したがって，喀痰の喀出が困難な場合には，**去痰**のために十分な対策が必要である．去痰が困難な状態は，喀痰の粘稠度の上昇と量の増加のほかに，小児，高齢者および全身衰弱状態の患者でみられる**咳反射の減弱**，気道の**呼気閉塞現象**による咳の発生障害，気道の**炎症・傷害**による線毛上皮の脱落と杯細胞化などからももたらされる．また漿液性痰の場合には，喀痰の粘性度が低下しすぎて線毛運動が空回りし，粘液輸送の低下をきたす状態となる（去痰不全）．喀痰の治療としては，原因疾患の治療と去痰薬を含む薬物療法，そして喀痰を物理的に除去する**体位ドレナージ**や気管支鏡による吸引（bronchial toilet），さらに必要なら挿管・気管切開による**気道確保**と呼吸管理下での吸引などが施行される．

治療薬と注意点

去痰薬としては，喀痰の粘液成分を正常化して粘性度を下げるカルボシステイン，**肺表面活性物質（肺サーファクタント）**の**分泌促進作用**のあるアンブロキソール，**漿液性分泌増加作用**のあるブロムヘキシン，**タンパク分解作用**のあるプロナーゼなどが用いられる．このなかで，ブロムヘキシンは漿液性痰の場合に痰量の増量をきたして逆効果となる場合がある．また，プロナーゼは血痰を伴う病態では出血傾向の副作用を考慮して使用を避けるのが無難であろう．さらに，β_2刺激薬やテオフィリン薬には，**粘液線毛輸送能**を促進する作用があり，去痰に有用と考えられる．

看護のポイント

・喀痰は，気道の閉塞をきたす大きな原因である．去痰困難な状態の患者では，薬物療法だけでなく**体位ドレナージ**による物理的な排痰を積極的に行い，それでも困難な場合には，経鼻・経口での吸引，さらに無効なら**気管支鏡**による吸引に踏みきる．

・胸部の聴診で，**断続性ラ音（水泡音）**は気道に喀痰があることを示唆し，呼吸音の局所的な減弱は喀痰による**気道の閉塞（無気肺）**を示唆し，いずれも迅速な対応を要する．喀痰による完全な気道閉塞は，たとえ挿管や気管切開で気道確保されていても起こりうることであり，患者の急変の原因として常に念頭に置き，可能な限り予防に努める．

・喀痰は，**咳の重要な誘因**でもあり，早急に原因疾患の診断と治療により緩和させることが必要である．去痰の困難な患者では，喀痰による気道閉塞の予防に努め，**積極的に排痰を促す手段を講じる**．

（大田　健）

動　悸 palpitation

1 起こり方

動悸は一般に心臓の拍動に対する不快な感じ，あるいは拍動に対する過剰な感覚であって，その意味する内容が一様でないことから，動悸を訴える患者に対しては個々にその訴えの実態を正確に聞き取ることが必要である．その症状は，正常な拍動のリズムを過剰に感じとっていたり，心拍数，リズム，あるいは心臓の収縮パターンの変化であったりして，「脈がとぶ」「はずむ」「パタパタする」などと表現される．これらは脈の乱れを示唆する表現であるが，期外収縮の場合には一瞬沈む感じや，つまる感じなどの症状，あるいは空咳などの徴候として現れることもある．そのほか，不整脈以外に胸郭筋の不随意な収縮や高血圧症，大動脈逆流，三尖弁逆流などで頸部に生じる動静脈系の脈管拍動を動悸として訴えることもある．以下に，一般的な動悸の系統的なとらえ方と対応について述べる．

発現メカニズムと原因

動悸は心臓の存在を意識する感覚で，必ずしも器質的な疾病の存在を意味するものではない．病態生理学的には**頻拍**，**徐拍**，リズムの異常など不整脈に関連するものと，心臓の収縮性の増大に伴って生じる2つの機序があり，また，病因からみると，①生理的過剰反応の現れ，②非心臓性疾患の症状，③不整脈以外の心疾患，④不整脈によるもの，に区別される．

● 生理的過剰反応 ●

動悸は心拍数や収縮性の増大によって生じるので，健常者でも過激な労作や情動の変化，起立，喫煙，喫茶，飲酒などによってもみられるが，通常は一過性であり，原因がなくなれば自然に消失するものである．そのほか，夜間，心臓に対する意識が高まるとき，あるいは左側臥位になると心音が耳に伝達されるときにも動悸として感じられる．機械弁による弁置換術を受

けた患者では，絶えず心臓の音が感知されて，デマンド型ペースメーカーではその始まりと終わりに動悸を感じる．

● 非心臓性疾患による動悸 ●

貧血，発熱，甲状腺中毒症，低血糖，褐色細胞腫，大動脈瘤，動静脈瘻，パニック発作，薬物などがあげられる．これらの病態は鑑別診断として重要であり，問診や身体所見，そしてルーチンの検査によって容易に診断される．

● 非不整脈性心疾患による動悸 ●

左右シャントや弁の逆流などで1回拍出量が増大することが原因となるものが多いが，そのほか，著しい心拡大で胸壁に心臓の衝撃を感じたり，心不全で頻拍となるときにも動悸を生じる．

● 不整脈による動悸 ●

動悸の原因の中で頻度が高く，かつ危険な病態を含むものでもっとも重要である．診断には心電図検査が必須であり，とくに**ホルター（Holter）心電図法**や，時に**ループ式心電計の植え込み**が必要となる．

2 診断のすすめ方と治療の実際

上記の中でいったん心原性と診断されれば，詳細な病歴（聞き取り）が重要であって，これにより不整脈のタイプについて重要な手掛かりが得られる．指で机を叩いて頻拍，徐拍，期外収縮，心房細動などの不整脈をシミュレートすることで診断できる場合もあるが，正確な診断は発作中の心電図所見によってのみなされる．単純に脈がとぶ（スキップする）というのであれば，孤発性の期外収縮が示唆され緊急性はないが，これに対して突然に始まる規則的な頻拍で突然停止する場合には**上室頻拍**，あるいは**心室頻拍**が疑われる．上室頻拍では多尿を伴うことがある．**発作性心房粗動**では規則的な頻拍となることが多いので，症状のみでは鑑別できない．**発作性心房細動**では不規則な頻拍となり，脈拍にも強弱が生じるが，分時160拍以上の頻拍であれば，前3者との鑑別は心電図が記録されていたとしても困難な場合が少なくない．このようなときには，発作中に頸動脈洞マッサージを行うと**発作性上室頻拍**では発作が停止し，これに対して**心房細・粗動**では発作の停止はみられないが，マッサージ中の短時間に徐脈となるので細・粗動の診断が確定できる．動悸を伴う**洞性頻拍**では症状の開始と停止が患者によって認識されることはない．

緊急度の高い動悸

● 不整脈 ●

失神を伴う動悸は常に急死につながるきわめて重篤な病態で，緊急の処置が必要である．悪性頻拍性心室不整脈（**発作性心室頻拍**，**心室細・粗動**）では，急性の心筋虚血（**冠攣縮性狭心症**が多い）によるものと，原因が特定できない場合とがある．診断は心電図記録による．また，背景に心疾患を有するものでは，より重篤で緊急度も高い．このような**循環虚脱**の状態では**電気的除細動**が必要である．冠攣縮性狭心症では服薬を忘れるか，あるいは消化管検査前に服薬をやめるなどして虚血発作を生じ，**悪性心室性不整脈**をきたすことがあるので，ケアのポイントとしては常時適切な服薬の指導が必要である．そのほかの上室性頻拍発作では，重篤な心疾患を有する場合には迅速な対応（薬物療法や電気的ペーシング）が必要である．**発作性頻拍性心房細動**が**閉塞型肥大性心筋症**で生じるときには循環虚脱にいたることがあり，**電気的除細動**を行う．徐脈性不整脈では適応のある場合に**人工ペースメーカーの植え込み**が行われるが，動悸に伴ってめまいや失神を生じる場合には洞不全症候群が疑われる．動悸の原因としては発作性心房細動が多く，心房細動の終止後に3秒以上の洞停止が生じるとめまいや失神をきたす．すでに植込み型除細動器が用いられていて重篤な心室頻拍を頻発する場合には，除細動器の不全がなければ強力で有効な薬物療法が必要になる．

● 心不全 ●

心不全の原因疾患と頻度を**表1**に示す．急性期においては原因の特定化は困難なことが多く，むしろ治療が優先する．しかし，心筋虚血については適切な診断が必要であり，それによって治療方針が異なる．急性左心不全（**急性肺**

表1 心不全の原因疾患と頻度

1. 発症頻度の高い疾患
   虚血性心疾患，高血圧性心疾患，弁膜性心疾患，心筋症，肺性心
2. 心不全が軽症か，発症頻度が低い疾患
   甲状腺機能亢進症，貧血，動静脈瘻，脚気，収縮性心膜炎，心房粘液腫，そのほか心臓腫瘍
3. 心不全の発症がまれな疾患
   急性糸球体腎炎，肝硬変，粘液水腫，褐色細胞腫
4. きわめてまれな疾患
   心内膜心筋線維症，慢性心嚢液貯留，パジェット（Paget）病，先端肥大症

水腫）では入院のうえ緊急の処置が必要である．モルヒネ，酸素，アミノフィリン，フロセミド，ジギタリス製剤，血管拡張薬，抗不整脈薬が用いられる．急性期のケアのポイントは各種疾患の治療と看護の項に譲る．退院前には患者および家族に服薬，水分や食塩の摂取，浮腫や体重のチェックを指導し，早期の症状・徴候を迅速に主治医へ伝えるよう教育する．

◆その他◆

甲状腺発症，低血糖，褐色細胞腫の動悸には迅速な対応が必要であるが，詳細は各種疾患の項へ譲る．

緊急性の少ない動悸
◆診　断◆

常に問診が重要であり，とくに不整脈では患者の表現によって比較的正確に状況が把握される．不整脈の家族歴は**QT延長症候群**や**ブルガダ（Brugada）症候群**で有用である．全身の身体所見は重要な手掛かりを与えるものであり，おろそかにしてはならない．問診と身体所見より病態を絞り込めば，鑑別診断に必要な検査を施し診断にいたる．

◆治　療◆

動悸を訴える患者ではすべてその原因をみきわめ，治療は原因療法でなければならない．

💡看護のポイント

診断と治療の方針が決まれば，まず患者とその家族に病態，病因，重症度，予後，そして治療の方針を医師の指示をふまえて正確に，わかりやすく説明し，患者の不安を取り除き，さらに心理・精神・社会的な問題を含めて全人的なケアを心掛ける．

（道場信孝）

胸　水 pleural effusion

1 起こり方

壁側胸膜と臓側胸膜で囲まれた閉鎖空間を**胸膜腔**という．正常な状態ではこの腔には，呼吸運動での2枚の胸膜の摩擦を防ぐために5〜10 mLの胸水が存在するのみであり空間という意味ではほぼないに等しい．これは健常者では胸水の産生と吸収のバランスが保たれているからであるが，種々の疾患で産生の亢進または吸収の減弱が起こり胸水の量が増加する．

このように正常よりも胸水が増加した病的状態を**胸水貯留**（胸水がある）と定義している．

2 症状と診断のすすめ方

胸水貯留を生じる原疾患の症状を除いて，胸水貯留そのものによって引き起こされる症状としては，**労作時呼吸困難（息切れ）**のほかに咳，痰および体位変換時の流水音の自覚などがあげられる．しかしおおよそ15％の症例では自覚症状に乏しく，偶然撮影された胸部X線や胸部CTおよび腹部エコー，心エコーで発見される．

胸部X線写真の立位正面像は上記の中ではもっとも検出感度が低く，約200 mLの胸水貯留が生じてようやく指摘できるといわれており，これを超えて貯留するとまず**肋骨横隔膜角**［costophrenic（CP）angle］が鈍となる．さらに胸水量が増えると外側上方に向けて弧を描くように均一な陰影が出現し肺野を隠すようになる（**図1**）．

胸水　97

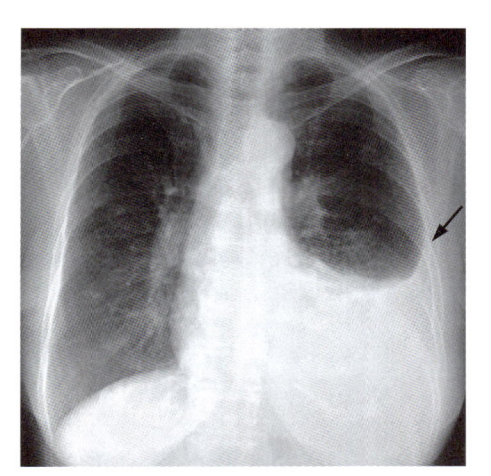

図1　胸部X線（がん性胸膜炎による左胸水）
左下肺野は胸水による均一な陰影で透過性が著明に低下している．影は外側でやや上方へ弧を描いている（矢印）．腫瘍は胸水に隠されて指摘できない．

表1　Lightの基準による漏出性・滲出性胸水の鑑別

以下の条件のうち1つ以上あれば滲出性
胸水総タンパク/血清総タンパク>0.5
胸水LDH/血清LDH>0.6
胸水LDH>血清LDHの正常の上限値の2/3

表2　漏出性・滲出性胸水をきたす主な原因疾患

漏出性胸水	滲出性胸水
左心不全	悪性腫瘍
肝硬変	肺がん，悪性胸膜中皮腫，悪性
低タンパク血症	リンパ腫，転移性腫瘍
ネフローゼ症候群	肺胸膜感染症
腹膜透析	一般細菌，抗酸菌，真菌
甲状腺機能低下症	肺血栓塞栓症
上大静脈症候群	膠原病
	関節リウマチ，SLE，シェーグレン（Sjögren）症候群など
	心疾患
	冠動脈バイパス術後，心筋梗塞後症候群
	膵炎
	薬剤性
	良性石綿胸水

胸水貯留の原因を診断するためのもっとも重要な検査は，**胸腔穿刺**により採取された胸水の生化学的検査，細菌学的検査および細胞診検査である．ただし，エコーで観察した場合に厚さ1cm未満の胸水貯留では安全に穿刺を行うことは困難である．

生化学検査では胸水中のタンパク，LDH，糖，アミラーゼ，アデノシンデアミナーゼ（ADA），pHを測定する．血清および胸水中のタンパクとLDHによって**ライト（Light）の基準**に従い滲出性胸水と漏出性胸水に大別する（**表1**）．

滲出性胸水，**漏出性胸水**はそれぞれおおよそ**表2**のような疾患で生じる．胸水中の糖は関節リウマチでとくに低値となり，アミラーゼは膵疾患や悪性腫瘍で血清値を超えて高値となる．またpHは膿胸や悪性腫瘍，関節リウマチで低値となり，ADAは結核性胸膜炎で高値となるが，これらの変化はもちろん絶対的なものでなく確定診断にはいたらない．これに対して細菌学的検査での陽性所見や細胞診での悪性所見は診断を確定する根拠になる．

漏出性胸水の診断は比較的容易であるが，滲出性胸水の診断に苦慮する場合は胸腔鏡（局所麻酔下または全身麻酔下）による胸膜腔の観察や胸腔鏡下胸膜生検が必要になることもある．

3　治療の実際

胸水貯留を生じた原疾患の治療が最優先であるが，それが困難な場合や胸水貯留による呼吸困難などの症状を改善する目的で**胸腔ドレナージ**を行う場合がある．通常，前腋窩線または中腋窩線よりシングルルーメンまたはダブルルーメンのドレナージチューブを挿入し，胸水を排液する．**再膨張性肺水腫**の危険性があるので，短時間に大量の排液を行うことは危険である（1,000 mL/日以内をめやす）．引き続きドレナージが必要な場合は排液バッグ付きの電動吸引器に接続し，5～10 cmH$_2$Oの陰圧で持続吸引を行う．

臨床の場でもっともよく遭遇する難治性の胸水貯留はがん性胸膜炎（原発性肺がん，転移性肺がん，悪性胸膜中皮腫，他臓器がんの胸膜転移）によるものである．この場合は持続吸引に

よって肺の再膨張が得られれば，OK-432（抗悪性腫瘍溶連菌製剤：ピシバニール®）を胸腔内に投与し胸膜の炎症を惹起させて，壁側・臓側胸膜を癒着させる方法が広く行われている．この方法は事前に肺の再膨張が十分得られれば奏効率は高いが，惹起させた炎症による発熱や胸痛がほぼ必発である．

看護のポイント

胸水貯留による呼吸状態の変化を観察するためにSpO_2測定や呼吸数を観察する．胸腔ドレナージチューブ挿入部の清潔，チューブの体壁への固定，チューブおよび接続管の確実な接続および回路の屈曲の有無の観察，さらには回路内の流出胸水の呼吸性変動を確認する必要がある．

また排液バッグ付き電動持続吸引器を装着している場合，排液バッグの交換時期，持続吸引圧にも注意する． 　　　（村井　博，河野修興）

嗄声 hoarseness

1 起こり方

音声は左右両側の声帯が閉鎖運動し呼気流によって振動することで作られる．嗄声はこの**声帯振動異常**で起こり，原因は声帯自体に病変がある場合（炎症による腫脹，ポリープ，喉頭がんなど）と声帯に問題がなくても正常に閉鎖運動しない場合（喉頭麻痺，心因性など）がある．一般には急性上気道炎による咳や咽頭痛のような感冒の1症状（声帯の炎症性腫脹）としてよく起きるが，それ以外の主だった原因疾患を分類して以下に示す．

①**急激に増悪し窒息の危険がある嗄声**：**急性喉頭蓋炎**，**声門下喉頭炎**（仮性クループともよばれる），アナフィラキシーによる**喉頭浮腫**．

②**声帯腫脹による嗄声**：悪性腫瘍［**喉頭がん**（危険因子として喫煙），下咽頭がん（危険因子として大量飲酒）］，良性腫瘍（**乳頭腫**），真性腫瘍ではないが腫脹をきたすもの［**ポリープ，ポリープ様声帯，声帯結節**（音声の酷使が主因），喉頭肉芽腫（胃食道逆流の関与が大きい）］．

③**声帯閉鎖運動不全による嗄声**：**喉頭麻痺**（反回神経麻痺ともよばれ原因不明の特発性のことが多いが，脳疾患，頸部腫瘍，甲状腺がん，肺がん，縦隔疾患，大動脈瘤なども原因となる），**心因性**（軽くはけいれん性のものから重篤では失声にいたる）．

2 診断のすすめ方

声帯を直視できる**軟性喉頭ファイバースコピー**がもっとも有用な検査法である．声帯に病変が見つかれば診断は容易であるが，喉頭麻痺の場合は上記に示したような原因疾患の検索が必要となる．それには頭蓋内，頸部，胸部の画像診断が要求されることがある．心因性は診断に精神科，心療内科の助けを要することがある．

3 治療の実際

「①急激に増悪し窒息の危険がある嗄声」に相当する疾患では，気管切開や気管挿管など状況に応じた緊急気道確保が要求されることがある．腫脹によるもので悪性の場合は可及的すみやかに治療（手術，放射線，化学療法）に入る．真性の腫瘍でないもので保存療法抵抗性の場合は手術（喉頭微細手術）の適応もある．**胃食道逆流**がかかわっている場合はその治療（PPI，H_2受容体拮抗薬など）も併用される．心因性の場合，耳鼻咽喉科（音声リハビリテーション療法）だけでなく精神科，心療内科にメンタルケアの協力を仰ぐこともある．

看護のポイント

急性喉頭蓋炎，声門下喉頭炎，アナフィラキ

吃逆（しゃっくり） singultation

1 起こり方

　横隔膜と肋間筋の間欠的で**不随意なけいれん**である．声門が閉じている状態で，けいれんにより急激な吸気が生じ「ヒッ」という特徴的な音を発する．多くは4～60分程度で消失するといわれる．短時間でよくなるものの多くは胃の拡張が原因とされ，ほとんどの人が経験する生理的な現象である．しかし長時間に及ぶものや睡眠時も続く難治性の場合は，頭蓋内病変や横隔膜刺激，電解質異常などの持続する病態が考えられる（表1）．呼吸中枢→脊髄→横隔膜，呼吸筋にいたる経路のどこが刺激されても生じうる．長時間続く場合は，睡眠や食事摂取が妨げられ体力の消耗につながるため治療の対象となる．

2 症状と診断のすすめ方

　一時的なものか，持続的なものか，随伴症状などの問診を行う．原因を調べるために画像検査（頭部・胸腹部など），採血などを行う．薬剤（抗がん薬のプラチナ製剤，ステロイドなど）の投与歴や腹部手術などの既往歴を聴取する．

3 治療の実際

非薬物療法

　非薬物療法として，①呼吸中枢への刺激［息こらえ（バルサルバ Valsalva 手技），くしゃみをする，ペーパーバック再呼吸法］，②咽頭刺激（氷片を食べる，舌を前へ引き出す，コップの水を反対側から飲む，カテーテルを用いて咽頭を刺激する，軟口蓋を綿棒でマッサージする，

表1　吃逆発作の主な原因

1. 中枢性
てんかん，低酸素血症，外傷
頭蓋内病変（脳腫瘍など）
脳血管障害（脳梗塞，脳出血など）
脱髄・炎症（多発性硬化症，脳炎，髄膜炎，サルコイドーシスなど）
代謝性（糖尿病，腎不全，低血糖など）
中毒・薬剤性（アルコール，ステロイド，シスプラチンなどの抗がん薬，麻薬など）
精神疾患（うつ病，ストレスなど）

2. 末梢性
頸部疾患（腫瘍，炎症など）
胸部疾患（肺・胸膜・縦隔・食道の腫瘍など）
循環器疾患（心筋梗塞，動脈瘤）
腹部疾患（過食，炭酸飲料の摂取，呑気症，胃・十二指腸潰瘍，腹膜炎，横隔膜下腫瘍など）

うがいをする），③横隔膜刺激（冷水を飲む，胃のあたりを冷やす），④胃の拡張がある場合にはNGチューブを挿入し吸引などがあげられる．

薬物療法

　薬物療法では，抗けいれん薬，抗精神病薬，制吐薬，プロトンポンプ阻害薬，ミダゾラム（ドルミカム®）などを用いる．

看護のポイント

　症状や持続時間，日常生活がどのように障害されているかについて注意深く問診を行う．腹部膨満になることを避ける体位の工夫を行い，体力の消耗を防ぐ努力をする．精神面でのケアや環境調整を同時に行い，それでも改善が得られない場合は薬物療法の検討が必要である．

（難波由喜子，高橋和久）

口臭 halitosis

1 起こり方と症状・診断のすすめ方

口臭は生理的あるいは病的原因によって起こる．**生理的口臭**は，起床時，空腹時，月経時，加齢によって生じる．**病的口臭**は，全身疾患（消化器・耳鼻咽喉・呼吸器疾患，糖尿病など）に起因する．局所的には齲蝕や歯周病などによるが，最大の原因は口腔清掃不良である．

また，実際に口臭はないのに他人の態度などが気になり口臭に不安や悩みをもつ**自臭症**があり，自己臭恐怖は対人恐怖との関連が指摘されている．

口臭は，主に舌苔で産生されたメチルメルカプタンや硫化水素などの**揮発性硫黄化合物**に起因する．一方，唾液分泌量の低下も症状を増悪させる．

診断は，口臭探知器（ハリメーター）やガスクロマトグラフィによる機器分析と医師の嗅覚による官能検査による．口臭診断は原則として，起床時あるいは受診前最低2時間は口腔清掃と飲食を禁止したうえで行うのが望ましい．

2 治療の実際

分類

口臭は以下の3つに分類され，**治療の必要性**（treatment need：TN）は，宮崎秀夫ら（1999年）により TN1（口腔ケア），TN2（歯科治療），TN3（全身疾患の治療），TN4（カウンセリングと投薬），TN5（精神神経医学的治療）の5つに分類されている．

① 生理的口臭
　TN1：全例に施行
② 病的口臭
　全身的原因→ TN1+TN3
　局所的原因→ TN1+TN2
③ 自臭症
　軽度→ TN1+TN4
　重度→ TN1+TN5

看護のポイント

歯科衛生士・看護師による**口腔ケア**と，歯ブラシ，歯間ブラシ，フロスなどによる日頃のセルフケアは必須である．また，舌苔内の揮発性硫黄化合物の除去目的に，**舌ブラシを用いるとよい**．さらに，唾液分泌量減少による口腔内自浄性の低下を改善するために，**保湿剤の使用**も有用である．局所性口臭症の多くは**歯周病**に起因するため，歯科医師による診査を依頼する．

自臭症では，治療者への警戒心が強いことが多く対応には繊細な配慮が必要となる．

（上野繭美，関根浄治）

食欲不振 anorexia

1 起こり方

「**食物をとりたいという意欲の低下もしくは消失**」と定義される．消化器疾患に高頻度に認められる症状の1つであるが，消化器以外の疾患の随伴症状としても認識されている．

発症メカニズム

食欲の**下位中枢**は視床下部外側野に存在する**摂食中枢**と内側野の**満腹中枢**とに分類される．下位中枢の調節には迷走神経，栄養素・ホルモン・サイトカインなどの血中濃度が関与する．胃の弛緩，ブドウ糖・グルカゴン・コレシスト

キニン・サイトカイン・プロスタグランジンは下位中枢に抑制的に，胃の収縮，遊離脂肪酸・インスリン・グレリンは促進的に作用する．食欲は，**下位中枢の相互作用により調節**を受けた後，さらに**高位中枢である大脳皮質（連合野）に伝達**され，視覚・嗅覚・味覚などの情報と統合される．食欲が味覚・嗅覚・視覚，食事に関連した記憶，感情，ストレスなどの影響下にあることは，大脳皮質との密接な関連に起因する．

2 診断のすすめ方

原因となる疾患

消化器疾患，**消化器以外の疾患**（感染症，膠原病，呼吸器・循環器・内分泌・代謝・腎臓・血液・脳神経・中毒などほとんどの領域にわたる），**精神的疾患**に分類される．

消化器疾患では，炎症に付随する粘膜障害（口内炎，食道炎・食道潰瘍，胃炎・胃潰瘍，腸炎など），疼痛（口内炎，食道炎・食道潰瘍，胃炎・胃潰瘍，腸炎，膵炎，胆嚢炎など），通過障害（がん，癒着，炎症性狭窄など），機能障害［機能性ディスペプシア（functional dyspepsia）；胃排泄の遅延や適応性弛緩反応の異常などを呈する，便秘など］が食欲不振の要因となる．進行がんでは，代謝性変化，がん組織から産生されるサイトカイン，精神的要因などが関与する．近年，食欲促進作用を有するグレリン分泌が，慢性胃炎の原因となるヘリコバクター・ピロリ感染により低下し，除菌治療により改善することが報告されている．

原因となる薬剤

抗菌薬，抗悪性腫瘍薬，解熱鎮痛薬，鎮咳薬，降圧薬，抗不整脈薬，血管拡張薬，利尿薬，痛風治療薬，抗精神病薬，抗てんかん薬，抗パーキンソン病薬など味覚異常をきたす薬剤が相当する．

診 断

通常，**原因となる疾患の随伴症状**を伴うことより，**十分な問診と身体所見の把握**を基に，尿検査，便検査，血液検査，X線検査，CT検査，超音波検査，内視鏡検査など，鑑別上必要な検査を効率的に行い診断する．

3 治療の実際

原疾患の治療を優先的に行う．以下に対症療法としての治療について述べる．

①**摂食量を正しく評価**し，必要なエネルギー・タンパクの不足量を算定（持ち込み食・間食を含めた摂食量の聞き取り，残食の確認を行う），補充する．

②**食事療法の援助**：味・内容（飽きのこない食事，少量で高カロリー・高タンパクの食事），温度，回数（増やす），時間（1回の食事時間を十分にとる，好きな時間に摂取する）など**摂食関連の問題点に対処**する．食事摂取に必要とされる**左右対称で安定した坐位の保持が可能か**（偏った姿勢になると非麻痺側上肢に必要以上に力が入る状態となり食器の操作がより困難となる），**運動機能障害の程度**（食器を保持する筋力，食事動作に関係する運動機能）を評価する．

③**口腔ケア**：口腔内不衛生，乾燥も味覚障害・食欲不振の原因となる．**口腔内を清潔**に保ち，**唾液分泌を促すケア**（酸味のあるものを摂取，ガムを噛むなど）を行う．

④**薬物療法**：消化管運動調整薬が有用な場合がある．食欲不振の**原因となっている薬剤**については**変更が可能かどうか医師に相談**する．

⑤**精神面でのサポート**：病気に対する不安などについて．

⑥経口摂取低下が長期間持続する場合には，経腸栄養や静脈栄養を考慮する．

💡 看護のポイント

さらに栄養状態を悪化させることのないよう，食欲不振の原因に対する診断・治療に並行して栄養管理を行う．医師，薬剤師，歯科衛生士，作業療法士，栄養士など多方面にわたる医療スタッフとの連携により患者サポートを図る． 〔井上　泉，加藤　順，一瀬雅夫〕

嚥下困難 dysphagia

1 起こり方

　嚥下とは口の中に取り込まれた食べ物や飲み物を口腔から咽頭，食道を経て胃に送り込む一連の反射性運動であり，なんらかの原因でこの一連の運動が妨げられることによって起こる症状を嚥下困難という．

■ 分　類

　正常の嚥下運動は，口腔期，咽頭期，食道期の３期に分けられる．

● 口腔期 ●

　口腔期は食塊（食べ物が十分に粉砕され唾液と混ざった状態）が舌によって口腔から咽頭に入るまでを示す．この時期の運動は口腔周囲や舌の筋肉の複雑な運動によって行われるが，意識して（随意的に）食塊を送り込んだり，とどめたりすることが自由にできる．

● 咽頭期 ●

　咽頭期は反射性の不随意運動で，食塊が咽頭から食道の入り口まで移送されるまでを示す．食塊が咽頭・軟口蓋・喉頭蓋の粘膜に触れることにより誘発され，周りの筋肉が自動的に順序よく収縮する反射運動が起こる．この際，喉頭蓋が気道にふたをするように閉じ，同時に声門も閉じて，食塊が気管に誤嚥することを阻止している．また，のどの奥の筋肉が収縮し咽頭と鼻腔の間の通路を遮断し食塊が鼻腔へ逆流しないようにしている．

● 食道期 ●

　食道期は不随意運動で，食塊が食道口に達すると反射的に食道・咽頭移行部の輪状咽頭筋が弛緩し，食道の蠕動が起こる．食道蠕動運動には収縮波が食道口に波及して始まる１次性蠕動と嚥下に関係なく胃から食道内への液体や空気逆流により食道壁局所が刺激されて起こる２次性蠕動がある．さらに食道下部には下部食道括約筋とよばれる圧の高い部分があり，胃内容物の食道への逆流を防いでいる．嚥下反応により下部食道括約筋は弛緩し食塊は胃内に到達する．

　これらの一連の運動にはさまざまな筋肉群（口腔周囲筋，舌筋，口蓋筋，舌骨筋，咽頭筋，食道筋など），筋肉を支配しあるいは反射に関与する神経（三叉神経，顔面神経，迷走神経，舌下神経），**嚥下中枢**などがかかわっている．嚥下困難は上述の経路や関連する神経や筋肉のいずれが障害されても起こる．

2 症状と診断のすすめ方

　実際，患者は「飲み込めない」「むせる」「つかえる」「水で流し込まないと入らない」「吐く」「胸が痛む」などさまざまな表現で症状を訴える．おおむね，訴える症状によって口腔・咽頭期における障害と食道期における障害の区別が可能である．嚥下困難は口腔から胃までの幅広い経路において，精神的なものからがんまで，多岐にわたる原因が考えられるため，詳細な問診により疾患の絞り込みが重要である．

　一般には，急性か慢性か，とくに緊急性が高いかどうか（とくに小児などの異物誤嚥），良性か悪性か（体重減少，貧血，腫瘍などの警告症状の有無），嚥下時の痛みの有無，随伴症状（嗄声，呼吸困難，咳嗽，胸やけ，呑酸など）の有無，病状の進行性，食物による違い（嚥下困難は固形物摂取時か液体摂取時か両方か），手術歴，併存疾患や既往歴（強酸やアルカリの誤飲歴，アレルギー疾患など）なども必要である．口腔内や咽頭疾患など直接視診にて診断が可能である．このほか，頸部触診によるリンパ節腫大や甲状腺腫の有無，胸腹部の聴診・触診，神経学的診察も重要である．

■ 検　査

　これらの詳細な問診と理学的所見で，ある程度絞り込みができたら鑑別診断も含めて検査を行う．一般的な検査（尿検査，血液検査），胸部Ｘ線検査（循環呼吸器疾患），心電図検査（循環器

疾患），**咽喉頭内視鏡**（耳鼻科領域），咽喉頭造影，**上部消化管造影**（食道疾患や食道外からの圧迫），**上部消化管内視鏡**（食道・胃疾患），超音波内視鏡（食道粘膜下腫瘍や壁外病変の診断），食道内圧測定（アカラシアなど食道運動機能異常），**胸腹部CT**（食道や周辺臓器の腫瘍，血管病変，呼吸器疾患など），MRI，血管造影などを行う．検査の行う順番や重要度は絞り込まれた疾患による．

3 治療の実際と看護のポイント

嚥下困難は**表1**に示すようにさまざまな疾患により起こってくるので，疾患により治療法は大きく異なる．したがって看護のポイントも異なり，原因疾患に緊急性があるか，悪性か良性かなどを判断して看護する必要がある．器質的疾患では嚥下困難により食べ物を誤嚥することもあり注意すべきである．また，比較的頻度の高いヒステリー球のような器質的疾患を認めないが嚥下困難を伴う症例は，原因が明確にならないことに対して患者が不安や不満を感じていることが多く，患者の訴えに注意深く耳を傾ける必要がある．

（藤原靖弘）

表1 嚥下困難をきたす疾患

口腔疾患	口腔の奇形（唇裂，口蓋裂，顎裂），口内炎，歯肉炎，舌炎，舌がん
咽喉頭疾患	急性咽喉頭炎，急性扁桃炎，扁桃周囲膿瘍，咽喉頭結核，咽喉頭がん
食道疾患	先天性食道閉鎖，逆流性食道炎，食道裂孔ヘルニア，好酸球性食道炎，腐食性食道炎などの瘢痕狭窄，異物，アカラシアなど食道運動機能異常疾患，食道憩室，術後狭窄，食道がん
胃疾患	噴門部がん
神経疾患	脳血管障害（脳出血，脳梗塞），パーキンソン（Parkinson）病，筋萎縮性側索硬化症，多発性硬化症，脳炎，急性球麻痺，進行性球麻痺，多発性脳神経炎，ジフテリア，脳脊髄腫瘍，外傷
筋疾患・神経筋接合部異常疾患	筋ジストロフィー，多発性筋炎，2次性ミオパチー，重症筋無力症
全身疾患	強皮症，糖尿病，アミロイドーシス
心血管系疾患	大動脈瘤，血管走行異常，心膜炎
呼吸器疾患	肺腫瘍，縦隔腫瘍，リンパ節腫大，縦隔炎，胸膜炎
その他の疾患	甲状腺腫瘍，横隔膜弛緩症，ヒステリー球

悪心，嘔吐 nausea, vomiting

1 起こり方

■ 悪 心

「**悪心**」とは**心窩部のむかつき感**や咽頭から上腹部にかけての吐きたいような気分，感覚，心理の総称である．悪心の感じ方には個人差があり，悪心は必ずしも嘔吐の前駆症状とはならない．

■ 嘔 吐

「**嘔吐**」とは胃内容物の口からの急激な吐出であり，胃噴門の弛緩，胃幽門の収縮，横隔膜，腹壁筋の収縮による一連の**反射運動**によって生じる．吐物がみられない空嘔吐もある．

「**逆流**」は少量の胃内容物の口腔への逆流で，一般には横隔膜や腹壁筋の収縮がなく，悪心も伴わないことが多いので嘔吐とは区別される．

■ 病態生理と分類

嘔吐は延髄迷走神経背側核付近にある**嘔吐中枢**の刺激により起こる．この付近には呼吸中枢，血管運動中枢，消化管運動中枢，唾液分泌中枢などがあり，嘔吐中枢の刺激に伴って，これら中枢も刺激され，自律神経系，血管運動系の異常が起こり，**顔面蒼白**，**発汗**（あぶら汗），**唾液分泌過多**（生唾），時に血圧低下，徐脈がみられる．

◆ 分 類 ◆

嘔吐中枢への刺激は主に5つの経路，①第四脳室底にある**化学受容体誘発体**（chemore-

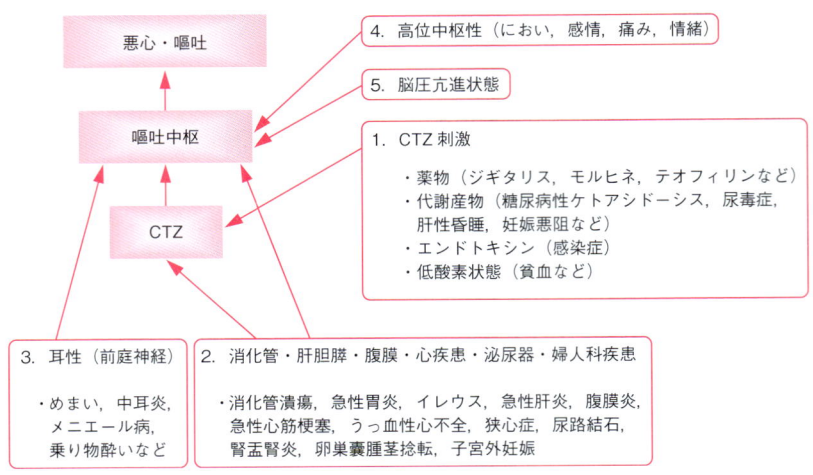

図1 悪心・嘔吐の病態生理と主たる原因

- 悪心・嘔吐 ← 嘔吐中枢
- 4. 高位中枢性（におい，感情，痛み，情緒）
- 5. 脳圧亢進状態
- 1. CTZ刺激
  - 薬物（ジギタリス，モルヒネ，テオフィリンなど）
  - 代謝産物（糖尿病性ケトアシドーシス，尿毒症，肝性昏睡，妊娠悪阻など）
  - エンドトキシン（感染症）
  - 低酸素状態（貧血など）
- 3. 耳性（前庭神経）
  - めまい，中耳炎，メニエール病，乗り物酔いなど
- 2. 消化管・肝胆膵・腹膜・心疾患・泌尿器・婦人科疾患
  - 消化管潰瘍，急性胃炎，イレウス，急性肝炎，腹膜炎，急性心筋梗塞，うっ血性心不全，狭心症，尿路結石，腎盂腎炎，卵巣嚢腫茎捻転，子宮外妊娠

---

ceptor trigger zone：CTZ）の刺激，②消化管，肝胆膵，泌尿器などの末梢性の迷走神経や交感神経を介する刺激，③平衡器官からの前庭神経を介する刺激，④大脳皮質（高位中枢）からの刺激，⑤嘔吐中枢への直接的刺激（脳圧亢進状態），を介して起こる（図1）.

これらを，①**末梢性**（消化管などからの末梢性刺激，前庭神経を介する刺激）と，②**中枢性**（CTZ刺激，大脳皮質からの刺激，嘔吐中枢の直接刺激）の2種に大別することもできる．いずれにせよ，上記のどの経路を刺激するかによって，嘔吐の原因がある程度，推測できる．

悪心・嘔吐はほとんどすべての消化器疾患で認められる一般的愁訴なので，消化器疾患を中心に，他の原因疾患と鑑別することが重要である．

2 症状と診断のすすめ方

悪心・嘔吐は日常診療の場でしばしばみられる症状でもあるが，救急医療の現場でもみられる症状である．鑑別すべき疾患を**表1**に示す．

嘔吐がある患者では，まず最優先すべきは吐物による**気道閉塞**を防ぎ，気道を確保することである．気道閉塞がない場合には，悪心・嘔吐を起こす原因となる**表1**の各疾患を，詳細な病歴聴取と身体所見，検査所見から鑑別し診断する．

■ 病歴聴取

① **症状の有無**：悪心を伴うか（末梢性），突然の嘔吐か（中枢性）．

② **嘔吐の始まる時間**：早朝か（尿毒症，慢性アルコール中毒，妊娠悪阻），食直後か（上部消化管機能性疾患），食後1～4時間か（胃・十二指腸疾患，毒素型食中毒），食後12～48時間か（幽門・十二指腸狭窄，感染型食中毒）．

③ **吐物の性状**：食物残渣の有無，胆汁の混在，血液の有無，異物など．

④ **随伴症状**

これらの詳細な聴取により原因疾患をおおまかに絞りこむことが可能である．

■ 身体所見

①バイタルサイン，②意識状態，③全身状態（体格，体重の変化，皮膚所見：黄疸，発疹の有無，皮膚ツルゴールなど），④頭部外傷，打撲の有無，顔貌表情，結膜（貧血，黄疸），瞳孔不同，眼底検査，眼振の有無，項部硬直の有無，胸腹部の打診・聴診・触診（とくに腹部では筋性防御，肝脾腫，腹水），腎の叩打痛，四肢の浮腫，筋力低下，骨折の有無，神経学的所見，などである．

表1 悪心・嘔吐をきたす疾患

1 中枢性嘔吐

中枢神経系疾患	脳圧亢進状態(脳腫瘍,脳出血,頭部外傷,くも膜下出血),脳梗塞,脳炎・髄膜炎
薬物中毒	ジギタリス,モルヒネ,テオフィリン,抗がん薬,アミノフィリン,ニコチン,レボドパ,麻酔薬,非ステロイド抗炎症薬
内分泌・代謝疾患	甲状腺機能亢進症,甲状腺機能低下症,副腎機能不全,尿毒症,糖尿病性ケトアシドーシス,肝不全,高Ca血症,電解質異常,妊娠悪阻,周期性嘔吐症(小児)
急性感染症(エンドトキシン)	
精神的要因	神経性食思不振,神経症,うつ病,ストレス,過度の嫌悪感,不安

2 末梢性嘔吐

消化管疾患	アカラシア,胃食道逆流症(GERD),食道炎,急性胃粘膜病変,胃潰瘍,機能性ディスペプシア,胃がん,十二指腸潰瘍,肥厚性幽門狭窄,上腸間膜動脈症候群,小腸腫瘍,イレウス,腸重積,虫垂炎,腸炎,大腸がん,寄生虫,食中毒,催吐物質の摂取
肝胆膵・腹膜疾患	急性肝炎,肝硬変,急性胆嚢炎,胆管炎,胆石症,急性膵炎,慢性膵炎,膵がん,腹膜炎
心疾患	急性心筋梗塞,うっ血性心不全,狭心症
泌尿器,生殖器疾患	尿管結石,尿路感染症,腎盂腎炎・卵巣嚢腫茎捻転,卵管炎,卵巣腫瘍,子宮外妊娠
耳鼻科疾患	メニエール(Ménière)病,中耳炎,激しいめまい,乗り物酔い
眼疾患	緑内障

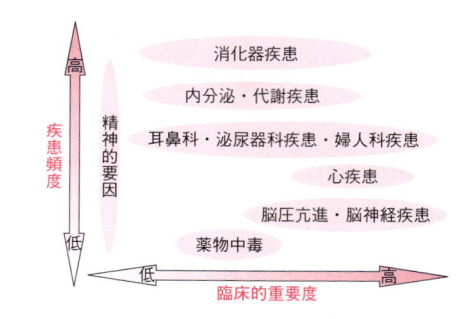

図2 疾患頻度と臨床的重要度

形成像)の有無.
⑥腹部エコー検査:非常に多くの情報が得られる.
⑦必要な場合には腹部CT,頭部CT,頭部MRIにより原因疾患を診断する(**表1**).

疾患頻度と臨床的重要度のおおまかな関連を図2に示した.

3 治療の実際

悪心・嘔吐は原因疾患の一症状であるので,その原因疾患に対する治療が何よりも重要である.過食やアルコール多飲による単純性嘔吐,妊娠初期の嘔吐(**妊娠悪阻**)は薬物治療を必要としない.

内分泌疾患などによる電解質異常がみられる場合には,原因疾患の診断まで時間を要するので,補液により電解質異常の是正を先行する場合もある.原因疾患の治療効果が現れるまで時間を要する場合には,対症的に**制吐薬**(嘔吐中枢や大脳皮質の感受性を低下させるフェノチアジン系向精神薬,消化管機能改善薬のメトクロプラミド,ドンペリドン,精神的要因に対するジアゼパムなど),**5-HT$_3$受容体拮抗制吐薬**(グラニセトロンなど)を投与する場合もある.

検査所見

①尿検査:尿糖から糖尿病,尿タンパク・潜血から腎疾患,ケトン体からケトアシドーシスなど.
②血液検査:炎症の有無,電解質異常,肝機能異常,腎機能異常,アミラーゼ,血糖値など.
③必要な場合は内分泌検査,薬物血中濃度.
④心電図.
⑤腹部単純X線検査:遊離ガス,ニボー(鏡面

💡 看護のポイント

嘔吐の原因がいずれにせよ,まず吐物による気道閉塞を防ぎ,気道を確保することが重要である.原因疾患の判明後には,その治療に沿った看護が必要となる.

(杉山敏郎)

胸やけ heartburn

1 起こり方

胸やけは胃酸逆流の定型症状の1つであり，日常診療において頻繁に遭遇する症候である．しかし，患者は必ずしも胸やけを正しく認識していないことも多い．患者の有する症状が胃酸逆流に伴う症状であるかどうかを詳しく問診する必要がある．一般的には胸やけは，心窩部から前胸部胸骨後方にかけて上昇する灼熱感を伴う不快な症状である．胃酸逆流症状を前胸部の熱い感じ，チリチリする感じ，胸痛として訴える患者もいる．また胸やけを訴えない場合においても，前胸部の不快な症状が胃酸逆流によることもある．症状の強さはさまざまで，強い場合には，胸痛として訴える場合もある．頻回な胃酸逆流は食道粘膜傷害を引き起こすが，胸やけの強さと内視鏡的な粘膜傷害の重症度とは必ずしも一致しない．

胸やけをきたす疾患

胸やけは胃酸逆流の定型症状であるが，胃酸逆流症状には胸やけ以外にも多くの症状が存在する．胸やけ以外の胃酸逆流の定型症状としては**呑酸**（胃液の口腔内への逆流，胃液の酸味と苦みとを口腔内に感じる症状）がある．胃酸逆流の非定型的症状としては，胸痛，咽喉頭異常感，気管支喘息様症状，慢性咳嗽などがある．これらの症状を有する場合には，常に胃酸逆流の存在を念頭に入れ診療する必要がある．

胸やけの存在は日常生活の質（QOL）を障害することが報告され，胃酸逆流による自他覚症状を認め医学的対応を必要とするものを**胃食道逆流症**（gastroesophageal reflux disease：GERD）とよび，胸やけをきたすもっとも代表的な疾患である．GERDには，内視鏡的に食道に粘膜傷害を有する（逆流性食道炎）ものと，内視鏡的に食道の粘膜傷害を認めないが胸やけのみを有するものがある．最近では，週2回以上の胸やけを認めるが内視鏡的に食道粘膜傷害を認めない疾患を**非びらん性胃食道逆流症**（non-erosive reflux disease：NERD）とよんでいる．胸やけを有する患者に対して内視鏡検査を行っても，逆流性食道炎を有する頻度は約30％である．

そのほか，胸やけを起こす可能性がある疾患として胃・十二指腸潰瘍，食道がん，胃がん患者，また，下部食道括約筋（LES）弛緩不全を認め胃酸逆流が発生しにくい状況にあるアカラシア患者においても胸やけを訴えることがある．すなわち，胸やけの存在はGERDである可能性が高いが，ほかの疾患の可能性もあり，上部消化管内視鏡検査により胸やけの原因を精査する必要がある．図1には胸やけを訴える疾患を示す．

発症メカニズムと病態

胸やけは胃酸逆流時に発生するが，すべての胃酸逆流に伴い発生するものではなく，胸やけを伴う胃酸逆流は数％である．胃酸逆流にはLESが重要であるが，LES圧が低値での胃酸逆流は少数である．通常LESの弛緩は嚥下後に始まり，また同時に食道上部より1次蠕動波が出現し，1次蠕動波がLESに伝搬しLESの弛緩が終了する．胃酸逆流の多くは嚥下を伴わないLES弛緩時に発生し，この嚥下を伴わないLES弛緩を**一過性LES弛緩**とよんでいる．一過性LES弛緩とは，胃内の空気の逆流

高頻度
逆流性食道炎，非びらん性胃食道逆流症
機能性胃腸症
胃潰瘍，十二指腸潰瘍
胃がん，食道がん
アカラシア
低頻度

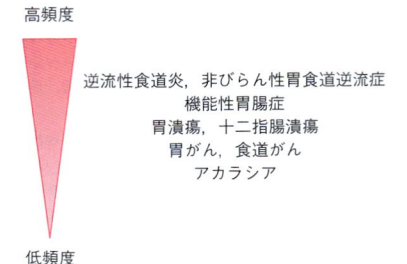

図1　胸やけをきたす疾患

（おくび）のメカニズムでもあり，決して病的なものではない．一過性 LES 弛緩時には空気のみが逆流する場合と，空気と胃酸の両者が逆流する場合がある．健常者，軽症逆流性食道炎患者のほとんどの胃酸逆流は，この一過性 LES 弛緩に伴い発生する．重症逆流性食道炎患者では，低 LES 圧による胃酸逆流もみられるが，胃酸逆流の約 60〜80％は一過性 LES 弛緩に伴い発生し，重症逆流性食道炎患者においても胃酸逆流の主なメカニズムは一過性 LES 弛緩である．そのため胸やけを有する患者では「おくび」を有することも多い．

逆流性食道炎患者での胸やけの原因のほとんどは胃酸逆流によるものであるが，NERD 患者での胸やけの原因は胃酸逆流によるものは約 60％である．NERD 患者では食道粘膜の知覚過敏を認めることにより，胃酸以外（pH4 以上）の液体逆流や空気逆流によっても胸やけを起こすことがある．また，逆流とは関係なく食道運動異常によっても胸やけを起こすこともあるが，約 20％の NERD 患者の胸やけの原因はいまだ原因は明らかでない．

2 症状と診断のすすめ方

■ 問 診

胸やけは胃酸逆流により発生するが，胃酸逆流発生のメカニズム（一過性 LES 弛緩時の胃酸逆流，低 LES 圧による胃酸逆流）を理解することにより，症状が胃酸逆流によるものであるか否かを推測できる．症状が胃酸逆流による症状であるか否かを判定するポイントを**表 1**に示す．そのほか，食事による食道粘膜の直接刺激により，胸やけを誘発することもあり，胸やけと食事内容の関連を問診することも重要である．

■ 診断のための検査

◆ 問診票 ◆

逆流性食道炎の診断に使用されているいくつかの問診票があり，感度・特異度は平均 70％前後であり，逆流性食道炎の初期診断に有用である．わが国において使用されている代表的な問診票は QUEST（questionnaire for the diag-

表1 胃酸逆流症状である可能性を疑うポイント

- 食後に発生する前胸部症状
  理由：胃酸逆流の主なメカニズムである一過性 LES 弛緩は主に食後に発生
- 過食時や早食い時に起こる前胸部症状
  理由：胃底部の伸展により，一過性 LES 弛緩が誘発される
- 高脂肪食摂取時に起こる前胸部症状
  理由：脂肪摂取によりコレシストキニンが分泌され一過性 LES 弛緩が誘発される
- 急激な前屈姿勢時，咳嗽時，締め付けた服装（コルセット装着時，帯などの腹部圧迫）着用時に起こる前胸部症状
  理由：LES 圧が低値であるため，腹圧上昇に伴い胃酸逆流が発生
  重症逆流性食道炎患者に多い
- おくびがよく出る
  理由：おくびは胃酸逆流のメカニズムである一過性 LES 弛緩に伴い発生するが，一過性 LES 弛緩時には胃酸逆流を伴うことが多い
- 制酸薬，飲水により症状の改善

表2 器質的疾患を疑うサイン

40 歳以上	がんの家族歴
がんや潰瘍の既往	6ヵ月以内の予期しない体重減少
NSAIDs を服用	貧血

nosis of reflux disease）と FSSG（frequency scale for the symptoms of GERD）であるが，正確に逆流性食道炎・NERD を診断するためには内視鏡検査が必要である．

◆ プロトンポンプ阻害薬（PPI）テスト ◆

器質的疾患を疑うサイン（**表 2**）がみられない場合には，PPI 常用量を 1〜2 週間内服させ，胸やけ症状の変化をみる．胃酸逆流症状である場合には症状の軽快・消失がみられる．この検査は PPI テストとよばれ，症状が胃酸逆流によるものであるかを判断するのに有用である．

◆ 上部消化管内視鏡検査 ◆

胸やけを有する患者に上部消化管内視鏡検査を施行し，食道粘膜傷害が存在するならば逆流性食道炎と診断され，胸やけの原因は胃酸逆流によるものと考えられる．食道粘膜傷害を認めず，そのほかの食道・胃の器質的疾患を認めない場合には NERD と診断される．そのほか，胸やけを起こす可能性がある胃・十二指腸潰

瘍，食道がん，胃がんなどの器質的疾患の有無の評価も重要である．

3 治療の実際と看護のポイント

生活指導
器質的疾患を疑うサインがみられない場合には胃酸逆流に対する生活指導（暴飲暴食を避けゆっくり食べる，高脂肪食回避，就寝前3時間は食べない，適正体重への減量，夜間胸やけを認める患者に対するベッドの頭側挙上）を行う．

薬物治療
GERD 診療ガイドラインにも推奨されている PPI の常用量の投与を行う．常用量の PPI 投与においても胸やけの消失，改善のみられない逆流性食道炎患者に対しては **PPI 倍量分割投与**により胸やけが改善することが多い（一部保険適用外）．しかし，NERD 患者の胸やけに対しては，PPI 常用量での胸やけに対する効果は約50％であり，PPI 倍量分割投与（保険適用外）を行うことにより一部症例では胸やけの消失，改善がみられるが，全体での消失，改善率は60％程度である．これらの PPI 抵抗性 NERD 患者に対しては，専門施設において逆流と症状の関連を評価することが可能である**食道 pH・インピーダンス検査**および食道運動異常と症状の関連を評価する**食道内圧検査**を施行し，症状の原因を調べ検査結果に準じた治療法を選択する．

（岩切勝彦）

腹　痛 abdominal pain

キーポイント
- 腹痛は消化器疾患ばかりでなく，さまざまな領域で遭遇する徴候である．
- 急性腹症は生命予後にかかわる場合があり，緊急手術の適応の判断が重要である．
- 腹痛を薬物療法により緩和するときは唯一のサインを消してしまう可能性もあり，慎重に行う．

1 考え方の基本

疼痛は多くの疾患において経過中に起こる普遍的な徴候で，医療側のもっとも注意をひく徴候でもある．腹痛は腹部に感じる疼痛のことであり，日常診療で高頻度に遭遇する徴候である．腹痛の原因は，消化器疾患のみならず，婦人科，泌尿器，血管障害，呼吸器，代謝疾患，心身症など，非常に多岐にわたり，また疼痛に対する反応は個人によって非常に異なるため，診断は時として困難となる．それゆえ，日常診療で腹痛に遭遇したとき，大切なことは，問診，身体所見，適切な検査により正確に鑑別を行い，適切な処置を選択することであり，とくに**急性腹症**は生命にかかわる場合もあり，迅速かつ正確な診断，対応が要求される．

2 起こり方

腹痛は発生機序，神経伝達経路などから大きく3つに大別される（図1）．以下に概要を述べる．

● 体性痛（somatic pain）●
壁側腹膜や腸間膜などに分布する脳脊髄性の知覚神経に対する物理的，化学的刺激により誘発される体内深部の疼痛であり，非常に鋭利で持続的であり限局している．物理的刺激としては，壊死，捻転，牽引などがあり，化学的刺激としては腹腔内に漏出した消化管内容物，血液，ヒスタミンなどの化学物質などがある．この刺激は，有髄性の A-δ 線維を介し脊髄求心

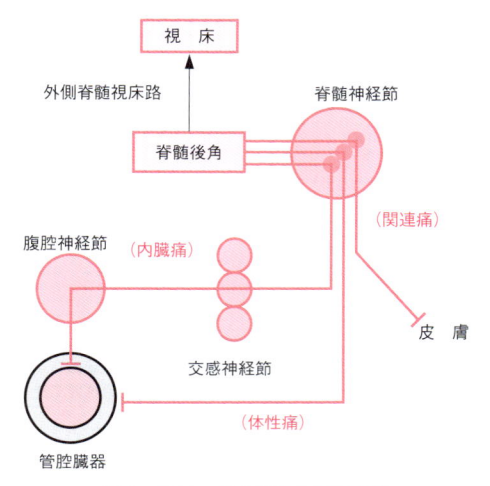

図1 腹痛の発生機序と伝達系路

路から脊髄後角に伝達され，その後視床を経て大脳皮質で感知される．急性腹痛の際に認められる**筋性防御**は触診による不随意な筋緊張であり，**反跳痛**もあわせて体性痛の一表現型である．

● **内臓痛(visceral pain)** ●

管腔臓器の平滑筋の伸展や拡張，けいれんなどの刺激が内臓知覚神経終末から無髄C線維を介して中枢側に伝わる痛みで，間欠的に差し込むような痛みである．体性痛との比較からは，びまん性で局在性に乏しい痛みであるが，典型的には胆石や尿管結石で認められる発作的，周期的な痛みで**疝痛**とよばれる．無髄C線維は骨格筋や腹膜，骨膜，内臓にまばらに分布し，その刺激は交感神経遠心路を逆行性に伝わり，交通枝を経て脊髄後根に入る．それゆえ，**内臓痛**は時に発汗，悪心・嘔吐などの**自律神経症状**を伴う．胃，肝，胆，膵からの刺激は腹腔神経節からT4〜T12の交感神経節を通過し，小腸，結腸からの刺激は上腸間膜神経節から，骨盤臓器からの刺激は下腸間膜神経節からL1〜L3の交感神経節を通過する．

● **関連痛(referred pain)** ●

激しい**内臓痛**が，特定部位の皮膚に知覚過敏や放散痛を誘発するもので，**内臓痛**の刺激が，同じ高さの脊髄分節で隣接する皮膚からの神経求心路に短絡的に伝達されることで起こる．例としては，胃・十二指腸潰瘍が肩甲部に痛みを起こしたり，膵臓の痛みが背部痛として認められる場合がある．逆に，心筋梗塞の刺激が上腹部痛として現れるといった消化器以外の臓器の痛みの**関連痛**が腹痛として現れることもある．

3 症状と診断のすすめ方

しっかりとした問診と身体所見から鑑別を行い，臨床検査と画像診断で確定診断を行う．腹痛の場合は，性，年齢も重要な要素となる．女性の場合は，妊娠関連の腹痛も忘れてはいけない．一般に腹痛の程度は重症度と比例するが，腹痛の訴え方には個体差があり，訴えの割に腹部の身体的所見が乏しい場合には精神的疾患も考慮する．

腹痛に遭遇したときにはさまざまな観点より鑑別をすすめるが，1つにはその腹痛が主たる症状か，随伴する症状かを判断する．随伴するものならば，消化器以外からの関連痛の可能性も念頭に置く．また，急性の腹痛か，慢性・反復性の腹痛かを判断する．

急性腹痛

急性の腹痛のうち，体性痛を主とする激しい腹痛により全身状態が著しく侵される場合は**急性腹症**と定義され，迅速な対応が要求されることが多い．そのおおまかな診断手順を図2に示す．そのうえで，腹痛の原因につき鑑別をすすめるが，急性の腹痛であれば，大きくは①炎症性のもの，②機械的原因によるもの，③血管性のものに大別するとよい．

①炎症性のものとしては，腹膜炎，管腔臓器であれば消化性潰瘍など，実質臓器であれば膵炎など，骨盤臓器であれば婦人科疾患などが考えられる．

②機械的原因によるものであれば，管腔臓器なら胆道系・尿路系の結石や術後癒着や腸軸捻転などによる腸閉塞，実質臓器であれば肝腫

```
            腹 痛
             ↓
(＋) ───── ショック症状 ───── (−)
 ↓                              ↓
                      (＋) ── 腹膜刺激症状 ── (−)
                       ↓                       ↓
                   腸管閉塞症状              腸管閉塞症状
                   (＋)    (−)              (＋)    (−)
```

汎発性：重症腹膜炎
　　　　（消化管穿孔，壊死性膵炎など）
　　　　上腸間膜動脈閉塞
　　　　大動脈瘤破裂
　　　　腹腔内出血
限局性，移動性：解離性大動脈瘤

絞扼性イレウス

汎発性：消化管穿孔
　　　　急性壊死性膵炎
限局性：急性虫垂炎
　　　　大腸憩室炎
　　　　急性膵炎
　　　　急性胆嚢炎

単純性イレウス

消化性潰瘍
尿管結石
急性胃腸炎

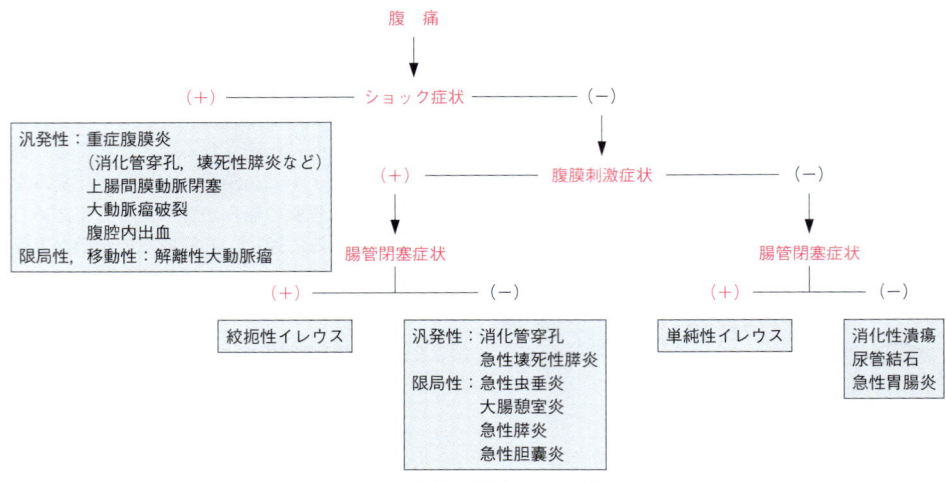

図2　腹痛の鑑別のすすめ方

大などによる皮膜伸展，骨盤臓器であれば卵巣茎捻転などが考えられる．

③血管性のものとしては，虚血性大腸炎や解離性大動脈瘤などが考えられるが，血管性の疼痛の特徴は突然起こるところにある．これらの疾患を鑑別するうえで，まず詳細な問診が重要であることはいうまでもない．

● 問診のポイント ●

発症状況（突発か緩徐か），部位（汎発性か限局性か，移動の有無），性状（間欠性か持続性か，激しいか鈍いか），誘因（とくに消化器領域では摂食や排便との関係），随伴症状（血尿，便の性状，最終生理なども含め）などに注意し聴取する．また，家族歴，嗜好品にも注意をする．マルファン（Marfan）症候群に伴う解離性大動脈瘤などの診断の手がかりにもなり，アルコールの常時多量摂取は膵炎を疑わせる．

● 頻度の高い急性腹痛の特徴 ●

① **急性虫垂炎**では心窩部・臍周囲の疼痛から始まり，徐々に右下腹部に限局した腹痛となり，歩くと響くという腹膜刺激症状を呈する．悪心・嘔吐を伴うことも多い．

② **急性憩室炎**では虫垂炎に類似した経過をとるが，左下腹部痛であれば虫垂炎の可能性はない．

③ **急性胆嚢炎**は，右季肋部か心窩部の持続する激痛であり，圧痛を認め，典型例ではマーフィー（Murphy）徴候を認める．

④ **急性膵炎**は，多くの原因はアルコール摂取か胆石の保有であり，腹痛は心窩部の軽度なものから激痛まで多岐にわたり，背部に放散する痛みを認めることもある．

⑤ **腸閉塞**の腹痛も軽度なものから激痛まで多岐にわたるが，間欠痛であることが特徴で，嘔吐を伴い，腸蠕動は一般に亢進する．

⑥ **消化管穿孔**は，消化性潰瘍，とくに十二指腸潰瘍で起こることが多く，突然の激しい腹痛で始まる．筋性防御や反跳痛などの腹膜刺激症状を認める．

● 身体所見 ●

以上の特徴をふまえ，次に身体所見をとるが，まず全身状態に注意する．バイタルサインは急性腹症では治療選択において重要な意味をもち，消化管穿孔や大量出血によるショックなどが疑われたときには，経時的に繰り返しチェックをする必要がある．腹部の診察は，視診・聴診・打診・触診より構成される．

① **視診**では腹部の膨隆，色調，手術瘢痕の有無を確認する．

② **聴診**では，腸動音が亢進しているか減弱して

いるか，腸閉塞のときに聴取される振水音，大動脈瘤を示唆する血管雑音が聴取されないかに注意をする．

③打診は臓器の腫大や腹水の有無の診断に有用である．叩打痛は腎結石の診断にも有用である．

④触診では，圧痛の有無や腫瘤の触知に注意を要する．このとき，筋性防御や反跳痛など腹膜刺激症状の有無を確実に確認する．

いずれにせよ，しっかりした問診や身体所見をとることで，急性腹症に迅速に対応することができ，同時にそのほかの場合でも，その後の不要な検査を避けることができる．

次に臨床検査，画像検査へとすすむが，末梢血液検査では血球算定検査，炎症反応，肝機能，腎機能，電解質，アミラーゼなどを確認し，尿検査では血尿の有無を確認する．

画像検査では，腹部単純X線ではフリーエアや鏡面像，異常石灰化の有無を確認するが，立位での撮影が不可能なら左側臥位で撮影する．実質臓器の病変や腹水，穿孔，腹腔内出血の診断にはCT検査が有用である．吐下血を伴うときは緊急消化管内視鏡検査の適応となる．

慢性腹痛

慢性の腹痛に関しては一般におきまりの腹痛様式が存在し，急性の腹痛よりは時間的余裕もあり計画的な診断が可能である．腹痛の部位，程度，性状，経過，増悪・軽快因子，随伴徴候などを詳しく分析し，必要により各種臨床検査，画像検査を行っていく．

◆ 頻度の高い慢性腹痛の特徴 ◆

消化性潰瘍は心窩部痛が特徴で，3分の1の患者では夜間痛が認められ，典型的には空腹時に痛み，食餌の中和で痛みは軽快する．

慢性膵炎は心窩部に限局し背部に突き抜けるような傾向を有する持続痛で，アルコール多飲者に多く，持続痛であり前かがみで軽快する傾向がある．

過敏性腸症候群は，下腹部痛であり臍周囲まで上昇することは少ない．夜間に覚醒するほどの疼痛はなく，排便・排ガスで軽快する．

4 治療の実際

腹痛の原因は多岐にわたり，当然原疾患により治療法は異なる．まず，重要なことは急性腹痛に対する急性期の対応であり，なかでも緊急手術が必要かの判断がもっとも重要となる．そのためには，全身状態を把握し，必要により血管ルートの確保を行い，循環動態が不良ならその是正に努める．また，現在の状態が安定していても，**急性腹症**では急変する場合もあり，わずかなバイタルサインの異常も見落とさないようにし，必要により経時的に変動をチェックする．鎮痙薬や鎮痛薬の投与は，患者の不安を取り除き，疼痛による循環動態・呼吸状態に対する悪影響を取り除く意味からは有意義なこともあるが，**急性腹症**の場合は，ほかのどのような検査所見，画像所見よりも，唯一腹部所見のみが手術適応の決定に意味を有する場合も少なくなく，安易に疼痛を除去することは逆に対応を遅らせることにもつながるため，使用に関しては慎重である必要がある．

一般に，薬物療法としては，内臓痛には抗コリン薬をはじめとする鎮痙薬が使用され，体性痛には非ステロイド抗炎症薬，ペンタゾシン（ペンタジン®），さらに激しければモルヒネなどが使用されるが，循環動態への悪影響に注意を要し，一部の薬剤にはオッディ（Oddi）括約筋の収縮作用が認められ，胆膵系の疼痛緩和にはアトロピンを併用する．あくまで，これら薬剤の使用は対症療法であることを忘れてはならない．

💡 看護のポイント

まず，苦痛を緩和する目的で，安楽な姿勢で処置を待つように努める．臥床安静にさせ，消化管のけいれんに基づく腹痛は圧迫によりやわらぐことが多く，かがんだ姿勢または腹臥位とする．

腹部膨満を認めるものは，排ガスに努め，膝を屈曲させ腹壁の緊張をとるようにする．また，一般に腹部を温めることで腹部の緊張が和らぐため腹部の保温に努めると効果的であるこ

ともあるが，急性炎症（汎発性腹膜炎や急性虫垂炎など）のときは炎症を増悪させる可能性があり禁忌となるので注意を要する．

消化器疾患の疼痛は自律神経と密接な関係があるため，動揺や緊張，興奮が腹痛に影響する場合も多く，精神的安定に努めることも重要である．

腹痛の原因によっては，吐下血などを伴い，血圧低下などのショック状態に陥ることもあるので，急性腹症が疑われたときには頻繁なバイタルサインの確認を忘れないようにする．

してはいけない！

- 重要な所見を見落とすことがあるので，むやみな鎮痛薬の使用は避ける．
- 貧血やショック症状などのアラートサインを見逃さない．

（有沢富康）

腹部膨満感 abdominal distention

1 起こり方

腹部膨満感とは，患者が腹部の膨らみや張る感じを自覚する症状をいう．一方，物理的に腹部の異常な膨らみや盛り上がりが認められる徴候は**腹部膨隆**とよばれるが，腹部膨満感は主観的な症状と客観的な所見の両者を意味することが多い．しかし，腹部膨満感は必ずしも腹部膨隆を伴うわけではなく，また，腹部膨隆があっても無症状なこともある．腹部膨隆とは，腹部が胸骨剣状突起と恥骨結合を結んだ線より突出している場合をさす．腹部膨隆は腹部全体に起こる場合と，腹部の一部に起こる場合がある．

原因

腹部膨満感をきたす原因として，以前より"Seven F's"として，**鼓腸**（flatus），**腹水**（fluid），**胎児**（fetus），**宿便**（feces），**肥満**（fat），**腫瘍**（fibroid），**心因性**（phantom）がいわれている．最近では，**機能性消化管障害**（functional gastrointestinal disorders：FGID）の一症状としての腹部膨満感が注目されており，機能性（functional）のFを加えて"Eight F's"とするのが適当である．これらの原因の中で，鼓腸，腹水，腫瘍，機能性は頻度が高い．

◆ 鼓　腸 ◆

鼓腸は腸管内にガスが貯留する状態をさし，**空気嚥下症**における空気の嚥下過剰，結腸内細菌叢による過剰発酵，**イレウス**における腸管内の閉塞，消化管運動の低下などが成因となる．正常な腸内ガスの量は約200 mLであり，主な成分は嚥下した空気に由来する窒素，酸素と，腸内での発酵に由来する水素やメタンである．

◆ 腹　水 ◆

正常では無色透明の腹水が20～200 mL存在し，腹膜から分泌・再吸収されている．このバランスが崩れると，腹水が異常に腹腔内に貯留する．腹水貯留の原因として，低アルブミン血症に伴う血漿膠質浸透圧の低下，門脈圧の亢進，リンパ管系の閉塞，炎症性やがん性の腹膜炎などがある（**表1**）．

◆ 腫　瘍 ◆

腫瘍による腹部膨満は，腫瘍の存在する部位に一致した腹部が局所的に膨隆する（**図1**）．そのため，膨隆部位によって腫瘍の由来を推定可能であるが，巨大な**卵巣腫瘍**や**多発性肝腎嚢胞**などでは，膨隆が腹部全体に及ぶこともある．

◆ 機能性 ◆

機能性腹部膨満はローマ（Rome）Ⅲ基準で

は，腹部膨満感あるいは肉眼的に確認できる腹部膨隆が，最近3ヵ月間の中の1ヵ月につき少なくても3日間以上繰り返して起こると定義されている．しかし，腹部膨満感は**機能性ディスペプシア**や**過敏性腸症候群**などのほかのFGIDでも起こることがある．機能性の腹部膨満感には，消化管の知覚・運動機能の変調が関与しているとされている．

2 症状と診断のすすめ方

症　状

腹部膨満感の場合には「おなかが張る」「おなかが重苦しい」などと訴えることが多い．腹部膨隆の場合には，「太った」「服や下着がきつくなった」などと訴えることが多くあるが，かなり高度になるまで本人は気がつかないこともある．また，局所的な腹部膨隆では，自分で腹部の腫瘤に気づいて来院する場合がある．鼓腸による腹部膨満感の場合には，げっぷ，放屁，腹痛などを随伴症状として訴える．機能性腹部膨満感の場合には，心窩部もたれ感，早期飽満感，腹痛，便秘，下痢などの症状を伴うこともある．

診　断

問診によって，発症が急速か緩徐か，発現時期とその後の経過，誘因の有無を確認する．また，排便，放屁，げっぷ，発熱，腹痛，嘔吐，無月経，不正出血などの随伴症状について聞き出す．手術歴などの既往歴，肝疾患や心疾患などの基礎疾患，妊娠の可能性，服用薬などについても聴取する．

視診によって，腹部膨隆の有無と，腹部膨隆がある場合には腹部全体の膨隆か局所的膨隆かを確認する．

聴診では腸雑音の亢進または減弱，振水音を確認する．

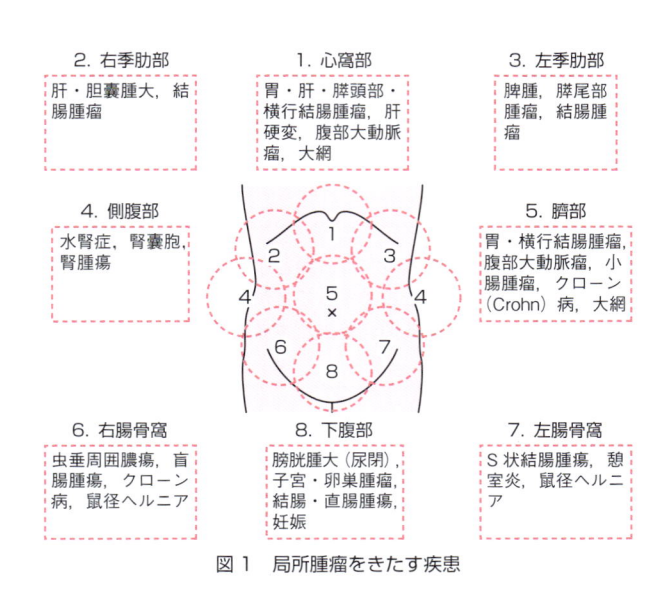

表1　腹水をきたす疾患

1. 低アルブミン血症に伴う血漿膠質浸透圧の低下
   肝硬変，タンパク漏出性胃腸症，ネフローゼ症候群，悪液質
2. 門脈圧の亢進
   肝硬変，門脈血栓症，バッド・キアリ（Budd-Chiari）症候群，うっ血性心不全
3. リンパ管系の閉塞
   外傷，手術，腫瘍，カルチノイド
4. 腹膜炎
   がん性，結核，腸管穿孔
5. その他
   メイグス（Meigs）症候群，サルコイドーシス，腹膜偽粘液腫

2. 右季肋部
肝・胆嚢腫大，結腸腫瘤

1. 心窩部
胃・肝・膵頭部・横行結腸腫瘤，肝硬変，腹部大動脈瘤，大網

3. 左季肋部
脾腫，膵尾部腫瘤，結腸腫瘤

4. 側腹部
水腎症，腎嚢胞，腎腫瘍

5. 臍部
胃・横行結腸腫瘤，腹部大動脈瘤，小腸腫瘤，クローン（Crohn）病，大網

6. 右腸骨窩
虫垂周囲膿瘍，盲腸腫瘤，クローン病，鼠径ヘルニア

8. 下腹部
膀胱腫大（尿閉），子宮・卵巣腫瘤，結腸・直腸腫瘤，妊娠

7. 左腸骨窩
S状結腸腫瘤，憩室炎，鼠径ヘルニア

図1　局所腫瘤をきたす疾患

打診では鼓音なのか濁音なのか，波動の存在を確認する．さらに触診にて，圧痛の有無，腫瘤の有無について確認する．

それらの所見から，鼓腸(気体)，腹水(液体)，腫瘍(固体)の鑑別をつける．

腹部全体が膨隆し，腸雑音の亢進，打診で鼓音を呈する場合には，腸管の**機械的閉塞**が疑われ，腸雑音が低下している場合には，**麻痺性イレウス**が考えられる．さらに発熱に腹膜刺激症状を認めれば**腹膜炎**の合併を疑う．腹部全体が膨隆して臍部が平坦あるいは突出し，打診では濁音で，腹部に波動を認める場合には，**腹水**を考える．腹壁の血管怒張があり，血流方向が臍より周囲では**肝硬変**を考える．腫瘤を触知する場合には，硬度，表面性状，可動性，圧痛の有無などを確認して，存在部位を考慮することによってある程度推測がつけられる．

ある程度，疑い疾患が絞られたうえで，確定診断のために，立位および臥位の腹部 X 線検査，腹部の画像診断(超音波検査，CT 検査，MRI 検査など)，血液検査，生化学検査，血清学的検査，腫瘍マーカーの検査を行う．これらの検査で器質的診断が否定された場合には，機能性や心因性の疾患を考える．

3 治療の実際

基本的には腹部膨満感の原因疾患は多岐にわたっているため，器質的疾患が診断されればそれに対する治療を行う．原因疾患には緊急処置を必要とするものがあるため，緊急性があると判断される場合にはすみやかな対応が求められる．機能性腹部膨満にはエビデンスに基づいた治療法は確立していない．**消化管運動改善薬**やジメチコンなどの**界面活性薬**，**プロバイオティクス**などが経験的に用いられている．

💡 看護のポイント

腹部膨満感の原因疾患は多彩で，主観的な腹部膨満感症状を有する場合と有さない場合，また客観的な腹部膨隆を有する場合と有さない場合があるので，それらを分けて考える必要がある．腹部膨隆を有する場合には鼓腸(気体)，腹水(液体)，腫瘍(固体)に分けて原因疾患を考えることが重要である．機能性腹部膨満の場合には，食生活を含む生活環境や精神的背景が関与する場合が多く，それらの面からのアプローチも必要となる．

(加藤元嗣)

消化管出血(吐血，下血・血便)
gastrointestinal bleeding (hematemesis, bloody stool)

🔑 キーポイント
- 吐下血の性状は，出血部位や原因を推測する一助となるため，重要な自他覚症状である．
- 重症度を把握し，中等症以上は迅速に対応することが重要である．
- ショックまたは腹膜刺激症状を有する消化管出血患者に対して，緊急内視鏡検査は基本的に禁忌である．

1 考え方の基本

消化管出血の患者をみる場合，①消化管出血の重症度判定，および②消化管出血の原因究明という2つの観点から症状と所見を読み取り診断をすすめる．いずれも消化管出血の治療戦略を立てるうえで欠かすことができないが，消化管出血患者では一刻を争う場合があるため，①の重症度の把握が優先される．重症度が中等症以上の場合は，出血量を推定し，輸液(必要

表1 消化管出血の主な原因疾患

上部消化管出血

食道：逆流性食道炎，腐食性食道炎，食道静脈瘤，マロリー・ワイス症候群，食道がん

胃：急性胃粘膜病変，消化性胃潰瘍，胃静脈瘤，毛細血管拡張症，胃がん，胃粘膜下腫瘍

十二指腸：十二指腸潰瘍，十二指腸炎，憩室，血管腫，十二指腸乳頭部がん，十二指腸腫瘍

下部消化管出血

小腸：クローン病，腸結核，メッケル憩室炎，動静脈奇形，血管腫，小腸腫瘍（がん，粘膜下腫瘍）

大腸：感染性大腸炎，虚血性大腸炎，クローン病，潰瘍性大腸炎，腸結核，偽膜性大腸炎，アメーバ赤痢，大腸ポリープ，結腸腫瘍（がん，粘膜下腫瘍）

直腸：潰瘍性大腸炎，非特異性直腸潰瘍，ポリープ，直腸腫瘍

肛門：痔核，裂肛

に応じ，輸血）によるショックからの離脱を図りながら，問診，身体所見，検査データおよび内視鏡検査により，出血の原因精査をすすめる．

2 起こり方

いずれの部位でも消化管（食道，胃，十二指腸，小腸，大腸）から消化管の管腔内への出血を意味する．ただし，同じ消化管出血でも単位時間あたりの出血量，出血持続時間，部位，消化管内の停滞時間などが病変により異なるため，肉眼的に確認できる**吐血・下血**（鮮血色から黒色調）から確認できない潜在性出血までさまざまである．

疫学・病態

表1に示すように，出血部位により，上部消化管［**トライツ（Treitz）靱帯**より口側，つまり，食道，胃，十二指腸］と下部消化管に分けられる．上部消化管出血の主な原因は，**胃・十二指腸潰瘍**（約40〜50％），**静脈瘤**（約15〜25％），**急性胃粘膜病変**（約15％），**マロリー・ワイス（Mallory-Weiss）症候群**（約5〜10％），**逆流性食道炎**（約5〜10％），**血管性病変**（毛細血管拡張症，血管腫，動静脈奇形：約5％），がん（胃がん，食道がん：約5％）などさまざまで，頻度も地域・施設により異なると考えられる．

一方，下部消化管出血の原因は，**腫瘍**（ポリープ，がん，粘膜下腫瘍），**炎症性腸疾患**［**クローン（Crohn）病**，**潰瘍性大腸炎**，感染性や薬剤性腸炎など］，**血管性病変**（**虚血性大腸炎**，痔核，毛細血管拡張症など）およびそのほか（大腸憩室など）の大きく4つに分けられる．

3 症状と診断のすすめ方

消化管出血の重症度判定

前述したように，まずは重症度の把握が優先される．そのため全身状態（意識，末梢循環障害），血圧，脈拍，検査データなどからすみやかに重症度を把握し（**表2**），重症度が中等症以上の場合は，出血量を推定し，輸液（必要に応じ，輸血）によるショックからの離脱を図りながら，出血の原因を究明する．

消化管出血の原因究明

● 問診，身体所見および検査データ ●

出血の原因を究明するうえで，問診，身体所見および検査データから出血の部位および可能性の高い疾患を推定することが重要である．

とくに，吐下血の性状から得られる情報は多い．吐血は通常，トライツ靱帯より口側からの出血に限られるため，上部消化管からの出血を示唆する．コーヒー残渣様吐物は，**ヘモグロビン（Hb）**が胃酸によって酸化し褐色調に変化したものである．

下血は出血部位や出血量により**血便**（鮮血〜暗赤色便）と**黒色便**（タール便）とに分けられる．

・**血便**：肉眼的に血液と判断できる直腸からの排出物で，通常，下部消化管出血を示唆するが，上部消化管からきたした多量の出血が，腸内を短時間に通過した場合，血便として認識されることもある．横行結腸以下の出血では肛門に近づくほど鮮紅色の血便となりやすく，便の表面に新鮮血が付着する場合はさらに下部に位置する直腸や肛門からの出血が疑われる．

・**タール便**：胃酸による影響のない十二指腸以下の出血でも8時間以上消化管内に滞留していれば黒色となりうる．消化管内への停滞

表2 重症度判定と出血量の推定

症　状	収縮期血圧 (mmHg)	脈拍数 (回/分)	ショック指数 (脈拍数/収縮期血圧)	重症度	出血量(mL)
四肢冷感, 蒼白 不安, 倦怠感	>80	<100	<1.0	軽　症	<1,000 (<20%)
悪寒 不穏, 蒼白著明	60〜80	100〜120	1.0〜2.0	中等症	1,000〜2,000 (20〜40%)
意識混濁〜昏睡	<60	>120	>2.0	重　症	>2,000 (>40%)

時間が長いため，出血した時期とタール便として認識できた時期は基本的に一致せず，タール便は止血後も数日間続くことがある．タール便の存在は通常，上部消化管出血を示唆するが，小腸または右側結腸が出血源の場合もある．タール便として認識されるには短時間に少なくとも約 100 mL 以上の出血量が必要である．消化管出血以外の要因，たとえば，鉄剤，ビスマスの内服，種々の食事の影響（イカ墨や海苔）などでも便が黒色となりうるので，潜血反応がない黒色便はこれらの要因を考慮した十分な問診が望まれる．

・**現病歴**：吐血直前に，多量の飲酒などによる嘔吐の既往があれば，マロリー・ワイス症候群を疑う．また，突然の腹痛と下痢を伴う血便の場合は虚血性大腸炎，無痛性の血便の場合は，毛細血管拡張症や動静脈奇形などの血管性病変や憩室出血を疑う．既往歴や基礎疾患に関しては，消化性潰瘍（再発しやすいため）や肝硬変（静脈瘤の原因）など，薬剤歴では潰瘍の原因となりうる**非ステロイド抗炎症薬（NSAIDs）**や出血傾向をもたらす**抗血小板薬**（アスピリンやクロピドグレルなど）や**抗凝固薬**（ワルファリンなど）に関する問診が重要である．

・**Hb 値と BUN/Cr 比**：検査所見として，Hb 値は出血量を推定する一助となるが，出血直後では濃縮・脱水により実際より高い値を示すため注意が必要である．また，BUN/Cr 比の上昇（10 以上）は，脱水や上部消化管出血に起因することが多い．上部消化管出血は，消化管内に出血した血液タンパク（窒素）成分が分解吸収されて，血中 BUN が上昇する．Hb の低下に伴う BUN/Cr 比の上昇は，たとえ吐下血のエピソードが明らかでなくても，上部消化管出血の存在を疑うべきである．ただし，出血早期ではまだ血液成分が再吸収されていないため，BUN/Cr 比は上昇しないことがあり注意が必要である．

● **内視鏡検査** ●

上述したように，問診，身体所見および検査データから可能性の高い消化管出血部位および疾患を推定したうえで，上部または下部の緊急内視鏡検査を行う．患者がショック状態にないときはただちに，ショック状態の場合はその改善後すみやかに，内視鏡検査を施行する．

4 治療の実際

消化管出血の治療は，①消化管出血の重症度判定および②消化管出血の原因究明の診断に沿って行われるべきである．

消化管出血の重症度判定において重症度が中等症以上の場合は，出血量を推定し，輸液（必要に応じ，輸血）により，ショックからの離脱を図る．

補液は，ラクテック®で開始する．軽症では 500 mL/時，中等症では 1,000 mL/時，重症ではラクテック®急速投与に加えて，必要に応じてアルブミン製剤や代用血漿薬を同時に投与する．バイタルサインが安定したら輸液速度を調節する．また，心または腎機能の低下している患者ではうっ血性心不全をきたしうるので過剰投与に注意が必要である．

輸血は，中等症以上に対して施行する．中等症では原則として濃厚赤血球，重症の場合は新鮮血または濃厚赤血球＋新鮮凍結血漿を使用

し，400～1,000 mL を目安に心または腎機能を考慮しながら輸血する．1,000 mL 以上の輸血を必要とする場合は，クエン酸中毒による低カルシウム血症をきたすことがあるので注意が必要である．中等症以上では導尿カテーテルを挿入し，尿量をチェックする．また，少なくとも高齢者では 2～5 L/分の酸素吸入を適宜使用する．通常，輸液・輸血療法の大まかな目標は，①意識状態改善，②収縮期血圧≧100 mmHg，③心拍数≦100 回/分，④時間尿量≧30 mL/時，⑤CVP：5～10 cmH₂O，および⑥Hb 値≧8 g/dL である．

患者がショック状態にないときはただちに，ショック状態の場合はショックからの離脱・循環動態の安定化を確認後すみやかに，内視鏡検査を施行する．必要に応じ，内視鏡的止血術などの処置を行うが，疾患ごとに対応が異なるため，詳細は各種疾患の項に譲る．

看護のポイント

- ショックの有無，重症度を把握し，中等症以上は迅速に対応する．
- 消化管出血のほかにも肺（喀血），鼻や咽頭など消化管以外からの出血をいったん飲み込んだものを嘔吐したり，下血として認識されたりする場合もあり，注意が必要である．
- 吐血の場合，誤嚥させないような対処すべきである．
- 前述したように，吐下血の性状にはさまざまな情報が含まれる．特有のにおいも情報の 1 つであるが，見た目だけでは判断に苦慮することも多い．入院中の場合は，すぐ洗浄せず医師への報告を考慮する．
- 患者自身が吐下血の性状を正確に認識することはむずかしい．消化管出血をきたしうる患者では，吐下血の報告の大切さについてあらかじめ説明しておき，気になる点があればただちに連絡するよう指導する．

してはいけない！

ショックまたは腹膜刺激症状を有する消化管出血患者に対して，緊急内視鏡検査は基本的に行ってはいけない．ショック状態の場合は，まず輸液によるショックからの離脱・循環動態の安定化が必要である．腹膜刺激症状を有する場合は，手術を前提に行うことはあるが，腹腔内ガスや消化管内容物の腹腔内への露出が重篤な状態をもたらす可能性が高いので，基本的に禁忌である．

（三宅一昌，坂本長逸）

下痢 diarrhea

1 起こり方

臨床的に下痢とは，排便回数の明らかな増加，排便中の水分量の増加，**24 時間の便重量が 250 g（水分量として 250 mL）を超えること**をいう．健康人の 1 日の糞便量は 100～200 g で含まれる水分量は 70～75％で，下痢の際の水様便になると 90％以上となる．下痢を引き起こす原因は，疾病そのものによるもの，治療の副作用，加齢による変化，食事などの生活習慣，精神的ストレスなど多岐にわたる．

下痢は急性下痢と慢性下痢に分類され，前者の 90％以上は感染症が原因である（表1）．とくに急性下痢症の診断にあたっては，原疾患の診断とともにもっとも重要なことは，生命にかかわる状態にあるか否かの重症度の把握と重篤

表1　急性下痢症

感染性		中毒性下痢	
1. 細菌性	サルモネラ，細菌性赤痢，コレラ菌，病原性大腸菌，エルシニア，カンピロバクター，ビブリオ菌，腸チフス・パラチフス	1. 毒素産生菌	ブドウ球菌，ウェルシュ菌，大腸菌，ボツリヌス菌，セレウス菌
2. ウイルス性	エンテロウイルス，肝炎ウイルス，ロタウイルス，サイトメガロウイルス	2. 有毒性化学物質	砒素，鉛，水銀，毒きのこ
3. 原虫性	クリプトスポリジウム，回虫，鞭虫	3. 食事	刺激性物質，アルコール，薬物，食物アレルギー，非特異的食物不耐
4. 抗菌薬に起因	クロストリジウム・ディフィシル，メチシリン耐性黄色ブドウ球菌(MRSA)	4. その他	心因性，虚血性大腸炎，腸間膜動脈・静脈血栓症

な感染性疾患の鑑別にある．慢性下痢は，3週間以上続く下痢のことをいい，原因のほとんどは非感染性である．原因は病態生理に基づいて，①**分泌性**，②**浸透圧性**，③**脂肪性**，④**炎症(粘膜障害)性**，⑤**運動機能障害性**に分類することができる(**表2**)．頻度は急性・慢性含めると，感染症・機能的大腸疾患，次いで器質的大腸疾患，器質的小腸疾患の順序にある．

2　症状と診断のすすめ方

問診
● 病歴を慎重に聴取する ●

日常で遭遇する多くの下痢は，一過性で24時間以内に改善する．改善しない病態に対して検査や治療が必要となる．下痢を引き起こすそれぞれの疾患の臨床的な特徴を考慮したうえで病歴聴取をする．**図1**に示すように，**発症状況**(急激か緩徐か，発症時期など)，**下痢の状態**(持続性，便の性状)，**随伴する症状**(発熱，嘔吐，皮膚所見)，**食事内容**(とくに1〜2日前，食習慣)，**心因性**(ストレス，ダイエット)，**薬剤投与歴**，**全身性疾患の合併**の有無や**既往歴**(手術，放射線治療)など系統的に整理して問診する．同性愛の男性の可能性やペット所有の有無，海外渡航歴や職業，居住地が重要な情報となることもある．また，発熱を伴った下痢は，感染性腸炎，炎症性腸疾患，腹腔内膿瘍，悪性腫瘍で認められるため重要なポイントである．そして診断上の検査の前に，その病態が急性か

表2　慢性下痢

①分泌性	ホルモン産生腫瘍	カルチノイド
		ビポーマ(VIPoma)
		甲状腺髄様がん
		ガストリノーマ
		直腸絨毛腫
	ジヒドロキシ胆汁酸	回腸切除
	神経統御異常	アミロイドーシス
②浸透圧性	浸透圧性下剤	マグネシウム
	吸収不良症候群	ラクターゼ欠乏症
	タンパク漏出性胃腸症	
	短腸症候群	
③脂肪性	膵外分泌機能不全	セリアック・スプルー
	粘膜吸収不良	ウィップル(Whipple)病
④炎症性	潰瘍性大腸炎	
	クローン病	
	放射性大腸炎	
	好酸球性胃腸炎	
	アメーバ大腸炎	
	腸結核	
⑤運動機能障害性	過敏性腸症候群	

慢性か，入院を要する重症な状態がないかどうか判断する．そして届け出が必要な重篤な感染症の可能性がないか，**集団発生**がないかを確認し，あるとすれば感染源の特定を急ぐ．

身体所見
● バイタルサイン ●

重症の下痢による脱水の有無に注意する．血圧低下，起立性低血圧，頻脈，乏尿や38.5℃

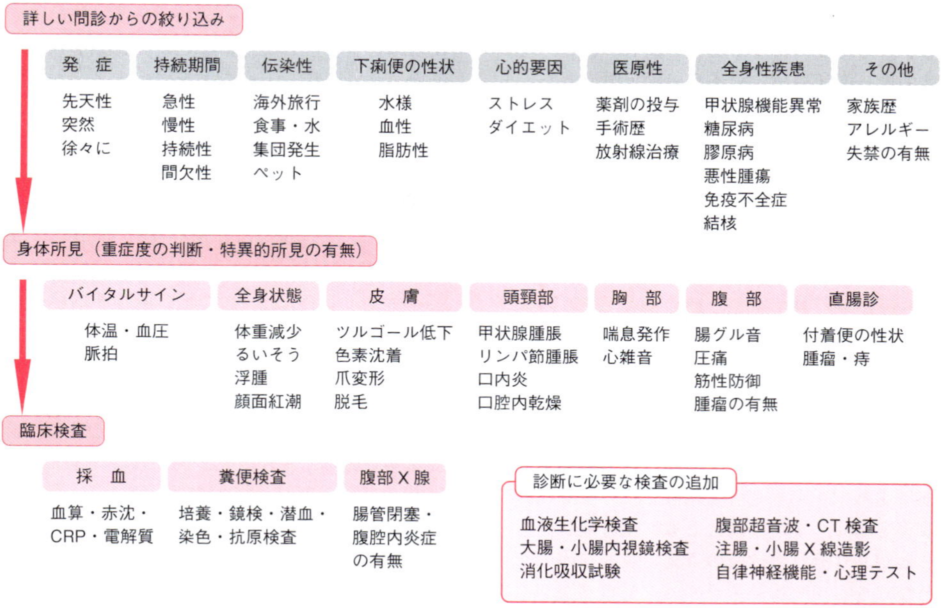

下痢

詳しい問診からの絞り込み

発症	持続期間	伝染性	下痢便の性状	心的要因	医原性	全身性疾患	その他
先天性 突然 徐々に	急性 慢性 持続性 間欠性	海外旅行 食事・水 集団発生 ペット	水様 血性 脂肪性	ストレス ダイエット	薬剤の投与 手術歴 放射線治療	甲状腺機能異常 糖尿病 膠原病 悪性腫瘍 免疫不全症 結核	家族歴 アレルギー 失禁の有無

身体所見（重症度の判断・特異的所見の有無）

バイタルサイン	全身状態	皮膚	頭頸部	胸部	腹部	直腸診
体温・血圧 脈拍	体重減少 るいそう 浮腫 顔面紅潮	ツルゴール低下 色素沈着 爪変形 脱毛	甲状腺腫脹 リンパ節腫脹 口内炎 口腔内乾燥	喘息発作 心雑音	腸グル音 圧痛 筋性防御 腫瘤の有無	付着便の性状 腫瘤・痔

臨床検査

採血	糞便検査	腹部X線
血算・赤沈・ CRP・電解質	培養・鏡検・潜血・ 染色・抗原検査	腸管閉塞・ 腹腔内炎症 の有無

診断に必要な検査の追加
血液生化学検査　　腹部超音波・CT検査
大腸・小腸内視鏡検査　注腸・小腸X線造影
消化吸収試験　　　自律神経機能・心理テスト

図1　問診，身体所見，臨床検査のすすめ方

を超える発熱などを認める際は緊急処置が必要となる．

●視診●
舌・口腔粘膜の乾燥，皮膚の乾燥，皮膚ツルゴールの低下などの脱水の所見，るいそう，爪変形，脱毛などの低栄養状態の有無について確認する．顔面紅潮，口腔・口唇の色素斑，結節性紅斑などの疾患に特異的な皮膚所見を見逃さないようにする．

●聴診●
胸部の喘息発作，腹部ではグル音の異常の有無をみる．

●打診●
鼓音の位置，腹水の有無，肺肝境界の消失の有無に注意する．

●触診●
腹部の圧痛の有無，リンパ節や腫瘍の腫瘤の有無，腹膜刺激症状の有無，肝臓・脾臓や腸管などの臓器の腫大の有無をみる．

●直腸診●
付着便の性状の確認，腫瘤の有無について確認する．若年者の肛門病変はクローン（Crohn）病を疑って精査する必要がある．

下痢便の外観が鑑別に役立つことがあり，毎日の観便は重要である．

①**米のとぎ汁様**：コレラ，ロタウイルス
②**粘血便**：細菌性赤痢，腸管出血性大腸炎，潰瘍性大腸炎，大腸がん
③**血性下痢**：カンピロバクター，腸炎ビブリオ，腸チフス，エルシニア，抗菌薬起因性腸炎，虚血性腸炎
④**いちごゼリー状**：アメーバ赤痢

検査所見
●血液検査●
血球算定検査，電解質，赤沈，CRP，血液ガス分析の測定を行う．白血球数増加やCRP高値，赤沈亢進はなんらかの炎症性疾患を示唆する．重度の下痢に伴う電解質異常・代謝性アシドーシスを認める場合は，入院の適応である．

●糞便検査●
観便による下痢便の性状の把握，培養，検鏡，

鮮血反応，染色をすみやかに行う．下痢便の外観が診断の助けになることがある．また，抗菌薬の投与開始後は，起炎菌の検出率が著しく低下するため，必ず抗菌薬投与前に培養検査を行う．

◆ **腹部X線単純写真** ◆

腸管の閉塞を示唆する異常ガス像，腹腔内遊離ガス像，腸管壁の肥厚や腹水の有無などがわかる．

病歴聴取，身体所見，簡易検査などから病態を絞り込み，かつ重症度を把握したうえで診断に必要な検査を行う（図1）．

重症の際はバイタルサインにおいてショック症状や循環血漿量低下を示すサインを見逃さないことが重要である．その際は，診断的検査の前にすみやかに水電解質輸液を行い全身状態の改善を図る．また下痢とともに全身症状を伴うことがありそれが診断のうえで重要な臨床所見となりうる．サルモネラやカンピロバクターの感染に併発する関節炎や尿道炎，エルシニア感染後に起こる甲状腺炎，心膜炎，糸球体腎炎，そして腸管出血性大腸菌（O157：H7）やシゲラ（Shigella）の感染を契機として併発し死亡率の高い溶血性尿毒症症候群などがある．

3 治療の実際

詳細な病歴聴取から疾患を推定することと同時に身体所見や検査所見から重症度を把握することが重要である．経口的に十分量の補液が可能であれば点滴を行う必要はないが，高度な下痢や嘔吐に伴う循環血漿量の減少や電解質異常がある場合は十分な輸液が必要である．輸液治療にはブドウ糖加乳酸リンゲル液（ラクテック®D注，ハルトマンD®液）が適している．下痢に対しての対症療法は，腸管運動に影響の少ない，耐性乳酸菌（ビオフェルミンR®，3g分3），タンニン酸アルブミン（タンナルビン®，3g分3）を用いる．また，感染性下痢に対して無理に下痢を抑えるのは逆に病態を遷延・悪化させることがあるため，腸管運動抑制性の止痢薬（ロペラミド，抗コリン薬）は，原則として使用しない．とくに**毒素型**の感染性下痢において

は病態を悪化させるため禁忌である．抗菌薬の使用は必ずしも必要ではないが，発熱，頻回の下痢，強い腹痛，下血などを伴う中等症から重症例については，治療前に糞便検査を行ったうえで診断的評価なしに経験的にニューキノロン系薬レボフロキサシン（LVFX）（クラビット® 500 mg 分1）あるいはホスホマイシン（FOM）（ホスミシン® 500 mg 6錠分3）を使用して治療を行う．

一方で4週間以上持続する慢性下痢については，貧血の進行や低栄養状態を呈していることが多く，病態が複雑で診断および治療方針決定のための検査が比較的侵襲を伴うことが多い．したがって診断上の検査へすすむ前に，詳細な病歴聴取，身体所見，簡易検査，消化器外症状，1日の便量，電解質濃度，pH，潜血，白血球の有無，脂肪定量，下剤（Mg）検査などから下痢の病態の絞り込みを行う．そのうえで十分な輸液や栄養管理を行いながら，侵襲の少ない検査から行っていくことも必要である．診断が確定したら，それぞれの疾患に対する治療を行うことになる．

💡 看護のポイント

下痢患者の特徴を理解する

長期に続く下痢は，水分のみならず電解質の多量の喪失をきたし，低カリウム血症や代謝性アシドーシスによりショックや心停止をきたすこともある．バイタルや皮膚所見からの脱水の程度の予測，日々の水分摂取量と排出量の経過観察が重要である．また，下痢便はアルカリ性の消化酵素を多く含んでいるため，皮膚に対して化学的刺激となり肛門やその周囲にびらんが生じるなど皮膚のトラブルを引き起こす．

情報収集

発症前後の食事摂取状況，海外渡航歴，薬剤使用歴，家族状況などさらに詳細な病歴聴取を行う．また，排便回数・硬さ・色・混入物・においなど下痢に伴うもろもろの症状を観察することで診断への手掛かりが得られる．

感染症対策

2次感染の危険性が高い場合，十分な感染予

防対策を行う．感染性腸炎における**感染予防対策**はCDCのガイドラインに基づいた標準予防策が適応される（手袋装着・ガウンやマスクの着用・感染性廃棄物の処理など）．頻回の下痢によりオムツ使用や失禁のあるケースでは接触予防策が適応される（原則として個室管理など）．また二類感染症（結核）や三類感染症（コレラ，細菌性赤痢，腸管出血性大腸菌，腸チフス，パラチフス）について，医師は診断後すみやかに行政機関へ（保健所を経由して都道府県知事へ）の届け出を行うことになっている．

実際のケア

腸管および心身の安静が保てるように援助する．室温の管理，トイレに近い部屋の準備，ベッドサイドポータブルトイレの用意や腹痛時の腹部や下肢の保温による症状の緩和，肛門部周囲の皮膚のケアなどである．それと同時に排便の状態と便の性状・量の変化，腹痛・腹部膨満感などの随伴症状の変化について日々経過を観察していくことが重要である．突然の排便停止は，潰瘍性大腸炎患者の**中毒性巨大結腸症**のように危険な病態のサインであることがある．絶食時の精神的ストレスの軽減のため，水分の少量ずつの摂取の援助や長期間の絶食時は状況によってはアメやガムでの対応がストレスを軽減できることがある．また，食事開始時も少量から，刺激の少ないものから始め，症状をみながらゆっくり摂取することが大切である．

（櫻庭裕丈，福田眞作）

便　秘 constipation

1 起こり方

便秘とは，なんらかの原因で排便に困難を感じ，それに伴い不快な症状を訴える状態を指す．排便習慣は個人差が大きいため，実際には便秘を医学的に定義することはむずかしい．したがって，便秘に関する厳密な定義は存在しないが，排便回数からみると1日3回から3日に1回までがほぼ正常とされており，3日間以上便が出ない場合や排便が週に2回以下の場合に一般に便秘とみなされる．なお，機能性便秘に関して国際的に研究目的で用いられている診断基準として，ローマ（Rome）Ⅲの診断基準（**表1**）がある．

一言で便秘といってもその意味するところは人によってさまざまであり，「何日も便が出ない」「下剤を飲まないと便が出ない」「便が出にくい」「いきまないと出ない」「排便後もすっきりしない」「残便感がある」「便が小さい」「便が少ない」など幅広い症状が便秘として認識される．

表1　機能性便秘のローマⅢ診断基準[*]

1. 下記症状の2つ以上がある 　a. 排便の25％にいきみがある 　b. 排便時の25％に兎糞状便または硬便がある 　c. 排便時の25％に残便感がある 　d. 排便時の25％に直腸肛門の閉塞感あるいはつまった感じがある 　e. 排便時の25％に用手的に排便促進の対応をしている（摘便，骨盤底圧迫など） 　f. 排便回数が週に3回未満 2. 下剤を使わないときに軟便になることはまれ 3. 過敏性腸症候群（IBS）の基準を満たさない

[*]6ヵ月以上前から症状があり，最近3ヵ月間以上は上記の基準を満たしていること

［福土　審ほか監訳：RomeⅢ機能性消化管障害，第3版，2008］

発現メカニズム

便秘の病態は消化管運動や排便機構と密接に関連するため，それらのメカニズムを理解する必要がある．

大腸の運動は交感神経（内臓神経，下腹神経）と副交感神経（迷走神経，骨盤神経）の二重支配を受けており，交感神経が抑制性に，副交感神経が促進性に作用している．

摂取された食物は小腸で消化・吸収され，大腸に移行した内容物は，蠕動運動や分節運動によってゆっくりと肛門側に移送される．上行結腸では，順行性および逆行性の蠕動により内容物が上行結腸内を行き来し，12～24時間かけて水分・電解質の吸収が行われ，次第に内容物の固形化がすすむ．通常，S状結腸直腸境界部は緊張性に収縮しているため，便は左側結腸にとどまり，直腸は空虚である．

横行結腸より肛門側では，大蠕動とよばれる強い収縮が1日1～2回生じ，便を一気に直腸に移動させる．大蠕動は，食事摂取による胃・結腸反射により引き起こされることが多いが，そのほか食事のにおい，喫煙，運動によっても引き起こされる．

便が直腸に輸送され，直腸の内容が150～200 mLになると排便反射が生じる．排便時には，内肛門括約筋は反射的に弛緩するが，外肛門括約筋は随意筋のため，排便を意識的に自制することができる．排便可能な状態になると，仙髄および橋の排便中枢が興奮し，直腸筋の収縮と内・外肛門括約筋の弛緩が生じて排便が行われる．排便時には，息こらえと腹筋の緊張（いきみ）による腹圧上昇が，排便効果を高めている．

2 症状と診断のすすめ方

分類と臨床症状の特徴

便秘は，原発性便秘と2次性便秘に分けられるが，前者は，器質性便秘と機能性便秘に分けられる．

機能性便秘は急性便秘と慢性便秘に分けられ，慢性便秘は弛緩性便秘，けいれん性便秘，直腸性便秘に分類される．

2次性便秘には，薬剤性便秘や全身疾患に伴う症候性便秘が含まれる（表2）．

● 原発性便秘 ●

〔器質性便秘〕

器質性便秘は，狭窄・閉塞など腸管自体の異常や腸管外からの圧迫により生じる便秘であり，後天性と先天性がある．

後天性では，大腸がんや炎症性腸疾患による

表2 便秘の分類

原発性便秘	器質性便秘		
	機能性便秘	急性便秘	一過性単純性便秘
		慢性便秘	弛緩性便秘
			けいれん性便秘
			直腸性便秘
2次性便秘	薬剤性便秘		
	症候性便秘		

狭窄病変，婦人科疾患・腹腔内腫瘍による圧排などで大腸に通過障害が生じて発症する．先天性には，ヒルシュスプルング(Hirschsprung)病など大腸の異常な拡張をきたす疾患があり，高度の便秘症状を呈することが多い．

〔機能性便秘〕

①急性便秘

一過性単純性便秘ともよばれ，食生活や環境の変化，緊張などにより引き起こされるもので，臨床的に問題となることは少ない．

②慢性便秘

・弛緩性便秘：大腸の蠕動が乏しく輸送能が弱いため，大腸の通過時間が延長していることに起因する．もっとも高頻度にみられ，女性では思春期のころから始まる場合が多いが，高齢者にも多くみられる．排便回数が少ないのが特徴であり，下剤を服用しないと何日も便が出ないことが多い．

・けいれん性便秘：副交感神経の過緊張によって下行結腸やS状結腸がけいれん性に収縮するため，便が停滞し水分が吸収されて硬くなるために起こる．腹痛を伴うことが多く，便は兎糞状となる．便秘と下痢が交互に起こる場合もある．過敏性腸症候群の便秘型と考えられており，男性に多く，心理的ストレスの影響を受けやすい．

・直腸性便秘：直腸の感受性や収縮の低下により正常な排便反射が起こらず，直腸内に糞便が停滞することによる．過度に便意を抑制する習慣により生じることが多い．そのほか，排便時の直腸の変形（直腸瘤や直腸重積）や直腸と肛門の協同運動の異常（アニスムス）も含まれる．症状としては，「便が出にくい」「いきまないと出ない」「排便後もすっきりしな

表3　主な下剤

	一般名	商品名
機械的下剤 / 塩類下剤	酸化マグネシウム	酸化マグネシウム®，マグミット®，マグラックス®
機械的下剤 / 糖類下剤	ラクツロース	モニラック®
機械的下剤 / 膨張性下剤	カルボキシメチルセルロースナトリウム	バルコーゼ®
機械的下剤 / 浸潤性下剤	ジオクチルソジウムスルホサクシネート	ビーマス®
大腸刺激性下剤	センノシド	プルゼニド®，センノサイド®
大腸刺激性下剤	センナ	アローゼン®
大腸刺激性下剤	ピコスルファートナトリウム	ラキソベロン®
大腸刺激性下剤	ビサコジル	テレミンソフト®坐薬
坐薬	炭酸水素ナトリウム/無水リン酸二水素ナトリウム/レシチン複合体	新レシカルボン®
浣腸薬	50％グリセリン液	グリセリン®

い」「残便感がある」と訴えるのが特徴である．

● 2次性便秘 ●

〔薬剤性便秘〕

便秘をきたす薬剤としては，オピオイド，抗コリン薬，抗コリン作用を有する薬剤（三環系抗うつ薬，向精神薬など），カルシウム拮抗薬などがある．

〔症候性便秘〕

内分泌・代謝疾患（糖尿病，甲状腺機能低下症，低カリウム血症・高カルシウム血症などの電解質異常），神経疾患［パーキンソン（Parkinson）病，脳血管障害，多発性硬化症］，精神疾患（うつ病，神経性無食欲症），膠原病（全身性硬化症など），アミロイドーシスなどの全身疾患は，大腸の蠕動低下と通過時間の延長をきたして弛緩性便秘の原因となりうる．

検 査

便秘の検査には，器質的疾患を除外するための大腸内視鏡検査や注腸検査がある．とくに血便，腹痛，最近始まった便秘，50歳以上といった場合は，まずこれらの検査を行うべきである．

機能性便秘のタイプを調べる検査は，大腸通過時間検査や排便造影検査（デフェコグラフィ），肛門内圧検査，筋電図検査などがあるが，これらの機能検査は，専門施設で行われることが多い．

大腸通過時間検査は大腸の輸送能を調べるもので，X線不透過マーカーが入ったカプセルを飲み，一定の期間をおいて腹部X線撮影を行い，大腸に残っているマーカー数とその分布から大腸通過時間を推定する．

排便造影検査は直腸肛門部での便の排泄障害を調べるもので，ペースト状にしたバリウムを直腸に注入し，簡易便座で排泄させ，透視下に直腸の形や動きを観察する．この検査により直腸瘤や直腸重積などが診断できる．アニスムスの診断には肛門内圧検査や筋電図検査を利用する．

3 治療の実際と看護のポイント

機能性便秘

生活習慣や食事内容の改善から行う．胃・結腸反射の起こりやすい朝食後がもっとも排便に適した時間であるため，できるだけ朝にゆとりをもって食事をとりトイレに行く習慣をつけることが大切である．食事については，食物繊維の多い食品をとることをアドバイスする．

生活指導で改善がみられない場合は必要に応じて下剤を使用する（表3）．最初は塩類下剤（酸化マグネシウムなど）から開始する．塩類下剤は一般には長期的に服用しても問題ないが，腎不全ではマグネシウム中毒の危険があるため

124　消化器系

使用しない．塩類下剤の効果が乏しい場合は，センナなどの大腸刺激性下剤を必要に応じて使用する．大腸刺激性下剤は服用量が次第に増加することがあるため，必要最小限に抑えるようアドバイスする．

■ 直腸性便秘

グリセリン浣腸や新レシカルボン®坐薬を使用することがある．浣腸は直腸を傷つけないように注意する．寝たきりの患者などでは摘便や高圧浣腸を行うこともある．摘便は，指で便塊をほぐしてから指先で便を引っかけて外に取り出す．高圧浣腸は，微温湯500～1,000 mLをゆっくり直腸内に注入するが，腸管の急激な拡張は迷走神経反射を引き起こして悪心や嘔吐，血圧低下を招くおそれがあるので，圧をかけすぎないように注意する．

特殊な治療として手術やバイオフィードバックがある．大きな直腸瘤では，直腸・腟中隔を補強する手術を行う．アニスムスに対しては，直腸肛門の内圧をモニターしながら軽いいきみ方を練習するバイオフィードバックを試みる場合もある．

(武田宏司)

黄　疸　jaundice

1　起こり方

黄疸とは血中の**ビリルビン**が増加し，皮膚や粘膜にビリルビンが沈着して黄染した状態である．血清総ビリルビン値が2～3 mg/dLを超えると他覚的に強膜(眼球結膜)の黄染が明らかになり，この状態を**顕性黄疸**という．

ビリルビンは老廃赤血球や骨髄無効造血などから生成されるが，これは**非抱合型ビリルビン**であり，血液検査では**間接ビリルビン**として測定される．非抱合型ビリルビンは受動拡散，有機アニオン輸送ポリペプチド1B1(organic anion transporting polypeptide 1B1：OATP1B1)およびOATP1B3により肝細胞に取り込まれ，ビリルビンUDPグルクロン酸転移酵素(bilirubin UDP-glucuronosyltransferase：UGT1A1)によりグルクロン酸抱合を受けて**抱合型ビリルビン**になる．抱合型ビリルビンは血液検査において**直接ビリルビン**として測定される．抱合型ビリルビンは，肝細胞膜上に存在する多剤耐性関連タンパク2(multidrug resistance-associated protein 2：MRP2)によって毛細胆管に排泄され，総胆管を経て十二指腸内腔に排泄される(図1)．これらのいずれかの過程に問題が生じるとビリルビンの代謝や輸送が障害され，結果として黄疸が出現する．

■ 分　類

間接ビリルビン優位の高ビリルビン血症は，ビリルビンの生成からグルクロン酸抱合を受けるまでの過程になんらかの原因があるときに起こる．

直接ビリルビン優位の高ビリルビン血症は，抱合ビリルビンの肝細胞内輸送以降の過程になんらかの原因があるときに起こり，肝細胞性黄疸，肝内胆汁うっ滞，**体質性黄疸**［デュビン・ジョンソン(Dubin-Johnson)症候群，ローター(Rotor)症候群］および肝外胆管の閉塞によって起こる**閉塞性黄疸**に分類される(**表1**)．

2　症状と診断のすすめ方

黄疸は，皮膚や眼球結膜の黄染または褐色尿で発見されることが多いが，皮膚瘙痒感や全身倦怠感を最初に訴えることもある．一般のスクリーニング検査で高ビリルビン血症を認める場合，間接ビリルビンが優位なのか，直接ビリルビンが優位なのかを確認することが鑑別をすすめていくうえで重要である．

■ 間接ビリルビン優位の黄疸

間接ビリルビンが優位な黄疸を示す症例では，一般的に溶血性貧血と体質性黄疸を鑑別する必要がある．前者では血清ビリルビン値は通常2～3 mg/dLで，LDH高値，網状赤血球増

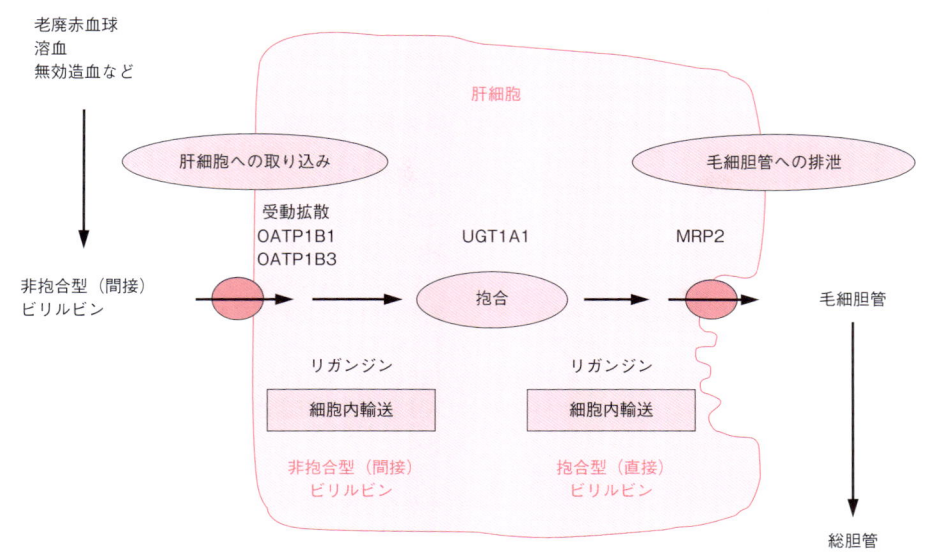

図1 ビリルビンの代謝と輸送

表1 黄疸の分類と原因

間接ビリルビン優位の高ビリルビン血症
- 溶血性貧血
- 体質性黄疸
  ジルベール症候群
  クリグラー・ナジャール症候群Ⅱ型・Ⅰ型
- シャント高ビリルビン血症
- 新生児黄疸

直接ビリルビン優位の高ビリルビン血症
- 肝細胞性黄疸
  ウイルス肝炎，アルコール性肝障害，自己免疫性肝炎，薬物性肝障害，肝硬変症
- 肝内胆汁うっ滞
  急　性：ウイルス性，薬剤性，敗血症，中心静脈栄養
  反復性：良性反復性，妊娠反復性
  慢　性：原発性胆汁性肝硬変，原発性硬化性胆管炎，慢性薬物性
  新生児期：新生児肝炎，バイラー(Byler)病
- 閉塞性黄疸（肝外閉塞性）
  腫瘍，結石，炎症（IgG₄関連硬化性胆管炎など）
- 体質性黄疸
  デュビン・ジョンソン症候群
  ローター症候群

加，ハプトグロビン低値，赤血球寿命の短縮などを診断の参考にする．ジルベール(Gilbert)症候群，クリグラー・ナジャール(Crigler-Najjar)症候群の確定診断のためには*UGT1A1*遺伝子の解析を行う．肝機能異常を伴う高間接ビリルビン血症の場合は，肝硬変末期の肝不全や劇症肝炎など肝細胞の減少による抱合能の低下を反映している場合があり，羽ばたき振戦の有無，プロトロンビン時間(PT)などの凝固機能検査，血中アンモニア値の測定や脳波検査などを行う．

直接ビリルビン優位の黄疸

直接ビリルビンが優位な黄疸の場合は，閉塞性黄疸，肝細胞性黄疸，肝内胆汁うっ滞および体質性黄疸を鑑別する．超音波検査にて肝内・肝外胆管の拡張があれば閉塞性黄疸と診断し，CT，磁気共鳴胆管膵管造影(MRCP)などの画像診断および腫瘍マーカー検査などを行って閉塞の原因疾患を検索する．原発性硬化性胆管炎(PSC)やIgG4関連硬化性胆管炎でも胆管拡張を認める場合があり，上記の画像検査に加え，抗好中球細胞質ミエロペルオキシダーゼ抗体(MPO-ANCA, P-ANCA)やIgG4などの免疫学的検査や，内視鏡的アプローチによる胆管組織生検などを行って診断をすすめていく．胆管

拡張がなければ肝細胞性黄疸や肝内胆汁うっ滞を考え，ウイルス検査，自己抗体(抗核抗体，抗ミトコンドリア抗体など)や免疫グロブリン(IgG, IgM)測定などの免疫学的検査，肝生検などを行う．これらの異常がなければデュビン・ジョンソン症候群やローター症候群を考え，インドシアニングリーン(ICG)，ブロームサルファレイン(BSP)，尿中コプロポルフィリン分画などを測定する．

デュビン・ジョンソン症候群ではMRP2タンパクが欠損し，ローター症候群ではOATP1B1およびOATP1B1タンパクが同時に欠損することが報告され，それらの欠損の原因になる遺伝子変異も報告されている．

3 治療の実際

新生児のほとんどに生理的黄疸がみられるが，多くは自然に軽快する．黄疸が強いと**核黄疸**による脳障害を起こすため，総ビリルビン値が17 mg/dLを超える場合は**光線療法**の適応となる．最近は副作用の少ない470〜620 nmの波長のグリーンライトを当ててビリルビンを分解することが多い．母児間血液型不適合による新生児溶血性黄疸重症例には，交換輸血やγ-グロブリン大量点滴療法が行われる．予後不良のクリグラー・ナジャール症候群Ⅰ型では**肝移植**の適応となる．

成人の場合は，黄疸の原因となる疾患の治療を行う．原因がウイルスであれば抗ウイルス治療，自己免疫性肝炎であればステロイドなどの投与，原発性胆汁性肝硬変であればウルソデオキシコール酸などの投与を行う．IgG4関連硬化性胆管炎はステロイドが奏功する例が多い．また，薬物性肝障害であれば原因薬剤の中止，アルコール性であれば禁酒が重要である．腫瘍や結石による閉塞性黄疸であれば，外科的・内視鏡的治療を考慮する．デュビン・ジョンソン症候群またはローター症候群の予後は良好であり，治療の適応にはならない．

■ 治療の注意点

黄疸をきたす病態で早急な治療が必要なのは，閉塞性黄疸と劇症肝炎である．閉塞性黄疸では，胆道ドレナージが必要となり，とくに化膿性胆管炎を合併している場合などはすみやかな処置が必要になる．内視鏡を用いて十二指腸乳頭経由でドレナージチューブを総胆管に挿入してドレナージを行う**内視鏡的胆管ドレナージ(EBD)**や，超音波下に拡張した肝内胆管を穿刺する**経皮経肝胆道ドレナージ(PTBD)**が行われる．

劇症肝炎による黄疸の場合，広範な肝細胞壊死が不可逆的になる前に血漿交換，血液濾過透析(HDF)や持続血液濾過透析(CHF)などの肝補助療法を中心とした集学的治療を開始する必要があり，重症度によっては肝移植が考慮される．

💡 看護のポイント ・・・・・・・・・・・・・

・「どういうメカニズムで黄疸が生じているのか」ということを理解するように努めることが重要である．そのためには，臨床血液検査や画像診断，場合によっては肝生検などを行って原因を明らかにしていく必要があることを患者に十分に説明する．

・黄疸を認める患者ではしばしば皮膚の瘙痒感を訴えることがあるので，皮膚の観察やスキンケアが大切である．掻いても傷つけないように患者の爪は短く切る．

・黄疸には，重篤な疾患が原因となる場合と，放置してもよい場合があるので，原因の解明に基づく患者への説明や整合性のある看護計画を立てる． 　　　　(小林由直，竹井謙之)

腹水 ascites

キーポイント

- 腹水とは，生理的限界を超えて腹腔内に貯留した液体またはその状態をさす．
- 少量の腹水では自覚症状に乏しいことが多く，診断には注意深い病歴の聴取と身体所見の観察が重要であり，腹部超音波検査が簡便で有用である．
- 原因として肝硬変などに伴う肝性腹水の頻度がもっとも高いが，さまざまな全身疾患が原因となるため，原因疾患の特定とその治療が重要である．

1 考え方の基本

　腹腔内には30〜40 mL程度の体液が存在し，滑液として腹腔内臓器相互の摩擦を少なくして円滑な運動を維持している．腹水とは，この生理的な量を超えて体液が腹腔内に貯留した病態をさす．腹水は感染，悪性腫瘍などの腹膜を直接侵す疾患，および肝疾患，心疾患，低タンパク血症などの腹膜から離れた全身疾患で生ずるが，日常遭遇する腹水のうち80〜90%は**門脈圧亢進症（肝硬変）**に起因する**肝性腹水**である．

　腹水の診断は，腹部超音波検査などにより腹水が存在することを確認した後，腹水の**試験穿刺**による腹水性状の検査を含めた精査により，腹水の原因疾患の特定に向かうのが原則である．腹水の治療は腹水そのものではなく，その原因疾患が治療のターゲットとなるが，大量腹水を伴う**非代償性肝硬変**や**がん性腹膜炎**などの場合，薬物療法などでは容易に腹水のコントロールができず，高度の腹部膨満によるQOL低下をきたすため，腹水穿刺排液などにより腹水そのものをターゲットとして治療する場合がある．

2 起こり方

　腹水は常に循環しており，1時間あたりその40〜80%が入れ替わっているとされるが，腹腔への体液の流入と吸収は均衡しており，生理的には一定以上の腹水が貯留することはない．腹水の産生と腹膜（漿膜）からの再吸収の均衡が破綻すると病的な腹水の増加となる．

　腹水は化学的性状により，**漏出性腹水**と**滲出性腹水**とに分類され（表1），その原因にはさまざまな疾患が考えられる（表2）．右心不全，収縮性心外膜炎ではうっ血肝を生じ，門脈圧亢進やリンパ管圧の上昇を生じて腹水が出現する場合があり，ネフローゼ症候群やタンパク漏出性胃腸症など，著明な**低アルブミン血症**を呈する疾患では全身浮腫とともに腹水の出現をみることがある．原因として頻度の高い肝硬変とがんの終末期における腹水の発現機序について，以下に詳述する．

肝硬変の腹水

　肝硬変における腹水貯留の成因には，**全身性循環因子**，**肝性因子**，**腎性因子**が複合的に関与

表1　腹水の性状と鑑別

	漏出液	滲出液
外　観	透明または淡黄色	混濁，血性，膿性，粘液性など
比　重	1.015以下	1.018以上
タンパク量	2.5 g/dL以下	4.0 g/dL以上
LDH	200 IU/L以下	200 IU/L以上
ブドウ糖	血漿と同様	減少
細胞成分	少ない（リンパ球），1,000/μL以下	多い（白血球，リンパ球，赤血球，腫瘍細胞など），1,000/μL以上
線維素	少量	多量，凝固しやすいことがある
細　菌	−	＋のことがある

表2　腹水の性状と原因疾患

漏出液		
1. 循環障害	・心疾患：うっ血性心不全，収縮性心膜炎，弁膜症 ・門脈圧亢進：肝硬変，門脈閉塞など ・下大静脈・肝静脈閉塞：バッド・キアリ(Budd-Chiari)症候群	
2. 低タンパク血症	・ネフローゼ症候群，タンパク漏出性胃腸症，栄養不良	
3. その他	・腎不全	
滲出液		
1. 炎症によるもの	・急性腹膜炎：胆囊炎，虫垂炎，消化管穿孔，膵炎など ・慢性腹膜炎：結核性腹膜炎，後天性免疫不全症候群(AIDS)，サルコイドーシスなど	
2. 腫瘍によるもの	・がん性腹膜炎：腹膜への転移 ・腹膜中皮腫，腹膜偽粘液腫：腹膜原発	
3. その他	・腹腔内出血：肝細胞がん破裂，外傷など	

しているが，現在では全身性循環因子→腎性因子→肝性因子の順とする見方が有力である．

　肝硬変の循環動態は末梢血管抵抗の低下と心拍出量の増加を特徴としており，末梢循環系では血管が拡張（血管抵抗が低下）するとともに，皮膚，筋肉ほか諸臓器で動静脈吻合が形成される．これらの結果，循環血液量は増加しているものの，末梢血液のかなりの部分が実際には拡張した血管と動静脈吻合に分布し，有効循環血液量はむしろ減少することになる（**全身性循環因子**）．

　減少した有効循環血液量を補填するために，腎での水，Na再吸収亢進が惹起される（**腎性因子**）．この際，交感神経系の亢進，レニン-アンジオテンシン-アルドステロン系の亢進，抗利尿ホルモンの上昇も関与する．再吸収された水，Naは，今度は体循環・門脈循環に過剰の負荷として働き，肝・門脈から腹水が生成されるにいたる．

　一方，主要な**肝性因子**は肝線維化による門脈圧亢進とタンパク合成低下による**低アルブミン血症**である．肝線維化による門脈血管抵抗の絶対的上昇と，門脈血流における水・Na過剰負荷により門脈圧（血管から外へ水を押し出す圧）上昇がもたらされる．さらに，アルブミンは血漿タンパクの主要な成分であり**血漿膠質浸透圧**（血管内へ水を引き入れる圧）の保持に重要であるが，低アルブミン血症のため血漿膠質浸透圧が低下し，相対的に門脈圧がまさる結果，門脈から腹腔内への水分の漏出が起こり，腹水が形成される．また，門脈圧亢進自体も肝内でのリンパ液生成を促進するが，この生成量が肝リンパ管への再吸収量を上回ると，肝臓表面から腹腔内へリンパ液が漏出し，腹水となる．

がんの終末期における腹水

　腹水はがんの終末期においては多くみられるものであり，原因は大きく3つに分類される．

①肝転移の進展による腫瘍栓により門脈が閉塞し，結果的に門脈圧亢進症の状態となり腹水が貯留する場合で，大腸がんの肝転移や肝硬変に伴う肝がんで起こりやすい．

②**がん性腹膜炎**の状態であり，胃がん，大腸がん，膵がん，卵巣がんなどの腹腔内臓器のがんが進行し，そのがん細胞がそれらの漿膜面に達した後，腹腔内に散らばる播種性の転移をし，さらに転移巣が広範囲に腹膜に生着して増殖した状態である．がん細胞が腹腔内に播種性の転移を起こすと，それに伴う炎症により腹膜からの滲出液の産生亢進をきたすとともに，腹水の吸収障害，腹膜リンパ管の閉塞による循環障害も並行して起こり，腹水が貯留する．胸管が破綻すれば大量の白色調の乳び腹水が貯留することになる．

③がんの進展により**悪液質**に陥り，低タンパク血症となるために血漿膠質浸透圧が低下し腹水が貯留する場合もある．

3　症状と診断のすすめ方

　腹水が少量の場合は自覚症状に乏しいことが多いが，多量の腹水が貯留すると腹部膨満感が強くなり，横隔膜が圧迫されることによる呼吸困難や起坐呼吸が出現する．また，腹水による消化管の圧迫や，腹水貯留による消化管運動の

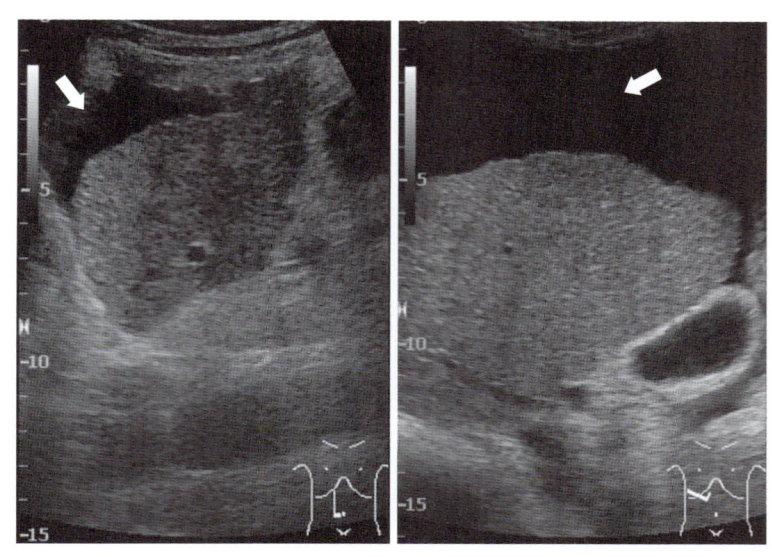

図1 腹部超音波検査による腹水の検出
左図では肝表面に無エコーの腹水を認め(矢印),右図では肝臓と腹壁の間に多量の腹水を認める(矢印).肝硬変のため肝臓は表面不整で萎縮している.

低下により,食事摂取量の低下や悪心・嘔吐が出現することもあるなど,QOLを低下させるさまざまな症状を惹起する.

腹水は1L以上貯留すると他覚的にその存在を確認できる.身体所見上,皮膚の伸展,臍部の突出を伴った膨隆した腹部は多量の腹水存在時の特徴であり,仰臥位で臍部が平坦化し側方に広がる蛙腹の所見を認める.打診上,仰臥位での腹水の濁音と腸管の鼓音の境界が側臥位にした際に移動する**濁音変換現象**(shifting dullness)が特徴的である.**波動テスト**は,仰臥位で患者の脇腹をたたくと,その対側で液体を介して波動が感じられるというものである.

少量の腹水の同定には,腹部超音波検査が有用であり,100 mLあれば検出可能といわれている.肝と横隔膜の間,ダグラス(Douglas)窩,モリソン(Morison)窩(肝と右腎の間)などに**無エコー野**として認められる(図1).侵襲がなくベッドサイドで簡便に施行できるため,腹水穿刺の際の安全な穿刺部の確認のためにも必須の検査である.

腹水を認めた場合,腹水穿刺は簡便に多くの情報が得られる方法であり,まず行うべき検査とされているが,画像診断や生化学的診断の進歩した現在においては,侵襲的検査である腹水穿刺の適応が限られるとの意見もある.しかしながら,腹水穿刺により得られる情報は多大であり,とくに腹水のある患者において発熱や腹痛を認めた場合には,**特発性細菌性腹膜炎**(spontaneous bacterial peritonitis:SBP)の鑑別に腹水穿刺は重要であり,腹水中の好中球数250/mm^{3}以上,腹水培養陽性,明らかな感染源を欠くことで診断される.SBPは最初に報告されたときは90%以上の死亡率であったが,本疾患の認識と早期診断および治療により死亡率は減少している.しかしながら,入院時無症状ながら感染腹水を有した肝硬変患者が33%であったとの報告もあり,SBPの早期診断・早期治療のためにも腹水穿刺は重要である.

試験穿刺により得た腹水により,外観,比重,タンパク量,細胞数(赤血球,好中球数,リンパ球数),一般細菌培養,細胞診などを行い,漏出液か滲出液かを鑑別する.腹水タンパク量

だけではなく，**血清と腹水のアルブミン濃度差**（血清アルブミン－腹水アルブミン）が1.1g/dL以上であれば漏出液，それ未満であれば滲出液とする基準がより信頼性が高いとされている．腹水の性状により鑑別すべき疾患を考慮し，血液生化学検査や各種画像検査などにより原因疾患を特定する．

4 治療の実際

腹水の治療においては原因疾患の特定とその治療が優先されるが，腹水貯留に対する基本的な治療も並行して行うことが必要である．

一般的治療

基本的な管理として，安静とともに**水分制限と塩分制限**が有用である．水分摂取量を500～1,000mL/日，塩分を5～7g/日程度に制限する．また，肝硬変に伴う低アルブミン血症を伴う場合には，**分岐鎖アミノ酸製剤や経口肝不全用特殊アミノ酸製剤**を投与する．血漿浸透圧を高め，有効循環血液量を増加するために**アルブミン製剤**の静注も有効であるが，低アルブミン血症を改善させるための漫然としたアルブミン製剤の使用は避け，適正な使用に十分配慮する必要がある．アルブミン製剤のエビデンスのある使用法としては，①腹水穿刺後の循環不全の予防，②SBPにおいて生じる循環不全・腎不全の予防，③肝腎症候群における血管収縮薬との併用による腎機能の改善，の3点のみである．

利尿薬の投与

利尿薬としては**ループ利尿薬**（フロセミド）と**抗アルドステロン薬**（スピロノラクトン）の併用が一般的である．具体的な使用法は，フロセミドとスピロノラクトンの使用量比を1：2程度とする．尿中Na排泄量を目安とし，Na出納が負（摂取Na量＜尿中Na量）に傾き，体重が減少するまで投与量を漸増する．フロセミド100mg/日，スピロノラクトン150mg/日まで増量しても体重減少が1.5kg/週を超えない場合には難治性腹水（利尿薬不応性腹水）と診断されるが，多くの場合，この量に達する前に低Na血症，低K血症，高K血症，クレアチニン増加などの副作用を認め，それ以上の増量は不能となる（利尿薬不耐性腹水）．難治性腹水のうち，利尿薬不応性腹水が25%であり，利尿薬不耐性腹水が75%を占めるとされている．

腹水穿刺

肝性腹水の中でも，上記のような厳格な塩分制限や十分な利尿薬投与によっても改善しない難治性腹水に対する治療の第1選択は腹水穿刺であり，標準的には2週間に1回程度，1回4L程度の腹水穿刺を2～3時間かけて行うことが多い．腹水穿刺後の循環不全防止のために，2Lの腹水排液につき12.5gのアルブミン製剤を必ず投与する必要がある．ほとんどの症例では腹水は早期に再貯留するため，繰り返しの腹水穿刺が必要となる．2週間に1度以上の頻度で腹水穿刺が必要な重症例においては，ほかの治療法の追加が必要となる．がん性腹膜炎による難治性腹水に対しては，腹水穿刺のみでは効果は一時的であり頻回に穿刺しなくてはならないため，全身化学療法を含めた集学的治療が必要となる．

特殊治療

難治性腹水に対する特殊治療として，**経頸静脈的肝内門脈大循環短絡術**（transjugular intrahepatic portosystemic shunt：TIPS）と**腹腔静脈シャント**（peritoneo-venous shunt：PVS）がある．TIPSは頸静脈から肝静脈内にカテーテルを挿入し，肝静脈から肝実質を貫き肝内門脈との間に瘻孔を形成させ，そこにステントを留置する手技であり，肝内門脈血がすみやかに大循環に流れ込み，門脈圧亢進状態を軽減することにより腹水減少の効果を認める．PVSは，腹腔内と鎖骨下静脈などの間を皮下チューブで結び，腹水を大静脈へ還流させる手技である．現在はデンバー（Denver）型のシャントチューブが頻用されており，チューブの片方が腹腔内に，もう一方が内頸静脈あるいは鎖骨下静脈に留置され，チューブの中央には逆流防止弁と腹水を能動的に静脈に送りこむことができるポンプがついている．腹水が直接大循環へ流入することにより，施行直後から腹水は低下し，循環血液量の増加により腎血流増加などが得られる．また，肝硬変に伴う難治性腹水に対しては，

肝硬変の根治的治療として肝移植が行われることがある.

💡 看護のポイント

腹水貯留により病期や予後に対する不安が増強し,外観の変化による不安,イライラ感なども生じやすいため,まずは患者の訴えを傾聴して支持的かかわりをしていくとともに,注意深い全身状態の観察を続ける.体重,腹囲の測定は腹水の治療経過を判断するうえで重要であり,また発熱や腹痛など症状の変化にも注意が必要である.腹水穿刺排液の際には排液速度に注意し,終了後6時間は血圧や脈拍など循環動態の観察が必要である.

してはいけない！

- 肝硬変の患者に腹水を認めた場合など,原因が明らかと思える場合でもSBPや肝がん破裂などの除外を含めた原因の精査が重要であり,漫然と治療を開始してはいけない.
- 腹水貯留により経口摂取が不足した場合,不足分を点滴で補おうとして輸液量を過剰にしてはいけない.
- 腹水穿刺の際には排液スピード,排液量,患者の全身状態の観察を十分に行い,短時間で多量の腹水が排液されることがないようにする.

(山際　訓,青柳　豊)

肝性脳症(肝性昏睡) hepatic encephalopathy(hepatic coma)

1 起こり方

定義

肝性脳症は重篤な肝機能障害によって惹起される意識障害と定義され,黄疸,腹水とともに**肝不全**の三大徴候をなす.肝臓は広範な合成,代謝,貯蔵機能を有するが,これらの機能が不全状態となりさまざまな臨床症状を呈するようになった病態を肝不全という.肝不全の原因疾患は**肝硬変**と**劇症肝炎**が主である.

メカニズム

肝性脳症を惹起する因子(脳症惹起因子)は**アンモニア**が代表である.アンモニアは一定量が腎臓,腸管などで産生されるが,健常者では肝臓の**尿素サイクル**で代謝(解毒)されるので意識障害をきたすことはない(図1).肝硬変や劇症肝炎では肝臓のアンモニア代謝機能が障害され,血中のアンモニア濃度が上昇し,中枢神経系に到達して高次機能を抑制することにより,意識障害を発症する.

原因疾患

劇症肝炎の肝機能障害は肝細胞の急激な壊死・脱落による肝細胞数自体の減少による.一

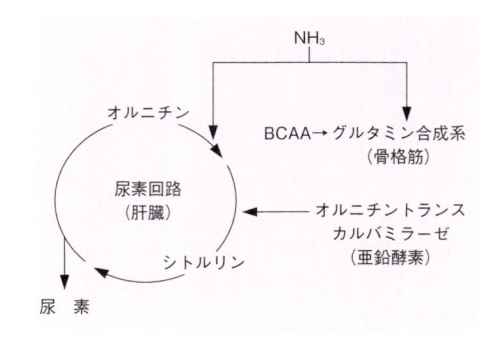

図1　肝臓と骨格筋におけるアンモニア代謝(解毒)経路

肝臓が主のアンモニア代謝経路であり,これが障害された際,骨格筋でのアンモニア代謝が始動する.

方，肝硬変では肝細胞数の減少(肝萎縮)とともに，肝臓に流入する**門脈圧**が上昇し，この圧を逃れるため肝臓をバイパスする血流(**門脈-体循環シャント**)が増加する．シャント血流中のアンモニアは肝臓での解毒を完全に回避することになるので，肝萎縮に加えいっそうアンモニア濃度が上昇する．この機序で発症する肝性脳症をシャント脳症とよぶこともある．

■ 誘 因

腸管におけるアンモニア産生は，腸管内の窒素化合物を原料として**腸内細菌**が行う．したがって**便秘**，**高タンパク食**，**消化管出血**などは腸管内の窒素化合物を増加させ，高アンモニア血症を助長する要因となる．さらに**利尿薬**や**下痢**なども**電解質異常**を介して肝性脳症の誘因となる．そのほか，肝性脳症のリスク因子としては感染症，腎不全の合併などがある．

2 症状と診断のすすめ方

■ 症 状

肝性脳症の昏睡度は**表1**のように分類され，それぞれの昏睡度に特徴的な症状を呈する．なお**羽ばたき振戦**は肝性脳症に比較的特異な症状であるが，低血糖，腎不全でも出現することがあるので注意を要する．

■ 診 断

肝性脳症の診断に際しては意識障害を呈する疾患すべてが鑑別の対象となる．ただし，黄疸・腹水などほかの肝不全症状とともに出現し，かつ血液生化学的に高度の肝機能異常を合併することが多いので，診断は困難ではない．臨床症状で肝性脳症を疑うほかの症状としては**肝性口臭**がある．

■ 検査所見

血液生化学的には**アンモニア濃度**，**ビリルビン濃度**の上昇や**プロトロンビン時間**の延長，**分岐鎖アミノ酸/芳香族アミノ酸モル比(フィッシャー比**，**分岐鎖アミノ酸/チロシン比BTR**で代替できる)の低下がみられる．画像診断では腹部CT・MRIで劇症肝炎，肝硬変の診断を行うとともに，頭部に**脳浮腫**(とくに劇症肝炎)，大脳基底核の高信号(肝硬変のMRI)が出現する

表1 肝性脳症の昏睡度分類

昏睡度	精神症状	参考事項
I	・睡眠-覚醒リズムの逆転 ・多幸気分，時に抑うつ気分 ・だらしなく気にとめない態度	retrospectiveにしか判定できない場合が多い
II	・指南力(時・場所)障害，物をとり違える(confusion) ・異常行動(例：お金をまく，化粧品をゴミ箱に捨てたる) ・時に傾眠傾向(普通のよびかけで開眼し，会話ができる) ・無礼な言動があったりするが，医師の指示に従う態度をみせる	興奮状態がない 尿・便失禁がない 羽ばたき振戦あり
III	・しばしば興奮状態またはせん妄状態を伴い，反抗的態度をみせる ・嗜眠状態(ほとんど眠っている) ・外的刺激で開眼しうるが，医師の指示に従わない，または従えない(簡単な命令には応じうる)	羽ばたき振戦あり(患者の協力が得られる場合) 指南力は高度に障害
IV	・昏睡(完全な意識の消失) ・痛み刺激に反応する	刺激に対して，払いのける動作，顔をしかめるなどがみられる
V	・深昏睡 ・痛み刺激にもまったく反応しない	

[高橋善弥太：急性肝不全の臨床．日内会誌 **71**：1079-1096，1992]

場合がある．電気生理学的検査では**脳波の徐波化**，**三相波**の出現，各種誘発電位の遅延がみられる．

3 治療の実際

■ 肝硬変における肝性脳症の治療

肝硬変を基礎疾患とする肝性脳症には**分岐鎖アミノ酸を多く含む特殊組成輸液**(アミノレバ

ン®，モリヘパミン®）が第1選択である．便秘・下痢などに起因する肝性脳症（**慢性再発型**とよばれる）に有効率が高いが（76％），大量消化管出血に起因する肝性脳症（**末期昏睡型**）での有効率は11％と低い．なお低血糖の副作用があるので50％ブドウ糖液と混和し，最終糖濃度が10％程度となるよう調製する．

肝硬変における肝性脳症の予防

いったん肝性脳症から離脱できた肝硬変患者の維持療法や脳症発症予防には**経口（経腸）分岐鎖アミノ酸製剤**（アミノレバンEN®，ヘパンED®，リーバクト®）を用いる．並行して腸管内でのアンモニア産生を抑制する目的で**合成二糖類**（**ラクツロース，ラクチトール**）を投与する．経口（経腸）分岐鎖アミノ酸製剤の長期投与が，肝硬変患者における肝性脳症など各種イベントを防止し，生命予後を改善するというエビデンスがある．経口（経腸）分岐鎖アミノ酸製剤の副作用には悪心，腹満感，下痢がある．合成二糖類も下痢をきたすが，1日2行程度の軟便はむしろ薬剤の有効性を示すものである．

なお大量消化管出血に起因する肝性脳症は前述のとおり治療反応性が悪いので，発症予防がいっそう重要である．肝硬変における消化管出血のリスク因子である**食道静脈瘤**はあらかじめ内視鏡治療（**内視鏡的食道静脈瘤結紮術，内視鏡的食道静脈瘤硬化療法**）を行っておくことが望ましい．

劇症肝炎における肝性脳症の治療

劇症肝炎の肝性脳症治療には**血漿交換**，持続的血液濾過透析が行われ，一定の覚醒効果が期待できる．ただし劇症肝炎患者の救命には**肝移植**が必要である．

看護のポイント

看護体制

肝硬変患者の肝性脳症，劇症肝炎患者の肝性脳症とも**急性意識障害**の看護指針に準じ，ICUまたは**重症個室管理下**で複数のスタッフによる監視を行う．さらに腹水，消化管出血，腎不全などを合併している場合が多く，全身状態の把握が重要である．なお昏睡Ⅲ度では**興奮状態**をきたすので注意すること．さらに劇症肝炎では24時間持続的に体外循環を行う症例もあり，体制の整備が必要である．

患者の観察と患者・家族への指導

肝硬変患者では**睡眠・覚醒の昼夜逆転**や「なんとなくボーっとしている」という**昏睡Ⅰ度で発見**できるよう努める．外来・入院を問わず患者の注意深い観察が重要であり，家族からの情報把握もおおいに役立つ．さらに予防を図るうえで，患者・家族への**通院・服薬コンプライアンス指導**に努める．

劇症肝炎看護における留意点

劇症肝炎では継続的な全身状態の把握，周辺機器の稼動状況監視とともに，家族への絶え間ない接触，適切な情報提供を心掛ける．本来予後不良であり，**臓器移植の適応となる可能性**も高い点に十分配慮すること．　　　（森脇久隆）

成長障害 growth disturbance

内分泌・代謝系

キーポイント

- 成長障害は成長率の低下がその症候で，低身長はその結果としての症状である．
- 身長SDスコア-2SD以下が低身長と定義されている．
- 低身長の多くは乳幼児期に低身長になる特発性低身長であり，保険治療の対象にならない．
- 成長ホルモン分泌不全性低身長症，ターナー（Turner）症候群，小児慢性腎不全性低身長症，軟骨無形成症・軟骨低形成症，プラダー・ウィリ（Prader-Willi）症候群，SGA性低身長症が成長ホルモン治療の対象となっている．
- 成長ホルモン治療は自己注射が認められており，家で就寝前に注射しながら治療することになる．

1 考え方の基本

成長障害は，厳密には成長率の低下（異常な上昇も含まれる）がその症候で，低身長はその結果としての症状である．しかし，多くの場合症状としての低身長が成長障害と同意語として理解されていることが多い．

低身長の定義は，統計的に定められている．同性・同年齢の子どもを多数集めたとき，身長の度数分布は正規分布するため（図1），統計的な幅を示す標準偏差（standard deviation：SD）を用いて，身長の程度（身長SDスコア）を表す．正常身長は，平均-2SDを超えて平均+2SD未満と定義され，平均-2SD以下の場合を低身長，平均+2SD以上を高身長と定義する．平均を略して，単に**身長SDスコア-2SD以下**を低身長とする場合が多い．全体の95.4％は正常身長で，2.3％がそれぞれ低身長と高身長になる．したがって，同性・同年齢の子どもを1,000人集めたとき，22～23人は，低身長と定義されるわけである．

各年齢・月齢ごとの平均身長および標準偏差は，2000年の学校保健統計調査および乳幼児体格調査のデータからすでに作られている（日本成長学会または日本小児内分泌学会のホームページ参照）．個々人の身長SDスコアは［（実

4歳3ヵ月男子
平均 101.9 cm
標準偏差 4.0 cm

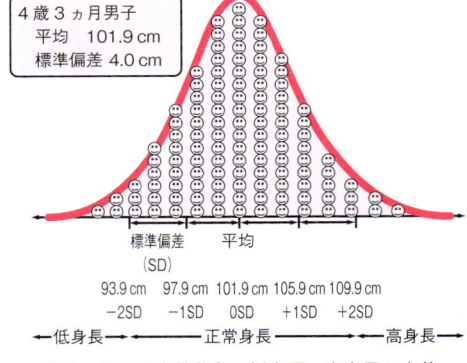

標準偏差 平均
(SD)
93.9 cm 97.9 cm 101.9 cm 105.9 cm 109.9 cm
-2SD -1SD 0SD +1SD +2SD
←低身長→←─── 正常身長 ───→←高身長→

図1 身長の度数分布と低身長・高身長の定義

測身長-標準身長）÷標準偏差］で計算される．たとえば，4歳3ヵ月男子ならば平均身長は101.9 cm，標準偏差は4.0 cmなので，91.9 cmの男子の身長SDスコアは(91.9-101.9)÷4.0＝-2.5と計算され，-2SD以下なので低身長と定義される．4歳3ヵ月男子の-2SDは93.9 cm(101.9-4.0×2＝93.9)にあたるので，その身長以下の子どもは低身長と定義される（図1）．

この定義は，単に統計的な基準にすぎず，-2SD以下であっても病気であるということではない．しかしながら，最初に述べたとおり臨床上は低身長よりも成長率の低下のほうが重要所見

成長障害　135

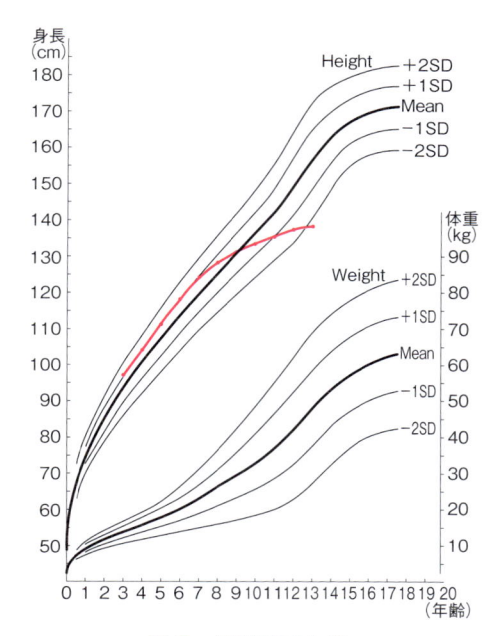

図2　成長障害の1例
13歳に−2SDの低身長になっているが，7歳以降成長率の低下がみられる．
[立花克彦ほかが平成12年度厚生労働省乳幼児身体発育調査報告書および平成12年度文部科学省学校保健統計調査報告書のデータをもとに作成]

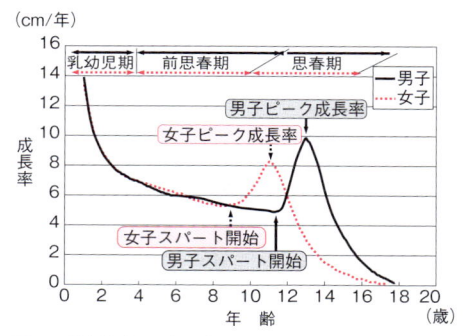

図3　乳幼児期・前思春期・思春期の平均的な成長率

急激な成長率が低下してくる時期，②前思春期は成長率がほぼ一定だが徐々に低下する時期，③思春期は急速な成長のスパートがみられ，最終的に成長が止まる時期である．性ホルモンは，初期には成長を促進するが，後半になると骨を成熟させ骨端線を閉鎖して成長を止めるという両方の役割を果たしている．

各時期を決定づける成長因子が何なのか，そしてこれらの成長因子が具体的にどのようなメカニズムによって調節を受けているかは，完全に明らかにされたわけではないが，乳幼児期の成長には，急速な発育に重要な因子である「**栄養**」がもっとも強く関与していると考えられている．前思春期は主に**成長ホルモン**の影響が大きく，思春期は主に**性ステロイドホルモン**（思春期に分泌される男性ホルモンや女性ホルモン）の影響を受けていると考えられている．

乳幼児期

成長障害も，各発症時期により病態が異なる．乳幼児期の成長率の低下のほとんどは，栄養障害と考えられ，ミルクの飲みが悪かった，よくミルクを吐いた，離乳食を食べなかった，食事に興味がなかったなどの既往歴があることが多い．またアトピーのために食事制限をしたなどの既往も多い．これら乳幼児期に低身長になった例の多くは前思春期になると成長率の低下はなく，標準成長曲線に沿って成長していき，**特発性低身長（体質性低身長）**と診断される．体質性低身長のうち，父親または母親が低身長の場合を**家族性低身長**とよぶ．

である．思春期でない時期の異常な成長率の上昇も見逃してはいけない．子どもの身長の程度を評価するのに有用なのは**標準成長曲線**のグラフ（図2）で，これに個人の身長を書き込んでいくことにより，おおよその身長SDスコアもわかり，成長率の低下もわかる．図2の症例も，−2SD以下の低身長になったのは13歳だが，7歳から成長率の低下があり，成長障害を示している．

2 起こり方

小児の成長は，一定の成長率で伸びていくわけではない．発育パターンは，①生まれてから4歳頃までの**乳幼児期**，②4歳頃から思春期のスパートが始まるまでの**前思春期**，③**思春期**と3つのそれぞれ特有の成長パターンに分けられる（図3）．①乳幼児期は胎児期から続いていた

症状　内分泌・代謝系

表1 国立成育医療研究センター内分泌代謝科外来での低身長の分類と頻度

カテゴリー	症例数(%)	主な疾患
1. 内分泌疾患	61 (15.3)	成長ホルモン分泌不全性低身長症 58 (14.5), 思春期早発症 3 (0.8)
2. 染色体異常 奇形症候群	29 (7.3)	ターナー症候群 10 (2.5), ダウン (Down) 症候群 1 (0.3) ヌーナン症候群 7 (1.8), ラッセル・シルバー (Russell-Silver) 症候群 2 (0.5)
3. 骨系統疾患	7 (1.8)	軟骨無形成症・軟骨低形成症 2 (0.5)
4. 主要臓器の疾患	12 (3.0)	若年性関節リウマチ 3 (0.8)
5. 心理社会的原因	3 (0.8)	
6. SGA性低身長症	33 (8.3)	
7. 体質性	254 (63.5)	特発性低身長 211 (52.8), 家族性低身長 43 (10.7)
合計	400	

在胎週数に比して身長および体重が標準の10パーセンタイル未満の場合は胎内発育不全 (small-for-gestational age：SGA) と定義されるが，SGAの約90％は2歳までに正常身長の範囲に追いつく．しかし約10％は追いつけず，**SGA性低身長症**と定義される．

■ 前思春期

前思春期は，身長の程度はあまり変わらない時期であるので，この時期に成長率の低下により低身長になってくる代表的な病態は，**成長ホルモン分泌不全性低身長症**である．成長ホルモンの分泌不全の原因として，頭蓋咽頭腫などの脳腫瘍もまれにあるので，重症成長ホルモン分泌不全性低身長症と診断されたときは，治療前に頭部MRIを撮っておくのがよい．成長率の低下とともに体重増加で肥満になってくるような場合は，**後天性甲状腺機能低下症 (橋本病)，クッシング (Cushing) 症候群**などの可能性がある．

前思春期の時期にも女子で7歳6ヵ月未満，男子で9歳未満に二次性徴の発育 (女子は乳房発育，男子は精巣の増大) と成長のスパートがみられた場合は，**思春期早発症**の可能性が高い．思春期早発症は，未治療では早期に骨端線が閉鎖するために低身長の成人になる．女子の思春期早発症は，原因の明らかでない特発性が多いが，男子の思春期早発症では，脳腫瘍などの器質的な原因があることが多い．

■ 先天性疾患

先天的な疾患では，著明な四肢短縮型の低身長を示す**軟骨無形成症，軟骨低形成症**，徐々に低身長になっていくものに**ターナー症候群，プラダー・ウィリ症候群**などがある．ターナー症候群は女子に発症する疾患で，X染色体の欠失または短腕の一部欠失により，低身長，性腺機能低下症，小奇形 (外反肘，翼状頸，高口蓋など) の症状を示す．プラダー・ウィリ症候群は，乳幼児期は筋緊張低下，哺乳障害などがあるが，3歳頃より過食になり高度肥満，知能障害，性腺機能低下を伴う疾患である．

■ その他の疾患

神経性食思不振症や愛情遮断症候群など心理社会的原因でも低身長になり，また若年性関節リウマチやネフローゼ症候群，腎不全，重症心疾患などの主要臓器の慢性疾患でも低身長になることがある．

■ 低身長の分類

表1に，国立成育医療研究センター内分泌代謝科外来での低身長の分類と頻度を示した．いちばん多いのは，体質性とされていてホルモンに異常がない特発性低身長や家族性低身長で，保険治療の対象ではない．この中で成長ホルモンなどの保険治療の対象になるのは，成長ホルモン分泌不全性低身長症，ターナー症候群，軟骨無形成症・軟骨低形成症，SGA性低身長症などで，全体の25％ぐらいになる．しかし，国立成育医療研究センターは重症患者が集まるために頻度が高く，保険治療ができる低身長症は一般頻度としては低身長の約5～10％と考えられる．

成長障害　137

```
┌─────────────────────┐        ┌─────────┐
│ 身長・体重測定      │◀──────▶│ 成長曲線 │
└─────────┬───────────┘        └─────────┘
          │
┌─────────┴───────────┐
│ 問 診 │家族歴：父親・母親の身長［家族性低身長］
│       │出生歴：在胎週数・出生体重・出生身長
│       │       ［SGA性低身長症］
│       │既往歴：［慢性疾患，ステロイド投与による低身長］
└─────────┬───────────┘
┌─────────┴───────────┐
│ 診 察 │身体の釣り合い：［骨系統疾患］
│       │顔　貌　　　　［ターナー症候群］
│       │小奇形　　　　［ヌーナン症候群］
│       │肥　満　　　　［プラダー・ウィリ症候群］
└─────────┬───────────┘
┌─────────┴───────────┐         ┌─────────┐
│ スクリーニング検査  │◀───────▶│ 骨年齢  │
└─────────┬───────────┘         └─────────┘
          │血液生化学：［副甲状腺機能異常症］
          │甲状腺機能：［甲状腺機能低下症］
          │IGF-I：［成長ホルモン分泌不全症疑］
┌─────────┴───────────┐
│ 精 査 │染色体検査：［ターナー症候群］
│       │成長ホルモン分泌刺激試験：
│       │  ［成長ホルモン分泌不全症］
└─────────────────────┘
```

図4　鑑別診断のすすめ方

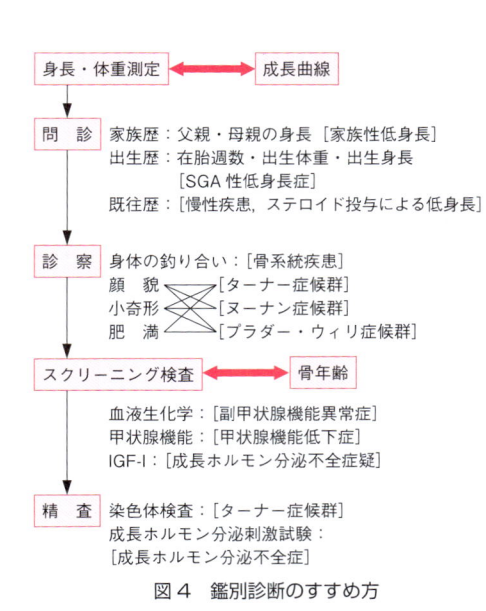

3　症状と診断のすすめ方（図4）

　低身長を診るときには，低身長のうち治療可能な疾患をどのように見分けるかが重要な点である．

現在の身長の評価，家族歴

　まず，母子健康手帳，幼稚園・保育所での身体測定結果，学校での身体測定結果を成長曲線に書き入れ，身長SDスコアを計算して現在の身長と成長率の評価をする．家族歴では両親の身長や親戚に低身長の人がいるか聴くことにより，家族性低身長，遺伝性成長ホルモン分泌不全症，軟骨無形成症・軟骨低形成症などの診断の助けになる．両親の思春期の時期も，低身長を伴った体質性思春期遅発症の診断の助けになるので，中学後半や高校になってから伸びた既往がないか，母親の初経の時期を聴いておく．

既往歴

　在胎週数，出生体重，出生身長により，SGAの有無が判定できる．出生時の骨盤位分娩，仮死，新生児期の黄疸の遷延の有無は，古典的な重症型成長ホルモン分泌不全性低身長症の診断の助けになる．生まれてから3～4歳まで

での乳幼児期は身長の程度が大きく変化する時期で，この時期の成長は栄養依存性といわれている．多くの低身長児は，この時期に-2SDを下回ってくる．ミルクの飲みがどうだったか，離乳食は順調だったか，好き嫌いはないか，食欲はどうだったか聴いていくことが大事である．慢性疾患の有無，長期投薬の有無を聴いておく．

診　察

　各疾患に以下のような特徴的な症候がある．
① **身体のつり合い**：四肢が短い（軟骨無形成症などの骨系統疾患）
② **顔　貌**：円形顔貌（偽性副甲状腺機能低下症），満月様顔貌（クッシング症候群）
③ **小奇形**：翼状頸，外反肘，項部被髪部低下，高口蓋，母斑，斜視，眼瞼下垂など［ターナー症候群，ヌーナン（Noonan）症候群］，アーモンド様眼裂・魚様口唇（プラダー・ウィリ症候群），第4中手骨短縮（ターナー症候群，偽性副甲状腺機能低下症）
④ **肥　満**：プラダー・ウィリ症候群，ターナー症候群，クッシング症候群，後天性甲状腺機能低下症
⑤ **外傷・皮下出血など**：被虐待児症候群

外来スクリーニング検査

　外来でまず以下の検査を行う．血球算定検査，血液生化学（Ca，P含む），**甲状腺機能**（FT$_4$，FT$_3$，TSH），**染色体分析**（小奇形のみられる女児），LH，FSH，性ホルモン（思春期），**IGF-I**（ソマトメジンC），左手X線（骨年齢）．

確定診断

　1回の採血で，ほぼ診断可能な低身長として，甲状腺機能低下症（FT$_4$↓，FT$_3$↓，TSH↑），副甲状腺機能低下症・くる病（Ca↓，骨端の変化など），ターナー症候群（染色体分析，多くはFSH高値）などがある．
　成長率の低下を伴う低身長，骨年齢の遅れ，IGF-Iの低値があるときは，**成長ホルモン分泌刺激試験**を行う．2つ以上の成長ホルモン分泌刺激試験で，成長ホルモン頂値が6 ng/mL以下（GHRP-2負荷試験は16 ng/mL以下）のときに，成長ホルモン分泌不全性低身長症と診断

4 治療の実際

甲状腺機能低下症は**甲状腺ホルモン**，副甲状腺機能低下症・くる病は**活性型ビタミンD**の経口投与により治療する．

成長ホルモン分泌不全性低身長症，ターナー症候群，小児慢性腎不全性低身長症，軟骨無形成症・軟骨低形成症，プラダー・ウィリ症候群，SGA低身長症は，**成長ホルモン**治療の適応がある．

治療量は疾患によって異なる．成長ホルモン分泌不全性低身長症では，0.175 mg/kg（体重）を，週6回か7回に分けて注射する．成長ホルモン治療は自己注射が認められているので，両親または患児に注射の指導をして，家で就寝前に注射しながら治療することになる．

看護のポイント

成長ホルモン治療の自己注射に両親も患児も不安をもっているので，励ましながら注射指導をして，不安の解消に努めることが重要である．

> **してはいけない！**
> 低身長児が，思春期年齢の前で急に大きくなってきていたら，喜んではいられない．思春期早発症を見逃してしまう．

（田中敏章）

甲状腺腫 goiter

1 起こり方

分類

甲状腺は頸部の中央，気管の前にあって蝶のような形で左右に広がり，外から触れることのできる内分泌臓器である．甲状腺組織の単位は**濾胞**で，**濾胞細胞**が**コロイド**を球状に取り囲んでいる（図1）．このコロイドは甲状腺細胞が合成するサイログロブリンを含んでおり，甲状腺が刺激されると甲状腺濾胞細胞はコロイドを取り込んで加水分解し，ホルモンとして血中に分泌する．甲状腺疾患は濾胞か，濾胞の間の間質に変化の起こる病態である．

甲状腺疾患は女性，とくに中年以降の女性に多く，症状のないものも含めればその頻度は5～10％程度にも達するといわれている．甲状腺疾患では，甲状腺の全体または一部が大きくなっていたり，硬さが変化していたり，一部分に結節（かたまり）があるなど，形態の変化を示すことが多い．このような，甲状腺の形態が変化している状態を**甲状腺腫**という．たとえば慢性甲状腺炎やバセドウ（Basedow）病では甲状腺が全体として腫大し（**びまん性甲状腺腫**），甲

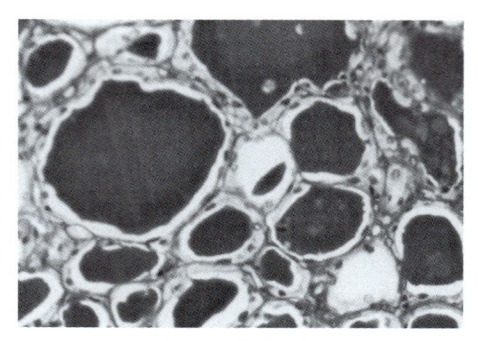

図1 甲状腺組織
甲状腺組織は濾胞とよばれる球形の組織の集合から形成されている．

甲状腺腫　139

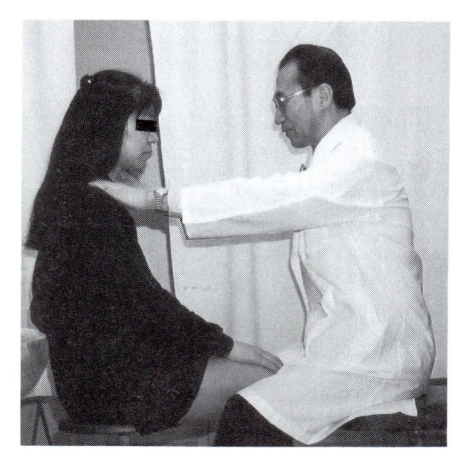

図2　被検者の姿勢

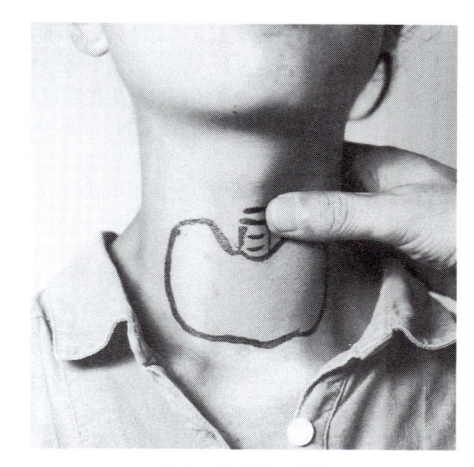

図3　甲状腺の触診

状腺がんや良性腫瘍では甲状腺の一部が腫大する(**結節性甲状腺腫**)．ほかの複雑な検査をしないでも，このような変化を手で触れて(触診して)診断に役立てることができる．

2　症状・診断のすすめ方と治療の実際

診察・検査法
◆ 触　診 ◆

　甲状腺は，正常成人では10～20gで，触診してもほとんど触れないか，やわらかい組織をわずかに触れる程度である．触診をきちんと行うには被検者に姿勢を正しくつくってもらうことが必要である(図2)．いすに正しく背筋を伸ばして座り，首も自然にまっすぐにしてもらう．まず，検者は前から向かい合って指で**輪状軟骨**の位置を確かめる(甲状軟骨の直下，3～4 mmのところに指輪状に触れる．**図3**の親指で触れているのが輪状軟骨である)．この数mm下に**甲状腺峡部**がある．ここから左右に指をずらして甲状腺の左右葉を触診する．患者に唾液，または水を飲み込んでもらい，嚥下運動により甲状腺が移動するのを利用してよく触診する．患者の後ろ側に回って，甲状腺の下極もよく触診する．甲状腺結節が嚥下運動に伴って移動しない場合，結節の一部が気管や周辺組織に癒着していることがあり，がんを疑う1つ

の根拠となる．半球状の結節に懐中電灯で光を入れ，光が結節内に拡散して見える場合，液体を貯留した嚢腫であることがある．

　図2のような姿勢をつくれない患者(たとえば寝たきり状態)では正しい触診はむずかしい．頭に枕をして仰臥位している患者の甲状腺の触診はほとんど不可能である．できれば，肩に枕を当て，後頭部をベッドにつけて首を伸ばすようにしてもらうとなんとか触診ができる．

　甲状腺腫があるとのことで専門外来に紹介され，よく触診してみると甲状腺腫がなく初診医の誤診と思われる場合がある．原因の1つは視診だけで胸鎖乳突筋の筋腹が発達しているのをみて甲状腺腫と間違えたり，甲状軟骨を触診して甲状腺と間違えたことによる．

● 超音波検査 ●

　触診に次いでもっとも情報量の多い検査で患者に与える苦痛も少ない．甲状腺腫の原因となっている疾患のだいたいの見当をつけることができる．触診に引き続いて同日にこの検査を実施することが多い．

● 穿刺吸引細胞診 ●

　甲状腺超音波検査により見出された異常のある部分に細い針を刺して吸引し**細胞診**を行う．小さな結節の診断には，超音波像を見ながら生検する(超音波ガイド下針生検)．組織に針を刺

して吸引し，これをスライドグラスにその場で塗りつけて固定や染色を行う．その場で染色や固定を行う必要があるので，器材を生検が行われる場所に準備する必要がある．これにより甲状腺腫の原因の診断は非常に正確なものになる．だいたいここまでの検査と血中甲状腺ホルモン濃度を知ることで，ほとんどの甲状腺疾患は診断が可能である．

● 一般画像診断 ●

CTやMRI検査が行われることがあるが，特殊な場合，たとえば甲状腺がんが頸部リンパ節に転移していたり，気管や周囲組織に浸潤している場合に診断上意味がある．したがってまずは**超音波検査**を行い，上記のような疑いのある場合に限って行うべきものである．

● 核医学画像診断 ●

甲状腺組織はヨウ素を取り込んでホルモン合成に利用するので，放射性ヨウ素を服用させれば，甲状腺に取り込まれ，機能の高い場所には大量に，また機能の低い場所には少量のみ，またはまったく取り込まれないことがあるため，これを利用して甲状腺組織のホルモン合成状態を見ることができる．この検査を行うためには，食事中のヨウ素成分（たとえば海藻類）の採取を1週間以上制限する必要がある．バセドウ病では甲状腺全体としての取り込みが多く，慢性甲状腺炎では取り込みにムラがあり，または取り込みが少ない．結節性甲状腺腫のうち，**機能亢進性結節**では結節の部分に放射能が集まるので，ほかの部分より結節部分が濃縮して見え，**機能低下性結節**では，その部分に集まる放射能が少なくほかの部分よりも薄く見える．

放射性ヨウ素のかわりに放射性テクネシウムが用いられることがある．ヨウ素と同様にテクネシウム化合物が甲状腺に取り込まれるが，ホルモンの合成には利用されない．放射性物質を用いた甲状腺の放射能取り込み状態の画像を**シンチグラム**とよぶ．画像なしに，使用した放射性物質のどの程度（％）が甲状腺に取り込まれるか調べる場合，甲状腺摂取率検査という．これら放射性物質を利用する検査は，法律上の規制から，全国10万余の医療施設のうち，492施設でしか実施できない（2007年調べ）．

● 甲状腺ホルモンおよびTSH検査・サイログロブリン検査・抗甲状腺抗体検査 ●

血中甲状腺ホルモン濃度のうち作用に重要な部分，すなわち**遊離サイロキシン**（freeT$_4$：FT$_4$），**遊離トリヨードサイロニン**（freeT$_3$：FT$_3$），**甲状腺刺激ホルモン**（TSH）濃度を知ることによって甲状腺からホルモンが過剰に出ているか（バセドウ病による甲状腺機能亢進，亜急性甲状腺炎による炎症性破壊など），ホルモン合成分泌が低下しているか（甲状腺機能低下症）が区別できる．甲状腺ホルモンが過剰に分泌されていればTSHは減少する．甲状腺のホルモン合成が低下して，血中ホルモン濃度が低下していればTSHが増加する（原発性甲状腺機能低下症）．甲状腺ホルモン濃度もTSHも低下していれば，下垂体・視床下部に原因のある2次性甲状腺機能低下症を考える．

● 甲状腺抗体検査 ●

慢性甲状腺炎では，サイログロブリンに対する抗体（**抗TG抗体**）および甲状腺過酸化酵素（ペルオキシダーゼ：TPO）に対する抗体（**抗TPO抗体**）が産生され，血中濃度が上昇するのでこれを精密測定することができる．両者を凝集法で簡易測定する場合，前者を**サイロイドテスト**，後者を**ミクロソームテスト**とよぶ．バセドウ病ではTSH受容体に対する自己抗体（TRAb）が産生される．この抗体は甲状腺刺激作用があるが，これを測定する検査をTSAbと略称することがある．結節性甲状腺腫があるとき，血中サイログロブリン濃度が増加することがある．とくに後述する濾胞がんでは1,000 ng/mL以上になることがある．ただし，抗TG抗体が同時に存在すると，血中サイログロブリンの正しい値が得られず，間違った解釈をする可能性があるので抗体の測定も同時に行う必要がある．

分類と頻度・病態

● びまん性甲状腺腫 ●

甲状腺全体が一様に腫大している場合に，びまん性甲状腺腫という．慢性甲状腺炎，バセドウ病，亜急性甲状腺炎，腺腫様甲状腺腫，ヨー

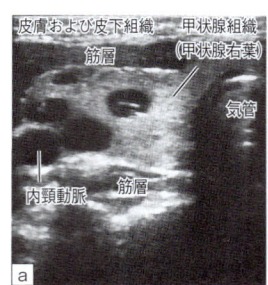

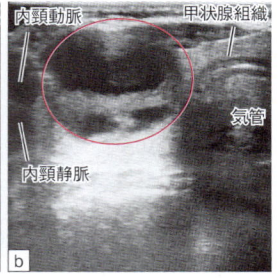

図4 腺腫様甲状腺腫の超音波像
a：被膜のない嚢胞が甲状腺全体に分布して触診ではびまん性甲状腺腫を呈している.
b：嚢胞が集まって甲状腺右葉全体を占める結節（囲み印）を形成している例.

ド欠乏，単純性甲状腺腫などでみられる．多くは内科的治療が必要とされる疾患である．

〔慢性甲状腺炎〕

慢性甲状腺炎はわが国の成人女性の5～10%にみられ，もっとも頻度の高いびまん性甲状腺腫である．家族性にみられることが多い．甲状腺が大きくなるのはリンパ球の浸潤・間質の増加やリンパ球が産生するサイトカインの中に，甲状腺濾胞細胞の増殖を促す因子があるためと考えられている．男性での頻度は女性の1/14といわれている．加齢とともに甲状腺機能低下を示す例が多くなる．血液中に抗TG抗体や，抗TPO抗体を検出できることが多い．

〔バセドウ病〕

バセドウ病は人口10万人あたり80人前後と推定されている．男性の頻度は女性の約1/4といわれている．甲状腺細胞膜に存在する**TSH受容体**に対する自己抗体ができ（**TRAb**），これがTSHと同様に甲状腺細胞の増殖を促し（**TSAb**），ホルモン合成を刺激するため機能亢進性のびまん性甲状腺腫となる．抗TG抗体，抗TPO抗体も陽性であることが多い．抗甲状腺薬・放射性ヨウ素による治療，手術などにより甲状腺ホルモンが長期間正常化すると治癒に向かう．長期間のうちに甲状腺機能低下症に移行するものが数%ある．経過中に眼窩内の外眼筋や脂肪組織に免疫異常が起こり，眼球突出や複視を起こすことがある（**バセドウ病眼症**）．下肢の前脛骨部の皮膚にも粘液の貯留・浸潤をきたすことがあり**限局性粘液水腫**とよばれる．

〔腺腫様甲状腺腫〕

びまん性甲状腺腫として触れることも（図4a），結節性甲状腺腫として触れることもある（図4b）．甲状腺組織に多発性に嚢胞を形成し，年齢とともに次第に大きくなる．正確な頻度は知られていないが経験からは慢性甲状腺炎に次いで多い（慢性甲状腺炎の1/2から1/3くらいかと思われる．慢性甲状腺炎を疑って超音波検査を行ったら，腺腫様甲状腺腫であることがわかった，という形で発見されることが多い）．甲状腺濾胞細胞の一部が増殖して大きな濾胞を複数つくり，これが融合して巨大な濾胞をつくることがある．加齢とともに濾胞数も増えて甲状腺が大きくなり，気管を圧迫して呼吸困難の原因になることがある．甲状腺機能は正常なことが多いが，血中サイログロブリン濃度は上昇することがある．

〔亜急性甲状腺炎〕

甲状腺にウイルスが感染して起こる．原因となるウイルスの種類は1つに同定されていない．夏の初めと秋に流行のピークがある．かかりやすい体質がありHLA-B38をもつ人に多いという．38℃以上の発熱があり，甲状腺は全体として腫大し，強い痛みがあるために触診から逃れようとする．甲状腺左葉か右葉のどちらかに始まり，反対側に移行することがある．

グルココルチコイド薬やNSAIDs（非ステロイド抗炎症薬）で寛解する．一度罹患すると免疫ができるためか，10年程度は再発しない．炎症により甲状腺組織が破壊された結果，甲状腺内の抗原が流血中に漏れだして免疫系を感作し，後にバセドウ病や慢性甲状腺炎を起こすことがまれにある．

〔化膿性甲状腺炎〕

まれに甲状腺に細菌感染が起こり，化膿性甲状腺炎を起こすことがある．症状は亜急性甲状腺炎に似て，発熱・甲状腺の痛み・血中甲状腺ホルモンの増加がみられる．左葉に限局することが多い．表面の皮膚に発赤や腫脹を認めることがある．食道の梨状窩から甲状腺に達する瘻孔が残っているため感染するものと考えられ，抗菌薬を使用するのはもちろんであるが，この瘻孔を発見して摘出することにより初めて根治することができる．

〔地方病性甲状腺腫〕

ある地域の人口の10％以上にびまん性甲状腺腫がみられるとき，地方病性甲状腺腫という．世界の諸地域の1/3はヨウ素不足で，このために甲状腺ホルモンが欠乏しTSH分泌を促進するため甲状腺腫を起こす．ヨウ素の供給により甲状腺腫はなくなる．この形の甲状腺腫は日本ではほとんどみられないが，これはヨウ素を大量に含む海藻類を食べる食習慣が定着しているからである．日本では逆にヨウ素過剰による甲状腺腫が北海道から報告されている．このほか甲状腺を大きくする物質（goitrogen*）を含む食品を常用している地域でも甲状腺腫が多発する．

〔単純性甲状腺腫〕

思春期から成人女性にみられることがあるまれな病態である．触診では慢性甲状腺炎に似てびまん性に甲状腺が腫大しているが，超音波所見での甲状腺組織は正常と変わらず，抗甲状腺抗体もない．原因は不明である．

---

*熱帯地域で食用されるカッサバ芋にはgoitrogenが含まれている．

● 結節性甲状腺腫 ●

甲状腺の一部が塊となって腫大している場合に結節性甲状腺腫という．甲状腺の嚢腫，腺腫様甲状腺腫，良性腫瘍，悪性腫瘍などが原因である．触診で成人の約1～5％にみられ，超音波検査では頻度は7～30％に達すると報告されている．加齢とともに増加する．甲状腺に結節がある場合，約20％は悪性である可能性をいつも念頭に置いて診療する必要がある．手術を必要とする悪性病変かどうか診断しなくてはならないが，良性の病変に対して過剰な手術や放射線療法を行って患者の利益を損なうことのないよう，配慮する必要もある（たとえば，転移がなく手術後の予後も良好な単純な甲状腺乳頭腺がんに対して，根治的と称して喉頭全摘術を行って永久気管孔をつくり，会話を不可能としたうえ，放射線外部照射を行って頸部皮膚に引きつれと硬化を起こしADLが著しく障害された例などがある）．

〔良性腫瘍〕

①腺腫様甲状腺腫：甲状腺濾胞細胞の一部が増殖刺激に敏感に反応して，濾胞を過剰につくることによって起こると考えられている．甲状腺全体が腫大してびまん性甲状腺腫の形をとる場合（図4a）と結節性甲状腺腫の形をとる場合（図4b）とがある．頻度としては結節性甲状腺腫の中でもっとも多く，とくに中年女性で多い．

②嚢　腫：甲状腺に結節があり，結節の内容が液体を貯留しているとき「嚢腫」という．多くは単発性であるが，2～3個のこともある．それ以上の数の嚢胞が甲状腺にあれば，腺腫様甲状腺腫を考える．直径2～3 cm以上の結節で，触診では半球状に触れ，光線を入れると全体に光が拡散して見えることから，嚢腫と診断できる場合もあるが，多くは超音波診断で初めて診断できる．成り立ちは腺腫様甲状腺腫の濾胞の一部から形成されると考えられている．嚢腫では一般に悪性病変が合併することはないとされているが嚢胞の壁に細胞成分が多くみられることがあり，嚢胞形成性の乳頭腺がんなどに注意する必要がある．

液を穿刺吸引してもすぐ貯まる．エタノールを注入して癒着を促すなどの治療（PEIT）が試みられている．

③濾胞腺腫：甲状腺結節が半球状で移動性がよく，結節の内容が囊腫でなく，超音波検査で平滑な被膜を有し，組織細胞成分である場合，濾胞腺腫という．濾胞腺腫の約80％は良性の腺腫であるが悪性の濾胞腺がんである場合が約20％あり，触診や超音波検査ではこれを区別することができない．穿刺吸引細胞診（ABC）でもがんと特定できる所見に乏しい．現在，穿刺吸引細胞診で得た細胞のタンパク質やDNA・RNAから鑑別しようとする試みがなされているが，いまだに実用化されていない．

〔悪性腫瘍（甲状腺がん）〕

甲状腺結節の中で約20％は甲状腺がんである．甲状腺がんの種類と頻度は地域のヨウ素の供給量によって異なり，ヨウ素供給量の少ない地域では濾胞腺がんが，ヨウ素供給量の多い地域，およびヨウ素供給が公衆衛生当局の努力で次第に多くなった地域などでは総体的に乳頭腺がんの頻度が高くなることが知られている．これら乳頭腺がん・濾胞腺がんはいずれも甲状腺濾胞上皮細胞から発生するもので，適切な治療が行われれば術後の予後もよく，致命率は低い．

甲状腺上皮がんの原因の1つとして，放射線の影響が注目されている．幼小児期に頸部にある程度の量の放射線を外部から受ける（医療・原爆・原発事故など）場合，また，同様の原因から放射性ヨウ素（とくに^{131}I）が甲状腺内に取り込まれた場合に甲状腺細胞は内部から放射線の影響を受け，甲状腺がんを発生することがある．

甲状腺には濾胞上皮細胞以外にC細胞（カルシトニンを分泌する）があり，これから発生するがんを髄様がんという．

以上は比較的分化した細胞から発生するので分化がんとよぶことがある．分化がんは進展も緩徐で一般的に予後がよい．これに対して未分化がんとよばれるものは，分化がんから進展したり，高齢者に突然発生することがあり，進展もきわめて速く，予後も悪い．

①**乳頭腺がん**：甲状腺分化がんの80％以上を占める．触診で甲状腺に硬い結節を触れ，形も半球状でなくごつごつしている．超音波検査では結節の形状がいびつで，皮膜が一様均などでなく，結節の内部は低エコーで一部に小石灰化が散在する．穿刺吸引細胞診で細胞の大小不同・核に特有な溝をもつ細胞が発見されるなどから診断される．治療は手術によるが，片葉切除か，全摘か，**リンパ節郭清**が必要か，放射性ヨウ素内用療法が必要かなどで専門家の間でも意見が分かれることがある．早期に適切な治療が行われれば10年生存率は95％以上である．すでにリンパ節や骨に転移のある例では予後はよくない．直径1cm以下の場合，微小がんというが，進展や転移がないとされているものの，転移例も例外的に発見されており慎重な経過観察が必要である．

②**濾胞腺がん**：甲状腺分化がんの約20％を占める．濾胞腺腫の項で述べたように，良性の腺腫と術前に区別することはむずかしい．血中**サイログロブリン濃度**が非常に高い例は濾胞腺がんである可能性が高いが確実ではない．したがって，手術で得られた組織標本（迅速診断の標本ではなくいわゆる永久標本といわれているもの）で被膜や血管への浸潤があるかどうかで判定されることが多い．悪性と診断されたら，甲状腺全摘・リンパ節郭清・**放射性ヨウ素大量内用療法**などが行われる．乳頭腺がんよりも，血行転移を起こす確率が高いためである．若年者の濾胞腺がんで肺転移を起こして発見される例もあるが，適切な手術と放射性ヨウ素大量内用療法により転移は消失し，20～30年にわたる長期の予後が良好な例も珍しくない．

③**髄様がん**：甲状腺分化がんであるが，濾胞上皮細胞でなくC細胞を起源とするがんである．両葉の中心部に発生し（**図4**），穿刺吸引細胞診で特徴ある変化を示すことから診断される．C細胞を起源とするがんはカルシトニ

ンとCEAを産生するので，これらの血中濃度が上昇することも診断上重要な参考になる．甲状腺全摘・リンパ節郭清を行うが，放射性ヨウ素大量療法は行わない．C細胞はヨウ素を取り込まないからである．
④ **未分化がん**：高齢者に急速に進展して（数ヵ月の間に）死亡にいたるもっとも悪性のがんである．甲状腺分化がんの経過中に，新たながん誘導因子が加わって発生する場合もあるが，初めから未分化がんとして始まることもある．甲状腺は腫大し，局所のがん浸潤のため周囲の組織に癒着し，発赤があり，嚥下困難などの機能障害を伴う．放射線外部照射，抗がん化学療法が試みられているが，期待通りの効果は得られていない．
⑤ **悪性リンパ腫**：甲状腺の悪性リンパ腫は慢性甲状腺炎に浸潤しているリンパ球から発生することが多い．超音波検査での特徴的な所見（エコー輝度が低下し嚢胞のように見えることがある）と穿刺吸引細胞診により，多数の大小不同のリンパ球が得られることから診断できる．放射線外部照射と化学療法により，効果的に治療することができる．

💡 看護のポイント

2011年3月の東日本大震災を引き金とした原子力発電所の事故以来，甲状腺への関心が高まっている．診察と診断を正しく行い，正しい知識を伝えることが不安を抱える住民に対してもっとも必要なことである．このために住民や，患者と近い位置で活動する看護師の役割は重要である．とくに日本では慢性甲状腺炎など甲状腺を見た目で大きくする疾患は多いため甲状腺が腫れていても，すべてが「がん」ではないことなど，この項で正しい知識を身につけてほしい．

（紫芝良昌）

発汗異常 sudomotor dysfunction

1 起こり方

発汗は個人差の大きい生理現象であるので，異常として認識するのがむずかしい場合が多い．ここで取り扱うのは明らかな異常，たとえば冬でも暑がって汗をかいてうちわを使っているとか，夏でも寒がりで厚着をしているなどの場合である．このような汗は**汗腺**の内でも全身に分布している**エクリン腺**から分泌される．とくに腋窩に分布する**アポクリン腺**から分泌される汗はワキガの原因となる特有なにおいがある．

2 症状・診断のすすめ方と治療の実際

発汗が異常に多い場合

発汗が起こるのは，発汗によって水分を体表に出し，水分の蒸散により温度を低下させて身体の温度を一定に維持しようという自動調節の働きがあるからである．したがって，①身体の熱産生が全体として高まっているとき（たとえば**甲状腺機能亢進症**），②熱い飲料や食べ物を食べたとき，③一時的な血管の拡張，神経刺激による発汗などでみられる．

● 甲状腺機能亢進症 ●

甲状腺機能亢進症では，暑がりで暑さに耐えられず，冬でも薄着であり，異常に汗をかいている．甲状腺ホルモンの過剰のために，組織の熱産生が高まっているためである．暑がりと発汗が持続的であることが特徴で，後述する更年期の場合と異なる．発汗の異常ばかりでなく，体重減少，食欲の増加，震え，排便回数の増加，女性では月経の異常など甲状腺ホルモン過剰の諸症状があることを見落とさないことが必要である．

● 更年期の「のぼせ」●

更年期以後の女性では**ホットフラッシュ**とよばれる発汗と暑がりの一時的・発作的な現象がみられる．日本では「のぼせ」と表現されるこ

とが多い．エストロゲンの低下により，血管の調節が不安定となることによる一時的な小動脈，毛細血管の拡張によるもので，急に顔がほてって暑がりになり発汗を伴うが2〜5分ぐらいで元に戻る．このような短期的な発作を1日に何回か繰り返す．このような現象は更年期の初期ばかりでなく，更年期以降のどの時期でも起こりうる．

● 自律神経異常による多汗症 ●

頭部・額・顔面・腋窩・手のひらなどエクリン腺の分泌している領域に異常に汗をかく人がいる．握手するときも困るし，書類が汗で汚れて事務仕事に困難をきたすことがある．このような場合，抗コリン製剤が使用されることもあるが調節がむずかしい．頸部交感神経の遮断術が行われることがある．

● その他，糖尿病など ●

食事の後，とくに熱い食べ物や辛い食べ物を食べた後などに発汗が起こることは，普通の人にもしばしばみられることで異常ではない．しかし，特定の味のもの，たとえばチーズを食べると大量の唾液と同時に大量の汗をかく人がいる．これは糖尿病の自律神経異常でみられることがあり，糖尿病で傷害された神経が修復される過程で，唾液腺と汗腺の神経支配に共通な部分ができてしまうことによるといわれている．

発汗が異常に少ない場合

● 甲状腺機能低下症 ●

甲状腺機能低下症では，組織の熱産生が低下しているので発汗によって熱を放散する必要がないため，発汗は少なく皮膚はかさかさしている．触れると冷たい．発汗が少ないばかりでなく寒がりである．言語や動作がゆっくりしている，押しても圧痕を残さない浮腫状腫脹（粘液水腫）など**甲状腺機能低下症**に特異的な変化に注目する．

● 尿崩症 ●

尿崩症は抗利尿ホルモン（ADH）の分泌不全のために1日に4〜10Lもの尿を排泄する異常である．このため脱水に傾くことが多く，発汗は少ない．治療によりADHが注射や，最近では酢酸デスモプレシン（DDAVP）点鼻スプレーの形で補充されて治療されると，初めて発汗をみることが多い

● 汗腺形成不全 ●

先天的に汗腺が形成されないことがある．このような人では，高温下で作業してもまったく発汗せず，39〜40℃に及ぶ発熱をきたす．冷たい空気を送りこんだり，身体に水をかけて蒸散により放熱を行わないと**熱中症**で生命に危険が及ぶことが多い．診断は，塩酸ピロカルピン（サンピロ®）など発汗を刺激する物質を注射しても発汗が起こらないことによって確かめる．

● 免疫異常による汗腺機能不全 ●

免疫異常により汗腺の細胞に対する抗体ができて汗腺の機能が障害されるため，発汗が減少する例がある．グルココルチコイド治療により軽快することがあるがまれである．

● 自律神経異常による発汗の減少 ●

脊髄交感神経の変性により，立ちくらみ，低血圧のほか，汗が出ない状態になることがある．

その他

脊髄神経の障害で部分的な発汗異常が起こることがある．たとえば糖尿病による**末梢神経障害**で足裏（足蹠）にのみ発汗を欠く場合がある．

発汗そのものが障害されるわけではないが，発汗の成分が異常で，異常を検出することが診断に役立つ場合がある．日本ではほとんど症例がないが，囊胞線維症（cystic fibrosis）という遺伝疾患が欧米でみられる．これはCFTRという遺伝子の異常により，細胞の水・Na・Clの輸送に関連するタンパクの異常が起こるため，肺では細気管支・気管支などの線毛運動による痰の体外への喀出ができないため肺感染症を繰り返したり，膵臓では消化酵素の分泌が異常で消化不良を呈するなど複雑な症状を呈する可能性のある疾患である．この疾患では汗の量はとくに異常がないが，汗の中のClの量が異常に低いので，これを検出することが診断につながる．

💡 看護のポイント

汗は誰にでも身近な現象であるが，常温で汗

女性化乳房 gynecomastia

1 起こり方

　男性において、乳腺組織の良性増殖によって乳房が女性様に発達する病態。基本的には**エストロゲン/アンドロゲン比**が上昇することにより起こり、生理的には新生児期、思春期および中年以降の3時期にみられる。発症の機序は①エストロゲンあるいはその基質となるアンドロステンジオンの過剰産生、②テストステロンの産生障害による**下垂体性ゴナドトロピン〔とくに黄体化ホルモン（LH）〕**、あるいは腫瘍などからの**絨毛性ゴナドトロピン（hCG）**の過剰分泌に基づく精巣でのエストロゲン産生上昇、③末梢組織の**アロマターゼ活性上昇**によるアンドロゲンからエストロゲンへの変換促進、④アンドロゲンの過剰代謝、⑤**アンドロゲン受容体**の阻害作用などである。

2 症状と診断のすすめ方

　通常は両側性。片側のこともあるが、ほとんど全例で両側に組織的な変化が認められる。最大の症状は外見的な当惑、悩みであり、比較的急速に発症した場合に局部の疼痛や圧痛を認める。良性の生理的ものが大多数であるが、薬剤による例あるいは無視できない基礎疾患による場合などもあることを念頭に診断をすすめる。まず女性化乳房が真性か、肥満者などの脂肪組織なのかを区別するため、患者を乳腺組織がフラットになる臥位で診察し、指先で肥大した乳腺管組織が触知できるかを確認する。とくに非対称例では腫瘍性病変も考慮し、超音波検査で確認をすることがすすめられる。真性と判断されるときの診断は**表1**参照。

表1　女性化乳房の鑑別診断

服薬歴、サプリメントやハーブなど日常的食品、薬物乱用や曝露などについて詳しく問診			降圧・強心薬（カルシウム拮抗薬、アンジオテンシン変換酵素阻害薬、メチルドパ、スピロノラクトン、ジギタリス製剤）、抗潰瘍薬（H₂受容体拮抗薬、プロトンポンプ阻害薬）、マリファナ、抗がん薬（シスプラチン、アルキル化薬）、抗精神病薬（ハロペリドール、ジアゼパム、三環系抗うつ薬）、抗菌薬（ケトコナゾール、メトロニダゾール、イソニアジド）、エストロゲン作用を有する成分を含む食品、軟膏類や環境物質
Tの上昇あるいはEの低下に関連する基礎疾患の診断をすすめる			甲状腺機能亢進症（体重減少、頻脈・不整脈、振戦、甲状腺腫）、肝疾患（黄疸、腹水、クモ状血管腫）、慢性腎不全（浮腫、貧血、色素沈着）
内分泌学的検査	hCGが高値		hCG産生腫瘍（精巣、肺など）が考えられるので、精巣、胸腹部の身体所見と画像診断
	LHの上昇	Tの低下	原発性精巣機能低下症：クラインフェルター（Klinefelter）症候群、先天性精巣無形成（外性器の未発達や異常、薄い体毛、骨年齢の遅延、類宦官症）、感染（耳下腺炎など）や外傷による精巣機能低下
		Tの上昇	精巣女性化症候群
	LHの低下	Eの上昇	精巣ライディッヒ（Leydig）細胞あるいはセルトリ（sertoli）細胞腫瘍、副腎女性化腫瘍（アンドロステンジオンの産生上昇）、アロマターゼ活性上昇（遺伝性疾患、特殊な腫瘍）
		Tの低下	PRL産生下垂体腫瘍、続発性性腺機能低下症

T：テストステロン、E：エストロゲン

3 治療の実際

生理的女性化乳房のほとんどは自然寛解する．明らかに非生理的と判断できる場合は，原因となる基礎疾患の迅速な診断と治療が重要であるが，必要に応じて①男性ホルモン薬の補充，②**抗エストロゲン薬**（タモキシフェンなど）あるいは**アロマターゼ阻害薬**（エキセメスタンなど）により性ホルモン作用をコントロールしたり，③女性化乳房に対する直接治療（乳房縮小手術，前立腺がんに対するエストロゲン療法前の予防放射療法）などを行うこともある．生理的な思春期女性化乳房は，通常1～2年で，遅くとも20歳までには退縮する．薬剤が原因の場合も初期段階で中止されればほとんど完全に消失する．

💡 看護のポイント

患者にとって身体的につらい症状ではないので，その意味でのケアは不要であるが，ほとんどの症例が外見上のことで精神的に悩んでいるということに対するサポートがポイントとなる．とくに女性看護師の場合は対応に苦慮する場合もあるだろうが，「自然に治る例がほとんどだが，原因となる疾患が潜んでいる場合もあるのでその検索が大切である」ことを説明し，いずれにしても「必ず解決できる病態である」ことを理解してもらうことが重要である．

（五十嵐徹也）

テタニー tetany

1 起こり方

テタニーは，血液中のイオン化カルシウム（Ca^{2+}）濃度の低下により，末梢神経の興奮性が高まり，四肢末梢の筋肉の収縮が持続する状態をさす（手部は指節関節の伸展と中手指節関節の内転屈曲という形をとる）．細胞外液 Ca^{2+} 濃度の低下は，すべての神経の興奮性を亢進させるので，軽症では口唇周辺や四肢末梢のしびれ感程度として現れるが，重症では不整脈，てんかん，**意識障害**なども伴う．ただし，テタニーという術語自身は，通常，細胞外液 Ca^{2+} 濃度低下によりもたらされる四肢末梢筋肉の収縮状態を示す．

原因は，血液 Ca^{2+} 濃度の低下であるので，**低カルシウム（Ca）血症**をきたす疾患ではすべてテタニーが生ずる（**表1**）．しかし，低 Ca 血症がなくとも，Ca^{2+} 濃度が低くなる**アルカローシス**ではテタニーが生ずる．通常は，血液中の Ca の約50%が Ca^{2+} であるが，アルカローシスになると，その割合が減少するためである［血液 Ca 濃度＝（Ca^{2+}）＋（アルブミンなどタンパクに結合した Ca）］．日常臨床で，もっとも多くみられるテタニーは，**過換気症候群**による**呼吸性アルカローシス**によるものであろう．そ

表1 テタニーの原因

I アルカローシス
・呼吸性アルカローシス 　過換気症候群
・代謝性アルカローシス 　原発性アルドステロン症など

II 低カルシウム血症
・副甲状腺ホルモン（PTH）作用不全 　PTH 分泌の低下によるもの 　　特発性副甲状腺機能低下症 　　続発性副甲状腺機能低下症（頸部手術後など） 　　常染色体優性低カルシウム血症 　　PTH 受容機構異常 　　偽性副甲状腺機能低下症
・ビタミン D 作用不全 　ビタミン D 欠乏症 　ビタミン D 依存症 I 型 　ビタミン D 依存症 II 型
・その他 　慢性腎臓病（CKD） 　マグネシウム欠乏 　薬剤（抗けいれん薬など）

の他，**原発性アルドステロン症**などでも認められうる．

2 症状と診断のすすめ方

特徴的な徴候

テタニーの徴候としては**クボステク**（Chvostek）**徴候**（耳の前の顔面神経への軽い叩打で顔面筋，口輪筋のけいれんが誘発される）と**トルソー**（Trousseau）**徴候**（血圧測定用のマンシェットを上腕に巻き，収縮期血圧以上の圧で3分以上カフを維持，「助産師の手」が誘発される）が有名である．

テタニーの原因として，頻度がもっとも高いのは過換気症候群であるので，まず，その有無を確認すべきである．

検　査

採血で血清 Ca 濃度を評価する．本来，血清 Ca^{2+} 濃度を評価すべきだが，検査法が煩雑で，信頼性も低いため，通常血清総 Ca 濃度を測定し，血清 Ca^{2+} 濃度の低下の有無を推測する．**低アルブミン血症**が存在すると，Ca^{2+} 濃度は正常でも，総 Ca 濃度は低下するので，血清アルブミン値が 4.0 g/dL 未満の場合は次式で補正をする必要がある．

　補正 Ca 濃度（mg/dL）
　＝実測 Ca 濃度 mg/dL
　＋（4.0－血清アルブミン濃度 g/dL）

アルカローシスの有無は，血液ガス分析で判定する．

3 治療の実際と看護のポイント

過換気症候群が確認された場合は，ペーパーバッグ法を行う．

低 Ca 血症の場合，意識障害，**てんかん**大発作，制御不能な不整脈などの重篤な状態を伴わない限り，Ca 製剤の静脈内投与により急速に血清 Ca 値を上昇させる必要はない．静注する場合は，緩徐に静注するか，ブドウ糖液などに希釈して点滴静注する．また，同時に**高リン（P）血症**が存在する場合，急激な異所性石灰化をもたらす可能性があり注意を要する．通常，低 Ca 血症の治療は，病態に応じて，内服治療を行う．

（岡崎　亮）

月経異常 menstrual disorders

1 起こり方

標準的な月経と月経異常

月経とは，「通常，約1ヵ月の間隔で起こり，限られた日数で自然に止まる子宮内膜からの周期的出血」と定義されている．正常な月経の範囲は，周期が25〜38日(変動が6日以内)，持続日数は3〜7日(平均4.6日)，経血量は20〜140g(平均50〜60g)である(日本産科婦人科学会の定義)．

月経の異常としては，①初経年齢の異常，②閉経年齢の異常，③無月経，④月経周期の異常，⑤持続日数の異常，⑥月経血量の異常，⑦月経随伴症状の異常があげられる．

初経年齢の異常

初経とは「初めて発来した月経」であり，10歳未満での初経発来を**早発月経**，15歳以上で初経の発来したものを**遅発月経**という．

早発月経は思春期早発症の一症候であり，身長の伸びが早期に停止する．遅発月経では第2次性徴の発来が遅れている．

閉経年齢の異常

閉経とは「卵巣機能の衰退または消失によって起こる月経の永久的な閉止」であり，43歳未満で閉経が起きたものを**早発閉経**，55歳以後に閉経が起きたものを**遅発月経**という．

早発閉経は早発卵巣不全(premature ovarian failure：POF)の一症候であり，のちに骨粗鬆症や脂質異常症を伴いやすくなる．

無月経

月経がない状態を無月経とよび，初経以前や閉経以後，および妊娠・産褥・授乳期における無月経は**生理的無月経**という．病的な無月経には，満18歳になっても初経が起こらない**原発性無月経**と，これまであった月経が3ヵ月以上停止した**続発性無月経**とがある．

原発性無月経の原因は先天性のものが多く，ターナー(Turner)症候群などの染色体異常や，精巣性女性化症候群などの性分化異常，ロキタンスキー・キュステル・ハウゼル(Rokitansky-Küster-Hauser)症候群などの性管分化異常，腟閉鎖や処女膜閉鎖などの先天性形態異常がある．

続発性無月経は，規則的な月経が起こる機序がどの部位で障害されるかで，視床下部性無月経，下垂体性無月経，卵巣性無月経，子宮性無月経に分類される(**表1**)．

月経周期の異常

周期が24日以内を**頻発月経**，39日以上3ヵ月以内を**希発月経**という．

頻発月経は，病態的には排卵障害や黄体機能不全の状態であり，成熟卵胞が形成されるものの無排卵に終わるときや，排卵後の黄体からのプロゲステロン分泌が不十分な場合に生じ，機能性子宮出血と近縁である．一過性のことも反復性のこともあり，思春期や更年期では反復しやすい(不正性器出血の項を参照)．

希発月経は，正常月経周期と続発性無月経との中間に位置し，その病態は卵胞形成が遅いタイプの排卵障害である．原因もホルモン分泌異常による続発性無月経と共通のものが多い．

表1 続発性無月経の分類

障害部位	代表的な疾患
視床下部性	視床下部の機能障害(特発性，ストレス性)，神経性食欲不振症，体重減少性無月経，薬剤性高プロラクチン血症
下垂体性	プロラクチン産生下垂体腫瘍，下垂体腫瘍の術後，シーハン(Sheehan)症候群
卵巣性	多嚢胞卵巣症候群，早発卵巣不全，両側卵巣切除術後
子宮性	子宮腔癒着症，子宮頸管癒着症，子宮摘出術後

表2 月経量・持続期間の異常をきたす疾患・原因

		代表的な疾患・原因
過短・過少月経	器質性	子宮発育不全，子宮内膜炎，子宮腔癒着症
	医原性	低用量エストロゲン・プロゲスチン配合薬（避妊薬）の服用，子宮内掻爬後
過長・過多月経	器質性	子宮筋腫（粘膜下筋腫，内腔隆起型の筋層内筋腫），子宮腺筋症，子宮内膜ポリープ，子宮内膜増殖症
	機能性	機能性子宮出血（狭義），血液凝固異常を呈する疾患，白血病，特発性血小板減少症
	医原性	子宮内避妊具の使用，抗凝固薬の服用

月経持続日数と月経血量の異常

出血日数が2日以内のものを**過短月経**，8日以上続くものを**過長月経**という．また，月経血量が異常に少ないものを**過少月経**，異常に多いものを**過多月経**という．過短月経と過少月経，および過長月経と過多月経とは，それぞれ同一疾患の症状として随伴する傾向がある．

過短・過少月経や過長・過多月経の原因には，器質性，機能性，医原性のものがある（表2）．

随伴症状の異常

月経に随伴して起こる下腹部痛，腰痛，頭痛などの症状が日常生活に支障をきたし治療を必要とするものを月経困難症という．また，これらの月経随伴症状および，乳房痛，むくみ，イライラ，抑うつ気分などが，月経前3〜10日の黄体期に出現し月経発来とともに消失するものを月経前症候群という．詳細についてはそれぞれの項を参照のこと．

2 症状と診断のすすめ方

原発性無月経の診断

生殖器の視診・内診（双合診）・画像診断（経腟超音波検査，MRI検査）を行い，外性器の発達の程度や子宮・卵巣の有無の確認を行う．先天異常が疑われるときは患者の同意を得て染色体検査を行う（詳細は「無月経」の項を参照）．

続発性無月経・月経周期の異常の診断

ホルモン分泌異常による続発性無月経や頻発月経，希発月経は，機能性子宮出血（狭義）と同様に，視床下部-下垂体-卵巣系の失調が原因である．その多くは視床下部での月経周期形成機能不全であるが，特異的な病態として多囊胞卵巣症候群や高プロラクチン血症，甲状腺機能異常があり，必要に応じて血清下垂体ホルモン濃度［黄体化ホルモン（LH），卵胞刺激ホルモン（FSH），プロラクチン，甲状腺刺激ホルモン（TSH）］や，性ホルモン（エストラジオール，プロゲステロン，テストステロン）を測定する（無月経，月経周期異常の項も参照）．

月経持続日数と月経血量の異常の診断

器質的疾患によることが多いため，双合診，経腟超音波検査，MRI検査，子宮鏡検査を組み合わせ，子宮筋腫などの腫瘍の確認や子宮内膜の厚みを調べて診断を行う．

3 治療の実際

各疾患に対する治療を行うが，具体的な治療法はそれぞれの疾患の項を参照のこと．

看護のポイント

ここでは月経の定義にしたがって月経異常を取り上げたが，実際に外来を訪れる女性のなかには性器出血はすべて月経と考えており，不正性器出血と月経異常の区別がついていない者が珍しくない．月経周期や持続日数，経血量の異常の場合には，不正性器出血の可能性も考えて対応する必要がある．

（北川浩明）

下腹部痛 lower abdominal pain

1 起こり方

下腹部痛は，性器出血とともに産婦人科を受診する女性の代表的な症状である．下腹部の疼痛は腹部臓器の疾病の徴候として重要な症状であるが，女性では卵巣や子宮が存在するため男性に比べて原因が多種であり，また臨床的な意味合いも生理的と考えられる痛みから健康上重篤なものまで広範囲にわたっている．このような特徴を有する女性の下腹部痛を理解するには，病態別の分類が有用である．

下腹部痛をきたす疾患

● 原因臓器別の分類 ●

下腹部には卵巣・子宮以外に消化器や泌尿器が存在するため，産婦人科を訪れた患者といえどもこれらの臓器の疾患を念頭に置く必要がある．表1に各臓器別に下腹部痛をきたす疾患をあげた．

下腹部痛の成因

● 病態による分類 ●

病態別の分類では，下腹部痛をまず妊娠に由来するものと非妊娠性とに分ける．

妊娠性の疼痛は，妊娠中や分娩時の生理的な痛みと産科異常によるものに分けられる．非妊

表1 下腹部痛をきたす主な疾患

子宮(妊娠期)	流・早産，陣痛，円靱帯症候群，子宮筋腫の変性，常位胎盤早期剝離，子宮破裂
子宮(非妊娠期)	月経困難症，子宮筋腫，子宮腺筋症，子宮内膜炎，子宮留膿症，子宮体癌
卵巣	卵巣腫瘍の茎捻転，卵巣嚢腫の破裂，卵巣腫瘍の増大，卵巣出血，排卵，出血性黄体嚢胞，卵巣膿瘍
卵管	卵管妊娠，卵管炎，卵管膿瘍
骨盤腹膜	深部子宮内膜症，骨盤内感染症
消化管	急性腸炎，虫垂炎，憩室炎，潰瘍性大腸炎，クローン(Crohn)病，虚血性大腸炎，便秘症，S状結腸腫瘍，腸間膜動脈血栓症，ヘルニア(鼠径，大腿，閉鎖孔)
尿路	尿管結石，膀胱炎，尿道炎，腎盂炎，膀胱結石，尿閉，遊走腎
その他	腹部大動脈瘤破裂，糖尿病性ケトアシドーシス，過敏性腸症候群，ヘノッホ・シェーンライン(Henoch-Schönlein)紫斑病
腹部全体	腹膜炎，胃・十二指腸・虫垂穿孔，膵炎，単純性・絞扼性イレウス

表2 下腹部痛の成因—病態別分類と代表的な疾患

病態		代表的な疾患
妊娠性	生理的	妊娠中の生理的な子宮収縮，円靱帯症候群，陣痛(正期産)
	病的	流・早産，異所性妊娠，絨毛膜羊膜炎，常位胎盤早期剝離，子宮破裂
月経周期に伴うもの	機能性	機能性月経困難症，月経前症候群，排卵痛，出血性黄体嚢胞
	器質性	子宮内膜症，卵巣出血，腟閉鎖
器質性(月経周期と無関係)	外傷性	腹部打撲，卵巣出血
	感染症性	子宮内膜炎，付属器炎，子宮留膿症，虫垂炎，腹膜炎，膀胱炎
	腫瘍性	卵巣腫瘍の茎捻転・破裂，子宮筋腫の変性，子宮体癌の収縮痛
	子宮内膜症性	子宮内膜症，子宮腺筋症
腹部臓器以外からの放散痛		肺炎などの胸腔内病変，脊髄神経根の炎症
代謝性疾患		鉛中毒，ポルフィリン症，糖尿病性ケトアシドーシス
神経原性		帯状疱疹，椎間板ヘルニア，糖尿病性神経炎，神経梅毒
心因性		心身症，ヒステリー

表3 急性腹症の鑑別

疾患	疼痛の性状・経過	随伴症状	理学的所見
卵管妊娠の破裂	突然の激痛,歩行時に増強	月経の遅れ,出血性ショック	筋性防御,ブルンベルグ(Blumberg)徴候
卵管妊娠の流産	亜急性の痛み,歩行時に増強	不正性器出血	病側の付属器領域に圧痛,子宮・腟部の移動痛
流・早産	下腹部緊満感から下腹痛,腰痛などさまざま	性器出血	
卵巣腫瘍の茎捻転	突然の激痛.体位により軽減する.以前から同側に軽度の下腹痛	悪心・嘔吐	病側の付属器に有痛性の腫瘤
卵巣嚢腫の破裂	激痛が突然始まり,時間とともに軽減する.性交後に発症することがある		ブルンベルグ徴候,筋性防御
子宮内膜炎	重症化・長期化は少ない	発熱,不正出血,帯下の増量と悪臭	子宮に圧痛
付属器炎	下腹痛は増悪.慢性化することもある	弛張熱,全身倦怠感,悪心・嘔吐,下痢	病側の付属器領域に圧痛
卵巣出血	突発的な痛み(異所性妊娠と類似),歩行時に増強.若い女性の性交後に多い,排卵期から黄体期に多い	出血性ショックを呈するものもある	軽度の筋性防御 病側の付属器領域に圧痛,子宮腟部の移動痛
虫垂炎	初発は心窩部痛であり,次第に右下腹部に移動し限局する	悪心・嘔吐	マックバーネー(McBurney)の圧痛点,ブルンベルグ徴候,筋性防御
絞扼性イレウス	突発性の激しい腹痛.全身状態も悪化し容易にショック状態に陥る	悪心・嘔吐,排便・排ガスの停止,腹部膨満	亢進した金属音を聴取
大腸憩室炎	局所的な持続性の腹痛や,鈍痛からかなり激しい疝痛まで多種多様.穿孔を起こせば汎発性腹膜炎となる.慢性化することもある	悪心・嘔吐	腹膜刺激症状,圧痛部位は限局
胃・十二指腸潰瘍穿孔	突発性の激しい心窩部痛で始まる.持続性,時間の経過とともに腹部全体へ広がる		強い腹膜刺激症状,筋性防御により腹壁は板状硬,X線単純撮影立位で横隔膜下にfree air
腹膜炎	急激に起こる腹痛	悪心・嘔吐,発熱,頻脈,低血圧	広範囲にわたる圧痛,強い腹膜刺激症状
尿路結石	側腹部・腰背部・下腹部の激しい疝痛(急激な閉塞),鈍痛(緩徐な閉塞)	疝痛時は冷汗,悪心・嘔吐,顔面蒼白.鼠径部・外陰部への放散痛をみることもある	顕微鏡的血尿や肉眼的血尿
腸間膜動脈血栓症	急激な腹部全体の痛み,持続性	悪心・嘔吐,水様性下痢,血便,ショック症状	筋性防御

娠性の疼痛は,**月経周期に伴うもの**(**機能性**と**器質性**)と月経周期に伴わない器質性の痛みに分けられ,後者はさらに**外傷性**,**炎症性**,**腫瘍性**,**子宮内膜症性**などに分類される.これらに腹部臓器以外に起因する疼痛を合わせてまとめておくと,病態に基づいた系統的な鑑別診断を行うことができる(表2).

■ 急性か慢性か
● 急性下腹部痛 ●

発症してから間もない痛みで,その性質は激痛,間欠的疝痛または持続的な強い痛みである.

表4 痛みの把握

痛みの部位	下腹部か否か
	右,左,正中,全体
痛みの性状	激痛,間欠的疝痛,持続的な強い痛み,持続的な鈍痛,体位による変化はあるか
痛みの経過	発症様式は	急性か慢性か,急激か徐々か
	発症の契機は	食事・激しい運動・性交との関連
	痛みの変化は	発症から来院時点までの痛みの変化

◆ 急性腹症 ◆

急激に強い腹痛を訴え,早急に診断ならびに処置を必要とする疾患を総称して急性腹症という.この中で外科的治療を必要とする疾患を狭義の急性腹症とよび,すみやかな診断と治療が必要である.表3に急性腹症として救急外来に来院ないしは搬送される疾患を取り上げ,それぞれの特徴と鑑別上の比較をまとめた.

◆ 慢性下腹部痛 ◆

多くは持続的な鈍痛だが,激痛,疝痛や持続的な強い痛みが長い周期を経て繰り返されることもある.下腹部痛が慢性の経過をたどる疾患には,子宮内膜症,機能性月経困難症,月経前症候群,子宮筋腫の変性や筋腫による周辺臓器の圧迫,骨盤内うっ血症候群［テイラー(Taylor)症候群］,過敏性腸症候群,慢性骨盤内感染症などがあげられる.ときどき痛くなるが短時間で軽快することを繰り返す場合,腸管の蠕動に伴う痛みや便・ガスの一時的な停滞によるものが多いことも女性の特徴である.

2 症状と診断のすすめ方

痛みの把握

痛みの状態は,その①**部位**,②**性状**,③**経過**の3つの要素で表される.下腹部痛という主観的な症状を訴える患者の診察に際しては,痛みをこれらの要素に分けてとらえると客観的な把握がしやすくなる(**表4**).

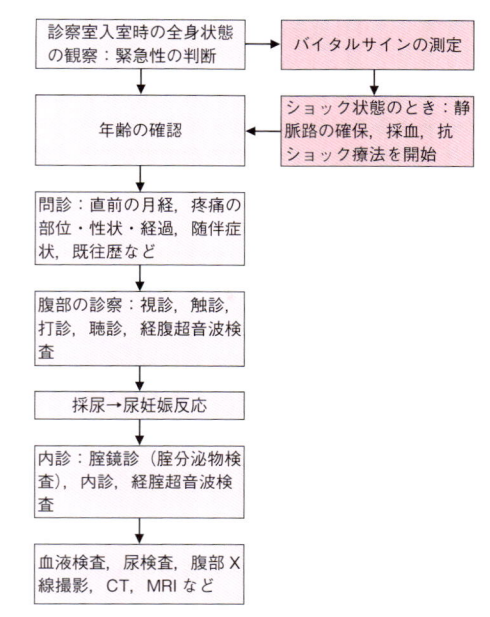

図1 下腹部痛の診察・検査のすすめ方

診断の手順

下腹部痛の成因・疾患には妊娠性や月経周期の機能的な現象に由来するものが含まれているため,診断に際してはまず患者の年齢を確認し,次にその年代で該当する疾患の特徴を念頭に置いて問診,診察,検査をすすめていく(**図1**).先入観念による見落としを防ぐために,病態を意識しながら妊娠に起因するもの,外傷性,感染症性,腫瘍性,子宮内膜症性,代謝性,神経原性,心因性,最後に機能性という順で系統的に鑑別診断を行う.

急性腹症と判断した場合には,バイタルサインのチェックを行い,迅速に対応しながら鑑別診断をすすめる.

3 治療の実際

診断がつき次第,各疾患に対する治療を行う.

痛みは原因疾患を治せば消えるので,とくに痛みをとる必要はないと考える向きも多い.しかし痛みは不安,恐怖,抑うつなどを引き起こ

して多くの身体機能を低下させ，その結果原疾患の治癒を遅らせる．鎮痛薬により患者の不安，精神的・肉体的苦痛が軽減されて身体機能が改善することを考えると，原因を治療することと併行して**痛みそれ自体を治療することも重要である．**

🔆 看護のポイント・・・・・・・・・・・・・・・

急性腹症では，緊急手術が必要な場合や時期を逸すると手遅れとなることがあるため，下腹部痛を訴えて来院した患者では急性腹症か否かを早急に判断する必要がある．医師以外の医療スタッフは，受付を済ませた時点から患者の状態に気を配るよう心がけ，看護師は緊急度の高い患者が優先的に診察を受けられるように配慮することが大切である．　　　　　（北川浩明）

不正性器出血 atypical genital bleeding

1 起こり方

産婦人科では不正出血を主訴に来院する女性は多い．月経以外の女性生殖器からの出血はすべて不正性器出血である．

不正性器出血の成因

◆ 病態による分類 ◆

発生機序から不正性器出血は，①**妊娠**に関連する出血，②女性生殖器の**器質的な疾患**による出血，③**機能性子宮出血**に大別される．器質的疾患には女性生殖器の炎症，**腫瘍**（悪性腫瘍，良性腫瘍），**外傷**（医原性を含む）があり，機能性子宮出血は狭義と広義に分けられる（**表1**）．

狭義の機能性子宮出血は，月経周期の規則性を維持している視床下部-下垂体-卵巣間のホルモン調節の乱れによって生じる子宮内膜からの出血であり，生殖年齢の女性の不正出血の多くが該当すると考えられる．**広義の機能性子宮出血**には，出血傾向をきたす内科的疾患（血液疾患，肝疾患）や抗凝固薬などの薬物服用による出血も含まれる．

不正性器出血をきたす器質的疾患

◆ 原因臓器別の分類 ◆

外陰から腟，子宮頸部，子宮体部，卵管までのいずれの器官からも不正出血が生じるが，膀胱，尿道，肛門からの出血を性器出血と錯覚している場合もあり，念頭に置く必要がある（**表2**）．

2 症状と診断のすすめ方

出血の様相と診断の手順

出血の出現時期やパターン，量，色調，性状には出血の原因により特徴的な傾向があるため，問診ではこれらを詳細に聴取する．また不正性器出血の成因は多岐にわたるため，成因の項であげた妊娠による出血，器質的疾患による出血，機能性の出血の順に，体系化された手順に則って鑑別することが大切である（**図1**）．

妊娠の有無の判断

妊娠の場合は以後のX線検査の可否や薬剤の選択など医学的な対応に配慮が求められるため，生殖年齢の女性では妊娠による出血であるか否かを絶えず念頭に置いて診察にあたる．

一般に妊娠により月経が停止しても，予定の月経時期の前後で月経様の不正出血をみることは珍しくない．とくに未婚で従来から月経周期が不規則な女性では，妊娠していても当人が気づいていないことがあり，見落とすおそれがある．妊娠の可能性が除外できず診断が必要と判断したら，本人の同意を得て尿中ヒト絨毛性ゴナドトロピン（hCG）定性検査を行う．

器質的疾患か機能性子宮出血かの鑑別

問診では，不正出血の時期，量，持続期間，疼痛などの随伴症状の有無などの現病歴に加えて，産婦人科疾患の既往歴，出血性素因などの家族歴，他科疾患の治療歴，エストロゲンや抗

表1 不正性器出血の成因—病態別分類と代表的な疾患

病態		代表的な疾患
妊娠性	生理的	妊娠初期の機能性出血
	病的	流・早産，異所性妊娠，前置胎盤，常位胎盤早期剝離
器質的疾患	炎症性	子宮頸管炎，子宮内膜炎
	腫瘍性（悪性）	子宮頸癌，子宮体癌
	腫瘍性（良性）	子宮頸管ポリープ，子宮内膜ポリープ，粘膜下筋腫，筋腫分娩
	外傷性	外陰挫傷，腟壁裂傷，子宮内の検査・処置後
機能性子宮出血	狭義	頻発月経，希発月経，排卵期出血，精神的ストレス，エストロゲン投与
	広義	特発性血小板減少症，白血病，抗凝固薬の服用

表2 不正性器出血を起こす器質的疾患—臓器別の分類

出血部位	炎症	悪性腫瘍	良性腫瘍	外傷	医原性
外陰	外陰炎，バルトリン腺膿瘍，性器ヘルペス，ベーチェット（Behçet）病	外陰癌，パジェット（Paget）病		外陰挫傷，外陰裂傷	
腟	萎縮性腟炎，トリコモナス症，異物による腟炎	腟癌，悪性黒色腫		腟壁裂傷，骨盤臓器脱	子宮摘出後の腟断端肉芽
子宮頸部	子宮頸管炎（クラミジア感染など），子宮腟部びらん	子宮頸癌	子宮頸管ポリープ，筋腫分娩		子宮頸部の生検
子宮体部	子宮内膜炎，子宮留膿症	子宮体癌，子宮肉腫，絨毛癌	粘膜下子宮筋腫，子宮内膜ポリープ，子宮内膜増殖症		子宮内膜の生検，子宮内避妊具
卵管	卵管留膿症	卵管癌			
性器外	尿道カルンクラ，出血性膀胱炎，外痔核，裂肛	膀胱癌，肛門癌			

凝固薬の服用歴などを詳細に聴取する．この病歴聴取でかなりの疾患が鑑別可能となる．

● **器質的疾患による出血の診断** ●

問診で得られた鑑別すべき疾患を念頭に置きながら，まず出血の状態や出血部位を視診で確かめる．次に**双合診**で腫瘍の存在や圧痛の有無を，さらに**経腟超音波検査**で腫瘍の性状や子宮内膜の厚みを調べて診断を行う．

悪性腫瘍が疑われるときは子宮頸部や子宮内膜の**細胞診・組織検査**を行って確実に診断する．ただし子宮内膜の検査を行う際には，妊娠の可能性を除外し，子宮頸部などの感染症の存在に留意する．子宮頸管炎や子宮内膜炎が疑われる場合は，**細菌同定検査**や**クラミジア・トラコマチス核酸同定検査**を実施する．

● **機能性子宮出血の診断** ●

上記の診断過程を経て器質的な疾患の存在が除外されたとき，初めて機能性子宮出血と診断する．

反復する機能性子宮出血は，排卵期の生理的

化ホルモン(LH)，卵胞刺激ホルモン(FSH)，プロラクチン，甲状腺刺激ホルモン(TSH)]を測定する．

一過性の機能性子宮出血では，誘因となった環境の変化への問診が有用である．また過度に腫大した無排卵卵胞を伴うことがあり，卵巣囊腫と即断しないよう留意する．

3 治療の実際

診断がつき次第，各疾患に対する治療を行う．具体的な治療法はそれぞれの疾患の項を参照されたい．

🔅 看護のポイント

不正性器出血のため来院する女性は，悪性腫瘍ではなくても診断が得られるまではかなりの不安を抱いている．看護師は患者の不安に細やかに対応することが大切である．また妊娠が判明した際は，その女性の人生にとって重い意味を伴うため反応も喜びから戸惑いまでさまざまであり，注意深く対応する必要がある．

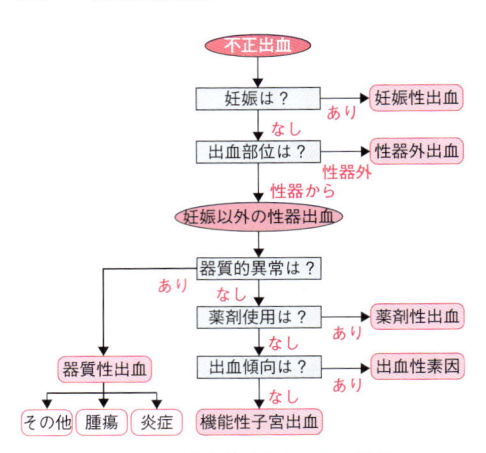

図1 不正出血をきたす疾患の鑑別
[日本産科婦人科学会：診療ガイドライン婦人科外来編 2011]

な出血や，無排卵性の月経周期異常が該当する．その病態の多くは視床下部での周期形成の失調であるが，特異的な病態として多囊胞卵巣症候群や高プロラクチン血症，甲状腺機能異常があり，必要に応じて血清ホルモン濃度[黄体

(北川浩明)

帯 下 vaginal discharge

1 起こり方

帯下(たいげ)は「外陰・腟から流出する分泌物」である．日常会話では「おりもの」という用語が使われることが多く，古くは「こしけ」ともいわれた．

生理的な帯下

正常な帯下は，外陰の皮脂腺，汗腺，バルトリン腺，スキーン腺の分泌物，腟壁からの漏出液，腟や子宮頸管からの剥離細胞と頸管粘液，子宮内膜や卵管からの分泌物，感染している微生物とその産生物からなる．

頸管粘液や子宮・卵管からの分泌液の量・性質は，血中エストロゲン濃度の増減により変化する．排卵前は卵胞からのエストロゲン分泌が最大となり，頸管粘液が自覚できるほど増量する．また妊娠中は胎盤からのホルモン産生の増加により帯下が増量し，卵巣機能が停止した閉経後は急激に減少する．

病的な帯下

外陰炎，腟炎，子宮頸管炎では，炎症により上皮組織からの分泌物が増量して帯下を自覚する．炎症が強いと血性や膿性の帯下となる．

腫瘍からの分泌物も帯下として自覚される．外陰癌，子宮頸癌，子宮体癌，腟癌など**悪性腫瘍**が上皮下に浸潤を起こすと，滲出性の分泌物の増量をきたす．微小血管の破綻を伴うため血性帯下となることが多い．高齢者の卵管癌では，滲出液が卵管腔・子宮内腔を通過して水様性帯下として自覚されることがある．良性腫瘍

表1 帯下の原因と特徴

	状態・疾患	帯下の量	帯下の性状
正 常	通常の月経周期中	自覚なし〜少量	白色
	排卵前	自覚なし〜中等量	粘液性,無色透明
炎 症	腟カンジダ症	中等量	酒粕状,ヨーグルト状
	腟トリコモナス症	少量〜大量	漿液性,淡血性,膿性,泡状,悪臭
	細菌性腟炎	中等量〜大量	膿性,黄緑色,悪臭
	クラミジア頸管炎	少量	漿液性,淡血性
	萎縮性腟炎	少量	漿液性,褐色
腫 瘍	子宮頸癌,子宮体癌	少量〜中等量	漿液性〜淡血性,場合により膿性
	腟癌,外陰癌	少量	漿液性〜淡血性
	卵管癌	少量	水様性(高齢者で)
	子宮筋腫(筋腫分娩)	少量〜中等量	粘液性,淡血性

では,粘膜下子宮筋腫が筋腫分娩の状態になると帯下の増量をきたす.

2 症状と診断のすすめ方

特徴的な帯下

帯下は原因となる疾患ごとに特徴的な性状を呈するため,問診や視診により鑑別診断をすすめることができる(表1).

診断の手順

炎症による帯下では,腟分泌物の顕微鏡検査や細菌培養同定検査,クラミジア拡散増幅法で診断を確定する.腫瘍性の帯下が疑われるときは,該当する器官の細胞診,組織検査,画像診断などを行う.

3 治療の実際

診断がつき次第,各疾患に対する治療を行う.

看護のポイント

患者が「おりもの」を訴えて来院しても,その性状は漿液性,淡血性,膿性とさまざまである.淡血性の帯下は「不正出血」と考えて鑑別にあたる必要がある. (北川浩明)

タンパク尿 proteinuria

1 起こり方

タンパク尿は，腎臓病の診断，腎臓病の治療効果判定，予後推定など，腎臓病の臨床には不可欠の検査である．健常者でも，100 mg/日程度のタンパクが尿中に排泄される．しかし，通常の定性検査法では検出されず，150 mg/日以上の場合，病的意義がないかの精査を要する．

タンパク尿は関与する部位により，**糸球体性タンパク尿**と**尿細管性タンパク尿**があり，それぞれ障害部位に特徴的なタンパク尿の性質をもつ．

タンパク尿の成因

正常な糸球体では，80～100 mL/分の血漿が濾過されるが，糸球体係蹄にはタンパクを透過させないバリア機能がある．これがなんらかの病因によってタンパクが糸球体から漏出し，さらに尿細管で再吸収しきれなくなると尿中に出てくるのがタンパク尿であり，主に糸球体の障害を反映している．漏出したタンパクは尿細管に対してもタンパク負荷による尿細管障害として腎症の進行に関与することから，大量タンパク尿は多くの腎臓病の自然歴における予後不良因子とされている．

糸球体係蹄におけるバリア機能

バリア機能を発揮する糸球体の細胞は，糸球体上皮細胞で，足突起をもつ．足突起の間に25～60 nmの間隙があり，基底膜から約60 nmはなれた部位にスリット膜とよばれる電子密度の高い線状物質が張られている（図1）．糸球体基底膜にはスリット隔壁があり，**サイズバリアとチャージバリアの2つの機序により，タンパクは糸球体を透過しない**．

2 症状と診断のすすめ方

タンパク尿の診断

健常者でもみられるタンパク尿の成分は，血

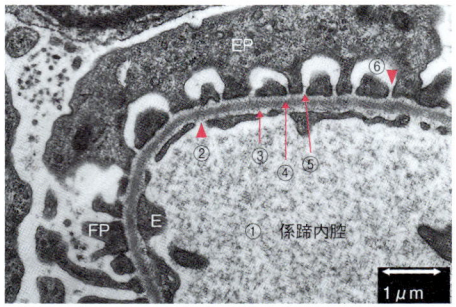

図1 糸球体係蹄におけるバリア機能
EP：上皮細胞，FP：足突起，E：内皮細胞
①係蹄内腔，②内皮細胞有孔部，③基底膜内透明層，④基底膜緻密層，⑤基底膜外透明層，⑥スリット膜
［東北大学薬学研究科　佐藤　博先生のご厚意による］

漿由来のアルブミンが10%，他は尿細管から分泌されるタム・ホースフォール（Tamm-Horsfall）タンパクで構成されている．健康診断や医療機関での初期スクリーニングでは試験紙法が広く用いられていて，主としてアルブミン尿を検出しているが，わが国は充実した健診制度，**検尿**のシステムがあり（図2），タンパク尿を指摘される人の多くは無症候である．尿の定性検査には多くの場合，随時尿が用いられるが，食後2時間以上経過，かつ激しい運動をしなかったときに検体を採取することが望ましい．随時尿の定性で陽性所見がみられた場合には早朝起床時の検査によって起立性タンパク尿を除外する．さらに，尿のタンパク濃度と同時に尿中クレアチニン（Cr）を測定してタンパク/Cr比を求めたり，24時間尿を蓄尿し，1日排泄量を測定する．顕性タンパク尿は定性で2+，タンパク/Cr比 0.5 g/gCr以上または24時間排泄量が0.5 g以上と定義される．顕性タンパク尿に合致する場合や，タンパク尿がそれより軽度であっても陽性で，これに血尿を伴う場合

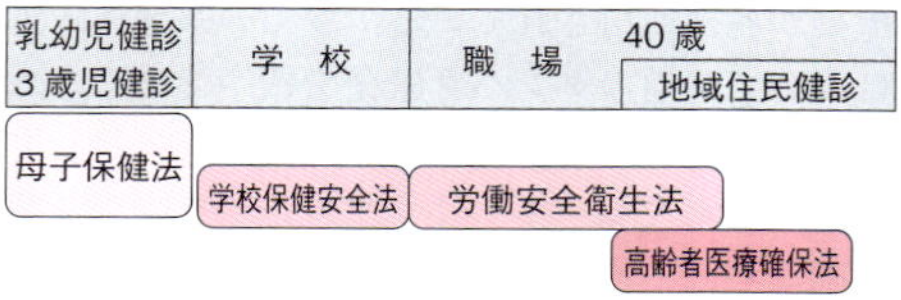

図2 わが国の検尿システム

わが国では出生より老年期まであらゆる年齢層に検尿の機会があり，これを総称して生涯検尿とよぶ．

制度上問題なのは，学校にも職場にも属さない場合40歳まで検尿を受ける機会がないことである．

も糸球体疾患の可能性があるため，さらに血清学的，病理組織学的に精査する必要があるかを検討する．定性で3+以上の大量のタンパク尿が排泄されると，尿の肉眼的異常に気づいたり，低タンパク血症をきたすために下肢の浮腫，胸水などの身体症状によって医療機関を受診する例もみられる．

タンパク尿は排泄されるタンパク質を分析することで多くの臨床情報を得ることができる．腎疾患において，タンパク尿選択性は大量タンパク尿を伴う，とくに治療抵抗性のネフローゼ症候群の鑑別に有用であり，その選択性を表す指標としてselectivity index（SI）がしばしば用いられている．

SIは，[SI＝(尿IgG/血清IgG)×(血清Tf/尿Tf)]の式で求められ，0.2以下が中ないし高選択性のタンパク尿と判断される．それ以上の場合は，糸球体の破壊が高度であったり，尿細管障害が合併していたり，治療効果および腎予後の判定にも役立つことが報告されている．尿中のIgG，トランスフェリン（Tf）の測定が必要であるため，実際の臨床の場では若干煩雑な検査でもある．しかし，高齢者や小児で腎生検が行いにくい患者や，糖尿病患者に1次性糸球体疾患が合併している場合など，尿によって病態を絞り込むことが可能になる．

タンパク尿をきたす疾患

糸球体に障害をきたす疾患のほとんどがタンパク尿をきたすが，**ネフローゼ症候群**は1日3.5g以上の大量のタンパク尿を排泄し，血清アルブミン3.0g/dL未満と定義づけられる．このうち，**微小変化型ネフローゼ症候群**では，

上皮細胞の足突起が消失してバリア機能が失われ，糸球体濾過量に比例してタンパク排泄が大量となる．微小変化型ネフローゼ症候群は，組織の破壊が通常は起こらないのでバリア機能が復すればタンパク尿は消失し，完全寛解といわれる状態になる．

組織の障害が進行する疾患の典型的なものは**巣状分節性糸球体硬化症**や**糖尿病性糸球体硬化症**で，腎障害が進行してもなお高度のタンパク尿が持続する．

タンパク尿にはこれまで述べてきた糸球体性以外に，尿細管性タンパク尿があり，急性腎障害や間質性腎炎でみられる．また，体内で産生される特殊なタンパクが大量であってタンパク尿を呈する疾患には，多発性骨髄腫における免疫グロブリン軽鎖の過剰産生や横紋筋融解症におけるミオグロビン尿，高度溶血におけるヘモグロビン尿などがある．

腎血行動態の異常によるタンパク尿としては，腎血管性高血圧，うっ血性心不全の場合などに，アルドステロンの亢進，交感神経系の活性化により，糸球体の透過性が亢進しタンパク尿が検出される．

タンパク尿と腎臓病の予後

Isekiらは，検診者を対象とした予後解析でタンパク尿が2+以上のものほど，末期腎不全にいたるリスクが高いことを明らかにしたが，個々の腎臓病においても，タンパク尿の量は予後と強い相関がある（Iseki K et al : Risk of developing end-stage renal disease in a cohort of mass screening. Kidney Int **49** : 800-805, 1996）．原発性腎疾患のうちでタンパク尿が高度になりやすい**膜性腎症**，頻度の高い**IgA腎症**などは診断後のさまざまな治療介入は発症後早期であって組織障害が進行しないうちに開始するほうがタンパク尿減少効果が高い．

2次性腎疾患で，いまや腎代行療法の原因疾患の中でもっとも多くなった糖尿病性腎症でも，早期に診断することの重要性がいわれている．腎症早期で試験紙法ではタンパク尿を検出できない段階でも微量アルブミンが検出されることから，午前中の随時尿を用いて，尿中アル

ブミン(mg)/gCrを3回測定し，2回以上30〜299 mg/gCrであれば**微量アルブミン尿**陽性の糖尿病性腎症第2期(早期腎症)と診断され，治療介入を強化することで以後の悪化を抑制できることがわかってきた．尿中アルブミンが300 mg/gCr以上になると糖尿病性腎症第3期A(顕性腎症前期)以降の段階と診断される．

3 治療の実際

● タンパク尿減少のための治療

タンパク尿の生じるメカニズムに対応した治療薬が各種使用されている．多くの糸球体障害において共通のタンパク尿発生機序である糸球体過剰濾過，腎臓の傍髄部の血流障害に対しての治療としては，レニン-アンジオテンシン系抑制薬が広く使用されている．慢性糸球体腎炎やループス腎炎など，糸球体の炎症や細胞膜への作用がタンパク尿に大きな影響がある病態においてはステロイドや免疫抑制薬を用いる．詳しくは，対応するそれぞれの疾患の治療の項を参照されたい．　　　　　(宮崎真理子，伊藤貞嘉)

血尿(顕微鏡的・肉眼的) hematuria

1 起こり方

血尿とは尿に赤血球が混入した状態のことで，腎や尿路のすべての部位から生じうる．そのため，腎・泌尿器系疾患の診断や治療に重要な症候である．血尿とは一般的に顕微鏡による尿沈渣検査で赤血球数がおよそ5個以上/HPF (high power field：400倍強拡大1視野)を認めることをいう．血尿のスクリーニング検査として，尿試験紙法による**尿潜血反応**があるが，尿沈渣の赤血球数と一致しない偽陽性や偽陰性反応があるので注意が必要である．**肉眼的血尿**とは色調により患者が気づく血尿のことで，小児や若年者を除くと泌尿器疾患によるものが大部分である．とくに，血尿以外に症状を認めない無症候性肉眼的血尿の場合は泌尿器悪性腫瘍を認めることがよくあるので，積極的な検査が必要である．

2 症状と診断のすすめ方

血尿をきたす主な疾患には，糸球体疾患や尿路上皮がん，腎がん，前立腺がん，尿路結石症，尿路感染症，腎血管性病変，遊走腎*などがある．近年，高齢化がすすむにつれて心房細動などの不整脈や心血管系疾患，脳血管障害に対して抗凝固薬を服用することが増えており，血尿に対する検査に加えて抗凝固薬服用の有無を確認しておくことは重要である．顕微鏡的血尿と肉眼的血尿では治療または少なくとも経過観察が必要な病変を有する頻度が異なるため，診断のすすめ方が異なる．

● 顕微鏡的血尿に対する診断のすすめ方 ●

顕微鏡的血尿は尿潜血陽性から見つかることが多く，まず尿沈渣で赤血球数が5個以上/HPFであることを確認する必要がある．実際に，顕微鏡的血尿を認めた際には尿細胞診と腎・膀胱超音波検査を行う．過去に尿路上皮がんの既往があったり**肉眼的血尿**を認めたりした場合には，同時に膀胱鏡検査を行うことも考える．それらの検査で異常を認めた場合には，CTや排泄性尿路造影検査を行い，泌尿器悪性

---

*遊走腎：臥位で正常な位置にある腎臓が立位になると2椎体以上下垂することを遊走腎という．腎臓の周囲には脂肪組織や腎筋膜があるが，それらの支持組織が弱いために起こると考えられているため，実際にはやせていて体脂肪の少ない患者に多い．症状は腰背部痛や側腹部痛があるが，これらの痛みは立位で認めるものの臥位になると軽快することが多い．また，血尿もよくみられる症状で，主として顕微鏡的血尿であることが多いが，時に肉眼的血尿を認めることがある．診断は排泄性尿路造影検査で，臥位時と立位時の腎臓の位置の比較で容易に診断できる．治療は原則として保存的治療であり，やせている患者は腎周囲の脂肪を増加させ腎周囲の支持組織を補強するために体重を増加させるように指導する．

血尿（顕微鏡的・肉眼的）

```
顕微鏡的血尿（尿沈渣：赤血球5個以上/HPF）
         ↓
腎・膀胱超音波検査，尿細胞診
膀胱鏡検査（40歳以上男性，喫煙歴，有害物質への曝露，肉眼的血尿などの尿路上皮がんに対するリスクファクターがある場合）
    ↓                                    ↓
 異常なし                              所見あり
    ↓                                    ↓
尿タンパク，尿中変形赤血球，赤血球円柱，血圧，   CT，場合によって排泄性尿路造影検査
血液生化学検査（CH50, C3, C4, IgG, IgA）
    ↓              ↓                 ↓           ↓
 所見あり        異常なし          所見あり     異常なし
    ↓              ↓                 ↓        ↓        ↓
 確定診断へ    定期的に再検査     悪性腫瘍   3年未満継続  3年以上継続
 （腎生検含む）                   尿路結石       ↓           ↓
    ↓                             腎嚢胞     定期的な精査  腎実質性疾患の
 腎実質性疾患                     その他                    可能性
```

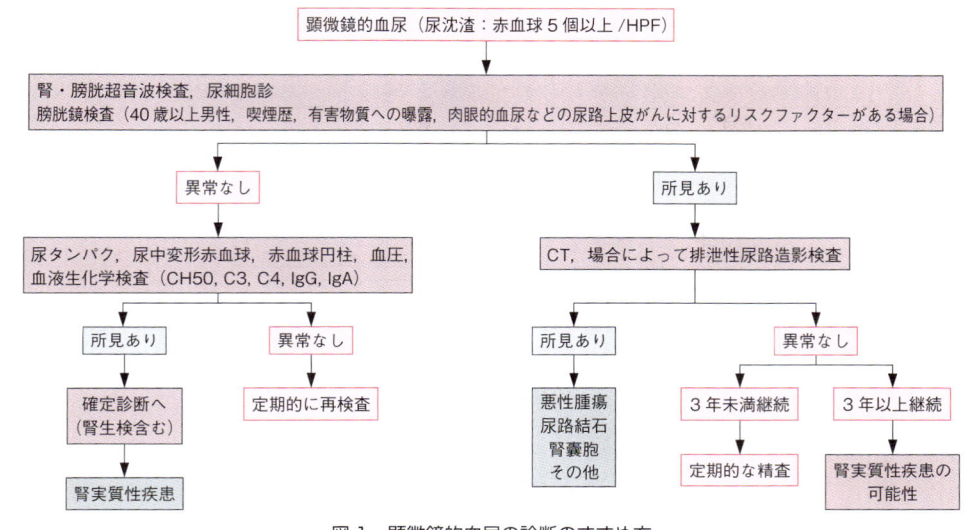

図1　顕微鏡的血尿の診断のすすめ方

［血尿診断ガイドライン．日腎会誌 48（Suppl）：7, 2006］

腫瘍や尿路結石症などの検索を行う．また，尿タンパクや尿中変形赤血球，赤血球円柱を認め糸球体疾患の疑いがある場合には，腎生検を含めて糸球体疾患に対する検査が必要である（図1）．

● 肉眼的血尿に対する診断のすすめ方 ●

肉眼的血尿の場合はとくに詳細な病歴の聴取が重要である．血尿は持続的なものか間欠的なものか，血尿の出現時期や随伴症状の有無などについて確認しなければならない．顕微鏡的血尿と同様に**尿細胞診**と**腎・膀胱超音波検査**は必要であるが，50歳以上の男性であれば**前立腺特異抗原**（prostate specific antigen：PSA）の測定も必要であるし，とくに無症候性肉眼的血尿の場合には**膀胱鏡検査**を行う必要もある．ヨード系造影剤のアレルギーがなく腎機能が正常の場合には，単純および造影CTや排泄性尿路造影検査で病変の検索を行う．ヨード系造影剤にアレルギーを認める場合や腎機能が低下している場合は，MR尿路造影（MR urography）で代用することがある（図2）．

3　治療の実際

治療または観察を要する病変を認めた場合にはそれぞれの病変に対する治療が必要である．**顕微鏡的血尿**を認めたが，CTや排泄性尿路造影検査で明らかな異常がない場合でも3年間の経過観察がすすめられる．また，腎実質疾患が疑われる場合には，内科的検索を検討する必要がある．**肉眼的血尿**を認めた場合には，3〜6ヵ月間隔での3年間の経過観察がすすめられる．尿検査や尿細胞診，腎・膀胱超音波検査，必要なときは膀胱鏡検査やCT，排泄性尿路造影検査を行う．3年経過して異常がない場合は年1〜2回程度に尿検査や尿細胞診，腎・膀胱超音波検査による観察がすすめられる．

看護のポイント

血尿は腎尿路疾患の重要な徴候であることを説明する．とくに，肉眼的血尿では尿路上皮がんなどの泌尿器悪性腫瘍を認めることがよくあるため，検査の重要性について十分に理解する必要がある．とくに，膀胱鏡検査を受ける患者は病気に対する不安に加えて検査そのものに対

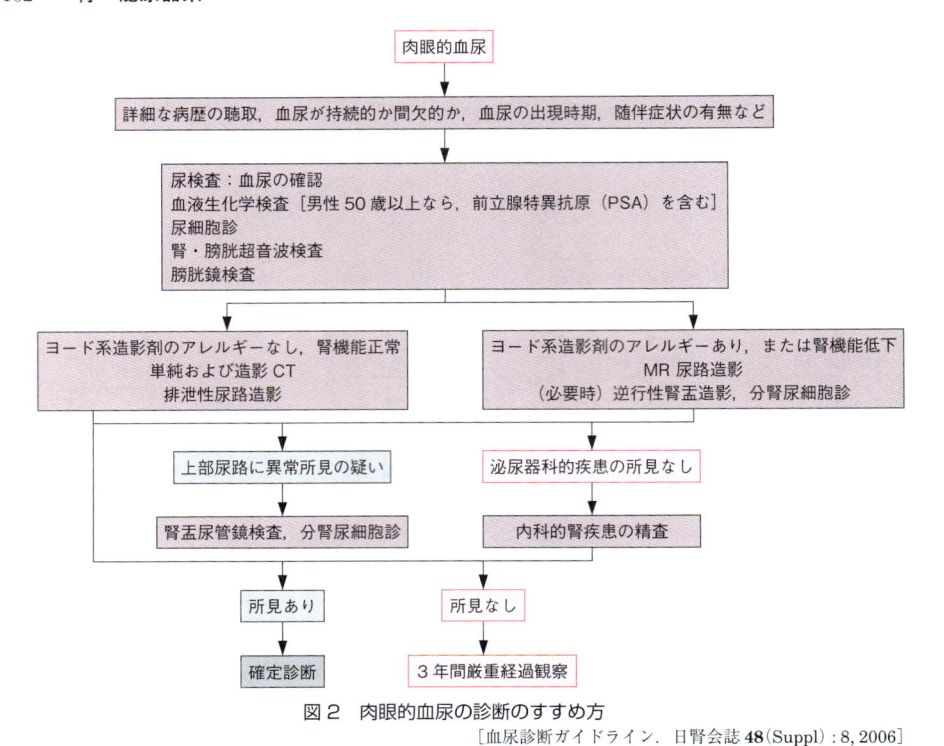

```
                        ┌─────────┐
                        │ 肉眼的血尿 │
                        └────┬────┘
                             ▼
        ┌─────────────────────────────────────────────────┐
        │ 詳細な病歴の聴取,血尿が持続的か間欠的か,血尿の出現時期,随伴症状の有無など │
        └─────────────────────┬───────────────────────────┘
                             ▼
        ┌─────────────────────────────────────────────────┐
        │ 尿検査:血尿の確認                                │
        │ 血液生化学検査[男性50歳以上なら,前立腺特異抗原(PSA)を含む] │
        │ 尿細胞診                                         │
        │ 腎・膀胱超音波検査                               │
        │ 膀胱鏡検査                                       │
        └──────────┬──────────────────────┬───────────────┘
                   ▼                      ▼
    ┌──────────────────────────┐  ┌──────────────────────────────┐
    │ ヨード系造影剤のアレルギーなし,腎機能正常 │  │ ヨード系造影剤のアレルギーあり,または腎機能低下 │
    │ 単純および造影 CT          │  │ MR 尿路造影                    │
    │ 排泄性尿路造影              │  │ (必要時)逆行性腎盂造影,分腎尿細胞診 │
    └──────────┬──────────────┘  └──────────────┬──────────────┘
               ▼                                ▼
    ┌──────────────────────┐          ┌──────────────────────┐
    │ 上部尿路に異常所見の疑い │          │ 泌尿器科的疾患の所見なし │
    └──────────┬──────────┘          └──────────┬──────────┘
               ▼                                ▼
    ┌──────────────────────┐          ┌──────────────────────┐
    │ 腎盂尿管鏡検査,分腎尿細胞診 │          │ 内科的腎疾患の精査     │
    └──────────┬──────────┘          └──────────┬──────────┘
               ▼                                ▼
          ┌─────────┐                      ┌─────────┐
          │ 所見あり │                      │ 所見なし │
          └────┬────┘                      └────┬────┘
               ▼                                ▼
          ┌─────────┐                   ┌──────────────┐
          │ 確定診断 │                   │ 3年間厳重経過観察 │
          └─────────┘                   └──────────────┘
```

図2 肉眼的血尿の診断のすすめ方

[血尿診断ガイドライン.日腎会誌 48(Suppl):8, 2006]

する精神的・身体的ストレスを感じている患者も少なくないため,検査中の不安を軽減させるように看護することが大切である.

(多武保光宏,東原英二)

排尿異常 urinary disturbance

キーポイント

- 排尿異常は年齢・性別を問わずに発症する下部尿路症状である.
- 排尿異常の病因はさまざまだが,問診と尿検査が疾患の把握に重要である.
- 良性疾患だけでなく悪性疾患も念頭に精査することも大切である.

1 考え方の基本

排尿機能とは狭義には蓄尿・排尿という膀胱と尿道のスムーズな協調運動のことをさす.その機能が損なわれる病態(=排尿異常)は**尿量の異常**(多尿,乏尿,無尿),**蓄尿障害**(昼間頻尿,夜間頻尿,尿意切迫感,尿失禁,膀胱知覚異常),**排尿障害**(尿勢低下,尿線分割・尿線散乱・尿線途絶,排尿遅延,腹圧排尿,終末滴下),**排尿後症状**(排尿後尿滴下,残尿感)など

2 起こり方

尿量の異常（多尿，乏尿，無尿）

多尿とは24時間の総尿量が40 mL/kg以上（例：体重50 kgの場合2,000 mL/日以上）と定義されている(Neurourol Urodyn 21：179-183, 2002)．原因としては心血管疾患，高血圧，脳血管障害，糖尿病などの内科的疾患があり注意を要するが，脳梗塞や心筋梗塞の予防を目的とした水分過剰摂取も多い．乏尿とは1日尿量が**400 mL/日よりも少ない状態**をさし，100 mL/日以下の場合を無尿という．極端な水分摂取不足，下痢や発汗過多などによる脱水状態が背景にあることが多い．

頻尿

頻尿とは便宜的に1日の排尿回数が8回以上のことをさす．また，**夜間に排尿のために1回以上起きなければならない場合を夜間頻尿**と称する．頻尿にも起床時にトイレが近いと訴える場合や，夜間のみトイレが近い場合など患者によって訴えはさまざまなので，昼間と夜間の尿回数を別々に聴取する必要がある．排尿時痛を伴う頻尿は尿道炎や膀胱炎などの細菌感染が原因であることが多いが，膀胱結石でも同様の症状を呈することがある．膀胱自体が萎縮して蓄尿できない病態には間質性膀胱炎や放射性膀胱炎などがある．**尿検査（定性・沈渣）**で尿路感染症が否定的な場合，膀胱の不随収縮が原因で頻尿となる**過活動膀胱**や中高齢男性では**前立腺肥大症**を念頭に置く必要がある．病態の把握のためには排尿日誌や後述する質問票（**表1〜3**）を利用するとよい．膀胱がんも頻尿の原因となることがあるので，尿細胞診や腹部超音波検査なども併用して精査しておくことも忘れない．

排尿痛

排尿痛の原因疾患として頻度が高いのは細菌性膀胱炎や尿道炎などの尿路感染症である．膀胱炎や尿道炎では発熱を伴うことはないが，急性腎盂腎炎，急性前立腺炎，急性精巣上体炎では38℃以上の発熱を伴う．発熱を伴う尿路感染症では敗血症にいたることもあり，全身管理が必要となる．尿路感染症以外に疼痛を伴う場合は膀胱結石や尿道結石がある．間質性膀胱炎の場合の疼痛は，排尿時の痛みではなく蓄尿時の膀胱痛であるので，排尿痛とは区別される．

尿失禁

尿失禁は大きく分けると5つの型に分類される．

◆ 腹圧性尿失禁 ◆

咳やくしゃみ，重い荷物を持ち上げたときなどに尿がもれてしまう．多くの症例で尿道括約筋の機能が低下して起こる．女性では骨盤臓器脱（膀胱瘤，子宮脱など）をきたした場合や男性では前立腺手術の術後に起こることが多い．

◆ 切迫性尿失禁 ◆

膀胱の無抑制収縮や膀胱の知覚過敏によって尿がもれる．過活動膀胱などで急激な尿意に襲われトイレに間に合わずに尿がもれてしまう．

◆ 溢流性尿失禁 ◆

尿が膀胱からあふれ出すようにもれる状態をいう．前立腺肥大症に伴う尿閉の場合に起こる尿失禁がこれにあたる．

◆ 機能性尿失禁 ◆

歩行障害や認知症など，体の自由がきかなくなったり，大脳の機能障害により生じる．リハビリテーションや適切な介助により尿失禁の頻度を低減させることも可能である．

◆ 反射性尿失禁 ◆

仙髄排尿中枢よりも上位の脊髄損傷などが原因で起こる．尿意感覚は失われており，少量の尿が膀胱に溜まっただけでも膀胱収縮反射が起こり，尿失禁にいたる．

3 症状と診断のすすめ方

下部尿路症状とは排尿機能に関する症状を広く意味する言葉であり，症状の重症度はその頻度によってスコア化することができる．

基本評価

下部尿路症状を訴える患者に対して必ず行うべき評価として，症状と病歴の聴取，身体所見，

表1 主要下部尿路症状スコア

	この1週間の状態にあてはまる回答を1つだけ選んで，数字に○をつけて下さい.				
\multicolumn{6}{c}{何回くらい尿をしましたか}				
1	朝起きてから寝るまで	0 / 7回以下	1 / 8～9回	2 / 10～14回	3 / 15回以上
2	夜寝ている間	0 / 0回	1 / 1回	2 / 2～3回	3 / 4回以上

	以下の症状がどれくらいの頻度でありましたか	なし	たまに	時々	いつも
3	我慢できないくらい，尿がしたくなる	0	1	2	3
4	我慢できずに，尿がもれる	0	1	2	3
5	セキ・クシャミ・運動のとき，尿がもれる	0	1	2	3
6	尿の勢いが弱い	0	1	2	3
7	尿をするときに，お腹に力を入れる	0	1	2	3
8	尿をした後に，まだ残っている感じがする	0	1	2	3
9	膀胱（下腹部）に痛みがある	0	1	2	3
10	尿道に痛みがある	0	1	2	3

1から10の症状のうち，困る症状を3つ以内で選んで番号に○をつけてください

| 1 | 2 | 3 | 4 | 5 | 6 | 7 | 8 | 9 | 10 | 0該当なし |

上で選んだ症状のうち，もっとも困る症状の番号に○をつけてください（1つだけ）

| 1 | 2 | 3 | 4 | 5 | 6 | 7 | 8 | 9 | 10 | 0該当なし |

現在の排尿の状態がこのまま変わらずに続くとしたら，どう思いますか？

0	1	2	3	4	5	6
とても満足	満足	やや満足	どちらでもない	気が重い	いやだ	とてもいやだ

［日本排尿機能学会男性下部尿路症状診療ガイドライン作成委員会編：男性下部尿路症状診療ガイドライン．Blackwell Publishing, 2008］

尿検査（定性・沈渣）を，中高齢男性の場合は前立腺がんの検査として**血清前立腺特異抗原**（prostate specific antigen：**PSA**）の採血を行う．さらに症例を選択して行う評価には，症状スコア，排尿記録，残尿測定，尿細胞診，尿培養，血清クレアチニン，超音波検査などがある．

主要下部尿路症状スコア(core lower urinary tract symptom score：CLSS)(表1)

疾患特異性がなく，性別を問わずに利用可能な10個の設問からなる質問票である．設問1，2は昼間と夜間の尿回数，設問3～5は過活動膀胱症状，設問6～8は尿路閉塞症状，設問9，10は間質性膀胱炎や細菌性膀胱炎を意識した内容になっている．さらにその下に，困る症状を3つ，さらにもっとも困る症状を1つだけ選ぶようになっている．高いスコアをつけられた項目が患者の困る症状とは必ずしも限らないので，問題点を浮き彫りにする効果は高い．通常，スコアの総得点ではなく，設問ごとのスコアと何を困る症状にあげていたかというポイントに着目して利用する．

表2 国際前立腺症状スコアとQOLスコア

I-PSS どのくらいの割合で次のような症状がありましたか	全くない	5回に1回未満	あまりない（2回に1回未満）	ときどきある（2回に1回くらい）	2回に1回以上	しばしば	ほとんどいつも
①この1ヵ月の間に，尿をした後に尿がまだ残っている感じがありましたか	0	1	2	3	4	5	
②この1ヵ月の間に，尿をしてから2時間以内にもう一度しなくてはならないことがありましたか	0	1	2	3	4	5	
③この1ヵ月の間に，尿をしている間に尿が何度もとぎれることがありましたか	0	1	2	3	4	5	
④この1ヵ月の間に，尿を我慢するのがむずかしいことがありましたか	0	1	2	3	4	5	
⑤この1ヵ月の間に，尿の勢いが弱いことがありましたか	0	1	2	3	4	5	
⑥この1ヵ月の間に，尿をし始めるためお腹に力を入れることがありましたか	0	1	2	3	4	5	
⑦この1ヵ月の間に，夜寝てから朝起きるまでに，ふつう何回尿をするために起きましたか	0回	1回	2回	3回	4回	5回以上	
	0	1	2	3	4	5	

QOL	とても満足	満足	ほぼ満足	なんともいえない	やや不満	いやだ	とてもいやだ
現在の尿の状態が，このまま変わらずに続くとしたら，どう思いますか	0	1	2	3	4	5	6

[本間之夫ほか：International Prostate Symptom Score と BPH Impact Index の日本語訳の言語的妥当性に関する研究. 日泌尿会誌 **93**：669-680, 2002]

国際前立腺症状スコア(international prostate symptom score：I-PSS)

（表2）

前立腺肥大症に特化した質問票のため，中高齢男性に使用されることが多い．設問のスコアの和によって，**前立腺肥大症の重症度判定**に用いられる．具体的には，軽症（0〜7点），中等症（8〜19点），重症（20〜35点）と区分される．

過活動膀胱症状質問票(overactive bladder symptom score：OABSS)（表3）

男女を問わず，尿意切迫感，頻尿，切迫性尿失禁など，**過活動膀胱に関連する症状**を有する患者が対象となる．設問3が2点以上でかつ合計スコアが3点以上の場合に過活動膀胱と診断される．設問のスコアの和はさらに重症度判定に用いられる．具体的には，軽症（5点以下），中等症（6〜11点），重症（12点以上）と区分される．

排尿日誌

経時的な排尿時刻と尿量，尿失禁の有無，起床時刻，就寝時刻を記入する．頻尿，夜間多尿，尿失禁などの情報を把握するのに役立つ．通常，2〜3日間程度の記録を取るとよいとされる．日本排尿機能学会のホームページからダウンロードが可能である（http://www.luts.gr.jp/040_guideline/pdf/bladder_diary.pdf 2012年12月20日確認）.

4 治療の実際

尿路感染症

膀胱炎の治療は経口抗菌薬投与で可能であり，ST合剤（バクタ®）4錠分2やニューキノロン系薬［レボフロキサシン（クラビット®）(500

表3 過活動膀胱症状質問票

以下の症状がどれくらいの頻度でありましたか．この1週間のあなたの状態にもっとも近いものを1つだけ選んで，点数の数字を○で囲んでください

質問	症状	頻度	点数
1	朝起きたときから夜寝るときまでに，何回くらい尿をしましたか	7回以下	0
		8〜14回	1
		15回以上	2
2	夜寝てから朝起きるまでに，何回くらい尿をするために起きましたか	0回	0
		1回	1
		2回	2
		3回以上	3
3	急に尿がしたくなり，がまんがむずかしいことがありましたか	なし	0
		週に1回より少ない	1
		週に1回以上	2
		1日1回くらい	3
		1日2〜4回	4
		1日5回以上	5
4	急に尿がしたくなり，がまんできずに尿をもらすことがありましたか	なし	0
		週に1回より少ない	1
		週に1回以上	2
		1日1回くらい	3
		1日2〜4回	4
		1日5回以上	5
合計点数			点

［日本排尿機能学会過活動膀胱ガイドライン作成委員会編：過活動膀胱診療ガイドライン．Blackwell Publishing, 2005（改訂ダイジェスト版，2008）］

mg）1錠分1，シプロフロキサシン（シプロキサン®）（200 mg）2錠分2］などを3〜5日間投与する．発熱を伴う尿路感染症には急性腎盂腎炎，急性前立腺炎，急性精巣上体炎がある．

重症例では入院のうえ，ニューキノロン系薬シプロフロキサシン（シプロキサン注®）（300 mg）1日2回，第三世代セフェム系薬セフトリアキソン（ロセフィン注®）（1g）1日2回，複合ペニシリン薬［アンピシリン・スルバクタム（ユナシン-S®）（1.5g）1日2回，タゾバクタム・ピペラシン（ゾシン®）（4.5g）1日2回］，カルバペネム系薬［イミペネム・シラスタチン（チエナム®）（0.5g）1日2回，メロペネム（メロペン®）（0.5g）1日2回］のいずれかを点滴投与する．

■ 過活動膀胱

過活動膀胱には**抗コリン薬**による薬物療法が有効である．**閉塞隅角緑内障**や**麻痺性イレウス**などを合併している症例には投与禁忌である．残尿量が50 mL以上の症例には残尿量の増加や尿閉のリスクが増すためすすめられない．また，中高齢男性の場合，前立腺肥大症による下部尿路閉塞の存在が疑わしいので，泌尿器科専門医への紹介が望ましい．

■ 腹圧性尿失禁

薬物治療には**抗コリン薬**や**$β_2$刺激薬**が用いられる．骨盤底筋群のゆるみが原因で起こるため，骨盤底筋体操も有効である．骨盤臓器脱の場合はメッシュ手術が行われる．

■ 前立腺肥大症

前立腺肥大症の治療の基本は**$α_1$遮断薬**の投与である．比較的大きな前立腺に対しては腺腫の縮小を図るため，**5α還元酵素阻害薬**を併用することがある．過活動膀胱症状が併存している場合は抗コリン薬を併用することもあるが，泌尿器科専門医の下で治療されることが望ましい．

💡 看護のポイント

正常な排尿機能について理解する．排尿機能障害が起きている場合，蓄尿・排尿・排尿後のどのフェーズにどんな問題が起きているのかを把握する．排尿トラブルはQOLに直結する問題であり，引きこもりや生活意欲の低下を招くなど，社会生活に及ぼす負の要因となる．羞恥心のため症状をはっきり言わない場合があるので，心の垣根を取り払うような看護が望まれる．

> **してはいけない！**
> ● 頻尿や尿失禁などを年齢のせいと諦めさせてはいけない．
> ● 薬物治療の効果が不十分な場合に漫然と治療を継続してはいけない．

（鈴木基文，本間之夫）

勃起障害 erectile dysfunction（ED）

1 起こり方

勃起障害は，十分な勃起が得られないか，または維持できないために，満足な性的行為を行うことができない状態と定義され，神経系，血管系，内分泌系，陰茎海綿体組織などの器質的変化に起因する**器質性勃起障害**と，これらに異常のない**機能性勃起障害（心因性勃起障害を含む）**に分類される．

2 症状と診断のすすめ方

問診で勃起障害の原因となる喫煙，高血圧，糖尿病，脂質異常症，うつ病などをチェックする．前立腺がん，膀胱がん，直腸がんなど骨盤内腫瘍に対する根治的手術，放射線治療，および前立腺がんに対する内分泌治療も勃起障害の原因となる．勃起機能の評価には5項目の質問からなる**国際勃起機能スコア5（IIEF5）**の質問票が一般に使用される．臨床検査として血糖値，血清コレステロール値，また性腺機能低下症を疑わせる所見があれば血清テストステロン値を測定する．

3 治療の実際

経口勃起障害治療薬

ホスホジエステラーゼ5（PDE-5）阻害薬は機能性勃起障害と器質性勃起障害の両者に効果を示す．シルデナフィル（バイアグラ®），バルデナフィル（レビトラ®），タダラフィル（シアリス®）の3薬が日本で認可されている．

男性ホルモン補充療法

血清テストステロン値が低値を示す**性腺機能低下症**に対してはエナント酸テストステロン（エナルモンデポー®）を筋肉注射で投与する．

観血的治療

血行再建術は，陰茎深動脈より近位部における局所的な閉塞に起因する動脈性勃起障害の治療として行われる．**陰茎プロステーシス挿入手術**は陰茎白膜に切開を加えて両側の陰茎海綿体にプロステーシスを挿入し，陰茎に硬度をもたせる方法である．

💡 看護のポイント

勃起障害は生命を脅かす疾患ではないが，患者の性生活，QOL，時には社会生活にまで深刻な影響を与える．骨盤内のがんに対する手術に起因する医原性の勃起障害も多く，この問題に対するよき理解者であることが要求される．

（丸茂　健）

貧血 anemia

1 起こり方

貧血とは，末梢血中の**ヘモグロビン(Hb)濃度**が基準値以下に低下した状態をさす．WHOによる基準ではヘモグロビン濃度が成人男性で13 g/dL未満，成人女性で12 g/dL未満と定義されているが，高齢になると健常者でもヘモグロビン濃度が低下し，男女差が少なくなる．

原因

末梢血液中の赤血球，白血球，血小板には寿命があり，末梢血中の血球数を一定に保つために絶えず骨髄で各血球を産生し続けている．骨髄中には**造血幹細胞**とよばれる細胞が存在し，この造血幹細胞から新しい細胞を供給し続け，一生涯にわたりヒトの血球を維持している．

貧血の原因には，①骨髄における赤血球の産生が障害される場合，②赤血球産生には問題を認めないが，末梢血中での赤血球の破壊が亢進する場合(溶血という)，③出血によって末梢血から赤血球が消失する場合の3つに大別される(**表1**)．

産生障害には，造血幹細胞の異常，造血因子(鉄，ビタミンB_{12}，葉酸など)の欠乏，免疫学的な機序による造血抑制，先天性造血異常，内分泌性障害(甲状腺機能低下，エリスロポエチン分泌障害)などがある．溶血性貧血には，先天性と後天性，あるいは内因性(赤血球自体に欠陥がある)と外因性(赤血球以外に溶血の原因がある)に基づくものなどによって分類される多数の疾患群が含まれる．出血も外傷などによる急性の出血と，鉄欠乏を伴う慢性出血とに分けられる(**表1**)．

2 症状と診断のすすめ方

症状

赤血球の主要な役割はその中に大量に含まれるヘモグロビンによって**酸素を運搬**することで

表1　成因による貧血の分類

I　赤血球産生の障害 　①造血幹細胞の障害： 　　再生不良性貧血，骨髄異形成症候群， 　　赤芽球癆，腎性貧血，内分泌性貧血 　②DNA合成障害：巨赤芽球性貧血 　③ヘモグロビン合成障害：鉄欠乏性貧血 II　赤血球の破壊亢進(溶血) 　①内因性溶血性貧血 　②外因性溶血性貧血 III　出血

ある．ヘモグロビンが少なくなると酸素運搬能に障害をきたし，組織が低酸素状態となり，各種組織の機能障害を引き起こすことになる．すなわち，貧血の症状は，①酸素供給が滞ることによる組織の酸素不足，低酸素血症に基づくものである．一方，生体にはこの酸素不足を代償しようとする作用があり，②代償機序に基づく症状もみられる．

貧血の自覚的所見として，酸素欠乏に基づく症状である倦怠感，易疲労感，めまい，傾眠，頭痛，集中力低下と，代償的機序に基づく症状である動悸・頻脈(脈拍数増加)，頻呼吸・息切れ(呼吸数増加)などがある．

他覚的所見としては，皮膚粘膜の蒼白，頸静脈コマ音，心拡大，心雑音，浮腫などがある．これら以外にも基礎疾患によって，消化器症状や神経症状，黄疸，舌の変化，頸部リンパ節腫大，皮膚病変，脾腫，深部反射異常など多彩な自他覚所見を呈する．**表2**に臓器別の症状を示す．

貧血症状の発現には時間的な要因が強く影響することに注意する必要がある．すなわち，緩徐に発症する場合，生体の適応により自覚症状を訴えないことがあるのに対し，急性出血では比較的少量の出血でも循環虚脱に陥り生命に危険を及ぼすことがある．また，症状の発現は個人の心肺の代償能力や貧血の基礎疾患などにも

表2 貧血の一般症状

臓器	自覚・他覚症状
脳神経	頭痛，めまい，耳鳴り，失神
皮膚・粘膜	顔色不良，眼瞼結膜・爪の蒼白
筋肉	全身倦怠感，易疲労感，筋脱力感，こむらがえり
呼吸器・循環器	動悸，頻脈，息切れ，収縮期心雑音，狭心症
消化器	食欲低下，悪心・嘔吐

左右される．

鑑別診断のポイント

貧血は診断名というより症状名であり，原因疾患が必ず存在するので，その原因を明らかにして治療を行う．自他覚所見と簡単な検査で，貧血の存在は容易に確認でき，原因検索も一定のすすめ方に沿って行えば比較的容易に診断名に到達できる．後述する赤血球指数を利用してアプローチするやり方が基本であるが，問診や身体診察所見も原因検索に有用である．

病歴を聴取する際，貧血の既往は重要で，若年時から長期にわたって貧血のエピソードがあれば先天性の貧血を疑う根拠となり，最近の発症なら後天性のものと判断がつく．家族歴も重要で，血縁者に黄疸，胆石，摘脾などがあれば先天性溶血性貧血を考えなければならない．

貧血の中でもっとも頻度が高い鉄欠乏性貧血の原因として消化管出血や過多月経が重要である．黒色のタール便の有無や閉経前の女性に関しては月経の量について問診することを怠ってはならない．尿の色も貧血の診断に重要な情報を与えてくれる．朝，起床時の尿が黒褐色調で，紅茶やコーラを思わせるようであれば血色素尿症を疑わせる．

食事の内容，アルコール摂取，薬剤服用などを問うことも重要である．不満足な食事，過度の飲酒などは巨赤芽球性貧血（葉酸・ビタミンB$_{12}$欠乏）に関連する．食物で舌がしみて痛む，四肢のしびれや神経症状，歩行障害などはビタミンB$_{12}$欠乏症状を示唆する．薬剤による骨髄抑制や薬剤起因性溶血性貧血にも注意する．

身体診察所見として，蒼白は貧血の徴候であり，眼瞼結膜や口腔粘膜などの色調に注意する．眼球結膜の黄疸は溶血性貧血を示唆し，明るい黄色でレモンイエローを呈するので肝疾患や閉塞性黄疸とある程度鑑別できる．出血点や紫斑を伴っている場合には血小板減少の合併を想定させる．舌の発赤，乳頭萎縮などの舌炎所見，白髪は悪性貧血にみられる所見である．

胸部では貧血が高度の場合，心雑音を聴取する．また，頸静脈のコマ音も貧血で血流が速いことによる．腹部では脾腫の検索が重要である．溶血性貧血，うっ血性疾患（肝硬変や脾機能亢進症），感染症，浸潤性あるいは腫瘍性疾患（白血病，リンパ腫など）など多くの疾患で脾腫がみられる．さじ状爪は高度の鉄欠乏性貧血にみられる特有の所見である．下腿の反復する皮膚潰瘍やその瘢痕は慢性の溶血性貧血を疑わせる．腱反射異常や位置覚，振動覚の低下，さらにロンベルグ（Romberg）徴候陽性はビタミンB$_{12}$欠乏症の脊髄病変を示唆している．

検査による鑑別診断

貧血の鑑別には赤血球指数を用いた分類が有用である．赤血球指数とは，赤血球の大きさとそこに含まれるヘモグロビン量・濃度を，赤血球数（RBC），ヘモグロビン濃度（Hb），ヘマトクリット値（Ht）を用いて計算した値である（表3）．なかでも，とくに重要なのが**平均赤血球容積（MCV）**である．MCVは赤血球の容積を表す指標で，MCVの増加，正常，減少はそれぞれ**大球性，正球性，小球性**の貧血症を表している．表4にMCVによる貧血の分類を示した．

● 大球性貧血 ●

代表的な大球性貧血の原因疾患はビタミンB$_{12}$や葉酸欠乏に基づく**巨赤芽球性貧血**である．MCVが著しく高値（120～140 fLなど）の場合，巨赤芽球性貧血が濃厚である．巨赤芽球性貧血では汎血球減少になることが多い（表5）．好中球過分葉，間接ビリルビンの軽度上昇，LDH増加，骨髄像で巨赤芽球が存在すれば巨赤芽球性貧血と診断できる．ビタミンB$_{12}$か葉酸が低値であることを確認する．成因に関してはさらに抗内因子抗体や抗胃壁細胞抗体の検出を試みる．吸収異常の要因が胃，膵，腸の

表3　赤血球指数の定義と基準値

	定　義	基準値
平均赤血球容積 (MCV)	Ht(%) / RBC(×10^6/μL)×10	81～100 fL
平均赤血球血色素量 (MCH)	Hb(g/dL) / RBC (×10^6/μL)×10	29～35 pg
平均赤血球血色素濃度 (MCHC)	Hb(g/dL) / Ht(%)×100	31～35%

表4　MCVによる貧血の分類

小球性貧血 (MCV<80 fL)	正球性貧血 (MCV 80～100 fL)	大球性貧血 (MCV>100 fL)
・鉄欠乏性貧血 ・2次性貧血 ・鉄芽球性貧血 ・サラセミア	・溶血性貧血 ・腎性貧血 ・白血病 ・出血	・巨赤芽球性貧血 ・甲状腺機能低下症 ・肝疾患
	・再生不良性貧血 ・骨髄異形成症候群	

表5　汎血球減少をきたしうる疾患

1. 再生不良性貧血
2. 巨赤芽球性貧血
3. 発作性夜間血色素尿症
4. 骨髄異形成症候群
5. 脾機能亢進症
6. 骨髄置換をきたした疾患：
    急性白血病，多発性骨髄腫，悪性リンパ腫，
    原発性骨髄線維症，がんの骨髄転移
7. 感染症：粟粒結核，敗血症
8. 全身性エリテマトーデス

表6　溶血性貧血の症状および検査所見

1. 赤血球崩壊亢進に基づくもの
    貧血
    血清間接ビリルビン上昇（黄疸）
    血清ハプトグロビン低下
    糞尿中ウロビリン体増加
    脾腫
    赤血球寿命短縮
2. 赤血球の代償的産生能増加に基づくもの
    網赤血球増加
    骨髄赤芽球系過形成

重に観察する．

● **小球性貧血** ●

　鉄欠乏性貧血は貧血の中でもっとも頻度が高い．MCVが80 fL以下で，平均赤血球血色素量（MCH）や平均赤血球血色素濃度（MCHC）も低下するので小球性低色素性貧血を呈する．血清鉄とフェリチンは低下し，総鉄結合能（TIBC）は逆に増加する．関節リウマチやほかの慢性疾患に伴う**2次性貧血**では血清鉄とTIBCは低下し，フェリチンは増加を示すため鑑別できる．サラセミアも小球性低色素性貧血を呈するが，血清鉄はそれほど低下しないしフェリチンも減少しない．

● **正球性貧血** ●

　正球性貧血の中には**溶血性貧血**，出血後の貧血，腎性貧血，再生不良性貧血，MDSなどが含まれる．

　溶血が疑われる場合には，溶血の徴候である間接ビリルビン値上昇，ハプトグロビン値低下，LDH増加を確認し，造血の代償性亢進の徴候である網赤血球比率の著しい上昇，骨髄の赤芽球系過形成像から判断する（**表6**）．溶血性貧血には多数の疾患が含まれるので，まず先天性か後天性か，あるいは赤血球内の要因に基づくものか血球外の原因のものかを判別する必要がある．

　先天性溶血性貧血はさらに膜異常，赤血球酵素異常，ヘモグロビン異常症に区分される．後天性の場合，大半は自己免疫性溶血性貧血であるので，直接ないし間接クームス（Coombs）試験によって自己抗体の検索を行う．通常，温式抗体が多いが，冷式抗体で起こることもある．

いずれか，薬剤やアルコールの問題かを探る．胃がんの合併をみることも比較的多く，萎縮性胃炎の検索も必要である．

　そのほかの大球性貧血としては甲状腺機能低下症や肝障害時にみられるものがある．いずれもMCVは100 fL以上であるが，巨赤芽球性貧血ほどは高値にならない．甲状腺腫の有無や甲状腺ホルモンの測定，黄疸や肝機能検査の結果で診断できる．

　再生不良性貧血や**骨髄異形成症候群（MDS）** の一部に大球性貧血を示す例があり注意が必要である．MDSは形態学的に巨赤芽球性貧血と類似の変化を示すことがあるため，骨髄像を慎

網赤血球の比率が増加している場合，骨髄での赤血球産生が亢進していることを示唆しており，逆に貧血にもかかわらず網赤血球が正常（通常2％以内）ないし低下しているときは，貧血に対する生体の赤血球産生を促す代償機序に問題があることを示している．つまり造血幹細胞の欠陥か，造血因子のエリスロポエチンの分泌低下が考えられる．

末梢血が汎血球減少で，骨髄が低形成のときは再生不良性貧血を考える．末梢血の2〜3系統の減少があるが，骨髄は正ないし過形成像であれば無効造血か異常細胞による占拠性病態を考え，MDSや白血病，骨髄腫などを鑑別していく．

3 治療の実際

治療の指針

貧血患者では原因を確定診断し，原因疾患に対する治療を施行することが重要である．造血に関与する因子が不足する疾患である鉄欠乏性貧血，巨赤芽球性貧血，腎性貧血ではそれぞれ鉄剤，ビタミンB_{12}あるいは葉酸，エリスロポエチンを補充する．急性白血病やMDS，多発性骨髄腫といった悪性疾患では原疾患の治療とともに補助療法として赤血球輸血を行う．また，溶血性貧血ではステロイドや免疫抑制薬を，再生不良性貧血では免疫抑制療法としてステロイド，シクロスポリン（CYA）や抗胸腺細胞グロブリン（anti-thymocyte globulin：ATG）を投与する．

治療薬と注意点

血液に作用する薬剤では多くの副作用があるので注意が必要である．経口鉄剤の副作用は悪心・嘔吐，腹部不快感，下痢，便秘などの胃腸障害が主である．エリスロポエチン製剤では血圧上昇，動悸，瘙痒感，皮疹，肝障害などがみられる．プレドニゾロン（プレドニン®）の副作用は多岐にわたり，糖尿病・過血糖，感染の増悪・誘発，大腿骨頭壊死などの重篤なものや，にきび，多毛，満月様顔貌などがある．CYAでは腎・肝障害，中枢神経障害，血圧上昇といった重篤な副作用が多い．ATGの副作用にはショックや急性腎不全があり，細心の注意が必要である．

一方，悪性疾患に由来する貧血の治療の根幹は化学療法であるが，化学療法薬の副作用は重大かつ重篤なものが多く要注意である．

看護の指針

過度な運動で酸素需要が増すことで組織は酸素不足をきたす．そのため筋肉がつったり，こむらがえりになったりし，重症になれば心筋もまた酸素供給不足から狭心症や心不全を招来するので無理をしないこと，十分な休息をとって行動するなどの指導や患者教育に努める．

看護のポイント

貧血の原因となる疾患によって看護のポイントは大きく異なってくる．鉄欠乏性貧血や巨赤芽球性貧血のような補充療法によって効果が得られる良性疾患では予後良好であり，消化管出血や不規則な食事などこれらの疾患の要因について注意する．一方，急性白血病や悪性リンパ腫などの悪性疾患では，疾患そのものによる貧血もみられるが，重要なのは治療としての化学療法に伴う貧血である．治療に関連する貧血は進行が急激であり，さらに化学療法によって血小板減少も出現するため出血に対する注意も必要である．また悪性疾患患者に対する精神的ケアも重要である．再生不良性貧血やMDSでは治療が奏功せず，貧血に対して定期的に赤血球輸血が必要になる場合がある．頻回輸血患者では赤血球製剤中に含まれる鉄が体内に蓄積し，皮膚の色素沈着，肝硬変，糖尿病を発症し，さらには心臓に沈着し，心筋障害から心不全にいたることもあるため十分な観察が必要である（輸血後鉄過剰症）．

〔芦田隆司〕

白血球増加・減少 leukocytosis, leukopenia

1 起こり方

白血球増加とは，白血球数が 1 万/μL 以上の場合をいう．その増加は好中球の増加によることが多いが，時にリンパ球増加や好酸球増加によることもある．それぞれの血球増加の有無は，**表1**に示す各血球の絶対値を算定して検討する．**白血球減少**とは白血球数が 4,000/μL 未満の状態をいう．白血球の過半数は好中球であるから白血球減少とは好中球減少（顆粒球減少）を意味することが多い．好中球数が 2,000/μL 未満のときに好中球減少といい，リンパ球が 1,500/μL 未満の場合にリンパ球減少，4,000/μL 以上でリンパ球増加と考える．血液病以外の原因疾患があって，①白血球数が 5 万/μL 以上か，②幼若白血球が末梢血に出現する状態を**類白血病反応**とよぶ．

発現メカニズム

白血球は，骨髄で多能性幹細胞から種々の造血因子により分化増殖し，成熟した顆粒球（好中球，好酸球および好塩基球からなる），単球，リンパ球になる．成熟好中球は末梢血中に放出され，放出された好中球の約半分は血管壁に付着する（壁在プール）．残りの半分は血中を循環している好中球でこれを循環プールとよぶ．

好中球増加の成因は，①骨髄での産生亢進，②骨髄から末梢血への放出の亢進，③壁在プールから循環プールへの移動などによる．好中球減少は，①骨髄での産生の低下，②破壊の亢進，③脾での貯留や骨髄からの放出の低下など分布の異常による．骨髄の産生の低下はさらに幹細胞の異常と成熟障害に分けられる．

リンパ球減少は，①先天性の場合（造血幹細胞からリンパ球への分化過程での障害），②後天性の場合（骨髄での産生の低下と破壊の亢進，網内系への捕捉など）が考えられる．

種類と原因疾患

増加している白血球の種類によって①顆粒球増加，②単球増加，③リンパ球増加に分けられ，顆粒球増加はさらに①好中球増加，②好酸球増加，③好塩基球増加に分けられる．それぞれの原因となる疾患を**表2**に示す．また好中球，リンパ球減少の原因となる疾患について**表3**に示す．

2 症状と診断のすすめ方

鑑別診断と検査法

◆ 白血球増加 ◆

成熟好中球だけの増加がある場合，とくに発熱を伴う場合には急性炎症，感染症を疑い，CRP，各種培養，各種免疫反応などの検査を行う．感染症の程度が非常に強いと桿状核好中球の増加（核の左方移動）が起こり骨髄球などの幼若顆粒球が出現することがある．骨髄芽球などの幼若顆粒球が増加し，成熟段階の中間段階にある血球がみられない場合（**白血病裂孔**という）には，急性白血病を疑い骨髄検査を施行する．骨髄穿刺（骨髄像・病理），細胞表面形質，染色体分析，遺伝子検査などを行う．各成熟段階の幼若顆粒球がみられる場合には慢性骨髄性白血病，真性赤血球増加症，本態性血小板血症，骨髄線維症などの骨髄増殖性腫瘍を疑い，骨髄検査を行うが骨髄穿刺液が採取不能な場合には骨髄生検を行う．類白血病とは悪性腫瘍が顆粒球コロニー刺激因子（G-CSF）を分泌し，その作用によって白血球増加や幼若細胞が血中に出現する病態で，本症が疑われる場合には各臓器

表1 白血球の基準値

白血球数	4,000〜10,000/μL
好中球	1,830〜7,250/μL
桿状核好中球	100〜2,000/μL
分葉核好中球	1,100〜6,050/μL
好酸球	0〜700/μL
好塩基球	0〜150/μL
単球	200〜950/μL
リンパ球	1,500〜4,000/μL

表2 白血球増加をきたす疾患

好中球増加がよくみられる疾患(7,250/μL 以上)	
1. 腫瘍性増加	慢性骨髄性白血病, 真性多血症, 骨髄線維症, 急性骨髄性白血病
2. 反応性増加	感染症(細菌, 真菌など), 熱傷, 心筋梗塞, 外傷, 手術後リウマチ様関節炎, 血管炎, 膠原病, ケトアシドーシス, 急性腎不全, 中毒, 悪性腫瘍(肺がん, 胃がん, 子宮がん, 膵がん, 脳腫瘍など), 顆粒球産生腫瘍, 薬物(ステロイドなど)

好酸球増加がよくみられる疾患(700/μL 以上)	
1. アレルギー性疾患	気管支喘息, アレルギー性鼻炎, レフラー(Löffler)症候群, 薬物アレルギー, 食物アレルギー
2. 寄生虫感染症 (組織に侵入する寄生虫)	フィラリア症, 日本住血吸虫症, エキノコックス症, 回虫症, 肺吸虫症, 顎口虫症
3. 皮膚疾患	アトピー性皮膚炎, 蕁麻疹, 天疱瘡, 類天疱瘡, T細胞性リンパ腫
4. 結合組織疾患	血管炎, 好酸球増加症候群を伴う筋膜炎(eosinophilic with fasciitis), 関節リウマチ
5. 腫瘍	悪性リンパ腫(とくにホジキンリンパ腫, T細胞リンパ腫), 白血病(とくに慢性好酸球性白血病), 固形腫瘍(とくにムチン産生腫瘍の転移)
6. 免疫不全	ウィスコット・オルドリッチ(Wiskott-Aldrich)症候群, 高 IgE 症候群, 選択的 IgA 欠損症
7. 本態性好酸球増加症候群 (idiopathic hypereosinophilic syndrome : HES)	

好塩基球増加がよくみられる疾患(150/μL 以上)	
1. アレルギー, 炎症	薬物・食物アレルギー, 蕁麻疹, 紅皮症, 潰瘍性大腸炎, 関節リウマチ
2. 内分泌疾患	糖尿病, 粘液水腫, エストロゲン投与時
3. 感染症	結核, インフルエンザ, 天然痘, 水痘
4. 血液疾患	慢性骨髄性白血病, 真性多血症, 骨髄線維症, 本態性血小板血症, 塩基性白血病

単球増加がよくみられる疾患(950/μL 以上)	
1. 血液疾患	急性骨髄性白血病, 骨髄異形成症候群, 骨髄増殖性疾患(真性多血症, 骨髄線維症), 悪性リンパ腫(ホジキンリンパ腫), 多発性骨髄腫, 好中球減少症(とくに造血回復期), 悪性組織球症
2. 炎症性疾患	感染症:細菌性(結核, 細菌性心内膜炎), マラリア, リケッチア, 梅毒, 真菌, ウイルス関連血球貪食症候群 膠原病(全身性エリテマトーデス, 関節リウマチ), 他の肉芽腫性炎症, サルコイドーシス
3. その他	摘脾後, 悪性腫瘍

リンパ球増加がよくみられる疾患(4,000/μL 以上)	
1. 反応性	ウイルス感染症:伝染性単核球症, ウイルス肝炎, 急性感染性リンパ球増加症, 流行性耳下腺炎, 風疹, 麻疹, サイトメガロウイルス感染症 細菌および原虫感染症:百日咳, 結核, ブルセラ症, 梅毒
2. 腫瘍性	急性リンパ性白血病, 慢性リンパ性白血病, 成人T細胞白血病・リンパ腫, 悪性リンパ腫の白血化, 原発性マクログロブリン血症, ヘアリーセル(有毛細胞)白血病, 顆粒リンパ球増加症, NK細胞白血病

の悪性腫瘍の検索を行う.好酸球増加の場合には寄生虫疾患,アレルギー疾患,膠原病,慢性骨髄増殖性腫瘍,ホジキン(Hodgkin)リンパ腫などを疑い診断に必要な検査を行う.好塩基球増加では骨髄増殖性腫瘍を,また単球増加の場合,結核,心内膜炎,慢性骨髄単球性白血病などを考え検査を行う.

リンパ芽球が増加している場合は急性リンパ性白血病である.成熟リンパ球が増加している場合には慢性リンパ性白血病がもっとも考えられ,リンパ球の細胞表面形質,遺伝子再構成検査(IgH, TcR),染色体検査などを検査し,腫

表3 好中球減少，リンパ球減少をきたす疾患

好中球減少がよくみられる疾患(2,000/μL 未満)

1.	重症感染症	敗血症，粟粒結核
2.	特殊な感染	腸チフス，パラチフス，ウイルス性疾患，リケッチア感染，原虫症
3.	血液疾患	再生不良性貧血，悪性貧血，急性白血病，慢性リンパ性白血病，悪性リンパ腫，多発性骨髄腫
4.	薬物	有機溶媒，抗腫瘍薬，抗甲状腺薬，抗けいれん薬，サルファ剤，フェノチアジン，インドメタシン
5.	放射線照射	
6.	膠原病	全身性エリテマトーデス
7.	脾疾患	バンチ(Banti)症候群，肝硬変，フェルティ(Felty)症候群
8.	先天性疾患	周期性好中球減少症，シュバックマン(Shwachman)症候群，コストマン(Kostmann)症候群，家族性良性好中球減少症
9.	その他	悪液質，血液透析

リンパ球減少がよくみられる疾患(1,500/μL 未満)

〈遺伝性〉
1. 原発性免疫不全症

〈特発性〉
1. 特発性 CD4 リンパ球減少症

〈後天性〉
1. 再生不良性貧血

2.	感染症	ウイルス性疾患：後天性免疫不全症候群(AIDS)，肝炎，インフルエンザ
		細菌感染：結核，発疹チフス，肺炎，敗血症
3.	医原性	免疫抑制薬，がん化学療法，放射線照射，血小板アフェレーシスなど
4.	全身疾患	自己免疫性疾患（関節リウマチ，全身性エリテマトーデス），ホジキンリンパ腫，腎不全，サルコイドーシスなど
5.	栄養障害	アルコール中毒，亜鉛欠乏

瘍性の有無を検査する．成熟リンパ球の増加はウイルス感染症や百日咳などの感染症でみられる．異型リンパ球がみられるときには伝染性単核球症などのウイルス感染症が疑われ，臨床症状や EB ウイルス抗体価などを参考にする．核に切れ込みのある成熟リンパ球がみられる場合には，成人 T 細胞白血病が疑われ，HTLV-I（ヒト T 細胞白血病ウイルス I 型）抗体の有無を検査する．

● 白血球減少 ●

リンパ球の相対的増加がみられることが多い．異型リンパ球が増加している場合はウイルス感染を疑う．白血病芽球などの腫瘍細胞の有無に注意する．赤芽球がみられたら悪性腫瘍細胞の骨髄浸潤，骨髄線維症や赤血球産生の亢進状態を考える．このような場合には骨髄穿刺ないし骨髄生検が診断に有用である．巨大桿状核好中球や好中球の過分葉がみられる場合には悪性貧血を考え，血清ビタミン B_{12} を検査する．肝障害があるときは脾への貯留による好中球減少を考え，触診，さらに腹部エコーで脾腫の有無を確認する．好中球破壊亢進によることも考え，抗核抗体，抗 DNA 抗体などの免疫学的検査を行う．薬剤による減少の可能性もあるので薬剤服用の有無を聞く．リンパ球減少では末梢血リンパ球の細胞表面形質検査を行い，どのような種類のリンパ球が減少しているかを調べる．正常では末梢血中の約 80％が CD3 陽性で，そのうち約 2/3 が CD4 陽性リンパ球である．免疫グロブリン定量，CD4 陽性 T リンパ球の減少がみられる場合にはヒト免疫不全ウイルス(HIV)感染症を疑い抗体の検索を行う．リンパ節腫脹があればリンパ節生検，CT などを行う．

3 治療の実際

治療の指針

　白血球増加や減少を引き起こしている原疾患に対する治療を行う．感染症によって白血球増加が生じている場合には病原菌に感受性を示す抗菌薬の投与を行う．骨髄増殖性腫瘍の場合には分子標的薬や抗がん薬，急性白血病の場合には抗がん薬の多剤併用療法を行う．悪性リンパ腫の場合には抗がん薬，抗体薬［リツキシマブ（リツキサン®）］や放射線療法を行い，固形腫瘍による場合には原病変に対する治療を行う．アレルギー疾患では原因の除去や抗アレルギー薬の投与，膠原病には免疫抑制療法を行う．高度の好中球減少があり，回復困難が予想される場合にはG-CSFを注射し，顆粒球産生を高めることもある．

治療薬と注意点

　抗菌薬の選択は感染症の部位と病原菌の薬剤感受性により選択する．抗がん薬はプロトコールどおりに確実に投与する．抗がん薬は投与時間をかけるほうが高い効果を期待できるもの，時間の間隔が重要なもの，血管外に漏出すると組織の壊死をもたらすものなど注意すべき点がある．骨髄での好中球産生低下による好中球数減少（1,000/μL未満）がある場合には感染の危険が大きいので，好中球の産生を高めるためにG-CSF［フィルグラスチム（グラン®）やレノグラスチム（ノイトロジン®）］を注射することもある．ただし，急性骨髄性白血病で芽球がまだ多く残存している場合には，G-CSFを投与すると白血病細胞の増加も招く可能性があるので適応を慎重に考慮する．

💡 看護のポイント

　好中球数が1,000/μL未満になると易感染性が生じ，500/μL未満になると重症感染症の危険があるので，細菌や真菌感染症に罹患しないよう人との接触をできるだけ避けるようにする．急性白血病の場合には無菌室や無菌装置の使用，生もの禁食，さらに腸内細菌減少を目的とした非吸収性の抗菌薬の内服も行われる．リンパ球減少の場合には免疫力の低下が生じるので，ウイルス感染症にとくに注意させる．

　白血球増加・減少では原因によって対策が異なるので，まずその原因を明らかにすることが必要である．高度の好中球減少は重症細菌や真菌感染症をきたしやすく，リンパ球減少の場合には免疫不全を伴うので，ウイルスや原虫についても目を配り疑われた場合には迅速に対処する．

（泉二登志子）

リンパ節腫脹，脾腫
lymphnode enlargement, splenic tumor

A　リンパ節腫脹

1 起こり方と症状・診断のすすめ方

　リンパ節腫脹は，よくみられる身体的所見であるが，健常人でも触知することがしばしばあり，臨床的に問題とするかはその発症状況，身体的所見，リンパ節の部位および大きさによって判断する．

発現メカニズム

　リンパ節腫脹の発現メカニズムとしては，①リンパ節内に存在する正常な免疫担当細胞（**Bリンパ球，Tリンパ球**，組織球）および循環する炎症細胞（顆粒球，単球）が，外因性または内因性の刺激に対して反応性にリンパ節で増殖する，②上記の細胞が腫瘍性に増殖する，③本来リンパ節内に存在しない細胞または物質が浸潤

した場合，などがあげられる．
原因疾患
　リンパ節腫脹をきたす原因疾患を発現メカニズムに基づいてあげると，**表1**のように多くの疾患があげられる．頻度から考えると，大部分は一時的な反応性リンパ節炎で，原因となる細菌やウイルスは同定できないことが多いが，EB ウイルス，サイトメガロウイルス，トキソプラズマ，壊死性リンパ節症，結核のことが多い．リンパ節腫脹をきたす疾患の中で，その頻度は低いが，転移性悪性腫瘍や**リンパ増殖性疾患**の可能性は常に注意する必要がある．

鑑別診断と検査法
　体表のリンパ節腫脹（顎下，頸部，鎖骨上窩，腋窩，肘窩，鼠径，大腿部，膝窩）は，触診によって見つけることができる．縦隔のリンパ節腫脹は胸部X線検査やCT検査で，大動脈周囲や腹腔内のリンパ節腫脹は超音波検査やCT検査によって見つかることが多い．
　リンパ節腫脹が確認されたら，まず臨床的に意義のあるものか判断し，その原因となる疾患を明らかにすることが必要である．その判断のためには，他の疾患の診断と同様に病歴と身体的所見が重要である．

◆ 病　歴 ◆
　患者の年齢によって考える疾患がかなり限定されてくる．とくに30歳未満の患者のリンパ節腫脹の80％は良性疾患であるのに対して，30歳以上では60％が悪性疾患である．出生地や母親の居住地などはヒトT細胞白血病ウイルスⅠ型（HTLV-Ⅰ）の感染（成人T細胞白血病）を考えるうえで重要な情報である．
　患者の職歴，趣味，食事（肉），動物（猫，野兎）との接触，旅行歴，性生活などの情報が診断につながることはしばしば経験する．使用薬剤，とくに抗けいれん薬などはリンパ節腫脹をきたす薬剤として知られている．

◆ 症　状 ◆
　全身症状として，発熱は多くのリンパ節腫脹をきたす疾患で起こる．発熱，体重減少，盗汗はホジキン（Hodgkin）リンパ腫や非ホジキンリンパ腫でみられることが多い．全身倦怠感はウ

表1　リンパ節腫脹をきたす疾患

A．反応性にリンパ節腫脹をきたす疾患 　1．感染症 　　細菌性：溶連菌，ブドウ球菌，ねこひっかき病など 　　ウイルス性：肝炎，伝染性単核球症（EB ウイルス），サイトメガロウイルス感染症，ヒト免疫不全ウイルス（HIV）感染症，水痘など 　　真菌性：ヒストプラズマ症など 　　寄生虫症：フィラリア，トキソプラズマ症など 　　その他：結核，梅毒，クラミジアなど 　2．免疫疾患 　　自己免疫疾患：全身性エリテマトーデスなど 　　免疫反応：薬剤（ヒダントイン，アロプリノール），血清病など
B．腫瘍性にリンパ節腫脹をきたす疾患（リンパ増殖性疾患） 　悪性リンパ腫：ホジキンリンパ腫，非ホジキンリンパ腫など 　白血病：成人T細胞性白血病，リンパ性白血病など 　免疫芽球性リンパ節症 　キャッスルマン（Castleman）病
C．リンパ節外の細胞の浸潤でリンパ節腫脹をきたす疾患 　転移性悪性腫瘍：肺がん，乳がん，メラノーマ，セミノーマ，その他
D．リンパ節外の物質の浸潤でリンパ節腫脹をきたす疾患 　脂肪蓄積病〔ゴーシェ（Gaucher）病，ニーマン・ピック（Niemann-Pick）病〕 　アミロイドーシス
E．その他 　甲状腺機能亢進症 　サルコイドーシス 　皮膚病（アトピー性皮膚炎など） 　亜急性壊死性リンパ節症

イルス疾患やトキソプラズマ症でみられる．

◆ 身体的所見 ◆
　身体的検査では主にリンパ節の性状（大きさ，硬さ，弾力性，融合性，周囲組織との癒着，圧痛など炎症所見の有無），腫大部位，病変の広がりなどを明らかにすることが重要である．脾臓や肝臓の腫大も診断の助けになる．腫大したリンパ節が還流する臓器の炎症や腫瘍の存在を探す．
　リンパ節の直径が1.5 cm 以上ある場合は，悪性疾患や肉芽腫の可能性を考えてリンパ節生検を含めて，積極的に原因を追求する必要がある．
　一方，1 cm 以下のリンパ節の大部分は非特異的で，伝染性単核球症やトキソプラズマ症が

除外できれば経過観察としてもよい．

一般に，軟らかく，圧痛のあるリンパ節は炎症性疾患によることが多く，硬く弾力のある場合は悪性リンパ腫，硬く弾力のない場合はがんの転移によるリンパ節腫脹である．

原因疾患によってリンパ節の腫脹部位に特徴がみられる．悪性リンパ腫は頸部のリンパ節から始まることが多いが，他の部位でもリンパ節腫脹の原因が不明な場合は，常にその可能性を考えなければならない．限局性のリンパ節腫脹の場合は，局所の感染や腫瘍の転移を検索する．また悪性リンパ腫の進行期，全身のウイルス感染症，免疫やアレルギー反応では全身のリンパ節腫脹がみられることが多い．

◆ 血液検査 ◆

全身の炎症性反応，膠原病，感染症，造血器疾患などのスクリーニング検査のほかに，ウイルス，トキソプラズマなどの感染症に対しては，抗体価の変動・パターンをみることが重要である．

◆ 画像検査 ◆

CTやMRIなどの画像診断は病変の広がりをみるのに有用であるが，質的な診断は困難なことが多い．

◆ リンパ節生検 ◆

2週間以内に発症したリンパ節腫脹は感染症によることが多いが，診断が不明のまま4週間を経過してもリンパ節の縮小傾向がないか，むしろ大きさや数が増大する場合は，リンパ節生検を行い病理学的に診断する．

2 治療の実際

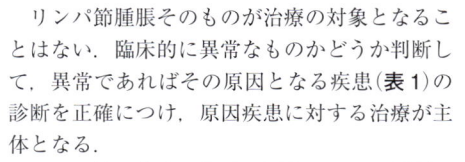

リンパ節腫脹そのものが治療の対象となることはない．臨床的に異常なものかどうか判断して，異常であればその原因となる疾患（表1）の診断を正確につけ，原因疾患に対する治療が主体となる．

リンパ節の炎症や急速な増大によって局所の疼痛や熱感が著しい場合は，局所の安静，冷湿布などで症状の緩和を図る．またリンパ節が自潰する場合は外科的な処置が必要な場合もある．

原因が悪性疾患の場合，腫脹したリンパ節によって，上大静脈，気道，尿管，消化管，脊髄などが圧迫されることがある．このような場合は早期に臓器の圧迫症状を疑い，臓器障害が不可逆的になる前に圧迫を除く治療を開始することが，その後の患者のQOLを保つためにも重要である．

（澤田海彦）

B 脾 腫

1 起こり方と症状・診断のすすめ方

脾臓はリンパ節と類似の構造と機能を有するが，さらに血液細胞の貯蔵や破壊も行っている器官で，健常人で体表から触知することは非常にまれである．

発現メカニズム

脾腫はリンパ節腫脹と同様に外因や内因の刺激に対する免疫反応，リンパ増殖性疾患，脾臓への浸潤性疾患などで起こるが，そのほかには門脈圧亢進症など脾臓や肝臓の血流障害，髄外造血や血球破壊の亢進でも起こる．

原因疾患

原因疾患としては，リンパ節腫脹をきたす疾患のほかに，肝硬変，門脈血栓症などの門脈圧亢進や，心不全のような血流障害，原発性骨髄線維症・慢性骨髄性白血病のような**骨髄増殖性疾患**，先天性球状赤血球症や自己免疫性溶血性貧血のような溶血性貧血があげられる（表1）．

鑑別診断と検査法

脾腫の存在は注意深く触診することによって診断する．検診や種々の疾患の検査の過程で，超音波検査やCT検査が行われ偶然に見つかることもある．脾腫の場合もリンパ節腫脹と同様にその原因となる疾患を探すことが重要である．脾臓の穿刺や生検は通常の検査としては行わないので，脾臓の病理学的所見から原因疾患を診断する機会はきわめて少ない．しかし，脾

表1 脾腫をきたす疾患

A. 反応性に脾腫をきたす疾患
　1. 感染症
　　細菌性：亜急性心内膜炎など
　　ウイルス性：肝炎，伝染性単核球症（EBウイルス），サイトメガロウイルス感染症，HIV感染症，水痘など
　　真菌性：ヒストプラズマ症など
　　寄生虫症：フィラリア，トキソプラズマ症など
　　その他：結核，梅毒，クラミジアなど
　2. 免疫疾患
　　自己免疫疾患：関節リウマチ，全身性エリテマトーデスなど
　　免疫反応：血清病など
B. 腫瘍性に脾腫をきたす疾患
　悪性リンパ腫：ホジキンリンパ腫，非ホジキンリンパ腫，免疫芽球性リンパ節症など
　白血病：ヘアリーセル（有毛細胞）白血病，リンパ性白血病，慢性骨髄性白血病，原発性脾腫瘍，嚢胞など
C. 脾臓外の細胞の浸潤により脾腫をきたす疾患
　転移性悪性腫瘍，サルコイドーシスなど
D. 脾臓外の物質の浸潤により脾腫をきたす疾患
　脂肪蓄積病（ゴーシェ病，ニーマン・ピック病）
　アミロイドーシス
E. 脾臓の血流異常によって脾腫をきたす疾患
　肝硬変症，門脈血栓症，特発性門脈圧亢進症，慢性心不全，日本住血吸虫症など
F. 血球の破壊亢進によって脾腫をきたす疾患
　溶血性貧血，家族性球状赤血球症，ヘモグロビン異常症など
G. 骨髄増殖性疾患による脾腫
　原発性骨髄線維症，真性多血症，その他の骨髄増殖性疾患

臓のみに限局した疾患はきわめて少ないので，リンパ節腫脹，肝腫大，心雑音，関節症状など，他の臓器の診察所見や肝機能検査，末梢血の観察，骨髄穿刺・生検検査，ウイルス抗体価などから原因となる疾患を診断する．

2 治療の実際

脾腫に対する治療は原疾患に対する治療が主となる．脾腫による血液細胞の減少が著明な場合や，まれであるが脾臓原発の腫瘍では摘脾が行われることがある．巨大な脾腫による圧迫症状などの緩和のために放射線治療や摘脾が行われることもある．

💡 看護のポイント

・伝染性単核球症の脾腫や巨大脾腫は，腹部の軽い外傷によって脾破裂を起こすことが知られている．このため，患者の日常生活や病院での搬送，診察，検査の際に腹部を強く圧迫したり，外傷が起こらないように細心の注意をはらう．
・脾臓が急激に増大すると疼痛のために鎮痛薬が必要なこともある．
・脾腫が臍部をこえて腫大すると，腹部の膨満感のために食欲不振が強くなる．このような場合は，患者に安楽な体位を工夫し，食事も少量を頻回に与えて，少量で高カロリーが摂取できるような食品を選んで，栄養状態が保持できるよう工夫する．　　　　　（澤田海彦）

出血傾向　bleeding tendency

1 起こり方

出血傾向は種々の基礎疾患で観察され，その正しい診断と治療は日常診療においてきわめて重要である．出血傾向は止血機序の破綻として現れてくる症状の1つであり，その病態を考えるうえで止血機構を理解することが必要である．止血に関与する因子は，①**血管**，②**血小板**，③**凝固因子**，④**線溶因子**である．これらの因子が複雑に関与しながら止血が行われており，いずれかの異常により出血傾向が現れる．

止血機構

血管内を流れる血液は常に流動性を保ち，決して凝固することはないが，いったん血管が破綻し出血すると，損傷部位に効果的な血栓を形成することにより止血が行われる．

血管損傷が起こると，2つの主要なメカニズムにより，血栓形成機構がスイッチオンされる．1つは，血管損傷により露出した血管内皮下組織への血小板の粘着，顆粒放出，凝集により，血小板血栓（白色血栓）が形成される過程であり，これが1次止血反応である．ほかの1つは，血管内皮細胞などで産生された組織因子（tissue factor：TF）が凝固第Ⅶ因子と複合体を形成する外因系凝固反応であり，最終的にフィブリンを形成し，血小板，赤血球などを巻き込んだ血栓（赤色血栓）を形成する2次止血反応である．

一方，形成された血栓を溶解する生理的機構が存在する（線維素溶解，または線溶反応）．これは血中のプラスミノゲンアクチベータによりプラスミノゲンがプラスミンに変換されることによって開始される．プラスミンはフィブリノゲンや，フィブリンを分解する．これら一連の線溶反応はプラスミノゲンアクチベータインヒビター（PAI）や，α_2プラスミンインヒビター（α_2PI）で制御されている．

出血傾向の種類と原因疾患

出血傾向は**1次止血**の異常と**2次止血**の異常に大別できる．1次止血の異常，すなわち血小板および血管の異常では，皮下出血，紫斑[**点状出血**（petechia）や**斑状出血**（ecchymosis）]を特徴とし，凝固因子の異常に比べ出血斑は小さい．大出血はまれである．一方，2次止血の異常，すなわち凝固因子の異常で観察される出血斑は大きく，**関節内出血**，**筋肉内出血**など大出血も珍しくない（**表1**，**図1**）．

出血傾向は血液疾患のみならず種々の原疾患に続発する（**表2**）．日常頻度の高い疾患としては肝障害，とくに肝硬変症があげられる．肝臓での凝固因子産生が低下すること，門脈圧亢進や脾腫の結果，血小板減少をきたすことが出血傾向の主要な病態であるが，線溶亢進も観察される．腎障害では血小板減少，血小板機能異常がみられる．また透析に伴って血小板減少がみられることもある．透析では時にヘパリン惹起血小板減少症（HIT）を合併する．

出血傾向は原疾患を有する場合のほか，多く

表1 血管・血小板異常と凝固・線溶系異常による出血性疾患の特徴的所見

	血管・血小板異常	凝固・線溶系異常
家族歴	通常なし	通常あり
性差	女性に多い	男性に多い
出血部位	皮膚，粘膜（表在性）	皮下，筋肉内，関節内（深在性）
出血の種類	点状出血，斑状出血	血腫
出血の開始	即発性	遅発性
出血の持続	短	遷延性（易再出血）
局所的処置	しばしば有効	止血困難，再出血性

の薬剤によって引き起こされる．薬剤により，血小板減少を起こすもの，血小板機能異常をきたすもの，凝固異常を引き起こすものなどさまざまであるが，もっとも重要なことは，「あらゆる薬剤が出血傾向をきたしうる」ことを常に念頭に置いて診療にあたることである．たとえば抗菌薬，とくにセフェム系広域抗菌薬使用中の突然の凝固異常[活性化部分トロンボプラスチン時間（**APTT**）やプロトロンビン時間（**PT**）の延長]である．腸管の細菌叢の変化に伴うビタミンKの吸収障害が原因であり，ビタミンK依存性の凝固因子（Ⅱ，Ⅶ，Ⅸ，Ⅹ因子など）が低下する結果，出血傾向をきたす．

2 症状と診断のすすめ方

鑑別診断と検査法

◆ 問診と身体所見 ◆

現病歴のほかに既往歴として患者の過去の出血傾向の有無（抜歯，出産その他の手術時の止血状況），薬剤の使用の有無，家族歴（出血症状，新生児死亡，脳梗塞，脳出血および血族結婚の有無など）を中心に聴取する．身体学的所見も重要で，出血斑によりおおまかな原因が示唆されることもある（上述）．

◆ 出血傾向を認める患者のスクリーニング検査 ◆

血小板数，APTT，PT，フィブリノゲン，その他[フィブリン分解産物（**FDP**），肝機能，腎機能，タンパク分画，Ig]を測定する．出血時間検査は血小板数が減少している場合は施行しない（侵襲的検査であるため）．スクリーニン

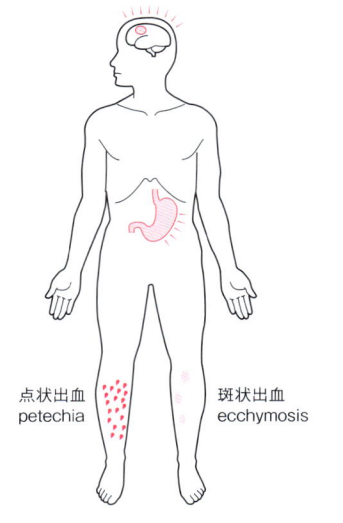

1次止血障害

特　徴：皮膚，粘膜の点状出血が多い．
　　　　血小板減少が著明なときに消化管出血や
　　　　脳出血もある
原　因：血小板の異常
検　査：出血時間延長
代表疾患：ITP（特発性血小板減少性紫斑病）

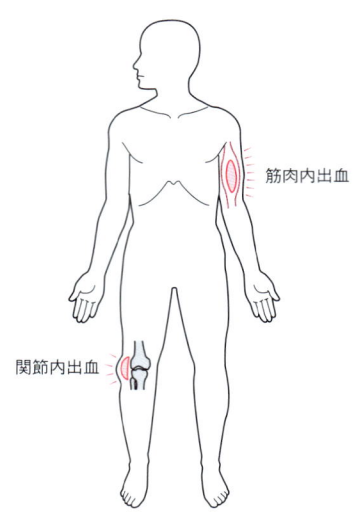

2次止血障害

特　徴：深部出血が多い．出血量が多く重篤
原　因：凝固・線溶系の異常
検　査：APTT and/or PT の延長
代表疾患：血友病

図1　1次止血障害と2次止血障害
［村田　満：血管，血小板，凝固因子―止血の3本柱．血液疾患のとらえかた(池田康夫編)，36-45頁，文光堂，2001］

グがすべて正常なら，血管異常【遺伝性出血性毛細血管拡張症［オスラー・ウェーバー・ランデュ(Osler-Weber-Rendu病)，ヘノッホ・シェーンライン(Henoch-Schönlein)紫斑病など】】や線溶亢進［FDP，プラスミン・α_2プラスミン阻害因子複合体(PIC)，プラスミノゲン，α_2PI などを参考にする］，XIII因子欠乏症(血漿 XIII因子が正常の1%以下)を疑う．

● 出血傾向を認める患者の2次検査 ●

スクリーニング検査による暫定的診断に基づき，以下の検査を行う．

① **血小板減少症**：まず，偽性血小板減少症を除外する．塗抹標本で血小板数を確認するかクエン酸加採血で血小板数を算定する．骨髄穿刺で巨核球以外に異常がなく，巨核球数が正常または増加のとき，消費または破壊の亢進あるいは分布の異常と診断される．この場

表2　出血傾向を伴いやすい基礎疾患

疾　患	出血傾向の病態
肝障害	凝固因子欠乏 線溶亢進 血小板減少
腎障害	血小板減少 血小板機能低下
ビタミン吸収障害 （広域抗菌薬投与など）	凝固因子欠乏
急性白血病	血小板減少 播種性血管内凝固（DIC）
骨髄増殖性疾患	血小板機能異常
骨髄異形成症候群	血小板減少 血小板機能異常
アミロイドーシス	X因子欠乏 毛細血管抵抗減弱
全身性エリテマトーデス	凝固因子欠乏 血小板減少
抗がん薬治療	血小板減少

合，脾腫の有無，血小板結合IgG（PAIgG），抗核抗体，末梢血塗抹標本で破砕赤血球，FDPを調べる．薬剤服用歴はもっとも重要である．破砕赤血球を認めれば**血栓性血小板減少性紫斑病(TTP)**を疑い，ADAMTS13活性を検査する．

②**血小板機能異常症**：まず，血小板凝集能，血小板粘着能（血小板停滞率），フォン・ウィルブランド（von Willebrand）因子抗原（VWF：Ag），フォン・ウィルブランド因子リストセチンコファクター活性（VWF：RCo）を検査する．一般に血小板機能検査は薬剤中止後1週間以上経過してから行う．

③**凝固異常症**：APTT，PTともに延長する場合はまず肝障害，DIC，抗菌薬（とくにセファロスポリン系）やヘパリンの使用の有無を考える．これらが除外されたら凝固因子測定と循環抗凝血素の存在をみる．**ループス抗凝固物質**（lupus anticoagulant：LA）が疑われれば，確認試験および抗リン脂質抗体（APA）を測定する．循環抗凝固因子はイソニアジド（INH），ペニシリン，サルファ剤，アミノ配糖体使用後などに出現することがある．

3 治療の実際

■ 血小板異常の治療計画

治療は原疾患により大きく異なるが，原則は出血傾向の改善を治療目的とする．慢性の血小板減少，たとえば慢性ITP（**特発性血小板減少性紫斑病**）や再生不良性貧血，骨髄異形成症候群などの場合，出血症状がなければ血小板数が安定して2～3万/μLであれば治療目標達成と考える．ただし消化管や膀胱などの粘膜出血の場合は必ず治療を必要とする．急激な血小板数の低下では，より早期に治療を考慮する．患者には外傷や外科手術の際には特別な注意と治療が必要であることを十分説明する．また薬剤投与は種類を問わずなるべく控える．先天性の血小板機能異常（血小板無力症など）では，症状出現時や手術時に血小板輸血を行う．

■ 凝固異常の治療計画

凝固異常として代表的な疾患である血友病と DICについて述べる．

◆ 血友病 ◆

血友病Aは第Ⅷ因子が，血友病Bは第Ⅸ因子が先天的に欠乏する疾患である．出血症状は凝固障害のため深部出血が多く，関節内，筋肉内，頭蓋内，腎出血などがみられる．第Ⅷ因子活性が＜1％を重症，1～5％を中等症，5％を超える場合を軽症とよぶ．治療の基本は欠損凝固因子の補充である．軽症ではデスモプレシン（DDAVP）が有効であり，0.2～0.4 mg/kgを点滴静注する．

効果は数時間持続するが連日反復投与で効果は減弱する．補充療法は自発性または外傷による出血や，外科手術，抜歯などが適応となる．出血がない場合の予防的投与は，明らかに出血が予想される場合を除いて通常行わない．投与量は血中第Ⅷ因子レベルの目標を設定して行う．現在使用されている血液凝固第Ⅷ因子製剤はヒト血漿由来製剤と遺伝子組換え製剤の2種類に大別される．コンファクトF®，コンコエイトHT®，クロスエイトM®，コージネイトFS®，リコネイト®などがあるが製剤の詳細は成書を参照されたい．補充療法の問題点としては，しばしばⅧ因子抑制物質（インヒビター）が出現し輸注製剤の効果を減弱喪失させることである．この場合バイパス療法としてプロトロンビン複合体製剤［（エプタコグ アルファ（ノボセブン®）など］を用いることがある．血友病Bの場合も基本的に血友病Aと同様の基準で治療を行う．製剤としてはノバクトM®，クリスマシンM®などがあるが詳細は成書を参照されたい．

◆ DIC ◆

治療の原則は，その基礎疾患の治療を行うことであり，DICのトリガーとなる原因を除去することのみで対応できることも少なくない．しかし，病態がすすみ，微小血栓による臓器症状や出血症状が明らかになったときは，その病態に応じて抗凝固療法，補充療法が必要となる．

①**基礎疾患の治療**：もっとも重要である．しかし根治が望めないがんや，重症感染症などで

は以下に述べる治療が必要となることが多い．
②**補充療法**：消耗性凝固障害による出血症状が主体をなしているときは，補充療法が重要である．濃厚血小板を血小板数 $3\times10^4/\mu L$ 以下にならないように，また，新鮮凍結血漿をフィブリノゲン値が $80\sim100\,mg/dL$ 程度をめやすにそれぞれ補充する．
③**抗凝固療法**：ヘパリン，低分子ヘパリンを用いる．ヘパリンは**アンチトロンビン**(AT)と複合体を形成し，その抗トロンビン作用，抗Xa作用を増強することで抗凝固作用を呈するので AT が低値を示すときはその補充を必要とする．消化管出血，脳出血などがある場合は禁忌であり，血小板減少を伴うときは血小板輸血も同時に行う．出血副作用が心配される場合や比較的軽度で慢性の経過をとるDIC ではタンパク分解酵素阻害薬であるガベキサート，ナファモスタットが好んで使用される．

出血傾向をもつ患者の外科的処置への対応

出血傾向を有する患者の手術は日常頻回に遭遇する．出血傾向の病態により対応法は異なる．詳細はガイドラインが出されているのでこれらを参考にされたい．ここでは代表的な病態である血小板減少と肝機能障害，それに抗凝固薬投与中の患者についての治療のおおまかな目安を述べる．

● 血小板減少症

手術に必要な血小板数は低リスク手術で $50{,}000/\mu L$，中リスク手術で $80{,}000/\mu L$，高リスク手術で $100{,}000/\mu L$ を目安にする．

● 肝機能障害

PT-INR（プロトロンビン時間国際標準比）が2未満（正常対照の3秒以内または PT>50%）かつ低または中リスク手術なら無治療，PT-INR が2以上（正常対照の3秒以上または PT<50%）または高リスク手術なら新鮮凍結血漿（FFP）輸注を原則とする．

● 抗血小板薬，抗凝固薬投与中の患者 ●

①**アスピリン**：予定手術の場合，アスピリンを手術1週間前に中止する．緊急手術ではほかに止血異常がない場合はそのまま，あればそれを是正し，かつ血小板輸血を行う．
②**ヘパリン**：通常の製剤ではヘパリンの血中半減期は2時間以下である．予定手術で低～中リスク手術なら低用量ヘパリン（5 U/kg/時）に切り替える．高リスク手術なら6～12時間前にヘパリンを中止する．緊急手術で低～中リスク手術なら低用量ヘパリン（5 U/kg/時）に切り替える．高リスク手術ならヘパリンを中止しプロタミン 1 mg/100 U ヘパリンを投与する．
③**ワルファリン**：予定手術で低～中リスク手術なら PT を15秒以下または正常対照との時間差3秒以内とする．高リスク手術ならヘパリンに変更する．緊急手術で低リスクならワルファリンを中止のみ，中リスク手術ではワルファリンを中止し FFP を輸注し PT<15秒とする．高リスク手術ではワルファリンを中止しビタミンKを投与し PT>50% とする．

💡 看護のポイント

どのくらいの検査値から出血しやすくなるかを把握することが肝要である．血小板数については，機能異常がなければ通常 10万/μL 以上は正常の止血能を有すると考えてよい．5～10万/μL では検査値の異常（出血時間の延長：実際は 10万/μL 以下では出血時間は行わない）がみられるが，出血症状を呈することはまれである．しかし，外傷や手術時の出血量の増大がみられる．5万/μL 以下，とくに 2～3万μL 以下では紫斑，歯肉出血，鼻出血などがしばしば観察される．凝固能については，PT-INR 2以上（50%以下または正常対照との時間差3秒以上）では出血傾向（外傷や手術時の出血量の増大）がみられるが，実際に出血を起こすのはさらに低下した場合である．

看護上重要な点を以下に述べる．

● 出血症状の早期発見 ●

紫斑，皮下出血は比較的見つけやすいが，**口腔内出血斑**に注意したい．口腔内粘膜の出血斑は時に重篤な頭蓋内出血などに先行することが

あるので，これを見つけた場合はただちに対処すべきである．

◆ 出血傾向を有する患者のケア ◆

自然出血がなくても軽度の刺激で出血をきたすことが多い．したがってベッドサイドでの打撲などを防ぐよう，介助はより慎重に行うべきである．血小板減少症の外来患者の場合，強い運動は控えるよう指導する．

◆ 出血傾向を有する患者の処置 ◆

採血，点滴部位からの出血はしばしば経験される．採血後の圧迫止血を十分に行う必要がある．また包帯交換の際に絆創膏の接着部分からの出血にも注意する．観血的な処置や検査は医師の判断のもとに行われるが，一般的に凝固異常（血友病や DIC など，APTT や PT が延長する疾患）では，出血症状が重篤であるため，慎重に行われるべきである．骨髄穿刺，腰椎穿刺，肝生検などの際に大出血をきたすこともある．FFP などを輸注してから検査を行う場合もある．線溶異常では「後出血」という，一度止血した後の再出血（たとえば翌日など）もみられるので注意する．血小板の異常では出血は概して軽度であるが，必要な場合は異常を是正してから行う（前頁，「出血傾向をもつ患者の外科的処置への対応」参照）．

（村田　満）

造血幹細胞移植の適応と実際

1 はじめに

1970年半ばからわが国でも骨髄移植が行われるようになり，90年代に入り骨髄バンクの設立，骨髄非破壊的前処置による移植法（**RIST** とかミニ移植とよばれている）の登場，**臍帯血移植**の臨床応用があった．そして，2000年には**末梢血幹細胞移植**が保険適用となり，2011年より**非血縁末梢血幹細胞移植**もスタートした．図1にわが国における移植に用いられる幹細胞別の移植数の推移を示す．移植法の多様化とともに，現在でも移植件数は増加している．造血幹細胞移植はリスクの高い治療法であり，またさまざまな移植法がある中で，個々の症例での最適な治療法の選択は必ずしも容易ではない．本項では主な血液疾患における造血幹細胞移植の適応の原則と移植の実際について概説する．

2 造血幹細胞移植の適応

造血幹細胞移植を行うにあたっては，疾患の種類，患者の年齢，全身状態や移植前の治療効果や病状，移植細胞の由来（血縁移植なのか，非血縁なのか，骨髄なのか，末梢血なのか，臍帯血なのかなど）によって移植適応が判断される．造血幹細胞移植の成績は若年者ほど良好であり，一般的に通常の前処置の場合は50〜55歳を年齢上限としている施設が多い．一方，RIST では原則年齢制限はないものの，年齢の上昇とともにさまざまな要因で移植できなくなることが多く，実際の移植件数は少なくなる．

再生不良性貧血

重症あるいは中等症で，頻回な輸血が必要な場合が移植の適応とされている．若年でヒト白血球抗原（HLA）の一致した同胞ドナーがいれば第1選択となるが，同胞ドナーがいない場合は，**抗胸腺細胞グロブリン**（ATG）や**シクロスポリン**による免疫抑制療法が用いられている．免疫抑制療法が無効な場合，非血縁ドナーからの移植を考慮する．

骨髄異形成症候群（MDS）

MDS では多くの場合，自家移植の適応はなく，同種移植が行われている．MDS の分類は古くから FAB 分類で行われてきたが，最近は **WHO 分類**が主流になってきている．移植を考慮するときの MDS の予後分類として国際予後判定システム（IPSS）が用いられている（「骨髄異形成症候群」の項を参照）．予後分類の高リ

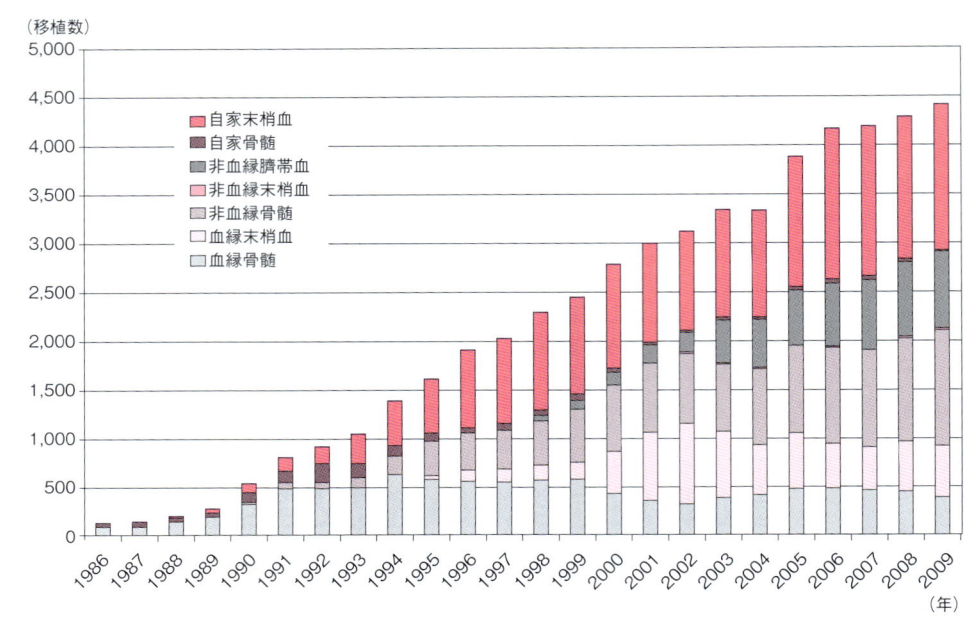

図1 わが国における造血幹細胞移植

[日本造血細胞移植学会：平成22年度全国調査報告書]

急性骨髄性白血病（AML）

AMLの初回寛解率は約80％であるが、非寛解の20％の患者の予後は不良である。このような非寛解患者には非血縁も含めた同種移植が適応となる。AMLでは第1寛解期にもっとも多くの移植がなされているが、現在は予後良好群ではこの時期には移植を行わないが、それ以外の予後中間群・不良群では同種移植の適応となる。再発以降は、予後良好群、不良群ともに移植を考慮する。

AMLの中でも、急性前骨髄球性白血病（APL）は**全トランスレチノイン酸（ATRA）**による分化誘導療法とそれに引き続く地固め療法により、寛解率90％以上、長期生存率が60％を超えるため、APLでの第1寛解期での移植の適応はない。再発しても再寛解が得られやすく、その時点で微小残存病変がなければ、自家移植がすすめられる。

急性リンパ性白血病（ALL）

ALLの移植適応に関してもAMLとほぼ同様に考えられているが、ALLでは年齢の影響がAMLより強いことや、移植の絶対適応とされるPh染色体陽性のALL（PhALL）が存在することなどの違いがある。PhALL患者には次に述べる**チロシンキナーゼ阻害薬（TKI）**が有効であるが、それらを適切に組み合わせながら、できる限り早期に同種移植を行う。

慢性骨髄性白血病（CML）

TKIであるイマチニブが2001年にわが国でもCMLに対して保険適用できるようになり、本疾患における治療法が一変した。イマチニブが登場するまでは、患者の年齢が若くHLA一致の同胞がいる場合は早期の同種移植がすすめられ、ドナーが見つからない場合はインターフェロンの投与がなされていた。同種移植は治癒が望める反面、高い移植関連死亡がある。現在、CMLにおける同種移植の適応は、TKIを使用しながらも加速期や急性転化になった場合や、

慢性期であっても TKI で十分な効果が得られない場合などに限られる．2009 年には第 2 世代の TKI であるニロチニブとダサチニブがわが国でも使用できるようになり，一部の患者はこれらの経口薬で治癒の可能性が出てきた．

悪性リンパ腫

T リンパ芽球性リンパ腫やバーキット（Burkitt）リンパ腫は，急性リンパ性白血病に準じて早期に同種移植を行う．それ以外のリンパ腫では再発後化学療法が有効な症例に自家移植が行われ，再発難治例には同種移植も行われる．

多発性骨髄腫（MM）

MM の患者は高齢者が多く，必ずしも移植の適応とならない場合が多い．現在行われている移植はほとんどが自家移植である．しかし自家移植による治癒は得られるとしても，比率は低いと考えられる．比較的若年者で（50～55 歳以下）HLA 一致のドナーがいる場合は同種移植も適応となる．近年，MM に関してもサリドマイド，レナリドミド，ボルテゾミブ（ベルケイド®）など有効な薬剤の登場により予後が改善されており，その移植適応は確立されたものではない．

3 造血幹細胞移植の実際

造血幹細胞の採取法

造血幹細胞移植のドナーは臍帯血の場合を除き，ドナーに少なからず，肉体的，精神的，社会的負担を与えるため，十分な説明と同意が必要である．

● 同種骨髄採取（非血縁ドナーからの採取も含む） ●

骨髄採取術の 2～3 週間前にドナーから自己血の採血を行い，骨髄採取時の輸血に備え，採取日の 1～3 日前に入院する．採取当日は全身麻酔下で両側の後腸骨棘から骨髄採取針を用いて，穿刺・吸引する．1 回の吸引は 5 mL ほどであり，有核細胞数が患者の体重 1 kg あたり 2～3×10^8 個に達するまで行う．患者が成人の場合，採取液量が 800～1,000 mL になるので，保存しておいた自己血を輸血しながら骨髄を採取する．採取後は穿刺部位の疼痛や一時的な発熱が出現するが，採取後一両日で退院となる．穿刺部の疼痛は，まれに 1 ヵ月ほど続くことがあるが，多くの場合数日以内に通常の生活ができるようになる．

● 同種末梢血幹細胞採取 ●

同種末梢血幹細胞移植は 2000 年 4 月より保険適用となり，2011 年にはわが国でも非血縁ドナーからの末梢血幹細胞移植も始まった．この方法は全身麻酔を不要とするためドナーにとって精神的，肉体的負担は軽減できるが，末梢血採取に伴う合併症は必ずしもまれではない．顆粒球コロニー刺激因子（G-CSF）を連日皮下注射し，投与後 4～6 日目に血液成分分離装置を用いて通常の血小板採取と同じ要領で CD34 陽性細胞（この中に造血幹細胞が多い）を患者の体重 1 kg あたり 2×10^6 個以上を目標に採取する．採取後，一過性の血小板減少が大半のドナーに出現するが，1～2 週後には正常化する．採取した細胞はそのまま移植する場合と凍結保存して移植する場合がある．

● 臍帯血採取 ●

胎児の娩出後，胎盤が娩出される前または娩出後に ACD 液などの抗凝固薬を用いて臍帯静脈より採血する．50～150 mL の臍帯血が採取できる．この臍帯血から幹細胞の分画を成分分離装置を用いて分離し，凍結保存する．

同種造血幹細胞移植

● 移植決定～移植まで ●

同種造血幹細胞移植を受ける患者は，前処置の始まる前までに，臓器障害や感染巣の有無のチェックを行い，問題があれば事前に治療を施す．造血幹細胞移植には中心静脈確保は必須である．この期間はさらに，移植の理解を深め，その治療を受容できるようにする大切な期間である．

移植の 7～10 日前より致死量以上の超大量抗がん薬や放射線照射が行われる（表 1）．これを移植前処置といい，残存する白血病細胞を根絶させるという目的のほかに，移植された幹細胞が拒絶されるのを防ぐため，患者の免疫を抑制するという目的がある．移植前日より，同種造血幹細胞移植での特有な免疫反応である**移植片対宿主病**（GVHD：後述）予防のためシクロス

表1 代表的な移植前処置

I 全身照射(TBI)を含む前処置…主として白血病などの血液悪性疾患

	6日前	5日前	4日前	3日前	2日前	1日前	移植日
午前	A	A	A	TBI	TBI	TBI	
午後	A	A	C	TBI	TBI	TBI	

A=シタラビン(キロサイド®) 2 g/m², TBI=200 cGy/1回
C=シクロホスファミド(エンドキサン®) 60 mg/kg

II TBIを含まない前処置…主として白血病などの血液悪性疾患

	7日前	6日前	5日前	4日前	3日前	2日前	1日前	移植日
	BBBB	BBBB	BBBB	BBBB	C	C		

B=静注ブスルファン 0.8 mg/kg/1回, C=エンドキサン® 60 mg/kg

III 全身リンパ照射(TLI)を含む前処置…主として再生不良性貧血

	5日前	4日前	3日前	2日前	1日前	移植日
午前	C	C	C	C	TLI	
午後					TLI	

C=エンドキサン® 50 mg/kg, TLI=375 cGy

IV ミニ移植の前処置

	7日前	6日前	5日前	4日前	3日前	2日前	1日前	移植日
	C	C	F	F	F	F	F	

C=エンドキサン® 60 mg/kg, F=フルダラビン 25 mg/m²

駒込病院における代表的な同種移植の前処置例を示す.

ポリンやタクロリムスなどの免疫抑制薬の投与が開始される.

◆ 幹細胞輸注〜生着まで ◆

移植当日，採取された造血幹細胞はできるだけ早く患者へ輸注する．移植する細胞が骨髄細胞なのか，末梢血細胞なのか臍帯血なのかで輸注方法が異なる．患者とドナーの血液型が一致している骨髄移植の場合は，そのまま輸血と同様に末梢静脈ないし中心静脈から輸注する．患者とドナーの血液型が不一致の場合は，不適合輸血になるので，必要に応じて赤血球や血漿を除去して輸注する．末梢血幹細胞移植では，細胞が凍結されている場合と採取してすぐに輸注する場合がある．臍帯血はすべて凍結してあり，解凍してからすみやかに輸注する．GVHD予防として移植前日よりシクロスポリンや**タクロリムス**が投与されるが，さらに移植後に**メトトレキサート**(メソトレキセート®)を併用するのも一般的である．移植後数日から1週間後には白血球数が100/μL以下になる．血小板数

は2万/μL以上を保つように週3〜4回，血小板輸血を行い，赤血球輸血も必要に応じて行う．骨髄が生着して白血球が回復するまでの時期は細菌，真菌による感染症が起こりやすい．移植前処置による口腔および消化管粘膜障害のために疼痛や下痢などの症状が出現する．また，移植前処置は**肝静脈閉塞症(VOD)**という重篤な肝障害も起こすことがある．移植した細胞が生着するとGVHDが起こるようになる．GVHDはドナーの免疫担当細胞が患者の体を異物と認識して攻撃してくる反応で，主として皮膚や消化管や肝臓が標的となる(次項「造血幹細胞移植の合併症」参照)．重症のGVHDは致死的な場合がまれでなく，危険な合併症であるが，この反応の際に同時に残存する腫瘍細胞も攻撃するため，白血病などの再発が減る効果もある(**GVL効果**)．

◆ 生着〜退院まで ◆

この時期は，白血球数は回復していても免疫抑制状態にあり，ウイルス感染の多い時期であ

る．移植後はさまざまな合併症が起こりうるが，その詳細については別項に譲る．このような合併症がなければ移植後2〜3ヵ月で退院となる．移植後100日を過ぎると慢性GVHDの合併が主な問題となるが，問題がなければ移植後6ヵ月をめどに免疫抑制薬の内服を漸減中止する．一般的にはこの頃に社会復帰が可能となる．

■ RIST・ミニ移植

同種造血幹細胞移植の前処置として免疫抑制のみを行い，移植した造血幹細胞が生着後，前述の免疫療法としての抗腫瘍効果を期待する治療法である．この移植法では通常の前処置よりはるかに強度が弱くなるため，高齢者や臓器障害のある患者にも移植ができるようになる．しかし，前処置が弱いだけに腫瘍量が多く，増殖スピードの速い疾患には抗腫瘍効果は不十分であり，すべての疾患がミニ移植で行われるとは限らない．

■ 自家造血幹細胞移植

現在，自家造血幹細胞移植における幹細胞は骨髄ではなく末梢血が用いられている．自家移植は移植後のGVHDがなく，移植は容易であるが，GVL効果（前述）もないため，腫瘍の再発が多い．同種移植より高齢でも移植可能である．

● 自家末梢血採取 ●

同種末梢血採取のようにG-CSFだけで採取することもあるが，白血病や悪性リンパ腫などの悪性疾患では，化学療法後の回復期に末梢血にCD34陽性細胞が増える時期を見計らって採取する．採取した細胞は凍結保存する．

● 移植法 ●

移植までの手順は同種移植とほぼ同じであるが，GVHD予防を行わない．前処置は対象となる疾患によりさまざまである．幹細胞の輸注は凍結してある細胞を解凍してすみやかに輸注する．骨髄の回復は比較的すみやかであり，GVHDはなく，ウイルス感染も少ない．そのため，造血の回復があれば退院可能である．

4 おわりに

造血幹細胞移植といってもいろいろな幹細胞と移植法があり，それぞれが新しい展開があり，それに伴い適応も大きく変わってくる可能性のある発達途上の分野である．この分野に携わるものは，その進歩を常に取り入れる努力が求められる．

（坂巻　壽）

造血幹細胞移植の合併症

1 起こり方

造血幹細胞移植後の主要な合併症は**前処置関連毒性（RRT）**，**移植片対宿主病（GVHD）**，そして感染症である．自家造血幹細胞移植後は移植片対宿主病を生じることはなく，免疫抑制薬の投与も必要がないため，同種造血幹細胞移植と比較して感染症の発症も少ない．本項は同種造血幹細胞移植後の合併症について紹介する（図1）．

■ 前処置関連毒性

まず，移植後早期に問題になるのは前処置関連毒性である．移植前処置では骨髄抑制を無視した大量の抗がん薬の投与や**全身への放射線照射（TBI）**が行われるため，通常の化学療法での投与とは異なる重篤な有害事象が出現することがある．

■ GVHD

同種移植における免疫反応は，宿主（患者）がドナー由来の移植片（移植細胞）を拒絶する方向と，ドナー由来の移植片が宿主を攻撃する方向（GVHD）に働く可能性があり，ヒトの主要組織適合性抗原である**ヒト白血球抗原（HLA）**が適合していないと拒絶や重症GVHDの危険度が上昇する．造血幹細胞移植では宿主の免疫力は大量抗がん薬や全身放射線照射を用いた**移植前**

血液・造血器系

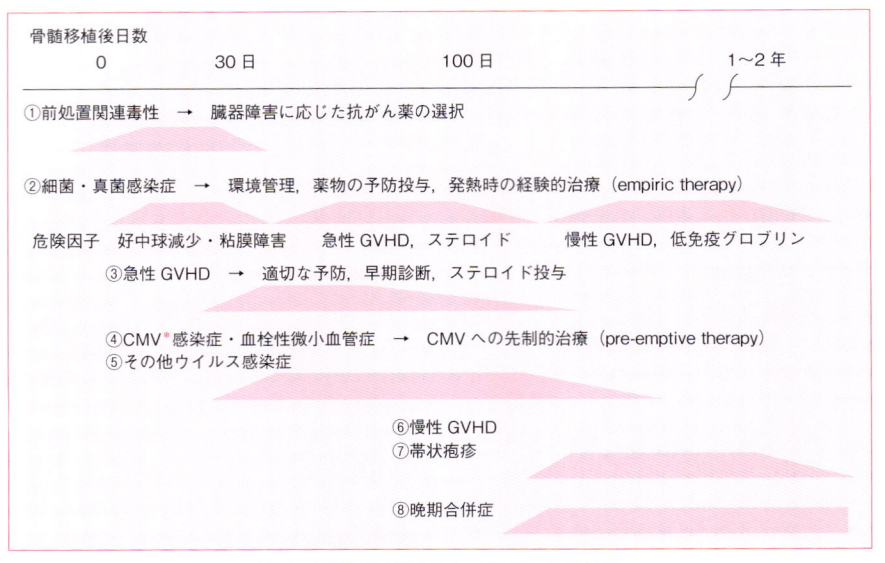

図1 同種移植後の主な合併症とその対策

*CMV：サイトメガロウイルス

処置によって強力に抑制されているため，移植片拒絶の頻度は低く，GVHD，すなわちドナーの免疫細胞(とくにT細胞)による患者臓器の障害が問題となる．

感染症

同種造血幹細胞移植後は，少なくとも1～2年は免疫力が低下した状態が続き，感染症が多発する．移植後早期の好中球減少期間および粘膜障害の時期を乗り越えた後にも，急性GVHDの発症による細胞性免疫の回復遷延，ステロイドの投与による好中球，単球，マクロファージなどの貪食能低下，慢性GVHDの発症に伴う液性免疫の回復遷延などの感染症発症危険因子が続発する(図2)．

晩期合併症

移植後晩期の合併症としては，骨関節障害，角結膜炎・白内障，口内炎，肝障害，2次性発がん，性腺障害・不妊，性的問題，内分泌障害などがあり，慢性GVHDの発症はQOLの低下と強く関連している．

図2 造血幹細胞移植後の時期別の危険因子および好発する感染症

2 症状と診断のすすめ方

前処置関連毒性

前処置関連毒性は移植後30日以内にみられる合併症である．大量の抗がん薬や放射線照射によって，一般的な抗がん薬の副作用である嘔吐，脱毛，骨髄抑制(白血球，赤血球，血小板の減少)が生じるだけでなく，口内炎・下痢などの粘膜障害，腎障害，心筋障害，肝障害などの強い副作用を生じることがある．もっとも標準的に用いられている前処置法は大量シクロホスファミド(CY)とTBIの組み合わせ(CY-TBI)，あるいはブスルファン(BU)とCYの組

表 1　急性 GVHD の重症度分類

(1) ステージの定義

ステージ[*4]	皮膚 皮疹(%)[*1]	肝 総ビリルビン(mg/dL)	消化管 下痢(mL/day)[*2]
1	<25	2〜3	500〜1,000 または持続する嘔気[*3]
2	25〜50	3〜6	1,000〜1,500
3	>50	6〜15	>1,500
4	全身性紅皮症（水疱形成）	>15	高度の腹痛・腸閉塞

[*1] 熱傷における 9 の法則 "rule of nine"（成人），5 の法則 "rule of five"（乳幼児・小児）を適応．
[*2] 小児の場合は mL/m² とする．連続する 3 日間の平均値で判定する．
[*3] 胃・十二指腸の組織学的証明が必要．
[*4] ビリルビン上昇，下痢，皮疹を引き起こす他の疾患が合併する場合はステージを 1 つ落とし，疾患名を記載する．

(2) グレードの定義

グレード	皮膚 ステージ	肝 ステージ	消化管 ステージ
I	1〜2	0	0
II	3　or	1　or	1
III	―	2〜3　or	2〜4
IV	4　or	4	―

1) PS が極端に悪い場合（PS4，またはカルノフスキースコア（Karnofsky score）<30%），臓器障害がステージ 4 に達しなくてもグレード IV とする．ただし他の合併症が存在するときの判定は困難である．
2) "or" は，各臓器障害のステージのうち，1 つでも満たしていればそのグレードとするという意味である．
3) "―" は，皮膚の場合，ステージが 0，1，2，3 の範囲でなんであっても構わないという意味で，たとえば，肝障害がステージ 2，3 ならば自動的にグレード III となる．つまり皮膚障害の程度はグレード III を規定しない．同様に腸管の場合は，障害の程度がなんであれグレード IV には関与せず，たとえステージ 4 でも皮膚または肝にステージ 4 病変がない限り，グレード IV とは判定されない．

み合わせ（BU-CY）である．CY，BU の特有の有害事象としては，それぞれ出血性膀胱炎，肝障害（SOS，VOD）がよく知られている．一方，高齢者や臓器障害を有する患者では，移植前処置の強度を弱めたミニ移植が行われており，粘膜障害の頻度，重症度は低下する．

GVHD

GVHD は発症する時期によって移植後早期の急性 GVHD と移植後 100 日以降の慢性 GVHD に区別されてきたが，近年は症状の特徴に従って診断することが提唱されている．急性 GVHD の標的となる臓器は主として皮膚・腸管・肝臓である．発熱が続いたり，皮膚に軽い発疹（ブツブツ）が出たりすることが多く，重症の場合には火傷（熱傷）のようになる．肝臓の急性 GVHD では肝臓の細胞が破壊され，肝臓の解毒作用がなくなって黄疸が出現する．消化管の急性 GVHD では大量の水のような下痢が続いて栄養不良にいたる．消化管 GVHD の診断のためにはウイルス感染症などとの鑑別のために内視鏡検査が必須である．皮膚，肝臓の GVHD の診断も生検が望まれるが，実際には

肝生検の実施は困難である．GVHDによる肝障害は典型的には肝細胞障害（AST，ALTの上昇）よりも胆道系酵素の上昇（ALP，γ-GTP，ビリルビン）が目立つ．

それぞれの臓器の症状に沿って**ステージ**を決定し，その組み合わせで全体としての急性GVHDの**グレード（重症度）**を分類する（**表1**）．

一方，慢性GVHDは皮膚，肝臓，分泌腺組織を中心にさまざまな症状を長年にわたって呈する病態であり，皮膚がカサカサになったり固くなったり，目や口の中が乾きやすくなったり，肝臓の障害が出たり，肺が硬くなって呼吸がうまくできなくなったりと，さまざまな症状が出現する．移植後のQOLを低下させ，致死的な感染症を誘発することがある．

感染症

移植後早期の感染症は，粘膜障害が強く出現するため口腔・咽頭・消化管粘膜に常在する細菌・真菌による菌血症が多い．その後，急性GVHDに対してステロイドを投与している状況ではウイルス感染症（とくにサイトメガロウイルス）や真菌感染症（とくにアスペルギルス症）の発症頻度が増加する．いずれも肺炎に注意が必要である．また，慢性GVHDを発症している患者では液性免疫が低下し，とくに血清IgG値が400 mg/dL未満となった場合に肺炎球菌，インフルエンザ桿菌，髄膜炎菌などの急激な菌血症を生じることがある．

3 予防・治療の実際と看護のポイント

移植前処置による重篤な臓器障害を実際に生じてしまうと治療は困難になるので，移植前に臓器機能を評価し，臓器状態に合わせて移植前処置の薬剤を選択することが重要である．口腔粘膜障害およびそれに続発する感染症は頻発するので，移植前にあらかじめ歯科と連携して感染巣となるような部位の処置を行い，さらに移植後も口腔内の保清に努める．疼痛対策としてはモルヒネを投与する．

GVHDの予防法

GVHDの予防法としては，**シクロスポリン**あるいは**タクロリムス**にメトトレキサートを併用する方法が標準的に行われている．グレードⅡ以上の急性GVHDを発症した場合には**ステロイドの全身投与**による治療を開始するが，皮膚に限局したグレードⅡの急性GVHDはステロイドの外用のみで経過を観察することもある．ステロイド抵抗性の急性GVHDの予後はきわめて不良である．GVHDによる皮膚障害に対しては保清，保湿が重要であるが，過度の刺激は避けなければならない．

感染症の予防法

感染症の予防法としてキノロン系抗菌薬，アゾール系抗真菌薬に加えて単純疱疹，帯状疱疹の予防としてアシクロビルが投与される．好中球の生着を確認したらST合剤あるいはペンタミジンイセチオン酸塩（ベナンバックス®）の吸入によるニューモシスチス肺炎の予防を開始し，サイトメガロウイルス抗原血症を週に1回モニターしながら適宜ガンシクロビルを投与する．発熱，咳嗽，腹痛など感染症を疑う症状が出現した場合は血液検査，血液培養，画像検査（X線，CTなど）を行い，早期発見，早期治療を心がける．GVHDに対してステロイドを投与している状況では感染症を生じたとしても発熱しないことがあるのでとくに注意が必要である．

（神田善伸）

意識障害 disturbance of consciousness

神経・精神系

キーポイント
- 意識障害とは刺激を加えても覚醒することができない状態であり，睡眠とは明らかに異なるものである．
- 意識障害はさまざまな原因で起こるので，脳の器質性疾患だけに気をとられてはならない．
- 高齢者ではわずかな体調の変化でも容易に意識障害をきたす．
- 意識障害患者をみるときは，症状の小さな変化にも気をつける必要がある．

1 考え方の基本

外界からの刺激に対する認識・判断・行動（いわゆる高次脳機能）が適切になされるためには，意識を正常な状態（覚醒状態）に維持しておく必要がある．高次脳機能は大脳皮質の活動が正常である証拠だが，そのためには覚醒状態を維持しなければならない．覚醒状態の維持のための主な機構として，**①上行性網様体賦活系**（ascending reticular activating system）とよばれる経路と，**②視床下部調節系**（hypothalamic controlling system）とよばれる経路の2つがある．意識の維持のためには，この2つの経路による二重支配が重視されており，これらの障害，あるいは大脳皮質の広範な障害が意識障害を起こすのである．

解剖学的に，上行性網様体賦活系は，橋中部から吻側に広がり脳幹被蓋部を上行して視床から大脳皮質へ投射する経路である．視床下部調節系は，視床下部から辺縁系に作用する経路だが，視床下部前部は**REM睡眠**に関与し，視床下部後部は**覚醒**に関与するとも考えられている．脳内諸核から大脳皮質へ投射する神経伝達物質としては，以下に示すようなさまざまなものが知られている．

① 青斑核（locus coeruleus）からノルアドレナリン作動性投射
② 背側縫線核（dorsal raphe）からセロトニン作動性投射
③ 外背側被蓋核（laterodorsal tegmental nucleus）および脚橋被蓋核（pedunculopontine tegmental nucleus）からアセチルコリン作動性投射
④ 後部視床下部付近からヒスタミン作動性投射
⑤ **オレキシン**：オレキシンあるいは受容体の欠損でナルコレプシーをきたす抗ヒスタミン薬や抗コリン薬とよばれる薬では，大脳皮質でのヒスタミンやアセチルコリンの作用を阻害してしまうため，覚醒状態の維持が困難となり眠気をきたしてしまう．

大脳皮質の広範な障害または意識を維持する系の障害（上行性網様体賦活系あるいは視床下部調節系）のいずれかに器質的あるいは機能的障害が存在するとき，意識障害が出現するのである．脳血管障害であっても，ラクナ梗塞のような小さな障害では通常このどちらも障害をきたさないため，強い意識障害は起こらない．

2 起こり方

意識障害と似た言葉に**失神**があるが，失神とは「**脳幹や広範な大脳皮質の一過性の血流障害により，極短時間の意識消失発作をきたしたもの**」とされ，血流障害が回復すれば後遺症を残すことなく完全に回復しうるものである．したがって，失神とはごく**短時間（数秒〜数十秒程度）の可逆性意識障害**と考えてよいが，その原因は低血圧や不整脈など，主に循環器系に由来する．「失神＝一過性脳虚血発作（transient

表 1　AIUEO TIPS

A：alcoholism	急性アルコール中毒
I：insulin	糖尿病性昏睡（糖尿病性ケトアシドーシス，高浸透圧性非ケトン性昏睡），低血糖
U：uremia	尿毒症
E：encephalopathy, endocrinology, electrolyte, ECG	高血圧性脳症，脳脊髄炎，脳腫瘍，肝性脳症，ウェルニッケ（Wernicke）脳症，低ナトリウム血症，アダムス・ストークス（Adams-Stokes）症候群
O：opiate, oxygen	トランキライザー，鎮静薬，麻薬，呼吸不全，呼吸障害
T：trauma, temperature	脳振盪や頭蓋骨骨折を伴う外傷，硬膜下出血，硬膜外出血，低体温，熱中症
I：infection	髄膜炎，脳炎，脳膿瘍，敗血症，結核，梅毒，高齢者や慢性アルコール中毒の肺炎
P：psychiatric	ヒステリー，うつ状態，統合失調症，薬剤（中枢神経抑制薬）
S：stroke, shock, seizure, syncope	脳血管障害，心筋梗塞，各種ショック，急性失血，心拍出量の低下，房室ブロック，洞不全症候群，急性心筋梗塞，心筋炎，血管迷走神経性失神，など

ischemic attack：TIA）」と誤解している医療従事者も少なくないようだが，TIA とは脳の局所血流の一過性障害によりしびれや麻痺，失語などの神経欠落症状が出現するものであり，**定義上意識障害発作のみでは TIA とは診断しない（できない）**ので注意が必要である．

意識障害の発症は，脳塞栓やくも膜下出血のように発症時間が何時何分の単位までわかる程のものから，低血糖発作のように数分程度で完成するもの，肝性脳症や腎不全に伴うもののようにいつから起きたのか今1つはっきりしないものまでさまざまである．原因がいずれの疾患であるにせよ，原因を取り除く治療をすみやかに行わないと，意識障害は長期間にわたって続くこととなり，慢性意識障害の状態となる．

意識障害の原因を覚えやすくまとめたものに「AIUEO TIPS」がある（表1）．これは，それぞれの頭文字で始まる意識障害の原因疾患をまとめたもので，意識障害患者をみたときにはこれを思い浮かべ，すみやかに鑑別して治療を開始する必要がある．なお，ヒステリーやうつ状態などの精神科疾患では，後述する意識変容によるせん妄や錯乱，もうろう状態を呈することが多く，内科一般で扱う意識障害とはニュアンスがやや異なるため注意が必要である．これら精神科疾患では当然のことながら通常の血液・画像検査などではまったく異常を認めない．

3　症状と診断のすすめ方

意識障害のもっとも重い状態は深昏睡状態であるが，意識障害にはさまざまな程度があり，とくに老人などの場合，軽い意識障害だと「ぼけ」のようにみえて意識障害と判断しがたいこともあるため注意が必要である．意識の質には，「意識の清明度」と「意識の内容」の2種類があり，清明度が低下した状態を意識混濁と表現し，意識内容の変容を意識変容と表現する．清明度とはたとえていえば海の透明度のようなものであり，意識内容とは意識状態の質的な変化を表すものである．意識変容の状態ではしばしば幻覚・妄想やせん妄状態なども合併する．意識清明度は，①意識不鮮明，②傾眠，③嗜眠，④混迷，⑤半昏睡，⑥深昏睡の6段階，意識変容は，①せん妄，②急性錯乱状態，③もうろう状態，④夢幻状態の4段階で表現されるが，臨床の場では傾眠や昏睡，せん妄やもうろう状態などを用いることはあるがあまり実践的ではない．

意識の清明度，すなわち意識レベルを臨床の場で表す指標としては，**ジャパン・コーマ・スケール**（Japan Coma Scale：JCS，いわゆる3-3-9度）と**グラスゴー・コーマ・スケール**（Glasgow Coma Scale：GCS）が頻用されている（表2，3）．自発開眼の有無で大きく分け，刺激（呼びかけ・痛覚）に対する全身の反応で評

表2 ジャパン・コーマ・スケール(JCS：3-3-9度方式)

Ⅲ．刺激しても覚醒しない(3桁)	
300	全く動かない
200	手足を少し動かしたり顔をしかめたりする
100	はらいのける動作をする
Ⅱ．刺激すると覚醒する(2桁)	
30	痛み刺激で辛うじて開眼する
20	大きな声，または体を揺さぶることにより開眼する
10	呼びかけで容易に開眼する
Ⅰ．覚醒している(1桁)	
3	名前，生年月日が言えない
2	見当識障害あり
1	だいたい意識清明だが今ひとつはっきりしない
正　常	
0	意識清明

以下の状態を付記することがある(例：JCS Ⅰ-3-R)
R(restlessness：不穏)，I(incontinence：尿便失禁)，A(akinetic mutism：無動性無言，apallic state：自発性喪失)

表3 グラスゴー・コーマ・スケール(GCS)

項　目	内　容	スコア
E：開眼 eye opening	自発的に開眼する	4
	呼びかけで開眼する	3
	痛み刺激を与えると開眼する	2
	開眼しない	1
V：言語反応 verbal response	見当識の保たれた会話	5
	会話に混乱がある	4
	混乱した単語のみ	3
	理解不能の音声のみ	2
	なし	1
M：運動反応 best motor response	命令に従う	6
	合目的な運動をする	5
	逃避反応としての運動	4
	異常な屈曲反応	3
	伸展反応	2
	全く動かない	1
	合計(正常)	15

価するJCSは神経内科領域，開眼(E)と言語反応(V)，運動反応(M)で判断するGCSは救急領域や脳外科領域で用いることが多いが，一般病棟ではJCSのほうが簡便で使いやすいだろう．ちなみに，意識清明(正常)は，JCSでは0，GCSではE4V5M6の合計15点で，昏睡ではJCSでⅢ-300，GCSでE1V1M1の3点となる．

4　治療の実際

意識障害の治療としては，原因疾患が判明すればその疾患の治療が最優先されることはいうまでもない．しかし，救急受診時には原因疾患や既往歴が明らかでないことも多いため，まずは救急のABCD(A：気道確保，B：呼吸補助，C：循環補助，D：除細動)を忘れないようにすることが重要である．最近の心肺蘇生ガイドラインでは，従来のABCの順番ではなく，CABとでもいうべき，まず**循環補助**(胸の中央を100回/分以上の速さで5cm以上圧迫するこ

と)が必須かつ最重要となっている．医療従事者，とくに救急業務に従事する医師や看護師などは，救急蘇生(immediate cardiac life support：ICLS)や二次救命処置(advanced life support：ALS)を習得しておく必要があるだろう．

急性心筋梗塞や重症不整脈以外の意識障害の原因としては，AIUEO TIPSにあるような脳血管障害，低血糖発作，急性アルコール中毒，重症肺炎などの感染症，腎不全の悪化，熱中症，低ナトリウム血症，肝性脳症などがあげられる．

血糖や血液ガス分析などの諸検査は，救急室などではすみやかに結果が出るため，そのほかの生化学的検査と合わせてすみやかに，頭部CTやMRIなどの画像検査よりも先に施行する必要がある．本来，画像検査は一律に行うものではなくしかるべき蓋然性のあるときに考慮すべきである．

高血糖よりも**低血糖**のほうが脳に対する影響が非常に重篤であるため，意識障害患者をみたときはとりあえず50%グルコース40mLにビタミンB_1 100mgを加えて静注するのも1つの方法である(高血糖はインスリンを用いてゆっくり補正すればよい)．ビタミンB_1が欠乏している**ウェルニッケ脳症**(慢性アルコール中

毒では要注意)の患者では，グルコースのみの投与では症状が悪化してしまうため，その予防としてビタミン B_1 100 mg を加えるのである．

静脈ラインを確保するときは，まず1号液や乳酸リンゲル液などから開始すべきである．5％グルコースによる補液・ルート確保は結果的に水分が過剰となるため，脳浮腫を起こす可能性のある脳血管障害患者では用いるべきではない．

薬物中毒(ベンゾジアゼピン系，バルビツール酸系，コカイン，アンフェタミン，大麻，モルヒネ，三環系抗うつ薬)による意識障害が疑われる患者ではスクリーニング検査としてトライエージ®採血も忘れないようにするが，疑陽性もあるので結果の解釈は慎重を要する．

💡 看護のポイント

「深い睡眠と強い意識障害はどうしたら区別できるのか？」という疑問をもつ人もいるだろう．いちばんの違いは，睡眠では脳幹反射は保たれること，深睡眠では強い刺激を繰り返すと必ずしっかりと覚醒すること，である．ちなみに，**脳幹反射**には，①角膜反射(角膜に触れると瞬目)，②対光反射，③毛様体脊髄反射(痛覚刺激で両側の瞳孔が散大)，④咽頭反射(嘔吐反射)，⑤軟口蓋反射(軟口蓋を刺激すると軟口蓋が挙上)，⑥嚥下反射，⑦前庭動眼反射(人形の目現象の有無)，⑧カロリックテスト，などがある．

脳腫瘍や比較的大きな脳血管障害，インフルエンザ脳症など脳浮腫をきたしやすい疾患も多数あるが，脳圧亢進の症状としては意識障害の進行以外に，悪心・嘔吐や血圧上昇，徐脈などもきたす．そのほかに見逃してはいけない所見の1つとして**外転神経麻痺**がある．脳ヘルニア(テント切痕ヘルニア)をきたすと，**瞳孔不同や対光反射消失**も出現してくる．意識障害があり自分の意思を伝えられない患者の看護では，眼症状(対光反射，瞳孔不同の有無，眼球の偏倚など)に十分気をつける必要がある．

高齢者の場合には，わずかな体調の変化で容易に意識障害を起こしてしまうことに留意する必要がある．肺炎などの感染症性疾患でも発熱が明らかでなく看過されることもあるし，脱水や低ナトリウム血症などにも容易に陥りやすい．「水分をとるとトイレに行きたくなるから」と，積極的に水分摂取をせず，自宅内で熱中症になってしまうこともしばしばある．腎機能の低下により，睡眠導入薬などの薬剤の影響で傾眠～混迷状態となることもある．前述したように，高齢者の軽度意識障害はせん妄をきたし，まるで**認知症**のようにみえることもあるため，家族から「ここ2～3日急に呆けたようだ」との訴えがあれば，積極的に意識障害を疑ってその原因を探る必要がある．

してはいけない！

- 5％グルコース液の点滴は，グルコースが体内で代謝され結果的に水分が入ることになり，脳浮腫を起こしている患者では浮腫の悪化が起こってしまうため，単独では用いてはならない．
- 意識障害患者は自分から苦痛を訴えることが困難である．わずかな変化にも気を配り，意識障害の程度やバイタルサインの所見に変化がないかどうか，細心の注意をもって観察する必要がある．「気がついたら呼吸が止まっていた」ということは総合病院クラスの施設でも起きうることであり，油断してはならない．
- 意識障害の患者であっても，外界からの刺激がまったく認知されてないという確証はない．看護する側の心構えとしては，意識のある患者に行うのと同様，これからどのような処置をするのかなどきちんと話しかけ(たとえ家族がその場にいなくても)，十分愛護的に行うことを忘れてはならない．

(川上忠孝，中野今治)

てんかん発作 epileptic seizure

1 起こり方

　てんかんは大脳のニューロンの過剰な発射に由来する反復性の発作を特徴とするもので，患者の社会生活に大きな支障をきたす重大な疾患である．てんかんは繰り返し起こることが定義で，初回の発作ではてんかんとは診断できない．

　てんかんの**有病率**は0.5～1％と比較的高く，わが国でもてんかんで悩む患者は多い．

　近年では自動車運転中の発作によって大きな死亡事故が起こるなど，社会的関心も高まっている．

分類

　異常興奮を引き起こし発作の原因となる脳の部位を**てんかんの焦点**という．異常興奮が焦点近隣だけに限局して終焉する場合を**部分発作**，周囲の脳部位を巻き込みながら脳全体に広がる場合を**全般発作**とよぶ．

　このように発作の焦点が考えられる場合を**症候性てんかん**という．一方，脳に特段異常を認めず，焦点の同定ができないてんかんもあり，これを**特発性てんかん**とよび，小児に多いのが特徴である．

2 症状と診断のすすめ方

　発作の**症状**，**頻度**，**時間帯**を詳細に聞きとる．また，飲酒や睡眠不足など誘因となる状況も聞きとる．てんかん発作では原則的に発作中の記憶は保たれないのが特徴で，本人は症状を記憶していないことが多いので，目撃者から発作中の手足の動き，眼球の様子などをできる限り詳細に聞きとる必要がある．**発作中の記憶**が保たれていたか否かは診断に重要であるので詳細に聴取する．記憶がある場合は**非てんかん性けいれん**も考慮しなければならない．

3 治療の実際

　てんかんは脳の一部の神経細胞の異常興奮が脳全体に向かって伝搬して拡大するのがその本体なので，ニューロンの異常活動を抑制することがその治療の根本となる．これを抑制する方法として考えられるのは，①薬物によってニューロンの活動自体あるいは**シナプス伝達**を抑制する，②外科的に焦点を摘出してしまう，あるいは，③異常活動が起こっても脳全体にその異常が伝搬されないように伝搬経路を遮断するなどである．近年では新しい試みとして，④迷走神経や視床の一部に電極を埋め込んで**電気刺激**することにより，抑制性の神経回路を働かせて発作を未然に防ぐなどの方法も応用されつつある．

薬物治療

　てんかんの治療の基本は薬物で発作を抑制することである．**薬物治療**は長期にわたるので，種類と量をきめ細かく調整する必要がある．約80％の患者は抗てんかん薬で発作の抑制が得られる．

　わが国では長い間，**新規抗てんかん薬**の登場が遅れていたが，最近5年間で5種類の新薬が次々と認可され，従来薬では抑制されなかった発作が抑制される幸せな症例が増加している．新規抗てんかん薬は概して薬効のスペクトラムが広く，多くの種類のてんかんに有効である．このため，従来は多種類の抗てんかん薬を組み合わせてカバーしていたものが，少数の薬剤で抑制することも可能となりつつある．

薬物治療開始の時期

　結論的には，初発発作で薬物治療を開始するのは適切とはいえない．そもそもてんかんは複数回の発作をもって診断されるので，初回からてんかんとは診断されないし，治療成績からも次の2つの理由により，初回からの薬物投与はすすめられない．

まず第1に初回発作後再び発作が起こる確率は約50％である．つまり最初の発作後二度と発作を起こさない症例が半数あるということである．この半数に薬剤を投与すべきでないのは明らかである．第2に2回目の発作が起こったとしても，その時から抗てんかん薬を開始しても，最初から開始してもその後の発作抑制率に差はないとされている．つまり，2回目から薬物治療を開始しても手遅れではないということである．以上2つの理由から，初回発作で抗てんかん薬を投与することはすすめられない．

外科的な治療
薬物では抑制できないてんかんは焦点を摘出したり，遮断したりすることで発作を抑制することができる場合がある．

● 焦点の同定 ●

外科治療にあたっては**焦点を正確に同定**することはきわめて重要となる．焦点の診断には脳波が重要でかつ信頼性が高い．さらに光トポグラフィやSPECTなどの**非侵襲的脳機能マッピング法**といわれる方法で，発作中の神経活動を計測して焦点を同定することも可能である．必要な場合は，開頭して脳波の電極を脳の表面に直接設置して脳波計測をする場合もある．

● 手術の方法と成績 ●

このように焦点が同定され，可能であればこれを摘出する．海馬を焦点とする**内側側頭葉てんかんは海馬**を切除することにより，約85％で発作が消失あるいは非常に減少する．一方海馬以外の部位に焦点のあるてんかんでは術後の発作消失率は若干低く60～70％とする文献が多い．さらに，焦点が1ヵ所に特定できず，大脳皮質の多数の箇所から発作が起始するような多焦点性のてんかんでは，**脳梁離断術**などで発作の拡大を防ぐことしかできず，このような場合は当然術後に発作が部分的になることはあっても完全になくなることはない．しかし，一気に脳全体に発作が広がって突然転倒する**失立発作**がなくなるために，生活の安全は向上し，患者にとっての利益は得られる．

看護のポイント

てんかん発作は患者の社会生活に重大な影響を及ぼすため，患者へのきめ細かいサポートが欠かせない．まずはてんかんについての一般的な知識を与えることが必要である．

また日常生活上の注意として，**睡眠不足や飲酒**など発作を引き起こしやすい要因をていねいに探して，それを回避するような指導が重要となる．

抗てんかん薬の副作用としては，①皮疹などのアレルギー性の症状と，②薬物過多による神経系の抑制による症状との2つに大別される．まず，①のアレルギー性の症状であるが，大部分は皮疹である．また，**スティーブンス・ジョンソン**（Stevens-Johnson）症候群など重篤な皮膚症状をきたす場合もあるので患者に十分な説明が必要である．このように抗てんかん薬による皮膚症状が疑われた場合はただちに服薬を中止して皮膚科医にコンサルトすべきである．一方，②の薬剤の**用量依存性の症状**は，めまい，複視，歩行障害，小脳症状，眠気などで，投与量を減らすことで改善が期待できる．この際に薬剤の**血中濃度**が参考となる．ただし，血中濃度はあくまでも参考であり，推奨範囲にあっても副作用が出ることもあるし，逆に推奨値以下でも発作が抑制されている場合は増量の必要はないと考えるべきである．

また，長期服用による副作用として，多毛，歯肉増殖が患者の生活に影響することもある．

● てんかんと妊娠 ●

妊娠期間中に母体が抗てんかん薬を服用した場合，胎児に奇形が起こる確率（**催奇性**）は通常の2～3倍（通常の2～5％に対し4～10％）に高まるとされている．奇形の種類は口唇裂，口蓋裂，二分脊椎，心奇形などである．まったく安全な薬剤はないが，なかでもバルプロ酸がとくに催奇性が高いとされている．処方が必要な場合は，できるだけ少量に，単剤にするなどの配慮が必要となる．また，**葉酸**の投与によって二分脊椎がある程度予防できるとの研究もある．

● 発作の危険性と対応のしかた ●

家族や身近な同僚・友人には，発作時の対応

を指導するのが望ましい．全般発作は数分以内に自然に収まること，発作中は患者の周囲から危険物を除くなどけがを予防し，世間でいわれている「舌を噛まないように口にタオルをかませる」などは窒息の危険性が増えるために不適切であることを指導する．舌の裂傷は比較的すみやかに治癒するので，大きな心配は不要である．

◆ 社会的支援体制 ◆

てんかん患者に対する経済的な助成としては，**障害者自立支援法**（2013年4月より障害者総合支援法）により通院費の助成や高額医療費助成，心身障害者医療費助成などがある．

自動車運転免許の法的知識も重要な事項である．詳細は省くが，道路交通法により，過去2年以内に運転に支障をきたすような発作がないことが運転の前提条件であることを周知させる必要がある．

（渡辺英寿）

頭痛（頭重） headache

1 起こり方

頭痛に限らず，疼痛は，多くの場合，痛覚神経1次ニューロンに侵害刺激が加わった結果生じる．これは**侵害受容性疼痛**とよばれる．頭蓋骨の外側においては，頭皮，帽状腱膜，動脈，骨膜が侵害刺激に反応する．また，頭蓋骨の内側では，硬膜，硬膜動脈，内頸動脈などの中型動脈〜軟膜動脈・静脈洞が侵害刺激に感受性がある．脳組織自体は痛みを感じず，脳腫瘍などの脳実質内占拠性病変は，硬膜への圧迫や伸展刺激を介して頭痛をきたすと考えられる．痛みは，発生源以外の場所に感じられることがあり，**関連痛**とよばれる．上位頸髄神経に入力した侵害刺激は，三叉神経の侵害受容性ニューロンの求心路と合流するため，頸部病変が関連痛として頭痛をきたすことがある．また，椎骨動脈解離による関連痛は後頸部痛として感知される．

疼痛の強さは，病態によって修飾を受けることが知られている．侵害受容性ニューロンの近傍で炎症が起きた場合，**感作**が生じ，侵害受容に対する末梢神経の反応が増強されるとともに受容野の拡大が観察されることが知られている．また，比較的弱い侵害刺激でも，長期にわたって繰り返されたり，広い範囲で加えられたりすると痛みが増強される現象が知られており，それぞれ時間的加重，空間的加重とよばれている．

一方，感覚神経系に損傷が加わったことで発生する疼痛は**神経障害性疼痛**とよばれ，もっとも頭痛と関連の深い例は，三叉神経痛である．ほとんどの例で，血管による三叉神経への圧迫が引き起こす脱髄が原因となり，異常放電が引き起こす一過性かつ反復性の疼痛である．

とくに明らかな器質的異常がないのに生じる頭痛は，**機能性頭痛**とよばれるが，その疼痛発生メカニズムは完全に解明されていない．たとえば，**片頭痛**については，硬膜に分布する三叉神経終末からサブスタンスP（SP）やカルシトニン遺伝子関連ペプチド（CGRP）が放出されて神経原性炎症が起きることが疼痛発生に重要であるとする説がある一方で，脳幹に存在する下行性の侵害受容調節系の変調などの中枢性異常を重視する立場もあり，諸説紛々としているのが現状である．

2 症状と診断のすすめ方

◆ 問 診 ◆

急性発症で患者が発症時刻を言い当てられるような頭痛は，**くも膜下出血**（subarachnoid hemorrhage：SAH）と動脈解離の可能性を考える．典型的なSAHの頭痛は，**雷鳴様頭痛**と表現され，これまで経験したことがない激痛で

表1 国際頭痛分類第2版による「前兆のない片頭痛」の診断基準

A. B～Dを満たす頭痛発作が5回以上ある(注1)
B. 頭痛の持続時間は4～72時間(未治療もしくは治療が無効の場合)(注2, 3, 4)
C. 頭痛は以下の特徴の少なくとも2項目を満たす
　1. 片側性(注5, 6)
　2. 拍動性(注7)
　3. 中等度～重度の頭痛
　4. 日常的な動作(歩行や階段昇降などの)により頭痛が増悪する, あるいは頭痛のために日常的な動作を避ける
D. 頭痛発作中に少なくとも以下の1項目を満たす
　1. 悪心または嘔吐(あるいはその両方)
　2. 光過敏および音過敏(注8)
E. そのほかの疾患によらない(注9)

注1. 「前兆のない片頭痛」と「稀発反復性緊張型頭痛」は時に鑑別が困難であると思われる. したがって, 発作を5回以上経験していることを診断の要件とした. 発作回数が5回未満の例は, それ以外の「前兆のない片頭痛」の診断基準を満たしていても, 「前兆のない片頭痛の疑い」にコード化すべきである.
注2. 片頭痛発作中に入眠してしまい, 目覚めたときには頭痛を認めない患者では, 発作の持続時間を目覚めた時刻までとみなす.
注3. 小児では片頭痛発作の持続時間は, 1～72時間としてよいかもしれない(ただし, プロスペクティブな日記研究により, 小児においては未治療時の発作持続時間が2時間未満でありうることのエビデンスは, プロスペクティブな頭痛日記により確認する必要がある).
注4. 発作が3ヵ月を超える期間にわたり15日/月以上生じる場合には, 「前兆のない片頭痛」としてコード化するとともに, 「慢性片頭痛」としてコード化する.
注5. 幼児の片頭痛は両側性である場合が多い. 成人にみられる片側性の頭痛パターンは思春期の終わりか成人期の初めに現れるのが通例である.
注6. 片頭痛は通常, 前頭側頭部に発生する. 小児における後頭部痛は, 片側性か両側性かを問わずまれであり, 診断上の注意が必要である. 器質性疾患によるものが多いと考えられる.
注7. 拍動性頭痛(pulsating)とは, ズキンズキンする(throbbing), あるいは, 心臓の拍動に伴い痛みが変化することを意味する.
注8. 幼児の光過敏および音過敏は, 行動から推測できるものと思われる.
注9. 病歴および身体所見・神経所見より頭痛分類5～12を否定できる, または, 病歴あるいは身体所見・神経所見よりこれらの疾患が疑われるが, 適切な検査により除外できる, または, これらの疾患が存在しても, 初発時の発作と当該疾患とは時間的に一致しない.

[日本頭痛学会新国際頭痛分類普及委員会：国際頭痛分類第2版日本語版. 日本頭痛学会誌 31(1)：45, 2004]

ある. 動脈解離は, 椎骨動脈に起きた場合は項部に, 内頸動脈に起きた場合には, 三叉神経眼神経領域に関連痛を呈する. また, 椎骨動脈解離は, しばしば延髄外側梗塞を合併し, めまいや嚥下障害が認められる. めまいと頭痛のみの組み合わせは, そのほか小脳出血や小脳梗塞を考えるべきである. 頭痛患者に認める悪心・嘔吐は髄膜刺激症状と考えるべきで, 発熱がある場合には髄膜炎を念頭に置く.

亜急性～慢性の頭痛を示す器質性疾患には, 脳腫瘍がある. この場合は, 起床時の頭痛を訴えることが多い. 高齢者の亜急性～慢性の頭痛で, 物忘れなどの認知機能低下を訴える場合には, **慢性硬膜下血腫**を考える. 慢性副鼻腔炎の頭痛は, 前傾姿勢で増強する慢性頭痛である.

発作性の頭痛を慢性に訴える疾患は, 片頭痛, 緊張型頭痛, 群発頭痛を考える.

片頭痛では, **前兆**とよばれる15～60分間続く神経症状を認めることがある. もっとも頻度が高いのは, 同名性の**閃輝性暗点**である. 片頭痛の診断は, 問診が重要であり, **表1**に示す『国際頭痛分類第2版の「前兆のない片頭痛」の診断基準』に記載されている項目にそって問診をすすめるとよい.

緊張型頭痛は, 締め付けられるような頭痛であり, 悪心や光過敏を伴わない.

群発頭痛は, 三叉神経眼神経(V_1)領域の疼痛に加えて, 流涙, 前頭部血管拡張, **ホルネル(Horner)徴候**などの自律神経症状を同時に呈する疾患である. 発作は夜間に多く, 片側の眼窩周囲の激痛である. 群発頭痛は20～40歳代の男性に多い.

◆ 診察所見・検査所見 ◆

代表的な頭痛を呈する器質的疾患をあげる.

①くも膜下出血：髄膜刺激症状, 頭部CTあるいはMRIのFLAIR画像によるくも膜下腔

表2　わが国で使用可能なトリプタンの投与量

製剤名	剤形	初回投与量（最大量）(mg)	追加投与量(mg)	追加使用間隔(時間)	最大1日投与量(mg)
スマトリプタン (イミグラン®)	内服 注射 点鼻	50(100) 3 20	50 3 20	2 1 2	200 6 40
ゾルミトリプタン (ゾーミッグ®)	内服 口腔内速溶錠(RM)	2.5(5) 2.5(5)	2.5 2.5	2 2	10 10
エレトリプタン (レルパックス®)	内服	20(40)	20	2	40
リザトリプタン (マクサルト®)	内服 口腔内崩壊錠(RPD)	10 10	10 10	2 2	20 20
ナラトリプタン (アマージ®)	内服	2.5	2.5	4	5

の血腫の存在（確認できない場合には髄液検査を施行して，**血性髄液**あるいは**キサントクロミア**を証明）．

②**髄膜炎**：髄膜刺激症状，髄液検査での髄圧上昇，細胞数増多，タンパク増加とくに多核球優位の細胞数増多と髄糖が低い場合は細菌性髄膜炎の可能性を考える．

③**動脈解離**：ホルネル徴候，MRAや3D-CTアンギオグラフィによる解離所見．

④**脳血管障害・脳腫瘍**：神経学的所見で局所症状が認められ，頭部CTやMRIで病巣を確認．

⑤**下垂体卒中**：頭部MRIによる下垂体の信号変化，下垂体ホルモン濃度異常．

⑥**慢性硬膜下血腫**：頭部CTやMRIで硬膜下血腫（三日月あるいは凸レンズ型）．

⑦**副鼻腔炎**：頭部MRIによる副鼻腔の粘膜肥厚と膿貯留，骨の情報はCTのほうが優れる．

片頭痛あるいは緊張型頭痛患者が，週に3日以上急性期頭痛治療薬を用いて，慢性化している場合には，薬物乱用頭痛の可能性を考慮する．

3　治療の実際

◆ 片頭痛 ◆

①**急性期治療**：軽度の発作では，アセトアミノフェンやNSAIDsで対処可能である．NSAIDsの中では，アスピリン，イブプロフェン，ナプロキセンが片頭痛治療薬としてエビデンス・レベルが高い．悪心・嘔吐の抑制にはメトクロプラミドを併用すると有効である．

中等度以上の発作では，セロトニン受容体5-HT$_{1B/1D}$作動薬である**トリプタン**が用いられる．現在5種類のトリプタンが使用可能である（表2）．

②**発作予防薬**：発作が月に2回以上あり，急性期治療のみでは片頭痛発作による日常生活に支障がある場合などは発作予防薬の適応がある．わが国では，ロメリジンとバルプロ酸の保険適用が承認されている．

◆ 緊張型頭痛 ◆

アセトアミノフェンやNSAIDsなどとともに，筋弛緩作用のあるα_2作動薬チザニジンや抗不安薬ジアゼパムが使用されている．頭痛体操の指導も有効である．

◆ 群発頭痛 ◆

①**急性期治療**：スマトリプタン皮下注射と純酸素（7L/分，15分間）がもっとも有効である．スマトリプタン点鼻およびゾルミトリプタン5〜10 mgの経口投与による有効性が報告されているが，エビデンスは確立されていない．

②**予防療法**：カルシウム拮抗薬では，海外でベラパミル360 mg/日が予防効果を示すが，

徐脈や心不全の合併が問題になる．わが国では，120〜240 mg/日で用いるのが適切であろう．ロメリジン 10〜20 mg/日も使用される．

> **看護のポイント**
> ・神経学的徴候のチェックを行う．
> ・片頭痛患者は頭部を冷やして静かで暗い環境で看護する．　　　　　　（柴田　護，鈴木則宏）

めまい（眩暈） vertigo

1 起こり方

「めまい」は，日常診療の中で比較的頻度の高い症状の1つで，患者は耳鼻咽喉科，内科，脳神経外科，救急外来などを受診することになる．耳鼻咽喉科を受診するめまい患者では，**良性発作性頭位めまい症**（benign paroxysmal positional vertigo：BPPV）が最多とされている．一方，めまい専門医（耳鼻咽喉科医）を受診する患者としては，**メニエール（Ménière）病**，**BPPV**，**前庭神経炎**の三者で約50％を占めるとされる．

分類

めまいは，その発症原因から，内耳障害による**末梢性めまい**，中枢神経系の異常や脳血管障害による**中枢性めまい**，全身的なそのほかの要因（血圧変動や精神的要因）によるめまいに分類される．また，めまいの性状としては，回転性めまい，浮動感・動揺感，眼前暗黒感，失神など，患者はさまざまな表現で訴える．めまいの発症原因，めまいの病態の違いにより，特徴的なめまいの性状や検査所見が観察され，また特有の随伴症状を伴うことから，それらを総合的に判断することで，より正確なめまいの診断が可能となる．

めまい疾患の診断基準としては，厚生労働省（旧厚生省）の前庭機能異常調査研究班により，メニエール病，BPPV，前庭神経炎，両側前庭機能低下，迷路梅毒が提示されている．また，日本めまい平衡医学会（旧日本平衡神経科学会）からは18疾患の診断基準化と平衡機能検査法基準化のための資料が推奨されている．しかしながら，これらの診断基準のいずれにも当てはまらず，平衡機能検査でもなんら異常を検出できないために，いわゆる「めまい症」と診断される患者も少なからず存在する．日本めまい平衡医学会では「BPPV診断のガイドライン」を，厚生労働省前庭機能異常調査研究班では「メニエール病診療ガイドライン2011」をそれぞれ作成している．

2 症状と診断のすすめ方

問診

めまいの診断において，「問診」はとくに重要である．めまいの病態や個々の感受性の違いにより，症状に関する患者の訴えはさまざまであるが，時間の許す限り，患者自身にその症状や経過を説明させるのがよい．①めまいの発症のしかた（突発性 or 持続性），②めまいの経過（単発 or 反復性，持続性 or 進行性），③蝸牛症状（難聴・耳鳴・耳閉感）の有無，④誘因・既往（外傷，高血圧，潜水，頭位変換，梅毒，結核など）の有無，⑤随伴症状・所見（ヘルペス疹，小脳症状，脳神経症状など）を総合的に評価すると，問診のみでめまい疾患の診断名を絞り込むことが可能になる．予測されるめまいの診断名，めまいの病態とめまいの性状（回転性 or 浮動感など）との整合性も考慮に入れる．

問診内容からめまいの診断にいたるフローチャートを図1に示す．

● **めまいの発症のしかたおよび経過** ●

めまいの発症が突発性かつ単発性であれば，突発性難聴，ハント（Hunt）症候群，前庭神経炎，小脳梗塞などを疑い，突発性でも反復するめまいであれば，メニエール病，外リンパ瘻，BPPV，起立性調節障害，椎骨脳底動脈循環不

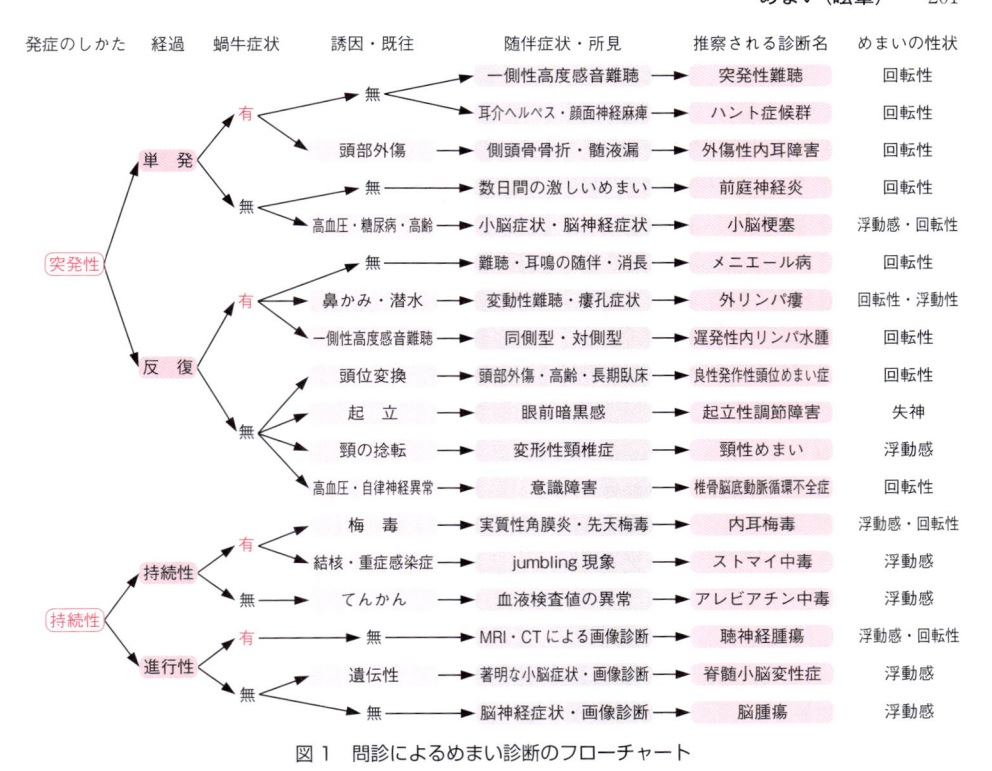

図1 問診によるめまい診断のフローチャート

発症のしかた	経過	蝸牛症状	誘因・既往	随伴症状・所見	推察される診断名	めまいの性状
突発性	単発	有	無	一側性高度感音難聴	突発性難聴	回転性
				耳介ヘルペス・顔面神経麻痺	ハント症候群	回転性
			頭部外傷	側頭骨骨折・髄液漏	外傷性内耳障害	回転性
		無	無	数日間の激しいめまい	前庭神経炎	回転性
			高血圧・糖尿病・高齢	小脳症状・脳神経症状	小脳梗塞	浮動感・回転性
	反復	有	無	難聴・耳鳴の随伴・消長	メニエール病	回転性
			鼻かみ・潜水	変動性難聴・瘻孔症状	外リンパ瘻	回転性・浮動性
			一側性高度感音難聴	同側型・対側型	遅発性内リンパ水腫	回転性
		無	頭位変換	頭部外傷・高齢・長期臥床	良性発作性頭位めまい症	回転性
			起立	眼前暗黒感	起立性調節障害	失神
			頸の捻転	変形性頸椎症	頸性めまい	浮動感
			高血圧・自律神経異常	意識障害	椎骨脳底動脈循環不全症	回転性
持続性	持続性	有	梅毒	実質性角膜炎・先天梅毒	内耳梅毒	浮動感・回転性
			結核・重症感染症	jumbling現象	ストマイ中毒	浮動感
		無	てんかん	血液検査値の異常	アレビアチン中毒	浮動感
	進行性	有	無	MRI・CTによる画像診断	聴神経腫瘍	浮動感・回転性
		無	遺伝性	著明な小脳症状・画像診断	脊髄小脳変性症	浮動感
			無	脳神経症状・画像診断	脳腫瘍	浮動感

全症などを疑う．一方，めまいの発症が持続性であれば，内耳梅毒，ストマイ中毒などを疑い，持続性かつ進行性のめまいであれば，聴神経腫瘍，脊髄小脳変性症，脳腫瘍などを疑う．

● 蝸牛症状，随伴症状 ●

難聴・耳鳴・耳閉感といった蝸牛症状，そのほかの随伴症状の有無も，診断上きわめて重要な確認事項であり，蝸牛症状を伴えば，突発性難聴，ハント症候群，メニエール病，外リンパ瘻，遅発性内リンパ水腫，内耳梅毒，ストマイ中毒，聴神経腫瘍などを疑うが，蝸牛症状がなければ，前庭神経炎，小脳梗塞，BPPV，起立性調節障害，椎骨脳底動脈循環不全症，脊髄小脳変性症，脳腫瘍などを疑う．

随伴症状の中でもとくに注意が必要となるのは，小脳症状，脳神経症状，意識障害，激しい頭痛と悪心・嘔吐である．これらを伴うめまいでは，脳出血・脳梗塞などを病態とする「危険な中枢性めまい」の可能性を考慮して，CT・MRIによる早期画像診断を含めた迅速かつ適切な対応が可能な医療施設とのすみやかな連携が求められる．

● 誘因・既往 ●

誘因・既往としては，①高血圧・糖尿病・高齢などあれば小脳梗塞を含む中枢性めまいを疑い，②頭位変換により出現するめまいはBPPV，③鼻かみや潜水後に発症しためまいは外リンパ瘻，④先行する一側性高度感音難聴に伴うめまいなら遅発性内リンパ水腫，⑤頭位変換に伴うめまいはBPPV，⑥起立時のめまいは起立性調節障害，⑦頸の捻転によるめまいは頸性めまい，⑧梅毒が先行していれば内耳梅毒，⑨結核やアミノグリコシド系抗菌薬の投与歴があればストマイ中毒，⑩小脳症状や脳神経症状

があれば脊髄小脳変性症や脳腫瘍を疑うことになる．

性状

めまいの性状としては，①回転性めまいであれば，突発性難聴，ハント症候群，前庭神経炎，メニエール病，BPPV，椎骨脳底動脈血流不全症などを疑い，②浮動感・動揺感を主とするめまいであれば，小脳梗塞，内耳梅毒，聴神経腫瘍，脊髄小脳変性症，脳腫瘍などを疑う．

聴覚・平衡機能検査と血液検査

蝸牛症状ありのめまいでは，耳鼻咽喉科医であれば純音聴力検査を施行して，内耳障害の有無を確認することになる．平衡機能検査法の中で，体平衡検査および注視眼振検査については，耳鼻咽喉科医，内科医，脳神経外科医のいずれでも施行可能であり，平衡障害の有無を確認したり，内耳性めまいの場合には患側のおおまかな推測に役立つ．

眼振検査，迷路刺激検査，視刺激検査については，特殊な検査装置を必要とすることが多く，一般の耳鼻咽喉科診療所，内科，脳神経外科ではただちに施行することはむずかしい．必要時には，めまい専門医や総合病院耳鼻咽喉科への紹介を考慮する．重心動揺検査は比較的簡便な検査で，耳鼻咽喉科の診療所はもちろんのこと，豊富な施行経験を有する内科医も多いが，病巣診断やめまい疾患の鑑別診断の観点からは有用性が高いとはいえず，しばしばスクリーニング検査的に施行される．

総合病院のめまい外来担当医やめまい専門医が施行することになる眼振検査，電気眼振図（ENG）検査，迷路刺激検査は，自発眼振や各種の迷路刺激で誘発される眼振の内容を評価することで，内耳性めまいにおける「半規管麻痺」の有無，「眼振方向有意性」の有無を決定し，病巣診断や患側決定を行うものである．また，中枢性めまいに特有の眼振所見や視運動性眼振の有無，温度眼振に対する固視抑制（visual suppresion test）の有無を観察することは，CT・MRIなどの画像診断が進歩した現在でも，時に有意義となる場合がある．

めまい疾患のいずれの診断基準にも当てはまらず，各種の**平衡機能検査**，**聴覚検査**でなんら異常を示さないめまい疾患については，内科的検査を含む別の観点からのアプローチがその診断に必要となる．血圧，血糖値異常，脂質異常，不整脈，貧血，自己免疫疾患，甲状腺機能異常，過換気，薬剤内服（降圧薬，抗うつ薬，抗不安薬など）の有無についても，問診および内科的検査を追加する．

3 治療の実際

急性期のめまい対応

頭痛や悪心・嘔吐，意識障害，小脳症状・脳神経症状を伴う，脳血管障害によるめまい（脳梗塞・出血，小脳梗塞・出血）を疑う患者では，まず，バイタルサインを確認するが，脳循環を専門とする施設・専門医へ早期に搬送を行う．初期治療として，脳浮腫を軽減するための浸透圧利尿薬［濃グリセリン（グリセオール®点液）など］の投与が有用である．一方，めまい発症時には反応性に血圧上昇がしばしば観察されることから，専門医による診察前に降圧薬を使用することは控えるべきである．脳梗塞の急性期に血圧低下が重なり，さらなる脳血流の低下を惹起することにつながる．

緊急対応を必要としないめまい疾患の急性期では，安静を保ち，めまい出現による不安を取り除き，気持ちを落ち着かせることを優先する．明るすぎない静かな場所で，楽な姿勢で臥床させる．めまい制御の目的で，**7%炭酸水素ナトリウム液（メイロン®）の点滴・静注**を最初に行う．同時に，悪心・嘔吐の抑制のための制吐薬［プリメタジン（ピレチア®），メトクロプラミド（プリンペラン®）など］，抗不安薬［ジアゼパム（セルシン®）］や抗めまい薬［ジフェニドール（セファドール®），ベタヒスチンメシル（メリスロン®）など］の投与を合わせて行う．難聴・耳鳴などの蝸牛症状を伴うめまい，著明な半規管麻痺の存在が推察されるめまい患者に対しては，急性期にステロイドの投与を行う．

慢性期のめまい対応

慢性期のめまいについては，抗めまい薬［ベタヒスチンメシル，ジフェニドール，アデノシ

ン(アデホスコーワ®),カリジノゲナーゼ(カルナクリン®)など]を適宜選択して予防的に投与する.脳循環改善薬[イフェンプロジル(セロクラール®),イブジラスト(ケタス®)など],抗不安薬(ジアゼパムなど),抗うつ薬[パロキセチン(パキシル®など)]が併用されることも多い.メニエール病については,内リンパ水腫の軽減を目的として,国内では浸透圧利尿薬[イソソルビド(イソバイド®,メニレット®など)]がしばしば選択される.

💡 看護のポイント

「めまい」は,日常診療の中で比較的頻度の高い症状の1つで,患者は耳鼻咽喉科,内科,脳神経外科,救急外来などを受診することになる.めまいは,その発症原因から,内耳障害による末梢性めまい,中枢神経系の異常や脳血管障害による中枢性めまい,全身的なそのほかの要因(血圧変動や精神的要因)によるめまいに分類される.急性期のめまい対応を適正に行うと同時に,画像診断や神経学的検査により「危険な中枢性めまい」の鑑別を的確に行い,適切な緊急対応をとることが重要となる.

(土井勝美,齋藤和也)

耳　鳴 tinnitus

1 起こり方

耳鳴とは,「外界からの音刺激がないにもかかわらず音を感じること」と定義される.患者は,「キーン」「ザー」といったような音が,一側もしくは両側の耳,時として頭から聞こえてくると訴える(頭鳴).その大きさや音の種類は毎日同じ場合も,日によって変化する場合もある.また,耳鳴によって生じる苦痛の度合いもさまざまであり,「耳鳴が鳴ってはいるが気にならない」人もいれば,「苦痛で夜も寝られず,仕事が手につかずに,うつ状態になって自殺を考えるような」人もいる.おおよそ人口の20～30%が持続的な耳鳴を感じており,そのうちの10～20%が激しい耳鳴に苦しんでいると報告されている.

耳鳴は,①その音源が患者自身の中にあり,なんらかの手段でそれが同定できる「**他覚的耳鳴**」と,②音源が同定できない「**自覚的耳鳴**」の2つに分類される.「他覚的耳鳴」には,頸動脈の狭窄や中耳の血管性腫瘍に伴う血管性雑音(ザッザとかシュシュなど)や,顎関節由来の音(コリコリとかカチカチなど),咽頭周囲の筋肉のけいれん(ミオクローヌス)による音などがある.一方,体外にも体内にも明らかな音源が見当たらない「自覚的耳鳴」の発症機序には種々の仮説が提唱されているが,その詳細は不明である.

一般に音の刺激は内耳で電気信号(神経の興奮)に変換されて脳に伝わり,脳はその信号を音として認識している.一方,音の刺激がなくても,内耳や神経には常に自発的な小さな興奮(自然発火)が生じている.普段は耳鳴を感じない人でも,静かな部屋に入ると耳鳴を感じるのは,この自然発火による信号を認識するためと説明される.そして,内耳や蝸牛神経,脳の状態が変化することによって,静かな部屋の中でなくても自然発火による信号を感じるようになったものが耳鳴であるとも考えられる.さらに,このような異常興奮が脳に伝わるようになると,**大脳辺縁系**や**交感神経系**が刺激されて,不安感,焦燥感,うつ傾向や睡眠障害を生じ,不快感が増強されるともいわれている.

2 症状と診断のすすめ方

内耳の状態を変化させる病気としては,**突発性難聴**や**メニエール(Ménière)病**などがあり,さらに精神的・肉体的ストレス,睡眠不足,高

血圧や薬剤などは耳に加えて脳の状態も変化させることで耳鳴の原因になる可能性がある．したがって，耳鳴の診断のためには，発症のきっかけ，発症から受診までの期間，耳鳴の持続時間や苦痛度(不眠の有無)，既往症や内服薬の有無のほか，難聴やめまいなど随伴症状についてよく聴取し，個々の患者の病態を把握することが必要である．さらに純音聴力検査やMRIなどの画像検査を行い，耳鳴の原因を検討していく．

3 治療の実際

突発性難聴に伴って生じた耳鳴のように，発症のきっかけが明らかで，かつ**急性期**であれば，まず，その疾患に対する治療を行うことで耳鳴が消失することがある．耳の病気以外が原因と考えられる耳鳴においても同様で，たとえば高血圧を治療することで耳鳴が小さくなる症例もある．

一方，**慢性的**な耳鳴に対しては，ビタミンB_{12}製剤や，循環改善薬，漢方薬などの投与が行われるが，効果はあまり期待できない．もちろん，脳腫瘍などといった生命にかかわる疾患を鑑別する必要はあるが，それらが否定できた症例に対しては，耳鳴があっても意識しないような状態に誘導していく「**音響療法**」などが，現在，治療の主流となっている．

💡 看護のポイント

慢性的な耳鳴を完全に消すことは困難であるが，その苦痛を軽減できる可能性はあるので，患者が希望を失うような言動は慎みたい．とくに耳鳴によってうつ状態になり，自殺を考えるような症例もあるので，**患者の精神状態に留意する**とともに，必要に応じて臨床心理士や精神科医のカウンセリングをすすめる．また，耳鳴によって不安や緊張が高まり，不眠が生じているような症例に対しては，十分な睡眠が得られるような工夫をする．

（井上泰宏）

失　調 ataxia

1 起こり方

運動失調とは，運動麻痺がないにもかかわらず，運動の主動筋と拮抗筋間の協調性がなくなったために，運動の滑らかさ，正確さが失われて，動作をスムーズに行えない状態をさす用語である．

■ 分　類

運動失調はその病態から，小脳性，感覚性(脊髄性)，前庭性，前頭葉性に分類される．

小脳は解剖生理学的に，正中部の虫部，外側部の半球，下面の片葉小節に三分される．小脳虫部は脊髄からの上行路の入力を受けており，起立と歩行に必要な領域である．このため虫部の障害では，体幹失調や失調性歩行が生じる．小脳半球は大脳皮質との間に線維連絡があり，霊長類で大きく発達した領域で，随意運動の協調に関与している．このため小脳半球の障害では，随意運動における主動筋と拮抗筋間の協調性が障害されて，**協調運動障害**が生じる．片葉小節は前庭小脳ともよばれ，平衡感覚や眼球運動に関与している．

末梢神経中の大径有髄線維から脊髄の後索や脊髄小脳路を経て伝えられる深部感覚，すなわち各関節の位置覚が障害されると，やはり随意運動における各筋群の協調性が障害される．これを**感覚性(脊髄後索性)失調症**とよんでいる．

末梢前庭器官(三半規管，卵形嚢，球形嚢)からは小脳と前庭脊髄路を経て脊髄に投射があり，この系は体の平衡維持に重要な役割を果たしている．これらの機能障害によっても失調症状が生じる．

大脳の前頭葉からは橋を経て小脳への出力があるため，この経路の障害によっても運動失調

症状が出現する可能性がある．運動失調性片麻痺（ataxic hemiparesis）とよばれるラクナ症候群で認められる失調症状は，この経路上に生じた小梗塞によって生じたものと考えられている．

2 症状と診断のすすめ方

小脳性運動失調症

小脳虫部の障害では，起立，歩行動作に必要な筋群間の協調が失われ，体幹失調，失調性歩行がみられる．立位では足を大きく横に開いてもバランスを取りにくくなり，体幹がグラグラと動揺する．歩行すると酩酊様で，いわゆる千鳥足歩行になる．軽度の場合は継ぎ足歩行，片足での起立，閉脚での起立が困難になり，高度になると起立位の保持，坐位の保持もできなくなる．

小脳半球の障害では，前述した協調運動障害がみられる．これらは臨床的には，運動の分解，測定障害，反復拮抗運動不能，筋緊張低下，リバウンド現象，構音障害などとしてとらえられる．

被検者の人差し指で自分の鼻の頭と検査者の指先の間を正しく往復する指鼻試験や，踵を膝から脛に沿って滑らせる踵膝試験を行うと，指先や踵はグラグラと動揺しながら目標に近づいていく．動作が滑らかな連続した運動にならず，細切れの運動の連続となってしまうことから，この現象は**「運動の分解」**と表現される．同時に，指先や膝を目標に向かってまっすぐに正確に運ぶことが困難となり，目標に正しく到達せずに目標からずれてしまうことを**測定障害**（推尺障害）とよんでいる．

また主動筋と拮抗筋の協調障害は，前腕を素早く回内，回外させる動作を繰り返したり，母指と人差し指でタッピング動作を繰り返したりするといっそう明瞭となり，周期が不揃いになって，繰り返しができなくなってしまう．これを**反復拮抗運動不能**とよんでいる．

小脳半球の障害では筋緊張は低下し，また，動作のスピードが遅くなる．**リバウンド現象**は上肢を屈曲し，検査者の力に抗して肘を曲げようとしたときに，検査者が急に抵抗を外すと，上肢の屈曲動作をすぐに止めることができないという現象であり，拮抗筋を反射的に収縮させることが困難なために生じる現象である．

小脳性の**構音障害**では，言葉の明瞭度が低下し，断綴性と表現されるように，発語がとぎれとぎれになる．

小脳性運動失調症の原因は，小脳を中心に生じる血管障害，外傷，腫瘍，感染，炎症，脱髄，中毒，代謝障害，変性，先天奇形，悪性腫瘍の遠隔効果など多岐にわたっているため，原因診断には多くの可能性を鑑別しなければならない．鑑別にもっとも有用な検査法は脳MRIであり，必要に応じてさらに詳しい検査を追加する．腫瘍が否定されるまでは，小脳扁桃ヘルニアを誘発するおそれがあるので，脳脊髄液検査を行ってはならない．

感覚性失調症

深部感覚障害による**感覚性失調症**の特徴は，開眼していれば視覚と小脳によってかなりの代償ができることにある．閉眼してしまうと視覚による代償が利かなくなり，失調症状が出現してくる．

ロンベルグ（Romberg）徴候は，開眼して起立している状態で閉眼を指示すると，ただちにバランスを崩して転倒しそうになる現象をさしている．また，上肢を前方に挙上した状態で閉眼を指示すると，手指があたかもピアノを弾くような動作をするようになる．この現象は**偽性アテトーシス**，あるいは「ピアノを弾く指」（piano-playing finger）とよばれている．

感覚性失調症における歩行時は，足を踏み出すときにつま先が引っかからないように，膝を必要以上に高くもち上げ，前方に放り出すようにしてバタンバタンと歩く．

感覚性失調症の原因は深部感覚障害であるので，大径有髄線維を障害する末梢神経障害，および脊髄の血管障害，外傷，腫瘍，感染，炎症，脱髄，中毒，代謝障害，変性疾患，脊椎疾患による圧迫など，後根や脊髄後索を障害する多くの疾患を鑑別する必要がある．もっとも有用なのは脊髄MRIである．脊髄の圧迫性病変によ

るものは，早期に圧迫を解除しなければ，麻痺が固定してしまうので，早期診断と治療が重要である．

■ 前庭性失調症

末梢前庭器官の異常による平衡障害に伴う失調症では，急性期は回転性の強いめまいや悪心，嘔吐を伴う．慢性期になると失調症状は目立たなくなり，一側性の障害では偏倚が主な症状になる．

末梢前庭機能の検査法としては，前庭頭位反射（人形の目現象）と温度眼振検査が有用である．

3 治療の実際

運動失調症の治療は原因疾患に対する治療になる．運動失調症に対して現在保険適用が認められている治療薬は甲状腺刺激ホルモン放出ホルモン（thyrotropin-releasing hormome：TRH）の点滴，あるいはその誘導体の経口投与だけであり，しかもその効果は体幹失調，歩行失調に対する限定的なものである．

現在もっとも有効なのはリハビリテーションであり，以前から四肢の遠位に適当な重りをつけたり，弾性包帯を巻いたりする方法が試みられてきた．小脳は運動機能の適応学習の中枢であり，小脳が障害されていても，繰り返し動作によって学習効果が得られるか否かは明らかでなかった．そこで，進行性の小脳性運動失調を呈する小脳変性症を対象として，1日2時間のPT，OT訓練を1ヵ月間実施したところ，小脳機能に改善が認められ，しかもその効果は数ヵ月持続することが最近明らかになった．この効果はTRH製剤の効果を上回っており，リハビリテーションの重要性が改めて示されたと考えられる．しかし，具体的にどのようなリハビリテーションメニューが小脳機能を維持するために有効であるかについては，今後さらなる検討が必要である．

💡 看護のポイント ・・・・・・・・・・・・・・・

転倒事故による頭部打撲や骨折を予防することがきわめて重要である．在宅で行われる日常生活動作訓練は安全に実施できることが大前提であり，安定した起立，歩行が困難になった場合には，日常生活動作とこれを利用したリハビリテーションとを区別し，移動手段としては補装具や車いすの導入を図る必要がある．

進行性の小脳性運動失調症状を呈する神経難病においても，残存機能を維持しながら地域でできる限り以前と同じレベルの生活を継続していけることが重要であり，そのためには地域で当事者を長く「支える医療」の体制を構築する必要がある．とりわけ，訪問看護ステーションは当事者にとってもっとも有力な支援機関となることをよく理解する必要がある．（西澤正豊）

不随意運動 involuntary movement

1 起こり方

不随意運動とは自分の**明確な意志によらず生じる異常運動**である．ただしてんかん発作によるけいれんや行動，精神的要因による異常運動（行動）は不随意運動には含めない．不随意運動の観察では，以下の点に着目する．

● 出現部位 ●
四肢近位部：ジストニア，バリズム
四肢遠位部：振戦，舞踏運動，アテトーシス
顔面・頸部：片側顔面けいれん，眼瞼けいれん，チック

● 規則性 ●
あり（律動性）：振戦

● 運動の速さ ●
きわめて速い：ミオクローヌス
比較的速い：舞踏運動，バリズム
比較的遅い：アテトーシス，ジストニア

● 姿勢・動作・刺激との関連 ●
安静時：安静時振戦
特定の肢位：姿勢時振戦
動作時：企図時・動作時ミオクローヌス
刺激時：反射性ミオクローヌス

不随意運動の責任病巣

不随意運動の責任病巣はその種類・原因疾患によって神経系のさまざまな部位が想定されているが，なかでも**大脳基底核**とそれに関連する神経回路はとくに重要である．舞踏運動・アテトーシス・ジストニアは淡蒼球と線条体（被殻・尾状核）の障害に関連して出現し，バリズムには視床下核の障害で起こる．安静時振戦をはじめとするパーキンソン（Parkinson）病の諸症状は主として中脳黒質から線条体に投射するドパミンニューロンの変性により起こる．

2 症状・診断のすすめ方と治療の実際

振　戦

拮抗する筋群（伸筋と屈筋）の交互する律動的な収縮により生ずる．外見上は規則的な"震え"として，主に四肢遠位部優位にみられ，また頸部にも出現する．どのような状況下で出現するかにより，安静時振戦，姿勢時振戦，企図時振戦の3つに分けられる．

● 安静時振戦 ●
四肢から随意的な力を抜いているときにもっとも顕著に現れ，動作時にはむしろ軽減する．**パーキンソン病**患者に4～6Hzの周期の"震え"として観察される．上肢では指先で丸薬をこねるような動きとして（pill-rolling），また下肢では貧乏揺すり様の足関節の動きとしてみられる．治療はパーキンソン病の治療に準じる．

● 姿勢時振戦 ●
特定の肢位で出現する．書字やコップをもった際の細かな手の震えとして気づかれるものは，生理的振戦（疲労・興奮などで誘発），**本態性振戦**，甲状腺機能亢進症，アルコール離脱などでみられ，その振動数は6～10Hzでパーキンソン病の安静時振戦より速い．中脳赤核付近の病変では姿勢保持時の粗大な振戦を見ることがあり，中脳振戦あるいは赤核振戦とよばれる．治療はβ遮断薬（プロプラノロールなど）とベンゾジアゼピン系薬剤（ジアゼパムなど）を組み合わせて用いる．

● 企図時振戦 ●
指先を正確に目標につけようとする際の不規則で粗大な揺れとして観察される．小脳障害で生ずる．治療はβ遮断薬，クロナゼパム（リボトリール®）を用いる．

舞踏運動（ヒョレア）

筋肉のばらばらな収縮により生ずる，不規則で素早く持続の短い不随意運動である．四肢末梢・顔面・舌に出現することが多く，指の屈伸，まさぐるような手の動き・口すぼめ・しかめ面・瞬目・舌打ちといった運動として観察されることが多いが，そのほか首振り・肩すくめ・体幹のひねり・足の振り出しといった形で身体の各部位に出現しうる．軽いものは一見落ち着きがないだけかのように見えることもある．舞踏運動は**ハンチントン（Huntington）病**などの大脳基底核変性疾患，ウィルソン（Wilson）病，シデナム（Sydenham）舞踏病，老人性舞踏病，全身性エリテマトーデス（SLE），妊娠，大脳基底核の血管障害，薬剤（抗パーキンソン病薬など）などでみられる．

治療はドパミン受容体遮断薬（チアプリド，ハロペリドールなど）を用いる．

アテトーゼ

主として四肢遠位部・舌などに出現する，ゆっくりとねじるような運動である．手指の屈曲と前腕の回外〜手指の伸展と前腕の回外の繰り返し，口すぼめ，舌を出し入れする動きとして観察される．舞踏運動よりも持続的でスピードが遅く，運動パターンも常同的である．ヒョレオ-アテトーシスとよばれる舞踏運動との中間的な運動を呈することもある．

約9割は出生時仮死，核黄疸などによる新生児期脳障害の後遺障害として両側性に出現する．そのほか舞踏運動の場合と同様な後天的に大脳基底核を障害する疾患により出現する．関節位置覚の障害により手指に類似の動きをみることがあるが，これは偽性アテトーゼとよばれ

真のアテトーゼとは異なる病態である.
　治療は舞踏運動に準じた治療を行う.固縮を伴う場合には抗コリン薬を併用する.

ジストニア
　持続性の筋収縮により主として四肢近位部,体幹,頭頸部に出現するゆっくりとねじるような運動(ジストニア運動)である.ジストニアという言葉は持続性の筋収縮により生ずる異常姿勢(ジストニア姿勢)にも用いられる.痙性斜頸,書痙はジストニアが身体の一部に限局して現れたものである.ジストニアでは拮抗筋が同時に収縮するために随意運動の遂行が妨げられている.大脳基底核を障害する疾患で舞踏運動やアテトーゼとともに出現することが多い.ジストニアを主徴とする変性疾患として**捻転ジストニア**がある.
　治療はトリヘキシフェニジル投与を試みる.ドパミン受容体遮断薬(チアプリド,ハロペリドールなど)も用いられるほか,レボドパ製剤が有効なこともある.

バリズム
　上下肢をそのつけ根から投げ出すような粗大で激しい運動で,動きの中に回旋性の要素がみられる.舞踏運動に比べ動きが大きく,かつ持続性・反復性である.多くの場合一側上下肢に出現し,これをヘミバリズムというが,責任病巣としては反対側の**視床下核**が重要で,大部分はこの部分の限局性血管障害(梗塞,出血)によって生ずる.
　血管障害によるものは数週〜数ヵ月で自然軽快することが多く,症状の軽いものでは外傷・合併症を予防しながら自然経過をみてもよい.不随意運動のため日常生活への支障・身体的負荷の大きい例に対してはドパミン受容体遮断薬(ハロペリドール,クロルプロマジンなど),ベンゾジアゼピン系薬剤(ジアゼパム,クロナゼパムなど),バルプロ酸,カルバマゼピンなどを用いる.薬物治療効果の不十分な例に対しては視床外側腹側核または淡蒼球破壊術も行われる.

ミオクローヌス
　瞬間的な筋収縮により引き起こされる.きわめて速い不随意運動である.身体の一部に現れることもあれば全身性に出現することもある.自発性に出現するもののほか,刺激に反応して出現するもの(反射性ミオクローヌス)や,動作に伴って出現するもの(企図時・動作時ミオクローヌス)がある.反射性のものを除けば,通常その出現はまったく不規則であるが,ミオクローヌスが比較的高頻度に出現する場合には一見やや不規則な振戦のように見えることがある.責任病巣は大脳から脊髄までのさまざまな部位のものがあるが,大脳皮質起源のものは動きが非対称性であるのに対し,脳幹由来のものは対称性であることが多い.
　治療はまずクロナゼパムを用いる.バルプロ酸,ジアゼパムも用いられる.

羽ばたき振戦(アステリクシス)
　上肢を前方に挙上保持させた際に,手がその位置を保てずに間欠的にパタパタ羽ばたくように落ちる運動として観察される.一見震えるような動きから"振戦"という言葉が用いられているが,振戦のように拮抗筋の相互する収縮により生ずる運動ではなく,肢位を保持する筋の瞬間的な脱力によるものである.肝不全や腎尿毒症などに伴う**代謝性脳症**でみられる.原疾患の治療を行う.

口舌ジスキネジア
　絶えず口をもぐもぐさせる,舌をねじったり出したり引っ込めたりする動きとして観察される.大脳基底核部の小梗塞,抗パーキンソン病薬投与,抗精神病薬長期投与に伴って出現する.義歯が合わないことが誘因となることもある.治療は薬剤の減量,チアプリド,トリヘキシフェニジルなどが用いられる.

片側顔面けいれん
　一側の顔面筋の短時間の筋収縮を繰り返すもので,急に目を強く閉じたり顔面をしかめたりする動きとして観察される.まず眼輪筋に現れ次第に一側顔面全体に及ぶことが多い.多くは**顔面神経が蛇行した血管に圧迫されて起こる**が,小脳橋角部の腫瘍などによっても引き起こされる.治療は内科的にはカルバマゼピンを用いる.ボツリヌス毒素の顔面筋への注射,外科

的に顔面神経と圧迫している血管を剥離することも行われる．

眼瞼けいれん

眼輪筋の不随意収縮により閉眼あるいは眼裂が狭くなってしまう状態で，片側顔面けいれんと異なり収縮は両側性である．部位限局性のジストニアあるいは心因反応によるものである．治療としてはトリヘキシフェニジル，チアプリド，ハロペリドール，レボドパなどが用いられるほか，ボツリヌス毒素の局所注射も行われる．

チック

特定の動作を常同的に繰り返す状態であり，患者は意識的にその運動を抑制することは可能ではあるが不快感を覚え再びその動作を繰り返してしまう．**心因性反応**によるものと考えられている．運動は上肢近位部，頸部，顔面にみられることが多い．薬物療法としてはハロペリドールが用いられる．

看護のポイント

原因となっている病態に対するケアに加え，以下の点に対する配慮が必要である．

・生活動作介助・外傷予防：不随意運動がいかに ADL の妨げになっているかを観察し，ADL 介助と転倒・打撲・熱傷などの外傷予防の対策を講ずる．また不随意運動を誘発・増強させるような状況・姿勢を見出すこともその管理に有用である．

・身体の消耗への注意：バリズムのような激しい不随意運動ではそれにより身体の消耗をきたし，場合によっては心不全などを生ずることもある．それらの徴候に対する観察も重要である．

・精神的緊張の緩和：不随意運動は多くの場合精神的緊張により増強するため，その緩和のための環境整備も重要である． （千葉厚郎）

パーキンソニズム parkinsonism

1 起こり方

パーキンソン（Parkinson）病の主要症状として，**振戦，固縮，無動，姿勢反射障害**などが知られている．しかし，これらの症状はパーキンソン病だけに特異的に認められるものではない．パーキンソン病における症状の一部が認められた場合，「パーキンソニズム」（パーキンソン症候群）として総括されている．したがって，パーキンソニズムとは，**パーキンソン病および類似の症状を呈する疾患を含む症候的概念である**．表1にパーキンソニズムの症状を示した．これらの特徴的な症状を複数有していれば，パーキンソニズムであるといってよい．

2 症状と診断のすすめ方

原因となる疾患

パーキンソン病の原因は，中脳黒質のドパミ

表1　パーキンソニズムの臨床的特徴

1. 安静時振戦	3. 固縮
2. 無動	4. 屈曲姿勢
動作緩慢（動作がゆっくり）	5. 姿勢反射障害
寡動（動作が少ない）	6. すくみ現象

以上の項目のうち2つ以上，かつ1.または2.のうちどちらか一方を含めばパーキンソニズムであるといってよい．

ンを神経伝達物質とする神経細胞の変性・脱落によって，線条体（被殻や尾状核）のドパミンが枯渇することによる．しかし，パーキンソン病以外のパーキンソニズムの原因は複雑である．パーキンソン病のように線条体でのドパミン作用が減少している場合もあれば，線条体を含む大脳基底核が直接または間接的に障害された結果，パーキンソニズムが生じる場合もある．パーキンソン病以外の症候性パーキンソニズムの原因を表2に示す．

表2 症候性パーキンソニズムの原因

薬剤性パーキンソニズム 血管障害性パーキンソニズム パーキンソン病以外の変性疾患 ・進行性核上性麻痺（PSP） ・線条体黒質変性症（SND）* ・オリーブ・橋・小脳萎縮症（OPCA）* ・皮質基底核変性症（CBD） ・汎発性レビー（Lewy）小体病 ・アルツハイマー（Alzheimer）病 ・固縮型ハンチントン（Huntington）病　など	その他 ・正常圧水頭症 ・脳腫瘍（とくに前頭葉腫瘍） ・慢性硬膜下血腫 ・脳炎後パーキンソニズム ・マンガン中毒 ・脳内石灰化症の一部 ・ウィルソン（Wilson）病の一部

*近年，SNDとOPCAは多系統萎縮症（MSA）として総称され，前者はMSA-P，後者はMSA-Cとよばれている．

● 鑑別診断 ●

鑑別診断には，振戦，無動，固縮などそれぞれの症状の有無を1つひとつ確認するとともに，パーキンソニズム以外の症状があるかどうかに注目する．すなわち，高度の認知機能障害，感覚障害，小脳症状，錐体路徴候や麻痺，高度の自律神経症状などがあれば，パーキンソン病ではない可能性が高い．さらに，パーキンソン病では症状に左右差があることが特徴である．また安静時振戦（じっとしているときに手足がふるえるのに，動作をすると震えが消失する）が出現している場合には，パーキンソン病の可能性が高い．また，パーキンソン病では姿勢反射障害が早期から認められることは少ないので，発症早期から転倒しやすかったり，固縮や振戦が認められない場合には，**進行性核上性麻痺（PSP）や脳血管障害によるパーキンソニズム**などの疾患を考慮する（**表3**）．

また，とくに高齢者の場合には，薬剤がパーキンソニズムの原因となる場合があるので注意を要する（**表4**）．主に抗精神病薬であるクロルプロマジンをはじめとするフェノチアジン誘導体やハロペリドールなどのブチロフェノン系の抗精神病薬を使用していないかチェックする必要がある．いわゆる非定型抗精神病薬（クエチアピン，リスペリドンなど）は**薬剤性パーキンソニズム**を生じるリスクは高くないが，可能性として否定すべきではない．スルピリド（ドグ

表3 パーキンソン病と脳血管障害性パーキンソニズムの鑑別

	パーキンソン病	脳血管障害性パーキンソニズム
発症年齢	50〜60歳	左よりやや高齢
初発症状	振戦が多い	歩行障害や無動
安静時振戦	多い	まれ
固縮	歯車様	鉛管様
姿勢	前屈姿勢	開脚直立
認知症	少ない	多い
強迫泣・笑	ない	あることあり
片麻痺合併	ない	あることあり
脳血管障害危険因子	あまりない	多い
レボドパの効果	あり	なし

表4 パーキンソン病と薬剤性パーキンソニズムの鑑別

	パーキンソン病	薬剤性パーキンソニズム
薬剤服用歴	なし	あり
症状の進行	遅い	速い
初発症状	振戦が多い	振戦が少ない
振戦の性状	安静時振戦	姿勢振戦
筋固縮	歯車様	鉛管様
症状の左右差	あり	なし

マチール®など）使用による薬剤性パーキンソニズムの頻度が高いが，降圧薬であるレセルピンやαメチルドパもパーキンソニズムの原因となりうる．

パーキンソン病とその他のパーキンソニズムを鑑別する際の，もっとも大切な鑑別診断のポイントとして，レボドパ（L-dopa）の効果がある．レボドパの効果がない場合にはパーキンソン病の可能性は考えられない．

診断に必要な検査
● 画像診断 ●

パーキンソニズムの患者の検査として重要なものは頭部MRI検査である．パーキンソン病では頭部MRIに異常は認められない．一方，パーキンソン病以外の変性疾患の場合には，さ

まざまな異常が認められる．
① 進行性核上性麻痺では，中脳萎縮や第3脳室の拡大が認められる．
② オリーブ・橋・小脳萎縮症（OPCAまたはMSA-C）では，特徴的な脳幹・小脳の萎縮が認められる．
③ 線条体黒質変性症（SNDまたはMSA-P）では，線条体の萎縮性変化（MRIのT2強調画像で被殻が低信号域となり，その外側が高信号となる変化）が認められる．
④ 脳血管障害性パーキンソニズムでは，多発性の脳梗塞が認められる．正常圧水頭症では脳室拡大と脳室周囲白質の変化が認められる．

● 血液検査 ●

パーキンソン病に特有な血液検査の異常はない．しかし，ウィルソン病では血中セルロプラスミンが低値となる．また，多発性脳梗塞に伴うパーキンソニズムでは，糖尿病，脂質異常症，高尿酸血症などの危険因子を複数有していることが多い．

3　治療の実際

パーキンソニズムに対する画一的な治療方法や看護指針はない．パーキンソニズムの原因を正しく鑑別し，治療の可能性を追求することが大切である．

脳血管障害性パーキンソニズムでは，進行を遅らせるために脳梗塞の再発防止を図る．危険因子（リスクファクター）を是正し再発予防薬を投与する．

変性疾患の場合は，対症療法しかないが，パーキンソン病に準じて薬物療法の可能性を追求することが多い（病初期にはレボドパが有効なことがある）．

看護のポイント

● 動作障害 ●

動作障害を呈する患者に対する看護はパーキンソン病に準じて行われる．パーキンソニズムの看護は，個々の患者の病状に合わせて行われる必要がある．動作障害に対する過度のサポートは，日常生活の質を考えた場合には逆行する効果を及ぼしかねない．重症度に合わせた指導が必要となる．

● 日常生活動作能力低下 ●

日常生活動作において能力低下が出てくるようになると，たとえ時間がかかっても，できる限り身の回りのことは自分で完結できるように支援するとともに，運動不足による廃用症候群の進行により2次的な能力低下が起きないように注意したい．日常動作能力低下が進行すると，歩行は介助を要するようになるが，臥床を極力避けるように努める．

● 拘縮と褥瘡 ●

拘縮予防のために他動的な関節可動域保持訓練を行い，自力で体位変換できない患者の場合には体位変換で褥瘡発生を予防する．また，パーキンソン病以外の変性疾患，とくにSNDやOPCAなどの多系統萎縮症（MSA）では，自律神経症状が強いので注意を要する．起立性低血圧の出現に対しては薬物療法の効果が不十分である場合が多いので，急激な体位変換を避け，弾性ストッキングの使用も考える．

● 嚥下困難 ●

嚥下困難が出現すると水分摂取量が十分でなくなり，脱水状態になりやすい．重症になると，誤嚥性肺炎，尿路感染症，拘縮，褥瘡などの対策が必要となるが，病状を的確に把握して，膀胱へのカテーテル留置，経鼻チューブや胃瘻造設などの適応を検討する．

〔三輪英人〕

運動麻痺 motor paralysis

1 起こり方

　運動麻痺があるということはまず筋肉に力が入らず筋力そのものが低下していることである．しかし，その原因は多岐にわたる．これを理解するには，まず，手足の運動機序を知ることが大切である（図1）．筋肉への運動の指令は大脳半球運動野にある神経細胞から錐体路を下行して脊髄の運動神経細胞（前角細胞）に連絡する．錐体路は大脳では内包を形成し，橋・延髄を下行して交叉し対側を下って脊髄運動細胞（前角細胞）にいたる（**上位運動ニューロン**）．前角細胞からは運動神経が骨格筋に分布している（**下位運動ニューロン**）．筋に到達した後は神経・筋接合部を経由して筋収縮を起こす．これらのいずれの部位障害でも運動麻痺が出現する．

2 症状と診断のすすめ方

　まず，力そのものが入らないのか，力は入るのにうまく運動ができないのかをみることが重要である．力が入らないのであれば運動麻痺で，手足のどの部位に力が入らないのか，一側の手足であるのか，左右の手足が同じように力が入らないのか，手足の先の方なのか，体に近いところなのか，顔面もあるのかなどを観察する．また，発症の経過も重要で，急に症状が出てきたのか，緩徐に進行しているのか，あるいは自分では自覚しておらずほかの人から指摘されたのかなど観察する．さらに，随伴する症状も診断には重要で意識障害があるか，しびれもあるか，排尿障害や手足の変形を伴っているかなどである．

分 類

　運動麻痺は麻痺の程度により，随意運動がまったくできない**完全麻痺**（paralysis）と，ある程度運動できる**不完全麻痺**（paresis）に分けられる．また，麻痺の性状により**痙性麻痺**と**弛緩**

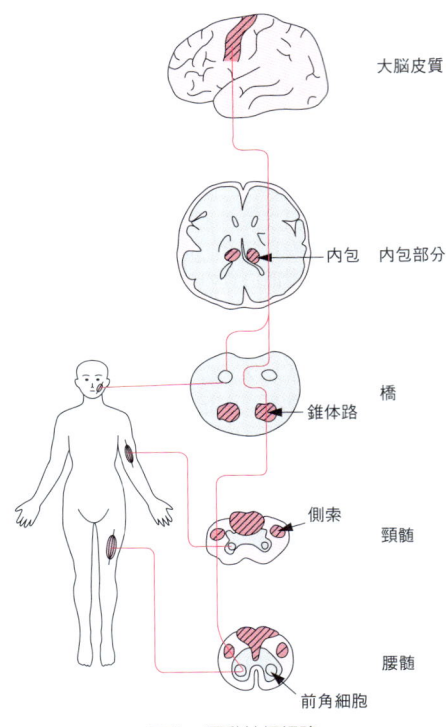

図1　運動神経経路
［岡　尚省：未病クリニック，橋本信也編，337頁，中央法規，2004］

性麻痺に分けられる．痙性麻痺は1次（上位）運動ニューロンの障害で，筋緊張亢進（痙性），深部腱反射亢進，病的反射，表在腹壁反射の消失が特徴である．弛緩性麻痺は2次（下位）運動ニューロンの障害で筋弛緩，深部腱反射の消失，線維束性攣縮，筋萎縮などを起こす．
　運動麻痺のパターンからは麻痺が出現している責任病巣をある程度推測することができる（図2）．大脳皮質や内包の障害では多くは一側の上下肢の動きが障害されるいわゆる**片麻痺**となる．原因としては脳梗塞や脳出血がある．発症は急速で一般的に脳梗塞は起床時に運動麻痺

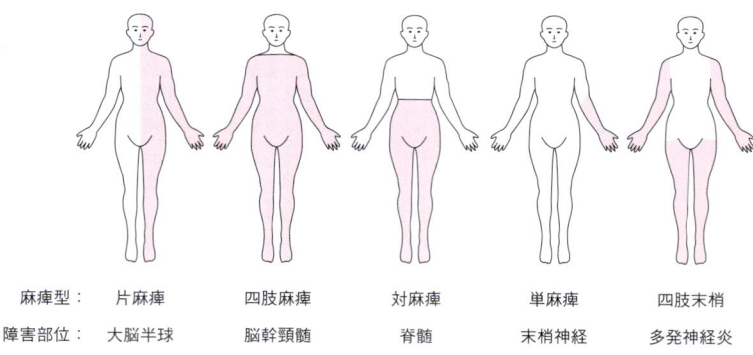

麻痺型：	片麻痺	四肢麻痺	対麻痺	単麻痺	四肢末梢
障害部位：	大脳半球	脳幹頸髄	脊髄	末梢神経	多発神経炎

図2 麻痺のタイプと障害部位
［岡　尚省：未病クリニック，橋本信也編，340頁，中央法規，2004］

を自覚することが多く，脳出血は日中活動期である．心房細動などの不整脈が原因の心原性脳塞栓では昼間の活動期に起こすことがある．脳幹の障害では両側の上下肢の麻痺（**四肢麻痺**）を生じることが多く，しばしば意識障害も高度である．**多発性硬化症**などの脱髄疾患でも中枢神経系の運動神経線維の髄鞘脱落から麻痺が起こる．

脊髄では**脊髄半側症候群**［ブラウン・セカール（Brown-Séquard）症候群］や**脊髄横断障害**により麻痺が出現するが障害レベルにより麻痺の出現が変わる．頸髄レベルでは**片麻痺**や**四肢麻痺**，胸髄レベルでは下肢の**単麻痺**や**対麻痺**を生じる．代表的なものとしては脊髄腫瘍，脊髄炎，多発性硬化症，脊髄血管奇形，HTLV-Ⅰ関連脊髄症，家族性痙縮対麻痺，亜急性脊髄連合性変性症などがある．いずれも脊髄のMRI画像が重要である．HTLV-Ⅰ関連脊髄症では髄液のHTLV-Ⅰ抗体が陽性になる．**亜急性脊髄連合性変性症**では，大球性大色素性の貧血がありビタミンB_{12}の血中濃度が低下している．**筋萎縮性側索硬化症**では，上位運動神経障害として痙性麻痺が出現する．頭部のMRIでしばしばT2強調画像で内包の高輝度像を認める．筋萎縮，線維束性攣縮などの下位運動ニューロン症状も認められる．

手足の両側性の麻痺では末梢運動神経では風邪などのウイルス感染の数日後から四肢の筋力低下を生じる**ギラン・バレー**（Guillain-Barré）**症候群**がある．しばしば手袋靴下型のしびれや感覚低下を伴っている．一方の手などの単麻痺は神経が靱帯や筋膜を貫くときに挟まれて生じる絞扼性神経障害や外部から圧迫により生じることがある．**手根管症候群**は手首を使う仕事の中年の女性に多く，親指の筋力低下と親指から人差し指，中指のしびれや痛みも伴う．下垂手は橈骨神経麻痺であり上腕の圧迫で生じる．

神経筋接合部の障害は自己免疫疾患である**重症筋無力症**があるが，症状は運動麻痺というよりも疲れやすさ（易疲労性）を訴える．好発部位は上眼瞼挙筋，外眼筋や嚥下筋で，眼瞼下垂，複視，嚥下障害などが出現する．四肢の両側性の筋力低下を起こすものには多発性筋炎がある．自己免疫疾患であり発熱，筋痛などとともに四肢近位の筋力低下を起こす．筋ジストロフィーも四肢近位筋優位の筋力低下を起こす．幼少時に発症する**デュシェンヌ型**が有名である．**周期性四肢麻痺**は急速に出現し感覚異常はなく手足の脱力が起こる．電解質異常（カリウム）で出現する（**表1**）．

3　治療の実際

運動麻痺を起こしている原因をまず的確に判断することが重要である．脳梗塞は3時間以内であれば**血栓溶解療法**（t-PA）を考慮する．t-PAは脳出血を起こす可能性もあり，症例ご

表1　障害部位による麻痺の出現

障害部位	障害のパターン	考えられる疾患
1. 大脳皮質	片麻痺	脳梗塞，脳出血，脳腫瘍，頭部外傷
2. 内包部分	片麻痺	脳梗塞，脳出血，脳腫瘍
3. 基底核	運動緩慢，不随意運動，片麻痺	パーキンソン(Parkinson)病，ハンチントン(Huntington)病，基底核梗塞，基底核出血
4. 視床	片麻痺，深部知覚性運動失調	視床梗塞，視床出血
5. 脳幹	四肢麻痺	脳幹梗塞，脳幹出血，多発性硬化症
6. 小脳	運動失調	脊髄小脳変性症，小脳梗塞，小脳出血
7. 脊髄	四肢麻痺，対麻痺	変形性脊椎症，多発性硬化症，脊髄炎，脊髄腫瘍，脊髄血管奇形
8. 運動神経	単麻痺，手足の末梢の麻痺	多発性神経炎（ギラン・バレー症候群），遺伝性神経障害，絞扼性神経障害
9. 神経筋接合部	瞼の下垂，複視，疲れやすさ	重症筋無力症，ボツリヌス中毒
10. 筋疾患	手足の躯幹に近い麻痺	多発性筋炎，筋ジストロフィー，周期性四肢麻痺，代謝ミオパチー

［岡　尚省：未病クリニック（橋本信也編），339頁，中央法規，2004］

とに禁忌や慎重投与の基準を遵守することが大切である．適応のないものや時間が経過した例では**抗血小板薬**や**抗凝固療法**を行う．脳出血であれば保存的には血圧のコントロールや脳圧降下剤［濃グリセリン（グリセオール®）］の投与などを行う．外科的治療は意識清明な例では適応がなく，深昏睡例でも転帰が不良であり適応はない．原則的にはその中間の意識レベルで血腫の除去により機能が良好となりうる症例に対して血腫除去術が適応となる．

多発性硬化症では急性期には**ステロイドパルス療法**（メチルプレドニゾロン 1,000 mg，3日間）や，**血漿交換療法**を行う．再発予防にはインターフェロンβ-1bと1aの適応がある．HTLV-Ⅰ関連脊髄症は持続的なステロイド療法を行い症状に合わせて徐々に減量を行う．亜急性脊髄連合性変性症では**ビタミン B$_{12}$** の補充療法を行う．ギラン・バレー症候群では急性期にγ-グロブリン**大量療法**を行う．手根管症候群は安静にて軽快する場合もあるが，運動麻痺のある場合は手根部の手術も考慮する．重症筋無力症は胸腺腫のある場合や全身型の場合は**胸腺摘出術**を考慮しステロイド療法を加える．

看護のポイント

運動麻痺の原因の中には意識障害・感覚障害・膀胱直腸障害などを生じ，関節の拘縮や変形，褥瘡，誤嚥性肺炎，尿路感染症などを起こしやすい状態となる．とくに，脳梗塞や脳出血の運動麻痺は関節の拘縮，痙性による四肢・体幹の変形に注意する．関節の拘縮や筋萎縮の予防のために早期より**関節可動域訓練**を行う．四肢関節の他動運動・自動運動を行い**良性姿位保持**に心掛ける．指は**屈曲拘縮**を予防するためにハンドロールを，下肢は**尖足予防**にフットボードを用いる．体位変換を2時間ごとに行い**褥瘡予防**に努める．転落防止のためにベッド柵を四方に設置する．歩行は下肢では麻痺が軽度の場合でもバランスがとりにくく転倒しやすい．**転倒センサー**の活用など転倒予防策をあらかじめ検討しておくことも大切である．運動麻痺は今まで行ってきた身の回りのことができなくなり，身体的な侵襲とともに精神的な侵襲も多くそのケアが重要である．患者はもちろんのこと家族に対しても医療連携や在宅訪問診療など連携して自立に向けた身体面のケアとともに精神的なケアを行っていく．

（岡　尚省）

筋萎縮 muscular atrophy

1 起こり方

　筋肉を動かすためには，大脳皮質の1次運動野からの指令が，①上位運動ニューロン→②下位運動ニューロン→③神経筋接合部→④筋肉へと伝わることが必要である．この過程のどこかに障害が生じると，運動麻痺をきたすことになる．この場合，筋肉に力が入らなくなったり（筋力低下），障害部位によっては筋肉が細くなったりする（筋萎縮）（表1）．上記の症状は急速に進行・完成する場合もあるし，緩徐に進行するために発症時期が明確にできないときもある．

2 症状と診断のすすめ方

　筋萎縮とは筋肉の体積が病的に減少することであり，その結果として筋力は低下する．筋萎縮は筋肉を支配している下位運動ニューロンの障害による**神経原性筋萎縮**と筋肉そのものの障害による**筋原性筋萎縮**の2つに分けられる．ま た上位運動ニューロンの障害，長期臥床，関節拘縮，ギプス固定などにより筋肉は細くなるが，これらは筋肉が使われないことによる2次的な筋萎縮であり，このような状態を**廃用性筋萎縮**という．一般的には神経原性筋萎縮では遠位筋優位（四肢末端などの体幹から遠い筋），筋原性筋萎縮では近位筋優位（肩甲部や骨盤部などの体幹に近い筋）の筋力低下を認めるが，例外もある（表2）．

　原疾患を正確に診断するためには，詳細な問診が重要である．発症のしかた（脳血管障害による場合は急性発症である），筋力低下の部位やその後の広がり方（近位筋・遠位筋のどちらから筋力が低下したか），家族歴の有無［筋ジストロフィーやシャルコー・マリー・トゥース（Charcot-Marie-Tooth）病など］などについて聞き出す．

　視診で筋萎縮の有無を確認し，近位筋もしくは遠位筋優位の障害かどうか，左右差があるかどうか注意する．筋肉が自発的にピクピクと不

表1　障害部位による特徴と主な疾患

	腱反射	病的反射	筋力低下	筋萎縮	筋トーヌス（筋緊張）	代表的な疾患
上位運動ニューロンの障害	亢進	陽性	＋	−	痙性	脳血管障害（脳梗塞，脳出血），多発性硬化症
下位運動ニューロンの障害	低下〜消失	陰性	＋	＋	弛緩性	脊髄性筋萎縮症［ウェルドニッヒ・ホフマン（Werdnig-Hoffmann）病］，クーゲルベルク・ヴェランダー（Kugelberg-Welander）病，球脊髄性筋萎縮症［ケネディ・オルター・スン（Kennedy-Alter-Sung）症候群］，末梢神経障害（シャルコー・マリー・トゥース病） 筋萎縮性側索硬化症
神経筋接合部の障害	正常	陰性	＋	−	正常	重症筋無力症
筋肉の障害	低下	陰性	＋	＋	弛緩性	進行性筋ジストロフィー，筋強直性ジストロフィー，多発性筋炎，皮膚筋炎

重症筋無力症に伴う筋力低下は時間帯によって異なり，日内変動を認める．

表2 筋萎縮と主な疾患

	近位筋優位の筋力低下	遠位筋優位の筋力低下
神経原性筋萎縮	脊髄性筋萎縮症（ヴェルドニッヒ・ホフマン病，クーゲルベルク・ヴェランダー病）	筋萎縮性側索硬化症，末梢神経障害（シャルコー・マリー・トゥース病）
筋原性筋萎縮	進行性筋ジストロフィー，多発性筋炎，皮膚筋炎	筋強直性ジストロフィー，遠位型ミオパチー

規則に短時間収縮している場合は線維束性収縮を考え，筋萎縮性側索硬化症などの運動ニューロン疾患を疑う．ハンマーで筋肉を軽く叩くと誘発されることがあるので試みるとよい．そのほか，顔面に特徴的な浮腫性紅斑（ヘリオトロープ疹）がみられるときは皮膚筋炎，白内障，前頭部の脱毛，強く握りしめた手が開きにくいといったミオトニー現象などを認めるときは筋強直性ジストロフィーを疑う．睡眠や休息で症状が改善したり，午前中より午後のほうに症状が強くなるといった日内変動がある場合は重症筋無力症を考える．

生化学的検査において，筋原性酵素であるCK，AST，ALT，LDH，アルドラーゼが上昇しているときは筋肉の障害を考える．そのほか特殊な検査としては，神経伝導検査，筋電図検査，筋生検（上腕二頭筋や大腿四頭筋などより行う），神経生検（腓腹神経より施行）などがある．これらを行うことにより，筋力低下や筋萎縮の原因が上記1の①〜④のどこに存在するのか明らかになることもある．

3 治療の実際

遺伝性疾患である場合は有効な治療法がなく，対症療法が中心となる．一方，治療が可能な疾患においては，ステロイド療法（経口や点滴），γ-グロブリン大量療法，血漿交換療法などを考慮する．

看護のポイント

原疾患について十分に理解し，患者が少しでも有意義な日常生活を送れるように指導する．遺伝性疾患を含む治療法のない疾患に対しては，患者の気持ちを把握し，謙虚な態度で接する．日常生活の障害は，理学療法や作業療法により改善することがあるので，専門職のスタッフと相談する．関節拘縮の予防，補助具の使用が有効な場合もある．

（水野裕司）

感覚障害・しびれ sensory disturbance, numbness

1 起こり方

感覚障害やしびれは，感覚神経伝導路（末梢神経〜後根神経節〜脊髄〜脳幹〜視床〜大脳皮質）のいずれの部位で障害を受けても生じうる．感覚が低下していたり感じないということのほか，「ジンジン・ビリビリする」などの異常感覚も広い意味の感覚障害に含まれ，とくに後者に対してしばしば「しびれ」という言葉が用いられる．異常感覚がさらに強くなると，同時に痛みを伴うこともある．

障害の原因は血管障害，腫瘍や骨・軟部組織の変性・炎症に伴う圧迫，神経組織そのものの変性（遺伝性のものを含む）・炎症など多彩であるが，上述のように最終的には感覚神経系に影響が及ぶことによって感覚障害・しびれを生ずる点は共通している．

感覚の分類

感覚は「五感」などと称され，さまざまな種類のものがあるが大まかに表1のように分類

感覚障害・しびれ 217

表1 感覚の分類

①表在感覚	皮膚に存在する感覚器を通して入力される触覚・痛覚・温度覚がこれに含まれる	
②深部感覚	関節・筋・腱に存在する感覚器を通して入力される振動覚・位置覚・運動覚がこれに含まれる．表在感覚に比べてイメージしにくいかもしれないが，重力や加速度を感知し自身の置かれた状態を把握するために必要な情報である．表在感覚と深部感覚は合わせて体性感覚とよばれる	
③内臓感覚	体性感覚に対して内臓の機能・感覚にかかわるものである．悪心，尿便意や内臓痛などに関係する	
④特殊感覚	いわゆる脳神経とつながる特有の感覚受容器からの入力で，嗅覚(嗅神経)・視覚(視神経)・味覚(顔面神経-鼓索神経・舌咽神経)・聴覚(内耳神経-蝸牛神経)および平衡覚(内耳神経-前庭神経)が含まれる	
⑤皮質性感覚	入力された感覚に対し大脳による処理を経て識別される感覚で，触覚を介して触れられた2点が異なることを認識する二点識別覚，手掌に書かれた文字，あるいは手に触れた物品が何であるかを識別できる能力などのことである．複合感覚ともよばれる	

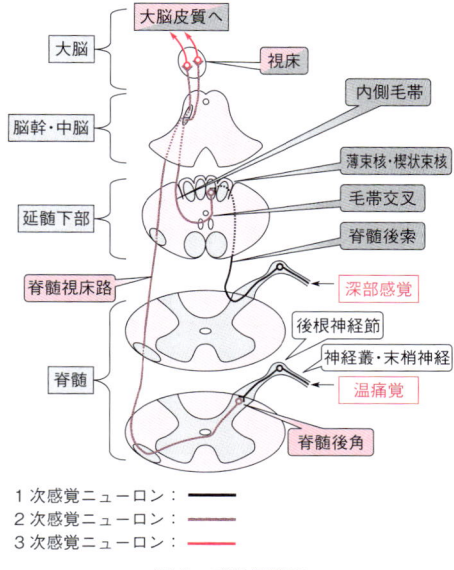

図1 感覚伝導路
脊髄レベルで交叉する経路(温痛覚)と延髄下部で交叉する経路(深部感覚)を模式的に示す．

1次感覚ニューロン：━━
2次感覚ニューロン：━━
3次感覚ニューロン：━━

して考えるとよい．

このうち**表在感覚**と**深部感覚**は四肢末梢から末梢神経を経て入力されるが，脊髄への入力路である後根から大脳への上行経路が異なっている．後根神経節に存在する1次感覚神経細胞(ニューロン)の入力側が末梢神経に相当し，出力側の軸索が後根を経て脊髄にいたる．

表在感覚(とくに温痛覚．触覚についてはその一部のもののみ)は脊髄後角で2次感覚ニューロンにシナプス(次の神経細胞につながって，情報を伝えること)し，その軸索は中心管の前方で交叉した後，**脊髄視床路**となって，**対側**の脊髄側索から脳幹をずっと上行する．そして視床で第3次感覚ニューロンにシナプスし，その軸索が大脳皮質の中心後回へといたる．

一方，**深部感覚**(先の経路を通らなかった残りの触覚を含む)のほうは第1次感覚ニューロンの軸索が**後索**をそのまま上行し，延髄にある薄束核・楔状束核で第2次感覚ニューロンにシナプスして内側毛帯となり，延髄レベルですぐに交叉して(毛帯交叉)脳幹を上行し視床の第3次感覚ニューロンにシナプスして大脳皮質にいたる(図1)．

運動神経の下行経路(錐体路)は1種類だけであるのに対し，感覚神経は伝える情報によって異なる2つの上行経路があるのが大きな特徴である．感覚障害の分布とその組み合わせにより，障害高位を推定することが可能となるため感覚神経伝導路の解剖を理解しておくことは重要である．

2 症状と診断のすすめ方

病歴情報

感覚障害は大きく，「感じが鈍い，感じない」陰性症候と，しびれや痛みを呈する陽性症候とに分けて考えることができる．後者は異常感覚とよばれ，これはさらに「何もしていなくてもジンジンする」などの自発的な**異常感覚**と，外

から感覚刺激を与えたときに正常の感じ方とは異なった感じ方をする(たとえば「触るとビリッとする」など)**錯感覚**の2つに分けられる.

● **陰性症候と陽性症候** ●

陰性症候は軽度の感覚の低下から完全な脱失までさまざまな程度のものがありうるが,比較的急性に生じた場合には「触った感じが鈍い」などといった自覚的訴えとなりうるものの,緩徐に進行する場合には,しばしば患者自身は感覚の低下を自覚しておらず,褥瘡や熱傷(無痛熱傷)などを生じたことをきっかけに感覚低下に気づかれることもある.これに対して,陽性症候であるしびれや痛みは,患者の訴えとなることがほとんどであるので,自覚症状の内容を詳しく検討することが非常に重要な診断の手掛かりとなる.

● **問診での注意点** ●

ここで,「しびれ」という言葉は日本語においてはさまざまな使われ方をすることにとくに注意が必要である.単に「しびれるのですね」と聞いただけで次に診療をすすめることは,大きな情報を失うだけでなく,しばしば誤診のもととともなる.「しびれ」は多くの場合感覚に関する症状をさすが,「痺れ」という字が使われることからも推測されるように,動かないこと,すなわち筋力低下・運動障害を「しびれ」と表現する人も,とくに高齢者に多い.「しびれ」が感覚の症状の場合にもビリビリしびれるのか,ピリピリか,ジーンか,なんとなく違和感があるのかなど,「しびれ」の内容の詳細を明らかにすることが重要である.

深部感覚が障害された場合は感覚性の失調(筋力低下がないにもかかわらず運動を適切に遂行できない)を生じ,「フラフラする」「まっすぐ歩けない」など,運動障害の訴えとなることもある.

病歴情報としては,「いつから」「どの部位に」「具体的にどのような障害を生じた」か,そしてそれが停止しているか,進行しているかの経過を把握する.また疾患によっては特徴的な病歴が診断に役立つ.たとえば正中神経が手根管で圧迫されることによって生じる「手根管症候群」では,手をよく使う職業に就いている,朝方に症状が強い,あるいはしびれで夜中に目が覚める,自転車に乗る・本を持つなどの動作で増悪するなどの病歴が特徴的である.

■ **診察所見**

神経学的診察によって,客観的に感覚障害の分布,障害されている感覚の種類,随伴する運動障害などを明らかにすることが診断に役立つ.

表在感覚については,ティッシュペーパーや爪楊枝などを用いて**触覚・痛覚**が低下している範囲を把握する.**温度覚**は温冷水を入れた試験管を用いて検査する.症状がない部位を10点満点として比較することなどにより,ある程度客観的に感覚低下の程度を記載することができ,経過を追う際に有用である.

深部感覚は,音叉の振動を何秒程度感じることができるかという**振動覚**,指趾の位置(屈曲位・伸展位)を正答できるかという**位置覚**が代表的であり,そのほか,閉眼した状態で,片手の母指を対側の手でスムースに掴むことができるか,閉脚起立を維持できるか[ロンベルグ(Romberg)徴候]なども位置覚の検査に用いられる.

● **障害分布の解離** ●

表在感覚と深部感覚の障害分布の解離から障害部位を推測できる場合がある.一例として脊髄において左右半分のいずれかのみが障害された場合を考えてみる.障害側で**錐体路**と後索を上行している**深部感覚**が障害され,健側から交叉して**脊髄視床路**を上行する**温度覚・痛覚**が障害される.障害高位では後根神経節を通って入力される感覚すべてが障害されることから,障害高位では障害側の全感覚が脱失し,それ以下の運動・深部感覚障害と健側の温度覚・痛覚の障害を示すことになる.この病態はブラウン・セカール(Brown-Séquard)症候群と称されるが,詳細に感覚障害の分布と様式を検討することで,解剖学的障害高位を推定することができる一例である.もちろん感覚神経障害に解離がない場合も,特定の**神経根**や**末梢神経**の障害であればその**支配領域**から障害高位・神経の推定

は可能である．また全身の末梢神経が障害されるポリニューロパチーとよばれる病態では，一般に障害の強さは神経の長さに比例し，四肢末梢に症状が強い「**手袋靴下型**」とよばれる分布をとる．

感覚障害の分布や様態が解剖学的に説明しがたい場合は，器質的な障害ではなく解離性障害（ヒステリー）による訴えである可能性も考慮する必要がある．

感覚障害・しびれをきたす疾患

原因となる疾患について障害高位別に代表的なものを**表2**にあげる．

診察で得た所見と，発症・進行形式，職業や飲酒習慣などの社会歴・家族歴などの情報から**表2**のような疾患を想定し，各種検査を計画し確定診断を行う．

検査所見

◆ 血液・髄液検査 ◆

血液では糖尿病やビタミンB群の欠乏などの代謝異常の確認や，膠原病など全身性疾患の症状としての神経障害を疑った場合にCRPや赤沈といった炎症所見の確認や診断につながる各種自己抗体の検索を行う．がんの関与が疑われる場合は腫瘍マーカーの検索を行う．炎症による脊髄・脊髄根の障害を疑った場合は，髄液検査で細胞・タンパクの上昇がないか，血清学的梅毒反応の有無，中枢神経系においての炎症を示すオリゴクローナルバンドの確認や脱髄が起きたことを示すミエリン塩基性タンパクの上昇などを確認する．

◆ 画像診断 ◆

MRIを用いることで障害高位と想定した部分における，梗塞・出血巣や腫瘍，骨・軟部組織の変性による圧迫所見などを確認できる．さまざまな撮像法で得られる組織の信号変化の比較から病変の質的診断も可能である．また造影剤を用いた撮影を行うことで活動性の炎症病変を確認できる．侵襲なく全身の評価が可能であるが，画像所見での異常と患者の症状が一致するか慎重に解釈を行うべきである．高齢者では，MRI上の脳の虚血性変化や脊柱管狭窄などの所見は高頻度でみられるものであり，現在

表2 感覚障害・しびれの障害高位別原因疾患

1 大　脳
　①出血・梗塞などの脳血管障害とそれによる後遺症
　②脳腫瘍
2 脊　髄
　①血管障害・動静脈奇形
　②脊髄腫瘍
　③外傷，脊椎・靱帯の変性による脊髄障害
　④脊髄炎
　　・多発性硬化症や膠原病に合併するものなど自己免疫性疾患によるもの
　　・梅毒，ウイルスなどの感染によるもの
3 脊髄神経根
　①脊椎・椎間板の変性による脊髄根症
　②帯状疱疹ウイルスによる炎症
4 神経叢〜末梢神経
　①代謝や中毒など全身性の要因によるもの
　　・糖尿病性ニューロパチー，アルコール性ニューロパチー
　　・ビタミンB_1欠乏（脚気）
　　・抗がん薬や有機溶媒などによる障害
　②末梢神経を支配する血管に生じた血管炎に伴う障害
　　・結節性動脈炎・アレルギー性肉芽腫性血管炎
　③外傷・腫瘍または解剖学的構造による圧迫
　　・胸郭出口症候群，手根管症候群・肘部管症候群など
　④ギラン・バレー（Guillain-Barré）症候群・慢性炎症性脱髄性多発根神経炎など
　⑤シャルコー・マリー・トゥース（Charcot-Marie-Tooth）病などの遺伝性疾患
　⑥がんや悪性リンパ腫の神経への浸潤やその遠隔効果

の訴えの原因となっているとは限らないことに十分な注意が必要である．

◆ 生理学的検査 ◆

電気刺激を用いて神経系の伝導を評価する神経伝導検査や，筋肉に針を刺して，筋活動を調べる針筋電図検査などがある．検査に伴う多少の不快感はあるが，生体内での生理的な情報伝達に用いられている電気現象について評価することができるため，患者の症状を説明しうる部位に異常が確認できた場合はその部位診断への価値は大きい．また末梢神経においてはその障害が脱髄か軸索障害かなどの質的診断も可能で，病状に並行して改善・増悪することから経過観察にも有用である．

● 生検・遺伝子検査 ●

　神経生検は，血管炎の証明やそのほかの特殊な病態を診断するために行われる場合がある．足の外果後方を走行する**腓腹神経**が，感覚神経しか含まず，表在性に走行しているという理由で生検対象として用いられる．生検後は足外側部に感覚障害が永続し，時に不快な異常感覚を残すこともあることから適応を慎重に検討すべき検査である．以前はシャルコー・マリー・トゥース病などの遺伝性ニューロパチーも適応となっていたが，近年はこれらについては遺伝子検査で診断がつく場合が多い．

3　治療の実際と看護のポイント

　病変のレベル，質的診断を通じ病名診断がなされればその病態に応じた治療が選択される．原疾患に対し治療法があるもの，あるいは進行を抑制する治療法がある場合はまずそれらが選択される．

　腫瘍であれば，外科的切除や抗がん薬・放射線療法が検討される．脊髄や脊髄根などへの圧迫による症状であれば，ネックカラー装着などによる局所の安静，血流改善を期待したプロスタグランジン製剤の内服や点滴，整形外科的には局所でのブロック，適応を考慮して手術療法が選択される．手根管など末梢での圧迫においても基本的には同じ考え方で治療を検討する．

原因別の治療

　糖尿病やビタミンB群の不足などの代謝異常では血糖コントロールやビタミンB群のすみやかな補充など是正可能な代謝異常の補正を行う．

　自己免疫性の脊髄炎・神経炎などの場合はステロイド，免疫抑制薬やγ-グロブリン大量療法が考慮される．

　血管障害を含めて後遺症として感覚障害が残った場合や，変性疾患や遺伝性疾患など原病に対する治療が確立していないものに対しては対症療法が行われる．末梢神経障害では修復促進を期待してビタミンB_{12}製剤が使用されることが多い．

　感覚低下について薬物治療はないが，位置覚の低下している場合は視覚で確認して動作を行うことを指導することで2次的外傷を防止し，温度覚が低下している場合は熱傷，痛覚が低下している場合は外傷の受傷・悪化，褥瘡などについて本人・家族への指導が重要である．経過が長い場合，患者本人が感覚低下に慣れ，客観的には明らかな異常ですら病的と自覚できていないこともあり注意を要する．

　しびれ・痛みなどに対しては，通常の非ステロイド抗炎症薬が使用される．また保険適用外ではあるが，神経伝導・伝達にかかわるイオンチャネルや伝達物質の調整作用を期待して，三環系抗うつ薬であるアミトリプチリン，カルバマゼピン，ガバペンチンといった抗てんかん薬が使用されてきた．最近になってカルシウムチャネルへの作用により効果を発揮するプレガバリンが発売され，「末梢性神経障害性疼痛」に保険適用がある．

　また糖尿病性ニューロパチーの軽症例では，神経内のソルビトール蓄積を阻害することで神経を保護する目的でエパルレスタットが，対症的には抗不整脈薬であるメキシレチンが使用される．そのほかには漢方薬や整形外科的なブロックなどの対症療法が行われている．

症状把握のための評価法

　感覚障害は客観的に症状の推移を把握することがむずかしいが，上記のような治療を行う場合，準客観的に症状をスコア化する（もっとも悪化した状態を10点として現在が何点であるかなど），あるいは視覚連続尺度（ビジュアルアナログスケール）などを用いることで評価を行い，治療に反映させ，効果のない治療を漫然と続けることがあってはならない．また強いしびれ・痛みがある場合でも経過とともに慣れを生じることもあるので，訴えを傾聴し治療がすみやかに奏功しなくとも患者が見捨てられたなどと感じないよう励ますことも重要である．

〔小川　剛，園生雅弘〕

失語，失行，失認 aphasia, apraxia, agnosia

1 起こり方

失語，失行，失認とは**高次脳機能障害**ともよばれる．高次脳機能障害とは，後天的な中枢神経系（主に大脳）の損傷によって，言語・思考・記憶・行為・学習・注意などの機能に障害が起きた状態をさす．これらの症状が出現すると，周囲の状況にあった適切な行動が選べなくなり，生活に支障をきたす．高次脳機能障害を示す主な疾患は，脳梗塞などの脳血管障害，頭部外傷，脳炎，脳腫瘍など多岐にわたる．脳腫瘍などの場合を除き，症状は急に出現する．たとえば失語は脳血管障害の後遺症としてしばしば認められる．米国だけで，失語症を有する患者が新たに年間約8万人生まれているといわれている．

失 語

失語は，いったん獲得された言語機能が中枢神経系の損傷によって言語の理解と表出に障害をきたした状態と定義される．聞く，話す，読む，書くという言語機能が障害されている状態である．失語は，左半球の障害によって起きることが多い．右利きの場合そのほとんどが左半球の障害後に，左利きの場合であってもその約2/3が左半球の損傷後に失語になるといわれている．健常者では，話された言葉の理解では，左半球の側頭葉の一部が重要な働きをしており，また発話については同じく左半球の前頭葉の一部が重要な役割をしている．このためそれぞれの部位が障害されると，様相の異なる失語が生じるとされている．左半球の前頭葉下部を中心とした領域の障害によって非流暢なタイプの失語症（**ブローカ失語**）が生じ，側頭葉を中心とした領域によって流暢性の保たれた失語（**ウェルニッケ失語**）が生じる．**非流暢**な失語とは，ほとんど話をしない，努力してつっかえつっかえ話し，句の長さは短く，しゃべり方が遅く，リズムや抑揚の障害がある失語である．**流暢な**失語とは，話す量はほぼ正常，努力性は認められず，句の長さは正常，話す速度も正常だが，「とけい」を「めけい」と言う，あるいは「とけい」を「めがね」と言う言い誤り（錯語という）が多い失語である．

失 行

指示された運動を誤って行う，渡された物品を誤って扱う場合を「**失行がある**」という．指示された運動や物品を扱おうとする側の上肢にほかの運動障害（麻痺，失調など）がないことが条件となる．失行は失語と同様に左半球との結びつきが強い．左半球の頭頂葉の障害によって生じる．おそらくは，たとえば兵隊の敬礼などの運動のプログラムは左半球に蓄えられており，そのプログラム自体が障害されるか，あるいはそこは保たれていても実際の運動を行う上肢の運動命令を司る部位との連絡が途絶えて生じると考えられている．

失 認

失認とは，ある感覚を介して対象物を認知することができないことである．別の感覚を介すれば，それが何かは把握できる．視覚，聴覚，触覚などについて失認が存在すると考えられている．感覚低下や知能の低下や意識障害では説明できない障害である．視覚失認とは，要素的な視覚機能（視力や視野など）と一般的な認知能力が保たれているのに，その対象物をひとまとまりとして把握できないか（統覚型視覚失認），あるいは対象物をひとまとまりとして把握できるがそのものが何であるかわからない状態（連合型の視覚失認）という状態である．視覚失認は，両側後頭葉の損傷で生じる．

2 症状と診断のすすめ方

失 語

話す，聞く，読む，書くというおのおのの側面について観察する．たとえば，「どうしましたか」「今何に困っていますか」などと患者に

話しかける．そしてその答える様子から質問を取り違えていないか，また先に述べた流暢性の判定などを行う．錯語の有無などにも注意する．また物品をみせて呼称できるかを調べる．失語患者は次々に呈示される物品名を正しく答えるのはむずかしい．**話し言葉の理解**については，たとえば「左手で右の耳に触ってください」などと患者にいってみる．質問に応じられなければ，「私は赤い服を着ていますか？」などの「はい．いいえ」で答える質問をする．さらに簡単な文章を音読させるなどで**読む**側面を調べる．失語の患者はそのほとんどが**書字**に障害を示す．たとえば「とけいと書いてください」という書き取りや，住所を書かせるなどの自発書字は失語を疑う場合に必ず調べる．「とけい」を誤って「めけい」と書く．「時計」のうち「計」だけ書くなどはよくみられる．

失　行

患者は動作がうまくできないことを訴えないことが多い．まず口頭命令に応じて以下のような動作を行うことができるか調べる．①慣習動作（例：バイバイ，敬礼，おいでおいで）．②物品なしに物品を使う動作（例：かなづち，のこぎり，かぎ）．口頭命令が失語の存在などのために理解できなかった場合には，検査者がこれらの動作を実際にしてみせて，検査者が行ったその動作をまね（**模倣**）させて調べる．口頭命令や模倣において，ある動作をほかの動作と取り違える誤りを示したり，無意味な反応（手をぐるぐる回すなど）を示したり，前に行った動作と同じ動作をしたり（保続）した場合，失行があると考えてよい．ただし，「運動を行わない」場合は，失行とは断定できない．

視覚失認

物品，物品の絵，幾何学図形が目の前に提示されても，患者は呼称することができない．しかし患者は，触覚，嗅覚，聴覚の手がかりがあれば，その物品の名前をいうことができる．統覚型の視覚失認では，形の弁別は単純な形の場合でも障害されている．物が何であるかわからないのにその形の模写が正確にできる場合は，連合型の視覚失認と考えられる．

3 治療の実際

高次脳機能障害の治療としてはリハビリテーションが行われる．ここでは，主に脳血管障害例における失語の言語療法について述べる．

言語療法の開始時期としては，意識が完全に清明であり，失語が存在していることが確認できてからということになろう．また患者の全身状態が安定し，普通はしばらく（30分くらい）坐位をとってもとくに疲れない状態となってからということになる．まず失語に関する標準的な検査（たとえばWAB失語症検査，標準失語症検査など）を行い，失語の状態像を把握する．このとき，たとえば失行の検査などほかの高次機能障害についても調べる必要が出てくる．これらの検査から失語のタイプ分けなどを行い，患者に適したリハビリテーションの方法を選ぶことになる．

ここでは，失語に対するリハビリテーションの実際の一部を紹介する．

刺激法

言語の受容能力を高めるために有効で強力な刺激を繰り返す方法である．ここでいう刺激とは患者の言語の処理を促進させるといった意味である．この方法の基礎には，失語の状態は言語が消失したのではなく言語にアクセスできない状態ととらえる，刺激によって受容面を高めることが言語の表出面を高めることにつながることなどの考えがある．具体的には，①適切で強力な聴覚刺激を用いる，高頻度語を各患者の要求に即した速度で呈示する，②刺激は何回も繰り返す，③刺激に対するなんらかの反応を患者から引き出す，④誤りを矯正するのではなく反応をもっと奨励する，ことなどがあげられる．

認知神経心理学的方法

この方法では，言語のプロセスの中でその患者がどの段階に障害を示すのかを詳細に調べる．たとえば読むといった行為は，視覚的に文字の形を識別する，そして文字を同定する，さらに文字の音韻化をする，文字の意味を把握するといったいくつかのサブシステムによって担

われていると仮定する．そして読みの障害は，このサブシステムの1つあるいは数個が障害されているために生じ，障害された以外のシステムは無傷であると仮定する．それによって，はっきりした障害レベルを重点的に訓練する．これが認知心理学的手法に基づいたリハビリテーションということになる．

失語症の回復に残された右半球を利用しようとする方法(MIT)

MITとよばれる方法がある．重度のブローカ失語でも歌を歌えることがある．話し言葉の抑揚・リズム・アクセントなどを総称してプロソディーというが，このプロソディーは右大脳半球で処理される．つまり，左半球が障害されている失語症患者の右側の半球の機能が保たれているため歌えると考えられている．そこで，この残存する右半球の機能を積極的に活かそうとして開発されたのがMITである．その方法では，短い語句が抑揚をつけて表出される．MITは，ブローカ失語であって話し言葉の理解が比較的よいなどのいくつかの条件を満たしている例には有用なリハビリテーションの方法と考えられている．

看護のポイント

まず目の前にいる患者が失語を呈しているのかが重要である．脳血管障害が発症して間がないときには，軽度の意識障害が遷延している場合があり，それは失語ではない．その状態の患者は，よく観察すれば，何となくぼんやりしていて，自分の身の回りのことに関心がなく，自分からいろいろな訴えをしないことが見てとれる．また何かある課題を長い間でも集中して行うということができない．

失語を示す患者と筆談をするというのはむずかしい．患者には，できるだけはっきりとした声でゆっくりと話しかける．何度も話すことをいとわない．また患者が話していることが理解できなくても，「あなたの言うことがわかりません」というような態度をすぐとるのではなく，じっくりと待つことなどがすすめられる．

（武田克彦）

幻覚, 妄想 hallucination, delusion

1 起こり方

幻覚と錯覚を併せて妄覚という．幻覚とは，実在しないものを外界にありありと知覚することである．錯覚は幻覚とは異なり，実在するものを誤って知覚することで，たとえば，掛けてある着物を人とみる場合である．

妄想とは訂正不能の誤った確信である．誤解や知識不足などから誤った確信が生じてもこれらは反証や説得により訂正可能である点が妄想と違う．

2 症状と診断のすすめ方

幻覚・妄想の種類

◆ 幻覚の分類 ◆

幻覚は下記の5つに大別される．

〔幻聴〕

人の声は統合失調症に多く，本人に対する命令，批判などの被害的な内容が多い．アルコール幻覚症，てんかん性精神病でもみられることがある．

〔幻視〕

せん妄状態など意識障害に伴う出現が多く，レビー小体型認知症，てんかん，アルコールや薬物の影響でも認められる．アルコール離脱せん妄には小動物幻視が特徴的である．

〔幻嗅，幻味〕

「食事がくさい」「変な味がする」と感じることから，被毒妄想に関連する幻覚である．

〔体感幻覚〕

「皮膚をなでられた」という幻触や，「身体の中に何か入っている」などの体の感覚に関する

幻覚である．

〔特殊な幻覚〕
　肢体を切断された人が失われた肢体があるように感じる幻肢などがある．

● 妄想の分類 ●
　妄想は内容により4つに大別される．
〔自己に関係づけ，被害的に考えるもの〕
・関係妄想：他人の身振りや言葉を自分に関係づける．
・注察妄想：いつも見張られていると思う．
・被害妄想：他人から被害を受けていると思う．
・被毒妄想：食べ物や薬に毒が入っていると思う．
・嫉妬妄想：夫や妻に愛人がいると考える．
・もの盗られ妄想：物を盗まれたと思う．

〔自己を過小に評価するもの〕
　悲観的に過小評価するものはうつ状態に多く，奇妙な内容のものは統合失調症に多い．
・微小妄想：自己の能力，財産などを極端に過小評価する．
・貧困妄想：自分が貧乏で日常生活にも事欠くと考える．
・罪業妄想：罪を犯している，ささいなできごとを取り返しのつかない罪と考える．
・心気妄想：特別な病気である，腸が腐ったなどと訴える．

〔自己を過大評価するもの〕
・誇大妄想：自己の能力，財産を過大に評価する．躁状態，統合失調症にもみられる．
・血統妄想：自分が皇族の生まれだと信じる．
・宗教妄想：悟りを得た，教祖になったと思う．
・恋愛妄想：異性が自分を愛していると思う．

〔主体性が失われたもの〕
・憑依妄想：神，霊，狐などが自分の身体に乗り移っていると思う．
・変身妄想：自分は誰か，あるいは動物の化身であると思う．
・妊娠妄想：自分は妊娠していると信じる．

■ 幻覚・妄想が生じうる疾患
　幻覚・妄想がよく認められる疾患は統合失調症であり，気分障害や心因性精神障害でも生じる．また覚醒剤，アルコールなどの中毒性精神病にも認められる．甲状腺機能障害などの内分泌疾患，パーキンソン（Parkinson）病，ハンチントン（Huntington）病，各種の認知症，せん妄，脳損傷，てんかんなどの神経学的疾患，ヒト免疫不全ウイルス（HIV），髄膜炎，梅毒などの感染症，全身性エリテマトーデスのような膠原病，ナルコレプシーなどの身体疾患でも幻覚や妄想が生じることがある．

■ 鑑別診断と検査
　統合失調症などの精神病の診断には，まず中毒性もしくは身体疾患による精神病の鑑別が大切である．問診では，身体疾患の既往，家族歴，現在の内服薬，覚醒剤やアルコールなどの物質使用歴などは必ず聞く．
　一般検査では，各種血球数，電解質，尿素窒素（BUN），クレアチニン，グルコース，カルシウム，肝酵素，甲状腺機能検査，尿検査などが必要である．一度は頭部CTなどの画像検査や脳波が施行されるべきである．

3　治療の実際

　幻覚・妄想に対しては，抗精神病薬治療を試みるのが一般的である．抗精神病薬治療に精神療法，各種リハビリテーションなどを併用すると，効果がさらに高まる．
　精神病患者が一般科に入院した際，精神症状が安定している場合，服薬の継続により普通の患者となんら変わりなく過ごせることが多い．しかし，幻覚・妄想への確信が強く，行動化を認める場合は精神科専門医への依頼が必要となる．たとえば，被害・関係妄想のため易刺激的な場合，被毒妄想による拒食や拒薬がある場合，そして心気妄想による執拗な訴えがある場合などである．

看護のポイント
　看護の対応としては，過度におそれずに，幻覚・妄想には同意も否定もせず，自然にかかわるようにするとよい．患者が興味をもっている話題をとりあげ，努めて疎通を図るようにする．病状がわるくて現実見当能力が低下してい

る場合には，具体的でわかりやすい言葉を使い簡潔に話す． 　　　　（長井信弘，藤井康男）

抑うつ depression

1 起こり方

　広義の抑うつは臨床各科の外来や病棟でもっとも高頻度に認められる症状の1つである．
　起こり方は，3つに大別される（**表1**）．1つは，主として**心理環境要因**により反応性に生ずるものである．病気になったとき，手術を受けるとき，あるいは障害を受容しなければならないとき，一時的に憂うつな気分にとらわれても不思議ではない．これらは原則として一過性であり，心理環境要因が消退し，新たな状態に適応すれば症状は消失する．元来の性格傾向は，症状の起こりやすさや程度と表現を規定する．
　2つ目は，**うつ病**の場合で，個人の体質・素質を基盤とし，ストレスの影響などが加わって発生する．脳内セロトニン系やノルアドレナリン系を含むなんらかの脳機能変調が想定されている．さまざまな生活上のできごとが誘因として働くことがあり，反応性に生じたものと紛らわしいことがあるが，程度が強く，持続期間が長い．睡眠障害や食欲・性欲低下が著しく，物事に興味を失い，何も楽しめず，午前中に不調という日内変動を伴うことが多い．
　3つ目は，脳に**器質的な疾患**が存在する場合と**身体疾患**が脳機能に影響を及ぼす場合である．多発性脳梗塞やパーキンソン（Parkinson）病などの脳疾患，また甲状腺機能低下症やクッシング（Cushing）症候群などの全身に影響を及ぼす身体疾患において，しばしば抑うつ症状を認める．ステロイドなどの治療薬が抑うつ症状を出現させることもある．

2 症状と診断のすすめ方

■ 症　状

　外見的には，表情に乏しく，立居振舞がきびきびせず，口数が減る．表情，態度，動作にはいつも注意を向けるようにする．不眠や食欲低下をしばしば伴い，易疲労感，全身倦怠感，頭重，動悸などの身体症状を伴うこともよくある．摂食，睡眠，心気傾向などにも注意する．
　気分がぱっとしない（**抑うつ気分**），やる気がでない（**意欲減退**），判断に迷う（**思考抑制**）などの心理面の症状は，患者自身が積極的に訴えることが少ない．外見に現れる徴候，睡眠や食欲の変化，身体的訴えに注意しなくてはならない．疑わしいときは，気分や意欲について尋ねるようにする．

表1　抑うつの発現メカニズムと治療

原因	症状・経過の特徴	対応する精神科診断名	治療指針	看護指針
主として心理環境要因	うつになる理由がある．経過は短期間．食欲，睡眠，性欲は比較的保たれる	反応性うつ状態，適応障害，神経症性うつ病	環境調節，心理療法，適応促進	受容的，支持的な対応
主として脳機能要因	ストレスは発症の誘因となる．症状は重篤で経過は数ヵ月以上．食欲，睡眠，性欲の障害が強い	うつ病，反復性うつ病，双極性障害（躁うつ病），精神病性うつ病，統合失調感情障害	薬物療法，心理療法	激励禁忌，休養，摂食と睡眠のチェック，自殺に注意
主として器質，身体要因	症状や経過は原疾患の性質によって規定される	脳器質性うつ状態，症状性うつ状態	原疾患の治療，薬物療法	神経症状，意識障害，認知症，幻覚・妄想などの出現に注意

診　断

鑑別診断の順位は，まず初めに脳器質ないし身体疾患の可能性を考える．認知症の初期症状はしばしば意欲低下である．その次に脳の機能障害，すなわちうつ病を考慮し，最後に心理環境要因を考える．安易に心理環境要因に目を奪われると誤診のもとになり，治療の遅れにつながるので注意したい．

脳器質ないし身体疾患の際には，脳画像検査，脳波検査，髄液検査などが有用である．うつ病および心理環境要因によって生ずる抑うつには特異的な検査所見はない．発症様式，症状，経過を基に診断する．家族歴，既往歴，元来の性格傾向や社会適応は重要参考事項である．心理検査が役立つこともある．

3 治療の実際

抑うつ症状の治療と看護は，症状を傾聴するところから始まる．心理環境要因がありそうでも，安易に追求せず，まず訴えを受け止める．**中立的な立場から共感的に話を聞く**という作業そのものが治療につながる．

心理環境要因に対しては環境調節と心理療法，気分障害に対しては心理療法と薬物治療，脳器質ないし身体疾患に起因するものに対しては原疾患の治療が原則となる．原因別の注意点を表に掲げた（**表1**）．

💡 看護のポイント

抑うつ症状の看護に迷ったら，身体疾患の場合どうするかを考えるとヒントとなる．急性肝炎患者が何もできなくても，叱責も激励もしない．専門家としての**冷静な目と温かいまなざし**をもって，症状を観察し，安心を与え，休養を促し，回復を待つ．抑うつ症状の看護も基本は同じである．

（大森哲郎）

不安障害 anxiety disorders

1 起こり方

不安とは対象のない恐怖で，健常者にももちろん存在する．それは，危険なものに対する自己保存のための本能的な情動である．精神的な不安は，落ち着かない，そわそわ，いやなことが起こりそう，心細い，不気味な，気おくれ，気をもむ，気を病む，頼りない，怯える，懸念，慄然とする，といった表現で示される．身体的な不安は，身震い，顔面蒼白，動悸，疲労感，めまい，呼吸困難，息切れ，冷や汗，尿意（便意）頻数などである．

病的な不安

正常な不安と病的な不安の境界線はあいまいであるが，理由のない不安，持続する不安，とてつもなく激しい不安があって，本人がひどく苦しんだり，それにより生活上の支障が出たときには病的な不安とする．次に病的な不安（不安障害）を発症年代の若い順にあげる．

● 分離不安 ●

主に養育され慣れ親しんできた親から離れたときに激しい不安症状を呈する．

● 過剰不安障害 ●

小児期にみられる．現実味のないことを深く悩み頭から離れない．それに伴い，不眠，頭痛などの身体疾患を伴う．

● 特定の恐怖症（SP）●

高所，暗所，ヘビ，嘔吐物，乗り物などを理由なく激しくおそれる．生来的な対象と獲得的な対象とがある．

● 社交不安障害（SAD）●

他人からの自分の能力や容貌を批判されることを極度におそれ，他人に曝露される場所を避ける．

● 全般性不安障害（GAD）●

過剰不安障害の成人型．

● 広場恐怖（AGO）●

気分が悪くなることをおそれ，すぐ逃げだせ

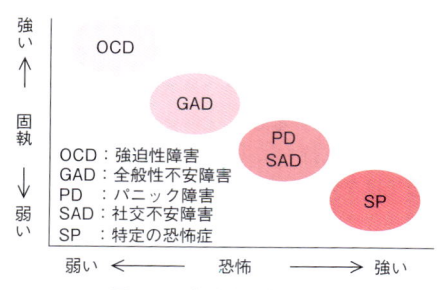

不安障害 227

図1 不安障害の症状構成
OCD：強迫性障害
GAD：全般性不安障害
PD：パニック障害
SAD：社交不安障害
SP：特定の恐怖症

［貝谷久宣：神経症性障害の疾患概念，（樋口輝彦ほか編）今日の精神疾患治療指針．医学書院，2011］

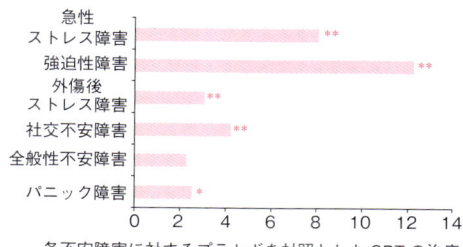

図2 不安障害における認知行動療法の効果 オッズ比

*P<.05 **P<.001

［Hofmann SG et al：Cognitive-behavioral therapy for adult anxiety disorders：a meta-analysis of randomized placebo-controlled trials. J Clin Psychiatry **69**(4)：621-632, 2008 をもとに作成］

ない場所や助けを求めることができない場所にいることをおそれ避ける．パニック障害に伴うことが多い．

● **パニック障害（PD）**

不意に心悸亢進，呼吸困難，死の恐怖などを主徴とするパニック発作がしばしば襲い，その発作の再発を心配する予期不安のため生活上の障害が出る．

次に述べる2障害の好発年齢はさまざまである．

● **外傷後ストレス障害（PTSD）** ●

死の体験に近い強烈な心的外傷後に，そのできごとの種々な形での再起，関係するできごとに対する感情鈍麻や回避，不眠，不安などの覚醒反応が持続する．症状が4週間以内の場合は急性ストレス障害とする．

● **強迫性障害（OCD）** ●

自分の意思に反して思考，衝動，心像が繰り返し生じ，それに従ったり，抵抗したりして苦悩する．

不安障害の根底には"こわがり（恐怖心）"と"こだわり（固執）"の心が認められる．各種の不安障害はこの恐怖と固執のバランスがそれぞれ異なって症状を呈している（図1）．

2 症状と診断のすすめ方

不安障害の発症は内向性と神経質の気質を基盤とする．不安障害発症の遺伝要因と環境要因の比率は全体的にみるとおおよそ1対3である．また，不安障害は幼児期から発症し，年齢の発達とともに種々な不安障害が併発してくることが多い．たとえば，幼児期に分離不安障害があり，前思春期に社交不安障害が出現し，思春期に広場恐怖がみられ，さらにパニック障害が発症するといったケースはまれではない．

不安障害一般の重篤度を調べる代表的なスケールはハミルトン（Hamilton）不安評価尺度である．

3 治療の実際

薬物療法と認知行動療法が不安障害治療の二本柱である．

薬物療法

ほとんどすべての不安障害に選択的セロトニン再取り込み阻害薬（SSRI）は有効であり，第1選択薬とされている．欧米では，ベンゾジアゼピン系抗不安薬（BZD）は依存形成の危険性が高いと警告されているが，治療効果の発現が早いのでその使用量は減少していない．わが国では諸外国で報じられているほどBZD依存は多くない．血中半減期の長いBZD（たとえば，ロフラゼプ酸エチル）は依存の危険性が高くないSSRIとの併用が頻用されている．不安障害の薬物療法はSSRIとBZDの併用ではじめ，軽快してきたらBZDを漸減するのがよい．また，不安障害で少量の非定型抗精神病薬がしば

しば使用される．2011年の報告によると米国ではこの10年間にその使用量が約2倍になった．

認知行動療法

無作為化比較対照試験で不安障害に対してその効果が確定している精神療法は認知行動療法である．各種の不安障害に対する効果率を図2に示した．

看護のポイント

不安障害は体験した人にしかその苦痛はわからない．"そんな些細なことで"といった気持ちで患者に接することは慎まなければならない．患者の気持ちに共感し，慰め励ますことは禁忌ではない．
（貝谷久宣）

せん妄 delirium

1 起こり方

せん妄は，幻覚，興奮などを伴った一過性の特殊な意識障害である．数時間から数日という短期間に発症することが多く，長くても4週間以内で消失する．高齢者，認知症患者に起こる夜間せん妄，手術後に起こる**術後せん妄**，ICUやCCUなどで起こる**ICU症候群**，**CCU症候群**，アルコール離脱期に起こる**振戦せん妄**も本態は同じと考えられる．

頻度

高齢者，男性に多く発症し，一般入院患者の10〜15％，高齢者，手術後や熱傷患者などのハイリスク患者では40〜67％に発症する．

2 症状と診断のすすめ方

症状

症状は多彩で，1日の中であるいは日によっても変動する．夕方から夜間にかけて不穏になることが多く，夜間せん妄とよぶこともある．昼夜逆転，系統化されていない妄想，幻覚（幻視が多い），焦燥や興奮，思考障害，見当識障害，短期および長期記憶障害，注意集中低下や視空間認知障害，徘徊などは症状把握に有用である．

分類

興奮，幻覚，妄想などの**過活動型せん妄**と無表情，無気力，傾眠などの**活動低下型せん妄**およびこれらの中間型がある．臨床的には，過活動型が治療対象となる．

発症要因

中枢神経疾患，代謝性疾患，アルコール，睡眠薬などの依存性薬物からの離脱時，抗コリン薬やH_2受容体拮抗薬など中枢神経系作用薬物などが**直接因子**となる．誘発因子は，環境変化，ICU，CCUなどでの過剰刺激，騒音や不適切な照明など睡眠妨害要因，痛みやかゆみ，頻尿などの身体的ストレス，身体疾患や経済的な不安などの精神的ストレス，眼科術後の感覚遮断などは**誘発因子**となる．高齢者やアルツハイマー病などは，それ自体がせん妄の**準備因子**となる．

診断

せん妄の原因，直接因子の有無，症状発現前の記銘力や見当識などの情報は家族からも聴取し，飲酒歴や服薬内容を検討する．観察以外に看護師，家族，カルテなどからの情報も利用する．症状変動があるため，評価は繰り返す必要がある．せん妄は意識の幅の障害とされ，その変動性や動揺性を評価するが，重要な危険因子は，加齢であり，高齢者は睡眠障害を起こしやすい．したがって，高齢入院患者が異常行動を起こした場合は，まずせん妄を疑う．

3 治療の実際

薬物療法

原疾患の治療を優先するが患者がせん妄によって頭部打撲や骨折などを起こすことがあり，

向精神薬を使用することも多い．しかし，せん妄に対して保険適用を有している薬剤はチアプリドだけで，ほかの向精神薬には適用はないが，実際の臨床ではリスペリドンなどの第2世代抗精神病薬が主に使用されている．アルコール離脱せん妄には，アルコールと**交差耐性**があるジアゼパムの筋注，静注が用いられる．

環境の整備

環境整備がせん妄の予防や治療につながる．見当識を保つカレンダー，時計などを設置し，慣れ親しんだ日用品を置く．さらに日中は感覚刺激を与えるために音楽を流す，テレビをつけるなど現実検討能力の維持に努める．せん妄発症の本質は**睡眠覚醒リズム障害**と考えられ，昼夜逆転を起こさぬように睡眠確保が大切である．

看護のポイント

せん妄発症の予防

せん妄発症の要因の1つに手術や病気そのものに対する不安がある．術前のインフォームドコンセントは，ていねいに行い，不安を軽減することがせん妄発症の予防になる．したがって，看護師は，患者の不安をとるようなアプローチが必要である．そのために，入院当初からなるべく一定の看護者がかかわり，不安を緩和し，穏やかでわかりやすい会話に心掛ける．

せん妄発症後の対応

せん妄発症後も看護者の態度は変えず，環境整備や**睡眠覚醒リズム**を整えるように過剰刺激を改善する工夫を行う．また，治療に用いられている抗精神病薬による副作用の発症に気をつける．さらに早期に拘束を解除し，睡眠覚醒リズムが保たれているのかを確かめるために頻回の観察を行う．

（中村　純）

興奮，暴力 excitement, violence

1 起こり方

興　奮

興奮とは，狭義には活動性の亢進した状態であり，その行動に連続性が認められる場合は行為心迫と表現して**躁状態**を示唆する．一方，脈絡がない場合は運動心迫と表現して，躁状態以外の**精神運動興奮**を示唆する．その場合，背景に**幻覚**や**妄想**があったり，**せん妄**のように軽度意識障害が存在したりすることが多い．また，うつ状態においても焦燥が著しい場合には興奮を呈し，**激越**と表現される．これらの一貫した活動性の亢進とは別に，突発的な興奮がある．情動不安定性が基底に存在して些細なことを契機に衝動性がにわかに亢進して興奮にいたる場合で，**情緒不安定性人格障害**や**器質性精神障害**などにしばしば認められる．

暴　力

暴力は**攻撃性**の外向きの発露としての行為である．ちなみに内向きの発露は自傷・自殺である．医療の対象となる暴力は，**病識**に欠け現実検討能力が低下している，あるいは判断能力が低下している場合である．それ以外は犯罪であるため，被害を受けた者が警察に通報して司法判断に委ねる必要がある．諸外国においても病院内の暴力は封印される傾向があるが，そのような問題を社会に明らかにすることは重要である．

興奮と暴力は似て非なる精神活動である．興奮が強くても暴力を振るわない者は多くいるし，興奮がなくても暴力を振るう者もいる．

2 症状と診断のすすめ方

興奮は状態像診断であるため，初期鎮静と併

行して疾患を特定していかなければならない．あらゆる精神障害で興奮を呈しうるが，とくに脳炎，頭蓋内占拠性病変，脳挫傷などの器質性精神障害や内分泌疾患，膠原病などの**症状精神病**（ICD-10*のF0に該当），**アルコール**や**覚醒剤**など薬物惹起性の精神障害（ICD-10：F1）の鑑別は十分になされる必要がある．

法的問題

言動や行動に異常がみられる患者を鎮静する前に，その診療行為の法的根拠を吟味する必要がある．たとえば交通事故で搬送された患者は，意識障害のために受診意思が不明瞭であっても治療行為は行われるべきである．ところが，言動が異常で明らかに精神障害者と思われる患者に対しては，同意なくして診療を行ってはいけないことになっている．ただし，患者の保護者に該当する人物（通常，配偶者や親など）が同意すれば診療は可能となる．また，自傷他害の危険性が持続する場合は，保護者の同意いかんにかかわらず，一定の手続きを経て都道府県知事の権限で措置入院に関する診察が行われる．このように精神医療が法的に一般医療と決定的に異なる点は，**精神保健福祉法**によるコントロールを受けていることである．したがって一般医が興奮状態の患者の処遇に困ったときは，①家族と連絡をとる，②近隣の精神科医に相談する，③都道府県の精神保健福祉課などに相談する，あるいは④警察に保護してもらうといったことが必要になる．

3　治療の実際

言語的介入は重要であるが，その効果は持続しないことが多い．この状態は多かれ少なかれ自傷他害の危険性をはらむため，向精神薬による**鎮静**を併用するほうが安全である．その方法は患者が診療に協力できるか拒否するかで二分される．

◆ **診療に協力できる場合** ◆

向精神薬を内服させる．あくまで行動障害に対する急速鎮静が目的であるため，標的症状は攻撃性，興奮性，情動不安定性，衝動性である．初回投与の効果をみて数時間後に以降の量を決定する．投与薬剤は，**リスペリドン**（液剤），**オランザピン**（口腔内崩壊錠），クエチアピン，ペロスピロン，**ハロペリドール**，クロルプロマジンといった**抗精神病薬**である．ジアゼパムやロラゼパムといった抗不安薬も不安・焦燥水準には用いるが，脱抑制をきたしてかえって興奮を亢進させる危険性があるため注意を要する．

◆ **診療を拒否する場合** ◆

鎮静法は，**ベンゾジアゼピン**系薬剤あるいは抗精神病薬の筋注あるいは静注，バルビツール酸系薬剤の静注のいずれかである．何を選択するかはその施設の身体管理能力，すなわち観察頻度や心肺監視モニター類の充実の程度による．

💡 看護のポイント・・・・・・・・・・・・・・・

自殺や暴力の危険性を念頭に置くことは重要である．実際の看護上，患者の言動に振り回されない態度は最終的に患者の安定・信頼を得る．鎮静の際に静注によって入眠させる場合，**パルスオキシメーター**などによる呼吸監視が重要である．また，鎮静処置は人手を集めて開始することが安全である．　　　　（八田耕太郎）

*ICD-10：国際疾病分類第10版

自殺念慮，自殺未遂　suicidal ideation, suicide attempt

1　起こり方

わが国では1998年以来毎年3万人を超える自殺者を認め，この数は交通事故の犠牲者数の6倍以上にのぼる．その大多数は生前に精神疾患にかかっていたと考えられるが，適切な精神

科治療を受けていた例は必ずしも多くなく，むしろ，大多数が身体的な症状を訴えて精神科以外の科を受診している．患者が深刻な自殺念慮を看護スタッフに打ち明けることも多い．

2 診断のすすめ方

自殺の危険因子

表1に自殺の危険因子をまとめた．その中でもとくに重要な点について解説する．

● **自殺未遂歴** ●

自殺を図ったものの，幸い命を救われた人であっても，適切なケアを受けられないと，将来再び同じような行動を繰り返して，結局，自殺によって死亡する確率は高い．手首を浅く切る，薬を少し余分に飲むといった，それ自体では命を失う危険が低い行為であっても，長期的にみると自殺の危険は高い．

● **精神疾患の既往** ●

気分障害（躁うつ病），統合失調症，パーソナリティ障害，アルコール依存症などの精神障害が自殺に密接に関係している．そこで，自殺の問題の背景に存在する精神障害を早期に診断して集中的に治療することが自殺予防につながる．なお，うつ病患者がアルコール依存症になる，あるいは統合失調症患者が薬物乱用になるといった具合に，複数の精神障害に同時に罹患した場合の自殺率はさらに高まる．

● **周囲からサポートを得られない状況** ●

未結婚者，離婚者，なんらかの理由で配偶者と死別している人，近親者の死亡を最近経験した人の自殺率は，結婚していて家族がいる人の自殺率の約3倍の高さを示す．長期にわたり入院している患者では，家族との関係も薄くなり，孤立している人も多いのでいっそうの注意が必要である．

● **事故傾性** ●

これは accident proneness の日本語訳で，事故を起こしやすい傾向をさす．自殺はある日突然に何の前触れもなく起きるのではなく，それに先立って健康や安全が守れなくなる状態がしばしば出現する．このような傾向は，無意識的な自己破壊傾向を示している．今までにも多くの事故を認めたり，事故を防ぐのに必要な措置をあえてとらなかったり，慢性疾患に対する予防や医学的な助言を守れなくなった患者には注意が必要である．これまではきちんと自己管理ができていた糖尿病の患者が，突然，食事療法や服薬，運動が不規則になったり，腎不全の患者が人工透析を突然中止してしまったりといったことで，事故傾性に気づかれる場合がある．

💡 看護のポイント

精神科では患者の自殺の危険を常に評価するが，ほかの科では病気の治療や看護に焦点が置かれることが多い．そのような状況で，患者が自殺念慮を最初に打ち明ける相手が看護師であることは珍しくない．自殺の危険を感じた場合の対応は，「**TALKの原則**」としてまとめられる．これは，tell, ask, listen, keep safe の頭文

表1 自殺の危険因子

①自殺未遂歴	自殺未遂はもっとも重要な危険因子 自殺未遂の状況，方法，意図，周囲からの反応などを検討
②精神疾患の既往	気分障害（うつ病），統合失調症，パーソナリティ障害，アルコール依存症，薬物乱用
③サポートの不足	未婚，離婚，配偶者との死別，職場での孤立
④性別	自殺既遂者：男＞女　　自殺未遂者：女＞男
⑤年齢	中高年男性でピーク
⑥喪失体験	経済的損失，地位の失墜，病気やけが，業績不振，予想外の失敗
⑦性格	未熟・依存的，衝動的，極端な完全主義，孤立・抑うつ的，反社会的
⑧他者の死の影響	精神的に重要なつながりのあった人が突然不幸な形で死亡
⑨事故傾性	事故を防ぐのに必要な措置を不注意にもとらない．慢性疾患への予防や医学的な助言を無視
⑩児童虐待	小児期の心理的・身体的・性的虐待

［高橋祥友：新訂増補・自殺の危険．臨床的評価と危機介入，金剛出版，2006］

字をとったものである．
T：危険と感じたら，はっきりと言葉に出して，相手のことを心配していると伝える．
A：真剣に取り上げるならば，自殺について直接質問しても危険を増すことはない．むしろ，それが自殺予防の第一歩となる．
L：徹底的に傾聴する．
K：危険だと感じたら，その人を1人にしない．一緒にいてあげて，必要な援助を外部に求める．自殺未遂に及んだような場合は，確実に精神科につなげる．（高橋祥友）

認知症 dementia

1 起こり方

認知症とは，「いったん，正常に発達した知能が，なんらかの後天的な病因により障害された状態」を意味する．たいていの場合，進行性・非可逆性であるが，病因によっては，いくつかの治療可能な認知症（treatable dementia）もみられるため注意が必要である．認知症の原因となる疾患には，頻度が高いものからアルツハイマー（Alzheimer）型認知症，脳血管性認知症，レビー（Lewy）小体型認知症などがある．また，前述した治療可能な認知症の原因としては，慢性硬膜下血腫，正常圧水頭症，甲状腺機能低下症などが代表的である．認知症は患者数が増加しており，今後もその増加傾向は続くと思われる．

2 症状と診断のすすめ方

認知症の症状は，大きく**中核症状**と**周辺症状**（behavioral and psychological symptoms of dementia：**BPSD**）とに分けられ，その組み合わせで多彩な臨床症状を呈する．診断には，これらの症状を観察・把握することが必須となるが，単に物忘れを認めるだけで認知症というわけではなく，その症状によって日常生活に支障をきたすことが診断のポイントとなる．

中核症状

認知症における認知機能障害の中心は記憶障害である．認知症になると，まず短期記憶が障害され，聞いたことを忘れて何度も繰り返し尋ねるようになる．この時期では，古い記憶は比較的保たれるが，アルツハイマー型に代表される脳の変性による認知症では，病期の進行とともに全般的に高度の記憶障害を呈する．記憶障害に加えて，理解力・判断力の低下もみられ，物事を順序立てて計画したり，実行したりすることが困難となる．また，失語・失認・失行などの高次脳機能障害もみられる．

周辺症状

認知症では，**中核症状**に加え**周辺症状**がしばしばみられるが，**周辺症状**とは，抑うつ，不安，不眠，焦燥，情緒不安定など，認知症以外の疾患でもみられる精神症状である．また，**周辺症状**として，せん妄，幻覚・妄想，攻撃的言動，性的逸脱行動などの症状も比較的多くみられ，介護・看護を困難にする要因となっている．

診断・鑑別

診断には，認知症の**中核・周辺症状**を観察・把握することが必須となるが，前述した治療可能な認知症を血液検査や画像検査などを行うことでまず除外（または治療）する必要がある．また，日常診療において認知症との鑑別が必要となることの多いものには，加齢による生理的な物忘れ，せん妄のような意識障害，老年期のうつ病などがある（**表1**）．とくに老年期のうつ病は，認知症と誤診されることもあり注意を要する．以上のことをふまえて，臨床症状および検査結果からアルツハイマー型認知症，脳血管性認知症，レビー小体型認知症などの診断を行う（**表2**）．

表1 生理的な物忘れ，せん妄，うつ病（認知症との鑑別）

	生理的な物忘れ	せん妄	うつ病
鑑別点	・体験の一部分のみを忘れる ・物忘れを自覚している ・見当識障害はみられない ・日常生活に支障はない	・急激に発症する ・意識障害（意識のくもり）がある ・日内変動する ・可逆性である	・記憶力が低下することがある（仮性認知症）が，一過性でうつの改善とともに回復する ・抑うつ気分，心気的症状が強い

表2 アルツハイマー型認知症，脳血管性認知症，レビー小体型認知症

	アルツハイマー型認知症	脳血管性認知症	レビー小体型認知症
特徴	・脳が変性・萎縮する ・記憶障害から始まる ・神経学的症状はみられないことが多い ・徐々に進行する ・多幸的，上機嫌などがみられる	・脳血管障害（脳出血・脳梗塞）に起因する ・障害部位によって，麻痺などの神経学的症状がみられる ・階段状に進行する ・感情失禁，意欲低下などがみられる	・記憶障害のほかに，パーキンソン症状がみられる ・人，動物，虫などの幻視がみられる ・レム睡眠行動障害がみられる ・徐々に進行する

表3 接し方のポイント

①受容的に接する．よく耳を傾ける（妄想は否定しない）
②高齢者の特徴（クセ）を把握する
③自尊心を尊重する．過去の業績をほめてあげる
④高齢者のペースに合わせ，注意・叱責しすぎない
⑤残っている能力を維持し，できないところをサポートする
⑥一度に1つのことを，高齢者に理解できる言葉で，繰り返して言う（一度にたくさんのことを言わない）
⑦同じ目線で，はっきりと，ゆっくりと言う
⑧短時間でも回数の多い接触をして，孤独にさせない
⑨安心できる環境を作るよう働きかける（あいさつ，声かけ）
⑩規則正しい生活を心掛ける．急激な変化を避ける
⑪周辺症状には，関心や話題を変えるのも効果的である

3 治療の実際

認知症の**中核症状**に対する根本的な治療法は，現時点では確立されていない．**中核症状**に対する薬物療法としては，これまでアルツハイマー型認知症に対してドネペジルのみが使用されていたが，近年ガランタミン，リバスチグミン，メマンチンといった新薬が登場した．しかし，これらの薬剤は，アルツハイマー型認知症の症状進行を遅らせる薬剤であり，根本的な治療薬ではない．主な認知症は進行性・非可逆性であるので，介護・看護の観点からは**中核症状**よりは**周辺症状**に対する対応が求められることが多い．**周辺症状**に対しては，薬物療法として，対症的に向精神薬が用いられることがしばしばであるが，これも根本的な治療法ではない．また，認知症であっても，必ずしも周辺症状が起こるわけではないことからも，介護・看護，あるいは家族へのサポートがより重要となってくる．

看護のポイント

認知症患者への接し方のポイントを表3に示した．認知症に対する看護や介護の際には，患者の態度や言動に対して看護スタッフ自身が感情的になってしまう場合がある．よって，これらの態度や言動は認知症状から由来しているものであると理解して対応する心掛けが必要である．

また，もっとも重要な心得は，認知症患者は，物忘れなど自身の変化や周囲との関係性の変化にとまどい，不安，焦りを感じていることが多いため，1人ひとりの患者の背景（本人の生活史や現在の生活特徴）を十分に把握したうえで，本人の現時点での不安解消のためには一体何が必要で，そのためには今何が足りないかを念頭に置いて対応していくことである．具体的には，認知症患者の自尊心を尊重することが大切で，本人のペースに合わせ，残された能力を維持しながら，できない部分をサポートするといった対応である．その際に，注意・叱責しすぎてはいけないことは自明のことである．

（長濱道治，堀口　淳）

不定愁訴 indefinite complaint

1 起こり方と症状・診断のすすめ方

不定愁訴とは，多彩で漠然とした，移ろいやすい自覚症状のことであり，これらの症状に見合うだけの身体的疾患が見出せない病態をいう．愁訴の内容は，頭痛，頭重感，全身倦怠感，悪心，腹部膨満感，動悸，めまい，下痢などである．精神疾患の分類では，不安障害，気分障害，身体表現性障害の一部としてとらえることができ，統合失調症，発達障害，虐待などを背景として生じる場合もある．

不定愁訴を前にしたとき，まず第1に，器質的身体疾患の有無を見逃さないよう必要に応じた各種検査を行い適切な評価を行ったうえで，精神科疾患について評価し，患者の思考や感情や，まわりの人々とのかかわりや現在の生活状況，幼少時以来の生活体験，生活環境などを総合的に把握することが大切である．

2 治療の実際と看護の指針

治療は**生物心理社会的側面**から総合的にアプローチを行う．

● 薬物療法

薬物療法は，症状に応じて，鎮痛薬や整腸薬などの身体症状の改善を図る薬物や，抗不安薬，抗うつ薬，抗精神病薬などの向精神薬を用いる．また漢方薬を用いることもある．薬による症状軽減は，その後の治療者・患者関係を良好にし，身体的不調に対する患者の過剰なとらわれを和らげる．

● 心理社会的アプローチ

◆ 患者の心理面へのアプローチ ◆

患者の症状には患者の内的な不安や情動(怒りやおそれなど)が関連していることを想定し，患者の苦悩に対する共感的アプローチや，言語表出を促したり認知面にアプローチするような精神療法を行う．このことにより症状の背後にある不安や情動を患者自身が気づき，対処できるよう現実適応能力を高めることをめざす．多くの場合，治療は長期的な取り組みとなるため粘り強い姿勢が重要となる．

◆ 患者の対処行動への働きかけ ◆

ストレスは環境に基づくものであっても，その際の内的な不安や情動がストレスとなって症状形成へとつながっていることが想定される．ストレス状況を回避することが適切な場合もあるが，自らの体調を整える方法として腹式呼吸法やリラクセーションの方法(音楽，アロマ，軽い運動など)を身につけ，耐ストレス性を獲得するといったことを援助することも有用である．

◆ 家族へのサポート ◆

家族環境がストレスの多い状況である場合，**環境調整**も大切となる．こうした患者の家族では，ほかの家族成員もストレスを抱えている場合もあり，家族の苦労をねぎらったり，家族に対する疾患教育を行ったり，可能であれば社会資源の活用を促したりすることで家族をサポートすることも大切となる．

💡 看護のポイント

患者の看護には，精神療法的な理解とアプローチに基づいた支持的な支援が有用となる．看護上のポイントを以下に述べる．

①不定愁訴は非常にあいまいな状態像であることを念頭に置き，患者の症状自体をまず受け入れることが肝要になる．

②患者は，不安や怒りの情動を無意識的に抱えていることがしばしばある．この無意識的な不安や情動が，家族や臨床スタッフの中で，怒りに満ちた拒絶を生じさせ，「訴える」→周りの人の「拒絶」→さらに強く「訴える」という悪循環を導きやすい．看護師は自身の怒りの情動のコントロールをできるようになることが肝要となる．

③患者が不定愁訴の訴えを続けいつも話を閉じ

ることが困難な際，あらかじめ話を聞く時間を設定することが適切な場合がある．たとえば20分間でも看護師が温かく共感的なよい聴き手であるなら，この時間でも患者はおおいに助けられるだろう．この時間の間は，看護師は患者の話を傾聴することに専心するよう心掛ける．
④患者自身が気づいていないあるいは表出しない葛藤と症状との関連性が，スタッフには見てとれることがある．患者に受け入れる準備ができていないうちは，患者にこのことを伝えても十分に理解してもらったとは感じられないだろう．葛藤と症状の関連が患者自身から気づいてもらえるように導いていけることが望ましい．
⑤患者は否定的な示唆にはとくに敏感になっている．声の調子や言葉や態度は，肯定的でていねいであることが望ましい．

（吉田公輔，西村良二）

拒　薬　refusal of the medication

1　起こり方と症状・診断のすすめ方

拒薬とは，処方された薬物を患者がなんらかの理由で服薬しないことで，類似した概念として**ノンアドヒアランス**がある．拒薬には患者側のより強い意思が含まれ，ノンアドヒアランスには飲み忘れや経済的問題などの幅広い原因が含まれる．いずれにせよ統合失調症などの慢性精神疾患では薬物中断による再発が多く，社会生活に与える影響が大きい．拒薬はしばしば臨床的に問題になるので，その要因を明らかにし，それに対応する必要がある．

拒薬の原因は，薬物治療自体の問題と患者・家族側の要因の大きく2つに分けられる．

薬物治療自体の問題
◆ 薬物の副作用 ◆

統合失調症患者の拒薬の最大の理由は薬物の副作用である．とくに**錐体外路症状**の頻度が高く，なかでも**アカシジア**（静座不能症）がもっとも関連する．その症状が耐えがたいむずむず感や落ち着きなさなど，非常に不快なためである．振戦や**アキネジア**（無動），**急性ジストニア**による眼球上転，舌突出，頸後屈といった症状も拒薬を生じやすい．鎮静系抗精神病薬や抗パーキンソン（Parkinson）薬などによって生じる**抗コリン系副作用**（口渇，霧視，排尿障害），色素沈着，**代謝系副作用**（肥満，無月経，乳汁分泌，性機能障害）もしばしば拒薬に関係する．

◆ 投与回数や錠剤数 ◆

1日の投与回数が多いと職場などで服薬しなければならなくなり，これが拒薬に関係する．また，錠剤数が多すぎる場合も，患者や家族が心配して一部を拒薬することがある．

患者・家族側の要因
◆ 患者の病態・病識の問題 ◆

「薬を飲むな」という幻聴や被毒妄想などの精神症状と拒薬はしばしば関係する．うつ病の微小妄想や心気妄想では「どうせ治らないのだから」と拒薬することもある．現実検討能力低下により病識をもてずに結果として拒薬が生じたり，統合失調症の陰性症状やうつ病の意欲低下により，周囲の援助がないと内服できない場合もある．

◆ 薬物治療への誤解 ◆

薬物療法が奏効し病状が消失すると，「私は治ったので，薬をやめたい」と言い出すことがある．また，服薬を中断したときに副作用の消失を体験し，自覚的には改善したように感じられ服薬の中断と再燃を繰り返す症例もある．

精神病による劣等感や屈辱感を感じている患者もおり，自分が病気であることを思い出させる内服という行為に嫌悪感をもっている場合もある．

また，「薬を飲み続けると依存になるのでは

ないか」「薬に心や身体が支配されるのは嫌だ」という訴えが聞かれることがある．家族が患者に対し，「薬に頼るな」などの誤った忠告をしている場合もある．

2 治療の実際と看護のポイント

薬物治療自体の問題

◆ 薬物の副作用 ◆

患者や家族が副作用を訴えたときには，ていねいに詳しく聞くように心掛ける．その情報を素早く医師に伝え，その結果副作用が改善すれば，信頼感が深まり，拒薬の予防になる．

◆ 投与回数や錠剤数 ◆

投与回数を1日1～2回に減らしたり処方薬を整理して服薬しやすくする，あるいは内服から**持効性注射（デポ薬）**への変更が有効なこともある．

患者・家族側の要因

◆ 患者の病態・病識の問題 ◆

病識がない患者では内服を拒否する，あるいは薬物を舌下に隠し，その後吐き出す場合もあり服薬確認には注意を要する．この場合，看護師の前で内服してもらい，その後口内を確認する必要がある．こっそり捨ててしまうこともあるのでゴミ箱や洗面所などの点検をする．錠剤の内服が困難な場合には散剤や液剤，あるいは口腔内崩壊錠などの剤形の工夫も考える．薬剤の血中濃度が測定できるものはこれにより服薬を確認できる．外来患者では家族や訪問看護師による残薬の確認も有効である．

ラポール（信頼関係）構築のために，看護師は拒薬やその既往がある患者に対しては，その理由を十分時間をとって聞くように心掛ける．そして共感を示しつつ，いまは苦痛を除去するための薬の力が必要であることを伝え，内服を促すようにする．最近では，治療者と患者両者が話し合って治療方針をお互いの同意と納得のもとに決定する shared decision making（SDM）が重視されており，できるだけ多くの状況で実行できる体制が望まれる．

◆ 薬物治療への誤解 ◆

薬物療法への無知，無関心などから抗精神病薬を中断してしまうこともしばしば認められる．これらに対しては，患者と家族に服薬の中断が症状の悪化を招き再発につながることを認識させることが重要である．具体的には，医師との問診や家族会への参加などを通じた治療教育が有用であり，家族が面会に来たときに看護師のほうからそれらをすすめてみるとよい．

（谷　英明，藤井康男）

肩こり shoulder stiffness

1 起こり方

　肩こりは，「後頭部から肩，肩甲部にかけての筋肉の緊張を中心とする不快感，違和感，鈍痛などの症状，愁訴」と定義される．厚生労働省の国民生活基礎調査によると，近年肩こりは男性が訴える症状の第2位，女性が訴える症状の第1位である．肩こりにより日常生活の質(QOL)も低下するため，日々の看護においてもその診断や対応が重要となる．

　肩こりの原因は多岐にわたり，大きく**特発性**と**症候性**に分類される．特発性とは，原因となる器質的疾患がなく筋力低下などの神経症状がない肩こりである．一方，症候性の肩こりはさまざまな疾患に伴って生じるもので，頚椎・肩関節・上肢の疾患に由来するもの，さらに炎症性疾患(感染性脊椎炎，関節リウマチ，透析性脊椎炎，リウマチ性多発筋痛症など)，腫瘍性疾患，また全身性疾患[心疾患，肝胆道疾患，パーキンソン(Parkinson)病，頚部ジストニア，心因性など]などとも関連する(表1)．

表1　肩こりの分類〜症候性肩こりの原因疾患とその特徴〜

分類		疾患	特徴
特発性		—	器質的病変なし
症候性	頚椎	頚椎症	X線像で椎間板腔狭小，骨棘など
		頚椎症神経根症	片側上肢症状，筋力・知覚低下
		頚椎椎間板ヘルニア	片側上肢症状，筋力・知覚低下
		頚椎椎間板症	上肢症状なし
		頚椎椎間関節症	頚椎伸展・回旋で痛み増強
		頚椎症性脊髄症	下肢症状，歩行障害
		筋筋膜性	筋緊張増加
		頚肩腕症候群	長時間同一姿勢で増強
	肩関節	肩関節周囲炎	安静時や夜間の肩痛，可動域制限
		腱板断裂	肩挙上・外転60〜120°での痛み
		関節拘縮	可動域制限
		石灰沈着性腱板炎	急性発症，X線像での石灰沈着
	上肢	胸郭出口症候群	上肢のだるさ・しびれ，上肢挙上または牽引で増悪
		末梢神経障害	手指のしびれ，筋力低下
		腱鞘炎	指の動作時痛，ひっかかり
	炎症性	感染性脊椎炎	安静時痛，白血球数・CRP増加
		関節リウマチ	上位頚椎病変，後頭部の痛み
		透析性脊椎炎	X線像での骨破壊性変化
		リウマチ性多発筋痛症	CRP増加，赤沈亢進，ステロイドによる症状の軽減
	腫瘍性	転移性・原発性脊椎腫瘍	悪性腫瘍の転移が多い，安静時痛
		脊髄腫瘍	安静時痛，夜間痛
		パンコースト(Pancoast)腫瘍	肺尖部の肺がん，持続性・進行性
	全身性疾患	心筋梗塞	左側の肩こりが多い
		肝胆道疾患	右側の肩こりが多い
		パーキンソン病	歩行障害や振戦
		頚部ジストニア	特定姿勢や動作で反復性の筋収縮
		ストレス・心因性	ドパミン放出過剰による筋緊張

2 症状と診断のすすめ方

肩こりの**部位**(後頚部,肩甲上部,肩甲骨上角部,肩甲骨部,肩甲間部),**経過**(急性か慢性か),**既往歴・内科的疾患**(高血圧,心疾患など),スポーツ歴,ストレスや社会生活環境の変化の有無を確認する.視・触診で,姿勢異常,筋緊張,皮膚病変,関節の腫脹・発赤の有無を調べる.さらに,症候性かどうかの診断は頚椎や肩関節の診察を行う.頚椎疾患では,症状誘発検査であるジャクソン(Jackson)テストやスパーリング(Spurling)テスト,深部腱反射の異常,筋力低下や知覚鈍麻などの神経症状の有無により診断する.肩関節や上肢の疾患は,可動域や各種症状誘発検査,痛みやしびれの部位を検査して診断する.各部位の単純X線写真,磁気共鳴映像(MRI),コンピュータ断層撮影(CT),超音波診断(ultrasonography)などで器質的病変の有無を調べる.

3 治療の実際

肩こりの治療は,経口または貼付による非ステロイド抗炎症薬,筋弛緩薬,ビタミンB_{12}製剤などによる**薬物治療**が第1選択となる.ノイロトロピン®製剤や抗不安薬や抗うつ薬などが併用される場合もある.さらに,後頚部の等尺性運動やストレッチングを中心とした**理学療法**,頚椎牽引,温熱療法,超音波治療も併用される.筋緊張が強い部位には,局所麻酔薬の**トリガーポイント注射**も有用である.さらに,同一姿勢の持続を避けるなどの日常生活指導,あごを引くなどの姿勢指導,環境整備の指導,日々のトレーニングを行う必要もある.症候性の肩こりは,それぞれの疾患に対する治療が重要となる.

💡 看護のポイント

- さまざまな疾患が肩こりを引き起こしている可能性があり,その原因を検討することが重要である.
- 治療には,薬物治療や理学療法に加え日常生活の指導も重要となる. (柏川雄司)

腰 痛 low back pain

1 起こり方

腰痛は頻度の高い症状であり,厚生労働省の調査ではさまざまな愁訴の中で**有訴率が第1位**である.腰痛は大部分が脊椎周囲の筋骨格系または神経系の異常に起因するとされるが,内臓・血管疾患など生命に影響する**重大疾患**が原因のことがあり,すみやかな対処が必要となる.腰痛の発症様式は,①急性腰痛,②3ヵ月以上にわたる慢性腰痛の2つに大別される.

内臓・血管疾患由来の腰痛

内臓や血管の疾患には,①消化器・肝胆膵疾患(胃・十二指腸潰瘍,胃がん,急性・慢性膵炎,膵がん,胆石症,胆嚢がん,胆道感染症,虫垂炎,憩室炎,大腸がんなど),②婦人科疾患(子宮内膜症,子宮がん,卵巣がんなど),③**泌尿器疾患**(尿路結石,腎盂腎炎,腎がんなど),④**血管性疾患**(腹部大動脈瘤,大動脈解離,腎梗塞など),⑤皮膚科疾患(腰部の帯状疱疹など)がある.

脊椎の筋骨格系由来の腰痛

脊椎の筋骨格系由来の腰痛の原因として,椎間板ヘルニア,脊柱管狭窄症,変形性脊椎症,仙腸関節障害などの加齢による退行変化,化膿性脊椎炎や関節リウマチなどの炎症性疾患,がんの脊椎転移や多発性骨髄腫などの脊椎腫瘍,捻挫,圧迫骨折,破裂骨折,脱臼骨折などの外傷,骨粗鬆症や透析などの代謝障害などがある.いわゆるぎっくり腰は高頻度にみられ,椎間板,椎間関節,靱帯,筋・筋膜などの損傷が

痛みの原因と考えられているが，通常予後は良好である．

その他の原因

腰痛の原因が特定できない腰痛も多く，非特異的腰痛とよばれる．また腰痛の原因が不明で器質的疾患がないことが明らかであれば心因性腰痛のこともある．

このように腰痛の原因や発症様式は各科領域にわたり多種多彩であり的確な診断が必要である．

2 症状と診断のすすめ方

問診

腰痛患者では，まず問診で痛みの詳細を聴取する．痛みの部位，発症時期，重いものを持ったなど誘因があるか，**安静痛の有無**，そして体動で悪化するかなどを確認する．さらに，発熱など全身症状の有無，胸・腹痛や下肢痛・しびれなどほかの部位の随伴症状，既往歴，職業歴などを聴く．続いて，問診で予想された疾患を念頭に置いて身体診察を行う．

身体診察

腰部だけでなく全身的な診察が必要であり，バイタルサイン，全身の視診・触診から始め，引き続いて整形外科特有の身体所見や神経学的所見をとる．腰痛以外の下肢痛やしびれ，胸腹部所見も確認する必要がある．このような問診と診察により，腰痛の原因はある程度絞ることができる．

◆ 内臓・血管疾患由来の腰痛 ◆

一方で内臓・血管疾患由来の腰痛は，**安静時にも痛み**があることが多く，姿勢や体の動きにより悪化しない特徴がある．したがって問診と診察から内臓・血管由来の腰痛を疑えば，X線検査や超音波検査，血液・尿検査，状況に応じてCTなどを施行するか，または即座に内科系専門医へ依頼する必要がある．内臓・血管疾患由来の可能性が低ければ，筋骨格系の痛みを疑う．

◆ 脊椎の筋骨格系の腰痛 ◆

筋骨格系の腰痛は安静時痛が比較的少なく，姿勢や体の動きにより症状が悪化することが多い．とくに発熱，下肢の麻痺症状，膀胱直腸障害，1ヵ月以上続く痛み，夜間の安静痛，感染症の既往，外傷の既往などは**警戒徴候**とされ，この場合は早急の対処を要することがある．

検査

X線検査では椎骨の破壊や配列の異常などを確認し，血液検査や尿検査などは，脊椎感染症や関節リウマチなどの炎症疾患，悪性腫瘍，骨粗鬆症などの診断の一助となる．麻痺症状や強い疼痛があれば，MRIやCTを用いて脊髄，馬尾の圧迫病変や脊椎の破壊性病変が診断できる．一方，緊急性を要する**警戒徴候**がなければただちに検査する必要はなく，経過を見たうえで判断することもある．

3 治療の実際

脊椎の筋骨格系由来の腰痛

脊椎の筋骨格系由来の腰痛の治療の主体は保存療法である．急性の腰痛では，疼痛を誘発する動作を避けることや腰に負担のかからない動作を指導し，必要に応じて消炎鎮痛薬，筋弛緩薬などの薬物を処方する．骨折や転移性脊椎腫瘍など脊椎破壊性病変では装具治療も用いられる．

内臓・血管疾患由来の腰痛

整形外科以外の内臓・血管疾患などは，各専門科に治療を依頼し，心因性腰痛の場合は精神科との協力のもとに治療を行う．

慢性腰痛

慢性腰痛の場合，安静よりも活動性を維持することが重要とされ，また運動療法や教育的なアプローチも有効とされる．しかし麻痺症状や膀胱直腸障害，日常生活に影響を及ぼすような耐えがたい痛みがある場合，神経の除圧術や脊椎の固定術など手術療法が行われることがある．

💡 看護のポイント

・腰痛の原因は非常に多彩であり，主治医と**情報を共有**して原因疾患を理解したうえで看護にあたることが重要である．とくに，内臓・血管疾患と脊椎の筋骨格系疾患による腰痛を

区別して対処する．
- 内臓・血管疾患では生命に直結する緊急性のある疾患のおそれがあり，バイタルサインなど**全身状態**に留意する必要がある．
- 一方で筋骨格系疾患による急性腰痛では，動作時の痛みで体動が困難なことが多く，移動や排泄などの動作に介助を要するかを把握して看護し，疼痛の悪化や転倒による**2次的な障害**を防ぐ必要がある．
- 慢性期の腰痛に対しては，立ち方・座り方・物の持ち方・寝る姿勢など**正しい日常生活動作**をアドバイスできるようにする．

(本郷道生，島田洋一)

下肢痛(坐骨神経痛) sciatic pain

1 起こり方と症状・診断のすすめ方

下肢痛(坐骨神経痛)を生じる主な疾患は，腰椎椎間板ヘルニアと腰部脊柱管狭窄症である．

症状

● 椎間板ヘルニア ●

椎間板髄核の脱出あるいは突出により，急激に腰部**神経根**が圧迫されて下肢痛を生じるため，患者は発症日時や誘因を正確に記憶していることが多い．また，椎間板ヘルニアは，左右どちらか一方の神経根を圧迫することが多いため，下肢痛の多くは片側性である．まれに，脊柱管の断面積の大部分を占めるような巨大な椎間板ヘルニアが生じた場合には，**馬尾の障害**により両下肢に症状が生じる．このような巨大なヘルニアでは，**膀胱直腸障害**も生じるために注意が必要である．

● 腰部脊柱管狭窄症 ●

腰椎の加齢に伴う変性(**骨棘**の増生や**椎間関節**の肥大，**椎間板**の膨隆など)により腰部の脊柱管が徐々に狭くなって生じるため，発症は緩徐である．馬尾が圧迫されると両下肢のしびれを訴えるが，神経根が圧迫されると，椎間板ヘルニアの症状に類似した下肢痛が生じる．また，腰部脊柱管狭窄症では間欠跛行を呈する．

診断

両疾患ともに，下肢の筋力低下，知覚障害，深部腱反射の異常の有無を診察し，障害レベルがCTやMRIの圧迫所見と一致すれば確定診断となる．さらに，椎間板ヘルニアでは，**下肢伸展挙上テスト**(straight leg raising test：SLRT)や**大腿神経伸展テスト**(femoral nerve stretching test：FNST)などの疼痛誘発テストが陽性となる．

2 治療の実際

急性期には前後屈動作を禁止し，コルセット着用などにより局所の安静を図る．症状に応じて消炎鎮痛薬やリマプロストなどを与薬し，軽快しない場合には**仙骨裂孔ブロック**や**神経根ブロック**を行う．進行する下肢の筋力低下を呈する例，膀胱直腸障害を伴う例，保存療法で疼痛が軽快しない例に対しては手術療法が適応となる．

看護のポイント

看護では，疼痛を誘発する動作を避けるなどの除痛に対する配慮が必要となるが，もっとも留意すべきことは，下肢筋力の低下が進行していないか，膀胱直腸障害を呈していないかを定期的に確認し，手術のタイミングを逃さないようにすることである．

(宮腰尚久)

関節痛 arthralgia

1 起こり方

関節痛の原因は病態の観点から，炎症性疾患，非炎症性疾患，腫瘍性疾患に大別される．

炎症性疾患には，①関節リウマチに代表される全身疾患によるもの，②痛風・偽痛風などの結晶誘発性のもの，③細菌感染による化膿性のもの，などがある．いずれも**滑膜炎**を引き起こし，痛みの原因となる．

非炎症性疾患には，加齢とともに生じる**変性疾患**と，**特発的に生じる各種疾患**がある．変性疾患の主なものには，膝関節・股関節の変形性関節症や肩腱板断裂などがあげられる．特発的に生じる疾患としては，大腿骨頭壊死や，小児に生じるペルテス（Perthes）病，大腿骨頭すべり症などがある．

腫瘍性疾患は比較的**若年者に多い**が，中高齢者に発症することもある．痛みの程度と臨床的重症度は必ずしも一致しないため注意が必要である．

2 症状と診断のすすめ方

問診，視診，触診，可動域検査，単純X線写真が基本的な診察手順である．問診では，痛みの部位，いつ頃からの症状か，どのような動作で痛みが出現するか，痛みの持続時間はどの程度か，痛みの程度はどのくらいか，などについて聴取する．痛みの程度については，**visual analogue scale（VAS）**で評価しておくと経時的な変化を把握しやすい．視診，触診により関節の腫れや関節液貯留の有無を調べる．可動域検査については反対側（健側）も同時に検査して左右差をみる．単純X線写真では，骨の形態変化や関節裂隙（骨と骨の隙間のこと），関節周囲の石灰化の有無などをチェックする．

炎症性・非炎症性・腫瘍性の判断

これらの検査から，炎症性疾患なのか非炎症性疾患なのか腫瘍性疾患なのかを判断する．

◆ 炎症性疾患 ◆

炎症性疾患が疑われた場合は血液学的検査と関節液検査を行う．**関節液が混濁**していれば炎症性疾患と考えてほぼ間違いない．多関節の痛みがあり，早朝に手指のこわばりを自覚する場合は**関節リウマチ**が強く疑われる．リウマトイド因子（RF）や抗CCP抗体などの血液学的検査により確定診断する．尿酸値が高い場合は痛風による**結晶性誘発性関節炎**が疑われる．関節液の顕微鏡検査で尿酸結晶を同定できれば確定診断となる．白血球数とC反応性タンパク（CRP）が著しく高ければ**化膿性関節炎**が疑われるため関節液の顕微鏡検査と細菌培養が必要となる．炎症性疾患であれば原因疾患にかかわらずCRPは上昇することがほとんどである．

◆ 非炎症性疾患 ◆

非炎症性疾患の場合は，関節液は**淡黄色透明**で混濁は認めない．また，血液学的検査でもCRPや白血球数は正常である．骨軟骨疾患の場合は単純X線所見で鑑別診断できる場合が多いが，肩腱板断裂などの関節周囲の筋・腱の変性疾患の場合は単純X線写真では明らかな異常を認めない場合が多い．MRIや超音波検査により確定診断を得る．

◆ 腫瘍性疾患 ◆

腫瘍性疾患の場合，ほとんどが単純X線で発見されるが，腫瘍の広がりや質的評価のためにCTやMRIも必須である．腫瘍の組織学的診断は**生検**により確定される．

3 治療の実際

全身性疾患である関節リウマチや代謝性疾患である痛風などに伴う関節痛の場合は，**原因疾患の治療**を適切に行うことがもっとも大切である．化膿性関節炎以外の炎症性疾患の関節痛に対しては，**消炎鎮痛薬の内服**や**ステロイドの注射**が有効である．痛風・偽痛風などの結晶誘発性関節炎では，結晶の存在が炎症の原因となっ

ているため，関節内洗浄を行った後にステロイドの注射を行う．一方，炎症性疾患の1つである化膿性関節炎に対してはステロイドの注射は**禁忌**である．化膿性関節炎の場合は緊急の対応が必要で，可及的早期に関節内洗浄（および滑膜切除術）を行う．

非炎症性疾患の代表ともいえる変形性関節症は，一言でいえば**軟骨の減少する病態**である．消炎鎮痛薬の内服や温熱療法，ヒアルロン酸やステロイドの注射が痛みに対して有効であるが，あくまで対症療法であり根治的な治療ではない．保存療法が無効の場合は手術療法を考慮する．膝関節や股関節の末期変形性関節症に対する人工関節置換術は，劇的な機能回復をもたらす．

看護のポイント

関節痛を起こしている原因により対処法が異なるので，何が原因になっているかを正確に評価することが大切である．とくに炎症性疾患に対しては正確な診断力が必要とされる．

（山田　晋）

筋肉痛　muscle pain

1　起こり方

筋の痛みは，筋膜や細血管周囲，ゴルジ腱器官，筋腱接合部付近の腱組織などに存在する侵害受容器の興奮が，**有髄Aδ線維**または**無髄C線維**を介して中枢に伝えられて生じる．筋線維自体には侵害受容器が存在しない．筋肉痛の多くは**侵害受容性疼痛**であり，機械的刺激や損傷，炎症反応などによる急性疼痛が主体であるが，慢性期になると中枢性感作による関連症状がみられることがある．

2　症状と診断のすすめ方

症状は，外傷による激痛から慢性炎症性疾患などに伴う鈍痛まで病態によりさまざまである．診断は，局所症状なのか全身症状の一部か，急性痛または慢性痛か，ほかの随伴症状を伴っているかなどに留意して鑑別をすすめる．

筋肉痛をきたす主な疾患

◆ 局所性 ◆

外傷（筋断裂，いわゆる**肉離れ**など），**筋けいれん**（こむら返り），**筋疲労**，遅発性筋痛，**コンパートメント症候群**，筋・筋膜性疼痛症候群，骨化性筋炎，腫瘍性疾患（血管腫など），血管障害［閉塞性動脈硬化症，バージャー（Buerger）病など］．

◆ 全身性 ◆

膠原病（多発性筋炎・皮膚筋炎，全身性エリテマトーデス，リウマチ性多発筋痛症など），筋原性疾患（筋ジストロフィーなど），**過用症候群**，**線維筋痛症**，横紋筋融解症，多発神経炎，感染症，電解質異常，代謝障害，内分泌障害，**薬剤性**（スタチン，向精神薬など），心身症．

3　治療の実際

疲労や軽度外傷による筋肉痛は，局所安静，アイシング，消炎鎮痛薬，湿布などで改善することが多い．症状が改善しない場合は，漫然と対症療法を続けずにその原因疾患の鑑別診断をすすめることが必要である．原因疾患が確定したら，その治療を行う．

看護のポイント

筋肉痛は，筋肉疲労などに伴う一過性のものや外傷によるものが多く，早期に回復するための注意点をよく説明することがポイントである．しかし，筋肉痛の中には重大な原因疾患が隠れている場合があり，これを見落とさないようにすることも重要である．

（松永俊樹）

眼痛 eye pain

1 起こり方

眼痛を患者が訴える場合，痛みの場所により以下のように原因が分けられる．眼および眼球後部痛，眼周囲の痛み，さらには頭蓋の痛みはすべて三叉神経が支配しているという解剖学的・神経学的原則がある．このため，眼球だけでなく三叉神経の走行領域，つまり眼窩あるいは頭蓋内の病変でも眼痛は惹起される．

痛みの部位による分類

● まぶた（眼瞼部）の痛みの場合 ●

通称ものもらいとよばれる麦粒腫や霰粒腫，眼瞼縁炎，マイボーム腺とよばれる涙の脂質成分を分泌する腺の炎症や梗塞，などが原因であることが多く，眼窩組織の急性感染性炎症である眼窩蜂巣炎や，帯状疱疹といったこともある．

● 眼の内側（涙嚢部）の痛みの場合 ●

涙嚢部の発赤・腫脹・圧痛も認めれば急性涙嚢炎であることが多い．

● 眼の表面の痛みの場合 ●

表面ということから角膜や結膜が原因であることがほとんどであり，角結膜の異物（鉄片など，仕事内容など問診で予測がつくことが多い），角膜上皮剥離や角膜潰瘍（角膜周辺部潰瘍や角結膜フリクテンを含む），ドライアイ，眼瞼内反や睫毛乱生，結膜炎，結膜結石，上強膜炎，強膜炎などがあげられる．

● 眼の奥の痛み（深部痛）の場合 ●

後部強膜炎，ぶどう膜炎，急性閉塞隅角緑内障（いわゆる緑内障発作）などがあげられる．眼科のみでは原因が特定できないことも多く，その場合頭痛などの随伴症状によって神経内科など他科へ依頼することもある．

● 眼症状を伴わない痛み ●

三叉神経痛，球後視神経炎などがあげられる．

そのほか，異物飛入による穿孔性眼外傷，薬物飛入による化学熱傷，眼内への感染である眼内炎，外傷による眼窩底骨折なども眼痛を生じる．

2 症状と診断のすすめ方

これらの診断の鑑別の仕方として，上記の痛みの場所のほかに，問診が非常に重要である．また，眼痛を訴える疾患には緊急処置を要するものが多いため，少なくとも緊急処置を要する疾患か否かを早急に鑑別する必要がある．

眼痛の発生時期（いつ頃からか，その後の経過，繰り返しているか），発生状況（コンタクトレンズ装用の有無，外傷歴の有無，眼の手術や眼の病気の既往の有無），併発症状（充血，めやに，視力低下，頭痛，嘔吐）をよく聞いておくと上記病名の鑑別につながっていく．とくに**視力低下**を認めた場合，重篤で処置を急がないといけない可能性が高いため注意する．

緊急に処置をしないといけない眼痛を訴える疾患として，**穿孔性眼外傷，化学熱傷，眼内炎，眼窩底骨折，急性閉塞隅角緑内障**などがあり（**表1**），これらは問診によってほとんどは見当がつけられる．

そのほかに注意すべきは鼻腔や副鼻腔から生じる**悪性腫瘍**（上顎洞がん，鼻腔咽頭がん）が三叉神経の分枝を障害して眼痛や顔面痛を生じる場合があることであり，この場合発症から受診までの期間が短く症状が増悪傾向を示しているものが多い．

3 治療の実際

疾患ごとに治療法は異なるためできるだけ早く鑑別を行い，原因疾患に応じた対処を行わなくてはならない．ここでは至急眼科医をコンサルトすべき緊急疾患とその治療を述べる（**表1**）．

表1 眼痛の原因である緊急疾患の問診，疑うべき緊急疾患の診断名，治療

問 診	疑うべき緊急疾患の診断名	治 療
異物飛入	穿孔性眼外傷	緊急手術
セメント，化学薬品溶液などの飛入	化学熱傷	洗眼，投薬
手術歴がある場合や，手術歴がなくても髄膜炎など全身状態不良の場合	眼内炎	投薬，緊急手術
眼球打撲，複視，悪心・嘔吐	眼窩底骨折	緊急手術
悪心・嘔吐，頭痛，霧視	急性閉塞隅角緑内障（いわゆる緑内障発作）	点滴・点眼，緊急手術（レーザー治療含む）

問診により，眼痛の原因である緊急疾患の見当をまずつける必要があり，これらが疑われる場合，大至急眼科医コンサルトとなる．

● 穿孔性眼外傷 ●

異物が眼に入ったという問診から診断は容易であるが，問題は異物が眼内にあるのかないのか，異物は複数か，異物は画像に写るかどうかということがポイントとなるため，必ず超音波検査やCT検査などの画像診断を行い，状況を正確に把握してから緊急手術を行う必要がある．

● 化学熱傷 ●

薬品名や性状をできる限り聞き，とくにアルカリ性の場合は時間をかけて持続洗眼する．受診以前であっても，十分な洗眼ができる状況であれば十分な洗眼をしてから大至急受診するように指示をする．

● 眼内炎 ●

全身状態に注意しながら強力に抗菌薬などの薬剤を投与し，手術の時期を検討する．術後眼内炎の場合はできるだけすみやかに手術を検討し，髄膜炎などによる内因性眼内炎の場合は，全身状態が改善するまでは薬剤の硝子体注射などを行い，全身状態が改善次第手術を検討する．

● 眼窩底骨折 ●

外傷歴があり，外眼筋などの組織が骨折部に嵌頓してしまった場合に緊急手術の適応となる．この場合の症状として外傷後に複視，悪心・嘔吐を訴えることがあり，多くは緊急手術となる．眼窩底骨折を疑った場合は，眼球運動障害の増悪，感染などのリスクを考え，鼻かみは禁止する．

● 急性閉塞隅角緑内障 ●

もともと眼鏡などが不要で「若い頃は（裸眼）視力がよかった」という中年以後の女性に多い．これは眼球自体が小さいためである．悪心・嘔吐，頭痛，霧視を伴うことが多い．治療としては点眼・点滴などで眼圧を下げ，その後の状況次第でレーザー治療や手術を検討することもある．

💡 看護のポイント

眼痛で看護が必要になるのは，眼帯をする場面や洗眼の介助である．眼痛の治療では，**洗眼**，**点眼**，**眼軟膏注入**，**眼帯**という手技を看護師が行うことが多く，この手技をマスターしておく必要がある． （鳥居秀成）

眼の充血 hyperemia of eyes

1 起こり方

　俗に「赤目」と称される状態である．しかし，単に「目が赤い」といっても，治療のまったく必要のない状態から緊急の治療を要する状態まで，疾患はさまざまである．まずは目のどこが赤いかという点から説明したい．

　一般に「目が赤い」といった場合，多くは白目の部分が赤いことをさす場合が多い．この「白目」の部分は組織学的に表層から**結膜，テノン嚢，強膜**に分けることができる．医療用語としての「充血」とは，先にあげた組織内の**毛細血管が拡張している状態**であり，肉眼でもよく観察することで毛細血管の拡張をとらえることができるので，まずは肉眼による詳細な観察が必要である．さらに眼瞼を裏返すことにより，眼瞼結膜の充血の有無もとらえることができるので，診断の助けになることを忘れてはいけない．

2 症状と診断のすすめ方

充血ではなく出血

　もっとも頻度の高い疾患が**結膜下出血**である．これは毛細血管が破綻して生じた内出血が広がっている状態であり，厳密な「充血」ではないことに注意したい．肉眼で観察すると白いキャンバスに赤い絵の具を塗ったような状態であることに気づく．痛みや見え方の変化など，本人の自覚症状がまったくないことも特徴である．典型的な結膜下出血は，出血が吸収されることを待つことしかできず，緊急の疾患ではない．

　しかし，なかには出血を引き起こす重篤なウイルス性の結膜炎（急性出血性結膜炎）や，外傷による結膜下出血なども隠されていることがあるため，痛みや眼脂，見え方の変化などの自覚症状がある場合は眼科専門医の診察を受ける必要がある．

結膜充血

　結膜は白目の表面をおおう**眼球結膜**と眼瞼の裏をおおう**眼瞼結膜**に分けられるが，その両者は結膜嚢でつながっており，同一の組織である．そのため結膜充血は，鮮やかな赤色で眼球結膜だけでなく，**眼瞼結膜も充血する**ことが特徴である．

　症状としてはかゆみが主体か，痛みが主体か，眼脂の有無などで疾患を鑑別する．

　かゆみが主体である場合は花粉症に代表される**アレルギー性結膜炎**とその類縁疾患の可能性が高い．重症化すると眼脂や浮腫が増悪することに注意が必要である．

　痛みや不快感の自覚が強く，大量の眼脂を伴う場合は**流行性角結膜炎**を疑う必要がある．流行性角結膜炎は接触感染によりヒトからヒトへ感染を拡大してしまうおそれがあり，すみやかな眼科専門医の診察と，手洗いなどにより感染を広げない注意が必要となる．

　上にあげた疾患以外にも細菌性結膜炎や異物，睫毛乱生に起因する結膜炎などがある．

毛様充血

　強膜の充血が主体であり，紫がかった赤色で，角膜周囲の充血が強く，**眼瞼結膜まで充血していない**ことが特徴である．毛様充血は眼球内部の炎症が波及していることを意味している場合も少なくなく，注意が必要である．

　頭痛，悪心，角膜の混濁，対光反射の消失などを伴う場合は**急性緑内障発作**を疑う必要がある．眼圧が著明に高い状態が持続すると失明の危険性もあるため，すみやかな診断と治療が必要になる．

　ぶどう膜炎は眼球内部のぶどう膜に炎症が起きる病気の総称であり，見え方の悪化や光に対する痛みなどの症状が出ることがある．これも毛様充血を引き起こす疾患として，すみやかな治療が必要と考えられる．

　上にあげた疾患以外にも角膜の感染性病変や

眼脂 eye discharge

1 起こり方

　眼脂とは，結膜や角膜上皮から分泌されているムチンを主成分とする粘液に，涙液，瞼板腺分泌物，皮脂腺分泌物などのほか，血管からの漏出・滲出物，脱落上皮細胞，細菌，塵埃，異物などの成分からなる．結膜疾患，とくに結膜炎のもっとも重要な症状の1つで，その原因によって性状や色調が異なる．

　眼脂の主な原因の1つとして結膜炎があげられる．結膜炎は，感染性(細菌，ウイルスなど)やアレルギー性，乾性(ドライアイ)などのほか，薬剤性(たとえば常用している点眼薬)などが考えられる．また結膜炎以外に，角膜炎や，涙嚢炎，眼内炎，鼻涙管狭窄などの眼疾患でも眼脂はみられる．また，「生理的眼脂」もあり，起床時によくみられ，病的なものではない．これは通常は瞬目により涙とともに涙点より涙嚢のほうへと洗い流されるが，睡眠中などは瞬目による浄化作用がないため，起床時には健常者でも乾いた眼脂が付着するのである．

2 症状と診断のすすめ方

症　状
　原因により膿性，漿液性，黄色，黄白色，白色などの眼脂が出現する．また，原因により結膜充血や疼痛，瘙痒感などを認める．

眼脂の分類と診断の目安
① **膿性眼脂**：細菌性結膜炎(淋菌，髄膜炎菌など)
② **漿液性線維素性眼脂**：ウイルス性結膜炎(アデノウイルスなど)
③ **粘液膿性眼脂**：細菌性結膜炎(肺炎球菌，クラミジア)，ウイルス性結膜炎[急性出血性結膜炎，麻疹，流行性耳下腺炎(ムンプス)]，真菌性結膜炎
④ **粘液性眼脂**：乾性角結膜炎，春季カタル
⑤ **漿液性眼脂**：急性アレルギー性結膜炎

　上記分類はあくまで目安であり，症状の重症度などや罹患期間などによっては異なることもある．

3 治療の実際

　原因に応じた治療を行う必要があるため，まずは原因を追究する必要がある．軽症であれば点眼薬が基本であるが，重症度に合わせて内服薬，点滴が必要になる場合もある．
① **感染性角結膜炎**：抗菌薬，抗ウイルス薬，抗炎症薬など
② **アレルギー性結膜炎**：抗アレルギー薬，抗炎症薬など
③ **乾性結膜炎**：人工涙液，ヒアルロン酸点眼，涙点プラグ，抗炎症薬など
④ **鼻涙管閉塞症**：ブジー，NSチューブ挿入，涙道鼻腔吻合術など

💡 看護のポイント
　流行性角結膜炎や咽頭結膜熱，急性出血性結膜炎などアデノウイルスによる結膜炎の場合はヒトからヒトへの感染力が強いため，病院内で流行してしまうと問題となる．疑いがあれば，手洗いの徹底や手袋の使用，使用した器具の洗浄，同じ点眼びんを使用しないなどの注意が必要となる．

(市橋慶之)

飛蚊症 floaters

1 起こり方と症状・診断のすすめ方

飛蚊症とは，視界の一部に糸くずや小さな粒や丸い輪，半透明や黒い影，蚊のようなものが見える症状をさす．その本態は硝子体中の混濁により生じた影が網膜に投影されて自覚される内視症状である．眼球運動につれて硝子体は移動するので，視点を変えるにつれ，動き回るように感じる．明るい場所で白いものや空を見た場合によく見える．

多くの場合，**硝子体の生理的変化**に伴って起こる．すなわち若年者では硝子体の液化に伴う液化腔内の線維性混濁のため飛蚊症を自覚する．一方，加齢によりさらに液化が進行すると50代以降では硝子体が基底部より後方の網膜から剥離する**後部硝子体剥離**を生じ，その結果，視神経乳頭前方に**ワイス（Weiss）環**とよばれる輪状混濁が生じ，形状のはっきりした陰影として自覚されることが多い．また生理的変化以外に硝子体出血，ぶどう膜炎，眼内悪性リンパ腫，アミロイドーシスなど硝子体の病的変化に伴って飛蚊症を生じることがある．

検査

まず倒像鏡を用いた眼底検査を施行し，硝子体出血などの**硝子体混濁の有無**を判定する．それと並行して細隙灯顕微鏡を用いて前房内の炎症所見を精査し，前置レンズや接触レンズを用いて硝子体混濁の性状や後部硝子体剥離の有無，網膜裂孔や網膜剥離の有無，網膜血管炎の有無について調べる．炎症所見が強い場合はぶどう膜炎の全身検査も合わせて施行する．

2 治療の実際

飛蚊症に対する画一的な治療はなく，原因疾患に応じた治療が行われる．**硝子体の生理的変化**である場合，通常は治療の対象にならないが近年硝子体手術により改善を認めたとの報告がある．しかし，手術後に網膜裂孔や白内障の進行などの合併症も認められ今後の評価が待たれる．

一方，**病的硝子体混濁**を認める場合，ぶどう膜炎であれば鑑別診断をし，治療を行う．また硝子体出血を認める場合は眼底検査が困難であればBモードエコーを施行し網膜剥離を認めれば硝子体手術の適応となる．悪性リンパ腫が疑われた場合，硝子体生検を施行し確定診断を得るとともに頭部を中心に全身の画像検査を行う．アミロイドーシスは主として両眼性であり，視力障害の原因となれば硝子体手術の適応となる．

（持丸博史）

変視症 metamorphopsia

1 起こり方

変視症とは，ものの形や文字がゆがんで見えたり，大きく見えたり小さく見えたりする症状をいう．正常眼では視野の中心の像は，網膜の中心にあたる**黄斑部**とよばれる部位に結像するが，黄斑部に形態的な異常を生じると**像のゆがみ**を生じ変視症を起こす．

原因疾患はさまざまであるが，中高年以降に発症する**加齢黄斑変性**，**黄斑上膜**，**黄斑円孔**，中年の働き盛りに多い**中心性漿液性網脈絡膜症**，高度近視に合併する**近視性新生血管黄斑症**などがあげられる．また黄斑に浮腫を生じると変視症を生じるが，**黄斑浮腫**の原因として糖尿病網膜症，網膜静脈閉塞症，ぶどう膜炎などがあげられる．

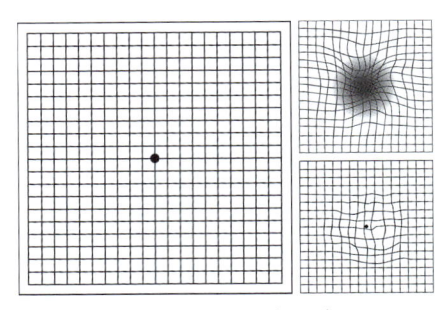

図1　アムスラーチャート
左：アムスラーチャート．
右：変視症では線がぼやけて薄暗く見えたり，中心がゆがんで見えたりする．

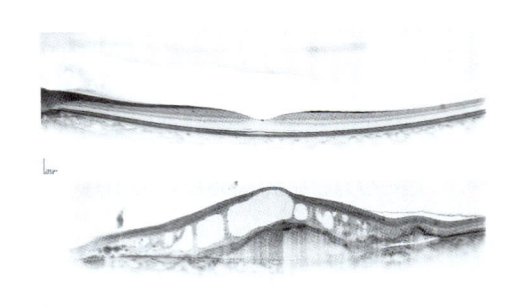

図2　光干渉断層計(OCT)
上：正常なOCT所見．網膜の中心の薄くなっている部位が黄斑部．
下：加齢黄斑変性のOCT．

　また，黄斑部にかかる**網膜剝離**も変視症の原因となりうる．原田病など滲出性網膜剝離を生じる疾患や，裂孔原性網膜剝離が進行し黄斑剝離を生じた際にも，視力低下とともに変視症を生じる．

2　症状と診断のすすめ方

　変視症の検出は，**アムスラーチャート(図1)**や河本中心暗点計を用いて自覚的な変視症の評価を行う．視力の低下を伴うことも多く，**視力検査**も必須である．

　続いて散瞳下に**眼底検査**を行い，黄斑部の異常の有無を調べる．黄斑部の観察には，前置レンズや接眼レンズと細隙灯顕微鏡を用いて高倍率に観察するのが有効である．

　加齢黄斑変性では脈絡膜新生血管や網膜下出血，黄斑浮腫などを生じる．黄斑上膜では黄斑上にセロファン状の薄い膜を認め，黄斑円孔では黄斑部に円孔を形成する．黄斑浮腫ではその原因となる所見とともに，黄斑の隆起を認める．

　黄斑部疾患の診断には**光干渉断層計(OCT)**がきわめて有用である．OCTは近赤外線を利用して網膜の断面像を得ることのできる検査であり，非侵襲的に黄斑部の詳細な所見を得ることができる(図2)．

3　治療の実際

　変視症の原因により，治療はまったく異なる．加齢黄斑変性に対しては眼内新生血管を抑制する抗VEGF薬の**硝子体内注射**が積極的に行われている．黄斑円孔や黄斑上膜は**硝子体手術**のよい適応である．原田病ではステロイドパルス療法などを行うこともある．正確な診断と治療法の選択が重要である．

　また黄斑浮腫には，糖尿病や高血圧・動脈硬化，自己免疫疾患などの全身疾患を背景とするものが多く，**基礎疾患の検索**や，必要に応じて専門科への受診を促すことも必要となる．

💡 看護のポイント ・・・・・・・・・・・・・

　黄斑にはものを見る機能の大部分が集中しており，その障害は強い視力障害や中心暗点，すなわち「見たいところが見えない」状態を引き起こす．周辺視野は維持されることが多く歩行などに支障をきたしにくいため外からはわかりにくいが，病態の進行により文字が読めないなどQOLを著しく低下させてしまうことがある．早期には両眼で見ると生活に不自由がないことも多く，患者自身の予後に対する認識を把握し，十分な指導を行うことが大切である．

(厚東隆志)

耳漏 ear discharge

1 起こり方

耳漏とは一般に耳垂れともいい，外耳道から排泄される病的な分泌液の総称である．多くは**外耳疾患，中耳疾患**から生じるが，まれに内耳疾患や頭蓋内病変からもみられる．

耳漏は耳垢を除いて，外耳道や鼓膜の皮膚あるいは中耳粘膜の炎症から生じる．中耳粘膜からの場合は**鼓膜穿孔**を伴う．耳漏は炎症性疾患ではなく**脳脊髄液（髄液漏）**からの場合があり，注意を要する．

分類

● **漿液性耳漏** ●

さらさらした**耳漏**．無色から淡黄色で無臭の場合は，外耳道皮膚の炎症すなわち**外耳炎**や**外耳道湿疹**から生じている場合が多い．耳掃除など機械的刺激で悪化する．鼓膜の皮膚の炎症（**鼓膜炎**）を伴っていることも多い．外耳道を塞ぐほど腫脹している場合を除いて難聴はきたさない．持続するときは鼓膜穿孔を通して中耳粘膜から耳漏が生じていることがある．この場合は外耳道が腫脹していなくても難聴を伴う．

● **粘性耳漏** ●

ねばねばした**耳漏**．クリーム色から茶褐色でにおいを伴う場合が多い．耳垢の場合は間欠的で持続しないが，持続してかゆみを伴う場合は外耳道や鼓膜に生じた真菌からの真菌塊が疑われる（**真菌症**）．耳垢や真菌の場合は外耳道が塞がれているので難聴を伴うことがある．

● **膿性耳漏** ●

膿んでにおいを伴う**耳漏**．急激に痛みや熱発を伴う場合は**急性中耳炎**の可能性が高く，小児に多くみられる．初めは耳漏の量が多いが徐々に軽減する．持続する場合は鼓膜穿孔を伴う**慢性中耳炎**が考えられる．痛みや熱発は伴わないことが多い．皮膚剥屑物（デブリ）を伴う場合は**中耳真珠腫**を疑う．糖尿病を合併している場合は**緑膿菌**やメチシリン耐性黄色ブドウ球菌（MRSA）など多剤耐性菌に感染していることがあるので注意する．また血液が混じっている場合は悪性腫瘍も念頭に置く．

● **水様性耳漏** ●

水のようにさらさらした**無色の耳漏**．頻度はまれだが頭蓋内からの**脳脊髄液（髄液漏）**の可能性がある．頭部外傷後で難聴やめまい，頭痛を伴っていることが多いが，無症候性のこともあるので注意する．鑑別にはテステープで耳漏の糖分定性を行う方法が簡便である．

2 症状と診断のすすめ方

耳漏は前述したように性状，熱発や痛み，めまいの有無などから原疾患の類推がしやすい．確定診断には耳鏡検査や顕微鏡下観察が必要である．同時に**細菌検査**で起炎菌の同定を行う．

もっとも多くみられる疾患は小児の**急性中耳炎**である．痛みや熱発を伴い，膿性耳漏が出現すると症状が軽減するので鑑別が容易である．

成人で耳漏の量が多く，悪臭を伴い持続する場合は，**内耳**（迷路炎など）や**頭蓋内合併症**（**髄膜炎，脳膿瘍**など）の危険性も考慮しなければならない．採血，CTなどの画像診断，聴力検査を要する．

耳漏の量が少なくても難聴やめまいのある場合は**中耳真珠腫**の可能性がある．糖尿病を伴っている場合は**悪性外耳炎**も考慮する．

3 治療の実際

耳漏の多い場合は外耳道入口部を綿棒などで清拭した後，**細菌検査**で感受性のある**抗菌薬の点耳**，あるいは**耳浴**を行う．患側の耳を上にした状態で，体温に温めた薬液を4, 5滴耳内に滴下する．2〜3分そのままにする場合を点耳，10分程度を耳浴という．

外耳炎で耳入口部の腫脹が高度の場合は薬液が入らないので，軟膏を塗布したタンポンガーゼの挿入を行う．

真菌症の場合は外用の**抗真菌薬**の塗布を行う．**真珠腫**や**髄液漏**の場合は早期の手術治療を要する．

看護のポイント

耳漏を訴える患者が来院した場合は耳漏の性状と随伴症状の有無を確認する．綿球や綿棒で耳漏を拭い，色や粘性を見る．乳幼児では困難であるので家族に詳細を聞く．発熱やめまいのある場合は臥位または側臥位にさせてバイタルサインをチェックする．痛みを伴う場合は患部を冷やす．

（比野平恭之）

鼻汁，鼻閉，くしゃみ
rhinorrhea, nasal obstruction, sneezing

1 起こり方

鼻呼吸は呼吸の起始部になる．鼻は外界に曝露されており，さまざまな温度，湿度の空気を吸いこむ．さらに吸気にはさまざまな粉塵が含まれている．そのような過酷な環境下で下気道を保護するための機能が鼻にはある．

鼻汁の生理

鼻腔粘膜は**多列線毛円柱上皮**で覆われている．そこには多くの杯細胞や鼻腺が存在し，分泌液が生じる．これに涙液が加わり鼻汁となる．通常1日に産生される鼻汁は諸説あるが約600〜1,800 mLである．これら産生された鼻汁は**加温・加湿や除塵**に使われる．鼻粘膜上皮には線毛が存在し粘液層が覆っている．粘液層は**粘液線毛輸送機能**により鼻腔後方に運ばれる．この際，吸気時に沈着した塵埃も同時に鼻腔後方に搬送され除塵に役立つ．また水溶性ガスもこの粘液層に吸着しガスの浄化が行われる．除去することのできる塵埃はその粒子径に依存し，15 μm以上の粒子ではそのほとんどが沈着する．4.5 μm以上のものは85％が沈着する．これらは鼻腔前半部で80％が沈着する．しかし粒子径が1 μm以下の粒子はほとんどが鼻腔をすり抜けてしまう（沈着率が1％）．咽頭に運ばれた鼻汁は嚥下することにより除塵が完了する．

くしゃみの生理

異物などの刺激や**ヒスタミン**により三叉神経終末が刺激されるとその刺激は延髄のくしゃみ中枢を介して，爆発的な空気呼出が起こりこれを**くしゃみ**とよぶ．これは異物排除の反射と考えられている．また，くしゃみの求心路は水様性鼻汁をもたらす反射路と共通する部分があり，くしゃみには水様性鼻汁を伴うことが多い．

鼻閉の生理

鼻腔には豊富な血管が存在し鼻粘膜固有層深部には海綿静脈叢（または洞様血管）が存在している．これら血管拡張により**血管透過性が亢進**し液の漏出や浮腫などにより鼻粘膜は腫脹し鼻腔抵抗が大きくなり鼻閉が起こる．通常外気温は零下から50℃程度と考えられるが，低温から高温までの外気を吸気した際でもヒトの場合，肺に到達するまでに加温され体温との差は3℃ぐらいまでになる．外気温が低いと洞様血管が拡張し鼻腔通気度が低下する．高いと粘膜上皮下毛細血管が拡張し熱交換により熱を奪う．また，乾燥した吸気であっても咽頭に達するまでに鼻汁により95〜99％まで加湿される．

以上が簡単な鼻汁，くしゃみ（図1），鼻閉の生理であるが，各疾患では上記生理範囲を超える状態になる．

2 症状と診断のすすめ方

鼻汁，鼻閉をきたす疾患および鑑別を**表1, 2**に示す．病歴を聴取する際には表に示したポイントが重要である．表に示した以外に診断に際して耳鼻咽喉科医ではまず**鼻内所見**をとる．鼻中隔，鼻甲介の状態，鼻汁の性状などを観察

鼻汁，鼻閉，くしゃみ 251

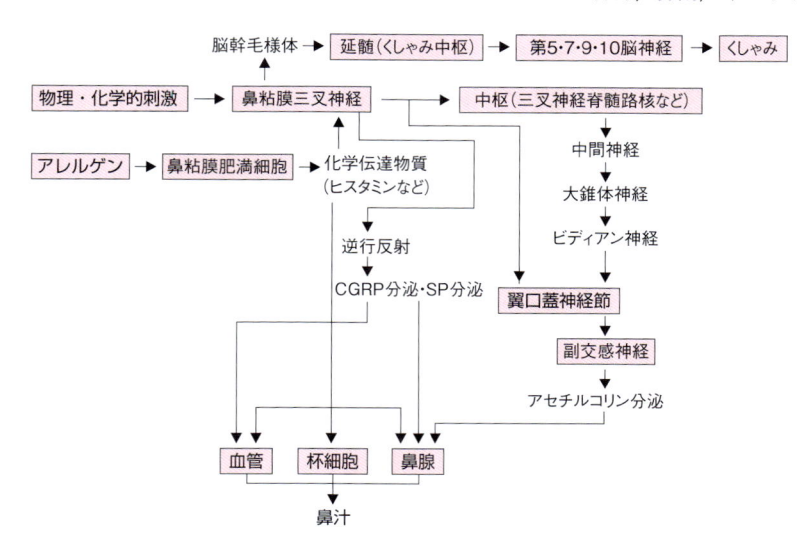

図1　鼻汁・くしゃみの発現機序
[夜陣紘治：今日の治療と看護，改訂第2版(水島　裕ほか総編集)，211頁，南江堂，2003]

表1　病的鼻汁を起こす主な疾患

鼻漏の性状	疾患	特徴
漿液性	アレルギー性鼻炎	通年性と季節性あり抗原を特定する
粘液性ないし膿性鼻漏	かぜ症候群 髄液鼻漏 急性・慢性副鼻腔炎 鼻腔異物 歯性上顎洞炎 真菌性副鼻腔炎 悪性腫瘍(鼻・副鼻腔，上咽頭)	発熱を伴う 一側性 頭痛・頭重感を伴う 一側性，悪臭を伴う 一側性，虫歯がある 一側性 持続的で次第に増悪する
血性鼻漏	悪性腫瘍(鼻・副鼻腔，上咽頭) ウェゲナー(Wegener)肉芽腫症	持続的で次第に増悪する C-ANCA*陽性

*ANCA : anti-neutrophil cytoplasmic antibodies(抗好中球細胞質抗体)．蛍光抗体法によりヒト好中球細胞脂質に対する自己抗体を染色で示す．P-ANCA と C-ANCA があり，前者は核周囲が染色され，後者は細胞質がびまん性に染まる．C-ANCA はウェゲナー肉芽腫症に特異的．
[夜陣紘治：今日の治療と看護，改訂第2版(水島　裕ほか総編集)，212頁，南江堂，2003]

表2　鼻閉を起こす主な疾患

先天性	後鼻孔閉鎖症，髄膜脳瘤，奇形腫
外傷性	鼻骨骨折，鼻中隔(亜)脱臼，瘢痕狭窄
炎症性	かぜ症候群，副鼻腔炎，鼻炎，鼻アレルギー，鼻茸
薬物性	内服薬，点鼻薬
腫瘍性	鼻・副鼻腔，上咽頭悪性腫瘍および良性腫瘍
その他	鼻中隔彎曲症，ウェゲナー肉芽腫症，アデノイド

[夜陣紘治：今日の治療と看護，改訂第2版(水島　裕ほか総編集)，212頁，南江堂，2003]

する．鼻甲介が腫脹していて後方や上方の観察が困難な場合，粘膜収縮薬を使用し腫脹をとってから観察するがさらによく観察が必要な場合にはファイバースコープを用いて鼻腔をくまなく観察する．また，鼻腔の形態異常や副鼻腔炎，腫瘍など鼻内から観察できない部位に関してはCTを用いることもある．アレルギー性鼻炎が疑われる場合は季節性か通年性かを問診で確認した後，鼻汁好酸球の有無を調べ採血や皮内テストで抗原を検索する(診断には鼻粘膜誘発テストも必要であるが検索可能な抗原が少なく実

用的ではなく限定的である）．

3 治療の実際と看護のポイント

各疾患の治療に関しては各論に譲る．看護にかかわる点では鼻汁に対して頻用される抗ヒスタミン薬の注意についてだけ述べておく．**抗ヒスタミン薬**には**第1世代と第2世代**がある．第1世代には**抗コリン作用**が強いものがあり，とくに70歳以上の高齢者では使用を控えるべきであるとの報告がある．**排尿障害，緑内障**にも禁忌である．小児で使用する際には，とくにてんかんの既往がある患児では使用を控える．熱性けいれんとの関連も報告があり，高熱のある患児でも使用を控えるべきである．また，第1世代，第2世代ともに一部の製剤を除き，内服後の**自動車運転**は禁忌または慎重投与であるので患者の背景をしっかりと把握し注意が必要である．

（金井憲一）

鼻出血 epistaxis

1 起こり方

鼻出血は耳鼻咽喉科の日常診療でしばしば遭遇する症候で，1次救急を行う医療施設では小児の急性中耳炎に次いで頻度が高い．ほとんどの症例では外来処置で止血することが可能であるが，時に入院加療が必要な難治例も存在する．安全・確実な止血処置を行うには看護師の正しい知識と手際よい介助が必要である．

疫　学

年齢は**10歳未満の小児と50～70歳代**に多い傾向がある．小児では入院が必要な症例はきわめて少ない．性差は男性に多いとされる．季節性があり入院を要する重症例は冬に多いとされる．

出血部位

鼻中隔粘膜前下方の**キーセルバッハ（Kiesselbach）部位**からの出血がもっとも多い．この部位は，鼻腔に指を入れると容易に届き，血管吻合が多く粘膜も薄いため，軽微な粘膜損傷でも出血する．そのほか鼻腔後方の下鼻甲介後端付近，鼻腔上方の嗅裂付近から出血することもある．時に**出血部位**が不明のこともある．

原因疾患

- **外傷（指性鼻出血）**

鼻を頻繁にいじると，キーセルバッハ部位の粘膜が損傷を受け出血する．小児の鼻出血の原因としてもっとも多い．

- **炎　症**

副鼻腔炎，アレルギー性鼻炎などでは粘膜が障害され，さらに擤鼻などの刺激で出血をきたす．

- **異　物**

鼻腔内に異物が長期間存在すると，粘膜が障害され出血をきたす．膿性鼻汁を伴うことが多い．

- **腫　瘍**

中高年以上の一側性・反復性で，鼻閉や悪臭を伴うものは悪性腫瘍を疑う．若年で反復する大量の出血では，若年性鼻咽頭血管線維腫を疑う．

- **血液疾患**

白血病，血友病，肝疾患，抗凝固薬の内服などによる凝固能異常によって，頻回の出血をきたす．

- **オスラー（Osler）病（遺伝性出血性毛細血管拡張症）**

常染色体優性遺伝する疾患で，毛細血管が拡張して易出血性となり，止血も困難となる．

- **高血圧**

高血圧と鼻出血との因果関係には不明な点もあるが，入院加療を必要とするような重症例には，高血圧の既往があるものが多いとされる．時として患者が興奮状態に陥り，一時的に血圧が上昇していることがある．

2 症状と診断のすすめ方

　受診時にすでに止血している場合は，前述の原因疾患を念頭に置きながら詳細な問診を行う．

　一側性か両側性か，おおよその**出血量と時間，既往歴，服用している薬剤の有無**などを確認する．

　また，**血液が外鼻孔と口腔・咽頭のどちらから多く流れたか**を確認する．外鼻孔であれば出血部位は鼻腔の前方である可能性が高く，口腔・咽頭であれば後方である可能性が高い．

　次いで鼻腔内を観察する．鼻腔前方からの出血であれば，比較的容易に出血部位を同定できる．前鼻鏡検査でキーゼルバッハ部位に拡張した血管，凝固した血液の付着，肉芽組織などが認められれば，そこが出血部位である可能性が高い．綿棒などで擦過し出血が認められれば，後述の方法で止血処置を行う．受診時に止血していても，処置を行わずに帰宅させると再出血をきたすことがある．前鼻鏡検査で出血点が同定できないときは，ファイバースコープを挿入して鼻腔後方および上方を観察する．

　しかし詳細な観察でも，出血部位が同定できないこともある．そのときは，必要に応じてCTスキャンやMRIなどの画像検査を行う．

　受診時に出血している場合は，止血処置を優先する．膿盆を患者自身に持たせ，口腔・咽頭に流下する血液を吐き出すように指示する．大量の出血を認める場合は静脈を確保する．止血処置を行うときは，まず前鼻鏡やファイバースコープを利用して出血部位を同定するが，まれに鼻腔後方や上方からの動脈性出血の場合，大量の血液で出血部位の同定が困難なことがある．

3 治療の実際

①他の患者の対応などですぐに止血処置にとりかかれないときは，応急処置として患者自身に（小児では保護者に）**指で鼻を5〜10分程度つままセる**と止血したり出血量が減少することがある．この際，患者は坐位でやや前屈位をとらせる．口腔・咽頭に流下する血液は飲み込まずに吐き出させる．

②前鼻鏡やファイバースコープで出血部位が同定できたら，鼻腔内に5,000倍アドレナリン液と4％リドカイン液を噴霧したり，ガーゼに浸して挿入し鼻粘膜の収縮と痛覚の減退を図る．この処置のみで止血できることもある．

③鼻腔前方の粘膜にびらんがあり，そこから比較的少量の出血を認める場合は，トリクロル酢酸や硝酸銀を塗布して粘膜を焼灼すると止血できることが多い．

④もっとも多く行われる止血処置は**ガーゼタンポンによる圧迫止血**である．抗菌薬やステロイドの軟膏を塗布したガーゼを出血部位を圧迫するように密に挿入して止血する．ガーゼを鼻腔後方に押しこむと咽頭に落下することがあるので注意する．挿入したガーゼの枚数は正確に記録する．ガーゼは2日間程度留置する．

⑤鼻腔前方の部位に動脈性の出血を認める場合はバイポーラなどで**電気的に凝固**して止血する．

⑥鼻腔後方や上方からの出血で前述の処置で止血できず血液が咽頭に流下する場合は**後鼻孔タンポン**を挿入する．巻きガーゼや後鼻孔バルーンで後鼻孔を塞ぎ，さらに外鼻孔から鼻腔内にガーゼタンポンを挿入する．後鼻孔タンポンを挿入した症例では入院のうえ経過観察する．タンポンは4日間程度留置する．

⑦難治例では外科的治療を考慮する．鼻腔後方や上方からの出血で，タンポンを挿入するといったんは止血できるものの抜去すると再出血する症例がある．そのような症例では全身麻酔下でタンポンを抜去し，鼻内手術用硬性鏡で出血部位を同定して電気凝固する．それでも止血が困難な場合は，**顎動脈結紮術，篩骨動脈結紮術，外頸動脈結紮術**などを考慮する．

💡 看護のポイント ・・・・・・・・・・・・・

・患者が興奮状態に陥っている場合，小児例で

処置に恐怖心を抱いている場合などは，常に看護師が声をかけ安心させるように配慮する．
・処置中の疼痛などで迷走神経反射が生じ，血圧が低下して一過性の意識消失を起こすことがある．常に患者の顔色，意識状態，血圧の変動などに注意を払う．
・鼻つまみによる応急処置を患者に教えておくと，夜間に自宅で出血した際などに有用である．

（杉尾雄一郎）

ショック shock

小児

1 起こり方

ショックは"組織の代謝で必要とされる酸素や栄養が十分に供給されないことにより生じる危機的な状況"と定義される．心拍出量の低下に伴う**絶対的な組織灌流低下**，または組織での酸素需要の増大による**相対的な灌流低下**がショックの原因となる．また発熱，感染，傷害，呼吸窮迫，疼痛などは組織の酸素，栄養に対する需要を高めることでショック発症のリスクを増大させる．

不十分な灌流による低酸素状態の下で組織では嫌気性代謝が行われ，乳酸・二酸化炭素の蓄積や，炎症性メディエーター・一酸化窒素などの作用による不可逆的な細胞・組織傷害が生じ，心血管系の破綻や多臓器不全により死にいたる．米国の統計では入院患者の2％に発症し，死亡率は基礎疾患のない小児で3％，慢性疾患を有する小児で6～9％と報告されている．

2 症状と診断のすすめ方

通常は**代償性ショック**の状態から**低血圧性ショック**さらに悪化すると**心停止**へと進展していく．代償性ショックとは収縮期血圧は正常範囲内にあるが，組織灌流低下の徴候を認める状態である．組織への酸素供給が低下すると，脳，心臓，腎臓などの重要臓器への血流を保つためにさまざまな代償機序が働き正常血圧を保とうとする．代償性ショックから低血圧性ショックまでは通常数時間を要するが，低血圧性ショックから心停止では数分のこともある．意識状態の変化と**表1**に示す徴候がショックの存在を早期に診断するための鍵となる．

分類

ショックは**小児二次救命処置法**（pediatric advanced life support：PALS）において4種に分類されている．それぞれに特徴的な所見があ

表1 心血管系の代償機序による一般的なショックの徴候

代償機序	臓器	徴候
心拍数増加	心臓	頻拍
体血管抵抗増加	皮膚	冷感，蒼白，発汗
	循環	毛細血管再充満時間の遅延
	脈拍	末梢の脈拍が微弱，脈圧減少（拡張期血圧上昇）
内臓血管抵抗上昇	腎臓，腸管	乏尿（尿量減少），嘔吐，イレウス

り，初期治療の方向性を決定する際に有用である．

● 循環血液量減少性ショック ●

下痢，嘔吐，不十分な水分摂取，出血，浸透圧性利尿（糖尿病性ケトアシドーシスなど），間質への血漿成分の漏出，熱傷などが原因となる．循環血液量の絶対的な減少によるもので，末梢循環不全による代謝性アシドーシスを過換気で代償するため，**呼吸努力を伴わない頻呼吸**を認める．

● 血液分布異常性ショック ●

敗血症，アナフィラキシー，頭部外傷，脊髄損傷（神経原性）などが原因となる．血管緊張の低下により相対的な循環血液量減少が生じる．敗血症が原因の場合はさらに毛細血管透過性が亢進するため血漿成分が間質へと失われ，循環血液量がさらに減少する．早期には心拍数の増加（心拍出量増加）で代償するため脈圧の増大を伴う低血圧を認め，四肢では皮膚が温かく紅潮するが（warm shock），その後心拍数の増加だけでは組織の酸素需要を満たせなくなり，体血管抵抗増加（末梢血管収縮）により代償する．脈圧の減少を伴う低血圧を認めるようになり（cold shock），皮膚は蒼白となる．

● 心原性ショック ●

心筋炎，心筋症，先天性心疾患，不整脈などで生じるもので心筋収縮の異常による．そのほかに分類されるショックでも末期には心原性ショックがなんらかの形で関連してくる．

うっ血性心不全の徴候(肺水腫，肝腫大，頸静脈怒張など)や，肺水腫に起因する**呼吸努力**(陥没呼吸，鼻翼呼吸)を伴う**頻呼吸**を認め，肺水腫が増悪した場合やチアノーゼ性心疾患ではチアノーゼを認める．

● 血管閉塞性ショック ●

血液の拍出がなんらかの物理的な要因で妨げられることにより生じる．心タンポナーデ，緊張性気胸，動脈管依存性先天性心疾患，肺動脈塞栓症などが原因である．心タンポナーデでは心音の減弱・頸静脈怒張・奇脈(吸気時の収縮期血圧が 10 mmHg 以上低下する)，緊張性気胸では患側の呼吸音減弱などが参考となる．

3 治療の実際と看護のポイント

ショック治療の基本は酸素含量・循環血液量・血管拡張を正常化し，組織の酸素需要を減少させ，代謝異常を正常化することにある．具体的には酸素投与，迅速な静脈路の確保(むずかしい場合には骨髄針の使用を躊躇しない)と，20 mL/kg の生理食塩水投与であり，合計 60〜80 mL/kg を投与しても改善がみられない場合には血管作動薬(ドパミン，ノルアドレナリン，アドレナリン)を使用する．また新生児，乳児においてはしばしば低血糖を伴うため，補正が必要となる．

敗血症では適切な抗菌薬が，アナフィラキシーショック，神経原性ショックの場合には末梢血管抵抗・血圧を上昇させるために血管作動薬が早期から必要となる．心原性ショックでは通常輸液への反応は弱く 5〜10 mL/kg 程度にとどめる．かえって全身状態が悪化することもあるからであり，うっ血性心不全の治療も開始する．血管閉塞性ショックでは個々の疾患に応じた治療を行う．

ショックの治療の目標は終末臓器傷害から心肺機能不全，心停止への進展をいかに阻止するかにあるが，その中でもっとも重要なことは**早期に発見し早期に介入すること**である．上記の徴候とともにバイタルサインへの注意が常に必要である．

〈榊原裕史〉

発　熱 fever

1 起こり方と症状・診断のすすめ方

体温調節と発熱のメカニズム

ヒトは恒温動物であり，環境温にかかわらず，体温を一定に保つ能力を備えている．深部体温の受容器と皮膚温の受容器があり，それぞれが体温調節中枢に温度情報を送っている．ここで設定された体温との差を感受して，熱産生・熱放散のしくみをコントロールし，体温を一定に保っている．

発熱とは体温調節中枢の設定温度が高くなり，熱放散を減らし，筋緊張，震えによって熱産生を増大させる．このときに寒いと訴え，ガタガタと震えるのが「**悪寒**」である．これは細菌やウイルスが外因性発熱物質として主に白血球に作用し，産生されたサイトカインが内因性発熱物質として視床下部のアラキドン酸に作用し，シクロオキシゲナーゼによりプロスタグランジン E_2 を産生し，これが体温調節中枢のセットポイントを上昇させることによる．解熱薬はこのシクロオキシゲナーゼの作用を阻害することによって，セットポイントの上昇を阻止する．

高体温には**うつ熱**と発熱があり，外部要因によるうつ熱が小児ではしばしば経験される．新生児は体温調節中枢機能が未発達のまま出生するため，とくに環境温に左右されやすい．体重に対して体表面積が大きく，皮下脂肪が少な

く，基礎代謝量も低値であるため，低体温となりやすい反面，高温環境では発汗機能が未発達のため，体温が上昇しやすい．そのため，不適切な室温や布団の掛けすぎといった外部要因で体温が上昇しやすいので注意が必要である．

体温上昇期で寒がっているときには暖め，高温で安定した場合には，すみやかに環境温度を調整し，熱放散させることが必要である．通常は体温調節機能により，42℃を超えることはないが，不適切な環境により，うつ熱となる場合がある．それを防ぐために，頭部，腋窩，鼠径部といった部分をクーリングすることは有用である．市販の冷却ジェルシートは熱容量が小さく，ほとんど無意味である．乳児の鼻や口に密着し窒息した事例もあるため，注意が必要である．

■ 発熱の意義

ウイルスや細菌を排除するための免疫機能は高体温のほうが活性化される．さらに，微生物の増殖も高温下では抑制されると考えられており，感染症と戦ううえで，高体温は有利な環境であり，合目的な生理機能である．したがって，やみくもに体温を下げようと**解熱薬**を使用する必要はない．

2 治療の実際

■ 解熱薬の使用

小児で使用される解熱薬は下記の2種類のみである．

① **アセトアミノフェン**（アンヒバ®坐剤，アルピニー®坐剤，カロナール®）：小児で広く使用されている薬剤である．30分ほどで作用発現し，4～6時間持続する．
② **イブプロフェン**（ユニプロン®，ブルフェン®）：解熱作用は同等であるが，持続時間が長い．しかし，小児での使用経験が少なく，第2選択となる．6ヵ月未満には使用しない．

以前使用されていたアスピリンはライ（Reye）症候群と，ジクロフェナク（ボルタレン®）やメフェナム酸（ポンタール®）もインフルエンザ脳症との関連が疑われ，現在では使用されなくなった．

前述のように，解熱薬は発熱の原因を除去するものではない．したがって基礎疾患がなく，全身状態がよい場合には積極的に使用する必要はない．ただし，発熱は組織の酸素消費量を増大させ，心拍数や呼吸数の増加につながるため，体力の消耗を防いだり，十分な睡眠をとるために使用を考慮してもよい．

また，解熱薬の使用では熱性けいれんを予防することはできないとされており，けいれんを心配して投与する必要もない．

■ 注意を要する発熱

多くの場合には発熱そのものは救急受診の対象とならない．しかし，以下のような場合には，注意が必要である．
① 3ヵ月未満の発熱：この時期には重症細菌感染症の可能性が高く，早期に評価する必要がある．
② ぐったりしている場合．
③ 5日以上遷延する場合．
④ 経口摂取不良．
⑤ 呼吸障害やほかの随伴症状が重篤な場合．

◯ 看護のポイント ・・・・・・・・・・・・・・・

発熱は救急外来を受診する小児患者の大部分を占める主訴であり，その多くはいわゆる「かぜ」に伴うものである．しかし，細菌性髄膜炎や敗血症，川崎病といった重大な疾患も発熱から始まるため，いかにそのような疾患を早期に見つけ出すかが重要である．そのためには，体温計が表示する数字に一喜一憂せず，意識状態，呼吸状態といった随伴症状をきめ細かく観察し，発熱の原因を同定しすみやかに治療を開始する必要がある．体温表を記録することも有用である．

〔西本　創〕

発疹 exanthema

1 起こり方

　小児に発疹をきたす疾患は数多い．感染症，アレルギー，川崎病，リウマチ・膠原病など多岐にわたっているが，もっとも重要なものは感染症による発疹である．感染性疾患による発疹はウイルス性，細菌性，そのほかの病原微生物由来のものに分かれるが，ウイルス性疾患による発疹症の場合は伝染性のものが多く，すみやかな診断によりほかの小児への伝染を防ぐ必要がある．

　感染症以外の発疹については慢性の経過をたどるものが多く診断に急を要することは比較的少ないが，川崎病については例外であり，ほかの症状からすみやかに診断することが必要である．アレルギーによる発疹で急に出現するものは蕁麻疹であり，特有のかゆみを伴う不定形の膨疹にて容易に診断できるが，時に多形紅斑との鑑別が困難なことがある．

　慢性に経過する発疹の代表的なものはアトピー性皮膚炎であるが，瘙痒を伴う乾燥性湿疹であり特有の好発部位に出現していれば診断は容易である．

2 症状と診断のすすめ方

　小児期における代表的な発疹性疾患については**表1**に示すとおりである．

ウイルス感染症

　ウイルス感染症のうち**麻疹，風疹**は強い伝染力があり，予防接種が一般化する以前は代表的な発疹性感染症であった．とくに麻疹は肺炎，脳炎などの合併症があり小児期における重要な疾患であったが，ワクチンの普及により麻疹，風疹ともに激減した．**水痘**もワクチンにより予防できるが，毎年流行は繰り返している．**伝染性紅斑**は一般にはリンゴ病とよばれている良性の発疹症である．手足口病も毎年流行するが重症化することはほとんどない．ジアノッチ（Gianotti）病はB型肝炎ウイルスの感染に伴う発疹症である．

細菌感染症

　細菌感染症ではA群溶血性連鎖球菌により起きる**溶連菌感染症**は幼児から学童に好発する発疹症であり，まれに感染後に急性糸球体腎炎を合併する．**ブドウ球菌性熱傷様皮膚症候群（SSSS）**は新生児にみられる黄色ブドウ球菌感染症で全身の皮膚の発赤と熱傷様の皮膚剥離がみられる．

アレルギー・免疫疾患

　アレルギー・免疫疾患では蕁麻疹と**アトピー性皮膚炎**は日常的によくみられる疾患であるが，両者ともに小児では食物アレルギーが関連することもある．

その他の疾患

　川崎病は原因不明の急性熱性疾患であり，頸部リンパ節の腫脹，眼球結膜の発赤，手指の硬性浮腫などとともに不定形発疹が出現する．血管性紫斑病はアレルギー性紫斑病ともよばれ四肢の小丘疹様の隆起性紫斑が特徴である．オムツ皮膚炎はオムツによる刺激のみでなくカンジダ感染を合併していることが多い．

表1　小児の主な発疹性疾患

1）感染症
　a．ウイルス性
　　麻疹，風疹，水痘，伝染性紅斑，突発性発疹，手足口病，単純ヘルペス感染症（カポジ水痘様発疹症），ジアノッチ病，伝染性単核症，伝染性軟属腫
　b．細菌性
　　溶連菌感染症（猩紅熱），ブドウ球菌性熱傷様皮膚症候群（SSSS），伝染性膿痂疹（とびひ）
　c．その他の病原微生物
　　つつが虫病
2）アレルギー・免疫疾患
　蕁麻疹，多形紅斑，薬疹，接触皮膚炎，アトピー性皮膚炎，リウマチ・膠原病
3）その他
　川崎病，血液血管性疾患（血小板減少性紫斑病，血管性紫斑病），虫刺症，オムツ皮膚炎（乳児寄生菌性紅斑）

3 治療の実際

　発疹症の治療は原因によりまったく異なるので，発疹の原因を特定することが治療の第一歩である．発疹性疾患はそれぞれの発疹に特徴があるので，症状の経過と視診により多くはただちに診断可能である．ウイルス性疾患では水痘を含む**ヘルペスウイルス感染症**については抗ウイルス薬があるが，麻疹，風疹には有効な治療薬はないのでワクチンによる予防がもっとも重要である．細菌性疾患については抗菌薬の投与を行う．つつが虫病にはテトラサイクリン系抗菌薬が有効である．

　アレルギー・免疫疾患については疾患により抗ヒスタミン薬，ステロイドの投与が行われるが，それぞれの疾患により治療法は異なる．

看護のポイント

　小児の発疹をみた場合にまず鑑別しなければならないのは，感染症による発疹である．発疹を呈する感染症の多くは伝染性なので，患児の家族歴，既往歴，予防接種歴などをしっかりと聴取し，可能性のある疾患を想定しながら診療にあたることを心掛けたい．このことは院内感染を防ぐ意味で大変重要である．時には看護者自身が感染してしまうこともあるので，医療従事者は自身の既往歴を把握し，必要な予防接種を受けておくことも重要である．　　　（太神和廣）

頭　痛　headache

1 考え方の基本

　頭痛は国際頭痛分類第2版により，①**1次性頭痛**(片頭痛，緊張型頭痛)，②**2次性頭痛**(脳腫瘍，髄膜炎など)，③**頭部神経痛**その他，に大別される．小児の統計では，1次性頭痛，2次性頭痛の有病率はそれぞれ20％，3％である．

2 症状と診断のすすめ方

　鑑別診断を図1に示す．**急性頭痛**では，**発熱**の有無が重要である．嘔吐，髄膜刺激症状，意識障害，けいれんがあれば，髄膜炎，脳炎，脳腫瘍などが疑われる．

　問診では，頭痛の頻度，持続時間，部位，性状，随伴症状，前兆，誘因，増悪因子，家族歴を確認する．身体所見では，意識状態，表情，頭頸部の触診，血圧，神経学的所見を確認する．**触診**の際には顔面痛，頭痛，筋肉痛の有無を確認する．高血圧があれば，腎性高血圧，内分泌疾患を疑う．小児頭痛の多くは緊急性を伴わないが，意識障害や増悪傾向がある場合は早急に頭部CT・MRI検査を行う．

　慢性反復性頭痛には，1次性頭痛である片頭痛と緊張型頭痛が多く，有病率はそれぞれ7.4％と13.3％である．**表1**は前兆のない片頭痛の診断基準であるが，小児では持続時間が短く，両側性が多いため，しばしば診断に苦慮するケースがある．随伴症状に嘔吐やけいれんがある場合，てんかんを鑑別するために脳波検査を行う．**持続性頭痛**の場合は，**心理社会的要因**の有無を確認する．頭痛ダイアリーの記録が確定診断，経過や治療効果の把握に有用である．

3 治療の実際と看護のポイント

　鑑別診断に応じた適切な治療を迅速に行う．1次性頭痛のうちとくに片頭痛では，**急性期治療**と**予防的治療**を考慮する．急性期治療では頭痛早期にアセトアミノフェンまたはイブプロフェンの頓用が基本である．予防的治療には抗ヒスタミン薬シプロヘプタジン，抗うつ薬アミトリプチリンなどが有効とされる．治療効果を上げるには**服薬指導**が重要となる．片頭痛発作時の対応を含め，学校側に理解を得ることは頭痛発作の改善に重要である．

（尾崎裕彦，荒木　清）

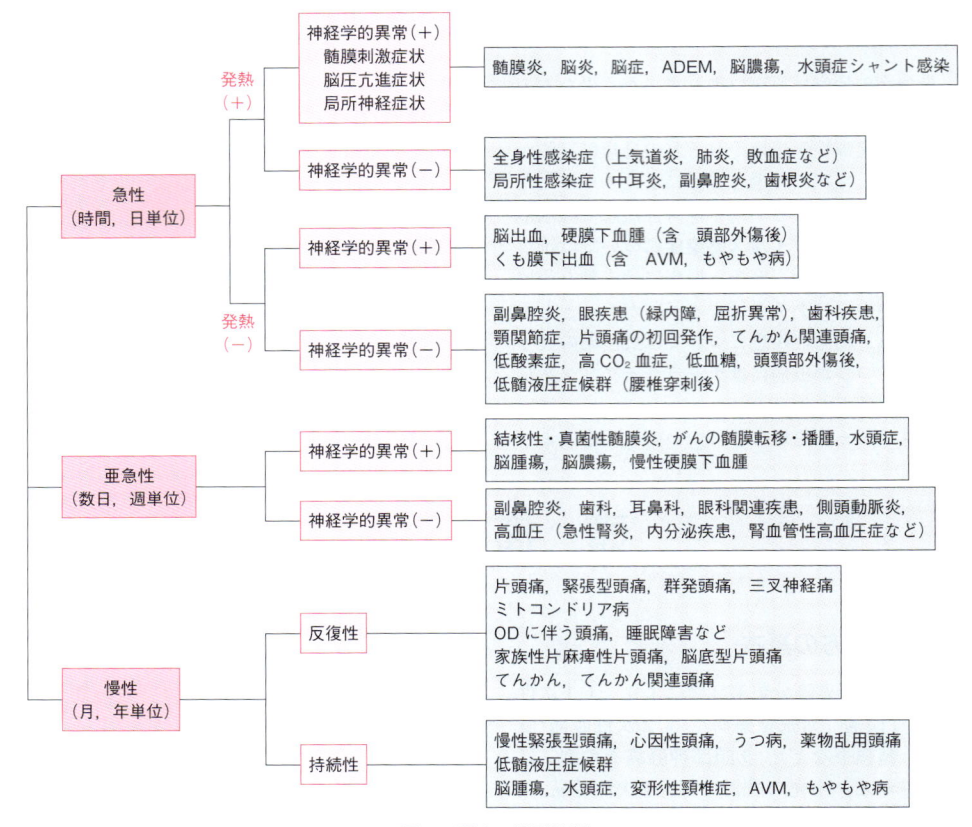

図1 頭痛の鑑別診断

急性（時間, 日単位）
- 発熱（＋）
  - 神経学的異常（＋）：髄膜刺激症状／脳圧亢進症状／局所神経症状 → 髄膜炎, 脳炎, 脳症, ADEM, 脳膿瘍, 水頭症シャント感染
  - 神経学的異常（−） → 全身性感染症（上気道炎, 肺炎, 敗血症など）, 局所性感染症（中耳炎, 副鼻腔炎, 歯根炎など）
- 発熱（−）
  - 神経学的異常（＋） → 脳出血, 硬膜下血腫（含 頭部外傷後）, くも膜下出血（含 AVM, もやもや病）
  - 神経学的異常（−） → 副鼻腔炎, 眼疾患（緑内障, 屈折異常）, 歯科疾患, 顎関節症, 片頭痛の初回発作, てんかん関連頭痛, 低酸素症, 高 CO_2 血症, 低血糖, 頭頸部外傷後, 低髄液圧症候群（腰椎穿刺後）

亜急性（数日, 週単位）
- 神経学的異常（＋） → 結核性・真菌性髄膜炎, がんの髄膜転移・播腫, 水頭症, 脳腫瘍, 脳膿瘍, 慢性硬膜下血腫
- 神経学的異常（−） → 副鼻腔炎, 歯科, 耳鼻科, 眼科関連疾患, 側頭動脈炎, 高血圧（急性腎炎, 内分泌疾患, 腎血管性高血圧症など）

慢性（月, 年単位）
- 反復性 → 片頭痛, 緊張型頭痛, 群発頭痛, 三叉神経痛, ミトコンドリア病, OD に伴う頭痛, 睡眠障害など, 家族性片麻痺性片頭痛, 脳底型片頭痛, てんかん, てんかん関連頭痛
- 持続性 → 慢性緊張型頭痛, 心因性頭痛, うつ病, 薬物乱用頭痛, 低髄液圧症候群, 脳腫瘍, 水頭症, 変形性頸椎症, AVM, もやもや病

〔荒木 清：頭痛の診療の進め方．小児科 **49**：393, 2008〕

表1 前兆のない片頭痛の診断基準

○前兆のない片頭痛
A　B〜D を満たす頭痛発作が 5 回以上ある
B　頭痛の持続時間は 4〜72 時間（小児では 1〜72 時間）（未治療もしくは治療が無効の場合）
C　頭痛は以下の特徴の少なくとも 2 項目を満たす
　1．片側性（幼小児では両側性前頭側頭部痛が多い）
　2．拍動性
　3．中等度〜重度の頭痛
　4．日常的な動作（歩行や階段昇降など）により頭痛が増悪する．あるいは頭痛のために日常的な動作を避ける
D　頭痛発作中に少なくとも以下の 1 項目を満たす
　1．悪心または嘔吐（あるいはその両方）
　2．光過敏および音過敏（幼児では行動から推測）
E　そのほかの疾患によらない

〔日本頭痛学会・国際頭痛分類普及委員会訳：国際頭痛分類，第 2 版．新訂増補日本語版．3 頁，医学書院，2007〕

腹痛 abdominal pain

1 起こり方

腹部の疾患，とくに**消化器疾患**(急性胃腸炎，便秘，消化性潰瘍，虫垂炎，腸閉塞など)が原因であることがもっとも多い．しかし肝・胆・膵疾患(肝炎，総胆管拡張症，膵炎など)，腎尿路疾患(尿路感染症，結石など)，生殖器疾患(卵巣茎捻転，月経困難など)や腹部以外の疾患(肺炎，腹性てんかん，起立性調節障害，アレルギー性紫斑病など)もしばしば腹痛の原因となる．心身症や登校拒否などでは心因性の腹痛を認める．腹部外傷の既往の有無を確かめることは，内臓破裂や仮性膵囊胞などの診断に重要である．

発症のしかたと経過

①虫垂炎などの炎症性疾患では徐々に痛みが強くなる，②消化管穿孔，絞扼性イレウス，消化管の軸捻転などでは急激に激しい痛みが起こってショック状態となる，③虫垂炎，胆石などでは痛みの部位と強さが変化する，④消化性潰瘍，食物アレルギー，過敏性腸症候群，**心因性腹痛**などは長期にわたって腹痛が反復するなどの特徴がある．

腹痛の部位

①腹部全体の痛みは穿孔性腹膜炎，腸閉塞，②上腹部痛は消化性潰瘍，急性膵炎，胆囊炎，虫垂炎の初期，③右下腹部の痛みは虫垂炎，尿路結石，卵巣茎捻転，④左下腹部痛は過敏性腸症候群，便秘，尿路結石，卵巣茎捻転，⑤臍周囲痛は急性膵炎，**急性胃腸炎**，心因性腹痛などで多いとされる．

腹痛の性状

①**腸重積**などの腸管の閉塞性病変，尿路結石，胆石などは疝痛様の痛み，②進行した虫垂炎や急性膵炎などの腹膜刺激性病変では一定した強い痛み，③**虫垂炎**の初期や消化性潰瘍などでは鈍痛を認めることが多い．

2 症状と診断のすすめ方

視診

腹痛による泣き方や表情，体の動かし方，顔色および全身の皮膚色，出血斑の有無，腹部膨満の有無，意識状態などをチェックする．ショック状態であれば急性腹症を，腹部膨満を認めれば腸閉塞，腹水の貯留，腫瘤の存在などを，出血斑があればアレルギー性紫斑病を疑う必要がある．

聴診

腸雑音が聴取されなければ麻痺性イレウスを，亢進し有響性雑音が聴取されれば腸閉塞を疑う．胸部聴診により肺炎や気管支喘息などの胸部疾患を除外する．

打診

鼓腸の存在，腹水の有無，腫瘤の大きさなどを判断する．鼓音はガスの貯留，濁音は腹水や腫瘤の存在を示唆する．背部の叩打痛は腎疾患の可能性を示唆する．

触診

患児の緊張感をできるだけ取り除き，温かい手で静かに疼痛部位周囲より開始する．患児の表情をよく観察しながら，圧痛の部位，筋性防御や反跳痛の有無，波動や腫瘤の存在などに注意して行う．腹部のみではなく鼠径部，陰囊，必要なら直腸診と診察をすすめる．

3 治療の実際

急性の激しい腹痛では，**急性腹症**の診断に遅れがないように，腹痛が4時間以上継続している場合は，入院を考慮して十分に経過観察を行うことが大切である．しかしその臨床症状，徴候および検査所見などから総合的に判断して，猶予せずただちに外科的処置が必要となることもある．

外科的処置の必要性が示唆される臨床徴候としては，①急激な**腹部膨満**，②**筋性防御**，③反

跳痛，④直腸診での限局した痛み，⑤ショック症状，⑥胆汁様あるいは糞臭嘔吐などがあげられる．

　急性の激しい腹痛でも内科的治療で解決する疾患も多く，また反復性の腹痛では内科的治療が主である．内科的治療は，薬物療法，食事療法，精神療法に分けられ，それぞれ原疾患の種類によって適宜組み合わせながら，治療を行っていく．また反復性の腹痛の中にも総胆管拡張症のように根治手術が必要な疾患もある．

💡 看護のポイント ・・・・・・・・・・・・・・

- 小児とくに年少児では腹痛をしっかりと訴えられないことを理解する必要がある．顔色，姿勢，活動性などから腹痛の存在や程度を知ることが重要であり，また，発熱，嘔吐，腹部膨満，下痢，血便などの症状も重要となってくる．逆に，腹部以外の疾患，たとえば呼吸器疾患やてんかん，心因性などでも腹痛として訴える場合が小児ではまれではない．
- 外科的処置が必要となることのある急激な痛みを伴う急性腹症では，迅速な対応が要求されるので，看護上も注意が必要である．前述した6つの外科的処置の必要性が示唆される臨床徴候を見逃さないことが大切である．
- 慢性あるいは反復性に経過する腹痛では，ある程度様子をみていてよい疾患であるか，検査をすすめ治療・管理計画を立てていく必要がある疾患であるのかを見極める必要がある．体重減少，貧血，悪心・嘔吐，口内炎，肛門部病変，紫斑，腹部圧迫などの症状や炎症所見，画像検査上の異常などを認める場合は後者を考える．

（清水俊明）

咳，喘鳴・呼吸困難
cough, stridor and wheezing, dyspnea

1　起こり方

● 上気道閉塞 ●
　鼻腔，咽頭，喉頭で発生するもので，異物誤嚥，アナフィラキシーによる喉頭浮腫，クループ症候群，急性喉頭蓋炎，咽後膿瘍などが含まれる．典型的な場合には**吸気時の喘鳴**（stridor）として聴取される．

　乳児期早期の気道感染症においては鼻汁が原因であることが多い．

● 下気道閉塞 ●
　気管，気管支，細気管支で起こるもので，小児では成人と比較して気道内径が小さいことから，軽度の炎症性浮腫により容易に狭窄をきたす．**気管支炎**，**気管支喘息**が代表的であり，**呼気時の喘鳴**（wheezing）として聴取される．

● 肺組織病変 ●
　肺炎や肺水腫では以前湿性ラ音とよばれていた水泡音（coarse crackles）が聞かれる．これは低音で粗い断続性ラ音である．間質性肺炎やマイコプラズマ・クラミジア肺炎では捻髪音（fine crackles）が，主に呼気終末にパチパチと細かく高い音として聞かれる．

● 呼吸調節の障害 ●
　気道に問題がなくても，呼吸の異常がみられることがある．頭部外傷や脳腫瘍など中枢神経疾患による呼吸中枢の障害によるものや，代謝性アシドーシスを代償するためのもの，心疾患に伴うもの，百日咳やRSウイルス感染症による無呼吸があげられる．

2　症状と診断のすすめ方

● 患者の様子 ●
　呼吸に限ったことではないが，まず全身状態を評価する．顔色はよいか，苦しそうかといった初期判断が重要である．場合によってはそれだけで，緊急コールの対象となりうる．

- 鼻翼呼吸：吸気時に鼻孔が拡大する．

表1 小児における年齢別呼吸回数の基準値(回/分)

乳児	幼児	小児	学童	思春期
30〜60	24〜40	22〜34	18〜30	12〜16

- 陥没呼吸：吸気時に肋骨が浮き上がって見える．
- シーソー呼吸：吸気時に胸壁が陥没し，腹部が拡張する．
- 呻吟：呼気時に短く聞かれる低音で「うなっている」様子である．

◆ 呼吸数 ◆

当然のことながら，呼吸数は体温や運動により左右される．患者の状態や年齢と合わせて判断するべきである．基準値は年齢により異なるが（表1），毎分60回以上ある場合には異常であり，酸素投与などの治療をすみやかに開始する必要がある．

◆ パルスオキシメーター ◆

動脈血**酸素飽和度**を非侵襲的に，簡単に測定できるため，非常に有用である．しかし，泣いていたり，末梢循環が悪い際には結果の解釈に注意を要する．脈動を波形で確認し，正確に測定できていることを確認する．そのためには年齢に応じた適切なプローブを使用する必要がある．余談であるが，同時に測定される脈拍数により，異常な頻脈を発見できることもあり，普段から確認する習慣を身につけたい．また，異常値を発見した場合にはすみやかに報告し，治療の準備を行う．漫然と記録し，患者を放置して病状を悪化させるようなことがあってはならない．

◆ 特徴的な咳嗽 ◆

クループ症候群の場合にはオットセイや犬が鳴くような**犬吠様咳嗽**がみられる．**百日咳**の吸気時にヒューと聞こえる**笛声**（whoop）や短い咳嗽が連続して聞かれる**スタッカート**がみられ，これらを繰り返すことをレプリーゼとよぶ．

3 治療の実際

乳児の鼻閉に対しては鼻汁を吸引するだけで改善するが，時間経過とともに反復する．そのため，病院で吸引するだけでなく，自宅で哺乳前に継続するよう指導することが大切である．それだけで哺乳障害が改善することが多い．

酸素飽和度は重症度を反映せず，正常でも突発的に窒息状態に陥ることがあり，注意して観察する必要がある．**気道異物**によりかろうじて呼吸ができている状態では，治療の準備が整うまで刺激せず，酸素投与のみ行う．緊急時は背部叩打法や腹部突き上げ法による気道開通を図る．

けいれん後や鎮静時の舌根沈下によるものであれば，**頭部後屈・あご先挙上法**で気道を確保する．

気管支の狭窄が原因である場合には，気管支拡張薬吸入を行う．吸入方法を指導し，薬液が確実に気道に到達する必要がある．処置前後で呼吸状態や酸素飽和度の変化を確認する．

💡 **看護のポイント** ・・・・・・・・・・・・・・・

成人と異なり，小児の心停止は進行性の呼吸不全またはショックによるものがほとんどであり，いったん心停止が起こると，適切な蘇生処置が行われても予後が悪い．いかに早く呼吸の異常に気がつき，治療を開始できるかが非常に大切である．

（西本　創）

嘔吐，下痢 vomiting, diarrhea

1 起こり方

◆ 嘔 吐 ◆

嘔吐とは，延髄にある嘔吐中枢の刺激により悪心と唾液分泌が起こり，その後，胃噴門部の弛緩→横隔膜の下降→腹筋の強い収縮が連続的に生じた結果，胃内容物が食道を逆流する現象である．嘔吐中枢を刺激する要因は多岐にわた

表1 嘔吐の原因疾患

新生児期	閉塞性消化管疾患［食道閉鎖，胃軸捻転，十二指腸閉鎖，ヒルシュスプルング（Hirschsprung）病など］ 横隔膜ヘルニア，肥厚性幽門狭窄症 先天性代謝異常症 敗血症 髄膜炎，脳出血
乳幼児期	感染性胃腸炎 腸重積症 髄膜炎，脳炎
学童期	感染性胃腸炎 急性虫垂炎 腸閉塞 心因性嘔吐 アセトン血性嘔吐

るが，成人と異なり，小児の場合は発達段階によって発症原因が異なってくる．発達段階による嘔吐の原因を表1にまとめる．

● 下 痢 ●

乳児の1日排便量は通常5 g/kgとされているが，これを上回る水分あるいは電解質が便中に排泄されている状態を下痢という．急激に発症して短期間で終息するものを**急性下痢**，2週間以上遷延するものを**慢性下痢**と一般に定義される．腸管粘膜におけるナトリウム，クロールなどの電解質やグルコース輸送障害，およびそれに関連して水の輸送障害が生じて，溶質輸送が障害されている状態の結果であり，その発症機序の違いによって病態が分類されている．表2に示す．

2 症状と診断のすすめ方

詳細な問診で鑑別診断がかなり絞られる．①下痢の程度（回数，量，性状，におい），②年齢，③食欲低下の有無，④発熱の有無，⑤薬剤服用歴，⑥海外渡航歴，⑦周囲の同症状者の有無などをていねいに聴取する．小児全般において重要なことだが，診察に際しては疾患各論にこだわらずに全身状態を正確に把握することがまず重要である．下痢や嘔吐などの消化器症状を伴う場合，小児とくに乳幼児では**脱水症**の有無を評価する．pediatric assessment triangle（PAT）に基づき，①appearance（外観）：筋緊張の状態，周囲への関心の有無，機嫌，視線，会話の状態などを視診して判断する．②breathing（呼吸状態）：呼吸数のチェック，呼吸音，努力性呼吸の有無などを評価．③circulation（循環状態）：皮膚色，末梢冷感の有無，まだら皮膚の有無などを評価．さらには**毛細血管再充満時間（capillary refill time：CRT）**の延長の有無も忘れずに測定する．正常では2秒以下で，2〜3秒に延長すると5〜10％の脱水が予想される．

引き続き，バイタルサイン測定，腹部視診，聴診で腸蠕動音亢進の聴取，触診で圧痛，筋性防御の有無，腹部腫瘤の有無，肝脾腫の程度も確認しておく．血液検査では白血球増多，CRP高値，代謝性アシドーシスの有無などを確認する．原因精査のために便検体を採取し，便潜血反応，便細菌培養検査を実施する．発熱を伴わない比較的慢性経過の下痢の場合は，クリニテスト，脂肪染色なども考慮し，鑑別する．流行期であれば，ロタウイルスやアデノウイルスなどのウイルス抗原迅速検査を実施する．

3 治療の実際

脱水治療，食事療法，薬物療法，原疾患治療に分けられる．

脱水治療

わが国では点滴による経静脈的補液が実施されることが多いが，医療経済的にも現在推奨されている，より吸収速度が速くて効果の高い**調整水分・電解質補給製剤**（oral rehydration solution：ORS）を用いた経口補水療法が有効である．しかし重症脱水でとくにショック状態であれば，等張晶質液（生理食塩水など）20 mL/kgを10〜20分でボーラス投与し，バイタルサインをみながら繰り返す．

食事療法

嘔吐が続いている時期は食事を避け，水分摂取を重視する．重症脱水症でなく，嘔吐が治まれば4〜6時間以内に通常食を摂取させるべきであり，特別な食事への変更は推奨されない．浸透圧の高い甘い食事やジュースは避けるべきであるが，1/2〜1/4に希釈したミルクへの変

表2 下痢の分類

分類	機序	便性状	疾患例	補足
分泌性	吸収不全 分泌増加 電解質輸送異常	水様性 正常浸透圧	コレラ,血管作動性腸管ペプチド(VIP) 毒素原性大腸菌 神経芽細胞腫	絶食しても下痢が続く 便中白血球陰性
浸透圧性	溶質吸収障害	水様性 高浸透圧	乳糖分解酵素欠損症,下剤使用 グルコース・ガラクトース吸収不全	絶食で症状が改善する 便中白血球陰性
腸管蠕動亢進	腸管通過時間の短縮	軟便 (食事摂取により刺激される)	過敏性腸症候群 甲状腺機能亢進症,ダンピング症候群	感染が関与する場合もある
腸管蠕動低下	腸管神経筋単位欠損 腸内細菌増殖	軟便	腸閉塞 盲管症候群(blind loop症候群)	
腸面積減少性	機能的面積の減少	水様性	短腸症候群 セリアック病 ロタウイルス腸炎	成分栄養剤が必要になることがある
粘膜障害	炎症 再吸収障害 蠕動亢進	血性	サルモネラ腸炎 赤痢 エルシニア,カンピロバクター感染症 潰瘍性腸疾患	便中白血球増加

[田中 亮:小児の治療指針.小児科診療 **73**:20-22, 2010]

更は必要ないとされている.また母乳もそのまま与えてよい.

薬物治療

嘔吐が続くと全身疲労が強くなるため,食物残渣が吐出されなくなったら制吐薬を使用する.小児にはドンペリドン(ナウゼリン®坐薬,ナウゼリン®ドライシロップ)を使用することが多い.成人で頻用されるメトクロプラミド(プリンペラン®)は錐体外路症状が出現しやすいことから,小児では用いられないことが多い.ほとんどの下痢は薬剤を投与しなくても自然治癒するといわれているが,実際の臨床現場では整腸薬がよく用いられる.いわゆる下痢止めといわれるロペラミドなどの腸蠕動抑制薬は,イレウスや悪心・嘔吐の副作用があり,病初期に使用すると病原菌の排泄を妨げる.できるだけ初期は使用せず,水分の補充や食事療法を重視することを十分に説明する.

感染性腸炎で,かつ原因が細菌の場合に限り抗菌薬が有効である.幅広い抗菌スペクトラムを有するホスホマイシン(FOM)が初期選択薬として使用しやすいが,カンピロバクター腸炎ではとくに耐性株が報告されているため,マクロライド系[クラリスロマイシン(CAM)やエリスロマイシン(EM)]を考慮する.また,クロストリジウム・ディフィシルによる抗菌薬関連性下痢のときにはメトロニダゾールやバンコマイシンが有効となる.

原疾患治療

慢性下痢の原因が器質的疾患や炎症性腸疾患などであれば,当然根本治療を行う.

細菌性腸炎の中でも,O-157などの病原性大腸菌類は,**溶血性尿毒症症候群**(hemolytic-uremic syndrome:HUS)を引き起こし,急激に全身状態が悪化する場合があるため,経過が非典型的であれば,時期を逸さずに集中治療室での管理へ切り替える.

💡 看護のポイント

全身状態の素早い観察が何より重要である.

患者・家族の下痢に対する心配というのは非常に強いが，大部分の嘔吐と下痢が自然経過で治癒する感染性腸炎であり，医学的介入を実は必要としないことが多い．全身状態が悪くなければ，ある程度時間をかけて観察することができる．非典型的な経過であれば，重症化することも予測し，ほかの鑑別疾患の可能性を随時検討し説明する．

（田中　亮）

便秘 constipation

1 起こり方

定　義
便秘とは，排便がない，あるいは少ない状態が続いていることをさす．成人では通常3日以上排便がない状態をさすとされるが，小児では単純に日数で決められるものではない．各個人ごとの習慣も異なり，週2，3回の排便でもまったく無症状であれば，便秘とはよばない．食欲不振，不機嫌，腹部膨満感，腹痛，悪心・嘔吐，残便感などの自覚症状を伴ってきた時点で便秘とよぶのが適切である．

発症メカニズム
通常の排便のメカニズムは，結腸内の便が直腸へ移動することにより，肛門管の圧受容体を介した**排便反射**が起こり，その後，随意的に**外側肛門括約筋**を弛緩させることにより排泄を完了する．この過程のどこかに障害があれば便秘となる．

分　類
便秘は主として，原因がはっきりと見つかる**器質性便秘**とそうでない**機能性便秘**の2種類に分類される．前者には，腸管の器質的障害［**鎖肛，腸管閉塞，ヒルシュスプルング（Hirschsprung）病**など］のほか，**先天性甲状腺機能低下症（クレチン症），二分脊椎，ダウン（Down）症候群，精神遅滞，過敏性腸症候群**，抗けいれん薬や向精神薬などの薬剤によるものなどがある．また非常にまれではあるが，小児においても**大腸がん**を見逃してはならない．後者は，腸管の機能低下または機能異常によるものであり，主に大腸の長さが通常より長い，腸蠕動や水分の吸収力が低下しているなど，原因がはっきりと特定できないものが多い．また心理的ストレス，トイレに行けないとか我慢するといった習慣，水分不足や食物繊維が少ないなどの食事の偏りなどがあげられる．臨床的には，圧倒的に機能性便秘が多く，慢性あるいは反復性の経過をたどるが，予後良好である．

2 症状と診断のすすめ方
まず器質性疾患を除外することが重要である．各疾患の詳細は別項に譲るが，乳児の重症便秘では，ヒルシュスプルング病（腸管壁内の神経節細胞の欠損のため蠕動が起こらない）と先天性甲状腺機能低下症の頻度が高いので注意して鑑別する必要がある．

問　診
詳細な病歴の聴取を行う．これまでの時間的経過，治療内容，排便回数および便の硬さ，排便時の不快感の有無，出血の有無，摂取した水分量や食事内容，薬剤の服用歴などである．出生時からの慢性便秘や治療抵抗性がある場合には，ヒルシュスプルング病などの先天的異常が示唆される．排便時の痛みや出血がある場合は**肛門裂傷**を疑う．

診　察
クレチン顔貌やダウン顔貌は特徴的所見である．腹部，腰部および肛門の診察をていねいに行い，腹筋の欠損の有無，便塊，腫瘤，脊椎部の陥凹などを確認する．**裂肛**の有無，**肛門指診**による糞便の触知も大切である．

検　査
問診および診察の結果，器質的疾患が疑われる場合は，単純X線検査，造影検査，超音波検査，CT，MRIなどにより鑑別をすすめる．

ヒルシュスプルング病を疑う場合は，**バリウム注腸造影**，**直腸肛門内圧検査**，**直腸粘膜生検**など，悪性腫瘍を疑う場合は，CEAをはじめとする**腫瘍マーカー**，内視鏡検査，生検などが必要となる．

3 治療の実際と看護のポイント

便秘の治療の目標は，腸に溜まっている便を排泄させ，1～2日に1回の排便が続くようにすることである．まずグリセリン浣腸やビサコジル（テレミンソフト®）坐薬などにより，通過障害の基となっている便を取り除き，さらに**緩下剤の経口投与**により定期的な排便ができるようにする．浣腸などの物理的刺激は習慣性があるので注意が必要である．緩下剤としてマルツエキス，酸化マグネシウム，ピコスルファート（ラキソベロン®），センナ（アローゼン®）などがある．

日常的には，食事内容の改善（水分量，食物繊維の増加），運動量を増やす，排便習慣の是正（我慢をしない，毎日一定時間トイレに座ってみる）などにより**排便リズム**の回復を図ることが重要である．

心理的ストレスを抱える小児の場合は，医師だけでなく，看護スタッフ，心理の専門家によるカウンセリングなど多方面からのアプローチが必要である．
（秦　堅佐工）

発育の遅れ growth retardation

1 起こり方

小児において身長・体重が順調に増えているか否かは健康状態の重要なバロメーターである．成長障害をみるとき，ある1時点で大きいか小さいかをみるのではなく，必ず過去から現在の記録をもとに**成長曲線**を描いてみることが重要である．

低身長

低身長とは，①現在の身長が同性同年齢の標準身長と比べて−2SD以下の場合，または②成長率（1年間あたりの身長の増加量）が−1.5SD以下（小学校低学年では4cm以下）の場合をいう．

低身長の主な原因は，表1のようなものがある．

体重増加不良

体重増加不良とは，①同性同年齢の標準体重と比較して3パーセンタイル以下，または平均に対し−2SDを下回っている場合，または②体重の増加速度が低下している場合をいう．また体重，身長のつりあいがとれているかも重要で，乳児期はカウプ指数，幼児期以降は肥満度で評価する．

体重増加不良の主な原因は，表2のようなものがある．

2 症状と診断のすすめ方

低身長の場合

①まず今までの成長の記録（母子健康手帳，幼稚園・学校の身体測定）から成長曲線を描いてみる（図1）．−2SD以下が続き平均からの差が開いている場合（曲線A）は，**成長ホルモンの不足**の場合が多い．成長曲線が突然横ばいになった場合（曲線B）は，**脳腫瘍**などの重篤な疾患がある場合があるため早急に検査をすすめる．低身長ではあるが平均曲線と平行に推移している場合（曲線C）は**体質性低身長**であることが推測され病的な疾患は考えにくい．
②家族歴：両親の身長，家庭環境
③周産期：出生時週数，体重・身長，新生児仮死の有無，黄疸の有無
④既往歴：重大疾患の有無，治療歴
⑤身体所見：プロポーション（手足が短くないか），顔貌の異常，性発達，外傷の有無

表1 低身長の主な原因

- 病気とは考えにくいもの
  - 体質性低身長(思春期遅発症)
  - 家族性低身長
  - SGA性低身長
- ホルモンの異常によるもの
  - 成長ホルモン分泌不全性低身長症
    - ①特発性
    - ②先天性(遺伝子異常，奇形症候群)
    - ③後天性(脳腫瘍，頭部放射線治療後など)
  - 甲状腺機能低下症
  - 思春期早発症
- 染色体異常によるもの
  - ターナー症候群
  - ダウン(Down)症候群
- 骨や軟骨の異常
  - 軟骨異栄養症
  - 骨形成不全症
- 先天性の症候群
  - プラダー・ウィリ症候群
  - ラッセル・シルバー(Russell-Silver)症候群
- 先天性代謝異常症
  - くる病
  - 糖原病
  - ムコ多糖症
- 心理・社会的な要因
  - 愛情遮断症候群(被虐待児症候群)
  - 神経性食思不振症
- 主要臓器の病気
  - 心臓・腎臓・肝臓・消化管・呼吸器の病気など
- 薬剤性低身長
  - ステロイドなどによるもの

表2 体重増加不良を示す疾患

A. 新生児・乳幼児期
a. 非内分泌疾患
①幽門狭窄症，胃食道逆流症，先天性心疾患，腎臓疾患，消化器疾患，呼吸器疾患，ミルクアレルギー，染色体異常，先天性奇形症候群など
②ネグレクト，被虐待児症候群
③病気とは考えにくいもの
　母乳不足，ミルク嫌いなど
b. 内分泌疾患
①下垂体前葉機能低下症，重度の成長ホルモン(GH)分泌不全症
②腎性尿崩症
③先天性副腎皮質過形成(21-水酸化酵素欠損症など)
④先天性代謝異常症(メチルマロン酸血症など)
⑤新生児糖尿病

B. 学童期以降にみられる体重減少
①神経性食思不振症
②甲状腺機能亢進症［バセドウ(Basedow)病］
③脳腫瘍
④1型糖尿病

⑥骨年齢
⑦スクリーニング検査：一般血液，生化学，IGF-I，TSH，FT$_4$，性ホルモン，染色体分析など
⑧成長ホルモン分泌刺激試験(アルギニン，グルカゴン，レボドパ，インスリン，クロニジンなど)
⑨画像診断：頭部MRI・CT

体重増加不良(体重減少)の場合

乳幼児で身長は伸びているが体重が増えないという児では，栄養方法に問題がある例が多い．母乳不足，ミルク嫌いなどがないか，離乳食のすすめ方に問題はないかなどをチェックする．

体重増加不良児の中にネグレクトを含む虐待

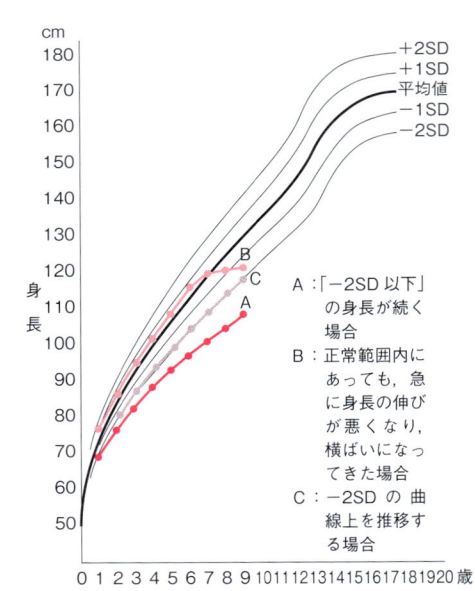

図1 成長曲線からみる低身長の病因

A：「−2SD以下」の身長が続く場合
B：正常範囲内にあっても，急に身長の伸びが悪くなり，横ばいになってきた場合
C：−2SDの曲線上を推移する場合

の例が含まれていることがある．親の態度を観察し，児に出血斑や外傷などがみられないかなどに注意を払う．

学童期以降で体重減少のある場合，やせ願望のための食事制限によるものや神経性食思不振症を，食欲はあるのに体重減少する場合は甲状腺機能亢進症を疑う．

3 治療の実際

成長障害の原因により，それぞれの治療を行う．

● **成長ホルモン治療** ●

成長ホルモン分泌不全性低身長症，SGA性低身長症，ターナー(Turner)症候群，プラダー・ウィリ(Prader-Willi)症候群，軟骨異栄養症，慢性腎不全には成長ホルモン治療の適応がある．それぞれ投与量が違うため注意を要する．自己注射が認められており，公費助成制度がある．

● **脳腫瘍の場合** ●

脳外科にて外科的手術を行う．

● **被虐待児症候群の場合** ●

入院させたり施設に入所させると身長，体重が順調に増えてくる場合が多い．親への社会的心理的な援助が必要である．

💡 看護のポイント

- 成長障害の子どもをみるとき，現在の身長・体重を測定するだけでなく，必ず過去の身長・体重の記録を持参させ，成長曲線を描くことから診断の第1歩が始まる．
- 成長障害の子どもの中には，急に成長率が低下したり，急に体重が減ったりした場合がある．前者は脳腫瘍や甲状腺機能低下症などの疾患の場合や虐待の場合があり，後者は拒食症や甲状腺機能亢進症の場合があるため，早急な診断が必要である．
- 成長障害の原因の中で病的なものと病的ではなく正常のバリエーションの場合とがあるので，成長障害の原因の解明と，それに基づく患者への説明や看護計画が立てられるべきである．

（橋本伸子）

発達の遅れ developmental retardation

1 遅れの意味

運動面，精神面，社会面の遅れがあり，すべての領域の発達が遅れている場合と，個々の領域がさまざまな程度で遅れている場合がある．何が「遅れ」とされるかは子どもの年齢によって異なる．治療と看護は，経過を通してどの領域がどの程度遅れているか明らかにして原因を考えることから始める．

発達の遅れに関する相談は，一般診療の場で日常疾患の受診の際にもなされる．しかし，子どもの発達に心配や不安をもっていた保護者が，**乳幼児健診**で発達の遅れを指摘されたことを契機に相談にいたっていることが多い．乳幼児健診の時期は「**key months**」ともよばれ，健診は同月齢の子どもの60〜90％が通過する事項を確認項目に用いていることから遅れに気づきやすい．そこで本項では，子どもの発達を乳幼児健診に沿って分けてまとめた．

遅れの原因にはさまざまな疾患があるが，出生前や新生児期に診断されるものを除いて，主に乳幼児健診で発見される発達の遅れの原因は**脳性麻痺，精神遅滞，発達障害（自閉症スペクトラム障害，注意欠陥・多動性障害**など）**，良性乳児筋緊張低下症，神経筋疾患，視聴覚障害，愛着障害**などである．「遅れ」と表現すると「追いつく」と考えがちであるが，時間をかけて「ある程度できるようになる」ことは期待できても時間的に「追いつく」ことはまれである．子どもの成長にしたがって新たな「遅れ」や「つまずき」が生じることを念頭に，保護者には安易に「追いつくでしょう」「様子をみましょう」という助言は避ける．

2 症状と診断のすすめ方

　健診では，その月齢で獲得していることが期待される能力について確認していく．項目の意味する内容は各領域にまたがっているが，ここでは主なものを紹介する．

● 1ヵ月健診 ●

　発達の遅れよりも体重など発育を確認する時期である．ただし，筋緊張の異常（低下または亢進）や原始反射の状況（消失または残存）によってその後の発達の問題が示唆されることもある．

● 3～4ヵ月健診 ●

　運動面では定頸しているか，原始反射の残存があるか，精神面では追視やあやし笑いがあるかどうかによって，脳性麻痺や精神遅滞を疑う．

● 6～7ヵ月健診 ●

　運動面では寝返りや坐位の姿勢を少しでも取れるか，精神面では欲しい物を取ろうとするか，「イナイイナイバー」に反応するか，社会面では母親の抱っこをとりわけ喜ぶか，人見知りをするかどうか確認する．

● 9～10ヵ月健診 ●

　運動面ではハイハイやつかまり立ちができるか，積み木を持つかどうかで粗大運動や手の巧緻性を確認し，精神面では「バンザイ」「パチパチ」「イヤイヤ」などの模倣ができるか，社会面では人見知りをして泣くかどうか確認する．

● 1歳健診 ●

　運動面では2，3歩歩くことが多く伝い歩きができるか，指で小さい物をつまむことができるか，精神面は「マンマ，ママ」などの有意（味）語が出始めるか，スプーンなど生活の中で物の操作をまねること，「チョウダイ」など簡単な指示に従うことができるか，社会面では親の後追いをするか，「バイバイ」をするか，指差しをするかどうか確認する．

● 1歳半健診 ●

　運動面では靴を履いて歩くことができ，積み木を積むなどの操作ができるか，精神面では「オイデ」「ネンネ」「チョウダイ」などの指示が理解でき，名詞が5つほど言えるか，社会面では自分の欲しい物や絵本を見て知っている物を指差したりするか，激しい人見知りや場面見知りがないかどうか確認する．言葉の遅れについて相談が出始める時期であるが，合わせて社会面での遅れが認められれば精神遅滞，自閉症スペクトラム障害を疑う．

● 3歳児健診 ●

　運動面では片足立ちができたり，ボタンをとめたりすることができるか，精神面では自分の名前が言え，「パパ，カイシャ，イッタ」など3語文が言えるか，社会面では視線を合わせない，こだわり，偏食，迷子になりやすい，などがないかどうか確認する．

● 5歳児健診 ●

　現行の就学時健診の1年前に発達の遅れに気づく場として各地で普及が始まっている．運動面ではケンケンやスキップを上手にできるか，はさみで簡単な形を切るなど下肢と上肢の巧緻性が高度になっているか，精神面では「○○幼稚園○組」など自分の所属を言え，ほかの子どもと対話が可能であるか，社会面では集団生活でルールを守り，多動や友達とのトラブルが多くないかどうか，などから発達障害の有無を確認する．

3 治療の実際と看護のポイント

　多くの子どもは地域の保健センターや保健所を中心に多職種が支援し経過をみている．検査や診断が必要な場合は医療機関へ，療育が必要な場合は療育機関へ紹介される．保育所などの障害児枠を利用している子どももある．遅れの内容に合わせて，**理学療法**，**言語療法**，**感覚統合訓練**などを組み合わせて実施する．公的機関の利用は就学までで，就学後は療育から教育へ役割が引き継がれる．

　看護のポイントは，①保護者が子どもの現在の状態をどのように認識しているか確認すること，②子どもが適切な支援を継続して受けているか確認すること，③保護者にとって中心となる相談者がいるか確認し不安が増したり，相談

を中断したりしている場合に適切な機関をすすめられるよう**地域の社会資源**を熟知しておくことである．保護者が燃え尽きないよう保護者をも支えることが望まれる． 　　　　（秋山千枝子）

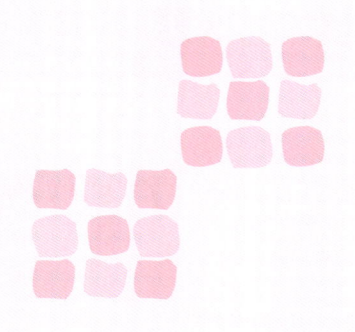

疾患

各種疾患の治療と看護

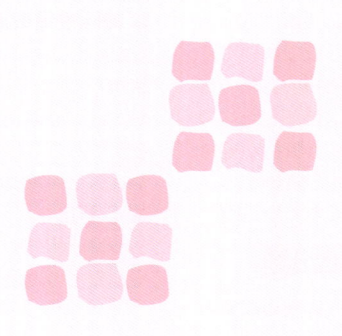

心肺機能停止状態 cardiopulmonary arrest

1 考え方の基本

心停止という用語は心臓突然死とほぼ同義で，国際的には「予測し得ない，心臓が原因と推測される内因性の死であり，短期間の経過で推移する」という定義が受け入れられている．具体的には国際蘇生連絡委員会（ILCOR）の「心臓の機械的活動の停止，脈が触知しない」という定義がよりわかりやすい．

心停止の診断は心電図診断ではなく，臨床的所見で判断し，すみやかに心肺蘇生を開始することが重要である．

総務省消防庁による2011年版の救急・救助の現況によると，救急隊によって搬送された心肺停止傷病者数は2010年で123,095人だった．1994年と比較すると約4倍に増加していることになる．

2 心停止の判断

ILCORが監修した国際的なコンセンサスである2010CoSTR（Consensus on Cardiopulmonary Resuscitation and Emergency Cardiovascular Care Science with Treatment Recommendation）の心肺蘇生のユニバーサルアルゴリズムでは，傷病者に反応がなく，かつ正常な呼吸がなければ，心停止と判断する．あえぎ呼吸（死戦期呼吸）は正常な呼吸でないことに注意する必要がある．また，脈拍の有無の確認は以前と比較すると，重要度は低下したものの，医療従事者であれば10秒以上脈拍が確認できなければ心肺蘇生法（CPR）を開始する．一般市民には脈の触知を習得させなくなった．

3 心電図波形での心停止分類

心電図を装着すると心停止より詳細の病態が

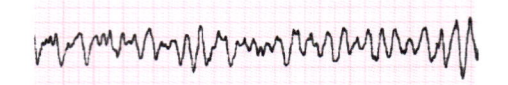

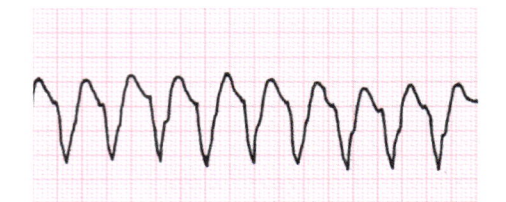

図1 心電図波形
上段が心室細動，下段が心室頻拍（脈が触れなければpulseless VTである）の心電図波形．

把握できる．以下の3種類に分類される．

心室細動（VF），無脈性心室頻拍（pulseless VT）（図1）

VFでは心筋細胞が無秩序に興奮し，ポンプ機能が失われている．心電図波形も規則性がない．心室頻拍は幅の広いQRSで規則的な場合が多いが，脈が触れなければVFと治療は同一である．VF，pulseless VTは心筋細胞の活動性がまだ認められるので，適切なCPR，早期除細動で救命できる可能性が高い．

無脈性電気活動（PEA）

なんらかの心電図波形が観察されるが，脈が触知しない．自己心拍があると誤って判断されやすい．心停止と判断するには，脈拍の触知が必要である心停止にいたった原因を同定し治療することが重要である．

心静止

平坦波形で脈が触知されない．心静止にいたると蘇生の可能性は非常に低下する．

〔佐々木勝教，坂本哲也〕

頻脈性不整脈 tachyarrhythmia

> **キーポイント**
> - 頻脈性不整脈は自覚症状の原因となるほか，心臓のポンプ機能を低下させたり，致死性になったりすることがある．
> - 基礎心疾患を伴う場合と伴わない場合があり，不整脈の臨床的意義がそれぞれ異なる．
> - 心房細動は心原性塞栓症の原因となり，抗凝固療法が行われる．

1 考え方の基本

頻脈性不整脈は通常100/分を超す脈をさし（成人の場合），**自覚症状**（動悸，胸部不快感など）や心臓の**ポンプ機能低下**をもたらす．時に致死性のことがあり，心臓性**突然死**の原因となる．このほか，心房細動・粗動では左心耳にできた血栓が**塞栓症**（脳梗塞，心筋梗塞など）の原因となる．

器質的心疾患（心筋梗塞，心筋症など）に合併してみられることもあるが，明らかな器質的心疾患のみられない場合もある．致死的不整脈の代表である心室頻拍や細動は器質的心疾患の突然死の原因ばかりではなく，明らかな器質的心疾患のない例[**QT延長症候群**，**ブルガダ（Brugada）症候群**など]の突然死の原因にもなる．

抗不整脈薬による頻脈性不整脈の治療には限界があり，非薬物療法（カテーテルアブレーション，植込み型除細動器）が使用されることが多くなった．

2 起こり方

頻脈性不整脈の発生機序は，①局所での興奮発生が亢進したもの，②興奮がある経路を旋回するもの，に大きく分けられる．臨床現場で遭遇する頻脈性不整脈の大部分は，後者の興奮旋回による．興奮旋回は，狭い局所で起こる場合もあれば（例：房室結節リエントリー性頻拍），大きな経路で生じる場合もある（心房粗動，**WPW症候群**）．また興奮の旋回経路が一定ではない場合もある（心室細動）．

頻脈性不整脈の発生には発生基盤（梗塞や線維化，肥大などのほか，イオン・チャネル異常によるものがある）に加えて，さまざまな誘因が加わって発生する．誘因には虚血，薬剤（循環器用薬剤ばかりではなく非循環器用薬剤も関与），**電解質異常**（低カリウム血症が重要），**自律神経**（多くの場合は交感神経緊張が関与するが，ブルガダ症候群では副交感神経緊張が関与）などがある．頻脈性不整脈の治療方針を立てる際には，これらの誘因への対応も考慮する．

3 症状と診断のすすめ方

発作性頻拍

頻拍が突然発生し，瞬間的に停止する．上室性と心室性に分け，上室性は頻拍の維持に房室結節より上部の心房部分が不可欠なものをさす．発作性上室頻拍の大部分は**房室結節リエントリー性頻拍**と**房室回帰性頻拍**（WPW症候群の頻拍発作，後述）である．

- 症　状：突然，動悸発作が生じる．胸部不快感，めまい，冷汗などもみられる．自覚症状は必ずしも頻拍中の心拍数によらないが，基礎心疾患のある場合や心機能が低下している場合には，心不全や狭心痛，ショックが誘発されることがある．

- 診断と検査：突然起こり，発作の停止も瞬時に起こり，脈が規則的という特徴から発作性頻拍を疑い，確定診断は心電図で行う．上室頻拍は，洞調律と同じQRS波（通常，幅は

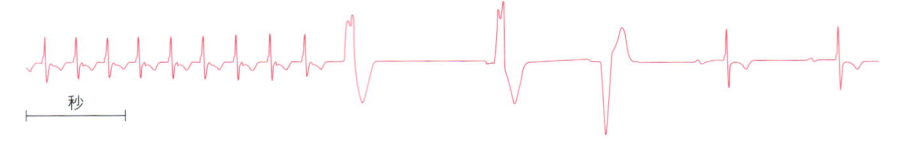

図1 発作性上室頻拍(房室結節リエントリー性頻拍)のATP製剤静注による停止
左1/3が頻拍発作で，ATP製剤により頻拍が停止し，心室起源の変形したQRS波が3拍出た後，洞調律に復帰した(右端の2拍).

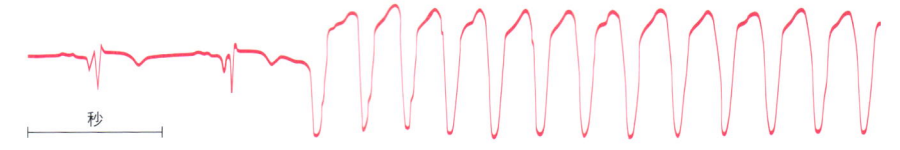

図2 心室頻拍の発生(ホルター心電図)
左端の2拍が洞調律であるが，心室内伝導障害のためQRS幅が広い．左端から3拍目で心室頻拍が始まっている．

狭い)を示し，心室頻拍は洞調律とは異なるQRS波形で幅が広い．上室頻拍であってもQRS幅が広くなることがある(もともと脚ブロックを合併する場合，頻拍のために機能的な脚ブロックを呈した場合，WPW症候群の特殊な場合).

詳細な発生機序や部位の検討(カテーテルアブレーションのために必須)には**電気生理検査**を行う．基礎心疾患や誘因の検索のために心エコー検査，心臓カテーテル検査，血液検査(電解質異常など)も不可欠である．

● **房室結節リエントリー性頻拍** ●

房室結節に伝導が遅い経路と速い経路があると，期外収縮をきっかけにこの部分で興奮旋回が発生しうる．

・症　状：基礎心疾患がなくてもみられ，発作時の心拍数は150～200/分となる．発作時に血圧は低下するが，一般に重篤な循環動態の破綻をきたすことは少ない．しかし，基礎心疾患がある場合には狭心痛や左心不全が誘発されることがある．

・診断と検査：発作時の心電図(**図1**)から診断の推定は可能であるが，正確な機序の診断には電気生理検査が必要である．

● **心室頻拍** ●

心室から発生した頻拍で，心拍数は150～200/分となる(**図2**)．さまざまな器質的心疾患に合併することが多く，突然死を含め生命予後が悪い徴候である．器質的心疾患のない場合にもみられ[例：**ベラパミル感受性心室頻拍，流出路起源心室頻拍**(右室の場合が多い)]，一般にこのような場合には生命予後は悪くない．QT延長に伴う心室頻拍はQRS波尖端が基線の周りをねじれるように変形するのが特徴で，**トルサード・ド・ポアンツ**(torsade de pointes)とよばれる(**図3**).

・症　状：発作性上室頻拍と同様の症状がみられる(症状から上室頻拍と心室頻拍を区別することは困難)．器質的心疾患例では頻拍発作時に重篤な症状を示すことがある．

・検査と診断：発作時の心電図(QRS幅の広い頻拍，P波とQRS波が1：1に対応しない)で行う．右室起源のものは左脚ブロック型，左室起源のものは右脚ブロック型となる．

上室頻拍に比べ基礎心疾患を合併する率が高いので，心エコー図，心臓カテーテル検査などを行う．

● **心房細動・粗動**

粗動・細動は，頻拍よりも興奮頻度が多くな

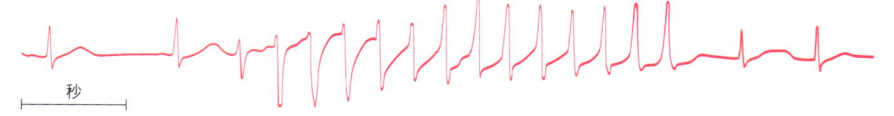

図3 QT延長例のトルサード・ド・ポアンツ(モニター心電図)
左・右端の2拍ずつが洞調律で，中央部にQRS波形の変形した心室頻拍ショートランがある．そのQRS尖端は基線を挟んでねじれている．

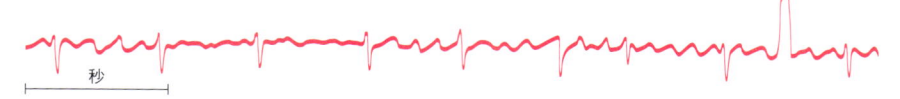

図4 心房細動
明らかにP波がなく，基線に細かい不規則な揺れ(細動波)があり，RR間隔は不規則である．

ったもので，粗動は規則的なもの，細動はさらに頻度が増して，かつ興奮が不規則になったものをさす．

● **心房細動** ●

心房興奮が高頻度(>400/分)かつ不規則になったもので，機能的な心房収縮(補助ポンプ機能)は失われる．高血圧，弁膜症，虚血性心疾患，心筋症などさまざまな心疾患に合併する．**甲状腺機能亢進症**や**呼吸器疾患**などでもみられ，時に明らかな基礎疾患を欠くこと(孤立性心房細動)もある．左房内に血液がうっ滞して左心耳に血栓ができ，**心原性塞栓症**の原因となる(非弁膜症性の場合，無治療では2〜5%/年の頻度)．

・症　状：発症当初は動悸(不規則な頻拍)を自覚することが多い．高齢者などで頻拍にならない場合には動悸などを訴えない．心拍出量が低下するため(洞調律に比べ25%前後の低下)，基礎心疾患がある例では心不全の誘発・増悪がみられる．頻拍が長期間持続した場合には拡張型心筋症類似の病態を呈する(**頻拍誘発性心筋症**)．

・検査と診断：心電図(**図4**)では，P波がなく基線が不規則に動揺し(細動波)，RR間隔はまったく不規則(絶対性不整脈)となる．完全房室ブロックなど特殊な状況下ではRR間隔は規則的になる．基礎心疾患の診断(心エコー図，心臓カテーテル)，血液検査(甲状腺機能など)に加えて，**経食道心エコー**が行われる．通常の前胸壁からの心エコー手技では左房・左心耳の情報を得ることは困難で，胃内視鏡に準じた方法で食道の前方にある左房・左心耳の情報(血栓の有無，血流のうっ滞の程度)を得る．**抗凝固療法**を受けている場合には，効果のモニターのために血液検査(**プロトロンビン時間**，**活性化部分トロンボプラスチン時間**)を必要に応じて行う．

● **心房粗動** ●

心房内の比較的大きい径路を興奮が旋回するため，心房興奮は規則的で頻度は200〜300/分になる(典型的な例では250/分前後)．心房興奮が一定の比率で心室に伝導されれば，心室興奮は規則的となる(無治療の場合は2:1伝導，治療中は4:1伝導となることが多い)．心房細動と同様の基礎心疾患で認められるほか，先天性心疾患の術後の例でみられる．

・症　状：2:1房室伝導の場合には発作性上室頻拍に似た症状を呈する．4:1の場合には自覚症状はない．ただし，運動など交感神経緊張状態では房室伝導が亢進(2:1や1:1伝導)し，突然頻拍となる．1:1伝導では血行動態は破綻する(ショック，最悪の場合には突然死)．

・診断と検査：心電図(**図5**)で，P波の代わりに規則的な鋸歯状の粗動波を確認する．RR間隔は房室伝導比により異なり，規則的なこ

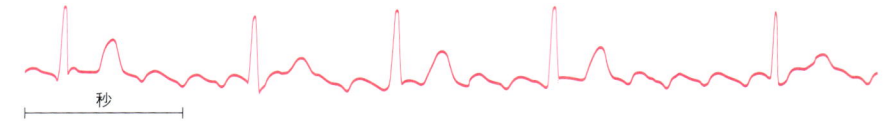

図5 心房粗動
基線の揺れは規則的で鋸の歯のようにみえる（たとえば，右端の2心拍の間）．本例では房室伝導比が一定でないため，RR間隔は一定でない．

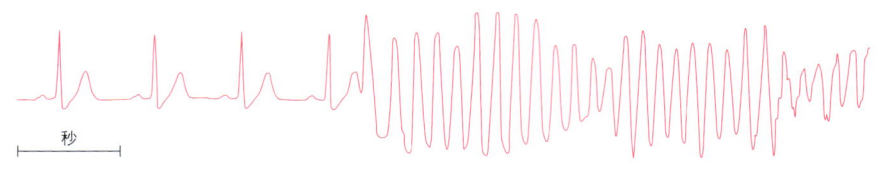

図6 心室細動（モニター心電図）
洞調律が4拍続いた後に心室期外収縮をきっかけに心室細動が発生した．起こり始めの波形は比較的整っている（速い心室頻拍あるいは心室粗動）が，次第に波高や波形，間隔が不規則になっていく（とくに右端）．

ともあれば不規則となることもある．そのほかは心房細動に準じる．

■ 心室細動・粗動

細動，粗動が心室に起きた状態で，前者は**心臓性突然死**の原因でただちに停止しなければ死にいたる．後者はまれであるが，放置すれば心室細動に移行する可能性が非常に高い．

◆ **心室細動** ◆

心室興奮が高頻度かつ無秩序になったもので，血液駆出が失われ，心臓性突然死の大半はこれによる．心筋梗塞や心筋症などに合併することが多いが，明らかな器質的心疾患を合併しない場合にも起こる．**QT延長症候群，ブルガダ症候群，早期再分極症候群**などがその代表で，非発作時に特徴的な心電図所見を呈する．
・症　状：循環停止の結果，意識は失われ，脈拍は触知しない．
・診断と検査：心電図（**図6**）は，まったく不規則な波形を示し，QRS波とST・T波を区別することができない．時間が経過すると心電図は平坦となる．非発作時の心電図や器質的疾患の有無の検索などを行う．

◆ **心室粗動** ◆

心室頻拍より高頻度の規則的な心室興奮で，持続すると血行動態の破綻から心室細動に移行する可能性が高い．

心電図では規則的な正弦波様の波形がみられるが，QRS波とST・T波の区別はむずかしい．そのほかの検査は心室細動に準じて行う．

■ WPW(Wolff-Parkinson-White)症候群

正常の房室伝導路（房室結節・ヒス束・左右脚）のほかに，心房と心室の間に**副伝導路[ケント(Kent)束など]**があり，特殊な心電図波形と頻拍発作をきたす．頻拍は，興奮が心房→房室結節・ヒス束・左右脚→心室→副伝導路→心房と旋回して生じる（房室回帰性頻拍）．これとは旋回方向が逆の場合もある．
・症　状：非発作時は無症状であるが，上室頻拍発作を起こした場合は，前述の房室結節リエントリー性頻拍と同様の症状がみられる．心房細動を合併すると，高頻度の心房興奮がケント束を介して心室に伝わり，心拍数が著増して心室細動に移行することがある．
・診断と検査：非発作時にはケント束によりデルタ波，PQ間隔短縮，QRS幅延長，ST・T変化がみられる．発作時は一般にQRS波の狭い頻拍となる（発作性上室頻拍の一種）（**図7**）．心房細動を合併した場合には不規則なRR間隔で，QRS波は変形して幅が広くなり心室頻拍に類似する（**偽性心室頻拍**）．**カテーテルアブレーション**で根治可能であり，頻拍の機序とケント束の位置を確認するため

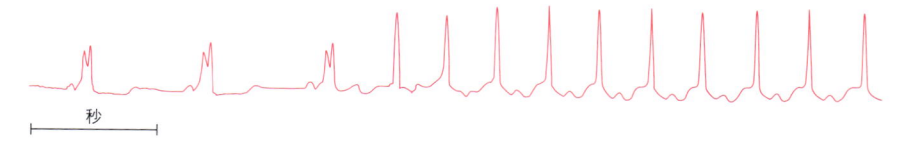

図7 WPW症候群の房室回帰性頻拍（ホルター心電図）
左端の3拍が洞調律で，PQ間隔短縮，デルタ波からWPW症候群と診断できる．その後，心房期外収縮をきっかけにして頻拍発作が発生した．頻拍中のQRS波は幅が狭くなっている．

に電気生理検査を行う．

4 治療の実際

頻脈性不整脈の治療方針は，発作の停止，予防，根治の中から，不整脈の重症度，発作の頻度，発作時の症状，患者・家族の希望などを総合して決める．

発作の停止

◆ 副交感神経緊張法 ◆

発作性上室頻拍（WPW症候群を含む）は，反射的に**副交感神経**を緊張させて発作を停止できることがある．深呼吸，息こらえ，嘔吐反射，顔面を冷水に浸すなどが試みられるが，停止効果は高くない．

◆ 薬物療法 ◆

発作性上室頻拍はベラパミルやATP製剤（保険適用外）で高率（＞90%）に停止可能である（**図1**）．

心室頻拍は機序によって発作停止に有効な薬剤が異なる．ベラパミル感受性のものはベラパミルが著効を示す．流出路起源のものはβ遮断薬が有効である．そのほかの心室頻拍には特効薬はなく，リドカインの停止効果はそれほど高くはない．

心房細動は発生後間もない場合には抗不整脈薬の静注で停止できることが多いが，持続した場合には抗不整脈薬の停止効果は高くはない．

◆ 非薬物療法 ◆

上記の方法で停止しない場合，血行動態が破綻している場合（血圧低下，狭心痛，左心不全の合併）は，**直流通電**により停止させる．心室細動以外の頻拍発作では，静脈麻酔下にR波に同期させて通電する．心室細動ではR波非同期で，ただちに除細動する（状況によってはAEDを使用することも可）．

致死性不整脈例で薬物による再発予防が困難な場合，**植込み型除細動器**の適応となる．ブルガダ症候群では過去に心室細動発作を起こしたことがない場合でも除細動器を植え込むことがある．

再発の予防

抗不整脈薬が使用されるが，基礎疾患に対する治療や誘因の是正なども併せて行う．再発を完全に抑制することは困難であり，抗不整脈薬には**陰性変力作用**（左室収縮能の抑制）や**催不整脈作用**（不整脈の増悪）などの副作用がある．頻脈性不整脈の多くは**非薬物療法**（アブレーション，植込み型除細動器）が行われることが多くなったため，再発予防のために抗不整脈薬を長期間投与することは少なくなった（植込み型除細動器と併用されることが多い）．

レート・コントロール

心房細動・粗動では房室結節での伝導を抑制して，心拍数を適切にコントロールすることで自覚症状や心臓ポンプ機能を改善することができる．ジギタリス製剤，β遮断薬，Ca拮抗薬が用いられる．

根 治

カテーテルを用いた**高周波アブレーション**により多くの頻脈性不整脈が根治できる．発作性上室頻拍（WPW症候群を含む），心房粗動・細動，心室頻拍が適応となる．発作頻度が高い例，発作時の症状が強い例，抗不整脈薬が無効な例などがアブレーションの適応となる．

心原性塞栓症の予防

心房細動例で，弁膜症（僧帽弁狭窄症，機械

弁植え込み例），心不全，高血圧，高齢（≧75歳），糖尿病，脳梗塞・一過性脳虚血発作の既往があると，塞栓症の頻度が高くなる．これを予防するには**抗凝固薬**（ヘパリン，ワルファリン）を用いる．効果をモニターする必要のない新しい抗凝固薬（ダビガトラン，リバロキサバン）が使用できるようになった．心房粗動の場合も心房細動に準じて抗凝固療法を行う．

看護のポイント

- 心電図モニターで頻拍発作の発生に注意する．
- 心室細動が発生した場合には応援を集め，ただちに蘇生術を開始する．AEDがあれば躊躇することなく使用する．
- 心原性塞栓症の予防のためにワルファリンを服用している場合には，確実に服用すること，効果に影響する食品（ビタミンKを多く含む納豆，クロレラなどは効果を抑制する）や薬剤（鎮痛解熱薬や抗菌薬は効果を増強する），出血傾向（鼻血，タール便など）に注意する．
- 植込み型除細動器が植え込まれている例では，ペースメーカーと同様の注意（電磁干渉を避ける）が必要である．

してはいけない！

- 眼球圧迫（発作性上室頻拍の停止のため）は網膜剥離の危険がある．
- 血行動態破綻例への抗不整脈薬の静注は，血行動態をさらに悪化させる．
- ワルファリン服用例に対するビタミンKを多く含有する食材の提供は避ける．
- 塞栓症の危険が高い心房細動例では，抗凝固療法なしで除細動を行うと塞栓症を起こすことがある．

（井上　博）

狭心症 angina pectoris

キーポイント

- 狭心症は心筋酸素供給が需要を下回った際に生じる症状・症候で，その診断には問診がもっとも重要である．
- 狭心症にはさまざまな分類があり，それぞれのリスクや，治療法を知り，適切な対応が必要である．
- 狭心症の中でも，不安定狭心症はとくにリスクが高いため，注意深い経過観察，あるいは早期の治療介入が必要である．

1 考え方の基本

狭心症は心筋の酸素供給量が需要量に比して不足した場合（心筋虚血）に生じる胸痛・胸部圧迫感などの症状・症候である．具体的には，運動などにより酸素需要量の増加した際になんらかの原因で冠動脈に狭窄が存在すると，その冠動脈が支配する領域の心筋血流量が低下（酸素供給の減少）し，自律神経を介して胸部症状を生ずる．冠動脈狭窄がいかに高度であっても，

糖尿病などのように自律神経や感覚神経の障害を有する場合は症状を自覚しない．そのような場合，狭心症は症候であるため，「無症候性心筋虚血」と診断される．

酸素供給の減少をもたらす冠動脈狭窄の原因は，大きく動脈硬化性（器質性）と冠攣縮性（機能性）に分けられるが，その両方を有する場合もある．狭心症の診断は安静時心電図，安静時心エコーでは困難な場合があり，運動または薬物負荷テスト（心電図・心エコー・シンチグラム）による心筋虚血の検討，さらには冠動脈CT，最終的に冠動脈造影による形態的評価にて確定される．狭心症に対する治療法として，薬物，カテーテル治療（冠動脈インターベンション），冠動脈バイパス手術がある．

2 起こり方

狭心症は，①病因，②症状発現の状況，③経過により分類され，どの分類に属するかにより治療法が大きく異なるため的確な診断は重要である．

病因による分類

狭心症は心筋の酸素供給が相対的に需要を下回った状況（心筋虚血）により発症する．心筋への酸素供給量が不足する原因は，冠動脈（心筋を栄養する動脈）の狭窄であるが，その病因により狭心症が分類されている．

● 器質性狭心症（図 1a）●

高血圧・脂質異常症（高中性脂肪血症・高LDL血症・低HDL血症）・糖尿病・喫煙・肥満・高齢などの動脈硬化リスク因子，そのほか慢性炎症，ステロイドの使用などにより動脈の立体構造の変化，すなわち血管リモデリングに伴いプラーク形成が進行する（動脈硬化）．その結果，冠動脈内腔の器質的狭窄をきたし，運動，貧血，甲状腺機能亢進などで心筋の酸素需要が増加した場合に心筋虚血に陥り，胸部症状を生ずる．器質性狭心症発作時には主に心電図上ST部分の低下を認める．

● 冠攣縮性狭心症（図 1b）●

喫煙，飲酒，脂質異常症，心理的ストレスなどを誘因とし，あるいは明らかな誘因なく冠動脈が攣縮，内腔の狭窄をきたし，心筋への酸素供給量が減少して狭心症症状を呈する．わが国を含むアジアでの発症頻度が高い．明らかな誘因がない場合の発作は未明から朝方の安静時に多い．攣縮により冠動脈が完全に閉塞すると心電図上ST部分の上昇を認める（この場合をとくに異型狭心症とよぶ場合がある）．

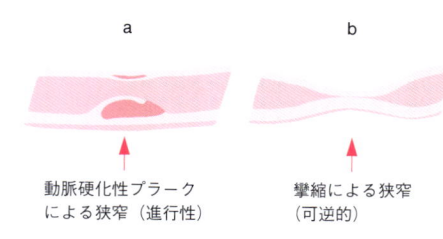

図 1 病因による分類
a：器質性狭心症　b：冠攣縮性狭心症

症状発現時の状況による分類

● 労作性狭心症 ●

労作（平地歩行，階段・坂道歩行・重い荷物を持つなどの動作）時にのみ狭心症症状を自覚する．安静時には自覚しない．実質上，器質性狭心症とほぼ同義語である．日常生活制限の程度による Canadian Cardiovascular Society (CCS)の重症度分類により4段階に分類されている．

● 安静時狭心症 ●

安静時に生じる狭心症．この中には，冠攣縮性狭心症と不安定狭心症，あるいは心筋梗塞が含まれる場合がある．

臨床経過による分類

● 安定狭心症 ●

2ヵ月以上症状に変化がない狭心症（ほとんどが労作性狭心症であるため，安定労作性狭心症とよばれることも多い）．

● 不安定狭心症（表 1）●

最近2ヵ月以内に発症した狭心症で，安静時の発作はないが，1日3回以上の軽労作にて発作が誘発される場合，あるいは1ヵ月以内に生じた安静時狭心症と定義され，とくに48時間以内の安静時胸痛は心筋梗塞へと移行する可能性が高い．

表1　不安定狭心症の分類（Braunwald 分類）

重症度

クラスⅠ：新規発症の重症または増悪型狭心症
・最近2ヵ月以内に発症した狭心症．
・1日に3回以上発作が頻発するか，軽労作にても発作が起きる増悪型労作狭心症．安静狭心症は認めない．
クラスⅡ：亜急性安静狭心症
・最近1ヵ月以内に1回以上の安静狭心症があるが，48時間以内に発作を認めない．
クラスⅢ：急性安静狭心症
・48時間以内に1回以上の安静時発作を認める．

臨床状況

クラスA：2次性不安定狭心症（貧血，発熱，低血圧，頻脈などの心外因子により出現）
クラスB：1次性不安定狭心症（クラスAに示すような心外因子のないもの）
クラスC：梗塞後不安定狭心症（心筋梗塞発作後2週間以内の不安定狭心症）

治療状況

1）未治療もしくは最小限の狭心症治療中
2）一般的な安定狭心症の治療中（通常量のβ遮断薬，長時間持続硝酸薬，Ca拮抗薬）
3）ニトログリセリン静注を含む最大限の抗狭心症薬による治療中

3　症状と診断のすすめ方

自覚症状

狭心症は症状・症候であり，上記に示した分類のどこに当てはまるかを検討し，確定診断にいたる検査方針や治療方針を確定するには以下の情報をていねいな問診により注意深く聴取する．

①いつから：2ヵ月以上前から，1ヵ月以内の初発，48時間以内の初発など．
②どのような場合に：労作時あるいは安静時，夜間睡眠中あるいは早朝・起床時など．
③どのような症状（発作）を：胸部の痛み・圧迫感・歯痛など．
④どのように自覚するか：程度・持続時間・頻度など．
⑤症状の推移：発作閾値は低下したか（以前よりも軽労作で症状が出現するようになったか），持続時間は長くなったか，頻度は増えたか．

狭心症の自覚症状は，典型的には胸部の痛み・圧迫感（「しめつけられる感じ」と表現する場合が多い）であるが，その症状は肩，背中，顎，歯などに放散する場合があり，さらには腹痛や腹部違和感などの腹部症状単独，あるいは歯痛単独として出現する場合もあり多岐にわたる．したがって，狭心症の診断には予断をもたずに詳細な問診を行うことが他のどの検査よりもはるかに重要である．眼科を受診した女性が腹部症状を訴え，看護師が狭心症を疑って心電図を施行したことで明らかとなった心筋梗塞患者の例もあり，どのような場合でもまずは虚血性心疾患を念頭に置き，容易に否定してしまわないことが重要である．

検　査

問診により狭心症を疑った場合，下記のような検査を行い，診断と治療方針を確定する．検査は非侵襲的なものから侵襲的なものまでさまざまだが，どのような検査をどのようなタイミングで施行するかは狭心症の分類により異なっている．なかでも侵襲的な検査はそれを行うことによる有益性が危険性を上回った場合にのみ施行されるべきである．たとえば48時間以内の初発安静時胸痛を自覚した症例（不安定狭心症分類クラスⅢ）では，緊急入院のうえで，ただちに冠動脈造影を考慮する必要がある一方，安定労作性狭心症であると判断された場合には，運動負荷心電図を施行し心電図上の虚血性変化を認めれば，形態的評価である冠動脈CTを行って冠動脈狭窄の有無を確認，最終的に薬物療法に加え冠動脈に対する治療介入が必要であると判断された場合に冠動脈造影を施行する．

● 狭心症における各種検査の目的 ●

①**安静時心電図**：陳旧性心筋梗塞・安静時虚血の有無を評価．
②**安静時心エコー**：心機能評価，合併する弁膜症の評価，陳旧性心筋梗塞・安静時虚血の診断．
③**運動負荷心電図**：労作性狭心症・無症候性心筋虚血のスクリーニング・診断．
④**薬物（アデノシン・ジピリダモール・ドブタミン）負荷心エコー**：薬物負荷前後での壁運

狭心症

動低下の有無を評価・労作性狭心症・無症候性心筋虚血の診断．

⑤**運動・薬物負荷心筋シンチグラム**：心筋虚血の有無，虚血部位を評価・労作性狭心症・無症候性心筋虚血の診断＋部位診断．

⑥**心臓MRI**：心機能，陳旧性心筋梗塞・冠動脈狭窄の有無．

⑦**心臓・冠動脈CT**：心機能，冠動脈狭窄・石灰化の有無を評価．

⑧**冠動脈造影**：冠動脈狭窄の有無を評価．

4 治療の実際

禁煙，食事療法（減塩・脂質制限・カロリー制限など）による高血圧・脂質異常症・糖尿病など合併疾患のコントロールに加え，狭心症には以下の介入治療が行われる．

薬物療法

個々の薬剤の禁忌はあるが，薬物療法を行わずに他の治療法が適応となることはなく，ほぼ全例に適応となる狭心症の基本的治療法である．

◆ **目 的** ◆

①心筋酸素需要の抑制（心負荷の抑制），②心筋酸素供給の増加，③急性冠症候群の予防・発症抑制，④動脈硬化リスク因子のコントロール，⑤冠動脈攣縮予防．

◆ **β遮断薬** ◆

陰性変力作用により心仕事量（心筋酸素需要）を抑制する．アテノロール（テノーミン®），ビソプロロール（メインテート®），カルベジロール（アーチスト®）など．

◆ **冠拡張薬** ◆

冠動脈を拡張させ，心筋酸素供給量を増加，さらに静脈還流量を抑制し前負荷を軽減する．硝酸薬［ニトログリセリン（ミリスロール®），イソソルビド（ニトロール®，フランドル®など），ニコランジル（シグマート®）など］．

◆ **抗血小板薬** ◆

過凝固状態に陥るのを抑制し，プラーク破綻に続く血栓による冠動脈閉塞（急性冠症候群）を予防する．アスピリン（小児用バファリン®・バイアスピリン®），抗血小板薬（パナルジン®・プラビックス®），シロスタゾール（プレタール®）など．

◆ **動脈硬化リスク因子のコントロール** ◆

フィブラート製剤・スタチン製剤（脂質異常症のコントロール），各種降圧薬（高血圧のコントロール）など．

◆ **冠攣縮抑制** ◆

カルシウム拮抗薬［アムロジピン（アムロジン®・ノルバスク®など），ニフェジピン（アダラートCR®など），ベニジピン（コニール®），ジルチアゼム（ヘルベッサーR®など）］．

カテーテルインターベンション（percutaneous coronary intervention：PCI）

1970年代に臨床応用された動脈の内側からアプローチし，冠動脈狭窄を解除する手技で，以前は経皮・経管的冠動脈形成術（percutaneous transluminal coronary angioplasty：PTCA）とよばれ，冠動脈バイパス手術に比して低侵襲であることを特徴とする．当初はバルーンカテーテルを用いた単純な冠動脈拡張のみで，術後の急性閉塞や，再狭窄率も高率であったが，その後ステンレスあるいはコバルト-クロムでできた網状・管状のステントが開発され冠動脈内に留置されるようになると治療後の成績が飛躍的に向上した．さらに，冠動脈バイパスと比較する際，カテーテルインターベンションにおける最大の問題点であったステント留置後の再狭窄は，わが国で2004年9月から導入された薬剤溶出性ステント（drug eluting stent：DES）により，それまでのステント（bare metal stent：BMS）に比して明らかに抑制された．それに伴って，近年PCIの適応は次第に拡大しつつある．現在，冠動脈留置後にそのほとんどが吸収され，消失する生体吸収性DESが臨床応用されつつあり，その有効性が期待されている．

◆ **目 的** ◆

冠動脈CTや冠動脈造影検査にて指摘された冠動脈狭窄を解除し，冠血流量を増加，心筋酸素供給量を増加させる．

◆方　法◆

局所麻酔下に橈骨動脈，肘動脈，大腿動脈をアプローチ部位(穿刺点)とし，冠動脈の狭窄部位を，バルーンカテーテルを用いて拡張，ロータブレーターとよばれるデバイスを用いた回転型プラーク除去あるいは血栓が存在する場合には血栓吸引術などを行い，ステントを留置し，冠動脈の開存を保持する．

❖ 冠動脈バイパス手術(coronary artery bypass graft：CABG)

動脈あるいは静脈グラフトを用い，冠動脈の狭窄部をバイパスする外科手術．左主幹部を含む病変(とくに左主幹部分岐部を含む病変)，重症多枝病変が適応となる．PCIと比較した場合，CABGの最大の利点は，多枝病変を一期的に治療することが可能である点である．

◆目　的◆
冠動脈狭窄部をバイパスし，狭窄部末梢にグラフトを吻合することで心筋酸素供給量を増加させる．

◆方　法◆
心臓の拍動を停止させて人工心肺を使用する人工心肺下冠動脈バイパス手術(on-pump CABG)と1990年代から心固定器(スタビライザー)の普及により広く施行されるようになった心拍動下冠動脈バイパス手術(off-pump CABG)があり，近年はoff-pump CABGが高率に施行される(図2)．使用されるグラフトの中で，静脈グラフトとしては大伏在静脈，動脈グラフトとしては左右内胸動脈，右胃大網動脈，あるいは遊離グラフトとして橈骨動脈を使用する．また，通常は胸骨正中切開にてアプローチするが，侵襲を抑制することを目的に，側胸部開胸にて内胸動脈を前下行枝一枝へバイパスする方法[低侵襲冠動脈バイパス手術(minimally invasive direct coronary artery bypass grafting：MID-CAB)]もある．同様に，今後，低侵襲を目的とした胸腔鏡下手術やロボット手術などが導入され，広く施行される可能性がある．

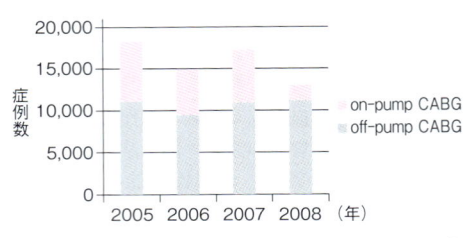

図2　わが国における冠動脈バイパス手術(CABG)の推移とその内訳

してはいけない！

- 不十分な問診と症状の過小評価．
- 不安定狭心症症例に対する運動・薬物負荷試験(心筋梗塞や致死性不整脈などにいたるリスク)．

(岩田　洋)

急性心筋梗塞 acute myocardial infarction(AMI)

1 考え方の基本

急性心筋梗塞とは，心筋の栄養血管である冠動脈の血流が急激に途絶，または減少(虚血)したため，心筋が壊死に陥った状態である(図1)．

30分以上続く激しい胸痛と冷汗，死の恐怖感を伴うような苦悶状顔貌，循環不全徴候など

急性心筋梗塞　285

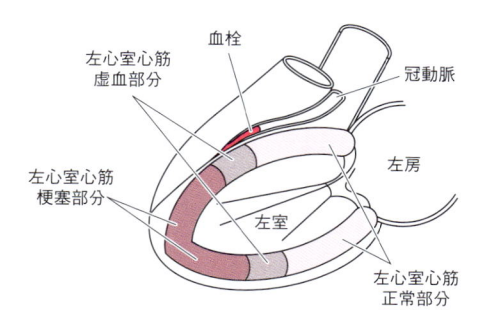

```
・心電図：ST上昇，異常Q波
・血液生化学的マーカー
・心エコー：梗塞部位
　　　　　心機能
　　　　　合併症
・核医学的検査
・冠動脈造影：責任血管の診断
　　　　　　再灌流療法
```

図1　急性心筋梗塞
[清野精彦：これでわかる心電図の読み方と心臓病，103頁，南江堂，1988]

が典型的な症状である．

　急性期における死亡率がきわめて高く，30〜50％は発症後数時間以内に発現する心室性不整脈による病院収容前に**心臓突然死**する．CCUの普及により病院収容後の不整脈死はほぼ防止されるようになり，さらに急性期の**冠動脈再開通療法(冠動脈カテーテル治療：PCI)**が大多数の施設で実施されるようになり，ポンプ失調への進展も抑止されている．

　収容後の問題としては，広汎心筋梗塞による重症ポンプ失調（**肺水腫，心原性ショック**），**自由壁破裂，心室中隔穿孔，僧帽弁逆流**などの機械的合併症があげられる．一方，腎機能障害の合併または増悪がその後の予後に大きく影響することに留意する必要がある．

　ポンプ失調の対策としては，発症後できるだけすみやかに冠動脈再開通療法により梗塞壊死巣を縮小することが重要である．

　重症例では，**大動脈内バルーンパンピング(IABP)，経皮的心肺補助装置(PCPS)**，人工心臓などの循環補助装置の適応も検討される．

　機械的合併症に対しては，集中治療室におけ る循環呼吸管理のもと，可及的すみやかに修復手術を施行することが望まれる．

　また，急性心筋梗塞の1次予防，2次予防，さらに長期予後改善のための治療に関するエビデンスが示されているので参照されたい．

2　起こり方

発症メカニズム

　急性心筋梗塞の発症機序について，「**不安定プラークの破裂と血栓による冠動脈閉塞・心筋壊死，プラーク破砕による末梢心筋の壊死集積など**」が明らかにされ，**急性冠症候群**(acute coronary syndrome：**ACS**)という病態で説明される．ACSの病態（図2）は，粥状動脈硬化病変の中でもゲル状のコレステロールエステルに富んだ核を有し，薄い線維性被膜に包まれた不安定なプラークが，血管壁のストレス，炎症機転などにより破裂（またはびらん病変）して，これが引き金となり周囲に血栓が形成され，急激に冠血管内腔の閉塞をきたすことにより致死的な心筋虚血・壊死を発症（急性心筋梗塞，不安定狭心症，心臓突然死）する．

◆ 血栓の組成成分の相違 ◆

　一連の冠動脈イベントの中で，**ST上昇型心筋梗塞**(ST-elevation myocardial infarction：**STEMI**)では完全閉塞型赤色血栓（血小板・フィブリノゲン・赤血球よりなる）を形成し，貫壁性梗塞(Q波梗塞)に進展する．これに対して，**不安定狭心症**(unstable angina：**UA**)や**非ST上昇型心筋梗塞**(non-ST-elevation myocardial infarction：**NSTEMI**)の場合には，不完全閉塞型白色血栓（主に血小板よりなる）を形成し，これが破砕して末梢心筋への微小塞栓により微小心筋傷害を集積し，NSTEMIや高リスクUAを発症する（図2）．

　両者では血栓の組成成分の相違からも明らかなように，治療方針が相異なることに留意すべきである．

◆ STEMI治療の急務 ◆

　STEMIの場合には，血栓溶解療法（血栓溶解薬を静脈内投与または冠動脈内投与）や経皮的冠動脈カテーテル治療（バルーン拡張やステ

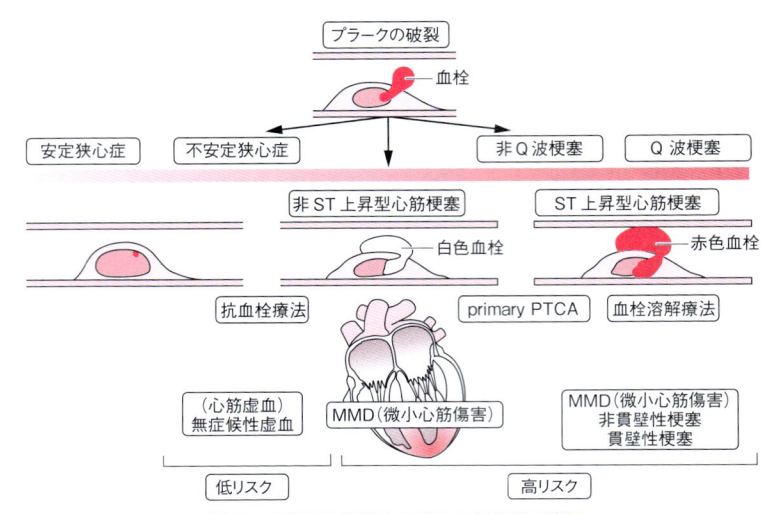

図2 急性冠症候群の病態と心筋傷害の進展
［清野精彦編著：心筋傷害と心筋・血管マーカー，5頁，メジカルビュー社，2002］

ント留置術)により閉塞病変を開通する治療が急務とされる．

● UA/NSTEMI 治療の急務 ●

UA/NSTEMIでは，血栓溶解薬はトロンビンを介した血小板活性化により病態を悪化させる可能性があるので用いてはいけない．抗血小板薬および抗凝固薬治療，抗虚血薬物治療が急務であり，さらに必要に応じて冠動脈責任病変に対するカテーテル治療，冠動脈病変の安定化を図ることが重要である．

3 症状と診断のすすめ方

日本循環器学会では「**急性心筋梗塞(ST上昇型)の診療に関するガイドライン**」を示しており，個々のケースに応じてこのガイドラインを参考にしながら，エビデンスに基づいた安全，確実，効果的な治療をすすめることが重要である．急性心筋梗塞は常に急変しうる高リスクの病態であること，治療(とくに冠動脈再開通療法など侵襲的検査と治療)は手技自体がリスクを伴うことなどを患者や家族によく説明し，理解してもらうことが急務とされる．そのためには主治医・看護師を中心とした医療チームが十分連携を取りながら治療にあたることが重要である．

症　状

大多数の症例では，前胸部絞扼感，圧迫感，焼けるような痛みといった激しい胸痛を，時には心窩部痛，背部痛，あるいは左肩から上腕にかけての放散痛などを訴える．胸痛は通常30分以上持続し，顔面蒼白，苦悶状顔貌，不安感あるいは死の恐怖感を帯びた表情を示す．しかし女性では男性と異なり，典型的な胸痛よりも非典型的な症状(のどや肩，心窩部の痛み，悪心・嘔吐などの消化器症状，全身倦怠感など)を主訴とすることが多いので注意したい．また高齢者や糖尿病症例では自覚症状に乏しく，明らかな症状を訴えない場合もある．少しでも疑わしい場合にはバイタルサイン，身体所見をチェックし，心電図検査，血液生化学検査(**全血トロポニンT迅速判定法**など)**心エコー検査**などを実施すべきである．

診　断

急性心筋梗塞の診断は，臨床症状，心電図変化，血液生化学検査，心エコー検査などによりなされる．さらに病態の評価，重症度評価，急性期治療の検討には，冠動脈造影検査が重要となる．

急性心筋梗塞　287

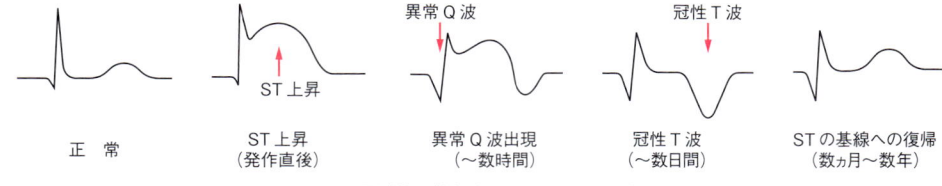

図3　貫壁性心筋梗塞発症後の心電図変化

（左から）正常／ST上昇（発作直後）／異常Q波出現（～数時間）／冠性T波（～数日間）／STの基線への復帰（数ヵ月～数年）

表1　貫壁性心筋梗塞の部位診断

梗塞部位 \ 心電図誘導部位	I	II	III	aVR	aVL	aVF	V1	V2	V3	V4	V5	V6
前壁中隔							●	●	●			
側壁	●				●						●	●
広範前壁	●				●		●	●	●	●	●	●
高位側壁	●				●						高い部位のV5,6	
下壁		●	●			●						
後壁側壁		●	●			●					●	●
純後壁							高いR，陽性T					

■：異常Q波を示す誘導．異常Q波は，一般的にIII，aVFでは40～50 msec以上，Q/R 25～50％以上，それ以外の誘導では30～40 msec以上でQ/R 25％以上とされる．

● 心電図検査 ●

〔ST上昇型心筋梗塞（Q波梗塞，貫壁性心筋梗塞）〕

　図3に典型的なST上昇型心筋梗塞の心電図変化を示す．発作直後より，梗塞部位に一致した誘導で**ST上昇**，T波増高が記録される．数時間後よりR波の減高と**異常Q波**が出現し，これらは貫壁性梗塞の所見である．初期に出現したST上昇は次第に基線に復するが，数日後より陰転し，鋭く尖った左右対称の冠性T波が観察される．これらの心電図変化が出現する誘導部位により表1に示すように心筋梗塞部位が診断される．

〔非ST上昇型心筋梗塞（非Q波梗塞，非貫壁性心筋梗塞）〕

　発症早期には**ST低下**，**T波陰転**を示すが，その後の心電図経過をみても異常Q波は現れずST低下，T波陰転が観察される．非貫壁性で心内膜側，または心筋内微小梗塞が生じている．

● 血液生化学検査 ●

① CK/CKMB：各種心筋マーカーの急性心筋梗塞発症後の経時的変化を図4に示す．従来より，CK（クレアチンキナーゼ）とCKMBが急性心筋梗塞診断マーカーとして使用されている（正常上限の2倍以上の上昇をもって急性心筋梗塞と診断）．

② トロポニン（TまたはI）：心筋筋原線維の構成タンパクであるトロポニン（TまたはI）の測定がCKやCKMBよりも鋭敏で，しかも心筋特異性に優れ，微小心筋傷害を早期から検出できることが明らかにされ，新しい心筋梗塞診断マーカーとして注目されるようになった．

　そして2007年9月，米国心臓病学会，ヨーロッパ心臓病学会，世界心臓病学会タスクフォースは心筋梗塞の診断基準を全面改定し，第1選択の診断マーカーとしてトロポニンを提示した．新しい診断基準では，トロポニンが上昇していればCKやCKMBが上昇していなくても，急性心筋梗塞に包括すること

288　循環器疾患

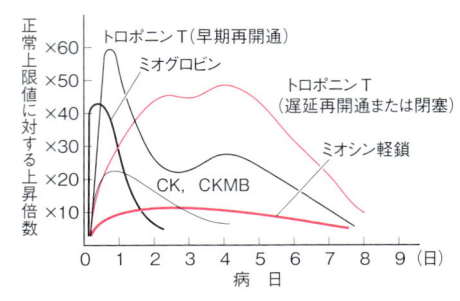

	上昇(出現)時間	ピーク時間	上昇持続日数
CK	3〜5	12〜24	3〜5
CKMB	3〜5	12〜24	3〜5
AST(GOT)	3〜6	12〜30	3〜5
LDH	16〜10	24〜60	16〜15
ミオグロビン	0.5〜3	16〜10	0.5〜3
ミオシン軽鎖	3〜6	148〜144	17〜18
トロポニンT	13〜10	12〜18/96*	17〜20

*第1ピークが12〜18時間，第2ピークが96時間．

図4　急性心筋梗塞発症後の生化学的マーカーの推移
［清野精彦：これでわかる心電図の読み方と心臓病，103頁，南江堂，1998］

が明らかにされた．さらにトロポニンTには，外来診療の現場で簡便に判定できる全血迅速定量法が導入汎用されておりきわめて有用である．

③補助診断マーカー：トロポニンTの弱点として発症3時間以内では血中への遊出が僅少であり，超急性期の診断感度が十分ではない．これを補う診断マーカーとして，**心臓型脂肪酸結合タンパク(H-FABP)やミオグロビン**が測定される．わが国ではH-FABPは簡便な全血迅速判定法(ラピチェック*)が導入汎用されており，これらの新しい心筋生化学マーカーを検査することにより，早期診断，早期治療判断が可能になっている．

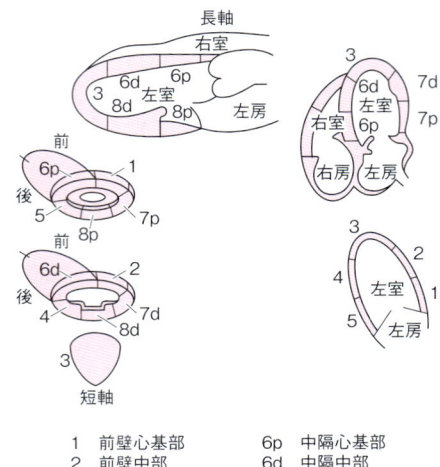

*ラピチェックは血液を滴下してから正確に15分の時点で陽性か陰性かを判断することに注意しなければいけない．時間が経過すると反応が進行して偽陽性を示すことに留意したい．

図5　断層心エコー法による左室局所壁運動の評価
［清野精彦：これでわかる心電図の読み方と心臓病，104頁，南江堂，1998］

1　前壁心基部　　6p　中隔心基部
2　前壁中部　　　6d　中隔中部
3　心尖部　　　　7p　側壁心基部
4　下壁心基部　　7d　側壁中部
5　下壁中部　　　8p　後壁心基部
　　　　　　　　　8d　後壁中部

◆心臓超音波(心エコー)検査◆

断層心エコー法とドップラー法を組み合わせて，心室局所の壁運動(収縮性)，心機能，合併症(心膜液貯留，心室中隔穿孔，自由壁破裂，僧帽弁逆流など)の有無をチェックする．

図5は，断層心エコー法による左室局所壁運動評価の際の左室壁分画である．各分画について壁運動をスコア評価［−1：hyperkinesia(運動過多)，0：normokinesia(正常)，1〜2：hypokinesia(運動低下)，3：akinesia(運動不能)，4：dyskinesia(運動異常)］することにより，梗塞部位診断と心機能評価がなされる．

◆心臓核医学(RI)検査◆

心筋灌流を評価するためには^{201}TlCl(塩化タリウム)または^{99m}TcMIBIが有用である．

心筋への取り込みの分布(欠損部，取り込み低下部)，再分布の有無などを心室各分画ごとに分析し，心筋梗塞部位診断，責任冠動脈病変の予測，心筋バイアビリティー評価などに活用する．

急性心筋梗塞

表2 急性心筋梗塞の重症度分類(キリップ分類)

臨床症状	不整脈出現率
class Ⅰ：心不全の所見のないもの	83%
class Ⅱ：肺野の50%以上で断続性ラ音聴取、第Ⅲ音聴取(軽症～中等症心不全)	90%
class Ⅲ：肺野の50%以上で断続性ラ音聴取、肺水腫(重症心不全)	100%
class Ⅳ：心原性ショック 収縮期血圧＜90 mmHg 末梢循環不全(乏尿、チアノーゼ、発汗)	100%

[Killip T et al : Am J Cardiol **20** : 457, 1967 より改変]

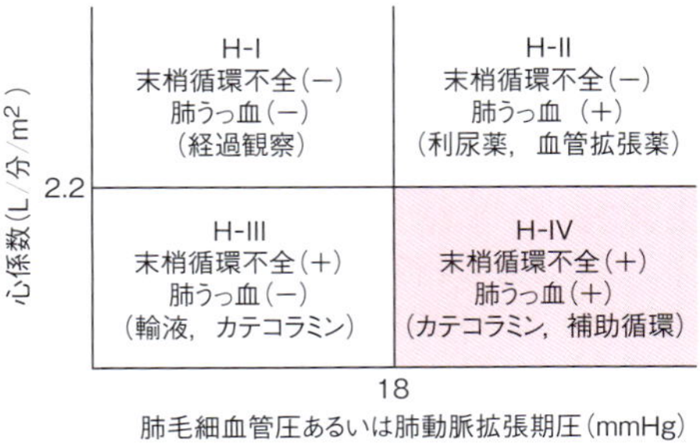

図6 フォレスターの分類

心係数(L/分/m²)、2.2を境界

- H-Ⅰ 末梢循環不全(−) 肺うっ血(−) (経過観察)
- H-Ⅱ 末梢循環不全(−) 肺うっ血(+) (利尿薬、血管拡張薬)
- H-Ⅲ 末梢循環不全(+) 肺うっ血(−) (輸液、カテコラミン)
- H-Ⅳ 末梢循環不全(+) 肺うっ血(+) (カテコラミン、補助循環)

肺毛細血管圧あるいは肺動脈拡張期圧(mmHg) 18

[Forrester J et al : N Engl J Med **295** : 1356, 1976 より改変]

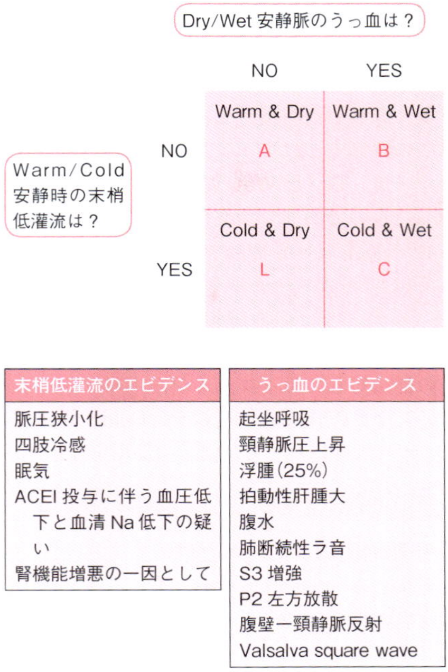

図7 ノーリア・スチーブンソン分類

Dry/Wet 安静脈のうっ血は？ / Warm/Cold 安静時の末梢低灌流は？

	NO	YES
NO	Warm & Dry (A)	Warm & Wet (B)
YES	Cold & Dry (L)	Cold & Wet (C)

末梢低灌流のエビデンス
- 脈圧狭小化
- 四肢冷感
- 眠気
- ACEI 投与に伴う血圧低下と血清 Na 低下の疑い
- 腎機能増悪の一因として

うっ血のエビデンス
- 起坐呼吸
- 頸静脈圧上昇
- 浮腫(25%)
- 拍動性肝腫大
- 腹水
- 肺断続性ラ音
- S3 増強
- P2 左方放散
- 腹壁一頸静脈反射
- Valsalva square wave

[Nohria A et al : J Am Coll Cardiol **41**(10) : 1797-1804, 2003. Stevenson LW : Eur J Heart Fail **7**(3) : 323-331, 2005]

◆冠動脈造影検査◆

診断のためというよりも、むしろ冠動脈再灌流療法、冠動脈インターベンションなどの治療目的で緊急冠動脈造影を実施する.

■ 重症度の評価

◆キリップ(Killip)の分類◆

表2に急性心筋梗塞に合併した心不全の重症度を表すキリップの分類を示す. 肺ラ音や第Ⅲ音奔馬律などの身体所見に基づいて分類され、重症なものほど合併症出現率や死亡率が高い.

◆フォレスター(Forrester)の血行動態サブセット◆

スワン・ガンツ(Swan-Ganz)カテーテル法による血行動態の評価から、図6に示すように心係数(CI 2.2 L/分/m²)、肺毛細管圧(PCWP, 18 mmHg)を境界値として、血行動態サブセットを4分類する. それぞれ、末梢循環不全の有無、肺うっ血の有無を意味しており、それぞれの病態に応じた心不全治療の選択に活用される.

肺うっ血の軽減と血圧および心拍出量の維持(血圧＞90 mmHg, PCWP＜18 mmHg, CI＞2.2 L/分/m²)が血行動態管理上急務とされる.

◆ノーリア・スチーブンソン(Nohria-Stevenson)臨床プロフィール分類◆

観血的に得た肺毛細管圧、心係数から分類するフォレスターの血行動態サブセットを身体所見から分類するものであり、急性心不全の臨床プロフィール評価(Warm or Cold, Dry or Wet)と初期治療判断のために提示している(図7). すなわち、脈圧狭小化、四肢冷感、意識障害、血圧低下、低 Na 血症、腎機能障害合併から末梢低灌流(Warm or Cold)を、起坐呼吸、頸静

脈圧上昇，浮腫，肝腫大，腹水，肺ラ音，第Ⅲ音聴取などの臨床所見によりうっ血の有無(Dry or Wet)を判断して，4つの臨床プロフィールに分類し治療指針を決定する．

この評価方法はフォレスターの血行動態サブセットを「Dry or Wet, Warm or Cold」に再構築したものであり，治療指針の観点からは，うっ血が主徴であるWetプロフィールの群に対してはニトログリセリン，イソソルビド，カルペリチドなどの血管拡張薬や利尿薬を選択し，末梢低灌流が主徴であるColdプロフィールの群に対してはドブタミン，ドパミン，ミルリノンなどの強心薬の選択を，Cold&Wetプロフィールの群に対しては両者の併用を提示する．

4 治療の実際

初期治療のMONAとは

● モルヒネ(morphine) ●
胸痛の持続は梗塞巣の拡大や不整脈誘発のリスクを高めるので，すみやかに鎮痛を図る．硝酸薬投与にもかかわらず胸痛が持続する場合にはモルヒネ2～4mgを静脈内投与し，効果不十分であれば5～15分間隔で2～8mgずつ追加投与する．呼吸抑制や血圧低下，嘔吐などの副作用に注意する．

● 酸素投与(oxygen) ●
収容時からオキシメトリーによりSpO$_2$を連続モニターする．虚血心筋傷害の進展予防と低酸素血症対策のために，全例に最初の6時間は経鼻カニューレまたはフェイスマスクにより100%酸素を2～5L/分で開始する．ベッド上臥床安静とし，発症後24～48時間SpO$_2$>95%を保つ．症状の寛解，酸素化の改善が不十分な場合には，すみやかにマスクによる100%酸素の持続気道陽圧呼吸(CPAP)やBiPAP(bilevel PAP)などの非侵襲的陽圧換気療法(NPPV)を開始すべきである．

● 硝酸薬(nitrate) ●
ニトログリセリンなどの硝酸薬は，冠動脈拡張作用，冠攣縮寛解作用，側副血行増加作用，末梢血管の動脈抵抗血管，静脈容量血管拡張作用による後負荷・前負荷軽減作用(減負荷効果)により，虚血心筋の血流改善，心筋酸素消費量減少と肺うっ血軽減をもたらす．

胸痛に対して，舌下またはスプレー口腔内噴霧で胸痛が消失するか，血圧低下に注意して3～5分ごとに計3回まで投与する．また，血圧コントロール，肺うっ血に対する減負荷療法として静脈内持続投与が推奨される．しかし，収縮期血圧90mmHg未満あるいは通常血圧より30mmHg以上の血圧低下，高度徐脈(50回/分未満)，頻脈(100回/分以上)，右室梗塞合併の場合には投与を避ける．バイアグラ服用24時間以内は禁忌である．

● アスピリン(aspirin) ●
アスピリンは単独投与でも死亡率や再梗塞率を低下させることが報告されており，アスピリンアレルギーの例を除いて，STEMIが疑われる例全例にできるだけ早くアスピリンを投与する．早急に効果を得るために，アスピリン160～325mgを咀嚼服用させる．アスピリンアレルギーがある例に対してはクロピドグレル(プラビックス®)などチエノピリジン系抗血小板薬で代用する．

● その他：ヘパリン ●
血栓溶解療法を実施していない場合には，まず5,000単位静注後10,000～15,000単位/日を48時間投与する．原則的に48時間以上の投与は，全身あるいは静脈血栓塞栓症のリスクが高いと考えられる場合に限定する．血栓溶解療法を実施している場合は，aPTTが対照値の1.5～2倍(50～75秒)に調節(60単位/kg静注後12～100単位/kg/分で調節持続静注)する．

急性期冠動脈再開通療法

発症後6時間以内のできるだけ早期に閉塞冠動脈を再開通し，梗塞壊死巣を縮小することが重要である．再灌流療法として血栓溶解療法を選択した場合には患者到着後30分以内に血栓溶解薬の投与(door to needle time 30 minutes)，PCIを選択した場合には到着後90分以内に初回バルーン拡張すること(door to balloon time 90 minutes)が目標とされる．患者到着後すみやかにバイタルサインのチェック，心電図モニター装着，静脈輸液ルート(5%デ

表3 初期評価項目のチェックポイント

問 診	・簡潔かつ的確な病歴聴取 　…胸部症状，関連する徴候と症状，冠危険因子，<u>急性大動脈解離・急性肺血栓塞栓症の可能性</u>，<u>出血性リスク</u>，脳血管障害・狭心症・心筋梗塞・冠血行再建の既往
身体所見	・バイタルサイン(大動脈解離を疑う場合は四肢の血圧も) ・聴診…<u>心音</u>，心雑音，呼吸音(<u>断続性ラ音の有無とその聴取範囲</u>)，心膜摩擦音，血管雑音(頸動脈，腹部大動脈，大腿動脈) ・眼瞼所見…貧血 ・頸部所見…頸静脈怒張 ・腹部所見…圧痛，腹部大動脈瘤，肝腫大 ・下腿所見…浮腫 ・神経学的所見
心電図	・12誘導心電図…T波の先鋭・増高(hyperacute T)，T波の陰転化，R波の減高，ST上昇/低下，異常Q波 ・右側胸部誘導(V_4R誘導)…右室梗塞の合併
採 血	・血液生化学検査 　…心筋傷害マーカー：心筋トロポニン，CK，CKMB，ミオグロビン，心臓型脂肪酸結合タンパク(H-FABP)，血算，生化学，電解質，凝固
心エコー	・局所壁運動異常(左室壁運動，下壁梗塞の場合は右室壁運動も) ・<u>左室機能</u> ・機能的合併症…左室自由壁破裂(心膜液貯留，右室拡張期の虚脱)，心室中隔穿孔(シャント血流)，乳頭筋断裂(僧帽弁逆流) ・左室壁在血栓 ・他の疾患との鑑別…急性大動脈解離(上行大動脈や腹部大動脈の intimal flap，大動脈弁逆流，心膜液貯留)，急性肺血栓塞栓症(右房および右室の拡大，左室の圧排像)，急性心膜炎(局所壁運動異常のない心膜貯留)など
胸部X線検査	・心陰影…拡大 ・肺野…<u>肺うっ血</u>，<u>肺水腫</u>，胸水 ・肋骨，胸膜，縦隔陰影

(注)下線をひいた項目はとくに優先度の高いもの．

[日本循環器学会：急性心筋梗塞(ST上昇型)の診療に関するガイドライン2008]

キストロースなど)の確保を行い，表3に示す初期評価を10分以内にすすめる．

血栓溶解療法(経静脈的もしくは冠動脈内血栓溶解療法)

以下の事項は血栓溶解療法の禁忌であり，これらの事項を十分にチェックする．

◆禁 忌◆
・出血性疾患(消化管出血，頭蓋内出血，尿路出血，喀血)がある場合．
・過去2週間以内の活動性内出血，大手術の後である．
・重篤な高血圧(180/110以上)である．
・大動脈解離が疑われる場合．

◆有害となる可能性がある場合◆
・非ST上昇型心筋梗塞や不安定狭心症．

経皮的冠動脈治療(PCI)

・経皮的冠動脈形成術(PTCA)．
・経皮的冠動脈ステント留置術：ステント留置術，BMS(bare metal stent)もしくは**薬剤溶出ステント**(drug eluting stent：DES)が用いられる．
・経皮的冠動脈血栓吸引術．

それぞれの治療には後療法が必要である．抗血小板薬療法としてアスピリンは必須であり，ステント留置術後はアスピリンに加えてチクロピジンまたはクロピドグレル，シロスタゾールなどを併用(通常2剤併用)することによりステント内狭窄を防止する．DESでは抗血小板薬併用療法を最低1年(それ以上投与することが多い)は継続しなければいけない．

表4 心筋梗塞二次予防要約表（クラスIおよびこれのない場合IIaを用い［IIa］と示した）

一　般　療　法	
食餌療法 ①血圧管理	減塩1日6g未満とする 1日純アルコール摂取量を30mL未満とする 毎日30分以上の定期的な中等度の運動が高血圧の治療と予防に有用である
②脂質管理	体重を適正（標準体重＝身長(m)×身長(m)×22）に保つ 脂肪の摂取量を総エネルギーの25％以下に制限する 飽和脂肪酸の摂取量を総エネルギーの7％以下に制限する 多価不飽和脂肪酸，特にn-3系多価不飽和脂肪酸の摂取量を増やす コレステロール摂取量を1日300mg以下に制限する
③体重管理	Body Mass Index[*1]を18.5〜24.9 kg/m^{2}の範囲に保つようにカロリー摂取とエネルギー消費のバランスを考慮し，指導する［IIa］
④糖尿病管理	糖尿病を合併する患者では，ヘモグロビンA1c(HbA1c)7.0％(国際標準値，JDS値では6.6％)未満を目標に，体格や身体活動量等を考慮して適切なエネルギー摂取量を決定し，管理する［IIa］
運動療法 （心臓リハビリテーション）	運動負荷試験に基づき，1回最低30分，週3〜4回（できれば毎日）歩行・走行・サイクリング等の有酸素運動を行う 日常生活の中の身体活動（通勤時の歩行，家庭内外の仕事等）を増す 10〜15 RM[*2]程度のリズミカルな抵抗運動と有酸素運動とほぼ同頻度に行う 中等度ないし高リスク患者は施設における運動療法が推奨される
禁煙指導	喫煙歴を把握する 喫煙歴があれば，弊害を説明し，禁煙指導．支援を図る．受動喫煙の弊害も説明し，生活，行動療法も指導する．
陽圧呼吸療法	心筋梗塞後の睡眠時無呼吸症候群に持続陽圧呼吸療法（CPAP）が有効である
飲酒管理	多量飲酒を控える
うつ，不安症，不眠症	心筋梗塞後の患者のうつ，不安症，不眠症へのカウンセリング，社会・家庭環境等の評価を行う
患者教育	心筋梗塞患者は，退院までに生活習慣の修正，服薬方法，等の再発予防のための知識についての教育をしっかりと受ける必要がある 患者本人およびその家族は，心筋梗塞・狭心症等の急性症状について理解し，それに対する適切な対処を取れるように教育を受ける必要がある
薬　物　療　法	
抗血小板薬・抗凝血薬	禁忌がない場合のアスピリン(81〜162 mg)を永続的に投与する アスピリンが禁忌の場合のトラピジル(300 mg)を投与する 左室，左房内血栓を有する心筋梗塞，重症心不全，左室瘤，発作性および慢性心房細動，肺動脈血栓塞栓症を合併する症例，人工弁の症例に対しワルファリンを併用する 冠動脈ステントを留置された場合に低用量アスピリンとチエノピリジン系抗血小板薬を併用する
β遮断薬	低リスク（再灌流療法に成功し，左心機能が正常かほぼ正常で，重篤な心室性不整脈のないもの）以外で禁忌のない患者にβ遮断薬を投与する 中等度ないし高度の左心機能低下のある患者に，徐々に増量しながらβ遮断薬を投与する
脂質代謝異常改善薬	高LDLコレステロール血症にスタチンを投与する 高LDLコレステロール血症にはスタチンに加え高純度EPA製剤も考慮する
糖尿病治療薬	糖尿病治療に際して高血圧，脂質異常を包括的に改善することを目指す
硝酸薬	狭心症発作寛解のために，速効性ニトログリセリンや硝酸薬の舌下投与（スプレー式の場合は噴霧，注射の場合はone-shot静注等）を行う

急性心筋梗塞　293

表4　続き

ニコランジル	安定狭心症を伴う陳旧性心筋梗塞患者に対して長期間投与する 梗塞後狭心症の症状改善，心筋虚血の改善目的に投与する
カルシウム拮抗薬	冠攣縮性狭心症を合併，あるいは冠攣縮が原因で発症したことが明確な心筋梗塞患者に対し，虚血発作予防目的で長時間作用型カルシウム拮抗薬を投与する
レニン・アンジオテンシン・アルドステロン系阻害薬 ① ACE[*3]阻害薬	左心機能低下（左室駆出率が40%未満）や心不全を有するリスクの高い急性心筋梗塞患者に対し発症24時間以内に投与する 心筋梗塞後の左心機能低下例に対し投与する 左心機能低下はないが，高血圧や糖尿病の合併，あるいは心血管事故の発生リスクが中等度から高い心筋梗塞患者に投与する
② ARB[*4]	ACE阻害薬に不耐例で，心不全徴候を有するか左心室駆出分画が40%以下の心筋梗塞例に急性期から投与する
③アルドステロン阻害薬	中等度～高度の心不全，低用量で腎機能障害や高カリウム血症がない［Ⅱa］
④直接的レニン阻害薬	なし
抗不整脈療法 ①上室性不整脈	心不全合併のない心房細動症例に対するβ遮断薬，非ジヒドロピリジン系カルシウム拮抗薬，ジゴキシンの単独または併用により心拍数をコントロールする 収縮不全による心不全を合併した心房細動症例に対しβ遮断薬単独またはジゴキシンと併用し心拍数をコントロールする 収縮不全による心不全を合併した心房細動症例でβ遮断薬が使用できない場合にアミオダロンを用いて心拍数をコントロールする
②心室性不整脈	心室期外収縮，非持続性心室頻拍，持続性心室頻拍，心室細動に対しβ遮断薬を投与する（禁忌例を除いてできる限り積極的に投与する）
ジギタリス	頻脈性心房細動を伴う心不全を有する例に対してジギタリスを投与する
PDE阻害薬[*5]	なし
インフルエンザワクチン	心筋梗塞後の患者に対し，インフルエンザ不活化ワクチン接種を行う［Ⅱa］
侵襲的治療法	
冠動脈インターベンション（発症後24時間以降退院までの期間） ①急性心筋梗塞責任病変に対する冠動脈インターベンションの適応	薬物療法に抵抗性の心筋虚血がある場合（無症候性心筋虚血を含む）
②心筋梗塞非責任冠動脈に対する冠動脈インターベンションの適応	薬物療法に抵抗性の心筋虚血がある場合 心筋虚血により心機能低下が著しい場合
不整脈の非薬物治療 ①カテーテルアブレーション （心室期外収縮/心室頻拍）	心室頻拍あるいは心室細動の契機となる薬物治療が無効または副作用のため使用不能な単源性心室期外収縮がある場合 QOLの著しい低下または心不全を有する頻発性心室期外収縮で，薬物治療が無効または副作用のため使用不能な場合 頻発性心室期外収縮が原因で心室再同期治療のペーシング率が低下して十分な効果が得られず，薬物治療が無効または副作用のために使用不能な頻発性心室期外収縮がある場合 心機能低下または心不全に伴う単形性心室頻拍で，薬物治療が無効または副作用のために使用不能な心室頻拍がある場合

表4 続き

②植込み型除細動器	植込み型除細動器植込み後に治療が頻回に作動し，薬物治療が無効または副作用のために使用不能な心室頻拍がある場合
	単形性心室頻拍が原因で心臓再同期治療のペーシング率が低下して十分な効果が得られず，薬物治療が無効または副作用のため使用不能な場合
	心室細動が臨床的に確認されている
	血行動態の破綻を来す持続性心室頻拍を有し，以下の条件を満たすもの 　心室頻拍中に失神を伴う場合 　頻拍中の血圧が 80 mmHg 以下，あるいは脳虚血症状や胸痛を訴える場合 　多形性心室頻拍である場合 　血行動態的に安定している単形性心室頻拍であっても薬物療法が無効または副作用のため使用できなくなった場合や薬効評価が不可能な場合，あるいはカテーテルアブレーションが無効あるいは不可能な場合
	左室機能不全(左室駆出率≦35%以下)を伴う非持続性心室頻拍で，電気生理学的検査により血行動態の破綻する持続性心室頻拍または心室細動が誘発される場合
	慢性心不全で，十分な薬物治療を行っても NYHA クラスⅡまたはⅢの心不全症状を有し，かつ左室駆出率35%以下で，非持続性心室頻拍を有する場合
	慢性心不全で，十分な薬物治療を行っても NYHA クラスⅡまたはⅢの心不全症状を有し，かつ左室駆出率35%以下で，原因不明の失神を有する場合
③心臓再同期療法 CRT-P[*6]	最適の薬物治療でも NYHA クラスⅢまたは通院可能な程度のクラスⅣの慢性心不全を呈し，左室駆出率35%以下，QRS 幅 120 msec 以上で，洞調律を有する場合
CRT-D[*7]	最適の薬物治療でも NYHA クラスⅢまたは通院可能な程度のクラスⅣの慢性心不全を呈し，左室駆出率35%以下，QRS 幅 120 msec 以上，洞調律を有し，かつ植込み型除細動器の適応となる場合

[*1] Body Mass Index　体重(kg)÷身長(m)÷身長(m)
[*2] RM　Repetition Maximum(最大反復回数)　10RM とは10回繰り返せる強さのこと
[*3] ACE　アンジオテンシン変換酵素
[*4] ARB　アンジオテンシンⅡ受容体拮抗薬
[*5] PDE　ホスホジエステラーゼ
[*6] CRT-P　心臓再同期療法(ペーシングのみ)
[*7] CRT-D　両室ペーシング機能付き植込み型除細動器

[日本循環器学会：心筋梗塞二次予防に関するガイドライン，2011年改訂版]

心筋梗塞後リハビリテーション

急性期冠動脈インターベンションの普及によりリハビリテーションの進行は速くなり，低リスク症例を判別し，早期離床，早期運動療法開始，早期社会復帰がすすめられている［心血管疾患におけるリハビリテーションに関するガイドライン(日本循環器学会)参照］．一方，高リスク群あるいは残存心筋虚血(冠動脈狭窄)が認められる例に対しては，慎重なリハビリテーションとリスク層別化に応じた血行再建がすすめられる．

2次予防のために

日本循環器学会による「**心筋梗塞二次予防に関するガイドライン**」の要約を**表4**に示す．非薬物療法として塩分制限，適切な運動，禁煙，脂質管理が，薬物療法としてはアスピリン，ACE 阻害薬(不耐用の場合 ARB)，β遮断薬が標準的治療として推奨される．患者本人のみならず，家族にも十分説明し，理解を深めることが重要である．

看護のポイント

本症は，働き盛りで社会的に重要な立場で活躍している壮年層に突然発症することが多く，治療と看護にあたっては，患者本人のみならず，家族とともに包括的治療(予防対策指導，家庭や職場における心肺蘇生指導など)を構築し，リハビリテーション，社会復帰などについてもきめ細かい配慮を施したい． 　(清野精彦)

陳旧性心筋梗塞 old myocardial infarction (OMI)

1 起こり方

　日本においても，食事の欧米化，寿命の延長などにより，心筋梗塞を罹患する患者は年々増加してきている．心筋梗塞と一口にいっても，その障害の程度により臨床像はきわめて異なり，ゴルフ，水泳などのスポーツが何の制限もなくできる患者から，低酸素のために酸素投与，低心機能のためにカテコラミンの持続点滴が必要な，身のまわりのこともできない重症心不全の患者，最近では補助人工心臓をつけている患者までと幅広い．冠動脈硬化，つまり心筋梗塞の**危険因子**としては，**高血圧**，**糖尿病**，**喫煙**，**高 LDL 血症**，**低 HDL 血症**，**透析**，腎機能低下，肥満，男性，高尿酸血症，家族歴，脳梗塞の既往，45 歳以上，A 型気質などがある．

　動脈硬化による冠動脈の狭窄に攣縮（スパズム）などによりプラークの破綻が起こり，血栓が形成され冠動脈の血流が遮断される（動脈硬化による狭窄がなくても，スパズムだけで心筋梗塞を発症する場合もある）．心筋細胞は酸素，栄養不足となり，壊死に陥り，心筋梗塞となる．急性期，亜急性期を超え，発症から 28 日以上たったものを陳旧性心筋梗塞という．発症後のリモデリングとよばれる過程が，慢性期の心機能に重要であることがわかってきている．

2 症状と診断のすすめ方

　冠動脈に有意の狭窄が残存し，その先の心筋細胞が生きている場合では，労作により胸痛を生じ狭心症状を起こす．梗塞部位が大きく心機能が保たれていない患者では，労作，感染などにより，**動悸**，**息切れ**，**呼吸困難**などの**心不全症状**をきたす．重篤な**糖尿病**患者や高齢者においては，心筋梗塞でも痛みを感じず，心不全の発現で判明することもしばしばある．また，冠動脈に残存する有意の狭窄がなく，梗塞部位が小さい患者では労作によっても症状が出ない．

3 治療の実際

患者および家族の教育

　患者および家族を教育することがもっとも大切な治療である．患者ごとに異なる冠動脈病変，心機能，治療歴，合併症，年齢，社会的背景などを十分に考慮し，薬物治療，カテーテルによる治療，バイパス手術による治療，心臓リハビリテーションなどの必要性を理解してもらうことが重要である．また**禁煙**，食事の制限，身体活動の制限，発作時の対処などの教育も重要である．健康，病気を題材としたテレビ番組，雑誌の記事などにある患者にとって聞こえのいい話を，盲目的に信じさせてはならない．患者にとっては有害な内容もまれではない．

薬物療法

　冠動脈の攣縮を防ぐためにカルシウム拮抗薬，ニトロ製剤，血栓形成を予防するアスピリン，心臓のリモデリング予防に効果のあるアンジオテンシン変換酵素 (ACE) 阻害薬，アンジオテンシン II 受容体拮抗薬 (ARB)，長期予後の改善を目的とした β 遮断薬，LDL 低下とプラークの安定化のために HMG-CoA 還元酵素阻害薬（スタチン）が一般に使用される．心不全では，ジギタリス，利尿薬も併用されることがある．発作時にはニトログリセリンの舌下投与やスプレーでの噴霧を行う．

カテーテルによる治療

　75％以上の有意な動脈硬化を起こした冠動脈にバルーンカテーテルをすすめ，それを拡張することによりプラークを押しつけ血管内腔を確保する．再狭窄を減らすために**ステント**という金属のコイルや薬剤溶出性ステント (DES) を植え込むことが多い．透析患者などにみられる堅い石灰化病変をロータブレーターというドリルで削ることも行われる．ステント植え込み後は**抗血小板薬**を 2 つ (81 mg または 100 mg のアスピリンと 75 mg のプラビックス®) をス

テントで最低1ヵ月，DESで1年は使用する．

バイパス手術による治療

　カテーテルによる治療が不適である左冠動脈主幹部病変，三枝病変などでは，バイパス手術を行う．最近では人工心肺を使用しない（オフポンプ）手術も行われる．

4　看護の指針

患者および家族の教育

　心筋梗塞という病気をきちんと理解してもらい，再梗塞と心不全の予防，自立的生活を送ることができることを目標とする．動脈硬化の危険因子は前述のとおりである．是正できるもの，なかでも禁煙の徹底が必要不可欠である．喫煙と肺がんの関係はよく知られているが，喫煙と動脈硬化，心筋梗塞の関係は意外と知られていない．高血圧，糖尿病，高LDL血症は動脈硬化を進行させるので，厳重な管理が必要であることを理解させる．とくに**糖尿病**の管理が甘いと再狭窄のみならず，新規の病変も起こるので，食事指導も含めた適正な管理が必要である．なお，心不全患者では，塩分の制限と毎朝排尿後の体重測定が必要となる．浮腫の有無をチェックすることも有用であろう．また，いかなる患者の場合でも再梗塞，不整脈による急変の可能性については，家族に話しておかなければならない．発作時のNTGの使用，急変時の**AED**の使用法についても教育しておくことが望ましい．

リハビリテーション

　前述したように陳旧性心筋梗塞といっても，患者1人ひとりで大きく異なるので，医師と相談し，個人ごとに目標を立てる．心機能が大きく損なわれた患者では，身のまわりのことを自分ですることをゴールとする．入浴は41℃でシャワーもしくは半身浴までとなる．安全な入浴は心臓のリハビリテーションからも望ましい．

　リハビリテーションをすすめるにあたっては，前後の血圧，脈拍数の測定とともに心電図をとり，安全性の確認が必要である．心電図に有意な変化があれば，リハビリテーションを変化の出ない段階までにとどめ，薬剤の増量やカテーテルによる治療などを行い，さらにすすめていくことが必要となる．

　約2週間程度リハビリテーションがすすんだ段階での心肺機能検査，トレッドミル運動負荷試験は，予後評価，運動処方，治療の評価のためにきわめて有用である．亜最大運動負荷では，最大心拍数120または予測最大心拍数の70％，あるいは最大運動量を5METsに設定する（ほとんどの家事や家庭での活動は5METs未満）．症候限界性運動負荷試験では，運動中止を要する胸痛などの自覚症状や他覚症状（2mm以上のST低下，収縮期血圧の10mmHg以上の低下，心室性不整脈など）を限界とする．

食事療法

　高LDL血症，低HDL血症が危険因子であるため，魚，野菜を中心とした食事にし，卵，魚卵，レバー，チーズ，バター，牛乳などの高LDLの食品を制限する．お菓子，ケーキ，菓子パンなどにもかなり含まれる．マヨネーズはかなりLDLが高いので，酢を中心にしたものに変更する．適度な塩分制限は心筋梗塞患者にも望ましく，10g/日が日本における実用的な値とされ，心不全合併症患者では7g/日以下となる．また肥満も危険因子であるため，カロリー制限を行う．お見舞いに飲食物を持ってこないように家族などへ要請しておく．

禁　煙

　心筋梗塞患者において禁煙は不可欠である．喫煙により**冠動脈攣縮**が誘発され，心筋梗塞後の死亡率は2倍となる．受動喫煙においても，血管拡張作用の低下，運動耐用能の低下，HDLの低下，LDLの上昇，血小板凝集能の亢進を起こす．禁煙に対する断固たる指示を出し，喫煙が死に直接結びつくことをきちんと説明する．

薬物療法

　心臓の薬は市販の消化薬やかぜ薬ではないので，医師の指示どおりきちんと内服することは当然である．患者が自分の判断で増量，減量することはやめさせなければならない．わずかの薬剤の変更でも重篤な結果をきたしうる．

もっとも大切なことは胸痛時のニトロ製剤の使用である．舌下ないしスプレーにより冠動脈の攣縮は数分以内に解除され，胸痛の軽減をみる．5分経って改善がない場合はもう1回行い，それでも改善がなければさらにもう1回行う．効果がなければ，心筋梗塞の再発もしくは不安定狭心症であるため，緊急に近くの病院を受診するように話しておく．ニトロ製剤の副作用としては血圧低下があるが，坐位もしくは臥位で使用することにより予防できる．使用時にみられる頭重感は耐性機序により軽減してくることが多い．

カルシウム拮抗薬の副作用としては低血圧，脈拍異常があるが徐放剤によりかなり軽減している．アスピリンでは潰瘍などの胃腸障害があるので，ガスター®などのH_2受容体拮抗薬やプロトンポンプ阻害薬（PPI）を使用することも多い．ACI，ARBは，腎機能，とくにクレアチニンとカリウムの上昇に注意する．ジギタリスと利尿薬の併用では低カリウム血症や腎機能低下によるジギタリス中毒があるので，定期的にカリウム濃度とジギタリス濃度を測定することが必要である．

コレステロール低下は，再梗塞を大きく下げる．なかでもスタチンはコレステロールを下げるばかりでなく，血管に直接作用してプラークを安定化させる．

■ カテーテルによる治療

バルーンで広げることにより病気が治癒したと誤解する患者も多い．成功例でも薬物治療の継続が必要であること，1割弱で再狭窄が起こり，再度の治療が必要となることを治療前にきちんと理解させておく．とくに治療後に消失した**胸痛**などが出現したときは，緊急に治療が必要になる可能性があること，さらに危険因子の多い患者などでは，別の部位に新規の病変ができる可能性があることも話しておく．

■ バイパス手術による治療

心臓を止めて手術を受けるとなると，それを考えるだけで不安になってしまう患者も多い．その患者にとって，なぜバイパス手術が望ましいのかを，きちんとしたデータをもって説明し，安心を得ることが必要である．もちろん術後の薬物療法，危険因子の管理，カテーテル検査の必要性については話しておく．バイパスをしても，新規病変は発生する可能性があり，バイパス自体のトラブルもありうる．

💡 看護のポイント

- 再梗塞，心不全の予防，自立的生活が目標である．それには危険因子のコントロール，薬物療法，運動制限などが必要である．悪性腫瘍とは異なり，患者自身の生活態度が予後にきわめて大きな影響を与えることを強調すべきである．
- 発作時の対処をきちんと教えておく．正しい対処により，大事にいたらずにすむことが多い．とくに冬の朝などは発作が起こりやすいので，トイレ，入浴などの前にニトロ製剤の舌下，スプレー噴霧が必要となることも多い．
- 感染による心不全の増悪が起こりやすいので，感冒などのときには早めに医療機関を受診させ，悪化を予防する．
- A型行動様式（血液型ではない）の中でも「敵対性」に関する要素がもっとも大きい．カウンセリングを行うことにより改善がみられ，梗塞後の社会復帰率が向上する．
- 心筋梗塞患者におけるうつ状態は約1/2に認められ，約2割で重度のうつ状態，約1/4で軽度～中等度のうつ状態であるとの報告もある．うつ状態は，心筋梗塞ならびに心臓手術後の死亡率ならびに有病率を高める．うつ状態の影響は臨床的な重症度とは関係がない．やたらに不安を強調してはならず，きちんとした指導を守れば，ある程度の生活は送れることを教えておく．

（廣井透雄）

うっ血性心不全 congestive heart failure

キーポイント
- 心不全とはうっ血症状と低心拍出量症状の2つからなる症候群である．
- 診断は自覚症状や理学所見が重視されるが，脳性ナトリウム利尿ペプチド（BNP）も非常に参考になる．
- 収縮力が低下した心不全に対しては原因疾患を問わず，確立された治療法が推奨される．
- 患者のセルフケアを向上させる疾病管理や患者教育が望まれる．

1 考え方の基本

心不全はなんらかの心臓疾患を原因とするうっ血症状と低心拍出量症状からなる症候群であり，その診断には自覚症状や理学所見が重要である．とくに運動能力は心不全のニューヨーク心臓協会（New York Heart Association：NYHA）分類の基本であり，広く用いられる．心不全の進行度は運動耐容能の低下と相関しており，予後とも相関する．以前は心拍出量を増加させる治療をめざした時代もあったが，現在では慢性の収縮力の低下した心不全に対する治療は神経体液性因子をターゲットとした治療が確立しており，その目標となるエンドポイントは長期生存である．

2 起こり方

定義

うっ血性心不全という言葉は心不全患者の多くが肺うっ血や下腿浮腫を主訴とすることから名づけられている．なんらかの心臓疾患により心拍出量を十分に保てない場合，生理的現象から前負荷である左室拡張末期容積を増大させようとする．これをフランク・スターリング（Frank-Starling）の法則とよぶ．左室拡張末期容積を増大させることはほぼ拡張末期圧が上昇することに同義であり，肺うっ血を生じる原因となる．この際心拍出量が保たれていても肺うっ血を生じるほどの拡張末期圧の増加を伴うことが1つの心不全の定義である．もちろん，心不全が進行しさらに拡張末期圧が増大してもついには心拍出量を保てない状態にいたり，低心拍出量の症状が生じてくることになる．したがって，肺うっ血症状より低心拍出量症状はより重症ということになる．

疫学

2008年度の米国における心不全患者数は580万人であり，全人口の約2％である（1,000人あたり20人の有病率）．わが国における心不全の有病率がその半分と見積もっても120万人の患者が存在すると考えられる．一般の心不全患者においては各地のコホート研究のうち入院患者を対象としたもので，1年死亡率がFukuoka study 8.3％，北里大学13％，CHART 7.3％，JCARE-CARD 8.3％となっており，比較的最近の治療のもとでおおむね8％前後で推移している．米国や欧州における心不全一般の予後は50％生存率が4〜5年と報告されている．

分類

心不全の分類には下記のものがある．

● 急性心不全と慢性心不全 ●

急性期がいつまでという正確な定義はなく，おおむね代償されていない症状を有する時期と考えられるが，いつまでもコントロールのつかない非常に重症な末期心不全も存在し，その意味ではだいたい1週間以内程度をさすことが多い．しかし，後述するように急性期と慢性期の治療目標が異なるため重要な分類である．

表1　NYHA心機能分類

Ⅰ度	心疾患を有するが，そのために身体活動が制限されることのない患者 ・通常の活動では疲労・動悸・呼吸困難・狭心症状はきたさない
Ⅱ度	心疾患を有し，そのために身体活動が軽度から中等度制限される患者 ・安静時無症状だが，通常の活動で疲労・動悸・呼吸困難・狭心症状をきたす
Ⅲ度	心疾患を有し，そのために身体活動が高度に制限される患者 ・安静時無症状であるが，通常以下の身体活動で疲労・動悸・呼吸困難・狭心症状をきたす
Ⅳ度	心疾患を有し，そのために非常に軽度の身体活動でも愁訴をきたす患者 ・安静時においても心不全あるいは狭心症状を示すことがあり，少しの身体活動でも愁訴が増加する

● 収縮不全と拡張不全 ●

　左室駆出率（LVEF）45〜50％以下を収縮力の低下した心不全，略して収縮不全とよぶ．拡張機能障害は心エコーの左室流入波形やE/e'などで推定されているが簡便に確定できる方法はない．LVEFが正常の場合の心不全が拡張機能障害によるのではないかという考え方から拡張不全とよぶこともあるが，正確には拡張機能障害の有無は不明であるため，近年はEFの保たれた心不全とよぶことが多い．

● NYHA分類 ●

　患者の運動耐容能をベースにもっとも頻用される分類であり，収縮不全に対する治療もNYHA分類により段階的に導入される．無症状のⅠ度，重労作でのみ症状を有するⅡ度，軽労作でも症状があるⅢ度，安静時も症状のあるⅣ度に分類されている（表1）．

● ステージ分類 ●

　ACC/AHAのガイドラインで提唱されるもので，無症状だが心機能障害があるものつまりNYHAⅠ度はステージBとし，心不全のリスクがあるものをステージAとして追加している．NYHAⅡからⅢ度の心不全はステージCとしてまとめられ，主にNYHAⅣ度の心不全をステージDとしている（図1）．

● フォレスター（Forrester）分類，ノーリア（Nohria）分類，クリニカルシナリオ ●

　これらは急性心不全の病型を分類したもので治療の項で述べる．

3　症状と診断のすすめ方

症状と身体所見

　自覚症状には下記のようなものがあげられる．左心系の症状と右心系の症状は完全に分離できるとはいえないが，肺うっ血と低心拍出量による症状は左心不全症状と考え，静脈うっ血の症状は右心不全症状とした．
①**左心不全症状**：呼吸困難（労作時呼吸困難，発作性夜間呼吸困難，起坐呼吸），下肢の倦怠感，易疲労感
②**右心不全症状**：浮腫，腹水，消化器症状
③**不整脈による症状**：動悸，失神

　また理学所見には下記のようなものがあげられる．こちらも同様に左心系と右心系に大別してある．
①**左心不全所見**：肺ラ音，Ⅲ音，ギャロップ，僧帽弁逆流による収縮期雑音
②**右心不全所見**：浮腫，腹水，頸静脈怒張，肝腫大，三尖弁逆流による収縮期雑音

心不全の診断

　診断については図2のようなフローチャートが推奨されている．まず，心不全の自覚症状の存在を確認し，その自覚症状が心不全由来かどうかも確かめたうえ，LVEFの測定をする．ここで上記のEFが保たれているかどうかの分類が行われるが，このことが重要であるのは治療のエビデンスがEFの低下した心不全にのみ集積されているからである．

　なお，BNPの測定は心不全の診断に有用であるが，300 pg/mL以上ならばほぼ心不全が存在するといってもよいが，それ以下の場合必ずしも心不全でないこともあり，総合的な判断が求められる．

4　治療の実際

急性心不全

　急性心不全，慢性心不全の急性増悪を含めた

●慢性心不全の進展ステージ

心不全リスクあり / 症候性心不全

ステージA
- 器質的心疾患なし
- 心不全症状なし
- 心不全ハイリスク
  - 高血圧
  - 動脈硬化性疾患
  - 肥満
  - メタボリックシンドローム
  - 心毒性のある薬剤の使用歴
  - 心筋症の家族歴

→ 器質的心疾患への進展

ステージB
- 器質的心疾患あり
- 心不全の症状・徴候なし
  - 心筋梗塞既往者
  - 左室肥大および駆出率低下を含む左室リモデリング
  - 無症候性弁膜症

→ 心不全症状の発現

ステージC
- 器質的心疾患あり
- 心不全の既往または現症あり
  - 器質的心疾患の診断が確定しており、息切れと易疲労感、運動耐容能の低下がある

→ 安静時症状 / 心不全の治療難治化

ステージD
- 特別な治療を要する難治性心不全
  - 最大限の薬物治療にもかかわらず、安静時に著明な症状がある(繰り返し入院している患者、あるいは特殊な医療行為なしでは安全に退院できない患者など)

●収縮不全のステージ別治療

心不全リスクあり / 症候性心不全

ステージA
- 高血圧治療
- 禁煙
- 脂質異常症治療
- 定期的運動の奨励
- アルコール・非合法薬剤の摂取回避
- メタボリックシンドロームのコントロール
- ACE阻害薬またはARBを、血管疾患または糖尿病を有する患者に適正使用

ステージB
- ステージAのすべての手段に加えて
  - ACE阻害薬またはARBの適正使用
  - β遮断薬の適正使用

ステージC
- ステージA/Bのすべての手段に加えて
  - 塩分摂取の制限
  - 体液貯留に対する利尿薬
  - ACE阻害薬
  - β遮断薬
  - 【特定患者に使用】
  - アルドステロン拮抗薬
  - ARB
  - ジギタリス
  - ヒドララジン/硝酸薬
  - 心臓再同期療法
  - 植込み型除細動器

ステージD
- ステージA/B/Cの適切な手段に加えて
  - 適切なケアレベルの設定
  - 【特定患者に使用】
  - 終末期ケア/ホスピス
  - 心臓移植
  - 強心薬の持続投与
  - 恒久的機械的補助
  - 試験的手術/薬剤

図1 ACC/AHAガイドライン2010

治療方針の大前提は血行動態の迅速な安定化にある。そのため、増悪因子(感染症、過剰な身体活動、暴飲、暴食、服薬コンプライアンスの悪化、貧血、他臓器疾患の合併、不整脈など)の除去をはじめとして、安静(上半身挙上位)、酸素投与(呼吸管理)、Na制限、水分制限、酸塩基平衡補正、電解質補正などの一般療法は重要である。

薬物療法は急性心不全の病型分類にしたがって施行される。右心カテーテルの値を用いた**フォレスター分類**と身体所見を用いた**ノーリアの分類**(両分類については「急性心筋梗塞」の項参照)はおおむね同じコンセプトによるもので

あり、ともに4型に分類されている(「急性心筋梗塞」の項参照)。その4つのサブセットに応じた治療方針を図3に示す。

近年、さらに超急性期のいわゆるファーストタッチにおいての指針として**クリニカルシナリオ**という考え方がある。救急搬送時の収縮期血圧で1〜3まで分類し、治療方針は(最初に開始すべきものという意味ではあるが)表2に示すとおりである。とくに肺うっ血症状の強いクリニカルシナリオ1は初期治療で利尿薬を使用せず、血管拡張薬を使用すべきという点は注意を要する。「してはいけない!」の項目にある心臓喘息はこのタイプに多い。

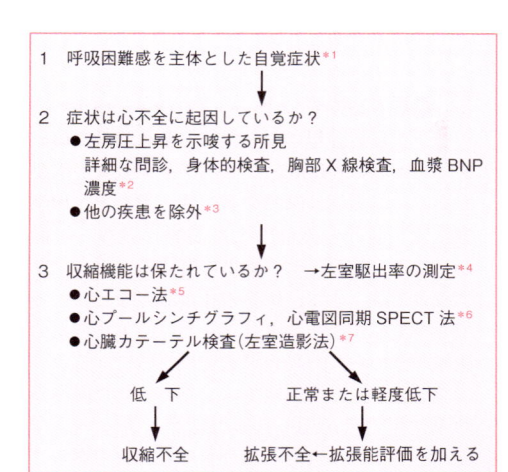

図2　左心不全の診断チャート

1　呼吸困難感を主体とした自覚症状[*1]

2　症状は心不全に起因しているか？
　●左房圧上昇を示唆する所見
　　詳細な問診，身体的検査，胸部X線検査，血漿BNP濃度
　●他の疾患を除外[*3]

3　収縮機能は保たれているか？　→左室駆出率の測定[*4]
　●心エコー法[*5]
　●心プールシンチグラフィ，心電図同期SPECT法[*6]
　●心臓カテーテル検査（左室造影法）[*7]

低下　→　収縮不全
正常または軽度低下　→　拡張不全←拡張能評価を加える

[*1] 自覚症状は，呼吸困難感のほかに低心拍出量を反映した倦怠感，食思不振，四肢冷感なども考えられる．
[*2] 運動耐容能低下の診断に，呼気ガス分析を用いた運動負荷試験が有用．
[*3] 心疾患以外に呼吸困難感をきたす疾患，呼吸器疾患，貧血，甲状腺機能亢進症，過換気症候群，神経筋疾患．
[*4] 収縮不全と拡張不全の鑑別に左室駆出率は40〜50%が基準値として用いられることが多い．
[*5] 心エコー法：E/A比，DT[*8]，IRT[*9]
[*6] 心プールシンチグラフィ：PFR[*10]，TPFR[*11]
[*7] 心臓カテーテル検査：peak negative dP/dt, Tau, stiffness（constant）
[*8] DT：拡張早期波の減速時間，[*9] IRT：等容性弛緩時間，
[*10] PFR：最大充満速度，[*11] TPFR：最大充満速度到達時間
［慢性心不全治療ガイドライン2005年版］

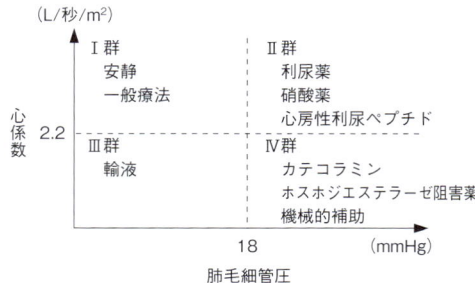

図3　カテゴリー別の薬物療法

（L/秒/m²）

心係数　2.2

Ⅰ群　安静　一般療法
Ⅱ群　利尿薬　硝酸薬　心房性利尿ペプチド
Ⅲ群　輸液
Ⅳ群　カテコラミン　ホスホジエステラーゼ阻害薬　機械的補助

18　（mmHg）
肺毛細管圧

表2　クリニカルシナリオ（CS）

CS1	sBP＞140 mmHg 酸素，硝酸薬
CS2	100＜sBP＜140 mmHg 酸素，硝酸薬，利尿薬
CS3	sBP＜100 mmHg 輸液，強心薬
CS4	ACS，再灌流療法
CS5	右心不全，病態に応じた治療

さらに重症な心不全において補助循環が使用されることもある．急性期には大動脈内バルーンパンピング（IABP）や経皮的心肺補助（PCPS）があり，長期にわたる場合には補助人工心臓（VAD）があるが，ここでは詳述しない．

慢性心不全−収縮不全の薬物療法

慢性心不全の治療方針は急性心不全と異なり，生命予後の改善が大前提である．生命予後を指標としたさまざまな大規模試験の結果，有効な治療法としていくつかのエビデンスが集積されているが，そのすべては先に述べたようにEFの低下した収縮不全に対するものである．したがって，ガイドラインに記載されているステージごとの治療（図1）もすべて収縮不全に対するものという理解が必須である．収縮不全に対する薬物療法の基本はACE阻害薬とβ遮断薬である．ACE阻害薬としてはエナラプリルが頻用されるが，そのほかのACE阻害薬が無効であるというエビデンスはなく，どちらかというとクラスエフェクトとも考えられている．β遮断薬はしかしながら有用性の確立されたものは3剤しかなく，なかでも，わが国で使用可能なものはカルベジロールとビソプロロールの2剤である．**アンジオテンシンⅡ受容体拮抗薬（ARB）**は大規模試験の結果からはACE阻害薬に忍容性のない患者にのみ代用すべきと思われる．アルドステロン拮抗薬にはスピロノラクトンとエプレレノンがあるが，ともに収縮不全に対する有効性が確立している．試験対象として**スピロノラクトン**は比較的重症（NYHA Ⅲ度以上），**エプレレノン**はNYHA Ⅱ度であったため，現時点のガイドラインでは重症度による使い分けを推奨している．

慢性収縮不全の非薬物療法

非薬物療法の中でエビデンスの確立しているものに**心臓再同期療法(CRT)**がある．現時点での適応は QRS>120 msec，EF<35％，β遮断薬・ACE 阻害薬による十分な治療にもかかわらず NYHA Ⅲ度以上，という条件であるが，NYHA Ⅱ度からでも有効な場合があり，今後適応拡大されていくと思われる．QRS 幅でのみ適応を決定していくと 30％程度の nonresponder が存在するといわれているが，私見をいわせてもらうと完全左脚ブロックにおいては nonresponder がきわめて少ないと考える（これは RAFT 試験でも追認されている）．先にあげた補助人工心臓は重症心不全の非薬物治療としてエビデンスが確立しているが，心臓移植もまた有効な手段である．わが国特有のドナー不足により移植待機期間がきわめて長く，その間補助人工心臓に依存することが多いのもまたわが国の特徴である．

EF の保たれた心不全の治療

現在のガイドラインでも対症療法が主であり，下記の薬剤についても長期予後を改善するというデータがないことを知っておくべきである．通常適応となるのは利尿薬と硝酸薬であり，房室伝導を抑制する薬物は心房細動を呈する症例において心拍数をコントロールするために用いる場合において，抗凝固薬は心房細動合併例または血栓塞栓症の既往のある患者において，使用が容認される．

看護のポイント

心不全疾病管理においては，**多角的アプローチ**(multidisciplinary)と**セルフケア教育**が重要である．看護師は医師や薬剤師，栄養士，理学療法士，訪問看護師など多職種と連携・協働し，最適な治療・ケア提供に努める．セルフケア教育では，まず，毎日の体重測定などによって心不全症状をモニタリングし，心不全増悪の徴候が認められた場合に適切に対処できるように指導する．服薬支援では，処方された薬剤の効果や用量を説明し確実な服薬をサポートする．心不全では塩分・水分管理も重要である．1 日 7g 程度の減塩食が推奨されており，栄養士と連携しながら具体的な指導を行う．過度の運動は心不全の増悪を招く一方，運動が適切に行われれば心機能や生命予後，QOL の改善につながりうる．安全に，そして安心して運動・身体活動ができるよう支援する．入浴や排便時のいきみ，旅行なども心不全増悪の引き金となりうるため注意を要する．糖尿病や高血圧，肥満，喫煙など冠危険因子を有する場合はこれらの是正をサポートする．抑うつや不安，ソーシャルサポート不足は治療アドヒアランスの低下のみならず予後の悪化を招くことから，心理・社会的支援も心不全看護における重要なポイントである．

してはいけない！

- 心臓喘息（心不全による肺うっ血から生じた喘鳴を伴う呼吸困難）を気管支喘息と診断し，β刺激薬を投与してはいけない．
- 慢性心不全患者に極端な運動制限を指導してはいけない（適度な運動強度を処方すべきである）．

（絹川弘一郎，加藤尚子）

後天性弁膜症 acquired valvular disease

後天性弁膜症は，加齢，感染，炎症，組織変性，外傷，腫瘍などによって，心臓の弁に狭窄ないし逆流(あるいは両方)が生じる状態をいう．

A 僧帽弁狭窄症 mitral stenosis (MS)

1 起こり方

MSのほとんどは若いときにかかったリウマチ熱が原因である．リウマチ熱が無菌性の心内膜炎を起こし，慢性の炎症が長期に続いた結果，僧帽弁の交連部，弁尖，腱索に肥厚，癒合，短縮および石灰化が生じ，MSが完成する．最近高齢者や透析患者にみられる全周性に進行した高度な僧帽弁輪石灰化による軽度のMSもあるが，血行動態上は問題とならない．

MSでは，左房から左室への血液流入が障害されるため，順に左房圧上昇→肺静脈圧上昇→肺毛細血管圧上昇→肺うっ血となる．狭い弁を通過できる血液が減るので，心拍出量も低下する．リウマチ性心疾患の約25%がMS単独で，約40%がMSと僧帽弁閉鎖不全症が合併している．リウマチ性MSの2/3が女性である．リウマチ熱の発病からMSにいたるまで少なくとも1年以上かかり，MSの症状が出るのはだいたい20〜30年後である．

2 症状と診断のすすめ方

MSの主症状は左房圧上昇に続く肺うっ血による労作時息切れである．重症になれば起坐呼吸(上半身を起こしていないと呼吸ができない)も現れる．低心拍出量による易疲労症状も伴う．肺毛細血管圧上昇の結果，2次的に肺動脈が収縮し，肺高血圧となり，右心機能をも悪くする．やがて右房圧も高くなり，2次性の右心不全が現れる．右心不全症状は下肢浮腫がもっとも多く，進行すると胸水や腹水も出現する．左房が慢性的な圧負荷によって拡大し，ついに**心房細動**になると**頻脈**による**動悸**と心不全症状である**息切れ**が増強される．また，心房細動の有無にかかわらず，MSでは左房内血液が停滞し，血栓ができやすいため，**脳塞栓症**をはじめ重篤な合併症が生じうる．

聴診では，opening snap(僧帽弁開放音)と拡張期ランブル(ゴロゴロと雷のような低音の雑音)が特徴的である．診断は心エコーでなされ，レポートを読むときは，僧帽弁の性状，弁口面積，逆流と左房内血栓の有無，三尖弁逆流の程度と肺高血圧の有無，大動脈弁病変の合併の有無を確認する．

3 治療の実際

薬物治療は，心房細動例に対するジギタリスやβ遮断薬の投与(心拍数コントロール目的)，肺うっ血に対する利尿薬投与がある．血栓塞栓症予防のため，**抗凝固療法**(ワルファリン投与)を必ず行う．侵襲的治療法として，内科の経皮経静脈的僧帽弁交連切開術(percutaneous transluminal mitral commissurotomy：PTMC)，外科の交連切開術，弁置換術がある．

💡看護のポイント

- 長期罹病で心不全の増悪と軽快を繰り返すため，気分の暗い患者が多い．ただ励ますよりはゆっくり話を聴くことが重要である．
- ほかの合併症や今後の人生設計(挙児希望など)によって治療法が変わりうることを説明し，将来に対する不安感を和らげる．
- **減塩食**の重要性を説明し，過度の労作を避けることをすすめる．
- ジギタリス中毒の症状(悪心，食欲不振，めまい，下痢，視覚障害など)と所見(心室性期

外収縮，房室ブロック，徐脈など）を知っておく．電解質のバランス（Kは4〜5がよい），ワルファリンの効き目であるプロトロンビン時間国際標準比（PT-INR）値（2〜3が理想）を確認する．　　　　　　　　　　（宇野漢成）

B　僧帽弁逆流症 mitral regurgitation（MR）

1　起こり方

　急性MRの主な原因は，腱索断裂，急性心筋梗塞による乳頭筋断裂，感染性心内膜炎による弁破壊，人工弁輪の縫合不全，胸部外傷である．慢性MRの主な原因は，リウマチ熱，弁の粘液様変性，マルファン（Marfan）症候群，腱索断裂，左室拡大（とくに下壁や側壁の心筋梗塞，拡張型心筋症）による乳頭筋の外側偏倚（tethering）と弁輪拡大，閉塞性肥大型心筋症や高度のS状心室中隔でみられる僧帽弁前尖の前方運動（SAM）などがあげられる．急性MRの場合は左房壁がまだ硬く拡大できないため，左室からの逆流量が多いと左房圧が急上昇する．その結果，肺静脈圧，肺毛細管圧も上昇し，肺うっ血と心拍出量低下が生じる．主症状は呼吸困難で，重症MRではショック状態にもなる．一方，慢性のMRでは，左房が時間をかけて拡大することによって逆流圧を吸収し，安静時の肺静脈圧上昇がみられなくなるので，**無症状**の患者も多いが**労作性息切れ**が一般的である．

2　症状と診断のすすめ方

　心尖部を最強点とする高調な全収縮期雑音が聴取される．心エコー上左室の過収縮，左室と左房の拡大（これは急性MRではみられないこともある），カラードップラーで収縮期に左室から左房に吹くモザイク様の逆流信号が認められる．心エコーレポートを読む際は，MRの程度，僧帽弁の形態（逆流の原因），左室，左房の径，左室駆出率などを確認する．

3　治療の実際

　重症MRの内科治療は予後不良なので，手術が必要である．手術までの内科治療は後負荷軽減（**降圧療法**：ACE阻害薬など）と利尿薬投与が中心となる．近年，弁形成技術の進歩が目覚ましく，弁逸脱（とくに後尖）の場合は早期手術をすすめる考え方もある．手術できない症例はできるだけ降圧し，逆流量を減らす．急性重症MRには，大動脈内バルーンパンピング（IABP）が有効である．心雑音の聴こえるMRは手術の要否にかかわらず，**感染性心内膜炎の予防**は必要である．MS合併例は弁置換をする．高齢者は重症MRでも降圧を着実にすれば，手術せずに天寿全うできることもある．

> 💡 **看護のポイント**
> ・慢性MRではふらつきが出ない程度まで血圧を下げるため，患者の症状をよく聞く．
> ・心不全予防に食塩制限の必要性を患者に説明し，守るようにすすめる．
> ・発作性心房細動の出現が手術適応の1つの指標であり，発見次第主治医に連絡する．
> ・手術治療が決まったら患者とよく話し合い，手術に対する不安を取り除く．　（宇野漢成）

C　大動脈弁狭窄症 aortic stenosis（AS）

1　起こり方

　後天性ASの原因は主にリウマチ性と弁変性（弁硬化）である．リウマチ性の場合は，必ずMSを合併する．弁硬化によるASは主に高齢者にみられ，動脈硬化と共通の危険因子を有し，進行性であり，冠動脈疾患の合併も多い（現在のASはほとんどが弁硬化）．

2 症状と診断のすすめ方

軽度と中等度のASは無症状が多いが，重症ASでは**労作時息切れ**，**狭心痛**，**失神**が現れる．聴診では心尖部と傍胸骨高位肋間に収縮期駆出性雑音が聴取され，肩や首に放散するのが特徴である．重症のASでは，心拍出量が低下し，低血圧を呈する．診断は心エコーによってなされ，レポートを読む際，収縮期の大動脈弁圧較差と弁口面積の値，左室収縮機能，合併する弁膜症の有無を確認する．

3 治療の実際

ASの治療は手術（ほとんどが弁置換）である．有症状ASは手術をしなければ予後が悪い．無症状でも心エコーで弁口面積が $0.6\,\mathrm{cm^2/m^2}$ BSA（体表面積）以下，あるいは収縮期平均圧較差が40 mmHg以上で手術の適応がある．日本でも一部の施設ではカテーテルで人工弁を植え込む経カテーテル的大動脈弁置換術（transcatheter aortic valve replacement：TAVR）が使えるようになった．今まで手術できないと考えられた症例にも治療のチャンスが出てきた．

💡 看護のポイント

- 症状が治療方針を左右するので，ていねいな問診が大切である．狭心痛や心不全らしき症状は必ず主治医に知らせる．
- リウマチ性ASはMSを合併するので，二弁置換が必要な場合が多い．弁硬化によるASは冠動脈疾患をよく合併するので，冠動脈バイパス術と大動脈弁置換術の同時施行が必要な場合が増えている．いずれも単独の大動脈弁置換術より死亡率が高い．患者の話をよく聞き，不安を和らげることが重要である．
- ASは突然死があるので，普段の生活では無理な労作を避け，胸部の痛みや圧迫感などの症状が出たらすぐに医師と相談するようにすすめる．

（宇野漢成）

D 大動脈弁逆流 aortic regurgitation（AR）

1 起こり方

ARの原因は弁の異常か大動脈起始部の異常（あるいは両者）である．前者はリウマチ熱（ASの合併が多い），動脈硬化，感染性心内膜炎，外傷，生体弁の劣化が主な原因である．後者は主に大動脈起始部拡大をきたすマルファン症候群，上行大動脈瘤，大動脈解離，大動脈炎症候群（弁自体の変化もある）がある．ARはいったん左室から駆出された血液がまた左室に戻り，その結果左室の容量負荷と拡張終期圧上昇が生じる．代償期では，左室が拡大し収縮が保たれるが，進行すると左室収縮が低下する．

2 症状と診断のすすめ方

慢性ARは，重症であっても長期間にわたって**無症状**でいられる．左室機能低下がすすむと，労作時息切れ，起坐呼吸，発作性夜間呼吸困難が起こる．急性重症ARは呼吸困難やショック状態になる．全拡張期雑音や往復（to-and-fro）心雑音が聴取され，低い拡張期の血圧（40～50 mmHgくらい）が特徴的である．診断は心エコーでなされ，レポートを読むときは，ARの程度，左室の大きさと駆出率，そして原因疾患の所見がポイントとなる．

3 治療の実際

急性重症ARは，一般的に即手術が必要である．中等度の慢性ARは年1回の心エコー検査と日頃の**感染性心内膜炎の予防**でよい．重症慢性ARには，症状改善目的でジギタリスや血管拡張薬，利尿薬が使われる．心不全症状があれば手術の適応だが，心拡大（左室収縮末期径＞50 mmくらい）か，収縮低下傾向（左室駆出率＜60％）が出現したら手術を考える．弁置換が一般的であるが，弁輪拡大だけが原因であれば，自己弁を温存する術式もある．

看護のポイント
・感染性心内膜炎予防の重要性を理解してもらう．
・無症状でも，心エコーの結果が増悪傾向にあれば手術が必要と理解してもらう．

（宇野漢成）

E 三尖弁狭窄・逆流
tricuspid stenosis（TS），tricuspid regurgitation（TR）

1 起こり方

後天性 TS はリウマチ熱由来であり必ず僧帽弁狭窄を伴うが，現在はまれである．TR は右室拡大によるものがもっとも多い．右室拡大の原因は主に原発性か2次性肺高血圧，右室の梗塞や心筋症，心房ないし心室中隔欠損症の左→右短絡（シャント）である．たまにペースメーカーのリードが三尖弁の動きを妨げて TR を引き起こすこともある．感染性心内膜炎，外傷に由来する TR もある．TR によって，収縮期に右房へ血流が逆流し，右室の前方駆出量が減り，心拍出量低下と右房圧上昇による体うっ血が生じる．

2 症状と診断のすすめ方

重症になれば，体うっ血による四肢や顔面浮腫と低心拍出による易疲労感は TS と TR がほぼ共通であるが，中等度までの TR は通常無症状である．診断は心エコーでなされる．カラードップラーで TR 信号が検出され，重症では右室と右房および下大静脈の拡大が目立つ．

3 治療の実際

2次性の TR は原因疾患の治療によって軽快することが多いが，浮腫の改善には減塩と利尿薬が有効である．薬が効かない場合は三尖弁輪形成術が有効である．

看護のポイント
・浮腫の軽減には飲水と**食塩の制限**が重要だと説明する．
・2次性の TR が多いので，原疾患の改善につながる生活様式をすすめる．

（宇野漢成）

成人の先天性心疾患 congenital heart disease

1 考え方の基本

診断技術が進歩した近年，先天性心疾患は乳幼児期に診断，治療されることが多く，成人例は必ずしも多くない．しかし，一定の割合で遭遇し，その中には小児期に診断され経過観察された症例，成人後症状が悪化したもの，成人で診断された軽症例，手術後経過観察中の症例が含まれる．**左右短絡疾患**は高度肺高血圧を生じないかぎり，急いで外科的治療を必要としない．**非青色症**ともいい，チアノーゼは生じない．しかし，短絡血液量が多いと肺血流量が増加し，肺血管に非可逆性の病変を生じ，肺高血圧となる．これが進行すると短絡が逆転しチアノーゼも出現する．肺の器質病変と高度肺高血圧が進行した状態を**アイゼンメンジャー（Eisenmenger）症候群**とよび，この状態まで放置すると手術治療は困難である．反対にチアノーゼをきたす**右左短絡疾患**は**青色症**ともいい，右心系から左心系へ酸素化の不十分な血液が漏れるためチアノーゼを生ずる．小児期に診断されることが多く，成人例は少ない．

2 起こり方

40歳以上で手術を受けずにいる先天性心疾患でもっとも一般的なものは**心房中隔欠損症**で

ある（73％）．次いで**心室中隔欠損症** 8.5％，**動脈管開存** 6.5％で，これらは左右短絡疾患である．**ファロー（Fallot）四徴症** 0.9％や**大血管転位** 0.7％が右左短絡疾患の代表で，成人例は少ない．これ以外では**先天性大動脈二尖弁**が一般健常成人の1～2％の割合で存在する．そのままでは無症候性であるが，40～60歳で石灰化し狭窄や逆流を生じ症状を呈することがある．そのほか，僧帽弁に亀裂が入る**僧帽弁前尖裂隙**，先天性僧帽弁交連腱索欠如による僧帽弁閉鎖不全症，**部分肺静脈還流異常**，**心内膜床欠損**，**エプスタイン（Ebstein）奇形**，**肺動脈狭窄**，**バルサルバ（Valsalva）洞瘤破裂**，**右胸心**などがある．軽度心奇形として**卵円孔開存**（10％くらい）は剖検例でよくみられ，奇異性脳塞栓による脳梗塞の原因として注目されている．冠動脈の先天異常では，高位起始，冠動静脈瘻，単一冠動脈などをみる．

3 症状と診断のすすめ方

非チアノーゼ性，左右短絡疾患

● **心房中隔欠損（ASD）（図1）** ●

4型に分けられ，①二次孔型，②一次孔型，③静脈洞部型，④冠静脈部型で，①の二次孔型がもっとも多い．右心不全をきたしやすいが，息切れの出現はゆっくりで，成人のASDでは中年期以降に労作性呼吸困難，易疲労感，動悸が出現，年齢とともに増強する．老年者のASDでは女性の頻度が少なく，狭心症や高血圧の合併，心不全を呈するものや心房細動が増加する．**肺高血圧**が進行するとアイゼンメンジャー化し，チアノーゼが出現する．

典型例の診断は聴診で収縮期駆出性心雑音と**Ⅱ音の固定性分裂**，心電図で**右軸偏位**と**不完全右脚ブロック**，胸部X線で肺動脈陰影の拡大がみられる．確定診断は心エコー法，とくに経食道エコーが有用である．三尖弁閉鎖不全があればカラードップラー法で肺動脈圧を推測できる．心臓カテーテル検査ではカテーテルが心房中隔を通り左心房内に入ることで確認され，血液ガス分析により静脈血酸素含有量のステップアップが10％以上あれば有意な左右短絡であ

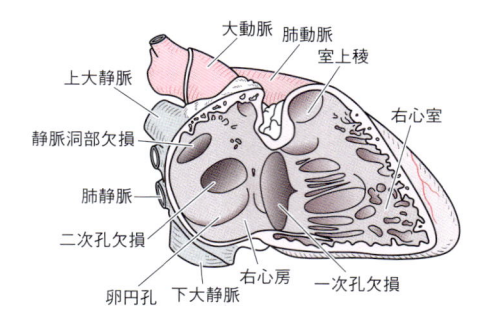

図1 心房中隔欠損（ASD）

心房中隔欠損症とは，右心房と左心房の間に穴があいた状態．4型（二次孔型，一次孔型，静脈洞部型，冠静脈洞部型）あり二次孔欠損が最多．チアノーゼは出にくく，右心不全をきたしやすい．

り，短絡率が計算できる．

● **心室中隔欠損（VSD）** ●

膜性部型，動脈弁下部型，筋性部型の3型に分けられる．成人例では短絡量が少なく無症状なことも多い．肺体血流比が1.5：1以上になると30歳代から息切れなどが出現する．

聴診では胸骨左縁第3ないし4肋間でいちばん強い粗い収縮期心雑音を聴取し，しばしば手を触れることで**振戦（thrill）**を感じることができる．アイゼンメンジャー化すると典型的な雑音が聞こえなくなり，チアノーゼやばち指をみるようになる．

胸部X線では左4弓の突出（左室），左3弓の突出（左房）を認め，**肺高血圧**を伴う場合には左2弓の突出と肺血管陰影の増強をみる．

心電図では左室肥大，両室肥大，左房負荷所見をみる．心エコー法，心臓カテーテル検査が有用である．

● **動脈管開存（PDA）** ●

生後閉鎖すべき動脈管（大動脈と肺動脈をつなぐ）が開いたままのため，大動脈から肺動脈へ短絡を生じ，特徴的な**連続性雑音**を聴取する．**肺高血圧**が進行すると短絡量が減少ないし逆短絡となり，雑音も非典型的となる．アイゼンメンジャー化するとチアノーゼを生じる．

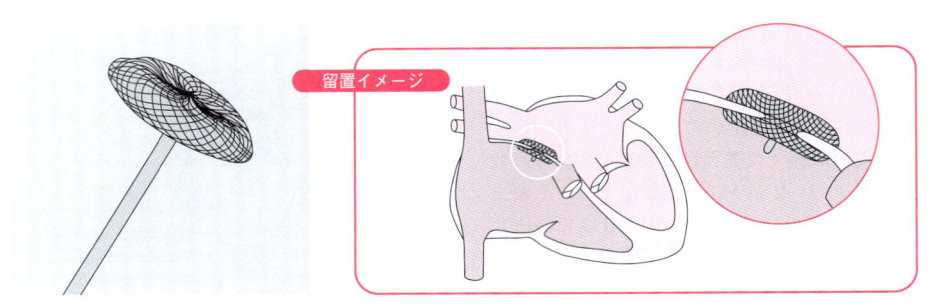

図2　アンプラッツァーセプタールオクルーダー
カテーテルの先端についた笠状のオクルーダーで心房中隔部を挟み込んで閉鎖する．

■ チアノーゼ性，右左短絡疾患
● ファロー四徴症（TOF）●
①心室中隔欠損，②右室流出路狭窄，③大動脈騎乗，④右室肥大の四徴よりなる．PDAを合併している例や，**ブラロック（Blalock）手術**や**ポッツ（Potts）手術**などの保存的治療，さらには根治手術が行われた例は成人に達する例が多くなっている．

胸部X線では，左2弓が小さく，左4弓が大きい**木靴型**で肺野は明るい．心電図は高度な右室肥大所見を示す．心エコーとカテーテル検査で確定診断をする．肺動脈狭窄のため肺血管床への負荷がかかりにくく，アイゼンメンジャー化しにくい．

● 大血管転位（TGA）●
完全大血管転位では心房心室関係は正常で大動脈と肺動脈の位置が逆になる．すなわち大動脈は右室から，肺動脈が左室から起始する．体循環と肺循環が分断された状態であり，生存するためには大きな短絡が必要であり，小児期に診断されることが多い．VSDを伴わないⅠ型，VSDを伴うⅡ型など4型に分類されるがⅠ型がいちばん多く70〜80%を占める．

修正大血管転位は心房心室関係と心室大血管関係が二重に逆転し右房に左室-肺動脈，左房に右室-大動脈が接続する．血液の流れには問題ないため症状に乏しく診断されにくいが右室が全身に血液を送るため耐久性に問題があり，心不全を生じやすい．修正大血管転位では成人例，老齢の報告例は決してまれではない．

■ 非短絡疾患
● 大動脈二尖弁による大動脈弁狭窄（AS）●
老年者では先天性大動脈二尖弁を基盤とした大動脈弁狭窄がAS全体の約20%で認められる．そのほかの大部分を占める老人性石灰化大動脈弁狭窄に比べて予後が悪い点に注意を要する．

● 大動脈縮窄症 ●
大動脈弓部と下行大動脈の移行部に狭窄が生じたものでPDAを伴うことが多い．開口部の位置関係から**管前性**と**管後性**に分類される．成人例では管後性が多い．そのほか，心室中隔欠損，大動脈弁狭窄，大動脈弁下狭窄，僧帽弁狭窄などを合併する可能性があり心臓カテーテル検査を行う必要がある

4　治療の実際

一般的に左右短絡が**肺体血流比**で2.0以上であり，過度の肺血管抵抗上昇のない場合は手術を行う．しかし，**肺高血圧症**が過度になった場合には，すでに**アイゼンメンジャー化**し手術が不可能になっている可能性があり，この場合内科治療を行うしかない．軽症例では内科治療を行う．

■ 外科治療，血管内治療
ASDでは肺動脈収縮期圧70mmHgまでは肺血管抵抗も低く，手術に支障はないことが多いが，手術適応の限界は**肺血管抵抗**が10単位・m^2（800 dynes・sec・cm^{-5}）までとされている．最近では**アンプラッツァーセプタールオク**

ルーダー（Amplatzer® septal occluder）（図2）という血管内治療器を用いた治療も行われる．日本心血管インターベンション治療学会の施設でもASDのカテーテル治療が2006年より開始され2008年までに2,500例以上の症例で行われた．メディアン（中央値）の年齢は17歳，合併症は死亡なし，緊急手術4例，器具脱落6例，潰瘍形成6例であった．

VSDでは**肺体血流比**1.8以上，**肺血管抵抗**が12単位・m^2（960 dynes・sec・cm^{-5}）以下とされる．

PDAでは小児期では心不全，肺高血圧があれば手術の絶対適応とされる．**感染性心内膜炎**の原因にもなりやすいため無症状でも治療がすすめられる．成人のPDAでは動脈管部に石灰化を生じ，動脈管の壁が脆弱となるため，手術は単純結紮ではなく，体外循環を用いたパッチ閉鎖などの手術様式となる．カテーテルを用いた動脈管閉鎖術はアンプラッツァーPDAダクトオクルーダー（Amplatzer® PDA duct occluder）を用い，2009年から2011年までに280例ほどで行われた．うち209例は0～9歳，その他がそれ以上の年齢層であった．

大動脈縮窄症ではバルーンによる拡張術も行われる．

内科治療

内科的治療は不整脈，感染症，脳血管障害，心不全などの合併症対策と，高齢者では糖尿病，脂質異常症など生活習慣病対策である．

◆ 感染症 ◆

逆流などのジェットの当たる心内膜にびらんを生じており，この部分に感染を生じ，**感染性心内膜炎**を起こす可能性がある．とくに歯周病や歯根嚢胞などの口腔内感染がきっかけとなることが多く，歯科治療の際には抗菌薬の予防投与が必要である．

◆ 赤血球増多症 ◆

チアノーゼ性先天性心疾患では，動脈血の酸素飽和度の低下，赤血球増多などにより心肺以外の臓器にも合併症を生じうるため全身の管理が重要である．**赤血球増多症**では尿酸が高値となり**痛風**の原因ともなるので尿酸値のコントロールが必要である．ヘマトクリットが60％以上になると著しく血液が粘稠となり**血栓塞栓症**ほかの合併症が増加しやすく，治療として**瀉血**を行うことがある．

◆ 左心不全 ◆

原疾患の特徴を考えながら，一般的なジギタリス，利尿薬，強心薬などが用いられる．

◆ 右心不全 ◆

酸素投与が唯一予後を改善させる可能性のある治療法であり大切である．右心不全に対しては強心薬も用いられるが予後は必ずしもよくない．

◆ 肺高血圧 ◆

最近ではPDE-5阻害薬，PGI$_2$アナログ，プロスタグランジン製剤，エンドセリン受容体拮抗薬などさまざまな薬物を組み合わせて使用することで一定の効果を期待できる．

💡 看護のポイント

日常生活の指導が大切である．

- 歯科治療における抜歯など一過性に血液中に細菌が入る可能性のある手技を行うときは，事前に主治医と相談し，予防的抗菌薬投与を計画する必要がある．これは，**細菌性心内膜炎，脳膿瘍**など重篤な感染症に罹患することがあるため，予防的に抗菌薬の内服が必要であることを患者によく理解してもらう必要がある．また，抜歯後，発熱するようであれば早めに循環器医にコンサルトしなければならない．

- 上気道感染症や外傷時にも，放置せず早めに医師を受診するように指導する必要がある．

- チアノーゼ性の心疾患では血液中の酸素飽和度が低いため，組織での酸素供給が不足しておりヘモグロビンが基準値範囲内であっても相対的な**貧血症**となっていることがある．したがって，このような患者においては食事から十分な鉄分を摂取する必要がある．これにより相対的な貧血の予防を心掛ける必要がある．

- 一般的な注意として，過労を避け，症状に応じて運動制限を厳守してもらう必要がある．

仕事も病状にあった職種に就くように指導するか，場合によっては職種変更も含めて指導する必要がある．

してはいけない！

- 発熱した患者を放置してはいけない．感染性心内膜炎を考慮する．

（池ノ内　浩）

特発性心筋症，心筋炎
idiopathic cardiomyopathy, myocarditis

A 肥大型心筋症 hypertrophic cardiomyopathy

キーポイント

- 閉塞性肥大型心筋症では，左室流出路狭窄の増強・減弱因子を把握し，β遮断薬を主軸とした薬物療法と外科的治療により対処する．

1 考え方の基本

高血圧などの心肥大像と異なり，局所的に不均一な心肥大像を呈する．とくに，心室中隔の局所的肥厚によって生じた**左室流出路狭窄（閉塞性肥大型心筋症）**が，臨床的に重要である．

2 起こり方

家族性素因が指摘される症例が約50％検出され，心筋ミオシンなど収縮を司る心筋構成タンパクの遺伝子変異の関与が注目されている．

3 症状と診断のすすめ方

肥大型心筋症の診断

心エコー図やMRIにより，不均一心肥大を検出する．心電図では，ST-Tストレイン型を有する左室肥大所見や異常Q波がみられ，発見の契機となる．心筋生検では，**錯綜配列像**が壁肥厚部に好発する．

表1　閉塞性肥大型心筋症における左室流出路狭窄の増減因子

	左室流出路狭窄（→心収縮期雑音）	
	増　大	減　弱
前負荷減少	バルサルバ(Valsalva)手技 立位 脱水 頻脈 硝酸薬（亜硝酸アミルなど）	
前負荷増加		蹲踞
心収縮力増加	運動 期外収縮後 強心薬（β刺激薬，ジギタリス）	
心収縮力減少		β遮断薬
後負荷減少	α遮断薬	
後負荷増加		等尺性運動（ハンドグリップ手技）

左室流出路狭窄

失神発作や労作時息切れがみられる．収縮期雑音は，種々の修飾要因で収縮期雑音の大きさが容易に変化する（**表1**）．雑音を増強させる要因は左室流出路狭窄を増悪させ，病状を悪化させる．直接的な証明は心エコー図や心臓カテーテル検査による左室流出路圧較差で証明されるが，心エコー図Mモード法での**僧帽弁収縮期前方運動**も重要である．なお，**心室中部閉塞**も存在する．

心不全

壁肥厚に伴う左室拡張能の障害を認める．心房細動を契機に発症する場合が多い．経時的に拡張型心筋症様に転ずる病態を拡張相肥大型心筋症とよぶが，予後はきわめて不良である．

不整脈

予後を大きく左右し，死因の過半数は**突然死**である．家族性，若年例，失神や心停止の既往，拡張相に突然死が多く，心室頻拍・心室細動などの致死的不整脈があげられる．一方，心房細動をはじめとする上室性不整脈の合併率は高い．なお，失神出現時は左室流出路狭窄とともに，致死的不整脈や神経介在性失神の可能性も念頭に置く．

4 治療の実際

左室流出路狭窄

急激な運動の開始や途絶および脱水は避ける．薬物療法としては**β遮断薬**を基軸とするが，カルシウム拮抗薬やジソピラミドやシベンゾリンといった抗不整脈薬も閉塞機転を軽減する．非薬物療法としては，右室ペーシングや心室中隔切除術，僧帽弁置換術などが行われてきた．**経皮的心室中隔心筋焼灼術**は，人工的な心筋梗塞を左室流出路心室中隔部に作製し，閉塞を軽減させる．

心不全

拡張障害による心不全管理には，血圧・心拍数・血管内容量の3要因のコントロールが基本である．ただし，長期予後改善が実証されている薬剤はない．

不整脈

突然死予防からの薬物療法の十分なエビデンスは乏しい．カテーテルアブレーションは根治的でないことが多い．心肺停止を伴う心事故が発生した場合は，植込み型除細動器を装着する．

💡 看護のポイント ・・・・・・・・・・・・・・・

重症化しうる臨床徴候として，失神がキーワードとなる．めまいも含めた症状は決して軽視せず，担当医とともにその病態把握をすみやかにすすめる．

🖐 してはいけない！

閉塞性肥大型心筋症では，血管拡張薬や利尿薬といった心不全治療薬が閉塞機転を助長させ，ショックも含めた血行動態の破綻につながる場合がある．

（猪又孝元）

B 拡張型心筋症 dilated cardiomyopathy

キーポイント
- 拡張型心筋症とは積極的診断名でなく，形態的特徴から論じた単なる除外診断名にすぎない．

1 考え方の基本

「特発性」とした場合，特定心筋症を除外した，言い換えればいわゆる「ゴミ箱」的疾患名である．すなわち，診断名そのものに積極的な意義付けは存在しない．

2 起こり方

遺伝子変異，ウイルス持続感染，自己免疫機序の3病因が主軸と想定されている．

3 症状と診断のすすめ方

疾患概念自体が，**除外診断を基本**とする（表1）．あくまでも収縮不全による心不全一般に準ずる解釈を行う．

心不全

労作性呼吸困難とともに，肺ラ音などの肺うっ血所見と低心拍出，さらに多くでは右心不全，とくに全身浮腫，頸静脈怒張などの全身うっ血所見が診断の契機となる．心電図での異常所見は高率といわれるが，非特異的である．心

表1　特発性心筋症との鑑別を要する主な特定心筋疾患と鑑別のポイント

特定心筋疾患	病態が類似する心筋症	基礎病態	鑑別・管理のポイント
心アミロイドーシス	RCM	原発性または骨髄腫，透析関連	心電図：前胸部誘導のR波低下 心エコー図：輝度の高い肥厚心筋（sparkling echo） ジギタリスに対して易中毒性
心ファブリー(Fabry)病	HCM	心筋へのリポタンパク沈着	血中αガラクトシダーゼ活性著減 特異的な心筋生検像
デュシェンヌ型筋ジストロフィー	DCM	ジストロフィンタンパク欠損	伴性劣性遺伝 致死的不整脈をきたし突然死を起こす 心電図：右側胸部誘導のR波増高，低S波
心サルコイドーシス	DCM，まれにHCM	細菌抗原と交差する自己免疫？	不均一な壁運動低下（とくに心室中隔基部の菲薄化） 心伝導障害（脚ブロック・房室ブロックなど） ステロイド治療が有効 心筋への^{67}Ga集積や心筋生検でのサルコイド肉芽腫の検出
アルコール性心筋症	DCM	10年以上連日エタノール90 mL/日以上の飲酒	完全断酒により心機能改善（12週以内），再飲酒により悪化 脚気心の除外が時に必要
アドリアマイシン心筋症	DCM	アントラサイクリン系抗がん薬	発症に関して累積投与量の閾値あり

DCM：拡張型心筋症，HCM：肥大型心筋症，RCM：拘束型心筋症

エコー図はもっとも基本的な診断ツールであり，心筋収縮不全と左室内腔の拡張を証明しうる．心臓カテーテル検査の意義は，冠動脈造影による虚血性心疾患の除外である．心筋生検は，現時点ではあくまで除外診断の手段にすぎない．

不整脈

心室性頻脈あるいは高度徐脈性不整脈は，めまいや意識消失発作などをもたらし，時に突然死にいたる．

4 治療の実際

心不全

収縮障害に基づく心不全での治療ガイドラインに準拠し，アンジオテンシン変換酵素（ACE）阻害薬とβ遮断薬を基本薬に，心不全症状に応じて利尿薬（含スピロノラクトン）での体液コントロールを加える．非薬物療法として，左室不調和壁運動例に心臓再同期療法が有効な例がある．末期例では，左室補助人工心臓や心移植を考慮する．

不整脈

β遮断薬を含めた各種心不全治療薬以外で，突然死の発生率を減少させた抗不整脈薬は，現在のところ存在しない．確実に予防できるのは，植込み型除細動器のみである．

血栓予防

心内血栓の形成が高率である．低心機能例では心房細動の有無にかかわらず，抗凝固療法の併用が望ましい．

看護のポイント

拡張型心筋症には，移植レシピエントのような末期心不全のイメージがはびこっている．しかし，現実には予後良好な症例も多く，薬物療法励行の重要性を医療者側が十分認識する．

してはいけない！

低心拍出をきたさぬ心不全例にて，安易に強心薬を使用することは，予後悪化につながりうる．低心拍出の把握には，尿量とともに収縮期血圧と脈圧を活用したい．

（猪又孝元）

C 急性心筋炎 acute myocarditis

キーポイント

● 急性心筋炎は，先が読めない．循環動態の破綻を的確に補助し，自然治癒するのを待つ．

1 考え方の基本

心筋炎とは，心筋層に炎症をきたす疾患の総称である．先進国の多くはウイルス感染によるとされ，いわゆる「心臓の感冒」ともいえる．発症様式では急性が，組織学的にはリンパ球性が多い．急性心筋炎の中で心肺危機に陥るものを，**劇症型心筋炎**とよぶ．

2 起こり方

ウイルス感染に伴う心筋の直接障害のほかに，薬物，放射線，物理刺激，あるいは代謝障害やアレルギー・自己免疫などの免疫異常によっても惹起され，原因不明も少なくない．心筋炎惹起性ウイルスの中では，いわゆる「夏かぜ」を引き起こすコクサッキーB群が多いとされる．

3 症状と診断のすすめ方

感冒症例に心異常を随伴する場合，本疾患を頭に浮かべられるかが診断でもっとも重要な分かれ道である．

ウイルス感染症状

心症状出現に数日～1週間ほど先んじる．発熱を伴う感冒様症状とともに，嘔吐・下痢などの消化器症状を認めることがある．2週間以上の間隔で採取されたペア血清を用い，ウイルス抗体価の4倍以上の変動をもって陽性とするが，陽性率はきわめて低い．

心筋の炎症所見

心筋生検での炎症細胞浸潤にて確定診断する．しかし，生検はサンプリングエラーがあり，侵襲度も低くない．最近では，^{67}Ga心筋シンチグラフィとともに，心臓MRI［遅延ガドリニウム（Gd）造影像とT2強調での高信号像］などの心臓イメージングが活用されつつある．

心ポンプ不全

症状としては呼吸困難と倦怠感が多く，低血圧・心ギャロップ音・四肢冷感がみられるが，心症状を認めない場合すらある．心電図変化，とくにST-T異常はほぼ全例でみられ，冠動脈支配と一致しない広範誘導のST上昇である．血液検査では，血中**心筋トロポニン**の上昇がもっとも診断に高感度である．心エコー図では心収縮能低下と壁肥厚が重要であり，びまん性に分布する．鑑別すべきは急性心筋梗塞であり，冠動脈造影は除外診断に必須である．

不整脈

症状として動悸や失神を認め，房室ブロックや脚ブロックなどの心伝導異常，心室頻拍などの心室性不整脈がみられる．高熱と解離する徐脈で本症が見つかる場合もある．

4 治療の実際

心筋炎に特異的な治療は，確立していない．したがって，心病態に対しての管理を行い，炎症の自然消退を待つのが原則となる．一方で，経過の予想が困難であり，急激な悪化も起こりうる．抜け目のない観察と変化に適切に対応できる判断力・臨床力が求められる．

炎症への対応

巨細胞性や好酸球性などの特殊型で，ステロイドや免疫抑制薬が有効なことがある．

心ポンプ不全

多くは1週間ほどで炎症が消退し，心機能の回復が図られる．よって，それまでの生命維持が治療管理の主軸である．心ポンプ失調では，静注強心薬，大動脈バルーンパンピング，**経皮的心肺補助**（PCPS）と，必要に応じて循環補助法をアップグレードさせる．なお，少量の心膜液でも心タンポナーデをきたしうるので，心膜ドレナージが有効なことがある．

不整脈

高度心ブロックによる徐脈には一時的体外式ペーシングを行う．一方，期外収縮の頻発や非持続性心室頻拍に対しては安易な薬物療法を行わない．心室頻拍や心室細動には電気的除細動を行う．血行動態を維持できない場合は，PCPSのよい適応である．

看護のポイント

急性心筋炎のとくに超急性期では，先の経過が読めない．徒歩来院された本症例患者が，数時間後に心肺停止に陥ることもまれではない．心筋トロポニン値や血行動態が安定に向かわないうちは，集中治療室など常に監視から離れぬ管理体制を継続するべきである．

してはいけない！

非ステロイド抗炎症薬は，急性心筋炎の予後を悪化させるとの報告がある．発熱時頓用の解熱薬使用は，極力避けることが望ましい．

（猪又孝元）

動脈硬化 arteriosclerosis

1 起こり方

　動脈の内膜を中心に起こる炎症性・増殖性の病変で，**炎症細胞**の浸潤，平滑筋細胞の増殖，細胞外マトリックスの増加，**コレステロール**の沈着が特徴的である．進行すると石灰化や新生血管を伴い，内膜面に潰瘍や血栓など形成する．全身の大〜中動脈に起こる．冠動脈，脳を栄養する動脈，下肢の動脈，腎動脈，大動脈の病変が症状をきたしやすい．多くは慢性的に緩徐に進行して，内腔狭窄による虚血症状を呈するが，心筋梗塞・脳卒中・心突然死の形で急性に重度の症状を呈し，死にいたりうる．

発症メカニズム（図1）

　LDLに含まれるアポBは陽性荷電に富み，陰性荷電のグルコサミノグリカンに結合しやすい．その結果，内膜にリポタンパクが沈着した脂肪線条を形成する．**リポタンパク**に含まれるリン脂質，コレステロール，脂肪酸が酸化を受け，多様な酸化脂質が形成される．アポBもペプチドに寸断され，アミノ酸も修飾を受ける．これらは血管内皮細胞などに炎症性の変化を引き起こし，リンパ球や単球を血液中から引き込んで病巣部に固定する．炎症細胞はさらにサイトカインや細胞増殖因子を分泌して，細胞の遊走や増殖を刺激する．単球は**マクロファージ**に分化し，変性を受けたリポタンパクを取り込んで，コレステロールエステルを細胞内に蓄積した**泡沫細胞**の形態に変化する．コレステロールが細胞から抜けないと，長く局所にとどまって死を迎える．

　HDLには細胞からコレステロールを引き抜いて，泡沫細胞形成を阻止する作用がある．壊死に陥った泡沫細胞が集合して壊死巣を形成し，細胞外に細胞内の脂質を放出する．こうした変化はさらに炎症を引き起こす．脂質に富む病変は，平滑筋や線維成分が少なく，破れやすい．このような病変は不安定プラークとよば

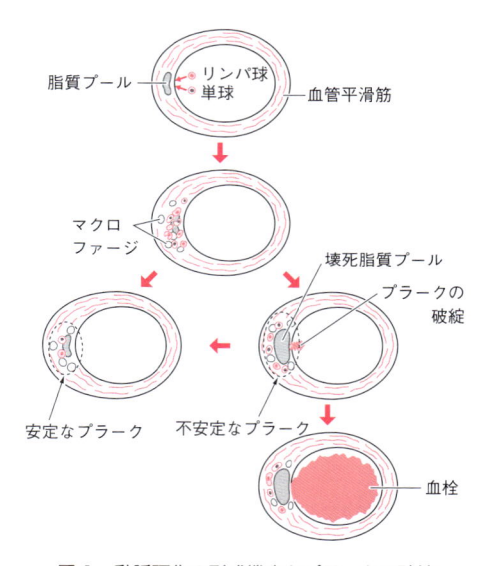

図1　動脈硬化の形成機序とプラークの破綻

れ，一度被膜が破れると，多量の組織因子が血液に接触する結果，血栓（血小板凝集）を形成する．血栓が動脈の内腔を閉塞すると，遠位側の虚血や組織壊死をきたす．

罹患率

　脂肪線条の軽度の病変は成人に達する頃にはほとんどの個体に認められる．進行して臨床症状を呈する個体はその一部だが，近い将来，世界的にみても動脈硬化が最大の死因となると予測されている．

2 症状と診断のすすめ方

身体所見

　たとえば，橈骨動脈の触診によって，硬さ，蛇行，圧迫による脈拍の消失されやすさなどで動脈硬化の進行を推測できる．足背**動脈の拍動**の減弱や消失によって閉塞病変の程度を評価できる．上肢と下肢の血圧の差も下肢血管閉塞病変の有無を知る参考になる．また，頸動脈の**血**

管雑音も頸動脈閉塞病変の間接的指標として利用しうる．しかし，病変が一定水準以上に進行しない限り臨床的な症状や所見を呈しない．

検査所見

冠動脈の動脈硬化については，**心電図検査**が簡便である．しかし，ST-T変化などの心電図変化をきたすほどの動脈硬化はかなり進行している．**心筋血流シンチグラフィ**も同様である．**3DCT**や**血管内超音波検査**は無症候期の冠動脈病変評価には有効だが，コスト・被曝・侵襲性の問題のため，一般的には実施されない．**頸動脈超音波**検査によって評価した**内膜中膜肥厚**（intima media thickness：IMT）や**プラーク**の有無が冠動脈硬化との相関性が高いというデータもある．

脳動脈は，3DCT，MRアンギオグラフィや脳血流シンチグラフィで病変を検出できる．

下肢動脈は3DCT，血管造影検査で病変を評価する．

症候性の病変には画像診断が有効だが，無症候性の病変に対しては，動脈硬化の主要**リスクファクター**（喫煙，高血圧，低HDLコレステロール値，糖尿病，早発性冠動脈疾患の家族歴，加齢，男性）から，将来の急性イベントを予測するのがむしろ臨床的に有効である．動脈硬化を予測する血液の検査指標としては，LDLコレステロール，HDLコレステロール，トリグリセリドの血清脂質，血糖値が重要である．リポタンパク（a），ホモシステイン，CRPなどの新規指標の意義はまだ定まっていない．

鑑別診断

足背動脈の拍動が触知しないとき，多くは閉塞性動脈硬化を疑うが，血管内腔の閉塞がない**メンケベルグ**（Moenckeberg）**型動脈硬化**の場合もある．橈骨動脈の拍動を触知しない場合も，線維筋異形成や大動脈炎症候群などの血管炎を鑑別する必要がある．

ガイドライン

脂質異常症・高血圧・糖尿病の管理はそれぞれのガイドラインに従う．

3 治療の実際

喫煙者では**禁煙**はきわめて重要である．そのほかの生活習慣として運動と食事が重要である．一定強度の有酸素運動には，代謝改善作用とは独立に動脈硬化のイベント抑制作用が知られている．食事は肥満・糖脂質代謝・高血圧の改善をめざして，エネルギー量，糖質や脂質の組成と量，食塩の制限に配慮する．

薬物療法の中では，脂質低下治療が重要である．血清LDLコレステロール，non-HDLコレステロール，HDLコレステロール，トリグリセリドをリスク層別化された目標値をめざして薬物療法を開始する．**スタチン**に多くのエビデンスがあるため，第1選択薬に位置づけられている．高血圧には降圧薬，糖尿病には血糖降下薬を用いる．

心筋梗塞や脳梗塞の既往があり，出血や消化性潰瘍などの禁忌がなければ**アスピリン**を用いた抗血小板治療を開始する．

💡看護のポイント

・閉塞性動脈硬化・陳旧性の心筋梗塞・脳梗塞の患者では，それぞれ固有の疾患の看護に加えて，ほかの臓器の動脈硬化への配慮を怠るべきでない．とくに，閉塞性動脈硬化では，急性冠症候群の発症とそれによる死亡の可能性がきわめて高い．

・生活習慣改善の指導が動脈硬化予防の要である．禁煙や肥満の食事指導は，原理は簡単なので一見単純に見えるが，実際にはきわめて困難である．確実な動機づけや治療継続のためには，看護側の心理的サポート（エンパワーメント）の果たす役割は大きい．

・急性症状のない動脈硬化では，服薬のアドヒアランスが低下しやすい．多くの理由があげられるが，服薬目的の理解を定期的にチェックし，副作用症状や経済的問題を抱えていないかにも注意を怠るべきではない．

〈石橋　俊〉

高血圧症 hypertension

キーポイント

- わが国の高血圧者は約4,000万人にのぼる.
- 高血圧者のうち，約半数が管理不十分と推定され，より強力な高血圧管理が必要である.
- 高血圧の治療の目的は，血圧を下げることのみでなく，心血管病を抑制し，充実した日常生活を送れるように支援することである.

1 考え方の基本

降圧療法の主体は**生活習慣の改善（一般療法，非薬物療法）**と**薬物療法**である．降圧薬の進歩により，血圧を下げること自体は容易になった．しかし高血圧治療の目的は心血管病の予防であり，血圧を下げると同時に，心血管病の予防・治療や降圧薬の副作用の発見・予防を考慮する．

合併症をもった患者では，どの程度の降圧までは臨床症状や検査成績が悪化しないかをケースバイケースで調べる．高血圧は自覚症状に乏しいが，脳卒中や心筋梗塞など心血管病の重要なリスクファクターであることを十分理解し，患者に接する．高血圧の治療は長期間にわたるため，患者のQOLを低下させないように注意する．また高血圧症の治療の目標は，血圧の程度，合併症の程度などによって異なり，個々の症例に応じて決める．

2 起こり方

高血圧は，患者数が日本で約4,000万人といわれ，ありふれた疾患であり，また高血圧自体は自覚症状に乏しいが，放置すればさまざまな臓器障害や合併症を引き起こす．

定義

2009年日本高血圧学会高血圧治療ガイドライン（JSH2009）では，成人の高血圧は，収縮期血圧140 mmHg以上または拡張期血圧90 mmHg以上と定義している．**表1**に示すように，**至適血圧，正常血圧，正常高値血圧**，Ⅰ

表1 成人における血圧値の分類（mmHg）

分類	収縮期血圧		拡張期血圧
至適血圧	<120	かつ	<80
正常血圧	<130	かつ	<85
正常高値血圧	130～139	または	85～89
Ⅰ度高血圧	140～159	または	90～99
Ⅱ度高血圧	160～179	または	100～109
Ⅲ度高血圧	≧180	または	≧110
（孤立性）収縮期高血圧	≧140	かつ	<90

［日本高血圧学会高血圧治療ガイドライン作成委員会編：高血圧治療ガイドライン2009，14頁，2009］

度高血圧，Ⅱ度高血圧およびⅢ度高血圧の6群に分類された．また**収縮期高血圧**は，収縮期血圧140 mmHg以上かつ拡張期血圧90 mmHg未満と定義された．

原因による分類

高血圧はその原因により，**本態性高血圧**と**2次性高血圧**に分けられる．高血圧患者における2次性高血圧の頻度は約10％である．2次性高血圧は治癒できる可能性のある点で重要である．主な2次性高血圧を**表2**に示す．

リスク評価

重症度は血圧レベルと臓器障害から評価される．臓器障害は心，脳，腎，眼底などに起こり，放置すれば進行していく．重症度が高いほど患者の予後は悪い．

JSH2009では，高血圧患者を，主要なリスク（**表3a**），高血圧性臓器障害と心血管病の有無（**表3b**）により，**低リスク，中等リスク，高リスク**の3群に層別化した（**表4**）．

表2 主な2次性高血圧―示唆する所見と鑑別に必要な検査

原因疾患	示唆する所見	鑑別に必要な検査
腎実質性高血圧	タンパク尿，血尿，腎機能低下，腎疾患既往	血清免疫学的検査，腎超音波・CT，腎生検
腎血管性高血圧	若年者，急な血圧上昇，腹部血管雑音，低K血症	PRA，PAC，腎血流超音波，レノグラム，血管造影
原発性アルドステロン症	四肢脱力，夜間多尿，低K血症	PRA，PAC，副腎CT，負荷検査，副腎静脈採血
クッシング症候群	中心性肥満，満月様顔貌，皮膚線条，高血糖	コルチゾール，ACTH，腹部CT，頭部MRI
褐色細胞腫	発作性・動揺性高血圧，動悸，頭痛，発汗，神経線維腫	血液・尿カテコラミンおよびカテコラミン代謝産物，腹部超音波・CT，MIBGシンチグラフィ
甲状腺機能低下症	徐脈，浮腫，活動性減少，脂質・CPK・LDH高値	甲状腺ホルモン・自己抗体，甲状腺超音波
甲状腺機能亢進症	頻脈，発汗，体重減少，コレステロール低値	甲状腺ホルモン・自己抗体，甲状腺超音波
副甲状腺機能亢進症	高Ca血症	副甲状腺ホルモン
大動脈縮窄症	血圧上下肢差，血管雑音	胸(腹)部CT，MRI・MRA，血管造影
脳幹部血管圧迫	治療抵抗性高血圧，顔面けいれん，三叉神経痛	頭部(延髄)MRI・MRA
睡眠時無呼吸症候群	いびき，昼間の眠気，肥満	夜間睡眠モニター
薬剤誘発性高血圧	薬物使用歴，治療抵抗性高血圧，低K血症	薬物使用歴の確認

[日本高血圧学会高血圧治療ガイドライン作成委員会編：高血圧治療ガイドライン2009，98頁，2009]

白衣高血圧と仮面高血圧

外来での血圧は，家庭での血圧に比べてかなり高いことがあり，この現象を**白衣現象**という．未治療者において，外来では高血圧（140/90 mmHg以上）であるが，家庭では正常血圧（135/85 mmHg未満）であるものをとくに**白衣高血圧**とよぶ．将来，持続性高血圧に移行して心血管イベントへつながるリスクが高い．

白衣高血圧とは逆に，外来での血圧は正常（140/90 mmHg未満）であり，家庭での血圧が高血圧（135/85 mmHg以上）であるものを**仮面高血圧**とよぶ．治療者，未治療者を問わず認められる．心血管リスクは正常血圧の2～3倍で，持続性高血圧と同程度である．

3 症状と診断のすすめ方

高血圧患者は通常，無症状ではあるが，2次性高血圧や高血圧合併症，臓器障害の存在を疑わせる特異的症状の有無を確認する．

JSH2009による身体所見の要点を**表5**に示す．また主な2次性高血圧とそれを示唆する所見，および鑑別に必要な検査を**表2**に示した．

4 治療の実際

リスクの層別化と治療

JSH2009では，**図1**のような初診時の管理計画を示した．すなわち低リスク群では，3ヵ月以内に，中等リスク群では1ヵ月以内に血圧を再検するとともに，**生活習慣の修正**を開始する．高リスク群では，**降圧治療**を優先する．

一般療法（非薬物療法）

①**肥満**患者では，カロリー摂取を制限して減量すると，血圧が低下することが多い．体重減少は降圧薬の作用を増強する．

②**食塩**は1日6g以下に制限することが望まし

表3 高血圧管理計画のためのリスク層別化に用いる予後影響因子

a. 心血管病の危険因子

高齢(65歳以上)
喫煙
収縮期血圧,拡張期血圧レベル
脂質異常症
　　低 HDL コレステロール血症(<40 mg/dL)
　　高 LDL コレステロール血症(≧140 mg/dL)
　　高トリグリセリド血症(≧150 mg/dL)
肥満(BMI≧25)(とくに腹部肥満)
メタボリックシンドローム
若年(50歳未満)発症の心血管病の家族歴
糖尿病
　　空腹時血糖≧126 mg/dL
　　あるいは
　　負荷後血糖　2時間値≧200 mg/dL

b. 臓器障害／心血管病

脳	脳出血・脳梗塞 無症候性脳血管障害 一過性脳虚血発作
心臓	左室肥大(心電図,心エコー) 狭心症・心筋梗塞・冠動脈再建 心不全
腎臓	タンパク尿(尿微量アルブミン排泄を含む) 低い eGFR(<60 mL/分/1.73 m^2) 慢性腎臓病(CKD)・確立された腎疾患(糖尿病性腎症・腎不全など)
血管	動脈硬化性プラーク 頸動脈内膜・中膜壁厚>1.0 mm 大血管疾患 閉塞性動脈疾患(低い足関節上腕血圧比:ABI<0.9)
眼底	高血圧性網膜症

[日本高血圧学会高血圧治療ガイドライン作成委員会編:高血圧治療ガイドライン2009, 15頁, 2009]

い.ただし老年者では1日8～10gと制限を緩くして,食思を減退させないようにする.また減塩は降圧薬の効果を増強する.

③Kは,とくにNa摂取量の多い患者で降圧作用があり,また脳卒中予防効果もある.Kの主な供給源は,いも,肉類,野菜類,果実類である.

④**運動療法**は,高血圧の予防,軽症～合併症のない中等症高血圧の治療に有効である.軽度の運動強度の有酸素運動を1回30分以上,毎日継続して行う.合併症のある高血圧患者の場合は,医師のアドバイス,管理が必要である.

⑤**アルコール摂取**は男性はエタノール1日20～30 mL以下(日本酒にして1日1合以下),女性は1日10～20 mL以下とする.

⑥喫煙は心血管病の主要な危険因子である.とくに高血圧患者には**禁煙**を強くすすめる.

薬物療法

薬物療法に際しては,個々の病態により降圧薬を選択する.**第1選択薬**としては,利尿薬,β遮断薬,Ca拮抗薬,アンジオテンシン変換酵素(ACE)阻害薬,アンジオテンシンⅡ受容体拮抗薬の5種類がある.併用薬として,α遮断薬,ヒドララジンなどの血管拡張薬,中枢性または末梢性交感神経抑制薬などがあるが,副作用が比較的多く注意が必要である.降圧薬の量および投与回数が,医師の指示どおりに投与されることが重要である.また**血圧の日内変動**

表4 (診察室)血圧に基づいた脳心血管リスク層別化

リスク層 (血圧以外のリスク要因)	正常高値血圧 130～139/85～89 mmHg	Ⅰ度高血圧 140～159/90～99 mmHg	Ⅱ度高血圧 160～179/100～109 mmHg	Ⅲ度高血圧 ≧180/≧110 mmHg
リスク第一層 (危険因子がない)	付加リスクなし	低リスク	中等リスク	高リスク
リスク第二層 (糖尿病以外の1～2個の危険因子,メタボリックシンドロームがある)	中等リスク	中等リスク	高リスク	高リスク
リスク第三層 (糖尿病,CKD,臓器障害/心血管病,3個以上の危険因子のいずれかがある)	高リスク	高リスク	高リスク	高リスク

[日本高血圧学会高血圧治療ガイドライン作成委員会編:高血圧治療ガイドライン2009, 16頁, 2009]

表5 身体所見の要点

1. 血圧・脈拍
   安静坐位(初診時は血圧左右差と,血圧と脈拍の起立性変動)
2. 全身と肥満度
   身長・体重
   BMI [body mass index:体重(kg)/身長(m)^2]
     肥満　BMI≧25 kg/m^2
   腹囲(臍周囲,立位測定)
     腹部肥満　男性≧85 cm　女性≧90 cm
   皮膚所見:腹壁皮膚線条,多毛(クッシング症候群)
3. 顔面・頸部
   貧血,黄疸
   眼底所見
   甲状腺腫
   頸動脈血管雑音
   頸静脈怒張
4. 胸　部
   心臓:心尖拍動とスリルの触知(最強点と触知範囲),心雑音,Ⅲ音,Ⅳ音,脈不整の聴診
   肺野:ラ音
5. 腹　部:血管雑音とその放散方向,肝腫大と圧痛,腎臓腫大(多発性嚢胞腎)
6. 四　肢:動脈拍動(橈骨動脈,足背動脈,後脛骨動脈,大腿動脈)の触知(消失,減弱,左右差),冷感,虚血性潰瘍,浮腫
7. 神　経:四肢の運動障害,感覚障害,腱反射亢進

[日本高血圧学会高血圧治療ガイドライン作成委員会編:高血圧治療ガイドライン2009, 19頁, 2009]

が著しい場合には,降圧薬の投与回数や投与時刻を変更すると改善することがある.

JSH2009による,主要降圧薬の積極的な適応を**表6**に,また主要降圧薬の**禁忌**または**慎重に使用すべき場合**を**表7**に示した.

JSH2009での外来血圧の降圧目標は,若年者・中年者は130/85 mmHg未満,高齢者は140/90 mmHg未満,糖尿病・慢性腎臓病(CKD)・心筋梗塞患者は130/80 mmHg未満,脳血管障害患者は140/90 mmHg未満としている.

副作用のチェック

薬物療法が開始されれば,薬剤の降圧効果の評価や副作用のチェックが必要になる.降圧薬は投与期間が一般に長期に及ぶという特殊性があり,**重篤な副作用**のみならず,**軽微な副作用**に対しても配慮が必要である.副作用には薬理

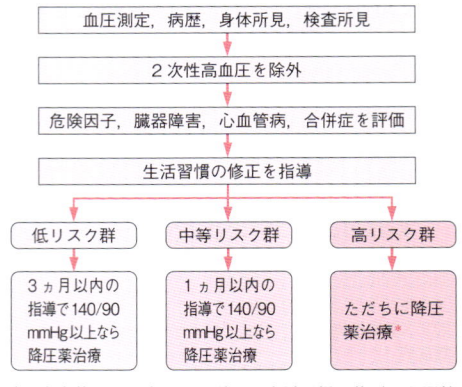

```
血圧測定,病歴,身体所見,検査所見
        ↓
   2次性高血圧を除外
        ↓
危険因子,臓器障害,心血管病,合併症を評価
        ↓
   生活習慣の修正を指導
    ↓      ↓       ↓
低リスク群  中等リスク群  高リスク群
3ヵ月以内の  1ヵ月以内の  ただちに降圧
指導で140/90 指導で140/90  薬治療*
mmHg以上なら mmHg以上なら
降圧薬治療   降圧薬治療
```

*正常高値血圧の高リスク群では生活習慣の修正から開始し,目標血圧に達しない場合に降圧薬治療を考慮する.
[日本高血圧学会高血圧治療ガイドライン作成委員会編:高血圧治療ガイドライン2009, 25頁, 2009]

図1　初診時の高血圧管理計画

表6　主要降圧薬の積極的適応

	Ca拮抗薬	ARB/ACE阻害薬	利尿薬	β遮断薬
左室肥大	●	●		
心不全		●[*1]	●	●[*1]
心房細動(予防)		●		
頻脈	●[*2]			●
狭心症	●			●[*3]
心筋梗塞後		●		●
蛋白尿		●		
腎不全		●	●[*4]	
脳血管障害慢性期	●	●	●	
糖尿病/MetS[*5]		●		
高齢者	●[*6]	●	●	

[*1] 少量から開始し,注意深く漸増する　[*2] 非ジヒドロピリジン系Ca拮抗薬　[*3] 冠攣縮性狭心症には注意　[*4] ループ利尿薬　[*5] メタボリックシンドローム　[*6] ジヒドロピリジン系Ca拮抗薬

[日本高血圧学会高血圧治療ガイドライン作成委員会編:高血圧治療ガイドライン2009, 39頁, 2009]

作用から予測できるものと予測できないものがある.降圧薬は比較的安全な薬剤であり,副作

表7 主要降圧薬の禁忌もしくは慎重使用例

	禁　忌	慎重使用例
Ca 拮抗薬	徐脈（非 DHP 系）	心不全
ARB	妊娠 高 K 血症	腎動脈狭窄症*
ACE 阻害薬	妊娠 血管神経性浮腫 高 K 血症	腎動脈狭窄症*
利尿薬 （サイアザイド系）	痛風 低 K 血症	妊娠 耐糖能異常
β遮断薬	喘息 高度徐脈	耐糖能異常 閉塞性肺疾患 末梢動脈疾患

*両側性腎動脈狭窄の場合は禁忌
［日本高血圧学会高血圧治療ガイドライン作成委員会編：高血圧治療ガイドライン 2009, 40 頁, 2009］

表8 高血圧緊急症

- 乳頭浮腫を伴う加速型-悪性高血圧
- 高血圧性脳症
- 急性の臓器障害を伴う重症高血圧*
  - アテローム血栓性脳梗塞
  - 脳出血
  - くも膜下出血
  - 頭部外傷
  - 急性大動脈解離
  - 急性左心不全
  - 急性冠症候群（急性心筋梗塞，不安定狭心症）
  - 急性または進行性の腎不全
- 脳梗塞血栓溶解療法後の重症高血圧*
- カテコラミンの過剰
  - 褐色細胞腫のクリーゼ
  - モノアミン酸化酵素阻害薬と食品・薬物との相互作用
  - 交感神経作動薬の使用
  - 降圧薬中断による反跳性高血圧
  - 脊髄損傷後の自動性反射亢進
- 子癇
- 手術に関連したもの
  - 緊急手術が必要な患者の重症高血圧*
  - 術後の高血圧
  - 血管縫合部からの出血
- 冠動脈バイパス術後高血圧
- 重症火傷
- 重症鼻出血

加速型-悪性高血圧，周術期高血圧，反跳性高血圧，火傷，鼻出血などは，重症でなければ切迫症の範疇に入りうる．
*ここでの「重症高血圧」は JSH2004 の血圧レベル分類に一致したものではない．各病態に応じて緊急降圧が必要な血圧レベルが考慮される．
［日本高血圧学会高血圧治療ガイドライン作成委員会編：高血圧治療ガイドライン 2009, 91 頁, 2009］

用の頻度は合計して 10％以下で，致死的な副作用はきわめてまれである．頻度の高い副作用，出現したら服用を中止すべき副作用についてはあらかじめ患者に説明する．軽微な副作用による QOL の障害（思考力低下，意欲低下，性機能障害など）に注意する．

高血圧緊急症

高血圧緊急症とは，血圧の高度の上昇（多くは 180/120 mmHg 以上）によって，脳，心，腎，大血管などの標的臓器に急性の障害が生じ進行している病態をいう．ただちに降圧治療を始める．**高血圧切迫症**とは，高度の高血圧であるが，臓器障害の急速な進行がない場合をいう．切迫症では緊急降圧による予後改善のエビデンスはない．高血圧緊急症と考えられる疾患を表 8 に示す．

看護のポイント

- 血圧の正しい測り方，血圧の左右差，上下肢の血圧の差，体位（臥位，坐位，立位）による血圧の差に注意する．
- **家庭での血圧測定**が重要であり，家庭用の電子血圧計が近年普及していることから，家庭での血圧測定をすすめ，また家庭での血圧計の使い方を説明する．
- **入院中の血圧**は，外来での血圧より低くなることが多いことを認識し，患者にも説明する．
- 高血圧の食事療法を含めた**生活習慣の改善**を患者に説明する．

> **してはいけない！**
> - 喘息や高度徐脈のあるときは，β遮断薬を投与しない．
> - 妊娠や高 K 血症では，ARB や ACE 阻害薬は投与しない．

（芦田映直）

低血圧症 hypotension

1 起こり方

低血圧と低血圧症
　明確な診断基準は設けられていないが，収縮期血圧が 100 mmHg 未満の場合に低血圧とされるのが一般的である．低血圧はあるものの，まったく症状が認められない場合も少なくないが，倦怠感，めまい，立ちくらみ，失神などの自覚症状を呈する場合は**低血圧症**といわれる．とくに原因がなく慢性的に低血圧を呈する場合には**本態性低血圧**とされるが，若い女性に多く，環境因子とともに遺伝的な関係が認められる傾向がある．年齢とともに血圧は上がるのが一般的であるが，本態性低血圧の場合は年齢とともに血圧が上昇しない場合もあるようである．しかし深刻な症状が認められることは少なく，本来病気と考える必要はないのであり予後は良好である．

2 次性低血圧
　問題となるのは，なんらかの疾患による**2次性（症候性）低血圧**である．心機能低下，循環血液量減少，内分泌疾患，栄養失調，悪性腫瘍，薬剤性（降圧薬を含む），血液透析などの原因がある．**起立性低血圧**は高齢者や糖尿病性神経症患者などに起きやすい．また食後低血圧には腸管への血流分布増加が関係すると考えられ，やはり高齢者や自律神経障害において起こりやすい．入浴時に体温が上昇し全身的に血管が拡張すると低血圧が起こりやすい．エタノールは血管拡張作用をもつため，飲酒後数時間は血圧が低下するが，翌朝には逆に血圧が上昇することが多い．

2 症状と診断のすすめ方

　収縮期血圧が 100 mmHg 未満の場合でも，とくに自覚症状がなく生活に支障のない場合は，経過観察でよいことが多い．ただし症状がある場合は，まず 2 次性を除外することが重要である．しっかりと除外診断をしなければ，予後良好な本態性低血圧症と診断はできないからである．

起立性低血圧
　低血圧症で臨床上いちばん問題となるのは**起立性低血圧**である．起立性低血圧は，起立後 1 分と 3 分，あるいはヘッドアップティルト試験（60°で 10 分間）で収縮期血圧が 20 mmHg 以上低下する場合にそれと診断される．立位における心臓への静脈還流の減少に対しては交感神経系の賦活と副交感神経系の抑制により血圧は維持されるが，高齢者，糖尿病性神経症，パーキンソン（Parkinson）病，シャイ・ドレーガー（Shy-Drager）症候群など自律神経系の障害により起立時に低血圧となり立ちくらみや失神が起こる．**表 1** に主な起立性低血圧の鑑別診断を列挙したが，そのまま 2 次性低血圧の鑑別診断と考えてもさしつかえないだろう．
　原因がいずれであっても病態を明らかにするためには，①**心拍出量の低下**，②**末梢抵抗の低下**のいずれか，③もしくは両方の有無を明確にすることが必要である．心拍出量に関しては心エコーなど生理的な検査でかなり把握が可能である．一方，末梢抵抗の低下に関しては**表 1** の

表1　起立性低血圧の鑑別診断

循環器系		神経系		内分泌系
循環血漿量減少	脱水 出血 血液透析	中枢性	シャイ・ドレーガー症候群 パーキンソン病 多発性脳梗塞	下垂体機能低下 副腎不全 低K血症
末梢血管抵抗低下	長期臥床 高齢者	脊髄	脊髄癆 横断性脊髄炎 腫瘍随伴症候群	
心拍出量低下	大動脈弁狭窄 心不全 不整脈 収縮性心膜炎	末梢	アミロイドーシス 糖尿病性神経障害 ギラン・バレー（Guillain-Barré）症候群 自律神経失調症 腫瘍随伴症候群	
薬剤	血管拡張薬 利尿薬 硝酸薬 キニジン	薬剤	モノアミン酸化酵素阻害薬 フェノチアジン系抗精神病薬 三環系，四環系抗うつ薬 バルビツール酸系 アルコール	

とおりさまざまな原因が考えられ，疑わしいと思われる病態に合わせた検査が必要となるので，必ずしも単純ではない．

3　治療の実際

　心血管系保護のうえからは高血圧より低血圧のほうが有利であり，実際に予後も良好であるという報告も多い．2次性低血圧では原病の治療が重要であることは指摘するまでもないが，2次性低血圧が除外された場合でも，本態性低血圧で生活の質を損なうような症状がある場合には対策を講じる必要がある．

保存的治療

　まず，規則正しく偏らない食事，十分な睡眠，適度な運動などの生活指導を行い，症状がそれでも改善しない場合には，少量から昇圧薬の投与を考慮する．起立性低血圧は，ゆっくりと立ち上がり長時間の立位を避けることや弾性ストッキングの着用で回避できる場合も多い．食後低血圧は炭水化物の多量摂取で起こりやすいが，少量ずつ食べ，食事回数を増やすことや，食後に水分を補給することで対処可能なことも多い．

薬剤治療

　本態性低血圧の薬物治療のターゲットは主と

表2　本態性低血圧の薬物治療

作用	薬剤名	機序
血管トーヌスの維持	アメジニウム	ノルアドレナリンの再取込みを抑制
	ミドドリン	α_1受容体刺激作用
	ドロキシドパ	ノルアドレナリンの前駆物質
循環血漿量増加	フルドロコルチゾン	鉱質コルチコイド作用

して，①**血管トーヌスを維持する**，②**循環血漿量を増やす**，の2つであり，**表2**にまとめた．

　以下に処方例を示した．以前はインドメタシンなど非ステロイド抗炎症薬が使われていたが，もちろん適用外処方であり，最近はあまり使用されないようである．

①**軽症例**：下記のいずれかを用いる．
・ミドドリン（メトリジン®）錠（2 mg）2錠分2
・アメジニウム（リズミック®）錠（10 mg）2錠分2
・ドロキシドパ（ドプス®）カプセル（100 mg）3カプセル分3

②**重症例**：下記の2～3剤を併用する．
・メトリジン®錠（2 mg）2～4錠分2
　あるいはドプス®カプセル（100 mg）3～6カプセル分3

- リズミック®錠（10 mg）2 錠分 2
- フルドロコルチゾン（フロリネフ®）錠（0.1 mg）1～4 錠分 1～2

ただしフロリネフ®錠は，現状では塩喪失型先天性副腎皮質過形成症と塩喪失型慢性副腎皮質機能不全［アジソン（Addison）病］にしか保険適用がないので，ここでの使い方は保険適用外である．

看護のポイント

● 転倒による外傷を回避する ●

失神や転倒による外傷に十分注意する必要がある．とくに起立性低血圧では駅のホーム・エスカレーターなど危険な場所での単独行動を回避するよう注意させることが重要である．

● 精神的な不安の払拭 ●

本態性低血圧は長期的な予後は良好であり，基本的には病気ではないことを理解させ，精神的不安を軽減してあげることが必要である．

● 生活習慣の改善の励行 ●

適切な生活習慣が症状の改善に有効であることを説明し，実践できるように動機づけする．

（長田太助）

大動脈瘤 aortic aneurysm

1 起こり方

大動脈瘤は全身に血液を供給する大動脈が瘤状に拡張した状態である．**高血圧や動脈硬化**に関連して生じると考えられ，高齢の男性に多い．若年者で発症する場合には，マルファン（Marfan）症候群などの全身結合組織病，ベーチェット（Behçet）病などの全身性血管炎の合併を考える必要がある．破裂した場合には致死的となりうるため，早期発見と適切なタイミングでの手術治療が重要である．

分類

発生部位により胸部大動脈瘤，腹部大動脈瘤に分類され，胸部大動脈で 4.5 cm 以上，腹部大動脈で 3 cm 以上に径が拡張した場合に瘤とよぶ．瘤の形状により**紡錘状大動脈瘤**と**囊胞状大動脈瘤**に分類され，後者のほうが破裂するリスクが高い（図 1, 2）．発生した動脈の呼称をとり，上行大動脈瘤，弓部大動脈瘤，胸部下行大動脈瘤，腹部大動脈瘤（腎動脈上，腎動脈下）などとよばれる．また，総腸骨動脈や膝窩動脈などにも瘤を認めることもある．

2 症状と診断のすすめ方

無症状であることが多いが，瘤による局所の

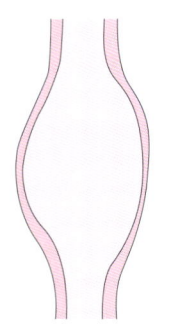

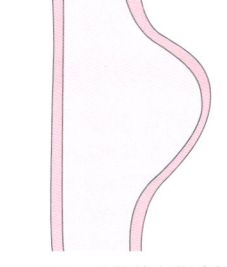

図 1　紡錘状大動脈瘤　　図 2　囊胞状大動脈瘤

圧迫症状が出現することもある．すなわち，胸部であれば，気管圧迫による呼吸困難や食道圧迫による嚥下障害，反回神経圧迫による嗄声など．大動脈基部が瘤化した場合には，大動脈弁輪が拡張するため大動脈弁閉鎖不全を合併し，心不全を呈することもある．また，まれではあるが瘤が冠動脈を圧迫し狭心症，心筋梗塞を生じる例もある．腹部の場合には便秘や腹痛などを認める．また，瘤内に血栓を生じることがあり血栓塞栓症を合併する可能性がある．胸部の場合は胸部 X 線像における大動脈陰影の拡大を契機に，腹部の場合は診察で拍動性腫瘤を指摘された場合や他疾患の精査時に腹部エコーあ

るいは CT を施行された場合に発見されることが多い．

3 治療の実際

治療は，第1に瘤化の進展予防，破裂リスク軽減のため厳密な**血圧コントロール**を行う．カルシウム拮抗薬や β 遮断薬が長く使用されてきたが，近年ではアンジオテンシン変換酵素（ACE）阻害薬やアンジオテンシン受容体拮抗薬（ARB）なども使用される．瘤径が拡大すると破裂のリスクが増すため**人工血管への置換手術**が必要となる．施設により差異はあるものの，一般に胸部で 5〜6 cm 以上，腹部で 4〜5 cm 以上が手術適応とされる．また短時間で径が増大する場合，瘤による症状が出現している場合などにも手術が検討される．瘤の部位に痛みがある場合には，**切迫破裂**の可能性があり早急に治療を要する．動脈硬化を背景に発症するため，虚血性心疾患や脳血管障害を合併していることが多く，それらの状態も考慮に入れる．前述のようにマルファン症候群などの全身結合組織病の症例では，血管壁の脆弱性が背景にあるためより小さい動脈瘤径で手術が選択される．

近年はカテーテルによる**ステントグラフト**での治療が可能となり，普及しつつある．高齢者や併存疾患が多く長時間の全身麻酔手術が危険と判断される症例にも施行可能であり，開胸開腹手術に比べて入院期間も短期ですむ．ただし，瘤の部位や形状により施行困難な場合もあり，全症例に可能というわけではない．

💡 看護のポイント

大動脈瘤に罹患した患者の看護のポイントは，①瘤に伴う症状・血流障害の有無の観察，②血圧コントロール，③患者・家族教育，などである．

胸部大動脈瘤の場合には，嗄声の有無や呼吸状態，嚥下の状態を観察する．腹部の場合には腹痛の有無や下肢の血流の状態を確認する．

血圧のコントロールを得るためには，内服遵守のほか減塩，規則正しい運動などが必要となる．激しい運動や過負荷な運動は慎むべきである．排便時の努責（怒責）も急激に血圧を上げ破裂のリスクとなるため，適切な排便コントロールも重要である．必要に応じて緩下剤を用いる．

患者・家族には，瘤の位置に応じて発生しうる症状を説明し，瘤径増大予防のために血圧コントロールをすること，そのために日々自宅血圧測定をすること，定期的にエコーや CT などの検査を受けること，最終的には手術が必要になる可能性があることを説明する．突然激しい痛みを自覚した場合には，救急病院を受診するよう指導する．　　　　　　（藤田大司，今井　靖）

大動脈解離 aortic dissection

1 起こり方

大動脈解離は大動脈内膜に亀裂を生じ，あるいは血管壁内細動脈の出血を生じ血管壁の中膜が剥離した状態をいう．本来の血管内腔を真腔，剥離した中膜内に血液が流入し形成した腔を偽腔とよぶ．偽腔に流入した血液は再度内膜を破り真腔へ交通することもあり，偽腔の入り口を entry，出口を re-entry とよぶ．偽腔内の血液がすでに血栓化し血流が途絶えている状態を**偽腔閉鎖型**，偽腔内の血流が持続しているものを**偽腔開存型**とよぶ．大動脈瘤同様，高血圧や動脈硬化を背景に発症するほか，マルファン（Marfan）症候群などの全身結合組織性疾患にも認められることがある．

分類

大動脈解離の分類として**スタンフォード（Stanford）分類**およびドベーキー（DeBakey）分

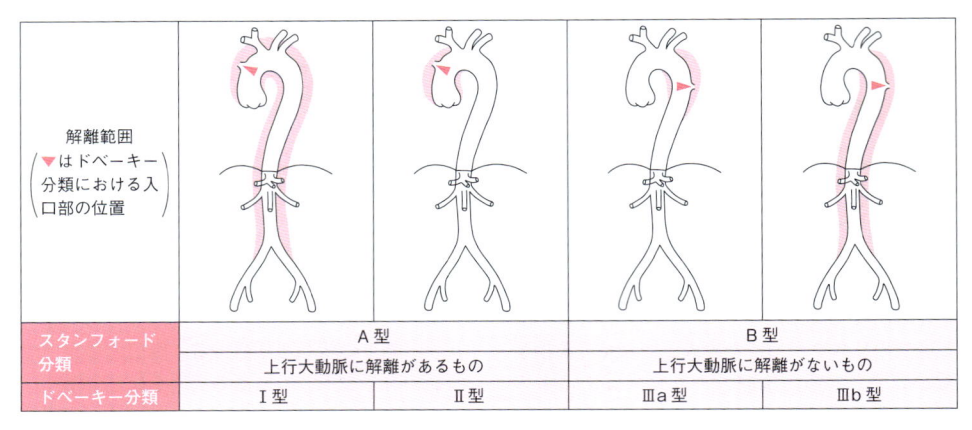

解離範囲 ▼はドベーキー分類における入口部の位置				
スタンフォード分類	A型		B型	
	上行大動脈に解離があるもの		上行大動脈に解離がないもの	
ドベーキー分類	I型	II型	IIIa型	IIIb型

図1　大動脈解離の分類

類が有名である（図1）．上行大動脈に解離があるものをスタンフォードA型，上行大動脈に解離がないものをスタンフォードB型とよび，後述のように治療方針や管理のポイントに差異がある．

2 症状と診断のすすめ方

　大動脈解離は突然の**胸背部の激しい痛み**で発症することが多い．解離の進展方向に痛みの部位が移動することもある．上行大動脈の解離では，解離の進行に伴い大動脈弁閉鎖不全症を合併したり，冠動脈（主に右）の血流障害を生じたりすることがある．大動脈弓部に解離が及ぶ場合，上肢や脳血管の血流障害を生じることがある．一方，下行大動脈の解離では，腸管血流の低下に伴う消化管症状や腎血流障害に伴う腎障害，両下肢の阻血などが生じることがある．下行大動脈からは脊髄を栄養する血管も分岐しており，脊髄の阻血による下肢の麻痺を呈することもある．

　症状より大動脈解離を疑い，造影CTないしはMRIを行うことで診断にいたる．

3 治療の実際

　偽腔開存型のスタンフォードA型解離はきわめて予後不良であり，**緊急手術**の対象となる．スタンフォードB型解離は一般的には，安静，降圧を中心とした保存的治療が選択されるが，臓器虚血症状が強い場合や偽腔の拡大進行が著しい場合には手術の対象となる．ICU，CCUないしはそれに準じた管理が可能な病室で，心電図・血圧・尿量をモニターする．降圧薬は急性期には経静脈的に投与される．カルシウム拮抗薬（ニカルジピンやジルチアゼム）や硝酸薬（ニトログリセリン）などが使用される．また，大動脈壁にかかる圧勾配を減少させるべくβ遮断薬（メトプロロール，カルベジロール，ビソプロロールなど）の内服を併用することもある．急性大動脈解離に対する緊急ステントグラフトの使用経験はいまだ限定的である．

💡 看護のポイント

　大動脈解離の患者の看護のポイントは，①大動脈の破裂の予防，②解離進展の早期発見，である．

　入院当初は，まずは**安静**を徹底させ**血圧コントロール**に専念する．解離の箇所により生じうる臓器虚血症状に注意する．四肢の血圧差の有無は解離の範囲を推定するうえで非常に重要な情報である．スタンフォードA型解離では，右上肢の血圧，心電図変化の有無などが重要である．スタンフォードB型解離では，尿量（腎血流を反映すると考える），上下肢の血圧差などが重要な観察ポイントである．解離の範囲や

偽腔の状態(血栓閉塞しているか否か)，血圧コントロールの状態をみながら，約2〜4週間をかけてリハビリテーションを兼ねつつ，徐々に安静度を上げていく．退院後も内服を遵守し，段階的に日常生活に復帰することや，負荷の大きい激しい運動を避けること，努責(怒責)を避けることなどを指導する．慢性期に偽腔が瘤化することもあるため，外来で定期的な観察が必要である．

（藤田大司，今井 靖）

閉塞性動脈硬化症 arteriosclerosis obliterans(ASO)
バージャー病 Buerger's disease[thromboangiitis obliterans(TAO)]

1 起こり方

閉塞性動脈硬化症(ASO)は全身の動脈硬化(粥状硬化)が原因で四肢，とくに下肢の動脈に狭窄・閉塞性病変が生じて，末梢循環障害・虚血症状をきたす疾患である．バージャー(Buerger)病(TAO)は血管炎症候群の1つで，膝下などの数mm径サイズの四肢動脈に炎症が生じて血栓閉塞する疾患である．両者のほかに高安動脈炎や急性動脈閉塞症などを含めて，**末梢動脈閉塞症**(peripheral arterial occlusive disease：PAD)と総称される(表1)．近年は，人口の高齢化や食生活の変化に伴い動脈硬化に起因するASOの増加が著しい．

2 症状と診断のすすめ方

ASOは粥状硬化に起因することから，脳・頸動脈，冠動脈，腎動脈など，全身の臓器に循環障害が併せて生じることに注意する．したがって，ASOを「全身の動脈硬化性血管病変の一部分症」ととらえ，ASOの診療では①末梢循環障害へはもちろん，②他臓器循環障害および③動脈硬化性危険因子への対策も必須となる．TAOは比較的末梢病変が多く，上下肢両方の動脈閉塞を特徴とする疾患で，比較的若年男性に多く，喫煙との関連が指摘されている．

①**肢循環障害の診断**：ASOとTAOともに四肢の症候は同様で，下肢症状は代償期(無症

表1 PADと鑑別疾患

疾患	ASO	膝窩動脈外膜嚢腫	ルリッシュ(Leriche)症候群	TAO	急性動脈閉塞症	膝窩動脈捕捉症候群	神経原性跛行	糖尿病性壊疽
年齢	中高年(50歳以上)	若年〜中高年	若年〜中年	青壮年(20〜40歳代)	中高年	若年者	中高年	中高年
主病変部位	大動脈〜腸骨動脈〜大腿動脈〜膝窩動脈〜	膝窩動脈	腹部大動脈〜腸骨動脈	下腿〜足趾前腕〜手指	四肢主幹部脳血管	膝窩動脈(走行異常)	血行障害なし	足関節末梢
発症形式	慢性間欠性跛行	亜急性〜慢性	慢性間欠性跛行ED	慢性安静時疼痛潰瘍	急性	亜急性〜慢性	亜急性〜慢性	無痛性潰瘍壊疽
その他鑑別点	動脈硬化性因子	超音波，CT＜砂時計様閉塞＞	血管造影症状	喫煙歴血管造影所見ほとんどが男性	心疾患心房細動大動脈疾患	負荷試験超音波	脊椎MRI腰痛症状	糖尿病コントロール不良

[福島洋行ほか：わかりやすい末梢循環 Q&A. Angiology Frontier 1：92-93，2002より改変]

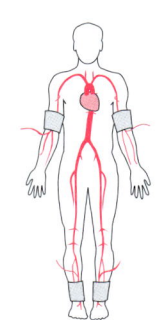

図1　ABPIの測定

右側ABPI＝(高いほうの右側足関節収縮期血圧(後脛骨動脈または足背動脈))／(高いほうの上腕収縮期血圧(左側または右側))

左側ABPI＝(高いほうの左側足関節収縮期血圧(後脛骨動脈または足背動脈))／(高いほうの上腕収縮期血圧(左側または右側))

［TASC II Working Group（日本脈管学会訳）：下肢閉塞性動脈硬化症の診断・治療指針II（日本脈管学会編），40頁，メディカルトリビューン，2007より改変］

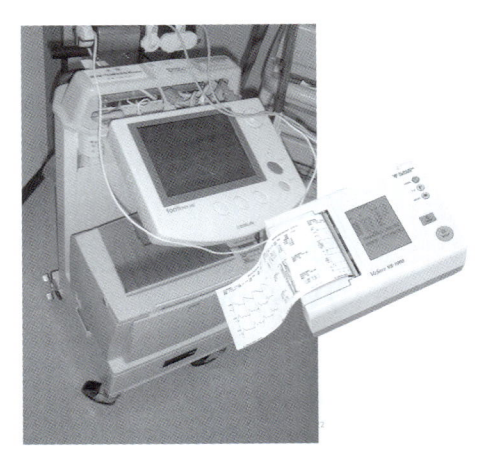

図2　簡易四肢血圧測定装置
四肢にマンシェットを巻くだけで測定することができるが，不整脈，振戦，重症例では注意が必要である．

候），非代償期(相対的：歩行時の筋肉痛が特徴の間欠性跛行，絶対的：安静時疼痛，虚血性潰瘍)へと進行する［フォンテイン(Fontaine)臨床症状分類：表2］．

循環障害の判定には，a)特徴的な症候(上記)から疑われることも多いが，b)無侵襲診断法である**足関節上腕血圧比(ankle brachial pressure index：ABPIは0.9未満**，1.4以上で異常)がもっとも簡便かつ有用である(図1，2)．そのほかに足趾血圧測定，運動負荷後ABPIなども指標となり，さらに血管超音波検査，トレッドミル検査，MRA，CTAなどで重症度も含めて動脈病変を評価する(図3)．c)侵襲的検査法である動脈造影検査は，侵襲的治療の適応がある例に限り実施する．

②**合併他臓器疾患の診療**：ASOでの合併は脳血管障害30％，虚血性心疾患40％で，これら疾患も併せて診断(ECG，心エコー，頸動脈エコー，頭部MR・CT，負荷心筋シンチグラフィ，腎機能検査などで判定)をし，必要な治療(薬物，PCI，バイパス術などから選択)の適応も検討する．

③**生活習慣病(動脈硬化性危険因子)の診療**：ASOと関連する喫煙，糖尿病，高血圧，脂質異常症などを評価する．それらを放置したままでは，病変の進行や再発および新たな出現などの原因となり，治療の妨げともなる．また，TAOでは喫煙以外の危険因子がない

ことが特徴で，禁煙は必須である．

3　治療の実際

まず，①虚血肢の治療(表2)としては「症状・苦痛からの解放」が治療の基本的な目標であるが，病変伸展・再発の予防(危険因子への対策，**抗血小板療法**)，さらにASOでは②全身合併症の予防と治療(抗血小板薬，各臓器虚血の治療)，および③生活習慣病の治療も含む(図4)．

①に対しては「病変の改善策」である血行再建術(外科治療や血管内治療)がもっとも有効であるが，薬物などの内科的治療(運動療法，薬物療法)でも症状の改善は得られる．

運動療法

種々の筋肉運動が歩行距離を延長させることが証明されている(ただし重症例は禁忌なので注意)．通常は「最大歩行距離の8割程度の距離」を繰り返し歩く運動を毎日(4日/週以上)，監視下で行うことがもっとも有効であるが，家庭でも継続できるように指導することも有用である．また，生活習慣病の治療目的にも運動療法が有効であることはよく知られている．

薬物療法

薬物治療の目的も，①下肢症状の改善(抗血

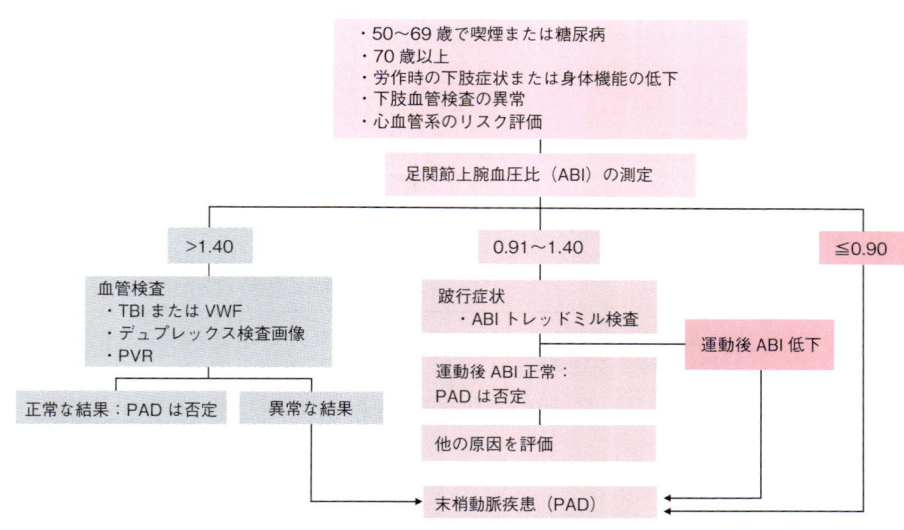

図3 末梢動脈疾患診断のアルゴリズム

```
・50〜69歳で喫煙または糖尿病
・70歳以上
・労作時の下肢症状または身体機能の低下
・下肢血管検査の異常
・心血管系のリスク評価
          ↓
足関節上腕血圧比（ABI）の測定
   ↓          ↓           ↓
 >1.40     0.91〜1.40    ≦0.90
   ↓          ↓           ↓
血管検査    跛行症状
・TBI または VWF   ・ABI トレッドミル検査
・デュプレックス検査画像        ↓
・PVR      運動後 ABI 正常:  運動後 ABI 低下
   ↓       PAD は否定
正常な結果：PAD は否定  異常な結果
           他の原因を評価
              ↓
        末梢動脈疾患（PAD）
```

TBI：足趾上腕血圧比，VWF：速度波形，PVR：容積脈波記録
[TASC II Working Group（日本脈管学会訳）：下肢閉塞性動脈硬化症の診断・治療指針II（日本脈管学会編），43頁，メディカルトリビューン，2007]

表2 虚血肢の臨床症状と治療方針

重症度	フォンテイン臨床症状分類	対　策
軽症 （代償期）	I度　症状なし （時に冷感，しびれ感）	危険因子の除去 進行予防の治療，フットケア
中等症 （相対的非代償期）	II度　間欠性跛行	同上 フットケア，運動療法，薬物療法 病変により血管内治療 バイパス治療
重症 （絶対的非代償期）	III度　安静時疼痛 IV度　壊疽，虚血性潰瘍	侵襲的治療を優先 （非適応時，静注・動注療法）

小板薬，血管拡張薬）と②心血管イベントの予防により「生命予後の改善」を図ること（抗血小板薬），そして③生活習慣病の治療（スタチン，降圧薬，血糖降下薬など）として応用する．

①では，抗血小板薬（抗血栓薬）が，虚血症状の改善と併せて病変進行予防の役割，さらに②の心血管イベントの予防効果（アスピリンなど）でも使用される．

経口薬としては，シロスタゾール（プレタール®）が跛行の治療に有用なエビデンスがあり，そのほかにプロスタグランジン I₂［ベラプロスト（ドルナー®，プロサイリン®）］などがある．病状により1種類または2剤程度を併用する．症状増悪時や重症例にはプロスタグランジン製剤（PGE₁）注射薬：プロスタンディン®注またはパルクス®注，リプル®注などが使われる．

侵襲的治療の適応

重症例ではバイパス術などの外科治療や**血管内治療**が優先されるが，合併症や長期開存性などから安易に実施すべきではなく，跛行例では①運動療法などほかの方法で効果が不十分で日常生活に不自由，②病変が治療に適する（たと

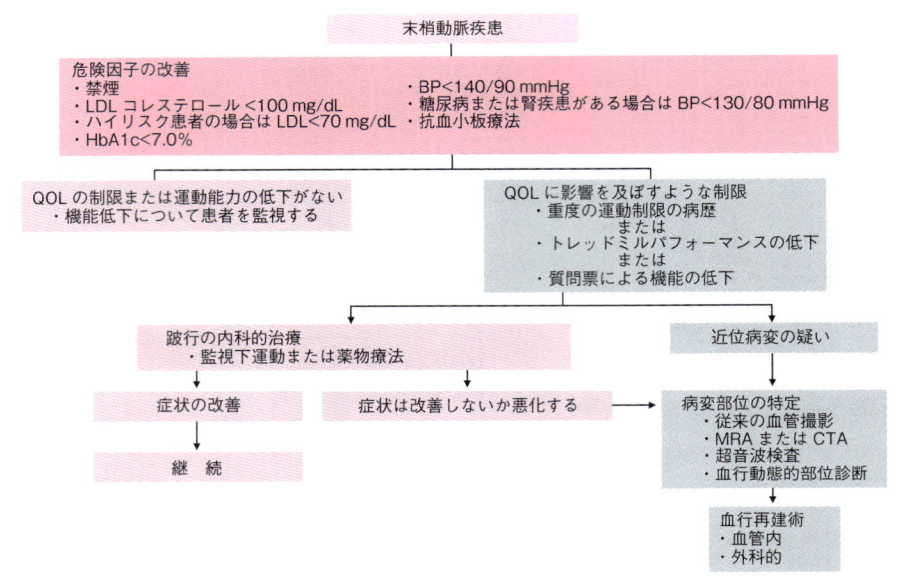

```
                末梢動脈疾患
┌─────────────────────────────────────────────┐
│ 危険因子の改善           ・BP<140/90 mmHg         │
│ ・禁煙               ・糖尿病または腎疾患がある場合は BP<130/80 mmHg │
│ ・LDL コレステロール<100 mg/dL  ・抗血小板療法   │
│ ・ハイリスク患者の場合は LDL<70 mg/dL            │
│ ・HbA1c<7.0%                                 │
└─────────────────────────────────────────────┘
```

図4 末梢動脈疾患の全体的治療戦略

BP：血圧，HbA1c：ヘモグロビン A1c，LDL：低比重リポタンパク質，MRA：磁気共鳴血管撮影，CTA：コンピュータ断層血管撮影
[TASC II Working Group（日本脈管学会訳）：下肢閉塞性動脈硬化症の診断・治療指針II（日本脈管学会編），45頁，メディカルトリビューン，2007]

えば，血管内治療は腸骨動脈の短い狭窄・閉塞病変には第1選択であるが，大腿動脈の長い閉塞は**バイパス**術を優先するなどを判定），③全身状態が侵襲に耐え，長期生存が期待できる例などが適応とされている．

看護のポイント

予防的**フットケア**が重要である．下肢の保温や皮膚の保湿に努め，皮膚や爪を清潔にし，傷や感染を予防する．また，靴や靴下などの履き物（平底，硬さなど）にも気を配る．そのほか，ASO では動脈硬化促進因子の改善に対しての食事や運動などの指導も併せて行い，TAO では**禁煙指導**がもっとも重要である．

危険因子保有例では定期的な足部の観察を行うことが有用で，血流障害の早期発見に努める．血流障害が発見されたら早期に対応を促し，全身の合併症についても注意を喚起する．

（松尾　汎）

感染性心内膜炎 infective endocarditis(IE)

1 起こり方

感染性心内膜炎とは，心臓内の感染症で，たとえば心臓内の弁や心室中隔欠損部などに細菌などが繁殖し塊[**疣腫**(vegetation)]となり，そこから全身へと菌が流出する重篤な病気である．

ある臓器に膿瘍があったり，腎盂腎炎などで

も，血中に菌が放出され敗血症となるが，こうした場合は，発熱に一致して菌が一過性に血中に流出することが多い．心内膜炎では絶えず血中に菌が出現し，弁を破壊したり，他臓器に膿瘍をつくったり，脳内の血管壁内で繁殖して動脈壁を破壊し，**脳動脈瘤**を形成し，突然脳出血をきたすなど，種々の合併症を起こしうる．

心内膜炎で弁などに付着した菌は，塊になって成長し，周囲をフィブリンなどで厚くおおわれる．また，弁は血管に乏しいため抗菌薬の浸透がわるく，白血球なども侵入しにくいため，きわめて治りにくい．したがって，殺菌作用のあるペニシリンなどの抗菌薬を長期間にわたり投与し，高い血中濃度を保つ必要がある．

起因菌

グラム陽性菌の頻度が高く，口腔内にいる**緑色連鎖球菌**や，皮膚にいる（表皮，黄色）**ブドウ球菌**，消化管にいる**腸球菌**などが原因となることが多い．最近は，悪性疾患や，ステロイド治療などで免疫力が低下している症例が増加しており，さらにこうした患者に長時間カテーテルを留置したりする機会が増えているために，グラム陰性桿菌，嫌気性菌，真菌（カンジダ，アクチノマイセスなど），クラミジア，リケッチアなどが原因のこともある．

腸球菌の場合は，抗菌薬が効きにくく苦労するが，泌尿生殖器系の処置後に罹患しやすく，老年者や若年女性に多い．ウシ型連鎖球菌では，大腸の悪性腫瘍を合併していることがある．米国などでは，麻薬常習者で，自己注射による右心系の心内膜炎が多く，わが国でも，上肢などに注射のあとがないか注意して観察する．

分類

臨床経過から，以下の2つに分類される．

● 急性心内膜炎 ●

急激に高熱で発症し，数日間の経過で，弁破壊が短期間にすすみ予後不良である．病原性の強いブドウ球菌などが，正常の心臓弁でも感染して発症し，急性心筋梗塞と同じくらいの緊急処置がいる重篤な疾患で，治療がわずか1日遅れただけでも致命的なことがある．

表1 心内膜炎を合併しやすい基礎疾患

A. 心臓内に異常な血流ジェットを伴う疾患
　1. 先天性心疾患
　　心室中隔欠損症，大動脈弁・三尖弁・肺動脈弁狭窄，動脈管開存症，大動脈縮窄症，大動脈弁閉鎖不全を伴うマルファン（Marfan）症候群など
　2. 弁膜症
　　僧帽弁・大動脈弁閉鎖不全症，僧帽弁逆流を伴う僧帽弁逸脱症，老年者の変性性大動脈弁疾患など
　3. 肥大型閉塞性心筋症
B. 体内の異物
　人工弁，人工ペースメーカー，静脈内カテーテル留置，人工血管
C. その他
　麻薬中毒者（右心系心内膜炎）

● 亜急性心内膜炎 ●

数週間の経過で，微熱が続き，徐々に全身症状が現れてくる．心臓に基礎疾患をもつ症例に多く，心臓の中に異常な高速の血流ジェットがあり，このために，心内膜面が慢性に障害された弱い部分に菌が着床する場合が主である．菌としては，病原性は低く，健常者なら感染が起こらないような緑色連鎖球菌などによる場合が多い．数ヵ月間，原因不明の微熱が続き，膠原病や悪性疾患と間違えられやすい．弁の破壊は徐々にしか起こらないが，塞栓症などの全身症状を呈したり，免疫異常による皮疹を呈すことがある．

基礎疾患

心内膜炎をきたしやすい基礎疾患としては，**表1**のように，先天性心疾患，弁膜症，肥大型閉塞性心筋症，体内の異物などがある．ただし，弁逆流を伴わない**心房中隔欠損症**や，弁逆流の心雑音を伴わない**僧帽弁逸脱症**では，心内膜炎罹患のリスクは低い．人工弁の植え込み術後の症例で人工弁に感染が起こると，難治性で，ほとんどの例で再手術が必要となるので，予防が重要である．

2　症状と診断のすすめ方

症状

症状は，①感染による全身症状と，②基礎心疾患・弁障害の進行による心不全などの症状，

③菌塊（疣腫）の塞栓や免疫学的異常などに基づく局所症状に分けて考えるとよいだろう．

急性心内膜炎では，突然の**高熱**と弁障害の進行による**心不全**，**塞栓症**などを認める．

亜急性心内膜炎の症状は多彩で，特徴的な所見はないことがほとんどである．**微熱**，倦怠感，体重減少などの全身症状が数週間から数ヵ月続く．弁障害（とくに閉鎖不全）を伴い，脳・腎・脾などの**塞栓症**（神経症状，血尿，腹痛など），免疫学的異常（免疫複合体沈着による腎炎，関節炎，心筋炎，心膜炎，血管炎）などをきたすこともある．特徴的な皮膚・眼所見として，**オスラー（Osler）結節**（赤ないし紫色の圧痛のある結節で，手掌などにでき，疣腫による微小塞栓症である），**ジェンウェー（Janeway）疹**（痛みを伴わない紅斑），爪下の線状出血，結膜出血，眼底の**ロート（Roth）斑**（出血性梗塞で中心は白色で周囲が赤色暈に囲まれている）などが有名であるが，最近ではほとんどみられない．

三尖弁や肺動脈弁の心内膜炎では，喀血，胸膜炎，肺炎など**肺梗塞**症状を呈することがある．

原因不明の発熱と雑音を認めれば本症を疑うべきで，以前からあった心雑音が増強したり，収縮期雑音のみだった例で拡張期雑音が出現したりすることもある．ただ，亜急性心内膜炎の約10％では，初診時に心雑音を認めない．

数週間以内に抜歯していたり，カテーテルの長期留置などが原因と推定できる症例もあるが，誘因が不明のことも多く，にきびをつぶしたとか，手指のトゲが菌侵入の原因と推定される例もある．

■■ 確定診断のための検査

確定診断には，**血液培養**による原因菌の検出，心エコーによる弁障害の評価（疣腫の発見，弁逆流など），塞栓症などの特徴的な所見が重要である．診断には断層心エコー検査や**経食道エコー**が役に立つことが多い．5 mm 未満の小さな疣腫や，**心筋内膿瘍**，**人工弁**などの検索には経食道エコーが優れている．血液培養は，結果がわかるまで時間がかかるが，起因菌を確定し適切な抗菌薬の組み合わせを決めるのに必須である．

前医で感冒と誤診され抗菌薬などを投与されていることもまれではない．そのままでは血液培養の検出率が低いので，とくに亜急性心内膜炎で，患者の状態が安定していれば，抗菌薬を中止し，菌が検出されるまで1週間くらいは血液培養を繰り返す．

血液培養では，しばしば皮膚常在菌の混入が問題となるので，皮膚を広範囲にアルコール綿などでよくこすり，さらにイソジン®消毒液などで広く消毒してから，20〜30 mL 注射筒で採血し血液培養ボトルで提出する．最初の数日は，1日に2〜3回，採血部位を変えて採血する．

急性心内膜炎では，初診時に1時間おきに計3回静脈血培養を提出したら，ただちに経験的な抗菌薬の組み合わせ（アンピシリンとゲンタマイシンなど）で治療を開始する．

3 治療の実際

■■ 抗菌薬の選択

臨床効果は必ずしも菌の感受性試験からは予測できず，抗菌薬の選択が不適切だったり，投与量が不十分だと，中途半端に効果があってもすぐに再発する．また，必要以上に抗菌スペクトラムが広い抗菌薬では，副作用が出やすいことも問題となる．また，新薬は概して高価である［ベンジルペニシリンカリウム（ペニシリンG®）はきわめて安価］．起因菌ごとに有用度や経済性を考慮した抗菌薬の組み合わせが提唱されているので，原則としてこれに従う．

たとえば，もっとも頻度が高い起因菌であるペニシリン感受性のある緑色連鎖球菌では，ペニシリンG®（PCG）2,000〜3,000万単位/日を4〜6週間投与し，症例によりアミノグリコシド（ゲンタマイシンやトブラマイシンなど）を最初の2週間に限って併用する．腸球菌では，アンピシリンにアミノグリコシド併用などが行われる．感受性のある黄色ブドウ球菌では，第1〜2世代セフェム系とアミノグリコシドの併用などが用いられる．グラム陰性菌では，感受性のある抗菌薬を6〜8週間続ける．

◆ 抗菌薬は必ず点滴静注

PCGなどでは，4時間ごと1日6回（または24時間にわたる持続投与）の点滴投与が必要で，留置カテーテルを末梢ないし中心静脈におくことがしばしば行われている．しかしカテーテル留置が発熱の原因となることがまれではないので，カテーテルルートの扱いに際しては，感染予防に十分注意する．

■ 外科手術の適応

弁破壊が進行し，内科治療にもかかわらず心不全が軽快しない場合は，炎症所見が残っていても，**弁置換術**などの適応となる．また，適切かつ強力な抗菌薬治療に反応しない場合は，心内膿瘍があったり，真菌性心内膜炎のことがあり，手術を考慮する．なお，単に大きな疣腫があるだけでは，手術適応とならない．少なくとも複数回塞栓症を繰り返す場合は，心臓外科医と相談する．

ペニシリンなどの抗菌薬投与後には，一定期間薬物が存在しなくとも菌の発育が抑えられる現象が知られており，そのためPCGは4時間ごとの点滴でもよいが，それ以上投与間隔をあけると，血中濃度が下がったときに，菌が再増殖してしまう．面倒でも，時間どおりに点滴することが重要である（24時間持続的に投与してもよい）．

ゲンタマイシンなどのアミノグリコシド系抗菌薬では，腎障害や前庭障害をきたしやすい．高齢者や腎障害例にアミノグリコシドやバンコマイシンを投与する場合は，必ず血中濃度モニタリング（週2回以上）を行い，投与期間は通常2週間以内とする．なお，高齢者や，心不全や腎不全がある例では，抗菌薬中のナトリウム，カリウムにより，**心不全の悪化**や**高カリウム血症**が出現することがある．

■ 観察点

心内膜炎では，突然，弁破壊による高度の弁逆流が起こることもある．絶えず急変が起こりうるとの心構えで，患者の全身状態を観察し，脈拍，血圧，呼吸数，体温，尿量などを測定し，食欲の有無などにも気をつける．心不全が悪化すれば，呼吸困難を訴え，**頻脈**となる．大動脈弁逆流が高度になると，拡張期血圧が低下する．全身・肺への塞栓症の徴候がないか，皮膚や粘膜の**発疹**や，腹痛，胸痛，血尿などにも注意する．

治療中に一度解熱していたのに，発熱が再発する場合もまれではない．抗菌薬の増量や，他の抗菌薬の併用が必要なこともあるが，**静脈カテーテル感染**によることもある．刺入部に感染徴候（発赤，圧痛など）がないかに気をつける．抗菌薬の副作用による発熱の場合は，発疹，肝障害，顆粒球減少などを合併することがある．他の原因による発熱としては，弁周囲や心筋内の**膿瘍**，脾膿瘍，塞栓症，血栓性静脈炎，歯周病などのこともある．なんらかの異常に気づけば，すぐに主治医に報告する．

ゲンタマイシンなどは，**耳毒性**をきたしうるので，アミノグリコシド系抗菌薬を投与中は，毎日，**ふらつき**（前庭障害），**耳鳴り**などの自覚症状についても問診する．

■ データの読み方

血液培養では，採血時の汚染の可能性を否定するために，少なくとも2回以上同じ菌が検出されることが必要である．

心エコーによる弁の**疣腫**は，治療が有効でも大きさは変わらないのが普通で，むしろ，塞栓をきたしたあとに疣腫が収縮したり消失することもある．

一般血液検査では，血算にて軽度貧血を認め，治療効果があると軽快する．赤沈，C反応性タンパク（CRP）などは亢進しており，血清学的検査ではγ-グロブリン増加，リウマチ因子陽性で，補体価低下，血中免疫複合体を認める．尿検査では尿潜血，タンパクなどが陽性のことがある．

その他の検査として，心臓の評価，合併症の診断などに，心電図，胸部X線（心不全，肺塞栓のチェック），CT・MRI（脳・胸部・腹部），肺シンチグラフィ（肺塞栓），ガリウム（^{67}Ga）シンチグラフィ（心臓や感染巣への集積），心血管造影（心疾患診断，**感染性脳動脈瘤**の診断など）等が行われる．

治療効果の判定は，解熱，CRPなどの炎症

所見の軽快，食欲など全身状態の改善，貧血の改善などから総合判断する．赤沈の軽快は，CRPに比べ1～2週間遅れることが多い．

💡 看護のポイント

- 治療には，少なくとも1ヵ月，症例によっては半年近く**抗菌薬の持続点滴**が必要なことがあり，患者が精神的な不安に陥ったり，医療スタッフへの不信感をもったりすることがある．放置すれば重篤な疾患であるが，十分治療すれば，元気に退院できることを患者や家族に納得させ，精神面で励ますことが重要である．
- **心不全**の悪化の徴候や，疣腫による塞栓の早期発見に努める．弁破壊がすすみ数時間のうちに心不全が悪化する危険性もあり，ことに，入院直後の数日は，1日何回か状態の変化がないか十分注意して全身状態を観察する．また，数分以内に軽快する麻痺症状や一過性の**視力障害**などの軽い塞栓症状でも，気のせいと思って放置せず，すぐ看護師や医師に申し出るように指導しておく．
- 食事については，**心不全**の症例では減塩食とし，水分の過剰摂取を避け，状況に応じ1日の経口水分摂取量をチェックする．高齢者の亜急性心内膜炎などでは，長期の食欲低下から栄養失調に陥っている場合もあり，これに対しては，バランスのよい食事を少量ずつ，頻回にとらせるよう努力し，体力の回復を期待する．
- 体温，脈拍，心拍数，血圧，体重，尿量などを毎日測定する．
- 発熱に対しては，患者の希望により冷罨法を行う．
- 大量の抗菌薬を点滴するため**血管痛**や**静脈炎**をきたしやすく，刺入部の発赤，腫脹，硬結などに注意する．翼状針を用いる場合は，できるだけ太い末梢静脈から，注射部位を左右順番に変えるなど工夫する．留置針の場合は，状況により数日ごとに入れ替えることもある．中心静脈カテーテル留置の場合は，皮膚刺入点の滅菌に気をつけ，輸液ルートの感染対策を心掛ける．
- 抗菌薬の副作用に注意し，倦怠感，食欲不振，発疹，下痢などの出現や，採血，検尿データ異常などにも注意する．
- 治療効果や，心機能などに応じた安静度を守らせる．面会患者も含め感冒症例に近づかないように指導する．

◆ **細菌性心内膜炎の予防処置の患者教育** ◆

心内膜炎のリスクが高い症例では，一過性の菌血症を生じる可能性のある処置に際して，抗菌薬による予防処置が必要であることを患者によく説明しておく必要がある．たとえば，有意の僧帽弁閉鎖不全症をもつ症例が**抜歯**をする際には，アモキシシリン1,500 mgから2,000 mgを処置1時間前に1回服用させる（投与量は体格，体重に応じて減量可）．なお，明らかな僧帽弁逆流性心雑音を伴わない僧帽弁逸脱症は，罹患リスクが低く，抗菌薬による副作用の危険性のほうが問題となるため，抗菌薬予防投与は行わないほうがよい．発熱・感冒症状などが数日以上持続する場合は，すぐ受診するように指導する．

（山沖和秀）

大動脈炎症候群（脈なし病，高安病）
aortitis syndrome (pulseless disease, Takayasu's disease)

1 起こり方

大動脈炎症候群は別名，**脈なし病**，あるいは**高安病**ともよばれている疾患で，大動脈あるいはこれより分岐している主要な動脈を侵す血管炎である．

一般に動脈は，組織学的に弾性線維の多い弾性型と，筋層のよく発達した筋型に区別され

大動脈炎症候群（脈なし病，高安病）　335

る．弾性型は大動脈や肺動脈のような大血管の，筋型はこれより小さい中動脈の組織像である．大動脈炎症候群は弾性型の動脈を侵す疾患であり，したがってその主な障害部位は大動脈およびその分枝と肺動脈である．

大動脈炎症候群は比較的わが国に多く，若い女性に好発することが特徴である．炎症局所にリンパ球の浸潤を認めることや，炎症の急性期にステロイドや免疫抑制薬が有効であることから，その発症機序として免疫学的な異常が想定されているが，確固たる証拠はない．

2 症状と診断のすすめ方

主な症状は，炎症に伴う全身症状として倦怠感，発熱，寝汗，関節痛，食欲不振，体重減少などが認められ，これらが血管の障害が明らかになる数ヵ月前から存在することがある．

血管の障害を示す症状としては，血管炎による血管腔の閉塞のための虚血症状と血管壁の脆弱性亢進による動脈瘤の形成のための症状である．頸部から腋窩部にかけて**血管雑音**を聴取できることが多い．鎖骨下動脈が閉塞した場合には橈骨動脈での脈の触知が困難になったり（脈なし病），脈あるいは血圧に左右差を認めるようになる．また，総頸動脈に閉塞が生じると失神発作や脳血管障害を引き起こすことがある．眼底は特有の虚血性の変化を示し，この眼底所見の発見者にちなんで高安病ともよばれるようになったが，現在ではこの所見を認める症例は非常に少ない．時に，大動脈炎の病変は腎動脈にも及ぶことがある．腎動脈が狭窄すると腎血流量の低下を感知してレニン-アンジオテンシン系が作動し，**腎血管性高血圧**をもたらす．肺動脈に炎症が生じると2次的に**肺高血圧症**となり，心不全の原因の1つとなる．

一方，血管壁の脆弱性の亢進により（胸部）大動脈瘤や**大動脈弁閉鎖不全**をきたし，これも心不全の一因である．

検査成績では全身の炎症所見としての赤沈とCRP（C反応性タンパク）の上昇を認めるが，大動脈炎に特徴的な検査成績はない．若い女性で脈に左右差を認め，頸部に血管雑音が存在する場合には積極的に血管造影を行い診断を確定すべきである．最近ではガドリニウムにより造影した大動脈のMRIや造影CTが早期病変の診断に有力である．

3 治療の実際

治療は赤沈，CRPなどの炎症所見が高値を示し，血管炎の活動性が高いと考えられる症例にはステロイドの投与を原則とする．プレドニゾロン（プレドニン®）30 mg/日でスタートし，自覚症状や検査成績に対する効果が出現した後は減量を開始する．ステロイドの離脱をめざすことを原則とするが，減量の段階で再燃をきたすものも少なくない．この場合には長期にわたりステロイドの投与を余儀なくされる．ステロイドの効果が十分ではない症例にメトトレキサートが有効であったという報告が近年なされている．炎症所見がコントロールされた後に虚血症状が高度の場合には，外科的な血行再建術が必要となる場合がある．また動脈瘤の破裂が懸念される場合も同様に外科的治療が考慮されるべきである．

高血圧が存在する場合には，同時に高血圧の治療も行う必要がある．高血圧の原因が大動脈や腎動脈の狭窄による場合には外科的な血行再建術が必要となる場合がある．これ以外の場合には本態性高血圧に準じた治療を行う．その中でレニン-アンジオテンシン-アルドステロン系の増加が原因である腎血管性高血圧においては，アンジオテンシン変換酵素（ACE）阻害薬が有効であるが，急激に血圧を降下させたり，時には腎機能を悪化させることもあるので慎重に投与する必要がある．

💡 看護のポイント

・本疾患は基本的に若い女性の，しかもきちんと治療すれば比較的予後のよい病気である．ところがステロイドを使用することによる痤瘡，**満月様顔貌**や**野牛肩**（buffalo hump）などの体型の変化を気にするあまり，またステロイドにより全身症状が比較的早期に改善するために，自ら治療を中止してしまうことが

ある。このようなことがないようによく説明し納得してもらう必要がある。
・予後を規定する因子は脳血管障害，心不全，感染症である。定期的な検査が重要であることはいうまでもないが，いわゆる脳貧血症状や息切れなど，以前と異なった症状がないかどうか注意を払うべきである。また，入院中はステロイドによりいったん正常化した熱が再び上昇することがないかどうかにも注意する。感染症の可能性があるからである。

（簑田清次）

レイノー病 Raynaud's disease

1 起こり方と症状・診断のすすめ方

通常，寒冷に曝露された際に，手指（足趾）が発作性に蒼白となり，その後，回復する過程でチアノーゼおよび潮紅する症状を**レイノー（Raynaud）現象**とよんでいる。身体的あるいは精神的ストレスによっても誘発されることがある。これは，手指の動脈の発作性の攣縮によりもたらされる症状であり，患者はこのとき，冷感やしびれを訴えることがある。

交感神経刺激に対する過度の反応が発症機序として考えられている。過度の反応が血管病変に基づく場合も考えられる。

このレイノー現象は，はっきりとした原因のない1次性の**レイノー病**と，ほかの疾患に随伴してみられる2次性のレイノー現象に大きく二分されている。レイノー病の場合には手指のみでなく鼻尖，耳朶などにも出現することがあり出現部位に注意が必要である。レイノー現象に含まれる疾患としては，①各種結合組織疾患，②**動脈硬化やバージャー（Buerger）病**などの閉塞性動脈疾患，③肺高血圧症，④脊髄疾患，⑤**クリオグロブリン血症**や**骨髄増殖性疾患**，⑥**振動**などの外傷，⑦βｰ遮断薬や抗がん薬などの薬物使用，があげられる。

2 治療の実際と看護のポイント

保温に努めることが第一歩である。とくに症状が増悪する冬季の外出時には手袋を着用することはもちろんのこと，身体全体の保温も怠ってはならない。喫煙者に対しては禁煙の必要性を十分に説明する。2次性のレイノー現象の場合にはその基礎疾患の治療を同時に行う必要のあることはいうまでもない。

薬物による治療も試みられる。これらにはレセルピンのように交感神経を介して作用するものや**カルシウム拮抗薬**，あるいは**プロスタグランジン製剤**のように血管壁を直接拡張させるものなどが使用されているが，著効を示す症例は非常に少ない。また，薬物治療が無効の場合に交感神経切除術が行われることがあるが，その効果もあまり大きくない。

（簑田清次）

静脈瘤，血栓性静脈炎 varix, thrombophlebitis

1 起こり方

静脈は，末梢から心臓へ向かう血液の還流路であり，表在静脈，深部静脈，両者を結ぶ交通枝に分類される。下大静脈および腸骨静脈を除いて，静脈には弁があり，中枢から末梢への逆流，深部から表在への逆流を防止している。**静脈の還流障害**，すなわち①**静脈の閉塞**，②**静脈弁の機能不全による逆流**，によって，静脈の拡張や蛇行が生じ静脈瘤が形成される。体表の静

脈瘤はほとんどが下肢に生じる．とくに，**大伏在静脈**が走行する大腿から下腿にかけての内側，および**小伏在静脈**が走行する下腿の後面に多くみられる．

下肢静脈瘤

下肢静脈瘤は，**1次性静脈瘤**と**2次性静脈瘤**に分類される．前者は，長時間の立位姿勢や先天的な静脈の脆弱性などが原因で，静脈の弁機能に障害が生じて血液が逆流し，静脈が拡張して静脈瘤が形成されたものである．後者は，深部静脈血栓症により深部静脈の還流が障害され，静脈圧が高くなって弁機能が障害され，表在静脈が拡張して形成されたものである．

血栓性静脈炎

血栓性静脈炎は，表在静脈に血栓が形成され，それに伴って静脈やその周囲の皮膚，皮下に炎症が起きた状態である．下肢静脈瘤は表在静脈に慢性的に血液がうっ滞した状態であるため，脱水などを契機にして瘤内に血栓が形成され，血栓性静脈炎を起こす．また，カテーテル留置などの医原性の要因や，ベーチェット（Behçet）病，バージャー（Buerger）病，悪性疾患などの全身的な要因で生じることもある．

2 症状と診断のすすめ方

下肢静脈瘤は，初期には静脈の拡張，蛇行を認めるだけであるが，症状がすすむと下肢の**浮腫**，**だるさ**，**筋肉のけいれん**などが出現する．重症化すると**色素沈着**や**かゆみ**などの皮膚症状が現れ，さらに進行すると皮膚に**潰瘍**が形成される．静脈瘤の存在と重症度は，問診と視診で診断可能である．静脈瘤が1次性のものか2次性のものかについては，**超音波検査**や**静脈造影**などで診断を確定する．

血栓性静脈炎では，静脈に沿った**硬結**，**痛み**，その周囲の**発赤**，**浮腫**がみられる．このような局所の炎症所見のほかに，発熱などの全身性の症状を伴うこともある．診断は視診や触診で十分可能であることが多いが，**超音波検査**で静脈内の血栓が同定できれば確実である．

3 治療の実際と看護のポイント

下肢静脈瘤は致死的にならない良性疾患であり，治療方針は症状，患者の希望，全身状態を考慮して総合的に判断する．一般的に，皮膚症状を伴う進行した静脈瘤は**外科的治療**の積極的な適応であり，皮膚症状を伴わない比較的軽度な静脈瘤は**保存的治療**で経過観察されることが多い．保存的治療としては，**弾性ストッキング**着用による圧迫療法が行われる．近年では美容的にも優れたストッキングが販売されるようになってきている．**外科的治療**としては，弁不全をきたし逆流の原因となっている**大伏在静脈**，**小伏在静脈の抜去術（ストリッピング手術）**，交通枝の結紮・切離術が行われる．手術は施設によって，入院のうえで行われることも日帰りで行われることもある．大・小伏在静脈に弁不全を認めない，クモの巣状，網目状の軽度の静脈瘤に対しては，硬化薬を注入して瘤内を血栓化させる硬化療法が施行されることもある．また，2011年から静脈瘤に対するレーザー治療が保険適用となった．これは伏在静脈内でレーザーを照射することによって，主に血管壁を損傷・収縮させて血管を閉塞させる方法である．

血栓性静脈炎は，局所の安静で軽快することがほとんどである．痛みが強い場合は非ステロイド抗炎症薬（NSAIDs）などの鎮痛薬を投与する．

〔保坂晃弘，宮田哲郎〕

リンパ管炎，リンパ節炎 lymphangitis, lymphadenitis

1 起こり方と症状・診断のすすめ方

リンパ管炎とはほとんどが感染症に起因するリンパ管の炎症である．通常，皮膚の感染症に伴って四肢の長軸方向に疼痛を伴った紅い線条を認める．外傷や皮膚真菌症部位の2次感染，

あるいは動脈虚血や静脈のうっ滞（静脈瘤など）が原因で感染症が発生する場合もある．起炎菌としては**溶連菌やブドウ球菌**が多い．これらの炎症が強くなれば，所属のリンパ節にその炎症が波及し，**リンパ節炎**を伴うことになる．

リンパ管炎を伴わないリンパ節炎は細菌感染以外にも**表1**に示すようなさまざまな感染症で認められるし，また，時に腫瘍性疾患との鑑別も必要となる．

2 治療の実際と看護のポイント

患部を安静に保ち，冷却する．また，感染部位の消毒（原因によっては外科療法も必要となるであろう）を行うと同時に，抗菌薬の投与を開始する．溶連菌やブドウ球菌はペニシリン系やセファロスポリン系の抗菌薬によく反応する．抗菌薬に対するリンパ節炎の反応がわるい場合には**表1**にあげた特殊な感染症やそのほ

表1　リンパ節炎，リンパ節腫脹の原因

1. 感染症
   1) 細菌感染症
      溶連菌，ブドウ球菌など
   2) ウイルス感染
      伝染性単核球症（EBウイルス），風疹，後天性免疫不全症候群（AIDS）など
   3) 真菌感染症
   4) クラミジア感染症
   5) マイコバクテリア感染症，結核など
   6) 寄生虫感染症
2. 免疫異常を伴う疾患
   関節リウマチや全身性エリテマトーデスなど
3. 悪性腫瘍
   1) 血液疾患
   2) 悪性腫瘍のリンパ節転移

かの疾患との鑑別を行う．血管系の基礎疾患を伴っている場合には血管外科に協力を求める必要がある．

（簑田清次）

リンパ浮腫 lymphedema

1 起こり方と症状・診断のすすめ方

リンパ毛細管は盲端に始まり，これらが集合してより大きなリンパ管を形成し，最終的には胸管に流れ込む．このリンパ管系は組織液中の比較的タンパクに富んだ液を吸収すると同時に，感染症に際し免疫反応がすみやかに行われるための抗原の通路を伴っている．

リンパ浮腫とはリンパ管の流れが停滞したために，それより末梢に生じた浮腫のことである．通常は無痛性で，軟らかく容易に圧痕を残すが，長期にわたって持続するとタンパクに富んだ組織液のために皮膚は線維化し硬化するため圧痕を認めない．**フィラリア症**による**象皮病**はその典型例である．原因としてはリンパ管の形成不全による先天的なものと，なんらかの原因によりリンパ管が閉塞される後天的なものに区別される．後天的な原因としては細菌感染による繰り返すリンパ管炎，フィラリア症，**結核**，腫瘍によるリンパ管の圧迫，あるいは手術や**放射線療法後**に認められる．**乳がん**の手術後における上肢のリンパ浮腫は比較的多く遭遇する．

このようにリンパ浮腫は悪性腫瘍に関連して発症することがあるので，その原因をできるだけ明らかにしなければならない．腹部あるいは骨盤部の超音波やCTはもちろんのこと，これらにより原因がはっきりしないときにはリンパ管造影も時に必要となる．

2 治療の実際と看護のポイント

繰り返すリンパ管炎が原因の場合には，皮膚を清潔に保ち皮膚感染症が起きないように細心の注意を払う．また，一般的な治療として患肢を挙上したり運動やマッサージにより組織液の還流を促進し，**弾性ストッキング・弾性スリーブ**を着用して患肢を圧迫すると同時に，2次性のリンパ浮腫の場合，原疾患の治療をできるだけすみやかに行い，リンパ流を再開させるよう

にする．閉塞部位より末梢のリンパ管と静脈を吻合する外科的治療が試みられることもある．

〔簑田清次〕

呼吸不全 respiratory failure

キーポイント
- 呼吸不全はⅠ型・Ⅱ型，急性・慢性に分類され，さまざまな疾患が原因で生じる．
- 診断には動脈血ガス分析が必須である．
- 治療は酸素療法が第1選択である．Ⅱ型呼吸不全には非侵襲的陽圧換気療法を考慮する．

1 考え方の基本

呼吸不全は「血液ガスが異常な値を示し，そのために生体が正常な機能を営めない状態」と定義される．具体的には，空気呼吸時のPaO_2が60 mmHg以下となる異常状態を呼吸不全と診断する．さらにこの状態が1ヵ月以上続く場合を慢性呼吸不全と定義する．肺胞換気量が減少すると高二酸化炭素血症（$PaCO_2$が45 mmHg）となり，これを伴うものを**Ⅱ型呼吸不全**，伴わないものを**Ⅰ型呼吸不全**という（図1）．

2 起こり方

呼吸不全の原因疾患を表1に示す．Ⅰ型呼吸不全をきたす可能性のある疾患には，喘息・COPDなどの閉塞性肺疾患，肺炎・肺線維症などの肺間質の障害，肺水腫・急性呼吸窮迫症候群（ARDS）などの肺循環障害がある．Ⅱ型呼吸不全を起こしうる疾患には，脳血管障害・神経筋疾患・薬物中毒などの呼吸筋運動の障害，胸膜ベンチ・亀背などの胸郭運動障害，気道異物・悪性腫瘍などの中枢気道の閉塞がある．その進行の速さによって急性・慢性に弁別される．

3 症状と診断のすすめ方

症 状

低酸素血症の症状はPaO_2が60 mmHg未満，すなわち呼吸不全の定義域に入ると，呼吸困難，頻脈，失見当識などの症状が出現し，低酸素血症が進行するにしたがって不整脈や乏尿などが現れ，20 mmHg以下になると脳神経系

室内空気呼吸時の$PaO_2 ≦ 60$ mmHg は必須

1. 病態の経過による分類

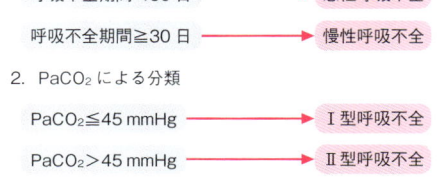

呼吸不全期間＜30日 → 急性呼吸不全
呼吸不全期間≧30日 → 慢性呼吸不全

2. $PaCO_2$による分類

$PaCO_2 ≦ 45$ mmHg → Ⅰ型呼吸不全
$PaCO_2 > 45$ mmHg → Ⅱ型呼吸不全

図1 呼吸不全の分類

表1 呼吸不全を呈する疾患

	Ⅰ型呼吸不全	Ⅱ型呼吸不全
急性呼吸不全	肺実質性疾患 （重症肺炎，刺激ガス吸入，肺出血など） 肺循環障害 （心原性肺水腫，ARDSなど）	閉塞性障害 （喘息重積発作，気道異物など） 呼吸中枢抑制 （急性脳血管障害，脳腫瘍，薬物中毒など） 神経筋障害による呼吸筋麻痺 ［フグ中毒，ギラン・バレー （Guillain-Barré）症候群など］
慢性呼吸不全	閉塞性肺疾患 （COPD，びまん性汎細気管支炎など） 間質性疾患 （肺線維症，肺胞タンパク症など） 肺循環障害 （慢性肺血栓塞栓症，肺高血圧症など）	呼吸中枢抑制 （慢性脳血管障害，原発性肺胞低換気症候群など） 神経筋障害による呼吸筋麻痺 （重症筋無力症，筋萎縮性側索硬化症など） 胸郭運動障害 （肺結核後遺症，胸膜ベンチ，亀背など）

の不可逆的障害が生じ，昏睡・ショック状態を経て，死にいたる．**チアノーゼ**は毛細血管内の還元ヘモグロビンが5g/dLで出現するため，多血症で出現しやすく貧血では認めにくい．高二酸化炭素血症の場合は，動脈血二酸化炭素分圧の基礎値からの上乗せ分が問題となる．$PaCO_2$が10mmHg上昇すると速脈・縮瞳が現れ，さらに上昇すると羽ばたき振戦や混迷が生じる．二酸化炭素は強力な脳血管拡張作用があり，$PaCO_2$の増加により脳血流が増加し，脳神経の興奮性が高まるためである．それ以上に上昇すると，昏睡状態（CO_2ナルコーシス）や乳頭浮腫などが生じる．

診断のすすめ方

基礎疾患と症状から呼吸不全の存在が推測できる場合も多いが，診断には血液ガス分析が必須である．また，酸素飽和度を簡便にモニターできるパルスオキシメーターも呼吸不全管理に重要な役割を果たす．

● **血液ガス分析の要点** ●

動脈血酸素分圧測定を正確に行うには，さまざまな注意が必要である．

①被検者に十分安静を保たせ，呼吸が安定した状態で行い，通常背臥位で行う．
②酸素吸入の条件を変更した場合は少なくとも20分後に採血すべきである．
③採血時に気泡が混入するとPaO_2が増大する．
④採血後，できるだけ早く測定する．採血後常温で放置すると，血球の代謝により，PaO_2の低下，$PaCO_2$の上昇，pHの低下が起きる．
⑤発熱している患者の血液を補正なしで測定すると，PaO_2，$PaCO_2$は過小評価，pHは過大評価される．

● **パルスオキシメーターの要点** ●

主に指尖部の脈波を捕らえ，赤外線分析により酸素飽和度を計測する装置で，非侵襲的に連続測定できるということで，現在臨床に広く供されている．動脈血中の実測酸素飽和度（SaO_2）と区別してSpO_2とよぶが，両者の値はほぼ同じである．SpO_2の基準値下限は95％でありPaO_2の70mmHgに相当する．90％が呼吸不全の基準値（PaO_2 60mmHg）となり，88％が在宅酸素療法開始基準（PaO_2 55mmHg），75％は静脈血（PaO_2 40mmHg）であり，50％以下（PaO_2 25mmHg以下）になると組織が障害され死の危険性がある．ただし，これは標準状態のヘモグロビン酸素解離曲線を用いて算定したもので，体温・$PaCO_2$の低下，pHの上昇時には左にシフトするため，SpO_2より推定したPaO_2より実際のPaO_2のほうが低いことに注意する必要がある．

また，①SaO_2が80％以下の状態では測定精度が低下すること，②一酸化炭素中毒・メトヘモグロビン血症・異常ヘモグロビン血症・指尖部の色素沈着・循環不全・室内光・不整脈・体動・静脈血の拍動などが誤差原因になることも留意すべきである．

4 治療の実際

呼吸不全に対する治療は酸素療法が基本である．**在宅酸素療法**（home oxygen therapy：HOT）は，薬物療法・リハビリテーションなど最大限の内科治療を前提として，安定した慢性呼吸不全の患者に行われるべきである．Ⅱ型呼吸不全では，肺胞換気量の減少に対して，換気補助療法を行う必要がある場合が多い．

在宅酸素療法（HOT）または長期酸素療法（LTOT）

HOT［または長期酵素療法（long term oxygen therapy：LTOT）］は，1982年に200名程度だったHOTの患者数が1985年に保険適用になってから急速にその数が増加し，2004年には10万人に達し，2011年には16万人あまりがその恩恵を被っている．2000年に上梓された「在宅呼吸ケア白書第2版」では，HOTの疾患別割合は，COPD（45％），結核後遺症（12％），間質性肺疾患（18％），肺がん（6％），そのほか（19％）と報告されており，COPDが約半数を占めている．

慢性呼吸不全に対するHOTの効果としては，①生命予後の延長，②運動耐用能の改善，③QOLの改善，④肺高血圧症の進展の阻止などがあげられる．慢性呼吸不全に対する保険適

用としては、「動脈血酸素分圧 55 mmHg 以下の者および、動脈血酸素分圧 60 mmHg 以下で、睡眠時または運動負荷時に著しい低酸素血症をきたすものであって、医師が HOT を必要であると認めたもの」とされている。さらに、上記の動脈血酸素分圧基準に満たなくても、肺高血圧症の存在があれば HOT の保険適用とされている。

HOT 施行中の注意点として以下の項目があげられる。

① 導入時はもちろんであるが、定期的に動脈血ガス分析を行う。SpO_2 だけで経過観察していると、いつの間にか高二酸化炭素血症が進行している可能性がある。
② 不眠を訴える場合、安易に睡眠薬を与えないで夜間 SpO_2 モニターを行う。夜間の低酸素血症のため断眠状態になっている可能性がある。入眠薬はこれを助長する可能性がある。
③ HOT 施行中の患者には禁煙を徹底する。喫煙中に引火して焼死した例が多く報告されている。

非侵襲的陽圧換気療法（NPPV）

Ⅱ型呼吸不全において、肺胞換気量が減少して二酸化炭素が著しく蓄積する場合、人工呼吸器によって換気を補助する必要がある。在宅人工呼吸では、マスクを装着して陽圧呼吸を行う**非侵襲的陽圧換気療法**（noninvasive positive pressure ventilation：NPPV）が行われ、これが第 1 選択となっているが、気道分泌物を自己排出することが困難な症例では、気管切開下陽圧人工呼吸（trachestomy intermittent positive pressure ventilation：TIPPV）を考慮する。

慢性呼吸不全における NPPV は、肺結核後遺症や脊椎後側弯症などの拘束性胸郭疾患（restrictive thoracic disease：RTD）や神経筋疾患では生命予後や QOL の改善が証明されている。COPD においては、慢性期における NPPV の生命予後への効果は明確ではないが、増悪時では NPPV の効果が明確に証明されている。さらに、夜間に NPPV を施行すると昼間にも高二酸化炭素血症が改善されることが示されている。この理由として、①夜間の呼吸補助による呼吸筋の疲労回復、②陽圧呼吸による無気肺の改善、③換気を増大させるための呼吸中枢への教育効果（呼吸中枢のリセット）などがあげられる。

看護のポイント

呼吸不全は、さまざまな呼吸器疾患の結果として生じる。低酸素血症に高二酸化炭素血症を伴う場合のⅡ型、伴わない場合のⅠ型に分類される。呼吸不全はさまざまな症状を伴うが、診断は動脈血ガス分析で確定する。パルスオキシメーターは酸素飽和度を非侵襲的に連続測定できる優れたデバイスである。Ⅰ型では酸素療法が基本であり、安定している場合は HOT が有用である。慢性Ⅱ型呼吸不全には、NPPV が第 1 選択であるが、気道分泌物の排出が困難な場合は、TIPPV が有用である。

してはいけない！

- 呼吸不全患者（とくにⅡ型）にいきなり高濃度の酸素を投与してはいけない。
- 不眠を訴える呼吸不全の患者に、安易に睡眠薬を投与してはいけない。

（三嶋理晃）

かぜ症候群 common cold syndrome

キーポイント

- 上気道の感染症であり，原因は大半がウイルスである．
- 2次的な細菌感染症に注意する．
- 免疫力の弱い乳幼児，高齢者，基礎疾患を有する場合はとくに注意する．
- 治療は十分な睡眠，安静，保温，水分摂取，栄養補給，禁煙が重要である．

1 考え方の基本

かぜ症候群は，ほとんどの場合ウイルス感染症で始まり，通常1週間程度で治癒するが，症状が長引くときはほかの合併症を考えて検査を受ける必要がある．とくに免疫力の弱い乳幼児，妊婦，高齢者，慢性呼吸器疾患，心疾患などの基礎疾患を有する場合は，気管支炎，細菌性肺炎，原疾患や依存症の増悪，高熱や食欲低下による全身状態の悪化をもたらすことがあるため注意が必要である．また，重大な他疾患が隠れていないか注意することも必要である．

2 起こり方

かぜは，鼻からのどにかけての上気道といわれる呼吸器の感染症であり，原因の大半がウイルスである．ウイルスが上気道(鼻腔や咽頭など)に感染することによって，鼻汁，鼻閉，咳嗽，喀痰，咽頭痛，などの上気道(鼻，咽頭，喉頭)，下気道(気管，気管支，肺)の局所症状のほか，発熱，食欲低下，全身倦怠感，頭痛，筋肉痛，関節痛などの全身症状を伴う．そのほか，悪心・嘔吐，腹痛，下痢などの消化器症状を呈する場合もある．通常は1週間から10日前後で鎮静化し重症化することはまれである．しかし，細菌感染を合併したりすると，症状が重症化する．

発症メカニズム

アレルギー(ダニ，スギ花粉など)，物理的原因(寒冷，乾燥)，科学的原因(刺激性ガスなど)などの非感染性因子が原因になることもあるが，原因の80〜90％は，インフルエンザウイルス，アデノウイルス，ライノウイルス，コロナウイルス，RSウイルス，パラインフルエンザウイルスなど50種にも上るウイルスである．ほかにマイコプラズマ，クラミジア(オウム病病原体)，細菌なども原因となる．一般的に「かぜ」といわれる場合は，成人ではライノウイルス，小児ではRSウイルス，パラインフルエンザウイルス，コロナウイルスが比較的多い．冬から春先にはインフルエンザウイルス，ライノウイルス，RSウイルス，パラインフルエンザウイルスが多く，夏はアデノウイルス，エンテロウイルス，コクサッキーウイルス，エコーウイルスが多くみられる．病原ウイルスは，鼻やのどなどの上気道粘膜に付着して，20分ほどでその人の身体の細胞に入り込み，18〜24時間で増殖する．年間1人あたりの平均罹患回数は5〜6回である．2次的に気管支炎や肺炎などを起こすことがある．

病型

かぜ症候群にみられる特異的な症状や，病原による特徴的な症状もない．しかし，炎症が及んだ部位によって特徴がみられ，いくつかの病型に分類することができる．ただし，下気道感染が主体となった気管支炎，肺炎はかぜ症候群とは別に取り扱う．

①**普通感冒**：違和感や乾燥感に続いて，くしゃみ，鼻水，鼻閉，のどの痛みなどが生じる，いわゆる「鼻かぜ」である．咽頭痛や咳嗽，全身症状である発熱や倦怠感などは軽度である．主にライノウイルス，コロナウイルスな

どが原因である．

② **急性咽頭炎**：鼻汁・咳嗽などに比べて咽頭痛が強い．頭痛や発熱，頸部リンパ節の腫脹もみられる．コクサッキーA群ウイルスによる小児に多発するヘルパンギーナや，アデノウイルスによるものが代表であるが，溶血性連鎖球菌，黄色ブドウ球菌，肺炎球菌など細菌性のものもあることには注意を要する．

③ **急性扁桃炎**：扁桃の発赤，腫脹，化膿により痛みが強い．高熱，全身の関節痛，筋肉痛，頭痛，腰痛など全身症状もみられる．咳嗽，喀痰は乏しい．連鎖球菌が原因である場合が多い．

④ **急性喉頭炎**：鼻炎や咽頭炎に続発することが多い．クループとよばれ，発熱や全身症状は軽度である．喉頭が炎症を起こし嗄声，犬吠様咳嗽，吸気時喘鳴を認める．小児ではパラインフルエンザによるものが重要であり，呼吸困難やチアノーゼがみられることもある．

⑤ **咽頭結膜熱**：発熱，全身倦怠感，頭痛，鼻汁，咳嗽などのほか，咽頭炎と結膜炎を起こす．夏期，とくに小中学生に多く，プールでの感染が多いことからプール熱ともよばれる．アデノウイルスが原因．

⑥ **気管支炎**：鼻汁・咽頭痛に続いて，次第に咳嗽，喀痰が増加する．喘鳴や呼吸困難もみられる．90％以上がウイルスであるが，肺炎球菌，インフルエンザ菌，モラクセラ・カタラーリスなどの細菌性のものがある．マイコプラズマやクラミジアが原因の場合は咳嗽が強い．

⑦ **肺　炎**：鼻汁・咽頭痛に続いて，次第に咳嗽，喀痰が増加する．呼吸困難や胸痛，発熱などがみられ，白血球増加，胸部X線写真で肺炎像が認められる．入院が必要であることも多く，乳幼児や高齢者では死亡原因となる．

⑧ **インフルエンザ**：冬季に多く，呼吸器症状のほか，悪寒，発熱，頭痛，腰痛，関節痛など全身症状が顕著である．乳幼児，妊婦，高齢者など免疫力が低下した場合，慢性呼吸器疾患，心疾患などの基礎疾患を有する場合は重症化しやすく注意が必要である．

3 症状と診断のすすめ方

臨床症状や病型によって診断するが，病原体の検査法として，①塗抹鏡検，②分離培養，③抗原検出，④遺伝子学的診断，⑤血清学的診断がある．ウイルスを特定するには咽頭や鼻汁などからウイルスを分離，遺伝子診断（PCR法）あるいは血中抗体価測定などの免疫血清学的診断法を行う必要がある．ウイルス分離は困難なため行わないことが多いが，ウイルスに対する血清学的検査は，急性期と回復期における4倍以上の抗体価上昇によって陽性と判断する．インフルエンザが疑われるときには，重症化する危険性があり早期に抗ウイルス薬を投与することによって重症化を予防できるため，可能な限り迅速診断キットを用いた診断と治療を行う．また，血液検査で，白血球増加やCRPの上昇が認められた場合は，ウイルスよりもむしろ細菌感染の可能性や合併を考える必要があり，一般細菌の培養は各種検体を用いてできる限り行う．

鑑別診断としては，アレルギー性鼻炎や気管支喘息などのアレルギー性疾患や，抗菌薬が必要となる細菌やマイコプラズマ，クラミジア感染症を見逃さないことが重要である．肺炎球菌，インフルエンザ菌，肺炎桿菌，ブドウ球菌などが起炎菌となる気管支炎，肺炎，胸膜炎が細菌感染症としてよく認められる．髄膜炎の合併にも留意すべきである．微熱や慢性咳嗽がみられる肺結核や肺がんも鑑別となる．COPDや気管支拡張症など慢性呼吸器疾患の増悪時も同様の症状を呈する．伝染性単核症，急性肝炎，急性腎盂腎炎，麻疹，風疹なども発熱を初発症状として鑑別が必要となる．

4 治療の実際

病原がウイルスであることが多いので，一般療法と対症療法が基本である．

一般療法としては，十分な睡眠，安静，保温，水分摂取，栄養補給，禁煙がもっとも大切である．とくに小児や高齢者は食欲低下により脱水

になりやすいため，注意が必要であるとともに，時には輸液も必要である．

対症療法としては，鼻汁，咽頭痛に対しては解熱性鎮痛薬，抗ヒスタミン薬，消炎酵素薬，咽頭症状が強い場合には細菌感染の予防を兼ねてうがい薬，トローチなどを用いる．咳嗽，喀痰が多い場合は鎮咳去痰薬とともに，気管支炎，肺炎などの合併症に注意する．発熱，頭痛，筋肉痛，全身倦怠感や食欲減退がある場合は，体力の消耗を予防し，全身状態の改善に役立つため，解熱性鎮痛薬投与を考慮する．ただし，非ステロイド抗炎症薬は，アスピリン喘息発作，胃粘膜障害，出血傾向といった副作用や，小児ではライ(Reye)症候群との関連性が指摘されており，解熱薬が必要と判断した場合はアセトアミノフェンを選択する．

総合感冒薬は，諸症状に対する薬が何種類も配合されている．漢方薬の中にもこのような症状の緩和に有効なものがあるため，患者が希望し，医師が必要性を認めた場合に病期，虚実の証に合わせて処方する．急性期においては，高熱，関節痛に対して麻黄湯，項背緊張に対して葛根湯，鼻水，くしゃみに対して小青竜湯，悪寒に対し麻黄附子細辛湯などを用いる．亜急性期には，食欲低下に対し小柴胡湯，咳嗽に小青竜湯，回復期には咳嗽に麦門冬湯，回復促進に対し補中益気湯などを用いる．

高齢者や糖尿病・心臓病などの基礎疾患のある場合には努めて安静をとることが重要であるが，2次感染を考慮し最初から抗菌薬を投与することも多い．ウイルス感染によって傷害を受けた気道から細菌が侵入した結果，急性気管支炎や肺炎，急性中耳炎などが続発する．高熱が持続する，咳嗽，膿性痰がひどい，耳痛などの症状がみられた場合には検査を行い，抗菌薬を投与する．1週間以上経ってもなかなか症状が改善しない場合や，高齢者，幼少児，免疫不全性疾患を有する場合は，2次性細菌感染を疑い，白血球数，CRPなどの血液検査，胸部X線検査などを行う．インフルエンザが疑われたら迅速診断キットで感染の有無を確認し，陽性なら抗インフルエンザ薬を服用する．

5 予防

マスクによって咳やくしゃみによるウイルスの拡散する範囲を減少させ，ある程度捕捉することによって他人への感染を減少させる．外出後など不特定多数の人との接触の可能性がある場合は，手を石けんでよく洗う．接触感染が主たる感染経路であるライノウイルスは効果が期待できる．インフルエンザウイルスも，飛沫や飛沫核が皮膚，衣類にも付着するため，石けんで手や顔を洗うことは効果的である．うがいについては，インフルエンザウイルスは気道の粘膜から数分～20分で細胞の中に取り込まれてしまうためその効果は限られる．

看護のポイント
・かぜ症候群に隠れている重大な疾患を見逃さない．
・かぜ症候群による健康障害は高齢者において大きい．
・医療従事者はワクチン接種，マスク，手洗い，うがいによる予防を徹底する．

してはいけない！
- 非ステロイド抗炎症薬は，アスピリン喘息患者には使用しない．
- 非ステロイド抗炎症薬は，インフルエンザと診断した場合，ライ症候群との関連性が指摘されており，できるだけ使用せず，必要と判断した場合はアセトアミノフェンを選択する．
- 喘鳴や呼吸困難がある場合は専門医の紹介または入院を必要とするため，漫然と経過観察しない．

(桑野和善)

インフルエンザ influenza

1 起こり方

インフルエンザウイルスは一本鎖RNA型ウイルスで，内部タンパク質の抗原性の違いによりA型，B型，C型の3型に分類される．RNAをとりまくウイルスエンベロープ(膜)の表面には**赤血球凝集素**(hemagglutination：HA)，**ノイラミニダーゼ**(neuraminidase：NA)の2種のタンパク質がスパイク状に発現されており，A型ウイルスの場合はさらにII型膜タンパク質(M_2)とよばれる膜貫通タンパクが存在している(図1)．これらの膜表面タンパクは，ウイルスの細胞への付着・侵入と細胞から細胞への伝播に関与している．HAとNAの抗原性の違い(亜型)の組み合わせにより，インフルエンザウイルスは，たとえばA型H3N2(香港かぜ)のように分類される．

インフルエンザウイルスは伝染力が強力であり，かつ抗原性に変化を生じるため，それまでに獲得された免疫で十分に防御できず，毎年流行を繰り返す原因となる．

A型ウイルス

A型ウイルスは，抗原性のまったく異なる新型ウイルスの出現(antigenic shift)によって，過去しばしば世界的な大流行をもたらしている．2009年に新型インフルエンザが出現し世界中で警戒態勢が敷かれたことは記憶に新しい．新型ウイルスの出現でなくても，軽度の抗原性変化(antigenic drift)による小流行はほぼ毎年のように起こっている．

B型ウイルス

B型ウイルスは抗原性が比較的安定しており，A型のような爆発的流行をきたすことはないとされている．わが国では2年に1回ほどのペースで小流行がみられており，A型インフルエンザの流行時期(1〜2月)が過ぎてから，4〜5月にいたっても患者が発生する．

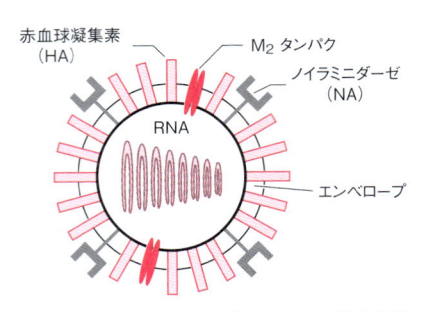

図1　A型インフルエンザウイルスの基本構造
エンベロープ表面には多数のHA，NAタンパクが発現されている．M_2タンパクは1ウイルス粒子あたり20〜60個しか存在しない．B型インフルエンザウイルスはM_2タンパクを欠く．また，内部のRNAは，A型，B型ウイルスでは8分節，C型ウイルスでは7分節となっている．

C型ウイルス

C型ウイルスは主として乳児・小児で散発的にウイルス分離が報告されており，大流行の記録はない．

疫　学

インフルエンザは全身症状が強く(ただし，C型インフルエンザは一般に臨床症状が軽微である)，肺炎やその他の合併症をきたしやすく，高齢者や慢性呼吸器疾患患者の死亡率を増加させる．米国ではインフルエンザに関連した死亡が年間2〜4万人に達するといわれており，わが国でも毎年インフルエンザに関連して数万人の入院患者と数千人の死亡者が発生していると推定されている．

2 症状と診断のすすめ方

症　状

潜伏期間が1〜2日と短く，突然の高熱(38℃以上)で発症し，頭痛，筋肉痛，関節痛，全身倦怠感など全身症状が強いのが特徴である．鼻汁，咽頭痛，咳嗽などの呼吸器症状も伴う．時に腹痛，悪心・嘔吐など消化器症状を伴うこともある．伝染力は強力であり，学校や老人施

設などで**集団流行**がみられる．高齢者，慢性呼吸器疾患患者，糖尿病患者などでは，細菌の2次感染による**肺炎**を合併しやすく致命的となりうるので注意を要する．乳幼児では，突然のけいれんと意識障害をきたす**脳症**の合併が問題になっている．

診　断

流行期で全身症状が著明な場合には，臨床症状からインフルエンザと推定診断することが可能である．しかし，全身症状が強くない場合や高熱を伴わない場合には通常のかぜ（普通感冒）と区別することが困難である．

◆ 迅速診断キット ◆

近年はインフルエンザウイルスの抗原を検出してA型（ただし，新型か否かの判定は不可能），B型の判定まで行える多数の迅速診断キットが販売されている．いずれも鼻腔または咽頭のぬぐい液，あるいは鼻腔吸引液を検体として簡単なマニュアル操作により約15分で診断をくだすことが可能である．

これらの**迅速診断キット**は，ウイルス表面抗原の変異に左右されず，感度，特異性ともに優れているが，時に偽陰性あるいは偽陽性を示す症例があるので注意を要する．仮に検査結果が陰性であっても，臨床症状がインフルエンザを強く示唆する場合には感染の可能性を考えて対処すべきである．

3　治療の実際

治　療

近年，インフルエンザウイルスの増殖・伝播を抑制する種々の薬剤が開発されている．

インフルエンザウイルスの表面のNAはウイルスが感染細胞から離れて他の細胞に広がっていくために必須であり，ウイルス粒子どうしの凝集を阻止してウイルスの伝播をすすめる働きも有している．その活性部位の構造は既知のすべての亜種を含めたA型，B型ウイルスで共通している．したがって，NAの阻害薬は生体内でのウイルスの増殖を抑制し，A型，B型どちらのタイプのインフルエンザ治療にも有用である．

現在，**NA阻害薬**として4種類の薬剤が発売されている．ザナミビル（リレンザ®），ラニナミビル（イナビル®）は口から吸入するタイプの薬剤であり，オセルタミビル（タミフル®）は経口薬である．注射薬としてペラミビル（ラピアクタ®）も発売されている．いずれも，感染後早期に使用するとインフルエンザの症状を軽減させ，症状の続く期間を短縮し，合併症の出現を減少させる．

なお，一般的なかぜ症候群の場合と同様，安静と栄養，全身の保温は重要な治療法である．

対症療法は，鼻症状に対する抗ヒスタミン薬，下気道症状に対する鎮咳薬・去痰薬，発熱や疼痛に対する鎮痛解熱薬が主体となる．抗菌薬投与は，細菌感染を合併していなければ基本的に不要であるが，呼吸器基礎疾患を有する患者やその他のハイリスクグループに対しては，耐性菌出現の可能性などに配慮したうえで併用してもよい．

予　防

インフルエンザ対策として，もっとも効果が期待されるのは**ワクチン**である．インフルエンザワクチンには不活化ワクチンと生ワクチンがあるが，成人において効果が期待されるのは不活化ワクチンである．

インフルエンザウイルスの抗原構造には変異が生じやすいため，ワクチンを接種しても麻疹のように終生免疫を獲得することはできず，大幅な抗原変異が生じた場合には，接種した年の発症予防効果が50％以下と低い場合もありうるが，欧米で繰り返し行われたコントロールスタディでは，ワクチンの接種はインフルエンザおよびこれに続発する肺炎による入院を有意に減少させ，インフルエンザ関連死亡を50～80％も減少させることが確認されている．

とくに，**慢性肺疾患**を有する高齢者では，インフルエンザ感染は大きな脅威であり，ワクチン接種の意義は大きい．医療従事者，なかでも易感染性宿主や高齢者に接する機会の多い医師や看護師は，患者のために自らワクチン接種を受けるべきである．成人とくに連続接種者では，1回接種でも十分な効果が得られる．

なお，ザナミビル，オセルタミビルの予防投与にも一定の予防効果が認められるが，その効果はワクチンに遠く及ばないので，予防投与はワクチン接種が必要と考えられる状況でワクチンが入手困難な場合，ワクチン接種が禁忌の場合，あるいはワクチン接種後抗体を獲得するまでの期間（通常2週間前後）に限定するべきである．耐性ウイルスの出現にも注意する必要がある．

💡 看護のポイント

- インフルエンザの予後は，患者の全身状態に左右されるので，栄養を十分に補給し，質のよい睡眠を確保することが必要である．室内の保温・保湿も重要である．
- 発熱はウイルスの増殖を抑制しようとする生体の防御反応の1つと考えられており，患者が発熱による苦痛や，耐えがたい程度の頭痛，筋肉痛や関節痛を訴えない限りは，鎮痛解熱薬の投与は控えめにするべきである．とくに小児では，ジクロフェナクやメフェナム酸投与によって脳症発生の危険が増加する可能性が指摘されており，禁忌と考えるべきである．
- 医療従事者は自身がウイルスの媒介者となりやすいので，うがいや手洗いなどの一般的予防にとくに留意する必要がある．マスクの着用は，ウイルスの通過を防ぎきれないが，少なくとも大量の病原体を一時に吸入・喀出する危険は軽減されると考えられる．鼻腔・咽喉頭の保温・保湿によりウイルスの付着・増殖を抑制する効果も考えられる．（鈴木直仁）

急性上気道炎 acute upper respiratory inflammation

1 起こり方

上気道炎は，種々の原因によって起こる上気道（鼻，咽頭，喉頭）の急性炎症の総称であり，一般的には，かぜ症候群，インフルエンザなども含まれる．

原因として，細菌・ウイルスなどの**感染性**のものと，アレルギー性，物理・化学的刺激などの**非感染性**のものがある．細菌性の場合，β溶連菌，肺炎球菌，黄色ブドウ球菌などが原因となることが多い．

急性咽頭炎のうち口蓋扁桃に炎症が生じたものを**急性扁桃炎**とよぶ．病変の存在部位・性状により，急性鼻炎，急性咽頭炎，急性（口蓋）扁桃炎，急性咽頭扁桃炎（アデノイド），急性舌扁桃炎，急性咽頭側索炎，扁桃周囲膿瘍，咽後膿瘍，急性喉頭蓋炎，急性喉頭炎などがあるが，多くの場合は炎症が周囲に波及するため，複数部位の病変を合併する．

2 症状と診断のすすめ方

①**急性咽頭炎**：咽頭痛，咽頭異常感，発熱は，必発である．疼痛が激しくなると嚥下障害や発声障害にまで発展する．そのほか全身倦怠感，咳嗽，耳放散痛，頭痛などをしばしば認める．

②**扁桃周囲炎**：急性扁桃炎から周囲に炎症が波及したものである．扁桃周囲に膿貯留を伴った場合，扁桃周囲膿瘍とよび，高熱，咽頭痛，嚥下痛，耳放散痛，開口障害とともに咽頭の著明な非対称を呈する．口蓋の浮腫のため発音が不明瞭となる．

③**咽後膿瘍**：咽頭後間隙に濃汁が貯留した状態で，通常は化膿性リンパ節炎から膿瘍形成にいたったものである．通常3歳以下の乳幼児に認める．発熱，呼吸困難，嚥下障害に加え，頸部が傾き異常頭位を示す．診断は通常，臨床症状や咽頭所見により行われるが容易である．

④**急性喉頭蓋炎**：喉頭蓋を中心とする声門上部

の急性炎症で通常幼児期に認める．インフルエンザ桿菌が原因となることが多い．発熱，嚥下痛などとともに吸気性喘鳴，呼吸困難を伴うことも多く気道確保が重要である．

⑤**急性喉頭炎**：喉頭粘膜が発赤腫脹し，咳嗽，喀痰，嚥下痛などとともに嗄声を呈する．

⑥**急性声門下喉頭炎**：幼児に多く仮性クループともよばれ，声門下粘膜の浮腫を特徴とする．犬吠様咳嗽，吸気性喘鳴，呼吸困難を伴い気道確保が重要である．腫脹に対してはアドレナリンの噴霧・注入が有用である．

3 治療の実際

一般に，安静，水分補給，栄養摂取，湿度の保持に努め，対症的に解熱鎮痛薬，鎮咳去痰薬などを投与する．咽頭痛，咽頭異常感に対してはトローチ剤，含嗽薬を用い，中等症以上の急性上気道炎に対しては抗菌薬を併用する．咽後膿瘍・扁桃周囲膿瘍に対しては**切開排膿**が必要である．

看護のポイント

治療とともに各症状に対しての看護が中心となる．

・**咽頭痛**に対して：局所を冷やす．含嗽の励行，水分摂取の励行，禁煙，人混みを避け外出時にはマスクを使用すること，保温・加湿に心掛けること，食事は刺激物を避け，柔らかく食べやすいように調理することなどを指導する．一般的にクリーム状，ゼリー状，ペースト状のものが食べやすい．

・**発熱**に対して：保温し，安静臥床させる．頭部，頸部，腋窩に氷枕を当てる．保温・加湿に心掛ける．発汗時は清拭し寝衣の交換をする．食事は消化のよいものとし，水分摂取を促す．

・**咳嗽**に対して：症状が著しい場合は鎮咳薬を用いる．食事は刺激物を避け，禁煙を守る．安静臥床を保ち，睡眠時は半坐位とする．保温・加湿に心掛ける．

・**嗄声**に対して：発声制限をし声帯の安静を保つ（沈黙療法）．加湿を図る．禁煙し，アルコール類や刺激物を控える．含嗽をすすめ，状態により吸入療法を行う．

・**呼吸困難**に対して：患者の不安を取り除き落ち着かせる．体位は半坐位とする．喀痰などを吸引する．

なお，急性扁桃炎では，中耳炎，副鼻腔炎，リウマチ熱，糸球体腎炎などの合併症の発症に注意する．また咽後膿瘍に対しての切開排膿時には，懸垂頭位保持の介助も重要である．

（久田哲哉）

急性気管炎，急性気管支炎
acute tracheitis, acute bronchitis

1 起こり方

気管・気管支において，ウイルスや細菌，有害物質の吸入など多くの原因により起こる急性炎症である．上気道における"かぜ症候群"が気管～気管支へ波及して起こることが多い．多くは上気道炎に伴い，**大部分はウイルス感染**（ライノウイルスがもっとも多く，コロナウイルス，エンテロウイルス，アデノウイルス，インフルエンザウイルスなど）であるが，一般細菌（肺炎球菌，インフルエンザ桿菌など），マイコプラズマ，クラミジア，百日咳菌などが病因となる場合もある．そのほか，刺激性のガスなどの吸入，外傷などによることもある（**表1**）．一部でウイルス感染に引き続いて細菌感染が起こる場合があるが，基礎疾患のない患者ではその頻度は少ない．慢性呼吸器疾患，高齢者や免疫機能低下状態にある患者は，細菌感染の続発が多くなり重症化しやすい．

表1 急性気管支炎におけるウイルス感染と細菌感染の鑑別・治療・予防

		ウイルス		細菌感染
		普通感冒	インフルエンザ	
臨床症状	発症 症状分布 発熱	緩徐 局所的 通常は微熱	急激 全身的 高熱	通常は緩徐 全身的～局所的 微熱～高熱
	咳 痰 咽頭痛	軽度～高度 白色・粘張性 多い	通常は軽度 白色・粘張性 少ない	軽度～高度 黄色・膿性 少ない
	悪寒 倦怠感 筋肉痛	少ない 少ない 少ない	高度 高度 あり	あり あり 少ない
臨床検査	白血球数 好中球数 リンパ球	正常～減少 正常～減少 相対的増加	正常～減少 正常～減少 相対的増加	増加 増加(桿状核球) 相対的減少
	CRP	陰性～軽度上昇	陰性～軽度上昇	中等度～高度上昇
治療方針	薬物療法	対症療法 ・消炎薬 ・鎮咳薬 ・去痰薬 ・うがい薬 ・解熱薬(慎重使用)	抗インフルエンザ薬 ・アマンタジン 　(B型には無効) ・ザナミビル 　(吸入,A・B型に有効) ・オセルタミビル 　(内服,A・B型に有効)	抗菌薬投与 1. 細菌性病原体 　・ペニシリン系薬 2. 非定型病原体 　・マクロライド系薬 　・テトラサイクリン系薬 　・ニューキノロン系薬
	その他	安静,保湿,栄養摂取	同左(とくに重要)	同左(重要)
予防方針	ワクチン	なし	インフルエンザワクチン	肺炎球菌ワクチン
	その他	うがい,手洗い	同左	同左

[日本呼吸器学会呼吸器感染症に関するガイドライン作成委員会編:成人気道感染症診療の基本的考え方,35頁,日本呼吸器学会,2003]

2 症状と診断のすすめ方

症 状

主な症状は,咳と痰である.乾性咳で始まり,粘液性痰を伴うことが多い.細菌感染では膿性痰がみられる.発熱(微熱),鼻汁などもみられる.ウイルスやマイコプラズマ感染では,気道上皮を強く傷害するため回復するまでに数週間を要することもある.小児では喘鳴を伴うこともある.

診 断

臨床的な経過と,**他疾患の除外**により行われる.胸部聴診では,通常は異常音を聴取しないが,時に断続性ラ音や連続性ラ音を聴取することもある.胸部X線写真では,異常は認められない.血液検査では,ウイルス・マイコプラズマ・クラミジア感染では白血球は正常であるが,CRP(C反応性タンパク)は上昇する.細菌感染では,白血球,CRPともに上昇する.起因ウイルスの同定は困難であるが,迅速検査

キットが，インフルエンザウイルス，アデノウイルスに保険適用されている．

鑑別診断

表1に示す．発熱は数日で解熱するが，遷延する場合は肺炎の合併を鑑別する必要がある．咳が長引く場合は，肺炎，肺結核，百日咳，気管支喘息，咳喘息，慢性閉塞性肺疾患（COPD），肺がんなどとの鑑別が必要である．

3 治療の実際

治療の指針

対症療法が主体である．かぜ症候群と同様に，安静，保温，加湿，水分・栄養摂取を指導する．症状に応じて鎮咳薬，去痰薬，解熱鎮痛薬などが投与される．基礎疾患，合併症がない限り，通常は予後良好であり，1週間程度で治癒する．

治療薬と注意点

細菌感染が疑われる場合は，抗菌薬が使用される．しかし，原因の大多数を占める**ウイルス感染に対しては抗菌薬の投与は無効**であり，かえって耐性菌の増加を招く危険性があるため健常者には通常投与しない．しかし，基礎疾患のある患者では早期に用いられる場合もある．基本的には，喀痰培養を施行し，その結果によって感受性のある抗菌薬を選択することが望ましい．しかし，喀痰が採取できない場合や，その結果を数日間も待てないケースが多く，その場合にはエンピリックセラピー（経験に基づく治療）を開始する．ペニシリン系，セフェム系，マクロライド系，ニューキノロン系などが選択されることが多い．

インフルエンザに対しては，ノイラミニダーゼ阻害薬が有効である．マイコプラズマ・クラミジアに対してはマクロライド系などが用いられる．

看護のポイント

- 安静，保温，加湿，水分・栄養摂取，十分な睡眠を指導する．
- 基礎疾患のある患者には，その治療も怠らないように指導する．
- 予防法として，人ごみを避け，マスク，手洗い，うがいを励行させる．周囲の人にも感染が拡大しないように，治癒するまでなるべく接触を避けるように指導する．

（堀口高彦）

肺炎 pneumonia

キーポイント

- 肺炎の診療でもっとも重要なことは，原因微生物の同定と重症度の把握，適切な抗菌薬の使用である．
- 抗菌薬治療だけでなく，必要に応じて酸素投与などの呼吸管理や栄養状態の改善など全身状態の管理・改善が重要であり，周囲への感染拡大の予防にも留意する必要がある．

考え方の基本

一般に，原因微生物は気道に侵入し，粘膜表層に付着して，**定着（コロニゼーション）**する．その後，宿主に炎症をきたして初めて**感染**が成立する．実際の臨床の場においては，コロニゼーションのみである場合と感染を区別することが困難な場合も少なくない．また，生体には鼻腔から気管，気管支，細気管支，肺胞道を経て肺胞にいたるまでさまざまな感染防御機構が備わっており，健康であれば吸入した微生物は効率よく排除される．しかし，菌数が多い場合や菌の病原性が強い場合には，初期の感染防御機構をすり抜け，**炎症**を引き起こす．免疫不全の

患者では，免疫学的な防御機構が破綻しているため感染症を起こしやすい．

A　細菌性肺炎　bacterial pneumonia

1　起こり方

細菌性肺炎とは，細菌が原因微生物である肺炎の総称であるが，肺胞腔内を中心に細菌の増殖と好中球を主体とした炎症細胞の浸潤により病変を呈する疾患である．実際には，以下に示すようにさまざまな要因で分類されている．

分類

細菌性肺炎をその病態によって分類することは，疫学的にも，また実際の臨床における診断，治療，予後の判定などにも有用である．原因菌や病理形態学的特徴，発病形式などにより分類されることが多く，それぞれの概要を**表1**に示す．

2　症状と診断のすすめ方

自覚症状としては，感冒様症状が先行する場合と突然の悪寒，**発熱**で始まる場合がある．しばしば**咳嗽**，**喀痰（膿性痰）**，頭痛，全身倦怠感などを伴ってくるが，高齢者では発熱などの症状に乏しいことがあるため注意が必要である．病変が広範囲に及ぶ場合や進行が急速である場合，**低酸素血症**による呼吸困難が出現し，著明な場合は口唇や爪床にチアノーゼを呈してくる．

検査所見

◆ 血液・生化学検査 ◆

炎症反応として白血球(好中球)数の増多や核の左方移動(桿状核球の増加，後骨髄球・骨髄球の出現)，赤沈の亢進，CRP(C反応性タンパク)の上昇を認める．

◆ 細菌学的検査 ◆

原因菌の推定および同定を目的としており，抗菌薬を選択するうえできわめて重要な検査である．喀痰，気管内採痰，経気管吸引検体，経皮肺吸引検体などを用いて，**塗抹鏡検(グラム染色)**や**培養検査**を行う．培養検査が数日を要するのに対して，グラム染色は簡便で，検体の

表1　細菌性肺炎の分類

1. 原因菌による分類	
グラム陽性菌	肺炎球菌，ブドウ球菌など
グラム陰性菌	インフルエンザ菌，肺炎桿菌(クレブシエラ)など
2. 病理形態学的分類	
大葉性肺炎	病変が1つの肺葉全体に及ぶ
気管支肺炎	小葉性肺炎ともよばれ，範囲が狭い小葉単位の病変である
3. 発病形式による分類	
市中肺炎	一般に健常者に発症し，肺炎球菌やインフルエンザ菌が多い
医療・介護関連肺炎	介護を必要とする高齢者に多く，誤嚥性肺炎や耐性菌性肺炎を念頭に置く必要がある
院内肺炎	入院48時間以降に新しく出現した肺炎で，免疫力が低下した患者に起こりやすく，重篤化する危険性がある
人工呼吸器関連肺炎	気管挿管・人工呼吸器開始後48時間以降に発生した肺炎
4. 基礎疾患の有無による分類	
1次性(原発性)肺炎	基礎疾患がないものに発症した肺炎で市中肺炎に多い
2次性(続発性)肺炎	基礎疾患を有する患者に発症した肺炎で，院内肺炎に多い

質的評価だけでなく，重要な診断的意義があり，コストパフォーマンスが高い検査法である．グラム染色では，まず検体として良質な(好中球が多く，扁平上皮が少ない)ものであるかを判断し，場合によっては検体の再採取を検討する．次に診断的意義として，**好中球に貪食**されている菌があれば原因菌であると推定される．グラム陽性菌とグラム陰性菌に大別したあと，菌の形態などを参考に菌種を推定する．一方，分離培養された菌については，**菌種の同定と薬剤感受性試験**を行う．

肺炎

問題点として検体の質，検体処理の遅れ，抗菌薬の前投与などがあげられ，グラム染色では判定する者の経験にも左右される．また，常在菌叢が病原性のある菌を含んでいる偽陽性や，原因菌よりも常在菌の発育がよい偽陰性など，結果の解釈が困難な場合も少なくない．

◆ 喀痰検査のポイント ◆

喀痰の採取にあたり注意すべき点は，唾液や食物残渣の混入を極力避けることである．水道水でうがいをさせたあと，数回深呼吸を行い，深い咳とともに滅菌した容器に喀出させる．喀出が困難な場合は，3％生理食塩水を超音波ネブライザーで吸入させるとよい．採取された検体は1〜2時間後には検査室で処理されなければならない．培養するまでに2〜5時間遅れると結果の信頼性が低下するため，迅速に検査室へ運ぶべきである．やむを得ず保存する場合は4℃の冷蔵庫に保存する．

◆ 画像検査 ◆

胸部X線写真は，肺炎の診断だけでなく，重症度の判定や治療方針の決定およびその効果判定に有用である．心陰影に重なる部分や肺底部など正面写真だけでは評価が困難な場合には，側面写真を参考にするとよい．注意すべき点は，発病の極初期や高度の脱水，好中球減少がある場合，まれに陰影を認めないことがあり，**胸部CT検査**もしくは24時間後にX線の再撮影を必要とする．さらに単純写真だけでは評価に限界があることをよく理解し，重症例や非定型的な症例においては，すみやかにCT検査を行う．通常，治療による陰影の改善は，臨床症状や炎症所見の改善よりも遅れて認められ，とくに高齢者では遷延する場合が多い．さらに，患者の背景因子を考慮したうえで，他疾患（肺胞上皮がん，悪性リンパ腫，閉塞性肺炎，薬剤性肺炎，好酸球性肺炎，器質化肺炎，肺胞出血，血管炎など）との鑑別も常に忘れてはならない．

■ 重症度判定

重症度の判定は，患者背景，身体所見，検査所見を総合的に判断して行い，**治療法の選択と予後の予測**に役立つ．治療法の選択とは，入院

Age	男性70歳以上，女性75歳以上
Dehydration	BUN 21 mg/mL以上または脱水あり
Respiration	SpO$_2$ 90％以下（PaO$_2$ 60 Torr以下）
Orientation	意識障害あり
Pressure	血圧（収縮期）90 mmHg以下

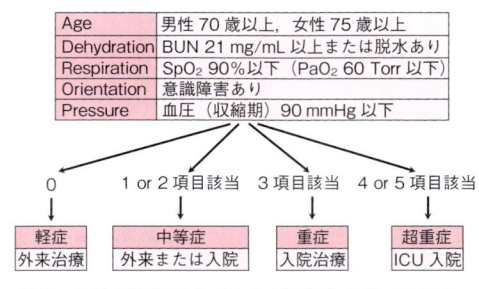

0	1 or 2項目該当	3項目該当	4 or 5項目該当
軽症 外来治療	中等症 外来または入院	重症 入院治療	超重症 ICU入院

図1 日本呼吸器学会成人市中肺炎診療ガイドライン重症度分類（A-DROP分類）

上記5つの条件（A, D, R, O, P）のうち，満たす数をスコアとし重症度を分類する．ただし，ショック（P）があれば，1項目のみでも超重症とする．

［日本呼吸器学会市中肺炎診療ガイドライン作成委員会編：成人市中肺炎診療ガイドライン，12頁，日本呼吸器学会，2007］

Immunodeficiency	悪性腫瘍または免疫不全状態
Respiration	SpO$_2$ 90％以下（PaO$_2$ 60 Torr以下）
Orientation	意識障害あり
Age	男性70歳以上，女性75歳以上
Dehydration	乏尿または脱水

2項目以下 / 3項目以上

CRP≧20 mg/dL
胸部X線写真陰影の広がりが一側肺の2/3以上
（−）（＋）

| 軽症群 | 中等症群 | 重症群 |

図2 日本呼吸器学会成人院内肺炎診療ガイドライン重症度分類（I-ROAD分類）

上記5つの条件（I, R, O, A, D）のうち，3項目以上満たせば重症とする．2項目以下の場合，CRPまたは胸部X線所見の条件にいずれか該当すれば中等症，いずれも該当しない場合は軽症とする．

［日本呼吸器学会「呼吸器感染症に関するガイドライン作成委員会」編：成人院内肺炎診療ガイドライン，4頁，日本呼吸器学会，2008］

の適応，抗菌薬の選択，投与方法（経口投与か経静脈投与か）の決定である．日本呼吸器学会ガイドラインによる市中肺炎および院内肺炎の重症度判定基準をそれぞれ図1，2に示す．

3 治療の実際

肺炎の診療でもっとも重要なことは，**原因微生物の同定と重症度の把握，適切な抗菌薬の使**

表2　原因微生物の統計学的頻度

市中肺炎	(%)	院内肺炎	(%)
細菌性肺炎	**70〜80**	**細菌性肺炎**	**>90**
肺炎球菌	15〜50	緑膿菌	15〜17
インフルエンザ	4〜11	黄色ブドウ球菌	10〜15
肺炎マイコプラズマ	2〜18	エンテロバクター属	8〜10
レジオネラ	2〜 7	クレブシエラ属	7〜10
肺炎クラミドフィラ	1〜 6	プロテウス	3〜 5
黄色ブドウ球菌	1〜 4	プロビデンシア属	
グラム陰性桿菌	2〜 6	大腸菌	3〜 5
嫌気性菌	1〜 3	セラチア属	2〜 5
その他	3〜15	嫌気性菌	2〜 5
		その他	3〜 5
ウイルス性肺炎	**8〜21**	**ウイルス性肺炎**	**まれ**
インフルエンザウイルス	4.5〜 9		
その他	2〜 8		

表3　細菌性肺炎と非定型肺炎の鑑別に用いる項目

1. 年齢60歳未満
2. 基礎疾患がない，あるいは軽微
3. 頑固な咳がある
4. 胸部聴診上所見が乏しい
5. 痰がないあるいは迅速診断法で原因菌が証明されない
6. 末梢血白血球数が10,000/μL未満である

鑑別	非定型肺炎疑い	細菌性肺炎疑い	感度	特異度
1〜6の6項目中	4項目以上	3項目以下	78%	93%
1〜5の5項目中	3項目以上	2項目以下	84%	87%

[日本呼吸器学会市中肺炎診療ガイドライン作成委員会編：成人市中肺炎診療ガイドライン，24頁，日本呼吸器学会，2007]

用である．原因微生物の同定には，可能な限り努力する必要があるが，進行の速い症例では，このために抗菌薬の投与を遅らせてはならない．実際には，臨床背景や各検査所見から原因微生物を推定し治療を開始する場合が多く，これを**経験的治療（エンピリックセラピー）**と称している．とくに重症例に対しては治療方針を変更する余裕がない場合もあり，より確実なエンピリックセラピーが要求される．そのためには重症度に基づく抗菌薬の選択だけでは不十分であり，いかに正確に原因微生物を推定できるかが，エンピリックセラピーを成功させるための鍵をにぎる．エンピリックセラピーを開始するまでの時間は限られており，患者背景，臨床症状，身体所見，血液・画像所見のほか，細菌学的検査としてグラム染色を可能な限り施行することが望まれる．このほか，すでに知られている疫学情報が有用であり，発病形式により原因微生物の頻度（**表2**）や患者背景に違いがあるため，治療方針決定の一助とする．

市中肺炎の治療

市中肺炎は，一般に基礎疾患がない健常者に発症するものが多い．診察医は，重症度や社会的適応を考慮して，入院治療の適応を決める必要がある．市中肺炎で第1の標的とすべき病原体は**肺炎球菌**であるが，マイコプラズマ肺炎のような非定型肺炎とは選択される抗菌薬が異なるため，**表3**にあげる項目を参考に**細菌性肺炎**と**非定型肺炎**の鑑別を行う．細菌性が疑われる場合は，患者背景や重症度に応じて，**ペニシリン系薬，ニューキノロン系薬，セフェム系薬，カルバペネム系薬**などが選択される．非定型肺炎疑いの場合は，マクロライド系やテトラサイクリン系，ニューキノロン系の抗菌薬を使用する．原因微生物判明時には，適切な治療薬への変更を検討する．

院内肺炎の治療

院内肺炎は入院後48時間以降に新しく発生した肺炎であり，高齢者や基礎疾患を有している患者に多く，重症化する危険性が高い．**緑膿菌**やメチシリン耐性黄色ブドウ球菌（**MRSA**）を念頭に置くが，**複数菌感染**や**誤嚥性肺炎**が多いことにも留意する．エンピリックセラピーでカルバペネム系薬のような広域スペクトラムの抗菌薬を選択した場合は，その後判明した原因菌および臨床経過をもとに狭域スペクトラムの抗菌薬に変更するde-escalationを積極的に行う必要がある．そのためには，抗菌薬投与前に適切な検体を採取し，臨床経過を適切に評価することが必須である．

肺炎診療における診断から治療までの流れや具体的な抗菌薬選択の詳細は，日本呼吸器学会

が発行している「成人市中肺炎診療ガイドライン」,「成人院内肺炎診療ガイドライン」,「医療・介護関連肺炎診療ガイドライン」を参照されたい．

(宮崎泰可, 河野 茂)

B マイコプラズマ肺炎 mycoplasma pneumonia

1 起こり方

マイコプラズマ肺炎は，**肺炎マイコプラズマ**(*Mycoplasma pneumoniae*)によって惹起される非定型肺炎であり，市中肺炎の5～10％を占めるといわれ，臨床上，比較的多く遭遇する疾患である．非定型肺炎の中でも30～40％ともっとも高い頻度を占めており，小児から若年成人を中心に比較的若年層に多く発症する．マイコプラズマは，ウイルス，リケッチア，クラミジアなどと異なり，無細胞人工培地上での増殖が可能な微生物で，自己増殖能をもつ微生物の中では最小のものである．マイコプラズマ肺炎は，飛沫感染により伝播し，以前わが国においては4年に一度の周期で流行していたが，最近では季節にも関係なく流行がみられるようになり，家族内や学校内などの集団発症も多い．

病態としては，肺炎マイコプラズマによる局所での直接的組織傷害と，特異抗体による宿主の免疫学的反応がもたらす局所および全身性の組織傷害が考えられている．

2 症状と診断のすすめ方

潜伏期間は約3週間で，本症の大部分は軽症であるが，長期にわたる頑固な乾性咳嗽や発熱，上気道炎症状以外にも全身性に種々の合併症をきたすことがあり，注意が必要である．

検査所見

◆ 身体所見 ◆

細菌性肺炎と異なり，胸部聴診にて湿性ラ音を聴取することは少ない．

◆ 血液検査所見 ◆

一般に白血球数は正常範囲内のことが多く，CRP，赤沈などの炎症反応が軽度亢進する．しばしば肝機能障害を伴い，トランスアミナーゼの上昇をみることがある．

◆ 画像所見 ◆

一般に両側下肺野に好発し，陰影の移動(スキップ現象)を認めることがある．しかし，胸部X線やCT像だけでは，細菌性肺炎との鑑別は困難であることが多い．

診 断

若年者の肺炎で，ペニシリンやセフェム系抗菌薬などのβラクタム系薬に無効の場合は本症を疑う根拠の1つになる．確定診断は，マイコプラズマの分離あるいは確認，もしくは血清学的診断によってなされる．

◆ マイコプラズマの検出 ◆

肺炎マイコプラズマは，健常者から分離されることはなく，これが分離されればそれだけで病原的意義を有している．咽頭ぬぐい液や喀痰からPPLO(〈ウシ〉胸膜肺炎様微生物)培地を用いて肺炎マイコプラズマの分離培養を行うが，同定までに2～4週間を要するため，迅速診断には不向きである．近年，肺炎マイコプラズマのDNAをLAMP(loop-mediated isothermal amplification)法によって検出する遺伝子診断法が保険適用となり，迅速診断法として期待されている．

◆ 血清学的診断法 ◆

臨床上，もっとも一般的に行われている検査法の1つで，補体結合反応(CF)や間接赤血球凝集反応(IHA)を用いてマイコプラズマ抗体価を測定する．いずれも急性期と回復期のペア血清で4倍以上の上昇を認めた場合，確定診断としてよい．シングル血清の場合，CFでは64倍以上，IHAでは320倍以上を陽性の目安とする．そのほか，補助的な診断法として，寒冷凝集反応が用いられているが，マイコプラズマに特異的な検査ではない．

3 治療の実際

肺炎マイコプラズマは細胞壁をもたないた

め，細胞壁合成阻害作用を有するペニシリン系，セフェム系やカルバペネム系抗菌薬などのβラクタム系薬は無効である．第1選択薬は，タンパク合成阻害作用を有する**マクロライド系薬**や**テトラサイクリン系薬**であるが，一部のニューキノロン系薬も有効である．近年，小児を中心に薬剤耐性（とくにマクロライド耐性）マイコプラズマの増加傾向が指摘されている．

予　後

通常，細菌性肺炎と比較して，予後は良好であり自然治癒する例もあるが，時に合併症を伴い重症化する場合があるため，的確な診断と治療が望まれる．　　　　　　　（宮崎泰可，河野　茂）

C　ウイルス性肺炎　viral pneumonia

1　起こり方

ウイルス性肺炎は，呼吸器系ウイルスによる肺炎と，系統的ウイルスによる全身感染症の合併症としてみられる肺炎に大別される．前者は上気道炎から始まり，気管，気管支，細気管支を通じて肺胞レベルへと進展する．ウイルス性肺炎の頻度やその原因ウイルスは年齢によって差がみられ，乳幼児ではRSウイルス，成人では**インフルエンザウイルス**が代表的である．インフルエンザウイルスはリボ核タンパク（RNP）と膜タンパク（Ⅰ型膜タンパク質：M_1）の抗原性の違いなどにより，A，B，Cの3型に分類される．A型は，B型，C型に比べ，容易に遺伝子組み換えを起こすため，時に突然変異株による世界的大流行を引き起こしている．これまで16種類の赤血球凝集素（HA）と9種類のノイラミニダーゼ（NA）が報告されており，その組み合わせでさらに複数の亜型と株に分類される．

系統的ウイルスによる肺炎は，そのほとんどが初感染後体内に潜伏し，宿主の免疫能低下によって再活性化され血行性散布をきたす日和見感染症として発症する．ヘルペスウイルス科に属する**単純ヘルペスウイルス**，**水痘・帯状疱疹ウイルス**および**サイトメガロウイルス**による頻度が高い．

2　症状と診断のすすめ方

インフルエンザウイルス感染では，A型とB型の臨床所見は類似しており，通常1～3日の潜伏期を経て，38～40℃の発熱，全身倦怠感，筋肉痛など強い全身症状を伴って急激に発症する．通常は3～4日で解熱し快方へ向かうが，時に咳や鼻汁などの感冒症状が1～2週間続くことがある．一方，C型は成人では重篤な感染は起こさない．

臨床上，**細菌との混合型肺炎**や**インフルエンザに続発する細菌性肺炎**が多い．原発性ウイルス性肺炎では，一般に白血球増多を示さず，リンパ球の増加や異型リンパ球の出現を認めることがある．膿性痰の出現や好中球優位の白血球増多をみたら細菌の2次感染を疑う．胸部X線写真は，典型例では非区域性の間質性陰影を呈するが，画像所見のみで細菌性肺炎と鑑別するのは困難である．喀痰から有意な細菌が検出されず，抗菌薬が無効であるなどの臨床経過も診断の参考になる．しかし，確定診断を得るには，ウイルスの分離あるいは確認，もしくは血清学的診断のいずれかが必要である．ウイルスの分離は時間や費用がかかり，手技的にも困難であるため，臨床的にはあまり行われていない．特異的な抗ウイルス抗体を用いたウイルス抗原の検出や，DNAプローブ法あるいはPCR法によるウイルスの特異的遺伝子の検出が臨床応用されている．通常は急性期と回復期のペア血清で4倍以上の抗体価の上昇を確認する血清学的診断がもっとも広く行われている．インフルエンザウイルスA型とB型の抗原検出キットは，鼻腔・咽頭ぬぐい液を用いて10分程度で診断できるが，インフルエンザ発症早期は偽陰性が多いことに留意しておく必要がある．

3 治療の実際

インフルエンザウイルス感染症に対しては，**ノイラミニダーゼ阻害薬**［経口薬：オセルタミビル（タミフル®），吸入薬：ザナミビル（リレンザ®），ラニナミビル（イナビル®），点滴：ペラミビル（ラピアクタ®）］が使用される．単純ヘルペスウイルスおよび水痘・帯状疱疹ウイルス感染症に対しては**アシクロビルやビダラビン**が，サイトメガロウイルス感染症に対しては**ガンシクロビル**が有効である．そのほか，細菌の2次感染に対しては抗菌薬の投与が行われる．

予防

インフルエンザワクチンの接種は，感染や発症の予防ではなく，発症した場合の重症化予防である．高齢者などハイリスク群では，とくにその施行がすすめられる．

（宮崎泰可，河野　茂）

D　看護の指針

肺炎は，発熱をはじめとする炎症性反応と咳嗽，喀痰，時には呼吸困難を主症状とする疾患である．肺炎の診療においては，適切な抗菌薬治療だけでなく，全身状態の管理・改善が重要である．

以下の症状の有無と程度について評価する．

呼吸状態
①呼吸数（頻呼吸，不規則な呼吸パターン，努力性呼吸，呼吸困難など），②咳嗽・喀痰，③胸痛，④ラ音・胸膜摩擦音，呼吸音の減弱，⑤胸壁の陥没．

全身状態
①低酸素血症（チアノーゼ，不穏など），②発熱，③悪寒・戦慄，④脈拍（頻脈，徐脈など），⑤食欲不振，⑥脱水，⑦腹部膨満，⑧全身倦怠感．

合併症
①胸膜炎，②無気肺，③肺膿瘍，膿胸，④肺水腫，⑤髄膜炎の合併症の有無について評価する．

看護のポイント

- まずは心身の安静を保つことにより，酸素消費量を抑え体力の消耗を防ぐ．発熱や咳嗽，呼吸困難が持続すると不安になりやすいため，その緩和を図る．
- 化学療法薬は時間を厳守して投与する．酸素療法の指示があれば，効果的な酸素吸入を行えるように努める．
- 口腔内の清潔を保ち，気道内分泌物の除去を図る．**排痰法**には体位ドレナージ，咳による排痰，振動による排痰がある．痰の粘稠性が強いときには，加湿や適切な水分摂取が有効である．排痰法を実施する前に聴診器で痰の場所を確認し，実施後にも効果があったことを確認する．意識障害のある患者や人工呼吸器を装着している患者など，自力で痰の喀出ができない場合は，吸引によるドレナージを行う．
- 炎症が胸膜まで波及すると，胸痛を自覚するようになる．胸痛は患者の著しい苦痛となるばかりでなく，呼吸や痰の喀出の妨げにもなるため，できる限り緩和する必要がある．鎮痛薬投与以外に，患側を下にした側臥位や患側胸部の固定なども1つの方法である．
- 栄養と水分の不足に注意する．食事は高カロリーで刺激が少なく消化のよいものを選ぶ．高熱が持続する患者では，不感蒸泄量の増加により脱水に陥ることがある．痰の喀出を促すためにも適切な水分補給を行う．
- 回復期には，徐々に体力の回復を図り，再発防止に努める．規則的な生活習慣と体力の維持，感染機会の回避などを説明する．
- **院内感染**など周囲への感染を予防するために，必要であれば部屋の隔離やマスクの着用を行う．医療従事者が媒介とならないように厳重に注意すべきである．

（宮崎泰可，河野　茂）

肺膿瘍(肺化膿症) lung abscess

1 起こり方

　肺膿瘍とは病原性細菌の感染により，肺実質が壊死・融解をきたし空洞を形成して空洞内に膿の貯留を認める疾患であり，**肺化膿症**ともよばれる．

　肺膿瘍の感染経路は，①**経気道感染**：口腔内常在菌の誤嚥など，②**血行性感染**：感染性心内膜炎や感染性静脈炎などほかの部位からの血行性播種，③**隣接臓器からの播種性感染**：横隔膜下膿瘍からの連続性波及，という3つの経路が考えられており，①が大多数を占める．

　肺膿瘍の好発部位としては，口腔内の細菌の吸引を反映して解剖学的に重力の影響で，右肺優位で上葉S2，下葉S6，S10での発症が多いとされる．

　また，基礎疾患がなく誤嚥などによるものを原発性，肺がんなどにより気道閉塞をきたしたもの，肺外での感染症によるもの(上記感染経路②③)，免疫能低下に伴うものなど，2次的に起こるものを続発性として区別している．

　起炎菌としては，**口腔内や上気道に存在する細菌**が主役となり，**嫌気性菌**の関与は7〜9割といわれている．嫌気性菌ではペプトストレプトコッカス属，ペプトコッカス属，フソバクテリウム属，プレボテーラ・メラニノジェニカ，バクテロイデス属が代表的である．微好気性菌であり口腔内常在菌であるストレプトコッカス・アンギノーサス属も分離頻度が高い．好気性菌では黄色ブドウ球菌，溶血連鎖球菌，肺炎桿菌，緑膿菌，大腸菌などが起炎菌となる．

　危険因子としては，感染経路の大多数は**誤嚥**などによる経気道感染であることから，歯周病，脳血管障害，神経筋疾患，胃食道疾患，アルコール多飲，薬物中毒，意識障害などの口腔内細菌の誤嚥の原因となる基礎疾患がまず重要である．誤嚥と関連しない危険因子としては，糖尿病，ステロイド・免疫抑制薬の使用，肺がんや気道内異物による気道閉塞などがあげられる．

2 症状と診断のすすめ方

　肺膿瘍では，発熱，咳嗽，膿性痰など細菌性肺炎に似た症状を呈する．喀血をきたすこともある．嫌気性菌感染では悪臭のある黄緑色痰がみられる．症状持続期間が1ヵ月未満のものを急性，それ以上のものを慢性肺膿瘍とよぶ．後者では急性期炎症所見を欠き，微熱，体重減少，食欲不振，貧血などの症状を主訴とすることが多い．身体所見としては，病巣部で濁音，肺胞呼吸音減少，ラ音を認める．血液検査では，白血球増多，赤沈亢進，CRP陽性などの炎症所見を認める．画像所見としては，胸部X線・CT検査で辺縁の比較的明瞭な円形または類円形の腫瘤影を認めるが，膿瘍腔が気管支と交通すると，内部に水平面を有する空洞を形成する(図1)．病巣の大きさは最大径が2cmのものから10cm以上のものもあり，症例によりさまざまで，病巣の数は単発性のものが多いが多発性の症例も存在する．

　起炎菌検索に関しては，口腔内の細菌が起炎菌となる症例が多いことから，検体採取時に口腔内常在菌の混入を防ぐことが重要である．**嫌気性菌**の関与が多いことから，**嫌気ポーター**の使用が望ましい．喀出痰では口腔内常在菌の混入が避けられない点が検体として問題となる．口腔内常在菌の混入を防ぐためには，経皮的膿瘍穿刺法や気管支鏡下での気管支洗浄およびプロテクター付きブラッシングにて下気道より直接検体を採取して，起炎菌を証明する方法が有用である．これらの検査法は，喀痰による細菌検査と比べ侵襲性が大きいため施行困難な場合も多いが，治療に対する反応が悪い場合などには考慮すべきである．

　鑑別診断としては，肺がんの腫瘍組織内壊死，肺結核・非結核性抗酸菌症，感染性肺囊胞

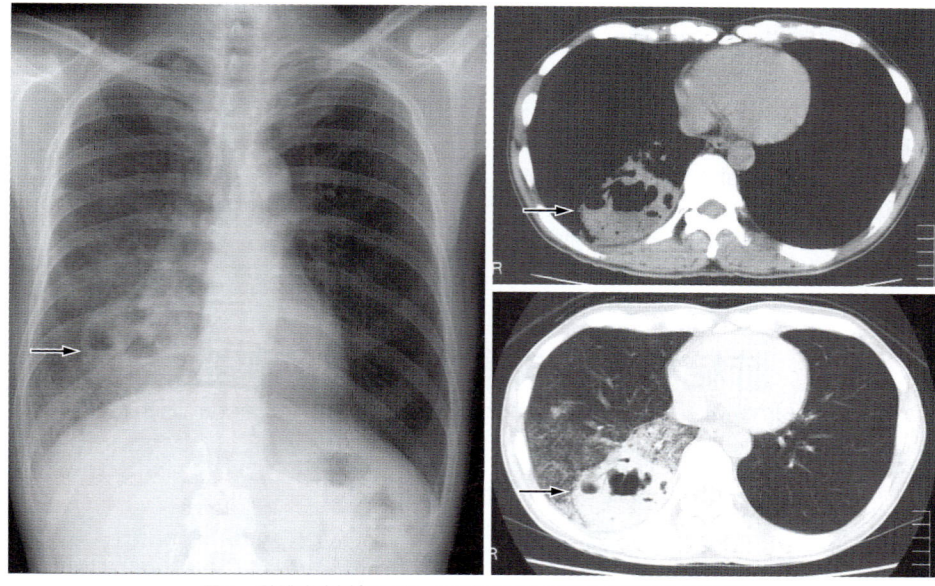

図1 肺膿瘍症例(52歳,男性)の胸部X線および胸部CT所見
右肺下葉に内部に水平面(矢印)を有する空洞形成を認める.

症,肺吸虫症,ウェゲナー(Wegener)肉芽腫症などがある.

3 治療の実際

■ 薬物療法

　肺膿瘍の治療は抗菌薬の投与が主体である.治療初期には点滴での投与が原則であり,**嫌気性菌**を含む複数の起炎菌の**混合感染**を標的として抗菌薬を投与する.以前はペニシリン投与で良好な治療成績が得られていたが,近年フソバクテリウム属やプレボテーラ属,バクテロイデス属などの多くの口腔内常在菌にペニシリン耐性がみられており,またクリンダマイシンに対してもバクテロイデス属の50%以上が耐性を示すなどクリンダマイシン耐性嫌気性菌も増加しており注意が必要である.実際の臨床現場では,β-ラクタマーゼ阻害薬配合ペニシリンまたはセフェム系薬とクリンダマイシンの併用やカルバペネム系薬が選択されることが多い.抗菌薬投与期間については,明確な基準はないが,画像上の陰影の十分な縮小(消失あるいは瘢痕化),血液検査での炎症反応の軽快が得られるまでは治療を続けるのが一般的である.2週間前後の点滴投与で治療終了できる症例もあるが,**長期**にわたる例が多く,点滴治療にて一定の改善が得られた後に外来での経口抗菌薬投与による治療に切り替えて,さらに数週間治療を要することもある.**治療期間**は全体で4～8週間必要という報告が多い.

■ その他の治療法

　病巣の大きな(6cm以上)症例や2ヵ月以上症状が持続した症例では抗菌薬治療が奏功しない例が多い.抗菌薬投与無効例には,経皮的ドレナージや外科的治療を考慮する.

　経皮的ドレナージは,肺末梢に病変がある場合に考慮される.超音波またはCTガイド下にカテーテルを膿瘍腔へ挿入留置する.カテーテルを介して排膿だけでなく,局所的な洗浄を併用する場合もある.外科的治療については,抗菌薬治療の進歩により,特殊な例を除き適応症例は減少した.3週間の適切な内科治療無効例,喀血,膿胸や気管支胸膜瘻を併発した例,

悪性腫瘍が否定できない例，異物による肺膿瘍，巨大空洞残存例などで考慮される．

看護のポイント

- 口腔内常在菌の誤嚥が発症の一大要因であることから，誤嚥の防止と口腔内環境の清浄化が重要である．
- 嚥下訓練，食餌形態の工夫を行い，泥酔や過度の睡眠薬の使用は避けるよう指導する．
- ブラッシングによる**口腔ケア**，う歯の処置，歯周病の治療などのデンタルケアも重要である．
- 排膿を促進するために，積極的な**体位ドレナージ**を行う．
- 入院期間が**長期**となることが多く，入院に伴うストレスが生じやすい点に留意して，入院生活を支援する．

（橋永一彦，岸　建志，門田淳一）

肺結核症，非結核性抗酸菌症
pulmonary tuberculosis, nontuberculous mycobacteriosis

A　肺結核症

キーポイント

- 日本は結核の中等度蔓延国である．
- 2週間以上長引く咳を訴える患者，胸部X線像で異常影のある患者では，日にちを変えた3回の喀痰検査が必要である．
- 胸部X線像でもっとも重要な所見は樹枝状陰影（tree-in-bud）であり，気道散布の病態をよく表している．
- 治療では基準薬を規定の期間休まず服薬することが重要である．

1　考え方の基本

日本では結核対策により2010年の結核罹患率は人口10万対18.2となったが，欧米先進国の結核罹患率が5前後の現状と比較すると依然として高値であり，日本は結核の中等度蔓延国である．なかでも高齢者ほど結核罹患率が高く，70歳以上の患者が50％以上を占める．最強の抗結核薬であるイソニアジド（INH）とリファンピシン（RFP）の両剤に耐性の，**多剤耐性結核**（multiple drug-resistant tuberculosis：MDR-TB）の増加が世界的に問題となっている．

2　起こり方

結核の感染経路は一般的には気道であり，発病者の咳，くしゃみなどによる飛沫核を吸入することにより感染する空気感染（飛沫核感染）である．免疫機能が正常であれば，結核感染が成立した時点で5～10％の人が発病し，残りのグループの中から一生の間に5～10％の人が発病してくる程度といわれている．

細胞性免疫機能が低下する病態では結核を発病しやすくなり，発病の危険因子としては，糖尿病，珪肺，胃切除の既往，多量喫煙，ステロイド・抗がん薬・免疫抑制薬の使用者，悪性腫瘍，人工透析，高齢，ヒト免疫不全ウイルス（HIV）感染症などがある．

3　症状と診断のすすめ方

症状としては咳，痰，血痰，盗汗，発熱，胸痛，食欲不振，体重減少，消化器症状，嗄声な

肺結核症，非結核性抗酸菌症　361

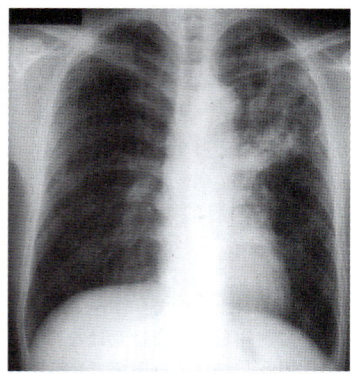

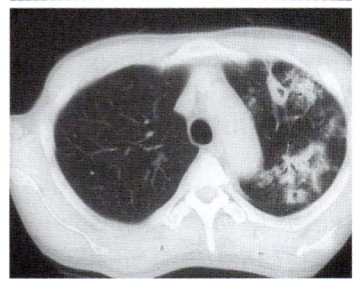

図1　肺結核の胸部X線およびCT像

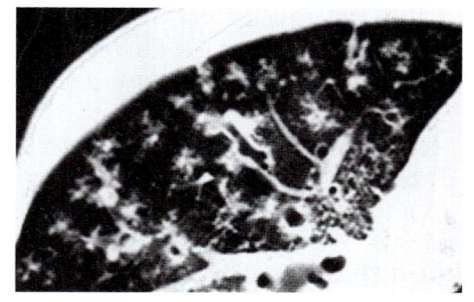

図2　抗酸菌症にみられる胸部CTの樹枝状陰影（tree-in-bud）

どがある．とくに咳，痰が2週間以上続くような場合は，胸部X線検査，喀痰検査を受けるべきである．

画像所見
　胸部単純X線像では，上葉を中心とする空洞影とその周辺の散布影を伴う陰影（図1）が典型的であるが，胸水貯留，縦隔リンパ節腫大を認めることもある．肺結核の進展は基本的には気道散布であり，それを端的に示す胸部X線所見は多発小粒状影である．それは終末細気管支から肺胞道周辺に形成される結核性病変を反映しており，散布性粒状影ともいわれる．
　CTでは小葉中心性の粒状影として認められ，時に分岐状影を呈する．粒状影とそれを連結する細気管支の樹枝状陰影をtree-in-budという（図2）．

細菌学的検査
　肺結核の診断は得られた検体から結核菌を検出することにより確定する．喀痰塗抹検査は集菌法が用いられ，抗酸菌染色により染まる菌数により，(1+), (2+), (3+) という記載法で示される．
　菌の同定には，喀痰などの臨床検体を用いて結核菌のRNAやDNAを増幅する方法が汎用されている．培養菌についても同様に核酸同定法が一般的である．培養菌では薬剤感受性検査を必ず行う．
　喀痰培養検査は日にちを変えて3回行う．喀痰検査で結核菌を検出できない場合は，胃液検査あるいは気管支内視鏡検査を行い病変部の気管支洗浄あるいは肺生検を行う．
　喀痰などの臨床検体の抗酸菌塗抹検査が陽性であっても，結核菌か非結核性抗酸菌かの鑑別はこの時点ではできない．さらに遺伝子増幅法を追加して鑑別を行う．

4　治療の実際

　結核治療の目的は，体内に存在する結核菌を撲滅し，耐性菌の発育を阻止し，治療終了後の再発を防ぐことである．そのためには，感受性のある薬剤の使用（必ず感受性検査を行う），複数の薬剤の使用（感受性薬剤3剤以上），一定期間（少なくとも6ヵ月）の継続，規則正しい服薬が必要である．

標準治療法（初回化学療法）
・a：初期2ヵ月間はピラジナミド（PZA）を加えたINH・RFP・ストレプトマイシン（SM）［またはエタンブトール（EB）］の4剤併用，その後INH・RFPの2剤併用

4ヵ月間の合計6ヵ月間.
・b：INH・RFP・SM（またはEB）の3剤併用2ヵ月間，その後INH・RFPの2剤併用7ヵ月間，合計9ヵ月間.

通常は標準治療法aを選択する．高齢者などPZAを投与できない例に対しては，標準治療法bを選択する．EB耐性よりもSM耐性の頻度が高いので，通常はEBを選択する．INH，RFPともに感受性であることが確認された場合にはEB（またはSM）は，2ヵ月で終了する．

治療期間については，有空洞（とくに広汎空洞）例や粟粒結核などの重症例，3ヵ月目以後（初期2ヵ月の治療終了後）にも培養陽性である例，糖尿病やじん肺合併例，ステロイドあるいは免疫抑制薬投与例，および再治療例では3ヵ月間延長できる．

間欠療法

結核菌がINH，RFPの両剤に感受性であり，両剤の副作用がなく継続投与が可能な例を対象とする．標準治療法aを2ヵ月間施行後，INHとRFPの2剤を4ヵ月間週2回または週3回服用する．間欠期間は原則として直接服薬確認短期治療（DOTS）を行う必要がある．

標準治療が行えない場合の治療法

INHあるいはRFPのいずれかを，耐性あるいは副作用で用いることができないときは，残った薬剤を組み合わせて標準療法よりも長期間投与する．多剤耐性結核の場合には，治療方法の選択がむずかしく，また長期間の治療を要する．現時点では適応となっていないニューキノロン系薬も用いる．病変が比較的限局している場合は病変部の外科的切除も考慮すべきである．

薬剤の副作用

治療は長期にわたるので，すべての薬剤の副作用について熟知していなければならない．代表的な副作用としては，肝障害［RFP，PZA，エチオナミド（ETH），INH］，視神経炎（EB），聴力・平衡障害（アミノ配糖体），皮膚症状（RFP，PZA，INH，EB，PASなど），腎障害（アミノ配糖体，RFP）などがある．

看護のポイント

結核の治療は長期間の確実な内服が必要になるので，服薬指導はたいへん重要である．院内DOTSを施行し，入院中から服薬の直接確認を行うことにより患者の治療に対する意識を高めている病院もある．また，結核を発病したことにより患者の精神的，社会的ストレスは非常に大きいので精神的サポートも重要である．

してはいけない！

- 結核の治療は最初から，有効な薬剤の3剤以上の投与が必要である．
- 1～2剤治療ではそれらの薬剤の耐性菌を作ってしまう可能性が非常に高いので決して行ってはならない．

（永井英明）

肺結核症，非結核性抗酸菌症

> **コラム　インターフェロンγ応答測定法（interferon-gamma release assays：IGRAs）**
>
> 　従来，結核感染の診断はツベルクリン反応によって行われてきた．ツベルクリン反応は BCG 未接種者においては感度，特異度ともに高く基本的には優れた方法であるが，BCG 接種者においては，陽性反応が過去の BCG 接種によるものか，最近受けた結核菌感染によるものかを区別できないという大きな問題がある．BCG 接種に積極的に取り組んできたわが国では，結核感染の有無をツベルクリン反応で判定するのはしばしば困難を極める．
>
> 　これを解決する検査法として IGRAs が開発された．結核特異的抗原刺激に対するリンパ球のインターフェロンγ産生能を測定することによって結核感染の診断を行う方法である．結核感染診断の感度，特異度ともにきわめて良好である．IGRAs は BCG 接種の影響を受けないため，接触者検診，医療関係者の結核管理，結核の補助診断などにツベルクリン反応に代わって用いられている．
>
> （永井英明）

B　非結核性抗酸菌症

キーポイント

- 非結核性抗酸菌症は近年増加傾向にあるが，ヒト–ヒト感染はないといわれている．
- 代表的菌種であるマイコバクテリウム・アビウム・コンプレックス（MAC）による MAC 症は，中高年女性を中心に増加しており，中葉舌区に気管支拡張所見を呈するタイプが多い．
- MAC 症の治療は，クラリスロマイシンを中心とする治療になるが，完治は困難である．
- 次に多いマイコバクテリウム・カンサシイ症はリファンピシン（RFP）が key drug であり治療によく反応する．

1　考え方の基本

　非結核性抗酸菌（NTM）は塵埃，土壌，水などの自然界に広く存在しており，現在 100 種類以上が知られており，わが国でもその中の 20 種類以上の感染症例が報告されている．NTM 症の中では MAC 症がもっとも多く約 80 ％を占め，残りの大部分はマイコバクテリウム・カンサシイ症であり，そのほかに希少菌種による NTM 症がわずかに存在する．

　診断技術の進歩と医療関係者の関心が高まったためか，近年，MAC 症を含めた NTM 症の増加が指摘されており，とくに中年以降の基礎疾患のない女性に発症した肺 MAC 症の増加が顕著である．

　NTM 症では患者家族や大量排菌者との接触者からの発病例がほとんどないことから，ヒトからヒトへの感染は無視しうると考えられている．殺菌的に有効な薬剤がなく，一部の NTM を除いて治癒は困難である．したがって手術可能例については「病変部の切除」という手段はきわめて有効である．

　ここでは代表的な NTM 症でかつ治療に難渋する**肺 MAC 症**について述べる．肺マイコバクテリウム・カンサシイ症は結核に準じた治療で比較的容易に治癒するが，詳しくは成書を参照されたい．

2　起こり方

　MAC は自然環境に広く存在するので曝露の機会は多いが，弱毒であるため宿主側の因子が重要である．

　後天性免疫不全症候群（AIDS）では全身播種型の MAC 症を合併することがある．肺局所の防御能の低下も重要な要素であり，肺 MAC 症は肺結核後遺症，じん肺，肺気腫などに 2 次

的に発症することがある．しかし，基礎疾患の明らかでない症例も多数ある．

　肺MAC症は中年女性の中葉舌区に病変を作ることが多いことがわかってきた．その原因としては，水に棲息しているMACを家事・シャワーなどで吸い込みやすいことや，閉経に伴う女性ホルモンの低下などが指摘されている．

3　症状と診断のすすめ方

　症状としては咳嗽，喀痰が主であるが慢性に経過することが多く，発熱はあっても高熱になることは少ない．無症状で健康診断により胸部異常影を指摘されることがある．AIDSなどの免疫不全に合併した全身播種型では，発熱，倦怠感，食欲不振などの全身症状が強く出る．

診　断

　肺NTMの診断は日本結核病学会および日本呼吸器病学会による診断基準に従い，肺病変の存在とNTM菌の確認(喀痰培養であれば2回，気管支鏡などで直接病変部から検体が得られた場合は1回)により確定する．まれな菌種や，環境から高頻度に分離される菌種の場合は検体種類を問わず2回以上の培養陽性と菌種同定検査を原則とし，専門家の見解を必要とする．

　MACはルニョン(Runyon)分類のⅢ群(非発色菌)に属する．マイコバクテリウム・アビウムとマイコバクテリウム・イントラセルラーレに亜分類される．

● 線維空洞型 ●

　肺結核後遺症の空洞性病変や囊胞性病変，塵肺症，COPD，肺切除や胸郭整形術後，気管支拡張症，肺線維症，サルコイドーシスなどの既存病変に感染したと思われるタイプと，既存病変がはっきりしないタイプがある．上葉に好発し結節影・空洞影を呈し，結核との鑑別は困難である．

● 結節・気管支拡張型(図1) ●

　中葉舌区型，Lady Windermere症候群などともいわれる．中高年の女性が80％以上を占め増加傾向にある．中葉舌区に好発し，胸膜直下の小結節の集簇と限局性気管支の壁肥厚・拡張が特徴である．

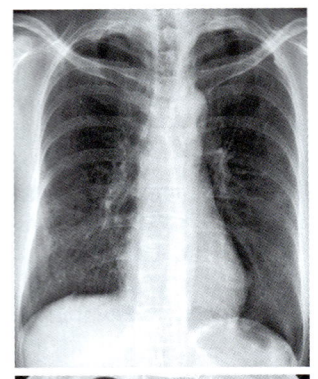

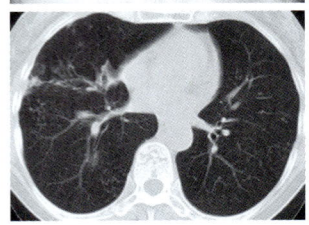

図1　肺MAC症の胸部X線およびCT像

　そのほか主にAIDSに合併する全身播種型や過敏性肺炎類似型がある．

　抗酸菌を検出した場合，結核菌との鑑別が問題となるので迅速な同定検査が必要である．喀痰から直接同定する方法として核酸増幅法がある．培養菌を認めた場合はそのコロニー形態から結核との鑑別は可能であるが必ず同定検査を行う．

4　治療の実際

　日本結核病学会の肺非結核性抗酸菌症化学療法に関する見解(2012)では，RFP，EB，クラリスロマイシン(CAM)，SMまたはKMの4剤治療を推奨している．治療期間は，「菌陰性化後約1年」とされているが，根拠がないので今後検討が必要である．

　投与期間が長期に及ぶのでEBによる視力障害の発生に注意を要する．リファブチン(RBT)のMACに対する抗菌力はRFPよりやや強力とされるが，RFPが投与できないとき，また

はRFPの効果が不十分なときに投与を行う．

MAC症では一時的に菌が陰性化し胸部X線像の陰影が改善しても，治療を止めると再燃する例を多々経験している．したがって，上記の化学療法を6ヵ月以上継続しても菌量減少や軽快がみられない場合は，早くから外科療法を検討すべきである．

看護のポイント

MAC症は一般に進行は遅いが難治性感染症である．抗結核薬を中心とする治療や手術があるが完治はむずかしく，長期の通院が必要になる．そのためたいへん悲観する患者もあり，精神的サポートが結核以上に必要となる場合がある．ただし，ヒト-ヒト感染がないので感染対策としては結核よりも容易である．

してはいけない！

抗酸菌を喀痰から検出して隔離したとしても，MAC菌とわかった場合は，ただちに隔離解除を行うべきであり，いたずらに隔離期間を長期化させてはならない．

（永井英明）

気管支喘息 bronchial asthma

1 起こり方

気管支喘息（喘息）は，従来から，**可逆性の気道閉塞**と**気道過敏性の亢進**という呼吸生理学的な特徴でとらえられてきた閉塞性呼吸器疾患である．ところが近年になって，喘息患者の気道粘膜の生検が施行され，喘息の気道には，気道上皮の剥離，基底膜直下の線維化（基底膜部の肥厚），好酸球の集簇を特徴とする**慢性の炎症**が存在することが明らかになった．そして喘息は慢性炎症性疾患であるという認識にたち，新しい概念が提唱されるようになった．わが国の「喘息予防・管理ガイドライン」（JGL 2012，協和企画，2012）では，「喘息は，臨床的には繰り返し起こる咳，喘鳴，呼吸困難，生理学的には**可逆性の気道狭窄**と**気道過敏性の亢進**が特徴的で，気道が過敏なほど喘息症状が著しい傾向がある．喘息症状がなくとも気道過敏性の亢進は認められる．組織学的には**気道の炎症**が特徴で，好酸球，リンパ球，マスト細胞などの浸潤と，気道上皮の剥離を伴う**慢性の気道炎症**が特徴的である．免疫学的には多くの患者で**環境アレルゲンに対するIgE抗体**が存在する．しかしIgE抗体を持たない患者でも同様の気道炎症とリンパ球の活性化を認めている．喘息の病像を形成する因子は極めて多様であるが，すべての喘息症例に共通ではない．**好酸球主体の気道炎症**とともに**好中球主体の気道炎症**を呈する症例の存在も明らかとなり，喘息の異なる病像が注目されている．長期罹患患者では，気道上皮基底膜直下線維化，平滑筋肥厚，粘膜下腺過形成などからなる**気道のリモデリング**が見られ，非可逆的な気流制限と持続的な気道過敏性の亢進をもたらし，喘息が**難治化する原因**になると考えられる」となっている．このように最近の喘息の定義で強調されているのは，慢性の気道炎症の存在であるが，患者にとって病気を実感するのは発作症状であることに変わりはない．

病 型

喘息の成因は多岐にわたるが，病型としては，アレルギーが関与していると考えられる**アトピー型**もしくは**外因型**と，アレルギーの関与が明らかでなく感染を誘因とする**感染型**もしく

366　呼吸器疾患

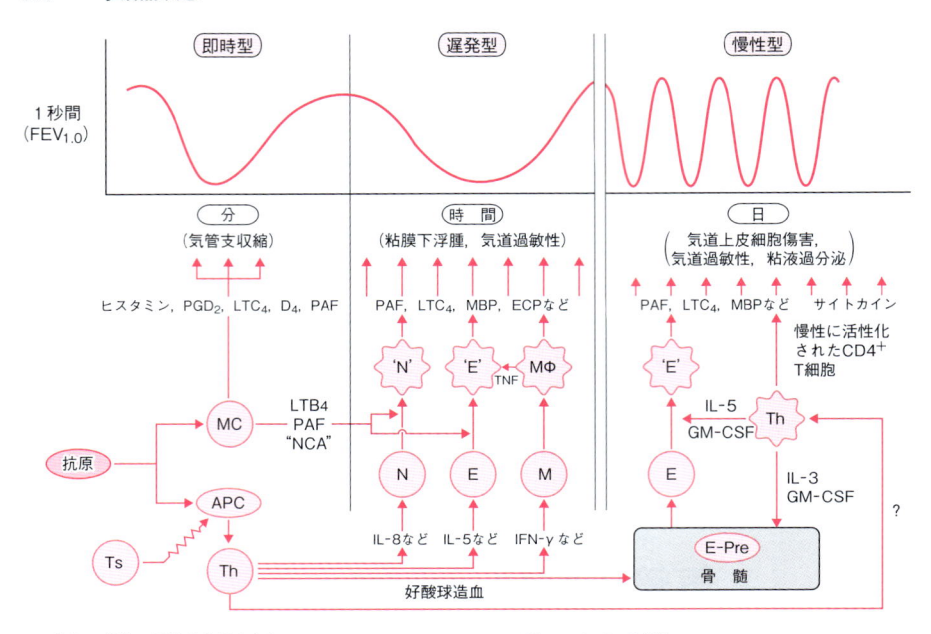

図1　抗原曝露によって起こる一連の喘息反応

```
''：細胞の活性化を意味する．
""：好中球遊走活性物質のような機能的な名称を意味する
MC：マスト細胞
PG：プロスタグランジン
LT：ロイコトリエン
PAF：血小板活性化因子
NCA：好中球遊走活性物質
APC：抗原提示細胞
Ts：サプレッサーT細胞
Th：ヘルパーT細胞
IL：インターロイキン
MBP：主要塩基(性)タンパク(好酸球顆粒タンパクの1つ)
ECP：好酸球陽イオンタンパク(好酸球顆粒タンパクの1つ)
MΦ：マクロファージ
TNF：腫瘍壊死因子
N：好中球
E：好酸球
M：単球
GM-CSF：顆粒球マクロファージコロニー刺激因子
```

は内因型，さらに両者の合併する**混合型**の3型に分けられる［スワインフォード（Swineford）の分類］．一般にはアトピー型30～40％，感染型20～30％，残る約40％は混合型だといわれており，喘息患者の70～80％にはなんらかの意味でIgEを介したアレルギーが関与していることになる．事実，**成人喘息患者の約70％でヒョウヒダニに対するIgE抗体が陽性**である事実は，アレルギー反応が気道炎症や喘息症状の発現に重要な役割を演じていることを示唆している．

発症メカニズム

気道炎症は，それだけで気流制限の原因となるが，気道過敏性をもつ気道に収縮物質が作用すると，気道閉塞が誘発され喘息の発作症状が発現する．一般にアトピー型喘息患者は，アレルゲンを吸入すると二相性の喘息反応を示す（**図1**）．すなわちアレルゲン吸入後10分以内に始まり20～30分でピークとなり，1～3時間で消失する**即時型喘息反応**（immediate asthmatic response：IAR）と，アレルゲン吸入後4～6時間で始まり8～12時間でピークに達し，24時間で消失する**遅発型喘息反応**（late asthmatic response：LAR）である．

IARでは，1966年石坂らにより発見されたIgEが重要な役割を演じている．アトピー型喘

表1 喘息に関与すると考えられる炎症性メディエーターの生物学的活性

作　用	ヒスタミン	PGD$_2$	PGF$_{2\alpha}$	TXA$_2$	LTB$_4$	LTC$_4$, D$_4$, E$_4$	PAF
気管支平滑筋収縮	+	♯	♯	♯	−	♯	+
気道反応性亢進	−	♯	+	+	?	+	♯?
毛細血管透過性亢進	+	+	−	−	?	♯	♯
気道粘膜分泌亢進	+	+	+	?	−	♯	+
白血球遊走活性	+	+	?	?	♯	?	♯

+：作用あり，♯：強力な作用あり，−：作用なし，?：不明あるいは確定せず
顆粒から放出されるのはヒスタミンで，ほかは新しくアラキドン酸代謝により産生される．PGD$_2$，PGF$_{2\alpha}$，TXA$_2$ はシクロオキシゲナーゼ，LTB$_4$，LTC$_4$，D$_4$，E$_4$ はリポキシゲナーゼの経路で産生される．
PG：プロスタグランジン，TX：トロンボキサン，LT：ロイコトリエン，PAF：血小板活性化因子

息の患者がアレルゲンに曝露されると，マスト細胞や好塩基球の表面にあるIgEとアレルゲンとの間に抗原抗体反応による結合が起こる．その結果，細胞の活性化が起こり，種々の**化学伝達物質**が脱顆粒により，あるいは新たな産生により遊離される(**表1**)．また，マスト細胞，T細胞(Th$_2$)やマクロファージから産生遊離されるインターロイキン5(interleukin-5：IL-5)，IL-3，顆粒球マクロファージコロニー刺激因子(granulocyte-macrophage colony stimulating factor：GM-CSF)などの**サイトカイン**もIARに関与しているものと考えられる．そして，非アトピー型喘息(感染型喘息)でも同様に，マスト細胞およびT細胞(Th$_2$)やマクロファージから産生されるサイトカインの関与が予測されている．

　LARは，IARに引き続く気道の炎症性反応を主体とする喘息反応であり，種々の化学伝達物質の関与が示唆されている．またサイトカインでは，IARと同様にIL-5，IL-3，GM-CSFなどがLARでも注目されている．そしてIARとLARの連続的な誘発により，アレルゲンあるいは未知の原因に常に曝露された状態で発症している，喘息の実際の病像が形成される(**図1**)．すなわち気道過敏性の発現や気道の炎症，傷害，そしてその修復過程である**リモデリング(再構築)**が誘導されることになる．

2　症状と診断のすすめ方

　発作中に来院すれば，喘息の診断は比較的容易であるが，非発作時や他の呼吸器疾患，とく

表2 喘息診断の目安

①発作性の呼吸困難，喘鳴，咳(夜間，早朝に出現しやすい)の反復
②可逆性気流制限
　自然に，あるいは治療により寛解する．PEF値の日内変動20％以上，β$_2$刺激薬吸入により1秒量が12％以上増加かつ絶対量で200 mL以上増加
③気道過敏性の亢進
　アセチルコリン，ヒスタミン，メサコリンに対する気道収縮反応の亢進
④アトピー素因
　環境アレルゲンに対するIgE抗体の存在
⑤気道炎症の存在
　喀痰，末梢血中の好酸球数の増加，ECP高値，クレオラ体の証明，呼気中NO濃度上昇
⑥鑑別診断疾患の除外
　症状が他の心肺疾患によらない

〔日本アレルギー学会喘息ガイドライン専門部会：喘息予防・管理ガイドライン2012，4頁，協和企画，2012〕

に慢性閉塞性肺疾患(COPD)を合併する場合には，診断が困難なこともある．

　喘息の診断基準は，公式には確立されていないが，JGL 2012の「診断の目安」は，診断への指針として簡便で有用と思われる(**表2**)．この表の項目①，②，⑥を満足すれば喘息の診断が強く示唆され，また非発作時の場合でピークフロー(peak expiratory flow：PEF)，1秒量(FEV$_1$)が80％以上で可逆性気道閉塞が検出できないときは，①，③，⑥を満足しても診断に値すると考えられる．ただし気道過敏性試験が，喘息で例外なく陽性とは限らないこと，またどこの施設でもできる検査ではない点で，さらに別の指標を考案する余地を残している．

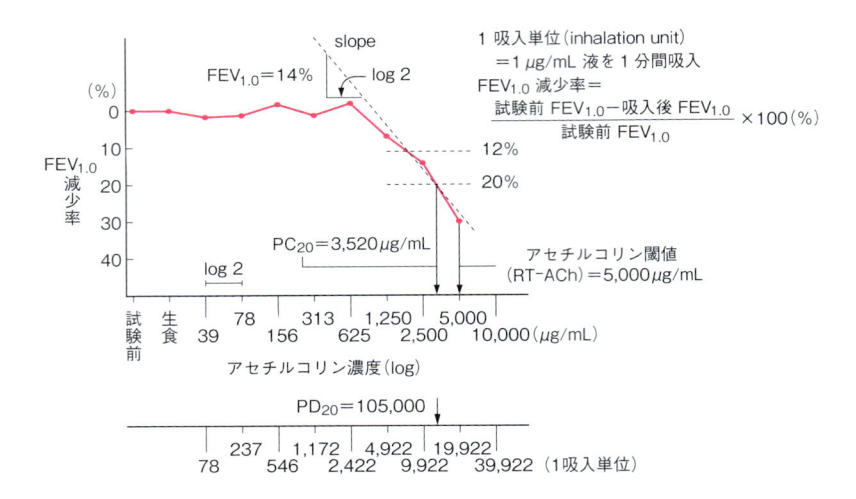

図2 アセチルコリン吸入試験でのアセチルコリン閾値，PC_{20}，PD_{20} と $\Delta FEV_{1.0}$ の測定法（標準法）

PC_{20}：1秒量（$FEV_{1.0}$）を20％低下させるために要したアセチルコリン濃度
PD_{20}：1秒量（$FEV_{1.0}$）を20％低下させるために要したアセチルコリンの吸入蓄積量

症 状

臨床症状として，**喘鳴，咳，呼吸困難（息切れ），胸苦しさ**（chest tightness），**喀痰**などがみられる（表2の①）．またしばしば鼻炎，副鼻腔炎，鼻茸やアトピー性皮膚炎の合併をみる．喘息の呼吸器症状には，必ずといってよいくらい発作性の消長がみられ，夜間から早朝にかけて出現もしくは悪化することが多い（nocturnal wheezing, morning dip とよばれる）．

検 査

● 呼吸機能検査 ●

呼吸機能検査ではスパイログラムによる**1秒量，フローボリューム曲線**（flow volume：FV）が有用である．とくにFV曲線は，末梢気道の状態を把握するよい指標となる．また簡便に測定できるピークフローは，1秒量とともに気道の閉塞（気流制限）を検出することができ，喘息の日常管理にも有用である．β_2刺激薬の吸入により1秒量が12％以上改善かつ絶対量で200 mL以上増加すると，**気道閉塞の可逆性**ありと判定する（表2の②）．

気道の過敏性の評価には，アセチルコリンやヒスタミンといった気道収縮薬による**気道過敏性試験**を施行する（表2の③）．方法としては，気道収縮薬の吸入により，1秒量の低下を指標とする標準法と，呼吸抵抗の上昇を指標とするアストグラフ法が用いられている．標準法では，1秒量が20％以上の低下を示す気道収縮薬の最低濃度（閾値）か，反応曲線から1秒量を20％低下させる濃度PC_{20}を求めて評価する（図2）．喘息患者では，気道過敏性試験でより低濃度の閾値あるいはPC_{20}を示すことになる．とくに咳のみや胸痛のみを主訴とする咳喘息や胸痛異型喘息の診断には，必須の検査である．

● その他の検査所見 ●

アトピー型では，**血清総IgE値**の上昇がみられ，同時に抗原特異的IgE抗体も陽性である（表2の④）．**抗原特異的IgE抗体**は，皮膚反応試験（スクラッチテスト，プリックテスト，皮内テスト）か，血清試験で検出される．もっとも頻度の高い抗原は，吸入性抗原の室内塵（ハウスダスト）で，その主成分である**ヒョウヒダニ**（*Dermatophagoides*）である．また職業性喘息が疑われる場合には，抗原特異性IgE抗体の検索を各症例ごとに疑わしい抗原を用いて（ときには実験室で調整して）行う必要がある．

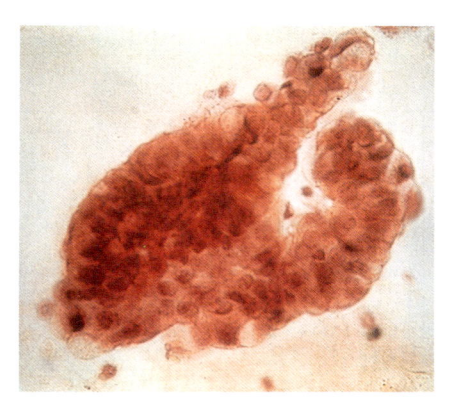

図3 クレオラ体

血算では**好酸球の増多（500/mm³ 以上）**がみられることが多い．喀痰は通常漿液性で気泡に富み，好酸球の増多や剥離した気道上皮からなる**クレオラ体（図3）**を認める（**表2の⑤**）．

問 診

診断の第一歩として，きわめて重要である．ただし，呼吸困難（発作中）で患者が苦しんでいる状況では，できるだけ簡略にし，発作の改善を待って内容を補足する．

喘息の臨床症状（喘鳴，咳，呼吸困難，胸苦しさ，喀痰など）が1日のどの時間帯に出現するかということだけでなく，**季節性か通年性か**，変動はするが**持続性か**どうかについても明らかにする．**発症の時期**（発症年齢）やこれまでの診断と治療，治療の有効性，症状の経過（増悪しているか）なども，診断後の治療にもつながるので十分に聞いておく．また呼吸器症状の誘因を明らかにするために，**呼吸器感染**の先行，**吸入抗原**や，**職業性抗原**への曝露，**環境の変化**（転居，旅行，転職など），**刺激性物質**への曝露（タバコの煙，強い臭気，揮発性薬品など），情動（怒り，不安，悲しみなど），**薬物**（アスピリンをはじめとする酸性非ステロイド抗炎症薬，β遮断薬など），**食品添加物**，**気候の変化**（とくに寒冷や乾燥），**運動**，**内分泌に関連する因子**（生理，妊娠，甲状腺疾患など）の有無についてたずねる．

家族歴はとくに**三親等までの親族**について，喘息や他のアレルギー性疾患の有無を確認する．**既往歴**，**喫煙歴**，**職業歴**のほか**生活歴（住宅環境，ペットの有無など）**も重要である．

3 治療の実際

長期管理

治療において重要なことは，気道の閉塞を主体とした喘息症状とともに，その背景にある慢性の気道炎症を標的として意識しながら治療を組み立てることである．吸入ステロイドの早期使用の意義や併用薬についての検討とともに，喘息の根治を視野に入れた新しい治療戦略の開発が今後の大きな課題である．

表3に，JGL 2012による喘息の**長期管理**における**段階的治療**の実際を示した．重症度（未治療）は，症状と呼吸機能検査値（ピークフロー，1秒量）を指標に判定し，原則としてより重症のステップをあてはめる．

● 治療ステップによる段階的薬物療法 ●

長期管理では慢性の気道炎症を主な標的としており，喘息の症状の有無にかかわらず，**基本薬**として抗炎症効果のある**長期管理薬**（コントローラー）を用いる．また，気道閉塞による喘息症状には気管支拡張薬（主にβ₂刺激薬）を頓用する．コントローラーのなかで中心となるのが**吸入ステロイド**（inhaled corticosteroid：ICS）で，治療ステップ1から4までの全ステップで使用が推奨されている（表3）．

具体的には，**治療ステップ1でICSの低用量，治療ステップ2で低～中用量，治療ステップ3で中～高用量，治療ステップ4で高用量**を投与する．ICSと併用する薬剤としては，**長時間作用性β₂刺激薬（LABA）**，**テオフィリン徐放製剤（SR-T）**，**ロイコトリエン受容体拮抗薬（LTRA）**などがEBMに基づき推奨されている．LABAには，吸入，貼付，経口の各剤型があり，いずれの剤型も必ずICSと併用する．LABAの吸入薬を選択する場合には，ICSとLABAとの**配合剤**を選択することが可能である．SR-Tの薬理作用は，HDAC（histone deacetylase）の活性化作用以外は血中濃度に依存して発現するので，状態に合わせて投

表3 喘息の長期管理における重症度対応段階的薬物療法

		治療ステップ1 軽症間欠型(無治療)	治療ステップ2 軽症持続型(無治療)	治療ステップ3 中等症持続型(無治療)	治療ステップ4 重症持続型(無治療)
症状の特徴		■喘息,咳嗽,呼吸困難が週に1回未満 ■症状は軽度で短い ■夜間症状は月に2回未満	■週1回以上だが毎日ではない ■日常生活や睡眠が妨げられる.月に1回以上 ■夜間症状が月に2回以上	■症状が毎日ある ■短時間作用性吸入β_2刺激薬頓用がほとんど毎日必要 ■日常生活や睡眠が妨げられる.週に1回以上 ■夜間症状が週1回以上	■(治療下でも)しばしば増悪する ■症状が毎日ある ■日常生活に制限 ■しばしば夜間症状
PEF, FEV₁*		■%FEV₁, %PEFは80%以上 ■変動は20%未満	■%FEV₁, %PEFは80%以上 ■変動は20〜30%	■%FEV₁, %PEFは60以上80%未満 ■変動は30%を超える	■%FEV₁, %PEFは60%未満 ■変動は30%を超える
長期管理薬	基本治療	吸入ステロイド薬 (低用量) 上記が使用できない場合以下のいずれかを用いる LTRA テオフィリン徐放製剤 ※症状が稀ならば必要なし	吸入ステロイド薬 (低〜中用量) 上記で不十分な場合に以下いずれか1剤を併用 LABA (配合剤の使用可[5]) LTRA テオフィリン徐放製剤	吸入ステロイド薬 (中〜高用量) 上記に下記のいずれか1剤,あるいは複数を併用 LABA (配合剤の使用可[5]) LTRA テオフィリン徐放製剤	吸入ステロイド薬 (高用量) 上記に下記の複数を併用 LABA (配合剤の使用可) LTRA テオフィリン徐放製剤 上記のすべてでも管理不良の場合は下記のいずれかあるいは両方を追加 抗IgE抗体[2] 経口ステロイド薬[3]
	追加治療	LTRA以外の抗アレルギー薬[1]	LTRA以外の抗アレルギー薬[1]	LTRA以外の抗アレルギー薬[1]	LTRA以外の抗アレルギー薬[1]
発作治療[4]		吸入SABA	吸入SABA[5]	吸入SABA[5]	吸入SABA

■:いずれか1つが認められれば,そのステップとする.
*症状からの判断は重症例や長期罹患例で重症度を過小評価する場合がある.呼吸機能は気道閉塞の程度を客観的に示し,その変動は気道過敏性と関連する.%FEV₁=(FEV₁測定値/FEV₁予測値)×100,%PEF=(PEF測定値/PEF予測値または自己最良値)×100
LTRA:ロイコトリエン受容体拮抗薬,LABA:長時間作用性β_2刺激薬,SABA:短時間作用性β_2刺激薬
[1] 抗アレルギー薬とは,メディエーター遊離抑制薬,ヒスタミンH₁拮抗薬,トロンボキサンA₂阻害薬,Th2サイトカイン阻害薬を指す.
[2] 通年性吸入抗原に対して陽性かつ血清総IgE値が30〜700 IU/mLの場合に適用となる.
[3] 経口ステロイド薬は短期間の間欠的投与を原則とする.他の薬剤で治療内容を強化し,かつ短期間の間欠投与でもコントロールが得られない場合は,必要最小量を維持量とする.
[4] 軽度の発作までの対応を示す.
[5] ブデソニド/ホルモテロール配合剤を長期管理薬と発作治療薬の両方に使用する方法で薬物療法を行っている場合には発作治療薬に用いることもできる.長期管理と発作治療を合わせて1日8吸入までとするが,一時的に1日合計12吸入まで増量可能である.ただし1日8吸入を超える場合は速やかに医療機関を受診するよう患者に説明する.
[日本アレルギー学会喘息ガイドライン専門部会:喘息予防・管理ガイドライン2012, 7・130頁,協和企画,2012より改変]

与量を調節する.LTRAは,他の併用薬と異なる部位に作用し,アレルギー性炎症の抑制や平滑筋の増殖などへの抑制効果も報告されている.また,通常の治療ステップ4の内容でコントロールできないアレルギー性の難治性喘息には,**抗IgE抗体**が適応とされている.それぞれの薬剤の特徴を考慮しながら,薬物療法を施行することが推奨されている.

● 段階的薬物療法の実際 ●

　無治療で受診している患者の場合は，まず重症度を判定し(表3)，該当する治療ステップを選択して治療を開始する．症状による判定が有用であり，症状が毎週は出ていない場合は**軽症間欠型**として治療ステップ1，毎日ではないが毎週出ている場合には**軽症持続型**で治療ステップ2，毎日出ているが日常生活に支障がないときは**中等症持続型**で治療ステップ3，毎日で日常生活に支障があるときは**重症持続型**で治療ステップ4を選択する．

　治療中の場合は，**コントロール良好**かどうかを判定しながら治療を調整する(表4)．治療中でも症状が軽症間欠型相当みられる場合には，同じ治療ステップで内容を強化する．軽症持続型相当では，治療ステップを1段階**ステップアップ**する．中等症持続型〜重症持続型相当であれば2段階ステップアップする．ただし，ステップアップの際には，薬物療法で指示した**投与量や投与方法の遵守(アドヒアランス)**，**増悪因子(アレルゲン，喫煙など)**を回避することの実行などを確認し，アドヒアランスが不良であったり増悪因子の回避が不十分であれば，その改善に向けて十分に指導したうえでステップアップする．また，ステップアップにより改善し，3〜6ヵ月間コントロールされた状態が得られたら，より軽症のステップでの治療へと移行する(**ステップダウン**)．治療ステップ3で十分なコントロールが得られない場合には，**専門医**と連携し，より強力な治療を実行することが推奨されている．

■ 急性増悪(発作)

　発作に際しては，**気道閉塞**が主な標的となるが，同時に増悪したと考えられる炎症を抑制することも視野に入ってくる．気道閉塞を寛解させる薬剤は**気管支拡張薬**であり，炎症の抑制を含めた発作治療の切り札として**ステロイド**が用いられる．

　表5に，JGL 2012による**喘息発作の強度**とそれに応じた**段階的治療**の実際を示した．発作の強度は，横になれるか，話せるか，動けるかなどから呼吸困難の程度を把握し判定するが，客観的に評価するためにはピークフローメーターやパルスオキシメーターを用いる．しかし，CO_2を測定しないと，呼吸の状態を完全には把握できないことには留意すべきであろう．いずれの場合にも患者の状態に応じて手早く問診・診察し，今回の症状が出現してからの治療を確認する．また，喘息以外の理由で呼吸困難を起こした疑いがあれば鑑別に必要な諸検査を行う．

● 軽度症状：小発作 ●

　苦しいが**横になれる状態**である．発作治療ステップ1の治療すなわち，$β_2$**刺激薬**を加圧定量噴霧式吸入器(pressurized metered dose inhaler：pMDI)かネブライザーで反復吸入する．テオフィリン薬の経口投与も有効である．

● 中等度症状：中発作 ●

　苦しくて横になれず起坐呼吸の状態，および

表4　コントロール状態の評価

	コントロール良好 (すべての項目が該当)	コントロール不十分 (いずれかの項目が該当)	コントロール不良
喘息症状 (日中および夜間)	なし	週1回以上	コントロール不十分の項目が3つ以上当てはまる
発作治療薬の使用	なし	週1回以上	
運動を含む活動制限	なし	あり	
呼吸機能 (FEV_1およびPEF)	予測値あるいは自己最高値の80%以上	予測値あるいは自己最高値の80%未満	
PEFの日(週)内変動	20%未満	20%以上	
増悪(予定外受診，救急受診，入院)	なし	年に1回以上	月に1回以上*

*増悪が月に1回以上あれば他の項目が該当しなくともコントロール不良と評価する．
[日本アレルギー学会喘息ガイドライン専門部会：喘息予防・管理ガイドライン2012，129頁，協和企画，2012]

表5 喘息の発作治療ステップ

治療目標：呼吸困難の消失，体動，睡眠正常，日常生活正常，PEF値が予測値または自己最良値の80%以上，酸素飽和度＞95%（気管支拡張薬投与後の値を参考とする），平常服薬，吸入で喘息症状の悪化なし
ステップアップの目安：治療目標が1時間以内に達成されなければステップアップを考慮する．

	治　療	自宅治療可，救急外来入院，ICU管理[1]
発作治療ステップ1	$β_2$刺激薬吸入，頓服[2] テオフィリン薬頓用	自宅治療可
発作治療ステップ2	$β_2$刺激薬ネブライザー吸入反復[3] アミノフィリン点滴静注[4] ステロイド薬点滴静注[5] 酸素吸入（鼻カニューレなどで1〜2 L/分） ボスミン®（0.1%アドレナリン）皮下注[6] 抗コリン薬吸入考慮	救急外来 ・1時間で症状が改善すれば帰宅 ・2〜4時間で反応不十分 ┐ ・1〜2時間で反応なし　　┘入院治療 入院治療：高度喘息症状として発作治療ステップ3を施行
発作治療ステップ3	アミノフィリン持続点滴[7] ステロイド薬点滴静注反復[5] 酸素吸入（PaO_2 80 mmHg前後を目標に） ボスミン®（0.1%アドレナリン）皮下注[6] $β_2$刺激薬ネブライザー吸入反復[3]	救急外来 1時間以内に反応なければ入院治療 悪化すれば重篤症状の治療へ
発作治療ステップ4	上記治療継続 症状，呼吸機能悪化で挿管[1] 酸素吸入にもかかわらずPaO_2 50 mmHg 以下および/または意識障害を伴う急激な$PaCO_2$の上昇 人工呼吸[1]，気管支洗浄 全身麻酔（イソフルラン・セボフルラン・エンフルランなど）を考慮	直ちに入院，ICU管理[1]

1) ICUまたは，気管内挿管，補助呼吸，気管支洗浄などの処置ができ，血圧，心電図，パルスオキシメーターによる継続的モニターが可能な病室．重症呼吸不全時の挿管，人工呼吸装置の装着は，時に危険なので，緊急処置としてやむを得ない場合以外は複数の経験ある専門医により行われることが望ましい．
2) $β_2$刺激薬pMDI：1〜2パフ，20分おき2回反復可．無効あるいは増悪傾向時には$β_2$刺激薬1錠またはアミノフィリン200 mgを頓用．
3) $β_2$刺激薬ネブライザー吸入：20〜30分おきに反復する．脈拍を130/分以下に保つようにモニターする．
4) アミノフィリン6 mg/kgと等張補液薬200〜250 mLを点滴静注．1/2量を15分間程度，残量を45分間程度で投与し，中毒症状（頭痛，吐き気，動悸，期外収縮など）の出現で中止．発作前にテオフィリン薬が十分に投与されている場合は，アミノフィリンを半量もしくはそれ以下に減量する．通常，テオフィリン服用患者では可能な限り血中濃度を測定．
5) ステロイド薬点滴静注：ヒドロコルチゾン200〜500 mg，メチルプレドニゾロン40〜125 mg，デキサメタゾン，あるいはベタメタゾン4〜8 mgを点滴静注．以後ヒドロコルチゾン100〜200 mgまたはメチルプレドニゾロン40〜80 mgを必要に応じて4〜6時間ごとに，あるいはデキサメタゾンあるいはベタメタゾン4〜8 mgを必要に応じて6時間ごとに点滴静注，またはプレドニゾロン0.5 mg/kg/日，経口．ただし，アスピリン喘息の場合，あるいはアスピリン喘息が疑われる場合は，コハク酸エステル型であるメチルプレドニゾロン，水溶性プレドニゾロンの使用を回避する．
6) ボスミン®（0.1%アドレナリン）：0.1〜0.3 mL皮下注射20〜30分間隔で反復可．原則として脈拍を130/分以下に保つようにモニターすることが望ましい．虚血性心疾患，緑内障［開放隅角（単性）緑内障は可］，甲状腺機能亢進症では禁忌，高血圧の存在下では血圧，心電図モニターが必要．
7) アミノフィリン持続点滴：最初の点滴（上記6）参照）後の持続点滴はアミノフィリン250 mg（1筒）を5〜7時間で（およそ0.6〜0.8 mg/kg/時）で点滴し，血中テオフィリン濃度が10〜20μg/mL（ただし最大限の薬効を得るには15〜20μg/mL）になるように血中濃度をモニターし中毒症状の出現で中止．

［日本アレルギー学会喘息ガイドライン専門部会：喘息予防・管理ガイドライン2012，144頁，協和企画，2012］

軽度症状の非寛解例への治療である．発作治療ステップ2の治療となる．すなわち発作が未治療の場合，ネブライザーで$β_2$刺激薬を反復吸入する．1時間以内に症状が改善しない場合や，$β_2$刺激薬をすでに吸入している場合には，すぐにアミノフィリンの点滴注射，**ステロイドの全身投与，アドレナリンの皮下注射**などを行う．また，SpO_2 95%（PaO_2 80 mmHg）以下では酸素投与も行う．

● 高度症状：大発作 ●

身動きできず話せない状態，および中等度症状の非寛解例への治療である．発作治療ステップ2を初期治療とし，ステップ3を継続治療とする．すなわち，中等度症状に準じて治療を開始，継続する．脱水があれば**補液**が重要である．**酸素投与**は，PaO_2 80 mmHg 前後を目標とするが，**慢性閉塞性肺疾患（COPD）**合併症例では CO_2 ナルコーシスに注意する．

● 重篤喘息症状・エマージェンシー ●

発作治療ステップ4の内容を施行する．**来院時呼吸停止**している場合や，最大限の薬物療法と酸素投与でも PaO_2 50 mmHg 未満，$PaCO_2$ の急激な上昇と意識障害の出現などがみられる場合には，**気管挿管**し**人工呼吸管理**を施行する．人工呼吸管理では，気道内圧は平均値 $20\sim25$ cmH$_2$O（<50 cmH$_2$O）に保ち，$PaCO_2$ の高値には目をつぶり，PaO_2 80 mmHg 前後の維持と**圧外傷の防止**を重視する．最大限の薬物療法は維持するが，治療に抵抗するときには**全身麻酔**も有効である．

自発呼吸で意識が正常化し，最大気道内圧が 20 cmH$_2$O 以下となれば抜管可能と考えられる．

■ 喘息死

喘息死の動向は，厚生労働省人口動態統計により知ることができる．死亡診断書をもとに喘息死とほぼ正確に判定される 5〜34 歳の**年齢階級別喘息死亡率**は，1970 年代に減少し安定した状態から，1980 年ごろより増加傾向を示し，1995 年には総数 10 万人あたり 0.7 人であったが，1996 年以降減少しはじめ 2001 年には 0.3 人にまで減少し，好ましい傾向にある．成人喘息としての統計では，**死亡総数**で表すと 1995 年 7,253 人とピークを示した後 1996 年と減少し，2011 年には 2,060 人までさらに減少し，5〜34 歳の年齢階級喘息死亡率と同様の傾向を示している．この低下の背景にどのような因子が関与しているかを科学的に分析することが必要である．

■ 看護の指針

● 急性発作 ●

急性発作時の対応で重要なこととして，まず家庭での対応があげられる．喘息発作のつよさには，喘鳴や胸苦しさのみ，苦しくても横になれる小発作から，苦しくて横になれない中発作，あるいは会話が困難な大発作まであるが，そのうち家庭で対応できるのは，横になれないが，話せるといった中発作までであろう．そのさい，β_2 刺激薬の吸入あるいは経口投与，テオフィリン薬の経口投与で経過を観察する．しかし，歩行・会話が困難な大発作以上のつよい発作や，気管支拡張薬で改善しない場合，あるいは意識喪失を伴う重篤発作の既往がある場合，ステロイドに依存性がある場合などは，ただちに経口ステロイド（たとえば，プレドニゾロン 15〜30 mg 相当）を服用し，救急外来を受診することになる．

● 長期管理 ●

喘息の**コントロール状態に応じた段階的治療**が推奨されていることから，患者のコントロール状態と治療ステップを的確に評価することがよい治療の第一歩となる．また喘息の病態で重要な役割を演じている慢性の気道炎症を標的とする治療を維持することが，治療の成否の鍵となる．

💡 看護のポイント

- 夜間に症状が増悪することが多い疾患であり，しかも我慢することは喘息死をまねく危険があることを十分に理解し，**温かく迎え，来院しやすくする**．
- 成人喘息は治癒しないが**コントロール**できることをふまえ患者と接する．
- 発作時には不安を和らげる．また苦しさをそのまま訴えられるような関係を構築する．
- 用いる薬剤のなかにはテオフィリンのように血中濃度に依存して効果が増強し，さらに $20\mu g/mL$ を超えると副作用の出現頻度が増し，より重篤な副作用をきたすものがある．また β_2 刺激薬のように循環器系への影響を伴うものもある．したがって発作時の治療では，**バイタルサインと患者の副作用を示唆する訴えに十分な注意をはらう**．治療により改善傾向がみられているかどうかの判定を的確に下すことも重要である．　　　　（大田　健）

慢性閉塞性肺疾患（慢性気管支炎，肺気腫）
chronic obstructive pulmonary disease (COPD) (chronic bronchitis, pulmonary emphysema)

キーポイント

- 慢性閉塞性肺疾患（COPD）は喫煙を主とする有害物質を長期にわたり吸入することに起因する恒常的気流閉塞を示す疾患である．
- 気流閉塞は肺気腫や末梢気道病変が複合的に作用してもたらされる．
- 呼吸困難，咳，喀痰症状がみられ，治療は禁煙を基本とし，薬物療法では長時間作用性気管支拡張薬が中心となる．

1 考え方の基本

COPDは，①タバコ煙を主とする傷害性物質を長期に吸入曝露することで肺に炎症が生じ，肺胞が破壊される**肺気腫**や，末梢気道の線維化による気道狭窄病変が形成され，②それらが複合的に作用し恒常的かつ進行性の**気流閉塞**がもたらされた結果，③体動時の呼吸困難や慢性の咳，痰症状が出現する疾患である（図1）．

形成された病変を修復する治療法はない．したがって，低下する呼吸機能（気流閉塞の進行）を軽減・改善するために，発症・進行の原因となる**喫煙**を阻止し（禁煙），**気管支拡張薬**，運動療法などの呼吸リハビリテーション，在宅酸素療法などの総合的な治療により症状の改善と進行抑制が管理目標となる．

2 起こり方

COPDを特徴づける気流閉塞は，末梢気道における線維化病変と肺胞での気腫性病変によってもたらされる．これらの病変を形成する機序として，COPD患者の90％が喫煙者であることから，タバコ喫煙を中心とする吸入性傷害物質に起因する炎症とリモデリングの過程が注目されている．すなわち，傷害物質の吸入によって惹起された好中球やマクロファージから放出される種々のタンパク分解酵素（プロテアーゼ）が，肺胞系では構造の骨格となる結合組織を破壊することにより肺胞の破壊消失や気腔の拡大といった気腫病変を形成し，また，気道系においては気道上皮の分化異常により杯細胞の増生を惹起し，炎症により気道壁の線維化，気道狭窄をもたらす．これらの肺や気道の多彩な病変により，末梢気道での気道狭窄が生じ，1秒量（FEV_1）の低下で検出される気流閉塞がもたらされる（図2）．

3 症状と診断のすすめ方

喫煙を主とする有害物質の長期にわたる吸入曝露を危険因子とし，体動時の呼吸困難や慢性

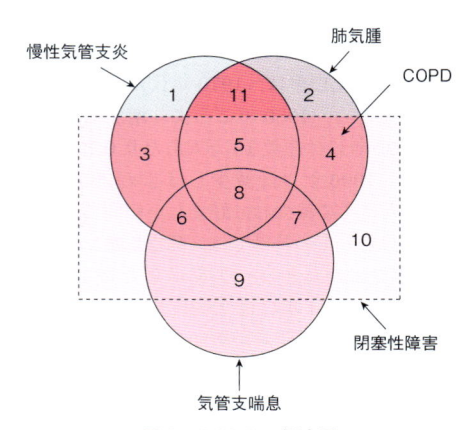

図1 COPDの概念図

病名について：慢性気管支炎は持続する咳・痰などの症候により定義された疾患名，肺気腫は病理形態学的な定義をもとにした疾患名，COPDは呼吸生理学的に定義された疾患名（3～8）．

慢性閉塞性肺疾患（慢性気管支炎，肺気腫）

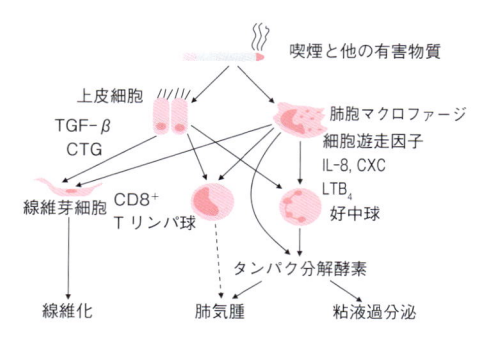

図2 COPDの炎症機序と病変形成

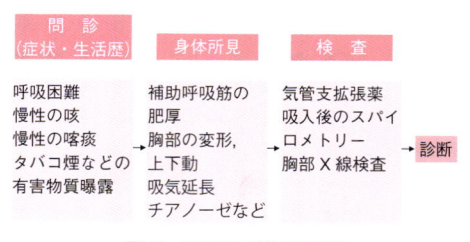

図3 COPD診断の手順

に咳や喀痰症状のみられる患者に対してCOPDを疑う．気管支拡張薬吸入後のスパイロメトリーで1秒率［FEV₁/努力肺活量（FVC）］が70％未満であればCOPDと診断する．類似病態を示しても特徴的な病変が存在する気管支拡張症，肺結核後遺症，びまん性汎細気管支炎などはCOPDの範疇に入らない．したがって，診断を確定するためには，X線検査や呼吸機能精密検査により上記の疾患を除外することが必要である（図3）．

4 治療の実際

治療・管理の目標

COPDの管理目標は，①症状および運動耐容能の改善，②QOLの改善，③増悪の予防と治療，④疾患の進行抑制，⑤全身併存症と肺合併症の予防と治療，⑥生命予後の改善である．この目標を達成するためには，疾患に対する危険因子の回避を筆頭に，病態の評価や安定期ならびに増悪期の治療・管理を十分に理解しておく必要がある．COPD患者の多くは喫煙者であり，喫煙は発症原因や病態進展の主因であることが知られている．したがって，COPD治療の基本となるのは禁煙である．

COPD安定期には体動時の**呼吸困難**が主症状となるが，病態の悪化時には**咳**，**喘鳴**，呼吸困難が増強し，**喀痰量**の増加と膿性への性状変化が特徴的である．さらに進行すると，肺性心や低栄養の問題も浮上してくる．

薬物療法

◆ 禁 煙 ◆

薬物治療としては，喫煙障害と禁煙効果や日常生活上の諸注意点などの患者教育とともにニコチン依存（症）に対する貼付薬やガムなどのニコチン代替療法と喫煙を円滑に低減・禁煙へと誘導するニコチンの部分的アゴニストであるバレニクリンが用いられる．

◆ 症状やQOLの改善，増悪の予防 ◆

安定期における気管支拡張薬の使用は症状の改善をめざす中心的治療と位置づけられる．気管支拡張薬としては，長時間作用性薬剤が推奨されており，それらには**β₂刺激薬**，**抗コリン薬**，**テオフィリン製剤**などがある．使用する薬剤の選択については，個々の患者にみられる効果や副作用を勘案しながら単独あるいは効果が不十分であれば複数の薬剤を使用する．さらに，増悪頻度の高い患者ではステロイドの吸入を考慮する．COPDに喘息を合併している場合には予後不良が懸念されることから，喘息治療を優先し**ステロイド吸入薬**を用いる．また，長時間作用性抗コリン薬や，β₂刺激薬とステロイドの合剤における大規模臨床試験では，これらの薬剤は単なる気管支拡張効果に限定されず増悪の抑制や予後の改善などが期待される成績が得られている（図4）．

看護のポイント

禁煙とし，**運動耐容能**の維持増進を図る．低酸素血症とならない範囲で日常的に運動を継続することが必要である．体動時に呼吸困難が出現するため屋内に引きこもりがちになるが，身

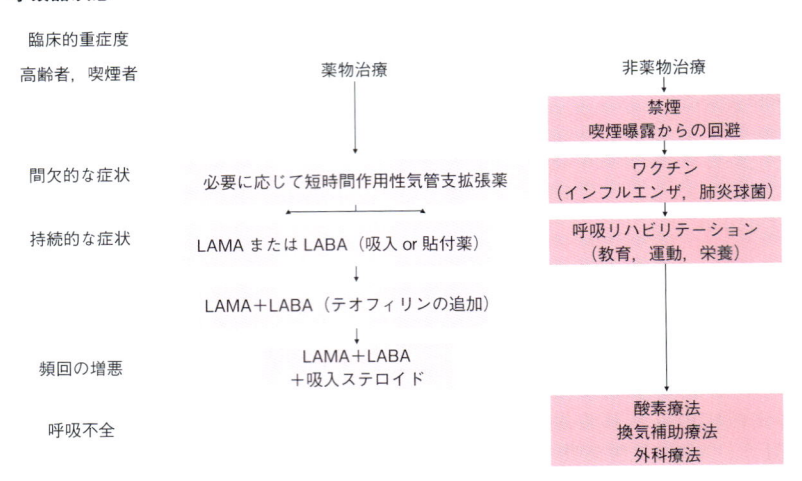

図4 COPDの治療手順

```
臨床的重症度            薬物治療                          非薬物治療
高齢者，喫煙者
                                                    禁煙
                                                    喫煙曝露からの回避

間欠的な症状     必要に応じて短時間作用性気管支拡張薬
                                                    ワクチン
                                                    （インフルエンザ，肺炎球菌）

持続的な症状     LAMA または LABA（吸入 or 貼付薬）
                                                    呼吸リハビリテーション
                                                    （教育，運動，栄養）
                 LAMA＋LABA（テオフィリンの追加）

頻回の増悪       LAMA＋LABA
                 ＋吸入ステロイド
                                                    酸素療法
呼吸不全                                              換気補助療法
                                                    外科療法
```

LABA：長時間作用性β₂刺激薬　　LAMA：長時間作用性抗コリン薬

体を動かさないと筋肉が衰え（廃用萎縮），体動時の呼吸困難がさらに増強する．散歩など下肢を使用する積極的な運動で呼吸困難は改善される．

低酸素血症のある重症例では，**在宅酸素療法**の導入でQOL改善や延命効果が得られる．

してはいけない！

- 経口テオフィリン薬投与では，加齢によりクリアランスが低下することを考慮してモニタリングなしにむやみに増量してはいけない．
- 呼吸困難に対して，初めから高濃度酸素を投与してはいけない．

（永井厚志）

びまん性汎細気管支炎
diffuse panbronchiolitis（DPB）

1 起こり方

びまん性汎細気管支炎は臨床的には**副鼻腔気管支症候群**の形をとり，病理学的には両側びまん性に呼吸細気管支領域に慢性炎症所見を呈する疾患である．副鼻腔炎気管支症候群とは，慢性副鼻腔炎症状（鼻閉，膿性鼻汁，など）と慢性の下気道症状（膿性痰，咳嗽，息切れ）の両者を示す症候群である．すなわち，DPBとは慢性の膿性痰といわゆる蓄膿症を主訴とする疾患といえる．DPBは日本で確立された概念で，現在では世界で広く認知されている．

以前はそれほどまれな疾患ではなく，1970年代には10万対11という有病率の報告があるが，現在では典型例はきわめて少なく，まれな疾患となった．病因は不明であるが，副鼻腔

気管支症候群の形をとることから，なんらかの上下気道の免疫能の低下が示唆されている．DPBで注目されるのは，親子・兄弟例などが少なくないことで，きわめて強い遺伝的素因の下に発症していることがうかがえる．また，日本を中心とした東アジアの民族にのみ，みられる疾患で，欧米人，黒人などには認められない特異な疾患である．日本人DPB患者では**HLA-B54**を有している例が多いが，このB54は東アジアにのみ存在する抗原であることが注目される．

2 症状と診断のすすめ方

臨床症状は前述したように，慢性の膿性痰，咳嗽，息切れと副鼻腔炎症状であり，症状が慢性的(数年～十数年)であることがいちばんの特徴である．胸部X線像，CT像はきわめて特徴的で，診断にとっても重要である．すなわち胸部X線像では，時に過膨張がみられ，中～下肺野を中心に，びまん性の小粒状影とさまざまな程度の気管支拡張像が認められる．CTではさらにこの粒状影が小葉中心性であり，分岐線状影や気管支拡張像も認められる．呼吸機能上は，基本的に閉塞性換気障害を呈し，症状が進行するとこれに拘束性障害が加わってくる．血液検査所見としては，白血球，CRP，赤沈の亢進といった炎症所見がみられるほか，特異的な所見として，マイコプラズマ抗体価の上昇を伴わない，寒冷凝集素価の持続高値がみられる．また，IgGなどの免疫グロブリン値上昇，リウマチ因子陽性なども認められる．

診断としては，慢性副鼻腔炎があり，慢性の膿性痰を示す例で，前記のような特徴が画像所見として認められれば診断はそれほど問題にはならず容易である．それに加えて，寒冷凝集素価の持続高値，閉塞性換気障害，HLA検査でB54陽性といった所見が診断を補強することになる．通常，病理組織による診断は必要とされないが，関節リウマチ合併例，ヒトT細胞白血病ウイルスI型(HTLV-I)陽性例や，そのほかの副鼻腔気管支症候群との異同の鑑別が困難な例では，外科的肺生検が行われることもある．喀痰からは初～中期にはヘモフィルス・インフルエンザ(*H. influenzae*)を中心とした細菌が認められるが，進行すると菌交代を起こし，多くは緑膿菌を検出するようになる．

3 治療の実際と予後

かつてはきわめて予後不良の疾患であったが，1980年代工藤翔二氏により**エリスロマイシン少量長期投与法**が導入され，現在ではむしろ予後のよい疾患となった．エリスロマイシン，クラリスロマイシンといった14員環マクロライド系薬が著効する．まず膿性痰や咳といった症状が改善し，後に，副鼻腔炎症状も改善していく．ただし，気管支拡張が進行してしまった例では，効果が乏しい場合がある．

看護のポイント

入院する例は，進行例の呼吸不全例ということになるので，大量の喀痰に対する排出補助が重要である．タッピングやバイブレーターを使用して，午前中に排出を促す．呼吸不全に対しての酸素の投与なども必要になる場合がある．

(杉山幸比古)

気管支拡張症 bronchiectasis

1 起こり方

気管支拡張症は，**気管支内腔の慢性かつ非可逆的な拡張**をきたす疾患として，病理的な定義がなされているが，臨床的には拡張した気管支に感染などによる炎症が繰り返し起こり，咳嗽や喀痰時に血痰などを呈する臨床病態として認識されている．

表1 気管支拡張症の成因による分類

先天性のもの	気管軟化症(ウィリアムス・キャンベル症候群), 気管・気管支肺大症など
呼吸器感染症によるもの	幼少時の壊死性肺炎, 麻疹, 百日咳など
免疫・防御能低下によるもの	線毛不動症候群, 伴性無γ-グロブリン血症, IgA欠損症
気道閉塞によるもの	異物・腫瘍・リンパ節・粘液塞栓など
他疾患による(拡張性変化と呼称すべき)もの	陳旧性肺結核, 非結核性抗酸菌症, マイコプラズマ, ウイルス, びまん性汎細気管支炎, 関節リウマチなど
その他(症候群の一部)	ヤング(Young)症候群, 黄色爪症候群, クローン(Crohn)病

症状の重症度も拡張の程度や範囲によりさまざまである. 1本の区域気管支の部分的拡張から両肺の広範な気管支に拡張の認められる場合まであり, **喀痰のみの症状から呼吸不全**にいたるものまであるが, 後者は比較的まれである.

分 類(表1)

大別して**先天性と後天性**に分かれ, 先天性のものは**ウィリアムス・キャンベル(Williams-Campbell)症候群**として知られているが, これは気管支壁の軟骨が先天的に広範に欠如しているため, 気管支が虚脱しやすく, すでに幼児期に拡張した気管支がみられる. 一方, 後天性のものは, 気管支線毛の機能異常や幼小児期の重症気道感染に続発して拡張が生じる場合であり, 気管支や精子の線毛の運動能が低下する**線毛不動症候群**や内臓逆位を伴う**カルタゲナー(Kartagener)症候群**などがあるが, もっとも頻度の高いものは, 幼小児期の気道感染や肺炎を機に, 同部位が抵抗性の減弱した場所となり, 繰り返す感染により限局性の気管支拡張が進行する場合である. さらに他疾患により, **2次的な気管支拡張症**を生じる場合もあるが, この場合は, 気管支拡張症とはいわず, **拡張性変化**などとして区別したほうがよく, 胸郭形成術後やびまん性汎細気管支炎(DPB), アレルギー性肺アスペルギルス症(ABPA)などによる円筒状の気管支拡張が典型的である. なお最近とくに中年女性に多くみられる**非結核性抗酸菌症**による2次的な気管支拡張性変化が増加している.

2 症状と診断のすすめ方

慢性に咳嗽と喀痰の続く場合が多いが, 拡張部位の感染が増悪すると, 咳は増え, **痰はしばしば膿性化**する. さらに増悪時には血痰や喀血の合併する場合もあるが, **血痰**が単独で, 初発症状となることもある.

線毛の機能異常が原因と考えられるものや, DPBでの2次的な気管支拡張性変化を有する例では, 高率に慢性副鼻腔炎を合併する. 身体所見では, **ばち指**を認めたり, 気管支拡張部位に相当する呼吸音を聴取すると, **断続性ラ音**の聞こえることが多い.

画像診断では, 単純X線で気管支壁の肥厚(tram lineといい, 下葉に2本のレール状にみられることが多い)や囊胞状(ふくろ状)に拡張した気管支を認めれば, 本症が強く疑われるが, 病変が軽い場合には胸部X線で異常の認められない場合もある.

その際には胸部CT検査が有用で, **気管支の拡張**や, **壁の肥厚**(signet ring sign)や内部に粘液の充填した**粘液塞栓**(mucoid impaction)などがあり, 拡張部位の範囲と程度がよくわかる.

最近では高分解能CT(HRCT)で細かく輪切りの断面をつくる方法もある. 喀痰検査では, 安定期の少量の喀痰でも, ヘモフィルス・インフルエンザや肺炎球菌を検出する場合が多く, 増悪時にはそれらの菌が起炎菌となることが多い. また進行例では, 緑膿菌を認めることもある.

3 治療の実際と看護のポイント

拡張部位の範囲や気道感染の機序により治療方針は異なる.

安定期の薬物療法

下葉ないし中葉の1葉に限局し，気道感染症状のほとんどない例では経過観察のみでよい．2葉以上に拡張部位が広がり，膿性痰がしばしば喀出されるような中等症以上の症例では，常に痰の喀出を促す治療が必要となる．薬物療法としては，**去痰薬**として**気道粘液調整薬**としてカルボシステイン(ムコダイン®：1,500 mg/日)，**粘液潤滑薬**としてアセチルシステイン(ムコフィリン®)などが継続して投与される．また当初DPBに対して用いられ劇的な効果が認められた事実に端を発する治療法である「**エリスロマイシン少量持続投与法**」は，1回200〜400 mgの少量を持続的に投与する．作用機序としては，抗菌作用以外の機序が考えられるが，気管支拡張症に対しては，効果の明らかでない例に漫然と投与すべきではない．

◆ 体位ドレナージ ◆

拡張部位を上方にもっていき，**重力**の力で気道分泌物をすみやかに中枢気道まで移動させる方法で，次に述べる吸入療法のあとに，朝・夕2回程度10〜15分間行う．その際には体外から，バイブレーターやパッカーサーにより**振動や叩打法**を加えることで，より効果的となる．

◆ 吸入療法 ◆

ジェットネブライザーや超音波ネブライザーにより無数の**液体微粒子(ミスト)**をつくり，それを気道に吸入することにより，気道分泌物が加湿され，容易に喀出されるようになる．吸入薬液としては，通常，蒸留水1 mLにブロムヘキシン(ビソルボン®)(あるいはムコフィリン®)1 mLを加え，さらに喘息を伴うようなときには，サルブタモール(ベネトリン®)0.5 mLを加え，約3 mLの溶液として，15分間ほどで終わるくらいの**ネブライザー吸入**を行う．1日2〜3回行い，その後排痰を促す．最近ポータブルタイプのものもあり，在宅でも十分行える．

増悪時の治療

膿性喀痰の増加や発熱を伴った場合，下気道感染による本疾患の増悪と考えられ，喀痰の培養を行うとともに，適切な抗菌薬投与を開始する．起炎菌として，**ヘモフィルス・インフルエンザ**や**肺炎球菌**が多いため，呼吸不全やほかの合併症，脱水などがなければ，通常は経口ペニシリン系やセフェム系薬剤[たとえばアモキシシリン(サワシリン®)やセフォチアム(パンスポリン®)]でよいが，βラクタマーゼ産生の耐性インフルエンザ菌であれば，アモキシシリン・クラブラン酸配合(オーグメンチン®)やニューキノロン系[たとえばレボフロキサシン(クラビット®)，ガレノキサシン(ジェニナック®)]が必要となる．さらに最近βラクタマーゼ非産生アモキシシリン耐性のインフルエンザ菌(**BLNAR**)の場合，あるいは**緑膿菌**が起炎菌となった場合や呼吸不全を伴う場合には，点滴静注で用いるセフェム系[セフトリアキソン(ロセフィン®)，緑膿菌には無効]やセフタジジム(モダシン®)あるいはカルバペネム系[たとえばメロペネム(メロペン®)]などを用いる．

喀血を伴う場合

喀血や血痰のみが唯一の症状である患者で，少量の出血であり，まれに喀出する場合には，**止血剤**の投与と経過観察でよい．しかししばしば繰り返したり，1回の出血量の多い場合には，できれば気管支ファイバースコープで出血源を確認後，気管支動脈造影にて出血血管を同定し，同部に対し**塞栓術**を行うのが有効である．ただそれに伴う合併症(下肢の麻痺など)の危険性などについても説明し，患者の了解を得ておかねばならない．

(蝶名林直彦)

無気肺，中葉症候群
atelectasis, middle lobe syndrome

1 起こり方

無気肺

無気肺とは，さまざまな原因により肺内の空気が吸収され含気が減少する状態であり，大きく2つに分類される．1つは，痰や腫瘍，異物などにより気管支が閉塞する**閉塞性無気肺**であり，もう1つは気管支の内腔は開いているにもかかわらず，胸水や気胸などの外から圧排を受けたり，呼吸運動が減弱することによって肺の容積が減少する**非閉塞性無気肺**である．

中葉症候群

中葉症候群とは，中葉や舌区の無気肺，気道炎症からなる症候群である．**中葉や舌区**の気管支は解剖学的な問題から無気肺，炎症，気管支拡張をきたしやすい．気管支内腔は開いている場合も閉塞，狭窄している場合もありうる．中葉症候群の患者の中には，非結核性抗酸菌症を合併しているケースもある．

2 症状と診断のすすめ方

急性の場合には，突然の呼吸困難，チアノーゼを認め，酸素飽和度の低下を認める．聴診では無気肺を起こしている部位の**呼吸音の低下**を認める．慢性の場合には無症状なものも多い．肺がんを合併していれば血痰，肺炎を合併していれば膿性痰を伴うこともある．

胸部X線検査では，無気肺になった肺葉ごとに特徴的な所見を呈する．正面写真だけでは判断が困難なこともあり，側面写真も有用である．**人工呼吸管理中**や**長期臥床**をしている患者では，呼吸運動の低下により背側の無気肺を合併しやすく，ポータブルのX線写真やCTなどを注意深く読影し，早期に無気肺を発見する必要がある（**図1**）．

3 治療の実際

無気肺を発見したら，必ずその原因が何であるのかを診断しその原因を除去するように治療を行う．痰による閉塞性無気肺の場合には，吸引やネブライザー吸入や去痰薬を試みる．体位ドレナージやタッピングも有効である．喀出困難であれば気管支鏡による痰の除去も検討する．異物であれば気管支鏡で除去を行う．肺炎

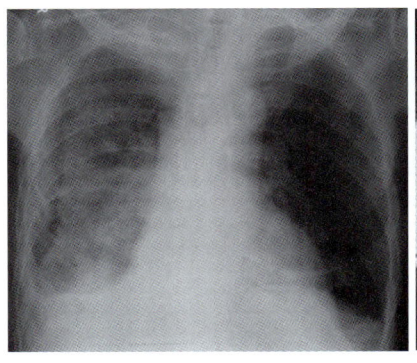

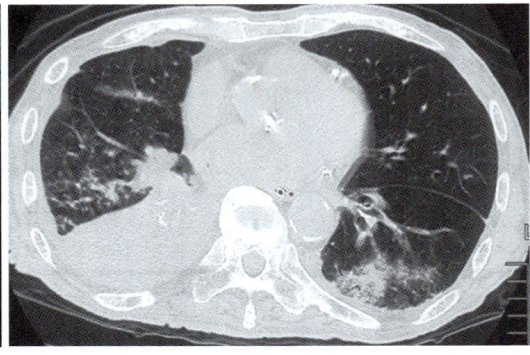

図1　無気肺の典型画像所見
胸部X線（左）では，右肺野の透過性の低下を認める．一方，胸部CT肺野条件（右）では，右下葉の無気肺であることがわかる．

を合併している場合は抗菌薬の投与を行う．人工呼吸管理中の無気肺の場合は，**呼気終末陽圧換気(PEEP)**の設定を含め再検討する．

看護のポイント

- 痰が排出されにくく貯留しやすい患者の呼吸状態に注意をする．
- 定期的に体位変換，吸引を行う．

（難波由喜子，高橋和久）

肺がん lung cancer

キーポイント

- 肺がんによる死亡者数は年々増加しており，2009年の部位別悪性新生物の年齢調整死亡率では男性は1位，女性は3位である．
- 患者の臨床背景と治療の段階をふまえ検査や治療に対する心身の苦痛や不安を軽減し，適切な診療が受けられるように援助する．

1 考え方の基本

肺がんの診療は，患者の負担を強いる検査や治療が多い．またほかの臓器のがんと比較して進行が速く患者の状態が変化しやすい．各治療段階で起こりうる患者の問題点を的確に判断し，状態に即した看護援助が行えるように努めることが重要である．

2 起こり方

肺がんとは，気管支・細気管支・肺胞領域のうち一部の細胞ががん化して生じたものである．

定義

肺がんは病理組織学的に分類される．代表的な分類にWHO分類があり，肺がんは10種類以上に分類される．頻度の高いものは腺がん，扁平上皮がん，小細胞がん，大細胞がんの4種類である．進行の速さや治療方針の違いから小細胞がんと非小細胞がんに大別する．

疫学

2009年の悪性新生物による死亡数は344,105人である．その中で肺がんによる死亡数は男女合計で67,583人であり，全がんにおける死亡数では男女合わせると第1位となっている．小細胞がんが約15％，非小細胞がんが約85％を占める．

3 症状と診断のすすめ方

症状

肺がん患者の臨床症状は腫瘍の存在部位と局所浸潤，遠隔転移に依存する．一般的に細気管支や肺胞の部分に発生する末梢肺野型の場合は，無症状なことが多い．しかし肺門部に病変が及ぶと咳嗽，血痰，喘鳴，呼吸困難などが生じる．また肺がんが気管支を塞ぎ，閉塞性肺炎を生じたりすることもある．遠隔転移の症状として，がん性胸膜炎による胸水貯留や，脳転移による頭痛や麻痺，骨転移による骨痛などもみられる．

身体所見

身体所見では，まず全身状態(PS, **表1**)を確認する．全身状態は治療方針の決定に非常に重要である．次に咳嗽や喀痰の有無，喀痰の性状(白色か黄色膿性か)を評価する．黄色膿性痰が持続する場合は下気道感染症の合併を疑う．視診でばち指の有無を確認し，聴診で胸水による呼吸音の左右差や肺炎合併による断続性ラ音の有無などを評価する．

表1 ECOG performance status(PS)

grade	定義
0	無症状で社会活動ができ，制限を受けることなく，発病前と同等にふるまえる
1	軽度の症状があり，肉体労働は制限を受けるが，歩行，軽労働や座業はできる，たとえば軽い家事，事務など
2	歩行や身の回りのことはできるが，時に少し介助がいることもある．軽労働はできないが，日中の50%以上は起居している
3	身の回りにある程度のことはできるが，しばしば介助がいり，日中の50%以上は就床している
4	身の回りのこともできず，常に介助がいり，終日就床を必要としている

ECOG : Eastern Cooperative Oncology Group

喀痰細胞診

喀痰細胞診検査とは喀痰に含まれる細胞を調べ，がん細胞の有無を評価する検査である．侵襲が少なく，とくに中枢部に発生したがんの発見に有効である．

腫瘍マーカー

腫瘍マーカーとはがん化に伴って生じるがん関連物質の量的・質的変化を検出し，治療や再発の評価に用いる物質である．肺がんの腫瘍マーカーにはCEA，CYFRA，SCC，Pro-GRP，NSEなどがある．この中で**腺がんではCEA**が，**扁平上皮がんにおいてはCYFRA**が，**小細胞がんにおいてはPro-GRP**の感度が高い．

画像検査

◆ 胸部X線像 ◆

胸部X線は咳や喀痰の増加など呼吸器症状を有する患者が最初に受ける画像検査である．肺がんは**結節影**(5～30 mm大の円形陰影)や**腫瘤影**(30 mm以上のもの)で発見されることが多い．また肺がん患者は喫煙者が多く，合併症として慢性閉塞性肺疾患や間質性肺炎を有することも多い．このため，慢性閉塞性肺疾患評価のため過膨張肺や滴状心の有無を評価したり，間質性肺炎の評価のために両側下肺野の網状影などの有無も評価する．

◆ CT ◆

CTは現在の腫瘍診断学においてもっとも重要な画像診断である．肺がんにおいては，病変の局在部位，大きさ，性状，周囲の臓器への浸潤の有無などを評価する．また肺門部や縦隔リンパ節の腫大を評価する．

◆ MRI ◆

MRIの最大の特徴はコントラスト分解能がよいことである．肺がんでは，腫瘍の血管や胸膜への浸潤について，より正確に評価を行う目的でMRIが用いられることがある．また脳転移に対し，ガドリニウムによる造影MRIが造影CTより高い診断能を有している．

核医学検査

Tcシンチグラフィは，**骨転移**の評価に使用する．また ^{18}F-フルオロデオキシグルコース(FDG)を用いた**PET**は，腫瘍の悪性度を反映した**糖の代謝亢進**を検出する．またPETにCTを融合させたPET-CTは縦隔・肺門のリンパ節転移と，遠隔転移を同時に判定できるため有用である．

気管支内視鏡検査

気管支鏡検査では気管支鏡を気管や気管支の中に挿入し，内腔観察や組織，細胞，分泌物などの検体を採取する．肺がんは気管支鏡で観察可能な中心型肺がんと，直接は観察できない末梢型肺がんに分けられる．末梢型肺がんに対しては**経気管支生検**(TBB)などで，病変部の細胞や組織を回収し病理組織検査を行う．

経皮的針生検

経皮的針生検は体表のリンパ節病変(とくに鎖骨上窩リンパ節)や転移が疑われる皮膚結節，末梢肺野結節影に対し，超音波やCTを補助的に用い経皮的に穿刺し細胞成分を採取する検査である．末梢肺野結節影に対する**CTガイド下経皮的針生検**の合併症として，**気胸**や**出血**，**悪性細胞の胸腔内への播種**や**空気塞栓症**などがある．

胸腔鏡検査

肺を取り囲む空間である胸腔内に胸腔鏡を挿入し行う検査である．内科的に局所麻酔で行い壁側胸膜の生検を主に行う場合と，外科的に全

遺伝子検査

現在肺がんの臨床で治療方針決定のため施行されている遺伝子検査は**上皮成長因子受容体（EGFR）遺伝子変異検査**と **EML4-ALK 融合遺伝子**の検査である．

EGFR 遺伝子はがん遺伝子の1種で，変異によって細胞の増殖を促進することにより，がん化の原因の1つとなる．肺がんの中でもとくに**アジア人，女性，非喫煙者，腺がん**の患者に同変異があることが多い（わが国では腺がん全体の約30%にEGFR遺伝子変異があると報告されている）．この場合，EGFRの働きを阻害する分子標的治療薬の投与により，すぐれた効果が期待できる．

EML4-ALK 融合遺伝子は日本の間野らが発見した．2番染色体短腕中のEML4とALKをコードするそれぞれの遺伝子が転座により融合遺伝子を生じたものである．ALKはがん遺伝子の1種であり，EGFR遺伝子と同様，がん化の原因の1つとなる．EML4-ALK融合遺伝子を有する肺がん患者の平均年齢は50歳と若く，非小細胞がんの3～5%に存在するといわれている．

TNM 分類・病期

進行度を評価するTNM分類は2010年，第7版が発表された（表2）．

4　治療の実際

非小細胞肺がん（表3a, 4a）

TNM分類による，病期分類と全身状態を評価し，治療方針を決定する．臨床病期Ⅰおよび，Ⅱ期においては外科切除が選択される．ただし低肺機能により外科切除が不可能な症例には放射線療法が選択される．ⅠB期以降の外科切除症例に対しては，術後補助化学療法が考慮される．ⅢA期は外科切除，放射線，化学療法を組み合わせた集学的治療が研究されているが，いまだ標準治療は確立していない．手術不能ⅢB期は化学放射線療法の適応である．またⅣ期の患者においては，PSが良好（PS：0～1）であれば白金製剤を含む2剤併用療法を選択し，PSの低下（PS：2），高齢（75歳以上）であれば単剤療法を検討する．白金製剤にはシスプラチンとカルボプラチンなどがある．白金製剤と併

表2　肺癌取扱い規約によるTNM分類

T	原発腫瘍
TX	潜伏がん
Tis	上皮内がん
T1	腫瘍の最大径≦3cm
T1a	腫瘍の最大径≦2cm
T1b	腫瘍の最大径>2cm かつ≦3cm
T2	腫瘍の最大径≦7cm，気管分岐部≧2cm，臓側胸膜浸潤，部分的無気肺
T2a	腫瘍の最大径>3cm かつ≦5cm あるいは腫瘍の最大径≦3cmで臓側胸膜浸潤
T2b	腫瘍の最大径>5cm かつ≦7cm
T3	腫瘍の最大径>7cm，胸壁，横隔膜，心膜，縦隔胸膜への浸潤，気管分岐部<2cm，一側全肺の無気肺，一側全肺の閉塞性肺炎，同一肺葉内の不連続な腫瘍結節
T4	縦隔，心臓，大血管，気管，反回神経，食道，椎体，気管分岐部，同側の異なった肺葉内の副腫瘍結節
N	所属リンパ節
N1	同側肺門リンパ節転移
N2	同側縦隔リンパ節転移
N3	対側肺門，対側縦隔，前斜角筋前または鎖骨上窩リンパ節転移
M1	対側肺内の副腫瘍結節，胸膜結節，悪性胸水，悪性心囊水，遠隔転移
M1a	対側肺内の副腫瘍結節，胸膜結節，悪性胸水，悪性心囊水
M1b	他臓器への遠隔転移

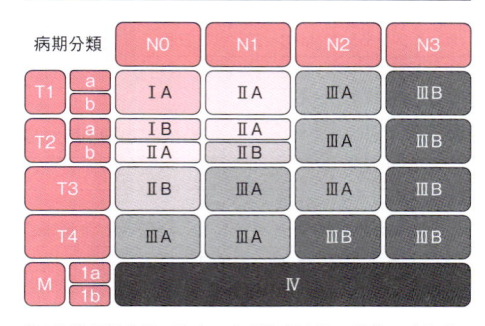

病期分類		N0	N1	N2	N3
T1	a	ⅠA	ⅡA	ⅢA	ⅢB
	b	ⅠA	ⅡA	ⅢA	ⅢB
T2	a	ⅠB	ⅡA	ⅢA	ⅢB
	b	ⅡA	ⅡB	ⅢA	ⅢB
T3		ⅡB	ⅢA	ⅢA	ⅢB
T4		ⅢA	ⅢA	ⅢB	ⅢB
M	1a/1b	Ⅳ			

［日本肺癌学会編：臨床・病理肺癌取扱い規約，改訂第7版，2-9頁，金原出版，2010］

表 3a　進行度による非小細胞肺がんの治療方針

c stage	治療方針
ⅠA	手術
ⅠB, ⅡA, ⅡB	手術→術後補助化学療法
ⅢA	葉切除可能：術前放射線化学療法→手術 葉切除不能：化学放射線療法
ⅢB Ⅳ	化学放射線療法 薬物療法(PS など，患者の状態により治療法を選択)

表 3b　進行度による小細胞肺がんの治療方針

進行度	治療方針
Ⅰ期	手術
LD	化学放射線療法
ED	薬物療法(PS など，患者の状態により治療法を選択)

表 4a　非小細胞肺がんにおける化学療法レジメン

シスプラチンレジメン			
シスプラチン ペメトレキセド	75 mg/m² 500 mg/m²	1 日目 1 日目	3 週間ごと
シスプラチン ドセタキセル	75 mg/m² 60 mg/m²	1 日目 1 日目	3 週間ごと
シスプラチン ゲムシタビン	80 mg/m² 1,000 mg/m²	1 日目 1, 8 日目	3 週間ごと
シスプラチン ビノレルビン	80 mg/m² 25 mg/m²	1 日目 1, 8 日目	3 週間ごと
シスプラチン イリノテカン	80 mg/m² 60 mg/m²	1 日目 1, 8, 15 日目	4 週間ごと

カルボプラチンレジメン			
カルボプラチン パクリタキセル	(AUC=6) 200 mg/m²	1 日目 1 日目	3 週間ごと
カルボプラチン ゲムシタビン	(AUC=5) 1,000 mg/m²	1 日目 1, 8 日目	3 週間ごと

ベバシズマブ併用レジメン			
カルボプラチン パクリタキセル ベバシズマブ	(AUC=6) 200 mg/m² 15 mg/kg	1 日目 1 日目 1 日目	3 週間ごと
カルボプラチン ゲムシタビン ベバシズマブ	(AUC=5) 1,000 mg/m² 7.5 mg/kg もしくは 15 mg/kg	1 日目 1, 8 日目 1 日目	3 週間ごと

単剤療法レジメン			
ドセタキセル	60 mg/m²	1 日目	3 週間ごと
ゲムシタビン	1,000 mg/m²	1, 8 日目	3 週間ごと
ビノレルビン	25 mg/m² 25 mg/m²	1, 8 日目 1, 8, 15 日目	3 週間ごと 4 週間ごと

AUC：area under the blood concentration time curve(血中薬物濃度時間曲線下面積)

表 4b　小細胞肺がんにおける化学療法レジメン

1 次治療レジメン			
シスプラチン 60 mg/m² イリノテカン 60 mg/m²		1 日目 1, 8, 15 日目	4 週間ごと
シスプラチン 75 mg/m² エトポシド 100 mg/m²		1 日目 1〜3 日目	3 週間ごと
カルボプラチン(AUC=5) エトポシド 100 mg/m²		1 日目 1〜3 日目	3 週間ごと

再燃・再発症例			
ノギテカン 1 mg/m²		1〜5 日目	3 週間ごと
アムルビシン 40 mg/m²		1〜3 日目	3 週間ごと
イリノテカン 100 mg/m²		1, 8, 15 日目	4 週間ごと

AUC：area under the blood concentration time curve(血中薬物濃度時間曲線下面積)

用する薬剤には 1990 年代に登場したビノレルビン，ゲムシタビン，ドセタキセル，パクリタキセル，イリノテカンがある．2009 年よりわが国でも承認されたペメトレキセドも非小細胞肺がんに使用可能な薬剤に加わった．また血管内皮成長因子(VEGF)に対するモノクローナル抗体であるベバシズマブは 2009 年に扁平上皮がんを除く切除不能な進行・再発非小細胞がんに対し，わが国でも承認された．喀血や脳転移などを認めない症例に対し主にカルボプラチン

＋パクリタキセルまたはシスプラチン＋ゲムシタビンによる2剤の化学療法への併用がすすめられる．PS 3あるいは4であれば緩和ケアを選択する．またEGFR遺伝子の感受性変異が陽性の場合，EGFRチロシンキナーゼ阻害薬であるゲフィチニブが推奨される．

小細胞肺がん（表3b，4b）

小細胞肺がんは**限局型**（**LD**）および**進展型**（**ED**）に分けられる．LDは病巣が片側胸郭内に限局し根治的放射線照射可能と考えられる範囲に腫瘍が限局するもので，両側縦隔リンパ節，同側肺門リンパ節，両側鎖骨上窩リンパ節を有する症例を含む．EDはLDの範囲を越えて進展している症例である．

また小細胞肺がん症例に対しても，TNM分類が重要であり，臨床病期Ⅰ期の小細胞肺がんでは外科切除が適応となる．Ⅰ期以降のLD症例に対する標準治療は薬物療法と胸部放射線療法の併用療法である．またED症例に対する標準療法は白金製剤を含む2剤併用療法であり，イリノテカンもしくはエトポシドが使用される．治療により完全奏効（CR）となった患者に対しては予防的全脳照射がすすめられる．

予　後（表5）

非小細胞肺がんおよび小細胞肺がんの予後は非常に悪く，新たな治療戦略の開発が必要である．

オンコロジー・エマージェンシー

がんの経過中に生じる，発症後数時間から数日以内に非可逆的な機能障害を生じ致命的な経過をとりうる病態をオンコロジー・エマージェンシーという．具体的には**脊椎転移**による**脊髄麻痺**，**がん性心膜炎**による**心タンポナーデ**，**電解質異常**（高Ca血症，低Na血症）による**意識障害**などである．脊髄麻痺の症状は転移部の疼痛や神経障害であり，本病態の場合ただちに緩和的放射線照射とステロイドの投与を行わなければならない．また心タンポナーデの場合は呼吸困難や低血圧を認め，本病態の場合は心囊ドレナージが必要な場合がある．また電解質異常により意識障害を生じるは適切な輸液による補正によりすみやかな改善が望める．このように

表5　予　後

非小細胞肺がん		小細胞肺がん	
c Stage	5年生存率	c Stage	5年生存率
ⅠA	79.4%	ⅠA	52.7%
ⅠB	56.9%	ⅠB	39.3%
ⅡA	49.0%	ⅡA	31.7%
ⅡB	42.3%	ⅡB	29.9%
ⅢA	30.9%	ⅢA	17.2%
ⅢB	16.7%	ⅢB	12.4%
Ⅳ	5.8%	Ⅳ	3.8%

［澤端章好ほか：2002年の肺癌治療例の全国集計に関する報告．肺癌 **49**：980, 2009］

オンコロジー・エマージェンシーは適切な処置により改善が望める場合も多いため，迅速な対応が必要である．

看護のポイント

以下に主要な検査，治療について看護のポイントを述べる．

気管支鏡検査の看護

検査前には患者の不安の軽減に努めなければならない．その際検査の具体的な方法など医師から説明された内容を写真やイラストを用いて理解を助ける．検査時の嘔吐による窒息などを予防するため，検査前日の就寝時より禁食，検査前2〜3時間前からは飲水も禁止する．また検査中は発声ができなくなるため，患者と苦痛時のサインを決めておく．検査中は酸素飽和度と心電図のモニタリングを行い，状態を注意深く観察する．同時に患者に声をかける，あるいは手を握るなど患者の不安や緊張の緩和を図る．検査終了後1〜2時間は誤嚥防止のため飲食をしない．検査終了後に，気胸や出血を認めることがあるため息苦しさを伴う胸痛の出現や，血痰量の増加には注意する．

胸腔鏡検査の看護

内科的に局所麻酔下に行われる胸腔鏡検査について述べる．検者は滅菌された術衣を着用し，器具はすべて滅菌したものを使用する．清潔野にて検査を行うため，清潔と不潔の区別に注意する．壁側胸膜の生検時に疼痛が強いこと

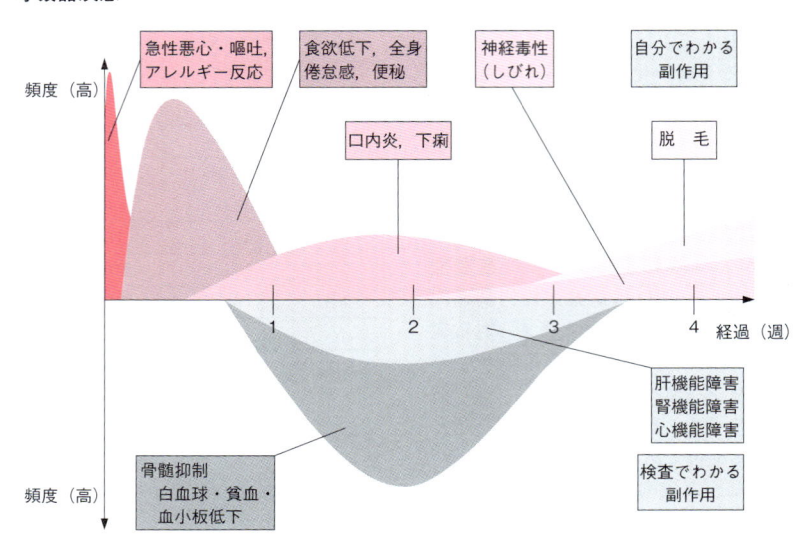

図1 副作用の出現時期と症状

があり，声をかけ患者の不安や緊張を緩和する．また検査後2～3日胸腔ドレナージを行う．検査の合併症として疼痛や出血，皮下気腫，感染などが起こることがあるため，注意してドレーン管理を行う必要がある．

化学療法の副作用と看護

抗がん薬はがん細胞だけに殺菌作用を示すだけでなく，正常細胞にも作用するため副作用が生じる．副作用の種類は薬によってさまざまであるが，一般的に副作用の出現時期と症状は**図1**のようにまとめられる．また使用する抗がん薬でそれぞれ気をつけなければならない副作用がありそれらを以下に述べる．

①シスプラチンの副作用は強い**悪心・嘔吐**と**腎障害**である．悪心・嘔吐は予防がもっとも重要とされているが，症状出現時には回数や食事摂取の有無をアセスメントし，症状の緩和や次回の化学療法時のケアにつなげることが重要である．また腎障害については，輸液負荷をしっかり行い，十分な尿量が確保されていることを確認する必要がある．めやすとして治療当日は1日3,000 mL以上の尿量を，投与後3日間は1日1,500 mL以上の尿量を確保することが望ましく，注意してモニターする必要がある．

②タキサン系の薬剤であるドセタキセルとパクリタキセルで気をつけなければならない副作用は投与直後の**アナフィラキシー**と数週間後に出てくる**末梢神経障害**である．アナフィラキシーに対し，パクリタキセルについては予防のための前投薬としてデキサメタゾン，ジフェンヒドラミン，ラニチジンまたはファモチジンの3剤を投与する．アナフィラキシーは投与開始から数分以内に起こることが多いので，投与開始後1時間は頻回にバイタルサイン（血圧，脈拍数など）のモニタリングを行い，発疹の出現，胸部圧迫感，呼吸困難，気管支けいれん，血圧低下などの症状出現に注意して観察する．アナフィラキシーが疑われる症状が出現した場合は，ただちに投与を中止し，バイタルサインと症状を把握し，医師の指示により対症療法を行う．具体的には低血圧の場合は生理食塩水の大量輸液やアドレナリンの大腿外側への筋肉注射などである．末梢神経障害は投与後3～4週間の経過で出現する．四肢の末梢に感覚異常が出現する手袋・靴下型の障害が特徴である．日常生活へ支障をきたすほどの症状悪化時は投与量

の減量・中止が必要である．末梢神経障害を早期に把握するためには，患者が症状をイメージできるよう「ビリビリする」「ボタンが留めにくい感じ」などあらかじめ具体的に予想される症状を説明しておく必要がある．

またパクリタキセルは溶剤に無水エタノールを含み，1回の治療でビール500 mL分のアルコールが体内に点滴される．このため外来化学療法にてパクリタキセルによるがん化学療法を施行した後に車を運転すると飲酒運転と同様の状態になるので，事前の説明が必要である．またアルコールに過敏な患者では影響が強く現れるおそれがあるので，事前に問診で確認しておく必要がある．

③トポイソメラーゼI阻害薬であるイリノテカンで気をつけなければならない副作用は**下痢**である．投与中あるいは投与直後から発現する**早発性の下痢**と，投与後24時間〜数日以降に出現する**遅発性の下痢**がある．早発性のものは一過性の場合が多いが，遅発性の場合腸管の粘膜障害により症状が持続し重篤化する可能性があり，十分な輸液や止痢薬のロペラミドや整腸薬の使用を検討する．

④ビンカアルカロイド系のビノレルビンは血管外漏出時，**壊死性血管炎**を引き起こす．ビノレルビンに限らず，抗がん薬投与時の血管確保は漏出の危険性の高い部位は避ける．適切な穿刺部位は前腕であり，手背や関節可動域は避ける．ビノレルビン投与は開始から10分以内に終了することが望ましく，投与後は補液などにより，薬液を十分洗い流す．血管外漏出時はただちに抗がん薬の注入を止め，残存する薬剤を除去する目的で3〜5 mLの血液を吸引する．そしてラインを抜去し，ステロイドの皮下注射を検討するが明確な効果は不明である．皮膚障害が進行し，皮膚壊死や潰瘍形成にいたった場合，外科的処置も必要になる場合があり注意深い観察が必要である．

⑤葉酸代謝拮抗薬であるペメトレキセドは葉酸やビタミン B_{12} が欠乏する結果としてホモシステインやメチルマロン酸の血中濃度が上昇し，より重篤な副作用が生じる．このため副作用を軽減する目的で，ペメトレキセド投与時には**葉酸**と**ビタミン B_{12}** を併用する．

⑥ベバシズマブは血管新生を阻害することにより**高血圧に伴う緊急症**や**肺出血**（喀血：2.5 mL以上の鮮血の喀出），腫瘍病巣からの**出血**，**創傷治癒遅延**，**動脈血栓症**や**消化管穿孔**，**タンパク尿**など特徴的な副作用の発現を認める．喀血を認める患者への本薬の投与は禁忌である．また治療中は上記の副作用出現を疑う症状である血痰，意識障害，麻痺，高血圧，浮腫，体重増加，腹痛，血便の有無には注意する．また症状が多岐にわたるため，あらかじめ症状について説明したイラストを多用した冊子などを用い，説明を行っておくことが重要である．

⑦現在わが国で使用されているEGFRチロシンキナーゼ阻害薬にはゲフィチニブとエルロチニブがある．本薬剤で気をつけなければならない副作用に**薬剤性の急性肺障害**と**皮膚障害**がある．急性肺障害は約5％に出現し，全体の2〜3％の患者は亡くなるとされている．急性肺障害発症の危険因子として**PSの低下**，**喫煙歴**，基礎疾患に**間質性肺炎**を有すなどがあげられている．急性肺障害発症を疑う症状は発熱，乾性咳嗽，息切れ，呼吸困難であり注意して観察する必要がある．急性肺障害発症を認めた場合はただちに内服を中止し，ステロイド治療などの適切な処置が必要である．皮膚障害はとくにエルロチニブに多く，およそ70％の患者に生じる．一方で皮膚障害を生じる患者のほうが，よりエルロチニブの効果が期待できるともいわれている．このため皮膚障害への適切なケアは患者のQOLの向上とエルロチニブの効果持続の点からも重要である．ステロイド外用薬やミノサイクリンなどの抗菌薬の内服，保湿薬などで対応する．またスキンケアについて生活指導も重要である．

> **してはいけない！**
>
> 肺がん治療においては，痛みや苦痛を伴うことが多いが，身体的苦痛だけにとらわれてはいけない．患者やその家族の生活背景や精神的苦痛にも目を向け，全人的看護介入を行うことが重要である．

（穴井　諭，天尾カオル，中西洋一）

特発性間質性肺炎
idiopathic interstitial pneumonias (IIPs)

1 起こり方

　間質性肺炎は，肺の間質（肺の空気の入る部分を除いた部分，肺胞の壁にあたる部分）を中心に炎症をきたす疾患であり，しばしば肺の線維化を伴う．間質性肺炎の原因として，膠原病，薬剤，環境の刺激，感染症などさまざまな状態があるが，**特発性間質性肺炎（IIPs）は原因不明の間質性肺炎の総称である**．IIPsは，厚生労働省難治性疾患研究事業，特定疾患治療研究事業対象疾患（56疾患）の1つであり，患者の自己負担分の一部を国と都道府県が公費負担として助成している（重症度III以上）．

分類

　2002年の米国胸部疾患学会・欧州呼吸器学会による国際分類ではIIPsは7種類の間質性肺炎を含む（表1）．わが国のIIPs診断基準（第4次改訂）でもこの分類が現行分類であるが，国際分類は2012年に改訂され，idiopathic pleuropulmonary fibroelastosis（いわゆる特発性上葉優位型肺線維症）がまれなIIPsとして加えられる予定である．

頻度

　IIPsの臨床診断基準に合致した正確な罹患率と有病率は不明であるが，人口10万人あたり20人程度と推定される．自覚症状がない状態の患者数はさらに10倍程度存在すると推定される．

合併症

　肺がん，肺高血圧などを合併することがありその対策も重要である．

2 症状と診断のすすめ方

主要症状，身体所見

　診断基準（第4次改訂）では，症状として**乾性咳嗽，労作時呼吸困難**，胸部の聴診で**捻髪音，ばち指**が重要である．

検査

● 血清学的検査 ●

　血清学的検査所見として，**KL-6上昇**，サーファクタントプロテイン（SP)-D上昇，SP-A上昇，LDH上昇がみられる．

● 呼吸機能検査 ●

　呼吸機能障害では拘束性換気障害［%VC（肺活量）＜80％］，拡散障害［%DLco（一酸化炭素肺拡散能）＜80％］，低酸素血症，労作時低酸

表1　特発性間質性肺炎（IIPs）の分類

組織パターン	臨床画像病理診断
通常型間質性肺炎（UIP）	特発性肺線維症（IPF）
非特異性間質性肺炎（NSIP）	特発性非特異性間質性肺炎（idiopathic NSIP）
器質化肺炎（OP）	特発性器質化肺炎（COP）
びまん性肺胞傷害（DAD）	急性間質性肺炎（AIP）
剥離性間質性肺炎（DIP）	剥離性間質性肺炎（DIP）
呼吸細気管支炎（RB）	呼吸細気管支炎を伴う間質性肺疾患（RB-ILD）
リンパ球性間質性肺炎（LIP）	リンパ球性間質性肺炎（LIP）

素（6分間歩行時 SpO_2 90％以下）が認められる．

● 胸部X線画像検査 ●

両側びまん性陰影が，中下肺野，外側優位に分布し，肺野の縮小を認める．

● 高分解能 CT(HRCT) ●

HRCT による検査が重要である．

胸膜直下の陰影分布，**蜂巣肺**，**牽引性気管支炎・細気管支拡張**，**スリガラス陰影**，**浸潤影（コンソリデーション）**が病型によりさまざまな画像所見を呈する．図1に**特発性肺線維症（IPF）**の胸部 HRCT 像を示す．

診断のすすめ方

特発性間質性肺炎の確定診断には，膠原病や薬剤起因性など原因の明らかな間質性肺炎やほかのびまん性陰影を呈する疾患を除外することが重要である．さらにその確定診断には原則として**外科的肺生検**による病理組織診断に基づくものとするが，IPF に限り，HRCT による明らかな**蜂巣肺**が確認できる場合，病理組織学的検索なしに診断可能である．図2に診断のすすめ方を示す．

重症度分類

安静時動脈血液ガス，**6分間歩行試験**により重症度Ⅰ～Ⅳに分類される．

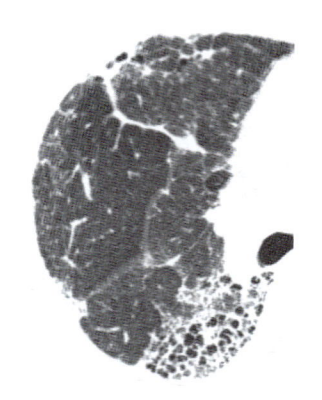

図1 特発性肺線維症の胸部 HRCT 像
蜂巣肺を背側下肺野に認める．

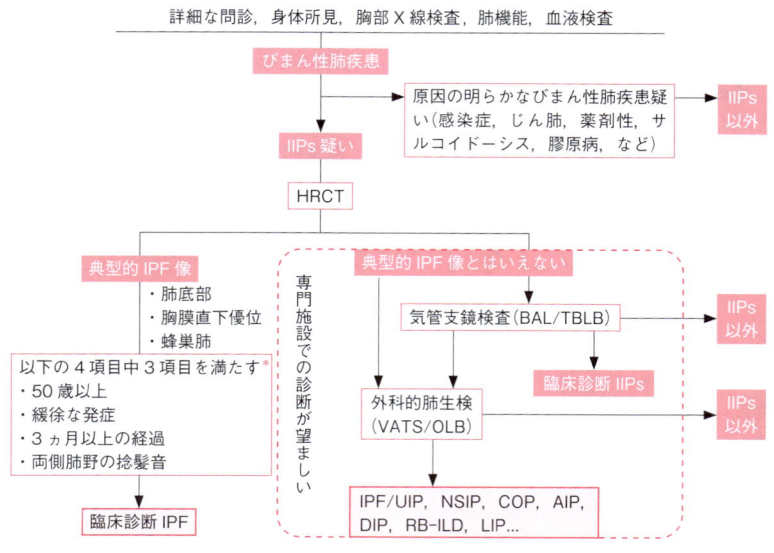

図2 特発性間質性肺炎の診断

*2011年に発行された IPF の国際ガイドラインでは記述が異なることに注意されたい．
［日本呼吸器学会びまん性肺疾患の診断・治療ガイドライン作成委員会：特発性間質性肺炎診断と治療の手引き，改訂2版，南江堂，2011年より改変］

- 重症度Ⅰは安静時 PaO₂ 80 Torr 以上.
- 重症度Ⅱは 70 Torr 以上 80 Torr 未満, 6分間歩行試験で SpO₂＜90％の場合はⅢとする.
- 重症度Ⅲは 60 Torr 以上 70 Torr 未満, 6分間歩行試験で SpO₂＜90％の場合はⅣとする.
- 重症度Ⅳは 60 Torr 未満.

◆ IPF 急性増悪の診断

IPF の経過中に 1 ヵ月以内の経過で, ①呼吸困難の増強, ②HRCT 所見で蜂巣肺所見＋新たに生じたスリガラス陰影・浸潤影, ③動脈血酸素分圧の低下(同一条件下で PaO₂ 10 Torr 以上の低下)のすべてがみられるとき**急性増悪**とする. 明らかな肺感染症, 気胸, 悪性腫瘍, 肺塞栓や心不全を除外する. 参考所見として①CRP, LDH 上昇, ②KL-6, SP-D, SP-A の上昇がある.

IPF の急性増悪はきわめて予後不良である.

3 治療の実際

IPF では, これまでステロイド, 免疫抑制薬が用いられてきたが, 有効性を示すエビデンスに乏しく副作用が多いことから見直されている. 最近は**抗線維化薬**(ピルフェニドン)が IPF の治療薬として承認され期待されている.

そのほか新たな IPF の治療薬の開発がすすめられている. 非特異性間質性肺炎(NSIP)に関しては**ステロイド**あるいは**免疫抑制薬**を加えた治療が一般的である. 特発性器質化肺炎(COP)では, 経過観察, ステロイドが投与される. 剥離性間質性肺炎(DIP), 呼吸細気管支炎を伴う間質性肺疾患(RB-ILD)は喫煙関連 IIPs とよばれ, **禁煙**が第 1 選択である(基本的にはすべての患者は禁煙). 急性間質性肺炎(AIP), IPF 急性増悪では**ステロイドパルス療法**, 引き続き, ステロイド, 免疫抑制薬を用いる. 低酸素を示す患者には, **呼吸リハビリテーション**, **長期酸素療法**が実施される.

💡 看護のポイント

- IIPs の中でも IPF は平均生存期間は 3～5 年間と報告され予後は不良である. 病状, 予後の説明にあたってはがんに準じた看護が求められ, 医師, ほかのコメディカルとともに包括的な対応が必要である. ステロイド, 免疫抑制薬を患者が服用している場合は, 副作用の早期発見と対策が重要である.
- また十分に治療された結果, 呼吸不全にいたった場合, 人工呼吸器の使用は慎重であるべきであり, 終末期医療としての対応と同時に, 治療のチャンスを逸しない判断が求められる. 患者の不安の緩和とともに**包括的心身医学的アプローチ**が求められる. (井上義一)

サルコイドーシス sarcoidosis

1 起こり方

全身諸臓器に類上皮細胞肉芽腫という炎症による"細胞の集まり"が形成される原因不明の疾患である. 特定の細菌や抗原物質などによるとする考えと, いくつかの原因物質に対する生体の反応性の異常によるとする考えがある. 日本では皮膚の常在菌であるプロピオニバクテリウム・アクネスとプロピオニバクテリウム・グラヌロースムが起炎菌として注目されている.

厚生労働省の特定疾患調査報告書によると, サルコイドーシス発症者数は, 1974 年度から徐々に増加している. 2009 年度の特定疾患医療受給者総数は約 2 万人で, 女性が男性の 2.5 倍である. 発症時年齢は, 男女とも 20～30 歳代と 50～60 歳代の 2 峰性の分布を示すが, 男性では 20～30 歳代の峰が大きいのに対して, 女性では中壮年に大きな峰を示す.

2 症状と診断のすすめ方

症状

もっともよく侵されるのは肺および縦隔で，約90％の例で両側肺門リンパ節腫脹（BHL），縦隔リンパ節腫脹や肺野病変などが出現する．とくにBHLはサルコイドーシスに特徴的である．多くは無症状であるが肺病変があれば，時に少量の喀痰を伴った咳が出現することがある．約5％の例で肺野病変が線維化を起こし，徐々に低酸素血症や体動時の息切れが進行する．

次に多いのは眼病変で，約50％に発症する．ブドウ膜炎，網膜血管病変により，霧視，飛蚊症が起こる．眼症状を初発症状とする患者も少なくない．皮膚病変が約15％にみられ，結節型，局面型，あるいは紅斑などを呈する．表在リンパ節の腫脹は約20％でみられる．

肝病変は臨床的に確認しづらいが，実際は高頻度で存在する．そのほかまれに伝導障害，心筋障害などの心臓病変や，神経，唾液腺，骨，筋肉，腎病変などが発生する．

検査所見

胸部X線検査で異常が見つかることが多く，BHLや縦隔リンパ節腫大や微細な肺野病変を確認するため，次に造影CTが行われる．

ガリウムシンチグラフィでは，全身の肉芽腫病変のスクリーニングができる．生理食塩水で肺を洗浄する気管支肺胞洗浄検査では，Tリンパ球が増加する．

心病変により，心電図で房室ブロックや不整脈が認められたり，心エコーで心室中隔が細くなっているのが確認されることがある．

初診時約60％で血清のアンジオテンシン変換酵素（ACE）活性が上昇する．

確定診断

確定診断は，いずれかの病巣から生検により壊死を伴わない類上皮細胞肉芽腫を証明し，そこから抗酸菌や真菌が培養されないことでなされる．生検は皮膚病変や肺，表在リンパ節，前斜角筋リンパ節，縦隔リンパ窩で行われる．

3 治療の実際

BHLだけの場合，1年で約50％，5年で約80％が自然治癒する．遷延例は約20％で，肺線維症から呼吸不全へ移行するのはおよそ5％未満である．したがって多くの例では無治療のまま経過観察を行う．

しかし肺野病変が徐々に進行し線維化を起こす可能性が高いときや，視力低下のおそれのある眼病変，心病変，神経病変など生命予後に影響がある病態では，ステロイドの全身投与が行われる．中壮年発症の女性患者では経過が遷延化し，難治例が多い．そのような例では免疫抑制薬を併用することがある．サルコイドーシスによる生活障害では，視力障害がもっとも多い．死因として心病変が重要である．

看護のポイント・・・・・・・・・・
● 日常生活面 ●

わが国のサルコイドーシスは自然治癒することが多く，一般的には予後のよい疾患といえる．しかし近年徐々に重症・難治例が増えてきていることも事実である．20〜30歳代が1つの好発年齢だが結婚にとくに支障はない．もっとも多いBHLのみの病型の場合，日常生活にはとくに制限を加える必要はない．肺野病変を有している患者の場合，呼吸器症状の程度に応じて運動制限が必要となる．

女性サルコイドーシス患者では，分娩後一過性に悪化ないし再燃することがある．しかし多くの場合は再び軽快する．

● 検査に際して ●

サルコイドーシスでは治療のためよりも，確定診断のために検査入院することが多い．とくにBHLがはっきりしない肺野病変のみの例では，ほかの多くの間質性肺炎との鑑別が問題となる．したがって確定診断に必須な生検の意義を患者によく理解してもらうことが大切である．また診断の傍証と肺病変の活動性の指標として気管支肺胞洗浄もよく行われる．

心サルコイドーシスによる伝導障害や重篤な不整脈のスクリーニングのために，心臓カテー

テル検査が必要となることがある．その結果，時にペースメーカーの埋め込みが適応となる場合がある．そのための処置については，前もって患者に十分な理解を得てもらう．

● 治療と医療費 ●

治療の必要がある内科的問題として，肺線維症による呼吸不全が重要である．一過性の動脈血酸素分圧の低下（低酸素血症）は感染症によることが多く，抗菌薬による治療が行われる．慢性的な低酸素血症には酸素療法が行われる．とくに近年は在宅酸素療法が普及しており，そのための患者と家族の教育，酸素濃縮機や液体酸素，携帯用酸素ボンベの使用方法の説明などが入院中に行われる．その際には，呼吸機能障害の申請が合わせて行われる．

経口ステロイドを使用している患者では，その減量に伴ってしばしば再燃する．その副作用である易感染性，糖尿病，骨粗鬆症，白内障などについて説明しその対策を指導する．

サルコイドーシスは厚生労働省の特定疾患になっており，本疾患にかかる医療費は課税区分により軽減される場合がある．認定後，毎年その更新手続きが必要である． 　（山口悦郎）

膠原病における胸郭内病変
pleuropulmonary manifestations of the collagen-vascular diseases

1 起こり方

膠原病は，免疫システムのバランスの乱れによって，全身の筋肉・骨・軟骨・皮膚，内臓などの多様な臓器に病変を引き起こす自己免疫疾患である．遺伝的な素因をもつ個体に，ウイルス感染やストレスなどの侵襲が加わり，免疫系の過剰な応答をきたした結果，本来は反応しない自己の体の成分を抗原として認識して自己抗体を産生する．その結果，免疫反応が身体の中で生じる結果，多臓器に病変を引き起こすと考えられている．それ以上の詳細は現時点では不明である．肺は血管と結合組織に富むので，自己免疫反応の場となりやすく，その結果，声門から胸壁にいたる多様な病変を起こしうる．

● 膠原病の胸郭内病変の分類（表1）
● 声門・声帯病変 ●

関節リウマチ（RA）で，輪状・披裂軟骨関節の炎症が波及して閉塞・狭窄をきたす結果，急速進行性の呼吸困難を示すことがある．

● 気道病変 ●

気管・気管支や細気管支に炎症を起こす．びまん性汎細気管支炎に類似した病像や，濾胞性細気管支炎，閉塞性細気管支炎などの多彩な病像をとりうる．RAとシェーグレン（Sjögren）症候群（SS）に多い．急性あるいは亜急性，慢性の咳を生じる．2次性の細菌感染が合併すれば，喀痰を伴うようになる．感染を繰り返すと気管支拡張症を生じることもある．

● 間質性肺炎・肺線維症 ●

RA，全身性強皮症（SSc），多発筋炎（PM）・皮膚筋炎（DM）でよくみられる．慢性で緩徐に進行する例から，急速進行性の予後不良例まで，多彩な病像を示す．

● 胸膜病変（胸水貯留）●

RA，全身性エリテマトーデス（SLE）でみられる．進行すれば胸痛や呼吸困難をきたす．

● 血管病変 ●

肺胞出血がSLEやANCA関連血管炎で時にみられる．抗リン脂質抗体症候群（APS）やステロイドの長期使用，長期臥床により下肢に血栓性静脈炎が生じ，血栓が遊離して，肺に血栓塞栓症を引き起こすことがある．肺高血圧はSScや混合性結合組織病（MCTD）にみられ，進行すると労作時呼吸困難をきたす．突然死を起こすことがある．血管炎症候群では，鎖骨下動脈や頸動脈に狭窄をきたせば，手のしびれやめまい・失神をきたす．すなわち，胸郭内に限局

膠原病における胸郭内病変

表1 膠原病各疾患によくみられる病変

	RA	SLE	SSc	PM/DM	SS	MCTD	その他
胸膜炎	±	±					
気道病変	±	+/−	+/−	+/−	+/−	+/−	
間質性肺炎	+	+/−	±	±	+	+	
肺線維症							
胸郭病変		+		+			
血管病変							
肺高血圧	+/−	+	+		+/−	±	
血栓塞栓症							ベーチェット(Behçet)病,APS
肺胞出血	+/−						ANCA 関連血管炎

‡:非常によくみられる　±:よくみられる　+:みられることがある
+/−:限られた症例でみられることがある　無印・空欄:ないか,まれである
RA:関節リウマチ,SLE:全身性エリテマトーデス,SSc:全身性強皮症,
PM/DM:多発筋炎・皮膚筋炎,SS:シェーグレン症候群,MCTD:混合性結合織病
APS:抗リン脂質抗体症候群

した病変でも,全身性の症状を示すことがありうる.

● 呼吸筋病変 ●

PM/DM や SLE で,胸壁の筋肉の炎症による運動制限により,肺が十分に伸展せず,部分的な無期肺(板状無気肺)を呈することがある.通常は無症状である.

● 心臓病変 ●

SSc や PM/DM でみられる.心筋炎による心不全徴候として,上下肢のむくみや呼吸困難を訴える.細菌性心内膜炎を合併することもある.

● 治療に用いる薬剤の副作用 ●

RA に用いるメトトレキサートや金製剤によって間質性肺炎を起こすことがある.

● 日和見感染症 ●

原病に対する免疫抑制療法によって病原菌に対する抵抗力が低下し,肺の日和見感染症を起こし,呼吸器症状を訴える場合もある.

● その他 ●

ステロイドの長期使用による**骨粗鬆症**により,胸椎の圧迫骨折を起こし,胸痛(背部痛)を訴えることもある.

2 症状と診断のすすめ方

上に示したさまざまな病態に応じて,咳・痰,呼吸困難,胸痛,時に血痰などの多彩な症状を示す.診断は,身体所見,画像所見,呼吸機能検査,血液ガス所見,微生物学的検索などを組み合わせて総合的に行う.必要に応じて,気管支鏡や胸腔鏡による検索を実施する場合もある.病勢・活動性を評価するには,時間的な経過を観察することが重要である.

3 治療の実際

原病に対して

ステロイドと**免疫抑制薬**が中心である.気道病変に対して,マクロライド系抗菌薬の少量長期投与を行うこともある.血栓症に対しては,ワルファリンあるいはアスピリンなどを投与する.

合併症(圧迫骨折,日和見感染症)

圧迫骨折の予防にはビタミン D,カルシウム製剤,**ビスホスホネート製剤**などを投与する.感染症を発症したら,適宜抗菌薬を選択・投与する.

感染症の予防(INH 予防投与,ST 合剤予防投与)

免疫抑制療法が長期にわたる症例では,抗結核薬(INH)や ST 合剤(バクタ®)を予防投与する場合がある.

表2 膠原病における胸郭内病変の緊急病態

1) 原病の病態の急性増悪
- RA：閉塞性細気管支炎，輪状披裂軟骨関節炎による上気道閉塞
- SLE：肺胞出血，急性ループス肺炎（DAD），劇症型APS
- SSc：肺高血圧・突然死
- PM/DM：amyopathic DM
- MCTD：肺高血圧
- すべて：間質性肺炎（慢性緩徐進行型）の急性増悪

2) 重症日和見感染症
ニューモシスチス，サイトメガロウイルス，真菌類（クリプトコッカス，アスペルギルスなど）
グラム陰性桿菌，MRSAなどの（多剤）耐性菌

3) 薬剤反応の劇症型
- 急性アレルギー性の病変［例：メトトレキサート（MTX）肺炎の多く］
- スティーブンス・ジョンソン（Stevens-Johnson）症候群（中毒性表皮壊死症：TEN）

4) その他
- 心不全，肺梗塞など

看護のポイント

重篤な病態を見逃さない

　膠原病の胸郭内病変の多くは亜急性の経過をとるが，まれに急性進行性の経過をとり，迅速な診断と治療が生命予後に直結することがある（表2）．ラウンド中に急激な呼吸困難，胸痛，発熱，血痰，血圧の急激な上昇あるいは低下などに気づいた場合には，担当医にすみやかに伝達することが重要である．この中でもとくに肺胞出血は，致死率が70％にも達する重篤な病態なので，早期診断（高分解能CT検査，気管支鏡検査）と治療介入（ステロイドパルス療法）がきわめて大切である．膠原病患者が血痰を訴えた場合には，必ず肺胞出血の可能性を念頭に置く必要がある．ただし，肺胞出血の症例がすべて血痰を示すわけではなく，血痰が出ないことが肺胞出血を否定する根拠にはならない．

患者のADLを低下させない

　原病による関節や筋肉の炎症，肺病変による労作時呼吸困難などで，患者の日常生活の活動性（ADL）は低下しがちである．しかし，そのことがただちに運動しなくてもよい，運動できないことを意味するわけではない．むしろ，普段から，できる範囲で積極的に体を動かすことが，全身の血液の循環や運動器の強度と柔軟性を保持するうえで大切である．担当医に，どこまでの範囲が可能であるか，許容されるのかを確認したうえで，患者に運動を促すよう元気づけることも看護のうえで大切である．

日和見感染症の予防

　日和見感染症に罹患すると，原病に対する治療を中断，減量せざるを得ない場合が多い．さらに，患者の生命予後そのものが脅かされることもしばしばある．近年，生物学的製剤をはじめとする新規治療薬が開発されて使用可能になり，原病の治療には効果があるが，反面，感染症に罹るリスクも増大している．膠原病は長い治療経過を必要とすることが多く，少しでも感染症にかからないようにするための日常のケアが重要である．具体的には，歯磨きなどの口腔内ケアに努めて誤嚥性肺炎を予防することや，ADLを高めてよく動き，喀痰の排出を促進することがしばしば有効である．

骨折の予防

　経過の長い症例では，ステロイドの長期使用によって，たとえビスホスホネート製剤などを予防投与していても，骨折を起こしやすい．胸腰椎の圧迫骨折や転倒などによる大腿骨骨折が引き金となって，ADLが一挙に低下して寝たきりになり，生命予後が急速に悪化する症例が時にみられる．患者が不自然な体位をとって骨折を起こすことのないように注意する．たとえば，ナースコールの装置を手元に置くことで，身体をひねってベッドから転落するようなリスクを未然に回避する．点滴のラインをベッドの枠に引っかけて転倒する事例もみられる．膠原病患者では，不測の事態に対しての予備力が低下していることが多く，ささいなことで病態が悪化しやすい．この点できめ細かい看護が必要である．

（土肥　眞）

過敏性肺炎 hypersensitivity pneumonitis

1 起こり方

　過敏性肺炎は感染症としての肺炎と異なり，抗原の吸入により引き起こされるアレルギー性疾患である．わが国では**夏型過敏性肺炎**(住居に増殖する真菌が原因)が多く，高温・多湿な気候と木造中心の住居環境を背景としている．そのほかには**鳥関連過敏性肺炎**(鳥糞や羽毛が原因)，**農夫肺**(牧草に増殖する好熱性放線菌が原因)，**塗装工肺**(自動車の塗装に使用するイソシアネートが原因)，**加湿器肺**(加湿器内で増殖する真菌・細菌が原因)，**きのこ栽培者肺**(きのこ胞子や栽培に関連した細菌・真菌が原因)などがある．

2 症状と診断のすすめ方

　過敏性肺炎の症状は咳，呼吸困難，発熱など非特異的であるが，入院だけで軽快し帰宅後に再発するといった経過をとる．また，夏から秋に発症する場合は夏型過敏性肺炎を，冬季に発症する場合は加湿器や羽毛布団が原因となっていることを考慮する．身体所見ではほぼ全例に捻髪音(細かい断続性ラ音)を聴取する．

　血液検査では，間質性肺炎マーカーであるKL-6，SP-Dが高値を示す．赤沈促進，好中球増多，CRP上昇を認めるが軽度であり，好酸球やIgEは正常である．胸部X線では両肺びまん性に網状影を認め，胸部CTでは，小粒状影・スリガラス様陰影を認める．肺機能検査では肺活量の低下と拡散能障害を，動脈血ガス分析では低酸素血症を認める．

　気管支肺胞洗浄(BAL)では総細胞数の増加，リンパ球比率の増加を認めるが，抗原曝露1〜2日後のごく早期には好中球が増加する．経気管支肺生検(TBLB)において，細気管支から肺胞領域に壊死を伴わない類上皮細胞肉芽腫，肺胞腔内に滲出物の器質化であるMasson(マッソン)体，リンパ球浸潤を伴う胞隔炎を認める．

　免疫学的検査として，①**血清特異抗体**(夏型過敏性肺炎では抗トリコスポロン抗体，鳥関連過敏性肺炎では抗鳩糞抗体や抗インコ糞抗体，塗装工肺では抗イソシアネート抗体)，②リンパ球刺激試験，③誘発試験(原因抗原の曝露により臨床像を再現する試験)がある．**環境誘発試験**は入院後に病状が落ち着いたところで自宅(あるいは職場)への外出・外泊により行い，発熱，咳などの症状，白血球増多，CRPの上昇，胸部X線上のスリガラス様陰影の出現などを確認する．**抗原吸入誘発試験**は，単一抗原を吸入後に24時間後まで症状，体温，白血球，CRP，動脈血ガス分析，肺活量，拡散能などをモニターする．

診断のポイント

　特徴的な胸部CT所見から本症を疑うことが可能である．診断において，症候が抗原回避により改善し環境誘発により増悪することが重要であり，BAL液中のリンパ球増多やTBLBでの肉芽腫は過敏性肺炎を強く支持する．特異抗体や誘発試験などの免疫学的検査による裏づけを行い，可能であれば環境から原因抗原を同定する．

3 治療の実際

　治療の基本は**抗原回避**である．夏型過敏性肺炎では改築を含めた徹底した環境改善が必要である．気密性や排水の改善により湿気を防止し，真菌の温床となる腐木，寝具，畳，カーペットを取り替えるが，環境改善が困難な場合は転居を考慮する．鳥関連過敏性肺炎では鳥飼育を中止し，家に残った鳥の痕跡を完全に除去する．旅行中も含めて羽毛布団の使用を禁止し，鳥の多い地域に近づかないようにする．農夫肺や塗装工肺では防塵マスクを着用するが，効果が不十分な場合は転職も考慮する．加湿器肺ではフィルターの交換を行い，機材を清潔に保つ．

軽症例は入院のみで軽快することもあるが，診断確定後は短期的にステロイドを全身投与することが多い．使用量は中等症でプレドニゾロン（PSL）20〜30 mg/日，重症例で PSL 40〜60 mg/日，急性呼吸不全例ではステロイドパルス療法を行う．

抗原回避により再発を予防できれば予後良好であるが，抗原曝露が持続し慢性過敏性肺炎に移行した場合には致死的な経過をとることがある．

看護のポイント

自宅環境に原因がある場合には環境改善や転居が必要となることも多い．患者が新たに抱える経済的・社会的な問題に理解を示し，親身に看護することが大切と考える．　　（稲瀬直彦）

放射線肺炎 radiation pneumonitis

1 起こり方

放射線肺炎は，肺がん，乳がん，食道がん，悪性リンパ腫に放射線照射を行った際に，照射肺に生じる**間質性肺炎**である．放射線肺炎と，続発する放射線肺線維症に分けられるが，両者を合わせて放射線肺炎とよぶ．照射線量が20 Gyを超えると発症し，40 Gy以上で照射肺には例外なく発症し，60 Gy以上で重篤化の可能性が高まる．

発症メカニズム

電離放射線により生じたフリーラジカルが，血管内皮細胞やⅡ型肺胞上皮細胞を傷害し，これらから産生されるサイトカインなどが炎症細胞を集積，活性化し，肺炎が起こる．その後線維芽細胞が活性化され，コラーゲン産生，沈着を経て線維化にいたる．**照射範囲内**に生じることが多いが，5〜10％の症例では，**照射範囲外**に進展し，重篤例とされる．その機序として，照射範囲外の陰影部位で，リンパ球による間質性肺炎を認めることから，過敏性肺炎様病態の関与や，縦隔の線維化によるリンパ流うっ滞の関与が想定されている．

疫　学

放射線照射を行った肺がんの66％，乳がんの27〜40％，縦隔の悪性リンパ腫の60〜92％で画像上の異常を認めるが，臨床症状を呈するのは肺がんで5〜15％，乳がんで10％以下，悪性リンパ腫ではほとんどない．照射量や照射範囲が多いほど，発症リスクが高まる．**COPD**，**特発性肺線維症**，**陳旧性肺結核**などの呼吸器基礎疾患は発症の危険因子であり，COPDではリスクが2倍に高まる．

予　後

照射範囲内に限局し，範囲が小さければ重篤な影響はなく，限局性肺炎の予後は良好である．重篤例の予後は不良で，**パルス療法**が奏功しても改善は一時的で，ステロイド漸減の過程で再増悪が認められることが多い．

2 症状と診断のすすめ方

経過と症状

多くは照射終了後2〜6ヵ月に発症するが，2〜3ヵ月後が多い．早期発症例は重篤化する傾向がある．陰影の出現に先行して自覚症状がみられ，3徴は，**乾性咳嗽**(58%)，**発熱**(7%)，**労作時呼吸困難感**(93%)である．重症化すると呼吸不全を呈する．

検査と診断

● 血液検査 ●

放射線肺炎に特異的ではないが，赤沈亢進，CRP，LDH，KL-6，SP-A，SP-D上昇を認める．KL-6の陽性率は70％以上と高く，重篤例では限局型に比較して高値をとり，治療前値の1.5倍以上に上昇した場合は，重篤化する傾向がある．また，発症例では，40 Gy照射時のKL-6値が有意に高値であったとされている．

◆ 画像所見 ◆

早期には照射範囲内のスリガラス陰影を認め，その後気管支透亮像を伴う肺胞性陰影を呈し，さらに線維化が起こると，容積の減少と濃度の高い硬化像を呈する．肺区域と無関係に，**辺縁が直線的**な陰影を呈することが最大の特徴である．照射範囲と陰影分布の一致が，診断の決め手となるため，**放射線治療計画**と対比することが重要である．

◆ 呼吸機能検査 ◆

呼吸機能検査は必須ではないが，拘束性換気障害と肺拡散能低下を示す．気管支鏡検査も必須ではないが，感染症や腫瘍の進展との鑑別に苦慮する場合は考慮する．気管支肺胞洗浄では，リンパ球優位で総細胞数が増加し，リンパ球増加は照射の対側肺でも認められる．

鑑別診断としては，感染症，抗がん薬による薬剤性肺炎，既存の間質性肺炎の増悪，原疾患の悪化（がん性リンパ管症，閉塞性肺炎）などがあげられる．

3 治療の実際

エビデンスに基づいたコンセンサスではないが，呼吸不全が認められず，陰影が照射範囲内に限局していれば，**無治療**で経過観察する場合が多い．呼吸不全例や，照射範囲外に進展した場合は，**プレドニゾロン 40 mg/日**程度から開始し，陰影が改善している間は同量で維持し，その後 1～3 ヵ月かけて減量，終了する．重症例では**ステロイドパルス療法**を施行するが，明確な適応基準はない．有効例では，1 週間以内に息切れ，発熱などが改善し，その後陰影が改善する．減量に伴う再燃の際はアザチオプリン（イムラン®）が有効との報告がある．ステロイドの予防的投与には意味がないとされている．

💡 看護のポイント ・・・・・・・・・・・・

胸部放射線照射に伴う有害事象は，放射線肺炎だけではない．急性障害として，食道炎，皮膚炎，遅発性障害として，放射線肺炎，脊髄症がある．**食道炎**は，照射開始数週後より出現し，照射終了後 1 ヵ月程度で改善することが多いが，アルギン酸やアズレンスルホン酸を予防的に服用し，嚥下時の疼痛やしみる感覚を問診する．皮膚炎も念頭に置いて，皮膚の観察を行う．

（長瀬洋之）

じん肺症 pneumoconiosis

1 起こり方

じん肺は，じん肺法において，「無機質の粉塵を吸入することにより，肺に線維増殖性変化をきたす疾患の総称」と定められている．無機質の粉塵とは，珪酸（SiO_2）を主成分とする岩石の粉，石綿（アスベスト），鉄，アルミニウムやその化合物などである．カビや綿など有機粉塵で起きる疾病は除外される．

■ 種　類

じん肺の多くは職業・粉塵作業と密接な関連を示す．鉱山労働やトンネル工事，石工など，遊離珪酸を吸入する職業でみられる珪肺，石綿吹きつけ・解体工事など，石綿を吸入することで起きる**石綿肺**，溶接作業で酸化鉄ヒュームを吸入することで起きる溶接工肺など，さまざまな職業，粉塵作業において特徴的なじん肺が発生する．じん肺の種類，職業・作業，粉塵の種類を**表 1**に示す．

■ 病態・発症メカニズム

じん肺の代表である**珪肺**（シリコーシス）の病態・発症メカニズムを示す．①トンネル掘削など岩石を破砕する作業で吸入された珪酸を主成分とする粉塵のうち，上気道や中枢気道に付着した粉塵は気道の粘液線毛クリアランス機構により外界に排除される．末梢気道や肺胞に到達した粉塵は排除されず肺内に沈着蓄積される．一部はリンパ管を通じて所属リンパ節に運ばれ

表1　じん肺の種類，職業・作業，粉塵の種類

じん肺名	職業・作業	粉塵の種類
珪肺	トンネル掘削，採鉱（鉱山），石工，窯業，鋳物業	珪酸（SiO_2）
石綿肺	石綿吹きつけ，配管工，造船業，保温工，左官	石綿（アスベスト）
溶接工肺，鉄肺	溶接作業，グラインダー研磨，鍛冶工	鉄化合物
アルミニウム肺	アルミニウム粉末製造（塗料原料など）	アルミニウム化合物
炭素肺，黒鉛肺	電極製造，採炭	炭素，黒鉛
インジウムの肺障害	液晶材料製造，リサイクル	酸化インジウム

る．②肺胞マクロファージなどの貪食細胞が誘導され粉塵は貪食される．③貪食細胞はリソゾームなどの分解酵素やさまざまなサイトカイン，フリーラジカルを放出，炎症細胞の誘導，滲出液の漏出，組織間質の膨化などの炎症機転が惹起される．周辺の細胞は変性，壊死し，既存構造が破壊される．④線維芽細胞が誘導され，膠原線維が増生，肺の線維化をきたす．⑤肺胞壁は破壊され，気道の弾性が低下，肺の気腫性変化，ブラ（気腫性囊胞）の形成がなされる．⑥炎症が気道壁に広がり，気道分泌物の増加，気管支の拡張，粘液線毛クリアランス機構の障害をきたす．⑦障害された気道壁や囊胞内に細菌，抗酸菌，真菌などの持続感染が成立する．⑧血管床が減少し肺高血圧をきたす．

じん肺の合併症

合併症の多くはじん肺法により医療給付補償の対象となる．

① **肺結核，結核性胸膜炎**：じん肺では肺結核，結核性胸膜炎の罹患率が高い．近年多剤耐性の結核菌の出現が問題となっている．

② **続発性気管支炎，続発性気管支拡張症**：粉塵の吸入により気管支の炎症が惹起され，慢性気管支炎，気管支拡張症をきたす．

③ **続発性気胸**：肺の表面にブラが形成され破裂することで気胸を合併する．

④ **悪性腫瘍**：石綿曝露より数十年の経過を経て胸膜中皮腫や肺がんが発生する．一定の要件を満たすことで，給付補償の対象となる．近年じん肺一般で肺がんを医療給付の対象とする法改正があった．

⑤ **その他**：じん肺法で定められている合併症以外にも，肺アスペルギルス症や，肺非定型抗酸菌症などの合併が知られている．

2　症状と診断のすすめ方

症状

初期は症状が乏しい．ゆえに就労中のじん肺検診による早期発見，労働環境・作業の管理，改善が重要である．進行すると労作時の息切れが出現する．慢性気管支炎，気管支拡張症を合併すれば，冬場を中心とする慢性の咳，膿性痰をきたし，時に血痰を認める．

診断のすすめ方

① **問診**：もっとも重要なことは職歴，作業歴の詳細な聴取である．患者自身粉塵曝露の自覚，記憶を有しないことが多く，聴取者が，どのような職業・作業で，どのような粉塵を吸入するかという知識をもち，溶接，保温工事，解体といったキーワードを駆使して，粉塵曝露歴を掘り起こすことが大切である．

② **胸部X線**：粉塵作業に従事する労働者は，就業開始時，就労中に定期的に胸部X線を撮影することが義務づけられている．じん肺と診断されれば，離職後も定期的にじん肺検診を受けられる．じん肺の代表である珪肺症の典型的な胸部X線所見を図1に示す．肺野に粒状影，肺門リンパ節に貝殻状の石灰化を認める．大陰影とよぶ肺がんと見まがう大結節を認めることもある．

③ **肺機能検査，血液ガス分析**：肺活量の低下，低O_2血症をきたす．進行すると高CO_2血症をきたす．

④ **喀痰検査**：痰の量・色・粘度，結核菌検査，

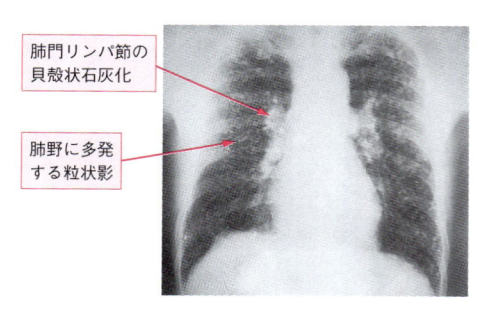

図1 珪肺(シリコーシス)の胸部X線像

（注記：肺門リンパ節の貝殻状石灰化／肺野に多発する粒状影）

肺がん細胞診検査を行う．
⑤**ヘリカルCT**：肺がんの早期発見のためヘリカルCTを行う．

3 治療の実際

根本的な治療法はない．安定期は，栄養，インフルエンザワクチン，上気道炎への注意など生活指導が中心となる．慢性呼吸不全をきたせば，在宅酸素療法，非侵襲的陽圧換気療法（NPPV）が導入される．肺高血圧をきたせば塩分や水分制限，利尿薬が投与される．気胸，慢性気管支炎，気胸，結核，肺がんなど，合併症に応じた治療が行われる．

看護のポイント

・粉塵吸入歴を見逃さないこと．患者本人が粉塵吸入作業に従事したことを認識していないことが多く，どのような職種・作業で粉塵を吸入するかという知識を学んで，粉塵吸入歴を掘り起こしていく姿勢が不可欠である．
・日常労作と呼吸不全，心不全の評価．歩行，排泄，入浴，着替えなどの日常労作における呼吸困難の程度，酸素飽和度の低下を把握し，適切な酸素投与，呼吸リハビリテーション，療養環境や自宅環境の改善を図る．
・低O_2血症，高CO_2血症，右心不全の徴候の早期発見．頭痛，せん妄，傾眠，不眠などの訴えに注意し，低O_2血症，高CO_2血症を見逃さない．安易な睡眠薬の投与は慎む．起坐呼吸，浮腫，体重の増加も見逃さない．
・感染性結核を見逃さない．じん肺患者は肺結核を合併する頻度が高く，適切な喀痰抗酸菌検査が実施されていることを確認し，未実施であれば結果が出るまで，患者，医療者それぞれに適切なマスク着用を行う．
・生活指導．禁煙，インフルエンザワクチン，うがい，口腔ケア，栄養指導を行う．
・労災補償制度に伴う給付・補償，じん肺手帳，石綿手帳などに関する情報提供，ソーシャルワーカー，行政窓口への橋渡しを行う．

（武内浩一郎）

肺血栓塞栓症 pulmonary thromboembolism（PTE）

1 起こり方

肺血栓塞栓症（PTE）は，下肢や骨盤内で形成された**深部静脈血栓**（deep vein thrombosis：DVT）が遊離して肺動脈を閉塞することで肺循環障害をきたす疾患である．血栓の90%以上は下肢静脈あるいは骨盤内で形成されているとされ，DVTとPTEは連続した病態と考えられている．

頻度

わが国では2006年の推計では7,864人の新規患者が発生しているとされ，厚生労働省の死因統計によると2010年の肺塞栓症による死亡者数は1,911人である．発症した場合の死亡率は11.9%とされ，心筋梗塞の死亡率7.3%と比較しても死亡率の高い危険な病態である．

分類

経過の長さにより6ヵ月を境に急性と慢性に分類される．**急性肺血栓塞栓症**（急性PTE）

は臨床症状により重症度分類が行われ，ショックあるいは血圧の低い症例が**広範型**，血圧は安定しているが心エコーで右心負荷所見のある症例を**亜広範型**，血圧が安定し心エコーでも右心負荷所見の認められない症例を**非広範型**と分類する．

リスクファクター

外科手術，肥満，PTE 治療歴，DVT 治療歴，長期臥床，悪性腫瘍などがあげられる．とくに外科手術後は大きなリスクファクターであり，わが国の 2008 年の報告では手術例 1 万件に対して 2.75 件の周術期肺血栓塞栓症が発生しているとされ，死亡率は 15.7％ とされる．

2 症状と診断のすすめ方

臨床症状

臨床症状は呼吸困難，胸痛，発熱，失神，咳嗽，喘鳴，冷汗，血痰，動悸などがあげられるが，臨床症状は多彩かつ非特異的である．急性 PTE 患者の 60.3％ で前駆症状を認めなかったという報告もあり，検査・画像所見を総合して診断する必要がある．

低酸素血症

急性 PTE は低酸素血症をきたすが，3 分の 2 の症例は PaO_2 60 mmHg 以上（SpO_2 90％ に相当）を維持するとされている．そのため「いつもより SpO_2 が低い」としか感じられないことも少なくないため，「理由の説明できない SpO_2 低下」は常に本症を念頭に置く必要がある．

肺換気・血流シンチグラフィ

換気シンチグラフィと比較し血流シンチグラフィで血流欠損を証明することで診断を行う検査であり，診断能力も高い検査であるが，緊急検査ができる施設が限られるなどの問題点がある．

造影 CT（図 1）

造影 CT は肺血栓の検出にきわめて有用であることに加え，下肢静脈の血栓も検出可能であり，本症の診断におけるゴールドスタンダードになっている．しかしながら造影剤アレルギーのある患者，腎機能障害をもつ患者では使用で

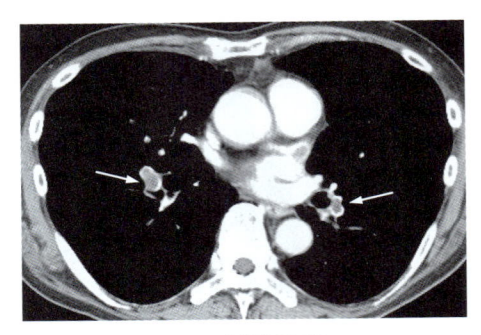

図 1　胸部造影 CT
左右の肺動脈内に血栓（矢印）が認められる．

きないこと，10％ 程度の造影不良例が認められることなどが問題点としてあげられる．

3 治療の実際

呼吸循環管理

広範型肺血栓塞栓症は急性期の死亡率がきわめて高く，適切な呼吸循環管理が治療の大前提である．低血圧例ではドパミン，ドブタミンを使用し血圧を維持する．酸素は十分量を投与し，PaO_2 80 mmHg 以上を維持する．心肺停止状態の患者では経皮的心肺補助装置も検討する．

抗凝固療法

治療が遅れると死亡率が高くなるため，禁忌がない限り疑診段階で**抗凝固療法**を開始する．ヘパリンを数日から 1 週間程度持続投与し，ワルファリンに切り替える．ワルファリンの初期投与量は 3〜4 mg とすることが多いが，プロトロンビン時間を計測し投与量を調節する．

血栓溶解療法

モンテプラーゼが本症に対する保険適用があり，広範型肺血栓塞栓症で考慮する．出血のリスクがヘパリンより高く，投与後の出血症状に注意が必要である．

外科的治療

広範型急性 PTE で肺動脈中枢部に血栓が認められる症例，内科的治療に反応しない症例では，経皮的補助人工心肺を併用した**血栓摘除術**が行われる．慢性 PTE では中枢型慢性 PTE

に対して**血栓内膜摘除術**が行われる．

下大静脈フィルター

　出血をきたしている状態や手術直後など抗凝固療法の禁忌例，抗凝固療法が副作用や合併症で使えない例，抗凝固療法の失敗例で**下大静脈フィルター**留置が行われることがある．

看護のポイント

　本疾患は診断の遅れによりきわめて死亡率が高くなるため，「気づくこと」が非常に重要である．とくに外科手術，肥満，PTE治療歴，DVT治療歴，長期臥床，悪性腫瘍などのリスクファクターをもった患者で，胸痛・呼吸困難の訴えがあったときには本症の可能性を検索する必要がある．治療中は血栓溶解療法・抗凝固療法による出血に対する注意が必要である．本疾患は急性期の診断・治療とともに，急性期を乗り切った患者に対する再発予防を目的とした患者教育が重要である．ワルファリンの自己中断は本症の再発を招き危険である．ワルファリンはビタミンKを含む納豆，ブロッコリー，ほうれん草などの摂取により効果が弱くなるため，食事指導も必要である．

（重城喬行，坂尾誠一郎，巽　浩一郎）

肺性心 cor pulmonale

1 起こり方

　肺性心とは，肺の機能あるいは構造に影響を及ぼす呼吸器疾患により，**肺高血圧**を合併し，2次的に生じる右室の拡大・肥大あるいは**右心不全**をきたした病態である．

　さまざまな呼吸器疾患によって，肺血管床の減少により，あるいは低酸素性肺血管攣縮などで肺動脈血管抵抗が増大することにより肺高血圧をきたす．また，特発性肺動脈性肺高血圧症（以前の原発性肺高血圧症）や慢性血栓塞栓性肺高血圧症においても，肺高血圧が持続して右心負荷により右心不全をきたす．左心不全に伴う肺静脈圧の上昇による肺高血圧症は，肺血管抵抗が正常であり，一般に肺性心には含めない．

分類

　肺性心をきたす疾患として，①ガス交換障害・換気障害に伴うもの，②肺血管が一義的に障害されるものに分類される．①には**慢性閉塞性肺疾患（COPD）**，肺結核後遺症，間質性肺炎，睡眠呼吸障害などが含まれ，低酸素性肺血管攣縮が主な肺高血圧の成因である．②には特発性肺動脈性肺高血圧症，膠原病に伴う肺高血圧症や慢性血栓塞栓性肺高血圧症などが含まれ，高度な肺高血圧を合併する．臨床経過により急性と慢性に分けられるが，急性肺性心のほとんどは急性肺血栓塞栓症である．

2 症状と診断のすすめ方

症状

　肺性心の臨床症状は，原因となる呼吸器疾患症状に，肺高血圧・右心不全の症状が加わる．息切れ・労作性呼吸困難，易疲労感，血痰，失神などの自覚症状，頸静脈怒張，肝腫大，下腿浮腫などの身体所見を呈する．心音では，肺動脈弁II音の亢進，III音ギャロップ，肺動脈駆出性雑音，肺動脈弁閉鎖不全による拡張早期雑音［第II肋間胸骨左縁，グラハム・スチール（Graham-Steell）雑音］，三尖弁閉鎖不全症に伴う汎収縮期雑音［第IV肋間胸骨左縁，吸気時に増強しリヴェロ・カルヴァロ（Rivero-Carvallo）徴候とよばれる］などを聴取し，右室拡大が高度になると胸骨左縁の傍胸骨拍動（parasternal heave）がみられる．

診断

　肺性心は，肺高血圧症をきたしうる呼吸器疾患の存在と，右室の肥大や拡大・右心不全症状がみられることで診断する．**心電図**では，右室肥大所見と，肺性P波が認められる．胸部X線検査では，肺動脈近位部の拡大を認めるが，

心電図や胸部 X 線検査の所見は基礎疾患による違いがあり，特異的な所見はない．

心エコー検査は，肺性心のスクリーニングにもっとも有用な非侵襲的検査である．右室・右房の肥大および拡大に加え，心室中隔の左室側への圧排や奇異性運動などが観察される．また，ドップラー法を用いて，三尖弁逆流速度測定から簡易ベルヌーイ（Bernoulli）式により三尖弁収縮期圧較差を求め肺動脈収縮期圧を推定する．この三尖弁収縮期圧較差＞30 mmHg の場合に肺高血圧を疑う．

肺高血圧症の診断は，**右心カテーテル検査**では平均肺動脈圧≧25 mmHg であり，かつ肺毛細血管楔入圧≦15 mmHg の基準値を呈する．COPD などの換気障害を主とする呼吸器疾患に伴う場合は，一般に平均肺動脈圧≧20 mmHg で肺高血圧症と診断する．

3 治療の実際

肺性心の治療は，基礎疾患に対する治療と，合併する右心不全や呼吸不全に対する治療を行う（COPD などの基礎疾患に対する治療は各項を参照）．

低酸素血症に対する治療

低酸素血症は，肺血管攣縮により肺動脈血管抵抗を増大させ，肺高血圧や右心不全の増悪につながるため，**在宅酸素療法**による持続的酸素吸入を行う．在宅酸素療法は，QOL を改善するとともに，COPD や肺結核後遺症に伴う慢性肺性心患者の予後を延長することが示されている．肺動脈性肺高血圧症では高流量の酸素療法を要することが多い．高炭酸ガス血症を伴うⅡ型呼吸不全の場合は，酸素吸入による高炭酸ガス血症の増悪に注意し，血液ガス分析での確認が必要となる．

肺高血圧に対する治療

肺血管拡張薬の進歩により，肺動脈性肺高血圧は，治療でコントロール可能な疾患となり，早期に適切な治療を開始することにより生命予後の改善が期待される．

プロスタグランジン製剤，エンドセリン受容体拮抗薬，PDE-5 阻害薬，カルシウム拮抗薬などが用いられる．

右心不全に対する治療

塩分のとりすぎを避けて，右心不全を予防する．右心不全症状出現時は，利尿薬を基本とし，頻脈などのみられる場合は適否に問題はあるもののジギタリスも使用される．右心不全がさらに増悪して低心拍出量・低血圧を呈する場合はカテコラミンが必要となる．

抗凝固療法

低酸素血症による多血症の状態となって血栓症を伴う場合があり，右心不全例では深部静脈血栓症や肺塞栓症を合併しやすい．とくに，特発性肺動脈性肺高血圧や慢性血栓塞栓性肺高血圧症では，抗凝固療法を行う．

肺移植

最大限の内科治療にもかかわらず，病態の改善がみられない例においては，肺移植の適応を考慮する．

💡 看護のポイント

酸素吸入が指示どおりの流量・方法で行われているか確認するとともに，患者の自他覚症状の有無やその程度を注意深く観察する．また，右心不全を伴う例には，塩分制限を指導し，体重や尿量・水分出納のチェックも行う．

（井上博雅）

過換気症候群 hyperventilation syndrome

1 起こり方

1 回換気量か呼吸数が増すと分時換気量が増え，ガス交換と直接関係する肺胞換気量が増える．この状態を過換気という．動脈血中二酸化炭素分圧は肺胞換気量に逆比例するので換気量

が増えれば二酸化炭素分圧は低下し，その分，酸素分圧は増加する．pHは増加して**呼吸性アルカローシス**に傾く．この状態は，通常は脳幹部に局在する中枢性化学受容体に働き，呼吸中枢からのドライブを抑制し，呼吸運動が抑制されることでホメオスターシスを維持する．しかし病的な状態では，この抑制が起こらず過換気が持続する．

呼吸性アルカローシスが腎で代謝性に代償されるまでには時間がかかるので発作性に生じた場合，アルカローシスは維持されて症状が発現する．病的な過換気状態としては急性心不全，急性肺血栓塞栓症，気管支喘息発作，糖尿病性ケトアシドーシス，高熱性疾患，アスピリン内服などがあるが，このような器質的疾患を除外したものを過換気症候群とよぶ．発症者の多くは若年女性で情緒的に不安定なときに発作性に起こしやすい．

2 症状と診断のすすめ方

動脈血二酸化炭素分圧が低下すると脳血管は収縮し，脳血流が減少する．アルカローシスになると酸素解離曲線は左方移動し組織に酸素を放出しづらくなり脳血流減少と相まって脳は低酸素状態になる．またアルカローシスは血中のイオン化カルシウムとアルブミンとの結合を促進し，イオン化カルシウム濃度を低下させるので，神経・筋の興奮性が高まる．

受診動機となる症状は，息が吸えない，胸が圧迫されて息苦しいという呼吸症状以外に脳低酸素状態に伴うめまい，頭痛，耳鳴り，悪心，意識障害が生じる．高ずれば失神も起きうるがまれである．血中イオン化カルシウム濃度低下に伴い，**テタニー**や手足や口囲のしびれ，ミオクローヌス（骨格筋の不随意的で瞬間的な収縮）

も起こる．他覚的には呼吸数の増加以外に不安感をもったり不穏状態にあることがわかる．

検査では血液ガス分析で二酸化炭素分圧が35 mmHg以下になり健常若年者ならば酸素分圧は100 mmHgを超える．pHも7.45以上になる．胸部X線や心電図は異常を認めない．鑑別する疾患は，意識消失発作に関連しててんかん，**テタニー**発作に関連して副甲状腺機能低下症がある．血中カルシウム，リン濃度を測定する．機能低下症ではカルシウム低下とリン増加がみられる．てんかんは脳波検査を後日行う．

3 治療の実際

過換気を抑制することで症状を軽快・消失できる．自己の呼気ガス中の二酸化炭素を再呼吸する**ペーパーバッグ法**が従来より用いられている．口の周囲に軽く紙袋を当てながら呼吸をさせる．紙袋の替わりに両手で口を覆ってその中で呼吸をしてもらってもよい．ただし1人でやらせていてはなかなかよくならないことがある．再呼吸法と合わせてなぜこのような状態になっているのかをわかりやすく説明し安心感を与えることが重要である．また再呼吸法をしても過換気が続いてしまわないよう，呼吸の数や深さを口頭で指示し，リズムをとってあげるのがよい．難治性の場合にはベンゾジアゼピン系の抗不安薬をやむなく使用する．

💡 看護のポイント

患者は息ができなくなるのではないかという恐怖心に近い不安に駆られている．安心感を与え，優しく落ち着いた態度と言葉かけや，傍らに寄り添いながら再呼吸法を援助し，呼吸リズムを指示することが大事である． （坂本芳雄）

CO₂ ナルコーシス CO₂ narcosis

1 起こり方

CO₂ ナルコーシスとは，血中の CO₂（二酸化炭素）分圧の急激な上昇により意識障害をきたすものをいう．典型的には慢性呼吸不全患者にいきなり高濃度の酸素を投与した際に起こりやすい．

健常者においては，$PaCO_2$（動脈血中 CO₂ 分圧）は 40 mmHg±5 mmHg と厳密にコントロールされており，$PaCO_2$ が上昇すれば主として呼吸中枢のある脳幹の pH が低下し，これが換気刺激となって単位時間あたりに口から出入りする空気の量（**分時換気量**）の増加につながる．

CO₂ ナルコーシスの機序として，慢性的に CO₂ が貯留しているような患者では，もはや CO₂ の上昇が換気刺激とならず，むしろ低酸素血症が刺激となっており，ここで高濃度酸素が投与されると，換気が抑制され，さらなる CO₂ の貯留が起こるとされてきた．しかし，近年の研究によれば，酸素投与による**換気刺激低下**の関与は小さく，**換気血流不均等の悪化**，次いでヘモグロビン（Hb）の CO₂ 結合能の低下の寄与が大きいとされている．

そもそも $PaCO_2$ は換気による CO₂ の排出（肺胞換気）に逆比例している．**肺胞換気量**は当然**分時換気量**に大きく依存しており，分時換気量×（1−生理的死腔量/1回換気量）で決定される．つまり，肺胞低換気は分時換気量の減少か1回換気量に対する死腔量の増加によって生じる．**生理学的死腔量**とはガス交換に関与しない空気の量で，**解剖学的死腔量**（成人では通常約 150 mL）に加えて，換気血流不均等のうち，換気血流比の低下（死腔様効果）部位の空気の量を含む．

本来，換気が乏しい部分は低酸素となり，低酸素による血管攣縮による血流低下をきたすことで，全体の換気血流比を保つように働く．しかし，酸素投与により血管攣縮が解除されると，換気血流比が低下，すなわち生理学的死腔量が増加し，肺胞換気量が低下する．また，Hb 酸素飽和度が増加すると酸素化 Hb は CO₂ との結合力が弱いため [**ホールデン（Haldane）効果**]，CO₂ と Hb の解離曲線が右にシフトし，肺からの CO₂ の排出が低下する．

2 症状と診断のすすめ方

急性の高 CO₂ 血症は CO₂ の麻酔作用により，意識混濁，昏迷，昏睡など意識障害を生じる．また，血管拡張作用により脳血流が増加，頭蓋内圧の亢進をきたし，頭痛，悪心や神経症状（羽ばたき振戦，筋けいれんなど）を生じる．さらに CO₂ は心収縮力を低下させる．

診断は患者の状況と動脈血ガス分析所見（pH の低下を伴う $PaCO_2$ の上昇）による．急性に $PaCO_2$ 上昇をきたす気管支喘息の重症発作は，酸素投与しても安全であることが多いが，COPD や肺結核後遺症など慢性的な Ⅱ 型呼吸不全患者において高濃度酸素を投与することは危険である．

健常者では $PaCO_2$ が 60〜70 mmHg 以上で意識レベルの低下が起きるが，Ⅱ 型呼吸不全患者では 90〜100 mmHg 以上を要することがある．血漿の HCO_3^- 濃度が代償性に増加しており，pH の低下をきたすのにより多くの CO₂ を必要とするためである．

3 治療の実際

生命を脅かすような低酸素状態は躊躇なく早期に改善させる必要があるが，SpO_2 は 90〜93%，PaO_2 は 60〜70 mmHg を目安にし，これ以上の増加をめざす必要はない．

COPD や肺結核後遺症などの Ⅱ 型慢性呼吸不全患者に対しては，鼻カニューレで 0.5〜1 L/分から酸素投与を開始し，0.5〜1 L/分ずつ様子をみながら上げていくことが必要であ

る．補助的に呼吸刺激作用がある**ドキサプラム**や**アミノフィリン**を併用する場合もある．目標の酸素飽和度あるいはPaO_2を達成する前に，意識障害の出現や，血液ガス分析にて$pH<7.2$となるようなら非侵襲的陽圧換気療法（**NPPV**），あるいは挿管人工呼吸を考慮する．

看護のポイント

慢性呼吸器疾患に対して，いきなり高濃度の酸素投与は危険な場合があるため，少量から開始する．酸素開始時は，患者の意識レベルの変化に注意する．　　　　　　　　　　（横山彰仁）

睡眠時無呼吸症候群　sleep apnea syndrome（SAS）

1 起こり方

睡眠時無呼吸症候群（SAS）は，1976年，米国スタンフォード大学の研究グループにより，「一晩の睡眠中に10秒以上の口，鼻の気流の停止（無呼吸）が30回以上認められ，かつ，その無呼吸がノンレム睡眠時にも認められる病態」と定義されている．

また，本症に対する研究の進歩は著しく，現在では，呼吸器領域の中では，確固たる位置を占めているとしても過言ではない．

分類

SASの確定診断，タイプの鑑別には，**睡眠ポリグラフ検査**（**PSG**）が必要である．3つのタイプに分類され，それぞれ**閉塞型SAS**（**OSAS**），**中枢型SAS**（**CSAS**），**混合型SAS**（**mixed SAS**）とよばれる（**図1**）．一般の臨床で遭遇するSASのほとんどは，このOSASであり，単にSASといった場合には，OSASを示すと考えてよい．したがってここでは，OSASを中心に述べる．

発現のメカニズム

OSASの無呼吸をきたす因子を大別すると，**機能的因子**と**形態的因子**（**表1**）に分けられる．

● 機能的因子 ●

機能的因子については，上気道開大筋（とくにオトガイ舌筋）の緊張度と気道内圧陰圧とのバランスが重要になる．上気道開大筋の緊張は，呼吸中枢や大脳皮質の支配領域の刺激程度に影響される．気道内腔陰圧は吸気筋（とくに横隔膜）の収縮力により規定される．気道内腔

閉塞型（OSAS） 睡眠中に上気道が閉塞して気流が停止するもので，無呼吸の間でも胸壁と腹壁の呼吸運動が認められる，動きは互いに逆になるという奇異運動を示す	気流 胸部 腹部 SpO_2
中枢型（CSAS） 呼吸中枢の機能異常によりレム期を中心とした睡眠中に呼吸筋への刺激が消失して無呼吸となる．慢性心不全患者で認められるチェーン・ストークス呼吸も含まれる	気流 胸部 腹部 SpO_2
混合型（mixed SAS） 中枢型無呼吸で始まり，後半になって閉塞型無呼吸に移行する場合が多い．閉塞型無呼吸の1つとして分類することが多い	気流 胸部 腹部 SpO_2

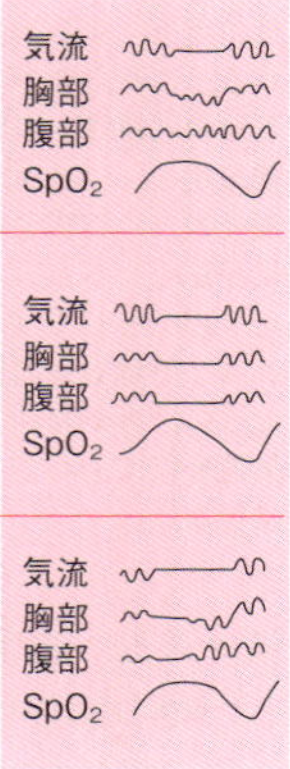

図1　睡眠時無呼吸症候群の分類

陰圧が上気道開大筋の緊張度に比べ大きくなると上気道は閉塞しやすくなってしまう．飲酒時や睡眠薬服薬時は，舌下神経活動が抑制され，上気道開大筋の緊張低下を招き，OSASが頻発する．

2 症状と診断のすすめ方

臨床症状，症候

OSASの病態は，睡眠中の**呼吸換気障害**と**睡眠障害**という2つの側面から成り立ち，次に示す臨床徴候もこれら病態を反映している．OSASの症状・徴候を**表2**に示す．

わが国においては，欧米と比べて，OSASの原因における肥満の寄与は相対的に小さく，むしろ小顎症などの顔面形態の寄与が大きいとされている．**無呼吸**，**いびき**，**日中眠気**が三大徴

表1　上気道閉塞をきたす形態的因子

因　子	具体的な因子・疾患
軟部組織	肥満による上気道軟部組織への脂肪沈着 扁桃肥大 巨舌 上気道炎症（アレルギー性鼻炎，慢性副鼻腔炎，咽頭炎など）
頭蓋顔面骨	上顎骨の後方偏位 下顎骨の後方偏位 下顎骨の未発達，小顎症
体　位	仰臥位 頸部の屈曲

表2　OSASの臨床症状・徴候

症　状	徴　候
覚醒時の症状 　日中過眠（EDS） 　知的能力の低下 　起床時頭痛，頭重感 　性格変化・抑うつ状態 　性欲低下・勃起障害 　労作時呼吸困難 睡眠時の症候 　いびき 　異常体動 　不眠・中途覚醒 　夜間頻尿	断眠（脳波上） 肥満 多血症 不整脈 虚血性心疾患 脳血管障害 肺高血圧症 高血圧 糖尿病

　口腔咽頭腔の狭小化をきたす形態的な因子として軟部組織の因子，頭蓋顔面骨の因子，および体位の因子があげられる．これらの中でもっとも重要な因子は，肥満による上気道軟部組織への脂肪沈着である．脂肪沈着により気道内腔が狭く，つぶれやすくなる．また OSAS においては，口蓋後側方に脂肪沈着が多く咽頭腔の横径が短くなり，前後径が長くなるという特徴がみられる．上気道の狭小化をきたす因子としては，扁桃肥大，口蓋垂肥大，巨舌があげられる．甲状腺機能低下症，アミロイドーシス，先端巨大症などに巨舌が合併する．また，アレルギー性鼻炎などの上気道炎症によっても上気道内腔が狭くなり，無呼吸の原因になる．

候である．無呼吸によって生じる睡眠の断片化と，頻回な覚醒反応が生じてくる．結果として，昼間の眠気だけでなく，記憶力，集中力の低下，疲労感，起床時の爽快感の欠如などを引き起こす．時には，精神神経機能の障害をもたらす場合もある．
　無呼吸が持続すると，ガス交換は障害され，低酸素血症と高二酸化炭素血症が起こるが，とくに著しい低酸素血症は，循環系に大きな影響を及ぼし，**肺高血圧症，高血圧，不整脈，虚血性心疾患**，脳血管障害などの原因になる．

■ 診　断

　OSAS 患者の大多数は，周囲からいびきや睡眠中の無呼吸を指摘され，医療機関を受診する．また，高血圧，虚血性心疾患，糖尿病などを高頻度に合併することにより，かかりつけ医より専門医療機関の受診をすすめられることもある．SAS の確定診断には，睡眠ポリグラフ検査（PSG）が必要である．簡易診断法（パルスオキシメーター，簡易診断装置）も存在するが，信頼性はかなり低い．簡易診断装置は限界を十分理解したうえで，かつ緊急に検査しなくてはならない場合のみに行うこととし，簡易診断装置でたとえ陰性［無呼吸低呼吸指数（apnea-hypopnea index：AHI）<5］と判定されても，高度の日中過眠（EDS）などがあるなど臨床症候から OSAS である可能性が高いと思われたり，心血管系合併症などがある場合は，PSGで診断を確定すべきである．
　PSGでは，脳波（EEG），眼電図（EOG），筋電図（EMG）により睡眠段階判定，中途覚醒反応の検出を，口と鼻の気流をサーミスタ，胸腹部の換気運動，心電図，パルスオキシメーターによる酸素飽和度（SaO$_2$）の測定を行う．図2に典型的な OSAS の一例の PSG 所見を示す．
　AHI が比較的軽度でも，睡眠中の低酸素血症の程度が強ければ重症と考えなくてはいけない．低酸素状態を表す指標として，睡眠中の平均 SaO$_2$，最低 SaO$_2$，睡眠中の SaO$_2$<90％の占める割合で表すことが多い．

■ 鑑別診断

　著しい日中の眠気を示す**ナルコレプシー**との鑑別が必要である．この疾患は PSG にて睡眠中に無呼吸がなく，睡眠潜時の短縮，レム潜時の短縮などが認められることより鑑別できる．
　甲状腺機能低下症に伴う2次性過眠症なども鑑別が必要である．また，**むずむず脚症候群**により夜間の睡眠が妨げられ日中の眠気が生じることがある．問診や，周期性四肢運動障害を合併する場合 PSG にての下肢筋電図変化や，

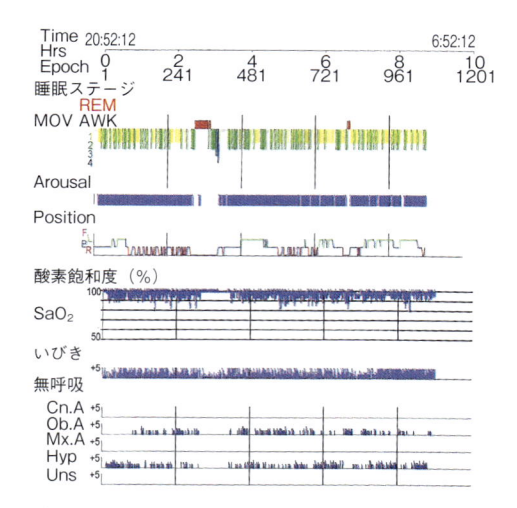

図2 閉塞性睡眠時無呼吸症候群のPSG（脳波を除く）

10秒以上の気流停止を無呼吸（apnea）とし，気流の完全な停止がなくとも，換気量が50%以上低下し，4%以上のSaO₂低下を伴っているときにはこれを低呼吸（hypopnea）と定義して無呼吸と同等の病的意義があると考え，1時間あたりの無呼吸と低呼吸の和を無呼吸低呼吸指数（AHI）とよぶ．AHI≧5がSASと診断される．

さらに，重症度の評価は，軽症5≦AHI<15，中等症15≦AHI<30，重症30≦AHIとされるが，AHIの値だけでなく，低酸素血症の程度や自覚症状などを総合的に判断して決定する必要がある．

貧血，糖尿病などの基礎疾患の有無などから鑑別できる．最近では特発性不眠症や，うつ病などの心療内科領域の疾患とも鑑別が必要になることもある．

3 治療の実際と看護のポイント

SASの治療の本質は，患者の自覚症状の緩和と最終的には生命予後を延長することにある．

OSASに対する治療法で，その有効性が確実と考えられているのは，気管切開と**鼻マスク式持続陽圧呼吸**（nasal CPAP：NCPAP）であるが，気管切開は侵襲性から特殊な場合しか適応がない．現在，治療の世界的なスタンダードになっているのはNCPAPである．NCPAPとは，就寝時に鼻マスクを装着し，圧力をかけることで，睡眠中の上気道閉塞を防ぎ，鼻呼吸のトレーニングをする方法である．効果は大きく，適切な圧力設定がなされると睡眠中の無呼吸，いびきは完全に予防されるため，患者は熟睡でき日中傾眠は消失する．患者にとっては，毎晩機器を装着して就寝することの煩わしさもあり，治療のコンプライアンスが重要になる．現段階では，それにまさる治療法がないため，患者に十分に説明をし，治療を継続させる必要がある．また，高度扁桃肥大，鼻アレルギー，鼻ポリープなどによる高度鼻閉によるOSASの場合は，外科的治療も考慮すべきであろう．現在の健康保険適用は，簡易診断装置にてAHI≧40，もしくはPSGにてAHI≧20である．

軽症例では，就寝時に**口腔内装置**を装着し上気道を拡大して閉塞を防ぐ方法や，上気道の拡大を図る手術（口蓋垂軟口蓋咽頭形成術：UPPP）などがある．また，肥満はOSASのもっとも危険な因子であり，多くの患者は肥満を伴っている．したがって，肥満を伴っているOSASに対して，減量，すなわち栄養指導，生活習慣の是正は常に考慮すべき治療法である．

（白濱龍太郎）

急性肺損傷，急性呼吸促迫（窮迫）症候群
acute lung injury（ALI），acute respiratory distress syndrome（ARDS）

1 起こり方

急性肺損傷（ALI），急性呼吸促迫（窮迫）症候群（ARDS）は，種々の原因や基礎傷病に続発して急性に発症する低酸素血症で，胸部X線検査で両側性浸潤影を認め，かつ心不全，腎不全，

過剰体液などの静水圧性肺水腫が否定できるものである．

病態生理学的には，**危険因子**が誘因となって肺胞領域を中心とした非特異的炎症が惹起され，好中球が主体となって肺胞上皮細胞，血管内皮細胞を傷害する結果，肺微小血管レベルでの透過性が亢進し，**非心原性肺水腫**を発症すると理解されている．

2 症状と診断のすすめ方

自他覚所見と検査

自他覚所見としては種々の程度の呼吸困難，頻呼吸を認め，しばしば不穏状態を呈する．急性発症例では時に**ピンク泡沫状～血性喀痰**を喀出する．身体所見上，両側肺野，とくに背側で吸気時を中心に**水泡性ラ音**を聴取する．病状が進行すれば人工呼吸管理が必要となる．また多臓器障害を合併した場合は，各臓器の障害を反映した所見が加わる．

肺の直接障害による場合は，通常数分～数日の経過で発症，増悪する．基礎疾患に続発して発症する間接型の場合は，先行疾患・病態を発症した後12～48時間経過して発症するが，時に5日後の発症も報告されている．

一般血液検査では，白血球増多や炎症所見を認めることが多いが，いずれも非特異的であり，本症に特異的な検査はない．動脈血ガス分析では，ALI，ARDSの診断基準を満たす低酸素血症と，病初期にはPaCO$_2$低値を認めることが多い．血中脳性ナトリウム利尿ペプチド（血中**BNP**）は，心不全との鑑別に有用とされているが，最近否定的な報告も出ており，とくに高値の場合の鑑別上の有用性は未確定である．

胸部X線検査では両側浸潤影が不明瞭だが高度の低酸素血症を認め，本症が疑われる場合はCTにより胸部陰影の分布を確認する．

診断と鑑別疾患

これまでは，1992年の米国胸部疾患学会（ATS）と欧州集中治療医学会（ESICM）の合意会議（AECC）による診断基準に基づき，ALI，ARDSと診断されてきた（ALI：PaO$_2$/FIO$_2$≦

表1　ARDSの定義

①基礎傷病，急性呼吸器症状，または慢性呼吸器症状の増悪より1週間以内
②胸部画像上胸水，肺葉・肺虚脱，または結節のみで説明できない両側性の浸潤影
③心不全や輸液過剰のみでは説明できない呼吸不全，基礎傷病が明らかでない場合は心エコーなどによる客観的評価が必要
④低酸素血症（いずれもPEEP≧5 cmH$_2$Oの負荷下において）
　軽症ARDS：200＜PaO$_2$/FIO$_2$≦300 Torr
　中等症ARDS：100＜PaO$_2$/FIO$_2$≦200 Torr
　重症ARDS：PaO$_2$/FIO$_2$≦100 Torr

[ARDS Definition Task Force et al：Acute respiratory distress syndrome：the Berlin Definition. JAMA **307**(23)：2526-2533, 2012]

300，ARDS：PaO$_2$/FIO$_2$≦200）．しかし，2012年にESICMが主導し，ATSおよび米国集中治療医学会（SCCM）が支持するARDS定義委員会がベルリン定義を公表しており（**表1**），今後はこちらが用いられるようになってゆくものと思われる．なお，新定義ではALIという用語は用いられておらず，将来的にはARDSの用語に統一されてゆくのであろう．また，原因・誘因となる基礎疾患・病態の存在も，ARDSの有力な診断根拠となるので，必ず確認が必要である．**表2**に，代表的な基礎疾患を列記した．

上述したように，ALI，ARDSの診断基準は簡便なため，しばしば類似病態との鑑別が問題となる（**表3**）．**表2**に記載された疾患も，ALI，ARDSの原因疾患であるとともに，鑑別対象となる場合もある．類似病態を鑑別するうえで，気管支肺胞洗浄（**BAL**）はきわめて有用である．同検査において，ALI，ARDS，肺炎では好中球主体の細胞増多を認めるが，リンパ球や好酸球が主体の場合は他疾患を疑う必要がある．検査後一過性の低酸素血症を呈することがあるが，多くの場合24時間以内に回復する．以下に，代表的鑑別疾患について簡単に解説する．

◆ **静水圧性肺水腫** ◆

心不全，**腎不全**，**輸液過剰**などで発症する肺水腫の総称である．臨床的に頻度が高く，また

急性肺損傷，急性呼吸促迫（窮迫）症候群

表2　ALI，ARDSの原因となる基礎疾患

直接損傷
肺炎*
胃内容物の吸引（誤嚥）*
脂肪塞栓
吸入傷害（有毒ガスなど）
再灌流肺水腫（肺移植後など）
溺水
放射線肺障害
肺挫傷

間接損傷
敗血症，重症感染症*
多発外傷（胸郭外），広範囲熱傷（とくにショックと大量輸血を伴う場合）*
心肺バイパス術
薬物中毒（パラコート中毒など）
急性膵炎
自己免疫疾患
輸血関連急性肺障害（transfusion-related acute lung injury：TRALI）

*頻度の高いもの

[日本呼吸器学会ARDSガイドライン作成委員会：ALI/ARDS診療のためのガイドライン，第2版（日本呼吸器学会），15頁，学研メディカル秀潤社，2010]

表3　ALI，ARDSと鑑別を要する疾患

1. 静水圧性肺水腫
2. 呼吸器感染症：細菌性，ニューモシスチス性，真菌性
3. 好酸球性肺炎
4. びまん性肺胞出血
5. 特発性器質化肺炎，細気管支炎
6. 剥離性間質性肺炎，過敏性肺臓炎，膠原病肺
7. [関節リウマチ（RA），全身性エリテマトーデス（SLE）など]
8. リンパ脈管筋腫症（LAM）
9. 肺塞栓症：肺血栓塞栓症，肺梗塞，微小腫瘍塞栓症
10. 悪性腫瘍：肺胞上皮がん，がん性リンパ管症，リンパ腫
11. 急性拒絶反応
12. 薬剤性

[藤島清太郎：急性肺損傷（ALI），急性呼吸促迫症候群（ARDS）の病態と診療．日救急会誌 **21**：819-827，2010より改変]

ALI，ARDSでの合併頻度も高い．水分バランスの確認，聴診上ギャロップ心音の有無，**心エコー**による壁運動・下大静脈径などが診断上有用であるが，厳密な診断が必要な場合は肺動脈カテーテルにより肺動脈楔入圧≦18 mmHgを確認する．また血液検査で，腎機能，電解質，BNPを必ず確認し，とくにBNP<200～250 pg/mLであれば，本症はほぼ否定的である．ただしALI，ARDSでもBNP高値を呈する症例が存在する．

● 重症肺炎 ●

膿性痰，血液検査上強度の炎症所見（白血球増多，CRP・プロカルシトニン高値）を認める場合留意が必要である．胸部陰影の分布が両側性で，肺葉分布に一致しない場合は鑑別がむずかしい．さらに重症肺炎では，非特異的炎症反応の亢進により2次的にALI，ARDSを合併する場合もあるので複雑である．

実際の臨床では，ALI，ARDSと診断しても，呼吸器感染症を除外できず，マクロライド薬やニューキノロン薬，広域抗菌薬，さらに抗真菌薬の投与を継続する場合も多い．

● 急性好酸球性肺炎 ●

急性好酸球性肺炎（AEP）ではしばしば両側性の浸潤影を呈し，ALI，ARDSと鑑別を要する．AEPでは，末梢血好酸球が増加しないこともあるため，診断確定にはBALが必須となる．AEPは自然軽快，またはステロイドが著効するため，ARDSとの鑑別がいっそう重要である．

● びまん性肺胞出血，肺毛細血管炎 ●

頻度は低いが，胸部X線所見上両側性の浸潤影を呈し，進行するとALI，ARDSの診断基準を満たすことから鑑別が必要である．鑑別に役立つ症候として，**血痰**，**進行性の貧血**があげられ，診断には気管支鏡でのBAL施行が必要となる．本病態に対する特異的な治療法はなく，原疾患に対する治療を行う．

3　治療の実際

ALI，ARDSの死亡率は総じて35～65%と報告されている．医療レベルの総合的向上により，年とともに予後が改善してきていたが最近は鈍化傾向にある．

薬物療法

◆ステロイド◆

ALI, ARDS に対する大量投与の発症予防効果や予後改善効果は否定されており, わが国でよく行われるメチルプレドニゾロン 1 g/日, 3 日間投与によるパルス療法はエビデンスに乏しい. 一方, 発症後期のメチルプレドニゾロン 2 mg/kg/日投与は, 人工呼吸器装着期間を短縮したが予後は改善されず, ミオパチー, ニューロパチーの合併率が増加したと報告されている. また発症 14 日以降の投与開始は, 病態を増悪する可能性があるため行わない. 敗血症合併例には, 輸液や昇圧薬不応性の場合のみ少量 (<200 mg/日) をショックが改善するまで投与を考慮する.

◆好中球エラスターゼ阻害薬◆

わが国における臨床治験で肺機能の改善と, 人工呼吸器装着期間, ICU 在室期間の短縮を認めたシベレスタット (エラスポール®) は, その後の海外臨床試験では有効性が示されず, 現在わが国と韓国でのみ販売が認可されている. しかし, 海外試験の層別解析や同薬の市販後調査では, **全身性炎症反応症候群 (SIRS)** 基準を満たし, 発症早期で肺以外の障害臓器数が 2 以下の患者に対する有効性が示唆されている.

◆酸素療法と呼吸管理療法◆

非重症例では, 高濃度高流量酸素投与が原則である. 酸素投与は**ベンチュリー・マスク**で 40% 以上, **リザーバ付きマスク**などで酸素投与し, SpO_2>90% に維持する. また病初期ではフェイスマスク, **BiPAP®** による非侵襲的陽圧換気療法 (**NPPV**) が有効な場合がある.

重症例では気管挿管し, 人工呼吸管理を行う. 肺水腫による肺胞虚脱を軽減するため, PEEP≧5 cmH$_2$O を負荷し, とくに重症例では低容量換気が推奨され, 1 回換気量≦10 mL/kg 予測体重 (標準体重に近い値), 吸気終末プラトー圧≦30 cmH$_2$O に設定する. 至適 PaO_2 に達しない場合, さらに吸気時間の延長を考慮する. 吸入酸素濃度 (FIO_2) は低酸素血症を防ぐために 1.0 で開始し, 適切量の PEEP との組み合わせにより, FIO_2≦0.6 で PaO_2>60 Torr を保つよう調節する. 禁忌がない限り高 $PaCO_2$ や pH≧7.1 のアシドーシスは許容してよい.

換気モードに関しては, 特定の換気様式の ARDS に対する有効性は示されていないが, 一般的に自発呼吸がない場合は従圧式調節換気 (PCV), 従量式調節換気 (VCV) で, 自発呼吸がある場合は同期式間欠的強制換気 (SIMV), プレッシャーサポート換気 (PSV) で換気を行う. 二相性気道内陽圧呼吸 (BIPAP) や気道圧開放換気 (APRV) も選択肢となりうる. また, 人工呼吸器からの離脱は, 規定のプロトコールに従って行うことが推奨される.

全身管理とそのほかの治療

ALI, ARDS では, 肺血管透過性が亢進しているため, わずかの輸液過剰により肺水腫が急激に増悪する危険を伴う. したがって, 水分バランスの計算, 心エコー, 肺動脈カテーテルや PiCCO® モニターによる血管内水分量評価に基づく厳密な輸液管理が重要である. **水分制限**により, 人工呼吸器装着期間や ICU 在室期間の短縮が明らかとなっている. 一方基礎疾患として多い敗血症に関しては, むしろ発症 6 時間以内の積極的な輸液, 輸血, 昇圧薬投与などによる長期予後の改善が示されており, 病期により輸液管理の方針を変える必要がある.

全身管理として, ほかに栄養補給の重要性が指摘されており, **経腸栄養**が推奨されている.

そのほか, **血液濾過・浄化療法**, 体外式膜型人工肺 (**ECMO**) などによる治療が試みられているが, これらの有効性は確立されていない.

看護のポイント

ALI, ARDS はもっとも重症な呼吸器疾患の 1 つであり, 看護上は病態急変に絶えず注意を払う必要がある. また気管挿管が行われている場合, 口腔ケア, 気管内吸引などの人工呼吸器関連肺炎予防処置を継続して行う.

(藤島清太郎)

気胸 pneumothorax

1 起こり方

　本来胸膜腔(以下胸腔)には空気は存在しない．この胸腔に空気が入った状態を**気胸**という．空気の流入経路は外傷などにより胸壁を通して外気が入る場合と，肺の一部が破裂することで肺内の空気が漏れ出る場合があるが，いずれにせよ肺の拡張に必要な胸腔内の陰圧が保てなくなるため肺は虚脱する．

分類

◆ **自然気胸** ◆

　明らかな外傷によらないものを**自然気胸**という．このうち肺気腫などの肺が破裂しやすくなる基礎疾患を有し，それが原因で発症するものを**続発性自然気胸**といい，そのような肺の基礎疾患をもたずに発症するものを**特発性自然気胸**という．

　特発性自然気胸は10代後半から20代前半の長身やせ型の男性に多くみられる気胸で，男女比はおよそ5：1から9：1で男性に多い．肺胞壁の脆弱な部分が壊れいくつもの肺胞が融合して風船状に膨らんだものを**ブラ**といい，胸膜の内弾力板の断裂により胸膜内に空気が侵入しブラよりも壁が薄く小さな風船状になったものを**ブレブ**といい，これらが破裂して肺内の空気が胸腔に漏れて発症する．ブラ，ブレブは肺尖部に生じることが多い．

　続発性自然気胸は肺に基礎疾患をもつことから60代以降の喫煙歴を有する男性に好発する．肺気腫などにより脆弱になった肺が破裂して発症するため，若年者に多い特発性自然気胸に比べ空気漏れは止まり難く**難治性気胸**ともよばれる．

◆ **外傷性気胸** ◆

　鈍的外傷による肺破裂か肋骨骨折による肺損傷によるものが多い．特殊なケースとして鎖骨下静脈カテーテルの挿入などの医療上の手技に伴って発症する気胸を**医原性気胸**という．

◆ **緊張性気胸** ◆

　発症の原因によらず空気が漏れている部分が一方向弁(チェックバルブ)様になって胸腔内に空気が漏れ続けると患側の胸腔内圧が高くなることがある．この状態を**緊張性気胸**という．胸腔内圧が高いため患側の肺は完全に虚脱し，縦隔は反対側へシフトする．高い胸腔内圧のために心臓への血液の還流が阻害される．著しい呼吸困難と血圧の低下をきたし死にいたることもある．緊急に胸腔ドレナージが必要な病態である．

2 症状と診断のすすめ方

　突然の胸痛，呼吸困難で発症するが，肺の虚脱の程度が軽度の場合は無症状のこともある．外傷性のものを除くと発症の契機が明らかなものはむしろ少ない．聴診では患側の呼吸音の減弱を，打診では患側に鼓音を認める．胸部単純X線像で肺の虚脱を認めれば確定診断となる．特発性自然気胸の場合，ブラやブレブの存在を確認するには胸部CTが有用である．

3 治療の実際

　肺の虚脱が軽度でとくに自覚症状のないものはそのまま経過観察とし，胸部単純X線像で肺の再膨張を確認すればよい．症状のあるもの，虚脱率がおおむね70％以下のもの(肺の大きさが完全に膨らんだ状態の70％以下に虚脱)は胸腔ドレーンを挿入して排気する．空気の漏れが止まればドレーンを抜いて治療を終了するが，胸腔ドレーンによる治療の再発率は50％以上とされる．再発を繰り返す場合，ドレーンからの排気が止まらない場合，社会的事情から本人が希望する場合には手術が行われる．手術は，ほとんどの場合胸腔鏡下に行われ，空気が漏れている部分(多くはブラ，ブレブ)の切除術または縫縮術などが行われる．

看護のポイント

・経過観察の場合日常生活にとくに制限を行う必要はない．
・胸腔ドレーンが挿入され水封式（water seal）ドレーンバッグにつながっている場合はドレーンバッグが倒れて外部から空気が胸腔内へ逆流しないように注意が必要である．
・胸腔ドレーンの刺入部に感染がないこと，胸腔ドレーンが（とくに細いドレーンを使用した場合）ねじれていないことを定期的に確認する．

（川村雅文）

胸膜炎 pleuritis

1 起こり方

　肺の表面を覆う**臓側胸膜**と，胸壁内面・横隔膜・縦隔を覆う**壁側胸膜**に囲まれた胸腔（胸膜腔）には，健常者でもわずかな量の液体が貯留しており，その量が増加したものを胸水という．胸水は感染症，悪性腫瘍，心不全をはじめ，さまざまな原因により出現するが，胸膜の炎症により胸水が貯留する状態を胸膜炎と総称する．

　胸膜炎の原因としては感染によるものが多く，そのなかでも細菌性胸膜炎と**結核性胸膜炎**の頻度が高い．**細菌性胸膜炎**は，細菌性肺炎や肺化膿症など肺内の感染病巣が胸膜に波及して生じたもので，**肺炎随伴性胸膜炎**といわれる．**がん性胸膜炎**は，がんが胸膜に播種した病態であり，がん細胞が胸水中に認められる．そのほか，胸膜炎には関節リウマチ（RA）など膠原病に伴うものが含まれる．なお，胸膜の炎症が高度で，胸水が肉眼的に膿性の場合，あるいは好中球増多や細菌を認める場合は膿胸という（次項参照）．

　胸膜炎による胸水貯留は，血管透過性の亢進に基づくと考えられる．すなわち，胸膜に炎症が波及すると胸膜の血管透過性が亢進し，水分のみならず高分子のタンパク質も胸腔に漏れ出てくる．がん性胸膜炎では，血管透過性亢進のほかに，胸水を排除する経路であるリンパ流の通過障害という機序も加わってくる．

2 症状と診断のすすめ方

症　状

　胸水貯留による症状としては，咳嗽，胸痛，呼吸困難，胸部圧迫感がみられる．咳嗽は乾性のことが多いが，肺炎や肺結核を合併していると喀痰を伴う．胸痛は咳や深吸気で増強するのが特徴であり，呼吸困難は胸水の量が多くなると出現する．発熱は感染性の胸膜炎ではみられるが，がん性胸膜炎では通常みられない．胸部身体所見では打診上の濁音，呼吸音や声音振盪の減弱を認めるが，胸水の量が少ないと判断がむずかしい．病初期では**胸膜摩擦音**を聴取することがある．

診断・鑑別診断（表1）

● 胸部X線検査 ●

　ほとんどの胸膜炎では胸水貯留がみられるが，その診断は胸部X線の読影が基本である．少量（300 mL以下）の胸水を検出するには患側を下にした側臥位で撮影する．胸水が500 mL以上になると肋骨横隔膜角が消失し，1Lを超えると横隔膜は明らかでなくなる．感染性の胸膜炎では，臓側胸膜と壁側胸膜の癒着により胸水が限局的に貯留して**被包化胸水**（肺野に向かってなだらかに突出した半円形の陰影）となることもある．少量の胸水の検出や，胸水と胸膜癒着との鑑別には胸部CT検査が有用である．胸部超音波検査は胸水の検出だけでなく，胸水穿刺やドレナージを安全に行うのに必要である．

表1 胸膜炎の鑑別診断と治療

	細菌性胸膜炎	結核性胸膜炎	がん性胸膜炎	膠原病性胸膜炎
症 状	発熱, 咳, 胸痛	発熱, 咳, 胸痛	咳, 胸痛, 呼吸困難	発熱, 咳, 胸痛
肺内病巣・合併疾患	肺炎像	肺結核(ないこともある)	肺がん, 他臓器がん	膠原病(RA, SLEなど)
胸 水 (細胞成分)	好中球優位	リンパ球優位	リンパ球優位 がん細胞	リンパ球優位
胸 水 (培養・生化学など)	一般細菌	結核菌, PCR陽性, ADA高値	腫瘍マーカー高値	RA因子陽性 抗核抗体陽性
治 療	抗菌薬 胸腔ドレナージ	抗結核薬 胸腔ドレナージ	抗がん薬 胸膜癒着術	ステロイド

◆ 胸水穿刺 ◆

　胸水の原因疾患の鑑別には**胸水穿刺**が必須である．胸水はその性状により漏出性と滲出性に分けられ，胸膜炎では滲出性である．**滲出性**とは，①タンパク量が胸水/血清>0.5，②LDHが胸水/血清>0.6，③胸水LDHが血清LDH基準値の2/3以上，のいずれかを満たす場合とされる．胸膜炎による胸水の外観は黄色～褐色で，細胞成分が多いと混濁し，多核白血球が増加すると膿性となる．がん性胸水では血性となることが多い．

　細胞分画は鑑別に重要であり，好中球優位なら細菌性，リンパ球優位なら結核性を疑うが，がん性やRAでもリンパ球優位となる．寄生虫感染では好酸球が増加する．結核性胸膜炎では胸水中の**アデノシンデアミナーゼ(ADA)**が高値(40～50 U/L以上)となるのが特徴である．RAでは胸水中のグルコース低値，リウマチ因子の上昇がみられる．がん性胸膜炎では腫瘍マーカー(CEA, NSE, CYFRAなど)の上昇を認める．

　細菌培養は起炎菌の同定のうえで重要であり，好気性菌だけでなく嫌気性菌培養，抗酸菌培養，さらに結核性胸膜炎を疑う場合は**結核菌ポリメラーゼ連鎖反応(PCR)検査**を行う．細胞診はがん性胸膜炎の診断には必須であり，繰り返し行うことが重要である．

◆ 胸膜生検 ◆

　以上の検査で確定診断ができない場合は，胸膜生検針あるいは胸腔鏡下に**胸膜生検**を行う．最近では局所麻酔下に行う胸腔鏡検査が普及しつつあり，とくにがん性胸膜炎，結核性胸膜炎のほか悪性胸膜中皮腫の診断に有用である．

3 治療の実際

肺炎随伴性胸膜炎

　適切な抗菌薬の点滴投与が必要であるが，抗菌薬を選択する際には胸水のグラム染色が有用である．少量の胸水は抗菌薬の投与のみで消失することもあるが，基本的には持続的な**胸腔ドレナージ**が必要である．多房性に被包化された胸水の場合は2本以上のドレーンを挿入することもある．胸水貯留が残存しているにもかかわらず，胸腔ドレーンからの排液がなくなり胸腔内に隔壁のある場合はドレーンよりウロキナーゼを注入し隔壁を溶解することにより再度ドレナージが良好となることが多い．

結核性胸膜炎

　肺結核の治療レジメンと同様に抗結核薬を投与する．イソニアジド，リファンピシン，エタンブトール(またはストレプトマイシン)，ピラジナミドの4薬を初めの2ヵ月間，その後はイソニアジド，リファンピシンの2薬を4ヵ月間投与する．胸膜の癒着や肥厚を最小限に抑え，呼吸機能の温存を図るために，胸水の穿刺排除は施行したほうがよい．

他の感染性胸膜炎

　真菌の中ではアスペルギルスによる胸膜炎の頻度が高いが，適切な抗真菌薬の投与と胸水ドレナージが必要である．ウイルス性胸膜炎は診断がむずかしいため実態は明らかではないが，鎮痛解熱薬などで対処し多量の胸水貯留があれ

ば排液する．

がん性胸膜炎

　治療方針は胸水の原因疾患と患者の全身状態により決定する．小細胞肺がん，乳がん，悪性リンパ腫など化学療法が奏効しやすい腫瘍であれば全身化学療法を優先する．一方，化学療法が奏効しにくい非小細胞肺がんや消化器がんの場合は，初めに局所療法を行うが，胸水が少量で無症状であれば全身化学療法を優先する．胸水貯留の局所療法としては持続**胸腔ドレナージ**と，引き続き行う**胸膜癒着術**が有用である．挿入した胸腔ドレーンによりできる限り胸水を排液した後，胸腔内に薬剤を注入して胸膜に炎症を起こし，その修復機転により臓側胸膜と壁側胸膜を癒着させて胸水のたまるスペースがないようにする．注入する薬剤としては抗悪性腫瘍溶連菌製剤［OK-432（ピシバニール®）］，テトラサイクリン，タルク（わが国では未承認）を用いることが多いが，カルボプラチン，シスプラチン，ブレオマイシンなどの抗がん薬を用いることもある．

膠原病に伴う胸膜炎

　RAでは関節外症状，全身性エリテマトーデス（SLE）では一症状として発症する．SLEでは両側性に出現することが多い．通常はステロイドに反応して予後は良好である．

💡 看護のポイント ・・・・・・・・・・・・・・・・

・胸痛の性状，部位，起こり方，随伴症状について観察し，鎮痛鎮静薬の投与，湿布薬の貼付などにより苦痛の緩和を図る．体位は患側を下にする側臥位が好ましいが，患者が楽な体位をとらせてもよい．咳嗽により胸痛が増強されるため，鎮咳薬などにより極力咳嗽を抑えるようにするが，やむをえず咳をするときは手で枕をあてるなどして患部を固定することで疼痛は軽減される．

・呼吸困難に対しては安静がもっとも重要であり，食事・排泄・保清などは全介助とし，自力での動作を制限する．不安や苦痛の訴えによく耳を傾け，気持ちを落ち着かせ，必要に応じて酸素吸入を行う．

・**胸水貯留**が著しく**胸腔持続ドレナージ**が必要な場合は，チューブ挿入部の皮膚の発赤，腫脹，皮下気腫などの異常の早期発見と感染防止に努める．チューブの長さは，体位変換に支障のない程度とし，刺入部以外の体幹に固定する．接続の弛みや外れの有無，チューブの屈曲の有無，チューブ内貯留液の呼吸性変動の確認，排液の量と性状の観察，接続吸引器の作動の確認などを行う．

・がん性胸膜炎の場合は**胸膜癒着術**を施行することが多い．その副作用として激しい疼痛，発熱などのために体力を消耗することもあるので，患者の十分な観察と鎮静薬の投与など適切に対応することが重要である．胸膜癒着が成功して胸水貯留がなくなれば，呼吸困難感は軽減しADLの向上がみられる．

（小林信之）

膿胸 pyothorax, empyema

1 起こり方

　膿胸は，胸腔内に**膿性滲出液**が貯留した状態である．**肺炎**を発病すると，少なくともその約40％に**胸水**が貯留する．肺炎に伴う胸水はその性状から3つに分類され（表1），もっとも重篤なものが膿胸である．肺炎に続発することから，原因菌は肺炎の起炎菌によることが一般的である．ただし膿胸においては**嫌気性菌**の関与が大きく，嫌気性菌は培養が困難なことから病原体が同定できないことも多い．**インフルエンザウイルス感染症**後には，**黄色ブドウ球菌**による肺炎，**肺膿瘍**を合併することがあり，膿胸を続発することがある（図1）．また**誤嚥性肺炎**に

表1 肺炎に伴う胸水の分類

胸水の性状	単純性の肺炎に伴う胸水	複雑性の肺炎に伴う胸水	膿胸
肉眼所見	透明	透明,または混濁	膿
pH	7.2 以上	7.2 未満	測定不要
LDH	1,000 未満	1,000 以上	測定不要
糖	40 mg/dL 以上	40 mg/dL 未満	測定不要
グラム染色・培養	病原体を検出せず	病原体を検出することがある	病原体を検出することがある
コメント	抗菌薬投与のみで消失することが一般的なので,胸腔ドレナージは呼吸困難などの症状がある際に実施	胸腔ドレナージが必要	胸腔ドレナージが必要

[Heffner JE et al : Interventional management of pleural infections. Chest **136** : 1148, 2009]

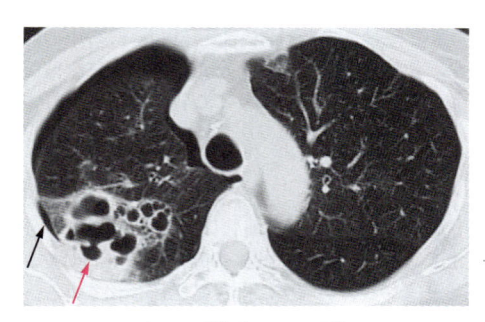

図1 膿気胸のCT画像
症例は60歳女性.インフルエンザウイルス感染症に続発して,黄色ブドウ球菌による肺炎を発症した.肺炎の経過中,空洞が胸腔内に穿破し,膿胸(赤矢印)および気胸(黒矢印)を形成した.

続発するものでは,嫌気性菌によることが多い.

2 症状と診断のすすめ方

臨床症状として,咳,痰,発熱,および呼吸困難などの肺炎の症状に加えて胸痛を訴える.膿性滲出液が大量になると呼吸困難がさらに悪化する.膿胸ではこれらの症状が比較的長期間認められる.画像診断では,胸水の存在は指摘できても,膿胸かどうかは判定できないので,胸腔穿刺を実施し,その性状を解析することにより,膿胸の確定診断を行う(表1)とともに,病原体に応じた治療計画を立てる.

3 治療の実際

原則として入院のうえ,起炎菌に応じた抗菌薬を選択し,注射にて加療する.病原体が同定できない際,また誤嚥性肺炎が疑われた際には,嫌気性菌をカバーする抗菌薬を選択する.膿性滲出液を排液すること,および圧迫された肺の再膨張を図る目的で,**胸腔ドレナージ**を実施する.また必要に応じて**胸腔洗浄**を実施し,膿性滲出液を希釈し,より効率的な排液を図る.胸腔ドレナージが困難な例においては,**胸腔鏡**による手術が実施される.

看護のポイント

看護のポイントとして,肺炎に伴う症状の緩和(解熱薬,酸素投与など)を試みる.また膿胸においては,痛みの緩和が重要である.痛みがあると呼吸が制限されるので,医師の指示の下に,痛みの程度に応じた鎮痛薬を投与する.また胸腔ドレナージが施行されている際には,胸腔ドレーンの管理がもっとも重要となる.チューブが抜けかかっていないか,または閉塞していないかに留意する.貯留した膿性滲出液の性状および排液量を記録する.また滲出物の**呼吸性移動**に注意し,呼吸性移動がない際には,ドレーンの閉塞を考慮する. (藤田次郎)

肺の日和見感染症 opportunistic infections

1 考え方の基本

　抗菌薬開発以前には肺炎球菌などの肺炎や結核菌による肺結核が致命的な肺感染症として長い間人類を苦しめてきた．ペニシリン系抗菌薬の開発や抗結核作用のある抗菌薬の開発と臨床応用はこれらの感染症から人類を救ったといえる．近代医学の進歩は多種類の病原体や治療法の進展に役立っている．しかし一方では，宿主感染メカニズムの解明からがん，膠原病，糖尿病，脳血管障害の増加など高齢化社会を背景に，**易感染要因**も明らかになってきた．このような免疫力の低下した宿主では通常発病することのない病原体(サイトメガロウイルスやニューモシスチス・イロベチなど)による感染症が成立することになる．これらの平素無害菌あるいは弱毒病原体による感染症を**日和見感染症**とよんで，健常者が通常発症する肺の感染症(インフルエンザウイルスや肺炎球菌など)と区別している．

2 起こり方

肺の感染防御機構

　通常，肺の感染経路は飛沫感染，飛沫核感染(空気感染)が主たるものである．したがって，多くの呼吸器親和性病原体がまず上気道粘膜に感染・増殖して，ほぼ同時期あるいは少し遅れて下気道・肺へと感染・拡大していく．これに対し肺にはさまざまな感染防御機構がある．

● 非特異的感染防御 ●
　健常成人での気道粘膜表面には線毛運動による粘液輸送系，粘膜常在細菌叢による細菌バリア，粘液中のリゾチーム，ラクトフェリンなどによる殺菌作用があり，病原細菌の侵入を防いでいる．

● 免疫グロブリン ●
　免疫グロブリンには IgM, IgG, IgA, IgD, IgE の5つの異なるクラスが存在し，抗原(病原体および病原物質)との結合によってその生物活性(病原性)の発現を阻止している．

● 補体(complement)活性化 ●
　補体は抗体が結合した細菌を溶解させる血清中の易熱性成分で，多くのタンパクよりなっている．

● 顆粒球とマクロファージ ●
　顆粒球(好中球，好酸球，好塩基球)の中の好中球と単球・マクロファージは，ともに細菌などの異物を細胞内にとりこむ貪食殺菌能を有する食細胞機能によって生体防御に重要な役割を果たしている．

● サイトカイン ●
　免疫系や造血系の細胞には細胞の増殖・分化，活性化に際して各種の情報がサイトカインとよばれるタンパクによって伝達されている．

肺および全身の易感染要因と日和見感染病原体

● 粘膜バリアの破綻 ●
　正常粘膜表面には通常，非病原性の常在細菌叢が付着・増殖し，これらは粘膜面への付着性や増殖のスピードの点で病原細菌に勝っていることが多い．これが細菌バリアとよばれているものであり，粘膜表面では先述したごとく，各種殺菌物質や抗体によっても病原細菌から守られている．しかし，気管切開，人工呼吸管理，血管カテーテル留置に加えて，口腔や鼻腔などの手術はこれらの粘膜表面のバリアの破綻を招くことになる．

● 体液性免疫不全 ●
　一般臨床で認められる頻度の高いものとして，**抗がん薬投与**，**放射線治療**，**ステロイド投与**などの医原性の免疫不全(体液性)が多いが，血液悪性腫瘍である白血病，悪性リンパ腫，多発性骨髄腫なども**易感染宿主**となる．この場合，通常，抗体で感染防御がなされる呼吸器親和性病原細菌の肺炎球菌，インフルエンザ桿菌，モラクセラ(ブランハメラ)・カタラーリス

などが多くを占めることになる．また，当然ながら抗菌薬投与下で咽頭や鼻腔などに付着しやすい黄色ブドウ球菌や緑膿菌などの抗菌薬耐性菌が起炎菌となることもある．

◆ **細胞性免疫不全** ◆

リンパ球系の異常による免疫不全では，**後天性免疫不全症候群（AIDS）患者**などでの CD4 陽性リンパ球数の減少，成人 T 細胞白血病での異常リンパ球増加，悪性リンパ腫，臓器移植後の免疫抑制療法などのいわゆる易感染宿主を背景にして，日和見感染症を頻発する．この場合の病原体としては内因性感染症を反映してヘルペス科のウイルス，ニューモシスチス・イロベチ，カンジダ，アスペルギルス，クリプトコッカス，結核などの感染をみることが多い．

◆ **食細胞機能不全** ◆

好中球異常の原因となるものに白血病，糖尿病，顆粒球減少（薬剤性障害），抗がん薬投与などの医原性によるものがある．貪食殺菌によって，好中球により処理される各種細菌類や真菌類の感染が起こりやすくなる．

3 症状・診断のすすめ方と治療の実際

先述したごとく肺の日和見感染症は増加している．ここでは代表的なものに絞って肺の症状と治療について述べたい．

カンジダ症

口腔内常在真菌の代表的なものにカンジダがあり，AIDS 感染ではまず口腔カンジダ症としてみられることが多い．ただし，カンジダが食道，気管支・肺に感染した場合の診断では，喀痰などからのカンジダの菌数の増加のみならず，粘膜病変での紅斑を伴う白斑所見，さらには生検組織所見で本症を確定する．

治療は粘膜病変にはフルコナゾール（ジフルカン®），イトラコナゾール（イトリゾール®）などを，全身播種性病変にはアムホテリシン B（ファンギゾン®）を投与する．

ニューモシスチス肺炎

ニューモシスチス・イロベチ（旧名ニューモシスチス・カリニ）はもともと自然界に広く分布する真菌（以前は原虫に分類）で，ヒトでは既感染者が多い．ニューモシスチス肺炎は乾性咳嗽，労作時呼吸困難の増強と発熱で発症するが，急速に症状が悪化するものから軽い症状で数ヵ月の経過をとるものまで種々みられる．

診断は喀痰，吸入による誘発喀痰，気管支洗浄液をグロコット（Grocott）染色により囊子のギムザ染色で栄養体を見出すことで確定する．ポリメラーゼ連鎖反応法（PCR）による診断も行われている．

治療は ST 合剤，ペンタミジンが用いられる．CD4 陽性細胞数が $200/\mu L$ 以下になればニューモシスチス肺炎が合併しやすくなるので，ST 合剤の予防投与またはペンタミジンの吸入による予防が行われる．

サイトメガロウイルス肺炎

サイトメガロウイルスは日本人成人では 90％以上が抗体陽性である．CD4 陽性細胞数が $50/\mu L$ 以下ではサイトメガロウイルスの再活性化が起こる．肺炎のみならず網膜炎，脳炎，腸炎，肝炎，副腎障害などの多彩な病態がみられる．網膜炎の場合，診断・治療の遅れが失明につながるので定期的な眼底検査が必須となる．

治療としてはガンシクロビル（デノシン®）やホスカルネット（ホスカビル®）が用いられる．

肺結核

結核菌は病原性の強い菌に属し，日和見病原菌とはいえないが，AIDS 感染者での感染率が高く，かつ多剤耐性結核の問題もあり，今日注意すべき病原菌の代表的なものとなっている．AIDS 感染症の早期から合併しやすく，胸部 X 線では免疫能が保たれている時期は空洞形成を伴う結節状陰影などの典型的陰影をみるが，免疫能が低下している時期には空洞形成を伴わない広範な浸潤陰影，粟粒影，肺門リンパ節腫脹などを認める．AIDS 感染症の結核では，肺外結核の頻度が高いのも特徴の 1 つである．

治療は感受性菌であればイソニアジド，リファンピシン，エタンブトール，ピラジナミドの 4 薬による短期強化療法の有効性が高い．抗エイズ薬のプロテアーゼ阻害薬や非ヌクレオシド系逆転写酵素阻害薬とリファンピシンの併用で

は，リファンピシンが強力にP-450チトクローム誘導によって代謝亢進させることから，両系統薬剤の血中濃度を低下させるため，併用注意あるいは併用禁忌とされている．

非定型抗酸菌症

非定型抗酸菌症は病原性が弱く，日和見感染病原体とみなされている．もっとも多い菌種としてマイコバクテリウム・アビウム・コンプレックスがあり，非定型抗酸菌症はAIDS感染症での免疫低下（CD4陽性細胞数100/μL以下）になると高頻度に合併する．感染経路は呼吸器と消化管であるが，AIDS感染に伴う非定型抗酸菌症では呼吸器に限局した病像を呈することはむしろ少なく，経口感染から全身播種型の病像をとるものが多い．病原診断は喀痰培養よりも血液培養の意義が大きいことになるが，ていねいに繰り返しの培養により本症の診断を行う．

治療としてはマクロライド系抗菌薬を中心にエタンブトールとリファブチンの併用療法が推奨されている．

看護のポイント

日和見感染症患者の場合，通常免疫力の低下した宿主で発症することから，患者看護の基本原則として患者と看護者の両方で**感染防止策**の徹底が望まれる．

◆肺感染の防止

肺感染の通常ルートとして病原体の飛沫感染，飛沫核感染（空気感染）によって経気道感染が多くを占める．ほとんどの病原細菌はまず咽喉頭などの上気道粘膜に付着・増殖した後に下気道へ侵入し，全身免疫の低下またはウイルス先行感染による下気道粘膜の傷害などにより感染症を発症する．したがって，**ていねいなうが**

表1 肺感染症のリスクとなりうる主たる要因

1. 人工呼吸管理
2. 誤嚥
3. 経管栄養
4. 寝たきり状態（主として脳血管障害など）
5. 肺がんなどの悪性腫瘍
6. 悪性リンパ腫など血液疾患
7. 抗がん化学療法後
8. 手術後

いや口腔ケアによって上気道粘膜への病原細菌付着・増殖を防ぐことは，下気道感染症の有効な防止策となる．また，当然のことながら，医療者，介護者，家族からの病原体伝播の危険性に配慮することも求められる．面会者にうがいと手洗いの徹底を求めるか否かの判断を患者の易感染状況に応じて実行する必要がある．明らかな感染者はもちろんのこと，小児などの病原体のキャリアについてはあらかじめ面会のルールを決めておくべきであろう．

◆全身管理◆

患者の易感染状況の中でも肺感染のリスクとして大きな要因となるものを主として**表1**に示した．いずれも易感染要因となるものであり，一過性の易感染病態から継続するものまであり，それぞれに短期から長期の看護計画の中での感染防止策が求められる．

◆総合的院内感染防止策◆

日和見感染症患者への肺感染防止には，上記の患者個別の肺感染防止策および全身管理に加えて，すべての医療スタッフの教育と医療環境の整備を含めた総合的院内感染防止策の実行があって初めて有効なものとなる．院内感染防止策のための施設整備が医療内容の評価としても当然ながらなされる社会であるべきである．

〈永武　毅〉

嚢胞性肺疾患 bullous disease of the lung

A　進行性気腫性嚢胞(巨大肺嚢胞)
progressive emphysematous bulla(giant bulla)

起こり方
ブラ(「気胸」の項を参照)につながる気管支の閉塞によりブラ内に空気が流入しても出にくい状況(チェックバルブ状態)になりブラが巨大化すると考える説が有力であるが,成因についての定説はない.**巨大肺嚢胞**(giant bulla)の定義は嚢胞の大きさが片側胸腔の1/3を超えるものをいう.

症状と診断のすすめ方
片側胸腔の1/3程度の大きさでは無症状のものも多い.片側胸腔の2/3から3/4程度を占めるようになると労作時の呼吸困難を自覚するようになる.さらに嚢胞内の圧が上がり片側胸腔をほぼ占めるまでになると,緊張性気胸と同様に縦隔の対側へのシフトを認める場合がある.低酸素血症によるチアノーゼが出現することもある.強い呼吸困難があっても,発症が突然ではなくそれまでに長期にわたって労作時の息切れの訴えをもつことから,問診を十分に行えば気胸との鑑別は容易である.胸部単純X線像では**巨大肺嚢胞**が血管構造のない透過性の高い部分としてみられ,さらに嚢胞により圧排されて血管密度が高くなった肺により透過性の低下した領域がみられるのが特徴である.

治療の実際
無症状の場合は経過観察でよい.労作時の呼吸困難がみられる場合は手術の適応となる.手術は嚢胞の切除を行う.

(川村雅文)

B　先天性嚢胞性腺腫様奇形
congenital cystic adenomatoid malformation(CCAM)

起こり方
先天性嚢胞性腺腫様奇形は多数の嚢胞からなる肺の先天性形成異常で細気管支上皮の腺腫様増殖を特徴とする.

症状と診断のすすめ方
正常肺を圧迫して出生直後から呼吸困難を起こすものと,出生時には無症状で乳幼児期に感染(肺炎)を繰り返すものがある.胎児超音波検査で発見されることもある.出生後は胸部単純X線写真像で空洞を伴う腫瘤状陰影として描出される.胸部CTも診断に有用である.

治療の実際
悪性腫瘍を伴うこともあるので外科的切除が原則である.切除により症状は消失する.

(川村雅文)

PIE症候群 pulmonary infiltration with eosinophilia

1　起こり方
レフレル(Löffler)が末梢血中の好酸球の増加と肺の異常陰影を呈する疾患(**レフレル症候群**)を報告したのが最初である.その後リーダー(Reeder)らは肺浸潤影と末梢血好酸球増多が共存した状態を**PIE症候群**(pulmonary infiltration with eosinophilia)とよんだ.末梢血中

に好酸球の増加がなくとも肺局所の病理学的所見や気管支肺胞洗浄で著明な好酸球の浸潤をみる症例があることから，末梢血中の好酸球増加の有無にかかわらず肺好酸球増加症（pulmonary eosinophilia）あるいは**好酸球性肺炎**（eosinophilic pneumonia）とよぶ．現在では，臨床症状や経過が特徴的な慢性好酸球性肺炎や急性好酸球性肺炎が提唱されている．

なんらかの刺激により肺内のリンパ球や肥満細胞などが活性化され好酸球の局所集積に重要なケモカインやサイトカイン群が産生され，局所に動員された活性化好酸球が組織傷害性タンパクや活性酸素を放出すると想定される．しかし，多彩な臨床像の違いがどのような機序で現れるのかなど不明な点は多い．

2 症状と診断のすすめ方

咳，発熱，呼吸困難などがみられるが無症状の場合もある．臨床症状と経過から，まず慢性好酸球性肺炎と急性好酸球性肺炎を診断する．原因因子として，寄生虫（回虫，糞線虫，鉤虫，顎口虫，熱帯性肺好酸球増多症の原因虫など），真菌（アスペルギルス，カンジダなど），薬剤（種々の抗菌薬のほかあらゆるもので可能性あり）などを検索する．気管支喘息に伴う場合は，真菌とくにアスペルギルスによる**アレルギー性気管支肺アスペルギルス症**および**アレルギー性肉芽腫性血管炎**などに注意する．

3 治療の実際と看護のポイント

原因の明らかなものは，寄生虫の駆除，薬剤の中止などを行う．以下，原因の不明なものに対する治療を記す．

■ 単純性肺好酸球症（レフレル症候群）
一般に軽症で1ヵ月以内に改善する．治療を要しないことが多い．

■ 慢性好酸球性肺炎
体重減少，咳，発熱，盗汗などの重篤な症状が慢性の経過でみられ，胸部X線検査で肺末梢部に進行性に濃厚な陰影をみるのが特徴である．ステロイド内服で軽快することが多いが，減量ないし中止により再燃が比較的多くみられるので注意が必要である．

■ 急性好酸球性肺炎
多くは若年者で喫煙を契機に，発熱，呼吸困難，低酸素血症，両側びまん性陰影が急速に進行する．気管支肺胞洗浄で好酸球の増加が特徴的である．軽症例もみられ無治療で改善する場合もあるが重症例では人工呼吸管理を要することもある．ステロイドの大量投与ないしパルス療法が奏功することが多い．

■ アレルギー性気管支肺アスペルギルス症
アスペルギルスに対するIgE, IgG抗体が陽性で中枢気管支の拡張を伴う．ステロイドが有効である．

■ アレルギー性肉芽腫性血管炎および好酸球増加症候群
全身多臓器に病変が及ぶので注意深く診断しステロイドを中心とした全身管理が必要である．共通する看護のポイントとして，原因の明らかなものはその治療をすること，原因不明なものでは，ステロイドを使用し通常はよく反応するが再燃とステロイドの副作用に注意する．

〔滝澤　始〕

薬剤性肺障害　drug-induced lung disease

1 起こり方

薬剤性肺障害発症機序はほかの臓器障害と同様に，免疫アレルギー機序がかかわるもの，そうでないもの（非アレルギー性，投与量依存性，細胞傷害性）に分けられる．

前者はⅠ型・Ⅱ型・Ⅲ型・Ⅳ型アレルギーが，単独あるいは重複して関係してくる．Ⅰ型は即時型といわれ，抗原侵入→IgE抗体産生→マスト細胞に結合→化学伝達物質が放出，Ⅱ

型はIgGなどの細胞障害性抗体が，Ⅲ型は薬剤と抗体による免疫複合体を形成してアレルギーが起き，Ⅳ型は細胞免疫型/遅延型反応といわれ感作Tリンパ球が関与する．

2 症状と診断のすすめ方

アレルギーのタイプによって検査法が異なる．それぞれインビボ(in vivo：生体内)試験，インビトロ(in vitro：試験管内あるいは生体外)試験がある(**表1**)．**薬剤リンパ球幼弱化試験**(drug lymphocyte stimulation test：DLST)が汎用される傾向にあるが，偽陽性が漢方薬とメトトレキサートで，偽陰性の出現は薬剤そのものではなくハプテンとして免疫原性を獲得する場合，薬剤の代謝産物が関与する場合，薬剤が不溶性である場合，薬剤障害の機序がⅣ型アレルギー以外の場合，などで起こりうる．

抗がん薬では既存の間質性肺炎がある場合には注意を要する．すなわち，ゲフィチニブやエルロチニブなどの**分子標的薬**，イリノテカン，ゲムシタビン，アムルビシンでは禁忌とされる．

そのほか，抗リウマチ薬，抗菌薬，漢方，アミオダロン，サプリメント・健康食品などが原因薬剤としてあげられるが，基本的にすべての薬剤において可能性があることを銘記する．

診断のフローチャートでは(図1)，**高分解能CT**(HRCT)，血液では**KL-6**や**SP-D**が重要である．感染症を鑑別することはむずかしいことがある．

表1　検　査

- 炎症/組織障害をみる検査
  赤沈，CRP，LDH，好酸球数，IgE
- 間質性肺炎のマーカー
  KL-6，SP-D，SP-A
- *in vitro* 検査，*in vivo* 検査

in vitro 検査	in vivo 検査
・IgE RAST ・ヒスタミン遊離試験(histamine release test：HRT) ・沈降反応 ・薬剤リンパ球幼弱化試験(drug-induced lymphocyte stimulation test：DLST)	・プリックテスト ・アルサス皮膚反応 ・パッチテスト ・薬剤誘発試験(チャレンジテスト)

DLSTが陽性→原因薬剤とは限らない
DLSTが陰性→原因薬剤ではないとはいえない

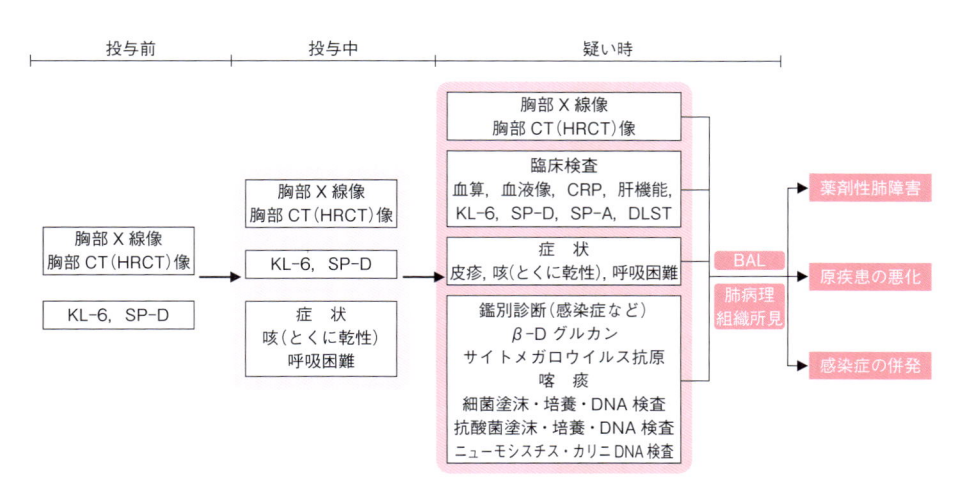

図1　薬剤性肺障害の診断のためのフローチャート

[日本呼吸器学会薬剤性肺障害ガイドライン作成委員会：薬剤性肺障害の評価，治療についてのガイドライン，15頁，日本呼吸器学会，2012]

3 治療の実際

治療の基本，疑わしい薬剤の中止．症状が重篤であればステロイドの経口投与あるいは大量パルス療法が行われる．血液浄化療法も適応となることがある．

看護のポイント

詳細な薬剤服用歴を聴取する．繰り返して問うことで明らかになることがある．看護のための，重症度の把握には SpO_2 が有用である．

（千田金吾）

慢性ベリリウム肺（慢性ベリリウム症）
chronic beryllium lung disease, chronic beryllium disease (CBD)

1 起こり方と症状・診断のすすめ方

ベリリウム（Be），その合金は，通信，電子機器や航空機，宇宙開発，原子力産業などの最先端産業で広く使用されている．**慢性ベリリウム症（CBD）**あるいは**慢性ベリリウム肺**は，Be，Be 合金などの粉塵，ヒュームを吸入，接触することで感作され**細胞性免疫**が関与し発症する**肉芽腫性疾患**である．高濃度の Be 粉塵やヒュームを吸入した場合，気道や肺に急性炎症を生じ急性ベリリウム肺を生じる．Be により，感作されているものの肺病変のない場合，**ベリリウム感作状態（BeS）**とよぶ．BeS の一部，**急性ベリリウム肺の一部は CBD** となる．

CBD の症状や臨床経過は**サルコイドーシス**に類似する．労作時呼吸困難，乾性（時に湿性）咳嗽，胸痛，倦怠感を認める．食欲不振，体重減少，発熱，関節痛，寝汗を認めることもある．両肺にラ音を聴取する．10％の患者で肝腫大を認め，10％にばち指を認める．鎖骨窩リンパ節の触知，難治性の皮膚潰瘍を認めることがある．

CBD の診断は Be 曝露歴，**Be リンパ球増殖試験（BeLPT）**などの Be 特異免疫反応の証明，**非乾酪性肉芽腫**を確認することでなされる．CBD は**多臓器疾患**であること（皮膚など）や，画像所見，病理像，血清 ACE レベル高値，気管支肺胞洗浄液中リンパ球増多所見を認める．

2 治療の実際と看護のポイント

CBD では Be からの隔離，**ステロイド，酸素療法**を行う．無効あるいは副作用が出現する場合，**免疫抑制薬**も用いられる．BeS では定期的な経過観察が必要である．現在，Be を扱う職場では安全基準が遵守されている．BeS のうち年間 10％が CBD に移行するといわれ，CBD 発症まで数週間から 20 年以上かかるといわれている．致死率は 5～38％とサルコイドーシスより予後不良である．CBD と肺がんの発生について関係があると考えられている．

（井上義一）

肺胞タンパク症 pulmonary alveolar proteinosis

1 起こり方と症状・診断のすすめ方

肺胞は球形であり，表面張力により肺胞をつぶすような力が働くが，肺サーファクタントは肺胞の表面張力を減少させる作用をもち，肺胞が虚脱するのを防いでいる．肺サーファクタントは，Ⅱ型肺胞上皮細胞によって産生され，一部が肺胞マクロファージによって分解・除去さ

れるが，本疾患においては，肺胞マクロファージの機能異常により肺サーファクタントの分解が障害され，肺胞から除去されずに肺胞内に貯留する．そのため肺胞および呼吸細気管支内に過剰な肺サーファクタントが貯留し，ガス交換を妨げ，進行すると呼吸困難を呈するまれな疾患とされている．

本症は先天性（遺伝子に異常）と後天性に分けられ，また後天性は自己免疫性と続発性に分けられる．続発性は免疫異常をもたらす白血病や骨髄異形成症候群などの血液疾患，膠原病やHIV感染症，粉塵や化学物質の吸入曝露などによって2次的に引き起こされるものである．

一方，自己免疫性は90％を占めており，肺胞マクロファージの成熟に必須である顆粒球マクロファージコロニー刺激因子（GM-CSF）に対する自己抗体が過剰に産生されることが原因とされている．自己抗体により肺胞マクロファージの成熟過程に障害が起こることで，肺胞マクロファージの機能異常をきたし，肺胞腔内から余分な肺サーファクタントを除去できずに貯留し，本疾患が引き起こされる．

2 治療の実際と看護のポイント

自己免疫性の約20％は自然軽快し，また約半数の患者は症状が軽く，同じ状態が続く場合が多いため，日常生活に支障がなければ，定期的な経過観察となる．また咳や痰分泌などの症状に関しては鎮咳薬，去痰薬などで対症療法を行う．

徐々に悪化するような症例では，対症療法に加えさらなる治療を行う必要がある．ガス交換の障害により低酸素をきたしている場合は対症療法として在宅酸素療法を行う．また，安静時動脈血酸素分圧が70 mmHg未満で，労作時息切れが強い症例には，全身麻酔下に全肺洗浄や反復区域洗浄を行い，貯留したサーファクタントを除去することが試みられる．近年新たな治療法としてGM-CSF吸入療法が行われているが，6割を超える奏効率が報告され，本症患者にとって新たな治療オプションとなる可能性が示唆されている．

わが国の疫学調査において，粉塵吸入歴のある症例が23％を占めていたことから，日常的に粉塵吸入の機会が多い仕事に就く患者には，なるべくほかの仕事をすすめ，転業が困難な場合には，マスクの着用をすすめる．喫煙は，発症の危険因子とはいえないが，進行の危険因子であることが否定できないため，禁煙をすすめる．

また，呼吸器感染症の合併による病状の悪化も報告されているため肺炎予防で肺炎球菌ワクチン接種，インフルエンザワクチン接種をすすめることや日々の手洗いの励行やマスクの使用などの指導を行うことも重要である．

〔鈴木　学，中田　光〕

肺動脈性肺高血圧症
pulmonary arterial hypertension（PAH）

1 起こり方

肺高血圧症とは安静時における平均肺動脈圧が25 mmHg以上のものと定義される．そのうち左房圧（肺動脈楔入圧）が15 mmHg以下，かつ，肺高血圧症の基礎疾患となりうる心肺疾患や膠原病などがなく肺高血圧症の原因が特定しえないものを**特発性肺動脈性肺高血圧症**（IPAH）という．一般に，病名に原発性や特発性などがつく際は原因不明の疾患をさすが，IPAHも同様で，従来は，原発性肺高血圧症（PPH）とよんでいた．

原因が不明の肺高血圧症は，膠原病でみられる**膠原病性肺高血圧症**や，肝硬変や門脈圧亢進症に伴ってみられる門脈肺高血圧症などもあてはまる．膠原病性肺高血圧症は自己免疫異常に

起因する肺高血圧症であるが，自己免疫異常があっても必ずしも肺高血圧症が起こるわけではなく，また，IPAHにおいても30％前後の割合で免疫異常を伴うことが知られる．これら膠原病性肺高血圧症や**門脈肺高血圧症**，さらに先天性心疾患による肺高血圧症を含め肺動脈性肺高血圧症(PAH)という．**慢性肺血栓塞栓症**による肺高血圧症(慢性血栓塞栓性肺高血圧症：CTEPH)や呼吸器疾患や左心疾患による肺高血圧症を鑑別することが重要である．

わが国におけるIPAHの有病率は人口10万人あたり0.89人である(2008年度厚生労働省臨床調査個人票)．ピークは20歳から40歳までの若年者に多くみられる．小児では明らかな性差が認められないのに対して，成人においては女性に多くみられ，その男女比は約1：2とされている．従来は診断後の生存期間中央値は2.8年と予後不良の疾患であったが，近年の**肺血管拡張薬**の進歩により予後の改善が図られてきた．死因としては約50％が右心不全であり，約25％には突然死もみられる．

2 症状と診断のすすめ方

PAHの初発症状は，肺高血圧症に共通したもので**労作時呼吸困難**や易疲労感の頻度が高い．また失神発作を認めることもある．肺性心(肺高血圧があり，頸動脈怒張や浮腫などの心不全所見を伴う)もしばしば呈する．

診断は，**右心カテーテル**検査による肺動脈性肺高血圧症の診断(平均肺動脈圧が25mmHg以上，かつ，肺動脈楔入圧が15mmHg以下)とともに，臨床分類における鑑別診断およびほかの肺高血圧症をきたす疾患の除外診断が必要である．とくに，CTEPHの鑑別のために，肺血流シンチグラムにおいて区域性血流欠損を認めないことを確認することが重要である．心エコー検査はあくまでスクリーニング検査であり，肺高血圧症の確定診断の手段にはならない．

3 治療の実際と看護のポイント

PAHの治療は，一般治療と重症度を考慮して行う肺血管拡張療法に分けられ，両者は並行して行われる．

■ 一般治療

酸素療法は肺胞低酸素によって引き起こされる**低酸素性肺血管攣縮**を抑制することで肺血管抵抗を減少させ右心負荷を軽減させる．**利尿薬**は体液量による前方負荷を軽減するために適宜投与される．**抗凝固療法**については，肺高血圧症では肺血流の停滞や血管内皮機能の低下により凝固能が高まるため禁忌でない限り，重症度に関係なく肺血管内微小血栓の予防を目的とした抗凝固薬の投与が望ましい．

■ 肺血管拡張療法

PAHの病態には肺血管内皮細胞におけるプロスタサイクリン(PGI_2)の産生低下，エンドセリン受容体の過剰発現，**一酸化窒素(NO)**の産生低下などが強く関連していることが判明した．それらの流れを受けて，近年，**プロスタサイクリンおよびその誘導体，エンドセリン受容体拮抗薬，ホスホジエステラーゼ(PDE-5)阻害薬**などが相次いで臨床現場に出現し，肺高血圧の重症度(WHO心機能分類)に基づきPAHに対する適応を取得している．

プロスタサイクリン誘導体は，わが国においては経口徐放錠ベラプロスト(ケアロードLA®，ベラサスLA®)として用いられるがその治療効果の確実性は必ずしも満足いくものではない．一方，効果の確実性の高いエポプロステノール(フローラン®注)は，皮下に埋め込んだヒックマンカテーテルと携帯用小型ポンプを用い中心静脈より持続注入を行う．頭痛，低血圧などに留意し徐々に投与量を増加させる．

エンドセリン受容体拮抗薬[ボセンタン(トラクリア®)，アンブリセンタン(ヴォリブリス®)]は，PAHではエンドセリン，エンドセリン受容体の双方の作用が亢進していることから用いられる．拮抗するエンドセリン受容体の選択性が異なるものが開発されている．催奇性のため妊婦への投与は禁忌であり，肝障害にも注意を要する．またほかの薬剤との併用にも留意する必要がある．

PDE-5阻害薬[シルデナフィル(レバチ

オ®），タダラフィル（アドシルカ®）］は，肺動脈平滑筋においてPDE-5の活性を阻害し，NOにて産生されるサイクリックGMP（cGMP）の分解を抑制することで肺血管の拡張作用がもたらされる．硝酸薬やニトログリセリンなどのNO供与薬との併用で，降圧効果が増強され，過度の血圧低下をきたす危険があるため注意を要する．ほかの肺血管拡張薬と同様に頭痛，潮紅などにも留意する．

その他の治療法

肺移植は，55歳未満の症例で専門医による可能な限りの内科的治療によっても奏功せず肺移植以外に病態の改善が見込めない場合に適応が検討される．

ケアのポイント

① PAHは膠原病患者の中に未診断症例がかなり多くあることが指摘されており，実際に強皮症では全体の10％以上の患者がPAHを罹患しており，肺高血圧の合併が**予後因子**となることが明らかとなっている．

② PAHでは病態の進行に伴い心拍出量が徐々に低下する．このためPaO_2やSpO_2では低酸素血症を認めなくても，組織中の低酸素状態が生じるようになる．よって肺高血圧症においてはPaO_2の値にかかわらず在宅酸素療法が保険適用となっている．このことからも理解できるように，酸素療法は必須の治療法と考えるべきである．

③ またPAHは厚生労働省における特定疾患治療研究事業対象疾患（特定疾患医療給付）として認定されている．ただし，右心カテーテル検査による確定診断が必須となっている．

（木村　弘）

胸膜腫瘍 pleural tumor

1　起こり方

胸膜腫瘍には原発性と転移性がある．原発性では，壁側胸膜に高悪性度の**胸膜中皮腫**が発生し，臓側胸膜からは良性の**孤在性線維性腫瘍**が発生する．転移性は肺・乳腺が原発であることが多い．**中皮腫**は胸膜に沿って広く板状に発育するため「**びまん性悪性胸膜中皮腫**」ともいう．断熱材などに使われた**アスベスト**の吸入が原因である．アスベスト関連職域の職業性腫瘍と考えられてきたが，一般住民にも発生することが知られている．前者は労災，後者は石綿被害救済法の公的補助の対象となる．まれな腫瘍であったが，最近，急増している．中皮腫には上皮型，肉腫型，二相型の組織亜型があり，肉腫型の予後がもっとも悪い．

2　症状と診断のすすめ方

中皮腫は腫瘍の発育に関連する局所症状と腫瘍熱などの全身症状がある．初発は壁側胸膜であり，肺がんと異なり早期から胸水貯留がみられる．初期は多くが無症状である．壁側胸膜から臓側胸膜に腫瘍が播種され，やがてすべての胸膜面を埋め尽くすようになる．胸水が大量に貯留すると労作時呼吸困難や胸部圧迫感が出る．肋骨・脊椎に浸潤すると疼痛が高度になり，横隔膜下に浸潤すると腹水が，心膜に浸潤すると心囊液が貯留する．胸腔穿刺路には高率に播種巣を形成する．

確実な診断は胸腔鏡による腫瘍生検である．腫瘍マーカーの特徴は**SMRP（可溶型メソテリン関連ペプチド）**と**CYFRA21-1**が増加するが，CEAは正常であることである．CEAの免疫組織染色でも**中皮腫**は陰性である．

3　治療の実際と看護のポイント

中皮腫の外科治療には胸膜，肺，横隔膜，心膜をすべて摘出する**胸膜肺全摘術**と**胸膜切除・剝皮術**がある．再発率がきわめて高く，抗がん薬や放射線療法との併用が行われる．化学療法

はペメトレキセドとシスプラチンを併用する．

中皮腫の看護のポイントは，①有効な治療法が確立していないことへの不安があること，②外科治療は侵襲的で QOL が低下すること，③疼痛が高度であること，である．一方，転移性胸膜腫瘍は抗がん薬の感受性の高い腫瘍の場合は化学療法を行い，多量の悪性胸水には**胸膜癒着術**を実施する．

（中野孝司）

縦隔腫瘍 mediastinal tumor

1 起こり方

縦隔腫瘍は食道と気管を除く縦隔に発生する腫瘍の総称であり，非腫瘍性疾患の**気管支嚢腫**や**心膜嚢腫**が含まれる．縦隔には心，大血管，神経，胸腺，気管，食道などがあり，これらを母体に種々の腫瘍が発生する．

心膜より前方を**前縦隔**，それより背側で椎体前面までを**中縦隔**，椎体前面から背側を**後縦隔**，胸骨角と第4胸椎下縁を結ぶ線から頭側を**上縦隔**とよぶ．上縦隔には**甲状腺腫**，前縦隔には**胸腺腫**と**胚細胞性腫瘍**，中縦隔には**悪性リンパ腫**，**気管支嚢腫**，**心膜嚢腫**，後縦隔には**神経性腫瘍**が好発する．全体では胸腺腫がもっとも多く，次に**神経性腫瘍**，**悪性リンパ腫**，**胚細胞性腫瘍**である．

胸腺腫は細胞異型の少ない悪性腫瘍である．肺がんに比べ遠隔転移が少なく生存期間が長いが，浸潤があると予後が悪い．**胸腺がん**は胸腺組織に類似せず，病理像は扁平上皮がんが多い．**胚細胞性腫瘍**の多くは性腺に発生するが，3％が前縦隔に発生する．**奇形腫**，**セミノーマ**，**非セミノーマ**に大別し，後2者は20～30歳代の男性に圧倒的に多い．

2 症状と診断のすすめ方

半数は無症状で健診発見である．症状の多くは腫瘍の増大による周囲の圧迫・浸潤に起因する．気道の圧排で咳嗽が，反回神経が影響を受けると嗄声になり，交感神経の障害で**ホルネル（Horner）徴候**がみられる．また，上大静脈が圧迫されると顔面・上肢浮腫が出現する（**上大静脈症候群**）．これらの局所症状に加え，胸腺腫では**重症筋無力症**やまれに**赤芽球癆**（赤血球のみが減少）を呈することがある．

診断は腫瘍の部位診断し，年齢や MRI・CT 画像で得られる腫瘍の性状などから鑑別をすすめる．最終的には病理診断する．**胚細胞性腫瘍**は α-フェトプロテインや β-hCG の測定が有用である．

3 治療の実際と看護のポイント

切除が基本である．Ⅰ期の胸腺腫は完全治癒切除が可能である．浸潤があると化学療法や放射線治療を併用する．

看護のポイントは，①切除不能Ⅳ期胸腺腫の10年生存率は30％程度であり罹病期間が長いこと，②若い年齢層に多い胚細胞性腫瘍は治療がよく奏効することである．

（中野孝司）

縦隔気腫 mediastinal emphysema

1 起こり方と症状・診断のすすめ方

気管・気管支の粘膜に裂傷が生じそこからガスが周囲結合織間隙に侵入していく病態である．

高度の内圧が気道腔にかかったときに発生す

る．この状況は声帯を閉じ呼吸筋を最大限に使って胸腔内圧を高めたときに生じる．たとえば瞬間的に激しい咳をしたときや急性喘息発作のときに発生する．あるいは人工呼吸器で陽圧換気中に過度に気道内圧がかかったときに生じる．ほかにも外傷性に気管・気管支または食道の損傷が発生すれば縦隔気腫を生じうる．**間質性肺炎**でステロイド治療中に難治性再発性の縦隔気腫が発生することがある．この際は気胸も発生することがあることに留意する．

症状として前胸部の疼痛または圧迫感を訴える．身体所見は聴打診では異常を認めない．漏出したガスが縦隔から頸部皮下へ拡大すれば触診で皮下気腫を認知できる．

診断は自覚症状に基づいて胸部X線をとることで気管・主気管支，下行大動脈左縁に沿った透亮像に気づくか否かで決まる．明らかならば診断は容易である．不明瞭な場合はCTをとることで確実に診断できる．気管支鏡で裂傷部位の同定をすることもある．

2 治療の実際

間質性肺炎に合併した場合を除き縦隔気腫は一般には予後良好である．臥床安静で裂傷部位は自然に閉鎖し，漏出したガスは吸収されていく．外傷性の食道破裂または気管・気管支裂傷の場合は縦隔炎を起こすことがあるので外科的処置と抗菌薬の投与を考慮する．

看護のポイント

間質性肺炎に合併した縦隔気腫は難治性で皮下気腫も発生してくることがある．またいったん軽快したと思っても再発することがあるので根気よく見守る必要がある．皮下気腫が出てきたら首の周囲にガスが貯留しないように頭を低くフラットにするように心掛ける．（坂本芳雄）

口内炎, 舌炎 stomatitis, glossitis

1 起こり方

口内炎とは，口の中の粘膜になんらかの原因で炎症が起こった状態で，通常，頬の裏側や舌などに1個ないし数個の小さい水疱や潰瘍として認められる．舌にできたものはとくに舌炎とよばれる．口内炎には，アフタ性口内炎，カタル性口内炎，潰瘍性口内炎があり，進行すると壊疽性口内炎を呈することがある．また，ベーチェット(Behçet)病，ライター(Reiter)病，周期性好中球減少症，クローン(Crohn)病，フェルティ(Felty)症候群では，口腔粘膜にアフタ様病変を呈することがあり，注意が必要である．

口内炎の原因として，ウイルス，細菌，食物，アレルギー，消化器疾患，免疫学的異常などの要因が考えられている．さらに，歯や入れ歯が粘膜に当たるなどの物理的刺激や，口の中の衛生不良，喫煙やストレスも関係しビタミン，葉酸などの欠乏も影響すると考えられている．抗腫瘍薬や抗菌薬，バルビツール酸系製剤の副作用にも口内炎がある．

分類

● アフタ性口内炎 ●

もっとも典型的な口内炎であり，小さい円形ないし類円形の小潰瘍で，周囲に紅暈や浮腫を伴っている．再発する場合には，再発性アフタといわれる．また，アフタの大きさ，性状から小アフタ型(10 mm以下)，大アフタ型(10～30 mm，疼痛著しい)，疱疹状潰瘍型(100個程度の小アフタ)に分類される．

● カタル性口内炎 ●

粘膜が炎症により発赤したもので，境界が不明瞭である．紅斑性口内炎ともよばれ，口の中に赤い斑点ができることがある．

● 潰瘍性口内炎 ●

潰瘍を主症状とした口内炎の総称である．歯肉や口の中の粘膜に嫌気性口腔内細菌が侵入し増殖し発赤，やがて潰瘍形成をきたす．進行すると壊疽性口内炎といわれるようになる．出血しやすく，強い口臭を伴う．

2 症状と診断のすすめ方

違和感～軽度疼痛を伴う小赤斑をもって始まり，痛みがひどくなると食事摂取の妨げにもなる．口腔内を観察すると，アフタや発赤が観察されるので，診断は容易である．ただし，難治であったり，潰瘍性口内炎の場合には，口腔内がんとの鑑別が必要である．

3 治療の実際

通常，適切に治療すれば，約10日～2週間程度で治癒する．治療のポイントは以下のとおりである．

① **口腔内の清潔**：口腔内を清潔にすることは治療のみならず予防にも役立つ．含嗽も行うがポビドンヨード(イソジン®)含嗽は口内炎ができている際には刺激になるので避けたほうがよい．生理食塩水やアズレン(含嗽用ハチアズレ®)含嗽がよい．また，歯磨き時に舌を含む口腔粘膜も磨いて口腔内全体の清潔に努める．

② **食事**：口腔内の疼痛のために栄養摂取が不十分となりやすいため，流動食など工夫しつつも栄養価に配慮したバランスのよい食事をとり，刺激物は控える．

③ **薬物療法**：局所にはステロイドの軟膏やシールを貼布する．ビタミンB_2の補充も行う．感染症に伴う場合など，原因が明らかな場合には原因に応じた治療も行う．感染が合併する場合もあるため，その場合には抗菌薬の併用も行う．カンジダ性口内炎では，抗真菌薬の含嗽が行われる．薬剤性の場合には可能であるならば原因薬物の休薬，他剤への変更を

④**外傷性要因の除去**：外傷性の場合には，入れ歯や歯を削る必要がある．
⑤**全身性疾患の鑑別**：口内炎を合併する全身性の疾患の有無の精査，また，カンジダ性口内炎のように免疫低下を背景に発症する場合もあり，そうした基礎疾患の検索も重要である．

看護のポイント

口内炎では，痛みのために食事や水分摂取が不足がちになる場合があり，とくに高齢者や幼児では脱水に注意する．栄養不良は治癒を遷延させるため，食事にも配慮が必要である．幼児では，痛みの強い場合には通常の食事は摂取困難な場合があるので，水分が多めで刺激の少ないゼリーやプリンから食べさせてみるなどの工夫が必要である．また，口内炎をきたす基礎疾患がないか注意をする．口腔内の清潔のために，日常生活での含嗽や歯磨きを指導・励行し，治療促進のみならず予防に努める．

(古田隆久)

胃食道逆流症，その他の原因の食道炎
gastroesophageal reflux disease (GERD), esophagitis caused by other origin

1 起こり方

食道炎をきたす原因としては，**表1**のように**胃食道逆流症**，感染，薬剤，全身疾患によるものなどがある．もっとも頻度が高いのが胃食道逆流症によるものである．

● **胃食道逆流症 (GERD)** ●

胃内容物の食道への逆流により身体的合併症や逆流関連症状により健康な生活が障害されている場合には「胃食道逆流症」と診断される．

胃食道逆流症は，食道下部の粘膜にびらん，潰瘍を認める**逆流性食道炎**と，**胸やけ**，**呑酸**などの胃内容物の逆流によると考えられる症状を有するも逆流性食道炎を認めない**非びらん性胃食道逆流症**とに分類される．近年，日本人においては，胃食道逆流症の頻度は急速に増加しており，内視鏡検査施行例の約1割に逆流性食道炎を認め，成人の約2割が非びらん性胃食道逆流症を含む胃食道逆流症患者と推測されている．したがって，胃食道逆流症は消化器疾患の臨床でもっとも遭遇する機会の多い疾患である．

胃食道逆流症の増加の要因として**食生活の欧米化**やヘリコバクター・ピロリ感染率の低下などにより日本人の胃酸分泌が増加していることなどが考えられている．また，加齢に伴って，食道裂孔ヘルニアが増加することや，逆流物を食道から胃へ排出するための食道運動機能や唾液分泌が低下することなどから，**人口の高齢化**も逆流性食道炎患者が増加する大きな要因と考えられている．

● **胃食道逆流症以外の食道炎** ●

感染によるものの中でもっとも頻度が高いのはカンジダによるもので，そのほかに単純ヘルペスウイルスやサイトメガロウイルスによるも

表1 食道炎の原因

- 胃食道逆流症
  逆流性食道炎，非びらん性胃食道逆流症
- 感染
  カンジダ，単純ヘルペスウイルス，サイトメガロウイルス
- 薬剤など
  非ステロイド抗炎症薬 (NSAIDs)
  酸・アルカリ
  農薬
- 全身疾患
  クローン病
  強皮症
  天疱瘡
  ベーチェット病
- 好酸球性食道炎

のがある．これらは，ステロイドを含む免疫抑制薬治療中，担がん患者，**後天性免疫不全症候群（AIDS）**患者などで発症しやすい疾患であるが，カンジダによるものは酸分泌抑制薬による治療中にも起こりうる．

薬剤による食道炎は機序として，大型の錠剤を少量の水で服用した際に**非ステロイド抗炎症薬（NSAIDs）**などの薬剤が食道壁に付着した部位に食道潰瘍を形成する場合が多く，食道が気管支や大動脈によって圧迫を受ける部位である食道第2狭窄部に起こりやすい．幼児，精神疾患患者での誤飲や**自殺企図**により食道が酸，アルカリ，農薬に曝露されると腐食性食道炎が起こる．とくに，アルカリによるものは傷害が深部に達し瘢痕性の狭窄を起こしやすい．

全身疾患によるものでは，クローン（Crohn）病，**強皮症**，天疱瘡，ベーチェット（Behçet）病などによる食道病変がある．強皮症では食道筋層の線維化により食道運動機能が低下し，逆流性食道炎を併発しやすい．

また，最近注目されている疾患として**好酸球性食道炎**がある．これは，喘息などの疾患を有する患者に多く，アレルギー素因を有する患者で治療抵抗性の胸やけ，嚥下困難などの症状がみられた場合には，血中の好酸球増加や高IgE値の有無に注意する必要がある．

2 症状と診断のすすめ方

■ 症　状

逆流性食道炎をはじめとして食道に炎症を有する患者では，**胸やけ**，**呑酸**，嚥下困難，嚥下痛などの症状がみられやすく，これらの症状を認めた場合には，まず食道疾患を考慮する．胸やけ，呑酸は胃食道逆流症の**定型症状**とされているが，胃食道逆流症では，胸痛，咳嗽，咽頭炎，喘息，副鼻腔炎，肺線維症，中耳炎などの**食道外症状**もみられることを認識すべきである．また，多くの胃食道逆流症の患者が，もたれ感などの心窩部不快感，腹満感，心窩部痛などの一見胃に由来すると思われる症状を訴えることにも留意すべきである．

■ 診　断

食道疾患の診断には上部内視鏡検査が不可欠で，下部食道にびらん，潰瘍を認めた場合には逆流性食道炎と診断する．逆流性食道炎の内視鏡分類としては，**ロサンゼルス（LA）分類**が現在もっとも普及している．LA分類ではグレードA～Dの4つに分類し，グレードA，Bが軽症型，グレードC，Dが重症型とされている．また，わが国では，びらん，潰瘍を認めない場合でも，内視鏡検査で食道粘膜に白濁や発赤といった胃食道逆流によると思われる変化を認めた場合には，微小な粘膜面の変化が存在するとしてグレードMに分類することも行われている．

非びらん性胃食道逆流症では，**プロトンポンプ阻害薬（PPI）**による治療を行って症状の軽快・消失を観察する**PPIテスト**も胃食道逆流症の診断に有用である．さらに，詳細に胃食道逆流症の診断を行うためには，**24時間食道内pHモニタリング検査**を行って，胃食道酸逆流の程度や症状と胃食道逆流との関連性を検討することが必要となる．最近では食道内pH測定だけでなく，インピーダンス（電気的抵抗）を測定し，液体～気体，酸性～アルカリまでのすべての種類の胃食道逆流を区別して検出可能な多**チャンネルインピーダンス併用pHモニタリング検査**も普及してきている．

嚥下困難などを主訴とする患者の中には**食道運動機能異常**を有する患者も存在し，その鑑別には食道X線検査がきわめて有用で，さらに確定診断のためには食道内圧検査を必要とする．胃食道逆流症以外の食道炎では，それぞれ特徴的な内視鏡所見がみられるが，確定診断には内視鏡下生検による病理組織検査が有用である場合が多い．

3 治療の実際

■ 治療薬と注意点

逆流性食道炎を含めた胃食道逆流症患者では主として薬物治療が行われている．胃食道逆流症に対する薬には，酸分泌抑制薬である**PPI**や**H₂受容体拮抗薬**，消化管運動改善薬，制酸

剤があるが，PPI の有効性がもっとも高く，胃食道逆流症の多くの例で PPI による治療が行われている．膵液などの十二指腸液の逆流をきたしやすい**胃切除後の食道炎**ではタンパク分解酵素阻害薬であるカモスタット（フオイパン®）も使用される．

胃食道逆流症以外の食道炎に対しては原因に対する治療が必要であり，カンジダによるものでは抗真菌薬，ウイルスによるものでは抗ウイルス薬の投与を行う．また，全身疾患による食道炎では原疾患に対する治療が重要である．

💡 看護のポイント

胃食道逆流症のうち，逆流性食道炎による**出血や狭窄**などの合併症がみられ，その治療が必要な患者は入院加療となるが，胃食道逆流症患者の大半で外来治療が行われている．

胃食道逆流症に対する**生活指導**として，コルセット，ガードル，ベルト，帯などによる腹圧上昇を防ぐ，重いものを持つ・前屈などの動作を避ける，禁煙，肥満の改善，排便コントロールなどの指導が行われる．また，重症型の逆流性食道炎患者では夜間の胃食道逆流が高頻度にみられるため，夜間就寝時の**上半身挙上**をすすめる．

食生活では，大食，高脂肪食，高タンパク食，アルコール，コーヒー，チョコレート，ペパーミントなどの食品は，胃酸分泌を促進，あるいは食道運動機能を低下させるなどの機序により胃食道逆流を誘発するため避けるよう指導すべきである．

また，食品ではないが高血圧や虚血性心疾患の治療に用いられるカルシウム拮抗薬や亜硝酸薬などは食道運動に影響を与え，胃食道逆流を増加させている可能性があるため，可能であればほかの薬剤に変更することが必要である．

（足立経一）

食道アカラシア　esophageal achalasia

1 起こり方

下部食道括約筋（LES）の**弛緩不全**と**食道全体の生理的蠕動運動の消失**の結果，食道下部・噴門部の機能的通過障害と口側食道の拡張をきたす疾患である．

アカラシアの病態は，LES 弛緩に関する生理学的機序が障害されていることにある．その病理学的特徴は**噴門部壁内神経叢の変性**にあり，食道の副交感神経支配が減弱し交感神経作用との拮抗的なバランスが崩れてしまうために生ずる病態と考えられる．南米に生息するクルーズトリパノソーマによる噴門部壁内神経叢の変性によるアカラシアと同様の病態はシャーガス（Chagas）病とよばれている．男女比はほぼ 1：1 ないし女性にわずかに多く，好発年齢は 30〜50 歳である．

2 症状と診断のすすめ方

症　状

① **徐々に進行する嚥下困難**：初期は間欠的であるが次第に持続性となる．つかえ感は主として胸骨下部だが，時に頸部・咽頭部の閉塞感を訴えることがある．
② **嘔　吐**：嘔吐は悪心を伴わず，吐物に胃液を混じないのが特徴．夜間臥床時に多い．
③ **疼　痛**：胸骨後方痛，前胸部圧迫感がとくに嚥下時にみられる．背部・肩・顎・上腕などに放散することがある．
④ **呼吸器症状**：夜間嘔吐のため気管内逆流が起き，夜間咳嗽が起こる．

患者がこのような症状で来院し問診・診察の結果からアカラシアが疑われる場合には，次のような検査が行われる．

表1　X線造影検査による形態分類および拡張度分類

- ●X線形態分類
  ①紡錘型(spindle type)
  ②フラスコ型(flask type)
  ③S字型(sigmoid type)
- ●拡張度分類
  下部食道膨大部の最大横径(d)により分類
  ①グレードⅠ：d＜35 mm
  ②グレードⅡ：35 mm≦d＜60 mm
  ③グレードⅢ：d≧60 mm

［日本食道学会］

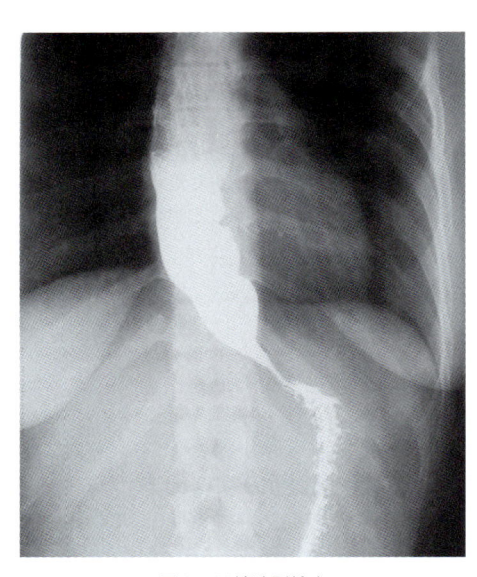

図1　X線造影検査

検査

◆ 食道造影 ◆

下部食道・噴門部の弛緩不全と**食道体部の正常な推進性蠕動波の欠如**が特徴．年月とともに**食道が拡張**する．X線造影検査による形態分類および拡張度分類(日本食道学会)を示す(**表1，図1**)．その形態・拡張度で治療法が異なる．

◆ 内視鏡検査 ◆

噴門がんとの鑑別，合併する食道炎の診断に有用である．スコープの狭窄部通過は容易である．反転観察で噴門が弛緩せずスコープに巻きついている状態が観察される．

◆ 食道内圧検査 ◆

休止時と嚥下時で検査する．休止時には，**LES圧上昇(＞45 mmHg)**，食道体部静止圧の上昇が観察され，嚥下時には食道体部の蠕動消失，**LESの不完全弛緩**が観察される．

◆ 薬理学的診断 ◆

メコリール試験(0.1 mg/kgを筋注し，1〜2分後に狭窄の増悪と，推進性のない蠕動の著明な亢進をみる)はしばしば胸骨後方痛を誘発し，偽陽性も多いとされているので注意を要する．副交感神経遮断薬ブチルスコポラミン(ブスコパン®など)，交感神経作働薬アドレナリン(ボスミン®)筋注で造影剤の排出は良好となる．

3　治療の実際

嚥下時のLESの弛緩を回復させることができないため，次善の策として，食物の通過を促すためにLES圧の減圧を図る．治療には，薬物療法，バルーン拡張，手術療法がある．

薬物療法

①**酸分泌抑制薬**：胸痛を誘発する可能性のある胃食道逆流症(GERD)を治療する目的で投与される．
②**亜硝酸薬，カルシウム拮抗薬，抗コリン薬**：酸分泌抑制薬が無効な症例では，食道平滑筋弛緩目的で使用．

バルーン拡張

適応は，穿孔の危険を有する横隔膜上の憩室，狭窄部の潰瘍，噴門部がんを合併している場合を除き，バルーンを狭窄部に挿入可能な症例．薬物療法が無効な場合に行われる．

手術療法

若年者，薬物療法およびバルーン拡張が無効な例で行われる．
①**手術適応**：ⅰ)F型で拡張度Ⅱb〜Ⅲ，S型のもの，ⅱ)バルーン拡張に抵抗するもの，ⅲ)経過とともに病期が進行するもの，ⅳ)食道がんを合併するもの．
②**手術目的**：ⅰ)LESを開大して食物通過を図ること，ⅱ)逆流性食道炎の発生を防止すること．
③**手術術式**：腹腔鏡下ヘラー(Heller)筋層切開

術＋ドール(Dor)噴門形成術.

看護のポイント
- アカラシア患者では，下部食道括約筋の弛緩不全が認められることで唾液・食物の通過が慢性的に障害されている．そこで，発症から時間経過が長い患者では，食道が拡張するとともに内部に多量の液体・食物残渣が貯留し，頻回の嘔吐や誤嚥がみられることが多い．患者が夜間眠っている際に無意識のうちに嘔吐し**誤嚥性肺炎**を起こすことがあるため，咳嗽がひどい，発熱などの所見がみられる際には注意が必要である．
- 薬物療法の効果がなくバルーン拡張を行う場合には，内視鏡後の誤嚥性肺炎，拡張部の食道筋層断裂に伴う縦隔炎などが合併することもある．治療後数時間はバイタルサインの変化，全身状態の変化に注意が必要である．

(古田賢司)

食道静脈瘤 esophageal varices

1 起こり方

食道静脈瘤は**門脈圧亢進症**によって食道粘膜下に生じた**側副血行路**の一部であり，肝内・外の血管抵抗増大による門脈系のうっ血，門脈系への流入血液量の増大が相互に関連しながら発生する．食道静脈瘤をきたす疾患の約90%は**肝硬変症**であり，そのほかに特発性門脈圧亢進症，肝外門脈閉塞症，バッド・キアリ(Budd-Chiari)症候群などがある．肝硬変症の基礎疾患としては，ウイルス性が75%［C型肝炎ウイルス(HCV)65%，B型肝炎ウイルス(HBV)10%］と多くを占め，次いでアルコール性が20%を占めている．

2 症状と診断のすすめ方

唯一の症状は**静脈瘤出血**であり，突然大量出血をきたし，出血量が多いとショック状態となる．**高度肝障害例**［チャイルド・ピュー(Child-Pugh)分類Cで総ビリルビン4.0 mg/dL以上］では，出血により容易に2次性の肝不全をきたし致命的となる．

食道静脈瘤の診断は，上部消化管造影検査，上部消化管内視鏡検査，超音波内視鏡検査(EUS)が有用である．基礎疾患の鑑別には一般的な血液生化学検査やウイルス検査以外に，腹部エコー検査，腹部CT，MRI検査などの画像診断，あるいは門脈圧測定や肝生検などが有用である．

3 治療の実際

食道静脈瘤は門脈圧亢進症の重篤な合併症であり，未治療での出血死亡率は約50%と高率である．したがって内視鏡治療によって緊急止血をすること，あるいは出血を未然に防止することが食道静脈瘤患者の管理においてきわめて重要である．食道静脈瘤の治療法として，薬物療法(バソプレシン，プロプラノロールなど)や保存的治療［バルーンタンポナーデ(Sengstarken-Blakemore tubeによる圧迫止血法)］，内視鏡治療，外科治療があるが，わが国においては内視鏡治療が第1選択の治療法である．内視鏡治療には，硬化薬を使用する**硬化療法**(endoscopic injection sclerotherapy：EIS)と硬化薬を使用しない**食道静脈瘤結紮術**(endoscopic variceal ligation：EVL)がある．

硬化療法(EIS)

硬化薬として5%モノエタノールアミン(オルダミン®)と1%ポリドカノール［エトキシスクレロール®(AS)］が用いられ，これらを異時性に併用するEO・AS併用法が広く行われている．まず，可能な限りEOの静脈瘤内注入を繰り返し，食道静脈瘤とそれらの供血路の一部までを完全に血栓化させる．静脈瘤内注入が

困難になったら，ASの静脈瘤周囲注入法によって残存静脈瘤や血栓化静脈瘤を脱落させ，静脈瘤を完全消失させることが再発防止上重要である．さらに，長期間の再発防止効果を得るためには，下部食道粘膜を硬化させる徹底した治療（アルゴンプラズマ凝固法による**地固め法**）が有用である．

食道静脈瘤結紮術（EVL）

EVLは，ゴムバンド（Oリング）で食道静脈瘤を機械的に結紮し静脈瘤の壊死脱落や血栓性閉塞を起こさせるものである．EISより侵襲が少なく，手技が簡便であるが治療後の高率な再発が欠点である．

看護のポイント

内視鏡治療後にバイタルサイン（血圧，脈拍数，意識レベル，呼吸状態）をチェックする．とくに出血例では治療前の状態と比べて，出血による2次性肝不全やショック状態がないかを観察し主治医に報告して，その後の指示を受ける．患者によっては酸素量を増やしたり，輸血が必要となる場合がある．また，胃内に貯留した凝血塊や胃液の嘔吐に注意を払い，嘔吐時には誤嚥しないように顔を横に向けておき，吐物の性状や凝血塊の量などを観察し，吐物はすみやかに処理する．処置時にはC型肝炎などの感染防止に努め，ゴム手袋やマスク，ゴーグルなどを使用する．治療後一晩はトイレ歩行程度でベッド上安静とし，腹圧を掛ける動作（前屈状態でいる，重い物を持ち上げる，しゃがんだ姿勢で排便するなど）は避けるように指導する．また，胸痛や発熱の有無にも注意する．さらに，看護師は治療後の患者の精神的ケアを行い，治療の不安を軽減することが大切である．

（小原勝敏）

食道がん esophageal cancer

1 起こり方

食道がんは男性に多く，**扁平上皮がん**と**腺がん**が主な組織型である．日本人の食道がんの90％以上が扁平上皮がんであり，その危険因子は，飲酒，喫煙とされているが，国際がん研究機関［International Agency for Research on Cancer（IARC）］は，食道がんの明らかな発がん物質（クラスⅠ）として，**飲酒・喫煙**のほかに，アルコール飲料に関連する**アセトアルデヒド**を加えた．とくに，**アルデヒド脱水素酵素2型（ALDH2）**欠損者は，アルコール代謝産物であるアセトアルデヒドを代謝する能力が少ないため，飲酒を続けると食道扁平上皮がんのリスクが高まる．日本人を含むアジア人の約半数はALDH2欠損者である．一方，食道腺がんの発生には，胃酸の食道への逆流（gastro-esophageal reflux disease：**GERD**）に起因する**バレット食道**が重要な危険因子とされる．

病期分類

病期分類は治療方針の決定や予後の予測に重要である．食道がんの進行度は，がん巣の壁深達度（T），リンパ節転移（N），他臓器転移（M）の組み合わせで決まる．わが国では，日本食道学会が作成した「**食道癌取扱い規約（第10版）**」があり，海外では，国際対がん連合（UICC）の**TNM分類**（現在第7版）が用いられている．「食道癌取扱い規約」による食道がんのT分類を図1に示す．原発巣の壁深達度が粘膜筋板内（T1a）までにとどまるものを「早期がん」，粘膜下層までにとどまるもの（T1b）を「表在がん」と定義し，ともにリンパ節転移の有無は問わない．

2 症状と診断のすすめ方

食道表在がんの約60％は無症状である．腫瘍がびらんや潰瘍を形成すると，食べ物がしみる，違和感があるなどの症状を訴える．さらに

食道がん　435

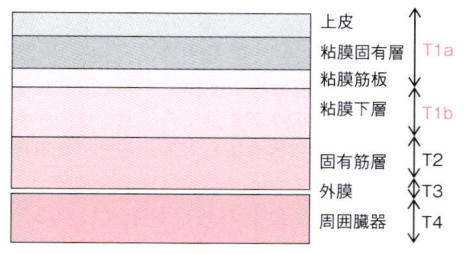

図1　食道癌の壁深達度(T)分類(食道癌取扱い規約　第10版)

食道内腔		
上皮		
粘膜固有層		T1a
粘膜筋板		
粘膜下層		T1b
固有筋層		T2
外膜		T3
周囲臓器		T4

腫瘍が増大し内腔をふさぐようになると嚥下障害や背部痛を訴える．反回神経への浸潤例では嗄声が起きる．

　早期発見には，内視鏡検査が有用である．とくに，50歳以上の男性，飲酒者(とくに前述のALDH2欠損者)，喫煙者は，ハイリスク群として積極的に内視鏡検査を行うことがすすめられる．また，新しく開発された狭帯域内視鏡(narrow band imaging：NBI)は，高感度・高精度で微小な早期がんも発見できる．超音波内視鏡検査(endoscopic ultrasound：EUS)は，壁深達度や壁外リンパ節腫大の有無の診断に有用である．

　食道造影剤透視検査は，がんの占拠部位，長径，壁在性の診断に有用である．CT検査は，食道原発巣の周囲臓器への浸潤の有無，リンパ節や他臓器への浸潤・転移の有無などが判定できるので，頸部・胸部・腹部までの検索が必要である．腫瘍マーカーとしては，SCC，CYFRA，p53抗体などがある．

3　治療の実際

　食道がんに対する治療法としては，内視鏡治療，手術療法，化学療法，化学放射線療法があり，臨床病期に応じた治療アルゴリズムがある．

内視鏡治療

　深達度T1a-EP(上皮内)，LPM(粘膜固有層)で周在性が2/3周以下であれば，**内視鏡的粘膜切除術**(endoscopic mucosal resection：EMR)，**内視鏡的粘膜下層剥離術**(endoscopic submucosal dissection：ESD)の絶対適応である．

外科治療

　食道がん手術の基本は開胸開腹，食道切除，リンパ節郭清，胃管作製，頸部食道胃管吻合である．腫瘍の占拠部位，深達度，術前状況に応じて右および左開胸が選択される．再建臓器は胃が第1選択であり，次いで大腸，小腸が用いられる．再建経路としては，胸壁前，胸骨後，後縦隔，の3経路がある．おのおの長所短所があり，患者背景や進行度を考慮して選択される．最近は胸腔鏡や腹腔鏡を用いた内視鏡手術が増加しているが，現時点では，いまだ臨床研究の段階である．わが国では，切除可能な臨床病期Ⅱ・Ⅲ胸部食道がんに対する標準治療は**術前化学療法＋根治手術**とされる．

化学療法および放射線療法

　食道がんに対する化学療法でもっとも汎用されているのは**フルオロウラシル(5-FU)とシスプラチン(CDDP)の併用療法**で，化学療法単独の場合の投与量は，5-FU 750〜1,000 mg/m²/日の4〜5日間持続静注とCDDP 75〜100 mg/m²の1日目の静脈内投与である．セカンドラインでの化学療法には**ドセタキセル**が用いられることが多い．

　化学放射線療法の際の化学療法レジメンは，5-FU 1,000 mg/m²/日の4日間，CDDP 75 mg/m²/1日目を4週サイクルで4コース行うことが多い(初めの2コースは放射線と同時併用)．世界的には，根治照射は1回1.8 Gyで28回照射，計50.4 Gyが標準線量として位置づけられているが，わが国では，1回2 Gyで30回照射，計60 Gyとする施設も多い．化学放射線療法には，心嚢水や胸水貯留による呼吸不全や薬剤性肺臓炎，甲状腺機能低下症などの晩期毒性があることも知っておくべきである．

緩和的治療

　食道がんよる食道狭窄や閉塞，または治療後の狭窄は嚥下障害をきたし患者のQOLを大きく損なう．嚥下障害に対しては，根治が期待できる場合は根治的治療を優先すべきである．緩和的治療が選択される場合は，形状記憶合金に

よる**ステント留置**や**胃瘻造設**などが適応になる．化学放射線治療中または治療後のステント留置は出血や肺炎などの重篤な有害事象の発生頻度が高いことが報告されているので安易な留置は避けたほうがよいとされる．

看護のポイント
内視鏡治療
　内視鏡的治療後は切除部から出血をきたす場合があるため，吐血や下血などの徴候があった場合は，緊急内視鏡検査の必要性を考慮する．発熱や皮下気腫があった場合は，誤嚥性肺炎や穿孔を疑い，胸部X線やCT検査を行う．必要に応じて飲水や食事の制限，抗菌薬投与を行う．

外科治療
　術後吻合部狭窄は嚥下障害の原因になるため，患者の節食状態を把握することは重要である．狭窄に対しては，内視鏡的バルーン拡張術が適応になる．

化学療法および放射線治療法
　5-FUは，**粘膜障害**や**便秘・下痢**を引き起こすため，**口腔内のケア**や排便の状態の把握が重要である．**放射線性食道炎**も加わると，食道痛や咽頭痛を訴えるため，粘膜保護薬，制酸剤，鎮痛薬の処方と食事の調整が必要になる．CDDPは**腎障害**を起こすため十分な補液を行い利尿を促すことが必要である．尿量が少ない場合は，体重測定も行って，水分の補給が必要なのか，利尿が必要なのかの判断も重要になる．化学放射線療法後のドセタキセル投与は**骨髄抑制**が強く出ることが多いため，発熱性好中球減少や敗血症などの発生に注意が必要である．また，胸水増加や**薬剤性肺臓炎**が出現する場合もあるので，咳の出現や呼吸苦の出現があればそれらを疑う必要がある．　　　　（武藤　学）

マロリー・ワイス症候群　Mallory–Weiss syndrome

1 起こり方
　大量飲酒後の悪心・嘔吐に引き続き**吐血**をきたす疾患である．食道・胃接合部から噴門部胃粘膜にわたる**縦長の裂創**が本態である．

　発症の誘因には悪心・嘔吐などのほか，咳，排便時のいきみ，しゃっくり，出産，消化器内視鏡検査時の嘔吐反射によっても起こる．腹圧上昇に伴って胃内圧が上昇し，胃粘膜が食道内へ嵌入することによって粘膜の裂創をきたす．

2 症状と診断のすすめ方
　激しい悪心・嘔吐後，血液を混じない吐物を嘔吐しているうちに新鮮血を吐血することが主症状である．特徴的な経過から診断は容易であるが，確定診断は**緊急内視鏡検査**が第1選択である（図1）．

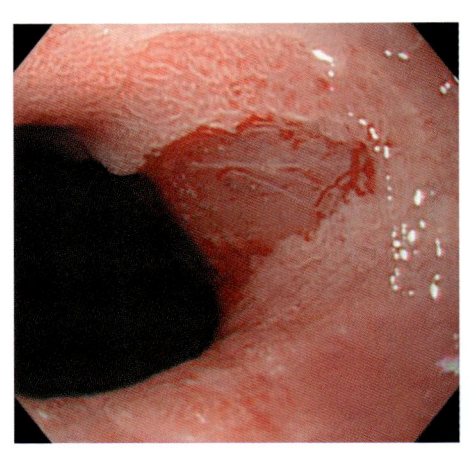

図1　粘膜裂創の内視鏡像
食道・胃接合部直下に縦長の粘膜裂創を認める．

3 治療の実際

粘膜裂創による出血は自然止血することが多く，予後は良好である．したがって内視鏡的止血法は限られた症例にのみ行われる．**クリップ結紮法**が有効である．大量の失血に対する輸血が必要な症例や外科手術が必要な症例はまれである．内視鏡的止血術を行った場合は翌日，セカンドルックの内視鏡検査を行い，止血を確認した後に経口摂取を開始する．投薬は**プロトンポンプ阻害薬**，アルギン酸ナトリウム，トロンビンなど胃潰瘍に準じて行う．

看護のポイント

出血が持続することはまれであるが，内視鏡的止血術まで必要であった中等症以上の症例では再吐血，貧血の進行，血圧低下，冷汗，頻脈などの再出血の徴候を見逃さないようにすることが重要である．

（岡田裕之）

胃 炎 gastritis

A 急性胃炎 acute gastritis

1 起こり方

ストレスと薬剤が主要な原因である．**ストレス**は，情動的なものより身体的ストレスが原因することが多い．頭部外傷や熱傷，また，手術侵襲もこれにあたる．術後1週間目あたりが病変発生の頻発する時期である．昼夜交代勤務者に急性胃炎が多いのは，日内リズムの乱れからくる身体的ストレスのためであろう．また，自衛隊でのレンジャー訓練（数日間の徹夜での屋外演習）後に発症が多いとされている．薬剤は，インドメタシン，ジクロフェナク，ロキソプロフェンなどの**非ステロイド抗炎症薬（NSAIDs）や抗血小板薬（低用量アスピリンなど）**が原因する．坐薬や腸溶錠，プロドラッグ，**選択的 COX-2 阻害薬**などの工夫がなされ，一定の効果をあげてはきたが，なお，胃粘膜傷害の主要な原因であることに変わりはない．ほかの原因としては，アルコール，アニサキス，アレルギー性胃炎（好酸球性胃腸炎）などがある．

発症機序は，**胃粘膜防御機構**の破綻により，胃酸で粘膜が傷害される．NSAIDs，ストレスとも，胃粘膜保護作用を発揮するプロスタグランジンの合成を抑制することが主要な機序と考えられている．プロスタグランジン合成酵素にはシクロオキシゲナーゼ（cyclooxygenase：COX-1 と COX-2 の2種類が存在し，COX-1 は胃粘膜防御機構に，COX-2 は炎症に関与することから，この副作用軽減のために選択的 COX-2 阻害薬が開発された．

2 症状と診断のすすめ方

突発する胃症状，すなわち上腹部痛，悪心・嘔吐，時に吐血，下血などの症状を呈し，内視鏡的に胃粘膜の浮腫，発赤，びらん，出血などの急性所見を認める疾患である．いわゆる**急性胃粘膜病変**（acute gastric mucosal lesion：AGML）の部分症としてとらえられる．

3 治療の実際

生活指導

急性胃炎の特徴と原因を説明し，推定される原因を一緒に考えることが重要である．原因が推定できれば，その原因除去が最優先される．これが可能なら，大半がすみやかに自然治癒する．たとえば，NSAIDs が原因として推定されれば投与の中止を，夜勤などの身体的ストレスが主因と考えられれば転職の可能性を探る．しかし，このような対応が困難であることも少なくないので，その場合，薬物療法が主体とな

薬物療法

吐下血など，消化管出血をきたしているような重症例では入院加療が必要である．それ以外は通院加療で対応できる場合が多い．薬物療法の原則は**胃酸分泌抑制薬**（プロトンポンプ阻害薬，H_2受容体拮抗薬など），**プロスタグランジン製剤**，**胃粘膜防御因子増強薬**の単剤投与や併用療法である．

看護のポイント

面談で，可能性のある原因を抽出し，対策を，家族を交えて協議する．生活習慣の乱れが原因していることも多く，生活指導は重要なウェートを占める．飲食に関しては，アルコールや刺激物（辛子など）などは急性胃炎の原因にもなりうるばかりか，その増悪因子となるので，少なくとも急性期は避けるよう指導する．症状が改善すればもとの生活に戻る場合がよくあるので，同じ原因で急性潰瘍を発症する可能性があること，その際，出血や穿孔といった重篤な合併症を引き起こす危険性があることを説明しておく．　　　　（荒川哲男，富永和作，藤原靖弘）

B　慢性胃炎　chronic gastritis

1　起こり方

慢性胃炎は本来組織学的診断名で，胃粘膜固有層へのリンパ球，好中球を主体とする炎症細胞の浸潤と固有胃腺の萎縮を特徴とする．そのほとんどは**ヘリコバクター・ピロリ**（*Helicobacter pylori*）感染が原因である．胃がんの母地と考えられているが，無症状であり臨床的な意義は薄い．

一方，慢性胃炎と似て非なるものとして**機能性ディスペプシア**（functional dyspepsia：FD）がある（詳細は次項を参照）．この疾患は，症状がQOLを低下させるため，治療が必要とされてきた．わが国ではこの疾患名がポピュラーでなかったため，臨床上，いわゆる「慢性胃炎」として治療されてきた．

潰瘍などの器質的疾患がないのに，心窩部に胃もたれや痛みを生じる症候群がFDで，胃貯留能や排出能の障害や過酸，知覚過敏などが機序と考えられている．

2　症状と診断のすすめ方

表1の診断基準に従う．これに当てはまった場合，上部消化管内視鏡検査や腹部超音波検査などで器質的疾患を除外する．

表1　機能性ディスペプシア（FD）の分類と代表する症例

器質的疾患が否定された胃・十二指腸症状症候群	
食後愁訴症候群（PDS）	食後の胃もたれ感 摂食早期飽満感
心窩部痛症候群（EPS）	心窩部痛 心窩部灼熱感

・6ヵ月以上前に発症
・最近の3ヵ月間に上記4症状の1つ以上が認められる

［2006年 RomeⅢ診断基準］

3　治療の実際

生活指導

FDの特徴を説明し，不規則な生活習慣がみられれば，その改善策を立てることが重要である．有酸素運動がFD症状の改善につながる場合もある．

薬物療法

症状がQOLを損なうと考えられる場合には薬物療法の対象となる．機序は上述のように複数考えられるので，可能性の高い順に行う．**胃酸分泌抑制薬**（プロトンポンプ阻害薬，H_2受容体拮抗薬）と**胃運動機能改善薬**が一般的である．胃貯留能の低下が想定される「食後早期の飽満感」には**六君子湯**が有効とされる．また，知覚

過敏が想定される場合は，**抗うつ薬**や**抗不安薬**が有効な場合がある．

💡 看護のポイント

FDは自覚症状のみが問題となる疾患であり，器質的な疾患ではないため，「病気」として扱ってもらえない場合が多い．そのため，患者は，その苦痛に対する共感と理解が得られていないと感じ，不満をもっていることも少なくない．実際，症状からくる苦痛はQOLを大幅に損なうため，患者のよき理解者になることが大事である．原因として生活習慣の乱れが関与していることも多く，生活指導は重要なウェートを占める．また，うつ状態など精神面での問題が派生して症状につながっている場合もあり，メンタルケアも欠かせない．ストレスによる悪影響を除去する方法として，ジョギングや水泳などの**有酸素運動**をすすめる．友人や家族の協力が不可欠である．

（荒川哲男，富永和作，藤原靖弘）

機能性ディスペプシア functional dyspepsia(FD)

1 考え方の基本

ディスペプシアとは胃の痛みやもたれなどの胃・十二指腸を中心とした症状をさす．上腹部症状を表す用語である．したがって，機能性ディスペプシア（FD）とは器質的疾患が認められないが，慢性的に上腹部症状を訴える症候群と定義される．症状に基づく症候群的な疾患であり，多くの病因が複雑に関与して，この疾患が発症すると考えられる．非常にありふれた疾患で患者数も多く，日常臨床でもっとも多く遭遇する疾患であるが，患者のQOLは大きく損なわれていることが知られている．臨床医はこの疾患を正しく理解し，治療する必要がある．

2 起こり方

ディスペプシア自体は非常に古くからあるが，この疾患自体は比較的新しい概念で1988年に米国消化器病学会（AGA）ワーキンググループによって定義されたのが最初である．その後，**機能性消化管疾患**の研究機関であるローマ委員会により定義が変更され，現在は2006年の**ローマⅢ分類**の定義が用いられている（表1）．

その病態として，**消化管運動機能異常**，**内臓知覚過敏**，社会心理的因子，胃酸分泌，ヘリコバクター・ピロリ感染症，遺伝子異常，感染後ディスペプシア，幼少時・思春期環境，食事因子，生活習慣などがあげられている．このうち直接的に腹部症状発現と関連するものは消化管運動機能異常，内臓知覚過敏と考えられているが，そのほかの因子も複雑に絡み合ってこれらの生理機能異常を修飾したり強めたりしていると考えられる．

3 症状と診断のすすめ方

FD患者は器質的疾患がないのに上腹部症状があるが，腹部症状があまりにも多様で多彩であるため，厳密なFDの定義は，食後膨満感，早期満腹感，心窩部痛，心窩部灼熱感の4つの腹部症状のうち1つ以上あり，それが3ヵ月以上続くことにより診断されている．前二者を**食後愁訴症候群**，後二者を**心窩部痛症候群**とよんでいる．しかし日常臨床ではこの4つの症状にあまりこだわる必要はなく，「内視鏡や超音波検査，CTスキャンなどで器質的疾患がないことが明らかなのに上腹部症状がある患者」と広く解釈しても問題はない．

4 治療の実際

消化管機能は自律神経によって調節されているため，ストレスや心理的・肉体的負荷が消化管機能を変化させることは経験的にも明らかである．このことは消化管機能が心理的な影響を

表1 機能性ディスペプシアのローマⅢ分類の定義*

定義	症状の原因となりそうな器質的疾患（上部内視鏡検査を含む）が確認されず、以下の項目の症状が1つ以上あること a. つらいと感じる食後のもたれ感 b. 早期膨満感 c. 心窩部痛 d. 心窩部灼熱感
罹病期間	6ヵ月以上前から症状があり、最近3ヵ月間は上記の基準を満たしていること
亜分類	①食後愁訴症候群（post-prandial distress syndrome：PDS） 1. 週に数回以上、普通の量の食事でもつらいと感じるもたれ感がある 2. 週に数回以上、普通の量の食事でも早期膨満感のために食べきれない 上腹部の張った感じ、食後のむかつき、大量の曖気を伴うことがあり、また心窩部痛症候群が併存することもある ②心窩部痛症候群（epigastric pain syndrome：EPS） 1. 心窩部に局限した中等症以上の痛みあるいは灼熱感が週に1回以上ある 2. 間欠的な痛みである 3. 腹部全体にわたる、あるいは上腹部以外の胸腹部に局在する痛みではない 痛いというよりは灼熱感のこともあるが、胸部の症状ではなく、痛みは通常食事摂取で誘発されたり改善したりするが、空腹時に起こることがある。食後愁訴症候群が存在することもある

*臨床研究を行うときなどのための厳密な定義であり、日常診療では必ずしも定義に縛られる必要はない。
[Tack J et al：Gastroenterology **130**：1468, 2006 より改変]

きわめて受けやすいことを示している。このようにFD患者に対して心理的なアプローチも非常に有効であるが、心理的あるいは心身医学的アプローチには専門的な知識や技術が必要なことも多く、一般臨床では第1選択として薬物療法が用いられることが多い。

■■ 薬物療法
● 酸分泌抑制薬 ●

制酸剤、H_2受容体拮抗薬（H_2RA）、ムスカリン受容体拮抗薬、**プロトンポンプ阻害薬（PPI）**などがある。胃酸自体は胃内にあるときには症状の原因とはならないが、胃に急性の炎症がある場合には痛みなどの症状を感じると考えられている。これはむしろ特殊な状況であるが、一般的には胃酸過剰となり、酸が食道内へと逆流すると胸やけ、逆流感などの逆流症状を発症し、また十二指腸内へと流れ出すと強いもたれや不快感を呈するとされている（十二指腸酸性化）。しかしながら厳密な臨床試験を行うと、常に胃酸分泌抑制薬のプラセボに対する明らかな優位性を証明できるというわけでなく、有効性の限界を認識しながらこれら薬剤を使用すべきである。

● 消化管運動機能改善薬 ●

FDの病態として消化管運動機能異常が注目され、運動機能改善を期待して多くの薬剤が開発されてきた。**プロキネティクス**と総称される薬剤であり、アセチルコリン作動薬、ドパミン受容体拮抗薬、セロトニン受容体作動薬などがある。とくに運動機能障害のあるFD患者では有効であると考えられている。

● 抗不安薬、抗うつ薬 ●

FD患者ではとくに不安傾向が強いことが知られており、抗不安薬や抗うつ薬が有効なことも多い。

● ヘリコバクター・ピロリ除菌 ●

ヘリコバクター・ピロリ感染がFDの原因となるのではないかとの仮説に基づいて、多くの臨床試験が実施された。その結果、ピロリ除菌にはわずかな症状改善効果があるが、除菌そのものによる症状改善効果の上乗せ率は数％程度であるとされている。臨床的に実感できるほどの大きな効果はなさそうであるが、ピロリ除菌が潰瘍の発生を抑制し、がんの発生率を低下させる可能性があるなど、社会的な適応を鑑みて除菌治療を行うべきであろう。

■■ 心身症的アプローチ

前述のように、FD患者では不安傾向が強く、また、ストレスによる症状の誘発も認められることから、**心身症的アプローチ**も有効であると考えられ、実際その有効性の報告もある。認知行動療法や催眠療法などが有効であることが知られている。しかしこれらの治療法には専門的な知識や技術が必要で、一般臨床で第1選択

胃・十二指腸潰瘍（消化性潰瘍） 441

として行われているわけではない．

💡 **看護のポイント**

　腹部症状があるのだからなんらかの原因があるはずだとの思いの強い患者も多い．しかし器質的異常が認められないために医療機関を転々とする患者が少なからずいる．これらの行動はドクターショッピングとよばれている．本疾患の本質を十分に理解して患者の訴えをよく聞き，病態をわかりやすく説明する姿勢が大切である．

（三輪洋人）

胃・十二指腸潰瘍（消化性潰瘍）
gastroduodenal ulcer (peptic ulcer)

🔑 キーポイント

- 胃・十二指腸潰瘍（消化性潰瘍）はもっとも頻度の高い上部消化管疾患の1つであり，症状としては心窩部痛を呈することが多い．
- ヘリコバクター・ピロリ菌（*Helicobacter pylori*，ピロリ菌）感染と非ステロイド抗炎症薬（non-steroidal anti-inflammatory drugs：NSAIDs）の内服が2大病因である．
- 治療は，プロトンポンプ阻害薬（PPI）やヒスタミン H_2 受容体拮抗薬（H_2 ブロッカー）の投与などの内科的治療が中心であるが，出血性潰瘍に対しては内視鏡的止血術が必要である．

1 考え方の基本

　潰瘍は，病理組織学的には，粘膜上皮から下に向く組織欠損である．上部消化管は管腔側から，粘膜上皮，粘膜筋板，粘膜下層，固有筋層，漿膜層に分類され，粘膜筋板より深い組織欠損（つまり少なくとも粘膜下層まで組織が欠損した状態）が「潰瘍」であり，粘膜筋板までの組織欠損は「びらん」として区別される．

　症状は，**心窩部痛**がもっとも多いが，無症状のこともあり，検診の**上部消化管造影検査**（UGI）で偶然発見される場合もある．出血性潰瘍では，吐下血を呈することがある．胃潰瘍では前記の両方を呈するが，十二指腸潰瘍では下血のみのことが多い．

　診断には，上部消化管内視鏡検査が必須であり，出血性潰瘍の場合は内視鏡的止血も行う．内視鏡的止血が困難な場合は，外科的手術も考慮する．

　治療は，**PPI やヒスタミン H_2 受容体拮抗薬**の投与などの内科的治療が中心である．ピロリ菌が陽性の場合は，後述のごとく除菌治療を行うことが望ましい．

2 起こり方

　胃・十二指腸潰瘍の主な病因は2つあり，**ピロリ菌感染**と **NSAIDs の内服**である．

　ピロリ菌は，1983年に発見されて以来，胃・十二指腸潰瘍のみならず，萎縮性胃炎，胃がん，胃 MALT リンパ腫など，さまざまな上部消化管疾患との関連性が指摘されている．胃・十二指腸潰瘍のうち NSAIDs に起因するものを除く90％以上はピロリ菌に由来するといわれている（図1，2）．ピロリ菌が経口的に胃内に取り込まれるとまず胃前庭部に定着して前庭部胃炎を引き起こし，その後，胃体部あるいは胃底部に広がり炎症が胃全体に波及し，その過程で胃潰瘍・十二指腸潰瘍を発症する．また，最近では，このピロリ菌が消化管外の疾患である特発性血小板減少性紫斑病（ITP）の発症にも関与していることが明らかになってきた．

　NSAIDs（アスピリン，ロキソプロフェンな

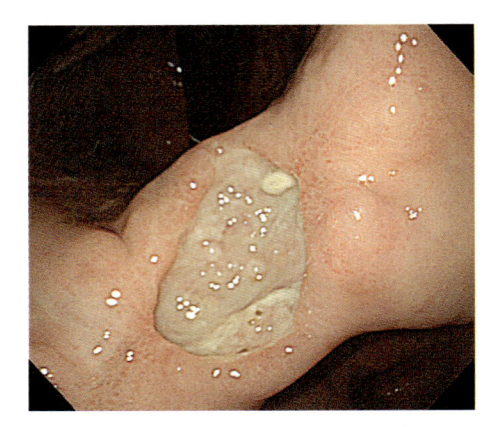

図1　ヘリコバクター・ピロリ陽性胃潰瘍
胃角部小彎に潰瘍が確認される．

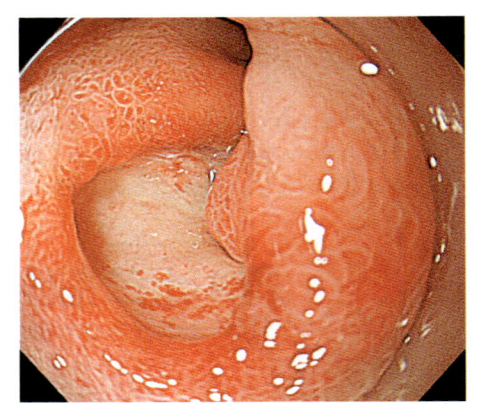

図2　ヘリコバクター・ピロリ陽性十二指腸潰瘍
十二指腸球部に潰瘍が確認される．

ど)は，整形外科疾患，虚血性心疾患，脳血管障害などを有する高齢者の増加により，投与される機会が増えている．これらの薬剤は，アラキドン酸カスケード系のシクロオキシゲナーゼ活性を阻害することによってプロスタグランジンの産生を抑制し鎮痛・抗炎症効果を発揮する．この内因性のプロスタグランジンの減少が，消化管粘膜の抵抗性減弱につながり，結果として NSAIDs の粘膜傷害作用となっているといわれている．

　ピロリ菌陽性の胃潰瘍の好発部位は**胃角部**であり，ピロリ菌陽性の十二指腸潰瘍の好発部位は**十二指腸球部**である．ピロリ菌陽性の胃・十二指腸潰瘍は再発を繰り返すことも多く，発生した潰瘍の近傍に潰瘍瘢痕が存在することも少なくない．NSAIDs 潰瘍は胃に発生することが多いが，①胃前庭部，胃体部に多い，②多発傾向がある，③不整形の潰瘍が多い，などの特徴がある(**図3**)．また，近年，カプセル内視鏡あるいはダブルバルーン小腸内視鏡などを用いることで，小腸(空腸，回腸)に発生する NSAIDs 潰瘍の診断が可能となり，注目されている．

3　症状と診断のすすめ方

　症状は，**心窩部痛**がもっとも多く，食思不振，腹部膨満感，胸やけ，悪心・嘔吐などが続く．しかし，無症状の場合もあり，とくに血液検査

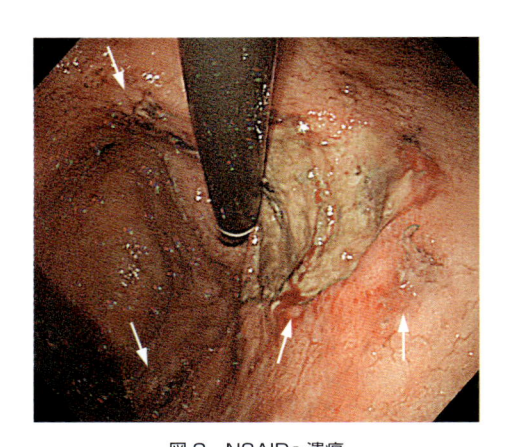

図3　NSAIDs 潰瘍
胃体上部から底部にかけて大小不整形の潰瘍(矢印)が散在しているのが確認される．

で貧血が認められる高齢者などでは注意が必要である．出血性潰瘍では，吐下血を呈することがあり，出血が疑われる場合は胃管を留置して出血の有無を確認することが重要である．また，直腸診にて下血の有無(とくに黒色便，タール便)を確認することも重要である．胃潰瘍では，吐血と下血のいずれも起こるが，十二指腸潰瘍では吐血は比較的まれで，下血のみのことが多い．また，病歴聴取も重要である．胃・十二指腸潰瘍は再発することも多く，過去の既

往は早期診断の手掛かりとなる．また，薬物の使用歴も重要であり，整形外科疾患，虚血性心疾患，脳血管障害などで **NSAIDs** を内服している場合は，NSAIDs 潰瘍診断の手掛かりとなる．

診断には，**上部消化管内視鏡検査**が必須である．上部消化管内視鏡検査は，胃・十二指腸潰瘍の診断はもとより，止血が必要な出血性潰瘍では止血術も施行できるため非常に有用である．とくに出血性潰瘍の場合は，出血による血圧低下あるいは貧血症状により全身状態が不良な場合が少なくなく，血管ルート確保・酸素投与などを行いバイタルサインをチェックし，呼吸・循環状態が安定してから内視鏡検査を行う．貧血症状が強い場合は（とくにヘモグロビンが 8.0 g/dL 以下），輸血を行うこともある．

また，UGI で潰瘍の陥凹部に造影剤が貯留し，ニッシェ（niche）像を呈する場合がある．日本消化器集団検診学会による発見率では，胃潰瘍が 1.0〜2.0％，十二指腸潰瘍が 0.5〜1.0％である．UGI で胃・十二指腸潰瘍が疑われた場合も，上部消化管内視鏡検査による確認が必要である．

ピロリ菌感染の有無を検索する方法は 6 種類あり，上部消化管内視鏡検査を必要とするものが 3 種類（迅速ウレアーゼ試験，鏡検法，培養法），必要としないものが 3 種類（尿素呼気試験，抗ヘリコバクター・ピロリ抗体価測定，便中ヘリコバクター・ピロリ抗原測定）である．

それぞれの検査の特徴を下記に記す．

● **迅速ウレアーゼ試験** ●

ピロリ菌のウレアーゼ活性を利用した検査であり，迅速性に優れているが，検査結果を保存できない．

● **鏡検法** ●

ピロリ菌の存在のほかに組織診断（悪性の有無，炎症・萎縮の評価，腸上皮化生，など）も合わせてできる．通常の H & E 染色のほかにギムザ染色や免疫染色を併用することが多い．

● **培養法** ●

唯一のピロリ菌の直接的証明法である．菌株の保存が可能で菌株のタイピングや抗菌薬の感受性試験が可能である．

● **尿素呼気試験** ●

^{13}C-尿素を用いて行い，非侵襲的で簡便であり，感度と特異度がともに高い．尿素は，ピロリ菌のウレアーゼにより，二酸化炭素（CO_2）とアンモニアに分解される．CO_2 は消化管粘膜から容易に吸収され，血流に乗って肺に到達し，肺から呼気中に排泄される．このため，ピロリ菌が胃に感染している場合は，呼気中の ^{13}C でラベルされた CO_2 濃度が上昇する．

● **抗ヘリコバクター・ピロリ抗体価測定** ●

抗ヘリコバクター・ピロリ抗体価は，血清で測定されることが多いが，全血，尿あるいは唾液などでも測定可能である．抗体価は，ピロリ菌除菌成功後も 1 年以上の間，陰性化あるいは有意な低下を示さないことがあり，除菌の成否を早く知りたい場合には適さない．

● **便中ヘリコバクター・ピロリ抗原測定** ●

モノクローナル抗体を用いて行われることが多く，非侵襲的で簡便であり，感度と特異度がともに高い．

4 治療の実際

胃・十二指腸潰瘍のうち，噴出性出血［動脈性出血，とくに**デュラフォイ（Dieulafoy）潰瘍**］，湧出性出血，潰瘍底に露出血管を有するものは，内視鏡的止血術の適応である（図 4）．**内視鏡的止血治療**には，アドレナリン加高張食塩水局注法，クリップ法，純エタノール局注法，アルゴンプラズマ凝固法，電気凝固法，レーザー法，などがある．止血後は，絶食下で胃酸分泌抑制薬投与，とくに **PPI** や**ヒスタミン H_2 受容体拮抗薬**の静脈内投与を行う．胃潰瘍診療ガイドラインでは，内視鏡的止血治療後の再出血は 3 日以内に発生することが多いことから，3 日間の絶食が妥当としている．出血性潰瘍の内視鏡治療後に，再度，上部消化管内視鏡検査を施行し，止血を確認してから食事再開が望ましい．内視鏡的な止血が困難な場合は，外科的手術の適応となる．

内視鏡的止血が得られた後の胃・十二指腸潰瘍もしくは上部消化管内視鏡検査時にすでに止

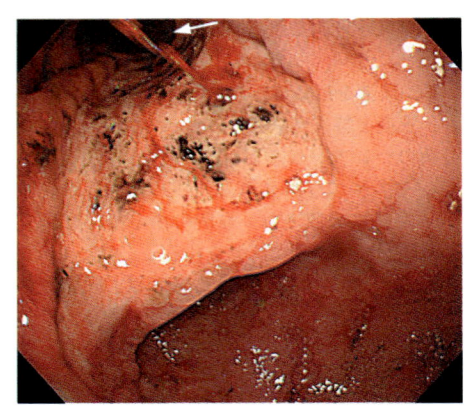

図4 出血性胃潰瘍
胃角部小彎に巨大潰瘍があり，潰瘍底の露出血管から噴出性出血(矢印)が確認される．

血状態の消化性潰瘍の場合は，PPIやヒスタミンH_2受容体拮抗薬の経口投与が治療の中心となる．ピロリ菌陽性胃・十二指腸潰瘍の場合は，PPIが第1選択薬であるが，薬物アレルギーなどでPPIが投与できない場合は，ヒスタミンH_2受容体拮抗薬，選択的ムスカリン受容体拮抗薬などを投与する．また，NSAIDs潰瘍が疑われる場合は，NSAIDs中止が第1選択である．しかし，基礎疾患のためNSAIDs服用を中止できない患者も多く，この場合はPPIあるいはプロスタグランジン製剤を投与する．NSAIDs潰瘍の予防には，PPI，高用量のヒスタミンH_2受容体拮抗薬あるいはプロスタグランジン製剤が有効とされている．

ピロリ菌陽性の胃・十二指腸潰瘍に対しては，積極的に**除菌治療**を試みるべきである．2000年11月から，PPI＋アモキシシリン(AMPC)＋クラリスロマイシン(CAM)を7日間投与する3剤併用の1次除菌治療が保険適用となった．当初は，80％以上の除菌成功率を示していたが，薬剤耐性ピロリ菌(とくにCAM耐性ピロリ菌)の出現などにより，年々1次除菌率は低下している．このため，2007年8月より，PPI＋アモキシシリン(AMPC)＋メトロニダゾールを7日間投与する3剤併用の2次除菌治療が保険適用となった．ちなみに，現在わが国でピロリ菌感染陽性で除菌治療が認められている疾患は，胃・十二指腸潰瘍のほかに，胃MALTリンパ腫，ITP，早期胃がんに対する内視鏡的治療後胃がある．

除菌治療の副作用としては，下痢・軟便がもっとも多く(約10～40％)，味覚異常・舌炎・口内炎(5～20％)，皮疹(2～5％)などがある．下痢に対しては，整腸薬で対処することが多い．

看護のポイント

出血性潰瘍の治療後(とくに内視鏡的止血後)の再出血には注意が必要である．バイタルサインの変化(血圧低下，冷や汗など)や下血(黒色便など)などが出現した場合は，すみやかに医師に報告することが望ましい．

してはいけない！

- 発熱・疼痛時の安易なNSAIDsの使用は，消化性潰瘍を誘発するおそれがあり注意が必要である．

(溝下　勤，城　卓志)

胃ポリープ，胃粘膜下腫瘍
gastric polyp, gastric submucosal tumor

1 起こり方

胃ポリープ

胃粘膜の一部が隆起したものの総称である．胃ポリープの中には，正常粘膜が単に厚くなった過形成である場合も，腫瘍性の場合もあり，また，腫瘍でも，良性の場合も悪性の場合もある．また，形も必ずしも根元に茎をもったキノコ状のものだけではなく，平坦であったり，半球状であったり，中心にくぼみがあったりとさまざまである．組織学的には，**過形成ポリープ**，**胃底腺ポリープ**，**腫瘍性ポリープ**に分類される．

過形成ポリープは，形はキノコ状のものや茎のない半球状のものが多く，表面は赤く，出血やびらんを伴うこともあり，貧血の原因にもなる．ほとんどのものは経過観察で問題ないが，大きいものからは，がんができることもまれにある．

胃底腺ポリープは，5 mm 程度の半球状のものがほとんどで，周囲の粘膜と同じ色調で，多発することが多い．女性に多く，ヘリコバクター・ピロリ菌のいない胃に発生する．このポリープから胃がんになることはなく，とくに経過観察も不要である．

腫瘍性ポリープには，腺腫（良性腫瘍）とがん（悪性腫瘍）がある．家族性大腸腺腫症に合併する胃腺腫もある．

胃粘膜下腫瘍

胃の粘膜層よりも深いところにある胃壁内の病変によって，粘膜が胃の内腔に突出した隆起のことをいう．表面は平滑で周囲粘膜と類似のことが多いが，くぼみや潰瘍がある場合もある．病変は，多くは腫瘍性であるが，良悪性，いずれの場合もあり，嚢胞のような非腫瘍性のものも同様の形態をとることがある．胃粘膜下腫瘍には，**消化管間質腫瘍**（gastrointestinal stromal tumor：GIST），リンパ腫，平滑筋腫，迷入膵，神経性腫瘍などの頻度が高く，カルチノイド，脂肪腫，血管肉腫，好酸球性肉芽腫などまれなものもある．

2 症状と診断のすすめ方

胃ポリープや胃粘膜下腫瘍の多くは無症状で，時に胃もたれや不快感，食欲不振，貧血などの症状がみられることがある．検診目的に受けた胃X線造影検査や上部消化管内視鏡検査で発見されることがもっとも多い．悪性で腫瘍が大きくなってくると，腫瘍が崩れて出血し，吐血や下血を生じることがある．胃X線造影検査ではポリープの大きさ，形状，数，表面の凹凸，潰瘍の合併などが鑑別診断に重要である．上部消化管内視鏡検査では，それらに加えて色調，出血の有無などの詳細を観察し，生検による組織診断を実施する．隆起性腫瘍の周辺に観察される比較的大きな粘膜下腫瘍では，造影CT検査，MRI検査も診断に参考となることが多く，**超音波内視鏡下穿刺吸引術**による組織診断が治療方針の決定に有用である．

3 治療の実際

胃ポリープ

過形成ポリープは一般的には経過観察でよいが，易出血性のもの，がんを合併したもの，通過障害があるものなどでは内視鏡的切除術の適応となる．ピロリ菌による胃の慢性炎症がその発生に関係しているとされ，除菌療法によりポリープが縮小，消失することが多い．腺腫性ポリープで 2 cm 以下のものは経過観察でよいが，がんを合併したもの，生検での良悪性の診断がむずかしいものは，内視鏡的切除術の適応となる．

胃粘膜下腫瘍

一般に，大きさが 2 cm 以下の場合には年1

回程度の内視鏡検査，超音波内視鏡検査などで定期的な観察を行い，2～5 cmの腫瘍には**超音波内視鏡下穿刺吸引術**あるいは腹腔鏡補助下に局所切除を行い，診断，治療を行うことが推奨される．さらに，大きさが5 cm以上の腫瘍では悪性腫瘍である可能性が高いために手術を行うことが原則である．小さい腫瘍でも経過観察中に大きさや形態に変化が認められた場合には手術の適応となる．病理組織検査で，KITタンパクやCD34といった特殊なタンパクを認める場合にGISTと診断される．腫瘍の大きさや核分裂像により悪性度が判定され，悪性度が高い場合には4～6ヵ月ごと，低い場合には6ヵ月～1年ごとの画像検査による経過観察が一般的である．さらに，転移再発をきたした場合には**イマチニブ**や**スニチニブ**といった分子標的治療薬を内服し，治療を行う．

💡 看護のポイント

　胃ポリープも胃粘膜下腫瘍もあくまで形態学的診断名であり，組織学的には腫瘍性，非腫瘍性のもの，さらに良性，悪性のものまで多くの疾患が含まれていることを理解しておくことが重要である．組織学的診断の結果，初めて治療方針が決まる． 　　　　　　　（内藤裕二）

胃がん　gastric cancer

キーポイント

- 胃がんは頻度の高いがんであり，がん死因の上位に位置する．
- 胃がんの原因は，ヘリコバクター・ピロリ菌感染による萎縮性胃炎である．
- 早期には症状はなく，検診が早期発見に重要である．
- 早期に発見できれば，100％治癒できるがんである．

1　考え方の基本

　胃がんの多くは，**ヘリコバクター・ピロリ**（以下**ピロリ**）**菌**による萎縮性胃炎が原因で発生する．ピロリ菌は経口的に胃内に入り，胃粘膜表層に生息し，胃粘膜の炎症，すなわち胃炎を起こす．ピロリ菌は，胃潰瘍や十二指腸潰瘍だけでなく，胃がんの原因である．ピロリ菌により惹起された胃炎は，加齢とともに，また，食生活や喫煙習慣などの生活習慣の影響を受け，萎縮性胃炎へと進展する．とくに，胃酸を分泌する胃体部粘膜にある壁細胞の減少と，萎縮に伴って認められる腸上皮化生が，胃がんの発生と大きくかかわっている．食生活の中で，高塩分の摂取は胃がんや**萎縮性胃炎**の発生にかかわっている可能性がある．

　胃がんは進行すると潰瘍を作り貧血の原因となり，また，狭窄を起こすために嘔吐や体重減少をきたす．胃がんの診断は，消化器内視鏡検査による画像診断により多くは可能で，確定診断は，内視鏡検査時に同時に行われる直視下胃生検による病理診断で行われる．

　治療は，早期発見できれば多くのがんが**内視鏡的治療**が可能で，内視鏡的治療ができない場合でも早期の段階であれば，外科的に腹腔鏡下の局所切除術ができ，手術による侵襲や患者負担は軽減される．進行した胃がんでは，胃切除術，さらに化学療法が行われる．早期発見することが重要であり，現在，胃X線造影や上部消化管内視鏡検査による胃がん検診が行われており，胃がんの高リスク群をスクリーニングする方法として，血清のペプシノゲンを測定する方法（胃炎を診断できる）や，ピロリ感染の診断が行われている．

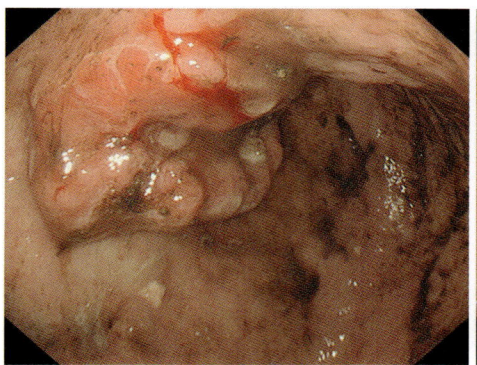

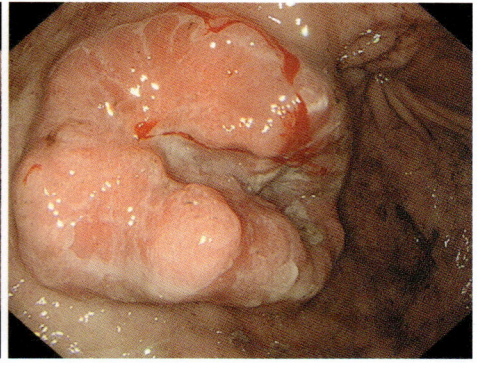

図1 2型進行胃がん内視鏡所見
食欲不振と体重減少で受診した60代，男性の内視鏡所見．胃内に黒色の凝血塊があり，出血と潰瘍形成のある不整な隆起性病変を認める．2型の進行胃がんである．

2 起こり方

胃がんとピロリ感染

胃がんの95％はピロリ感染陽性で，萎縮性胃炎や腸上皮化生のある胃粘膜から発生する．胃がんには，もともとの胃粘膜の腺管構造に類似した腺管を作る分化型胃がんと，腺管形成のない未分化型胃がんに組織学的に大きく分類される．未分化型胃がんには，低分化型胃がんと印環細胞がんの2つの組織型がある．両者ともピロリ感染と関連があるが，胃粘膜の萎縮や腸上皮化生の程度は分化型胃がんに強い．

疫 学

2009年の統計では，男性で32,776名，女性で17,241名が胃がんで死亡し，がん死因の男性では肺がんに次いで第2位，女性では大腸がん，肺がんに次いで第3位に位置する．年間約20万人が胃がんに罹患していると推定される．胃がんの発生率は加齢とともに増加し，とくに，60代以降の年代に多い．日本の胃がん罹患率，死亡率は世界でトップに位置する．

胃がん検診

日本では胃がんの死亡率が高いため，1950年代から胃X線造影や内視鏡による胃がん検診が行われてきた．無症状のうちに早期発見することが重要である．

◆ 分類（胃癌取扱い規約[*]による）◆

深達度，肉眼型，組織型，進行度による分類がある．

① **深達度**：リンパ節転移の有無にかかわりなくがんが粘膜下層までにとどまるものを早期がん，固有筋層以深に及んでいるものを進行がんとする．

② **肉眼型**：肉眼形態では早期胃がんを0型（表在型），進行がんを進行型とし，肉眼形態により1型（腫瘤型），2型（潰瘍限局型），3型（潰瘍浸潤型），4型（びまん浸潤型），5型（分類不能）に分けられる．0型は，0-Ⅰ型（隆起型），0-Ⅱ（表面型），0-Ⅲ型（陥凹型）の三型に分けられ，0-Ⅱ型はさらに0-Ⅱa（表面隆起型），0-Ⅱb（表面平坦型），0-Ⅱc（表面陥凹型）の三型に分類される．進行がんでは3型，早期がんでは0-Ⅱc型が多い．

③ **組織型**：組織型分類では，乳頭腺がん，管状腺がん（高分化，中分化），低分化腺がん（充実型，非充実型），印環細胞がん，粘液がんに分類され，高齢者では管状腺がんが多く，若年者では低分化型腺がんや印環細胞がんが多い．図1に2型の進行がん，図2に0-Ⅱa型の早期がんの内視鏡写真を提示する．

④ **進行度**：胃がんの予後を決めるのは，胃粘膜

[*]日本胃癌学会編，第14版，金原出版，2010

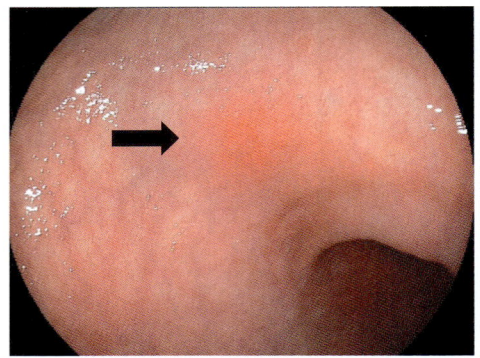

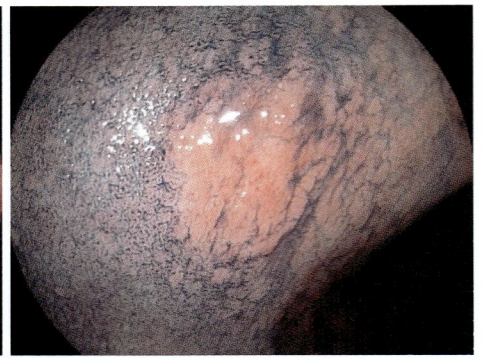

図2 検診で発見された早期胃がん
わずかに発赤した部を認め(左),詳細に観察するために色素(インジゴカルミン)を散布すると,わずかに隆起した辺縁不正な病変を認め,0-Ⅱa型の早期がんと診断ができる.

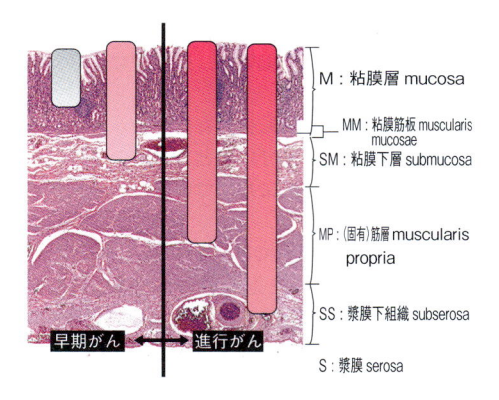

図3 胃がんの深達度
がんは粘膜層(M)から発生し,粘膜下層(SM),固有筋層(MP),漿膜下組織(SS),さらに漿膜外から腹腔に露出し(SE)さらに周囲臓器へと浸潤する(SI).

における胃がんの浸潤度(深達度)とリンパ節転移,さらに腹膜や肝臓などへの転移である.胃がんは粘膜層から発生するので,初期は粘膜内(M)がんであり,やがて粘膜下層(SM),固有筋層(MP),漿膜下組織(SS),漿膜外から腹腔に露出し(SE)さらに周囲臓器へと浸潤する(SI)(**図3**).粘膜での深達度とがん周囲のリンパ節転移の個数で胃がんの進行度はStage Ⅰ〜Ⅳに分類される.

3 症状と診断のすすめ方

初期には自覚症状はない.がんが進行すると胃痛,胃もたれ,食欲不振,悪心・嘔吐,貧血症状をきたす.診断は,胃X線造影や上部消化管内視鏡検査で行う.内視鏡検査では,直視下に疑わしい部位の組織検査(胃生検)を行うことができるので,もっとも重要な検査である.胃がんの深達度診断や局所のリンパ節転移の診断に,超音波内視鏡検査(endoscopic ultrasonography:EUS)が行われることがある.周囲臓器への浸潤やリンパ節を含めた転移の診断には,腹部超音波検査,腹部CT,PET/CTなどを行う.進行すると血清CEA,CA19-9などの腫瘍マーカーが上昇する.

胃がんは肺がん,大腸がんとともにがん死亡の上位に位置するため,古くから胃X線造影や内視鏡を用いた胃がん検診が積極的に行われている.胃がん検診で発見される胃がんの約70%は早期胃がんであり,予後がよい.胃がんの原因がピロリ菌感染による萎縮性胃炎であるので,尿や血清を用いたピロリ菌感染の診断と**血清ペプシノゲン**測定を組み合わせたリスク検診(ABC検診とよばれる)が行われている.

4 治療の実際

胃がんの形態,大きさ,進行度により治療法

を決める．

内視鏡的治療

　がんの組織型が分化型で，がんが粘膜内に限局し潰瘍を形成しないときはリンパ節転移がないので，内視鏡を用いた内視鏡的粘膜切除術（endoscopic mucosal resection：EMR）や内視鏡的粘膜切開剝離術（endoscopic submucosal dissection：ESD）で治療を行う（絶対的適応）．未分化型がん，潰瘍を形成したがん，粘膜下に浸潤した分化型のがんであっても，大きさとがんの形態，粘膜下層への浸潤の程度により内視鏡による治療を行うこともある（相対的適応）．

手術療法

　胃がんの手術を大きく分けると治癒を目的とする治癒手術と，治癒が望めない症例に対して行う非治癒手術がある．治癒手術には標準的な切除術すなわち定型手術と，機能の温存を主な目的とした縮小手術や根治性を高めることを目的とした拡大手術といった非定型手術がある．非治癒切除術には，出血や狭窄などの症状を改善する目的で行う緩和手術と，腫瘍量を減らす目的で行う減量手術がある．

　定型手術は胃全摘術と胃の肛門側 2/3 を切除する幽門側胃切除術および口側 2/3 を切除する噴門側胃切除術がある．いずれも胃癌取扱い規約（第 14 版）で定められた 2 群までのリンパ節郭清を行う．切除断端にがんが遺残しないためには，腫瘍縁からそれぞれ限局型で 3 cm，浸潤型で 5 cm，早期がんでは 2 cm 離して切離する必要がある．したがって，腫瘍縁からこの距離を確保した場合に胃が残せなければ胃全摘術になる．また，幽門側胃切除術の場合，胃が十分残せる場合も 2/3 は切除しないと酸分泌能に異常をきたし吻合部潰瘍を発生するおそれがある．

化学療法

　化学療法は S-1 の開発により期待がもてるようになった．種々の臨床試験により，現在の非切除・再発胃がんに対する標準的なレジメンは S-1＋シスプラチンで，生存期間の中央値は 6〜12 ヵ月である．また，近年分子標的治療薬トラスツズマブが化学療法への上乗せ効果があることが報告され注目されている．手術後の補助療法としては S-1 が有効であることが報告されている．ただし，早期がんは対象にならない．

看護のポイント

・胃がんは早期発見できれば助かるがんであることを理解し，患者に安心感を与える．
・胃がんの治療方針はがんの組織型，深達度，リンパ節転移，遠隔転移などにより決まるので多くの検査が行われ，患者の不満も多い．看護にあたるものは，検査の重要性を理解し患者に接しなければならない．
・内視鏡的治療の合併症は出血と穿孔であり，吐下血，貧血の進行，腹痛，発熱などの症状に注意する．

してはいけない！

- 高齢者ではがんの告知を家族が望まないことも多いので，状況を十分に把握し対応する．
- 狭窄がある場合は，硫酸バリウムによる造影検査は施行しない．
- 循環器疾患，脳血管疾患の予防や治療で抗血栓薬や抗凝固薬が投与されているときは，胃生検や内視鏡的治療には注意する．

（春間　賢，平井敏弘）

胃切除後症候群 postgastrectomy syndrome

1 起こり方

　胃切除後症候群とは，胃切除後に起きる種々の障害や後遺症の総称である．大きくは逆流性食道炎，輸入脚症候群などの器質的疾患と，体重減少，栄養障害，ダンピング症候群，骨代謝障害などの機能障害に大別される．
　個々の障害が単独で出現することはまれであり，いくつかの障害を同時に治療していく必要がある．切除によって胃の機能が損なわれ生じる病態なので，胃の生理機能を理解し，それぞれの機能が失われた際にどのような症状が生じるのかを考えるのがわかりやすい．
　本項では，胃切除に伴う生理機能の変化と関連する症状，疾患について概説する．

胃の機能

　消化吸収に関する胃の機能で重要なのは，食物の貯留，蠕動および収縮運動，それに加えて胃酸，ペプシンによる粥状化である．さらに，ビタミンやカルシウム，鉄分などを小腸で吸収されやすくする補助的な機能も重要である．そのほかに噴門部と幽門部に存在する括約筋の機能も忘れてはならない．噴門括約筋は食物や胃液の食道への逆流を防ぎ，幽門括約筋は十二指腸液の逆流を防ぐと同時に食物が胃から十二指腸へ流入する輸送速度を調節している．

● 胃切除によって何が失われるのか ●

　消化性潰瘍や，胃がんなどで施行される胃切除は幽門側胃切除，すなわち胃の出口側2/3程度が切除されることが多い．病変の部位や，広がりの程度によっては噴門側の切除や全摘が選択される．このため物理的に消化液が減少する．また胃の小彎側を走行する迷走神経が切断される場合も多い．この際に失われる胃の機能が後に障害となって出現することになる（図1）．

2 症状と診断のすすめ方

胃切除に伴って生じる胃の器質的障害

　胃切除によって，噴門括約筋，幽門括約筋がそれぞれ切除されることによる障害，切除後の再建様式に伴って生じる障害がある．

● 逆流性食道炎 ●

　噴門括約筋が切除された場合は胃酸や胆汁の食道への逆流が起こり，逆流性食道炎を発症しやすくなり，幽門括約筋が切除されるとアルカリ性の十二指腸液が胃に逆流し，逆流性胃炎を

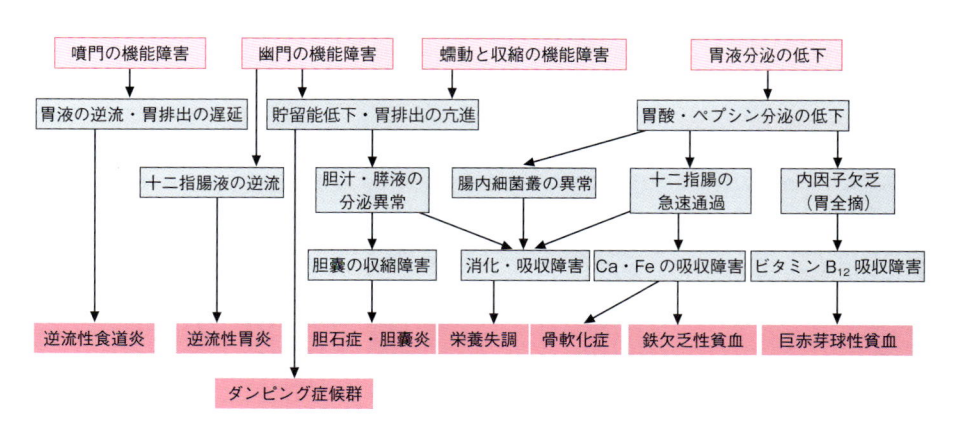

図1　胃切除後症候群
［上村直実ほか：胃切除後症候群への対応．総合臨床 **55**(11)：2703-2704，2006］

生じやすくなる．逆流性食道炎の場合，胸やけ，腹痛，咽頭違和感がよくみられるが，時に喘息様の空咳を主訴とすることもあり注意が必要である．横臥すると逆流が起こりやすく，とくに夜間に症状が増悪し，睡眠障害，誤嚥性肺炎をきたす場合がある．逆流性胃炎の場合は上腹部の不定愁訴で特徴的なものはない．

● 胆石症 ●

迷走神経が切断されると，胃だけではなく胆囊の収縮運動も低下するため，胆石や胆囊炎が生じやすくなる．このため胃全摘時には，予防的に胆囊摘出術が併施される場合がある．

● 輸入脚症候群 ●

胃切除後ビルロート(Billroth)Ⅱ法による再建が行われた場合，輸入脚の過長，屈曲，捻転，内ヘルニア，吻合部狭窄などにより輸入脚に通過障害が起こり，十二指腸，輸入脚内に胆汁と膵液が充満し，内圧の上昇に伴い残胃内に逆流して食物残渣を伴わない胆汁性嘔吐をきたす．また，拡張腸管内で腸内細菌の増殖が起こると，脂肪タンパクの吸収障害や，ビタミンB_{12}の吸収障害をきたし脂肪便や巨赤芽球性貧血が起きる．

機能障害

● ダンピング症候群 ●

幽門括約筋の切除を伴う手術の場合，胃内に貯留されるはずの食物が急速に十二指腸へ流出し，ダンピング症候群を引き起こす．ダンピング症候群とは，食後比較的早期に出現する早期ダンピングと遅れて出現する後期ダンピングに大別される．それぞれ病態は異なり，早期ダンピングは食後30分程度で発汗，頻脈，顔の火照りなどを認め，下痢や腹痛を伴うことが主症状である．高浸透圧の食物が胃を急速に通過することによりセロトニンやブラジキニンなどが分泌され血管拡張が起こり生じる循環血液量減少が主な原因である．後期ダンピングは食後2〜3時間で生じる低血糖症状である．急速な胃内容物の排出によって腸管からの炭水化物の吸収が急激に増大し，一過性に高血糖が生じ，インスリンが過剰分泌され低血糖症状を生じる．

● 小胃症状・下痢 ●

どちらも高頻度でみられる．小胃症状は残胃容量の減少により食事摂取量が減少することや消化吸収障害が主な原因である．食後の不快感（腹痛，下痢，腹部膨満など）により食事を控える例もみられる．自覚症状としては，少量の食事摂取で満腹になりそれ以上食べられないという訴えが多い．その結果栄養障害，体重減少へといたる．

● 貧 血 ●

鉄欠乏性貧血と巨赤芽球性貧血がある．いずれも術後数年を過ぎてから発症する．鉄代謝の大部分は赤血球の産生と崩壊による閉鎖的代謝によって調節されているため，胃切除によって鉄の吸収能が低下しても数年は貯蔵鉄で補われる．巨赤芽球性貧血は胃全摘術後のビタミンB_{12}吸収障害により引き起こされる．ビタミンB_{12}は食物内ではタンパク質と結合しているが，胃内で分解され，遊離型となり胃体部および胃底部の壁細胞から分泌されるキャッスル(Castle)内因子と結合し，回腸末端部で吸収されるが，胃切除によりキャッスル内因子の分泌量が低下するためビタミンB_{12}の吸収も障害される．ビタミンB_{12}は肝臓に5mgほど貯蔵されており，数年は枯渇することはないといわれている．鉄欠乏性貧血では舌炎，口角炎など口腔内の異常や痛みを訴え，巨赤芽球性貧血では舌の疼痛と味覚鈍麻，四肢の痺れなどの末梢神経障害をきたす．

● 骨代謝障害 ●

食事量の減少に伴うカルシウム摂取不足，胃酸分泌低下によるカルシウムの不溶化，ビタミンDの吸収障害などが関与している．加えて術後の腸内細菌叢の変化により小腸粘膜のラクターゼ活性が低下し牛乳不耐症がみられることもあり，カルシウム不足が加速することがある．その結果骨軟化症として発現する．したがって胃切除術後には骨量や血中CaやPの推移を観察することも重要となる．本障害には加齢による骨粗鬆症が加わることが多く，そのため高齢者，とくに女性に多い．

3 治療の実際

◆ 逆流性食道炎 ◆

基本的には生活習慣の変更，すなわち就寝時の頭部高位，過食や就寝前の飲食の制限，便通の調節などで改善を図るが，腸管運動賦活剤や抗ペプシン薬，H_2受容体拮抗薬やタンパク分解酵素阻害薬などの薬物療法も併用されることが多い．

◆ 輸入脚症候群 ◆

自然軽快を認めることもあるが，急性型や重症例では手術が選択される．

◆ ダンピング症候群 ◆

早期，後期いずれのダンピングも食物の急速な胃からの排出が原因であり，食事を少量頻回に分けて，ゆっくりと噛んで摂取することが予防となる．

◆ 小胃症状・下痢 ◆

ダンピング症候群の項でも述べたように，食事摂取の工夫を励行するが，体重減少が続く場合は高タンパク，高脂肪の栄養補助剤を併用する．下痢は消化不良と腸内細菌叢の乱れが原因となることが多く，食事習慣の変更で対処する．体重減少が認められるような場合には止痢薬の投与などを行う．

◆ 貧血 ◆

鉄欠乏性貧血，巨赤芽球性貧血ともに薬物療法が中心となる．胃全摘後の巨赤芽球性貧血ではビタミンB_{12}の経口投与は無効とされており，原則的には注射による投与が必要である．

＊　＊　＊　＊　＊

これまで述べたそれぞれの障害は術後の患者すべてに起こるものではなく，また，その予防のためにさまざまな再建術式が工夫，考案されている．治療の中心となる薬物も研究がすすめられており，症状から原因を見極め，適切な対処，治療方法を選択する必要がある．胃切除自体が消化吸収の生理的な機能を障害しているため，術後は定期的な観察と食事指導がもっとも重要である．社会生活に支障を及ぼすような機能低下に対してはその機能を改善する対応を考慮し，治療，看護にあたらなくてはならない．

（佐久間　浩，大木進司，竹之下誠一）

吸収不良症候群 malabsorption syndrome

1 起こり方

吸収不良症候群とは，**各種栄養素（脂肪，タンパク質，糖質，ビタミン，電解質など）の消化吸収障害**により低栄養状態をきたし，さまざまな欠乏症状を呈する病態である．

■ 分類

小腸粘膜細胞自体の異常に基づく原発性とそのほかの原因によって2次性に小腸の消化吸収が障害される続発性に分類されるが，両者が混在するケースもある．日本では，原発性吸収不良の頻度は低く，多いのは胃や小腸の切除後に起こる続発性吸収不良，膵疾患や肝・胆道疾患による消化障害である．

2 症状と診断のすすめ方

原因と障害の程度によりさまざまで，さらに吸収障害された栄養素によってその欠乏症状が起こる．具体的な身体所見は，脂肪便，**下痢**，**体重減少**，るいそう，貧血，浮腫などのほかにビタミン欠乏症状（口角炎，舌炎，ペラグラ，皮下出血など）や微量元素欠乏症状（鉄欠乏性貧血，皮疹，テタニーなど）を伴う．検査所見では，低タンパク血症，低アルブミン血症，貧血などが認められる．**血清タンパク濃度 6.0 g/dL 以下**（または**血清アルブミン値 3.5 g/dL 以下**），**総コレステロール値 120 mg/dL 以下**で低栄養状態と判断する．

診断は臨床症状と血液・生化学検査による．

栄養状態から本症が疑われた場合，各種消化吸収試験を行う場合がある．脂肪の消化吸収試験〔ズダン(Sudan)Ⅲ染色または化学的定量〕を行った後，さらに**d-キシロース吸収試験**で小腸吸収能を評価する．それらの結果からある程度の障害の型を推測する．消化管X線，内視鏡検査，生検，超音波断層撮影，CTや消化管ホルモンの測定などで原因疾患を確定する．

鑑別疾患として，血漿タンパクが消化管に漏出する**タンパク漏出性胃腸症**があげられるが，タンパク漏出と吸収不良の病態は合併することも多く鑑別困難な場合もある．タンパク漏出性胃腸症は，低タンパク血症をきたす症候群で主な症状は浮腫であるが，一般に血漿タンパク濃度は，本症と比較して著しく低下していることが多く，α_1アンチトリプシンの測定が鑑別に有効である．

3 治療の実際

低栄養状態の改善を目的とした**栄養療法**が重要で，原因が明らかな場合は根本的治療を行う．

栄養療法は，糞便中脂肪量や血清タンパク濃度，血清総コレステロール値を参考に消化吸収障害の程度と栄養状態を考慮して選択する．現在は，医師，管理栄養士，薬剤師，看護師などの多職種で構成された**NST**（nutrition support team）によって栄養管理を行う場合が多い．栄養療法は，原則として**低脂肪・高カロリー**(2,400～3,000 kcal/日，40～50 kcal/kg/日)・**高タンパク**(100 g/日，1.5 g/kg/日以上)・**低繊維食**の食事療法を行い，栄養状態がよくない場合は，経腸栄養法(半消化態栄養剤または成分栄養剤の投与)，経中心静脈高カロリー輸液法を行う．脱水，電解質異常，低タンパク血症，高度の貧血などがある場合は，必要に応じて補液，各種栄養素，輸血，ビタミンなどを非経口的に投与する．

原疾患に対する治療は，たとえばラクターゼ欠乏症(乳糖不耐症)の場合は，乳糖を含む食品の制限やラクターゼ製剤の投与，胆汁分泌不全や膵外分泌不全では，消化酵素薬の大量補充療法が有効である．

💡 看護のポイント

- 排便状況や脱水症状の有無・程度に注意する．
- 栄養状態に注意し，低栄養状態にあるときはとくに易感染状態になるため感染防止に努める．
- 下腹部痛や下痢に伴う腹痛などの疼痛の出現にも配慮し，疼痛軽減に努める．
- 本症は慢性化する可能性もあるため，生涯適切な食生活を維持できるよう根本的な原因や状況を説明し，指示された食事療法を守ることができるよう教育する．

（高島　利，藤本一眞）

タンパク漏出性胃腸症
protein-losing gastroenteropathy

1 起こり方と症状・診断のすすめ方

タンパク漏出性胃腸症とは，血漿タンパクとくにアルブミンが消化管粘膜から漏出し浮腫など**低アルブミン血症***による症状をきたす疾患群である．その病態は多種多様であり原因疾患を特定することが困難な場合も少なくない．本症では一般的に栄養素の消化吸収は保たれるが，腸管浮腫による2次的な吸収不良症候群をみる場合もある．

血漿タンパクが腸管内に漏出する現象は生理的にもみられるが，分解吸収されてアルブミン

---

*血清アルブミン値は，試薬によって交差反応や共存物質の影響を受けることがある．現在，BCG法，改良型BCP法が主に用いられているが，BCG法ではグロブリンとの交差反応のあることが知られている．

454　消化器疾患

合成に再利用される．
症　状
　タンパク漏出性胃腸症による症状は顔面や下腿の浮腫がもっとも頻度が高い．下痢や腹痛，腹部膨満感などを伴うこともある．
診　断
　診断は，ネフローゼ症候群や吸収不良症候群，肝疾患などの鑑別診断を行い，α_1アンチトリプシンクリアランス試験や^{99m}Tcアルブミンを用いたタンパク漏出シンチグラフィなどで消化管からのタンパク漏出を検査する．
分　類
　本症は，その成因からリンパ管の拡張が関与する病態（原発性リンパ管拡張症，炎症性リンパ管閉塞，腫瘍性リンパ管閉塞，収縮性心外膜炎など），消化管粘膜上皮の異常が関与する病態［クローン（Crohn）病，潰瘍性大腸炎，非特異性多発性小腸潰瘍症，寄生虫感染症，消化管がんなど］と成因不明の病態［メネトリエ（Ménétrier）病，好酸球性胃腸炎，大腸絨毛腺腫，大腸ポリポーシス，アミロイドーシス，サルコイドーシス，全身性エリテマトーデスなど］に分類される．

2　治療の実際と看護のポイント

　本症の治療は，原疾患や成因により異なり原疾患の治療を優先する．原疾患の確定診断が困難な場合には完全静脈栄養法や成分栄養法により栄養管理されることも多い．高度な低アルブミン血症の是正のためにアルブミン製剤の投与が行われる場合もあるが，その投与にあたっては適正使用が求められる．また，抗菌薬起因性腸炎，乳糖不耐症への乳糖投与や下剤の大量投与が本症の成因となることにも留意を要する．

（藤山佳秀）

過敏性腸症候群　irritable bowel syndrome（IBS）

1　起こり方

　わが国では1990年代から注目されるようになった．その背景として，①ストレス社会の中で**患者数が増加**していること，②致死的疾患ではないが**生活の質（QOL）を著しく低下**させるという認識が広まってきたこと，③発生機序が次第に明らかになってきたこと，④**診断・治療ガイドライン**が作成されたことなどがあげられる．
概　念
　慢性的，あるいは反復性に腹痛や便通異常（下痢，便秘）がある場合は，大腸がんや潰瘍性大腸炎などの目で見える病気（器質的疾患）が心配で受診する患者が少なくない．しかし，ほとんどの場合は，その症状を説明できるような腸管の異常（腫瘍，狭窄，炎症など）がなく，この場合は**機能性疾患**ということになる．その中でも過敏性腸症候群がもっとも頻度が高い疾患といえる．代表的な診断基準はローマ基準（第3版：ローマⅢ，2006年）である．また，診断，治療には厚生労働省研究委託費による「**心身症診断・治療ガイドライン2006**（以下，ガイドライン）」が有用である．
定　義
　ローマⅢでは「過敏性腸症候群は，腹部の不快感または腹痛が，排便または便通の変化に伴って生じ，臨床像としては排便障害を呈する**機能性消化管障害**の1つである」となっている．
発生メカニズム・病態
　腹痛，便通異常の発生機序として，①小腸・大腸の消化管運動異常，②腸管の知覚過敏，③中枢（脳）の制御異常があげられる．腸管と脳の間には自律神経，ホルモンなどを介する相互の連絡があり，「**脳腸相関**」の結果として，症状が引き起こされる．
診断基準と病型分類
　ローマⅢ基準においては，**表1**のように定

表1 過敏性腸症候群の診断基準（ローマⅢ）

> **過敏性腸症候群**＊
> 過去3ヵ月間，月に3日以上にわたって腹痛や腹部不快感＊＊が繰り返し起こり，下記の2項目以上がある
> 1. 排便によって症状が軽減する
> 2. 発症時に排便頻度の変化がある
> 3. 発症時に便形状（外観）の変化がある
> ＊ 6ヵ月以上前から症状があり，最近3ヵ月間は上記の基準を満たしている
> ＊＊腹部不快感は，痛みとは表現されない不快な感覚を意味する

［福土　審ほか（監訳）：Rome Ⅲ（日本語版），306頁，協和企画，2008］

義されている．さらに，便の形状（外観）の比率により4型（便秘型，下痢型，混合型，分類不能型）に分類される．

罹患率

わが国での頻度は約15％程度とかなり高く，洋の東西を問わず**高頻度の疾患**といえる．女性に多いとされている．好発年齢は20〜40歳代といわれているが，近年は小児と高齢者においても患者が増加している．

予後

生命予後は良好である．自然治癒は3割程度とされ，症状の程度，出現頻度の差はあるものの QOL を低下させる疾患である．

2 症状と診断のすすめ方

慢性・反復性の腹痛あるいは腹部不快感に便通異常がある場合に本疾患の可能性が高い．

診断ガイドライン

診断の際には，主要な器質的腸疾患（大腸腫瘍，炎症性腸疾患）の除外が重要である．わが国の医療事情も勘案した，図1に示す「診断ガイドライン」に沿った診断が有用である．**警告症状・徴候**には，発熱，関節痛，粘血便，6ヵ月以内の予期しない3kg以上の体重減少，異常な身体所見（腹部腫瘤の触知，腹部の波動，直腸指診による腫瘤の触知，血液の付着など）があげられる．危険因子とは50歳以上での発症または患者，大腸器質的疾患の既往歴，家族歴である．なお，患者が消化管精密検査を希望

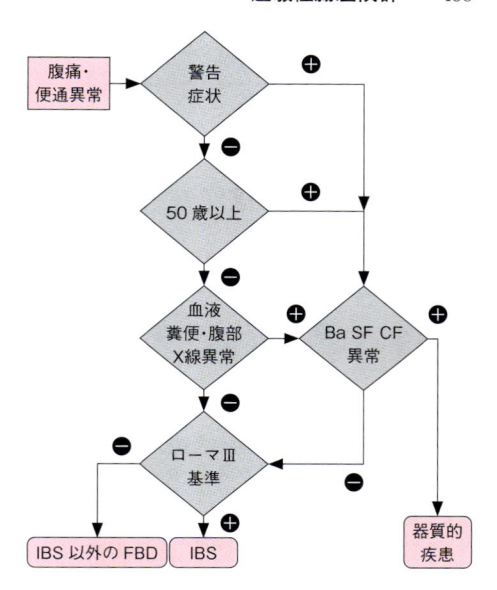

図1 過敏性腸症候群の診断ガイドライン
［福土　審ほか：過敏性腸症候群．心身症診断・治療ガイドライン2006（小牧　元ほか編），15頁，協和企画，2006］

Ba：注腸検査，SF：S状結腸内視鏡検査，CF：大腸内視鏡検査，FBD：機能性腸障害

する場合には検査を行う．

3 治療の実際

症状によるつらさ，QOL の低下を**受容的に傾聴**する．検査結果で異常のないことを**説明**し，重大な病気にはならないことを**保証**する．

治療ガイドライン

ガイドラインの治療アルゴリズム（3段階方式）を活用する．**生活習慣・食生活の指導**と高分子重合体と消化管運動調節薬による消化管機能の調整が第1段階である（図2）．第2段階では，不安・抑うつの有無に注目し，それに応じた向精神薬と簡易精神療法を行う．第3段階は，専門医での治療である．重症例になるほど，段階を上げて治療する．また，病型に対応した治療が原則となる．

原則として，**症状の消失**と**便通の正常化**が目標となる．軽症例が75％，中等度が20％，重

図2 過敏性腸症候群の治療ガイドライン：第1段階
［福土 審ほか：過敏性腸症候群，心身症診断・治療ガイドライン2006（小牧 元ほか編），18頁，協和企画，2006より改変］

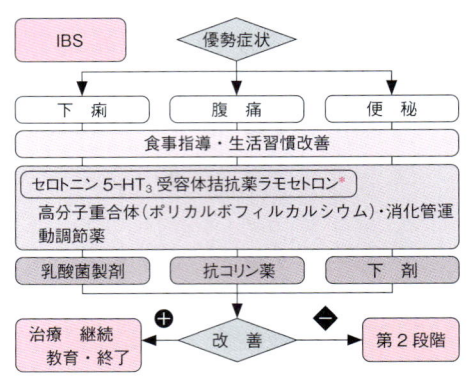

＊男性下痢型にのみ保険適用あり．

症例が5％とされ，第1段階で軽症例を中心に約8割に改善が期待できる．QOLが大きく障害されている，精神疾患の共存がみられるような中等度，重症例では，症状の消失が困難な場合が多く，**QOLの改善**が目標となる．

看護のポイント

下部消化管症状のほかに，胃部膨満感，心窩部痛，食欲不振などの上部消化管症状や，多発する筋痛，易疲労感，頭重感，動悸，頻尿，月経障害など多彩な身体症状をしばしば呈する．併せて，不安，抑うつ，緊張，焦燥など種々の精神症状をもしばしば呈する．また，心理・精神的要因によって身体症状が増悪したり，反対に**心理的治療効果**などで改善したりすることが多く，いわゆる**心身症**として過敏性腸症候群患者をとらえることが必要な場合が多い．症状を悪化させる**ストレス**を明らかにすることと，それへの**対処法**を患者とともに考え，実践することを促す看護が望まれる．　　　　　（金子　宏）

感染性腸炎　infectious enteritis

1　起こり方

感染性腸炎は，病原体がヒトの腸管内に侵入，定着，増殖して発症する病気の総称である．原因病原体にはウイルス，細菌，寄生虫などがある．これらの病原体が腸の粘膜への侵入や，表面で毒素を産生することによって症状を引き起こす．その多くが食物，水から感染する**食中毒**である．急性下痢とは症状の持続が2週間以内のものをさすが，感染性腸炎が多くを占め，ウイルス性，細菌性が大部分であり，寄生虫性は少ない．慢性下痢とは症状の持続が4週間以上のものをさし，腸結核，寄生虫疾患はみられるが，大部分は非感染性腸炎である．感染性腸炎を患者背景から以下のように分類できる（表1）．

● 散発性下痢症 ●

夏季には細菌性腸炎が，冬季にはウイルス性腸炎が多い．細菌ではカンピロバクターがもっとも多く，次いでサルモネラ，腸炎ビブリオ，腸管病原性大腸菌などが多い．ウイルスでは**ノロウイルス**がもっとも多く，次いでロタウイルスが多い．散発例の多くは食中毒であるが，**腸管出血性大腸菌**や**ノロウイルス**は感染力が強く，ヒト-ヒト感染も多いので注意が必要である．

● 食中毒・集団発生 ●

集団発生の多い食中毒病原体はサルモネラ，腸炎ビブリオ，**ノロウイルス**である．

● 旅行者下痢症 ●

海外旅行者の30〜80％が感染する疾患である．渡航先としてはアジアがもっとも多い．細菌では腸管毒素原性大腸菌をはじめとする病原性大腸菌，赤痢菌，カンピロバクター，サルモネラ，チフス菌の順に多い．寄生虫ではランブル鞭毛虫，赤痢アメーバが多くみられる．

表1 主な感染性腸炎の臨床像

感染症法類型	原因病原体	原因	潜伏期	特徴的症状	特徴的便性
三類	赤痢菌	食品，水	1～5日	下痢，高熱	
	コレラ菌	魚介類，水	1～5日	下痢，嘔吐，発熱(－)	米のとぎ汁様
	チフス菌，パラチフスA菌	食品，水	10～14日	高熱，血便，下痢(±)	
	腸管出血性大腸菌	牛肉，牛レバー，ヒト	4～8日	血便，腹痛，下痢，微熱	血便
五類	カンピロバクター	鶏肉，牛レバー	2～10日	下痢，高熱，腹痛，血便	緑色便，血便
	サルモネラ	鶏卵，肉，ペット	8～48時間	下痢，高熱，腹痛，血便	緑色便
	腸炎ビブリオ	魚介類	1日以内	嘔吐，腹痛，下痢，発熱，血便	
	エルシニア	豚肉，水	3～7日	腹痛，発熱，下痢(±)	
	その他の病原性大腸菌	食品，水	12時間～5日	下痢，発熱	
	黄色ブドウ球菌	調理者の手	1～5時間	下痢，腹痛，嘔吐	
	ノロウイルス	生ガキ，ヒト	3～40時間	嘔吐，下痢，微熱	
	ロタウイルス	糞便	2～3日	下痢，嘔吐，高熱	白色便

◆ **抗菌薬起因性腸炎** ◆

　抗菌薬投与により腸管内の常在細菌叢が破壊され特定の細菌が異常増殖することにより発症する腸炎である．クロストリジウム・ディフィシル(Cd)腸炎，抗生物質起因性出血性大腸炎(AAHC)，メチシリン耐性黄色ブドウ球菌(MRSA)腸炎などがある．血便はAAHCのみで起こり，激しい血性下痢をきたす．

◆ **性感染症** ◆

　性行動様式の変化により従来と異なる性感染症が出現している．アメーバ赤痢が代表的であり，男性同性愛者に多い．

◆ **院内・施設内感染** ◆

　Cd腸炎やMRSA腸炎は入院中の患者に多く，院内感染が問題となる．アメーバ赤痢や細菌性赤痢は小児や知的障害者施設で発生する．

2 症状と診断のすすめ方

　急性感染性腸炎は下痢，発熱，腹痛，悪心・嘔吐などの急性胃腸炎症状がみられる．下痢はほぼ必発であり，まず小腸型(小腸粘膜の炎症)か大腸型(大腸粘膜の炎症)かを判断する．

　小腸型は病原体や毒素による腸管からの分泌亢進があり，大量の水様下痢を生じ，血便はまれである．また，悪心・嘔吐を伴うことが多く，とくに**ノロウイルス**では嘔吐がほぼ必発である．

　大腸型は毒素または病原体による組織侵襲が基本的な病態であり，発熱や腹痛が多くみられ，血便，粘血便，テネスムスなどを伴うことが比較的多い．血便をきたす場合，潰瘍性大腸炎などとの鑑別のために大腸内視鏡検査が行われることも多い．血便の頻度が高いのは**腸管出血性大腸菌**腸炎，カンピロバクター腸炎，腸炎ビブリオ腸炎，サルモネラ腸炎などである．細菌性赤痢や腸管出血性大腸菌以外の病原性大腸菌腸炎では血便の頻度は低い．ウイルス性腸炎では血便をきたすことはほとんどない．カンピロバクター腸炎，サルモネラ腸炎，腸炎ビブリオ腸炎，細菌性赤痢では，発熱が多いが腸管出血性大腸菌腸炎では発熱は軽度かみられない．

　診断には問診が重要であり，症状とその発現時期，食歴，周囲の人の様子，発展途上国への旅行歴，最近の抗菌薬使用歴，基礎疾患の有無などを聞く．

:: **潜伏期**

　2日以内と短い病原体には黄色ブドウ球菌，腸炎ビブリオ，サルモネラ，**ノロウイルス**などがある．2～10日と比較的長いものにはカンピロバクター，**腸管出血性大腸菌**，エルシニアなどがあり，これらについては患者自身が食中毒と気づいていないことが多い．潜伏期が10～

原因食品

　原因食品と感染性腸炎の関係を知っておくことは重要である．生の肉・魚介類が多いが，ペットとの接触も感染の原因となる．カンピロバクター腸炎は鶏肉や牛レバーが，サルモネラ腸炎は鶏卵，肉，ペットとの接触が原因として多い．腸炎ビブリオ腸炎では魚介類，**腸管出血性大腸菌**腸炎では牛肉，牛レバー，**ノロウイルス**腸炎では生ガキが原因として多い．

確定診断

　細菌性腸炎の診断には主に糞便・腸液・生検組織の培養が用いられる．腸管出血性大腸菌，Cdなどでは便中毒素の検出も有用である．ウイルス性腸炎の診断は主に便の抗原，遺伝子診断で行う．寄生虫症の診断は主に鏡検で虫体や虫卵の検出を行う．

3　治療の実際

　感染性腸炎は自然治癒傾向が強いため，対症療法を中心に行う．脱水に対する輸液が中心であり止痢薬は腸管内容物の停滞時間を延長し，毒素の吸収を助長する可能性があり禁忌である．ウイルス性腸炎では抗菌薬の投与は不要であるが，細菌性腸炎では病原体の種類や患者の状態により適応を決める．三類感染症である細菌性赤痢，コレラ，チフス，パラチフスなどでは抗菌薬の投与は必須である．これらの多くは海外での感染である．毒素型である腸炎ビブリオ腸炎，黄色ブドウ球菌腸炎などでは抗菌薬の投与は必要ない．カンピロバクター腸炎，サルモネラ腸炎，**腸管出血性大腸菌**腸炎，エルシニア腸炎などでは，易感染性患者（小児，高齢者を含む）および症状の激しい者（38℃以上の発熱，1日10回以上の下痢，激しい腹痛や嘔吐など）では抗菌薬を投与する．抗菌薬の初期投与はホスホマイシンあるいはニューキノロン系抗菌薬を3日処方する．菌が確定された時点で抗菌薬を変更する．

　合併症を起こさなければ予後はよい．**腸管出血性大腸菌**腸炎では**溶血性尿毒症症候群**や脳症を，サルモネラ腸炎で菌血症や腸管外感染を起こした場合は病状が重篤であり，死亡例もみられる．カンピロバクター腸炎では発症2～3週後にギラン・バレー(Guillain-Barré)症候群や反応性関節炎を起こすことがある．

💡 看護のポイント

　ノロウイルス腸炎は医師・看護師を介してほかの入院患者に感染し院内の集団発生を起こしやすい感染性腸炎であり注意を要する．ノロウイルス腸炎を疑う患者と接した場合は手洗いを励行する．とくに吐物が感染源として重要であり，アルコールには抵抗性を示すため希釈した塩素薬で処理することが重要である．

（大川清孝，上田　渉）

アメーバ赤痢 amebic dysentery

1　起こり方

　アメーバ赤痢は，**アメーバ原虫**による感染症である．シスト（嚢子）を含む食べ物から経口的に感染するが，性行為感染症としても重要でもある．とくに経肛門的に感染することが多い．熱帯・亜熱帯の発展途上国，とくに東南アジアに多く分布されており，海外渡航歴が診断上重要である．最近は渡航歴のない患者でも日本で発症することもある．

　大腸から経血管的にアメーバ性肝膿瘍をきたす症例もあり，本項で述べる．

2　症状と診断のすすめ方

症　状

　症状は赤痢と同様に，血便，発熱，腹痛，悪

心，嘔吐などである．血便はいちごゼリーに似た形態を呈する．**肝膿瘍**にいたった症例では，右季肋部痛，全身倦怠感，肝腫大などを起こす．

検査と診断

大腸内視鏡検査を施行すると，主に直腸に，多発する不整形の潰瘍・びらんが認められる．結腸や小腸にもみられることがある．生検することで，虫体を鏡検像で確認することができる．

肝膿瘍症例では，腹部超音波検査・CT・MRIなどで不整形の膿瘍を確認できる．膿瘍は多発することもある．膿瘍の原因が不明のときは，エコー下に穿刺し，鏡検・培養によって診断がつくこともある．

なお，本疾患は五類感染症であるので7日以内の届け出が必要である．

3 治療の実際

メトロニダゾールの7〜10日程度投与により，通常はすみやかに改善する．シストの排泄がなくなることを確認する．肝膿瘍をきたした症例は入院加療が必要である．必要に応じ膿瘍のドレナージとともにメトロニダゾールの服用を行う．

💡 看護のポイント

患者の糞便から他人に感染を起こすことがあるので，糞便などの取り扱いに留意する必要がある．また，肛門性交の既往のある患者はヒト免疫不全ウイルス（HIV）などほかの感染症を合併している可能性を考慮すべきである．

（岡　政志）

腸結核　intestinal tuberculosis

1 起こり方

腸結核は結核菌（*Mycobacterium tuberculosis*）の消化管への感染によって起こる腸管の炎症である．自覚症状は腹痛，下痢など非特異的なものが多いが，症状がなく大腸がん検診を契機に発見される場合もある．**肺外結核**の中では約5％と頻度は少ないが，減少傾向にはなく，免疫力の落ちた高齢者や糖尿病，腎不全などほかの病気をもっている人に多く発症する．

病態

消化管以外の結核症（とくに肺結核）に続発するものと他臓器に病変が認められない**原発性**とに分類される．以前は肺結核からの**続発性**が大部分を占めていたが，最近は原発性が約50％以上との報告が多い．結核菌の感染経路としては主に管内性であるが，そのほか，血行性，リンパ行性，隣接臓器からの直接感染の可能性もある．管内性では，空気，食物や喀痰とともに嚥下された菌体が胃酸に抵抗性で死滅することなく胃を通過し腸管へ移行，腸管粘膜内のリンパ組織に侵入し免疫反応が生じ，結核結節を形成する．結核結節は中心部が**乾酪壊死**に陥り潰瘍となり，癒合し，**輪状潰瘍**や**帯状潰瘍**を形成することが多い．リンパ組織に富む終末回腸や盲腸に炎症が起こりやすく，結核菌を含む便との接触時間の長い回盲部〜上行結腸に病変がみられることが多く，S状結腸や直腸に病変がみられることはまれである．

2 症状と診断のすすめ方

症　状

腸結核の臨床症状としては腹痛，下痢，下血，腹部膨満，発熱，食思不振，腹部腫瘤，体重減少，全身倦怠感などが認められるが，特有なものはない．小腸結核で高度の腸管狭窄を伴った場合は，腹痛，嘔吐，腹部膨満などの閉塞症状が出現する．

検査と診断

血液検査では，CRP・赤沈などの炎症反応の亢進や軽度貧血，低栄養状態がみられるが，特徴的な所見はなく，無症状例では炎症反応が

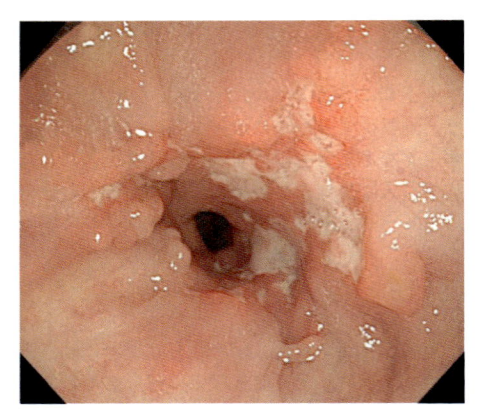

図1 活動期腸結核の内視鏡像
不整な小潰瘍の輪状配列を伴う腸管の狭小化を認める．

まったく正常であることもある．実際の臨床現場では，下部消化管内視鏡検査により診断される場合が多い．内視鏡検査で病変部を観察して生検を行い，組織学的に結核菌や**乾酪性肉芽腫**といわれる特徴的な病変がみられれば確定診断できる．しかし，検出率はあまり高くなく，生検組織の培養やPCR法による結核菌の遺伝子診断，糞便の結核菌培養などを行い，いずれかの方法で結核菌を証明し診断する．

画像所見
特徴的な画像所見は不整な小潰瘍の輪状配列や**輪状・帯状・地図状潰瘍**と小型の炎症性ポリープが混在して認められる腸管変形，萎縮瘢痕帯などがあげられる．活動性の内視鏡像を図1に示す．注腸造影でも，萎縮瘢痕帯や回盲部の変形，上行結腸の短縮などの形態が描出されている(図2)．

補助診断
ツベルクリン反応は強陽性であれば診断補助となるが，過去のBCG接種や非結核性抗酸菌の影響を受け陽性率が高く，15%前後に偽陰性例も存在する．全血IFN-γ(インターフェロン-γ)活性(**クオンティフェロン®TB-2G**)測定法は，結核菌特異抗原と血液を反応させることにより放出されるIFN-γを測定する検査であり，BCG接種に影響されないこと，結核感染の感度，特異度が高く，有用である．

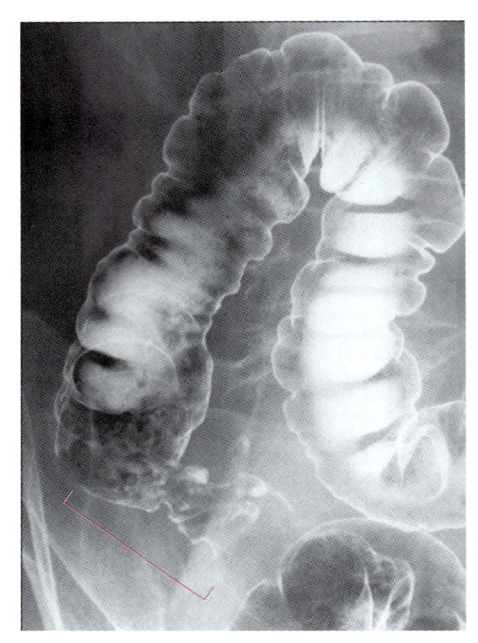

図2 腸結核の注腸造影
上行結腸の短縮，回盲部の偽憩室様変形と萎縮瘢痕帯を認める．

3 治療の実際

腸結核は特徴的な画像所見を呈しながらも結核菌または病理組織学的証明が困難な症例も多く抗結核薬による治療的診断がなされることがしばしばある．抗結核薬による治療にはよく反応するが，薬剤耐性の問題があり，肺結核に準じた治療であるイソニアジド(INH)，リファンピシン(RFP)，ピラジナミド(PZA)に，エタンブトール(EB)またはストレプトマイシン(SM)を加えた4薬を用いる．基本的には4薬で2ヵ月間治療後，RFP＋INH(＋EB)で4ヵ月治療する．腸結核治癒後の大腸がんも報告されており注意が必要である．

看護のポイント
・肺結核と異なり，便中への結核菌排菌による2次感染はほとんどなく，便器を別にする必要はないが，手洗いを励行し便器の消毒を心

掛ける．続発性では，2次感染予防として厳重な隔離，マスクの着用が必要である．
- 抗結核薬の副作用として，アレルギー反応，末梢神経炎(INH)，肝障害(RFP)，視力障害(EB)，聴力障害(SM)などに注意する．
- 活動性病変である潰瘍が治癒した場合に腸管狭窄が高度になり腸閉塞をきたし手術が必要となることがあり，症状の観察も重要である．
- 長期療養，生活における制限などの精神的ストレスに対するケアも行う． （八島一夫）

抗菌薬起因性腸炎 antibiotics associated colitis

1 起こり方と症状・診断のすすめ方

抗菌薬起因性腸炎は，抗菌薬投与により引き起こされる腸炎の総称である．抗菌薬使用量の増加に伴い，発症率も増加傾向にある．本症は，クロストリジウム・ディフィシル(Cd)関連腸炎，急性出血性大腸炎，メチシリン耐性黄色ブドウ球菌(MRSA)腸炎に大別される．表1に各疾患の特徴についてまとめた．

● Cd関連腸炎 ●

抗菌薬が腸管内の細菌構成に影響を与え，弱毒菌であるCdが過剰増殖すると，同菌の毒素により腸炎が発生する．Cd関連腸炎は，重篤な基礎疾患を有し長期入院中で，多剤の抗菌薬投与を受けている高齢者に好発する．薬剤投与開始後，抗菌薬投与1～2週間後に緩徐に発症する下痢が主な症状であり，発熱，腹痛を伴う．放置すれば典型例では，**偽膜**とよばれる黄色調で半球状の小隆起が大腸粘膜に多発する．この偽膜性大腸炎がCd関連腸炎の典型像であるが，重症化すると高度の浮腫や腸管拡張を伴うようになり，高度の下痢に加えて低栄養状態や脱水を伴い全身状態も悪化する．もっとも重篤な場合は麻痺性イレウスや中毒性巨大結腸症をきたし，致死的となることがある．

診断法としては，原因菌を確認するよりも毒素を証明するほうが簡便かつ迅速である．最近，わが国でも毒素A，Bのいずれも検出可能な検査法が普及している．陰性の場合でも，臨床症状や血液検査，培養検査，内視鏡検査所見

表1 抗菌薬起因性腸炎各疾患の特徴

疾患	病因	原因菌	主な原因抗菌薬	発症までの期間	症状	患者背景	診断	治療
Cd関連腸炎（偽膜性腸炎）	菌交代現象	クロストリジウム・ディフィシル	ペニシリン系 広域セフェム系 (胆汁排泄性)	約1～2週間	下痢，発熱，腹痛	高齢者重症者	毒素A，Bの検出 大腸内視鏡で偽膜の確認	抗菌薬の中止 バンコマイシン メトロニダゾール
急性出血性大腸炎	アレルギー 菌交代現象	不明	ペニシリン系 セフェム系 ニューキノロン系	約2～3日	強い腹痛，血性下痢	若年女性	抗菌薬の服用歴 内視鏡所見から総合的に診断	抗菌薬の中止
MRSA腸炎	菌交代現象	MRSA	セフェム系	約3～6日	激しい下痢，発熱，腹痛	高齢者重症者	MRSAの分離培養	抗菌薬の中止 バンコマイシン

を含めた総合的な判断を心掛ける．

● **急性出血性大腸炎** ●

抗菌薬に対するアレルギー反応と考えられてきたが，最近ではクレブシエラ・オキシトカとよばれる細菌の過剰増殖が関与すると推測されている．青壮年期に多く，とくに女性に好発する傾向がある．通常，抗菌薬内服開始数日後に頻回の下痢で発症し，肉眼的血便を伴うことが多い．ピーク時には頻便となり便座を離れることが困難となる．しかし，抗菌薬の内服中止によりすみやかに症状は改善する．大腸内視鏡検査では，とくに深部大腸に高度の浮腫と発赤粘膜を認め，S状結腸や直腸では病変は軽度である．

● **MRSA腸炎** ●

基礎疾患を有し，多剤抗菌薬の全身投与を受けている患者において，**菌交代現象**の結果，MRSAが腸管で過剰増殖して発症する．典型例では，抗菌薬の全身投与開始1週間以内に腹痛と発熱を伴う水様下痢が出現するが，肉眼的血便はない．とくに重篤な基礎疾患を有する例では，高度の脱水とMRSAの全身感染症のため，重症化し多臓器不全にいたることもある．臨床症状に加えて，便培養でMRSAを証明することで確定診断となる．

2 治療の実際

いずれの疾患も，まず原因薬剤を中止とし，下痢による脱水や電解質異常を是正することが治療の基本である．基礎疾患のために抗菌薬投与を中止できない場合は，アミノグリコシド系，マクロライド系，ないしニューキノロン系薬剤に変更する．一方，強力な止痢薬（コデイン，モルヒネ）や腸管運動抑制薬の投与は控える．急性出血性大腸炎の大部分と他2疾患のうち軽症例ではこれらの**対症療法**のみで快方に向かう．

Cd関連腸炎では，バンコマイシン500〜2,000 mg/日を4回に分けて7〜14日間，あるいは，メトロニダゾール1,000〜1,500 mg/日を3回または4回に分けて10〜14日間投与する．いずれの薬剤も経口投与が原則である．

MRSA腸炎では，**感受性**を示すことが多いバンコマイシンの経口投与（500〜2,000 mg/日を4回に分けて7〜14日間）が第1選択である．しかし，MRSAの全身感染例では，点滴によるバンコマイシンの全身投与が必要となる．最近では，バンコマイシン耐性MRSAの感染例が報告されており，治療前に感受性試験を実施するなどの対応が必要である．

💡 看護のポイント

抗菌薬起因性腸炎の主な病態は，薬剤投与による菌交代現象であることから，不用意な抗菌薬の予防投与・乱用を控えることが重要である．また，高齢の長期入院患者，基礎疾患を有する患者，重症患者に好発するため，病初期には軽微な訴えにとどまることが多い．したがって，抗菌薬の投与開始後は，症状を注意深く観察し，本人や周囲に確認する配慮が重要である．一方，MRSA腸炎とCd関連腸炎では医療従事者を介した院内感染が問題となっている．慎重な感染予防とともに，排菌陽性例に対しては迅速かつ確実な対応が不可避である．

（浅野光一，松本主之）

大腸憩室疾患 diverticulosis of the colon

1 起こり方

憩室は腸管壁が腸管外側に囊状に突出したもので，大腸憩室の大部分は固有筋層を欠く後天性の**仮性憩室**である．臨床症状（腹痛など）を有するものを憩室症とよぶ．

加齢とともに罹患率は増加し，欧米では左側結腸とくにS状結腸に多く存在するのに対し，

アジア諸国においては右側に多く存在する．日本において憩室症は近年増加傾向であり，**左側結腸および両側結腸憩室が増加**しており，生活習慣とくに**食物繊維摂取量**の低下が原因と考えられている．

憩室の成因は腸管運動異常による**腸管内圧の亢進**と**腸管壁の脆弱性**という2つの因子が考えられている．硬便の長期停滞は腸管内圧亢進に関与すると考えられ，老化により腸管壁の脆弱性が増すことも発症の一因となると考えられる．

2 症状と診断のすすめ方

憩室の70〜80%は無症状であり，注腸造影検査や下部消化管内視鏡検査で診断されることが多いが，臨床的意義は少ない．

憩室炎や出血などの**合併症を伴う憩室症**は憩室全体の15〜20%とされる．憩室炎では腹痛，発熱を伴うことが多く，悪心・嘔吐，腹部圧痛，腹部腫瘤触知などを認め，腹膜炎症状を呈することもある．憩室炎は憩室内壁というより憩室周囲組織の炎症が本体であり，憩室炎から**膿瘍形成**，**穿孔**，**瘻孔形成**，**狭窄**を引き起こすことがある．

憩室出血は，憩室炎症状を呈することは少なく，無症状でかつ突然の血便で発症することが多い．高齢者およびNSAIDs，抗血小板薬，抗凝固薬の内服は**リスクファクター**である．

憩室炎の診断は腹部所見から疑い，白血球やCRPの上昇などを血液検査で確認した後に，超音波検査やCTにより行われる．鑑別疾患として，急性虫垂炎，炎症性腸疾患，感染性腸炎，尿路感染症，婦人科疾患などがある．とくに**右側結腸憩室炎**は**急性虫垂炎**との鑑別がしばしば困難である．CTや超音波検査による診断感度は良好であり，大腸内視鏡検査は穿孔を起こす可能性があるので急性期の検査としては避けたほうがよい．注腸造影検査も不適当であるが，憩室の同定のために水溶性造影剤を用い実施する場合もある．

一方，炎症を伴わない憩室出血の診断は**大腸内視鏡検査**が第1選択となる．大量の下部消化管出血では造影CT，血管造影検査，出血シンチグラフィなどの検査が実施される．鑑別すべき疾患として**大腸がん**，**虚血性大腸炎**，**炎症性腸疾患**，メッケル(Meckel)憩室出血などがある．憩室出血は1L以上の大量出血を起こすこともあり，大出血は右側結腸憩室に多いとされる．

3 治療の実際と看護のポイント

憩室炎は穿孔・瘻孔などの合併症がない場合，安静，食事制限，**抗菌薬**などで保存的に治療する．炎症が軽い場合は，消化のよい食事を摂取させるが，炎症が強い場合は絶食・輸液も必要となる．大きい膿瘍を形成している場合は経皮的ドレナージを行い，瘻孔の自然閉鎖はまれであるため待機手術を行う．保存的治療で改善しない場合や，穿孔を疑う場合は**手術治療**となる．

憩室出血は自然止血することが多く，絶食・補液にて経過観察する．出血の治療の第1選択は**内視鏡止血**であり，それが不可能な場合は血管造影下での**血管塞栓術**や手術が行われる．造影剤充填法も古典的ではあるが，少量の出血を繰り返す症例などに用いられる．

憩室は筋層を欠くため凝固止血やエタノール局注などの組織障害が強い治療法を避け，**クリップ止血法**にて**開口部を縫縮**する方法が行われる．内視鏡検査はバイタルサインの安定が前提であり，不安定な症例では緊急の血管造影を優先させる．緊急時の結腸亜全摘術の予後は，とくに高齢者で不良であり，部位を同定し結腸部分切除にて治療できるよう努力すべきである．

今後，抗凝固薬，抗血小板薬を内服する高齢者がますます増えることを考えると看護上，憩室出血には十分注意が必要である．**憩室炎**では穿孔や膿瘍形成に留意し，**憩室出血**では突然のショックに備える必要がある． （三浦総一郎）

虚血性大腸炎 ischemic colitis

1 起こり方

　大腸は，主に上・下腸間膜動脈の分枝によって栄養される．腸管循環障害には主幹動脈の閉塞により腸の壊死をきたす重篤なものと，可逆的な腸管血流の低下を原因とする比較的軽症なものがある．後者は**虚血性大腸炎**とよばれ，高血圧，不整脈，糖尿病などの心血管系の基礎疾患を有する高齢者に多いが，最近では40歳以下の若年者にも発症がみられる．血流低下の原因は動脈硬化症や血栓症などの**血管側因子**だけでなく，便秘による腸管内圧亢進など腸管側因子の両者が発症に関与していると考えられている．好発部位は**下行結腸からS状結腸**にかけての左側結腸である．直腸は内腸骨動脈の分枝である中・下直腸動脈によっても栄養されており，虚血にいたることは少ない．

　本症は予後不良の壊疽型，腸管腔の狭小化をきたす狭窄型，一過性型に分類されてきた．しかし，壊疽型は明らかに性格が異なるため，現在は後二者を狭義の虚血性大腸炎とすることが多い．

2 症状と診断のすすめ方

　虚血性大腸炎は**突然の腹痛**や**新鮮血便**で発症することが多い．また，下痢や悪心・嘔吐，発熱を伴うこともある．病歴聴取の際には，症状の経過はもちろん，発症前の食べ物や薬物使用歴の確認が重要である．とくに抗菌薬は，本症と類似した臨床像を呈する出血性腸炎を起こすことがあり，除外診断が必要である．また，最近，若年者において発症の誘引として注目されているものに**経口避妊薬**がある．経口避妊薬は凝固能の亢進をもたらし，静脈血栓を形成するため本症を発症することがありうる．

■ 検　査
◆ 血液検査 ◆
　虚血性大腸炎では特異的な血液検査所見はないが，白血球増多，CRP上昇，赤沈亢進などの炎症所見がみられる．炎症所見の中では赤沈が重要であり，高度の亢進例では狭窄型となる確率が高いといわれている．そのほか，これらの異常所見が著しく高く，かつ持続し，さらに血清CPKが上昇する場合には壊疽型への進行を考慮すべきである．

◆ 大腸内視鏡検査 ◆
　内視鏡検査は診断の確定にきわめて有効であるので，できる限り早期に実施するのが望ましい．急性期では発赤，浮腫，出血を伴うびらんや潰瘍がみられる．結腸ひもに一致して走行する縦走潰瘍は頻度の高い所見である．

◆ 注腸X線検査 ◆
　内視鏡検査に引き続いて行われることが多く，腸管浮腫による**母指圧痕像**は本疾患に特徴的な所見である．また，内視鏡が挿入不可能な口側の範囲確認や狭窄の評価には有用である．

■ 診　断
　病歴から本症を疑い，これらの画像所見を認めれば，比較的容易である．ただし，前述した抗菌薬起因性腸炎や感染性腸炎，とくに近年問題となっている病原性大腸菌による出血性腸炎との鑑別は重要であり，注意を要する．

3 治療の実際

　治療は，絶食による腸管安静が基本である．大部分の症例は2～3日の絶食のみにより症状は改善する．このため末梢の点滴だけで中心静脈栄養は必要としないことが多い．狭窄型で狭窄の程度が高度となり，腸閉塞をきたしたり腹痛が持続したりする場合は，外科的切除の適応となることもある．しかし狭窄は経過とともに軽快することも多く，慎重な方針決定が肝要である．

💡 看護のポイント ・・・・・・・・・・・・・・

・急性期には比較的強い腹痛と出血を伴うこと

から，不安を訴える患者が少なくない．このため治療により比較的短期間に症状が改善することを十分に説明する必要がある．頻回の血性下痢をきたしている際は，トイレに近い病室にするか，ポータブルトイレを使用するなどの配慮が望ましい．なお，病勢把握のため，なるべく観便し出血の程度を確認すべきである．

・本症は少なからず再発することが知られている．再発は基礎疾患を有する症例に多く，発症誘因としては**便秘**が高頻度にみられる．便秘を避けるよう指導し，必要に応じた排便コントロールを行う．

（矢野　豊，平井郁仁，松井敏幸）

潰瘍性大腸炎 ulcerative colitis（UC）

1 起こり方

潰瘍性大腸炎（UC）の病態は主として粘膜を侵す原因不明の大腸のびまん性非特異的炎症である．主な臨床症状は持続性，反復性の粘血便や腹痛などである．直腸から連続するびらんや潰瘍を形成する．病態の特徴として再燃と寛解を繰り返すこと，また長期経過例では炎症を母地としたがんの発生を合併することである．治療目標は**寛解導入と寛解維持**となる．

分 類
① **病変の範囲による分類**：全大腸炎型（病変が脾彎曲を超えるもの），左側大腸炎型，直腸炎型
② **重症度による分類**：軽症，中等症，重症，劇症（厚生労働省の重症度分類に基づく）
③ **臨床経過による分類**：再燃寛解型，慢性持続型（初回発作より6ヵ月以上活動期状態），急性劇症型（きわめて激烈な症状で発症し，中毒性巨大結腸，穿孔，敗血症などの合併症を伴うことが多い），初回発作型（発作が1回だけのもの．しかし将来再燃をきたし，再燃寛解型になる可能性が高い）
④ **治療反応性に基づく難治性UCの定義**：ステロイド抵抗性（適正なステロイドによる治療であるにもかかわらず，1～2週間以内に明らかな改善がない場合），ステロイド依存性（ステロイドの減量に伴って増悪または再燃が起こり離脱も困難な場合）

2 症状と診断のすすめ方

症 状
代表的な自覚症状は粘血便，下痢，腹痛であるが，病変範囲と重症度によって左右される．重症化すれば高度の脱水や貧血，発熱を伴う．また，**腸管外合併症**の頻度は約20～50％で，なかでも結節性紅斑，壊疽性膿皮症などの皮膚症状や関節炎，鉄欠乏性貧血などは，比較的みられることが多い合併症である．

診断と検査
診断手順はまず問診で発症状況（急性，慢性），病歴聴取（放射線照射歴，抗菌薬・NSAIDs服薬歴，海外渡航歴）などを聴取し，下部消化管内視鏡検査や注腸検査，生検組織学的検査，便の培養検査などで**除外すべき疾患**を判断し確定診断を行う（表1）．

3 治療の実際

近年，UCの治療はとくに免疫学的観点からの研究・開発が飛躍的な進歩を遂げた．これまで中等症以上の活動性を呈する症例ではステロイドの経口・経静脈投与が主流であったが，2009年に免疫調節薬であるタクロリムス，2010年に生物学的製剤であるインフリキシマブが保険適用となり，高い治療効果を得ている．また2010年に血球成分除去療法においては週における施行回数の制限がなくなり難治性UC患者の治療計画は大きな変遷を遂げた．

表1 診斷基準

次のa)のほか，b)のうち1項目，およびc)を満たし，下記の疾患が除外できれば確診となる．
a) 臨床症状：持続性または反復性の粘血・血便，あるいはその既往がある．
b) 内視鏡検査：
・粘膜はびまん性におかされ，血管透見像は消失し，粗糙または細顆粒状を呈する．さらに，もろくて易出血性（接触出血）を伴い，粘血膿性の分泌物が付着しているか
・多発性のびらん，潰瘍あるいは偽ポリポーシス
注腸造影検査
・粗糙または細顆粒状の粘膜表面のびまん性変化
・多発性のびらん，潰瘍
・偽ポリポーシス
・その他，ハウストラの消失（鉛管様），腸管の狭小，短縮
c) 生検組織学的検査
　活動期では粘膜全層にびまん性炎症細胞浸潤，陰窩膿瘍，高度な杯細胞減少が認められる．寛解期では腺の配列異常（蛇行・分岐），萎縮が残存する．これらの変化は通常直腸から連続性に口側にみられる．
　b, c)の検査が不十分，あるいは施行できなくとも，切除手術または剖検により，肉眼的および組織学的に本症に特徴的な所見を認める場合は，下記の疾患が除外できれば確診とする．

除外すべき疾患
細菌性赤痢，アメーバ赤痢，サルモネラ腸炎，カンピロバクター腸炎，大腸結核などの感染性腸炎が主体で，そのほかにクローン(Crohn)病，放射線照射性大腸炎，薬剤性大腸炎，リンパ濾胞増殖症，虚血性大腸炎，腸管ベーチェット(Behçet)などがある．

［平成22年度難治性炎症性腸管障害に関する調査研究班（渡辺班）］

薬物療法(表2)

● 5-アミノサリチル酸(5-ASA) ●

5-ASAは軽症〜中等症UCに対して寛解導入と維持の両方の目的で使用される．5-ASAには3種類あり，まずサラゾスルファピリジン（サラゾピリン®：SASP）は約90％が大腸へ到達し腸内細菌によりスファピリジンと5-ASAに分解され作用する．SASPの副作用はスルファピリジンに起因することが多く，消化器症状，無顆粒球症などがあり，また，男性であれば精子数減少により不妊の原因となりうるので注意する．改良されたものが，メサラジン（ペンタサ®とアサコール®）である．ペンタサ®は約50％が小腸で，残りが大腸に放出される．一方，アサコール®は回腸末端で放出される．重篤な副作用として頻度は低いが白血球減少や間質性肺炎，膵炎などがあるため注意する．

● ステロイド ●

中等症でASAの内服や注腸剤にて改善しない場合プレドニゾロンの経口投与を開始する．重症になれば水溶性プレドニゾロンを静脈投与する．その副作用は痤瘡，満月様顔貌，食欲増多，睡眠障害，日和見感染，長期服用にて骨粗鬆症，糖尿病，白内障，緑内障などがある．

● タクロリムス(プログラフ®) ●

重症やステロイド依存，抵抗性のUC患者を対象とする場合が多い．経口投与でも吸収はよく1〜2週間程度で効果を発現する．血中濃度（トラフ）管理が重要である．副作用は手の振戦やほてり感，軽度の頭痛，また高濃度では腎機能障害などである．

● インフリキシマブ(レミケード®) ●

対象患者はプログラフ®とほぼ同じである．抗TNF-α抗体製剤の1つであり，炎症性サイトカインであるTNF-αを中和する作用を有する．レミケード®導入前には播種性になる可能性があるため，必ず結核の検査をしておく．国内臨床試験では投与開始8週間後の臨床的改善は54.8％，粘膜治癒率は46.2％と報告されている．

● 血球成分除去療法 ●

ステロイド抵抗性の中等症UCに対して行うことが多い．患者末梢血を連続的に体外に取り出し特殊な治療器（カラム）を通過させることで，炎症を惹起する活性化した顆粒球やリンパ球，血小板などを半選択的に除去する治療法である．比較的副作用が少ない．週2回法で70〜80％の有効性を示す．

● チオプリン製剤 ●

アザチオプリン（イムラン®）はステロイド依存性UCのステロイド離脱目的で使用する場合が多い．副作用として消化器症状，脱毛，白血球減少や膵炎などがあり，定期的な血液検査を行う必要がある．

表2　潰瘍性大腸炎の内科治療指針

寛解導入療法		軽症・中等症	重症	劇症
全大腸炎型・左側大腸炎型		経口剤：5-ASA 製剤 注腸剤：5-ASA 注腸，ステロイド注腸 ※中等症で炎症反応が強い場合や上記で改善ない場合はプレドニゾロン経口投与 ※さらに改善なければ重症またステロイド抵抗例への治療を行う	プレドニゾロン経口あるいは点滴静注 ※状態に応じ以下の薬剤を併用 　経口剤：5-ASA 製剤 　注腸剤：5-ASA 注腸 ※改善なければ劇症またはステロイド抵抗例の治療を行う ※状態により手術適応の検討	緊急手術の適応を検討 ※外科医と連携のもと，状況が許せば以下の治療を試みてもよい． 　強力静注療法 　血球成分除去療法 　シクロスポリン持続静注療法* ※上記で改善なければ手術
直腸炎		経口剤：5-ASA 製剤 坐　剤：5-ASA 坐剤，ステロイド坐剤 注腸剤：5-ASA 注腸，ステロイド注腸		※安易なステロイド全身投与は避ける
難治例		ステロイド依存例	ステロイド抵抗例	
		免疫調節薬：アザチオプリン・6-MP* ※(上記で改善しない場合)；血球成分除去療法・タクロリムス経口・インフリキシマブ点滴静注を考慮してもよい	中等症：血球成分除去療法・タクロリムス経口・インフリキシマブ点滴静注 重　症：血球成分除去療法・タクロリムス経口・インフリキシマブ点滴静注・シクロスポリン点滴静注療法* ※アザチオプリン・6-MP* の併用を考慮する ※改善がなければ手術を考慮	
寛解維持療法		非難治例	難治例	
		5-ASA 経口製剤 5-ASA 局所製剤	5-ASA 製剤（経口・局所製剤） 免疫調節薬（アザチオプリン，6-MP*），インフリキシマブ点滴静注**	

*現在保険適用には含まれていない
**インフリキシマブで寛解導入した場合
5-ASA 経口製剤（ペンタサ® 錠，サラゾピリン® 錠，アサコール® 錠）
5-ASA 局所製剤（ペンタサ® 注腸，サラゾピリン® 坐剤）
ステロイド局所製剤（プレドネマ® 注腸，ステロネマ® 注腸，リンデロン® 坐剤）
※（治療原則）内科治療への反応性や薬物による副作用あるいは合併症などに注意し，必要に応じて専門家の意見を聞き，外科治療のタイミングなどを誤らないようにする．

［平成22年度難治性炎症性腸障害に関する調査研究班（渡辺班）］

■■ 外科治療

絶対的手術適応は以下の症例である．
①大腸穿孔，大量出血，中毒性巨大結腸症
②重症型，劇症型で内科治療無効症例
③大腸がんおよび前がん病変の存在

　手術方法は大腸全摘＋回腸囊-肛門吻合術もしくは大腸全摘＋回腸囊-肛門管吻合術で行うことが多い．

💡 看護のポイント

　発症年齢が小児から高齢者までと幅広いため就学や就労といった生活の質・精神面が良好に保てるよう配慮し，日和見感染に対する予防とその指導も大切である．（横山陽子，松本譽之）

クローン病　Crohn's disease

1　起こり方

　クローン病は，消化管（主に小腸と大腸）に，慢性炎症の結果，浮腫や潰瘍をきたし，狭窄や瘻孔などの合併症を起こす原因不明の腸炎である．主に若年に発症するが，高齢で発症するこ

ともある．わが国の罹患率は，人口10万人で年間約0.5人程度と考えられており，西欧諸国に比較すると少ないものの，患者数は年々増加しており，医療受給者証の交付件数からは，現在は国内で3万人以上の患者がいるといわれている．

原因として，遺伝的素因が考えられているが，実際に家族内発症は多くはなく，したがって，クローン病患者に，子どもへの遺伝を懸念して避妊をすすめることはない．クローン病患者の予後に関して，生命予後は健常者とほぼ同等といわれている．また，どこをみても「寛解と増悪を繰り返す」と書かれているが，最近の治療の進歩により，長期寛解を維持することは，比較的むずかしいものではなくなってきている．一方で，ほとんどすべての患者が，一生に最低一度は外科治療（腸管切除）が必要になるとされており，これが最近の治療の進歩により今後は変わっていくのかは明らかになっていない．

2　症状と診断のすすめ方

とくに若年者で下痢，腹痛などの消化器症状が慢性に経過した場合に，クローン病が疑われる．下血は比較的まれだが，時として大量出血をきたすこともある．腸閉塞，消化管穿孔などの合併症を起こさなければ，症状は比較的軽いことも多く，診断が遅れる理由になる．腸管症状のほかに，発熱，倦怠感，体重減少などの全身症状が認められることもある．肛門に関連した病歴の聴取は重要であり，**痔瘻**などの所見は，クローン病の診断および潰瘍性大腸炎との鑑別に有用である．若年者の場合，自らは症状を訴えない場合も多く，積極的に病歴を聴取し，肛門の診察に際し，場合によっては，同性の看護師の介助など，きめ細やかな配慮が必要である．また，関節痛，皮膚症状などが契機となって診断されることもある．血液検査では貧血や炎症反応の上昇を認めることがある．

確定診断としては，大腸内視鏡検査などの画像所見と生検検体などの病理学的所見が重要である．特徴的な内視鏡所見として，**敷石像や縦走潰瘍**が知られているが，特異度は高くはなく，診断に自信がなければ，専門の医師の意見を求めることも重要である．病理学的には**非乾酪性類上皮細胞肉芽腫**が確定診断として特異度は高いが，感度は高くはない．

3　治療の実際

治療の原則だが，治療の目標は治癒にはなく，臨床症状の消失（寛解）と，QOLの改善にある．同時に，治療の副作用に対する対策や予防も重要である．さらに，治療決定のプロセスに，患者に積極的に関与してもらうことは，時として，どのような治療を選択するかより重要となる．治療決定に際して，患者自身が大きく関与することで，内服の継続，また，通院および点滴治療の継続が可能となる可能性が高い．
具体的な治療について説明する前に，**禁煙**の重要性について強調する．クローン病の発症および増悪因子については，遺伝的素因や食事などの環境因子が検討されているが，喫煙は，その中で，もっとも明らかな増悪因子といわれている．喫煙者は，一般的に治療に対する反応が悪く，また，手術後の再発も高率といわれている．したがって，喫煙者における禁煙は，成功すればきわめて有効な治療と考えられる．

治療を決定する際に参考にするものとして，2010年に日本消化器病学会より診療ガイドラインが刊行された．診療ガイドラインは，エビデンスなどを参照するには優れているが，実臨床で使用するには，「厚生労働省難治性炎症性腸管障害に関する調査研究」班が毎年更新している，クローン病治療指針がわかりやすい．

内科治療
● 栄養療法 ●

わが国において，有効で安全な薬物治療が乏しい従来においては，栄養療法はクローン病の内科治療の中心であった．経腸栄養剤としては，従来は成分栄養剤（エレンタール®）が頻用されてきたが，消化態栄養剤（ツインライン®など）でも同様の効果が期待されている．成分栄養剤の味やにおいは，受け入れられない患者が多く，フレーバーを混ぜるか，夜間，経鼻チ

ューブよりポンプを用いて投与されることが多い．1日の維持投与量は理想体重1kgあたり30kcalとされている．

● 薬物治療 ●

①**5-アミノサリチル酸製剤［サラゾスルファピリジン（サラゾピリン®），メサラジン（ペンタサ®）］**：従来からクローン病の内科治療として使用されている薬剤である．比較的安全な薬剤であることから現在でも広く使用されているが，予後に対する影響はほとんどないと考えられている．したがって，たとえ症状がなくとも病気は進行している可能性があるため，内視鏡などの画像検査により，病状を評価し，進行が認められれば，より積極的な治療を行う必要がある．

②**ステロイド**：さまざまな副作用から，患者から好まれない治療薬であるが，上手に使用すれば，現在でもきわめて有用な治療薬である．プレドニゾロン（プレドニン®）であれば，1日投与量は，体重1kgあたり最低1mgとし，寛解維持効果がないことが明らかであるため，3ヵ月程度をめどに漸減，中止とする．減量中や中止後すぐに症状が再燃する（**ステロイド依存**とよばれる）のであれば，免疫調節薬などのほかの治療を考える．

③**免疫調節薬（アザチオプリンなど）**：クローン病の基本薬（内服）である．症状の改善のみでなく，寛解維持効果もあり，年余にわたる長期使用が可能である．とくに投与初期には好中球減少や膵炎などの合併症に注意をする必要がある．

④**抗TNF-α受容体拮抗薬（インフリキシマブ，アダリムマブ）**：現在，クローン病の治療薬でもっとも有効とされている薬剤である．ステロイドの無効な場合やステロイド依存例によい適応がある．インフリキシマブは点滴投与であるが，アダリムマブは皮下投与である．したがって，前者は病院での投与となるが，後者は指導を受けた後，自宅で自己注射をすることが可能である．有効例においては，寛解維持を期待して，前者は8週間おき，後者は2週間おきの，**計画的維持投与**が行われることが多い．副作用には大きな差はないとされており，前者では，投与時に悪心，発熱，呼吸困難などの投与時反応を起こすことがあり，後者では，注射部位に発赤や腫脹などをきたすことがあるが，いずれも重篤にいたることはない．いずれも投与前においては，潜在性結核とB型慢性肝炎の合併がないか，スクリーニングをする必要がある．

外科治療

外科治療（腸管切除）は，狭窄，穿孔（膿瘍），大量出血，悪性腫瘍などを合併した場合に適応となる．内科治療が進歩したとはいえ，これらの腸管合併症は外科治療の適応となることが多い．従来は術後の再発が必発であることから，可能な限り外科手術を避けるという考えもあったが，最近は術後再発予防を目的とした内科治療に進歩がみられ，いたずらに内科治療にこだわることは好ましくないと思われる．狭窄に関しては，**内視鏡的バルーン拡張術**などが，限られた専門施設で行われている．侵襲が少なく，症例を選択すれば有効な例も多いと報告されているが，繰り返し治療が行われることが多い．

● 肛門病変の治療 ●

肛門病変のうち，肛門周囲膿瘍は，時として敗血症を合併することもあり，緊急に準じて，外科医による切開排膿が必要となる．肛門病変，とくに痔瘻の解剖学的評価にはMRIが有用とされており，抗菌薬などの内科治療の効果が限定的であることからも，セトン法によるドレナージカテーテルの留置など，外科的処置を必要とすることが多い．

看護のポイント

クローン病診療における看護師の役割はきわめて大きいと思われる．クローン病は治療の進歩が著しく，最新の知識をもとに診療をする必要がある．現在のように情報があふれている時代だからこそ，雑多な情報に振り回されることなく，主治医と相談しながら，病気と向かい合っていくことを促してほしい．

患者は，食事，運動などの日常生活，また，結婚，妊娠（および出産），就労などに関する不安などを，主治医よりは看護師に相談することも多いと思われる．基本的には，これらの問題も，多少の注意点はあるものの，健常者とまったく同様に可能であることを説明し，主治医と相談するよう，促してほしい．

また，喫煙者に対する禁煙指導は，消化器内科・外科医が忘れがちであり，その点も看護師が重要な役割を果たすことができる．

（長堀正和，渡辺　守）

大腸ポリープ polyps in the large intestine

1　起こり方

大腸ポリープとは大腸の内腔に突出した隆起性病変の総称である．形状は茎の有無により**有茎性**（Ⅰp型），**亜有茎性**（Ⅰsp型），**無茎性**（Ⅰs型）に分類される（図1）．ポリープという名称に当てはまらないが，隆起の低い病変も多く認識されるようになり，表面隆起型（Ⅱa型），表面平坦型（Ⅱb型），表面陥凹型（Ⅱc型）に分類されている．

大腸ポリープには**上皮性**のものと**非上皮性**のものがあり，上皮性のものには**腫瘍性**と**非腫瘍性**が含まれる．腫瘍性のポリープは腺腫であり，非腫瘍性のものとしては炎症性・過誤腫性・過形成性ポリープなどがある（表1）．通常，100個以上の大腸ポリープを有するものを大腸ポリポーシスとよび，**腫瘍性**と**非腫瘍性**，遺伝性と非遺伝性のものがある．

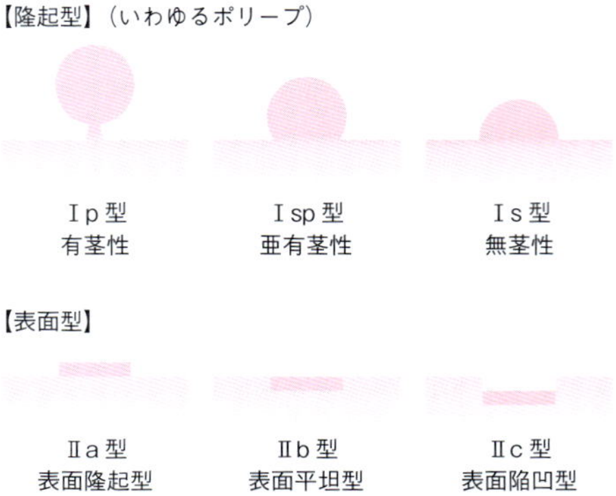

2　症状と診断のすすめ方

大腸ポリープのほとんどは無症状である．ポリープに由来する症状があるとすれば出血であり，肉眼出血を認めたり，あるいは便潜血反応が陽性のときは，積極的に内視鏡検査を施行する．腹痛，便秘，下痢などの一般症状を訴える患者に，注腸造影X線検査，大腸内視鏡検査をした結果，偶然に発見されることが多い．過去に大腸ポリープ切除術を受けた人はハイリスクに属するので，定期的な内視鏡検査を必要とする．

3　治療の実際

大腸ポリープの80％以上が**腺腫**であり，大腸がんの多くは腺腫から発生する（adenoma carcinoma sequence）という考え方から，直径5mm以上の大きさの腺腫は可能な限り，**ポリペクトミー**（図2）や**内視鏡的粘膜切除術**（endoscopic mucosal resection：EMR）（図3）などによる内視鏡的治療を行うことが望ましい．ポリペクトミーはⅠp型，Ⅰsp型のポリープに対して行い，電気メスの役割をする金属製の輪（スネア）をポリープの茎に掛け，締め付けた後に高周波電流を流し，ポリープを切除する．EMRは茎のないⅠs型，Ⅱ型（表面型：Ⅱa，Ⅱb，Ⅱc型）の病変に対して，病変の下に生理食塩水を注入し，人工的に茎を作ってから金属製の輪（スネア）を掛け，締め付けた後に高周波電流を流し切除する．また最近，大きな病変や

【隆起型】（いわゆるポリープ）

Ⅰp型　　　　　Ⅰsp型　　　　　Ⅰs型
有茎性　　　　亜有茎性　　　　無茎性

【表面型】

Ⅱa型　　　　　Ⅱb型　　　　　Ⅱc型
表面隆起型　　表面平坦型　　　表面陥凹型

図1　大腸ポリープの形態分類

表1 大腸ポリープの分類

		ポリポーシス	
	単数〜複数	非遺伝性	遺伝性
腫瘍性	腺腫 　腺管(tubular) 　腺管絨毛(tubulovillous, papillary) 　絨毛(villous)		大腸腺腫症 家族性大腸ポリポーシス ガードナー(Gardner)症候群 ミュア・トール(Muir-Torre)症候群 ターコット(Turcot)症候群
非腫瘍性	過誤腫性 　若年性ポリープ 　ポイツ・ジェガース(Peutz-Jeghers)型ポリープ		若年性大腸ポリポーシス カウデン(Cowden)病
	炎症性 　炎症性ポリープ 　良性リンパ濾胞性ポリープ	炎症性ポリポーシス 良性リンパ濾胞性ポリポーシス	
	その他 　化生性(過形成性)ポリープ	化生性(過形成性)ポリポーシス クロンカイト・カナダ(Cronkhite-Canada)症候群	

[武藤徹一郎:大腸ポリープ・ポリポーシス:臨床と病理,14頁,医学書院,1993(Morsonの分類を一部改変)]

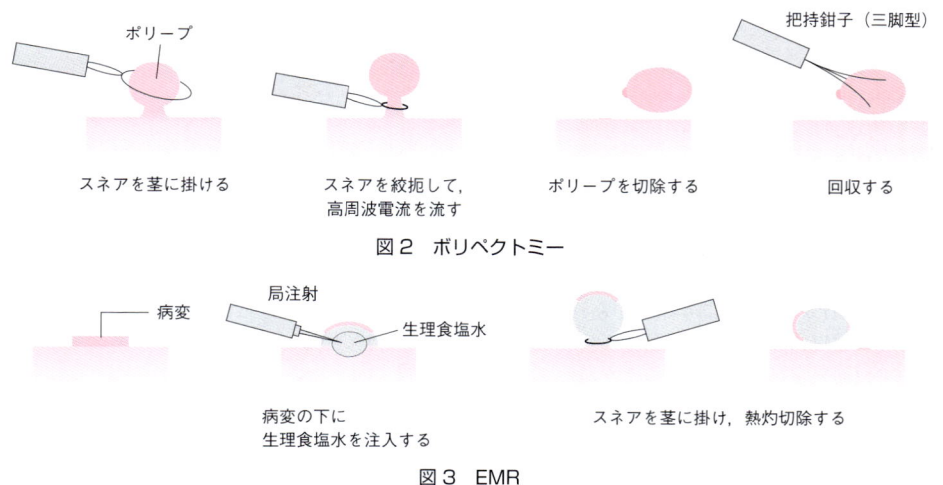

図2 ポリペクトミー

図3 EMR

線維化を伴うなどの理由で病変が一度に取れない可能性がある場合に，**内視鏡的粘膜下層剥離術**(endoscopic submucosal dissection:ESD)が行われることがある．ただし，粘膜下層深部浸潤がんを合併した場合や手技的に困難な場合は，外科的治療(腸管部分切除術)が選択される．

内視鏡的切除の合併症として，**出血**と**穿孔**が重要である．

出血には切除直後の出血と，術後2〜3日から1週間位までにみられる後出血がある．前者は切除直後から24時間以内に新鮮血下血がみられるので，全身状態に注意し，バイタルサインのチェック，血管確保を行ったうえで内視鏡的止血術，また大量出血時には輸血や経カテーテル的な止血術，さらに緊急開腹手術を行うことがある．後者は黒色から暗赤色の血便，大量出血時には新鮮血下血を認める．立ちくらみや冷や汗，気分不快などの貧血に伴う症状，腹部膨満感などの腹部症状，バイタルサインのチ

ェックをする．まず保存的に経過をみるが，出血が続く場合には切除直後と同様の対応をする．

穿孔には，検査中の挿入操作や治療の切開に伴う術中の穿孔と，ポリープ切除後14時間以降に多い遅発性穿孔がある．穿孔時には，腹痛や腹部膨満感などを訴えることが多いが，高齢者では症状に乏しいことがあり注意が必要である．腹部の触診により，腹膜刺激症状の有無を確認し，全身状態の悪化に注意する．術中の小穿孔に対しては，クリップで内視鏡的に縫縮し，絶食として補液・抗菌薬投与を行って，厳重に経過観察する．腹膜刺激症状の増悪や拡大，全身状態の悪化を伴う場合は，緊急開腹術の適応となる．

看護のポイント

術中，術後は上記に述べた点に注意する．内視鏡的切除の前処置は，通常の内視鏡検査と同様に下剤による腸管洗浄を行う．内視鏡施行前に便の状態を患者に問診し，必要であれば腸管洗浄を追加する．患者が常用している内服薬を把握し，**抗血小板薬・抗凝固薬**などが数日前から内服が中止されているかを確認する．食事については，処置前は腸管洗浄の点から低残渣食とし，治療後は合併症予防のために絶食とする．ポリープ切除後の食事再開は，当日か翌日とするのが一般的であるが，下血・腹痛などの腹部症状を注意深く観察し，必要であれば安全が確認されるまで絶食とする．

（安藤貴文，後藤秀実）

大腸がん colorectal cancer

1 考え方の基本

大腸がんは，大腸粘膜から発生する上皮性の悪性腫瘍で大部分は腺がんである．がんの壁深達度により**早期がん**（粘膜下層までにとどまるがん）と**進行がん**（筋層より深いがん）に分類される．自覚症状としては，進行がんの場合には血便や便通異常などをきたすことがあるが，早期がんのほとんどは無症状である．無症状者に対するスクリーニング法として**免疫学的便潜血検査**が重要であり，2次精密検査として**全大腸内視鏡検査**が推奨されている．大腸がんは，壁深達度，リンパ節転移の有無とその範囲，遠隔転移の有無によって病期（ステージ）が決定され，予後と関連している．治療の原則は，病変の内視鏡的切除か外科的切除であるが，切除不能と判断された転移・再発性大腸がんは化学療法の適応となる．

2 起こり方

疫 学

大腸がんは食生活の欧米化や肥満などが原因とされ，2010年の厚生労働省「人口動態統計」によると，大腸がんによる死亡は44,000人を超えている．また，部位別がん死亡数は男性では肺がん，胃がんに次いで3位，女性では1位である．占拠部位は，直腸，S状結腸，上行結腸の順であるが，近年結腸がんの割合が高くなってきている．

病 因

大腸がんの発生には，遺伝的素因と脂肪食などの環境因子が関与するとされている．また，家族性大腸腺腫症（familial adenomatous polyposis：FAP）やリンチ（Lynch）症候群［遺伝性非ポリポーシス性大腸がん（hereditary nonpolyposis colorectal cancer：HNPCC）］などの常染色体優性遺伝を示すものも知られている．大腸がんのハイリスク因子としては，大腸がんの家族歴，大腸腺腫・がんの既往，潰瘍性大腸炎などの炎症性腸疾患の長期経過例などがあげられる．従来，大腸がんは腺腫性ポリープから発生する（adenoma-carcinoma sequence）と考えられていたが，最近では腺腫を経ないで正常大腸粘膜から直接発生するルート（de novo

大腸がん 473

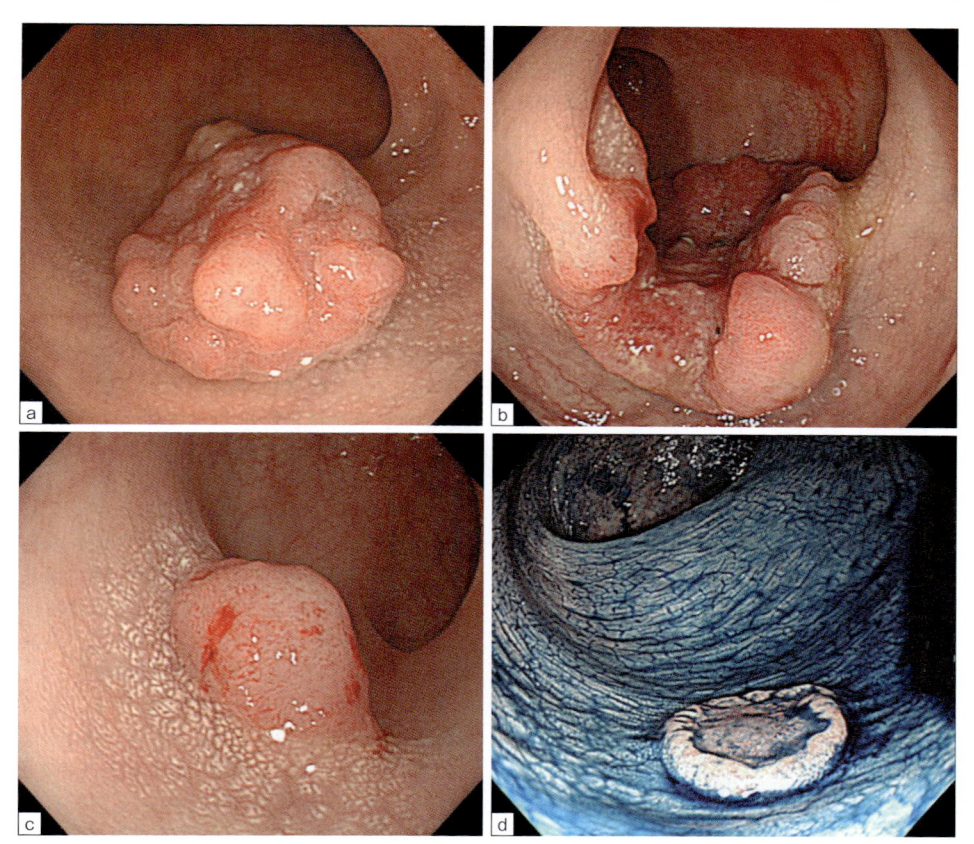

図1 大腸がんの肉眼形態
a：1型(隆起腫瘤型)進行がん． b：2型(潰瘍限局型)進行がん． c：0-Ⅰ型(隆起型)早期がん． d：0-Ⅱ型(表面型)早期がん．色素散布像．

cancer)も知られている．

肉眼形態(図1)

　大腸がんの肉眼形態は，0型(表在がん)，1型(隆起腫瘤型)，2型(潰瘍限局型)，3型(潰瘍浸潤型)，4型(びまん浸潤型)，5型(分類不能型)に分けられる．0型は早期がんで，0-Ⅰ型(隆起型)と0-Ⅱ型(表面型)に亜分類される．1～5型は進行がんであり，2型が約70％を占めもっとも多い．

予防

　世界がん研究基金と米国がん研究機関の発表によると，大腸がんのリスク低下因子として野菜の摂取と身体活動，リスク上昇因子としてア ルコールと肉類がほぼ確実であることが報告されている．また，ハーバードがん予防センターからは，定期的に大腸がん検診を受けることも予防の1つであることが提言されている．

3 症状と診断のすすめ方

身体所見

　進行がんでは便通異常，血便，腹痛，腸閉塞などの消化器症状を認めることがあるが，約60％の患者は無症状である．とくに右側大腸がん(盲腸～横行結腸がん)は管腔が広く便の性状も液状であるため，便通異常や腸閉塞症状をきたしにくい．また，血便を痔核からの出血と

思い受診が遅れる進行大腸がんの患者も少なからず認めるため，排便時出血や血便を訴える患者には必ず直腸指診や大腸検査を行う必要がある．

一方，早期がんでは通常症状を認めない．わが国では無症状者に対するスクリーニングとして**免疫学的便潜血検査(2日法)**が施行されており，2日間の便のうち1回でも陽性であれば，大腸内視鏡検査(あるいは注腸X線検査)をすすめるべきである．

検査所見

大腸がん診療の基本は**大腸内視鏡検査**である．大腸がん検診の2次精密検査としても精度が高い全大腸内視鏡検査が第1選択とされている．治療方針を決定するためには，大腸がんの壁深達度とリンパ節・遠隔転移の診断が必要である．通常内視鏡検査に加えて，拡大内視鏡検査，超音波内視鏡検査，体外式腹部超音波検査，CT検査(必要に応じてPET-CT検査)，MRI検査(直腸がんの骨盤部精査目的)，注腸X線検査(病変占拠部位や全体像の把握目的)などが行われる．CEAやCA19-9などの**腫瘍マーカー**に関しては，早期がんの診断には役に立たないが，進行がんの術後再発や転移のモニターとして術後のフォローアップに有用である．

病期(ステージ)

「大腸癌取扱い規約」に従い，各種の画像所見からがんの壁深達度にリンパ節・遠隔転移の有無とその程度をふまえて**病期(ステージ)**を分類する．臨床的所見による診断を臨床的病期，病理組織所見による診断を組織学的病期とよぶ．

4 治療の実際

治療の原則

大腸がん治療の原則は，内視鏡的切除あるいは外科的切除による病変の摘除である．

内視鏡的切除

早期大腸がんに対する内視鏡的切除の原則は，リンパ節転移の可能性がほとんどなく，病変が一括切除できる大きさと部位に存在することである．そのため術前に腫瘍の大きさ，予測壁深達度，肉眼形態に関する情報が不可欠である．大腸がん治療ガイドラインでは，具体的な内視鏡的切除の適応としては，①粘膜内がん，粘膜下層への軽度浸潤，②最大径2cm未満，③肉眼型は問わない，の3点をあげている．内視鏡的に切除された標本は病理組織学的に検索され，脈管侵襲や粘膜下層に深部浸潤などを認めた場合には転移再発のリスクがあるため追加腸切除を考慮する．

内視鏡治療手技は，ポリペクトミー，**内視鏡的粘膜切除術**(endoscopic mucosal resection：EMR)に加えて，最近では**内視鏡的粘膜下層剥離術**(endoscopic submucosal dissection：ESD)も保険収載された．大腸がん治療ガイドラインで，内視鏡的切除の適応として最大径2cmと記載されている理由は，ポリペクトミーやEMRで無理なく一括切除できる限界が2cmのためであるが，ESDは腫瘍の大きさに関係なく一括切除が可能である．しかしながら，ESDは手技の難易度が高く穿孔のリスクも高いため，まだまだ一般的な治療法とはいえない．

外科的切除

大腸がん手術におけるリンパ節郭清度は術前画像診断あるいは術中所見による腫瘍の壁深達度およびリンパ節転移の程度から決定する．進行結腸がんに対しては，病変の占拠部位により，回盲部切除，結腸右半切除，横行結腸切除，結腸左半切除，S状結腸切除などを行う．進行直腸がんに対しては，低位前方切除術に代表される括約筋温存手術と，腹会陰式直腸切除術[マイルス(Miles)手術]に代表される括約筋非温存手術がある．根治的な手術が不可能な進行がんに対しても，腸閉塞や出血の治療として病変の外科的切除や人工肛門造設術や姑息的なステント挿入術が行われることもある．早期がんに対する外科的切除としては，リンパ節郭清を最小限にした縮小手術がなされている．また，内視鏡切除後の追加外科的手術の手技としては，腹腔鏡下手術が普及しつつある．

化学療法

大腸がんの化学療法には，術後再発抑制を目的とした**補助化学療法**と切除不能な進行再発大

腸がんを対象とした**全身化学療法**がある．

術後の補助化学療法として，5-FU/ホリナート（ロイコボリン®）療法，テガフール・ウラシル（UFT®）/ロイコボリン®療法などがあり，術後4～8週頃までに開始し6ヵ月間投与する．補助化学療法中は切除不能な進行再発大腸がんに対する全身化学療法と同様の有害事象が起こりうるため，主要臓器機能が保たれていること，**パフォーマンスステータス（PS）**が0～1であること，術後合併症から回復していること，重篤な合併症（とくに腸閉塞，下痢，発熱）がないことが条件で，2～4週ごとに自他覚症状の観察，臨床検査値の確認が必要である．

切除不能進行再発大腸がんに対する化学療法の目的は腫瘍増大を遅延させて延命と症状コントロールを行うことである．なお，PS 3～4，あるいは高度の臓器障害を有する患者は原則的には化学療法の適応外である．現在，FOLFOX療法，FOLFIRI療法が主として行われ，ポート留置下に持続静注する．明らかな増悪がなければ原則として同一治療を繰り返すが，治療効果や有害事象などを考慮し抗がん薬を選択していく必要がある．手術不能の肝転移に対しては，肝動脈に留置したリザーバーからの肝動注化学療法が行われる．

経過観察の方法と予後

大腸がんの術後には，転移診断のための画像診断（胸部X線検査，体外式超音波検査，CT検査），腫瘍マーカー（CEA，CA19-9）のチェック以外に，定期的な大腸内視鏡検査が必要である．予後に関しては，治療された早期大腸がんの5年生存率は95％，進行がんでも根治的手術がなされれば5年生存率は約80％と高い．

看護のポイント

大腸がん外科的切除後の患者では，早期合併症として縫合不全，腹腔内膿瘍，術後出血に注意する．また，腸管運動麻痺に伴う腸閉塞や結腸切除に伴う下痢症状など腸切除に伴う合併症についても理解しておく．ストーマ造設患者に対しては，排泄物によるスキントラブルが生じないようなストーマセルフケアを指導し，患者のQOLを低下させないことが重要である．

してはいけない！

- 大腸内視鏡検査の前処置薬のうち，ニフレック®法は大量の腸管洗浄液（2L）を使用するため，消化管の閉塞や高度の狭窄がある場合に腸管穿孔をきたすことがある．腸管の狭窄症状を疑う場合や高度の便秘症患者に対しては，ニフレック®を投与する前に単純X線検査や体外式超音波検査にて大腸がんによる狭窄を除外しておくことが重要である．

（岡　志郎，田中信治）

肛門疾患 anal disease

A 痔核 hemorrhoid

1 起こり方

痔核の組織は胎生期から右前方，右後方，左側の主痔核として本来自然に存在する．大きくなる原因は，静脈のうっ血にあるとする血管起源説と，支持組織減弱からの直腸粘膜の滑脱にあるという支持組織減弱説がある．

発生部位による分類

①外痔核(肛門管の歯状線より肛門側に発生)，②内痔核(肛門管の歯状線より口側に発生)，③混合痔核に分類される．

進展経過による内痔核病期分類(隅越分類)

①第1度(痔核は肛門外に脱出しない出血性内痔核)，②第2度(努責脱出型内痔核で，仰臥位ではいきんでも脱出しない)，③第3度(仰臥位脱出型内痔核)，④第4度(内痔核が脱出し括約筋で絞扼された嵌頓性内痔核)に分類される．

2 症状と診断のすすめ方

①外痔核は症状が現れないことが多いが，内部に血栓を形成し血栓性外痔核となると，坐位や排便時の肛門痛や肛門部違和感・腫瘤感が出現する．②内痔核の症状は出血がもっとも多く，初期から認められる重要な症状である．進行すると脱出による肛門部違和感，腫瘤感が出現し患者自身も脱出や還納を自覚するようになる．十分な説明と配慮の後，左側臥位としたシムス(Sims)体位で，視診，直腸指診，肛門鏡検査を行う．

3 治療の実際

痔の治療には，病期，進展度，および自覚症状によって選択すべき種々の治療法がある．

保存的療法

生活指導とともに薬剤の適切な投与を行う．薬剤には外用薬と内服薬があり，症状によりこれらが処方される．

非観血的療法

硫酸アルミニウムカリウム・タンニン酸による硬化療法やゴム結紮療法が行われる．

手術療法

手術による治療はもっとも効果的で，第3度以上の痔核や混合性痔核のよい適応となる．現在，手術療法の標準療法となっているのは結紮切除術であるが，近年サーキュラーステープラーを用いた環状粘膜切除術(procedure for prolapse and hemorrhoids：PPH)や，超音波凝固装置，レーザーを用いた治療法も登場してきている．

💡 看護のポイント

成人の約7割が罹患している疾患で，生活習慣を改善することで症状の軽快が得られることが多い．①食物繊維の摂取，起床後に水分摂取，軽い運動などで，便通の改善を指導する．排便時の努責や長時間の排便は，止めるよう指導する．②入浴・坐浴・温水洗浄機により肛門部を清潔に保つ．しかし清潔を求めるあまり強い圧で長時間洗浄すると肛門周囲の皮膚炎を起こすことがあるので注意するよう指導する．③肛門部周辺が循環障害を起こし症状が悪化することがあるため，適度な運動と，冷え対策を指導する．④アルコール類に含まれるアルカロイドは炎症を惹起させるので，適度な飲酒を心掛けるよう指導する．改めて，本疾患は女性にも多く，直腸肛門部の診察は患者にとって羞恥心や不快感，疼痛を伴うため，看護サイドからも十分な説明と配慮が必要である．

(内田恵一，楠　正人)

B　痔瘻，肛門周囲膿瘍
anal fistula, periproctal abscess

1 起こり方

歯状線上の肛門陰窩(1次口)より糞便中の細菌が入り込み，肛門腺感染を引き起こし，そこに膿瘍を発生し，それが直腸肛門周囲の間隙に広がり，その排膿後に種々の形の痔瘻ができる．

痔瘻の分類

隅越らは，瘻管が肛門管のどの層を通っているか立体的に表現する分類を行い，わが国で広く用いられている分類法である．

2 症状と診断のすすめ方

膿瘍では，疼痛を有する発赤ある腫脹で発熱を伴うこともある．痔瘻は，出口である2次口からの排膿が症状である．上記の直腸肛門診察時に，瘻管走行を触診，指診する．

3 治療の実際

肛門周囲膿瘍は，抗菌薬投与より切開排膿を優先する．痔瘻は外科治療を原則とし，原発口の切除，瘻管の不良肉芽や瘢痕の除去，瘻管のドレナージを3つの基本とする．

看護のポイント

生活指導が重要である．①暴飲暴食，アルコール摂取を控え，下痢を防ぐように指導する．②肛門周囲膿瘍の疼痛時には温めすぎないように指導する．　　　　　（内田恵一，楠　正人）

虫垂炎 appendicitis

1 起こり方

虫垂の化膿性炎症で，虫垂内腔の閉塞と腸内細菌による2次感染と考えられており，糞石を合併することが多い．どの年代にも起こりうる病気であり，一般病院では日常的に遭遇する疾患で，腹痛で来院された場合，まず考えなければならない疾患の1つである．しかし高齢者，乳幼児では典型的な症状を呈さないことが多く，診断に苦慮する場合も多い．

①**カタル性虫垂炎**：虫垂は充血と軽度腫脹を呈し，粘膜面には軽度の浮腫性腫脹，充血を認める．

②**化膿性虫垂炎**：高度の充血，肥大，腫脹を認め，膿の付着があり，粘膜面には膿を認め，偽膜形成をみる．

③**壊疽性虫垂炎**：虫垂は著しい腫脹を認め，暗赤色調で，粘膜から全層にわたり壊死が認められ，壁は脆く，穿孔を起こしやすい．

2 症状と診断のすすめ方

上腹部の不快感，悪心，上腹部痛，発熱で発症し，痛みが右下腹部に移動するというのが典型的な症状であるが，最初から右下腹部痛で発症したり，腸閉塞様の間欠的な痛みであったりすることもある．いずれにしても虫垂炎の手術歴のない患者で腹痛を主訴に来院した場合，まず虫垂炎を念頭に置いて診断をすすめるべきである．

腹部の触診がまず大切で，圧迫すると痛みが強くなる部位を**マックバーニー（McBurney）の圧痛点**，**ランツ（Lanz）圧痛点**といわれ，圧迫したあと急に手を放すと痛みが著明となる**ブルンベルグ（Blumberg）症候**，左側臥位でマックバーニー点を圧迫すると痛みが強くなるローゼンスタイン（Rosenstein）症候などの触診所見がある．炎症が壁側腹膜に波及すると筋性防御（defence musculaire）といわれる腹壁が固くなった状態になることがある．

検査所見として血液検査で**白血球の増多**，**CRP値の上昇**など炎症所見があり，画像検査では腹部単純X線像では右下腹部の麻痺性の小腸ガス像，虫垂結石像を認め，腹部CT，超音波検査での腫大した虫垂の同定や，虫垂周囲の炎症を認め，確定診断に有用である．

鑑別診断として結腸憩室炎，腸炎，限局性回腸炎，子宮付属器炎，卵巣出血，卵巣嚢腫茎捻転，尿管結石などがあり，典型的な症状を呈さないものもあり，腹痛の患者を診た場合，まず腹部の触診を行い，血液検査，尿検査を行い，最終的には腹部CT，あるいは超音波検査で確定診断をすべきである．

3 治療の実際

外科的切除が基本である．軽度なものは抗菌薬，安静にて治癒することも多いが，腹部CT

などの画像診断で腫大した虫垂を認めれば早期に手術すべきである．カタル性，化膿性程度の虫垂炎であれば手術創も小さく，術後の経過も良好で，入院も短期間ですむことが多い．壊疽性となり，穿孔を起こしたり膿瘍形成を起こすと，術後に手術創の感染，術後の遺残膿瘍，癒着による腸閉塞，あるいは肝膿瘍をきたしたりして治療に難渋する場合もあるのでなるべく早期に手術すべきである．

手術の実際として通常は腰椎麻酔下で右下腹部2〜3cm程度開腹し，虫垂間膜を結紮切離し，虫垂根部を結紮し，埋没縫合する．また全身麻酔下で**腹腔鏡下**による虫垂切除も行われており，とくに若い女性で子宮付属器炎，卵巣出血などの鑑別には有用である．また最近では**単孔式**とよばれ，臍を切開しそれより腹腔鏡と鉗子を挿入し，傷の目立たない方法で虫垂切除を行う場合もある．

看護のポイント

抗菌薬が発達し，虫垂炎は軽くみられがちであるが決して軽んじてはいけない疾患である．とくに乳幼児は診断が遅れ，腹膜炎状態で手術にいたることが多く，入院期間が長くなり，また腹腔内膿瘍となり治療に難渋することも多い．

手術後は，一般状態が安定したら積極的に体位変換を行い，歩行を開始する．歩行時には腰椎麻酔の副作用(起立性頭痛)などを観察する．腹膜炎，膿瘍形成などを併発している場合にはドレーンが留置されることもあるため，ドレーン挿入部周囲の皮膚の状態や排液量，性状などの観察も必要である．食事は嘔吐などがなければ翌日より開始される．歩行も可能になるので早期離床の意義を説明して，積極的に日常生活ができるように指導する．

（梶原伸介）

腸閉塞，イレウス intestinal obstruction, ileus

キーポイント

- 腸閉塞の診断は容易であるが，重要なのは単純性か複雑性か麻痺性かを見極めることである．
- 腸閉塞は適切な治療が行われずに放置すると，ショックや敗血症をきたし重症化する病態である．
- 複雑性イレウスは緊急手術の適応である．
- 大腸がんによる大腸閉塞は人工肛門造設術の適応である．

1 考え方の基本

腸閉塞は，腸管内腔の閉塞や腸管運動障害により腸管内容の肛門側への移動が障害される状態で，緊急手術の適否の鑑別を要する急性腹症である．わが国ではイレウスと腸閉塞を同義的に使用している．

腸管が閉塞すると閉塞部位の口側はガスや腸液により拡張する．**腸管内圧**が上昇して静脈還流が障害され腸管壁が浮腫を起こす．腸管内圧の上昇が動脈血流を障害すると腸管の**壊死**や**穿孔**を引き起こす．

成人では1日約8Lの腸液(ナトリウム，カリウム，クロールなどの電解質を含む)が分泌され，そのほとんどが再吸収されている．腸閉塞を発症すると嘔吐や漏出により，大量の腸液喪失をきたす．電解質や体液の減少によりショックをきたすことがある．腸内細菌やその毒素が血中に移行して敗血症をきたすことがある．

腸閉塞の診断は症状と腹部単純X線検査よ

り容易であるが，以下に述べる分類を見極め，適切な治療を行う．

2 起こり方

機械的イレウス
腸管の物理的閉塞や狭窄により起こるもので，さらに以下の2つに分けられる．

● 単純性イレウス ●
血行障害を伴わないもので，先天性のもの（鎖肛，先天性腸閉塞，先天性腸閉鎖，腸回転異常など）や腸管の器質的変化によるもの（外傷，結核，放射線性腸炎など瘢痕性狭窄によるもの，肉腫，がんなど腫瘍性のもの，消化器手術の術後癒着・腹腔内の炎症など癒着性のもの），腸管内の異物（胆石，宿便，食べ物，回虫）などによる．

● 複雑性イレウス（広義の絞扼性イレウス）●
腸管の血行障害を伴うもので，緊急手術の適応となる．狭義の絞扼性イレウス，腸重積症，腸管軸捻転症，ヘルニア嵌頓（鼠径ヘルニア・大腿ヘルニア・閉鎖孔ヘルニア・腹壁ヘルニア）などがある

機能的イレウス
物理的な腸管閉塞ではなく，腸管の運動障害によって生じるもので，さらに以下の2つに分けられる．

● 麻痺性イレウス ●
開腹手術後の早期・腹部打撲・薬剤性・脊髄損傷・腹膜炎・膵炎・腸間膜血栓症などによる．

● けいれん性イレウス ●
鉛中毒によるものや，腸管の鈍力・損傷によって反射的に起こるものなどによる．

3 症状と診断のすすめ方

症 状
腹痛，悪心・嘔吐，腹部膨満感，排便や排ガスの停止などを生じる．腹痛は間欠的な鋭い痛みで始まることが多いが，複雑性イレウスでは強い持続的な腹痛となり発熱，頻脈，筋性防御を伴う．麻痺性イレウスでは発熱，腹痛を伴わないことが多い．嘔吐物は腸液の胃内逆流によ

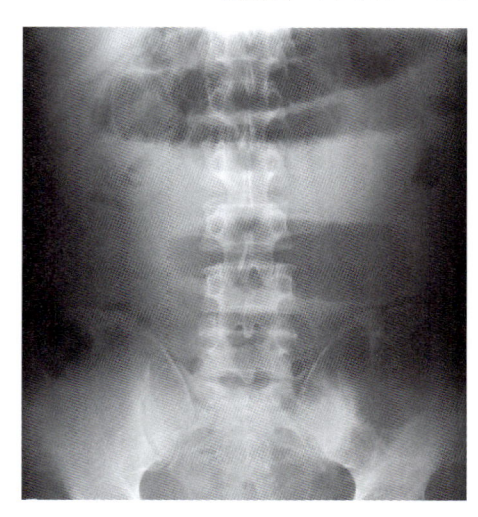

図1　臥位の腹部単純X線像
著明な小腸の拡張像を認める．大腸ガスは消えている．

り便臭を伴ってくるようになる．

診 断

● 聴診所見 ●
機械的イレウスでは特有の**金属音**（キンコン，カランコロン）と表現される特徴的な腸音が聴取される．麻痺性イレウスでは腸音の消失を認める．

● 腹部単純X線検査 ●
小腸拡張像を認める（図1）．とくに立位では**ニボー像**（腸内のガスが上に，液体が下に位置するため立位で鏡面形成を呈する）を認める（図2）．

● 腹部超音波検査 ●
キーボードサインの出現（拡張した小腸のヒダが鍵盤のように見える）や腸管内容物の沈殿や往復を認める．腹水の出現を認める場合は複雑性イレウスを疑う．

● 腹部造影CT ●
腸管壁の造影効果より腸管虚血の有無を判断する．腹水の有無・閉塞部位の同定・腸間膜のねじれの診断にも有用である．

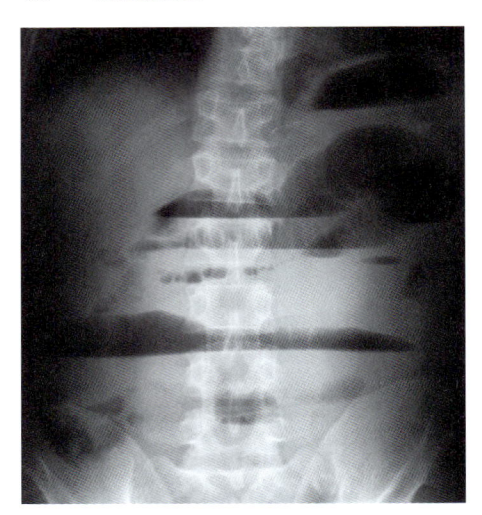

図2　立位の腹部単純X線像
腸液と小腸ガスが鏡面形成している(ニボー像).

4　治療の実際

保存的治療
単純性イレウス・麻痺性イレウスではまず保存的治療より試みる.

● 禁飲食 ●
消化管の安静を保つ.

● 輸　液 ●
腸閉塞では大量の腸液を喪失しているため適正な輸液を行い,脱水と電解質の補正を行う.軽症例では禁飲食と輸液のみで軽快することもある.

● 腸管の減圧 ●
軽症例では胃管の留置のみで改善するが,通常はイレウス管をX線透視下に鼻腔からできるだけ深部の小腸まで挿入する.腸液の吸引効果が高く非常に有用だが,胃管と比較して挿入に習熟を要する.イレウス管先端より造影検査を行うことで閉塞部位や閉塞機転の診断を行う.

● 抗菌薬投与 ●
腸内細菌の血中への移行を予防するため,グラム陰性桿菌や嫌気性菌を狙って抗菌薬投与を行う.

外科的治療

● 緊急手術 ●
複雑性イレウスでは血行障害の原因の解除を行う.すでに腸管壊死をきたしている場合には壊死部の腸管切除を行う.腸管穿孔を伴って汎発性腹膜炎をきたしている場合は腹腔内洗浄およびドレナージを行う.

大腸がんなどによる大腸閉塞では大腸穿孔の危険性があるため,まず緊急に人工肛門造設術を行い,後日に根治的な大腸がん手術を行うのが一般的である.一期的な切除再建は,口側切除端と肛門側切除端の口径差が大きいため,縫合不全の危険性が高くあまり行われない.

● 準緊急手術 ●
保存的治療で効果が得られない単純性イレウスが適応となる.

● 待機的手術 ●
保存的治療で改善するが,再発を繰り返す単純性イレウスが適応となる.

看護のポイント

・腸閉塞では大量の腸液喪失に伴い脱水をきたしているため,大量の輸液を行う.適切な輸液がされているかバイタルサイン・尿量のチェックを行う.輸液過剰に伴う心不全徴候の有無もチェックする.

・嘔吐による誤嚥・窒息に注意する.腸閉塞では患者の衰弱が著しいため,夜間はとくに注意を要する.嘔吐後は誤嚥性肺炎を発症する可能性に注意する.

・イレウス管が挿入されていても小腸の減圧だけが効いていて,胃内にはまだ食べ物や胃液が貯留していることがあるため嘔吐をきたすことがある.

・入院中に腹痛の増悪を認めた際にはただちに医師に報告する.入院当初には単純性イレウスの診断であっても複雑性に移行する可能性がある.

・イレウス管排液量の減少は一般的に腸閉塞の改善を示す所見であるが,それにもかかわらず症状の増悪を認める場合にはイレウス管の詰まりや屈曲している可能性について念頭に

置いておく．
・胃管やイレウス管留置は患者にとって鼻腔や咽頭の違和感・苦痛が非常に大きくストレスであることを理解する．高齢者や意識障害のある患者では自己抜去に注意する．

> **してはいけない！**
> - 減圧中のイレウス管をクランプしてはいけない．患者の移動に伴ってクランプした際は移動後に必ずクランプ解除する．
> - 鼻翼の潰瘍の原因となるため，イレウス管のテープ固定はチューブと鼻翼が強く当たるようにしてはいけない．

（数野暁人，小澤壯治）

コラム

イレウス管の自己抜去で腸重積を発症した症例を経験した．患者は不穏状態の高齢女性で，術後癒着による腸閉塞のためイレウス管を挿入されていた．症状がよくなったため，近日中にX線透視下に抜去を予定していたのだがやはりイレウス管の留置はストレスだったのだろう，あろうことかイレウス管を自分で引き抜いてしまったのだ．抜去後より腹痛と嘔吐が出現した．ただちに検査をしたところ，小腸が十二指腸まで逆行性に重積していた．教室では古くからイレウス管の抜去はX線透視下でゆっくり抜かないと逆行性腸重積になるから気をつけるようにといわれていたが，不穏状態における自己抜去も注意が必要と身に染みて考えさせられた．

（数野暁人，小澤壯治）

急性腹膜炎 acute peritonitis

1 起こり方

腹膜炎は本来無菌状態の腹腔内になんらかの原因によって炎症が生じた状態をいう．

分類

腹膜炎は臨床経過から急性と慢性，発症機序から原発性（特発性）と続発性，原因から感染性と非感染性，炎症の進展範囲から限局性と汎発性に分類される（**表1**）．

発症メカニズム

感染性腹膜炎では，感染源は消化管穿孔や腹壁の穿通創を介して腹腔内に侵入する．多量の感染源が持続的に腹腔内へ流入し，宿主の免疫防御許容量を超えると腹膜炎を呈する．感染源が腹腔内に侵入する原因は**表2**のように多種にわたる．

表1 腹膜炎の分類

1. 臨床経過による分類
   - 急性腹膜炎
   - 慢性腹膜炎
2. 発症機序による分類
   - 原発性（特発性）腹膜炎：腹腔内に明らかな原因がない．非代償性肝硬変（成人），ネフローゼ症候群（小児）など腹水を有していることが多い
   - 続発性腹膜炎：なんらかの原因に続発して腹膜に炎症を起こす
3. 原因による分類
   - 感染性腹膜炎：細菌性，真菌性，結核性
   - 非感染性腹膜炎：化学物質性（胆汁，膵液，抗がん薬，造影剤など），がん性
4. 炎症の進展範囲による分類
   - 限局性腹膜炎：炎症の範囲が小範囲に限局している
   - 汎発性腹膜炎：炎症が腹腔内全体に広がっている

表2　続発性腹膜炎の原因

1. 消化管穿孔
   消化性潰瘍，がん，腸間膜動脈閉塞や絞扼性イレウスによる虚血後，クローン（Crohn）病，縫合不全，虫垂炎，潰瘍性胆嚢炎など
2. 腹壁の損傷
   外傷，腹膜透析，術後，経皮的処置後など
3. 腹腔内臓器の炎症の波及
   虫垂炎，憩室炎，卵管・卵巣膿瘍，胆嚢炎，膵炎など
4. その他
   腹腔内出血，腹腔内抗がん薬投与後など

一方，**非感染性腹膜炎**は膵液や胆汁，抗がん薬など無菌性の物質が腹膜を刺激することによって生じる．これらの化学物質性腹膜炎では細菌感染を続発することが多い．

特発性細菌性腹膜炎（spontaneous bacterial peritonitis：SBP）は主に有腹水非代償性肝硬変患者に発症する特殊な感染症として注目されており，起炎菌としては大腸菌や肺炎桿菌などの腸内細菌が多い．機序として，有腹水状態の門脈系やリンパ系のうっ滞に伴って腸管壁の透過性が亢進し，腸内細菌の腹水への移行が起こりやすくなることが考えられている．

2　症状と診断のすすめ方

●身体所見●

初発症状は**強い腹痛**，悪心・嘔吐で，同時に発熱をみることが多い．腹部診察では筋性防御や反跳痛［ブルンベルグ（Blumberg）徴候］などの**腹膜刺激所見**が認められ，その部位は腹膜炎の原因や進展範囲によって異なる．限局性の腹膜炎は虫垂炎や憩室炎などに多く，所見は炎症の波及部位にのみ認められる．一方，炎症が広範囲に波及した汎発性腹膜炎では腹部全体に腹膜刺激症状が認められる．腸管内にガスや液体が貯留するため，腸管蠕動運動は低下していることが多い．経口摂取できないうえに体液が腸管内へ移行するため，**血管内脱水**の所見を呈することも多い．

●検査所見●

①**血液検査**：**白血球の増多**，CRP上昇，血小板数低下，**アシドーシス**などがみられる．
②**腹部単純X線検査**：横隔膜下に腹腔内遊離ガス像を認めれば消化管穿孔と診断できる．
③**CT，腹部超音波検査**：腹水，遊離ガス像，腹腔内膿瘍の存在，炎症の局在などの情報が得られる．腹水存在時には超音波誘導下に穿刺を施行し，採取した腹水は培養や性状分析，細胞診などに提出する．

3　治療の実際

脱水や電解質異常の補正，**抗菌薬の投与**が基本であり，場合によっては病巣の除去や修復，腹腔内ドレナージなどの外科的処置が必要となる．重症例では呼吸管理や播種性血管内凝固症候群（DIC）の治療が必要となることがある．

💡 看護のポイント・・・・・・・・・・・・

①**診断から治療まで**：急性腹膜炎は治療開始の遅れが予後を左右する場合があり，早期の加療が重要である．診断がついた後は，すみやかに治療が開始できるように迅速に対応する必要がある．

②**治療開始後**：重症例ではエンドトキシンショック，DIC，多臓器不全を引き起こして予後不良であることを認識し，急に状態が変化することがあることを念頭に置く．病状が落ち着くまではバイタルサインのチェックをこまめに行い，血圧，尿量，心電図波形，呼吸状態や意識状態の変化などに注意を払う．高齢者や免疫抑制状態にある患者においては腹膜刺激症状が判断しにくいことがあり，注意を要する．

（井元　章，樋口和秀）

ウイルス肝炎（急性，慢性） viral hepatitis (acute, chronic)

キーポイント

- 肝炎ウイルスはA～E型の5種類があり，型により臨床像が異なる．A型とE型は経口感染するウイルスで急性肝炎の原因となる．これに対しB型(D型)とC型は血液を介して感染し，急性および慢性肝炎の原因となる．
- 急性肝炎でとくに注意することは劇症化と慢性化である．劇症肝炎の発症率は1％以下であるが，死亡率はきわめて高い．慢性化はとくにC型肝炎で高率である．
- 慢性肝炎は症状がないことが多く，健診などで発見される．また，AST・ALT値が正常のこともまれではなく，診断には肝炎ウイルスマーカーの測定が必要である．
- 肝疾患の看護では安静と高カロリー食が重要とのイメージがあったが，逆に脂肪肝を助長することが多いので注意が必要である．

1 考え方の基本

　ウイルス肝炎は肝炎ウイルスの感染により惹起される疾患であり，主に肝細胞に感染し急性および慢性肝炎の原因となる．**肝炎ウイルス**は，現在，表1に示すA型からE型までの5種類が知られている．A型とE型肝炎ウイルスは経口感染するため流行を起こすことがある．感染経路としては，A型はカキなどの貝類，E型は鹿肉，豚肉などの生食が有名である．両ウイルスとも急性肝炎を起こすが慢性肝炎にはならない．

　B型とC型肝炎ウイルスは主に血液を介して感染する．B型は主に**母児間感染**や性交渉による感染が多い．C型はかつて輸血で広がったが，現在は民間療法や薬物乱用で感染することが多い．B型，C型とも急性肝炎のみならず慢性肝炎の原因となる．さらに，慢性化する場合は肝発がんと強く関連する．D型肝炎は日本ではきわめてまれであり，本項では詳細は述べない．

　急性肝炎は，肝炎ウイルスが感染した後，一定の潜伏期を経て発症する肝炎である．A型とE型肝炎はウイルスが完全に排除され自然軽快する．B型やC型肝炎では肝炎を発症してもウイルスが完全に排除されず持続感染することがあり，この場合は慢性肝炎へ進展する．頻度は1％以下であるが，一部の症例では極端に強い肝炎の結果，肝細胞壊死が広範囲に及ぶと急性肝不全となり劇症肝炎を発症する．

　慢性肝炎は肝炎ウイルスが肝臓に持続的に感染する結果発症する疾患で，B型とC型肝炎でみられる．肝炎が長期に続くと肝の**線維化**が悪化し肝硬変へ進展する．肝線維化の悪化は肝細胞機能を低下させるとともに肝発がん率を上昇させる．また，肝硬変では門脈圧亢進が起こ

表1　ウイルス肝炎の種類と特徴

肝炎	肝炎ウイルス	感染経路	急性肝炎	慢性肝炎	肝発がん
A型肝炎	A型肝炎ウイルス	経口	○	×	×
B型肝炎	B型肝炎ウイルス	血液	○	○	○
C型肝炎	C型肝炎ウイルス	血液	○	○	○
D型肝炎	D型肝炎ウイルス	血液	○	○	○
E型肝炎	E型肝炎ウイルス	経口	○	×	×

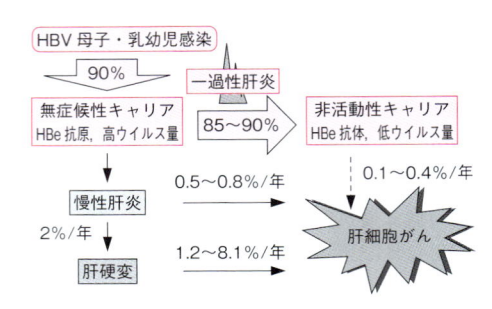

図1 HBVキャリアの自然経過
［日本肝臓学会編：慢性肝炎の治療ガイド2006，文光堂，2006より改変］

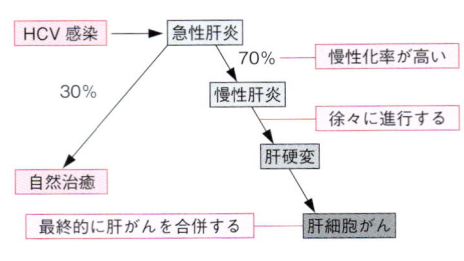

図2 C型肝炎の自然経過

り，脾腫や**食道胃静脈瘤**の合併がみられる．

2 起こり方

急性肝炎と慢性肝炎の起こり方

ウイルス肝炎は肝炎ウイルスが肝細胞に感染する結果起こる疾患である．ただし，ウイルスの感染だけでは肝炎は起こらず，これにウイルスを排除しようとする宿主の免疫が働くと肝炎が惹起される．

急性肝炎では，**潜伏期間**にウイルスが肝で増殖する．続いて，感染したウイルスを排除しようとする免疫応答が起こり肝炎を発症する．この免疫応答によりウイルスが完全に排除されると肝炎は治癒する．A型とE型肝炎はこの経過をたどる．

慢性肝炎ではウイルスを排除しようとする免疫応答が不十分であり，ウイルスを完全に排除することができない．このため，急性肝炎より程度は軽いが，長期に肝炎が続く．この間，肝炎ウイルスは**持続感染状態**にある．

● B型慢性肝炎 ●

B型肝炎ウイルス（HBV）は乳幼児期に感染するとウイルスは持続感染となることが多く，キャリアとよばれる（図1）．乳幼児期の感染では，感染当初，免疫がウイルスを排除しようとしないため肝炎は起こらず無症候性キャリアとよばれる状態となる．この状態が10歳代後半から20歳代まで続くと多くの症例で免疫応答が起こり，ウイルスを排除しようとして肝炎を発症する．85～90％の症例ではすみやかにウイルス量が低下し，肝炎は一過性で終息する．この状態が非活動性キャリアであり，ウイルスは残るものの肝炎がない安定した状態となる．一方，10～15％の症例ではウイルス量は十分に低下せず肝炎が持続する．この結果，慢性肝炎から肝硬変へ進展し肝細胞がんの合併が高率となる．この経過をたどる症例は予後が悪いので，積極的な治療が必要となる．

● C型慢性肝炎 ●

C型肝炎ウイルス（HCV）はどの年代で感染しても持続感染となることが多く，慢性化率の高い肝炎ウイルスとして知られている（図2）．C型慢性肝炎の特徴は，徐々にではあるが確実に肝の線維化が進行し，20～30年の経過で肝硬変へ進展することである．さらに，30～50年の経過で最終的に**肝細胞がん**を合併する．C型肝炎では**インターフェロン治療**などによりウイルスを排除することが可能であり，排除が達成されると肝炎は治癒する．

3 症状と診断のすすめ方

● 急性肝炎 ●

全身倦怠感，発熱などの全身症状や食欲低下などの消化器症状で発症することが多い．黄疸が出現する症例では濃尿や皮膚の黄染がみられる．これらの症状から急性肝炎を疑う場合は肝機能検査を行う．急性肝炎では通常ASTやALTの上昇が強い．発黄例では直接型優位のビリルビン値の上昇がみられる．劇症化の予測にはプロトロンビン時間がもっとも有用であ

り，これが延長する場合は要注意である．肝は腫大することが多いが，**劇症肝炎**では逆に萎縮する．

原因検索では，ウイルス肝炎，薬物性肝障害，自己免疫性肝炎，慢性肝炎の急性増悪などを鑑別する．ウイルス肝炎の型別診断は，急性肝炎に特徴的な**肝炎ウイルスマーカー**の検出により可能である．詳細な病歴の聴取は，肝炎ウイルス感染経路の特定や薬物性肝障害などの鑑別診断の評価にも役立つ．

● 慢性肝炎 ●

慢性肝炎では症状がないことがほとんどであり，健診などで偶然発見されることが多い．肝機能検査では AST や ALT の上昇がみられるが，その程度は病態によりさまざまであり，これらが基準値を示すことも珍しくない．このため，B 型や C 型慢性肝炎の診断には肝炎ウイルスマーカーの検査が必須である．B 型肝炎の診断には **HBs 抗原**の測定が，C 型肝炎の診断には **HCV 抗体**の測定がまず行われる．HBs 抗原が陽性の場合は，次に HBe 抗原や HBV DNA 量を測定しウイルスの活動性を評価する．HCV 抗体陽性の場合は，次に **HCV RNA** を測定し，C 型肝炎ウイルスの感染状態を確認する．HCV RNA 陽性の場合は現在感染していると判定され，陰性の場合には過去の感染と判定される．

慢性肝炎の活動性や肝線維化の評価には**肝生検**が有用である．また，肝線維化が強くなると血小板数が低下するので，これが代理の指標として広く用いられている．血小板数が 10 万個以下では肝硬変の可能性が高い．肝線維化は，これが高度になると肝発がん率が高くなるので，臨床的に重要な指標である．

4 治療の実際

● 急性肝炎 ●

急性肝炎は自然治癒傾向の強い疾患であり，基本的に特別な治療を行わず対症療法で経過をみることが多い．治療介入が必要な状況は，劇症化する場合と慢性化する場合である．劇症肝炎の治療では血漿交換などが行われ，状況により肝移植が考慮される．慢性化はとくに C 型肝炎で注意が必要であり，この傾向がみられる場合は**インターフェロン治療**を考慮する．急性肝炎での治療効果は良好である

● B 型慢性肝炎 ●

B 型慢性肝炎の抗ウイルス療法としては，インターフェロンと**核酸アナログ薬**が使用されている．前者はとくに 35 歳未満で推奨されており，治療期間が限られることや，治療中止後も効果が持続することが長所である．短所としては有効例が限られることがある．これに対し，核酸アナログ薬は主に 35 歳以上で推奨されており，抗ウイルス効果が強く，経口薬で副作用が少ないことが長所である．ただし，**薬物耐性ウイルス**の出現や中止後の**肝炎再燃**が問題点として残されている．

● C 型慢性肝炎 ●

C 型慢性肝炎の第 1 の治療目標はウイルス排除であり，インターフェロン治療が行われている．現在，ペグインターフェロン，リバビリン，プロテアーゼ阻害薬などの新薬の 3 者併用療法がもっとも強力な治療法である．ウイルス排除ができない症例では肝庇護療法を行い肝発がんの抑制をめざす．

💡 看護のポイント

● 急性肝炎 ●

① 急性期はできるだけ安静とし，状況に応じて補液を行う．食事は糖質を中心に食べやすいものを摂取する．

② 急性期は劇症化に注意する．AST や ALT 値が低下しても症状が軽減しない症例は要注意である．肝性脳症の有無は重要なチェックポイントである．

③ 回復期に入ったら安静度は早期に緩める．過度の安静や補液は脂肪肝を助長するため注意が必要である．

● 慢性肝炎 ●

① 過度の安静と高カロリー食は肝への脂肪沈着を助長するので注意する．

② インターフェロン治療を行う場合は，とくに間質性肺炎とうつ病に注意する．前者では息

切れ，後者では不眠が最初に出やすい症状である．

③C型肝炎では鉄の摂取を制限する場合があるので，これを確認する．

してはいけない！

[急性肝炎]
- 回復する場合も劇症化する場合もAST・ALT値は低下するので，これらの値の低下のみでよくなったと判断してはいけない．
- 脂肪肝を助長し，肝機能が正常化しないことがあるため，明らかに回復期に入ったら過度の安静や高カロリー摂取を指導してはいけない．

[慢性肝炎]
- B型およびC型肝炎は感染症なので院内感染には注意する必要がある．しかし，食器や洗濯を別にしたり，入浴を制限する必要はないので，患者に誤った感染対策指導を行ってはいけない．
- 肝の脂肪化を助長するため，過度の安静と高カロリー摂取を指導してはいけない．

（田中榮司）

劇症肝炎 fulminant hepatic failure

1 起こり方

劇症肝炎は短期間で重篤な肝機能障害をきたす予後不良な症候群で，症状発現後8週以内に高度の肝機能異常に基づいて**肝性昏睡Ⅱ度以上の脳症**（「肝性脳症」の項参照）をきたし，**プロトロンビン時間40％以下**を示すものと定義されている．劇症肝炎の年間推定発生数は約400例で，約半数がウイルス性で，その約90％が**B型肝炎ウイルス**によるものである．そのほか，**自己免疫性**，**薬物性**によるものが10～15％みられるが，約30％は**成因不明**である．

2 症状と診断のすすめ方

初発症状として全身倦怠感，発熱，黄疸，悪心，食欲不振，意識障害（肝性脳症）などがみられる．身体所見では黄疸，腹水，浮腫，羽ばたき振戦，肝性口臭などがみられる．肝性脳症による意識障害は急性肝不全の中心となる症候である．

急性肝炎のうち症状発現後8週以内に高度の肝機能異常に基づいて肝性昏睡Ⅱ度以上の脳症をきたし，プロトロンビン時間40％以下を示すものを劇症肝炎と診断する．さらに発病後10日以内に脳症が出現する**急性型**と，それ以降に出現する**亜急性型**に分類する．一方，8週から24週の間に肝性脳症が出現した場合は**遅発性肝不全**，また急性肝炎においてプロトロンビン時間が40％以下であるが肝性脳症をきたさないものは**急性肝炎重症型**と診断する．

3 治療の実際

劇症肝炎は専門施設に至急搬送すべき疾患である．治療には**人工肝補助療法（血液浄化療法）**を中心とした内科的治療と**肝移植**がある．現在，救命率を改善することが証明されている治療法は唯一肝移植のみであるため，肝移植の適応を念頭に置いて，集中治療室で全身状態や感染などの合併症を厳重にモニタリングしながら，成因に対する治療，肝庇護療法，人工肝補

助，合併症対策などの**集学的治療**を実施する．

人工肝補助療法は著しく低下した肝機能を補い，有害物質を除去して体内代謝環境を維持することを目的とする．薬物療法としては，**免疫抑制療法**（ステロイド），**抗凝固療法**（アンチトロンビン製剤など），**抗ウイルス療法**（核酸アナログ製剤，インターフェロン）に加えて，高アンモニア血症，感染症，消化管出血などの合併症に対する治療が行われる．2004年以降，**生体部分肝移植**が約25%強の症例に実施されており，その約80%が救命されている．2010年7月の臓器移植法改正以降，**脳死肝移植**が急増しており，肝移植の実施率，救命率に影響を与えることが推測される．

劇症肝炎の全国調査における内科的治療の**救命率**は急性型約50%，亜急性型約25%である．

看護のポイント

肝炎の劇症化を早期に予測し，治療を開始することは重要である．黄疸の出現する時期になっても悪心・嘔吐，全身倦怠感などの臨床症状が持続または増悪する場合は注意を要する．昏睡ⅠまたはⅡ度の肝性脳症を的確に診断することも重要である．睡眠・覚醒リズムの逆転や性格の変化に注意し，指南力，計算力の低下を頻回にチェックすることが必要である．

（井戸章雄，坪内博仁）

肝硬変 liver cirrhosis, hepatic cirrhosis

キーポイント

- 腹水貯留，食道胃静脈瘤破裂，肝性脳症など危険な状態の早期発見に努める．
- 肝性脳症時には，意識障害によって生じる危険に対処する．

1 考え方の基本

肝硬変は肝障害の終末像であり，ウイルス性肝炎やアルコール性肝障害などの経過中に，肝臓の実質細胞の変性・壊死が生じ，結合織が増殖し，実質細胞の再生が結節性に認められ，肝小葉の改築（偽小葉）が肝臓全体にびまん性に認められる状態をいう．肝細胞の機能の低下は，**黄疸**，**浮腫**，**腹水**，**凝固異常**，**代謝異常**をもたらし，線維化による肝臓の血管床の圧排は，**門脈圧亢進症**を生じさせ，**食道胃静脈瘤**，**脾腫**，**肝性脳症**を引き起こす．黄疸，腹水，肝性脳症などの肝不全症状のない肝硬変を**代償性肝硬変**とよび，肝不全症状を有する肝硬変を**非代償性肝硬変**とよぶ．

2 起こり方

わが国の肝硬変患者は約40〜50万人，肝硬変での死亡者は年間1万7,000人と推定されている．わが国の肝硬変の原因は，肝炎ウイルスによるものが多く，C型肝炎ウイルス（hepatitis C virus：HCV）感染が約60%，B型肝炎ウイルス（hepatitis B virus：HBV）が約15%，アルコール性が約15%，残りの10%が自己免疫性肝炎，原発性胆汁性肝硬変，非アルコール性脂肪性肝炎（nonalcoholic steatohepatitis：NASH），代謝性肝疾患など，そのほかの原因である（**表1**）．肝硬変の3大死因は，肝不全，消化管出血，肝細胞がんであり，なかでも，肝細胞がんによる死亡が多い．C型肝炎ウイルスによる肝硬変では，年率7%の割合で肝細胞がんが発生する．

3 症状と診断のすすめ方

代償期には無症状で経過し，非代償期に急に症状が出現して発見されることも多い．全身倦

表1　肝硬変の成因

①肝炎ウイルス：B型肝炎ウイルス，C型肝炎ウイルス
②アルコール性
③自己免疫性肝炎
④慢性胆汁うっ滞：原発性・続発性胆汁性肝硬変，原発性硬化性胆管炎，先天性胆道閉鎖症など
⑤代謝性肝疾患：鉄代謝（ヘモクロマトーシス），銅代謝［ウィルソン（Wilson）病］，グリコーゲン代謝（糖原病），アミノ酸代謝（チロシン血症），ガラクトース代謝（ガラクトース血症），α_1アンチトリプシン血症
⑥肝静脈還流異常：バッド・キアリ（Budd-Chiari）症候群，右心不全，肝静脈閉塞症など
⑦薬物・毒物：メトトレキサート，アミオダロンなど
⑧寄生虫：日本住血吸虫症，肝ジストマ，肝蛭症など
⑨栄養障害：クワシオルコル（Kwashiorkor），小腸バイパス術など
⑩非アルコール性脂肪性肝炎
⑪原因不明

表2　チャイルド・ピュー（Child-Pugh）分類

評点	1点	2点	3点
脳症	なし	軽度（Ⅰ～Ⅱ）	重症（Ⅲ～Ⅳ）
腹水	なし	軽度	中度～高度
血清ビリルビン値（mg/dL）	2.0未満	2.0以上 3.0未満	3.0以上
血清アルブミン値（g/dL）	3.5以上	2.8以上 3.5未満	2.8未満
プロトロンビン時間延長（秒）	4.0未満	4.0以上 6.0未満	6.0以上
（％）*	70以上	40以上 70未満	40未満

各項目のポイントを加算し，その合計点で分類する．
チャイルド・ピュー分類：A　5～6点，B　7～9点，C　10～15点
*プロトロンビン時間は，原論文（Pugh RNH et al：Transection of the oesophagus for bleeding oesopphageal varices. Br J Surg **60**：646-649, 1973）では秒数で記載されており，%表示での明確な基準はない．70%以上，40～70%，40%未満を1，2，3点とする記載が多いが，80%以上，50～80%，50%未満とする総説もある．

怠感，腹部膨満感，食欲不振，体重減少，腹痛，悪心などの不定愁訴が多い．黄疸，浮腫・腹水・肝性脳症の出現は非代償期への移行を示唆する所見である．肝硬変の重症度分類である**チャイルド・ピュー（Child-Pugh）分類**（表2）は，臨床所見と機能検査を組み合わせた分類法で，予後の推定，治療方針を決定するうえで重要である．

身体所見

黄疸，浮腫，腹水，肝性脳症のほか，腹壁静脈の怒張，クモ状血管腫，手掌紅斑，皮下出血，精巣萎縮，女性化乳房，体毛変化，月経異常などがみられる．

黄疸は，肝硬変末期に出現し，瘙痒感を伴う．

浮腫・腹水は，低アルブミン血症，門脈圧亢進症，2次性アルドステロン症によるナトリウムと水分の貯留などの因子により生じる．**出血傾向**は，肝臓で合成される血液凝固因子の合成障害により生じる．

門脈圧亢進症により，門脈系と大静脈系の吻合静脈が門脈血のバイパスとして発達する結果，臍を中心に発達した腹壁静脈の怒張（これを**メデューサの頭**とよぶ）が形成される．また，**食道胃静脈瘤**が形成され，**破裂**により吐血や下血がみられる．食道静脈瘤破裂は大量出血の場合は，死亡する可能性があり，緊急の対応を要する．内視鏡を用いた止血（硬化療法，結紮療法）を行う．胃・十二指腸潰瘍，胃びらんから

の消化管出血も多くみられる．**肝性脳症（肝性昏睡ともいう）**は，門脈-大循環シャントの形成や肝機能低下により，血中のアンモニアなどの神経毒性物質が増加して生じる．タンパクの過剰摂取，便秘，消化管出血，感染，腹水の大量排除，利尿薬の過度の使用などが誘因となる．昼夜逆転，記銘力低下，幻覚，錯覚，せん妄，異常行動，傾眠傾向，昏睡など多彩な精神症状に加え，羽ばたき振戦，運動失調，筋強直，バビンスキー（Babinski）反射などの病的反射がみられる．肝硬変患者は**タンパク質・エネルギー低栄養状態**を呈し，全身の筋肉量の低下がみられ，**筋けいれん（こむら返り）**が起こりやすい．

血液検査

末梢血検査では，脾機能亢進症により**汎血球減少**（血小板減少，白血球減少，貧血）を認める．生化学検査では，**肝合成能低下**（血清アルブミン，コリンエステラーゼ，血清総コレステロールの低下，プロトロンビン時間の延長，ヘパプラスチンテストの低下），**血清総ビリルビン値の上昇**（末期では，抱合能低下により間接型が優位），**ALT，AST の軽度の上昇**（AST/ALT 比が 1 以上で，肝硬変が疑われる），**フィッシャー（Fischer）比の低下**，血漿中分岐鎖アミノ酸［（branched chain amino acid：BCAA）（バリン，ロイシン，イソロイシン）］の減少，芳香族アミノ酸［（aromatic amino acid：AAA）（フェニルアラニン，チロシン）］，メチオニンの増加，**アンモニアの上昇**，**耐糖能異常**（高インスリン血症と食後の持続する高血糖が特徴），**インドシアニングリーン負荷試験の遅延**などがみられる．

画像検査

腹部超音波検査，**CT 検査**で，肝硬変の診断，肝細胞がんのスクリーニングを行う．肝硬変では，肝辺縁の凹凸不整，肝右葉の萎縮，肝外側区域と尾状葉の肥大，脾腫がみられる．**肝生検**では，肝の炎症の程度，線維化の程度が把握できる．肝硬変と診断された場合，食道胃静脈瘤の有無の確認，破裂の危険性の評価のため，1年ごとに**上部消化管内視鏡検査**を行う．

4 治療の実際

一般的治療

黄疸，腹水，肝性脳症がみられる非代償期には安静にする．代償期で，肝機能が安定し，破裂のおそれのある食道胃静脈瘤がない場合は，筋肉の萎縮予防目的に適度の運動を行うことが望ましい．

食事・栄養療法

1 日摂取カロリーは，生活活動の強さ（日常生活活動強度）によって計算を行い，代償性肝硬変では，25〜35 kcal/kg（標準体重）/日，タンパク質は 1.0〜1.3 g/kg（標準体重）/日とし，脂質摂取量は総エネルギーの 20〜25％にする．標準体重（kg）は，身長（m）^{2}×22 で計算する．以前いわれていた高タンパク・高カロリー食でないことに注意が必要である．高アンモニア血症や肝性脳症の発症時には，低タンパク食（0.5〜0.7 g/kg/日）とする．浮腫，腹水がある場合は，塩分を 5〜7 g/日に制限する．

飲酒は肝障害を悪化させ，消化管の粘膜障害を生じ，食道静脈瘤破裂の原因になるため，禁酒を指導する．C 型慢性肝炎では，鉄分の多い食事は肝障害を増悪させるため，赤みの肉，レバー，シジミを避ける．肝硬変患者では，ビブリオ・バルニフィカス感染症での死亡率が高いので，ビブリオ菌に感染しやすい夏季（6〜10月）は，刺身は避け，生鮮魚介類は加熱調理したものをとる．

肝硬変では，夜間から早朝にかけての空腹時に飢餓状態にあり，栄養状態の悪化の原因となっている．その対策として，分割食としての夜食である**就寝前軽食摂取**（late evening snack：LES）を行う．具体的には，夕食から約 200 kcal 分を差し引き，就寝前に BCAA を豊富に含む肝不全用経口栄養剤（約 200 kcal）を摂取する．

薬物療法

グリチルリチン製剤やウルソデオキシコール酸などの肝庇護薬や，除鉄療法により，肝の炎症を抑制し，肝機能の維持に努める．血清アルブミン値が 3.5 g/dL 以下の患者は，BCAA 製

剤の内服を行う．LESとして，BCAAを豊富に含む肝不全用経口アミノ酸製剤を投与するか，LESを行わない場合は，分岐鎖アミノ酸顆粒製剤を投与する．

HCVに対する原因療法としては，C型代償性肝硬変に対し，**ペグインターフェロンとリバビリンの併用療法**が行われているが，副作用である骨髄抑制（白血球減少や血小板減少）などのため，治療を継続できない場合も多い．ウイルスが消失した患者では，肝硬変の改善，発がんの抑制，生命予後の延長が認められる．HBVが原因のB型肝硬変には，抗ウイルス薬である**核酸アナログ**が投与される．HBVの増殖を抑制し，肝炎を鎮静化させ，肝硬変の肝線維化の改善が得られる．

腹水，浮腫に対しては，**安静臥床，塩分・水分制限，利尿薬投与**を段階的に行う．利尿薬としては，抗アルドステロン薬とループ利尿薬が頻用される．体重測定，腹囲測定を行い，水分バランスを評価する．低アルブミン血症(2.5 g/dL以下)時には，アルブミン製剤（人血清アルブミン）を投与する．利尿薬でコントロールできない難治性腹水には，腹水穿刺廃液，腹水濾過濃縮再静注法，経頸静脈肝内門脈大循環シャント，腹腔・頸静脈シャントを考慮する．

肝性脳症は，便通異常，消化管出血，利尿薬による急速な腹水の除去などが誘因になることが多く，これらの誘因を避けることが必要である．さらに，通常の食事で血中アンモニア濃度の増加がみられる患者は，食事摂取するタンパク質量を40 g/日以下の低タンパク食にする．便通対策として，難消化性二糖類であるラクツロースやラクチトールを投与し，大腸内のpHを低下させ，アンモニアの産生や吸収を抑制し，排便を促進させ，1日に2〜3回の便通が得られるように調整する．肝性昏睡時は，等量の微温湯で希釈し，300〜400 mLとしたものを浣腸する．アンモニア産生腸内細菌の増殖を抑制するため，難吸収性抗菌薬を投与する．肝性脳症の覚醒が十分に得られない場合は，分岐鎖アミノ酸製剤の点滴静注を行う．高アンモニア血症，血漿アミノ酸のフィッシャー比の低下，低タンパク血症がみられる場合，栄養状態の改善と肝性脳症予防のため，分岐鎖アミノ酸を含む肝不全用径口栄養剤の内服を行う．

◆ 肝移植

ドナーの問題から，わが国では脳死肝移植により生体肝移植が施行されることが多く，2010年末までに6,079人が生体肝移植を受けている．5年生存率は約76.9%，10年生存率は72.4%と長期予後は良好である．移植後は，拒絶反応を抑制するため，免疫抑制薬の内服の継続が必要になる．B型肝硬変の場合，移植後に高力価HBs抗体含有ヒトガンマグロブリン製剤と核酸アナログの投与を行い，再感染を予防する．C型肝硬変の場合，再感染予防が困難であるため，ペグインターフェロンとリバビリン併用療法を行う．生体肝移植の場合，ドナーが親族になる場合が多く，医療サイドからの移植の提案は，ドナー候補に精神的負担を強いることがあり，移植コーディネーターを介した慎重な対応が必要である．

💡 看護のポイント ・・・・・・・・・・・・・・・・

代償期には，生活・労働環境について把握し，食事のとり方，休養のとり方を含めた生活内容に対する適切なアドバイス（生活指導）を行う．飲酒をせず，塩分の過剰摂取をせず，各種栄養素のバランスのとれた適切なカロリーの食事摂取を行うよう指導する．

非代償期には，腹水貯留による食欲不振，腹部膨満などの身体的な苦痛を伴うため，これらの症状の軽減を図る．体力の消耗を減らし，肝臓への血流を増加させるために，安静臥床が必要であることを説明する．

腹水患者には，塩分制限などの食事指導を行い，尿量，体重，腹囲を測定し，治療に対する反応性，水分バランスの評価を行う．腹水の貯留により，横隔膜が挙上し，呼吸運動が妨げられるため，ファウラー体位もしくはセミファウラー体位にし，安楽な体位を工夫する．腹部を圧迫しないよう，大きめの衣服を着用する．

食道静脈瘤破裂は，緊急的な対応が必要となるため，血圧・脈拍の変動，吐血・下血・黒色

便の有無，意識レベルに注意し，症状の出現・増悪があれば，医師へ報告する．

肝性脳症で意識レベルが低下している場合は，ベッド柵を付け，ベッドの高さを低くし，ベッドからの転落を防止するほか，歩行時の転倒，留置カテーテル，点滴抜去に注意する．

出血傾向には，外傷による出血の予防のため，ベッドサイドを整頓して物にぶつからないようにする．採血や注射処置では，できるだけ細い針を使用し，十分な圧迫止血をする．

> **してはいけない！**
> 非代償期の肝硬変患者への運動負荷は，食道胃静脈瘤が破裂したり，腹水貯留が増悪したりする危険性があるため禁忌である．

（瀬川　誠，坂井田　功）

門脈圧亢進症 portal hypertension

1 起こり方

門脈圧亢進症の基本的な血行動態の異常は門脈血流に対する血管抵抗の増大であり，門脈圧が 200 mmH$_2$O（15 mmHg）以上に上昇した状態と定義される．**肝硬変**による肝実質組織構造の乱れや再生結節，あるいは，門脈や肝静脈の閉塞によると考えられている．門脈本幹は，肝門部で肝内に入り左右の肝門脈枝となり，最終的に肝小葉内で類洞を形成した後に肝静脈となる．この過程で生じる血流障害あるいは門脈系血流の増加により門脈圧は上昇し，**食道静脈瘤**や**腹水**，**肝性脳症**などの特異的症候を合併する．

分類

門脈圧亢進症は障害部位別に3つに分類される（表1）．門脈圧の上昇に伴い，門脈-大循環系交通枝が拡大し，側副血行路が形成される．側副血行路は多岐にわたり排血路（主に食道静脈瘤，胃腎シャント，脾腎シャント）として門脈圧の下降作用を有する．

(1)肝前性門脈圧亢進症

腫瘍，膵炎などによる門脈の閉塞・狭窄により発症する．肝外門脈閉塞症に移行すると肝門部に求肝性側副血行路が形成され，門脈圧亢進症が遷延化するため治療が必要となる．肝外門脈や肝門部の門脈に閉塞性の血栓を高率に認

表1　門脈圧亢進症

分類	障害部位	主な症候
(1)肝前性	脾静脈・上腸間膜静脈〜門脈本幹	門脈の圧迫閉塞（膵がんなど） 門脈血栓症 肝外門脈閉塞症
(2)肝内性	a. 門脈（類洞前）	特発性門脈圧亢進症 先天性肝線維症 日本住血吸虫 門脈動脈瘻
	b. 肝静脈（類洞後）	肝硬変
(3)肝後性	肝外肝静脈より上位	バッド・キアリ症候群 うっ血性心不全

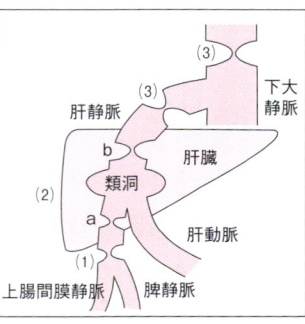

め，多くは付加的に形成された門脈血栓と考えられる．肝内門脈血栓が上腸間膜静脈まで進展し肝外門脈血栓となり，腸管虚血による腸管の出血・壊死を発症することがある．

● **(2) 肝内性門脈圧亢進症** ●

a **肝内門脈閉塞：特発性門脈圧亢進症**，肝線維症においてみられる．病理所見は肝内門脈枝のつぶれ像がみられ，肝硬変症の像がないのが特徴である．肝内末梢門脈枝の閉塞・狭窄による前類洞性の血管抵抗増大を起こし，門脈本幹や肝内門脈1～2次分枝は拡張することが多い．肝硬変症同様，上腸間膜静脈血流は増加しているが，脾静脈血流の増加はとくに著しい．特発性門脈圧亢進症の門脈血栓合併率は，診断時は約5％，定期的通院中は約50％（初診後，約9年）との報告がある．血栓形成により門脈本幹が閉塞する症例では，急速に重症化し，死にいたることもある．

b **肝内肝静脈閉塞**：主に肝硬変に合併し，わが国の門脈圧亢進症の原因としては最多（約80％）と考えられる．肝内血管抵抗増大による流出障害と門脈系への流入血流の増加により脾静脈血流や上腸間膜静脈血流は増大している．肝硬変例では肝静脈圧較差は10～30 mmHgと幅広い値を示し，病期による肝硬度（Echosens社フィブロスキャンなどで測定が可能）を反映すると考えられる．

● **(3) 肝後性門脈圧亢進症** ●

バッド・キアリ(Budd-Chiari)症候群に代表される．血栓形成およびその器質化による肝静脈あるいは肝部下大静脈の閉塞や狭窄による．肝静脈の流出障害と肝うっ血が特徴である．肝静脈の閉塞のみの症例は，肝内に側副血行路が形成されるため自覚症状も少なく，血清生化学上，トランスアミナーゼや胆道系酵素の上昇を認める程度である．重症例では胸腹壁上行性皮下静脈怒張，下腿浮腫，下肢静脈瘤，下肢皮膚色素沈着・潰瘍がみられる．

2 症状と診断のすすめ方

門脈圧亢進症の診断は，血液像，血清生化学，CT，腹部エコー，腹部血管造影，内視鏡検査により総合的に行う．血液データにより汎血球減少・凝固能異常・肝機能障害を，各種画像により血行障害・側副血行路・肝臓の変形・肝内病変・脾腫・腹水を診断する．3D-CTは側副血行路の立体的把握に，腹部エコーのカラードップラーやパルスドップラーは門脈の速度・方向の把握に適している．腹部血管造影は左胃動脈，上腸間膜動脈，脾動脈からの選択的造影により門脈への還流像で障害部位を診断する．カテーテルを用いて肝静脈楔入圧を測定することで門脈圧近似値も算出できる．内視鏡検査は，静脈瘤や門脈圧亢進症性胃炎の診断に有用である．食道胃静脈瘤の合併例において発赤所見の増悪は，治療適応である．肝硬変例では腹腔鏡による側副血行路および肝表面の形態の診断に用いることがある．

3 治療の実際

治療の基本は門脈圧亢進症状である食道胃静脈瘤および脾機能亢進に伴う汎血球減少の管理である．食道・胃静脈瘤に対する治療は，静脈瘤の形態，肝機能，肝がんの有無，全身状態，緊急例か待機例かなどにより**内視鏡的治療**（主に結紮術併用硬化療法）が選択される．内視鏡治療後の非出血率（5年100％，10年94％），生存率（10年74％）はともに良好である．高度の脾機能亢進例では**脾摘**あるいは部分的脾動脈塞栓術を考慮すべきである．脾臓の治療により門脈圧の低下，肝機能の改善が認められる場合もある．血栓形成が疑われる症例では早期診断が重要である．造影CTや超音波ドップラーで診断し，合併例は抗凝固療法の適応となる．

看護のポイント

症例ごとに門脈圧亢進症がどういう機序で生じているのかを知ることが大切である．血小板減少に伴う易出血例が多いため，一般的な看護として外傷を回避するよう指導したい．腹水や食道胃静脈瘤など患者が病識をもつべき徴候と汎血球減少のように過度の不安が不必要である徴候とを判別する．食道胃静脈瘤の内視鏡的治療の当日～翌日の床上安静，治療後3～4日の

軟食は守り，そのほかの無用な安静指示を避ける．
(川村悦史，河田則文)

肝細胞がん hepatocellular carcinoma

キーポイント
- 肝細胞がんは大半が肝硬変を背景にもつため，肝硬変の病状にも注意が必要である．
- 背景にある疾患により再発を高率に起こすため治療後の経過観察が重要である．

1 考え方の基本

肝細胞がんはB型慢性肝炎，C型慢性肝炎，アルコール性肝障害といった肝疾患を背景に，肝細胞が発がんしたものである．肝がんでも胆管上皮から発生する胆管細胞がんは性質が異なり区別する．

肝細胞がんの大きな特徴は**再発**である．治療が不完全であったため残存したがん細胞が増殖する局所再発とは異なり，肝細胞がんはその多くが肝炎ウイルスなどを背景にもつため，根治的に治療しても肝臓のほかの部分からの再発が起こる（他部位再発）．このため治療後も再発を念頭に置いた注意深い経過観察が必要になる．

肝細胞がん患者の多くは**肝硬変**を合併し，また肝硬変にいたっていない患者でも背景となるウイルス性肝炎やアルコールなどで肝硬変へ進展していく．肝硬変が進行すると再発率が高くなるとともに，肝機能が低下し肝不全となっていくため，背景にある肝疾患への治療も重要である．

2 起こり方

肝細胞がんは悪性腫瘍の中で肺がん，胃がん，大腸がんに次ぐ第4位と大きな割合を占めている．2009年の10万人あたりの死亡率は26.0人でここ数年は横ばいである．肝細胞がんの大半はなんらかの肝疾患を背景に発生し，**C型肝炎**が約7割，**B型肝炎**が約2割と大半がウイルス性肝炎を背景とするが，いずれのウイルスも陰性のいわゆる非B・非C肝がんが近年増加している．

B型肝炎

わが国のB型肝炎キャリアの大半は母児感染であり，初期はHBe抗原陽性の無症候性キャリアであるが，思春期から30代前半に多くが肝炎を発症する．その後ウイルス量が著減して肝炎は鎮静化し，HBe抗原が陰性となりHBe抗体が陽性となる．これをセロコンバージョンとよぶ．しかし10～20%でセロコンバージョン後も肝炎が持続し，肝硬変へと進展する．B型慢性肝炎では病期の進行の軽度な慢性肝炎でも発がんがみられるため注意が必要である．

C型肝炎

C型肝炎ウイルスは肝臓で慢性的な炎症を引き起こし，肝臓の線維化を進行させる．線維化が進展するにつれ発がんのリスクが高くなる．炎症により細胞死と再生が繰り返すことで遺伝子変異が蓄積され発がんにいたると考えられる．

アルコール性肝障害

アルコールは肝臓でアセトアルデヒドに酸化されたのち，酢酸に代謝される．このアセトアルデヒドが肝細胞に障害を起こし，それが長期にわたって持続すると肝硬変，発がんにいたる．

非アルコール性脂肪肝炎

肥満や過栄養を背景に肝臓に脂肪が沈着し脂肪肝となったところにさらに酸化ストレスなど

```
超高危険群：3～4ヵ月ごとの超音波検査
         3～4ヵ月ごとの AFP/PIVKA-Ⅱ/ADP-L3 の測定
         6～12ヵ月ごとの CT/MRI 検査（option）
高危険群： 6ヵ月ごとの超音波検査
         6ヵ月ごとの AFP/PIVKA-Ⅱ/AFP-L3 の測定
```

超音波で結節を検出
↓
ダイナミック CT/MRI*

- 典型的肝細胞がん像
- 非典型的腫瘍像
  - 腫瘍径>2cm?
    - Yes → option 検査
      - ・血管造影下 CT
      - ・肝特異性造影剤 MRI
      - ・造影超音波
      - ・肝腫瘍生検
    - No → 3ヵ月ごとの follow-up
  - 肝細胞がん確診
- 病変なし
  - サイズアップ/腫瘍マーカーの上昇 → 3ヵ月ごとの follow-up
  - サイズアップなし/腫瘍消失 → 通常のサーベイランスへ

↓
肝細胞がん

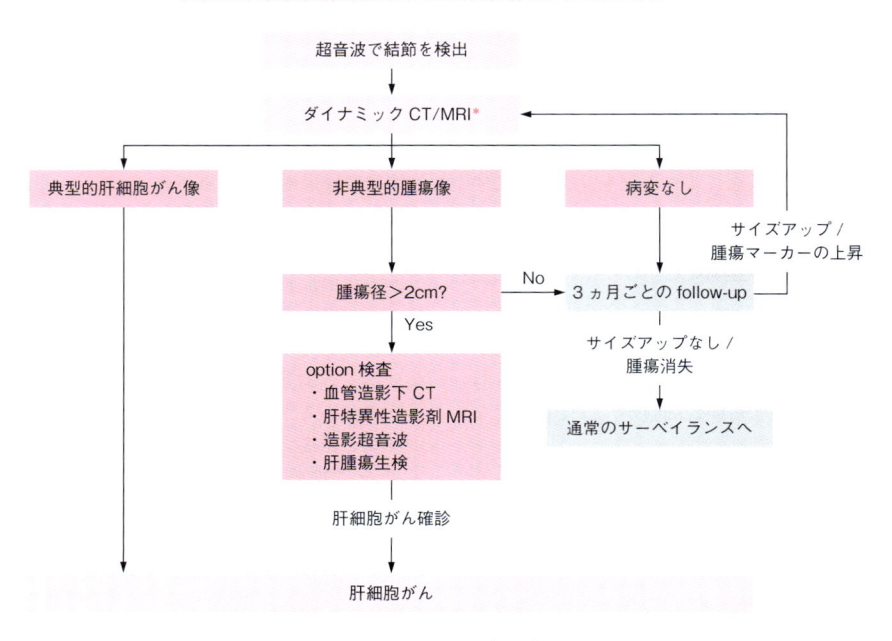

図1 肝細胞癌サーベイランスアルゴリズム・診断アルゴリズム
*超音波の描出不良等を理由に超音波で結節の描出がなくても CT/MRI を撮影する場合もある．腎機能低下例，造影剤アレルギー例などでは造影超音波検査も考慮される．
〔日本肝臓学会編：科学的根拠に基づく肝癌診療ガイドライン 2009 年版，金原出版，2009〕

が加わることにより肝障害を起こすのが非アルコール性脂肪肝炎(nonalcoholic steatohepatitis：NASH)である．アルコール性肝障害と類似した病態だが，アルコール飲酒がないことが診断の条件となる．進行例では肝硬変，肝細胞がんが認められる．

その他
まれな原因としてヘモクロマトーシス，バッド・キアリ(Budd-Chiari)症候群，アフラトキシン曝露などがある．

3 症状と診断のすすめ方

リスクとなる肝疾患をもつ患者では定期的な検査が必要である．B型慢性肝炎，C型慢性肝炎，肝硬変のいずれかが存在すれば肝細胞がんの高危険群といえる．そのなかでもB型肝硬変・C型肝硬変患者は，超高危険群に属する．高危険群に男性，高齢，アルコール多飲の因子が加わるごとに発がんの危険性が増す．超高危険群と高危険群の間に明確な線引きは困難であるため，検査間隔は外来医がリスクとコストを勘案して決定する．検査のアルゴリズムを図1に示す．

身体所見
肝細胞がんは通常は無症状で身体所見にも変化はないが，背景に肝硬変があればそれに伴う

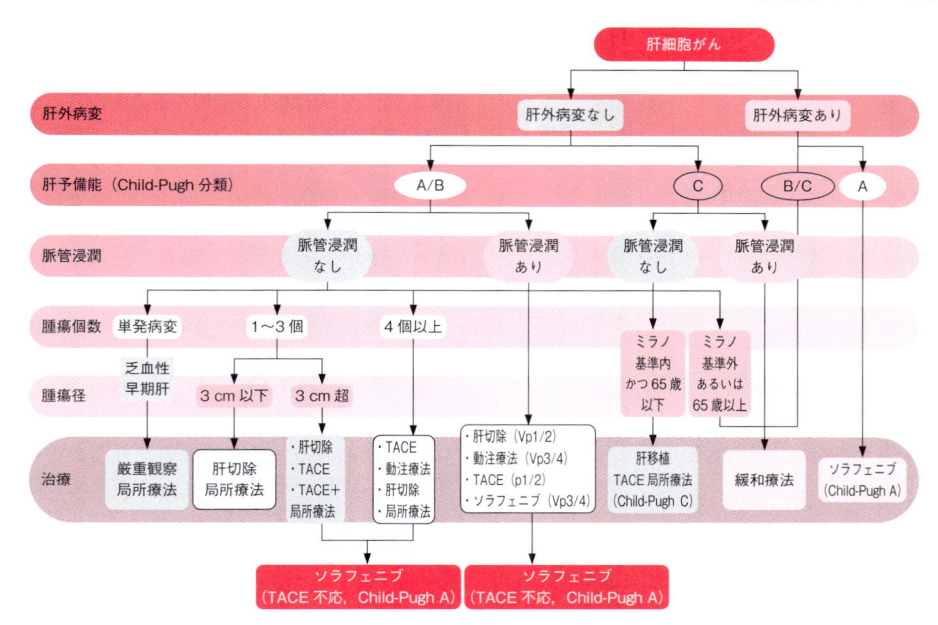

図2 JSH 肝細胞がん治療コンセンサス・アルゴリズム2010

[日本肝臓学会編：肝癌診療マニュアル，第2版，125頁，医学書院，2010]

症状を認めることはある．

検査所見

血液検査ではAFPやPIVKA-Ⅱといった**腫瘍マーカー**の上昇を認めるが，正常の場合もあり注意が必要である．

画像所見

◆ エコー ◆

被曝などの問題がないが，術者の技術によって検査精度にばらつきがあるため，肝臓の辺縁や肺の近くは見落としやすいという短所がある．エコー用の造影剤は副作用がなく，血流とクッパー（Kupffer）細胞の機能を評価できるため有用である．

◆ CT ◆

検査には造影剤を用いたダイナミックCTが行われ，典型例では造影剤注入直後の動脈相では腫瘍は造影され，動脈相に続く門脈相，さらにその後の平衡相では周囲に比べて染まりの低下として描出される．造影剤のアレルギーや腎障害に注意が必要である．

◆ MRI ◆

ガドリニウムによるダイナミックMRIでCT同様に血流の評価ができる．近年肝細胞特異性造影剤であるガドキセト酸ナトリウムによりCTでは診断困難な早期肝細胞がんの診断能が向上している．慢性腎疾患のある患者ではガドリニウム投与でまれに腎性全身性線維症が起こることがあるので注意が必要である．

4 治療の実際

肝細胞がんの治療はいくつかのアルゴリズムが提唱されており，ここでは**図2**に肝細胞がん治療コンセンサス・アルゴリズム2010を示す．このアルゴリズムは肝外病変の有無，肝予備能，脈管浸潤，腫瘍個数，腫瘍径に応じて治療法が決まる．肝予備能は**表1**のChild-Pugh（チャイルド・ピュー）分類で評価する．

◆ 肝切除 ◆

もっとも根治的な治療である．安全性も確立されているが，必要な肝の切除量が術後に肝不

表1　Child-Pugh分類

	1点	2点	3点
脳症	ない	軽度	ときどき昏睡
腹水	ない	少量	中等量
血清ビリルビン値 (mg/dL)	2.0未満	2.0〜3.0	3.0超
血清アルブミン値 (g/dL)	3.5超	2.8〜3.5	2.8未満
プロトロンビン活性値 (％)	70超	40〜70	40未満

各項目のポイントを加算してその合計点で分類する．
A：5〜6点　B：7〜9点　C：10〜15点

全をきたさない切除許容量以下であることが条件となる．

● ラジオ波焼灼術（radiofrequency ablation：RFA）

腫瘍に電極針を穿刺し熱により腫瘍を凝固壊死させる．一般に3 cm以下3個以下のChild-Pugh分類AもしくはBが適応であり，手術に匹敵する治療成績である．肝細胞がんでは多くが再発するため，犠牲肝容量をおさえる意味でもメリットは大きい．

● 肝動脈化学塞栓療法（transcatherter arterial chemoembolization：TACE）●

カテーテルを用いて腫瘍を栄養している動脈に抗がん薬とリピオドール®の混合物を注入し，ゼラチンスポンジなどで塞栓する．抗がん薬の抗腫瘍効果と塞栓物質による腫瘍への血流低下によって腫瘍を壊死させる．腫瘍壊死効果はRFAに劣るが，多発やエコーで描出不能といった，RFA適応外でよい適応となる．

● 分子標的薬 ●

今のところ治療効果が証明されているのはソラフェニブのみである．内服薬であり遠隔転移を伴うChild-Pugh分類Aの肝細胞がん，脈管浸潤を伴う進行肝細胞がん，TACEや後述する動注が不応である症例が適応となる．ほかの治療との組み合わせやソラフェニブ以外の分子標的薬についてはまだ十分なエビデンスがない．手足症候群，高血圧，消化管出血といった従来の抗がん薬とは違った副作用があるため注意が必要である．

● 動注化学療法 ●

肝動脈にカテーテルから直接抗がん薬を注入することで，肝細胞がん中の薬物濃度を高め，全身への薬剤移行を減らすことで副作用を軽減させる治療法である．注入は皮下に埋没させたポートから行う．肝予備能の良好だが手術，RFA，TACEが適応外となるような進行肝細胞がんがよい適応となるが，ソラフェニブと適応が重複し，その位置づけは今後の課題である．

● 肝移植 ●

保険適用は腫瘍が5 cm以下単発または3 cm以下3個以内で非代償性肝硬変を伴うものである．肝臓の全摘出を行うことでがんおよび併存肝疾患の両者に対して根治性が期待される治療法であるが提供臓器の不足が問題となる．肝移植には脳死肝移植と生体肝移植があるがわが国では主に生体肝移植が行われる．肝細胞がん治療の最後の砦であり移植でしか助からない症例もあるが，ドナーへの肉体的，精神的負担は小さくなく，どのように適応を判断し説明するかは非常にむずかしい問題である．

看護のポイント

肝細胞がんの予後は肝予備能と密接に関係する．肝予備能維持のため，禁酒，適度な運動といった生活指導や服薬の遵守が重要である．

してはいけない！

肝機能が低下している場合は，治療により肝不全となることがあるので慎重に判断すること．

（細川貴範）

脂肪肝 fatty liver

1 起こり方

　脂肪肝とは，さまざまな要因により**肝細胞内に中性脂肪が蓄積**する病態である．肝細胞に脂質が蓄積する要因としては，末梢組織から肝への脂肪酸の動員の増加や食事由来の脂質・糖質の過剰摂取・吸収亢進などによる基質の増加，肝細胞での中性脂肪の合成促進，脂肪酸の酸化障害，リポタンパクの合成・分泌の障害などがあり，多くの場合これらの因子が複合して脂肪肝の形成に関与していると考えられる．

　脂肪肝の発症原因として臨床的には栄養障害（過栄養，低栄養），糖尿病，アルコール，薬剤（テトラサイクリン，バルプロ酸など）のほか，特殊なタイプとして急性妊娠性脂肪肝やライ（Reye）症候群などがある．

　通常の脂肪肝は可逆性であるが，一部の症例では壊死・炎症や線維化を伴い**肝硬変**や**肝がん**まで進展する場合がある．

　飲酒歴がないにもかかわらずアルコール性脂肪肝炎と同様の病理像を呈するこれらの脂肪肝は，**非アルコール性脂肪肝炎**（non-alcoholic steatohepatitis：NASH）と呼称される．NASHの発症機序は複雑ですべては解明されていないが，現在もっとも有用な説として，"**two hit theory**"があげられる（図1）．すなわち，肥満やインスリン代謝異常などにより肝細胞へ中性脂肪が沈着して脂肪肝（first hit）が起こり，そこに炎症が惹起されて線維化が進行する（second hit）．

2 症状と診断のすすめ方

症　状

　脂肪肝，NASHとも自覚症状に乏しい．一部の患者に全身倦怠感，右季肋部痛，心窩部痛，肝腫大などを呈することもあるが，大多数は無症状である．検診で肝機能障害を指摘され診断される場合が多く，NASHの中にはかなり病状が進行してから診断される場合もある．

　単純性脂肪肝は病態が進行することはほとんどなく予後良好である．これに対し，NASHの予後はいまだ不明であるものの，5～10年で5～20％の症例が肝硬変に進行するとされる．

問　診

　問診では既往歴（糖尿病，脂質異常症，高血圧，高尿酸血症，睡眠時無呼吸症候群など），家族歴（肝疾患，糖尿病，高血圧など），飲酒歴（アルコール量が1日20ｇ以下までを非アル

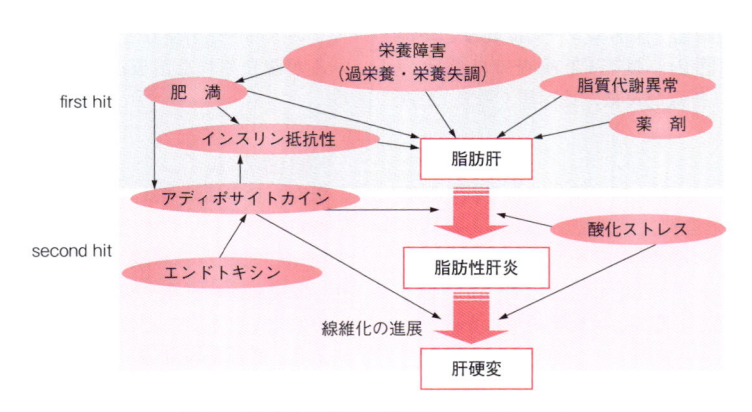

図1　NASHの発症と進展（two hit theory）

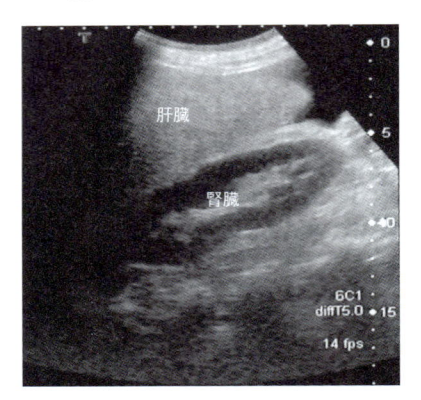

図2 脂肪肝の超音波所見

表1 脂肪肝の栄養指導の指標

総エネルギー	25〜35 kcal/kg 標準体重
脂肪量	総エネルギーの20％以下
タンパク質	1〜1.5 g/kg 標準体重
炭水化物	砂糖，果物は少なめに
アルコール	禁止することが望ましい

標準体重＝(身長 cm)×(身長 cm)×22÷10,000

コール性とよんでいる），食生活，嗜好品，体重増加・減少の有無，薬物の服用歴（栄養補助食品，サプリメント，ダイエット剤を含めて）などを確認する．

血液検査

血液検査所見としては，ALT，γ-GTP，コリンエステラーゼ，中性脂肪の上昇がみられる．脂肪肝の診断はB型やC型肝炎などの各種ウイルス性肝炎や自己免疫性肝炎の関与を除外したのちに行われる．

画像検査

脂肪肝の診断においては，画像検査が血液検査より鋭敏である．腹部超音波検査では，肝実質エコー輝度の上昇（bright liver），**肝腎コントラストの増強**（肝臓が腎臓に比べ白くなる），肝静脈の不明瞭化，深部エコーの減弱などが特徴的である（図2）．腹部CT検査では肝臓のCT値の低下（肝臓が脾臓に比べ黒くなる）がみられる．

肝生検

しかし，血液検査や画像検査では単純性脂肪肝とNASHの鑑別は困難である．そのため**肝生検**（超音波下，腹腔鏡下）を行い診断するが，侵襲的検査であり脂肪性肝疾患のすべての患者に肝生検を施行することは現実的ではない．

3 治療の実際

食事療法

脂肪肝の治療の原則は**食事療法**，**運動療法**などの**生活習慣の改善**である．脂肪肝は肥満，糖尿病，脂質異常症，高血圧を伴っていることが多いが，これらの合併症がある場合はまずその治療を行う．食事指導では，規則正しい食事時間，間食の制限，減塩，十分な食物繊維の摂取などを推奨する．栄養指導の具体的な指標を表1に示す．

運動療法

運動療法の効果はインスリン感受性を高め，筋肉量を増大させ基礎代謝を高めることにより糖・脂質代謝を活性化し内臓脂肪を選択的に減少させる．脂肪肝やNASHの運動療法としては，歩行，ジョギング，自転車，水泳などの全身の筋肉を用いる**有酸素運動**が推奨される．

薬物療法

脂肪肝やNASHに対する薬物療法は，インスリン抵抗性改善薬などの有効性も報告されているが確立された治療法がないのが現状である．

看護のポイント

極度の食事制限では，脂肪組織より筋組織の消費が優先されてしまう．また，急速な減量は末梢脂肪組織から肝臓への脂肪蓄積を増加させ，門脈周囲の炎症や線維化を増悪させ，脂肪肝の悪化や肝不全などの危険を引き起こすことにより，緩徐な減量（2〜4 kg/月）が望ましい．

ストレスと食事は密接なかかわりをもっており，食事療法を指導する際には心身医学的サ

アルコール性肝障害　499

ポートも重要である．食事療法・運動療法は継続がむずかしくリバウンドを起こしてしまうことがあるが，長期的に治療が継続できるよう医師だけでなく看護師・栄養士・健康運動指導士を加えたチーム医療で十分な指導を行うことが大切である．　　　　（鈴木聡子，渡辺純夫）

アルコール性肝障害 alcoholic liver diseases

1 起こり方

　一定量以上（日本酒換算3合/日）の継続した飲酒は，アルコール代謝による補酵素の消費を増加させ，活性酸素の発生，クエン酸回路の回転低下を引き起こし，**中性脂肪の蓄積による脂肪肝**を生ずる．その後も飲酒が継続されると，肝炎や線維化が生じて，肝硬変に進行していく．その過程で断酒が成功すると改善が見込まれるが，継続する飲酒は非代償性肝硬変への進行となる．一方，連続飲酒発作とよばれる大量の飲酒により重症アルコール性肝炎が生ずるが，これは死亡率が高い．肝硬変は肝細胞がん発生の要因でもある．アルコール性肝硬変の5年生存率は40〜55％であるが，この段階でも断酒すれば5年生存率70〜80％まで回復する（図1）．

分類

　飲酒を始めて最初の変化は脂肪肝である．その後，**図1**に示すように，脂肪肝，肝線維症，肝硬変（代償性・非代償性），肝炎（重症・急性・慢性）の各種病態となる．肝硬変の病態はウイルスなど，ほかの原因によるものと変わりはない．重症アルコール性肝炎は致死率の高い病態である．アルコール性肝障害では，**皮膚末梢血管の拡張**が特徴的で，手掌紅斑，クモ状血管腫，酒皶（赤鼻）がよく認められる．また長期の飲酒は，膵炎，心筋障害，ウェルニッケ（Wernicke）脳症，コルサコフ（Korsakoff）症候群なども生ずる．

　アルコール代謝酵素の1つであるアルデヒド脱水素酵素（ALDH）の**遺伝子**には**多型**が見つかっており，アルデヒドの蓄積が起こりにくい人と起こりやすい人が区別される．アルコール

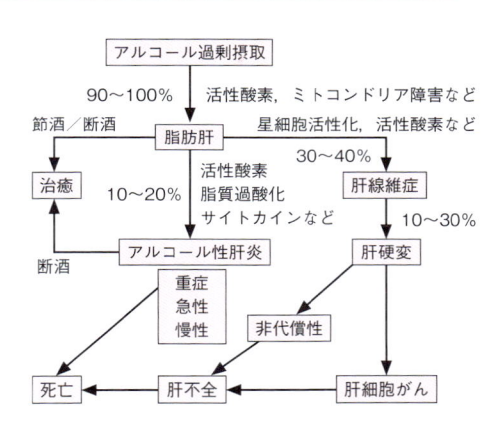

図1　アルコール性肝障害の進行

をまったく受け付けないタイプは問題ないが，ヘテロタイプでは，ある程度飲酒が可能で，もし，飲酒量が増えると咽喉頭を含め**上部消化管の発がん率**が顕著に増加することがわかっている．また，女性は男性に比べ少量でも肝障害を起こし，短期間で肝硬変へ進展するように，代謝に性差があることがわかっている．身体的，精神的に依存を起こすと，厄介な病態となる．

　WHOなど国際機関では，飲酒が，口腔，咽頭，喉頭，食道，肝臓，乳腺，大腸の**発がんリスク**と認定している．一方，適量の飲酒は心疾患予防に効果的との結論が報告されている．

2 症状と診断のすすめ方

　肝障害の特異な症状はなく，肝障害は血液検査にて判明する．浮腫，腹水，食道静脈瘤，肝性脳症などの肝硬変の合併症状は，ほかの原因によるものと同じであるが，症状が出現した場合にはすでに非代償性肝硬変である．前述のご

とく，クモ状血管腫，手掌紅斑，酒皶などは，アルコール臭とともに，診断の補助となる．診断には詳細な飲酒歴が必要であるが，なかなか**正直な履歴**をとることは容易ではない．また，依存症は「**否認の病気**」といわれ，「自分は飲んでいない」「自分は病気でない」など，とくに診断に非協力的である．

C型肝炎の自然経過では，過量の飲酒により発がんまでの期間が5〜10年短縮する．

3 治療の実際と看護のポイント

各種臓器障害の病態に応じた治療が必要であるが，根本的には**断酒**が治療の要である．非代償性肝硬変の治療は肝移植となるが，ほかの原因によるものと異なり，アルコール性では，移植の適応もむずかしい（移植後再飲酒率が20〜30％）．飲酒に伴い，**栄養の不均衡**が生ずるため，栄養士との連携も必要である．アルコール代謝に補酵素が大量に消費されるため，ビタミン類の十分な補給も注意すべきである．重症アルコール性肝炎では，致死率が高く，ステロイド投与に加え，血漿交換/持続濾過透析や白血球除去療法なども考慮される．

臓器障害とは別に，精神的，身体的依存症では，患者1人で立ち直ることはまず無理である．精神科医，家族の協力，さらに地域の互助団体などと連携しなければ断酒に成功することはむずかしい．この点は，看護の最大のポイントと考えられる．患者からの情報は，「否認」を前提に向き合わなければならないし，断酒の動機づけ，維持など，患者のプライベートにせまる必要もあり，根気強い付き合いが必要となる．

近年では，女性の患者が増加している．女性周期に伴った気分変調から依存症へ陥る場合，育児期が過ぎて気が抜けたために生ずるキッチンドリンカー，さらに妊娠中の飲酒による胎児性アルコール症候群の問題も生じている．

(齋藤英胤)

薬物性肝障害 drug-induced liver injury

1 起こり方

薬物投与によって生じる**肝細胞障害**および**肝内胆汁うっ滞**と定義される．薬物の多くは肝で代謝されるため，薬物にさらされる肝の障害は避けては通れない．

成因別には，予測可能なものと予測不可能な**特異体質**によるものとに大別される．欧米で多くみられるアセトアミノフェン肝障害に代表されるような予測可能で濃度依存性に肝障害を起こす薬物はむしろ例外的であり，多くは特異体質に基づく予測できない肝障害である．特異体質によるものはさらにアレルギー機序によるものと，個体の特異体質のために産生された肝毒性の高い代謝物により肝障害が生じると考えられる代謝性に大別される．

全国集計

2008年と1997年1月〜2006年12月の10年間の薬物性肝障害症例1,676例の全国集計によると，男性が721例，女性が955例と女性にやや多く，平均年齢は55歳で，50〜70歳代に多くみられた．肝障害のタイプとしては肝細胞障害型が59％，混合型が20％，胆汁うっ滞型が20％であった．服薬開始から肝障害発現までの期間は7日以内が26％，14日以内が40％，30日以内が62％，90日以内が84％であり，90日を超える症例も16％もみられた．**起因薬物**としては抗菌薬が14.3％，解熱・鎮痛・抗炎症薬が9.9％と頻度が高いのは以前と同様であったが，健康食品が10.0％，漢方薬が7.1％と増加していた．なお，健康食品と漢方薬は，服用開始から肝障害発現までの日数の平均がおのおの260日，124日と，ほかの薬

物の平均64日より長かった.

2 症状と診断のすすめ方

症状は上記の全国集計によると，倦怠感が36％ともっとも多く，続いて黄疸が28％に，食欲不振が26％に，発熱が20％に，悪心・嘔吐が15％に，瘙痒感が14％に，皮疹が11％にみられた.

除外診断

診断には薬物投与と肝障害の推移との関連と除外診断が重要である.

除外診断としては，急性ウイルス肝炎，アルコール性肝障害，過栄養性脂肪肝，自己免疫性肝炎，原発性胆汁性肝硬変，胆石症，閉塞性黄疸，ショック肝などがあげられる.海外渡航歴，なま物の摂取，性交渉(以上，急性ウイルス肝炎)，飲酒歴(アルコール性肝障害)，体重の急激な変化(脂肪肝や悪性腫瘍による閉塞性黄疸)，右季肋部痛(胆石症)，黄疸が著明な場合の尿と便の色(閉塞性黄疸，急性肝炎，ほか)を聴取し，IgM HA抗体，HBs抗原(IgM HBc抗体)，HCV抗体(HCV-RNA)，IgM CMV抗体，IgM EB VCA抗体，IgG，IgM，抗核抗体，抗ミトコンドリア抗体の測定と**腹部超音波検査**を行う.

診断基準

現在わが国ではDDW-Japan 2004のワークショップの**診断基準**が頻用されている.診断時のALTとALP値から肝障害を肝細胞障害型と，胆汁うっ滞型もしくは混合型に分類し，発症までの期間，経過，危険因子，薬物以外の原因の有無，過去の肝障害の報告，好酸球増多，

薬物リンパ球刺激試験，偶然の再投与が行われたときの反応の8項目のスコアを計算し，総スコア5点以上を可能性が高い，3, 4点を可能性あり，2点以下を可能性が低いと判定を行う.詳細は，日本肝臓学会のHP(http://www.jsh.or.jp/medical/sindankijun.html 2012年12月27日確認)を参照.

3 治療の実際

治療の基本は薬物の中止であり，多くは無治療で治癒する.適切な薬物中止基準がないのが現状であるが，参考として私案を紹介する.
①ALTが100 IU/L以上に上昇した場合は，数日ごとに経過を注意深く観察する.
②ALTが300 IU/L以上に上昇した場合は中止する.
③総ビリルビンが3 mg/dL以上に上昇するか，肝障害に基づく症状や皮疹を認める場合は中止する.

肝細胞障害型ではグリチルリチンの静注やウルソデオキシコール酸の経口投与が行われることが多いが，きちんとしたエビデンスはないのが現状である.胆汁うっ滞型では，**ウルソデオキシコール酸**，プレドニゾロン，フェノバルビタールが投与される.**劇症化**例では血液透析と持続的血液濾過透析を行い，反応しない場合は**肝移植**が唯一の救命法になる.

💡 看護のポイント

起因薬物として民間薬や健康食品などは患者が意識していない場合もあるので，忘れずに聴取する必要がある.

(滝川　一)

自己免疫性肝障害 autoimmune liver injury

1 起こり方

自己免疫とは，本来細菌やウイルスなどの外敵に対して働く免疫反応が，自己組織に対して起こる現象である.自己免疫性肝障害では肝臓が自己免疫の標的となり，障害を受ける部位により，自己免疫性肝炎，原発性胆汁性肝硬変，原発性硬化性胆管炎に分類される.特定の遺伝的素因を有する個体がなんらかの環境因子にさらされると，外来抗原と類似した自己の組織に

分類

① 自己免疫性肝炎(autoimmune hepatitis：AIH)：肝細胞が自己免疫の標的となり破壊される．肝細胞障害を起こし，慢性肝炎から肝硬変へと進行する．

② 原発性胆汁性肝硬変(primary biliary cirrhosis：PBC)：肝内の小型胆管が自己免疫の標的となり破壊される．そのため慢性の胆汁うっ滞をきたし，胆汁性の肝硬変に進行する．

③ 原発性硬化性胆管炎(primary sclerosing cholangitis：PSC)：肝内および肝外の胆管に炎症と線維化が起こり，肝内外の胆管の狭窄と拡張をきたす．

2 症状と診断のすすめ方

● 自己免疫性肝炎 ●

中年女性に好発する疾患で，発症時期が不明で慢性肝炎として発見される**慢性型**と，急性肝障害として発見される場合(**急性発症型**)がある．急性型の中には，急性肝炎として初発する場合と慢性肝炎の急性増悪の場合がある．慢性型では自覚症状に乏しく，健診などの肝機能検査異常を契機に発見されることが多い．急性型では全身倦怠感や黄疸などの急性肝炎様の症状を伴うことが多い．肝硬変が進行すれば，黄疸，腹水，食道静脈瘤などの症状が出現する．

検査では肝炎ウイルスマーカー陰性，AST・ALTの上昇，γ-グロブリンまたは**免疫グロブリンG(IgG)の上昇**，**抗核抗体陽性**を認め，肝生検で**形質細胞浸潤**，ロゼット形成などの所見を認める．診断は上記所見とAIH診断スコアを参考にする(**表1**)．

● 原発性胆汁性肝硬変 ●

中年女性に好発する疾患で，自覚症状のない**無症候性**と症状のある**症候性**に分類される．症候性はさらに皮膚瘙痒感のあるs1と，黄疸を有するs2に分類される．進行するとさらに腹水や肝性脳症などの肝不全徴候が認められる．検査所見では，血清胆道系酵素(ALP，γ-GTP)の上昇を認め，s2では血清ビリルビンが2 mg/dL以上である．

診断には以下の3項目が重要で診断基準に従って行う(**表2**)．
① 血液生化学所見で慢性の胆汁うっ滞所見(ALP，γ-GTPの上昇)
② 抗ミトコンドリア抗体(AMA)陽性所見
③ 肝組織像の特徴的所見：肝内小型胆管に**慢性非化膿性破壊性胆管炎**(chronic non-suppurative destructive cholangitis：CNSDC)を認める．

● 原発性硬化性胆管炎 ●

わが国では二峰性の年齢分布を示し，男性にやや多い．若年では**炎症性腸疾患**の合併が多い．初期では無症状で，進行すれば黄疸やかゆみが出現する．血液検査では胆汁うっ滞所見(ALPやγ-GTPの上昇)を認める．診断は肝内肝外の胆管の状態を把握するために，内視鏡的逆行性胆管膵管造影(ERCP)やMRIを用いた

表1 自己免疫性肝炎診断基準(simplified diagnostic criteria for AIH)

項目	カットオフ値	ポイント
抗核抗体または抗平滑筋抗体またはLKM-1またはSLA	≧1：40 ≧1：80 ≧1：40 陽性	1 2 2 2
IgG	≧正常上限 ≧1.10×正常上限	1 2
肝組織所見	AIHに矛盾しない 典型的	1 2
ウイルス肝炎	陰性	2
	≧6 疑診 ≧7 確診	

表2 原発性胆汁性肝硬変の診断

次のいずれか1つに該当するものをPBCと診断する．
1) 組織学的にCNSDCを認め，検査所見がPBCとして矛盾しないもの
2) AMAが陽性で，組織学的にはCNSDCを認めないが，PBCに矛盾しない(compatible)組織像を示すもの
3) 組織学的検索の機会はないが，AMAが陽性で，しかも臨床像および経過からPBCと考えられるもの

胆管膵管撮影（MRCP）などの画像診断により行われる．**肝内外胆管の狭窄と拡張**（ビーズ様変化）や胆管が細くなり減少する枯れ枝状変化などの所見が特徴的である．また肝臓の組織検査で，胆管周囲をタマネギ様に取り囲む線維の増加を認めると診断に役立つ．

3 治療の実際

自己免疫性肝疾患の詳細な原因は不明であり，根本的な治療法は確立されていない．

■ 治療薬と注意点
● 自己免疫性肝炎 ●

治療目標は AST・ALT の持続的な正常化で，**プレドニゾロン**が第1選択薬である．初期に十分量から開始し，肝機能検査の改善を確認して漸減し，維持量を継続する．プレドニゾロンには，不眠，糖尿病，骨粗鬆症，胃潰瘍など多くの副作用があり，十分な対策が必要である．プレドニゾロン抵抗例や副作用でプレドニゾロンが使用できない場合，**アザチオプリン**（保険適用外）が有効である．また軽症例やプレドニゾロン減量に，ウルソデオキシコール酸が有効な場合がある．

● 原発性胆汁性肝硬変 ●

ウルソデオキシコール酸が適応で，炎症や線維化を改善し，進行を遅らせることができる．ウルソデオキシコール酸のみで改善が不十分な場合，ベザフィブラート（保険適用外）が肝機能検査の改善に有効である．進行例では**肝移植**の適応である．

● 原発性硬化性胆管炎 ●

有効な治療法は確立されていない．ウルソデオキシコール酸，ベザフィブラート，免疫抑制薬などを使用するが，治療効果は限定的である．進行例では**肝移植**の適応である．

◎ 看護のポイント

- 自己免疫性肝炎では，肝炎の重症度を把握し，黄疸や腹水などの肝不全徴候の有無に注意を払う必要がある．また，プレドニゾロンには多くの副作用があるため，その症状を十分理解したうえで看護にあたるべきである．
- 原発性胆汁性肝硬変の初期では無症状であり，外来治療が主体である．入院が必要になる場合は進行例であり，肝不全徴候の把握とその対策，肝移植の適応などにつき，十分理解し看護にあたるべきである．
- 原発性硬化性胆管炎は難治性疾患で，進行例では肝移植以外に救命できない．また炎症性腸疾患を合併している場合は，便通などの消化器症状に注意しながら看護を行う必要がある．肝移植の適応などにつき理解して看護にあたる必要がある．

（山本和秀）

肝膿瘍　hepatic abscess

1 起こり方

肝膿瘍とは，病原体の感染により肝内に形成された化膿巣である．成因は**細菌性**が大部分を占め，そのほか**アメーバ性**，まれに真菌性などがある．腹腔内の炎症に続いて起こることが多い．アメーバ性では約80％に大腸炎が認められる．感染経路として，細菌性では**経胆道性**（胆嚢炎や胆管炎），**経門脈性**（虫垂炎，憩室炎，潰瘍性病変，痔核など），経肝動脈性（菌血症による），隣接感染巣からの波及などがある．アメーバ性では，赤痢アメーバ原虫が経口感染し，腸管から門脈を経て肝に到達し膿瘍を形成する．

2 症状と診断のすすめ方

自覚症状として持続する発熱や悪寒戦慄，右季肋部痛があり，他覚所見として肝の腫大と圧痛を認める．血液生化学検査では白血球数増加，肝胆道系酵素（AST，ALT，ALP）の上昇，

C反応性タンパク(CRP)陽性などの所見がみられる．これらの所見があれば，腹部エコーやCTを行う．膿瘍像が見つかれば超音波ガイド下に試験穿刺し膿汁を吸引，細菌培養や赤痢アメーバを検索して診断する．

3 治療の実際

治療の基本は**薬物療法**と**膿瘍ドレナージ**である．これらが無効の場合には外科的治療が行われる．

細菌性では，起炎菌はクレブシエラや大腸菌などのグラム陰性桿菌が多いので，初期には主に第2，3世代セフェム系が用いられる．膿汁の培養で起炎菌がわかれば感受性により薬剤が変更される．抗菌薬は通常点滴静注にて投与するが，難治性の場合は動注を行うこともある．アメーバ性ではメトロニダゾールが経口投与される．

ドレナージは，経皮経肝的に膿瘍内にチューブを留置する．化膿性胆管炎に合併した多発性肝膿瘍には，経皮経肝的胆道ドレナージ(PTCD)が行われる．

難治性の場合や，膿瘍の破裂や出血には手術的膿瘍切除が行われる．

看護のポイント

発熱に対しては悪寒戦慄時を除いて，頭部，腋窩，鼠径部に積極的にクーリングを行う．ドレナージチューブに接続した持続吸引器が有効であるか，膿瘍腔の縮小に伴ってドレナージチューブが移動していないかを常にチェックする．適切な薬剤と効果的なドレナージによって，発熱や右季肋部痛などの症状はすみやかに軽減するはずである．したがって微熱，食欲不振，だるさがとれないなどの症状が続く場合はこれらの治療効果が不十分と考えられ，このことを伝える必要がある．

肝臓に膿瘍を形成するということは身体の抵抗力が低下している状態であり，経過中に急激に容態が悪化することがある．とくに肝硬変や悪性疾患が基礎にある患者では，肝不全や敗血症，播種性血管内凝固症候群(DIC)になることが十分考えられる．飲水量・尿量のチェック，脈拍，呼吸状態，意識状態の変化に留意する．

（斎藤明子）

胆石症，胆嚢炎，胆管炎
cholelithiasis, cholecystitis, cholangitis

キーポイント

- 胆管炎は緊急胆道ドレナージを必要とする症例が多いので，迅速な診断が重要である．
- 胆管炎では敗血症の進行を見逃さない．
- 胆嚢結石の手術適応は，胆嚢炎，胆石発作，がんを否定できない症例である．
- 急性胆嚢炎では，胆道系酵素上昇を伴うときは胆管結石の合併を考える．

1 考え方の基本

胆石症とは文字通り胆石に起因する疾患であり，胆道系に発生する結石が原因となる．胆道系は1つの排泄ルートであり，胆汁の流れる道である．肝内胆管，総胆管などのいわゆる胆管に発生する結石が**胆管結石**であり，これに起因する炎症は胆管炎である．一方，胆嚢にできる結石は**胆嚢結石**であり，胆嚢炎の原因となる．胆嚢炎と胆管炎は似ているようで病態が異なるので注意が必要であり，本項では分けて記載する．

2 起こり方

総胆管結石・胆管炎

基本的な病態は，胆管結石の嵌頓により胆汁がうっ滞し，それに細菌感染が生じたときに胆管炎となることである．胆管結石は，胆嚢結石よりも有症状化が高率であることと，胆管炎発症時には重篤な状態に陥りやすいため無症状でも治療を検討する．

発生機序からみた胆管結石は2種類ある．
① 落下結石（胆嚢結石，肝内結石の落下）：コレステロール系結石や黒色石が多い．
② 原発結石（胆管内で発生）：ビリルビンカルシウム石が多い．

胆管炎は胆汁うっ滞と腸液の逆流の2つの要素で発症し，**胆管閉塞と乳頭機能不全**が背景にあることが重要である．乳頭部にはオッディ括約筋があり，腸内細菌を含む腸液の逆流を防いでいるため，通常では胆管炎は起きない．しかし，胆管結石が乳頭部に嵌頓することにより胆汁うっ滞を生じ，さらに乳頭部が閉まりきらなくなり（乳頭機能不全），胆管炎を発症すると考えられている．腸管壁から侵入して腸内細菌が経門脈的に感染を惹起する（translocation）という説もある．炎症は胆管全体に及ぶため肝臓全体が炎症を起こしているのと同じである．胆嚢に波及することもしばしば経験される．胆管閉塞により胆管内圧は上昇しているので，類洞を介して胆汁が大循環に流入する（cholangio-venous reflux）．このため黄疸を生じ，さらに細菌が流入するため菌血症になる．高齢者や糖尿病などの合併症を有する免疫不全状態にある症例では，敗血症になる．胆管炎で敗血症となったものを**急性閉塞性化膿性胆管炎**（acute obstructive suppurative cholangitis：AOSC）とよび，緊急の胆道ドレナージで胆管内圧を上げることが必須である．総胆管結石が乳頭部に嵌頓して膵液の流出を障害する場合には急性膵炎を合併する（胆石膵炎）こともある．

胆嚢結石・胆嚢炎

胆嚢結石はしばしば遭遇する疾患であるが，大多数は無症状に経過し，経過観察のみとなる症例が多い．胆嚢結石で手術適応となるのは胆石発作などの有症状例，胆嚢炎，胆嚢がんを否定できない症例である．胆石発作は高脂質食などで胆嚢が急激に収縮し，頸部に嵌頓することに起因する．嵌頓，急激に胆嚢内圧が上昇することが痛みの原因と考えられている．胆嚢炎，胆管炎と同様に流出障害を伴う場合に発症する．結石の頸部嵌頓が原因となり，腸内細菌が感染を起こす．胆管を通じて腸内細菌が入ってくる経路と，腸管壁から侵入した細菌が経門脈的に感染を起こす経路の2つが考えられている．胆嚢炎には**無石胆嚢炎**と総称する一群があり，経カテーテル動脈塞栓術（TAE）後に生じるものや循環器疾患を有する症例に起こることが多いことから血流障害が原因と考えられている．

3 症状と診断のすすめ方

身体所見

● 急性胆管炎 ●

典型的な症状は**シャルコー（Charcot）の3徴**（発熱，黄疸，腹痛）である．発熱は悪寒戦慄を伴うことが多く，菌血症によるものと考えられる．軽症例では胆道系酵素上昇のみを認めることがある．腹痛は右季肋部が多く，心窩部痛を訴える症例もある．悪心・嘔吐などの腹部症状のみの症例もある．とくに高齢者では腹痛を欠く症例が多いので注意が必要である．AOSCに移行すると，**レイノルズ（Reynolds）の5徴**（シャルコーの3徴に意識障害とショックが加わったもの）を呈する．また，心窩部から臍部にかけての強い痛みは急性膵炎の合併を示唆する．肝に強い痛みや叩打痛を認める場合は肝膿瘍の存在を考える．

● 急性胆嚢炎 ●

腹痛と発熱が主たる症状である．腹痛は右季肋部が中心で，ときどき右肩に放散する場合がある．限局性の腹膜炎を伴うことがあるが，穿孔の場合は汎発性腹膜炎となるので，腹膜刺激症状にも注意する．**マーフィー（Murphy）徴候**が有名で，これは深吸気時に右季肋部を圧迫していると，痛みが増強して呼吸が止まることで

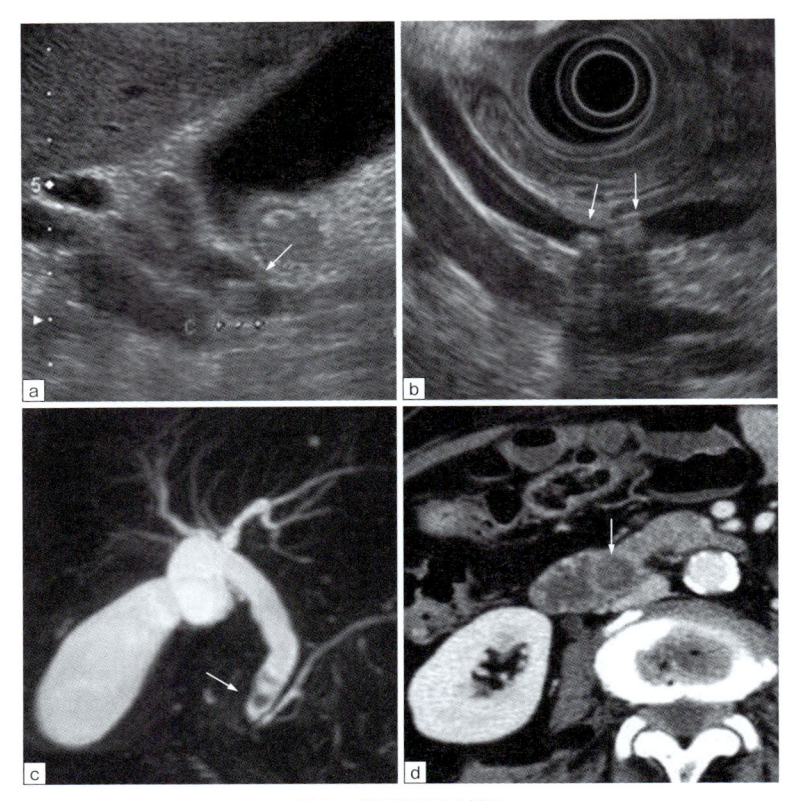

図 1 総胆管結石の描出

a：腹部超音波検査：総胆管内に弱い音響陰影（acoustic shadow：AS）を伴う結石を認める（矢印）．総胆管下部の描出はむずかしく，本症例でも上中部のみしか描出されていない．
b：超音波内視鏡検査：胆管の描出はややむずかしく熟練を要するが，胆管を描出できれば結石の存在診断は確実性が高い．腹部超音波では描出のむずかしい下部胆管内に AS を伴う結石を認める．
c：MRCP：胆道系全体を描出できる．high intensity（白色）描出された下部胆管内に low intensity（黒色）に抜ける結石像（矢印）を認める．
d：CT：円形に描出される総胆管内に結石を認める（矢印）．X線の透過結石が多いので，本検査だけでは結石がないとはいいがたい．

ある．横隔膜により押し下げられた肝臓とともに胆嚢が下降するからである．

高齢者ではしばしば腹痛を伴わず，突然発熱とショックで発症する場合があることは覚えておく．

検査所見
● 急性胆管炎 ●

急性胆管炎における**血液検査所見**の特徴は胆道系優位な肝胆道系酵素上昇，総・直接ビリルビン値の上昇，CRP，核の左方移動を伴う白血球の上昇などの炎症反応である．急性膵炎合併時には膵酵素（アミラーゼ，リパーゼ）の上昇を認める．敗血症・播種性血管内凝固症候群（DIC）などの AOSC 症例では，敗血症の重症度を判定することが重要である．**画像検査**（図1，2）では胆道系の拡張を検出することが重要である．もっとも手軽なのは腹部超音波検査である．下部胆管の描出率は高くないので，結石

胆石症，胆嚢炎，胆管炎

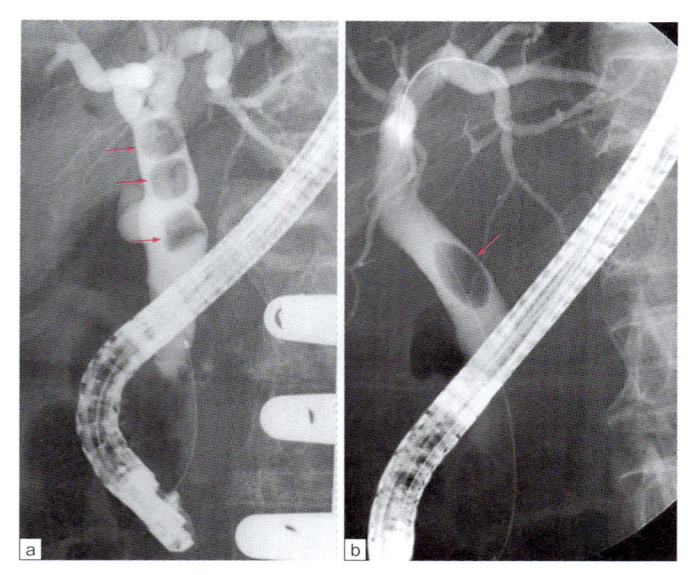

図2 ERCPによる総胆管結石の描出
a：上部胆管内に3個の欠損像（矢印）を認める．
b：紡錘形の欠損像（矢印）を認める．造影剤の注入により，結石が動くので注意が必要．

自体の描出率は60〜80％程度とされる．総胆管結石には放射線透過結石と非透過結石があるので，CTのみでは存在診断には不十分である．MRIを用いた**胆管膵管造影検査（MRCP）**は胆管閉塞例でも非侵襲的に全胆管像が得られるので非常に有用である．**超音波内視鏡（endoscopic ultrasonography：EUS）**は術者の技術に依存するが，下部胆管の描出も良好であり，熟練者での診断能はほぼ100％であり，非常に有用である．**内視鏡的逆行性胆管膵管造影（ERCP）**は診断からそのまま内視鏡的治療に移行できる長所はあるが，ほかの検査に比べ侵襲的（検査後の急性膵炎など）なので近年は治療を前提に施行されるようになった．

● 急性胆嚢炎 ●

急性胆嚢炎では胆管炎と異なり，肝胆道系酵素上昇，総・直接ビリルビン値の上昇は認めず，炎症反応のみである．**画像検査（図3）**では胆嚢結石，胆嚢腫大，胆嚢壁肥厚が特徴であるが，急性期には壁はまだ肥厚していないことが多い．**腹部超音波検査**が有用であり，とくに超音波プローブで直接胆嚢を圧迫して痛みが出るかどうかを確認するのがもっとも確実な診断方法であり，マーフィー徴候とよばれる．CTではX線透過結石は確認できないので，確実な診断はむずかしいときがあるが，胆嚢炎の炎症の程度や壁の状態，炎症波及の範囲，穿孔の有無など情報は多いので施行することが望ましい．また，必ず胆嚢がんを念頭に置いておくこと．気づかずに手術をして，がん細胞を含んだ胆汁が腹腔内に落ちて播種を起こすことがある．

4 治療の実際

急性胆管炎

急性胆管炎の治療の原則は胆道ドレナージと抗菌薬投与，全身管理である．胆道ドレナージのタイミングはガイドライン（科学的根拠に基づく急性胆道炎・胆嚢炎の診療ガイドライン．急性胆道炎の診療ガイドライン作成出版委員会編，医学図書出版，2005）で規定されている重症度による．

①**重症例**：緊急胆道ドレナージが必須で，ICUなどでの集中治療が必要なことがしばしばあ

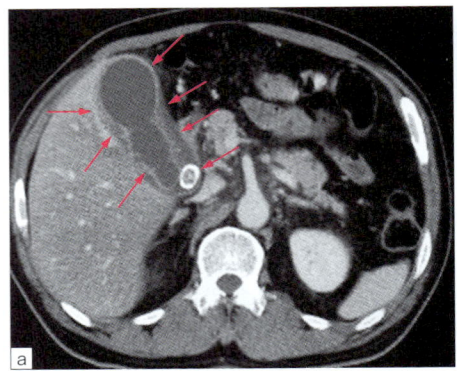

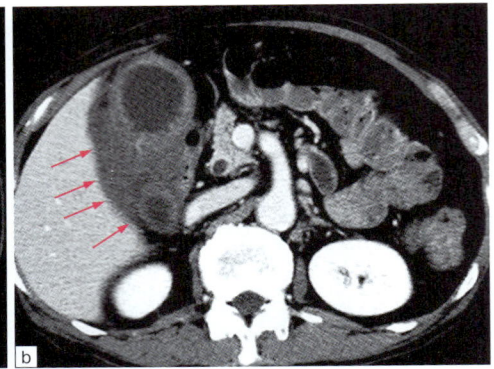

図3 CTによる胆嚢炎の診断
a：頸部に石灰化を伴う結石像を認める．胆嚢が腫大し，壁も厚くなっており，典型像である．
b：CTでは胆嚢周囲への炎症の波及にも注意する．

る．緊急対応，重症患者の全身管理ができない施設では，可能な施設に搬送することが望ましい．

② **中等症例**：すみやかな胆道ドレナージ，と記載されており可能な限り迅速に施行する．

③ **軽症例**：総胆管結石が存在する場合や初期治療に反応しない場合には中等症と同様に対応する．

重症度に応じた対応をするうえで注意が必要なのは，重症度は変わりうる，ということである．増悪時の対応を常に考えておくことが重要である．

● 胆道ドレナージ ●

現在では内視鏡的胆道ドレナージ術が第1選択であるが，経皮経肝胆道ドレナージ（PTBD）が得意な施設では，緊急時には得意な経皮処置でよいと思われる．内視鏡的ドレナージは，ERCPに引き続き胆管内にドレナージチューブを留置し，胆汁うっ滞・胆管内圧上昇の改善を図る．ドレナージ時の注意点は，胆管内圧を上昇させないことであり，まずは胆汁を吸引し造影は最小限にとどめる．感染胆汁の大循環への流入により，菌血症が増悪する．ドレナージ後に悪寒・戦慄が出現してショックとなる症例があることは知っておくべきであり，インフォームドコンセント時に説明するべき内容でもある．ドレナージチューブには外瘻である経鼻胆道ドレナージチューブ（endoscopic naso-biliary drainage tube：ENBD）と内瘻であるプラスチックステントがある．効果に差はないとする臨床試験が報告されており，プラスチックステントで十分と考えられがちであるが，筆者などは，重症例では胆汁の流出が確認でき，閉塞時には洗浄可能な外瘻のほうが便利であると考えている．自己抜去の危険性があることや，患者が不快を感じるなどの短所もあるので症例に応じた使い分けが必要である．

● 結石除去 ●

以前は外科手術が主流であったが，現在では低侵襲な内視鏡的治療が標準である．ERCPに引き続いて行われ，乳頭処置後に結石を除去する．

① **内視鏡的乳頭括約筋切開術（EST）**

標準的な手技．乳頭を電気メスで切開して結石を取り出す．比較的大きな開口部が得られるので，結石の除去は容易となるが，切開そのものには熟練を要する．切開後の乳頭括約筋機能は廃絶する．早期偶発症は出血，穿孔，急性膵炎などである．

② **内視鏡的乳頭バルーン拡張術（EPBD）**

乳頭をバルーン（6〜10 mm）で拡張するだけの単純な手技であるが，拡張後の乳頭開口部はEST後よりも狭いため，結石除去はESTよりもむずかしい．また，1 cm以上の結石

は胆管内で破砕してから除去する．術後の乳頭括約筋機能はある程度保たれる利点があり，有石胆嚢例での胆嚢炎発症や，結石再発はEPBDのほうが少ないとされる．術後の出血はきわめて少ないが，早期偶発症としては急性膵炎（4～10％）の頻度がやや高い．

③**内視鏡的乳頭大バルーン拡張術（EPLBD）**

より大きな開口部を得るための手技で，胆管径，結石径ともに大きい症例が対象となる．小切開を加えた後に16～20 mm程度までバルーンで拡張する．破砕せずに大きい結石を除去できるのが利点である．

急性胆嚢炎

急性胆嚢炎の治療の原則はすみやかな手術である．しかし，緊急手術は困難な施設が多いので胆嚢ドレナージと抗菌薬投与で治療し，待機的に手術を施行することが多い．

◆ **経皮経肝胆嚢穿刺吸引術（PTGBA）** ◆

超音波ガイド下に胆嚢を穿刺し，感染胆汁を吸引する．透視を必要としないのでベッドサイドでの処置，繰り返しの処置も可能である．効果はPTGBDよりも劣る．

◆ **経皮経肝胆嚢ドレナージ術（PTGBD）** ◆

ドレナージチューブを留置するので，効果は確実であるが患者不快感や胸膜炎の合併症がある．

◆ **内視鏡的胆嚢ドレナージ術（EGD）** ◆

ERCPに引き続いて施行され，胆嚢管を通して胆嚢内にドレナージチューブを置く．手技がむずかしく成功率は慣れた施設でも8割程度である．出血傾向のある症例にも施行可能であるが膵炎が問題となる．

> 💡 **看護のポイント** ・・・・・・・・・・・・・・・
> ・重症化，敗血症への移行を見逃さない！　ドレナージ前の症例では発熱と血圧をチェックし，増悪時は緊急対応できる医師をよぶ．
> ・ドレナージチューブの管理（流量と色）：落差が必要なのでなるべく床近くにボトルをおく．流量が減ったり，流出が止まったらミルキングをするか，すぐに医師をよぶ．正常胆汁は黄色で透明．感染すると混濁し緑色になる．膿になると白色になる．

> ✋ **してはいけない！**
> ● 増悪しているのに様子を見てはいけない．胆道系感染はスピード勝負，医師をよぶときは夜間でもためらわずに．
> ● ドレナージチューブ洗浄は圧をかけない．圧をかけると胆管内圧が上昇して菌血症，敗血症になる．
> ● NSAIDsを使わない．鎮痛薬はペンタゾシン（ペンタジン®）などの解熱作用がないものを選ぶ．熱がマスクされると治療効果がわかりにくい．

（伊佐山浩通）

先天性胆道拡張症　congenital biliary dilatation

1　起こり方

先天性胆道拡張症は総胆管を含む胆管系が囊腫状あるいは円柱状（紡錘状）に拡張し，さまざまな病態をきたす先天性疾患である（図1）．総胆管が囊腫状に拡張する症例があることより総胆管囊腫（choledochal cyst）ともよばれているが，円柱状拡張を含めて先天性胆道拡張症と総

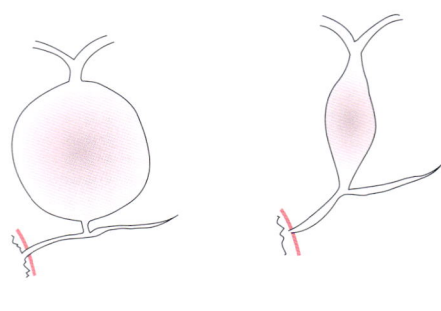

図1　病型（嚢腫型／円柱型）

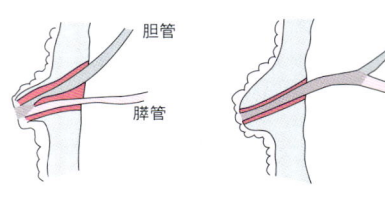

図2　膵管・胆道合流形態
正常：
膵管と胆管は十二指腸壁内で合流
合流異常：
膵管と胆管が十二指腸壁外で合流
長い共通管をもつ

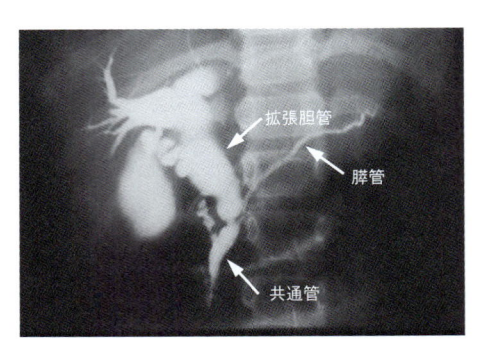

図3　ERCPによる先天性胆道拡張症の形態

称されている．

その原因として**膵・胆管合流異常**であると考えられている．通常，膵管と胆管とが十二指腸壁内の乳頭括約筋内で合流するのが，本疾患では乳頭筋より離れた上流で合流し，長い共通管（common channel）をもつため，膵液は胆管内で活性化し，胆道壁を破壊し胆道の拡張をもたらすと考えられている（図2）．また膵内への胆汁逆流により膵炎の発生を促す．また，胆道がんの発生に関与していることが重要である．男女比は1：4で女児に多く，また東洋人に多いのが特徴である．

病型は**嚢腫状**と**円柱状**（紡錘状）の2種類に分類するのが一般的であり，1歳以下は嚢腫型，1歳以上は円柱型が多いのが特徴である．

2　症状と診断のすすめ方

症状として**腹痛**，**黄疸**，**腹部腫瘤**が3主徴としてあげられるが，3主徴がそろった症例は20％前後と少ない．腹痛は膵・胆管合流異常に基づく膵炎が原因であり，**高アミラーゼ血症**を伴うことが多く，1歳以上の円柱型症例が多い．一方，黄疸，腹部腫瘤は1歳未満の嚢腫型の症例に多いのが特徴である．まれに**胆道穿孔**による胆汁性腹膜炎を引き起こすことがある．

診断は画像診断により総胆管の拡張を認めることである．また，血液生化学検査では，血清ビリルビン，AST（GOT），ALT（GPT），アルカリホスファターゼなどの肝酵素の上昇が認められる症例があり，また腹痛症例では血清アミラーゼ値の上昇が認められることがある．胆道拡張の診断はまず**超音波検査**で確認を行う．さらに**CT検査**にて肝外胆管の拡張形態および肝内胆管の拡張の有無などの診断が可能となる．また3D-CTは胆管の拡張・狭窄を立体的に把握することができる．肝胆道シンチグラムは肝からの排泄および拡張胆管への貯留を確認できるが，必須の検査ではない．また**ERCP**（endoscopic retrograde cholangiopancreatography）（図3）は，合流異常の判定に有効であるが，小児では全身麻酔が必要であるため**MRCP**（magnetic resonance cholangiopancreatography）が代用されている．また，膵・胆管合流異常は術中造影で確認されるので，必ずしも術前に診断する必要はない．また鑑別診断としては閉塞性黄疸をきたす疾患として胆道閉鎖症，新生児肝炎，ウイルス性疾患，代謝性疾患などがあげ

られる.

3 治療の実際

　放置すると症状を繰り返すのみならず，成人になって拡張胆管および胆嚢ががん化(胆管がん・胆嚢がん)する可能性(約10％)があるので，本症と診断された場合は手術を考慮する．膵炎症状が高度の場合は絶食にして補液および膵酵素阻害薬を投与し，検査所見が改善してから手術を施行する．

　手術術式は肝外拡張胆管の切除と胆汁と膵液の流出路を分離する分流手術を行う．胆道再建は空腸脚を40 cm程度として後結腸ルートで胆管空腸Roux-en Y吻合を行うのが一般的である．すなわち，拡張胆管切除＋肝管空腸吻合術が基本術式である(図4).

　胆管拡張を伴わない膵・胆管合流異常の報告があり，膵・胆管合流異常の20％を占めていると報告されている．胆管非拡張型膵・胆管合流異常の症例では成人なって**胆嚢がん**の発生する頻度が高い(約40％)．したがって，症状を伴わない場合，成人では少なくとも胆嚢摘出が必要であり，小児症例では先天性胆道拡張症と同様の手術を施行することが推奨される．

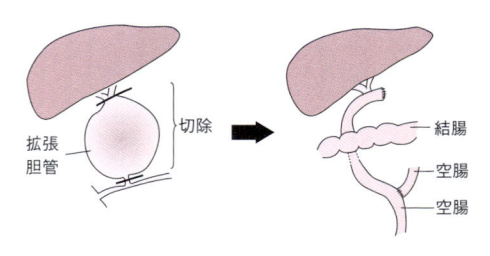

図4　先天性胆道拡張症の手術

　予後は良好であるが，肝内胆管拡張狭窄が残存すると**肝内結石**，また**膵内胆管**が遺残すると膵石を形成する場合がある．術後は膵炎，肝内結石，胆管炎の有無を注意して経過観察が必要である．

看護のポイント

　診断が確定したら手術をすすめる．放置すれば症状が継続するばかりか，胆道がん発生の可能性があることを理解させる．また術後は膵炎・肝内結石・胆道がんの発生に留意して外来で長期経過観察が重要であることを家族ならびに本人に理解させる．

（福澤正洋）

原発性硬化性胆管炎　primary sclerosing cholangitis

1 起こり方

　原発性硬化性胆管炎(PSC)は，肝内外胆管において炎症性線維性の硬化性変化により狭小化を起こす原因不明の疾患の総称である．胆道系の閉塞に伴う上行性胆管炎，免疫不全状態や虚血性胆管病変に伴う硬化性胆管炎は，続発性硬化性胆管炎として別に扱う．また，PSCと類似した胆管像を呈する**IgG4関連硬化性胆管炎**は，高齢男性に好発し，下部胆管狭窄の頻度が高く，血中IgG4の上昇と胆管壁へのIgG4陽性形質細胞の密な浸潤を認め，ステロイドが奏功し予後は比較的良好であり，PSCとの的確な鑑別が必要である．

2 症状と診断のすすめ方

　PSCは進行性の慢性炎症疾患である．欧米では若年発症で**炎症性腸疾患**(多くは潰瘍性大腸炎)の合併が多い．一方，わが国のPSCは若年と高齢の二峰性ピークを示し，若年例では潰瘍性大腸炎の合併が多いが，高齢発症例では潰瘍性大腸炎の合併は少なく膵炎の合併が多くIgG4関連硬化性胆管炎をみている可能性がある．PSCの症状は，黄疸，瘙痒感，腹痛，発熱などが多いが，無症状で肝機能障害を契機に診断されることも少なくない．また，PSCは

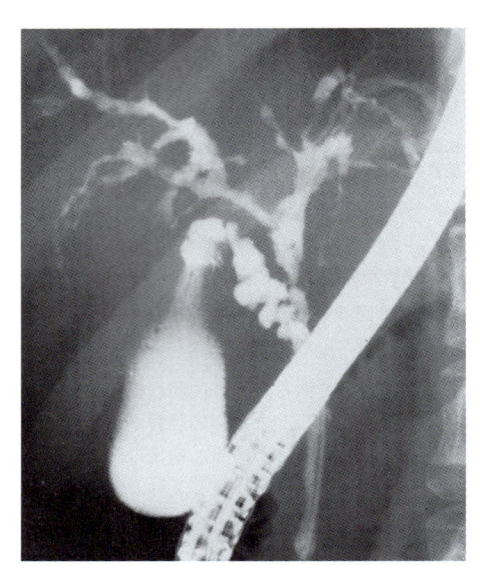

図1 PSCの胆管像
数珠状変化，毛羽立ち像などを認める．

経過中に胆管がんを合併することがあり，注意を要する．

PSCの診断は基本的に画像所見と他疾患の除外診断よりなされる．内視鏡的逆行性胆管膵管造影（ERCP）やMRCPによる胆管像は，肝内外胆管の多発性の狭窄と拡張が特徴であり，全周性の輪状狭窄，数珠状変化，短い狭窄，憩室様突出，肝外胆管の毛羽立ち像，肝内胆管の減少などが認められる（図1）．

病理組織学的には，線維化を伴う慢性非特異性の炎症性変化が胆管にみられ，肝内小型胆管では同心円状の**タマネギ状線維化**が特徴的である．

3 治療の実際と看護のポイント

PSCの薬物療法は主に病態を反映して，利胆薬，免疫抑制薬，銅キレート薬，線維化抑制薬などが用いられてきたが，予後を改善するという報告はない．胆管狭窄に対しては，内視鏡的胆管ステント挿入や内視鏡的バルーン拡張が行われ，胆管炎併存例では広域抗菌薬が投与される．胆汁性肝硬変へ進行して肝不全にいたった例では，肝移植の適応となる．PSCは基本的に進行性の経過をとり，診断時から死亡および**肝移植**までは平均十数年と報告されている．

看護に際しては，患者にPSCは進行性で難治性の病気であることを理解してもらうことが大事である．胆管炎を併発すれば，緊急入院して，抗菌薬の投与や胆管ドレナージが必要となる．肝硬変へ進行した場合は，食道静脈瘤破裂などの肝硬変患者と同様の合併症の危険性がある．

(神澤輝実)

胆道がん biliary tract cancer

1 起こり方

胆道がんはわが国での罹患率は世界的に高率で増加傾向にある．厚生労働省による人口動態統計で「胆嚢・胆管がん」として発表された死亡患者数は2009年の統計で17,599人であり，がんによる死亡原因の第6位である．早期発見が困難で，診断された時点で切除不能の症例も多い．胆道がんはその発生部位により胆管がん，胆嚢がん，乳頭部がんに分けられる．発生の危険因子として胆嚢結石症や胆嚢腺筋腫症，膵胆管合流異常，原発性硬化性胆管炎など，胆道粘膜への慢性炎症の関与が考えられている．

2 症状と診断のすすめ方

■症　状

胆道がんに特徴的な臨床症状はないが，初発症状として**黄疸**が多く認められる．ほかに右上腹部痛などがみられるが，無症状例も多い．検診で肝機能障害を契機に発見されることもある．

■ 診　断

　最初の画像診断は**腹部超音波検査**である．低侵襲でスクリーニングにも有用である．血液検査では，閉塞性黄疸の場合には肝機能障害などを認めることがあるが，特異的なものはない．腫瘍マーカーはCA19-9やCEAなどがあるが特異的ではない．画像診断としては**CT**や**MRI**ががんの局在診断，進展度診断，遠隔転移診断に有用である．MRCPや内視鏡的逆行性胆管膵管造影（**ERCP**）は腫瘍局在，膵胆管合流異常の確認に有用である．ERCPによる胆汁細胞診やブラシ細胞診，組織生検にて病理学的診断が可能である．とくに胆嚢がんの場合には**超音波内視鏡検査**が局所進行度診断に有用である．これらの画像検査により，がんの進展度，遠隔転移の有無などを判定し手術適応，治療方針を決定する．

3　治療の実際と看護のポイント

　胆道がんにおける唯一の根治治療は**外科的切除**である．術前検査で遠隔転移や切除不可能な局所進行がなければ手術適応となる．術前に胆管狭窄による閉塞性黄疸がある場合には減黄目的に**内視鏡的経鼻胆道ドレナージ**や**経皮経肝胆道ドレナージ**を施行する場合がある．いずれの方法もドレナージチューブの固定が不完全だとチューブの屈曲や逸脱などの**チューブトラブル**が起こりドレナージ効果が得られないため管理には注意が必要である．

　手術治療は腫瘍の局在によって多くの術式がある．上部胆管がんや肝門部胆管がんでは尾状葉を含む右葉切除や左葉切除以上の肝切除と肝外胆管切除が行われる．十二指腸乳頭部がんや中下部胆管がんに対しては膵頭十二指腸切除術が行われる．胆嚢がんでは早期がんであれば胆嚢摘出術を，進行がんであれば胆嚢摘出術，胆嚢床切除，肝外胆管切除，リンパ節郭清を施行する．さらには拡大肝右葉切除を行う場合もある．肝切除術を行う場合には術後肝不全を防ぐ目的で切除の数週間前に門脈塞栓術を施行することがある．術後は多くのドレナージチューブが体外へ誘導されている．ドレナージチューブの目的を理解し，チューブトラブルを起こさないように注意する．ドレーン排液の観察により術後出血や感染，膵瘻，胆汁瘻などの術後合併症を察知することが可能である．

　切除不能胆道がんや再発胆道がんの場合は，全身状態が良好であれば**化学療法**が行われる．現在はゲムシタビンを中心としてテガフール・ギメラシル・オテラシルカリウム配合薬，シスプラチンとの併用療法が標準である．胆道狭窄により黄疸が遷延していると化学療法が安全に施行できないため，**胆道ドレナージ**による減黄処置が推奨される．胆道ドレナージは可能な限り内視鏡的もしくは経皮経肝アプローチによるステント留置で内瘻化を行う．ステントはチューブステントやメタリックステントが使用される．胆汁の内瘻化によりチューブトラブルのリスクをなくし，在宅医療への移行がスムーズに行える．やむをえず胆汁の外瘻化によるドレナージになる場合には，チューブの管理方法について患者本人や家族，介護者への指導が必要である．

　胆道がんは根治切除後の再発も多く死亡率が高いがんの1つである．診断時から治療，再発，緩和医療とそれぞれにおける患者への継続的なケアが重要である．　　　（中里徹矢，杉山政則）

膵炎 pancreatitis

1 考え方の基本

急性膵炎とは

膵炎は**急性膵炎**と**慢性膵炎**に大きく分類される．急性膵炎は，膵臓の内部および周囲に急性病変を生じた病態であり，重症度によって軽症と重症に分けられる．致死的経過をとることがある重症例を除き，一般的には可逆性であり，臨床的回復後約6ヵ月で膵臓は機能的・形態的にほぼ旧に復する．約33％は全身臓器障害を伴う重症膵炎であり，高い致死率により厚生労働省特定疾患に指定されているが，治療法の進歩により，死亡率は以前の30〜50％から10％前後に低下している．

慢性膵炎とは

膵臓の内部に不規則な線維化，細胞浸潤，実質の脱落，肉芽組織などの慢性変化が生じ，進行すると膵外分泌・内分泌機能の低下を伴う病態である．膵内部の病理組織学的変化は，基本的には膵臓全体に存在するが，病変の程度は不均一で，分布や進行性もさまざまである．これらの変化は，持続的な炎症やその遺残により生じ，多くは非可逆性である．腹痛や腹部圧痛などの臨床症状，膵内・外分泌機能不全による臨床症候を伴う．なかには無痛性あるいは無症候性の症例も存在する．日本膵臓学会の慢性膵炎診断基準2009では慢性膵炎様の臨床症状を呈するも，膵機能はほぼ正常で膵実質の軽度の形態異常にとどまる病態を新たに早期慢性膵炎とした．また，自己免疫性膵炎と閉塞性膵炎は，治療により病態や病理所見が改善することがあり，可逆性である点より，現時点では膵の慢性炎症として別個に扱うこととなっている．

閉塞性膵炎とは

閉塞性膵炎は腫瘍や囊胞などの圧排により膵管が閉塞されて閉塞部より末梢に膵液うっ滞が生じて膵炎をきたす．

自己免疫性膵炎とは

高γ-グロブリン血症，高IgG血症，高IgG4血症や自己抗体の存在，ステロイド治療が有効など，その発症に**自己免疫機序**の関与が疑われる膵炎である．病理組織学的には，膵管周囲や小葉周囲に著明なリンパ球やIgG4陽性形質細胞の浸潤，花むしろ状線維化，閉塞性静脈炎を特徴とする．臨床的には，中高年の男性に多く，上腹部不快感，胆管狭窄による閉塞性黄疸，糖尿病を認めることが多い．画像上，膵管拡張をきたす典型的な慢性膵炎と比較して，びまん性膵腫大とともに主膵管の狭細像を示すことが特徴的であり，その多くは膵内胆管の狭細像を認める．本症には膵以外の臓器病変(硬化性胆管炎，硬化性唾液腺炎，後腹膜線維症，腹腔・肺門リンパ節腫大，慢性甲状腺炎，間質性腎炎など)を合併することがあり，全身的疾患である可能性も指摘され，IgG4関連硬化性疾患の概念も提唱されており，IgG4関連疾患の膵病変ともいえる．

2 起こり方

急性膵炎

● 疫　学 ●

頻度は10年前の約3倍に増加しており，年間の推定患者数は約57,500人で平均年齢は59歳，男女比は2：1とされる．

● 原　因 ●

急性膵炎の主な原因(表1)はアルコール摂取(33％：男45％，女9％)と胆石症(26％：男20％，女37％)であり両者を併せると60％近くを占め，約20％は原因不明の特発性膵炎である．胆石膵炎や内視鏡的逆行性膵管造影における感染胆汁の膵管内流入，輸入脚症候群における十二指腸液の膵管内逆行などにより，消化酵素が活性されることで自己消化をきたす．

● 急性膵炎のメカニズム ●

生理的には，膵腺房細胞で産生される主な膵

消化酵素のうちアミラーゼ，リパーゼ以外の膵酵素は十二指腸内でエンテロキナーゼによって活性化される．アミラーゼは炭水化物，リパーゼは脂肪，トリプシン，エラスターゼ1はタンパク質，ホスホリパーゼA2はリン脂質を消化するが，膵腺房細胞内には種々のタンパク分解酵素阻害物質が存在し，これらのタンパク分解酵素は膵内では活性化しない．急性膵炎はこの通常起こりにくいとされているタンパク分解膵酵素の活性化が細胞外や膵細胞内で起こり，自己消化をきたす病態である．

活性化トリプシンは毛細血管やリンパ管を閉塞して浮腫やうっ血をきたす．さらに活性化トリプシンによってほかの膵酵素が活性化されることにより膵実質の自己消化が始まる．

● 重症化のメカニズム ●

自己消化によって産生された壊死物質や膵酵素そのものが腹膜腔や後腹膜腔へ滲出し，さらに血中へ逸脱することで膵にとどまらず脳，肺，腎などほかの主要臓器へと障害が波及し短期間のうちに多臓器不全へと陥る病態が重症膵炎である．このように全身疾患となりやすいことが，急性膵炎が重症化した際に死亡率が高い原因の1つでもある．

慢性膵炎

● 疫　学 ●

慢性膵炎患者数(2007年)は約15,200人で増加傾向にあり，男女比は2.8：1である．

● 成　因 ●

慢性膵炎は成因(表1)によってアルコール性と非アルコール性に分類され，半数以上がアルコール性であり，非アルコール性では原因不明の特発性が18.2％を占め，胆石に起因すると考えられるものは2.8％未満である．男性ではアルコール性が73.0％でもっとも多く，女性では特発性が40.5％ともっとも多い．

● メカニズム ●

臨床症状から再発性膵炎型，持続痛型，無痛型に，また残存膵機能から代償期，移行期，非代償期に分類される．代償期では血中膵酵素の上昇を伴う腹痛発作を認める急性増悪期と症状が軽快した間欠期とに分かれるのが特徴である

表1　膵炎の成因

成因	急性膵炎%	慢性膵炎%
アルコール	32.8	64.8
特発性	17.9	18.2
胆石	25.6	2.8
その他	24.7	14.2

[厚生労働省特定疾患　難治性膵疾患調査研究班(研究代表者：下瀬川　徹)：急性膵炎の症例調査　平成21年度　研究報告書, 2010]

表2　急性膵炎の診断基準(2008年改訂)

1) 上腹部に急性腹痛発作と圧痛がある．
2) 血中，または尿中に膵酵素の上昇がある．
3) 超音波，CTまたはMRIで膵に急性膵炎に伴う異常所見がある．
上記3項目中2項目以上を満たし，ほかの膵疾患および急性腹症を除外したものを急性膵炎と診断する．ただし，慢性膵炎の急性発症は急性膵炎に含める．膵酵素は膵特異性の高いもの(膵アミラーゼ，リパーゼなど)を測定することが望ましい．

[厚生労働省特定疾患　難治性膵疾患調査研究班]

が，内分泌機能はほぼ保たれている．非代償期には膵実質の荒廃がすすみ疼痛は軽減〜消失し，膵内外分泌能の低下のため，脂肪下痢や膵性糖尿病を合併する．膵性糖尿病は1次性糖尿病と同じ症状を呈し，糖尿に伴う合併症も同程度といわれるが，脂質異常症の合併率が低いこと，またインスリンに対する安定性が不安定で，低血糖やケトアシドーシスになりやすい特徴がある．

3 症状と診断のすすめ方

急性膵炎

急性膵炎の診療においては，早期に診断し早期に治療を開始することが重要である．

腹痛を訴え受診した患者に占める急性膵炎患者の頻度は4.9％である．また，腹痛のない，あるいは無症状の急性膵炎患者がいることにも留意する．消化器症状のある症例では，鑑別診断として急性膵炎を念頭に置くべきである．問診，理学所見，リパーゼ，アミラーゼなどの血液検査，腹部単純X線撮影，腹部超音波検査などの画像所見から，**急性膵炎の診断基準**(表2)により，急性膵炎の診断を迅速に行う．

表3 急性膵炎の重症度判定基準(2008年改訂)

A. 予後因子
・原則として発症後48時間以内に判定することとし，以下の各項目を各1点として，合計したものを予後因子の点数とする．
・予後因子が3点以上を重症，2点以下を軽症とする．
1. BE≦−3 mEq/L またはショック
2. PaO$_2$≦60 mmHg(room air)または呼吸不全
3. BUN≧40 mg/dL (または Cr≧2.0 mg/dL)または乏尿
4. LDH≧基準値上限の2倍
5. 血小板数≦10万/mm^3
6. 総Ca値≦7.5 mg/dL
7. CRP≧15 mg/dL
8. SIRS診断基準における陽性項目数≧3
9. 年齢≧70歳

B. 造影CT grade
原則として発症後48時間以内に判定する．
・1炎症の膵外進展度と，2膵の造影不良域のスコアが，合計1点以下をgrade 1，2点をgrade 2，3点以上をgrade 3とする．
・造影CT grade 2以上を重症，grade 1以下を軽症とする．
1 炎症の膵外進展度
　1) 前腎傍腔　　　0点
　2) 結腸間膜根部　1点
　3) 腎下極以遠　　2点
2 膵の造影不良域：膵を便宜的に膵頭部，膵体部，膵尾部の3つの区域に分け，
　1) 各区域に限局している場合，または膵の周辺のみの場合　　　　　　　　　　　　　　0点
　2) 2つの区域にかかる場合　　　　　1点
　3) 2つの区域全体をしめる，またはそれ以上の場合　　　　　　　　　　　　　　2点

	炎症の膵外進展度		
膵造影不良域	前腎傍腔	結腸間膜根部	腎下極以遠
膵周囲のみあるいは各区域に限局			
2つの区域にかかる			
2つの区域全体あるいはそれ以上			

grade 1
grade 2
grade 3

急性膵炎重症度判定
・重症急性膵炎：予後因子3点以上または造影CT grade 2以上
・軽症急性膵炎：予後因子2点以下および造影CT grade 1以下

[厚生労働省特定疾患　難治性膵疾患調査研究班]

　急性膵炎発症早期には重症化を予知できる簡便な指標はなく，繰り返して厚生労働省の急性膵炎の重症度判定基準(表3)に従って重症度判定を行う．予後因子が3点以上を，または造影CT grade 2以上を重症とする．

　造影CT検査の適応，抗菌薬投与，タンパク分解酵素阻害薬投与，ならびに特殊治療(タンパク分解酵素阻害薬・抗菌薬持続動注療法，持続的血液濾過透析，選択的消化管除菌)の適応を判断する．

慢性膵炎
◆ 慢性膵炎の診断基準 ◆

　診断項目である①特徴的な画像所見，②特徴的な組織所見，③反復する上腹部痛発作，④血中または尿中膵酵素値の異常，⑤膵外分泌障害，⑥1日80g以上(純エタノール換算)の持続する飲酒歴の組み合わせによる慢性膵炎の診断基準により，診断する．早期慢性膵炎の特徴的な画像所見は超音波内視鏡検査による所見を用いる(表4)．

表4 慢性膵炎の臨床診断基準

慢性膵炎の診断項目
①特徴的な画像所見 ②特徴的な組織所見 ③反復する上腹部痛発作 ④血中または尿中膵酵素値の異常 ⑤膵外分泌障害 ⑥1日80g以上（純エタノール換算）の持続する飲酒歴
慢性膵炎確診：a，bのいずれかが認められる． 　a．①または②の確診所見． 　b．①または②の準確診所見と，③④⑤のうち2項目以上． 慢性膵炎準確診：①または②の準確診所見が認められる． 早期慢性膵炎：③〜⑥のいずれか2項目以上と早期慢性膵炎の画像所見が認められる．
慢性膵炎の診断項目
①特徴的な画像所見 確診所見：以下のいずれかが認められる． 　a．膵管内の結石． 　b．膵全体に分布する複数ないしびまん性の石灰化． 　c．ERCP像，膵全体にみられる主膵管の不整な拡張と不均等に分布する不均一[*1]かつ不規則[*2]な分枝膵管の拡張． 　d．ERCP像で，主膵管が膵石，タンパク栓などで閉塞または狭窄しているときは，乳頭側の主膵管と分枝膵管の不規則な拡張． 準確診所見：以下のいずれかが認められる． 　a．MRCPにおいて，主膵管の不整な拡張とともに膵全体に不均一に分布する分枝膵管の不規則な拡張． 　b．ERCP像において，膵全体に分布するびまん性の分枝膵管の不規則な拡張，主膵管のみの不整な拡張，タンパク栓のいずれか． 　c．CTにおいて，主膵管の不規則なびまん性の拡張とともに膵辺縁が不規則な凹凸を示す膵の明らかな変形． 　d．US（EUS）において，膵内の結石またはタンパク栓と思われる高エコーまたは膵管の不整な拡張を伴う辺縁が不規則な凹凸を示す膵の明らかな変形． ②特徴的な組織所見 確診所見：膵実質の脱落と線維化が観察される．膵線維化は主に小葉間に観察され，小葉が結節状，いわゆる硬変様をなす． 準確診所見：膵実質が脱落し，線維化が小葉間または小葉間・小葉内に観察される． ③血中または尿中膵酵素値の異常 以下のいずれかが認められる． 　a．血中膵酵素[*3]が連続して複数回にわたり正常範囲を超えて上昇あるいは正常下限未満に低下． 　b．尿中膵酵素が連続して複数回にわたり正常範囲を超えて上昇． ④膵外分泌障害 BT-PABA試験で明らかな低下[*4]を複数回認める．
早期慢性膵炎の画像所見
a，bのいずれかが認められる． 　a．以下に示すEUS所見7項目のうち，(1)〜(4)のいずれかを含む2項目以上が認められる． 　　(1) 蜂巣状分葉エコー（lobularity, honeycombing type） 　　(2) 不連続な分葉エコー（nonhoneycombing lobularity） 　　(3) 点状高エコー（hyperechoic foci：non-shadowing） 　　(4) 索状高エコー（stranding） 　　(5) 嚢胞（cysts） 　　(6) 分枝膵管拡張（dilated side branches） 　　(7) 膵管辺縁高エコー（hyperechoic MPD margin） 　b．ERCP像で，3本以上の分枝膵管に不規則な拡張が認められる．

注2）：①，②のいずれも認めず，③〜⑥のいずれか2項目以上有する症例のうち，ほかの疾患が否定されるものを慢性膵炎疑診例とする．疑診例には3ヵ月以内にEUSを含む画像診断を行うことが望ましい．
注3）：③または④の1項目のみ有し早期慢性膵炎の画像所見を示す症例のうち，ほかの疾患が否定されるものは早期慢性膵炎の疑いがあり，注意深い経過観察が必要である．
付記）：早期慢性膵炎の実態については，長期予後を追跡する必要がある．
[*1] "不均一"とは，部位により所見の程度に差があることをいう．
[*2] "不規則"とは，膵管径や膵管壁の平滑な連続性が失われていることをいう．
[*3] "血中膵酵素"の測定には，膵アミラーゼ，リパーゼ，エラスターゼ1など膵特異性の高いものを用いる．
[*4] "BT-PABA試験（PFD試験）における尿中PABA排泄率の低下"とは，6時間排泄率70％以下をいう．

［慢性膵炎臨床診断基準2009．膵臓 24：645-708, 2009］

4 治療の実際

急性膵炎

急性膵炎と診断した後は入院治療とする．静脈ラインの確保と十分な輸液，必要に応じた呼吸管理を行いながら，重症度判定，成因分析などをすすめて，重症と判定すれば，適切な高次医療機関への転送も考慮する．

① 血圧，脈拍，呼吸数，体温，尿量などのモニタリングが必須である．
② 十分量の初期輸液が必要である．
③ 急性膵炎と診断した際にはただちに重症度判定を行う．
④ 血中アミラーゼやリパーゼ値の高低やその推移は重症度を反映しない．
⑤ 来院時軽症でも急激に重症化する場合がある．
⑥ 膵炎の炎症性変化の広がりは重症度や予後と関連し，その評価のためには腹部CT検査が必要である．
⑦ 十分なモニタリングや治療が行えない場合には，高次医療機関へ転送する．

慢性膵炎

治療は腹痛をはじめとする症状の改善，発症原因の除去，再燃の予防と進行の阻止，膵内外分泌不全に対する補充療法に要約されるが，各病期により治療法や日常生活における注意点は異なる．しかし，飲酒，脂肪食，暴飲暴食などは禁じることが大切である．

急性再燃時には，内科的には急性膵炎に準じた保存療法が，外科的には合併症に対する手術が必要となる．間欠期には臨床症状における対策や日常生活の管理が中心となり，外科的除去可能な合併症や膵炎の進展因子があれば，手術も考慮する．

● 代償期の治療 ●

腹痛を中心とする症状に対する対策と日常生活の管理が中心となる．腹痛には抗コリン薬・鎮痙薬，タンパク分解酵素阻害薬や消化酵素薬の投与，また膵石による膵液のうっ滞を改善する目的で，内視鏡的あるいは体外衝撃波結石破砕療法(extracorporeal shock wave lithotripsy : ESWL)，膵管ステントの挿入などが試みられている．仮性膵囊胞に対しては，体外あるいは内視鏡的ドレナージ術も試みられている．保存的治療にても腹痛が継続する場合，囊胞内出血や膿瘍，膵内外分泌機能の温存を期待して外科的ドレナージ術が行われることがある．

● 移行期の治療 ●

移行期には代償期・非代償期の病態が交わるため，個々の程度を勘案して治療に当たることが重要である．

● 非代償期の治療 ●

腹痛などの症状は軽減し，消化吸収不良および糖代謝障害が顕著になるのでこれらに対する対応が主となる．前者に対しては膵外分泌機能障害の程度や便中脂肪量を指標として消化酵素の大量投与がなされる．さらに炭酸水素ナトリウムやH_2受容体拮抗薬，プロトンポンプ阻害薬(PPI)などの使用により，腸内pHを上昇させることによりリパーゼ活性を促進する．また，糖尿病に対してはインスリンに過剰に反応するための低血糖が特徴であり，少し高めに血糖をコントロールしたほうがよい．

慢性閉塞性膵炎

原則として外科的手術による閉塞部の切除が選択される．

自己免疫性膵炎

自己免疫性膵炎の病因は不明であり，原因療法はなく対症療法が治療の基本となるため，いまだ内科的治療法は確立されていない．多くの場合，ステロイドが奏功する．

閉塞性黄疸例では，内視鏡的あるいは経皮経肝胆道ドレナージによる減黄処置後，糖尿病合併例では血糖コントロール後にステロイド治療を開始する．

ステロイドの投与法に定まったものはないが，初期投与量はプレドニゾロン30〜40 mg/日から開始し，2〜4週間投与し，1〜2週間ごとに5 mgで減量し，維持量(2.5〜10 mg/日)にする方法が主に行われている．

ステロイド離脱できる症例もあるが，中止後再燃する症例では5〜10 mg/日を維持量としている．

本症の診断においては膵がんや胆管がんなどの腫瘍性病変との鑑別がきわめて重要であり，ステロイド投与による安易な治療的鑑別診断は続けるべきでなく，ステロイドの効果がみられないときは早期に減量・中止し，外科的処置も念頭に置いて再度，鑑別診断を行う必要がある．

膵外分泌機能の低下例を約半数に認めるが，改善する症例が多く，またステロイド治療による膵炎の軽快とともに糖尿病の改善する例もあるが，かえって悪化することもあり，必ずしも一定の傾向はない．糖尿病合併例では十分なインフォームドコンセントのもとにステロイド治療をする必要がある．

看護のポイント
- 膵炎の原因でもっとも多いのはアルコールである．
- 飲酒，脂肪食，暴飲暴食などは禁じる．
- 急性膵炎や慢性膵炎の急性増悪では，安静，絶食，補液とともに血圧，脈拍，呼吸数，体温，尿量などのモニタリングが必須である．
- 慢性膵炎患者の糖尿病はインスリンで低血糖が起こりやすい．

（岡崎和一）

膵がん pancreatic carcinoma

1 起こり方

日本では年間約28,000人が膵がんのために亡くなっており，これはがんによる死因の第5位を占める．膵がんは早期発見が困難であり，約6割の患者は切除不能な進行がんの状態で発見される．また切除された場合でも8割近くは再発するため膵がん全体の5年生存率は5％未満と著しく予後不良であり，**難治性固形がんの代表**ともいえる．しかし近年切除率の向上や術前術後の化学療法などの進歩により，わずかではあるが，その予後は向上してきている．発症の危険因子としては家族歴，糖尿病，肥満，慢性膵炎，膵管内乳頭粘液性腫瘍の存在，喫煙などがあげられる．

2 症状と診断のすすめ方

症状としては**腹痛**がもっとも多く，次いで**黄疸**，腰背部痛，体重減少などがみられる．約半数で3年以内の急激な糖尿病（糖代謝障害）発症がみられる．膵がんの診断には超音波検査および CT（造影が望ましい）を行い，必要に応じて MR 胆道膵管造影（MRCP），超音波内視鏡（EUS），膵管直接造影（ERP），ポジトロン断層法（PET）を組み合わせるようにすすめられている．黄疸については内視鏡的治療にてドレナージを要する場合が多い．さらに質的診断が困難な場合は組織診，細胞診などが行われる．

3 治療の実際

明らかな遠隔転移を認めず，腹腔動脈幹，上腸間膜動脈にも浸潤していない膵がんが根治手術の対象となる．UICC（国際対がん連合）-TNM 分類では stage I，II が，膵癌取扱い規約（第6版）では stage I，II，III，IVa の一部までが対象となりうる．長期生存は切除例にのみ認められることから，可能であれば切除術がもっともよい成績を期待できる治療といえる．膵頭部がんでは膵頭十二指腸切除術，膵体尾部がんでは尾側膵切除が行われ，リンパ節郭清，血管合併切除を必要とする場合も多い．がんの進展範囲によっては膵全摘術が必要となることもあるが，喪失機能が過大であり適応は慎重に判断しなくてはならない．**血管合併切除**については**剥離面のがん浸潤陰性**を得るために必要な場合もあり，**門脈カテーテルバイパス法**を用いた，より安全な方法で手術を行うなどの工夫が必要となる．肉眼的な根治手術が得られた患者に対しては，術後補助化学療法が無再発生存期間や生存期間の改善に有用である報告が複数あり，行

うことが推奨されている．現在ではゲムシタビン，テガフール・ギメラシル・オテラシルカリウム（TS-1®）を用いた化学療法が中心である．術前化学療法は研究が多くなされているが，現時点ではエビデンスは十分ではない．非切除例，stage IVbでは全身化学療法，化学放射線療法など集学的治療とともにバイパス手術，内科的ステント治療，がん性疼痛対策など緩和治療も積極的に導入し，患者のQOLの向上に努める必要がある．

🔍 看護のポイント ・・・・・・・・・・・・・・・・

膵がんは難治ながんである．診断時に切除不能な患者も多い．化学療法，放射線療法などの治療が長期に及ぶことも多く，それらを安心して受けられるようなサポートや**疼痛緩和**にも留意していかなければならない．手術治療ができた場合には，周術期の管理，とくに**ドレーン管理**などが重要となる．膵切除を行う手術では，術後膵液漏に起因する合併症が起こりうるが，膵液の生物学的特性から，出血など，時に生命を脅かす合併症となることがあり，とくに注意が必要である．膵がんに限ったことではないが，医師やほかの専門職スタッフと綿密なチームワークをもって，患者の不安を少しでも取り除く取り組みが重要となる．

（越川克己，中尾昭公）

内分泌・代謝疾患

栄養と病気 nutrition and diseases

栄養とは，ヒトが健康に生きていくために，食べ物を摂取し，そこに含まれる成分（＝栄養素）が体内で利用される過程全般を示す言葉である．ヒトは外界から物質を摂取し，分解する**異化作用**により生体活動に必要なエネルギーを作り出す．またそのエネルギーをもとに**同化作用**により生体物質を更新し，自己の生命を維持している．そのため，必要な栄養素を過不足なく取り入れることは疾病防止の点から重要である．また疾患の治癒促進にも，良好な栄養状態が必要である．

1 過剰栄養と生活習慣病

戦後，わが国では**栄養欠乏**による健康障害が問題であったが，その後の経済発展により栄養状態は年々改善され，昭和50年代頃からは，むしろ**過剰栄養**となった．同じ頃より**肥満，高血圧，糖尿病，脂質異常症，虚血性心疾患，脳血管障害，がん，脂肪肝，痛風**などの**生活習慣病**の増加が問題となるようになったが，この原因としては，**食生活の欧米化**，車に代表される機械化による**運動不足，ストレスの増加**など，多因子の影響が指摘されている．

食生活の欧米化により，食品としては，乳類・肉類・卵類が増加し**動物性脂肪**の摂取量が増える一方，米類などの**炭水化物**の摂取量が減少した（図1）．このことは日本人の総エネルギー摂取量が1970年代以降減少傾向にあるにもかかわらず，**生活習慣病**が急増した原因の1つとも推察されている．

2 高脂肪食

例として**高脂肪食**が生活習慣病の発症に関連する可能性について考えてみたい．高脂肪食が人体にどのような影響を及ぼすかを検討するために，筆者らは長距離ランナーに対して3日間の食事・運動に介入した（Tamura Y et al : Metabo-

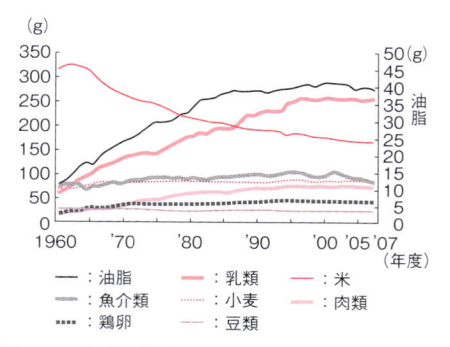

図1 日本人の供給純食料の年次推移（1人1日あたり）

2001年より食品群の分類が変更され，また，調理を加味した重量となったため，供給ベースではあるが，食料需給表に基づく経年変化を食品別摂取量の参考として示した．
〔農林水産省：食料需給表．1960〜2007〕

lism 57(3) : 373-379, 2008）．高脂肪食（脂肪エネルギー比率：55％），普通脂肪食（同25％），低脂肪食（同5％）を順次摂取させ，骨格筋細胞内中性脂肪量をMRIで測定した．その結果，高脂肪食摂取3日後には，毎日ランニングしているにもかかわらず筋肉の脂肪が顕著に増加するが，低脂肪食ではすぐ減少することが判明した．筋肉についた脂肪は**インスリン抵抗性**を惹起しうるため，高脂肪食摂取は回避すべき食習慣であると考えられる．

インスリン抵抗性

インスリン抵抗性はなぜ回避すべき状態かというと，生活習慣病を発症する可能性が高まるからである．たとえば，多くの日本人の2型糖尿病にみられる"遺伝表現型"である「食後の血糖上昇に応じた瞬時のインスリン追加分泌が欠如し，遅れてインスリンが分泌され，その分泌量も少ない」という特徴（図2）を有していても糖尿病を発症するわけではない．また，肥満が糖尿病の引き金ととらえられがちだが必ずしもそうではない．

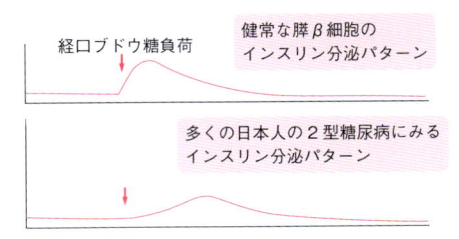

図2 健常人と2型糖尿病のインスリン分泌パターン

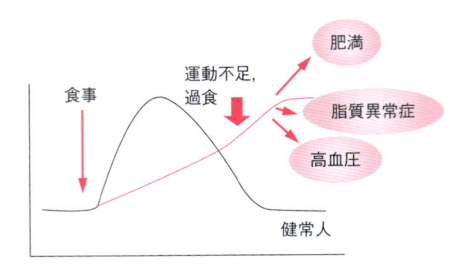

図3 遅延インスリン分泌による生活習慣病

栄養バランスの乱れと運動不足

栄養バランスの乱れや**運動不足**といった生活習慣により肝・筋のわずかなインスリン抵抗性が出現し**食後高血糖**となり，これに刺激されて遅延して分泌されたインスリンはむしろ過剰となり，とくに運動不足の人ではブドウ糖を肝のみならず脂肪組織に取り込ませることとなり肥満を助長させる．"インスリン抵抗性"のため脂肪細胞からの脂肪分解を抑制できず，遊離脂肪酸（**FFA**）が増加し，また，遅延過剰インスリン分泌が脂肪合成を高めることで，脂質代謝異常を引き起こす（図3）．

また，肥大脂肪細胞から分泌されたレプチンが交感神経を興奮させ高血圧を起こすともとらえることもできる．加えて食後の遅延分泌による過剰なインスリンが，たとえばアンジオテンシンⅡtype1受容体を刺激して高血圧を起こす．また，過剰なインスリンは肝細胞内脂肪合成も高め脂肪肝を起こす．

非飲酒者の脂肪肝

近年，非飲酒者で肥満，2型糖尿病，高血圧，脂質異常症などの生活習慣病を有する患者の増加とともに，これらを基盤とする脂肪肝患者が急増しており，**非アルコール性肝疾患**（non-alcoholic fatty liver disease：**NAFLD**）と称されている．この中には**脂肪肝**のみのものから，炎症や線維化を伴う脂肪肝である**非アルコール性脂肪性肝炎**（non-alcoholic steatohepatitis：NASH）のものまでが含まれ，NASHの一部は**肝硬変や肝がん**になることが最近知られるようになっている．

以上の例のように高脂肪食という1つの食習慣の変化が，さまざまな疾病の引き金になり

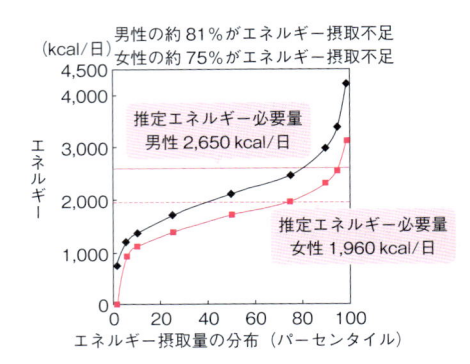

図4 日本人のエネルギー摂取量
［厚生労働省：平成18年国民健康・栄養調査報告．国民健康・栄養の現状．健康・栄養情報研究会編，第一出版，2009］

うる．この予防のためには栄養素の検討が必要である．すなわち，**摂取カロリー**の制限を行うだけでは肥満をはじめとする生活習慣病の予防や治療は十分にできないのである．

3 ダイエットのリスク

また一方，過剰栄養・生活習慣病の増加がいわれる中で，実は日本人の70～80％がエネルギー摂取不足である（図4）．BMIが18.5 kg/m^{2}未満の**やせ**の割合が20～29歳では22％を超えており，若い世代にやせの割合が高い*（図5）．このような現在の日本の若い世代におけ

---

*肥満度：BMI（body mass index）を用いて測定
BMI ＝ 体重［kg］／（身長［m］）^{2} により算出
BMI＜18.5　低体重（やせ）
18.5≦BMI＜25　普通体重（正常）
BMI≧25　肥満

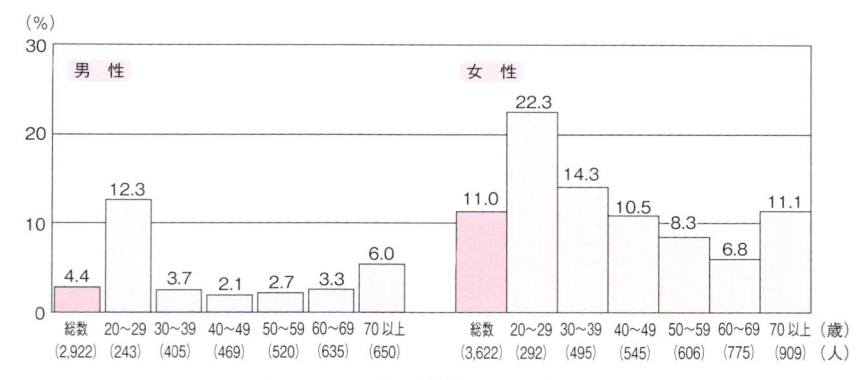

図5 やせの者の割合（20歳以上）

男性
- 総数(2,922): 4.4
- 20〜29(243): 12.3
- 30〜39(405): 3.7
- 40〜49(469): 2.1
- 50〜59(520): 2.7
- 60〜69(635): 3.3
- 70以上(650): 6.0

女性
- 総数(3,622): 11.0
- 20〜29(292): 22.3
- 30〜39(495): 14.3
- 40〜49(545): 10.5
- 50〜59(606): 8.3
- 60〜69(775): 6.8
- 70以上(909): 11.1

[厚生労働省：平成21年国民健康・栄養調査結果の概要]

るやせの原因として，ダイエットによるエネルギー摂取量の不足とバランスに欠けた食事内容があげられる．この根底には誤ったボディ・イメージに基づく**やせ願望**の存在が指摘されている．なかでも女性における理想のBMIは10年前と比較してもほとんどの世代で減少しており，やせ願望は拡大傾向にあることが推測される．

とくに思春期および20代女性における過度なダイエットは**貧血**，**月経異常**，**骨密度の低下**などを引き起こしうる．また，やせた状態での妊娠や妊娠中の母体の不十分なエネルギー摂取は，早産・切迫早産や低出生体重児のリスクを高めることが判明しており，さらには，**次世代**に生活習慣病の素因が形成される可能性があることも指摘されている．

4 栄養管理

また一般的に，消化器障害，呼吸障害，肝機能障害，悪性腫瘍，熱発，外傷，熱傷，手術後などの入院患者の多くは経口栄養摂取が十分にできず，**栄養不良状態**にある場合が多い．栄養障害があると生体反応の調整がうまく行われないため，疾患の治癒促進のためには良好な栄養状態が必要である．そのためには各疾患において，食欲，栄養摂取，消化吸収，代謝や排泄の病態を正常化する最適な食事療法も検討されねばならない．その際には**栄養素**のみならず，経口，経腸，静脈などの**給食条件**も考慮し，治癒の促進，予後改善，合併症発症の予防に寄与するよう**栄養管理**が行われる必要がある．

（山本理紗子，大村千恵，河盛隆造）

糖尿病 diabetes mellitus（DM）

1 起こり方

糖尿病の患者数は増加の一途をたどっており，世界で3億人を超えたと2011年に発表された．とくに中国や日本を含む西太平洋地域での増加が顕著で，患者数は成人人口の8.5％にあたる1億3,190万人，**糖尿病**に起因する疾患による死者は死亡全体の15％を占めている．日本でも1,000万人を超え，世界で6番目に多い．このように**糖尿病**は今や後天性免疫不全症候群（AIDS）と並び，21世紀の全世界的な課題となっている．

表1 糖尿病の成因分類

- Ⅰ. 1型糖尿病
  - 膵β細胞の破壊，通常は絶対的インスリン欠乏にいたる
- Ⅱ. 2型糖尿病
  - インスリン分泌低下を主体とするものと，インスリン抵抗性が主体で，それにインスリンの相対的不足を伴うものなどがある
- Ⅲ. そのほかの特定の機序・疾患によるもの
- Ⅳ. 妊娠糖尿病

表2 糖尿病型の判定基準

1. 早朝空腹時血糖値　126 mg/dL 以上
2. 75 g 経口ブドウ糖負荷試験で2時間値 200 mg/dL 以上
3. 随時血糖値　200 mg/dL 以上
4. HbA1c(NGSP) が 6.5% 以上

1～4のいずれかが確認された場合は「糖尿病型」と判定する．ただし1～3のいずれかと4が確認された場合には，糖尿病と診断してよい．

分類

　糖尿病とは，インスリン作用不足による慢性の高血糖状態を主徴とする代謝症候群である．糖尿病の成因分類を**表1**に示すが，**1型糖尿病**，**2型糖尿病**，そのほかの特定の機序・疾患によるもの，妊娠糖尿病に分けられる．**1型糖尿病**では，インスリンを分泌する膵β細胞の破壊，消失がインスリン作用不足の主要な原因である．一方，**2型糖尿病**は，インスリン分泌低下やインスリン抵抗性をきたす素因を含む複数の遺伝子因子に過食，運動不足，肥満，ストレスなどの環境因子および加齢が加わり発症する．そのため，日本で大部分を占める**2型糖尿病**の特徴として，家系内血縁者にしばしば糖尿病がある，40歳以上に多い，肥満または肥満の既往が多い，などがあげられる．妊娠糖尿病とは「妊娠中に初めて発見または発症した糖尿病にいたっていない糖代謝異常」と定義され，妊娠前から存在している糖尿病合併妊娠とは区別される．妊娠中に初めて発見または発症した糖代謝異常でも，糖尿病にいたっているものは「妊娠時に診断された明らかな糖尿病(overt diabetes in pregnancy)」と診断し，妊娠中・産後を通じて妊娠糖尿病の人より厳重な管理とフォローアップが必要となる．

2 症状と診断のすすめ方

症状

　高血糖が持続すれば，口渇，多飲，多尿，体重減少などの特徴ある症状が出現するが，それ以外の場合は自覚症状に乏しい．そのため多くの場合は，健康診断や人間ドック，他疾患のために受診した際などで高血糖を指摘されて医療機関を受診する．また，症状がほとんどないことから，患者が病識をもたない場合が多く，そのために高血糖を指摘されても医療機関を受診しない，また定期通院が必要にもかかわらず中断する，といったケースがよくみられる．

診断

　糖尿病の診断は，別の日に行った検査で糖尿病型(**表2**)が再確認できれば糖尿病と診断できる．ただし初回検査と再検査の少なくとも一方で，必ず血糖値の基準を満たしていることが必要で，HbA1c[*1]のみの反復検査による診断は不可である．また血糖値が糖尿病型を示し，①口渇，多飲，多尿，体重減少などの糖尿病の典型的な症状，②確実な糖尿病網膜症のいずれかが認められる場合は，初回検査だけでも糖尿病と診断できる．妊娠糖尿病の診断基準は非妊娠時と異なり，75 g 経口ブドウ糖負荷試験[*2]において①空腹時血糖値≧92 mg/dL，②1時間

[*1] HbA1c：採血時から過去1～2ヵ月間の平均血糖値を反映し，糖尿病の診断に用いられるとともに，血糖コントロール状態の指標(**表3**)となる．日本で使用されている Japan Diabetes Society(JDS)値で表記された HbA1c は，日本以外のほとんどの国で使用されている値より約0.4％低値であるという問題があった．そこで従来の JDS 値で表記された HbA1c(JDS値)に0.4％を加えた新しい HbA1c 値に表記法を変更［HbA1c(NGSP)］し，2012年4月より HbA1c(JDS値)を HbA1c(NGSP)に全国一斉に変更することとなった．

[*2] 75 g 経口ブドウ糖負荷試験：朝まで10時間以上絶食の後，空腹のまま来院してもらい，まず空腹のまま採血する．次にブドウ糖75 g あるいはそれに相当する糖質を溶液として飲用してもらい，負荷後30分，60分，(90分)，120分に採血し，血糖値を測定する．糖尿病の診断判定に用いられるほか，インスリン値も一緒に測定することでインスリン分泌能やインスリン抵抗性の指標を算出することができる．

糖尿病

表3 血糖コントロールの指標と評価

指標	優	良	可（不十分）	可（不良）	不可
HbA1c(NGSP)(%)	6.2 未満	6.2〜6.9 未満	6.9〜7.4 未満	7.4〜8.4 未満	8.4 以上
空腹時血糖値(mg/dL)	80〜110 未満	110〜130 未満	130〜160 未満		160 以上
食後2時間血糖値(mg/dL)	80〜140 未満	140〜180 未満	180〜220 未満		220 以上

表4 血糖以外のコントロール指標

```
BMI              22
血圧             130/80 mmHg 未満
血清脂質
  LDL コレステロール   120 mg/dL 未満
  （冠動脈疾患がある場合は 100 mg/dL 未満）
  中性脂肪             150 mg/dL 未満
  HDL コレステロール    40 mg/dL 以上
```

表5 インスリン療法の適応

1. インスリン療法の絶対的適応
   - インスリン依存状態
   - 糖尿病ケトアシドーシスなどの高血糖性昏睡
   - 重症の肝障害，腎障害を合併しているとき
   - 重症感染症，外傷，中等度以上の外科手術のとき
   - 糖尿病合併妊婦
   - 妊娠糖尿病で食事療法では良好なコントロールが得られない場合
   - 静脈栄養時の血糖コントロール
2. インスリン療法の相対的適応
   - インスリン非依存状態の例でも，著明な高血糖を認める場合
   - 経口薬療法では良好な血糖コントロールが得られない場合
   - やせ型で栄養状態が低下している場合
   - ステロイド治療時に高血糖を認める場合
   - 糖毒性を積極的に解除する場合

値≧180 mg/dL，③2時間値≧153 mg/dL のうちの1点以上を満たした場合に診断される．

3 治療の実際と看護のポイント

　糖尿病治療の目標は，血糖，体重，血圧，血清脂質の良好なコントロール状態を維持することで，糖尿病合併症の発症，進展を阻止し，健康な人と変わらない日常生活の質を維持し，健康な人と変わらない寿命を確保することである．血糖コントロールの指標ではHbA1cを重視し，表3に示す「優または良」をめざすように心掛ける．またとくに虚血性心疾患や脳血管障害などの動脈硬化性疾患の発症，進展を阻止するために，動脈硬化の危険因子である肥満，高血圧，脂質異常症の管理も同時に行うことが重要である（表4）．

食事療法，運動療法

　一般に2型糖尿病においては，まず患者自身が糖尿病の病態を十分理解したうえで適切な食事療法，運動療法を行うよう指導する．食事療法，運動療法の実施状況とその成果について患者とよく話し合うことが重要である．その際の患者教育は単なる知識の切り売りではなく，実践の意欲を高めるための情報や役立つ手技などを，患者の動機づけや行動変化への準備状態に合わせて，対話をしながら展開する．望ましい行動が開始されても，実行率は時間とともに低下するため，どの部分が困難か，何が継続の妨げになるか，などを確認するとともに，新しい治療法などの情報を継続して提供していく．医師，看護師，管理栄養士，薬剤師などから形成されるチームで患者に関するさまざまな情報を共有し，意思統一を図るために，チームメンバーの密接な連携が不可欠である．

薬物療法

　食事療法，運動療法を2〜3ヵ月続けても，なお目標の血糖コントロールを達成できない場合には薬物療法を行う．経口血糖降下薬は個々の病態に即したものを選択し，少量から始め，血糖コントロールの状態を見ながら徐々に増量する．インスリン療法の適応を表5に示すが，**1型糖尿病**が疑われる場合には，インスリン分泌が枯渇している状態（インスリン依存性）であることが多いので，ただちにインスリン治療を開始する．その時点ではインスリン分泌が残存している状態（インスリン非依存性）の**1型糖**

尿病であっても，多くの場合インスリン依存性に進行していくので，インスリン治療を開始するのが望ましい．経口血糖降下薬，インスリン以外に，GLP-1受容体作動薬とよばれる注射薬が最近使用可能となった．

薬物療法を行っている患者への指導で重要なのは低血糖とシックデイである．

◆ 低血糖 ◆

低血糖は糖尿病治療中にみられる頻度の多い緊急事態である．インスリンやスルホニル尿素薬が処方されている患者がほとんどであり，発汗，動悸，手指振戦，意識レベルの低下，けいれんなどの症状が出現する．ブドウ糖あるいはそれに代わるものを必ず携行し，低血糖と感じたらただちに摂取するよう指導する．

◆ シックデイ ◆

シックデイとは，糖尿病患者が治療中に発熱，下痢，嘔吐をきたし，または食欲不振のため食事ができない場合であり，著しく高血糖が起こる場合がある．シックデイの際は主治医に連絡し指示を受けること，十分な水分摂取を行うことで脱水を防ぐこと，インスリン治療中の患者で食事がとれなくても自己判断でインスリン注射を中断してはいけないことをあらかじめ患者に指導しておくことが重要である．

〔中村昭伸，寺内康夫〕

糖尿病合併症 diabetic complications

1 起こり方

糖尿病合併症には**急性合併症**と**慢性合併症**があり，急性合併症として糖尿病昏睡や低血糖症がある（「糖尿病昏睡」「低血糖症」の項参照）．本項では慢性合併症について概説する．

慢性合併症は**細小血管障害**と**大血管障害**に大きく分類される．

細小血管障害には，①**糖尿病網膜症**，②**糖尿病性腎症**があり，③**糖尿病性末梢神経障害**もこの範疇に入れられることが多く，これらを糖尿病の三大合併症という．細小血管障害は高血糖の持続による酸化ストレス増大，プロテインキナーゼCの活性化，ソルビトールや糖化最終産物（advanced glycation endproducts：AGE）の蓄積など長期間の高血糖状態の持続に伴う糖代謝異常により血管構成細胞（とくに血管内皮細胞）が障害されて発症する．

一方，大血管障害は動脈硬化を基盤として生ずる合併症であり，心筋梗塞などの**心血管障害**，脳卒中などの**脳血管障害**，さらに，糖尿病性足病変をきたす**下肢閉塞性動脈硬化症**がある．脂質異常症（高LDLコレステロール血症，低HDLコレステロール血症，高中性脂肪血症など），喫煙，加齢，高血圧，高血糖が関連し動脈硬化が進展する（図1）．

2 症状と診断のすすめ方

①**糖尿病網膜症**は初期には無症状である．単純網膜症から前増殖網膜症，増殖網膜症と病期が進行すると飛蚊症や突然の出血による失明などの視力障害が出現する．診断には眼科受診が必須であり，定期的な眼科受診の継続が重要であり，患者教育が重要である．

②**糖尿病性腎症**の早期である微量アルブミン期も無症状である．しかし，顕性タンパク尿期，腎不全期と進行すると下腿浮腫や貧血，食思不振などの腎不全症状が出現する．微量アルブミン尿（早朝尿によるアルブミン・クレアチニン比）測定が診断に用いられ，血清クレアチニン測定による推算糸球体濾過量（estimated glomerular filtration rate：eGFR）が腎機能の評価に使用される．

③**糖尿病性末梢神経障害**は，知覚（感覚）神経障害，自律神経障害，運動神経障害に大別される．末梢神経障害は末梢神経組織内の代謝異常や細小血管病変などによる多発神経障害を主体とする．神経栄養血管の閉塞性による単神経

網膜症
成人失明原因の第2位
（3,500人以上/年）

歯周病

脳血管障害
非糖尿病に比し3〜6倍の頻度

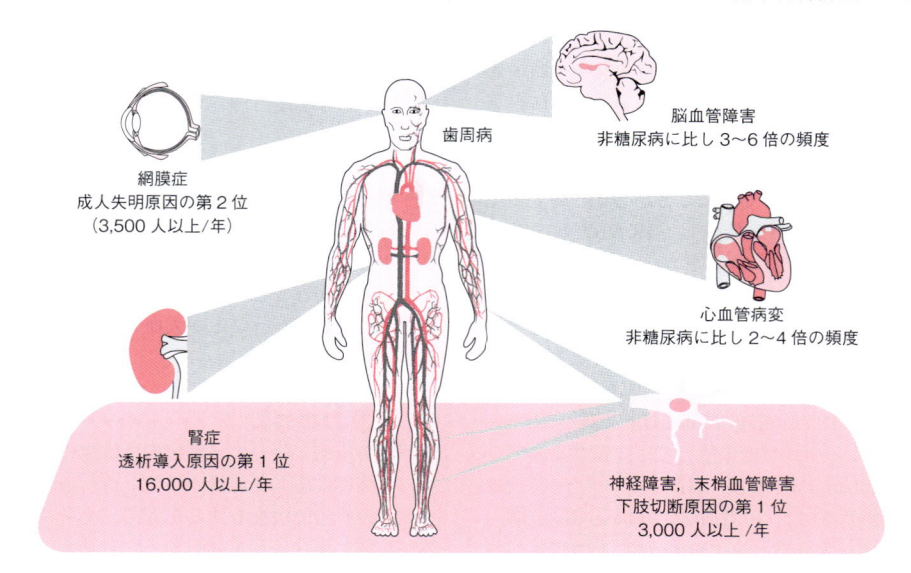

心血管病変
非糖尿病に比し2〜4倍の頻度

腎症
透析導入原因の第1位
16,000人以上/年

神経障害，末梢血管障害
下肢切断原因の第1位
3,000人以上/年

図1　糖尿病合併症とその頻度

害や糖尿病性筋萎縮症も認められる．多発神経障害の主症状は両側性の足趾先および足底のしびれ感，知覚低下，異常知覚である．

一方，自律神経障害では起立性低血圧，排尿障害，消化管運動障害，勃起障害，無自覚性低血糖など多様の症状が出現する．詳細な問診聴取とアキレス腱反射，モノフィラメントなどによる神経学的診察が診断に役立つ．上肢症状が主である，左右差がある，運動障害が目立つ，進行が速い場合などは他疾患との鑑別が必要となる．

糖尿病性神経障害は，無症状期，感覚症状期，自律神経症状期，運動神経症状期と進行し，とくに陰性症状（アキレス腱反射の消失など）は病変の程度と相関する．

糖尿病足病変の典型例は，足潰瘍と足壊疽である．感覚障害（知覚鈍麻）による外傷・熱傷に末梢動脈のシャントによる血行障害（自律神経障害による）が加わる．また，多くの症例では**下肢閉塞性動脈硬化症**を伴った複合型の病態を呈する．外来受診時，靴を脱がして診察することが重要である．

糖尿病患者において上述の合併症以外に日常診療において遭遇することが多いものに，高血圧，脂質異常，肥満があり，これらの危険因子が集積した病態（メタボリックシンドローム）は血管合併症の悪化因子となるため，その対応が重要である．歯周病の重症化や皮膚瘙痒症なども併発しやすい．歯周病については，定期的な歯科受診が望まれ，糖尿病連携手帳にも歯周病に関して記載する欄が設けられている．

3　治療の実際

血糖コントロール

糖尿病合併症の治療の基本は，**厳格な血糖・血圧・脂質・体重のコントロール**である．多くの臨床研究において厳格な血糖コントロールが糖尿病細小血管障害や大血管障害の発症・進展を阻止することが示されている．しかしながら，厳格な**血糖コントロール**を維持することはむずかしく，またすでに進行した合併症を有する症例も存在するため，糖尿病合併症に対する薬剤を病状・病期に応じて適宜併用することになる．とくに長期の血糖コントロール不良期間

を有する症例においては低血糖発作を起こさないことに留意し，糖尿病合併症の発症予防・進展に影響を及ぼすほかの危険因子をいかに少なくするかがきわめて重要である．細小血管障害の発症を予防するためには，血糖コントロールは可能な限り良好であることが望ましい．とくに発症まもない症例では，HbA1c（NGSP）値6.9％未満を目標にコントロールすることを目標とすべきである．

血圧コントロール

　血圧コントロールについては，130 mmHg/80 mmHg 未満を，早期腎症以降の症例では，125 mmHg/75 mmHg 未満を管理目標とする．脂質異常に関しては，総コレステロール 200 mg/dL 未満，HDL コレステロール 40 mg/dL 以上，中性脂肪 150 mg/dL 未満，LDL コレステロール 120 mg/dL 未満が管理目標値である．冠動脈疾患の既往を有する場合は，LDL コレステロール 100 mg/dL 未満が推奨されている．肥満を有する症例においては，標準体重を目標に減量すべきであり，少なくとも 3〜5％の減量が推奨されている．

　進行した糖尿病網膜症を有する症例では，急激な血糖コントロールが網膜症の進行をすすめる可能性があるため，低血糖発作を起こさない緩徐な血糖コントロールが望まれる．また頻回な眼底診察が必要である．そのため，内科・眼科双方からの患者への啓発・教育が必要であり，糖尿病眼手帳や糖尿病連携手帳の活用が望まれる．

　糖尿病性腎症に関しては一般的に無症状であるため，早期発見のため**微量アルブミン尿**やクレアチニン測定などの腎機能のモニターが重要であり，治療の必要性，重要性を説明，理解させることも重要である．治療として，減塩指導を含めた栄養指導，**レニン-アンジオテンシン系の降圧薬治療**，禁煙などの生活指導が行われる．腎機能不全が進行するとタンパク質制限や高カリウム含有食品（生野菜や果物など）の制限など腎不全に対する栄養指導が必要となる．

　糖尿病性末梢神経障害に対して，アルドース還元酵素阻害薬やビタミン B_{12} 製剤が用いられ，有痛性神経障害に対して，抗うつ薬，抗てんかん薬などが用いられている．また，対症療法として，解熱鎮痛薬や湿布製剤も用いられる．

　大血管障害は糖尿病に特有なものではないが，糖尿病は大血管障害の独立したもっとも重要な危険因子である．したがって，血糖コントロールはきわめて重要であるが，肥満，高血圧，脂質異常，喫煙など危険因子に対する治療を含む総合的管理を行うことが大血管障害の治療の基本となる．

看護のポイント

　個別の症例に対して，糖尿病合併症の種類やその重症度に応じた看護が必要とされる．

　高度の視力障害を有する患者でインスリン療法が必要な場合は，家族を含めた看護者の教育や拡大鏡のついたインスリン注射補助器具などの使用など自己注射に対する個別指導が必要となる．腎不全例では，生活指導，とくに減塩指導を含めた栄養指導が重要となる．高度な自律神経障害を有する患者では**起立性低血圧症**が問題となり，急激な体位の変換を行わない，弾性ストッキングの使用などの指導が行われる．**神経因性膀胱**を有する患者では自己導尿指導，陰部の衛生管理などの教育が必要である．

　2008 年度より「**糖尿病合併症管理料**」が新設され，「医師が足潰瘍や壊疽などのリスクの高い患者に糖尿病足病変に関する指導の必要性があると認めた場合に，看護師が糖尿病のフットケアに関する療養上の指導を 30 分以上行った場合」に算定できるようになった．

　フットケアにおける注意点は，爪の異常，靴ずれ，熱傷，外傷，皮膚の乾燥，亀裂などである．神経障害に伴う関節変形や外反母趾など整形外科的異常も問題となる．陥入爪は皮膚にくい込んで炎症を起こす可能性がある．深爪や巻き爪の予防のため，爪の切り方の指導，硬くて切りにくい爪は，無理に自分で切らずに医師や看護師に処置してもらうよう指導する．靴ずれは，足に合わない靴を履いて足を圧迫してしまうために生じる．また，草履などの鼻緒による

すれでも生じる．こたつ，カイロは低温熱傷を起こす可能性があり，すり傷，切傷などを放置してそこから感染を起こす危険性もある．強い皮膚摩擦刺激で蜂窩織炎が起こることもあり，発汗障害（交感神経障害による）により皮膚浄化作用が低下し皮膚感染を生じ，乾燥や亀裂から出血して感染をきたす場合もある．このようにフットケアについて教育を含めて療養指導をすることは糖尿病足病変を予防する意味できわめて重要である．

また2012年度より，HbA1c（NGSP）6.5%以上または内服薬やインスリン製剤を使用している外来糖尿病患者であって，糖尿病性腎症第2期以上の患者（透析療法を行っている者を除く）に対し，糖尿病指導の経験を有する専任の医師，看護師または保健師，管理栄養士によりなる透析予防診療チームが透析予防に係る指導管理を行った場合に，**糖尿病透析予防指導管理料**が算定できるようになった． （前川　聡）

糖尿病昏睡 diabetic coma

1 起こり方

糖尿病昏睡は**低血糖昏睡**と**高血糖緊急症**に分類され，後者には**糖尿病ケトアシドーシス（DKA）**と**高血糖高浸透圧症候群（HHS）**がある．

低血糖昏睡

中枢神経系はエネルギー源としてブドウ糖とケトン体のみ利用できる．インスリンなど糖尿病治療が過剰な場合，ケトン体生成が抑制された低血糖症となり，脳は重度の代謝障害に陥る．20 mg/dL未満の重症低血糖が30分以上続けば，神経細胞がネクローシスを生じ脳は不可逆的な傷害を受ける．

糖尿病ケトアシドーシス（DKA）

DKAはインスリン分泌が枯渇した1型糖尿病患者に多く，発症時，治療中断時，持続的皮下インスリン注入療法時のポンプ故障時などに生じる．2型糖尿病患者でもインスリン分泌が低い症例に，感染症や外傷を合併すると出現することがある．著しいインスリン不足から脂肪分解が亢進し，ケトン体が過剰産生されアシドーシスにいたる．

高血糖高浸透圧症候群（HHS）

HHSは2型糖尿病患者が感染などを契機に，著しい高血糖から高度の脱水に陥り，徐々に意識障害が進行することにより生じる．

2 症状と診断のすすめ方

低血糖症状は，自律神経症状と中枢神経症状に分けられる．血糖が70 mg/dL未満に低下すると，副腎髄質と交感神経線維末端からアドレナリンとノルアドレナリンが分泌され，振戦，動悸，頻脈が生じ，アセチルコリンを介して空腹感，発汗が引き起こされる．

低血糖が進行すると，中枢神経症状として脱力感，めまい，頭痛，錯乱，視力・視野障害，複視などが現れ，さらに進行すると片麻痺，低体温にいたり最後には意識障害，けいれん，そして死亡にいたる．

DKAとHHSはいずれにおいても，高血糖と脱水を伴い，口腔内乾燥や体重減少が著しい．DKAでは消化器症状を呈し，昏睡にいたると深く大きな呼吸を繰り返す**クスマウル（Kussmaul）呼吸**や，呼気の甘い香りのアセトン臭がみられる．

鑑別診断

糖尿病昏睡の鑑別は，脱水徴候の有無，血圧，呼吸状態，神経学的所見の有無などの診察所見と，血糖，ケトン体，血液浸透圧などの検査結果に基づき鑑別診断を行う（図1）．

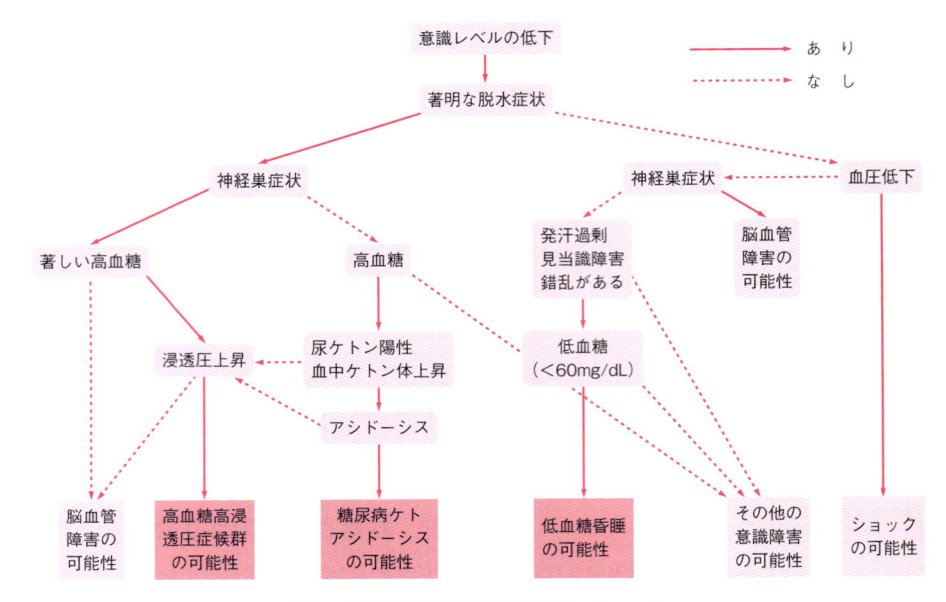

図1　糖尿病昏睡の鑑別診断フローチャート

意識障害患者において，脱水徴候の有無，神経学的所見の診察所見と血糖，ケトン体，血液浸透圧の検査結果に基づき鑑別診断を行う．

3　治療の実際

低血糖昏睡

低血糖昏睡が疑われれば，すみやかに糖質の投与を行う．意識レベルの低下が強いときにブドウ糖液の経口摂取を強いると誤嚥性肺炎を誘発するため，摂取困難と判断すればブドウ糖静脈内注射を行う．低血糖から回復後もインスリン過剰により再び低血糖に陥るため注意が必要である．

高血糖緊急症

DKAおよびHHSのいずれにおいても，高血糖昏睡の是正には十分な補液と高血糖の改善が必要となる．体液の喪失は通常4〜5L以上に及び，HHSではより強い脱水を伴う．

浸透圧［換算式：$2 \times (Na + K)(mEq/L) + $ 血糖値$(mg/dL)/18 + BUN(mg/dL)/2.8$］が340 mOsm/L程度から意識障害をきたす．

心・腎機能への影響を考慮しながら，生理食塩水を3〜4L/8時間を目安に投与する．Na>155 mEq/L時は，0.45％（1/2）食塩水の補液を考慮する．高血糖に対しては，速効型インスリンを0.15単位/kg静注した後，速効型インスリン少量持続投与（0.1単位/kg/時）に移行する．血糖が100 mg/dL台に低下すればブドウ糖持続投与を開始し140〜180 mg/dLに維持する．血糖改善とともに血中カリウム濃度が低下するため治療開始時よりその補正を行う．

看護のポイント

意識障害にいたる過程で，インスリン投与量，治療レジメン，低血糖の自覚性，インスリン中断の有無，シックデイでの対応など誘因を明らかにし，その対応策を講じることが重要である．

(松久宗英)

低血糖症 hypoglycemia

1 起こり方

低血糖症とは，血液中のブドウ糖濃度である血糖値がなんらかの原因により正常域（70〜110 mg/dL）以下に低下する現象と随伴する症候の総称である．血糖値を低下させるインスリンの作用過剰，あるいはインスリンに拮抗するホルモン（グルカゴン，成長ホルモン，カテコラミン，副腎皮質ホルモン）の作用不足によって生じる．一般に小児や成人においては血糖値約60 mg/dL 未満とともに，**自律神経症状**（動悸，発汗，手指振戦）が出現し，血糖値約50 mg/dL 未満に低下すると**中枢神経症状**（めまい，巧緻運動障害）を呈する．さらに血糖値が低下した場合には異常行動，意識朦朧，けいれんなどを伴うことがある．重篤な意識障害を生じた場合を**低血糖性昏睡**とよび，脳の高次機能障害などの後遺症や死にいたることがある．新生児においては成人，小児とは異なる低血糖症状を呈する（表1）．

分類

糖尿病の薬物治療中にしばしば低血糖症は認められる．注射薬ではインスリン，内服薬ではスルホニル尿素薬による発症が多く，適切な用量調節が必要である．食事時間の遅れや食事量の減少，激しい運動により生じやすい．

反応性低血糖症は，食後のインスリンの過剰分泌により食後数時間を経て低血糖症を生じる病態である．原因の多くは胃切除後の後期ダンピング症状である．2型糖尿病の初期や健常者にみられることもある．

インスリノーマによる低血糖症は，早朝空腹時や長い絶食時にみられ，自律神経症状に乏しく中枢神経症状（行動異常，意識障害）が主徴となる．

非β細胞腫瘍による低血糖は，間葉系腫瘍や上皮腫瘍からのインスリン様成長因子（big IGF-II）の過剰産生が原因である．

副腎不全による低血糖症は，アジソン（Addison）病や下垂体機能低下症による副腎皮質ホルモン欠乏状態が原因．ストレスや感染などを契機に発症しやすい．

インスリン自己免疫症候群は，インスリンに対する自己抗体が出現し，高インスリン血症と空腹時の低血糖症を認める．チアマゾールやα-リポ酸などのSH基を含む薬剤が誘引となる．

薬剤性の低血糖症は，アルコールがもっとも多く，そのほか非ステロイド抗炎症薬，シベンゾリン，ジソピラミド，ペンタミジンなどがある．

腎不全や**敗血症**が低血糖症を伴うことがある．

2 症状と診断のすすめ方

血糖値に加えて，低血糖症の出現の経過（空腹時か食後か），低血糖症状の様子（自律神経症状，中枢神経症状の有無），基礎疾患（糖尿病，悪性腫瘍，腎不全），使用されていた薬剤（糖尿病の治療薬など）が重要な情報である．インスリン自己免疫症候群を疑う症例では，抗インスリン抗体の測定を行う．

高齢者では低血糖症の自覚症状に乏しいことが多い（**無自覚性低血糖症**）．自発性の低下や性格変化によって気づかれることがある．

表1 低血糖症の症状

成人や小児における低血糖症状
●自律神経症状 　発汗，動悸，手指振戦，頻脈，不安感，空腹感 ●中枢神経症状 　めまい，頭痛，かすみ目，巧緻運動障害，錯乱，異常行動，けいれん，昏睡
新生児における低血糖症状
嗜眠傾向，低緊張，チアノーゼ，頻脈，頻呼吸，無呼吸，低体温，けいれん

糖尿病治療薬の追加や増量がしばしば低血糖症の誘引となる．スルホニル尿素薬とインクレチン関連薬（DPP4阻害薬やGLP-1受容体作動薬）の併用時には早期に低血糖症を生じることがあり，注意を要する．

3 治療の実際

低血糖症を認めた際にはただちにブドウ糖を投与し，重篤化を阻止するように努める．意識が保たれ経口摂取が可能なときはブドウ糖10 g（粉末や錠剤，ゼリー状製剤），または砂糖20 gをとらせる．α-グルコシダーゼ阻害薬を服用中の患者には必ずブドウ糖を使用する．続いてすみやかに食事を摂取させ，肝のグリコーゲン貯蔵を補充する．意識が混濁し経口摂取が不可能なときにはただちに50％ブドウ糖液20〜40 mLを経静脈的に投与する．血糖値を5〜10分ごとに測定し，低血糖からの回復を確認する．

注意点
①低血糖症は数時間以上遷延することがあり，必要に応じてブドウ糖投与を反復する．とくにスルホニル尿素薬は半減期が長く，持続する低血糖症の原因となりやすい．
②原因不明の意識障害をみたときは，糖尿病罹患や治療歴の有無にかかわらず低血糖症の可能性を想起する．すみやかに血糖の迅速測定を行い，正常範囲以下（70 mg/dL未満）であれば，ただちに50％ブドウ糖液20〜40 mLを経静脈的に投与を施行する．低栄養状態を合併する場合には，ビタミンB_1を同時に投与する．

看護のポイント
・糖尿病の薬物治療中の患者には，低血糖の危険性を説明し，砂糖やブドウ糖を常時携帯するように指導する．
・低血糖が高頻度，もしくは重篤な低血糖を生じた糖尿病患者では，治療法の見直し（患者教育および投薬内容の修正）が必要である．
・1型糖尿病患者に対しては，重症低血糖症の対処としてグルカゴンの筋肉内投与も行われる．家族に注射法を指導する．　　（森　保道）

インスリノーマ insulinoma

1 起こり方

インスリノーマは膵内分泌腫瘍の代表的な1つであり，膵臓のランゲルハンス島β細胞由来の腫瘍である．膵内分泌腫瘍の中では30〜45％を占める疾患であるが，全体の頻度としては1年につき10万人あたり0.4人とまれである．またインスリノーマの90％が良性であり，ほかの膵内分泌腫瘍と比較すると悪性度が低く予後は比較的良好である．しかし膵β細胞はインスリンを分泌する細胞であることから，膵β細胞由来の腫瘍であるインスリノーマはインスリンを過剰に分泌する結果，低血糖をきたすことになり，多彩な症状が出現する．

2 症状と診断のすすめ方

実際の臨床現場では，症状と検査所見より低血糖症であることが確認された後に，低血糖症の鑑別診断を行い，インスリノーマと診断する場合が多いと考えられる．そのため，まず一般的な低血糖の症状を説明した後に，低血糖症の鑑別診断法について触れ，最後にインスリノーマの診断に関して述べることとする．

一般的な低血糖の症状

健常者では，通常血糖値が60 mg/dL以下となった場合にまず発汗，振戦，頻脈などの自律神経症状が出現し，さらに血糖値が低下すると意識障害やけいれんなどの中枢神経症状が出現する．低血糖の際に認められる症状はこの自律

神経症状と中枢神経症状の2つに大別される．インスリノーマによる症状としては，錯乱，視覚障害，発汗などが多いとされている．ウィップル（Whipple）の3徴候（空腹時の低血糖，低血糖症状の出現，糖分摂取によるすみやかな改善）が代表的であるが，空腹時ではなく食後に低血糖を起こす症例もあり注意が必要である．

低血糖症の診断

低血糖症の診断の際にはまず薬剤性低血糖症を鑑別する必要がある．糖尿病治療で経口血糖降下薬を内服しているか，インスリン注射を行っているかなどを確認する．また副腎皮質機能低下症やインスリン自己免疫症候群などの疾患を鑑別するために，副腎ホルモンや抗インスリン抗体を検査する．これらを除外した後にインスリノーマの診断をすすめていく．

インスリノーマの診断

インスリノーマは血糖が低値にもかかわらずインスリンが過剰に分泌されている病態であるので，低血糖症の際の血液検査で高インスリン血症，高Cペプチド血症を示すことが重要である（Cペプチド：膵β細胞からインスリンと同量分泌されるため，内因性インスリン分泌能の評価のために測定される）．インスリノーマを診断するうえで，一般に次に行われる負荷試験が**絶食試験**である．これは入院管理下で最長72時間絶食を行い，低血糖発作時の血中インスリン，Cペプチドを測定し，これらが高値であればインスリノーマの可能性が高くなる．絶食により低血糖を誘発する試験のため，常に低血糖症状の確認が重要である．

インスリノーマが存在すると考えられた場合には，画像検査などによる部位診断を行っていく．画像検査には，腹部超音波検査，超音波内視鏡検査，CT検査，MRI検査などがあげられるが，微小腫瘍が多いために，術中超音波検査を除き，感度・特異度が必ずしも高値ではない．近年，各種画像検査で描出不能な場合に選択的動脈刺激静脈サンプリング法が行われる．これは胃十二指腸動脈，脾動脈，上腸間膜動脈，固有肝動脈よりグルコン酸カルシウムを投与し，肝静脈内の血中インスリンを測定する方法であり，カルシウム投与前後で2倍以上のインスリン値の上昇を認めた場合，その血管支配領域に腫瘍が存在する可能性が高く，診断率も高い．

3 治療の実際

根治治療は腫瘍の外科的切除であり，第1選択となる．手術不能なハイリスク例，悪性で転移例，局在診断不能例などでは薬物療法となる．オクトレオチド（ソマトスタチンアナログ）またはジアゾキシドによる治療が一般的である．ジアゾキシドは膵β細胞に直接作用してインスリン分泌を抑制するため，低血糖予防に効果的であるが，浮腫や心不全などの副作用に注意を要する． 〔中村昭伸，寺内康夫〕

# 脂質異常症(高リポタンパク血症)
dyslipidemia(hyperlipoproteinemia)

キーポイント
- 脂質異常症[*1]の治療の目的は,虚血性心疾患や脳血管疾患に代表される動脈硬化性疾患を予防することにある.
- 脂質異常症の治療に関しては,「動脈硬化性疾患予防ガイドライン(2012年版)」に基づいて行われている.

1 考え方の基本

ライフスタイルの変化に伴い,生活習慣に関連の深い代謝性疾患は増加してきている.脂質異常症は,その1つにあげられる.脂質異常症は,「動脈硬化性疾患予防ガイドライン(2012年版)」(以下,ガイドライン)にその管理について規定されている.ほかの多くの代謝性疾患と同様に,自覚症状を初期には呈さないため患者の治療に対する意識が希薄化する可能性がある.しかし,虚血性心疾患,脳梗塞など動脈硬化性疾患の発症リスクとなることは明らかであり,患者の背景因子に合わせた脂質異常症治療へのかかわり方が重要となる.

2 起こり方

リポタンパクの種類

血中の脂質は実際には,リポタンパクとよばれるタンパクと結合した状態で存在している.血中のリポタンパクにはその比重により,次の6種類が存在する.

① **カイロミクロン(カイロミクロンレムナント)**:[密度]<0.951 g/mL,食事由来のトリグリセリドを小腸から肝臓へ運搬.

② **超低比重リポタンパク(VLDL)**:[密度]0.951〜1.006 g/mL,肝臓で合成されるコレステロールやトリグリセリドを全身へ運搬.遊離脂肪酸を筋肉や脂肪に供給する.

③ **中間比重リポタンパク(IDL)**:[密度]1.006〜1.019 g/mL,VLDLからLDLへ分解される際の中間代謝産物として存在する.

④ **低比重リポタンパク(LDL)**:[密度]1.019〜1.063 g/mL,VLDLの代謝産物でコレステロールを全身へ運搬する.

⑤ **高比重リポタンパク(HDL)**:[密度]1.063〜1.210 g/mL,末梢組織である筋肉や脂肪からコレステロールを肝臓へ輸送する.コレステロール逆転送という.

⑥ **Lp(a)**:アポリポタンパク(a)と結合したリポタンパクで,Lp(a)が高いと動脈硬化が促進される.

発症メカニズムや病態

◆ 分 類 ◆

脂質異常症は,増加するリポタンパクによって,Ⅰ〜Ⅴ型に分類される[フレドリクソン(Fredrickson)分類,表1].

また,脂質異常症は,責任遺伝子が明らかになっている原発性脂質異常症といまだ責任遺伝子が不明な原発性脂質異常症,そしてほかの疾患に随伴する2次性脂質異常症にも分類できる.責任遺伝子が明らかになっている原発性脂質異常症としては,家族性高コレステロール血症(LDL受容体異常により生じる[*2]),家族性

[*1] 高脂血症(高リポタンパク血症)は,リポタンパク分画のうち1つ以上が増加した状態である.現在は,高脂血症は脂質異常症と呼称変更されている.脂質管理において高LDLコレステロール血症(高LDL-C血症),低HDL-C血症,高トリグリセリド血症の是正が焦点となる(診断基準については後述)が,高脂血症という呼称では,低HDL-C血症を含む表現としては適切ではないからである.

表1 Fredrickson分類

表現型	リポタンパクの増加	TC	TG
I	カイロミクロン	→または↑	↑↑↑
IIa	LDL	↑〜↑↑↑	→
IIb	VLDL LDL	↑〜↑↑	↑↑
III	レムナント (broad β)	↑↑	↑↑
IV	VLDL	→または↑	↑↑
V	カイロミクロン VLDL	↑	↑↑↑

表2 脂質異常症：スクリーニングのための診断基準(空腹時採血)

LDLコレステロール	140 mg/dL 以上	高LDLコレステロール血症
	120〜139 mg/dL	境界域高LDLコレステロール血症
HDLコレステロール	40 mg/dL 未満	低HDLコレステロール血症
トリグリセライド	150 mg/dL 以上	高トリグリセライド血症

・LDLコレステロールはFriedewald(Tc−HDL−C−TG/5)の式で計算する(TGが400 mg/dL 未満の場合)．
・TGが400 mg/dL 以上や食後採血の場合にはnon HDL-C(TC−HDL-C)を使用し，その基準はLDL-C＋30 mg/dLとする．

欠陥アポタンパクB-100血症，リポタンパクリパーゼ欠損症，家族性アポタンパクC-II欠損症，家族性異常βリポタンパク血症などがある．2次性脂質異常症の原因としては，肥満，糖尿病，甲状腺疾患，ネフローゼ症候群，クッシング(Cushing)症候群，アルコールなどがある．

3 症状と診断のすすめ方

検査所見

脂質異常症については，ガイドライン「脂質異常症：スクリーニングのための診断基準(空腹時採血)」に基づき行う(表2)．LDL-C値についてはフリードワルド(Friedewald)の式

*2 家族性高コレステロール血症(familial hypercholesterolemia：FH)は，LDL受容体遺伝子の変異による遺伝子疾患であり常染色体優性遺伝である．わが国においては，ヘテロ接合体患者は500人に1人，ホモ接合体患者は100万人に1人の頻度で認められる．
FHは，高LDL-C血症，腱黄色腫，若年性冠動脈硬化症を特徴とし，ヘテロ接合体患者は臨床現場でも遭遇する機会は比較的多い．FHのヘテロ接合体患者の血清総コレステロール値は320〜350 mg/dL程度(ホモ接合体患者では600〜1,200 mg/dLとさらに高値)であり，LDL-Cが優位に上昇しIIa型脂質異常症のパターンを示す．腱黄色腫は肥厚したアキレス腱として認めることが多く触診でも正常と比較して硬く肥厚して触れるがアキレス腱のX線軟線撮影によって評価される．治療の基本は，若年性冠動脈疾患，動脈硬化疾患の発症，進展の予防であり，早期に診断し治療を開始することである．食事療法だけでは不十分であり，スタチンを第1選択にした薬物療法を行う．

[LDL-C＝TC−HDL-C−TG/5(TG値が400 mg/dL 未満の場合)]で計算する．

2007年版のガイドラインでは，**LDL-C値**を管理目標の指標としていたが，2012年版のガイドラインより，**non HDL-C値**(non HDL-C＝TC−HDL-C)が脂質管理における第2の指標と考えられるようになった．とくに，メタボリックシンドロームなどで，TG値が400 mg/dL 以上の場合，フリードワルドの式を用いることはできず，LDL-Cの直接測定法においても現状では精度面でやや難があるため，non HDL-C値の活用が期待されている．

身体所見

通常特徴的な身体所見を呈さないが，コレステロールがきわめて高いとき(**家族性高コレステロール血症**など)，腱黄色腫によるアキレス腱肥厚が特徴的であり，高トリグリセリド血症でカイロミクロンが増加する場合には，発疹状黄色腫が特徴的である．

4 治療の実際

リスク区分別脂質管理目標値

脂質異常症と診断された患者に対して，リスク区分別脂質管理目標値(表3)が定められている．治療対象者に対して1次予防対象者と2次予防対象者に分ける．すなわち，冠動脈疾患をいまだに発症していない場合を**1次予防対象者**，冠動脈疾患の既往がある場合を**2次予**

表3 リスク区分別脂質管理目標値

治療方針の原則	管理区分	脂質管理目標値(mg/dL)			
		LDL-C	HDL-C	TG	non HDL-C
1次予防 まず生活習慣の改善を行った後，薬物療法の適用を考慮する	カテゴリーI	<160	≧40	<150	<190
	カテゴリーII	<140			<170
	カテゴリーIII	<120			<150
2次予防 生活習慣の是正とともに薬物治療を考慮する	冠動脈疾患の既往	<100			<130

※家族性高コレステロール血症，高齢者(75歳以上)については，別に定める．
※若年者などで絶対リスクが低い場合は相対リスクチャートを活用し，生活習慣の改善の動機づけを行うと同時に絶対リスクの推移を注意深く観察する．
※これらの値はあくまでも到達努力目標値であり，LDL-C は 20～30％の低下を目標とすることも考慮する．
※non HDL-C の管理目標は，高 TG 血症の場合に LDL-C の管理目標を達成したのちの2次目標である．TG が 400 mg/dL 以上および食後採血の場合は，non HDL-C を用いる．
※いずれのカテゴリーにおいても管理目標達成の基本はあくまでも生活習慣の改善であり，カテゴリーIにおける薬物療法の適応を考慮する LDL-C 値の基準は 180 mg/dL 以上とする．

[日本動脈硬化学会：動脈硬化性疾患予防ガイドライン 2012 年版，17-26 頁，杏林舎，2012]

表4 冠動脈疾患の1次予防のための絶対リスクに基づく管理区分

NIPPON DATA 80 による 10 年間の冠動脈疾患による死亡確率(絶対リスク)	追加のリスクの有無	
	追加リスクなし	以下のうちいずれかあり 1) 低 HDL-C 血症 (HDL-C<40 mg/dL) 2) 早発性冠動脈疾患家族歴 　第1度近親者　かつ 　男性 55 歳未満，女性 65 歳未満 3) 耐糖能異常(糖尿病は含まない)
0.5％未満	カテゴリーI	カテゴリーII
0.5 以上 2.0％未満	カテゴリーII	カテゴリーIII
2％以上	カテゴリーIII	カテゴリーIII

※冠動脈疾患の既往がある場合は2次予防となる．
※糖尿病，慢性腎臓病(CKD)，非心原性脳梗塞，末梢動脈疾患(PAD)のいずれかがある場合はカテゴリーIIIとなる．
※家族性高コレステロール血症(FH)については，本フローチャートを適用しない．

[日本動脈硬化学会：動脈硬化性疾患予防ガイドライン 2012 年版，14-24 頁，杏林舎，2012]

防対象者と分別する．すでに冠動脈疾患を発症している2次予防対象者については LDL-C の脂質目標値がより低く設定されており，100 mg/dL となっている．

一方，1次予防対象者についてはガイドライン(2012 年版)では，NIPPON DATA 80 による 10 年間の冠動脈疾患による死亡確率(**絶対リスク**)に基づきカテゴリー分類する．10 年間での冠動脈疾患死亡率 2％以上をカテゴリーIII，0.5％以上 2.0％未満をカテゴリーII，0.5％未満をカテゴリーIと定めた(**表4**)．また，糖尿病(耐糖能異常は含まない)，慢性腎臓病(CKD)，非心原性脳梗塞，末梢動脈疾患(PAD)は重要な危険因子と考え，これらが存在すればカテゴリーIIIに分類する．また，絶対リスクチャートには，低 HDL-C 血症(HDL-C<40 mg/dL)，早発性冠動脈疾患家族歴，耐糖能異常(糖尿病は含まない)が含まれていないため，これらのいずれかが存在する場合には，カテゴリー分類を1段階上げる．

カテゴリーと管理目標からみた治療方針

リスク区分別脂質管理目標値については，薬

表5 脂質異常症治療薬

薬物	適応	薬剤名	作用	副作用
スタチン(HMG-CoA還元酵素阻害薬)	高LDL血症 IIa型, IIb型, III型	プラバスタチン(メバロチン®) シンバスタチン(リポバス®) フルバスタチン(ローコール®) アトルバスタチン(リピトール®) ピタバスタチン(リバロ®) ロスバスタチン(クレストール®)	HMG-CoA還元酵素を拮抗的に阻害, 肝におけるLDL受容体の発現を亢進させ血中からのLDL取り込みを亢進させる	肝障害, CK(CPK)上昇, 筋脱力などのミオパチー様症状, 横紋筋融解症(きわめてまれ)
コレステロール吸収阻害薬	高LDL血症	エゼチミブ(ゼチーア®)	小腸粘膜細胞のNPCL1を阻害, 小腸におけるコレステロール吸収を選択的に阻害する	消化器症状
レジン(陰イオン交換樹脂)	高LDL血症 IIa型	コレスチミド(コレバイン®) コレスチラミン(クエストラン®)	小腸での胆汁酸の再吸収を抑制, コレステロールから胆汁酸への異化を促進. LDLの血中から肝への取り込みの亢進が起こる	便秘, 腹部膨満感といった消化器症状
フィブラート系薬	高TG血症 III型	ベザフィブラート(ベザトールSR®) フェノフィブラート(リピディル®)	PPARαの受容体を活性化する. 肝において脂肪酸合成の抑制, 脂肪酸酸化の亢進をもたらしTGを低下させる	腎機能障害患者に使用すると横紋筋融解症を起こしやすい
ニコチン酸系薬	高LDL血症, 低HDL血症, 高TG血症	トコフェロールニコチン酸エステル(ユベラN®) ニセリトロール(ペリシット®)	TGを低下させ, コレステロール排泄も促進して低下させる. アポA-Iの合成を促進し, HDL-Cを増加させる	瘙痒感, 末梢血管拡張による顔面紅潮
イコサペント酸エチル(EPA)	高TG血症 IIb型, IV型	イコサペント酸エチル(エパデール®)	肝でのVLDL合成を抑制し, TGを低下させる	下痢などの消化器症状, 出血傾向
プロブコール	高LDL血症 IIa型	プロブコール(シンレスタール®, ロレルコ®)	LDLの異化亢進, リポタンパクの合成抑制, コレステロールの胆汁への排泄の亢進などの機序でLDL-Cを低下させる	消化器症状, 肝障害, 発疹, QT延長

物療法の開始時期を示すものではないことに留意すべきである. とくに1次予防対象者については, 脂質管理目標値の設定後, 生活習慣の改善を図り, そのうえで目標到達の評価を行い, 不十分な際に薬物療法を考慮することになる. 2次予防対象者については, すでに動脈硬化性疾患を発症した状況であるので, 脂質管理目標値に応じて生活習慣の改善を図ると同時に, 薬物治療も考慮していくという対応になる.

脂質異常症の治療薬

治療薬について**表5**にまとめた. 表に示すように, 治療薬には, スタチン, コレステロール吸収阻害薬, レジン, フィブラート系薬, ニコチン酸系薬, イコサペント酸エチル, プロブコールがある. コレステロールが高い場合には, スタチン, レジン, コレステロール吸収阻害薬などが用いられ, トリグリセリドが高い場合には, フィブラート系薬, ニコチン酸系薬, イコサペント酸エチルなどが用いられる. 副作用についてとくに注意が必要なのは, スタチン, フィブラート系薬に認められる横紋筋融解症である. 単薬使用下においても発症のリスクはあるが, 両薬剤の併用はその発症リスクを増大させるため原則併用禁忌である. 筋肉痛などの症状出現の有無, 血清中のCK, AST, ALT, LDHなどの定期的なチェックが必要である.

看護のポイント

・脂質異常症のほとんどの場合，患者には自覚症状がなく，治療を始めてもその効果については血液検査の結果ではわかるが自覚症状としては感じない．患者の治療のモチベーションを保つためにも脂質異常症の治療の必要性，動脈硬化性疾患（虚血性心疾患，脳血管障害など）の発症，進展の予防に必要であることを患者によく理解してもらう．

・脂質異常症の治療は，薬物療法のみでは不十分であり食事療法や運動療法の併用によって効果が発揮されることを患者に十分説明し理解してもらう必要がある．

・動脈硬化性疾患の発症リスクの高い患者に対しては，看護にあたり常に発症の可能性を意識する必要がある．発症した場合，経過時間がその後の予後を大きく左右することがあるからである．

してはいけない！

脂質異常症の治療は，生活習慣全般を改善していくというスタンスが重要である．食事療法，運動療法が適切に行われる中で，薬物治療が行われる．したがって，内服のみしていればよいという指導は慎むべきである．

（岩﨑　仁，島野　仁）

メタボリックシンドローム metabolic syndrome

1 起こり方

メタボリックシンドロームは，内臓脂肪蓄積を基盤とした代謝異常と考えられている．そして，この内臓脂肪細胞の蓄積が脳梗塞や心筋梗塞をはじめとした心血管疾患の独立したリスクファクターとなることが過去に示された(Diabetes 52：1210-1214, 2003)．

内臓脂肪は元来，中性脂肪を貯える臓器として考えられてきたが，近年この**脂肪細胞**からさまざまな**生理活性物質(ホルモン)**が分泌されることが明らかとなった．この脂肪細胞から分泌されるホルモンは総称してアディポサイトカインと命名され，このアディポサイトカインの分泌異常と心疾患発症との関連が報告されている．

肥満には脂肪の蓄積する様式により，**皮下脂肪型**と**内臓脂肪型**に分けることができ，一般に代謝異常をきたしやすいのは**内臓脂肪型**と考えられている．肥大した内臓脂肪細胞からは皮下脂肪細胞に比べ，さまざまなアディポサイトカインの産生，分泌異常が生じることが知られている．たとえば，内臓脂肪細胞からは，インスリン抵抗性を高め血糖を上昇させるホルモン(tumor necrosis factor-α：TNF-α)や血圧を上昇させるホルモン(アンジオテンシノーゲン)，血栓形成を促進するホルモン(plasminogen activator inhibitor-1：PAI-1)の分泌が増加している．その一方でアディポネクチンというインスリン感受性の改善，血圧降下作用，抗炎症効果をもつホルモンの分泌が低下している．

インスリン抵抗性の上昇は耐糖能異常と脂質異常を引き起こす．また上記アディポサイトカインの作用により高血圧も惹起される．ゆえにメタボリックシンドロームは**内臓脂肪の増加**によって**アディポサイトカインの分泌異常**が生じ，**インスリン抵抗性の上昇に伴う耐糖能異常，脂質異常，高血圧**といった3つの主要な**動脈硬化危険因子**を同時に引き起こしてしまう

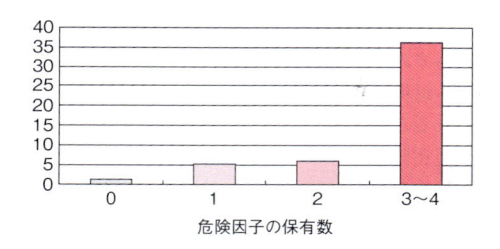

図1 心疾患の発症危険度
危険因子：肥満，高血糖，高血圧，脂質異常症
［労働省作業関連疾患総合対策研究班調査, Nakamura et al. jpn Cric J **65**：11, 2001］

危険を孕んでいる．これら3つの危険因子を同時に合併すると動脈硬化のリスクは相乗的に上がってしまうことも明らかとなっている（図1）．

このような病態を原因のおおもとである内臓脂肪に注目し，早期にとらえ，治療介入することで動脈硬化の進展予防を行うことがメタボリックシンドロームという疾患概念の大きな意義の1つである．

2 症状と診断のすすめ方

診断基準のこれまで

メタボリックシンドロームという呼称は1999年に初めてWHOより提唱された．これは，インスリン抵抗性あるいはそれを反映する糖代謝異常を必須項目とする立場であった．その後さまざまな国が独自の診断基準を提出した．わが国では日本動脈硬化学会，高血圧学会，糖尿病学会，肥満学会，循環器学会，腎臓学会，血栓止血学会，内科学会の8学会で腹部肥満を必須とするわが国の診断基準を検討し，2005年4月に公表にいたっている．

また国際糖尿病連盟（IDF）より診断基準の国際的な統一を目的として米国国立衛生研究所（NIH），米国心臓協会（AHA），世界心臓連盟，国際動脈硬化学会，国際肥満学会とともに新しい診断基準を提唱した．これは以下に示すものであった．

1. この10年間で多くの診断基準が提唱されているが，大きな課題は腹囲の測定値と腹部肥満が必須かどうか．
2. 国際糖尿病連盟は，NIH，AHA，世界心臓連盟，国際動脈硬化学会，国際肥満学会との合意の下に新しい基準を提唱．
3. 腹囲測定による内臓肥満評価はスクリーニングとして有用である．基準値は各国，地域のものを用いる．
4. 腹囲測定による内臓肥満は必須としない．
5. 腹囲以外の項目の基準値は共通とする．

このため，現状では腹部肥満を必須とする診断基準はわが国のみとなっている．

なお，日本のメタボリックシンドロームの診断基準については，臍高レベルの腹部CTスキャンによって判定した**腹腔内脂肪面積100 cm²以上**が男女共通した内臓脂肪蓄積による動脈硬化の進展や心筋梗塞などの**心血管イベントのリスク**が上昇する閾値となることに基づいている（Circ J **66**（11）：987-992, 2002）．しかし，全例にCTで内臓脂肪蓄積を計測するのは現実的ではなく，これに相当するウエスト周囲径について男性559名，女性196名において検討された．その結果，男性は85 cm，女性は90 cmが内臓脂肪面積100 cm²に相当することが判明し，診断基準のうちスクリーニングの項目に採用された．診断基準を**表1**に示す．腹囲に関しては現在改定作業がすすめられており近々発表予定である．

3 治療の実際と看護のポイント

ここまで述べたように，内臓脂肪の蓄積は耐糖能異常，脂質異常症，高血圧を起こし，それが動脈硬化を招き，心血管疾患を引き起こす．一方，糖尿病，高血圧は内臓脂肪のないやせた人にも発症しうるし，高LDLコレステロール血症は内臓脂肪蓄積との因果関係が薄い．詳細はおのおのの疾患についての成書に譲るが，糖尿病，高血圧，脂質異常症は内臓脂肪蓄積とは異なった原因でも生じる．指導する立場としては，この点については混同しないよう留意しなくてはならない．つまり，患者の病態によっては，やせれば，あるいは内臓脂肪が減ればすべてがよくなるということではない，という点を

表1 わが国におけるメタボリックシンドロームの診断基準

内臓脂肪(腹腔内脂肪)蓄積	
ウエスト周囲径	男性≧85 cm 女性≧90 cm
(内臓脂肪面積　男女とも≧100 cm² に相当)	
上記に加え以下のうち2項目以上	
高トリグリセリド血症 かつ／または 低 HDL コレステロール血症	≧150 mg/dL <40 mg/dL 男女とも
収縮期血圧 かつ／または 拡張期血圧	≧130 mmHg ≧85 mmHg
空腹時高血糖	≧110 mg/dL

※CTスキャンなどで内臓脂肪量測定を行うことが望ましい．
※ウエスト径は立位，軽呼気時，臍レベルで測定する．脂肪蓄積が著明で臍が下方に偏位している場合は肋骨下縁と前上腸骨棘の中点の高さで測定する．
※メタボリックシンドロームと診断された場合，糖負荷試験がすすめられるが診断には必須ではない．
※高 TG 血症，低 HDL-C 血症，高血圧，糖尿病に対する薬剤治療を受けている場合は，それぞれの項目に含める．
※糖尿病，高コレステロール血症の存在はメタボリックシンドロームの診断から除外されない．

念頭に置くことが必要である．

メタボリックシンドローム治療の基本は**体重減少**である．減量により内臓脂肪は皮下脂肪よりもすみやかに減少するため，内臓脂肪に起因する耐糖能異常，脂質異常，高血圧に改善がみられることが多い．

現在体重減少を行える確実な方法は食事，運動療法の徹底と行動療法，外科手術など限られている．いずれの治療においても，本人の自覚が重要であるため，治療開始前にメタボリックシンドロームを治療する目的やそのメカニズムについて患者と医療者間で共通認識をもてるよう説明する必要がある．そのために体重，ウエスト周囲径の測定，記録を実行するようにすすめるのも1つかもしれない．減量の目標は**現体重の5%を3〜6ヵ月間で減量させること**とする．**食事，運動療法**を中心に**行動療法**を組み合わせて治療する．また耐糖能，脂質異常，高血圧に進展がみられれば，減量に併行してそれぞれの疾患に対して薬物療法を適時行う．

こういった**食事，運動療法**や**行動療法**を行うには生活背景や性格など**個別性**をふまえたうえで**患者への継続した動機づけと確認**が重要である．メタボリックシンドロームの病態と治療について理解したうえで，患者と接していくことが看護の重要なポイントとなると思われる．

（北本　匠，横手幸太郎）

痛風 gout

1 起こり方

痛風は**高尿酸血症**を基盤として**尿酸塩結晶**によって引き起こされる急性関節炎発作の反復を主症状とし，腎結石や腎機能障害，心・脳血管障害などとの関連も深い全身性の代謝性疾患である．高尿酸血症の多くは遺伝的素因に過食による肥満，**プリン体**，アルコール飲料や果糖の過剰摂取など，不適切な生活習慣の結果発症する生活習慣病の1つとして認識されている．尿酸は難溶性で体液中の溶解度は 7.0 mg/dL とされており，この濃度を超えると組織に尿酸塩結晶の沈着を起こす可能性があり，臨床的には 7.0 mg/dL を超えた状態を病的な高尿酸血症と定義している．最近のわが国では高尿酸血症は 30 歳以上の男性の約 30% を占めるといわれ，痛風患者は 80 万人超と推定されている．痛風は 40〜60 歳代の中高年に好発するが，最近は 20〜30 歳代の若年発症が増加している．男性に比して閉経前の女性が高尿酸血症を呈することはまれであり，尿酸沈着症としての痛風は圧倒的に男性に多くみられる疾患である．

多くの疫学研究で尿酸が高いと高血圧や腎障害さらに虚血性心疾患や脳血管障害などの動脈

発症メカニズム

尿酸はヒトではプリン体の最終代謝産物であり，核酸代謝や細胞エネルギー代謝を介して体内で生成し，主として腎臓から体外へ排泄される．尿酸は糸球体で100％濾過され，近位尿細管に存在する種々の**トランスポーター**によって再吸収と分泌を繰り返し，最終的に濾過した尿酸の10％が尿中に排泄される．トランスポーターの中では尿細管腔から尿細管細胞内に尿酸を取り込む **URAT1** と細胞内から血管腔へ尿酸を送り出す **GLUT9** が再吸収にとって重要で，分泌は尿細管細胞から尿細管腔へ尿酸を排出する **ABCG2** が重要ある．

痛風関節炎は関節腔内に析出した尿酸塩結晶に対する生体の異物除去反応と考えられ，多核白血球による尿酸塩結晶の貪食とリソソーム酵素の放出で炎症は完成するが，その過程には単球，マクロファージ，滑膜細胞などが産生するサイトカインやプロスタグランジン・ロイコトリエンなどが炎症性メディエーターとして複雑に関与する．痛風関節炎の初期反応として NALP3 インフラマソームを介する IL-1β の活性化が重要と考えられている．

分類

体内の総尿酸量（血清尿酸値で反映される）は尿酸の産生と排泄とのバランスによって決定され，この収支バランスがくずれて体内の総尿酸量が増加した状態が高尿酸血症である．高尿酸血症はその成因によって産生の異常に起因する産生過剰型と排泄障害による排泄低下型，両者が組み合わさった混合型の3つの病型に分類され，それぞれに特発性と続発性が区別される．**産生過剰型**は約10％と少なく，**混合型**は約25％，**排泄低下型**は約65％で，圧倒的に排泄低下型が多い．

表1　痛風関節炎の診断基準

1. 尿酸塩結晶が関節液中に存在すること
2. 痛風結節の証明
3. 以下の項目のうち6項目以上を満たすこと
   a）2回以上の急性関節炎の既往がある
   b）24時間以内に炎症がピークに達する
   c）単関節炎である
   d）関節の発赤がある
   e）第1MTP関節の疼痛または腫脹がある
   f）片側の第1MTP関節の病変である
   g）片側の足関節の病変である
   h）痛風結節（確診または疑診）がある
   i）血清尿酸値の上昇がある
   j）X線上の非対称性腫脹がある
   k）発作の完全な寛解がある

［日本痛風核酸代謝学会ガイドライン改訂委員会編：高尿酸血症・痛風の治療ガイドライン，第2版，67頁，メディカルレビュー社，2010］

2 症状と診断のすすめ方

診断

痛風関節炎は急激に発症し通常24時間以内に最大となる激烈な関節炎であるが，特別な治療を施さなくても1～2週間以内に自然消退する．足の親指の中足趾節関節，足関節，膝関節，アキレス腱などが好発部位である．1回の発作で1ヵ所の関節がおかされる単関節炎の型式をとるのも特徴である．しかし，発作が繰り返されるにもかかわらず高尿酸血症が放置されると複数の関節に同時に発作が頻発するようになり，関節周囲を中心に尿酸塩結晶の塊である痛風結節もみられるようになる．

痛風関節炎のもっとも確実な診断は関節液中で尿酸塩結晶を確認することである．しかし，関節穿刺はテクニックを要し，とくに痛風関節炎は小関節に好発することもあって，診断に苦慮するときに行うことがあるが，実際は臨床像から診断する（表1）．発作時には血清尿酸値は正常範囲内のことが少なからずあり，診断にあたっては高尿酸血症の存在に固執しすぎないほうがよい．血液検査では局所の炎症を反映して白血球増多やCRPの軽度増加がみられる．X線検査では，初期には軟部組織の腫脹がみられる程度で特徴的な所見はないが，幾度となく関

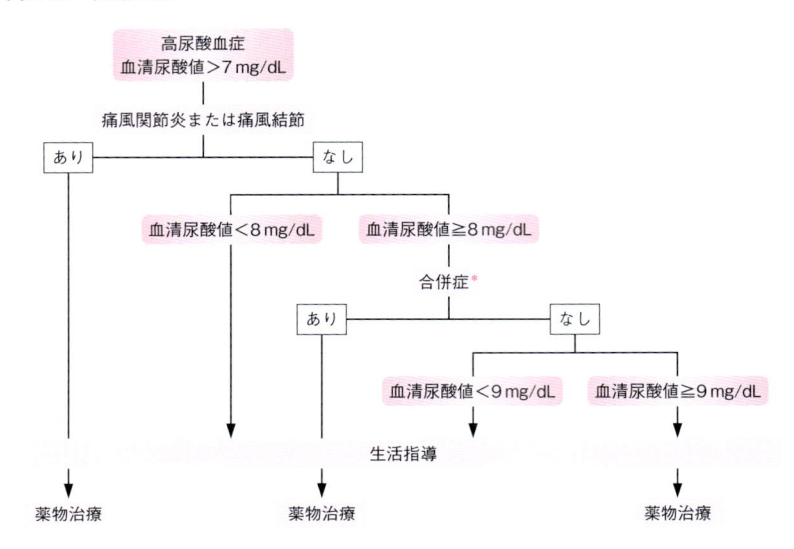

図1 高尿酸血症の治療指針

*腎障害，尿路結石，高血圧，虚血性心疾患，糖尿病，メタボリックシンドロームなど
(腎障害と尿路結石以外は尿酸値を低下させてイベント減少を検討した介入試験は未施行)
[日本痛風核酸代謝学会　ガイドライン改訂委員会編：高尿酸血症・痛風の治療ガイドライン，第2版，80頁，メディカルレビュー社，2010]

節炎を反復する症例では骨びらん，骨の打ち抜き像などがみられる．鑑別を要する疾患としては，偽痛風，化膿性関節炎，回帰性リウマチ，変形性関節症，外反母趾，蜂窩織炎などがある．

病型分類のための検査

痛風の診断がついたなら病型分類のための検査を行う．高プリン食制限，アルコール制限下で，60分法ないしは24時間法で**尿中尿酸排泄量(Eua)** と**尿酸クリアランス(Cua)** を測定する．Cua＜7.3 mL/分/1.73 m^{2}は排泄低下型，Eua＞0.51 mg/kg/時は産生過剰型，Cua＜7.3 mL/分/1.73 m^{2}かつEua＞0.51 mg/kg/時は混合型と判定される．

3　治療の実際

痛風関節炎の治療

痛風関節炎の治療は**非ステロイド抗炎症薬(NSAIDs)** で行う．痛風関節炎は激烈な発作であるため，常用量を漫然と使用せず，2～3倍量のNSAIDsを短期間使用する方法が一般的である(NSAIDsパルス療法)．高齢者や腎機能障害例ではNSAIDsで腎機能を悪化させる可能性があるため投与量を少なめにするか，ステロイドによる局所注入や全身投与を行うこともある．従来，痛風関節炎の特効薬とされていたコルヒチンは発作のごく初期に限って1錠のみの投与とし，これで発作の進行がくい止められない場合はすみやかにNSAIDsパルス療法に切り替える．

高尿酸血症の治療

痛風関節炎の治療はあくまでも対症療法にすぎず，痛風治療の本来の目的はその基礎病態である高尿酸血症の是正，さらには長期予後に影響する肥満，高血圧，糖・脂質代謝異常などの高尿酸血症に関係する生活習慣病を改善することである．このような視点から，痛風・高尿酸血症の治療では食事療法を中心とした生活指導が重要で，具体的には，摂取エネルギーの適正化，アルコール飲料やプリン体，果糖，ショ糖などの過剰摂取制限を指導する．血清尿酸値が上昇しやすい過激な運動は避けることが望ましく，尿中尿酸濃度を減少させるために十分な飲

水を奨励する．

◆尿酸降下薬

尿酸降下薬には作用機序の異なる**尿酸排泄促進薬**と**尿酸生成抑制薬**がある．わが国では現在3種類の尿酸排泄促進薬が使用可能であるが尿酸排泄促進作用のもっとも強い**ベンズブロマロン**の使用頻度が高い．尿酸生成抑制薬は長い間**アロプリノール**だけであったが，2011年から**フェブキソスタット**も使用可能となっている．排泄低下型には尿酸排泄促進薬を，産生過剰型には尿酸生成抑制薬を使用するのが原則的な使用法である．

いずれの薬剤を選択したとしても，急激な尿酸値の降下は痛風関節炎の誘発につながるため，未治療の患者では，痛風関節炎が完全に治まってから各薬剤とも最少量の1錠（時には半錠）から投与を開始すべきで，血清尿酸値の推移をみながら1～2ヵ月ごとに1錠ずつ増量して，血清尿酸値が恒常的に6.0mg/dL以下に維持できるような薬用量を決めて，その量を維持量として長期にわたって投与する必要がある．これらの薬剤は概して副作用の少ない薬剤ではあるが，時に重篤な副作用が起こることがあるため，とくに投与初期は定期的な血液検査を行うことが必要である．痛風関節炎の既往のない**無症候性高尿酸血症**に対しては合併症を考慮しての薬物治療のアルゴリズムがガイドラインに示されている（**図1**）．

💡 看護のポイント

痛風関節炎は血清尿酸値の急激な変動によって誘発されやすい．発作中は尿酸値に影響する飲酒，高プリン食，高タンパク食を禁じ，局所の安静を保つよう指導する．また，患部の挙上と冷却が痛みの軽減に役立つのですすめるとよい．高尿酸血症の是正は痛風発作消退後に開始し生涯を通じて行っていくものである．薬物治療で血清尿酸値のコントロールは容易であるが，痛風・高尿酸血症は生活習慣に立脚して発症するものが多く，これを改善することによって発症を予防することも可能な疾患であることを患者に理解させる必要がある．さらに，高尿酸血症は関節炎発作のみならず腎結石，腎機能障害，心・脳血管障害などの合併と進展をきたしやすい病態であることも患者に十分に理解させ，患者自身が生活習慣の是正に取り組むよう指導することが大切である．　　　　　（藤森　新）

肥満とやせ

A　肥満　obesity

1　起こり方

肥満とは，**脂肪組織**が体に過剰に蓄積し体重が増加した状態のことである．わが国ではbody mass index（BMI：体格指数）つまり［体重（kg）／身長（m）²］が25以上の場合に肥満と定義している．

分類

肥満では脂肪組織の増加を伴うが，脂肪の蓄積部位としては大別して**内臓脂肪**と**皮下脂肪**に分けることができる．また肥満による病気には，脂肪の**質的な異常**によるものと**量的な異常**によるものに大きく分けられ，内臓脂肪型肥満には脂肪の質的な異常が，皮下脂肪型肥満は量的な異常が関与するとされている．とくに**内臓脂肪型肥満**のほうが**皮下脂肪型肥満**と比較して糖尿病などに密接に関連し，問題となる肥満である．また生活習慣病の延長にある**単純性肥満**と，クッシング（Cushing）症候群などに伴う肥満の**2次性肥満**に分けられる．わが国では圧倒的に単純性肥満が多い．

2 症状と診断のすすめ方

内臓脂肪型肥満の診断には，健診などで測定されるウエスト周囲径で，男性85cm以上，女性90cm以上を簡易的に用いている．併せてCTなどで臍高部のCT断面像で内臓脂肪面積が100cm²以上かどうかの検討をすることが望ましい．

内臓脂肪型肥満に合併する病気として，**糖尿病，脂質代謝異常，高血圧，高尿酸血症，冠動脈疾患，脳梗塞**などがあり，そのような肥満に伴う合併症がないか確認する．一方で脂肪の量的異常に伴う病気としては，**骨・関節疾患，睡眠時無呼吸症候群**などがあげられる．併せてクッシング症候群に伴う肥満などの2次性肥満がないか診断をすすめていく．

3 治療の実際

脂肪量を減少させ，健康障害を改善させることが治療の重要なポイントである．とくに質的な異常による肥満症は，体重の減量幅が全体重の数％でも，内臓脂肪を減らすことができれば，高血圧症や糖尿病，脂質代謝異常などの健康障害を改善方向に向けることができる．一方，量的な異常による肥満症では肥満の程度が一般に高度であるため，厳格なエネルギー摂取制限を行い体脂肪の絶対量を大幅に減らすことが必要である．

実際の治療では，**食事・運動・行動療法**を基本とし，長期的に継続していく．ほかの生活習慣病の管理と同様，食事・運動・行動療法だけでは目的とする減量を達成できない場合には**薬物療法**も併用する．またBMI 35以上の難治性の高度肥満においては**外科療法**も有効な選択肢となる．

減量のしかたとしては，質的異常（内臓脂肪型肥満）では，目標を現在のウエスト周囲径または体重の5％減におき，その確認を定期的に行う．量的異常（皮下脂肪型）による肥満症では，現体重の5～10％減に目標をおく．通常，3ヵ月前後をめどに減量や合併症軽減などの治療効果を評価し，治療の継続あるいは内容や強度の見直しを行う．

食事療法

食事療法の基本は，摂取カロリーを消費カロリーより少なくすることにある．**内臓脂肪型肥満**の場合は標準体重にもよるが，だいたい1,200～1,800kcalの肥満症治療食を用い，緩やかな体重の減量を図っていく．一方で**皮下脂肪型肥満**の場合，1,000～1,400kcalの厳しい治療食を用いる．健康障害早期改善のために大幅な減量が必要な症例では，入院治療を原則とした600kcal/日以下の**超低エネルギー食**も考慮される．

運動療法

心疾患など急性期の疾患や重度の関節性疾患などがなく，運動実施可能と判断された症例が適応となる．糖尿病と同じく**有酸素運動**を主体としたトレーニングを続けることで脂肪組織の減少だけでなくインスリン抵抗性の改善が期待できる．具体的には，自転車，水泳など全身の筋肉を用いる有酸素運動を運動中に会話のできる程度の強さで，1日30分前後，週3日以上を目安に実施する．運動療法は，とくに内臓脂肪型肥満の改善に有用であるとされている．

行動療法

肥満の治療にあたっては，食習慣や運動習慣などにおける悪い**生活習慣**が修正すべき課題として取り上げられる．しかし，それらの悪い生活習慣がどの肥満症患者でも共通に存在し，同様なレベルで肥満の発症に関与しているとは限らない．したがって，個々人の患者が有する悪い生活習慣を抽出し，治療に応用する**行動療法的アプローチ**が重要である．

生活習慣の問題に患者自身が気づき，自主的にライフスタイルの改善をする行動を選択遂行した場合には，その長期維持が可能になる．したがって，行動療法の成否のカギを握る点は，まず患者の**動機づけ**であり次に患者自身の自己管理である．

また，有用な行動療法の技法としては①定期的な体重の測定を行う**グラフ化体重日記**，②1口に30回咀嚼する**咀嚼法**，③食行動のパターンを解析する**食行動質問紙表**などがある．

薬物療法

◆ 食欲抑制薬 ◆

　食事・運動・行動療法を行っても十分に効果の得られない患者に対しては薬物療法も考慮する．現在，肥満症の食欲を抑える薬として，マジンドールなど**食欲抑制薬**が用いられる．肥満症における現在の保険適用基準は，BMI 35以上の症例であり，3ヵ月以内の限定使用である．

◆ 漢方薬 ◆

　ほかにも**漢方薬**の防風通聖散や防已黄耆湯なども用いられている．これらの薬剤はエネルギー消費亢進作用や脂肪分解作用などが示されている．

◆ インクレチン製剤 ◆

　糖尿病を合併している肥満症例には**インクレチン製剤**のリラグルチドやエクセナチドも用いられる．GLP-1の食欲低下作用に伴う体重減少が認められる．

外科療法

　一般に，BMIが35以上の高度な肥満症があり，内科的治療法では無効ないしは専門医が必要と判断した場合に**外科療法**の適応となる．
　まず初めに肥満外科治療の適応，有効性の検討などについて検討する必要がある．術前においては，糖尿病などの肥満関連合併症の評価，心血管系の機能評価を行う．また**身体面**だけではなく，患者の心理面や行動特性に対する**精神面**の評価も必要である．
　肥満外科の手術方法としては摂食量の制限を目的とした**スリーブ状胃切除術**や，栄養物の消化吸収の抑制を加えた**胃バイパス術**などがある．貧血や骨障害など栄養物の吸収障害に起因する合併症を認めることもあり術後の栄養管理は重要になってくる．また術前だけでなく術後においても，食事・運動・行動療法の継続による減量体重の維持，リバウンドの防止が重要である．

💡 看護のポイント

　肥満においては食事や運動療法など日常生活における指導が重要であるが，一方で中途断念したりする場合も多く，根気強く日常生活における指導を継続して行うことが大切である．また近年，肥満治療は行動療法，薬物療法，外科療法も含めて発展してきており，各肥満患者に合わせた治療を計画することが重要と考えられる．
（正木孝幸）

B　やせ　emaciation

1　起こり方

　肥満とは対照的にやせは体重が異常に減少した状態のことである．一般にBMIでは18.5未満をやせと判定する．体質的にやせがある場合もあるが，やせの場合に問題となるのが，その背景になんらかの病気の存在が疑われることである．したがって，背景疾患の検索が重要である．

2　症状と診断のすすめ方

　やせの背景疾患としては，胃がんなど**食欲の低下**によるもの，クローン（Crohn）病などのような**食物の消化吸収障害**によるもの，甲状腺機能亢進症など**エネルギー消費亢進**によるもの，糖尿病で**栄養素の利用障害**などさまざまな疾患があげられる．また近年では神経性食欲不振症など**精神的な要因**でのやせも増加してきており注意が必要である．以上のような疾患がないかやせの診断をすすめていく．

3　治療の実際

　やせの治療においては体重を増やすというより，やせの背景疾患に対する治療が主な治療になる．したがって背景疾患がみつかればそれに対する治療を行う．

💡 看護のポイント

　やせにおいては背景疾患がないかを常に意識して，診断，治療の計画をすすめていくことがポイントである．
（正木孝幸）

ビタミン欠乏症・過剰症 hypo-, hypervitaminosis

キーポイント

- ビタミンとは，生体の恒常性を維持するのに不可欠ではあるが，体内で合成できない微量栄養素である．
- ビタミンには，脂溶性ビタミン（ビタミンA・D・E・K）および水溶性ビタミン（ビタミンB_1・B_2・B_6・B_{12}，ビタミンC，葉酸，ナイアシン，パントテン酸，ビオチン）の計13種類が存在する．

1 考え方の基本

発展途上国では，なおビタミン欠乏症の克服が大きな課題である．しかし，先進国においては飽食にもかかわらず，潜在的なビタミン欠乏症が懸念されている．すなわち，偏った食生活（偏食，除去食，過剰なダイエットなど），糖尿病などの慢性疾患，高齢，アルコール多飲，さらには治療における不適切な栄養療法によりビタミン欠乏症が発症する可能性がある．一般的に水溶性ビタミンは，吸収されやすいが，排泄性も高いため，欠乏症に陥りやすい．脂溶性ビタミンは蓄積性があるため，過剰症を発症する危険性がある．

2 症状と治療の実際

ビタミンB_1

ビタミンB_1（チアミン）は，主にチアミン二リン酸（90%）およびチアミン三リン酸（10%）として存在し，これらが活性型である．チアミン二リン酸は，糖代謝などのエネルギー代謝，分岐鎖アミノ酸代謝に関与する酵素の補酵素として作用する．神経組織に存在するチアミン三リン酸は，神経伝達に関与している．

◆ 欠乏症 ◆

ビタミンB_1欠乏症の原因として，①摂取不足，②アルコール依存症，③血液透析，④中心静脈栄養による高カロリー輸液などがある．疾患としては，**脚気とウェルニッケ(Wernicke)脳症**があげられる．

脚気では，循環器症状（全身倦怠感，動悸，息切れ，浮腫など心不全症状），神経症状（末梢神経障害による四肢の知覚障害）を呈する．

ウェルニッケ脳症では，意識障害，眼球運動障害，失調性歩行，記銘力障害を呈する．高カロリー輸液では，大量の糖質によりビタミンB_1の消費を促進する．そのため乳酸アシドーシスが発症する．

◆ 過剰症 ◆

過剰症の報告はない．

ビタミンB_2

ビタミンB_2（リボフラビン）は，主にフラビンアデニンジヌクレオチド（FAD）およびフラビンモノヌクレオチド（FMN）の形で存在する．FADおよびFMNは，電子伝達系酵素の補酵素として作用する．

◆ 欠乏症 ◆

口角炎，口唇炎，舌炎，脂漏性皮膚炎，白内障などを呈する．小児においては，成長障害を認める．

◆ 過剰症 ◆

過剰症の報告はない．

ビタミンB_6

ビタミンB_6には，ピリドキシン，ピリドキサール，ピリドキサミンおよびそのリン酸エステル型の計6種類が存在する．ビタミンB_6は，アミノ酸代謝，神経伝達物質の産生，糖新生，ヘム合成に関与する酵素反応における補酵素として機能する．

◆ 欠乏症 ◆

ビタミン B_6 欠乏症では，舌炎，口角炎，口唇炎，脂漏性湿疹などを認める．ある種の薬剤(イソニアジド，ペニシラミンなど)は，ビタミン B_6 欠乏を誘発する．この場合は，ビタミン B_6 内服を併用する．またビタミン B_6 を補酵素とする酵素の代謝異常症では，ビタミン B_6 の大量投与を行うことで，症状は改善する．たとえば，ビタミン B_6 依存性けいれんおよびビタミン B_6 依存性貧血は，それぞれビタミン B_6 を補酵素とするグルタミン酸脱炭酸酵素，δ-アミノレブリン酸合成酵素の異常症である．

◆ 過剰症 ◆

ピリドキシンの大量摂取による知覚神経障害の発症が報告されている．

ビタミン B_{12}

ビタミン B_{12} の活性型は，メチルコバラミンとアデノシルコバラミンである．メチルコバラミンおよびアデノシルコバラミンは，それぞれメチオニン合成酵素(ホモシステインからメチオニン合成)およびメチルマロニル CoA ムターゼ(メチルマロニル CoA からサクシニル CoA への代謝)の補酵素となる．ビタミン B_{12} の生理作用は，DNA 合成および神経細胞のミエリン合成などである．ビタミン B_{12} は胃壁細胞から分泌された内因子と結合し，回腸下部において吸収される．

◆ 欠乏症 ◆

ビタミン B_{12} 欠乏症の主な原因は，①摂取不足(慢性アルコール中毒，菜食主義者など)，②胃における内因子欠乏(胃切除，慢性萎縮性胃炎など)，③吸収障害(回腸切除，吸収不良症候群など)，④ビタミン B_{12} 関連タンパク質の機能異常，⑤薬剤などである．

DNA 合成障害による無効造血のため，**巨赤芽球性貧血**を引き起こす．巨赤芽球性貧血では，貧血の症状(全身倦怠感，息切れ，頻脈，めまいなど)，舌炎および神経症状(感覚障害，運動障害)を呈する．

◆ 過剰症 ◆

過剰症の報告はない．

ビタミン C

ビタミン C(アスコルビン酸)の主な機能は，その還元力を利用しての補酵素および抗酸化作用である．生理作用として，コラーゲン合成，カテコラミン合成，カルニチン生成，骨形成，コレステロール代謝への関与などがあげられる．

◆ 欠乏症 ◆

ビタミン C 欠乏症である**壊血病**の臨床症状は，脱力感，皮膚の乾燥，うつ状態，出血斑および紫斑，歯肉および粘膜出血である．アルコール多飲者，高度の喫煙者，独居老人などに多い．

◆ 過剰症 ◆

多量摂取すると，すみやかに尿中に排泄されるため，重篤な過剰症は認めない．下痢や腹痛などの消化器症状を認める．ただし，腎機能障害を有する場合は，シュウ酸結石発症のリスクが高まる．

葉 酸

葉酸(プテロイルグルタミン酸)の還元型であるテトラヒドロ葉酸の代謝物(メチルテトラヒドロ葉酸など)が，補酵素として作用する．主に，①DNA・RNA 合成，②タンパク質，DNA などのメチル化反応に関与する．メチルテトラヒドロ葉酸は，メチオニン合成酵素(ホモシステインからメチオニンの生成)の補酵素である．

◆ 欠乏症 ◆

葉酸欠乏では，無効造血による巨赤芽球性貧血が発症する．妊娠中に葉酸欠乏に陥ると，胎児に**神経管閉鎖障害**(二分脊椎など)が発症する．葉酸欠乏では，ホモシステイン濃度が上昇し，動脈硬化を誘発するため，心血管障害発症のリスクファクターとなる．そのため，葉酸摂取を促すために，小麦粉に葉酸の添加が行われている国が多い(日本では未施行)．

◆ 過剰症 ◆

てんかん患者が葉酸の大量摂取をすると，けいれん発作が誘発される．

ナイアシン

ナイアシンは，ニコチン酸とニコチンアミドの総称である．狭義のナイアシンは，ニコチン酸をさす．細胞内において，ニコチンアミドはニコチン酸に変換されるので，両者のビタミンとしての効力は同等である．いずれも**ニコチン酸アデニンジヌクレオチド（リン酸）［NAD(P)］**あるいは，その還元型の **NADH** あるいは **NADPH** として生理作用を発揮する．NAD(P)は酸化還元酵素の補酵素として作用し，解糖系，TCA 回路，脂肪酸代謝，電子伝達系などにおいて重要な役割を果たす．

◆ 欠乏症 ◆

ナイアシン欠乏症であるペラグラの主症状は，皮膚炎，下痢，認知症である．皮膚症状は紅斑，色素沈着，鱗屑など，消化器症状は下痢，便秘，嘔吐など，精神症状はうつ状態，神経過敏，認知能低下，見当識障害などである．

◆ 過剰症 ◆

ナイアシンをサプリメントとして大量摂取した場合に，過剰症が発症する可能性がある．ニコチンアミドでは，消化器症状（下痢，便秘など）および肝機能障害を誘発する．またニコチン酸では，フラッシング（皮膚の血管拡張による発赤）を呈する．

パントテン酸

パントテン酸の機能は，**コエンザイム A (CoA)** およびアシルキャリアプロテインとしての作用である．いずれの物質もパントテン酸の代謝物である 4'-ホスホパンテテインを含む．CoA の代謝物であるアセチル CoA は糖代謝に，アシル CoA は脂肪酸の β 酸化に重要な役割を果たす．またアシルキャリアプロテインは脂肪酸の生合成に必要である．

◆ 欠乏症 ◆

パントテン酸欠乏症の報告はあまりない．疑い例の報告としてバーニングフィート (burning feet) 症候群（焼けつくような足の裏の痛みを伴う感覚異常）がある．ヒトを対象とした欠乏実験では，疲労感，睡眠障害，感覚異常，悪心，腹部膨満感，人格変化などを認めた．

◆ 過剰症 ◆

過剰症の報告はない．

ビオチン

ビオチンはカルボキシラーゼの補酵素として作用する．脂肪酸生合成，TCA 回路，アミノ酸代謝，糖新生に関与する．ビオチンは，いろいろな食品に含有されており，通常の食事ではまず欠乏症は生じない．

◆ 欠乏症 ◆

ビオチン欠乏症の原因として，①摂取不足（特殊調整乳による低ビオチン摂取，長期栄養療法，極端な生鶏卵摂取），②ビオチン代謝酵素異常症（ホロカルボキシラーゼ欠損症，ビオチニダーゼ欠損症）があげられる．

成人の症状は，脱毛，脂漏性湿疹，紅斑性湿疹，嗜眠傾向，幻覚，四肢の知覚異常などである．乳幼児の症状として，皮膚の乾燥，びらん，発赤，結膜炎，難治性のオムツ皮膚炎を認める．とくにわが国では，特殊調整乳には，ビオチン添加が認められていない．そのため，食物アレルギーなどのために特殊調整乳を飲用している乳幼児に対しては，ビオチン欠乏症の発症には留意する．

◆ 過剰症 ◆

一般的に過剰症は認めない．

ビタミン A

ビタミン A（レチノール）の生理作用は，視覚，胎生期の形態形成，免疫応答，生殖，成長，細胞分化など多岐にわたる．視覚は，レチノールの代謝物である 11-シス-レチナール視物質（ロドプシンおよびアイオドプシン）に含まれ，視機能に重要な役割を果たしている．ビタミン A は代謝されて，活性型のレチノイン酸である．レチノイン酸は，転写因子であるレチノイン酸受容体およびレチノイド X 受容体のリガンドであり，遺伝子発現を調節する．ビタミン A の多彩な生理作用は，このような遺伝子発現を通じて，発揮される．

◆ 欠乏症 ◆

特徴的なビタミン A 欠乏症は，**夜盲症**および眼球乾燥症である．また，ビタミン A 欠乏症に陥ると，感染症に罹患しやすい．発展途上

国の小児に対して，欠乏症の予防のために，ビタミンAが投与されている．

● 過剰症 ●
急性毒性では，頭痛，めまい，嘔吐などの頭蓋内圧亢進症状が出現する．慢性期の症状は，頭痛，口唇炎，皮膚乾燥，肝腫大，骨関節痛などである．またビタミンAは催奇形性作用を認めるため，妊婦には過剰摂取は禁忌である．

■ ビタミンD
ビタミンD（カルシフェロール）の機能は，生体におけるカルシウム・リン代謝の調節である．小腸・腎臓においては，カルシウム・リンの吸収を促す．また骨に対しては，骨吸収および形成いずれにも作用する．ビタミンDは生体内において，7-デヒドロキシコレステロールから合成される．生体内での合成には紫外線が必要であり，前駆体であるビタミンD_3は皮膚で生合成される．肝臓においてビタミンD_3は$25(OH)D_3$に変換された後，さらに腎臓において水酸化を受け，活性型である$1\alpha,25(OH)_2D_3$となる．$1\alpha,25(OH)_2D_3$は，転写因子であるビタミンD受容体と結合することで，遺伝子発現を調節する．すなわち，ビタミンDの生理作用は，ビタミンD受容体を介して発揮される．

● 欠乏症 ●
ビタミンD欠乏症は，**くる病**および**骨軟化症**である．骨端線閉鎖以前に石灰化障害が生じると，くる病となり，閉鎖以降に発症すると骨軟化症となる．症状として，骨の成長障害，骨格の変形，低カルシウム血症に伴う筋力低下・けいれんがある．日照量が低い地域では，ビタミンD生合成が抑制されるため，くる病が発症する．またビタミンDの代謝異常症として，腎臓のビタミンD代謝酵素（1α水酸化酵素）遺伝子異常（ビタミンD依存性くる病Ｉ型），ビタミン受容体遺伝子異常（ビタミンD依存性くる病Ⅱ型）がある．

骨粗鬆症とは，骨量が減少し，骨折を起こしやすくなる疾患である．閉経後女性および高齢者では，摂取不足により慢性的なビタミンD欠乏状態に陥ると骨粗鬆症を発症しやすい．骨粗鬆症の治療薬として，ビタミンD製剤が投与される．

● 過剰症 ●
サプリメントの多量摂取により過剰症を発症する．過剰症では高カルシウム血症を伴い，食思不振，嘔吐，多尿，関節痛，筋力低下，骨の石灰化低下などを認める．

■ ビタミンE
ビタミンEは抗酸化作用を有する脂溶性ビタミンであり，クロマン環に16炭素フィトール側鎖を有する化合物である．側鎖の不飽和結合の有無によりトコフェロールおよびトコトリエノールが存在し，メチル基の数によりそれぞれ$\alpha \cdot \beta \cdot \gamma \cdot \delta$の同族体が存在する．計8種類の同族体の中で，$\alpha$-トコフェロールがもっとも抗酸化作用が強い．ビタミンEは主に生体膜に存在し，脂肪酸の過酸化脂質障害を抑制する．

● 欠乏症 ●
ビタミンE欠乏症を生じる病態は，①低出生体重児，②吸収不全（無βリポタンパク血症，嚢胞性線維症，短腸症候群，胆汁うっ滞症など），③**家族性ビタミンE欠乏症**である．

ビタミンE欠乏を伴う低出生体重児では，血小板増加症，浮腫，溶血性貧血を認める．ほかのビタミンE欠乏症の症状は，運動失調，深部感覚障害である．家族性ビタミンE欠乏症は，α-トコフェロール輸送タンパク質遺伝子の異常症である．α-トコフェロール輸送タンパク質遺伝子は，肝臓に存在するα-トコフェロールと選択的に結合するタンパク質であり，血液中のα-トコフェロール濃度を調節する．

● 過剰症 ●
一般的に過剰症は認めない．ただし，易出血性の観点から，低出生体重児および抗凝固薬の服用者に対しては，慎重投与となる．

■ ビタミンK
ビタミンKは，フィロキノン（ビタミンK_1）とメナキノン（ビタミンK_2）に分類される．ビタミンKの生理作用は，①血液凝固系タンパク質の活性化，②骨代謝の調節作用，③動脈硬

化の抑制である．

とくに重要な機能は，γ-グルタミルカルボキシラーゼの補酵素として作用することである．この酵素は，前駆タンパク質のグルタミン酸残基(Glu)にカルボキシル基を導入して，γ-カルボキシグルタミン酸(Gla)に変換する．血液凝固因子(Ⅱ，Ⅶ，Ⅸ，Ⅹ)は，Gla化することで活性化し，血液凝固に作用する．

● 欠乏症 ●

ビタミンK欠乏症では止血機能が低下するため，**新生児メレナ**(消化管出血)および**特発性乳児ビタミンK欠乏症**(頭蓋内出血)を呈する．とくに母乳中にはビタミンK含有量が少ない．そのため，わが国では，新生児期においてビタミンKを投与する．

● 過剰症 ●

通常のヒトにおいては，過剰症は認めない．ただし，抗凝固療法中の患者は，ビタミンKの大量摂取により，抗凝固能が低下する．そのため，ビタミンK含有食の食事指導が必要である．

看護のポイント

ビタミン欠乏症は，栄養不良(偏食，アルコール多飲，高齢など)だけでなく，通常の医療行為(高カロリー輸液，成分栄養剤，特殊ミルクなど)で発症する場合もある．さらにはビタミン欠乏症の症状は，ビタミンの種類により異なることに留意する． (瀧谷公隆，玉井 浩)

微量元素の欠乏症・過剰症
deficiency and excess of trace elements

1 起こり方

必須微量元素とは，体内含有量が鉄より少ない元素(鉄，亜鉛，銅，セレン，ヨウ素，マンガン，クロム，コバルト，モリブデンなど)で，かつ生体維持に必要不可欠なものをいう(**表1**)．摂取不足で欠乏症が発症し，過剰摂取で過剰症が発症する．微量元素の欠乏・過剰はわが国でもまれではない．欠乏・過剰症をきたしやすい病態・疾患を知っておくことが大切である(**表2**)．

2 症状と診断のすすめ方

スプーン爪・顔色不良・眼瞼結膜貧血では鉄欠乏を疑い，末梢血赤血球数や血清鉄を調べる．**皮膚炎・低身長・味覚鈍麻(障害)・性腺機能低下**では，**亜鉛欠乏**を疑う．亜鉛欠乏は血清亜鉛および**アルカリホスファターゼ低値**で診断できる．甲状腺腫大ではヨウ素の欠乏・過剰，白色爪や心筋症ではセレン欠乏を疑う．疑わしい微量元素は血清または尿で測定可能である．

3 治療の実際

欠乏している微量元素を補充する．経腸栄養剤使用で欠乏している場合は，**テゾン**(鉄，亜鉛，銅，ヨウ素，セレン，クロムを1パックで1日成人が必要な1/3を含有)を投与するのが簡便である．経腸栄養・経管栄養ではセレンが不足する．セレン単独製剤は市販されていないので院内で作製する必要がある．

看護のポイント

微量元素の欠乏・過剰症は医療関係者に周知されているとはいいがたい．欠乏・過剰をきたしやすい病態を理解して，欠乏・過剰の症状の有無を注意深く観察し，早期に発見することが大切である． (児玉浩子)

表1 主な微量元素の生体内機能および欠乏症・過剰症

微量元素	機能・関連タンパク	欠乏症	過剰症	異常をきたしやすい疾患・病態	多く含まれる食品
鉄	ヘモグロビン(酸素運搬)、カタラーゼ(抗酸化作用)、トランスフェリン(鉄運搬)、フェリチン(鉄貯蔵)	貧血(小球性低色素性)、動悸・息切れ・めまい、爪変形、口内炎、食欲不振、顔色不良、便秘、易感染性、神経過敏、発育遅延、血清鉄値低下	免疫能低下、易感染性、肝障害、神経障害、糖尿病	欠乏：偏食、低出生体重児の乳児期、思春期やせ症、ダイエット、スポーツ選手、妊娠、慢性炎症性腸疾患、高齢者 過剰：大量輸血、長期間鉄剤投与、C型肝炎	豚レバー、鳥レバー、牛ヒレ肉、アサリ、シジミ、ヒジキ、緑黄色野菜、高野豆腐
亜鉛	アルカリホスファターゼなど300以上の酵素の構成成分、DNAポリメラーゼ	開口部(口、肛門、眼など)および四肢の皮膚炎、体重増加不良、低身長、味覚異常、性腺機能低下、骨粗鬆症、血清亜鉛、アルカリホスファターゼ低下	銅欠乏(骨粗鬆症)、血清亜鉛値上昇、血清銅・セルロプラスミン値低下	欠乏：低出生体重児の乳児期、肝硬変、慢性炎症性腸疾患、キレート薬長期投与、血液透析、糖尿病、尿毒症、妊娠、高齢者、腸性肢端皮膚炎 過剰：亜鉛製剤過剰投与	カキ、種実(アーモンド、栗)、ココア、チョコレート、プロセスチーズ、みそ、シイタケ
銅	チトクロムCオキシダーゼ(エネルギー産生)、リシルオキシダーゼ(結合織架橋形成)、ドパミンβヒドロキシダーゼ(カテコラミン代謝)	貧血、白血球減少、頭髪異常(色素脱、チリチリ毛)、血管異常、骨粗鬆症、膀胱憩室、神経障害、発達遅延、血清銅・セルロプラスミン低下、血清乳酸・ピルビン酸上昇	肝障害、神経・精神障害(パーキンソン(Parkinson)様症状、うつ)、腎尿細管障害、尿路結石、心筋症、関節炎	欠乏：銅含有の少ない経腸・静脈栄養、亜鉛過剰摂取、メンケス(Menkes)病 過剰：ウィルソン(Wilson)病	カキ、カニ、イカ、牛レバー、種実(アーモンド、枝豆、カシューナッツ)、大豆、煎茶
セレン	グルタチオンペルオキシダーゼ(抗酸化作用)、脱ヨード化酵素(T4をT3に変換)	爪の白色変化、不整脈、下肢の筋肉痛、心肥大、易感染性、血清セレン値低下、血清CK上昇	爪の変形・脱落、脱毛、成長障害、神経症状	欠乏：セレン含有しない静脈・経腸栄養(エンシュア・リキッド、エレンタール、ラコールなど)	魚介類、卵、レバー
ヨウ素	甲状腺ホルモン構成成分	甲状腺機能低下(便秘、全身倦怠感、学習能力低下)、甲状腺腫、尿中ヨード低下、血清TSH・コレステロール上昇、血清T3・T4低下	甲状腺機能低下(便秘、全身倦怠感、学習能力低下)、甲状腺腫	欠乏：ヨウ素を含有しない経腸栄養(エンシュア・リキッド、エレンタール、ラコールなど) 過剰：インスタント昆布だし、昆布茶などの過剰摂取	昆布、ヒジキ、ワカメ、海苔、寒天
マンガン	スーパーオキシドジスムターゼ、アルギニン分解酵素(抗酸化作用)、グルコシルトランスフェラーゼ(骨形成)	耐糖能低下、成長障害、性腺機能低下、運動失調	パーキンソン様神経障害、けいれん、膵炎	欠乏：マンガン含有しない静脈栄養 過剰：マンガン鉱労働者、マンガン汚染井戸水長期摂取	種実(ナッツ)、穀物(米)、煎茶
クロム	クロモジュリン(インスリン作用増強)	耐糖能低下、糖尿病、成長障害、末梢神経障害、運動失調	間質性腎炎、横紋筋融解、肝障害	欠乏：クロム含有しない静脈栄養 過剰：クロムサプリメント長期使用	コショウ、仔牛レバー、卵黄、カキ、ピーナッツ

[児玉浩子：ミネラル・微量元素. 小児臨床栄養学(児玉浩子ほか編), 診断と治療社, 44-47頁, 2011 より改変]

表2 微量元素欠乏・過剰をきたしやすい主な病態・疾患

病態・疾患	微量元素
低出生児の乳児期	鉄，亜鉛，セレン欠乏
思春期女性，妊産婦，スポーツ選手	鉄，亜鉛欠乏
高齢者	鉄，亜鉛，セレン欠乏
キレート作用を有する薬剤（降圧薬，糖尿病治療薬，抗リウマチ薬，抗パーキンソン病薬，抗甲状腺ホルモン薬など）の長期投与，糖尿病，慢性炎症性腸疾患，褥瘡	亜鉛欠乏
経腸栄養剤長期使用（エンシュア・リキッド，エレンタール，ラコールなど）	セレン，ヨウ素欠乏
経管栄養で高カロリー用微量元素製剤未使用	鉄，亜鉛，銅，マンガン，セレン，ヨウ素欠乏
経管栄養で高カロリー用微量元素製剤使用	セレン欠乏
鉄剤の過剰摂取，ヘモクロマトーシス	鉄過剰
亜鉛の過剰経口投与	銅欠乏
インスタント昆布だし，インスタント和風だし汁の過剰摂取	ヨウ素過剰

アミロイドーシス amyloidosis

1 起こり方と症状・診断のすすめ方

アミロイドーシスはアミロイドとよばれる線維構造をもつ不溶性の異常タンパクが沈着して臓器の機能障害を起こす疾患の総称で，アミロイドが全身の諸臓器に沈着する全身性アミロイドーシスと，ある臓器に限局する限局性アミロイドーシスに分類される．全身性アミロイドーシスの代表的なものとしては，免疫グロブリン性アミロイドーシス（ALアミロイドーシス），反応性アミロイドーシス（AAアミロイドーシス），透析アミロイドーシス，家族性アミロイドポリニューロパチーなどがあり，限局性アミロイドーシスとしては脳アミロイドーシスが代表的で，アルツハイマー（Alzheimer）病，脳アミロイドアンギオパチー，プリオン病などがある．

まれな疾患であり，**難病**として厚生労働省特定疾患に指定されている．ALアミロイドーシスや家族性アミロイドポリニューロパチーは数百人，AAアミロイドーシスは数千人，透析アミロイドーシスは数万人の患者数が推定されている．全身性アミロイドーシスを中心に述べる．

ALアミロイドーシス

免疫グロブリンL鎖のMタンパクが全身諸臓器に沈着するもので，**骨髄腫**に伴うものと原因不明の原発性がある．**単クローン性形質細胞**

の増殖が背景にある．心臓，腸管，手根管，舌，骨格筋，神経病変が比較的多く，巨舌と骨格筋の硬結が特徴的である．全身倦怠感，体重減少，下痢，便秘，浮腫，不整脈，臓器腫大など症状は多彩であり，アミロイドーシスの可能性を思いつくことが診断の第一歩である．

心電図の低電位差，血清と尿のMタンパク，骨髄の形質細胞増多などで本症を疑い，胃ないし直腸粘膜生検を行って生検標本にアミロイド沈着を証明すれば診断は確定する．

■ AA アミロイドーシス

急性期タンパクである血清アミロイドA（SAA）に由来するAAタンパクが沈着するもので，慢性炎症性疾患を基礎にして発症する．基礎疾患のほとんどが関節リウマチである．ネフローゼ症候群から腎不全への進展，消化管アミロイドーシスによる激しい下痢と吸収不全，タンパク漏出性胃腸症などを呈する．重篤な心病変はまれで，神経病変はきたさない．AAアミロイドは生検標本を $KMnO_4$ で前処理後にコンゴレッド染色すると染色性が失われるため（$KMnO_4$ 感受性），ほかのアミロイドとの鑑別が可能である．

■ 家族性アミロイドポリニューロパチー

遺伝子の一塩基置換によってアミノ酸変異をきたした流血中の異型タンパクがアミロイドタンパクとして神経組織を中心に沈着して神経障害をきたす．**異型トランスサイレチン（TTR）**によるものが代表的で，約100種類の異型TTRが報告されている．なかでも Val 30 Met 変異がわが国を含めて世界でもっとも症例数が多く，遺伝子診断が有用である．常染色体優性の遺伝形式を示し，30歳前後で発病して漸次進行する．下肢遠位部から始まる温痛覚障害，下痢，便秘，腹痛，陰萎，起立性低血圧など自律神経障害が主症状で，上肢の末梢神経障害へと緩徐に進行し，心不全や腎不全で死亡することが多い．

■ 透析アミロイドーシス

長期間の血液透析により $β_2$ ミクログロブリン（$β_2M$）由来のアミロイドタンパクが沈着する．透析歴15年で約70%の患者に起こるとされている．関節や骨に沈着することが多く，破壊性関節症や手根管症候群を発症する．MRI検査が有用で，アミロイドは一般にT1強調画像，T2強調画像でともに低信号を呈する．

2 治療の実際と看護のポイント

アミロイドーシスの治療は臓器に沈着したアミロイドタンパクを除去することが目標となるが，沈着したアミロイドタンパクを除去する治療法は確立されておらず，治療の主眼はアミロイドの前駆体タンパクの産生を減らすことに向けられている．しかし，心アミロイドーシスをきたしたものの生命予後は不良である．

■ AL アミロイドーシス

ALアミロイドーシスでは異常形質細胞を減少させるために，MP（メルファラン＋プレドニゾロン）療法，デキサメタゾン大量療法，最近では自家末梢血幹細胞移植併用大量化学療法などが試みられている．

■ AA アミロイドーシス

AAアミロイドーシスでは原疾患としてもっとも多い関節リウマチの疾患活動性をできるだけ抑えることが重要であり，抗TNF-α療法，抗IL-6レセプター抗体療法などの抗サイトカイン療法の有用性が検討されている．

■ 家族性アミロイドポリニューロパチー

家族性アミロイドポリニューロパチーでは異型トランスサイレチンの産生を減らすことを目的に肝移植も行われる．

■ 透析アミロイドーシス

透析アミロイドーシスでは $β_2M$ 吸着フィルターを使用して $β_2M$ の除去を図っている．

アルツハイマー病ではAβ凝集制御薬や抗Aβ抗体を用いた免疫療法が考案されているが，実用にはいたっておらず，症状進行の抑制を期待してコリンエステラーゼ阻害薬による治療が一般には行われる．

アミロイドーシスは有効な治療法もなく，予後不良な疾患であることから患者や家族に対して十分な精神的配慮が必要とされる．

（藤森　新）

成長ホルモン分泌不全性低身長症
short stature with growth hormone deficiency

1 起こり方

下垂体からの成長ホルモン(GH)の分泌不全により起こる低身長症である．GHの分泌のみが障害されている場合とほかの下垂体ホルモンの分泌不全を合併している場合がある．原因としては，周産期の下垂体茎の障害(**下垂体茎断裂**)や**頭蓋咽頭腫**，**胚芽腫**などの腫瘍がある．GHの遺伝子(*GH-1*)異常やGH産生細胞の発生に必要な転写因子(*PROP 1*や*PIT 1*)の欠損などの遺伝性のものもある．また原因不明の特発性のものも多い．低身長症の5〜20％を占めており，10,000人に対して約10〜30人の割合で発生する．GHの分泌不全の程度に応じて，重症，中等症，軽症に分類されている．

2 症状と診断のすすめ方

診断や治療に関する手引きが厚生労働省の間脳下垂体機能障害に関する調査研究班で作成されている(日本内分泌学会ホームページに掲載)．主症候や成長ホルモン分泌刺激試験におけるGHの分泌反応性および参考所見を考慮して診断される．以下にその要点を記す．

主症候として以下の3項目があげられている．
①**成長障害**．通常，身体のつりあいはとれていて，身長は標準身長の−2.0 SD 以下，あるいは身長が正常範囲であっても，成長速度が2年以上にわたって標準値の−1.5 SD 以下である．
②乳幼児では，成長ホルモン分泌不全が原因と考えられる**症候性低血糖**がある．
③頭蓋内器質性疾患やほかの下垂体ホルモン分泌不全症状がある場合がある．

成長ホルモン分泌刺激試験としては，インスリン負荷，アルギニン負荷，L-dopa 負荷，クロニジン負荷，グルカゴン負荷，GHRP-2 負荷などが行われる．

分泌不全の判定は，インスリン負荷，アルギニン負荷，L-dopa 負荷，クロニジン負荷，グルカゴン負荷試験では，血清(血漿)中成長ホルモン濃度の頂値が 6 ng/mL 以下であること，また GHRP-2 負荷試験では，血清(血漿)GH 頂値が 16 ng/mL 以下であることによる．判定に用いられる GH の値はリコンビナント GH を標準品とする GH 測定法によるものとされている．

成長ホルモン分泌不全性低身長症は以下の基準で診断されている．
1) 主症候の①を満たし，かつ2種類以上の分泌刺激試験において GH 分泌不全の基準を満たすもの．
2) 主症候の②あるいは，①と③を満たし，1種類の分泌刺激試験において GH 分泌不全の基準を満たすもの．

上記の診断基準の1)や2)を満たさないが，本疾患が疑われる例に対しては，**参考所見**なども加味して，疑い診断の基準も作られている．

参考所見としては以下の4項目がある．①あきらかな**周産期障害**がある，②24時間あるいは夜間入眠後3〜4時間にわたって20分ごとに測定した血清(血漿)成長ホルモン濃度の平均値が基準値に比べ低値である，または，24時間尿または夜間入眠から翌朝起床までの**尿中成長ホルモン濃度**が基準値に比べ低値である，③**血清(漿)IGF-I 値**や血清 IGFBP-3 値が基準値に比べ低値である，④**骨年齢**が暦年齢の80％以下である．

3 治療の実際と看護のポイント

GH治療の方針は身長増加を促進させ，最終身長を正常化することが第一の目標である．GHだけでなく，欠乏している他のホルモンの補償療法も必要な場合もある．低身長や思春期

遅発に伴う**心理的ケア**も重要である．

GH治療は，早期治療が推奨されている．GH製剤を毎日注射しなければならないので，ある程度患者の協力が必要である．そのため，普通は患児が自分の低身長を意識できる5～6歳頃開始するのが望ましい．実際は11～12歳頃の治療開始が多い．

標準の投与法として体重kgあたり0.175 mgを1週の用量とし，週6～7回の皮下注射により分割投与する．半年ごとに患児の体重を考慮して増量を検討する．注射部位は毎日変えるように指導する．注射をする時間は，夜寝る前が実際的である．わが国で報告されている有害事象の多くは，軽度の肝機能障害や顕微鏡的微小血尿などの検査異常で，ほとんどの場合は治療を中断する必要がない．ほかの下垂体ホルモンの分泌不全がある場合には，それらのホルモンないし下位(甲状腺，副腎，性腺)のホルモンを補償する．

(橋本浩三)

下垂体前葉機能低下症 hypopituitarism

1 起こり方

下垂体前葉からは副腎皮質刺激ホルモン(ACTH)，甲状腺刺激ホルモン(TSH)，成長ホルモン(GH)，ゴナドトロピン(黄体化ホルモン：LH，卵胞刺激ホルモン：FSH)，プロラクチン(PRL)が分泌される．下垂体前葉機能低下症はこれらのホルモンの1つまたは複数の分泌が低下した病態である．

2 症状と診断のすすめ方

ACTHの分泌が低下すると**副腎皮質ホルモン**が低下するため**2次性副腎不全**となり，倦怠感，食欲低下，嘔吐，下痢，低血糖などの症状が生じる．重症の場合は意識障害を呈し，時に死亡することもある．TSHの分泌が低下すると**甲状腺ホルモン**が低下し，耐寒能低下，徐脈，皮膚乾燥，むくみなどが生じる．

GHの低下は小児では**低身長**の原因となる．成人でも成長ホルモンの低下で内臓肥満や脂質異常症が生じる．ゴナドトロピンの分泌低下により，月経異常，性欲低下，勃起障害，陰毛・腋毛の脱落が生じる．PRLの低下により産褥期の乳汁分泌が低下する．

3 治療の実際

ACTHの分泌不全に対してはステロイドの補充を行う．感染症などの**シックデイ**の際にはステロイドの投与量を増加させる．TSHの分泌不全に対しては甲状腺ホルモン(T_4)の補充を行うが，ACTHの分泌不全もある場合にはステロイドの補充から先に開始する．

GHの分泌不全に対してGHを補充する．ただし，成人の場合は重症GH分泌不全と診断された場合のみGHの補充を行う．

ゴナドトロピンの分泌不全症に対しては妊孕性の獲得のためにはLHRH(LH放出ホルモン)間欠投与もしくはhCG-hMG(ヒト絨毛性性腺刺激ホルモン-ヒト閉経期尿性性腺刺激ホルモン)療法を行う(hMG製剤の代わりにFSH製剤を用いることもある)．

💡 看護のポイント

ACTH分泌不全においては感染症などのシックデイの際には通常のステロイドの補充量では不十分であり，倦怠感，食欲低下，嘔吐，下痢など症状が副腎不全に由来することもあることを理解して看護にあたるべきである．

(有馬　寛，大磯ユタカ)

先端巨大症（末端肥大症） acromegaly

1 起こり方

先端巨大症は，成長ホルモン（GH）の過剰により特有の顔貌，体型および代謝異常をきたす疾患である．末端肥大症ともよばれる．ほとんどの原因は**GH産生下垂体腺腫**による．有病率は100万人あたり40〜80例，年間発生率は100万人あたり3〜5例と推定されている．

■ 分　類

骨端線が閉鎖する前にGHが過剰になると**下垂体性巨人症**となり，骨端線が閉鎖後は四肢末端の過成長により**先端巨大症**となる．

2 症状と診断のすすめ方

■ 症状と診断

GH過剰による全身症状として，**顔貌変化，手足の容積増大，巨大舌，発汗増多**，女性においては**月経異常**が高頻度で認められる．このほか，高血圧，手足のしびれ，心肥大，性欲低下が認められる．下垂体腺腫の局所症状として**頭痛**や**視力障害**がある．

診断には，発汗過多，軽い顔貌の変化（眉弓部の膨隆，鼻・口唇の肥大，下顎の突出）や手足の容積の増大などに注意する．顔貌変化の自覚は少ないため以前の写真と見比べるとよい．靴や指輪のサイズの変化，歯間解離，噛合障害，頑固な頭痛，視力障害，いびき，鼻声，**睡眠時無呼吸症候群**などにも注意する．**高血圧症**やインスリン抵抗性の**糖尿病**が発見契機となることがある．

● 検査所見 ●

内分泌検査では，GHとともに**インスリン様成長因子-Ⅰ**（IGF-Ⅰ＝ソマトメジンC）を測定する．GHは日内変動と脈動的分泌のため，健常者でも10 ng/mL以上になることがある．IGF-Ⅰは健常者の年齢・性別基準値と照らし合わせ判定する．栄養障害，肝疾患，腎疾患，甲状腺機能低下症，コントロール不良の糖尿病などが合併すると，IGF-Ⅰは高値を示さないことがある．

経口グルコース糖負荷試験では健常者でGHは1 ng/mL未満に抑制されるが，活動性先端巨大症ではほぼ全例で抑制されない．感度の高い検査であり，疑わしい場合に必要となる．

MRIによる**下垂体画像**検査で下垂体腺腫の存在と鞍外進展の程度，とくに海綿静脈洞浸潤を調べる．

3 治療の実際

治療の目的は，①GHの過剰分泌を是正して軟部組織の肥大など可逆的な臨床症状を軽減し，心疾患・糖尿病・高血圧症など合併症の進展を防ぐこと，②下垂体腺腫に基づく症状を改善すること，③死亡率を一般人口の平均まで引き下げること，④腫瘍周辺正常組織の障害を軽減することである．

■ 手術療法

治療の第1選択は，禁忌がない限り**経蝶形骨洞的下垂体腫瘍摘出術**（TSS）である．顕微鏡手術から**経鼻内視鏡手術**が主流となっている．手術の有効率は下垂体腺腫の大きさと海綿静脈洞浸潤の程度によるため，腺腫が小さい間に早期診断し治療することがもっとも重要である．

■ 薬物療法

手術禁忌例や手術後もコントロール不良または手術により十分な腫瘍摘出ができない場合に行う．

● ソマトスタチンアナログ注射 ●

オクトレオチド注射薬を，1日2〜3回皮下投与する．2週間投与して効果および安全性を確認した後，オクトレオチド徐放性製剤（殿部筋肉内注射）に切り替え4週間に1回とすることができる．GHの分泌抑制と腫瘍の縮小効果が期待できる．副作用として，消化器症状，肝機能障害，胆石症，徐脈などがある．

● GH受容体拮抗薬注射 ●

ペグビソマントを皮下注射する（自己注射可能）．1日1回が原則であるが，ソマトスタチンアナログとの併用で1週間に2〜3回の投与も試みられる．副作用として肝機能障害に注意する．腫瘍縮小効果はないので，定期的な画像検査が必要である．

● ドパミン作動薬服用 ●

比較的活動性が低い場合，ブロモクリプチンを1日2〜3回に分けて食直後に経口投与，またはカベルゴリンを週に1〜2回就寝前に経口投与する．ソマトスタチンアナログとの併用も試みられる．

放射線療法

手術や薬物療法が効果的でない場合および再発した場合は，腫瘍局所制御のため定位的放射線照射（ガンマナイフなど）などが行われる．放射線障害による下垂体機能低下症に注意が必要である．

そのほかの治療と注意点

尿崩症や下垂体前葉機能低下症を伴う場合，それぞれに応じた薬剤による補充療法を行う．

先端巨大症の合併症として，インスリン抵抗性を伴う耐糖能異常，糖尿病，高血圧症，脂質異常症などの代謝異常，心疾患，変形性関節症，睡眠時無呼吸症候群，甲状腺腫や大腸ポリープ，悪性腫瘍（とくに大腸がん）などを伴いやすい．これらの合併症に対して対症的に治療する．

治療効果の判定は臨床症状の有無，GH値およびIGF-Ⅰ値で行う．糖負荷によるGH抑制値が1 ng/mL未満，かつIGF-Ⅰ値が年齢・性別基準範囲内にある場合，臨床的寛解と判断される．しかし，GH過剰の既往があるため生涯にわたり経過観察することが望ましい．

💡 看護のポイント

- 先端巨大症による顔貌の変化や四肢末端の肥大などは，治療により少しずつ改善される．手術や薬物療法により毛髪が軟化し脱毛が目立つことがあるため，あらかじめ伝えておく必要がある．
- 先端巨大症の合併症に対し生活習慣の指導が必要となる．また，長期にわたる経過観察が必要なことを伝える．
- まれに手術後，髄液鼻漏を生じて髄膜炎の危険性もある．術後1ヵ月程度は鼻を強くかまないように指導する．

（島津　章，桑原（島津）智子）

高プロラクチン血症　hyperprolactinemia

1 起こり方

下垂体プロラクチン分泌は，ほかの下垂体前葉ホルモンと異なり視床下部ホルモン（ドパミン）により抑制的に調節されている．このため，視床下部分泌調節機能の異常（ドパミン分泌や輸送・下垂体茎の障害），下垂体ドパミン作用の遮断，下垂体プロラクチン産生細胞の異常により**高プロラクチン血症**が引き起こされる．

プロラクチンは乳腺に作用して乳タンパク合成や乳汁分泌を促進するほか，ゴナドトロピン分泌や性腺機能を抑制する．女性では無月経や乳汁漏出を伴うことから，**無月経-乳汁漏出症候群**ともよばれる．

女性ホルモンであるエストロゲンはプロラクチン産生細胞の増殖，プロラクチンの産生・分泌を強力に促すため，妊娠に伴い下垂体腫大とプロラクチン増加が認められる．

原因

高プロラクチン血症の原因として，以下の病態があげられる．

① **下垂体病変**：プロラクチン産生下垂体腺腫（プロラクチノーマ），ほかの下垂体腺腫
② **視床下部・下垂体茎病変**：機能性および腫

瘍・炎症・肉芽腫・血管障害・外傷などの器質性がある．
③薬剤服用：抗潰瘍薬・制吐薬・降圧薬・中枢神経薬・エストロゲンなど
④原発性甲状腺機能低下症
⑤その他：妊娠・授乳，腎不全，マクロプロラクチン血症など

2 症状と診断のすすめ方

女性では，**無月経**のほか，月経不順，無排卵性周期などの**月経異常**，**乳汁漏出**，**不妊**などが高頻度に現れる．男性では**性欲低下**，**勃起障害**などの症状のみで腫瘍が大きくなってから**視力視野障害**，**頭痛**などをきたして診断されることが多い．

高プロラクチン血症の診断には，午前空腹時の血中プロラクチン基礎値を複数回測定していずれも 20 ng/mL（測定法によっては 30 ng/mL）以上であることを示す．薬剤性や妊娠，原発性甲状腺機能低下症など血中プロラクチン値の増加をきたす原因がほかにみられない場合，プロラクチノーマを含む器質性疾患を疑い，視床下部・下垂体の画像検査を行う．**ガドリニウム造影 MRI** が有用である．プロラクチノーマでは腫瘍の大きさと血中プロラクチン値はおおむね相関するが，プロラクチノーマ以外の原因では，通常 20〜150 ng/mL にとどまることが多い．女性では腫瘍径 10 mm 未満の**ミクロプロラクチノーマ**が多いが，男性ではほとんどが 10 mm 以上の**マクロプロラクチノーマ**である（図1）．

甲状腺刺激ホルモン放出ホルモン（TRH）負荷や抗ドパミン薬（スルピリドなど）負荷，ブロモクリプチン負荷試験などにより高プロラクチン血症の病因を鑑別することは困難である．

3 治療の実際

原因となる病態により治療方針は異なる．
①**薬剤服用**によるもの：薬剤を中止する．
②**原発性甲状腺機能低下症**：甲状腺ホルモンを投与する．

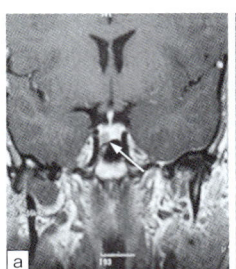

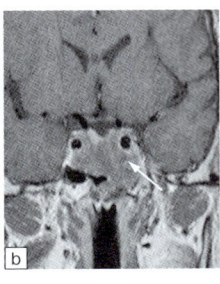

図1 ガドリニウム造影 MRI T1 強調冠状断像
a：ミクロプロラクチノーマ（矢印）
b：マクロプロラクチノーマ（矢印）
［厚生労働科学研究費補助金難治性疾患克服研究事業「間脳下垂体機能障害に関する調査研究班」報告　参照（http://rhhd.info/about/prolactin　2012年12月27日確認）より転載］

③**視床下部・下垂体茎病変**：機能性ではドパミン作動薬を投与する．器質性では，それぞれの疾患の治療を行う．
④**プロラクチノーマ**：**ドパミン作動薬**による薬物療法が基本である．カベルゴリン，ブロモクリプチン，テルグリドが用いられる．プロラクチンの正常化，腫瘍の縮小を認める．副作用を避けるため，少量から開始し，最大効果が得られるまで投与量を増やす．

外科手術は薬物療法で効果がない場合や副作用により服薬継続できない場合に適応となる．ただし，トルコ鞍内に限局している腫瘍では，熟練した外科医による手術で治癒する可能性がある．

💡 看護のポイント

・ドパミン作動薬の服用により，悪心や起立性低血圧，鼻閉，めまい，便秘などの副作用が生じる．多くは一過性で，継続治療により慣れが生じて消失することが多い．投与初期では内服後しばらく安静にするよう指導する．
・高プロラクチン血症の改善により無月経のまま妊娠してしまう危険性があり，主治医の許可があるまで避妊を指導する．

（島津　章，桑原（島津）智子）

尿崩症 diabetes insipidus

1 起こり方

体液の浸透圧は 280～295 mOsm/kg の間で厳格に調節されている．血漿浸透圧が上昇すると，①下垂体後葉から分泌される**抗利尿ホルモン（バソプレシン：AVP）**による，腎集合管における自由水排泄の抑制，および②口渇感による飲水行動の 2 つの機序によって浸透圧のさらなる上昇を防いでいる．AVP の分泌が低下すると中枢性尿崩症が，またその作用が低下すると腎性尿崩症が生ずる．

2 症状と診断のすすめ方

尿崩症では血漿浸透圧による自由水の排泄調節が働かずに集合管からの自由水の排泄が持続し，①大量の希釈尿の排泄，②血漿浸透圧の上昇，③飲水できない患者の状態下で放置されると②により意識障害～死亡にいたる．

患者は多尿のため頻回のトイレ通いおよび飲水が必要であり，日中は活動が妨げられ，また，夜間は睡眠の確保が困難である．このため社会生活上大きな支障をきたし，苦痛が大きい．

診断では，低張性（300 mOsm/kg 以下）の多尿（1 日 3,000 mL 以上）であることを確認後，中枢性尿崩症，腎性尿崩症，心因性多飲症の 3 つの病態のいずれであるかを鑑別すること，さらに尿崩症の場合はその病因を同定することが必要である．

鑑別に用いられる内分泌学的検査法は，①**水制限試験**（飲水制限後，3％の体重減少で終了），②**高張食塩水負荷試験**（5％食塩水を 0.05 mL/kg/分で 120 分間持続点滴），③**バソプレシン負荷試験**（水溶性ピトレシン 5 単位皮下注後，30 分ごとに 2 時間まで採尿）である．

● 中枢性尿崩症 ●

中枢性尿崩症では水制限試験で尿浸透圧が上昇せず（300 mOsm/kg 以下），高張食塩水負荷試験で血漿浸透圧高値となっても血漿 AVP 濃度が健常者の AVP の分泌範囲より低くとどまり十分に上昇せず，また腎臓は正常なのでバソプレシン負荷試験で尿浸透圧が上昇する（300 mOsm/kg 以上）．

● 腎性尿崩症 ●

腎性尿崩症では，定常状態での血漿 AVP 値は 1.0 pg/mL 以上となっており，またバソプレシン負荷試験で尿量の減少および尿浸透圧の上昇がみられない．

● 心因性多飲症 ●

心因性多飲症では，水制限試験で尿浸透圧が上昇し，高張食塩水負荷試験で高血漿浸透圧となった際に健常者の AVP の分泌範囲に近い血漿 AVP 濃度が得られ，バソプレシン負荷試験で尿浸透圧が上昇するのが典型的である．しかし，浸透圧受容器のセットポイントが異常であったり，低張尿が長期間持続したために腎髄質の浸透圧勾配が十分保たれていなかったりする症例もあり，このような患者では典型的な所見は必ずしも得られない．

中枢性尿崩症の病因を，表 1 にまとめる．

表 1 中枢性尿崩症の原因と頻度

	小児（％）	成人（％）
原発性脳腫瘍	49.5	30
術前	33.5	13
術後	16.0	17
特発性（孤発性または家族性）	29.0	25
組織球症	16.0	--
転移性腫瘍	--	8
外傷	2.2	17
感染後	2.2	--

〔Bichet DG：The posterior pituitary. The Pituitary, 2nd ed（Melmed S ed），p292, Blackwell Publishing, 2002〕

3 治療の実際

中枢性尿崩症では，AVP アナログのデスモプレシン（DDAVP）が用いられる．治療の目標

は，夜間は睡眠時間を確保できるよう多尿を十分に抑えること，また日中は水分が貯留しない範囲内で口渇と多尿を日常生活の妨げとならない程度に軽減することである．DDAVP治療でもっとも問題となる副作用は**水中毒の発現**である．

DDAVPに対する反応には個人差があり，適正な用法や維持量はライフスタイルも考慮しつつ個別に決定する必要のあること，また適正な飲水量や水中毒防止上の注意点を患者および家族が習得する必要があることから，DDAVPの導入は入院下で行うことが望ましい．導入後数日間は体重，血清Na値を頻回に測定し，水過剰とならぬよう注意する．外来治療では毎朝排尿後の体重を測定し，急な体重増加が起こっていないか(体液貯留をきたしていないか)をみてもらう．

現在わが国で承認されているDDAVPは経鼻製剤(デスモプレシン点鼻薬またはデスモプレシン・スプレー)であり，成人の場合，通常1回5〜10μgを1日1〜2回鼻腔内に投与する．経鼻製剤は鼻をかんでから息を止めて使用する(肺に吸い込むと無効)などの注意を行うが，鼻炎があると吸収が安定しないなど，効果が鼻腔内の状態に影響される難点がある．このような問題のないDDAVPの経口薬(口腔内崩壊錠)が現在国内で開発中である．

💡 看護のポイント ・・・・・・・・・・・・・・・・

治療を安全に行うためには，患者指導が重要である．その要点は，水中毒を防ぐことと，DDAVPを使えなくなった場合に高血漿浸透圧〜意識障害に陥らないことである．具体的には，①DDAVPが作用している間は過度の飲水を避け，水中毒を防止すること，過度に飲水した場合は休薬すること，②日中にDDAVPの作用が途切れる時間(十分に排尿される時間)を確保し，排泄すべき溶質と，過剰となっている可能性のある体内の水分の排泄を促すこと，③起床時の排尿後で食事前に体重を毎日測定し，急激な体重の増加があれば水中毒である可能性を疑ってすみやかに主治医に連絡すること，④倦怠感，頭痛，嘔吐，悪心など水中毒を示唆する症状が現れたときもすみやかに主治医に連絡すること，⑤なんらかの理由でDDAVPを使用できないときは，口渇に応じて飲水し，血漿浸透圧の上昇を防ぐこと，⑥排尿日誌の指導である．

水中毒は，血漿浸透圧の異常な低下によって脳浮腫，昏睡，けいれんなどをきたす病態である．尿細管からの自由水の排泄を抑制するDDAVPの作用中に，過度の飲水をすることで生じる．症状としては**倦怠感，頭痛，嘔吐，悪心**などで疑われる．また**体重が急激に増加**した場合も水分貯留が示唆され，水中毒が疑われる．水中毒が疑われたら，DDAVPの使用を中止し，すみやかに主治医に連絡する．低Na血症であることが確認されると，水中毒と判断される．大量の飲水が習慣になっている患者も存在するので，DDAVP使用中は口渇感に応じた飲水にとどめるよう十分指導する．

①，⑤ともに，視床下部障害によって口渇中枢も障害されている患者では"口渇感"という体からのシグナルを利用できないため，高Na血症(高浸透圧血漿)になりやすく，体重などを指標に慎重にフォローせざるを得ない．

また，中枢性尿崩症の症状は回復しないことが多く，生涯にわたりDDAVPによる治療を要する．

中枢性尿崩症では視床下部〜下垂体後葉になんらかの病変がある場合が多いため，患者は尿崩症の症状による苦痛だけなく，その基礎疾患についての不安も抱えていることにも十分に配慮する．

(髙野順子，髙野幸路)

抗利尿ホルモン分泌異常症
syndrome of inappropriate secretion of antidiuretic hormone (SIADH)

1 起こり方

視床下部で合成され下垂体後葉から分泌されるバソプレシン（arginine vasopressin：**AVP**）は腎臓において水の再吸収を促すことから抗利尿ホルモン（antidiuretic hormone：**ADH**）ともよばれている．ADH は生体の水バランスの調整を行っており，血中ナトリウム（血漿浸透圧）が上昇した際には血中 ADH 濃度が上昇して腎臓からの水再吸収が亢進し，結果として血中ナトリウムが低下する．一方，血中ナトリウムが低下した際には血中 ADH 濃度は低下し，腎臓からの水排泄が増加することで血中ナトリウムが上昇する．

SIADH は血中ナトリウムが低値であるにもかかわらず血中 ADH 濃度の低下が生じない結果，**低ナトリウム血症**を呈する病態である．

分類

SIADH は中枢神経系疾患，肺疾患，薬剤，異所性バソプレシン産生腫瘍などによって生じるが，①下垂体後葉からの ADH 分泌が亢進している病態（中枢神経系疾患，肺疾患，薬剤）と②腫瘍が ADH を産生している病態（異所性バソプレシン産生腫瘍）に大別される．

2 症状と診断のすすめ方

低ナトリウム血症の症状としては倦怠感，食欲低下，意識障害などがあるが，血中ナトリウム濃度の低下が軽微の場合や低ナトリウム血症が慢性の経過をたどる場合は明らかな症状を呈さないこともある．

SIADH は明らかな細胞外液量の変化を伴わない低ナトリウム血症であり，下痢や嘔吐などで脱水となり細胞外液量の低下している場合や，心不全や肝硬変などで浮腫や腹水が生じて細胞外液量の増加している場合は，低ナトリウム血症があっても SIADH には該当しない．

3 治療の実際

まずは低ナトリウム血症の程度と中枢神経症状（意識レベルの低下，昏睡，けいれんなど）を評価する．たとえば血中ナトリウム濃度 110 mEq/L 未満で意識レベルが低下しているような重症の低ナトリウム血症では，3％食塩水の点滴を開始してすみやかに血中ナトリウム濃度を上昇させる必要がある．

一方，血中ナトリウム濃度の低下が軽微で中枢神経症状を認めない場合は**飲水制限**（500 mL／日）を行い，緩やかに血中ナトリウム濃度を上昇させる．治療上，血中ナトリウム濃度が1日に 10 mEq/L 以上の速さで上昇した場合には**浸透圧性髄鞘崩壊**が生じ，四肢麻痺や構音障害などの症状が出現し，重篤な場合は死亡することもあるので注意を要する．

看護のポイント

飲水制限により治療が開始される場合には飲水制限が守れるように患者を指導する．とくに習慣的に水を多く飲む患者では注意が必要である．一方で，血中ナトリウム濃度を緩やかに上昇させる目的を患者に理解させる．

重症の低ナトリウム血症と診断されて3％高張食塩水の点滴で治療が開始された場合には中枢神経症状の変化を観察する必要がある．また，血中ナトリウム濃度の補正後に浸透圧性髄鞘崩壊が生じる可能性があることを認識して病態の変化に注意する．　　　　（有馬　寛，大磯ユタカ）

甲状腺機能低下症 hypothyroidism

1 起こり方

　甲状腺機能低下症とは甲状腺ホルモンの欠乏によりその生理作用が発揮されず，さまざまな臨床症状を示す病態をいう．

分類

①甲状腺自体に原因があり甲状腺ホルモンが作れない病態を**原発性甲状腺機能低下症**とよび，**橋本病**によるものが多い．そのほかに手術後や内服治療後などの薬剤性，先天性のホルモン合成や分泌の障害などがある．

②甲状腺からの甲状腺ホルモンの分泌はその上位中枢である下垂体からの**甲状腺刺激ホルモン（TSH）**により調節を受けている．なんらかの原因で下垂体からのTSH分泌が欠乏したり，生理活性のないTSHが下垂体から分泌されると**下垂体性（二次性）甲状腺機能低下症**となる．

③下垂体からのTSHの分泌は視床下部からのTSH放出ホルモン（TRH）により制御されており，この機構が障害されると**視床下部性（三次性）甲状腺機能低下症**となる．

④甲状腺ホルモンは正常に分泌されるがその作用が末梢で十分に働かない場合，すなわち甲状腺ホルモンのシグナルがその受容体あるいはそれ以後の機序に障害があって伝わらずうまく生理作用を発揮できないトリヨードサイロニン（T_3）受容体異常症など（T_3感受性低下症候群）の病態がある．

　一方，原因により甲状腺機能低下症を分類すると，先天性（遺伝性，発生異常など）と後天性（自己免疫性，ヨードを含む薬剤性，炎症性，手術を含む外傷性など）に分けられる．臨床経過からみると，永続性と一過性に分類され，さらに臨床症状の有無からみると，下記のような症状を伴う顕性機能低下症と甲状腺ホルモン検査値のみ異常［遊離型サイロキシン（FT_4）およびFT_3正常，TSH高値］を示す**潜在性機能低下症**がある（表1）．

2 症状と診断のすすめ方

症状

　甲状腺ホルモンが不足すると基礎代謝が低下するため，体温が低く，発汗が減少する．寒がりとなり，皮膚は乾燥する．手掌は黄色くなる．腸管の運動が減り，便秘になる．体重が増加し，下肢に圧迫で圧痕ができない浮腫（**粘液水腫**）がみられる．顔貌も浮腫状，蒼白，眉毛が薄い，**粘液水腫特有な顔貌**となる．性腺機能も低下し**無月経**や**不妊**となりやすい．**記銘力も低下**し意識障害をきたすこともある．甲状腺機能低下症では**認知症のリスク**も高くなる．

診断

　甲状腺ホルモンの欠乏に伴う症状を認めたときは，その原因を調べる．甲状腺ホルモンの欠乏は血中甲状腺ホルモン（T_4，T_3）を測定する．甲状腺からは主にT_4が産生され，肝や腎などの末梢臓器において脱ヨード酵素の働きによりT_3が産生され，標的細胞のT_3受容体に結合し，T_3-T_3受容体複合体は遺伝子のT_3反応性エレメントに結合して，遺伝子の活性化を調節し，生理活性を発揮する．T_4およびT_3が過剰にならないように，血液中では結合タンパクであるサイロキシン結合グロブリン（TBG），プレアルブミン（トランスサイレチン）およびアルブミンと結合しており，実際に生理活性を発揮するのはごくわずかな**遊離型甲状腺ホルモン**である．したがって，甲状腺ホルモン活性をみるには遊離型のホルモンである**FT_4**および**FT_3**を測定する．甲状腺ホルモンは肝，腎，骨，中枢神経，脂肪など身体内のあらゆる組織に働き，その欠乏は**血中総コレステロールおよびLDLコレステロール**や**クレアチニンキナーゼ（CK）**の上昇をきたすことから，低下症をつかむ手掛かりとなりうる．しかし，もっとも鋭敏に体内の甲状腺ホルモンの過剰・欠乏状態に反応する

表1 甲状腺機能低下症の原因と臨床的鑑別

分類	原因	甲状腺腫	血清 FT$_4$	血清 FT$_3$	血清 TSH	抗甲状腺抗体	その他
原発性	橋本病	(+)	低値	低値	高値	抗サイログロブリン抗体・抗TPO抗体陽性	
	特発性粘液水腫	(−)	低値	低値	高値	抗TSH受容体抗体陽性, TSAb*陰性	
	薬剤性	(+)または(−)	低値	低値	高値	陰性	ヨード, リチウム製剤, インターフェロン製剤, アミオダロン, スニチニブ(スーテント®)などの使用歴あり
	先天性(ホルモン合成・分泌障害)	(+)または(−), 異所性のこともある	低値	低値	高値	陰性	生時より低下症. マススクリーニングにより発見される
中枢性	下垂体性(二次性)	(−)	低値	低値	低値	陰性	下垂体病変(CT, MRIなどで確認. TRH負荷試験)
	視床下部性	(−)	低値	低値	正常または高値	陰性	視床下部−下垂体病変(CT, MRIなどで確認. TRH連続負荷試験)
ホルモン不応症	T$_3$受容体異常症	(−)	高値	高値	正常または高値	陰性	機能低下症状あり 遺伝子診断
非甲状腺疾患 (NTI)	がん, 悪液質, 飢餓, 糖尿病, 摂食障害など	(−)	正常(時に低値)	低値	正常	陰性	甲状腺以外の原疾患あり

*TSAb:甲状腺刺激抗体

のは下垂体からのTSH分泌であり,末梢での甲状腺機能の状態を知るには**血中TSH**を測定するのがよい.以上の理由から,甲状腺機能検査としてはまず血中のTSHとFT$_4$(さらにFT$_3$)を測定する.

FT$_4$(FT$_3$)が低く,TSHが高いと原発性甲状腺機能低下症と考えられ,原因としては橋本病が多いので,鑑別するために,橋本病のマーカーである甲状腺に対する自己抗体の**抗サイログロブリン抗体(TgAb)**と**抗TPO抗体(またはマイクロゾームテスト:MCHA)**を測定する.TSHが低い二次性甲状腺機能低下症ではTRH負荷試験や視床下部・下垂体の画像診断(CT, MRIなど)も必要となる.重篤な疾患や飢餓状態,摂食障害などでは生体を守るためT$_4$は活性のないリバースT$_3$へ変換され,活性のある血中FT$_3$が低く,TSHが正常な**非甲状腺疾患(nonthyroidal illness:NTI)**となり,検査値のみから判断すると甲状腺機能低下症と間違えられやすいので臨床症状を評価するなどの注意がいる.

3 治療の実際

まず甲状腺機能低下症が甲状腺に由来するのか下垂体などの上位中枢に原因するのかを見極める.後者の場合には副腎皮質機能低下症を伴っていないかに注意する.副腎皮質機能低下症を伴っていない場合には少量の**L-T$_4$製剤(レボチロキシン)**を投与する.臨床症状と血清TSHおよびFT$_4$(FT$_3$)をみながら徐々にレボチ

ロキシンを増量していく．TSHとFT$_4$(FT$_3$)が正常範囲に入ったら維持量として以後同量を続ける．

■治療薬と注意点

甲状腺ホルモン薬として現在使用されるのは**レボチロキシン**(チラーヂンS®)であり，頻用される50μg錠のほか，12.5μg錠，25μg錠，75μg錠，100μg錠と0.01％粉末がある．甲状腺ホルモン作用をすみやかに期待するときにはL-T$_3$製剤のリオチロニン(チロナミン® 5μg錠，25μg錠)も使用されることがある．長期にわたる甲状腺機能低下症では基礎代謝も低下しており，甲状腺ホルモンにより急激に血中濃度が上昇すると**不整脈**や**心不全の増悪**，相対的な副腎皮質機能低下症などを引き起こすので，最初は少量の甲状腺ホルモンから開始する．血中TSHとFT$_4$(FT$_3$)を参照しながら徐々に増量して，これらのホルモン値が正常範囲内におさまったら維持量として続ける．橋本病が原因の場合，やがて回復してくることがあり，内服を一時中止してFT$_4$(FT$_3$)およびTSHを測定することで，永続性かどうかの確認が必要な場合がある．

💡看護のポイント

- 甲状腺機能低下症は生理的な作用を発揮できる濃度の甲状腺ホルモンを維持できればまったく問題なく日常生活を送ることができる．しかし，内服を忘れると，急に症状が出ることはなくても**疲れやすい**，**寒がり**，**便秘**，**皮膚の乾燥**，**月経不順**，**体重増加**，**むくみ**などの症状が徐々に出てくる．症状が出ない程度の低下症(潜在性機能低下症)であっても，脂質異常症を生じ，心機能を低下させ，これらは将来の心血管イベントのリスクを高める．したがって，毎日の内服の確認を行い，忘れることがない時間帯に内服することをすすめる．
- 無治療の甲状腺機能低下症を治療する際に，急激に甲状腺ホルモン値を正常化させようとすると不整脈を誘発したり，心不全を引き起こしたりすることがあり，**少量から投与して徐々に検査値を改善していくことが必要である．**
- わが国では必要量(150μg／日程度)を超えるヨード摂取量をとっており，なかにはmgレベルの過剰なヨードを摂取している場合がある．食事以外にもさまざまなサプリメントにヨードエキスなどが含まれている場合があり，日常の食事のみならず嗜好品やいわゆる健康食品の摂取の有無にも注意が必要である．ほかの医療機関にも受診している場合にはそこで出されている薬剤にも注意する．とくにヨードの入ったうがい薬，**抗不整脈薬**，**肝疾患治療薬**，**抗がん薬**などは甲状腺機能異常を起こしやすい．治療により機能が正常化するまでは皮膚の乾燥や便秘などもみられるためスキンケアや食事内容の指導も行う．

(伊藤光泰)

甲状腺機能亢進症(バセドウ病)
hyperthyroidism(Basedow's disease)

1 起こり方

甲状腺機能亢進症は厳密には甲状腺の機能が亢進している状態をさし，単に血中の甲状腺ホルモンが増加している**甲状腺中毒症**と区別される．しかしながら，両者はしばしば同意語として使用され，臨床症状は共通点が多いのでここでは一括して扱う．血中甲状腺ホルモンが増加する原因として，①原発性甲状腺機能亢進症[**バセドウ(Basedow)病**，機能性甲状腺腫瘍など]，②**破壊性甲状腺中毒症**(亜急性甲状腺炎，無痛性甲状腺炎など)，③中枢性甲状腺機能亢

進症(TSH産生腫瘍など），④甲状腺ホルモン薬の過剰摂取，などがある．この中で頻度のもっとも高いものはバセドウ病であり，次いで破壊性甲状腺中毒症である．バセドウ病の頻度は，人口あたり0.1〜0.6%で，女性に多く(男：女＝1：7〜10)，20〜40歳代に多い．

バセドウ病は，**抗TSH受容体抗体**によって甲状腺機能亢進症が引き起こされる自己免疫疾患である．遺伝的素因を背景に環境因子(詳細は不明だが，感染やストレスなどが候補として考えられている)が加わって，抗TSH受容体抗体が生成される．同抗体は，TSHと同じように甲状腺を刺激して，甲状腺ホルモンの合成や分泌を増加させ，甲状腺機能亢進症を引き起こす．また，バセドウ病では眼球突出や複視など眼症状を合併することがある．自己免疫的機序によって後眼窩脂肪組織や結合組織の増生腫大や外眼筋の炎症性肥厚が生じ，眼球の前方への突出や眼球運動障害をきたすためと考えられている．刺激型抗TSH受容体抗体との関連や細胞性免疫の関与が想定されているが，真の自己抗原と標的細胞は不明である．

2 症状と診断のすすめ方

動悸・頻脈，多汗，手指振戦，体重減少，易疲労感，甲状腺腫などの臨床症状を呈する(**表1**)．バセドウ病の三徴として，甲状腺腫，頻脈，眼球突出が知られる．亜急性甲状腺炎では感冒様症状に伴う有痛性甲状腺腫が典型的である．検査結果は下記の診断の項で説明する．バセドウ病では原因物質である抗TSH受容体抗体が検出される．そのほか，バセドウ病や無痛性甲状腺炎の多くで抗サイログロブリン抗体や抗甲状腺ペルオキシダーゼ抗体(＝抗マイクロゾーム抗体)が検出される．

診断は上記の臨床症状と血中甲状腺ホルモンの上昇(T_4, T_3)が基本となる．中枢性甲状腺機能亢進症以外では，血中TSHは低下している．中枢性甲状腺機能亢進症では甲状腺ホルモン上昇にもかかわらず血中TSHは低下していない．個々の疾患を正確に診断するには，甲状腺関連抗体(抗TSH受容体抗体，抗サイログロブリン抗体，抗甲状腺ペルオキシダーゼ抗体)，甲状腺エコー，甲状腺シンチグラフィなどが必要になる．日本甲状腺学会から「バセドウ病の診断ガイドライン2010」が発表されている(**表1**)．また，診断のアルゴリズムを**図1**に示す．

表1 バセドウ病の診断ガイドライン

a)臨床所見
1. 頻脈，体重減少，手指振戦，発汗増加等の甲状腺中毒症所見
2. びまん性甲状腺腫大
3. 眼球突出または特有の眼症状

b)検査所見
1. 遊離T_4，遊離T_3のいずれか一方または両方高値
2. TSH低値(0.1μU/mL以下)
3. 抗TSH受容体抗体(TRAb, TBII)陽性，または刺激抗体(TSAb)陽性
4. 放射線ヨード(またはテクネシウム)甲状腺摂取率高値，シンチグラフィでびまん性

1)バセドウ病
　a)の1つ以上に加えて，b)の4つを有するもの
2)確からしいバセドウ病
　a)の1つ以上に加えて，b)の1, 2, 3を有するもの
3)バセドウ病の疑い
　a)の1つ以上に加えて，b)の1と2を有し，遊離T_4，遊離T_3高値が3ヵ月以上続くもの

付記
1. コレステロール低値，アルカリホスファターゼ高値を示すことが多い．
2. 遊離T_4正常で遊離T_3のみが高値の場合がまれにある．
3. 眼症状がありTRAbまたはTSAb陽性であるが，遊離T_4およびTSHが正常の例はeuthyroid Graves' diseaseまたはeuthyroid ophthalmopathyといわれる．
4. 高齢者の場合，臨床症状が乏しく，甲状腺腫が明らかでないことが多いので注意をする．
5. 小児では学力低下，身長促進，落ち着きのなさなどを認める．
6. 遊離T_3(pg/mL)/遊離T_4(ng/dL)比は無痛性甲状腺炎の除外に参考となる．
7. 甲状腺血流測定が無痛性甲状腺炎との鑑別に有用である．

[日本甲状腺学会：バセドウ病の診断ガイドライン．甲状腺疾患診断ガイドライン2010]

3 治療の実際

甲状腺中毒症の原因がバセドウ病によるものか破壊性甲状腺中毒症によるものか不明の場合，診断が決定するまで必要に応じてβ遮断薬

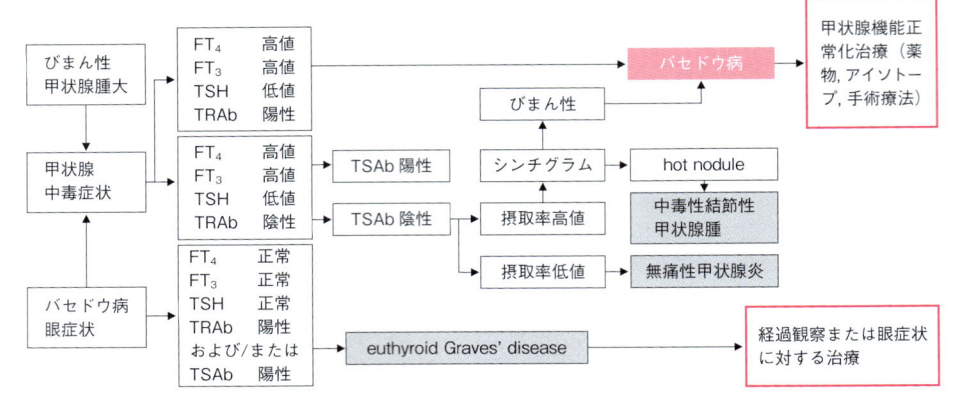

図1 バセドウ病診断のアルゴリズム

FT₄：遊離チロキシン，FT₃：遊離トリヨードチロニン，TSH：甲状腺刺激ホルモン，TRAb：抗TSH受容体抗体，TSAb：甲状腺刺激抗体，摂取率：放射性ヨード（またはテクネシウム）甲状腺摂取率

[網野信行ほか：内科 **100**：801-806, 2007 より改変]

投与にて経過観察する．バセドウ病の甲状腺機能亢進症に対する治療には，**抗甲状腺薬**による内科的治療，**放射性ヨード治療**，外科的治療の3つがある．わが国では，内科的治療が第1選択として施行されることが圧倒的に多く（88％），次いで放射性ヨード治療（11％），外科治療（1％）の順である（**表2**）．日本甲状腺学会から「バセドウ病治療ガイドライン2011」（南江堂）が発表されている．

☀ 看護のポイント

甲状腺機能亢進症を放置しておくと，心不全や心房細動などの合併症や**甲状腺クリーゼ**のような致死的事態に陥ることがあるので，抗甲状腺薬の服薬などをしっかり行うように指導する．しばしば妊娠・分娩・授乳中の女性に発症することがあり，その際には専門医受診をすすめる．

● 治療薬と注意点 ●

抗甲状腺薬は副作用の多い薬剤である．もっとも多いのは蕁麻疹，発疹の皮膚症状で，約1～5％にみられる．薬剤の変更や抗ヒスタミン薬併用で対処可能である．もっとも問題となるのは，無顆粒球症である．頻度は0.1～0.5％程

表2 バセドウ病の主な治療法

	内科治療	アイソトープ治療	外科治療
内 容	抗甲状腺薬（経口）	放射性ヨード（経口）	甲状腺亜全摘術
選択率（日本）	88％	11％	約1％
利 点	・簡便 ・外来加療	・高寛解率 ・甲状腺腫縮小 ・外来加療可	・高寛解率 ・早期治癒 ・甲状腺腫縮小
欠 点	・副作用 ・低寛解率 ・奇形出産合併報告	・妊娠・授乳中禁忌 ・晩発性甲状腺機能低下症 ・眼症悪化の可能性 ・要管理施設	・手術癒痕 ・要入院 ・高コスト ・要熟練

[赤水尚史：Basedow病．最新医学 **55**（6月増刊号）：1349-1358, 2000]

度で低いが，薬剤を即時中止して入院治療が必須である．そのほか，肝障害にも留意が必要であり，とくにプロピルチオウラシルによる重篤肝障害に関して注意する．これらの副作用については投薬前に必ず患者に説明しておく．催奇形性の観点から，妊娠早期にはプロピルチオウラシルの投与がすすめられている．（赤水尚史）

橋本病 Hashimoto's thyroiditis

1 起こり方

　橋本病は，臓器特異的自己免疫的機序により甲状腺に慢性の炎症が起きて，甲状腺の機能を徐々に低下させる疾患である．甲状腺にリンパ球の著明な浸潤を認め，軽度から中等度の線維化も伴う．甲状腺特異的抗原としてサイログロブリン（Tg）と，甲状腺マイクロゾームのペルオキシダーゼ（TPO）に対する自己抗体が血中に認められる．慢性甲状腺炎ともよばれるが，国際的には**橋本甲状腺炎**（Hashimoto's thyroiditis）と表記される．**甲状腺機能低下症**をきたす原因のほとんどが橋本病である．

　通常，**びまん性甲状腺腫大**を示すが，末期には萎縮性甲状腺炎を呈する場合もある．ほかの自己免疫性疾患と同様に，両親から受け継ぐ体質的要因（遺伝的背景）と環境的要因（橋本病の場合はヨウ素大量摂取や先天性風疹症候群など）により発症すると考えられている．橋本病の発症に関連する遺伝子の種類は人種により大きく異なっている．日本人は橋本病発症頻度が高い人種であり，慢性的なヨウ素過剰摂取の影響に対しても感受性が高い（ヨウ素の過剰摂取は甲状腺機能を低下させる）．わが国においては抗 Tg 抗体または抗 TPO 抗体陽性を示す頻度は，成人男性で 14.4％，成人女性で 24.7％である．橋本病の進行は緩徐であり甲状腺機能は正常を示すことも多いが，加齢とともに**甲状腺機能低下症**となる率が高くなる．甲状腺機能低下症が重度になると**粘液水腫性昏睡**にいたることもある．また逆に，甲状腺組織破壊により甲状腺ホルモンが血中に逸脱し，甲状腺中毒症状を呈する急性増悪を認めることもある．出産後に一過性の甲状腺中毒症または**甲状腺機能低下症**を認めることも比較的多い．

　このように橋本病は，その経過中に甲状腺機能が低下から中毒症まで大きく変動しやすい疾患ともいえる．

2 症状と診断のすすめ方

■ 症状

　橋本病は**びまん性甲状腺腫大**を示し，甲状腺機能が正常であればほかの症状はない．一方，**甲状腺機能低下症**となれば，無気力，易疲労感，動作緩慢，眼瞼浮腫，耐寒能低下（寒がり），体重増加，嗜眠，記憶力低下，便秘，嗄声などのほか，皮膚乾燥，徐脈，精神活動遅延，うつ状態などの多彩な症状が出現する．女性では月経不順，不妊，溢乳などの症状も出現する．しかしながら，甲状腺機能低下症であっても自覚症状が乏しいことも多い．症状がある場合であっても緩徐に発症・進行するために，本人ならびに周囲からも異常であると認識されにくく，治療により甲状腺機能が正常に回復してから初めて症状があったと気づくことも多い．このように橋本病の臨床症状には大きな個人差が認められる．

■ 診断

　橋本病の診断は，甲状腺機能低下の有無にはかかわらない．①**びまん性甲状腺腫大**があり，②**甲状腺自己抗体**（抗 Tg 抗体，抗 TPO 抗体）のどれか 1 つが陽性であれば橋本病と診断される（**表 1**）．橋本病の場合，病理診断は一般的

表 1　慢性甲状腺炎（橋本病）の診断ガイドライン

a）臨床所見
　・びまん性甲状腺腫大
　　ただしバセドウ（Basedow）病などほかの原因が認められないもの
b）検査所見
　・抗甲状腺マイクロゾーム（または TPO）抗体陽性
　・抗サイログロブリン抗体陽性
　・細胞診でリンパ球浸潤を認める
c）慢性甲状腺炎（橋本病）
　a）a）およびb）の 1 つ以上を有するもの

［日本甲状腺学会ホームページ（http://www.japanthyroid.jp/doctor/guideline/japanese.html#mansei）（2012 年 12 月 27 日確認）］

には必要とされない．ほかの原因が認められない原発性甲状腺機能低下症の場合や，甲状腺機能異常も甲状腺腫大も認めないが抗Tg抗体または抗TPO抗体陽性の場合は橋本病の疑いとされる．甲状腺超音波検査で内部エコー低下や不均一を認める場合も橋本病の可能性が強い．

3 治療の実際

橋本病は甲状腺機能が正常であれば治療の必要性はないが，上述のように経過中に甲状腺機能は大きく変動することがあるので，定期的な甲状腺機能の確認は必要である．甲状腺機能の評価には甲状腺刺激ホルモン(TSH)と甲状腺ホルモン［遊離サイロキシン(遊離T_4)，遊離トリヨードサイロニン(遊離T_3)］の血中濃度を測定する．甲状腺機能が低下していると，甲状腺ホルモン濃度は低値となり，逆にTSHが高値となる．遊離T_4が正常範囲内でもTSHが高値の場合は，**潜在性甲状腺機能低下症**である．

現在のところ，橋本病に対する根本的治療は存在しない．甲状腺機能が低下していれば，不足している甲状腺ホルモンを補充する．甲状腺ホルモン製剤として，合成サイロキシン製剤［レボチロキシン(チラーヂンS®など)］を用いる．少量より甲状腺ホルモンの補充を開始し，血中TSH濃度を指標として投与量を調節する必要がある．鉄，炭酸カルシウム，コレスチラミン，水酸化アルミニウム製剤，スクラルファートのほか，食物繊維などはサイロキシンの吸収を阻害するため，これらの薬剤とは一緒に内服せずに4時間以上間隔をあけて服用するように指導する．甲状腺中毒症を示す**無痛性甲状腺炎**の際はβ遮断薬を用いる．

💡 看護のポイント ・・・・・・・・・・・・・・・・

橋本病では，日常生活上の制限はない．ただし治療開始直後，とくに心機能や呼吸機能に影響が出ている場合は，甲状腺ホルモン薬の維持投与量が決まるまでは過度の運動や活動を控える必要がある．また，ヨウ素過剰摂取により甲状腺機能低下症となる可能性があるので，ヨウ素含有量の多い食品の過剰摂取には注意が必要であるが，極端な嗜好の偏りがない限りはヨウ素の制限は必要でない．CT検査などで使用するヨウ素系造影剤の投与にも注意を要する．

橋本病の治療生活は通常長期間，多くの場合は一生の間継続する必要がるため「一生治らないのか」と深刻に受け止めすぎたり，逆に症状が乏しいため治療を自己中断することもある．また，若い女性の橋本病患者の場合は妊娠・出産も経験するため，治療内容に対し不安を抱くことも多い．実際，橋本病では流産が多いとの報告もある．橋本病治療の基本は甲状腺ホルモン補充により甲状腺機能が正常の場合と同様の健康状態を保つことである．治療の自己中断がないように，甲状腺ホルモン製剤による維持療法の目的と定期通院の重要性を十分に理解してもらうように指導する必要がある．

（土屋天文，森　昌朋）

亜急性甲状腺炎 subacute thyroiditis

1 起こり方

亜急性甲状腺炎は，有痛性の甲状腺疾患の中でもっとも重要なものである．**甲状腺の非化膿性炎症性疾患**であり，橋本病やバセドウ(Basedow)病と異なり自己免疫的機序は一般に関与しない．各種ウイルス(アデノウイルス，コクサッキーウイルス，エコーウイルス，インフルエンザウイルスなど)による感染の関与が考えられているが，周囲に伝染はせず，個別に原因ウイルスを同定することは困難である．30～50歳代の女性に多い．

2 症状と診断のすすめ方

先行感染として感冒などの上気道感染症状をしばしば伴い，その後に前頸部痛と発熱で発症する．高熱をみることもまれでない．**有痛性の甲状腺腫**を認め，発症初期には結節様または一葉のみが腫大しているが，炎症の波及により対側に疼痛が移動することもある．甲状腺の炎症部は多核巨細胞を含む**炎症性肉芽腫**が形成され，硬く腫大し激しい圧痛も伴う．疼痛はしばしば顎または耳介部へ放散する．超音波検査では甲状腺の炎症部は低エコー像として認められる．炎症により甲状腺組織が破壊され甲状腺ホルモンが血中に逸脱するため，一時的に発汗，手指振戦，下痢，体重減少などの**甲状腺中毒症**を呈する．そのため，バセドウ病などのほかの**甲状腺中毒症**との鑑別が必要であるが，亜急性甲状腺炎ではバセドウ病眼症は認めない．貯蔵していた甲状腺ホルモンが枯渇すると一時的な**甲状腺機能低下症**を呈することもある．炎症の鎮静化に伴い，甲状腺機能はおおむね正常に回復する．

有痛性の甲状腺腫があり，炎症反応（CRPまたは赤沈）の亢進，**甲状腺中毒症**［遊離サイロキシン（遊離 T_4 高値），甲状腺刺激ホルモン（TSH）低値］，甲状腺超音波検査で疼痛部に一致した低エコー域が認められれば，亜急性甲状腺炎と診断される．抗甲状腺自己抗体は通常は陰性であるが，高感度法で測定すると未治療時から陽性になることもある．また，急性期は放射性ヨウ素（またはテクネシウム）の甲状腺摂取率の低下を認めるため，バセドウ病との鑑別に有用である．

3 治療の実際と看護のポイント

亜急性甲状腺炎は通常2～4ヵ月くらいの経過で自然治癒する予後のよい疾患であり，治療は対症療法となる．疼痛や発熱などの症状緩和のために抗炎症薬を投与する．通常は非ステロイド抗炎症薬で十分な治療効果が得られるが，炎症症状が強い場合は中等量のステロイド（プレドニゾロン 0.5 mg/kg）を使用する．経過中に認められる甲状腺機能異常は一過性で軽度であることが多く，一般的には治療不要である．動悸などの甲状腺中毒症状が強い場合は β 遮断薬を使用することもあるが，バセドウ病と異なり抗甲状腺薬や ^{131}I 甲状腺内用療法，甲状腺切除は禁忌である．重症例であっても，ステロイドは短期間で著効を示す．ただし，ステロイドの減量・中止が早すぎると炎症は再燃するため，症状が消失しても決して服薬を自己中断しないことを十分に説明する必要がある．

（土屋天文，森　昌朋）

単純性甲状腺腫　simple goiter

1 起こり方

甲状腺機能に異常がなく**抗甲状腺自己抗体**が陰性で，ほかに原因を特定できないびまん性甲状腺腫を，わが国では単純性甲状腺腫と総称している．甲状腺が**びまん性腫大**をきたす原因としては，食事性ヨードの摂取不足や過剰，ヨード含有医薬品などの常用，ゴイトロゲン（甲状腺腫誘発物質：チオシアン酸前駆体やゴイトリンなど甲状腺のヨードの取り込みやホルモン合成を抑制する物質）を含有する作物（カッサバ，アブラナ科のキャベツ類など）を多量長期摂取した場合（最近，生のボクチョイを毎日 1.0～1.5 kg を数ヵ月間食べ続けた中国人女性が甲状腺機能低下症の重篤な病態である粘液水腫性昏睡に陥ったとの報告がある），そのほか，軽度の先天性甲状腺ホルモン合成障害などがある．**思春期，妊娠，更年期の女性**に認められることが多い．橋本病の初期や軽度のものが含まれている可能性がある．ただし原因が明らかな

ものは除外される.

ある特定の地方にびまん性甲状腺腫が多発するものを地方性甲状腺腫とよび，ヨード欠乏(ヒマラヤ，アンデス，アルプスなどの山岳地帯)やヨード過剰(北海道日高地方)が原因と考えられるので，厳密には単純性甲状腺腫とは分けて扱われる.

2 症状と診断のすすめ方

本症はびまん性甲状腺腫をきたすが，**甲状腺機能は正常**であり，甲状腺中毒(機能亢進)症状や機能低下症状はきたさない．ただし，甲状腺腫が著明となれば気管などに圧迫症状をきたすこともあるが，悪性腫瘍のように周囲の組織に浸潤することはない.

単純性甲状腺腫の診断は，びまん性で一般にやわらかく，表面は平滑な甲状腺の腫大で，甲状腺機能［遊離サイロキシン(FT_4)，遊離トリヨードサイロニン(FT_3)］，甲状腺刺激ホルモン(TSH)は基準値内であり，また，抗甲状腺自己抗体［抗サイログロブリン，抗マイクロゾーム（またはTPO）抗体］も陰性である．**甲状腺超音波検査**でも，腫大のみで特異的所見はない．放射性ヨード摂取率は原因により，増加または低下する場合がある.

3 治療の実際と看護のポイント

原因となりうる生活習慣(食生活，健康食品，サプリメント，習慣的なヨード含有含嗽薬によるうがい，嗜好など)に対する問診が重要である．先天性のホルモン合成障害による場合は家族性にくる場合が多いので，同じような人が家族内にいないか尋ねるのも必要である.

ヨード過剰による場合はヨード含有食品(昆布などの海草類など)の摂取を控え，摂取量を適正にする，あるいはヨード含有含嗽薬などの習慣的使用を中止する．日本においては，通常ヨード欠乏は起こらない．また，甲状腺腫誘発物質を含む作物の多量長期摂取があれば，摂取を控える．通常の摂取量では問題にならない.

単純性甲状腺腫は**良性**であるため過剰な心配をしないように患者本人，家族に説明・指導する．ただし，経過中にほかの甲状腺疾患を合併する場合もあるので，甲状腺腫が急速に増大する場合や，ほかの臨床症状が出現した場合にはすみやかに受診するように指導することが大切である．もし不安ならば，1年後に受診するように話す.

甲状腺腫が大きい場合には甲状腺機能が正常でも甲状腺ホルモン薬［レボチロキシン(チラーヂンS®)］を投与することにより甲状腺腫が縮小する場合がある．甲状腺ホルモン薬による甲状腺腫縮小には長期間かかるため，服用を継続するよう指導し，また甲状腺ホルモン薬が過量の場合には甲状腺中毒(機能亢進)症状(頻脈，手指振戦，発汗増加，体重減少など)が出現することを説明し，その場合には受診するようにすすめる.

(笠井貴久男)

甲状腺腫瘍 thyroid tumor

1 起こり方

甲状腺は左右の側葉とそれをつなぐ峡部からなり，重量は約15gである．甲状腺は甲状軟骨・輪状軟骨間膜の靱帯によって固定されており，甲状軟骨から気管の部分に声帯・気管・下咽頭・頸部食道が存在する．さらに甲状腺の裏側には4個の副甲状腺がある.

甲状腺腫瘍の大部分はホルモンを分泌せず，ホルモン分泌機序に関与しない．その点が，甲状腺機能亢進症［バセドウ(Basedow)病］や橋本病(慢性甲状腺炎)などと異なる.

甲状腺腫瘍には，**良性腫瘍**と**悪性腫瘍**があり，前者は**濾胞腺腫**と**腺腫様甲状腺腫**に分かれる．後者は**がん**と**悪性リンパ腫**からなっている．大部分の腫瘍は偶発的に起こるもので遺伝

表1 甲状腺悪性腫瘍の組織型別の特徴

	好発年齢	男女比	腫瘍の性状	症状・検査・その他	予後 (手術後10年生存率)
乳頭がん	若年〜高齢	1:5	硬	しばしば嗄声 小児期のX線照射歴	約90%
濾胞がん	若年〜高齢	1:5	中〜硬	骨・肺転移しやすい	約80%
未分化がん	高齢	1:2	硬, 不整形	嗄声, 疼痛, 呼吸困難 長年の甲状腺腫の既往	手術後1年以内に死亡
髄様がん	若年〜高齢	1:2	中〜硬	下痢, 時に疼痛 多発性内分泌腫瘍症(MEN)2型, 家族性 CEA カルシトニン高値	約60%
悪性リンパ腫	中年〜高齢	1:2	中 結節性〜びまん性	慢性甲状腺炎(橋本病)の既往	約50%

性・家族性などはない．最終的な診断は病理組織診断による．

2 症状と診断のすすめ方

頸部に腫瘍が認められたとき，まず甲状腺腫瘍を疑うが，甲状腺は特有な機能を有しており，腫瘍を触知してもバセドウ病，単純性甲状腺腫，橋本病などのこともある．しかし，真の腫瘍は良性と悪性甲状腺腫瘍である．この良性甲状腺腫瘍には，別に**結節性甲状腺腫**といういい方もある．

甲状腺腫瘍は幸いなことに良性腫瘍のほうがはるかに高頻度に発生する．**悪性腫瘍**では，**乳頭がん**が85%，**濾胞がん**が10%，残りの5%を**未分化がん**，**髄様がん**，**悪性リンパ腫**で分けている（表1）．特徴的なことは好発年齢であり，多くの腫瘍は良性・悪性を問わず，若年から発生する．しかし，まれな腫瘍である未分化がんや悪性リンパ腫は高齢者に多い．また，多くの腫瘍は女性の発生が80%である．しかし，まれな未分化がん，髄様がん，悪性リンパ腫では男女比は1:2である．

問診で大事なことは，腫瘍の増殖が速いか遅いか，疼痛の有無，嗄声（しわがれ声）の有無，甲状腺機能亢進症の症状（心悸亢進，多汗，易疲労性など），あるいは機能低下症（体重増加，寒がり）の有無，家族歴などである．触診は基本であり，患者を座らせて対面し，前方から患者の頸部を挟むようにして母指で触診する．**良性腫瘍（濾胞腺腫・腺腫様甲状腺腫）**では形状は円形・大小結節があるが表面平滑で一般に軟らかい．気管との癒着がなく，増殖速度も遅く，超音波上の石灰化像もないか，あっても粗大である．**嗄声（反回神経麻痺）**はない．それに比べ，がんでは形状は不整形，単発で，表面はやや不整で硬い．気管との癒着があり，増殖速度も比較的速く，超音波上の石灰化像は砂粒状である．嗄声もあることがある．

血液による甲状腺機能検査は異常ないが，血中**サイログロブリン(Tg)**のみが高値になることがある．そのほかの自己抗体は陰性である．超音波検査は非侵襲性でありきわめて有用である．各種シンチグラフィやCT, MRIは腫瘍が大きいとき，手術適応を決めるときなどに行うものであり，通常は行わない．術前の最終診断は注射針(21G)による**穿刺吸引細胞診(ABC, FNA)**がもっとも有用である．

症状

● 甲状腺濾胞腺腫 ●

甲状腺の結節以外に症状はない．大きくなれば，圧迫症状を有することもあり，手術の適応になる．この濾胞腺腫が悪性に変わることはないと考えられているが，一部の濾胞腺腫は濾胞がんとの鑑別がむずかしい．

● 腺腫様甲状腺腫 ●

濾胞腺腫が多発したものであるが，単発のも

のもあり，濾胞腺腫との鑑別はむずかしいときがある．時に，縦隔内へ大きく発育することがあり，気管などを圧迫する．

● 乳頭がん ●

もっとも悪性腫瘍では頻度の高いものである．硬く，気管と癒着した可動性のない腫瘍として触れる．穿刺吸引細胞診ではほぼ診断がつく．径1cm以下の微小がんはまだ議論があるが，それ以上の大きい乳頭がんは手術の適応である．リンパ節転移が多くみられる．

● 濾胞がん ●

乳頭がんに準じるが，術前診断はむずかしい．時には，濾胞腺腫，乳頭がんと診断されることがある．乳頭がんより骨・肺に転移しやすい．

● 未分化がん ●

未分化がんから以降は悪性腫瘍の中でも2%程度のまれなものである．未分化がんはきわめて急速に発育し，早期からリンパ行性，血行性に転移をきたす．可動性を欠き早期から圧痛を伴った腫瘍として触れ，嗄声や嚥下困難も伴う．白血球，赤沈，CRPなどの炎症反応が著明に亢進する．

● 髄様がん ●

通常の甲状腺腫瘍が濾胞細胞から発生するのに対し，傍濾胞細胞から発生する．カルシトニンとCEAが有力な腫瘍マーカーである．散発性(2/3)と遺伝性・家族性(1/3)がある．後者の遺伝性は多発性内分泌腫瘍症(MEN)の項目で記述されている．散発性髄様がんではリンパ節転移率が高い．

● 悪性リンパ腫 ●

高齢者に多いまれな腫瘍で，短期間に比較的急速に甲状腺が腫大する．そのため未分化がんとの鑑別が重要である．橋本病に発生することが多い．病理組織像を確認するために生検が行われる．^{67}Gaシンチグラフィで全身への広がりを確認し，病期を決定する．

3　治療の実際

甲状腺の手術には，甲状腺葉切除，亜全摘，全摘などがあり，病態，病期により選択する．一般に，良性甲状腺腫瘍では，腫瘍が大きいもの，悪性が否定できないものなどが適応となり，通常葉切除，亜全摘が基本である．悪性腫瘍では，病型により切除範囲も異なり，リンパ節郭清も追加されることが多い．そのほか，進行乳頭がん・濾胞がんではアイソトープ治療(^{131}I大量療法)が行われる．未分化がん・悪性リンパ腫では外照射も適応である．

術後は，乳頭がんと濾胞がんでは**甲状腺刺激ホルモン(TSH)抑制法**として，また甲状腺亜全摘以上の甲状腺切除をした場合には甲状腺ホルモン補充療法として，**レボチロキシン**(チラージンS®)を投与する．

予後は乳頭がんは約90％で最良，続いて濾胞がん約80％，最悪は未分化がんで大部分の患者は術後1年以内に死亡する．

💡 看護のポイント

甲状腺腫瘍は悪性でも，比較的「生活の質」(QOL)は高い．しかし，進行がんでは誤嚥，呼吸困難，飲食困難という症状も起きうるので，それらに対する対処法を念頭に置く必要がある．術中・術後の管理として，反回神経麻痺(片側では嗄声，両側では呼吸困難)，喉頭浮腫による窒息，術後副甲状腺機能低下症により血中Ca値が低下し，口唇・手指のしびれなどの**テタニー症状**に注意する．Ca薬［グルコン酸カルシウム(カルチコール®)］の静注で回復する．後出血は窒息を引き起こすことがあるので，注意が必要である．　　　　(高見　博)

副甲状腺機能低下症 hypoparathyroidism

1 起こり方

副甲状腺は頸部にあり，甲状腺背側の上下左右に4〜5腺存在し，合計100mg程度の小さな器官である．副甲状腺ホルモン（parathyroid hormone：PTH）は副甲状腺から血液中へ分泌されるホルモンであり，主に腎臓と骨に作用して，血中カルシウム（Ca）濃度を上昇させ，血中リン（P）濃度を低下させる．**副甲状腺機能低下症とは，PTHの作用が低下している病態である**．PTHの作用低下により**低Ca血症**となる．

PTH不足性副甲状腺機能低下症

PTH不足性副甲状腺機能低下症とは，副甲状腺からのPTHの分泌低下が原因で副甲状腺機能低下症となっている病態である．たとえば，すべての副甲状腺を手術で切除した場合にはPTHが分泌されないので，副甲状腺機能低下症となる（術後性）．また，**低マグネシウム血症**によりPTH分泌が低下する．明らかな原因がないにもかかわらずPTH分泌が低下している場合を**特発性副甲状腺機能低下症**とよぶ．

偽性副甲状腺機能低下症

PTHは，副甲状腺から血中に分泌され，腎臓と骨に直接作用する．**偽性副甲状腺機能低下症**とは，PTHの分泌は保たれ，血中にPTHが存在するにもかかわらず，とくに腎臓での作用が障害されている病態である．本症は外因性に投与したPTHに対する腎のcAMP排泄反応を評価すること［エルスワース・ハワード（Ellsworth-Howard）試験］によりⅠ型とⅡ型に分類される（**表1**）．Ⅰ型はさらに，オルブライト（Albright）遺伝性骨異栄養症（Albright hereditary osteodystrophy：AHO）を有するIa型と有しないIb型に分類される．

表1 副甲状腺機能低下症の分類

PTH不足性副甲状腺機能低下症
①2次性 　頸部手術，放射線照射，がんの浸潤，肉芽腫性疾患，ヘモクロマトーシス，母体の原発性副甲状腺機能亢進症（新生児，一過性） ②新生児や乳児期発症 　遺伝性疾患，副甲状腺の低形成 ③そのほかの遺伝性疾患 　ディジョージ（DiGeorge）症候群など ④自己免疫性 ⑤低マグネシウム血症 ⑥特発性
偽性副甲状腺機能低下症
Ⅰ型：エルスワース・ハワード試験でのcAMP排泄反応がない 　Ⅰa型：AHO体型がある 　Ⅰb型：AHO体型がない Ⅱ型：エルスワース・ハワード試験でのcAMP排泄反応がある

2 症状と診断のすすめ方

症状

症状は，低Ca血症による症状が大半であり，テタニー・けいれん，しびれ感，腹部症状（便秘・下痢・腹痛），トルソー（Trousseau）徴候，クボステク（Chvostek）徴候などである．小児では全身性けいれんを認めることがあるが，成人ではまれである．

● トルソー徴候 ●

トルソー徴候とは，血圧計のマンシェットを上腕に巻き，収縮期血圧より高い圧にして上腕を3分間圧迫すると助産師手位（**図1**）が出現する．助産師手位では，手首・中手指節関節は屈曲し，遠位指節間（DIP）関節・近位指節間（PIP）関節が伸展，親指は内転し，手掌部が凹んだ形となる．

● クボステク徴候 ●

クボステク徴候とは，耳の前を軽く叩くと顔面神経が刺激されて，刺激した側の顔面筋が収

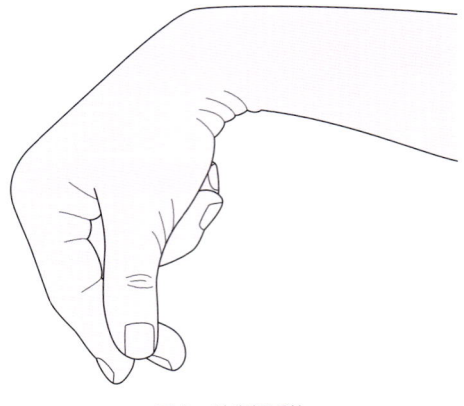

図1 助産師手位

縮やけいれんすることである．典型的には，叩いているのと同じ側の鼻や唇が引きつる．
　慢性的な副甲状腺機能低下症では白内障を認める．偽性副甲状腺機能低下症Ia型では，AHO体型(肥満，低身長，円形顔貌，中手骨・中足骨の短縮)となる．

検査所見

　血液中の総Ca濃度はアルブミン(Alb)の影響を受けるので，血中Alb濃度が低い場合には，血中Ca濃度を補正した**補正Ca濃度**で評価する．具体的には，血中Alb濃度が4.0 g/dL以上なら［補正Ca濃度＝実測Ca濃度］であるが，血中Alb濃度が4.0 g/dL未満なら［補正Ca濃度(mg/dL)＝実測Ca濃度(mg/dL)＋4－血中Alb濃度(g/dL)］となる．
　副甲状腺機能低下症では，補正Ca濃度が低く，血中P濃度が3.5 mg/dL以上である．また，筋肉の障害によりクレアチンホスホキナーゼ(CPK)上昇，乳酸脱水素酵素(LDH)上昇も認める．徐脈や心電図でのQT延長を伴うことがある．また，慢性的な副甲状腺機能低下症では，頭部CTで大脳基底核の石灰化を認める．

診　断(図2)

　補正Ca濃度が8.5 mg/dL未満の場合に**低Ca血症**と診断する．次に，血中P濃度，クレアチニンクリアランスを評価して，副甲状腺機能低下症と診断する．副甲状腺機能低下症と診

補正Ca濃度を計算する(計算方法は本文参照)
↓
低Ca血症の診断を行う(補正Ca濃度＜8.5 mg/dLを確認)
↓
血中P濃度≧3.5 mg/dLを確認する*
↓
慢性腎不全を除外する(クレアチニンクリアランス≧30 mL/分/1.73 m² を確認)
↓
副甲状腺機能低下症と診断
↓
血中PTH濃度によって分類を行う
　血中 intact PTH濃度＜30 pg/mL→PTH不足性副甲状腺機能低下症
　血中 intact PTH濃度≧30 pg/mL→偽性副甲状腺機能低下症

図2　副甲状腺機能低下症の診断・分類
*乳児では血中P濃度≧5.5 mg/dL，小児では血中P濃度≧4.5 mg/dLを確認する．
［日本内分泌学会：低カルシウム血症の鑑別診断の手引き(http://endocrine.umin.ac.jp/tebiki/003/003001.pdf 2012年12月27日確認)をもとに作成］

断した後には，血中PTH濃度を指標に，**PTH不足性副甲状腺機能低下症**または**偽性副甲状腺機能低下症**に分類する．その後，表1を参考にさらに原因を分類してゆく．

3　治療の実際

　Ca製剤(乳酸カルシウム水和物®など)や活性型ビタミンD_3製剤［アルファカルシドール(ワンアルファ®，アルファロール®)，カルシトリオール(ロカルトロール®)，ファレカルシトリオール(ホーネル®，フルスタン®)など］を用いる．内服薬の過量投与では，尿路結石や腎障害が生じうるので，尿中Ca濃度と尿中クレアチニン濃度の比が0.3を超えないようにする．
　テタニー発作などの症状がある際には，医師にすみやかに連絡する．すみやかな診断・加療が重要である．治療は，グルコン酸Ca(カルチコール® 10〜20 mL)を10〜20分以上かけて静注する．心停止のリスクがあるため急速投与しない．
　心電図の持続モニターを検討する．Ca補給

のみでは血中Ca濃度が一時的に上昇しても再度低下するので，1週間以上は身体徴候(手指の硬直など)や血中Ca濃度の経過観察が必要である．低マグネシウム血症を合併した場合は，低Ca血症が治療抵抗性となるため，硫酸マグネシウムを緩徐に投与する．マグネシウム製剤も急速静注により不整脈や血圧低下を生じるため注意する．

看護のポイント

- テタニーや全身けいれん(てんかん様症状)などの神経症状や精神疾患をきっかけに副甲状腺機能低下症と診断されることがあるので，とくに若年者ではこれらの患者をみたら血中Ca濃度に注意する．
- 血圧測定のときに助産師手位が生じたら，血中Ca濃度に注意する．
- 頸部の広範囲の手術後，甲状腺術後，副甲状腺切除後，頸部の放射線治療後に低Ca血症のリスクがある．上記の術後に口唇のしびれ感や手指の硬直があれば担当医に連絡する．
- 喉頭けいれんが合併すると喘鳴を伴うことがある．テタニーの患者に喘鳴が生じたら喉頭けいれんを疑い，すみやかに医師に連絡する．
- 静注Ca製剤［グルコン酸Ca(カルチコール®など)］は血管外漏出すると石灰化や組織壊死を起こしうる．点滴刺入部の皮膚(膨隆・発赤・硬結)を観察する．
- Ca製剤の静注が急速だと不整脈を生じうる．
- 活性型ビタミンD_3製剤の過量投与により高Ca血症が生じうる．高Ca血症では，口渇・多飲・多尿・全身倦怠感・食欲低下などが生じる．
- 定期的な服薬と採血が重要である．服薬を自己中断するとテタニー発作などの危険があることを患者に理解してもらうことが重要である．

(鈴木尚宜，竹内靖博)

原発性副甲状腺機能亢進症
primary hyperparathyroidism

1 起こり方

疫学

原発性副甲状腺機能亢進症とは，副甲状腺の腫瘍化あるいは過形成により**副甲状腺ホルモン**(parathyroid hormone：PTH)が自律的かつ過剰に分泌された結果引き起こされる疾患である．外来患者における**高カルシウム(Ca)血症**の原因としてもっとも多い．近年の血清Ca濃度測定の普及に伴い高率に発見される疾患であり，わが国では人口10万人に対して5人/年の頻度とされている．男女比は1：2〜3と女性に多く，とくに閉経後女性では男性の約7倍の頻度でみられる．40〜60歳代に好発する．

病因

腺腫，過形成，がんによるものがある．頻度は腺腫約80％，過形成約15％，がん約5％と腺腫がもっとも多く，ほとんどは単発性である．過形成の場合は多発性が多く，そのほとんどは**多発性内分泌腫瘍症**(multiple endocrine neoplasia：MEN)である．病因として遺伝子異常が同定されているものもあり，腺腫の約5％において*PTH*遺伝子プロモーター下流への*Cyclin D1*遺伝子の転座が認められる．また下顎腫瘍症候群を伴う家族性原発性副甲状腺機能亢進症の原因遺伝子として*HRPT2*遺伝子が同定されている．

病態(図1)

PTHの作用過剰により，骨では骨吸収が促進され骨からのCa動員が増加し，腎遠位尿細管ではCa再吸収が亢進し，腎近位尿細管では活性型ビタミンD［$1,25(OH)_2D$］の合成が促

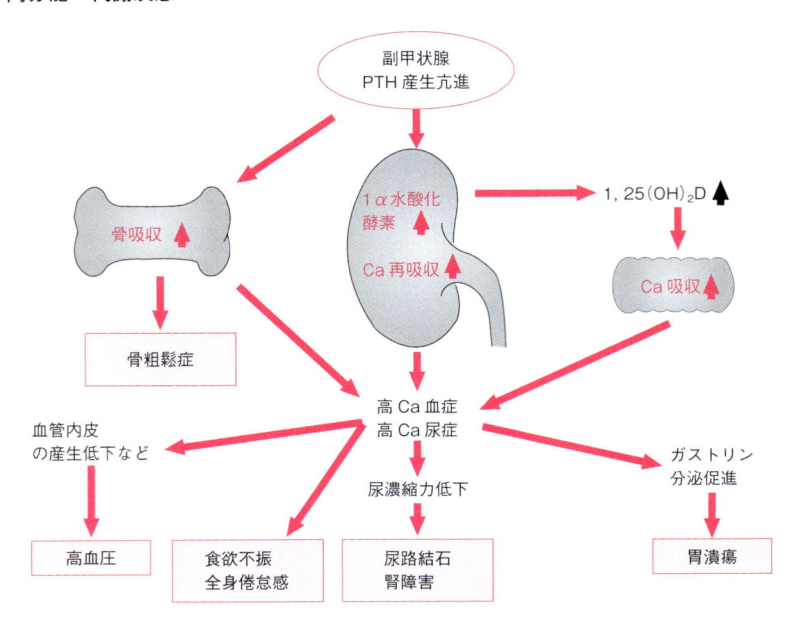

図1 原発性副甲状腺機能亢進症の病態

進され，腸管では Ca 吸収が増加する．その結果として高 Ca 血症が引き起こされる．また PTH は腎近位尿細管でのリン(P)および HCO_3^- の再吸収を抑制するため，**低 P 血症**および**代謝性アシドーシス**を認める．

病型分類

①化学型(無症状で高 Ca 血症のみを認める)，②腎型(繰り返す**尿路結石**を主症状とする)，③骨型(**線維性嚢胞性骨炎**などの骨病変を主症状とする)，の3つに臨床的に分類される．最近は骨型まで進行して発見される症例はまれであり，化学型，腎型がそれぞれ 40% あまりを占める．

2 症状と診断のすすめ方

症　状

高 Ca 血症に基づくものが主体となるが，高 Ca 血症による症状は非特異的なものが多く，軽度の場合はほとんど自覚症状がないために長期間放置されている症例も少なくない．高 Ca 血症では，尿濃縮力低下による多尿・口渇・脱水，消化管運動低下による悪心・嘔吐・便秘，異所性石灰化に伴う皮膚瘙痒感などを認める．ガストリン分泌が亢進するため胃酸過多となり，消化性潰瘍を呈することもある．高 Ca 血症が高度になると中枢神経系に重篤な障害をきたし致命的になることもある(**高 Ca 血症クリーゼ**)．線維性嚢胞性骨炎を呈する症例では，X 線所見として骨膜下骨吸収像，頭蓋骨の虫食い像，歯槽硬線の消失などを認める．ただし骨代謝回転の亢進はほぼ全症例において認められ，皮質骨優位の骨量減少をきたす．

診　断

高 Ca 血症，低 P 血症とともに血中 PTH 濃度の上昇を認めれば本症と診断される．通常血清 Ca は総 Ca 濃度が測定されるが，PTH 分泌の調節などにかかわる機能的に重要なのは**遊離 Ca** である．血液中の総 Ca のうち約半分はアルブミンを主とするタンパクと結合しているため，低アルブミン血症があると見かけ上低 Ca 血症を呈する．そこで血清アルブミン濃度が 4 g/dL 未満の場合は，下記補正式を用いて補

表1 原発性副甲状腺機能亢進症の手術適応ガイドライン

1) 高Ca血症：11.4 mg/dL以上(正常上限の1.0 mg/dL以上)
2) クレアチニンクリアランスの30%以上の低下
3) 尿中Ca排泄の著増：400 mg/日以上
4) 骨塩量の高度の低下：若年成人平均から−2.5 SD以上の低下
   (T score＜−2.5，骨量測定部位は問わない)
5) 患者が50歳以下の場合
6) 定期的な経過観察が困難な場合

[NIH Consensus Development Conference, 2002]

正後に評価する必要がある．

補正Ca濃度(mg/dL) ＝ 実測総Ca濃度(mg/dL) ＋ [4−血清アルブミン濃度(g/dL)]

そのほか骨代謝回転の亢進により，骨吸収マーカーおよび骨形成マーカーの上昇を認める．

以上より生化学的に本症と診断されれば，次に責任病巣の局在診断が必要である．超音波検査がもっとも簡便かつ有用である．通常副甲状腺は超音波検査では描出されないが，腫大すると描出可能になり，甲状腺後面に低エコー腫瘤としてみられる．^{99m}Tc-MIBIシンチグラフィも検出率は高く，とくに異所性副甲状腺腫や術後再発症例において有用である．

3 治療の実際

第1選択は罹患副甲状腺の外科的切除である．2002年に手術適応のガイドラインが改定され，適応基準が拡大された(表1)．一般に本疾患の経過は緩徐で長期にわたることが多く，無症候性であってもすでに骨病変が進行している症例が少なくない．また自然経過の長期観察において虚血性心疾患による死亡率の有意な上昇も報告されている．したがってガイドラインに基づいて，可能な限り手術を選択することが望ましい．単一の腺腫は腫大腺の摘出を行う．過形成の場合は4腺を全摘し，一部皮下に自家移植する．がんに対しては拡大頸部手術により周囲組織を含めて広範な摘除が必要となる．

術前に明らかな骨病変を呈する症例では，術後にCaおよびPの骨への急激な集積が起こり著明な低Ca血症をきたす(**ハングリーボーン症候群**)ことがあり注意が必要である．術前よりビスホスホネートを投与し，術後必要に応じて活性型ビタミンDを併用する．手術不能例においては，脱水，高Ca血症クリーゼや尿路結石予防のための飲水の励行や，骨折予防などが重要である．**続発性骨粗鬆症**を合併する症例には骨吸収抑制薬であるビスホスホネートを投与する．高Ca血症クリーゼを発症した場合は，まず生理食塩水を投与して脱水を改善し，その後ループ利尿薬による尿中Ca排泄の促進およびビスホスホネートによる骨吸収の抑制を図る．高Ca血症クリーゼから離脱した後に手術を行う．

看護のポイント

軽症例でも皮質骨優位の骨量減少をきたしていることが多く，**骨折の危険度**も上昇している．そのため骨折予防が重要で，軽微な外力，転倒で骨折を起こしうるため，患者個人の全身状態を把握したうえで環境整備や転倒防止対策を講じる必要がある．

(木戸里佳，遠藤逸朗，松本俊夫)

アジソン病，急性副腎不全
Addison's disease, acute adrenal insufficiency

キーポイント

- 歯肉，手掌の皮溝などの色が黒くなってきた，体がきつくてしかたがない，低血糖，低Na血症をきたしている場合などには積極的にアジソン(Addison)病の可能性を疑う．
- アジソン病が診断されずにステロイド補充がなされなければ急性副腎不全による致死的事態を招きうる．
- 急性副腎不全では，疑ったら糖質コルチコイド(GC)補充による治療を最優先する．

1 考え方の基本

アジソン病は副腎皮質全層に病変が原発する慢性副腎皮質機能低下症であり，糖質コルチコイド(GC)補充を必要とする．その臨床像はコルチゾール，アルドステロン，副腎アンドロゲンの総合的な脱落症状を呈し，下垂体副腎皮質刺激ホルモン(ACTH)の高値により色素沈着をきたす．一方，**急性副腎不全(副腎クリーゼ)** は種々の原因でコルチゾールの生体内での必要量に比べて供給量が欠乏するために循環不全を中心とした生命危機を伴う病態である．十分量のGCが補充されなければ，ショックによる死亡の危険が高い．

2 起こり方

アジソン病

副腎皮質が後天的に炎症，腫瘍，自己免疫，出血などによって90％以上が破壊されると起こり，成因としては特発性(自己免疫性副腎皮質炎)が42.2％，結核性が36.7％，その他が19.3％である(表1)．小児では先天性副腎低形成，先天性ACTH不応症などでも起こりうる．

年齢は特発性のものでは発症年齢は広く分布するが，結核性の原因によるものは40〜60歳に多い．男女比では結核は男性に多い．特発性では性差はない．適切な治療が行われれば予後は比較的良好である．

表1 慢性副腎皮質機能低下症[*1]の原因

- 自己免疫性副腎皮質炎(特発性)
- 結核性アジソン病
- その他の感染(細菌，真菌，AIDS など)
- 先天性副腎低形成[*2]
- 先天性ACTH不応症[*2]
- ネルソン(Nelson)症候群[*3]
- 先天性副腎過形成
- クッシング症候群術後
- 外傷性副腎出血
- 副腎梗塞
- がんの副腎転移

[*1] 慢性副腎皮質機能低下症のことをアジソン病と総称しているが，狭義には成人では特発性，結核性，その他の感染症をさして使用されている場合が多い．
[*2] 小児では先天性副腎低形成，ACTH不応症などが先天性アジソン病の言葉で使用されているが，正確な病因が判明すれば原疾患名が優先して使用されている．
[*3] ネルソン症候群は，クッシング病で両側副腎摘出術を行った病態をさす．

急性副腎不全

アジソン病や膠原病などで長期にGC投与中の患者では下垂体ACTHの抑制のため，両側副腎は萎縮しており，GC服用の急速な減量や服用中断，種々のストレスにより相対的なGC不足が生じ発症する．クッシング(Cushing)症候群患者の副腎摘出後や健常者でも外傷性副腎出血，敗血症による副腎出血[髄膜炎による．ウォーターハウス・フリードリクセン(Waterhouse-Friderichsen)症候群が有名]などでも起こりうる．十分量のGCが投与されなければ死亡の危険性が高い．

3 症状と診断のすすめ方

アジソン病

主な症状は易疲労感，脱力感，悪心・嘔吐，食欲不振，体重減少（小児では発育障害），耐寒性低下，精神症状（無気力，嗜眠，不安，性格変化）などである．とくに色素沈着は90％以上に認められ，歯肉，手掌の皮溝，爪床，乳輪，手術痕などに顕著である．

◆ 検査所見 ◆

①低血糖，低Na血症，高K血症，貧血，低コレステロール血症，末梢血好酸球増多などを認める．

②内分泌学的診断では副腎束状層由来の血中コルチゾール基礎値や尿中遊離コルチゾール値の低下と血中ACTH高値を確認する．また多くの場合，副腎球状層由来の血中アルドステロン値および網状層由来のデヒドロアンドロステロン硫酸（DHEA-S）値の低下も認める．女性ではDHEA-Sの低下は性毛（腋毛，恥毛）の脱落として自覚される．

③迅速ACTH試験あるいはACTH-Z連続負荷試験にてコルチゾール分泌予備能の低下を確認する．

④結核性では副腎皮質のみならず副腎髄質機能も傷害される場合がある．そのためインスリン負荷試験における尿中カテコラミンの反応性の低下が認められるが，特発性では髄質機能は保たれており鑑別の一助となる．

⑤胸腹部X線における肺野や副腎部の石灰化陰影の存在は，結核性の可能性を示唆する重要な所見である．

⑥腹部CTでは結核性の発症初期では副腎はむしろ腫大し，特発性では萎縮を認めるので参考になる．

また特発性では結核性に比べて他の自己免疫性疾患，すなわちインスリン依存性糖尿病，橋本甲状腺炎，特発性副甲状腺機能低下症，原発性性腺機能低下症，悪性貧血，粘膜皮膚カンジダ症などを合併する頻度が高く，多腺性自己免疫症候群を呈する．同症候群の1型は若年発症型で従来HAM（hypoparathyroidism-Addison-moniliasis）症候群と称されてきたものであり，一方，2型は成人発症型で自己免疫性甲状腺疾患〔大半は橋本甲状腺炎で，この場合シュミット（Schmid）症候群と称される〕の合併を特徴とし，半数以上にインスリン依存性糖尿病を合併する．

なお抗副腎皮質抗体は，特発性の40～70％程度認められるが，結核性においても10％程度認められる．結核性と特発性の鑑別は，陳旧性あるいは活動性結核の有無，副腎髄質機能，自己免疫学的背景の有無などの鑑別点を参考に総合的に判断する．

急性副腎不全

消化器症状（悪心・嘔吐，発熱，腹痛），体温異常（発熱，時に低体温），循環器症状（低血圧，虚脱，ショック状態），精神症状（傾眠，昏迷）などをきたす．症状は一般に非特異的で，しばしば急性腹症や感染症と誤診されるので，疑うことが重要である．また，本人，家族などからの問診によるステロイド服用歴の有無のチェックが重要である．

4 治療の実際

アジソン病

わが国では食塩摂取量が多いこともあり，コルチゾールの1日基礎分泌量の20 mgを指標としてGCの**ヒドロコルチゾン**（コートリル® 20 mg）のみの補充が一般的であるが，予備能が比較的保たれている場合には15 mgでも十分である．また，コルチゾールの日内変動に合わせて朝多めに投与する．一般に鉱質コルチコイドと副腎アンドロゲンは補充されないが，低Na血症，低血圧など，塩喪失症状を認める際は**フルドロコルチゾン**（フロリネフ® 0.05～1 mg）を併用補充する．

急性副腎不全

治療優先の原則で，早急に十分量のヒドロコルチゾンを経静脈的に投与開始し，同時に生理食塩水を中心とした輸液により脱水，電解質異常の是正を図る．落ち着けばヒドロコルチゾンの内服に切り替える．

看護のポイント

- ステロイド服用中断を自己判断でしないよう繰り返し注意・指導する.
- ストレス時やシックデイにはストレスの状況に応じて常用量の 1.5〜3 倍服用することを指導する.
- 急性副腎不全を何度も起こす患者では,緊急時用のカード(病名,処置,連絡先を記載)を手渡し携帯させておく.

（柳瀬敏彦）

クッシング病,クッシング症候群
Cushing's disease, Cushing's syndrome

1 起こり方

クッシング(Cushing)症候群は体内のコルチゾールが過剰な状態になることで生じる症候群であり,その原因には下垂体腫瘍,副腎腫瘍,副腎皮質過形成,異所性に副腎皮質刺激ホルモン(ACTH)産生をする腫瘍などが含まれる(表1).この中で,ACTH 産生下垂体腫瘍によるものを特別にクッシング病とよぶ.

コルチゾールは副腎皮質束状層から分泌されるステロイドホルモンであり,糖質コルチコイド作用を有している.コルチゾールの分泌は,脳下垂体から分泌される ACTH によって分泌が促進され,ACTH は視床下部(間脳)から分泌されるコルチコトロピン放出ホルモン(CRH)によって分泌が促進される.そしてコルチゾールが血液中に十分に分泌されると,十分な量のコルチゾールが刺激となって ACTH,CRH の分泌が抑制される.間脳-下垂体ホルモンと副腎皮質ホルモンとの間にはこのようにお互いの分泌を調節するフィードバック機構が存在する.

■ クッシング病

クッシング病では下垂体腫瘍によって ACTH が過剰に分泌され,その結果として副腎からのコルチゾールも過剰に分泌されるようになる.腫瘍が分泌する ACTH はコルチゾールによるフィードバックを受けず,血中コルチゾール濃度が高まっても ACTH は過剰に分泌され,高 ACTH 血症,高コルチゾール血症を呈する.

表1 クッシング症候群の原因

下垂体性	下垂体腫瘍(クッシング病)
副腎性	副腎腫瘍 副腎がん ACTH 非依存性大結節性副腎過形成(AIMAH) 原発性副腎皮質小結節性異形成(PP-NAD)
その他	異所性 ACTH 産生腫瘍 薬剤性

表2 クッシング徴候

- 中心性肥満
- 満月様顔貌
- 赤ら顔
- 野牛肩
- 赤色皮膚線条
- 皮膚の菲薄化

■ クッシング症候群

クッシング症候群の代表的な病因であるコルチゾール産生副腎腫瘍では,下垂体からの ACTH の刺激に関係なく副腎腫瘍からコルチゾールが過剰に分泌され,高コルチゾール血症をきたす.この場合,下垂体からの ACTH 分泌は抑制され,血中 ACTH 濃度は低下する.

2 症状と診断のすすめ方

自覚症状として表2に示すクッシング徴候を呈することに加え,高血圧,糖尿病,脂質異常症,骨粗鬆症,うつ病などを合併することが多く多彩な臨床像を呈する.ステロイド長期使用者でも同様にクッシング徴候を呈するため,問診による病歴,薬剤投与歴の聴取は非常に重要である.肥満・高血圧・糖尿病・脂質異常症

はメタボリックシンドロームの診断基準と重なるところであり，クッシング徴候に乏しい例や医療従事者側がその徴候を見逃している例では，単純性肥満と扱われて治療が行われていることもある．

ACTHやコルチゾールの測定は，一般健診では取り扱われないため，診療の際には本疾患を疑って検査を実施しない限り発見されないこともある．一方，近年の画像検査の普及によって，超音波検査，CTスキャン，MRIなどによって偶然に腫瘍が発見される例が増えている．このような腫瘍を偶発腫瘍（インシデンタローマ）とよび，その一部にクッシング症候群が含まれている．

検査・診断

クッシング症候群を疑った場合，血中ACTH，コルチゾール濃度の測定を早朝安静時に実施する．ACTH，コルチゾールとも高値である場合，頭部（下垂体）MRI検査を実施する．ACTH低値，コルチゾール高値の場合には副腎腫瘍の可能性が高まるので腹部CTスキャンを実施する．クッシング症候群がより強く疑われる場合には，第2段階としてACTH，コルチゾールの日内変動の測定，尿中遊離コルチゾールの定量，デキサメタゾン抑制試験などを実施する．また腫瘍の局在を確定するためにクッシング病では海綿静脈洞採血，副腎腫瘍ではACTH負荷副腎静脈採血を実施して，病変の局在と他のホルモン産生異常を伴っていないかなどを評価する．

3 治療の実際

・クッシング病の根本的な治療は下垂体腫瘍の外科切除である．手術は通常，ハーディ（Hardy）手術とよばれる経蝶形骨洞アプローチで行われる．
・手術で全摘出できない例では，残存腫瘍に対してガンマナイフが用いられる．
・手術不能例，手術無効例では薬物療法が行われる．
・副腎腫瘍によるクッシング症候群では，腫瘍の核出術を行い，手術不能例では薬物療法を行う．

治療開始後の副腎不全の徴候

クッシング症候群では，治療によってコルチゾールの過剰分泌が取り除かれた場合，直後からコルチゾールの分泌不全（副腎不全）をきたす場合がある．この場合，すみやかにヒドロコルチゾンの補充療法を開始する必要がある．

副腎不全の徴候としては，意識障害，低血圧，低血糖，低ナトリウム血症などがあるので，治療開始後にこれらの徴候を認めた場合にはACTH，コルチゾールの測定を行って副腎不全の有無を評価する必要がある．

看護のポイント

・未治療のクッシング症候群では，高コルチゾール血症によって易感染性の状態になっている．このため皮膚をはじめとする清潔の維持は重要であり，ケアの際には感染予防に配慮する．
・また，高コルチゾール血症によって不安感の増大やうつ状態を呈することがあるので精神面のサポートにも配慮する．
・治療後は上述のように副腎不全徴候を見逃さないことである．

（山田佳彦）

副腎性器症候群 adrenogenital syndrome

1 起こり方と症状・診断のすすめ方

副腎性器症候群とは，先天性副腎過形成（種々の副腎皮質ステロイド合成酵素欠損症）のうち外性器異常をきたした場合をさす．同一の遺伝子異常でも表現型の個体差が大きいことから，近年では外性器異常の有無で分けずに先天性副腎過形成（congenital adrenal hyperplasia)と総称することが多い．常染色体劣性遺伝形式をとる．日本での頻度は約1.5万出生に1例であり，このうち90%を**21水酸化酵素欠損症**が占める．以下この病態について述べる．

21水酸化酵素の下流にある**コルチゾール**の合成が障害され，ネガティブフィードバックの減弱により血中副腎皮質刺激ホルモン（**ACTH**）が増加する．アジソン（Addison）病類似の色素沈着をきたし，両側副腎皮質は過形成となる．酵素の基質である**17α-ヒドロキシプロゲステロン（17-OHP）**および副腎アンドロゲンであるデヒドロエピアンドロステロンサルフェート（**DHEAS**）が高値となる．酵素活性低下の重篤なほうから順に，以下の3病型が知られる．

①**塩類喪失型**：出生直後から**副腎不全**を呈し，著しい嘔吐，脱水，低血圧，低Na・高K血症，低血糖がみられる．女児は種々の程度の**外性器男性化**を示す．

②**単純男性化型**：小児期に男児の性早熟（LH，FSHは上昇せず精巣の発育はない）および女児の陰核肥大・陰毛発生がみられる．シックデイには副腎不全を起こす．

③**非古典型**：ACTHの上昇によりコルチゾール合成がほぼ代償され，多くは無症状であるが，思春期以降に多毛や希発月経などで発見される．

血中17-OHPは21水酸化酵素欠損症のマーカーとして**新生児マススクリーニング**で測定される．

2 治療の実際と看護のポイント

副腎不全時には**生理食塩水**および**ステロイド**の静脈内投与を行う．維持療法として適切な量のステロイド補充を行い，シックデイにおける追加服用を指導する．外性器異常を呈する例では，性別の決定および外陰部形成術の方法について，早期に小児科・婦人科・泌尿器科による集学的な検討が必要である．保因者の妊娠時には，倫理的承認を得たうえで胎児の出生前遺伝子診断を行い，罹患女児であれば母体へのステロイド投与を行うこともある．

（二川原　健，須田俊宏）

褐色細胞腫 pheochromocytoma

1 起こり方

副腎髄質，傍神経節細胞に発生するカテコラミン産生腫瘍である．高血圧や耐糖能異常を合併する．血中・尿中カテコラミンと代謝産物の増加を認め，画像検査で腫瘍を確認すれば診断できる．腫瘍摘出により高血圧，カテコラミンは正常化する．

最大の課題は悪性例で，当初は鑑別が困難で後年になり転移が出現して初めて悪性であると判明する．原因は不明であるが，最近いくつかの**褐色細胞腫感受性遺伝子**が報告され，遺伝的背景が注目されている．

疫　学

高血圧の約0.5%とされ，男女差はなく50歳代を中心に幅広い年齢に発生する．副腎の両側性・多発性・悪性例がおのおの約10%を占めることから10%病ともよばれる．副腎外では腹部（大動脈周囲，膀胱部，腎動脈周囲など）と頸部に多く**パラガングリオーマ**とよぶ．

予　後

良性の予後は良好で完治する．悪性の5年生存率は約20%とされている．種々の治療の組み合わせにより改善がみられるが，緩徐ながらも進行性に増悪する．

2 症状と診断のすすめ方

症状と身体所見

頭痛，動悸，発汗，顔面蒼白，体重減少，胸痛など多彩な症状を示す．**高血圧**を約85%に認め，持続型，発作型，混合型がある．各種の刺激（運動，ストレス，過食，排便，飲酒，腹

検　査

◆ 一般検査所見 ◆

白血球の増多，耐糖能異常，高コレステロール血症，高度の高血圧性眼底，心電図の異常を認める．

◆ 内分泌学的検査 ◆

血中と尿中カテコラミンおよびその代謝産物であるメタネフリン，ノルメタネフリンの増加を認める．正常の少なくとも3倍以上，通常は10倍以上になる．カテコラミンにはアドレナリンとノルアドレナリンがある．アドレナリン優位の腫瘍の多くは副腎性，ノルアドレナリン優位の腫瘍はパラガングリオーマが多い．

過去に実施された**誘発試験**（グルカゴン試験など）やレジチン試験（血圧降下を指標）は安全性の観点から現在は実施されない．

◆ 画像検査 ◆

約90％は副腎に腫瘍があるので診断は容易である．通常，単純CTで腫瘍を確認できる．直径3 cm以上が多く，内部に壊死や囊胞性変化を認めることが多い．

わが国では**造影剤**使用はクリーゼ誘発の可能性があるとして原則禁忌となっているため，やむを得ず実施する際には**フェントラミン，プロプラノロール**を準備する．

MRIも有用でT1強調画像で低信号，T2強調画像で高信号が特徴である（図1）．副腎に腫瘍を認めないパラガングリオーマや悪性例の転移巣の検索にはCTやMRIのほか，^{123}I-MIBG（または^{131}I-MIBG）**シンチグラフィ**（図2）が有用である．近年はFDG-PETも汎用されてきている．

診　断

発作性の高血圧，動悸などの多彩な症状，副腎の偶発腫瘍などから本疾患を疑う．血中・尿中のカテコラミンと代謝産物の増加，画像検査による腫瘍の存在の確認により診断する．副腎に腫瘍がない場合はMIBGシンチグラフィ，MRIによる全身検索を行う（図3）．

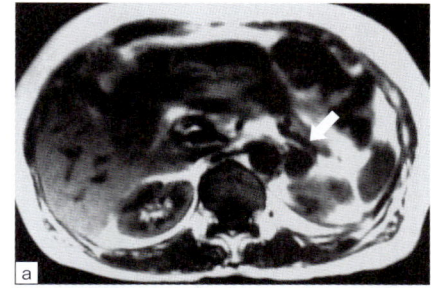

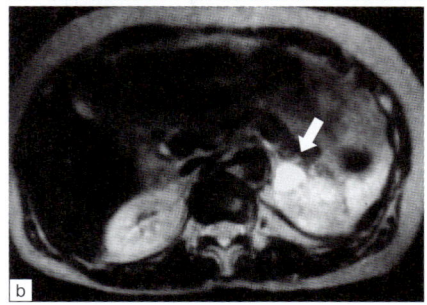

図1　褐色細胞腫の副腎MRI画像
a：T1強調画像で低信号を描出，b：T2強調画像で高信号を描出

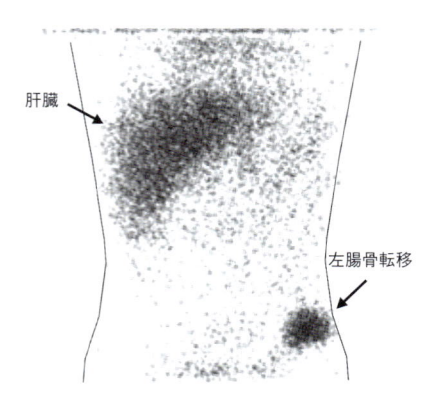

図2　悪性褐色細胞腫における^{131}I-MIBGシンチグラフィ
左腸骨転移巣に有意な取り込みを認める．

◆ 悪性褐色細胞腫の診断 ◆

約10％は悪性である．骨，肺，肝臓などに転移性病変があればその診断は容易であるが，

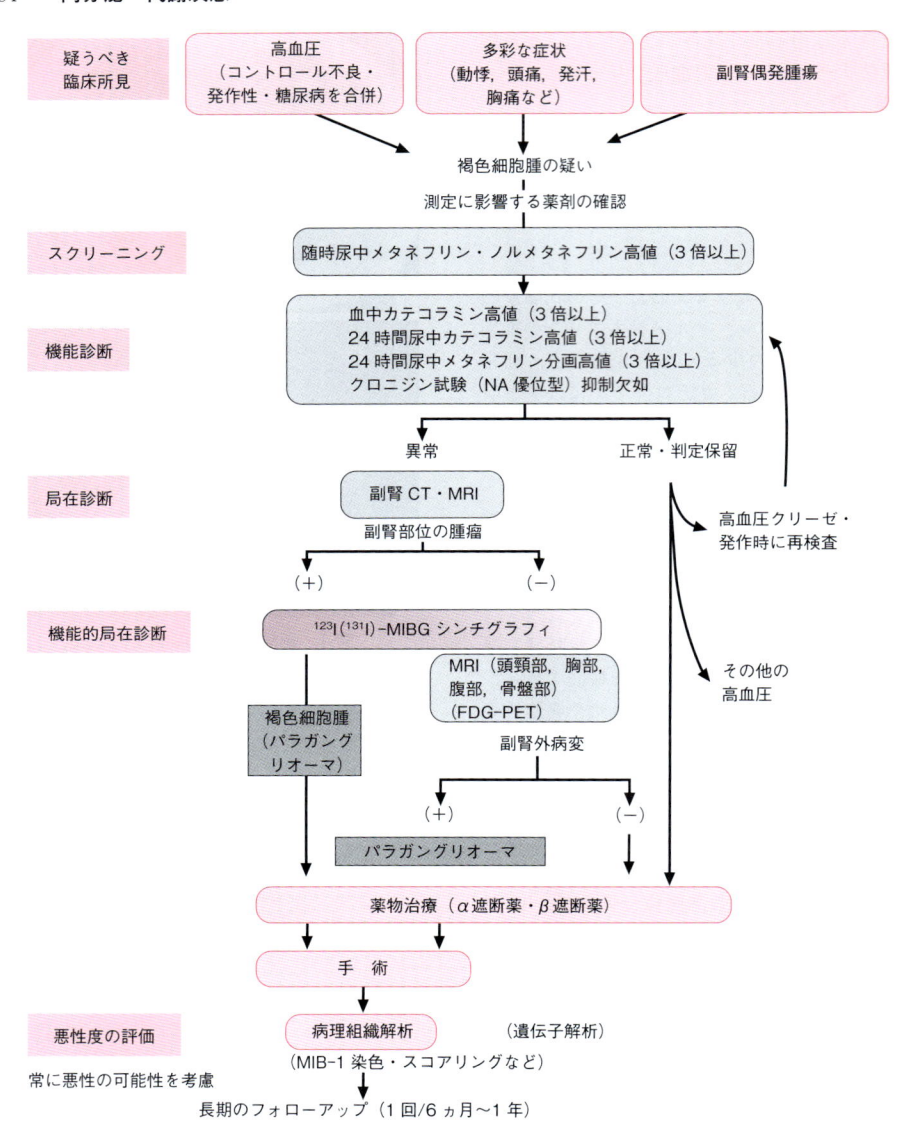

図3 褐色細胞腫の診療アルゴリズム

疑うべき臨床所見
- 高血圧（コントロール不良・発作性・糖尿病を合併）
- 多彩な症状（動悸，頭痛，発汗，胸痛など）
- 副腎偶発腫瘍

→ 褐色細胞腫の疑い
測定に影響する薬剤の確認

スクリーニング
随時尿中メタネフリン・ノルメタネフリン高値（3倍以上）

機能診断
- 血中カテコラミン高値（3倍以上）
- 24時間尿中カテコラミン高値（3倍以上）
- 24時間尿中メタネフリン分画高値（3倍以上）
- クロニジン試験（NA優位型）抑制欠如

異常 → **局在診断** 副腎CT・MRI
正常・判定保留 → 高血圧クリーゼ・発作時に再検査／その他の高血圧

副腎部位の腫瘤
(+) → **機能的局在診断** $^{123}I(^{131}I)$-MIBGシンチグラフィ → 褐色細胞腫（パラガングリオーマ）
(−) → MRI（頭頸部，胸部，腹部，骨盤部）（FDG-PET）

副腎外病変
(+) → パラガングリオーマ
(−)

→ 薬物治療（α遮断薬・β遮断薬）
→ 手術

悪性度の評価（常に悪性の可能性を考慮）
病理組織解析（MIB-1染色・スコアリングなど）（遺伝子解析）
長期のフォローアップ（1回/6ヵ月〜1年）

[厚生労働省難治性疾患克服研究事業「褐色細胞腫」研究班編：褐色細胞腫診療マニュアル 2012]

ない場合は悪性か良性かの区別はむずかしい．**ノルアドレナリン優位，ドパミン**の著明な増加，パラガングリオーマ（とくに腹部腫瘍），病理組織所見，遺伝子変異（**コハク酸脱水素酵素** SDHのサブユニットB：SDHBなど）などは悪性を示唆する．

3 治療の実際

良性褐色細胞腫

腹腔鏡下の腫瘍摘出術が標準的である．手術時間，出血量，血行動態への影響は開腹手術とほぼ同等で，回復期間は短かい．巨大腫瘍，周囲との癒着，副腎外腫瘍では開腹手術を行う．術後，血圧，カテコラミンは急速に正常化する．

術前の治療，術中のクリーゼ防止，手術の対象とならない場合には$α_1$遮断薬を投与する．頻脈・不整脈治療の目的で$β$遮断薬を併用するが，単独投与は$α$作用による血圧上昇を招くため禁忌である．褐色細胞腫クリーゼの緊急治療には点滴静注が可能な$α$遮断薬**フェントラミン**（レギチーン®）を用いる．

悪性褐色細胞腫

確立された治療はない．手術療法，化学療法（シクロホスファミド＋ビンクリスチン＋ダカルバジン：CVD療法），^{131}I-MIBG内照射，骨転移巣への外照射などを組み合わせる．

看護のポイント

褐色細胞腫は高血圧発作のほか多様な症状を呈するので，日常看護では患者の症状に注意する必要がある．種々のストレス（食事，運動，外傷，薬物など）で高血圧クリーゼが誘発されることがある．

日常看護においては$α$遮断薬の服薬の支援を行うとともに，$β$遮断薬の単独は禁忌である点にも注意する．高血圧クリーゼは$α$遮断薬のフェントラミンの静注，点滴が必要な救急疾患である．

約90％は適切な診断と手術により完治する良性疾患であるとともに，約10％は悪性の可能性があるため術後も定期的な経過観察が推奨される．

（成瀬光栄，立木美香）

原発性アルドステロン症 primary aldosteronism（PA）

1 起こり方

原発性アルドステロン症（PA）とは，副腎皮質から分泌されるステロイドホルモンである**アルドステロン**が自律的に過剰に分泌されるために生じる疾患である．アルドステロンは腎臓の遠位尿細管に作用して水とNaを体内に貯留するため，過剰によって**高血圧**をきたす．PAによる高血圧は通常の降圧薬の効果の乏しい，難治性高血圧であることが多い．これまで，PAはまれな疾患であると考えられてきたが，現在では，高血圧患者の3～20％はPAが原因であると報告されており，決してまれな疾患ではない．わが国では，高血圧患者は4,000万人にのぼる．その中からPAをいかに診断し，いかに治療に結びつけるかが重要である．

分類

アルドステロンの分泌亢進のパターンによっていくつかの病型に分かれる．大きくは，**アルドステロン産生腫瘍（APA）**と**特発性アルドステロン症（IHA）**の2つに分類されると考えてよい．治療法が異なるため，どの病型であるかを把握することが重要である．

2 症状と診断のすすめ方

症状

主症状は，先に述べたように**高血圧**である．そのほか，低K血症，筋力低下，麻痺，テタニー，腎性尿崩症による多飲・多尿，糖尿病などをきたす．さらに，最近ではアルドステロンの**心血管障害**の作用が注目されており，心筋梗塞や脳梗塞，脳出血に代表される心血管病変や腎病変がPA患者に多いことが明らかとなっている．

診断

診断は高血圧患者を対象に**ホルモン採血**を施行し，スクリーニングをかける．スクリーニング陽性例に対して，**各種負荷試験**，**副腎静脈サ**

ンプリング(AVS)を施行し診断を確定する．診断に関しては，日本内分泌学会，日本高血圧学会，米国内分泌学会とガイドラインが異なっており，また各施設によって診断基準が異なり，統一されたコンセンサスがないことが問題点である．

スクリーニングのホルモン採血では，**アルドステロン(PAC)高値**，**血漿レニン活性(PRA)低値**を示す．横浜労災病院ではPAC≧100 pg/mLかつPRA＜1.0 ng/mL/時で陽性としている．全国的にはこれらの比ARR(PAC/PRA)≧200で陽性とすることが多い．次いで，生理食塩水負荷試験，フロセミド立位負荷試験，カプトプリル負荷試験，迅速ACTH負荷試験，経口食塩負荷試験，フルドロコルチゾン抑制試験などの負荷試験を施行する．どの負荷試験が特異的であるかは議論が残っているところである．いずれの負荷試験にしても，結果に影響を与える薬剤を休薬する必要があるのだが，多くの降圧薬がこれに該当するので注意が必要である．影響の少ない薬剤は**カルシウム拮抗薬**，**α遮断薬**，**血管拡張薬**である．最終的にはAVSを施行することで確定診断が可能となる．PAの場合，副腎腫瘍はCTで写らないことが多い．また，腫瘍がアルドステロンを分泌しているかどうかはCTでは判断できない．つまり，CTではPAの診断はできないと考えてよい．

3 治療の実際

治療のいちばんの鍵はアルドステロンの過剰産生が**一側性**か**両側性**かである．一側性であれば，**手術**で副腎を全摘あるいは部分切除することで治癒が望める．両側性であれば，**薬物治療**となる．従来スピロノラクトン(アルダクトン®)が使用されてきたが，乳房痛，月経異常，勃起障害，性欲低下，女性化乳房といった副作用が問題であった．最近，これらの副作用を解決した**選択的アルドステロン受容体ブロッカー**である**エプレレノン(セララ®)**が登場し，第1選択薬となっている．ただし，スピロノラクトンやエプレレノンは妊婦や挙児希望のある女性には使用できないので注意が必要である．

💡 看護のポイント ・・・・・・・・・・・・・・

・PAは手術で治癒が望める病型があり，また適切な薬物療法も可能であり，正確な診断が望まれる．そのためには適切なコンディション下でホルモン採血，負荷試験，AVSを行うことが重要である．すなわち，検査前安静や絶食など検査スケジュールの管理，内服薬の管理は非常に重要な位置を占めていることを覚えておいてほしい．
・PA患者の看護にあたっては，多飲・多尿による**不眠**，低K血症による**筋力低下・麻痺**，高血圧による**心血管病変・腎病変**に注意してほしい．
・**脳卒中**や**不整脈**患者の中にPAが潜んでいることがあるので注意してほしい．

（高士祐一，西川哲男）

特発性浮腫 idiopathic edema

1 起こり方

特発性浮腫は，**原因不明の浮腫**をきたす疾患であり，明確な診断基準はない．患者はほとんどが若年から中年女性であり，日中，立位時に浮腫が増悪し，安静臥位で改善し，翌朝起床時には解消するという特徴がある．通常，浮腫は下腿にのみ認めるが，顔面の浮腫を訴える患者もいる．正確な頻度は不明であるが，日常診療では比較的よくみられる病態であると考えられている．

発症メカニズム

特発性浮腫では利尿薬の服用歴をもつことが多く，また，立位で増悪する下腿浮腫であるこ

とが発症機序にかかわっていることが推測される．利尿薬の長期使用や立位により，**レニン-アルドステロン系**が賦活される．腎におけるナトリウム再吸収が亢進し，ナトリウム貯留とこれに引き続き起こる水分貯留が浮腫の発現に関与している可能性が考えられる．また，ほかのホルモン分泌異常も本症の発症に関与する可能性が指摘されている．バソプレシンの分泌亢進による体液量の増加，**ナトリウム利尿ホルモン**の分泌低下による腎臓からのナトリウム排泄の減少などの報告がみられる．また，30〜40歳代女性に多いことから女性ホルモンとの関連性も検討されている．**エストロゲン**はナトリウム再吸収を亢進させる．しかし，本症自体，診断基準が明確ではなく，これらのホルモンの分泌異常がどの程度関与しているかについては，一定の見解が得られていないのが現況である．

2 症状と診断のすすめ方

患者の背景として，精神的なストレスが多い状況下や，精神的に不安定な場合が多く，とくに浮腫の発現や体重変化に過敏になっていることが多い．生活面で，過食やダイエットを繰り返し，利尿薬や下剤を頻用していることがある．朝から夕方にかけて1.5 kgまでの体重増加は生理的範囲であるが，それ以上の体重増加を認める点が重要である．

特発性浮腫の診断においては，ほかの浮腫性疾患の除外が必須である．心不全，肝硬変，腎不全，ネフローゼ症候群，甲状腺機能低下症，クッシング(Cushing)症候群の除外とともに，下肢静脈瘤の有無や婦人科手術歴の聴取も重要である．また，薬剤歴も重要である．利尿薬，ステロイド，非ステロイド，漢方薬や降圧薬(とくにカルシウム拮抗薬)などを確認する．本疾患はまた，生理前に認める浮腫とも区別される．通常は両側下腿浮腫をきたすため，片側の場合は，深部静脈血栓症などを考える必要がある．

立位・臥位での水負荷試験は本症を診断するうえで参考となるとされている．早朝空腹時に，排尿させた後，20 mL/kgの水を30分で飲ませた後，30分ごとに4時間までの尿量を測定する．健常者では立位・臥位にかかわらず，尿量は負荷水量の80%以上となる．しかし，特発性浮腫では，臥位で70%程度に低下しており，立位ではさらに減少する．

3 治療の実際

患者の教育

利尿薬を使用している患者では中止するよう説得する．中止後は一時的な体重増加を認めるが，1〜2週間後より体重が減少して浮腫が消失することが多い．患者は体重増加や浮腫にきわめて神経質になっているので，一過性の悪化であることを十分に説明する．また，なるべく日常生活では立位で過ごす時間を減らすことや，塩分制限を心がけることも大切である．**弾性ストッキング**の着用が有効である場合も多い．

看護のポイント

患者のほとんどが若年〜中年女性であり，浮腫や体重増加をきわめて心配していることが多い．浮腫性疾患では浮腫自体は心配なく，浮腫をきたす原因疾患が予後に関係することを説明し，本疾患では生命予後に影響がないことを説明し，精神的不安を取り除くように心がける．

〔佐々木正美，石川三衛〕

性腺機能低下症 hypogonadism

1 起こり方

性腺分化の基礎知識

男女の性腺が分化するしくみを理解することは「アダムとイブ」の時代から，人類の長年の夢であった．近年，**性腺の分化**はY染色体上に存在する精巣決定因子(testis determining factor：TDF)の有無により規定されると考えられ，実際 SRY 遺伝子(sex determining region Y)が性と性腺分化の鍵を握ることが明らかになった．胎児期のSRY作用により未分化性腺は精巣へ誘導され，胎児精巣からアンドロゲンと抗ミュラー管ホルモン(AMH)が分泌され，**ウォルフ管**が発達しミュラー管は退化し男性型に分化する．一方 SRY が作動しない女性では性腺は卵巣に分化し，**ミュラー管**が発達し子宮・腟が形成され女性型に分化する．性腺は卵巣になり，ヒトは女性となるよう運命づけられているが，TDF/SRYが作用したときにだけ精巣ができて，男性に分化するということができる．この過程の異常がさまざまな性腺機能低下症の原因になる．

2 症状と診断のすすめ方

性腺機能の低下は女性では無月経の形をとる．無月経は，生まれてから1回も月経のない原発無月経(原発性無月経ともいう)と月経があったものが，無月経となる続発(性)無月経とに分類され，病態も大きく異なる．

原発無月経は18歳まで月経の発来をみないものであるが，平均初経年齢が12歳の現代では15歳くらいから必要により診療を開始する．代表的な疾患を表1に示した．外性器に男性化を認めればアンドロゲン過剰を考え，先天性副腎性器症候群を疑う．本症では内性器自体は女性型で治療により性腺機能を回復する．

表1 性腺機能低下症を示す主な疾患

原発無月経(18歳を過ぎても月経の発来をみないもので，性腺分化異常によることが多い)	
副腎性器症候群	内性器は女性であるが胎児期のアンドロゲン過剰により外性器は男性化する
精巣女性化症候群	性染色体は XY で性腺も精巣だがアンドロゲンが働かず，外性器は男性型である
ターナー症候群	性染色体の異常(XO)が原因で卵巣機能が低下し，2次性徴の発達が遅れる
XY女性	性染色体は XY であるが SRY の異常などにより性腺，性器は女性型となる
続発無月経(なんらかの原因で月経が停止する場合，妊娠による生理的無月経や閉経は除く)	
視床下部性無月経	ストレス，過度のダイエットなどが原因で，視床下部からの GnRH 分泌が低下する
下垂体性無月経	下垂体の機能低下でゴナドトロピン分泌が低下する．下垂体腫瘍で起こることもある
卵巣性無月経	卵巣機能自体に障害が生じ女性ホルモンが低下する．ゴナドトロピン値は上昇する
多嚢胞性卵巣症候群	ゴナドトロピン分泌の異常のために，月経異常が生じる．多毛を伴うこともある

精巣女性化症候群では，腟はあるが，盲端に終わる．核型が46,XYで性腺は精巣であるがアンドロゲンが作用せず女性型をとる．**ターナー(Turner)症候群**，XY女性はそれぞれ性染色体，性決定遺伝子の異常で性腺発達が不良で2次性徴の発達が遅れる．

月経周期は視床下部の性腺刺激ホルモン放出ホルモン(GnRH)，下垂体のゴナドトロピン(FSH・LH)，卵巣の女性ホルモン分泌で精妙にコントロールされているが，どこかに異常が存在すると**続発性無月経**を呈する(表1)．

3 治療の実際

性腺機能低下症は病態により多少治療法の選択も異なるが，基本は**ホルモン補充療法**である．エストロゲンを10日ほど投与し，引き続きエストロゲンとプロゲステロン製剤を11日程度投与し，1週間の休薬後，上記を繰り返す．その間に消退出血をみる．挙児希望のあるもので，可能な症例には**排卵誘発**を行う．通常クロミフェンなどの内服を行い，反応がわるければFSH製剤を投与する．ターナー症候群，XY女性など卵子をもたない症例への卵子提供による不妊治療は倫理面を含めた論議がなされている．

看護のポイント

性腺機能低下症は，性腺分化の異常により原発無月経を示すものと成人後ストレスなどで卵巣機能が失調する続発無月経に大別される．前者では，背景に存在する因子(染色体異常など)に対する心のケアも必要になる．卵子提供など特殊な生殖補助医療の応用に悩むものもある．後者は一過性の場合が多く，ホルモン補充療法や排卵誘発で対応する．病態の理解やストレス解消などへの援助も必要である．(堤　治)

多発性内分泌腫瘍症
multiple endocrine neoplasia (MEN)

1 起こり方

多発性内分泌腫瘍症(MEN)は，複数の内分泌臓器に腫瘍や過形成を生じる疾患で，発症病変の組み合わせによりMEN1とMEN2に分類され，MEN2はさらにMEN2A，MEN2B，家族性甲状腺髄様がん(familial medullary thyroid cancer：FMTC)に細分される(表1)．

MEN1とMEN2はそれぞれ*MEN1*，*RET*という遺伝子の変異によって発症する常染色体優性遺伝性疾患で，両者は病名こそ似ているもののまったく別個の疾患である．変異遺伝子は50％の確率で罹患した親から子に伝えられる．

表1 MENで発生する腫瘍

	MEN1	MEN2		
		MEN2A	MEN2B	FMTC
原因遺伝子	*MEN1*	*RET*	*RET*	*RET*
臨床病変	副甲状腺機能亢進症(>95％) 膵内分泌腫瘍(60％) 下垂体腫瘍(50％) 副腎皮質腫瘍(20％) 皮膚腫瘍(50％)	甲状腺髄様がん(100％) 褐色細胞腫(60％) 副甲状腺機能亢進症(10％)	甲状腺髄様がん(100％) 褐色細胞腫(70％) 粘膜神経腫(100％) マルファン(Marfan)様体型(80％)	甲状腺髄様がん(100％)

2 症状と診断のすすめ方

MEN1

副甲状腺機能亢進症，下垂体腫瘍，膵内分泌腫瘍の症状や診断はそれぞれ散発性（非遺伝性）腫瘍と同様である．腫瘍によって好発年齢に差があるが，20～40歳代にかけて発症するものが多い．発症しても長期間無症状のことが多いので，これらの腫瘍と診断された場合，とくに若年者ではMEN1の可能性を疑って積極的にほかの腫瘍の有無の検査を行う．

MEN2

必発の病変である甲状腺髄様がんは多くの場合，甲状腺腫瘤の自覚や偶然の指摘によって診断される．実際には多くの例で20歳までに発症しているが，進行は比較的ゆっくりである．褐色細胞腫の症状は散発例の場合と同様である．

いずれの場合も，1つの病変が診断されたときにMENを疑ってほかの臓器を積極的に検索することが早期診断につながる．遺伝性腫瘍であるため家族歴の情報もきわめて重要である．また原因遺伝子が判明しているので，単一病変しか発症していない場合でも**遺伝学的検査**により診断が可能である．MENの各腫瘍は散発性腫瘍より若年で発症する傾向があるので，若年例ではより積極的に遺伝子検査を考慮する．とくに甲状腺髄様がんは30～40％がMEN2によって発症するので，甲状腺髄様がん患者は全例*RET*遺伝子検査の実施を考慮する．

3 治療の実際

MEN1

腫瘍性病変であり，基本的には外科手術によって治療する．ただし下垂体のプロラクチン産生腫瘍はドパミン作動薬（カベルゴリン）の内服が第1選択となる．副甲状腺は正常腺も含めて全腺を摘出し，一部を前腕筋層内に自家移植することが多い．これにより副甲状腺機能低下症を回避でき，将来的に移植片から副甲状腺機能亢進症が再発した場合でも，頸部手術に比べて小さい負担で治療ができる．膵内分泌腫瘍も手術が第1選択となるが，多発していることが多いため術式の選択が重要である．小さい非機能性腫瘍では経過観察を行う．

MEN2

甲状腺髄様がんに対しては，残存甲状腺からの再発を予防するため甲状腺全摘術を行う．海外のガイドラインでは乳幼児期に遺伝学的検査を行い，遺伝子変異が確認されたら5歳までに甲状腺全摘術を行うことが推奨されているが，日本では発症が確認されてから手術を行うことが多い．褐色細胞腫と甲状腺髄様がんが併発しているときは前者の手術を先に行う．

看護のポイント

MENは個々の病変も患者にとってあまりなじみのない臓器に発症し，頻度が少ない病気であるため情報も少なく，かつ短期間に複数の腫瘍の診断を受けることが多いため，しばしば自身の疾患の受容に困難をきたす．さらに遺伝の問題にも直面することになり，精神的な負担も大きい．看護にあたっては身体的な病変のみでなく，患者の悩みに寄り添い，遺伝の問題については適切な医療（遺伝医療部門，**遺伝カウンセラー**）の支援を受けられるように調整することが求められる．

（櫻井晃洋）

カルチノイド carcinoid

1 起こり方

発生部位は，内分泌細胞の存在する消化管や膵臓，気管支，胸腺，甲状腺などであるが，わが国において治療の機会に遭遇するのは，直腸，胃，十二指腸の順で多い．欧米では虫垂や小腸も多く，国により罹患率には差がある．粘膜深層の神経内分泌細胞より発生し，増大や転

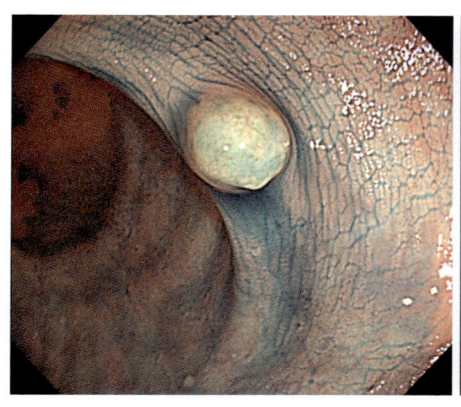

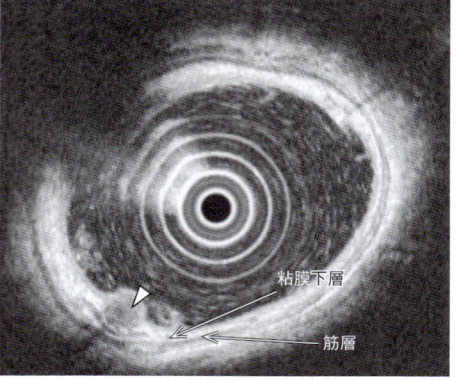

図1 直腸カルチノイド
左：大きさ7mmの直腸粘膜下腫瘍，黄色調．
右：超音波内視鏡による粘膜下層に首座を置く低エコー腫瘍として描出．

表1 腫瘍径別のリンパ節転移率（がん研有明病院における229件の集計）

腫瘍径	症例数	リンパ節転移	
≦5 mm	97	1 (1.0%)	
6～10 mm	107	9 (8.4%)	$P<0.001$
11～20 mm	22	12 (54.5%)	
≧21 mm	3	2 (66.7%)	

［がん研有明病院における229件の集計1979年1月～2009年12月］

移を起こすこともあるが，がんと比べて増殖の速さは遅く「がん類似腫瘍」として認識される．2010年のWHOでの分類では，カルチノイドは一般的に神経内分泌腫瘍（neuroendocrine tumor：NET）のGroup-1（G-1）に分類され，高悪性度の神経内分泌細胞がんと区別されている．

2 症状と診断のすすめ方

大腸カルチノイドはほとんどが無症状でスクリーニング検査にて偶然発見されることが多いが，胃や十二指腸，膵臓や肝転移例などでホルモン様物質の分泌を併発した場合，カルチノイド症候群（ホルモン過剰分泌に伴う症状）を呈することがある．

直腸カルチノイドの診断は，内視鏡検査での粘膜下腫瘍と黄色調の色調が特徴である（図1）．鑑別疾患は悪性リンパ腫，MALTリンパ腫，良性疾患ではリンパ管腫，脂肪腫，平滑筋腫，血管腫，直腸扁桃（rectal tonsil）がある．内視鏡で直腸粘膜下腫瘍を認めた場合，超音波内視鏡検査にて鑑別疾患の確認および深達度診断を行ったうえで，カルチノイドが否定的である場合のみ生検組織診断で確認するようにしている．転移の可能性がある症例では腹部CT，胸部X線像，MRIなどによる転移検索を行う（図2）．

3 治療の実際

発生臓器にかかわらず，外科的切除が第1選択であるが，転移例に関して有効な治療指針は確立していない．直腸カルチノイドにおける治療ストラテジーに関して図2に示すように，臨床的悪性度のみならず病理学的悪性度による2段階の評価を行い，転移率が高い例においては追加治療を考慮することが多い（表1，図2）．

看護のポイント

直腸カルチノイドの好発部位が下部直腸であるため，人工肛門など過大侵襲を懸念し，外科的追加切除の必要性が議論される場合が多い．

（千野晶子，星野恵津夫）

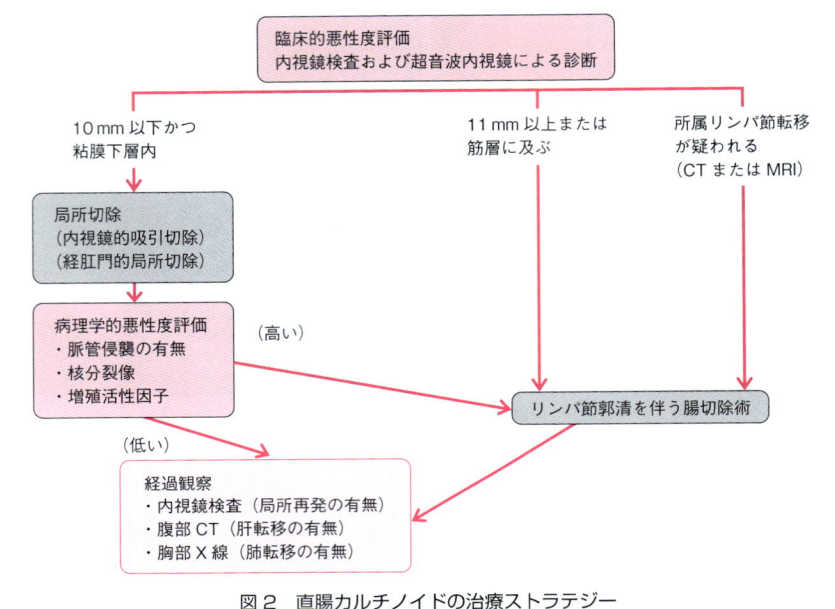

図2 直腸カルチノイドの治療ストラテジー

骨粗鬆症 osteoporosis

1 起こり方

骨は成長とともに伸長し、カルシウムやリンなどミネラルを貯蔵して強度を増す。最大骨量は20歳前後に得られ、これをpeak bone massとよぶ。成人になると骨格は変わらないようにみえるが、実は常に古い骨が壊され新しい骨が作られている。これはそれぞれ**骨吸収**、**骨形成**とよばれ、その速度は同じになるように調節されているが、骨吸収速度が骨形成速度を上回った場合は骨量が減少していく。そのため、peak bone massが低い者や骨量の減少速度が速い者は骨粗鬆症を発症しやすい。

骨の代謝

骨の代謝は**力学的負荷**、多くのホルモンや生理活性物質、交感神経などにより調節されている。たとえば、女性ホルモンであるエストロゲンは骨吸収を担う破骨細胞のアポトーシスを誘導するが、女性は**閉経**によりエストロゲンが減少すると破骨細胞がアポトーシスを免れる結果、骨吸収が亢進し、骨量が減少していく（閉経後骨粗鬆症）。一方、男性でも**加齢**とともに徐々に骨量が減少し、骨粗鬆症の頻度が増加する。

分類

骨粗鬆症は大きく原発性と続発性に分類され、**原発性骨粗鬆症**はさらに閉経後骨粗鬆症、男性骨粗鬆症、若年性を含む特発性骨粗鬆症に分類される。**続発性骨粗鬆症**は、各種の内分泌疾患、胃切除後や炎症性腸疾患、不動、ステロイドなどの薬剤、関節リウマチ、糖尿病、慢性腎臓病や肝疾患など、さまざまな原因による（**表1**）。骨粗鬆症患者のうち、男性の約2/3、閉経前女性では半数以上、閉経後女性の約20％が続発性骨粗鬆症であるとされている。続発性骨粗鬆症はしばしば重症であるうえ、原疾患の治療により劇的な改善が得られる可能性があ

表1 続発性骨粗鬆症あるいはその他の骨量減少をきたす疾患

内分泌疾患	性腺機能低下症, クッシング(Cushing)症候群, 甲状腺機能亢進症, 高プロラクチン血症, 先端巨大症, 副腎機能低下症, 副甲状腺機能亢進症, 汎下垂体機能低下症
消化器疾患, 栄養性	胃切除後, 炎症性腸疾患, 原発性胆汁性肝硬変, 吸収不良症候群, カルシウム欠乏, ビタミンD欠乏, アルコール依存症, 神経性食思不振症
先天性疾患	骨形成不全症, マルファン(Marfan)症候群, ホモシスチン尿症, ヘモクロマトーシス, ポルフィリン症, 糖原病, ターナー(Turner)症候群, クラインフェルター(Klinefelter)症候群
その他	慢性関節リウマチ, 糖尿病, 慢性腎臓病, 骨軟化症, 慢性心不全, 肺気腫, 多発性硬化症, 代謝性アシドーシス, 多発性骨髄腫, 悪性腫瘍の骨転移, 不動, 薬剤

ることより, 鑑別診断はきわめて重要である.

2 症状と診断のすすめ方

骨粗鬆症とは**骨強度**の低下により骨が脆くなった結果, 骨折の危険性が高まった病態である. 骨強度は主に**骨密度**と**骨質**という2つの要素から成り, 骨密度は骨強度の約70%を説明するとされる. 骨質は骨の微細構造, 代謝回転, 基質タンパク, 石灰化度や微小骨折などの影響を受けることがわかっているが, 骨質の評価方法が一般化されていないため, 骨粗鬆症の診断は, ①**脆弱性骨折**の有無, ②骨密度ないし脊椎X線像, の2項目によってなされる(**図1**).

鑑別診断

鑑別診断を要する対象者は, ①腰背部痛など自覚症状を有する者, ②検診などで要精密検査として来院する者, ③その他に大別される.

骨粗鬆症による急性の腰背部痛は, 椎体の圧潰(いわゆる**圧迫骨折**)により生じる. 急性の背部痛に対しては, まず脊椎疾患か, 脊椎以外の疾患かを鑑別していく. しかし, 骨粗鬆症では無症状であることも多く, 骨密度測定およびX線撮影にて骨粗鬆症, 骨量減少, 正常, の判定を行う. 骨粗鬆症の場合は続発性骨粗鬆症ある

低骨量をきたす骨粗鬆症以外の疾患または続発性骨粗鬆症を認めず, 骨評価の結果が下記の条件を満たす場合, 原発性骨粗鬆症と診断する.

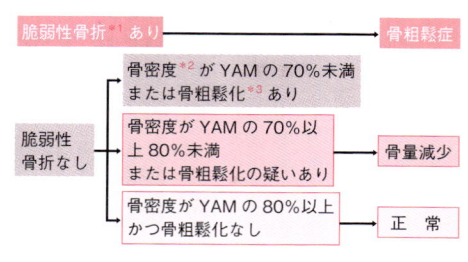

図1 原発性骨粗鬆症の診断基準

[*1] 脆弱性骨折：低骨量(骨密度がYAMの80%未満, あるいは脊椎X線像で骨粗鬆化がある場合)が原因で, 軽微な外力によって発生した非外傷性骨折. 骨折部位は脊椎, 大腿骨頸部, 橈骨遠位端, その他.
[*2] 骨密度は原則として腰椎骨密度とする. ただし, 高齢者において, 椎体変形などのために腰椎骨密度の測定が適当でないと判断される場合には大腿骨頸部骨密度とする. これらの測定が困難な場合は, 橈骨, 第2中手骨, 踵骨の骨密度を用いる.
[*3] 脊椎X線像での骨粗鬆化の評価は, 従来の骨萎縮度判定基準を参考にして行う. ただし, 近年デジタル化がすすみ, 骨萎縮度判定は困難となっているため, 今後の改訂では削除される見込みである.

YAM：若年成人平均値(20〜44歳)
[日本骨代謝学会骨粗鬆症診断基準検討委員会編：原発性骨粗鬆症の診断基準(2000年改訂版). 日骨代謝誌 **18**：78, 2001 より改変]

いはそのほかの骨量減少をきたす疾患を鑑別する(**表1**). また, 鑑別の際に注目すべき検査所見を示す(**表2**). 内分泌疾患を除外するため, 各種ホルモン値を測定する. 副甲状腺機能亢進症や甲状腺疾患は自覚症状に乏しいことが多いため, 検査しておくべきである.

骨密度

骨密度は二重X線吸収測定法(dual energy X-ray absorptiometry：DXA)により第2〜4腰椎を測定し, 若年成人平均値(young adult mean：YAM)の70%未満を骨粗鬆症, 70%以上80%未満を**骨量減少**と診断する. 骨密度は骨粗鬆症性骨折の最大の**危険因子**であるが, そのほかの危険因子に関する知見も集積されている(**表3**). これらの危険因子を組み込んで, 今後10年間の絶対骨折危険率を予測するアルゴ

表2 骨粗鬆症の鑑別診断において注目すべき検査所見

検査の種類		検査結果	原疾患
血液検査	血算	正球性貧血	多発性骨髄腫
		小球性低色素性貧血	吸収不良症候群,摂食障害など
		白血球増加	クッシング症候群,ステロイド内服（顆粒球増加・好酸球とリンパ球減少）
	生化学	高カルシウム血症	原発性副甲状腺機能亢進症
		低カルシウム血症	ビタミンD欠乏症
		低リン血症	骨軟化症,ビタミンD欠乏症
		高アルカリホスファターゼ血症	原発性副甲状腺機能亢進症,甲状腺機能亢進症,骨軟化症,骨パジェット(Paget)病
		肝機能異常	肝硬変などの重症肝疾患
		低コレステロール血症	甲状腺機能亢進症
		高血糖	糖尿病,ステロイド内服
	血清	C反応性タンパク高値	関節リウマチおよびその他の慢性炎症性疾患
尿検査	一般尿検査	尿糖	糖尿病
		尿タンパク	多発性骨髄腫（患者によっては陰性）
	生化学	高カルシウム尿症	原発性副甲状腺機能亢進症など

[骨粗鬆症の予防と治療ガイドライン作成委員会：骨粗鬆症の予防と治療ガイドライン2011年版,32頁,ライフサイエンス出版,2011]

リズム（FRAX®）がWHOによって作成され公開されている（http://www.shef.ac.uk/FRAX/ 2012年12月27日確認）．近年は，糖尿病,慢性腎臓病など生活習慣病において骨密度に依存しない骨の脆弱性が指摘されている．したがって，他疾患で来院した場合でも，**骨折リスクが高い**と予測される患者，とくに高齢,女性,脆弱性骨折の既往,両親の大腿骨近位部骨折の既往,やせがある者についてはスクリーニングが必要である．

表3 骨折危険因子と相対危険度：WHOのメタ解析から

骨折危険因子	相対骨折危険度
低骨密度	2.6（T値-1ごとに）
骨折歴（50歳以上）	1.62
年齢	―
母親の骨折歴（大腿骨頚部）	2.26
アルコール（1日2単位以上）	1.6
喫煙	1.7
ステロイドの使用	2.25
関節リウマチ	1.73

[生活習慣病骨折リスク評価委員会：生活習慣病骨折リスクに関する診療ガイド,86頁,ライフサイエンス出版,2011]

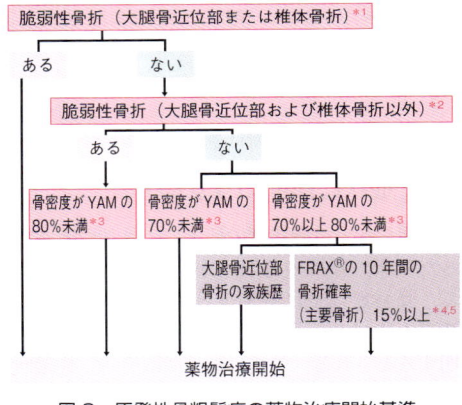

図2 原発性骨粗鬆症の薬物治療開始基準

脆弱性骨折（大腿骨近位部または椎体骨折）[*1]
- ある → 薬物治療開始
- ない → 脆弱性骨折（大腿骨近位部および椎体骨折以外）[*2]
  - ある → 骨密度がYAMの80％未満[*3] → 薬物治療開始
  - ない → 骨密度がYAMの70％未満[*3] → 薬物治療開始
  - 骨密度がYAMの70％以上80％未満[*3]
    - 大腿骨近位部骨折の家族歴
    - FRAX®の10年間の骨折確率（主要骨折）15％以上[*4,5]
    → 薬物治療開始

[*1] 女性では閉経以降,男性では50歳以降に軽微な外力で生じた,大腿骨頚部または椎体骨折をさす．
[*2] 女性では閉経以降,男性では50歳以降に軽微な外力で生じた,前腕骨遠位端骨折,上腕骨近位部骨折,骨盤骨折,下腿骨骨折または肋骨骨折をさす．
[*3] 測定部位によってはTスコアの併記が検討されている．
[*4] 75歳未満で適用する．また,50歳代を中心とする世代においては,より低いカットオフ値を用いた場合でも,現行の診断基準に基づいて薬物治療が推奨される集団を部分的にしかカバーしないなどの限界も明らかになっている．
[*5] この薬物治療開始基準は原発性骨粗鬆症に関するものであるため,FRAX®の項目のうち糖質コルチコイド,関節リウマチ,続発性骨粗鬆症に当てはまるものには適用されない．すなわち,これらの項目がすべて「なし」である症例に限って適用される．

[骨粗鬆症の予防と治療ガイドライン作成委員会：骨粗鬆症の予防と治療ガイドライン2011年版,55頁,ライフサイエンス出版,2011より改変]

表4 わが国の骨粗鬆症治療薬

製剤	一般名	代表的な商品名
ビスホスホネート	エチドロン アレンドロン リセドロン ミノドロン	アレンドロネート®錠 フォサマック®錠，ボナロン®錠 ベネット®錠，アクトネル®錠 リカルボン®錠，ボノテオ®錠
女性ホルモン	エストラジオール エストリオール	フェミエスト®，エストラーナ®(貼付剤) ホーリン®錠，エストリール®錠
SERM	ラロキシフェン バゼドキシフェン	エビスタ®錠 ビビアント®錠
PTH	テリパラチド	フォルテオ®注，テリボン®注
活性型ビタミンD_3	アルファカルシドール カルシトリオール エルデカルシトール	ワンアルファ®錠，アルファロール®カプセル ロカルトロール®カプセル エディロール®カプセル
カルシウム	L-アスパラギン酸カルシウム リン酸水素カルシウム	アスパラ-CA®錠 リン酸水素カルシウム®末
カルシトニン	エルカトニン サケカルシトニン	エルシトニン®注 サーモトニン®注，カルシトラン®注
ビタミンK_2	メナテトレノン	グラケー®カプセル
イプリフラボン	イプリフラボン	オステン®錠
タンパク同化ステロイド	メテノロン ナンドロロンデカン酸	プリモボラン®錠，プリモボラン・デポー®注 デカ・デュラミン®注

3 治療の実際

治療の目的は骨折の予防および骨脆弱性の改善である．骨粗鬆症では健常者や骨量減少に比して骨折発症率は高率であるが，骨折の絶対数は骨量減少群に多いことが知られている．したがって，治療の開始基準は診断基準と異なり，骨折リスクが高い人ではより早期から治療を開始すべきである．「骨粗鬆症の予防と治療ガイドライン2011年版」ではわが国の新たな薬物治療開始基準が示されている（図2）．

わが国では10種類の薬剤が使用可能であるが（表4），骨折予防効果の高いビスホスホネート製剤や選択的エストロゲン受容体モジュレーター（SERM）などの**骨吸収抑制薬**が中心的役割を果たしている．副甲状腺ホルモン（PTH）製剤は強力に骨形成を促進するが，皮下注射を要する．各薬剤の特徴を考慮し，原則として単剤で開始する．薬剤の選択，コンプライアンスや治療効果には骨密度測定以外に骨吸収マーカーや骨形成マーカーなどの**骨代謝マーカー**が参考になる．新たな治療薬として抗RANKL抗体やカテプシンK阻害薬などの臨床試験が現在すすめられている．

💡 看護のポイント ・・・・・・・・・・・・・・・

● 骨折予防 ●

骨折予防のためには骨脆弱性の改善のみならず，筋力の増強，関節可動域の確保など，運動能力の維持・増進を並行して行うこと，さらに転倒防止を念頭に置いて環境の整備を講じることが重要である．とくに高齢者では視力・筋力や反応性の低下，脳血管障害や神経疾患などの合併症，降圧薬や睡眠導入薬などの薬剤の作用により転倒頻度が高まっている場合が多いため，**転倒リスク**を減少させる指導・援助が必要である．また，転倒しても骨折を予防するため，大転子部を硬質ポリウレタンなどでおおうような「ヒッププロテクター」が市販されており，上手に活用することが望まれる．

● 生活習慣の改善 ●

早期の骨粗鬆症では，栄養指導，運動指導，

禁煙指導など医師や専門家と協力して生活習慣の改善を行う．骨粗鬆症検診を利用するなどして，定期的に骨量の評価を受けるよう指導することも重要である．長期臥床患者では可能な限りリハビリテーションを行う工夫が必要である．

● 薬剤治療中の注意点 ●

薬剤治療中の患者では，ビスホスホネートの服用方法を確認する．ビスホスホネートは早朝空腹時，朝食の30分以上前に十分量の水で服薬することが望ましい．食道潰瘍を予防するため服薬後30分間は臥床しないように指導する．週1回製剤の場合，服用の曜日を決めておくとよい．また，自己注射のPTH製剤では，清潔操作や注射針の取り扱いを含めた安全管理や指導が必要である． 　　（矢野彰三，杉本利嗣）

電解質異常 electrolyte disturbance

腎・泌尿器疾患

キーポイント

- 電解質異常はあらゆる領域の疾患に合併し，かつ薬の副作用としてみられることが多いので注意が必要である．
- 電解質異常は，とくに腎機能低下があると出現しやすく，血清クレアチニンや血清電解質濃度をこまめにチェックする必要がある．
- 高度の電解質異常になると深刻な症状が出現し，時には生命にかかわるので，適切な診断・治療を必要とする．

A ナトリウム(Na)代謝異常 disorders of sodium metabolism

1 起こり方と症状・診断のすすめ方

ナトリウム(Na)は細胞外液に大部分が存在している．一方，細胞内には血清Naの1/10程度の濃度しかない．血清Na異常では細胞外液量の増減を考える．

高Na血症

血清Na 150 mEq/L以上をさす．原因を表1に示す．血清Na 160 mEq/L以上は緊急を要することがある．症状は中枢神経系の細胞内脱水による傾眠・せん妄などの意識障害，けいれん，筋硬直などがある．とくに脳血管障害や術後患者では医原性要素がみられることがある．水分欠乏量(L)＝体重×0.6×(1－140/実測Na値)で予測する．

低Na血症

血清Na 135 mEq/L以下をさし，臨床上頻度が高い．表2に示す偽性低Na血症を除外し

表1 高Na血症の原因

1. 水欠乏による高Na血症
    1) 水摂取不足：意識障害，渇中枢障害，嚥下障害
    2) 水分喪失の増大
        a) 腎からの水分排泄過多：尿崩症，利尿薬
        b) 消化管からの喪失：下痢，嘔吐
        c) 皮膚からの喪失：不感蒸泄，発汗過多，熱傷
2. Na過剰による高Na血症
    1) ミネラルコルチコイドやグルココルチコイド過剰
    2) Na過剰摂取，静脈内過剰投与
3. 本態性高Na血症

表2 低Na血症の原因

I. 偽性低Na血症
    脂質異常症，高タンパク血症，高血糖，マンニトールやグリセロール投与時
II. 真性低Na血症
    A. 体液量の減少を伴う場合
        1. Na摂取量減少
        2. Na喪失量増加
            a. 腎性Na喪失(尿中Na＞20 mEq/L)
                利尿薬，急性腎不全(利尿期)，慢性腎不全(多尿期)，浸透圧利尿，Na喪失性腎症
                副腎不全(先天性副腎過形成，低アルドステロン症)，薬剤性尿細管障害
            b. 腎外性Na喪失(尿中Na＜10 mEq/L)
                1) 消化管からの喪失(嘔吐，下痢，胃・腸瘻，胃・腸液吸引)
                2) 皮膚からの喪失(発汗過多，膵嚢胞性線維症)
                3) third spaceへの移行(腹膜炎，急性膵炎，熱傷)
    B. 体液量の変化を伴わない場合
        急性水中毒，SIADH，サイアザイド利尿薬，グルココルチコイド欠乏症，甲状腺機能低下症，無症候性低Na血症
    C. 体液量の増大を伴う低Na血症
        腎不全，浮腫性疾患(うっ血性心不全，肝硬変，ネフローゼ症候群)，慢性閉塞性肺疾患

て細胞外液量を評価し，増加（浮腫・溢水）している場合は心不全・腎不全・肝硬変などによる希釈性低Na血症を考え，低下している場合（脱水）は低栄養・嘔吐・下痢によるものを考える．細胞外液量が正常の場合，抗利尿ホルモン分泌異常症候群（SIADH）・甲状腺機能低下症などの内分泌異常を考える．症状は血清Na 120 mEq/L以下で頭痛・見当識障害・筋けいれん・傾眠などさまざまであるが，その重症度は進行速度と相関する．

2 治療の実際と看護のポイント

高Na血症

初期輸液は基本的に5％ブドウ糖液を用いて症状が改善するまでとするが，急速な補正は脳浮腫の危険性があるため2 mEq/L/時以下の速度で補正し12 mEq/L/日以下になるようにする．

高Na血症は寝たきりの高齢者や小児に多く，血圧・尿量・皮膚粘膜乾燥状態などの観察が重要である．

低Na血症

Naの補正は，急激な補正をすると橋中心髄鞘崩壊（CPM）をきたすことがあり2 mEq/L/時，12 mEq/L/日を超えないようにする．また低カリウム血症・肝硬変・低栄養などでは，6 mEq/L/日以下とさらにゆっくり是正する．

低Na血症はとくに高齢者で多く，意識状態・尿量・血圧などのバイタルサインとともに，定期処方薬にも注意する．

（本間　仁，内田俊也）

B カリウム（K）代謝異常
disorders of potassium metabolism

1 起こり方と症状・診断のすすめ方

カリウム（K）は果物・野菜に多く含まれている．体内では98％が細胞内にあり，残り2％が細胞外に存在する．血液中のK濃度は細胞の膜電位などを調節するうえで重要である．

高K血症（表1）

血清K 5.0 mEq/L以上をさす．軽度では臨床症状はほとんどないが，6.5 mEq/Lを超えると心電図変化（T波増高やQRS幅拡大，8.0 mEq/Lを超えると心室細動や心停止を起こしうる）をきたしやすく以下の緊急処置を要することがある．

①グルコン酸カルシウム10 mLを5分以上かけて静注
②$NaHCO_3$（重曹）を投与
③グルコースインスリン療法（10％グルコース500 mL＋レギュラーインスリン10単位）
④イオン交換樹脂の注腸
⑤場合により血液透析

表1　高K血症の原因

Ⅰ．偽性高K血症
　駆血帯による緊縛，溶血，白血球増多，血小板増多
Ⅱ．K負荷過剰（とくに腎機能低下時）
　1）体外からのK負荷
　　食事，保存血輸血，K含有輸液，K含有薬剤
　2）体内でのK負荷
　　横紋筋融解，筋挫滅，熱傷，血管内溶血，消化管出血，血液系悪性腫瘍（白血病・多発性骨髄腫・リンパ腫など）
Ⅲ．細胞内より細胞外へのK移動
　アシドーシス，インスリン不足，薬剤（ジギタリス・β遮断薬・L-アルギニン），高浸透圧血症，低アルドステロン症，運動，高K性周期性四肢麻痺
Ⅳ．K排泄減少
　1）急性腎障害（AKI）や慢性腎臓病（CKD）
　2）アルドステロン合成障害
　　アジソン（Addison）病，アルドステロン合成酵素欠損，低レニン低アルドステロン症候群，薬剤〔ヘパリン，β遮断薬，アンジオテンシン変換酵素（ACE）阻害薬，アンジオテンシン受容体拮抗薬（ARB）〕
　3）アルドステロン反応性低下（尿細管K分泌障害）
　4）アルドステロン拮抗薬

低K血症（表2）

血清 K 3.5 mEq/L 以下をさす．2.5 mEq/L 以下になると倦怠感，筋力低下などの症状が出現，さらに低下すると呼吸筋や四肢麻痺などが出現する．心電図ではT波平坦化，U波出現，心室性期外収縮などの不整脈がみられる．

2 治療の実際と看護のポイント

高K血症

高K血症では腎不全を合併していることが多い．慢性腎臓病（CKD）では食事療法を要するほか，処方薬にKを上昇させやすいものがないか注意が必要である．

低K血症

Kの補充は 40〜80 mEq/L の経口投与が安全だが，緊急時には点滴で投与する．その際，投与速度が速い場合は高K血症から致命的になりうるので十分な注意を要する．

（本間　仁，内田俊也）

表2　低K血症の原因

Ⅰ．	K摂取不足（尿中K<20 mEq/日）
Ⅱ．	体外へのK喪失
	1）消化管から（尿中K<20 mEq/日）
	嘔吐，下痢，潰瘍性大腸炎，ゾリンジャー・エリソン（Zollinger-Ellison）症候群，WDHA症候群
	2）腎から（尿中K>20 mEq/日）
	利尿薬，Na負荷，バーター（Bartter）症候群，ギッテルマン（Gitelman）症候群，リドル（Liddle）症候群，尿細管性アシドーシス（TypeⅠ，Ⅱ），内因性および外因性ミネラルステロイド過剰状態（原発性アルドステロン症，腎血管性高血圧，偽性アルドステロン症，レニン産生腫瘍）
Ⅲ．	細胞外から細胞内へK移動（尿中K<20 mEq/日）
	インスリン投与，アルカローシス，低K性周期性四肢麻痺

C　カルシウム（Ca）代謝異常
disorders of calcium metabolism

1 起こり方と症状・診断のすすめ方

カルシウム（Ca）代謝は骨・腸管・腎臓が関係しビタミンDと副甲状腺ホルモンが調節因子として働いている．生理的作用を有するカルシウムイオン（Ca^{2+}）は約50％を占め，残りのほとんどがアルブミンに結合している．血清Ca濃度はアルブミン値によって変動するので，低アルブミン血症があるときは以下の式で補正する．

補正 Ca 濃度（mg/dL）＝
実測 Ca 濃度（mg/dL）＋4－血清アルブミン（g/dL）

高Ca血症

一般に補正 Ca 10.5 mg/dL 以上をさす．原因を表1に示す．症状として口渇・多尿・食欲低下・悪心・嘔吐・筋力低下などがみられる．Ca 14 mg/dL 以上になると傾眠などの意識障害が出現することもある．

表1　高カルシウム血症の原因

①内分泌疾患
原発性副甲状腺機能亢進症・甲状腺機能亢進症・褐色細胞腫・アジソン病・VIP産生腫瘍（VIPoma）
②悪性腫瘍によるもの
③薬剤性
ビタミンA過剰・ビタミンD過剰・リチウム・サイアザイド・テオフィリン・エストロゲン・抗エストロゲン薬
④肉芽腫性疾患（サルコイドーシス，結核など）
⑤その他

低Ca血症

一般に補正 Ca 8.5 mg/dL 以下をさす．原因を表2に示す．症状は手指・口唇のしびれ・筋攣縮・テタニー（末梢優位の筋の強い拘縮：手足の屈曲が数分間続く）や心電図上のQT延長所見が特徴的だが，これによる呼吸困難や喘鳴を伴う喉頭けいれん・気管攣縮が出たとき（低Ca血症性クリーゼ）緊急性を要する．

表2　低Ca血症の原因

1. 低タンパク血症(補正Caは正常)
2. 副甲状腺機能低下症
    1) 副甲状腺ホルモンの欠乏または分泌不全
    ・特発性副甲状腺機能低下症(自己免疫性，先天性，散発性)
    ・続発性副甲状腺機能低下症(術後，放射線治療後，がんの局所転移)
    ・偽性特発性副甲状腺機能低下症
    ・低マグネシウム(Mg)血症
    2) 副甲状腺ホルモンの作用不全(ホルモン受容体機構異常)
    ・偽性副甲状腺機能低下症(Ⅰa型，Ⅰb型，Ⅰc型，Ⅱ型)
3. ビタミンD欠乏または作用不全
    1) ビタミンD欠乏と活性化障害
    ・摂取障害および日光曝露不足
    ・吸収不良症候群
    ・ネフローゼ症候群
    ・重症肝疾患(25位水酸化障害)
    ・慢性腎不全(1α位水酸化障害)
    ・抗けいれん薬によるビタミンD代謝異常
    ・ビタミンD依存性くる病Ⅰ型(酵素欠損による1α位水酸化障害)
    2) ビタミンD作用不全(ホルモン受容機構異常)
    ・ビタミンD依存性くる病Ⅱ型
4. 骨代謝異常および骨疾患
    ・骨硬化症(大理石骨病)
    ・がんの骨形成性転移(前立腺がん，乳がん，肺がんなど)
    ・飢餓骨症候群(hungry bone syndrome)
5. その他
    ・Ca感知受容体遺伝子異常［機能獲得型(gain of function)，家族性］
    ・薬剤：リン製剤，クエン酸，カルシトニン，ビスホスホネート，ミスラマイシン
    ・横紋筋融解症(発症時)
    ・急性重症疾患(肺炎，敗血症，熱傷など)

2 治療の実際と看護のポイント

高Ca血症

治療は，原因薬剤があれば中止したうえで生理食塩水などによる脱水補正をしつつループ利尿薬投与でCaの尿中排泄を促す．Ca14 mg/dL以上や自覚症状を伴う場合にはエルカトニン(エルシトニン®)・ビスホスホネート・ステロイドを使用し，これらでも無効の場合は血液透析によるカルシウムの強制除去も考慮する．

高Ca血症の原因疾患として悪性腫瘍によるものがもっとも多いが，腎機能が低下している高齢者で，骨粗鬆症治療として整形外科などでビタミンD製剤を漫然と投与されている場合にはとくに注意が必要である．

低Ca血症

緊急時はグルコン酸カルシウム10～20 mLを1 mL/分以下でゆっくり静注するが点滴投与が安全である．血清Caを急激に上昇すると血圧上昇につづき，血圧低下，不整脈，心停止を起こすことがある．また低マグネシウム(Mg)血症を合併している場合は硫酸マグネシウムを点滴静注する．　　(本間　仁，内田俊也)

# 糸球体腎炎(急性および急速進行性)
glomerulonephritis(acute and rapidly progressive)

1 起こり方

糸球体腎炎は，原尿を作り出す糸球体に病変が生じ，タンパク尿あるいは血尿という尿異常を引き起こす疾患である．糸球体が障害されると腎機能(濾過量)が低下し，腎不全にいたるので注意が必要である．臨床経過と簡単な診察によって，大きく4つに分けられている．

分　類

①**急性腎炎症候群**：感染症(扁桃炎，咽頭炎，皮膚炎)に罹患後，約2週頃から血尿，タンパク尿，浮腫，高血圧，腎機能低下が生じる．

表1 急性腎炎と急速進行性腎炎の特徴

	発症年齢	症状・経過	検査	治療
急性腎炎症候群	小児に多い	感染症罹患2週後から尿異常	ASO, ASK上昇, 血清補体価低下	自然回復
急速進行性腎炎症候群	中高年に多い	上気道炎, 関節炎	CRP上昇	無治療では数週から数ヵ月で腎不全にいたる可能性が高い
抗GBM抗体型		肺出血	抗GBM抗体	ステロイド 免疫抑制薬 血漿交換
免疫複合体型		全身性エリテマトーデス, 紫斑病など	免疫複合体, 血清補体価低下	
pauci-immune型		関節炎, 皮疹, 間質性肺炎など	ANCA	

②**急速進行性腎炎症候群**：比較的高齢者に多く，全身性血管炎と関連している．肺炎，気管支炎などの上気道炎症状と同時に尿異常が出現し，数週から数ヵ月のうちに腎機能が低下する(**表1**)．

③**慢性腎炎症候群**：発症時期が不明で，検診などで尿異常を指摘される疾患であり，年単位で徐々に腎機能が低下するものをさしている．一方，腎機能が低下しないものを，持続性血尿・タンパク尿群として扱い，軽症の慢性腎炎を意味している．

④**ネフローゼ症候群**：大量のタンパク尿があり，低タンパク血症によって浮腫が出現しているものと定義されている．

2 症状と診断のすすめ方

急性腎炎症候群と急速進行性腎炎症候群では，腎機能が，数日から数週単位で低下するという特徴がある．

急性腎炎症候群

比較的小児に多く，感染症の後，約2週後から尿異常，浮腫が生じる．**A群β溶連菌**がもっとも多いが，そのほかの細菌や**パルボウイルスB_{19}**(リンゴ病の病原体)によっても生じる．急性という名前がついているが，感染直後ではなく，約2週後という点が重要である．検査では，**抗ストレプトリジンO(ASO)，抗ストレプトキナーゼ(ASK)**などの溶連菌感染症による抗体価の上昇，**血清補体価の低下**などが参考になる．

急速進行性腎炎症候群

比較的中高年に多く，上気道炎，肺炎などの症状や，発熱，関節炎などの全身性血管炎を示唆する症状を呈することが多い．すなわち，そのような症状があり医療機関を受診しているうちに，尿異常が出現したり，血清クレアチニン値で推測される腎機能(eGFR)が，急速に低下したりするという特徴がある．腎生検を行った場合に，糸球体に免疫グロブリンが沈着している場合と，沈着がない場合(pauci-immune型)がある．①**抗糸球体基底膜(GBM)抗体型**，②**免疫複合体型**，③**pauci-immune型**の3つに分類される．

● **抗GBM抗体型** ●

血中に**抗GBM抗体**が存在し，糸球体には，基底膜に沿ってIgG(まれにIgA)が線状に沈着している．血清補体は基準値内である．肺出血を合併したものを**グッドパスチャー(Goodpasture)症候群**とよんでいる．

● **免疫複合体型** ●

全身性エリテマトーデスなどが存在し，血中に免疫複合体が形成され，糸球体のメサンギウム領域に主に沈着している．血清補体価は低下することが多い．

● **pauci-immune型** ●

炎症を示唆するCRPの上昇に加え，皮疹，関節炎，上気道炎，あるいは結膜炎，強膜炎などの目の症状や難聴，めまいなどの耳の症状を伴うこともある．これらは全身性血管炎と関連があり，**抗好中球細胞質抗体(anti-neutrophil** cytoplasmic antibody：ANCA)が陽性になることが多い．

3 治療の実際

急性腎炎症候群
急性期に安静，減塩食，利尿薬，降圧薬の保存的治療法で約90％は自然に軽快する．血清補体価も約8週後には正常化する．ただし，成人以降に発症した患者では慢性化し，腎機能の回復が悪い場合もある．遷延する場合は，ステロイドを数ヵ月使用することもある．

急速進行性腎炎症候群
早期発見，早期治療によって腎不全を防止することができる．まず，**腎生検**と血液検査によっていずれの型であるのかを判定する．治療としては，血清クレアチニン値が 5.0 mg/dL 以上の場合は，腎機能が回復する確率は低いために，腎不全に対する透析療法などを考慮し，免疫抑制薬は控えることが多い．血清クレアチニン値が 5.0 mg/dL 未満では，ステロイドと免疫抑制薬を併用することが多い．さらに**抗GBM抗体**や **ANCA** 高値の場合，肺出血の徴候があるか，その危険が高い場合は，血漿交換を併用する．

治療薬と注意点
ステロイドは，内服ができない場合は，点滴静注（ステロイドパルス療法）を行う．投与後に浮腫を生じることがあるので，利尿薬を併用する．感染症の危険が高くなるので，とくにニューモシスチス肺炎を防止するためにST合剤（バクタ®）を投与しておく．そのほか，糖尿病を誘発する危険があり，尿量増加などに注意し，必要があればインスリン治療を開始する．

💡 看護のポイント・・・・・・・・・・・・・・
・急性腎炎症候群と急速進行性腎炎症候群は，腎機能が急速に低下してきている点では区別ができないが，発症年齢，臨床経過，血液検査でおおよそは鑑別が可能である．
・急性腎炎症候群では，保存的治療でほとんどが軽快することから腎生検を行わない場合も多い．
・急速進行性腎炎症候群では，血液検査とともに予後を推測するためにも腎生検を行うことが一般的である．腎機能の回復が見込めない患者に，過剰な免疫抑制療法を行うと感染症を併発したり，副作用を生じたりし生命予後が悪くなる．

看護計画を立てる際には，患者の予後の推測と選択する治療法による影響を考慮して，それぞれに対する対策を講じる必要がある．

（今井裕一，西村名帆子）

IgA 腎症　IgA nephropathy

1 起こり方

IgA 腎症は，血尿，タンパク尿が持続し腎機能がゆっくりと低下していく慢性腎炎症候群（WHO 分類）の1つである．顕微鏡で見てわかる顕微鏡的血尿とタンパク尿が特徴で，急性の上気道炎や扁桃炎後に目で見てすぐにわかる肉眼的血尿が現れることがある．経過とともに高血圧や腎機能低下がみられ，20年の経過で約40％の患者が末期腎不全（透析療法）に進展している．IgA 腎症は遺伝的背景のもと，なんらかの抗原刺激（ウイルス・細菌・真菌・食物など）により免疫グロブリン A（IgA₁）ヒンジ部に糖鎖不全が生じ，**IgA₁ 免疫複合体・多量体IgA₁** が糸球体メサンギウム領域に沈着することによって発症すると考えられている．その後は，糸球体での補体の活性化や細胞浸潤，炎症性サイトカイン産生・活性酸素種活性の亢進，細胞外基質の産生亢進・分解低下，糸球体上皮細胞（足細胞）喪失，尿細管間質障害などが進展・増悪に深く関与している．

表1　IgA腎症患者の透析導入リスクの層別化

臨床的重症度 \ 組織学的重症度	H-Grade I	H-Grade II	H-Grade III＋IV
C-Grade I	低リスク	中等リスク	高リスク
C-Grade II	中等リスク	中等リスク	高リスク
C-Grade III	高リスク	高リスク	超高リスク

低リスク群：透析療法にいたるリスクが少ないもの
中等リスク群：透析療法にいたるリスクが中程度あるもの
高リスク群：透析療法にいたるリスクが高いもの
超高リスク群：5年以内に透析療法にいたるリスクが高いもの

［IgA腎症診療指針，第3版，日腎会誌 53(2)：131, 2011］

2　症状と診断のすすめ方

　血尿，タンパク尿，高血圧がみられ，ゆっくりと腎機能が低下していくが，ネフローゼ症候群になることは少ない．尿検査（潜血反応，尿タンパク定性・定量，尿沈渣）と腎臓の働きをみる血液検査［血清尿素窒素・クレアチニン・尿酸・シスタチンC，**推算糸球体濾過量（eGFR）**］，腎機能検査（クレアチニンクリアランス，イヌリンクリアランス）を行う．次いで，腎臓の形や大きさ・組織の状態をみる画像診断（超音波，CT，MRI）と腎生検を行う．IgA腎症の確定診断と腎障害の程度・治療方針の決定には，腎生検組織診断が必須である．厚生労働省難治性疾患克服事業進行性腎障害に関する調査研究班IgA腎症分科会では，予後分類を改訂しIgA腎症診療指針第3版・ダイジェスト版を刊行した．組織学的・臨床的重症度から「IgA腎症の透析導入に対するリスク層別化」に基づき，①低リスク群，②中等リスク群，③高リスク群，④超高リスク群に分類した（表1）．

3　治療の実際

　前述の「IgA腎症の透析導入に対するリスク層別化」に基づき治療（生活指導，食事療法，薬物療法）を行う．

共通生活指導事項（生活習慣の修正）

　禁煙と適正飲酒量・体重（標準体重＝身長 m² ×22 kg）の管理を指導する．過労や寒冷での長時間の作業，長時間・連日の残業を避け，感冒（扁桃炎）・膀胱炎に注意する．

リスク群別生活指導事項

　①低リスク群：とくに運動制限を行う必要はないが，生活習慣の修正を指導する．診察は少なくとも3～6ヵ月に1回とする．②中等リスク群：個々の血圧，尿タンパク，腎機能などを慎重にみながら運動量を調整する．診察は少なくとも1～3ヵ月に1回とする．③高リスク群：個々の血圧，尿タンパク，腎機能などを慎重にみながら運動量を調整する．診察は少なくとも1ヵ月に1回とする．妊娠・出産には注意が必要である．④超高リスク群：高リスク群に準じた生活指導を行う．妊娠・出産には注意が必要である．

食事療法

　①低リスク群：過剰の塩分摂取を避け，腎機能低下例では過剰なタンパク質摂取を避ける（0.8～1.0 g/kg標準体重/日），②中等リスク群：腎機能，尿タンパク量，血圧に応じた，タンパク質摂取（0.8～1.0 g/kg標準体重/日）や食塩の制限（基本は6 g/日未満）を行う，③高リスク群：腎機能，尿タンパク量，血圧に応じた，タンパク質摂取（0.6～0.8 g/kg標準体重/日）や食塩の制限（基本は6 g/日未満）を行う．必要に応じてカリウム制限を行う，④超高リスク群：食塩（6 g/日未満）・タンパク質制限（0.6～0.8 g/kg標準体重/日）および適切なカリウム制限を行う．

薬物療法

　①低リスク群：尿タンパク量，高血圧の有無や腎組織所見を参考に，抗血小板薬（ジピリダ

モール，ジラゼプ)や降圧薬(アンジオテンシン変換酵素阻害薬，アンジオテンシンⅡ受容体拮抗薬，カルシウム拮抗薬，利尿薬など)を用いる．ステロイド療法(パルス療法を含む)は，糸球体に急性活動性病変を有する場合に考慮する．②中等リスク群：尿タンパク量，高血圧の有無や腎組織所見を参考に，抗血小板薬，降圧薬やステロイド療法(パルス療法を含む)を用いる．とくに，糸球体に急性活動性病変を認め，尿タンパク量が0.5 g/日以上で，eGFR 60 mL/分/1.73 m² 以上の場合は，ステロイド療法(パルス療法を含む)の適応を積極的に考慮する．③高リスク群：尿タンパク量，高血圧の有無や腎組織所見を参考に，抗血小板薬，降圧薬やステロイド療法(パルス療法を含む)を用いる．とくに，糸球体に急性活動性病変を認め，尿タンパク量が0.5 g/日以上で，eGFRが60 mL/分/1.73 m² 以上の場合に，ステロイド療法(パルス療法を含む)を考慮する．④超高リスク群：高リスク群に準じるが，病態によっては慢性腎不全の治療を行う．ただし，慢性病変が糸球体病変の主体をなす場合には，ステロイド療法の適応については慎重に考慮すべきである．

看護のポイント

肉眼的血尿がみられたら，体を温め熱いお湯やお茶を摂取し，尿量に注意しつつ安静を保つよう指導する．高度のタンパク尿により尿の泡立ちが著しく，下肢または顔面・眼瞼に浮腫がみられたら，**ネフローゼ症候群**の可能性があるため，安静を保ちただちにかかりつけ医への受診をすすめる．血圧の管理や感冒などの感染予防も大変重要であることを指導する．

(富野康日己)

ネフローゼ症候群(成人)　nephrotic syndrome

キーポイント

- アルブミンを中心とした大量の尿タンパクより，血清アルブミン値が低下し，全身の浮腫をきたす疾患である．
- 腎生検により，病理診断をし，治療の方針を決める．
- 浮腫に対しては塩分制限ならびに利尿薬を使用する．
- ステロイドと免疫抑制薬を使用して治療を行う．

1 考え方の基本

ネフローゼ症候群は，糸球体からの大量のアルブミンを中心としたタンパクの漏出によって起こる．アルブミンが大量に尿中に喪失するために，血清アルブミン値が低下し，全身性の**浮腫**が起こる．また，**高コレステロール血症**をきたすが，これは肝臓でのコレステロールの合成の亢進と，リポプロテインリパーゼの抑制により，LDLコレステロールの代謝が抑制されることによる．

ネフローゼ症候群は，原発性(1次性)糸球体腎炎以外に，糖尿病，全身性エリテマトーデス，アミロイドーシスなど2次性の疾患に伴って起こることもある．

ネフローゼ症候群の治療は，腎保護を目的とした治療と腎炎を寛解に導く**ステロイド**や免疫抑制薬を使用した治療の2つに分けることができる．前者には塩分摂取制限，利尿薬による浮腫の軽減，レニン-アンジオテンシン系阻害薬の投与による腎保護作用である．後者は，ステロイドと**シクロスポリン**，**ミゾリビン**，シク

ロホスファミドなど免疫抑制薬を使用した原疾患の治療である．これらの薬剤は，効果を発揮するためには一定の血中濃度を維持することが必要であり医師の管理の下に投与を行うが，投与期間も長期にわたるため，自己中断が起こらないようにすることが重要である．

2 起こり方

定義

ネフローゼ症候群の定義を表1に示す．ネフローゼ症候群と診断するには，3.5g/日以上のタンパク尿が持続し，血清アルブミンが3.0g/dL以下に低下していることが必須である．

表1　成人ネフローゼ症候群の診断基準

1. タンパク尿：3.5g/日以上が持続する．
   （随時尿において尿タンパク/尿クレアチニン比が3.5g/gCr以上の場合もこれに準ずる）．
2. 低アルブミン血症：血清アルブミン値3.0g/dL以下．血清総タンパク量6.0g/dL以下も参考になる．
3. 浮腫
4. 脂質異常症（高LDLコレステロール血症）

［平成22年度厚生労働省難治性疾患対策進行性腎障害に関する調査研究班］

疫学

腎生検からみたネフローゼ症候群の原因は，1次性ネフローゼ症候群が約2/3である．糖尿病性腎症が次に多いが，実際は腎生検をされていない症例も多く，糖尿病性腎症でネフローゼ症候群をきたすものはかなり多いと思われる．そのほかの2次性ネフローゼ症候群では，**全身性エリテマトーデス**による**ループス腎炎**，**アミロイドーシス**による**アミロイド腎症**などが多い．1次性ネフローゼのうち，38.7％は**微小変化型**，37.4％は**膜性腎症**である．**巣状分節性糸球体硬化症**は10％，**膜性増殖性糸球体腎炎**は6％である．

1次性ネフローゼ症候群の病理型は年齢によって大きく変わり，40歳未満では微小変化型ネフローゼ症候群が多く，70％を占め，40歳以上では膜性腎症が約55％と多い(図1)．

病態

ネフローゼ症候群の原因は糸球体の上皮細胞の異常であり，正常の糸球体(図2)と比較して，足突起の消失が電子顕微鏡で観察される(図3)．

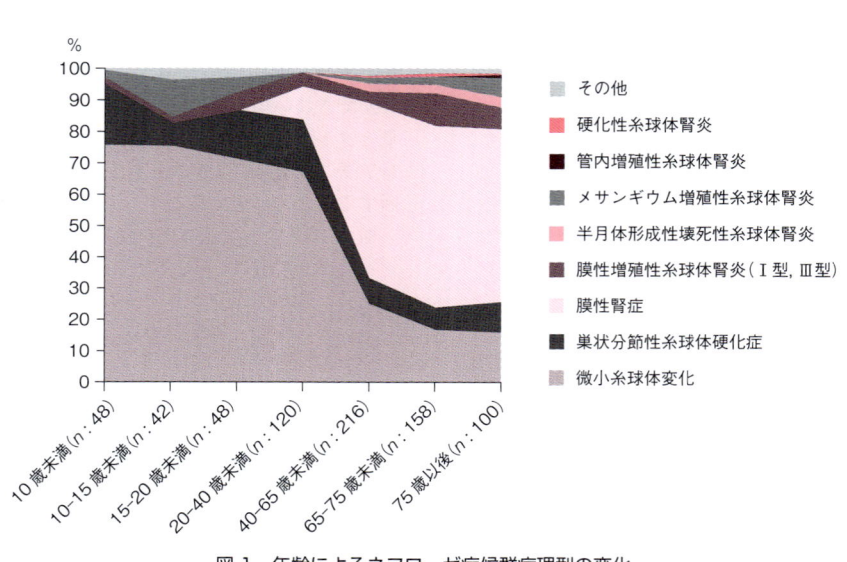

図1　年齢によるネフローゼ症候群病理型の変化

［松尾清一，今井圓裕ほか：ネフローゼ症候群診療指針．日腎会誌 **53**：84，2011］

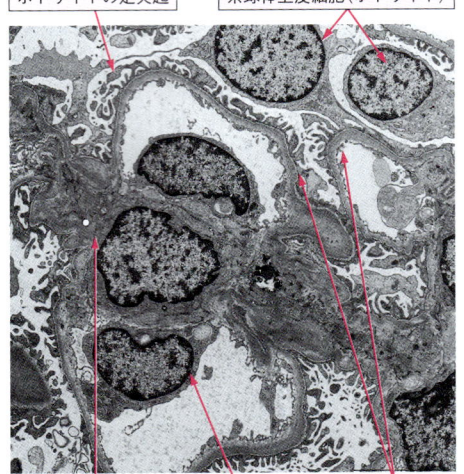

606　腎・泌尿器疾患

図2　正常の糸球体の電顕図
3000倍拡大
2万倍拡大
[名古屋大学，鈴木則彦先生のご厚意による]

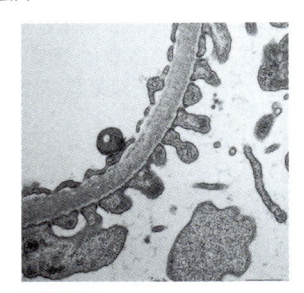

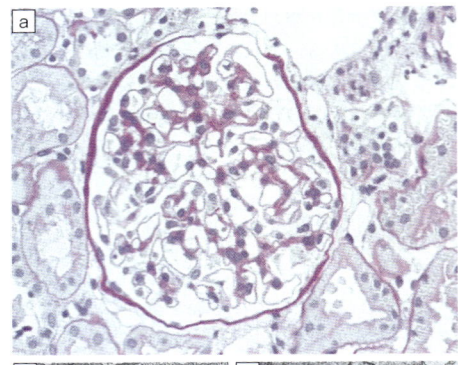

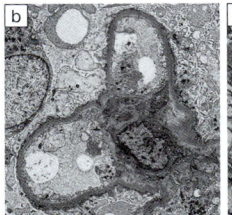

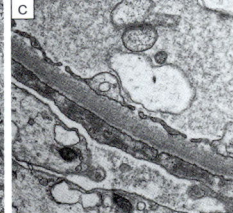

ラベル：ポドサイトの足突起／糸球体上皮細胞(ポドサイト)／メサンギウム細胞／内皮細胞／糸球体基底膜

図3　微小変化型ネフローゼ症候群
a：PAS染色で見た微小変化型ネフローゼ症候群の糸球体
b，c：電顕で見た微小変化型ネフローゼ症候群の糸球体
3000倍拡大　　2万倍拡大
[名古屋大学，鈴木則彦先生のご厚意による]

3 症状と診断のすすめ方

症　状
　ネフローゼ症候群の症状は浮腫，体重増加である．患者は排尿時に便器の中で泡が盛り上がってくるのを観察することもある．これは大量の尿タンパクにより泡の形成がみられるためである．

診　断
　ネフローゼ症候群の臨床診断は尿タンパク定量，および，血液生化学検査が必要である．尿タンパクの定量は24時間蓄尿を行って，尿タンパク量が3.5g以上あることを確認する．これができない場合には，スポット尿のタンパク量とクレアチニン量を測定し，**尿タンパク/クレアチニン比**が，3.5以上あることをもって診断することも可能である．
　血清アルブミン値3.0g/dL以下，血清総タンパク6.0g/dL以下であることが診断に必須である．血清コレステロール，とくにLDLコレステロールの上昇を認める．

病理診断
　腎生検によりネフローゼ症候群の病理型によって分類される(**表2**)．代表的な病理型を示す．正常の糸球体(**図2**)と比較して微小変化型は光学顕微鏡では組織の異常が明らかではなく，電子顕微鏡で糸球体ポドサイトの足突起の融合が認められる(**図3**)．巣状分節性糸球体硬化症は，糸球体の一部が硬化する腎炎である．

ネフローゼ症候群（成人）

表2 ネフローゼ症候群をきたす疾患の病理分類

1次性糸球体腎炎	2次性糸球体疾患
微小変化型	ループス腎炎
巣状分節性糸球体硬化症	糖尿病性腎症
膜性腎症	アミロイド腎症
膜性増殖性糸球体腎炎	

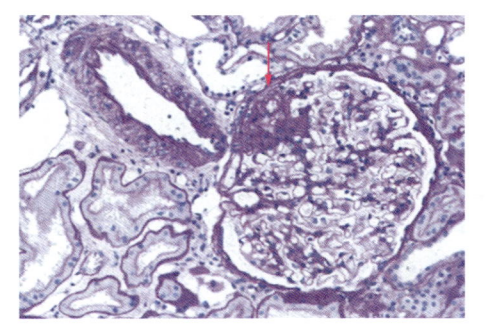

図4 巣状分節性糸球体硬化症
PAS染色．糸球体の一部が硬化している（矢印）．

図5 膜性腎症
a：PAM染色．糸球体基底膜のデポジットの側が抜けて，スパイクが見える．
b：蛍光抗体法．IgGが糸球体基底膜に沿って顆粒状に染まる．

それ以外の糸球体は正常に見えることも多い（図4）．電子顕微鏡では上皮細胞の**足突起の消失**を認める．膜性腎症は基底膜の肥厚があり，PAM染色により，免疫複合体の糸球体基底膜に沈着していることを示すスパイクが見える（図5）．免疫蛍光染色で，基底膜に沿った顆粒状のIgGとC3の蛍光を認める．電子顕微鏡では，基底膜上皮側にデポジットが見える．

4 治療の実際

ネフローゼ症候群患者を治療した場合の治療効果判定基準を**表3**に示す．ネフローゼ症候群では，尿タンパクが0.3g/日未満になった状態が維持されることを完全寛解という．また，尿タンパクが0.3g/日以上1.0g/日未満になった場合には不完全寛解I型という．膜性腎症においては不完全寛解と完全寛解では予後に差がないため，ネフローゼ症候群の治療は不完全寛解I型になれば一定の効果があったと判断する．

ネフローゼ症候群の治療法は，病理型によって異なる．とくに，**微小変化型ネフローゼ症候群**はステロイドに反応しやすく，ほとんどの症例で2週間以内に完全寛解にいたる（図6）．巣

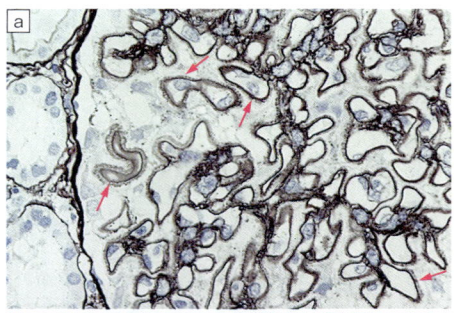

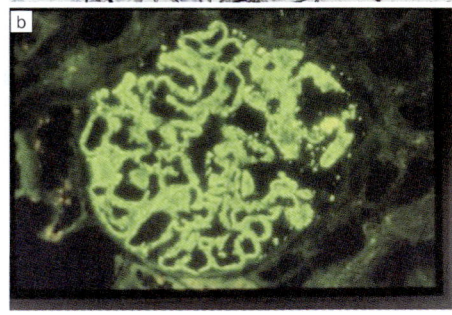

表3 ネフローゼ症候群の治療効果判定基準

治療効果の判定は治療開始後1ヵ月，6ヵ月の尿タンパク量定量で行う．
完全寛解：尿タンパク<0.3g/日
不完全寛解I型：0.3g/日≦尿タンパク<1.0g/日
不完全寛解II型：1.0g/日≦尿タンパク<3.5g/日
無　効：尿タンパク≧3.5g/日

［平成22年度厚生労働省難治性疾患対策進行性腎障害に関する調査研究班］

状分節性糸球体硬化症は，ステロイド抵抗性の場合も多く，ステロイドパルス療法を行ったり，免疫抑制薬を使用したりする（図7）．難治症例にはLDLアフェレーシスも考慮する．一方，膜性腎症はステロイドに対する反応は必ずしも良好ではない．したがって，ステロイドと，シクロスポリンやミゾリビンなどの免疫抑制薬を併用する（図8）．

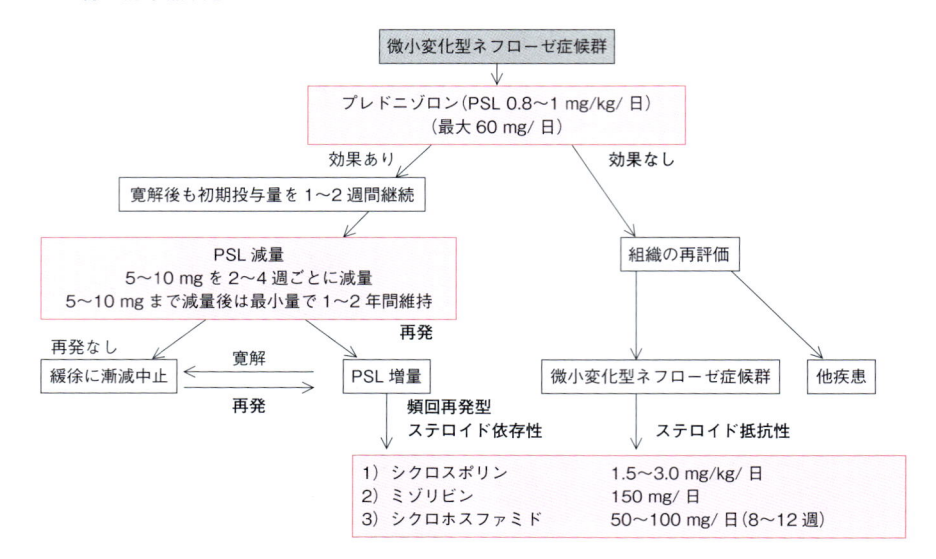

図6 微小変化型ネフローゼ症候群の治療のアルゴリズム
[松尾清一,今井圓裕ほか：ネフローゼ症候群診療指針.日腎会誌 **53**：102, 2011]

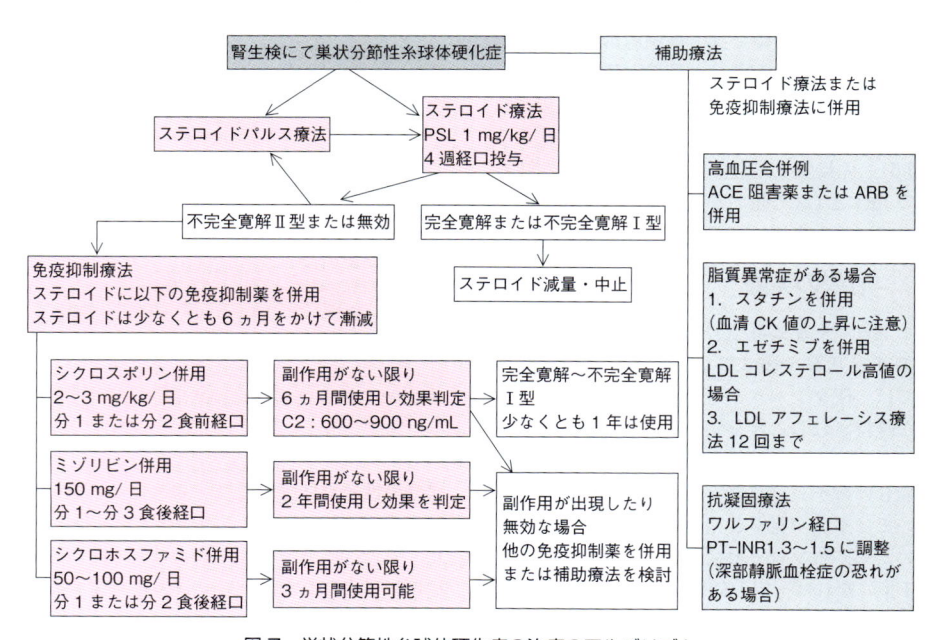

図7 巣状分節性糸球体硬化症の治療のアルゴリズム
[松尾清一,今井圓裕ほか：ネフローゼ症候群診療指針.日腎会誌 **53**：105, 2011]

ネフローゼ症候群（成人）　609

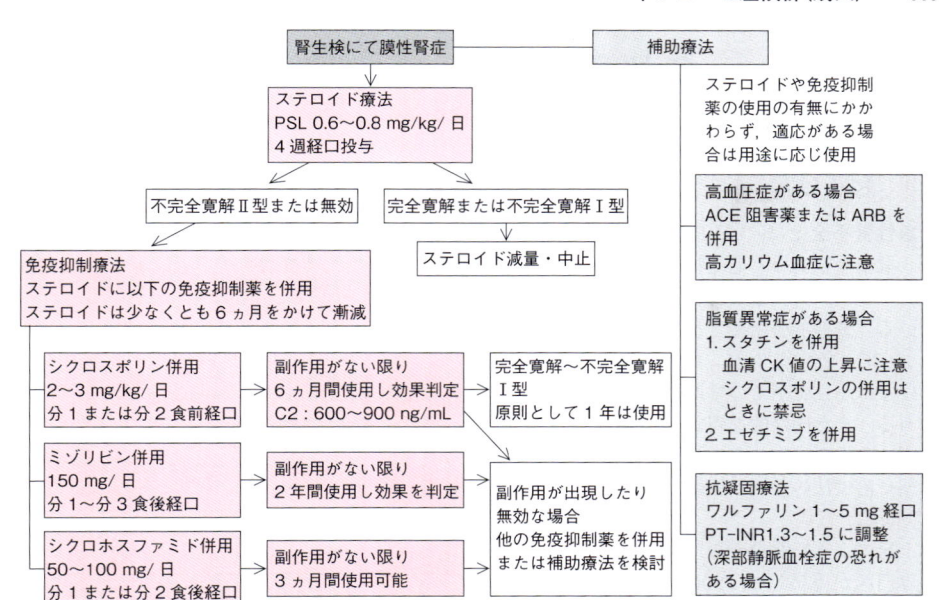

図8　膜性腎症の治療のアルゴリズム
［松尾清一，今井圓裕ほか：ネフローゼ症候群診療指針．日腎会誌 53：109，2011］

看護のポイント

　ネフローゼ症候群の患者は，血栓を起こす可能性があり，弾性ストッキングを着用させる．また，過度のベッド上安静は血栓形成をきたすため，通常の歩行などは可とする．

　ステロイドは，長期にわたる処方が必要なため，患者が自己判断で中断しないように指導することが重要である．女性の場合，満月様顔貌がいやなために，ステロイドの服用を中止・減量することがあるので，服薬の重要性を指導する．

してはいけない！

- 糖尿病性腎症によるネフローゼ症候群にはステロイドを使用してはいけない．
- ステロイドを急に中断すると副腎機能不全になる可能性があるのでしてはいけない．徐々に投与量を減らして中止する．

（今井圓裕）

急性腎不全 acute renal failure

1 起こり方

急性腎不全とは，「急速な腎機能の低下により，尿素や窒素など老廃物の蓄積や，体液・電解質バランスの異常が起きた状態」と定義されている．腎機能の指標となるのは血清クレアチニン(SCr)値であるが，血清 Cr の大幅な上昇だけでは急性腎不全の早期発見が遅れる可能性がある．また国際的な判定基準が統一されておらず，急性腎不全の疫学調査や臨床研究による病態や治療法の評価が困難であった．

RIFLE 分類

上記のような背景から，集中治療専門医と腎臓専門医が協議して，2004 年に **RIFLE 分類**が提唱された(**表 1**)．RIFLE 分類は，血清 Cr あるいは糸球体濾過量(glomerular filtration rate：GFR)と尿量により，risk, injury, failure, loss, end-stage kidney disease(ESKD)の 5 段階に区分されている．

AKIN 分類

さらに，2007 年より国際的な組織である Acute Kidney Injury Network(AKIN)によって，RIFLE 分類のうち初期の 3 つのステージを 48 時間以内の変化として定義し，血清 Cr の変化と尿量を指標とした **AKIN 分類**が提唱された(**表 2**)．ここでは急激な腎障害を包括的に表す AKI(acute kidney injury)という用語も定義された．

AKIN 分類は，血清 Cr 0.3 mg/dL 以上の上昇，48 時間以内のわずかな血清 Cr の上昇が生命予後と関係するという報告に基づいており，より早期に急性腎障害を発見し介入することを目的としている．

AKI には，従来の急性腎不全が含まれる．また AKI には新規発症の**急性腎障害**のほか，慢性腎臓病の急性増悪も含まれ，より広義の急性腎障害をとらえた概念となった．

表 1　RIFLE 分類

ステージ	血清 Cr もしくは GFR	尿量
risk	Cr が 1.5〜2.0 倍上昇，もしくは GFR が 25%以上低下	<0.5 mL/kg/時が 6 時間以上継続
injury	Cr が 2.0〜3.0 倍上昇，もしくは GFR が 50%以上低下	<0.5 mL/kg/時が 12 時間以上継続
failure	Cr が 3.0 倍上昇，もしくは GFR が 75%以上低下	<0.5 mL/kg/時が 24 時間以上継続，または無尿が 12 時間以上継続
loss	4 週間以上の完全な腎機能消失(腎代替療法が必要)	
ESKD	末期腎不全状態(3 ヵ月以上の腎代替療法が必要)	

[Bellomo R et al：Acute renal failure-definition, outcome, measures, animal models, fluid therapy and information technology needs：the Second International Consensus Conference of the Acute Dialysis Quality Initiative (ADQI) Group. Crit Care **8**：R204-R212, 2004]

表 2　AKIN 分類

ステージ	血清 Cr	尿量
1	Cr が 1.5〜2.0 倍上昇，もしくは 0.3 mg/dL 以上増加	<0.5 mL/kg/時が 6 時間以上継続
2	Cr が 2.0〜3.0 倍上昇	<0.5 mL/kg/時が 12 時間以上継続
3	Cr が 3.0 倍以上上昇，もしくは 0.5 mg/dL 以上急速に上昇して 4 mg/dL を超えたもの	<0.5 mL/kg/時が 24 時間以上継続，または無尿が 12 時間以上継続

腎代替療法を受けた場合はステージ 3 とする
[Mehta RL et al：Acute Kidney Injury Network；report of an initiative to improve outcomes in acute kidney injury. Crit Care **11**：R31, 2007]

2 症状と診断のすすめ方

AKI の原因を**表 3**に示す．AKI の原因は，大きく**腎前性**，**腎性**，**腎後性**の 3 つに分けら

急性腎不全

表3 AKIの原因

腎前性
- 循環血漿量の減少
  大量出血(外傷,大動脈瘤解離など),脱水症(下痢,嘔吐,発熱,熱中症など),重度熱傷
- 循環血漿量の分布異常
  心不全,心タンポナーデ,敗血症性ショック
- 腎動脈狭窄・腎梗塞

腎性
- 急性糸球体腎炎
  溶連菌感染後腎炎など
- 急速進行性糸球体腎炎
  ANCA関連血管炎,抗GBM型抗体関連腎炎,ループス腎炎など
- 急性間質性腎炎
- 急性尿細管壊死
  腎虚血の持続
  薬剤性(抗菌薬,抗真菌薬,造影剤,シスプラチン,非ステロイド抗炎症薬など)
  横紋筋融解症,骨髄腫腎
- その他
  コレステロール塞栓症
  血栓性微小血管症(悪性高血圧症,溶血性尿毒症症候群,血栓性血小板減少性紫斑病など)
  高カルシウム血症

腎後性
- 尿路閉塞性疾患
  尿路結石
  尿路悪性腫瘍
  尿管圧排(腹腔内腫瘍,傍大動脈リンパ節転移の浸潤,後腹膜線維化)
  下部尿路の排尿障害(神経因性膀胱,前立腺肥大症の増悪)

れ,さらにその病態により細かく区分される.原因により治療法が大きく異なってくるため,早急かつ的確な診断が望まれる.

尿中ナトリウム濃度は,腎前性と非腎前性の鑑別に有用である.また腎エコーやCTによる**水腎症**の有無は,腎後性と非腎後性の鑑別に不可欠である.

腎性の場合,**血管炎**や**急性糸球体腎炎**など,診断確定と治療方針決定のためには必要に応じて腎生検を行う.

血清Crの上昇すなわち腎機能障害が進行すると,**高カリウム血症**などの電解質異常による不整脈の出現,**代謝性アシドーシス**や高窒素血症による**倦怠感**や**食欲不振**,**悪心**,**不眠**,けいれんなどの**尿毒症症状**が出現する.

またAKIでは,**乏尿性**と**非乏尿性**,つまり尿量が減少するケースと尿量は保たれるが血清Crが上昇するケースがあり,乏尿性の場合,**浮腫**,肺うっ血や胸水貯留による**咳嗽**,**喘鳴**,**呼吸困難**を認める.

3 治療の実際

治療は,AKIの原因に対する治療が第1である.

① 腎前性の場合,有効循環血漿量の絶対的減少であればまず補液を行い,状況に応じて輸血が行われる.有効循環血漿量の相対的減少に対しては原疾患の治療が最優先される.

② 腎性の場合,原因となる腎疾患の治療を行う.薬剤性の**急性間質性腎炎**あるいは**急性尿細管壊死**の場合は原因薬剤を中止する.

③ 腎後性の場合は,泌尿器科医と相談し尿路閉塞の解除を図る.

以上の治療を行っても改善がない場合,あるいは診断過程の途中でも,薬物療法を含めた保存的療法でも電解質や体液のバランスが保てなくなった場合は躊躇せず**血液浄化療法**を行う.緊急の血液浄化療法としては通常**血液透析**が行われ,患者の循環動態や体液・電解質バランス,尿毒症の状態に応じて血液透析か,**持続血液濾過**,**持続血液濾過透析**が選択される.血管アクセスには**短期型ダブルルーメン留置カテーテル**が一般的に使用され,内頸静脈あるいは大腿静脈に挿入される.カテーテル感染率は大腿静脈のほうが高く,内頸静脈アプローチが推奨される.

緊急血液浄化療法を施行したのちも,AKIの原因が解除されれば腎機能が回復し血液浄化療法を離脱できる可能性は十分にあるため,原因に対する診断・治療を続けるとともに尿量の反応,血清Crの推移を観察する.

AKIの回復期には,尿濃縮機能が追いつかず多尿となる利尿期を呈することがあるため,脱水にならないよう尿量や体重の変化に応じた水分摂取量を設定し投与する.

看護のポイント

- AKIは多臓器不全の1つとして発症することも多く，全身状態が不良な患者においてはAKI発症リスクが高いことを念頭に置いて観察を行う．
- AKIでは，発症早期から進行期，回復期を通じて，尿量が必要不可欠な観察項目である．循環動態も腎機能へ与える影響が大きく，血圧の評価も大切である．体液量の評価には，浮腫の有無の評価に加え，体重の増減も有用である．高カリウム血症を呈する患者では，必要に応じて心電図モニターを装着し，不整脈の出現に留意する．
- 短期型留置カテーテル挿入中の患者では，カテーテル挿入部の出血や感染徴候の有無を確認し，固定方法の確認など事故抜去防止に努める．
- AKIでは急性の経過をたどり，病状や治療が刻々と変化する．患者・家族の不安を傾聴し，病状や治療の理解ができるよう医師と協力してサポートにあたる．

（斎藤知栄，山縣邦弘）

慢性腎臓病 chronic kidney disease (CKD)

1 起こり方

慢性腎臓病 (CKD) とは

CKDは慢性に経過する腎臓病の総称であり，単一の疾患をさす言葉ではない．したがって，CKDの原因は多種多様であり，その中でも日常診療でよく遭遇するものとして，**糖尿病性腎症**，**慢性糸球体腎炎**（ネフローゼ症候群を含む），腎硬化症，多発性嚢胞腎，膠原病などによる腎障害，などがある．また，CKDが進行すると透析や移植を必要とする状態になるが，これを**末期腎不全**（end stage renal disease：ESRD）という．CKDはごく初期からESRDまでを含む幅広い概念である．CKDは最近腎臓領域だけではなく，多くの医療者に注目されているが，その理由は，①数が大変多いこと，②放置するとESRDだけではなく心臓疾患や脳卒中などを発症する危険が高くなること，③保険診療の範囲で進行度に応じて治療が可能であること，の3つの特徴を備えていることである．CKDの概念は，わかりにくい腎臓病をできるだけ単純化して，早期発見や適切な治療をすすめてゆくための共通の指標を作ることが必要であるという認識から生まれた．

表1 CKDの定義とステージ分類

定義

①尿異常，画像診断，血液，病理で腎障害の存在が明らか（とくにタンパク尿の存在が重要）
②GFR<60 mL/分/1.73 m^2
①，②のいずれか，または両方が3ヵ月以上持続する

ステージ	説明	進行度による分類 GFR (mL/分/1.73 m^2)
1	腎障害は存在するが，GFRは正常または増加	≧90
2	腎障害が存在し，GFR軽度低下	60〜89
3	GFR中等度低下	30〜59
4	GFR高度低下	15〜29
5	腎不全	<15

透析患者（血液透析，腹膜透析）の場合にはD，移植患者の場合にはTを付ける．

[日本腎臓学会編：CKD診療ガイド2009．12-13頁，東京医学社，2009]

2 診断のすすめ方

CKDにはさまざまな疾患が含まれ，また，その進行度もごく初期から透析や移植にいたるまで大変広範囲に及ぶので，症状は原因疾患や進行度により多種多様である．しかし**CKDの診断基準**（定義）は明確に定められており，**表1**

に示すごとく，**腎障害の存在**(主としてタンパク尿)もしくは**腎機能**の指標である**糸球体濾過量**(glomerular filtration rate：GFR)の中程度以上の低下のいずれかが3ヵ月以上持続すれば，CKD と診断できる．腎障害はタンパク尿のほか，血尿や画像所見の異常なども含まれる．GFR はわが国ではイヌリンクリアランスで測定するが，これは保険診療で行われる．しかし手技が煩雑であるため，血清クレアチニン(SCr)，年齢，性別から計算式を用いて GFR を求めることが一般的である．現在では多くの医療機関や検査センターで，SCr を測定すると自動的に GFR がレポートされるようになっている．なお GFR は体格の大きい人も小さい人も，標準体表面積(1.73 m^2)に補正した単位(○○ mL/分/1.73 m^2)で表現される．

また，**CKD の進行度(ステージ分類)**は GFR により規定されている(表 1)．60 以上では CKD と診断するために GFR 低下以外の腎障害の存在が必須である．90 以上は腎機能正常(ステージ 1)，90 未満 60 以上は腎機能軽度低下(ステージ 2)と定義される．60 未満 30 以上は腎機能中等度低下(ステージ 3)，30 未満 15 以上は高度低下(ステージ 4)，15 未満は腎不全である(ステージ 5)．また，ステージ 5 でも透析を受けている人は D(dialysis：透析)を，また全ステージを通じて移植患者は T(transplantation：移植)をつける．たとえば，CKD ステージ 3T といえば，腎移植を受けていて，現在の状態が GFR 30～59 であることが簡単にわかるしくみである．このように GFR ステージは GFR の 15 または 30 の倍数で区切られており，病期(ステージ)の認識を共有できる．

しかしこれだけの表記では不十分である．先にも述べたように CKD はさまざまな原因で引き起こされ，現病の治療法や予後はそれぞれ異なる．そこで，CKD ステージ分類とともに，CKD の原疾患を同時に記載しておくとよい．たとえば，CKD ステージ 3(糖尿病性腎症)，ステージ 4(IgA 腎症)というような病名記載にしておくと大変わかりやすい．

なお CKD ステージ分類は，近々全面的に改変される予定である．

3 治療の実際

ここでは CKD の原因となる個々の疾患の治療法は記載せず，CKD 全般に共通した治療を記述する．ポイントはステージに応じた治療と**集学的治療**である．すなわち，ステージ 1，2 では CKD の原因となる疾患の検索とその治療が重要である．ステージ 3 は患者数が多く，病気の進行や改善が左右される重要な段階である．原因疾患の治療を継続するとともに CKD 全般に共通する治療として，血圧，血糖，脂質などのコントロールを厳格に行う．降圧薬が必要な場合には，**アンジオテンシン変換酵素(ACE)阻害薬**や **ARB** などのレニン-アンジオテンシン阻害薬を第 1 選択とする．また CKD では栄養指導がきわめて重要であり，食事療法では**減塩**(食塩摂取量 6 g/日以下)，**タンパク制限**(0.6～0.8 g/kg/日)，肥満の是正などに努める．糖尿病でない患者については，カロリー摂取不足にならないよう留意する．これらの治療を総合することにより(すなわち集学的治療を行うことにより)，腎機能の低下を抑制ないし緩和することができる．治療の目安としては，タンパク尿(糖尿病腎症初期では微量アルブミン尿)の減少が重要な指標である．そのためには蓄尿によって 1 日尿タンパク(あるいはアルブミン)量を測定するか，随時尿でタンパク(あるいはアルブミン)とクレアチニンの比を調べることが有用である．また，経時的に GFR 値を比較してゆくことで腎機能の低下速度が判定できる．加齢によって腎機能は自然に低下するが，目安として健常な日本人の低下速度は 10 年間で 3～4 mL/分/1.73 m^2 であることを知っておくと参考になる．

ステージ 4 以降では，腎不全に伴う異常(貧血，電解質異常など)が明確になり，これらの治療を合わせて行う必要がある．貧血に対しては，ほかの原因(たとえば鉄欠乏)を除外したうえで，**赤血球造血刺激因子製剤(ESA)** を使用する．カリウム，リン，カルシウムなど電解質や骨代謝異常についても，食事療法と薬物療法

を組み合わせた治療が必要になる．またこのステージでは進行性に腎機能が低下してゆくことが予想され，患者に対して透析や移植など**腎代替療法**の選択に関する教育を開始する時期でもある．

看護のポイント

CKDはゆっくりと進行し自覚症状が出にくいため，患者の病識が薄いことが多い．繰り返し病状説明を行って，治療を継続することの重要性を理解してもらうように努めることが大切である．そのためには，看護師自身がCKDのステージ分類，CKDの原因疾患や進行（悪化）因子，ステージに応じた治療法，などをよく理解することが必要である．さらに，CKDの療養指導には医師や看護師だけではなく，栄養士，薬剤師，保健師など多くの職種がかかわることが必要であり，職種間のコミュニケーションをしっかりと取りながら，個々の患者の療養計画を万全に立てる必要がある． （松尾清一）

透析療法 dialysis

キーポイント

- わが国の透析医療技術は世界最高水準である．
- 慢性腎不全に起因する症状は全身性で多岐にわたる．
- わが国の透析療法は90％以上が血液透析で，通常週3回，1回4時間施行されている．
- 腹膜透析の治療効果を上げるためには残腎機能の維持が重要である．

1 考え方の基本

わが国の透析患者は2010年末に298,252名となり，2010年1年間に透析を導入された患者は37,512名である．原疾患では**糖尿病性腎症**がもっとも多い．また，導入時の平均年齢は67.8歳と高齢化がすすむとともに，加齢を反映して動脈硬化性疾患である腎硬化症により透析導入にいたる患者数も増加している．透析療法は**血液透析**（hemodialysis：HD）と**腹膜透析**（peritoneal dialysis：PD）に大別されるが，2010年にわが国において施行されている透析療法はHDが96.7％，PDが3.3％とHDが占める割合が圧倒的に多い．HDおよびPDにはいくつかの治療の変法があり，症例の病態や生活習慣などを考慮してもっとも適切な治療法が選択される．

透析療法の原理は**拡散**（尿毒素の除去と不足物質の補充）と**限外濾過**（除水）である．限外濾過はHDの際は透析膜を介する血液から透析液側への圧力勾配が，PDでは，血液と透析液中のブドウ糖などが形成する浸透圧勾配が動力源となる（図1, 2）．安定したHDを継続して施行するためには動静脈シャントなどのバスキュラーアクセス（VA）が，またPDの施行には，骨盤腹腔内の適切な位置にPD用カテーテルを留置する必要がある．HD施行時には抗凝固薬を使用し，透析患者が安定した日常生活を営めるように，適切な体重（ドライウェイト）設定や食事・水分管理も重要である．

治療目標

慢性腎臓病が進行し，腎機能が高度に障害された**慢性腎不全**に陥り，種々の検査所見異常や尿毒症に代表される症状が出現した場合（図3）に透析療法の導入を考慮する．慢性腎不全は数ヵ月〜数十年かけて腎機能が緩やかに低下した病態で，一般に腎機能が正常の30％程度に低下した状態をいい，腎機能が10％未満に低下すると透析療法が必要となることが多い．腎障害の進行を促進する要因には高血圧や過度のタ

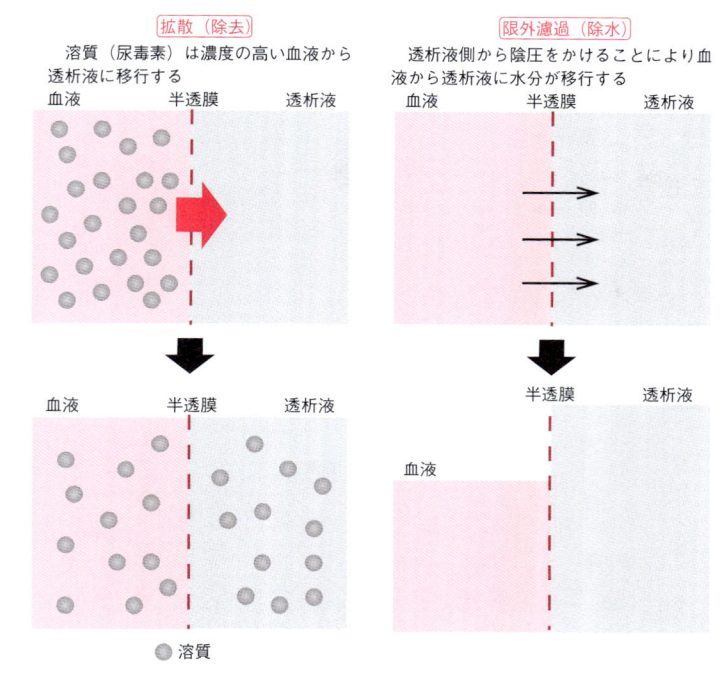

図1 血液透析(HD)の原理

ンパク質摂取，貧血，尿素の蓄積などがある．そのため，血圧の管理目標値は130/80 mmHg未満とされ，尿タンパクが1 g/日以上存在する場合は，さらに厳格な管理目標（125/75 mmHg）が必要とされる．降圧薬は腎保護効果を有する**レニン-アンジオテンシン系阻害薬**が第1選択薬となる．慢性腎臓病患者への食事療法はタンパク質，塩分制限が中心であり，タンパク質は0.6〜0.8 g/kg（標準体重），塩分は6 g/日以下の制限を要する．

2 透析療法の適応となる症状

腎性貧血

腎臓は造血ホルモンであるエリスロポエチンの産生臓器であるため，腎障害の進行とともに，エリスロポエチン産生が低下するため貧血を呈する（腎性貧血）．慢性腎不全患者の目標Hb値は11 g/dL程度に設定されており，貧血の是正のためにエリスロポエチン製剤をはじめとした**赤血球造血刺激因子製剤（ESA）**が用いられる．

尿毒素の蓄積

腎障害により腎臓から老廃物（尿毒素）の排泄が低下すると体内に尿毒素が蓄積し，腎臓障害がさらに進行する悪循環に陥る．尿毒素の多くは摂取した食物から産生されるため，摂取食物由来の尿毒素の腸管からの体内吸収を抑制する経口吸着薬も投与される．

慢性腎臓病に伴う骨・ミネラル代謝異常（CKD-MBD）

ミネラル代謝も障害され，低Ca，高P血症や低ビタミンD血症が出現する．これらに対しては，Ca含有P吸着薬やビタミンD製剤が処方される．こうした治療にもかかわらず高度の腎機能障害に陥ったり，以下の症状が出現した場合に透析療法が開始される．

腎障害の進行とともに，体液貯留傾向（浮腫，胸水，肺水腫），電解質・酸塩基平衡異常（高

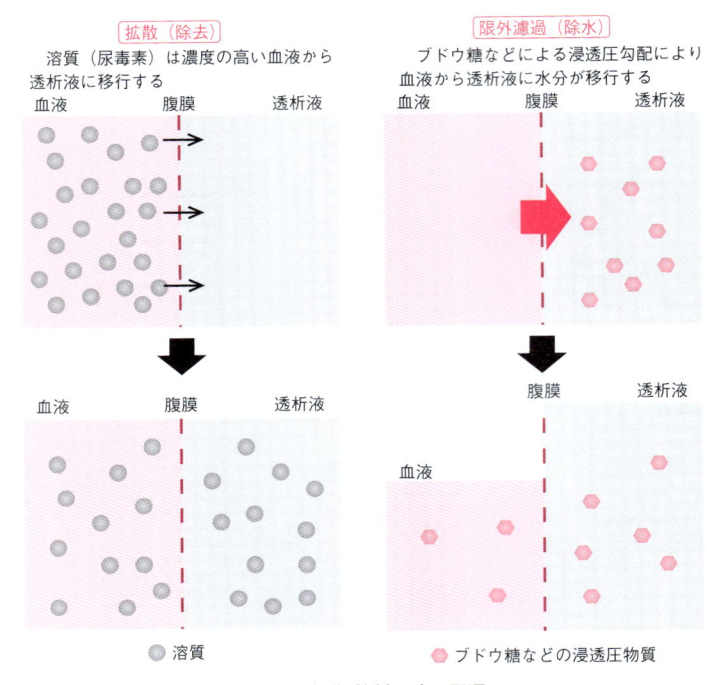

図2　腹膜透析(PD)の原理

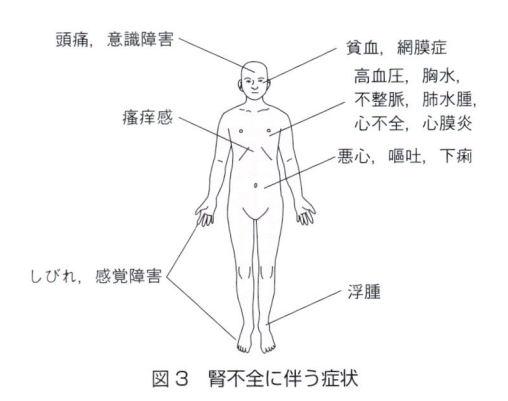

図3　腎不全に伴う症状

K，低Ca，高P血症，代謝性アシドーシス)，消化器症状(食欲不振，悪心・嘔吐，下痢)，循環器症状(高血圧，心不全，心膜炎)，精神神経症状(中枢および末梢神経障害，精神症状)，視力障害など全身的症状が出現する．腎機能は高度に障害され，多くは血清 Cr 値が 8 mg/dL 以上，クレアチニンクリアランス 10 mL/分未満となる．腎不全患者の高齢化に伴い，筋肉量が少ないために血清 Cr 値が 8 mg/dL にいたらずに，上記の症状を呈する症例も増加している．種々の症状が慢性腎不全透析導入基準(**表1**)を満たすと判断された場合(各項目の総点数が 60 点以上)，すみやかに透析に導入する．

3　治療の実際

血液透析

現在，慢性腎不全に対する体外循環型の透析療法は**血液透析(HD)**，**血液透析濾過(HDF)**，**血液濾過(HF)** に大別される．これらの透析療法の施行には，穿針が容易で血流の確保が安定する VA の作製が不可欠となる．一般に VA は内シャントが選択され，手関節から数 cm ほど中枢の部位に橈骨動脈と橈側皮静脈を吻合して作製されるが，尺側動脈や上腕動脈とその近傍の静脈を吻合する場合もある．自己血管による

表1 慢性腎不全透析導入基準

```
Ⅰ.臨床症状
 1 体液貯留(全身性浮腫,高度の低タンパク血症,肺
   水腫)
 2 体液異常(管理不能の電解質,酸塩基平衡異常)
 3 消化器症状(悪心,嘔吐,食欲不振,下痢など)
 4 循環器症状(重篤な高血圧,心不全,心膜炎)
 5 神経症状(中枢末梢神経障害,精神障害)
 6 血液異常(高度の貧血症状,出血傾向)
 7 視力障害(尿毒性網膜症,糖尿病網膜症)
これら1〜7項目のうち3個以上のものを高度(30点),
2個を中等度(20点),1個を軽度(10点)とする
Ⅱ.腎機能
血清 Cr(mg/dL)(クレアチニンクリアランス mL/分)点数
 8以上(10未満)30点
 5〜8未満(10〜20未満)20点
 3〜5未満(20〜30未満)10点
Ⅲ.日常生活障害度
 尿毒症症状のため起床できないものを高度(30点)
 日常生活が著しく制限されるものを中等度(20点)
 通勤通学あるいは家庭内労働が困難となった場合を
 軽度(10点)
合計60点以上を透析導入とする
注:年少者(10歳未満),高齢者(65歳以上),全身性血
  管合併症のあるものについては10点を加算
```

[平成3年度厚生科学研究腎不全医療研究班]

表2 透析条件

```
・透析の種類(HD, HF, HDF など)
・治療の時間,回数
・透析膜の選択(材質,膜面積)
・透析液
・血流量
・抗凝固薬
・ドライウェイト
```

内シャントの作製が困難な場合には人工血管を移植する.人工血管の材質には,ePTFE(expanded-polytetrafluoroethylene),ポリウレタン,PEP(polyolefin-elastomer-polyester)などがあり,後2者は術後早期に穿針が可能である.人工血管の移植も困難な場合には,長期留置型透析用カテーテルを挿入する.

HDは拡散による溶質除去を,HFは限外濾過を主体とした治療法で,HDFは両者を統合した治療法である.HDは小分子の除去に優れ,HFでは中分子から低分子量タンパク質の除去に有効であり,HDFは両者を兼ね備えた除去特性を有している.保険診療上,HDは慢性腎不全全般に,HFは透析困難症,HDFは透析困難症に加えて透析アミロイドーシスが適応となっている.日常臨床においてHFが選択されることは少ないが,かゆみやイライラなどの中〜大分子領域の物質が原因と考えられている病態にはHFやHDFが有用である.

さらに近年では,**オンライン HDF**,push/pull HDFなど,従来の大量の限外濾過が可能な治療法が開発され除去効率が向上した.末期腎不全患者の大部分はHDにより透析に導入される.HDでは透析器や透析液,透析時間や回数,抗凝固薬,透析液や血流の流量,ドライウェイトなどの処方・設定を要する(**表2**).透析器を構成する透析膜,膜面積,滅菌法などで多くの種類があり,透析膜はポリスルホン膜などの合成高分子膜が広く使用されている.透析液の代表的組成はNa 140 mEq/L前後,K 2.0〜2.5 mEq/L,Ca 2.5〜3.5 mEq/L,ブドウ糖100〜150 mg/dLであり,代謝性アシドーシス補正のためのアルカリ化薬には炭酸水素ナトリウムが用いられている.この炭酸水素ナトリウムを用いた透析液には少量の酢酸が含有されているため,酢酸による障害が懸念されてきた(**酢酸不耐症**).近年,**無酢酸透析液**が開発されその効果が期待されている.

透析時間や回数は1回4時間,週3回が標準的であるが,体格,食事摂取量,残腎機能などで,回数や透析時間が決定される.透析施行中に用いる抗凝固薬には一般にヘパリンが用いられるが,消化管出血や脳血管障害などの出血性病変を有している患者では,ヘパリンによる出血のリスクが高まるため,半減期が短いナファモスタットが用いられる.重篤な出血性病変にいたらない出血性リスクのある患者には低分子量ヘパリンが用いられることもある.透析液流量は通常500 mL/分で,血液流量は200 mL/分を基準に患者の状態に合わせ決定される.**ドライウェイト**は余分な水分が存在しない状態の透析終了時体重であり,溢水の予防にその設定はきわめて重要である.ドライウェイトは胸部X

線の心胸郭比や心・大静脈などのエコー所見，透析前後の血液濃縮の程度や透析中の血圧経過などを基に設定される．

腹膜透析

PDの実施には腹腔内に専用のカテーテルを留置する必要がある．カテーテルはカテーテルを介した感染リスクを低下させるために，腹膜挿入部から上向きに皮下トンネルを数cm作製した後，逆U字型に下向き出口部を作製する．カテーテルにはカフが腹膜固定部位と皮下の2ヵ所に存在している．カフの役割は，カテーテルの固定，出口部から腹腔内への感染波及の予防，出口部からの液漏れ防止などがある．出口部の位置は，ベルトによる物理的な刺激により出口部のトラブルを避けるためにベルトラインよりも低い位置に作製されることが多い．以前は透析導入時にカテーテル留置術を施行していたが，近年では事前にカテーテルを留置しカテーテルの出口部は皮下に埋没しておく，**SMAP**(stepwise initiation using Moncrif and Popovich's technique)法も試みられている．PDカテーテル留置は適切な位置(骨盤底)に挿入され，液漏れなどのトラブルがなく，注液，排液がスムーズに行えるのが基本である．

PDの処方を考慮する際に重要なのが，患者の腹膜機能である．腹腔内に順調な透析液貯留が可能となった段階で**腹膜機能検査**(peritoneal equilibration test：**PET**)を施行する．腹膜機能はhigh, high average, low average, lowの4段階に分類され，おのおのの結果に応じて透析処方を検討する．一般的には，1日原則4回バッグ交換を行うcontinuous ambulatory peritoneal dialysis(**CAPD**)もしくは，夜間睡眠中に機械(サイクラー)により自動的に頻回透析液を交換するautomated peritoneal dialysis(**APD**)が選択される．両者を組み合わせて，夜間はサイクラーを用い，日中も透析液を貯留するcontinuous cycling peritoneal dialysis(**CCPD**)も選択肢である．PDに用いられる透

表3 除水不良の原因と対策

- 水分・塩分の過剰摂取⇒⇒厳格な摂取制限
- カテーテルトラブル(位置異常，フィブリン塞栓など)⇒⇒カテーテル修復や再挿入
- 尿量の減少⇒⇒利尿薬の増量
- 高血糖⇒⇒血糖降下薬やインスリン療法
- 腹膜の劣化⇒⇒血液透析やECUM(extracorporeal ultrafiltration method)の併用

析液にはCa濃度，ブドウ糖濃度に数種の異なる組成が設定されている．また，ブドウ糖に代わり，イコデキストリンを浸透圧活性物質として使用した透析液もある．いずれの透析液も体格に応じ1L，1.5L，2Lバッグなどに加え，APD用により大容量のバッグも市販されている．PDの適正透析量(尿毒素の除去)は週あたりの尿素Kt/Vで評価し，PDと残腎機能のそれぞれのKt/Vの総和が1.7以上を目標とする．除水量は尿量と併せて1日1L程度を目標とし，体液過剰の場合は水分や塩分摂取の制限を強化する(**表3**)．PDの利点に透析導入後の残腎機能の維持があげられる．残腎機能が維持された患者の生存率は高いことから，PD導入後も薬物や食事による腎保護療法が重要とされる．

* * * * *

このような透析療法により，現在わが国の慢性透析療法患者の年間粗死亡率は9.2～9.8％で，5年生存率は約60％と世界最高水準を維持している．

看護のポイント

血液透析患者は，頻回に医療機関を受診することになり，治療に対する精神的負担軽減のためには患者との信頼関係の構築が重要となる．各種検査結果の解釈，その結果に基づく服薬や食事の管理と指導が透析患者の予後向上につながる．また，糖尿病患者ではきめ細かいフットケアも重要視されている．

透析合併症　619

> **してはいけない！**
> - 院内感染の拡大防止のためには，感染症を有する患者に接する際に看護者は十分な清潔環境が保持されるよう，十全の注意が必要である．
> - ウイルス性肝炎など血液感染のリスクのある患者の血液透析施行時には針刺し事故などを起こさないよう，医療従事者保護にも注意を要する．

（溝渕正英，秋澤忠男）

透析合併症　dialysis complications

1　起こり方

わが国の透析患者（2010年末で約30万人）では，原因として糖尿病が増加（43.5％）し，導入年齢の高齢化（平均67.8歳）がすすんでおり，導入時点で心血管系などの全身の臓器障害をすでに伴っている．さらに導入後は，貧血や骨・ミネラル代謝異常を中心とする種々の合併症が進行する．わが国の患者は透析歴が長いため，病態や予後，治療が欧米の患者と異なることも多く，注意が必要である．

無尿状態の透析患者は，ほとんどの場合体液過剰でシャントも存在するので心臓への容量負荷がかかっており，多くは高血圧も伴う．また，保存期より動脈硬化，とくに冠動脈疾患は進行している．これに加えて，貧血と骨・ミネラル代謝異常などの合併症もさらに悪影響を及ぼし，心血管死のリスクは一般人口の10～20倍となっている（図1）．したがって，最近では，合併症の治療の最大の目的は，心不全，心筋梗塞をはじめとする**心血管イベント**を防ぐことと考えられている．

貧血は，腎障害の進行に伴い，内因性のエリスロポエチンが産生されないことに起因し，一般的には慢性腎臓病（CKD）ステージ3で出現するといわれる．また，鉄欠乏や，逆に低栄養や慢性炎症による鉄の利用障害など，鉄代謝異常を合併していることも多い．これに加えて，尿毒症物質の蓄積，赤血球寿命短縮などさま

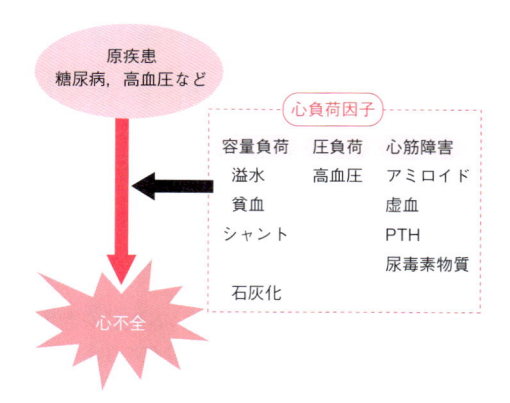

図1　透析患者における心負荷因子

ざまな機序で貧血を悪化させていると考えられている．

一方，慢性腎臓病の初期より，リン負荷がFGF23（骨で産生されるホルモン）を介して腎臓における活性型ビタミンDの産生を抑制し，ほとんどの症例で2次性副甲状腺機能亢進症を引き起こす（図2）．そのほかにも，血管石灰化や骨折など多彩な異常が生ずるので，最近では，従来の腎性骨異栄養症（ROD）という言葉にかわり，生命予後を重視した全身疾患として，慢性腎臓病に伴う骨・ミネラル代謝異常（CKD-MBD）と総称されるようになった．

2　症状と診断のすすめ方

貧血の程度は，従来のヘマトクリットではな

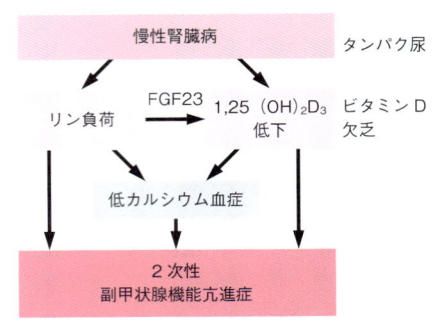

図2 慢性腎臓病における2次性副甲状腺機能亢進症発症機序

く，**ヘモグロビン値(Hb)**で評価する．よほど重篤か急速に進行しない限り，症状は出ないことが多い．急速に進行した場合には，消化管や皮下など出血源の検索をする．さらに，**血清鉄濃度，鉄飽和度，フェリチン濃度**も定期的に測定し，鉄代謝異常を把握することや，炎症の評価も重要である．また，健常者の貧血の原因はすべて原因となりうるので見落とさないようにする．

CKD-MBDも，骨折や関節の石灰化を起こすか，長期透析例でアミロイド骨症を生じない限り症状に乏しい例が多く，ルーチン検査の**血清リン(P)，カルシウム(Ca)濃度，副甲状腺ホルモン(PTH)**濃度によって評価する．血管や弁の石灰化は，単純X線，必要に応じ行うCT，心エコーなどの情報を利用する．現在のところ，骨密度測定はルーチンに行う必要はなく，骨生検は特殊な症例のみ適応とされる．

3 治療の実際

貧血

貧血の治療は，**赤血球造血刺激因子製剤(ESA)**の投与が中心となる(遺伝子組換えエリスロポエチン製剤のほかに持続型も使用可能)．日本透析医学会の貧血治療ガイドライン(2008年版)によると，ESAの用量は通常はHb値10～11 g/dLを目標に調節し，12 g/dL以上では休薬を推奨している．また，鉄の補充(主に静注)は，鉄飽和率20%以下および血清フェリチン濃度100 mg/mL以下で開始する．治療にあたっては，極端にHbを変動させないこと，高血圧，シャント閉塞などに注意が必要である．一方，ESA低反応性の場合，鉄欠乏以外に，炎症や低栄養，透析不足，抗エリスロポエチン抗体の発現なども疑って対処する．

CKD-MBD

CKD-MBDでは，血管の石灰化を予防することが主眼となる．まず週初の透析開始時の血清P(3.5～6.0 mg/dL)，Ca(8.4～10.0 mg/dL)濃度を目標値内に保つことをめざす(括弧内は，**生命予後**に基づいた2006年版の日本透析医学会ガイドラインの目標値)．Pの管理については，十分に透析をすること，Pを多く含む食事を避けることが前提であるが，通常の透析時間では除去が十分ではなく，**P吸着薬**の内服が必要になる．吸着薬は，現在炭酸カルシウム，塩酸セベラマー，炭酸ランタンが使用可能で，血清Ca濃度，認容性によって選択する．Caに関しては，むしろ高値のほうに注意が必要で，低アルブミン血症を伴う症例では，簡易式(Ca+4-Alb)を用いて高Ca血症をなるべく早期に認識する．原則としてP，Caの管理が達成された症例についてPTHの管理を行う．**静注活性型ビタミンD製剤**(カルシトリオール，マキサカルシトール)では，血清P，Caが上昇する例が多く，そのような症例にはシナカルセトを用いる．これらの内科的治療では管理できない症例の多くは，副甲状腺が腫大し，結節性過形成を呈しているため，**外科的副甲状腺摘除術**の適応になる．

看護のポイント

症状や検査の異常は，急速な変化かどうかで対応が異なる．透析ごとの注意深い観察が必須である．心血管イベントを予防するには，透析間の体重増加，血圧とその変化に注意し，さらに塩分制限を徹底する．また，心不全や心筋梗塞の症状は非特異的なことも多く，まず疑うことが大切である．

透析患者は多くの薬を内服している．したがって，内服と食事のタイミングや副作用を含め

腎移植 kidney transplantation

1 考え方の基本

腎臓移植は，慢性腎不全の患者に対して施行される腎代替療法の1つである．

腎移植の生着率は，生体腎移植で1年96.7％，5年90.9％，献体腎移植で1年90.6％，5年78.6％である．

移植腎の**拒絶反応**は，抗体，補体，T細胞やほかの免疫関連細胞など免疫システムのさまざまな要素により引き起こされ，とくに**急性拒絶反応**は腎移植後の患者（レシピエント）の15～30％に生じる．

バンフ（Banff）分類

最近は移植腎の病理組織学的分類である**バンフ分類**をもとに**拒絶反応**が分類されている．すなわち**T細胞関連型拒絶反応（TCMR）**と**抗体関連型拒絶反応（AMR）**である．さらにTCMRとAMRは急性と慢性に分けられ，次の4つに拒絶反応が分類されている．

①**急性TCMR**：特徴は，尿細管炎や時に血管炎を伴う間質の炎症である．
②**慢性TCMR**：動脈病変であり，炎症細胞浸潤を伴う動脈内膜の線維性肥厚を特徴としている．
③**急性AMR**：組織学的特徴は，好中球などの炎症細胞の尿細管周囲の血管（傍尿細管毛細血管：PTC）や糸球体毛細血管への集積である．**抗ドナー抗体（DSA）**すなわちドナーの白血球抗原（HLA）クラスIまたはII抗原に対する抗体の存在がAMRを引き起こす原因となることがわかっている．
④**慢性AMR**：i）糸球体基底膜の二重化とした移植糸球体症，ii）傍尿細管毛細血管の基底膜多層化，iii）間質の線維化と尿細管の萎縮，iv）動脈内膜の線維性肥厚の4つを組織学的特徴とする．DSAの存在が関係している．

2 症状と診断のすすめ方

急性拒絶反応の症状として，以前より①**尿量減少**，②**移植腎の腫脹・圧痛**，③**発熱（微熱）**の3徴候がある．血液生化学検査では**血清クレアチニン（SCr）**の上昇が診断として重要であり，SCrの最低値からの20～25％の上昇は急性拒絶反応の臨床所見である．移植腎の超音波ドップラー検査にて移植腎血流低下も急性拒絶反応の大事な臨床所見である．

最終的な診断は，超音波を用いた**経皮的移植腎生検**による，前述の**バンフ分類**に基づく病理組織学的な診断である．臨床症状とSCrの上昇で超音波ドップラー検査を施行し，移植腎生検で確認するというように診断をすすめていく．

3 治療の実際

腎移植後の免疫抑制薬

腎移植後の移植腎に対してのレシピエントの拒絶反応を抑えるために**免疫抑制薬**を投与する．腎移植後の**免疫抑制薬**としては以下のものがある．

①カルシニューリン阻害薬としてタクロリムス（プログラフ®，グラセプター®），シクロスポリン（ネオーラル®）
②代謝拮抗薬としてアザチオプリン（アザニン®），ミゾリビン（ブレディニン®），ミコフェノール酸モフェチル（セルセプト®）
③ステロイドとしてメチルプレドニゾロン（メドロール®），プレドニゾロン（プレドニン®）
④リンパ球表面機能阻害薬としてバシリキシマブ（シムレクト®），リツキシマブ（リツキサン®），ムロモナブCD3（オルソクローン

OKT3®），抗ヒト胸腺細胞ウサギ免疫グロブリン（サイモグロブリン®）

維持免疫抑制としては，①＋②＋③の組み合わせの投与が多い．

急性拒絶反応の治療

主として**急性拒絶反応の治療**としては，TCMRとAMRでは異なってくる．しかしながらメチルプレドニゾロンコハク酸（ソル・メドロール®）を用いた**ステロイドパルス療法**（投薬例としては500 mgもしくは250 mgを2日間点滴）は両者に共通として第1に施行する．

● 急性TCMR ●

急性TCMRの場合ステロイドパルス療法が無効の場合，グスペリムス（スパニジン®）やムロモナブ-CD3（オルソクローンOKT3®）を使用してT細胞の働きを阻害して治療としている．現在では抗ヒト胸腺細胞ウサギ免疫グロブリン（サイモグロブリン®）も使用している．

● 急性AMR ●

急性AMRの場合ステロイドパルス療法の施行と並行して，DSAを血漿より除去するための**血漿交換**や，DSAを産生する形質細胞の前駆細胞のB細胞を抑制するリツキシマブ（リツキサン®）の静注を施行している．また通常重症感染症などに使用されるγ-グロブリンの大量静注療法が施行されることもある．またDSAを産生する場である脾臓を摘出し，DSA産生を抑えるという治療法もある．

看護のポイント
・尿量をチェックし尿量減少がないか，それに起因した体重増加や浮腫がないかを注意する．
・また，発熱はないか，患者自身による移植腎の腫れ感の訴えがないかを注意する．

（清水朋一，田邉一成）

尿細管間質性腎炎 tubulo-interstitial nephritis（TIN）

1 起こり方

尿細管とその周囲間質を場とする炎症性疾患を**尿細管間質性腎炎**（TIN）とよび，経過により急性TINと慢性TINに分けられる．急性TINは急性腎不全症例の5～15％を占め，原因不明の急性腎不全症例において腎生検で初めて診断される場合が多い．急性TINのほとんどは薬剤アレルギーによる1次性TINであり（**表1**），原因薬剤開始後2週間以上経過して発症することが多い一方，用量には依存しない．薬剤などのアレルゲンはそれ自身もしくは尿細管間質成分を標的としたアレルギー反応を惹起させ，それを介して急性TINを発症させるものと想定されている．

2 症状と診断のすすめ方

大多数の急性TIN患者の臨床像は急性腎不全であり，無症状のものから尿毒症症状を訴え

表1　1次性急性尿細管間質性腎炎（TIN）の分類

原因	例
薬剤アレルギー	抗菌薬（セファロスポリン系，ニューキノロン系，リファンピシン，イソニアジド，サルファ剤），NSAIDs，アロプリノール，ファモチジン，オメプラゾール，利尿薬（フロセミド，サイアザイド系），カルバマゼピンなど
自己免疫	シェーグレン症候群，全身性エリテマトーデス，IgG4関連疾患，TIN with uveitis症候群，ウェゲナー（Wegener）肉芽腫症
感染	連鎖球菌，ブドウ球菌，レジオネラ，サイトメガロウイルス，EBウイルスなど
その他	移植腎急性拒絶反応，リンパ球増殖性疾患

るものまで，さまざまである．**シェーグレン（Sjögren）症候群**や**IgG4関連疾患**では，唾液腺腫大や膵臓腫瘤などの特徴的な病変を合併する．

尿タンパクは通常1 g/日未満で，主たる成分は$β_2$ミクログロブリンなどの低分子タンパク

である．N-アセチルグルコサミニダーゼの尿中排泄量増加も同様の診断的意義がある．血尿も通常軽微である．**尿路感染症を伴わない膿尿**は特徴的であり，好酸球の混在はアレルギー性の急性 TIN を強く示唆する．

血液生化学所見としては，BUN と血清クレアチニンの上昇が認められる．薬剤アレルギーによる急性 TIN の症例では，末梢血レベルでも好酸球増多を認める場合がある．自己免疫疾患であるシェーグレン症候群では抗核抗体や抗 SS-A/B 抗体などの自己抗体が陽性となり，また IgG4 関連疾患では血中 IgG4 の上昇が特徴である．

画像診断では，Ga シンチグラフィにより両側腎臓への強い集積が認められる．

現在でも，**腎生検**は急性 TIN の確定診断のための標準的検査である．ただし全例が適応になるのではなく，薬剤アレルギーによる急性 TIN が疑わしく，原因薬剤が特定されているような患者では，薬剤投与を中止して経過観察する．典型的な急性 TIN の腎生検所見は，尿細管周囲間質へのリンパ球を主体とする炎症性細胞浸潤であり，好酸球やプラズマ細胞の有意な混在は，それぞれアレルギー性およびシェーグレン症候群による急性 TIN を強く示唆する．ただし IgG4 産生性のプラズマ細胞が優位の場合には，IgG4 関連疾患を考える．

3 治療の実際

急性腎不全としての管理に関しては，急性 TIN に特化した事項はない．急性 TIN のほとんどが薬剤アレルギー性であり，まず注意深い病歴聴取により原因薬剤を特定し，被疑薬が継続投与されている場合には可能な限り中止する．中止後 1〜2 週以内に改善傾向のみられない症例，もしくは該当する被疑薬がなく，経過観察中も腎不全が遷延する症例では，腎生検を行って診断を確定する．薬剤アレルギー性急性 TIN が強く疑われる症例では，**ステロイド治療**の適応とされる．早期のステロイド治療が腎機能予後を改善するという報告もあり，近年は積極的な治療が行われる場合が多い．ステロイドの標準的な投与方法としては，プレドニゾロン 1 mg/kg 体重を連日 2〜3 週間投与し，その後は 3〜4 週間かけて漸減する．

看護のポイント

急性 TIN のほとんどは可逆性のため，患者には回復の可能性を理解させ，積極的に診断・治療に参加するよう促す．たとえば原因薬剤の同定に関しても，本人が薬剤として認識していない常用薬（サプリメントなど）や医師に隠して服用している薬剤が原因である可能性があり，繰り返し聴取する．また医師の処方で投与された薬剤が原因で腎不全に陥った患者では，医療不信につながる危険性もあり，薬剤アレルギーに対する正しい認識を促す必要がある．

（岡田浩一）

二次性腎疾患 secondary renal disorders

A 糖尿病性腎症 diabetic nephropathy

1 起こり方

糖尿病性腎症とは，持続する**高血糖**により腎臓の糸球体および間質の障害が生じ，タンパク尿の出現や腎機能低下が認められる疾患である．発症には糸球体血行動態の変化，酸化ストレスの亢進，炎症細胞浸潤など多くの因子が関与すると考えられている．

初めはまったく無症状で，検尿および血液検査では異常を認めないが，早期の糖尿病性腎症

表1 糖尿病性腎症の病期分類

病期	臨床的特徴 尿タンパク（アルブミン）	臨床的特徴 糸球体濾過値	糸球体病変	おもな治療法
第1期 （腎症前期）	正常	正常 時に高値	びまん性病変：なし〜軽度	血糖コントロール
第2期 （早期腎症期）	微量アルブミン尿	正常 時に高値	びまん性病変：軽度〜中等度 結節病変：時に存在	厳格な血糖コントロール 降圧治療
第3期-A （顕性腎症前期）	持続性タンパク尿	ほぼ正常	びまん性病変：中等度 結節病変：多くは存在	厳格な血糖コントロール 降圧治療・タンパク制限食
第3期-B （顕性腎症後期）	持続性タンパク尿	低下	びまん性病変：高度 結節病変：多くは存在	厳格な降圧治療・タンパク制限食
第4期 （腎不全期）	持続性タンパク尿	著明低下 （血清クレアチニン上昇）	荒廃糸球体	厳格な降圧治療・低タンパク食・透析療法導入
第5期 （透析療法期）		透析療法中		透析療法・移植

では通常の検尿では検出されない程度の**微量のアルブミン尿**を呈するようになる．さらに進行すると**タンパク尿**が出現し，徐々に腎機能は低下する．また糖尿病性腎症の進展とともにネフローゼ症候群が出現することもある．最終的には末期腎不全にまで進行し，血液浄化療法が必要となる．わが国における維持透析療法導入原疾患の第1位が糖尿病性腎症である．

2 症状と診断のすすめ方

臨床的には**表1**に示すように糖尿病性腎症は5つの病期に分類される．第1期では正常アルブミン尿であるが，第2期になると**微量アルブミン尿**が出現する．この時期までは通常症状がない．第3期になって持続する**タンパク尿**を認めるようになり，その後次第に高血圧，浮腫，ネフローゼ症候群，貧血などを呈しながら第4期の腎不全に進行する．透析療法を開始されたら第5期である．

早期の糖尿病性腎症の診断のためには**尿中微量アルブミン**を測定することが重要である．尿中微量アルブミンが30〜299μg/mg・Crで，3回の測定中2回以上該当すれば早期腎症と診断する．また，尿中微量アルブミンが300μg/mg・Crを超えて，試験紙法による検尿でタンパク尿が持続して陽性となると顕性腎症期と診断する．

3 治療の実際

糖尿病性腎症の成因のもっとも上流に位置するのが**高血糖**であるため，血糖のコントロールを良好に保つことが重要である．また高血圧や脂質異常症を合併する場合は，レニン-アンジオテンシン系阻害薬を基本とする血圧や脂質のコントロールも行う．

看護のポイント

糖尿病性腎症が進行すると，腎機能が低下し経口血糖降下薬の効果が強くなるので，低血糖症状の出現に気をつける．また，レニン-アンジオテンシン系阻害薬は単に血圧を下げるだけでなく，抗タンパク尿効果による腎保護作用を有している．末期腎不全への進行を抑えるために，この降圧薬の服用をきちんと続けるよう患者に説明する．

（小川大輔，槇野博史）

B ループス腎炎 lupus nephritis

1 起こり方

全身性エリテマトーデス(SLE)は若い女性に好発し，多彩な症状，すなわち発熱，関節痛，レイノー(Raynaud)現象，皮膚症状(顔面の蝶形紅斑，脱毛，日光過敏)，精神神経症状(末梢神経炎，けいれん，意識障害)，血液異常(貧血，白血球減少，血小板減少)，腎障害，肝障害，心肺症状(心筋炎，胸膜炎，間質性肺炎)などが現れる全身性疾患である．SLEの発症には自己免疫現象が重要な役割を担っていると考えられている．

腎症状はSLEの50〜80%の症例に認められ，**ループス腎炎**とよばれる．軽症のものはごく軽度の**タンパク尿**を呈するだけであるが，ネフローゼ症候群を呈するものや，急速進行性に腎機能が低下するものもある．

2 症状と診断のすすめ方

SLEの検査では白血球減少，血小板減少，赤沈の亢進，γ-グロブリンの増加，血清補体価の低下，各種抗体(抗核抗体，抗DNA抗体，抗Sm抗体など)が認められる．ループス腎炎の検査としては検尿および尿沈渣が重要であり，また精密検査では腎生検が必須である．**腎生検**による腎臓の組織学的変化により，微小変化群，巣状糸球体腎炎，膜性糸球体腎炎，びまん性増殖性糸球体腎炎などに分類される．

3 治療の実際

ステロイドホルモンの大量投与を行う．とくに重篤な症例ではステロイドパルス療法を試みる．また免疫抑制薬も使用され，シクロホスファミドのパルス療法も行う．急速に腎機能が低下する症例では血漿交換療法が有効なこともある．末期腎不全にいたると慢性透析療法を行う．

💡 看護のポイント

日常生活での注意点として，とくに直射日光を避けるよう指導を行う．薬物療法としてステロイドを服用するため，副作用の出現に注意し，また自己判断でステロイドの投与量を調節したり，服用を中断しないよう理解に努める．

(小川大輔，槇野博史)

C 痛風腎 gouty nephropathy

1 起こり方

高尿酸血症による**腎障害**には，①急激な**尿酸**の産生増加(白血病などの治療の際の大量の細胞破壊などによる)により，腎からの尿酸排泄量が増加して，尿酸が尿細管腔の閉塞を起こし，時に急性腎不全に陥ることもある急性尿酸性腎症と，②長期間高尿酸血症が持続し(**痛風**など)，尿酸塩が尿細管および間質へ沈着することにより起こる高尿酸性腎症とがある．**痛風**では，約20〜30%に尿路結石を，約50%に高血圧を，また多数例に尿路感染症を合併するといわれている．

2 症状と診断のすすめ方

痛風腎の主な原因は，腎髄質への尿酸塩の沈着であることより，痛風腎では糸球体障害よりも髄質機能障害が生じることが多い．したがって，**タンパク尿**を呈する頻度は低く，かなり腎障害が進行するまで血清クレアチニン値は上昇しない．痛風腎では尿濃縮能の低下が早期より認められることから，尿浸透圧や尿比重は低下する．また，超音波検査にて腎髄質に高エコー輝度(hyperechoic medulla)を認める．

3 治療の実際

慢性の高尿酸血症に対しては，血清尿酸値を正常化するために尿酸生成抑制薬(アロプリノール)，または尿酸排泄促進薬(プロベネシド)の投与を行う．ただし痛風腎では，尿酸排泄促進薬は腎からの尿酸排泄量を増加させ，痛風腎や尿路結石を増悪させる可能性があるので原則として使用しない．また，痛風腎の増悪防止と尿路結石の予防に尿路管理が**重要**である．尿中への尿酸の溶解度を上昇させるために，尿のアルカリ化と十分な尿量の確保を行う．また，尿中の**尿酸**の濃度を低下させるために高プリン食品の摂取を禁止し，尿酸生成抑制薬による尿酸排泄量のコントロールも必要である．

💡 看護のポイント

痛風腎には生活習慣病を高率に合併することから，日常生活の改善が治療の基本となる．プリン体を多く含む食品(肉類・魚類など)や飲料(ビールなど)の摂取を避けるよう指導する．また，尿路結石の予防のため，1日尿量を2,000 mL 以上に保つよう十分に水分を摂取するよう指導する．　　　　(小川大輔，槇野博史)

高血圧性腎硬化症 hypertensive nephrosclerosis

1 起こり方

腎硬化症は高血圧が持続することにより腎臓に起こる硬化性の病変(動脈硬化と組織の線維化)のことをいう．腎硬化症は**良性腎硬化症**と**悪性腎硬化症**とに分けられる．腎臓において血管系の障害が引き起こされ，その結果，糸球体を含めた腎実質の小動脈から細動脈にその特徴的な血管病変が出現し，腎臓の血管が硬くなる．

良性腎硬化症では小葉間動脈などの**線維性内膜肥厚**や輸入細動脈の**硝子化**(硝子様物質の細動脈壁への沈着)を認める．悪性腎硬化症では小動脈の**タマネギ様肥厚**や小葉間動脈から細動脈の**フィブリノイド壊死**を認める．良性腎硬化症は中年の男性に，そして悪性腎硬化症は比較的若年の男性に多い．

現在日本では 30 万人近い人が血液透析を受けているが，その新規導入の原因として糖尿病性腎症，慢性糸球体腎炎に次いで腎硬化症は**第3位**となっている．また全透析患者の**約10%**は腎硬化症による腎不全が透析導入の原因となっている．良性腎硬化症では，血圧コントロールが良好であれば，予後は比較的良好である．高血圧は心血管疾患の危険因子でもあり，これらがまた予後に影響を与える．悪性腎硬化症では良性腎硬化症と異なり，全身の臓器障害を伴うため，未治療のままでは末期腎不全にいたるだけでなく，その死亡率も高くなる．

2 症状と診断のすすめ方

■ 良性腎硬化症

良性腎硬化症では高血圧が長期間にわたり続くものの，自覚症状は何もないことが多い．腎機能障害が進行し，末期腎不全の状態になり初めて**尿毒症症状**を自覚するようになる．良性腎硬化症はまた高血圧の発症がタンパク尿の出現に先行することが特徴である．タンパク尿の程度は**通常1日1g以下**と軽度である．顕微鏡的血尿も認めることがあるが，その場合は尿路の疾患がないかどうかをみなければならない．左室肥大や高血圧性眼底変化などといった高血圧による臓器障害も認める．また CT やエコー上の所見として腎機能の低下が進行すると腎臓の萎縮が認められるが，これは良性腎硬化症に限ったことではない．良性腎硬化症の多くの症例は腎生検なしで診断されている．糸球体腎炎などほかの腎疾患の可能性を否定できない場合には**腎生検**を施行することもある．

悪性腎硬化症

悪性腎硬化症では良性腎硬化症と大きく異なり，症状は多彩である．著しい高血圧である悪性高血圧を伴い，さまざまな臓器障害を引き起こす．眼底の**乳頭浮腫**，出血や白斑に伴う視力障害，**急性腎不全**に伴う乏尿や電解質異常，**高血圧性脳症**に伴うけいれんや意識障害，急性心不全に伴う呼吸困難などを認める．悪性腎硬化症においては急性腎不全に伴い，中程度から高度のタンパク尿や血尿が急激に出現する．悪性腎硬化症が疑われる症例で，ほかの急性腎不全をきたす疾患との鑑別に苦慮する場合は積極的に腎生検を早期に行うことが大事である．

3 治療の実際

血圧コントロール

腎硬化症の治療の中心は血圧のコントロールである．良性腎硬化症と悪性腎硬化症とでは血圧コントロールの緊急性が大きく異なる．

良性腎硬化症では降圧目標として **130/80 mmHg**，1日1g以上の尿タンパクを伴う場合はさらに低く **125/75 mmHg** となる．降圧薬としては糸球体の入口の細動脈（輸入細動脈）のみならず出口の細動脈（輸出細動脈）をも広げる **ACE阻害薬やARB** が第1選択となることが多い（糸球体の毛細血管の圧を効率よく下げて腎保護作用を発揮する）．また症例によってはカルシウム拮抗薬が使用されることもある．

悪性腎硬化症の場合は緊急に血圧を下げる必要があるため，急性期では，点滴による降圧治療が必要となることが多く，その際は入院したうえでの加療となる．

腎代替療法

良性腎硬化症でも悪性腎硬化症でも腎障害が治療にもかかわらず進行してしまった場合は腎代替療法の適応となる．**腎代替療法**のオプションとして腎移植，**血液透析**，**腹膜透析**の3つがあるが，比較的若年の患者が多い悪性腎硬化症においては，**腎移植**のオプションもしっかり説明することが大事である．

生活習慣の改善

高血圧の治療においてはまた生活習慣の改善が不可欠であり，食事療法や運動療法を積極的に取り入れることが重要である．塩分制限はとくに重要であり，通常の日本人の摂取量の半分程度である**6g**が適正とされる．そのほかにも，運動，減量，節酒，禁煙なども生活習慣の改善に不可欠である．一貫して大事なことは，それ自体がストレスにならないよう無理なく実行できる範囲より始めることである．

💡 看護のポイント

腎硬化症は血圧のコントロールが治療の中心となることより，患者に普段より血圧を測定する習慣を身につけてもらうことが大切となる．そのため入院中より血圧測定の重要性についての理解を深めてもらうことが大事である．家庭では朝起床後1時間以内の朝食前と就寝前の**2回測定**して記録してもらう．また降圧薬の内服は**コンプライアンス**が大事である．コンプライアンスが悪そうな患者の看護にあたっては医師との連携をとることが大事である．

（今井直彦，木村健二郎）

多発性嚢胞腎 polycystic kidney

1 起こり方

常染色体優性多発性嚢胞腎（autosomal dominant polycystic kidney disease：ADPKD）は*PKD*遺伝子変異により両側腎臓に多数の嚢胞が発生し，腎臓以外の臓器にも障害が生じる遺伝性腎疾患である．

発症頻度は3,000～7,000人に1人である．

表1　ADPKD 診断基準

(1) 家族内発生が確認されている場合
　①超音波断層像で両腎に嚢胞がおのおの3個以上確認される者．
　②CT では，両腎に嚢胞がおのおの5個以上確認されている者．
(2) 家族内発生が確認されていない場合
　①15歳以下では，CT または超音波断層像で両腎におのおの3個以上嚢胞が確認され，以下の疾患が除外される場合
　②16歳以上では，CT または超音波断層像で両腎におのおの5個以上嚢胞が確認され，以下の疾患が除外される場合

《除外すべき疾患》
多発性単純性腎嚢胞 multiple simple renal cyst
腎尿細管性アシドーシス renal tubular acidosis
多嚢胞腎 multicystic kidney（多嚢胞性異形成腎 multicystic dysplasia kidney）
多房性腎嚢胞 multilocular cysts of the kidney
髄質嚢胞性疾患 medullary cystic disease of the kidney（若年性ネフロン癆 juvenile nephronophthisis）
多嚢胞化萎縮腎（後天性嚢胞性腎疾患）acquired cystic disease of the kidney
常染色体劣性多発性嚢胞腎 autosomal recessive polycystic kidney disease

［厚生労働省進行性腎障害調査研究班：常染色体優性多発性嚢胞腎診療ガイドライン，第2版，2-3頁，2006］

表2　ADPKD 診断における必須項目ならびに検査

必須項目
(1) 家族歴：腎疾患（透析移植を含む），頭蓋内出血・脳血管障害
(2) 既往症：脳血管障害，尿路感染症
(3) 自覚症状：肉眼的血尿，腰痛・側腹部痛，腹部膨満，頭痛，浮腫，悪心など
(4) 身体所見：血圧，腹囲（仰臥位で，臍と腸骨稜上縁を回るラインで測定する），心音，腹部所見，浮腫などにも注意を払う．
(5) 尿検査：尿一般検査，尿沈渣，尿タンパク/尿クレアチニン比
(6) 腎機能：血清クレアチニン値，推算 GFR 値
(7) 画像検査：超音波検査（腹部），頭部 MR アンギオグラフィ

適宜行う検査
(1) 血液・尿検査：Ca, Pi, 動脈血ガス分析，24時間蓄尿による腎機能の評価
(2) 身体所見：鼠径ヘルニアにも注意を払う．
(3) 画像検査：MRI, CT, 心臓超音波検査，注腸検査

2　症状と診断のすすめ方

①診断基準：表1に ADPKD 診断基準を示す．
②診断と鑑別診断：必要な検査を表2に示す．
③腎機能は40歳頃から低下し始め，70歳までに約半数が末期腎不全にいたる．
④嚢胞感染は難治性となり再燃を繰り返すこともある．
⑤脳動脈瘤の頻度は一般人口より高く，小さな動脈瘤でも破裂の危険がある．

3　治療の実際

現在 ADPKD の嚢胞形成機序に対して作用し保険収載されている薬剤はない．

● 進行を抑制する治療 ●
・降圧治療：高血圧患者は正常血圧患者より腎機能悪化速度が速い．
・飲水の励行：脱水は腎機能悪化要因であり，尿路結石や尿路感染の予防のためにも，少なくとも渇水状態などは避ける．

看護のポイント

・ADPKD はもっとも頻度の高い遺伝性腎疾患であるにもかかわらず，医療従事者のみならず患者に対しての疾患に対する啓蒙と認識がほかの腎疾患と比べて遅れている．看護の原則は疾患に対する正確な理解である．
・本疾患は遺伝性疾患であるが，遺伝相談はいまださまざまな解決すべき問題があり専門医の介入が必要である．　（武藤　智，堀江重郎）

尿路閉塞，水腎症 urinary tract obstruction, hydronephrosis

1 起こり方

　尿路閉塞は尿路のすべての部位で起こりうる病態で，原因も先天性・後天性と多岐にわたる．本項では後天性のものを中心に述べる．
　上部尿路に発生するものの多くは尿管の閉塞によるもので(腎盂や腎杯が閉塞することは少ない)，閉塞部位より中枢側の尿管の拡張を伴う(**水腎症**)．閉塞の原因は結石，腫瘍(尿路腫瘍，尿路以外の腫瘍)，炎症など多岐にわたる．尿路以外の腫瘍によるものとしては，大腸がんや子宮がん，卵巣がんなどが直接浸潤して起こる場合と，リンパ節転移巣により尿管が圧排され閉塞にいたる場合がある．このほか，炎症によるものとしては，頻度は少ないが，**後腹膜線維症**といって後腹膜が線維化を起こして硬くなり，尿管を巻きこむことにより水腎症になることがある．原因不明のことが多いが，大動脈瘤の一部に伴うこともある．
　下部尿路に発生するものは**尿道狭窄**や**前立腺肥大症**などにより発生し，排尿障害の症状をきたす．後者では閉塞が高度で長期間に及ぶと尿管の通過障害をきたし，両側の水腎症・**腎後性腎不全**にいたることがある．

2 症状と診断のすすめ方

　上部尿路の閉塞の場合は多くの場合水腎症をきたしているため，側腹部から背部にかけての鈍痛・重苦しい感覚を訴えることがある．身体所見としては**肋骨脊柱角部**(cost-vertebral angle：CVA)**叩打痛**を認めるが，左右差を確認することが重要である．

画像診断

　画像診断では超音波診断で水腎症を確認することが第1段階である．閉塞部位の特定には排泄性尿路造影(intravenous pyelography：

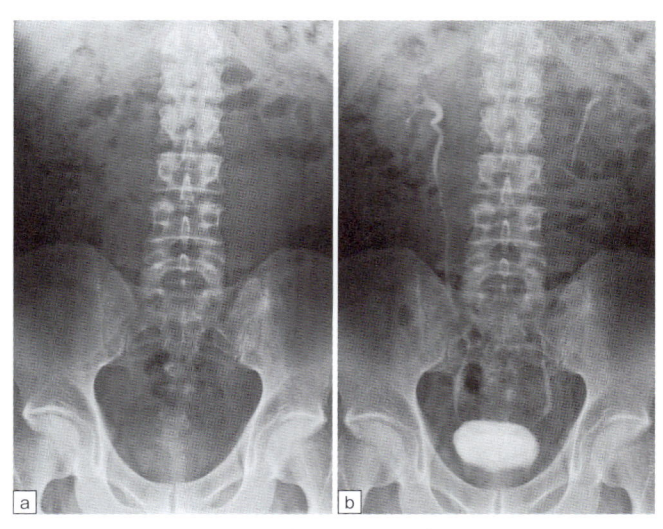

図1　DIP(排泄性尿路造影)の例
a：造影剤投与前の腹部写真．
b：造影剤投与15分後の腹部写真．造影剤は腎より排泄され，腎杯，腎盂，尿管，膀胱が描出されている．

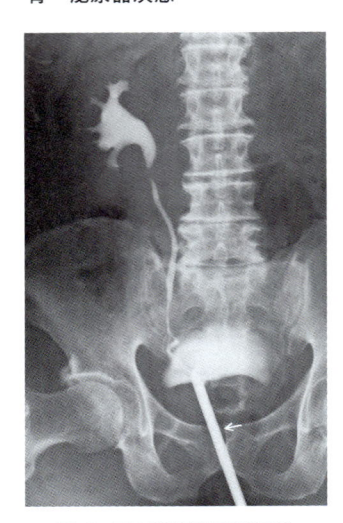

図2　RP（逆行性尿路造影）
膀胱鏡で尿管口を見出し，細いカテーテルを挿入する．カテーテルから造影剤を注入し，逆行性（尿の流れとは逆に）に造影を行う．図の矢印は挿入された膀胱鏡（金属製の硬性鏡）．

IVP，drip infusion pyelography：DIP）（図1），逆行性尿路造影（retrograde pyelography：RP）（図2）が行われる．前者は造影剤を静脈投与した後に，造影剤が腎より排泄され尿路を通過するのを経時的に撮影するもので，後者は膀胱鏡で尿管口を見つけ，カテーテルを挿入して造影するものである．診断のため同時に尿細胞診などをとることも多い．

CTは閉塞部位の同定や閉塞機転を知るうえで非常に有用である．尿路造影では閉塞部位がわかってもその周囲の情報は得られないが，CTでは周囲の情報が得られるため，閉塞の原因を見出すのに非常に役立つ．

下部尿路の閉塞の診断は外尿道口から造影剤を注入し撮影する逆行性尿道造影や内視鏡による閉塞（狭窄）部位の観察が行われる．

3　治療の実際

原因となる病態の治療が根本的な治療である．しかし，上部尿路の閉塞が長期に及ぶと腎機能への影響が出てくること，また感染を併発している場合はドレナージも必要になってくることから，閉塞の解除が優先されることも多い．閉塞の解除自体は**尿管ステント**の挿入や**腎瘻**の造設により行うことができる．

下部尿路閉塞の治療は尿道狭窄については狭窄部位の切開やバルーン拡張などが行われる．前立腺肥大症については前立腺疾患の項目を参照．

看護のポイント

尿路閉塞は閉塞を解除するという治療は共通しているものの，その原因は多岐にわたるため，個々の症例に応じた病態の把握が必要である．
（久米春喜）

尿路結石　urinary tract calculus

1　起こり方

尿路結石の好発年齢は従来，青壮年であったが，近年そのピークが60歳以上の中老年期に移行している．2005年に日本尿路結石症学会が中心となって行った尿路結石症全国疫学調査でも，その傾向はより顕著にみられた．

尿路結石は尿停滞，尿濃縮，代謝，尿路感染，遺伝因子，環境因子，薬剤，高分子物質などさまざまな要因がかかわって形成される多因子疾患であり，結石成分により病態は異なる．結石成分は，**シュウ酸**カルシウムとリン酸カルシウムで約80％を占める．ほかに，尿酸，リン酸マグネシウムアンモニウム，シスチンなどの成分がある．

尿路結石の形成機序は，シュウ酸や結晶による尿細管細胞傷害により，ミトコンドリアをはじめ尿細管細胞形態が変化し，結晶の付着，尿

細管細胞によるエンドサイトーシス，マクロファージの泡沫化，サイトカイン・マトリクス（オステオポンチン・カルプロテクチン）の発現が起こる．こうして結石原基が形成され管腔へ排出され結石形成にいたると推察されている．

2 症状と診断のすすめ方

症状は，疼痛，血尿を呈する．尿管結石では腰背部から側腹部の**疝痛発作**が特徴的である．しかし，閉塞，感染を伴わない腎結石では無症状のことも多い．

病歴聴取し，身体所見をとり，検尿，腎尿管膀胱部単純X線撮影（**KUB**），超音波，CT，末梢血液検査，血液生化学検査を施行する．KUBにて尿路結石とまぎらわしい陰影には静脈石，動脈壁石灰化，胆石，腎悪性腫瘍の石灰化，腎結核，精管・精嚢・卵巣・子宮・リンパ節の石灰化がある．結石の性状と閉塞の状況を評価するために排泄性尿路造影検査を行う．ヨード造影剤アレルギー，甲状腺機能亢進症，気管支喘息，多発性骨髄腫，腎機能障害（血清クレアチニン 2.0 mg/dL 以上）の患者では禁忌である．

尿路上皮腫瘍との鑑別のみでなく，合併している可能性を常に念頭に置く．侵襲を伴う検査ではあるが逆行性腎盂造影検査が必要な場合もある．

3 治療の実際

上部尿路結石に対しては，基本的に，**体外衝撃波結石破砕術（ESWL）**，**経尿道的尿管砕石術（TUL）**，**経皮的腎砕石術（PNL）**などの侵襲の少ない方法が選択される．大きな結石の場合，いたずらに反復してESWLを行うよりむしろTUL，PNLなど内視鏡的治療を組み合わせて治療を行う．TULは経尿道的に内視鏡を逆行性に尿管内に挿入し，砕石・抽石する方法である．現在は，軟性尿管鏡およびレーザーを用いるflexible TUL（f-TUL）が主流となっている下部尿路結石（膀胱結石）に対しては内視鏡的砕石術がもっとも一般的であるが，とくに巨大な結石に対しては膀胱切石術により摘出することも考慮すべきである．さらに，これら結石の除去とともに，原因となっている下部尿路閉塞や神経因性膀胱に対する処置も同時に行う必要がある．

尿路結石の再発を繰り返すことによる腎機能障害や，結石破砕術による合併症は無視できない．尿路結石とりわけカルシウム含有結石の5年再発率は45%と非常に高い．このことより，尿路結石の成分分析に基づいた再発予防は砕石術以上に重要であると考えられる．

看護のポイント

疼痛は，教科書的にも尿路結石の3主徴の1つにあげられている．結石が尿管に嵌頓すると粘膜損傷と水腎症を呈し，さらに尿管攣縮が生じ疼痛の原因となる．この疼痛は腎疝痛（renal colic）とよばれ，人が感じる中でもっとも激烈な痛みの1つとされている．このような疝痛発作で来院した患者を診察したら一刻も早く鎮痛をと考えるのは当然である．しかしここで忘れてはならないのは，生命にかかわる急性疾患を見逃さないことである．言い換えれば，疼痛発作で泌尿器科を紹介された＝尿管結石の疼痛発作と決めつけないことが重要と考えられる．さらに，尿路結石の合併症にも注意する必要がある．高齢者，糖尿病の合併などリスクの高い患者の場合，疼痛，発熱などの自覚症状に乏しいことがしばしばあり，油断していると急性腎盂腎炎の合併から敗血症にいたり命の危険を伴う．尿路結石症の疼痛で来院した患者でも，まずはバイタルチェックをしっかりと行うことが基本であることはいうまでもない．とくに，バイタルサインが安定していない患者にいきなり強い鎮痛薬を使用すればショックを起こすこともあり，注意が必要である．

〈戸澤啓一，郡　健二郎〉

非特異的尿路感染症（膀胱炎，腎盂腎炎）
urinary tract infection

> **キーポイント**
> - 尿路感染症は逆行性感染である．
> - 尿路感染症は単純性と複雑性に分類される．
> - 尿路感染症の治療は抗菌薬投与であるが，複雑性においては同時に基礎疾患の治療や処置をすることが大切である．

1 考え方の基本

　尿路感染症とは，尿路へ細菌が侵入して発症する感染症である．尿路基礎疾患の有無により**単純性**と**複雑性**に分類される．**尿路基礎疾患**としては，前立腺肥大症・神経因性膀胱など排尿障害や尿路通過障害に伴う場合と，体内ステント・尿道留置カテーテルなど体内異物に起因する場合がある．解剖学的・機能的な尿路異常のみならず，糖尿病，免疫不全状態など全身疾患に起因する**易感染性**も尿路感染症発症のリスクとして留意すべきである（表1）．

2 起こり方

　単純性尿路感染症は直腸の常在菌が腟などの会陰部にコロニーを形成し，尿道から膀胱へ侵入することで始まる**上行性**（逆行性）感染である（図1）．尿路に侵入した菌が膀胱粘膜へ付着・定着し，粘膜組織へ侵入し炎症が惹起されることにより膀胱炎が発症する．さらに上行性に菌が腎まで到達し腎盂腎炎が発症する．
　複雑性尿路感染症は**尿路通過障害**に起因する場合と**体内異物**に起因する場合がある．尿路通過障害による場合には尿が尿路に常に停滞することにより菌数が増えやすくなること，体内異物による場合には異物の周囲にバイオフィルムが形成されることが主な原因である．

3 症状と診断のすすめ方

　単純性膀胱炎では頻尿，排尿痛，残尿感，恥骨上部痛，尿の混濁などが認められる．発熱はあっても軽度である．複雑性膀胱炎は慢性化する傾向が強く症状に乏しい症例も少なくないが，カテーテル交換やカテーテル閉塞などをきっかけに急性増悪をきたす．
　単純性腎盂腎炎では患側の**腰背部**（肋骨脊柱角：CVA）**痛**，**叩打痛**，**悪心・嘔吐**などがあり，発熱を伴う．複雑性腎盂腎炎の場合には，前立腺肥大症，尿管結石，尿管ステント，腎瘻カテ

表1　複雑性尿路感染症の基礎疾患

・排尿障害や尿路通過障害	前立腺肥大症，神経因性膀胱，尿路結石による水腎症，など
・体内異物	尿道留置カテーテル，尿管ステント，腎瘻カテーテル，尿路結石，など
・全身疾患	糖尿病，免疫抑制薬や抗がん薬による免疫不全状態，など

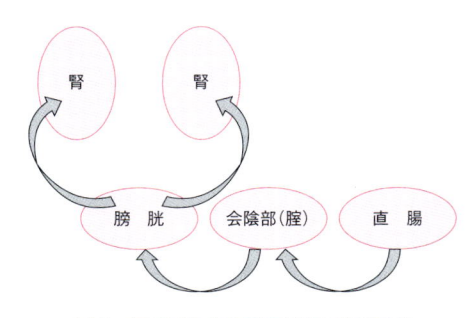

図1　尿路感染症の発症機序（感染経路）
　単純性尿路感染症は直腸の常在菌が腟などの会陰部にコロニーを形成し，尿道から膀胱へ侵入することで始まる逆行性（上行性）感染である．

非特異的尿路感染症(膀胱炎，腎盂腎炎)　633

ーテル，糖尿病，免疫不全状態などの基礎疾患の有無に留意する．

膿尿については非遠心尿≧10 WBCs/mm^3，尿試験紙法(エステラーゼ活性測定)陽性，または尿沈渣鏡検≧5 WBCs/HPF，細菌尿については≧10^3 CFU/mL(中間尿の場合は≧10^4 CFU/mL)と定義されている．しかし，実地臨床の場においてはこれらの診断基準を満たさないこともあり，過去の既往，臨床症状，十分な問診から柔軟な判断が必要な場合もある．

単純性膀胱炎と考えられる場合には，一般に細菌学的検査(尿培養)は不要であるが，難治症例や短期に再発を繰り返す症例においてはニューキノロン耐性菌やESBL(extended-spectrum β-lactamase)産生菌を考慮して細菌学的検査を施行すべきである．一方，単純性腎盂腎炎においては抗菌薬を投与する前に細菌学的検査を施行することが望ましい．複雑性尿路感染症においては多剤耐性菌であることも少なくないため，抗菌薬を投与する前に細菌学的検査は必須である．

4 治療の実際

単純性膀胱炎

単純性膀胱炎から分離される大腸菌は多くの薬剤に対して感受性は比較的良好であり，初期治療としてニューキノロン系薬の3日間投与または新経口セフェム系薬の3～7日間投与が推奨される．治癒判定は抗菌薬投与を終了してから約1週間経過した後に行う．妊婦においてニューキノロン系薬は禁忌であり，セフェム系薬またはペニシリン系薬を第1選択とする．

単純性腎盂腎炎

単純性腎盂腎炎の起炎菌は基本的には急性単純性膀胱炎と同様である．入院加療を必要としない軽症例においてはニューキノロン系薬または新経口セフェム系薬を7～14日間投与する．高度な発熱・脱水・食欲不振などを伴う重症例においては，入院加療とし第2・第3世代セフェム系注射薬を投与する．初期治療(エンピリカルセラピー)開始後3日目に効果判定し，無効の場合には尿培養の薬剤感受性成績により抗菌薬を選択する．解熱して全身症状が寛解した後に経口薬に切り替えて外来治療とするが，投与期間は入院加療，外来加療を含めて合計で約14日間をめやすにする．

複雑性膀胱炎

複雑性膀胱炎のエンピリカルセラピーとしてニューキノロン系薬または新経口セフェム系薬を7～14日間投与する．内服抗菌薬が無効な複雑性膀胱炎は，入院加療のうえ，より有効な注射薬も考慮する．

複雑性腎盂腎炎

複雑性腎盂腎炎の中でも非カテーテル留置例においては第2・第3世代セフェム系注射薬の投与で効果が期待できる場合が多い．一方，カテーテル留置例においては過去の頻回の抗菌薬治療により各種抗菌薬に耐性を示す菌が分離されることが多く，キノロン系薬耐性菌，ESBL産生菌，メタロ-β-ラクタマーゼ産生菌，メチシリン耐性黄色ブドウ球菌(MRSA)などに留意して，抗菌スペクトルが広く抗菌力に優れている薬剤(第4世代セフェム系注射薬またはカルバペネム系注射薬)を投与する．エンピリカルセラピー開始後3日目に効果判定し，尿培養(血液培養)の薬剤感受性成績により抗菌スペクトラムの狭い抗菌薬を選択する(デエスカレーション)．解熱して全身症状が寛解した後に経口薬に切り替えて外来治療とするが，投与期間は入院加療，外来加療を含めて合計で約14日間を目安にする．カテーテル留置例では抗菌薬投与と同時にカテーテルの抜去または交換をしたほうが治癒率が高いことが証明されている．

💡看護のポイント

単純性尿路感染症は比較的予後は良好であり，多くの場合抗菌薬加療のみで軽快する．水分の補給と排尿を我慢しないこと，下腹部を冷やし過ぎないこと(過度の冷房など)を指示する．頻繁に膀胱炎を繰り返す若い女性には性行為の頻度と尿路感染の罹患率が関係することも伝える必要がある．

複雑性膀胱炎においては抗菌薬による治療と同時に尿路基礎疾患の病態を把握し，尿路基礎

疾患または全身疾患の除去およびコントロールを行う必要がある．尿道カテーテル留置患者に対しては一定の尿量を確保すること，採尿バッグを腰より低くし膀胱内に逆流しないように気をつけること，定期的な尿道カテーテル交換が必要なこと，外陰部を常に清潔に保つことなどを指導する．

してはいけない！

- 無症候性膿尿・細菌尿に対してむやみに抗菌薬を投与するべきではない．
- 尿道カテーテルや腎瘻カテーテルが留置されている患者については，管内に尿が流出してこない状態を長時間放置してはならない．

（山本新吾，東郷容和）

尿路性器結核 urogenital tuberculosis

キーポイント

- 尿路結核は肺結核から腎への血行性感染から発症する．
- 結核菌は腎結核から尿管，膀胱へ尿路を伝って順行性に播種する．
- 抗菌薬抵抗性または無菌性の尿路性器感染症を認めたときには結核の可能性を考える．
- 尿路結核の治療は，肺結核の治療に準じて行うが，必要に応じて外科的療法が適応となる．

1 考え方の基本

結核症とは結核菌（*Mycobacterium tuberculosis*）によって引き起こされる感染症である．最初の感染は飛沫核による経気道性感染（空気感染）であり，肺胞で起こる（初感染）．初感染時に治癒せず感染が全身に拡大し発症したものを1次結核症とよび，長い期間たってから免疫低下などにより内因性再燃を起こしたものが2次結核症とよばれる．結核症は大きく肺結核と肺外結核の2つに分類される．

2 起こり方

尿路結核のうち，腎結核は肺結核などの結核巣からの血行性播種感染，尿管および膀胱結核は腎結核からの下行性感染と考えられている．性器結核のうち，前立腺，精管，精巣上体などはいずれも感染巣となりうるが，感染経路としては血行性播種および尿路，精路からの逆行性感染により発症する（図1）．

3 症状と診断のすすめ方

腎結核では皮質や髄質に乾酪壊死病変をきたすが，通常症状はなく，尿検査にて膿尿を認めるのみである．そのため引き続き起こる尿管や膀胱の病変に由来する自覚症状にて初めて発見されることが多い．

腎結核に引き続き結核菌が尿中に排出され尿管に感染し尿管結核となる．尿管の狭窄や閉塞により水腎症や水尿管症となると腰背部痛などの自覚症状を伴うが，無症状であることも少なくない．

膀胱に結核感染が及ぶと膀胱結核となる．症状としては頻尿，排尿痛，残尿感などの一般的な膀胱刺激症状であり，通常の膀胱炎，過活動膀胱などの疾患とあまり区別がつかない．さら

に膀胱刺激症状を認めない症例も報告されている．膀胱結核では膀胱内に粘膜潰瘍や結核結節や瘢痕を形成するが，瘢痕が高度になると膀胱の萎縮をきたし**結核性萎縮膀胱**となる．

性器結核には前立腺結核，精管結核，精巣上体結核，精嚢腺結核がある．尿路から性器への逆行性感染の場合には腎結核を伴うが，肺結核やほかの肺外結核からの血行性播種の場合には腎結核を伴わない．**前立腺結核**の症状としては，頻尿，排尿痛や会陰部不快感などの前立腺炎症状を呈する．直腸指診にて**硬結**や**圧痛**を認めることもある．**精管**に**結核性病変**を形成した場合は**数珠様結節**として触知することができるが，圧痛などの症状は伴わない．**精巣上体結核**では陰嚢の触診にて精巣上体に一致した硬結，腫脹，鈍痛などを認める．精嚢腺結核の症状としては血精液症がある．

抗菌薬抵抗性または無菌性の尿路性器感染症を認めたときには結核の可能性も念頭に置く必要がある．塗沫検査はもっとも簡便，迅速かつ安価な結核菌検出検査である．尿あるいは前立腺液などの検体を**チール・ネルゼン（Ziehl-Neelsen）法**にて染色を行い，ガフキー（Gaffky）号数で表す．分離培養検査には卵培地，寒天培地や液体培地を用いて行うが，分離培養が可能となるまでには4～8週間は必要であるが，薬剤感受性検査のためにも必須である．**ポリメラーゼ連鎖反応法（PCR）**は感度が高いため診断には非常に有用である．

CTや尿路造影検査では，腎の腫大，腎杯の虫食い像や破壊像，空洞性変化および石灰化像

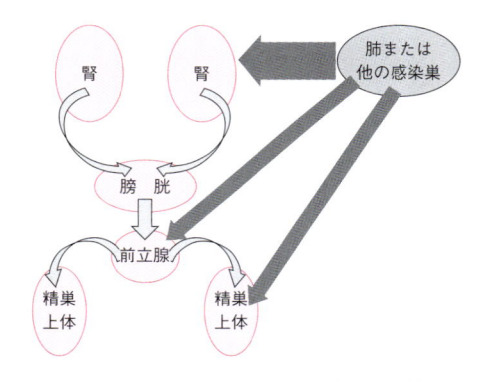

図1 尿路性器結核の発症機序（感染経路）
尿路結核のうち，腎結核は肺結核などの結核巣からの血行性播種感染，尿管および膀胱結核は腎結核からの下行性感染と考えられている．前立腺，精管，精巣上体への感染経路としては血行性播種および尿路，精路からの逆行性感染により発症する．

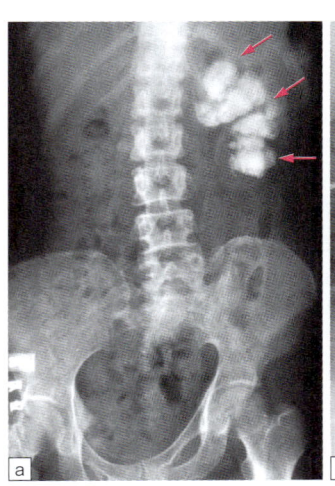

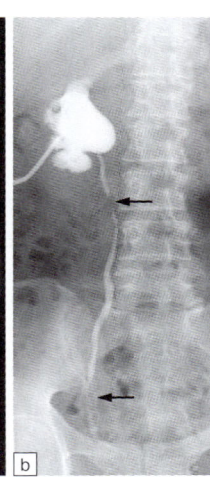

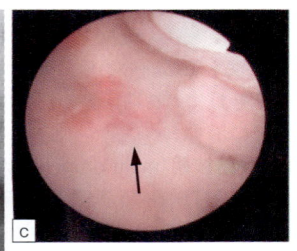

図2 尿路結核の画像診断
a：腹部単純X線（腎結核），b：腎瘻造影（尿管結核），c：膀胱鏡（膀胱結核）．

表1 抗結核薬

略語	薬剤名	商品名
INH	イソニアジド	イスコチン
RFP (RBT)	リファンピシン(リファブチン)	リファジン, リマクタン, アプテシン, など
PZA	ピラジナミド	ピラマイド
SM	ストレプトマイシン	ストレプトマイシン
EB	エタンブトール	エサンブトール, エブトール
KM	カナマイシン	カナマイシン
TH	エチオナミド	ツベルミン
EVM	エンビオマイシン	ツベラクチン
PAS	パラアミノサリチル酸	ニッパスカルシウム
CS	サイクロセリン	サイクロセリン

表2 結核に対する標準的化学療法

1) PZAが使用できる場合 INH+RFP+PZA+SMあるいはINH+RFP+PZA+EB + INH+RFP	2ヵ月間 4ヵ月間
2) PZAが使用できない場合 INH+RFP+SMあるいはINH+RFP+EB + INH+RFP	2ヵ月ないしは6ヵ月 治療開始時より9ヵ月経過するまで

を認める(図2a).腎の瘢痕化や乾酪物質により腎杯頸部や腎杯の閉塞あるいは尿管の閉塞(図2b)が起こると,そこに膿が蓄積されさらに石灰沈着が起こり**漆喰腎**とよばれる状態となる.膀胱結核の場合,膀胱鏡検査では粘膜潰瘍や**結核結節**や瘢痕が認められる(図2c).

4 治療の実際

治療は化学療法を中心とする内科的療法によることを基本とし,内科的療法のみによっては治療の目的を十分に達し得ない場合には外科的療法または装具療法の実施を検討する.肺外結核の化学療法も肺結核の治療に準じて行う.抗結核薬を(表1)に,初期治療の標準的な化学療法を(表2)に示す.

多剤耐性結核菌(multi drug-resistant tuberculosis:MDR-TB)や**超多剤耐性結核菌**(extensively drug-resistant tuberculosis:XDR-TB)が問題となっている.MDR-TBはイソニアジド(INH)とリファンピシン(RFP)の両薬に耐性をもつ結核菌,XDR-TBはINHとRFPに加え,ニューキノロン系抗菌薬に耐性で,アミカシン(AMK),カナマイシン(KM),カプレオマイシン(CM,現在は国内販売中止)のうち少なくとも1薬に耐性をもつ結核菌と定義されている.

腎結核により腎機能が完全に失われ,かつ出血,腎性高血圧などを伴う場合には,外科的療法として**腎摘除術**を行う.精巣上体結核の自壊症例においては**精巣上体摘出術**が施行されることもある.

💡 看護のポイント

肺結核を伴わない尿路性器結核は飛沫感染しないため,個室や特殊な陰圧室に隔離する必要はないが,尿の取り扱いには十分に気をつける.尿を取り扱うときには手袋やマスクの着用など標準予防策を徹底する.尿に半量の10%次亜塩素酸ナトリウム,もしくは,家庭用漂白剤を加えて15分間静置し,その後廃棄するのが理想的である.患者にも,尿に感染性があることを説明し,尿の廃棄方法についてもしっかりと指導する.

治療は化学療法を中心とする内科的療法が基本である.そのため,患者に抗結核薬内服の必要性を十分に説明し理解をしてもらい,飲み忘れなどコンプライアンスが低下しないように注意する.

> **してはいけない！**
> - 尿路性器結核患者の尿を取り扱うときには，決して素手で取り扱ってはならない．必ず，手袋やマスクの着用などの標準予防策を徹底する．
> - 化学療法を中心とする内科的療法が基本であるため，抗結核薬が確実に処方どおり内服されているか，確認を怠ってはならない．

（山本新吾，東郷容和）

前立腺疾患 prostate disease

A 前立腺肥大症 benign prostatic hyperplasia（BPH）

1 起こり方

前立腺は膀胱頸部と外尿道括約筋の間で，尿道を取り囲むように存在する男性固有の臓器である．前立腺は辺縁領域，中心領域，移行領域に分けられ，辺縁領域は主に前立腺がんの発生母地となり，移行領域は前立腺肥大症（BPH）の発生母地となる．

BPH は，高齢男性にもっともよく認める**排尿障害**の原因となる前立腺の良性腫瘍である．肥大した前立腺が尿道を圧迫することで，尿勢の低下や尿の回数の増加など排尿に関する不都合を生じる．排尿に関してこのような症状があれば，QOL を損ない社会生活に大きな影響を与える．また BPH は組織学的に 60 歳代で約 50％，80 歳代で約 90％に認められるなど，生理的な加齢現象である．排尿障害をきたす疾患の中で BPH は発症頻度が非常に高く，超高齢化社会となったわが国でもさらなる患者数の増加が予測される．BPH の原因は明確ではないが，加齢とともに増加することから加齢は明らかな危険因子である．去勢した男性には発症しないことから男性ホルモンも重要な危険因子である．

2 症状と診断のすすめ方

臨床症状

BPH の病態の基本は腫大した内腺により尿道が閉塞した状態である．これは肥大した前立腺による**機械的閉塞**と，前立腺組織内の交感神経 α_1 受容体の増加に伴い，平滑筋が収縮し尿道抵抗が上昇する**機能的閉塞**が関与している．その結果，尿勢の低下や排尿時間の延長などの**排尿症状**を認め，さらには残尿が増加し，進行すると尿閉となる．膀胱排尿筋は増加した尿道抵抗に対する反応として排尿筋が過活動状態となり膀胱容量が減少する．そのため，頻尿や尿意切迫感などの**蓄尿症状**が加わる．

診 断

排尿障害を認める中年以降の男性に対しては BPH を第一に考える．国際前立腺症状スコア（International Prostate Symptom Score：I-PSS）や QOL スコアといった質問表（表1）で症状を客観的に評価し，さらに直腸指診（digital rectal examination：DRE）や超音波検査で肥大の程度や残尿量を測定する．I-PSS は 7 項目の排尿に関する自覚症状についての質問からなり，それぞれ 0〜5 点で評価を行い各項目の点数を合計し，軽症（0〜7 点），中等症（8〜19 点），重症（20〜35 点）に分類する．同様に QOL スコアは現在の排尿状態に対する患者満

表1 国際前立腺症状スコア(International Prostate Symptom Score：I-PSS)

I-PSS どのくらいの割合で次のような症状がありましたか	全くない	5回に1回未満（あまりない）	2回に1回未満（ときどきある）	2回に1回くらい	2回に1回以上（しばしば）	ほとんどいつも
①この1ヵ月の間に，尿をした後に尿がまだ残っている感じがありましたか	0	1	2	3	4	5
②この1ヵ月の間に，尿をしてから2時間以内にもう一度しなくてはならないことがありましたか	0	1	2	3	4	5
③この1ヵ月の間に，尿をしている間に尿が何度もとぎれることがありましたか	0	1	2	3	4	5
④この1ヵ月の間に，尿を我慢するのがむずかしいことがありましたか	0	1	2	3	4	5
⑤この1ヵ月の間に，尿の勢いが弱いことがありましたか	0	1	2	3	4	5
⑥この1ヵ月の間に，尿をし始めるためお腹に力を入れることがありましたか	0	1	2	3	4	5
⑦この1ヵ月の間に，夜寝てから朝起きるまでに，ふつう何回尿をするために起きましたか	0回	1回	2回	3回	4回	5回以上
	0	1	2	3	4	5

QOL	とても満足	満足	ほぼ満足	なんともいえない	やや不満	いやだ	とてもいやだ
現在の尿の状態が，このまま変わらずに続くとしたら，どう思いますか	0	1	2	3	4	5	6

[本間之夫ほか：International Prostate Symptom Score と BPH Impact Index の日本語訳の言語的妥当性に関する研究．日泌尿会誌 93：669-680, 2002]

足度を表す指標で0点(とても満足)から6点(とてもいやだ)で評価し，軽症(0〜1点)，中等症(2〜4点)，重症(5〜6点)に区分され，治療の総合的評価にも役立つ．

超音波検査は前立腺の大きさや状態を客観的に評価できる方法である．観察する方法として，①経腹的，②経直腸的，の2つがあり，①経腹的の検査は低侵襲で非常に簡便であり，②経直腸的の検査では前立腺の大きさや内部構造を詳細に観察することができる．

尿流測定はセンサー付きの便器に排尿を行い，1秒あたりの排尿量を測定し，排尿後には超音波検査で残尿測定する検査である．排尿障害患者において，排尿状態の客観的・定量的評価に有用で低侵襲な検査である．

3 治療の実際

治療

BPH は**良性疾患**であり，治療の基本的な目的は排尿障害の軽減をとおして **QOL の改善**である．単に BPH があるという理由だけで治療を行うのではなく，QOL 障害の程度により治療を決める．

薬物療法

● $α_1$ 遮断薬 ●

$α_1$ 遮断薬は前立腺部尿道の平滑筋を弛緩させ，排尿時の尿道抵抗(機能的閉塞)を低下させる作用があり，症状の緩和は約 2/3 にみられるなど薬物療法の**第1選択**である．主な副作用として起立性低血圧，射精障害があり，白内障手術時の術中虹彩緊張低下症候群は最近注目されるようになった副作用である．

● 5α還元酵素阻害薬 ●

前立腺肥大に影響する男性ホルモン（ジヒドロテストステロン）を低下させ前立腺を縮小し機械的閉塞を改善することで症状を軽減させる．本薬は30mL以上の明確なBPH患者に対する有効性が証明されているが，血清前立腺特異抗原（prostate specific antigen：PSA）値を低下させることから，前立腺がんの検索の際には注意を要する．

● その他の薬剤 ●

植物エキス製剤，漢方薬が頻尿などの蓄尿症状を緩和する目的で使用される．

手術

手術はもっとも侵襲的ではあるが，肥大した腺腫が切除されることで，排尿障害の改善にもっとも有効性が高い．前立腺肥大症診療ガイドラインによると，①薬物治療の効果が不十分，②中等度から重度の症状，③尿閉・尿路感染症・血尿・膀胱結石などの合併症がある場合に適応が考慮される．

開腹手術は前立腺が極度に肥大した患者に施行されるが，合併症の発現頻度が高い．高周波電流を用いた内視鏡手術：**経尿道的前立腺切除術**（transurethral resection of prostate：TURP）は術創が残らず低侵襲であるため**標準的治療**として確立・普及している．最近ではTURPの問題点である術中出血に対し，レーザーなどの新しい熱源を用いた治療も普及しつつある．

💡 看護のポイント

BPHによる排尿障害は環境や体調により影響を受けることが多く，**飲酒や総合感冒薬の内服**により急性尿閉をきたし導尿が必要になる．患者は**高齢者**がほとんどで理解力が乏しい傾向にあり，患者背景に応じた生活指導が非常に重要である．手術が必要な患者に対してはカテーテル留置中の管理やカテーテル抜去後における一過性の不安定な排尿状態に対して，予想される経過を説明するなど精神的なサポートが必要である．

（井上省吾）

B　前立腺がん　prostate cancer

1　起こり方

前立腺がんはBPHと対比して常に念頭に置くべき重要な疾患である．BPHが尿道に隣接する内腺発生の良性腫瘍であるのに対して，前立腺がんは一般には外腺発生の悪性腫瘍であり病態は異なる．前立腺がんの発生機序は明確ではないが，BPHと同様に思春期までに精巣を摘除した男性には発生しないことや加齢とともに発生頻度が増加する典型的な年齢依存性のがんであることから，**男性ホルモンと加齢**の関与は明らかである．また米国での年齢調整罹患率は日本の約10倍と地域差を認めることや，家族歴による頻度の差から人種や遺伝的要因も考えられる．さらにハワイ在住日系人の前立腺がんの頻度は米国人と日本人の中間に位置することから，前立腺がんの進展に食事や生活習慣などの環境因子がかかわるものと推測される．前立腺がんは米国では男性のがんの中では罹患率が第1位，死亡率が第2位であるのに対して，わが国では罹患率が第6位，死亡率が第8位と低率であったが，最近ではライフスタイルの欧米化や高齢化社会への移行に伴い，わが国においても発症率は急激に増加するなど治療を含めた総合的な対策が望まれる．

2　症状と診断のすすめ方

臨床症状

前立腺がんの臨床症状は早期の場合には特有の症状はなく，①排尿に関する症状と，②がんの局所浸潤および転移に起因する症状の2つに大別される．

局所で進展するとBPHと同様に排尿症状を認めるため，排尿症状だけではBPHとがんの鑑別は困難である．またBPHとがんが並存していることもあり，診断には注意を要する．が

んの浸潤が尿管口付近に及ぶと，水腎症となって腎機能低下をきたす．前立腺がんは骨に転移することが多く，進行した骨転移症例では，耐えがたい骨痛が生じる．

診　断

診断は DRE，PSA 検査，超音波検査などを参考に前立腺針生検を施行し組織学的診断を得る．近年では **PSA 検査**によって，DRE や超音波検査では発見できない早期のがんを発見できるようになった．PSA が基準値よりも高ければ前立腺がんを疑うが，BPH や前立腺炎の場合でも PSA が高値を示すこともある．**前立腺生検**は，前立腺がんの確定診断に必須である．前立腺生検は，①経直腸的，②経会陰的，の 2 つがある．直腸に超音波プローブを挿入し画像を見ながら針を穿刺し前立腺組織を採取する．生検後に出血や発熱などの合併症があるため，一般的には 2 日間程度の入院期間を設ける．

3　治療の実際

前立腺がんの治療法では，手術療法（前立腺全摘除術），放射線療法，内分泌療法が主体となる．

前立腺全摘除術は手術に伴う合併症のために QOL に影響を与える欠点もあるが，病変が限局している早期がんでは唯一**根治性**の得られる治療法である．

一方，**内分泌療法**は前立腺がんの増殖が男性ホルモン依存性であるという前立腺がん固有の特性を利用した治療法で，進行性前立腺がんでも 80％以上の高い有効率が期待でき，QOL への影響も少ない．しかし治療の経過とともに数年後には内分泌療法が無効となり，病状が進行する重大な問題点がある．

進行性前立腺がんに対してはさまざまな化学療法が施行されてきたが奏効率は低く，化学療法感受性は低いと認識されてきた．しかし最近ではドセタキセルなど**タキサン系抗がん薬**による治療効果も報告され，生命予後の改善が期待できる治療と考えられる．また骨転移症例に対しては**ビスホスホネート製剤**による病的骨折など骨関連事象の予防効果が証明され，使用症例が増加している．

前立腺がんでは，このような治療法の特徴に加えて，発症年齢がほかのがんに比較して高く，進行が比較的緩徐である前立腺がん固有の特性をふまえ，QOL に重点を置いた治療法の選択が必要となる．その点では，たとえ前立腺がんと診断されても高齢者でがんの進行度や異型度が低ければ，**無治療で経過観察**する試みもなされている．

前立腺全摘除術

前立腺と精囊を同時に摘出，膀胱頸部と尿道断端を吻合し，尿路を再建する手術である．到達経路により，恥骨後式と会陰式のほかに患者への負担がより少ない腹腔鏡下前立腺全摘除術も行われている．また最近ではわが国でも，欧米で広く普及している**ロボット支援下手術**が行われている．

前立腺全摘除術は，いずれも適応は 10 年以上の余命が期待される **75 歳以下**で限局がん症例を対象とする．主な合併症は，出血および尿道括約筋の一部損傷に伴う**尿失禁**，勃起神経切断に伴う**勃起障害**（erectile dysfunction：ED）がある．

放射線療法

放射線療法は限局がんに対する根治的治療として手術療法の成績と遜色がないとされ，手術のような疼痛や出血などの負担がなく，尿失禁や性機能障害の頻度が低いことから欧米では広く行われている．照射の方法として，①外照射法（体外からの照射）と②内照射法（前立腺組織内に線源を挿入）の 2 つがある．外照射法の中でも最近では副作用の少ない強度変調放射線治療（intensity modulated radiation therapy：IMRT）の導入により安全に効率よく施行できるため，わが国でも普及しつつある．

内分泌療法

内分泌療法は，男性ホルモンの分泌や機能を抑制し前立腺がんの増殖を抑制する治療法であり，①外科的去勢術（両側精巣摘除術），②内科的去勢術［黄体化ホルモン放出ホルモン（luteinizing hormone-releasing hormone：LHRH）アゴニストにより血中男性ホルモンを

去勢レベルに抑制］がある．

外科的去勢術はもっとも確実性が高く安価な方法であるが，肉体的・精神的な苦痛への配慮から最近ではほとんど行われず，現在では1〜3ヵ月ごとの皮下注射だけで去勢術と同等の臨床効果が得られるLHRHアゴニストによる治療が主流である．作用機序は下垂体のLHRH受容体を持続的に刺激することでLHの分泌を抑制し，精巣での男性ホルモンの合成を阻害する．主な副作用は性欲低下や勃起障害など男性ホルモンの低下に伴う症状であるが，高価な薬剤のため治療費も問題となる．精巣だけでなく副腎由来の男性ホルモンも同時に抑制し，がん細胞のレベルで男性ホルモンの作用を減弱させる**抗アンドロゲン薬**をLHRHアゴニストと併用するMAB（maximum androgen blockade）療法が行われる．

看護のポイント

前立腺全摘除術を受ける患者の多くが，**尿失禁**について心配しており，その肉体的・精神的ストレスは想像以上に強い．尿失禁に対しては程度や時期に応じて抗コリン薬の投与を行うが，術式の進化に伴い以前と比較して重篤な合併症は非常に少なく，長期間持続する失禁はまれであることを説明し，回復への意欲を失わせない工夫が必要である．尿失禁に対する心配と同じく，患者の多くはEDを心配する．術前はがんの治療が先決でEDは気にしないが，術後にEDを悩む患者は実際には多い．EDに対してはPDE5阻害薬を考慮するがその効果には個人差がある．

内分泌療法では，治療に抵抗性となった再燃前立腺がんの管理が最大の問題である．とくに前立腺がんは骨転移の頻度が高く，しかも比較的緩やかな経過を示すため，骨痛による苦痛を長期間強いられる．疼痛の内容や患者の環境に応じた対応が必要である．　　　（井上省吾）

腎細胞がん　renal cell carcinoma

1 起こり方

腎細胞がんは腎臓の尿細管上皮より発生する悪性腫瘍であり，腺がんに分類される．病理組織学的には淡明細胞がん，乳頭状腎がん，嫌色素性腎がん，肉腫様腎がんなどに分類されるが，80%以上は淡明細胞がんである．腎細胞がんの罹患率は2001年で人口10万人あたり男性12.9人，女性6.2人，死亡率は2005年で人口10万人あたり男性6.6人，女性3.3人と報告されており，男性で多い．泌尿器科悪性腫瘍の中では，前立腺がん，膀胱がんに次いで多い腫瘍である．腎細胞がん発症の危険因子としては喫煙，肥満，フェナセチンなどが知られている．また，フォン・ヒッペル・リンダウ［von Hippel-Landau（VHL）］病やバート・ホッジ・デューブ［Birt-Hogg-Dube（BHD）］病などに伴う腎細胞がんの発生も明らかにされている．長期血液透析患者に生じる後天性嚢胞腎では腎細胞がんの発生率が高い．

2 症状と診断のすすめ方

以前はサイズの増大した腎細胞がんが，血尿，疼痛，腹部腫瘤（古典的3徴）などの症状を契機に発見されることが多かった．しかしながら，近年の超音波検査やCTスキャンなどの発展によって小さな腎細胞がんが見つかってくるようになり，症状のない症例がほとんどとなっている．小さな腎細胞がんであっても，ダイナミックCTの造影パターンによってかなり正確に診断可能となっている．腎細胞がんの中にはサイトカインを産生するものがあり，発熱，体重減少，貧血，赤血球増多症，高血圧，アルカリホスファターゼ高値，高カルシウム血症な

どのいわゆる**腫瘍随伴症状**を呈することがある．一部の腎細胞がんにおいては，腫瘍細胞が静脈内に進展する．腫瘍細胞が腎静脈を超えて下大静脈に到達して内腔が閉塞すると，側副血行路が発達して体表の静脈が怒張することがある．

3 治療の実際

腎細胞がんの治療としては主に**手術療法**と**薬物療法**とがある．遠隔転移があっても，全身状態がよければ原発巣の摘除術が行われることが多い．

■ 手術療法

腎動静脈を結紮後，ゲロタ（Gerota）筋膜ごと腎臓を摘出する根治的腎摘除術と，腫瘍とともに腎臓の一部のみを摘出する腎部分切除術が行われている．腫瘍径4cm以下の症例では**根治的腎摘除術**と**腎部分切除術**の再発率および生存率については同等であることが明らかとなっている．近年の腹腔鏡下手術の普及に伴って**腹腔鏡下腎摘除術**や**腹腔鏡下腎部分切除術**が発展しており，より低侵襲な手術が取り入れられてきている．とくに転移巣が単発の場合には，転移巣に対する手術療法も積極的に行われる．

■ 薬物療法

多発転移を伴う症例に対しては，薬物療法を行うことが一般的である．腎細胞がんは抗がん薬や放射線に対して抵抗性であることから，インターフェロンやインターロイキン2などによる免疫療法が行われてきたが，その奏功率は10％程度であり，この治療抵抗性がんの治療は重要な課題であった．近年，分子標的薬が登場し，腎細胞がんの薬物治療は大きく様変わりしている．現在国内で腎細胞がんに対して使用可能な分子標的薬として，**チロシンキナーゼ阻害薬**（スニチニブ，ソラフェニブ）と**mTOR阻害薬**（テムシロリムス，エベロリムス）があげられる．

💡 看護のポイント

①**手術療法**：術後の全身管理は一般の開腹手術に準ずる．術後の早期離床を促す．
②**薬物療法**：インターフェロンの自己注射を指導する場合は製品のパンフレットやDVDなどを活用するとよい．インターフェロンの副作用として発熱，肝機能障害，抑うつ状態などがあるので注意する．チロシンキナーゼ阻害薬で生じる副作用の中では，手足症候群に対するケアが重要である．投与開始から手足への軟膏やクリームの塗布を行い，症状の軽減を試みる．ゆったりした靴やサンダルタイプの使用を指導する．投与開始前から手足の写真を撮影していき，経時的に比較してみるのも有効である． （水野隆一，大家基嗣）

膀胱腫瘍（膀胱がん）bladder tumor (bladder cancer)

1 起こり方

膀胱腫瘍は，そのほとんどが膀胱粘膜上皮から内腔に向かって発生する隆起性（腫瘤性）病変で，悪性腫瘍の膀胱がんが多く，病理学的には尿路上皮がん（UC）が多い．膀胱腫瘍には，同時性あるいは異時性に上部尿路（腎盂・尿管）や下部尿路（尿道）にも腫瘍が発生することがあるので注意を要する．日本人における膀胱がんの年齢調整罹患率（2006年）は男女で12.2：2.7，同じく年齢調整死亡率は3.8：1.0であった．好発年齢は60〜80歳である．

なお，**膀胱発がんの危険因子**としては，喫煙，職業性発がん物質への曝露，膀胱の慢性炎症，特定の抗がん薬や放射線治療に伴う2次発がんなどの要因があげられている．

■ 分 類

腫瘍の浸潤（深達）度によって，①**筋層非浸潤性膀胱がん**（non-muscle invasive bladder cancer：NMIBC）（TNM分類のT1以下）と②**筋層**

浸潤性膀胱がん（muscle invasive bladder cancer：MIBC）(T2以上)に大別され，頻度は約4：1でNMIBCが多い．MIBCの予後が不良であることから治療方針は大きく異なる．

2 症状と診断のすすめ方

典型的な症状は**無症候性肉眼的血尿**で，多くは間欠的に出現するため，患者が自然治癒したと自己判断して来院せず，診断の遅れにつながることがある．次いで，膀胱刺激症状（頻尿，排尿時痛，残尿感など）もみられる．

比較的大きい腫瘍は検診などの超音波検査でも発見される．通常は**膀胱鏡**による腫瘍の確認で比較的容易に診断されるが，**上皮内がん**（carcinoma in situ：CIS）は病変が平坦であるため，**尿細胞診**や**尿中NMP-22**（nuclear matrix protein-22）が参考になる．深達度（T分類）診断は，CT, MRIなどの画像診断で行われるが，確定診断には**経尿道的膀胱腫瘍切除術**（transurethral resection of bladder tumor：TURBT）による切除標本の病理診断が必要である．続いて，リンパ節転移（N分類），遠隔転移（M分類）の評価が行われ，これらの病期診断が治療方針決定のために重要である．

3 治療の実際

■ NMIBC

NMIBCの標準的手術はTURBTによる膀胱温存治療であるが，術後の問題点は腫瘍再発ならびに再発時に腫瘍が浸潤性がんに移行あるいは異型度が悪化すること（進展）で，これらを可能な限り抑制する必要がある．そこで，腫瘍の大きさ・個数・再発の既往・病理学的深達度・異型度・CISの合併の有無などの因子を参考にして再発・進展のリスクを判定し，リスクに応じて，TURBT後に**抗がん薬**（アントラサイクリン系の抗がん薬，マイトマイシンCなど）あるいはBCGの膀胱内注入療法が行われる．一般に，抗がん薬に比べてBCGのほうが治療効果は高いが，副作用（発熱・頻尿・血尿・排尿時痛など）の頻度が高く重篤である．

■ MIBC

一方，MIBCの標準的手術は**膀胱全摘除術**であるが，膀胱を摘出するためなんらかの**尿路変向術**（尿管皮膚瘻術，回腸導管造設術，新膀胱造設術など）が行われる．必要に応じて，手術前後に**補助化学療法**が行われ，化学療法としては，メトトレキサート＋ビンブラスチン＋アドリアマイシン＋シスプラチン（MVAC療法）や，最近ではゲムシタビン＋シスプラチン（GC療法）などの多剤併用療法が行われる．また，症例を選択して，TURBTと抗がん薬の動注療法・放射線療法を組み合わせた**膀胱温存治療**が行われる場合もある．

治療後の再発・転移ならびに初診時からのリンパ節あるいは他臓器転移を伴う進行性がんに対しては，前述の全身化学療法を中心にした集学的治療が行われるが，予後不良である．

💡 看護のポイント

NMIBCの膀胱内注入療法（とくにBCG）後の副作用管理，TURBTならびに膀胱全摘術時の周術期管理，膀胱全摘術後の尿路変向術に伴う**ストーマ管理**やQOL低下に対する精神的サポートなどが膀胱がんの看護上とくに重要である．

〔大園誠一郎〕

精巣腫瘍（精巣がん） testicular tumor

1 起こり方と症状・診断のすすめ方

精巣腫瘍のうち90〜95％は悪性の**精巣胚細胞腫瘍**であり，20〜30歳代に好発する．無痛性の陰嚢内容の腫脹や転移巣による症状（腹痛，腹部腫瘤，女性化乳房など）が主訴となる．精巣腫瘍が疑われた場合，すみやかに高位精巣摘除術を施行し，組織診断（セミノーマ，非セミ

表1 International germ cell consensus classification(IGCCC)

good prognosis	
非セミノーマ	セミノーマ
精巣または後腹膜原発で，肺以外の臓器転移を認めない．さらに，腫瘍マーカーが，以下の条件を満たす．すなわち，AFP＜1,000 ng/mL で，hCG＜5,000 IU/L(1,000 ng/mL)で，しかも，LDH＜1.5×正常上限値である	原発巣は問わないが，肺以外の臓器転移を認めない．さらに，腫瘍マーカーが，以下の条件を満たす．すなわち，AFP は正常範囲内であるが，hCG および LDH に関しては問わない
intermediate prognosis	
非セミノーマ	セミノーマ
精巣または後腹膜原発で，肺以外の臓器転移を認めない．さらに，腫瘍マーカーが，以下の条件を満たす．すなわち，AFP≧1,000 ng/mL で≦10,000 ng/mL，または，hCG≧5,000 IU/L で，≦50,000 IU/L，または，LDH≧1.5×正常上限値で≦10×正常上限値である	原発巣は問わないが，肺以外の臓器転移を認める．さらに，腫瘍マーカーが，以下の条件を満たす．すなわち，AFP は正常範囲内であるが，hCG および LDH に関しては問わない
poor prognosis	
非セミノーマ	セミノーマ
縦隔原発，または肺以外の臓器転移を認めるか，あるいは腫瘍マーカーが，以下の条件を満たす．すなわち，AFP＞10,000 ng/mL，または hCG＞50,000 IU/L(10,000 ng/mL)，または LDH＞10×正常上限値である	該当するものはない

ノーマ）および臨床病期診断を行う．以後の治療は，臨床病期分類および国際的なリスク分類（international germ cell consensus classification：IGCCC，表1）に従い行う．

2 治療の実際

転移がない（stage1）場合は，高位精巣摘除が根治的手術となる．転移がある場合は，化学療法が治療の主体となる．

導入化学療法

good prognosis 群では，約90％の症例で長期生存が得られる．治療としては，BEP（ブレオマイシン，エトポシド，シスプラチン）療法3コースまたはEP（エトポシド，シスプラチン）療法4コースを行う．intermediate/poor prognosis 群では，BEP療法4コースが標準となる．とくに poor prognosis 群では予後不良で，長期生存は約60％程度である．

救済化学療法

導入化学療法で完全奏効または腫瘍マーカーが正常化しない場合，救済化学療法を行う．VIP/VeIP（エトポシド，イホスファミド，シスプラチン/ビンブラスチン，イホスファミド，シスプラチン）療法やTIP（パクリタキセル，イホスファミド，シスプラチン）療法が救済化学療法として一般的である．

化学療法後の外科療法

化学療法後に腫瘍マーカーが正常化した場合，残存腫瘍は可能な限り切除を行う．

看護のポイント

化学療法がスケジュールどおりに遂行できることが非常に重要である．有害事象の対策に対する理解が大事であり，看護師とのコミュニケーションの中で，その必要性を十分に理解してもらうことが重要である．

（三木恒治，中村晃和）

神経因性膀胱 neurogenic bladder

1 起こり方

神経因性膀胱とは排出と蓄尿の2相からなる排尿サイクルが円滑にできなくなる病態を呈し，排尿を制御する脳，脊髄，末梢神経により構築される神経回路の障害が原因となる．主な原因疾患としては脳血管障害，神経変性疾患，脊髄損傷，骨盤腔内手術後（子宮がん・直腸がん術後），および糖尿病などがある．

2 症状と診断のすすめ方

神経因性膀胱で生じる**下部尿路症状**は3種に区分される．
① **蓄尿症状**：昼間頻尿，夜間頻尿，尿意切迫感，尿失禁がある．
② **排尿症状**：尿勢低下，尿線断裂，尿線中断，排尿開始遅延，腹圧排尿，排尿終末時尿滴下がある．
③ **排尿後症状**：残尿感と排尿終了後尿滴下がある．

診断の要点は下部尿路症状を聴取することにより，蓄尿障害と排尿障害のそれぞれの関与がどの程度なのかを把握することである．さらに，膀胱と尿道のそれぞれの機能障害の程度について検討し，いずれが優勢であるのかを決定する．

排尿日誌（排尿時刻，1回排尿量，尿失禁の有無，残尿感の有無，飲水量などについて記録）により排尿のパターンを把握する．身体所見では膀胱の過伸展の有無を確認する．男性では前立腺触診で前立腺肥大およびがんの有無について評価し，女性では膣診により膀胱，直腸および子宮の下垂の有無，骨盤底筋群の緊張の程度を評価する．神経学的所見は肛門緊張，肛門随意収縮，球海綿体反射，肛門周囲知覚について評価する．

● 尿検査 ●

尿検査により，尿路感染の有無を確認することは必須である．引き続いて，残尿測定，尿流測定が重要である．残尿測定は排尿後に超音波検査法で膀胱内の残尿を算出する．残尿が100〜150 mL以上，尿流率が低い場合や断続型などのパターンを呈する場合には膀胱の収縮力の低下，あるいは尿道閉塞の存在が疑われる．

● 膀胱内圧測定 ●

膀胱内圧測定は仰臥位で膀胱内に注水用と圧測定用のカテーテルを挿入し，注水しながら内圧を測定する．同時に直腸内圧を測定し，腹圧をモニターすることで，腹圧の上昇に伴う膀胱内圧の変化と膀胱収縮による膀胱内圧の変化とを区別できる．蓄尿時に，膀胱の伸展に伴う尿意の有無および膀胱の不随意性収縮が生じないかどうか，また，排尿時に随意的に膀胱の収縮および排尿の中断を起こせるかどうかを判定する．

● 超音波検査 ●

超音波検査により水腎症の有無など尿路の形態を把握する．排尿時膀胱尿道造影では膀胱容量の測定と，**膀胱尿管逆流現象**の有無，膀胱変形の有無，排尿時における膀胱頸部および膜様部尿道の開大の程度を定性的に評価できる．

3 治療の実際

治療の目的は不可逆的な腎機能障害の予防である．蓄尿障害に対しては，尿道抵抗の増大と膀胱機能亢進状態の低下を図る．第1選択としては，下部尿路リハビリテーションと薬物療法とが選択される．具体的には骨盤底筋体操，膀胱訓練，干渉低周波治療，抗コリン薬などである．抗コリン薬の期待される効果は膀胱容量の増加と不随意性膀胱収縮の抑制とがあげられる．副作用は口内乾燥，便秘，排出障害，中枢神経症状などである．排尿障害に対しては膀胱収縮力の増大と尿道抵抗の低下を図る．膀胱収縮力を高める薬物療法には副交感神経刺激薬が

ある．尿道抵抗を低下させる治療法としては$α_1$遮断薬による薬物療法や前立腺疾患に対する手術療法などが行われる．40 cmH$_2$O 以上の膀胱内圧，100～150 mL 以上の残尿，水尿管・水腎症が存在する例では，腎機能障害が起こる可能性があり，**自己導尿**あるいは尿道留置カテーテルでの対処が必要となる．

看護のポイント

神経因性膀胱患者に対する診療は長期にわたる経過観察が必要なことが多く，その過程で排尿日誌，残尿測定，自己導尿あるいは尿道留置カテーテルを含めた**排尿管理**などについて，看護の仕事は必須である．看護サイドからの下部尿路症状による QOL の低下と困窮度の高さに悩んでいる患者および家族との質の高いコミュニケーションの維持は神経因性膀胱患者に対する診療の中できわめて重要なファクターである．

（西沢 理）

男性不妊症 male infertility

1 起こり方と症状・診断のすすめ方

挙児を希望しながら通常1年以内に妊娠しない場合を不妊症と診断する．一般的にカップルの85％が1年以内に妊娠するとされる．不妊症の中で**男性不妊症**の割合は40～50％である．その原因は**造精機能障害**が83.0％，**精路通過障害**が13.7％，**性機能障害**が3.3％である．造精機能障害の原因は特発性がもっとも多く約60％であり，次に**精索静脈瘤**が約30％を占める．精路通過障害は精巣上体や精管などに異常があるもので，精子形成性は保たれている．

まず**精液検査**で無精子症，乏精子症，精子無力症，奇形精子症を診断する．健常男性の精液所見は精液量1.5 mL，精子濃度1,500万/mL，運動率40％が標準である（2009年，WHO）．身体所見では精巣，精巣上体，精管などを確認する．さらに，テストステロン，黄体化ホルモン（LH），卵胞刺激ホルモン（FSH）など内分泌学的検査が重要である．なかでも **FSH** は精子形成に関する指標となる．閉塞性無精子症の場合は FSH が正常であり，非閉塞性無精子症の場合は高値を示す．

2 治療の実際と看護のポイント

造精機能障害では，ビタミン製剤，漢方薬などを投与するが，**生殖補助医療技術**の進歩に伴い，根本的治療よりも体外受精や顕微授精法が選択されることが多い．

無精子症では顕微鏡下精巣精子回収法による顕微授精法が広く行われている．非閉塞性無精子症でも精子回収成功率が向上している．

精路通過障害による無精子症では**精路再建術**も施行される．また，高度の精索静脈瘤に対しては，妊娠率の改善を目的として外科的手術が施行される．

最近は，不妊専門クリニックで治療を受けるカップルが増えており，プライバシーに配慮がなされていることが多い．診察にあたっては羞恥心を刺激しないように注意する．また，不妊症であることの悩みは他人に言えないことも多く，相手に対する深い思いやりが必要である．

（永井 敦）

鉄欠乏性貧血 iron deficiency anemia

血液・造血器疾患

1 起こり方

鉄欠乏性貧血は，鉄不足によるヘモグロビン（Hb）合成障害により発症する．生体において鉄はその多くが赤血球中のHbに含まれ，赤血球が寿命となり脾臓で破壊される際，再利用されている．また食事として1日1〜2mg程度吸収され，同程度が消化管粘膜の剥離や月経などで喪失するためバランスがとれている．

鉄欠乏性貧血の原因としては**消化管出血**，閉経前女性による**過多月経**による失血などにより赤血球に含まれる鉄が喪失することや，**成長期，妊娠における鉄需要の増大**などがある．とくに閉経前女性では，鉄欠乏性貧血の頻度が高く10％を超える．したがって，鉄欠乏性貧血をみたら閉経前女性では過多月経による貧血，男性や閉経後の女性では消化管出血を念頭に置き鑑別をすすめていく．

2 症状と診断のすすめ方

貧血一般の症状として，倦怠感，動悸，息切れ，めまいなどがある．貧血が徐々に進行した場合などは，かなりの貧血状態にあっても自覚がない場合も多々みられる．またこれ以外に鉄欠乏による症状として，爪の異常（さじ状爪）や舌乳頭の萎縮，舌炎，嚥下困難［プランマー・ヴィンソン（Plummer-Vinson）症候群］などが起こることがある．

診断は，Hb低下と平均赤血球容積（mean corpuscular volume：MCV）低値にて**小球性貧血**であることを確認し，網赤血球の増加がなく，**血清鉄の低下**，総鉄結合能（TIBC）の増加，**血清フェリチン値の低下**によって鉄欠乏性貧血と診断される．同じ小球性貧血として，慢性炎症による貧血（anemia of chronic disorders：ACD）を鑑別する必要があるが，この場合血清鉄は同様に減少するが血清フェリチンは増加するため鑑別される．

3 治療の実際

閉経前女性で過多月経による貧血がある場合は，背景に子宮筋腫や子宮内膜症などの婦人科疾患がないか婦人科にコンサルトする．また消化管出血が疑われる場合は，上下部内視鏡などで原因を精査し加療する．鉄欠乏性貧血は鉄剤投与により貧血の改善が見込めるので原則として輸血は適応とならない．鉄剤1日あたり100〜200ngを経口投与する．副作用としては，悪心・嘔吐，便秘，下痢などの消化器症状がみられる．このような場合には，鉄剤の種類を変えたり，減量あるいは食後や就寝前投与など，服用のタイミングを変えるなど試みてよい．また，**鉄剤経口投与により便が黒色となる場合**があり，あらかじめ患者に伝えておく必要がある．鉄の吸収を阻害する薬剤としてH_2受容体拮抗薬，プロトンポンプ阻害薬，制酸剤などの胃薬や，ビスホスホネート，テトラサイクリンなどがあり，これらの薬剤は鉄剤と数時間あけて内服する必要がある．一方，鉄剤によりニューキノロン系，テトラサイクリンなどの抗菌薬やビスホスホネートの吸収が阻害されるので注意が必要である．鉄剤内服後，1〜2週間程度ですみやかに網赤血球数が増加しその後，1〜2ヵ月で貧血は改善する．貧血が改善した時点ですぐに鉄剤を中止にすると，再度貧血が増悪するため，貯蔵鉄であるフェリチンが正常化するまで数ヵ月程度，鉄剤投与は続け，その後経過をみながら減量や中止を検討する．鉄剤の静注投与は，ショック様症状が起きたり，過量投与による合併症が問題となることがあるため，**経口鉄剤投与が困難な患者に限り投与**する．また定期的に血液検査にてモニターし鉄剤が過量投与とならないよう注意が必要である．食事については，魚や赤身の肉により，効率よ

く鉄分摂取ができるためこれらをバランスよく食べる．ただし，鉄欠乏性貧血になった場合，食事療法だけでは鉄補充が不十分な場合が多く，やはり鉄剤の内服が推奨される．

看護のポイント

鉄剤の経口投与においては，消化器症状が強く，経口困難となる場合も少なくない．患者に副作用がないか，あるいはきちんと内服できているかサポートすることが必要である．

（高橋強志）

二次性貧血 secondary anemia

1 起こり方

造血臓器や赤血球自体の異常が原因ではなく，なんらかの基礎疾患があるために二次的に生じた貧血を二次性貧血という．正確な統計はないが，**鉄欠乏性貧血**と同じかそれ以上の頻度でみられ，実地診療では重要な病態である．

二次性貧血には，膠原病や悪性腫瘍などに続発する［**慢性疾患に伴う貧血**(anemia of chronic disorders：ACD)］と総称される一群と，腎疾患をはじめとする基礎疾患に伴う貧血がある．このほか，妊娠やスポーツに伴う貧血も含まれる場合がある．

分類

慢性疾患に伴う貧血（ACD）は，膠原病などの**慢性炎症**，慢性の**感染症**，**悪性腫瘍**などの患者にみられる軽度～中等度の貧血である．炎症部位や腫瘍細胞から産生されるサイトカインによる鉄の利用障害，赤血球の産生に必要なエリスロポエチン（erythropoietin：EPO）の産生抑制が主な原因である．感染症による場合，貧血の程度は起炎菌の種類よりも，炎症の強さや持続期間に相関する．悪性腫瘍の場合は，腫瘍細胞の骨髄浸潤，病巣部からの出血や手術による失血，栄養障害，抗がん薬による骨髄抑制なども関与する．

腎機能障害に伴う貧血は，EPOの産生障害が主因である．造血を抑制する尿毒症性物質の体内貯留も一因となる．クレアチニンクリアランス（Ccr）が40 mL/分以下あるいは血清クレアチニン（Cr）が1.6 mg/dL以上になると貧血がみられる．

肝疾患に伴う貧血の原因としては，出血，溶血，脾機能亢進，葉酸欠乏などの栄養障害などがあげられる．肝硬変では約2/3の高頻度で貧血がみられるが，赤血球膜を構成するコレステロールやリン脂質の増加のために**溶血**が起こりやすくなるのも原因となる．

内分泌疾患に伴う貧血としては，甲状腺異常による貧血の頻度がもっとも高い．甲状腺機能低下症ではEPOの産生低下が，また甲状腺機能亢進症では循環血漿量の増加による希釈が貧血の原因と考えられている．

妊娠中の貧血は，循環血漿量の増加による希釈，鉄欠乏，葉酸欠乏などによって起こる．

スポーツに伴う貧血は，鉄欠乏や機械的刺激による溶血が原因で生じる．スポーツ選手では，一般人より貧血の頻度が高い．

2 症状と診断のすすめ方

二次性貧血に特異的な症状はなく，貧血一般にみられる症状のほか，基礎疾患によってさまざまな症状がみられる．基礎疾患による症状が前面に出て，貧血の症状がマスクされることもある．診断には通常の血球算定検査のほかに血清フェリチンの測定と塗抹標本での赤血球形態の観察が有用である．ACDでは**平均赤血球容積（MCV）**が80 fL未満の小球性貧血となることが多いが，**血清フェリチン**が低下していない点が鉄欠乏性貧血との鑑別点となる．腎不全では貧血があっても血清EPO濃度の上昇がない点が特徴である．肝障害では口唇状赤血球など

再生不良性貧血，赤芽球癆

異常赤血球が認められる．赤芽球や未熟な好中球が末梢血に認められる場合には悪性腫瘍の骨髄転移が疑われる．

3 治療の実際

貧血は基礎疾患を有する患者のQOLを低下させる．腎不全の場合，心疾患による死亡を増加させるリスクファクターにもなるため，貧血の治療は重要である．基礎疾患に対する治療が奏功すれば貧血は改善するが，現実には困難な場合が多い．貧血の原因が鉄欠乏や葉酸欠乏の場合には鉄あるいは葉酸の補充を行う．腎不全の場合にはEPOが有効である．そのほかの場合には輸血が有効であるが，必要最小限にとどめるよう心掛ける．

看護のポイント

貧血による症状と基礎疾患による症状の両方に注意をはらう必要がある．貧血に対して輸血を行う場合，急性の出血を除いてはヘモグロビン（Hb）値を7g/dLを目安に行うのが一般的であるが，貧血の症状が出現するHb値は，心肺機能，日常生活や社会活動の状況などによって患者1人ひとり異なる．したがって，目標とするHb値を設定するためには臨床症状を注意深く観察する必要がある．二次性貧血の原因となる基礎疾患は予後不良のものや長期間にわたって治療を要するものが多く，それぞれの疾患に応じた看護が必要である．　（別所正美）

再生不良性貧血，赤芽球癆
aplastic anemia, pure red cell aplasia（PRCA）

A　再生不良性貧血

1 起こり方

再生不良性貧血は骨髄の低形成と末梢血の汎血球減少症を特徴とする疾患で，血液細胞の著明な形態異常や多彩な染色体異常などは伴わないことを原則とする．

再生不良性貧血に**発作性夜間ヘモグロビン尿症**（paroxysmal nocturnal hemoglobinuria：PNH）の臨床症状あるいは検査所見を伴うものは，**再生不良性貧血-PNH症候群**とよばれる．

再生不良性貧血は各年代にみられるが，発症年齢のピークは20代と60代の二峰性を示し，男性よりも女性にやや多い．

発症メカニズム

再生不良性貧血は原因不明のいわゆる特発性のものが大多数を占め，そのほかは薬剤投与に続発するもの，肝炎後のものなどがあるが，いずれも背景には免疫学的異常があると考えられている（図1）．

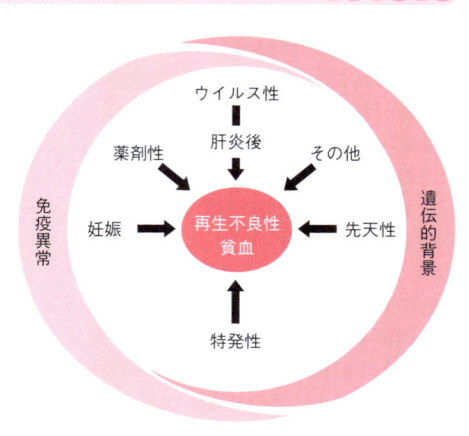

図1　再生不良性貧血の要因

免疫異常によって細胞傷害性T細胞から産生されるサイトカインによって造血幹細胞が傷害されるために，骨髄の低形成がもたらされると考えられている（図2）．

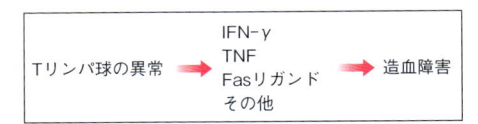

```
Tリンパ球の異常 → IFN-γ
              TNF
              Fasリガンド → 造血障害
              その他
```

図2 再生不良性貧血における造血障害
IFN-γ：γ-インターフェロン，TNF：腫瘍壊死因子，Fasリガンド：TNFに属するⅡ型膜タンパク質．Fas抗原に結合してアポトーシス（細胞の死）を誘導する．

2 症状と診断のすすめ方

再生不良性貧血の主要な臨床症状は貧血と出血傾向である．それに易感染性が加わり，種々の感染症や発熱がみられる．

貧血症状

動悸，息切れ，めまい，易疲労感などの貧血症状をみることが多い．一般にヘモグロビン濃度が6g/dLを割るような状況では赤血球輸血が必要になる．赤血球輸血の目安は，患者の年齢や活動度によって異なるが，高齢者ではヘモグロビン濃度は6g/dLよりも高めに維持したほうがよい．

出血傾向

皮膚や粘膜の点状出血，鼻出血，不正性器出血，歯肉出血などがみられる．通常は止血薬の投与で対処する．粘膜からの出血の持続や生命の危険があるような出血症状の場合は血小板輸血を実施する．血小板輸血は頻回に行うと血小板に対する抗体ができて，実際に必要なときに行っても血小板の上昇が得られなくなってしまうので，不必要に行うことは慎む．

発熱

好中球減少症に伴う感染症によるものなので，細菌学的検索を行ってから，ただちに広域スペクトルの抗菌薬を投与する．細菌感染ばかりでなくウイルス感染にも留意する．好中球減少症に対しては**顆粒球コロニー刺激因子**（granulocyte colony-stimulating factor：G-CSF）を投与する．

3 治療の実際

再生不良性貧血の治療は重症度によって選択が異なる．重症度は厚生労働省研究班の基準に

表1 再生不良性貧血の重症度基準（厚生労働省研究班）

stage 1 軽症　下記以外
stage 2 中等症　下記の2項目以上を満たす
　網赤血球 60,000/μL 未満
　好中球　 1,000/μL 未満
　血小板　 50,000/μL 未満
stage 3 やや重症　以下の2項目以上を満たし，定期的な赤血球輸血を必要とする*
　網赤血球 60,000/μL 未満
　好中球　 1,000/μL 未満
　血小板　 50,000/μL 未満
stage 4 重症　以下の2項目以上を満たす
　網赤血球 20,000/μL 未満
　好中球　　 500/μL 未満
　血小板　 20,000/μL 未満
stage 5 最重症　好中球200/μL 未満に加えて，以下の1項目以上を満たす
　網赤血球 20,000/μL 未満
　血小板　 20,000/μL 未満

*定期的な赤血球輸血とは毎月2単位以上の輸血が必要なときをさす．

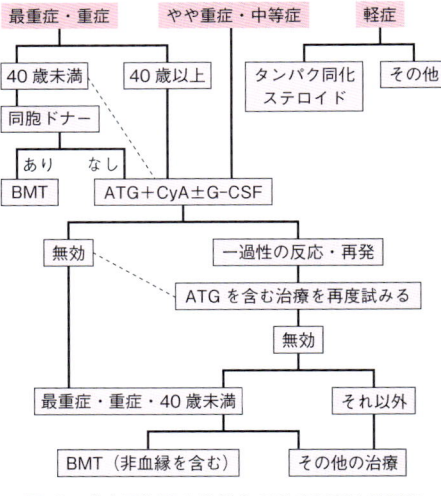

図3 成人再生不良性貧血の重症度別治療指針
ATG：抗胸腺細胞グロブリン，CyA：シクロスポリン，G-CSF：顆粒球コロニー刺激因子，BMT：骨髄移植

準拠する（**表1**）．重症度別の治療方法の選択の指針を**図3**に示す．**図3**に示す主要なもの以外に輸血などの補助療法が含まれる．

重症例で40歳未満の場合は**骨髄移植**を考慮する．同胞にHLA（human leukocyte antigen：

ヒト白血球抗原)の合致した骨髄提供者がいない場合は，非血縁者からの移植の可能性を考慮して骨髄バンクに登録する．

中等症と骨髄移植の適応のない重症例では**抗胸腺細胞グロブリン**(antithymocyte globulin：ATG)投与を中心とする免疫抑制療法が行われる．ATG療法は，発熱，発疹，血清病などの副作用を伴うことが多いので慎重に実施する．

タンパク同化ステロイド投与は軽症例の治療や免疫抑制療法に対する反応が不十分な場合などに用いられる．タンパク同化ステロイドの副作用としては肝障害と男性化に注意する．

ステロイドはATG療法の副作用防止として併用される．ATG療法が普及する以前はステロイドの大量療法も行われた．ステロイドには血管壁の増強作用があるので，出血防止のために少量投与が継続されることも多い．ステロイドには，易感染性，糖尿病の悪化や誘発，骨粗鬆症，大腿骨頭壊死などの副作用があるので注意が必要である．

患者および家族の教育

慢性疾患であり，治療の効果が出るまでに時間がかかることがあるので，あせらずに治療を続けるように説明する．発熱や出血が起きたときには迅速な対応が必要になるので，すぐに主治医に連絡をとるように指導する．

看護のポイント

厚生労働省の難病に指定されているので，多くの患者は病名を告知されている．治療法や治療に伴う副作用などについて患者が不安をもたないよう，十分に患者と話し合うことが望ましい．

汎血球減少症による症状(貧血，出血傾向，発熱など)に気をつけて看護する．

◆貧　血◆

多くの場合，慢性に経過するので自覚症状に乏しい．重症の貧血では，めまいが起こりやすいので，急激な体位の変換を避ける．めまいが起きたときには，すみやかにベッドに横たわらせ，血圧，脈拍を測定する．血圧が低下したときには下肢を挙上する．

急性出血では，ショックに陥ることがあるので，血圧，脈拍，呼吸を頻回に測定し，意識レベルや全身状態をよく把握する．必要に応じて輸血や輸液などで迅速に対応する．

◆出血傾向◆

〔出血の予防〕

安静にし，転倒，打撲，外傷を避ける．軟らかい歯ブラシを使用する．鼻は強くかまない．採血時には十分止血するまでよく圧迫する．

〔出血時の対策〕

① **鼻出血**：上半身を高くする．鼻腔を圧迫し冷やす．ボスミン液を含ませた綿球を入れる．出血が長く続く場合は耳鼻科に処置を依頼する．

② **性器出血**：出血量を確認する．産婦人科と相談して止血対策を施す．

③ **消化管出血**：出血量，性状(タール状か新鮮血様か)，全身状態を把握する．必要に応じ，安静，絶食，輸液管理を行う．

◆発　熱◆

38℃以上の発熱時には敗血症性ショックを警戒し，血圧を頻回に測定する．細菌学的検索(血液培養など)を行ってから抗菌薬を投与する．

◆感染予防◆

手洗いなどの清潔操作に留意する．口腔内を清潔に保つためにポビドンヨード(イソジンガーグル®)などによるうがいを励行する．

再生不良性貧血は治療法の進歩が著しい領域である．骨髄移植と免疫抑制療法が主要な治療法であるが，ATG療法などの免疫抑制療法は発症後早期に実施すると治療成績がよい．難病ではあるが，治療成績が向上していることを患者によく説明して励ますことが肝要である．

(浦部晶夫)

B　赤芽球癆

1　起こり方

赤芽球癆は，骨髄における赤芽球の著減と末梢血における網赤血球の著減を特徴とする疾患で，貧血を主症状とし，白血球や血小板には異常を認めない．

発症機序は免疫学的異常であり，赤芽球に対する自己抗体やエリスロポエチンに対する自己抗体が証明される例がある．

2　症状と診断のすすめ方

高度の貧血を示すが，白血球や血小板には異常を認めず，網赤血球が著減している．胸腺腫を伴う症例もある．

3　治療の実際

治療は胸腺腫を伴う場合は胸腺腫の摘除を行う．それ以外の症例および胸腺腫を摘除しても効果がみられない場合には，免疫抑制療法を施行する．免疫抑制療法としては，シクロスポリン投与，ステロイド大量療法，ステロイドの中等量投与などが行われる．効果の発現までに時間がかかることも多い．治療中止後には再発することが多いので，長期間の継続投与が必要になることが多い．

シクロスポリンには腎障害や多毛などの副作用がある．ステロイドの副作用は再生不良性貧血の項目で述べたとおりである．

看護のポイント

貧血のみが症状となることが多いので，貧血に対する一般的対応でよいが，貧血が急速に進行した場合には息切れ，めまい，易疲労感，動悸などの症状が著明になる．安静，体位変換をゆっくりするなどの注意が必要になる．

（浦部晶夫）

溶血性貧血　hemolytic anemia

1　起こり方と症状・診断のすすめ方

循環（末梢）血液中の赤血球が各種の機序により破壊され，赤血球寿命が短縮することに伴い起こる貧血の総称である．骨髄は6〜8倍の代償能を有しており，これを超えて赤血球の破壊が起こると貧血を呈する．

赤血球破壊の様式の相違により血管内溶血と血管外溶血に分けられる．前者はヘモグロビン尿，ヘモジデリン尿およびヘモグロビン血症がみられるのが特徴である．後者は主に脾臓の網内系細胞に異常赤血球が取り込まれ赤血球の破壊が起こる．

分類

溶血性貧血は各種の病態を含んでおり，さまざまな分類がなされている．分類には，①原発性（1次性）と続発性（2次性：症候性），②先天性と後天性（獲得性），③急性と慢性，④さらに成因による分類がある．

現在もっとも利用されるのは②先天性と後天性の分類ないし④成因による分類である．

● 先天性溶血性貧血 ●

通常，先天性溶血性貧血は赤血球自体に膜異常，ヘモグロビン異常，酵素異常などがみられ，溶血を起こす．膜異常による血管外溶血が起こる遺伝性球状赤血球症（hereditary spherocytosis：HS）や遺伝性楕円赤血球症は先天性の代表的疾患である．サラセミア（グロビン異常）やピルビン酸キナーゼ欠乏症（酵素異常）などもみられる．

● 後天性溶血性貧血 ●

一方，後天性溶血性貧血は通常，赤血球以外

溶血性貧血

の因子〔①同種抗体や自己抗体などによる免疫学的機序，②感染症（マラリア・ウイルスなど），③物理的機序（赤血球破砕症候群・熱傷・放射線など），④化学薬品（鉛など），⑤薬剤（サルファ剤など），および⑥毒物（蛇毒など）〕が関与して溶血が起こる．後天性は，①**自己免疫性溶血性貧血**〔autoimmune hemolytic anemia（AIHA）：自己抗体による血管外溶血〕，②**新生児溶血性疾患**（同種抗体による血管外溶血），③**発作性夜間ヘモグロビン尿症**〔paroxysmal nocturnal hemoglobinuria（PNH）：膜タンパクの欠損による血管内溶血〕の順に頻度が高い．PNH は膜異常があるにもかかわらず，例外的に後天性溶血性貧血である．

● 溶血クリーゼ

溶血性貧血は慢性貧血を呈するが，**急激かつ重篤な溶血発作**を起こすことがある．

HS では感染症（とくに伝染性単核球増加症）が，温式抗体 AIHA では妊娠，感染症や疲労が，冷式抗体 AIHA（寒冷凝集素症：主に血管外溶血と発作性寒冷ヘモグロビン尿症：血管内溶血）では寒冷曝露がクリーゼを誘発することがある．

PNH では溶血クリーゼの誘因として感染症，外科的処置，輸血，鉄剤投与，生理・妊娠・分娩，寒冷，過度の運動，予防接種および大量のアスコルビン酸飲料などが知られている．

● 骨髄無形成クリーゼ

溶血性貧血では主に**パルボウイルス B19 感染**により上気道炎症状に引き続き一過性の骨髄低形成をきたし，**汎血球減少症**になることがある．

■ 症　状

貧血，**溶血性黄疸**および**脾腫**は溶血性貧血の**3 大徴候**である．

貧血が重症の場合，全身倦怠感，呼吸困難，心肥大を呈する．

黄疸は新生児期を除き胆嚢疾患の合併がなければ軽度である．多発性の色素性胆石を合併する慢性溶血性貧血の症例では胆石症に伴う症候がみられる．尿はウロビリン濃度の増加のため暗調で，糞便の色調も暗調である．

脾腫は通常みられるが臍下にいたることはまれである．肝腫も貧血が軽度でない場合には触知するが，季肋下 5 cm を越えることは少ない．下腿潰瘍やレイノー（Raynaud）現象がある種の溶血性貧血と関連する場合がある．きわめて重篤な症例では中等度の発熱を呈する．

小児期の慢性溶血性貧血では成長遅延と関連することがある．重篤な先天性溶血性貧血では骨髄赤芽球過形成による骨の異常がみられることがある．先天性溶血性貧血の診断に際しては，家族歴や遺伝形式を知ることも重要である．

■ 検　査

溶血性貧血に共通した検査所見は溶血および骨髄代償能に伴うものに分けられる．

前者には赤血球寿命の短縮，高ビリルビン血症（間接優位），血清 LDH 高値，血清ハプトグロビン低下，尿ウロビリノーゲン増加，便ウロビリン体増加，ヘモグロビン血症，ヘモグロビン尿やヘモジデリン尿などがある．

後者には網（状）赤血球増多（症），骨髄赤芽球過形成などがある．

次に，**各種の溶血性貧血に特異的な検査**を追加し，鑑別診断を行う．特異的な検査として，①直接クームス試験（AIHA），②砂糖水試験やハム試験（PNH），③ドナート-ランドシュタイナー（Donath-Landsteiner）試験（発作性寒冷ヘモグロビン尿症），④浸透圧抵抗試験（HS），⑤酵素定量（酵素異常），⑥遺伝子検査（ヘモグロビン異常）などがある．

赤血球形態が診断に有用な場合もある（HS，遺伝性楕円赤血球症などの先天性溶血性貧血や赤血球破砕症候群など）．

② 治療の実際と看護のポイント

■ 輸　血

溶血性貧血に有用な支持療法であるが，反復輸血により鉄過剰症や同種抗体の産生が問題となる場合があるので基本的に貧血に伴う自覚症状が出現した際にのみ行う．**不適合輸血**が万が一起きた場合には，**輸血をすぐに中止**し，**主治医に連絡をとる**．

AIHAにおける輸血は適合血の判定がしがたく，輸血により溶血が助長されることもあるので慎重に行う．

PNHでは洗浄赤血球輸血を行うこともある．

脾　摘

HSや遺伝性楕円赤血球症で**著効**を呈するが，幼少期には免疫機能への影響などを考慮し原則として実施しない．ステロイドに反応しない温式抗体AIHAなどでも脾摘が有効な場合がある．脾摘の説明後は患者の精神的フォローアップをする．

疾患別治療法

後天性溶血性貧血は各疾患により治療法が異なる．免疫性溶血性貧血とPNHを除いては溶血性貧血を引き起こした病態ないし原因物質の除去により貧血の改善がみられる．

● AIHA ●

抗体の種類(温式抗体，冷式抗体，混合式抗体)により，また，特発性か続発性かにより臨床経過，治療方針，予後が異なる．

①**特発性の温式抗体型の場合**，多くの症例で**ステロイドが有効**である．②**特発性の冷式抗体型**では**保温が大切**である．③**続発性の場合**には**基礎疾患の治療**を行う．

薬剤性のAIHAでは原因薬剤を中止する(降圧薬・抗菌薬・消炎鎮痛薬など)．

● 新生児溶血性疾患 ●

妊娠に伴うRh式やABO式血液型不適合の治療は，新生児の専門医にゆだねられる．**新生児溶血性疾患**では，**児の全身状態と状態変化を的確に把握**することが重要である．とくに核黄疸のプラー(Praagh)の第Ⅰ期症状(傾眠，筋緊張低下，吸啜力低下)の出現の有無をチェックする．光線療法，交換輸血に関する一般的注意事項も守る．

● PNH ●

PNHは造血幹細胞の*PIG-A*遺伝子の変異により，赤血球を補体活性化経路から守っている膜タンパクが欠損する後天性疾患である(**補体溶血**)．**骨髄不全**や**静脈血栓症**を合併することもある．最近，**エクリズマブ**(補体活性化経路をブロックするC5ヒト化モノクローナル抗体)が開発され，補体溶血に著効を呈することから注目されている．輸血依存症例の多くが，輸血が不要になるか，輸血量が減少する．

● 赤血球破砕症候群 ●

赤血球破砕症候群(**破砕赤血球**とよばれる変形した赤血球の存在により血管内溶血をきたす疾患群)の治療は，基礎疾患(大動脈瘤，弁膜症，微小血管障害性溶血性貧血など)を知り，基礎疾患のおのおのに対し適切な処置を行う．

基礎疾患として大腸菌O157感染症や**移植関連微小血管障害が注目**されている．両者とも溶血性尿毒症症候群に類似した病態を併発し，重症化することがある．

● 溶血クリーゼ ●

溶血クリーゼの際にはショックや急性腎不全などを起こし**生命予後にかかわることもあるのでバイタルサインのチェックなど早急な対処**を要する．とくに，発作性寒冷ヘモグロビン尿症の小児では急激な経過をとるので，注意する．

また，後天性溶血性貧血では長期の薬物療法を要することが多く，薬(ステロイドなど)の副作用についても十分に説明する．さらに，薬剤起因性溶血性貧血が起こる可能性を常に念頭に入れて日頃より皮膚の色や顔色の変化を注意深く観察する．

（七島　勉）

悪性貧血，巨赤芽球性貧血
pernicious anemia, megaloblastic anemia

1 起こり方

巨赤芽球性貧血とは，骨髄造血細胞の「巨赤芽球性変化」を示す貧血症の総称であり，**ビタミンB$_{12}$**あるいは**葉酸**欠乏によって起こる**DNA合成障害**に基づく細胞の増殖障害がその本態である．ビタミンB$_{12}$および葉酸はDNA合成に必須の物質であり，したがってこれらが欠乏すると造血組織に限らずすべての組織において細胞増殖の障害をもたらすことになる．このことが後述の本症の臨床症状に消化器症状や白髪があることの理由である．造血組織においては貧血を中心とした汎血球減少症(赤血球，白血球，血小板のすべての血球が減少すること)を引き起こす．

前述のように巨赤芽球性貧血はビタミンB$_{12}$欠乏あるいは葉酸欠乏により起こるが，ビタミンB$_{12}$欠乏の原因としては，①ビタミンB$_{12}$を含んだ食品の摂取不足，②**内因子**(胃壁細胞から分泌され，胃内でビタミンB$_{12}$と結合した状態で回腸末端の内因子受容体からビタミンB$_{12}$を吸収するための必須物質)の欠乏，③小腸病変のための吸収不良，がある．②の内因子が欠乏する原因としては**悪性貧血**と胃切除があり，③の小腸病変としては炎症性腸疾患などがある．

すなわち悪性貧血とは，巨赤芽球性貧血の中の1つにすぎないが，その中ではもっとも多数を占め，かつ重要な疾患である．

葉酸欠乏の原因としては，①葉酸を含む食品の摂取不足，②妊娠や消耗性疾患などによる需要の増大，③小腸病変や薬物による吸収障害がある．

2 症状と診断のすすめ方

巨赤芽球性貧血の症状には高度の貧血症状と消化器症状(舌の疼痛，味覚障害，舌乳頭萎縮，食欲不振など)があり，悪性貧血ではこれらの症状に加えて神経症状［知覚・振動覚・位置覚の異常，ロンベルグ(Romberg)症状，筋力低下，痙性歩行，うつ状態など］を伴うことが特徴である．また白髪になりやすい．

血液検査では大球性貧血を伴う汎血球減少症と過分葉好中球がみられる．骨髄検査では巨赤芽球，巨大後骨髄球，巨大桿状核球などの特徴的形態異常を認める．血液生化学検査では血清ビタミンB$_{12}$あるいは葉酸低値，間接ビリルビン高値，LDH(lactate dehydrogenase)高値がみられ，胃内視鏡検査では高度の萎縮性胃炎と無酸症を認める．

診断は，大球性貧血を伴う汎血球減少症患者でLDHと間接ビリルビン高値を認めたら巨赤芽球性貧血を考え，血清ビタミンB$_{12}$と葉酸の測定を行う．必要に応じて上述のそのほかの検査を行う．なお，悪性貧血では抗胃壁細胞抗体，抗内因子抗体が検出され診断に役立つが，保険適用にはなっていない．またシリング(Schilling)試験は低値を示し，内因子添加で改善するが，最近ではこの検査は行われない．

3 治療の実際

◆ **悪性貧血** ◆

まず枯渇しているビタミンB$_{12}$を補充し(ビタミンB$_{12}$製剤を約2週間連日投与)，その後は終生にわたり同薬の維持投与を行う(2〜3ヵ月ごと)．ビタミンB$_{12}$の内服はきわめて効率がわるいため本疾患の治療には不適である．

◆ **そのほかのビタミンB$_{12}$欠乏症** ◆

胃切除後の場合は悪性貧血と同じくビタミンB$_{12}$の筋肉注射を行う．

◆ **葉酸欠乏症** ◆

まず第一に原因を除去し，同時に葉酸の投与を行う．葉酸は経口投与で十分であり，内服を約4週間続ける．経口摂取不能の場合には同

薬を筋注する.

看護のポイント
- 悪性貧血ではビタミン B_{12} の維持投与が終生必要であること, 維持投与を続ければ予後に問題はないことを理解させる.
- 葉酸欠乏の場合は, 葉酸の投与とともに原因を除くことが必要であることをよく説明する.

（檀　和夫）

赤血球増加症(多血症) polycythemia

1 起こり方

赤血球増加症とは, 末梢血液単位体積あたりの赤血球数, ヘモグロビン(Hb)やヘマトクリット(Ht)の値が正常範囲を超えた状態をさす. 通常, 男性では赤血球数 600 万/μL, Hb 18.0 g/dL, Ht 55％のいずれかを, 女性では赤血球数 550 万/μL, Hb 16.0 g/dL, Ht 50％のいずれかを超えた場合をさす.

分類

赤血球増加症は大きく**相対的赤血球増加症**と**絶対的赤血球増加症**に分類される.

● 相対的赤血球増加症 ●

循環赤血球量は正常範囲だが, 循環血漿量の減少による Ht 値の上昇を認める「**見かけ上」の赤血球増加症**で, 下痢や発汗亢進などによる脱水症やストレス多血症が含まれる.

● 絶対的赤血球増加症 ●

赤血球量の絶対的増加によるもので, さらに **1 次性**と **2 次性**に分類される. 1 次性は血液細胞側に異常がある場合で**真性赤血球増加症(真性多血症)**に代表され, 赤血球造血促進因子であるエリスロポエチン(erythropoietin：EPO)の腎臓での産生は抑制される. 2 次性は **EPO 産生亢進**によって赤血球系細胞の過剰増殖をきたしたもので, さらに**代償的**な場合と**恒常的**な場合に亜分類される. 代償的な場合には**低酸素血症**によるものがほとんどで, 高地在住, 高地でのトレーニング, 肺性心などの肺疾患, ファロー(Fallot)四徴症などの先天性心疾患, 高度肥満やピックウィック症候群による低換気症候群が含まれる. 低酸素血症によらない**機能的低酸素血症**には酸素親和性亢進型の異常 Hb 症, **過度の喫煙**や慢性一酸化炭素中毒などがある. 恒常的な場合には EPO 産生を制御する分子の遺伝子変異に起因するものと **EPO 産生腫瘍**がある.

2 症状と診断のすすめ方

皮膚弾力の低下, 眼圧低下, 粘膜・皮膚の乾燥, 頻脈の有無などを観察し, 下痢, 発汗亢進などの脱水によって血液が**濃縮状態**にあるかどうかを調べる. 絶対的赤血球増加症では頭痛, 頭重感, めまい, 倦怠感, 易疲労感などを訴える. 結膜の充血, **赤ら顔**もみられ, 飲酒運転と誤認されることがある. しばしば高血圧症を伴う. 20 本/日以上の喫煙者では, Ht が高値となる. 心疾患や呼吸器疾患の有無や, 先天性のこともあり, 家族歴や多血症の発症時期についても聴取する. 血栓症の既往は**真性赤血球増加症**を疑う重要な事項である. 高度の肥満による低換気状態(**肥満低換気症候群**)では多血症のほかに高頻度に**睡眠時無呼吸症候群**を伴うため, 日中の傾眠傾向がみられる.

3 治療の実際

脱水があれば補液などで改善を図る. 2 次赤血球増加症であれば基礎疾患を取り除くことで改善が期待できる. 真性赤血球増加症は**血栓症**の合併が予後に大きく影響するため, **血栓症の予防**が治療の主な目的となる. 治療は**瀉血療法**と**薬物療法**が主体で, Ht 値の減少によって全血液粘稠度を下げることで, 血栓症を予防する. 瀉血はもっとも簡単で, かつすみやかに循

環赤血球量を減少させることができる．Ht値を45％以下にする．薬物療法は瀉血によるコントロールが困難な症例，脾腫が著明な症例，血栓症の危険因子（年齢が60歳を超える，あるいは血栓症の既往がある）を有する症例が対象になる．抗腫瘍薬は**ヒドロキシカルバミド**（**ハイドレア®**）を用いることが多い．100万/μL以上の血小板増加を伴う症例や脳梗塞の既往のある患者では**抗血栓療法**も並行して行う．少量のアスピリン（100 mg/日）であれば，出血の危険も少なく，安全に血栓症を予防することができる．さらに動脈硬化の危険因子である脂質異常症，糖尿病，高血圧症，高尿酸血症に対する治療や禁煙することも血栓症を予防するうえで重要である．

看護のポイント

- 高齢や心血管障害を有する患者に瀉血を行う場合には急激な循環動態の変化をきたすことがあるので，100～200 mL程度の瀉血量にとどめ，瀉血中は血圧を頻回に測定するなどの注意深い観察が必要である．
- 真性赤血球増加症では**入浴後の瘙痒感**を訴えることが多いので，湯の温度を低くし，体を洗うときには皮膚を軽くなでる程度にして激しく擦らないよう指導する．
- ヒドロキシカルバミドの副作用に**間質性肺炎**がある．乾性咳嗽，呼吸困難，原因不明の発熱に注意する．**下腿潰瘍**（踝が多い）も時にみられ，初期症状として，ピリピリ感，色素沈着，発赤などの非特異的なものが多いので，見落とさないようにする．そのまま服用を続けると後に潰瘍を形成するので，早期診断が重要である．
- 血小板数の増加に伴い，肢端の異常感覚や紅斑などの**肢端紅痛症**がみられることがある．アスピリンが著効する．　　　　（小松則夫）

骨髄異形成症候群　myelodysplastic syndrome（MDS）

1 起こり方

骨髄異形成症候群（MDS）とは，血球減少を呈する骨髄不全症の1つであるが，その本質は**造血幹細胞**レベルの細胞になんらかの異常（遺伝子の突然変異など）が発生し，その異常細胞（異常クローン）が増加したものである．つまりMDSは血液腫瘍であり，異常クローンの増加に伴って次第に正常造血が抑制されていく．

その意味でMDSは急性白血病と同様の疾患と考えられるが，MDSの異常細胞は初期には白血病ほど激しく増殖せず，「静かにゆっくりと」増えると考えられている．しかし，時間経過とともにほかの変異が蓄積し，多くの場合最終的には白血病に進行してしまう．

また，MDSの異常細胞は白血病とは異なり，ある程度は分化できることが多い．ただ，異常細胞であるゆえに分化途中で壊れてしまうもの

表1　MDSにみられる症状および検査所見

症状	初期には無症状のことも多い	
	貧血症状	顔面蒼白，倦怠感，動悸，労作時息切れ
	白血球減少 血小板減少	発熱などの易感染性症状 皮下出血，紫斑，歯肉出血などの出血症状
検査所見	末梢血	1～3系統に血球減少．形態異常も認められる． LDHや間接ビリルビンの増加．
	骨髄	正形成～過形成．芽球は20％未満．血球形態に異常を認め（異形成），染色体異常も認められる．

も多く（これを**無効造血**とよぶ），末梢血では血球減少がみられる．また，最後まで分化できた血球でも形態や機能には異常をきたすことが多く，最終的に質・量ともに異常な血球が認めら

表2 MDSの病型分類，予後分類

	末梢血	骨髄	一般的な予後
1系統の血球異形成を伴う不応性血球減少症 refractory cytopenias with unilineage dysplasia：RCUD (refractory anemia：RA, refractory neutropenia：RN, refractory thrombocytopenia：RT)	・1～2系統の血球減少 ・芽球まれ（<1%）	・1血球系統に異形成（≧10%） ・芽球<5% ・環状鉄芽球<15%	良
環状鉄芽球を伴う不応性貧血 RA with ring sideroblasts：RARS	・貧血 ・芽球なし	・赤芽球系のみ異形成 ・芽球<5% ・環状鉄芽球≧15%	良
多系統血球異形成を伴う不応性血球減少症 RC with multilineage dysplasia：RCMD	・血球減少 ・芽球まれ（<1%） ・アウエル小体なし ・単球<1,000/μL	・2血球系統以上に異形成（≧10%） ・芽球<5% ・アウエル小体なし	比較的良
芽球増加を伴う不応性貧血-1 RA with excess blasts-1：RAEB-1	・血球減少 ・芽球<5% ・アウエル小体なし ・単球<1,000/μL	・1～3血球系統に異形成 ・芽球5～9% ・アウエル小体なし	不良
芽球増加を伴う不応性貧血-2 RA with excess blasts-2：RAEB-2	・血球減少 ・芽球5～19% ・アウエル小体± ・単球<1,000/μL	・1～3血球系統に異形成 ・芽球10～19% ・アウエル小体±	非常に不良
分類不能MDS MDS-unclassified：MDS-U	・血球減少 ・芽球まれ（≦1%）	・1血球系統以上に異形成（ただし<10%） ・MDSに特徴的な染色体異常 ・芽球<5%	
5q-症候群 MDS associated with isolated del(5q)	・貧血 ・血小板数：通常，正～増加 ・芽球まれ（<1%）	・巨核球：正～増加 ・低分葉巨核球 ・芽球<5% ・アウエル小体なし ・染色体異常：5q-のみ	良

MDSは根治困難な疾患であるが，病型によって予後は異なる．

［MDSのWHO分類第4版，2008］

れることになる．

一般に，異常細胞が「静かにゆっくり」増殖する時期には，血球減少や質の低下に伴う血液症状が問題となり，病気が進行して異常細胞の増殖が速くなってくると，腫瘍細胞の増加に伴うさまざまな症状がみられるようになる．

MDSのほとんどは原因不明であり，発症は圧倒的に高齢者が多い．また化学療法や放射線療法後に発症するケースが認められるが，これは薬剤や放射線による遺伝子の障害が原因と考えられている．

2 症状と診断のすすめ方

MDSに特徴的な症状はないが，血球減少に伴うさまざまな症状が認められる（表1）．また検査では末梢血検査と骨髄検査の双方が必須であり，表1のような所見が認められる．この中でもっとも重要なのは血液の**異形成所見**であり，末梢血や骨髄中の血球には形態異常が認められる．また突然変異を反映して**染色体の異常**もしばしば認められ，診断の重要な根拠となる．

表3 MDSの国際予後判定基準(IPSS)

点数→	0	0.5	1.0	1.5	2.0
骨髄中芽球(%)	<5	5～10		10～20	>20
染色体異常[*1]	good	intermediate	poor		
血球減少[*2]	0 or 1	2 or 3			

	0	0.5～1.0	1.5～2.0	>2.0
リスク	low	intermediate-1 (Int-1)	intermediate-2 (Int-2)	high

合計点数によって予後は，lowリスクからhighリスクに分けられる．

通常lowとInt-1を低リスクMDS，Int-2とhighを高リスクMDSと分類する．

[*1] good：正常核型，-Y，del(5q)，del(20q)
　　 poor：複雑核型（3種以上の異常），7番染色体異常
　　 intermediate：それ以外の染色体異常
[*2] ヘモグロビン<10 g/dL，好中球<1,800/μL，血小板<100,000/μL

　MDSの異常細胞の増殖は「芽球」という形で現れる．病初期には異常細胞の増殖は穏やかであり，骨髄の芽球数はほとんど正常と変わらないが，進行して増殖力が増すと骨髄中の芽球が増加する．一般に骨髄中の芽球が10％を超えると予後が急速に悪化し，20％を超えると白血病への移行と診断される．

　現在MDSは異型細胞，芽球数によって7つの病型に分けられており，病型によってある程度予後を推測することができる（表2）．また，これとは別に**国際予後判定基準（IPSS）**（表3）も頻用されており，治療方針の決定に利用されている．

3 治療の実際(表4)

　MDSの標準的治療法は確立しておらず，治癒が望める治療は**造血幹細胞移植**のみである．年齢や合併症，ドナー不在のために移植不能の場合は，生存期間の延長と生活の質（QOL）の確保を目標に治療を行う．どの程度「腫瘍化」がすすんでいるか（IPSSスコアや芽球比率の多少）によってリスク分けを行い，治療方針を決定する．

　低リスクMDSでは血球減少が問題になるため，主に造血刺激療法を行う．タンパク同化ホルモンやビタミン類の投与が行われるが有効率は低い．ただし，5番染色体の一部が欠損する**5q-症候群**ではレナリドミドが有効であり，血液学的改善が期待できる．

　高リスクMDSでは腫瘍増殖（芽球増加）がもっとも大きな問題であり，抗がん薬や**メチル化阻害薬**治療，条件が許せば造血幹細胞移植によ

表4 MDSの治療

1：造血刺激療法
　　サイトカイン（エリスロポエチン，ダルベポエチン，G-CSF[*]）
　　タンパク同化ホルモン
　　ビタミンK，ビタミンD
2：免疫調整薬
　　レナリドミド（5q-症候群に効果的）
3：免疫抑制薬
　　シクロスポリン
　　抗胸腺細胞免疫グロブリン
4：化学療法薬
　　アザシチジン
　　さまざまな抗がん薬（シタラビンなど）
5：造血幹細胞移植
6：支持療法
　　輸血
　　鉄キレート療法

[*]顆粒球コロニー刺激因子．

る治療が行われるが，合併症で十分に治療できないことも多く，予後は悪い．

　そのほか，輸血依存患者では鉄過剰症を予防，治療するために鉄キレート薬の投与も行われる．**鉄キレート療法**は臓器障害を予防し，低リスクMDS患者の予後を延長することが知られている．

💡 看護のポイント

　MDSでは血球減少に伴うさまざまな合併症が大きな問題になる．採血データに気を配り，血球減少の程度を把握しておくことがきわめて重要である．白血球減少は**易感染性**の原因となるため，発熱など感染症状の出現に気を配る．感染予防としては，オーラルケア，手洗い，うがいの励行などについて指導する．血小板減少

は**易出血性**として現れる．中枢神経や消化管での出血は致命的になるため，徴候を見逃さないよう注意が必要である．また転倒や転落による出血を防ぐため適宜付き添いを行い，不慮の事故を起こさないよう気を配る．

MDSは高齢者に多い疾患であり，またほとんどの患者において根治不可能な疾患であるため，不安に対する精神的ケアも重要である．

〔鈴木隆浩〕

無顆粒球症，顆粒球(好中球)減少症
agranulocytosis, granulocytopenia

1 起こり方

顆粒球のほとんどを好中球が占めることから，**顆粒球減少**と**好中球減少**は同義に使われる．通常白血球数 3,000/μL 以下を白血球減少とし白血球数×好中球%(桿状核球%＋分節核球%)で表される好中球実数 1,500/μL 以下を好中球減少とするが，臨床上問題となるのは**好中球実数 1,000/μL 以下**である．後天性の好中球減少はいろいろな原因で起こるが，日常臨床でもっとも多いのは薬剤による好中球減少である．

無顆粒球症と主な原因薬剤

「無顆粒球症」という病名はもともと薬剤アレルギーが原因で著しい好中球減少(500/μL 以下)をきたし重症感染にいたった病態に対して用いられる．抗白血病薬，抗腫瘍薬によるものは通常含めないが，治療法，看護上の注意点は重なる点も多い．

薬剤による好中球減少はさまざまな薬剤で報告されているが，抗精神病薬，抗甲状腺薬，抗血小板薬などで報告頻度が比較的高い．1975年欧州で発売された抗精神病薬クロザピン(クロザリル®)は無顆粒球症による死亡例が続き，発売中止になっていたが，1980年代後半，治療抵抗性統合失調症に有効であることが報告され，定期的な血球数のモニター下で使用すれば，無顆粒球症の頻度を抑制できることがわかり，市場に再導入されている．わが国でも「クロザリル®患者モニタリングサービス」(CPMS)に登録された医師・薬剤師の下で使用されている．抗甲状腺薬(チアマゾール，プロピルチオウラシル)によるものはわが国で0.4%の頻度で投与後2～4ヵ月に起こることが多い．抗血小板薬ではチクロピジンで報告が多いものの同効薬のクロピドグレルでは少ない．

薬剤による好中球減少の多くは免疫学的機序で流血中の好中球が破壊されて起こるが，骨髄中の好中球前駆細胞は保たれる．これに対して抗精神病薬のクロルプロマジンやクロザピンでは好中球前駆細胞も障害される点，抗腫瘍薬によるそれに類似している．前者では薬剤中止後回復が比較的早いが後者では遅い点に注意が必要である．

2 症状と診断のすすめ方

好中球実数と細菌感染の発症との間には明確な相関がある．好中球 500/μL 以下では感染の危険が高まる．好中球減少に伴う発熱(この状態は**発熱性好中球減少症，febrile neutopenia** とよばれる)ではまず細菌感染を併発していると考え対処する．高熱，悪寒戦慄を伴う場合は敗血症を疑い，抗菌薬投与前に血液培養を行う．血液培養は2セット行うことが望ましい．肺炎では好中球数が著しく減少している場合，陰影がはっきりしないことがある点に注意が必要である．本症の原因となりうる薬剤を服用している患者で，好中球減少があり，ほかの好中球減少をきたす疾患が否定される場合は本症を疑う．薬剤中止により好中球の回復がみられれば，診断はほぼ確定する．

3 治療の実際

　原因薬剤と疑われるものは可能な限り中止する．細菌感染は重症化しやすいのでただちに抗菌薬投与が必要となる．入院中の患者と外来の患者では，予想される起炎菌が異なる．好中球減少時の感染に対する初期治療の基本は，細菌培養検査の後ただちに広いスペクトラムの抗菌薬を十分量投与することである．必要があれば顆粒球増加因子（G-CSF）を投与する．起炎菌が同定された場合は狭いスペクトラムの抗菌薬に変更する．好中球が回復し解熱した場合は抗菌薬を早めに中止する．5日後でも解熱傾向にない場合は抗真菌薬追加を考慮する．リスクが少ないと思われる外来患者ではニューキノロン系の経口薬でも対処可能な場合がある．また急性白血病の治療や骨髄移植など抗腫瘍薬投与で著しい好中球減少が長期に持続する患者では予防の経口抗菌薬投与が重症感染の発生率を低下させることが報告されている．

💡 看護のポイント

- **入院患者（とくに抗腫瘍薬投与患者）**：医療スタッフは，普段から標準予防策に則って看護する．
- **外来患者**：無顆粒球症を起こす頻度が高い薬剤を服用している患者には，高熱が出た場合，ただちに受診するよう指導する．抗腫瘍薬投与患者や無顆粒球症の既往のある患者には薬剤名を記したカードを携帯してもらう．

（小池　正）

伝染性単核球症 infectious mononucleosis

1 起こり方

　ヘルペス科ウイルスに属するエプスタイン・バー（Epstein-Barr：EB）ウイルスの初感染のほとんどが不顕性感染であるが，発症する場合，伝染性単核球症が一般的に知られている．**EBウイルス**は通常唾液を介して感染し，初感染のあと終生宿主に潜伏感染する．大部分の成人が既感染者である．

　EBウイルスの初感染は，その半数が1～5歳に成立するといわれている．このような幼児期におけるEBウイルス感染が，伝染性単核球症として発症することはまれである．米国の疫学統計によると，伝染性単核球症の**好発年齢**は15～24歳の思春期・若年成人年齢層である．EBウイルスが感染し，伝染性単核球症を発症するまでの期間は30～50日といわれている．

　EBウイルスは，まず上咽頭の上皮細胞に感染し増殖するとともに，引き続きBリンパ球に感染する．EBウイルス感染B細胞は活性化し増殖するが，これに対してNK細胞やTリンパ球が細胞性免疫反応を担い，さらにEBウイルス特異抗体が産生されることにより，沈静化する．この一連の反応が過剰な場合に伝染性単核球症として発症する．

2 症状と診断のすすめ方

臨床症状

　伝染性単核球症の**古典的3主徴**は咽頭炎，発熱，リンパ節腫脹である．このほか，扁桃の偽膜形成や肝脾腫もよくみられる所見で，皮疹を伴うこともある．発熱は1～2週続くことが多く，通常1ヵ月程度の経過で臨床症状・検査所見が軽快する．

合併症

　溶血性貧血，血小板減少，汎血球減少などの**血液学的合併症**は軽度ながら25～50％と比較的頻度が高い．ギラン・バレー（Guillain-Barré）症候群，顔面神経麻痺，髄膜炎，末梢神経炎，視神経炎などの神経系合併症が1～5％に認められる．重篤な合併症として，脾臓破裂やリンパ節腫脹による上気道閉塞が起こりうるこ

一般検査

リンパ球優位の白血球増多と**異型リンパ球**の出現が特徴的な所見である．異型リンパ球は，主に CD8 陽性 EB ウイルス特異的細胞障害性 T リンパ球である．CD8 陽性細胞増多を反映し，末梢血リンパ球の **CD4/CD8** は低値となる．生化学検査では肝炎像を呈することが多い．

ウイルス学的検査

抗体パターンから EB ウイルスの感染時期を推測できる．すなわち，EB ウイルス感染直後に **抗 VCA-IgM 抗体** が出現し，引き続き **抗 VCA-IgG 抗体** が出現する．その後数週間の経過とともに抗 VCA-IgM 抗体価は低下し，最終的には検出されなくなる．EBNA 抗体は感染後数ヵ月以降に出現する抗体で，感染後早期に検出されることはない．

注意すべきほかの EB ウイルス関連疾患

① 慢性活動性 EB ウイルス感染症：EB ウイルスが感染した T リンパ球あるいは NK 細胞が病態の根幹をなす疾患で，伝染性単核球症様症状の遷延，あるいは再発を繰り返す．
② EB ウイルス関連血球貪食症候群：EB ウイルスが感染した T リンパ球が活性化して高サイトカイン血症をきたす病態で，汎血球減少，多臓器不全などの症状が急激に進行することが多い．

3 治療の実際

有効な抗 EB ウイルス薬がないことや，自然治癒する疾患であることから，**対症療法**を行う．ペニシリン系抗菌薬は皮疹を誘発することが知られている．発熱や肝機能障害などの症状が遷延・増悪する場合には**ステロイド投与**を考慮する．症状コントロールが困難な場合には，慢性活動性 EB ウイルス感染症や EB ウイルス関連血球貪食症候群の可能性を検討すべきである．

看護のポイント

ほとんどの成人は既感染者であることから，標準予防策以上の感染対策を必要としない．苦痛を緩和するとともに，本人を支える看護が求められる．症状の遷延，重症化，再燃があれば，時期を逃さず診断，治療方針を再検討することが必要となる．医師と看護師が連携して状態を把握し，診療・看護にあたることが重要である．

（井上雅美）

慢性骨髄性白血病 chronic myeloid leukemia（CML）

キーポイント

- 慢性骨髄性白血病は獲得型の染色体転座 t(9;22)(q34;q11) により発症する．
- 分子標的薬が治療の基本である．
- 分子遺伝学的完全寛解が治療目標である．

1 考え方の基本

慢性骨髄性白血病（CML）は後天的な染色体転座 t(9;22)(q34;q11) により，9q34 の *ABL* がん遺伝子と 22q11 の *BCR* 遺伝子の融合により，新たな BCR-ABL タンパクにより引き起こされる造血器腫瘍で，慢性骨髄増殖腫瘍の1つに分類される．

通常，白血球増加（好酸球増加や好塩基球増加を伴う）で発見されるが，脾腫に伴う消化器症状から発見の契機となることもある．BCR-ABL タンパクの高次構造のポケットに入りこ

む薬剤(チロシンキナーゼ阻害薬)により,造血細胞の増殖刺激が阻害される分子標的薬によりきわめて高い血液学的寛解が得られるが,現在ではBCR-ABLメッセンジャーRNA(mRNA)の定量により**分子遺伝学的効果**を期待できる.この分子標的薬の絶大な効果が期待されるため,薬剤の継続的な服用が重要で,**薬剤コンプライアンス**,すなわち副作用の的確な把握と服薬指導がきわめて重要である.

2 起こり方

CMLと染色体異常

CMLは造血幹細胞での染色体転座t(9;22)(q34;q11)により発症し,数年の経過で臨床的に完成される.現在では健康診断で白血球増加として発見されることが多いが,見過ごされたまま進行し,脾腫による胃の圧迫による食欲不振,胃もたれ感などの消化器症状で発見されることもある.かつてのような急性転化で発見されることはきわめてまれであるが,放置すると芽球が増殖する**急性転化**に陥ることも知っておく必要がある.急性転化では原因不明の発熱,関節痛,肝脾腫大を呈し,急性白血病と同様の症状がみられるが,予後は急性白血病よりもはるかに不良である.

疫 学

すべての年齢層においてみられるが,好発年齢層は30〜50歳である.毎年100万人に1〜2人の割合で発生し,わずかではあるが女性より男性に発症割合が高い.

分 類

芽球(幼若細胞)の比率や髄外病変(骨髄以外での腫瘍性病変など)により,**慢性期**,**移行期**,**急性転化期**に分類される.

重症度分類

Sokalスコアが用いられる.

表1 イマチニブの効果判定基準：初発慢性期CMLに対するfirst-line治療

	診断時	3ヵ月	6ヵ月	12ヵ月	18ヵ月
optimal response 現治療による6〜7年生存率はほぼ100%と推測され,治療変更によりさらに向上する余地はない		CHRかつ少なくともMinor CyR (Ph+≦65%)	少なくともPCyR(Ph+≦35%)	CCyR	MMR
	時期を問わず：MMRを維持もしくはそれ以上を達成				
suboptimal response 現治療により長期ベネフィットを得る可能性はあるが,最良のアウトカムを得るチャンスが低減するため,治療変更の対象となる		CyRなし (Ph+>95%)	PCyR未達成 (Ph+>35%)	PCyR (Ph+1〜35%)	MMR未達成
	時期を問わず：MMR消失；変異				
failure 現治療により良好な予後は望めない.できるだけすみやかな治療変更が望まれる		CHR未達成	CyRなし (Ph+>95%)	PCyR未達成 (Ph+>35%)	CCyR未達成
	時期を問わず：CHR消失；CCyR消失；変異；Ph+細胞におけるクローン染色体異常				
warnings 治療効果に悪影響が及ぶ可能性のある状態であり,厳密で慎重なモニタリングを要する	・High risk ・Ph+細胞におけるクローン染色体異常			MMR未達成	
	時期を問わず：転写レベルの上昇；Ph-細胞におけるクローン染色体異常				

CHR：血液学的完全寛解
PCyR：細胞遺伝学的部分寛解
CCyR：細胞遺伝学的完全寛解
MMR：分子遺伝学的大反応
CyR：細胞遺伝学的効果

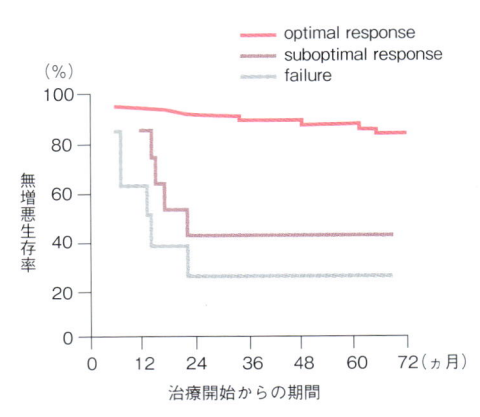

図1　6ヵ月での反応性と無増悪生存率
イマチニブ400 mg/日で治療を開始した初発慢性期CML患者において，治療開始6ヵ月目における効果判定による予後の推移．

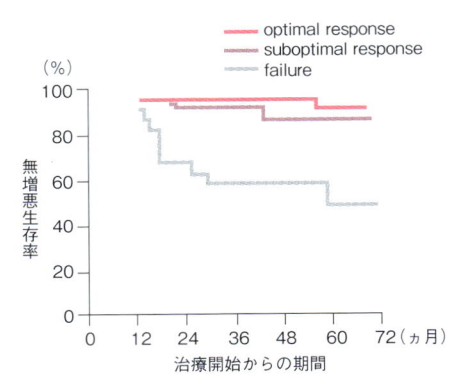

図2　18ヵ月での反応性と無増悪生存率
イマチニブ400 mg/日で治療を開始した初発慢性期CML患者において，治療開始18ヵ月目における効果判定による予後の推移．

Sokalスコアは年齢，脾腫，血小板数，芽球より計算式にて算出し(http://www.roc.se/sokal.asp)，低リスク，中等度リスク，高リスクに分類される．リスクにより分子標的薬への反応性が異なることが知られているため，初診時のリスク評価が必要である．

3 症状と診断のすすめ方

多くの患者は好酸球増加や好塩基球増加を伴う白血球増加として発見される．持続する白血球増加がみられ，CMLが疑われたならば，骨髄穿刺を行い染色体分析によりt(9;22)(q34;q11)転座とともに付加的染色体異常の有無も確認する．またBCR-ABL(mRNA)のコピー数を確認することも重要である．重症度判定であるSokalスコアは治療後の予後予測が可能であるため，脾腫の程度(cm)は重要な情報である(前述)．

4 治療の実際

薬物療法

イマチニブの登場以来，イマチニブ400 mg/日投与が第1選択である．わが国でも最近，第2世代のチロシンキナーゼ阻害薬がファーストラインとして用いられている．2009年に提案さ

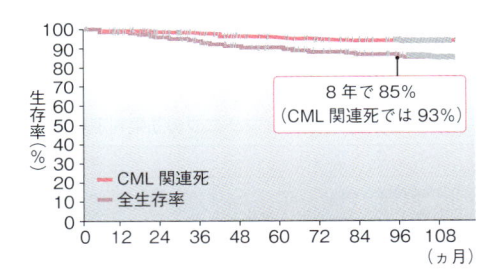

図3　8年での全生存率
イマチニブ400 mg/日で治療を開始した初発慢性期CML患者における全生存率．

れたEuropean Leukemia Net(ELN)による治療到達指針では表1のごとく，第1選択薬としてイマチニブ(グリベック®)400 mg/日投与の治療効果判定が用いられてきたが，第2世代のチロシンキナーゼ阻害薬の出現により，さらに早期の治療効果も提案されつつある．

現状では長期観察期間の結果が明らかなイマチニブを第1選択薬として治療を開始し，治療開始6ヵ月目のfailureおよびsuboptimal responseの症例では早期の第2世代のチロシンキナーゼ阻害薬への切り替え，あるいは同種造血幹細胞移植術が必要となる場合もある(図1)．12ヵ月目および18ヵ月目でのfailureは第2世代のチロシンキナーゼ阻害薬への変更の可

表2 初発CML-CP期に対する第Ⅲ相(イマチニブ)または第Ⅱ相(ダサチニブ，ニロチニブ)試験での有害事象(グレード3〜4)

	イマチニブ	ダサチニブ	ニロチニブ
血液毒性	血小板減少：8% 好中球減少：14% 貧血：3%	血小板減少：11% 好中球減少：21% 貧血：9%	血小板減少：3〜11% 好中球減少：4〜12% 貧血：0〜5%
非血液毒性(≧3%)	筋骨格痛：3%	疲労：6% 筋骨格痛：6% 呼吸困難：5% 記憶障害：5% 神経障害：5% 心毒性：3% 頭痛：3%	発疹：2〜5% 発熱：0〜5% 筋骨格痛：2〜4% 瘙痒症：0〜4% 疲労：0〜3%
臨床検査値異常	ALT/AST 増加：5%	高血糖：2% 低リン血症：2% 低ナトリウム血症：2%	血中ビリルビン増加：7〜16% リパーゼ増加：5〜8% ALT 増加：0〜8% γ-GTP 増加：0〜7% 高血糖：3〜5% 血中アミラーゼ増加：2〜4% AST 増加：0〜3% 低リン血症：0〜3% 高カリウム血症：0〜2%

[le Coutre P et al : New developments in tyrosine kinase inhibitor therapy for newly diagnosed chronic myeloid leukemia. Clin Cancer Res 16 : 1771, 2010]

能性を模索する必要があるが(図2)，イマチニブ投与後比較的後期に分子遺伝学的反応性が得られる症例(rate responder)の存在も知られており，suboptimal response の症例では議論の分かれるところでもある．チロシンキナーゼ阻害薬による治療では，定量的 BCR-ABL の測定による治療効果の判定が用いられる．

イマチニブにより生存期間は著明に延長したが(図3)，約20%の患者は**イマチニブ抵抗性**(*BCR-ABL* の遺伝子変異は治療抵抗性の45%)，あるいは不耐応(副作用による継続困難例)のため，第2世代のチロシンキナーゼ阻害薬である**ニロチニブ**あるいは**ダサチニブ**への治療変更が必要となる．治療の変更時には *BCR-ABL* 変異の出現の有無などを確認することも必要で，変異の種類により**第2世代のチロシンキナーゼ阻害薬**の種類を選択することも必要である．また副作用のプロファイリングをみながら，治療薬を変更することも必要である．

とくに T315I 変異とよばれる *BCR-ABL* 変異では，現在用いられているチロシンキナーゼ阻害薬は無効であり，同種造血幹細胞移植術の絶対適応となる．

看護のポイント

・チロシンキナーゼ阻害薬ではさまざまな副作用がみられる．これらの副作用プロファイリング(**表2**)により治療法の選択が必要であるため，副作用の発現を聴取することが重要である．
・薬剤費が高額なため，薬剤を間引いて服用すると，治療効果の把握が困難なことがある．**服薬指導**は CML 治療には重要な点であり，患者の自己調節により投与量の減少は，逆に投与期間の延長を招きかねないこと，治療効果が不十分になることを患者に理解させ，服薬を継続するよう指導に努めることがポイントである．

> **してはいけない！**
>
> 基本的には，常用量のチロシンキナーゼ阻害薬の服用がなされることが重要なため，副作用による服薬コンプライアンスの低下に安易に妥協してはいけない．服薬管理が不十分なときは，治療抵抗性になるなど重大な結果を招きかねないことを理解することが重要である．

（大屋敷一馬）

> **コラム**
>
> チロシンキナーゼ阻害薬の服用については，ともすれば治療不十分な服薬に陥ることがある．とくに高額な薬剤であることにより，自己中断，自己調節により，十分な効果が期待できないこともある．実際，来院日を患者が変更する可能性があるため，残薬を確かめ，治療の継続を支援することがきわめて重要である．医療関係者の指導がないまま，服薬の自己調節を行った患者では再発の可能性がきわめて高い．この問題を解決するには，CML 診療において看護師や薬剤師の支援は大きな役割を担っている．また，経口薬であることより血液専門医以外の医師の診察により的確な効果判定がなされないこともある．将来的には完治をめざした治療法も模索されており，患者の支援体制が重要であることを再確認することがポイントである．
>
> （大屋敷一馬）

慢性リンパ性白血病
chronic lymphocytic leukemia（CLL）

1 起こり方

慢性リンパ性白血病は，末梢血に，成熟した小型で円形から一部不規則な核を有する B リンパ球が腫瘍性に増加する疾患である．増殖の場は末梢血のほか，骨髄，リンパ節，脾臓などである．発症の原因は不明であるが，本症が欧米では成人の白血病の 20〜30％ ともっとも頻度が高い白血病であるのに対して，わが国ではまれで全白血病の 1〜2％ にすぎないことから，遺伝的な要因が関係あるとされている．CLL の発症年齢の中央値は 65〜70 歳と高く，男女比は 2〜2.5：1 と男性に多い．

2 症状と診断のすすめ方

症　状

CLL は，通常緩徐に進行する疾患であり，健康診断で白血球増加・リンパ球増加を指摘され発見されることが多い．病変がリンパ節に及んだ場合は，頸部リンパ節腫脹などの自覚症状で医療機関を受診することがある．

診　断

一般に末梢血に成熟リンパ球増加をみた場合，表面マーカーの解析を行って，その増殖が特定のマーカーを有する単クローン性のものかどうかを検索する必要がある．CLL の細胞は，一見正常の成熟リンパ球と変わらないので，異常な増殖と気づかないことがあり，リンパ球の絶対数の増加がないかをよく確認する必要がある．

● **CD5，CD23** ●

CLL の細胞のマーカーは **CD5，CD23** 陽性の B 細胞であることが特徴的である．診断基準としては，末梢血中に 5,000/μL 中の単クローン性の CD5，CD23 陽性 B リンパ球の増加を認め，それが 3 ヵ月以上継続することとされている．このような細胞が反応性に増加することは考えられないが，単クローン性の証明を

表1 慢性リンパ性白血病の病期分類

● ライ分類

	病期	基準	生存期間
low risk	0	リンパ球増加[*1]	>10年
intermediate risk	I	リンパ節腫大	9年
	II	脾腫	7年
high risk	III	貧血(Hb<11g/dL)	5年
	IV	血小板減少(PLT<100,000/μL)	5年

● ビネー分類

病期	基準	生存期間
A	リンパ球増加[*1]	>7〜10年
B	リンパ節腫大領域3ヵ所以上[*2]	5〜7年
C	Hb<10g/dL or PLT<100,000/μL	<2〜5年

[*1] リンパ球数増加は,リンパ球5,000/μL以上またはBリンパ球4,000/μL以上を用いる.
[*2] 頸部リンパ節,腋窩リンパ節,鼠径部リンパ節,肝,脾の5ヵ所のうち,何ヵ所が腫れているかで数える.

厳密に行うには,細胞表面の免疫グロブリン軽鎖の発現がκまたはλの一方に偏っていることの確認や,免疫グロブリン遺伝子のサザン(Southern)解析で再構成があることを証明することが望ましい.

CD5,CD23陽性のBリンパ球の単クローン性の増加を認め,発熱,倦怠感・貧血,体重減少などの疾患関連症状や正常の血球減少があれば,リンパ球数にはこだわらないでCLLと診断する.なお,CLLのリンパ節病変などの組織像は**小リンパ球性リンパ腫**に一致し,末梢血に異常細胞がなく組織病変で診断した場合は小リンパ球性リンパ腫とよばれるが,本質的にはCLLと同一の疾患である.

鑑別診断

鑑別診断としては,成熟リンパ球が末梢血に出現するほかの疾患があげられ,**ヘアリー細胞白血病**,**前リンパ球性白血病**,悪性リンパ腫の白血化などがある.末梢血に成熟リンパ球が単クローン性に増加しているとすぐにCLLと診断されることがあるが,実際には多くのリンパ増殖性疾患の白血化や反応性リンパ球増多症が含まれていることに注意が必要である.CLLは,1つの明確な疾患単位であり,その診断は正確になされなければならない.これらの鑑別は,細胞形態や細胞表面マーカー,遺伝子などの解析でなされる.しかし実臨床では,非典型的な症例も含まれるため診断に苦慮する症例が存在する.

病期

CLLの進行の程度を表すものとして,ライ(Rai)分類とビネー(Binet)分類が用いられている.表1にこれらの分類を示す.

3 治療の実際

治療の適応

CLLは通常緩徐に進行する疾患であり,無治療で経過を観察することがある.早期の治療介入が予後を改善するという根拠に乏しいためである.治療開始には,NCIの基準を参考とする.すなわち,①6ヵ月以内の10%以上の体重減少,強い倦怠感,盗汗,発熱などの疾患関連症状のある場合,②骨髄不全による症候性貧血や血小板減少が認められる場合,③著明な脾腫,リンパ節腫大がある場合,④2ヵ月で50%を超えるまたは6ヵ月で2倍を超えるリンパ球増加が認められた場合である.したがって,末梢血のリンパ球の絶対数のみでは,治療開始の根拠にはならないことに注意が必要である.

治療法

CLLでは化学療法が主として行われるが,治癒を得ることは困難で,通常は病勢のコントロールを図り,寛解に導入してその維持を図ることを目的とする.高齢者が多いこともあり強力な化学療法は困難である.

通常は,フルダラビン(フルダラ®)を中心にした治療で,単独療法,シクロホスファミド(エンドキサン®)と併用したFC療法,さらに**リツキシマブ(リツキサン®)を加えたFCR療法**などが行われる.海外の成績では,フルダラ®単独よりも併用療法が有効であるとされている

が，感染症などの有害事象が併用療法に多いこと，FC と FCR のどちらがよいのか十分に明らかでないこと，併用療法が生存率の改善をもたらすか明確な結論が得られていないことなどから，すべての症例に第 1 選択として併用療法が行われるわけではない．実際にはフルダラ® 単独療法でも十分な効果が得られることが多い．

予後因子

CLL には，予後良好な例と予後不良な例があることが明らかになっており，前者では長期にわたって治療が必要になることはない．予後不良とされる因子は，17p-，11q- などの**染色体異常**のある例，細胞マーカーで **CD38** や **ZAP-70** が陽性である例，免疫グロブリン可変領域遺伝子の体細胞変異のない例などであり，CLL ではこれらを検索し，予後不良因子陽性例ではより慎重な経過観察が望ましいが，実臨床ではすべての検索を簡単に行えるわけではないことが問題である．

看護のポイント

CLL では免疫担当細胞であるリンパ球が侵されるため，一義的な免疫不全をきたす．さらに治療に用いられる薬剤の免疫抑制作用が強いため，ニューモシスチス肺炎やほかのウイルスなどを合併しやすく，しばしば致命的になるので，発熱，呼吸器症状や皮疹，意識障害などの徴候にとくに注意が必要である．治療後は好中球減少もきたすので，細菌・真菌感染にも注意を要する．さらに，原疾患の症状や化学療法の影響で血小板減少をきたすことがあり，皮下出血，鼻出血，歯肉出血，消化管出血など出血傾向にも注意する．

（青木定夫）

急性白血病 acute leukemia（AL）

1 考え方の基本

急性白血病は，分化成熟能に欠陥を生じた幼若白血病細胞（**芽球**）の増殖を特徴とする造血器悪性腫瘍である．芽球は 1 つの造血幹細胞または造血前駆細胞の白血化（腫瘍化）によって生じ，主として**骨髄**で増殖する．その結果，進行性に赤血球，白血球，血小板の産生を障害して**貧血**，**易感染性**，**出血**などの本疾患の主要症候が生じる．また，芽球は**他臓器へと浸潤**していく（図 1）．

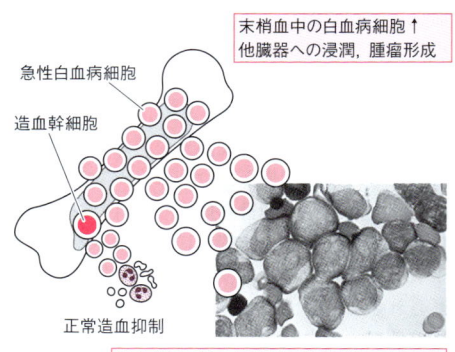

2 起こり方

急性白血病の発症機序については，遺伝子，とくに転写因子の遺伝子の異常によって造血幹細胞・前駆細胞の**分化成熟障害**が起こるという考え方が受け入れられつつある．この遺伝子の異常を起こす原因としては化学物質，放射線，ウイルス，環境因子，体質などがあげられているが，詳細は不明である．また，骨髄異形成症候群（myelodysplastic syndrome：MDS）などの疾患から急性白血病に移行する場合がある．

急性白血病は，増殖する芽球の分化方向（細胞起源）によって**急性骨髄性白血病**（acute myelogenous leukemia：AML）と**急性リンパ性白**

図 1　急性白血病の病態生理

急性白血病　669

表1　FAB分類

1. 細胞形態と特殊染色所見に基づく
2. 白血球細胞の3%以上が myeloperoxidase（MPO）または Sudan black B（SBB）染色陽性の症例を急性骨髄性白血病（AML），3%未満の症例を急性リンパ性白血病（ALL）とし，各病型をさらにいくつかのサブタイプに分類する

血病（acute lymphoblastic leukemia：ALL）に分類され，さらにFAB（French-American-British）分類（表1）によっておのおのがM0～M7およびL1～L3に細分類される．骨髄性，リンパ性両者の性格をもつ急性白血病もみられる．また，近年，急性白血病に関連する染色体や遺伝子変異の研究がすすんでおり，これをもとにしたWHO分類が用いられている．

基本的な病態と治療方針はAML，ALLで同様であるが，両者の間で臨床像，治療に用いる薬剤などが多少異なっている．

3　症状・診断のすすめ方と治療の実際

貧血症状

易疲労感，体動時息切れ，頭重感，耳鳴，浮腫などの症状が貧血に起因して認められる．症状は貧血の程度に加えて，貧血が進行したスピードによって規定される．

●治　療●

対症的に赤血球輸血を行う．ヘモグロビン7～8g/dLを保つように輸血を行うのが一般的である．貧血に伴うと思われる症状が強いときにはこの限りではなく，心機能が低下している場合にはヘモグロビン8～9g/dL程度を保つことが必要となる．放射線照射ずみの濃厚赤血球を白血球除去フィルターを通して輸血することが望ましい．

出　血

初診時の出血症状の主因は**血小板の減少**である．点状ないし斑状皮下出血，口腔粘膜・歯肉出血，鼻出血，過多月経などの出血症状を初診時に認めることが多い．時に血小板減少以外に**血液凝固障害**が加わることもあり，この場合は広範囲の皮下溢血，注射・骨髄穿刺部よりの滲出などの出血傾向に加え，脳出血，消化管・肺出血などの重篤な出血を併発する頻度が増す．急性骨髄性白血病M3・M5では**播種性血管内凝固**（DIC）を初診時および治療の過程で起こしやすく，注意を要する．また，血小板減少に加えて，末梢血中の芽球数が著しく多い（10万/μL以上）場合にも脳出血，肺出血などを起こす危険性が高まる．

●治　療●

出血傾向の程度，重症度に応じて予防的あるいは治療的に血小板輸血を行う．通常はフェレーシスドナー由来の血小板を用いて，血小板数を1～2万/μL以上に保つよう，予防的血小板輸血を行う．しかし，鼻出血，歯肉出血，下血などの出血が認められる場合には，血小板数ではなく，出血傾向の改善を指標として血小板輸血を行う．また，出血を伴う処置を行う場合には血小板数5万/μL程度が必要となる．

血小板輸血に際し，瘙痒感を伴う皮疹の出現，発熱，時に呼吸苦や血圧低下などのアレルギー反応を認めることがある．このような場合にはステロイドや抗ヒスタミン薬で対処する．血小板は抗HLA（human leukocyte antigen：ヒト白血球抗原）抗体（抗血小板抗体）の出現を防止するために，白血球除去フィルターを通して輸血することが望ましい．また，抗体がすでにできており，血小板輸血に不応となっている場合には，HLA型の一致したドナーからの血小板輸血を行う．なお，血小板機能を抑制する非ステロイド抗炎症薬（NSAIDs）の使用を極力避けることも重要である．

感　染

白血病およびそれに対する化学療法により，**好中球減少**，貪食細胞減少が起こる．さらに，化学療法の副作用，中心静脈ラインによる正常の**皮膚・粘膜バリアの破壊**により，急性白血病患者は**易感染状態**にある．初診時の感染症としては細菌感染を認めることが多いが，化学療法による造血機能抑制期（好中球数<500/μLの状態）が続き，後述する抗菌薬の投与が長期化すると真菌感染症が認められるようになる．細菌感染の菌種として多いのはグラム陰性桿菌であるが，最近ではグラム陽性球菌による感染の

頻度が増加している．真菌感染症で多いのはアスペルギルスである．

好中球，貪食細胞が著しく減少している状態における感染症では，理学的に炎症所見に乏しく，その臨床像は非典型的であることが多い．たとえば，肺炎においても，胸部X線検査で典型的な浸潤影が認められない．肛門周囲膿瘍の場合，圧痛はあるが，発赤，腫脹，波動を認めないことが多い．このような状況で，感染症を示唆する唯一の所見は**発熱**である．急性白血病自体，あるいは輸血によっても発熱を認める場合があるが，好中球減少時に発熱が認められた場合には，まず第1に感染症を念頭に置いて迅速な対応をとる必要がある．

● 治　療 ●

発熱（38℃以上）が認められた場合には，血液を含む各種培養をとり，殺菌性抗菌薬2薬（βラクタム系+アミノグリコシド系）の併用投与を開始する．これによって十分な効果（解熱効果）が得られない場合には，抗菌薬を変更するか，抗真菌薬の投与を開始する．重篤な感染症を併発した場合には，顆粒球コロニー刺激因子（G-CSF）を投与し，好中球数の回復促進を試みる場合がある．ただし，急性骨髄性白血病においては，G-CSFの使用により，白血病細胞の増加が認められることもあり注意を要する．菌の侵入門戸としてもっとも多いのは傷害された口腔，腸管の粘膜あるいは皮膚である．したがって加熱食をとらせるようにし，キノロン系抗菌薬，抗真菌薬（フルコナゾールなど）内服による腸内殺菌によって，内因性の菌数を減少させる．加えて，患者のシャワー，患者・医療従事者の手洗い励行によって外因性の菌を持ち込まないようにし，感染防止を試みることも重要である．病院建築や改修工事などがあるときは，アスペルギルス感染の危険が著しく高まる．そこで，LAF（層流空気流）ルームや簡易無菌層流装置を使用し，感染予防を図ることが大切である．

臓器浸潤による症状

急性白血病細胞はあらゆる臓器に浸潤する可能性があるが，頻度が高い部位は肝臓，脾臓，

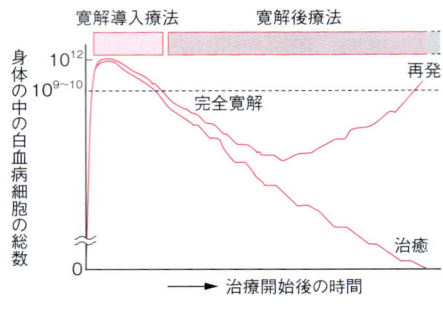

図2　急性白血病の治療

リンパ節，髄膜，精巣，皮膚，歯肉などである．このうち，髄膜浸潤はALL，およびAMLのM4・M5で，皮膚，歯肉への浸潤はAMLのM4・M5，精巣浸潤はALLで認められることが多い．

● 治　療 ●

後述する化学療法による治療が原則であるが，抗がん薬が十分移行しない中枢神経系，精巣などには放射線照射，あるいは腰椎穿刺による髄膜内への抗がん薬の投与が行われる．皮膚浸潤に対しては，電子線照射が有効な場合がある．

化学療法

急性白血病の治療の第1目標は，化学療法によって**完全寛解**（complete remission：CR）を得ることにある．完全寛解とは，初診時，体内に10^{12}個以上あった白血病細胞が10^{10}個以下となり，形態学的には末梢血，骨髄で白血病細胞が消失し，正常の造血が回復した状態である．治癒したのとは異なり，体内にはまだ白血病細胞が存在するので，"寛解"という表現を用いる（**図2**）．"完全寛解"の後にも治療が必要なのは，一度化学療法で完全寛解となっても，放置しておくと必ず再発してくるからである．

AMLとALLでは寛解導入に用いる薬剤が多少異なる．前者ではアントラサイクリン系抗がん薬（イダルビシンまたはダウノルビシン）とシタラビンの併用が，後者ではプレドニゾロンとビンクリスチンに加えてダウノルビシンまたはドキソルビシン，およびシクロホスファミ

ド，L-アスパラギナーゼの併用がよく用いられる．急性前骨髄球性白血病（AML M3）では，最近，オールトランス型レチノイン酸（all-trans retinoic acid：ATRA）によって白血病細胞の分化誘導を図り寛解導入が行われている．ATRAによる完全寛解率は約90％であり，長期生存率も約60〜70％と良好である．以前は，M3は出血などの合併症により，治療のむずかしい病型とされていたが，ATRAの導入により，治療成績は著しく改善した．

寛解導入療法によって，AML，ALLの60〜80％を完全寛解に導くことができる．完全寛解後も骨髄中には〜10^{10}個の白血病細胞が残存すると推定される．したがって寛解が得られた後も，残存する白血病細胞を根絶する目的で治療が続行される（**寛解後療法：地固め療法，維持療法**）．具体的には，AMLでは寛解導入と同等あるいはそれ以上に強力な治療を，ALLではやや強さを落とした化学療法および非交叉耐性の併用化学療法を一定期間ごとに繰り返す方法が一般的に用いられている．寛解後療法の期間については一定の見解はないが，AMLでは比較的短期間（1年以内），ALLでは比較的長期（2〜3年）にわたって治療が行われる．

このような治療を完遂すると，AML全体として20〜45％，ALLでは15〜35％の症例に治癒を期待することができる．しかし，一方で，一部の症例では化学療法を適切に選択することによって，50〜60％の治癒が得られている［例：t(8;21)の染色体異常を有するAMLに対して，シタラビン大量投与による寛解後療法を行った場合など］．なお，髄膜浸潤の危険性が高いと考えられる症例では，メトトレキサートの定期的な髄注が行われることがある．

同種骨髄移植

現在では，化学療法に加えて**同種骨髄移植**（allogeneic bone marrow transplantation）も盛んに行われている．これは，超大量化学療法±全身放射線照射（**移植前処置**という）により白血病細胞の根絶を図り，そのあとで，HLA型が一致した血縁者あるいは非血縁者よりの骨髄，末梢血，臍帯血を輸注して，その中に含まれる造血幹細胞によって造血機能を回復し，かつ移植前処置後に残存する白血病細胞を**移植免疫反応**を介して一掃し，治癒をめざす治療法である．年齢が60歳未満で，完全寛解が得られたが将来再発する可能性が高い症例，あるいは再発した症例や，完全寛解が得られなかった症例を対象に行われている．最初に完全寛解が得られた時点（第1寛解期）で同種骨髄移植を行った場合，一般的にAMLでは60〜70％，ALLでは55％程度の治癒が期待される．また再発後の同種骨髄移植でもAMLで12〜62％，ALLで14〜51％程度の治癒を期待することができる．

観察点とデータの読み方

急性白血病の治療では，治療効果と治療方針の経時的評価と合併症（とくに感染と出血）の早期発見と予防が重要である．

すでに述べたように，好中球減少状態では発熱が唯一の感染徴候であることが多い．したがって，発熱を認めたときには，常に感染の可能性を念頭に置き，各臓器の感染徴候を詳細にチェックする．感染のフォーカスとなりやすい口腔粘膜，歯肉，点滴・中心静脈ライン刺入部，肛門・外陰部の視診を行うことも重要である．嚥下痛，下痢，腹痛などは，食道・腸粘膜の傷害の指標となる重要な徴候である．検査所見では各種培養の結果とCRP（C反応性タンパク）値に注意する．CRP値は感染の活動性とよく相関する．

出血に関しては，鼻出血，注射・採血部位からの滲出，ブラッシングなどによらない歯肉出血にとくに注意を払う．これらは主要臓器への致命的な出血の前兆である場合が少なくない．検査所見で重要なのは血小板数である．すでに述べたように，血小板数1〜2万/μL以上であることが，重篤な出血の防止には重要である．このために血小板輸血が行われるが，輸血後に血小板数が上昇したか否かを常に確認する．発熱，DIC，抗血小板抗体の出現などの理由で，血小板数が上昇しないことがありうる．DICの存在を知るには，フィブリン/フィブリノゲン分解産物（fibrin/fibrinogen degradation product：

FDP), Dダイマーなどの検査値が有用である.

　治療効果を評価するうえでもっとも重要なのは, 骨髄および末梢血所見である. 治療の第1目標である完全寛解は, 正常造血が回復し(骨髄で3系統の細胞の分化・成熟傾向が認められ, 好中球数, 血小板数が正常化する), 骨髄で芽球が5%未満となり, 末梢血より芽球が消失する状態と定義される. 末梢血所見は造血能全体を反映するので, 末梢血より芽球が消失することは重要な所見であるが, 化学療法後の造血抑制回復期には正常芽球が一過性に末梢血中で認められることがあり, 注意を要する.

　形態学的に残存する芽球を検出することには限界がある. このために, 最近ではおのおのの急性白血病に特異的な遺伝子の異常を分子生物学的手法(PCR法など)を用いて検出することが試みられている. これによって$1/10^6$までの感受性で, **微小残存白血病細胞**の同定が可能となっている. 形態学的には完全寛解が得られた後にも, 白血病細胞の残存, または増加を検出することができ, 早期に再発の診断をすることも可能である.

💡 看護のポイント

- 年齢, 合併症, 臓器障害の程度, 社会的背景(家族構成, 経済状態)を総合的に評価し, 長期的展望に立った看護計画を立てる.
- 上記に加えて, 治療に対する反応を考慮に入れ, 治療の目標が"急性白血病の治癒をめざすこと"なのか"急性白血病の病勢をコントロールしてQOLを確保すること"なのかを常に明確にし, 看護計画を立てることが重要である.
- 急性白血病の治療を成功させる重要な要因は, 計画された治療を予定どおりに遂行することである. そのためには, 各治療中に感染, 出血などの合併症を併発し, あとの治療の遂行を遅らせることがないように, その予防についての教育を行うとともに, これら合併症の早期発見に注意を払うことが大切である.
- 治療による急激な身体的変化や感染予防のための活動制限によるストレスなどに対し, 精神的なバックアップをすることを常に計画する. さらに, 治療の必要性などを理解させるために病名告知をした場合には, 患者の状態をより克明に観察するとともに, 告知したことがよい方向に向かうようフォローアップするための看護計画を綿密に立てる.
- 入院・外来治療のいずれの場合においても, 合併症の早期発見と予防に関する患者教育と看護計画を立てる.
- 治療は長期にわたるので, その間可能な範囲内で積極的に社会復帰を図るべきである. この点についての家族, 職場の理解を深め, QOLを高める努力をする必要がある.

＊　＊　＊　＊　＊

　近年, 急性白血病の治療成績は着実に向上し, 治癒例は年々その数を増している. しかし, これは白血病細胞を選択的に根絶する治療法の確立によるものではなく, より強力な治療が比較的安全に行えるようになったことによる. この強力な治療を可能としたものとして支持療法の進歩があげられるが, 加えて重要な点はより質の高い医療・看護体制のもとで初めてこのような治療が可能となることである. 急性白血病においては, ほかの疾患以上に医療, 看護の質が大きくその成績を左右することをよく理解して, 患者のケアにあたる必要がある.

(外山高朗, 岡本真一郎)

成人T細胞白血病リンパ腫
adult T-cell leukemia-lymphoma (ATL)

1 起こり方

病因ウイルスの伝播経路

ATLはレトロウイルスの1種であるヒトTリンパ球向性ウイルスI型（HTLV-I）が病因のCD4陽性成熟Tリンパ球の悪性新生物である．母乳，性交渉，輸血などの血液を介したCD4陽性Tリンパ球から同細胞への感染がHTLV-Iの主な伝播経路であり，いったん感染するとHTLV-Iはプロウイルスとしてヒト染色体ゲノムに終生組み込まれる．

発症率

日本にはこのようなHTLV-Iキャリアが，主に日本西南沿岸部に約100万人，世界では主に中南米，アフリカに数千万人以上が存在し，日本ではそのうち平均発症年齢約60歳で，年間約1,000人がATLを発症していると推計されている．日本では献血者，妊婦のHTLV-Iスクリーニングにより，ウイルス感染予防は可能である．HTLV-Iキャリアの生涯におけるATL発症率は数％と推定されている．HTLV-IキャリアのATL発症危険因子としては，母児感染，加齢，男性，HTLV-Iウイルス量高値，ATLの家族歴などが報告されている．本ウイルスは，慢性・進行性の両下肢麻痺と膀胱直腸障害を呈するHTLV-I関連脊髄症（HAM）の病因でもある．

病型分類

ATLの臨床病態は多様であり，無治療では数日で死にいたることがある，①急性型，②リンパ腫型と無治療でも数年以上生存することがある，③慢性型，④くすぶり型の4型に病変部位，LDH・Ca値により**病型分類**される．

2 症状と診断のすすめ方

症状

白血球増多，リンパ節腫大，皮膚病変が主であるが，他のリンパ腫同様に，全身のいずれの臓器にも浸潤することがある．ATL細胞が浸潤した臓器の障害による症状のほか，高頻度に合併する**高Ca血症**，T細胞免疫不全によるニューモシスチス肺炎，全身真菌症，サイトメガロウイルス感染症などの**日和見感染症**がさらに症状と病態を多彩にする．

診断

特徴的な花弁状の核を有する**ATL細胞（フラワーセル）**を末梢血，あるいはリンパ節・皮膚などの組織に認める．腫瘍細胞がCD4などのT細胞マーカーを有することと，抗HTLV-I抗体陽性であることを明らかにし，臨床的にATLと診断する．多くの症例では以上のように診断できるが，診断困難な場合は，ATL細胞を用いた遺伝子診断が有用である．

3 治療の実際

急性型とリンパ腫型への治療

現在ATLに治癒をもたらす治療としては，**同種造血幹細胞移植療法（allo-HSCT）**が治療関連毒性は高いが有望とされ，急性型とリンパ腫型を主とした高悪性度ATLの非高齢者患者に対して行われている．その際の初期治療としては，顆粒球コロニー刺激因子を併用して，他の悪性リンパ腫に対してよりも多剤を併用する**化学療法**が，その完全寛解率が高いことから用いられる．

慢性型とくすぶり型への治療

末梢血または皮膚病変を主とし，主要臓器浸潤と高Ca血症，高度の高LDH血症を認めない慢性型とくすぶり型に対しては，毒性が低くて有用性が高い治療法がない現在，病勢が進行するまでは皮膚などへの局所療法のみで，全身的な抗がん薬治療は行わない（watchful waiting）．

■ 新規治療法と合併症対策

新規治療法としては，ATL細胞に発現するケモカイン受容体のCCR4に対する抗体医薬などの開発がすすんでいる．合併症対策としては，**高Ca血症の治療**と**日和見感染症の予防・治療**が重要である．

看護のポイント

・内服薬による日和見感染症の予防の意義を説明する．
・病状悪化時の臓器腫大や高Ca血症による症状，日和見感染症の症状があれば早期受診させる．
・HTLV-Iに関しての質問があれば，感染予防が可能であること，HTLV-IキャリアにおけるATLL発症予防法は確立していないがその生涯での頻度は数％と高くないことを説明する．

（塚崎邦弘）

悪性リンパ腫　malignant lymphoma（ML）

キーポイント

- 悪性リンパ腫は，リンパ球由来の悪性腫瘍である．
- リンパ節やリンパ節外のさまざまな臓器に病変をきたす．
- 病型によって治療法および予後が異なるが，化学療法，放射線療法が治療の中心となる．

1 考え方の基本

悪性リンパ腫はリンパ球から生じる悪性腫瘍の総称で，リンパ節やリンパ節以外のさまざまな臓器に病変をきたす．病型は，**ホジキン（Hodgkin）リンパ腫（HL）**と**非ホジキンリンパ腫（NHL）**に大きく分類され，NHLはさらにB細胞リンパ腫，T細胞リンパ腫，NK細胞リンパ腫に分類される．WHO分類ではNHLがさらに数十の病型に分類されている．悪性リンパ腫では病型によって臨床像，治療法，治療反応性，予後などが大きく異なる．数日の経過で明らかな増大傾向を示し，生命を脅かすような病型から無治療でも数年にわたって変化がみられず生命予後に影響ないような病型までさまざまな病型がある．多くの病型で化学療法が治療の中心となり，病型・病期により放射線療法併用の化学療法が行われる．悪性リンパ腫のうちもっとも頻度の高い**びまん性大細胞型B細胞リンパ腫**（diffuse large B-cell lymphoma: DLBCL）ではR-CHOP療法（リツキシマブ，シクロホスファミド，ドキソルビシン，ビンクリスチン，プレドニゾロン）が標準的な初回治療であるが，外来通院治療として行われることが多い．再発・治療抵抗性の患者では病型や患者の状態によりより強力な化学療法や造血幹細胞移植も治療選択肢となる．治療抵抗性の場合にはリンパ腫病変による管腔臓器圧迫（閉塞性黄疸，水腎症，腸閉塞など），びまん性臓器浸潤による臓器障害や，感染症などが死因となりうる．

2 起こり方

■ 分　類

日本では悪性リンパ腫のうちHLの患者は全体の数％で，NHLの患者が大部分を占める．NHLのうちもっとも頻度の高い病型がDLBCLで，次いで**濾胞性リンパ腫**（follicular lymphoma：FL）が多い（表1）．DLBCLとFLはいずれもB細胞リンパ腫で，DLBCLはアグレッシブリンパ腫（aggressive lymphoma：中等度・高悪性度リンパ腫），FLはインドレントリンパ腫（indolent lymphoma：低悪性度リンパ腫）の代表的な病型である．**アグレッシブリンパ腫**では一般的に無治療の場合，週～月の経過で病

悪性リンパ腫

表1 リンパ系腫瘍のWHO分類(抜粋)

B細胞腫瘍
●前駆細胞の腫瘍 　B細胞性リンパ芽球性リンパ腫/白血病(ALL/LBL) ●成熟細胞の腫瘍 　慢性リンパ性白血病/小細胞性リンパ腫(CLL/SLL) 　濾胞性リンパ腫(FL) 　マントル細胞リンパ腫(MCL) 　MALTリンパ腫 　びまん性大細胞型Bリンパ腫(DLBCL) 　バーキット(Burkitt)リンパ腫/白血病(BL) 　形質細胞腫瘍(骨髄腫など)

T/NK細胞腫瘍
●前駆細胞の腫瘍 　T細胞性リンパ芽球性リンパ腫/白血病(ALL/LBL) ●成熟細胞の腫瘍 　末梢性T細胞リンパ腫(PTCL-NOS) 　血管免疫芽球性T細胞リンパ腫(AITL) 　菌状息肉腫/セザリー(Sezary)症候群(MF/SS) 　成人T細胞白血病/リンパ腫(ATLL) 　節外性NK/T細胞リンパ腫・鼻型

ホジキンリンパ腫

変が増大するのに対して，**インドレントリンパ腫**では病変の増大速度が一般的に緩徐で，年余にわたって病変径に変化がみられないこともある．粘膜関連リンパ組織リンパ腫(MALT lymphoma)は，胃，甲状腺，肺，眼窩領域などのリンパ節外の臓器に病変をきたすのが特徴的なB細胞由来のインドレントリンパ腫である．

発症メカニズム

悪性リンパ腫では，病型ごとに特徴的な遺伝子異常が見つかっているが，その原因は多くの場合不明である．一部の病型はヒトT細胞白血病ウイルス(HTLV)やエプスタイン・バー(Epstein-Barr)ウイルス(EBV)などのウイルスが原因となって生じる．胃MALTリンパ腫は多くの場合ヘリコバクター・ピロリ(HP)による慢性胃炎を背景として発症する．

予後

悪性リンパ腫では病型により予後が異なる．病型ごとに予後予測モデルが報告されているが，**国際予後指数**(international prognostic index：IPI)がさまざまな病型で使われている．IPIでは年齢(>60歳)，診断時病期(3以上)，血清LDH(>正常上限値)，患者の状態(performance status 2以上)，節外病変数(2以上)が予後不良因子とされ，これらの因子の数により高リスク(予後不良因子数0, 1)，中間リスク(高)(2)，中間リスク(低)(3)，低リスク(4, 5)の4群に分類される．DLBCL患者の4年無増悪生存割合は，IPIの予後不良因子数が0の場合94%，3以上でも53%と報告されている．HLも限局期の場合80〜90%以上の可能性で治癒が期待できる．進行期FLでは初回治療後数年で再発をきたすことが多い．しかし，再発後も治療が有効な場合が多く，FLの患者の生存期間中央値は10年以上とされている．T細胞性リンパ腫は一部の病型を除いて一般的にB細胞リンパ腫に比べて予後不良である．

疫学

2005年の悪性リンパ腫全体の国内年間推計罹患数は約17,000人で，造血器腫瘍(血液がん)の中ではもっとも患者数が多い．さらに悪性リンパ腫の患者数は近年増加傾向にあるといわれており，高齢化が原因の1つと考えられている．悪性リンパ腫全体では発症年齢の中央値が60歳代後半〜70歳代であるが，HL，リンパ芽球性リンパ腫，縦隔大細胞型B細胞リンパ腫など20〜30歳代の若年者に多くみられる病型もある．

3 症状と診断のすすめ方

診断のきっかけ

感染症や悪性腫瘍などの原因が明らかでなくリンパ節腫大が認められる場合には悪性リンパ腫が鑑別診断にあがる．皮膚，消化管などのリンパ節外臓器にも病変をきたすことがある．悪性リンパ腫に特徴的な全身症状として発熱(38℃以上)，体重減少(6ヵ月間に10%以上)，夜間盗汗(一晩の間に寝具・寝衣を替えるほど)などの**B症状**が知られている．ただし進行期DLBCLの患者でもB症状がみられるのは50%未満である．

検査所見

悪性リンパ腫では血清乳酸脱水素酵素(LDH)，$β_2$ミクログロブリン，可溶性インター

ロイキン2受容体(sIL-2R)などが腫瘍量を反映し，腫瘍マーカーとなりうる．しかし，いずれも悪性リンパ腫以外の原因で高値となることがあり特異性は低い．悪性リンパ腫の骨髄浸潤や自己免疫機序により貧血・血小板減少症などの血球減少症がみられることがある．またリンパ腫細胞が血液中に出現する(白血化)こともある．

リンパ節生検
悪性リンパ腫は腫大リンパ節などの病変部の生検により病理組織学的に診断される．免疫組織染色，フローサイトメトリー，染色体検査などの結果をふまえて病型の診断が行われる．

病期診断(ステージング)
診断時には①診察，②血液検査，③CT，④骨髄生検，⑤fluorodeoxyglucose positron emission tomography(FDG-PET)，⑥上部消化管内視鏡などにより病変の広がりを確認し病期(stage)を決定したうえで治療方針を決定する．悪性リンパ腫の病期は**アン・アーバー(Ann Arbor)病期分類**に準じて記載される(表2)．たとえば，病変が右頸部リンパ節領域の3個の腫大リンパ節のみでB症状を認めない場合にはステージⅠA，骨髄病変を有しB症状を伴う場合にはステージⅣBとする．ステージⅠ，Ⅱの場合を限局期，ステージⅢ，Ⅳの場合を進行期とよぶ．

治療効果判定・経過観察
悪性リンパ腫による症状が消失し，CTで病変を認めなくなった場合に完全奏効・**完全寛解(complete response：CR)** と判定する．最近は治療効果判定にもPET/CTを用いることが増えており，CTで腫瘍性病変が残存してもPETで集積が消失していればCRとされる．CRとなった患者では，外来で定期的な診察・血液検査・画像検査により経過観察が行われる．DLBCLやHLなどの病型では治療終了後数年経過した場合に治癒とみなされる．

表2 アン・アーバー病期分類

stage Ⅰ	1リンパ節領域または1節外臓器に限局する病変
stage Ⅱ	横隔膜の片側にとどまる2リンパ節領域以上の病変，または1つの節外限局病変と横隔膜の同側のリンパ節領域の病変
stage Ⅲ	横隔膜の両側にわたる複数のリンパ節領域あるいは節外の病変
stage Ⅳ	節外組織へのびまん性浸潤

4 治療の実際

薬物療法
◆ リツキシマブ ◆

リツキシマブは，遺伝子工学の技術により作られたキメラ型抗CD20抗体薬である．CD20は成熟B細胞の細胞膜表面に特異的に発現しており，成熟B細胞リンパ腫も90%以上がCD20陽性である．リツキシマブは抗体依存性細胞傷害活性，補体依存性細胞傷害活性，直接アポトーシス誘導作用などさまざまな機序でCD20陽性のリンパ腫細胞に対して抗腫瘍効果を示す．リツキシマブ単剤療法では週1回投与を4回または8回繰り返す．リツキシマブの代表的な副作用に輸注反応(infusion reaction)がある．

◆ 化学療法 ◆

〔R-CHOP療法，CHOP療法〕

DLBCL，FLなどのB細胞リンパ腫に対する代表的な化学療法で，リツキシマブ，シクロホスファミド，ドキソルビシン，ビンクリスチン，プレドニゾロンの5薬による治療を21日ごとに6～8コース行う．T細胞リンパ腫などCD20陰性リンパ腫ではリツキシマブを用いない**CHOP療法**が行われる．(R-)CHOP療法の代表的な副作用には悪心・嘔吐，脱毛，末梢神経障害，便秘などがある．このほかプレドニゾロンによる高血糖，不眠，離脱症候群がしばしば問題となる．(R-)CHOP療法は，外来通院で可能であるが，治療後7～15日目が好中球減少期間で，この間は発熱性好中球減少症に対する注意が必要である．高齢者ではG-CSF(顆粒球コロニー刺激因子)予防投与により発熱性

好中球減少症のリスクを減少させることが推奨されている．末梢神経障害と便秘が高度な場合，原因となるビンクリスチンの減量・中止が必要となる．ドキソルビシンの蓄積投与量が450～500 mg/m^{2}となると薬剤性心筋症のリスクが高くなるため，これを超えないように注意する．

〔R-CVP療法〕

R-CHOP療法の薬剤のうちドキソルビシンを用いない化学療法で21日ごとに6～8コース行う．FLなどのインドレントB細胞リンパ腫に対して用いられる．

〔ABVD療法〕

HLに対する代表的な化学療法で，ドキソルビシン，ブレオマイシン，ビンブラスチン，ダカルバジンの4薬による治療を14日ごと(1コース28日)，病期により2～6コース行う．ABVD療法の代表的な副作用には悪心・嘔吐，脱毛，末梢神経障害，便秘，血管痛などがある．外来通院で行うことが可能であるが，ダカルバジンによる悪心・嘔吐と血管痛が治療上問題となることが多い．

〔サルベージ化学療法〕

CR後に再発をきたした場合や，初回治療抵抗性の場合に行われるサルベージ化学療法では，初回治療とは異なる種類の抗腫瘍薬が用いられる．再発・治療抵抗性のDLBCLなどのアグレッシブリンパ腫やHLでは，DHAP療法(デキサメタゾン，シタラビン大量，シスプラチン)，ESHAP療法(エトポシド，メチルプレドニゾロン，シタラビン大量，シスプラチン)，CHASE療法(シクロホスファミド，シタラビン大量，デキサメタゾン，エトポシド)，ICE療法(イホスファミド，カルボプラチン，エトポシド)，DeVIC療法(デキサメタゾン，イホスファミド，カルボプラチン，エトポシド)などの強力な多剤併用化学療法が行われる．CD20陽性B細胞リンパ腫ではリツキシマブ併用で行われることが多い．これらは初回治療として行われる化学療法より骨髄抑制が強く感染症のリスクが高いため入院で行われることが多い．インドレントリンパ腫ではこれらのほか

にベンダムスチンやプリン誘導体(フルダラビン，クラドリビン)などが治療選択肢となる．ベンダムスチンやプリン誘導体では細胞性免疫の低下が特徴的にみられるため，ニューモシスチス肺炎や帯状疱疹の予防治療が推奨されている．

大量化学療法・自家末梢血幹細胞移植

再発・治療抵抗性のDLBCLやHLでは化学療法感受性(サルベージ化学療法により部分奏効以上の効果が得られる)の場合，引き続いて**大量化学療法・自家末梢血幹細胞移植**(自家移植)を行うことで予後改善が期待できる．大量化学療法後の骨髄抑制はリンパ腫に対するほかの化学療法と比較して高度であるが，あらかじめ採取・凍結しておいた患者自身の造血幹細胞を輸注することにより血球回復が得られる．自家移植は，一般的に60～65歳以下の若年者を対象として行われる．

放射線療法

悪性リンパ腫は一般的に放射線感受性が高く，病型や病期によって放射線療法が治癒や症状緩和を目的とした局所療法の治療選択肢となる．限局期インドレントリンパ腫では放射線療法単独もしくは放射線療法併用化学療法による治癒が期待できる．また限局期DLBCLやHLでは，それぞれR-CHOP療法，ABVD療法に続いて放射線療法を行う**放射線併用化学療法**が行われる．放射線療法は数週間かけて連日行われるが，照射範囲の短期的・長期的な放射線障害が問題となる．短期的合併症としては皮膚炎や口内炎などの粘膜障害，長期的合併症としては2次性発がん，肺障害，冠動脈疾患などのリスクがある．とくに若年女性の腋窩・縦隔領域に対する放射線治療では乳がんのリスク上昇が問題となる．また上位頸部に対する放射線治療では唾液腺分泌障害により長期的に患者の生活の質が低下することがある．

看護のポイント

◆ 血管外漏出 ◆

R-CHOP療法に用いる薬剤のうちドキソルビシンとビンクリスチンは血管外漏出により皮

膚・皮下組織に壊死をきたすことがある．このため点滴針挿入の際に良好な血管を選択し，上記の薬剤を投与する際には痛みや腫脹がないことを十分確認する．これらの薬剤を持続点滴するレジメンでは中心静脈カテーテルの挿入を検討すべきである．投与時に明らかな漏出がなくとも静脈刺入部からの微小な漏出により数時間〜1日後に疼痛をきたすこともある．血管外漏出に気づいた場合はただちに静注を中止し医師に報告する．ドキソルビシンでは局所冷罨，ビンクリスチンでは局所温罨が推奨されている．

● **輸注反応**

リツキシマブの投与時に発熱，悪寒，発疹，瘙痒感などの輸注反応をきたすことがある．症状はアナフィラキシーと類似しているが，それとは異なりサイトカイン放出が原因となっていると考えられている．輸注反応は初回投与時にみられることが多く，とくに巨大腫瘤，巨脾や血液中に大量のリンパ腫細胞を認める場合には頻度が高い．輸注反応の予防のため，抗ヒスタミン薬，解熱鎮痛薬またはステロイドによる前投薬が用いられる．リツキシマブはゆっくりの速度から1時間ごとに速度を上昇させていくが，輸注反応による症状が発現した場合は点滴速度を遅くするか中止とする．血圧低下や呼吸困難などをきたした際には投与を中止し，適切な処置を行う．血圧などが正常化した場合には緩徐な速度から再開をする．また，初回治療時に輸注反応を起こした場合でも2回目以降の治療では輸注反応の頻度および重症度は通常低下していく．

(伊豆津宏二)

多発性骨髄腫 multiple myeloma

1 起こり方

多発性骨髄腫はBリンパ球から分化した形質細胞の腫瘍である．形質細胞はさまざまな免疫タンパク（免疫グロブリン）を産生するが，多発性骨髄腫は免疫タンパクに類似した単一の異常タンパク［**単クローン性免疫グロブリン（Mタンパク）**］や種々のサイトカインなどを産生・分泌する．それらの物質が造血障害，骨病変，腎障害など多彩な臨床症状を引き起こす．

分類

多発性骨髄腫による**臓器障害**を認めると，**症候性多発性骨髄腫**と診断され治療の適応である．臓器障害を認めないものは無症候性骨髄腫または，くすぶり型骨髄腫と分類され，治療適応はないが一定の割合で症候性へ移行するため経過観察する．一般的に多発性骨髄腫は骨髄を中心に腫瘍が存在するが，白血病のように末梢血に腫瘍細胞を認めるものや，腫瘍を形成するもの（形質細胞腫）もある．

2 症状と診断のすすめ方

さまざまな症状を認めるが，多発性骨髄腫に特異的な症状はない．骨髄腫細胞による浸潤，分泌する物質による**臓器障害**が起こり症状を呈する．

主な**臓器障害**として高カルシウム血症，腎不全，貧血，骨病変，過粘稠症候群，アミロイドーシス，繰り返す細菌感染症があり，意識障害・多飲・多尿・口渇・便秘・悪心・嘔吐（高カルシウム血症），尿量減少・浮腫・全身倦怠感（腎不全），息切れ・動悸・頭痛・ふらつき感・疲労感（貧血），腰痛，背部痛を中心とする疼痛（骨病変）などの症状を認める．感染症は呼吸器や尿路に起こることが多く，発熱・全身倦怠感を認めるが，感染部位による症状が明らかでないことがある．検査においては血中ないし尿中に出現する異常タンパクの影響で，アルブミンなど正常タンパクの減少を生じる．

症状・診察検査所見から多発性骨髄腫を疑い，血中ないし尿中の単クローン性免疫グロブ

リンを証明し，骨髄検査にて骨髄腫細胞を10％以上認めれば診断となる．

3 治療の実際

多発性骨髄腫の治療は**抗がん薬**（メルファランなど）または**新規薬剤**（ボルテゾミブ，サリドマイド，レナリドミド）に，**ステロイド**［プレドニゾロン，デキサメタゾン（デキサメサゾン®）など］を併用することが多いが，単剤で使用することもある．新規薬剤が登場し治療成績が向上したが，ごく一部の症例を除いて治癒は望めない．

65歳以下で重篤な合併症がなく全身状態のよい症例は，**自家移植**を初回治療の一環として行う．大量デキサメタゾン療法などによる初回治療を行い病勢改善した後に，自家末梢血幹細胞移植を行う．高齢者などの自家移植を行わない症例は，抗がん薬とステロイドを使用した治療法（MP療法など）により治療する．再燃時には新規薬剤を中心とした治療が行われる．近年，海外を中心に新規薬剤を初回治療に使用した良好な成績が報告されているため，治療早期にも新規薬剤が使用されることがある．骨病変に対しビスホスホネート製剤の投与，疼痛緩和にオピオイドを中心とした支持療法が行われる．

☼ 看護のポイント

60～70歳以上の高齢者の発症が多い疾患で，医療機関受診時に腎不全，貧血，骨病変に伴う多彩な症状を呈する．診断後，治療が開始されても容易に合併症は改善しないため継続して観察・評価・介入する必要がある．とくに骨病変はADLを著しく低下させる．そのため転倒対策による骨折の予防，骨痛に対する疼痛緩和を医師・薬剤師など他業種と協力して行う．

治療に伴い，ステロイドによる高血糖・高血圧・気分変動・消化管症状，抗がん薬による粘膜障害・血球減少などの有害事象を生じるため，治療法に応じた観察・看護介入を行う．新規薬剤による治療では末梢神経障害［ボルテゾミブ（ベルケイド®），サリドマイド］，静脈血栓塞栓症（サリドマイド，レナリドミド）など従来の治療法と異なる副作用が生じるため，使用する薬剤に応じて対応する．

また，治癒が望めず，多彩な合併症を認め，治療による有害事象も生じるため精神的に落ち込んでしまう症例も多い．心のケアが必要となり，重篤な場合は看護計画を立て，医師などほかのスタッフと協力しながら対応する．

（奥田慎也）

マクログロブリン血症 macroglobulinemia

1 起こり方

マクログロブリン血症とは一般的に原発性マクログロブリン血症，ワルデンシュトレーム（Waldenström）マクログロブリン血症のことを示し，異常免疫タンパク（IgM型単クローン性免疫グロブリン）である**マクログロブリン**を産生するリンパ形質細胞腫瘍である．マクログロブリンは慢性リンパ性白血病などのリンパ系腫瘍やアミロイドーシスなどの疾患でも産生されることがある．

原発性マクログロブリン血症は腫瘍の臓器浸潤と，マクログロブリン産生に伴う多彩な症状を呈する疾患である．

2 症状と診断のすすめ方

原発性マクログロブリン血症では骨髄に腫瘍が浸潤するため**造血障害**が生じる．そのため貧血を中心とする血球減少を認め，全身倦怠感・衰弱などの症状・所見を認める．腫瘍がリンパ節や肝臓，脾臓に浸潤するとリンパ節腫脹，肝脾腫をきたす．

マクログロブリン産生により**過粘稠症候群**，**クリオグロブリン血症**，神経障害を生じる．**過粘稠症候群**は異常タンパクが血中に増え，血液中の粘度が増すために起こり，頭痛，視力障害，精神障害，意識障害，高拍出性心不全などの障害をきたす．寒冷下でマクログロブリンが沈殿する**クリオグロブリン血症**ではレイノー（Raynaud）現象，蕁麻疹，紫斑，関節痛などを生じる．また，マクログロブリンが自己免疫として作用すると溶血や神経障害をきたす．

血清中のIgM型単クローン性免疫グロブリンを免疫電気泳動などの検査で証明し，骨髄検査にてリンパ形質細胞腫瘍集団を確認することにより診断する．

マクログロブリンを産生するリンパ系腫瘍など他疾患との鑑別が必要になるが，細胞表面抗原検査などを行い腫瘍細胞の性質を調べ区別する．診断時に1/4の症例は無症状である．

3 治療の実際

原発性マクログロブリン血症は治癒できない腫瘍である．診断時に貧血や症状を認めない場合は治療せず経過観察する．原発性マクログロブリン血症に伴う症状・所見を呈する場合は治療を行う．標準治療はないが慢性リンパ性白血病と同様の治療が行われ，経口アルキル化薬（シクロホスファミドなど），プリン拮抗薬（フルダラビン，クラドリビン），リツキシマブ，ステロイドなどの単剤治療ないしは併用療法が行われる．過粘稠症候群に対しては血漿交換を行う．進行の速い高悪性度悪性リンパ腫へ形質転化した場合は，高悪性度リンパ腫に準じて治療が行われる．

💡 看護のポイント

一般的に原発性マクログロブリン血症は，ほかの低悪性度リンパ腫と同様，ゆっくりとした経過をたどり，生存期間中央値は約5年といわれている．しかし個々の症例により経過が違い，急速に増悪するものもある．

病初期では症状を認めない症例を中心に，全身状態は保たれていることが多いが，病勢の悪化による多彩な症状の出現，治療による**骨髄抑制・リンパ球抑制**に伴う感染症の発症などにより状態が悪化する．また高齢患者が多く，心血管障害，糖尿病，腎障害など他疾患を合併していることが多く，全身状態悪化の原因や治療を行ううえで障害となることがある．そのため，原発性マクログロブリン血症により生じている症状・合併症に対し，個々の症例に応じた観察・介入を行うと同時に，併存疾患についても配慮する必要がある．

また，病気の進行によりさまざまな合併症が出現・増悪するため，症状・合併症の新たな出現や変化に注意しなければならない．さらに，頭痛や全身倦怠感など一般的な症状を呈することが多く，高齢者においては意識障害や視力障害などの症状も加齢変化として見過ごされることがあるため，注意深く観察する必要がある．

治療による有害事象は他疾患の化学療法に比べ自覚症状の軽度なことが多いが，リンパ球抑制を主とする免疫抑制は強い．そのため予防内服を含む適切な支持療法が治療に応じて行われていることを確認し，有害事象への適切な対応を行いたい．

（奥田慎也）

特発性血小板減少性紫斑病
idiopathic thrombocytopenic purpura (ITP)

1 起こり方

特発性血小板減少性紫斑病（ITP）は，血小板表面の特異抗原に対する**自己抗体**により，血小板が感作されて脾臓などの**網内系**で**破壊が亢進**するとともに，骨髄巨核球にも反応して**血小板**

産生障害もきたし，血小板数が低下する自己免疫性疾患である．

有病者数は，わが国では約2万人で，年間の発症率は人口10万人あたり約2.16人と推計される．急性型と慢性型に分類され，急性型は小児に多く，ウイルスなどの先行感染を伴う場合が多い．慢性型ITPは，従来若年女性に発症することが多いとされていたが，近年ではそれよりも大きな発症ピークが60〜80歳代にあり，この群の男女比に差はない．またITPは，**難病医療費等助成制度対象疾病**に指定されており，医療費自己負担分の補助が受けられる．

2 症状と診断のすすめ方

皮膚や粘膜を主体とする種々の**出血傾向**を示す．一般的に，3万〜5万/μLで易出血性を自覚することが多くなり，1万〜3万/μLでは自然出血が目立つ．さらに1万/μL以下では粘膜出血が目立ち，血尿，消化管出血や頭蓋内出血などの重篤な出血をきたす危険性が高くなる．

診断は，いまだに除外診断である．10万/μL以下の血小板減少で，基本的には血小板以外の他系統には異常がなく，免疫学的機序による血小板減少であるが，膠原病やリンパ増殖性疾患，ヒト免疫不全ウイルス(HIV)感染などに伴う血小板減少や先天性疾患や薬剤性，さらに**骨髄異形成症候群**などを鑑別する必要がある．厚生省の診断基準(1990年改訂)が広く定着しているが，病態により即した診断法の試みが，2004年にまとめられた．この診断基準は，感度，特異度ともに優れているが，診断に必要な検査体制の確立が不十分で一般化にいたっていない．

3 治療の実際

治療目標は，あくまで血小板数を正常化させることではなく，危険な出血を予防できる血小板数3万/μL以上に維持することであり，そのための治療の副作用は最小限にとどめるべきである．したがって，治療対象となるのは血小板数2万/μL以下あるいは出血傾向のある患者で，それ以外は無治療経過観察となる．緊急出血時には血小板輸血，γ-グロブリン大量療法，メチルプレドニゾロンパルス療法などを組み合わせて一時的にでも早急に血小板を増加させて止血する必要がある．

緊急時を除けば，**ピロリ菌**感染症例には血小板数にかかわらず，除菌療法を試みる．それ以外の治療適応例には，**ステロイド治療**が第1選択となる．プレドニゾロン換算で0.5〜1 mg/kgを4〜6週間投与し1日10 mg以下に漸減する．第2選択は，**脾臓摘出術**である．これらの治療に抵抗性の難治性ITPに対しては，最近，**トロンボポエチン受容体作動薬**として，皮下注射薬のロミプロスチム(ロミプレート®)と経口薬のエルトロンボパグ(レボレード®)が，いずれも優れた治療効果を示し承認された．しかし治療の継続が必要で，一定の安全性は実証されているものの，長期安全性の確立は今後の課題である．

💡 看護のポイント

粘膜出血をみたら，重篤な出血をきたす可能性が高いと考え，なるべく安静を保たせる．とくに血小板数の低い患者には，出血徴候や日常生活での留意点を教育する．　　　(宮﨑浩二)

血栓性血小板減少性紫斑病，溶血性尿毒症症候群
thrombotic thrombocytopenic purpura(TTP), hemolytic-uremic syndrome(HUS)

1 起こり方

血栓性血小板減少性紫斑病(TTP)

TTPは，①細血管障害性溶血性貧血，②破壊性血小板減少，③血小板血栓による臓器（とくに腎臓）機能障害，④発熱，⑤動揺性精神神経障害を5徴候とする疾患である．TTPの病因は先天性と後天性に分けられ，後天性には原因が不明なもの（特発性，1次性）と，基礎病態として，妊娠，薬剤，膠原病，悪性腫瘍，造血幹細胞・臓器移植，ヒト免疫不全ウイルス（HIV）などの感染症があって，これらに関連して起こるもの（2次性）がある．また，発症頻度は一般に0.0004%と推計されているが，診断基準の進歩により，最近はこれよりはるかに多いと考えられる．

溶血性尿毒症症候群(HUS)

HUSは上記①，②，③の3徴候を呈する疾患で，病因として，腸管出血性大腸菌，とくにベロトキシンを産生する血清型O157による感染性腸炎に続発する場合がほとんどであるが，HUS全体の5〜10%は補体制御因子が関与していることがわかってきた．また，HUSはO157感染者の約6〜7%で発症するといわれている．HUSの病因もほとんどは後天性，非家族性発症で生後6カ月以上の小児に多い（ほぼ90%）が，まれに先天性，家族性発症するものもある．

TTPとHUSは非常に臨床症状が酷似しているため，精神神経症状が主であればTTPと，また急性腎不全症状が主であればHUSと診断される．しかし，実際のところTTPとHUSは鑑別困難なことが多く，しばしば「血栓性微小血管障害症(thrombotic microangiopathy：TMA)」という「包括的病理学的診断名」が用いられる場合が多い．しかし，近年血漿中の止血因子であるフォン・ウィルブランド(von Willebrand)因子(VWF)を特異的に切断する酵素(ADAMTS13)の存在が明らかにされ，この酵素活性の測定が可能となり，TTPとHUSの病因・病態は大きく異なり，またそれぞれの治療法の選択も大きく異なることが示された．

2 症状と診断のすすめ方

病因と病態
● TTP ●

止血因子であるVWFは，血管内皮細胞で産生され血中に放出されて間もない**超高分子量VWFマルチマー**(unusually-large VWF multimers：UL-VWFMs)と，その特異的切断酵素であるADAMTS13の「**酵素(enzyme：E)/基質(substrate：S)の均衡破綻**」，すなわちE/S比の極端な低下によって血小板が細血管などで生ずる「高ずり応力下」に過剰凝集し，血栓を形成する．TTPは，その病的血栓が微小循環障害を引き起こす全身性重篤疾患である．つまり，血管内皮障害などによる過剰なUL-VWFM放出に伴うADAMTS13の消費性による活性低下，**ADAMTS13自己抗体産生**による活性低下，先天性ADAMTS13欠損，またADAMTS13の産生低下が主なTTP発症の病因と考えられる．

● HUS ●

HUSの病因は，O157：H7がほとんどであるが，O26，O111，O103，O145といったほかの血清型が近年増加傾向にある．HUSにみられる腎障害優位の病像は，大腸菌が産生する**ベロトキシン(VT)**の受容体（糖脂質グロボトリアオシルセラミド：Gb3）が腎糸球体内皮細胞に密に発現しているため，この部位の選択的障害と易血栓形成で一部説明されるかと思われる．VTがGb3に結合することでさまざまなサイトカインが血中に放出され，放出されたサイトカインの多くは直接的・間接的に血小板を活

性化しフィブリノゲン・フィブリン/血小板血栓を生じる．またこれらサイトカインは内皮細胞障害を引き起こすと同時に，ここからのUL-VWFの放出も起こし，VWF/血小板血栓も生じることがわかっている．また，それ以外にH因子，I因子，B因子，メンブラン・コファクター・プロテイン(MCP：CD46)など補体関連因子の遺伝子変異が病因となりうることが知られている．

検査所見

TTPあるいはHUSを疑った場合には，ともにルーチン検査として，まず①末梢血の血球算定と血球塗抹標本，②血清・生化学検査，③検尿，④凝固・線溶系のスクリーニング検査，⑤ABO-Rh(D)血液型などが必要である．その結果，①については正色素性正球性貧血，血小板減少，網状赤血球増加，破砕赤血球の存在が認められ，②は間接・直接型クームス試験が陰性，総・間接型ビリルビンが増加，LDH/ASTが上昇，そして尿素窒素(BUN)/クレアチニンの上昇に留意する．また，③はタンパク尿・血尿の有無，④は血小板数と出血時間を除いて，プロトロンビン時間(PT)や部分トロンボプラスチン時間(PTT)などの検査所見はほぼ正常であること，そして⑤は診断後の輸血療法を念頭に入れて検査しておく．この中でとくに腎機能検査の結果と，臨床症状である精神神経症状の有無はTTPとHUSの臨床的鑑別に重要である．

診 断

「原因不明の血小板減少と溶血性貧血」の2徴があれば，まずTMAの診断を念頭に置くことが重要である．この時点でADAMTS13活性が著減していれば「定型的TTP」とし，インヒビターが陽性(0.5 BU/mL以上)であれば後天性TTPを，陰性であれば**先天性TTP(Upshaw-Schulman syndorome：USS)** と考える．これに対しADAMTS13活性が正常ないし軽度低下，かつインヒビター陰性の場合には実質的にHUSとの鑑別は不能である．

3 治療の実際

本症は，早期診断と治療がもっとも重要であり，後天性・特発性TTPの治療には**血漿交換(plasma exchange：PE)療法**が第1選択である．そのPEの卓効性については①ADAMTS13の補充，②同インヒビターの除去，③UL-VWFMの除去，④止血に必要な正常VWFの補充，そして⑤炎症性サイトカインの除去，などで説明できる．また，難治・反復例に対してはビンクリスチン(オンコビン®)，シクロホスファミド(エンドキサン®)などの免疫抑制薬の使用，脾摘なども考慮されるべきであるが，最近**リツキシマブ(リツキサン®)** が有用との報告が数多くなされている．

血漿交換療法

新鮮凍結血漿(FFP)を置換液として，循環血液量の1.5容量を最初の3日間行う．その後，循環血液量と等容量のFFPで連日続け，検査成績を見ながら2～3日に1度とする．検査成績がいったん改善しても，血漿交換を中断すると再発することが多いので，徐々にこの期間を延長し，離脱を図る．しかし，PEによる刺激でADAMTS13インヒビター力価の急激な**再上昇(inhibitor boosting)** が生じ病態を悪化させることがあるので注意を要する．血漿交換療法は3回/週，12回/月まで保険適用可とされている．

新鮮凍結血漿(FFP)輸注

先天性TTP(USS)に対しては2週間に1度の割合でFFP 8～10 mL/kgを投与しADAMTS13補充療法を行う．一方，後天性TTPに対してはPEをすぐに施行できない場合，もしくはPEからの離脱をめざす状態のADAMTS13補充療法として考えるべきである．

ステロイド療法

「ステロイド禁忌」の基礎疾患を有する患者を除いては，多くの後天性TTPでステロイドパルス療法はPEと併用され，その方法は，PE終了直後にメチルプレドニゾロンコハク酸エステル(ソル・メドロール®注)1,000 mgを生理食塩水100 mLに溶解し，1日1回約1時

間かけて点滴静注する．これを3日間連続して行う．4日目からはプレドニゾロン［プレドニン®錠(5 mg)］を1 mg/kg，分1で投与を開始し，その後臨床症状をみながら急速に減量する．

抗血小板薬

PEにて血小板数が回復し始めた場合(英国ガイドラインでは50,000/μL以上)に，アスピリン(バイアスピリン®)，ジピリダモール(ペルサンチン®)，シロスタゾール(プレタール®)(保険適用外)などの抗血小板薬を用いる．

難治性TTPの治療

以下に一般的な治療法を記す．
① シクロスポリン経口療法(保険適用外)：［処方例］ネオーラル®カプセル6 mg/kg 分3 (保険適用外)
② シクロホスファミド経口療法：［処方例］エンドキサン®錠(50 mg) 2錠分2 (保険適用外)
③ ビンクリスチン(VCR)(オンコビン®注)，初回1〜2 mg静注．1週間後1 mg追加静注(保険適用外)
④ リツキシマブ(リツキサン®注)，1回375 mg/m^2，1週1回，点滴静注，4〜8回(保険適用外)：現在もっとも注目されている治療法であるが，非常に高価であるため慎重な対応が求められる．本薬は抗CD20キメラ型モノクローナル抗体で，Bリンパ球を特異的に認識し，IgG型抗ADAMTS13自己抗体(インヒビター)の産生を抑制する．それゆえ，その適応はPEに対して治療抵抗性である症例，とくにPEによってむしろ抗ADAMTS13自己抗体力価が上昇する場合にもっとも有効と考えられる(保険適用外)．
⑤ 摘 脾：再発例では考慮対象となるが，上記のリツキシマブが登場してから，その実施例は少ない模様である．

またTTPの急性期に，血小板濃縮製剤(PC)の単独輸注は，むしろ血小板血栓形成を助長し，しばしば急激な症状増悪を招くことがあるため禁忌とされている(厚生労働省：輸血療法の実施に関する指針)．PC投与は，行うにあたっても血漿交換の後に行われるべきである．

HUSの治療

HUSの治療の基本は支持療法である．とりわけ厳重な水・電解質の管理が重要で，腎不全徴候に対してはすみやかに透析療法を開始する．家族性HUSはきわめてまれに報告されているが，その本態はいまだ明確にされておらず，治療法も確立されていないのが現状である．また，後天性，非家族性HUSの多くは病原大腸菌O157感染に関連したHUSであるが，本症への血漿交換療法の有用性についても一定の見解が得られていない．しかし，病態から考えると，血小板輸血は理論的には極力回避すべきである．また脳症があれば，けいれんと脳浮腫の治療を併せ行う．

💡 看護のポイント

- TTPとHUSはともに症状進行が急速であるため，とりわけバイタルサインのチェック，とくに意識レベル，出血症状の有無，尿変化などに注意する．
- インフォームドコンセントについては，本人あるいは付き添いや家族の人々にも病状の重篤性が理解されやすい状況なので，比較的スムーズに行われると思われるが，とくに後天性TTPの場合は血漿交換などの時期を失すると，きわめて予後不良であるため注意を要する．

(石西綾美，藤村吉博)

血友病，フォン・ウィルブランド病
hemophilia, von Willebrand's disease (VWD)

キーポイント
- 血友病は男児に凝固第Ⅷ因子あるいは第Ⅸ因子が欠乏して生じる先天性出血性疾患である．
- 血友病は深部出血症状を呈し，その治療は低下・欠損している凝固因子の補充である．
- フォン・ウィルブランド（von Willebrand）病（VWD）は von Willebrand 因子（VWF）の異常による血小板粘着障害により出血症状を生じる．
- VWD は鼻出血などの粘膜出血，皮下出血，月経過多などの症状を呈し，デスモプレシンもしくは VWF/第Ⅷ因子複合体製剤を用いて治療する．

1 考え方の基本

止血は基本的な生体防御反応の1つであり，血管，血小板および血漿（凝固因子，線溶因子）の相互作用から成り立つ．血管が損傷されると，損傷部位に血小板が粘着・凝集して**1次血栓**を形成し，さらに1次血栓上で，血液凝固因子が活性化され，トロンビンの生成によりフィブリン線維が形成されることによって1次血栓を強化し，**2次血栓**（フィブリン血栓）を形成する．これらの過程に必須のタンパク質が遺伝子異常により先天的に低下ないし欠損している場合，出血症状となって現れる．血友病および VWD はその代表的な先天性出血性疾患である．時に自己抗体の出現により，これらの因子が後天的に低下することがあり，後天性血友病，後天性 VWD とよぶ．

2 起こり方

血友病

血友病は血液凝固因子が低下ないし欠損する先天性出血性疾患であり，凝固**第Ⅷ因子**活性が欠乏・低下する**血友病A**と，**第Ⅸ因子**活性が欠乏・低下する**血友病B**とがある．それぞれ X染色体長腕上の第Ⅷ因子または第Ⅸ因子遺伝子の異常に基づく第Ⅷ因子または第Ⅸ因子タンパクの量的・質的異常症である．全血友病の出生頻度は男児出生 10,000 人に 1〜2 人で，血友病Bは血友病Aのおよそ1/5程度である．

第Ⅷ因子は主に肝臓で合成される 2,351 のアミノ酸からなる巨大な糖タンパク質である．血漿中ではプロテアーゼにより容易に分解されるため VWF と非共有結合した複合体を形成することにより保護されている．第Ⅷ因子の半減期は成人で約 12 時間である．第Ⅸ因子はビタミンK依存性に肝臓で合成される 415 のアミノ酸からなるセリンプロテアーゼであり，その半減期は約 24 時間である．

現在，考えられている凝固の細胞基盤モデルでは，第Ⅷ因子や第Ⅸ因子は，止血に必要なトロンビン生成のための血液凝固過程の中核をなす因子と考えられている（図1）．血管が損傷を受けると，第Ⅶ因子が組織因子と複合体を形成し，活性化第Ⅹ因子が生成される．この生成過程は第Ⅷ因子と第Ⅸ因子により増幅され，トロンビンの大量生成を通じて凝固完成へと進行する．第Ⅷ因子と第Ⅸ因子が存在しないと，活性化第Ⅹ因子の生成は不十分に終わり，止血が完成しない．

● 後天性血友病 ●

通常の血友病は遺伝子異常に起因する第Ⅷ因子あるいは第Ⅸ因子タンパク質の異常による先天性疾患であるが，時に，血友病患者でない健常者あるいは自己免疫疾患や腫瘍に罹患した患者に凝固因子に対する**自己抗体**が生じることがあり，これを**後天性血友病**という．

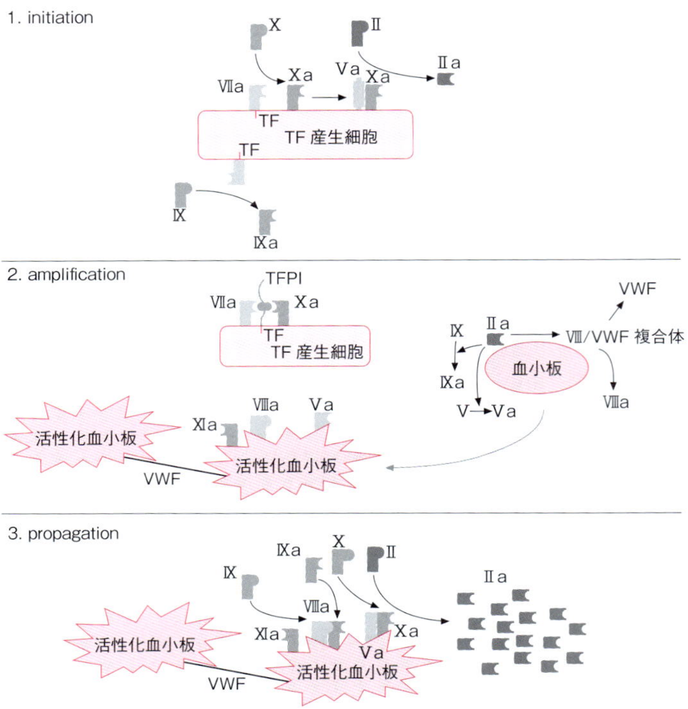

TF	：組織因子
TFPI	：組織因子経路阻害因子
II	：プロトロンビン
IIa	：トロンビン
V(a)	：(活性化)第V因子
VII(a)	：(活性化)第VII因子
VIII(a)	：(活性化)第VIII因子
IX(a)	：(活性化)第IX因子
X(a)	：(活性化)第X因子
XI(a)	：(活性化)第XI因子
VWF	：von Willebrand因子

図1 凝固の細胞基盤モデル

initiation：血管の破綻や組織障害により組織因子(TF)が血流に曝露され活性化第VII因子と結合し、第X因子の活性化を通じて、少量のトロンビンを生成する．

amplification：この過程は組織因子経路インヒビター(TFPI)によりただちに阻害されるが、トロンビン生成が一定量を超えた際には、内因系凝固因子の第VIII因子や第IX因子が活性化される．VWFは血小板どうしを結合し、血小板血栓を形成する．これらにより血小板は活性化される．

propagation：活性化血小板上で爆発的なトロンビン生成をもたらすことにより最終的にフィブリン血栓を形成する．

VWF

　VWFは血管内皮細胞および骨髄巨核球で産生される糖タンパク質である．障害を受けた血管の内皮下組織への血小板粘着および血小板血栓形成という1次止血においての接着因子として重要な役割を果たしている．VWFは、その多くが連なった**マルチマー構造**をとり、高分子量のものほど止血能が高いことから、VWFの量的・質的減少は出血傾向を招く．VWDは、VWFの量的低下(1型)、質的異常(2型)または完全欠損(3型)に分類される．2型は多様な遺伝子異常に起因して種々の質的異常をもたらす(2A型、2B型、2M型、2N型)．VWDの多くは常染色体優性遺伝であり、男女ともに発症する．重症の場合は第VIII因子欠乏を発現する(3型、2N型)．VWDの出血症状は血友病に比して軽症のものが多く見逃されている可能性が高く、わが国の全国調査では血友病Aより少なく血友病Bより多い程度である．また、頻度は低いがVWDは後天性疾患としても発症する．

3 症状と診断のすすめ方

■ 症 状
持続する**点状出血**や**紫斑**により気づかれることが多い．

● 血友病 ●
出血は全年齢を通じてみられ，反復性で多岐にわたる．血友病を特徴づける出血症状は関節や筋肉出血などのいわゆる**深部出血**である．重症では，乳幼児期にはいはい，つかまり立ち，独り歩きをするようになって，とくに誘因なくあるいはわずかな外傷や打撲により点状出血や**皮下血腫**を形成する．打撲後に半日から数日遅れて皮下血腫を作ることが多く，特別な外傷なしに**頭蓋内出血**を発症することもある．幼児期になると，足関節，次いで膝関節出血がみられるようになる．関節の腫脹・疼痛・運動制限が現れ，さらに学童期以降には膝・足・肘関節などの**関節出血**が増えるほか，腸腰筋出血を含む筋肉内出血，抜歯後出血，血尿，吐・下血なども現れる．適切な治療をしなければ，慢性の関節・筋肉機能障害（**血友病性関節症**）が進行する．しかし，軽症や中等症では発症年齢も高く，また自発出血は少ない．術前の凝固スクリーニング検査異常や，抜歯，手術や外傷後の止血困難から気づかれることもある．

● 後天性血友病 ●
後天性血友病の初発症状は広範な**皮下出血**がもっとも多く，**筋肉内出血**が続く．先天性血友病の特徴である関節内出血はあまり生じない．

● VWD ●
鼻出血などの**粘膜出血**，**皮下出血**，**月経過多**が多くみられ，抜歯や手術時の出血により初めて診断されることもある．しかし一般に血友病に比して症状が軽微であり見落とされがちである．VWFが完全に欠損する3型，および2N型VWDでは第Ⅷ因子活性も著減するために，その出血症状は血友病Aと類似しており注意する必要がある．

■ 検 査
出血性疾患が疑われる患者に用いられる一般的な検査，すなわち血小板数，出血時間，プロ

表1 スクリーニング検査

	血小板数	出血時間	PT	APTT
健常者	→	→	→	→
血友病A/B	→	→	→	↑
フォン・ウィルブランド病	→ or ↓	→ or ↑	→	→ or ↑

→：基準値内，↓：低下，↑：延長

トロンビン時間（PT），活性化部分トロンボプラスチン時間（APTT）によりスクリーニングを行う（**表1**）．その後，凝固因子あるいはVWFの定量を行う．第Ⅷおよび Ⅸ因子測定により血友病の型と重症度が判明する．第Ⅷ因子の濃度はVWDにおいても低下するため，新たに血友病Aと診断された患者で，とくにその疾患が軽度で血友病の家族歴がない場合，VWFの活性，抗原量，さらにマルチマーの組成を検討する．また，出血傾向の既往歴や家族歴がなく突然の広範な皮下出血や筋肉内出血症状により後天性血友病が疑われた場合，血小板数およびPTが正常でAPTTの延長が認められればさらに検査をすすめ，第Ⅷ因子活性が低下し，さらに第Ⅷ因子に対するインヒビターを検出すれば診断が確定する．

● 血友病の重症度 ●
第Ⅷ因子活性または第Ⅸ因子活性の低下度と，出血頻度や重症度とはほぼ相関する．凝固活性1%未満が重症，1～5%が中等症，5%以上が軽症とされる．

4 治療の実際

出血が生じた場合，低下・欠損している因子の製剤を補充することになる．

①血友病治療の原則は，欠乏する凝固因子の補充による早期止血である．献血血漿由来の血液製剤と遺伝子組換え型医薬品とがある．血友病患者の場合，度重なる関節障害によりQOLが著明に低下することから，その予防が重要となる．そのため，出血時のオンデマンドの補充療法だけでなく，隔日ないし週2回製剤を輸注する**定期補充療法**も行われている．軽症の血友病では**デスモプレシン静注療**

法も行われる.
② VWFは血管内皮で生成・貯蔵されているが,デスモプレシン刺激により内因性のVWFを放出させることが可能である.よって量的異常を伴う1型VWDや2型の一部ではデスモプレシン静注療法を用いる.重症のVWDではVWFを含む第Ⅷ因子製剤を用いる.完全欠損の3型ではデスモプレシンは無効であり,VWFの異常により血小板との結合が異常に亢進して血漿中のVWFが低下する2B型ではデスモプレシンは使用できない.
③ 凝固因子製剤の反復投与により,先天性血友病においても抗凝固因子抗体(インヒビター)が出現することがあり,製剤の輸注効果の観察は必須である(コラム).

看護のポイント

家庭で患者自身あるいは親が注射を行う定期補充療法が増加してきており,患者・家族への出血時の注意点の説明だけでなく,家庭輸注の指導や注射導入後の状況確認が重要である.また,電話対応を含めた相談窓口として,さらに必要に応じて,ソーシャルワーカーや理学療法士など他部門との連絡調整を行う.先天性出血性疾患は一生続く病気であり,患者・家族の抱える問題は多岐にわたるため,包括的・全人的医療が必要となりうることに留意する.

してはいけない！

- 血友病は遺伝性疾患には違いないが,患者の30%は *de novo* 突然変異であり,家系に血友病患者がいないという理由だけで血友病を否定してはいけない.
- 乳幼児で紫斑や点状出血をみた場合,近年は虐待が疑われることが多くなったが,先天性出血性疾患の存在を忘れてはならずスクリーニング検査を施行すべきである.

(櫻井嘉彦,西野正人)

コラム インヒビター

血友病では凝固因子製剤の補充療法を行うが,もともと患者には存在しない,あるいは存在しても完全な形では存在していないタンパク質を,製剤として輸注するため,時に凝固因子を不活化する中和抗体ができることがあり,これをインヒビターとよぶ.いったんインヒビターができると通常の補充療法は無効となり,バイパス製剤あるいは活性化第Ⅶ因子製剤といった高価な製剤が必要となる.このインヒビターをなくすために,インヒビターと反応する第Ⅷ(Ⅸ)因子(抗原)を定期的に一定量注射することにより,第Ⅷ(Ⅸ)因子に対する免疫応答を減弱ないしは消失させ,結果としてインヒビター(抗体)を作らないようにする免疫寛容療法が用いられる.しかし,これもインヒビター発症患者の30%では無効であり,このような症例に対する新しい治療法の開発が課題となっている.

(櫻井嘉彦,西野正人)

播種性血管内凝固症候群
disseminated intravascular coagulation syndrome(DIC)

キーポイント

- DICとは，①基礎疾患を有するものが，②凝固系の亢進をきたし，全身に血栓を生じ，③血栓形成に血小板，凝固線溶因子の消耗をきたし，④著明な出血症状をきたす病態・症候群であり，診断は臨床症状や検査所見を考慮して行う．
- 治療は①基礎疾患の治療，②凝固系の亢進を抑制，③止血に最低限必要な血小板，凝固・線溶系因子およびその阻止因子を補充することである．
- 基礎疾患は一般的に重篤で，予後も不良であることが多いが，適切な看護が求められる．

1 考え方の基本

DICの病態把握のためには①**基礎疾患**の有無，②**凝固系の亢進**とそのための血小板・線溶系の亢進の有無，③**血小板・凝固線溶系因子の消耗**の有無，④臨床症状の有無を検討することが重要である．

治療は当然のことながら，キーポイントに記した①「基礎疾患を有するものがなんらかの原因である」ことから基礎疾患そのものに対して治療することが第1義的である．②「凝固系の亢進をきたし，全身に血栓を生じ閉塞症状を起こす」ことから，次いで必要になるのは凝固系の亢進を抑制することである．そして③「血栓形成に血小板，凝固線溶因子の消耗をきたす」ことから，止血に最低限必要な血小板，凝固・線溶系因子およびその阻止因子を補充することである．

2 起こり方

なんらかの機序により，凝固を亢進させる「引き金」により，生体内にトロンビンが生じ，そのトロンビンはフィブリノゲンをフィブリンに転換してフィブリン血栓を生じるとともに，他の凝固因子や血小板にも作用して凝固機転の活性化をもたらす．こうして凝固因子・血小板数の減少・消費，血管壁の障害がみられ，結果として凝固異常を生じさまざまな臨床像を呈することになる．

「引き金」となるものは，本来は止血に際して重要な役割を担っている組織因子である．組織因子は全身の組織以外にもさまざまな悪性腫瘍組織，白血病細胞さらには羊水，胎盤などにも含まれており，前述したようになんらかの原因で組織や細胞が破壊されたり，羊水などが血液中に流入するとDICを発症することになる．さらに重症の感染症などでは細菌が産生したエンドトキシンが白血球や血管内皮細胞に作用して組織因子を増大させDICとなる．

DICは病期の進行具合による分類，または原疾患による分類，あるいは病態，臨床像による分類がなされている．

3 症状と診断のすすめ方

症状

DICがひき起こす基礎疾患，「引き金」，経過などにより症状はさまざまであるが，紫斑，皮下出血，皮下血腫，血疱，採血部位・術創からの出血などの**出血症状**や，先端紫斑症，壊疽などの**血栓症状**がある（表1）．

さらに基礎疾患による固有の症状もみられ，乏尿・無尿などの**腎障害**，意識障害・麻痺などの**精神・神経症状**，呼吸困難・低酸素症症状の呼吸器症状，吐下血・黄疸などの消化器症状，さらにはショック・不整脈などの循環器症状があり，特殊な臨床像としては急性副腎不全症状

表1 DICに特徴的な症状

- 皮下出血，皮下血腫
- 紫斑
- 術創からの出血
- 外傷性出血
- 採血部位からの出血
- 留置カテーテルからのじわじわ出血
- 先端紫藍症
- 壊疽

を示すウォーターハウス・フリーデリクセン(Waterhouse-Friderichsen)症候群や下垂体機能低下症状を示すシーハン(Sheehan)症候群などがある．一方慢性的に経過するDICでは重篤な出血症状はまれで，歯肉出血，易出血性，紫斑，粘膜性出血としての尿路系消化管出血がみられることもある．

診断

上記の臨床症状に加えて，血小板数，プロトロンビン時間(PT)，活性化部分トロンボプラスチン時間(APTT)，フィブリノゲン値，フィブリン分解産物(fibrinogen degradation products：FDP)，アンチトロンビン，プラスミノゲン，α_2-プラスミンインヒビター(α_2-PI)などの検査所見を考慮して行う．

① **血小板・凝固線溶系因子の消耗の有無**：血小板数は白血病などの**造血器腫瘍**を除くすべてのDICにおいて診断上もっとも大事な検査であり，発症と同時に急速に減少し出血症状を呈することとなる．しかし造血器腫瘍患者では，疾患そのものによって，あるいは治療用抗腫瘍薬による骨髄抑制のために低値となるので診断的価値はない．一方，造血器腫瘍は高頻度にDICを合併することから検査値をどうこうする前に，そのような疾患ではDICが起こりうるということを前提にして患者を観察したり検査値を把握する必要がある．

② PT，APTT，フィブリノゲン値は日常での凝固系検査として重要であるが，DICにおいては前述したように全身性に血管内凝固が亢進し，その結果として種々の凝固因子が消費されるために，PT，フィブリノゲン値が異常を呈し，診断的な意味がある．

③ **凝固系の亢進とそのための血小板・線溶系の亢進の有無**：TAT，PIC，D-ダイマー，FM(fibrin monomer)テスト，FPA(fibrinopeptide A)，FPB(fibrinopeptide B)b15-42などの検査法は**分子マーカー**と称されるもので，凝固反応に伴って分解され放出されたタンパクの一部や新たにできた凝固因子とその阻害物質の複合体である．

これらは消耗性凝固障害が進行する以前にすでに異常値(高値)を示すことから早期診断には有用である．すなわち，いまだ臨床的にDICにいたらない段階において(pre DIC)，診断，治療を開始するための有用な検査法である．またDICが消退する際にはまずこれら分子マーカーが正常化した後に減少していた凝固因子や血小板が快復してくることから，治療効果の早期判定にも有用である．ただし，採血に手間どった場合のわずかな凝固の亢進でも高値となる場合もあるので，検体採取には十分注意をする必要がある．

4 治療の実際

① 基礎疾患の治療が不可欠である．前述したようにDICは種々の基礎疾患が存在し，白血病では白血病細胞自身の崩壊による**組織因子**，あるいは線溶系酵素の放出などによって凝固亢進状態あるいはそれに引き続いた**線溶亢進**によりDICが成立する．同様に，感染症とくにグラム陰性桿菌の**エンドトキシン**により接触相の凝固因子の活性によりDICが惹起される．

このようにDICの基礎疾患の多くはいわゆる悪性腫瘍や重症感染症であることから必ずしもその治療や原因除去は容易ではないが，基礎疾患の治療が本質的である．

② 最低限の治療の目標は，血小板・凝固線溶系因子を出血の危険のない程度に保つことである．そのためには，消耗の原因となる凝固系の亢進を抑える(抗凝固療法)と同時に消耗した因子を補給する(補充療法)ことが大原則である．

抗凝固療法

抗凝固療法は凝固系の亢進状態を抑制することが目的であり，現在では以下に述べるようなヘパリン(低分子ヘパリン，ヘパリノイドを含む)と合成タンパク分解酵素阻害薬が用いられている．

抗線溶療法

急性前骨髄球性白血病(APL)や前立腺がんなどでは，α_2-PI 濃度が基準値の 30〜40% まで低下しその結果として著しい出血を呈することもある．そのような場合，抗線溶療法を，抗凝固療法と併用して行うこともある．

補充療法

◆ 血小板 ◆

血小板の補充はきわめて重要であり，ことに造血器腫瘍による DIC ではその疾患の性質上容易に血小板の回復が期待できないことから長期かつ十分な補充が必要である．目標は血小板数を 5 万/μL 以上に維持することが重要で，必要に応じて 10〜20 単位の濃縮血小板輸血を行う．造血器腫瘍以外の DIC では治療に反応すれば，すみやかに回復するので，漫然とした血小板輸血は行うべきではない．

◆ フィブリノゲン，クリオプレチピテート，凝固因子 ◆

消耗した凝固因子の補充に新鮮凍結血漿が用いられるが，もっとも重要なのはフィブリノゲンで，その値が 50 mg/dL 以下に低下するとしばしば生命に危険な出血が起こる．APL や産科的 DIC では濃縮フィブリノゲン製剤が有効である．

◆ アンチトロンビンIII(アンスロビンP®，ノイアート®) ◆

抗凝固療法を行うにあたって肝要なことはヘパリンの抗凝固作用を十分発現させるにはアンチトロンビンIIIが必要である．そこで現在ではこれの濃縮製剤が使用されているが，アンチトロンビン値が 70% 以下のみ適応となる．1,500 U/日使用するが高価な薬剤なので適正使用に努める．

治療の目安

補充療法を含めた治療の目安としては，血小板数とフィブリノゲン値である．最近ではより鋭敏な分子マーカーが用いられるようになってきている．とくに D-ダイマーが有用である．

治療の最終目標

表2に治療の最終目標を示す．

治療にもかかわらず，出血傾向が続くときはいつも抗凝固療法の副作用ではなく，治療が不十分であることも考慮する必要がある．

① 凝固・線溶系因子が保たれておらず，分子マーカーが上昇している場合は，まだ凝固の活性化が進行し，かつ消耗性凝固障害も引き続き起こっているので，抗凝固療法も補充療法も強化する．

② 凝固・線溶系因子が保たれていないが，分子マーカーが改善している場合は，一応凝固の活性化は抑えられていることを意味しており，不足している血小板，凝固・線溶系因子の補給を図るために補充療法を強化する．

③ 凝固・線溶系因子が保たれているにもかかわらず，出血が認められる場合には抗凝固療法の副作用を考慮してヘパリンなどの抗凝固療法を弱める．

表2 治療の最終目標

1. 凝固・線溶系の亢進状態を抑制すること
2. 血小板，凝固・線溶系因子の消耗が補正されても，凝固・線溶系の亢進がある限り消耗状態に陥る危険性がある
3. 凝固・線溶系が亢進している限りは治療を中止しない

看護のポイント

・DIC の基礎疾患の多くは白血病を含む悪性腫瘍であることから，DIC のみならず基礎疾患をも含めた総合的・包括的な看護計画が必要である．

・実際の臨床の場面においては，患者にみられる出血症状は多彩であるが，自然出血ではなく，採血，点滴，歯磨きなど看護師が最初に気づくことも決してまれではないことから，患者の基礎疾患から DIC を合併しうる可能性を十分理解することが重要である．

・出血症状の中には，口腔内出血，歯肉出血な

ど患者にとって不快なものもあり，ていねいな対応が求められる．
・とくに白血病などでは著しい出血傾向により脳出血などの致死的な出血にも十分配慮することが必要である．

・治療も抗凝固療法，各種製剤の輸血療法，時には抗線溶療法など経過に応じて変更することもまれではないことから，臨床症状に加えて，基本的な検査所見の変化にも十分注意する必要がある．

してはいけない！

- 診断，経過観察にともに臨床検査が重要であることから，適切な検体採取が求められる．
- 留置カテーテル部位からの採血は使用されているわずかなヘパリンの影響もあるので避けるべきである．しかしながら，直接静脈採血により広範な出血をきたすことがあるので，検体採取にあたってはまとめて計画的に手際よく行う．

（高松純樹）

神経・筋疾患

ウイルス性脳炎 viral encephalitis

> **キーポイント**
> - ウイルス性脳炎は，神経内科救急疾患の1つである．
> - 単純ヘルペスウイルス脳炎の頻度が高い．
> - 抗ウイルス薬の効果がある疾患の場合には，ただちに抗ウイルス薬を投与する．
> - 合併症で重篤になることも多いので全身管理が重要である．

1 考え方の基本

脳炎は**病原体が脳実質**に侵入して炎症を起こす疾患である．**頭痛，発熱，意識障害，精神症状**などが出現する．治療が遅れると死にいたることや後遺症を残す**内科的救急疾患**である．種々の病原体やがん細胞が脳炎を起こしうるが，ウイルスが原因のことが多い．病原体が直接，脳に感染して生じる**1次性脳炎**とアレルギー性機序が関与して生じる**2次性脳炎**がある．前者の原因には**単純ヘルペスウイルス**(herpes simplex virus：HSV)，日本脳炎ウイルスなどがあり，後者の原因にはインフルエンザウイルス，風疹などがある．一般にはウイルス性脳炎というと前者を意味する．

わが国では，脳炎は2,200人/年が発症する．単純ヘルペスウイルスによるものがもっとも多く，300〜500人/年が発症する．主として単純ヘルペス1型(HSV-1型)による．

2 起こり方

脳炎を生じるウイルスは多数ある(**表1**)．ウイルスの脳実質への感染経路には，①上気道感染や消化器感染などでウイルス血症を起こし，脳に感染する**血行性**，②神経節に潜伏感染していたウイルスが再活性化し，脳幹や嗅神経を経由して発症する**神経向性**がある．幼小児の単純ヘルペス脳炎は，皮膚粘膜などの初感染に続発して生じたウイルス血症により生じる血行性である．成人の単純ヘルペス脳炎や帯状疱疹脳炎

表1 ウイルス性脳炎の主な原因ウイルス

DNAウイルス	ヘルペスウイルス(単純ヘルペスウイルス，水痘・帯状疱疹ウイルス，ヒトヘルペスウイルス6型，ヒトヘルペスウイルス7型，サイトメガロウイルス，EBウイルス)，ポリオーマJCウイルス
RNAウイルス	アルボウイルス(日本脳炎ウイルス，ダニ媒介ウイルス)，ムンプスウイルス，麻疹ウイルス，エンテロウイルス(ポリオウイルス，コクサッキーウイルス，エコーウイルス)，風疹ウイルス

は神経向性である．

3 症状と診断のすすめ方

典型的な症状は，発熱，頭痛が生じた後，意識障害，精神症状，神経症状などが出現する．精神症状には不穏，不安，錯乱など，神経症状には，けいれん，失語，不随意運動，片麻痺，小脳失調などがある．発熱，頭痛などがなく精神症状や神経症状が初発症状であることもある．麻疹，風疹脳炎では発疹を伴うことがあり，皮膚症状を見逃さないことも重要である．またエプスタイン・バー(Epstein-Barr：EB)ウイルスでは，咽頭痛，肝機能障害，リンパ節が腫大することがある．患者が免疫不全状態や免疫抑制薬を服用していないか，ウイルス感染が流行している地域を訪れていないか，などを詳細に聴取することも重要である．

診断は臨床症状と検査所見(**表2**)から行って

表2 ウイルス性脳炎の検査

検査	所見
血清	抗体価：上昇
髄液検査	細胞数増加（5〜500/μL，単核球優位），糖正常（まれに低下），タンパク増加（50 mg/dL 以上），抗体価：上昇，PCR：陽性だと診断の有力な根拠
脳波	徐波化，一側性てんかん型放電だと単純ヘルペス脳炎の可能性あり
CT，MRI	MRI は CT より高感度，前頭葉，側頭葉に異常があると単純ヘルペス脳炎の可能性あり
脳生検	きわめて高感度だが侵襲性が高いためルーチン検査ではない

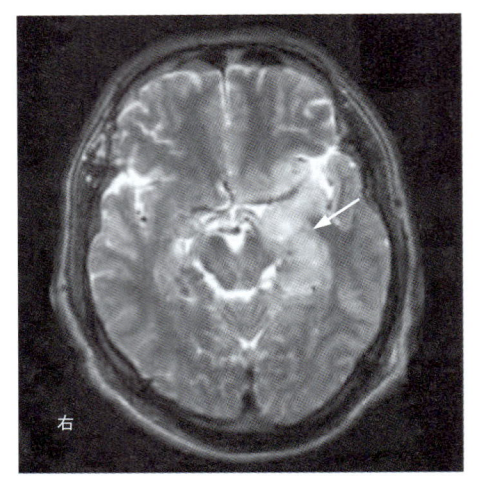

図1 単純ヘルペス脳炎．頭部 MRI T2 強調画像
左の側頭葉に高信号域がみられる．

いく．血清抗体価は有意な上昇（4倍以上）がみられ，髄液所見では，**単核球優位の細胞増加**とタンパク濃度上昇を認める．**髄液検査で有意な抗体価の上昇**があると診断が確実となる．HSV-1型，水痘・帯状疱疹ウイルス，サイトメガロウイルスなどでは**ポリメラーゼ連鎖反応法（PCR）が有用**で，陽性であれば確定診断となる．

● 単純ヘルペス脳炎（HSV 脳炎）●

主に**単純ヘルペス1型（HSV-1型）ウイルス**による．HSV-2型による脳炎はまれである．未治療では約70%，治療を受けても20〜30%の致死率を示すので早期診断，早期治療がきわめて重要である．

発症は急性である．発熱や頭痛が生じた数日後に意識障害，けいれん，人格変化，異常行動，記銘力障害，感覚性失語などが生じる．これはHSV-1型ウイルスが側頭葉や海馬，扁桃体などの**辺縁系を好んで障害**するためである．

髄液所見で HSV 抗体価の有意な上昇，PCR法による髄液内 HSV DNA の検出があれば診断が確定される．頭部 MRI は，T2強調画像，FLAIR 強調画像，拡散強調画像では発症早期から一側または**両側の側頭葉や前頭葉に高信号域**がみられる（図1）．頭部 CT でも，同部位に低吸収域がみられる．脳波は，ほぼ全例で徐波となる．30%は，左右差のある**一側性てんかん型放電**（periodic lateral epileptiform dis-charges：PLEDs）を認める（図2）．

● 水痘脳炎，帯状疱疹脳炎 ●

水痘・帯状疱疹ウイルス（Varicella-zoster virus：VZV）による．水痘脳炎は5〜9歳に多く，小児の水痘患者の約0.1%に生じる．水痘に罹患後数日で頭痛，発熱，意識障害，けいれん，小脳運動失調などを生じる．水痘に罹患後，**VZV が三叉神経節や脊髄後根神経節に潜伏**し免疫力低下などにより再活性化して，帯状疱疹が生じ，これに合併して脳炎，髄膜炎，脊髄炎を生じることがある．髄膜炎が多く，脳炎は少ない．中高年に多い．帯状疱疹などの皮疹がみられないこともある．

● 日本脳炎 ●

コガタアカイエカが伝播する日本脳炎ウイルス（Japanese encephalitis virus：JEV）により発症する．夏から初秋に発症する．日本では，ワクチンの普及により激減し，1992年以降，日本での発症者は年間10人以下である．世界的にはアジアを中心として3万〜5万人/年が発症している．

JEV に感染してもほとんどは不顕性感染であるが，0.1〜2%の割合で脳炎を発症する．感染後1〜2週間で頭痛，発熱が急激に出現し，

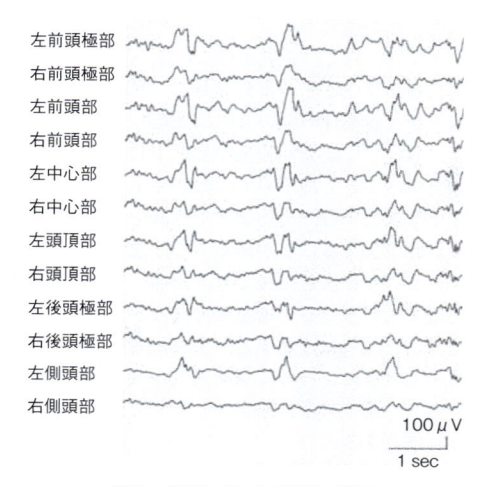

図2 単純ヘルペス脳炎，脳波
一側性てんかん型放電(PLEDs)を認める.

髄膜刺激徴候が加わる．その後，意識障害，筋強剛，不随意運動，運動麻痺などが加わる．致死率は約25％で，約30％に後遺症がみられる．

頭部CTで，視床，大脳基底核および脳幹に低吸収域，MRIで，同部位にT2強調画像で高信号域を認める．ペア血清で有意な抗体価の上昇(4倍以上)や髄液のPCR法で日本脳炎ウイルスRNAの検出が診断に有用である．

● **亜急性硬化性全脳炎(SSPE)** ●

変異麻疹ウイルスによる脳炎である．麻疹に罹患後，麻疹ウイルスが完全に消去されず，脳内で持続感染し増殖した結果生じる．麻疹に2歳未満で罹患することが危険因子となる．発症すると平均生存期間は約6年である．

麻疹ワクチンの普及で激減し，わが国では人口100万人あたり0.11〜0.15人，麻疹罹患者の5万〜6万人あたり1人程度発症する．ワクチン接種者の発症は，非ワクチン接種者の発症の5〜6％である．

麻疹に罹患し，軽快後，4〜10年してから発症する．知能低下，周囲への無関心，性格変化，行動異常で発症する．次いでけいれん発作，失立発作，四肢のミオクローヌス，歩行障害が生じる．その後，知能低下，運動障害は進行し，寝たきりとなり，ミオクローヌスが激しくなる．最終的に昏睡状態となり除脳状態となる．

血清および髄液で麻疹ウイルス抗体価の上昇を認める．脳波では**周期性同期性放電(PSD)**を認め，頭部CT・MRIでは，進行性の白質病変，脳室の拡大，大脳皮質の萎縮を認める．診断は臨床症状，麻疹の罹患の既往，血清，髄液麻疹抗体価などで行う．

● **そのほかのウイルス性脳炎** ●

サイトメガロウイルス脳炎は，後天性免疫不全症候群(AIDS)などで免疫力の低下した患者にしばしば合併する．ヒトヘルペスウイルス6型は突発性発疹の病原であるが，まれに脳炎を起こす．移植患者に辺縁系脳炎を起こすこともある．エンテロウイルスでは，ポリオに類似した弛緩性麻痺を生じることがある．

インフルエンザウイルス感染に伴い，サイトカインが増加してアポトーシスを呈して頭痛，意識障害，けいれんが生じることがある．これは脳内のウイルスによる炎症ではなく，宿主免疫応答を基盤とした浮腫によるものなので**インフルエンザ脳症**という．1〜3歳に多い．

4　治療の実際

脳炎は，**初期治療がきわめて重要**である．とくに抗ウイルス療法が有効な疾患の場合には早期診断し，抗ウイルス薬をただちに投与する．

HSV脳炎が疑われた場合にはすみやかに**アシクロビル(ACV)**を投与する．またHSV脳炎が否定できない場合にも早期にACVを投与する．ACVの副作用として腎障害，血小板減少症などに注意する．臨床症状が改善しない場合は，**ビダラビン**に変更したり併用する．また**ステロイドを併用**すると効果がある場合が多い．

水痘脳炎や帯状疱疹脳炎にもACVは有効で，治療はHSV脳炎に準じて行う．サイトメガロウイルス脳炎は，ガンシクロビル(GCV)とホスカルネットの併用がある程度有効である．ヒトヘルペス6型脳炎にもGCVとホスカルネットが有効である．SSPEは，今まで対症療法が中心であったが，抗ウイルス薬のリバビリンの髄腔内投与やインターフェロンαやβ療

法の髄注や脳室内投与で臨床症状の改善や生存期間が延長したとする報告があり，治療可能な疾患となってきている．

そのほかのウイルス脳炎では特異的な治療法はなく，対症療法が中心となる．頭痛に対して鎮痛薬，脳浮腫に対して濃グリセリンの点滴，けいれんに対して抗けいれん薬，発熱に対して解熱薬などを投与する．全身管理が重要で誤嚥性肺炎，尿路感染症の合併には注意する．また経過が長期化したら四肢の拘縮予防のためにリハビリテーションを行う．

看護のポイント

生命徴候の把握，微小な変化に細心の注意を払うことが重要である．とくに呼吸状態，意識レベルに注意し，瞳孔不同など脳ヘルニア徴候を見逃さないことが重要である．麻疹，風疹，水痘など感染性の強いものは隔離して治療を行う．嘔吐して誤嚥性肺炎などを生じると病態が悪化することもあるので症状が完全に落ち着くまで禁食とする．不穏などで点滴やカテーテルの自己抜去することがあるので注意する．症状がいったん軽快した後でも，頭痛，発熱などが再度生じてきたら再増悪の可能性があるので担当医にただちに連絡する．また患者の体動や処置のときなどに伴って点滴速度が変化することがあり，薬剤の副作用が生じやすくなるため十分に注意する．

してはいけない！

- 抗ウイルス薬は，軽症の場合でも投与量の減量や投与期間の短縮はしない．
- 意識レベルの把握が重要なため少々の不穏が認められてもむやみに沈静化しない．
- 脳炎の患者は一見，正常にみえても異常言動を発することがある．これに対して決して感情的になってはならない．家族などから病前の性格などをよく聴取しておく．

（鈴木　裕，亀井　聡）

髄膜炎 meningitis

キーポイント

- 髄膜炎は，頭痛，発熱，悪心・嘔吐を主徴とする．
- 原因は，ウイルス，細菌，結核菌，真菌などがあり，ウイルス性の頻度が高い．
- ウイルスが原因の場合は予後がよいことが多い．
- 細菌，結核菌，真菌が原因の場合は治療が遅れると予後が悪いので早期診断，早期治療がきわめて重要である．

1　考え方の基本

頭痛，発熱，悪心・嘔吐が急性～亜急性に生じたらまず考えなければならない疾患である．髄膜炎は，ウイルス，細菌，結核菌，真菌などの**病原体が髄膜に感染**して生じる．また悪性腫瘍や化学物質が原因となることもある．わが国では約32,000人/年が発症している．多くは**ウイルス性**で約6,000人/年が発症している．エンテロウイルスが多く，次いでムンプスウイルスが多い．**細菌性髄膜炎**の発症は約1,500人/年である．3ヵ月未満では**大腸菌，B群溶**

表1 髄膜炎を生じる主な病原体

細菌		肺炎球菌，髄膜炎菌，インフルエンザ桿菌，大腸菌，B群連鎖球菌，リステリア菌，クレブシエラ，緑膿菌
ウイルス	DNAウイルス	ヘルペスウイルス（単純ヘルペスウイルス，水痘・帯状疱疹ウイルス，ヒトヘルペスウイルス6型，サイトメガロウイルス，EB*ウイルス）
	RNAウイルス	エンテロウイルス（ポリオウイルス，コクサッキーウイルス，エコーウイルスなど），ムンプスウイルス，風疹ウイルス，麻疹ウイルス，インフルエンザウイルス，ヒト免疫不全ウイルス（HIV）
真菌		クリプトコッカス，アスペルギルス，カンジダ，接合菌（ムコール菌など）
放線菌		結核菌
その他		スピロヘータ，ボレリア，リケッチア，寄生虫の一部

*EB：エプスタイン・バー（Epstein-Barr）

連菌，3ヵ月以上の幼小児では，**インフルエンザ桿菌，肺炎球菌**，成人では**肺炎球菌，ブドウ球菌**が多い．**結核性髄膜炎**は140〜190人/年，**真菌性髄膜炎**は約50人/年が発症する．

予後は，良好のものもあるが，診断や治療が遅れると死にいたる場合や重篤な後遺症を残す場合があるので内科的救急疾患として対処する．

治療は**薬物治療が中心**である．細菌性髄膜炎に脳膿瘍を合併した場合は感染部位を外科的（穿刺排膿術，腫瘍摘出術）に除去，脳浮腫が強い場合には脳室-腹腔内シャントを行う場合もある．

2 起こり方

主に病原体が感染巣から髄膜（くも膜，軟膜）およびくも膜・軟膜に囲まれたくも膜下腔に侵入して生じる．主な病原体を表1に示す．感染経路には直達性と血行性がある．直達性には，副鼻腔炎，中耳炎，頭部外傷，脳や脊椎の術後感染から生じるものがある．腰椎穿刺，消毒不十分な針を用いた治療などでも時にみられる．ウイルス，細菌により菌血症，敗血症が生じると血行性に髄膜炎が生じる．結核性髄膜炎は結核病巣（多くは肺）からの血行性播種によって生じる．土壌や鳥類に存在する**クリプトコッカス**が肺で初期感染巣をつくり血行性に髄腔内に播種するとクリプトコッカス性髄膜炎が生じる．

3 症状と診断のすすめ方

診断は次に示す症状と検査所見から行っていく．

症状

発症様式である程度原因が推測できる．急性に発症する場合の多くはウイルス性や細菌性である．1週間以上かけて亜急性に発症する場合は腫瘍性，真菌性，結核性のことが多い．慢性発症もまれにある．

髄膜炎の基本症状は，**発熱と頭痛，悪心・嘔吐**などの髄膜刺激症状である．診察をすると**項部硬直**（仰臥位で頭部を持ち上げると抵抗がある），**ケルニッヒ（Kernig）徴候**（仰臥位で一側股関節および同側の膝関節を直角に曲げた状態で伸展させると135°以上に伸展できない），**ブルジンスキー（Brudzinski）徴候**（仰臥位で頭部をゆっくり前屈させると伸展していた両下肢が自動的に股関節と膝関節で屈曲し，立ち膝になる）などの**髄膜刺激症候**を認めることが多い．

結核性髄膜炎では脳底が主に障害されるため視力障害，眼球運動障害，顔面神経麻痺が生じることがある．また血管炎を合併すると脳梗塞を生じることがある．症状が重篤になると原因の如何にかかわらず，けいれん，精神症状，意識障害などが生じてくる．

検査所見

◆ 血液生化学所見 ◆

ウイルス性では**ペア血清**（急性期と回復期）で4倍以上の上昇があるときに疑う．結核性髄

表2 各種髄膜炎における髄液所見

	外観	初圧(側臥位)(mm髄液柱)	細胞数(/μL)	タンパク濃度(mg/dL)	糖濃度(mg/dL)	病原診断
正常	水様透明	100〜150	5未満	15〜40	50〜75	
ウイルス性髄膜炎	水様	上昇	増加 単核球優位	高値	正常〜低値	PCR法でウイルス陽性 ウイルス抗体価の経時的上昇
細菌性髄膜炎	混濁,膿性	上昇	増加 多形核球優位	高値	低値	細菌塗抹/培養陽性 細菌抗原陽性(ラテックス凝集法など)
結核性髄膜炎	水様〜混濁	上昇	増加 単核球優位	高値	低値	結核菌塗抹/培養陽性 PCR法で結核菌陽性 ADA高値
真菌性髄膜炎	水様〜混濁	上昇	増加 単核球優位	高値	低値	真菌塗抹/培養陽性 クリプトコッカス抗原陽性
がん性髄膜炎	水様〜混濁	上昇	増加 単核球優位	高値	低値	腫瘍細胞出現 腫瘍マーカー高値

膜炎では**ツベルクリン反応**は陽性のことが多い.しかしBCG接種によるものとの判別ができない.BCG接種に影響されない**クオンティフェロン**が有用である.肺結核の既往がなく亜急性の経過を示す髄膜炎で,クオンティフェロンが陽性の場合は結核性髄膜炎が疑わしい.

● 髄液所見 ●

診断にもっとも有用である.表2に各種髄膜炎の髄液所見を示す.一般に髄膜炎では**髄液の圧が上昇**し,**細胞数**,**タンパクが増加**する.細胞数増加は細菌性では好中球などの多形核球が増加し,ウイルス,真菌,腫瘍などではリンパ球などの単核球が増加する.髄液の糖の所見も重要である.ウイルス性では正常であるが細菌,真菌,腫瘍などでは糖が低下する.

塗抹培養で細菌が陽性となれば細菌性髄膜炎の確定診断となる.**ラテックス凝集反応**は肺炎球菌,髄膜炎菌,B群連鎖球菌,インフルエンザ菌を迅速に同定することができる.結核菌は塗抹培養で陽性となることは少なく,**ポリメラーゼ連鎖反応法(PCR)**が診断に有用である.**アデノシンデアミナーゼ(ADA)**が参考になる.しかし細菌性髄膜炎でも偽陽性になることがあるので注意が必要である.ウイルスは塗抹培養ではほとんど分離できない.抗体価が補体結合反応(CF)やEIA法で上昇する.PCR法で検出できる場合があり,検出できれば診断は確実である.クリプトコッカスは**墨汁染色**で莢膜を有する菌体を確認することやクリプトコッカス抗原の測定で診断する.

● 頭部CT,MRI ●

細菌性髄膜炎が進展し脳膿瘍を合併するとCTやMRIで被膜を伴う腫瘤を呈してくる.これは一般に造影剤を静注すると被膜が増強される(図1).結核性髄膜炎ではCT,MRIで肥厚した髄膜や異常陰影が脳底槽を中心にみられ,造影剤で増強される.クリプトコッカス性髄膜炎では,MRIで脳室,脳幹,脳表や脳溝周辺の大脳皮質に造影効果のある異常陰影がみられ,造影剤で増強される.

● 脳波所見 ●

髄膜炎ではおおむね正常である.結核性髄膜炎や細菌性髄膜炎が重篤になり意識障害が生じてくると基礎律動が不規則に徐波化する.

4 治療の実際

原因にかかわらず**全身管理**が重要である.**早期診断**,**早期治療**が重要である.脳ヘルニアの徴候のないことを頭部CTやMRIなどで確認後,脳脊髄液を採取し,原因を特定しながらただちに治療を開始する.以下に原因別の治療法を述べる.

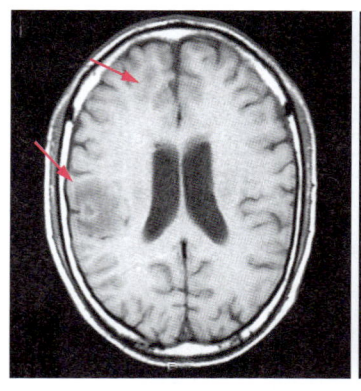

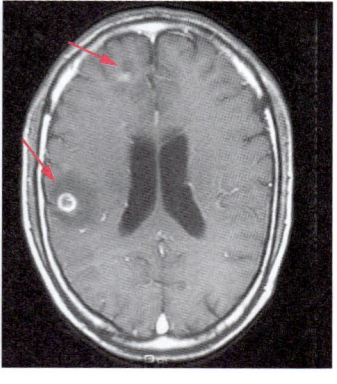

図1 細菌性髄膜炎に合併した脳膿瘍
左図：MRI T1 強調画像．右の前頭葉，側頭葉に一部高信号域を伴った低信号域を認める（矢印）．
右図：MRI T1 ガドリニウム造影画像．左図でみられた病変の中にリング状に造影される箇所を認める（矢印）．

● ウイルス ●

ウイルス性髄膜炎の予後はよく，治療の中心は**対症療法**である．頭痛に対して濃グリセリンの点滴，鎮痛薬，発熱に対して解熱薬を投与する．

● 細菌 ●

細菌性髄膜炎は未治療では転帰がきわめて不良である．髄液を採取したら菌の培養結果を待たないで**抗菌薬を早急に開始**する．わが国には**細菌性髄膜炎のガイドライン**があり，その要約を表3に示す．菌不確定時，原因菌によって使用する抗菌薬が異なってくる．カルバペネム系，セフェム系，バンコマイシン，アンピシリンなどを適宜使用する．起炎菌が同定されて抗菌薬の感受性結果が得られれば，その結果に基づき適宜変更する．抗菌薬の髄液濃度を十分に保つために大量に投与する．投与期間は最低2～3週間である．一般には臨床症状が改善し，髄液所見が正常化してからさらに約1週間，投与する．また最近では重篤な敗血症がある場合を除いてステロイド（corticosteroid：CS）を発症早期に併用する場合が多い．抗菌薬による細菌の死滅に伴うサイトカインなどの炎症性メディエーターの放出抑制に働いて効果を発揮する．

● 結核菌 ●

治療が遅れると予後が悪いので**確定診断を待たずに治療を開始**する．亜急性の経過を示した髄膜炎で本疾患が否定できない場合には抗結核薬治療を開始する．イソニアジド（INH），リファンピシン（RFP），ピラジナミド（PZA），エタンブトール（EB）［またはストレプトマイシン（SM）］で治療を開始する．この4薬を2ヵ月間投与し，INH，RFPはさらにその後10ヵ月間続ける．またCSを投与することが多い．1～2週間投与後，症状が中等度以上であれば緩徐に漸減し，軽度であれば短期間で漸減中止する．

抗結核薬は副作用が生じやすいので注意する．INHは，末梢神経障害，肝障害に注意する．末梢神経障害はピリドキシンの併用により予防することが可能である．RFPは，肝障害や自己免疫性血小板減少症に注意する．SMでは難聴や平衡機能障害，EBでは視神経障害，PZAは肝障害，関節痛，高尿酸血症に注意する．

● 真菌 ●

真菌性髄膜炎の大部分は**クリプトコッカス**である．**アムホテリシンB（AMPH-B）**とフルシトシンの2剤併用を最低4週間行い，その後

表3　主な細菌性髄膜炎の治療

菌未確定	・4ヵ月未満	アンピシリン＋第3世代セフェム系（セフォタキシムまたはセフトリアキソン）
	・4ヵ月～16歳未満	カルバペネム系（パニペネム/ベタミプロンまたはメロペネム）＋第3世代セフェム系（セフォタキシムまたはセフトリアキソン）
	・16～50歳未満	カルバペネム系（パニペネム/ベタミプロンまたはメロペネム）または第3世代セフェム系（セフォタキシムまたはセフトリアキソン）＋バンコマイシン
	・50歳以上	アンピシリン＋第3世代セフェム系（セフォタキシムまたはセフトリアキソン）＋バンコマイシン
肺炎球菌		カルバペネム系（パニペネム/ベタミプロンまたはメロペネム）または第3世代セフェム系（セフォタキシムまたはセフトリアキソン）＋バンコマイシン
B群連鎖球菌		第3世代セフェム系（セフォタキシムまたはセフトリアキソン）またはアンピシリン
ブドウ球菌		バンコマイシンまたは第3・4世代セフェム系またはカルバペネム系　ただし，MRSAはバンコマイシン
髄膜炎菌		第3世代セフェム系（セフォタキシムまたはセフトリアキソン）
リステリア菌		アンピシリン
インフルエンザ菌		第3世代セフェム系（セフォタキシムまたはセフトリアキソン）またはメロペネムまたは両者併用
緑膿菌，大腸菌群		第3・4世代セフェム系またはカルバペネム系

フルコナゾールを8週間投与する．ただしAMPH-Bは腎障害が強いため血清クレアチニンを頻回に測定する．AMPH-B無効例には，はじめからフルコナゾールを投与する．またAMPH-Bの腎障害の軽減を目的に改良した**アムホテリシンB**（アムビゾーム®）も有効である．

看護のポイント

全身状態の管理が重要である．感染性の強い疾患の場合は隔離して治療を行う．意識障害，けいれんなどの局所神経症状が出現したら脳炎が合併した可能性があるので担当医にすぐに連絡する．ウイルス性髄膜炎以外では長期臥床になる場合も少なくない．褥瘡や拘縮が生じないように注意する．

大量に薬剤を使用することが多いので副作用が生じやすい．看護サイドとしても副作用を熟知しておくことが重要である．髄液採取により低髄圧症候群があり，坐位，立位で頭痛が増強する．この病態も理解しておくことが望ましい．

してはいけない！

- 症状が落ち着いていない段階で食事を開始してはいけない．嘔吐して誤嚥性肺炎などを生じて病態が悪化することもある．
- 髄膜炎が増悪し脳炎を併発すると不穏になることがある．意識状態の把握のためにむやみに沈静化を図らない．
- 大量に薬剤を使用することが多いが，けっして点滴速度を速めてはいけない．抗結核薬や抗真菌薬は副作用が生じやすく，高濃度になると致死的になることもある．

〔鈴木　裕，亀井　聡〕

クロイツフェルト・ヤコブ病(プリオン病)
Creutzfeldt-Jakob disease (prion disease)

1 起こり方

クロイツフェルト・ヤコブ病(プリオン病)とは

クロイツフェルト・ヤコブ病(CJD)をはじめとするプリオン病は，脳における**海綿状変化**と**異常プリオンタンパク**の蓄積を特徴とする認知症を主体とする変性疾患であると同時に，同種間あるいは異種間で伝播しうる感染症である．その有病率は人口100万人あたり年間約1人とされ，平均発症年齢は67歳である．比較的急速に進行する多彩な神経精神症状を主体とする疾患であり，平均5ヵ月(0〜168ヵ月)で**無動性無言**となる．わが国では看護などのケアや支持的治療が手厚いこともあり，発症から死亡までの期間は長く，平均18ヵ月(0〜220ヵ月)となっている．

プリオン病の病型

ヒトのプリオン病は下記のように大きく3つに分類される．

● **孤発性 CJD** ●

原因不明で，わが国のプリオン病の中で7割以上を占めるもっとも多い病型である．比較的速い経過で進行する認知症，**ミオクローヌス**，**小脳失調**などを呈し，平均4ヵ月で**無動性無言**となる．

● **遺伝性プリオン病** ●

プリオンタンパク(prion protein：PrP)遺伝子に変異を有し，遺伝子変異を有していても発症しない例が多い(=浸透率が低い)．わが国では2割ほどを占める．経過が長いものが多く，**無動性無言**までの期間は平均12ヵ月である．

① **遺伝性 CJD**：PrP 遺伝子変異ごとにおのおのの特徴があるが，全体としては孤発性 CJD に類似した症状，経過を示すことが多い．

② ゲルストマン・シュトロイスラー・シャインカー(Gerstmann-Sträussler-Scheinker：GSS)病：小脳失調，錐体路症候，認知症を呈し，経過が長い．PrP 遺伝子変異としては P102L，P105L(コドン 102 あるいは 105 のプロリンがロイシンに置換)など．

③ 家族性致死性不眠症(fetal familial insomnia：FFI)：**不眠**，**自律神経失調**，**小脳症状**などを呈する．**PrP 遺伝子変異**は D178N-129M(コドン 178 のアスパラギン酸がアスパラギンに置換されているが，その変異はコドン 129 がメチオニンのアリルに存在)であり，コドン 129 がバリンのアリルにこの変異が存在する場合は CJD 様の病型となる．

● **獲得性プリオン病** ●

ヒトや動物からの感染で発症する病型．

① **医原性 CJD**：**乾燥ヒト屍体硬膜移植**，**下垂体製剤**，**脳深部電極**などの医療行為を介して感染，発症した病型で，孤発性 CJD と類似した症状，経過を示す．わが国では全例硬膜移植後 CJD であり，世界で発症した硬膜移植後 CJD の大多数を占めている．無動性無言までの期間は平均5ヵ月である．

② **変異型 CJD**：孤発性 CJD より**若年での発症**で，行動異常，精神症状，失調，ミオクローヌスを呈し，経過が長い[平均13ヵ月(6〜39ヵ月)]．**牛海綿状脳症**からの伝播が考えられている．

③ **クールー**：パプアニューギニアの民族が，死亡した同族のプリオン病患者の肉体を食した**食人習慣**により伝播した病型である．

2 症状と診断のすすめ方

プリオン病の症候

プリオン病の症状には，進行性認知症以外に**ミオクローヌス**，**視覚異常または小脳症状**，**錐体路または錐体外路徴候**，**無動性無言**があり，

これらは孤発性 CJD の臨床診断基準にも入っている．FFI は，**不眠**，**自律神経症状**を特徴とする．変異型 CJD では初発症状として**精神症状**が半年前後先行する．

プリオン病の検査と診断

血液検査では特異的な異常はない．

● 脳波検査 ●

診断基準にもあるとおり，脳波検査で**周期性同期性放電**（periodic synchronous discharge：PSD）の有無を調べることはプリオン病の診断において必須である．

● 脳脊髄液検査 ●

脳脊髄液検査では，脳炎などを除外する．**14-3-3 タンパク**，**総タウタンパク**のような特殊マーカーがプリオン病では上昇する．

● PrP 遺伝子検査 ●

プリオン病を疑う場合には **PrP 遺伝子検査**を行うことが望ましい．この遺伝子変異の有無が遺伝性プリオン病の診断において重要であるばかりではなく，孤発性 CJD の場合も**コドン 129 多型**は臨床症状にかかわる重要な因子である．孤発性 CJD では，**PrP 遺伝子**のコドン 129 多型［メチオニン（M），バリン（V）の 2 種類のアリル，MM，MV，VV の 3 種類の遺伝子型］と脳のプロテアーゼ抵抗性 PrP のウェスタンブロット解析パターン（1 型，2 型）を組み合わせて，6 つのサブタイプ（MM1，MM2，MV1，MV2，VV1，VV2）に分けられ，それぞれ臨床的特徴を有している．PSD が高率にみられ，進行が速い典型的な孤発性 CJD は MM1，MV1 であり，MM2 は非典型的とされる．MM2 はさらに皮質型，視床型に分けられ，**大脳皮質にリボン状の高信号**がみられ，経過が比較的緩やかな場合は MM2 皮質型と考えられる．また遺伝性プリオン病の中で，浸透率が低く，孤発性 CJD と臨床上も区別できない変異例［V180I（コドン 180 がバリンからイソロイシンに置換），M232R（コドン 232 がメチオニンからアルギニンに置換）］がわが国には多いことも理由の 1 つとしてあげられる．

● 頭部 MRI ●

孤発性 CJD，硬膜移植後 CJD，遺伝性プリオン病の一部では，頭部 MRI の拡散強調画像において**大脳皮質にリボン状の高信号**や基底核に**高信号**が早期からみられる．変異型 CJD では**両側視床**，**視床枕**に T2 強調画像，FLAIR 画像で特徴的な高信号がみられる．

プリオン病は，脳波，頭部 MRI，PrP 遺伝子検査，脳脊髄液検査（14-3-3 タンパク，総タウタンパク）を組み合わせることで生前診断がかなり高い確率で可能である．このうち，PrP 遺伝子検査，脳脊髄液マーカーは専門調査機関に依頼しなければならない．

3 治療の実際

プリオン病には根本治療はないため，対症療法が中心となる．臨床研究されている薬剤もあるが，ヒトにおける有効性はまだ確立されていない．プリオン病患者が経口摂取不可能となった場合に胃瘻造設を行うかどうかについては議論のあるところである．生検を行わない内視鏡検査そのものは，孤発性 CJD の場合は一般患者と同様の扱いで問題ないが，変異型 CJD の可能性がある場合，生検は 2 次感染の原因となりうるためプリオン病患者専用の内視鏡を用いるべきである．

看護のポイント

プリオン病は感染症であり，その感染性には十分注意を払う必要がある．プリオン病患者の身体部位における感染性は不均一で，感染性の高い部位もあれば低い部位もある．変異型 CJD では血液や扁桃，消化管粘膜にも感染性を有するため，これらに接触する行為の際には注意しなければならないが，ほかのプリオン病における通常の診療や看護・介護ではほかの患者と同様の扱いで構わない．ただし，プリオン病診断のために腰椎穿刺を行うが，その介助の際には高い感染性を有する脳脊髄液の飛散，接触には十分注意しなければならない．また穿刺部位に貼付した絆創膏を後日はがして破棄する際にも取り扱いには注意する．感染対策につい

HTLV-Ⅰ関連脊髄症 HTLV-Ⅰ associated myelopathy(HAM)

1 起こり方

HTLV-Ⅰ関連脊髄症(HAM)は，全国で約100万人あまりと推定されるHTLV-Ⅰ(ヒトT細胞白血病ウイルスⅠ型)感染者のごく一部(0.25％)に発症する慢性進行**両下肢痙性不全麻痺**で，脊髄の広範囲に**慢性炎症**が生じている．感染経路は主として母乳を介する母子感染，性感染(大部分，男性から女性)で，輸血による感染は献血の抗体検査導入によりなくなり，全妊婦の抗体検査が2011年より実施されている．ほとんど成人発症であるが，15歳以下の若年発症がある一方で，65歳以上の高齢発症もある．男女比は1：2.5で女性に多い．

2 症状と診断のすすめ方

■ 症　状

緩徐に発症し，内股で引きずり歩行となり，靴の外側がすり減ることで早期に気づくことができる．両下肢の突っぱりのために痙性歩行となり，進行すると**腰帯筋の筋力低下**も加わり，身体を揺すって歩き，杖歩行からしだいに車いす移動になる．足のしびれ感や痛みなどの感覚障害を伴うことが多いが，表在覚の低下を自覚することは少ない．自律神経障害として，**頻尿**，**残尿**，**尿失禁**があり，進行すると自己導尿が必要となる．便秘を伴い，下半身の**発汗障害**がある．急速に進行し，数年で歩行不能となる例がある一方で，長期にわたって軽症にとどまる例もみられる．

■ 診　断

診断は排尿障害を伴う両下肢痙性不全麻痺，深部腱反射亢進，バビンスキー(Babinski)反射陽性など，特徴的な神経理学所見と血清・髄液抗HTLV-Ⅰ抗体陽性によりなされ，比較的容易に診断できる．脊髄MRIなどで脊髄腫瘍や脊柱管狭窄などの圧迫病変を除外する．通常，胸部脊髄の萎縮を示すことが多い．末梢血単核球中HTLV-Ⅰプロウイルス量，髄液ネオプテリン値が脊髄の炎症の程度を反映し，疾患活動性の指標として有用である．

3 治療の実際

疾患活動期の治療の原則はウイルス量を減らし，炎症を抑えることである．ステロイドの内服により約7割の患者で症状の改善がみられている．副作用として感染症の誘発，糖尿病の悪化，骨粗鬆症による大腿骨頸部骨折などが少なからずみられ，長期の連用がむずかしい．中止によりしばしば再燃がみられている．インターフェロンアルファ(スミフェロン®)は唯一有効性が確かめられ，保険適用となっており，治療後のウイルス量の減少，免疫異常の改善が報告されている．うつ症状や肝障害，白血球減少などの副作用に注意が必要である．そのほか，補助療法として，サラゾスルファピリジン(サラゾピリン®)，ミノサイクリン(ミノマイシン®)，エリスロマイシン(エリスロシン®)などの免疫調節療法，ビタミンC，乳酸菌シロタ株飲料などによる症状の改善が報告されている．

一方，患者の長期追跡調査では，約半数では10年間に運動障害の進行はほとんどみられていない．そのような非活動期には，痙性，排尿障害に対する対症療法や**継続的なリハビリテーション**が推奨される．とくにリハビリテーションは大切で，腰回りの筋力増強やアキレス腱の伸張により，歩行の改善が得られる．しびれ感や疼痛が強い場合，プレガバリン(リリカ®)が有効な例がある．

看護のポイント

転倒による骨折，尿路感染症，褥瘡はADLを低下させる3大要因で，その対策が看護のポイントとなる．起立時，移動時の転倒・骨折予防のため，足を開き気味にして立つよう指導し介助する．家庭で継続可能な下肢・腰帯筋の筋力維持，増強を目的としたリハビリテーションを指導する．

尿路感染症対策として，十分な飲水と残尿を減らす工夫が必要で，間欠自己導尿の導入により外出への不安解消や夜間頻尿による不眠の改善など，ADLの改善が期待される．導尿時の感染予防手技の指導により，患者の不安を解消できる．長時間の坐位や臥床による褥瘡とその感染予防の対策も重要である．進行例では起立性低血圧によるめまいや下半身の発汗障害なども認められ，発汗低下によるうつ熱のため，夏場に微熱，倦怠感が続き，適切な室温管理が必要となる．長時間の入浴も避ける．

（松崎敏男，出雲周二）

HIV関連神経障害
HIV-associated neurological manifestations

1 起こり方

ヒト免疫不全ウイルス（HIV）は，免疫系細胞に感染し，その機能障害をきたす．進行すると高度な免疫障害，すなわち**後天性免疫不全症候群（AIDS）**を発症する．HIVは神経指向性があり，感染早期に中枢神経系に感染する．したがってHIVによる神経障害は主に，HIVが神経系に直接関与した病態と，免疫不全の結果として発症する日和見感染症，悪性腫瘍，さらにHIV治療薬による神経障害がみられる（**表1**）．神経障害は，中枢神経から末梢神経・筋系まで広範であり，主にAIDSの時期に出現するが，感染早期から無菌性髄膜炎や末梢神経障害など多彩な神経障害が病期を問わず出現する特徴がある．

2 症状と診断のすすめ方

● HIV原発性疾患

HIV関連神経認知障害はHIVが直接関与した病態で，その中で**HIV関連認知症**はAIDSの指標疾患である．通常，高度に免疫能が障害されたHIV感染末期に出現する．認知障害，行動/感情障害，運動障害の3徴候からなる皮質下性認知障害であるが，進行すると認知症は全般化し，高度の認知症を呈し，無言・無動状

表1 分類

- HIV原発性疾患
  ①中枢神経障害
    1) HIV関連神経認知障害（HIV関連認知症，軽度神経認知障害，無症候性認知障害），2) HIV関連空胞性脊髄症，3) 無菌性髄膜（脳）炎
  ②末梢神経・筋障害
    HIV関連炎症性脱髄性多発根神経炎，HIV関連感覚優位多発ニューロパチー，HIV関連ミオパチー
- 免疫不全症に伴う日和見性疾患
  ①日和見感染症
    ウイルス性，細菌性，真菌性，原虫性感染症
  ②悪性腫瘍
- HIV治療薬による神経障害

態，対麻痺，尿便失禁などを伴い，寝たきりとなる．

診断は，①進行性の認知機能障害，②髄液検査やMRIなどで日和見感染症や腫瘍を除外，③精神病，中毒性疾患，代謝障害など認知症をきたすほかの疾患を除外することが必要である．HIV関連認知症に特異的所見ではないが，髄液中$β_2$ミクログロブリンやネオプテリンなどの免疫活性の指標の増加やHIV-RNA負荷量高値，脳MRIで年齢にそぐわない脳萎縮やT2強調像/FLAIR画像で深部大脳白質に左右対称性にびまん性高信号域を認める場合は本症を強く支持する．**多剤併用抗レトロウイルス療法（HAART）**の開始以来HIV関連認知症の発症

はまれとなったが，HAARTを受けていない患者では認知症が初発となることがある．抗HIV療法を受けている場合でも軽度認知障害を発症したり神経心理学的に認知機能障害をもつ患者がみられる．

● 日和見感染症 ●

多彩な原因微生物による神経疾患の報告があるが，頻度の高い疾患は，真菌症ではクリプトコッカス髄膜炎，ウイルス感染症ではサイトメガロウイルス感染症（脳炎，多発神経根脊髄炎など），進行性多巣性白質脳症，原虫症ではトキソプラズマ脳炎などである．

クリプトコッカス髄膜炎は髄液の墨汁染色で菌体の確認あるいは培養陽性や髄液クリプトコッカス抗原陽性で診断される．

サイトメガロウイルス感染症の診断には進行性脳症や進行性上行性脱力などの神経症状に加えて，髄液中のサイトメガロウイルスDNA（PCR）は診断を強く支持する．

進行性多巣性白質脳症は緩徐進行性の神経局所症状とMRIで非対称性の白質病変を認める場合に疑い，髄液でJCウイルスDNA陽性と判明した場合強く診断を支持する．

トキソプラズマ脳炎は進行性の脳局所症状か意識障害があり，脳CT/MRIで多発性の，しばしば浮腫を伴う造影剤増強効果病巣を認め，抗トキソプラズマ抗体の存在，トキソプラズマに対する特異的治療に反応する場合に強く疑われる．髄液からトキソプラズマDNA（PCR）の検出は診断特異性が高いが感度が低い．

● 脳原発悪性腫瘍 ●

中枢神経原発悪性リンパ腫はAIDS患者の頭蓋内占拠性病変の代表的疾患である．本症の発症にはEBウイルスがほぼ100％関与している．臨床的に脳局所神経症状をもって発症する場合や，非局在性神経精神症状で発症する．臨床・画像的にトキソプラズマ脳炎との鑑別は困難であり，CT/MRIで孤発性ないし多発性の造影剤増強効果を有する腫瘤病変が存在し，抗トキソプラズマ治療に反応せず，髄液中EBウイルスDNA（PCR）陽性あるいは脳タリウムSPECTで病巣部の取り込み陽性は本症を強く

支持する．確診は脳の組織学的診断である．

● HIV治療薬による障害 ●

直接障害と免疫病態的障害がある．AIDSの時期にはしばしばHIVが直接関与した病態のHIV関連感覚優位多発ニューロパチーが発症する．下肢末梢に有痛性の感覚性神経障害を呈する．抗レトロウイルス薬ジダノシン，サニルブジンなどヌクレオシド系逆転写酵素阻害薬の服用患者では前者と鑑別困難な感覚神経障害を発症し，前者を悪化させる要因となる．中毒性神経障害はミトコンドリア機能障害が原因と考えられ，中止により改善する．CD4陽性Tリンパ球数が少ないAIDS患者に，HIV治療薬を開始後，末梢でHIV負荷量が減少し免疫が回復し始める数ヵ月以内に，治療によって改善・治癒していた神経合併症が再増悪したり，あるいは新たに発症したりすることがある．**免疫再構築症候群**と称せられ，過剰な免疫応答が原因と考えられており，進行性多巣性白質脳症やクリプトコッカス髄膜炎ではしばしばみられ，まれにHIV関連認知症でもみられる．

免疫再構築症候群の診断は①抗レトロウイルス療法開始後に神経症状が悪化，②神経画像所見で炎症を示唆する所見の新たな出現や病巣の悪化，③血漿HIV負荷量が治療前値より減少，④新たに獲得した疾病や既存の疾病の通常の経過では説明できない徴候，⑤組織病理学的にTリンパ球の浸潤を証明できる場合などである．

3 治療の実際

● HIV原発性疾患 ●

HIV関連認知障害における抗レトロウイルス療法の主目的は血漿ならびに中枢神経系でHIVを完全に抑制することである．HAARTにより多くの症例で神経症状の進行停止やある程度の改善を認める．

● 日和見感染症 ●

各種日和見感染症に応じた特異療法を先行し，その後HAARTを開始する．ウイルス特異治療法がない進行性多巣性白質脳症は，早期からHAARTを行い免疫を回復させることで，症状の進行停止，長期延命が望める．抗HIV

治療開始時にはいずれも免疫再構築症候群の発症に注意する．

● **脳原発悪性腫瘍** ●

HAARTによるHIV感染コントロールと全脳放射線照射(30Gy)により生命予後の改善がみられるが，しばしば後遺症として晩発性白質脳症が合併する．大量メトトレキサート(メソトレキセート®)など大量化学療法も試みられている．

● **免疫再構築症候群** ●

発症している日和見感染に対して抗微生物薬の開始・追加・変更を行う．炎症が高度であれば非ステロイド抗炎症薬やステロイドの投与が行われることもある．抗HIV療法は原則的には継続するが，生命を脅かす場合やステロイドが無効な場合には抗HIV治療の中止を考慮する．

💡 看護のポイント

HAARTがHIV感染症に導入されて以来，日和見性疾患やHIV原発性疾患の発症頻度が減少し，AIDS患者の延命も認められている．しかし現在，根治させる治療法はないので，終生抗HIV療法を継続する必要がある．服薬の自己中断からAIDSの発症や再燃をしばしばきたすうえ，耐性ウイルスが発生するおそれもある．しかし抗レトロウイルス薬は神経障害，糖・脂質代謝障害による血管障害などさまざまな合併症をきたす可能性がある．抗HIV薬の服用継続の必要性と発症する危険性のある副作用などを考慮した服薬・生活指導はもっとも重要である．神経合併症の多くは認知症，運動・感覚障害など日常生活に重篤な機能障害をきたし，延命しても神経機能障害を後遺症に残す可能性が高い．この点を考慮した患者の療養・支援対策を行う．

(岸田修二)

神経梅毒　neurosyphilis

1 起こり方

スピロヘータの1種である**梅毒トレポネーマ**(*Treponema pallidum*)の**神経系への感染**により数ヵ月から数年して出現する神経障害をいう．

分類

1)早期神経梅毒，2)後期神経梅毒に分類され，前者は①無症候性神経梅毒，②髄膜型神経梅毒(症候性髄膜炎)，③髄膜血管型神経梅毒があり，後者は④進行麻痺，⑤脊髄癆に分類される．

2 症状と診断のすすめ方

症状

● **無症候性神経梅毒** ●

中枢神経症状はみられないが，髄液異常が認められる場合をいう．第1期ないし2期梅毒所見を伴うことがある．

● **髄膜型神経梅毒** ●

通常感染後1～2年の間に発病する．早期，とくに第2期梅毒皮膚所見を伴うことがある．頭痛，項部硬直，脳神経障害，けいれん，精神状態の変化などほかの髄膜炎と大差ない症状を示す．発熱はみられない．脳神経障害は視神経，顔面神経，聴神経障害の頻度が高い．

● **髄膜血管型神経梅毒** ●

梅毒に感染後6～7年後に発症することが多い．くも膜下腔の動脈を侵し，感染性血管炎を起こす．その結果脳や脊髄の血栓症，虚血，梗塞を発症する．頭痛，めまい，性格変化などの前駆期がみられ，段階的に悪化する脳梗塞を呈することがある．中大脳動脈領域が多く，片麻痺や失語症など脳局所症状が出現する．

● **進行麻痺** ●

通常梅毒感染から15～20年以上経過後に発症する進行性の認知症性疾患である．早期には物忘れや人格変化を示し，次第に重度な認知症

へと進行する．構音障害，ミオクローヌス，動作時振戦，てんかん発作，四肢深部反射亢進，バビンスキー（Babinski）反射，アーガイル・ロバートソン（Argyll Robertson）徴候などを認める．

● 脊髄癆 ●

脊髄後索と後根神経節の障害がみられる．梅毒感染後 15〜20 年経過した後に発症するが，近年まれである．電撃痛，感覚性失調症，排尿障害が主症状であり，アーガイル・ロバートソン徴候，下肢の深部反射消失，ロンベルグ（Romberg）徴候を認める．

診 断

神経梅毒の診断は**髄液検査**が必要である．ヒト免疫不全ウイルス（HIV）非感染者では①髄液 VDRL 陽性（VDRL：米国性病研究所），②髄液細胞数 >5/μL（かつ髄液 FTA-ABS 陽性），または③髄液タンパク >45 mg/dL（かつ髄液 FTA-ABS 陽性）のとき神経梅毒と診断する．梅毒と HIV の共感染では，①髄液 VDRL 陽性，または②髄液細胞 >20/μL（または >5/μL）かつ髄液 FTA-ABS 陽性のとき診断する．

3 治療の実際

治療はペニシリン G が第 1 選択であり，1 日 1,800 万〜2,400 万単位を 1 回 300 万〜400 万単位で 4 時間ごとに 1 日 6 回ないし 24 時間持続投与を 10〜14 日行う．ペニシリンアレルギーのある人にはセフトリアキソン 2 g，1 日 1 回点滴で 10〜14 日投与が第 2 選択薬となる．治療効果の判定は，髄液検査が基本で，治療効果があると髄液細胞数がまず減少し，次いでタンパク，VDRL が緩徐に低下する．髄液細胞数の増加があるとき，細胞数が正常化するまで 6 ヵ月ごとに髄液検査を行う．6 ヵ月以内に細胞数が減少しないときや，2 年後の髄液検査で正常化していないとき再治療をすべきである．

看護のポイント

ペニシリンに対してその副作用に注意する．なおペニシリン治療開始時に発熱や悪寒，皮疹といった反応，いわゆる**ヤーリシュ・ヘルクスハイマー（Jarisch-Herxheimer）現象**が生じることがある．第 2 期梅毒では 90％で認める．12〜24 時間以内に改善する一過性反応なので，ペニシリンアレルギーと誤解しない．

患者に対しては，治療後も再感染の可能性のあること，近年 HIV との共感染が多いので，梅毒感染ではほかの性感染症に感染している可能性のあること，性交渉のあったパートナーにも性病の検査が必要であることなどを説明する．

〔岸田修二〕

脳梗塞 brain infarction, cerebral infarction

> **キーポイント**
> - 脳梗塞は脳組織の虚血によって生じる.
> - 脳梗塞の主たる病型はラクナ梗塞, アテローム血栓性脳梗塞, 心原性脳塞栓である.
> - 病型ごとに治療や予防法が異なるため, 病態と危険因子を精査し適切な治療を行う必要がある.
> - 急性期においては, 発症後3時間以内の症例でアルテプラーゼ(rt-PA)静注療法の適応を検討すべきであるし, その適応がない場合でも一刻も早い治療開始が望ましい.

1 考え方の基本

脳梗塞は, 脳組織を栄養する動脈の閉塞や狭窄により脳に十分な血液が補給されず(これを**脳虚血**とよぶ), 脳組織が酸素または栄養の不足により壊死またはそれに近い状態になることである. 脳組織が虚血に陥ると, その脳の部位が担う機能が損なわれ, 半身の麻痺や構音障害などの神経症候が出現する. 脳虚血が自然経過として早期に解除されることがあり, その場合には脳損傷は可逆的であり, 神経症候は急速に消失する. こうした病態は**一過性脳虚血発作(TIA)**とよばれる(「一過性脳虚血発作」の項参照). 脳虚血が一定の時間継続すると脳組織には不可逆的な損傷が生じ, これを脳梗塞とよぶ.

2 起こり方

脳卒中は日本人の死因の第3位を占めるが, このうちの約6割が脳梗塞によるものである. 日本での脳梗塞発症率は, 人口10万人対100～200人, 40歳以上では10万人対600人前後と推定され, 今後の高齢化に伴い脳梗塞患者は増加が予想されている.

発症メカニズム

脳虚血の生じ方から, ①**血栓性**, ②**塞栓性**, ③**血行力学性**に分類される. また臨床面の分類としては, ラクナ梗塞, アテローム血栓性脳梗塞, 心原性脳塞栓が3大病型であるが, これらに含まれない脳梗塞も存在する(National Institute of Neurological Disorders and Stroke, 米国立神経疾患・脳卒中研究所による分類).

① **血栓性**：動脈硬化などで徐々に血管が閉塞していき, その部位に最終的に血管閉塞が生じた段階で脳虚血を生じたものである. ラクナ梗塞やアテローム血栓性脳梗塞の多くがこのタイプにあたる.

② **塞栓性**：閉塞を生じた血管には元々の病変が存在するわけではなく, より上流の血管から流れてきた塞栓子(多くは血栓)が詰まることで生じる脳虚血であり, 心原性脳塞栓が代表的なものである.

③ **血行力学性**：虚血を生じた脳組織の血管に閉塞が生じるわけではなく, 血圧低下などの原因により一時的に血液供給が減少することで脳組織の一部が十分な血流を得られず脳虚血に陥ったものである.

● ラクナ梗塞 ●

ラクナ梗塞とは**脳動脈穿通枝**の硝子変性による閉塞により生じる脳梗塞である. 穿通枝は脳血管末梢の細い脈管なので, その閉塞により生じる虚血巣は小さく, 原則として直径1.5cm以下の小梗塞である. 虚血巣が小さいため比較的軽症のことが多い. ラクナ梗塞については高血圧が最大の危険因子とされる. 以前はわが国での脳梗塞の過半はラクナ梗塞が占めるとされたが, 高血圧の管理が改善した昨今では脳梗塞

● アテローム血栓性脳梗塞 ●

頸部〜頭蓋内の比較的大きな動脈の**アテローム硬化**が原因で生じる脳梗塞であり，昨今その頻度を増し，脳梗塞全体の約3分の1を占める．動脈硬化によって動脈壁に沈着したアテローム（粥腫）のため動脈内腔が狭小化し，十分な脳血流を保てなくなると発症する．また粥腫が動脈壁からはがれて下流血管に詰まる病態は**アテローム血栓性脳塞栓**（artery to artery embolism）とよばれるが，これもアテローム血栓性の一種である．粥腫による動脈狭窄は徐々に増悪していくので，その経過中に側副血行路が成長することも多い．そのためこの脳梗塞は病巣がまだらな分布をとるのが特徴である．アテローム血栓性の危険因子としては，肥満，糖尿病，脂質異常症，喫煙，高血圧などである．

● 心原性脳塞栓 ●

最終的に閉塞する脳血管に元々の異常がなく，より血管の上流から流れてきた塞栓子が詰まることで生じる脳虚血のことを脳塞栓症とよぶ．それまで健常だった血流が突然閉塞するため，障害される部位はより大きく，症状は重篤になる傾向がある．また塞栓は複数生じることがあるので，病巣が多発することも多い．原因としてもっとも多いのは不整脈（とくに心房細動）であり，こうした心臓に起因する脳塞栓症を**心原性脳塞栓**とよぶ．**非弁膜症性心房細動**が全体の約半数を占めるが，そのほかには心筋梗塞，心室瘤，リウマチ性心疾患，弁膜症，感染性心内膜炎，非細菌性血栓性心内膜炎，心腫瘍なども原因となる．右→左シャントを呈する心疾患（卵円孔開存など）も原因となり，下肢深部静脈血栓症を合併する場合は奇異性脳塞栓症とよばれる．

3 症状と診断のすすめ方

脳梗塞は壊死した脳領域の機能が失われたことによりさまざまな症状を呈する．これは脳が部位ごとに機能が異なるためである．脳梗塞は多彩な症状を生じうるため，症状のみから脳梗塞の診断を確定することはできない．しかし脳

表1 脳梗塞として典型的な症状・症候

・片側半身の運動麻痺	・片眼の失明（黒内障）
・片側半身の感覚障害	・めまい*
・言語障害	・失調

*「めまい」のみでは非脳卒中性疾患のありふれた症状である．したがって脳梗塞と診断するには「めまい」に少なくとももう1つの脳梗塞を示す症状が存在することが必要である．

梗塞を疑うべき症状には一定の傾向があり米国心臓協会のガイドラインでは脳卒中を疑う症状として表1のようなものをあげている．とくに急性に出現する片側半身の運動麻痺や感覚障害，言語障害（構音障害，失語），小脳失調症状は脳梗塞の症状として典型的かつ特徴的である．そのほかでは意識障害や高次脳機能障害も脳梗塞の症状として重要である．脳幹が障害された場合などに意識レベルが低下するほか，広範な大脳皮質の障害でも意識障害はみられる．また失語や失認をはじめとした多彩な高次脳機能障害が出現することもある．大脳劣位半球の症状としては半側空間無視が，大脳優位半球の症状としては失語症がみられることもある．

上記のような症状や症候が急性に出現した場合には脳梗塞を含めた脳卒中の可能性を考える．第1段階として，脳卒中なのかどうか，脳卒中以外の疾患を鑑別しつつ，もしも脳卒中であるとしたら脳卒中の3つの基本病型（脳梗塞，脳出血，くも膜下出血）のどれに該当するかを診断する（図1）．病歴の聴取と診察を行い脳卒中の疑いがあれば，ただちに頭部CT（またはMRI/MRA）と一般臨床検査などをすみやかに実施する．第1段階で脳梗塞と診断された場合は，第2段階として脳梗塞の病型を診断する．この段階では，第1段階の検査のほかに，脳血管系の検査（頭部MRアンギオグラフィ，血管超音波検査，CTアンギオグラフィ，脳血管造影など），心臓の検査（心臓超音波検査，ホルター心電図など），血液凝固・血小板機能検査などの精密検査を必要に応じて行う（図2）．脳梗塞の病型に応じて最終的な治療方針も決まるので，第2段階の精査も可能な限り迅速にすすめる必要がある．

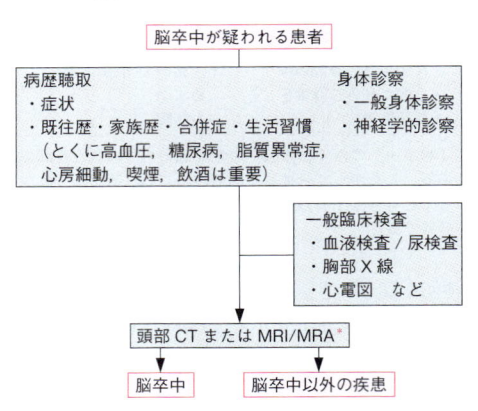

図1 脳卒中が疑われる患者の診断の流れ
*MRA：MRアンギオグラフィ

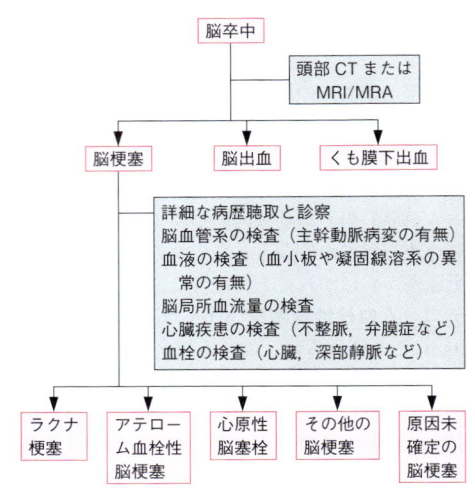

図2 脳梗塞病型診断の流れ

● CTスキャン ●

CTスキャンでは脳出血やくも膜下出血が高吸収域として描出されるが，脳梗塞の超急性期にはCTでは異常所見は認められない．脳血管の閉塞から数時間で早期虚血変化（early CT sign）が出現してくる．さらに時間が経過すると脳梗塞に陥った部位は低吸収域として描出される（図3a, b, c）．

● MRI/MRA ●

CTに比してMRIでは発症後より早期から異常所見をとらえることができる．T2強調画像や**FLAIR画像**で病変は高信号として発症約6時間で検出できる．また**拡散強調画像**（DWI）では高信号を発症後数時間後から認めることができる（図3d, e）．概念上はDWIにて高信号を示している部位はすでに不可逆的な変化を示していると考えられており，その周囲に可逆的な虚血部位（これを**ペナンブラ**とよぶ）が存在する．しかしDWIの高信号域のうち淡い病変の中に可逆性の病変も含まれる．

4 治療の実際

脳梗塞の治療は急性期治療と慢性期治療がある．

急性期の治療は，発症した直後の治療であり，これは時間との闘いである．脳組織は虚血に対して脆弱であり，脳に血液が十分に供給されない事態が短時間続くだけでも急速に脳組織は障害されてしまうため，脳梗塞急性期治療は1分1秒を争う．

脳梗塞の急性期においては血栓を溶解し閉塞血管を再灌流させることが早期にできれば神経細胞の障害は軽微にとどまり，神経症状は改善しうる．ガイドラインは，**rt-PA静注療法**を発症から**3時間以内**に治療可能な脳梗塞で慎重に適応判断された患者に対して強く推奨している（グレードA）．ただし重篤な出血性副作用も起こりうる治療なので，専門家による慎重な適応判断が必要である．また昨今では発症後6時間以内の一部の主幹動脈閉塞に対しては血栓除去の目的でカテーテル挿入による**血管内治療**が行われることもあり，注目されている．

こうした超急性期治療ができない場合でも，病型に応じて早期に点滴や内服で抗血小板薬や抗凝固薬による急性期抗血栓療法を行う．これら以外で高い頻度で実施される治療としては，神経細胞保護の目的でエダラボンの点滴投与，また脳梗塞により2次的に生じる脳浮腫に対して抗浮腫薬の投与や外科的減圧術などがある．また片麻痺などの症状に対して早期からリハビリテーションを行うことも重要であり，また急性期は**Stroke Care Unit**やそれに準ずる

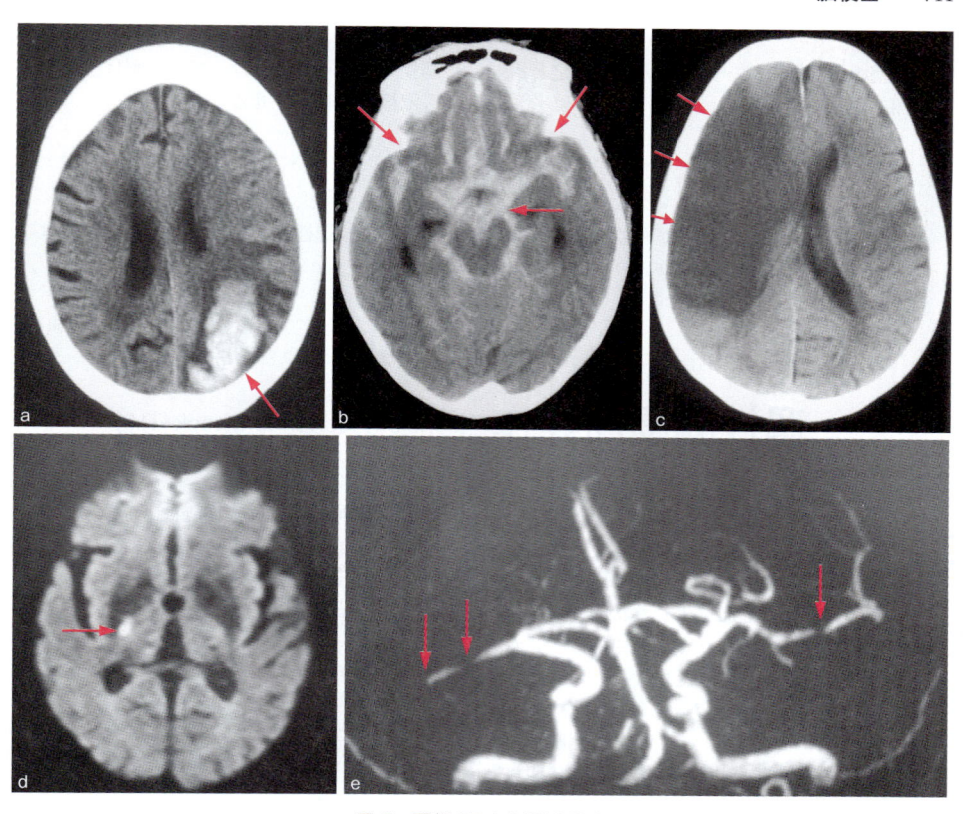

図3 頭部CTとMRI/MRA
a：脳出血(矢印)の頭部CT像，b：くも膜下出血(矢印)の頭部CT像，c：心原性脳塞栓(矢印)の頭部CT像，d：ラクナ梗塞(矢印)のMRI(拡散強調画像)，e：アテローム血栓性脳梗塞(矢印)のMRA像

施設で加療することで予後を改善することが知られている．

　脳梗塞慢性期には再発予防のための治療を行う．脳梗塞の病型ごとに予防法が異なるが，まずは発症の**危険因子の管理**が重要である．危険因子として一般に知られるものを**表2**にあげる．さらに2次予防としては適切な**抗血栓療法**の適応を検討する．ラクナ梗塞やアテローム血栓性脳梗塞には抗血小板薬内服がガイドラインでは推奨されており，具体的にはアスピリン，クロピドグレル，シロスタゾール，チクロピジンが使用しうる．また心原性脳梗塞栓にはワルファリンやダビガトランエテキシラートによる抗凝固療法が検討されるべきである．

表2　脳梗塞発症の危険因子

修正しえない危険因子	修正しうる危険因子
年齢(高齢であること)	高血圧
性別(男性であること)	糖尿病
人種(アジア人であること)	脂質異常症
家族歴	喫煙
	大量飲酒
	心房細動やその他の心疾患
	肥満
	頸動脈病変
	慢性腎臓病
	高尿酸血症
	高フィブリノゲン血症
	血液粘稠度上昇
	血小板増多症
	血液凝固・線溶系異常
	ホモシステイン血症　など

看護のポイント

・脳梗塞の急性期では一刻も早い診断確定と治療開始が重要．
・脳梗塞ではどのような症状が出るかを知り，脳梗塞を疑ったときは，できるだけ早く専門医療機関を受診させること．

してはいけない！

● 脳梗塞では超急性期治療が重要であるため，患者を漫然と経過観察したり放置したりしてはいけない．可及的すみやかに専門医へ受診させること．

（西山和利）

一過性脳虚血発作 transient ischemic attack（TIA）

1 起こり方

一過性脳虚血発作（TIA）は，脳血管の閉塞などにより一過性の脳虚血を生じた状態であり，**脳梗塞の前段階**と考えられる病態である．しかし脳画像検査が発達してきた現代においては，TIAの定義には混乱が認められるといえよう．1990年の基準（旧厚生省）ではTIAは「脳虚血による局所神経症状が出現するが，24時間以内（多くは1時間以内）に完全に消失し，かつ頭部CTにて責任病巣に一致する器質性病変が認められないもの」とされていた．しかし，その後のMRIの普及によって，上記の定義を満たしていても拡散強調画像で高信号域（≒不可逆的な脳虚血巣）を認めることが多く，TIAと症状の軽微な脳梗塞の境界が不明瞭となっている．そのためThe TIA Working Groupは2002年に「TIAとは局所脳虚血あるいは網膜虚血が原因による短時間の神経症状による症状であり，通常は1時間以内に症状は消失し急性脳梗塞の所見を伴わないもの」と定義しなおしているものの，臨床現場では緊急での頭部MRIが行えるか否かで，TIAと診断できる病態は変わってしまうという事態に陥っている．

2 症状と診断のすすめ方

TIAの一過性の脳虚血であるため，発症形式は脳梗塞と同様に基本的には急性発症である．TIAは脳梗塞の前兆であるので，TIAの症状は基本的には脳梗塞と同様と考えてよい．典型的とされる症状・症候は前項「脳梗塞」表1を参照されたい．このような症状が急性に出現した場合には，TIAを念頭に置いて対処する必要がある．一方で，TIAの症状と誤解されやすい症状・症候も多数存在し，この例を表1に示す．

TIAと診断した場合，その患者が真の脳虚血（＝脳梗塞）に進展しやすいかどうかは，症例ごとに異なる．そこで最近ではABCD^{2}スコアという評価を用いて，脳梗塞への進展の可能性について予測検討をする．MRIにおける拡散低下病変やMRAにおける動脈硬化性変化を含めるとこのスコアはさらに精度が向上する．

さてABCD^{2}スコアであるが，その内容を表2に示す．スコアは最軽症の0点から最大危険

表1 TIAとしては典型的とはいえない症状

・椎骨脳底動脈系のほかの症状（複視，小脳失調，など）を伴わない意識障害や回転性眩暈
・けいれん
・神経症候を伴わない頭痛
・閃輝暗点
・左右両側性の症状
・膀胱直腸障害
・不穏や錯乱などの精神症状

表2 ABCD²スコア

項目	判定基準	スコア
A (age) 年齢	60歳以上	1
	60歳未満	0
B (blood pressure) 血圧	収縮期血圧>140 または拡張期血圧>90	1
	そのほか	0
C (clinical features) 臨床症状	片麻痺	2
	麻痺を伴わない言語障害	1
	そのほか	0
D (duration of symptoms) 症状の持続時間	60分以上	2
	10〜59分	1
	10分未満	0
D (diabetes) 糖尿病	あり	1
	なし	0
合計		0〜7

一過性脳虚血発作を生じた際には、この表の項目の有無を調べ、そのスコアを合算しABCD²スコアを計算する。合計点が大きいほど脳梗塞の危険が大とされ、早急な治療が必要である。

の7点までであり、合算したスコアが大きいほど脳梗塞を生じる危険が大とされる。TIA発症後2日以内の脳卒中のリスクはABCD²が3点以下では1.0％、5点以下で4.1％、6点以上で8.1％とされている。ABCD²スコアから糖尿病の項を除いたスコア(これをABCDスコアとよぶ)も用いられるが、ABCDスコアではTIA発症後1週間以内の脳卒中再発リスクが報告されており、ABCDスコア4点では2〜4％、5点では12〜28％、6点では28〜36％とされる。一般にTIAの概念が浸透するに従って一過性の神経症状すべてがTIAと診断されがちになっている点は注意を要する。

3 治療の実際

まず、症状がTIAなのかどうかを見極める。TIAは来院時点では症状が消失していることも多いため慎重な病歴聴取が重要である。頭部CTや頭部MRI/MRAといった画像検査は重要な補助検査となる。一般に患者や非専門医がTIAと誤解することの多い神経症候を表1にあげる。ただし、頻度は低いが表1のような症状が脳血管障害で生じることもないわけではないので除外診断は慎重に行う必要がある。

治療薬と注意点

2009年度版の脳卒中治療ガイドラインではTIAの急性期治療と脳梗塞発症防止の項目が追加された。発症48時間以内の急性期では、再発防止にアスピリン160〜300mg/日の内服投与が推奨されている(グレードA)。

また非心原性TIAの脳梗塞発作予防では抗血小板療法が推奨される。アスピリン75〜150mg/日、クロピドグレル75mg/日がグレードA、シロスタゾール200mg/日、チクロピジン200mg/日がグレードBで推奨されている。

心原性TIAの治療としては、ワルファリンによる抗凝固療法が推奨されている。目標とするプロトロンビン時間(PT-INR)は70歳未満では2.0〜3.0(グレードA)、70歳以上では1.6〜2.6(グレードB)である。このガイドライン発行以降の新しい治療として心房細動に伴う心原性TIAへはダビガトランエテキシラート投与も効果が期待される。

狭窄率70％以上の頸動脈狭窄病変により発症しているTIAには、**頸動脈内膜剥離術**(グレードA)や**頸動脈ステント留置術**(グレードB)が推奨されている。狭窄率が50〜69％の場合では、年齢、性別、症候などを勘案して頸動脈内膜剥離術の適応を考慮する(グレードB)。

看護のポイント

・TIAは脳梗塞への進展が多く危険な病態であることを知ること。
・患者にTIAを疑ったときはABCD²スコアの項目の情報を得て、できるだけ早く医師に診察させること。

してはいけない！

- TIAを疑った場合は放置してはいけない．可及的すみやかに専門医への受診をさせること．

（西山和利）

脳出血 cerebral hemorrhage

キーポイント

- 脳出血は，脳実質内に出血する出血性病変の総称である．
- その原因としては，高血圧性，脳動静脈奇形，脳動脈瘤，モヤモヤ病，アミロイド血管症，海綿状血管腫や脳腫瘍などがある．
- 血腫量が多い場合は，救命目的に血腫除去術が行われる．そのほかの場合，治療目標は再出血の予防と2次損傷の防止である．

1 考え方の基本

脳出血は，脳実質内の出血性病変の総称である．原疾患はさまざまであるが，共通していることは，脳実質内に出血することで出血部位の1次損傷と，周辺脳の2次損傷が起こることである．

1次損傷とは，出血部位の血腫による脳の直接的損傷をさし，2次損傷とは，血腫周辺脳への圧迫などによる間接的損傷をさす．いかなる治療によっても1次損傷を修復することはできないが，2次損傷の予防は可能であるため，それを目的に血腫除去術や脳圧降下薬の投与を行う．再出血はもっとも避けたい病態であるため，原疾患に応じて再出血予防に努める．場合によって外科的に出血源の摘出を考慮する．原因としては高血圧性によるものがもっとも多いが，そのほかに脳動静脈奇形や海綿状血管腫などの血管奇形，脳動脈瘤，モヤモヤ病，アミロイド血管症などの易出血性病変，あるいは血液の凝固異常によるものなどがある．

2 起こり方

脳血管障害は一般的に脳卒中といわれ，虚血性病変（脳梗塞に代表される血管が閉塞する疾患群）と出血性病変に分類される．脳出血はその出血性病変の1つであり，くも膜下出血を除いたものを一般的に脳出血という．脳出血は脳実質内（大脳，小脳や脳幹）へ出血するため，出血と同時に脳損傷をきたし，出血部位に応じた神経症状が出現する．

発症形式は，突発的であり，前兆はないことが多い．突然発症する片麻痺や構音障害，失語などが認められ，頭痛を伴うことも多い．血腫量が多いと頭蓋内圧亢進により意識障害を伴う．血腫周囲脳の浮腫は，発症後数日経って増大することが多く，次第に神経症状の悪化を認めることがある．

3 症状と診断のすすめ方

脳出血で認められる症状は，出血部位に応じた脳機能局在に準じるため，多岐にわたる．たとえば小さな被殻出血であれば，出血側と反対側の片麻痺が出現することが多く，一方視床出血では，運動麻痺よりも感覚障害が強い場合が一般的である．血腫量が多い場合や脳幹部に出血がある場合は著明な意識障害がみられる．また血腫のためヘルニア徴候を示したものでは瞳

脳出血　715

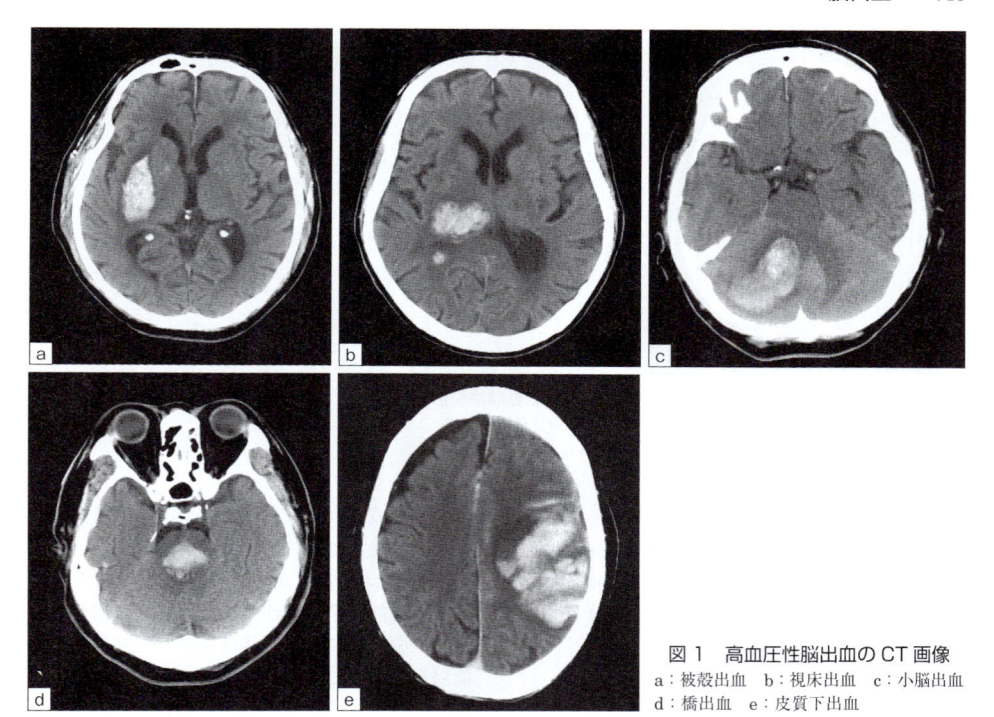

図1　高血圧性脳出血のCT画像
a：被殻出血　b：視床出血　c：小脳出血
d：橋出血　e：皮質下出血

孔不同や呼吸障害をきたす．
　診断はまず頭部CTを用いて行う．頭部CTで脳出血が確認された場合は，その出血原因を精査するために3 dimentional-computed tomographic angiography(3D-CTA)やMRI，脳血管造影を行う場合もある．
　以下原因疾患ごとに症状と診断のすすめ方を示す．

■ 高血圧性脳出血（図1）
　原因としてもっとも多い高血圧性脳出血の好発部位は被殻，視床，皮質下，小脳や橋などである．既往に高血圧症があることがほとんどである．診断にあたっては，高血圧症の有無のほかに，3D-CTAやMRIを行い，易出血性病変（脳動静脈奇形やモヤモヤ病など）がないことを確認する必要がある．

● 被殻出血 ●
　高血圧性脳出血の中でもっとも多い．レンズ核線条体動脈（中大脳動脈の枝）の破綻により出血をきたす．症状としては病巣と反対側の片麻痺がよくみられる．通常これは運動神経線維が通る内包の障害によるもので，血腫が内包に進展していない場合は軽度の麻痺ですむ場合もある．同じ内包障害により感覚障害も出現するが，一般的に運動障害のほうが強い．また皮質注視中枢の障害により病巣を向く眼球偏位が起こることが多い．さらに，構音障害，優位半球の障害では失語などがみられる．

● 視床出血 ●
　高血圧性脳出血で2番目に多くみられる．視床膝状体動脈や視床穿通動脈などの破綻により出血をきたす．脳室内穿破を伴うものも多い．血腫により第3脳室が閉塞した場合には急性水頭症を呈し，症状が急激に悪化する場合があるので注意が必要である．症状としては病巣と反対側の顔面を含む全身の感覚障害で，深部感覚障害の程度が強い．内包への出血進展により，上下肢の運動麻痺が引き起こされる．眼球

疾患 ■ 神経・筋

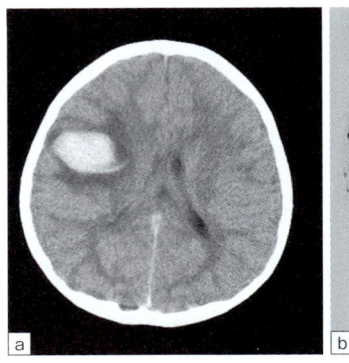

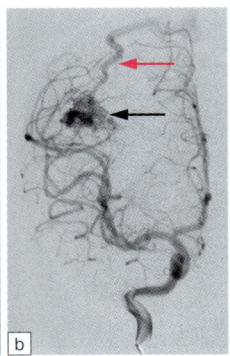

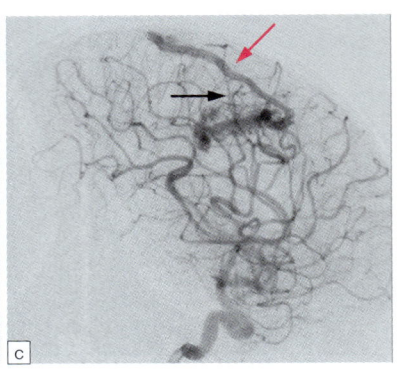

図2 脳動静脈奇形画像
a：右前頭葉の脳出血　b：脳血管造影前後像　c：脳血管造影側面像
ナイダス（黒矢印）と流出静脈（赤矢印）が確認される．

偏位の頻度は被殻出血よりも少ないが，両眼が内下方を向く，いわゆる視床眼（thalamic eye）を呈することがある．また優位側の出血では言語理解と復唱が比較的保たれている視床性失語が認められることもある．

● **皮質下出血** ●

頭頂葉にもっとも多く（30～40％），次いで側頭葉（20～30％），後頭葉と前頭葉（各15％）とされる．出血部位に応じた局所症状が出る．けいれんも起きやすい．

● **小脳出血** ●

上小脳動脈末梢枝の破綻により出血をきたす．症状としてはめまいと嘔吐，後頭部の頭痛を伴うことが多い．運動麻痺がないにもかかわらず手足の動きがうまくできない小脳失調症状や，発語に関する筋の障害から構音障害を呈する．また，第4脳室が血腫で閉塞した場合には急性水頭症を引き起こし，脳幹への圧迫も相まって意識障害が出やすい．

● **橋出血** ●

脳底動脈末梢枝（傍正中枝など）の破綻により出血を呈する．多くの例で重篤な意識障害を認め，呼吸状態にも異常をきたすことがある．四肢麻痺を呈することも多く，通常瞳孔は正中に固定した両側縮瞳（pinpoint pupil）を認める．

● **脳動静脈奇形（図2）**

胎生期における脳血管発達異常により毛細血管網が形成されず，動脈血流が直接静脈系へ流入する．流入動脈，ナイダス（血管の塊），流出静脈の3つの要素から成り立っている．動脈圧が直接静脈系へかかることにより，出血をきたす．脳出血による症状は出血した部位の脳機能局在に準じたものが起こる．診断にあたっては，脳血管造影が有用で，動静脈短絡（AVシャント）を確認する．

● **脳動脈瘤**

脳動脈瘤破裂ではくも膜下出血が起こることが多いが，脳出血を伴ったり，まれに脳出血のみで発症する場合もある．診断には脳血管造影が有用だが，近年では簡便に検査可能な3D-CTAのみで診断・治療を行う施設も多くなってきている．

● **モヤモヤ病**

両側の頭蓋内内頸動脈終末部から前・中大脳動脈が狭窄ないし閉塞し，基底核部に異常血管網を形成する．発症形態としては虚血型と出血型があるが，脳出血を引き起こす出血型では基底核や脳室内への出血が認められることが多い．診断には脳血管造影が有用であるが，必要に応じてMRIや3D-CTAが行われる．

● **アミロイド血管症**

とくに白質内でβアミロイドタンパクが小血管中膜へ沈着し，一部でフィブリノイド壊死を伴う．確定診断には病理組織診が必要である．

高齢者で皮質〜皮質下の繰り返す脳出血患者では当疾患を疑う必要がある．画像診断では高血圧性皮質下出血との鑑別は困難なことが多い．

4 治療の実際

脳出血の治療を考える場合，まず初めに脳出血の原因が高血圧性によるものかどうかを考慮する必要がある．若年者で高血圧歴がないもの，また高血圧性脳内出血の好発部位ではない部位に出血しているものでは，上述の易出血病変の存在を疑う必要がある．

高血圧性脳出血では，出血の部位に関係なく血腫量 10 mL 未満の小出血または神経学的所見が軽度な症例には手術の適応はなく保存的治療を選択する．この場合，血圧とともに脳浮腫・頭蓋内圧の管理が治療のポイントとなる．急性期の血圧は収縮期血圧が 180 mmHg 未満または平均血圧が 130 mmHg 未満に維持することを目標に管理する．脳浮腫・頭蓋内圧の亢進に関しては，濃グリセリン（グリセオール®）の静脈内投与が推奨されているが，必要に応じて D-マンニトール（マンニットール®）投与やベッドアップによる上半身挙上が有効との報告もある．血腫量が比較的多い場合は，急性期血腫除去術が考慮されるが，視床出血や脳幹出血症例には一般的に手術適応はない．ただし，血腫が脳室内へ穿破し脳室拡大を伴うものでは脳室ドレナージを考慮する．最近では神経内視鏡による血腫除去術が行われる機会も増えてきている．また，意識レベルが深昏睡（ジャパンコーマスケールでⅢ-300）の脳出血症例には手術適応はない．

出血源として易出血性病変がある場合には，再出血予防のため，原疾患の治療を行う．たとえば脳動静脈奇形では再出血予防に，単独もしくは塞栓術と組み合わせて外科的摘出術が行われたり，放射線照射が実施される．

看護のポイント

脳出血患者では急性期（とくに発症 6 時間以内）に血腫増大を認めることがあり，神経学的所見の悪化に細心の注意を払う必要がある．失語や構音障害によりうまくコミュニケーションがとれないことも多く，適切な神経学的所見をとることが非常に重要であり，患者の意識レベル，麻痺の重症度，瞳孔所見などを客観的に評価できるようになっておくことが必要である．

してはいけない！

わずかでも神経症状が悪化していると判断したら，経過観察せず上司や医師に報告する．

（大井川秀聡，栗田浩樹）

くも膜下出血 subarachnoid hemorrhage（SAH）

> **キーポイント**
> - くも膜下出血は脳を覆うくも膜と脳の間に出血する病気である．
> - くも膜下出血の最大の原因は脳動脈瘤破裂である．
> - くも膜下出血は発症から時期を追って段階的に治療を行う．

1 考え方の基本

くも膜下出血（SAH）は，脳を覆うくも膜と脳の間に出血する病気である．SAHはさまざまな原因により発症するが，最大の原因は脳動脈瘤破裂である．SAHでは急性期にまず出血原因の特定を行い，続いて再出血予防を行う．その後，SAHによって引き起こされる脳血管攣縮対策を発症後2週間前後行い，慢性期には正常圧水頭症の有無を観察する．このようにSAHは発症から時期を追って段階的に治療が行われる．本項では主に脳動脈瘤破裂によるSAHに関して記す．

2 起こり方

SAHはさまざまな原因により発症する．脳動脈瘤破裂を筆頭に，脳動静脈奇形からの出血，硬膜動静脈瘻に伴う出血，脳腫瘍からの出血や原因不明の出血などがあげられる．SAHの原因の85％は**脳動脈瘤破裂**によるものである．脳動脈瘤の多くはこぶ状の形をしており，動脈壁の弱いところに発生するといわれている．遺伝性疾患［エーラス・ダンロス（Ehlas-Danlos）症候群，マルファン（Marfan）症候群，多発性嚢胞腎など］の患者に脳動脈瘤が発生しやすいことが知られている．また家族内発症（とくに兄弟姉妹）が多いことも知られている．後天的因子としては喫煙，高血圧，過度の飲酒などがある．つまり，脳動脈瘤の発生は1つの原因ではなく多数の因子が複雑に関係している．

3 症状と診断のすすめ方

症状

頭蓋内に脳動脈瘤が存在するだけでは通常症状はない．しかし，動眼神経を圧迫する部位に脳動脈瘤があり，増大してくると動眼神経麻痺（眼瞼下垂や瞳孔不同）が出現し，ほかの部位でも脳動脈瘤が非常に大きくなると脳そのものへの圧迫で局所症状が出現することがある．脳動脈瘤が破裂してSAHを起こすと，典型的には「今まで経験したことのないような激しい頭痛」が起こる．ただし，SAHが軽微な例では必ずしも重篤な頭痛を呈さないこともある．頭痛に伴い羞明などを呈することもあり，頭痛の性状について詳しい聴取が必要となる．

まずSAHの存在を疑うことが診断への重要なポイントとなる．SAHの身体所見として有名な項部硬直は発症直後には認められないことが多く，注意を要する．また，意識障害，けいれん，時には片麻痺（出血が主に脳実質内に起こった場合）などで発症することもある．SAHにより動脈血が頭蓋内に充満し頭蓋内圧が高くなることで，嘔吐などを伴うこともある．意識障害は一過性のことも，昏睡に陥ることもある．これはSAHの勢いや程度によって決まる．SAHの初期診療の診察では，一般的身体所見に加え，意識障害の有無が重要である．意識障害の有無と程度はSAHの予後判定に相関しており，重症度により分類される（**表1**）．

検査

画像検査は頭部単純CT撮影がSAH診断の基本となる．SAHは高吸収域（high density

表1 SAH重症度分類[ハント-コスニック(Hunt and Kosnik)分類]

Grade 0	未破裂の動脈瘤
Grade I	無症状か,最小限の頭痛および軽度の項部硬直をみる
Grade Ia	急性の髄膜あるいは脳症状をみないが,固定した神経学的失調のあるもの
Grade II	中等度から強度の頭痛,項部硬直をみるが,脳神経麻痺以外の神経学的失調はみられない
Grade III	傾眠状態,錯乱状態,または軽度の巣症状を示すもの
Grade IV	昏迷状態で,中等度から重篤な片麻痺があり,早期除脳硬直および自律神経障害を伴うこともある
Grade V	深昏睡状態で除脳硬直を示し,瀕死の様相を示すもの

[Hunt WE et al : Timing and perioperative care in intracranial aneurysm surgery. Clin Neurosurg 21 : 79-89, 1974]

area)として明瞭に描出されるため,明らかな陽性所見を呈している場合は見落とす可能性は低い(図1).ただし,SAHが軽微であったり,発症から数日経過していたりする場合は,頭部単純CTで高吸収域が非常に淡いものもある.問診や診察においてSAHが強く示唆されて頭部単純CT上有意な所見を得られなかった場合は,頭部MRIを施行する必要がある.とくに発症から4日以上経過したSAH症例では,頭部単純CTより頭部MRIのほうが有効といわれている.頭部MRIのFLAIR画像やプロトン強調画像の有用性は高く,超急性期から亜急性期のくも膜下出血までほぼ100%近い感度で描出すると報告されている.また最近ではT2*強調画像によるSAHの同定に関する報告もある.

頭部単純CTや頭部MRIが緊急で撮影できないときや,頭部MRIでもSAHが確定できないときには熟練者による腰椎穿刺を施行する.腰椎穿刺により髄液の性状を精査するが,無色透明の髄液が確認できればSAHは否定される.性状がキサントクロミーの場合には数日~2週間ほど前のSAHの可能性がある.血性髄液の排出を認めても穿刺に伴う静脈叢などからの出血が混入することもあり,一定の時間を空けて分割採取することが必要である.

SAH症例に対しては脳血管に対する出血原因の精査が早急に必要である.脳血管撮影,頭部MRAや頭部造影3D CT血管撮影などの脳血管評価をできるだけ早期に施行する(図2).

4 治療の実際

脳動脈瘤破裂によるSAHを発症した場合,約20%の患者は専門的治療を受ける前に死亡するといわれており,一度破裂が起こると大変危険な病気である.SAHでは,生命に危険が迫っている重篤な状態であれば一般的な救命救急ABC処置(気道確保,呼吸維持,循環動態維持)をまず施行する.SAHの初期診療においてとくに重要なのは血圧管理である.頻回に血圧を測定して,血圧上昇を認める場合は,早急に降圧する.

■ 再出血予防処置

脳動脈瘤破裂によるSAHでは再出血予防処置として開頭による外科的治療あるいは血管内治療を行うことが推奨されている(脳卒中ガイドライン2009).最重症例では再出血予防処置の適応は原則としてないが,状態が改善した場合は処置を検討する.

再出血予防処置には大きく分けて2通りの方法がある.開頭による外科的治療と,カテーテルを用いた血管内治療である.開頭による外科的治療は脳動脈瘤を金属製のクリップで挟みこんで再出血しないようにするもので「**開頭クリッピング術**」という.一方,カテーテルにより血管の内側から金属製コイルを脳動脈瘤内に充填していく治療を「**脳動脈瘤コイル塞栓術**」という.脳動脈瘤の大きさや部位によっては血管バイパス術併用などの複雑な治療や,これらの治療を段階的に実施することもある.以下にそれぞれの長所,短所などについて記す.

● 開頭クリッピング術 ●

開頭クリッピング術は全身麻酔下に開頭し,直接脳動脈瘤を観察してクリッピングを行う.長所として直視下にクリップを脳動脈瘤に挟む

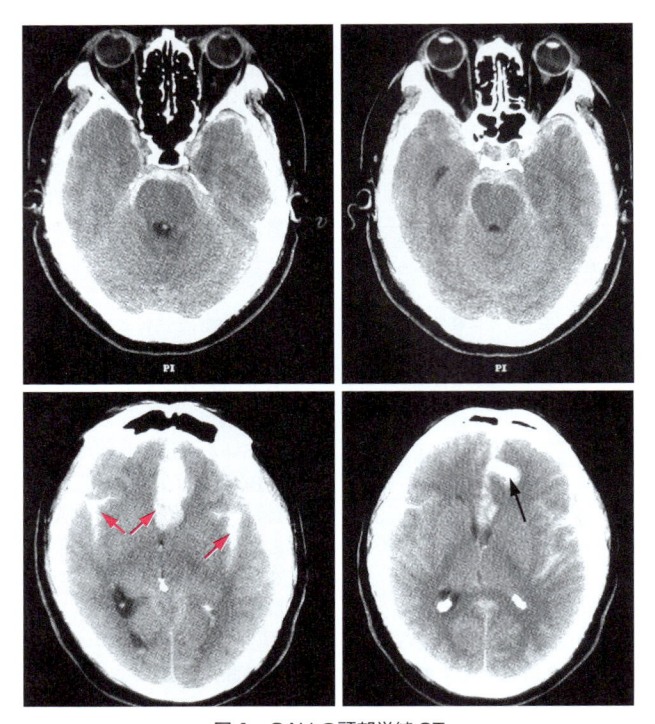

図1 SAHの頭部単純CT
くも膜下腔にSAHを高吸収域(赤矢印)として認める．またこの症例では，大脳半球間裂の脳実質内に脳内出血(黒矢印)も認める．SAH重症度分類ではGrade IVであった．

ので，きちんと処置できた場合の再出血予防効果は非常に高く，また処置中に脳動脈瘤から出血が起こっても十分な対応が可能である．脳動脈瘤の形態が複雑な場合や，すぐ近くから大切な血管が分岐している場合も直視的に処置することが可能である．長期的にみても根治性が高いことが知られている．

短所は全身麻酔が必要なことから心機能などを含め全身状態が不良な場合は処置が困難なこと，開頭するため手術創などを含め血管内治療に比べ侵襲性は高いことである．また脳動脈瘤が脳の深いところ(たとえば脳底動脈など)にある場合は手術が困難なこともある．

● 脳動脈瘤コイル塞栓術 ●

コイル塞栓術では大腿部などから血管内カテーテルを脳動脈瘤内まで到達させ，脳動脈瘤内にコイルを充填する．長所としては局所麻酔と鎮静薬で治療可能のため高齢者や全身状態が不良な場合にも施行できることである．またカテーテル挿入のためのシース刺入部の切開のみで治療できるため侵襲性が開頭術と比べ低い．血管の中からアプローチするため開頭術で到達困難な部位の脳動脈瘤も治療可能となる．

短所としては脳動脈瘤内へのコイル充填率は体積比で3～4割程度であり，再出血に対する予防効果や長期的な根治性が開頭クリッピング術と比べて低いことがあげられる．また大きな脳動脈瘤や近くに重要な血管が分岐している場合，脳動脈瘤の入り口が広い場合などは治療困難となる．施術中に脳動脈瘤から出血が起こった場合，十分な対応が困難なこともある．最近ではこれらの短所を改善できるデバイス(ステ

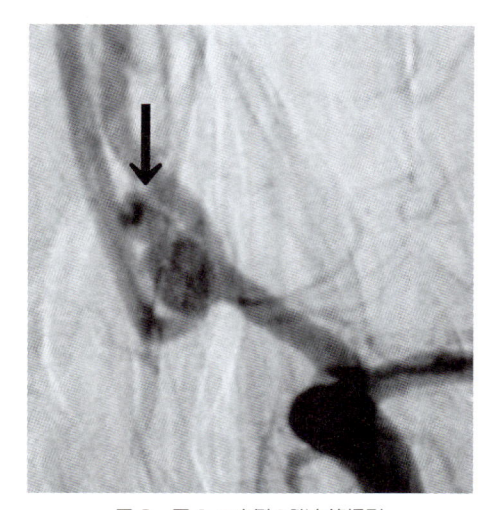

図2 図1の症例の脳血管撮影
前交通動脈に脳動脈瘤を認める．雪だるまのように膨らんでいるが，矢印の膨らみが破裂ポイントと考えられる．直径は5mm×6mm程度である．

ント，特殊コイルなど）が開発されてきており，その適応は拡大してきている．

大切なことはどちらの治療法が患者にとって侵襲が低く，また得られる利益が大きいかよく検討することである．

合併症

脳血管攣縮と正常圧水頭症について記す．

● 脳血管攣縮 ●

SAH発症から4日目の時期から起こる合併症が**脳血管攣縮**である．脳主幹動脈に強い狭窄が起こる現象を脳血管攣縮という．この攣縮は2週間から長いときは1ヵ月ほど続いた後に回復することがわかっている．攣縮による末梢の血流の低下によりさまざまな脳機能障害が生じる．中程度までの攣縮であれば症状は一過性のものとして回復するが，強い攣縮では脳血流の低下が著明となり脳梗塞に陥る．片麻痺や失語などの巣症状の場合もあれば，広範囲の血流低下により意識障害を呈する場合もある．攣縮のはっきりとした原因はわかっていないが，出血量が多いSAHで強い攣縮が起こることがわかっている．開頭手術後に脳槽ドレーンを留置してSAHを排出するのは，攣縮に対する環境整備のためである．

攣縮に対する薬物治療としてファスジルやオザグレルナトリウムの有効性が報告されている．攣縮が出現した領域の脳血流改善に対しては循環血液量増加（hypervolemia），血液希釈（hemodilution），人為的高血圧（hypertension）のいわゆる**トリプルH療法**が推奨されている（脳卒中ガイドライン2009）．攣縮した血管を直接拡張する血管形成術やマイクロカテーテルによるパパベリンの局所動注療法も有効である．これらの治療を組み合わせても約1〜2割の症例になんらかの永続的後遺症が生じるといわれている．

● 正常圧水頭症 ●

脳血管攣縮が回復してくる時期に**正常圧水頭症**が進行してくることがある．SAHにより髄液循環，とくに髄液吸収能力が障害されて脳室に髄液が貯留することを正常圧水頭症という．**歩行障害，尿失禁，痴呆様意識障害**などが典型的症状である．**脳室腹腔シャント術**により，髄液を頭蓋内から腹腔内に排出して吸収させる治療が一般的である．

SAHでは麻痺などが後遺症として残らず一見予後良好にみえる患者も，脳高次機能障害（見当識障害や性格変化，認知機能低下など）により一般社会生活が困難になることも少なくない．社会復帰に向けた回復期リハビリテーションも重要な意義をもっている．

💡 看護のポイント

- SAHは突然起こる疾患である．脳動脈瘤破裂が原因の場合，生命に危険が及ぶことや重篤な後遺症を残すこともある．バイタルサインや神経学的所見の観察が大切である．
- 脳動脈瘤破裂に伴うSAHの合併症は適切な治療により後遺症を軽減できるものもある．合併症の病態を十分理解して早期に治療を開始できるように観察する．SAHの患者が発症数日してから頭痛を訴えてきた場合は「脳血管攣縮」の前兆である可能性がある．攣縮による症状を早期に発見して対応することで，脳梗塞への進展を防げたりその範囲を狭

めたりできる可能性がある．SAHの患者が手術の創部痛でない**頭痛**を訴えた場合は主治医に報告する．単に痛みの訴えだけにとらわれず，ほかの神経学的所見に変化がないか（たとえば麻痺や失語，意識の変容など），バイタルサインの変動はないか（攣縮が生じると血圧が上昇することが多い）などをチェックすることが大切である．

してはいけない！

SAHの予後にもっとも影響するのは**再出血**である．バイタルサインや意識状態の迅速な確認を行い，呼吸心拍モニター装着や点滴ルートの確保などをすすめていくが，ここで大切なのは過剰な刺激を患者に与えないということである．侵襲的検査などの施行時には不必要な刺激とならないように，十分な説明と適切な鎮静や麻酔を行う必要がある．初期診療行為中にSAHの再発が起こることが時に経験されているが，慎重な対応や適切な手技で回避できるものもあることを念頭に入れておくべきである．

（脊山英徳，塩川芳昭）

モヤモヤ病 moyamoya disease

1 起こり方

モヤモヤ病は別名「ウイリス（Willis）動脈輪閉塞症」ともよばれ，日本人に多発する進行性脳血管閉塞症である．狭窄・閉塞してくる脳血管の周辺に多数の細い血管が新生し，それが煙草の煙のように「モヤモヤ」してみえることからモヤモヤ病とよばれている．

原因は不明とされていたが，2011年発症にかかわる遺伝子 *RNF213*（17番染色体）が特定された．モヤモヤ病の日本人患者の約70％が，この遺伝子の変異をもつことがわかった．この**遺伝子変異**により，モヤモヤ病の発症リスクが約190倍に上昇するため，遺伝子検査による発症予測が可能となった．まだ，この遺伝子の機能的側面は判然としていないが，今後モヤモヤ病の新しい治療に結びつく知見が得られる可能性があり期待されている．

診断基準

わが国では**難病疾患**に指定されており**表1**のような診断基準が定められている．

表1 わが国におけるモヤモヤ病診断基準

(1) 診断上脳血管撮影が必須で以下の所見がある
　① 頭蓋内内頸動脈終末部，前および中大脳動脈近位部に狭窄または閉塞がある
　② その付近に異常血管網が動脈相においてみられる
　③ 両側性にある
(2) MRAによる診断も可能である
(3) 類似の所見を呈することがあり，下記の疾患に伴う病変は除外される
　① 動脈硬化，② 自己免疫疾患，③ 髄膜炎，④ 脳腫瘍，⑤ ダウン症候群，⑥ レックリングハウゼン（Recklinghausen）病，⑦ 頭部外傷，⑧ 頭部放射線照射後，⑨ その他
(4) 診断の参考になる病理所見
　ウイリス動脈輪を構成する諸動脈に，内膜の線維性肥厚，内弾性板の屈曲，中膜の菲薄化を伴う種々の程度の狭窄ないし閉塞が認められる
判定：(1) あるいは (2) のすべての条件と (3) を満たすものは確実例と診断される

疫　学

2004年全国調査では，年間発病数は200人前後，本症患者数は7,500人程度と推定される．家族内発生は12％程度で，男女比は1：2である．年齢分布は二峰性を示し，小児期（5～

表2　脳血管撮影による病期分類

第1期 carotid fork 狭小期	頭蓋内内頸動脈の末梢部（carotid fork）が狭小化しているだけでほかに変化のない時期
第2期 モヤモヤ初発期	頭蓋内内頸動脈の末梢部は狭小というよりむしろ太いながら不明瞭となり，脳内主幹動脈はいずれも拡張し，モヤモヤ血管がわずかに認められる時期
第3期 モヤモヤ増勢期	明らかなモヤモヤ血管が認められるようになり，中大脳動脈や前大脳動脈などに狭小変化がみられ始める時期．外頸動脈系より脳内に向かう側副血行路がみられるようになる
第4期 モヤモヤ細微期	頭蓋内内頸動脈の末梢部の閉塞部が後交通動脈分岐部まで波及する時期．モヤモヤ血管はこの時期になると細微になり，網状になって脳底部に集約されてくる
第5期 モヤモヤ縮小期	内頸動脈系の脳主幹動脈はほとんど消失し，第4期よりモヤモヤ血管の細微化の傾向がすすむ時期．外頸動脈からの側副血行路はさらに増加傾向となる
第6期 モヤモヤ消失期	内頸動脈サイフォン部（眼動脈よりも近位部まで）が消失し，脳底部のモヤモヤ血管はほぼ完全に消失．外頸動脈からの側副血行路だけが脳内に入っている．この時期には内頸動脈からの血流はまったくなくなり，外頸動脈系あるいは椎骨動脈系からのみで脳血流が保全される状態となる

［鈴木二郎ほか：日本人に多発する脳底部網状異常血管像を示す疾患群の検討―第2報，脳血管写における追跡．脳と神経 18：897-908, 1966］

10歳）と成人期（30～40歳）にピークを認める．

2　症状と診断のすすめ方

症　状

小児例では脳虚血に伴う症状で発症することが多く，たとえば啼泣，熱いものを冷ましながら食べる，吹奏楽器を吹くなどの**過呼吸運動**により誘発される．

脱力発作，感覚障害，頭痛，けいれんなど症状はさまざまで，時に左右交代することもある．一過性脳虚血発作で留まることもあれば，脳梗塞に陥ることもある．慢性的な脳虚血により，精神機能障害，知能低下など永続的な障害を生じることがある．成人例では側副血行路として発達した異常血管網の破綻による脳内出血が起こる．成人例の約半数は出血発症で，出血した部位により症状はさまざまで，脱力発作，感覚障害，失語，意識障害などを呈する．

診　断

悪心を伴う頭痛を呈したり，脳虚血症状を認めたりする小児例では，頭部MRIを含めた精査を行う．成人例でも，若年発症の脳卒中や，出血源が判然としない脳出血・脳室内出血などはモヤモヤ病を念頭に置いた精査を行う．

表1にも記したように，モヤモヤ病を示す症状や所見が得られた場合は，原則的に脳血管撮影を行う．脳血管撮影の結果により，第1～第6期まで病期が分類される（表2）．

3　治療の実際

対症療法

脳虚血発作・脳出血発症の患者は，まず急性期治療を優先させる．並行して原因検索の検査をすすめ，モヤモヤ病の病期や，脳循環の把握に努める．後述する外科的治療を施行するのは，原則として急性期を乗り切り modified Rankin Scale が2以上[*]に改善した症例である．

内科的治療

モヤモヤ病の内科的治療として抗血小板薬の内服が推奨される（脳卒中治療ガイドライン 2009）．

外科的治療

虚血症状を呈するモヤモヤ病に対しては**血行再建術**が有効である．出血型モヤモヤ病において，外科的血行再建術が再出血率を低下させるという報告がある一方で，内科的治療との有意差を認めないという報告があるが，手術を考慮してもよい（脳卒中ガイドライン 2009）．

看護のポイント

・大変まれな病気のため，とくに小児例では家

---

[*]軽度の障害：発症以前の活動がすべて行えるわけではないが，自分の身の回りのことは介助なしに行える．

可逆性後部白質脳症
reversible posterior leukoencephalopathy syndrome (RPLS)

1 起こり方

可逆性後部白質脳症（RPLS）は，①臨床症候的に頭痛・意識障害・けいれん・種々の視覚異常を呈し，②画像診断的に MRI・CT にて頭頂-後頭葉領域を中心に浮腫性と思われる病変を認め，③臨床経過として原因となっている状態の是正によりこれらの臨床・画像異常が可逆的に消失する，という 3 つの特徴を示す病態である．高血圧症，産褥子癇，シクロスポリンなどの免疫抑制薬投与例において可逆的な脳症がみられることは以前から知られており，**高血圧性脳症**，**前子癇-子癇**，**シクロスポリン脳症**など個々の名称でよばれていた．近年の画像診断の進歩によりこれらの脳症では後頭-頭頂領域の可逆性病変が共通してみられることが示され，その臨床-放射線診断的特徴の共通性から，これらをまとめて RPLS という病態概念が提唱された．MRI でとらえられる病変の成立に関しては，血管自動調節能を越える急激な血圧上昇あるいは薬剤などによる**血管内皮細胞が傷害**され，血液脳関門が破綻をきたし血管外への液体成分の漏出により生じた**血管原性浮腫**と考えられている．

RPLS を生ずる病態

RPLS は高血圧症，産褥子癇，シクロスポリンなどの免疫抑制薬投与以外にもさまざまな病態に関連して生ずる．発症に関与する主な病態を表 1 に示す．これらはすべて独立した発症要因とはいえず，多くの場合に高血圧を伴って発症している．発症に関与するほかの因子としては，薬剤などによる血管内皮細胞傷害，腎機能障害・体液貯留傾向などの関与が考えられており，これらの因子の程度により中等度の血圧上昇によっても発症する場合がある．

2 症状と診断のすすめ方

症 状

頭痛・意識障害・けいれん・視覚異常が主要臨床症状で，これらの症状が急性〜亜急性に出現する．約 3/4 の症例で 4 症候のうち 3 つがみられている．けいれんがもっとも頻度の高い症状で 42〜86％でみられる．けいれんは 2〜3 回程度の発作をみることが多いが，重積状態にいたることもある．焦点発作で始まり 2 次性全般化をみる場合が多く，焦点発作としては視覚性の発作をみることがある．頭痛に関しては特別な特徴の記載はないが，脳動脈瘤破裂を疑わせるような突然の激痛での発症も報告されている．意識障害は傾眠程度のものが多い．無気力・自発性低下・錯乱といったものから昏迷・昏睡まであるが，通常深昏睡にいたることはない．視覚症状としては皮質盲が多く，半盲・視野のかすみ・視空間無視も報告されている．そ

表1　RPLSの発症に関与する主な病態

【基礎疾患に関連するもの】	【医療行為・薬剤に関連するもの】
高血圧（高血圧脳症）	免疫抑制薬，悪性腫瘍化学療法薬
前痢-子痢	シクロスポリン，タクロリムス，シタラビンなど
血栓性血小板減少性紫斑病	
溶血性尿毒症症候群	ステロイド
全身性エリテマトーデス	エリスロポエチン
全身性進行性硬化症	濃厚赤血球輸血
結節性動脈炎	血液幹細胞輸血（DMSO-cryopreserved stem cell）
ウェゲナー（Wegener）肉芽腫症	
ベーチェット（Behçet）病	G-CSF
急性間欠性ポルフィリン症	アシクロビル
ヒト免疫不全ウイルス（HIV）脳症	女性ホルモン剤
高カルシウム血症	ガンマグロブリン大量静注療法
好酸球増多症	麻薬（コカイン，アンフェタミン類）
てんかん発作	造影剤
過酸化水素中毒	

［千葉厚郎：Reversible posterior leukoencephalopathy syndrome と薬物．日本内科学会雑誌 **96**：1658, 2007 より改変］

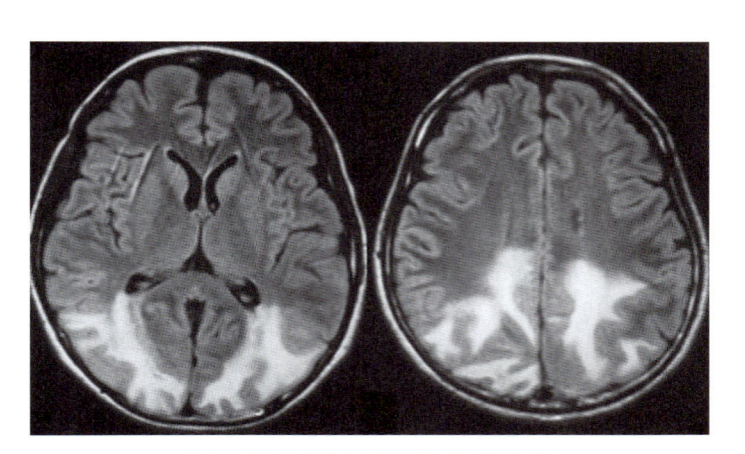

図1　RPLSの頭部MRI所見（FLAIR画像）

［千葉厚郎：Reversible posterior leukoencephalopathy syndrome と薬物．日本内科学会雑誌 **96**：1660, 2007 より改変］

のほか，片麻痺，失調，ジストニア，自動運動なども報告されている．

画像診断

大脳の後方（後頭葉，頭頂葉）を中心とした領域の皮質下白質に広がる，MRIのFLAIR画像・T2強調画像では高信号（図1），CTであれば低吸収域を認める．異常所見は時に大脳の前方領域（前頭葉，側頭葉）にみられることもある．

3　治療の実際

RPLSの治療はその原因となっている病態の是正が基本である．高血圧に関連したものであれば血圧を適正値へと降下させ，血管内皮細胞を傷害する薬物があればその中止ないしは減量を行い，そのほかの発症に関連する背景疾患のコントロールを行う．高血圧脳症は高血圧緊急症の1つであり，すみやかな血圧のコントロ

側頭動脈炎 temporal arteritis

1 起こり方

発症に関しては，ヘルペスウイルスやクラミジアなどの感染症などが契機になるという説もあるが，異論もある．病理学的には，中型〜大型動脈の内弾性板周囲に起こる**血管炎**である．T細胞やマクロファージが動脈の血管壁に浸潤し，外膜でT細胞の増殖とサイトカイン放出が生じ，後者はマクロファージを活性化し，多核巨細胞と肉芽腫の形成をきたす．血管内膜の過形成が起こり，最終的に血管閉塞を引き起こす．50歳以降に好発し，女性に多い疾患である．50歳以上において10万人あたり年間15〜20人程度の発症が認められる．

2 症状と診断のすすめ方

血管炎による虚血症状と全身症状に大別される．頸動脈やその分枝である**浅側頭動脈**・後頭動脈・眼動脈・椎骨動脈が侵されると，頭痛や眼症状などが出現する．頭痛は側頭部中心に認められるが，経過中に部位が変化することもある．また，頭皮や浅側頭動脈に圧痛を認める．浅側頭動脈の腫脹と，拍動の減弱がみられる．咀嚼を続けていると咀嚼筋に疼痛が生じ，休むと回復する現象がいわゆる**顎跛行**（jaw claudication）であり，本症に特徴的な症状である．眼症状は**表1**に示すように，黒内障・失明・複視・眼痛などである．原因としては**動脈炎性前部虚血性視神経症**（AAION）がもっとも多く，

表1 側頭動脈炎の眼症状

症　状	割合（%）
黒内障	30.6
失明	96.9
複視	5.9
眼痛	8.2

原　因	割合（%）
前部虚血性視神経症	81.1
網膜中心動脈閉塞	14.1
毛様体網膜動脈閉塞	21.8
後部虚血性視神経症	7.1

［Hayreh SS et al：Ocular manifestations of giant cell arteritis. Am J Ophthalmol **125**：509-520, 1998］

高率に失明にいたる．眼底所見としては，視神経乳頭の蒼白と腫脹・眼底出血・綿花様スポットが認められる．末梢神経に単ニューロパチーが認められることもある．鎖骨下動脈や腋窩動脈に病変が起こると，上肢の感覚障害・運動障害や脈拍減弱がみられる．一方，全身症状は，関節のこわばり，発熱，食思不振などである．また，約40％の症例では**リウマチ性多発筋痛症**が合併する．

診断は，米国リウマチ学会の診断基準（**表2**）に従う．採血では，赤沈の亢進，CRP高値，貧血などが重要な所見である．浅側頭動脈のエコー検査は非侵襲性であり，動脈壁の浮腫を反映する低エコー性haloの確認や，血流評価が施行できる．最終的には，浅側頭動脈の生検を行うが，病変分布がまだらであることがあり，

表2 側頭動脈炎の診断基準

1. 発症年齢：50歳以上
2. 新たな頭痛：初めて経験する，あるいは経験したことのない局所性頭痛
3. 側頭動脈異常：頸動脈の動脈硬化と関係のない側頭動脈に沿った圧痛あるいは脈拍減弱
4. 赤沈値の亢進：50 mm/時以上
5. 動脈生検の異常：単核細胞浸潤あるいは肉芽腫性炎症が著明，通常巨細胞を伴う血管炎所見

※上記5項目中3項目以上が認められる場合に，側頭動脈炎と診断する。

[米国リウマチ学会，1990]

2 cm以上の生検材料を得ることが重要である．

3 治療の実際

ステロイドを迅速に使用する．通常，プレドニゾロン40〜60 mgの経口投与を行うが，急速に病状がすすむ場合や失明の危険がある際には，ステロイドパルス療法を施行する．不応例では，免疫抑制薬メトトレキサート（メソトレキセート®）も考慮される．また虚血に対しては抗血小板薬も併用する．

看護のポイント

- 視力の変化がないかをチェックする．
- 顎跛行が強い場合は点滴加療や経管栄養を考慮する．

（柴田　護，鈴木則宏）

パーキンソン病 Parkinson's disease

キーポイント

- パーキンソン（Parkinson）病は代表的な神経変性疾患である．
- 振戦，固縮，無動などの運動症状が特徴であるが，うつや認知機能障害，自律神経障害もみられる．
- 神経伝達物質ドパミンが欠乏しているので，ドパミン作用を補充する薬物療法が行われる．

1 考え方の基本

パーキンソン病は代表的な神経変性疾患である．特徴的な運動障害（パーキンソニズム）が認められるが，認知機能障害，うつ，不安などの精神症状，便秘，頻尿，立ちくらみ（起立性低血圧）などの自律神経症状が認められる．

一般的に，神経変性疾患の根本的治療法はないが，パーキンソン病では有効な薬物療法が開発されており，生命予後に関しては健常者と大差ないレベルに達している．しかし，病気の進行とともに生活の質は低下する．その要因として薬効の不安定（服薬に伴う症状変動），薬剤の服用と関連した精神症状（**幻覚，妄想**）などがある．

2 起こり方

疫学

パーキンソン病はアルツハイマー（Alzheimer）病に次いで2番目に頻度の高い神経変性疾患である．その有病率は人口10万人あたりの患者数が約150人程度と推定されている．通常，50〜70歳に多く発症するが，40歳未満で発症する場合もあり，この場合は若年性パーキンソニズムとよばれることもある．

多くの場合，孤発性であるが，ごくまれに家族性のことがある．近年の遺伝学的検査法の進歩によって家族性パーキンソン病の原因となる遺伝子異常がこれまで複数特定されているが，発症機序の解明にはいたっていない．

表1　パーキンソン病でみられる非運動症状

・神経精神症状 　抑うつ，無欲動（アパシー），不安，アンヘドニア（無快楽），幻覚，認知機能障害，行動障害 ・睡眠障害 　不眠，日中の過度の眠気，むずむず脚症候群，間欠的下肢運動，現実的な夢，ノンレム睡眠関連運動障害 ・自律神経障害 　膀胱機能障害（尿意切迫，夜間多尿，頻尿），浮腫，発汗過多，起立性低血圧（低血圧性転倒，coat hanger pain），性機能障害（性行動の亢進，勃起障害，テストステロン減少症）	・消化器症状（自律神経障害と重複） 　流涎，味覚障害，嚥下困難，悪心・嘔吐，逆流，吃逆，便秘，便失禁 ・感覚症状 　痛み，しびれ，嗅覚障害など ・その他 　疲労，複視，目がぼやける，脂漏，体重減少，体温調節障害など

病理

パーキンソン病の主な病変は，中脳黒質の神経細胞変性・脱落と神経細胞内封入体である**レビー（Lewy）小体**の出現である．中脳黒質から線条体に線維投射（黒質線条体路）があり，この経路は**ドパミン**を神経伝達物質とすることから，黒質神経細胞の脱落の結果として線条体のドパミン含有量は低下する．したがって，パーキンソン病の主要症状は線条体のドパミン作用の低下によって引き起こされる．

3　症状と診断のすすめ方

運動症状

パーキンソン病の4大症状として知られているものに，「振戦」「固縮」「無動」「姿勢反射障害」がある．以下にそれらの症状について記す．

① **振　戦**：安静時（静止時）に間欠的・持続的に出現する振戦であり，通常，一側の上肢または下肢より始まる．上肢に出現する際は歩行時に認められる場合も多い．精神的緊張で増悪し，動作で抑制される特徴をもつ．1秒間に約4〜6回ふるえることが多い．母指と人差し指で丸薬を丸めるような動作にみえることから丸薬まるめ振戦（pill rolling）と形容されることもある．

② **固　縮**：四肢関節を他動的に屈伸するときに筋肉に抵抗を感じるものをいう．断続的にガクガクと抵抗のある場合（**歯車様固縮**）が典型的である．

③ **無　動**：運動麻痺がないにもかかわらず，動作のスピードが遅く，緩慢になり，動作開始も遅延する．上肢を，回内回外を反復する運動や，指のタッピングを反復する際に顕著に認められる．表情が乏しくなり（**仮面様顔貌**），声も小さく単調になり，字を書くとだんだんと小さくなってしまう（小字症）．

④ **姿勢反射障害**：進行してくると転倒することが多くなる．患者はバランスが崩れると自分で姿勢を立て直すことができなくなる．とくに，後ろにバランスが移ると後方へ突進するようになり危険である（**後方突進**）．また，歩いているとだんだんと加速し（加速歩行），前方へつんのめって転倒するまで止まれないことも多い（前方突進）．

非運動症状

パーキンソン病では多種多様な非運動症状が認められる（**表1**）．パーキンソン病患者の生活の質を維持するためには，運動症状を改善するだけでは不十分で，さまざまな非運動症状を的確に把握し適切に対処することが必要かつ重要である．しかし，非運動症状の現れ方は患者ごとに異なり一定のパターンがあるわけではない．その対処法に関しても患者ごとに工夫を凝らす必要がある．一部の非運動症状は抗パーキンソン病薬の副作用として出現している場合があり，一部の非運動症状（便秘，嗅覚低下，**レム睡眠行動障害**など）はパーキンソン病の運動症状の発症以前から出現することも知られている．

パーキンソン病　729

表2　よく使われる抗パーキンソン病薬

一般名	商品名
(1) ドパミン補充薬	
L-dopa＋カルビドパ	メネシット®, ネオドパストン®
L-dopa＋ベンセラジド	マドパー®, ECドパール®
(2) ドパミン受容体刺激薬(アゴニスト)	
プラミペキソール	ビ・シフロール®
ロピニロール	レキップ®
ブロモクリプチン	パーロデル®
ペルゴリド	ペルマックス®
カベルゴリン	カバサール®
(3) モノアミン酸化酵素(MAO-B)阻害薬	
セレギリン	エフピー®
(4) ノルアドレナリン前駆物質	
ドロキシドパ	ドプス®
(5) グルタミン酸NMDA受容体拮抗薬	
アマンタジン	シンメトレル®
(6) 抗コリン薬	
トリヘキシフェニジル	アーテン®
(7) その他	
ゾニサミド*	トレリーフ®

*ゾニサミドの作用機序はよくわかっていない．

診断

　特徴的な運動症状を有しており，レボドパ(L-dopa)製剤が有効であればパーキンソン病であると診断される．しかし，非定型的な場合があるのでしばしば鑑別診断が重要である(「パーキンソニズム」の項を参照)．

4　治療の実際

薬物療法

　パーキンソン病の治療の原則は，低下した線条体ドパミン機能の回復を図ることである．したがって，脳内のドパミン代謝経路を直接または間接的に賦活する方法が有効である．現在よく使用されている抗パーキンソン病薬を表2に示す．パーキンソン病の治療は，患者の年齢や進行度，認知症合併の有無などを参考に，これらの薬剤を組み合わせて使用するのが一般的である．

　パーキンソン病の生化学的特徴は，線条体におけるドパミン含有量の低下であることはすでに述べた．したがって，不足しているドパミンを補ってやる方法(ドパミン補充療法)が理にかなっており，実際にはもっとも有効である．しかし，ドパミンは血液脳幹門を越えて脳内に移行しないので，その前駆物質であるレボドパが投与される．このレボドパは脳に移行することができ，酵素で代謝されてドパミンに変換され効果を発揮する．末梢血中においてレボドパが脳に入る前に代謝されてしまうのを防ぐために，レボドパとレボドパ脱炭酸酵素阻害薬(カルビドパ，ベンセラジド)との合剤が用いられることが通常である．

　このレボドパ療法の開発と普及によって，現在ではパーキンソン病の生命予後は一般の健常高齢者のそれと比べて遜色のないレベルにまで高められた．しかし，いわゆる良好な治療効果はレボドパ療法の開始から数年のうちに減弱し，いくつかの問題点が生じるようになってくる(表3)．レボドパ療法を開始した後，数年間は社会生活に支障のないレベルにまで改善するが，その後，服薬に伴う症状の変動(ウェアリング・オフ)や，薬効の不足・減弱に悩まされることになり，すくみ足や姿勢反射障害や認知症などレボドパ療法の効果が乏しい症状が出現するようになる．さらには，幻覚・妄想状態が出現するにいたり，レボドパ薬の減量を余儀なくされる場合もある．

　したがって，現在のパーキンソン病の治療目標は，単にパーキンソン病の症状を改善するということではなく，薬物を適切に開始し調整することによって，長期的な展望をもった治療を展開するという点に置かれている．しかし，現時点では，一般的なパーキンソン病治療方針はあるものの(表4)，絶対的に確立された治療指針はない．患者個人の状態に応じた工夫と判断が求められることは必至であり，これがパーキンソン病治療のむずかしさでもある．

手術療法

　薬物療法で治療が困難な場合には**定位脳手術**の適応が検討される場合がある．定位脳手術と

疾患　神経・筋

表3　レボドパ製剤の長期使用の問題点

精神症状	幻覚，せん妄，認知症
神経症状	ジスキネジア，ジストニア
日内変動	ウェアリング・オフ（wearing-off：服薬に伴う症状の変動） オン・オフ（on-off：服薬に無関係の症状の変動）
薬効不安定	ノー・オン（no on：効果が得られない） ディレイド・オン（delayed on：効果発現までに時間がかかる） 効果減弱

表4　一般的な治療方針（概要）

生活や仕事に支障がある場合，薬物療法を開始する
①70～75 歳以上で認知機能障害・精神症状がある患者
- レボドパ製剤で治療開始する

②70～75 歳以下で認知機能障害がない患者
- ドパミン受容体刺激薬（アゴニスト）で治療開始する
- 効果不十分の場合，レボドパ製剤を追加する
- 症状の日内変動がある場合にはエンタカポン（COMT 阻害薬），セレギリン（MAO-B 阻害薬）などを追加する．ジスキネジアもある場合，レボドパの1回量を減らす，レボドパを頻回投与するなどの工夫が必要となる
- 歩行障害が目立つ場合にはアマンタジンを追加するとよい場合がある
- 幻覚・妄想が出現・悪化した場合には薬物を減量せざるを得ないが，運動症状悪化のジレンマがある．難治の場合には，非定型抗精神病薬を用いる

表5　患者および家族への教育のポイント

1. パーキンソン病についての概略を理解させる
2. 現在の状態に対する把握
3. 通常のパーキンソン病（孤発例）は遺伝しないということ
4. 進行について（急速に進行することはない）
5. 病気は進行性であるが，適切な治療によって一般人と変わらない寿命を全うできるということ
6. 治療計画の展望についての理解（薬の副作用や症状の変動についての理解）
7. 将来に対する過度の不安を避け楽観的姿勢
8. 公的支援制度（特定疾患治療研究事業制度，身体障害者手帳申請，介護保険制度の利用など）
9. 地域の実情に合わせて患者の会などの紹介
10. 悪性症候群に対する注意（休薬・怠薬の危険性を理解させる）

は，手術的に脳内にある標的部位を正確に同定した後に，電気凝固により小さく破壊するか，または慢性的に刺激するための電極を埋め込む術式である．標的部位としては，視床，淡蒼球，視床下核などがある．定位脳手術を行うべきかどうか，さらにはどこを標的として破壊または刺激するべきかなどに関しての決定は，専門医による慎重な判断が必要である．

看護のポイント

患者・家族への指導

　パーキンソン病は，慢性に進行する変性疾患であるが，適切な治療によって，一般人と変わらない寿命を全うできる．したがって，楽観的姿勢・前向きの態度で病気に接するように援助することが大切である．将来に対する過度の不安を不必要にもってしまうことは好ましくない．

　まず，患者自身がパーキンソン病について正しく理解し，病気を納得することが療養の第1歩である．さらに，患者，医師，看護師，理学療法士，作業療法士などの間のコミュニケーション確立に努力し，患者を少しでも良好な状態に維持できるよう共有の目的意識が生まれることが望ましい．表5 に患者および家族への教育のポイントをまとめた．

重症度に合わせた指導

　パーキンソン病の看護は，個々の患者の進行度に合わせて行われる必要がある．パーキンソン病の動作障害に対する早期からの過度のサポートは，日常生活の質を考えた場合には逆行する効果を及ぼしかねないので注意が必要である．パーキンソン病の障害の程度を表す指標として従来からホーン・ヤール（Hoehn-Yahr）重症度分類が用いられている（表6）．重症度に合わせた指導を心掛ける必要がある．

● ステージⅠ，Ⅱ度 ●

　軽症の場合にはあまり病気のことを気にしないで，むしろ社会生活や日常生活の活動レベルを下げないようにさせることが大切である．運動や趣味などを本人が自制している場合もあるので，「現在の生活を継続・維持するのが望ましい」と伝える．

表6 ホーン・ヤール の重症度分類

- ステージ I
  症状は一側性で機能障害はないか，あっても軽度
- ステージ II
  両側性の障害はあるが姿勢保持の障害はない
  日常生活や就労は多少の障害はあるが可能
- ステージ III
  立ち直り反射に障害が認められ，活動は制限されるが自力での生活が可能
- ステージ IV
  重篤な機能障害を有し，自力のみの生活は困難となるが，支えられずに歩くことはどうにか可能である
- ステージ V
  立つことは不可能となり，介護なしにはベッド・車いすの生活を余儀なくされる

◆ ステージIII度 ◆

中等症では，日常生活能力の低下が出てくるようになる．この段階では薬剤の調節を行うとともに，運動不足による2次的な能力低下が起きないように注意したい．ある程度の運動（ストレッチ体操や散歩など）を日課とすることも望ましい．たとえ時間がかかっても，できる限り身の回りのことは自分で完結できるように支援する．とくにすくみ足が出現するようになると転倒しやすくなるので積極的な事故防止が必要となる．

◆ ステージIV，V度 ◆

- **移　動**：進行してくると，能力低下はさらにすすんでくる．歩行は介助なくしては不能となるが，「臥床生活を極力避ける努力」を強調する．移動は自立できなくとも，日中はなるべく横にならないようにし，介護者による車いす散歩などもよい．他動的な関節可動域保持訓練も必要となってくる．
- **体位変換**：体位変換が困難になってくると，硬いベッドマットを使用して自力で体位変換できるように支援するが，自力で体位変換できない患者の場合は時間を決めて体向を行い，褥瘡を予防する必要が生じる．パーキンソン病の患者においては意識障害がなくとも体幹動作障害が高度に認められる患者においては定期的体位変換が必要となる．
- **起立性低血圧**：起立性低血圧の合併にも注意する．定期的な臥位，立位での血圧・脈拍測定が必要である．起立性低血圧に対しては薬物療法の効果が不十分である場合が多いので，急激な体位変換を避けるようにし，必要に応じて弾性ストッキングを使用するとよい．
- **消化機能低下**：パーキンソン病では消化管運動機能の低下が認められる場合が多く，慢性的な頑固な便秘が問題となる．とくに運動不足や水分摂取量減少が悪影響する．下剤を用いてコントロールするが，必要に応じて浣腸を行う．
- **嚥下困難**：嚥下困難があるために水分摂取量が十分でない場合があるので，脱水傾向にないか注意する必要がある．とくに，嚥下機能に障害のある患者においては肺炎を合併しやすい．口腔内への食物残渣貯留や唾液貯留がないか注意し，必要に応じて吸引を行い口腔内が常に清潔であるよう心掛ける（誤嚥性肺炎防止にもなる）．

最重症になると，嚥下障害による誤嚥性肺炎，尿路感染症，拘縮，褥瘡などの対策が必要となるが，病状を把握して経鼻チューブや胃瘻造設の適応を検討する．

■■ リハビリテーション

個々の患者の状態や進行度に応じてプログラムされる必要がある．筋肉や身体の硬さをとり，ゆっくりとした関節の受動運動を行う（リラクゼーション）．四肢のみならず，体幹部の捻転運動も有効である．

またゆっくりと大きく規則的な呼吸を行う訓練（呼吸訓練）は肺炎の予防になる．立位・歩行度基本動作訓練なども行われる．体操やストレッチ，散歩の習慣は好ましい．積極的に身体を動かす機会を作ることが大切である．

してはいけない！

- 抗パーキンソン病薬を急に中止してはならない（悪性症候群発生の危険があるため）．
- 寝かせたままの状態にしてはならない（寝返りができないために褥瘡が生じやすく，容易に廃用症候群に陥ってしまう）．

（三輪英人）

コラム　悪性症候群について

　抗パーキンソン病薬を急激に中断すると悪性症候群が生じるのできわめて危険である．したがって，抗パーキンソン病薬の休薬・怠薬を行わないように指導する必要がある．

　悪性症候群は発熱，筋固縮，意識障害，頻脈，血圧異常，発汗過多，血清CK値の上昇などが急激に出現するものである．もともと悪性症候群は抗精神病薬治療中に発現するものであるが，抗パーキンソン病薬投与下にも生じることがある．

　早期に診断して適切に処置されない場合には，腎不全や多臓器障害を呈して生命に危険が生じる．とくに夏季などに脱水傾向にあったり，身体的に衰弱したりしている場合，感染症合併時には重症になりやすいので要注意である．

　治療としては，十分な補液，全身冷却，抗パーキンソン病薬の継続とダントロレンナトリウム（ダントリウム®）やブロモクリプチンの投与である．

（三輪英人）

本態性振戦 essential tremor

1　起こり方

　振戦とは，身体各部に生じる規則的な反復運動（＝ふるえ）である．振戦はさまざまな原因で生じるが，原因不明で振戦以外に神経症状がない場合には「本態性振戦」とよばれる．本態性振戦は振戦を呈する代表的疾患の1つである．

分類

　振戦は，振戦が出現する身体状況から，安静時振戦，姿勢振戦，動作時振戦，企図振戦に分類されている．

　本態性振戦の振戦は手や足を一定の姿勢をとったときに生じるので，**姿勢振戦**に分類される．一方，パーキンソン（Parkinson）病における振戦は手や足を安静にしたときに生じる特徴があり，安静時振戦とよばれている．そのほか，動作時振戦（動作時にだけふるえが生じる），意図的な動作で生じる企図振戦（指を目標にもっていく動作をする場合に目標に接近するにつれて振戦が激しくなる）などがある．

原因

　本態性振戦の原因はいまだ明らかになっていないが，近年の機能画像的手法の進歩によって，振戦と小脳機能の異常との関連が推定されている．小脳の血管障害を合併した後に，振戦が消失する場合もある．また，パーキンソン病の中核病理である中脳黒質のドパミン神経細胞は障害されない．

2　症状と診断のすすめ方

特徴

　本態性振戦の特徴としては，①姿勢振戦であること（1秒間に4〜12回とさまざまな周波数でふるえる），②両側性であること（原則的には左右対称性だが，軽度の左右差があることもある），③手指から手首（上肢遠位）に認められる

表1 姿勢振戦を生じる疾患

- 甲状腺機能亢進症
- 本態性振戦・家族性振戦
- 老人性振戦
- 慢性アルコール中毒
- パーキンソニズムの一部
- 多発性硬化症
- ウィルソン(Wilson)病
- ラムゼイ・ハント (Ramsay-Hunt)症候群
- 神経ベーチェット(Behçet)病
- 脳血管障害や脳腫瘍(中脳)
- 尿毒症, 透析脳症
- 脳性麻痺の一部
- 脊髄小脳変性症
- 薬剤性(喘息薬, 抗精神病薬など)
- 心因性
- 外傷性(外傷後)
- 疲労・不安時の振戦
- 生理的振戦

場合が多い, ④持続的に認められること, ⑤精神的緊張で増悪する, ⑥頭部, 声などにもふるえが出現することもある, などである. そのほか, 家族歴があることも多い. 少量のアルコールを摂取すると振戦が軽減することがあるので診断の参考になる.

鑑別診断

姿勢振戦は本態性振戦以外にもさまざまな原因で生じるので鑑別診断が重要である(表1). 本態性振戦と他の原因により生じた姿勢振戦は, 振戦だけに注目して鑑別することは困難である. 本態性振戦ではないのに本態性振戦であると診断されている場合が多い. 他の神経症状(とくにパーキンソニズム)があるかないかが問題である. 本態性振戦では振戦以外の症状は認められてはならない. 姿勢振戦を生じる他の原因(甲状腺機能亢進症, 薬剤性振戦など)がないか検討する必要がある(表1). とくに**甲状腺機能亢進症**は, 本態性振戦と誤診される場合があるので注意が必要である.

3 治療の実際

薬物療法と注意点

軽症ならば治療の必要はない. 振戦のため日常生活で支障を訴えた場合には薬物療法の対象となる. 使用する薬剤は, **β遮断薬**(アロチノロールやプロプラノロールなど)が主であるが, 血圧低下や徐脈をきたすので心機能の悪い患者においては十分な注意が必要であり, 高齢者には好ましくない. また, 喘息患者においても禁忌である. ジアゼパム(セルシン®)もある程度有効である. これらの薬で十分な効果が得られない場合には, プリミドンやクロナゼパムも用いられる. プリミドンは眠気に注意が必要である.

外科的治療

内科的治療に限界がある場合には**定位脳手術**が行われることがある. これは, 脳内の視床の一部に小さい電気凝固巣を作製することによって振戦を消失せしめるものである. また視床に刺激電極を植え込んで通電することによって振戦を治療する慢性電気刺激療法も行われている. 定位脳手術の適応については慎重に検討される必要がある.

看護のポイント

本態性振戦は振戦以外の症状がなく生命予後に問題はない. しかし, 本態性振戦は次第に増悪してくるので, とくに発声・発語時に声のふるえがひどくなったり, 飲水時のコップを持つ手のふるえなどが増悪してくると日常生活にも支障が生じるようになってくる.

また, 書字において際立ってふるえる場合(書字振戦)もある. 緊張すると振戦が増強することから精神的にも気後れがちになることもあり, 精神的サポートが必要である場合も多い.

(三輪英人)

ハンチントン病 Huntington's disease

キーポイント
- ハンチントン病は遺伝性の神経変性疾患である.
- 舞踏運動などの特徴的不随意運動, 認知障害, 感情障害を呈する.
- 確定診断は遺伝子診断による.

1 考え方の基本

ハンチントン病は**常染色体優性遺伝形式**をとる遺伝性の神経変性疾患である. 病変は全脳に及ぶがそのうち主として**線条体病変**が特徴的な**不随意運動**の責任病巣と考えられている. そのほか, 認知機能障害や感情障害を呈する. 慢性進行性経過の病態と家族歴の聴取が診断に不可欠である. 頭部画像診断は補助診断である. 尾状核頭の萎縮が確認できる. 治療は現時点では対症的なもので, 疾患の経過に影響を及ぼすことが証明されている治療法はなく対症療法が行われる.

2 起こり方

遺伝学

常染色体優性遺伝形式をとる神経変性疾患で, 舞踏運動, 認知障害, 感情障害を呈する. 原因遺伝子はハンチンチン遺伝子で4番染色体短腕先端部にある. 翻訳領域内にCAGの**3塩基リピート配列**があり, 疾患染色体ではそのリピート数が増大している. リピート数と発症年齢の間には負の相関関係がある. リピート数が疾患レンジまで増大すると遺伝的に不安定になり, 配偶子形成においてさらに増大する傾向がみられる. この結果, 家系内で世代を経るに従って発症年齢が若年齢化する**表現促進現象**がみられる.

病理学

肉眼的には大脳皮質の全般性萎縮と尾状核萎縮を認める. もっとも顕著な組織病理学的変化は線条体の中型有棘細胞の変性脱落である. 残存神経細胞の核内に抗ユビキチン抗体ならびに抗変異ハンチンチン抗体にて染色される封入体を認める.

3 症状と診断のすすめ方

常染色体優性遺伝形式の家族歴を確認する. **舞踏運動**, **認知障害**, **精神障害**を認める. 舞踏運動はその名のとおり, 四肢の遠位にみられる不規則で, 比較的素早い不随意運動である. 全身性で, 進行性の経過をとる. 患者本人の病歴だけではなく, 家系内発症者の臨床所見が把握できると臨床診断の確度は上昇する.

一般検査としては耐糖能, 甲状腺機能, 末梢血の塗抹標本, 抗リン脂質抗体などが除外診断のために調べられる. 画像所見としては側脳室前角の拡大, 尾状核頭の萎縮所見を認める. 確定診断は遺伝子診断による. 遺伝性舞踏病を遺伝子診断により遺伝子型を決定する際, わが国において重要なのは歯状核赤核淡蒼球ルイ体萎縮症(DRPLA)との鑑別である. そのほか脊髄小脳変性症17型(SCA17)遺伝子変異が検索されることがある.

4 治療の実際

神経変性を遅らせる目的での神経保護薬, 変性組織を再生する目的での神経移植や遺伝子の導入実験的研究が試みられているが, 現在までのところ実地診療に利用可能なものはない. したがって薬物治療はもっぱら対症療法である. 舞踏運動, 抑うつ, 認知障害を治療標的としたコントロールトライアルがあるが, いずれも規模が小さくエビデンスレベルが高いとはいい

がたい現状である．

舞踏運動ならびに精神症状に対して非定型抗精神病薬が用いられるが，現在わが国において利用可能な薬剤ではいずれもパーキンソニズムが起こりうる．舞踏運動の完全な消失を目標としないほうがよい．また初期には忍容性があっても，疾患の進行に伴い同用量でもパーキンソニズムが出現してくることも多いので経時的なモニターを必要とする．

抑うつ，強迫に対して三環系抗うつ薬や選択的セロトニン再取り込み阻害薬(SSRI)が用いられる．自殺率が高い．衝動性障害，社会的孤立，抑うつなどがリスク因子と考えられる．

厚生労働省の特定疾患に指定されている．認定されると医療のコストを軽減できる．

看護のポイント

中期以降の患者はきわめて**転倒しやすい**．環境整備，頭部保護(ヘッドギアの着用など)などを検討する．**自殺サイン**を見落とさない．危険物の管理に心がける．疾患は進行性経過であるが，年を単位として進行する．日，週を単位として変化する病状は合併症の可能性があり，担当医に報告，専門医に相談する．

してはいけない！

- 舞踏運動の完全なる静止を目標として高用量の薬物投与を行ってはいけない．
- 自殺のリスクを低く見積もってはいけない．

(渡邊雅彦)

脊髄小脳変性症 spinocerebellar degeneration (SCD)

1 起こり方

脊髄小脳変性症(SCD)は，小脳あるいはその連絡線維の変性により，**小脳性運動失調症**を呈する疾患の総称であり，わが国の患者数は約3万4千人と推定される．変性とは，特定の系統の神経細胞群に選択的な機能障害が徐々に進行し，次第に細胞死が生じる結果，その神経系本来の機能が徐々に失われていく病的過程をさす用語である．運動失調症とは，運動の適応制御と学習の中枢である小脳を中心とする変性のために，小脳本来の機能が失われて出現する①**協調運動障害**，すなわち運動の分解，測定障害，反復拮抗運動不能など，および②起立歩行の障害をさしている(「失調」の項目を参照のこと)．

分類

SCDは孤発性と遺伝性に大別され，遺伝性が全体の約3割を占める．孤発性群は，変性が小脳に限局する**皮質性小脳萎縮症(cortical cerebellar atrophy：CCA)**と，変性が大脳基底核系，自律神経系，錐体路などに広がる**多系統萎縮症(multiple system atrophy：MSA)**に分けられ，MSAが3分の2を占める．遺伝性群は優性遺伝と劣性遺伝に分けられ，前者が9割以上を占めている．

2 症状と診断のすすめ方

多系統萎縮症(MSA)

従来，小脳性運動失調症と自律神経症状を主に呈する病型は**オリーブ橋小脳萎縮症(olivo-pontocerebellar atrophy：OPCA)**，パーキンソン(Parkinson)症状と自律神経症状を主に呈する病型は**線条体黒質変性症(striatonigral degeneration：SND)**，起立性低血圧や排尿障害などの著明な自律神経系が前景に立つ病型は**シャイ・ドレーガー(Shy-Drager)症候群(SDS)**

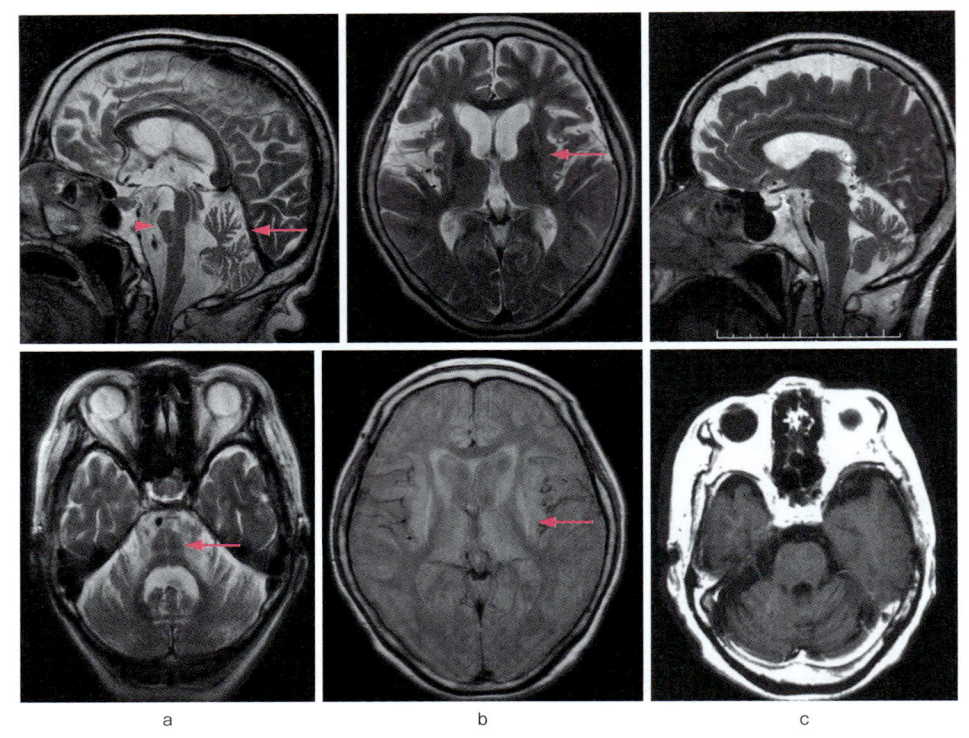

図1　小脳性運動失調症のMRI画像

a：MSA-CのT2強調矢状断（上）と水平断（下）画像：上図は小脳（矢印）と橋（矢頭）の萎縮，下図は橋の十字サイン（矢印）を示す．
b：MSA-PのT2強調画像（上）とプロトン強調画像（下）：上図は線条体の萎縮（矢印），下図は被殻後外側部の線状高信号（スリットサイン：矢印）を示す．
c：CCAのT2強調矢状断（上）とT1強調水平断（下）画像：小脳は萎縮しているが，脳幹は正常に保たれている．

とよばれてきた．しかし，これらは次第に共通の病像を呈するようになること，また脳幹のグリア細胞内に特異的な封入体が共通に見出されたことから，MSAとしてまとめられた．

●診　断●

MSAの診断には，ギルマン（Gilman）らによる診断基準改訂版（2008）が広く用いられており，診断の確かさからdefinite，probable，possibleに分けられる．さらにOPCAもSNDもいずれは自律神経症状を合併することから，MSAを，小脳症状と自律神経症状を呈するMSA-Cと，パーキンソン症状と自律神経症状を呈するMSA-Pに二分している．

MSA-Cは40〜60歳に，小脳性運動失調から発症し，次第に自律神経症状やパーキンソン症状，錐体路症状を伴う．一方，MSA-Pはパーキンソン症状から発症し，次第に自律神経症状や小脳症状を伴う．MSA-Pはパーキンソン病よりも進行が速く，レボドパの治療効果に乏しい．MSAの全経過は約9年で，誤嚥性肺炎などが死因となるが，夜間の突然死が多いことも重要である．

MSAの診断には神経症状とともにMRIがもっとも役立つ．MSA-Cでは小脳，脳幹の萎縮に加えて，橋底部に十字形の高信号（橋十字サイン）を認める（図1a）．またMSA-Pでは被

殻の萎縮と後外側部に線状の高信号(スリットサイン)を認める(図1b).

皮質性小脳萎縮症(CCA)

SCDの中ではもっとも高齢で発症し,小脳性運動失調のみを呈し,進行も緩やかである孤発性の一群をCCAとよんでいる.CCAには小脳変性を特徴とする複数の疾患が含まれる.

画像検査では,小脳に進行性の萎縮を認める(図1c)が,CCAの診断には甲状腺機能低下症,ビタミンE欠乏症,ビタミンB_1欠乏症,ウィルソン(Wilson)病,慢性アルコール中毒,フェニトイン,臭化バレリル尿素,トルエン,有機水銀などによる中毒,傍腫瘍性小脳変性症,神経ベーチェット(Behçet)病,多発性硬化症,小脳の血管障害,小脳腫瘍など,小脳を障害する数多くの疾患を除外する必要がある.

遺伝性SCD

原因遺伝子座が同定された優性遺伝性SCDは,一部例外はあるが脊髄小脳失調症(spinocerebellar ataxia:SCA)の何番と機械的に病名が決められる.

わが国では**マシャド・ジョセフ(Machado-Joseph)病(MJD:別名SCA3型)**の頻度がもっとも高く,全体の約4分の1を占める.SCA6,歯状核赤核淡蒼球ルイ体萎縮症(DRPLA),SCA31がこれに次ぎ,ほかの病型はまれである.

SCA1,SCA2,MJD,SCA6,SCA7,SCA17はいずれも翻訳領域に存在するCAGリピートの異常伸長があり,タンパク質としてはポリグルタミン鎖が正常の数倍に伸長しているポリグルタミン病である.リピート数と発症年齢には負の相関があり,CAGリピートは父方から伝搬する場合に著明に伸長しやすい.

一方,緩徐進行性の小脳運動失調を呈し,両親がいとこ婚である場合,あるいは同胞にも発症者を認める場合には劣性遺伝性SCDが想定される.純粋小脳型は少なく,小脳症状に加えて多彩な症候を伴う場合が多い.

フリードライヒ(Friedreich)運動失調症(FRDA)は欧米ではもっとも頻度が高い遺伝性SCDであるが,わが国には欧米型のFRDAはこれまでに報告がない.代わって,眼球運動失行と低アルブミン血症という特徴的な症候を伴い,FRDAに類似した臨床像を呈する早発性失調症(early onset ataxia with ocular motor apraxia and hypoalbuminemia/ataxia-ocular motor apraxia type 1:EAOH/AOA1,aprataxin欠損症)が見出されており,わが国の劣性遺伝性SCDの3分の2を占めている.わが国でFAとして報告されてきたのは本症と考えられる.

3 治療の実際

小脳性運動失調症に対して保険適用を認められている薬剤は,甲状腺刺激ホルモン放出ホルモン(thyrotropin releasing hormone:TRH)の点滴とその誘導体タルチレリンの経口投与だけである.効果は限定的であるが,とくに体幹失調の改善には有効な場合がある.パーキンソン症状にはパーキンソン病に準じてレボドパの補充療法が行われるが,その効果は十分ではない.自律神経症状に対しても十分な対症療法を行う.

小脳の機能維持を目的としたリハビリテーションには,バランス訓練などが広く行われてきた.運動学習の主体となる小脳に変性が起きても,繰り返し学習による効果が得られることが最近明らかになり,1ヵ月の短期集中訓練は小脳機能を改善させ,しかもその効果は数ヵ月持続することが示されている.

看護のポイント

SCDとMSAは特定疾患治療研究事業の対象疾患である.介護保険法における「特定疾病」にも指定されているので,第2種被保険者も利用できる.根治的治療法のない神経難病であっても,当事者の生活を地域で支える「地域リハビリテーション」の実現のために,専門職がチームを作り,「**支える医療**」を実践する必要があることを支援者は共通認識としなければならない.

(西澤正豊)

筋萎縮性側索硬化症
amyotrophic lateral sclerosis(ALS)

1 起こり方

　筋萎縮性側索硬化症(ALS)とは，運動ニューロン系がほぼ選択的に障害される進行性の変性疾患である．主に中年以降に発症し，全身の筋力低下と筋萎縮を生じる疾患で，約8割は3～5年の経過で呼吸不全などで死亡する．有病率は人口10万人あたり2～7人で，男女比は約2：1で男性に多い．孤発性ALSの原因は不明であるが，運動ニューロン死の機序として，興奮性アミノ酸説，フリーラジカル説，自己免疫説，微量金属による障害説などがある．ALSの約5～10％は家族性に発症し，その中の約20％はフリーラジカルを処理するスーパーオキシドジスムターゼ1(SOD1)遺伝子に異常がみられる．最近では孤発性ALSでリン酸化TDP-43の異常凝集がみられ，病因との関連で注目されている．

2 症状と診断のすすめ方

症　状
基本的には以下の症状がみられる．
①**球症状**：舌の萎縮と線維束性収縮，構音障害，嚥下障害
②**上位運動ニューロン徴候(錐体路徴候)**：腱反射亢進(下顎反射を含む)，バビンスキー(Babinski)反射などの病的反射の出現
③**下位運動ニューロン徴候(前角徴候)**：筋力低下，筋萎縮，線維束性収縮

　これらの症状が，種々の組み合わせでみられるが，初発部位や進行のスピードは患者ごとに異なる．一側上肢の小手筋の筋力低下と筋萎縮で発症し，下肢に錐体路徴候がみられる例が多かったが，最近では球麻痺症状から発症する例が多い傾向にある．
　成人以降に発症し，上位運動ニューロン徴候を欠き，下位運動ニューロン徴候が主体の場合は脊髄性筋萎縮症(SMA)Ⅳ型とよばれる．SMA Ⅳ型の多くは，四肢遠位に始まる筋萎縮，筋力低下，線維束性収縮，四肢腱反射の低下や消失がみられ，経過は長く，末期になっても球麻痺症状や呼吸障害は目立たない．

診　断
　①上記の症状が緩徐に出現し，徐々に進行すること，②他覚的感覚障害，眼球運動障害，膀胱直腸障害，小脳症状，錐体外路症状，認知症が認められないこと，③脳，脊髄，脊椎，末梢神経，筋などに症状を説明できる他の病気がないこと，などを確認することによってなされる．鑑別診断のために，脳と脊髄のMRI，筋電図，末梢神経伝導速度検査，髄液検査，血液生化学的検査(血清CK値は正常ないし軽度上昇)などが必要である．筋電図検査では，線維性収縮電位や陽性鋭波などの進行性脱神経所見と，高振幅電位や多相性電位などの慢性脱神経所見がみられる．末梢神経伝導速度は正常である．家族ALS例では，SOD1，TDP-43などの遺伝子異常の検索も検討する．

3 治療の実際

　現時点では，明らかに症状を改善させたり，進行を阻止したりできる薬剤はまだ実用化されていない．症状の程度，経過は多様であり，症状に応じた理学療法や生活指導が主体となる．

薬物療法
　運動ニューロンの変性は，興奮性アミノ酸であるグルタミン酸の異常興奮の結果であるとの仮説から，グルタミン酸の拮抗薬であるリルゾールが臨床治験された．その結果，生存期間を有意に延長させることが明らかにされ，現時点ではリルゾールがALSで有効とされる唯一の薬である．ビタミンB_{12}などの臨床治験も進行中であるが，まだその有効性は確認されていない．不安や抑うつには精神安定薬や抗うつ薬を

用いる．痙縮が強いときには抗痙縮薬を用いる．関節の運動制限による痛みには鎮痛薬や湿布薬を使用する．

■ 理学療法，生活指導

　運動機能障害に対するリハビリテーションが基本となる．リハビリテーションは筋力維持に有用であるが，疲労が翌日に残らない程度が望ましい．可能な範囲で就業を続けるようにすすめる．球麻痺症状の明らかな例では，経口摂取時の誤嚥に十分注意し，食事に時間をかけるようにする．進展期には，四肢筋萎縮，筋力低下による生活動作の制限，嚥下障害，構音障害が出現する．運動機能の維持や拘縮予防のために，自動運動，他動運動を含めたリハビリテーションを行う．動作が不自由になってきたときには，補助器具や車いすなどを考慮する．咀嚼，嚥下困難に対しては嚥下訓練を指導するが，粘りのある軟食が奏効する場合がある．障害の高度な例では，誤嚥を防ぐ目的で経管栄養や経皮内視鏡的胃瘻造設術（PEG）を行う．呼吸機能が低下してきたときには，呼吸器感染に注意が必要である．感染予防に留意して，清潔な環境づくりを心掛ける．構音障害に対しては，コミュニケーションのとれる時期からパソコンなどによる意思伝達法を検討しておく必要がある．呼吸障害に対しては，鼻ないしは顔マスクを使用した非侵襲的陽圧換気療法（NPPV）や，気管切開を行った後の人工呼吸器装着が必要となるが，事前に本人および家族と十分に相談しておく必要がある．

☀ 看護のポイント

　ALSの進行状態に応じた看護と指導を行う．日常生活動作（ADL）に支障のない間は特別な指導は必要ない．もっとも問題となるのは，嚥下障害，構音障害，呼吸障害などの症状が出現してきた段階の看護である．上記にあげた対策以外に，精神的支援も重要である．生活の質の向上の意味からも長期入院は可能な範囲で少なくし，地域の医療・福祉の関係機関などと連携しながら在宅療養へ移行することが重要である．

（岡本幸市）

脳腫瘍 brain tumor

キーポイント

- 脳腫瘍とは頭蓋内に発生した新生物の総称である．
- 脳腫瘍による症状は頭蓋内圧亢進症状と存在する部位の脳局所症状に分けられる．
- 脳腫瘍の分類にはWHOによる組織型分類が用いられ，組織型により治療方針は異なる．

1 考え方の基本

　脳腫瘍とは頭蓋内に発生した新生物の総称であり，脳実質だけでなく，髄膜，脳神経，下垂体などあらゆる組織に発生する．頭蓋内組織から発生する**原発性脳腫瘍**と，他臓器の悪性新生物が脳に転移して発生する**転移性脳腫瘍**に大別され，臨床的に脳神経外科での診療対象となる腫瘍全体の約8割を原発性脳腫瘍が占める．

　原発性脳腫瘍は由来する組織により**脳実質外腫瘍**（髄膜，脳神経，下垂体などに由来する）と，**脳実質内腫瘍**（神経膠細胞などに由来する）に分けられ，脳実質外腫瘍は良性腫瘍が多く，脳実質内腫瘍は悪性腫瘍が多い．

　治療は手術摘出が中心である．良性腫瘍であれば全摘出後の後療法は不要であるが，悪性腫瘍であれば組織型や悪性度に応じ，放射線療法・化学療法を追加する集学的治療が通常必要となることが多い．一般的に原発性，転移性にかかわらず悪性脳腫瘍の予後は不良である．

表1　原発性脳腫瘍の種類と頻度

種類	全年齢(%)	15歳未満(%)	成人(%)	70歳以上(%)
神経膠腫（グリオーマ）	26.6	57.2	23.5	28.7
髄膜腫	27.1	2.1	23.5	46.3
神経鞘腫	10.5	0.8	11.7	7.7
下垂体腺腫	18.2	2.2	21.7	3.8
胚細胞腫	2.7	15.5	2	0
頭蓋咽頭腫	3.6	9	0.3	1.8
類表皮嚢胞・類皮嚢胞	1.5	1.5	1.6	0.5
血管芽腫	1.7	0.5	1.9	1.1
中枢神経系原発悪性リンパ腫	3.1	0.3	2.7	7.5
その他	5	10.9	4.9	2.6

［脳腫瘍全国集計調査（1984～2000）］

表2　年次別5年生存率

種類	WHOグレード	5年生存率(%) 1969～1975(年)	5年生存率(%) 1997～2000(年)
びまん性星細胞腫	II	50.9	68.3
退形成性星細胞腫	III	21.7	33.9
膠芽腫	IV	11.9	6.9
乏突起膠腫	II	51.5	87.8
上衣腫	II	38.5	75.1
髄芽腫	IV	22.2	58
神経鞘腫	I	89.4	98
髄膜腫	I	97	95.9
下垂体腺腫		100	97.4
頭蓋咽頭腫	I	71.7	93.3
胚細胞腫		63.3	94.6
原発性脳腫瘍		67	79.1
転移性脳腫瘍	IV	11	15
全脳腫瘍		60.9	69.5

［脳腫瘍全国集計調査］

2 起こり方

分類

脳腫瘍の分類にはWHOによる組織型分類が用いられる．WHO分類は130種類以上の組織型に分類され，臨床的病理学的悪性度に応じて4段階のグレードが決められている．

疫学

脳腫瘍の発生頻度は，わが国では人口10万人に対し9.47人（男性8.24人，女性10.7人）と報告されている．原発性脳腫瘍の中でもっとも頻度の高い腫瘍は髄膜腫(meningioma)で，全原発性脳腫瘍の27.1%を占める．続いて神経膠腫［グリオーマ(glioma)］が26.6%，下垂体腺腫(pituitary adenoma)が18.2%である（表1）．近年脳ドックの普及に伴い，髄膜腫，下垂体腺腫の頻度が上昇している．

年齢によっても頻度が異なり，小児例（15歳未満）ではグリオーマが57.2%と半数以上を占め，高齢者（70歳以上）は46.3%を髄膜腫が占める．

また主要なグリオーマの頻度は，膠芽腫(glioblastoma：GBM)が34.5%，びまん性星細胞腫(diffuse astrocytoma：DA)が26.7%，退形成性星細胞腫(anaplastic astrocytoma：AA)が17.6%である．小児ではDAが32.9%と圧倒的に多く，また高齢者ではGBMが60.9%，AAが19.8%であり，悪性グリオーマの頻度が高い．

予後

髄膜腫，下垂体腺腫，神経鞘腫といった原発性良性脳腫瘍の予後は良好であり，5年生存率は95%を超える．対して原発性悪性脳腫瘍の予後は不良である．グリオーマ，とくにGBMの5年生存率はここ30年でほとんど改善を認めていない．しかし小児に好発する髄芽腫(medulloblastoma)，胚細胞腫(germ cell tumor)に関しては，手術手技や放射線化学療法などの集学的治療の向上により，近年5年生存率の大幅な向上が得られている．

転移性脳腫瘍に関しては生命予後の改善効果はごくわずかであり，5年生存率は15%と低い（表2）．

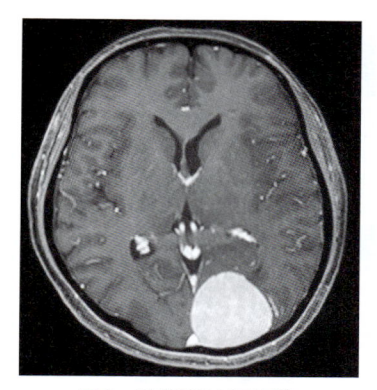

図1 髄膜腫のMRI画像
硬膜に連続し，均一に強く造影される境界明瞭な像を示す．

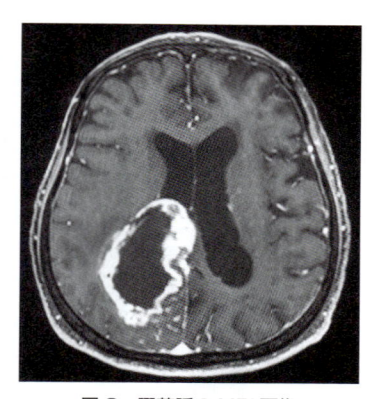

図2 膠芽腫のMRI画像
脳実質内に，辺縁部が不規則に厚く，強く造影され，周囲に強い脳浮腫を伴う像を示す．

3 症状と診断のすすめ方

■ 症　状

脳腫瘍の症状は**頭蓋内圧亢進症状**と**脳局所症状（巣症状）**に大別される．

● 頭蓋内圧亢進症状 ●

腫瘍の増大や脳浮腫，髄液循環障害（水頭症）などにより引き起こされる．頭痛（起床時頭痛），嘔吐（噴出性嘔吐），うっ血乳頭などを認める．

● 脳局所症状 ●

腫瘍の局在によりさまざまな症状（運動麻痺，感覚障害，失語，半盲など）をきたす．前頭葉，側頭葉病変の際はけいれん発作を伴いやすい．また，下垂体，視床下部病変の場合は内分泌障害を伴うこともある．

■ 画像検査

主たる画像検査はCT，MRIを用いる（図1，2）．とくにMRIは質的診断に優れ，造影検査のみならず，MRアンギオグラフィ（MRA）による血管の描出，MRスペクトロスコピー（MRS）による代謝情報，機能的MRI（functional MRI）による脳機能局在の把握，拡散テンソル画像による神経線維の描出なども可能である．対して石灰化の有無や頭蓋骨との関係が重要な腫瘍の場合はCTが有用であり，3D-CTを用いれば3次元的な解剖学的把握も可能で

ある．また**陽電子放射断層撮影（PET）**も悪性度診断に有用である．髄膜腫，血管芽腫などの血管に富む腫瘍の場合，脳血管撮影が行われることもある．

4 治療の実際

治療は腫瘍そのものに対する治療と，随伴する頭蓋内圧亢進症状に対する治療とに分けられる．

■ 腫瘍に対する治療

● 手　術 ●

開頭による摘出術が基本である．手術の目的は大別して2つであり，①局所症状の改善，増大の抑制を目的とする**減圧**，②**病理組織検査による確定診断**を得るための検体採取である．

手術摘出率は予後にかかわり，原発性良性脳腫瘍の場合，全摘出にて治癒を得られる可能性が高い．原発性悪性脳腫瘍の場合でも摘出率が高いほど生存率が高く，GBMの場合78％以上の摘出にて有意な生存期間の延長が認められる．最近では安全かつ確実な摘出率向上のために，ナビゲーションシステム（図3），神経モニタリングの使用や5-アミノレブリン酸（5-ALA）を用いた術中蛍光診断（図4），覚醒下手術などの手技が用いられることもある．しかし，腫瘍が重要な神経局在や血管周囲に存在す

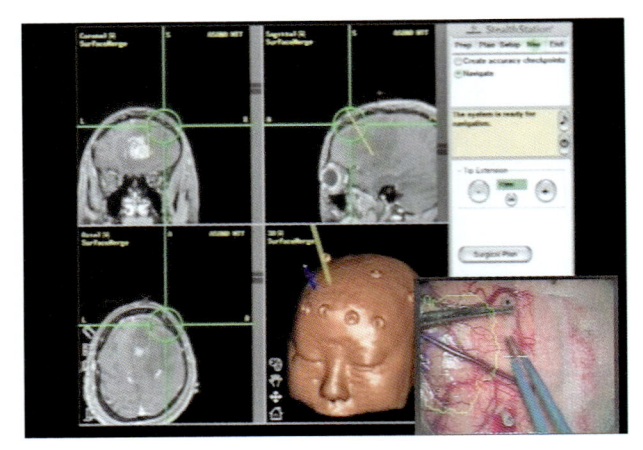

図3 ナビゲーションシステム（Stealth Station®）を用いた手術
腫瘍投影像（緑），錐体路投影像（青）を指標に，腫瘍外側縁に2本のカテーテルを留置し，境界を同定している．

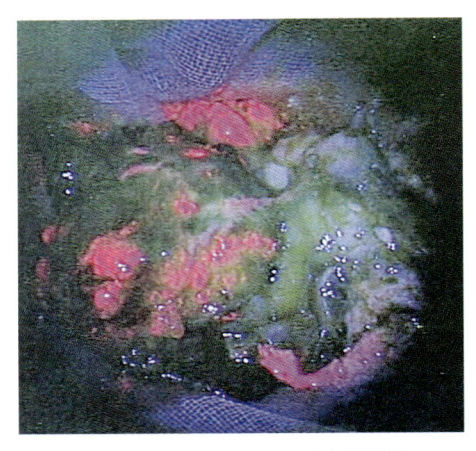

図4 5-ALAを用いた術中蛍光診断
5-ALA（ヘモグロビンの原料である，ヘムの合成途中産物）を術前に内服し，手術中波長405 nmの青紫光を照射することで，腫瘍が赤色蛍光を呈する．

るため後遺症を残さず全摘出が困難な場合や，後療法が著効する中枢神経系原発悪性リンパ腫（PCNSL）が強く疑われる場合などは生検や部分摘出にとどめることもある．またその際は開頭術ではなく，定位生検術や内視鏡下手術が行われることもある．

転移性脳腫瘍も基本的に全摘出が目標であり，摘出することによる病勢のコントロールや，局所症状の改善を得ることが可能となる場合に手術が検討される．

● **放射線療法** ●

直線加速器（リニアック）を用いた**分割照射**と，ガンマナイフを中心とする**定位放射線手術**に大別される．

① **分割照射**：1方向または数方向からある程度広範囲に照射する方法であり，正常脳組織の損傷を抑えるため，1回線量を落とし分割で照射する．照射範囲，照射線量は組織型によって異なり，たとえばGBMの場合は化学療法併用下の局所照射が標準であり，PCNSLや多発転移性脳腫瘍の場合は，予防的効果も期待し通常全脳照射が行われる．照射範囲，線量，年齢などにより，抜毛（高頻度），皮膚炎，遅発性認知障害（高齢者ほどリスクが高い）などの放射線障害が起きることがある．

② **定位放射線手術**：1回の照射で多方向から腫瘍に集中的に照射する方法である．腫瘍以外の照射量はきわめて低いことから，抜毛や皮膚炎などの放射線障害は起きにくい．しかし照射範囲に限界があること（3 cm以下，10 mL未満），標的病変以外には照射が及ばず予防効果がないなどの制限もある．髄膜腫，

神経鞘腫，下垂体腺腫などの境界明瞭な良性腫瘍や3個以下の転移性脳腫瘍などが適応となる．

◆ 化学療法 ◆

化学療法薬選択は組織型に応じさまざまである．脳には**血液脳関門**が存在するため，通常分子量の小さい脂溶性薬剤が用いられることが多い．また大量投与により血中濃度を上げることで血液脳関門を通過させることもある．放射線併用下に行われることもあり，GBM，AAの場合は照射期間中のテモゾロミド内服が標準治療であり，放射線治療単独と比較し有意に生存期間の延長が期待できる．また，髄芽腫，胚細胞腫などの高感受性腫瘍では，化学療法の強化レジメンにより著明に生存期間の改善をみている．転移性脳腫瘍に対する化学療法は，血液脳関門非透過性薬剤が多いことから，一般的には施行されることはまれである．

頭蓋内圧亢進症状に対する治療

脳腫瘍による脳浮腫は血液脳関門の破綻による血管原性脳浮腫が主体であり，血液脳関門修復作用をもつステロイド投与や間質性浮腫軽減のための高浸透圧利尿薬（濃グリセリン，D-マンニトール）などが投与される．長期のステロイド投与は合併症が多いため避けることが望ましく，日和見感染予防のためST合剤併用も考慮する．また，高浸透圧利尿薬はリバウンド現象に注意する必要がある．頭蓋内圧亢進症状が水頭症に起因する場合，脳室ドレナージやシャント術，第3脳室底開窓術が試みられることもある．

看護のポイント

脳腫瘍は麻痺などの局所神経症状に起因するADL低下をきたす例が多い．また悪性脳腫瘍の予後は比較的不良であることから，医療者間のみならず，家族間，社会福祉などと積極的に連携を行い，可能な限り患者のQOLを維持することが重要である．

してはいけない！

● 頭蓋内圧亢進症状，脳局所症状の変化を見逃してはいけない．水頭症を合併する例では急速な悪化に伴い，脳ヘルニアをきたし不幸な転帰をたどる場合もあるため，とくに注意が必要である．

（田中雅樹，永根基雄）

多発性硬化症 multiple sclerosis(MS)

キーポイント

- 多発性硬化症（MS）は，中枢神経系のあらゆる部位に炎症性脱髄病巣を生じる疾患である．
- 病変は時間的・空間的に多発するため再発・寛解を繰り返し，神経症状は炎症病巣の部位に応じて多様である．
- 発症時・再発時にはメチルプレドニゾロンパルス療法が選択されることが多い．また，早期に再発予防の治療を導入することが必要であり，現在はインターフェロンベータの自己注射が用いられている．
- 従来，視神経脊髄型多発性硬化症と分類された群の多くは，抗アクアポリン4抗体が関与する視神経脊髄炎（neuromyelitis optica：NMO）であることが明らかになり，NMOは再発予防の治療法が異なるため，抗体検査による鑑別診断が重要である．

1 考え方の基本

多発性硬化症（MS）は，大脳，脳幹，小脳，脊髄，視神経など中枢神経系のさまざまな部位の白質に多巣性に**炎症性脱髄**を生じる疾患であり，**再発・寛解**を繰り返す．

症状は身体の一部のしびれ，ふらつき，といった軽微な症状から，病変部位によっては四肢麻痺・呼吸不全など高度の障害を生じる場合までさまざまである．

本症は若い女性に多く，再発を繰り返しながら神経障害が重畳していく場合が多いことから，できるだけ早期に診断して，再発予防の治療を開始することが重要となる．

診断にはMRIが大変有用であり，大脳の側脳室周囲白質の楕円形の**脱髄プラーク**（ovoid lesion）や脳梁から上方に向かって伸びる病巣［ドーソンの指（Dawson's finger）］などの特徴的なMRI所見がみられる．

疫 学

MSは**高緯度**地域での有病率が高い．欧米白人での有病率が高く日本人には少ないと考えられてきた疾患であるが，最近の全国調査により，日本でもこの30年間で4倍に増加し，女性の比率が高く，発症年齢のピークが30歳代から20歳代と若年層に移行したこと，また，視神経・脊髄の障害が軽症化したことが明らかになった．

この変化は，MSの発病には**環境要因**が大きいことを示しており，近年の日本の生活様式が欧米化したことに関連するのではないかと考えられている．また，高緯度地域に多い理由として，日照時間とビタミンDの活性化，微生物環境などの関与が考えられている．

MSとNMO

従来日本を含むアジア地域のMSは，視神経と脊髄に病変を生じることが多く［**視神経脊髄型MS**（optic-spinal MS：OSMS）］，人種的な特徴と考えられてきた．しかしながら，OSMSの多くは，近年発見された**抗アクアポリン4抗体**が関与する**NMO**であることが明らかになった．

NMOは**デビック（Devic）病**として知られてきた疾患であるが，2004年に，中枢神経系に発現が多い水チャネルであるアクアポリン4に対する自己抗体が関与する液性免疫による疾患であることがわかり，MSではこの抗体が検出されないことから，病態の異なる疾患であることが明らかになった．MSとNMOでは，治療への反応性にも差違がある．

2 起こり方

MSは中枢神経系の**白質**で，髄鞘タンパクを認識する**自己反応性T細胞**がなんらかの刺激で活性化され，炎症性に**髄鞘**を傷害し大小さまざまな**脱髄病巣**を生じる．炎症を繰り返すことから髄鞘の修復が追いつかず，神経細胞にも影響を及ぼすことで2次進行型の経過をたどるとされる．一方，比較的早期から軸索変性も生じているといわれ，脳萎縮に進展する要因として重視されている．

MSの免疫学的病態については，実験的脳脊髄炎動物モデルやMS患者の髄液・脳組織の解析からさまざまな知見が得られているが，まだ一定の結論にはいたっていない．従来のTh1/Th2バランスの偏倚のみでは説明が困難であり，**Th17細胞**やB細胞の関与も知られるようになってきた．一方，抗アクアポリン4抗体が関与するNMOでは，神経系に侵入した抗体が補体を活性化して，アクアポリン4が発現する**アストロサイト**を傷害し広範な炎症を生じることにより組織が壊死にいたる．

3 症状と診断のすすめ方

分類

MSは臨床経過によって分類される．多くは初発後，加療または自然経過で寛解し，その後再発・寛解を繰り返す病型(relapsing remitting MS：RRMS)を呈する．RRMSでは10〜20年の経過で2次性慢性進行型(secondary progressive MS：SPMS)に移行するといわれる．欧米のMSでは10〜20%は病初期から慢性進行性の経過をたどる1次性慢性進行型(primary progressive MS：PPMS)であるとされるが，日本ではPPMSの病型は少ない．

症状

MSは大脳・小脳・脳幹を含む中枢神経系全般に広範な病変を生じるため，神経症候は多様であるが，数日の経過で進行する身体部位の感覚障害，筋力低下，小脳失調，排尿排便障害，痙直，視力障害，めまいなどを生じることが多い．

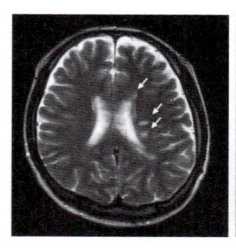

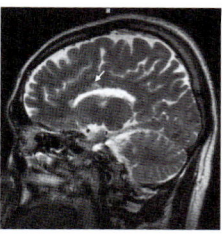

図1 MSの頭部MRI (T2強調画像)
左：側脳室外側から側方に伸びる ovoid lesion(矢印)
右：脳梁から上方に伸びる高信号病変(矢印)

◆ 特徴的な症候 ◆

また，MSに特徴的な症候として，疲労感が強いこと，核間性眼球運動障害による複視を認めることが多いこと，**レルミット徴候**(頭を前屈する際，背中から両脚に放散する異常感覚)，**ウートフ(Uhthoff)徴候**(体温の上昇により神経症状が増強する)，発作性過敏徴候(paroxysmal painful tonic spasms などの名称がついている，上肢を伸展するなどのわずかな誘因で，筋けいれん，疼痛，しびれなどを生じる)などの名前がついた徴候がみられること，また，うつ症状，認知機能障害も合併しやすいとされる．発症には過労，ストレス，感染症，出産などが誘因となることが多い．

診断

◆ 頭部所見 ◆

MSの診断には，神経系のMRI検査がもっとも有用である．頭部MRIでは脱髄病巣は側脳室体部および三角部に近接した脳室周囲白質に多く，脳表面に卵形を呈する境界明瞭な**楕円形(ovoid)病変**を認める(図1)．脱髄病巣は脳幹，小脳半球，中小脳脚にも散在する．急性期病変は血液脳関門の破綻を反映して浮腫性変化を伴い造影剤で増強され，均質，斑状，リング状など各種増強像を呈する．リング状に増強される場合，灰白質に面した部分が欠ける"open-ring imaging sign"を呈することが腫瘍や膿瘍との鑑別に役立つ．臨床的再燃に比べ，増強病巣は5〜10倍多くみられる．時に腫瘍との鑑別が困難な単一病変(tumefactive MS lesion)を呈することがあり，若年者に多い傾

向にある.

● 脊髄所見 ●
脊髄病変は頸髄に2椎体を越えない長さで認めることが多く，明らかな腫脹を伴わない．NMOでは，3椎体長を越える縦長の病変を認めることが特徴である．

画像以外にも，髄液でのIgGインデックス高値，オリゴクローナルバンド(OB)の出現が診断上有用である．とくに，高感度な等電点電気泳動法によるOBの検出はMSの70%以上に認められるとされ，診断的意義が大きい．

● 時間的多発性と空間的多発性 ●
MSの症状は多彩であり，診断に特異的な検査がないため，他疾患を広く鑑別する必要がある．また，MSの再発時の症状は軽重さまざまであることも急性期治療の必要性を判断するうえでむずかしい場合がある．

MSの診断には，再発性であるという「**時間的多発性**」が重視されてきたが，良好な予後を得るためにはできるだけ早期に再発予防の治療を開始するほうがよいと考えられ，初発時(clinically isolated syndrome：CIS)でもMSと診断するための基準が求められた．この場合にもっとも有用とされるのがMRIである．

2010年に改訂されたMSの**マクドナルドの診断基準**(McDonald criteria)によれば，「**空間的多発性**」として，脳室周囲・皮質近傍・テント下・脊髄のうち，少なくとも2ヵ所にT2強調画像で高信号の病変が1個以上あること，「時間的多発性」として，フォローアップ時のMRIで新たなT2病変あるいはガドリニウム造影病変がある，あるいは造影されない病変と造影される病変が同時に存在する，ことが重視されている．

4 治療の実際

■ 急性増悪期
MSの急性増悪期には**ステロイドパルス療法**(メチルプレドニゾロン1g/日を3〜5日間)を1ないし2クール行うことが多い．これにより抗炎症・免疫抑制作用，血液脳関門の破綻抑制，T細胞活性化抑制，血管内皮細胞や単球の接着分子発現抑制，炎症性サイトカインの産生抑制などの作用が期待される．

ステロイドパルス療法の効果が不良の場合，血漿交換療法，大量γ-グロブリン療法が選択される．

■ 再発予防
再発予防の目的としては，現在わが国では**インターフェロンベータ**(IFNβ)製剤のみが保険適用となっており，隔日皮下投与のインターフェロンベータ-1b(IFNβ-1b，ベタフェロン®)あるいは週1回筋肉内投与するインターフェロンベータ-1a(IFNβ-1a，アボネックス®)が使用されている．投与時の感冒様症状，注射部位反応などの副作用があるものの，比較的安全に使用され，再発予防効果は30%以上とされる．なおNMOではIFNβ製剤での再発予防効果はないとされ，本剤導入にあたっては，あらかじめ抗アクアポリン4抗体が陰性であることを確認すべきである．

最近，病態を考慮した新規治療薬の開発が相次いでいる．このうち，経口薬である**フィンゴリモド**は治験が終了し2011年に発売された．

■ 経過・予後
MRIの普及，疾患の認知により，急性期のすみやかな治療導入がなされるようになり，また，再発予防のための加療が広く行われるようになったことからMSの予後は良好になった．しかしながら，やはり再発性，慢性，難治性疾患であることは否めない．また経過中，脱髄病変に加え**軸索変性**が進行することで2次進行型になる場合が多く，軸索変性に対する有効な治療法開発が今後の課題である．

💡 看護のポイント

- MSは若年女性の発症率が高く，再発・寛解を繰り返す性質の疾患であることから，就労，結婚，出産，育児などに際し，さまざまな配慮を必要とする．日常的には，ストレス・過労を避けるための患者をとりまく環境整備が必要である．
- 出産後は再発が増加するため，周産期・その後の授乳期には，再発予防の加療を継続する

とともに，生活上の指導が必要となる．再発予防のインターフェロン注射は継続して行う必要があることから，折々の注射手技のチェック，注射部位の**皮膚反応**の早期発見にも留意する．

> **してはいけない！**
>
> MS は症状が多彩であり，軽い症状は自然寛解することもあるため，再発の判断がむずかしい場合が多い．安易に心因性として対応したり，逆に不安を助長するような対応は避けるべきである．

（田中惠子）

傍腫瘍性神経症候群
paraneoplastic neurological syndrome

1 起こり方

傍腫瘍性神経症候群とは，担がん患者にみられる神経症状の1つで，腫瘍の直接浸潤や転移，神経圧迫ではなく，**自己免疫機序**によって**生じる**病態である．傍腫瘍性神経症候群は，担がん患者の約1％に生じるまれな病態である．神経症状は亜急性に生じ，進行性経過をたどるのが一般的である．また，十分な腫瘍検索を行ったとしても，神経症状発現時には，過半数の例で，背景にある腫瘍がとらえられない．主要な臨床病型は，辺縁系脳炎，亜急性小脳変性症，オプソクローヌス・ミオクローヌス症候群，脳脊髄炎，亜急性感覚性ニューロパチーである．また，背景腫瘍によって生じる神経症状にある程度一定の傾向がある（**表1**）．

2 症状と診断のすすめ方

前述の傍腫瘍性神経症候群が疑われる神経症状を見た場合には，腫瘍発見のため ^{18}F-フルオロデオキシグルコース（FDG）PET 検査を含めた**全身の腫瘍検索が必要**である．同時に，患者血清，髄液を用いて，積極的に傍腫瘍性神経症候群に関連する**抗神経抗体を検索**すべきである．

表1 傍腫瘍神経症候群と主な背景腫瘍，抗神経抗体の関係

主要な臨床病型	主な背景腫瘍	主要な抗神経抗体
辺縁系脳炎	肺小細胞がん 卵巣奇形腫 胸腺腫	抗 Hu 抗体など 抗 NMDAR 抗体 抗 VGKC 複合体抗体
亜急性小脳変性症	卵巣がんなどの婦人科がん，乳がん 肺小細胞がん	抗 Yo 抗体 抗 Hu 抗体
オプソクローヌス・ミオクローヌス症候群	乳がん	抗 Ri 抗体
脳脊髄炎/感覚性ニューロパチー	肺小細胞がん 精巣腫瘍	抗 Hu 抗体，抗 CV2/CRMP5 抗体 抗 Ta 抗体
全身硬直症候群（スティッフ・パーソン症候群）	大腸がん，肺がん，ホジキン（Hodgkin）病 乳がん	抗 GAD 抗体 抗 Amphiphysin 抗体
ランバート・イートン（Lambert-Eaton）筋無力症候群	肺小細胞がん	抗 P/Q 型カルシウムチャネル抗体
重症筋無力症	胸腺腫	抗アセチルコリン受容体抗体

抗神経抗体と背景腫瘍には，おおよそ一定の関係があり(**表1**)．背景腫瘍として，肺小細胞がん，乳がん，婦人科がんが比較的多い．初回の悪性腫瘍スクリーニング検査で腫瘍が発見されない場合でも，検出された抗神経抗体をガイドに腫瘍検索を繰り返すうちに，背景腫瘍が突き止められる場合も多い．

鑑別診断は重要で，悪性腫瘍の直接浸潤や転移，髄膜がん腫症のほかにもさまざまな疾患がある．辺縁系脳炎では，ヘルペス脳炎などのウイルス性脳炎，膠原病や橋本病に関連した脳炎・脳症，クロイツフェルト・ヤコブ(Creutzfeldt-Jakob)病なども鑑別となる．脳脊髄炎では，多発性硬化症や急性散在性脳脊髄炎などの自己免疫疾患に加え，ウイルス性脳脊髄炎を鑑別する必要がある．亜急性小脳変性症では，多系統萎縮症などの脊髄小脳変性症やアルコール・薬物などによって生じた小脳失調症なども鑑別する必要がある．亜急性感覚性ニューロパチーでは，シェーグレン(Sjögren)症候群などの膠原病に関連したニューロパチーも鑑別する必要がある．一般的には，膠原病関連の自己抗体検査や髄液検査(髄液細胞診を含む)，画像検査などを駆使して診断を行っている．

3 治療の実際

神経症状に対しては，ステロイド，血漿交換療法，免疫グロブリン大量療法などの免疫療法が奏功する場合が多い．また，背景腫瘍に対して，早期発見および早期治療を行う必要があり，腫瘍外科，内科の専門医と神経内科医が共同で治療にあたっている．

前述の抗神経抗体に関していえば，自己抗体によって治療反応性が異なることが知られており，臨床上重要である．具体的には，抗 Hu・Yo・Ri 抗体など細胞内を抗原とする自己抗体が陽性の例では一般的に治療抵抗性を示すが，抗 voltage-gated potassium channel (VGKC)複合体抗体や抗 N-methyl-D-aspartic acid receptor(NMDAR)抗体など細胞表面を抗原とする自己抗体陽性では，比較的治療が奏功しやすいとされている．また，難治性の場合には，従来の免疫療法に加えシクロホスファミドやリツキシマブなどの治療が試みられている．

また，辺縁系脳炎や脳脊髄炎などにより，中枢性の呼吸障害，けいれん重積状態など神経症状がきわめて重篤である場合には，長期の人工呼吸器管理が必要となるケースも多い．腫瘍発見時には，すでに重篤な肺血栓塞栓症，深部静脈血栓症，敗血症に陥っているケースもあり，全身状態を整えたうえで原発腫瘍の切除，治療に向かわねばならない．

良性腫瘍でも，腫瘍に随伴して同様のメカニズムで神経症状が出現することが知られている．代表的なものでは，胸腺腫に随伴して抗アセチルコリン受容体抗体陽性の重症筋無力症が生じる．

また，若年女性に多くみられる抗 NMDAR 抗体陽性の辺縁系脳炎では，卵巣奇形腫の合併率が高い．口周囲の不随意運動(ジスキネジア)を生じるのが特徴で，中枢性低換気，けいれん重積状態を伴いやすい．卵巣奇形腫の切除によって症状がすみやかに改善に向かう場合も多いため，免疫療法とともに腫瘍の発見に努めることが重要である．

💡 看護のポイント ・・・・・・・・・・

神経症状は進行性であり，治療をしていても急激に進行していく場合があることに留意する必要がある．神経症状の改善に対しては神経症状の治療のみならず早期の背景腫瘍切除が望ましいが，神経症状出現時に腫瘍が発見できない場合もある．そのため腫瘍発見のためのスクリーニング検査を繰り返し行う必要がある．同時に，腫瘍があるかもしれないという不安や恐怖，腫瘍が発見されれば告知による精神的ダメージがあり，十分な精神的ケアが必要である．

また，前述のように辺縁系脳炎，脳脊髄炎の場合には，重篤な意識障害がみられ，中枢性の呼吸不全，けいれん重積状態から長期の人工呼吸器管理を行わねばならない症例も多い．亜急性小脳変性症やオプソクローヌス・ミオクローヌス症候群の患者では，小脳失調による歩行障害をきたしやすく，転倒リスクが高い．また，

感覚失調性ニューロパチー患者でも，深部感覚の障害から暗がりや足もとへの注意が怠ると容易に転倒しやすく注意が必要である．長期臥床を余儀なくされる症例では，深部静脈血栓症や尿路感染，誤嚥性肺炎からの敗血症にいたる症例も多い．刻々と変化するバイタルサインの確認のみならず，これらの合併症が生じないように，口腔ケア，弾性ストッキングやフットポンプを用いた血栓症予防，エアマットによる褥瘡予防，転倒・転落予防策を講じる必要がある．

（林 祐一，犬塚 貴）

多発神経炎 polyneuropathy

キーポイント

- 多発神経炎は，さまざまな原因で末梢神経に障害を生じる病態の総称である．
- 感覚，運動，自律神経がさまざまな程度に障害される．
- 炎症性，遺伝性，中毒性，代謝性などさまざまな病態が原因となる．
- 末梢神経は再生が期待できるため，可逆的な病態に関しては，早期の診断と治療開始が大事である．

1 考え方の基本

原因

多発神経炎は，さまざまな原因で末梢神経に障害を生じる病態の総称であり，多発ニューロパチーとも称される．多発神経炎では"炎"という文字が含まれるが，その病態には炎症以外に，遺伝性，中毒性，代謝性などのさまざまな機序のものが含まれる（表1）．末梢神経には，感覚，運動，自律神経の成分が含まれ，多発神経炎ではこれらがさまざまな程度に障害される．症状としては，感覚神経の障害では感覚鈍麻や異常感覚，運動神経の障害では筋力低下や筋萎縮，自律神経の障害では発汗障害，排尿障害や起立性血圧低下などを生じる．末梢神経障害の多くの場合は感覚，運動，自律神経のすべてが障害されるが，原因により障害される因子に強弱がある[*]．ギラン・バレー（Guillain-Barré）症候群や慢性炎症性脱髄性多発ニューロパチー（CIDP）などの脱髄性の末梢神経障害では運動神経の障害が目立ち，アミロイドポリニューロパチー，遺伝性感覚性自律神経障害性ニューロパチー（HSAN），糖尿病性ニューロパチーでは温痛覚や自律神経の障害が目立つ．腫瘍性ニューロパチーやシェーグレン（Sjögren）症候群に伴うニューロパチーで深部感覚の障害（関節の位置感覚の障害や失調が目立つ）が目立つ特徴的な症状を呈することがある．また，シャルコー・マリー・トゥース病［遺伝性運動感覚性ニューロパチー（HMSN）］や代謝性ニューロパチーでは，感覚，運動，自律神経の全部の成分が同様に遠位より障害されることが多く，中毒性（アルコール性を含む）の末梢神経障害の多くは遠位優位の異常感覚が主たる症状となる．

障害の分布

障害の分布に関しては，遺伝性，代謝性，中毒性，欠乏性などの大部分の末梢神経障害は細胞体からもっとも遠い部位である四肢の末端か

---

[*] 末梢神経障害の場合，単独では軽症でも2つの原因が重なることにより高度の障害を生じる場合がある．とくに，薬剤性ニューロパチーの場合，ほかの薬剤，腎・肝障害，糖尿病，飲酒，遺伝性の末梢神経障害などの，潜在する危険因子により，ニューロパチーが顕在化する場合もあり，思いがけず少量の薬剤でニューロパチーの発症を認めた場合には，背景に危険因子がないか検索し直すことも必要である．

表1 多発神経障害の原因

遺伝性	
中毒性	薬剤，金属，有機溶媒，アルコール
炎症性	自己免疫性(ギラン・バレー症候群，慢性炎症性脱髄性多発根神経炎) 感染性(ライ，ウイルス)
栄養欠乏性	サイアミン，ビタミンB_{12}，ビタミンE，葉酸
先天代謝異常症	レフスム(Refsum)病，ファブリ(Fabry)病，異染性白質ジストロフィー，クラッベ(Krabbe)病 副腎白質ジストロフィー，ポルフィリア，タンジール(Tangier)病，遺伝性アミロイドーシス
内分泌性	糖尿病，粘液水腫，先端肥大症
血液疾患	クロウ・深瀬(Crow-Fukase)症候群，クリオグロブリン血症，良性単クローン性γ-グロブリン血症
肝腎疾患	肝不全，腎不全
膠原病	結節性多発動脈炎，アレルギー性肉芽腫性血管炎，全身性エリテマトーデス，関節リウマチ，強皮症，サルコイドーシス
悪性腫瘍	がん，悪性リンパ腫，白血病

ら左右対称性に症状が始まることが多い．したがって障害の分布は手袋靴下型となる．この場合下肢が先行し，しばらく期間をおいてから上肢に症状が出現する．血管炎に伴う末梢神経障害は，末梢神経の解剖と無関係に血管壁の炎症が生じるために上下肢，左右にかまわず症状が出現し，単神経炎が多発する形(多発単神経炎)になる．同様な多発単神経炎型の障害は，やはりランダムに細胞浸潤が生じるリンパ腫やサルコイドーシスによる末梢神経障害でも認める．
　脱髄性の末梢神経障害では，近位の筋力低下も生じることが多く，頸部の前屈筋も障害されることが多い．また，多発神経炎は末梢神経の障害の性質から，脱髄性と軸索障害性に分けられる．脱髄性の多発神経炎は軸索が保たれたまま軸索を被覆する髄鞘がはがれるもので，筋の萎縮に比較して筋力が目立ち異常錯感覚が生じる場合が多く，末梢神経伝導速度検査では振幅に比較して速度の遅延を認める．軸索障害性の多発神経炎は，筋萎縮が目立ち感覚障害も高度で低下および脱失を伴い，末梢神経伝導速度検査では速度の低下に比較して振幅の低下が目立つ．脱髄，軸索障害の両者の障害パターンは独立しているわけではなく，症例によっては両者の因子の混在を認める一方，長期経過では脱髄性の疾患でも四肢遠位には軸索障害による筋萎縮を認める．

2 症状・診断のすすめ方と治療の実際

シャルコー・マリー・トゥース(CMT)病(HMSN)

　末梢神経の髄鞘を構成するタンパクである*PMP22, P0, connexin32, EGR2*やミトコンドリアの癒合に関係するタンパク*mitofushin2*の遺伝子変異が原因として明らかになってきている．多くの症例がこれらの遺伝子の変異により生じるが，そのほかにも多数の末梢神経の構成タンパクの変異が原因となる．CMT1は，髄鞘障害型で常染色体優性遺伝形式をとり，CMTの症例の約50％を占める．CMTは臨床病型と遺伝子異常により分類されるが，同じ臨床病型でも異なる遺伝子異常が原因である場合や，同じ遺伝子異常でも異なる臨床病型を呈する場合もあり注意を要する．

● 症状と診断 ●

　診断においては，遺伝形式と発症時期，伝導速度検査での異常の程度から脱髄性か軸索障害性か明らかにし，臨床的な病型分類を行う．遺伝性であるかの確認は，運動発達歴を含めた病歴聴取が必要であり，家族歴の有無は無症状の血縁が存在する場合もあり可能であれば家族の診察や伝導速度検査も行う．なお，遺伝子診断では，時に無症状である発症者やキャリアの存在が明らかになるため，検査の同意，報告，告知においては慎重な対応が必要である．確定診断のためには，候補となる遺伝子の異常を遺伝子診断する．
　CMT1は，小児期に，つまずく，走れないなどの下肢筋力低下で発症する．進行すると下肢近位筋の筋萎縮が認められるようになり，逆シャンパンボトルや凹足などを呈するようになる．感覚障害は自他覚的症状に乏しいことが多

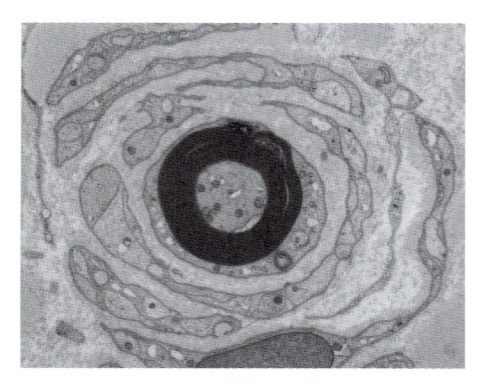

図1　CMT1の組織像
CMT1の組織像では，軸索をとりまく髄鞘が，たまねぎの皮のように数層に軸索を取り囲む像（オニオンバルブ）が特徴的である．

い．末梢神経伝導速度検査では潜時の遅延，神経伝導速度の遅延を認める．神経生検では，軸索をとりまく髄鞘が，たまねぎの皮のように数層に軸索を取り囲む像（**オニオンバルブ**）が特徴的である（**図1**）．CMT2の臨床像はCMT1に類似するが，筋萎縮の程度が強い例が多い．末梢神経伝導速度検査では，速度の低下は軽度であり振幅の低下が目立つ．神経生検でのオニオンバルブ像の頻度は少ない．難聴，視神経萎縮，知能障害などを伴う例がある．CMT3は，乳幼児期に発症し運動発達は遅延する．末梢神経伝導速度検査では，平均10m/s未満である．病理像では，極端に髄鞘の薄い軸索や髄鞘をもたない軸索を高頻度に認める．CMT4の臨床像はCMT3に類似する．

◆治　療◆
　根本的な治療法は確立しておらず，対症療法が主となる．小児の重症例の場合にはフロッピーインファントとして発症し呼吸管理を含めた全身管理が必要になる場合がある．下垂足と内反尖足が生じやすく，足関節の変形で日常生活に障害が起これば，腱延長術などの外科的処置が必要となる．また，短縮筋の伸長訓練を指導し，必要により長・短下肢装具を作製する．

遺伝性感覚性自律神経性ニューロパチー（HSAN）

　遺伝性に1次感覚神経系と自律神経系が発達障害または変性を起こすまれな病態である．遺伝形式，臨床像，電気生理的，病理学的特徴から5型に分類をされる．HSAN-Iは，この中でもっとも頻度の高く，原因遺伝子は*SPTLC1*であり，本遺伝子の点変異により発症する．常染色体優性遺伝を示し典型例では10～20歳代で発症する．初発症状として灼熱痛様の疼痛を下肢に認めることが多く，その後に下肢遠位より温痛覚の障害が上行性に進行する．圧迫を受けやすい趾先には傷や水疱を生じ潰瘍形成をしばしば認める．触覚，振動覚，関節位置覚も障害されるが，温痛覚に比して程度は軽い．発汗低下を下肢遠位に認めるが，膀胱直腸障害，勃起障害，起立性の血圧低下を認めることはまれである．また，多くの例では運動系は比較的保たれる．病理所見は，大径および小径有髄線維も減少しているが，小径優位の有髄線維の脱落が目立ち，遠位ほど強い傾向がある．また，無髄線維は高度に減少している．HSAN-I以外の病型はまれである．

　治療としての特異的なものはない．日ごろより足先の傷や爪の手当てをし，傷感染から骨髄炎や敗血症を起こさないようにすることが大事である．適切な靴をはき，長期起立が必要な職業を避ける．また，発汗障害から温度調節能が低下しているので，直射日光や，過度の活動を避ける．

家族性アミロイドポリニューロパチー（FAP）

　不溶性のアミロイド線維が自律神経を含む末梢神経，そのほかの全身の組織に沈着して障害を起こす常染色体優性の遺伝性疾患である．アミロイドは組織学的にコンゴレッド染色で赤染され偏光顕微鏡下で緑色の偏光を証明することで確認される．沈着するアミロイドの性質からtype I～IVまで分類され，type I，IIはトランスサイレチン，type IIIはアポリポタンパクA-1，type IVはゲルゾリンであり，それぞれのタンパクの遺伝子変異が原因となる．この中で

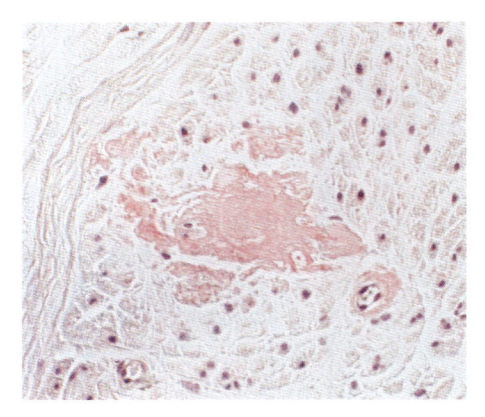

図2　FAPに認める病理像
FAPに認める神経束内のアミロイド沈着（コンゴレッド染色）．血管周囲や神経内鞘に沈着を認める．有髄線維が高度に脱落を示し再生像が乏しい．

はtypeⅠがもっとも多い．下肢遠位から始まる温痛覚の障害および異常感覚，下痢・便秘・腹痛などの消化器症状，勃起障害，起立性低血圧などの自律神経症状で発症する．初期には触覚に比較し温痛覚の障害が目立ち解離性の感覚障害の形をとる．近年，集積地以外での発症例で，高齢発症，運動障害優位例，上肢に症状が強い例，心不全発症例など非典型的な例が経験されるようになってきており注意を要する．家族歴のない不完全浸透例もあり，家族歴のみではFAPを否定できない例もある．

　診断には，腓腹神経，胃粘膜，腹壁脂肪の生検を行いアミロイド沈着の証明と遺伝子診断を行う．病理像では，アミロイド線維が後根神経節，末梢神経，自律神経内の血管周囲や神経内鞘に沈着し，有髄・無髄線維ともに脱落を示し再生像が乏しい（図2）．typeⅠ以外の病型はまれである．typeⅣでは高齢発症の緩徐進行性の両側顔面神経麻痺を特徴とする．

　慢性進行性の経過をとり，末期には心不全，腎不全を呈する．対症的な治療を行う．近年，治療法として肝移植も行われるようになってきており早期診断が重要である．

多発単神経炎

　膠原病に伴う**血管炎**が原因で生じることが多い．神経障害の分布は左右非対称性の障害より始まることが多い．亜急性の発症で，発症時に発熱，局所性の発赤・熱感・浮腫などの炎症反応を伴い，炎症のある血管が支配する神経の虚血により局所疼痛と運動・感覚・自律神経のすべての成分が障害される．原疾患としては，**壊死性血管炎**［多発動脈炎，悪性リウマチ，アレルギー性肉芽腫性血管炎，ウェゲナー（Wegener）肉芽腫症］などの血管炎や，まれであるが悪性リンパ腫による局所性浸潤，サルコイドーシスに伴い認める場合もある．炎症反応を伴い左右差を伴う神経障害を認めた場合には疑い，腓腹神経生検にて診断する．血管壁には炎症細胞浸潤と破壊像，血管の閉塞や再開通像を認め，神経線維には部位差のある急性軸索変性の多発を認める．

　治療にはステロイドや免疫抑制薬を用いる．診断が遅れると高度の障害と回復の遅れを伴う．早期に診断し治療を開始することが重要である．また，治療開始後も疼痛や異常感覚が目立つ場合が多い．対症的薬物療法としてカルバマゼピンやガバペンチンなどの抗てんかん薬，プレガバリン，メキシレチン，抗うつ薬などが用いられる．後遺症を認める例には末梢神経障害では再生に伴い症状の改善が期待されることを説明することで治療に前向きになる場合も多い．

尿毒症性ポリニューロパチー

　慢性腎不全患者に認める左右対称性の運動感覚性の障害．こむら返りや**むずむず脚症候群**を認める場合もある．下肢遠位の異常感覚を認める．長期の透析患者により末梢神経障害例が増加する．長期透析では透析されずに血液中に残存するβ-2ミクログロブリン由来のアミロイド沈着に伴う手根管症候群を合併することがある．

　透析や腎移植による腎機能の改善が神経症状の改善に有効である．

糖尿病性ニューロパチー

　網膜症，腎症とならび糖尿病の3大合併症の1つである．多くの臨床病型が存在するが，もっとも多いタイプは感覚性あるいは感覚運動

性ニューロパチーであり，左右対称下肢優位にピリピリとした異常感覚，感覚鈍麻，疼痛や冷感を訴える．自覚症状として感覚症状を訴えない場合もある．下肢遠位に全感覚鈍麻を認め，とくに振動感覚の障害が強く，アキレス腱反射は消失している．筋萎縮がみられることはまれである．時に温痛覚の障害が目立ち，足の潰瘍や，関節障害を生じる．そのほかの病型として，短期間の急速な体重減少後に，下肢に持続性疼痛や痛覚過敏を認める場合（急性疼痛性ニューロパチー）や，起立性血圧低下，無自覚性低血糖，勃起障害，悪心・下痢などの自律神経症状が目立つ場合（自律神経性ニューロパチー）もある．診断においては，症状の発症時期と糖尿病の経過やコントロールの状況を把握する．アキレス腱反射の低下または消失を初期より認める．

ニューロパチーの無症候期より予防に努めることが大事であり，糖尿病発症の早期からのしっかりとした糖尿病のコントロールと患者教育が大事である．発症後はアルドース還元酵素阻害薬が用いられるが効果は不十分である．進行に伴い足先の潰瘍や関節症を生じるため，毎日足の状態をチェックすること，傷つけずに爪切りすること，足にあった靴の指導など足のケアに関しての細かい指導をする．

薬剤性ニューロパチー

原因不明のニューロパチーをみた場合には，薬剤によるニューロパチーの可能性を考えることが診断のうえでもっとも大事である．使用薬剤での報告の有無を確認すると同時に，発症時期と投薬開始の時期の関係を明らかにする．多くは原因薬物の中止により改善するが遅発性のものや中止後も数ヵ月にわたり進行するものもある．抗腫瘍薬であるビンクリスチン，パクリタキセル，シスプラチン，抗結核薬であるイソニアジド，エタンブトール，エチオナミド，抗てんかん薬であるフェニトインなどによるものが典型的な例であるが，既報告がない場合でも，発症時期と投薬開始の時期の関係で疑われる場合は薬剤を中止して経過観察を行う．大部分の薬剤は下肢遠位に症状が目立つ感覚運動障害型または感覚障害型のパターンを示す．

治療の基本は原因薬物の中止である．

💡 看護のポイント

・遺伝性の末梢神経障害は，緩徐進行性であり現在のところ有効な治療法がないものが多い．そのため，患者の心のケアも重要である．呼吸循環系が問題になる例は少ないので，病気の機能予後に関する患者の理解を助け，必要な日常生活の注意点やリハビリテーションを指導する．また，家系調査の結果，無症状の患者やキャリアが明らかになる場合がある．遺伝相談においては，関連スタッフと連絡をとりチームとして対応する．

・アミロイドポリニューロパチー，HSAN，糖尿病では，下肢遠位の痛覚鈍麻のために患者本人が気づかないうちに潰瘍形成や創部からの感染を生じる場合や，起立時血圧低下のために失神を生じる場合もある．足のケアや日常動作に関する指導を行う．また，運動障害が目立つ症例では，障害に伴う日常生活動作上の問題点を把握し，適切な助言を行う一方，問題点改善のための装具の使用に関してリハビリテーションスタッフとの間に入り助言を行う．

・糖尿病，尿毒症，血管炎，アミロイドポリニューロパチーは全身性疾患である．循環状態や腎機能，感染の有無など末梢神経以外の臓器症状に関する患者の訴えにも注意をする．

・感覚症状が主の多発神経炎の患者は，仮に運動機能が保たれADLはよくても，長期持続する異常感覚のために大きな苦痛を感じており配慮が必要である．また，疼痛や異常感覚のコントロールのために用いられる薬の中には，ふらつきや眠気を出すものも多いため，これらの薬物の副作用の出現にも注意する．

〔清水　潤〕

自己免疫ニューロパチー
autoimmune neuropathy

考え方の基本

末梢神経障害(ニューロパチー)には，外傷・遺伝・中毒・感染・炎症・栄養欠乏などさまざまな機序によるものがある．本項では自己免疫学的機序によるニューロパチーについて述べていくが，その前に，ニューロパチーを理解するために若干の説明をしておく．

末梢神経は**有髄神経**と**無髄神経**とに分類される．有髄神経ではシュワン(Schwann)細胞が神経細胞の突起である軸索を取り巻いて髄鞘(ミエリン)を形成している．髄鞘と髄鞘の切れ目をランビエ(Ranvier)絞輪といい，電気信号がそこを伝わる(跳躍伝導)ことにより，素早い情報の伝達が可能となっている(図1)．

ニューロパチーは原因にかかわらず病理学的には**脱髄**と**軸索障害**とに大別される．脱髄とは髄鞘が破壊されることであり，軸索障害とは神経細胞そのものが障害されることである．脱髄の場合髄鞘が破壊されることで，神経細胞を伝わる電気信号の速度に不均一が生じるため，筋力が低下したり感覚が鈍くなる．基本的には軸索が保たれるため軸索障害に比し回復も早い．脱髄の程度が強いときは2次的に軸索障害を起こすことがある．

軸索障害の場合は神経細胞自体が破壊された結果症状を生じるため回復に乏しい．

自己免疫学的機序によるニューロパチーの場合は脱髄をきたすことが多い．

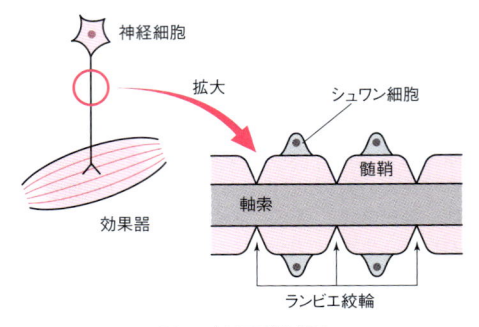

図1 神経系模式図

臨床症状によりニューロパチーを分類することもある．1つの神経の支配している範囲でのみ運動・感覚障害の生じる単ニューロパチー，いくつかの神経が障害を受ける多発単ニューロパチー，どの神経と同定できないが多くの神経が障害される多発ニューロパチーの3型である．膠原病などの血管炎によるニューロパチーの場合は多発単ニューロパチーの形をとり，そのほかの自己免疫による末梢神経障害は多発ニューロパチーの形をとることが多い．

臨床症状で注意を要するのは患者の"しびれる"という訴えで，これはビリビリした異常感覚のことを訴えていることもあれば，筋力低下をそう訴えることもある．それを念頭に置いて病歴聴取する必要がある．

A　ギラン・バレー症候群
Guillain-Barré syndrome (GBS)

1 起こり方

感冒様症状や下痢が前駆症状としてみられることが多く，自己免疫反応により末梢神経障害をきたす．消化器感染の感染因子としてはカンピロバクター・ジェジュニの頻度が高い．

2 症状と診断のすすめ方

上気道症状や下痢があった**数日～数週後に急性に筋力低下症状をきたす**．通常下肢に始ま

り，上肢に進行する．外眼筋麻痺・顔面筋麻痺・構音障害・嚥下障害などの脳神経障害のみられる例もある．また呼吸筋麻痺をきたすことがあり注意が必要である．感覚障害は一般に軽度である．四肢深部腱反射は低下〜消失する．自律神経症状をきたすこともある．

経過は一峰性であり数週〜数ヵ月で回復していく．

髄液検査における**タンパク細胞解離**（細胞数は上昇せず，タンパク濃度は上昇する）が有名でありまた重要な所見であるが，病初期にはタンパク増加を示さないこともある．発病1週以後は90％に認める．

近年約50〜60％に**抗糖脂質抗体**が上昇することがわかり診断に用いられている．この抗体は病初期にもっとも抗体価が高くその後低下・消失していく．

電気生理学的には脱髄や軸索障害を示唆する所見を認める．

● フィッシャー（Fisher）症候群 ●

フィッシャー症候群はGBSの亜型であり，**全外眼筋麻痺**と**深部腱反射消失**，**運動失調**を3徴とする．

ほとんどの例で急性期に血中に**抗GQ1b IgG抗体**がみられるのが特徴である．

3 治療の実際

基本的には一峰性の経過で慢性化することのないself-limiting疾患であるため，無治療でも病勢は沈静化していく．しかし呼吸筋麻痺にいたる重症型もあり，また後遺症の残存する例もあることから，極期の重症度の軽減と罹病期間の短縮を目標に治療を行う．

有効性が確認されている治療は**プラズマフェレーシス**，**免疫グロブリン大量静注療法（IVIg）**である．発症後なるべく早期に行うことが望ましい．呼吸筋麻痺にまでいたった場合は人工呼吸管理を行う．そのほか急性期には関節拘縮の予防や感染そのほか全身状態の管理が，回復期にはリハビリテーションが重要となる．

看護のポイント

もっとも重要なことは**呼吸筋筋力低下の症状を見逃さないこと**，および重篤な自律神経障害の出現に注意することである．

また，四肢筋力低下が急激に進行し，ADLも同時に低下していくため，関節拘縮や褥瘡をきたさないためのベッドサイドでのリハビリテーション・体位変換など，その時々にあった看護計画をこまめに立てることも必要となる．

急性に進行することにより，不安になる患者・家族が多いのでself-limitingな疾患であることを説明して精神面のサポートを行うことも重要である．　　　　　（三方崇嗣，楠　進）

B　慢性炎症性脱髄性多発（根）神経炎
chronic inflammatory demyelinating poly(radiculo)neuropathy (CIDP)

1 起こり方

慢性炎症性脱髄性多発（根）神経炎（CIDP）は2ヵ月以上にわたって増悪したり再発寛解を繰り返す，運動・感覚障害を呈する多発ニューロパチーで四肢深部腱反射は減弱または消失し，電気生理学的には**脱髄**を示す．

機序として自己免疫反応による炎症性機序が考えられている．

2 症状と診断のすすめ方

四肢遠位優位に運動障害・感覚障害が出現する．運動障害のみのタイプ，感覚障害のみのタイプも存在する．脳神経障害も時にみられる．四肢深部腱反射も低下または消失する．

半数以上が寛解再燃しつつ段階的に増悪するが，一峰性の経過をとる場合もある．髄液所見では**タンパクの増加**を認めることが多い．細胞数増加がないことも重要である．電気生理学的

には**末梢神経伝導速度検査**において**脱髄所見**を多神経に認める．腓腹神経生検では脱髄と再髄鞘化の所見を認め，神経束内の浮腫や神経束ごとの所見の程度の差を認める．血管周囲に少数の炎症細胞浸潤を認めることも多い．

3 治療の実際

治療として二重盲検法により有効性が認められているものは，**ステロイド**，**プラズマフェレーシス**，**IVIg**であり，症例によりメチルプレドニゾロンパルス療法や免疫抑制薬も有効である．従来は経口ステロイド投与が第1選択とされてきたが，近年IVIgに保険適用が認められたためIVIgを初回治療に用いる症例が増加してきている．

看護のポイント

GBSと異なり，再発する可能性の高い疾患であること，長期ステロイド内服が必要な症例が多いことがポイントとなってくる．呼吸筋麻痺にいたることは少ないため，重症感は強くないが，筋力低下の程度に応じた的確なリハビリテーションは重要である．長期にわたるステロイド内服の必要性・それに伴う副作用および対処法の理解を高めるべく教育する必要もある．

（三方崇嗣，楠　進）

C　多巣性運動ニューロパチー
multifocal motor neuropathy (with conduction block) (MMN)

1 起こり方

多巣性運動ニューロパチー（MMN）はCIDPの亜型で**感覚障害は伴わずに四肢に非対称性に筋萎縮を伴った筋力低下**をきたすニューロパチーである．

2 症状と診断のすすめ方

四肢遠位優位の非対称性の筋力低下で筋萎縮を伴う．四肢深部腱反射も低下または消失する．線維束攣縮（fasciculation）を伴うため，筋萎縮性側索硬化症（ALS）に代表される運動ニューロン疾患と誤診されることもあり鑑別が重要である．経過は緩徐進行性のことが多い．

CIDPと同様に髄液ではタンパクが上昇するが正常の場合もしばしばみられる．**血清抗ガングリオシド抗体**，とくに抗GM1抗体が約半数の症例で上昇する．電気生理学的には**伝導ブロック**が認められることが重要である．

3 治療の実際

CIDPに比し**ステロイドやプラズマフェレーシスの有効性が低い**とされる．IVIgが二重盲検法でも有効とされた．免疫抑制薬も有効の場合がある．

看護のポイント

運動ニューロン疾患と異なり治療可能であることの教育が重要である．筋力低下が症状の主体であるのでリハビリテーションも重要である．

（三方崇嗣，楠　進）

D　IgM Mタンパク血症に伴うニューロパチー

1 起こり方

良性の**単クローン性γ-グロブリン血症**に伴いニューロパチーが生じることが知られている．とくにモノクローナル成分（Mタンパク）がIgMである場合は，Mタンパクが髄鞘を構成する成分であるミエリン随伴性糖タンパク（myelin-associated glycoprotein : MAG）や糖脂質（sulfated glucuronyl paragloboside : SGPG）に対する抗体活性をもつことが知られており，それにより脱髄性ニューロパチーが惹起されると考えられている．また数は少ないが

Mタンパクがガングリオシドに反応する場合もある．

2 症状と診断のすすめ方

前々項のCIDPと同様に四肢遠位優位の運動・感覚障害を呈する．四肢深部腱反射も低下または消失する．CIDPと異なり**治療に対する反応は悪い**．

もっとも重要な検査は，血清中のMタンパクの証明である．IgM Mタンパクが検出されたらMAGに対する反応性を調べる．

髄液検査ではタンパク増加を認める．電気生理学的には脱髄が基本となる．病理学的には節性脱髄を示すがCIDPの髄鞘とは微細形態的に異なることが多い．

3 治療の実際

自己免疫反応であるため，経口ステロイド，IVIgや免疫抑制薬が使用されるが，治療に対する反応は一般に悪い．Mタンパク血症の場合，経過を追ううちに**形質細胞腫**が出現する場合があるので留意する．良性のMタンパク血症であっても著効を呈する根本的な治療は存在しないため対症療法が主となる．

看護のポイント

早期は筋力維持のリハビリテーションに励むことがあげられる．進行期になると車いす生活や床上生活になることもあるので褥瘡防止や呼吸リハビリテーションも必要となる．メンタルケアも重要である．　　　（三方崇嗣，楠　進）

E　クロウ・深瀬症候群
Crow-Fukase syndrome

1 起こり方

皮膚色素沈着・剛毛・浮腫・Mタンパク血症を伴うニューロパチーであり，高頻度に形質細胞腫を認める．代表的な症状をとり**POEMS症候群**ともよばれる［polyneuropathy（多発性神経障害），organomegaly（臓器肥大），endocrinopathy（内分泌障害），M-component（Mタンパク），skin change（皮膚症状）］．

2 症状と診断のすすめ方

神経症状としては亜急性の運動感覚障害で下肢末端から出現する．進行とともに四肢体幹に及ぶ．ほかの全身症状として皮膚の色素沈着と皮膚硬化，剛毛，下肢浮腫，胸腹水，内分泌症状（女性化乳房，勃起障害，無月経），肝脾腫，リンパ節腫大，腎障害などを認める．髄液ではタンパク増加を認める．電気生理学的には脱髄と軸索障害を認める．骨X線で骨硬化像を認める．

近年血中の血管内皮細胞増殖因子（vascular endothelial growth factor：VEGF）の上昇が報告されており本症のさまざまな臨床像を説明する因子として注目されており，診断・病勢の判断に測定される．

3 治療の実際

形質細胞腫が検出された場合その治療を行う．検出されない場合はステロイドや免疫抑制薬を用いる．近年自己末梢血幹細胞移植を伴う大量化学療法やサリドマイドの有効性が報告されている．

表1　自己免疫性ニューロパチーと治療

	ステロイド	IVIg	プラズマフェレーシス	免疫抑制薬
GBS	無効	有効	有効	?
CIDP	有効	有効	有効	有効
MMN	無効	有効	無効	有効
IgM Mタンパク血症を伴うニューロパチー	一部有効	一部有効	一部有効	一部有効

看護のポイント

ほかの慢性ニューロパチーに準ずる.

＊　＊　＊

各種の自己免疫性ニューロパチーの治療効果について**表1**にまとめた.

（三方崇嗣, 楠　進）

神経痛 neuralgia

1 起こり方

神経痛とは, 特定の末梢神経感覚枝の支配領域に生じる神経性の痛みをいう. 特発性と症候性に分類される.

特発性神経痛

原因が明らかでなく, 発作性, 反復性に耐えがたい痛みを起こすものである. 発作間欠期に痛みはなく, その神経領域の感覚・運動機能に異常を認めない. 特発性の三叉神経痛や舌咽神経痛が代表的である. しかし, 近年は特発性の多くの例で病因が明らかにされている. たとえば三叉神経痛については, 橋における神経根部の血管性圧迫（**神経血管圧迫**：neurovascular compression）が証明されている.

症候性神経痛

帯状疱疹後神経痛やがん性疼痛のように, 2次的に神経痛が起こるものである. 発作性, 反復性に痛みが起こる場合と, 持続的な痛みの場合がある. 症候性群では間欠期にも神経支配領域になんらかの感覚・運動障害を伴うことが多い.

注意すべきは運動神経を含めてすべての末梢神経が急性障害を受けると神経痛を起こすことである（神経浮腫などが原因）. たとえば, 急性末梢性顔面神経麻痺［ベル（Bell）麻痺］では発病早期にしばしば耳後部に痛みを伴う.

2 症状と診断のすすめ方

診断は, 痛みが特定の末梢神経支配領域に生じていることを証明することである. 以下に代表的な神経痛を示す.

三叉神経痛

三叉神経痛の大部分が特発性である. 三叉神経の支配領域（顔面）に限局した, 短時間の強い**電撃痛**（刺されるような, 焼けるような痛み）が反復性に起こる. 触ると痛み発作を起こす**誘発域**があり, 洗顔, ひげそり, 会話, 歯磨きのような刺激によって発作が誘発される. 痛みは突然始まり, 突然終わる. 発作の間欠期には完全に無症候で, 感覚・運動障害を示さない.

原因は蛇行する血管が三叉神経根を圧迫することが多い. 圧迫血管は上小脳動脈, 前下小脳動脈, 椎骨脳底動脈, 後下小脳動脈などであるが, 血管以外に腫瘍（聴神経鞘腫など）, 動脈瘤, 血管腫, 癒着の場合もある.

舌咽神経痛

舌咽神経の支配領域（舌根, 口蓋扁桃, 咽頭部）に, 三叉神経痛でみられるような電撃痛発作が起こる. 有病率は特発性三叉神経痛の1〜4％で, まれな疾患である. 原因としては椎骨動脈による神経血管圧迫症候群のことがあるが, 不明のことも多い.

後頭神経痛

大後頭神経（第2頚神経）痛では後頭・後頚部の傍正中域に神経痛が起こる. 一方, 小後頭神経（第3頚神経）痛では耳後部から側頚部にかけて神経痛が起こる. ウイルス感染が原因のこともあるが, 一般には頚椎疾患（頚椎症など）やストレスに伴う過度の頚筋緊張によることが多い. 一般に神経の頚椎出口付近および後頭部の走行部位を圧迫すると痛みを訴える.

肋間神経痛

肋間神経の支配領域に起こる神経痛である. 症候性神経痛がほとんどであり, 胸椎疾患（胸椎症, 外傷, 腫瘍など）や帯状疱疹が多い.

坐骨神経痛

坐骨神経は第4腰神経（L4）〜第3仙骨神経

(S3)からなる．したがって，神経痛は下腿伸側，足背，足底，下肢（大腿・下腿）屈側部などに出現する．しばしば皮膚感覚障害や運動神経障害を伴う．通常，坐骨神経の走行に沿って圧痛があり，臥位で下肢を伸展・挙上すると下肢後面に痛みを訴える［**ラゼーグ（Lasègue）徴候**］．原因は腰椎疾患（椎間板ヘルニア，脊椎すべり症，腰部脊柱管狭窄症など）が多い．時には坐骨神経が骨盤内走行中に障害されることもある．

3 治療の実際

三叉神経痛

脳のMRI像などによって三叉神経根部への血管性圧迫（神経血管圧迫）が証明された場合には，神経への圧迫血管を遊離する根治手術（**微小血管減圧術**）を行うとおおむね著効が得られる．

非手術例には薬物療法または神経ブロックを行う．薬物の第1選択は抗てんかん薬，とくに**カルバマゼピン（テグレトール®）**であり，これが無効の場合は特発性三叉神経痛を否定できる．本薬を使用できないときはほかの抗てんかん薬を試みる．具体的にはバルプロ酸（デパケン®），クロナゼパム（リボトリール®），ガバペンチン（ガバペン®），トピラマート（トピナ®）などである．非ステロイド抗炎症薬（NSAIDs）も有効であるが，効果は抗てんかん薬よりも劣る．薬物コントロールの困難例では神経ブロックを行う．この場合，エタノール，グリセロール，フェノールなどを神経節または神経根部に注入する．高周波熱凝固術やガンマナイフによる神経根の定位的破壊も有効である．ただし，神経ブロック，熱凝固術，ガンマナイフ治療では種々の程度の顔面感覚障害が起こる．

舌咽神経痛

椎骨動脈などによる神経血管圧迫症候群が証明できれば微小血管減圧術が行われるが，原因不明のときは三叉神経痛と同様に抗てんかん薬やNSAIDsを試みる．

後頭神経痛

症候性神経痛のことが多いので，NSAIDsや筋弛緩薬のほかに，頸肩筋物理療法（温熱，マッサージなど）を行う．また神経ブロックも有効である．

肋間神経痛

症候性神経痛が多く，神経ブロックやNSAIDs治療を行う．

坐骨神経痛

多くは症候性神経痛なので原因的治療を行う．腰部脊柱管狭窄症が明らかな例は手術対象になる．椎間板ヘルニアや腰椎すべり症では腰椎コルセット，腰椎牽引，腰椎手術などを行う．軽症例には神経ブロックやNSAIDs投与を行う．

帯状疱疹性神経痛

帯状疱疹は全身のどの領域にも出現し，強い神経痛を伴う．急性期疼痛と，疱疹治癒後に起こる難治性疼痛（**帯状疱疹後神経痛：PHN**）がある．

急性期には以下の治療法が推奨されている．なるべく早期（1週間以内）に**アシクロビル**（ゾビラックス®）1回5〜10 mg/kg，1日3回点滴を5〜7日間行う．ステロイド併用のエビデンスは確立していないが，プレドニゾロン（プレドニン®）1 mg/kg，5日間経口投与し，以後漸減して2週以内に中止する．外来的にアシクロビル点滴が困難な場合は，早期に**バラシクロビル**（バルトレックス®）1回1,000 mg，1日3回，1週間経口投与する．また抗ウイルス薬のゾビラックス®軟膏またはビダラビン（アラセナ-A®）軟膏を皮膚へ塗布する．

PHNは高齢者では永続的かつ難治である．PHNにいたると抗うつ薬・抗てんかん薬投与，硬膜外ブロック，交感神経節ブロックなどを行う．最近PHN治療薬として**プレガバリン**（リリカ®）が認可された．プレガバリンはガバペンチンの類縁薬品で，末梢神経性疼痛に有効である．1回150 mg，1日2回から開始し，300〜600 mg/日を維持量とする．長期投与が可能であるが，心・腎障害などの副作用に注意する．

看護のポイント

①患者の訴えをよく聴き，現在の治療法が有効か否かを医師に伝える．
②疼痛患者はしばしば抑うつ的になる．訴えの内容が痛み自体か，抑うつ性のものかを分析する．抑うつ性痛みでは痛みが神経分布に一致しない，夜間に激しくなる，不安焦燥を伴う，偽薬が有効なことがある．
③悪性腫瘍に伴う神経痛は通常対症療法にとどまる．がん性疼痛に対するWHO治療指針に従って，鎮痛薬または麻薬を用いて体系的治療計画を立てる．適切な治療法によって平穏な日々が送れるように努める．　　（森松光紀）

末梢性顔面神経麻痺
peripheral facial nerve palsy

1 起こり方

末梢性顔面神経麻痺とは，顔面神経が脳幹（橋）を出て顔面筋にいたるまでに障害された状態である．顔面神経は運動神経（主に顔面筋支配），感覚神経（味覚支配），自律神経（涙腺・唾液腺支配）を含んでいるので，障害部位によりさまざまな障害が起こる（図1）．末梢性顔面神経麻痺ではまず単独麻痺，両側麻痺，または複合麻痺（多発性脳神経麻痺の部分症状）のいずれかを判定する．それらの原因を表1に示す．

2 症状と診断のすすめ方

■ 一側性末梢性顔面神経麻痺
● 麻痺側での特徴的な症状 ●

患者を観察すると，麻痺側顔面で①額の皺が消失し眉毛が下垂する（前頭筋麻痺），②閉眼が不完全になり（眼輪筋麻痺），③鼻唇溝は浅く（頬筋麻痺），④口角下垂（口輪筋麻痺）がみられる．顔面筋は表情筋なので，笑う，泣くような表情時に麻痺症状が目立つことがある．

脳梗塞などの中枢性一側性麻痺では顔面上部筋（前頭筋，眼輪筋）の麻痺が起こらない．これは，これらの筋が大脳半球の両側性支配を受けるためである．

閉眼させると，麻痺が高度の場合は白眼が残る（**兎眼**）．このとき眼球の上転がみられる．この眼球上転を**ベル（Bell）現象**といい閉眼時の生理的現象である．麻痺側では，①眼を閉じてもまつ毛が十分に隠れない（まつ毛徴候）．②口を強く閉じると口角が健側に引かれる．③口笛を吹くと空気が漏れる．④麻痺側の口角から唾液

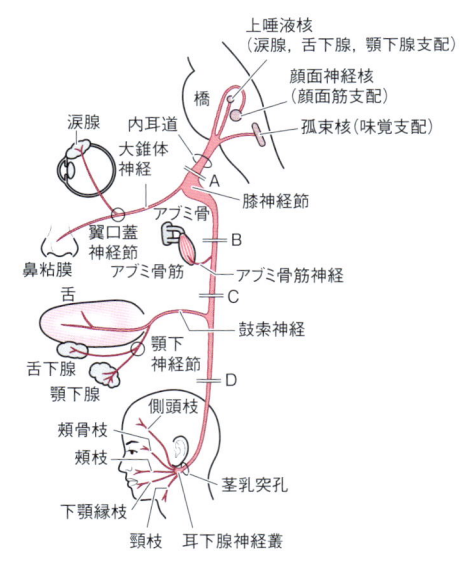

主病変部位	A	B	C	D
涙分泌障害	+	−	−	−
聴覚過敏	+	+	−	−
味覚障害（舌前2/3）	+	+	+	−
唾液分泌障害	+	+	+	−
顔面筋麻痺	+	+	+	+

図1　顔面神経の走行と障害部位による症候

が漏れる（流涎），⑤頬を膨らませられない．

聴覚過敏（アブミ骨筋麻痺），舌前2/3の味覚低下（味覚神経麻痺），涙液・唾液分泌低下（副交感神経麻痺）を示すことがある．

両側顔面神経麻痺

顔面筋が両側性に弛緩して表情に乏しく，流涎が目立つ．

臨床病型

◆ ベル麻痺（特発性顔面神経麻痺）◆

急性一側麻痺の原因としてもっとも多い．普通，先行症状がなく，1〜4日間で一側顔面神経麻痺が進行する．しばしば耳後部に痛みを伴う．抗体検査から原因は**単純ヘルペス**感染が多いが，風疹，流行性耳下腺炎（ムンプス），インフルエンザ，アデノ，エコーの各ウイルスのこともある．水痘・帯状疱疹ウイルスによる顔面神経麻痺をハント（Hunt）症候群といい，外耳道，耳介に水疱が出現する（水疱を認めないためにベル麻痺と誤られる場合もある）．患者の70〜80％は6ヵ月以内に完全治癒するが，残りは種々な程度の麻痺を示す．発症時の重症度が著しいほど回復までの時間が長く，後遺症を示しやすい．

◆ ハント症候群（帯状疱疹性顔面神経麻痺）◆

普通，顔面神経麻痺に先行するか，または同時に同側耳介に**帯状疱疹**が出現する．時に第8脳神経障害を伴い耳鳴，難聴，めまいを示す．麻痺症状はベル麻痺と同様だが，一般に回復が劣り，自然治癒率は30％以下である．

◆ ギラン・バレー（Guillain-Barré）症候群 ◆

感染症状（感冒，下痢，腸炎など）の2〜4週後に進行性の四肢筋麻痺が起こり，しばしば脳神経領域にも運動麻痺が起こる．脳神経では両側顔面神経麻痺がもっとも多いが，嚥下障害や外眼筋麻痺も起こりうる．本症は感染に伴い，運動神経の髄鞘または軸索に自己免疫性破壊が起こるものである．

◆ その他の原因 ◆

筋萎縮性側索硬化症，サルコイドーシス，髄膜炎，耳下腺・頭蓋底腫瘍などによる顔面神経麻痺もある．なお，筋原性（ミオパチー性）の両側顔面筋麻痺（筋緊張性ジストロフィーなど）と

表1 末梢性顔面神経麻痺の原因

	一側性	両側性
急性発症	急性特発性麻痺（ベル麻痺） 帯状ヘルペス性（ハント症候群） 中耳炎・乳突蜂巣炎 耳・耳下腺・脳（頭蓋）底部腫瘍 術後 外傷 ライム（Lyme）病（両側性のことあり）	ギラン・バレー症候群 急性散在性脳脊髄炎に伴う末梢神経障害 髄膜炎（急性） ジフテリア
慢性進行性	耳・耳下腺・脳（頭蓋）底部腫瘍	慢性炎症性脱髄性多発根神経炎 脳（頭蓋）底部腫瘍 髄膜炎（亜急性・慢性） サルコイドーシス パジェット（Paget）病 ハンセン病
先天性	出生時損傷	遺伝性［メビウス（Möbius）症候群など］出生時損傷

の鑑別が必要である．

3 治療の実際

ベル麻痺とハント症候群の治療については，日本顔面神経研究会編「顔面神経麻痺診療の手引き2011年版」（金原出版）に詳しい．

◆ ベル麻痺 ◆

ベル麻痺では顔面神経管内で神経浮腫が生じており，浮腫軽減目的で**プレドニゾロン**（PSL，プレドニン®）の早期投与がすすめられる．発症7日以内では，軽症例にはPSL 30 mg/日から内服開始し，10日間で漸減終了する．中等症ではPSL 60 mg/日内服から開始し，10日間で漸減終了するが，これに抗ヘルペス薬のバラシクロビル（VCV，バルトレックス®）1,000 mg/日を5日間併用する．重症例ではPSL 120〜200 mg/日点滴（10日間で漸減終了）に加えて，VCV 1,000 mg/日を5日間服用する．発症後8〜14日の治療開始でもPSLの効果が期待できる．なお，ビタミンB_{12}，ATP製剤，循環改善薬も用いられるが，有効性のエビデンスレベルは高くない．

そのほか**星状神経節ブロック**も有効である．また，重症例には顔面神経減荷術（顔面神経管開放術）を行うことがある．リハビリテーションでは麻痺筋への穏やかな用手マッサージが適当であるが，低周波刺激療法はすすめられない．なお，高齢者，糖尿病・消化性潰瘍・精神病患者にステロイド治療を行うときは厳重な管理が必要であり，抗ウイルス薬投与のみにとどめざるを得ないこともある．

● ハント症候群 ●

軽症〜重症例について発症7日以内に用いるPSL量はベル麻痺と同じである．しかし，抗ウイルス薬の投与量は異なっており，軽症〜中等症ではVCV 3,000 mg/日，7日間併用する．また重症例ではアシクロビル 750 mg/日，7日間点滴がよい．発症後8〜14日の治療開始でもPSL・VCV併用がすすめられる．ビタミンB$_{12}$，ATP製剤，循環改善薬，星状神経節ブロック，顔面神経減荷術についてはベル麻痺と同様である．

● ギラン・バレー症候群 ●

ステロイドは無効であり，**全血漿交換**，免疫吸着，**免疫グロブリン大量静注**が有効である．呼吸筋麻痺例には呼吸器装着が必要である．脱髄病変のみでは完治することが多いが，軸索破壊が起こると筋力低下・筋萎縮を残しやすい．

💡 看護のポイント

ベル麻痺（ハント症候群）では発症後2週間は神経変性が進行するので，薬物療法を中心にする．ただし，日常生活動作を制限する必要はない．閉眼困難による結膜・角膜乾燥には人工涙液を点眼し，眼帯で眼を保護する．

● 顔面筋にみられる後遺症 ●

① **拘　縮**：麻痺が強いと顔面筋が拘縮して，麻痺側が持続的な収縮状態になる．予防には早期リハビリテーションが必要である．

② **片側顔面けいれん**：麻痺側顔面筋に間代性収縮が起こる．これは神経再生過程で再生線維が偽シナプスを作り，異常な興奮経路を形成するためである．けいれん筋にはA型ボツリヌス毒素（ボトックス®）注射が有効である．

③ **病的共同運動**：口を閉じると閉眼する（または，閉眼すると口が閉じる），味覚刺激を受けると唾液とともに涙が出る（**鰐の涙現象**）などの現象が時にみられる．これは神経再生時に誤った神経支配が起こるためであるが，よい治療法はない．

〈森松光紀〉

顔面けいれん facial spasm

1 起こり方

顔面けいれんとは，顔面筋が不随意に反復収縮する状態（spasm）である．**眼瞼けいれん**も顔面けいれんの一型である．病因によって片側，両側のいずれにも起こる．片側性の代表は特発性片側顔面けいれんであり，両側性の代表は特発性両側眼瞼けいれん（**メージュ症候群**）である．

2 症状と診断のすすめ方

片側顔面けいれん

特発性と症候性がある．最初は眼輪筋の収縮によって眼瞼のピクピクした動きが起こる（眼瞼けいれん）．これは健常者でも疲労時などにみられる．しかし，1ヵ月以上続くときは特発性顔面けいれんの始まりのことが多く，やがて片側顔面全体に広がる．高度例ではほぼ持続的収縮状態になる（図1）．

特発性の場合，大部分は顔面神経が脳幹（橋）から出た部位（神経根）で血管などによって圧迫

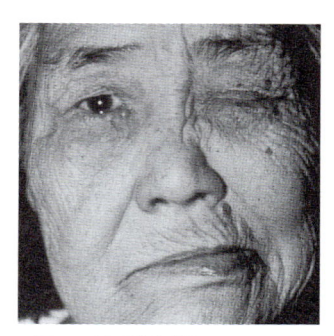

図1 特発性片側顔面けいれん
左顔面全体に強い収縮がみられる.

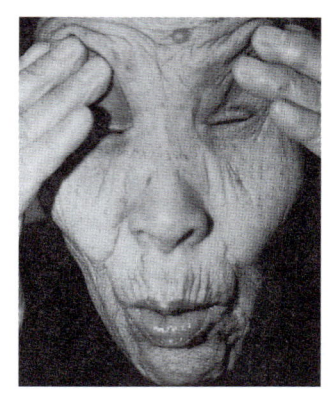

図2 メージュ症候群
両眼とも随意的開眼が不能のために手で開いている.口を突き出す不随意運動も伴っている.

されるのが原因である(**神経血管圧迫症候群**).圧迫部において血管拍動の異常刺激が顔面神経に流入して顔面筋を収縮させると考えられる.

メージュ(Meige)症候群

眼窩周囲の筋(眼輪筋,前頭筋)に両側同期性収縮が起こるものである.普通,瞬目増加から始まるが,やがて開眼困難になる.高度例では手で開眼せざるを得ない(図2).約半数例に口・顎の不随意運動が起こり,口の開閉,舌の挺出・こねまわしなどを示す.原因としては,大脳基底核部での神経伝達系異常が考えられている.

3 治療の実際

片側顔面けいれん

神経血管圧迫症候群による場合,根治的には小開頭術,顔面神経と圧迫血管の間に絶縁物を挿入して両者を解離させる.一方,対症的には顔面筋に**A型ボツリヌス毒素**(ボトックス®)を注入する.ボトックス®は運動神経終末を不可逆的に破壊して筋収縮を妨げる.ただし,2~3ヵ月後には神経終末は再生され,けいれんが再発するので,定期的注射が必要である.抗けいれん薬[カルバマゼピン(テグレトール®など)]などの有効性は低い.症候性顔面けいれんでもボトックス®局注を行う.

メージュ症候群

メージュ症候群の治療は眼輪筋・前頭筋へのボトックス®注入が第1選択である.必要に応じてそのほかの顔面筋にも注入する.経口薬では抗コリン薬[トリヘキシフェニジル(アーテン®)],抗ドパミン薬[スルピリド(ドグマチール®)],抗てんかん薬[クロナゼパム(リボトリール®)]などが用いられ,ある程度有効である.

看護のポイント

顔面けいれんは不快感だけでなく,社交的にも不利を生じる.メージュ症候群では開眼困難のために日常生活動作が困難になる.まぶしさを避けるサングラスが有用なことがある.また,**感覚トリック**による症状軽減法として眼窩周囲を圧迫したり,眼瞼をセロハンテープで吊り上げたりすることもある. (森松光紀)

周期性四肢麻痺 periodic paralysis

1 起こり方

分類

　周期性四肢麻痺は，発作性に弛緩性の麻痺が，主に四肢筋に起こる疾患で，発作時の**血清カリウム値**により低カリウム血性，高カリウム血性，正カリウム血性に従来分類されてきた．**表1**に**周期性四肢麻痺**の分類を示す．

　家族性周期性四肢麻痺は，分子遺伝学的研究によって，**家族性低カリウム血性周期性四肢麻痺**では，約70％の患者でジヒドロピリジン受容体カルシウムチャネル遺伝子の点変異が明らかにされており，そのほかの患者では，ナトリウムチャネルαサブユニット遺伝子の点変異の異常が明らかにされてきている．一方，**家族性高カリウム血性周期性四肢麻痺**では，現在まで

表1　周期性四肢麻痺の分類

原発性
1) 低カリウム血性（家族性：大部分は，ジヒドロピリジン受容体カルシウムチャネル遺伝子異常，一部はナトリウムチャネルαサブユニット遺伝子異常：あるいは弧発性）
2) 高カリウム血性（家族性：ナトリウムチャネルαサブユニット遺伝子異常：あるいは弧発性）
3) 正カリウム血性
続発性
1) 甲状腺機能亢進症に合併
2) 尿中へのカリウムの喪失 　原発性高アルドステロン血症 　薬物（利尿薬，ステロイドなど） 　バーター（Bartter）症候群 　尿細管アシドーシス 　ファンコニ（Fanconi）症候群 　塩化アンモニウムの摂取 　その他
腸管からのカリウムの喪失
スプルー症候群 下剤の乱用 膵臓腫瘍 慢性下痢，嘔吐 その他

に，少なくとも9つのナトリウムチャネルαサブユニット遺伝子の点変異の異常が明らかにされている．

　甲状腺機能亢進症を伴う**低カリウム血性周期性四肢麻痺**は，日本などのアジア地域にもっとも多い．一般的に甲状腺疾患は，女性に多いことが知られているが，この疾患は95％以上が男性である．この疾患の遺伝子異常は，まだ明らかにされておらず，その発症機序の詳細もいまだ明らかではない．

低カリウム血性周期性四肢麻痺

　家族性周期性四肢麻痺の発症機序としては，**低カリウム血性周期性四肢麻痺**では，患者の骨格筋を低カリウム溶液中に入れておくと，筋細胞は脱分極し，**ナトリウムチャネルの不活化**が起こることから，脱分極による筋細胞の活動電位の消失が麻痺の原因と考えられている．しかしながら，この生理学的な病態生理とジヒドロピリジン受容体**カルシウムチャネル**遺伝子異常との関連に関しては，いまだ明らかではない．

高カリウム血性周期性四肢麻痺

　一方，**家族性高カリウム血性周期性四肢麻痺**では，患者の培養筋細胞を用いた実験で，電位依存性のナトリウムチャネルの不活化の異常が報告されている．さらに細胞外のカリウム濃度を上げることによってチャネルの開口様式が変化することが明らかにされており，このナトリウムチャネルの異常な不活化により恒常的な膜の脱分極が引き起こされ，それによって正常なナトリウムチャネルの不活化が起こり，膜の興奮性が低下した結果，一過性の四肢麻痺が出現すると考えられている．

アンダーソン（Andersen）症候群

　低カリウム血性周期性麻痺の患者の1割で，**アンダーソン症候群**による周期性四肢麻痺を発症すると考えられている．アンダーソン症候群とは，周期性四肢麻痺，心室性不整脈，低身長，手指の奇形などを伴う疾患であり，ほかの周期

性四肢麻痺とは，臨床的，遺伝学的に別と考えられる疾患で，血性のカリウム値は，四肢麻痺の発作時に，低い場合も，高い場合も，正常な場合もありうるので，注意が必要である．

2 症状と診断のすすめ方

一般に，**周期性四肢麻痺**は，下肢から始まり上肢，体幹にすすむが，原則として呼吸筋，顔面筋などが強く障害されることはない．麻痺は，左右同様に侵されることが多く，程度は軽度の麻痺から四肢の完全麻痺にいたるまで多彩である．

発作時間は，数時間から数日に及ぶものまである．深部腱反射は，減弱ないし消失し，電気生理学的検査では誘発筋電図の振幅は低下ないし消失する．発作は，夜間，早朝，激しい運動をした後，あるいは甘いものを過食した後に生じやすい．高カリウム血性周期性四肢麻痺では，スキー，水泳などの寒冷に曝露されたときに，眼輪筋と四肢の**ミオトニア**を生じ，それとともに四肢の麻痺を生じるのが特徴である．

周期性四肢麻痺の鑑別診断上で大切なのは，血清カリウムの値である．低カリウム血性周期性四肢麻痺では，著明なクレアチニンキナーゼの上昇がみられることがある．筋電図では筋活動電位の消失，発作時の筋生検では筋線維内に空胞が認められることがある．

3 治療の実際

低カリウム血性周期性四肢麻痺

発作時の治療は，血清のカリウムを高めるためにカリウム製剤をゆっくり点滴静注ないし経口投与を行う．**甲状腺機能亢進症**を合併した場合には，抗甲状腺薬，β遮断薬を，アルドステロン症を合併した場合には抗アルドステロン薬が用いられる．

非発作時の予防的対策としては，甘いものの過食，飲酒，疲労などを避け，カリウムが多く含まれている食事をとるよう指導する．薬剤としては，カリウム製剤，抗アルドステロン薬などが使われる．

高カリウム血性周期性四肢麻痺

発作時には，カルシウム製剤が用いられる．ミオトニアに対してはナトリウムチャネル阻害薬が有効である．

非発作時の予防的対策としては，寒冷曝露，空腹，過労などを避けることが大切である．

正カリウム血性周期性四肢麻痺

高カリウム血性周期性四肢麻痺の治療に準じて行われる．

非発作時には，予防的に食塩含有量の多い食事をとることがすすめられている．

💡 看護のポイント

- 麻痺が急激であり，完全な**弛緩性四肢麻痺**にいたっても，**ギラン・バレー**(Guillain-Barré)**症候群**や**重症筋無力症**と異なり，原則として重篤な呼吸筋麻痺はきたさない．そのため，患者に予後良好の疾患であることを話し，コミュニケーションを十分にとり，精神的に安心させることは大切である．
- **周期性四肢麻痺**の場合，**甲状腺機能亢進症**，感染症などの合併症がない限り，バイタルサインは落ち着いているが，高度の低カリウム血症のある場合，あるいは静脈点滴によるカリウムの補正をする場合には，突然不整脈が出現し，心停止にいたることがあるので，モニターをつけ注意深く観察することが大切である．とくにカリウム製剤の点滴静注では，指示以上に点滴速度を速めてはならない．
- 麻痺は，一般に数時間から数日に及ぶものが大部分なので，その間の全身管理に気をつけ，感染症などの合併症を起こさないようにする．
- 再発性の疾患であるので，非発作時の食事療法，薬物療法，増悪因子を避ける生活指導が大切である．増悪因子としては，過食，飲酒，過労，寒冷曝露，精神的ストレス，激しい運動などがある．

（小林高義）

ミオトニア症候群 myotonic disorders

考え方の基本

普通の状態では，筋肉を随意的に動かしたり，筋肉に機械的な刺激を与えた後でも，筋肉はすぐに弛緩し，次の動きに対処できる．それに対して，筋肉が収縮した後，すぐに弛緩しないで筋収縮が持続する病的な状態があり，**ミオトニア**とよばれている．臨床的には，手を強く握らせた後，急に手を開くよう指示してもすぐにパッと開けない(grip myotonia：図1)，筋をハンマーのようなもので叩くなどの機械的刺激を与えると，筋が局所的に収縮してなかなか弛緩しない状態(percussion myotonia)を呈する一連の疾患を**ミオトニア症候群**と総称している．ミオトニアは，電気生理学的には，筋に針電極を刺入すると，**ミオトニア放電**とよばれる，高振幅で，徐々に振幅が漸減していく持続の長い刺入電位(筋強直電位)が認められる(図2)．ブラウン管上で刺入時の音が，ブーンという飛行機が急降下するときの音に似ているため，**急降下爆撃音**(dive bumber sound)とよばれている．

ミオトニア症候群の中でもっとも頻度の高い疾患が，**筋強直性ジストロフィー**であり，8,000人に1人の罹患率と考えられている．ほかに**クロライド**(Cl)チャネルの異常によって起こる**先天性ミオトニア**，ナトリウム(Na)チャネルの異常によって起こる**先天性パラミオトニア**などがある．

発症メカニズム

ミオトニアの発症機序としては，先天性ミオトニアはClチャネルの異常により，Clの筋細胞膜での透過性が低下し(Cl conductanceの低下)，静止膜電位が低下するために生じる．先天性パラミオトニアでは，Naチャネルの異常により，また外液の温度の低下により静止膜が低下することによりミオトニアが生じる．

もっとも罹患率の高い筋強直性ジストロフィーは，現在1型(DM1)と2型(DM2)に分けられている．DM1が，もっとも一般的な筋強直性ジストロフィーであるが，分子遺伝学的には，第19番染色体上の *dystrophia myotonia protein kinase gene* (*DMPK*) 遺伝子の非翻訳領域にある延長したCTG3塩基配列によって病気が引き起こされると考えられている．一方，DM2は，2001年に3番染色体の *zinc finger protein* 9遺伝子の *intron 1* に存在する延長したCCTG4塩基配列によって病気が引き起こされることが新たに明らかとなった．

ミオトニアの発症機序に関しては，両者とも

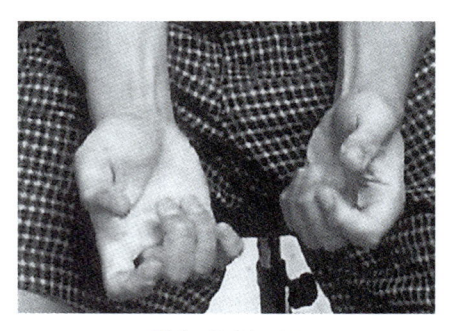

図1 ミオトニア
手を強く握って，ぱっと急に開こうとしても，手指の持続的な筋収縮のためうまく開くことができない(grip myotonia) (20歳，男性，トムセン型先天性ミオトニア)．

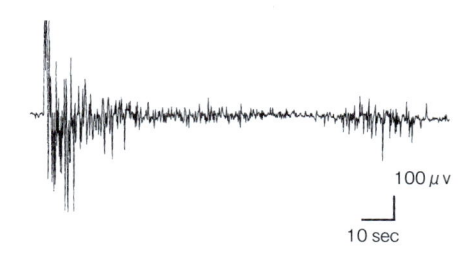

図2 ミオトニア放電
母指球に針電極を刺入すると高振幅の活動電位が次第に減衰していくミオトニア放電が認められる(57歳，女性，筋強直性ジストロフィー)．

延長した3または4塩基配列を含む責任遺伝子から転写された異常RNAからタンパクに翻訳されず，その異常なRNAが，muscleblind-like（MBNL）あるいは，CUG-BP and ETR-3-like-factors（CELF）などのRNA結合タンパクと結合し，それによって，ほかの遺伝子に異常を生み出し，骨格筋Clチャネルの機能異常を起こすことによってミオトニアが生じると推察されている．

（小林高義）

A 筋強直性ジストロフィー
myotonic dystrophy（MD）

1 起こり方

筋強直性ジストロフィーは，筋ジストロフィーの中でもっとも発症頻度が高く，遠位優位の筋萎縮，筋力低下，ミオトニアのほか，前頭部の禿げ，白内障，糖尿病，病気に関する無関心などの高次機能障害など多彩な合併症を有する**多系統を侵す全身疾患**である．

筋強直性ジストロフィー（DM1）では，CTGリピートの程度が，病気の発症年齢，重症度と相関することが明らかにされている．

DM1では世代を経るに従い，発症年齢が早くなり，また症状が重症化すること（**世代促進化現象**）が知られていたが，この**メンデル（Mendel）の法則**では説明できない現象がDNAレベルで初めて明らかにされた．

臨床的に成人発症の筋強直性ジストロフィーでは，父方から遺伝することが多いが，それは，CTGリピート数が1,000以上になると精子は死亡するか機能不全状態になるため，父親のCTGリピート数が小さい場合，卵子に比べ精子は分裂回数が多いため，初めはリピート数の少ない精子が減数分裂の間にCTGリピートが著明に延長した後，卵子に受精するために世代促進化現象が起こりやすいと考えられている．

一方，新生児期から重篤な筋，中枢神経系の障害をもつ先天性筋強直性ジストロフィーは，母方から由来することが多いことが知られているが，この現象は，長いCTGリピートをもった授精卵がさらに分裂を繰り返して成熟していくために起こると考えられる．

一方，DM2は，その臨床症状のDM1との違いは，1994年頃より認識されていたが，

表1 筋強直性ジストロフィー（DM1）の多系統障害の症状

骨格筋	遠位筋優位の筋萎縮，筋力低下．舌，手のミオトニア
心臓	心伝導障害，心房性不整脈
平滑筋	嚥下障害，アカラシア，胆嚢ジスキネジア，胆石
呼吸器	無呼吸，低換気障害，嚥下性肺炎
神経	過眠，性格変化（病識に乏しい，頑固），知能低下，末梢神経障害
眼	白内障，外眼筋麻痺
皮膚	前頭部禿頭，石灰化上皮腫
内分泌，代謝	糖尿病，脂質異常症，睾丸萎縮，月経不順，流産
免疫タンパク異常	IgG低下
腫瘍	耳下腺腫瘍，甲状腺腫など

2001年に上記のごとく，その遺伝子異常が明らかにされた．DM2は，DM1と異なり，臨床症状は一般的に軽く，筋の萎縮・筋力低下は近位筋に強く，臨床症状と延長したCCTG4塩基配列との相関関係は明らかでない．また，**先天性筋強直性ジストロフィーの発症がないのが特徴**とされている．

2 症状と診断のすすめ方

本症は，筋症状が主体ではあるが，**表1**に示すように，多系統が障害される全身疾患である．

顔貌は，**側頭筋の萎縮**，頬がこけ，表情に乏しい特有の表情を呈する．筋肉は前脛骨筋などの遠位筋の筋萎縮，筋力低下が起こり，経過するに従い，近位筋にも症状が出現する．早期から**胸鎖乳突筋の萎縮**，頸部の屈曲の筋力低下が

存在する．本症の特徴は，ミオトニアであるが，手指でもっともよく観察され，検査では舌あるいは手の母指球をハンマーで叩くと筋収縮が長く残り，筋の弛緩の時間を要するミオトニア現象が認められる．

3 治療の実際

ミオトニアに対しては，心伝導障害のない場合，非特異的Naチャネル阻害薬であるカルバマゼピン，メキシレチンなどの投与が行われる．現病の進行に対する有効な治療法は現在残念ながら存在しないが，糖尿病は，その程度によって薬物療法，インスリン療法を行い，白内障は，手術などを行う必要がある．

💡 看護のポイント

本疾患に罹患している患者の性格的特徴として，かなり症状がすすんでいるにもかかわらず，自覚症状に乏しいこと，自分の病気に細かい注意を払わず，無頓着な患者が多いので，その症状に応じて，十分よく説明して注意を喚起することが大切である． （小林高義）

B 先天性ミオトニア congenital myotonia

幼少時からミオトニア現象と筋肥大を呈す．常染色体優性遺伝の**トムセン(Thomsen)型**と劣性型の**ベッカー(Becker)型**が知られていたが，両者ともクロライド(Cl)チャネル遺伝子の異常によって発症することが明らかにされている．

多くの患者では幼少時から，握った手が急に開かない，まばたきができない，歩行開始がうまくいかないなどの症状で気づかれる．症状は，進行性でなく，**筋はむしろ肥大し**，筋力低下はない．瞬発力はないが，マラソンなどスポーツをすることは可能である．

反復放電を阻害するNaチャネル阻害薬であるメキシレチン，カルバマゼピンなどの服用がかなり有効である．

進行性でない機能的な疾患であるので，何か動作をするときに**ウォーミングアップ**して行うこと，症状をとるためには，メキシレチンなどを服用するように指導する． （小林高義）

C 先天性パラミオトニア congenital paramyotonia

常染色体優性遺伝で，高カリウム血性周期性四肢麻痺と同様にNaチャネル遺伝子異常が明らかにされている．

ミオトニアを主徴とするが，先天性ミオトニアと異なり，眼瞼などの局所および全身のミオトニアが**寒冷**で誘発され，その後，脱力を伴う．ミオトニア，脱力は運動によって増悪し，数時間持続する．

治療としては，水泳，スキーなど寒冷を避けること，またメキシレチンなどのNaチャネル阻害薬が有効である．

💡 看護のポイント

先天性ミオトニア，パラミオトニアとも機能的な疾患で，進行性ではないので，ミオトニアによる生活上，仕事上の不都合を避けるため，寒冷曝露を避けること，何か動作をするときにウォーミングアップすること，メキシレチンなどの薬を定期的に服用することなどを指導することが大切である． （小林高義）

筋ジストロフィー muscular dystrophy

1 起こり方

　筋ジストロフィーは**遺伝性進行性**の骨格筋変性疾患であるが，遺伝的にも病態的にも多様な疾患を総称したものである．したがってその臨床像も多様であるが，基本的にはある特定のパターンをもって**骨格筋萎縮・筋力低下**が緩徐に進行するのに対して，末梢神経障害の徴候は通常みられない．歴史的には筋生検上の筋変性・再生所見ないしは脂肪組織や結合組織による筋組織置換の所見が診断の決め手であったが，分子遺伝学の進歩とともに遺伝子変異の同定による診断が，大部分の症例において可能となりつつある．それと同時に，筋ジストロフィーが筋細胞を構成する筋形質膜・基底膜・サルコメア・核に存在するタンパク，糖鎖修飾やタンパク分解に関連する酵素などの多様なタンパクの機能に影響する各種遺伝子変異を原因とした疾患単位の集団であることが明らかとなった．たとえば筋形質膜に存在するジストロフィン(dystrophin)-糖タンパク複合体においては，この複合体の構成タンパクであるジストロフィン，ラミニン(laminin)-2，α-，β-，γ-，δ-サルコグリカン(sarcoglycan)の欠損やα-ジストログリカン(dystroglycan)の糖鎖修飾の異常がそれぞれ多様な型の筋ジストロフィー［デュシェンヌ/ベッカー(Duchenne/Becker)，LGMD2C，2D，2E，2F，2I，2K，2M，2N，2O，MDC1A，福山型，筋眼脳病(muscle-eye-brain disease：MEB)，ウォーカー・ワールブルグ症候群(Walker-Warburg syndrome：WWS)，MDC1C，MDC1D］発症の原因になっていることがわかった．

分類

　筋ジストロフィーは従来，発症年齢，遺伝形式と筋力低下の分布によって分類されてきた．しかし遺伝子変異の同定がすすむにつれ，ジスフェルリン(dysferlin)のように同一の遺伝子変異をもつ家系内で異なる筋力低下の分布をもつ例(肢帯型の分布と遠位型の分布など)が見つかるようになり，今後は各遺伝子変異を基本とした分類が望まれるが，そのためには各遺伝子変異における表現型の詳細な検討の時間がしばらく必要であろう．

病態生理

　上記のように多様な遺伝子変異を原因として**筋細胞の壊死**が起こる．壊死とともに筋細胞の再生が起こるが，壊死の進展が再生の速度を上回るために筋細胞が徐々に消失し，筋組織は脂肪組織や結合組織に置換されていく．各遺伝子変異が筋細胞の壊死を起こす病態機序は多くの場合，いまだ十分に解明されていない．もっとも研究のすすんでいるデュシェンヌ型においても，筋形質膜の破壊からCaイオンが細胞内に流入し，これが引き金となって筋タンパク質の消化・筋細胞の壊死を起こすという説が有力ではあるが，ジストロフィンの変異がどのように筋形質膜の破壊につながるのか，nNOSや各種イオンチャネルタンパクの機能変化や筋組織の炎症の影響などの詳細はいまだ不明であり，病態生理が十分に解明されたとはいいがたい．

2 症状と診断のすすめ方

　筋ジストロフィーは遺伝子変異の多様性に加え，同一遺伝子変異においても表現型が一定でないなどの理由により，臨床的にも多様である．診断の手掛かりは家族歴と筋力低下の分布である．筋力低下の分布として近位筋優位なのか，遠位筋を含むのか，眼筋や顔面筋が侵される奇妙な分布なのか［例：顔面肩甲上腕型(facioscapulohumeral)，眼筋咽頭型(oculopharyngeal)］，筋力低下に左右差があるか(例：顔面肩甲上腕型)など．ミオトニアがあれば筋緊張性ジストロフィー症が疑われる．筋力低下が軽度なのに拘縮がみられればエメリー・ドレフェス(Emery-Dreifuss)型かウールリッヒ(Ulrich）型を考える．

　これらを参考として針筋電図と筋生検の所見を合わせれば筋ジストロフィーのタイプを推定できよう．最終的には推定される遺伝子変異の同定により診断確定となるが，典型的な例では針筋電図や筋生検を省略しても遺伝子変異の同定のみで診断が可能である．

　遺伝子診断としては患者 DNA を材料として直接遺伝子変異を見つける方法や筋組織の免疫染色・免疫ブロッティングでタンパク質の発現量を見る方法［例：ジストロフィン，カルパイン（calpain）-3，ジスフェルリン］などがある．

　合併症として心筋が侵されることによる左心不全，呼吸筋が侵されることによる呼吸不全がある．**血清 CK**（クレアチンキナーゼ）は多くの例で正常の 20 倍以上に上昇し，診断の参考となる．

3 治療の実際

根治療法

　遺伝子治療，幹細胞移植などの根治療法の研究がすすみつつある．近年，わが国でもデュシェンヌ型に対してエキソンスキッピング（exon skipping）などの治療法が開発されてきた．残念ながらいずれも実用化の段階には達していないが，今後の研究の進展が期待される．

薬物治療

　ステロイドは大規模な臨床試験でデュシェンヌ型筋ジストロフィーの進行を遅らせることが確認された唯一の薬剤である．ほかの筋ジストロフィーに対する有効性は十分確認されていない．プレドニゾロン 0.75 mg/kg/日を 10 日間，20 日休薬などの方法が用いられる．

対症療法

● リハビリテーション ●

　デュシェンヌ型においては対症療法の中でリハビリテーション，とくに理学療法による筋力の保持・関節拘縮の予防が重要である．アキレス腱の短縮による尖足や股関節などの拘縮が早期からみられるため，早期からの伸長運動（ストレッチ）が必要である．長下肢装具による歩行補助，呼吸リハビリテーションも適宜行う必要がある．

● 人工呼吸器治療 ●

　筋ジストロフィーの多く，とくにデュシェンヌ型や顔面肩甲上腕型，福山型の死因が呼吸不全やそれに関連する肺炎である．呼吸機能を定期的に測定し，呼吸不全の発症を予測することが重要である．努力性肺活量が 60% 以下になると低酸素血症の危険がある．呼吸不全の初期症状がみられたら，鼻マスクによる NPPV が第 1 選択であるが，気管切開による人工呼吸器も用いられる．

● 左心不全 ●

　筋ジストロフィーでは心筋症をしばしば合併するため，心電図を定期的（年 1 回など）に実施する．心不全に陥ればアンジオテンシン変換酵素阻害薬，β 遮断薬，強心薬，利尿薬などを投与する．重症の心筋症で，呼吸機能や筋力低下が軽い例は心臓移植の適応も考慮に入ってくる．

● 脊柱変形手術 ●

　脊柱側彎も筋ジストロフィーにしばしば合併する．35° 以上の側彎には脊柱固定術を考慮する．

● その他の合併症 ●

　デュシェンヌ型では便秘，上腸間膜動脈症候群，胃拡張，腸閉塞，気胸，肺梗塞，嚥下障害などがある．

看護のポイント

　根治的治療法がない進行性の遺伝性疾患という観点から，患者ならびに保因者・発症者である患者の家族の人生への包括的な支援が必要である．とくに患者・家族の心理的負荷の特徴を熟知し，精神面を適切に援助する能力が求められる．たとえばデュシェンヌ型では患者はもちろんのこと，患者への罪悪感など，保因者である母親特有の心理への理解も重要である．一方，上記のようなさまざまな身体的合併症の症状，対症的援助法を熟知したうえで日常の状態を詳細に観察し，初期症状を見逃さず，適切な援助により QOL を良好に保つことが大切である．たとえばデュシェンヌ型の場合，消化器症

ミトコンドリア脳筋症
mitochondrial encephalomyopathy

1 起こり方

ミトコンドリア脳筋症とは，ミトコンドリア自体およびミトコンドリア内に存在するDNAやタンパクに異常が存在し，ミトコンドリアのもっとも重要な機能であるエネルギー産生に障害をきたした疾患群を総称している．とくに，中枢神経と骨格筋の症状が前景に出ることが多いのでミトコンドリア脳筋症と称されるが，後述するように全身の多くの臓器症状を認めることから，**ミトコンドリア病**と呼称されることが多くなってきた．

ミトコンドリア脳筋症の病因は，**核DNA変異**，**ミトコンドリアDNA（mtDNA）変異**，そしてその両者が同時に存在することがある．

ミトコンドリア脳筋症の本態は，細胞のエネルギー代謝障害である．ミトコンドリア内のどの経路に障害があっても，結果的にエネルギー保有物質であるATPの合成の低下が起こる．その中でも，電子伝達系の障害をもつ患者がもっとも多い．電子伝達系とはエネルギー代謝の最終経路である．電子伝達系に障害のある場合は，ATPがうまく合成されない．さらに，この部分の障害の影響は，クエン酸回路やその上流のピルビン酸のミトコンドリアへの移行にも影響し，細胞内の乳酸やアラニンの量が増加する．ほとんどのミトコンドリア脳筋症患者では，血中や髄液中の**乳酸やピルビン酸値**が上昇しており，これが重要な検査所見になる．

2 症状と診断のすすめ方

症状

ミトコンドリア脳筋症の臨床症状は多彩であ

表1 ミトコンドリア脳筋症の症状

中枢神経	けいれん，ミオクローヌス，失調，脳卒中様症状，知能低下，片頭痛，精神症状，ジストニー，ミエロパチー
骨格筋	筋力低下，易疲労性，高クレアチンキナーゼ血症，ミオパチー
心臓	伝導障害，ウォルフ・パーキンソン・ホワイト［Wolff-Parkinson-White（WPW）］症候群，心筋症，肺高血圧症
眼	視神経萎縮，外眼筋麻痺，網膜色素変性
肝	肝機能障害，肝不全
腎	ファンコニ（Fanconi）症候群，尿細管機能障害，糸球体病変，ミオグロビン尿
膵	糖尿病，外分泌不全
血液	鉄芽球性貧血，汎血球減少症
内耳	感音性難聴
大腸・小腸	下痢，便秘
皮膚	発汗低下，多毛
内分泌腺	低身長，低カルシウム血症

る（**表1**）．それは，ミトコンドリアが個体の（一部の例外を除き）あらゆる細胞に存在しているために，そのミトコンドリアの障害はさまざまな臓器に異常を引き起こすからである．また多くの場合，個々の症例により障害される臓器や組織が大きく異なることも特徴である．

このような臨床症状の多様性や症例ごとの違いがあるなかで，ミトコンドリア脳筋症では比較的エネルギーをよく使う組織や細胞が障害されやすい．実際，中枢神経，骨格筋，心筋などはミトコンドリア脳筋症の主な罹患臓器である．したがって，まず中枢神経症状を主体にした疾患分類がつくられ，さらにそのほかの臓器症状を主体とする疾患が分類表に書き加えられ

表2 ミトコンドリア脳筋症の分類

I. 生化学的障害による分類	II. 臨床症状による分類
1. 基質の転送障害 　a) カルニチンパルミトイル転移酵素欠損症 　b) カルニチン欠乏症 2. 基質の利用障害 　a) ピルビン酸カルボキシラーゼ欠損症 　b) ピルビン酸脱水素酵素複合体欠損症 　c) β酸化の障害 3. クエン酸回路の障害 4. 酸化的リン酸化共役の障害 　ルフト（Luft）病 5. 電子伝達系酵素の障害 　a) 複合体 I 欠損症 　b) 複合体 II 欠損症 　c) 複合体 III 欠損症 　d) 複合体 IV 欠損症 　e) 複合体 V 欠損症 　f) 複数の複合体欠損症	1. 3大病型 　a) 慢性進行性外眼筋麻痺［カーンズ・セイヤー(Kearns-Sayr)症候群を含む］ 　b) ミオクローヌスを伴うミトコンドリア病：MERRF 　c) 卒中様症状を伴うミトコンドリア病：MELAS 2. その他の病型 　a) レーバー(Leber)遺伝性視神経萎縮症 　b) リー(Leigh)脳症 　c) ピアソン(Pearson)病 　d) NARP 　e) MNGIE 　f) その他［ウォルフラム(Wolfram)症候群，アルツハイマー(Alzheimer)病など］ MERRF：myoclonus epilepsy associated with ragged-red fibers MELAS：mitochondrial myopathy, encephalopathy, lactic acidosis, and stroke-like episodes NARP：neuropathy, ataxia and retinitis pigmentosa MNGIE：mitochondrial neurogastrointestinal encephalomyopathy

るという歴史的経過をとった（**表2**）．

検査所見と診断

　ミトコンドリア脳筋症の検査は，障害がどの臓器に，どの程度及んでいるかを調べる検査と，ミトコンドリア異常の有無を確認する検査とに分けるとわかりやすい．前者の検査は，各臓器特有の検査法に従うことになり，状況に応じて各専門医の協力を得る必要がある．後者の検査は，ミトコンドリア病の確定診断に不可欠な検査であり，血液の乳酸・ピルビン酸値，中枢神経症状がある場合は髄液の乳酸・ピルビン酸値の測定が重要である．また，現在のところ確定診断にいたるうえでもっとも情報量が多く，有用な検査は**筋生検**である．

　生検された筋は，病理学的，生化学的，分子遺伝学的検査に利用できる．病理学的には，ゴモリ・トリクローム変法染色やシトクロム酸化酵素染色などの各種組織化学的検査を行うとともに，電子顕微鏡的にミトコンドリア形態異常の有無を検査する．ミトコンドリア病の中でも，代表的な**MELAS，MERRF，慢性進行性外眼筋麻痺症候群**［カーンズ・セイヤー(Kearns-Sayre)症候群を含む］の患者の筋では，ミトコンドリア形態異常の証拠である**ragged-red fiber（赤色ぼろ線維）**やシトクロム酸化酵素活性のない筋線維が確認できる．ただし，骨格筋には明らかな形態異常を確認できないこともある．

　生化学的検査では，新鮮材料を用いて酸素消費量を測定したり，凍結検体を用いて電子伝達系酵素の活性を測定する．**ピルビン酸脱水素酵素(PDHC)活性低下やカルニチン欠乏**などの生化学的異常が明らかになれば，治療薬の選択に貴重な情報を与えることになる．

　分子遺伝学的には，ミトコンドリアDNA異常と核DNA変異を調べる．ミトコンドリアDNA異常には，量的異常と質的異常がある．通常1細胞内に数千コピー存在するミトコンドリアDNAの量が減少すると，**ミトコンドリアDNA欠乏症候群**と称される病気が発症する．一方，ミトコンドリアDNAの質的異常として，欠失・重複などの構造異常と点変異がある．核DNA変異としては，シトクロム酸化酵素欠損症の原因である*SURF1*，*SCO1*や*SCO2*遺伝子をはじめとして，多くの原因遺伝子が同定されてきており，それらを一気に調べる次世代シークエンサーを用いる方法も開発され，この分野の進歩が著しい．

3 治療の実際

① 原因を除去する治療法はなく、エネルギー代謝改善薬を用いる。

ミトコンドリア内の代謝に関係するいくつかの薬剤が用いられている。**コエンザイムQ10**やPDHCの補酵素であるチアミン（ビタミンB_1）やリポ酸（ビタミンB_2）は、一般的に用いられている。それ以外に、複合体Ⅰ欠損症のときのコハク酸、複合体Ⅲ欠損症のときのビタミンCとKの併用、カルニチン欠乏時のカルニチンなどがある。最近では、PDHCの活性を高める**ジクロロ酢酸**が有効であったという報告があるが、末梢神経障害の出現が高頻度にあると報告された。また、MELASの脳卒中症状に対して**アルギニン**投与が試みられており、現在医師主導型治験が行われている。

② 多彩な臓器症状を把握し、適切な対症療法を行う。

ミトコンドリア脳筋症では、多彩な症状が出現する。したがって、現在症状の進行や新たな症状の出現に注意するとともに、たとえば糖尿病やけいれんなどの治療可能な臓器症状に対しては、積極的な薬物治療を行うことが重要である。感音性難聴に対しては、**人工内耳治療**も有効である。

③ 活性酸素を除去する薬剤を試みる。

ミトコンドリアの機能低下にはエネルギー産生が減少するだけでなく、**活性酸素が増加**することも知られている。そのため活性酸素を除去する作用をもつ薬剤の投与が有効な場合がある。コエンザイムQ10、カルニチン、ビタミンEなどがそのような働きをもつ。

④ エネルギー代謝に悪影響を与える薬物の投与は避ける。

ミトコンドリア脳筋症患者がてんかんを合併することがある。その際、**バルプロ酸**は、カルニチン代謝に影響し、ミトコンドリア内へのエネルギー産生基質の運搬を低下させる可能性があるので、慎重に用いることが必要である。**アルコール**はミトコンドリア内のエネルギー代謝を阻害するので、飲酒は禁忌である。

💡 看護のポイント

- **生活指導**：食生活がミトコンドリア機能にとって重要であり、ビタミンが多いバランスのよい食事をとるように指導する。飢餓や過食、過労や睡眠不足、感染症などで症状が急に悪化する場合があるので、日常生活における指導を行うとともに、調子の悪いときは早めに受診するように指導する。
- **定期検診**：新たな症状が出現することがあり、その早期発見のためにも、病状変化があまりない場合でも定期的な検査を受けるように指導する。
- **遺伝形式**：原因によってさまざまな遺伝様式があるので遺伝子診断が重要である。原因遺伝子が判明した場合は、専門の遺伝カウンセリングが受けられるように配慮することが必要である。

（後藤雄一）

重症筋無力症、ランバート・イートン筋無力症候群

A 重症筋無力症 myasthenia gravis（MG）

1 起こり方

重症筋無力症（MG）は、神経筋接合部における興奮伝導障害によって、眼筋や四肢筋などの骨格筋の易疲労性と筋力低下を呈する自己免疫疾患である。患者の血清中には神経筋接合部後シナプス上のアセチルコリン受容体（acetylcholine receptor：AChR）や筋特異的受容体型

チロシンキナーゼ(muscle-specific receptor tyrosine kinase：MuSK)などの標的抗原に対する自己抗体が検出される．両者が検出されない seronegative MG も少数ではあるが存在する．わが国における有病率は人口 10 万人あたり 11.8 人と推測され，男女比は 1：2 で女性に多く，平均発症年齢は 40 歳代で，小児から高齢者までのすべての年齢で起こりうる．近年，世界中で高齢発症の MG が増加しているのが特徴であり，わが国でも 50 歳以上の高齢発症 MG が全体の 42% を占める．症状は日内変動を呈し，夕方に増悪することが多い．また，嚥下障害や呼吸不全が急速に悪化する急性増悪(クリーゼ)が 13% にみられる．重症度分類では，眼筋型と眼以外の筋の筋力低下を軽度，中等度，重度に分けて，さらに，四肢・体軸と口腔・咽頭・呼吸筋の筋力低下の優劣を区分する米国重症筋無力症財団(Myasthenia Gravis Foundation of America：MGFA)分類が用いられる(**表 1**)．

2 症状と診断のすすめ方

MG の症状は，外眼筋が障害されやすい．物が二重に見えたり(**複視**)，まぶたが無意識に下がったままの状態(**眼瞼下垂**)などの眼症状で発症し，全経過中ほとんどの症例にみられる．眼症状以外には，四肢麻痺，構音障害，嚥下障害が初期症状として多い．増悪因子として，ストレス，感染，月経，妊娠，分娩などがあげられ，これらを契機にクリーゼに移行することがある．

MG の診断は，抗 AChR 抗体や抗 MuSK 抗体などの自己抗体検査，抗コリンエステラーゼ薬を静注して症状の改善があるかをみる**エドロホニウム試験**(**図 1**)，末梢神経を電気刺激して低頻度刺激で振幅が漸減する **waning 現象**をみる反復筋電図検査(**図 2**)などを組み合わせて行う．胸腺腫の検出には CT や MRI などの画像検査が有用である．MG 患者の 15～30% に胸腺腫，約 80% に過形成を合併している．

表 1 米国重症筋無力症財団(MGFA)分類

class I	眼筋型．眼輪筋の筋力低下も含む．ほかのすべての筋力は正常
class II	眼以外の筋の軽度の筋力低下．眼の症状の程度は問わない
IIa	四肢・体軸＞口腔・咽頭・呼吸筋の筋力低下
IIb	四肢・体軸≦口腔・咽頭・呼吸筋の筋力低下
class III	眼以外の筋の中等度の筋力低下．眼の症状の程度は問わない
IIIa	四肢・体軸＞口腔・咽頭・呼吸筋の筋力低下
IIIb	四肢・体軸≦口腔・咽頭・呼吸筋の筋力低下
class IV	眼以外の筋の高度の筋力低下．眼の症状の程度は問わない
IVa	四肢・体軸＞口腔・咽頭・呼吸筋の筋力低下
IVb	四肢・体軸≦口腔・咽頭・呼吸筋の筋力低下
class V	挿管．人工呼吸器の有無は問わない 眼の症状の程度は問わない (通常の術後管理は除く．経管栄養のみで挿管されていない場合はIVb に含む)

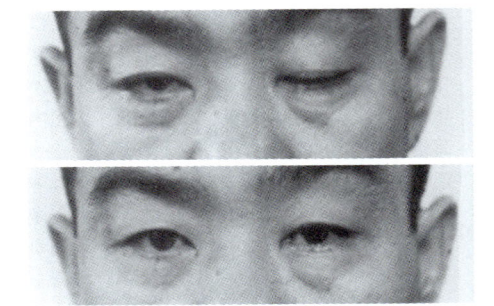

図 1 エドロホニウム試験

使用される薬品名から，アンチレクス®テスト，テンシロン®テストとよばれることもある．最初に，指標とする所見(眼瞼下垂，四肢の筋力，呼吸機能など)をとる．次に，生理食塩水でプラセボ効果を評価する．その後，抗コリンエステラーゼ薬であるアンチレクス® 0.2 mL (=2 mg) を静注し，動悸，顔面蒼白，悪心などの副作用がなければ，30 秒後にさらに 0.3 mL を追加する．MG 患者では，症状が静注後 20 数秒後から数分間，劇的に改善する．劇的に改善する場合のみを陽性と判定する．検者が判断に迷うときは陰性と判定し，再検すべきである．本例の場合，アンチレクス® 2 mg を 15～30 秒かけて静注した 1 分後に，両側の眼瞼下垂が著明に改善したため，陽性と判定した．

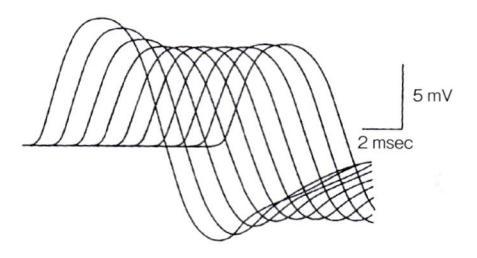

図2 waning 現象

反復刺激検査［Harvery-Masland test（ハーベー・マスランド試験）］は，末梢神経（正中神経，尺骨神経，副神経，顔面神経など）を低頻度（2〜5Hz）と高頻度（20〜50Hz）で刺激し，相当する筋の活動電位を記録する．健常者では振幅はまったく低下しないが，本症では，正中神経を3Hzで刺激し，短母指外転筋記録でwaning現象（10%以上）が認められた．

3 治療の実際

治療には**抗コリンエステラーゼ薬**，**ステロイド**，**免疫抑制薬**（タクロリムス，シクロスポリン），**血漿交換**，**胸腺摘除術**などが用いられる．胸腺腫合併例では，胸腺摘除術を行う．一方，胸腺腫非合併例では，年齢，罹病期間，病型，重症度，胸腺画像，自己抗体の種類，そして合併症によって個々の症例で十分に検討されなければならない．一般的には全身型では胸腺摘除術を選択することが多いが，これに関しては有用なエビデンスがないのが現状である．とくに，高齢発症では胸腺異常の頻度は低く，胸腺摘除に関しては慎重になる必要がある．治療法の詳細については神経治療学会のホームページに「MG治療のガイドライン」と「標準的神経治療：高齢発症MG」としてまとめられているので，それらをご参照いただきたい．

■ 治療薬と注意点

長期にステロイドを使用する場合が多く，骨粗鬆症予防や感染予防薬の投与を併用する．MGには，使用禁忌薬剤（ベンゾジアゼピン系薬，アミノ配糖体系抗菌薬，ダントロレン，ペニシラミン，インターフェロンアルファなど）が多数あるため注意する．不眠を訴える際には，ベンゾジアゼピン系薬は使用できないので，ヒドロキシジン（アタラックス-P®カプセル25mg）内服などを処方する．

☀ 看護のポイント

患者にMGの病態を正しく理解してもらう．症状には日内変動があり夕方にかけて増悪し，疲労により増悪する．嚥下障害がある場合には誤嚥性肺炎の危険があるので抗コリンエステラーゼ薬を食前投与にずらしたり，食事形態を咀嚼しやすい形態に変更したりするなど工夫する．禁忌薬剤がほかの医療機関で処方されることもあるため，禁忌薬剤が多いことをしっかりと説明する．

精神的なケアが重要で，MGクリーゼの誘因となるストレスや不安をなるべく取り除くような看護が大きな支えとなる．症状増悪時には，クリーゼである可能性があり，ただちに神経内科専門医を受診するように指導する．クリーゼに遭遇した際には迅速な対応が必要であり，呼吸確保のための補助呼吸や気管分泌物吸引などの処置が重要である．　　　（中田るか，本村政勝）

B ランバート・イートン筋無力症候群
Lambert-Eaton myasthenic syndrome（LEMS）

1 起こり方

ランバート・イートン筋無力症候群（LEMS）は，悪性腫瘍，なかでも**肺小細胞がん**（small cell lung cancer：SCLC）に伴って筋無力症様の脱力や易疲労性をきたすもので，代表的な傍腫瘍性神経症候群である．男女比は3：1で，女性や若年者では非がん合併例が多い．発症平均年齢は60歳代で，10〜70歳と幅広く分布している．その発症機序は，SCLCの腫瘍細胞膜にP/Q型電位依存性カルシウムチャネル（voltage-gated calcium channel：**VGCC**）が発現しており，腫瘍に対する免疫反応が神経終末のP/Q型VGCCに対して交叉反応するために

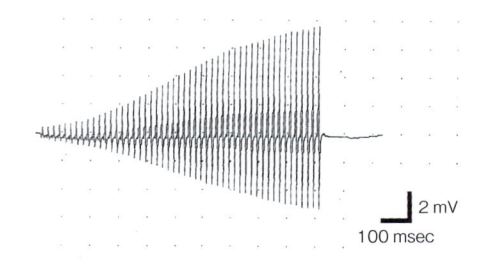

図1 waxing 現象

正中神経を50 Hzで刺激し，短母指外転筋で記録した．1発目の筋活動電位の振幅は低下しており，2発目以降の振幅が徐々に漸増する waxing 現象が認められた．一般的に，MG 患者および正常者では，この waxing 現象の程度が，1発目の振幅の1.5倍以下であるが，典型的な LEMS では2倍以上となる．

疾患が起こると考えられている．

2 症状と診断のすすめ方

LEMS 症状のほとんどは体幹，四肢筋，とくに下肢筋力低下で発症し，起立・歩行障害が生じる．症状のピーク時には球症状，眼瞼下垂を含む全身に筋力低下が現れる．そのほか，口渇や散瞳，膀胱直腸障害などの自律神経障害，深部腱反射消失，小脳失調などがみられる．誘発筋電図検査では低頻度刺激での著しい低振幅と，高頻度刺激時の waxing（振幅の漸増）がみられると診断が確定する（図1）．LEMS と診断したら，60％に SCLC を合併するため，まず悪性疾患の検索が必要である．

3 治療の実際

一般に抗コリンエステラーゼ薬は単独では有効ではない．3,4-ジアミノピリジン（3,4-diaminopyridine：3,4-DAP）は遅延型 K 流入を阻害することで中枢神経，末梢神経での神経伝達物質の分泌を増加させる作用があり，筋力，自律神経症状をもっともよく改善する．ただし，3,4-DAP はわが国では保険適用ではなく，各医療施設の倫理委員会の承認を得て抗コリンエステラーゼ薬と併用する．この3,4-DAP は，悪性疾患の有無にかかわらず効果が期待できる．悪性腫瘍の合併がある場合は，原発巣に対する手術や放射線治療などにより筋無力症状が改善することがある．悪性疾患の合併がなく，リスクも低い患者に対しては，ステロイドや免疫抑制薬が用いられる．LEMS 患者の生命予後は，SCLC の有無で大きく異なる．LEMS 発症時早期に SCLC が発見された症例で，SCLC に対する治療が奏効した場合には，生命予後も LEMS 症状自体も予後も良好である．一方，SCLC の治療が上手くいかなかった場合には，生命予後が限られる．

看護のポイント

わが国では，LEMS の保険適用の薬品はない．原則として，MG と同じ注意が必要である．

（中田るか，本村政勝）

脊髄血管障害 spinal vascular disease

1 起こり方

脊髄は，脳と同様に中枢神経系に類するが，脊髄血管障害は脳血管障害と比較し，その頻度，種類において大きく異なる．すなわち，脳血管障害における脳梗塞などの虚血性病変は，脊髄においてはきわめて少なく，ほとんど遭遇する機会がない．出血性病変に関しても頻度ははるかに少なく，なかでも脳血管障害でしばしばみられる，動脈瘤の破裂によるくも膜下出血はほとんどみられない．脊髄血管障害が少ない理由として，脊髄の血管が動脈硬化性変化の影響を受けにくいためといわれている．

脊髄の血管障害の診断と治療には，脊髄血管系の解剖と機能を理解する必要がある．脊髄の動脈系は，脊髄の前半2/3を栄養する1本の

前脊髄動脈と，後半1/3を栄養する2本の後脊髄動脈からなる．これらの血管は頸髄，胸髄，腰髄で異なった母血管より形成される前根動脈，後根動脈から供給されるが，そのうち第10胸椎～第2腰椎の間にある最大の前根動脈である**アダムキュービッツ（Adamkiewicz）動脈**は重要である．

脊髄の出血性病変

脳神経外科医が取り扱う脊髄出血性疾患のほとんどは，**脊髄動静脈奇形 [spinal AVM (arteriovenous malformation)]** によるものである．脳動静脈奇形と同様，ナイダスとよばれる異常な動静脈吻合が存在するもの (AVM) と，直接，動静脈瘻を介して短絡路を形成するもの (arteriovenous fistula：AVF) がある．さらに異常吻合が脊髄にあるもの (spinal cord AVM) と，硬膜にあるもの (spinal dural AVF) に分かれる．ナイダスは，壁が薄く破裂しやすいためAVMは出血発症をすることがあるが，AVFは盗血現象による虚血症状，静脈圧亢進によるうっ血性脊髄症状を呈することが多い．適切な治療を行うためには，これらの形態，病態を正確に把握することが肝要である．

そのほか，頻度的には少ないが，脊髄硬膜外血管腫，外傷，出血性素因などによる脊髄硬膜外出血，脊髄海綿状血管腫による脊髄髄内出血などは手術治療の適応となる．

脊髄の虚血性病変

前脊髄動脈の閉塞による**前脊髄動脈症候群**は有名であるが，外科的治療の対象となることはきわめて少ない．

以下，脊髄動静脈奇形を中心に述べる．

2 症状と診断のすすめ方

脊髄動静脈奇形の発症形式として，急激に発症するものと，慢性的に症状の寛解・増悪を繰り返すものがある．動静脈奇形の場合，出血発症はむしろ少なく，根性痛，錐体路症状，知覚障害，直腸膀胱障害などほかの脊髄疾患と共通の神経症状を呈することが多く，診断においては動静脈奇形の存在を念頭に置いて詳細に病歴をとることが重要である．

まず行う検査としてはMRIがあげられる．ほかの脊髄疾患との鑑別に有用でほぼ診断可能であるが，確定診断には脊髄血管撮影が必要である．血管撮影によりナイダスあるいは動静脈瘻の存在部位，大きさ，流入動脈，導出静脈の状態などを検討し治療法の選択が決定される．

3 治療の実際

脊髄動静脈奇形の治療の目的は，非出血性の動静脈奇形であれば，破裂による症状の増悪を防ぎ，静脈還流障害による脊髄障害の進行を予防し，さらに脊髄機能の回復を助けることである．出血性の病変に対しては，再出血を予防し，症状の増悪や進行を防ぐことが治療の目的となる．

塞栓術

病変により，治療の位置づけが異なってくる．**硬膜動静脈瘻 (dAVF)** であれば，塞栓術のみで治癒させることが可能であるが，そうでない病変に関しては，塞栓術はあくまでもその後の外科手術を安全に行う，あるいは姑息的に症状の進行を防ぐことが目的となってくる．

塞栓術の際には，血管撮影の手技に加えて，マイクロカテーテルを使用して病変の直前までアクセスをする．ここから塞栓物質の注入を行い，異常吻合を閉塞する．塞栓物質は，コイルやポリビニールアルコール (PVA) などの固体のものや，n-ブチルシアノアクリレート (nBCA) などの液体のものを病変の特徴に応じて使い分ける．

手技上の問題点としては，脊髄血管は脳血管と比較して径が細く，安全に異常吻合の直前までカテーテルを誘導することが困難であることが多く，そのため不完全閉塞しかできないことがある点と，病変近位より分岐する正常血管の閉塞に伴う脊髄梗塞などをきたす可能性がある点である．不完全閉塞に終わった場合，時間の経過により再開通が起こり症状の再燃をきたすこともある．

外科的治療

手術は後方よりナイダス，動静脈瘻を十分露出できるように椎弓切除して行う．流入動脈と

導出静脈の判別が重要であるが，困難な場合が多く，術中，留置したマイクロカテーテルから色素を注入しながら，血管撮影を施行するなどの方法が有効なことがある．ナイダス摘出操作による脊髄損傷が危惧される場合，全摘を諦めなければならないことがある．

どちらの治療を選択するかに関しては，いまだ議論が多いところであるが，症例ごとに熟考し，両者を組み合わせて最善の方法を選択する必要がある．

看護のポイント

・発症様式，程度により異なるが，術前は安静が原則で，とくに出血急性期は血圧の変動は極力避けるべきである．虚血発症の場合は長時間の入浴，運動などを控える．また，血管拡張作用のある薬剤で症状の増悪をきたした例があり，投与薬物にも注意が必要である．

・術後，どちらの治療法においても症状の悪化をきたすことがあり，注意深い観察が必要である．塞栓術では再開通の問題もあり，長期にわたり経過観察が必要となる．術前より神経脱落症を呈していることが多く，リハビリテーションを含めた心理的な看護，社会的なバックアップも必要である．

（磯島　晃，阿部俊昭）

脊髄空洞症 syringomyelia

1 起こり方

脊髄空洞症とは，脊髄の中に細長い空洞ができた状態をさす．発生機序はいまだ解明されていないが，脊髄空洞症のほとんどがキアリ(Chiari)奇形，くも膜炎などに伴い発生するため，髄液流通障害が空洞発生の基盤になっていると考えられている．脊髄腫瘍，出血，変性疾患などに関連し，脊髄内に囊胞状の空洞を発生することがあるが，これらは異なった発生機序によると考えられている．

キアリ(Chiari)奇形

キアリ奇形は，後頭蓋窩の形成不全を原因として発生し，Ⅰ～Ⅳ型に分類される．脊髄空洞症を高率に合併するのはⅠ型である．Ⅰ型とは，小脳扁桃のみが大孔より脊髄腔内に陥入しており，そのため頭蓋頸椎移行部で髄液の流通障害をきたすと考えられている．また，ほかの先天奇形を合併することは少ない．

くも膜炎

出生時の難産，**髄膜炎**などによる頭蓋脳底槽くも膜炎と，脊髄損傷などによる脊髄くも膜炎に大別される．いずれもくも膜炎によりくも膜下腔が遮断され，髄液流通障害を引き起こす．

2 症状と診断のすすめ方

脊髄空洞症の古典的症候は両上肢より始まる宙吊り型の**解離性知覚障害**，手指の筋萎縮を伴った脱力であるが，近年MRIの普及により，より早期に発見されることが多くなった．発病初期には片側の上肢の感覚障害のみを呈する．症状の進行は空洞の進展と関係しており，水平方向に大きくなれば感覚障害は両側性となり，また筋萎縮を伴う筋力障害を呈するようになる．垂直方向に広がれば，体幹から下肢へと症状が進行し，上方へ進展すると，時に顔面の知覚障害を呈することもある．

診断にはMRIが必須である．空洞の広がりを知るとともに，頭蓋頸椎移行部にキアリ奇形を合併していないか，腫瘍性病変がないかを観察することが重要である．咳やくしゃみなどに誘発される，後頭部から上肢にかけての鋭い痛みを契機に発症することがある．また出生時の難産，髄膜炎の既往などを問診にて聞き出すことも重要である．さらにキアリ奇形の場合，後頭骨，上位頸椎に変形を伴うことが多く，その評価にはCTスキャンが有用である．小児例においては**側弯症**を契機に発見されることが多

い．

3 治療の実際

治療は手術療法が中心となる．種々の術式が考案されているが，空洞の発生原因を診断し，それに基づいた手術術式を選択するのが原則である．自然経過で消失する例の報告もあるが，ほとんどの症例で症状は進行性で治療を必要とする．

大孔部減圧術

キアリ奇形を伴う場合に行われる術式である．後頭骨と第1頸椎の一部を除去し，ゴアテックスにより硬膜形成を行うことで頭蓋頸椎移行部における髄液流通障害を改善し，空洞の縮小を得ることができる．延髄周囲に操作を加えるため，術当日は集中治療室にて呼吸状態を観察する．術後，頭痛，めまい，悪心などを訴えるが，数日にて軽快する．

空洞-くも膜下腔シャント術

空洞に直接シャントチューブを挿入するため，原因によらず空洞の縮小が期待できる．通常，空洞の存在する高位の片側椎弓切除を行うことでシャント留置が可能で，術後の安静を必要としない．しかし，キアリ奇形に合併する空洞の治療には適しておらず，脊髄くも膜炎に合併する脊髄空洞症に対して行われることが多い．

空洞-腹腔シャント術

前述の術式により空洞の縮小が期待できないとき，主に脊髄くも膜炎に伴う脊髄空洞症に対して行われる術式である．空洞と腹腔内に細いシリコンチューブを短絡路としておく．シャントの機能不全が起きやすい．

💡 看護のポイント

いずれの術式も術後1週間程度で退院可能であり，早期離床が原則である．上肢の温痛覚の低下を主症状とするため，熱傷，切傷などの外傷に気づかないことがあり，注意を促す必要がある．本疾患に伴う痛みは難治性のものが多く，有効な外科的治療がなくほとんどの薬物に対して抵抗性である．しかし，神経障害性疼痛に効果のあるプレガバリン（リリカ®）が出現し，脊髄空洞症患者の痛みにも効果が期待されている．また，**難治性疼痛**に悩む患者の中には精神的要素が加わり複雑な心理状況に陥っている場合があり，治療にあたる際は，まず患者の声に耳を傾け，信頼関係を築くことが重要である．また，症状が進行し四肢の筋力低下を呈する患者，脊髄損傷を合併している患者などはADLが著しく制限されており，リハビリテーションなど理学療法とともに心理面を含めた看護が必要である．

＊　＊　＊　＊　＊

治療のポイントは，早期診断と適切な治療法の選択である．そのためには正しい知識が必要である．近年，インターネットなどで一般への医療情報の公開がすすんでいるが，脊髄空洞症はまれな疾患であり，いまだ放置されている場合もある．今後，看護，医療関係者を含め疾患に対する啓蒙が期待される．

（磯島　晃，阿部俊昭）

ウィルソン病　Wilson disease

1 起こり方

銅は生体に必須な金属であり，輸送タンパクである**セルロプラスミン**と結合し肝臓から血中へ分泌されて全身に供給される．過剰分は肝臓から胆汁中へ排泄される．

ウィルソン（Wilson）病は常染色体劣性遺伝の銅代謝異常症であり，遺伝子変異が原因で血中・胆汁中への銅分泌機能に重要な働きをもつATP7Bタンパクの機能異常を生じる．銅の分泌が障害される結果，肝細胞内に銅が蓄積して肝障害を生じる．肝臓で飽和した銅は非セルロ

プラスミン結合銅として血中へ流出し，中枢神経や角膜，腎臓などさまざまな臓器に沈着し臓器障害を引き起こす．

わが国でのウィルソン病発症頻度は約4万人に1人と推定されている．発症年齢は3～50歳代と幅広く，発症のピークは10歳頃である．

2 症状と診断のすすめ方

分類

ウィルソン病の病型は肝機能障害にて発症する「肝型」，神経症状にて発症する「神経型」，神経症状と肝機能障害がともに認められる「肝神経型」などに分類される．

● 肝 型 ●

臨床症状は発症年齢によっても異なるが，若年者ほど肝型で発症することが多い．肝型のウィルソン病には急性・亜急性肝炎様症状を一定期間呈する「一過性肝障害」，慢性肝炎様症状あるいは肝硬変を呈する「慢性肝障害型」，意識障害と溶血発作を伴い劇症肝炎様の状態を呈する「劇症肝炎型」などさまざまなタイプに分けられる．劇症肝炎型のウィルソン病は全症例の4～7％にみられるが，早期に診断・治療がなされないと死亡率が高く，注意すべき病態である．

● 神経型 ●

神経型のウィルソン病の発症年齢は全体に肝型より遅く，構音障害や歩行障害，振戦，筋緊張の亢進といった錐体外路徴候や知能障害などがみられるが，これらの神経症状は10歳を過ぎてから出現することが多い．

特徴的所見

銅が角膜に沈着すると**カイザー・フライシャー（Kayser-Fleischer）角膜輪**とよばれる暗緑色を呈する角膜辺縁のリング状病変がみられる．この所見は本症に特徴的な所見であるが，若年者や軽症例では認められにくい．また，銅が腎臓に沈着するとタンパク尿や糖尿，アミノ酸尿，血尿といった所見がみられる．銅には溶血毒としての作用もあり，重度の溶血発作で発症する場合もある．

診 断

ウィルソン病の診断には血清銅とセルロプラスミンの低値，尿中銅排泄量の増加が重要である．とくに尿中銅排泄量の測定に関しては，厳格な蓄尿にて連続数日間行うことが必要である．肝の銅含有量増加はもっとも特異的な検査所見であるが，肝生検が必要となる．頭部画像や眼科所見も参考となる．最近は $ATP7B$ 遺伝子解析も新しい確定診断法としてあげられる．

ウィルソン病は発症年齢も幅広く，臨床症状もさまざまであるため診断に苦慮することも多い．幼児期以降の肝障害や学童期以降の神経・精神症状に対しては本症の可能性を考えて検索を行うべきである．

3 治療の実際

低銅食による食事療法

ウィルソン病では銅の摂取制限が重要である．レバーや甲殻類，ナッツ，ココアなど銅を多く含む食品の多量摂取を制限する．銅キレート薬での治療を行う際は，治療開始より銅摂取量を1 mg/日（乳幼児は0.5 mg/日）以下に制限し，コントロール良好になれば銅摂取量は1～1.5 mg/日に緩和する．酢酸亜鉛での治療を行っている場合には，銅キレート薬のみの治療を行っている場合ほどの銅摂取制限は必要ない．

薬物療法

銅キレート薬による除銅と，酢酸亜鉛による腸管からの銅吸収の抑制が基本である．

● D-ペニシラミン ●

銅キレート薬であり，除銅効果に優れている．必ず空腹時（食前1時間もしくは食後2時間以上あける）に内服する．これは薬剤が食事に含まれる金属に結合すると血液中に吸収されなくなり，除銅効果が期待できなくなってしまうためである．本薬剤の問題点は副作用の出現頻度が高い（20～25％）ことであり，自己免疫性疾患や骨髄抑制などの重篤な副作用を生じる場合もあるため注意が必要である．神経型や肝神経型のウィルソン病では一過性に神経症状を増悪させる可能性がある．

◆ トリエンチン ◆

銅キレート薬であり，副作用が少なく使いやすい．神経症状への治療効果が高いとされるため，神経型や肝神経型のウィルソン病で第1選択薬として使用されることが多い．内服はD-ペニシラミンと同様に空腹時に行う．

◆ 酢酸亜鉛 ◆

腸管での銅の吸収を阻害することでウィルソン病の病態を改善する．重篤な副作用はみられず，とくにウィルソン病の肝障害への効果が高いと考えられている．発症後のウィルソン病への初期治療には銅キレート薬と併用することが望ましいが，治療維持期や発症前症例に対しては単剤でも有効と考えられている．亜鉛として75～150 mg/日（成人）もしくは3～5 mg/kg/日（小児）を食前1時間あるいは食後2時間に内服する．キレート薬と併用する場合はキレート薬の内服から1時間以上あけて内服する．

■ 肝移植

肝硬変の進行した症例や，劇症肝炎型ウィルソン病などに対しては肝移植が必要となる．肝移植後の多くの症例で除銅治療は不要になる．

💡 看護のポイント

ウィルソン病の患者は小児期から中年期まで幅広く発症しうる疾患であり，生涯にわたって薬物治療と食事からの銅摂取制限に気を配る必要がある．内服を続けることの必要性と生活制限を守ることの重要性をよく理解してもらい，定期的な診察や検査を継続してゆくことが大切である．妊娠・出産に関しては，一時的に薬剤を中止することを原則とする．

（小林千夏，池田修一）

白質ジストロフィー leukodystrophy

1 起こり方

白質ジストロフィーとは，大脳の白質を構成する髄鞘の脱落（脱髄）あるいは形成不全により生じる疾患の総称である．多くの遺伝性疾患がこの中に属し，それぞれ臨床像や治療が異なる．また，個々の疾患についても発症年齢や臨床像は一定でなく，そのことが確定診断をむずかしくしている．本症を疑う契機としては，臨床症状に加え，MRIのT2強調画像で白質のびまん性高信号域などの画像診断が手がかりになる．

白質ジストロフィーに含まれる疾患は多いが，大まかな分類として，①脂質代謝異常に伴う疾患，②髄鞘の構成タンパクの異常に伴う疾患，③アミノ酸の代謝異常に伴う疾患，④その他の疾患に分けて考えると理解しやすい（表1）．

2 症状と診断のすすめ方

以下，頻度の高い代表的な疾患について述べる．

■ 副腎白質ジストロフィー

白質ジストロフィーの中でもっとも頻度の高いX染色体性劣性遺伝病であり，男性3～4万人に1人の頻度で発症する．名称は副腎不全を合併することに由来する．幼児期から思春期に発症することが多いが，最近は成人での診断例が増加している．細胞内のペルオキシソーム膜に存在するタンパクの異常により，白質などに極長鎖脂肪酸が蓄積する．原因遺伝子 *ABCD1* が同定されている．

通常は知能低下，性格変化，歩行障害，視力・聴力低下などで発症する．視力障害や注意欠陥多動性障害（ADHD），慢性副腎皮質機能低下症などと診断されている患者の中に本症が隠れている．症状は徐々に進行し，数年の経過で植物状態に陥る．脊髄を主に障害し，痙性対

表1 白質ジストロフィーに属する主な疾患

1. 脂質代謝異常に伴う疾患
a. スフィンゴ脂質異常症 　異染性白質ジストロフィー 　クラッベ(Krabbe)病 　ニーマン・ピック(Niemann-Pick)病 　ファブリー(Fabry)病 b. ペルオキシソーム病 　副腎白質ジストロフィー 　レフサム(Refsum)病 　ツェルウェガー(Zellweger)症候群 c. その他 　ムコ多糖症 　糖タンパク分解反応異常症 　バッテン(Batten)病
2. 髄鞘の構成タンパクの異常に伴う疾患
ペリツェウス・メルツバッフェル病
3. アミノ酸の代謝異常に伴う疾患
フェニルケトン尿症 メープルシロップ尿症 ホモシスチン尿症 カナバン(Canavan)病
4. その他の疾患
アレキサンダー病

麻痺を主症状とする病型は副腎脊髄ニューロパチーとよび，成人発症例に多い．

診断の手掛かりは血清中の極長鎖脂肪酸の増加を証明することだが，非典型例を含めて最終的には遺伝子診断で確定する．MRIでは病変中心部がT2強調画像で高信号を示す．造影効果を伴う病変は進行しやすいことが知られている．通常は左右対称性の病変分布を示す．

症状の進行を抑制できる治療法として造血幹細胞移植がある．造血幹細胞移植は1980年代から導入されて，症状の安定と極長鎖脂肪酸の低下が確認されている．しかし成人例では本治療の報告が少なく，小児例でも進行期の患者では十分な治療効果が得られない．ステロイドは副腎不全症状には有効であるが神経症状には無効である．また体内での極長鎖脂肪酸の合成を抑制するため，オレイン酸とエルカ酸を4：1の割合で混合したロレンツォ(Lorenzo)油の内服も試みられている．この治療により血清中の極長鎖脂肪酸は正常化するが，臨床症状への効果は乏しい．

異染性白質ジストロフィー

アリルスルファターゼAの欠損により，この酵素の基質であるスルファチドが中枢神経白質を中心に蓄積し，髄鞘膜が不安定となり脱髄が起きる．スルファチドはトルイジンブルー染色で異染性の顆粒として認められるためこうよばれている．

歩行障害で発症することが多く，筋緊張低下，知能低下，視力低下などをきたし，末期には除脳硬直状態となり死亡する．臨床症状，MRIでの大脳白質のびまん性脱髄所見に加え，末梢神経伝導速度の高度な低下がみられることから本症を疑い，末梢血白血球のアリルスルファターゼA活性の著明な低下を証明することで診断される．

根本的な治療法はなく対症療法が中心である．

クラッベ(Krabbe)病

ガラクトセレブロシダーゼの活性低下によって起こる．頻度は約20万人に1人といわれている．遺伝子座は第14染色体にあり，病因遺伝子が同定されている．

残存酵素活性の程度により，乳児型〜成人型までさまざまな臨床型を呈する．乳児発症型がもっとも頻度が高く，また重症である．生後3〜6ヵ月頃より精神運動発達遅滞，易刺激性，四肢の筋緊張亢進などがみられるようになる．進行すると除脳硬直状態となり，発症1年以内に死亡する．若年発症例では精神運動機能の低下，易刺激性などをきたす．成人発症例はまれであるが，認知機能低下のほか凹足や内反尖足などの足の変形が特徴とされる．

髄液検査ではタンパクの増加がみられ，末梢神経伝導速度は低下する．MRIではびまん性の脱髄像，脳萎縮を示すが，とくに錐体路，小脳白質，深部白質が侵されやすい．臨床経過や画像所見から本症を疑い，白血球のガラクトセレブロシダーゼ活性の著明低下が認められれば診断できる．

根本的な治療は現在のところなく，対症療法が中心である．最近では造血幹細胞移植による

治療が報告されており，精神神経症状の発症前に施行することで症状，画像所見の改善が得られると期待されている．

■ ペリツェウス・メルツバッフェル(Pelizaeus-Merzbacher)病

X染色体劣性遺伝性の疾患で，約30万人に1人の頻度で発症する．中枢神経の髄鞘を形成するタンパクのうち約50%を占めるプロテオリピドタンパク遺伝子の変異によって起こる．髄鞘の形成不全により，幼児期から眼振，筋緊張低下，精神運動発達遅延などがみられ，頭頸部の振戦や運動失調，痙性四肢麻痺が徐々に進行し，末期には除脳硬直状態となる．

確定診断にはプロテオリピドタンパク遺伝子の変異を同定する．根本的な治療がなく対症療法が中心である．

■ アレキサンダー(Alexander)病

グリア線維性酸性タンパクの異常によって起こる．常染色体優性遺伝を呈し，乳児期に発症して頭囲拡大，精神運動発達遅滞，痙性四肢麻痺などをきたす．わが国では成人期に痙性麻痺，非定型的脊髄小脳変性症様の症状で発症する家系の報告が散在する．MRI所見としては，白質病変が前頭葉に強いことや造影効果を認めることが特徴的とされている．

3 治療の実際と看護のポイント

前述したように，一部の疾患には造血幹細胞移植など新しい治療法が導入されているが，多くの疾患では根本的な治療法が確立されておらず，対症療法が主体となっている．それぞれの疾患の特徴を理解し，患者の精神運動発達レベルに合わせた対応が重要となる．

〈岸田　大，池田修一〉

精神疾患の歴史と病名・診断名

1 精神疾患分類の略史

古代～近代における精神疾患分類

　精神疾患の起源は，古代医学の祖とされるヒポクラテス(Hippocrates)(紀元前466～377)の体液理論，つまり粘液・血液・黒胆汁・黄胆汁の4体液のアンバランスによって病気が起こるという考え方に見出すことができる．たとえば今日でいううつ病は黒胆汁の悪い作用によって引き起こされるとされ，**メランコリー**という言葉は，ギリシャ語のメラン(黒)とコリー(胆汁)に由来している．中世から長く続いた精神病者に対する迷信的な見方を刷新し，近代精神医学の祖となったのが，フランスの精神科医ピネル(Pinel)(1745～1826)である．ピネルは，罪人同様に扱われていた精神病者を解放して医学的治療をするべきだとし，病者の医学的疾病分類とその症状の記載に努めた．19世紀後半，ドイツのクレペリン(Kraepelin)(1856～1926)は，それまで混沌としていた精神疾患を時間経過的に観察し，**早発性痴呆**(現在の統合失調症)と躁うつ病(現在の双極性障害)に大別した．両者は症状と経過の良否によって明らかに区別できる疾患単位であるとするその考え方は，現代精神医学の臨床的体系の基礎ともなっている．その後スイスのブロイラー(Bleuler)(1857～1939)は，早発性痴呆は必ずしも若年期に発症するとは限らず，妄想や幻覚などの症状に注目しその本態は鈍化ではなく分裂であると異議を唱え，精神分裂病(統合失調症)群の概念を導入した．

心理主義の流れ

　一方，今日精神分析学の祖とされるオーストリアのフロイト(Freud)(1856～1939)は，ヒステリー研究を行い，心理的な原因から心身の機能障害が起こるという神経症の概念を成立させた．彼の作り上げた**精神分析理論**は，無意識，抵抗と抑圧，幼少期の両親との葛藤など広い範囲にわたり，当時の米国精神医学に大きな影響を及ぼした．

わが国での略史

　呉秀三(1866～1932)は，大正初期に「精神病者私宅監置ノ実況」にて精神障害者の私宅監置の実態を報告し，精神病院法制定のきっかけを作ったことで有名である．また，森田正馬(1874～1938)は神経質を提唱し「あるがまま」を学ぶ**森田療法**を創設した．

2 今日の精神疾患分類

従来の精神疾患分類

　従来の精神医学では，精神疾患の原因を3つに分けて疾患を分類した．まず，脳に直接侵襲を及ぼす**外因性**である．中枢神経系そのものの病変によるもの(器質性精神障害)，中枢神経系以外の身体疾患の影響によるもの(症状精神病)，中枢神経系に対する作用をもった外部物質によるもの(中毒性精神病)に分けられる．2つ目に，性格や環境からのストレスなど心理的原因によって生じる精神障害をいう**心因性**がある．3つ目に，外因性でも心因性でもないいわば原因不明だが，遺伝的素因が背景にあると想定されている精神障害をいう**内因性**がある．

　また，このような考え方の前提になっている概念として，器質性精神病＞統合失調症＞気分障害＞神経症の順に病態が深いと考え，深い病態にはそれより浅い病態の症状が出現するが，逆はないとする考え方がある．現在の精神科臨床において深く影響している概念である．

精神疾患診断の不一致

　しかし，これら従来の精神疾患分類では診断が一致せず，1960年代末までには深刻な問題になった．精神科薬物療法の普及と病態研究の進展のためには，診断の信頼性が必須だったからである．従来より，米国と英国では入院患者

統計に大きな差があり，前者で統合失調症が多く，後者では双極性障害が多いことが知られていた．しかし，これが本当の差異なのか，診断習慣の差異なのかが不明であるため，ニューヨークとロンドンの各250名の入院患者それぞれの診断を，米英共通に定めた診断と比較するという大規模な研究が1970年頃に行われた．その結果，米国の精神科医のほうが，統合失調症と診断する範囲がより広いことが示された．

わが国でも統合失調症は，プレコックス感（分裂病くささ）の感得などの印象診断や，疾患の類型論的特徴やある学説に基づくなんらかの症状や特徴に着目して診断され，地域や施設によりその差異が非常に大きかった．

このように1960～70年代は混乱した時代であり，共通の**診断基準**を設けて診断の信頼性を高めなくてはならないことが国際的に自覚されるようになったのである．

操作的診断基準の誕生～DSM，ICD

精神疾患の診断の信頼性を高め世界的に標準化するために，「診断Xを下すにはAが必須であり，かつB，C，D，Eのうち2つ以上がなくてはならない」という操作的な診断基準が作成された．

精神疾患の操作的診断基準は1970年代に始まるが，これが世界的に影響をもつようになったのは，1980年に発表された米国精神医学会（APA）による「精神疾患の診断・統計マニュアル第3版」（Diagnostic and Statistical Manual of Mental Disorders, 3rd edition：**DSM-Ⅲ**）以降のことである．2012年現在ではDSMは第4版となり（**DSM-Ⅳ-TR**），世界的に広く普及し使用されている．一方，世界保健機関（WHO）がかねてより出版していた国際疾病分類（ICD）は，1993年に出版された第10版（**ICD-10**）から精神疾患について操作的診断基準を備えるようになった．DSM-Ⅳ-TRおよびICD-10の大項目を**表1，2**に示した．

日本では，公式統計および医師国家試験などの出題基準はICD-10に基づいている．ICDは文化的にも社会的にも異なる国々で使用することに配慮しているので，文化的・社会的側

表1　ICD-10の診断基準分類大項目

F0	症状性を含む器質性精神障害
F1	精神作用物質使用による精神および行動の障害
F2	統合失調症，分裂病型障害および妄想性障害
F3	気分（感情）障害
F4	神経症性障害，ストレス関連障害および身体表現性障害
F5	生理学的障害および身体的要因に関連した行動症候群
F6	成人のパーソナリティ障害および行動の障害，習慣および衝動の障害，同一性および性嗜好障害
F7	精神遅滞
F8	心理的発達の障害
F9	小児期および青年期に発症する行動および情緒の障害
F99	特定不能の精神障害

表2　DSM-Ⅳ-TRの診断分類大項目

通常幼児期，小児期，または青年期に初めて診断される障害
せん妄，認知症，健忘および他の認知障害
一般身体疾患による精神疾患
物質関連障害
統合失調症および他の精神病性障害
気分障害
不安障害
身体表現性障害
虚偽性障害
解離性障害
性障害および性同一性障害
摂食障害
睡眠障害
他のどこにも分類されない衝動抑制の障害
適応障害
人格障害
臨床的関与の対象となる他の状態

面に影響を受けやすい精神疾患にとっては折衷的であるといえるであろう．一方DSMは，社会機能の障害の程度を診断基準に取り入れている．両者の間ではできるだけすり合わせがなされ，類似や協調性に配慮がされているため，臨床場面では大きな差異は感じないのが実際である．

分類の短所と弊害

DSM，ICDの誕生は精神科診断学にとって

非常に画期的なものであった．しかし，これらによる診断名は臨床診断の出発点にすぎないことを忘れてはならない．たとえばある患者に「大うつ病，単一エピソード」という診断を下したとしても，この診断名は患者の性格や環境要素については取り上げておらず，あくまで横断的な症状エピソードに重点を置いた便宜的なものである．患者の，精神疾患ゆえの苦悩や障害を軽減するためには，患者固有の特徴を十分に評価することが重要なのである．

また実際の臨床における疾患は理論よりも雑多であり，診断基準に典型的に当てはまる患者ばかりではなく，「特定不能の」という形容詞のつく診断名や，複数の診断を混ぜたような診断名もあるほどである．

3 今後の展望〜DSM-5

ICD および DSM はこれまで定期的に改訂されてきており，2012年現在，DSM-5（ローマ字表記からアラビア数字に変更となる予定）の出版（2013年刊行予定）に向けて準備がすすめられている．現時点での改訂案として，下される診断名にかかわらず，抑うつ傾向や不安，自殺の危険性などに関する多次元の評価が採用される予定である．これは，診断名に加え臨床像をさらに明らかにし，治療方針や予後についての見通しを立てやすくする目的がある．

このように精神科の診断名は国際的に統一された操作的診断名を使用しているが，その診断基準は時代に合わせて改訂されているというのが現状である．進歩している病態生理や病院研究の知見と統合して，より妥当性のある診断カテゴリーや分類概念に進化させることが，今後の課題となるであろう．

（岡田佳代，中尾智博，神庭重信）

統合失調症と関連疾患
schizophrenia and related disorders

キーポイント

- 統合失調症は，幻覚・妄想などの精神病症状をはじめとする特徴的な精神症状・行動障害から診断される．
- 精神病症状が発現する過程では脳の萎縮性変化を伴うが，現状では画像所見を診断に用いることは困難である．この診断に際しての客観性の乏しさが，依然として周囲の疾患理解を困難なものとしている．
- 抗精神病薬による薬物療法が治療の主軸を担う．症状の経過は多岐にわたり，完全には症状が改善しない場合も少なくない．社会的機能の回復のため，デイケア，援護寮・グループホームなどの居住プログラム，作業所・障害者職業センターなどの職業リハビリテーションなど，さまざまな社会資源利用を併用しながら，心理社会的介入をすすめていく必要がある．

1 考え方の基本

統合失調症は青年期や成人早期に好発し，幻覚や妄想，思考・認知機能の障害などの特徴的な症状を呈し，多くは再燃・再発を繰り返しつつ慢性的経過をとる．

再燃・再発は患者の機能的水準の低下につながるので，治療の目標は，症状を可能な限り早期に消失もしくは軽減させ，再発を予防し，疾患による生活機能の低下を最小限にとどめ，機能回復へと導くことである．

治療の主軸は抗精神病薬による薬物療法と適

切な**心理社会的療法**(患者・家族に対する**疾患教育**，デイケアなどの社会資源によるリハビリテーションなど)の導入である．治療により症状が完全に消失した状態を**寛解**(remisson)，発症前の水準程度まで役割機能が改善した状態を**回復**(recovery)と定義すると，寛解にいたる例は限られており，患者の多くは症状と付き合いながら回復をめざすこととなる．治療体制は，社会機能の回復を重視した包括的なものであることが望まれる．

なお，統合失調症の関連疾患には統合失調感情障害，妄想性障害，急性一過性精神病性障害，非定型精神病などがあり，それぞれ症状の発現形式や持続期間などにおいて統合失調症との間に相違点があるが，治療では統合失調症に準じる部分が多い．以下，統合失調症に焦点を当てる．

2 起こり方

発症機序は複数の因子が関係した非常に複雑なものであり，依然不明な部分も多い．代表的なものは，**発症脆弱性**に**環境ストレス要因**が加わり，そのストレスに対する対処行動が代償不全をきたし発症するというもので，「**脆弱性−ストレス−対処モデル**」として提唱されている．

一般集団における発病危険率は約1%であるが，第1度近親者に統合失調症患者をもつ場合は約10%，一卵性双生児が患者の場合は約50%である．この事実は遺伝要因が発症脆弱性を規定するものであることを示唆し，これまで多くの候補遺伝子が報告されている．一方で，発症に決定的な影響を与える単一の遺伝子は特定されておらず，複数の候補遺伝子が複雑に相互作用を重ね，環境ストレス要因とともに作用することによって発病の確率を上昇させると考えられている．環境ストレス要因としては，大麻をはじめとする薬物乱用，周産期合併症，受験・就職・結婚などのライフイベントなどがある．

3 症状と診断のすすめ方

症 状

急性期では，幻覚，妄想，まとまりを欠いた思考，興奮，易怒性亢進などの**陽性症状**が目立つ．幻覚では，患者を非難したり，命令を与えたり，行動に注釈を加えたりといった幻聴が特徴的である．妄想では，支配される，迫害される，盗聴されるといった被害妄想が多い．また，思考内容が周囲に悟られていると感じる考想伝播も中核的な症状である．**陽性症状**は脳内のドパミン系ニューロンの情報伝達異常によるものと考えられている．急性期が治まってくると，平板化した感情，貧困な思考，減退した意欲などの**陰性症状**が目立ってくることが多い．

診断のすすめ方

国際的な診断基準(ICD-10，DSM-IV-TR)では，統合失調症の診断確定には，**幻覚，妄想，思考障害**などの特徴的な症状が1ヵ月以上認められることと規定されている．しかし，診断基準を満たす程度までに症状の強度，頻度，持続期間が完成されるまでには，抑うつ，不安，不眠などの非特異的な症状が前景に立つ**前駆期**を経て，微弱な**精神病症状**が発現と消退を繰り返しながら徐々に強固なものとなり，病像が固定化されていくという経過をたどる．つまり，診断基準を満たす状態とは，長い経過の中で精神病症状が完成された状態である．

「介入が遅れることで予後が悪化する」という病期モデルは悪性腫瘍の治療において適応されている．統合失調症においても，前駆期の段階で認知行動療法をはじめとする精神療法，家族への心理教育，薬物療法を組み合わせた早期介入により脳の萎縮性変化を予防し疾患転帰が改善されると考え，数多くの臨床研究が行われている．前駆期に認められる精神症状は多様で非特異的なために転帰の予測が困難な面はあるが，統合失調症に移行するものも少なくないため，注意深い縦断的観察が重要である．

4 治療の実際

統合失調症は長期的な視点をもった治療が必

要な慢性疾患であり，薬物療法はその中心的役割を担う．第1選択は**非定型抗精神病薬**で，**定型抗精神病薬**とほぼ同等の有効性をもち，**錐体外路症状**，遅発性ジスキネジア，過鎮静，薬剤性の認知機能障害などの有害事象が少ない．一方，非定型抗精神病薬にも中長期的な使用による体重増加や脂質・糖代謝異常などの問題があるので注意を要する．再発を繰り返す例などでは，薬物療法は原則として無限定で継続されるべきである．

精神症状が不安定で入院治療が必要と判断されるような場合には，急性期，回復期，安定期の病期に応じた治療計画を立案する．

急性期

● 患者への対応 ●

活発な幻覚や妄想などの病的体験と，それに伴う行動異常があり社会的機能が顕著に低下する．原則本人の同意に基づいた治療を行うが，病状が不安定で自傷・他害のおそれが切迫している場合には，閉鎖的処置の中で一時的に保護室隔離や身体拘束などの緊急的な措置をとる場合もある．身体拘束を行う場合には循環障害に対する注意が必要である．これらの隔離や拘束は，患者本人や他患者の保護とともに周囲からの刺激を遮断する治療的な意味合いを有しているが，必要最小限に限るべきである．

病識がなく薬物療法を拒否している場合は，患者の意思に反して薬物療法を開始せざるを得ない．しかしこのような場合でも，患者に服薬の必要性を繰り返し説明しながら，本人の自発的な意思による経口内服を基本とした薬物療法を追求するべきである．支持的・共感的態度で接し，身体的話題や睡眠，食事などにも触れるようにする．交代勤務などで勤務者が替わる場合には，かかわり方に矛盾が生じないように伝達を徹底しておく必要がある．患者の症状がある程度改善してくれば，侵襲的でない作業療法やレクリエーションなどへの参加を促す．

● 家族に対するアプローチ ●

急性期において家族に対するアプローチを行うことは非常に重要である．多くの家族はそれまでの患者への対応から疲弊している．とくに初回エピソードの患者で，精神病症状が著明で非自発的な入院を要した場合，家族は患者の入院に安堵感を感じると同時に，罪悪感や絶望感を抱くことがある．医療スタッフは，家族の労をねぎらい，表出される想いを傾聴する姿勢をもつことが大事である．また，入院直後に診断や治療計画などに関する説明を行っても，家族は精神的動揺が大きいためにその内容を理解しにくいことがある．患者と同時に家族の状態を把握し，適切に時期を見極めながら治療計画やそれまでの経過とともに今後の見通しを伝え，疾患についての知識の共有を行う．利用可能な社会資源や経済的支援，家族会などの自助グループなどの情報提供も有用である．総じて，この時期における家族への対応はその後の治療を円滑なものとするために重要である．

回復期・安定期

この時期は，急性期の精神病症状がある程度改善してくるが，症状の再燃を防ぐために患者にかかるストレスを最小限にとどめ，その後の社会復帰に向けての準備をすすめてゆく．この時期には陰性症状が目立ってくることがある．患者によっては日中でも臥床傾向にあったり，積極的な対人関係をもとうとしなかったりする．睡眠・覚醒のリズムといった基本的な生活リズムが保たれるように指導しながら，患者にとって適切な刺激がどの程度のものであるかを見極め，引きこもりなどの状態を防ぐために作業療法やレクリエーションへの参加を検討する．

もっとも大きな**再発リスク**の1つに服薬中断がある．精神病症状の回復は，周囲からみればあたかも疾患の「治癒」のように映るため，時に家族から患者に服薬の中止が提案されることもある．患者および家族と疾患教育の場を共有することは長期的な治療を見据えた際の最重要課題であり，可能であれば入院中に，複数回に分けて行われるとよい．疾患告知は原則として行われるべきである．患者本人の疾患理解がすすめば，デイケアや訪問看護などの社会資源サービスや福祉的な諸制度の導入・活用が容易になる．こうして入院治療から通院治療にシフ

トして治療・ケアのための新たな体制を構築し，安定した心理的環境を確保しながら患者が医療から脱落することを防ぎ，急性期に失われた社会的機能の回復をめざしていく．

◆告　知◆

疾患告知に際しては細心の注意が払われるべきである．一言に病識といっても，患者にとって統合失調症の罹患を受容することは容易ではなく，受容には相当の時間を要する．患者は発症前の自身を理想化し，同時に精神障害者とのレッテルを貼られたように感じるかもしれない．患者は社会復帰との間に大きな隔たりを感じつつ，長期的なリハビリテーションに向かうことになるため，その過程で不適応反応が認められることもある．統合失調症患者の自殺リスクは一般人口の8倍程度と高く注意を要する．とくに，年齢が若いこと，高い社会経済的地位にある（あった）こと，高学歴で高い知能をもっていたことなどの要因が高い自殺リスクと関係している．自殺を話題にあげることは禁忌ではなく，とくに回復期以降において必要に応じて触れられるべきである．

💡 看護のポイント

- 急性期から安定期にいたるまで，一貫した態度で支持的に接する姿勢が大切である．とくに幻覚や妄想といった病的体験は，医療スタッフからしても了解不能であることが少なくないが，頭ごなしに否定したり，批評したり，あるいは逆に認めたりすることは避け，まずは傾聴し，患者の不安な感情に共感する姿勢が重要である．
- 睡眠覚醒リズムといった基本的な情報の記録に加え，日々変化する患者の表情や雰囲気，口調などの微妙な変化にも目を向けることで症状の悪化や改善の方向性を把握する．定期的なスタッフ間でのカンファレンスでの情報共有が重要である．
- 経過が長期化してくると患者の治療動機が低下してくることがある．デイケアや職業リハビリテーションなどの社会資源利用を提案しながら，患者と治療目標を共有する姿勢が大事である．
- 「治療すれば絶対によくなる」といった安易な保証は行うべきではない．
- 自傷・他害のおそれが生じた場合には，すみやかに人員を確保し，複数のスタッフで協力して対応し，単独での対応は避ける．

（須賀楓介，井上新平）

気分障害（躁うつ病）
mood disorders (manic-depressive illness)

A　双極性障害　bipolar disorders

1　起こり方

双極性障害とは，もともと**躁うつ病**といわれていた疾患の新しい診断名である．躁うつ病は，統合失調症（精神分裂病）に比べ，古くから知られていた病態である．紀元前400年には，**ヒポクラテス（Hippocrates）**は「マニー（躁状態）」「メランコリー（うつ状態）」という用語を用いて，**躁うつ病**の病態を記述している．

1854年に，ファレル（Falret）は，うつ病と躁病を交互に繰り返す循環精神病という病態を記載した．1899年，クレペリン（Kraepelin）は，認知症や荒廃状態にいたらないことから，早発性認知症と区別して，躁うつ病という疾患単位を規定した．

1980年に米国精神医学会の公式診断基準としてDSM-Ⅲが提起され，躁とうつを繰り返す躁うつ病は双極性障害と規定された．DSM-

図1 DSM-IV-TRによる双極性障害の分類

表1 DSM-IV-TRによる躁病の診断基準（抜粋）

A．異常で持続的な気分高揚が1週間以上続くか，入院が必要なほどである
B．以下の症状のうち，3つ以上（気分が単に易怒的なだけの場合は4つ以上） ①自尊心の肥大，誇大 ②睡眠欲求の減少 ③多弁，会話心迫 ④観念奔逸 ⑤注意散漫 ⑥活動性増加または精神運動性焦燥 ⑦快楽的活動に熱中する

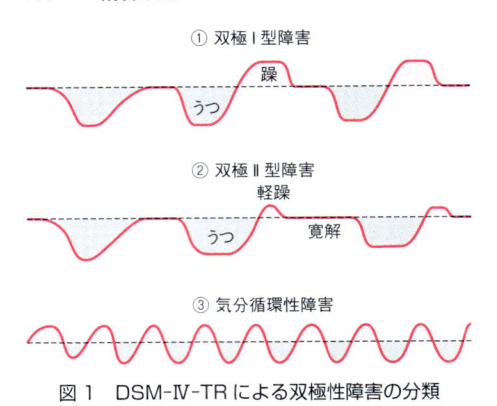

IV（1994），DSM-IV-TR（2000）になると，双極性障害は**図1**のように，**双極Ⅰ型障害**（躁病とうつ病），**双極Ⅱ型障害**（軽躁病とうつ病），**気分循環性障害**，特定不能の双極性障害の4つの亜型に分類された．この4分類は，単に臨床像から分類されたものではなく，治療反応性や家族研究などのエビデンスに基づいて，1つの疾患単位を構成するのに値するという事実から生まれてきたものである．

疫　学

双極Ⅰ型障害の生涯罹患率は約1.0％，双極Ⅱ型障害は約1.1％とされる．双極Ⅰ型障害に男女間の性差はないが，**双極Ⅱ型障害は女性に多い**．双極Ⅰ型，Ⅱ型障害の有病率に人種間の有意差は認められていない．

双極性障害の平均発症年齢は約21歳である．ただ，この発症年齢は時代とともに若年化する傾向が認められている．発症年齢には地域差があり，北米では17〜18歳だが，日本を含めたアジアでは20歳代とする報告が多い．統合失調症患者に冬生まれの者が多いことはよく知られているが，**双極性障害**患者も冬生まれに多い傾向がある．

成　因

成因には遺伝的要因，生物学的要因，心理社会的要因の3つがある．双極性障害は，まず遺伝的要因が大きい．一卵性双生児の双極性障害に関する一致率は61〜75％と著しく高い．二卵性双生児の場合，一致率は13〜16％である．このことは，遺伝的要因も大きいが，心理社会的な環境要因も関与していることが推測される．発症時には，なんらかの誘因・ライフイベントが関与していることが多いが，病相を重ねるにしたがって，誘因なく，自律的に病相が出現してくるようになる．ここには，脳内の感作・**キンドリング**（kindling：点火）現象が想定されており，生物学的要因の1つとなっており，また治療において抗てんかん薬が有効性をもつことの根拠となっている．

薬物療法による病相治療と再発予防効果から，双極性障害の病態には，神経伝達物質の機能異常が存在していることも明らかである．

2　症状と診断のすすめ方

双極性障害には，躁病相期とうつ病相期と正常な寛解期の3つの時期がある．うつ病については別項で詳しく述べられているので，ここでは躁病の症状についてとりあげる．**表1**は，**DSM-IV-TR**における躁病エピソードの診断基準である．Bが症状にあたる．心身のエネルギーが増大し，多弁（③）で行動過多（**行為促迫**）（⑥）となる．いろいろアイデアが浮かび（**観念奔逸**）（④），自信過剰（①）となる．いくらでもお金が入るような感じがして，多大な浪費をする．眠らずとも快調（②）で，大量飲酒したりする．睡眠時間は短縮し，早朝から活動的で，社会的抑制が欠如しやすい．性欲は亢進（⑦）し，恋愛感情も高まる．いろいろなことに関心が生じるも，1つのことに集中することは困難（⑤）で，いろいろなことに参加したり，企画したり

気分障害（躁うつ病）

する．思考は誇大的（①）となりやすい．このため周囲とはトラブルになりやすく，多弁（③）のなかで自己主張を押し通そうとする．自分の考えや行為が妨げられると，容易に刺激的となり，些細なことで激高し，攻撃的になりやすい．以上が典型的な状態像だが，①〜⑦がDSM-IV-TRの症状項目で，3項目以上が4日以上続けば**軽躁病**，1週間以上続けば**躁病**と診断する．

経過と予後

躁状態のみを繰り返す**単極性躁病**はまれである．初回病相から2回目の病相の間は，およそ5年程度の間隔のあることが多いが，病相を繰り返すごとに次第に間隔は短くなる．それでも5回の病相の後，病相の間隔は6〜9ヵ月で安定することが多い．20％の患者は急速交代型（ラピッドサイクラー，年4回以上の病相）化する．初回の病相はうつであることが多い（男性の67％，女性の75％）．

双極性障害患者の予後は，**単極性うつ病**に比べて悪い．双極Ⅰ型障害患者で病相を反復しない者は7％のみである．45％は複数の病相があり，40％は慢性の経過を示す．死因の第1位は自殺で，20％に達している．離婚率も高く，一般人口の3倍にのぼる．

3 治療の実際

うつ病については別項があるので，ここでは躁病と再発予防についての治療について述べることにする．

治療の指針

躁状態のとき，本人は絶好調でとくに治療を希望することはまずない．病識に乏しい．困っているのは，家族や周囲の人々である．躁状態の治療指針は，まず，①本人の治療動機を見出し，受診にもっていくことである．そのうえで，②効果的な薬物療法を導入し，早期に躁状態を改善することで，その後の社会生活への悪影響を最小限に食い止めることである．

躁状態の治療薬としては，表2にあるとおり**気分安定薬**［炭酸リチウム（リーマス®），カルバマゼピン（テグレトール®），バルプロ酸（デ

表2　躁状態に用いられるおもな薬剤

気分安定薬		炭酸リチウム（リーマス®） カルバマゼピン（テグレトール®） バルプロ酸（デパケン®） ラモトリギン（ラミクタール®）
抗精神病薬	非定型	ゾテピン（ロドピン®） リスペリドン（リスパダール®） オランザピン（ジプレキサ®） クエチアピン（セロクエル®） アリピプラゾール（エビリファイ®）

パケン®），ラモトリギン（ラミクタール®）］，抗精神病薬としては新しい**非定型抗精神病薬**であるオランザピン（ジプレキサ®），クエチアピン（セロクエル®），アリピプラゾール（エビリファイ®）も用いられるようになってきている．実際の治療では，**気分安定薬**と**抗精神病薬**を併用することが多い．**気分安定薬**には有効な血中濃度があり，時々それを確認することが肝要となってくる．

双極性うつ病の薬物療法は，次項の**単極性うつ病**と違い抗うつ薬の反応が悪く遷延化しやすい．そのため，双極性うつか単極性うつかの鑑別が重要になってくる．双極性うつの場合，それまでの人生経過に双極性の要素，気分の波がみられていることが多い．**双極性うつ病**と診断したら，リーマス®をベースとして抗うつ薬とセロクエル®かジプレキサ®を併用する．

気分安定薬だけで寛解維持できない場合は，**非定型抗精神病薬**を併用する．

看護のポイント

● 躁状態 ●

躁状態の人はいわば「絶好調」の状態である．その絶好調さをなぜ治療しなければいけないのか，入院しなければいけないのか，その点を理解してもらうことがまず大切になってくる．統合失調症の興奮患者に対しても，躁状態の興奮患者に対しても，いきなり拘束したり，いきなり注射したりしないことは当然のことである．可能な限りコミュニケーションを図り，信頼関係を築いていくことが基本となる．躁状態の人はそれなりに現実検討能力をもっている．「絶

好調ですよ」と言っても，「いつもより調子が高いんではないですか？　少しハイ（high）なんではないですか？」と問い直すと，たいていは「そうですね．ちょっと高いですね」と認める．「自分はよくても，これではトラブルになるんではないですか」と言うと，このあたりまでは認める．そのうえで治療や入院を説明するわけである．躁状態のときは，自慢話が多く出る．同じように，英語を使いたがる．だから「少しhighですね」と言ったほうが受けがよい．もう1つは，数値で表現することもわかりやすい．正常，普通の状態を100として，「いまは120ぐらいですね」と言うと，「そうだな」と答えるし，「もう普通だよ」と言った際，「まだ105ですね」と言うと，苦笑いしながら「そうかな」と言いつつも納得してくれ，服薬を続けてくれる．**双極性障害**の患者は，少し高め～105ぐらいが一番楽なので，そのあたりを正常としたがる．治療者側は，高いときの問題行動をみているので，低め～95ぐらいの安定を無難と考える．そのギャップを埋めるのも信頼関係である．

躁状態の強いときは，他者ともトラブルになるので保護室を使用したり，拘束したり，電話を制限したりする場合がある．これも，「いまは病気で，自分では抑えられないから」と短い言葉で端的にその必要性を伝える．躁状態の人には，状態と方針を明快に伝えることが大切である．躁状態の人は，楽しんでいるのでユーモアも受け入れやすい．入院も楽しいイメージで伝えれば受け入れやすくなる．

気分は誇大的で，偉くなっているので，医療者として毅然としながらていねいに対応し，本人から強いクレームが出るときは，「精神保健福祉法第36条によって，行動を制限させていただきます」と説明すると，法という個人より強い力と，尊敬されているという言葉遣いで，一応の納得は得られるものである．

これらの問題も，落ち着いてくると酔いから醒めたように「ご迷惑をおかけしました」と反省し，謝罪してくる．その人の人間性は躁状態のときもうつ状態のときも歪んでくる．間違えると人格障害ではないかと診断したりする．正常なときに，その人の人間性や性格を判断することが大切になってくる．

やむなく開放病棟で躁状態患者をみることがある．このときはなかなか行動制限がむずかしいので，注意深い観察が必要となってくる．外出中に車を運転し，スピードを出しすぎ，事故を起こしたり，過食して帰院し，強い睡眠薬で眠っている間に嘔吐し窒息するというような事故も起きやすい．無謀になっているので，単に注意するのではなく，注意深く観察し，事故を起こさせないようにすることが大切となってくる．

● **寛解維持のための看護** ●

双極性障害の予後は悪い．躁状態のときの対人的トラブルで，家庭的には離婚したり，1人取り残されたり，社会的には職場をクビになったり，多額の借金をかかえたり，現実に戻ったときに，多くの問題を背負うことが多い．躁状態を何度も繰り返すと，正常になったときや，うつ状態になったとき，その厳しく辛い現実，人生に絶望し，孤独の中で自殺を図ることも多い．このため，躁状態で入院したような際には，家族や職場の上司に来院してもらい，「病気のため」によることを十分理解してもらうことが，本人を守るためにも大切になってくる．

双極性障害は再発しやすい病気である．再発を防ぐこと，寛解を維持していくことは双極性障害の治療の中でもっとも重要になってくる．**双極性障害**の患者は，うつ病患者と違って「**循環気質**」といわれるような楽観的な性格の人が多い．少し低めなときに深刻味が出る．こういう時期をとらえて，**双極性障害**の病気の構造，再発のしやすさ，安定しているときの薬物療法の大切さ，睡眠の大切さなどを十分に教え，寛解を維持し，完全寛解へもっていくことが大切になってくる．

病状が安定すると，自信をもち通院を中断してしまう人が多いが，長期にわたる薬物療法が再発予防のため必要となってくる．薬物は気分安定薬が中心である．時々採血して血中濃度を測定し，有効量の中に入っているかどうかのチ

ェックも大事になってくる．リーマス®は，有効域と中毒域が近いので，同じ量を飲んでいても，夏など多く汗をかいていると簡単に中毒域になり腎障害を起こすことがある．長期に寛解状態を維持するために，十分な病理理解の教育と，根気強い支持的な医療・看護が必要となってくる．

(山田和夫)

B うつ病性障害 depressive disorders

1 起こり方

うつ病は気分が障害される病気である．気分が滅入る，憂うつである，気持ちが落ち込む，といった**抑うつ気分**がみられることが多いが，不安や焦燥を呈したり，逆に無感動を呈することもある．次に**精神運動制止**といった気力，意欲，活動性の減退がみられる．さらに，**思考制止**といって，頭の働きが鈍くなり，判断力や集中力が妨げられる．重症化すると思考内容が**微小妄想**(罪業，心気，貧困)に発展することがある．

多くの症例では身体症状を伴う．**睡眠**，食欲，性機能の障害や，循環器系，呼吸器系，消化器系などの**自律神経症状**を主訴に，一般身体科においてうつ病と気づかれずに治療されていることも多い．最悪の予後は**自殺**である．

2 症状と診断のすすめ方

「うつ病性障害」の用語は，DSM-IV-TRに依拠しているが，「うつ病性障害」には，大うつ病性障害，気分変調性障害と特定不能のうつ病性障害が含まれる．

● 大うつ病性障害 ●

経過に1回以上の「大うつ病エピソード」を認めるものである．大うつ病エピソードの診断基準を改変し簡略化したものを**表1**に示す．経過から単一エピソードと反復性に分類される．

● 気分変調性障害 ●

より軽症だが長く持続する慢性的な抑うつ気分で特徴づけられる．症状が2年は存在しなければならず，かつ最初の2年間に前述した大うつ病エピソードが存在してはならないというものである．

表1 大うつ病エピソード DSM-IV-TR

以下の症状のうち少なくとも1つ 　1．抑うつ気分 　2．興味または喜びの喪失
さらに，以下の症状を合わせて合計で5つ以上 　3．食欲の減退／増加，体重の減少／増加 　4．不眠／睡眠過多 　5．精神運動性の焦燥／制止(沈滞) 　6．易疲労感／気力の減退 　7．無価値感／過剰(不適切)な罪責感 　8．思考力や集中力の減退／決断困難 　9．死についての反復思考，自殺念慮，自殺企図
・上記の症状がほとんど1日中，毎日あり，2週間にわたる ・症状のために著しい苦痛，社会的，職業的，または他の重要な領域における機能の障害を引き起こしている ・これらの症状は，一般身体疾患や物質(薬物，アルコール)では説明できない

[米国精神医学会(高橋三郎ほか訳)：DSM-IV-TR 精神疾患の診断・統計マニュアル，第4版，医学書院，2003をもとに作成]

● 特定不能のうつ病性障害 ●

月経前不快気分障害，小うつ病性障害，反復性短期抑うつ障害，統合失調症の精神病後うつ病性障害，その他がある．

3 治療の実際

初期治療

患者の苦悩を十分に共感，理解しつつ，①現在の状態は病気であることを伝える．②治療には休養と適切な薬物療法が必要であることを伝える．③うつ病治療の一般的な経過と見通しを伝える．④自殺について話題にし，早まらない，自殺はしないと誓約させる．⑤重要な問題については決定を延期させる．⑥回復を保証する．

これらの事項については家族とも共有し，治療に協力してもらうように求める．

薬物療法

セロトニン，ノルアドレナリンといった神経伝達物質の機能異常を改善させる目的で薬物療法を導入する．

個々の症例に適した薬物療法を選択するにあたって，エビデンスを重視した指針が示された治療ガイドラインが参考になる．開始した抗うつ薬は効果発現を待ちながら2～4週間で反応性や有効性を検討し，効果不十分であれば，機序の異なる薬剤に変更したり，増強療法を行ったりしていく．

以下に，臨床でよく用いられる抗うつ薬の特徴を簡単に記す．

● SSRI ●

セロトニンの再取り込みを選択的に阻害し，抗不安作用も期待できる．軽症から中等症のうつ病によく使用されている．消化器症状や性機能障害といった副作用がみられ，また若年者では衝動性が亢進すると注意喚起されている．一方，急激な中断でも種々の不快症状が出現することがあり，中断症候群とよばれる．

● SNRI ●

セロトニン，ノルアドレナリンの再取り込み阻害作用をもつ．下行性疼痛抑制系などに作用するため，疼痛緩和作用が期待できることも特徴である．

● NaSSA ●

ノルアドレナリン作動性・特異的セロトニン作動性抗うつ薬で，効果発現が早いといわれている．

● 三環系抗うつ薬 ●

1950年代に登場した初の抗うつ薬は三環系であった．ノルアドレナリンとセロトニンの再取り込みで抗うつ効果を発現するが，抗コリン性の副作用が強く，これに関連した副作用や，せん妄惹起の問題などがある．しかし抗うつ効果は確実で，安価なことから今でも処方される．

● 四環系抗うつ薬 ●

三環系抗うつ薬と同等の効果を有しながら，抗コリン性の副作用が比較的少ない薬として登場した．四環構造を有することでまとめられているが，おのおのの化学構造式や薬理作用には相違がある．

● スルピリド ●

抗潰瘍薬として開発された．中枢のドパミンD_2受容体阻害作用をもつが，低用量で使用すると前頭葉のドパミン放出を促進し，これが抗うつ効果に関係していると考えられている．抗D_2作用による錐体外路症状や，高プロラクチン作用に注意が必要である．

そのほかの治療法

● 修正型電気けいれん療法(modified electroconvulsive therapy：m-ECT) ●

電気けいれん療法は，もっとも有効な抗うつ療法といわれている．「修正型」とは，麻酔科医との協同で筋弛緩薬を用いることにより，けいれんを起こさずに通電を安全に行う方法である．迅速に症状を改善させる必要がある症例や，薬物治療が困難な症例では第1選択となる．即効性が期待できる反面，効果の持続については劣るため，再燃や再発予防の工夫が求められる．

● 高照度光療法 ●

体重増加を伴う食欲亢進や，睡眠の増加(合わせて非定型症状という)がみられる群に有効である(DSM-Ⅳ-TRでは，「大うつ病性障害，反復性」の経過型において「季節型」の特定用語が用いられる)．2,500～10,000ルクスの高照度の光を，日照時間を延長して初夏の光環境になるように照射する．比較的早く効果が得られるが，中断すると再発しやすい．一方で躁転の報告もある．

精神療法

初期治療の項で示した事項が，すでに精神療法的関与であるともいえる．

さらに，ある程度論理的思考が可能な症例では，認知療法が試みられることがある．認知療法は，まずゆがんだ認知を確認し，次にそれが正しいかどうか検討し，さらにゆがんだ認知に替わって柔軟性のあるものの見方を学びながら新しい行動様式を身につけていくことを目標とするものである．

看護のポイント

- 病気を患者や家族に理解してもらう手助けをし，治療に協力してもらうように努める．そのためには看護者自身がうつ病性障害について正しく理解することが必要である．
- 患者を労い，生活の援助を行うことで，ゆっくり安心して療養できるような雰囲気や環境を整える．
- 急性期の激励は禁物であるが，回復期には，時に応じてそっと背中を押すような励ましも試みられてよいであろう．
- 自殺の可能性を心にとめ，病状の小さな変化を見逃さないこと． (内出容子)

不安障害 anxiety disorders

A　パニック障害 panic disorder

1　起こり方

　理由なく不意に生じるパニック発作(図1)が初発症状である．パニック発作がまたくるのではないかという強い予期不安があり，そのために日常生活のいろいろな場面で支障が出ている状態をパニック障害と診断する．パニック発作が出たときにすぐ逃げ出せない空間や助けを求められない状況にいることを極端におそれ，そのような場所を避けるようになる．これを広場恐怖といい，3/4のパニック障害にみられる．広場恐怖では外出できない，乗り物に乗れない，1人でいることができないといった，重篤な生活上の支障が出る．パニック障害に引き続きまたはそれに前駆しうつ状態がみられる．この頻度は断面的には約3割，縦断的には7割前後の患者が経験する．パニック障害は慢性病であるので，パニック発作やうつ状態が消失しても，軽い広場恐怖や非発作性不定愁訴が残存することが多い．図2にパニック障害の経過を示す．

2　症状と診断のすすめ方

　わが国におけるパニック障害の発症頻度は3.4％，女性は男性の3倍多い．発症年齢には性差があり，男性は20代，女性は30代がピークである．一般に若年発症は重症例が多く，40歳過ぎの初発は軽症で寛解しやすい．

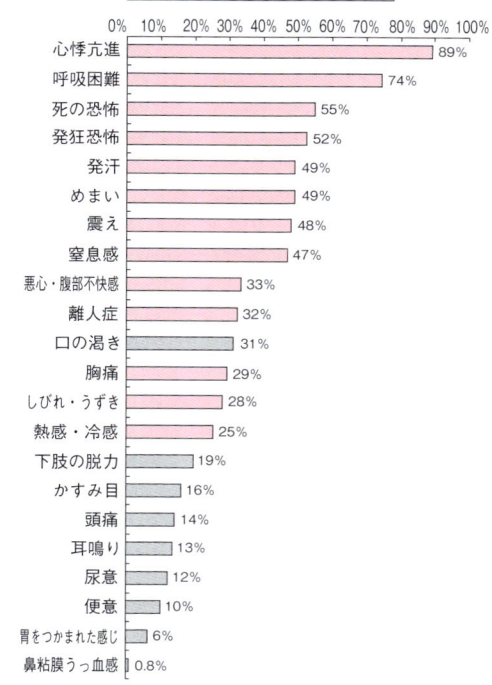

DSM-Ⅳ-TR パニック発作症状	N=539
心悸亢進	89%
呼吸困難	74%
死の恐怖	55%
発狂恐怖	52%
発汗	49%
めまい	49%
震え	48%
窒息感	47%
悪心・腹部不快感	33%
離人症	32%
口の渇き	31%
胸痛	29%
しびれ・うずき	28%
熱感・冷感	25%
下肢の脱力	19%
かすみ目	16%
頭痛	14%
耳鳴り	13%
尿意	12%
便意	10%
胃をつかまれた感じ	6%
鼻粘膜うっ血感	0.8%

図1　わが国におけるパニック発作症状
[なごやメンタルクリニック]

　発作症状が4つ以上あるときにパニック発作と定義する．4つに満たないときは軽症で寛

解も早い．米国精神医学会により定められた13の発作症状以外に，日本人に多いのは「口の渇き」「腰が抜ける（下肢の脱力）」などである（図1）．

パニック発作の精神症状，現実感消失，発狂恐怖，死の恐怖が著明な患者は，うつ病に移行する可能性が強い．パニック障害に引き続くうつ病は一般のうつ病の様相とは異なり，治療抵抗性であり，重症例では性格変化をきたすので，パニック性不安うつ病と呼んでいる．多くは非定型うつ病の特徴を示す．すなわち，気分反応性（よいことがあれば元気になる），過食，過眠，鉛様麻痺（高度の疲労感）があり，対人関係において傷つきやすく，そのために生活上で重大な支障が出る（学校や仕事に行かないなど）．これを拒絶過敏性とよび，この病態の中核症状ととらえられている．

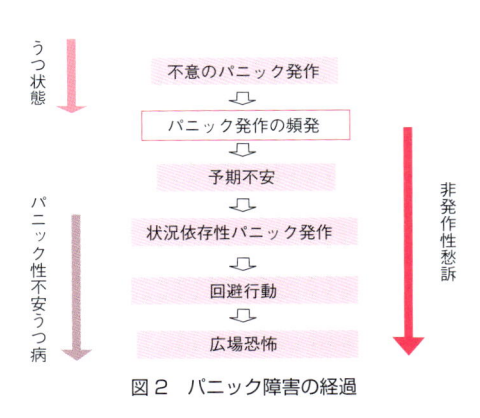

3 治療の実際

薬物療法と認知行動療法を併用するのがもっともよい．

薬物療法

薬物療法における第1選択薬はセロトニン再取り込み阻害薬（SSRI）である．現在市販されているものはパロキセチン，セルトラリン，フルボキサミン，エスシタロプラムの4種があり，前2者がパニック障害に対する健康保険での適用をとっている．しかし，どのSSRIも効果をもつ．薬物総合作用，血中半減期，副作用，ほかのアミンに対する効果などを鑑みて選択される．治療初期には耐容性がよく効果発現が早いベンゾジアゼピン系抗不安薬を併用することが多い．血中半減期の長いベンゾジアゼピン系抗不安薬（ロフラゼプ酸エチルなど）であれば依存性の心配は少ない．薬物療法は長期間であればあるほど再発が少なく生活の質を保つ．

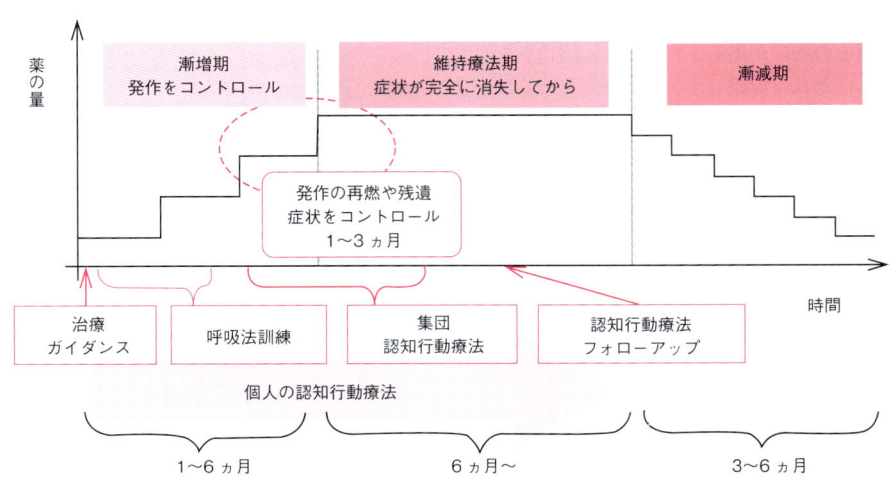

図2 パニック障害の経過

図3 パニック障害の治療経過

認知行動療法

治療早期に患者・家族教育(治療ガイダンス)により病気の性質,治療法,生活のしかたなどを対話形式で教示するのが,治療経過におおいによい結果を及ぼす.広場恐怖に対する認知行動療法は個人よりも集団で行ったほうが経済的にも効果の点においても優れていることが多い.パニック障害の認知行動療法は3つの要素から成り立つ.①**エクスポージャー**では,不安を感じる場面から逃げずに,不安が自然に軽減していくのを体験する.②**認知療法**では,気持ちや考え方が不安と関連していることに気づかせ,不適切な考え方を修正していく.③**応用リラクセーション**では,不安と相容れないリラックス状態を作って,身体の変化を緩和する.図3に治療経過を示す.

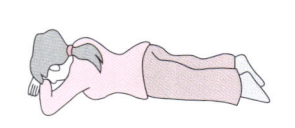

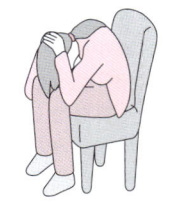

図4 パニック発作が起きたときとらせる体位

💡 看護のポイント

パニック発作が起こったときは図4のごとく体位をとらせ,静かに背中をさすり,穏やかな声で"大丈夫! 心配ない!"を繰り返す.これらの体位では自然に腹式呼吸になり,2次的な過呼吸発作を予防する.

パニック障害患者にとって,故意に症状を出していると誤解されることがもっとも好ましくない. (貝谷久宣)

B 強迫性障害 obsessive-compulsive disorder (OCD)

1 起こり方

強迫性障害(OCD)の基本的な症状は,**強迫観念**と**強迫行為**である.**強迫観念**とは,繰り返し出現し,頭にこびりついて離れない考えや衝動,イメージであり,強い不安や苦痛を引き起こすものである.また,**強迫行為**とは,強迫観念による不安感や不快感を軽減するために繰り返し行わなければならない行為である.

米国で行われた調査により,OCDは人口の2.5%に発症することが明らかとなり,とくに珍しい疾患とはみなされていない.発症年齢は,男性では児童・思春期に多く,女性では成人期(とくに20~30歳代)に多い.

発症メカニズム

OCDは,以前は心因性の神経症と考えられていたが,最近では脳の生物学的異常に基づく精神症状と考えられている.現在では,基底核-帯状回-前頭葉を中心とした神経ネットワークにおけるセロトニンの機能異常による症状であるとする**セロトニン仮説**,**前頭葉・基底核障害**仮説が有力である.

2 症状と診断のすすめ方

強迫観念

代表的なものとしては,以下のような症状があげられる.

・車の運転中に人を轢いたような気がして,その考えが頭から離れないなど,自分が何か悪いことをしてしまったのではないかと心配してしまう攻撃的な強迫観念.
・排泄物や汚れに関する過剰な心配や嫌悪などの汚染に関する強迫観念.
・何事もきちんとしてないと気がすまない対称性や正確さを求める強迫観念.

強迫行為

代表的なものとしては,以下のような症状があげられる.

・何時間も手を洗ったり,入浴したり,1日中掃除するなどの掃除と洗浄に関する強迫行為(**洗浄強迫**).
・鍵や電気スイッチなどを何度も確認してしま

う確認行為（**確認強迫**）．
- 繰り返し行う**儀式的行為**や，物を数えたり，整理整頓してしまう強迫行為．
- 不要な物でも捨てられず，ためてしまい，部屋中ごみだらけになってしまう強迫行為（**溜め込み強迫**）．

回避症状

もう1つのOCDの代表的な症状は，強迫観念や強迫行為をしたいという衝動が起こるような状況を避けようとする回避傾向である．そのため苦手なことが多くなり，重度になると外出できなくなったり，入浴できなくなったりして，日常生活に重大な支障をきたす．

巻き込み症状

さらに，児童のOCD患者や成人女性のOCD患者では，巻き込み症状が多いことが知られており，家族に確認や儀式的行為を強要したりすることがしばしば認められる．

3 治療の実際

OCDの治療法として，有効性が確立しているのは行動療法と薬物療法であり，**患者の希望によりどちらかを選択**，または併用する．

行動療法

とくにOCDに有効な治療法は，**曝露反応妨害法**である．これは強迫観念を引き起こす状況への持続的な曝露と反応の抑制（強迫行為をしないこと）を行う方法である．たとえば，洗浄強迫に対しては汚いと思う物に触り，その後，手を洗わない，確認強迫に対しては心配でも外出し，その後，鍵を確認しないなどの方法で行う．これを現実的に**実行可能な課題から開始**し，順番に困難な課題へとすすめていく．また，最近ではOCD患者の認知面の修正と曝露反応妨害法を組み合わせた認知行動療法も用いられるようになっている．

薬物療法

OCDに有効性が確立している薬物は，三環系抗うつ薬の**クロミプラミン**（アナフラニール®）と選択的セロトニン再取り込み阻害薬（**SSRI**）である．現在，日本で発売されているSSRIは，フルボキサミンマレイン（デプロメール®，ルボックス®），パロキセチン（パキシル®），セルトラリン［ジェイゾロフト®（OCDは未承認）］，エスタロプラム［レクサプロ®（OCDは未承認）］の4種類である．いずれの薬剤もうつ病よりも大量・長期投与が必要なことが多く，また，服薬中断後の再発率が高いことが知られており，長期にわたる**維持療法が必要**である．その点では，アナフラニール®よりも副作用の少ないSSRIが使用しやすい．

💡 看護のポイント

強迫行為は，環境により変化することが多い．そのため，本人の陳述だけではなく，病棟内での**詳細な観察により評価**することが必要である．さらに，観察した症状を患者自身にフィードバックし，強迫性障害の症状であることを確認する．そのうえで，病棟規則やほかの患者への迷惑など**現実原則に則った行動目標**を明確にする．強迫行為に対しては，叱責したり，無理にやめさせようとしたりせず，患者のできていることを積極的に評価する．病棟スタッフ全が，**ルールを明確**にし，共通の一貫した態度で接する必要がある．　　　（吉田卓史，福居顯二）

C 恐怖症，社交恐怖 phobia, social phobia

1 起こり方

恐怖症とは，特定の対象や状況に対する持続的かつ不合理な恐怖であり，顕著な不安を感じることから，恐怖の原因となる対象や状況を回避したいという気持ちが強く働く状態である．またその障害のために，苦痛感やなんらかの生活上，職業上の支障を生じている．通常，患者は実際に存在する危険性の程度と比べて恐怖が過剰であり，不合理であることをよく認識している．その点が妄想とは異なるところである．

現行の国際診断基準では，恐怖症を**広場恐怖**

症，社交恐怖症，特定の恐怖症に分類している．なお特定の恐怖症とは，これまでは単一恐怖症と称されていたものである．

恐怖症の発症機序として，これまで精神分析的解釈や古典的条件づけ学習モデルが議論されてきたが，最近は生物学的要因も多く研究されている．

2 症状と診断のすすめ方

広場恐怖症

中核となる症状は，家から離れることの恐怖，1人でいることの恐怖，家から離れたところで逃れられない状況に陥ることの恐怖である．典型的なのは，乗物（バス，電車，地下鉄，飛行機など），人ごみの中，列に並んで待つこと，映画館や劇場，エレベーター，レストラン，スーパーマーケット，デパート，旅行などである．重症となると1人ではまったく家から外出できなかったり，あるいは家に1人でいることができない．

発症は20～30歳代が多い．通常はある状況で**パニック発作**が起こり，それに続いてその状況が恐怖の対象となることが多い．したがって，もしパニック発作が起きたときに逃げることが困難な状況（乗物やエレベーターの中など）ほど恐怖の原因となる．ただし同伴者がいることで恐怖を緩和できる．患者は恐怖を生じる状況に対して，回避するか，苦痛や不安を耐え忍ぶか，同伴者の存在を頼みとする．

なお広場恐怖は，パニック障害の診断を伴う場合と伴わない場合がある．

社交恐怖症

恥をかくかもしれない状況に対する，顕著で持続的な恐怖を特徴とする．発症は10～20歳代が多い．患者は，恥ずかしい思いをしたり，弱々しい印象を与えたり，不安や緊張を他人に悟られるのではないかと心配する．不安や緊張は，動悸，手のふるえ，発汗，胃腸の不快，下痢，緊張，赤面，混乱などの変化で現れる．赤面はとくに典型的な症状である．その結果として患者は，人前で話したり，書いたり，食べたり，その他不安や緊張を生じやすい状況におかれることを恐れ，回避しようとする．なお日本人によくみられる**対人恐怖**もこの範疇の恐怖と考えてよい．

特定の恐怖症

ある特定の対象や状況に対する，持続的で顕著な恐怖である．その恐怖により不安反応やパニック発作を生じる．発症は小児期が多い．恐怖刺激に接すると，ほとんどすぐに不安が生じてくる．そのため恐怖の原因となる対象や状況を回避しようとする．不安や恐怖の程度は，通常は対象に接近するほど，また状況から逃れることができなくなるほど強まる．

・動物型：動物や虫などに対する恐怖
・自然環境型：嵐，高所，水などに対する恐怖
・血液・注射・外傷型：血やケガを見ることや，注射などの侵襲的処置に対する恐怖．血管迷走神経反射を起こし「血の気が引く」反応を伴う．
・その他の型：上記以外の特定のものに対する恐怖

3 治療の実際

薬物療法と認知行動療法ならびにカウンセリングが行われる．

広場恐怖と社交恐怖に対しては，ベンゾジアゼピン系抗不安薬，選択的セロトニン再取り込み阻害薬（SSRI），β遮断薬などが使用される．演奏やスピーチであがることへの不安にはプロプラノロール（インデラル®）（β遮断薬）の直前投与が有効である．

認知行動療法では，治療者の指示に基づいて，恐怖対象のイメージや実際の状況に身を曝す**エクスポージャー法**がもっともよく行われる．その他，認知療法も行われる．

特定の恐怖症に対しては，これまで有効とされた薬物はない．抗うつ薬，ベンゾジアゼピン系抗不安薬，β遮断薬とも有用ではない．治療はエクスポージャー法が中心となる．

なお症状の背景になんらかの葛藤が存在している場合には，カウンセリングが必要となる．

看護のポイント

患者がもつ症状の主観的苦痛の大きさを理解し，感情的にサポートする．また専門医による明確な治療指針に基づいた対応が必要である．

恐怖症の症状は，健常者の目からみると重大な症状には見えず，しばしば患者の精神的弱さを感じさせてしまう．したがって看護師も軽く考えがちとなるが，それが患者に対する態度に現れると，患者の自尊心を傷つけることになるので注意する．

（飛鳥井　望）

D　心的外傷後ストレス障害
posttraumatic stress disorder(PTSD)

1　起こり方

災害，事故，犯罪被害などの出来事に曝されたことによる精神的後遺症である．自分自身が直接の被害者とならなくても，凄惨な光景を目撃したり，あるいは家族が被害を受けたことで強い精神的ショックを受ける場合もある．

DSM-Ⅳ-TRでは，①客観的にみて「実際にまたは危うく死ぬないし重傷を負うような，あるいは自分または他人の身体的保全がおびやかされるような」出来事であることと同時に，②主観的にも「強い恐怖，無力感と戦慄を伴った」出来事であることを基準として記している．DSM-Ⅳ-TRによるPTSD症状は，①**再体験症状**，②**回避・精神麻痺症状**，③**過覚醒症状**の3つのグループから構成される．

再体験症状1項目，回避・精神麻痺症状3項目，過覚醒症状2項目を満たす状態が1ヵ月以上にわたって持続し，それにより主観的苦痛や生活機能，社会機能に明らかな支障が認められたときにPTSDと診断される．1ヵ月未満の場合には，別に「**急性ストレス障害**」という診断が設けられている．

発症メカニズム

PTSDの発症機序には，心理的・社会的要因だけでなく，神経内分泌学的異常や大脳辺縁系を中心とした神経ネットワークの機能異常など生物学的要因もかかわっていることが明らかにされつつある．

2　症状と診断のすすめ方

● 再体験症状 ●

出来事に関する不快で苦痛な記憶が，フラッシュバックや夢のかたちで繰り返し蘇る．あるいは何かのきっかけでその出来事を思い出させられ，そのときの気持ちの動揺や，動悸や冷汗などの身体反応も含む．

● 回避・精神麻痺症状 ●

出来事に関して考えたり話したり，感情が湧き起こるのを極力避けようとすることや，思い出させる場所や物を避けようとする．出来事の一部を思い出せないという場合もある．その他，趣味や日常の活動に以前ほど興味や関心が向かなくなる，他人との間に壁ができたような孤立感を感じる，感情が麻痺したようで愛情や幸福感などの感情を感じにくくなる，将来の人生に対して前向きに考えられなくなる，といった心の変化が生じる．

● 過覚醒症状 ●

睡眠障害，イライラして怒りっぽくなる，物事に集中できないといったことや，何事にも必要以上に警戒してしまったり，ちょっとした物音などの刺激にもひどくビクッとしてしまうなど精神的緊張が高まった状態となる．

鑑別診断

災害や事件・事故による精神的後遺症は，すべてPTSDというわけではない．そのほかにも反応性抑うつ，不安性障害，心身症などさまざまなかたちをとりうる．またPTSDは，いわゆる**死別反応**とも区別する必要がある．出来事に際して，近しい者を亡くした場合には，PTSDと死別による悲嘆の双方の症状が出現することもある．

3　治療の実際

心理教育を含めたカウンセリング，薬物療

法，認知行動療法などが行われている．

心理教育

本人および家族に対して，心的外傷によるストレス症状や体験に伴って生じる感情について説明し，知的理解を促す．

薬物療法

パロキセチン（パキシル®），セルトラリン（ジェイゾロフト®），フルボキサミン（デプロメール®，ルボックス®）などの選択的セロトニン再取り込み阻害薬（SSRI）が現在第1選択薬とされる．ベンゾジアゼピン系抗不安薬［アルプラゾラム（ソラナックス®），クロナゼパム（リボトソール®）］は，PTSDに伴う不安症状の軽減は期待できるが，再体験，回避，過覚醒などの症状自体には効果は乏しい．

SSRIの効果が不十分な場合，他の抗うつ薬や抗精神病薬が使われることもある．

認知行動療法

エクスポージャー法，認知療法，眼球運動による脱感作および再処理法（EMDR）などが行われている．

看護のポイント

◆ 傾聴と共感 ◆

患者のトラウマ体験に対する看護の基本は，傾聴と共感である．ただし精神的衝撃と恐怖，体験に伴う自責感情や恥辱感情のために，体験を言語化できないことがある．また解離や否認といった機制が働き，現実感が湧いてこないこともある．患者がトラウマ体験の事実やそれに伴う感情を語ることを押しとどめもせず，無理強いもしない．また患者のとった行動に対して批判がましいことは口にせず，共感的に理解する．「早く忘れて元気になれば」とか「時間がたてば忘れる」といった安易な励ましは禁物である．

◆ 症状の説明 ◆

ストレス症状としての再体験，回避，過覚醒症状について説明することで知的理解が得られ，症状に対する不安を軽減することができる．重要なことは，症状を「**異常な状況に対する正常な反応**」として受け止めてもらうことである．なるべく早い段階で家族にも心理教育を行い，症状の理解とサポートを得るようにする．家族のサポートの有無は症状の回復に影響する．

◆ 現実的課題への援助 ◆

症状のために気持ちが混乱し，生活上や療養上の現実的課題への取り組みに支障が出ることがある．そのような場合は当面の課題を整理し，優先する課題から1つひとつ患者が取り組んでいけるように援助する．　　（飛鳥井　望）

解離性障害 dissociative disorders

1 起こり方

解離とはかつてフロイトによりヒステリーとよばれていた精神状態の1つである．ヒステリーは解離型ヒステリーと転換型ヒステリーに分けられ，運動・知覚障害を主とするものは転換型ヒステリー，意識障害を主とするものは解離型ヒステリーとされていた．しかし，「ヒステリーを起こした」などと日常会話でも単にかんしゃくを起こした場合にも使われることもあり，「ヒステリー」という用語がさまざまな意味合いで用いられることが多いため，解離性（転換性）障害としてよばれることが最近では多い．

解離は「過去の記憶や同一性と直接感覚の意識および身体運動のコントロールの正常な統合が部分的あるいは完全に失われる」状態と定義される．すなわち，幼児虐待などの心的外傷（トラウマ）により生じる感情，運動，感覚，記憶などのさまざまな心的な内容が意識の主要部分から切り離されてしまうことであり，緊急避難的に心的外傷から身を守ることができる．すべ

ての解離が病的というものではなく，白昼夢など多くの人に日常的にみられる現象も解離の一種であり，一般人口の約6％が3種類以上の解離症状を有し高い解離傾向を示す，という報告もある．しかしながら，長期間にわたり解離により対処していると，解離症状が日常生活に組み込まれてしまうことがあり，解離性障害の患者ではストレスに対して容易に解離が生じるようになる．そのため，健常な精神状態であれば有している統一された自己という感覚が障害され，自己同一性が失われたり，2つ以上の人格が交代したりするなどの症状を呈する．

解離症状により，患者が葛藤を直接に悩まなくてすむようになり，精神的な安定が得られるようになることを**1次疾病利得**という．さらに，病気になることによって周囲の人から関心や同情が得られるなどの利益が得られることを**2次疾病利得**という．また，症状形成によって内的葛藤が一時的に解決あるいは回避された形になると不安がなくなるので，患者本人は自らの症状に悩むことは少なく，**満ち足りた無関心**とよばれる．

「精神疾患の診断・統計マニュアル第4版，本文改訂版」（DSM-Ⅳ-TR）では，解離性障害は，解離性健忘，解離性遁走，解離性同一性障害（多重人格障害），離人症性障害に分類される．解離性遁走以外は女性に多く，加齢とともに減少するが全世代で起こりうる．

2 症状と診断のすすめ方

以下に，DSM-Ⅳ-TRの分類に基づき，それぞれの疾患の症状について述べる．

解離性健忘

ストレスに満ちたできごとについての情報を思い出せないということが特徴である．具体的には，事件や葛藤的な仕事の内容，さらには自分の名前までも健忘されることがある．解離性健忘では，ストレス状況などにおいて取り入れられた記憶が健忘されやすいものの，それ以外の日常生活を送る能力には支障がない．解離性健忘はいくつかの型に分かれる．

①**全生活史健忘**：姓名や住所などの生活史にかかわる情報を想起できないが，食事をする，テレビのスイッチを入れるなどの日常生活上の記憶は保たれているものである．
②**局所性健忘**：もっともよくみられ，数時間〜数日間という短時日に生じたできごとに関する記憶を失うことである．
③**選択的健忘**：短時日に生じたできごとの一部のみが想起でき，すべてを思い出すことができない．

解離性遁走（フーグ）

目的にかなった行動をとりながら，家や職場から離れて幾日もさまよい，その間患者は過去の生活や関係を完全に忘れているが，そのことに気づいていないことが特徴である．遁走期間中には，性格や思考の変化がみられるなど，別の同一性をまとっていることも多い．1回の遁走エピソードで回復する場合もあれば，回復途上で遁走が再び出現する場合や比較的短時間の遁走が繰り返されるエピソードの場合もある．

解離性同一性障害（多重人格性障害）

1人の人物の中に2つ以上の別の人格が現れることが特徴であり，交代人格の平均数は5〜10の範囲といわれている．それらの人格は，特徴によって，主人格，性的放縦人格，子ども人格，迫害者人格，自殺者人格，異性人格などと命名される．人格交代は，眼球上転やうつむいて髪で顔を隠す，宙を見つめる，頭痛がする，意識を消失して倒れるなどしばしば突然で劇的な変化を示すことがある．また，人格交代以外の症状も多彩であり，健忘，遁走，抑うつ，不安，恐怖，自傷などが多いが，幻聴や幻視を認めることもある．

離人症性障害

離人症状は大きく3つに分けられる．1つ目は「自己が存在しない，生きている実感が湧かない」といった自己についての離人症，2つ目は「自分の体が自分でないように感じる，頭の中に違和感がある」といった身体についての離人症，3つ目は「周囲のものと1枚の膜が貼っている感じがする」といった外界についての離人症である．このようにさまざまな症状がみられるが，特徴的なのはその症状自体よりも構造

であり，現実世界のいろいろなことに圧倒されている自分と，そこから切り離され自分を客観的に観察している自分に分けられることが多い．より前者に傾けば患者は後ろに誰かがいると実体的意識性を感じるようになり，一方で後者に傾けば後ろから自分が自分自身を監視しているといった体外離脱体験を感じるようになる．

3 治療の実際

　解離性障害の治療としては，基本的に薬物療法は補助的であり，精神療法が主体となる．薬物としては，睡眠薬，抗不安薬，抗うつ薬，抗精神病薬，気分安定薬などが使用される．これらは患者の不安を緩和させるのにはある程度有効であるが，不安が緩和し，症状が和らいだら，心的外傷の解消のための精神療法へと導くことが重要である．

　患者と接する際には，症状に焦点を当てすぎないように注意すべきである．解離症状は多分に演技的であり，治療スタッフが患者に対して「わざとやっているのではないか」と逆転移を起こすことがある．治療スタッフが症状の真偽にばかりとらわれてしまうと，治療的なアプローチをとることが困難となり，受容的，支持的な治療的態度をとることができなくなる．そして，症状自体を治療の対象とし，とにかく症状を取り除こうとするのもよくないことが多い．前述のように解離症状が患者にとって防衛機制として働いているため，葛藤が解消されないままに解離症状のみが取り除かれてしまうと，抑うつ，不安，自責感，恥辱感，攻撃性を示すことがあるからである．

💡 看護のポイント

　解離症状に注意が向き，症状が出現しているときに患者と接することが多くならないようにすることであり，解離症状が出現していない調子のよいときにも同じようにまたはそれ以上に患者と接することである．そのなかで，患者にとっての心的ストレスとなる危機的状況がどこにあるのか，症状発現の契機がどこにあるのか，といった点を患者とともに検討することが重要である．

　また，近年，解離性障害に自傷が合併する症例が増えてきており，解離性障害の患者を看護する際には留意すべきである．解離性障害が自傷行為を合併する場合，そこには解離症状に苛まれることについての自分や他者への強い怒りが存在し，同時に他者に自分の苦悩を理解してほしいという願望が込められていることが多い．自傷行為を繰り返す患者に出会ったとき，かつて境界性人格障害患者に対して行われたように治療者が患者に操作されないように防衛的に対応すると，患者にさらに不安を募らせてしまう危険がある．解離性障害の患者にとって，自傷行為の背景には危険な状況への対処困難に由来する強い戸惑いがあると考えるなら，まずは患者にとっての安全を確保することが大事であり，支持的に接することが求められる．

〔松岡　究，岸本年史〕

身体表現性障害 somatoform disorders

A　障害の概念について

1 概　念

　身体表現性障害というのは，比較的新しい言葉である．1980年に**米国精神医学会**がDSM-Ⅲを出し，それに登場したsomatoform disorderの訳語として，1982年に現れたのが最初であろう．

　身体表現性障害は，診断名ではなく，いくつ

かの疾患をまとめた疾患群に対する呼称である．最近の診断基準をもとに概要を述べる．

ICD-10（1993）は，身体表現性障害に含まれる疾患の特徴を「所見は陰性が続き，症状にはいかなる身体的基盤もないという医師の保証にもかかわらず，医学的検索を執拗に要求するとともに，繰り返し身体症状を訴える」と記載している．さらに「①なんらかの身体的な障害があるにしても，それらは症状の性質や程度，あるいは患者の苦悩やとらわれを説明するものではない，②症状の発現と持続が不快な生活上の出来事，あるいは困難や葛藤と密接な関係をもつときでさえ，通常，患者は心理的原因の可能性について話し合おうとすることに抵抗する」との記載がある．

DSM-Ⅳ（米国精神医学会，1994）には，身体表現性障害に含まれる疾患に共通する特徴として，「①一般身体疾患を示唆する身体症状が存在するが，一般身体疾患，物質の直接的な作用，または他の精神疾患によっては完全に説明されない，②その症状は臨床的に著しい苦痛，または社会的，職業的，または他の領域における機能の障害を引き起こす，③身体症状は意図的でない」をあげ，「これらの障害を1つの章（身体表現性障害）に集めるのは，病因またはメカニズムを共有していることを想定しているというよりはむしろ，臨床的有用性に基づくものである」としている．

2 身体表現性障害に含まれる疾患

ICD-10では，身体表現性障害に，**身体化障害**，鑑別不能型身体表現性障害，**心気障害**，**身体表現性自律神経機能不全**，**持続性身体表現性疼痛障害**，他の身体表現性障害，特定不能の身体表現性障害が含まれている．一方，DSM-Ⅳでは，身体化障害，分類不能型身体表現性障害，**転換性障害**，**疼痛性障害**，**心気症**，**身体醜形障害**，特定不能の身体表現性障害が含まれている．これらのいくつかは本書で解説されよう．

細かい用語の違いはあるが，おもな相違点は，①転換性障害がDSM-Ⅳでは身体表現性障害に含まれるが，ICD-10では別項目に記載される，②身体醜形障害がDSM-Ⅳでは身体表現性障害に含まれるが，ICD-10では身体表現性障害のなかの心気障害に含まれる，③ICD-10で記載されている身体表現性自律神経機能不全がDSM-Ⅳにはない，などであろうか．このようにまだ議論の多い段階であり，身体表現性障害という概念は完全に認められているとはいえないと理解しておく必要がある．

日常の臨床現場では，医学的に説明不可能な症状を訴える患者や，病気の所見もないのに病気の存在を確信して悩む患者にしばしば出会う．このような症例に適切な診断をつければ，その疾患は身体表現性障害に含まれる疾患である可能性が高い．ただし病気の存在を確信し，どのように説明しても訂正されない場合は，**妄想性障害**として，身体表現性障害とは区別される．また**統合失調症**（精神分裂病）やうつ病の経過中に身体に異常所見のない身体愁訴を認めることがある．このような場合，たいていは個々の診断基準ごとに診断の記載法が定められているため，それに厳密に準じる必要がある．実際の臨床では統合失調症やうつ病の診断を優先させ，治療を行ったほうがよいことが多い．

3 治療の実際と看護のポイント

治療やケアは個々の疾患ごとに論じられるべきであるが，身体表現性障害全般においてとくに重要な対応は以下の点であろう．

① 身体愁訴に関して身体医学からの所見を伝え，安易に「精神的なもの」「ストレス性」「自律神経失調」などの言葉で説明しない．
② 「それほど痛いはずはない」「気持ちをしっかりもてば大丈夫」などと，医療スタッフが医学的根拠のない無責任なことを言わない．

他覚所見はなくても患者の苦痛はきわめて強いものである．

さらに看護スタッフは，医師による環境調整を含むさまざまな治療の有力な援助者となる必要がある．とくに身体表現性障害に含まれる疾患の患者は，精神面に対する治療を拒む傾向があるため，医師とともによく説明する必要がある．

（宮岡　等）

B 身体化障害 somatization disorder

1 概念と歴史

身体化障害の概念は，歴史的にブリケ（Briquet）症候群とよばれていた病態から生まれた．

ブリケ症候群は厳しい診断基準をもち，30歳以前の発症であること，59の身体症状のうち，25症状以上を有することなどが条件とされていた．このブリケ症候群の診断基準をやや緩めたかたちで，身体化障害（somatization disorder）という概念が1980年に米国精神医学会が出したDSM-Ⅲに登場した．

2 症状と診断のすすめ方

DSM-Ⅳ（1994）に示された身体化障害の診断基準を表1に示す．基本的な特徴は，反復性で多彩な身体愁訴を呈することである．上記の経緯で生まれた概念であるため，この診断基準を満たすためにはかなり多くの身体愁訴を有することが必要である．身体化障害は身体表現性障害の1つであるが，他の身体表現性障害同様，その発症機序は明らかになっていない．

自分の感情をうまく表現できない人の感情の表現手段である，精神的な葛藤を身体化している，ストレス状況に対する1つの反応様式である，などさまざまな説があるがはっきりしない．

3 治療の実際

DSM-Ⅳの中にも「慢性ではあるが動揺性の経過をとる障害で，寛解することはまれである」と記載されているように，治療は容易でない．医療スタッフも，積極的に治療するというより，増悪しないように適切に対応する程度に考えておいたほうがよいといえるかもしれない．患者にも，一般に改善の度合いは遅いものであることをあらかじめ説明しておいたほうが，結果的には早期の症状改善につながることがある．

身体愁訴に関する説明

身体愁訴に関して身体医学からの所見を正確に伝え，安易に「精神的なもの」「ストレス性」「自律神経失調」などの言葉を用いない．精神面の問題の関与が疑われるとしても，精神医学

表1 身体化障害の診断基準

A. 30歳未満に始まった多数の身体的愁訴の病歴で，それは数年にわたって持続しており，その結果治療を求め，または社会的，職業的または，他の重要な領域における機能の障害を引き起こしている
B. 以下の基準のおのおのを満たしたことがなければならず，個々の症状は障害の経過中のいずれかの時点で生じている
　(1) 4つの疼痛症状：少なくとも4つの異なった部位または機能に関連した疼痛の病歴（例：頭部，腹部，背部，関節，四肢，胸部，直腸，月経時，性交時，または排尿時）
　(2) 2つの胃腸症状：疼痛以外の少なくとも2つの胃腸症状の病歴（例：嘔気，鼓腸，妊娠時以外の嘔吐，下痢，数種類の食物への不耐性）
　(3) 1つの性的症状：疼痛以外の少なくとも1つの性的または生殖器症状の病歴（例：性的無関心，勃起または射精機能不全，月経不順，月経過多，妊娠中を通じての嘔吐）
　(4) 1つの偽神経学的症状：疼痛に限らず，神経学的疾患を示唆する少なくとも1つの症状または欠損の病歴（協調運動または平衡の障害，麻痺または部分的な脱力，嚥下困難または喉の塊，失声，尿閉，幻覚，触覚または痛覚の消失，複視，盲，聾，けいれん，などのような転換症状，記憶喪失などの解離症状，失神以外の意識消失）
C. (1)または(2)
　(1) 適切な検索を行っても，基準Bの個々の症状は，既知の一般身体疾患または物質（例：乱用薬物，投薬）の直接的作用として十分説明できない
　(2) 関連する一般身体疾患がある場合，身体的愁訴または結果として生じている社会的，職業的障害が，既往歴，身体診察，または臨床検査所見から予測されるものをはるかにこえている
D. 症状は，（虚偽性障害または詐病のように）意図的につくりだされたりねつ造されたりしたものではない

の知識が十分でない医師であれば,「身体に明らかな異常はない.精神的な原因でこのような愁訴が出る場合もあるといわれている.ただ自分は精神医学の専門家ではないので,一度専門家に診てもらい,もしそちらの問題がなければもう一度,こちらで経過をみる」のように伝えるのがよい.

医学的根拠のない説明をしない

「それほど痛いはずはない」「気持ちをしっかりもてば大丈夫」などという,医療スタッフが発する医学的根拠のない無責任な言葉は治療をかえってむずかしくする.他覚所見はなくても患者の苦痛は一般にきわめて強いものである.

環境調整

精神療法として明らかに有用性が認められているものはない.詳細に生活状況を問診し,対人関係,社会的・職業的環境と身体愁訴との間に関連が見出されるようであれば,そのような環境をできるだけ避けるようにすすめる.

薬物療法

不安感や抑うつ感が強い場合は,**抗不安薬**や**抗うつ薬**を用いることもあるが,それらの副作用が新たな身体愁訴となることもあるので慎重に用いる.

看護のポイント

上記のような治療指針に準じて対応すればよい.繰り返し説明しても患者が身体愁訴を訴え続けるため,医療スタッフが不快感を抱くことがある.日常生活ではなく医療場面で,医学知識に基づいた対応が求められていることを常に意識しておかねばならない.そのうえで,患者の訴えに共感的な姿勢をとり,症状を否定しないことが大切である.「検査では明らかな異常は認められませんでした.でも痛みは随分辛いようですね」などと,患者の訴える自覚症状が確実に存在することを認める言葉は有用である.

精神科受診にいたり,精神科治療が開始された後でも,精神科のスタッフは患者の訴える愁訴に対して,身体医学の観点から説明を続ける必要がある.精神障害としての病識をもたせようと精神的な点を強調しすぎると,治療中断につながりやすい.

完全に症状をとろうとする患者の姿勢は,かえって身体への過度の注意を生み,症状をとれにくくするという考え方がある.世の中には多くの「頭痛もち」がいるように,ある程度は患者が症状とともに生きていくことを身につけるようアドバイスすることも重要である.

(宮岡　等)

C　転換性障害 conversion disorder

1 起こり方と症状・診断のすすめ方

転換とは,ストレスや心的葛藤が身体症状に変化させられる過程である.こうして生じる転換性症状は,過剰な情動・緊張を症状という構造に縛りつけ,不安を減じ,患者を守ってくれる一面がある.症状としては,失立,失歩,嚥下困難などの運動障害や,感覚脱失,感覚鈍麻,視野狭窄,視力障害,聴力障害などの知覚障害が生じる.患者は麻痺や感覚異常に無関心だったり,容易に受容したりすることがあり,この表面上の不自然な態度は,「**満足しきった無関心(la belle indifférence)**」とよばれる.

なお,診断に際しては神経疾患や一般身体疾患を除外するための十分な身体学的検索が重要である.

2 治療の実際

症状の重症度ばかりでなく,症状出現による**1次的疾病利得**(症状形成によって葛藤が回避されることをいい,心理的に耐えがたい葛藤があったとしても,症状が形成されて症状に注意が集中すれば,オリジナルな葛藤により悩まされることがなくなることをいう)や**2次的疾病利得**(症状が出現した後になって2次的に外的に生じる利得をいい,たとえば病気になること

によって，働かなくてよい，入院していられる，家族のケアを受けられる，金銭的補償を受けられるなどがある）を把握することが大切となる．患者は，傷つき体験を抱きやすく，不安や抑うつ状態に陥りやすいため患者の自尊心に配慮したかかわりを行う．

◆ 薬物療法 ◆

ベンゾジアゼピン系のような抗不安薬が，一時的な不安の軽減に有用である．しかし抗不安薬の使用は短期間にとどめ，不安が緩和し症状が和らいだら，心理社会的アプローチに重点を置く．

◆ 心理社会的アプローチ ◆

①患者の心理面へのアプローチ：心理的葛藤として，未解決のプライベートな愛情生活面での葛藤が多い．葛藤は，幼少期の愛情や愛着の剥奪体験や別離体験，もしくは虐待などの心的外傷が関連している場合もあり，治療者の援助のもと，これらの葛藤やトラウマに向かい合い洞察し克服していくといった精神療法的アプローチを行う．
②患者の対処行動への働きかけ：ストレスや不安の軽減のために，腹式呼吸やリラクセーションが有用な場合もある．
③家族など周囲への働きかけ：一時的な不安やストレスの軽減のための環境調整が必要となる場合もある．その場合，家族に対する疾病教育も含まれる．精神発達遅滞や発達障害などを背景にもつ患者の場合，そうした素因の説明を家族に行い，対応方法について理解を促すことは重要である．一方で，2次的疾病利得が患者の退行を促し症状を慢性化する要因となる場合もあるため，環境調整は十分吟味したうえで行う．

💡 看護のポイント

- 看護スタッフは，十分な情動的サポートをもって患者に対して関心をもっていることを伝え，患者の不安を軽減するよう努める．親しみをもった援助が個人的関係に発展することに注意する．患者は魔術的な期待をスタッフに対してもつ傾向があるので，スタッフは自らのできることを十分に把握しながら，患者の看護にあたる．
- 女性患者では，男性スタッフから称賛や保護を得るために，コケティッシュで依存的な態度をとることがある．男性患者では，過度に男らしい態度をとろうとする．これらは，傷つきやすい自尊心への脅威を払拭しようという試みとして理解できる．女性患者では，女性スタッフに敵対的で競争を挑んでくることが多い．スタッフは，親切に対応しながらも客観的なスタンスを保つよう心掛けることが必要となる．
- 病気の成り立ちや特徴，治療計画についての説明を定期的に行う．患者の知性や教養に合わせ，どのように症状が生まれるのか説明をする．こうして信頼を得て疾病否認の傾向を乗り越えていく．疾病否認は「満足しきった無関心」というかたちをとりやすいが，病気に無関心といってもその強度は動揺性であり，患者の状態をみながら患者が受け取りやすいタイミングで如才なく直面化させていくことも必要となる．これとは逆に，身体症状をいろいろと訴えてくることもあり，患者の身体的な訴えをていねいに聞き，身体的状況に配慮しながらも，患者の背後にある不安や内的な情動の起源を想像する気持ちで患者に寄り添うことが望ましい．

（吉田公輔，西村良二）

D 心気症 hypochondriasis

1 起こり方

「心気症」とは，患者の身体症状に対する誤った解釈に基づき，自分が重篤な病気にかかっているという恐怖や，病気にかかっているという観念へのとらわれを特徴とする疾患である．

心気症の原因については，いくつかの仮説はあるが，よくわかっていない．心気症となりや

すい患者の傾向としては，患者自身が(とくに小児期に)重篤な疾患に罹患した，または家族や患者にとって重要な人が，なんらかの疾患に罹患したという過去の経験があることが多い．このような患者が，とくに親しい人の死などの**心理社会的ストレス**を**誘因**として，心気症を発症するとされている．

心気症の一般的な発症年齢は成人期早期と考えられており，性差はないとされている．一般人口中の有病率は不明であるが，一般医療機関における有病率は4〜9%と報告されている(すなわち，患者の10〜25人に1人が心気症であると考えられる)．しばしば，**うつ病性障害**や**不安障害**などのほかの精神疾患を合併している．

2 症状と診断のすすめ方

心気症の主症状は，身体症状に対する誤った解釈に基づく，自分が重篤な病気にかかっているという恐怖や，病気にかかっているという観念へのとらわれである．

以上の症状が6ヵ月以上にわたって続いており，なおかつ患者はその症状により，臨床的に著しい苦痛や社会的・職業的に支障をきたしており，そのほかの精神疾患ではうまく説明できないときに心気症と診断をする．

特徴

心気症患者の特徴として，病歴が長く詳しく話されることが多い．また，医師と患者の双方が欲求不満や怒りを感じ，「**ドクターショッピング**」をしたり，医師-患者関係が悪化したりすることも多い．自分が重篤な病気にかかっていると信じているので，さまざまな検査を受けることを希望する．それゆえ，検査などによる合併症を生じることがある．これらの患者は，自分が適切な治療を受けていないと信じており，精神科医に紹介されることに強く抵抗することがある．自分自身の状態にばかりとらわれ，特別な治療と扱いを期待することが多いため，対人関係に支障をきたしていることが多い．また，患者の身体的健康を中心に動かざるを得なくなるため，家族関係にも支障をきたしていることが多い．

なお，高齢になるほど身体へのとらわれ(心配)と衰弱の恐怖が強くみられるようになるが，これは心気症というよりはむしろ，うつ病性障害などの気分障害の反映であることが多いとされている．

3 治療の実際

治療法は，確実なものがない．「患者を見捨てていないのだ」という態度を常にとり，患者を怒ったり受診を断わったりせず(ドクターショッピングを助長させないため)，無理に心気症を治癒させようとはせず，むしろ患者が症状をコントロールできるように**援助**するといった方針で治療を行うべきである．

向精神薬による薬物療法は，うつ病性障害や不安障害を合併した場合にのみ適応となる(合併したうつ病性障害や不安障害の症状の軽減により心気症が軽くなったように感じることがある)．心気症の患者では**薬物嗜癖**を起こしやすいので，安易にベンゾジアゼピン系薬剤(精神安定剤)に頼ることは避けるべきである．

また，不必要な検査(とくに侵襲的な検査)をしないことも大切である．

予後はまちまちである．まれに完全に治癒することもあるが，通常は，症状の増悪と軽快を繰り返す．適切な治療により心気症患者の1/3〜1/2が，症状の軽快をみるという報告もある．

看護のポイント

・医師や家族などと協力した看護を必要とする．
・患者の訴えに耳を傾けることは大切であるが，患者の訴える症状(心気症状)に振り回されてはならない．
・心気症患者に同じ訴えをくり返し話させることにより，逆に症状を悪化させてしまう可能性があるので，頻回に長時間にわたって話を聞くことが必ずしもよいことであるとは限らない．

(山田和男)

E 疼痛性障害 pain disorder

1 起こり方

「疼痛性障害」は，ストレスなどの心理的要因により悪化を認める，1つまたはそれ以上の解剖学的部位における重篤な疼痛を特徴とする．疼痛の部位は多岐にわたる．

疼痛性障害の原因については，いくつかの仮説はあるが，よくわかっていない．

疼痛性障害は，あらゆる年齢に起こりうる疾患であり，男性よりも女性に起こりやすいとされている．有病率は比較的高い．

2 症状と診断のすすめ方

疼痛性障害の主症状は，1つまたはそれ以上の解剖学的部位における重篤な疼痛である．

疼痛により，著しい苦痛や社会的・職業的に支障をきたしており，ストレスなどの心理的要因により疼痛の悪化を認め，そのほかの精神疾患ではうまく説明できないときに，疼痛性障害と診断をする．さらに，「**心理的要因と関連した疼痛性障害**」（原因となる一般身体疾患がないにもかかわらず疼痛を訴えるもの）と「**心理的要因と一般身体疾患の両方に関連している疼痛性障害**」（原因となる一般身体疾患から予測できる以上の疼痛を訴えるもの）のいずれであるのかを特定する．

疼痛性障害患者は，疼痛の「治療法」を知っている専門家がどこかにいると確信していることがあり，達成できない目標を求めて，かなりのお金と時間を使うことがある．また，疼痛のために活動性が低下し，社会的に孤立し，抑うつ傾向となるため，疼痛がさらに増強するという悪循環をきたすことが多い．

精神疾患の合併

疼痛性障害患者は，ほかの精神疾患（とくにうつ病性障害と不安障害）を合併することが多い．**慢性の疼痛**では**うつ病性障害**との合併が，**急性の疼痛**では**不安障害**との合併がそれぞれ一般的であるとされている．さらに，**不眠**を伴うことも多い．ただし治療に際しては，**医原性**の**ベンゾジアゼピン系薬剤**（精神安定剤）の依存または乱用，および鎮痛薬やアヘン類の依存または乱用が，疼痛性障害患者ではとくに起こりやすいので注意が必要である．

また，疼痛ががんなどの末期疾患と関連している場合や，うつ病性障害を合併している場合には，自殺の危険性も高いので，とくに注意が必要である．

3 治療の実際

治療の際にもっとも注意しなければならない点は，疼痛性障害患者では，ベンゾジアゼピン系薬剤や鎮痛薬に対して，**依存**や**乱用**をとくに生じやすいということである．

疼痛に対しては，ベンゾジアゼピン系薬剤や鎮痛薬がほとんど効果を示さないことが多い（まったく無効であることもある）が，これらの薬剤が一時的に効果的であったりすることにより，依存または乱用につながるおそれが大きいので注意が必要である（患者が独断で服用量を増やしてしまうことがある）．

向精神薬では，**三環系抗うつ薬**や**選択的セロトニン再取り込み阻害薬（SSRI）**などの抗うつ薬が効果的であることがある．また，**認知行動療法**も有効であるとされている．疼痛性障害患者の疼痛を軽減させるためには，疼痛の有無にかかわらず，定期的に計画した活動（仕事，外出，イベントなど）に参加するように助言したり，疼痛が患者の生活様式を決定する因子にならない（疼痛に振り回された生活をしない）ように指導したりするとよい．さらに，精神科医に相談することも考慮するとよいであろう．

予後は，急性の疼痛と慢性の疼痛で異なる．急性の疼痛のほとんどは，比較的短期間のうちに解決するので，あまり問題が起こらないことが多い．しかし，慢性の疼痛の場合には，予後が不良であることが多い．

看護のポイント

医師や家族などと協力した看護を必要とする．患者の疼痛を考慮することは大切であるが，訴えに振り回されてはならない．疼痛性障害の患者は，鎮痛薬（アヘン類を含む）やベンゾジアゼピン系薬剤を執拗に要求してくることが多いので，注意が必要である．むしろ，レクリエーションなどを通じて，患者に疼痛をコントロールする方法を習得させるように働き掛けることが大切である．

（山田和男）

てんかん epilepsy

キーポイント

- てんかんは，てんかん発作を主症状とする慢性の脳疾患である．
- てんかんの治療は抗てんかん薬による薬物療法が基本であり，難治性の場合は外科治療も考慮される．
- てんかんは社会生活に大きな影響を及ぼし，他の精神疾患を多く合併するため，心理社会的なサポートが不可欠である．

1 考え方の基本

まず，**てんかん発作**とてんかんを区別して考えることが重要である．世界保健機関の定義によると，「**てんかん発作**とは，大脳ニューロンの過剰な放電から由来する発作であり，**てんかん**とは反復性のてんかん発作を主症状とする慢性の脳疾患」である．

したがって，てんかん発作が一度生じただけでは，原則的にてんかんとは診断されない．また頭部外傷直後，低血糖時，発熱時，薬剤やアルコールの離脱時に限って生じるてんかん発作は状況関連性発作（急性症候性発作）とよばれ，それが繰り返されてもてんかんには含めない．

てんかんの診断の際にはさらに，てんかん発作様の症状を呈することのある解離性障害，失神発作，一過性脳虚血発作，憤怒けいれん（泣き入りひきつけ），睡眠時ミオクローヌス，チックなどを否定する必要がある．

2 起こり方

疫学

生涯にけいれんを経験する人は全人口の約9％におよび，生涯に一度でもてんかんと診断される者は約3％に達する．てんかんの発症は10歳以下に多く，10〜50代にかけては新たにてんかんを発症する人は少ないが，60代以降では再び増加に転じ，U字型の分布となっている．時点有病率は0.5〜1％であり，てんかんはまれな疾患ではない．

分類と原因

てんかんの分類は国際抗てんかん連盟（ILAE）の分類が用いられ，**特発性-症候性**の軸と，**局在関連性-全般性**の軸で把握するのが有用である（表1）．

● 特発性-症候性 ●

特発性とは病因を特定できないことを意味し，遺伝素因が関与すると考えられるものである．

症候性とは脳腫瘍，皮質形成異常，脳炎，脳梗塞，脳出血，頭部外傷などの基礎疾患から2次的にてんかんが生じるものである．

● 局在関連性-全般性 ●

局在関連てんかんは，焦点とよばれる神経細胞の興奮性が亢進した脳部位から同期的な電気活動が発生し，周囲に伝播することでてんかん発作が生じる．

全般てんかんは，大脳の両側にまたがる広範

表1 てんかんの4大分類症[てんかんの国際分類(ILAE)]

特発性局在関連てんかん	症候性局在関連てんかん
・小児良性ローランドてんかん ・小児良性後頭葉てんかん など	・ジャクソン(Jackson)発作関連てんかん ・側頭葉てんかん ・前頭葉てんかん ・後頭葉てんかん など
薬物療法不要(必要な際はカルバマゼピン) 思春期には全例寛解する	第1選択薬:カルバマゼピン 寛解率5割
特発性全般てんかん	症候性・潜因性全般てんかん
・小児欠神てんかん ・ヤンツ症候群(覚醒時大発作てんかん) など	・ウェスト(West)症候群 ・レノックス・ガストー症候群 など
第1選択薬:バルプロ酸 寛解率8割	第1選択薬:フェニトイン(カルバマゼピン)+バルプロ酸 寛解率2割

[兼本浩祐:てんかん学ハンドブック,6頁,医学書院,1996]

囲にてんかん放電が及び,放電の起源を特定できないもので,大脳皮質と視床を結ぶ神経回路の機能異常が原因として想定されている.

特発性局在関連てんかんは幼児期から児童期に発症するが,思春期には自然寛解する.特発性全般てんかんは,抗てんかん薬の内服で発作が抑制されることが多く生活に支障がないことが多い.

症候性局在関連てんかんはカルバマゼピンが第1選択薬となるが,発作の寛解率は5割程度である.

症候性・潜因性全般てんかんは高率に精神運動発達遅滞を伴い,抗てんかん薬を多剤併用しても,てんかん発作を抑制できないことが多い.なお,乳児重症ミオクロニーてんかんなど一部のてんかんは,焦点性か全般性かを決定できないてんかんおよびてんかん症候群とされ表1には含まれていない.

3 症状と診断のすすめ方

病歴聴取

てんかんの家族歴,熱性けいれん,周産期異常,頭部外傷などの既往歴,アルコール歴,初発年齢,発作頻度などを聴取する.また発作の様子を詳細に聴取する.具体的には発作の状況と誘因,前兆の有無,発声や手足の動き,顔色変化,開閉眼と眼球偏倚,発作後の麻痺や外傷,咬舌,失禁が生じるかなどを聴く.

てんかん発作型の同定

局在関連てんかんでは**部分発作**がみられ,全般てんかんでは**全般発作**がみられる.また,あるてんかん発作型が特定のてんかんに比較的特異的にみられる場合があり,てんかんの鑑別診断のためには発作型の同定がきわめて重要である.一方,強直間代発作はすべてのてんかんでみられる発作型である.

◆ 全般発作 ◆

発作起始から大脳皮質全体にてんかん波が生じる発作.意識消失を伴う.

①**ミオクローヌス発作**:一瞬の筋肉のぴくつき.持っている物を落としてしまう.ヤンツ(Janz)症候群でみられる.

②**定型欠神発作**:突発的に意識消失し,数秒〜数十秒ぼんやりと一点を見つめる.脱力は伴わない.小児欠神てんかんなどでみられる.

③**非定型欠神発作**:定型欠神発作より持続時間が長い.脱力などの運動症状を伴う.レノックス・ガストー(Lennox-Gastaut)症候群などでみられる.

④**脱力発作**:突然全身の力が抜け,転倒する.レノックス・ガストー症候群などでみられる.

⑤**強直発作**:全身の筋肉が強くひきつる.両上肢が挙上しうなり声を上げる.

⑥**間代発作**:全身の筋肉が規則的に収縮し,リズミカルに手足が震える.

⑦**強直間代発作(大発作)**:強直発作に引き続いて間代発作が生じるもの.

◆ 部分発作 ◆

大脳皮質の一部分から異常興奮が生じる発

作．意識障害を伴わない**単純部分発作**と意識障害を伴う**複雑部分発作**に分けられる．異常興奮が大脳皮質全体に伝播する（2次性全般化）と強直間代発作に移行し，全般発作と識別できないことがある．

①**単純部分発作**：異常興奮が生じている脳の部位に関連した症状を呈する（例：運動野の発作→不随意運動，視覚野の発作→閃光が見える）．

②**複雑部分発作**：自動症（意識が障害された状態での無意味な動作）がみられる．側頭葉てんかんに多い．意識消失の前に，上腹部の不快感や既知感（初めての状況を以前にも経験したように錯覚する）などの前兆が生じることがある．

合併する精神障害の把握

てんかん患者には精神障害の合併が多くみられるため，発作のみならず合併する精神障害の把握が重要となる．発作間欠期の精神障害と，発作後に生じる精神障害を分けて説明する．

◆ 発作間欠期の精神障害 ◆

①**発作間欠期精神病**：側頭葉てんかんに多く，幻聴や妄想が5〜7％にみられる．

②**気分障害**：てんかん患者ではうつ病と躁うつ病の有病率が一般人口よりも高い．

③**解離性障害**：真のてんかん発作に心因性非てんかん発作（偽発作）が混在することがある．精神遅滞や未熟な人格の者に多い．

④**発達障害**：重度心身障害児の30〜60％，精神遅滞の19〜30％，自閉症の12〜42％，注意欠如・多動性障害の5％がてんかんを合併する．逆に症候性・潜因性全般てんかんでは高率に精神遅滞を伴う．

◆ 発作後の精神障害 ◆

①**発作後もうろう状態**：強直間代発作や複雑部分発作に引き続いて，数分間のもうろう状態が出現し睡眠に移行する．時に数時間もうろう状態が遷延することがある．

②**発作後精神病**：側頭葉てんかんに多く，発作後数時間〜数日間の意識清明期の後に，情動的な変調を伴う精神病状態を呈することがある．多くは1週間以内に軽快する．

検　査

◆ 脳波検査 ◆

発作間欠期の脳波を30分〜1時間程度測定する．てんかん性の異常脳波が計測されれば診断の一助となる．

◆ 長時間脳波ビデオモニタリング ◆

ビデオ撮影をしながら，長時間（72時間など）脳波を計測し，てんかん発作時の脳波をとらえる検査．正確な診断，偽発作の除外，てんかん焦点の同定には不可欠である．

◆ MRI ◆

脳の精密な構造画像が得られ，てんかんの焦点となりうる脳腫瘍，海馬硬化症，皮質形成異常などの器質的異常を同定できる．

◆ 核医学検査 ◆

単一光子放射断層撮影（SPECT）やポジトロン断層撮影（PET）を用いると脳の血流や代謝が測定できる．局在関連てんかんでは，発作時にはてんかん焦点が局所的に高血流・高代謝域となり，発作間欠期には低血流・低代謝域となる．

4　治療の実際

生活指導

睡眠不足，不規則な生活，過度な飲酒などは発作を誘発することがあるため控えさせる．学校行事への参加や運動を制限する必要は原則ないが，発作で命に危険が及ぶ海水浴，登山などは避けるように指導することがある．発作のほとんどは自然に終息するため，救急受診は不要である．

ただし，発作が5〜10分以上続く場合は**てんかん重積状態**であり，救急処置が必要なため受診させる．運転免許については**コラム**を参照．

薬物療法

てんかんの治療は抗てんかん薬による薬物療法が中心となる．抗てんかん薬は，可能な限り診断を絞り込んだうえで，適切な薬剤を単剤投与するのが原則であるが，多剤併用が避けられないこともある．発作抑制効果，副作用の程度をみながら投与量を調節していく．

投与量変更や，薬物相互作用，怠薬による抗てんかん薬の血中濃度の変動を確認するため，適宜抗てんかん薬の血中濃度を測定する．薬物治療中に発作がなかった期間が長い者ほど薬物中止後の発作再燃が少ないことがわかっており，無発作の期間が2年以上続いた場合は，患者と話し合ったうえで抗てんかん薬の漸減・中止を検討することがある．

● 抗てんかん薬 ●

フェニトイン，カルバマゼピン，バルプロ酸，フェノバルビタール，クロナゼパム，エトスクシミドなどがこれまで使われてきた．抗てんかん薬は副作用が多く，アレルギー反応として肝障害，血球減少，皮疹が生じることが共通している．加えて薬剤ごとに眠気，小脳症状，不随意運動，骨障害，精神病症状の誘発，催奇形性などの副作用がある．

近年，新規の抗てんかん薬として，ラモトリギン，ガバペンチン，トピラマート，レベチラセタムが使用可能となり，既存薬と比べると副作用が少ないため処方の機会が拡大しつつある．

● 妊娠，授乳 ●

てんかん患者でも妊娠・出産は可能である．ただし一般人口では奇形の発生率は2〜3％なのに対し，1剤の抗てんかん薬で4〜6％に上昇し，多剤併用ではさらに確率が上昇するため，事前に十分話し合う必要がある．

妊娠中は可能な限り抗てんかん薬の単剤化に努め，催奇形性が高いバルプロ酸は可能な限り使用を避ける．葉酸の摂取が奇形のリスクを下げるため，サプリメントの内服を指導する．抗てんかん薬内服中でも，授乳は基本的に問題ない．

● 難治性てんかん ●

複数の適切な抗てんかん薬を十分量，単剤または多剤で2年以上用いても1年以上発作が抑制されない場合を**難治性てんかん**とよび，外科治療が考慮される．

てんかん重積状態の治療

てんかん発作が30分以上持続すると脳に非可逆的な障害が残る可能性がある．てんかん発作が5〜10分以上続くことを**てんかん重積状態**とよび，ジアゼパムやフェニトインを静注し，発作を頓挫させる必要がある．その際，発作が長引く要因がないかどうか，血液検査，頭部CT，髄液検査などの検査を実施する．

外科治療

● 前部側頭葉切除術 ●

難治側頭葉てんかんに対する有効性が確立している（発作消失6割，発作減少を含めると9割）．

● 脳梁離断術 ●

発作波が両側大脳に伝播し，転倒するのを防ぐために実施される．ほかに脳機能を温存しつつ発作波の伝播を抑制するために大脳皮質に5mmの間隔で刻みを入れる軟膜下皮質多切術（MST）や，頸部の迷走神経に電極を留置して電気刺激を与える迷走神経刺激などが近年では試みられている．

💡 看護のポイント

- てんかん発作に遭遇したら，転倒などによってけがをしないよう配慮が必要であるが，咬傷を防ぐためにタオルなどを口に咬ませるのはかえって危険である．誤嚥を防ぐため横臥位にさせるのがよい．そのうえで，発作型をよく観察する．
- てんかん重積状態となると非可逆的な脳障害が生じる可能性があるため，気道確保，バイタルサインのモニタリング，静脈路の確保をしたうえで，抗てんかん薬を静脈内注射し，重積状態を頓挫させる必要がある．
- てんかんの患者は発作それ自体のみならず，いつ発作に襲われるかわからないという無力感，社会的なハンディキャップや，合併する精神障害で苦しんでいることが少なくないため，心理・社会的な側面を含めたサポートが重要となる．

してはいけない！

- 「けいれん＝てんかん」ではない．てんかんの診断はその人の人生に大きな影響を与えるため，詳細な病歴聴取と検査を行ったうえで慎重になされなければならない．

（榊原英輔，亀井雄一）

コラム　てんかんと運転免許

1960 年に制定された旧道路交通法では，てんかんは一律に運転免許の欠格事由とされていた．1980〜90 年代に規制は緩和され，2002 年に改定された新道路交通法では，てんかんは運転免許の相対的欠格事由となり，2 年間の発作消失期間があり，医師に「発作が起こるおそれがない」と診断された者は免許を取得できることが明記された．

現在，てんかんの診断を受けた患者の中で，運転免許を取得している人の割合は 5 割程度である．てんかん患者による交通事故はすべての交通事故の 0.1〜0.3％であり，そのうち発作が事故に関連したものは 10〜15％である．事故を起こしやすいのは複雑部分発作とされる．てんかん発作によって，時に重大な事故が生じるのも事実である．しかし，普通車の運転免許は生活や就職に不可欠な場合もあり，事故のリスクと患者の権利の比較衡量は慎重になされるべきである．

（榊原英輔，亀井雄一）

薬物依存症　drug dependence

1　起こり方

薬物の精神効果（快感）への強い欲求（**精神依存**）から，過度の薬物使用が続き精神的・身体的・社会的障害を生じた状態である．薬物によっては，その過程で耐性や身体依存が形成され，摂取量が増加，摂取間欠期には**退薬症候（離脱症状）**が出現するようになる．薬物摂取による快感は，中脳腹側被蓋野から側坐核へ走行するドパミン神経の興奮で生じる．反復摂取により，快感は増強され依存が進行していく．

発症には，使用者の特性（パーソナリティや薬物反応性など），薬剤の依存性の強さ，環境的要因（入手容易性など）が関係する．受診者の大半は覚醒剤関係であり，有機溶剤，大麻が続く．医療用薬物では睡眠薬，抗不安薬，鎮痛薬，鎮咳薬などが主である．

2　症状と診断のすすめ方

依存性薬物使用による障害は，急性中毒から反復摂取による障害まで以下の臨床状態がある．中核は依存症候群（**薬物依存症**）である．

臨床状態（ICD-10）

- 急性中毒：過量摂取での過鎮静，意識障害など．
- 有害な使用：健康障害を引き起こす使用パターン．
- 依存症候群（**薬物依存症**）：過去 1 年間に少なくとも 1 ヵ月間，あるいは反復して，次の 3 つ以上の症状があるものをいう．①物質を摂取したいという強い欲求か強迫感，②摂取の開始・終結・使用レベルの統制が困難，③退薬症候軽減のためにも物質を使用，④耐性（使用量や摂取頻度の増加），⑤物質以外の楽しみや興味の低下，⑥有害性にもかかわらず使用を継続．

- 退薬（離脱）状態：薬物の消失に伴い発現
- 退薬（離脱）性せん妄.
- 精神病性障害：使用中あるいは使用後に精神病症状発現, 通常1ヵ月以内～完全には6ヵ月内には改善.
- 健忘症候群.
- 残遺性および遅発性精神病性障害：薬物の直接効果が消失している時間帯を越えて障害がある場合をさす. 代表的な病像であるフラッシュバックでは, ときどき現れ, 持続時間は数秒や数分など非常に短く, 過去に使用した薬物の症状と密接に関連している.

不法薬物

● 覚醒剤依存症 ●

覚醒剤にはアンフェタミンとメタンフェタミンがあるが, 日本ではメタンフェタミン使用がほとんどである. メタンフェタミン(ヒロポン®)は医療用としてナルコレプシーやうつ病に適応をもつがほとんど用いられない.

急性効果として疲労感, 倦怠感, 眠気がとれ, 爽快気分, 精力亢進感が体験される. 客観的には落ち着きがなく多弁, 多動, 易刺激的となる. 効果消失後は抑うつ感, 倦怠感, 脱力感が現れる. 耐性が形成され使用量増加, 退薬症候(傾眠, 抑うつ, 食欲亢進)も現れるようになる.

反復使用により, 幻覚や妄想などの精神病症状が現れた状態は**覚醒剤精神病**(アンフェタミン精神病)とよばれる. 休薬により改善していくことが多い. このような精神病状態を体験した後, 覚醒剤の使用なしにストレスなどを契機に類似の症状が再燃することがあり, **フラッシュバック現象**とよばれる.

● 有機溶剤依存症 ●

シンナー(揮発性溶剤, 有機溶剤)による気分の高揚や幻覚などを体験するために吸入を繰り返す. 15～24歳にピークがある.

● 大麻類依存症 ●

乾燥させた葉, 未熟花穂, 茎が吸煙される. 急性効果として, 抑制の低下, 夢幻的快感, 鮮明な色彩感を生じ, 音に敏感で幻覚的となり, 被暗示性が高まる. 効果消失後は軽い抑うつ感や無気力な状態になる. 反復使用で耐性を生じ, 使用を中止すると, 焦燥感, 不穏, 神経過敏, 食欲減退, 不眠などが現れる.

● 幻覚薬依存症 ●

メスカリン, LSD, サイロシビン, エルゴノビンなどがあり, 日本ではLSDがほとんどである. LSDは知覚異常(視空間体験などの異常, 錯視, 幻視のほか聴覚過敏, 幻聴, 幻味, 幻嗅, 皮膚感覚の異常など), 時間体験の異常, 自我意識の異常, 感情や気分の障害を生じる. 過量摂取では, パニック状態(バッドトリップ), 使用中止後にはフラッシュバック現象がみられる.

● アヘン類依存症 ●

アヘンアルカロイドであるモルヒネ, パパベリン, コデイン, アヘン誘導体であるヘロインなどがある. 急性中毒では, 呼吸困難, 皮膚や粘膜の青紫色化, 心臓障害, 皮膚や脳の小出血のほか, 瞳孔は極度に小さくなり針先ほどになる. 退薬症候は最終摂取後数時間から12時間を経て発現する. 四肢の倦怠感, あくび, くしゃみ, 不眠, 流涎, 鼻汁, 悪寒, 立毛, 発汗, 下痢, 疼痛, 散瞳, 精神的には強い不安焦燥, 四肢や全身のけいれん, 虚脱状態など退薬症候は重篤である.

● コカイン依存症 ●

摂取方法には皮下注射, 静脈内注射, 鼻粘膜塗布がある. 末梢性の知覚麻痺作用のほかに中枢刺激作用がある. 精神的高揚感や陶酔感を強く生じるため, 精神依存の程度は強い. しかし耐性や身体依存は形成されない. 覚醒剤と同様の特徴があり, 厳重な監視下にある.

● PCP(phencyclidine)依存症 ●

急性作用として多幸感, 脱抑制, 疼痛緩和, 時間・空間・身体知覚の変容が起こる. 退薬症候として, 初期には神経過敏, 不安, 抑うつがあり, その後に抑うつや短期記憶の減退が数ヵ月から数年続く.

医療用薬物の依存症

睡眠薬・抗不安薬の急性中毒では, 多幸, 脱抑制, 過鎮静, 起立・発語困難, 眼振, 意識障害, 低血圧, 低体温, 嘔吐反射の低下などがある. 依存症では, 精神依存, 耐性, 退薬症候い

ずれもみられる．退薬症候には，舌，眼瞼，あるいは手の振戦，悪心・嘔吐，頻脈，起立性低血圧，精神運動興奮，頭痛，不眠，倦怠感・虚脱，一過性の視覚・触角・聴覚に関する幻覚や錯覚，妄想的観念，けいれんなどがある．

鎮痛薬の中で麻薬類は耐性や依存を生じる可能性が強いので厳重な管理下で使用される．注射用鎮痛薬**ペンタゾシン依存症**では，鎮痛目的から快感・鎮静感を得ることへと変わっていき使用量が増加していく．退薬症候として口渇，発汗，動悸，悪心・嘔吐，振戦，不安，焦燥などが発現する．市販鎮痛薬では，睡眠薬依存と同じような症状と経過を示す．

市販鎮咳薬の乱用には，含まれているジヒドロコデイン，メチルエフェドリン，カフェインなどが関与している．中枢神経抑制や興奮作用が混在してみられる．

中枢刺激薬の**メチルフェニデート**には，覚醒度を高め気分を高揚させる作用がある．乱用が多発したためうつ病への適応が除かれ，リタリン®がナルコレプシーへ，コンサータ®が小児期ADHDへの適応のみに限られている．

嗜好品依存

タバコ依存症は**ニコチン**に対する欲求（精神依存），耐性，身体的依存を含む．退薬症候には，喫煙したいという衝動，落ち着きのなさ，集中力低下，不眠，抑うつ，食欲亢進などがあり，禁煙補助剤が利用できる．

3 治療の実際と看護のポイント

急性中毒治療は，解毒，呼吸・循環器系機能の保持，胃洗浄，補液を含む．退薬症候治療は，症状に合わせて鎮静睡眠薬，抗精神病薬，気分調整薬，抗けいれん薬を選択，必要最小限用いる．睡眠薬・抗不安薬依存症では2～6週間にわたり段階的に休薬へと導く．外来での治療方針が守れなければ，入院治療を選択する．

退薬症候や身体的治療が一段落すると，精神的依存の治療が中心となる．依存症は慢性疾患であるとの認識にたち，断薬下での役割行動を含む社会生活を定着させていく．個人精神療法，集団精神療法，家族療法への参加をすすめる．アルコール乱用や依存への移行に注意する．必要に応じ，自助グループ（DARC，NAなど）への参加，保健・福祉・教育・司法と連携する．保健所や精神保健福祉センターで地域活動を問い合わせる．

（宮里勝政）

アルコール依存症 alcohol dependence

1 起こり方

アルコール依存症は，慢性的なアルコール過剰摂取によってもたらされる．酩酊による多幸感は，脳の腹側被蓋野や側坐核のドパミン神経の活性化によるとされる．酩酊に伴って多幸感を得られるという「報酬系」を形成し，やがてこの多幸感を求めて飲酒量が増加する「正の強化効果」を引き起こす．さらに飲酒を続けると，やがて神経細胞は酩酊下で正常な機能を営むように変化し，アルコールが身体から抜けると種々の離脱症状を引き起こす．そして，不快な離脱症状から逃れるために際限のない飲酒を繰り返す「負の強化効果」を引き起こす．「正の強化効果」は主に精神依存に，「負の強化効果」は主に身体依存に関連する．ほかに環境要因（養育環境，ストレス，社会の飲酒に対する姿勢，経済状況など）や個人の遺伝・体質的要因も影響するとされている．

2008年の厚生労働省研究班による報告では，アルコール依存症者の有病率は成人男性1.0％，成人女性0.2％，全体の0.9％と推定され，日本では約60万人がアルコール依存症に罹患していると推計されている．

2 症状と診断のすすめ方

患者の飲酒について（飲酒量，飲酒習慣，飲酒歴，ほかの飲酒による問題など）を本人や家族から聞き出し，飲酒問題が疑われたとき，肝障害などのアルコールが原因と考えられる身体問題があるとき，診察時に酒臭をさせてくる場合などにはアルコール依存症が疑われるので，スクリーニングテストなどを用いて診断補助や治療導入のきっかけにすることが望ましい．主なものには，新久里浜式アルコール症スクリーニングテスト男性版・女性版（新 KAST テスト）や，alcohol use disorders identification test（AUDIT）（久里浜医療センター：「お酒の飲み過ぎが気になる方へ」http://www.kurihama-alcoholism-center.jp/alcohol/index.html を参照，2013 年 1 月 7 日確認）などがある．

現在わが国で主に用いられているアルコール依存症の診断基準は，世界保健機関（WHO）の診断基準である ICD-10 と，米国精神医学会の診断基準である DSM-Ⅳ-TR であり，両者の診断基準は類似している．ICD-10 の要点は，①飲酒への渇望，②飲酒の制御困難，③離脱症状，④耐性の増大，⑤飲酒中心の生活，⑥精神・身体的問題にもかかわらず飲酒する，の 6 項目中過去の 1 年間のある期間 3 項目以上が同時にあてはまる場合にはアルコール依存症と診断される．

3 治療の実際

アルコール離脱症候群

アルコール依存症患者は飲酒を中断または減量したときに離脱症状を出現する場合がある．その発症や重症度は個人差が大きいが，主な症状としては，振戦，軽い発汗，一過性幻覚，けいれん発作，軽い見当識障害などの症状を中心とする早期離脱症候群（飲酒停止後 48 時間以内に発症が多い）と，精神運動興奮，振戦，自律神経症状亢進，高血圧，著しい発汗，幻覚，著しい見当識障害，不眠などの症状（振戦せん妄）を中心とする後期離脱症候群（飲酒停止後 48～96 時間以内に発症が多い）に大別される．

表1 アルコール依存症に合併しやすい主な身体・精神疾患

中枢神経系	循環器系
・ウェルニッケ・コルサコフ症候群	・アルコール性心筋症
・脳萎縮	・高血圧症
・小脳変性症	・不整脈
・脳血管障害	**血液，造血系**
・硬膜下血腫	・葉酸・ビタミン・鉄欠乏性貧血
消化器系	・溶血性貧血
・上部消化器系のがん	・血小板・白血球減少
・食道静脈瘤	**感染系**
・マロリー・ワイス（Mallory-Weiss）症候群	・各種感染症への易罹患性
・胃炎・胃潰瘍	・リンパ球機能不全（免疫不全）
肝臓系	**代謝，内分泌系**
・脂肪肝	・糖尿病
・アルコール性肝炎	・脂質異常症
・肝硬変	・電解質異常
・肝不全，肝性脳症	**末梢神経，筋，骨系**
・肝がん	・末梢神経炎・ミオパチー
膵臓系	・骨粗鬆症
・急性膵炎，慢性膵炎	・大腿骨頭壊死
・膵石症	**精神系**
性腺・生殖系	・アルコール精神病性障害
・勃起障害	・気分障害（うつ病，双極性障害ほか）
・胎児アルコール症候群	・認知症
	・パーソナリティー障害

おおむね 7～10 日程度で軽快することが多い．

離脱期には身体・精神症状の悪化することが多く，十分注意して頻回の観察をすることが望ましい．Clinical Institute Withdrawal Assessment Scale for Alcohol revised form（CIWA-Ar）などを用いて離脱症状観察の補助とすることができる．振戦せん妄は，一般的なせん妄と同様に夕方～夜間に悪化することが多く，同様のケアを要することが多い．身体症状が許せば，離脱症状の軽減・予防目的に抗不安薬（ジアゼパムなど）や睡眠薬などを数日間投与するとよい．

アルコール依存症に合併する身体・精神疾患

アルコール依存症患者は各種の精神・身体疾患を合併することが多い（**表1**）ため注意を要する．とくに栄養状態悪化の疑われる患者には，ウェルニッケ・コルサコフ（Wernicke-Korsakoff)症候群(神経症状と認知症症状が主症状)の発症予防のため,ビタミンB群の投与が必要となる.

アルコール依存症の維持療法

アルコール依存症はコントロールして飲酒(節酒)のできない病気である.長年にわたって断酒を継続していても,再飲酒により,最初は少量のつもりでもやがて連続・大量飲酒に陥り種々の飲酒問題を呈するようになる.したがってアルコール依存症患者には現在の内科疾患の重症度や生活状況など(たとえば就労状況や暴力・暴言などの有無など)にかかわらず,**継続的な断酒が必要である**.

一般病院や職域,生活域などで種々の飲酒問題にもかかわらず断酒が困難であり,アルコール依存症が疑われる患者に対しては,診断・治療目的でアルコール専門医療機関への紹介が望ましい.アルコール専門医療機関では,否認の打破や飲酒誘発因子への対処を学習することなどによる断酒継続を目的に,外来・入院において,アルコール勉強会・家族会などの患者・家族への知識習得・心理教育,酒歴(自らの飲酒体験)発表,個人精神療法,自助グループ〔「無名のアルコール依存者たち」(alcoholics anonymous:AA)や断酒会など〕への参加促進などの橋渡し,抗酒薬服用,認知行動療法などの集団精神療法,作業・運動療法などを組み合わせた治療プログラムを行っている.

看護のポイント

患者は自らの飲酒問題を否認(患者の容認したくない欲求,体験,現実などを実際なかったものと考え,そのように振舞うもの)し,過小評価することが多く,本人の陳述のみでは正確な評価ができない場合がある.そのような場合には家族などの患者の生活,飲酒状況をよく知る関係者の陳述を参考にすることが望ましい.

断酒の維持・治療導入は,患者自身の否認があるために困難な場合がある.しかし患者に治療の強制や,飲酒問題などを無理に直面化させてもうまく行かない場合が多い.動機づけ面接法(**表2**)などによるアプローチは参考になる.介入の時期は,酩酊時などには困難となる場合が多いが,飲酒問題を起こした後や入院中などには行いやすい.また自助グループ(AAや断酒会など)への見学,参加をすすめてみるのもよい.

(中山秀紀,樋口 進)

表2 動機づけ面接法の4つの一般原理

1 共感を表現する
- 受容的態度は,患者が変わることを促進する
- 上手な振り返りの傾聴は基本である
- 両価性は一般的な現象である

2 矛盾を拡大する
- 治療者ではなく患者が変化について話すべきである
- 変化は,現在の行動と重要な個人的目標や価値との矛盾によって動機づけられる

3 抵抗に巻き込まれ,転がりながらすすむ
- 変化に関する直接的な議論は避ける
- 抵抗には直接的な反論はしない
- 新しい見方を提案するが,押しつけない
- 患者の中にこそ最良の解決法や解答を見出すことができる
- 抵抗は応答を変えるための信号である

4 自己効力感を援助する
- 変化の可能性を信じることは動機づけの大事な要因である
- 治療者ではなく患者が変化を選択し,実行する責任をもつ
- 治療者が患者の変化する能力を信じていると,予測が的中して現実になる

〔ウィリアムRミラーほか(松島義博ほか訳):動機づけ面接法,基礎・実践編.47-56頁,星和書店,2007をもとに作成〕

摂食障害 eating disorders

1 起こり方

摂食障害とは，主に神経性食思不振症（anorexia nervosa：AN）と神経性過食症（bulimia nervosa：BN）をさす．

ANは，思春期の女子に好発し，**身体像の障害，強いやせ願望や肥満恐怖**などのために不食や摂食制限をきたす結果，著しいやせと種々の身体・精神症状を生じる1つの症候群である．しかし，近年，ANにおいて不食や摂食制限とともに，強迫的に多量の食物を摂取し続け，その後嘔吐しては体重増加を防ぐという**過食**（binge eating）型の患者が増加している．

一方，BNは，自制困難な摂食の要求を生じて，短時間に大量の食物を強迫的に摂取しては，その後嘔吐や下剤の乱用，翌日の摂食制限，不食などにより体重増加を防ぎ，体重はANほど減少せず正常範囲内で変動し，過食後に無気力感，抑うつ気分，自己卑下を伴う1つの症候群である．

有病率

AN発症率は，若い女性のうち，英国では0.1〜0.2％，米国では0.1〜0.5％となり，これらに欧米諸国の結果を合わせると0.3％となっている．しかし日本では，これらより少し下回るものと考えられる．

一方BN有病率は，若い女性のうち，英国では1.5〜3.8％，米国では2.2〜3.5％となり，これらに欧米諸国の結果を平均すると約1％と報告されている．これはわが国においてもほぼ同率である．

病因

摂食障害の病因については，現在では**生物学的・心理的・社会的要因の複雑な相互作用**によるものと考えられている．ストレス，やせ願望，思春期の自立葛藤などの**社会的・心理的要因**により摂食量が低下すると，摂食障害に対する身体的素因を有する人の**中枢性摂食調節機構**に異常を生じ，適切な摂食行動が障害される．さらにやせや栄養障害により生理的・精神的変化（身体的合併症や脳の形態的および機能的変化）を生じ，これがさらに摂食行動の中枢性摂食調節機構に悪影響を及ぼし，「食べない→食べられない→食べたら止まらない」といった摂食行動異常の悪循環に陥り，摂食障害の複雑かつ特異的な病態が形成されるものと考えられる．

経過

ANの経過について，追跡期間4年以下では回復33％，部分回復33％，不良33％，死亡1％となり，これが10年以上の追跡期間になると回復73％，部分回復9％，不良14％，死亡9％と報告されている．死因については合併症によるものが過半数を占め，そのほか自殺，原因不明の突然死が知られている．

BNの経過については，9〜11年の追跡期間で回復と部分回復が47〜73％，不良が9〜30％，死亡率は0.57〜2.3％と報告されている．

2 症状と診断のすすめ方

ANとBNの主な精神症状，行動異常，身体症状を表1に示した．

精神症状として，やせ願望や肥満恐怖，身体像の障害など程度の差こそあれ，共通している精神症状である．そのほか抑うつ，不安，強迫症状，失感情症などをしばしば認める．

行動異常として，AN患者は食思不振，不食，摂食制限，隠れ食い，盗み食い，過食や嘔吐などの摂食行動異常を示す．一方BNの中核症状は過食である．AN患者の過食/排出型やBN患者では，過食による体重増加を防いだり，体重を減らしたりするために**自己誘発性嘔吐**や下剤乱用，まれには利尿薬乱用などの排出行動を示す．

そのほか表1に示すように活動性の変化やさまざまな問題行動・**身体症状**を示す．

表1 摂食障害患者にみられる精神症状，行動異常および身体症状

	神経性食思不振症(AN)	神経性過食症(BN)
精神症状		
やせ願望	必発(強い)	必発(必ずしも強くない)
肥満恐怖	必発	必発
身体像の障害	伴う	伴う
病識	乏しい	病感を有する
そのほかの精神症状	抑うつ，不安，強迫症状，失感情症など	抑うつ，不安，強迫症状，失感情症など
行動異常		
摂食行動	拒食，不食，摂食制限，隠れ食い，盗み食い，過食	過食，だらだら食い，絶食，摂食制限，隠れ食い，盗み食い
排出行動	嘔吐，下剤の乱用 利尿薬の乱用	嘔吐，下剤の乱用 利尿薬の乱用
活動性	過活動	低下
問題行動	自傷行為，自殺企図，万引き，薬物乱用など	自傷行為，自殺企図，万引き，薬物乱用など
身体症状		
体重減少	低体重	標準体重〜肥満
月経異常	無月経	一部は無月経
そのほかの身体症状	徐脈，低体温，低血圧，浮腫，産毛の密生など	浮腫，過食後の微熱など

■ 診 断

ANとBNの診断について，表2に米国精神医学会が1994年に刊行したDSM-Ⅳ-TRの診断基準を示した．これらの診断基準の一部を満たさない場合，「特定不能の摂食障害」として診断される．

3 治療の実際

摂食障害の治療において，各種治療法を導入する以前の問題が，治療をすすめるうえで大きなウエイトを占める．すなわち**治療への動機づけ**をして，これを強化，維持するためのプロセスがきわめて重要である．これには病気についての正しい知識と十分な理解を得させるために，病気について小冊子などを用いて教育を行う．そして治療への動機づけを強化・維持しながら**治療への導入**を図る．そして**行動療法**や**認知行動療法**により摂食行動と体重の正常化と，不合理な認識と身体像の障害を修正していく．そしてさらに精神療法的努力にて根底にある実存的問題に目を向けさせ自己同一性の確立，すなわち自己の確立と個性化の達成を促す．この間，身体や精神状態に応じて薬物療法，経鼻腔栄養，高カロリー輸液などを併用し，そのほか必要に応じて家族療法や集団精神療法を行う．

💡 看護のポイント

①看護師はこの病気について正しい知識と理解を有する．
②患者の身体および精神状態の把握．
③患者の病棟内での行動の把握．病棟内での生活活動と内容，食事の様子，他患との関係，行動制限の守り具合などである．
④医師-看護師間で情報を共有し，チーム医療を行う．
⑤**患者や親に操作されない**：患者がほかの看護師の悪口を言ったりして看護師を操作しようとするが，これには乗らない．また操作されている親がいろいろ要求を突きつけてくる場合もある．この場合親が操作されないよう指導する．
⑥**食事指導**：医師と取り決められた食事メニューの全量摂取を目的として指導する必要がある．治療法の違いにより監視下においての全量摂取から患者の主体性を尊重して監視しないやり方まである．

表2 摂食障害の診断基準(DSM-IV-TR)

神経性食思不振症(AN)

A. 年齢と身長による正常体重の最低限を維持することの拒否(たとえば,標準体重の85%以下になるような体重減少,成長期の場合,期待される体重増加が得られず,標準体重の85%以下になる)
B. 標準体重以下であっても体重増加や太ることへの強い恐怖
C. 体重や体型についての認識の障害.自己評価が体重や体型に過度に影響を受けている.低体重の否認
D. 初潮後の女性では,無月経.少なくとも3ヵ月以上の無月経.(エストロゲンなどホルモン投与後のみ月経がみられる場合も無月経とする)

分類　制限型：規則的な過食や排出行動(自己誘発性嘔吐,下剤や利尿薬,浣腸薬の誤用)を認めない
　　　過食/排出型：規則的な過食や排出行動(自己誘発性嘔吐,下剤や利尿薬,浣腸薬の誤用)を認める

神経性過食症(BN)

A. 過食のエピソードを繰り返す.過食のエピソードは以下の2項目で特徴づけられる
　(1) 一定の時間内(たとえば2時間以内)に,大部分の人が食べるより明らかに大量の食物を摂取する
　(2) その間,摂食を自制できないという感じを伴う(たとえば,食べることを途中で止められない感じや,何をどれだけ食べるかをコントロールできない感じ)
B. 体重増加を防ぐために自己誘発性嘔吐,下剤や浣腸薬,利尿薬の誤用あるいは激しい運動などを繰り返し行う
C. 過食と体重増加を防ぐ行為が最低週2回以上,3ヵ月間続くこと
D. 自己評価は,体重や体型に過度に影響を受けている
E. ANのエピソード中に生じていない

分類　排出型：規則的に自己誘発性嘔吐,下剤や浣腸薬,利尿薬の誤用をしている
　　　非排出型：自己誘発性嘔吐,下剤や浣腸薬,利尿薬の誤用によらず,絶食や過度の運動により体重増加を防いでいる

⑦ **患者-医師の治療関係をサポート**：治療において個別性が非常に大事で,同じ治療方針でも,患者に言うことが異なったり,同じ行動療法を施行しても,細部における行動制限が若干異なったりする.このような場合,患者の反応を評価し,治療の個別性を強調してそれぞれの患者に与えられた課題を達成するよう援助する.

⑧ **家族のサポート**：医師にも言っていない両親の不安,養育上での後悔・罪悪感,患者への怒り,などの言語化を助けて,患者との関係でうっ積しているものを出させ,その悩みを理解し共有する.そして患者との良好な関係の形成と維持を支援する. (切池信夫)

認知症 dementia

A　アルツハイマー病 Alzheimer's disease (AD)

1　起こり方

疾患概念

アルツハイマー (Alzheimer) 病 (AD) は，認知症の原因疾患としてもっとも頻度の高い神経変性疾患である．臨床的には，潜行性に発症し，緩徐に進行する持続性の認知機能障害がみられるのが特徴である．

最初の症例は，ほぼ1世紀前の1906年にドイツの精神医学者である**アロイス・アルツハイマー** (Alois Alzheimer) 博士により報告 (学会発表) された．その症例は51歳で発症し，4年半の経過後に寝たきりの状態となって死亡した女性患者である．剖検脳の検討から，**脳萎縮 (神経細胞脱落)** や**老人斑**，**神経原線維変化**などの特異な神経病理所見が明らかにされた．

本項では，初老期や老年期発症の区別をせず，広義の意味でADと総称する．

分類

◆ 発症年齢による分類 ◆

ADの発症はおおむね初老期および老年期であるが，発症年齢により60歳ないし65歳未満に発症する**早期発症型 (早発型：early-onset)** とそれ以降に発症する**晩期発症型 (晩発型：late-onset)** に分類される．いわゆる**若年性AD**は早発型ADと同義である．

大多数は晩発型であり，早発型は全体の1〜6%とごく少数である．

◆ 家族歴・遺伝素因による分類 ◆

ADの大多数は遺伝負因が明らかでない**孤発性 (sporadic)** であるが，一部に1家系の中に2人以上の発症をみる**家族性 (familial)** のADが存在する．

わが国では，家族性ADの占める割合は全体の5〜10%である．家族性ADは，孤発性に比較して発症年齢が若年化し，進行が早い傾向がある．常染色体優性遺伝形式をとるが，そのほかでは劣性遺伝や母性遺伝もみられる．

疫学

わが国における認知症高齢者は超高齢社会を反映して確実に増加しており，現在その数は250万人を超えると推定されている．なかでもADの患者数はその約半数 (50〜60%) を占める．

発症メカニズム・病態

ADの原因はいまだ不明であるが，遺伝的要因と環境因子が関与するなんらかの機序で**アミロイドβタンパク (Aβ)** が重合・沈着し，その後の細胞変性から神経伝達物質異常や脳萎縮へとつながると想定されている (図1)．これが**アミロイド仮説**とよばれ有力視されている．

常染色体優性遺伝を示す家族性ADの一部では，**アミロイド前駆体タンパク (amyloid precursor protein：APP)** 遺伝子，**プレセニリン-1 (presenilin-1：PS-1)** 遺伝子，**プレセニリン-2 (presenilin-2：PS-2)** 遺伝子の変異が発症を引き起こすことが明らかにされている．

危険因子・防御因子

危険因子としては，①高齢，②女性，③認知症の家族歴，④頭部外傷の既往，⑤低い教育歴などが知られている．

アポリポタンパクE (apolipoprotein E：ApoE) 遺伝子のε4対立遺伝子を多く有することが，発症年齢にかかわらず家族性ならびに孤発性ADの発症を促進する強力な遺伝的危険因子となる．

近年では，ADの修正可能な危険因子や防御因子の解明もすすみ，生活習慣病 (糖尿病，中年期の高血圧など) や生活習慣の改善による発症リスク低減の可能性が注目されている．

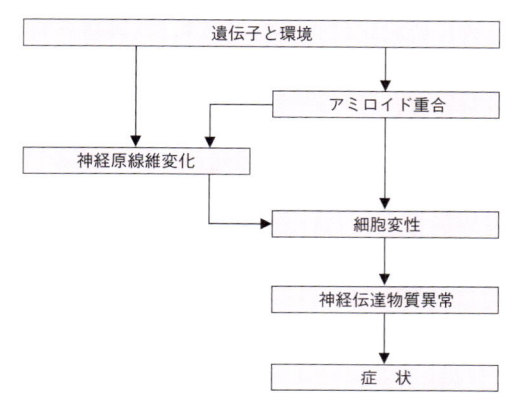

図1 アルツハイマー病の病態

2 症状と診断のすすめ方

発症様式・臨床経過

ADの発症様式と臨床経過は，いつとはなく潜行性に発症し，数ヵ月から年余にわたって緩徐に進行することが特徴的である．全経過は3〜10年が多い．ADの病期を明確に区別することは簡単ではないが，**前駆期，初期，中期，後期（末期），ターミナル期（終末期）**に区分することが多い．

この前駆期は，**軽度認知障害**（mild cognitive impairment：MCI）に相当する時期として理解することができる．MCIは認知症とも知的に正常ともいえない中間状態をさす．最近では，MCIより早期の発症前段階（preclinical stage）におけるADの概念も提唱され，早期発見を指向する流れが加速している．

臨床症状

一般的に認知症の臨床症状は**中核症状**と**周辺症状（随伴症状）**に大別され，前者は記憶障害を中心とした**認知機能障害**であり，後者はさまざまな**行動・心理症状**（behavioral and psychological symptoms of dementia：BPSD）からなる．

● 認知機能障害（中核症状） ●

ADでは初期から**近時記憶障害**がほぼ必発で多くの場合は初発症状になる．なかでも，日々のエピソード記憶の障害が中心で，物の置き場所がわからなくなったり，約束を忘れたり，同じことを初めて話すかのように繰り返し話したりする．判断力の障害，時の**見当識障害，実行・遂行機能障害**や知覚スピードの低下も初期から認められやすいため，仕事の遂行や家事などの**日常生活活動作（ADL）**に支障をきたす．とくに食事の支度や買い物，金銭の管理といった**手段的ADL**は初期から急速に低下していくので，家族や周囲が気づきやすい症状である．言語面では，**健忘性失語，語性錯語，喚語困難**などを認める．病識は低下するが，初期には自らが今までとは何となく違って段取りがうまくいかないと感じていることも少なくない．

病期の進行に伴い，場所や人物の見当識障害，**頭頂葉症状（視空間認知障害，視覚構成障害），大脳巣症状（失語，失認，失行**など）などが加わり，全般的な知的機能が障害されてくる．

● 行動・心理症状（BPSD） ●

ADでは認知機能障害に加えて感情や意欲の障害，妄想，幻覚，徘徊，興奮などのBPSDを伴うことが多い．

比較的初期から，**アパシー（無関心，自発性低下）やうつ症状，物盗られ妄想**などが認められる場合が多い．**場合わせや取り繕い反応**といった特徴的な対人行動がみられることが多い．

中期以降になると徘徊や興奮，易刺激性などが目立つようになり，患者は多動となったり，

表1　アルツハイマー病のDSM-Ⅳ-TRの診断基準

A. 多彩な認知欠損の発現で，それは以下の両方により明らかにされる
　(1) 記憶障害（新しい情報を学習したり，以前に学習した情報を想起する能力の障害）
　(2) 以下の認知障害の1つ（またはそれ以上）：
　　(a) 失語（言語の障害）
　　(b) 失行（運動機能が損なわれていないにもかかわらず動作を遂行する能力の障害）
　　(c) 失認（感覚機能が損なわれていないにもかかわらず対象を認識または同定できないこと）
　　(d) 実行機能（すなわち，計画を立てる，組織化する，順序立てる，抽象化する）の障害
B. 基準A(1)およびA(2)の認知欠損は，そのおのおのが，社会的または職業的機能の著しい障害を引き起こし，病前の機能水準からの著しい低下を示す
C. 経過は，緩やかな発症と持続的な認知の低下により特徴づけられる
D. 基準A(1)およびA(2)の認知欠損は，以下のいずれによるものでもない
　(1) 記憶や認知に進行性の欠損を引き起こす他の中枢神経系疾患
　　例：脳血管性疾患，パーキンソン(Parkinson)病，ハンチントン(Huntington)病
　(2) 認知症を引き起こすことが知られている全身性疾患
　　例：甲状腺機能低下症，ビタミンB_{12}または葉酸欠乏症，ニコチン酸欠乏症，高カルシウム血症，神経梅毒，ヒト免疫不全ウイルス(HIV)感染症
　(3) 物質誘発性の疾患
E. その欠損はせん妄の経過中にのみ現れるものではない
F. その障害は第Ⅰ軸の疾患（例：大うつ病性障害，統合失調症）ではうまく説明されない

繰り返し行動がみられたりする．

● **神経症状** ●

ADでは，一部の家族性ADを除けば，錐体外路症状やミオクローヌス，けいれん発作などの明らかな神経症候を認めることは少ない．

診断基準・診断のポイント

ADの臨床診断には，米国精神医学会(APA)による「精神疾患の診断・統計マニュアル　第4版改訂版」(DSM-Ⅳ-TR)(**表1**)あるいは米国の国立神経疾患・脳卒中研究所(NINCDS)とAD関連疾患協会(ADRDA)の研究班で作成された**NINCDS-ADRDA基準**の使用が推奨される．WHOによる国際疾病分類第10版(ICD-10)も用いられる．

2011年に米国の国立老化研究所(NIA)とAD協会(AA)により，新たな診断基準(**NIA/AA基準**)が提案された．しかし，この基準が広く普及するためには，検査法の標準化とともに診断精度の検証が求められる．ADの早期発見・早期治療に向けた大規模臨床研究である**AD Neuroimaging Initiative(ADNI)**が世界規模で進行している．

前述の経過や症状によりADを疑うが，神経心理学的検査により認知機能の客観的評価を加え，さらに血液検査や頭部MRI検査やSPECT検査により除外診断とADに特徴的所見を評価することにより，総合的診断を下す．

重症度分類

ADの重症度は，**軽度**，**中等度**，**高度**に区分することが多い．このような重症度分類は，治療や対応を考えるうえで目安となるため重要である．

軽度ADは，職業的あるいは社会活動は障害されているが，基本的な日常生活能力は十分に保たれている状態にある．中等度ADは，基本的日常生活活動にも障害があり，日常生活を行ううえで，ある程度の介助が必要となる状態にある．高度ADは，多くの日常生活動作に障害が及び，絶えず見守りや介護が必要となる状態にある．

代表的な評価尺度は，CDR(Clinical Dementia Rating)やFAST(Functional Assessment Staging)がある．

3 治療の実際

治療方針の概要

ADの治療は，①薬物療法，②非薬物療法，③リハビリテーション，④介護や対応の工夫，といった4本柱からなり，包括的医療としての精神科的アプローチが必要となる．認知症の医療目標は，①生活機能の1日でも長い維持，②周辺症状の緩和，③家族の介護負担の軽減などがあげられるが，その最終目標は患者および家族のQOLの確保にある．

薬物療法

◆ 中核症状に対して ◆

現在，わが国でAD治療薬として保険適用がある薬剤は4種類存在し，重症度やBPSD，患者背景に合わせて，薬剤を適切に選択する時代となった．その4剤は，コリンエステラーゼ(ChE)阻害薬のドネペジル(アリセプト®)，ガランタミン(レミニール®)，リバスチグミン(イクセロン®パッチ，リバスタッチ®パッチ)の3剤とNMDA受容体拮抗薬のメマンチン(メマリー®)の1剤である．これらはいずれも中核症状の進行抑制を目的とした症状改善薬であるが，BPSDに対する効果も示されている．

軽度から中等度のADの場合，3剤のChE阻害薬の中から1剤を選択して投与する．軽度ADで消化器症状などの副作用が強い場合，病状が進行傾向にある場合には，ほかのChE阻害薬への変更を考慮する．中等度ADまで進行したなら薬理機序の異なるメマンチンを併用することも可能である．高度ADでは，ドネペジルの10 mg/日への増量やメマンチンの併用を考慮する．

◆ BPSDに対して ◆

薬物療法を開始する前に，適切なケアやリハビリテーションの介入を考慮しなければならない．BPSDが高度で患者や周囲に危害が及ぶ危険性がある場合は薬物療法を考慮する．

意欲低下や抑うつの場合には，抗うつ薬やドパミン作動系薬を用いることが多い．興奮性の症状では，困惑・混乱などであればチアプリドや気分調整薬としてのバルプロ酸を用いる．それでも治療効果がみられないときには，リスペリドン(0.5～1.5 mg/日)やクエチアピン(25～150 mg/日)などの抗精神病薬を少量から用いる(保険適用外)．また，これらが副作用により使用がむずかしい際には抑肝散も用いられる．

心理・社会的療法

リアリティ・オリエンテーション(現実見当識訓練)，回想法，運動療法，芸術療法(音楽療法，絵画療法)，行動分析，精神療法などがある．これらの非薬物療法は，今後さらに客観的なデータの積み重ねと効果の証明が必要となるが，現時点では重要な治療手段である．

リハビリテーション

直接的なAD専門治療というわけではないが，残存するいわゆる身体および脳機能の廃用性退化(老化を含む)を防止するためであり，運動やゲームなどを含むさまざまなレクリエーション活動が含まれる．患者の身体的・精神的レベルに合わせて多様な対応をとることが重要である．

💡 看護のポイント

患者の日常機能の維持・向上と満足感を得る，すなわち家族も含めたQOLの向上をめざすことが重要である．そのため各種のチーム医療が求められ，とくに看護師は患者にもっとも近い立場にあり，疾患に関する十分な知識のみならず，個々の患者の特徴を的確に把握することが求められている．

観察すべきポイント

・個々の患者の重症度や身体合併症の有無，認知症によって変化をきたしている感情や知的機能などを的確に把握・理解する．
・生活歴，習慣，癖，趣味などを家族から聴取しておくことも必要である．
・看護上問題となる頻度の高いBPSD(徘徊，

失禁・不潔行為，夜間の不穏，物盗られ妄想，攻撃性，異食，拒否の態度など）を観察・把握する．
- 症状の評価や変化の縦断的な観察を行う．
- 薬物療法に伴う副作用の有無についての観察を行う．

接し方のポイント
- 好ましい接し方としては，認知症患者は失敗と誤解の連続の中で自尊心が傷つきやすい状況にあるため，危険を伴わない場合には支持的に自尊心を傷つけないような接し方が必要である．
- 患者への情報の提供方法としては，聴力や視力の衰えなどを考慮して近づいて話しかけ，情報は簡潔にして高齢者にわかる言葉で納得するように伝えることが好ましい．先のことは話さないようにする．かなり認知症が進行しても感情は保持され，敏感で傷つきやすく，急激な環境の変化によってひどく混乱する場合がある．患者に安心感を与え，温かく接することが肝要である．

患者・家族説明のポイント
- 中期以降の進行例や告知を望まない場合は適応外となるが，主治医より本人および家族への告知を原則とする．
- 家族や介護者に疾患の特徴，症状への対応法，治療法などを説明し，看護者は種々の疑問に対して主治医とともに正確な情報を提供する．

（高橋　正，新井平伊）

B　血管性認知症 cerebrovascular dementia

1　起こり方

　血管性認知症とは，脳血管障害が原因となって出現する認知症である．血管性認知症はアルツハイマー（Alzheimer）病とともに老年期認知症の主要疾患で，両者で老年期認知症の70〜90％前後を占めるとされている．従来わが国においては，血管性認知症のほうがアルツハイマー病より発症率が高いとされてきた．しかし1990年代から両者の比率が逆転したという報告が増え，欧米型に近づいている．

　脳卒中（脳梗塞，脳出血）後にしばしば認知症が出現することがあるが，これが典型的な血管性認知症である．しかし，必ずしも明確な脳卒中発作あるいは一過性脳虚血発作のような脳血管障害のエピソードがない症例もかなりみられ，その概念のとらえ方は変遷を続けている．

　19世紀にキッペル（Klippel）が認知症の原因を脳血管性，梅毒性，混合性に分類したことに始まり，20世紀にアルツハイマーにより退行変性によるアルツハイマー病と，脳の動脈硬化による動脈硬化性認知症という2つの認知症に関する代表的な概念が提唱された．画像検査の進歩に伴い1974年ハチンスキー（Hachinski）により，当時，老年期の認知症性疾患が安易に動脈硬化性認知症と診断されることが批判され，血管性病変によって認知症が生じるのは，単に動脈硬化症が存在するからではなくて，大・中・小の梗塞巣に起因する脳実質の障害が存在しなければならないという多発梗塞性認知症という概念が提唱された．しかし脳出血によるものやビンスワンガー（Binswanger）病のような白質の不全軟化によるものなど，血管性認知症には，梗塞以外の病態によるものも少なくないという指摘があり，認知症を生じる脳血管性病変は，多発性梗塞という用語に収まりきらなくなった．これらを包括するものとして，最近では血管性認知症という用語が定着している．

2　症状と診断のすすめ方

　突然の発症や階段状の悪化が多いことや，まだら認知症とよばれるように，保たれる機能と障害される機能の差が大きいといった特徴がある．しかし病変の部位，大きさによって，臨床経過は多彩であり，比較的一様な経過と症状を示すアルツハイマー病とは異なっている．

表1　ICD-10における血管性認知症の分類と臨床的特徴

- **急性発症の血管性認知症**
  脳血管の血栓，塞栓，あるいは出血による卒中発作が連続した後で，通常急速に進行する．まれには1回の大きな梗塞が原因のこともある
- **多発梗塞性認知症（皮質性認知症）**
  急性発症型よりは発症は緩徐であり，何回かの小虚血性エピソードが脳実質に梗塞巣の集積を引き起こす
- **皮質下血管性認知症**
  高血圧の既往と，大脳半球深部白質の虚血性の破壊巣があり，後者は臨床に推測され，CTによって証明されうるものである．大脳皮質は通常保たれており，この点は臨床像のよく似たアルツハイマー病の認知症ときわめて対照的である（広範な白質の脱髄が認められるときは，ビンスワンガー脳症という用語を用いてもよい）
- **皮質および皮質下混合性血管性認知症**
  血管性認知症において，皮質性と皮脂下性の混在が臨床症状や検査の結果（剖検を含む）から，あるいはその両方から推測されることもある

診　断

①認知症があること，②脳血管障害があること，③両者に因果関係があること，の3点が重要である．③の因果関係は，脳血管障害の発症と認知症の発症が時間的に一致するかという点と，脳血管障害の部位と大きさが認知症の責任病巣として妥当かという点で判断される．

現在，血管性認知症の診断には，DSM-IV-TR，ICD-10（表1），NINDS-AIREN，ADDTCが汎用されている．

NINDS-AIRENにおいては脳血管障害発症後3ヵ月以内，もしくは認知機能の急速な低下あるいは動揺性，階段状の悪化を時間的制約としてあげ，責任病巣として多発性の皮質枝領域梗塞，前大脳動脈領域や視床などの認知症の成立に重要な部位の単発梗塞，基底核や大脳白質の多発ラクナ梗塞およびビンスワンガー型梗塞などの小血管病変による梗塞，低灌流によるもの，脳出血によるものをあげ分類している．

認知症の存在を確認するにあたって鑑別すべき状態として，せん妄などの意識障害，精神発達遅滞，うつ病による仮性認知症，重度の失語などがあり，時には鑑別が困難な場合もある．既往歴・現病歴の詳細な聴取，神経精神医学的診察，放射線医学的検査，神経心理学的検査などを入念に行うことが重要である．

◆ スクリーニング検査 ◆

認知症の存在のスクリーニング的検査としてはミニメンタルステート法（Mini-Mental State Examination）改訂版長谷川式簡易知能評価スケールなどがあげられる．これらのテストは比較的短時間で，かつ容易に行うことができるので有用な検査といえる．より詳細な認知機能の検査としてウェクスラー成人知能検査（WAIS-R）などが行われることもある．

3　治療の実際

血管性認知症における認知機能の低下も，アルツハイマー病と同様，コリン系の障害が関与していると考えられており，保険適用外ではあるがアセチルコリンエステラーゼ阻害薬の投与が有効であったとの報告が多くなされている．抗凝固薬，循環改善薬および代謝改善薬などの薬剤も，多発梗塞性認知症の認知機能の回復を目的として投与されてきたが，現時点では一定した治療効果にはいたっていない．

夜間せん妄，興奮，幻覚，うつ状態などの精神症状には，向精神薬の一定した治療効果が見出されている．

血管性認知症においては，背景に多く存在する高血圧，高コレステロール血症，高中性脂肪血症，不整脈などの基礎疾患が改善することで症状の進行が抑制されることが期待できる．また，脱水，喫煙も危険因子としてあげられており，的確な身体管理および生活指導を行う必要がある．

💡 看護のポイント

・血管性認知症において，臥床状態が続くと四肢などに廃用性萎縮や拘縮が生じやすいことが知られている．同様に，知的活動性の低下も認知症を増悪させるおそれがあり，長い安静は機能退化につながりやすいことを忘れてはならない．

- せん妄の出現は，治療，看護を著しく困難にする．これを予防するためにも，日頃から睡眠・覚醒のリズムの障害に注意する必要がある．
- 血管性認知症の精神症状においては，状況依存的な不安反応がみられることが多い．状況理解が困難な患者にとっては，入院するという体験は家族との離別と感じられ，家族の名前を叫び続けるといった問題行動が生じやすい．このような状況依存性の不安に対しては，家族との面会や電話を増やしたり，頻回に声をかけるといった現実的な対応により心理的安定を図ることが重要である．
- 入院中の対人関係の特徴として，特定の頼れる者に依存する傾向があり，また自己本位で抑制のない短絡的な考えや判断が目立ち，行動や反応には状況的なものが強い．したがって，まわりに影響され困惑・混乱させないためにも，個別に臨機応変に介助・指導することが望まれる．患者どうしでの関係も，気の合う同じような環境・知的レベルの人が見出せれば，互いを頼りにして助け合う関係を築いていけることが多い．

（松原洋一郎，木村通宏，新井平伊）

一般身体疾患による精神障害
mental disorders due to a general medical condition

1 起こり方

分類

一般身体疾患による精神障害は，**器質性精神障害**，および**症状性精神障害**とよばれる．

◆ 器質性精神障害 ◆

脳に直接的・1次的な侵襲を及ぼす障害，たとえば脳血管障害，頭部外傷，脳腫瘍，脳炎などによって精神障害をきたすものを，**器質性精神障害**とよぶ．

◆ 症状性精神障害 ◆

脳も臓器の1つであり，全身状態による影響を免れない．すべての疾患において重篤化すれば脳に器質的な影響をもたらすと考えてよい．たとえば感染症，内分泌疾患，代謝疾患，自己免疫疾患，呼吸器疾患（低酸素血症，高CO_2血症），血液疾患，悪性腫瘍などによって，脳に間接的・2次的に影響が及び，精神症状が発現するものをとくに**症状性精神障害（症状精神病）**とよぶことがある．

一般に重症感染症や，内分泌異常，代謝異常，電解質異常などが急激に重症化した場合には，意識障害（せん妄）を中心とした病像から始まることが多い．一方，比較的ゆっくりした慢性的な脳への侵襲，たとえば慢性的な内分泌異常などでは，躁状態や抑うつ状態，あるいは幻覚・妄想状態，またこれらを混じした状態像を主とする．急性の精神病様の病像を呈することも多くなる．

◆ 精神作用物質による精神障害 ◆

体外から取り込まれた物質が精神障害の原因となることもある．さまざまな治療薬を含む薬剤のほか，アルコール，覚醒剤や麻薬，有機溶剤などいろいろな**精神作用物質**が精神障害の原因となりうる．**表1**に精神障害を生じる主な身体疾患を示した．

これらの**器質性精神障害**，**症状性精神障害**，**薬剤やアルコールなどの精神作用物質による精神障害**には，原因によって特有な症状がある一方で，全体にほぼ共通した中心的な病像がある．それは急性期の**意識障害**である．この意識障害は，主に**せん妄**であるが，せん妄には一見すると正常に見えるごく軽度のものから，幻覚や妄想，興奮状態を伴い，時に危険な異常行動を生じる活発なものまで，症状の程度や内容の幅が広い．

器質性精神障害や**症状精神障害**では，通常は基礎となった脳の器質的障害や，身体疾患が軽

表1 精神障害を生じる主な身体疾患

器質性精神障害	脳血管障害	脳梗塞，脳内出血，くも膜下出血，高血圧性脳症など
	頭部外傷	脳挫傷，慢性硬膜下血腫，外傷性くも膜下出血，脳震盪など
	脳炎・髄膜炎炎症性疾患	化膿性脳脊髄膜炎，ウイルス性脳脊髄膜炎，進行麻痺など
	脳腫瘍	脳腫瘍，脳膿瘍
	変性疾患	アルツハイマー（Alzheimer）病，ピック（Pick）病，多発性硬化症，レビー（Lewy）小体型認知症など
	その他	ウェルニッケ・コルサコフ（Wernicke-Korsakov）脳症，正常圧水頭症など
症状性精神障害	感染症	肺炎，敗血症，インフルエンザなどによる急性脳症
	内分泌疾患	甲状腺機能亢進・低下症，副甲状腺機能低下症，下垂体機能異常，月経前緊張症，副腎皮質機能亢進症・低下症など
	代謝性疾患	肝性脳症，尿毒症，低血糖，電解質異常，水中毒など
	膠原病	全身性エリテマトーデス，神経ベーチェット（Behçet）病など
	呼吸器・循環器疾患	心不全・呼吸不全による低酸素脳症など
	薬剤性	向精神薬，抗潰瘍薬，ステロイド，モルヒネ，アルコール・薬物の離脱症候群など
	その他	血液疾患（貧血など），悪性腫瘍終末期のせん妄など

快・治癒すると精神症状も消退するが，**高次脳機能障害**や**認知症**などの知的能力の低下，**人格変化**（器質性人格障害）など，なんらかの非可逆的な後遺障害が生じることがある．とくに頭部外傷後遺症では，高次脳機能障害，認知症，人格変化，てんかんなどが残ることがある．

2 症状と診断のすすめ方

とくに頻度が高い**せん妄**について主に述べる．

せん妄の診断

せん妄は早期の診断が重要である．せん妄では，意識水準が低下・変動するために，見当識，記憶，理解，計算，言語，気分の障害が伴う．

ごく軽度の意識障害では，一見正常で気づきにくいが，注意深く観察し，見当識や時間経過の認識および記憶を確認するための簡単な質問によって診断できる．**見当識**を診るには，日時・場所を質問する．軽度の意識障害があると時間経過の認識を誤ることが多い．たとえば「入院して何日経ちましたか？」「今日はもうお昼ご飯食べられましたか？」などという質問で，時間経過の認識を確認できる．

せん妄の症状

活発なせん妄では，錯覚や幻覚・幻聴が混じって，興奮して声をあげたり，異常行動を起こしたりする．

せん妄は短時間に急速に生じ，通常，数時間～数日持続する．意識障害の程度も変動し，ある程度見当識が保たれ会話も可能な状態であるかと思えば，急に幻覚に支配されて興奮したり異常行動を呈したりする．このときにはしばしば興奮を伴い，唐突な異常行動による事故の危険性もある．興奮して点滴のラインを引き抜いたり，ベッド上に立ち上がったり，周囲のものを散乱させたりする．こうした激しい行動を伴わない**活動低下型せん妄**では，ぼんやりした様子や，睡眠覚醒リズムの乱れ，的外れな応答，記銘力の低下などで気づかれる．

せん妄は比較的夜間に多いが，日中も起こりうる．通常，健忘を残すが，幻覚を体験した場合などに，断片的な記憶が残ることもある．

せん妄は，とくに**高齢者**，**全身状態の悪化した患者**，**終末期の患者**には高頻度で生じる．また，**アルコールの離脱**，**薬物中毒と離脱**，**種々の認知症**，**高熱時**，**糖尿病**などの代謝疾患，**感染症**，**頭部外傷**，**外科手術後**においても生じや

すく，**薬剤**(治療薬を含む)が原因となることも多い．薬剤によるせん妄では，**睡眠薬**によるものが頻度が高い．また，集中治療室の患者にみられる，いわゆる"**ICU症候群**"もせん妄である．高齢者は，入院などの環境の変化だけでもせん妄を起こすことがある．

3 治療の実際

まず原因を除去・軽減する．薬剤によるせん妄の頻度は高いので，使用薬剤を調べ，睡眠薬など**せん妄を生じやすい薬剤**があれば中止ないし減量する．高齢者には安易に睡眠薬を投与しないことが大切である．疼痛，呼吸困難などの身体的苦痛・**ストレス**もせん妄の原因となるので，それらの緩和を図る．

環境面では，日中は十分な明るさを確保し，夜間は周囲が見える程度の適度な照明をつける．日時を確認しやすくするために目立つところにカレンダーや時計を置く．ストレスや緊張を緩和するために患者の日常親しんだ物品を側に置く．機械音をなるべく排し，環境からの感覚刺激を自然なものとする．慌ただしく人が次々出入りすることや大勢の面会は避け，ごく親しい人のみ付き添うようにし，ほかの患者から隔離して静かな環境を確保する．ベッドからの転落や転倒予防にも配慮する．なるべく一定の看護者が頻繁に訪室して声をかけ，その際，可能な限りマスクを外して顔を見せたほうがよい．

薬物療法

薬物療法としては，**抗精神病薬**(ハロペリドールやリスペリドンなど)の内服を行う．これらを高齢者に使用すると，合併症を生じたり予後に悪影響を及ぼしたりすることが知られているので，安全性に配慮し，本人ないし家族に説明し同意を得る．内服不能の場合にはハロペリドールの静脈内投与を行う．異常行動や興奮が激しい場合には，**ベンゾジアゼピン系薬剤**を静注して入眠させるが，この際，呼吸・循環の観察を要す．

これらの治療によって1〜2週間のうちに改善することが多いが，全身の衰弱が激しい場合には遷延することもある．終末期の患者ではせん妄状態のまま最期を迎える場合も多い．

一般身体疾患による精神障害では，せん妄以外に，統合失調症様の症状や，うつ状態ならびに躁状態などの気分障害の症状を呈するものなどがあるが，いずれの場合にも，原因疾患への治療とともに，精神科薬物療法，精神療法，環境調整などを組み合わせた治療を行う．

💡 看護のポイント

身体疾患に伴う精神障害においては，精神症状を早期に発見し，すみやかに精神科治療に結びつけ，その後も継続して精神科医師や**リエゾンナース**と**チーム**を組んで診療していくことが大切である．　　　　　　　　　(宇田川雅彦)

がん患者への精神的ケア(サイコオンコロジー)
psychooncology

1 考え方の基本

がん対策基本法(2007年)以降，がん医療の二大目標としてQOLの向上が掲げられ，「早期からの緩和ケア」「家族にも精神心理的ケア」などが促進されている．緩和ケア研修会には，コミュニケーションと精神症状(せん妄とうつ病)緩和が基本習得知識として盛り込まれた．医療者には，悪い知らせの後に生じる落胆，絶望感などの通常の心理的反応としての抑うつからうつ病まで，より積極的な対応が必要とされる．

2 症状と診断のすすめ方

通常反応としての抑うつ

一般的に，不確実な，不十分な情報は不安を助長する．逆に，がんに関する過剰な情報は，将来の喪失を強く連想させ，絶望をもたらし，抑うつを引き起こさせる．がん患者の多くは再適応できるが，約6人に1人は重症化してうつ病に相当する．

一方で，がんという疾患の衝撃よりも，病気により職場や家庭内での役割が奪われたり，活動範囲が制限されたりするQOLの低下のほうが，実際はつらく受け取られることも多い．「がんになったものでないとわからない」と患者が言う社会的疎外感である．疎外感，孤立感，落胆，不安などの感情表出を促し，まず共感を示す．不眠，食欲不振，倦怠感など身体症状が長く出るようであれば，抗不安薬や抗うつ薬も考慮する．これらを実践するためには，**精神腫瘍科**などを利用するためのパンフレットを作成することが望ましい．

早急に対応すべきうつ病

がん患者の食欲不振，不眠，倦怠感などの身体面の症状は，抑うつの診断基準に重なり，うつ病の正しい評価を困難にするが，がんによる身体症状（**表1**）を含めて診断することのほうが，臨床的に抑うつの見過ごしを少なくするので有用である．持続する食欲不振，不眠，倦怠感が生じた場合，抑うつ気分もしくは興味・喜びの消失を念頭に置くよう心掛けるべきである．

抑うつは，重症になればなるほど非専門家には見過ごされやすい．不安と違って自ら訴えることが少なく，一見問題がない優等生患者にみえるためである．したがって，痛みと同じように，尋ねないとわからないのである．日常の会話の中で，「気持ちについて落ち込みが続くようなことはありませんか？」と尋ねることの重要性が指摘されている．または紙と鉛筆によるスクリーニング法も有用である（**図1**）．

表1 うつ病の診断基準＊とがんによる症状
(DSM-IV-TR診断)

- ●心理症状
  1. 抑うつ気分
  2. 興味・喜びの低下
  3. 自責感
  4. 焦燥感・精神運動制止
  5. 自殺念慮
- ●身体症状（がんによる症状が重複する）
  6. 睡眠障害
  7. 食欲・体重の変化
  8. 集中力の低下
  9. 倦怠感

＊1.もしくは2.を含み，5項目以上，2週間の持続でうつ病と診断する．

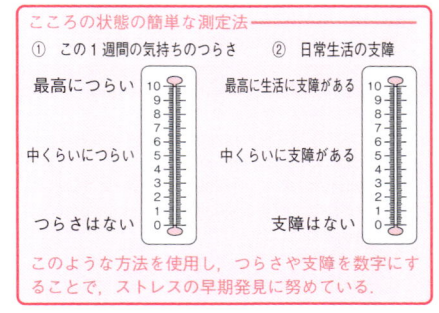

図1 がん患者のうつ病スクリーニング
※つらさ4点以上かつ支障3点以上で，うつ病の可能性が高い

3 治療の実際

薬物療法

副作用の軽微な新規抗うつ薬を，薬理および副作用特性に合わせて用いる．処方例を**表2**に示す．

精神的ケア（表3）

精神的ケアのうち，もっとも基本となるのが，**支持的精神療法**である．すなわち，がんによって生じた役割変化・喪失感・疎外感を軽減したり，抑うつを軽減することを目標とする．個々の患者における病気の意味を探り，これまでのその人なりの病気との取り組み方（過去の人生においてがんに次ぐ困難にどう対処したか）を尋ねて，その対処法を用いて現在の困難

表2 抗うつ薬の処方例

セルトラリン(ジェイゾロフト®)(25 mg)1～2錠　就寝前　1回
エスシタロプラム(レクサプロ®)(10 mg)1錠　就寝前　1回
痛みがあるときは
　ミルナシプラン(トレドミン®)(15 mg)1～4錠　就寝前　1回(男性では尿閉が生じやすい)
　デュロキセチン(サインバルタ®)(20 mg)1～2錠　就寝前　1回
食思不振・悪心・不眠のあるときは
　ミルタザピン(リフレックス®,レメロン®)(15 mg) 0.5～1錠　就寝前　1回
軽症例では
　アルプラゾラム(ソラナックス®,コンスタン®)(0.4 mg)1.5～3錠　分3　食後

表3 がん患者への精神的ケアの分類

I 心理学的
1) がん患者(個人/グループ)を対象に: 　①支持的精神療法 supportive psychotherapy 　②危機介入 crisis intervention 　③認知(行動)療法 cognitive-behavioral therapy 　④認知実存的療法 cognitive-existential psychotherapy 　⑤対人関係療法 interpersonal psychotherapy 　⑥行動療法—漸進的筋弛緩法 progressive muscle relaxation 2) 進行終末期の意味の喪失を標的に: 　①ナラティブ療法 life review:life completion interviewing 　②意味中心グループ療法 meaning-centered group psychotherapy 　③尊厳療法 dignity therapy 3) 遺族の悲嘆を標的に: 　①家族の悲嘆焦点療法 family-focused grief therapy 　②複雑悲嘆療法 complicated grief therapy
II 社会的支援・経済的支援・介護支援
1) ピアサポート,患者会,家族会 2) 経済的(高額医療費など) 3) 介護
III 精神医学的
1) 抗うつ薬 2) 抗不安薬 3) 睡眠導入薬
IV 身体的
1) 痛み,倦怠感,呼吸苦など身体症状緩和(鎮痛薬,鍼灸など) 2) リハビリテーション 3) マッサージなど

を乗り越えていけるよう支えていく．"その人なり"というところがポイントである．

このためにはまず，現在の病気とその影響について患者が感じている感情，とくにおそれの表出を促し，それらを支持・共感し，現実的な範囲で保証を与えていく．通常，患者の性格や言動を指摘したりすることはしない．医療者は個人の人生観，死生観からは，ひとまず自由になって，患者の個性，価値観を尊重することが重要である．

死にゆく過程では，**チーム医療**によるスピリチュアルケアが重要である．その過程には孤独感，疎外感，身近な人とのつながりを失うこと，人生の課題を達成できないこと，そして身体機能や自律性を失うことなど多くの喪失が経験される．

ここで注意したい点は，患者は「死」そのものというよりも，「役に立たないから周囲の重荷になっているのではないか，自分は価値がないから見捨てられているのではないか」という精神的苦痛を抱きやすくなっていることである．とくに，「自分はなんのために生きてきたのだろうか，何を成し遂げてきたのか」という「人生，志半ば」との思いの強い患者においては，医療チームによるスピリチュアルなケアは重要となってくる．

スピリチュアルケアとして，単なる傾聴だけでは無力である．個別性の尊重が非常に重要となってくる．死にゆく社会的・実存的存在としての「人」が，単に「終末期・がん・患者」として個別性を排除されたままの生物学的存在として人生を終えないための配慮が必要である．

具体的には患者の生活歴などをオープンにすることが糸口となる．死にゆく患者に足が遠のくスタッフに，「かつて彼は国体選手だった」とか「彼女は15人もお孫さんがいる」といった情報を知らせる．なにも輝かしい過去をということではなく，これまでの仕事や趣味，大事にしてきたことや，つらくてもがんばってきた生涯などを聞くと，社会的・実存的存在としての個人の歴史をふまえたうえでのかかわりが始められる．ほんの数日の予後であってもであ

睡眠障害，不眠症 sleep disorders, insomnia

1 起こり方と症状・診断のすすめ方

現在，わが国や欧米では，睡眠障害はきわめてありふれた疾患になってきている．実際，日本国民の4,5人に1人が睡眠に困っているという調査結果も出ている．

このように睡眠障害は，きわめてありふれた現象であり，臨床家が頻繁に遭遇する病態である．しかし睡眠障害と一口にいっても，種々の**不眠症**や**過眠症**，**睡眠時無呼吸症候群**や**概日リズム障害**などさまざまなものが混在している．また，不眠症とは反対に昼間の眠気を強く訴える過眠症があり，それには**ナルコレプシー**や**睡眠時無呼吸症候群**，あるいは**特発性過眠症**などが含まれる．ここでは，睡眠障害の中でももっともよくみられる不眠症を中心として解説を加える．

ここでいう不眠症とは，自覚的に患者自身が「眠れない」との症状を感じていて昼間に集中力の低下などがあり，かつなんらかの特殊な睡眠障害には属さないものをいう．つまり，たとえば，睡眠時無呼吸症候群に伴う不眠はここでは扱わない．

さらに，不眠を構成する要素として，①**入眠困難**（寝つきがわるい），②**中途覚醒**（夜中に目が覚める），③**早朝覚醒**（朝の早すぎる時間に目が覚める），④**熟眠困難**（ぐっすり寝た気がしない）の4つがある．これらはいずれも，単独で出現することもあれば，2つ以上のものが組み合わさってみられることもある．

原因

不眠症を引き起こす可能性のあるものとして，以下のPで始まる5つの分類を頭に入れておくのが実際的である（**表1**）．

● **身体的（physical）** ●

さまざまな不快感を引き起こすような身体疾患を原因とするものである．これらの身体疾患が睡眠を障害することは十分に考えられる．いずれも基礎疾患の治療を優先させるべきである．

● **生理的（physiologic）** ●

生活リズムの変化などから引き起こされる不眠である．たとえば，いわゆる**時差ぼけ**というものや，仕事をリタイヤした高齢者で，昼間にすることもなくウトウトと居眠りを繰り返していることにより夜間に不眠を訴えるものなどである．

● **心理学的（psychologic）** ●

心理的ストレスなどから引き起こされるものである．ストレス由来の不安を背景として不眠が出現してくることはよく知られている．

● **精神医学的（psychiatric）** ●

統合失調症や**うつ病**などの精神病が根底にあって，その症状の1つとして不眠が生じるものである．うつ病が発病し，入眠困難や早朝覚醒などが出現してくることがよく経験される．

● **薬理学的（pharmacologic）** ●

上記のことに連動する面もあるが，身体疾患

表1 不眠症の原因(5つのP)

●身体的原因(physical)	●生理学的原因(physiologic)	●薬理学的原因(pharmacologic)
疼痛性疾患	ジェット時差(時差ぼけ)	アルコール
発熱性疾患	交代勤務	抗がん薬
かゆみを伴う状態	短期の入院	降圧薬
腫瘍	●心理的原因(psychologic)	自律神経作用薬
感染症	ストレス	カフェイン
血管性障害	重篤な疾患	CNS(中枢神経)抑制薬
心疾患	人生上の大変化	CNS刺激薬
炎症性腸疾患	●精神医学的原因(psychiatric)	MAO(モノアミンオキシダーゼ)阻害薬
内分泌および代謝障害	アルコール症	
頻尿(利尿薬使用または他の原因による)	不安	ニコチン
	パニック障害	ステロイド
慢性閉塞性肺疾患または他の原因による低酸素症	大うつ病	テオフィリン
	統合失調症	甲状腺製剤

〔World Psychiatric Association : The Management of Insomnia : Guideline for Clinical Practice, Upjohn, Chicago, 1992
(大熊輝雄監訳:不眠症の診断と治療:実地医学のためのガイドライン, 日本アップジョン, 1993)より一部改変〕

に対して薬が処方されている場合, この薬そのものが不眠を惹起することがある.

2 治療の実際

治療の指針としては, おおまかな流れとして図1のようなものが考えられる. 症状の持続期間, 不眠の形態(入眠困難や中途覚醒など), 原因の推定などを行い, **睡眠衛生**の調整をしたあとに対応を考える.

なお, 睡眠障害の治療は, 単に薬物療法のみにとどまらない. 以下に治療法・治療薬と注意点を述べる.

睡眠衛生を守る

不眠症患者の多くは, 睡眠衛生が不良のことがあり, これを改善させることがいちばん手っ取り早い対処方法である. 軽症の場合はこれだけでよくなることもある.
①眠りやすい環境(騒音, 光, 温度)を整える.
②カフェインを含有する飲み物は夕食後は控える.
③寝酒は少量で有効ならば用いてもよいが, 多量になると夜間の中途覚醒を増やすなど, むしろ睡眠に障害的に働くことが多い. 眠るために習慣的に寝酒をしている場合はこれをやめさせて, むしろ後述の睡眠薬の投与を考えたほうがよい.
④1日の生活リズムを規則正しくする. たとえ眠れなくても翌日の朝寝坊や昼寝は控える. 眠れなかったといって昼寝をしたりすると, 結局その夜の睡眠を障害してしまい, 悪循環に陥る.
⑤就床前に気分転換(家族との団らん, 軽い運動, ぬるめの湯の入浴など)を図る. ただし, 就床直前の激しい運動や熱すぎる入浴は, かえって眠気を消してしまうのでやめたほうがよい.

簡単な精神療法

以下のような簡単な精神療法的なアプローチを行う.
①「眠れなくてつらい」という訴えに耳を傾ける.
②睡眠に関する医学的「迷信」を取り除く. 患者によっては, 「眠れないと死んでしまうのでは」とか「眠らないと早くぼけるのでは」という迷信からいたずらに不安になり, それが不眠を増強させている場合がある.

行動療法的アプローチ

睡眠薬に対する恐怖心を抱いている人などには, すぐに睡眠薬を処方するのではなく, さしあたって以下のような行動療法的な指導を行ってみる. なお, この方法は, 入眠障害のある患者にはある程度適応になるが, それ以外の現象

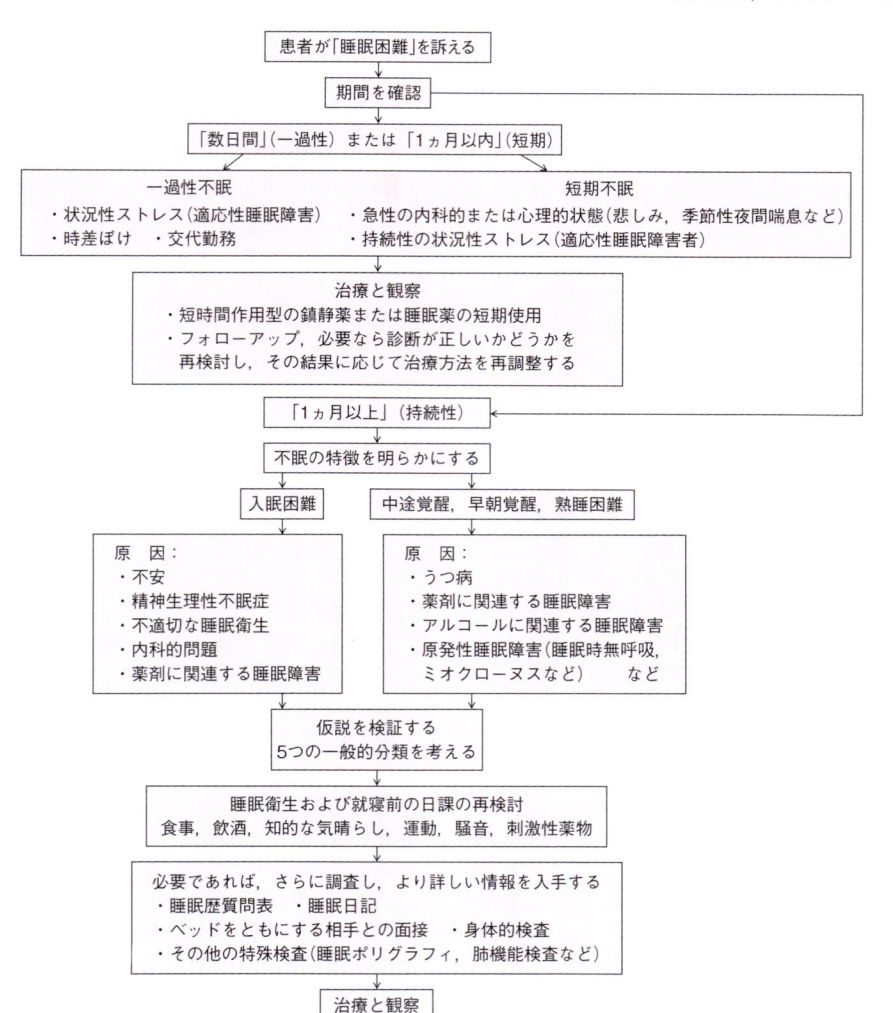

図1 不眠症診断・治療の手順

[World Psychiatric Association : The Management of Insomnia : Guideline for Clinical Practice, Upjohn, Chicago, 1992(大熊輝雄監訳：不眠症の診断と治療：実地医学のためのガイドライン，日本アップジョン，1993)より改変]

型の不眠(たとえば早朝覚醒)には無効である．
① 眠くなってから就床する．
② 布団の中で，睡眠以外のこと(たとえば読書したりTVを見たり)をしない．
③ 就床して10分以上しても眠れないときは布団から出る．そしてまた眠くなってから布団に入る．それでもまた眠れないときは，この布団から出る→眠くなったら布団に入る，を繰り返す．
④ 前の晩に，よく眠れた・眠れなかったにかかわらず，朝は決まった時間に起床する．不眠→朝寝坊→不眠→朝寝坊の悪循環を生じさせ

ないためである．
⑤日中に昼寝をしない．上記④と同じ理由による．

そして，たとえ上記の方法で眠りが悪くとも，この方法を続けることにより，結果としてよい睡眠を得ることができることを，患者に根気よく説明する必要がある．

薬物療法

上記のような，種々の「非」薬物療法を行っても改善しない場合は，**薬物療法**を適応するべきである．とくに，「眠るために」無理して寝酒を飲んでいるような場合には，むしろ睡眠薬に移行したほうが悪影響が少ないと説得して，薬物療法に切り替えるべきである．

現在用いられている睡眠薬には，大きく分けて，①ベンゾジアゼピン(BZD)系睡眠薬および類縁の**非ベンゾジアゼピン系睡眠薬**，②バルビツレート系睡眠薬，③その他の3つに分類される．②と③の中のブロモバレリル尿素(ブロバリン®)は現在も用いられてはいるが，いまでは睡眠薬といえば①のBZD系(およびその類縁の非ベンゾジアゼピン系)睡眠薬が主流であるので，ここではそれについて述べる．③の中の最近市場に出たメラトニン作動薬については後述する．

● BZD系睡眠薬の使い方 ●

情動中枢の興奮を鎮める強力な**抗不安作用**とともに，鎮静・催眠作用を発揮し，呼吸中枢などの脳幹機構を抑制する作用が弱いため安全である．多くのBZD系睡眠薬が出ているが，基本的な作用はどれもほぼ同じである．あえて違いを指摘すると，作用持続時間の違いである．これにより，多少使い勝手や副作用の違いが出てくる．たとえば，入眠困難が主たる症状の場合は，作用持続時間の短いものを，中途覚醒や早朝覚醒に対しては中〜長時間作用型のものを，といった具合である(**表2**)．

● BZD系睡眠薬の副作用 ●

これらは大なり小なりどの睡眠薬も有しているが，作用持続時間の違いによって多少出現頻度が異なる．これらの副作用に注意しながら使用すれば，BZD系睡眠薬はかなり安全な薬といえるだろう．

表2 睡眠薬の作用時間

薬剤名	作用時間(時)
ゾルピデム(マイスリー®)* トリアゾラム(ハルシオン®) ゾピクロン(アモバン®)*	超短(2〜4) ↓
エチゾラム(デパス®) ブロチゾラム(レンドルミン®) リルマザホン(リスミー®) ロルメタゼパム 　(ロラメット®，エバミール®)	短(6〜10) ↓
エスタゾラム(ユーロジン®) フルニトラゼパム 　(サイレース®，ロヒプノール®) ニトラゼパム 　(ネルボン®，ベンザリン®)	中(12〜24) ↓
クアゼパム(ドラール®) フルラゼパム 　(ダルメート®，ベノジール®)	長(24〜) ↓

*非BZD系
[浦部晶夫ほか編:今日の治療薬，838頁，南江堂，2012]

①**持ち越し効果**：頻度の高い副作用の1つである．翌朝から日中にかけて薬の作用が持ち越された結果として，眠気，ふらつき，注意力の低下などが出現する．作用時間の長い薬で出現しやすいので，短時間作用型のものに変更するか減量する．

②**健　忘**：服薬後入眠までの行動，入眠後の中途覚醒時の行動，翌朝覚醒後の一定期間の行動などについての健忘をきたすことがある．その間の行動は正常に行われていることが多いので，記憶が固定される過程での障害と考えられている．多くはアルコールとの併用で出現することが多いので，酒と睡眠薬の併用は避けるように指導する．

③**筋弛緩作用**：筋弛緩作用の比較的強いものがあり，このようなものを高齢者に投与すると，夜間にトイレに立った際にふらつき→転倒→骨折をきたすことがあるので注意が必要である．

④**呼吸抑制**：**閉塞性肺疾患患者**などに投与すると呼吸抑制がみられることがあるので注意が必要である．とくに，**睡眠時無呼吸症候群**による不眠に安易に投与すると，症状を増悪さ

表3 高齢者の睡眠障害に対してベンゾジアゼピン系薬物を投与する際の注意点

1. 薬物動態の加齢変化
   薬物体内分布容量の増大（生体内半減期の延長）：体脂肪組織への蓄積による
   薬物代謝能（肝クリアランス）の低下：肝容積，肝血流量，肝薬物代謝酵素活性の低下による
   薬物排泄機能の低下：心拍出量，腎血流量の生理的現象および尿細管での分泌吸収の低下による
2. 加齢に伴うベンゾジアゼピン系薬物に対する感受性の亢進
   筋弛緩作用/抗けいれん作用の増強
   記憶，注意力，能動性などの高次精神機能の障害
3. 生体内半減期に関する問題
   生体内半減期の長いベンゾジアゼピン系薬物の連用による体内蓄積
   日中の眠気，頭痛，脱力，倦怠感，構音障害，高次精神機能障害などの副作用の出現率の増大
   薬物耐性/依存形成
   超短時間作用型のベンゾジアゼピン系薬物による退薬性もしくは反跳性副作用
     早朝覚醒
     不安・緊張症状（トリアゾラム症候群：不快感，易刺激性，離人症状，不安，うつ状態，知覚過敏，集中困難，健忘など）
4. 副作用発現に関するその他のリスク要因
   薬物代謝を阻害する内科疾患への罹患
   栄養状態不良，感染などによる血漿アルブミンの減少，遊離型/結合型比の増加（薬理作用の増強）
   腎疾患，肝疾患，心疾患による肝容積，肝血流量，肝薬物代謝酵素活性，腎血流量の低下
   多剤併用の増加による薬物相互作用
   服用法の取り違え
   コンプライアンスの低下
   加齢に伴う睡眠の生理的低質化の存在

［太田龍朗ほか編：臨床睡眠医学．朝倉書店，1999］

せるおそれがあるので注意すべきである．

⑤ **反跳性不眠**：連用している睡眠薬を突然中止すると，反跳性の不眠が現れる場合がある．作用持続時間の短い薬剤ほど出現しやすい．勝手に急に服用を中断しないように，あらかじめ指導しておく必要がある．また，この現象を避けるためには，長時間作用型の薬に置き換えて漸減していくとよいといわれている．

● メラトニン作動薬について ●
最近になりBZD系睡眠薬とはまったく作用機序が異なる睡眠薬ラメルテオン（ロゼレム®）が出た．これは松果体から分泌されるメラトニンというホルモンの合成物である．メラトニンは夜間に分泌されて生体に夜が来たことを知らせ睡眠を導入する働きがある．ラメルテオンにはBZD系睡眠薬にみられるような副作用がほとんどないといわれており，高齢者などには使いやすいかもしれない．しかし，まだ市場に出て日が浅いので今後使用経験を積み重ねる必要があるだろう．

3 看護の指針

従来，睡眠障害に関しては，臨床各科の中では精神科が主にこれを担当してきた．これは，精神障害の患者はきわめて高率に睡眠障害を有するという事実から，必然的に精神科医が睡眠障害にかかわってきたという事情からくるものであろう．しかし，不眠症は何も精神疾患にのみ出現するものではなく，また身体疾患患者は不眠を有する率が高いという調査結果もあるように，どの病棟においてもありふれたものといえるだろう．看護の立場で患者の不眠に遭遇することはきわめて日常的なものと考えられ，その場合には上記の不眠を引き起こす可能性のあるものがないかどうかに留意して，もしあればその因子をなくすように，また睡眠導入薬の副作用に注意して（たとえば高齢者ならば，ふらつき・転倒など），観察・看護する必要があるだろう．

看護のポイント

「治療の実際」で述べた点に留意して，看護にあたることが大切である．とくに「非」薬物的なアプローチは，不眠症患者にとってかなり重要なものであると臨床経験のうえから強く感じられる．そして，睡眠導入薬服用中の患者には，副作用に常に心配りをしている必要がある．とくに高齢者については，よりいっそうの注意が必要である（表3）． 　　　（石束嘉和）

パーソナリティ障害 personality disorders

1 起こり方

　パーソナリティ障害は主として**対人関係の困難**として臨床上に現れることが多い．この疾患は多くの場合，人生早期の発達段階において，身体的虐待や性的虐待，見放されること，見捨てられること，無視されることなどの重大な**愛着の問題**を経験し，かつまた，そのような経験に対して大人により適切な対処がなされていないために起きてくる結果であると理解する必要がある．

　DSM-Ⅳ-TRによると，「パーソナリティ障害は，認知，感情性，対人関係機能，衝動の制御の領域において，その人の属する文化から期待されるものより著しく偏った内的体験および行動の持続的様式として，その様式は安定した形で長期間続くもの」と定義される．「その様式の始まりは少なくとも青年期または成人期早期にまでさかのぼることができ，柔軟性がなく，個人的および社会的状況の幅広い範囲に広がり，著しい苦痛，または社会的，職業的，または他の重要な領域における機能障害を引き起こしている」と定義される．

　また，パーソナリティ障害の概念の背景には，米国精神分析のカーンバーグ（Kernberg）による**境界例研究（1975）**と英国精神分析の**対象関係学派**がある．

分類

　パーソナリティ障害はDSM-Ⅳ-TRでは10種類以上の臨床類型があげられているが，臨床においてもっともよく出会う類型は，①境界性パーソナリティ障害，②シゾイドパーソナリティ障害，③自己愛性パーソナリティ障害である．

2 症状と診断のすすめ方

● 境界性パーソナリティ障害 ●

　不安定な自己イメージや感情が特徴である．また，**激しい怒り**や抑うつ，焦燥感，気分の著しい変動をみせる．とくに抑うつの背後には，**空虚感や孤独感**があることが治療によって明らかになる．この空虚感や孤独感がとても強いため，患者はそれらの感情を心の中から切り離し，その感情に気づいていないことも多い．また，**自傷行為**や浪費，異性との性的な行為で自分を窮地に追い込む行動に走ってしまう．他者に過剰な理想を抱き，その他者が自分の思いどおりにならないと激しく混乱し，そのときは相手を逆に価値下げする．

● シゾイドパーソナリティ障害 ●

　特徴は上記に示した心の動揺や怒り，孤独感などの気持ちが自分の心にあるものではないとする．これらの諸感情は否認されて他者に投影され，他者のものとされることが特徴である．そのため，この患者の内面は外見上からは窺い知れないというのがこの疾患の特徴である．

● 自己愛性パーソナリティ障害 ●

　中心的特徴は，**自己誇大感**である．患者は自分の存在の重要性や業績を過大評価し，周囲にも同じ評価を求める．他者に対しては嫉妬するか軽蔑するかの偏った感情を抱きやすく，この患者にかかわる人は自分が見下されている気持ちを抱くことが多い．しかし，これはこの患者が本来抱きおそれている感情であることが多い．

　すなわち，自分の内にある依存したい気持ちを弱さとみなす傾向があり，そのような気持ちが露呈する状況に対して強い羞恥心や怒りの感情を抱く．対人関係は，一般に自己誇大感が維持されないと長続きせず，対人関係の行き詰まりが契機となり治療に訪れることが多い．その行き詰まりがライフステージの課題と関連していることもある．

診断のポイント

　治療は，精神療法と薬物療法が併用されている．精神療法を開始するにあたっては，力動的

発達診断に基づくことが必要である．診断のすすめ方には3つのポイントがあると思われる．

① **発達の因子**：まずは脳の微細な損傷のような器質的障害がないか確かめる．次に，幼い頃見捨てられた経験や見捨てられた空想がないか，見放されたり，無視された経験がないか，身体的虐待，性的虐待はないか確かめる必要がある．これらの**外傷**を経験している患者にはより支持的な対応が求められるからである．

② **自我の因子**：患者の治療への動機を評価する．自分の行為や起きている事柄について心理的な見方ができるかどうかなども評価基準となる．

③ **自己愛性の脆弱性**：とくにシゾイドパーソナリティ障害は，対人関係の距離の柔軟さが問題になることが多い．**思いやりの能力**がどの程度あるかということも診断の基準になる．また**分離の課題**がどの程度残されているかということも診断される．パーソナリティ障害の人たちは，自立性を示したら母親が愛情を引っ込めてしまう，あるいは，母親のほうが自分と分離したくないと思っているという空想を抱いていることも多い．

3 治療の実際

臨床上しばしば経験することとして，知的能力と精神発達が混同されてしまいがちなことがある．知的能力は高く，対人場面ではいい人で成績も抜群という人が，治療や家族の中，あるいは恋人との間で感情の爆発や暴力，あるいは自閉的で冷徹な対人パターンをとることがある．また治療開始後，大きな不安に直面し，初めて患者の認知や現実検討能力が突然機能しなくなることが観察されることがある．この時，患者や周囲の人びと，治療にとって破壊的になる事態が起こりやすい．

自殺衝動に対する対応は重要である．自殺未遂や自殺企図，対人関係の破局，家族間で起こる身体的暴力がそれである．治療者はその時，患者の命の危険を守るため，入院治療などの決断を迫られることがある．治療者としての責任が試される状況になるかもしれず，治療に携わるためにはその覚悟が必要である．そして，どんな状況のもとで，どんなことが起こったのか，その行為で患者が医師に何をどのように伝えようとしているのか，そこで医師がどのような気持ちにさせられたのか，さらにはその気持ちには医師の過去の体験や自らの問題点がなんらかの形で関与していないか，こういった事柄について考えを巡らすことは必要である．

薬物療法

薬物治療の第1選択薬としては，少量の抗精神病薬もしくは選択的セロトニン再取り込み阻害薬（SSRI）が推奨されている．

精神療法

医師-患者関係での信頼関係を築くことが治療の第1の目標になる．患者は，人生早期に虐待や無視という形態の**外傷**を受けている場合が多い．そのために，人を信じることをすでに諦め，あるいは人を信じるということが一体どういうことなのか，そのことさえわからないことも少なくない．したがって，そのような体験をしてきた患者と信頼関係を結ぶことは容易なことではない．

治療ではまず，「そのことを医師が理解している」と患者に伝わることが必要である．一方，早期の体験ばかりに焦点を当て，今現実に患者が困っている問題との関連が薄れてしまわないように注意する．また，患者が医師のことをどのように理解しているかに思いを巡らし，その時々に介入のしかたを工夫する，柔軟で自然な態度が治療者に求められる．

看護のポイント

・患者の無意識は，医師や患者にかかわる身近な人びとの無意識をかき立てる．周囲の人は自分の病理が暴かれるといってもよい．また，患者にとってこれまで慣れ親しんできた対人パターンが，患者と周囲の人との間で再現されることにも注意を払う必要がある．そこでは無意識的なことが必ず起こるといってもよいと思う．それらは意識しないと理解できないレベルのものである．そのため，患者

について話し合うためのチームミーティングをもち，チームとしてコミュニケーションを図ることが重要である．
- 患者の破壊的行動については，その行動の意味と行動の背景にある事柄について知ることが常に重要である．時には，「なぜそのような行動をしたのですか」と理由を聞くことは患者にとって叱責と受け取られることがある．患者が混乱している場合にはとくに，「どのようにしたのですか」と静かに優しく聞くことのほうが，患者が早く自分を取り戻すことに役に立つことがある．
- パーソナリティ障害の治療ならびに看護には粘り強い気持ちで臨むことが大切である．「患者がどのような気持ちになっているか」に常に思いを巡らし，治療の目標点を明確にし，それらに基づく看護計画が立てられるべきである．

（浅野美穂子，小川豊昭）

心身症 psychosomatic disease（PSD）

1 起こり方

心身症とは「身体疾患の中で，その発症や経過に心理社会的因子が密接に関与し，器質的ないし機能的障害が認められる病態をいう．ただし神経症やうつ病など，ほかの精神障害に伴う身体障害は除外する」と定義されている．

心身症がしばしばみられる内科領域の疾患としては，気管支喘息，過換気症候群，本態性高血圧症，狭心症，消化性潰瘍，過敏性腸症候群，糖尿病，甲状腺機能亢進症，緊張型頭痛，片頭痛などである．外科領域では，顎関節症，腸管癒着症，円形脱毛症，腰痛症，更年期障害，眼精疲労，眩暈症，関節リウマチなどがある．

しかし，ここではあえて，臨床症状として，心身医学の対象となる5つの病態［ハーベイ（Harvey）らの考え］を紹介し，治療・看護では，入院治療におけるチーム医療の中で看護が中心的役割を担うA-T split方式について述べる．

2 症状と診断のすすめ方

心身医学の対象となる5つの病態

① 心臓神経症や**仮面うつ病**などのように，精神的な原因があって，2次的に身体症状を示す場合．病理の中心が精神症状（不安やうつ）であっても，身体症状があるので，心療内科医が身体医の立場で患者を受容することに意味がある．

② 気管支喘息や高血圧症のように，身体的な原因があるが，精神的な因子（ストレス）が加わることによって身体疾患が発症する．これは狭義の心身症である．それぞれの専門医と心療内科医との良好なコミュニケーションが求められている．

③ がん宣告後のうつ状態などのように，身体疾患があって，反応として2次的に精神症状を示す場合．他科に入院中で，精神面や行動面での問題があって，診察依頼を受ける場合で，コンサルテーション心身医療の対象である．

④ 器質的精神障害や症候性精神障害などで，器質的障害によって精神症状を発症した場合．このタイプの場合は，第1に器質的疾患や症候性病変の有無，第2に内因性精神疾患の鑑別，そしてそれらが否定されてはじめて心因性の精神疾患を疑う．

⑤ 精神的疾患と身体疾患が関係なくたまたま共存している場合．たとえば，統合失調症（精神分裂病）やうつ病患者が，自殺未遂で整形外科に入院している場合である．心療内科医やナースにも精神医学的知識や経験が不可欠である．

3 治療の実際

A-T split 方式

さて，A-T split 方式による入院治療とは，1名の常勤医師が administrative doctor（AD）として患者の身体的管理と病棟管理を担当し，一方，心理療法主治医（psychotherapist：Th）が週1〜3回の心理療法を行うものである．要するに，AD と Th を役割分担し，2人医師制をとるのを A-T split 方式という．

入院という保護的環境のために，入院患者の多くが退行現象（幼児返り）を引き起こし，外来治療中にはほとんどみせない病理が露呈してくるのである．この点の対策を補強するために，A-T split 方式という治療構造を導入したのである（図1）．

A-T split 方式の応用としては，AD は医師で，Th は臨床心理家が実施する方法も可能で，また入院ではなく外来治療においても，大学の内科医や実地医家が AD の役割を分担し，一方の Th を他の医師（心療内科医，精神科医，あるいは臨床心理家）が分担するという方法も可能である．

まとめると，A-T split 方式の利点としては，以下のことがあげられる．

・役割分担により，AD，Th 両者の負担が軽減し，互いに十分機能しうる．
・より客観的な患者像の把握が可能である．
・十分な心身両面包括的医療が可能である．
・研修医などの新人に対する教育研修の場として利用しやすく，事故や治療上のミスが少なくできる．

また，問題点としては以下の点があげられる．

・極端な行動化が生じたときの責任の所在が明確でないために，一時的な混乱をまねくことがある．
・治療技法によっては役割分担が不明確になる．
・患者が役割分担を呑み込めず，混乱することもある．
・情報の伝達に一貫性を欠いたり，時間的ずれを生じて混乱することがある．

看護のポイント

A-T split 方式においても，看護が中心的な役割を担うことが重要である．医療において医師と看護師，とくに看護師の役割は，患者にとっていちばん近くにいてくれる医療専門職として期待されている．　　　　　（久保木富房）

図1　A-T split 方式

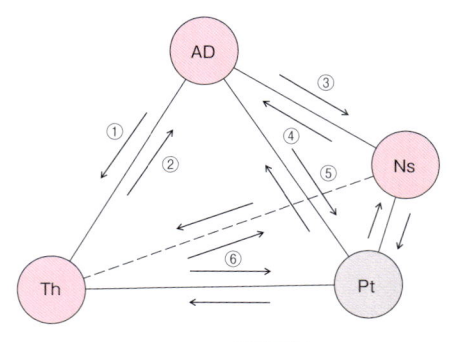

AD：administrative doctor（常勤医師）
Th：psychotherapist（心理療法主治医）
Ns：nurse
Pt：patient

①身体状況，行動観察の伝達，病棟スタッフの患者への対応の伝達
②治療方針，患者の状態や変化の伝達（カルテ＋カンファレンス）
③治療方針の伝達，看護方針の援助，看護教育（カンファレンス）
④身体状況，行動観察の伝達
⑤身体管理（行動療法ほか）
⑥個人精神療法（行動療法ほか）

花粉症 pollinosis

アレルギー疾患

1 考え方の基本

アレルギー性鼻炎は鼻粘膜で生じる IgE 抗体を介した I 型アレルギー疾患であり，好発時期から通年性（perennial allergic rhinitis）と季節性（花粉症：seasonal allergic rhinitis）に大別される．最近の全国疫学調査からは，全国民におけるアレルギー性鼻炎の罹患率は 40% 近くに達しているとされている．日本におけるアレルギー性鼻炎の特徴はスギ花粉症の占める割合が高く，かつ患者数の増加が目立つことである．もちろん花粉症は直接死にいたる疾患ではないが，患者の日常生活に大きな障害を引き起こし，また中高年者を除いて自然改善が少ない．適切な治療による対応が重要である．

2 起こり方

発現メカニズム

花粉症で認められる，くしゃみ，水様性鼻漏，鼻閉などの過敏症状は知覚神経ならびに自律神経などの神経系と，鼻腺や鼻粘膜血管といった鼻粘膜の効果器の過剰反応を反映している．これらの症状の発現機序をみてみると，花粉の侵入により，鼻粘膜表層で**マスト細胞**に結合した花粉に特異的な IgE 抗体に生じた抗原抗体反応の結果，遊離された**化学伝達物質**のうち**ヒスタミン**は鼻の知覚神経である三叉神経を刺激する．刺激は中枢に伝えられ，くしゃみ発作を誘導するが，同時に副交感神経を中心とした反射路を介して，鼻腺や鼻粘膜血管といった効果器に伝えられ，鼻汁分泌や鼻閉の発現に関与する．一方，遊離された化学伝達物質は，直接鼻腺や鼻粘膜血管に作用もする．これらのうち鼻汁分泌に関してはヒスタミンの刺激に始まる神経反射を介しての経路が，鼻粘膜血管腫脹への影響はロイコトリエンを代表とする化学伝達物質の直接作用が大きなウェートを占めている．

一方，抗原抗体反応の結果，産生・誘導されたさまざまなメディエーターにより，鼻粘膜には好酸球をはじめとしてさまざまな炎症細胞浸潤が認められる．たとえば，花粉症患者の花粉飛散期に花粉アレルゲンの鼻内投与を行い，その後の鼻腔洗浄液中の細胞を経時的に検討すると，抗原投与直後に一過性に好酸球の出現が認められるが，その後減少し，7～8 時間以降再度著しい好酸球やリンパ球の出現が認められるようになる．このような炎症反応が鼻閉や鼻漏など**遅発相**の形成，さらには花粉症の遷延化，重症化に関与すると考えられる．

原　因

国内では花粉症の原因となる花粉として 60 種類以上が知られているが，大別すると樹木花粉と草木花粉になる．前者として**スギ，ヒノキ**，シラカバなどが，後者としてはカモガヤ，ヨモギ，ブタクサなどがある．ヒノキ花粉は，スギ花粉と共通抗原をもつことが知られ，スギ花粉症患者の 7 割前後がヒノキ花粉でも発症している．ヒノキは関東以西に多く分布し，ヒノキ花粉飛散開始日は，スギ花粉飛散の開始に遅れるが，飛散パターンは地域により大きく異なる．植生面積をみると，関東，九州ではスギが広いが，東海，中国ではむしろヒノキの植生のほうが広い．ほかの花粉症については，最近の増減は必ずしも明らかではなく，地域差が大きい．

3 症状と診断のすすめ方

花粉症でみられる **3 主徴**は，くしゃみ発作，水様性鼻漏，鼻閉である．とくに大量の花粉に曝露される花粉症では，眼症状，口腔症状，咽頭症状，皮膚症状・発熱・頭痛など全身症状も多く出現する．

診断は，問診，**鼻鏡検査，鼻汁好酸球検査**から，過敏性の有無，アレルギーの有無を判断す

る．問診では症状とその程度以外に，好発期，合併症，既往歴（とくにアレルギー疾患），家族歴も重要である．鼻内は水様性分泌液と粘膜の発赤を示す症例が多い．鼻水には好酸球の浸潤が認められる．アレルギーが強く疑われれば，**皮膚テスト**（安価，感度良，痛みあり，結果は即時に得られる），**血清特異 IgE 抗体定量**（高価，敏感，痛みが少ない，結果を得るまで数日要する）を行う．鼻の粘膜に少量の花粉抗原を投与して症状の発現を確認する**誘発テスト**は，花粉症では使用する抗原ディスクの入手が限られていることから一般的には行われない．鼻のかゆみ，くしゃみ，水様性鼻漏，鼻閉といった花粉症の症状をもち，鼻汁好酸球検査，皮膚テスト（または血清 IgE 抗体陽性）が陽性ならば花粉症と診断する．

4 治療の実際

花粉症の治療法としては表1のようなものがある．治療の第1原則は，いうまでもなく**花粉曝露の回避**である．花粉飛散情報の活用，マスクや眼鏡による花粉抗原との遮断などを指導する．ただ，症状の大きな改善につながるような回避は実際には容易ではない．一方，治療の柱の1つである**免疫療法**は，効果の出現が期待される維持量まで3〜4ヵ月必要なこと，皮下注射で行われており2年以上，計50回以上の通院が必要なこと，まれではあるがアナフィラキシーなど重篤な副作用の発現の可能性があることなど問題点もあるが，現在唯一花粉症の自然経過が改善可能な方法である．患者の負担・副作用軽減を目的に抗原エキスを口腔粘膜に投与する**舌下免疫療法**も検討されており，とくに欧州では高い評価を受けている．

表1　花粉症の治療法

- 抗原の回避
- 薬物療法
- 免疫（減感作）療法
- 手術療法
- 鼻処置
- 患者とのコミュニケーション

表2　代表的な花粉症治療薬の特徴

抗ヒスタミン薬
- 即効性がある（とくにくしゃみ，鼻汁）
- 鼻閉に効きにくい
- 眠気や口渇を伴うものがある

化学伝達物質遊離抑制薬，Th2 サイトカイン阻害薬
- 効果発現に時間がかかる（数日〜2週間）
- 鼻閉にもやや効果
- 眠気や口渇はない

抗ロイコトリエン薬，抗トロンボキサン薬
- とくに鼻閉に効果が高い
- 効果発現に時間がかかる（数日〜4週間）

点鼻ステロイド薬
- 強力で鼻閉，くしゃみ，鼻汁に有効
- 刺激になることがある

漢方薬
- 効果はマイルドで発現に数日は必要
- 著効を示す患者がいる

薬物療法

薬物療法は，もっとも広く普及している（表2）．化学伝達物質受容体拮抗薬のうち，ヒスタミン受容体拮抗薬（抗ヒスタミン薬）は作用時間が早いことが特徴であるが，特異性の向上から，鎮静作用，抗コリン作用といった従来の副作用は軽減され，かつ作用持続時間も長くなった第2世代といわれる抗ヒスタミン薬がよく使われている．ロイコトリエン受容体拮抗薬（抗ロイコトリエン薬），トロンボキサン受容体拮抗薬（抗トロンボキサン薬）もアレルギー性鼻炎治療薬として登場し，とくに鼻閉に対する高い有効性が認められている．化学伝達物質遊離抑制薬は，副作用が少なく，鼻閉にも比較的効果がある反面，効果発現までに時間がかかり，かつ効果もマイルドである．ステロイドの花粉症治療における役割は大きく，効果は大きく，かつその発現が比較的早いこと，副作用が少ないといった特徴がある．とくに症状が強い場合には強く推奨される．漢方薬は，効果はマイルドであるが，症例によっては高い有効性を示す．

実際の治療にあたっては，患者の症状の強さ，症状の内容，とくにくしゃみや鼻水が中心か（くしゃみ・鼻汁型），あるいは鼻閉が中心か（鼻閉型）といった病型を考慮して薬剤を選択す

表3 ガイドラインによる花粉症の治療指針

重症度	初期療法	軽症	中等症		重症・最重症	
病型			くしゃみ・鼻漏型	鼻閉型または鼻閉を主とする充全型	くしゃみ・鼻漏型	鼻閉型または鼻閉を主とする充全型
治療	①第2世代抗ヒスタミン薬 ②遊離抑制薬 ③Th2サイトカイン阻害薬 ④抗LTs薬 ⑤抗PGD$_2$, TXA$_2$薬 ①〜⑤のいずれか1つ	①第2世代抗ヒスタミン薬 ②鼻噴霧用ステロイド薬 ①と点眼で治療を開始し,必要に応じて②を追加	第2世代抗ヒスタミン薬 ＋ 鼻噴霧用ステロイド薬	抗LTs薬 ＋ 鼻噴霧用ステロイド薬 ＋ 第2世代抗ヒスタミン薬	鼻噴霧用ステロイド薬 ＋ 第2世代抗ヒスタミン薬	鼻噴霧用ステロイド薬 ＋ 抗LTs薬 ＋ 第2世代抗ヒスタミン薬 必要に応じて点鼻用血管収縮薬を治療開始時の7〜10日間に限って用いる.鼻閉がとくに強い症例では経口ステロイド薬4〜7日間処方で治療開始することもある
		点眼用抗ヒスタミン薬または遊離抑制薬			点眼用抗ヒスタミン薬,遊離抑制薬またはステロイド薬	
					鼻閉型で鼻腔形態異常を伴う症例では手術	
	特異的免疫療法					
	抗原除去・回避					

注)遊離抑制薬＝ケミカルメディエーター遊離抑制薬
　抗LTs薬＝抗ロイコトリエン薬
　抗PGD$_2$・TXA$_2$薬＝抗プロスタグランジンD$_2$・トロンボキサンA$_2$薬
［鼻アレルギー診療ガイドライン作成委員会編:鼻アレルギー診療ガイドライン—通年性鼻炎と花粉症—2009年版,第6版,61頁,ライフ・サイエンス,2008］

る.重症度は,軽症は1日のくしゃみ発作の回数が5回以下,鼻かみ回数が5回以下,鼻がつまっても口呼吸はない,中等症は1日にくしゃみ発作,あるいは鼻かみ回数が5回を超える,鼻がつまって口呼吸をすることがある,重症はくしゃみ発作,あるいは鼻かみ回数が10回を超える(20回を超えると最重症),口呼吸がかなりの時間を占める(完全に1日中つまると最重症)と分類される.国内では鼻アレルギー診療ガイドラインに薬物治療についても指針が記載されている.ある程度強い症状がみられる場合には単剤ではなく,いくつかの薬剤を併用した治療方針が推奨されている.いずれにせよ画一的な治療は避けなければならない(表3).

一方,例年花粉症の症状が強い患者には,次年度の花粉飛散期に初期治療を受けるようすすめておく.花粉曝露を反復して受けていると症状が強くなり,鼻粘膜の過敏性も亢進して薬物治療を開始しても改善までに時間がかかる.症状が軽いときから治療を開始することで花粉飛散ピーク時も含めて症状をコントロールしやすいことが示されている.そのほか,最近はレーザーを用いた鼻粘膜焼灼や高周波電極を用いた**手術療法**がある.外来でも比較的容易に行いうる処置であるが,根本治療ではなく再発もあり,花粉飛散が多いときの効果は限られている.

看護のポイント

花粉曝露を少しでも減らすことが治療の第1歩であり，マスクの着用や花粉飛散情報の活用を指導する．毎年症状が強い患者には症状が少しでもみられたら，あるいは症状がなくても地域で花粉飛散が始まったという情報があれば初期療法を開始したほうがよいことをすすめておく．花粉飛散期には雨，雪など天候の影響で一時的に花粉飛散が減って症状が改善しても，鼻の粘膜での炎症反応は続いており，再飛散により激しい症状が出る可能性があり治療の継続の必要性も説明する．

してはいけない！

- 点鼻用の血管収縮薬の長期の頻回な使用は逆に鼻閉や粘性鼻漏を引き起こす（薬剤性鼻炎）．
- ステロイドの注射投与は副作用の点から国際的にも推奨されていない．受療している患者の多くがインフォームドコンセントを受けていない．
- ステロイドの内服薬が必要な場合もあるが，短期間に限って使用する．

（岡本美孝）

鼻アレルギー allergic rhinitis

1 起こり方

鼻アレルギーの本態は，自分の体内で異物だと認識した物質（抗原とよぶ）が鼻の中に入ってきたとき，鼻から排出しさらなる侵入を防ぐ自己防衛システムである．体内でその抗原に対してのみ（抗原特異的という）反応するIgEが作られることを感作という．感作成立後，再度抗原が鼻の中に入ってくると抗原特異的IgEが認識して，**くしゃみ**で抗原を追い出そうとする．次に**鼻汁**を分泌して抗原を洗い流す．そしてさらに抗原が鼻から入らないように鼻粘膜を腫脹させる（**鼻閉**）．このように本来抗原から体を守る役割であるが，随伴する症状で不快にさせるので病気とされている．**アレルギー性鼻炎**と同義語である．

分類

通年性アレルギー性鼻炎と季節性アレルギー性鼻炎に分けられる．通年性は1年中症状を有し，**ダニ**や**ハウスダスト**（室内塵）で引き起こされる．ただし季節の変わり目に症状が増悪することが多い．一方，季節性はスギ花粉症に代表されるように樹木花粉で起こり，花粉飛散時期に症状が起こる．

2 症状と診断のすすめ方

症状

通年性，季節性ともに症状はくしゃみ，鼻汁（水のような鼻），鼻づまり（鼻閉）を3大症状とするが，季節性では眼のかゆみ，のどの違和感，咳，咽頭痛などさまざまな上気道・下気道症状を起こす．皮膚のかゆみなども伴う．

診断

鼻アレルギーの診断は問診が大切である．表1に問診内容を示す．年齢，職業，発症年齢，出産の関連，家族歴も重要である．これらの質問に対する回答でどのようなもので症状が起こるのか，おおよそ推測がつく．鼻アレルギーを起こしている抗原をアレルゲンとよぶ．数種類のアレルゲンをもつ人も多いので，1つのアレルゲンが推測されても他のアレルゲンの存在を否定することにはならない．

● 検 査 ●

①診断は採血をして，血清中のアレルゲンに対

表1　鼻アレルギー診断に関する問診内容

1. くしゃみ・鼻汁・鼻閉はいつ起こるのか
2. 症状がひどいのは，朝か
3. 1日のくしゃみ回数，擤鼻回数，鼻閉の程度
4. 1年中，もしくは特定の時期に起こるのか
5. 外に出ると出現するか
6. 外に干した洗濯物や布団を取り込むと起こるのか
7. ほこりっぽい所で起こるのか
8. 暗い物置で症状が出現するのか
9. 特定の場所に行くと症状が出るのか
10. ペット（ネコ・イヌ）と一緒にいると症状が出るのか
11. マウスの実験などをすると症状が出るのか
12. ファンヒーターやエアコンを季節初めに使用すると出るのか
13. アレルギーの薬を服用したことがあるか　服用すると症状は軽快するか
14. 喘息はあるか
15. アトピー性皮膚炎の合併はあるのか
16. 食物アレルギーの合併はあるのか
17. 仕事が休みだと症状が出ないのか
18. 食事をすると鼻汁が多くなるのか

する**特異的 IgE** 測定が一般的である．検査室もしくは検査会社に依頼して測定できる．通年性ではコナヒョウダニもしくはヤケヒョウダニを調べる．季節性はスギ，カモガヤ，ブタクサを調べる．それ以外にカビ一般やペット（イヌ，ネコ，ハムスターなど）を飼っている場合にはそれを調べる．

皮内テストを行ってもよい．皮内テストはツベルクリン注射のように各種アレルゲンエキスを皮内注射して膨疹と発赤を明視下にて判定する．外来において約20分でできる．

②**鼻汁中好酸球**の存在を調べる．インフルエンザ検査のように綿棒を鼻腔に入れ，ガラス板にスメアをひき染色して判定する．

③さらに**誘発検査**をすることがある．アレルゲンがしみ込んだ小さなディスクを下鼻甲介において，粘膜の腫脹，色調の変化，水様性鼻汁の出現，鼻汁の性状を観察する．その抗原にアレルギーがあればくしゃみを連発し水様性鼻汁を認める．

以上の検査から鼻アレルギーの診断は，抗原存在下でのくしゃみ，鼻汁，鼻閉の症状をもち，①抗原特異的 IgE 陽性（CAP-RAST スコア2以上）もしくは皮内テスト陽性（膨疹 10 mm 以上か発赤 20 mm 以上），②鼻汁中好酸球陽性，③誘発試験陽性のうち3つとも該当すれば診断は確実であり，①②③のうち2つ該当すれば診断してよいとされている．

3　治療の実際

抗原除去と回避

通年性では，掃除や寝具の選択，除湿機利用によるダニ対策は有効である．花粉による季節性では，外出時のメガネ，マスク装着は必須であり，洗濯物や布団は外に干さない．花粉飛散情報に敏感になるなどが大切である．

薬物療法

通年性，季節性ともに**第2世代抗ヒスタミン薬**が第1選択薬となっている．薬局で市販されているのは第1世代抗ヒスタミン薬であり，眠気，口渇，排尿障害を誘導することがあるので使用しない．

通年性で症状が激しいときには，抗ヒスタミン薬を連日規則正しく服用させるが，症状が軽快してきたならば内服回数を減らす．さらに落ち着いてくれば頓用形式にする．頓用形式後，症状が悪化してきたならば再度連日投与に切り替え，同様の治療を繰り返す．

季節性の場合には，症状がなくとも花粉が飛び出した頃から内服を始める初期治療が一般的である．初期治療にて開始した抗ヒスタミン薬は飛散期間中継続して服用するのがよい．

鼻閉に対しては，**ロイコトリエン（LT）受容体拮抗薬**が有効である．眠気はほとんどないという利点をもつが即効性には欠け，3〜7日の内服で効果を発揮する．スギ花粉症初期投与も行われるようになってきた．

全身性の副作用がなく鼻アレルギーに効果的なのは，医師が処方する**鼻噴霧用ステロイド**である．現在のアレルギー性鼻炎治療薬の中では，症状改善のもっとも強い薬剤である．頓用よりも継続的に使用したほうがよい．しかし鼻に入れることやにおいを嫌がる人が多い．

重症のスギ花粉症では，抗ヒスタミン薬のみで効かないことがある．そのようなときには，

ステロイドや抗ヒスタミン薬の合剤［ベタメタゾン・d-クロルフェニラミン配合（セレスタミン®）］を内服すると効果的である．約1週間程度と期間を限定して使用する必要性がある．切れ味が鋭いので長期の使用を求める患者も多いが，1ヵ月以上の使用は副腎機能異常を誘導するので避ける．

市販の点鼻薬は効果時間が短く反応性が高い．しかし頻回の使用によって効果時間がさらに短くなり反応も鈍くなる．乱用によって1日数回使用しないと我慢できない状態に陥る．ついには手術による治療しかなくなる．短期間，少数回数の使用を推奨すべきであり，安易な長期乱用は避けるべきである．

免疫療法

根治的治療が望める唯一の方法として抗原特異的免疫療法がある．現在，注射による皮下投与法が主体であるが，スギ花粉症では経口舌下投与も臨床研究中（保険適用外）である．経験豊富な専門施設で行われている．

手術療法

薬物療法で効果のない鼻閉には手術療法がある．外来で可能なのは**レーザー手術**だが，長期効果は弱い．レーザー手術は，鼻腔の粘膜を焼灼する手術である．手術は全身麻酔下で行い，鼻閉のみならず鼻汁にも効果がある．手術を得意とする耳鼻咽喉科で行われている．

看護のポイント

問診では風邪との鑑別が大切であり，1週間以上症状が続いているかがポイントとなる．アレルゲンが見つからないのにもかかわらず，アレルギー性鼻炎と同じ症状で悩む病気に血管運動性鼻炎（本態性鼻炎）と老人性鼻炎がある．

（藤枝重治）

食物アレルギー food allergy

キーポイント

- 食物アレルギーは乳幼児期に多いアレルギー疾患である．
- 食物アレルギーの確定診断には，食物経口負荷試験が行われる．
- 原因と診断された食物の必要最小限の除去を行う．
- 耐性獲得が確認されたら，その食物の除去を中止する．

1 考え方の基本

食物アレルギーは，食物による**抗原特異的な免疫学的機序**を介して生体にとって不利益な症状が惹起される現象である．患者は乳幼児に多く，原因食物は鶏卵，乳製品，小麦が全体の約7割を占めている．

診断には，まずは食物への曝露と臨床症状発現の関係についての詳細な問診を行い，原因食物の推定を行う．アレルゲン特異的IgE抗体，皮膚テスト，好塩基球ヒスタミン遊離試験などの検査は診断の参考になる．確定診断のためには，疑わしい食物を経口負荷して症状発現の再現性を確認する**食物経口負荷試験**を行う．

治療の基本は，原因と診断された食品の**必要最小限の除去**である．不適切で厳格な除去食療法は栄養障害を引き起こすことがあり注意を要する．一般に乳幼児の食物アレルギーは寛解しやすいため，食物経口負荷試験により**耐性の獲得**が確認できれば，除去を中止する．

2 起こり方

食物による不利益な反応（adverse reactions to food）は，毒性物質による反応と非毒性物質

表1 食物による不利益な反応の分類

毒性物質による反応(toxic reactions)：すべてのヒトに起こる現象
細菌毒素や自然毒(フグやキノコなど)など
非毒性物質による反応(non-toxic reactions)：ある特定のヒトに起こる現象
食物アレルギー(food allergy)：免疫学的機序を介する現象 　IgE依存性反応 　非IgE依存性反応 食物不耐症(food intolerance)：免疫学的機序を介さない現象 　薬理活性物質による反応(青魚中のヒスタミンなど) 　代謝性疾患(乳糖不耐症など)

[宇理須厚雄ほか監：食物アレルギー診療ガイドライン2012．日本小児アレルギー学会食物アレルギー委員会編，13頁，協和企画，2011より改変]

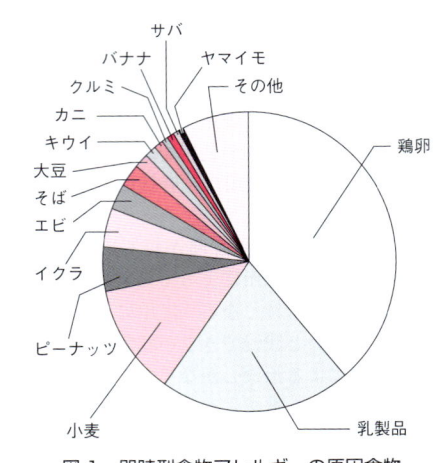

図1 即時型食物アレルギーの原因食物
[平成20年度：厚生労働科学研究費補助金「食物アレルギーの発症・重症化予防に関する研究」]

による反応に大きく分けられる．食物アレルギーは非毒性物質による反応に分類され，**抗原特異的な免疫学的機序**を介して惹起される現象である．一方，代謝性疾患(乳糖不耐症など)をはじめとした免疫学的機序を介さない非毒性反応は**食物不耐症**と定義される(表1)．

発症メカニズム

消化管は，生体にとって必要な栄養を吸収する組織であり，大量の食物すなわち異種タンパク質を摂取し，一部は抗原性を保ったまま生体に吸収される．また，消化管粘膜は，細菌やウイルスなどの有害物質の侵入から生体を防御する最前線でもある．そこで腸管は，栄養となる食物タンパク質に排除的な免疫応答を誘導せず，病原微生物などの有害物質に対しては免疫応答することにより生体への侵入を阻止するという多様な機能をもたなくてはならない．そこで，経口的に摂取された食物などの抗原に対しては，**経口免疫寛容**とよばれる抗原特異的な全身性の免疫不応答が誘導され，大きなタンパク質分子の吸収を阻害する分泌型IgAとともに，消化管の免疫応答をコントロールするシステムが働いている．

このような消化管に特徴的な免疫応答制御機構の異常が本症の原因の1つと考えられている．また近年，環境中の食物アレルゲンが経皮的に体内に侵入し感作されることが，食物アレルギーの発症により重要である可能性が疫学的研究から示唆されている．

有病率・原因食物

わが国においては食物アレルギーの有病率は，乳児が約10％，3歳児が約5％，学童以降が約2％と報告されている．原因食物は，鶏卵(38.8％)，乳製品(21.0％)，小麦(12.1％)が多く，上位3食物で全体の約7割を占めている(図1)．また，ピーナッツと魚卵の割合は増加傾向にある．年長児から成人になると，甲殻類や果物類に対するアレルギーの割合が増加する．

3 症状と診断のすすめ方

臨床型

食物アレルギーの臨床型は4つに分類される(表2)．

①**新生児・乳児消化管アレルギー**：育児用粉乳などに対して消化器症状を呈するアレルギーである．非IgE依存性に起きることが主であることから診断は容易ではない．

②**食物アレルギーの関与する乳児アトピー性皮膚炎**：乳児では食物アレルギー患者の多くが

表2 食物アレルギーの臨床型分類

臨床型		発症年齢	頻度の高い食物	耐性の獲得	アナフィラキシーショックの可能性	食物アレルギーの機序
新生児・乳児消化管アレルギー		新生児期乳児期	牛乳(育児用粉乳)	多くは寛解	(±)	主に非IgE依存性
食物アレルギーの関与する乳児アトピー性皮膚炎		乳児期	鶏卵,牛乳,小麦,大豆など	多くは寛解	(+)	主にIgE依存性
即時型症状 (蕁麻疹,アナフィラキシーなど)		乳児期〜成人期	乳児〜幼児: 鶏卵,牛乳,小麦,そば,魚類,ピーナッツなど 学童〜成人: 甲殻類,魚類,小麦,果物類,そば,ピーナッツなど	鶏卵,牛乳,大豆など多くは寛解 そのほかの多くは寛解しにくい	(卅)	IgE依存性
特殊型	食物依存性運動誘発アナフィラキシー(FEIAn/FDEIA)	学童期〜成人期	小麦,エビ,カニなど	寛解しにくい	(卅)	IgE依存性
	口腔アレルギー症候群(OAS)	幼児期〜成人期	果物・野菜など	寛解しにくい	(±)	IgE依存性

[宇理須厚雄ほか監:食物アレルギー診療ガイドライン2012.日本小児アレルギー学会食物アレルギー委員会編,41頁,協和企画,2011]

アトピー性皮膚炎を合併しており,適切なスキンケアや外用療法で改善しない場合には食物アレルギーが関与していることがある.

③**即時型症状**:全年齢で認められ,症状も多彩である(表3).なかでも全身性の即時型反応であるアナフィラキシーは,もっとも重篤な食物アレルギーの症状である.通常,食物摂取後30分以内に発症し,蕁麻疹,血管性浮腫,喉頭浮腫,気管支攣縮,血圧低下,不整脈,腹疝痛などを呈する.また,即時型症状が改善しても,原因食物摂取の数時間後に遅発性に症状を認めることがあり注意を要する(二相性反応).

④**特殊型**:特定の食物を摂取して運動をすると全身にアレルギー症状が引き起こされる食物依存性運動誘発アナフィラキシーや,口腔粘膜における食物による接触蕁麻疹である口腔アレルギー症候群は特殊型に分類される.

表3 食物アレルギーの症状

	症状
皮膚	紅斑,蕁麻疹,血管性浮腫,瘙痒,灼熱感,湿疹
粘膜	眼症状:結膜充血・浮腫,瘙痒感,流涙,眼瞼浮腫 口腔咽頭症状:口腔・口唇・舌の違和感・腫脹,咽頭のかゆみ・イガイガ感
呼吸器	上気道:くしゃみ,鼻汁,鼻閉,嗄声,喉頭浮腫 下気道:咳嗽,喘鳴,呼吸困難,胸部圧迫感,チアノーゼ
消化器	悪心,嘔吐,腹疝痛,下痢,血便
神経	頭痛,活気の低下,不穏,意識障害
循環器	血圧低下,頻脈,徐脈,不整脈,四肢冷感,蒼白(末梢循環不全)
全身性	アナフィラキシーおよびアナフィラキシーショック

診断

食物摂取と臨床症状の発現の関係についての

詳細な問診が大切である．この情報をもとに，アレルゲン特異的IgE抗体の測定，アレルゲン液を用いた皮膚テスト（プリックテスト，スクラッチテスト），好塩基球ヒスタミン遊離試験などを行う．しかし，これらの検査における陽性所見が必ずしも食物アレルギーの診断に直接結びつくものではないことに注意する必要がある．

食物経口負荷試験は，疑わしい食物を経口負荷して症状発現の再現性を確認する試験であり，食物アレルギーのもっとも確実な診断法である．方法には，負荷食品に実食品のみを用いるオープン法と，実食品と外見や味が類似したプラセボとのいずれかを用いて被検者には負荷内容を知らせずに施行するブラインド法がある．年長児～成人では症状の発現に心理的な要素が影響する場合があり，ブラインド法のほうが客観的な評価が可能となる．食物経口負荷試験は患者にとって不利益な反応を誘発する試験であるため，インフォームドコンセントに十分配慮し，緊急時に対する準備を整えて試験を行う必要がある．また，強い誘発症状の病歴や特異的IgE抗体の高値など，強い即時型反応が誘発される可能性がある場合には，専門医療機関で行うことが望ましい．

食物アレルギーの関与する乳児アトピー性皮膚炎は，疑われる原因食物の除去（食物除去試験）による症状の改善により診断される．

4 治療の実際

治　療

食物アレルギーの基本治療は，食事療法と出現した症状に対する対症療法の2つからなる．

● 食事療法 ●

正しい抗原診断に基づき，原因と診断された食品の**必要最小限の除去**を行う．不適切な除去食療法は栄養障害や摂食障害を引き起こすことがあり注意が必要である．食品によっては加熱・調理による低アレルゲン化を行うことや加水分解乳などの低アレルゲン化した食品を入手することが可能である．近年，食品衛生法により加工食品での特定原材料などの表示が義務づ

表4　加工食品のアレルギー表示

特定原材料	表示義務	卵，乳，小麦，エビ，カニ，そば，落花生
特定原材料に準ずるもの	表示を奨励（任意表示）	アワビ，イカ，イクラ，オレンジ，キウイフルーツ，牛肉，クルミ，サケ，サバ，大豆，鶏肉，バナナ，豚肉，マツタケ，モモ，ヤマイモ，リンゴ，ゼラチン

［消費者庁ホームページ　http://www.caa.go.jp/foods/pdf/syokuhin425.pdf　2012年12月5日確認］

けられるようになったが（**表4**），外食産業や対面販売では表示義務がないため注意する．

誤食した際にはすみやかに口をゆすぎ，症状の重症度の評価を行い，アナフィラキシーへの進行を認めるときには，医療機関への救急受診をする．アナフィラキシーに対する初期治療はアドレナリンの投与と等張液の急速輸液である．近年，アドレナリン自己注射薬（エピペン®）がわが国でも処方できるようになり，医療機関受診前に患者自身が投与することが可能となった．軽度の即時型症状には抗ヒスタミン薬の投与，呼気性喘鳴などの喘息様症状にはβ_2刺激薬吸入を行う．症状は二相性に出現することがあるため，経時的な症状の観察を怠ってはならない．

● 症状発現時の対応 ●

幼稚園・保育所・学校における食事療法と症状発現時の対応のためには，保護者および医療機関からの情報の伝達が不可欠であり，「学校のアレルギー疾患に対する取り組みガイドライン（日本学校保健会）」や「保育所におけるアレルギー対応ガイドライン（厚生労働省）」に付属する生活管理指導表を用いるとよい．

近年，積極的に食物アレルギーの寛解をめざす治療として，経口免疫療法が専門医により試みられているが，いまだ研究段階であり一般的な治療ではない．

◆ 耐性獲得の確認 ◆

　乳幼児の食物アレルギーは寛解しやすく，とくに牛乳と卵に対しては**耐性を獲得**しやすい．一方，ピーナッツ，そば，魚，甲殻類などに対する食物アレルギーは，耐性の獲得が困難なことが多い．**食物経口負荷試験**により耐性獲得が確認されれば，すみやかにその食物の除去は解除する．

看護のポイント

　食物除去を続けることは患者のみならず家族にも大きな負担となっている．また，誤食により重篤な症状が出現することへの不安もある．食事療法に際しては単に除去の指示だけではなく，加工食品中のアレルギー表示の利用や，代替食の利用などを含め具体的に指導をしていく必要がある．アレルギー対応食品，原因食物を使用しない献立レシピ，患者会の紹介も患者の助けになる．アナフィラキシーショックなど重篤な症状が発現した場合の対処方法，連絡方法などについても十分に配慮する必要がある．

してはいけない！

- 妊娠中・授乳中にアレルギー疾患発症予防のために食物制限をすることは推奨されていない．

（井上祐三朗，河野陽一）

薬物アレルギー drug allergy

キーポイント

- 薬物アレルギーは，薬物による有害反応の一部を占める．
- 過去の副作用歴を聴取する問診が重要である．
- 薬物投与後に予期せず起こるので，すみやかな観察と対応が重要である．

1　考え方の基本

　治療効果を期待して薬物を投与したにもかかわらず，かえってよくない影響が生ずることがある．一般に適切に選択された医薬品の適正量が適切な方法で投与されたにもかかわらず，まれに**有害薬物反応**が発生しうる．

　有害薬物反応は，薬物本来の薬理作用から予測できる反応と，予測できない反応に大別される．前者の例として，抗菌薬投与中の下痢症状や消炎鎮痛薬による胃潰瘍，薬物間相互作用による薬理作用増強（または減弱）がある．これに対して後者は，**薬物アレルギー**のほか**薬物不耐性**（特定の薬物の耐容閾値が低下し，少量の投与であっても薬理作用が強く現れる），**特異体質反応**（遺伝的な代謝異常に基づく）が含まれる．

　薬物アレルギーは，薬物の投与を受けた生体で発生する薬物またはその代謝産物を抗原とし，それに対する抗体または感作リンパ球との間で発現した免疫反応をいう．

　実際には薬物で予期外の症状が生じた場合，アレルギー機序を介さなくても薬物アレルギーとよばれがちである．しかし免疫アレルギー機序の関与が不明の場合はより広義の**薬物過敏症**とよぶのが適切である．

2 起こり方

発症メカニズム

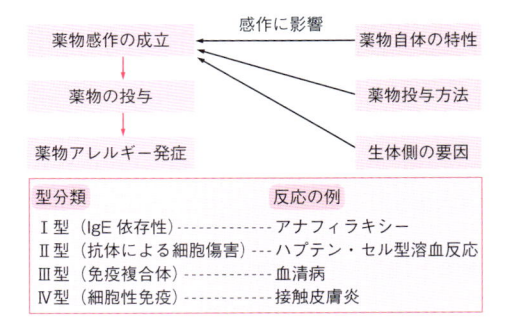

薬物アレルギーの発症機序の分類法としてはゲル・クームス（Gell & Coombs）のアレルギー分類（Ⅰ～Ⅳ型）が用いられる（図1）．しかし，実際に臨床の現場でみられうるさまざまな症状をⅠ～Ⅳ型に正確に分類することは，アナフィラキシーや接触皮膚炎などの典型例を除きむずかしいことが多い．

Ⅰ型（**IgE依存性**）反応の例としては，全身に急性症状を呈する**アナフィラキシー**がある．X線造影剤についてはIgEが関与せずに直接の細胞刺激を起こしてアナフィラキシーと同様の症状を示すことがあり，アナフィラキシー様反応とよばれる．造影剤のほかにも，アラキドン酸代謝の阻害（NSAIDs）も**アナフィラキシー様反応**の発症機序に含まれる．IgEが関与するアナフィラキシー，IgEが関与しないアナフィラキシー様反応，および両者が発症機序となりうる主な医薬品を表1に示す．

Ⅱ型の例としてペニシリンによる**溶血性貧血**があり，赤血球膜と結合したペニシリンに対して抗体が産生される．**直接クームス試験**は陽性化し，赤血球は脾臓において貪食され，血管外溶血を生じる．

Ⅲ型の例として異種血清を投与して1～3週後に発症する血清病があり，異種タンパクとそれに対して体内で産生された抗体とが血中で免疫複合体を形成し，組織に沈着して傷害を引き起こす．キニジンによる溶血性貧血では，免疫複合体が赤血球上に結合し，補体系が活性化され血管内溶血が起きる．

Ⅳ型の例として**接触皮膚炎**がよく知られている．

薬物感作

薬物アレルギーを発症する前に薬物で感作が成立している（図1）．感作の成立には，薬物自体の特性（感作の起こりやすさ）や投与方法，生体側の要因が影響している．薬物の多くは低分子でありそのままでは抗原とならないが，タンパクと結合し**ハプテン**（hapten）となって抗原性を獲得する．したがって，タンパク結合能とハプテンとしての感作能は重要な要因である．投与方法に関しては，経皮的に投与すると感作が成立しやすい．間隔を空けて間欠的に投与するよりも，短期間で反復して投与するほうが感作が起こりやすい．一般に薬物アレルギーは小

```
薬物感作の成立 ←――― 感作に影響 ――― 薬物自体の特性
       ↓                        ↗
   薬物の投与     ←――――――――  薬物投与方法
       ↓                        ↗
薬物アレルギー発症 ←――――――   生体側の要因
```

型分類	反応の例
Ⅰ型（IgE依存性）	アナフィラキシー
Ⅱ型（抗体による細胞傷害）	ハプテン・セル型溶血反応
Ⅲ型（免疫複合体）	血清病
Ⅳ型（細胞性免疫）	接触皮膚炎

図1　薬物アレルギーの発症機序

表1　アナフィラキシー，アナフィラキシー様反応を生じる主な医薬品

アナフィラキシー反応	アナフィラキシー・アナフィラキシー様反応	アナフィラキシー様反応
βラクタム系抗菌薬 アレルゲンエキス 抗血清・ワクチン ストレプトキナーゼ キモパパイン L-アスパラキナーゼ シスプラチン カルボプラチン エチレンオキサイドガス	麻酔導入薬 末梢性筋弛緩薬 デキストラン プロタミン バンコマイシン ヒドロコルチゾンコハク酸	ヨード造影剤 アスピリン NSAIDs シプロフロキサシン フルオレセイン D-マンニトール

表2 アレルギー性薬物反応で生ずるさまざまな病型

臓器	主な症状・病名
全身性	アナフィラキシー反応，ショック，全身けいれん，血清病様反応，薬物熱，過敏性血管炎，ループス症候群，アナフィラキシー様反応
皮膚・粘膜	固定薬疹，播種状紅斑型薬疹，蕁麻疹，血管浮腫，多形紅斑型薬疹，スティーブンス・ジョンソン症候群，苔癬型薬疹，湿疹型薬疹，天疱瘡型薬疹，接触皮膚炎，光線過敏反応，剥脱性皮膚炎(紅皮症)，中毒性表皮壊死症，過敏症症候群
血液・造血器	汎血球減少症，白血球減少（顆粒球減少），血小板減少，溶血性貧血，好酸球増加症，リンパ腫様反応
呼吸器	喘息発作，気管支けいれん，PIE症候群，好酸球性肺炎，急性間質性肺炎，肺線維症，グッドパスチャー(Goodpasture)症候群
肝臓	胆汁うっ滞型肝炎，急性肝細胞壊死
その他の臓器	糸球体腎炎，急性間質性腎炎，ネフローゼ症候群，膜性腎症，多発性筋炎，重症筋無力症，心筋炎，多発根神経炎，関節炎，後腹膜線維症

※非アレルギー機序に基づくアレルギー類似反応を含む
[村中正治ほか：薬物アレルギー．臨床アレルギー学，改訂第3版(宮本昭正監)，410-423頁，南江堂，2007]

表3 アナフィラキシーの症状

全身症状	倦怠感，不安感，無力感，冷汗，頭痛，悪寒
循環器症状	血圧低下，脈拍微弱，脈拍頻数，心悸亢進，胸内苦悶，チアノーゼ
消化器症状	腹痛，腹鳴，尿・糞便失禁，悪心・嘔吐，下痢，口内異物感，異味感
呼吸器症状	呼吸困難，喘息，喉頭狭窄感，胸部絞圧感，くしゃみ
泌尿器症状	乏尿，無尿
神経症状	四肢末端部あるいは口唇部のしびれ感，瘙痒感，意識消失，めまい，耳鳴，けいれん，昏睡，眼の前が暗くなる
皮膚・粘膜症状	皮膚蒼白，血管浮腫，紫斑，結膜充血，結膜浮腫，口腔粘膜浮腫，皮膚発疹，皮膚の一過性潮紅

[村中正治ほか：薬物アレルギー．臨床アレルギー学，改訂第3版(宮本昭正監)，410-423頁，南江堂，2007]

児と高齢者において少なく，また軽症である．**アンピシリン疹**はエプスタイン・バー(EB)ウイルス感染患者(伝染性単核球症を含む)にきわめて高率に発生する．また，ヒト免疫不全ウイルス(HIV)感染者，シェーグレン(Sjögren)症候群患者では薬物アレルギーの頻度が高い．

わが国の成人を対象とした調査では，薬物過敏反応の既往保有者は7％であり，ショックあるいは急性呼吸困難の既往保有者は0.77％とされ，まれではない率と考えられる．

3 症状と診断のすすめ方

アレルギー機序が関与して発症するアレルギー性薬物反応およびその類似反応の諸病型を**表2**に示す．全身症状を呈する場合と特定の臓器症状を呈する場合に大別される．

全身症状

アナフィラキシーについては，薬物投与直後に諸症状(**表3**)のいずれかがみられたら，ただちにバイタルサインを確認する(通常は頻脈が生じる)．アナフィラキシー反応の原因薬物としては抗菌薬，**X線造影剤**の報告が多いが，ほかにも原因薬は多岐にわたっており，アナフィラキシーを絶対に起こさない薬物は存在しないと考えておくほうがよい．

スティーブンス・ジョンソン(Stevens-Johnson)**症候群**(SJS)は多形紅斑型薬疹などが進行した重症型であり，高熱を伴い，病変は眼，口腔，外陰部などの皮膚粘膜移行部に好発するのが特徴的である．**中毒性表皮壊死症**(TEN)はさらに重篤で，表皮剥離と壊死，内臓病変を呈し急速に進行するが，病態はSJSと連続性があると考えられる．**薬物性過敏症症候群**(DIHS)は抗けいれん薬などを比較的長期投与中に，ヒトヘルペスウイルス6(HHV6)などのウイルス再活性化を生じ，薬物アレルギーとウイルス感染症の両方を呈する疾患であり，皮疹や好酸球増多に加えて異型リンパ球，リンパ節腫脹，肝障害も併発する．これらの重症薬疹は皮膚だけでなく全身症状も強く伴い，生命

表4　薬疹の重症化の徴候

● 皮膚・粘膜所見	● 全身所見
広範囲の紅斑	高熱（40℃以上）
顔面中央部の浮腫	リンパ節腫脹
皮膚疼痛	関節痛・関節炎
紫斑	呼吸困難，喘鳴，血圧低下
皮膚壊死	
水疱や表皮剥離	● 検査所見
ニコルスキー現象*	好酸球増加（1,000/μL以上）
粘膜びらん	異型リンパ球増加
蕁麻疹	肝機能障害
舌の腫脹	

*一見健常な皮膚に対して，機械的に圧迫・摩擦を加えることにより，容易に表皮剥離や水疱を生ずる現象．

表5　ゲル・クームスの病型分類と薬物アレルギー関連の検査法

I〜IV型共通	負荷誘発試験
	リンパ球刺激試験
I型	皮膚反応［プリックテスト，スクラッチテスト，皮内テスト，プラウスニッツ・キュストナー（Prausnitz-Kustner）反応］，粘膜反応
	特異的 IgE 測定［放射性アレルゲン吸着試験（RAST）など］，好塩基球活性化試験，ヒスタミン遊離反応
II型	クームス試験，補体結合反応，血球凝集反応
III型	クームス試験，補体結合反応，血球凝集反応，沈降反応
IV型	パッチテスト，遅延型皮膚反応

の危険を伴う疾患である．**表4**に示すような重症化の徴候にはとくに留意しておく必要がある．

単一臓器症状

率としては皮膚に生ずることが多く，薬疹は過敏症状の80％以上を占める．このうち，斑状丘疹性発疹（麻疹様発疹）はもっとも多い薬疹である．

薬物による血液障害の大多数の例では特異抗体や感作リンパ球を認めず，アレルギー機序が関与しないと考えられるが，溶血性貧血，ヘパリン起因性血小板減少症など免疫機序の関与するものもある．呼吸器，肝臓，腎臓，心筋などの臓器にも異常が生じうる．

薬物アレルギーの診断は血液検査だけで決まるわけではない．さまざまな病型（**表2**）は薬物で起きるとは限らないものばかりである．もっとも重要なのは，薬物が原因となって症状が生じている可能性を疑うこと，およびていねいな問診に基づく正確な病歴である．

①薬物投与開始後，どのような時間経過で症状が出現したか．
②投与中止後に改善したか．
③もし再投与されていたとすれば再度症状が出現したか．

薬物アレルギーの症状は原因薬の中止により消退傾向を示すことが多い．薬物熱では中止後72時間以内に解熱する．このような経過は診断の参考になる．

アナフィラキシーなどのⅠ型反応の検査としては**即時型皮膚反応**（**皮内反応**，プリックテスト，**スクラッチテスト**）がある．対照を置き，15〜20分後に膨疹および発赤の径を測定して判定する．なお皮内反応はプリックテストに比べ100〜1,000倍高感度であるが，テスト自体でアナフィラキシーが誘発されるリスクがある．Ⅳ型反応に対して用いられる**パッチテスト**は**接触皮膚炎**にとくに有用である．**リンパ球刺激試験**（LST）は，薬物によるリンパ球幼若化を調べる試験管内検査法であり，Ⅰ〜Ⅳ型のいずれに対しても行いうるのだが，偽陽性や偽陰性が多いので，病歴と照合して参考情報とするにとどめる．薬物アレルギーのもっとも確実な診断法は，薬物の少量再負荷テストであるが，危険が伴うので，特別な場合以外は行われない（**表5**）．

4　治療の実際

全身性アナフィラキシー反応を発症した場合は，重篤だと生命の危険があり，ただちに周辺のスタッフを呼び寄せて病状の把握と治療を行う．とくに重要なのが急性循環不全（ショック）および気道閉塞（窒息）への対応と，第1選択薬である**アドレナリン**の投与（筋注または点滴

静注）である．気道の確保と酸素投与，静脈路を確保し昇圧薬と急速な輸液を行う．ステロイドは即効性は期待できないが，症状の改善や遷延化の予防に有効であるので早期に投与する（詳細な治療内容は「アナフィラキシー」および「ショック」の項を参照）．

即時型以外の症状に対しては，原因薬の投与を中止し，生じているアレルギー症状に対して対症療法を行う．大抵の症状は原因薬の中止で自然に消退する．また，その経過が薬物アレルギーの診断を確実にする根拠にもなる．症状が強い例や遷延する例ではステロイドの投与を行い，症状の改善を確認しつつ投与量を漸減していく．重症薬疹では重症熱傷に準じた全身管理と中～高用量のステロイド治療を行うが，全身症状が改善した後に後遺症が残ることがある点には（例，**角膜混濁**や強膜変性の結果として視力低下など）注意を要する．

💡 看護のポイント

患者から既往歴や家族歴を聴取する際に，薬物アレルギーの有無を確認し，もしあれば原因の薬物と症状を詳細に問診する．得られた情報はカルテの表紙など，目立つところに記入して周知する．そして普段から自覚症状に関して薬物が原因となっていないかを気にするよう習慣づけておきたい．

アナフィラキシーが突発的に生じた際は，ただちに周囲の医師・看護師を呼んで皆で治療にあたることが大切であり，薬物投与開始直後に気分不快，冷汗，悪心・嘔吐，くしゃみなどの症状が現れ始めた時点ですぐ周辺のスタッフに声をかけるようにする．

（山口正雄）

物理・化学物質アレルギー
physical allergy, chemical allergy

1 起こり方

物理アレルギー

物理アレルギーは，種々の物理的要因（寒冷，温熱，運動，光線，機械的刺激など）によって生じるアレルギー反応の総称である．物理的直接刺激により，肥満細胞の活性化によるヒスタミンの遊離などが引き金になって症状が惹起されることが多くⅠ型アレルギーの関与も推定されるが，実際には機序不明なものが多い．

症状は皮膚科領域では**蕁麻疹**，薬物による**光線アレルギー**，**血管性浮腫**などがあるが，喘息症状や鼻炎症状も生じ，これに関連するものには，**運動誘発喘息**，**運動誘発アナフィラキシー**および**食物依存性運動誘発アナフィラキシー**がある．アナフィラキシーにいたると血圧低下やショックなどの重篤な症状を呈するため治療は一刻を争う．

化学物質アレルギー

化学物質アレルギーは，日常生活に用いられるさまざまな化学物質，たとえば，シャンプー，石けん，歯磨き粉，香水，染料，薬物，食品添加物など非常に多岐にわたる物質に対するアレルギーの総称である．物理アレルギーと同じく，アレルギー機序の不明なものも多く，皮膚への接触では，**蕁麻疹**や**接触皮膚炎**，吸入すると，**気管支喘息**や**鼻炎**症状が生じるが，浮遊物質への曝露では結膜炎などの眼症状も惹起する．「**シックハウス症候群**」や「**化学物質過敏症**」と混同されがちだが，別疾患である（ただし鑑別困難な場合も多い）．

2 症状と診断のすすめ方

物理アレルギー

◆ 種々の皮膚症状 ◆

蕁麻疹（寒冷蕁麻疹，温熱蕁麻疹，機械性蕁麻疹，日光蕁麻疹，コリン性蕁麻疹など），薬

物による**光線アレルギー**，**血管性浮腫**などがある．それぞれ症状別に特異的刺激試験を行って診断する．

● 運動誘発喘息 ●

喘息患者では一般に運動時に喘息症状が悪化するが，時に運動時（とくに運動直後～数分）にのみ喘息症状の現れることもある．寒冷時に乾いた空気を吸うなどの物理的刺激が誘因なことが多い．**運動誘発テスト**などで診断する．

● 運動誘発アナフィラキシー，食物依存性運動誘発アナフィラキシー ●

運動中に突然，全身性の蕁麻疹，血管性浮腫を生じ，さらには血圧低下，意識消失をきたす（アナフィラキシー症状）．特定の食物摂取後に生じる際には，後者のように呼称される．詳細な問診やアレルギー検査で誘因物質（食べ物など）を検索する必要がある．

■■ 化学物質アレルギー

原因として考えられる化学物質が直接皮膚に接触する場合には，その化学物質に対する**パッチテスト**を行う（パッチテストは遅延型アレルギーの検査で，原因物質を皮膚に貼付した後に，2日後，3日後，1週間後に反応を見る）．それでも原因不明な場合は，原因物質の除去試験を行う．原因として考えられる化学物質が吸入抗原であり，それによる気管支喘息あるいはアレルギー性鼻炎が疑われる場合は，その物質の**吸入誘発試験**や**鼻過敏性テスト**を行う．

3 治療の実際と看護のポイント

■■ 物理アレルギー

● 種々の皮膚症状 ●

原因の除去が最重要である．薬物内服による光線アレルギーでは薬物を中止する．治療としては，**抗ヒスタミン薬**，および抗ヒスタミン作用を有する**抗アレルギー薬**の内服が基本となるが，症状に応じて**ステロイドの経口**も行い，皮膚には**ステロイド軟膏**を用いる．

● 運動誘発喘息 ●

基本的には気管支喘息の治療と同一であり，吸入ステロイドが中心となるが，軽症の場合は**抗ロイコトリエン受容体拮抗薬**の内服のみでコントロールできることもある．症状の発現時にはまず**短時間作用性気管支拡張薬の吸入**を行うが，あらかじめ運動前に使用するのも効果がある．

● 運動誘発アナフィラキシー，食物依存性運動誘発アナフィラキシー ●

日常の管理は，前者に関しては，上記の運動誘発喘息に準じたものであり，後者は原因となる食べ物をできるだけ避け，食直後の運動を回避する．アナフィラキシー症状の発現が認められた場合は，まず，あらかじめ処方された**経口ステロイドを内服**した後に，ただちに医療機関を受診する．受信後はただちに**ステロイドの点滴**を行う（必要に応じ**アドレナリンの皮下注射**も併用）．

アナフィラキシーでは治療の遅れが時に致死的となるため，緊急時に患者自身が即時に救命処置ができるよう，2005年に**アドレナリンの自己注射キット（エピペン®）**の使用が可能となった．

■■ 化学物質アレルギー

化学物質アレルギーは，原因は化粧品や薬物など非常に多彩であるが，結果的に現れた症状をきちんと治療するのが重要である．蕁麻疹，接触性皮膚炎，気管支喘息，アレルギー性鼻炎などは，それぞれの疾患のガイドラインを参照する．なお，前述の「**シックハウス症候群**」および「**化学物質過敏症**」は，「化学物質に敏感」という点で化学物質アレルギーと混同されがちだが，別名「**本態性環境不耐症**」ともよばれており，アレルギーによるものではなく，環境物質に対する耐性の低下と考えられている．ただし，診断はむずかしく，心因の関与も大きいとされている．

（庄司俊輔）

ラテックスアレルギー latex allergy

1 起こり方

ラテックスアレルギーは，天然ゴム製医療用具・日用品と接触すると皮膚のかゆみ，蕁麻疹，喘息様症状，アレルギー性鼻炎結膜炎症状，まれにアナフィラキシー，**アナフィラキシーショック**を起こす即時型アレルギーの疾患である．

ラテックスとは，天然ゴムの原料であるゴムの木の白い樹液のことで多くのタンパク質を含有している．このタンパク質を含む医療用具，日用品と接触することで生体が感作され，ラテックス特異IgE抗体を産生するようになり即時型アレルギー症状を発症する．

罹患率はラテックス製品と接触する機会の多い集団で高いので，手術室勤務の看護師は臨床診断で13.8%[*1]，医師歯科医師は1.1%であった[*2]．欧米では2000年までに1,000件以上のアナフィラキシー，15例のアナフィラキシーショックでの死亡例が報告された．

さらに医療処置を繰り返し受けている患者集団でも高い罹患率が報告されている．二分脊椎症をはじめ先天性疾患で手術，医療処置を繰り返しラテックス製品と接触する機会が重なると感作され発症している．米国での二分脊椎症者の調査では48.8%[*3]，国内の二分脊椎症者では10.7%が感作されているという報告がある[*4]．一般人口では1%未満と考えられている．

2 症状と診断のすすめ方

症状でもっとも多いのが，ラテックス製品と接触した皮膚に比較的すみやかにかゆみ，発赤，蕁麻疹を起こす**接触蕁麻疹**である．ゴム製手袋を使用していて皮膚症状を起こす場合の鑑別疾患として，刺激性皮膚炎，アレルギー性接触性皮膚炎とラテックスアレルギーによる接触蕁麻疹がある．刺激性皮膚炎は，免疫的機序によるものではなく手袋に付着するパウダーなどの刺激によるものであり，アレルギー性接触性皮膚炎は遅発型アレルギー反応による慢性湿疹タイプの皮膚炎である．

皮膚と同様に粘膜でも接触により発赤，浮腫を起こす．症状が進行すると，全身性蕁麻疹，喘息様の咳嗽・呼気性喘鳴・呼吸困難，くしゃみ，鼻汁，鼻閉症状，さらにアナフィラキシーショックに進展することがある．また，ラテックス製手袋に付着したパウダーを吸引することによっても呼吸器症状，鼻結膜炎症状を起こすことがある．

原因不明の蕁麻疹，皮膚の発赤をみたら鑑別としてラテックスアレルギーを疑うことが大切である．医療現場では，ラテックス製手袋，ラテックス製医療用具（マスク，駆血帯，カテーテル，超音波検査用スリーブ，歯科用ラバーダム），絆創膏，包帯などの接触の有無の確認が必要である．家庭用品では，炊事用手袋，輪ゴム，ゴム風船，玩具，おしゃぶり，下着のゴム，コンドームなどが原因となる．

ラテックスフルーツ症候群

ラテックスアレルゲンは，バナナ，アボカド，キウイ，クリなどの食物アレルゲンと**交差反応性**があることが知られている．以前は症状がなくてもこれらの食品を摂取して突然蕁麻疹，アナフィラキシーなどの即時型アレルギー反応が起こる場合は，ラテックスの交差反応を疑う必要がある．

ハイリスクグループ

ラテックスアレルゲンに感作されやすい環境にいる**ハイリスクグループ**を認識しておくことが大切である．医療従事者とくにラテックス製

[*1] Akita H et al : Environ Dermatol **6** : 26-31, 1999
[*2] 加藤尚生ほか：アレルギー **53** : 659-668, 2004
[*3] Kelly KJ et al : J Allergy Clin Immunol **91** : 1140-1145, 1993
[*4] 渡辺章充：日本ラテックスアレルギー研究会誌 **3** : 15-22, 1999

手袋を頻用する部門，歯科医師，歯科衛生士など，繰り返し医療用具，医療処置を行っている患者，ラテックス製品製造にかかわっている集団などがハイリスクグループに該当する．ハイリスクグループでは，常にラテックスアレルギーの有無を確認し，予防対策も必要である．

診断の参考になる検査として，血液中のラテックス特異 IgE 抗体を測定することができる．偽陰性が 20％前後あること，低値の場合に特異度が低いことが問題である．皮膚テストは現在国内で使用できる診断用エキスがなく，欧米のメーカーのものだけである．交差反応性がかなりあるので，**ラテックス IgE 抗体**陽性の場合でもすぐに診断せず問診を確認する．確定診断になかなかいたらない場合は，使用テストを実施する．使用テストは，原因と考えられる手袋などを実際に手にはめてもらう検査である．

皮膚テスト，使用テストを実施する場合は，まれに全身性の反応を起こすことがあるので，アナフィラキシー対応ができる準備が必要である．

3 治療の実際

ラテックスアレルギーの対応に関しては，日本ラテックスアレルギー研究会が作成した「ラテックスアレルギー安全対策ガイドライン 2009」(赤澤 晃ほか監，協和企画)が発行されている．

ラテックスアレルギーの診断がついたら，ラテックス製品と接触しないようにすることが基本である．医療従事者の場合は，手袋を非ラテックス製のものに切り替えることが必要である．

医療処置を必要とする患者では，手袋，駆血帯，マスクなどを非ラテックス製の代替品にする．ラテックスを含有する医療用具には，表示が義務づけられているので医療用具の包装を確認することで区別することができる．

症状が出た場合には，局所の症状であれば，抗ヒスタミン薬の内服，ステロイド軟膏での局所の処置で対応できるが，全身性の症状で呼吸器症状，血圧低下が起きた場合は，アドレナリン筋肉注射が適応となる．またその可能性がある場合はあらかじめ個人用の**アドレナリン自己注射薬(エピペン®)**の処方が必要であり携帯するように指導する．

ハイリスクグループでは，ラテックスアレルゲンへの感作予防，発症予防のためにラテックスアレルゲンとの接触を少なくすることが有効である．手袋は，**パウダーフリー**のもの，内面を特殊加工し，タンパク質の溶出を抑えたもの，非ラテックス製品の使用などの対策をとることができる．

💡 看護のポイント

ラテックスアレルギーは，薬剤アレルギーと同様に，医療機関受診時，処置時に患者への確認をすることで発症を予防することができる．ハイリスクグループに対しては，発症予防を含めて積極的な対応が必要である． （赤澤 晃）

昆虫アレルギー insect allergy

1 起こり方

昆虫アレルギーは，昆虫に刺されたり接触したりして生じるアレルギー反応の総称である．もっとも重要なものはハチ刺傷による**ハチアレルギー**であり，ハチ毒による IgE 抗体を介した即時型アレルギー反応による．重症な場合はアナフィラキシー症状によるショックに陥り，わが国でも年間約 40 名の死亡者が出ている．ハチの種類では，スズメバチ科の**スズメバチ**と**アシナガバチ**，そしてミツバチ科の**ミツバチ**の 3 種が重要である．そのほかの昆虫アレルギーで重要なものには，**ガ**，**ゴキブリ**，**ユスリカ**があり，これは虫刺によるものではなく，鱗粉や

糞，死骸が空気中に浮遊し，それを吸入することにより，アレルギー性鼻炎や気管支喘息を引き起こす．

2 症状と診断のすすめ方

● ハチアレルギー ●

初回の刺傷，つまりハチ毒素による症状は，局所反応であり，紅斑，腫脹，灼熱感を伴う疼痛である．症状は数日～1週間続く．この後，I型アレルギー反応による感作状態となり，次回以降の虫刺では症状は増悪し，重症化すると，全身の紅潮，血管浮腫を生じ，さらには血圧低下，意識消失，けいれんと続き，致死的となる．診断には，医療機関による**皮膚テスト**が重要であるが，問診のみでも診断は可能である．

● そのほかの昆虫アレルギー ●

ガにおいては鱗粉を直接に吸入し，ゴキブリ，ユスリカでは，糞あるいは死後の虫体成分の混入した気体を吸入することにより，それぞれを抗原（アレルゲン）とするI型アレルギー反応が生じる．感作が成立した後に抗原を再吸入すると，生体側に鼻過敏性があれば，くしゃみ・鼻汁などのアレルギー性鼻炎の症状を呈し，気道過敏性を有していれば，喘鳴・咳嗽などを特徴とする気管支喘息の症状が発現する．確定診断をする際の検査としては，ガ，ゴキブリ，ユスリカに対する**特異的IgE抗体の測定**が重要である．

3 治療の実際と看護のポイント

● ハチアレルギー ●

ハチの刺傷については，まず局所反応については，毒針をすみやかに抜去し，**虫刺部を氷冷**する．**抗ヒスタミン薬**と**鎮痛薬**を内服し症状を軽減させる．アレルギー反応については，まず抗ヒスタミン薬（症状が強ければステロイドとの合剤）を内服する．アナフィラキシーを疑う際は，アドレナリンを皮下注射し，同時にステロイドの点滴静注を開始する．症状に応じて酸素投与や昇圧薬投与を行う．近年，緊急避難的救命処置としてアドレナリンの自己注射が保険適用として認可された．次回のハチ刺傷により強度のアナフィラキシー症状の発現が予想される患者には，あらかじめ**自己注射用アドレナリン製剤（エピペン®）**を携帯させておき，症状発現後ただちに自己注射して医療機関に受診する．ハチアレルギーに対する根本的治療としては，ハチ毒アレルゲンを用いた免疫療法（**減感作療法**）が有効であるが，保険適用でなく実施可能な医療機関が少ないのが実情である．

● そのほかの昆虫アレルギー ●

ガ，ゴキブリ，ユスリカなどの吸入抗原によるアレルギー性鼻炎および気管支喘息に対しては，それぞれの疾患に対しての適切な治療を行う．ただし，特異的IgE抗体測定などのアレルギー検査で，アレルゲンの特定ができた場合には，**アレルゲンの回避**，すなわち，原因となる抗原を吸入しないのが最善である．昆虫の成長時期や発生状況を考えながら，整頓，掃除など駆除を心掛け，抗原を少しでも減らす努力が大切である．

● アナフィラキシー ●

アナフィラキシーについては，「物理・化学物質アレルギー」の項でも記載したが，実際の死亡例は，ハチ刺傷によるものがほとんどである．アナフィラキシー症状は，受診時軽症に見えても急激に進行することもあり，看護の面でも決して目を離さずに，臨機応変な対応が必要となる．場合によっては，刺傷直後の即時型アレルギーのみでなく，**受傷後6～8時間後に生じる遅発型アレルギー**による症状の再悪化もあり注意すべきである．

（庄司俊輔）

寄生虫アレルギー parasite allergy

1 起こり方と症状・診断のすすめ方

体内では長期にわたって生存・発育する寄生虫に対抗して，アレルギー免疫反応を通じて防御・排除を行おうとする．

寄生虫感染では，臨床症状，検査所見にアレルギー機序を反映することが知られている．たとえば，血液中の好酸球および IgE 増加は I 型アレルギー疾患と共通しており，感染した寄生虫の周囲の組織には著明な好酸球浸潤がみられる．また，肺吸虫，日本住血吸虫では**即時型皮膚反応**が陽性となり，診断や検診で有用である．

特徴的な所見

寄生虫の種類により特徴的な所見が知られている．

包虫（エキノコックス）症では，感作が成立しており，肝内の感染性嚢胞を手術する際に包虫液が漏れ出すと，アナフィラキシーを発症する．

回虫などの幼虫により肺に一過性の浸潤影と**好酸球増多**を生ずることがあり，**レフレル（Loeffler）症候群**とよばれる．

顎口虫などの幼虫移行症でも，著明な IgE と好酸球の増加をみる．

アニサキスの胃壁侵入により腹痛が生ずるが，ここにもアレルギー機序が関与する．サバなど青魚による蕁麻疹の原因としてもアニサキスは重要である．

肝臓において**住血吸虫**の虫卵周辺に形成される好酸球性肉芽腫が慢性化すると肝線維化から肝硬変にいたる．

このように各種寄生虫には特徴的な病像があり，検査所見（寄生虫特異的 IgE など）も併せて診断する．

2 治療の実際と看護のポイント

治療の原則は，寄生虫の駆除あるいは摘出による排除である．

寄生虫によるアレルギー症状が出現した場合は，症状に応じた治療を行う．蕁麻疹に対しては，抗ヒスタミン薬の内服や外用を行う．

アニサキス症では内視鏡的に虫体を確認し除去することが診断および治療となる．

寄生虫感染を疑う場合，生活歴や嗜好（とくに非加熱食材摂取）の問診がとくに重要である．

近年，寄生虫感染が減少するのに対し，花粉症や喘息などのアレルギー疾患が増加しており，寄生虫がアレルギーを改善させるとの説も提唱されている．しかし，寄生虫自体が強力なアレルギー惹起源であり，寄生虫感染がアレルギー疾患を増悪させるとの報告もあるので，両者の関係は決して単純ではない．　　　（山口正雄）

血清病 serum sickness

1 起こり方

血清病はゲル・クームス（Gell & Coombs）分類で III 型の代表的疾患であり，元々はウマ抗毒素血清を治療目的で注射した後に出現する諸症状に対してつけられた病名である．ペニシリンなどの薬剤で誘発されることもあるが，その場合も血清病とよばれる．異種血清を治療に用いる場面は少ないが，**破傷風**，**ジフテリア**，ボツリヌス，ガス壊疽，狂犬病，**蛇毒**などに対する抗血清は現在でも用いられる．

発症メカニズム

血清病の発症機序としては異種タンパクを除去するための免疫反応がかかわっており，異種血清の注射後 5～10 日後以降に異種タンパクに対する抗体（IgM，IgG）が体内で産生されて抗原抗体反応が起こり，生じた免疫複合体が末梢血管や組織に沈着し補体活性化も加わって組織傷害を引き起こす．

2 症状と診断のすすめ方

症　状

症状としては，異種血清注射の 1～3 週間後に生ずる，①発熱，②皮疹（主に蕁麻疹），③リンパ節腫脹，④関節痛の 4 症状が有名で，ほかにも末梢神経炎，腎炎，心筋炎，脾腫などがある．注射部位の発赤，腫脹，瘙痒から始まることが多い．

検　査

検査では，白血球数増加，赤沈亢進，補体低値，時にタンパク尿や血尿をみる．抗血清の 10 倍希釈液を用いた皮内反応で膨疹，発赤を呈する．症状と薬剤投与歴（とくに抗血清）を結びつければ診断はむずかしくない．

3 治療の実際

治療は症状の程度に応じて抗ヒスタミン薬や消炎鎮痛薬が用いられるが，症状が強いとステロイドが必要となる．なお異種血清投与歴が過去にあると，より速い日数で強い反応（促進反応）が起こるが，過敏な例では注射後にアナフィラキシー反応を起こし致死的となりうる．

看護のポイント

看護において，異種血清の投与直後から注射部位および全身の慎重な観察が必要である．血清病の症状は，通常は投与の約 1～2 週間後から起こり始める．重症だと症状が数週間も続くので緩和に努める．また，重症反応，促進反応の予測のため，問診（過去の異種血清投与歴）がきわめて重要である．

（山口正雄）

関節リウマチ rheumatoid arthritis (RA)

膠原病および類縁疾患

1 起こり方

　関節リウマチ(RA)は慢性に経過する全身性炎症性疾患で，主病変は関節滑膜に生じる持続的な炎症である．全身の可動関節が罹患しうるが，**滑膜炎が持続**すると軟骨および骨の破壊が生じ，時に関節機能が障害されて**重度の身体障害**を呈する例がある．個々の患者で臨床経過や障害の程度は大きく異なる．病因は不明であるが，その発症は**遺伝的要因**に加えてウイルスや細菌感染，さらにその他の**環境因子**が影響して免疫異常が生じ，それに伴って関節局所でさまざまなサイトカインや化学メディエーターが作用することにより**炎症の悪循環と滑膜増殖**を生じ，関節軟骨および骨の破壊にいたると考えられている．

　RAは世界中の民族に広く分布し，**有病率**は人口の約0.8%(0.3〜2.1%)であり，わが国での有病率は約0.5%とされている．男女比は1:3〜5で女性に多い．**好発年齢**は30〜50歳代だが，有病率は高齢になるほど増加する．なお，RAの発症年齢が高齢になるほど男女差が少なくなる．

　家族歴の調査によると，一卵性双生児におけるRA発症の一致率は二卵性双生児の少なくとも4倍で，二卵性双生児のRA一致率は双生児ではない同胞の罹患一致率と同等である．しかし，一卵性双生児のRAの一致率も15〜20%程度であり，遺伝的要因の関与以上に環境要因の関与が大きいこともわかる．喫煙はRAの重要な危険因子である．また，現在までにさまざまな感染性病原体が病因候補としてあげられたが，確定されたものはない．

2 症状と診断のすすめ方

　RAの特徴は慢性に経過する多発性滑膜炎である．ただ，全身性炎症性疾患でもあるため，種々の関節外症状を有する．また，いくつかの検査が診断に利用されているが確定的な検査はなく，診断にはいくつかの臨床的特徴を総合して判定する分類基準が使われる．

症　状

● 関節症状 ●

　病初期は手，手指，膝，足，足趾などの漫然とした関節症状で始まることが多い．こわばりはRAでよくいわれる症状であり，休息後(朝など)に強くなるのが特徴である．関節症状は滑膜炎であり，**炎症の4徴**すなわち**発赤，腫脹，熱感，疼痛**を生じる．また，炎症が持続すると関節破壊・変形が生じ，さまざまな程度の身体障害にいたることがもっとも問題となる．頸椎では**環軸椎亜脱臼**や**垂直性亜脱臼**などがみられることがある．障害がすすむと脊髄圧迫症状による四肢のしびれなどの神経症状を呈することがある．

● 関節外症状 ●

　リウマトイド結節は関節伸側など機械的な圧迫を受けやすい部位に認めることが多いが，時に肺にもできることがある．なお，後述するメトトレキサート(MTX)治療によりリウマトイド結節が増大・増加することがある．

　RAは全身性疾患であるため，倦怠感，疲労感，微熱，体重減少などの**全身症状**を呈する．また，それらに伴う不安感，うつ状態，不眠などを伴うことも少なくない．**リウマトイド血管炎**は発熱などの全身症状と心臓，心膜，肺，胸膜，腸間膜などに動脈炎をきたすため，時に重症化する．一方，紫斑，皮膚潰瘍・壊疽，指尖潰瘍，多発性単神経炎，上強膜炎などの局所の血管炎症状を呈する例もある．なお，RAの間質性肺疾患は肺線維症が多く，一般に緩徐に進行する．

● 合併症 ●

　RAにはシェーグレン(Sjögren)症候群，慢

性甲状腺炎(橋本病)などの合併が多い．RAに合併する**アミロイドーシス**では，血清に高濃度で存在するアミロイドAタンパクがマクロファージなどに取り込まれて沈着し，腎，消化管，心筋などを障害する．悪性腫瘍の合併率は一般人口と同様だが，**悪性リンパ腫**，とくにB細胞型非ホジキンリンパ腫の合併率は若干高い．また，MTX治療に伴いリンパ腫を合併することがあり，MTX中止により改善する例がある．

■ 検　査
● 血液検査
　リウマトイド因子(RF)はRA患者の70〜80％に陽性だが，健常者でも5%は陽性となる．陽性頻度は加齢，妊娠で増加し，ワクチン接種や輸血後にも一過性に陽性になることがある．さらにRA以外では膠原病やウイルス性肝炎(BおよびC型)などの感染症で陽性となることがあり疾患特異度が低い．
　これに対し，**抗シトルリン化ペプチド抗体(ACPA)**の測定法の1つである**抗環状シトルリン化ペプチド抗体(抗CCP抗体)**が，よりRAに特異度が高い自己抗体として測定されている．ただし，ACPAでもRA患者での陽性率はRFと同等である．
　RA患者では，**赤沈**の亢進や，血清C反応性タンパク(**CRP**)などのさまざまな急性期反応物質の増加がみられ，一般にRAの疾患活動性と相関する．マトリックスメタロプロテアーゼ-3(**MMP-3**)は軟骨の分解にかかわるタンパク分解酵素であり，その血清濃度はRA活動性を反映する．そのほか，血球算定検査では軽度の貧血と血小板数の増加がみられる．なお，治療薬の副作用のモニタリングのために，肝・腎機能なども定期的に検査する．

● 画像検査
①**X線撮影**：RAの病期診断には必須である．早期RAのX線像では軽度の関節近傍の骨量減少のみの場合が多く，**関節周囲の軟部組織の腫脹**が主な所見である．しかし，慢性炎症が持続すると**軟骨下の骨破壊(骨びらん)**がみられるようになり，さらに軟骨破壊による**関節裂隙狭小化**が生じる．これらが進行すると関節の変形・脱臼・強直などを生じ，高度の関節障害を呈する．
②**MRI**：滑膜炎，骨髄浮腫，骨びらん，関節水腫などをよく検出できる．関節破壊の程度を評価する点数化などの試みもあるが，設備やコストなどの問題でいまだ使用は限定的である．
③**超音波検査**：設備も従来の機器を利用できることなどから，近年，急速に普及している．**関節液貯留**，滑膜肥厚，骨びらんなどの形体的な特徴とともに，滑膜の**血管新生**や炎症に伴う**血流増加**などの機能的な障害も計測できる．ただ，技術的な習熟が必要なことと，標準的な点数化システムが確立していないことなどが問題点として残る．

■ 診　断
　RAの臨床研究の標準化のために分類基準が作成され，それが診断の手引きとして使われてきた．1987年に米国リウマチ財団により改訂・作成されたRA分類基準は，20年以上にわたって世界中のほとんどすべてのRAの臨床研究で使われ，臨床でも診断基準として利用されてきたが，とくに病初期のRAをこの分類基準で診断することは困難であった．
　2010年になって米国リウマチ学会(ACR)と欧州リウマチ学会(EULAR)とが合同でRAの**新分類基準**を提唱した(表1)．1987年の基準に比べると，より早期例を診断することを目的とした改訂であり，それによる早期治療をめざしている．

3　治療の実際
　RAは関節の炎症所見のみならず身体機能に影響をもたらす疾患であることから，一般的なRA治療・管理の目標は，**疼痛・炎症症状の軽減，関節構造の保持，身体機能の維持，全身症状の改善**である．病因不明であることから原因療法はないが，近年強力な治療薬が開発されたことにより，治療目標として寛解をめざす方向性が明確になった．ただ，治療薬の使用には患者ごとにさまざまな制限があり，個別のきめ細

表1 ACR/EULARによる2010年RA分類基準

1) 少なくとも1関節に明らかな滑膜炎(腫脹)*がある	
2) 他のリウマチ性疾患の症状として説明できない	
※上記1)と2)がある患者で,以下のA～Dの合計が6点以上あればRAに分類	
A. 関節所見(腫脹,圧痛または画像で確認)	
1ヵ所の大関節(足関節以上)	0点
2～10ヵ所の大関節	1点
1～3ヵ所の小関節(手関節以下,大関節はあってもよい)	2点
4～10ヵ所の小関節(大関節はあってもよい)	3点
>10ヵ所の関節(少なくとも1ヵ所の小関節)	5点
B. 自己抗体	
RF(−)かつACPA(抗CCP抗体)(−)	0点
RF(＋)またはACPA(抗CCP抗体)(＋)(基準値上限～3倍以下)	2点
RF(＋＋)またはACPA(抗CCP抗体)(＋＋)(基準値の3倍以上)	3点
C. 血清CRP・赤沈	
血清CRP正常かつ赤沈正常	0点
血清CRP増加または赤沈亢進	1点
D. 罹病期間	
<6週	0点
≧6週	1点

*典型的骨びらんが認められる患者で,過去にこの基準に症状が適合していたと判断される場合はRAに分類

[Aletaha D et al : Arthritis Rheum **62**(9): 2569, 2010 より改変]

かい治療方針の選択が必要である.

RA治療には,まず患者および家族にこの疾患や治療の原則などを知ってもらうための**患者(および家族)教育**と,**リハビリテーションや補助具**による身体機能維持が必要である.加えて,身体障害がすすめば**手術療法**が必要なこともある.以下では薬物療法について概説する.

● 疾患修飾性抗リウマチ薬(DMARD) ●

DMARDには低分子DMARD(**免疫調節薬と免疫抑制薬**)と生物学的製剤とがある(表2).後述のガイドラインにあるように,RAと診断された場合には,関節破壊が進行しないように,なるべく早期のDMARD開始がすすめられている.

MTXは効果が確実で発現が早く,生物学的製剤などとの併用も可能なことから,**標準的低分子DMARD**である.ただし,用法が特殊であり,骨髄抑制など一部の副作用を防ぐために**週1回か1～2日以内の分割投与(5日以上の休薬)が必須**である.また,**葉酸併用**(通常MTX投与の48時間後1回)も副作用の軽減に有用である.

特定のサイトカインや細胞膜抗原などを分子標的とした抗体または受容体製剤が使われるようになって,RAの薬物療法は大きく進歩した.インターロイキン-6を標的としたトシリズマブと,Tリンパ球の表面分子を標的としたアバタセプト以外の生物学的製剤は,すべて**腫瘍壊死因子α**を標的としている.いずれもタンパク製剤であるため**皮下または静脈内注射(点滴)**で投与する.またMTXと併用することによって効果が増す.低分子DMARDも生物学的製剤も,どのような患者がどの製剤に反応するかについては,事前に予測できない.

● RA治療補助薬 ●

非ステロイド抗炎症薬(**NSAIDs**)は,アスピリンが世界で市販された1899年以降,RA治療の中心であったが,消化管障害などの副作用の問題点もあり,DMARDの使用が一般的になった1980年代以降は補助的薬物としての位置付けとなった.すなわち,RAの診断不確定の時期やDMARDが有効性を発揮するまで,または効果不十分な場合の関節症状を緩和することを目的として使用される.最近では,**アセトアミノフェン**や**NSAIDs外用剤**も積極的に使われている.

表2 DMARDの分類と効果

一般名	商品名	推奨度(強さ)	関節破壊阻害
1. 免疫調節薬			
1) 金チオリンゴ酸ナトリウム(筋注)	シオゾール®	B(中)**	[○]
2) D-ペニシラミン	メタルカプターゼ®	B(中)	[△]
3) ロベンザリット*	カルフェニール®	?(弱)	[?]
4) オーラノフィン	リドーラ®	B(弱)	[×]
5) ブシラミン*	リマチル®	A(中)	[?]
6) アクタリット*	オークル®,モーバー®	B(弱)	[?]
7) サラゾスルファピリジン	アザルフィジンEN®	A(中)	[◎]
8) イグラチモド*	ケアラム®,コルベット®		[?]
2. 免疫抑制薬			
1) ミゾリビン*	ブレディニン®	B(弱)	[?]
2) メトトレキサート	リウマトレックス®	A(強)	[◎]
3) レフルノミド	アラバ®	A(強)	[◎]
4) タクロリムス*	プログラフ®	A(中)	[△]
5) トファシチニブ	申請中		[?]
3. 生物学的製剤(注射)			
1) インフリキシマブ	レミケード®	A	[◎]
2) エタネルセプト	エンブレル®		[◎]
3) アダリムマブ	ヒュミラ®		[◎]
4) トシリズマブ	アクテムラ®		[◎]
5) アバタセプト	オレンシア®		[◎]
6) ゴリムマブ	シンポニー®		[◎]
7) セルトリズマブ・ペゴル	(申請中)		[◎]

*わが国または限られた国でのみ承認　**厚生労働省研究班ガイドライン(2004年)の記載
◎:証明あり．○:証明あるが不十分．△:傾向あり．?:不明．×:否定的．

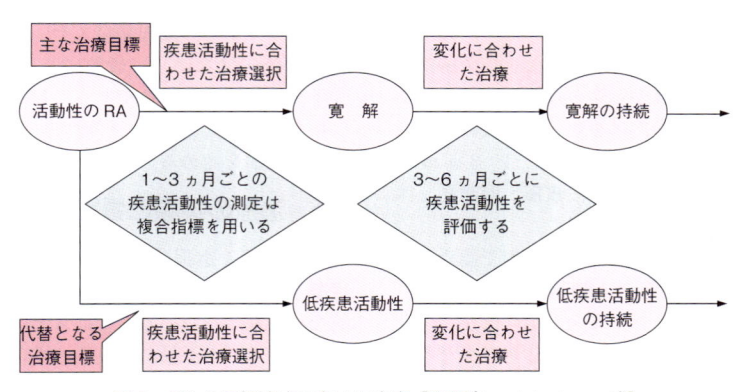

図1　RAの目標達成に向けた治療［T2T(treat to target)］
［Smolen J S et al:Ann Rheum Dis **69**(4):631, 2010 より改変］

重症の関節外症状では中等量以上のステロイドが使われる．一方，ステロイドには強力な抗炎症効果が期待できるため，**強い関節症状**に使うこともあるが**低用量投与**が一般的である．ステロイド懸濁薬の関節内注射は少数関節の炎症症状の緩和に有効性は高いが，あくまで一時的な処置と考えるべきである．

◆ ガイドライン・推奨 ◆

発症早期より積極的にDMARDを使用するというRAの**診療ガイドライン**または**推奨**が，

ACRやEULAR，また日本リウマチ財団や日本リウマチ学会から提唱されている．いずれもRAの**治療目標**を寛解あるいは得られる限りの**低疾患活動性**とし，有効性と安全性を厳密にモニタリングしながらDMARD治療を積極的に行うとするものである（図1）．これにより，将来の関節破壊や身体障害の進行を抑制することを目標としている．ただ，RA患者はさまざまな合併症を有しており，また年齢などの諸条件も異なっている．したがって，これらの治療法を理想的に行うことのできる患者は限られている．

看護のポイント

RAは一般には**外来通院**で治療されており，感染症などの入院治療が必要な合併症や，疾患活動性が高いが新規治療の開始に注意が必要な場合などに入院となる．寛解に近い例では対応に特別な配慮は無用だが，疾患活動性の高い患者や，すでに関節破壊が進行して**身体障害**がある患者では**種々の配慮**を要する．また，DMARDは有効ではあるが**副作用**は少なくない．患者に普段とは異なる訴えがある場合には，必要に応じてすみやかな受診をすすめるのがよい．

（川合眞一）

成人発症スティル病 adult onset Still's disease

1 起こり方と症状・診断のすすめ方

小児に発症する若年性特発性関節炎で，**発熱が主体で皮疹，関節症状を伴う病型**を「スティル病」とよんでいたが，成人にも同様の症状を発症する一群が存在することが報告され，「**成人発症スティル病**」として定着した．原因は不明であるが，遺伝素因やウイルス・細菌感染などの環境因子の関連が示唆されている．リウマチ性疾患の中での頻度は少ない．一般に発症は20～50歳代で，男女比は1：2～1：3前後である．症状は**発熱**が主体で，**皮疹，関節痛**を伴う点が特徴的である．

①**全身症状**：発熱はほとんどの症例で認める．しばしば38℃を超える**弛張熱**となり，夕方や早朝に認めることが多い．そのほか，全身倦怠感，疲労感，食欲低下，体重減少などを認める．

②**皮膚症状**：発熱とともに淡いサーモンピンク色の皮疹が出現する．瘙痒感などの症状に乏しい．

③**関節症状**：発熱に一致して認めることが多く，変形や骨破壊は伴わないことが多いが，慢性化したケースではありうる．

④**その他**：しばしば咽頭痛やリンパ節腫大，肝脾腫を認める．また重篤な合併症として胸膜炎，心膜炎，間質性肺炎，播種性血管内凝固症候群もある．診断の際の大切なポイントは，**ほかのリウマチ性疾患や感染，悪性腫瘍がないこと**を確認することで，専門医の診察が必要である．成人発症スティル病に**特異的な検査値はない**．一般的にリウマトイド因子，抗核抗体は陰性である．しばしば白血球増多，炎症反応高値，肝障害，血清フェリチン値高値を認める．

2 治療の実際と看護のポイント

治療の第1選択薬はまず**非ステロイド抗炎症薬**だが，十分に解熱を得られないケース，重篤な臓器病変を認める場合は**ステロイド**を用いる．ステロイド減量に抵抗性の場合，メトトレキサートやタクロリムスなどの免疫抑制薬を併用する．看護上のポイントは，病気と長く付き合っていく必要性，再発の可能性といった疾患の特徴を共有することである．また**ステロイドの副作用**や**中断**による急性副腎不全などの知識の共有も重要である． （安岡秀剛，竹内　勤）

若年性特発性関節炎 juvenile idiopathic arthritis（JIA）

1 起こり方

若年性特発性関節炎は，16歳未満の子どもの慢性関節炎で原因不明のものを網羅した疾患群の名称である．したがって1つの疾患ではなく，慢性関節炎を呈するいくつかの疾患を含む．小児リウマチ性疾患の中ではもっとも頻度が高く，持続する関節炎の結果，常に関節痛と運動制限に悩まされ，やがて**関節拘縮**をきたし著しい生活障害にいたり，また成長が阻害される疾患が多く含まれる．

国際的には，大きく7つの疾患に分類される．**全身型**（2週間以上続く**弛張熱**，サーモンピンク色の皮疹，慢性関節炎が3徴），関節型（6ヵ月以内の炎症関節数で病型を分類．**少関節型**：4関節以下に関節炎を呈し持続型と進展型がある，**多関節型**：5関節以上に関節炎を生じリウマトイド因子陽性例と陰性例に分類），乾癬関連関節炎，付着部炎関連関節炎，分類不能型である．

発症頻度は小児人口10万人対10〜20人で，男女比は全身型がほぼ1：1で，関節型が1：4である．合併症は，全身型は7％の例がマクロファージ活性化症候群により予後不良となり，少関節型の女児で抗核抗体陽性例ではブドウ膜炎をきたすことがある．

2 症状と診断のすすめ方

全身型

全身型は，弛張熱に始まり，発熱時体幹部，腋窩，鼠径部などにサーモンピンク色で大小不動，盛り上がりのない発疹が出現し解熱とともに消退する．関節炎は発症後ほぼ3ヵ月以内に出現する．しばしば胸膜炎，腹膜炎，肝脾腫などを認める．血液検査では白血球数は著増し，CRPなどの炎症マーカーは高値で，抗核抗体やリウマトイド因子は原則として陰性である．感染症，小児白血病・腫瘍性疾患，ほかのリウマチ性疾患（大動脈炎症候群，炎症性腸疾患など）を鑑別する必要がある．

関節型

関節型は，当初は数日以上持続する関節痛・関節腫脹で気づかれることが多い．関節炎は，罹患関節の疼痛，腫れ，発赤，熱感で診断し，可動域制限を認める．子どもは「痛い？」という質問に「痛い」と応えることは少なく，炎症関節を軽く屈曲・伸展させると逃げることから疼痛を判断する．小児では医師の側の認識不足で"成長痛"で済まされてしまうことも少なくない．診断は全身約75ヵ所（四肢，顎関節，頸椎関節）の関節診察から始まる．VASスケール（痛みの度合いを10cmのスケールの位置で判断）により疼痛の度合いを判断する．血液検査では**リウマトイド因子**，**抗核抗体**の結果から病型分類し，CRP，赤沈値，マトリックスメタロプロテアーゼ3（**MMP-3**）から炎症活動性を判断する．

3 治療の実際

全身型

全身型の治療はステロイド（**プレドニゾロン**）が基本である．ステロイドは抗炎症薬の代表的薬剤で，免疫抑制効果は期待されていない．炎症が激しい場合には，メチルプレドニゾロン・パルス療法を2クール行い，後療法としてプレドニゾロンの内服を維持する．プレドニゾロンは漸減法を行うが，ステロイドの性質を十分に理解したうえで極微量ずつ減量する．再燃する例には，最近開発されたトシリズマブ（抗IL-6レセプター・モノクローナル抗体，**アクテムラ®**）の投与を2週間ごとに行う．

関節型

少関節型では非ステロイド抗炎症薬を用いる．多関節型では診断がつき次第，メトトレキサート（10mg/m²/週）＋少量プレドニゾロンを開始する．3ヵ月程度の治療で関節炎が消退す

例は約70％である．残り30％については生物学的製剤の適応になる．TNF-α阻害薬としてエタネルセプト（**エンブレル**®），アダリムマブ（**ヒュミラ**®），IL-6阻害薬としてトシリズマブ（**アクテムラ**®）を選択する．

> **看護のポイント**
> 関節炎が活動期にあるときには，炎症関節の保護を十分に行い，非炎症関節はむしろ積極的に動かすリハビリテーションを行う．動けない，歩けない子どものストレスに十分配慮し，励ますことは重要である．
> （横田俊平）

リウマチ性多発筋痛症 polymyalgia rheumatica（PMR）

1 起こり方

50歳以上の**中高年者**に発症時期が特定できるほど突然の**筋肉痛**，こわばりで発症することが多いが，緩徐な発症例もある．数週間のうちに症状が完成する．

2 症状と診断のすすめ方

頸部，肩，腰部，四肢近位部の筋肉の痛みとこわばりをきたす．こわばりは長時間の安静後に強く，寝返りや起床が困難となることが多い．こわばりは1時間以上続くことが多い．関節痛も合併することがあり，肩，股関節に認める．症状は左右対称性である．筋肉痛以外の全身症状を約半数が訴える．微熱，全身倦怠感，食思不振，体重減少などの非特異的症状に加え，PMRに目立つのは抑うつ症状である．

診断のポイントとして，①50歳以上，とくに60歳以上の高齢者で発症し，②両肩や股関節の疼痛やこわばりを訴え，③CRPや赤沈が亢進し赤沈が100mm/時に達することもまれではない，④リウマチ因子や抗核抗体が陰性であること（ただし陽性でもPMRの否定はできない），があげられる．筋肉痛があるにもかかわらず，筋肉由来の酵素（CK，アルドラーゼ）は正常である．超音波検査，MRIが診断に有用とされ，肩関節周囲の滑膜炎や滑液包炎，股関節の転子部滑液包炎が特徴的である．

時に合併する**側頭動脈炎**には注意する．失明をきたしうるからである．側頭動脈はこめかみの部分にあり，その部位の怒張と痛み，視力障害，高熱，咀嚼時の顎関節痛（顎跛行）などの症状がある．

PMRと鑑別すべき疾患として，関節リウマチ，多発性筋炎・皮膚筋炎，悪性腫瘍に伴うPMR様症状がある．

3 治療の実際

初回投与量はプレドニゾロン換算15mg/日で開始し，臨床症状，CRPや赤沈を指標に2週間から4週間ごとに2.5mgを減量する．10mg/日になったら，その後はより慎重に月に1mgずつ減量していく．

側頭動脈炎の合併例では，プレドニゾロン換算40～60mg/日を4週間投与，以後漸減する．

> **看護のポイント**
> 比較的高齢者に発症し，ステロイドを投与するため，骨粗鬆症や糖尿病など投薬による副作用への配慮，生活指導が必要である．
> （堀内孝彦）

RS3PE症候群 RS3PE syndrome

1 起こり方

　RS3PEはremitting seronegative symmetrical synovitis with pitting edemaの略で，予後良好で血清反応陰性の両側対称性の**手背・足背の浮腫を伴う滑膜炎**を意味する．**高齢者**に急性に発症し，**リウマトイド因子が陰性**（血清反応陰性とよぶ）で，関節リウマチ（RA）に特徴的な骨・軟骨破壊はみられず，少量ステロイドが有効な予後良好な疾患として1985年にマッカーティ（McCarty）により報告された．RAとは異なり男性に多い．比較的まれな疾患で罹患率は明らかでない．

　発症機序は不明であるが，手足の浮腫は伸筋腱の**腱鞘炎**により周囲の血液・リンパ液の循環が障害されるためと考えられ，血中の血管内皮細胞増殖因子（VEGF）の増加が報告される．

　一部は腫瘍随伴症候群として出現することがあり，全身検索を行い悪性腫瘍の存在を除外する必要がある．

2 症状と診断のすすめ方

　ほとんどが65歳以上の高齢者で，手関節，足関節より末梢部がふくらんだゴム手袋のように腫れ上がる．発症は急性であり，症状が始まった日が特定できることが多い．手指関節や大関節の関節炎を伴うが，最大の特徴は手背や足背の圧痕を伴う浮腫の存在である（図1）．

● 検査所見

　検査所見では赤沈やCRPなどの非特異的炎症反応が上昇するが，本症に特徴的な検査異常はない．基本的にリウマトイド因子陰性，抗核抗体陰性であるが，高齢者ではこれらの検査の陽性率は高くなるので，低力価で陽性であってもかまわない．抗CCP抗体は陰性である．関節のX線像では軟骨・骨の変化（関節破壊）はみられない．MRIでは伸筋腱の腱鞘に炎症所見がみられ，本症に特徴的で診断に有用な検査

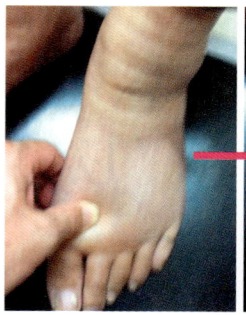

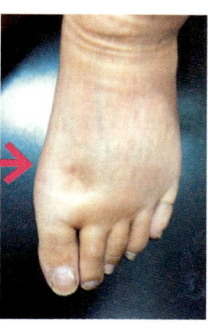

図1　RS3PE患者の足の浮腫
指の圧痕が残る．

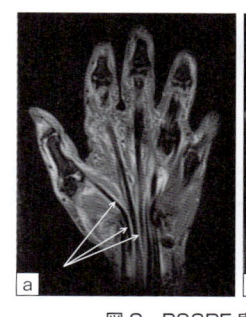

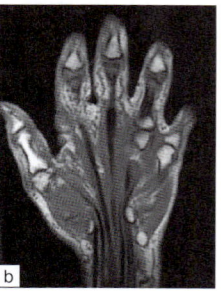

図2　RS3PE患者の手のMRI
a：手指屈筋腱の周囲にMRI（STIR）画像で強調される炎症像がみられる．b：T1強調画像

である（図2）．

● 鑑別診断

　高齢者で血清反応陰性で関節痛や筋痛を示す疾患には，**リウマチ性多発筋痛症**（polymyalgia rheumatica：PMR），高齢発症RA，偽痛風の多関節発作などがある．さらに手背や足背に著明な圧痕性浮腫があれば本症を考える．

　腎障害，ネフローゼ，心不全，肝疾患などでも浮腫はきたしうるが関節炎は伴わない．リウマチ性多発筋痛症でも軽度の手の腫れをみることもあるが，頸部・肩や腰から大腿部のこわばり・筋痛が主症状で関節炎は目立たない．

高齢発症RAで手関節炎があれば手がむくむこともあるが、関節炎症状が主体で手関節に熱感、圧痛があり、手背の腫れは軽度である．またRS3PEでは発症が急性で日の単位で発症日が特定できるが，PMRは数日から週の単位で，RAではさらに緩徐な経過で発症する点も参考になる．

本症とPMRは少量のステロイドが有効であり，診断に難渋する場合はステロイドの反応性をみる治療的診断も行われる．

RS3PEの10％以上が**腫瘍随伴性**とされ本症を疑ったら悪性腫瘍のスクリーニングを行う．とくに発熱，悪液質，体重減少などの全身症状をみる場合は悪性腫瘍の検索が必須である．また，腫瘍随伴性RS3PEではステロイド反応性が不良なことが多い．

3 治療の実際

本症と診断したら，**少量のステロイド投与を**開始する．通常はプレドニゾロン10〜15mg程度で著効し，数日で症状は改善する．時に20mgの投与を要する例もある．症状，検査所見が正常化してから減量を開始し，通常初期量を2〜4週間投与した後，2〜4週ごとに2.5mgずつ減量し，プレドニゾロン10mg以下では炎症反応が陽性化しない程度のスピードで1mgずつ減量する．一般に1〜2年でステロイドの離脱が可能である．

看護のポイント

- ステロイドに反応性が良好な，基本的には治癒しうる病気である．
- 他の膠原病よりステロイド量は少なく，投与期間も短いので感染症のリスクは低いが，糖尿病や脂質異常症をもつ高齢者では，合併症のコントロールが乱れないように生活指導をする．
- 悪性疾患随伴が比較的高い頻度で報告されており，経過中も定期的検査をすすめる．

(寺井千尋)

乾癬性関節炎　psoriatic arthritis (PsA)

1 起こり方

乾癬は鱗屑を伴う紅斑を特徴とする慢性炎症性の皮膚疾患であり，これに関節症状が伴うものを乾癬性関節炎(PsA)と称する．これは**関節症性乾癬**と同義であり，リウマチ性疾患の中では**脊椎関節炎**に分類される．脊椎関節炎とはリウマトイド因子が陰性であり，脊椎炎，仙腸関節炎や付着部炎をきたす疾患群の総称で，PsAのほかに強直性脊椎炎，反応性関節炎，クローン(Crohn)病，潰瘍性大腸炎といった炎症性腸疾患に伴う関節炎などが含まれる．

欧米では乾癬の有病率は約1〜3％とされ，このうち10〜30％程度がPsAを発症するとされるのでPsAの有病率は0.3〜1％と推定されており，比較的頻度の高いリウマチ性疾患である．これに対して日本人では乾癬自体が欧米に比較し少なく，有病率は0.05〜0.1％程度と推定されており，PsAの有病率も欧米に比較して低いと考えられる．男女比はほぼ1：1である．

PsAはその発症に遺伝的要因と環境要因が関与する**多因子疾患**である．PsAの病変部位である皮膚や関節滑膜にはリンパ球を主体とした炎症細胞が浸潤し，**TNF-α**などの炎症性のサイトカインが過剰に発現している．乾癬およびPsAではTNFやIL-23/Th17細胞経路を介する免疫細胞の相互作用が病態形成に重要であると考えられており，これらは治療の標的となる．

2 症状と診断のすすめ方

症状

乾癬は全身の皮膚に認められるが，頭皮，耳

介後部，臍部など確認しにくい場所のみに生じている場合もあり注意を要する．

PsAの関節炎は末梢関節と脊椎に生じる．**末梢関節炎**は発症当初は少数関節炎が多いが，経過を追うと多発関節炎に移行する症例が増加する．**付着部炎**，指趾全体が腫脹するソーセージ指(趾)がみられる．遠位指節間(DIP)関節も罹患するが，**DIP関節炎と爪病変**とは密接な関連がある．爪病変には爪が角化肥厚して盛り上がる爪甲剥離症，点状陥凹などがある．脊椎では，強直性脊椎炎で認められるような**脊椎炎**や**仙腸関節炎**が生じる．そのほかに関節外症状としてぶどう膜炎や結膜炎がある．

診 断

血液検査では基本的にはリウマトイド因子陰性であり，軽度の貧血や赤沈の上昇を認める．抗CCP抗体は10%程度で陽性である．また乾癬に伴う高尿酸血症を認めることがある．

骨X線は診断に際して重要である．末梢関節において，傍関節骨増殖像はPsAの特徴の1つであり，関節周囲の骨辺縁の不整像や毛羽立ちとして認められる．近位の指節骨遠位端が先細り，広がった遠位指節骨近位端に入りこむ(pencil-in-cap)像も時に認められる．脊椎病変も強直性脊椎炎と画像上の差異があることが報告されている．

PsAは特徴的な身体所見や画像所見をもとに診断される．皮膚病変を見逃さないことは重要であり，乾癬の**家族歴**の有無も診断の参考になる．

3 治療の実際

PsAの薬物治療では，非ステロイド抗炎症薬や，抗リウマチ薬が用いられてきたが，近年，**生物学的製剤**が導入されその有用性が高く評価されている．

従来から関節リウマチ(RA)で使用されている**抗リウマチ薬**のメトトレキサート，スルファサラジン，シクロスポリンはPsAの治療にも用いられる．これらは末梢関節炎には有効性が期待されるが，脊椎病変には無効である．TNF-αは，乾癬およびPsAの病態における中心的なサイトカインであり，それを標的としたTNF阻害薬の有効性が確認され，2010年わが国において，インフリキシマブ，アダリムマブの2薬が承認された．さらにTNF阻害薬以外の生物学的製剤も開発されており，2011年にIL-12/IL-23のP40サブユニットに対する抗体であるウステキヌマブの使用が承認されている．

看護のポイント

乾癬・PsAは慢性進行性に経過し，QOLが著しく低下する疾患であり，精神的な影響を受ける患者も多くみられる．しかし，近年，生物学的製剤の導入により乾癬・PsA治療は大きな変化をとげつつある．まず患者や家族に疾患と治療について説明し，理解を求めることが大切である．適切な治療薬を選択して疾患活動性を十分に抑制することが長期予後の改善につながること，定期的な診察と治療継続の必要性について説明する．PsAはRA同様，理学療法を併用することも効果がある．過労や強いストレスは症状の悪化につながるので避けるようにする．看護師は治療薬の有効性と副作用について理解し，患者の状態を把握するとともに，精神的な側面にも配慮し，医療チームの一員として長期に及ぶ治療を支えていくことが必要である．

〔市川奈緒美，山中　寿〕

SAPHO症候群 SAPHO syndrome

1 起こり方と症状・診断のすすめ方

1987年にシャモット（Chamot）とカーン（Kahn）らによって提唱された疾患概念で，非感染性骨関節症と無菌性膿疱などの皮膚病変を伴う疾患群の総称である．滑膜炎（synovitis），痤瘡（acne），膿疱症（pustulosis），骨化症（hyperostosis），骨炎（osteitis）を特徴とし，これら頭文字が疾患名の由来となっている．日常臨床でよくみられるケースは，**掌蹠膿疱症や痤瘡などの皮膚病変に，鎖骨・肋骨・胸骨の肥厚を中心とした前胸部痛を伴う骨病変**である．発症年齢は小児から中年までで，やや女性に多い．

本症の病因は不明で，アクネ桿菌による感染説が推定されているが，抗菌薬が有効ではなく，感染後の反応性関節炎に類似した免疫機構の異常によるものとの見解がある．診断基準としては，ハイエム（Hayem）らが，①重症の痤瘡に伴う骨関節病変，②掌蹠膿疱症を伴う骨関節病変，③骨肥厚症，④慢性反復性多発骨髄炎の4項目のうち1つを満たすものとし，除外項目として化膿性骨髄炎，感染による関節炎や掌蹠膿疱症，手掌角化症，びまん性特発性骨増殖症，レチノイド療法に伴う骨関節病変をあげている．

臨床検査では，リウマトイド因子陰性で，白血球は正常もしくは軽度増加し，赤沈とCRPが陽性を示す．

2 治療の実際と看護のポイント

寛解と増悪を繰り返すが，骨病変はしばしば修復され，高度の変形をきたすことはまれである．長期予後が良好で患者のADLが著しく低下しないことを認識して，患者への説明や看護，薬物療法を行っていくことが重要である．掌蹠膿疱症の一般的な外用療法に加え，骨関節症には非ステロイド抗炎症薬を投与するが，その効果が不十分である場合や関節炎には，短期的にはステロイド，抗リウマチ薬であるメトトレキサートやサラゾスルファピリジン（サラゾピリン®）も考慮する．

（川人　豊）

反応性関節炎 reactive arthritis（ReA）

1 起こり方と症状・診断のすすめ方

反応性関節炎（ReA）は，**消化管または性器・尿路感染症に合併する急性非化膿性関節炎**である．第1次世界大戦中に関節炎・非淋菌性尿道炎・結膜炎を3徴とする**ライター（Reiter）症候群**が注目された．その後ヒト白血球型抗原HLA-B27との関連（陽性率：50～85％）が明らかにされたため，遺伝素因をもつ宿主にある種の感染症が誘因となって発症する関節炎というReAの概念が確立した．消化管感染症では赤痢，サルモネラ，エルシニア，カンピロバクターなど，性器・尿路感染症ではクラミジア感染が誘因となることが多い．

典型例は，下痢などの**消化管症状や性交後の性器・尿路感染症状**の後，1～4週経って**関節炎**を発症する．通常非対称性の関節炎は下肢に多く，数日から1～2週にわたって別の関節が次々と罹患する．手や足は**ソーセージ指**とよばれるびまん性肥厚を呈し，**腱付着部炎（踵痛）・筋膜炎・腰痛**などもみられる．膿漏性角化症・連環状亀頭炎などの**皮膚粘膜病変**や，結膜炎・ブドウ膜炎などの**眼病変**がみられる．頻度は少ないが心・血管，神経，胸膜肺または腎

障害などを合併する．**赤沈亢進や血清CRP濃度増加**などの炎症反応がみられるが，**リウマトイド因子と抗核抗体は陰性**である．性感染症では淋菌性関節炎との鑑別が重要であるが，ReAでは関節液の培養で検出されないのに対し，淋菌は検出されうる．

2 治療の実際と看護のポイント

関節炎を発症した時点では，抗菌薬は有効性が得られないことが多い．**非ステロイド抗炎症薬**は関節炎をある程度緩和する．関節リウマチ（RA）治療薬のサラゾスルファピリジンおよびメトトレキサートは有効だが，難治例には**ステロイド**，**免疫抑制薬**，腫瘍壊死因子（TNF）阻害薬などの**生物学的製剤**が使われる．時に長期にわたる治療が必要である．看護における注意点はRAと同様である．

関節炎は3〜12ヵ月間で自然に消退することが多いが，慢性化して関節破壊をきたすこともある．約10％は強直性脊椎炎を発症する．**生命予後は一般に良好**だが，少数例では心合併症や腎アミロイドーシスが死因となる．HLA-B27陽性例は慢性化しやすく，予後が悪い．

（川合眞一）

全身性エリテマトーデス
systemic lupus erythematosus（SLE）

1 起こり方

全身性エリテマトーデス（SLE）は免疫学的異常を基盤として発症し，多彩な自己抗体が産生される全身性炎症性疾患であり，膠原病の代表的疾患である．多彩な病態を呈し，再燃と寛解を繰り返しながら病像が完成されていく特徴がある．

SLEの「S：systemic」とは全身性を意味し，炎症が全身諸臓器に及ぶ特徴を示している．また「L：lupus」とはラテン語で「狼」を意味し，SLEの特徴的な症状の1つである頬部紅斑が，あたかも狼が噛んだ後に似ていることに由来する．

SLEはその発症や病態に複数の遺伝および非遺伝要因（環境など）が関与する多因子疾患の1つである．近年の大規模ゲノム解析研究によっていくつかの疾患感受性遺伝子が見出されてはいるものの，真の原因についてはいまだ不明である．

好発年齢は20〜40歳で，とくに20歳代が全体の40％を占める．10歳代と30歳代がこれに次いで多く，25％前後である．男女比は1：20前後で圧倒的に女性に多い．これまでさまざまなSLEの疫学調査の報告があるが，SLEの有病率は10万人あたり約40人，罹患率は年間10万人あたり約15人である．

またSLE患者の10年生存率は1964年には54％であったものが，2002年には89％と大きく改善した．これは早期診断率の向上と治療選択肢の拡大，また腎炎の組織学的所見に基づく治療戦略の確立，透析技術の改良などが影響していると思われるが，いまだ既存の治療に反応しない難治性病態が存在する．また，過度な免疫抑制によって引き起こされる感染症などの合併症も問題となっている．

2 症状と診断のすすめ方

SLEを疑うきっかけは発熱・体重減少・リンパ節腫脹などの全身症状に加え，レイノー（Raynaud）現象や紅斑などの皮膚症状，関節痛などの自覚症状によることが多い．また検診などでタンパク尿や抗核抗体，リウマトイド因子陽性などの血清学的異常を指摘されて診断されることもある．SLEの診断には米国リウマチ学会の分類基準が用いられる（**表1**）．

この基準は11項目の特徴的な検査異常・症状が含まれ，このうち4項目を満たしたもの

表1 SLEの分類基準

1.	頬部紅斑	
2.	円板状紅斑	
3.	光線過敏症	患者病歴または医師の観察による
4.	口腔内潰瘍	医師により観察されるもので多くは無痛性
5.	関節炎	2ヵ所以上の末梢関節の非びらん性関節炎
6.	漿膜炎	心膜炎,胸膜炎
7.	腎障害 (a,bのいずれか)	a:0.5g/日以上または3+以上のタンパク尿 b:細胞性円柱
8.	神経障害 (a,bのいずれか)	a:けいれん b:精神症状
9.	血液学的異常 (a〜dのいずれか)	a:溶血性貧血 b:白血球減少症 c:リンパ球減少症 d:血小板減少症
10.	免疫学的異常 (a〜cのいずれか)	a:抗DNA抗体 b:抗Sm抗体 c:抗リン脂質抗体
11.	抗核抗体陽性	

[米国リウマチ学会,1997年改訂]

がSLEと診断される.ただし,この基準はSLE患者から収集した統計学的・疫学的調査に基づいたものであり,機械的に項目をあてはめて診断するものではない.専門医のもと,総合的に診断することが肝要である.

症 状

● 特徴的な皮疹(頬部紅斑・円板状紅斑) ●

もっとも典型的な皮疹は頬部紅斑である.SLE患者の約40%,初発症状として約23%の患者にみられる.鼻背部を中心に両側頬部にほぼ対称性にみられる浮腫状の紅斑で一般に鼻唇溝より内側には健常皮膚が残存する.一般的に皮疹が軽快した後に瘢痕を残さない.

また,そのほかの特異疹として円板状皮疹があげられる.好発部位は日光曝露部の頭,顔面,耳介,手指背などで,個疹は境界明瞭な紅斑で鱗屑を伴う.慢性に経過し,色素沈着・脱出,萎縮がみられ,瘢痕を残す.

● 光線過敏症 ●

患者申告もしくは医師によって確認された日光に対する異常な皮膚反応と定義されている.SLEの約90%に確認される.UV-AもしくはUV-Bどちらも,この日光過敏症を誘導するため,日焼け止めや日傘などで日光を避ける指導が必要である.

● 口腔内潰瘍 ●

約32%の患者に出現する.このうち15%は初発症状の一部として出現する.SLEに起因するものは硬口蓋に好発(89%)し,無痛性(82%)であることが特徴である.

● 関節炎 ●

2ヵ所以上の関節が侵される.典型的には関節腫脹,熱感,疼痛を伴う.関節リウマチの関節炎と比して非破壊性(非びらん性)であり,変形を残さない.

● 漿膜炎 ●

心膜炎・胸膜炎が出現する.吸気時の胸痛,呼吸困難感,発熱を伴うことが多い.

心膜炎は約8〜25%にみられ,もっとも多くみられる心病変である.心嚢液が大量に貯留すると心タンポナーデをきたすこともある.一方,胸膜炎はもっとも多くみられる肺病変で,多くは両側性に胸水が貯留する.SLE患者に胸水がみられた場合,感染・うっ血性心不全・肺血栓塞栓・ネフローゼ症候群に伴う低タンパク血症などと鑑別する必要がある.

● 腎障害 ●

SLEに伴う腎炎をループス腎炎とよぶ.SLE患者の約50%がループス腎炎を発症する.臨床的に0.5g/日以上の持続タンパク尿や,細胞性円柱,赤血球,顆粒,尿細管円柱あるいはそれらが混在した検尿異常を認める.

● 精神神経障害 ●

SLEの神経障害は多彩で,中枢神経系,末梢神経系,自律神経系いずれの症状も出現しうる.中枢神経系の障害は,無菌性髄膜炎,脳血管障害,脱髄疾患,頭痛,けいれんなどの神経症状と混迷,神経症,抑うつおよび統合失調症様症状などの精神障害などが含まれる.これらSLEに伴う精神神経障害をneuropsychiatric systemic lupus erythematosus(NPSLE)とよぶ.

◆血液学的異常◆

SLEでは3系統(白血球, 赤血球, 血小板)すべての血球が減少しうる.

白血球減少は50%以上の患者に認められ, 活動性と関連することが多い. 薬剤性や感染症との鑑別が必要である. また, SLEにおいては白血球の中でもリンパ球減少症が特徴的である.

貧血は慢性炎症に伴うものが大部分であるが, 約10%で自己免疫性溶血性貧血を認める. 自己免疫性溶血性貧血では網状赤血球の増加, ハプトグロビン値の低下, 間接ビリルビン値の上昇, 間接クームス(Coombs)試験陽性などの特徴的検査所見を得る.

血小板減少症, SLEの初発症状として診断される前から単独の症状として認めることもある. 血小板の産生低下や末梢での血小板破壊が亢進していることが原因の1つである.

3 治療の実際と看護のポイント

■■ 治　療

SLEの治療の必要性, ステロイドの初期投与量, 免疫抑制薬の適応は, ①疾患活動性の有無, ②障害臓器の種類と重症度, ③病型, ④合併症の有無などを総合的に評価して決定する. 初期治療はSLEの予後や臨床経過を左右するため, 専門施設において十分な考慮のもとで決定されるべきである. 重症臓器病変を有し, 疾患活動性が高ければ, 一般的にステロイド大量療法と免疫抑制薬の併用療法が選ばれる.

疾患活動性が軽～中等度で重症臓器病変がなければ, 対症療法や無治療にて経過観察する. また, 関節炎, 筋痛, 発熱などにより日常生活に支障をきたす際には対症療法として非ステロイド抗炎症薬や, 少量ステロイドの使用を考慮する.

■■ 生活上の注意

SLEは慢性に経過し, 寛解と再燃を繰り返す. 寛解を維持することが治療の目標である. 再燃するきっかけとして多いのは, 長期間・過度の日光・寒冷への曝露(海水浴, 日光浴, スキー), 風邪などの感染症, 服薬コンプライアンス不良(治療薬を医師の指示どおりに服用しないこと)などがあげられる. 薬を指示どおりに内服し, 風邪などをひかない健康的な生活を送ることが生活上の注意点である.

また, ステロイドは食欲を増すため, 食事の内容と量に注意し, 適切な食生活をするように指導する.

(花岡洋成, 桑名正隆)

抗リン脂質抗体症候群
antiphospholipid syndrome (APS)

1 起こり方と症状・診断のすすめ方

■■ 分　類

抗リン脂質抗体症候群(APS)は, 自己免疫血栓症および自己免疫妊娠合併症であり, 抗リン脂質抗体とよばれる自己抗体が存在する患者に血栓症や妊娠合併症が起これば APS と定義する. APSは単独で発症すれば原発性APSと分類され, 全身性エリテマトーデス(SLE)の一部分症として発症する場合は続発性APSとよばれる.

■■ 症　状

APSの臨床症状のうち血栓症は, 動脈血栓症(とくに**脳梗塞**), 深部静脈血栓症, 肺塞栓症である. いったん血栓症を起こしてしまうと, 高率に再発する. 妊娠合併症には**不育症・流産**と妊娠高血圧症候群がある. 通常の流産が胎盤形成以前の妊娠初期に圧倒的に多いことに対して, APS患者の流産はむしろ妊娠中・後期によく起こることが特徴である.

■■ 診　断

これらの臨床症状があり, 抗リン脂質抗

(抗カルジオリピン抗体，抗カルジオリピン-β_2-グリコプロテイン I 複合体抗体，ループスアンチコアグラントのいずれか)が検出されれば APS と診断する．

2 治療の実際と看護のポイント

急性期の動・静脈血栓症に対しては，線溶療法やヘパリン療法など一般の救急処置が行われる．APS に特別な治療法はない．血栓症の再発率は 1 年あたり 2〜9％とされ，再発予防が APS の治療でもっとも重要である．静脈血栓では，長期にわたる**抗凝固療法**が行われるが，動脈血栓は動脈硬化やスパスムのような血管壁の変化によるずり応力によって血小板が粘着，凝集，活性化するところに発症のきっかけがあるので，血小板凝集抑制薬が使用される．不育症の治療にはアスピリンが基本であるが，流産や子宮内発育不全などの不育症の既往がある場合，もしくは血栓症の既往がある場合，アスピリンのみでは妊娠に成功しなかった場合はヘパリンが使用される．

他の血栓のリスクを排除することが必要である．避妊用ピルは禁忌であり，禁煙を強くすすめる．静脈血栓の再発は，ワルファリンの休薬中もしくは PT-INR（プロトロンビン時間国際標準化比）が低下したときに起こることが多いので注意する．

適切な治療のもとで生児を得られる確率は約 7 割である．

（渥美達也）

シェーグレン症候群 Sjögren's syndrome

1 起こり方と症状・診断のすすめ方

シェーグレン症候群は，**唾液腺**と**涙腺**を中心に全身の外分泌腺の**自己免疫的な慢性炎症**による障害を主病変とする疾患である．中年女性に好発し，発症は 50 歳代がピークで，少数ながら子どもから 80 歳の老人まで発症することもある．男女比は 1：14 と**女性に多い疾患である**．シェーグレン症候群は関節リウマチなどほかの膠原病の合併がない**原発性シェーグレン症候群**と，膠原病に合併する**続発性（2 次性）シェーグレン症候群**に分類される．

症　状

主な症状は，唾液腺・涙腺の炎症に由来する**口腔乾燥**（ドライマウス，80％）と**眼球乾燥**（ドライアイ，70％）であり，これらは**腺症状**とよばれる．これに加え**腺外症状**を伴うことがあり，筋痛・関節痛・レイノー（Raynaud）現象・しびれ感・易疲労感などの症状のほか，環状紅斑・皮膚血管炎などの**皮膚粘膜病変**，間質性腎炎などの**腎病変**，原発性胆汁性肝硬変などの**肝病変**，間質性肺炎などの**肺病変**，多発性単神経炎などの**神経病変**，リンパ腫などの血液病変と多彩である．

診　断

ほとんどの場合，主症状である**口腔乾燥**や**眼球乾燥**のために**リウマチ内科・眼科・口腔外科**を受診し診断される．このときに，唾液や涙の分泌を調べる検査や，血液検査，さらには唾液腺や涙腺の生検病理組織検査が実施され，診断に必要な所見が確認される（**表 1**）．**診断基準**は現在改訂が試みられているが，現時点では実用性の理由で 1999 年改訂の厚生省研究班による診断基準が用いられる場合が多い．

2 治療の実際と看護のポイント

腺症状には一般的に**対症療法**を行う〔人口涙液［ヒアルロン酸（ヒアレイン®ミニ）］，涙点プラグ，人工唾液［NaCl・KCl・CaCl$_2$ 等配合（サリベート®）］，口腔保湿薬（オーラルバランス®），唾液分泌促進剤など〕．**乾燥症状を悪化させる薬剤**（抗ヒスタミン薬，精神安定薬，向精神薬，Ca 拮抗薬，抗パーキンソン病薬，抗コリン作用薬などで乾燥症状をもたらすもの

表1 シェーグレン症候群の診断基準

1. 生検病理組織検査で次のいずれかの陽性所見を認めること
   A. 口唇腺組織で4 mm^2 あたり1 focus（導管周囲に50個以上のリンパ球浸潤）以上
   B. 涙腺組織で4 mm^2 あたり1 focus（導管周囲に50個以上のリンパ球浸潤）以上
2. 口腔検査で次のいずれかの陽性所見を認めること
   A. 唾液腺造影でstage I（直径1 mm未満の小点状陰影）以上の異常所見
   B. 唾液分泌量低下［ガム試験にて10分間で10 mL以下またはサクソン（Saxon）テストにて2分間で2g以下］があり，かつ唾液腺シンチグラフィにて機能低下の所見
3. 眼科検査で次のいずれかの陽性所見を認めること
   A. シャーマー（Schirmer）試験で5分間に5 mm以下で，かつローズ・ベンガル（Rose-Bengal）試験［ファン・ビスタベルド（van Bijsterveld）スコア］で3以上
   B. シャーマー試験で5分間に5 mm以下で，かつ蛍光色素試験で陽性
4. 血清検査で次のいずれかの陽性所見を認めること
   A. 抗Ro/SSCA抗体陽性
   B. 抗La/SSCB抗体陽性

【診断基準】
上の4項目のうち，いずれか2項目以上を満たせばシェーグレン症候群と診断する

［厚生省研究班，1999］

に注意）もあり，服用していないか確認する必要がある．眼球乾燥については，**低湿度・埃・煙草の煙**などの環境や，**長時間の読書を避ける**ことが望ましい．化粧をする場合，マスカラは睫毛の先だけに付け，アイラインも粘膜部にかからないように注意する．対症療法ではあるが，角結膜炎，角膜潰瘍，眼瞼炎などの**2次的障害を予防**することができる．**腺外症状**には，前述のようにさまざまなものがあり，障害臓器病変に応じて**ステロイドや免疫抑制薬が必要**になることもある．**生物学的製剤**に関する欧米の報告では，重篤な腺外症状に対しTNF阻害薬は無効で，B細胞除去薬［リツキシマブ（リツキサン®）］は有効であるとしているが，わが国では保険診療外でまだ現実的ではない．患者が妊婦の場合，**抗SS-A/Ro抗体**の陽性者であれば，頻度は低いが**胎児完全房室ブロック**が発症するおそれがあるため，産科医と緊密な連携をとる必要がある．

シェーグレン症候群は，認知度が低いせいか診断にいたるまで時間がかかる場合が多く，また治癒しない慢性の疾患であるため，**愁訴の多い**患者が少なくない．ほかの膠原病やリンパ腫を含む**腺外症状が経過観察中に発症**することもあるため，患者は**定期的に受診**し，医師や看護師は患者の愁訴を聞き流さず耳を傾け理解する必要がある．そうすることは，**信頼関係の確立と治療の円滑化**にもつながる．また，患者に**適切な知識**をもたせることによって，**自己管理力**を醸成させ，症状に由来する**身体的・精神的および社会的困難の対処法**を自ら発展させるように手助けすれば，患者の**日常生活のQOL**は決して悪くはならない場合が多い．

（田中真生，梅原久範）

全身性硬化症(強皮症) systemic sclerosis(scleroderma)

1 起こり方

全身性硬化症（強皮症）は皮膚線維性硬化と血流障害を主病変とする全身性結合組織病である．また自己抗体産生を伴う膠原病の1つである．肺線維症や消化管病変など臓器病変を伴う．日本の患者数は2万人程度である．大部分の症例は手指の**レイノー（Raynaud）現象**（寒

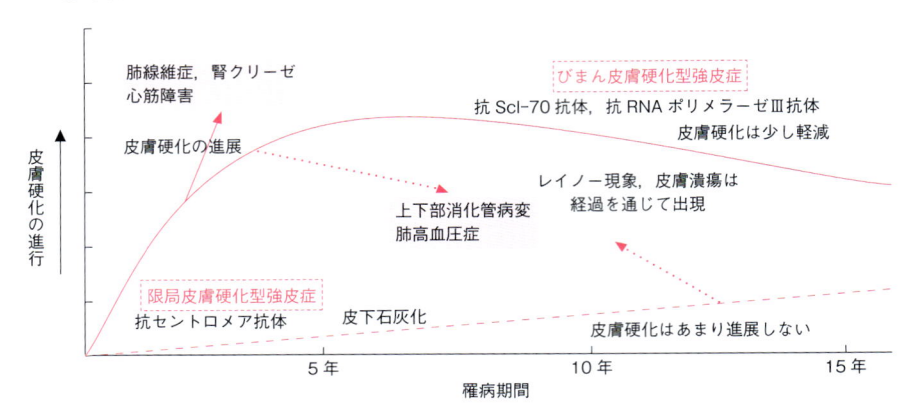

図1 強皮症の経過と臓器合併症

（図中ラベル）
- 肺線維症，腎クリーゼ，心筋障害
- 皮膚硬化の進展
- びまん皮膚硬化型強皮症
- 抗Scl-70抗体，抗RNAポリメラーゼⅢ抗体
- 皮膚硬化は少し軽減
- レイノー現象，皮膚潰瘍は経過を通じて出現
- 上下部消化管病変，肺高血圧症
- 限局皮膚硬化型強皮症，抗セントロメア抗体
- 皮下石灰化
- 皮膚硬化はあまり進展しない
- 縦軸：皮膚硬化の進行
- 横軸：罹病期間（5年，10年，15年）

冷刺激により指の血液循環が低下し虚血になり白色になり，次にチアノーゼのため紫，血流再開により紅色になる3相性の色の変化を示す）や指先，足先の皮膚硬化により発症する．皮膚硬化の範囲が肘，膝までにとどまる**限局皮膚硬化型強皮症**と全身に拡大する**びまん皮膚硬化型強皮症**に分かれる．臓器合併症，経過，検出される自己抗体が異なる（図1）．

びまん皮膚硬化型は皮膚硬化が発症の5～6年まで急速に全身の皮膚硬化が進行し同時に手指潰瘍病変，間質性肺炎，肺高血圧や食道，腸管蠕動低下，心筋障害，腎クリーゼが進展する．一方限局皮膚硬化型の皮膚硬化進展は長期間10年以上にわたりゆっくり進行する．臓器病変の進行もゆっくり進行するがとくに肺高血圧が起こりまた消化管病変は比較的早期から存在するが腸管病変も進行する．全身型は抗Scl-70（トポイソメラーゼⅠ）抗体，抗RNAポリメラーゼⅢ抗体，ほかの膠原病の重複例では抗U1-RNP抗体が多い．一方限局型は抗セントロメア抗体である．予後に影響する合併症として間質性肺炎（肺線維症）や肺高血圧症，心筋障害，腎クリーゼがある．

2 症状と診断のすすめ方

● 皮膚症状 ●

初発症状はレイノー現象が多い．また手指の皮膚硬化が起こる．はじめ手指の腫脹が生じ次に硬くなり自覚症状としては手指がこわばった感じや指輪が入らないことから浮腫が生じたことを自覚する．皮膚は硬化が進行した後に萎縮し関節可動域が制限される．びまん皮膚硬化型では上腕から顔，頸部から前胸部，腹部下肢に拡大する．限局型では肘，膝までに限局する．また指先に虫食い様瘢痕，指尖陥凹または指尖潰瘍が生じる．皮膚色素沈着や色素脱失，皮膚毛細血管の拡張，皮下石灰沈着が起こる．

● 合併症 ●

臓器合併症として消化管障害，**肺線維症**，**肺高血圧症**，心筋障害などが起こる．消化管障害としては下部食道の蠕動障害を原因として**胃食道逆流**により胸やけ，食べ物のつかえ感が生じる．また顔の皮膚硬化萎縮のため開口障害が起こる．肺線維症は無症状の症例から息切れ，乾いた咳，労作時呼吸困難が起こる．

3 治療の実際

強皮症の線維化病変は非可逆的であり現在まで回復させる治療法は開発されていない．治療の基本は対症療法であり，臓器合併症の進行を抑えて生命予後を改善させることである．皮膚硬化の進展，末梢循環障害（レイノー現象，手指潰瘍，壊疽），肺病変（肺高血圧症，肺線維症），心機能（心不全，不整脈），消化管病変（胃食道逆流，偽性腸閉塞，栄養吸収不良），関節炎などの骨関節障害，さらにほかの膠原病との

薬物療法

びまん皮膚硬化型強皮症は皮膚硬化が進展する発症から5〜6年の間に臓器病変が進展することが多く，この時期に進行を抑制する治療法が必要である．しかし確実に進展を抑制することが実証された治療法はいまだなく，中等度のステロイドや**シクロホスファミド**などの免疫抑制薬を使用する．ステロイドは強皮症腎クリーゼを誘発することが知られており中等量のステロイドを血圧に注意しながら使用する．早期の浮腫が強く皮膚硬化が進展している場合や炎症病態が存在する症例に使用し効果が認められた場合に漸減投与する．シクロホスファミドは肺線維化病変に有効でとくに中等度の換気障害を認める症例に有効であり呼吸機能の悪化を抑えることが可能であったが確立した治療法ではない．肺高血圧症は重症度に応じ適切な対症療法を行う．近年多くの治療薬が開発され予後が改善している．

息切れや呼吸困難などの自覚症状に応じ**プロスタグランジン製剤**(ベラプロスト，エポプロステノール)，**PDE-5阻害薬**(シルデナフィル，タダラフィル)，**エンドセリン受容体拮抗薬**(ボセンタン，アンブリセンタン)を単独ないし複数併用して治療する．末梢循環障害に合併するレイノー現象や指尖陥凹に対して血管拡張薬[ベラプロストや抗血小板薬(ザルポグレラート，シロスタゾール)]を用いる．また皮膚潰瘍に対してはアルプロスタジル(リポ PGE$_1$)を点滴投与する．消化管病変，とくに食道蠕動低下による胃食道逆流に対してはプロトンポンプ阻害薬を用い胃酸産生抑制が有効である．難治例にはセロトニン受容体作動薬(モサプリド)の併用による蠕動促進が有効である．下部消化管病変による下痢・便秘・消化管機能改善薬(メトクロプラミド)や乳酸菌製剤を用い，難治例には腸内細菌過剰増殖を抑制する目的で抗菌薬を数週間投与する．改善後ほかの抗菌薬に変え周期的に投与し腸内細菌異常増殖を抑えかつ菌交代現象を防止するサイクリック療法を行う．病状がすすみ栄養摂取が困難な症例では在宅中心静脈栄養が必要になる例もある．強皮症腎クリーゼは予後が悪かったが**アンジオテンシン変換酵素(ACE)阻害薬**を用いてできるだけ早く血圧コントロールをすることにより予後が改善した．強皮症の10年生存率はびまん皮膚硬化型強皮症で約70%，限局皮膚硬化型で90%以上である．死因の約50%は肺線維症，肺高血圧症である．また皮膚潰瘍や壊疽，消化管病変は日常動作が制限され体重減少を起こし患者のQOLを低下させる．

看護のポイント

- レイノー現象や指尖陥凹などの末梢循環障害は寒冷刺激が誘引になるため保温に注意し禁煙などの日常生活指導を行う．
- 上部消化管病変がある場合刺激物を避け，食後に横になることを避ける．
- 腸管病変のある場合低残渣食を摂取し繊維性食品を避けることが必要である．
- 硬化した皮膚は傷を作った場合回復しにくくまたその部位から潰瘍の形成や感染の危険性が高い．皮下石灰化部位や足底部の胼胝を形成した場合，刃物での処置などの刺激を加えると傷つき回復しにくいことがあり医療機関での処置が望ましい．
- 手指の皮膚硬化がすすむと皮膚が伸展しがたく関節可動域が制限される．リハビリテーションを行い関節可動域の改善のため運動療法を行う必要がある．また手指制限が進行した場合蛇口の開閉や自動販売機のつり銭受けなどに補助具を必要とする場合がある．

(遠藤平仁)

多発性筋炎, 皮膚筋炎
polymyositis(PM), dermatomyositis(DM)

1 起こり方

多発性筋炎(PM)および**皮膚筋炎(DM)**は, 骨格筋を障害する原因不明の炎症性疾患である. 筋以外にも多彩な**全身の臓器病変**を合併することが多く, また多彩な自己抗体の出現を認める**自己免疫疾患**である. 原因は不明であるが, 遺伝的素因[ヒト白血球抗原(HLA)など]に加えて環境要因(ウイルス感染, 薬剤, 紫外線など)が関与すると考えられている. わが国の患者数は約15,000人と推定され, 男女比は1:2で女性に多く, 好発年齢は小児期と40〜50歳代の2つの発症のピークが認められる.

分類

PM/DMは単一疾患ではなく種々の病型・病態がみられ, **病型分類**は治療反応性と予後の推定から重要である. さまざまな病型分類が提唱されているが, オルセン(Olsen)とウォルトマン(Wortmann)による**特発性炎症性ミオパチー**(idiopathic inflammatory myopathy)の分類をあげる(表1).

生命予後は病型によって異なり, 悪性腫瘍合併例, 間質性肺炎合併例, 嚥下障害例は予後が悪い. 筋炎全体の生命予後には近年は改善が認められ, 5年生存率95%, 10年生存率80%とされる.

2 症状と診断のすすめ方

筋力低下や特徴的皮疹によってPM/DMを疑い, 種々の検査所見と筋生検により診断を確定するが, わが国で用いられる厚生省(現厚生労働省)の改訂診断基準がある(表2). 以下に診断に必要な症状と検査を述べる.

臨床症状

体幹や四肢近位筋優位, 左右対称性の**筋力低下**が, 数週〜数ヵ月の経過で徐々に進行し, 階段の昇降困難, 起き上がり困難, 重いものが持てない, 髪がとかせないなどの症状を訴える. **筋痛**を認めることも多い. 咽頭筋・喉頭筋が障害されると**嚥下障害**や鼻声をきたす. 上眼瞼の浮腫性紅斑(**ヘリオトロープ疹**), 手指関節伸側面の落屑を伴う紅斑[**ゴットロン(Gottron)徴候**], 頸部, 肩, 前胸部, 上背部の萎縮性紅斑(**ショールサイン**)はDMに特異的で診断上重要である.

筋原性酵素上昇

血清筋原性酵素[**クレアチンキナーゼ(CK)**, LDH, AST, アルドラーゼ]の上昇は筋疾患を強く示唆する. 肝機能スクリーニング時に肝機能障害と誤診されることがあるが, CKの測定によってこのような誤診は防ぐことができる.

筋電図

自発活動性亢進や, 持続時間の短い, 低電位, 多相性の筋ユニット波など特徴的な筋原性変化がみられる.

表1 オルセンとウォルトマンの病型分類

I 型	PM:症状が筋肉にとどまるもの. 臓器病変の合併の有無は問わない
II 型	DM:筋症状に加え特有の皮膚症状を伴うもの.
III 型	筋症状のない(amyopathic)DM:定型的皮疹のみで筋症状が明確でないもの. 予後の悪い急性間質性肺炎を合併することがある
IV 型	悪性腫瘍に合併する筋炎:もっとも予後が悪く, 治療反応性も悪い. 腫瘍の外科的切除による寛解もある
V 型	小児DM:血管炎の合併が多いとされる
VI 型	膠原病に合併する筋炎(Overlap症候群):筋炎に全身性エリテマトーデス(SLE)や強皮症を同時に合併する例. 多彩な臨床症状と自己抗体を認め, 治療反応性は概して良好
VII 型	封入体筋炎(inclusion body myositis:IBM):筋線維の核内に管状フィラメント状の封入体を認める慢性進行性の炎症性筋疾患

表2 多発性筋炎・皮膚筋炎の厚生省改訂診断基準

診断基準項目
(1) 皮膚症状 　(a) ヘリオトロープ疹：両側または片側の眼瞼部の紫紅色浮腫性紅斑 　(b) ゴットロン徴候　：手指関節背側面の角質増殖や皮膚萎縮を伴う紫紅色紅斑 　(c) 四肢伸側の紅斑　：肘，膝関節などの背面の軽度隆起性の紫紅色紅斑 (2) 上肢または下肢の近位筋の筋力低下 (3) 筋肉の自発痛または把握痛 (4) 血清中筋原性酵素（クレアチンキナーゼまたはアルドラーゼ）の上昇 (5) 筋電図の筋原性変化 (6) 骨破壊を伴わない関節炎または関節痛 (7) 全身性炎症所見（発熱，CRP上昇，または赤沈亢進） (8) 抗Jo-1抗体陽性 (9) 筋生検での筋炎の病理所見：筋線維の変性および細胞浸潤
診断基準判定
皮膚筋炎：(1) の皮膚症状の(a)～(c)の1項目以上を満たし，かつ経過中に(2)～(9)の項目中4項目以上を満たすもの 多発性筋炎：(2)～(9)の項目中4項目以上を満たすもの
鑑別診断を要する疾患
感染による筋炎，薬剤性ミオパチー，内分泌異常に基づくミオパチー，筋ジストロフィーそのほかの先天性筋疾患

[Tanimoto K: Classification criteria for polymyositis and dermatomyositis. J Rheumatol 22 : 668-674, 1995]

● **画像診断** ●

　MRIのT2強調画像で炎症部位が高信号域を示す．骨格筋の炎症部位の同定と筋生検部位の選択に有用である．

● **筋炎特異的自己抗体** ●

　PM/DMには多彩な筋炎特異的自己抗体が検出され，病型と関連し診断と病態把握に有用である．**抗Jo-1抗体**はもっとも頻度が高く診断的意義が高い．

● **病理組織像** ●

　筋線維の大小不同，変性壊死，再生像，筋線維内および間質への細胞浸潤が認められる．慢性化すると間質に膠原線維が増生し，筋線維の萎縮をきたす．

● **注意すべき合併症** ●

　間質性肺炎が40～50％に認められ，予後を左右する重要な臓器病変である．**多発関節炎**（関節痛）が50～60％に，**レイノー（Raynaud）現象**が約20％に認められる．**悪性腫瘍**が5～10％に合併し，男性高齢者DMでは合併率が高いとする報告があり，全身の検索を要する．まれに心症状（脚ブロック，不整脈，心筋炎），壊死性血管炎（小児DM）も認める．

● **鑑別診断** ●

　遺伝性筋疾患，代謝性筋疾患，感染性筋疾患を鑑別する．とくに，甲状腺機能低下症，薬剤性筋障害（スタチン系薬剤，シメチジンなど）は常に念頭に置くべきである．

3 治療の実際

　PM/DMの治療は，①炎症の沈静化，②筋力の回復と保持，③合併症の対策，④QOLの向上を目標とし，**ステロイド**を中心とする薬物療法が治療の基本となる．悪性腫瘍合併の場合は悪性腫瘍の治療を優先する．治療抵抗例，間質性肺炎合併例などの重症例は早急に専門医へ紹介することが望ましい．

理学療法

　筋症状の強い急性期にはベッド上安静を原則とする．治療後にCK値の改善をみてから，筋力強化のための運動療法を開始する．CK値を指標として徐々に運動量を上げていくようにする．

ステロイド療法

　薬物治療の第1選択薬であり，約80％は初回のステロイド治療に反応する．**プレドニゾロン（PSL）40～60 mg（食後分3）**を初期量として2～4週間投与し，CK値と筋力の回復をモニターしながら，1～2週ごとに10％ずつ減量する．CK値の改善は筋力の回復に先行することが多い．PSLが20 mg以下では筋炎が再燃することがあるため，減量はさらに慎重に行い（4週ごとに1 mg），5～10 mgを維持量とする．難治例には**ステロイドパルス療法**（メチルプレドニゾロン1,000 mgの3日間点滴静注投与）が行われる．

免疫抑制薬

PSL 1 mg/kg 以上を 4 週間以上投与しても反応性が乏しい場合（**ステロイド抵抗性筋炎**），ステロイド単独で再燃を繰り返す場合，重篤な副作用のためステロイド大量投与が困難な場合には，**メトトレキサート，アザチオプリン，シクロホスファミド，シクロスポリン，タクロリムス**のどれかを併用する．各薬剤の有効性に関して明確な比較成績はないため，それぞれの特徴，副作用，使用経験などを考慮して用いることになる．

免疫グロブリン大量静注療法

ステロイド抵抗性筋炎にわが国で適応が認可された．0.4 g/kg を 5 日間連続静注投与する．効果は数ヵ月持続するが，その後は徐々に CK 値が上昇する．副作用も少なく有効な治療法だが，ステロイド大量療法を 4 週間継続しても改善しない場合に適応となるなどの制約がある．

看護のポイント

- 急性期で CK が高値のときは安静を心掛ける．
- 咽頭筋障害による嚥下障害があると誤嚥をきたしやすい．食事や服薬時には注意する．
- ステロイドや免疫抑制薬により免疫力が低下するので，うがいと手洗いを励行し，マスクを着用させる．
- ステロイド大量投与による副作用に注意する．女性は顔貌の変化（ムーンフェイス）を気にするが，減量により必ず元に戻ることを伝え安心させる．
- とくにステロイドは飲み忘れがないよう注意する．ステロイドの急激な減量や自己中断によってステロイド離脱症候群を生じたり病気が悪化したりする． 　　　　（三森経世）

混合性結合組織病，オーバーラップ症候群
mixed connective tissue disease(MCTD), overlap syndrome

1 起こり方と症状・診断のすすめ方

混合性結合組織病（MCTD）は全身性エリテマトーデス（SLE），強皮症（SSc），多発性筋炎（PM）・皮膚筋炎（DM）の**3 疾患の臨床徴候が混在**し，腎症が少なく，ステロイド治療に反応して**予後が良好**の疾患である．2 つ以上の膠原病の診断基準を満たす重複症候群をオーバーラップ症候群と定義するが，その診断と治療は各疾患に準ずるので，ここでは割愛する．

診断

MCTD を診断するにあたっては，**共通所見**と**混合所見**の理解が大切である．共通所見はレイノー（Raynaud）現象，指ないし手背の腫脹，肺高血圧症があり，混合所見は SLE 様所見，SSc 様所見および PM/DM 様所見である．その中で初診時から高頻度に認めるのはレイノー現象（共通所見，ほぼ 100％），指ないし手背の腫脹（共通所見，約 70％），（多発）関節炎（SLE 様所見，約 70％），手指に限局した皮膚硬化（SSc 様所見，約 60％）である．MCTD で認める関節炎は RA に比べて軽度である．

検査所見としては**抗 U1-RNP 抗体**が特徴的であるが（100％），白血球減少（SLE 様所見）も約 50％と頻度が高い．筋炎と腎障害も認めるが，PM/DM および SLE に比べて軽度である．頻度は高くないが MCTD に特殊な症状として無菌性髄膜炎（5％以下）と三叉神経障害（約 10％）がある．**肺高血圧症**も合併頻度は高くはないが（5〜10％），予後を左右する重大な合併症である．

2 治療の実際と看護のポイント

MCTD の多くの症状はステロイドに反応する（漿膜炎，筋炎，無菌性髄膜炎など）．しかしながらネフローゼ症候群を呈した場合，レイノ

ー現象，皮膚硬化，破壊性関節炎などはステロイド抵抗性である．SLEなどと比較するとステロイドの必要量は少量でよい場合が多いが，ステロイド抵抗性の炎症病変を伴うときは，アザチオプリンやシクロホスファミドなど免疫抑制薬の併用が必要となる．抗U1-RNP抗体価は治療反応性とは相関しない．もっとも頻度が高いレイノー現象などの末梢循環障害には保温や禁煙に心掛ける必要がある．また，レイノー現象は精神的緊張でも惹起されうる．予後を左右する肺高血圧症には，近年，数種の薬剤が適応可能となった（PDE-5阻害薬，エンドセリン受容体拮抗薬，プロスタグランジン製剤など）．その効果を享受するために，右心負荷の症状や所見を疑ったときは，積極的な診断が求められる（BNP測定，心電図，心エコー，右心カテーテルなど）．

（川上　純）

結節性多発動脈炎　polyarteritis nodosa（PAN）

1 起こり方

PANは，中型血管を主体とする動脈に炎症が生じる疾患であり，毛細血管に炎症が生じる顕微鏡的多発血管炎（MPA）とは異なり，抗好中球細胞質抗体（antineutrophil cytoplasmic antibody：ANCA）が検出されない．

PANは，わが国ではかなりまれである．好発年齢は50代で，男女比はやや男性に多い傾向がある．

2 症状と診断のすすめ方

PANは全身の動脈に生じる血管の炎症であるため，症状が多彩であることに注意を要する．症状は全身の炎症によって生じるものと罹患臓器の炎症や虚血，梗塞など臓器障害によるものとで構成される．

全身症状

全身症状としては発熱，体重減少，高血圧の順で多く，約8割は38℃台の発熱を認める．発症当初は発熱のため抗菌薬の投与を受けている症例が多いが，本症の発熱は抗菌薬に抵抗性で，悪寒を伴うことはまれである．体重減少は約6割の症例に認め，数ヵ月以内に6kg以上の減少をきたす．高血圧は腎血管性のものが多く，レニン活性の上昇をみる．

臓器に起こる障害

一方で全身の動脈に病変が及ぶため，すべての臓器に障害が起こる可能性があるが，その頻度は異なるため注意が必要である．

約8割に筋痛，関節痛などの筋・関節症状を認める．約6割に皮膚症状を認め，紫斑潰瘍，結節性紅斑が主体である．これら，筋・関節・皮膚症状に関しては後遺症を残すことが少なく，比較的治療に反応しやすい．

約半数は腎障害をきたし，しばしば重篤になるため注意が必要である．末梢神経の障害も約半数に認める．運動神経障害はADLの低下を招き，麻痺が残存すると回復に時間がかかるため，早急な治療が必要である．約2割に脳梗塞や脳出血などの中枢神経障害を認める．消化管出血，穿孔，梗塞などの消化器症状も2割に認める．これらはいずれも緊急性があるため注意を要する．心筋梗塞や心外膜炎などの心症状や肺梗塞，眼症状などは頻度がまれであるが重篤になることがあるため注意を要する．

検　査

一般検査では白血球数の増加，血小板の増加，CRP高値，赤沈の亢進などの慢性炎症所見を認めるが，特異的検査所見はない．

画像検査では血管造影やMRAで血管に動脈瘤の形成や血管口径の変化を認める．とくに典型例では，腸間膜動脈や腎実質内血管に多発動脈瘤を認める．

組織生検では，血管壁の中膜を中心にしたフィブリノイド変性と炎症性細胞浸潤がみられ，

内弾性板の破壊を認める．本疾患は血液マーカーなどが存在しないため，病理所見はとても重要な所見である．

3 治療の実際

一般的にはステロイド［プレドニゾロン（PSL）1 mg/kg/日］の内服に，シクロホスファミド（CY）などの免疫抑制薬を併用する．皮膚限局例などでは，経口ステロイドのみ（PSL 0.5 mg/kg/日）で治療する．また，臓器障害に対しては対症的な治療が必要で，たとえば腎不全に対しては血液透析，腎出血に対してはカテーテルによる腎動脈塞栓術あるいは腎摘出術などが施行される．また，補助療法として血管内腔狭窄による虚血症状を防ぐ目的で，血小板凝集抑制薬が使用される．

看護のポイント

早期に診断し，早期に治療を開始することが必要であることから，多臓器にわたる障害をより早期に気づくこと，緊急性のある症状を見逃さないことが重要である．また慢性期には，知覚障害，運動障害，維持透析などでQOLの低下をきたす症例があるため，それぞれに対応が必要である．さらに，経済的側面が患者の精神面に影響を与えるため，特定疾患制度などの公的な助成があることについて情報提供することが重要である．　　　　　（大岡正道，尾崎承一）

ANCA 関連血管炎　ANCA-associated vasculitis

1 起こり方

免疫異常による血管の**炎症で血流が障害**され，その結果引き起こされる種々の症状が出現する疾患を総称して**血管炎症候群**とよんでいる．この一連の血管炎症候群の中で，**抗好中球細胞質抗体（ANCA）**が検出され，その作用により病態が進展していると考えられる疾患群がANCA関連血管炎とよばれている．

ANCAは蛍光抗体間接法でみられる染色像から（図1），好中球の細胞質全体が染色されるcytoplasmic ANCA（C-ANCA）と核の周囲が強く染まるperinuclear ANCA（P-ANCA）の2種類に分類され，前者の対応抗原はprotenase-3（PR3），後者の対応抗原はmyeloperoxidase（MPO）であることが知られている．ANCAの産生が誘導される原因は明らかにされていないが，炎症性サイトカインが好中球を活性化し，接着因子や細胞質内のPR3の細胞表面への移動を誘導し，内皮細胞に接着した好中球に血中のPR3-ANCAが反応して，脱顆粒や活性酸素の産生をもたらすことにより血管炎が進展するとされている．

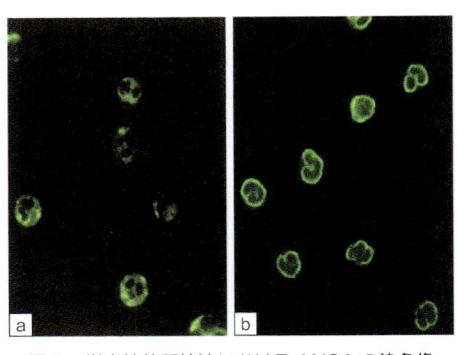

図1　蛍光抗体間接法におけるANCAの染色像
a：C-ANCA　b：P-ANCA

分類

ANCA関連血管炎はその病態の相違や関連する抗体などの違いから3つの疾患に分類されている．

1つはこれまでウェゲナー（Wegener）肉芽腫症とよばれていた**多発血管炎性肉芽腫症（granulomatosis with polyangiitis：GPA）**で，全身性の壊死性肉芽腫性血管炎，上気道および肺の壊死性肉芽腫，さらに腎の半月体形成性腎炎を特徴とし，約30％の症例でPR3-ANCAが検出さ

れる．推定患者数は2,000名程度で中年の男女にはほぼ等しく認められる．

一方，MPO-ANCAが検出される疾患としては**顕微鏡的多発血管炎**(microscopic polyangiitis：MPA)と**アレルギー性肉芽腫性血管炎**[allergic and granulomatous angiitis(AGA)，もしくはチャーグ・ストラウス(Churg-Strauss)症候群]が知られている．MPAは細動脈，毛細血管および細静脈などが傷害され，**半月体形成性糸球体腎炎**や高率に検出される**P-ANCA**などの特異な病像や免疫異常が認められることから結節性多発血管炎とは別の疾患として分類されるようになった．推定患者数はほぼ1,400人程度とされ，50～60歳以上の高齢者，とくに女性に多くみられる傾向がある．

AGAは血管炎の発症に先駆けて気管支喘息などの**アレルギー性疾患を認める**のが特徴で，好酸球が増加し，血管炎に加え，障害される組織内に好酸球が浸潤し，血管壁と血管外に肉芽腫が形成される．本症では**約50％の患者で**MPO-ANCAが検出される．日本では約450人の患者がいて，30～40歳代の男女に認められるが，やや女性に多い傾向がある．

2　症状と診断のすすめ方

いずれの疾患でも体重減少や2週間以上持続する38℃以上の高熱などの全身症状が認められる．

▮ GPA

GPAの症状は上気道症状(E)，肺症状(L)および腎症状(K)に分けられ，膿性鼻汁，鼻出血などの**上気道症状**は本症に特徴的で，比較的早期から認められる．進行すると組織が損壊し，**鼻中隔穿孔**や鞍鼻を呈するようになる．さらに嗄声，咽頭潰瘍，気道閉塞などの所見も認められることがある．このほか，眼窩の肉芽腫性病変により**眼球突出**，眼痛，**視力低下**などの眼症状に加え，滲出性中耳炎や難聴などの耳症状なども出現する．肺には肉芽腫による**結節性病変**が出現し，血痰，咳嗽などの症状が出現する．腎症状としてタンパク尿，血尿，細胞性円柱などの沈渣異常などが出現し，腎機能不全が進行

し，高血圧症や浮腫などが認められるようになる．そのほか，血管炎に伴う**多発性単神経炎**，紫斑，上強膜炎，冠動脈の炎症に伴う心筋障害，消化管潰瘍などが出現し，それに関連した症状が認められる．また，関節症状および水疱，皮下結節などの皮膚症状もしばしば認められる．

検査所見では白血球，血小板増多，赤沈の亢進，**CRPの上昇**が疾患の活動性に相関して認められる．血清学的所見ではリウマトイド因子が陽性となり，補体価は上昇する傾向にあるが，抗核抗体は通常陰性となる．PR3-ANCAの出現率はEKLのすべてが侵される**全身型では約90％**に達するとされている．

▮ MPA

MPAの主要病態は**半月体形成性腎炎**と**肺出血・間質性肺炎**で，加えて紫斑・皮下出血などの皮膚症状，虹彩炎，多発性単神経炎などが認められる．尿タンパクおよび尿沈渣異常は必発となる．このような症状に加え，MPO-ANCAが検出されると本症の存在が強く示唆される．

▮ AGA

AGAでは**気管支喘息**などの**アレルギー性疾患**に関連するもののほかに，紫斑および皮下出血などの皮膚症状，ほぼ必発とされるしびれなどの**神経症状**，潰瘍や穿孔による腹痛，嘔吐，下血などの消化器症状，さらに著明な**好酸球の浸潤**を特徴とする肺の障害や心筋炎および**心筋梗塞**などの**心病変**が認められる．検査では炎症に関連した検査の異常に加え，著明な好酸球や血小板の増多が末梢の血液で認められ，IgEが増加する．

いずれの疾患でも病理所見は診断に有用で，一連の症状や血清学的所見に加え，病理所見を加味した診断基準により診断が確定される．

3　治療の実際

ANCA関連血管炎の治療は病型や疾患により異なっている．

全身性の多臓器病変を認めるときや，重症な臓器病変を認める場合は，体重1kgあたりプレドニゾロン換算で1mgの大量経口投与や，それに加えてステロイドパルス療法が行われ

る．一連の ANCA 関連血管炎の中で GPA については寛解導入のために初期からの**シクロホスファミド（CY）の投与**が行われる．これらの効果が不十分な場合は CY の**大量間欠静注療法**が行われる．免疫抑制薬を投与する際は感染予防の目的で ST 合剤が投与される．寛解導入後は維持療法として CY に変えて**アザチオプリン**などが投与される．

治療薬と注意点
ステロイドや免疫抑制薬の副作用について本人および家族に十分に説明し，理解を得たうえで投与する．また，免疫抑制療法中は感染予防に留意する．

看護のポイント
一連の疾患において感染は再発のきっかけとなったり，しばしば致命的な経過をもたらす．感染予防に対する留意をよく指導することが求められる．

（髙崎芳成）

クリオグロブリン血症 cryoglobulinemia

1 起こり方

クリオグロブリンは血清を 37℃以下に冷却すると白色沈殿し，37℃に戻すと再び溶解する**異常免疫グロブリン（Ig）**である．クリオグロブリンが検出され，**寒冷曝露**により誘発される病的状態をクリオグロブリン血症という．原因不明の**本態性**と，リンパ増殖性疾患，膠原病，肝疾患，感染症などに伴う**続発性**がある．

分類

クリオグロブリンを構成する Ig により 3 型に分類される．Ⅰ型は単クローン性の IgM または IgG のみからなる**単純性**で，マクログロブリン血症や多発性骨髄腫などが基礎疾患となる．Ⅱ型はリウマトイド因子（RF）活性を有する単クローン性 IgM と多クローン性 Ig から，Ⅲ型は多クローン性の IgM-RF と Ig からなる免疫複合体で，**混合性**とよばれる．

単純性Ⅰ型では寒冷曝露により小血管内の血液粘稠度が亢進し，血栓が形成される．Ⅱ型は**C 型肝炎ウイルス**の持続感染が，Ⅲ型は**膠原病**がそれぞれ原因になることが多い．混合性Ⅱ・Ⅲ型では寒冷依存性に**免疫複合体**が形成され，その血管沈着と補体活性化により小型血管炎が起こる．

2 症状と診断のすすめ方

症状
- 単純性Ⅰ型では**レイノー（Raynaud）現象**，四肢末端のチアノーゼ，網状皮斑，眼底出血がよくみられ，時に皮膚潰瘍，指端壊疽，中枢神経症状が起こる．
- Ⅱ型では**腎障害**が高率に起こり，ネフローゼ症候群や腎不全に進展することがある．
- 混合性Ⅱ・Ⅲ型では多彩な**血管炎**症状を呈し，全身症状を伴い，しばしば重症になる．隆起性紫斑，多関節痛，末梢神経障害がよくみられる．**紫斑**は隆起性で下肢に多く寒冷曝露により反復する．

診断

臨床症状からクリオグロブリン血症を疑うことが大切である．クリオグロブリンは，37℃で空腹時静脈血を採取し，分離した血清を 4℃で 1〜7 日間静置し，沈殿物形成により検出する．一般に，Ⅰ型では 24 時間，Ⅱ・Ⅲ型では数日間要する．37℃で再溶解したクリオグロブリンの構成 Ig を同定し病型を決定する．

混合性Ⅱ・Ⅲ型では赤沈亢進，Ig 高値，RF 陽性，**低補体血症**がみられる．皮膚生検で**白血球破砕性血管炎**を認め，血管壁に IgG，IgM，補体が沈着する．

腎生検では**膜性増殖性糸球体腎炎**が多い．肝

炎ウイルスをはじめ基礎疾患の検索を行う．

3 治療の実際

基礎疾患が患者の予後に大きく影響する．Ⅰ型ではリンパ増殖性疾患に対する化学療法を，Ⅱ・Ⅲ型では膠原病やC型肝炎ウイルスの治療を積極的に行う．
・Ⅰ型の血管障害には保温と皮膚潰瘍・壊死の治療を行う．
・Ⅱ・Ⅲ型の血管炎には，重症度に応じた**ステロイド**や**免疫抑制薬**（シクロホスファミドなど）により治療する．
・急性期や重症例には**血漿交換療法**やクリオフィルトレーションが有効である．

看護のポイント
日常生活で寒冷曝露を回避するように指導する．

（山村昌弘）

過敏性血管炎 hypersensitivity angiitis

1 起こり方

過敏性血管炎とは，種々の抗原に対する反応に起因して，毛細血管や細静脈に急性の炎症が起こる**血管炎症候群**の1つである．原因として薬剤やウイルス・細菌感染などに伴うアレルギー反応が推測されているが，不明な場合も少なくない．薬剤として抗菌薬，抗腫瘍薬，非ステロイド抗炎症薬などがあり，投与後7〜10日後に発症することが多い．内臓病変は少なく，病理学的には病変部位の血管壁に白血球の**核破砕を伴う壊死性の血管炎**であることが特徴である．

2 症状と診断のすすめ方

主な部位は皮膚で，血管炎の部位に出血を伴うため**隆起した紫斑**ができる．重力のかかる下腿や殿部に多い．蕁麻疹様となったり，丘疹，水疱，潰瘍を形成することもある．全身の炎症を反映して発熱，全身倦怠感，体重減少，筋肉痛，関節痛を認めるが，内臓病変の頻度は低い．腎炎，肝や肺，心臓や中枢神経の障害などの報告がある．

一般検査所見では，全身の炎症による白血球増加，赤沈亢進，CRP増加などがみられる．病変部，とくに**皮膚の生検**は有用であり，毛細血管から細静脈に白血球の核破砕を伴う血管炎の所見を呈する．IgAの血管壁への沈着が目立つ場合にはシェーンライン・ヘノッホ（Schönlein-Henoch）紫斑病を疑うべきである．そのほかANCA関連血管炎やクリオグロブリン，C型肝炎ウイルスによる血管炎なども鑑別すべきである．

3 治療の実際

考えられる抗原（薬剤など）を中止することが先決である．これだけで半数以上は自然に治癒する．改善しないときには少量のステロイドを投与する．

看護のポイント
皮疹は重力のかかる部分にできやすいので，立位が多い場合は下腿，いすに腰掛けている場合には殿部，寝ているときは背中に多く現れることに注意する．外から摂取するものでできるため，通常の薬剤以外に健康食品など積極的には患者から話さないものも聞き出すようにする．

（吉田俊治）

ベーチェット病 Behçet's disease

1 起こり方

ベーチェット病の病因は不明だが，ウイルス・溶連菌感染などによるアレルギー，免疫異常，環境汚染，**HLA-B51** などの遺伝子が関与する多因子疾患である．ベーチェット病の病態は，**皮膚過敏反応**にみられるように炎症反応の亢進と制御不全に基づく．

近年，**獲得免疫**以外に病原関連分子パターンを認識する Toll 様受容体(Toll-like receptor：TLR)などが関与する**自然免疫**の研究がすすみ，ベーチェット病を自然免疫異常による**自己炎症症候群**に分類する考えもある．

自己炎症症候群は再発性の全身性の炎症性疾患で，関節，皮膚，目，消化管などの部位に炎症を伴い，症状は感染症や膠原病に類似するが，自己免疫疾患やアレルギー，免疫不全などとは異なった疾患概念である．

疫　学

日本の患者数は 1972 年 8,000 人，1991 年 18,300 人と増加傾向を示し，その後，一時減少したが，現在は 18,000 人前後で推移している．近年，新患症例の減少と病態の軽症化が指摘されている．性別では，男女比はほぼ同数だが，**眼病変**や**特殊型**などを有する重症型は男性に多い．疾患分布は，日本では北に多く南に少ないとの報告もある．世界では，北緯 30°から 45°の地域に多く，いわゆるシルクロード沿いの地域に多いことから"**シルクロード病**"ともよばれている．

2 症状と診断のすすめ方

ベーチェット病は，①口腔内再発性アフタ性潰瘍，②結節性紅斑様皮疹，血栓性静脈炎，毛囊様皮疹などの**皮膚症状**，③虹彩毛様体炎，網膜ぶどう膜炎などの**眼症状**，④**外陰部潰瘍**の 4 主要症状と，関節炎，副睾丸炎，消化器病変，血管病変，中枢神経病変などの 5 副症状を参照にして診断をすすめる．以前は，皮膚・粘膜の被刺激性の亢進を示す**針反応**が高率に陽性であったが，近年では陽性率の低下傾向が報告されている．症状の出現経過をみると，これらの症状すべてが同時に発現することはほとんどなく，個々の症状，もしくは少数の症状が経時的に発現することが多い．とくに**腸管，血管，神経病変**は，初発症状よりかなり遅れて認められることが多い．

主要症状の特徴

● **口腔内再発性アフタ性潰瘍** ●

初発症状および症状の頻度はもっとも高い．多くの場合 1～数個出現し，潰瘍周辺に発赤を伴う．有痛性で 1～2 週間で瘢痕を残さず治癒するが，頻回に再発することが特徴である．ベーチェット病のアフタ性口内炎はカタル性の口内炎と比較して潰瘍の辺縁が明瞭で底部に黄白色苔をもつことが特徴である．

● **皮膚症状** ●

結節性紅斑様皮疹は，主として下肢伸側に好発する有痛性の結節を伴う紅斑で，1～2 週間で瘢痕を残さず治癒するが，口腔内再発性アフタ性潰瘍と同様にたびたび再発する．そのほか，**毛囊炎様皮疹**や**血栓性静脈炎**が認められる．毛囊炎様皮疹は，顔面，体幹，機械的刺激部に無菌性小膿疱として認められる．注射針穿刺部位に 24～48 時間後に無菌性膿疱を認める場合(**針反応陽性**)もある．

● **眼症状** ●

前部および後部眼症状に分類されるが，前部の眼症状である**虹彩毛様体炎**は再発性で，ベーチェット病に比較的特異性の高い症状であり若い男性で重症例が多い．多くは両眼に認められ，ベーチェット病で特徴的な**再発性前房蓄膿性ぶどう膜炎**のように角膜後面に認められる前房蓄膿などにより虹彩後癒着を生じることがある．

一方，後部眼症状の**網膜ぶどう膜炎**は，白斑，

表1 ベーチェット病の病型診断

完全型	経過中に4主症状（＋）	28.9%
不全型	経過中に3主症状（＋） 経過中に2主症状＋2副症状 経過中に眼症状＋1主症状 または2副症状	55.3%
疑い	主症状の一部が出現するが不全型を満たさない	8.4%
特殊型*	腸管型ベーチェット病，血管型ベーチェット病 神経型ベーチェット病	
主症状	口腔内再発性アフタ性潰瘍，皮膚症状，眼症状，外陰部潰瘍	
副症状	関節炎，副睾丸炎，消化器病変，血管病変，中枢神経病変	

＊ベーチェット病の副症状のうち，生命にかかわるもの，あるいは後遺症を残す可能性のある腸管，大血管，中枢神経の症状が全面に出た場合を特殊型とする．

出血，浮腫混濁，静脈怒張・蛇行，視神経乳頭発赤・腫脹，黄斑浮腫などを生じ，その結果，網膜血管の狭小化，黄斑変性，網脈絡膜萎縮，視神経萎縮をきたす場合があり視力の予後に影響する．**蛍光眼底検査**で**シダ状の所見**を呈する．

ぶどう膜炎の原因は多様だが，非感染性ぶどう膜炎と感染性ぶどう膜炎に分類される．ぶどう膜炎の大半を占める非感染性ぶどう膜炎の中で，ベーチェット病，サルコイドーシス，原田病にみられるぶどう膜炎は**3大ぶどう膜炎**といわれ，もっとも頻度の高いぶどう膜炎である．しかし，以前と比較すると，近年ベーチェット病の新規患者の減少のみならず**眼病変**の軽症化が報告されている．

● 外陰部潰瘍 ●

外陰部にみられる境界鮮明な潰瘍で，有痛性で瘢痕を残して治癒することが多い．ほかの疾患での頻度がまれで，ヘルペスなどを除けばベーチェット病での特異性が比較的高い．

病型診断（表1）

ベーチェット病の診断は，経過中に上述の4主症状が認められる**完全型**のほか，**不全型**，および疑いに分類される．また，生命にかかわるもの，あるいは後遺症を残す可能性のある腸管，大血管，中枢神経症状が主症状となる場合を特殊型とし，**腸管型**，**血管型**，**神経型**の3病型に分類される．

特殊型

● 腸管型ベーチェット病 ●

消化管に口腔内再発性アフタ性潰瘍と同様の潰瘍性病変を生じる．病変部位は消化管すべてに認められ，単発または多発性の潰瘍を生じ，典型的には回盲部に**深掘れ型の潰瘍**を生じ穿孔も多い．臨床的には虫垂炎や腸結核との鑑別が必要である．

● 血管型ベーチェット病 ●

男性に多く，血管の大きさに関係なく病変は生じるが，大動脈，大静脈のような比較的大きな血管が障害される場合を血管型という．動脈には**動脈瘤**や**閉塞性病変**を，静脈には**血栓性病変**を生じることが多いが，**動脈瘤破裂**は直接生命に結びつき重症型である．一般的に，ベーチェット病の動脈吻合部には仮性動脈瘤が生じる傾向があり，動脈の血行再建術は控えるほうがよいと指摘されている．

● 神経型ベーチェット病 ●

脳実質のみならず非脳実質にも生じるが，ほとんどが脳実質病変である．病変の臨床経過により**急性型**と**慢性進行型**に分類されるが，**急性型**の病変は，MRI検査上，脳幹，基底核にT2強調画像病変として描出されることが多い．一方，**慢性進行型**では，大脳および脳幹の萎縮などが認められる．なお，**急性型**では髄液の細胞数増多，タンパク増加とともにIL-6が著明に増加するが，**シクロスポリン**などの治療中に**急性型**の**中枢神経病変**をきたすこともある．また，IL-6は慢性型では持続高値を示すことが報告されている．

シクロスポリン使用中の症例で，頭痛，発熱などを呈し，髄液所見で細胞数，タンパクの増加，MRIにて脳幹にT2強調画像病変が認められる症例では，ただちに**シクロスポリン**を中止し**パルス療法**をはじめ**ステロイド療法**が必要である．ちなみに，**急性中枢神経症状**の頻度は，シクロスポリンの治療歴がある場合は，治療歴がない場合と比較して約10倍高いと報告され

3 治療の実際

ベーチェット病は，病因も不明で，粘膜，皮膚，眼および全身に多様な症状があり，おのおのの症状に対して経験的な**対症療法**が選択される．ベーチェット病に比較的特異的とされる治療薬としては，痛風発作に使用される好中球の遊走阻害薬である**コルヒチン**や，後部眼病変に対する**シクロスポリン**などがある．**腸管型**や**血管型**，**神経型**のような**特殊型**に関しては，**ステロイドや免疫抑制薬**が使用され，病変によっては，**腸管型**における**サラゾスルファピリジン**，**神経型**の慢性期における**メトトレキサート**などが使用されている．

そのほか，ベーチェット病のADLの予後をもっとも左右する眼病変に対して，**TNF阻害薬（インフリキシマブ）**や眼内インプラント，顆粒球除去などが試みられている．

TNF阻害薬については，①健常者に比較してベーチェット病患者の末梢単核球ではTNFの産生能が優位に高い，②寛解状態にあるベーチェット病患者よりも皮膚病変や眼病変がある患者の末梢血単核球がTNFの産生能が高い，③活動性ぶどう膜炎の患者では，非活動性のベーチェット病に比較して優位にTNF産生能が高いという結果に基づき臨床試験が実施された．その結果，**インフリキシマブ**使用後に視力に影響する眼発作が優位に減少し，徐々に左右の視力も改善した．**インフリキシマブ**はクローン(Crohn)病や関節リウマチですでに保険収載され多くの症例に使用されているが，これらは欧米より5年程度遅れて承認されたものであり，ベーチェット病の**難治性眼病変**に対しては2007年に世界に先駆けて初めて日本で保険収載された．さらに，**TNF阻害薬**は治療に難渋しているベーチェット病の特殊型にも有効であるとの報告もあり，今後ベーチェット病の特殊型にも応用されることが期待される．

💡 看護のポイント

視力障害による**転倒**や**ステロイド治療**による骨の脆弱性による**骨折**に注意する必要がある．また，**神経型ベーチェット病**による**精神症状**や**異常行動**の介護・看護なども必要である．

（石ヶ坪良明）

再発性多発軟骨炎　relapsing polychondritis（RP）

1 起こり方と症状・診断のすすめ方

耳介，鼻，気管など全身の軟骨に多発性，再発性の炎症をきたす原因不明の慢性炎症性疾患である．II型コラーゲン抗体など自己抗体が陽性になり，血管炎症候群，全身性エリテマトーデスなどの合併もみられることから，自己免疫疾患と考えられている．

症状

好発年例は40〜50歳，やや女性に多いが男女比はほぼ同じである．初発症状は**耳介軟骨の突発性，有痛性の発赤腫脹**が多く，軟骨がない耳下垂部はおかされない．進行すると耳介の変形，耳介全体の下垂が起きる．中耳，耳管，内耳軟骨の障害で難聴，耳鳴，めまいを起こす．**鼻軟骨病変**の頻度も多く，鼻根部の発赤腫脹がみられ鼻中隔破壊が起きると鞍鼻を呈する．**喉頭蓋から気管支の軟骨炎**は喉頭痛，咳嗽，嗄声，喘鳴，呼吸困難をきたす．**関節炎**は末梢関節にも起きるが胸骨・胸骨柄関節，胸鎖関節，肋軟骨など胸骨周辺が多く，非対称，非びらん性である．眼病変は比較的高頻度で，**強膜炎・上強膜炎**が多いが虹彩毛様体炎や網膜血管炎も起きる．

診断

特徴的な検査所見はなく，赤沈，CRP値高値，白血球増多がみられる．診断は耳介・鼻軟骨炎などの特徴的な臨床症状に加え，生検によ

り軟骨炎が証明されれば確定する．CTやMRIは内耳・気道病変の診断に有用である．

2 治療の実際と看護のポイント

非ステロイド抗炎症薬はある程度の疼痛軽減に役立つが，通常は**ステロイド**で治療する．プレドニゾロン0.5～1 mg/kgを投与し，炎症の消失がみられれば漸減する．気道狭窄による呼吸困難を伴う喉頭～気管病変に対しては，ステロイドパルス療法を行う．ステロイド効果不十分な難治例や血管炎所見が強い例ではシクロホスファミド静注療法やメトトレキサート，アザチオプリン，シクロスポリンなどの**免疫抑制薬**を併用する．最近，**TNF阻害薬**有効例の報告がある．

気管狭窄病変に対しては気管切開やステント留置が必要な場合がある．喉頭・気管病変が予後を左右するので，病変の有無・範囲を的確に診断し，治療法を選択する． 〔鈴木康夫〕

リウマチ熱 rheumatic fever

1 起こり方

A群連鎖球菌感染が先行し，その2～3週後に**発熱**，**関節炎**，**心炎**，**皮疹**，**不随意運動**などを続発する．国内では，1970年以降抗菌薬が適切に使用されるようになり，患者数は激減しているが，開発途上国を中心に世界では毎年5,000万人の発症があるとされている．好発年齢は5～15歳で，性差はない．

2 症状と診断のすすめ方

●関節炎●

約70％にみられ，四肢の大関節（膝関節，足関節，手関節）を中心に，非対称性に出現する．関節炎は1日程度で消退し，また，別の関節に症状が移行する移動性または遊走性関節炎と表現される．非ステロイド抗炎症薬が奏功し，関節破壊やX線写真の異常はみられない．

●心　炎●

50～60％にみられ，心内膜炎が主体で，僧帽弁，大動脈弁などを障害し，僧房弁狭窄症・閉鎖不全，大動脈弁閉鎖不全などの原因になる．理学的には障害に応じた心雑音が聴取され，胸部X線検査で心拡大，心電図で不整脈などもみられるが，心エコー検査による弁病変の検出がもっとも確実である．

●輪状紅斑●

輪状紅斑は10～20％にみられ，体幹，大腿部などの四肢近位部に一過性に出現し，短時間で消失する．皮下結節は肘，前腕に好発し，膝関節，手関節の伸側，後頭部，脊椎棘突起付近にもみられる．

●舞踏病●

シデナム（Sydenham）舞踏病ともいわれ，A群連鎖球菌感染後，数週～数ヵ月後に5％発症するといわれている．大脳基底核・尾状核の障害が原因で，四肢をくねらしたり，頸をふったり，顔をしかめるような不随意運動で，情緒不安定などの精神症状も伴うことがある．

診断には上記の症状に加え，A群連鎖球菌の関与を証明することが重要であり，ASOなど抗A群連鎖球菌関連抗体高値が認められる．これらの項目を包含したジョーンズ（Jones）の基準や厚生労働省（旧厚生省）の診断基準が有用である（**表1**）．鑑別すべき疾患は，若年性特発性関節炎，反応性関節炎などである．

3 治療の実際

原因となるA群連鎖球菌感染を抑えるための抗菌薬の投与と，リウマチ熱に対する抗炎療法が中心になる．

急性期には抗菌加療が有効である．ベンジルペニシリンカリウムが第1選択薬で10～14日

表1 リウマチ熱診断基準(厚生省研究班)

I. 主要症状
- a. 心炎　b. 多関節炎　c. 舞踏病　d. 輪郭状紅斑　e. 皮下結節

II. 副症状
1. 臨床症状
   - a. リウマチ熱またはリウマチ性心疾患の既往
   - b. 関節痛　c. 発熱
2. 検査所見
   - a. 急性期反応，血沈促進，CRP 陽性，白血球増加
   - b. 心電図上 PR 間隔延長

III. 溶連菌感染の証明
ASO またはほかの抗溶連菌抗体の増加，あるいは A 群溶連菌の咽頭培養陽性または最近の猩紅熱の罹患

＜診断の基準＞
1. 診断確実な場合
   - a. III項目がある場合は I 項目(主要症状)が2つ以上または I 項目が1つと II 項目(副症状)が2つ以上ある場合
   - b. III項目がない場合は，I 項目が舞踏病または徐々に発症した心炎であり，かつほかに I 項目を1つ以上あるいは II 項目を2つ以上伴う場合
2. 疑い例
   - a. I 項目が2つ以上，あるいは I 項目が1つと II 項目が2つ以上あり，III項目を欠き，かつ上記のa．，b．に該当しない場合
   - b. I 項目が1つと II 項目が1つあり，かつ III 項目がある場合

＜除外するべき疾患＞
若年性関節リウマチ，全身性エリテマトーデス(SLE)，大動脈炎症候群，化膿性関節炎，敗血症，細菌性心内膜炎

＜参　考＞
1. II 項目が多数あり，かつ III 項目がある例でも，I 項目を欠く限り，リウマチ熱であるとはいえない
2. 副症状のうち関節痛は I-b．があるときは症状数1つと数えない

間投与する．アンピシリンなどほかのペニシリン系薬剤も使用される．

多関節炎に対しては**非ステロイド抗炎症薬**が有効である．心炎の治療には中等量以上のステロイドが適応となり，炎症所見の改善を確認しながら漸減し，2～3ヵ月間治療する．舞踏病に対しては抗けいれん薬，鎮静薬が適応になるが，重症例では**プレドニゾロン**が併用される．

患者はA群連鎖球菌に感受性が高く，再感染によりリウマチ熱を再発しやすいので，低用量のペニシリンの予防内服が有用で，とくに弁膜症をきたした場合は長期服用が推奨される．

心炎による弁膜症が予後を左右するので，初期のステロイド治療とその後のペニシリンの予防内服が重要である．

看護のポイント

発熱，関節炎，心炎ほか症状が多彩なので，全身的に観察する必要がある．また，抗菌薬や非ステロイド抗炎症薬に対するアレルギーやステロイド長期服用に伴う副作用にも留意する．

（岳野光洋）

線維筋痛症　fibromyalgia(FM)

1 起こり方

線維筋痛症(FM)は身体の広範な部位の筋・骨格系の慢性疼痛とこわばりを主症状とし，解剖学的に明確な部位に圧痛を認める以外，他覚的ならびに一般的臨床検査所見に異常がなく，疲労感，口腔・眼乾燥，睡眠障害や抑うつ気分など多彩な不定愁訴的身体および精神・神経症状を伴い，中年以降の女性に好発する難治性の機能性リウマチ性疾患である．原因は不明であるが，疼痛知覚神経路の**中枢性**(脊髄・脳レベル)**感作**が形成され，上行性の疼痛伝達路が過剰興奮し，下行疼痛抑制路が働かないとされている．したがって，弱い刺激でも激しい痛み(疼

痛過敏)となり，触るといった圧迫などのほかの知覚刺激が疼痛刺激(**アロディニア**)となる．

FMは新興疾患でなく，以前から同様の病態の存在は知られており，非関節性リウマチ，心因性リウマチ，**結合織炎**などの病名であったが，1990年米国リウマチ学会(ACR)が線維筋痛症(FM)の病名を使用し，一般的となった．有病率は，欧米では一般人口の2%前後，男女比は1：8〜9，中年女性に好発し，関節リウマチ(人口の約0.5%)より頻度が高い．一方，わが国では住民調査(2005)から有病率は人口比1.7%と欧米にかなり近い値である．

2 症状と診断のすすめ方

● 症　状

FMの中心症状は身体の広範な部位の慢性疼痛と解剖学的に明確な部位の圧痛点の存在である．疼痛とともにびまん性の強い「こわばり」をしばしば伴う．さまざまな要因により疼痛が悪化するが，既存の基礎疾患に伴う2次性(続発性)のFMでは基礎疾患の悪化・再燃が病状を悪化させる．一方，基礎疾患を伴わないものは1次性(原発性)といわれ，わが国では1次性と2次性の比は1：3である．

疼痛，こわばり以外に不定愁訴的な多彩な随伴症状を伴う．主なものは激しい疲労・倦怠感，頭痛，睡眠障害，抑うつ気分，便通異常，しびれ，めまい，脱力，筋力低下，口腔・眼乾燥，顎関節症，光線過敏，知覚過敏，羞明，健忘，意識障害などである．臨床検査所見では共通の異常所見のないことが特徴であるが，脳画像ではSPECT，PET画像で局在的脳血流や機能的MR画像での異常が指摘されている．

● 診　断

FMの診断には**米国リウマチ学会(ACR)の分類基準**が国際的に広く用いられており，身体の広範な部位の慢性疼痛に加えて，解剖学的に明確な18ヵ所のうち11ヵ所以上に圧痛点を確認することからなり，日本人例でも同様の有用性が検証されている[*]．最近，圧痛点を排除し，自覚症状の組み合わせからなる診断基準(2010)がACRから提案されている．鑑別診断は関節リウマチ(RA)，リウマチ性多発筋痛症など各種膠原病・リウマチ性疾患，炎症性筋疾患を含めた各種ミオパチー，甲状腺機能低下症，副甲状腺機能亢進症，骨軟化症，多発性硬化症，さらにうつ病，身体表現性障害などである．

3 治療の実際

原因不明のため特異的治療法はなく，治療原則は不必要な治療法をできるだけ排除し，患者・家族に疾患を理解，受容させる．

薬物療法は少量の**三環系抗うつ薬**が主体であるが，**セロトニン選択的再取り込み阻害薬(SSRI)，セロトニン・ノルアドレナリン再取り込み阻害薬(SNRI)，ノルアドレナリン作動性特異的セロトニン作動薬(NaSSA)**も同様に有効とされている．また，新規型**抗てんかん薬**であるガバペンチン，プレガバリン，さらに非麻薬性オピオイド(弱オピオイド：トラマドール)が有効である．非薬物療法では**有酸素運動療法，認知行動療法(CBT)**が有効である．

💡 看護のポイント・・・・・・・・

疾患の受容が何より必要であり，生命予後に問題はなく，難治性であるが，合併症，後遺症のないことを認識させ，薬物療法の限界を説明し，各症状に対する薬物依存の回避の必要性を理解させる．また，患者の多彩な訴えに傾聴し，患者の苦しみへの共感，周囲への疾患受容の教育を行い，医療側との関係性の維持を図るとともに，認知行動療法的なケアを提供する．さらに，医療，介護，福祉リソースの積極的な活用をアドバイスする．

(松本美富士)

---

[*]わが国における線維筋痛症診療ガイドライン：線維筋痛症(FM)は比較的頻度の高い機能性リウマチ疾患であるにもかかわらず，わが国では疾患認知度も低く，その管理が適切に行われているとはいいがたい．そこで，厚生労働省研究班と日本線維筋痛症学会が「線維筋痛症診療ガイドライン2009」(日本リウマチ財団)を策定したが，その後予備的診断基準の提案，わが国でも欧米に準じた薬物療法が可能になったことから短期間で改訂が行われ，**「線維筋痛症診療ガイドライン2011」**(日本医事新報社)が発行された．

自己炎症症候群 autoinflammatory syndrome

1 起こり方

　自己炎症症候群とは，1999年カストナー（Kastner）らにより提出された疾患概念で，炎症を主病態とし，症状としては**周期性発熱**，**不明熱**，関節炎，皮疹，腹痛などを伴う，一群の**遺伝性疾患**のことをいう．遺伝性疾患のため，家族集積性を認めることが多い．まだ認知されるようになってからその歴史は浅く，その症状よりリウマチ膠原病疾患と間違われている症例も存在する．病因としては，免疫系の中でも，**自然免疫系関連分子**が原因遺伝子のことが多く，その命名のごとく，炎症が体質的に起こりやすくなっている状態である．また自己免疫疾患でみられる自己抗体，自己反応性T細胞の関与は通常みられない．

2 症状と診断のすすめ方

　各疾患およびその症状については，表1を参照．とくに，診断するうえで重要な症状・検査所見を表中でハイライトした．以下ポイントとなる部分を記載する．
　家族性地中海熱は，通常3日までの発熱，漿膜炎の存在，コルヒチンの反応性を参考に診断する．
　TRAPSのもっとも特徴的な所見は，通常7日以上持続する弛張熱で，しばしば14日以上持続する．
　高IgD症候群では，1歳未満の乳児期で発症することが多く，発作時尿中メバロン酸高値，メバロン酸キナーゼ活性低下で診断する．疾患の命名のもとになっている血清IgD値は高値でない症例もあり，診断においては注意が必要である．
　クリオピリン関連周期性症候群では蕁麻疹様発疹が必発で，軽症型の家族性寒冷蕁麻疹は寒冷誘発の発熱・蕁麻疹を特徴とする．また重症型のマックル・ウェルズ（Muckle-Wells）症候群，CINCA症候群/NOMIDでは難聴，関節炎，無菌性髄膜炎，骨端部の過成長を合併する．
　ブラウ（Blau）症候群/若年性サルコイドーシスは，皮疹，関節炎，ぶどう膜炎が3主徴で，通常5歳未満発症例が多数を占める．
　それぞれがまれな疾患であり，その特徴的な臨床症状・臨床検査所見より，自己炎症症候群を疑い，遺伝子検査にて確認する．疾患特異的な臨床検査がない疾患が多く，遺伝子検査にて確定せざるを得ないものが多い．

3 治療の実際

　それぞれの疾患において特異的な治療が存在し，表1に記載した．炎症を抑える薬剤が主として使われており，以前より存在するステロイド，コルヒチン，NSAIDsなどが使われてきたが，近年，炎症性サイトカインに対する生物学的製剤が開発されてきており，とくにIL-1に対する**生物学的製剤**はクリオピリン関連周期性症候群において著効し，ほかの自己炎症症候群においても有効性が認められている．長期的な合併症として**アミロイドーシス**が問題となり，とくに家族性地中海熱，TRAPS，クリオピリン関連周期性症候群での十分な抗炎症療法が重要である．

看護のポイント

　発熱時はほかの発熱疾患が鑑別としてそのつど重要である．とくに抗菌薬を要する重症細菌感染症の有無は重要なポイントであり，診断確定まで慎重な観察が必要である．
　自己炎症症候群の発作時は著明な炎症所見を認めるため，安静につとめる．とくに家族性地中海熱では，腹痛，胸痛が強く，そのつどNSAIDsを使用して，疼痛に対応する．

（西小森隆太，井澤和司，平家俊男）

表1 自己炎症疾患の鑑別表

症候群名	家族性地中海熱	TRAPS[*1]	高IgD症候群	クリオピリン関連周期性症候群 家族性寒冷蕁麻疹	クリオピリン関連周期性症候群 マックル・ウェルズ症候群	クリオピリン関連周期性症候群 CINCA症候群[*2]/NOMID[*3]	ブラウ症候群/若年性サルコイドーシス
遺伝型式	常染色体劣性	常染色体優性	常染色体劣性	常染色体優性	常染色体優性	常染色体優性	常染色体優性
遺伝子名	MEFV	TNFRSF1A	MVK	NLRP3	NLRP3	NLRP3	NOD2/CARD15
発症時期	20歳未満が64%(日本)	中央値3歳 2週間〜53歳	中央値6ヵ月 1週間〜10歳	平均47日 10時間〜10歳	乳幼児期	乳児期	中央値14ヵ月 通常5歳未満
発作・発熱期間	6〜96時間	しばしば7日以上	3〜7日	12〜24時間	2〜3日	持続的	発熱は比較的少ない
皮膚所見	丹毒様紅斑	移動性の発疹 筋痛症	体幹・四肢の非移動性斑丘疹様発疹	寒冷誘発蕁麻疹	蕁麻疹様	蕁麻疹様	苔癬様、時に魚鱗癬様、結節性紅斑様
腹部症状	漿膜炎(腹膜炎・胸膜炎)便秘>下痢	腹膜炎 便秘または下痢	強い腹痛/嘔気 便秘<下痢 時に腹膜炎	嘔気	時々腹痛あり	まれ	まれ
関節症状	単関節炎 時に持続性の膝または股関節炎	大関節の関節炎/関節炎	対称性多関節痛/関節炎	多関節痛	多関節痛 少関節炎	骨端部の過成長 間歇的もしくは持続性関節炎、拘縮	嚢腫状関節炎 多関節型>少関節型 手指屈曲拘縮
眼症状	まれ	結膜炎 眼窩周囲浮腫	まれ	結膜炎	結膜炎 上強膜炎	結膜炎、上強膜炎、ぶどう膜炎、視神経病変	ぶどう膜炎 全眼型が多い 前部のみはまれ
神経系	頭痛	まれ	頭痛	頭痛	頭痛 感音性難聴	頭痛、感音性難聴、慢性髄膜炎、てんかん、精神発達遅滞	まれ
ポイントとなる検査	コルヒチン治療に対する反応性		発作時尿中メバロン酸高値				病理組織で非乾酪性類上皮細胞肉芽腫
アミロイドーシス	あり	あり	まれにあり	なし	あり	あり	なし
治療	コルヒチンで予防 急性期にはNSAIDsなど	ステロイド 生物製剤(エタネルセプト、抗IL-1製剤)	ステロイド 生物製剤(エタネルセプト、抗IL-1製剤)	抗IL-1製剤	抗IL-1製剤	抗IL-1製剤	ステロイド メトトレキサート
日本における報告数	約100症例以上	約10家系	4家系6症例	3家系	約10症例	約20症例	約20〜30症例

[*1] TNF receptor-associated periodic syndrome：TNF受容体関連周期性発熱症候群
[*2] chronic infantile neurological cutaneous and articular syndrome：慢性乳児神経皮膚関節炎症候群
[*3] neonatal-onset multisystem inflammatory disease：新生児期発症多臓器性炎症性疾患

[Cassidy JT et al：Textbook of Pediatric Rheumatology, 6th ed, p645, Elsevier Saunders, 2011 より改変]

IgG4 関連疾患 IgG4 related disease

1 起こり方と症状・診断のすすめ方

IgG4 関連疾患は，血清中の IgG4 値の高値とさまざまな臓器における **IgG4 陽性形質細胞**の著明な浸潤と**線維化**を特徴とする慢性疾患である．主な臓器として，涙腺・唾液腺や膵臓があげられるが，全身の臓器が障害される病気である(図 1)．古典的には，涙腺や唾液腺の腫脹を主症状として病気は**ミクリッツ(Mikulicz)病**として，膵臓を主病変とした病気は自己免疫性膵炎として分類されてきた．現在では，これらを含む病態を IgG4 関連疾患として包括するにいたった(表 1)．ミクリッツ病は男女比 1：2，発症年齢は 60 歳前後，有病患者数 1 万人以下，**自己免疫性膵炎**は男女比 2.8：1，発症年齢 60 歳前後，有病患者数約 8,000 人．

病因は不明であるが，血清中 IgG4 の上昇，各臓器への IgG4 陽性形質細胞の浸潤や線維化(図 2)が認められる**リンパ増殖性疾患**と考えられている．

2 治療の実際と看護のポイント

ステロイドが著効する．治療量として 0.6〜1 mg/kg から開始し漸減して 5〜10 mg/日にて維持する．自己免疫性膵炎の場合，10〜40％で自然治癒するという報告がある．

ミクリッツ病はシェーグレン(Sjögren)症候群と症状が類似しているが，血清 IgG4 値の上昇，臓器への IgG4 陽性形質細胞の浸潤，**抗 SS-A 抗体**や**抗 SS-B 抗体**が陰性などから鑑別がつく．自己免疫性膵炎に関しては，膵がんとの鑑別が重要であり病理学的検討が必須である．

本症はステロイドが有効であり予後は比較的良好である．

(住田孝之)

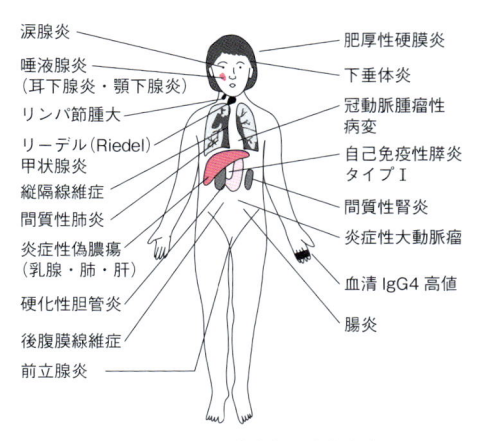

図 1 IgG4 関連疾患：全身病変

涙腺炎
唾液腺炎(耳下腺炎・顎下腺炎)
リンパ節腫大
リーデル(Riedel)甲状腺炎
縦隔線維症
間質性肺炎
炎症性偽腫瘍(乳腺・肺・肝)
硬化性胆管炎
後腹膜線維症
前立腺炎
肥厚性硬膜炎
下垂体炎
冠動脈腫瘤性病変
自己免疫性膵炎タイプ I
間質性腎炎
炎症性大動脈瘤
血清 IgG4 高値
腸炎

表 1 IgG4 関連疾患包括診断基準(案)

1. 臨床的に単一または複数臓器に特徴的なびまん性あるいは限局性腫大，腫瘤，結節，肥厚性病変．
2. 血清学的に高 IgG4 血症(135 mg/dL 以上)．
3. 病理組織学的に以下の 2 つを認める．
   ①組織所見：著明なリンパ球，形質細胞の浸潤と線維化．
   ②IgG4 陽性形質細胞浸潤：IgG4/IgG 陽性細胞比 40％以上，あるいは 10/HPF を超える．

以上の 1＋2＋3 を満たすものを確定診断とする．
鑑別疾患：悪性疾患(がん，悪性リンパ腫など)，類似疾患[シェーグレン症候群，原発性硬化性胆管炎，キャッスルマン(Castleman)病，二次性後腹膜線維症，ウェゲナー(Wegener)肉芽腫，サルコイドーシス，チャーグ・ストラウス(Churg-Strauss)症候群など]と鑑別すること．

[厚労省科学研究費補助金研究事業梅原班，2011]

IgG4 関連疾患　897

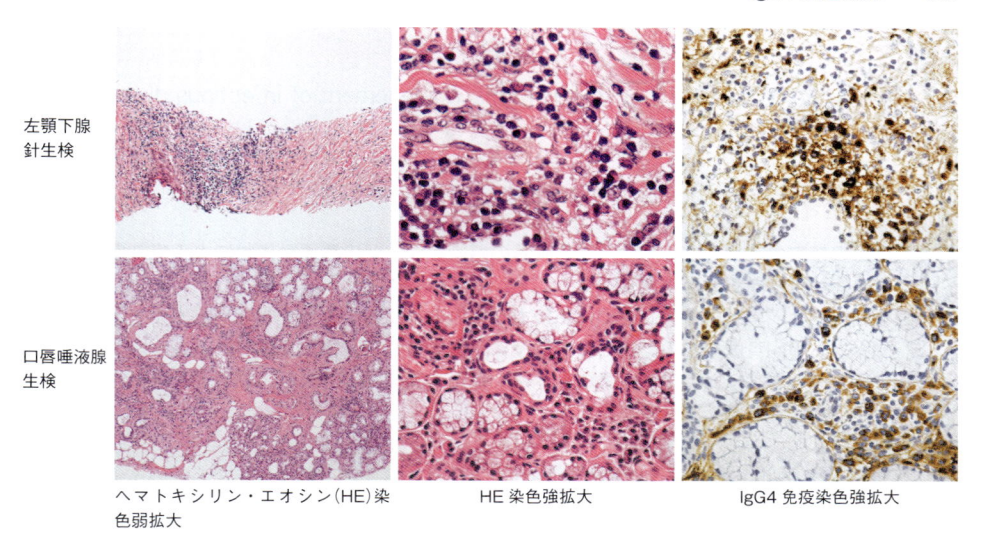

左顎下腺
針生検

口唇唾液腺
生検

ヘマトキシリン・エオシン(HE)染　　HE 染色強拡大　　IgG4 免疫染色強拡大
色弱拡大

図2　唾液腺病理組織像

感染症へのアプローチ management of infectious diseases

> **キーポイント**
> - 感染症の存在の有無をよく考え，どの臓器の感染症か，どの病原微生物による感染症かということを明確にすることが重要である．
> - 医療面接では，患者の背景，とくに免疫力や体内の人工物の有無を明らかにする．海外渡航歴やペットの飼育歴などの動物との接触歴は，必ず尋ねる習慣を身につけるとよい．
> - 感染症患者の看護においては，意識レベル，体温，脈拍数，呼吸数，血圧などのバイタルサインにとくに注意を払う必要がある．

1 どのような場合に感染症を疑うか

感染症へのアプローチの第1歩は，感染症の存在の有無を的確に評価することから始まる．感染症の存在が確認あるいは推測された場合，どの臓器の感染症か，どの病原微生物による感染症かということを明確にしたうえで，治療を行うことが重要である．

発熱などの全身症状は，感染症の存在を疑うのにきわめて有用である．感染症の多くは臨床経過が一般に速く，たとえば急に発熱が出現した場合は，強く感染症の存在を疑う．またバイタルサインに留意し，とくに頻脈や過呼吸は，感染症の存在を強く疑う根拠となる．感染症の多くは，白血球数の増加あるいは減少が認められる．またCRPなどの炎症所見の亢進が，通常認められる．

ただし，「単に発熱が認められたから」「単に白血球が増加あるいは減少しているから」「単にCRPが高いから」というだけで，短絡的に感染症と判断してはいけないことはいうまでもない．これらは強く感染症の存在を疑う状況であるが，感染症以外の要因でも起こりうる．たとえば発熱は，感染症以外にも，膠原病，悪性腫瘍，内分泌系疾患，アレルギー，薬剤，など多くの疾患で認められる．白血球数の変動やCRPの亢進も，感染症以外の炎症を惹起する多くの疾患で認められる．

したがって，本当に感染症かどうかをまずよく考え，感染症であるという診断に対する根拠を必ず明確にする必要がある．臨床経過，理学的所見，検査所見を総合的にとらえて判断する習慣を身につける必要がある．

2 どの臓器の感染症かを明確にする

通常患者の多くは，発熱などの全身症状に加え，なんらかの局所症状を有するので，これを糸口として鑑別をすすめる．たとえば，咳，痰などの症状は，呼吸器領域の感染症の存在を疑う重要な糸口となる．したがって，この作業は通常困難ではない．詳細な医療面接を行い，患者の症状を明らかにし，身体所見やさらには血液検査，尿検査，種々の画像検査などから，どの臓器の感染症かを明確にする．

ただし，一部の感染症では，原発感染巣を明確にできないこともある．最終的に責任臓器が絞り込めない場合は，原発感染巣不明として対応することになるが，この場合起炎菌をエンピリカル（経験的）に推定することが困難であるため，抗菌薬を使用する場合は，広域スペクトラムのものを選択せねばならなくなる．また時に原発感染巣として，複数部位が存在する場合もある．

3 感染症の医療面接・診察・検査

感染症患者の医療面接

現病歴では，まず症状の出現が突発的か緩徐かを正確にとらえる．一部の感染症を除き，一般に感染性疾患の経過は速いことが多い．また感染症に限ったことではないが，症状の経過が悪くなっているのか，変わらないのか，よくなっているのかについては治療を早急に行うべきかどうかの判断に重要であり，正しく把握する必要がある．もちろん感染臓器の手掛かりとなる局所症状を押さえることは前述のとおりである．

既往歴では患者背景を正確にとらえることが重要であり，とくに患者の免疫状態，人工物が体内に存在するかなどを把握する．免疫状態の把握で重要なことは，易感染状態にあるかどうかであることはいうまでもない．一般に，血液疾患，悪性腫瘍，ヒト免疫不全ウイルス（human immunodeficiency virus：HIV），先天性免疫不全，免疫抑制薬やステロイドの使用などは，易感染状態にあると容易に認識できる．ただ臨床の現場でもっとも頻度の高いものは，コントロール不良の糖尿病である．また，肝硬変，慢性腎不全，慢性閉塞性肺疾患（COPD），弁膜症など，主要臓器である肝臓，腎臓，肺，心臓の慢性疾患も，広い意味で免疫力が低下した状態として対応することが必要である．また手術歴の有無やそれに関連して，人工弁，人工関節など人工物（異物）が体内に留置されているかどうか，あるいは血管留置カテーテルや尿道カテーテルが挿入されているかどうかは必ず確認する必要がある．ほかに，輸血歴，妊娠・出産歴，薬物投与歴などを評価する．

生活歴では，過去半年間くらいの，とくに開発途上国への海外渡航歴を尋ねる習慣をつける．食物の嗜好や生水，魚介類，有機野菜の摂取歴も盲点となる．薬物の注射や不特定多数との性交，同性間性的接触も重要である．清掃業，医療従事者，食肉畜産，飼育業などの一部の職業も特定の感染症を考えるうえで重要となる．さらにペットの飼育歴や野生動物との接触を確認する必要がある．

感染症患者の診察

感染症におけるもっとも重要な診察所見は，意識レベル，体温，脈拍数，呼吸数，血圧などの**バイタルサイン**である．中枢神経系の病変を認めなくても，敗血症の際には意識レベルの低下を認めることがある．体温は，通常上昇するが，重症感染症では低体温のこともあるので注意を要する．また脈拍数は増加し，頻脈となることが多い．発熱の割に脈拍数が増加しない，比較的徐脈を呈することもある．腸チフスなどの細胞内寄生菌感染症で認められる．呼吸数では，過呼吸の有無の評価がきわめて重要である．血圧の低下が認められる場合は，敗血症性ショックの可能性を考慮する必要がある．

視診では，口腔粘膜の発赤・腫脹，扁桃の膿や白苔の付着や皮膚の発赤・腫脹，発疹の観察は，感染症の存在の有無の評価に有用である．聴診では，呼吸音は肺炎などの診断に重要であり，心雑音，とくに急に出現した心雑音は，感染性心内膜炎を疑う手掛かりとなる．触診で，腹部反跳痛や筋性防御が認められる場合，腹膜炎を疑うサインとなる．肋骨・脊柱角の叩打痛は腎盂腎炎の際に認められる．項部硬直などの髄膜刺激徴候は，髄膜炎を疑う根拠となる．また頸部，腋窩，鼠径部の表在リンパ節腫脹の有無の観察は，感染症患者の診察においてきわめて重要である．

感染症患者の検査

血液検査では，**白血球数**がきわめて重要である．感染症の多くで，白血球数の増多あるいは減少が認められる．さらに好中球やリンパ球などの変動が感染症の原因を判断する手掛かりになるため，必ず白血球分画も同時に検査することが重要である．また感染性疾患では，多くの場合CRPなどの炎症マーカーが上昇する．ただし，CRPは前述のように感染症以外の炎症性疾患でも上昇すること，病初期には低値を示すこと，および必ずしも重症度を示す指標ではないことに留意する必要がある．肝機能は，肝胆道感染症の存在の評価に有用である．また肝機能や腎機能は，抗菌薬などの感染症治療薬を

投与する際に，治療薬の選択あるいは投与量の決定の際の参考となる．総タンパク(TP)やアルブミン(Alb)は，患者の(慢性)炎症の有無の判断や栄養状態の評価に有用である．尿検査，とくに尿沈渣での白血球の増多は，尿路感染症の診断に必須である．胸部X線やCT, MRI, 心臓および腹部超音波などの種々の画像検査は，感染症のフォーカスを同定するうえで重要である．

4 重症度の評価

敗血症は，感染症の中でもっとも重篤な病態の1つである．敗血症は，感染症が原因の全身性炎症反応症候群(systemic inflammatory response syndrome：SIRS)と定義されている．体温，呼吸数，脈拍数および白血球数の4項目が，SIRSの診断に使用される．感染症患者がSIRSに合致する場合は敗血症と診断され，迅速な対応が要求される．

また意識レベルや血圧の低下，および低酸素血症(SpO_2の低下)が認められる場合も，緊急対応が必要なことはいうまでもない．化膿性髄膜炎，敗血症性ショック，発熱性好中球減少症，単純ヘルペス脳炎，壊死性筋膜炎などは緊急性を要する感染症の代表例である．これらはいずれも治療開始までに時間を要すると予後が悪い感染症である．

5 病原微生物検査

培養検査

細菌あるいは真菌感染症の場合，培養検査が基本であることはいうまでもない．原則的に治療開始前，すなわち抗(真)菌薬を投与する前に，必ず病原微生物を同定するための培養検査を行う必要がある．ひとたび治療を開始してしまうと，原因菌の同定がきわめて困難なものとなる．想定される感染臓器に特異的な培養検査，すなわち呼吸器感染症であれば喀痰，尿路感染症であれば尿の培養検査を行う．さらに血液培養も有用であることがきわめて多い．

培養検査で菌が同定されるまでには時間を要するため，グラム染色などの塗抹検査がきわめて重要である．グラム染色により菌が推定されれば，多くの場合治療薬を適切に選択することが可能となる．またグラム染色における白血球の貪食像の有無は，原因菌か単なる定着菌かを判断するうえで有用である．

採取された検体はただちに検査室に届ける必要がある．もし2時間以内に提出できない場合には，冷蔵庫に保存(4℃)する．ただし，血液培養は常温保存でよい．また淋菌や髄膜炎菌を含む可能性のある検体の場合は，菌がすみやかに死滅してしまうため保存は行わない．嫌気性菌を同定したい場合は，検体が空気に接触する時間を短くするため，専用容器をあらかじめ準備する必要がある．

培養検査で同定された菌がすべて原因菌であるとは限らない．常在菌である場合や，単なる定着菌のこともある．また検体採取時に，誤って菌が混入することもある．したがって，まずこれらの可能性を排除する必要がある．また検体の採取部位によって，検出された菌の解釈が異なる．すなわち，血液，髄液，胆汁，胸水，腹水など本来無菌的な部位(閉鎖的臓器)からの検体では，検体採取時の汚染の可能性が除外されれば，検出菌は菌量にかかわりなく原因菌と考えられる．一方，咽頭拭い液，喀痰，中間尿など本来無菌的ではない部位(開放的臓器)からの検体では，菌が検出されても，一定以上の菌量がなければ原則的に原因菌とは考えない．

また細菌検査に適した検体を提出することが重要である．患者に喀痰の提出を求めても唾液が提出されることがしばしばある．必ず検査に適した検体かどうかを確認する必要がある．たとえば細菌検査に適した喀痰は，肉眼的には膿性痰で，顕微鏡的には白血球が多く，扁平上皮細胞が少ないものであり，この条件に合致しない検体は，細菌検査を行う意義が低い．

血液培養

血液培養は感染症の診断にきわめて有用な検査である．血液培養は菌血症や真菌血症を疑う状況において常に必ず採取する必要があり，重症感染症を疑う状況では必須の検査である．菌血症や真菌血症を疑った時点で抗菌薬が投与さ

れる前にすみやかに採取する．抗菌薬投与中においても発熱の再増悪，抗菌薬に対する反応が不十分であると判断されたときは採取の適応となる．また血液培養で菌が検出した場合，治療開始後に菌の陰性化を確認することも，とくに感染性心内膜炎などの場合，重要となる．

　1回の採血で得られた血液は，好気ボトルと嫌気ボトルの両方に分注する．これを1セットとよぶ．必ず2～3セットを採取する．1セットのみの血液培養は行うべきではない．2～3セットを採取する理由としては，検出された菌がコンタミネーション（汚染菌）かどうかを正確に判断することと複数回採取することにより菌の検出率が増加することがあげられる．また多くの菌血症は間欠性であり，20分程度の間隔をあけて採取することが推奨される．採取量については，培地量と血液量の比は10：1程度が適当である．静脈血と動脈血で検出率に差はないと考えられている．中心静脈カテーテルや動脈ラインからの採取は偽陽性の可能性が高くなる．採取部位を70％アルコールで消毒し，その部位をさらに10％ポビドンヨード（イソジン®）でもう1度消毒する．イソジン®の効果を得るには十分乾燥させる必要があり，通常1～2分待つ必要がある．培養ボトルのゴム製の注入部は，原則的に70％アルコールで消毒する．コアグラーゼ陰性ブドウ球菌（CNS），コリネバクテリウム（*Corynebacterium*）やバシラス（*Bacillus*）が検出された場合は，ほとんどコンタミネーションである．しかし，複数の検体で繰り返し同じ結果が得られた場合は真の菌血症と考えたほうがよい．

6　治療の実際と看護のポイント

　感染症の治療は，原則的にすみやかに開始する必要がある．したがって，原因菌が同定されていない時点で原因菌を推定する作業が必要となる．感染臓器が判明していれば，その臓器の感染をきたす病原微生物は，ある程度絞ることが可能となる．さらに患者の背景因子を加味することで原因微生物を推定する．グラム染色などの塗抹検査の結果が得られていれば，大きな手助けになる．

　治療薬の選択であるが，患者の年齢，重症度，基礎疾患，免疫状態などを考慮する必要がある．重要な点は，初期治療では，想定された可能性のある原因微生物をすべてカバーする薬剤を投与する必要があるということである．その後，培養検査などで原因菌が同定されたら，その菌を標的としたより狭い抗菌スペクトラムの抗菌薬に変更する．投与にあたっては，抗菌薬の組織移行性を考慮し，抗菌薬を感染部位に十分な濃度で到達させることが肝要である．地域および施設における病原菌の薬剤感受性の特徴（耐性菌の割合）をふまえた治療が必要であることはいうまでもない．肝機能や腎機能に注意し，投与量・投与間隔を決定する．副作用の出現に細心の注意を払う必要がある．とくに皮疹や肝機能・腎機能障害の出現は頻度が高い．したがって，薬剤投与開始後は，これらの点に注意を払い看護を行う必要がある．

　　　　＊　　＊　　＊　　＊　　＊

　以上，感染症を疑ってから治療を開始するまでのプロセスについて概説した．ひとたびこのプロセスを身につけてしまえば，これを実践することは決してむずかしいものではない．本項を感染症患者に対するよりよい看護の実践にお役立ていただければ幸いである．　　（太田康男）

病院感染防止対策
infection prevention and control in hospitals

キーポイント

- 感染対策部門の主要な役割としては，すべての医療従事者への情報提供と感染対策への意識を向上させる組織文化の醸成が重要である．また，専門的な部門として，医療関連感染サーベイランスによる継続的な医療の質改善活動の展開，アウトブレイクへの対応，医療従事者の職業感染対策の立案および実施なども担当することから，看護師，医師，臨床検査技師，薬剤師などの職種を超えて組織横断的に運営される必要がある．
- 感染対策はすべての医療従事者があらゆる医療現場で実践するべき医療安全の一環である．それぞれの医療現場にはそれぞれの独自性があり，標準予防策や感染経路別予防策の実践に加えて，現場の事情にも配慮した感染管理リスク・アセスメントに基づく具体的な感染対策を立案して助言する必要がある．なお，わが国では抗菌薬適正使用のための体制づくりまでも感染対策部門に期待されていることが少なくない．
- それぞれの部署から提供される医療ケアはきわめて多岐にわたっているが，すべての医療従事者が標準予防策と必要に応じた感染経路別予防策を実践するとともに，感染対策部門から提供されるマニュアルとサーベイランスに基づくフィードバックから継続的な医療の質改善活動に参画する意識を向上させる必要がある．

1 はじめに

医療従事者の熱意と誠意，医療技術の進歩や管理基準の向上にもかかわらず，病院とはそれ自体が感染症の温床であり，医療関連**感染防止対策**はすべての医療従事者にとって常に最重要の課題の1つであり続けている．医療行為には必ず内在する感染症のリスクがあり，血管内留置カテーテル関連血流感染症や外科手術部位感染症など，語弊をおそれずいえば"起こるべくして起こる"合併症を医療従事者の不断の努力により防止しているのである．日常的なケアのどこかに些細な破綻があっただけで重大な結果をもたらすこととなる．また，病院という限定された空間の中で多数の患者に抗菌薬を投与されている状況では，抗菌薬**耐性菌**を集約することとなり，病院の外の一般社会にはきわめてまれな高度耐性菌が病院では日常的に跋扈している．

高齢化社会に伴う患者数の増加，医療の高度先進化の一方で，医療費削減を求める現状で病院でも経費削減が経営上の必要課題となっており，医療現場はますます少ないスタッフ数や予算によって多くの業務を負担しなければならず，結果として患者と医療従事者のいずれにとっても安全が脅かされている．

感染対策部門の役割

感染対策とはすべての医療従事者があらゆる医療現場で実践するべき医療安全の一環である．感染対策部門は，職種にかかわらず病院で働くすべての医療従事者に感染対策に関する情報を提供すると同時に，現場のスタッフが感染対策に対する意識を向上させる**組織文化**を醸成することを考えなければならない．病院のような医療の現場ではさまざまな職種の医療従事者が活動しており，感染対策部門は可能であれば多彩な職種が集まって情報を交換することから感染管理の充実を図るべきであり，また，自分の職場に閉じ籠っていてはなかなか理解することがむずかしい他職種の事情を慮って活動する

必要がある．感染対策部門の構成メンバーが，それぞれの職種の特性を活かしつつ他職種の職員を現場レベルで思いやることができるようになれば，本当の意味でのチーム医療が展開できることになる．

感染対策部門は，その専門的な役割として，医療関連感染サーベイランスによる継続的な医療の質改善活動の展開，アウトブレイクへの対応，医療従事者の職業感染対策の立案および実施なども担当しなければならない．また，わが国においてはまだ独立した診療科として感染症科が存在することが少なく，感染症科が診療部門を越えて抗菌薬を選択する**組織横断的**な診療体制を確立している施設がきわめて少ないため，一般的には抗菌薬適正使用のための体制づくりまでも感染対策部門に期待されていることが多い．

2　隔離予防策

それぞれの部署から提供される医療ケアはきわめて多岐にわたっているが，すべての医療従事者が**標準予防策**と必要に応じた**感染経路別予防策**を実践することはもっとも重要な基本となる原則である．感染対策の基本となる**隔離予防策**の世界標準は，米国疾病管理予防センター（Centers for Disease Control and Prevention：CDC）が中心となって作成されて2007年に改訂されたHICPAC（Healthcare Infection Control Practices Advisory Committee）ガイドラインに準拠している．このガイドラインは，医療現場における病原体の**水平伝播**を予防する具体的な方法論を体系立てて提示しており，とくに耐性菌対策においては標準予防策と接触感染予防策が中心的な役割を果たす．

メチシリン耐性黄色ブドウ球菌

日本は黄色ブドウ球菌におけるメチシリン耐性黄色ブドウ球菌（MRSA）の割合が諸外国と比較して際立って高く，その後の全国統計でも約65％にいたるとされている．諸外国においては米国のICUにおける全国統計で約50％であり，医療関連感染症の起因菌となった黄色ブドウ球菌に占めるMRSAの割合は英国で約30％，イタリアでも約50％などとなっているが，一方，オランダやフィンランド，デンマークでは1％未満となっている．MRSAはわが国でもっとも重要な**医療関連感染症**の起因菌の1つであり，とくに中心静脈ラインを含む血管内留置カテーテル関連血流感染症，外科手術部位感染症，皮膚・軟部組織感染症の原因となる．さらに喀痰のグラム染色などを参照して医療関連肺炎の起因菌と診断される場合もある．急性期ケア病院では侵襲的な処置が多く，皮膚に損傷を与えてMRSAの侵入門戸となる場合が少なくないことからとくに注意が必要であるが，長期療養施設では侵襲的処置は少なく，MRSAを起因菌とする"医療関連感染症"を生じるリスクは低い．現実的な感染対策は**リスクアセスメント**に基づいて実施する必要があり，長期療養施設への入所の際にMRSAを"除菌"するように求めるのは合理性を欠くが，心臓外科手術を控えた患者では除菌を検討してもよいかもしれない．現場で実践できるマニュアルと質保証に資するサーベイランス活動により感染対策を常に評価する態度が肝要である．

ESKAPE

もちろん，**耐性菌**はMRSAにとどまらない．とくに抗菌薬耐性の獲得が問題となる細菌として"ESKAPE"の略称で注目されるグループがあり，エンテロコッカス・フェシウム（*Enterococcus feacium*），黄色ブドウ球菌（*Staphylococcus aureus*），肺炎桿菌（*Klebsiella pneumonia*），アシネトバクター・バウマニ（*Acinetobacter baumannii*），緑膿菌（*Pseudomonas aeruginosa*），*Enterobacter sp.*がある．

"ESKAPE"は抗菌療法の効果からescape（逃避）しようとしている．しかし，新たな多剤耐性菌が続々と出現する一方で，新規抗菌薬の開発はきわめて厳しい状況にある．市場が大きく，患者あたりの投与量も膨大な高血圧や糖尿病など生活習慣病の治療薬や単価の高い抗がん薬などは，莫大な開発費を投入したとしても"元が取れる"可能性が高いのに対して，投与期間も短く，上梓されるとすぐに耐性菌が問題となる抗菌薬の開発が滞ってしまうのは製薬企業

にとって合理的な判断であるともいえる．

　数ある多剤耐性菌の中でも，とくに多剤耐性アシネトバクター・バウマニ(MDRAB)への対策はきわめて困難であることが知られており，一般的に耐性菌対策は医療従事者の**手指衛生**と適切な**個人防護具**(手袋，ガウン，マスクなど)使用の徹底により対応することができるが，緑膿菌やアシネトバクター・バウマンニは栄養要求性が低く，さまざまな環境で生き延びることが可能であるため**環境対策**も必要となる．緑膿菌は乾燥に弱く，いわゆる水周りを押さえればよいのに対して，アシネトバクター・バウマンニは乾燥にも強く，カーテン，診療端末のキーボードやマウスのような通常の環境表面でも数週間以上にわたり生存する．したがって，MDRABアウトブレイク対策では膨大な環境調査が必要であり，しかも細菌はスタッフや患者の手指などを介して環境を移動することもあり，一度の環境調査だけですべてが明らかになるとは限らない．海外からは医療従事者が使用するPHSを介したアウトブレイクの報告もあり，MDRABへの対策は困難を極める．2010年の報告によれば，隔離予防策を実施した際に手袋やガウンからMDRABが検出される頻度は多剤耐性緑膿菌(MDRP)よりも著明に高く(77% vs. 11%)，やはりMDRAB対策は細菌の特性としても困難を伴う．

わが国における隔離予防策

　現場の実践的な医療感染制御の観点からは，診断が確定する以前から予防策をとる必要があり，すべての症例に標準予防策を適用して，さらに臨床所見から特定の病原体や病態が疑われる場合，すみやかに必要な感染経路別予防策を先制攻撃的にとるように心掛けるべきである．ただし，高度耐性菌対策に関するHICPACガイドラインによれば，耐性菌の検出例に関しても一律な対策とはされておらず，急性期ケア病棟では**接触感染予防策**が推奨されているが，長期療養施設で日常生活レベルが自立している患者については原則的に**標準予防策**でよく，大量の分泌物，褥瘡，滲出を伴う創部，便失禁，ストーマを取り扱う場面に限り手袋とガウンの着

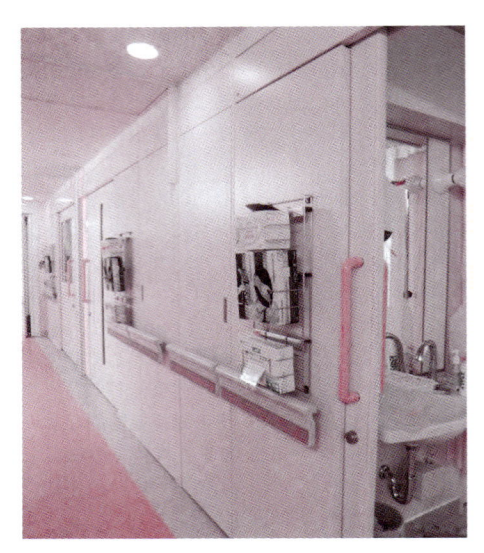

図1　病室の前に設置した個人防護具ラック
それぞれの病室の前に外科マスク，診察用手袋，エプロンの個人防護具を標準配備(自治医科大学附属病院)．

用を厳守すると記載されている．わざわざ"修飾した接触感染予防策"という用語が用いられているが，その具体的な内容は血液・体液の曝露に備えた個人防護具の使用であり，**標準予防策**にほかならない．わが国と米国における病棟運営の差異を考慮すると，米国の急性期ケア病棟は人口あたりベッド数も少なく，患者を入院させる重症度の敷居も高いことから，わが国の急性期ケア病棟が米国のそれと同程度のリスクにあるとは考えにくい．わが国の医療現場においては感染管理**リスクアセスメント**に基づいた判断こそが重要であり，そのような専門的な判断を感染対策部門がそれぞれの部署へ具体的に助言することが適当であると考える．なお，現場の医療従事者が手袋，ガウン，エプロン，マスクなどの個人防護具を適切に使用するためには，個人防護具へのアクセスが重要であり，スタッフステーションで集中的に管理するのでなく，それぞれの病室のすぐ前に標準的に装備されることが望ましい(図1)．このような標準装備を全病院的に統一するような事業は，現場の事情にも精通した専門的な感染対策部門が担当

するべきである．

なお，新しく標準予防策に加えられた咳エチケットは，**呼吸器衛生**（respiratory hygiene）ともよばれるが，咳による病原体の飛散や環境汚染を避けるために，咳を素手で受けないようにする注意やマスク着用の励行などを訴えるものである．これは医療従事者だけでなく，患者や病院訪問者にも周知徹底を図る必要があり，感染対策部門は一般の人々にもわかりやすい掲示を心掛けなければならない．

3 医療関連感染症サーベイランス

病院感染症

医療関連感染症（healthcare-associated infection）とは，とくに入院患者では，入院時には発症しておらず，潜伏期にもなかった感染症であり，入院後48時間以上の経過で発症した感染症はすべて**病院感染症**と考えなければならない．一部のマスメディアで誤用されているような，病院感染症のアウトブレイク（集団発生）や医療過誤に関連した感染症ばかりが対象となるわけではない．感染症における3要素とは，病原微生物，感受性宿主（患者），感染経路であるが，病院の外で医療行為と関係なく一般の患者に生じる市中感染症と比較すると，病院感染症ではこれらの3要素が大きく異なっており，臨床的な観点からも同列に論じることはできない．

病院感染症の発症要因

病院感染症は外科手術や侵襲的処置に合併して起こる場合がもっとも多く，手術部位感染症（surgical site infection：SSI），尿道留置カテーテルに関連した尿路感染症（catheter-associated urinary tract infection：CAUTI），医療関連肺炎（healthcare-associated pneumonia：HCAP），とくに人工呼吸器関連肺炎（ventilator-associated pneumonia：VAP），そして血管内留置カテーテル関連菌血症（catheter-related blood stream infection：CRBSI），とくに中心静脈ライン関連血流感染症（cntral line-associated bloodstream infection：CLABSI）が主要疾患となる．医療器具に関連した病院感染症では発症前48時間，とくに尿道留置カテーテル関連尿路感染症では発症の7日以内に器具が使用されていたことで定義されるのが一般的であり，手術部位感染症に関しては術後30日以内，体内になんらかの人工物が留置された場合には術後1年以内まで合併症としての医療関連感染症と考える必要がある．入院期間が長くなると病院感染症の危険が増加すること，医療従事者・医療行為が感染経路となっていること，などのポイントがある．感染対策はこのような医療関連感染症の予防と制圧を目的としており，幅広い領域のほとんどすべての医療行為が対象となる．

病院感染症サーベイランス

感染対策部門の活動の中でもっとも重要な要素は病院感染症**サーベイランス**にほかならない．病院感染症を対象としたサーベイランス活動は，感染対策が適切に実施されているかを評価して医療の質を保証するために不可欠であり，病院感染症の発症率を把握することから院内感染対策が適切に行われているのか，さらにマニュアルを改訂するべきポイントはないのか，エビデンスに基づいて評価することができるようになる．自治医科大学附属病院では，すべての病棟に協力を得て，看護師長，リンクナースを中心として，実際の病棟在院患者数，中心静脈カテーテル挿入管理患者数，尿道留置カテーテル管理患者数，人工呼吸器管理患者数，中央手術部における手術件数などを病棟管理の一部としてカウントする感染管理基礎データの収集活動を実施しており，細菌検査室からの微生物学的検査結果の情報に基づいて，病棟から報告される患者の臨床記録を突き合わせてデータを収集するサーベイランス（laboratory-based ward liaison surveillance：LBWLS）を実施するうえで，有用な基礎データとなっている．

医療においても"think globally, act locally"の考え方は重要である．医療における意思決定は常に現場でなされる．実際のサーベイランスデータに基づいて医療の質を継続的に改善する考え方は，まだわが国ではなじみが薄いところ

であるが，本当の意味での**医療安全文化**を定着させるためには必須の手法であると考えなければならない．

4 アウトブレイク対応

● アウトブレイク調査の目的

アウトブレイク調査のもっとも重大な目的は，感染源を早期に解明することにより，さらに多くの患者が発生しないようにすることにある．調査を開始する段階でアウトブレイクが自然経過で終息していたとしても，その要因を疫学解析することから将来的なアウトブレイクの予防戦略につなぐことができる．アウトブレイクに関する疫学調査は一般的な意味での**疫学調査**と実質的に大きく異なるわけではないが，より多くの制約に遭遇することに注意するべきであろう．すなわち，アウトブレイクへの対応を考えるうえで調査には緊急性があり，多くの場合，アウトブレイクが進行中にもかかわらず対策を立てなければならないような状況が発生する．社会的な背景から調査を迅速にすすめるべく強く要求される場合がまれではなく，アウトブレイクの認識が遅くなれば調査に有用なサンプルが得られなくなっている場合も多い．調査の結論は，たとえば医療関連感染症アウトブレイクで患者からの訴訟があった場合などは，法的根拠として採用される可能性もある．外部評価を必要とする場合が多いが，実際には早期にアウトブレイクを認識する段階から感染対策部門が果たす役割はきわめて大きい．なお，自治医科大学附属病院・感染制御部では臨床検査部・細菌検査室から提供を受けて，月曜日から金曜日の営業日にすべての微生物検査結果を確認しており，毎日800検体前後のデータとなるため1時間程度の作業が必要となっている．

● 調査方法

アウトブレイク調査では，適切な部署への連絡から，必要な協力を要請し，見逃されている症例がないか，などの探索を開始する．介入策を講じた後にも，疫学調査を継続して，さらに新しい症例の発生はないか，策定した介入が有効であったか，引き続いて検討する必要がある．さらなる介入策が要求されることもあり，調査が長期間に及ばざるを得ない状況も考えられる．最終的には要因分析と介入策の効果について報告書をまとめ，病院長や病院内，あるいは**保健所**などの公的機関，必要な場合には**マスメディア**までにも報告書を配布することとなる．

アウトブレイク調査の実際を考えると，現場に根付いた感染対策部門の判断が優先されるべきであり，高い専門性に裏打ちされた感染管理リスクアセスメントに基づく方針決定が必要である．現場の医療従事者と公衆衛生行政の担当者は互いの立場を尊重して，協力体制を準備するべきであるが，たとえばアウトブレイクに際して医療機関へ保健所が立ち入る際に，地域で協力が得られる感染管理の有識者が同行できる地域ネットワークを設立しておくなど，限られた人的資源を有機的に配備するための工夫が求められる．国民が求めるのは非難の応酬でなく，安全で質の高い医療を提供するための建設的な議論である．感染管理担当者による施設を越えたより積極的な関与が期待されていると考える．

5 洗浄・消毒・滅菌

すべての微生物を対象として，それらを殺滅または除去する方法を**滅菌**，その対象となる微生物の数を減少させて，感染症を惹起しない程度まで病原微生物を殺滅あるいは減少させる方法を**消毒**という．消毒薬を使用するうえでもっとも重要な濃度・温度・作用時間を**消毒の3要素**という．しかし，実際には洗浄がもっとも重要であり，適切な洗浄を実施すれば汚染微生物数を約4オーダー（99.99％）減少させることができるし，洗浄が不十分であればその後の消毒や滅菌も不十分になる（**表1，2**）．

● スポルディング分類

実際の医療器材の清潔要求度については，**スポルディング分類**が一般的であり，クリティカル器具，セミクリティカル器具，ノンクリティカル器具に3分類される．

クリティカル器具とは，体内の無菌部位に埋

表1　主な消毒薬の殺菌スペクトラム

区分	消毒薬	一般細菌	緑膿菌	芽胞	結核菌	酵母様真菌	ウイルス エンベロープのない小型ウイルス	ウイルス エンベロープのある中型ウイルス	B型肝炎ウイルス
高水準	グルタール	○	○	○	○	○	○	○	○
中水準	次亜塩素酸ナトリウム	○	○	△	○	○	○	○	○
	消毒用アルコール	○	○	×	○	○	○	○	○
	ポビドンヨード	○	○	×	○	○	○	○	○
	クレゾール	○	○	×	○	△	×	○	×
低水準	両性界面活性薬	○	○	×	△	○	×	○	×
	第4級アンモニウム塩	○	○	×	×	○	×	○	×
	クロルヘキシジン	○	○	×	×	△	×	○	×

○：有効，△：効果が得られにくいが高濃度で時間をかければ有効な場合がある，×：無効
[小林寛伊ほか：消毒と滅菌のガイドライン，厚生省保健医療局結核感染症課監，へるす出版，1999]

表2　消毒薬の使用領域

区分	消毒薬	環境	金属器具	非金属器具	手指・皮膚	粘膜	排泄物による汚染
高水準	グルタール	×	○	○	×	×	△
中水準	次亜塩素酸ナトリウム	○	×	○	×	×	○
	消毒用アルコール	○	○	○	○	×	×
	ポビドンヨード	×	×	×	○	○	×
低水準	両性界面活性薬	○	○	○	○	○	△
	第4級アンモニウム塩	○	○	○	○	○	△
	クロルヘキシジン	○	○	○	○	×	×

○：使用可能，△：中止して使用，×：使用不可

め込まれる器具や血液と長時間にわたり接触する器具であり，原則的に滅菌が必要である．セミクリティカル器具は，粘膜および創のある皮膚と接触する器具であり，**高水準消毒薬**による処理が適当である．一方，ノンクリティカル器具は創がない正常な皮膚とのみ接触する可能性がある器具で，聴診器，血圧測定用カフ，ベッド枠やリネン類，ベッドサイドテーブルなどが該当する．これらのノンクリティカル器具から病原微生物が水平伝播される可能性はきわめて低く，低水準消毒薬による処理または水拭きでよい．

6　職業感染対策

医療従事者の**職業感染対策**としては，毎年の健康診断の受診も重要であるが，抗HBs抗体検査の結果，麻疹・水痘・流行性耳下腺炎(ムンプス)・風疹に関する抗体の有無の確認，毎年のインフルエンザ**ワクチン**接種が必要であり，感染対策部門は労働衛生安全部門・医療安全対策部門と協力して，すべての医療従事者のために安全な労働環境を提供することを検討しなければならない．わが国では結核患者も少なくないことから，その対策にも配慮が必要である．

表3 自治医科大学附属病院における院内感染対策のポイント(ver.2.0: 2010年4月)

標準予防策・隔離予防策のポイント
- 患者をケアする前後では必ず擦式速乾性アルコール消毒薬による手指衛生を図る
- 明らかな汚染があった場合、下痢症例のケアにあたった場合などでは流水と石けんの手洗いの後に擦式速乾性アルコール消毒薬による手指衛生を図る
- 血液や体液に曝露される可能性がある場合、適切に個人防護具を使用する
- 個人防護具［外科マスク・診察用手袋*・ガウン（エプロン）］は病室（廊下）に配備されている
- 耐性菌が検出されても、対応は感染管理リスクアセスメントに基づくため、病棟により対応が異なる
- 空気感染予防策が適応となる場合（結核・麻疹・水痘）は感染制御部へ連絡する

医療行為に関するポイント
- 病室を出入りする際には擦式速乾性アルコール消毒薬による手指衛生を図る
- 侵襲的処置を実施する前には流水と石けんの手洗いの後に擦式速乾性アルコール消毒薬による手指衛生を図る
- 採血や末梢静脈ライン確保では診察用手袋の着用が原則である
- 診察用手袋を着用したままで患者のそばから離れない（不用意に環境に触らない）
- 血管内投与する薬液はすべて無菌性を確保する必要があり、輸液調整は病棟手順書に従う
- 輸液調整台の上へ患者に使用済みの器材を持ち込まない
- 成人患者における末梢静脈カテーテルは96時間ごとに刺し替えることを原則とする
- 中心静脈カテーテルを挿入する際はマキシマル・バリア・プリコーションを実践する
- 尿道留置カテーテルは事前接続一体型キットを使用することを原則とする。留置期間が1週間以上と見込まれる場合は銀コート尿道留置カテーテルキットを選択する
- 処置前に体毛を処理する場合は手術用クリッパーを利用する。カミソリは原則禁止である

職業感染対策のポイント
- すべての医療従事者はB型肝炎ワクチン接種が必須である
- すべての医療従事者は麻疹・水痘・風疹・流行性耳下腺炎に関する抗体の有無を把握しておく
- すべての医療従事者はインフルエンザワクチンを毎年秋に接種する
- 使用後の鋭利器材は（リキャップせず）ただちに廃棄する（携行用廃棄容器などを準備する）
- 針刺し切創などによって血液体液曝露を生じた場合、病棟などそれぞれの部署に備え付けの「針刺し！血液曝露！マニュアル」に従って迅速に対応する
- 医療現場では爪先が保護された履物を着用する

*診察用手袋とはフィッティングのよいニトリル製手袋を意味しており、検体搬送や環境整備にはプラスチック製手袋を使用する.

血液・体液汚染曝露に関する対策

　職業感染対策については、さらに**針刺し・切創**などの医療従事者における職業上の**血液・体液汚染曝露**に関する対策の徹底を図る必要があり、サーベイランスとしての**エピネット® 日本版**の導入、医療現場で使いやすい鋭利器材廃棄容器や誤刺防止機構付き安全器材の導入も必要である。医療従事者は日常的業務において、患者の血液や体液で汚染された注射針、メスなどの鋭利器具により皮膚を損傷するリスクがあり、血液媒介病原体であるB型肝炎ウイルス（HBV）、C型肝炎ウイルス（HCV）、ヒト免疫不全ウイルス（HIV）などは血液・体液が直接に体内に侵入することによって伝播する。このよ

うな針刺し・切創を未然に防止することがきわめて重要であり，医療現場にあっては使用中，使用後に最大限に注意を払うとともに，使用後はリキャップせず，耐貫通性廃棄ボックスに捨てるべきである．いわゆる**安全器材**は針刺し切創の防止に有用であることが示されているが，これらの**安全器材**は従来品よりもコストが高い場合が多く，現場の医療従事者に十分に認識されていないために残念ながら普及が遅れている．医療施設として安全器材を導入する際にも，より効果的な導入をめざすためには計画的な戦略が必要で，医療従事者が安全器材を正しく使用できるように組織的に情報提供をすすめる必要がある．また，残念ながら針刺し・切創が発生してしまった場合にも，感染対策部門は受傷者に対して**曝露後予防策**や適切なフォローアップ検査の機会を提供する体制を確保しなければならない．

7 おわりに

院内感染対策における感染対策部門の役割を概説した．上記のとおり，感染対策はあらゆる医療現場ですべての医療従事者に求められることから，もちろん，リハビリテーション部門においても十分な配慮が必要である．また，高度医療が一般化した今日ではリハビリテーション部門を利用する患者の背景もきわめて多彩であり，標準予防策(手指衛生の徹底と個人防護具の適正使用)および必要に応じた感染経路別予防策の実際についても，感染管理**リスク・アセスメント**に基づいた感染対策部門からの助言を受けることをおすすめしたい．院内感染対策は，そのすべてをマニュアルに記載しきれるほどに単純なものでもない．

なお，感染対策においては，医療従事者の手指衛生の徹底，病院清掃を含めた環境整備，外部委託であることの多い清掃作業者や廃棄物収集処理業者などの非診療専門系の医療従事者への情報提供なども重要な課題である．このような活動においても感染制御部門はその指導力，実行力が問われることになる．

最後に，自治医科大学附属病院ですべての医療従事者が携帯する(ことになっている)感染防止対策のまとめを示すので参考にされたい(**表3**)．

〔森澤雄司〕

日和見感染症 opportunistic infection

1 起こり方

日和見感染症は，感染に対する防御能が低下した患者に起こる感染症である．防御能のどの役割を担う部分が障害を受けるかによって，感染しやすい病原体には大まかな傾向が認められるため，患者の基礎疾患や治療内容によって感染を起こしやすい病原体にも一定の傾向が認められる

院内肺炎の場合は，患者の抵抗力が低下しているため弱毒病原体であっても肺炎を起こすことが可能であり，いわゆる"日和見病原体"ともよばれている．さらに**院内肺炎**では，各種抗菌薬の投与後に選択されて残った菌が起炎菌となりやすいため，MRSAや緑膿菌そのほかの耐性菌が原因であることが多い(「肺の日和見感染症」については別項参照)．

免疫不全患者に起こるサイトメガロウイルス感染を例にとると，すでに潜伏感染していたウイルスの活性化に伴って発症にいたる場合がほとんどである．このように自らが保有していた病原体によって引き起こされる感染症を「**内因性感染**」とよび，一方，病原体が外部から新たに体内に入り込んで感染症を発症する場合を「**外因性感染**」とよんでいる．MRSAに代表される耐性菌は，院内で新たに感染して外因性感染の形態をとる場合もあるが，すでに患者本人が保菌状態で入院するいわゆる持ち込みのパタ

表1　主な日和見感染症の病原体

【一般細菌】	【真菌】
黄色ブドウ球菌(MRSA)	カンジダ
コアグラーゼ陰性ブドウ球菌(CNS)	アスペルギルス
緑膿菌	ニューモシスチス・イロベチ
腸内細菌	
ブドウ糖非発酵グラム陰性桿菌	【ウイルス】
バンコマイシン耐性腸球菌(VRE)	サイトメガロウイルス
レジオネラ	単純ヘルペスウイルス
	EBウイルス
【抗酸菌】	水痘・帯状疱疹ウイルス
結核菌	
非結核性抗酸菌	

表2　生体側の要因からみた代表的な感染症

●好中球減少患者にみられる日和見感染症
　一般細菌：黄色ブドウ球菌，腸内細菌，緑膿菌
　真　菌：カンジダ，アスペルギルス
●細胞性免疫不全患者にみられる日和見感染症
　抗酸菌：結核菌，非結核性抗酸菌
　真　菌：カンジダ，アスペルギルス，ニューモシスチス・イロベチ
　一般細菌：レジオネラ
　ウイルス：サイトメガロウイルス，単純ヘルペスウイルス，EBウイルス，水痘・帯状疱疹ウイルス
●医療行為に伴う日和見感染症
　各種手術：腸内細菌，黄色ブドウ球菌，嫌気性菌
　人工呼吸器関連肺炎：緑膿菌，黄色ブドウ球菌，嫌気性菌
　血管カテーテル感染症：黄色ブドウ球菌，コアグラーゼ陰性ブドウ球菌(CNS)，カンジダ
　尿路カテーテル挿入時の複雑性感染症：腸内細菌，緑膿菌，腸球菌

ーンもあり，内因性感染として考えられる場合もある．

分　類

日和見感染症の分類としては，微生物学的な分類と生体側の要因で分ける分類がある．微生物学的な分類としては，一般細菌，真菌，抗酸菌，ウイルス，および寄生虫などに分類することができる（表1）．一般細菌の中では抗菌薬に耐性を示す菌が多い．そのほかの種類の病原体もその多くは健常時から保菌状態で経過し，生体の防御能の低下などに伴って発症しやすくなる．

生体側の要因としては，主に**好中球減少**，細胞性免疫不全，各種医療行為などがあげられる（表2）．それ以外の要因として，液性免疫不全や補体機能低下などがあるが，それらが単独でみられることはまれである．好中球減少は抗がん薬投与後の骨髄抑制などによって起こり，一般細菌や真菌が主に感染症の原因となりやすい．細胞性免疫不全は**免疫抑制薬やステロイド**などの投与によって起こりやすく，ウイルス，真菌，抗酸菌などの感染症が起こりやすくなる．医療行為としては，**侵襲的な手術**によってその部位が感染を起こしやすくなる．原因となる病原体は腸管の手術であれば腸内細菌などすでに手術部位に常在している菌の場合が多いが，脳外科や整形外科的な手術のように本来無菌的な部位の手術では皮膚など表層に存在する菌の汚染による可能性が高い．さらに**各種カテーテル**の挿入は体内に異物として存在し，皮膚のバリアの破壊などに伴って挿入部位近辺に存在する菌や挿入する際に汚染した菌などによって感染が起こる場合がある．

2　症状と診断のすすめ方

日和見感染症も一般的な感染症と同様に，①感染部位（臓器）および，②起炎病原体の診断が必要である．感染部位（臓器）については，感染臓器によって症状は異なり，肺炎の場合は咳，痰，呼吸困難などの症状を訴え，尿路感染症では尿混濁や排尿時痛，腰背部痛（腎盂腎炎），消化管感染では腹痛，下痢，嘔吐，創部感染では発赤や排膿などを認める．ただし患者は時に意識レベルが低下している場合もあり，症状の確認が困難な場合も少なくない．さらに臓器非特異的な症状として，発熱や倦怠感，食欲不振などがある．これらの症状は感染症の存在を疑う重要な症状ではあるが，その原因が感染症とは限らないため，感染症以外の原因を含めてより広い範疇で診断をすすめていく必要がある．

3 治療の実際

日和見感染症の原因となる病原体はさまざまな種類があり，それぞれ使用可能な抗菌薬も異なるため，まずは起炎菌の診断に努める．その一方で，日和見感染症は重篤な感染症に陥りやすいため，特定の起炎菌が想定される場合はその起炎菌に有効な抗菌薬を早期から投与し，起炎菌が明らかでない場合は可能性がある病原体を広くカバーするような抗菌薬の選択を行う．複数の種類の病原体が考えられる場合は，必要に応じてそれらに対応可能な抗菌薬を併用することもある．

治療薬と注意点

抗菌薬の選択はどの病原体をターゲットにするかによって異なるが，それ以外に，感染臓器への薬剤の移行性，副作用，ほかの薬剤との相互作用などを含めて考慮する必要がある．さらに投与後は有効域に達しているか，副作用を起こしにくい濃度設定になっているかどうかを確認するため，血中濃度を測定し，**薬物治療モニタリング**（therapeutic drug monitoring：TDM）を用いて投与方法の見直しを行う．抗菌薬の投与によって**常在菌**は死滅するが，その一方で**耐性菌**が増殖する可能性があるため，長期間の抗菌薬投与は逆に耐性菌感染のリスクを高める可能性がある．そのため，抗菌薬投与前から積極的に培養検査を実施し，起炎菌が判明したら，その菌に有効な狭域の抗菌薬に変更（デ・エスカレーション）することが望ましい．また，治療効果がある程度得られた段階で早期に抗菌薬を中止する心掛けが必要である．

感染症の治療には抗菌薬以外にも，時に患者の状態に応じて免疫グロブリンやG-CSF，ステロイドなどの薬剤を併用することがある．また，ショック状態の患者には昇圧薬や輸液による管理を行ったり，腎不全例では透析管理となることもある．

💡 看護のポイント

免疫能が低下し，感染症が起こりやすい症例においては，日和見感染症の可能性をいつも念頭に置き，発熱をはじめとする感染症に関連した症状や，排膿，尿混濁などの所見を見逃さないようにする必要がある．とくに肺炎や敗血症などの患者では，状態が急に悪化しやすいため，こまめな観察が必要である．

日和見感染症の病原体の中には，耐性菌をはじめとして医療従事者を介して伝播しやすいものもあるため，標準予防策はもちろんのこと，接触予防策や飛沫感染予防策などの徹底が必要である．

（松本哲哉）

敗血症 sepsis

🔑 キーポイント

- 敗血症とは感染症が原因による全身性炎症反応症候群（systemic inflammatory response syndrome：SIRS）と定義される．
- 敗血症の予後は悪いため，すみやかに適切な治療薬を投与するとともに，原発感染巣のコントロールを行うことが重要である．

1 起こり方

敗血症とは感染症が原因による全身性炎症反応症候群（SIRS）を意味する．SIRSは，**表1**のように定義されている．敗血症は，①**敗血症**，②**重症敗血症**（severe sepsis），③**敗血症性ショック**（septic shock）に分類される．

重症敗血症は，臓器障害，臓器灌流低下を呈

表1　全身性炎症反応症候群(SIRS)の定義

1991年に米国胸部疾患学会および米国集中治療学会の合同カンファランスで提唱された．
以下の4項目中2項目以上を満たす場合をSIRSとする．
① 体温＞38℃か＜36℃
② 脈拍数＞90/分
③ 呼吸数＞20/分またはPaCO$_2$＜32 Torr
④ 白血球数＞12,000/μLまたは＜4,000/μLまたは＞10％未熟型(band)

[Bone RC et al : Definitions for sepsis and organ failure and guidelines for the use of innovative therapies in sepsis, Chest **101** : 1644-1645, 1992]

する状態をいう．臓器灌流低下には，乳酸アシドーシス，乏尿，意識混濁などが含まれる．

敗血症性ショックは，十分な輸液負荷を行っても低血圧が持続する重症敗血症と定義され，収縮期圧90 mmHg未満またはベースラインの血圧から40 mmHgを超える血圧低下が認められる場合を意味する．

敗血症患者の平均年齢は60歳前後で高齢者に多く，罹患率，死亡率ともに，年齢が増加するに従い増加する．悪性腫瘍，心疾患，呼吸器疾患，糖尿病などを背景にもつ症例が多い．敗血症は増加傾向にあると推定されているが，その原因として高齢者の増加，糖尿病，悪性新生物合併患者の増加，侵襲性の高い検査，治療手技の増加，耐性菌の増加などがあげられる．臓器障害を認めない敗血症の死亡率が約15％なのに対し，3臓器以上の障害を合併した場合は約70％となり，予後はきわめて悪い．

敗血症の原因微生物は，ブドウ球菌［コアグラーゼ陰性ブドウ球菌，黄色ブドウ球菌（*Staphylococcus aureus*）］などのグラム陽性菌が過半数を占めている．また真菌［カンジダ（*Candida*）］が原因の敗血症が近年増加している．

感染が成立すると，宿主の単球・マクロファージ，血管内皮細胞，好中球などが，病原微生物の構成成分を認識，活性化し，サイトカインなどのメディエーターを産生し，全身的な過剰炎症反応が惹起される．その後，微小循環障害，血管内皮細胞障害が引き起こされ，最終的に臓器障害にいたる．敗血症の病初期には，動脈および細動脈が拡張し，末梢動脈抵抗が減少し，ワームショックとよばれる病態を示す．また持続性の凝固活性化をきたして血管内に微小血栓が多発し，凝固因子の消費による出血傾向と微小循環障害(播種性血管内凝固症候群：DIC)を引き起こす．血液灌流の減少およびDICにより，心臓，肺，肝臓，腎臓，脳などの主要臓器不全にいたる．

2　症状と診断のすすめ方

敗血症では，悪寒戦慄を伴う高熱，頻脈，呼吸促迫などが認められる．意識障害，低血圧，乏尿を呈することもある．またこれらの症状に加えて，原発感染巣に関連した症状を呈する．

検査所見では，白血球数の増加または減少，CRPなどの炎症マーカーの亢進が共通してみられる．また血液検査，尿検査，種々の画像検査から，原発感染巣を正確に同定することが重要である．治療開始前に必ず培養検査を行う．2セット以上の血液培養に加えて，原発感染巣に関連する培養検査を行う．

感染症の存在が確認され，SIRSであれば敗血症と診断される．重症敗血症の診断には，意識レベル，血圧を含むバイタルサインを評価し，肝・腎機能，血液ガス分析，乳酸値などから臓器障害の有無を判断する．また心機能の評価には，心臓超音波検査を行う．また十分な輸液負荷を行っても低血圧が持続する場合，敗血症性ショックと診断される．血液培養および原発感染巣に関連する検体を用いた培養検査から原因微生物を同定する．この場合，グラム染色などの塗抹検査を行うことがきわめて重要である．

3　治療の実際

敗血症の治療

すみやかに適切な**抗菌薬**を投与することおよび**原発感染症のコントロール**を行う．抗菌薬はまずエンピリカル(経験的)に広域抗菌薬を使用し，培養結果が判明したら，原因菌を標的とした最適の抗菌薬に変更する．原発感染症のコン

重症敗血症・敗血症性ショックの治療

● 輸 液 ●

治療開始6時間以内に，中心静脈圧(CVP)などを，設定された目標値(8〜12mmHg)に到達させることを目標とした輸液を行う．組織への酸素供給を改善するため，通常急速かつ十分な輸液療法を行う必要がある．敗血症性ショックであれば，晶質液で1〜2L/時，膠質液であれば0.5〜1L/時で輸液を開始する．

● 血管収縮薬・強心薬 ●

CVPを保っても平均血圧が65mmHgを下回るのならば昇圧薬の投与を開始する．第1選択薬はノルアドレナリンである．ノルアドレナリンは1回心拍出量増加作用は弱いが，血管収縮作用は強力である．

● 輸 血 ●

赤血球輸血は，ヘモグロビン濃度が7.0g/dL以下となった場合に，7.0〜9.0g/dLを目標に行う．

● 血糖値のコントロール ●

血糖値をどの程度にコントロールすればよいかという結論は得られていない．現時点では，目標血糖値は150mg/dL未満と考えられている．

● ステロイド ●

高用量のステロイド投与は，重複感染により生存率を悪化させるリスクが高く，有効性は見出されていない．十分な輸液と昇圧薬・血管作動薬を使用してもショックが遷延する場合に限り，低用量のステロイド補充療法が推奨されている．ヒドロコルチゾンで1日300mg未満の投与が推奨されている．

● 人工呼吸器管理 ●

1回換気量の達成目標を(予測)体重あたり6mL/kgとし，さらにプラトー圧を30cmH$_2$O以下にすることが推奨されている．また呼気終末の肺胞虚脱を防ぐためPEEPを設定する．

● 腎補助療法 ●

持続的腎補助療法(持続的血液濾過)，間欠的腎補助療法(血液透析)が，敗血症に合併した急性腎不全で行われる．両者の効果は同等と考えられているが，血行動態が不安定な場合は，前者が推奨されている．

● その他 ●

DICを合併した場合は，その治療を行う．深部静脈血栓予防が必要であり，未分画ヘパリンあるいは低分子ヘパリンを用いる．ストレス性潰瘍の予防として，H$_2$受容体拮抗薬やプロトンポンプ阻害薬の使用が推奨さているが，胃内pHの上昇が人工呼吸器関連肺炎の発症に関与していることに留意する必要がある．エンドトキシン吸着療法が，今後の治療法として期待されている．

💡 看護のポイント

体温，呼吸数(過呼吸の有無)，脈拍数などのバイタルサインを的確にとらえることがきわめて重要である．

(太田康男)

細菌性食中毒 bacterial food poisoning

1 起こり方

食中毒はほぼ「急性胃腸炎」と同義である．原因因子が消化管を中心に異常(炎症)を起こすが，下痢として原因因子が排出される(ドレナージされる)ために，多くは1週間以内に自然に回復する．消化管での原因因子は，細菌性，ウイルス性，化学性，自然毒性に分類される．細菌性食中毒の原因は，①細菌，②その細菌が産生した毒素の2種類がある．

疫 学

食中毒関連疾患の2010年までの10年間に

おける食中毒としての報告例数(死亡数)の累計を以下に示す.**サルモネラ**(*Salmonella*)36,951例(6例),**腸管出血性大腸菌**25,279例(48例),**カンピロバクター**24,660例(0例),**ウェルシュ菌**(*Clostridium perfringens*)20,875例(1例),腸炎ビブリオ(*Vibrio parahaemolyticus*)15,736例(0例),**黄色ブドウ球菌**(*Staphylococcus aureus*)12,295例(0例),病原性大腸菌(腸管出血性大腸菌以外)10,897例(0例),**セレウス菌**(*Bacillus cereus*)2,121例(1例),赤痢菌(*Shigella*)216例(0例),コレラ菌(*Vibrio cholerae*)54例(0例),エルシニア菌(*Yersinia*)52例(0例),**ボツリヌス菌**(*Clostridium botulinum*)4例(0例)であった(厚生労働省,国立感染症ホームページ).もっとも注意すべきは**腸管出血性大腸菌**であり,1年間に約2,500例が罹患し約5例が死亡した換算になる.

2 症状と診断のすすめ方

症状

症状も2種類を分けて考える必要がある.①消化管内で細菌が増殖する場合には,細菌増殖が刺激となり炎症が起こり下痢や嘔吐となる.炎症が激しい場合には発熱を伴い,粘膜の破壊が激しいと下血となる.②毒素が問題となる場合には,その毒素の種類で症状が異なる.たとえばボツリヌス毒素では消化管症状は乏しく神経症状が中心となる.

診断

診断においては,便の培養とともに毒素が疑わしい場合には,毒素の検査の追加も必要である.

本項ではとくに,毒素による食中毒を記載する.まれに死亡例もあり注意が必要である.

● 黄色ブドウ球菌 ●

臨床頻度が高いのは黄色ブドウ球菌である.本菌はヒトの皮膚・環境常在菌であり,毒素(エンテロトキシン)を生成する.この毒素は100℃,30分の加熱でも無毒化されず,料理での加熱で菌は死滅できても毒素は残ることとなる.料理人の手,傷で増殖した黄色ブドウ球菌が食品を汚染することなどが契機となり,手荒れや化膿巣のある人は食品に直接触れてはいけない.手指を含めた環境衛生が重要である.

毒素の含まれた食事の摂食後1〜3時間で,悪心,嘔吐,腹痛,下痢の症状が出現する.ただし多くはそのまま1日以内で自然回復する.

● セレウス菌(芽胞有) ●

セレウス菌は土壌などの自然界に広く生息し,芽胞と毒素(下痢毒素,嘔吐毒素)を生成する.芽胞は100℃,30分の加熱でも死滅せず,家庭用消毒薬も無効である.摂食後1〜16時間で嘔吐や下痢・腹痛が生じる.とくに米や麺類では注意が必要である.食品は室内に放置せずに調理後は10℃以下で保存することが重要である.ほとんどが自然回復するが,まれに肝不全を合併する場合がある.

● ウェルシュ菌(芽胞有) ●

ウェルシュ菌はヒト・動物の腸管にも存在し,土壌,下水にも広く存在する.嫌気性菌であり芽胞を形成する.芽胞は100℃,1〜3時間の加熱でも死滅しない.低温,加熱の間に菌が増殖する場合がある.食品保存では10℃以下か55℃以上を保つ.食事とともに腸管に達した菌は毒素(エンテロトキシン)を産生し,この毒素が食中毒を起こす.1つの事件数で患者数が多く,しばしば大規模発生がある.潜伏時間は通常6〜18時間,平均10時間で,喫食後24時間以降に発病することはほとんどない.

主要症状は腹痛と下痢(1日1〜3回程度)である.症状は一般的に軽くて1〜2日で回復する.発展途上国ではまれに毒素による空腸壊死(ピグベル,pigbel)にいたる場合もある.

● ボツリヌス菌(芽胞有) ●

ボツリヌス菌は土壌,河川,動物の腸管など自然界に広く存在する.嫌気性で増殖し,熱にきわめて強い芽胞を作るため,真空状態の保存食も注意が必要である.産生される神経毒(ボツリヌストキシン)は非常に強力で,500 mgで全人類を滅ぼすことが可能との計算もある.毒素の無害化には,80℃,20分以上の加熱を要する.食餌性ボツリヌス症では,食品が菌芽胞に汚染され,低酸素状態で菌が増殖して毒素

を産生する．その毒素汚染食品を食べて発病する．過去には自家製いずし，からしレンコン真空パック，キャビア缶詰，グリーンオリーブ缶詰などの報告がある．容器が膨張している缶詰や真空パック食品も可能性があり食べてはいけない．発生数は少ないが重篤化するため重要な疾患である．乳児ボツリヌス症はさらに注意が必要である．この場合にはボツリヌス菌の芽胞を摂取し，その後体内で菌が毒素を産生することで発症する．原因の食事として蜂蜜があり，1歳未満の乳児には蜂蜜を与えてはいけない．ほかにコーンシロップなども乳児には注意が必要である．

初期の症状は，消化器症状は乏しく，無熱・意識清明でありかつ脳神経麻痺や下行性麻痺が出現する．

3 治療の実際

細菌を考えた場合，以下の3つが重要である．①一般細菌は10〜30分で増殖する．すなわち，15分で1回分裂する場合には，6時間で1個の菌は100万個まで増殖する．②一般的な細菌での消毒の目安は80℃，10分間である．③しかし毒素は通常の消毒では不活化されない．

治療のポイントは，下痢が存在する場合には，初期には安易に下痢を止めないことである．下痢＝菌・毒素の排出（ドレナージ）であり，治療的意味もある．菌増殖がなく，毒素のみが問題であれば抗菌薬の投与も通常は不必要である．しかし，菌増殖が問題となる乳児ボツリヌス症では抗菌薬(ペニシリン系)が選択される．下痢の回数が多い場合や，高齢者や乳児・小児では脱水や電解質異常への対応が必要となる．

また，とくにボツリヌス菌の場合には抗血清による治療を早期に開始する必要があるが，乳児ボツリヌス症では使用されない場合も多い．

💡 看護のポイント

- 「下痢物・嘔吐物は常に接触感染予防の対象である」という認識が重要である．すなわち，必ず処置時には**手袋**を着用する必要があり，時にガウンなどの着用も必要になる．
- とくに乳児ボツリヌス症では便内で菌と毒素が増殖しており，しかも，長期に便中に排泄されるため，医療従事者が2次感染の伝播者となることのないよう十分な注意が必要である．
- エタノール消毒では消毒できない菌(セレウス菌，ウェルシュ菌などのクロストリジウム，芽胞菌)もあり，適切に手洗いも組み合わせることが必要である．
- 患者への指導として「毒素は熱で不活化されない場合もあり，"食品に熱を通せば大丈夫"ではない」ということを伝える必要がある．医療従事者が2次感染の伝播者となることのないよう十分な注意が必要である．そのため，自宅においても日々の食品・環境・手指衛生の維持が必要であることを伝えなければならない．

（立川夏夫）

ウイルス感染症 virus infection

A アデノウイルス感染症 adenovirus infection

1 起こり方

アデノウイルス(adenovirus)はエンベロープをもたない2本鎖DNAウイルスで，現在までに54種の血清型が同定され，それらは生物学的特性からA〜F群の6つの亜群に分類されている．アデノウイルスは感冒(かぜ)の起因ウイルスとして知られ，小児の急性気道感染症の

10〜20%がアデノウイルス感染症といわれている．また，特定の血清型が特定の臨床症状を引き起こすことも特徴の1つである．

アデノウイルスの感染経路は，**飛沫**，もしくは**便・尿・眼脂などへの接触**による．

アデノウイルス感染症は，健常者では病原性が強い7型を除き予後良好であるが，造血幹細胞移植・臓器移植患者などの高度な免疫不全患者においては，扁桃やリンパ節に潜伏感染していたアデノウイルスの再活性化が起こり，重篤な臨床像を呈する．

2 症状と診断のすすめ方

アデノウイルスは，**咽頭炎**，**扁桃炎**，**肺炎**，**咽頭結膜熱**（PCF），**流行性角結膜炎**（EKC），**胃腸炎**，**出血性膀胱炎**など多彩な臨床症状を引き起こす．

急性咽頭炎・急性扁桃炎

主に1〜7型（B群，C群，E群）の感染による．発熱，咽頭痛，鼻閉，咳嗽，倦怠感で発症する．咽頭・扁桃の強い発赤と扁桃への白苔の付着が特徴的である．

肺炎

主にB群の3型，7型の感染による．乳幼児で頻度が高く，高熱が持続し咳嗽も強い．とくに7型では重症化する．

咽頭結膜熱

主に3型，ほかに1型，2型，4〜7型，11型，14型の感染による．4〜5日間の潜伏期間（通常7日以内）を経て，突然38〜40℃の高熱で発症する．咽頭炎による咽頭痛，結膜炎による結膜充血，眼痛，流涙，眼脂を伴い，症状は3〜5日間続く．ほかに頭痛，食欲不振，全身倦怠感，頸部リンパ節腫脹・圧痛なども伴う．

保育所・幼稚園・小学校などで地域的に流行する．通常，6月頃から徐々に増加しはじめ，7〜8月にピークを形成する．病院，施設，デイケアセンターなどでも散発的な流行がみられる．夏にプールを介して流行するためプール熱ともよばれている．

感染経路は，ウイルスに汚染した水，共用したタオル，手指などからの結膜への接触感染，あるいは上気道への飛沫感染である．流行期にはうがい，手洗い，プールの塩素消毒などの感染予防が重要である．

学校保健安全法では，第二種伝染病に位置づけられており，「主要症状が消退した後2日を経過するまで出席停止」とされている．

流行性角結膜炎

主にD群の8型，19型，37型の感染による．7〜14日の潜伏期間を経て，眼痛，流涙・眼脂で急に発症する．数日後に眼瞼結膜が腫脹・充血し，他眼にも波及する．7日目頃から改善傾向を示し，約2週間で治癒する．耳前リンパ節の腫脹を伴う．重症例では，眼瞼と角膜が癒着し，角膜上皮の剥離による激痛を示す．咽頭結膜熱のように高熱，咽頭痛は伴わない．1980〜90年代までは夏季に流行のピークがみられたが，最近はピークがはっきりしない．年齢による発症頻度の差はみられない．

患者，医師，看護師，医療器機との接触，あるいは職場や家庭などで涙液・眼脂で汚染されたティッシュペーパー，洗面器，タオルなどを介して接触感染する．発症の3日前から治癒までの約2週間の感染力がもっとも強いが，ウイルスが付着したドアノブ，床などの環境は数ヵ月間にわたり感染源となりうる．

感染性胃腸炎

主にF群の40型，41型の感染による．小児の急性嘔吐・下痢症の5〜10%において糞便からアデノウイルスが検出される．乳幼児期に多いが，ロタウイルス（*Rotavirus*）感染症に比して軽症なことが多く，通年認められる．アデノウイルスの腸管への感染は，腸重積症や急性虫垂炎の一因と考えられている．

出血性膀胱炎

主にB群の11型，まれに21型の感染による．肉眼的血尿，頻尿，排尿時痛で突然発症する．膀胱炎症状は2〜3日間で改善し，尿検査所見も1〜2週間で改善する．成人の約20%が11型に対して既感染であるが，その多くは無症候性感染である．造血幹細胞移植や腎移植などの高度な免疫抑制患者においては，潜伏感染していた11型の再活性化が生じ，高率に重症

な出血性膀胱炎が発症し，しばしば全身感染症に発展し致死的となる．

その他の感染症
急性肝炎，心筋炎，脳炎などにおいてアデノウイルスが検出されることがある．

検査法
現在，診断には，アデノウイルス抗原検出キットにより，咽頭拭い液，糞便，眼脂のいずれかを用いて行われる検査が，簡便で検査時間も20分以内と迅速であるため，多くの医療機関において採用されている．

ポリメラーゼ連鎖反応(PCR)法を用いたウイルス遺伝子検査は，きわめて感度が高く，ほぼすべての患者材料から微量なウイルスを検出できる．保険適用外検査であるため，検査の必要性，費用負担について患者への十分な説明が必要である．

3 治療の実際と看護のポイント

アデノウイルス感染症においては，移植後などの特殊な例を除き，特異的な抗ウイルス治療は行われず対症療法が中心となる．

治療法

◆ 急性咽頭炎・扁桃炎，咽頭結膜熱 ◆

高熱を伴う場合でもアデノウイルス抗原が検出されれば，解熱・鎮痛薬の内服で対処し，抗菌薬の投与は必要ない．

◆ 感染性胃腸炎 ◆

一般的には抗菌薬の投与は必要とされず，中等症以上の脱水に対し補液が行われる．

◆ 流行性角結膜炎 ◆

非ステロイド抗炎症薬の点眼，角膜の炎症や混濁がみられる重症例ではステロイドの点眼が行われる．本症に対しては，2次感染予防に抗菌薬の点眼が併用されることが多い．

◆ 肺炎 ◆

血清型7型による肺炎では重症な経過をとるため，しばしば全身管理，ステロイドの全身投与，2次感染予防の抗菌薬投与が必要となる．

◆ 移植後の出血性膀胱炎や全身感染症 ◆

抗ウイルス薬シドフォビルの投与が有効である．シドフォビルは，アデノウイルスに対し抗ウイルス作用が証明されている唯一の抗ウイルス薬であるが，わが国ではいまだ承認されていない．

予防法

アデノウイルスは感染性が強いため，感染の拡大を防ぐための予防措置はきわめて重要である．とくに，重症患者を有する病棟では徹底した**院内感染対策**を講じる必要がある．

アデノウイルスはエンベロープをもたないため，**消毒薬に対して抵抗性が強い**．消毒用エタノールは70％よりも90％で用いることが望ましい．イソプロパノールに対しても抵抗性がある．

患者に使用した医療器具類は，使用ごとにオートクレーブで滅菌するか，煮沸，次亜塩素酸ナトリウム，ポビドンヨードなどで消毒する．

一般的な対策としては，感染者との密接な接触を避ける，流水，石けん，90％エタノール，ポビドンヨードによる徹底的な手洗いを励行する．

(中沢洋三)

B 非ポリオエンテロウイルス感染症
non-polio enterovirus infection

1 起こり方

非ポリオエンテロウイルス感染症は，小児を中心に夏季に流行するウイルス感染症の代表である．一般的な感染経路は**糞口感染**または**飛沫感染**であるが，周産期の母児感染もある．

ウイルスの分類

エンテロウイルス(*Enterovirus*)属は**RNAウイルス**であり，**ピコルナウイルス科**(*Picornaviridae*)に属している．エンテロウイルスに属しているポリオウイルス(Poliovirus)を除く非ポリオエンテロウイルスには，90以上の異

なった抗原型をもつウイルスが知られ，コクサッキーウイルス（Coxsackie virus）A群，コクサッキーウイルスB群，エコーウイルス（Echovirus）および新しく番号を付けられたエンテロウイルスに分けられている（表1）．コクサッキーは最初に分離された地名（Coxsackie：米国ニューヨーク州）であり，エコー（ECHO）は，分離されたウイルスの病原性が当初わからなかったことから，enteric cytopathogenic human orphanの頭文字をとったものである．

近年，遺伝子系統解析による遺伝子型分類が提唱され，それによれば非ポリオエンテロウイルスはヒトエンテロウイルス（HEV）A，B，C，Dの4つに分類されるが，これまでの抗原型によるウイルスの分類も保持されている．

2 症状と診断のすすめ方

さまざまな疾患の原因になっており，病型と原因ウイルスの血清型を**表1**に示す．もっとも頻度が高い病型は非特異的発熱である．そのほかに，**ヘルパンギーナ**，**手足口病**，**発疹症**，**無菌性髄膜炎**，**急性出血性結膜炎**などがあり，まれではあるが，**脳炎・脳症**，**心筋炎・心膜炎**，ポリオ様麻痺なども呈する．新生児（とくに抗原特異的移行抗体がない場合）では，重篤な疾患に罹るリスクが高くなる．

ウイルス学的診断法として**ウイルス分離**がゴールドスタンダードであり，腸管でよく増える性質から，糞便からの分離頻度がもっとも高い．しかし，コクサッキーウイルスA群は分離しにくいという難点がある．ウイルス遺伝子を検出する**ポリメラーゼ連鎖反応（PCR）法**は感度が高く，分離困難なウイルスの検出も可能である．急性期・回復期のペア血清を採取し，中和法（NT）または補体結合反応（CF）法で抗体を測定する血清学的診断も有効であるが，多くの血清型が存在するので，前もってウイルスの血清型が絞り込まれる必要がある．

3 治療の実際

特異的療法は確立されておらず，治療は対症療法となる．利用可能な抗ウイルス薬はなく，免疫グロブリンの投与についても有効性は確立

表1 病型とそれに関与する非ポリオエンテロウイルス

		エコー	コクサッキーA群	コクサッキーB群	エンテロ
急性熱性疾患	非特異的発熱	全型	全型	全型	全型
	発疹	E4, E9, E11, E16, E18, E25, E30	CA4, CA5, CA9, CA16	CB2, CB5	
	ヘルパンギーナ	E9, E16, E17	CA2, CA3, CA4, CA5, CA6, CA8, CA10	CB1, CB2, CB3, CB4, CB5	
	手足口病		CA5, CA10, CA16		Entero 71
神経系疾患	無菌性髄膜炎	E4, E6, E7, E9, E11, E13, E18, E30, E33	CA4, CA7, CA9	CB1, CB2, CB3, CB4, CB5	Entero 71
	脳炎・脳症	E3, E4, E6, E7, E9, E11	CA9	CB1, CB2, CB4, CB5	Entero 71
	ポリオ様麻痺	E9, E11, E30	CA4, CA7, CA9	CB2, CB3	Entero 71
	熱性けいれん		CA2, CA3, CA4, CA5, CA6, CA8, CA10		
その他の疾患	急性出血性結膜炎		CA24		Entero 70
	心筋炎・心膜炎	E11, E19	CA9	CB1, CB2, CB3, CB4, CB5	
	流行性筋痛症	E1, E6		CB1, CB2, CB3, CB5	

※頻度の高いものを赤字で示した．
［細矢光亮：エンテロウイルス感染症．小児科臨床ピクシス25（五十嵐　隆総編集），114頁，中山書店，2011より改変］

していない.

> **看護のポイント**
> 手洗いが感染予防に有効であり，とくにオムツ交換の際には手洗いを徹底する必要がある．また，汚染された物品の消毒には**塩素系の消毒薬**が有効である．

(尾崎隆男)

C　ヘルパンギーナ　herpangina

1　起こり方

非ポリオエンテロウイルス感染症であり，なかでも**コクサッキーウイルス**（Coxsackie virus）**A群**が主な原因ウイルスである．ヘルパンギーナという病名は，疱疹を表す「ヘルペス」と口峡炎を表す「アンギーナ」に由来する．

2　症状と診断のすすめ方

感染経路は**糞口感染**または**飛沫感染**である．2〜4日の潜伏期を経過し，突然の発熱に続いて，**軟口蓋**から**口蓋弓**にかけて疼痛を伴う**水疱**や**アフタ性潰瘍**を形成する（図1）．通常は軽症であるが，**無菌性髄膜炎**や**心筋炎**などの非ポリオエンテロウイルス感染症に共通する合併症に注意が必要である．

3　治療の実際と看護のポイント

特異的治療法はなく，対症療法となる．アフタ性潰瘍による**口内痛**が強いので，食事がとりやすいよう，軟らかく，薄味の食事を工夫し，**水分補給**に心掛ける必要がある．学校保健安全法では出席停止基準の明確な規定はないが，必要に応じて第三種学校感染症の措置「病状により学校医そのほかの医師において伝染のおそれがないと認めるまで」が講じられる．

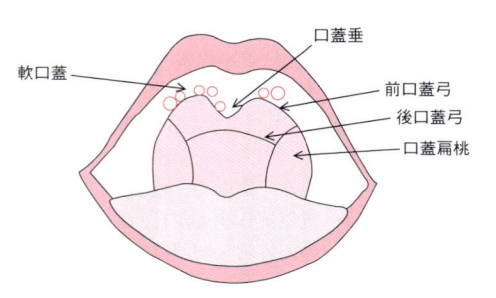

図1　ヘルパンギーナの症状
軟口蓋から口蓋弓にかけて水疱やアフタ性潰瘍を形成する．

(尾崎隆男)

D　手足口病　hand, foot, and mouth disease (HFMD)

1　起こり方

手足口病（HFMD）は，手足・口腔粘膜などの**水疱性発疹**を主症状とするウイルス性疾患である．ピコルナウイルス科（Picornaviridae）エンテロウイルス（Enterovirus）属の**コクサッキーウイルス**（Coxsackie virus）A16（CA16），CA10，エンテロウイルス71（EV71）などの感染により，5歳以下の**乳幼児**を中心に主に**夏季**に流行する．気道分泌物，糞便，水疱内容物に含まれるウイルスが感染源となってヒトからヒトへ感染する．ウイルスは腸管内で増殖してウイルス血症をきたし，各臓器に運ばれてさらに増殖し，症状を呈する．潜伏期は3〜6日．発症後も数週間は咽頭や便からウイルスが排泄される．

2　症状と診断のすすめ方

手掌・手背・足底・足背・指間に3〜7mmの軟らかい**水疱性発疹**を生じる．下腿・膝・殿部・陰部などにみられることもある．また，舌・頰粘膜・咽頭・口蓋・歯肉に（時に口唇にも），小水疱や周囲の紅暈を伴う浅い**潰瘍**を生じる．1/3〜1/2に1〜2日間38℃程度の**発熱**

を伴う．発疹は 7 日ほどの経過で痂皮を形成せずに消退し，通常 HFMD の経過は軽症であるが，口腔内病変の**疼痛**のために飲食が困難となり，**脱水**にいたる場合がある．まれに中枢神経症状（髄膜炎・脳炎・麻痺など）を合併し，高熱・頭痛・嘔吐などを呈する．一部の EV71 の感染流行時には髄膜炎・脳幹脳炎・肺水腫の経過で発症早期に死亡した症例が報告されている．CA16 の感染には，**心筋炎**合併の報告がある．

HFMD の**診断**は，ほとんどの場合，発疹の性状や分布の特徴，周囲の発生状況などから臨床的になされている．臨床的・疫学的に意義がある場合には，抗原抗体検査が行われる．抗原検査には，水疱の内容物・咽頭拭い液・便・髄液などを用いたウイルス分離同定検査，エンテロウイルス RNA 検出検査などがある．抗体検査として，急性期・回復期の血清で中和抗体を測定する．4 倍以上の抗体価上昇によってエンテロウイルスの血清型を診断しうる．

3 治療の実際

HFMD に対する特異的な治療法はなく，**対症療法**のみである．発疹に対する外用薬も不要である．口腔内の疼痛により水分摂取が困難で脱水に陥った場合には，経静脈的に補液を行う．重篤な合併症を起こした症例には全身管理が必要となる．

看護のポイント

口腔内の疼痛が強い時期には，刺激の少ない軟らかく薄味の食品を与える．イオン飲料など，水分の少量頻回摂取をすすめ，脱水を予防する．感染予防のために，排泄物の処理後などには手洗いを励行する．合併症の存在を認識し，症状の出現に留意し，早期発見に努める．

（菅原憲子）

E ポリオ（急性灰白髄炎） poliomyelitis

1 起こり方と症状・診断のすすめ方

ポリオ（急性灰白髄炎）は，ポリオウイルス（Poliovirus）感染により生ずる四肢の急性弛緩性麻痺を典型的な症状とする疾患であり，小児に多発したところから小児麻痺ともよばれる．病原体となるポリオウイルスには**抗原性の異なる 1～3 型があり，糞口感染あるいは経口飛沫感染により伝播**する．発症者の多くは，軽い感冒症状または胃腸症状のみで回復するが，麻痺型ポリオ症例（感染者の 1％以下）では，高熱に続いて運動神経細胞の不可逆的障害により弛緩性麻痺を呈する．わが国では，ポリオは，感染症法による二類感染症に指定されており，**診断した医師はただちに保健所に届け出る必要がある**．ポリオ疑い症例の糞便検体などから，ポリオウイルスを分離同定することにより確定診断を行う．経口生ポリオワクチン（OPV）接種によるワクチン関連麻痺（VAPP）およびワクチン接種者からの 2 次感染による VAPP についても届け出の対象となる．わが国では，近年，野生株によるポリオ症例は報告されておらず，すべて VAPP によるポリオ症例である．

2 治療の実際と看護のポイント

ポリオに対する治療薬は実用化されておらず，**予防接種が発症予防および流行制御の基本**となる．わが国で現在用いられている OPV は，3 種類の血清型の弱毒化ポリオウイルスを混合したワクチンで，1960 年代初頭より予防接種に用いられている．一方，不活化ポリオワクチン（IPV）は，3 種類の血清型のポリオウイルスをホルマリン処理した不活化抗原を含有する．わが国でも現在，IPV の臨床開発がすすめられている．発症後のポリオ治療は対症療法のみであり，リハビリテーションによる運動機能の改善が主となる．ポリオ発症後，数十年を経て発症する**筋力低下を主徴としたポストポリオ症候群**についても，ポリオの重要な後遺症として留意する必要がある．

（清水博之）

F 単純ヘルペスウイルス感染症(口唇, 口腔, 性器)
herpes simplex infection

1 起こり方

単純ヘルペスウイルス(herpes simplex virus：HSV)感染症は単純ヘルペスウイルス1型、(HSV-1)、単純ヘルペスウイルス2型(HSV-2)の接触感染によって伝播する．

単純ヘルペスは全身のあらゆる部位に数個までの小さな**疱疹**，**潰瘍性病変**，**びらん**を形成する．ヘルペス性歯肉口内炎，口唇ヘルペス，顔面ヘルペス，性器ヘルペス，殿部ヘルペス，ヘルペス性湿疹，ヘルペス性瘭疽などがある．いずれの病型も初感染，再感染，再発(回帰感染)で生じる．

初感染は小児期に多く，約80％は不顕性感染に終わるとされるが，口内炎を伴った感冒様症状を呈することもある．成人で初感染となる症例は，一般に小児の場合より強い症状を呈することが多く，主として口唇および性器に強い症状を呈する．一般に口唇ではHSV-1が，性器ではHSV-2が原因ウイルスとなるとされるが，口唇と性器の接触がHSV感染の原因となることもあり，その棲み分けは厳密でない．

2 症状と診断のすすめ方・治療の実際

口唇，口腔ヘルペス
◆ 症　状 ◆

歯肉口内炎，咽頭炎がもっとも多く，時に病変は口蓋，舌，口唇，顔面にも及ぶ．

一般に初感染では重症化しやすく，治癒までに2～4週間を要する．潰瘍形成のため強い接触痛を伴うこともある．再発型では免疫不全者を除き軽症で，7日前後で自然治癒する．成人でいちばん多い単純ヘルペスは口唇ヘルペスで，症状も軽い．一般には発症を繰り返すたびに軽症化し，再発間隔は延長する．

◆ 治　療 ◆

再発型口唇ヘルペスの場合，免疫不全者を除き，多くは軽症であるため抗ヘルペス薬であるアシクロビル軟膏やビダラビン軟膏を塗布する．中等症以上の症例ではアシクロビルの内服または点滴静注を行う．

性器ヘルペス
◆ 症　状 ◆

性器ヘルペスはHSV-1，HSV-2の両者が原因となりうるが，再発を繰り返す場合の原因ウイルスはHSV-2型であることが多い．

初感染は一般に外陰部，口腔，口唇周囲からHSVが放出されている性的パートナーとの接触により，表皮や粘膜上皮からHSVが侵入し，HSVの感染が成立する．

2～10日の潜伏期を経て外性器に腫脹や疼痛を伴った**小水疱**あるいは**びらん**，潰瘍病変が出現し，強い疼痛を伴う．男性の場合は包皮，亀頭，冠状溝，陰茎体部の順に多く，女性の場合大陰唇，小陰唇，会陰部と広範囲に左右対称に生じることが多い．HSV-1型に既感染の個人で抗体をすでに保有している場合や，侵入したHSVのウイルス量が少ない場合などでは十分に視認されるような症状を示さずに初感染が終了する無症候性感染が起こる場合もある．

外性器に感染したHSVは1型，2型ともに腰仙髄領域の後根神経節に潜伏感染する．脊髄後根神経節のHSVは一生保持され，さまざまな頻度で再活性化を起こし，症状を有する再発病変や無症候排泄を起こす．HSV-1が初感染後に再発を起こす場合もあるが，頻回に再発を繰り返し，HSVの無症候排泄を続けるのは多くの場合HSV-2である．

◆ 治　療 ◆

治療方法としてはアシクロビル，バラシクロビルの内服，あるいはアシクロビルの点滴静注が推奨される．なお，これらの抗ヘルペスウイルス薬による治療は発症時には有効であるが，潜伏感染するHSVを排除することはできないため，再発の予防には寄与しない．これに対して，2006年に年6回以上の再発する患者を対

象にバラシクロビルの長期服用による再発抑制療法が保険適用となり，これにより再発するまでの期間の延長と再発時の症状の軽減，性的パートナーの感染リスクの軽減につながるとされている．

予防法，感染後の対策

ワクチンによる予防はいまだ臨床化されていない．多数の性行為のパートナーの存在，性器皮膚病変の存在，コンドームの不使用，性器を傷つけうるような行為，性器ヘルペスの症状があるパートナーとの接触行為，HSV の無症候性排泄を続けるパートナーとの接触行為などは感染リスクとなる．また，ストレス，疲労，月経，外陰部の外傷や皮膚炎，免疫能の低下は再発の誘因となる．

特定の性的パートナーが存在する場合には，性器に同様の病変があれば受診するように，またパートナーが未感染（抗 HSV 抗体陰性）の場合には上記のリスクを軽減すべく留意するように注意すべきである．　　　　　　　　（古賀一郎）

G　サイトメガロウイルス感染症
cytomegalovirus infection

1　起こり方と症状・診断のすすめ方

サイトメガロウイルス（cytomegalovirus：CMV）は，ヒトヘルペスウイルス（human herpes virus）に属する DNA ウイルスである．通常幼小児期に母乳や尿・唾液を介して感染し，生涯にわたり**持続感染**する．

免疫健常者の持続感染は無症状であり，「CMV 感染（CMV infection）」と「CMV による症状が出現している状態（CMV disease）」を区別して考える必要がある．臨床上問題となるのは，「**先天性 CMV 感染症**」「出生後の**初感染**

表1　CMV が原因となる代表的な病態

病態	原因	症状
先天性 CMV 感染症	妊娠中の CMV 初感染・再感染・再活性化（CMV の経胎盤的移行）	TORCH 症候群*の1つ．無症状から重篤なものまでさまざまであるが，最重症のもの（巨細胞封入体症）は妊娠中の初感染による．黄疸，点状出血，肝脾腫が代表的な症状．そのほか小頭症，子宮内発育遅延，脳室周囲石灰化，難聴，脈絡網膜炎など 出生時に無症状であっても，後に難聴や神経学的所見が確認される場合がある
周産期の初感染	唾液，体液，排泄物との接触，性行為，輸血を介した感染	新生児期の感染は母体からの移行抗体により無症状の場合が多い．早産児では移行抗体の量が少ないため重篤となることがある
CMV 伝染性単核症		新生児期以降の初感染では伝染性単核症（発熱・倦怠感・筋肉痛・脾腫・異型リンパ球出現）を呈する．EB ウイルス（Epstein-Barr virus：EBV）による伝染性単核症より症状は一般に軽度である
細胞性免疫不全状態における再活性化	臓器移植後の免疫抑制療法，悪性腫瘍，ヒト免疫不全ウイルス（HIV）感染症など	発熱，血球減少，間質性肺炎，消化管病変（食道炎，胃炎，大腸炎），肝炎，網膜炎，脳炎など 造血幹細胞移植の場合には，ドナーあるいはレシピエントが陽性の場合にリスクが高い 固形臓器移植の場合には，ドナー陽性・レシピエント陰性の場合にリスクが高い

*妊娠中の感染により胎児奇形や重篤な母子感染を引き起こす可能性のある疾患：トキソプラズマ症（Toxoplasmosis），その他多く（B 型肝炎ウイルス，EBV など）（Other），風疹（Rubella），サイトメガロウイルス（Cytomegalovirus），単純ヘルペスウイルス（Herpes simplex virus）．

に伴う症状」「細胞性免疫不全状態における**再活性化**」である（表1）.

■ 診断

急性感染を疑わせる症状がみられた場合には，酵素抗体法（EIA）による CMV 特異的抗体を測定する．IgM 抗体陽性，あるいは経過中の IgG 抗体の力価上昇で診断する．

免疫不全状態における再活性化の際には，典型的な臓器所見の確認に加え，生検可能な病変があれば生検により CMV 感染細胞を確認する．血液中の CMV 抗原量（アンチゲネミア法など）も参考となる．

2 治療の実際と看護のポイント

伝染性単核症は通常対症療法のみで自然軽快する．免疫不全状態における再活性化は，抗 CMV 薬により治療する．造血幹細胞移植後には，アンチゲネミア法を参考に予防投与（先行治療）が行われる．日本で使用可能な抗 CMV 薬にはガンシクロビル，バルガンシクロビル，ホスカルネットがあるが，いずれも副作用が多い薬剤であり（前2者は骨髄抑制，後者は腎障害が代表的），厳重な経過観察が必要である．造血幹細胞移植後の場合にはγ-グロブリン製剤も併用される．

造血幹細胞移植後の輸血の際には，CMV 抗体陽性供血者からの輸血を避ける（あるいは白血球除去製剤を用いる）必要がある．

細胞性免疫不全状態にある者が，下血や消化器症状，呼吸困難，視覚異常など疑わしい症状を呈した場合には，CMV 再活性化を念頭に置き必要な検索をすすめる．　　　　（塚田訓久）

H 狂犬病 rabies

1 起こり方

狂犬病は，ラブドウイルス（*Rhabdoviridae*）科リッサウイルス（*Lyssavirus*）属に分類される**狂犬病ウイルス**によって引き起こされる**人獣共通感染症**の1つであり，特徴的な臨床像から恐水病ともよばれる．狂犬病ウイルスは罹患動物の唾液中に高濃度に含まれるため，咬傷が一般的な感染経路であるが，角膜や腎臓，肝臓の移植による狂犬病のヒト-ヒト感染も報告されている．

潜伏期は通常1～3ヵ月と長い．狂犬病ウイルスは傷口付近の筋肉細胞内で増殖し，神経筋接合部から神経細胞内に入り，細胞質の流れにのって中枢側に移動する．ウイルスが脊髄に達して初めて症状が出る（前駆期）．さらにウイルスが脳内に入って増殖すると種々の神経症状が現れる（急性神経症状期）．

2 症状と診断のすすめ方

前駆期では一度治癒した咬傷が再び痛んだり，かゆみが出る．

急性神経症状期に入ると，患者は強い不安感を訴え，精神的動揺，異常行動をみる．半数強の患者では，水を飲もうとしたり，冷たい風が頬にあたったりすると，咽・喉頭部に有痛性のけいれん発作が起こるため，飲水や風を避ける（**恐水症，恐風症**）．

次いで昏睡期に入り，やがて死亡する．

狂犬病常在地での動物咬傷歴は不明のことが多く，一般に臨床的診断は困難である．確定診断は，蛍光抗体法による狂犬病ウイルス抗原の証明，髄液中の狂犬病ウイルス遺伝子の証明あるいはウイルス分離，髄液および血液中の狂犬病中和抗体検査などの実験室内診断によるが，いずれの検査も潜伏期や狂犬病発病初期には陰性であるため，狂犬病の早期確定診断は不可能である．

3 治療の実際

発病した狂犬病に対する治療法は確立しておらず，患者はほぼ100％死亡する．このため，WHO は，侵襲的な処置は避けて鎮静・鎮痛ケアを中心にし，延命処置は行わないことをすすめている．

I デング熱，デング出血熱
dengue fever, dengue hemorrhagic fever

1 起こり方

デングウイルス（Dengue virus）によって起こる熱性疾患で，ウイルスを保有する**蚊**（ネッタイシマカやヒトスジシマカ）がヒトを吸血する際に感染が起こる．ヒトがデングウイルスに感染すると，まずはデング熱を発病する．デング熱そのものは1週間前後の経過で回復する良性の疾患であるが，一部の患者が経過中に，出血傾向やショック症状を呈する重症型のデング出血熱になる．デング出血熱の原因は，**血管透過性の亢進**による血漿の漏出および循環血液量の低下とされている．ただし，ウイルス感染後にどのようなメカニズムで血管透過性の変化が起こるかは明らかになっていない．デングウイルスには4つのサブタイプがあり，タイプの異なるウイルスの再感染が原因との説もある．

アジア，中東，アフリカ，中南米では年間1億人近くの患者が発生しており，約25万人が出血熱を発症していると推定される．現在，日本国内でデングウイルスの流行はみられないが，輸入例が毎年100例前後報告されており，感染地域としては東南アジアや南アジアが多い．感染症法では四類感染症に分類されている．

2 症状と診断のすすめ方

デングウイルスに感染した場合，無症状で経過するケースもかなり存在する．発病するケースのうち大部分はデング熱の症状のみで治癒するが，一部の患者は経過中にデング出血熱を起こす．

デング熱

3〜7日の潜伏期間の後に，**発熱**，頭痛，関節痛，**皮疹**などの症状が起こる．発熱は持続するが，時に二相性となることもある．皮疹は発病後3〜4日目に出現することが多く，紅斑や紅色丘疹など多彩である．検査所見では**血小板減少**が半数近くの患者にみられる．熱は発病後5〜7日目で下降し，通常はそのまま回復する．

デング熱の診断には血液からのウイルス分離やポリメラーゼ連鎖反応（PCR）によるウイルス遺伝子の検出を行う．また血清中のIgM抗体の検出や，ペア血清でIgG抗体の増加を確認することでも診断できる．最近は血液中のウイルス特異抗原（NS1抗原）の検出キットが開発されている．いずれの検査も一般の検査会社では実施しておらず，国立感染症研究所などに依頼する．

デング出血熱

デング出血熱はデング熱患者が解熱する時期に突然発症する．患者は不安・興奮状態となり，発汗や四肢の冷感を起こす．皮膚には点状出血が出現することが多い．さらに病状がすすむと，重度の**出血傾向**（鼻出血，消化管出血）や**ショック症状**がみられ，致死率は1％前後になる．デング熱の患者で**表1**の4つの所見をすべて認めた場合にデング出血熱と診断する．

表1 デング出血熱の診断基準（WHO）

下記の所見をすべて認めた場合にデング出血熱と診断する
1. 2〜7日の持続する発熱
2. 血漿漏出による症状（下記のいずれかの所見）
   ①ヘマトクリット値の上昇（20％以上），
   ②ショック症状，③胸水や腹水
3. 血小板減少（10万/μL 未満）
4. 出血傾向の存在（下記のいずれかの所見）
   ①ターニケットテスト陽性，②点状出血，紫斑，
   ③粘膜，消化管出血，④血便

3 治療の実際

デングウイルスに有効な抗ウイルス薬はなく，患者には対症的な治療を行う．

デング熱

水分補給や解熱薬（アセトアミノフェンなど）を投与する．アスピリンは出血傾向を助長するため使用すべきでない．

デング出血熱

循環血液量の減少にあたっては輸液を，大量の出血がみられた場合は輸血を行う．回復期には輸液過剰になることがあるので，ヘマトクリット値をみながら輸液量を調整する．重度の血小板減少に対しては血小板輸血を実施することもある．

看護のポイント

患者から直接感染することはないが，針刺し事故で感染する可能性があるため，採血時には十分注意する．デングウイルスを媒介するヒトスジシマカは日本国内にも生息しており，病室内への蚊の侵入を防ぐようにする．（濱田篤郎）

J ウイルス性出血熱 viral hemorrhagic fever

1 起こり方

ウイルス性出血熱は，ウイルス感染が原因で引き起こされる疾患で，発熱，出血（皮下，粘膜，臓器），多臓器不全などを呈する．代表的なウイルス性出血熱には，エボラ出血熱，マールブルグ病，ラッサ熱，南米出血熱，クリミア・コンゴ出血熱があり，これらは発症した際にきわめて高い致死率をもつため，わが国では**一類感染症**に分類されている．また，四類感染症に分類される黄熱病，腎症候性出血熱も重症化すると出血熱を呈する．

本項では，代表例としてエボラ出血熱，マールブルグ病，ラッサ熱，黄熱病，腎症候性出血熱について概説する．

エボラ出血熱，マールブルグ病

フィロウイルス科（*Filoviridae*）に属するエボラウイルス（Ebola virus），マールブルグウイルス（Marburg virus）による熱性疾患である．スーダン，コンゴ共和国，コンゴ民主共和国，ガボン，ウガンダ，ケニア，ジンバブエ，コートジボアール，アンゴラなどアフリカのサハラ砂漠以南の地域でたびたび流行を繰り返している．致死率は25～90％と非常に高い．近年の流行は大規模化かつ重篤化している．自然界からヒトへの感染経路はほとんどわかっていない．オオコウモリが自然宿主として疑われているが，ヒトへの感染はコウモリだけでなく霊長類などの感染動物を介した例も報告されている．ヒトからヒトへの感染は血液，体液，排泄物などとの直接接触により起こる．

ラッサ熱

アレナウイルス科（*Arenaviridae*）に属するラッサウイルス（*Lassa virus*）による熱性疾患である．ウイルスを保有するマストミス（ヤワゲネズミ）が生息するナイジェリアからシエラレオネ，ギニアにいたるサハラ砂漠以南の**西アフリカ一帯**で毎年局地的に流行し，風土病化している．とくに乾季に流行がみられる．感染者の約20％が重症化し，致死率は1～2％とされている．毎年10万人以上が感染し，約5千人が死亡しているという推計が報告されている．

ウイルスを保有するマストミスの糞・尿や唾液中には多量のウイルスが排出されるが，マストミスは病気にはならず，ヒトへの感染はそれらとの接触（糞尿を吸いこむ場合も含む）や咬傷，および糞尿に汚染された食品の摂取，食器の使用などによると考えられている．ヒトからヒトへの感染は血液，体液および粘膜の接触などで起こる．

黄熱病

フラビウイルス科（*Flaviviridae*）の黄熱ウイルス（*Yellow fever virus*）による熱性疾患である．アフリカ，中南米でネッタイシマカなどの蚊により媒介される．重症化例での致死率は約10～20％．ヒトからヒトへの直接感染はない

とされている．

腎症候性出血熱

　ブニヤウイルス科（*Bunyaviridae*）ハンタウイルス属（*Hantavirus*）の腎症候性出血熱ウイルスによる熱性・腎性疾患である．アジア，ヨーロッパで野ネズミの排泄物に接触（糞尿を吸いこむ場合も含む）することによりヒトに感染する．とくに中国では年間10万人もの患者が発生している．重症型の致死率は3〜15%．ヒトからヒトへの直接感染はないとされている．

2　症状と診断のすすめ方

　いずれの場合も患者あるいは近親者の**渡航歴**が有力な情報となる．

エボラ出血熱，マールブルグ病

　潜伏期間は2〜21日で通常は7日程度．発症は突発的で進行も速い．発熱，悪寒，頭痛，咽頭痛，筋肉痛，食欲不振などのインフルエンザ様症状から嘔吐，下痢，腹痛，胸部痛などを呈する．進行すると口腔，歯肉，結膜，鼻腔，皮膚，消化管など全身に出血，吐血，下血がみられ，死亡する．致死率は21〜90%と非常に高く，死亡者のほとんどに消化管出血がみられる．

ラッサ熱

　潜伏期間は7〜18日で発症は突発的であるが，進行はエボラ出血熱，マールブルグ病に比べてやや遅い．発熱，全身倦怠感を初発症状とし，朝夕に39〜41℃の高熱が続き，3〜4日目に大関節痛，腰部痛が現れる．頭痛，咳，咽頭痛が大部分の患者でみられる．さらに後胸骨痛，心窩部痛，嘔吐，下痢，腹部痛がよくみられる．重症化すると，顔面，頸部の浮腫，消化管粘膜の出血，脳症，胸膜炎，心囊炎，腹水，時にショックがみられる．いったん軽快し，2〜3ヵ月後に再発し，心囊炎や腹水を生ずる再燃型もまれにみられる．また，不可逆性の知覚神経性難聴が重症例の約1/4にみられる．妊婦で重症化傾向がみられ，胎内死亡，流早産を起こす．

黄熱病

　潜伏期間は3〜6日で発症は突発的である．悪寒あるいは悪寒戦慄とともに高熱を発し，頭痛，嘔吐，筋肉痛，背部痛，結膜充血，タンパク尿がみられる．軽症例では1〜3日で回復するが，重症例では数時間から数日後に再燃し，高熱（徐脈），乏尿，心不全，黄疸，出血（鼻出血，歯肉出血，下血，子宮出血），タンパク尿，肝性昏睡がみられる．

腎症候性出血熱

　潜伏期間は10〜30日で，軽症型の場合は上気道炎症状と軽度の発熱，タンパク尿，血尿がみられた後に回復するが，重症型の場合は有熱期，低血圧（ショック）期（4〜10日），乏尿期（8〜13日），利尿期（10〜28日），回復期に分けられ，全身皮膚に点状出血がみられることもある．常時高度のタンパク尿，血尿がみられる．

迅速診断法

　ウイルス性出血熱はいずれも類症鑑別がむずかしく，正確な迅速診断法としては，血液，尿，咽頭拭い液などの試料に対して，逆転写ポリメラーゼ連鎖反応（RT-PCR）法などでウイルスゲノムを検出する方法がある．血中抗原や抗体をELISA法で検出する方法もあるが，RT-PCR法に比べ迅速性，感度がやや劣る．

3　治療の実際

エボラ出血熱，マールブルグ病

　有効なワクチン，治療法は確立されていない．治療は対症療法のみである．抗体が検出されるようになると急速に回復に向かう．感染者や検体と接触した人のみに対応すれば十分で，疑い患者の血液などを素手で触れないこと（手袋を必ず使用する）が重要である．空気感染はないとされているが，飛沫感染は否定できない．

ラッサ熱

　有効なワクチンはない．治療にはリバビリン（静注）が著効を示す．発症6日以内に投与を開始すれば，本来70〜90%の致死率を10%程度まで激減させることができる．患者との濃厚接触がある場合，あるいは実験中の病原体や感染材料への曝露がある場合には，経口投与による発症予防効果も期待できる．ただし，溶血性

貧血などの副作用がある．

黄熱病
有効な弱毒生ワクチンがある．ただし，発育鶏卵に接種して作られているので卵アレルギーでは禁忌である．特異的な治療法はなく，対症療法のみである．常にショックを念頭に水と電解質の管理に注意する．

腎症候性出血熱
韓国，中国では不活化ワクチンが一部で使用されているが，わが国では使用されていない．有効な治療法は確立されておらず，対症療法のみである．低血圧性ショック，および重篤な症状としての急性腎不全の存在に注意する必要がある．

＊　＊　＊　＊　＊

いずれの場合も，患者の退院の指標は血液，尿からウイルスが分離されないこととされている．

マールブルグ病，エボラ出血熱，ラッサ熱は一類感染症，黄熱病，腎症候性出血熱は四類感染症に分類されているので，診断した医師はただちに最寄りの保健所に届け出なければならない．

看護のポイント
ウイルスの感染力は強くないが，使い捨てのガウン，キャップ，マスク，手袋，靴袋，およびゴーグル（フェイスシールド）を着用して感染防護する．　　　　　　　　　　　（安田二朗）

HIV 感染症 human immunodeficiency virus infections

キーポイント
- HIV 感染症は，感染後免疫能が低下して自覚症状や日和見感染が出現する前に診断することが大切である．
- 抗 HIV 治療薬は生涯にわたり継続する必要がある．
- 治療によって長期予後が見込まれるようになり，感染症以外の心血管系疾患，悪性腫瘍が臨床的な問題となってきた．

1 考え方の基本

HIV 感染症は主に粘膜の濃厚な接触によってヒトからヒトに感染し，体内の **CD4 陽性**リンパ球を長期にわたって破壊することで免疫能を低下させ，何も治療を行わなければ感染後約10年程度で死にいたる感染症である．その最善の対策は予防である．しかし，感染してしまった場合でも，免疫機能が破壊される前に HIV 感染症を診断し，適切な治療を開始することができれば，その予後は飛躍的に改善する．HIV 感染症が慢性疾患となった現在では，心血管系疾患や悪性疾患の合併が臨床的には重要な問題となってきた．

2 起こり方

HIV 感染症は，ヒト免疫不全ウイルス（HIV）が体内に侵入することによって起こる感染症である．侵入の経路については，①**性的接触**：HIV に感染しているヒトとの濃厚な粘膜の接触により感染する，②**母子感染**：HIV に感染している母親から生まれた子どもが，妊娠中・分娩時・授乳のいずれかのタイミングで感染する，③**麻薬の静脈内注射濫用による感染**：HIV 感染のハイリスクグループ間での注射針・シリンジの使い回しによって感染する，④**血液製剤による感染**：HIV が混入した血液製剤の使用によって感染する，⑤**職業的曝露**による感染：

医療従事者の針刺し事故などによって感染する，などがある．

急性感染期の症状

HIVに感染してもすぐに明らかな自覚症状が起こることはないが，約40〜90％の患者には，感染後2〜3週間後に体内で急速にHIVが増殖することによって，頭痛，発熱，リンパ節腫脹，筋肉痛，皮疹，悪心・嘔吐，咽頭炎などの症状が出ることがあり，これを急性感染症状とよぶ．この急性感染症状は，インフルエンザやエプスタイン・バー（Epstein-Barr）ウイルス（EBウイルス）感染症などと区別することがむずかしく，また，一般に約2週間ほどでこの症状は消失し，その後は免疫力が低下し日和見感染症など重篤な合併症が出るまでの数年間（平均で約8年間）は無症状であることが多い．また，急性感染期には，HIV抗体検査が陰性であることもある．このため，急性感染期にHIVを診断できなかった場合には，免疫能が著しく低下するまで本人も自分が感染していることを知らず，その間に周囲にHIV感染症を感染させてしまう場合も多い．

慢性感染期の症状

急性感染期を過ぎ慢性感染期に入ると，一般に自覚症状は乏しくなるが，この間も体内ではHIVが免疫の指令塔の役割をもつCD4陽性リンパ球に感染し，ウイルスの増殖とリンパ球の破壊を繰り返す．破壊されていくスピードは体内のHIVのウイルス量に基づき，血中のHIVウイルス量が多い患者の免疫機能低下速度は速くなる．健康なヒトのCD4陽性リンパ球の数は700〜1,500/μLであるが，これが減少してくると免疫能は徐々に低下し，外部からの細菌やウイルスに対する抵抗力を失う．CD4陽性リンパ球が200/μL以下になると，さまざまな日和見感染を起こすため，できるだけその前に感染を明らかにし，治療を開始することが望ましい．

3 症状と診断のすすめ方

前述のとおり，CD4陽性リンパ球が200/μL以下になると，さまざまな日和見感染を起こす．HIV感染症の診断でもっとも望ましいのは，「HIV感染症に関する症状が何もない段階で，HIVに感染していることを診断する」ことである．すなわち，自覚症状が何もない段階で自主的にHIV抗体検査を受けて感染が判明することがもっとも望ましい．HIV抗体検査は，医療機関のほか，全国の保健所で無料・匿名で受けることができる．

HIV感染症の多くは前述であげた「性的接触」によって起こる．このため，なんらかの性感染症（たとえば，梅毒，B型肝炎，クラミジア，淋病，性器ヘルペス，尖圭コンジローマなど）があればその患者はHIV感染のリスクも有していると考えるべきであり，このような患者に対して，HIV抗体検査をすすめることがとても大切である．なお，抗体検査実施については必ず本人の同意を得なければならない．

HIV感染と関連の深い疾患や病態

また，一般内科でよくみられるHIV感染と関連の深い疾患や病態としては，下痢，発熱，皮疹，リンパ節腫脹，EBウイルス様感染症，帯状疱疹，結核などがある．これらはCD4陽性リンパ球が200/μL以上の免疫能が比較的保たれている場合であっても起こりやすい．これらの疾患を呈して受診した患者に対しても，HIV感染のリスク評価を行い，必要があればHIV抗体検査をすすめる．

CD4陽性リンパ球が200/μL以下になると，さまざまな日和見感染症を起こしやすい．代表的な疾患には，ニューモシスチス肺炎（カリニ肺炎），食道カンジダ症，トキソプラズマ症，サイトメガロウイルス感染症，カポジ（Kaposi）肉腫，悪性リンパ腫などがある．これらの疾患が診断された場合には，HIV抗体検査を実施する必要がある．日本では，AIDS指標疾患として指定されている23の疾患を合併したHIV感染を後天性免疫不全症候群（AIDS）とよぶ．なお，HIV抗体検査は本人の同意なく行ってはならない．

HIV抗体検査

HIV抗体検査は，①スクリーニング検査，②確定検査の2段階で行う．スクリーニング

検査での偽陽性率は0.3～1％であり，スクリーニング陽性の場合には，必ず確定検査(ウェスタンブロット法)を行うこと．いたずらに受検者を不安がらせないことも大切である．

HIV感染が確定された場合には，次に免疫能とHIVウイルス量の評価を行う．現行のHIV治療ガイドラインでは，CD4陽性リンパ球が350/μL以下の場合にはすみやかに抗HIV治療導入を推奨している．

4 治療の実際

HIV感染症の治療の基本は，①タイミングを逃さずに抗HIV治療薬を導入すること，②確実な服用を生涯にわたり実施すること，③合併する日和見感染症を治療し，免疫能に応じて必要な日和見感染症の予防を行うことである．

治療薬

抗HIV治療薬には，その作用機序による分類で，逆転写酵素阻害薬，プロテアーゼ阻害薬，インテグラーゼ阻害薬，侵入阻害薬などがあるが，治療に際しては，その中からいくつかの薬剤を選択し，組み合わせて服用する．薬剤の選択に関しては，その時点での治療ガイドラインを参考にする．一般には，逆転写酵素阻害薬2薬に，プロテアーゼ阻害薬やインテグラーゼ阻害薬を組み合わせることが多い．

服薬アドヒアランスの継続

抗HIV治療でもっとも重要なことは，良好な服薬アドヒアランスの継続である．治療を開始するにあたっては，医師・看護師・薬剤師がチームを組み，疾患に関する本人の理解を助け，薬剤内容についての説明を十分に行い，良好な服薬アドヒアランスが保てるよう応援し，バックアップすることがとても大切である．

抗HIV治療のゴールは「HIVウイルス量をできるだけ低くし，できるだけ長期間にわたって検出限界以下を保つ」ことである．このため，受診時には服薬状況を尋ね，アドヒアランスが低下していることが懸念される場合には，その理由を本人とよく話し合うことが大切である．

副作用

すべての治療薬は副作用を伴う．とくに，治療開始後2週間程度で起こりやすい消化器症状や皮疹に関しては，本人の自覚症状も強く，その辛さのために服用を継続できなくなってしまう場合もある．これらの治療初期に起こりやすい副作用に関しては，治療開始時に十分にその可能性について説明し，症状が出現した場合にはすぐに連絡をするように話し，必要あれば症状緩和のための薬剤投与も考慮する必要がある．副作用出現時には，症状緩和を図りつつ，できるだけ抗HIV治療薬の継続をめざすが，粘膜疹などの重症なアレルギー症状が出現した場合には，治療を一時中断することもある．

さらに，免疫能が低い患者に抗HIV治療を開始した場合，免疫能の急速な回復に伴い日和見感染症が一過性に悪化する，**免疫再構築症候群**をきたすことがある．この場合には，顕在化した日和見感染の治療を優先する．

患者の予後が改善し，治療期間が長期にわたるようになったため，最近のトピックスとして，抗HIV治療薬による脂質代謝異常や心血管系疾患の合併などの副作用が注目されるようになってきている．

看護のポイント

患者への説明

HIV感染が判明して間もない患者がもっとも懸念するのは，患者自身の予後である．「自分はすぐに死んでしまうのではないか」とおそれている患者に，「**適切な治療を継続的に行えば，HIV感染症は，もはや"死にいたる病"ではない**」ことを十分に説明することがとても大切である．

その根拠としては，図1に示すデンマークの研究結果がわかりやすい．強力な抗HIV治療薬が開発される前の1996年以前は，HIV感染者の予後は診断後約7年であったのに比べると，抗HIV治療薬が広く服用されるようになった2005年には，その予後は約40年と飛躍的に改善している．HIVに感染していない人の余命との差は縮まる一方である．

針刺し事故への対応

採血や，血糖チェックなどでHIV感染者に

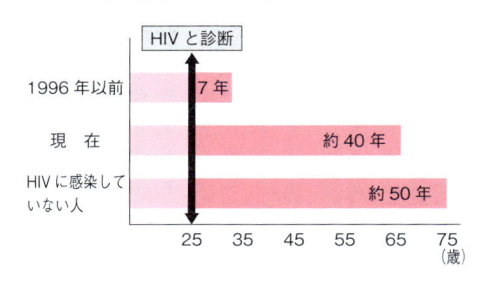

図1 抗HIV治療で劇的に改善した余命
[Lohse N et al : Survival of persons with and without HIV infection in Denmark, 1995-2005. Ann Intern Med **146**(2) : 87-95, 2007]

注射針などを用いる場合には看護者は必ず手袋をすること．**観血的手技の介助の場合には，手袋に加えて，ガウン，シールドなどスタンダードプリコーションを遵守する．**

万が一，針刺し事故が起きた場合には，すぐに該当部位を洗浄し，上司に報告する．曝露源（患者）の状況と自分の曝露状態に応じて抗HIV治療薬の予防内服を行うかどうかを判断する．

社会資源

HIV治療は生涯にわたるものであり，1ヵ月分の治療薬は健康保険を利用しても6万円あまりと非常に高価である．このため，患者の経済的負担を軽減するための公的補助制度があり，これを患者に紹介することは治療継続をめざす観点からも大切である．HIVに感染した患者は，地方自治体に申請し身体障害者手帳の交付を受け，身体障害者医療費助成制度を利用することができる．自立した療養生活の基礎をつくるためにも，申請の手続きなどはできる限り本人が実施することが望ましい．

してはいけない！

- HIV抗体検査は，本人が知らないうちに実施してはいけない．
- HIV感染者に限らず，患者の採血をする場合には，絶対に素手で行ってはいけない．

（本田美和子）

クラミジア感染症 chlamydial infection

1 起こり方

クラミジアは現在2属［クラミジア（*Chlamydia*）属とクラミドフィラ（*Chlamydophila*）属］9種に分類されているが，このうち肺炎クラミジア（*C. pneumoniae*）とトラコーマクラミジア（*C. trachomatis*）は主にヒトを自然宿主とし，ヒト-ヒト感染を起こす．また**人獣共通感染症**として報告されている種は，オウム病クラミジア（*C. psittaci*）とネコクラミジア（*C. felis*）であるが後者によるヒトへの感染報告例はきわめて少ない．

肺炎クラミジアは飛沫感染によってヒトからヒトへ伝播する．経気道的に吸入されたクラミジアは上気道粘膜に接着し，宿主細胞内に貪食された後，細胞内で増殖し下気道へ侵入するか，血行性に肺胞や肝・脾の網内系細胞など全身臓器に広がる．その後，気道や肺における免疫反応によって組織障害を引き起こし炎症が成立すると考えられている．

オウム病の推定感染源としてはインコに関連したものがもっとも多く，次いでハトに関連したもの，オウムに関連したものである．鳥では保菌していてもほとんどは外見上健常である．不定期に便中や分泌物中に菌を排泄するが，産卵期や雛を育てる期間などでストレスが加わっ

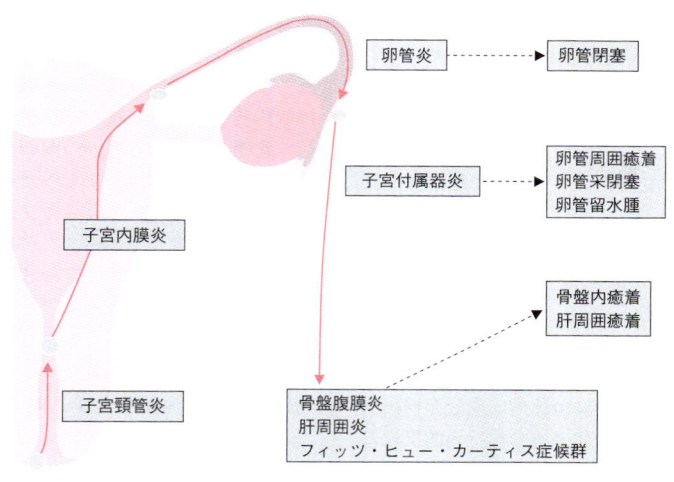

図1　トラコーマクラミジアの上行感染

たとき，ほかの感染症を合併したときなどには，より大量にクラミジアを排泄しヒトへの感染源となる．感染経路は，罹患鳥の分泌物や乾燥した排泄物，羽毛などを介して菌を経気道的に吸入したり，口移しで餌を与えたりする際の経口感染によって起こる．

トラコーマクラミジアは，眼科系（トラコーマと封入体結膜炎）や泌尿生殖器系疾患など多彩な病型を示す．トラコーマは手指などを介した接触感染で，そのほかは主に性行為感染（STD）による．さらに，妊婦が性器クラミジア感染症に罹患すると分娩時に産道感染を起こし新生児結膜炎や新生児肺炎を発症する．またオーラルセックスが一般化したことで，生殖器から咽頭，咽頭から生殖器がSTDの感染経路として注目されている．

2　症状と診断のすすめ方

3種の原因菌が引き起こす病態

①**肺炎クラミジア**は，感染機会が多いにもかかわらずそのほとんどが**不顕性感染**であり，顕性感染であっても感冒様症状にとどまることが多い．このため抗菌薬が投与されない症例が多く，小集団内でゆっくり蔓延することが大きな特徴とされている．

②**オウム病**の発生動向については，感染症法四類感染症に規定され年間40例前後の届出となっている．発症年齢は50〜60歳代に多くみられ，30歳以上が全体の80％以上を占めている．発症日を月別にみると，鳥類の繁殖期である4〜6月に多いほか，1〜3月もやや多い傾向にある．オウム病の多くは散発例であるが，わが国では2001年以降，相次いで動物展示施設で集団発生が確認されている．

③女性性器クラミジア感染症は，性交渉により**トラコーマクラミジア**が，子宮頸部に感染し子宮頸管炎を起こす．このときの自覚症状は，おりものの増量や軽い下腹部痛が出現する程度で，自覚症状がないことが多い．男性では尿道炎を引き起こすが，女性と同様に多くは無症状である．子宮頸管炎を無治療のまま放置すると上行性に感染が波及し子宮内膜炎，卵管炎，子宮付属器炎，骨盤腹膜炎，肝周囲炎を引き起こす（**図1**）．これらは，卵管周囲の癒着や卵管閉塞，卵管留水腫を引き起こし，性器クラミジア感染症の治療後も後遺症として残存し不妊症の原因となる．さらに，クラミジア性肝周囲炎が持続すると肝表面と相対する壁側腹膜の間に線維性の癒着を形成し，特徴的な右上腹部痛を呈する．これ

らは，フィッツ・ヒュー・カーティス（Fits-Hugh-Curtis）症候群とよばれる．

クラミジア性眼疾患のうち**トラコーマ**は，戦後の衛生状態の改善を機に先進国では新規発症例がほとんどみられない．一方，**STD**としての封入体結膜炎は，先進国で増加傾向にある．未治療の感染妊婦から出生した新生児の50％以上で母子感染がみられ，感染した児に封入体結膜炎を発症する頻度は，20～50％と推定されている．

診断方法

クラミジア感染症の検査法には，臨床検体中に存在する菌体あるいは菌体構成成分を検出する病原体検出法か，菌体の属や種特異的抗原に対する特異抗体を検出する抗体価測定法に大別される．病原体検出法はさらに分離培養法，直接蛍光抗体法，酵素抗体法，遺伝子検出法などがあるが，前3者は一般的でなく肺炎クラミジアとオウム病の診断は抗体価測定法に依存している．一方トラコーマクラミジアは遺伝子検出法がキット化（PCR法，TMA法，SDA法など）されており，検体採取が容易なことから頻用されている．

オウム病のもっとも重要な診断ポイントは鳥との接触歴や飼育歴を詳細に問診することである．飼育鳥が死んでいる場合はとくに疑いが濃くなる．

3 治療の実際

治療に際し重要なことは，抗菌薬が細胞内に十分移行することである．ペニシリン系やセフェム系などのβラクタム系薬は細胞内移行がきわめて低く，その標的とする細胞壁をクラミジアは有さないため，抗クラミジア活性をまったく示さない．同様にアミノグリコシド系薬も細胞内移行が低く，抗クラミジア活性を有さない．細胞内移行が良好かつ強いクラミジア増殖抑制を示す薬剤には，**テトラサイクリン系薬**，**マクロライド系薬**，**ニューキノロン系薬**およびケトライド系薬などがある．各種薬剤の最小発育阻止濃度は，クラミジア種間で差はみられず現在までトラコーマクラミジアを除いて野生株の耐性化の報告はない．適正な抗菌薬を使用した場合，臨床症状や胸部浸潤陰影の改善はすみやかで，投与開始後約1週間で治癒する症例が多い．しかし，臨床的に改善したにもかかわらず菌の残存する症例があり，症状の持続や再燃をみることが報告されている．

看護のポイント

肺炎クラミジア感染症の多くは軽症で予後良好であるが，集団内（家族内や幼稚園，学校，病院内など）で流行を起こすことから，その予防には**咳エチケット**が重要である．鳥類はクラミジアを保有している状態が自然であり，排菌していても必ずしも感染源とはならないことを理解する必要がある．鳥籠の掃除や世話をする際には，乾燥糞を吸わないように注意し，鳥に接触した後には手洗いをすること，口移しの給餌などの過度な濃厚接触を避けることなど，鳥との接触や飼育方法に注意を払うことが重要である．STDは感染部位にかかわらずピンポン感染が起こるため，パートナーの受診，治療が不可欠である．

（宮下修行）

マイコプラズマ感染症 mycoplasma infection

1 起こり方

マイコプラズマの特徴

マイコプラズマは，自己増殖が可能な微生物で，一般の細菌と比べてきわめて小さい．細胞壁をもたないため多様な形態を示すが，通常細菌に分類される．

ヒトに病原性を及ぼすものには，呼吸器系に感染する**肺炎マイコプラズマ**（*Mycoplasma pneumoniae*），生殖器に感染する**生殖器マイ**

コプラズマ［マイコプラズマ・ホミニス（*M. hominis*），マイコプラズマ・ジェニタリウム（*M. genitalium*），ウレアプラズマ・ウレアリティカム（*Ureaplasma urealyticum*）］などがある．

肺炎マイコプラズマ

学童および若年成人における呼吸器感染症（上気道炎，気管支炎，肺炎）の主要な原因となっている．感染様式は飛沫感染で，1～3週間の潜伏期を経て発症し，とくに集団生活や家族内で流行を起こしやすい．本菌による呼吸器感染症は，比較的軽症であり入院を要さない場合が多い．

生殖器マイコプラズマ

性的活動期にある男女の泌尿生殖器に感染し，トラコーマクラミジアと並び非淋菌性尿道炎などの**性行為感染症（STD）**の原因となっている．

2 症状と診断のすすめ方

肺炎マイコプラズマ感染症

発熱，夜間の乾性咳嗽が特徴的である．気管支炎や肺炎などの呼吸器感染症のほかに，髄膜炎，脳炎，ギラン・バレー（Guillain-Barré）症候群，スティーブンス・ジョンソン（Stevens-Johnson）症候群，多形滲出性紅斑，溶血性貧血，心筋炎，関節炎などの呼吸器系以外の合併症を生じることもある．細菌性肺炎と比べて，聴診所見に乏しく，末梢血の白血球数やCRP値は増加しないことが多い．胸部X線検査では多彩な肺炎像を呈する．

診断はPA（ゼラチン粒子凝集）法などの血清学的診断や，ポリメラーゼ連鎖反応（PCR）法や培養など感染病巣から菌を検出する方法がある．しかし，前者は急性期と回復期の抗体価上昇を確認するため迅速性に欠け，後者は保険適用外である．近年血清IgM抗体迅速診断キットが使用されているが，偽陽性が多い．以上の理由により実際の診療現場では年齢，流行状況，臨床経過などで総合的に診断されていることが多い．

生殖器マイコプラズマ

生殖器マイコプラズマによる尿道炎は，白色の尿道分泌物，排尿時痛，瘙痒感などを呈する．マイコプラズマ・ホミニスは細菌性腟症，骨盤内感染症，早期産と，マイコプラズマ・ジェニタリウムは子宮頸管炎，骨盤内感染症，不妊症と，ウレアプラズマ・ウレアリティカムは細菌性腟症，骨盤内感染症，産褥熱，不妊症，流早産，新生児の呼吸器疾患との関連が報告されている．

診断は，尿道分泌物中の白血球増多や，グラム染色でグラム陰性双球菌（淋菌）が認められないことに基づいて行う．グラム染色ではクラミジア性尿道炎との鑑別は困難であるため，**非淋菌性尿道炎**として扱う．また培養やPCR法が可能な施設は限られている．

3 治療の実際

肺炎マイコプラズマ感染症

宿主の免疫応答により引き起こされる疾患である．通常自然治癒傾向を示すが，適切な抗菌薬で治療すると症状の持続が短く再発の頻度が低い．マイコプラズマは細胞壁をもたないため，細胞壁合成阻害薬であるペニシリン系やセフェム系抗菌薬は無効であり，第1選択薬はマクロライド系（エリスロマイシン，クラリスロマイシン，アジスロマイシン）である．8歳以上にはテトラサイクリン系（ミノサイクリン），成人にはニューキノロン系抗菌薬も使用可能である．わが国では，2000年以降**マクロライド耐性肺炎マイコプラズマ**の増加が報告されている．

生殖器マイコプラズマ

マクロライド系やテトラサイクリン系，あるいはニューキノロン系抗菌薬を年齢や妊娠の有無，原因微生物の感受性に基づいて用いる．妊娠中に使用できるのは，マクロライド系のみである．

💡 看護のポイント・・・・・・・・・・・・・・・

肺炎マイコプラズマ感染症は，症状やバイタルサイン，身体所見などにより病状を観察し，

合併症の出現にも注意する．感染予防には，標準予防策に加え，呼吸器症状が出現している期間は飛沫感染予防策を行う．

（田中孝明，尾内一信）

リケッチア感染症 rickettsial infection

A　つつが虫病 tsutsugamushi disease

1　起こり方

リケッチア科オリエンチア属のオリエンチア・ツツガムシ（*Orientia tsutsugamushi*）を保有するツツガムシの幼虫がヒトを刺咬することによって感染し発症する．**血清型**によって，Kato，Karp，および Gilliam の3種類の標準型のほかに，Kawasaki，Kuroki などに分けられる．

患者発生はツツガムシ幼虫の活動時期と関係し，**古典型つつが虫病**はアカツツガムシの幼虫が発生する夏季に山形県，秋田県，新潟県などの河川流域で発生する風土病として古くから知られていた．戦後患者が確認された**新型つつが虫病**は，媒介するタテツツガムシとフトゲツツガムシが秋～初冬に孵化するため，この時期に北海道を除いた全国で患者が発生する．媒介ツツガムシの0.1～3%が菌をもつと報告されている．アカツツガムシによる古典型つつが虫病は，近年みられなかったが，2009年に15年ぶりに秋田県で再発生がみられた．フトゲツツガムシは低温に抵抗性であり，一部越冬して春に活動を再開するため，東北地方では春～初夏の患者が秋～初冬より多い．四類感染症として，全国で年間500例前後の患者が報告され，毎年数人の死亡例も報告されている．また，つつが虫病は広範囲のアジア地域に分布しており，輸入感染症としても重要である．

2　症状と診断のすすめ方

発熱，刺し口，発疹が主要3徴候であり，大部分の患者にみられる．潜伏期は6～18日（平均10日）．40℃弱の高熱を伴って発症し，黒色痂皮を伴う特徴的なダニの刺し口が確認される．その後，体幹部を中心に発疹が出現する．患者の多くは頭痛，悪寒，筋肉痛，全身倦怠感を訴える．また刺し口近傍の所属リンパ節，全身リンパ節の腫脹が半数の患者にみられ，咽頭発赤，結膜充血，高熱のわりに徐脈もみられる．検査所見は，白血球数の初期の減少（好中球比の増加，核左方移動）と後期の増加，血小板減少，CRP上昇，AST，ALT，LDHが上昇する．重症化すると，播種性血管内凝固（DIC），循環不全，呼吸不全，中枢神経症状を呈し，死亡することもある．

確定診断には，主に**間接蛍光抗体法（IFA）**や**免疫ペルオキシダーゼ法（IP）**による血清学的診断が行われる．特定の血清型の抗体のみが上昇する場合があり，診断用抗原は標準型（Kato，Karp，Gilliam）に加え，Kawasaki，Kuroki型を用いることが望ましい．また，鑑別診断として日本紅斑熱を考慮する．ワイル・フェリックス（Weil-Felix）反応はOXK陽性となるが，特異性と感度から補助的診断となる．投薬前の全血や，刺し口，痂皮を用いてポリメラーゼ連鎖反応（PCR）法による *O. tsutsugamushi* 遺伝子の検出が早期病原体診断として有効であるが，実施施設は限られている．菌分離はP3実験施設を必要とし，時間もかかるので臨床には実用的でない．

3　治療の実際と看護のポイント

適切な抗菌薬がない時代の死亡率はきわめて高かったが，早期に適切な治療を開始すれば予後は悪くない．患者の発症前の活動歴や生活環境，臨床症状から本症を疑い，早期に適切な治

B　日本紅斑熱　Japanese spotted fever

1　起こり方

リケッチア属の紅斑熱群に分類される病原体リケッチア・ジャポニカ（Rickettsia japonica）がマダニ類に媒介され，感染，発症する疾患である．わが国には紅斑熱群リケッチアによる感染症は存在しないと考えられていたが，1984年につつが虫病に類似した症例が四国で報告され，新規のリケッチア症として確認された．感染症法の全数把握四類感染症である．発見当初，本症は限られた地域で年10～20例程度の報告であったが，現在は千葉県以西～西日本の広い地域で患者が発生し，近年の報告数は年間100例を超える．リケッチアが媒介（ベクター，媒介動物）のマダニの中で経卵感染するため，ベクターの発育ステージ（幼虫～若虫～成虫）のすべてがヒトへの感染機会となり，マダニの活動期の春から秋まで患者が発生する．日本紅斑熱以外の紅斑熱群リケッチア症の国内発生や類似のリケッチア症の輸入症例が報告されており，本疾患とともに全国的に注意を要する．

2　症状と診断のすすめ方

潜伏期は2～8日で，つつが虫病よりやや短く，頭痛，**発熱**，悪寒戦慄をもって急激に発症する．ほとんどの症例でマダニの**刺し口**を認める．発熱と同時，または2～3日遅れて米粒大から小豆大の**紅斑**が多発する．紅斑部に瘙痒感はなく，四肢に始まり体幹へ広がる．手掌や足底部にも紅斑がみられる．リンパ節腫脹は少ない．播種性血管内凝固（DIC）を起こして死亡することもあり，四肢末端が壊死する急性感染性電撃性紫斑病（AIPF）の病態も報告されている．つつが虫病に比べ，重症感が強い．

確定診断は一般にペア血清を用いた血中抗体価の上昇の確認，刺し口，発疹部皮膚生検，抗菌薬投与前の急性期の全血を用いたポリメラーゼ連鎖反応（PCR）法によるリケッチア遺伝子の検出，病原体の分離などによる．本疾患の特異的検査を実施できる施設は限られている．つつが虫病と同様に，発症前の野外での活動歴聴取を背景に刺し口を発見することが本症を疑うきっかけとなる．また，リケッチア症の全般にいえることであるが，急激に症状が悪化する症例もあり，疑った際は確定診断を待たず，すみやかに診断的治療を開始することが重要である．

3　治療の実際と看護のポイント

テトラサイクリン系の抗菌薬が著効を示す．重症例においては，テトラサイクリン系とニューキノロン系の抗菌薬の併用が推奨されている．

急激な症状の悪化に対応するため注意深い経過観察が必要である．　　　　　　　（安藤秀二）

C 発疹熱 endemic typhus, murine typhus

1 起こり方

リケッチア属の病原体リケッチア・ティフィ(*Rickettsia typhi*)がネズミノミの媒介によって感染，ヒトに急性の熱性疾患を起こす．自然界の保有動物はイエネズミである．世界中で古くから散発的流行があり，現在も，熱帯，亜熱帯，温帯と広く発生し，とくにその沿岸，港湾地帯でみられる．わが国では，1950年代以降，国内で感染・発症したと確認された症例は少ない．しかしながら，長崎県対馬(1977)，福島県(1986)，島根県(1998)，福井県(2001)，徳島県(2004)などの報告があり，また近年，複数の輸入症例が報告されている．

2 症状と診断のすすめ方

10日間程度の潜伏期間の後，頭痛と**発熱**をもって発症する．その後数日で**発疹**が出現するが，発疹は患者の5割程度であり，一般に頭部，手掌，足蹠にはみられない．発熱は1～2週間程度続く．症状は発疹チフスに似ているが，比較的軽症である．予後は通常良好で，無治療でも15日ほどでほとんどが軽快し，合併症や死亡例はまれである．しかしながら，基礎疾患を有する人や，高齢者などでは時に多臓器不全などの重症例がある．臨床的にはほかの熱性疾患との鑑別はむずかしい．確定診断は，血中抗体価の上昇，急性期血液や発疹部皮膚からポリメラーゼ連鎖反応(PCR)法によるリケッチア遺伝子の検出，分離などによって行われる．

3 治療の実際と看護のポイント

テトラサイクリン系抗菌薬が第1選択薬であり，クロラムフェニコール，ニューキノロン系抗菌薬も有効とされている．自然治癒の場合も多いが，患者ごとに症状の重篤度の差が大きいことを忘れてはならない． （安藤秀二）

D 発疹チフス epidemic typhus

1 起こり方

リケッチア属のリケッチア・プロワツェキイ(*Rickettsia prowazekii*)によって起こる．発疹熱の病原体と近縁である．感染症法の全数把握四類感染症であるが，世界的にも近年の発生はなく，わが国では第二次世界大戦後の数年間に流行，1957年の1例以降の発生はない．自然界での保有はヒトであり，天災，紛争，貧困，飢餓など衛生環境が悪化した際に，**コロモジラミ**を介して発生する．リケッチアを保有するヒトを吸血したシラミがほかのヒトを吸血したとき，リケッチアを大量に含む糞便が排泄され，吸血部分を掻いて，その傷口からリケッチアに感染する．

2 症状と診断のすすめ方

潜伏期は1～2週間，悪寒，発熱，頭痛，筋肉痛などをもって発症する．発症後5日以内に全身にバラ疹を生じる．意識障害，幻覚などの**中枢神経症状**を呈することが多く，本疾患のもっとも重要な症状である．頻脈，血圧低下などの循環器障害を示すこともある．未治療の場合，死亡率は10％を超える．再発型発疹チフスとして**ブリル・ジンザー(Brill-Zinsser)病**が知られているが，通常の発疹チフスより軽症で発疹もまれで，経過は短く，死亡率も低い．発疹チフスの診断は発疹熱と同様である．

3 治療の実際と看護のポイント

テトラサイクリン系抗菌薬が有効である．重症例が多く，ショックや腎不全，循環器障害な

E Q熱 Q fever

1 起こり方

　レジオネラ目・コクシエラ科の**コクシエラ・バーネッティ**(*Coxiella burnetii*)が原因となる．病名は Query fever（不明熱）に由来する．ヒトへの感染の様式は，コクシエラ・バーネッティに感染したウシ，ヒツジなどの家畜やネコなどの尿，糞，乳汁などに排出された菌で汚染された粉塵を吸入して感染する．感染動物の胎盤や羊水はとくに菌を大量に含み，これによるヒトの集団感染がヨーロッパやオーストラリアで報告されている．近年，輸入症例も報告されており，輸入感染症としても注意が必要である．四類感染症として国内では年間数名の報告があるが，感染源が未特定の症例が多い．

2 症状と診断のすすめ方

　Q熱には**急性型**と**慢性型**があり，急性型の潜伏期は2～3週間，発熱，頭痛，筋肉痛，全身倦怠感，呼吸器症状などインフルエンザ様を呈す．不顕性感染や自然治癒例も多いが，肺炎や肝炎など臨床像は多彩である．急性型の2～10％が心内膜炎や肝機能障害を主な症状とする慢性型に移行するとされている．また急性Q熱から回復後，倦怠感などを長期間訴えるQ熱後疲労症候群（post Q fever fatigue syndrome）も報告されている．

　検査所見では，CRP，肝酵素上昇，血小板減少，貧血などがみられるが，Q熱に特徴的な症状や所見はない．**間接蛍光抗体法**（IFA）などの血清診断法により，ペア血清での抗体価上昇や有意なIgM抗体価を証明することにより診断するが，単独血清での判定はむずかしい．投薬前の急性期血液や急性極期の血清中から，ポリメラーゼ連鎖反応（PCR）法による遺伝子検出が可能であるが，一般的な検査施設では実施は困難である．

3 治療の実際と看護のポイント

　治療には**テトラサイクリン系抗菌薬**，クロラムフェニコールなどを用いる．急性型の場合は，発症3日以内に治療開始し，3～4週間は継続することが望ましい．慢性型は予後が悪く，投薬効果は少ない．　　　　（岸本壽男）

細菌感染症 bacterial infection

A 連鎖球菌感染症 streptococcal infection

1 起こり方

　連鎖球菌(*Streptococcus*)とは，**グラム染色**で陽性（紫色）に染まる球菌が，2個以上数珠状につながるものをいう．形態学的な違いや血液寒天培地上での溶血の程度などにより分類されるが，菌によって疾患の種類や症状，治療が異なってくる．

分類

● 肺炎球菌感染症 ●

　肺炎球菌(*S. pneumoniae*)は，2個が対になる双球菌として観察される．とくに小児の鼻咽腔に常在し，中耳炎，副鼻腔炎の主な原因となるほか，成人の**市中肺炎**と**細菌性髄膜炎**の最多

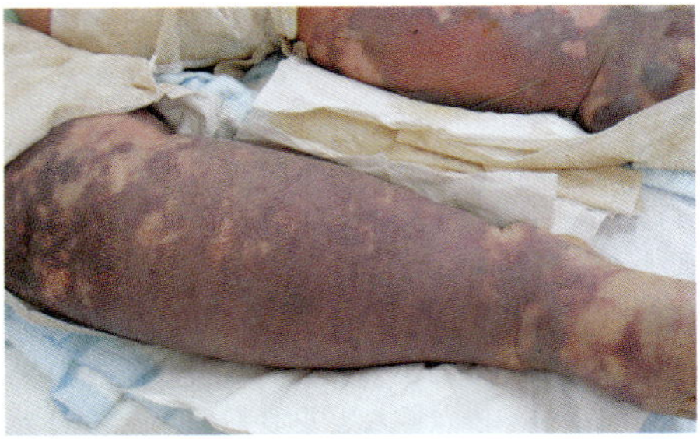

図1　G群連鎖球菌による下肢の壊死性筋膜炎
［東京大学医学部附属病院　三澤慶樹先生のご厚意による］

原因でもある．病原性は高く，敗血症や髄膜炎での進行は速く，髄膜炎での死亡率は10～15％といわれる．

● **β溶血性連鎖球菌（A群，B群，C群，G群）による感染症** ●

これらは血液寒天培地上でβ溶血とよばれる強い溶血を生じるのが特徴で，さまざまな侵襲性の感染症を起こす．なかでも**A群連鎖球菌**（*S. pyogenes*）は化膿性連鎖球菌ともよばれ，病原性は高く，咽頭・扁桃腺炎，丹毒，蜂窩織炎のほか，敗血症や**壊死性筋膜炎**，**劇症型連鎖球菌感染症**，トキシックショック症候群を起こし，死亡することもままある．**B群連鎖球菌**（*S. agalactiae*）は泌尿生殖器の常在菌であるが，分娩時に母親から児に垂直感染を生じ，新生児敗血症，髄膜炎をきたす．C群，**G群連鎖球菌**は，A群ほど重症ではないものの，基礎疾患のある者や高齢者に敗血症や皮膚・軟部組織感染症を起こす（**図1**）．

● **その他の連鎖球菌感染症** ●

緑色連鎖球菌（viridans streptococci）は口腔内や腸管に常在しており，う歯などの歯性感染症や感染性心内膜炎（歯科処置後や心臓に基礎疾患のある者に生じやすい）の原因となる．また**腸球菌**（*Enterococcus*）は腸管内の常在菌で，病原性は低いものの，担がん患者など基礎疾患のある患者に菌血症や胆道感染症，尿路感染症を起こす．抗菌薬に広く耐性であること，ベッドサイドなどの環境で長く存在することから，治療と感染対策が非常にむずかしい（とくにバンコマイシン耐性腸球菌：VRE）．

2　症状と診断のすすめ方

連鎖球菌，とくに肺炎球菌とβ溶血性連鎖球菌は，多彩な症状を示すこと，進行が速いことが特徴である．まず，①疑うこと，そして②適切に検体を採取して，細菌検査を行うこと，③すみやかに治療を開始すること，が求められる．血液培養を複数回採取し，臨床症状・所見により，痰のグラム染色・培養，咽頭のA群連鎖球菌抗原（咽頭炎ばかりでなく劇症型連鎖球菌感染症でも有用），尿中の肺炎球菌抗原，髄液の採取とグラム染色・抗原検査などを行う．肺炎球菌やβ溶血性連鎖球菌は生体外では死滅しやすいため，検体採取から時間がたって培養を始めると生えてこないことがあるので注意する．

3　治療の実際と看護のポイント

主にペニシリン系，第3世代セフェム系，カルバペネム系が投与されるが，薬剤耐性がなければ，連鎖球菌一般にもっとも効果が高いのは**ペニシリン系**である．なお髄膜炎の場合には，髄液移行性のよいものを選択する．有効な抗菌薬が投与されても，合併症が生じたり，臓器不全に陥ることもある．膿瘍や壊死性筋膜炎では積極的に外科的治療を考慮する．看護においては，全身状態をこまめに把握し，新しいサインの出現に十分注意するように努める．また，数日の経過で全身状態が悪化しているケースでも，常に連鎖球菌感染症の可能性を念頭に置く．

予　防

肺炎球菌には2種類のワクチンが利用可能である．**23価莢膜多糖ワクチン**は，脾摘後の患者や，糖尿病，腎不全などの基礎疾患のある高齢者に用いられ，敗血症や髄膜炎の予防に効果がある．7価の**小児用ワクチン**（コンジュゲートワクチン）は，抗体産生が弱い小児に適しており，侵襲性感染症ばかりでなく，中耳炎や副鼻腔炎も少なくなるうえ，保菌率まで下げることができる．

〔吉田　敦〕

B ブドウ球菌感染症
staphylococcal infection, staphylococcosis

1 起こり方

　ブドウ球菌はヒトの体表に常在するグラム陽性球菌の一種であり，産生する酵素（コアグラーゼ）の有無によりコアグラーゼ陽性菌と陰性菌とに分類されている．コアグラーゼ陽性菌の代表が**黄色ブドウ球菌**（*Staphylococcus aureus*）であり，これ以外のブドウ球菌は多くがコアグラーゼ陰性菌に属している．たとえば，表皮ブドウ球菌（*Staphylococcus epidermidis*）は**コアグラーゼ陰性ブドウ球菌（CNS）**の代表である．一般に黄色ブドウ球菌はCNSよりも重篤な感染症を引き起こしやすい．

黄色ブドウ球菌

　黄色ブドウ球菌は体表に存在する菌であるため，この菌による感染症は損傷のある皮膚が侵入門戸となることが多い．癰（よう）・癤（せつ）や皮下膿瘍，糖尿病性壊疽（ほかの菌との混合感染が多い），術後創部感染症などの**皮膚軟部組織感染症**，**カテーテル関連血流感染症**，注射薬物常用者における**感染性心内膜炎**などが代表的な感染症である．また人工関節や人工弁など，**体内異物**の表面にも定着しやすく，持続感染をきたすと抗菌薬のみでの治癒は困難となる．とくに術後創部感染症やカテーテル関連血流感染症などの医療ケア関連感染症では，**メチシリン耐性黄色ブドウ球菌**（methicillin-resistant *S. aureus*：MRSA）が大きな問題であり，入院患者の経過を左右する要素の1つとなっている．CNSについては黄色ブドウ球菌ほどの重篤な感染症をきたすことは少ないが，カテーテル関連血流感染症や体内異物の慢性感染症の起炎菌としては黄色ブドウ球菌以上に頻度が高く，重要である．

2 症状と診断のすすめ方

　術後創部感染症などの皮膚軟部組織感染症においては，局所の疼痛，発赤，熱感，腫脹，膿排出などがみられる．診断には局所所見のほか，膿や感染組織の塗抹・培養検査が必要である．この際皮膚常在菌との区別を容易にするため，検体はできるだけ深いところから無菌的に採取する．吸引やドレナージされた膿，デブリドマンした組織を検査に提出するのもよい方法である．深部から検体が採取できない場合でも**血液培養**は陽性になることがあるため，血液培養の採取も積極的に行う．2セット採取が皮膚常在菌との識別，および起炎菌の検出率を高めるために有用である．

　カテーテル関連血流感染症については，刺入部に発赤や疼痛があれば容易に疑えるが，これらの徴候がまったくみられないことも多い．診断には血液培養2セットとカテーテル先端培養の同時提出が必要であり，カテーテル先端の培養のみでは診断できない．

　感染性心内膜炎には明確な診断基準があり，大基準として複数セットの血液培養と心エコーの施行が必須である．小基準についても必要に応じ検査を追加する．

　人工関節や人工弁などの体内異物感染症については，発熱以外に症状がないなど自覚・他覚所見からは診断がむずかしい場合がある．画像検査も組み合わせて診断をすすめる．確定診断には，疑わしい部位の組織や膿の培養，血液培養の提出が必要である．

　いずれの感染症においても，感染巣の培養検査のみならず，血液培養2セットの採取が有用である．なおブドウ球菌による肺炎，腸炎，尿路感染症はまれであるため，喀痰，便，尿から検出されたブドウ球菌については本当に起炎菌なのかを十分に吟味し，治療の必要性を検討しなくてはならない．

3 治療の実際

　市中で発生した浅い部位の感染症であれば，現在のところMRSAの可能性は低いため，各

種培養を採取した後，アモキシシリン・クラブラン酸や経口セフェム系薬（セファレキシンなど）の投与，必要であれば切開排膿を行って治療する．院内で発生した感染症では MRSA を想定しなければならないため，各種培養を採取した後，バンコマイシンなどの抗 MRSA 薬で治療を開始する．培養同定および感受性試験結果が判明したら，第 1 世代セフェム系薬（セファゾリン）やアンピシリン・スルバクタムなどに変更するか，抗 MRSA 薬の継続かを検討する．ドレナージやデブリドマン，異物除去は積極的に行い，また抗菌薬の投与期間は十分にとる必要がある．

看護のポイント

看護を行うにあたっては，術創部やカテーテル刺入部の観察をこまめに行い，バイタルサインの変化も合わせて早期に感染徴候を見出すことが大切である．これらの情報を医師やコメディカルと共有することが迅速な診断と治療の成功に結びつく．MRSA 感染症においては標準予防策のほか，**接触感染予防策**の徹底が他患者への耐性菌伝播予防に重要である．（上原由紀）

C 腸チフス，パラチフス typhoid fever, paratyphoid fever

1 起こり方

サルモネラ属の細菌によって起こる熱性疾患で，腸チフスは**腸チフス菌**（*Salmonella typhi*），パラチフスは**パラチフス菌 A**（*S. paratyphi A*）が病原体になる．この病原体に汚染された食品や水を経口摂取することで感染する．患者から直接感染することは少ない．**経口感染**した病原体は回腸末端の腸管リンパ節内で増殖し，その後，**菌血症**を起こし肝臓や脾臓など全身に散布される．

熱帯や亜熱帯地域で流行しており，とくにインドなどの南アジアで患者発生が多い．日本でも腸チフス患者が年間 50～70 例，パラチフス患者が年間 20～30 例発生しているが，その大多数は輸入症例である．感染症法では三類感染症に分類されている．なお，腸チフスには注射用不活化ワクチンと経口生ワクチンがあるが，日本では未承認である．

2 症状と診断のすすめ方

腸チフス，パラチフスの症状は基本的に同じであるが，パラチフスのほうが一般に軽症である．潜伏期間は 10～14 日で最初に**発熱**がみられる．体温は段階的に上昇し，発病後 2 週目で 39～40℃ 台の稽留熱となる．3 週目から体温は徐々に下降し，4 週目で回復する．発熱以外には**比較的徐脈**，**バラ疹**，**脾腫**などの症状が特徴的である．腹部症状としては下痢と便秘がどちらもみられる．また 3 週目に腸出血や腸穿孔を合併することがある．検査所見では AST，ALT，LDH の増加がみられ，白血球数は病状の進行とともに減少する．確定診断は細菌培養による病原体の検出である．発病後 2 週目までは血液培養，それ以降は便培養や尿培養で菌陽性になりやすい．

3 治療の実際

腸チフス，パラチフスともに抗菌薬の治療を行う．ニューキノロン系薬が第 1 選択であるが，近年はキノロン耐性菌も増加しており，その場合は第 3 世代のセフェム系やマクロライド系（アジスロマイシンなど）の抗菌薬を使用する．投与期間は 1～2 週間と長期になる．治療後 2 週間が経過した時点で便培養が陰性であれば，治癒と判断する．胆石や尿路結石のある患者は，治療後も無症候性保菌者になる可能性がある．

看護のポイント

患者の便には病原体が排泄されるため，その取り扱いには十分に注意する．また患者の処置後は手洗いを励行する．（濱田篤郎）

D 細菌性赤痢，疫痢 bacillary dysentery, ekiri

1 起こり方と症状・診断のすすめ方

細菌性赤痢は**赤痢菌**の感染症で，小児の細菌性赤痢のうち病勢が急速に進行するものを疫痢という．細菌性赤痢は海外，とくに熱帯や亜熱帯地域で感染する患者が多いが，日本国内で感染する患者も存在し，時に日本国内でも集団発生する．赤痢菌はA，B，C，Dの4つの亜群に分けられており，現在は**D亜群赤痢菌**による赤痢患者がもっとも多く，B亜群赤痢菌によるものがそれに次いでいる．

赤痢菌は経口的に感染し，菌が混入している飲食物を摂取した1〜3日後に発症する．発熱で発症し，発熱とほぼ同時期か少し遅れて下痢となる症例が多い．発熱は1〜2日で自然に解熱する．下痢の性状は軟便から水様便までさまざまで，血便となることもある．下腹部痛を伴うことも多い．疫痢は，上述したように小児にみられる細菌性赤痢の重症型で，循環不全（血圧の低下，意識障害など）を起こすなどで短期間に死亡する．しかし，なぜそのような状態になるかは不明である．最近は疫痢患者に遭遇する機会が極端に減少した．

赤痢菌を患者の便から分離して診断する．臨床症状のみでは確定診断ができない．

2 治療の実際と看護のポイント

抗菌薬の経口投与を行う．通常の細菌性赤痢に対し，わが国では成人に**フルオロキノロン系**の抗菌薬，小児では**ホスホマイシン**が投与される場合が多い．さらに，脱水状態にあれば経口的あるいは経静脈的に**補液**を行う．疫痢の場合は抗菌薬投与に加え，集中医療的な全身管理を行う．

患者の便には赤痢菌が含まれるので，患者から看護師を含めた医療従事者への感染を防止し，さらには医療従事者を介して他へ感染することを防止することが重要である．そのために患者の看護行為後には流水と石鹸による**手洗い**を入念に行い，手洗いが行えない場合にはアルコールを用いた**手指衛生**に留意する．また，便で汚染された物に触れる際には手袋やガウンを着用し，手袋を脱いだ後にも手洗いを行う．

（大西健児）

E コレラ cholera

1 起こり方と症状・診断のすすめ方

コレラは**コレラ毒素**を産生する**コレラ菌**（Vibrio cholerae O1 と V. cholerae O139）の感染症で，日本人の場合，熱帯や亜熱帯地域で感染する患者が主流であるが，日本国内で感染する患者も存在する．V. cholerae O1 に属するコレラ菌は**古典型**（アジア型ともいう）と**エルトール型**の2つの生物型に分けられ，さらにこの2つの生物型はそれぞれ血清学的に稲葉，小川，彦島型に分けられる．現在は**エルトール型コレラ菌**によるコレラが流行している．

コレラは経口的に感染し，コレラ菌が混入している飲食物を摂取して1〜3日後に発症する．エルトール型コレラ菌によるコレラは比較的軽症例が多いが，胃切除患者や抗潰瘍薬（H_2受容体拮抗薬など）服用者などでは重症化する．コレラは下痢と嘔吐を主症状とし，増悪すれば**脱水状態**となる．これらの症状はコレラ菌が小腸腔で産生したコレラ毒素により出現する．重症例では有名な米の研ぎ汁様の水様便となる．一般的には発熱を伴わない．

コレラ毒素を産生するコレラ菌を患者の便や嘔吐物から分離して診断する．臨床症状のみでは確定診断ができない．

2 治療の実際と看護のポイント

抗菌薬の経口投与と補液を行う．わが国では

ミノサイクリンやフルオロキノロン系の抗菌薬が使用され，投与期間は3日間が標準的である．脱水状態にあれば経口的あるいは経静脈的に補液を行う．脱水状態が悪化すれば，呼吸促迫，血圧低下，脈拍数増加などが認められるので，このような症状が出現しているか否かに注意する．

便や嘔吐物中にはコレラ菌が含まれるので，患者から看護師を含めた医療従事者への感染を，さらには医療従事者を介して他へ感染することを防止する．そのために患者の看護行為後には流水と石鹸による手洗いを入念に行い，手洗いが行えない場合にはアルコールを用いた手指衛生に留意する．また，便あるいは嘔吐物で汚染された物に触れる際には手袋やガウンを着用し，手袋を脱いだ後にも手洗いを行う．

（大西健児）

F　レジオネラ症（在郷軍人病）
Legionnaires' disease, legionellosis

1　起こり方と症状・診断のすすめ方

感染症法では，レジオネラ症は四類感染症（全数報告）と定められており，本症を診断した医師はただちに最寄りの保健所に届け出ることが義務付けられている．年間700例以上の報告がなされている．

レジオネラ症の病態にはポンティアック熱と肺炎があるが，報告のほとんどは肺炎例である．レジオネラ（*Legionella*）属菌に高濃度に汚染された冷却塔水，循環式入浴設備，給水系などが感染源となり，感染源から発生するエアロゾルの吸入などによって感染が成立する．2〜10日間の潜伏期間の後に突然の高熱や呼吸器症状で発症する．

レジオネラ症では比較的徐脈や肺外症状（意識障害，腹痛，下痢など）を呈することがある．胸部X線像では大葉性肺炎像や多発性病変を呈することが多く，時に胸水の合併が認められる．

レジオネラ症の危険因子としては，喫煙者，慢性心疾患，慢性肺疾患，糖尿病，末期腎不全患者，移植患者，免疫抑制状態にある患者，1泊以上の旅行などがあげられる．

レジオネラ症の確定診断は，①呼吸器検体（気管支洗浄液，喀痰）からのレジオネラ属菌の分離培養，特異抗体を用いた直接蛍光抗体法による検出，特異的DNA断片検出，②尿中レジオネラ抗原検査，③血清抗体価測定によってなされる．

2　治療の実際と看護のポイント

レジオネラ症にはキノロン系薬やマクロライド系薬が第1選択薬である．リファンピシンはマクロライド系薬に併用して用いる．キノロン系薬は2週間の投与，マクロライド系では3週間の治療期間を標準とし，病態に応じて投与期間を決定する．マクロライド系薬，キノロン系薬，リファンピシンのいずれもほかの薬剤との相互作用に留意する．

レジオネラ症の患者ケア時は標準予防策を行う．免疫機能の低下した患者はレジオネラ症のハイリスク例であるので，レジオネラ曝露を避ける必要がある．医療施設内発生を防ぐために給水・給湯系やシャワーなどの定期的な検査が推奨される．

（比嘉　太）

G　百日咳　whooping cough, pertussis

1　起こり方と症状・診断のすすめ方

年齢，ジフテリア・百日咳・破傷風（DPT）三種混合ワクチン接種歴，使われている抗菌薬の種類・開始時期・期間，6ヵ月未満の場合は母親からの移行抗体などの影響で，多彩な症状

を呈する.

● **DPTワクチン未接種児** ●

かぜ症状で始まり,通常の咳止め薬では咳が治まらない.その後,乾性の咳が激しくなる.百日咳に特有な「**発作性の途切れなく続く連続的な咳き込み**」で苦しくなり,狭くなった声門を吸気が通過するときに,「**吸気性笛声**」が聞かれる.一連の特有な咳は夜間に強く,「**咳き込みによる嘔吐**」,チアノーゼ,無呼吸,顔面紅潮・眼瞼浮腫(百日咳顔貌)などがみられる.

● **新生児,ワクチン接種児,青年・成人** ●

生後3ヵ月未満の乳児では,重症化しやすく,死亡率も高い.無呼吸やけいれんが多く,特有な咳は少ない.DPTワクチン接種児も特有な咳は少ない.咳だけが2週間以上続くことが多いため,早期に百日咳と診断されることがなく,感染源となる.青年・成人の百日咳では,発症1ヵ月以内の場合は「発作性の咳」,「咳き込み後の嘔吐」,「吸気性笛声」など典型的な症状も認められることもあり,詳細な問診が有用である.

2 治療の実際と看護のポイント

3ヵ月未満の乳児は入院を推奨する.とくに白血球が50,000/μLを超えるような場合,梗塞による多臓器不全を防ぐため,ただちに交換輸血などで著増した白血球を減らすことが重要である.無呼吸やチアノーゼがひどい場合はすみやかな酸素投与が必要であり,吸引による過剰粘液の除去が救命的なこともある.

病初期の適切な抗菌薬治療は咳の軽減化に有用とされるが,この時期に百日咳を疑うことはむずかしい.典型的な咳が認められる頃になると,抗菌薬は明らかな咳の減少効果は示さないが,周囲への感染源とならないために必要である.マクロライド系抗菌薬が選択される.

(岡田賢司)

H ジフテリア diphtheria

1 起こり方

ジフテリア菌(*Corynebacterium diphtheriae*)の感染で発症する鼻咽頭炎,気管喉頭炎が中心の感染症である.主に飛沫感染でヒトからヒトに感染する.白色の**偽膜**を形成し気道閉塞,**窒息**を起こし,致命率は約10%と高い.菌が産生する毒素から**心筋炎**を発症することがある.感染症法の二類感染症に含まれ全数把握の対象となっている.**DPT**(ジフテリア,百日咳,破傷風)**三種混合ワクチン**の普及で,日本国内では1999年に1例の発症がみられた後2000〜2009年まで発症0が続いている.11〜12歳時のDTワクチン接種以降は追加接種がないため,成人層には免疫低下の危惧が存在する.

ウルセランス菌(*C. ulcerans*)はペットなど動物に感染する菌で,時に動物からヒトに感染しジフテリアと同様の症状を呈することがあるが,ヒトからヒトへの感染は認められていない.

2 症状と診断のすすめ方

多くは扁桃炎,咽頭炎の形で発症する.鼻汁,咽頭痛などがみられるが,発熱は軽微なことも多く必発ではない.鼻腔,扁桃,咽頭に特徴的な白色の厚い偽膜を認めれば,ジフテリアを強く疑う.熱帯地域やホームレスでは**皮膚感染**がみられることがある.

鼻咽腔や偽膜そのものの培養により診断が確定する.特殊な培地を必要とするため,検体提出時にはジフテリアを疑っていることを伝える必要がある.

3 治療の実際と看護のポイント

毒素が問題となる感染症なので抗菌薬だけでは治療は不十分である.培養の結果を待たず診断を疑った段階で**抗毒素血清**による治療を開始する.ウルセランス菌感染の場合もジフテリアと同様の治療が必要となる.

呼吸状態の変化や心不全の出現に注意する.

抗毒素血清はウマ血清であるため**血清病**を発症する危険が高い．発熱やアナフィラキシーショックなどの症状の出現にも注意が必要である．

（渡辺　博）

I　猩紅熱　scarlet fever

1　起こり方

A群β溶血性連鎖球菌（溶連菌）による急性咽頭扁桃炎の一病型である．溶連菌が作る**発赤外毒素**により全身の発疹が出現する急性感染症である．3〜15歳の小児に好発する．**飛沫感染**により溶連菌性咽頭炎罹患者から伝播する．潜伏期間は通常2〜5日である．9月頃やや減少するものの，流行はほぼ1年中みられる．重症化することはまれで，通常は外来通院のみで治癒する．

2　症状と診断のすすめ方

発熱，咽頭痛，咽頭発赤，**いちご舌**（舌が発赤しぶつぶつした丘疹を伴うことから苺様にみえる），発疹，腹痛などが主な症状である．咽頭発赤は通常著明で鮮紅色，牛肉の赤身のような赤さである．ただし咽頭発赤をほとんど認めない場合もあるので注意が必要である．発疹は頸部，腋窩から始まり全身に広がる鮮紅色の細かな小丘疹である．かゆみを伴うことも多い．発疹出現後1週間ほどで細かな**落屑**がみられることがある．

臨床経過と咽頭所見，発疹の性状から本症を疑う．**迅速診断検査**で診断が確定される．

3　治療の実際と看護のポイント

第1選択の抗菌薬は内服の**ペニシリン**である．**溶連菌感染後急性糸球体腎炎**や**リウマチ熱**発症予防のため，投与期間は10〜14日必要である．内服終了後に異常のないことを確認する目的で尿検査が通常行われる．

抗菌薬内服開始後24時間以内は学校などの集団生活は避けるよう指導する．24時間以降は感染性が消失するので集団生活が可能となる．一度罹患した後も何度も再感染する可能性がある．ワクチンの開発が行われているが，まだ実用化されていない．

（渡辺　博）

J　猫ひっかき病　cat scratch disease(CSD)

1　起こり方と症状・診断のすすめ方

猫ひっかき病（CSD）は猫のひっかき傷や咬傷が原因となり，受傷部位の所属リンパ節腫大や発熱を主徴とする感染症である．グラム陰性桿菌であるバルトネラ・ヘンゼレ（*Bartonella henselae*）が主たる病原体である．

CSDは猫の口や爪に存在する菌がひっかき傷や咬傷から侵入して感染が成立する．CSDの典型例では，受傷後数日〜2週間後に受傷部位の皮膚に赤紫色の丘疹を認め，膿疱や痂皮を形成することがある．さらに，数日〜数週間後に受傷部位の所属リンパ節の腫大がみられ，疼痛を伴うことが多い．受傷からリンパ節腫大までの潜伏期は2〜3週間のことが多い．リンパ節は受傷部位の所属リンパ節が腫大するので，多くは片側性であり，腋窩部がもっとも頻度が高く，鼠径部，頸部の順に多い．発熱も認められるが，感染症としての全身症状は一般に軽く，発熱も数日で解熱することが多い．合併症として，視神経網膜炎，パリノー（Parinaud）症候群，脳症，肝・脾肉芽腫，心内膜炎，血小板減少性紫斑病などが報告されている．

近年，バルトネラ・ヘンゼレを抗原とした免疫蛍光抗体法（IFA）が開発され，本菌に対する血清抗体測定が可能になった．単一血清でバルトネラ・ヘンゼレの急性感染を証明するためには512倍以上の抗体価の上昇を確認し，ペア血清では2管（4倍）以上の抗体価の変動（上昇または低下）を確認する必要がある．

K ペスト plague

1 起こり方

ペストはペスト菌(Yersinia pestis)による，早期に治療されないと致死率の高い感染症である．ペスト菌は腸内細菌科に属するグラム陰性桿菌でアフリカ，米国西部，南米，アジアの**野生げっ歯類**(ネズミ，リス，プレーリードッグなど)を宿主とする．感染経路はげっ歯類に寄生する**ノミを媒介した感染**が多く，まれにげっ歯類から感染した猫などの体液などとの接触感染，患者や感染動物からの**飛沫感染**がある．主な分類としてリンパ節腫脹を特徴とする腺ペスト(ヒトペストの76〜90％)，血液中にペスト菌が侵入し増殖する敗血症ペスト(10〜20％)，感染性が強く致死率の非常に高い肺ペスト(〜5％)の3つの病型がある．2004〜2009年の間，世界16ヵ国でペスト患者12,503人，死者843人が報告されており，コンゴ民主共和国，マダガスカル，ペルー，米国では毎年発生していた．日本では1926年を最後に発生はないが，輸入感染症，生物テロ関連疾患として注意が必要である．

2 症状と診断のすすめ方

腺ペストはペスト菌をもつノミに刺され2〜6日の潜伏期の後，急激な高熱，頭痛，筋肉痛で発症し，刺し口から近位のリンパ節腫脹と激痛が起きる．無治療の場合，致死率は50〜60％である．

原発性敗血症ペストはリンパ節腫脹なしにペスト菌が血中に入る進行性で重篤な病型である．発熱，悪寒，播種性血管内凝固(DIC)による出血斑，四肢末端の壊疽，敗血症性ショックなどを引き起こす．

原発性肺ペストは肺ペスト患者から飛沫感染する．潜伏期は1〜4日で突然の高熱，頭痛で発症し，急激な呼吸困難，泡状の血痰が生じ急速に進行する．適切な抗菌薬投与が18〜24時間以内に行われなければ致死的である．

診断のため血液，リンパ節穿刺吸引，喀痰など検体の塗抹標本をギムザ染色，蛍光抗体検査し，同時に検体の培養を行う．抗体検査として受身赤血球凝集試験(PHA)などが行われる．遺伝子検査としてポリメラーゼ連鎖反応(PCR)法またはリアルタイムPCR法が行われる．ペストは感染症法により定められている**一類感染症**であり，診断した医師は保健所長を経由して都道府県知事に届出が必要である．

3 治療の実際

ストレプトマイシン，ゲンタマイシン，ドキシサイクリン，シプロフロキサシン，レボフロキサシン，スパルフロキサシンなどの抗菌薬が有効である．ペストが疑われた場合，検査結果を待たずにただちに抗菌薬投与を開始する．

看護のポイント

ペスト菌はアルコールなど標準的な消毒薬で死滅する．**肺ペスト患者**を看護する場合，マスク，手袋，ゴーグル，ガウンなどで**飛沫感染予防**を行うこと．また，肺ペスト患者と濃厚接触した場合は抗菌薬の**予防投薬**を行う．

(鎌野　寛)

L 野兎病 tularemia

1 起こり方と症状・診断のすすめ方

野兎病は**野兎病菌**（*Francisella tularensis*）によって起こる感染症で，感染症法上四類に分類されただちに保健所への届出が必要な疾患である．わが国での発生はきわめてまれである．世界的には米国，カナダなど北半球を中心とする国で発生が報告されている．

野兎病菌はグラム陰性桿菌で野生動物であるウサギやげっ歯類のネズミ，リスなどに感染し，それらが保菌動物となる．それらの血液や臓器に接触あるいは経口摂取することで感染する．また，保菌動物からダニやアブなどの吸血性節足動物を介しヒトに感染することもある．

感染後2～10日の潜伏期を経て，急激な発熱，悪寒，頭痛，倦怠感などの感冒様の症状が出現する．感染部位には炎症性の丘疹が現れる．その後は野兎病菌の侵入門戸によりさまざまな病型を示すが，関連するリンパ節の腫脹，化膿や潰瘍化，咽頭痛，悪心や嘔吐などの消化器症状などがみられる．発熱は弛張熱となり1ヵ月程度続く．

診断は動物への接触歴を聴取し，病変部位から野兎病菌が検出されれば確定するが，一般の細菌検査では培養が困難である．そのためポリメラーゼ連鎖反応（PCR）などの遺伝子検査が用いられることがある．患者の抗体価を測定し診断する方法もあるがわが国では一般的に行われていない．

2 治療の実際と看護のポイント

野兎病は自然軽快することもあるが，本症が疑われるあるいは診断された場合は早期に治療を始めるべきである．治療にはストレプトマイシンが主に用いられる．中等症以下で経口治療を行う場合はテトラサイクリン系抗菌薬およびニューキノロン系抗菌薬の投与が考慮される．

病院感染対策では，野兎病は通常ヒトからヒトへの感染はないが，野兎病菌は感染力が非常に強く健常な皮膚からも侵入できるため，**標準予防策**を徹底し体液，血液などの取り扱いに注意する．広く利用可能なワクチンはまだ存在しないため，感染を予防することが重要である．

（奥川　周）

M 炭疽 anthrax

1 起こり方と症状・診断のすすめ方

炭疽とは**炭疽菌**（*Bacillus anthracis*）によって起こる感染症で，感染症法上四類に分類され届出が必要な疾患である．炭疽菌は自然界に存在し，ヒトへの感染は土壌などから炭疽菌に感染した家畜からの**人畜共通感染症**としてみられる．日本では家畜の防疫がすすみ，近年炭疽はみられていない一方で生物テロ使用に対する警戒が高まっている．

炭疽菌は**芽胞**を形成するグラム陽性桿菌で莢膜を形成し，**浮腫毒素**，**致死毒素**といわれる2つの**炭疽毒素**を産生し病原性を示す．感染経路により皮膚炭疽，肺炭疽，腸炭疽の3つの病型が存在する．肺炭疽がもっとも死亡率が高く無治療では90％以上の死亡率，次に腸炭疽50％程度，皮膚炭疽10％程度の順に予後がよい．皮膚炭疽は傷口などの皮膚から感染し発疹ができ黒い痂皮を形成する．経口的に感染した場合は腸炭疽が起こり，腸に潰瘍を形成し，穿孔を起こした場合は腹膜炎も合併する．吸入により経気道的に感染するとインフルエンザ様症状が初期にみられ，その後縦隔リンパ節腫大や胸水貯留，治療に抵抗性のショック状態へと進展する．

診断は感染部位ならびに血液培養からの炭疽菌の検出によって行われる．

2 治療の実際と看護のポイント

治療は感受性にもよるが，キノロン系抗菌薬またはペニシリン系が主に使用される．とくに肺炭疽は予後不良であるため，早期の治療開始が必要である．重篤な場合，抗菌薬投与に加え，炭疽毒素を中和するための抗体療法が考慮される．ただし，一般的には抗体は入手困難である．

病院感染対策では炭疽菌はヒトからヒトに感染することは通常ないため**標準予防策**でよい．**芽胞**は消毒薬や熱に強く殺菌することが容易でなく，環境中で長期間に生存することが可能である．そのため，炭疽菌で汚染された部位は塩素系消毒薬で消毒するなどの芽胞菌への対応が必要である．

(奥川　周)

N　リステリア症　listeriosis

1 起こり方と症状・診断のすすめ方

リステリア菌（*Listeria monocytogenes*）は主に**細胞性免疫不全者**［ステロイドや免疫抑制薬服用，悪性腫瘍，ヒト免疫不全ウイルス（HIV）感染，肝硬変，糖尿病など］や**新生児**，65歳以上の**高齢者**や**妊婦**に**敗血症**，**髄膜炎**，**脳炎**，胆道感染などの感染症を起こし，致命的になりうる．時には基礎疾患のない人にも発熱を伴う急性胃腸炎や敗血症などを起こしうる．汚染された共通の食品摂取から集団発生する場合がある．妊婦では胎盤に感染し，流産，死産，早産の原因になる．

リステリア菌はグラム陽性桿菌で，土壌，飼料，古い生野菜，動物の糞便，健常者の5％の便，生のソフトチーズ，未加熱のミルク，デリカテッセンの各種肉類など加熱していない食品中に存在することがある．4～10℃の低温でも発育し，冷蔵庫の食品からも検出されうる．感染経路は主に**経口感染**であり，潜伏期は発熱を伴う急性胃腸炎では平均24時間で，敗血症，髄膜脳炎などでは1～70日（平均21日）である．また母親の子宮内または産道で児が感染し，**新生児敗血症**，髄膜炎を発症しうる．

急性胃腸炎を起こした場合は，症状は発熱，下痢，嘔吐，頭痛，関節痛，筋肉痛などである．大部分は2日以内に自然治癒する．

敗血症を起こした場合は，発熱（38℃以上）または低体温（36℃未満），悪寒，呼吸数増加（20/分以上）があり，重症敗血症では，血圧低下，意識レベルの変化，低酸素血症などを呈する．診断は，抗菌薬開始前の血液培養検査でリステリア菌が陽性になる．

髄膜炎，脳炎を起こした場合は，発熱，意識障害，時に脳局所障害の徴候，運動麻痺，けいれんなどを呈する．髄液検査で白血球数増加（多核白血球増多，時に単核球増多），タンパク増加，グルコース低下がある．髄液培養でリステリア菌が陽性になりうる．

2 治療の実際と看護のポイント

リステリア菌の敗血症，髄膜炎などの治療は，アンピシリンを大量静注し，ゲンタマイシン（7～14日）を併用すると相乗効果がある．治療期間は2～8週間である．ペニシリンアレルギーの場合はST合剤静注またはメロペネムなどを投与する．

リステリア菌感染予防のために，免疫不全者や妊婦は，生のソフトチーズ（カマンベールチーズなど），加熱滅菌していないミルク，熱を十分通していない肉類，古い野菜などの食品を食べないようにする．よく加熱調理した食品，よく洗浄した新鮮な野菜，硬いチーズ，カッテージチーズ，クリームチーズ，ヨーグルトは食べてもよい．

(古川恵一)

O 無芽胞嫌気性菌感染症
asporogenic anaerobic infection

1 起こり方

無芽胞嫌気性菌(群) はヒトの粘膜，皮膚面にバイオフィルム状に，ヒトと緊密な関係をもって優勢に生息している細菌である．通常は人体に悪影響を及ぼすことなく皮膚・粘膜上優勢に生息しているが，粘膜(皮膚)の物理的破綻(外傷，手術，炎症，腫瘍など)を契機に粘膜(皮)下の無菌的な組織や体腔内に，微好気性菌や通性(嫌気性)菌などの菌種とともに複数が一塊となって侵入する．そして，典型的な場合には，以下のような**二相性感染**を起こす．数時間後にまず，より強力な病原性を有する通性菌が主体となり，**菌血症を伴う急性炎症**を惹起する(第Ⅰ相)．一方，嫌気性菌は，ほかの菌の協力を得て侵入局所で定着・増殖している．そして，3日目以降に無芽胞嫌気性菌が主体となる**慢性の化膿性感染症(膿瘍形成)**を起こす．その際2次的菌(敗)血症を合併する(第Ⅱ相)．

また，無芽胞嫌気性菌は，**歯周病**や**細菌性腟症**の場合のように，それぞれ歯肉溝内や腟粘膜表面に，ほかの細菌とともに**病的(異常)な**バイオフィルム形成に関与する．さらに，静脈瘤性潰瘍，糖尿病性潰瘍，褥瘡，術創感染などの**慢性創傷**と関連する病的バイオフィルム形成でも重要な役割を演じている．さらに，一部の無芽胞嫌気性菌は医療用人工器具(人工レンズ，人工骨頭，人工関節など)に関連する感染症にも関与する．

粘膜・皮膚に生息する無芽胞嫌気性菌は数百種に及ぶが，その中で感染症と深く関連することが明らかになってきた菌種は，強い膿瘍形成能を有する**バクテロイデス・フラジリス**(*Bacteroides fragilis*)など数十種類である(**表1**)．

2 症状と診断のすすめ方

無芽胞嫌気性菌感染症のほとんどは**複数菌感染症**である．1種または数種の無芽胞嫌気性菌

表1 感染症に関与する無芽胞嫌気性菌の種類

- グラム陰性桿菌
  バクテロイデス(*Bacteroides*)，プレボテラ(*Prevotella*)，ポルフィロモナス(*Porphyromonas*)，フソバクテリウム(*Fusobacterium*)，バイロフィラ(*Bilophila*)，デスルフォビブリオ(*Desulfovibrio*)，ディアリスター(*Dialister*)など
- グラム陰性球菌
  ベーヨネラ(*Veillonella*)，メガスフェラ(*Megasphaera*)，アシダミノコッカス(*Acidaminococcus*)など
- グラム陽性桿菌
  プロピオニバクテリウム(*Propionibacterium*)，アクチノミセス(*Actinomyces*)，エガセラ(*Eggerthella*)など
- グラム陽性球菌
  ファインゴルディア(*Finegoldia*)，パルビモナス(*Parvimonas*)，ペプトストレプトコッカス(*Peptostreptococcus*)，ペプトニフィルス(*Peptoniphilus*)，アネロコッカス(*Anaerococcus*)

に加え，**数種の微好気性菌**や**通性嫌気性菌**がその病態に関連する．2～10種以上(平均3～5菌種)が関与する．培養検査では，結果が出るまでに時間がかかるため，臨床的に診断され，経験的な抗菌薬の選択が行われるのが常である．さじ加減がむずかしいとされる．その病態を**表2**に示す．

粘膜の近隣にみられる化膿性病変(とくに膿瘍形成)の場合，経験的化学療法(嫌気性菌全般に無効なアミノ配糖体，バクテロイデスに無効な一般的なβラクタム系薬など)が無効な場合，**悪臭ある臨床検体**(血液を混じる場合が多い)が採取された場合，検体のグラム染色で複数の菌型の細胞が確認できる場合などは無芽胞嫌気性菌感染症が強く疑われる．

3 治療の実際と看護のポイント

膿瘍

膿瘍が確認された場合には，手術による**切開排膿**または，**CTガイド下ドレナージ**による膿瘍内容物の除去と合併する2次的な菌血症対策が基本的な治療になる．

表2　無芽胞嫌気性菌感染症の病態

① 膿瘍
　脳膿瘍，扁桃周囲膿瘍，舌膿瘍，咽後膿瘍，肺膿瘍，肺化膿症，肝膿瘍，腎周囲膿瘍，腹腔・骨盤内膿瘍，子宮瘤膿腫，バルトリン腺膿瘍，肛門周囲膿瘍など各種皮下膿瘍など
② 膿瘍以外の慢性化膿性感染症
　慢性中耳炎，慢性副鼻腔炎，慢性骨髄炎，慢性関節炎，術創部感染
③ 顎部・頸部・腹部・陰部の壊死性筋膜炎
④ 嚥下(誤嚥)性肺炎
⑤ バイオフィルム病
　歯周病，細菌性腟症，慢性創傷感染(嫌気性菌は静脈瘤性下腿潰瘍部，糖尿病性潰瘍部，褥瘡部の順で深く関与)
⑥ 菌(敗)血症
⑦ その他
　白内障での人工レンズ挿入術後感染症，大腿骨の人工骨頭置換術後の感染症，子宮内留置不妊用器具と関連する感染症

無芽胞嫌気性菌感染症では，**基質域が広いβ-ラクタマーゼ**を産生し，ほとんどのペニシリンやセフェムに耐性を示すバクテロイデスをターゲットにした抗菌薬の使用が必須である．カルバペネム系薬，セファマイシン系薬，オキサセフェム系薬，ピペラシリン(ピペラシリン単剤またはβ-ラクタマーゼ阻害薬との併用)，ニューキノロン系薬の一部が選択の対象となる．場合によっては，ミノサイクリンやクロラムフェニコール，また感受性株であることが確認できればクリンダマイシン(バクテロイデスの耐性率30％以上)も有用である．欧米で汎用される注射用メトロニダゾールは日本では使用できない．

膿瘍以外の化膿性・壊死性感染症・嚥下(誤嚥)性肺炎

頸部・腹部・外陰部の壊死性筋膜炎では，デブリドマンによる膿汁・壊死組織の除去が行われる．同時に抗嫌気性菌作用のある抗菌薬を用いた抗菌化学療法が行われる．高圧酸素療法も補助的に試みられることがある．**嚥下(誤嚥)性肺炎**では，嫌気性菌が関与する率がきわめて高い．発症初期にカルバペネム系薬やクリンダマイシン，あるいはその両方が選択される場合が少なくない．

嫌気性菌のカルバペネム系薬耐性は低率であるが存在する．クリンダマイシン耐性プレボテラが増加している．

バイオフィルム病

慢性創傷感染症に対する今日の基本的治療戦略は，洗浄，消毒(ポビドンヨードなど)，デブリドマンである．

抗菌薬はサルファ剤，アミノ配糖体などの一部の抗菌薬に限られる．しかし，これらはバイオフィルム中の嫌気性菌にはまったく効果がない．悪臭のある慢性・難治性潰瘍バイオフィルム(褥瘡バイオフィルム)では嫌気性菌が深く関与していて，これらの標準的な対応ではむずかしい場合が多い．

歯周病では，歯垢の機械的除去に加えミノサイクリンの歯周ポケット内投与が，細菌性腟症では，クロラムフェニコールまたはメトロニダゾールの局所投与が行われる．局所投与では常に再発例が問題となるので，経過観察が重要である．

(渡邉邦友)

P　放線菌症(アクチノミセス) actinomycosis

1　起こり方

放線菌症は放線菌(*Actinomyces*)属，プロピオニバクテリウム(*Propionibacterium*)属などが原因の**細菌感染症**で，放線菌属の例がほとんどである．主要な原因菌のアクチノミセス・イスラエリイ(*Actinomyces israelii*)，アクチノミセス・ゲレンセリアエ(*A. gerencseriae*)は口腔内に常在する．嫌気-微好気性で，グラム陽性短桿菌，または菌糸状・分岐状の多形性桿菌となる．

発症メカニズム

外傷，抜歯，手術による粘膜の破綻や，歯周炎などの慢性炎症により組織へ侵入し，ほかの細菌との複数菌感染として成立するとされる．侵入後の発症は，通常数週～数ヵ月後である．

■分　類

顔面型，**胸部型**，腹部型に分類され，胸部型は約20％を占める．

■疫　学

すべての年齢に発症するが，健康成人に多い．腹部型の中で**子宮内避妊具（IUC）**の合併症として認めることがある．男女比はやや男性に多い．

2　症状と診断のすすめ方

■症　状

全身症状は，発熱，体重減少，盗汗，胸部症状は，咳嗽，血痰，胸痛などで，特異性に乏しい．また約1割は無症状で，胸部X線像の異常で発見される．

■検　査

胸部X線像では腫瘤影，浸潤影，胸水，空洞形成，胸膜肥厚を認める．培養は発育が遅く分離率は50％以下であり，臨床的，あるいは**硫黄顆粒**とよばれる菌塊を病理学的に証明して診断することが多い．

■鑑別疾患

肺がん，肺結核，肺膿瘍，肺真菌症，**肺ノカルジア症**がある．ノカルジア症は免疫低下をきたす基礎疾患が多い．

3　治療の実際

病巣の線維化により抗菌薬の移行が悪いため長期の抗菌薬の投与，病巣・デバイスの除去が必要である．ペニシリンGが第1選択で，1,000～2,000万単位/日を4～6週，その後経口アモキシシリンを6～12ヵ月投与する．ほかにテトラサイクリン系，エリスロマイシンなどが代替薬となる．

・ヒ・看護のポイント・・・・・・・・・・・・・・

常在菌であるため予防は困難だが，口腔内の衛生状態を良好に保つことで発症頻度が低下する可能性はある．

（北沢貴利）

Q　ノカルジア症　nocardiosis

1　起こり方

ノカルジア（*Nocardia*）は土壌にみられる好気性のグラム陽性菌であり，臨床検体のグラム染色では分枝したフィラメント状の特徴的な形態を示す．30種類以上の菌種が知られているが，ノカルジア症の原因として検出されるのは主に，ノカルジア・アステロイデス（*N. asteroides*），ノカルジア・ファルシニカ（*N. farcinica*），ノカルジア・ノヴァ（*N. nova*），ノカルジア・ブラジリエンシス（*N. brasiliensis*），ノカルジア・オタイティディスカビアラム（*N. otitidiscaviarum*）の5菌種であり，とくにノカルジア・アステロイデスによるものが多い．

感染防御には細胞性免疫が重要な役割を果たし，HIV患者や臓器移植を受けた患者，ステロイドを内服している患者などの細胞性免疫不全宿主に日和見感染を起こすのが特徴であるが，とくに基礎疾患をもたない患者に肺炎を起こすこともある．

菌は主に吸入されて肺炎を起こし，免疫不全宿主の場合はその後に血行性播種をきたすことで，多発性脳膿瘍や皮下膿瘍を呈する．

2　診断のすすめ方

診断は臨床検体（喀痰，気管支肺胞洗浄液など）のグラム染色およびキニヨン（Kinyoun）染色において特徴的な形態の菌を認め，培養でノカルジアを検出することによって行われる．本菌は発育速度が緩徐であることから検査室で見逃される可能性があるため，ノカルジア症の疑いがあることをあらかじめ検査室へ連絡しておくことが望ましい．

抗菌薬の前投与がある場合には，染色で菌が確認できる場合でも培養では検出できないことが少なからずあるため，検鏡下で菌を確認することが確実に診断を行ううえで重要である．

3 治療の実際

治療は ST 合剤の内服が第 1 選択である.

脳膿瘍などの重症例では初期治療として 1 ヵ月程度はイミペネム/シラスタチン 0.5 g 1 日 4 回とアミカシン(AMK) 7.5 mg/kg 1 日 2 回による点滴治療を選択し,その後,経口投与に切り替える.治療期間は 6 ヵ月以上の長期治療が必要であり,短期で終了した場合には再燃のリスクが高い.脳膿瘍合併例,重度免疫不全例では 12 ヵ月以上の治療も考慮する.

(照屋勝治)

R 破傷風 tetanus

1 起こり方と症状・診断のすすめ方

破傷風はけいれん症状を示す感染性疾患である.起因細菌は破傷風菌クロストリジウムテタニ(*Clostridium tetani*)でグラム陽性,芽胞形成性,(偏性)嫌気性桿菌である.起因菌の芽胞は土壌に幅広く存在しており,芽胞が外傷部に混入し,傷部が嫌気的(酸素のない状態)になったときに発芽・増殖する.菌産生の神経毒素が拡散して(菌は傷部にとどまる),末梢神経終末から取り込まれ,中枢神経方向に逆輸送される.中枢部で抑制性神経回路が遮断され刺激により易けいれん的となり,最終的には興奮性神経回路も遮断されて全身で筋拘縮状態となる.

潜伏期は数日から 2 週間程度であるが,明確な外傷がなく潜伏期が不明なことも少なくない.典型例では,まず味覚異常,口周囲のしびれ,舌のもつれなどの前駆症状があり,次いで嚥下障害,構音障害,開口障害などで発症する.その後,部分的けいれんから全身けいれんに発展する.発症から全身けいれんまでの期間を onset time とよび,これが 48 時間以内では重症である.全身けいれん(硬直)は 1 ヵ月もしくはそれ以上続く.その後,けいれんが徐々に消失するが,重症例では筋力低下や筋萎縮が残り,リハビリテーションが必要となる.けいれん時期には呼吸不全や血圧の大幅変動などの自律神経症状が認められる.

外傷部からの破傷風菌分離は可能であるが,分離率は高くない.血液からの神経毒素検出はできない.臨床症状からの診断が中心である.

日本では,年間に約 100 例程度の発生がある.40 歳以上で発症阻止抗体価が不十分なことが多い.40 歳以上もしくは 10 年ごとに破傷風ワクチン(トキソイド)を接種することが望ましい.なお,日本ではまれであるが,世界的には発展途上国で新生児破傷風が多く発生している.

2 治療の実際と看護のポイント

特異治療には抗毒素血清療法がある.この**抗破傷風ヒト免疫グロブリン**(tetanus immune globulin:**TIG**)はヒト型であるため,何度でも使用可能であり,破傷風を疑った場合にはすみやかに使用することが望ましい.また,破傷風トキソイドを接種する.破傷風の危険性の高い外傷時にはあらかじめトキソイドの接種が望ましい.ペニシリンの投与および外傷部のデブリドマンなどの処置(傷部が明らかな場合)が行われる.

全身けいれん時には薬剤により筋弛緩・鎮静を維持し,状況に応じて気管切開・人工呼吸器管理とする.もちろん,中心静脈栄養管理となる.看護の要点としては,全身けいれんにいたっても中枢神経系は障害されず,意識そのものは清明で会話が聴取されていることが多いため,患者周辺での言動に注意する.けいれん初期には光・音などの刺激でけいれんが誘発されるため,患者はできるだけ静かで薄暗い場所で看護する.また,嚥下障害や呼吸不全により誤嚥性肺炎の発生頻度が非常に高いため,気道分泌物吸引など呼吸管理が重要である.血圧の変動が激しい例も多く,常に血圧・脈拍に注意する.

(平井義一)

S　ガス壊疽 gas gangrene

1　起こり方(表1)

「ガス壊疽」は，「ガスの産生を伴う軟部組織感染症」の総称であり，さまざまな細菌によって起こる重篤な疾患である．おおまかに，強毒性クロストリジウム属の細菌感染によるもの(**クロストリジウム性ガス壊疽**)と，グラム陰性桿菌や嫌気性菌などの混合感染によるもの(**非クロストリジウム性ガス壊疽**)に分類されている．組織壊死を伴う感染症(壊死性感染症)にはガス壊疽のほかにもさまざまなものがあり，ブドウ球菌や連鎖球菌，ウイルスなども原因となる．

クロストリジウム性ガス壊疽

古典的なクロストリジウム性ガス壊疽は，外傷の創部に適切な処置が行われなかった場合や汚染手術後などに，ウェルシュ菌(*Clostridium perfringens*)などの強毒性クロストリジウム属の細菌が感染して起こる．これらの菌は土壌や腸内の常在細菌である．グラム陽性の桿菌であるため，滲出液などのグラム染色によってグラム陽性球菌やグラム陰性桿菌と鑑別できる．

クロストリジウム性ガス壊疽では，菌の産生する外毒素によって，筋タンパクの分解，溶血，感染部でのガス産生，心筋・血管内皮などの細胞障害や凝固線溶系の異常などが起こる．このため横紋筋融解症，溶血性貧血，黄疸，急性腎不全，ショックなどを呈する．感染の進行とともに病態は急速に悪化し，多臓器不全に陥る．進行が速いと，感染が顕在化してから6～8時間程度で致命的な状態になることもある．筋組織の壊死を伴うので，クロストリジウム性筋壊死ともよばれる．いったん発症すると予後不良(治療後の死亡率20～40％)であり，迅速な治療が必要である．

わが国では，外傷後のクロストリジウム性ガス壊疽は減少しており，また適切な治療により救命できることが多い．一方，糖尿病などを基礎疾患として，手術後の感染や軟部組織感染，会陰部や胆道感染などからクロストリジウム性ガス壊疽が起こる場合も少なくないので注意を要する．なおクロストリジウム属は腸内の常在細菌でとくに感染性が高いわけではなく，標準防護策により院内感染予防を行う．

非クロストリジウム性ガス壊疽

非クロストリジウム性ガス壊疽は，グラム陰

表1　ガス壊疽の臨床的特徴

	クロストリジウム性ガス壊疽	非クロストリジウム性ガス壊疽
起炎菌	強毒性クロストリジウム属(グラム陽性桿菌)	混合感染(グラム陰性桿菌，嫌気性菌など)
病歴・現病歴	外傷・汚染手術後．非外傷性で基礎疾患のある場合も多い	多くは基礎疾患(糖尿病，閉塞性動脈硬化症，悪性腫瘍など)がある
発症～重症化	多くは数日，短いと6～8時間	多くは数日
筋壊死	広範囲	限定的
溶血・黄疸	強い	少ない
臓器不全ショック	早期から認める	敗血症が重篤化して生ずる
X線でのガス像	筋内にちりめん状	比較的限局
抗菌薬	ペニシリンGなど	広域抗菌薬
外科手術	必要	必要
高気圧酸素療法	できるだけ実施	可能であれば考慮
死亡率	20～40％(外傷性は約5％)	クロストリジウム性と同様

細菌感染症

性桿菌や嫌気性菌などの混合感染によるもので，これらの菌は一般に強い毒素を産生せず，産生するガスの量もクロストリジウム性ガス壊疽より少ないことが多い．一方，多くは糖尿病や閉塞性動脈硬化症，腎不全，肝不全，悪性腫瘍，臓器移植後などの基礎疾患をもっている．糖尿病による虚血肢の壊疽から起こるのが典型的であるが，外傷や手術後にもみられ，肛門周囲膿瘍などの会陰部軟部組織感染や胆道感染などが直接的原因となることもある．

通常は，クロストリジウム性ガス壊疽のような，毒素による急激な筋タンパクの分解，溶血などは起こらず，病態の進行も若干ゆっくりしている．しかしながら，糖尿病などの基礎疾患により感染組織の虚血，免疫不全や臓器不全などを伴っていることが多いため，感染の制御がむずかしく，最終的な死亡率は同様に高い．また初発症状に乏しいことも多く，明らかな創や感染源がみられないにもかかわらず，四肢や会陰部，腹部などに感染が起こり，急速に進行していく場合もある．

2 症状と診断のすすめ方

症状，検査所見など

多くの場合，最初は感染部位の痛みと発赤，発熱や悪寒などの全身的な感染症状がみられる．その後に軟部組織感染が急速に広がり，ガス産生を伴うと，感染部位を触ったときに**握雪感**（空気のつぶれるブツブツとした感じ）がみられる．軟部組織感染の診断で**X線検査**を行った際に，**気腫**がみられてガス壊疽と診断されることもある．

● クロストリジウム性ガス壊疽 ●

クロストリジウム性ガス壊疽では，感染が進行すると，広範囲に気腫がみられるとともに横紋筋融解症，溶血性貧血，黄疸，急性腎不全などが起こり，意識障害やショック，凝固線溶系の異常を伴うことも多い．これに伴い，血液検査でCK・AST・LDHの上昇，ヘモグロビン低下，ビリルビンの上昇，BUN，クレアチニンの上昇などがみられる．

● 非クロストリジウム性ガス壊疽 ●

非クロストリジウム性ガス壊疽にもある程度の組織壊死を伴い，筋壊死がみられることもあるが，通常はクロストリジウム性ガス壊疽ほど顕著な異常検査所見は認められない．血液検査で白血球増多，核の左方移動，CRP上昇などの感染に伴う所見を呈し，病態が悪化すると，肝・腎機能障害，血液凝固障害などが生じ，敗血症性ショックに陥る．

感染部位よりも少し広い範囲でCTを行うと，診断に加えてガスや感染の進展範囲がわかり，また原因となった初発感染の病変を推定できることもある．なお，クロストリジウム性ガス壊疽の気腫は，筋肉内に細かく広く分布していることが多い（ちりめん状の気腫）．

診　断

ガス壊疽は，外傷による汚染創や汚染手術の創がある場合，あるいは糖尿病や閉塞性動脈硬化症，腎不全，肝不全，悪性腫瘍，臓器移植後などの**基礎疾患**をもつ場合にしばしば起こるので，病歴と臨床経過をよく確認することが重要である．

初発症状が出てから来院までに数日経過していることが多いが，半日程度で急速に進行することもある．

軟部組織の感染部位に触診で**握雪感**があれば，ガスの存在はほぼ間違いないが，X線検査で確認する．**単純X線**もしくはCTを行い，同部位に**軟部組織内ガス**の存在が確認されれば，ガス壊疽と診断できる．CTによってガスや感染の進展範囲を確認する．

同時に，末梢血，血液生化学検査，血液凝固機能検査などの**血液検査**を行って，感染症の所見，臓器機能障害の有無，クロストリジウム性ガス壊疽に特徴的な検査所見を確認する．可能な限り創部から滲出液や組織液，壊死組織などを採取して，**グラム染色**と**細菌培養**を行う．

グラム染色にて**グラム陽性桿菌**が検出され，顕著な横紋筋融解症，溶血性貧血，黄疸などの所見がみられればクロストリジウム性ガス壊疽と判断できる．一方，グラム陰性桿菌などが検出され，横紋筋融解症などが比較的軽微であれ

ば，非クロストリジウム性ガス壊疽と考えられる．さらに既往歴や臨床経過，単純 X 線や CT でのガスの分布なども参考にして，両者を識別する．細菌培養の結果が得られれば，起炎菌が同定できるが，数日以上要するため最初の診断には間に合わない．

3 治療の実際

クロストリジウム性ガス壊疽

クロストリジウム性ガス壊疽と診断されれば，迅速に①抗菌薬投与，②外科手術，③高気圧酸素療法，④敗血症に対する全身管理を行う．

感染に対して抗菌薬を投与する．クロストリジウム属はペニシリンに感受性があり，ペニシリン G の大量投与が第 1 選択である．筋組織をはじめとして広範囲に感染を伴った組織壊死が生じているので，手術によって壊死組織を切除する．この際に四肢の切断などはできるだけ避け，機能のある組織を温存するのが原則である．高気圧酸素療法の併用は，臨床的に有効性が示されているので，可能な限り実施する．

敗血症に対する一般的な全身管理および多臓器障害に対する保護を行う．クロストリジウム性ガス壊疽では，高度のミオグロビン尿などによって早期から急性腎不全を呈することがあり，この場合血液浄化を行う．

非クロストリジウム性ガス壊疽

非クロストリジウム性ガス壊疽に対しても，迅速な①抗菌薬投与，②外科手術，③敗血症の全身管理を行う．高気圧酸素治療の有効性は，クロストリジウム性ガス壊疽に対するほど明瞭ではないが，実施可能であれば考慮する．

起炎菌は大腸菌などのグラム陰性桿菌と嫌気性菌の混合感染が多いので，これらに有効な広域抗菌薬を投与する．クリンダマイシンを併用してもよい．外科手術により壊死組織のデブリドマンを行うが，クロストリジウム性ガス壊疽よりも壊死の範囲は狭く，広範な筋壊死を伴うことは少ないので，過剰切除に注意する．

多くは重篤な基礎疾患を有しており，敗血症の一般的な全身管理，多臓器障害に対する臓器保護を行う．

> **看護のポイント**
> ・ガス壊疽などの壊死性感染症は，きわめて短時間のうちに進行することがある．
> ・急速な**炎症範囲の拡大**，**握雪感**，**皮膚壊死**などがみられれば，ただちに主治医に連絡する．
>
> （猪口貞樹）

真菌感染症 mycosis, fungal infection

A カンジダ症 candidiasis

1 起こり方と症状・診断のすすめ方

カンジダ症は酵母状真菌であるカンジダ（Candida）属による感染症である．カンジダ属はヒトの常在菌であり，皮膚や腸管内に生息している．カンジダ症の中でもっとも多いものはカンジダ血症であり，中心静脈カテーテルなど血管内留置カテーテルによる治療を受けている患者に発症する．高熱や悪寒などの敗血症の症状を認める．カンジダ症は，血液悪性腫瘍患者などの好中球減少患者のみならず，術後や救急患者など好中球非減少患者でも発症し，抗菌薬の投与時には菌交代現象としてみられる．診断は血液培養検査を行いカンジダ属が検出されるが，診断率が必ずしも高くないため，補助診断法として血清学的検査が行われる．$β$-D-グルカンは血清中からカンジダ属の細胞壁成分を検出する方法であり，そのほかはカンジダ抗原の検出が試みられる．カンジダ血症の多くにはカンジダ眼内炎を併発するため，眼科的検査を忘

2 治療の実際と看護のポイント

カンジダ血症はほかの原因菌と同様に血流感染症であるため，可能であれば血管内留置カテーテルを抜去する．治療として抗真菌薬を投与する．抗真菌薬にはアゾール系薬としてフルコナゾール，イトラコナゾール，ボリコナゾールがあり，キャンディン系薬としてミカファンギン，そのほかアムホテリシンB脂質製剤がある．抗真菌薬に耐性のカンジダ属はまれであるが，菌種によって有効な薬剤に違いがある．また，治療期間は一般的には4週間程度の長期間になる．カンジダ属はヒトの常在菌であるため，時に医療従事者の手指を介して外来性に感染することがあり，手指衛生が大切となる．また，健康な女性の腟炎の原因菌として多く，外用薬などの塗布を行っている医療従事者からカンジダ血症が院内感染した事例も報告されているため注意が必要である．

（前﨑繁文）

B クリプトコッカス症 cryptococcosis

1 起こり方と症状・診断のすすめ方

クリプトコッカス症はクリプトコッカス・ネオフォルマンス（*Cryptococcus neoformans*）とよばれる酵母状真菌による感染症である．クリプトコッカスは鳩の糞の中に多く生息しているが，そのほかにも土壌や植物などにも生息している．クリプトコッカス症は免疫不全のない健康なヒトにも発症する真菌症であり，その多くは肺クリプトコッカス症として，肺に感染する．ヒトはクリプトコッカスの胞子を肺に吸入することによって感染する．肺クリプトコッカス症の多くは無症状であり，健康診断の胸部X線写真で発見されることも多い．胸部X線写真では，結節影や空洞などを認め，肺がんや肺結核と区別がつかない．診断には，気管支鏡検査を行い，病巣から病理組織学的にクリプトコッカスの菌体を検出するが，クリプトコッカスの莢膜多糖成分を血清中から検出する抗原検査は有用である．また，クリプトコッカス髄膜炎は，HIV感染患者の日和見感染症として重要であり，頭痛，嘔吐，発熱などの症状とともに，項部硬直などの髄膜刺激症状を認める．診断には髄液検査を行い，クリプトコッカス抗原の検出や，墨汁染色でクリプトコッカスの菌体を認め診断される．

2 治療の実際と看護のポイント

肺クリプトコッカス症では，比較的軽症の患者が多いため，外来治療が行われることが多い．治療には抗真菌薬を投与するが，フルコナゾールやボリコナゾール，イトラコナゾールなど経口薬が使用できるアゾール系薬が投与される．治療期間は一般的には長期間となり，健康なヒトに発症した場合は，3ヵ月間投与し，なんらかの基礎疾患を有する患者や免疫抑制薬を投与中の患者では6ヵ月間投与する．HIV患者に発症したクリプトコッカス髄膜炎では髄液圧を下げるため，ステロイドを併用するとともに，原則的には抗真菌薬は中止しないで，継続投与する．健康なヒトに発症した肺クリプトコッカス症の患者は症状を認めないことが多く，治療を自己中止することがあるため注意が必要である．

（前﨑繁文）

C アスペルギルス症 aspergillosis

1 起こり方と症状・診断のすすめ方

アスペルギルス（*Aspergillus*）属真菌による感染症である．全身的な免疫低下状態にある患者や局所の防御能が低下している慢性呼吸器疾患（肺結核後遺症，肺気腫，間質性肺炎など）をもつ患者では発症のリスクが高い．肺に初期病巣を形成することが多いため，症状は通常の肺

炎と同じく咳嗽，喀痰，発熱（一般抗菌薬不応性），呼吸困難，胸痛であり，血痰や喀血が出現することも多い．病型として免疫低下患者に起こりやすい**侵襲性肺アスペルギルス症**，慢性呼吸器疾患を有する患者に発症しやすい**慢性壊死性肺アスペルギルス症**，**菌球型肺アスペルギルス症**などがある．副鼻腔に病変を作ることもあり，その場合は鼻閉，膿性鼻汁，頭痛，顔面痛，顔面腫脹などをきたすが，無症状のこともある．診断は画像所見，血清学的検査［アスペルギルス抗原検査，$β$-D-グルカン検査，アスペルギルス抗体検査（保険適用外）］，病変部からの培養や塗抹による菌の検出，病理学的検査による．

2 治療の実際と看護のポイント

喀痰や副鼻腔検体などの培養や病理検査で菌を認めた場合に確定診断となるが，実際には菌が認められなくても一般抗菌薬に反応せず，疑わしい画像所見（肺の浸潤影，結節影，空洞影など）が存在する場合，血清学的検査が陽性となった場合などで治療が開始されることが多い．とくに**侵襲性肺アスペルギルス症**は経過が急速であるため可能な限りすみやかな治療開始を要する．アゾール系，キャンディン系，ポリエンマクロライド系の抗真菌薬投与を行う．**菌球型**で病変の切除が可能であれば上記のような抗真菌薬投与とともに外科的治療を行う．いずれの病型でも抗真菌薬は通常数ヵ月，時に1年以上にわたっての使用が必要となる．予後は一般的に不良である．経過が長期にわたり呼吸不全をきたしやすいこと，時に大量喀血を起こすことがあることを理解し，過度の運動は避けるように指導すべきである．

〔渡辺　哲，亀井克彦〕

D 接合菌症（ムーコル症）* zygomycosis

1 起こり方と症状・診断のすすめ方

糸状菌の一種である**接合菌**による感染症である．接合菌はアスペルギルス（*Aspergillus*）属菌と同様浮遊菌である．好中球が減少している患者，重度の糖尿病患者，免疫抑制薬投与患者，デフェロキサミン（鉄排泄薬）を投与されている患者などでは発症のリスクがある．このような患者の呼吸に伴い，肺や副鼻腔に侵入し発症する．全身播種にいたったり，血栓を形成して壊死や梗塞を引き起こすことがある．副鼻腔から急速に中枢神経系に侵入することもある．病型としては肺感染のみの**肺型**，副鼻腔から脳へと進展する**鼻-脳型**，**全身播種型**のほか，皮膚型，消化管型などがある．症状はアスペルギルス症と酷似しており通常鑑別は困難である．**肺型**の場合は抗菌薬不応性の発熱，胸痛，咳嗽，血痰，喀血，呼吸困難などをきたす．**鼻-脳型**では副鼻腔病変により鼻閉，膿性鼻汁，鼻出血，顔面痛，顔面腫脹などをきたし，脳への進展に伴い視力障害，脳神経麻痺，意識障害などが起こることもある．診断は画像所見，培養による菌の検出，病理検査による．アスペルギルス症と異なり特異的な血清検査は存在せず，$β$-D-グルカン検査も陰性である．

2 治療の実際と看護のポイント

病変部からの培養，病理検査で陽性となれば確定診断となるが実際にはそのような例は少なく，臨床経過や画像所見（急速に拡大する浸潤影，多発性結節，空洞，胸水など）などのみから推定して治療を行うことがしばしばである．治療はポリエン系が中心で，一部イトラコナゾールも効果がある場合がある．いずれにしても効果は限定的であるため可能な限り外科的な病変切除や基礎疾患の改善が必要である．病勢はきわめて急速であることが多いため，注意深い観察が必要である．予後はきわめて不良である．

〔渡辺　哲，亀井克彦〕

---

*ムーコル症と接合菌症とは厳密には少し異なるが便宜的に接合菌症をムーコル症と呼称している場合が多い．

E　スポロトリコーシス　sporotrichosis

1　起こり方

　自然界に存在している真菌**スポロトリックス・シェンキィ**(*Sporothrix schenckii*)が小外傷などによりヒトに接種され，3週間前後で発症する慢性肉芽腫性疾患である．10歳以下の小児と50～60歳代に好発する．小児では顔面に生ずる皮膚固定型が多く，とくに下眼瞼に発症することが多い．成人では上肢に発生しやすく，皮膚リンパ管型が多い．

2　症状と診断のすすめ方

　最初皮疹は無痛性の膿疱か，皮内または皮下の結節で，徐々に増大して疣(ゆう)状の結節を生じたり，痂皮の付着した隆起性の肉芽腫性局面となる．その後自壊して潰瘍を形成することが多い．疼痛や排膿は軽微である．臨床的には暗紅色肉芽腫状結節が単発し，増大とともに一部が潰瘍化する皮膚固定型と，リンパ管に沿って，求心性および飛び石状に次々と暗紅色皮下結節を生ずる皮膚リンパ管型がある．通常自然治癒することはなく，適切な治療を行わないと症状は持続・進行する．

　真菌培養により，スポロトリックス・シェンキィが培養されれば，診断は確定する．スポロトリキン反応はスポロトリックス・シェンキィの培養濾液または菌体抽出多糖体を抗原とし，抗原液0.1mLを皮内注射し，48時間後にツベルクリン型遅延反応をみるもので，本症での特異性は高く，陽性率はほぼ100％である．

3　治療の実際

● ヨウ化カリウム内服療法 ●

　第1選択薬で，通常成人に対しては0.3g/日より開始し，徐々に増量して，1.0g/日を維持量として，総投与量100g前後で終了する．しかし，最初から1.0g/日，分3を2ヵ月投与でもよい．小児の場合は，体重に応じ，投与量を半減あるいは減量する．

● 経口抗真菌薬の内服 ●

　いくつかの経口抗真菌薬は副作用も少なく有効であるが，常用量では無効な例もあるため，通常より多めの投与量がよい．有効率はイトラコナゾール＞フルコナゾール＞テルビナフィンの順である．

● 局所温熱療法 ●

　白金懐炉，あるいは使い捨て懐炉などで，耐えうる限りの温度(通常40℃以上)で1日最低2時間前後局所を熱する．ただし本療法はほかの補助療法として使用したほうが無難である．

💡 看護のポイント ・・・・・・・・・・・・・・・・
　適切な治療により治ることを説明する．

（渡辺晋一）

ハンセン病　Hansen's disease, leprosy

1　起こり方と症状・診断のすすめ方

　ハンセン病はらい菌による抗酸菌感染症で，皮膚と末梢神経が主な病変となる．従来「らい」，「癩」などが用いられてきたが，現在は偏見・差別を助長するものとして使わない．

　自覚症のない皮疹や知覚低下により繰り返すケガや熱傷などで気づかれる．ハンセン病の皮疹はかゆみのない紅斑，丘疹，結節，環状斑などさまざまで，ハンセン病に特異な皮疹はない．しかし，皮疹にほぼ一致して知覚(触・痛・温度覚)の鈍麻や麻痺を認める．また診断や治療が遅れると神経の肥厚や，運動障害(手足が曲がるなど)を伴うこともある．

らい菌の検出は，現在までらい菌の培養は不可能なので，①皮膚症状のある部位にメスを刺して組織液を採取する皮膚スメア検査，②皮膚の病理組織を抗酸菌染色する検査，③らい菌特異的な遺伝子(DNA)を証明するポリメラーゼ連鎖反応(PCR)検査がある．

日本での診断は，①皮疹(自覚症なし)，②神経(**知覚障害**，肥厚，運動障害)，③らい菌検出，④病理組織検査の4項目を総合して診断する．

2 治療の実際と看護のポイント

治療はWHOの推奨する多剤併用療法に準じて，抗菌薬［リファンピシン，スルホン薬(DDS)，クロファジミン］を病型に応じて6ヵ月間(少菌型)から数年間(多菌型)確実に内服し，後遺症を残さないようにする．

有効な治療薬がなかった時代には病状がすすみ，顔面，手足などに皮疹および末梢神経障害などを形成した．そのため外見上の問題と手足の障害による就労の困難などから，人々から疎外され，宗教上も差別され，法律でも隔離などの対策がとられた．さらに日本では有効な治療薬の出現後も1996年まで「らい**予防法**」が存在し，偏見・差別，人権無視の長い歴史が続いた．ハンセン病の正しい知識を国民全員が共有し，啓発を行うことが求められている．

(石井則久)

スピロヘータ感染症 spirochetal infection

A 回帰熱 relapsing fever

1 起こり方と症状・診断のすすめ方

本症はダニやシラミが媒介して原因細菌が**感染**することによって発症する．ダニとシラミでは媒介する細菌の種類が異なるがいずれもボレリア(*Borrelia*)属の細菌である．ダニに媒介される回帰熱はアフリカ，ヨーロッパ，北米大陸などでの報告がみられる．山野における屋外活動などでボレリアを保菌しているダニに刺されて感染するが，発症の原因となるボレリアは野生のドブネズミや家畜などが保有していると考えられる．シラミが媒介するのはボレリア・リカレンチス(*B. recurrentis*，回帰熱ボレリア)のみで主にヒトに感染して，シラミを介してヒトからヒトに感染する．現在アフリカには流行地域があり多数の患者が発生している．国内では輸入例の報告があるだけで近年発生はないと考えられる．なお，感染症法では届出義務のある疾患(四類感染症)に指定されている．

回帰熱の特徴としては，その名が示すように，反復する発熱がある．発熱期の終わりには悪寒や体温，血圧，脈拍の上昇がみられ，そのあとは解熱に伴い発汗や血圧の低下などが起こる．発熱以外では，頭痛，筋肉痛，関節痛，嘔気など非特異的な症状がみられる．呼吸器症状や神経症状がみられることもある．肝脾腫や心筋炎を合併することもある．一般の血液検査では血小板減少や肝機能異常がみられる．血液の塗抹検査ではボレリアが観察できる場合もある．確定診断のためには細菌培養検査が有用であるが一般的ではなく専門の検査機関などに依頼する必要がある．

2 治療の実際と看護のポイント

反復する発熱やその他の所見と流行地への渡航歴，ダニ，シラミ，あるいはそれらを保有する動物との接触が確認できれば，回帰熱を考える．治療薬の第1選択はペニシリンかテトラサイクリンである．エリスロマイシンも用いられる．経口投与でよいが中枢神経系の合併症が疑われる場合には注射薬を選ぶべきである．有効な場合には治療開始後すみやかに血液中のボ

レリアは観察されなくなる.
　ヒトからヒトへの直接の感染の報告はなく，シラミなどの媒介節足動物が駆除されていることを確認し，標準予防策での対応をとる.

（柳元伸太郎）

B　ライム病　Lyme disease

1　起こり方と症状・診断のすすめ方

　ライム病は起炎菌であるスピロヘータの1種のボレリア・ブルグドルフェリ［*Borrelia burgdorferi*（Bb）］を保有するマダニ類（日本ではシュルツエマダニ）の媒介により生じる全身性感染症である．したがってマダニ刺咬症の後1～2週間後に発症する．

　臨床症状は早期（Ⅰ，Ⅱ期），後期（Ⅲ期）に大別され，早期は慢性遊走性紅斑（ECM），顔面神経麻痺などの神経症状，関節痛などをきたし，後期には慢性萎縮性肢端皮膚炎（ACA），関節炎などを呈する．

　特徴的なECMがみられれば比較的容易に診断可能だが，マダニ刺咬の既往が不明で，関節，神経症状主体の症例は診断が困難で血清診断や，病変部の培養などの検査を必要とする．わが国のライム病はほとんどがマダニ刺咬部から遠心性に拡大する紅斑（ECM）が主症状である．わが国では主に北海道，本州中部以北の寒冷地で200例以上の報告がある．

　診断のポイントはマダニ刺咬後，約1ヵ月以内に発症する皮膚症状（ECM）を正確に診断することが重要で，ECMがみられないときはそのほかの臨床症状（関節炎，皮膚リンパ球腫，神経症状など）が少なくとも1個と血清抗体陽性（抗ボレリア抗体）または病原体の検出が必要である．ライム病は感染症新法では四類に指定されて，全例報告義務がある.

2　治療の実際と看護のポイント

　ライム病スピロヘータに感受性のある抗菌薬投与が有効で，生命予後も良好である．テトラサイクリン系抗菌薬もしくはペニシリン系抗菌薬を2週間内服投与が推奨され，顔面神経麻痺など神経症状などがある進行例は入院安静のうえ，セフトリアキソン2g/日静注を最低2週間の投与を要する．抗菌薬投与後に発熱，全身性中毒疹を生じるまれなヤーリッシュ・ヘルクスハイマー（Jarisch-Herxheimer）反応に留意する．前もって患者にその可能性を説明し，発熱，中毒疹様の症状が出現したら，プレドニゾロン（プレドニン®）30～20mg/日を4～5日間の併用を行う．ライム病の治療後も年余にわたって，倦怠感，全身の筋肉痛，知覚異常，言語の記憶力低下などの神経症状が継続することがまれにある．この症状はPLDS（post-Lyme disease syndrome）として現在認識されている．

　患者説明のポイントとしては，日本のマダニ（シュルツエマダニ）の約10%はスピロヘータ（ボレリア菌）を保有しており，そのダニに運悪く刺された場合に発症する感染症で，きちんと治療すれば生命予後はよく，2週間で皮疹が消退してしまえば治癒したと考えてよい．

（橋本喜夫）

C　レプトスピラ感染症（ワイル病）
leptospirosis（Weil's disease）

1　起こり方

　レプトスピラ感染症は，**人畜共通感染症**であり，感染地域は世界中に及ぶ．無症状に経過するものから劇症肝炎を呈するワイル（Weil）病までその症状は多彩である．細菌学的にはスピロヘータ科に属するらせん状の菌である．

　ねずみなどの**げっ歯類**がもっとも重要な宿主

であり，生後まもなくレプトスピラ(*Leptospira*)に感染すると生涯にわたり尿へのレプトスピラの排泄が続き，これがヒトやそのほかの動物の感染源となる．土や水の中に排泄されたレプトスピラは数週間にわたり感染性を有し，雨の多い季節に感染者が増加する．そのため屋外で土や水，動物と接触のある人々は感染リスクが高い．海外の事例では，カヌーやトライアスロンといった活動での感染がみられている．

2 症状と診断のすすめ方

レプトスピラは皮膚の小さな傷から体内に侵入し，血中で増殖，全身のいたる所に血管炎を引き起こす．大半は無症状に終わる不顕性感染か微熱程度で治癒する．重篤な症状を呈するのは感染者の約1％であり，突然の**発熱**，硬直，筋痛，頭痛，悪心・嘔吐，下痢，咳嗽などの症状を呈する．平均的な潜伏期間は2～26日で二相性の臨床経過をたどることが多い．

身体所見では，眼球結膜充血，リンパ節腫脹や肝脾腫，皮疹，髄膜刺激症状を認める．さらに，黄疸，血小板減少症，腎不全などのワイル病の所見や無菌性髄膜炎，肺，心臓病変を呈することもある．

臨床検査では，左方移動を伴う白血球増多，血小板減少症，肝酵素・ビリルビン・クレアチンキナーゼ(CK)の上昇，顕微鏡的血尿，血清クレアチニン上昇とビリルビン尿，アルブミン尿，胸部X線上の異常影，髄液中の細胞数の増加があげられる．

診断の確定には血清学的診断が有効だが日本では保険収載されておらず，尿中，血中のレプトスピラの確認，培養同定は感度が低い．そのため，レプトスピラ感染症の診断は臨床的診断に頼らざるを得ない．

3 治療の実際

治療は多くの抗菌薬に感受性があり，セフトリアキソン，ペニシリン，ドキシサイクリン，アジスロマイシンなどどれも有効である．

〈古賀一郎〉

D 鼠咬症 rat-bite fever

1 起こり方と症状・診断のすすめ方

鼠咬症はネズミによる咬傷などを契機に，ネズミが保有する細菌に感染することにより発症する感染症である．原因病原微生物はスピリルム・ミヌス(*Spirillum minus*)とストレプトバシラス・モニリフォルミス(*Streptobacillus moniliformis*)であるが，日本ではスピリルム・ミヌスによるものが多いとされている．野生のドブネズミもかなりの割合で菌を保有している．ペットや一部の研究用のラットにも常在しているという報告もある．ひっかき傷や，ネズミの排泄物に汚染された水や食べ物の摂取が原因となることもある．

細菌が体内に入ると数日から長ければ3週間ぐらいまでに，発熱，関節痛などを伴い発症する．四肢には皮疹も現れ，発熱は反復して起こる．

反復する発熱，皮疹，ネズミとの接触歴があれば臨床的に鼠咬症を疑う．しかし，実際にはネズミとの接触が明らかではない場合も多く注意が必要である．ストレプトバシラス・モニリフォルミスでは細菌培養検査や細菌の遺伝子検査などが確立されているが一般的ではない．スピリルム・ミヌスについては解明が十分にすすんでおらず検査も容易ではない．

鼠咬症は，衛生状態の改善などに伴い国内での患者数はかなり少なくなっていると考えられる．しかし，感染症法での届け出義務がなく，診断のむずかしさもあり，疾患の認知度が下がり診断されないまま投与された抗菌薬で軽快する例などもあることが想定され，発生状況の実態は不明である．海外からの帰国者でも留意しておく必要がある．

2 治療の実際と看護のポイント

鼠咬症は無治療のままでは死にいたることもあり，的確な診断，治療が必要である．咬傷の受傷から発症まで数日の潜伏期間があることから，発熱などを訴えて受診する際には咬傷についてはすでになんらかの処置が行われるなり，治癒機転がすすむなりしている場合もあるが，受傷直後であれば，十分な流水で洗い異物を除去するとともに予防的な抗菌薬の投与を考慮する．また破傷風トキソイドの接種も検討すべきである．

先に述べたように，検査で診断を確定するのは容易でないことから，病歴や所見などから鼠咬症を疑う場合には経験的に鼠咬症としての治療を開始するべきである．

治療薬の第1選択はペニシリンである．入院中の患者管理は標準予防策で対応する．

（柳元伸太郎）

原虫性疾患 protozoan infection

A　ジアルジア症（ランブル鞭毛虫症） giardiasis

1 起こり方と症状・診断のすすめ方

ジアルジア症は**病原性腸管寄生原虫**であるジアルジア（ランブル鞭毛虫）による小腸および胆道系の感染症である．従来の教科書などではランブル鞭毛虫が和名として使用されてきたが，感染症法でもジアルジア症と表記され，現在ではジアルジア（症）が和名として用いられる．また *Giardia intestinalis* は，日本寄生虫学会の定める正式種名だがほかに *G. lamblia*, *G. duodenalis* などの同義語がある．

本原虫は，腸管内で2分裂により増殖する栄養型と，外部環境に耐性をもつ感染性の囊子の形態をとり，糞便中に排出された囊子の経口摂取（**糞口感染**）により感染する．感染者の大部分は**無症候性囊子排出者**となるが，発症すると，泥状・水様の下痢（しばしば脂肪性），腹痛，鼓腸，おくび・放屁（強い硫化水素臭）とともに悪心・嘔吐を示す．胆道感染による胆管・胆囊炎，また，慢性感染においては吸収不良・体重減少をみることがある．**血便や高熱は通常認められない**．

旅行者下痢症，また，施設内での集団感染の原因として注目され，感染症法では**五類届出疾患（全数把握）**に指定されている．ほかの先進国では年間報告件数が1万件を超えるにもかかわらず，国内での届出件数は例年100件以下にとどまることから，検査室において糞便の直接鏡検が実施されず，多くの症例が見逃されている可能性が危惧されている．

診断は便や十二指腸液の直接顕微鏡検査により，活発に運動する栄養型もしくは囊子を検出する．**集囊子法・特異蛍光抗体法・各種染色法**は感度を向上させる．また**便中抗原検出**のためのキットが各種発売されているが，診断薬としては未承認であり，血清抗体価や生検による診断は通常実施されていない．

2 治療の実際と看護のポイント

主に**メトロニダゾール**（フラジール®）内服，5～10日間の治療が外来で実施される．また，**チニダゾール**（ハイシジン®）2gの単回服用が海外では実施され，通院が困難な場合に有効である．ジアルジア症ではメトロニダゾールでの難治例が報告されているため，上記治療により治癒をみない場合には耐性の可能性を考慮し，即座に他剤に切り替える．代替としては**アルベンダゾール**（エスカゾール®）などが使用される．ただし，メトロニダゾールを含むいずれの治療薬もジアルジア症についての保険適用はな

いため注意が必要である．また，**低γ-グロブリン血症**（とくに IgM および IgA）や分泌型 IgA 低下症を伴う**免疫不全**が背景にある場合には，しばしば難治性となるため，1クールの治療を上記の最長期間で実施し再発をモニターする必要がある．

看護のポイントは通常の下痢症と同様だが，糞便には感染性の囊子が排出されているため，便・オムツなどは感染性材料としての取り扱いが必要である．また集団感染の可能性があるため，施設などの症例では他患の**糞便検査**によるスクリーニングを考慮すべきである．

（所　正治）

B　マラリア　malaria

1　起こり方

マラリアは**マラリア原虫**とよばれる微生物が感染し発症する疾患である．マラリアは蚊（ハマダラカ）によってヒトからヒトへと感染が広がる．昭和30年頃まで国内にもマラリアの流行はあったが，現在は流行していない．しかしながら，世界的にみると熱帯地方，亜熱帯地方を中心に大流行しており，なかでもサハラ砂漠より南のアフリカ全域，東南アジア，ニューギニア，ソロモン諸島などの太平洋の島々ではいまだに多くの患者がみられる．マラリアで毎年100万人以上が死亡しているものと推定される．一方，国内では毎年50〜100人の患者が確認されており，すべて海外で感染した症例である．マラリアの恐ろしさはわれわれ日本人には実感しにくいが，現在のみならず将来においても人類にとって大きな脅威となる疾患である．

2　症状と診断のすすめ方

ヒトに病気を起こすヒトマラリア原虫には4種類あり，そのほかサルマラリアもヒトに感染することが知られている．それぞれ疾患の重篤度，発熱のしかたに違いがあるが，**高熱**を主症状とする点は共通している．そのため，マラリア流行地から帰国した人で発熱している人をみたら，マラリアの可能性を念頭に思い浮かべることが診断の第1歩となる．流行地に長年住んでいる人がマラリアを発症すると2〜3日の間隔をおいて定期的にスパイク状に発熱する熱型を呈する例が多いのに対し，日本人ではそのような熱型を呈する例はほとんどなく，症状のみでは感冒と鑑別できない．

■ 末梢血液塗抹標本

マラリアを疑ったならば躊躇することなく末梢血液塗抹標本を作製し，ギムザ染色を施し，顕微鏡で観察する．赤血球に寄生しているマラリア原虫を観察できれば診断を下すことができる．忘れてならないことは，マラリアの1つである**熱帯熱マラリア**は治療が遅れると高率に死亡する恐ろしい疾患だということである．しかも国内で報告されているマラリア患者の約半数は熱帯熱マラリアと診断されている．繰り返しになるが発熱している海外帰国者を診たら熱帯熱マラリアを見落とすことがないよう細心の注意を払って診療にあたらねばならない．末梢血液塗抹標本の観察はどこでも簡単に実施でき，かつ採血後，顕微鏡観察までに要する時間は40分程の短時間である．しかしながらマラリア原虫の同定にはいささか経験を要するため，判定に迷うようであれば最寄りの感染症の経験豊富な病院，あるいは大学，研究所の寄生虫専門家に相談すべきである．この検査以外にはインフルエンザ迅速診断キットと同じ原理に基づいたマラリア診断キットが開発されており，海外では汎用されているものの，国内では診断用試薬として認可されていない．ほかに遺伝子診断や抗体検査も可能であるが，いずれも判定に時間を要するため実用的ではない．

3　治療の実際

抗マラリア薬を投与する．国内の通常の販売ルートで入手可能な抗マラリア薬はメフロキン

とキニーネの2種のみである．いずれも経口投与薬剤であり内服可能な患者にのみ投与できる．治療開始が遅れ意識障害を呈し内服できない患者に対しては静注用薬剤を用いねばならないが国内では流通していない．静注用薬剤は熱帯病治療薬研究班を通じて入手可能である．先に記したように熱帯熱マラリアは治療開始の遅れが患者の死につながるため，薬剤を入手し自ら患者を治療するよりは，すでに薬剤が常備されている治療経験のある病院に患者を搬送すべきである．抗マラリア薬としては認可されていないが，抗不整脈薬のキニーネ，スルファメトキサゾール・トリメトプリム（バクタ®）などのST合剤，ドキシサイクリン（ビブラマイシン®）などのテトラサイクリン系抗菌薬は抗マラリア作用を有している．患者の状態が悪く，抗マラリア薬剤の入手が困難でかつ患者の搬送に時間を要すると予想される際には緊急避難的にこれらの薬剤を投与することは可能である．

💡 看護のポイント

針刺し事故で感染することがある．患者の血液が付着した医療器具の取り扱いには注意する．

（金澤　保）

C　トリパノソーマ症　trypanosomiasis

1　起こり方と症状・診断のすすめ方

　トリパノソーマ症には，アフリカにみられる睡眠病（アフリカトリパノソーマ症）と南米にみられるシャーガス（Chagas）病（アメリカトリパノソーマ症）がある．わが国では輸入感染のみで国内感染はない．

　睡眠病はガンビアトリパノソーマまたはローデシアトリパノソーマという原虫が寄生した媒介昆虫ツェツェバエの刺咬によってヒトに感染して起こる．原虫はリンパ節で増殖後中枢神経系に侵入し嗜眠や意識混濁など睡眠病の症状をもたらす．

　シャーガス病は原虫であるクルーズトリパノソーマが媒介昆虫サシガメ内で増殖し糞とともに排出され，それがヒトの皮膚の傷口から感染して起こる．最近では感染したサシガメがジュースに混入して感染した例も知られている．感染初期は感染部位の小結節や眼瞼浮腫がみられる．原虫は心筋に親和性があり，経過に伴って心筋炎は重症化する．慢性期では消化管の神経にも原虫寄生がみられ，神経障害として巨大食道や巨大結腸となる．

　診断にあたっては，流行地への渡航歴を問うことが必須である．診断は感染早期であれば，血液やリンパ液の塗抹ギムザ染色標本からの虫体の検出による．またポリメラーゼ連鎖反応（PCR）法による診断も可能である．いずれの検査も熱帯病を専門とする医療機関に依頼するのがよい．

2　治療の実際と看護のポイント

　治療は抗トリパノソーマ薬の投与によるが，その薬剤の多くはわが国で承認されておらず，厚生労働省が特別に認めた熱帯病治療薬研究班が，保管・分与することで対応している．早期に診断できれば治癒の可能性が高いが，後期での治療は困難が多い．看護にあたっては針刺しによって感染することがあるので注意する．

（渡邊直熙）

D　リーシュマニア症　leishmaniasis

1　起こり方

　リーシュマニアとよばれる微生物（原虫）が感染し発症する疾患である．**サシチョウバエ**といっ体長2mmほどの小さな蚊に類似した昆虫がヒトを吸血する際にリーシュマニアが体内に注入され感染する．リーシュマニア症は皮膚や粘膜を侵す疾患（**皮膚リーシュマニア症**，皮膚粘

膜リーシュマニア症）と，全身臓器を侵す疾患（**内臓リーシュマニア症**）とに大きく分けられ，前者は中近東，アフリカ，中南米，後者は中国東北部からインド，中近東，アフリカに広く流行している．日本は流行地でない．今まで国内では数十例の皮膚リーシュマニア症が報告されており，すべて海外感染例である．

2 症状と診断のすすめ方

● 皮膚リーシュマニア症 ●

海外から帰国した人で，皮膚潰瘍を呈している患者をみたら本症を疑う．患者は「ムシに刺された跡がいつまでも治らず傷口が広がってきた」と訴える例が多い．潰瘍部位の組織を採取し，顕微鏡で細胞中に寄生している虫体を確認すれば診断を下すことができる．

● 内臓リーシュマニア症 ●

3ヵ月の潜伏期を経て，患者は発熱，倦怠感，体重減少などさまざまな症状を自覚する．肝臓や脾臓が大きく腫れる（肝脾腫）．造血機能も障害され，赤血球数減少，白血球数減少を認める．これらの症状を訴える患者でリーシュマニア症流行地に滞在したことがあるならば，本症の可能性を考える．まず，抗体検査を行い，陽性であれば肝生検や骨髄吸引を行う．顕微鏡観察で検体中に病原体を確認すれば診断を下すことができる．

本症を経験したことのある医療関係者は国内にはほとんどいない．本症を疑ったならば最寄りの大学，研究所の寄生虫専門家にアドバイスを求める．

3 治療の実際

抗リーシュマニア作用のある薬剤を投与する．ただしこれらの薬剤は市販されていないため必要な場合は熱帯病治療薬研究班に問い合わせる．皮膚リーシュマニア症に対しては患部を温める温熱療法，あるいはドライアイスによる凍結療法も有効といわれている．

💡 看護のポイント

患部を処置した医療器具に触れたり，**針刺し事故**などで感染することがあるので注意する．

（金澤　保）

E　トキソプラズマ症　toxoplasmosis

1 起こり方と症状・診断のすすめ方

トキソプラズマは単細胞の原虫で哺乳類と鳥類に広く感染する．ヒトでは，後天性感染としてオーシストまたはシストとよばれる虫体の経口感染があり，先天性感染として増殖型の虫体による経胎盤感染がある．オーシストはネコ科の動物から糞便とともに排出される虫体で，家庭内や砂場などに散布される．ヒトとくに子どもが遊んでいて手指に付着したオーシストを口にして感染する．ネコの糞便を焼却することで感染は予防できる．シストはブタ，ニワトリ，ヒツジなどの食肉にみられる虫体で，これをレバ刺しや生肉として食することで感染する．シストによる感染は十分な加熱か数日の冷凍処理で予防できる．オーシストやシストの経口感染によって消化管から侵入した虫体は血液を介して全身の細胞に感染し増殖する．症状は**リンパ節炎**と**網脈絡膜炎**である．しかしながら，免疫防御機構が働き増殖を抑制することから，症状がみられることは少なく，ほとんどが不顕性感染に終わる．最近では後天性免疫不全症候群（AIDS）患者での**トキソプラズマ脳炎**が重篤で注目されている．

トキソプラズマが妊婦に初感染の場合に増殖型虫体が胎盤を通して胎児に感染するのが先天性感染である．先天性感染は脳神経系の症状である網脈絡膜炎，精神・運動障害，脳内石灰化，水頭症となる．

診断は血清反応による抗体の検出が中心となる．抗体価の経時的増加やIgM抗体陽性が感染の急性期および治療の指標となる．

F クリプトスポリジウム症 cryptosporidiosis

1 起こり方と症状・診断のすすめ方

原因原虫である**クリプトスポリジウム**（*Cryptosporidium spp.*）は，途上国から先進国まで世界中に分布する．国内では，感染源であるオーシストが通常の塩素殺菌に対して強い耐性をもっていることから**水道水汚染による集団下痢症**の原因として知られ，**感染症法の五類届出疾患**（全数把握）である．

症状は，激しい水様性下痢，腹痛，悪心，倦怠感である．発熱は時にみられるが高熱となることは少なく，血便は認められない．免疫が正常であれば10日前後で自然治癒をみるが，**先天性免疫不全，後天性免疫不全症候群**（AIDS），**移植手術後，抗がん薬治療時**などの免疫不全状態の宿主においては再発を繰り返し，胆管・胆嚢炎，気管支炎・肺炎を合併，時に死の転帰をとりうる**日和見感染症**でもある．したがって本症の慢性化例では患者の免疫学的背景の確認が必須であり，AIDS診断の指標疾患である．

クリプトスポリジウムのオーシストは**ショ糖遠心浮遊法・抗酸染色法・特異的免疫蛍光抗体法**などによる顕微鏡的検査で糞便・十二指腸液・喀痰検体から形態的に検出可能である．**便中抗原検出**のためのキットが各種販売されているが診断薬としては未承認であり，血清抗体価や生検による診断は通常実施されていない．

2 治療の実際

ニタゾキサニドをベースとした1クール14日間の単剤もしくはほかの薬剤（アジスロマイシン，パロモマイシンなど）を加えたコンビネーション治療が実施され下痢症の期間短縮に有効とされるが，免疫不全症例での効果は未確定である．したがって，免疫不全におけるクリプトスポリジウム症においては高カロリー輸液を含めた対症療法とともに原疾患の治療が最善であり，AIDSにおける**抗レトロウイルス療法**（highly active anti-retroviral therapy：HAART），また先天性免疫不全における骨髄移植などによる免疫機能の回復はクリプトスポリジウム症を終息させることが知られている．したがって免疫不全症例では，たとえ症状緩和が認められても1クール14日間の治療の完了と再発の有無についてモニタリングの継続が望ましい．

看護のポイント

以下の事実に基づく適切な対応が重要である．

- オーシストは便中に**排出された直後から高い感染性**をもち，**数個の経口摂取で感染が成立**しうる．
- オーシストの排出は，有症期はもちろん下痢が終息しても1ヵ月程度続くことがある．
- オーシストの不活化には通常の消毒は無効であり，煮沸・オートクレーブが必要（煮沸5分，60℃では30分で不活化）であり，患者の入浴後は即座に風呂を洗浄することが望ましい．
- 激しい下痢による脱水が顕著なため，経口補水液ORSなどによる**脱水補正**が望ましい．
- 患者便，汚染器具・リネンなどは**感染性材料としての取り扱い**を要する．
- **水系感染による集団発生**の可能性を念頭に置いた対応が必要である．

（所　正治）

線虫症 nematode infection

A　鉤虫症 hookworm disease

1 起こり方

　ズビニ鉤虫またはアメリカ鉤虫による腸管感染症で，世界的には途上国を中心に10億人近い患者がみられるが，国内感染はまれである．ズビニ鉤虫には，野菜などに付着した感染性の幼虫を経口的に摂取するか，あるいは土壌中の感染幼虫が経皮的に侵入して感染する．アメリカ鉤虫には経皮的に感染する．経皮感染の場合，幼虫は血管内に入り，肺を経由して消化管に到達する．経口感染でも，一部の幼虫は血流に入って肺を経由して小腸にいたる．成虫は小腸粘膜に噛み付くように寄生して吸血するので，重症感染や反復感染では，次第に**鉄欠乏性貧血**が進行する．

2 症状と診断のすすめ方

　少数の感染では症状に乏しいが，多数感染では幼虫侵入時の皮膚炎，肺通過時の好酸球性肺炎が起こる．また，成虫寄生による下痢・腹痛などの消化器症状と貧血が出現する．貧血が進行すると，動悸，息切れ，爪の変形などの症状がみられる．海外では異食症も報告されている．

　数年以内に熱帯から亜熱帯地域に比較的長期の滞在経験があり，下痢や腹痛の消化器症状に加えて鉄欠乏性貧血がある場合には積極的に本症を疑い，便虫卵検査によって診断する．便検査にあたっては，鉤虫卵は比重が小さいので，**飽和食塩水浮遊法**が適している．もっとも感度のよい検査法は糞便培養法であり，培養によって得られた感染幼虫の形態から種を同定することが可能である．わが国の症例では，内視鏡検査などで偶然発見される例がある．

3 治療の実際と看護のポイント

　駆虫薬（ピランテルパモ酸塩）の内服により治療する．貧血の程度により鉄剤の投与も行う．感染者が排泄してすぐの便に含まれる虫卵はまだ十分に発育しておらず，便中に感染性の幼虫は含まれていないので，患者の排泄物から直接感染することはなく，排泄物の処理に神経質になる必要はない．予後は良好である．

（丸山治彦）

B　糞線虫症 strongyloidiasis

1 起こり方

　糞線虫は腸管寄生線虫の1つで，土壌中に存在する幼虫が経皮的に侵入して感染する．主な流行地は熱帯から亜熱帯地域（わが国では南九州から沖縄）だが，**自家感染**によって，無症状のまま何十年も感染が持続しうるので発症時の居住地は流行地とは関係ない．自家感染とは宿主体内で寄生虫の世代交代が起きることで，一度感染して，再感染なしに何世代も維持され続ける．これは，糞線虫では小腸内の雌が産出した虫卵は宿主腸管内で孵化するが，そのうちごく一部が体外へ排出される前に感染型の幼虫に発育して，大腸粘膜や肛門周囲の皮膚から侵入して感染し成虫になるからである．

2 症状と診断のすすめ方

　成虫は十二指腸から上部空腸の粘膜に寄生している．少数寄生では無症状だが，なんらかの原因で宿主の免疫機能が低下すると，腸管内で感染型に発育する幼虫の割合が増え，指数関数的に寄生虫体数が増加して，**慢性の下痢**，**腹痛**，

体重減少，**タンパク漏出性胃腸症**による低タンパク血症，さらには腸管内で孵化した幼虫が大腸粘膜から体内に侵入して全身の臓器組織に幼虫が散布されたり(**播種性糞線虫症**)，幼虫とともに腸内細菌が血管に侵入し，**敗血症**などの致命的な病態を形成する．播種性糞線虫症では，喀痰，尿沈渣，皮下組織などいたるところに幼虫が認められるようになる．

診断が遅れると致命的で，わが国でも毎年のように死亡例が報告されている．原因のわからない慢性の下痢では，必ず便の顕微鏡検査を実施すべきである．十二指腸粘膜の生検で診断されることもあるが，重症例では便検査によって虫体を証明しうる．もっとも感度のよい検査法は糞便培養法であり，培養によって得られた感染幼虫の形態から種を同定することが可能である．

3 治療の実際と看護のポイント

駆虫薬(**イベルメクチン**)の内服により治癒するが，重症例ではイベルメクチン投与後に容態が急変することがあるので注意を要する．糞線虫症自体の予後はよいが，わが国の**糞線虫症患者はしばしばヒトT細胞白血病ウイルスⅠ型(HTLV-Ⅰ)のキャリア**なので，診断がついたら血中の抗HTLV-Ⅰ抗体を測定する必要がある．

(丸山治彦)

C 蟯虫症 enterobiasis

1 起こり方

腸管線虫感染症の1つで，屋内の塵埃などとともに蟯虫卵を経口摂取して感染する．虫卵摂取後2〜3週で成虫となり，7〜8週後に産卵する．成虫は盲腸から結腸にかけて寄生している．雌は，子宮内の虫卵が成熟すると夜間肛門から這い出して，肛門周囲の皮膚に産卵する．この虫卵は数時間以内に幼虫形成卵となって感染性をもつようになり，屋内や寝具に散布されたり患者の手指に付着して感染源となる．患者は小児に多いが成人の症例もある．平均すると小児の虫卵陽性率は1,000人に3〜4人程度であるが，同じ市内でも地域によって陽性率にばらつきがある．

2 症状と診断のすすめ方

少数寄生では無症状だが，ある程度の感染数になると産卵による**肛門周囲の瘙痒感**を訴える．患者が肛門周囲に触れた指を舐めるなどして再感染し，大腸内の寄生数が増加すると，下痢・腹痛などの消化器症状も起こしうる．重症例では潰瘍，膿瘍，腹膜炎も報告されている．免疫不全がある小児では重症化し，成虫が下痢便中に見出されることもある．

雌は腸管内で産卵しないので，通常の便検査ではなく，いわゆる**セロファンテープ法**により，肛門周囲に産み付けられた虫卵を検出する．メスは毎晩出てきて産卵するわけではないので，診断のためには複数回検査する必要がある．

3 治療の実際と看護のポイント

駆虫薬として**ピランテルパモ酸塩**または**メベンダゾール**を内服する．時にピランテルパモ酸塩による治療に抵抗するが，**メベンダゾールはピランテルパモ酸塩無効例にも有効**である．家族や保育所などの集団内で感染が広がり再感染を繰り返すので，**集団内で一斉に駆虫**する必要がある．また，部屋の掃除を十分に行い，寝具などをまめに交換するようにする．しかしながら，感染の有無は家庭の衛生環境とは直接関係なく，たまたま虫卵がどこからか持ち込まれただけであることを保護者に説明する．

(丸山治彦)

D　回虫症 ascariasis

1　起こり方

　手指や野菜などに付着した感染力のある虫卵を摂取して感染する．腸管線虫感染症の1つで，世界的には途上国を中心に流行しており，患者数は10億人を超える．虫卵を摂取すると，小腸で孵化した幼虫は血流に入って肺へ到達し，気道を上行して嚥下され小腸に達して成熟する．成熟すると体長は20〜30 cmに達する．

2　症状と診断のすすめ方

　感染性のある回虫卵を一時に多数摂取すると，肺移行幼虫による好酸球性肺炎が起き，発熱や咳，全身倦怠感などを生じる．また，多数の成虫が小腸内に寄生していると，とくに腸管が細くて壁の薄い小児では，腸閉塞や腸管の穿孔をきたす例がある．しかしながら，わが国ではこのような重症例の発生はないと考えて差し支えない．通常の国内症例では単数寄生のことが多く，**成虫を吐出**したり，**肛門から排出**したりする．「ミミズのような虫が出てきた」との訴えでは回虫症を疑い，虫体の形態から診断する．

　また，回虫の成虫は小さな孔にもぐり込もうとする性質があり，単数感染でも胆管に入りこんで**急性胆嚢炎や閉塞性黄疸**を引き起こすことがある．このような場合は，内視鏡によって虫体を摘出することが診断と治療を兼ねる．成熟した雌雄の成虫に感染していれば，産卵数が多いので虫卵は検便で容易に検出できるが，国内症例では，虫体はあまり成熟しておらず，虫卵は陰性のことがほとんどである．理由として，摂取する虫卵数が少ないことに加えて，感染しているのが実は回虫ではなく，ごく近縁で形態学的には区別できない**ブタ回虫**である可能性も考えられる．ブタではブタ回虫感染は珍しくなく，感染ブタから排出された虫卵による人体感染は可能性として存在する．

3　治療の実際と看護のポイント

　駆虫薬(**ピランテルパモ酸塩**)の内服により治療する．重症感染で腸管穿孔などがなければ予後は良好である．患者から排出されてすぐの虫卵には感染力がなく，虫卵内に感染幼虫が形成されるまでには，外界の適度な環境で2〜3週間発育する必要がある．したがって，たとえ患者の便が虫卵陽性でも，患者の排泄物に神経質になる必要はない．

（丸山治彦）

E　フィラリア症(糸状虫症) filariasis

1　起こり方と症状・診断のすすめ方

　ヒト寄生のフィラリア(糸状虫)は8種類あるが，世界に広く分布しもっとも一般的な**バンクロフト糸状虫**について述べる．本虫は細長く，雌成虫の体長は約10 cm，雄成虫は4.5 cmである．雌成虫は**ミクロフィラリア**(体長260ミクロン)という幼虫を産み，この幼虫は夜間に末梢血中に現れ，媒介蚊によって伝搬される．人の皮膚から侵入した幼虫(感染幼虫)はリンパ系へ移動し，そこに棲みついて成虫となる．

　フィラリア成虫は寄生するリンパ管を拡張させ，リンパ液のうっ滞を引き起こす．このため慢性症状として，**リンパ浮腫**(主に下肢)，陰嚢水腫，乳び尿(脂肪を多く含むリンパ液が混じった牛乳様の尿)がみられる．リンパ浮腫が細菌感染を起こすと皮膚は赤く腫脹し，一般に蜂窩織炎といわれる病像を呈し，悪寒戦慄を伴う「熱発作」を起こす．熱発作を繰り返すとリンパ浮腫の皮膚が次第に増殖・肥厚し硬くなって**象皮病**となることがある．

　世界に1億人を超える感染者が存在するが，国内での感染は1970年代後半にはなくなっ

た．しかし，かつての流行地（主に沖縄，九州）在住者でおおむね65歳以上のリンパ浮腫，乳び尿患者ではフィラリア症の後遺症を否定できない．ただ，長年月を経てフィラリア抗体さえも陰転していることが多く確定診断は困難なことが多い．先進国では非フィラリア性のリンパ浮腫（リンパ節郭清の後などに発生）が多い．

確定診断には，夜間に血液塗抹標本を作製してミクロフィラリアを発見する．免疫診断も用いられる．海外ではバンクロフト糸状虫の抗原を検出する感度のよい診断キットが市販されている．

2　治療の実際

駆虫にはジエチルカルバマジンが使われる．リンパ浮腫にはマッサージ，圧迫療法などさまざまな治療が行われる．陰嚢水腫は外科的に治療される．乳び尿は，安静，低脂肪食で改善することがある．重症の場合には腎周囲リンパ管に対する外科治療を行う． 〔木村英作〕

F　顎口虫症　gnathostomiasis

1　起こり方と症状・診断のすすめ方

顎口虫症を起こす寄生虫は日本に4種類ある（有棘顎口虫，剛棘顎口虫，日本顎口虫，ドロレス顎口虫）．いずれもヒトの寄生虫ではなく，イヌ，ネコ，イノシシ，イタチなどの哺乳類に寄生して成虫に発育する．雌成虫（体長約3 cm）が産んだ虫卵は糞便中に出て水中で孵化し，若い幼虫はケンミジンコに摂取されて発育する．さらにケンミジンコが淡水魚やカエルなどに摂食されると，その体内で感染性をもった「感染幼虫」に発育する．食物連鎖で魚はより大きな魚に，カエルはヘビなどに食べられるが，感染幼虫は生きのびるので，たとえば有棘顎口虫では，淡水魚のほかにカエル，ヘビ，ニワトリなど30種を超える動物が感染幼虫をもっている．ヒトへの感染は，淡水魚（ライギョ，ドジョウ，ナマズ，ヤマメなど）のほか，ヘビ，ニワトリなどの生食による（顎口虫の種類により差がある）．

ヒトに侵入した顎口虫は成虫に発育できず，感染幼虫（体長約3 mm）のままで体内を移行する（幼虫移行症）．皮下を移行すると**皮膚爬行症**（creeping eruption）や移動性（遊走性）皮膚腫脹を起こす．内臓を移行する場合には，目や脳などに侵入して重篤な症状を起こすこともある．幼虫の生存期間は，剛棘顎口虫では数ヵ月程度，有棘顎口虫の場合は20年に及ぶという．

特有の皮膚症状と**好酸球増加**があれば，本症を疑う．類似した皮膚症状を呈するほかの寄生虫感染症（幼虫移行症の項を参照）と鑑別を要する．また，中枢神経系に侵入した場合には広東住血線虫（後出）との鑑別も必要となる．確定診断には，皮膚病変の生検により虫体を得て種類を同定する必要があるがしばしば困難である．淡水魚，カエル，ヘビなどの生食歴を確認し，免疫診断を実施する．

2　治療の実際

駆虫薬はアルベンダゾール．移動する幼虫の摘出に成功すればそれ自体が治療となる．とくにアジアの国々で馴染みのないものを食べるときには注意を要する． 〔木村英作〕

G　広東住血線虫症　angiostrongyliasis

1　起こり方と症状・診断のすすめ方

広東住血線虫は，ネズミの寄生虫で成虫は肺動脈に寄生している．雌成虫（体長21〜25 mm）が産んだ虫卵は，肺内で孵化して幼虫となり，ネズミの糞便中に排出される．この幼虫がカタツムリやナメクジに取り込まれて感染幼虫に発育し，ネズミがカタツムリなどを食べることに

よって自然界の感染サイクルが回っている．人体感染例は沖縄からの報告が多いが，感染ネズミやナメクジは全国的にみられる．

人への感染経路は，ナメクジの生食（民間療法）やカタツムリ，ナメクジによって汚染され感染幼虫が付着している生野菜の摂取である．さらにカエルやエビ（淡水産）も感染源として知られている．

人体に侵入した幼虫は，成虫にまで発育できず，幼虫のままで体内を移行する（幼虫移行症）．次第に中枢神経系に集まるのが特徴で，くも膜下腔，脊髄，脳実質，眼球などに侵入するため，髄膜刺激症状，意識障害，眼筋麻痺，失明などさまざまな症状を引き起こす．**好酸球性髄膜脳炎**は広東住血線虫症の特徴的な症状とされ，強い頭痛と末梢血の好酸球増加があり，髄液中には多数の好酸球がみられる（とくに発症後2週間以内）．ただし，中枢神経系に侵入する寄生虫はさまざまあるので（例：イヌ回虫，顎口虫，マンソン裂頭条虫，肺吸虫など）食歴や免疫診断などにより鑑別を要する．きわめてまれに髄液の沈渣中に幼虫が発見されて診断が確定することがある．死亡率は3％以下．多くの症例が入院後5日以内に退院できたという．

2 治療の実際

寄生虫そのものに対する有効な治療薬はない．腰椎穿刺により頭蓋内圧を下げたり，ステロイドの投与が行われている．　　　（木村英作）

H　アニサキス症　anisakiasis

1 起こり方

アニサキスは，海に棲む哺乳動物の消化管に寄生する線虫である．この幼虫は，魚やイカに感染する．これを人間が生食すると，アニサキス幼虫はヒトの消化管に迷入する．これが2回目以降の感染機会であり，患者がIgEクラスの特異抗体をすでに作っていれば，アレルギー反応が起こり，発症にいたる．胃の局所のアレルギー反応の結果として，腹痛などが起こる．また全身反応の部分症として，皮膚のかゆみが起こる．腸に迷入した場合，腸の壁に腫瘤を形成し，イレウスを起こすことがある．なお，加熱調理や冷凍保存をすると，魚の中のアニサキスは，死滅するため食しても発症しない．アニサキスのほか，テラノバや旋尾線虫とよばれる寄生虫も，同様の症状を呈することがあるが，臨床的には別の疾患として取り扱う必要性に乏しい．

2 症状と診断のすすめ方

胃アニサキス症は，突然の心窩部痛が主症状である．悪心・嘔吐を伴う．問診で2～8時間前に何を食べたかを聞き出す．腸アニサキス症は，突然起こる下腹痛が主症状である．悪心・嘔吐を伴う．問診で数時間から十数時間前に，何を食べたかを聞き出す．

アニサキス症は，上記のごとく特異的な症状に乏しく，流行地以外は比較的まれな疾患であるので，診断は容易ではない．それまで健康な人が突然の腹痛を訴える，新鮮な海の魚やイカを食べた，などの場合，アニサキス症を疑わないと診断がつきにくい．流行地では患者自身が，過去に何回か経験して，アニサキス症であると自己診断していることがある．腸アニサキス症の診断はさらにむずかしく，重症の場合，なんらかの原因によるイレウスとの診断で，開腹手術を受ける場合もある．

胃アニサキス症の疑いの患者が来て，もしただちに胃内視鏡検査を行えるなら，ただちに行う．時間を置けば，虫は脱落し，観察できなくなる．超音波診断を行うと，消化管壁の肥厚がみられ，時には少量の腹水がみられる．血液検査では，特徴的な所見がない．免疫診断で抗アニサキス抗体を検出できるが，実際の臨床症例では，診断の価値は限定的である（理由：時間がかかる，抗体をもっていること＝アニサキス症ではない）．

3 治療の実際

胃内視鏡の検査でアニサキス幼虫を見つけたら（診断がつく），生検用の鉗子でつかみ，排除する（治療が終了）．薬物療法としては，腹痛などの対症療法を行う．抗アレルギー療法も症状の軽減に有効である．駆虫薬の投与は必要がない．腸アニサキス症でのイレウスに対しては，保存的な全身管理と対症療法を行う．

看護のポイント

◆ 2次感染予防の視点から ◆

標準予防策で対処する．寄生虫性の疾患であるが完全に self limited であり，2次感染はない．

◆ 全人的看護の視点から ◆

胃アニサキス症は急性期が過ぎれば，症状が自然消失するはず．予後は良好．ただし腸アニサキス症でイレウス状態の場合には，全身状態の把握が求められる．

（高橋優三）

I 幼虫移行症 larva migrans

1 起こり方

本来寄生虫は，感染する宿主が限定されている（宿主特異性）．ところが，本来感染しないはずの宿主に間違って迷い込んで，幼虫のまま宿主の体の中でブラブラする場合がある．つまり狭い意味の感染が成立していなくても，幼虫が体内を移動して種々の症状を引き起こしてしまう．

この幼虫移行症に含まれるのは，数多くある．今までちまたで話題になったものとしてはイヌ回虫・ネコ回虫（公園の砂場で子どもが感染）による網膜障害，ホタルイカによる旋尾線虫症，イヌ糸状虫（犬から蚊を通して感染）による肺の腫瘤，田植えでの水田皮膚炎（ムクドリ住血吸虫）などである．そのほかアニサキス症（前項を参照），広東住血線虫（輸入カタツムリをいじっているうちに経口感染）による脳炎，顎口虫（ドジョウやヘビの生食による）の皮膚爬行疹，南九州のブタ回虫症，カニ（淡水・汽水）や猪の生食による肺吸虫症，カエルなどの生食によるマンソン（Manson）孤虫症など．

2 症状と診断のすすめ方

本来寄生しないはずの寄生虫が迷い込むのが幼虫移行症なので，症状は迷入した場所により実に多彩となる．そのため典型的な症例なら診断をつけやすいが，診断に困難を伴う症例がある．とくにイヌ糸状虫による肺の硬貨状陰影の場合には，肺がんと誤診されやすい．一般には免疫診断が有効である．検便では，診断がつかない．画像診断や血液検査（IgE上昇，好酸球増多）が参考になる．

3 治療の実際

感染病原体の種類により，外科的摘出，薬物療法などを選択する．

看護のポイント

◆ 2次感染予防の視点から ◆

標準予防策で対処する．上記疾患すべては，肉食動物が幼虫を含んだ患者の体を食べない限り，次の感染はあり得ない．事実上，self limited であり2次感染のおそれがない．

◆ 全人的看護の視点から ◆

イヌ回虫・ネコ回虫，旋尾線虫，イヌ糸状虫，ムクドリ住血吸虫，アニサキス，ブタ回虫，イヌ鉤虫，マンソン孤虫，肺吸虫，顎口虫による幼虫移行症の場合の生命予後は良好である．広東住血線虫の場合，死の転帰の可能性がありうる．イヌ回虫・ネコ回虫による網膜障害では，視力予後に十分注意する．

幼虫移行症の場合，患者が自分の病気をどのように感じ取っているのか，精神状態の把握に努め，看護に留意をする必要がある．その事情は以下のとおりである．

幼虫移行症の診断はしばしば困難で，除外診断にならざるを得ない場合がある．その場合，

診断が確定するまでの患者の漠然とした不安は，無視できない．また，診断がついても「珍しい病気にかかってしまった」と不気味さを感じる患者がいる．そのためか他人に感染を知られたくない患者がいる．さらに原因がヘビ，カエルなどの"ゲテモノ食い"の場合には，自分を責める患者がいる．旋尾線虫や顎口虫のように皮膚爬行疹が気まぐれに出て，しかも特効薬がなく虫が死ぬまで長期にわたると知った場合には，たいてい大きなショックを受ける．イヌ回虫・ネコ回虫の幼虫移行症で視力障害を起こした場合には，患者の苦悩は大きい．

（高橋優三）

J　旋毛虫症　trichinellosis

1 起こり方

　旋毛虫の幼虫に感染した動物の肉を不完全調理で食べることによる．感染源としては，一般にはブタ肉が多く，そのほかクマ肉（刺身風のルイベ，ビーフジャーキー風の干し肉）も知られている．海外では馬肉からの感染も報告されている．旋毛虫はオーストラリアや太平洋の島々を除き，全世界に分布している．したがって海外で生肉（タルタルステーキ）や生ハムなどを食べるのは，避けるのが賢明であろう．牛肉からの感染は，今のところ，報告されていない．台湾でスッポンを生で食べて集団感染した事例が報告されている．

　感染した幼虫は，患者の腸の中で成虫になり，膨大な数の新生幼虫を産む．これが血流に乗り全身に運ばれ，骨格筋に入った幼虫が筋肉細胞内で成熟し，約1ヵ月後には，次の宿主への感染能力を得る．

2 症状と診断のすすめ方

　急性期の旋毛虫症は，まず，下痢，皮膚の瘙痒から始まる．約7日後からは顔面浮腫が始まり，約10日後からは発熱や筋肉痛が始まる．多数感染の場合には，重篤な呼吸困難や心不全が起こり，これらは死因になりうる．慢性期の旋毛虫症では，筋肉痛が愁訴である．

　血液検査では，好酸球増多やIgE値の上昇などがみられる．免疫診断は，有効である．筋肉生検による診断は，臨床的に必要か否かを熟慮すべきであろう．一般に旋毛虫感染は，集団発生のときには，診断が容易であるが，個別発生で軽症のときには，意外に困難である．

3 治療の実際

　メベンダゾールなどの薬剤による駆虫療法を行う．死滅した虫体から抗原物質が放出され，局所にアレルギー反応が起こる可能性があるため，必要に応じてステロイドの併用を行う．この免疫抑制薬による旋毛虫感染の増悪は，ごく初期を除いてあり得ない．軽症の場合は，自然治癒があり得る．慢性旋毛虫症で診断がつかず，リウマチ性疾患と誤診され治療を受けている場合がある．

　同じ肉を食べたほかの人も集団的や散発的に感染している可能性がある．それゆえ感染源とおぼしき食事を聞き出す．もし日本国内で購入した肉や飲食店での肉が起因の場合には，食品衛生法の規定により，保健所に届け出る．旋毛虫感染に関する感染症法の規定はない．

看護のポイント

● 2次感染予防の視点から ●

　標準予防策で対処する．患者の筋肉を生で食べない限り，2次感染のおそれはなく，事実上self limitedである．患者は，ほかの人に感染させてしまうのでは？　と心配しがちなので，接触感染も便からの感染もあり得ないことを十分に説明する．

● 全人的看護の視点から ●

　急性で重症の場合には，呼吸筋の障害による呼吸不全，心筋障害による心不全の徴候に留意する．死亡の原因になりうる．軽症の場合は，急性，慢性いずれも外来通院の検査と治療であ

K　鞭虫症 trichuriasis

1　起こり方

　腸管(主に盲腸)寄生の線虫である鞭虫の感染による．鞭虫の長さは，30〜50 mm．鞭毛をもつため，この名がついた．鞭虫の感染は，虫卵の経口摂取による．ただし患者の便とともに外界に出た鞭虫卵は，排出後数日以内なら感染性がない．外界の適当な温度と湿度の環境下で，約2〜4週間が経過をし，幼虫包蔵卵に発育するとヒトへの感染性をもつにいたる．

　最近の日本では，症例数が著減した．現在，多数感染による重症例は例外的である．

2　症状と診断のすすめ方

　少数寄生の場合は，無症状である．多数寄生の場合，異食症，腹痛，下痢，下血などの症状を呈する．小児の多数寄生の場合，粘血便が継続し，発育遅延がみられる．

　診断の決め手は，検便による虫卵検出であるが，通常は，卵の数が少ないので集卵法を用いて検鏡すべきである．注腸透視や内視鏡で，腸管の粘膜に侵入している虫が発見されることがある．

3　治療の実際

　駆虫療法として，メベンダゾールを経口投与する．

💡 看護のポイント ・・・・・・・・・・

● 2次感染予防の視点から ●

　標準予防策で対処する．通常の場合，院内での2次感染のおそれがない．

　ただし，患者が自分の大便を不適切に扱う場合には，この限りではなく，十分な注意が必要である．すなわち院内感染対策上，患者の大便が直接，間接に本人や他人の口に入らないように留意する．たとえば，異食症で自分の大便を口に入れる患者の場合には，自家感染で多重感染をするし，大便を周囲に撒き散らす場合には，生活を同じくしている人たちへの2次感染の原因となる．

　鞭虫感染患者の大便が付着したリネンや器具類，家具は感染源となりうる．これを熱水処理すれば，付着した虫卵は感染性を失う．もし集団感染した場合には，集団駆虫を行うとともに，感染源の特定と遮断をする必要がある．

● 全人的看護の視点から ●

　通常，鞭虫感染の患者の看護に特別に留意すべき点はない．

　ただし，症状が出るような重症感染の場合には，その原因を考え対処をする．まず，自家農園で大便を肥料に使っている場合には，これを中止させる．異食症患者で，大便の管理が行き届かない状況がありしかも自分の便を口に入れる，地面の土を食べる，などの状況があれば，生活指導を徹底する必要がある．

　鞭虫感染している犬の糞にも注意が必要である．現在の日本でイヌ鞭虫(ヒト鞭虫とは，別種)に感染している飼い犬は，少数ではない．それゆえ犬の日常の散歩道で，イヌ鞭虫に汚染された糞が土に混じっていると，飼い犬が症状を出すようなレベルの感染になりうる．このイヌ鞭虫の虫卵がヒトの口に入ると，ヒトにも感染が成立する可能性がある．ただし重症感染のレベルに達するのは，「偶然の機会に入ってしまった」ではなく，相当数のイヌ鞭虫卵を繰り返し摂取した場合である．患者が土を食べる異食症の場合には，とくに注意を要する．

(高橋優三)

吸虫症 trematode infection, trematodiasis

A 住血吸虫症 schistosomiasis

1 起こり方と症状・診断のすすめ方

　人体寄生の住血吸虫類には腸管住血吸虫症を引き起こすマンソン住血吸虫(*Schistosoma mansoni*)(分布：アフリカ，南米)，インターカラーツム住血吸虫(分布：アフリカ)，日本住血吸虫(分布：アジア)，メコン住血吸虫(分布：アジア)と尿路住血吸虫症を引き起こすビルハルツ住血吸虫(*Schistosoma haematobium*)(分布：アフリカ，中近東)がある．わが国では，かつて日本住血吸虫症の流行があったが1978年以降の新たな感染はなく，現在は高齢者層における**陳旧性症例**と外国の有病地で感染した**輸入症例**に遭遇する．

　ヒトへの感染は水浴，洗濯，農作業などで水に接触する際に淡水産貝(中間宿主)から遊出した感染型幼虫(セルカリア)が**経皮的に侵入**することで起きる．

　感染初期ではセルカリアの侵入部位に**瘙痒感を伴う皮疹**を起こす．急性期以降の症状は虫卵に対する強い炎症反応に起因する．腸管住血吸虫症：急性期では感染1ヵ月前後より好酸球増多を伴う発熱，蕁麻疹，下痢，粘血便，咳嗽，肝腫大などの症状が数日～数週間継続する(**片山熱**)．慢性期では**肝脾腫**，**肝門脈周囲の線維化**，**肝硬変**(門脈圧亢進，食道静脈瘤，腹水の貯留)に発展するほか，てんかん様発作や肺性心などを呈することもある．ビルハルツ住血吸虫症では，**血尿，血精液症，排尿時違和感**などを呈する．慢性期に膀胱壁の線維化が進行すると尿管閉塞により水腎症などの腎障害をきたす．また病変は精巣，精巣上体，前立腺，腟，子宮頸部などの生殖器に認められることもある．

　確定診断は糞便や直腸生検(腸管住血吸虫症)，尿や膀胱生検，精液(ビルハルツ住血吸虫症)から虫卵を検出する．虫卵は慢性期や患者の免疫状態によっては検出されないこともあるのでELISAなどでの血清特異抗体の検出やポリメラーゼ連鎖反応(PCR)法での住血吸虫遺伝子の検出を同時に行うとよい．慢性の日本住血吸虫症の肝超音波所見では，特有の網目状の高エコー像が認められる．検査所見と有病地での居住・滞在歴を総合して診断する．

2 治療の実際と看護のポイント

　虫卵を確認した場合，プラジカンテル(ビルトリシド®錠)40～60 mg/kg/分2×2回で駆虫する．プラジカンテルは未熟虫体・虫卵には無効なので，初回駆虫時に組織内に残存した未熟虫体・虫卵が成熟する2週間程度の間隔をあけて2回目の投与を行うと効果的である．治療後も定期的に治療後判定を行う必要がある．とくにビルハルツ住血吸虫症は放置すると膀胱がんに進展するリスクがあるので注意する．陳旧性の症例で組織に石灰化した虫卵のみが認められる場合は駆虫の必要はなく，慢性病変の対症療法を行う．糞便・尿中の虫卵はヒトへの感染性がないので排泄物は通常の処理でよい．

〈千種雄一，林　尚子〉

B 肺吸虫症 paragonimiasis

1 起こり方と症状・診断のすすめ方

　主にウェステルマン肺吸虫(*Paragonimus westermani*)と宮崎肺吸虫の感染によって起こる．モクズガニ，サワガニなどの**淡水産のカニやイノシシの生食などで感染**する．サワガニの

から揚げ(中心部が加熱不十分で幼虫が死滅していない場合), 中国料理の酔蟹も危険である. また, カニ汁などの調理の際に汚染された調理器具や手指などから感染が広がる. 中国や東南アジア諸国では淡水産カニを生で用いる料理があり, 近年在日外国人の間で増加している. 幼虫(メタセルカリア)が経口摂取されると小腸で脱囊し, 幼虫は腸壁を穿通して腹腔から肝臓, 横隔膜を経て肺にいたり成虫になる. 感染初期には腹痛, 下痢などの**消化器症状**, **発熱**を呈する. 幼虫が胸腔に侵入する際に胸痛, 咳, 痰, 気胸, 胸膜炎, 胸水貯留などが認められる. ウェステルマン肺吸虫症では感染後約2ヵ月で肺に母指頭大の虫囊が形成され, 虫卵を含んだ**チョコレート色の血痰**を出すようになる. 虫囊は線維性肉芽腫でX線所見では浸潤影, 結節影, 輪状影などの陰影を示し**結核・肺腫瘍との鑑別**を要する. また, 肺以外のあらゆる臓器にも迷入しうる(肺外肺吸虫症, 移動性皮下腫瘤など). とくに脳実質内に異所寄生した場合(脳肺吸虫症)は重篤な症状を呈し死亡することもある.

診断には血痰・胸水・糞便中の虫卵を検出するが, 宮崎肺吸虫では虫卵が検出されない場合が多い. 血清・胸水中の特異抗体の検出は有効である. 臨床症状, 好酸球の増加, IgEの上昇, 胸部X線所見, 生食歴などより総合的に診断する.

2 治療の実際と看護のポイント

プラジカンテル(ビルトリシド®錠)75 mg/kg/分3×3回での治療が有効である. 胸水貯留のある場合はなるべく除去してから治療するのが望ましい. 糞便・喀痰中の虫卵はヒトへの感染性がないので排泄物は通常の処理でよい.

(千種雄一, 林 尚子)

C 肝吸虫症 clonorchiasis, opisthorchiasis

1 起こり方と症状・診断のすすめ方

本症は極東に分布する肝吸虫の胆管寄生による. わが国ではモツゴ・フナ・コイなどの**淡水魚をよく食する地域**で感染者が多い. タイ, ラオス, マレーシアではタイ肝吸虫, ロシアや中央アジアではネコ肝吸虫による肝吸虫症の流行がある. 魚肉中の幼虫は塩や酢では死なず, 生焼けの魚の中でも生きている場合がある. インドシナ半島では生の淡水魚を用いた料理があるので注意を要する. 近年, タイ肝吸虫, 肝吸虫の感染は**発がんリスクが高い**ことがわかった.

被囊幼虫(メタセルカリア)が魚肉とともに摂取されると小腸で脱囊して十二指腸乳頭から総胆管, 肝管, 胆管へ移行する. 少数感染の場合はほぼ無症状である. 虫体の胆管栓塞による胆汁のうっ滞, 機械的・抗原刺激による慢性胆管炎, 肝細胞の変性, 肝腫大, 肝硬変に進行する. これに伴い脾腫, 黄疸, 腹水, 浮腫, 貧血などが認められる.

糞便, 十二指腸液, 胆汁中の虫卵を検出する(横川吸虫卵との鑑別に注意). 血清特異抗体は検出されがたい. 重症例では好酸球増多, 胆道系酵素を主とする肝機能異常が認められる. 逆行性胆管造影, 腹部超音波検査などの画像診断では肝内胆管の拡張像を認め, 胆石やがんが認められることもある.

2 治療の実際と看護のポイント

プラジカンテル(ビルトリシド®錠)75 mg/kg/分3×1～3日間で駆虫する. 1～2ヵ月後に検便, 肝機能検査, 超音波検査を行い, 治療効果を判定する. 糞便中の虫卵はヒトへの感染性がないので排泄物は通常の処理でよい.

(千種雄一, 林 尚子)

D　横川吸虫症 metagonimiasis

1　起こり方と症状・診断のすすめ方

アユ，シラウオ，フナ，ウグイなどの**淡水魚の生食で感染**する．鱗の下や筋肉中の幼虫（メタセルカリア）が経口摂取されると小腸上〜中部で成長し，体長 2 mm 未満の成虫が腸絨毛に吸着する．少数感染ではほとんど症状を示さないが多数寄生になると下痢や腹痛，体重減少などを呈する．糞便中に虫卵が検出される．

2　治療の実際と看護のポイント

プラジカンテル（ビルトリシド®錠）50 mg を投与し，2時間後に塩類下剤を用いて駆虫する．糞便中の虫卵はヒトへの感染性がないので排泄物は通常の処理でよい．

〔千種雄一，林　尚子〕

条虫症 cestodiasis, metacestodiasis

条虫とは扁形動物門，条虫綱に含まれる寄生虫であり，生活環の完成には少なくとも2種類以上の宿主動物を必要とする．成虫から産出される虫卵は中間宿主動物に経口的に取り込まれ，幼虫に発育分化し，終宿主動物に食べられる機会を待つことになる．ヒトが終宿主になる場合と中間宿主になる場合があり，それぞれ**腸管寄生条虫症**，**組織寄生幼条虫症**に分類される．

腸管寄生条虫症は人体内（腸管内）で条虫（扁平な形態からサナダ虫とよばれる）の成虫（種類により長さは数 cm から 10 m にも及ぶ）が寄生することによって引き起こされる．排泄時に肛門から条虫の一部（多数の虫卵が形成されている受胎片節）が連なった形で垂れ下がったり（裂頭条虫症），排泄物の中に"うどんの塊"のように発見されたり（大複殖門条虫症，**有鉤条虫症**，**無鉤条虫症**）（図1），個々の受胎片節が排泄物の上にゴマ粒のように発見されたり（有線条虫症），排泄行動と無関係に受胎片節が能動的に肛門から抜け出してきたり（無鉤条虫症）することにより，患者自身によって発見される場合が多い．そのほか，縮小条虫，小形条虫，瓜実条虫などもとくに小児を中心に感染例が報告されていたが，家庭環境整備により，最近国内では報告を聞かない．

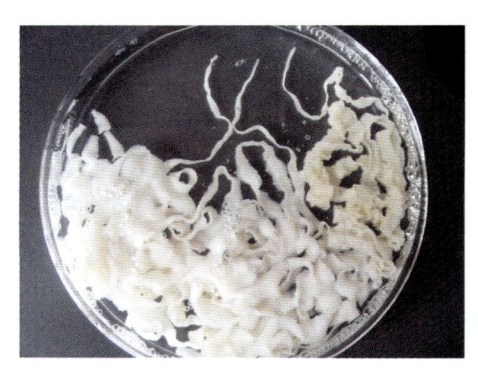

図1　中国四川省で日中合同疫学調査時に1女性から排出された無鉤条虫2条と有鉤条虫1条（右側の褐色の小さな虫体）（Prof. Li T 提供）

本項各論では**日本海裂頭条虫症**，無鉤条虫症，**アジア条虫症**，有鉤条虫症を腸管寄生条虫症として，有鉤嚢虫症，エキノコックス症（多包虫症，単包虫症），マンソン孤虫症を組織寄生幼条虫症として，感染源，人体内での病態，治療，予防について概説する．病態としては組織寄生幼条虫症が深刻で，致死的な症例も少なくない．

A　腸管寄生条虫症
lumen-dwelling cestode infection, cestodiasis

1 起こり方

日本海裂頭条虫症
現在，国内でもっとも頻繁に散見される症例である．海産魚［とくにシロザケ（トキシラズ），カラフトマス，サクラマス］の筋肉内に寄生している幼虫によって感染する．トキシラズの水揚げ時期に全国的に感染しているようである．

無鉤条虫症
日本海裂頭条虫症に次いで散見される症例である．牛肉に潜んでいる幼虫（無鉤嚢虫）を食べて感染する．ほとんどが輸入症例である．最近，アジア各地で無鉤条虫症に形態学的に類似のアジア条虫症が問題になっている．これはアジア各国の僻村で肥育されている豚の内臓を生食して感染するものであるが，最近の遺伝子解析から無鉤条虫の中の種内変異ととらえるのが妥当である．これもすべて輸入症例と推測してきたが，2010年から東京を中心に，関東各地で国内生産された豚の肝臓を生食して感染したと結論づけられたアジア条虫症症例が20例前後報告されている．

有鉤条虫症
これも輸入症例である．全世界の豚肉を消費している発展途上国で蔓延している条虫症である．グローバリゼーションによる発展途上国での合弁事業などで現地の豚肉を食べて感染する日本人症例が増えている．

2 症状と診断のすすめ方

すべての腸管条虫症の主な症状は腹痛，下痢，便秘などの消化器症状である．

日本海裂頭条虫症
感染者自身が排泄時に虫体の一部が肛門から垂れ下がることにより気づく．小児症例では下の世話をした母親が気づく．北海道，東北，北陸地方に多発しているが，食品の広域流通により現在は全国各地で発生している．

無鉤条虫症，アジア条虫症
発展途上国で適切な食肉検査を受けていない牛肉（無鉤条虫症），ブタの肝臓（アジア条虫症）を食べた半年後あたりから，2〜3 cmの条虫の断片（片節）がほぼ毎日肛門から能動的に出てきて，感染者自身が気づく．

有鉤条虫症
発展途上国で適切な食肉検査を受けていない豚肉を食べて感染するが，虫体の排出に患者自身が気づかない場合が多く，患者の発見は非常に困難である．

3 治療の実際

治療薬と注意点
日本海裂頭条虫症，無鉤条虫症，アジア条虫症にはプラジカンテルが推奨されるが，有鉤条虫症には推奨されない．有鉤条虫症患者は消化管に成虫を宿しているだけでなく，大脳そのほかに幼虫（嚢虫）が寄生している場合が多く，**プラジカンテル投与により，嚢虫が死滅するときに非常に重篤なアレルギー症状が派生する危険**があり，大脳そのほか中枢神経系に嚢虫寄生が予見される場合にはとくに注意が必要である．有鉤条虫症の治療には**ニクロスアミド**が推奨されるが，国内で入手が困難である．プラジカンテルを用いる場合には，半日以内に脳症状が惹起される危険性があるため，ステロイドの投与が必要である．

💡 看護のポイント
医療従事者が患者から2次感染を引き起こす可能性（危険性）がある条虫症は"有鉤条虫症"のみである．患者から排泄された虫卵を飲み込まなければ2次感染（有鉤嚢虫症）は起こらないので，特別に神経質になる必要はないが，マスクと手袋着用は必須である（有鉤嚢虫症参照）．

〔伊藤　亮〕

B 組織寄生幼条虫症
tissue-invasive larval cestode infection, metacestodiasis

1 有鉤嚢虫症

起こり方
有鉤条虫症患者から排泄される虫卵により2次的な感染が生じた場合，5〜10 mm くらいの豆状の嚢虫とよばれる幼虫が全身臓器で発育する．中枢神経系，とくに大脳に寄生する場合が多く，**脳嚢虫症**とよばれる(**図1**)．アジアでは脳嚢虫症症例では**皮下嚢虫症**も観察されることが多いのに対し，中南米を中心とするアメリカ大陸では皮下嚢虫症なしの脳嚢虫症だけが観察されることが多いと報告されている．

症状と診断のすすめ方
脳嚢虫症症例はほとんどが無症状で数年から10年以上経過した後，突然てんかんなどを伴う症状を呈することになる．これはヒトの生体防御機構が嚢虫寄生を認識し，殺滅に向かい始める時期に一致すると考えられている．発展途上国では，ある日突然，てんかん発作などの脳症状が出て，突然死をきたす場合が少なくない．有症例は全体の脳嚢虫症の10%前後と考えられており，無症状症例が非常に多い(プラジカンテル治療直後，半日以内に嚢虫が死滅し始め，症状が出ることになる)．頭部の画像診断と血清診断が重要である．全身臓器で嚢虫は発育可能であり，しばしば脈絡膜血管に達し**眼嚢虫症**を引き起こす場合もある．眼嚢虫症では患者自身が目の痛み，視力低下と嚢虫の出現に気づく．

治療の実際と看護のポイント
脳嚢虫症の治療には**アルベンダゾール**ならびにプラジカンテルが有効である．最近は副作用などの問題でアルベンダゾールが用いられることが増えている．嚢虫が死滅し始めるときに浮腫を含めたアレルギー症状が派生することからステロイドの併用が不可欠である．眼嚢虫症では外科的に虫体を摘出，化学療法は禁忌である．

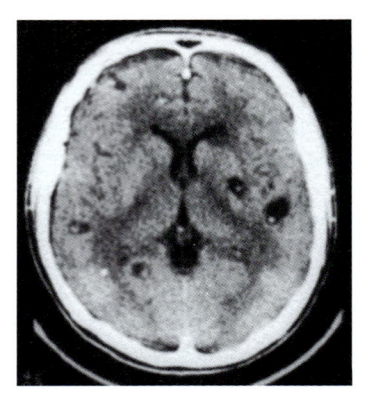

図1 脳嚢虫症
1 cm 弱の大きさの複数の嚢虫が単純 CT で類円形の低吸収域として確認できる．嚢虫に特徴的な構造，袋の中に嚢虫液が充満し，その一部に成虫の頭節原基が反転した形で陥入し，瘤あるいはひも状にぶら下がった形の高吸収域構造物として認められる．(旭川医科大学　山﨑　浩博士提供)
[伊藤　亮：シンプル微生物学，改訂第4版(東　匡伸ほか編)，360頁，南江堂，2006]

国内に分布していない寄生虫によって引き起こされる疾患であり，臨床医が寄生虫疾患を疑わない場合が多く，脳腫瘍の疑いで外科治療を受ける症例が少なくない．術前に，寄生虫疾患を疑う場合には，ほかの疾患からほぼ100%正確に鑑別できる血清検査法が旭川医科大学で開発されている．

嚢虫症患者はしばしば消化管に成虫(有鉤条虫)を宿している場合があるので，成虫寄生が確認された場合にはすみやかに駆虫する必要がある．

2 エキノコックス症(多包虫症)

起こり方
現在，地球規模で問題になっているエキノコックス症では多包虫症と単包虫症が重要である．

北半球の熱帯以外の地域に生息しているキツ

ネならびにイヌとノネズミの間で生活環が完成している．小腸に多包条虫を宿しているキツネならびにイヌから排泄される虫卵をなんらかの機会に飲み込んだあと，数年から10年以上経過し肝病巣に気づくか，流行地域での住民健診などで発見される疾患である．

症状と診断のすすめ方

肝細胞がんと誤診される症例が多く，1度だけの北海道旅行後に感染が確認された症例もあり，国内では北海道の地方病である．無症状で10年以上経過する症例が多く，なんらかの腹部異常で画像所見から肝内占拠性病変が発見される症例がほとんどである．北海道との接点（居住歴，旅行歴）がある肝疾患で，画像診断により肝に腫瘍様の病巣が発見される症例では多包虫症の確認，あるいは除外検査として信頼性の高い血清検査法で確認することが推奨される．国際標準検査になっている非常に信頼性の高い簡便な迅速血清検査キットが旭川医科大学で開発されている．

ヒトからヒトへの感染は起こり得ない．

3 エキノコックス症（単包虫症）

全世界の遊牧地域に蔓延している肝疾患である．ヒツジ-イヌの間で生活環を完成させている種類がヒトへの感染源としてもっとも重要である．国内には分布していないが輸入症例が増えつつある．

4 マンソン孤虫症

起こり方

ヘビ，カエル，イノシシなどの野生動物あるいは屋外で飼育されたニワトリ（地鳥）の生食により感染するか，民間療法として皮膚，眼瞼などへこれらの動物の生肉を貼付し，患部から感染する．

症状・診断のすすめ方と治療の実際

幼虫（孤虫）が体内移行し移動性の皮下腫瘤，皮膚爬行症を引き起こす例がいちばん多い．血清診断法による術前確認が必要である．

治療は外科的摘出である．

ヒトからヒトへの感染は起こり得ない．

（伊藤　亮）

ダニ症　mange, acariasis

1 起こり方

ダニ症には**疥癬**，ダニ刺症，ダニが媒介する感染症（つつが**虫病**，**日本紅斑熱**，**ライム病**など）が含まれるが，ここでは他項に記載されていないダニ刺症について述べる．

①**イエダニ類による刺咬症**：室内でヒトから吸血するイエダニによって生ずるが，トリサシダニ，ワクモ，スズメサシダニなどによっても生ずる．体長は0.6～0.8 mm程度で，イエダニはネズミに，ほかの3種類はスズメ，ツバメなどの鳥に寄生し，ヒトを襲い吸血する．夏期に多い．

②**ツメダニ類による刺咬症**：クワガタツメダニ，ミナミツメダニなどは室内塵中のほかのダニ類を餌として生活する体長0.5～0.8 mmのダニで，本来はヒトを吸血するダニではない．

③**シラミダニ類による刺咬症**：シラミダニはカイコなどの昆虫に寄生し，麦藁や穀類などに生息する体長0.2 mmのダニである．

④**マダニ類による刺咬症**：代表的なマダニにはフタトゲチマダニ，タカサゴキララマダニ，ヤマトコダニ，シュルツェマダニなどがある．いずれも山林内の笹類に生息し，ネズミ，イノシシなどの野生動物に寄生するが，ヒトに寄生して吸血することもある．数日間の吸血の後，飽血すると脱落する．春から夏の農林作業，野外レジャーなどの際に被害を受けることが多い．

⑤**ツツガムシ類による刺咬症**：アカツツガムシが主であるが，フトゲツツガムシ，タテツツガムシなども原因となる．これらの多くはネズミなどの小動物に寄生し，その幼虫が枯れ草などの上で待機し，野外で行動するヒトに寄生して，体液を吸うことによって生ずる．

2　症状と診断のすすめ方

①では，かゆみの強い，紅斑性丘疹が腋窩周囲や下腹部，陰股部などに孤立性に認められ，虫刺症とよばれることが多い．②では，ツメダニが生息する畳や絨毯に触れた部位のみに，③では，シラミダニが付着した藁や穀類に接触した部位にかゆみを伴う紅斑，丘疹などが生ずる．④では，感染症の媒介がなければ，自覚症状はないかあってもごく軽度のかゆみであるが，ダニが脱落した後は，紅斑や丘疹を生ずる．⑤では軽度のかゆみを伴う浮腫性紅斑，丘疹を生ずるが，つつが虫病の場合は，刺咬部に焼痂が認められる．

3　治療の実際

①，②，③ではステロイド外用薬を塗布し，ダニを駆除する．④は初期であれば，ピンセットで虫体を除去する．皮膚に強く咬着している場合は，切除する．⑤の刺咬症に対してはステロイドの外用を行う．

💡 看護のポイント ・・・・・・・・・・・・・・・
ダニが媒介する感染症に注意する．

〈渡辺晋一〉

中毒治療の原則

中毒性疾患

1 起こり方

中毒はさまざまな状況で起こりうる．小児の誤飲，薬品の誤使用や副作用，自殺企図による薬毒物の摂取，故意あるいは事故により毒物が混入した飲食物の摂取，意図的あるいは非意図的な有毒ガスの吸入など，発生の状況はさまざまである．薬毒物摂取と発症の時間的関係もさまざまであり，ジギタリス中毒のように少量の原因物質を長期にわたり反復して摂取することにより徐々に発症する場合もあるが，硫化水素中毒のように一瞬の吸入曝露でただちに発症する病態もある．

中毒の疫学は不明の部分が多いが，日本では事故・自殺を合わせて年間3,000〜7,000人が死亡していると推定される．2010年の交通事故死者数は4,863人であったので，死亡者数は交通事故死者数を上回る可能性があり，死亡にいたらない症例数を含めると大きな社会的問題であることがわかる．

2 症状と診断のすすめ方

中毒の原因物質が最初から明らかであれば診断は比較的容易であるが，実際には原因物質が不明であることが少なくない．そこで近年注目されているのが「トキシドローム」という考え方である（表1）．トキシドロームの考え方を適用し，可能性のある原因物質を絞り込むことにより原因物質を特定できなくても治療が開始できる．

3 治療の実際

中毒治療の考え方は，いわゆるevidence based medicine（根拠に基づく医療）の方法を導入し，近年，相当な変化があった．中毒治療の原則を表2に示す．基本的には気道の確保や呼吸循環の維持など急性疾患治療の原則と同様であるが，最初に**避難と除染**を考慮する点が中毒特有である．未吸収毒物除去の代表的処置である胃洗浄の適応は，原則的に表3のとお

表1　トキシドロームで着目する身体所見

・バイタルサイン
・皮膚・粘膜所見
・瞳孔
・心血管系
・消化器および泌尿生殖器系
・意識状態，神経学的所見

表2　急性中毒治療の原則

・避難と除染
・気道確保
・呼吸循環の維持
・未吸収毒物の排除
・既吸収毒物の排泄促進

表3　胃洗浄の適応

・毒物を経口的に摂取した後1時間以内
・大量服毒の疑いがあるか，毒性の高い物質を摂取
・胃内に多く残留していると推定できる

表4　胃洗浄の禁忌

・意識障害（気管挿管後胃洗浄）
・強酸，強アルカリ
・石油製品
・けいれん

表5　活性炭投与の適応

・薬毒物服用から1時間以内
・有効性の高い物質：
○アスピリン
○アセトアミノフェン
○バルビツール酸系薬
○フェニトイン
○テオフィリン
○三環系・四環系抗うつ薬

りであり，かなり限定的である．また，胃洗浄の禁忌には**表4**のようなものがある．

活性炭（activated charcoal）は多くの物質と結合する吸着薬で，それ自身は消化管から体内に吸収されないため，服用した中毒物質の吸収を減少させる．**活性炭投与**が中毒患者の臨床的転帰を改善するという大規模な臨床対照研究はないが，比較的安全なので経口中毒患者に対して下剤とともに投与されることが多い（**表5**）．

💡 看護のポイント

・**胃洗浄**中の低体温予防：原則的に加温した水もしくは生理食塩水を用いるが，冬期では低体温をきたす可能性があるので，全身の保温に配慮する．小児でとくに注意が必要である．

（水谷太郎）

解熱鎮痛薬中毒 antipyretic-analgesic drug poisoning

A アセトアミノフェン中毒 acetaminophen poisoning

1 起こり方

アセトアミノフェンは風邪に伴う痛み，頭痛，歯痛，筋肉痛，関節痛，生理痛などの緩和や，解熱に用いられ，さまざまな医療用・一般用医薬品に含まれている．それらを大量に内服

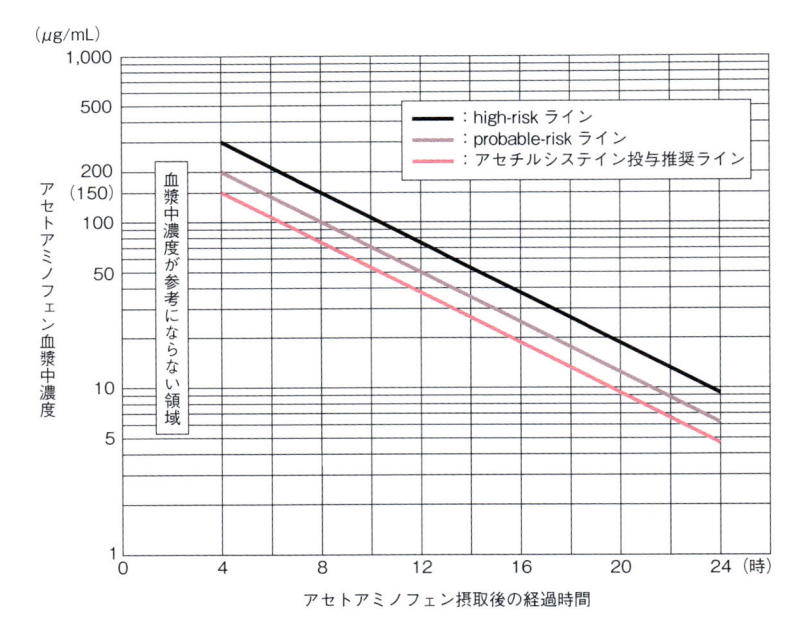

図1 アセトアミノフェン摂取後4時間以降の血中濃度

4時間以降のアセトアミノフェン血中濃度からアセチルシステインの適応や肝障害の予後が判断できる．血中濃度がアセチルシステイン投与推奨ライン以上だと解毒薬の投与がすすめられる．血中濃度がprobable-riskラインより高いと重篤な肝毒性を呈する可能性が高い．high-riskライン以上だと致死的な肝不全を呈する可能性が高い．

［アセチルシステイン内用液17.6%「センジュ®」添付文書］

することでアセトアミノフェン中毒が起こる.

2 症状と診断のすすめ方

アセトアミノフェンは，成人で150〜250 mg/kgを一度に摂取すると肝毒性を生じるといわれ，350 mg/kg以上ではほぼ100％が重篤な**肝障害**を起こす.

中毒量摂取直後から12〜24時間までに，悪心・嘔吐，発汗，食欲不振，蒼白などの症状を呈する．ほとんどの患者は24〜48時間で症状は軽快するが，肝酵素，ビリルビン，プロトロンビン時間，国際標準比（INR）は次第に上昇する．48〜72時間後には，重篤な肝壊死，錯乱，昏迷や黄疸，凝固機能障害，低血糖，脳症，腎不全，心筋障害を発症する可能性がある．72〜96時間経過すると，一部の患者は肝不全に移行もしくは死亡する．解毒薬治療を受けなかった中毒濃度域の患者での致死率は3〜4％である.

3 治療の実際

アセトアミノフェン摂取後4時間以降の血中濃度は予後と相関し，予後判定には**ノモグラム**（図1）が用いられる．また，解毒薬である**アセチルシステイン**投与の指標にもなる．アセトアミノフェンは4時間で最高血中濃度に達するため，4時間以前の血中濃度はノモグラムで評価できない．血中濃度が**アセチルシステイン**投与推奨ライン以上だと解毒薬の投与がすすめられる．血中濃度が測定できない場合でも，7.5 gまたは150 mg/kg以上摂取した場合は**アセチルシステイン**投与を開始する．**アセチルシステイン**治療はアセトアミノフェン摂取後8時間以内が望ましく，24時間以内でも効果が認められている．**アセチルシステイン**は初回に140 mg/kg，その4時間後から半量の70 mg/kgを4時間ごとに17回，計18回経口もしくは胃管から投与する.

活性炭は，アセトアミノフェン摂取後4時間以内なら推奨されるが，解毒薬である**アセチルシステイン**も吸着するため，活性炭投与後1時間以上経過してからアセチルシステインを投与する．強制利尿や血液透析は無効である.

〈萩谷圭一〉

B　アスピリン中毒　aspirin poisoning

1 起こり方

アスピリンは市販の感冒薬や消炎鎮痛薬に配合されており，抗血小板薬としても処方される．これらを大量に内服することでアスピリン中毒が起こる．大量摂取の場合，胃内に長時間滞留し，12時間経ってからも血中濃度が上昇することがある.

2 症状と診断のすすめ方

150〜300 mg/kg内服で軽症〜中等症，300〜500 mg/kgで重症，500 mg/kg以上で致死的とされる．

耳鳴や嘔吐・腹痛，高体温がよくみられる．重症例では，失見当識，錯乱，傾眠，昏睡，けいれん，肺水腫，急性肺障害，急性呼吸促迫症候群，呼吸停止，うっ血性心不全，心停止がみられる．

内服薬や症状からアスピリン中毒を疑う．サリチル酸の血中濃度が高値であれば診断は確定する．

3 治療の実際

例外的に内服1時間以降でも**胃洗浄**，**活性炭**を考慮する．尿のpHが7.5以上となるよう，炭酸水素ナトリウムを点滴静注し，輸液を行って尿量を確保する．フロセミドによる強制利尿も必要に応じ行う．血清サリチル酸の濃度が100 mg/dL以上，代謝性アシドーシスの補正が困難，肺水腫などの重篤な症状や腎不全があるときには血液透析を行う．

舌根沈下や肺水腫などがあれば気管挿管し，酸素化に応じて呼気終末陽圧換気（PEEP）を調節する．

〈萩谷圭一〉

抗精神病薬中毒 antipsychotic poisoning

1 起こり方

　向精神薬とは，精神作用のある薬物の総称であるが，このうち統合失調症に代表される**精神病を治療するために開発された薬物が抗精神病薬**である．古くから用いられている**クロルプロマジン**を代表とする**フェノチアジン誘導体**，および，**ハロペリドール**を代表とする**ブチロフェノン誘導体**は**従来型抗精神病薬**と総称されている．その後，従来型抗精神病薬より抗精神病作用に優れ，かつ，副作用が少ない薬物として開発されたのが**リスペリドン**に代表される**非定型抗精神病薬**である．

　抗精神病薬中毒は，これらの抗精神病薬の過量服薬によって生じるが，ベンゾジアゼピン系薬物や抗コリン薬などとの複合中毒であることが多い．

2 症状と診断のすすめ方

　抗精神病薬は，ドパミン D_2 受容体遮断作用やセロトニン $5-HT_2$ 受容体遮断作用などによって抗精神病作用を発揮するが，このほかにもヒスタミン H_1 受容体遮断作用，ムスカリン受容体遮断作用，α_1 アドレナリン受容体遮断作用などをもつ．さらに，心筋細胞には**膜興奮抑制（キニジン様）作用**をもつ．過量服薬では，これらの薬理作用が増強されてさまざまな臨床症状が生じる．

　表1に示すように，ドパミン D_2 受容体遮断作用が増強されると錐体外路症状や悪性症候群が生じる．ヒスタミン H_1 受容体遮断作用が増強されると鎮静や傾眠，昏睡などの意識障害が生じる．ムスカリン受容体遮断作用が増強されると高体温，散瞳，せん妄，洞性頻脈，麻痺性イレウス，尿閉などが生じる．α_1 アドレナリン受容体遮断作用が増強されると血圧低下が生じる．膜興奮抑制（キニジン様）作用が増強されると QTc 時間の延長などの心電図異常や**トルサード・ド・ポアンツ**などの不整脈が生じる．このほかに，α_1 アドレナリン受容体遮断作用によるシバリングの阻害やドパミン D_2 受容体およびセロトニン $5-HT_2$ 受容体遮断作用による中枢性体温調節の障害による低体温が生じる．また，メカニズムは不明であるがけいれん発作が生じる．

　診断には，上記の症状と精神科疾患の病歴，抗精神病薬の服用歴，過量服薬の既往がヒントになる．

3 治療の実際

全身管理

　もっとも重要である．昏睡には輸液を施行し，必要であれば気管挿管および人工呼吸管理を施行する．けいれん発作があればジアゼパムの静注あるいはミダゾラムの静注または筋注を施行する．血圧低下には急速輸液を施行し，無効であればノルアドレナリンなどの持続静注を施行する．トルサード・ド・ポアンツには，循環動態が不安定であれば電気的除細動を施行するが，循環動態が安定していれば抗不整脈薬の

表1　抗精神病薬の薬理作用による中毒症状

薬理作用	中毒症状
ドパミン D_2 受容体遮断作用 →	錐体外路症状，悪性症候群，低体温
ヒスタミン $5-HT_2$ 受容体遮断作用 →	低体温
ヒスタミン H_1 受容体遮断作用 →	鎮静，傾眠，昏睡など
ムスカリン受容体遮断作用 →	高体温，散瞳，せん妄，洞性頻脈，麻痺性イレウス，尿閉など
α_1 アドレナリン受容体遮断作用 →	血圧低下，低体温
膜興奮抑制（キニジン様）作用 →	QTc 時間の延長などの心電図異常，トルサード・ド・ポアンツなどの不整脈

投与やオーバードライブ・ペーシングを施行する．

吸収の阻害
活性炭を投与する．

排泄の促進
有効な方法はない．

解毒薬・拮抗薬
なし．

看護のポイント
・初診時には，全身をくまなく検索して圧迫痕や軟部組織の腫脹・硬化がないか調べる．あれば，非外傷性挫滅症候群やコンパートメント症候群の可能性がある．
・QTc時間の延長などの心電図異常があれば，トルサード・ド・ポアンツなどの心室性不整脈の出現に注意して観察する．
・意識障害が改善する経過の中で，もうろう状態やせん妄状態となり不穏・興奮状態となることがあるので注意する．　　　（上條吉人）

鎮静薬・睡眠薬中毒 sedative, hypnotic poisoning

A　ベンゾジアゼピン中毒 benzodiazepine poisoning

1　起こり方

ベンゾジアゼピン系薬剤は抗不安作用，催眠作用，抗けいれん作用，筋弛緩作用を有し，常用量と致死量の差が大きく安全域が広いため，よく使われている．そのため，中毒の起因物質としても比較的入手しやすい．

2　症状と診断のすすめ方

ベンゾジアゼピンは経口摂取後1～2時間以内に消化管から吸収され，中枢神経の**抑制性伝達物質γアミノ酪酸（GABA）**の抑制作用を増強させる．

症状としては，運動失調，傾眠，構語障害，口渇，嘔吐，昏睡，呼吸停止，血圧低下，頻脈・徐脈，心抑制，低体温などが起こる．昏睡状態の患者では反射が低下し，瞳孔径は正常または小さくなる．一般的に，ベンゾジアゼピン中毒による死亡は，バルビツール酸系薬などほかの中枢神経抑制薬やアルコールとの併用でなければまれである．推定致死量は50～500 mg/kgである．

ベンゾジアゼピン中毒の簡易検査法として，**トライエージ®**がある．これは尿中に存在する一定濃度以上の乱用薬物やその代謝物を検出するキットで，ベンゾジアゼピンのほかにもバルビツール酸系薬，三環系抗うつ薬，麻薬や覚醒剤などについて15分ほどで検査することができる．

鑑別診断に，ベンゾジアゼピン受容体の競合的拮抗薬である**フルマゼニル**の静注が有用である．ただし，けいれんや頭部外傷の既往がある患者や，三環系抗うつ薬など副作用でけいれん発作が生じうる薬物との複合中毒ではフルマゼニルは使用しない．ベンゾジアゼピン系薬物単独の中毒では静注後1～2分以内に完全に覚醒する．ベンゾジアゼピンの血中濃度測定で確定診断にいたる．血中濃度は毒性と相関しないため，予後の評価には有用ではない．

3　治療の実際

大量服用後1時間以内であれば**胃洗浄**の適応がある．**活性炭**投与も服用後早期であれば吸収抑制に有効である．強制利尿や血液透析は有効ではない．重症例では，呼吸・循環管理を十分に行う．**フルマゼニル**は半減期が53分と短く，けいれん発作を誘発しうるため，治療には用いられない．

全身管理が適切であれば予後は良好である.
(萩谷圭一)

B バルビツール酸中毒 barbiturate poisoning

1 起こり方

バルビツール酸系薬は注射薬と内服薬があり,麻酔薬,鎮静薬,抗けいれん薬として用いられてきたが,急性中毒をきたしやすく死亡のリスクが高い.

2 症状と診断のすすめ方

軽症ではめまい,傾眠,錯乱,運動失調を呈し,重症では縮瞳,昏睡,深部腱反射の低下,呼吸抑制,呼吸停止,頻脈,低血圧,乏尿,代謝性アシドーシス,低体温を呈する.とくに短時間〜中時間型の**バルビツール酸系薬は呼吸停止**を生じやすく,これらの致死量(2〜3 g)は長時間型のバルビツール酸系薬の致死量(6〜10 g)と比べて少ない.バルビツール酸系薬はGABAの神経抑制作用を増強するが,ベンゾジアゼピン系薬物やエタノールもGABAの作用を高めるため,これらとの複合中毒ではバルビツール酸系薬による中毒症状が増強される.一方,バルビツール酸系薬は耐性を生じやすく,常用者ではさらに高い血中濃度でないと中毒症状が出現しない.

バルビツール酸系薬も**トライエージ®**で鑑別診断を行うことができる.主に抗けいれん薬として用いられているフェノバルビタールは**治療薬物モニタリング**(therapeutic drug monitoring:TDM)として血中濃度を測定できる施設が多く,診断の助けとなる.20〜30 μg/mLで中枢神経抑制が生じ,80 μg/mL以上で昏睡にいたる.血中のバルビツール酸の定量分析が施行できれば確定診断にいたる.

3 治療の実際

呼吸抑制や**呼吸停止**があればすみやかに気管挿管および人工呼吸管理を行う.低血圧は主に急速輸液で対応する.致死量服用後1時間以内であれば胃洗浄を考慮する.中毒量の服用では活性炭を投与する.フェノバルビタールに対しては活性炭の繰り返し投与や尿のアルカリ化,血液透析が有効である.バルビツール酸系薬の急性中毒による初期の死亡原因のほとんどは短時間〜中時間型のバルビツール酸系薬による呼吸停止で,救出される前に心肺停止となることが多い.
(萩谷圭一)

有機リン中毒 organophosphate poisoning

1 起こり方

有機リンは殺虫薬として市販されているだけでなく,サリンやVXガスのような神経剤として使用された事例(イラン・イラク戦争やオウム真理教による松本サリン事件・地下鉄サリン事件)がある.急性中毒のうち,重症のほとんどが自殺企図によるもので,誤飲事故によるものは軽症であることが多い.

2 症状と診断のすすめ方

空中散布された農薬を吸入した場合には,短時間で中毒症状が発現する.それ以外の場合でも,曝露後6〜12時間以内に症状が出現する.脂溶性の化合物の場合には,数日間から数週間たたないと中毒症状が発現しないことがある.

有機リンの多くは,生体に吸収されると肝臓で酸化され毒性を発揮する.これが**コリンエス**

テラーゼを阻害し，神経終末での神経伝達物質であるアセチルコリンの分解を阻害するため，各種受容体にアセチルコリンが蓄積し，中毒症状が出現する．

有機リン中毒の症状は大きく3つに分類される．

① **ムスカリン様作用による症状**：流涎，流涙，気道分泌物増加，尿および便失禁，嘔吐や，気管支収縮，縮瞳，徐脈，心臓の伝導障害など．

② **ニコチン様作用による症状**：神経筋の所見として筋線維束性収縮，けいれん，筋力低下，また交感神経系の所見として頻脈，血圧上昇がみられる．呼吸筋の筋力低下により呼吸困難や呼吸不全が起こる．

③ **中枢神経作用による症状**：不安，興奮，錯乱，けいれんのほか，情緒不安定や人格の変化も報告されている．

遅発性の障害としては次の2つが重要である．

① **末梢神経障害**：1〜3週間の潜伏期を経て発症する多発性知覚・運動神経障害で，弛緩性麻痺が下肢から上肢へと拡大する．一般に，予後不良である．

② **中間期症候群(intermediate syndrome)**：服毒後数日〜1週間ほどして中毒症状の遅発・再燃がみられる病態で，突然の呼吸停止や，致死的な不整脈を伴う心筋障害が起こる．回復には1〜3週間を要する．

有機リンへの曝露をきたす状況があるうえに，縮瞳(ピンホール)や著明な発汗などのムスカリン様症状や筋線維束性収縮などのニコチン様症状があれば有機リン中毒を疑う．有機リンのガーリック臭や溶媒のにおいも参考になる．血液検査では血清コリンエステラーゼ活性が重症度の判定に役立つ．尿の簡易定性キットによる有機リンの定性分析や，有機リンの定量分析が施行できれば確定診断にいたる．

3 治療の実際

致死量を服用後，1時間以内であれば**胃洗浄**を考慮する．中毒量の服用では**活性炭**を投与し，吸収を抑える．汚染された衣類は取り除き，皮膚や粘膜が汚染されていれば大量の水と石けんで洗浄する．排泄の促進に有効な方法はない．

気道分泌物増加や気管支けいれん，呼吸不全があれば，すみやかに気管挿管および人工呼吸管理を行う．この際，脱分極性筋弛緩薬は筋力低下を遷延させるので用いない(非脱分極性筋弛緩薬は用いてもよい)．

アトロピンは，ムスカリン様受容体におけるアセチルコリンの作用を競合的に阻害する拮抗薬で，気道分泌抑制，気管支拡張作用を示す．気管支分泌物の増加や気管支攣縮による喘鳴が認められたらただちに**アトロピン**を投与する．初回投与量は1〜3 mg(静注)で，効果は1〜4分で発現する．効果が不十分な場合には5分ごとに投与を繰り返す．重症例では100 mg以上が必要になることもある．アトロピンの持続静注は0.05 mg/kg/時で開始し，適宜増減する．症状が安定したら，気道分泌物の量を厳重にモニターしながら漸減する．**プラリドキシム(PAM，パム)**は**有機リン**によって不活化したコリンエステラーゼ活性を回復させる特異的拮抗薬である．1〜2 g(20〜40 mg/kg)をゆっくり静脈内投与し，その後0.5 g/時で24〜48時間持続投与する．PAMは，酵素が不可逆的な変化を受ける前，24〜36時間以内に投与することが推奨される．

〔萩谷圭一〕

グルホシネート中毒 glufosinate poisoning

1 起こり方

グルホシネートは**除草剤**の1つで，中毒の多くは自殺目的の服毒中毒である．服毒後6～40時間経過してから急激に悪化し，意識レベル低下，呼吸抑制，全身けいれんが起こる．したがって，呼吸管理などの全身管理を的確に行う必要がある．

毒 性

18.5％製剤を100 mL以上服毒した場合，上記の3徴候のいずれかを呈し重症となる傾向がある．重症例の救命率は約70％である．

発症メカニズム

グルホシネートはグルタミン合成酵素（グルタミン酸からグルタミンを作る酵素）やグルタミン脱炭酸酵素[グルタミン酸からγ-アミノ酪酸(GABA)を合成する酵素]を阻害し，また，グルタミン酸受容体の中の抑制性受容体と親和性が高い．これらの作用により中毒が起こる可能性がある．

2 症状と診断のすすめ方

臨床所見

服毒直後に悪心，嘔吐をきたし，重症例では服毒6～40時間後に急に意識レベル低下，呼吸抑制，全身けいれんが起こる．そのほか，発熱，振戦，失調，構語障害，複視，眼振，眼球運動障害，気道分泌亢進が認められることがある．重症例では逆行性健忘を残す．

下痢，口腔～胃の炎症，舌や喉頭の浮腫，全身浮腫，消化管穿孔，ショックが認められる場合があり，製剤中の**界面活性剤**によると考えられる．

診 断

遅発性に意識レベル低下やけいれんをきたす中毒として，エチレングリコールやジエチレングリコールによる中毒があげられるが，これらの中毒では，代謝性アシドーシスや過換気が起

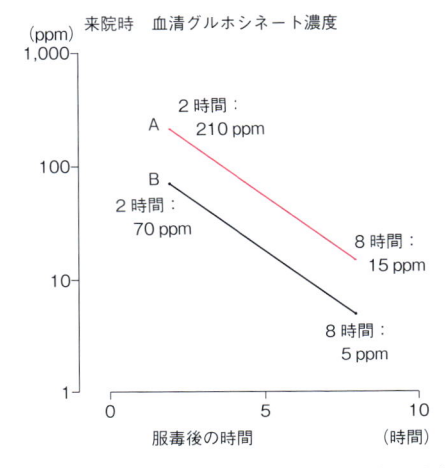

図1 来院時血清グルホシネート濃度と患者の重症化との関係

昏睡，全身けいれん，呼吸停止のうち1つ以上を呈した症例を重症，それ以外を軽症とすると，
A線より上の症例はすべて重症．
B線より下の症例はすべて軽症．
A線とB線の間は重症と軽症が混在していた．
[小山完二：グルホシネート含有除草剤の服毒中毒における血清グルホシネート濃度と重症化の関連―多施設における前向き調査，平成10～12年度科学研究費補助金（基盤研究C2）研究成果報告書，2001]

こることが本中毒と異なる．

血清または尿よりグルホシネートを検出し，症状が合っていれば本中毒と考えられる．さらに，血清濃度をノモグラム（図1）にあてはめ，症度が矛盾しなければ有力な診断根拠となる．

3 治療の実際

来院時軽症にみえても，服毒後48時間は入院させ，バイタルサインを厳重に監視する．血清グルホシネート濃度を迅速に測定し，ノモグラム（図1）にあてはめれば潜伏期の間に重症化を予測できる．

グルホシネートは活性炭への吸着が不良だが，界面活性剤は活性炭への吸着が期待でき

る．よって，胃洗浄の後，活性炭と下剤を投与する．

グルホシネートの体内分布容量は比較的大きく，一方，すみやかに尿中に排泄される．よって，強制利尿や血液浄化法の適応はない．ただし，腎機能の低下した患者では血液透析を考慮すべきである．

けいれんや呼吸抑制に対してはジアゼパムやミダゾラムなどの投与下に，気管挿管，人工呼吸器管理を行う．呼吸や意識レベルは増悪と寛解を繰り返すので，2～5日間は気管挿管が必要である．

看護のポイント

当初，軽症にみえても急激に重症化することが多いので，バイタルサインの厳重な監視が必要である．軽度の意識レベル低下，気道分泌亢進は重症化の予兆であることが多い．重症化した場合に備え，呼吸管理の機材や医師を確保する．

（小山完二）

パラコート中毒 paraquat poisoning

1 起こり方

パラコートはきわめて毒性の高い除草剤である．ジクワットとの合剤として販売されている．中毒の多くが服毒中毒であり，**呼吸不全**，**腎不全**，肝障害が起こる．有効な治療法は確立されていない．

毒性

成人の致死量は，製剤約1口（20～30 mL）である．重症と最重症はほとんどが死亡し，軽症と中等症は通常，後遺症なく回復する（表1）．

発症メカニズム

パラコートやジクワットは生体内でラジカルとなり，生体膜脂質を過酸化することで肺や肝，腎などの臓器障害を惹起すると考えられている．

2 症状と診断のすすめ方

臨床所見

服毒直後から3～4時間，嘔吐が持続する（製剤に添加されている催吐薬による）．服毒量に応じ，臨床所見が異なる（表1）．重症例にみられる肺障害（**パラコート肺**）は**間質性肺炎**が基本であり，進行性に低酸素血症を伴う致死的な呼

表1 パラコート中毒の重症度

症度	製剤の服毒量	来院時尿中パラコート定性反応	来院時検査所見	臨床経過	生命予後
軽症	なめた程度	－～±	特徴的な所見（－）	口腔～咽喉のびらん 臓器障害（－）	生存
中等症	1口未満	±～#	特徴的な所見（－）	肝腎肺の障害（軽度） （一過性）	生存
重症	1～3口程度	＋～#	特徴的な所見（－）	肝腎肺の障害 呼吸不全（進行性）	死亡（3～4週以内）
最重症	約100 mL以上	#～#	血清Cr軽度上昇 低カリウム血症 代謝性アシドーシス	急性心不全	死亡（2～3日以内）

＊－：発色なし，±：淡い色，＋：明確に発色しているが，スピッツの向う側が透けて見える，#：濃い色でスピッツの向う側が見えない，#：黒に近い色．
注）定性反応の手技は本文参照．

吸不全を引き起こす．最重症例以外は，初期には意識がある．軽症〜中等症はほとんどが生存し，重篤な後遺症を残さない．

診 断

吐物が青緑色を呈し，特有の臭気を呈する（製剤中の添加物による）．

診断上，尿中パラコート定性反応が有用である．患者の随時尿10 mLに水酸化ナトリウム1〜2粒を入れ，ハイドロサルファイトナトリウム薬さじ小1杯を加え，振盪すると，緑〜青色に呈色する．

血漿パラコート濃度は生命予後を反映する（Proudfoot AT et al : Paraquat poisoning : significance of plasma paraquat concentrations, Lancet ii : 330-332, 1979)．来院時から数時間ごとに3〜4回採血する．

外来患者が，原因不明の腎障害，肺障害を呈している場合には，本中毒を鑑別する．服毒の既往の確認や，臨床所見，尿中パラコートの存在が診断の決め手となる．パラコートは血中よりも尿中のほうが濃度が高く検出率が高い．定性反応に加え定量測定を行う必要がある．

3 治療の実際

特異的な治療はない．初めに胃洗浄を行う．パラコートは活性炭への吸着が良好であるため，下剤とともに活性炭を胃内へ注入する．パラコートは体内分布容量が比較的大きいため，強制利尿や血液浄化法はあまり有効ではない．個々の臓器障害に対しては，生命予後を考慮しつつ，必要に応じた対症療法を行う．人工呼吸器管理が必要な症例は重症例であり，通常，死亡する（表1）．苦痛の緩和に重点をおき治療にあたる．

看護のポイント

酸素投与は肺障害を助長すると推定されているので，事前に医師の確認をとる．

最重症例（表1）でなければ，重症例であっても初期には意識が保たれ軽症にみえるので，患者や家族への対応は，医師と連携し注意して行う．

（小山完二）

フグ中毒　puffer fish poisoning

1 起こり方

フグは日本の海に広く生息している海洋生物である．フグ中毒の主毒性分は**テトロドトキシン**である．ビブリオ属などのテトロドトキシン産生海洋細菌が産生したテトロドトキシンが，生物濃縮の末にフグの体内に蓄積される．フグの種類によってテトロドトキシンの蓄積する部位が異なるので注意が必要である（表1）．

2 症状と診断のすすめ方

テトロドトキシンは，末梢神経のランビエ絞輪のNaチャネルに結合し，Na^+の流入を阻害することにより，骨格筋の神経伝達を阻害する．軽症では口唇のしびれや感覚症状がみられる．中等症では，顔面筋や遠位筋の筋力低下が起こり，次第に全身性の弛緩性麻痺となる．さらに呼吸困難感から呼吸不全，最後には**呼吸停止**となる（表2）．

救急現場ではフグの摂取の有無を確認する．確定診断には，血清または尿中のテトロドトキシンの測定を行う．尿中には数日間にわたり排泄されるため，蓄尿中のテトロドトキシンを高速液体クロマトグラフィ（HPLC）やガスクロマトグラフ質量分析（GC/MS）で測定する．

3 治療の実際

フグ中毒は，食後30分〜4時間以内に発症する．8時間以降に死亡する可能性はない．意識が残存していることが多く，呼吸不全を認めたならば鎮静下に**気管挿管**，**人工呼吸**を行う．人工呼吸を1〜3日間行うと自然に呼吸が回復

毒蛇咬傷　991

表1　フグの部位別毒力

種名	肝臓	卵巣	精巣	皮	筋肉	腸
アカメフグ	強毒	強毒	無毒	強毒	無毒	弱毒
カナフグ	強毒	無毒	無毒	無毒	無毒	無毒
クサフグ	猛毒	猛毒	弱毒	強毒	弱毒	猛毒
ゴマフグ	猛毒	猛毒	無毒	弱毒	無毒	無毒
コモンフグ	猛毒	猛毒	強毒	強毒	弱毒	強毒
サバフグ	無毒	無毒	無毒	無毒	無毒	無毒
サンサイフグ	猛毒	強毒	弱毒	強毒	無毒	強毒
シマフグ	強毒	強毒	無毒	強毒	無毒	弱毒
ショウサイフグ	猛毒	猛毒	無毒	強毒	無毒	強毒
ドクサバフグ	強毒	猛毒	強毒	強毒	強毒	強毒
トラフグ	強毒	猛毒	無毒	無毒	無毒	弱毒
ナシフグ	猛毒	猛毒	猛毒	無毒	猛毒	無毒
ヒガンフグ	猛毒	猛毒	弱毒	強毒	無毒	強毒
マフグ	猛毒	猛毒	無毒	強毒	無毒	強毒
メフグ	強毒	猛毒	無毒	強毒	無毒	強毒

表2　フグ中毒の重症度分類

重症度	臨床症状
Ⅰ度	・口唇のしびれや感覚異常がみられる ・嘔吐などの消化管症状を認めることがある
Ⅱ度	・知覚異常が進行し，四肢の運動麻痺がみられる ・反射は正常である
Ⅲ度	・全身の協調運動障害，発声障害，嚥下障害，呼吸不全，チアノーゼ，血圧低下 ・意識は正常である
Ⅳ度	・意識障害，重症呼吸不全 ・徐脈，低血圧

看護のポイント

　フグ中毒が疑われたならば，初期の症状が軽くとも入院のうえ少なくとも10時間以上の監視が必要である．フグ中毒では，反応がなくなると意識がないものと錯覚しやすい．最後まで意識が残存しているので会話などに注意することが必要である．

（伊関　憲）

していく．徐脈や低血圧を認めたならばアトロピンやカテコラミンの持続静注を開始する．

毒蛇咬傷 venomous snake bite

1　起こり方

　日本に生息する主な毒蛇は，本州では**マムシ**と**ヤマカガシ**であり，沖縄では**ハブ**である．最近のペットブームで，本来生息していない外来種が持ち込まれていることがある．

　マムシは体長が40～80 cmあり，体表に銭型斑紋があるのが特徴である（図1a）．頭部は三角形であり，上顎の先端に2本の長い毒牙がある（図1b）．マムシ毒には出血毒や神経毒などがあり，管状になっている毒牙の先端から注入される．マムシ毒はリンパ流にのって体幹方向へ拡散し，それに伴い腫脹も広がる．

　ヤマカガシの体長は1 m以下で，赤と黒の斑紋がある（図1c）．2 mmほどの毒牙が上顎の後端にあり，牙の付け根に毒腺の開口部がある．このためヤマカガシに咬まれても毒が注入されていないことが多い．

　ハブは沖縄列島に生息し，毒蛇としてハブ，ヒメハブ，サキシマハブ，タイワンハブがある．上顎の先端に15 mmほどの毒牙がある．しかし毒腺の開口部が毒牙の先端から数mm上方にあるため，咬まれても毒が注入されていないことがある．腫脹があれば，毒が注入されたと考える．

2　症状と診断のすすめ方

　いずれのヘビ咬傷も，牙痕やヘビの種類を同

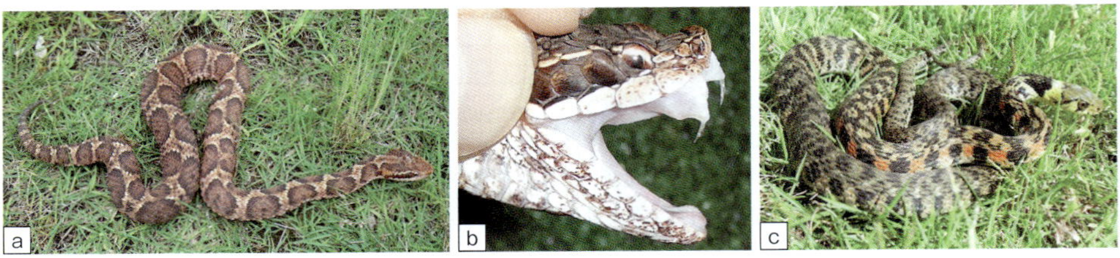

図1 マムシとヤマカガシ
a：マムシ，b：マムシの毒牙，c：ヤマカガシ　　　［(財)日本蛇族学術研究所　堺　淳先生のご厚意による］

表1　マムシ咬傷による腫脹の分類

重症度	臨床症状
Grade I	受傷局所のみの腫脹
Grade II	手首または足首までの腫脹
Grade III	肘または膝関節までの腫脹
Grade IV	一肢全体に及ぶ腫脹
Grade V	一肢を越える腫脹，または全身症状を伴うもの

［崎尾秀彦ほか：当院におけるマムシ咬傷について．臨床外科 40：1295-1297, 1985］

定することが必要である．

マムシ咬傷

マムシ咬傷では，**受傷部の発赤，熱感，腫脹**を主体症状とする．腫脹の程度は Grade 分類（表1）があり，重症度の指標に用いられる（表2）．しかし，腫脹が軽度であっても，重症化することがあるので注意しなければならない．毒が血管内に注入した場合には，**血小板凝集作用により血小板が短時間で減少することがある**．

顕著な出血傾向を引き起こすマムシ毒による作用として，急性腎不全，変性・壊死作用，心筋・血管への作用，出血・抗凝固作用，播種性血管内凝固症候群（DIC），溶血作用，全身症状として悪心・嘔吐，胸痛などがある．重症例では複視，眼球運動障害，眼瞼下垂，調節障害などの眼症状を呈することがある．

ヤマカガシ咬傷

ヤマカガシ咬傷では，咬まれて30分ほどで**頭痛**を訴えることがある．ヤマカガシ毒は**血液凝固作用**を有しており，フィブリノゲンや血小板を消費させ，フィブリン分解産物（FDP）が上昇する．

まず，歯茎や咬傷部からの持続性の出血を認める．関節部や古い傷からも出血が起こることがあり，さらに肺や消化管でも出血が起こる．さらには DIC や急性腎不全へと進行する．また，出血傾向を認め脳内出血などで死亡することがある．ヤマカガシの毒が目に入ると霧視や結膜充血，角膜混濁，角膜浮腫が起こる．

ハブ咬傷

ハブ咬傷では，腫脹，筋壊死が起こり，さらには複視や眼瞼下垂などの眼症状も認められる．重症例では急性腎不全や低血圧，意識低下を起こす．

血液検査

早期の血液検査で，マムシ咬傷では**血小板の低下**，ヤマカガシでは**フィブリノゲンの低下**を認める．時間が経つとともに両者の低下が起こる．

3　治療の実際

いずれのヘビ咬傷も来院後に，咬傷部の洗浄・消毒を行う．破傷風予防のため，破傷風トキソイドと抗破傷風免疫グロブリンの投与を行う．さらに重症例では，**抗毒素血清**を考慮する．抗毒素の治療は，副作用として血清病があるので，投与前にステロイドや抗ヒスタミン薬を使用することがある．

①**マムシ咬傷**：血小板の低下や急速な腫脹を認めたならば，**マムシ抗毒素血清**を投与する．また，マムシ咬傷の治療としてセファランチンの投与が行われているが，効果は疑問視さ

表2 ヤマカガシ咬症とマムシ咬症の判別

	ヤマカガシ咬症	マムシ咬症	重症マムシ咬症
腫脹	−	軽〜中程度	強度
疼痛	−	−〜+	⧺
出血傾向	⧺	⧺	−〜⧺
出現時間	数時間〜1日	数時間以内	数日後血小板が減少してから
凝固系など	フィブリノゲンが減少 血小板は後で減少 線溶活性が亢進	血小板が数時間で急激に減少 フィブリノゲンは減少しないこともある	血小板は腫脹の拡大に伴って徐々に減少
血圧低下	−	急激（受傷後数時間）	まれ（腫脹が進行後）
尿	ヘモグロビン尿	ミオグロビン尿 血尿	ミオグロビン尿 血尿
その他	一過性の激しい頭痛 DIC 急性腎不全 脳内出血	複視 心不全 急性腎不全 多臓器不全	複視 急性腎不全 呼吸不全 心不全
死亡まで	数日〜10日（脳内出血症例）	1〜2日	3日〜2週間

腫脹：軽〜中程度　肘または膝関節までの腫れ（Grade Ⅰ, Ⅱ, Ⅲ）
　　　強度　　　　肘または膝関節を越える腫れ（Grade Ⅳ, Ⅴ）

［堺　淳：ヤマカガシ咬症. 中毒研究 20：3, 2007］

②ハブ咬傷：腫脹の進行を認めた場合には，ハブ抗毒素血清の使用を検討する．
③ヤマカガシ：フィブリノゲンの低下と出血傾向を認めたならば，（財）日本蛇族学術研究所*に連絡し，**ヤマカガシ抗毒素血清**を取り寄せる．

看護のポイント

マムシやハブの咬傷では，腫れの程度を油性ペンなどでマークしておくと広がりが理解しやすくなる

（伊関　憲）

*（財）日本蛇族学術研究所（〒379-2301 群馬県太田市藪塚町3318　Tel：0277-78-5193　Fax：0277-78-5520）

きのこ中毒 mushroom poisoning

1 起こり方

きのこ中毒は植物毒の中でもっとも頻度が高く，日本では30〜50種類が中毒を起こす．種類が特定できるのは約70%とされ，ツキヨタケ，クサウラベニタケ，カキシメジ，ニガクリタケの中毒が多い．

分類

● コレラ様症状型（アマニタトキシン群）●

タマゴテングタケ，ドクツルタケ，シロタマゴテングタケがあり，有毒成分は**アマニタトキ**シンで加熱でも分解しない．きのこの中ではもっとも毒性が強く，死亡率は50〜90%，全きのこ中毒死の約9割を占めるとされる．

● 胃腸障害型 ●

日本のきのこ中毒の大部分を占め，ツキヨタケ，イッポンシメジ，クサウラベニタケ，カキシメジなどがあり，発生頻度は高いが重症となる例は少ない．一方，ニガクリタケは例外で毒性分は加熱でも分解されず煮汁でも中毒となり，死亡率は高い．

● 神経症状型 ●

ベニテングタケ，テングタケがあり，有毒成分はイボテン酸，ムシモルなどで中枢神経の抑制作用を現す．また**ムスカリン**なども含まれており，中毒症状は複雑となる．

● 末端紅痛型（ドクササコ）●

身体の末端部分が発赤，腫脹し激痛を伴う．成人の場合死にいたることはまれである．

2 症状と診断のすすめ方

一般に初発症状出現が短期間（3時間以内）では軽症，長期間（6時間以上）では重症である．有毒成分の多くはアルカロイド類で，種類により毒性，症状，治療法が異なる．

コレラ様症状型では摂取直後の症状は乏しいが，6〜24時間後に腹痛，嘔吐，下痢（コレラ様，白色水様性），脱水，電解質異常が起こり2〜4日続く．適切な輸液療法で初発症状は消失（24〜36時間）し，軽症例はこのまま回復する．しかし，その後肝障害や腎障害は進行し，重症例では劇症肝炎の像を呈し死亡する．

胃腸障害型では摂取後30分〜2時間後に悪心・嘔吐，下痢，腹痛などの消化器症状で発症する．24時間程度で症状は治まり治癒する．ニガクリタケの摂取では，10〜40時間後に全身冷汗，悪寒，消化器症状などが出現し，徐脈，血圧低下も起こる．翌日症状はいったん軽快するが，3日目に肝腫大，黄疸，意識混濁，けいれんなどを呈し重篤となる．

神経症状型では摂取後1〜2時間後に消化器症状が出現し，興奮，妄想，昏迷など副交感神経麻痺症状も現れる．また，ムスカリン様作用が出現し，発汗，流涙，唾液分泌物の亢進，縮瞳，徐脈，下痢，腹痛がみられる．

ドクササコ中毒では6〜24時間後に胃の違和感，軽度悪心が現れ，数日後に手足の先，鼻，陰茎など身体末端部分が発赤，腫脹し激痛を伴う．この症状は長期間（1ヵ月以上）続く．激痛は鎮痛薬によっても抑制できない．

3 治療の実際

一般的な急性中毒の治療法以外は，対症療法しか方法がない．きのこ中毒を疑ったら，①胃洗浄，活性炭，下剤投与，②全例3日間ほど入院経過観察・治療を原則とする．

■ 治療薬と注意点

アマニタトキシン群では摂取が判明したなら，催吐，胃洗浄，活性炭，下剤の投与，脱水に対しては，十分な輸液を行う．肝不全に対してはグルカゴン・インスリン療法，ステロイド療法，血漿交換や肝移植も行われている．ムスカリン群では症状に応じアトロピンの静注を行う．ドクササコによる激痛では硬膜外神経ブロックが有効とされる．

💡 看護のポイント

きのこ中毒が疑われ，摂取後わずかでも悪心があるなら水分を飲ませ吐けるだけ吐かせる．これだけで，重症化を防げることが多い．また，現物を持参あるいは図鑑を示し，可能な限り種類の同定に努める．同定不可能な場合は，摂取物，吐物，血液，尿などを凍結保存し，専門家に分析を依頼する．

〔田勢長一郎〕

有毒植物中毒 plant poisoning

1 起こり方

日本には約1,000種の**有毒植物**が分布し，その摂取あるいは誤食による中毒が散見される．

■ 分類（種類）

● バイケイソウ ●

バイケイソウはアルカロイドを含むユリ科の植物で，迷走神経，頸動脈洞，中枢・末梢神経，肺や心臓に直接作用し，多彩な症状を呈する．

主に肝臓で代謝され，人の致死量は約 20 mg（乾燥根で 1〜2 g）である．誤食による中毒例が多数報告され，犯罪での死亡例もある．

● トリカブト ●

トリカブトに含まれるアコニチンは毒性が非常に強い（人の致死量 1〜2 mg）．細胞の興奮膜の Na チャネルに作用し各種の重症不整脈を発生させる．

● ドクウツギ，ドクゼリ ●

ドクウツギの有毒成分はコリアミルチンとツチンで，中枢興奮作用を特徴とする．一方，ドクゼリの有毒成分はシクトキシンで，ドクウツギ同様の症状を現す．

● その他 ●

銀杏の多量摂取時は青酸中毒類似の症状が現れる．青梅の種子は青酸配糖体を含有し，胃酸や腸内細菌酵素により青酸を発生する．ジャガイモの芽や緑色に変色した部分はソラニンを含有し，コリンエステラーゼを阻害しアセチルコリンを蓄積させる．

2 症状と診断のすすめ方

バイケイソウの摂取量が少量であれば迷走神経刺激による徐脈，血圧低下，大量では心筋収縮力増強を示し，刺激伝道系障害による不整脈や心室細動もみられる．重篤な場合は意識障害，呼吸抑制，不整脈（房室ブロック，QT 延長），けいれんなどがある．診断はギボウシ，ギボシ，ウルイなどの山菜と誤って食したかどうかを問診する．

トリカブト摂取直後の初期には口唇・舌のしびれ，灼熱感が出現し，2〜6 時間内に悪心，流涎，全身倦怠感，血圧低下，不整脈が生じる．中期には嚥下困難，起立不能，末期には血圧低下，呼吸麻痺を起こして死亡する．ほとんどの例で心電図の異常所見を認め，**心室性期外収縮**（多発性，多源性），房室ブロック，脚ブロック，心室頻拍，心室細動など多彩である．原因不明なこれらの症状を認めたならトリカブト中毒を疑い，早急に対応する．

ドクウツギ・ドクゼリ中毒の主要症状はけいれん発作で，四肢の間代性けいれんから全身性強直性けいれんとなる．重症例ではけいれん重積発作となり，換気不全となり死亡することもある．

銀杏の多量摂取時には，1〜12 時間後に嘔吐，けいれん（間代性，強直性）が生じる．ほかに呼吸困難，意識障害，不整脈なども出現することがある．青梅は相当大量に食べなければシアン中毒は起こらない．ソラニン中毒ではアセチルコリン蓄積状態となり，症状としては早期に発熱がみられ，その後食思不振，嘔吐，下痢，腹痛，徐脈，意識レベル低下，呼吸困難などを認める．しかし，致命的な経過をとった例はない．

3 治療の実際

有毒植物を摂取した場合は，一般的な急性中毒の治療とともに対症療法が中心となる．

治療薬と注意点

バイケイソウ中毒では症状は 24 時間程度持続するため，入院治療を行う．循環が維持できない場合は**経皮的心肺補助**（percutaneous cardio-pulmonary support：PCPS）を行う．

トリカブト中毒での心室性期外収縮に対してはリドカイン，メキシレチンが有効とされる．服毒 24 時間以内の重症不整脈に対する循環管理により予後が左右され，この時期を乗り越えれば回復の可能性がある．重症不整脈により循環が維持できない場合は PCPS を導入する．

ドクウツギ・ドクゼリのけいれんに対しては，ジアゼパムを投与する．銀杏中毒の拮抗薬としてリン酸ピリドキサール（補酵素型ビタミン B_6）が有用である．

ソラニン中毒では重症例にアトロピンの静注を行う．

（田勢長一郎）

タバコ中毒 tobacco poisoning

1 起こり方

　小児の誤食によるものが大多数を占める特殊な中毒疾患である．2000年の寺本の報告では全体の52.0%が6〜12ヵ月であり，2003年の平田の報告では全体の8割が1歳以下である．当施設（日本赤十字社和歌山医療センター）でも4ヵ月以下はなく，5〜12ヵ月が最多を占めており，これらが誤食年齢といえる．

● **小児のタバコ誤食の発生頻度の差** ●

　1999年の日米比較では，5歳以下の乳幼児の中毒事故のうちタバコ関連は，米国では0.61%であるのに対し，日本は23.9%と最多である．海外の主要な医学教科書には，タバコ誤食の記載がない．タバコ誤食の環境として，日本の生活様式の影響が大きいためと考えられる．

　タバコの主要成分である**ニコチン**が，自律神経系作動薬であるため，自律神経，中枢神経，骨格筋などに対して，少量で刺激症状を発生し，大量では中枢神経抑制により呼吸停止などが発生する．水に易溶性のため水の入った灰皿の中のタバコなど浸漬された状態の液体がもっとも有毒である．

　急速かつ容易に吸収され，症状の発現は早く15〜30分で症状が発生する．半減期は1時間と短く，吸収された約90%は肝臓で代謝され，残りは尿中に24時間以内にすべてが排泄される．

● **中毒量，致死量** ●

　日本中毒情報センター（JPIC）のホームページには，成人致死量30〜50mg，小児の致死量として10〜20mgとの記載がある．海外の教科書では，2〜5mgで悪心，4〜8mgで重篤な症状，40〜60mg（≒1mg/kg）で致死量と記載されているが，いずれも根拠は不明である．

2 症状と診断のすすめ方

● **確定診断** ●

　もっとも正確な確定診断はニコチンの血中濃度による．しかし，誤食年齢において採血は同意が得がたく報告が少ない．過去の報告に基づけば，小児タバコ誤食例のニコチン血中濃度は極端に低く，血中濃度の測定は有用性が低いといえる．

①**消化器症状**：口腔灼熱感，唾液分泌増加，腹痛，下痢，悪心・嘔吐．嘔吐はもっとも頻度の高い症状である．

②**中枢，循環器症状**：顔面蒼白，血圧上昇，頻脈，興奮，聴力および視力障害．顔面蒼白も頻度が高い．

③**骨格筋**：脱力，筋弛緩．

● **重症例の症状** ●

　症状の発現がより早い．意識障害，けいれん，血圧低下，徐脈，不整脈（心房細動，房室ブロック），呼吸筋麻痺，縮瞳を認める．

● **無症状率と症状** ●

　タバコ誤食のうち無症状者の率は80%前後である．有症状例の症状は，いずれも一過性の嘔吐，下痢，顔面蒼白などで軽症であった．McGeeの報告では，タバコ誤食700例のうち，143人（20.4%）が有症状で，そのうち138人は嘔吐であり，残りの5人は傾眠や不機嫌であった．

3 治療の実際

小児例への治療

①**無処置**：症状のないものは処置を行わない．症状の発現は早期であるため，服用後1時間の間に症状がなければ無処置でよい．従来は，タバコ誤食については，紙巻きタバコ1本分のニコチン量が致死量としては十分なため，全症例に胃洗浄が施行されるのが通常であった．しかし，過去に死亡例がなく，嘔吐

により実際の摂取量は少ないと推定されるため，誤嚥，消化管穿孔，出血，などの侵襲を伴う胃洗浄を施行しない方式が広まっている．JPICの電話相談においても「無症状例は無処置＋観察」を推奨している．
②**観察時間**：各報告によれば，経過観察時間はさまざまで，1時間，3時間，4時間がある．症状発現と代謝を検討した結果，症状の発現は30分以内で，半減期は1時間であることから，2時間観察を推奨している．
③**催　吐**：手指などの機械的刺激によるものは，患者に苦痛をもたらし，誤嚥の危険性もありけいれんを誘発するため施行してはならない．
④**トコンシロップ**：トコンシロップを使用しての催吐は，用手催吐より有効で，胃洗浄に比較し侵襲性が低いという理由から，海外では家庭や病院で使用されてきた．わが国でも2002年にトコンシロップが発売された．
しかし，AHAのガイドライン2007によるとトコンシロップは，除去できる毒性物質の量に疑問があり，転帰の改善を示すエビデンスがなく，さらに傾眠や誤嚥の副作用があることから，「毒性物質の摂取時に，トコンシロップを投与しないこと（クラスⅢ：リスク≥利益）」とされる．また，「CIRCULATION Up-to-Date，2007年増刊」（メディカ出版）によると，6歳以下や，意識障害などには禁忌とされる．
これらの世界的流れを受け米国では，誤食症例全体に対するトコン投与率は，1985年の15％から，2002年の0.6％になっている．日本のタバコ誤食に対しても適応制限を指導する必要がある．
⑤**血液透析や血液吸着**：無効である．
⑥**解毒薬や拮抗薬**：存在しない．
⑦**制酸剤の投与**：ニコチンの吸収を促進するため禁忌である．
⑧**抗ショック療法**：ドパミン（イノバン®）などのカテコラミンの投与（3 mg/kg/分から）を行う．
⑨**抗けいれん薬の投与**：ジアゼパムの投与を行う（セルシン® 5 mg 静注の反復投与）．
⑩**徐脈に対して**：アトロピンの投与を行う（アトロピン硫酸塩® 0.5 mg 静注）．

成人の自殺企図例

成人が意図的に服用した場合と小児のタバコ誤食はまったく違う概念で対処すべきであり，同一視してはならない．成人の自殺企図例では重症化することもあり，死亡例の報告もある．

看護のポイント

誤食例の中には，リピーターも多いため，保護者に注意を喚起しておく
とくに，禁煙指導や手の届くところにタバコを放置しないなどの指導を行う．　　（千代孝夫）

一酸化炭素中毒　carbon monoxide poisoning

1 起こり方

一酸化炭素（CO）は，ヘモグロビン（Hb）に対する親和性が酸素の200〜250倍であるので，肺胞より取り込まれるとHbと結合している酸素と容易に置換して**カルボキシ・ヘモグロビン（CO-Hb）**を形成する．COに曝露されてCO-Hb濃度が上昇すると，酸化ヘモグロビン（O_2-Hb）による血液の酸素運搬能が低下し，組織での酸素の供給が減少して組織に**低酸素ストレス**が生じる．

CO中毒は，事故や自殺企図の際にCOに曝露されて生じる．COの発生源としては，不具合のある暖房設備や給湯設備，練炭の不完全燃焼，ガソリン車の排気ガス，火災などがある．

2 症状と診断のすすめ方

急性期

　低酸素ストレスの影響を受けやすい中枢神経系と心臓の症状が中心となる．また，赤色のCO-Hbによって皮膚の深紅色や静脈血の鮮紅色がみられることがある．表1にCO-Hb濃度と臨床症状を示すが，必ずしもこのように相関するとは限らない．中枢神経症状の中では，頭痛はもっともよく認められるものの1つで，CO-Hb濃度が高くなると激しさを増す．また，さまざまな程度の認知機能障害や意識障害が生じる．ただし，自殺企図による場合は，向精神薬などの過量服薬との複合自殺であることが多く，その影響も考慮することが重要である．

　循環器症状としては，軽症では低酸素ストレスに対して代償的に頻脈になるが，中等症～重症では心筋虚血と同様に胸痛，ST低下などの虚血性心電図変化，房室ブロックなどの心筋内伝導障害，心室性期外収縮，心室頻拍，心室細動などの不整脈，CK-MBなどの心筋逸脱酵素の上昇，トロポニンなどの心筋バイオマーカーの上昇，左室駆出率の低下などが生じる．

遅発性（間欠型）脳症

　急性期の中枢神経症状がいったんは改善して，数日～1ヵ月程度が経過してから遅発性に精神・神経症状が出現して急速に悪化することがある．精神症状としては，自発性の低下，見当識障害，記銘力障害，重度の認知障害，無言・無動などが，神経症状としては，パーキンソン（Parkinson）症候群，失行，失認，失禁，失外套症候群などが生じる．経過としては完全回復するもの，さまざまな程度の後遺症を残すもの，進行性で死にいたるものまである．

診　断

　COに曝露される状況のある患者にCO-Hb濃度の高値が認められることが診断の根拠となる．ただし，喫煙者ではCO-Hb濃度の基準値は5～13％であることに注意する．また，CO-Hb濃度はCOへの最終曝露からの時間や現場から病院への搬送中の酸素投与の影響を受けるため重症度や組織の低酸素ストレスの程度を必ずしも反映しないことにも注意が必要である．最終曝露から長時間経過していれば重症患者でもCO-Hb濃度は低値である．

　組織の低酸素ストレスによって嫌気性エネルギー代謝が促進されると乳酸が産生されるので，代謝性アシドーシスおよび乳酸値の上昇は低酸素ストレスを反映する．急性期のCTやMRIでは，両側の淡蒼球などに病変が認められることがある．遅発性脳症のMRIでは，典型的には拡散強調画像やFLAIR画像で脳室周囲の大脳白質および半卵円中心に両側性，びまん性，合流性の高信号域が認められる．

3 治療の実際

全身管理

　火災などで気道熱傷があれば，必要に応じて気管挿管して気道を確保する．昏睡には輸液を施行し，必要であれば気管挿管および人工呼吸管理を施行する．

排泄の促進および解毒薬・拮抗薬

　高濃度酸素はCOの排泄を促す．また，急性期の病態は組織の低酸素ストレスであるので，酸素は解毒薬・拮抗薬にも相当する．

　CO中毒では，高流量の100％酸素を非再呼吸式リザーバーバッグ付きフェイスマスクより投与する．これによってCO-Hbの半減期は室

表1　CO-Hb濃度と臨床症状

CO-Hb 濃度（％）	臨床症状
10<	軽度の頭痛（前頭部の絞扼感など），激しい運動時の息切れ
20<	中等度の頭痛（こめかみの拍動など），めまい，悪心，頻脈，頻呼吸，中等度の運動時の息切れ
30<	激しい頭痛，視力障害，耳鳴りや難聴，錯乱
40<	意識障害，異常呼吸（浅く不規則）
50<	昏睡，けいれん発作，チェーン・ストークス（Cheyne-Stokes）呼吸
60<	昏睡，けいれん発作，散瞳，対光反射消失，心機能の低下，呼吸抑制
70<	心不全，呼吸不全，死亡

内気の平均 5 時間から平均 1 時間に短縮される．さらに，適応に応じて**高気圧酸素療法**によって海面での大気圧の 2〜3 倍の気圧下で 100％酸素を投与する．これによって CO-Hb の半減期は平均 20 分に短縮される．ただし，高気圧酸素療法が予後を改善するか否かについては議論が分かれている．

看護のポイント

- 比色法を利用しているパルスオキシメーターは O_2-Hb と CO-Hb を区別できないため酸素飽和度は実際より高く表示されることに注意する．
- 基礎疾患に心疾患がある患者は，心室頻拍や心室細動などの致死性不整脈や心停止のリスクが高いことに注意して観察する．
- 患者をベッド上で絶対安静として酸素要求量および酸素消費量を減らすことが重要である．
- 高気圧酸素療法では，**中耳圧平衡困難**や**高酸素性けいれん**などの副作用に注意する．
- 急性期の中枢神経症状が改善したとして安心せず，数日〜1ヵ月程度してから突然に発症して急速に進行する遅発性脳症に注意して観察する．

〔上條吉人〕

硫化水素中毒　hydrogen sulfide poisoning

1 起こり方

硫化水素は自然界に広く存在する気体である．これまで硫化水素中毒は，火山地帯や温泉などで発生する自然災害や下水やマンホール内での事故であった．最近では，2008 年 2 月頃より硫化薬の六一〇ハップ（または石灰硫黄合剤）と酸性洗剤のサンポールを混ぜて，硫化水素を発生させて自殺する事例が全国的に続出している．

硫化水素の毒性としては細胞内にあるミトコンドリアのチトクロムオキシダーゼ Fe^{3+} に結合し，細胞内低酸素を引き起こす．また，神経毒としての作用があり，高濃度の硫化水素を吸入すると，呼吸中枢を含む脳幹に選択的に取り込まれる．

2 症状と診断のすすめ方

症状

硫化水素中毒の症状は，吸入した硫化水素の濃度によって異なる（表 1）．水への溶解性は 0.25 g/100 mL（40℃）と高いため，粘膜への刺激症状が出現し，眼球結膜の充血などがみられる．また，気管粘膜にも作用すると気管支炎症

表 1　硫化水素ガス濃度と臨床症状の相関

濃　度（ppm）	症　状
0.003〜0.02	嗅覚閾値
3〜10	不快な臭気
20〜30	強烈に不快な臭気（腐卵臭）
30	むかつくような甘い臭気
50	粘膜に対する刺激作用
50〜100	気道・呼吸器系に対する刺激作用
100〜200	臭気の消失（嗅覚疲労）
150〜200	嗅覚麻痺
250〜500	悪心，嘔吐，下痢，肺水腫
500	不安，頭痛，失調，めまい，呼吸刺激，健忘，意識消失（ノックダウン）
500〜1,000	致死的呼吸麻痺，不整脈，神経麻痺，けいれん，急激な虚脱，死亡

※ppm＝parts per million：100 万分の 1　1,000 ppm＝0.1％

状，肺水腫などを呈する．

高濃度の硫化水素を吸入すると中枢神経系へ素早く移行し，呼吸中枢を含む脳幹に選択的に取り込まれる．高濃度の硫化水素（500 ppm とも 800 ppm ともいわれる）を吸入した場合，意識消失，呼吸停止をきたす**ノックダウン**とよば

れる症状を呈する．さらに 1,000 ppm を超える濃度の場合には一瞬にして死亡する．また，遅発性に心筋障害と考えられる ST 変化を伴った心電図変化が起こり死にいたることがある．

■ 予後

硫化水素中毒の長期予後は，軽度の曝露の場合には完全回復が期待できる．しかし，高濃度を曝露した症例では健忘症，頭痛，頭重感，記銘力障害，睡眠障害，思考力低下，視神経障害，知能力低下などの神経学的後遺症が発症することがある．また症状が回復した後に再び悪化するという間欠型の症例も起こりうる．

■ 診断

自殺症例では現場の状況から硫化水素中毒が判断できる．現場の測定には硫化水素濃度計が用いられる．自然災害での硫化水素中毒では環境低酸素をきたしていることがあり，酸素濃度計が付随しているものもある．環境基準で酸素濃度 18% 以上，硫化水素濃度が 10 ppm 以下と定められている．また硫化水素検知管は現場や血中からも診断できる．尿中のチオ硫酸の濃度は生体内に微量にしか存在しないため硫化水素曝露の指標となる．

3 治療の実際

重症例では，肺水腫をきたし気管挿管を考慮する．拮抗薬投与には**亜硝酸塩**があり，早期に投与すべきである．しかし，拮抗薬投与に関して明らかに効果があるかは不明である．亜硝酸塩の投与で産生したメトヘモグロビンは，硫化物と結合し硫化ヘモグロビンとなる．しかし，亜硝酸塩を投与することで血圧低下を招くため注意する．

亜硝酸ナトリウムは院内調剤であり，あらかじめ用意しておくことが望ましい．投与法は，3% の亜硝酸ナトリウム 10 mL を 3〜5 分で静注する．効果がなければ 30 分後に半量を静注する．一方では，**亜硝酸アミル**を亜硝酸ナトリウムの投与までの間吸入を行う．アンプルを破砕し吸入させる．30 秒かけて 1 分おきに吸入し，3 分ごとにアンプルを換える．また，ヒドロキソコバラミンも効果があるといわれている．

軽症例では純酸素投与や高圧酸素療法で症状が改善する．

💡 看護のポイント ・・・・・・・・・・・・

自殺症例や親族が死にいたった場合には，精神的なケアが必要となる．　　　　（伊関　憲）

覚醒剤中毒　stimulant poisoning

1 起こり方

■ 発症メカニズム

狭義の「覚醒剤」とは，①**メタンフェタミン**（ヒロポン®など），②**メチルフェニデート**（リタリン®など），③**コカイン**，④そのほかの交感神経作動性アミン（エフェドリン，フェニルプロパノールアミン，プソイドエフェドリンなど）をさし，医療用としても用いられるが，覚醒作用や性的興奮などを求めて乱用されることがある．また，一般的には**アンフェタミン**，フェニルエチルアミン系薬剤（メスカリンなど）やトリプタミン系物質（マジックマッシュルームの主成分であるシロシビンなど）といった**幻覚剤**や，MDA，MDMA といった**興奮剤**なども含めて「覚醒剤」と俗称されることもある．

医薬品としては，経口ないしは経静脈的に使用される場合がほとんどであるが，乱用目的では，熱した蒸気を吸引することも行われる．また，自殺目的での過量摂取や，空港などでの取り締まりを逃れるために，コンドームなどに包んで，飲み込んだり，腟内・肛門内に隠し持っ

ていた（「ボディ・パッカー」とよばれる）ものが破損して急激に体内に吸収されるケースも報告されている．盛り場や風俗店などで，覚醒剤をアルコール飲料に溶かしたものが「栄養剤」「催淫剤」として販売されることもあり，こういった飲料を飲んだり飲まされたりして中毒症状が発現することもある．

2 症状と診断のすすめ方

■ 症　状

　覚醒剤・興奮剤・幻覚剤中毒はそれぞれ，主作用として，覚醒・興奮・幻覚などの**中枢神経興奮作用**を起こし，興奮性の**せん妄**を起こすこともある．またこれらの薬剤には，**交感神経興奮作用**もあり，激烈な場合，制御不能の高体温，高血圧，頻脈を経てショックになり，短時間で死亡することもある．**横紋筋融解**による腎不全もしばしばみられる．また，脳出血や，不潔な器具を用いて静脈内投与を行うことによって，ウイルス性肝炎や感染性心内膜炎などの感染症を発症することがある．さらにMDMAなどの興奮剤では，**セロトニン症候群**を起こすこともある．覚醒剤・興奮剤・幻覚剤中毒の初期症状としては**高血圧，散瞳，頻脈，反射の亢進**などがあり，これらを伴った意識障害患者では中毒を疑うべきである．

■ 診　断

　診断としては，尿の簡易定性キット（**トライエージ®**など）が有用であるが，トライエージ®で検出できない薬剤も多い．また犯罪の可能性がある場合，警察機関も分析を行ってくれることもある．

3 治療の実際

　覚醒剤・興奮剤・幻覚剤は，吸収が非常に早いので，経口摂取の場合でも**胃洗浄**や**活性炭，下剤投与**はあまり効果がない．輸液は，脱水に対しても，ミオグロビン血症による腎不全の予防の意味でも重要であり，十分な利尿が得られる量を投与する．場合により**フロセミド，D-マンニトール**を併用する．けいれんなどの中枢神経症状に対しては，**ジアゼパム**静注を試みる．また激しい興奮状態には，**ドロペリドール，ハロペリドール**を用いることもある．心室性不整脈には**リドカイン**が，異常高血圧に対しては**ニトログリセリン**や**ニトロプルシド，ニカルジピン**などの持続投与が用いられる．**プロプラノロール**の単独投与は，β_2受容体の遮断でα刺激作用が増悪して高血圧が悪化する可能性があるため禁忌である．高体温に対しては，冷却で対処する．

💡 看護のポイント

　覚醒剤・興奮剤・幻覚剤中毒の場合，上記のような激烈な症状から死にいたることがあり，バイタルサインの経時的な観察が必要である．とくに，高体温，頻脈，高血圧や，尿の色調（ミオグロビン尿は黒褐色），尿量の減少などには注意する．また，精神症状のため，不穏になったり，自傷・他害を引き起こしたりすることもあるので，必要があれば抑制などの処置を行うとともに，精神科医の診察や警察機関による保護も考慮したほうがよい．　　　　（冨岡譲二）

急性アルコール（エタノール）中毒
acute alcoholism, alcohol intoxication and poisoning

1 起こり方

■ 発症メカニズム

　エタノールはアルコール飲料の主成分であり，急性中毒のほとんどは飲酒によって起こるが，市販の栄養ドリンクや菓子の中には，エタノールを含むものもあり，小児が大量に食べた場合，中毒症状を呈することがある．また，整

髪料や香水，洗口剤にもエタノールを含むものがあり，誤飲すると中毒の可能性がある．

工業用溶剤や医療用の殺菌消毒薬として用いられることが多いイソプロピルアルコール（イソプロパノール）や，洗浄薬・燃料として使われるメタノールは，本来飲料用ではないが，誤って飲まれたり，アルコール依存症患者がエタノールの代用として摂取して中毒症状をきたすことがある．また，発熱患者に対し，アルコールを浸したガーゼの気化熱を利用して冷却を図る場合，換気を十分に行わないと，アルコール蒸気を吸入して中毒を起こしうる．

2 症状と診断のすすめ方

エタノール中毒

エタノールの場合，少量を摂取しただけであれば反応時間の遅れ，運動機能障害などのいわゆる酩酊症状が起こるだけであるが，血中濃度がある一定以上（年齢・個人差がある）になると，**昏睡**，**代謝性アシドーシス**，**低血糖**，**呼吸抑制**などの症状が発現し，生命に危険をきたす．心房細動や血圧低下などもみられる．**アルコール依存症治療薬**はエタノールの代謝を変化させるため，**アルコール依存症治療薬**服用中の患者は少量のエタノール摂取でも中毒症状が出やすい．エタノールの血中濃度は測定可能な施設が多い．

イソプロピルアルコール中毒

イソプロピルアルコール中毒の症状はエタノール中毒に類似するが，毒性は2倍以上とされている．

メタノール中毒

メタノール中毒の場合，急性期には昏睡・けいれんといった症状が，慢性期には視力障害や錐体外路症状が起こる．メタノールやイソプロピルアルコールの血中濃度は，**浸透圧ギャップ**から推定可能である（血清メタノール濃度＝浸透圧ギャップ×3.2，血清イソプロピルアルコール濃度＝浸透圧ギャップ×6.0）．

3 治療の実際

アルコール類は吸収が速く，活性炭にも吸着されないので，**胃洗浄や下剤・活性炭投与は臨床上意味がない**．

エタノール中毒

エタノール中毒の場合，軽症であれば輸液のみで改善する場合が多いが，**嘔吐や舌根沈下**，**呼吸抑制**，**循環抑制**などがみられれば，**気管挿管や人工呼吸**，**心血管作動薬投与**などの集中治療が必要となる．また，低血糖が起こりやすいので，必要に応じてブドウ糖を投与する．慢性アルコール摂取者の場合，**ビタミンB不足**を合併していることもあるため，ビタミンBの補給が必要な場合もある．

イソプロピルアルコール中毒

イソプロピルアルコール中毒の治療はエタノール中毒に準ずる．

メタノール中毒

エタノールはメタノールより毒性が低く，またメタノールの毒性を抑える作用があるため，メタノール中毒の場合，エタノールを投与しながら，血液透析を行い，メタノールの血中からの除去を図る．海外ではメタノール中毒に対し，**フォメピゾール**が解毒・拮抗薬として用いられる場合があるが，わが国では市販されていない．

💡 看護のポイント

アルコール類の中毒の場合，アルコール本来の中毒作用のほかに，舌根沈下・嘔吐による窒息や，**マロリー・ワイス（Mallory-Weiss）症候群**も合併しやすいので注意を要する．

嘔吐が強い場合，昏睡体位をとるなどの処置を行い，呼吸状態の観察を怠らないようにする．また，酩酊している場合，神経学的所見が取りにくく，合併する頭部外傷が見逃されることがあるので，経時的な神経学的チェックを行うことも重要である．

（冨岡譲二）

青酸化合物(シアン化合物)中毒　cyanide poisoning

1 起こり方

発症メカニズム

シアン，あるいは青酸とよばれる物質の中には以下のものが含まれる．

● シアン化ナトリウム(青酸ソーダ)，シアン化カリウム(青酸カリ) ●

メッキなどの工業用や化学実験に用いられる．胃酸に接触すると**シアン化水素**を発生する．比較的入手しやすいため，自殺・犯罪に用いられることも多い．

● シアン化水素 ●

船舶，倉庫や輸入青果物の燻蒸消毒薬として用いられ，消毒後の換気不足などが原因となって労災事故を起こすことがある．また，化学兵器として使われたり，ナチスのガス室で用いられたりした歴史もある．

● 体内でシアンを遊離するシアン化合物およびニトリル類 ●

化学製品の原料として使われる**塩化シアン，臭化シアン**や，同じく工業原料，あるいは試薬として用いられるニトリル類も**シアン中毒**を引き起こす．これはこれらの化合物が生体内で分解されるとシアンを遊離するからである．マニキュア除光液の主成分であるアセトニトリルは代表的なニトリルであり小児の誤飲で死亡例が報告されている．また，医薬品として用いられる**ニトロプルシド**や，**アルコール依存症治療薬**として用いられる**シアナミド**(シアナマイド®)も**シアン基**をもち，体内でシアンを遊離するため，投与量には気をつける必要がある．

● 燃焼生成ガス ●

絹，羊毛，ナイロン，アクリル系繊維，ポリウレタンなどの窒素を含む有機物が燃焼すると**シアン化水素**が発生する．火災で煙に巻かれて死亡する事故の場合，一酸化炭素中毒と同様かそれ以上にシアン中毒の割合が大きいとされている．身近なところではタバコの煙にも含まれており，喫煙者の血中シアン濃度は非喫煙者の2倍程度あるとされる．

● アミグダリン ●

植物の中には，バラ科のウメ，アンズ，アーモンドなどの種子や，ある種のマメ類には，アミグダリンとよばれる青酸配糖体を含むものがある．アミグダリン自身は毒性をもたないが，果実をすりつぶすと，組織から放出されたβ-グルコシダーゼによって分解されたり，腸内細菌で分解されたりしてシアン化水素を遊離し，シアン中毒を起こす．

　　　＊　　＊　　＊　　＊

シアンは，**呼吸酵素**である**チトクロムＣ**の機能を阻害するため，シアン中毒では細胞が酸素を利用できなくなる．すなわち，組織に酸素は供給されるのに細胞が利用できない状態が起こるわけで，**細胞レベルでの窒息状態**がシアン中毒の本態と考えてよい．また，シアンは神経伝達系にも影響を及ぼすことも知られている．

シアン化水素の形で吸入した場合，症状は数秒以内に現れ，数分で死亡する．一方，シアン化ナトリウムやシアン化カリウムを服用した場合は，胃酸との化学反応の時間がかかるため，症状の発現はやや遅れるが，致死量服用例のほとんどが3時間以内に死亡している．体内で分解されてシアンを遊離する物質の場合，さらに症状発現は遅れ，数時間〜数日後に症状が出ることがある．また，青酸配糖体を含む食物の長期摂取では，慢性青酸中毒をみることもある．

2 症状と診断のすすめ方

症状

酸素利用障害(組織中毒性低酸素症)とそれによる細胞のエネルギー欠乏が起こるため，エネルギー消費の高い臓器ほど症状が出やすい．とくに中枢神経系に対する症状はもっとも早く出現し，**頭痛**，**めまい**，**運動失調**，**けいれん**，意

識障害，昏睡などがみられる．心血管系では，初期には**血圧，脈拍数の上昇**がみられるが，心筋の酸素欠乏がすすむと低血圧や徐脈，**不整脈**を合併することもある．呼吸器ではまず**呼吸困難**と**頻呼吸**がみられ，症状が進行すると**肺水腫**がみられることもある．末梢で酸素が利用できないため，静脈血の酸素飽和度は高いままであり，静脈血の色が動脈血と変わらなくなって，皮膚が鮮紅色を呈する例が約半数にみられる．

診　断

採血での**静脈血酸素飽和度の上昇**は，細胞の酸素利用障害の指標になる．また，嫌気性代謝のため**乳酸**が蓄積し，著明な**乳酸アシドーシス**が起こる．古典的には，シアン中毒患者の口臭は焦げたアーモンドのにおいがすると記載された文献もあるが，健常者のかなりの割合が先天的にこの臭気を感知できず，診断的意義は低いばかりか，青酸ガスの吸入による2次的な中毒の可能性もあり，においをかぐことは慎むべきである．

3　治療の実際

初期治療としては，呼吸障害に対し**100％酸素投与**と**人工呼吸**を行う．

特異的な解毒方法

シアン中毒に対する特異的な解毒方法としては，亜硝酸ナトリウムの静注あるいは亜硝酸アミルの吸入および，これらに引き続いたチオ硫酸ナトリウムの投与がある．亜硝酸ナトリウムや亜硝酸アミルは，ヘモグロビンに作用してメトヘモグロビンを産生するが，メトヘモグロビン存在下ではシアンが**チトクロムC**から遊離してメトヘモグロビンと結合するため，中毒症状が軽減される．また，チオ硫酸ナトリウムはシアンを低毒化する作用があり，単独投与でも効果があるが，メトヘモグロビン化と併用すればシアンの毒性を1/5にまですることができるとされる．また，**ヒドロキソコバラミン**（ビタミンB_{12a}）もシアンの解毒作用をもち，**シアノキット®注射用セット**として市販されている．

看護のポイント

シアン中毒の場合，発生した青酸ガスを医療者が吸入する危険があるため，前述のように臭気の確認や，口対口の人工呼吸は行ってはいけない．吸入しても，皮膚・粘膜に付着しても，すみやかに吸収されるため，吐物などには絶対に触れないようにし，治療室の換気を保つようにする．

（冨岡譲二）

酸・アルカリによる傷害
corrosive substance (acid and alkaline)

1　起こり方

発症メカニズム

酸・アルカリはいずれも**腐食性**の**物質**であり，接触した組織に**腐食作用**を及ぼすほか，**局所への刺激作用**をもつものも多く，また体内に吸収されて全身作用を引き起こすものもある．局所作用は基本的に酸・アルカリの濃度に依存するが，全身作用は量に依存する（局所作用は高濃度でないと起こらないが，全身作用は低濃度であっても大量に吸収されれば起こりうる）．

危険度レベル表示

表1に危険度の高い酸・アルカリをまとめた．これらは米国消費者製品安全委員会で危険性の表示を義務づけられている物質であり，腐食性をもつものは「危険」（danger），強い刺激作用をもつものは「警告」（warning），弱い刺激作用をもつものは「注意」（caution）と表示することが義務づけられている．わが国での表示はpHによって決められており，酸は「酸

表1 危険性の高い酸・アルカリ

	物質名	腐食作用 (danger)	強い刺激作用 (warning)	弱い刺激作用 (caution)
酸	ミョウバン，硫酸アルミニウム	○	20%	5〜20%
	酢酸	50%をこすもの	10〜50%	5〜10%
	蟻酸	高濃度のもの	○	
	グリコール酸	10%をこすもの	0.5〜10%	
	塩酸	10%をこすもの	5〜10%	5%未満
	フッ化水素酸	4%をこすもの	4%以下	
	シュウ酸	10%をこすもの	10%以下	
	リン酸	60%をこすもの	35〜60%	15〜35%
	スルファン酸	10%をこすもの		
	硫酸	10%をこすもの	10%以下	
	塩化亜鉛	10%をこすもの	1〜10%	
	硫酸亜鉛	50%をこすもの	5〜50%	
	硫酸水素ナトリウム	顆粒	○	
	ホウ酸		○	
	硫酸ニッケルアンモニウム		○	
	硝酸アンモニウム			○
	無水塩化カルシウム			○
アルカリ	アンモニア	5%以上	3〜5%	
	カーバイト(炭化カルシウム)	○		
	水酸化カルシウム	(乾燥)		
	酸化カルシウム	○		
	水酸化ナトリウム	1%以上		0.5〜1%
	メタ珪酸ナトリウム	○		
	珪酸ナトリウム	○	低濃度	
	テトラエチレンペンタミン	○	なし	
	トリエチレンテトラミン	○	なし	
	リン酸三ナトリウム	乾燥または高濃度	低濃度	
	ジエタノールアミン		pH 11.5以上	pH 10.5〜11.5
	エチレンジアミン		○	
	ポルトランドセメント		○	
	硝酸カリウム		○	
	炭酸ナトリウム		○	
	ホウ酸ナトリウム			○
	ジエチレントリアミン			○

注：danger(危険)，warning(警告)，caution(注意)は米国消費者製品安全委員会が義務づけている表示．
　○は濃度によらず起こる．空欄は症状が起こらないか軽微なもの．

性：pH 3未満」，「弱酸性：pH 3〜6」，アルカリは pH 8〜11 のものは「弱アルカリ性」，pH 11以上のものは「アルカリ性」と表示することになっている．

酸中毒

　酸は主に工業用薬品やトイレの洗浄剤などに用いられており，工業分野でも，家庭内でも中毒は起こりうる．**酸**の局所作用は，接触部位の組織タンパクと結合して**乾性凝固壊死**を起こすことである．しかし，乾性凝固壊死の部分は損傷の深部への進展を妨げる働きがあり，アルカリに比べ，傷害は急激に起こるが深部までは影響を及ぼしにくいのが特徴である．また，誤飲した場合も，胃に入ると酸の刺激で幽門括約筋が収縮するため，十二指腸より肛門側の損傷はきたしにくい．

アルカリ中毒

　アルカリもまた工業分野，家庭の両方で使われている．アルカリは組織タンパクの**融解壊死**を起こすが，融解壊死の部分には酸でみられる

乾性凝固壊死のような深部への進展を抑制する働きはなく，またアルカリは脂肪を鹸化させるため，傷害が時間をかけて深部まで達しやすい．

また，硝酸，フッ化水素酸，酢酸などは，酸それ自体の作用以外に，硝酸イオン，フッ素イオン，酢酸イオンなどの陰イオンも毒作用をもつため，これらの酸では，ほかの酸に比べより高いpHでも組織障害を起こすが，アルカリではこのようなタイプの傷害を起こすものはない．

2 症状と診断のすすめ方

目に入った場合
酸の場合，症状は急激に現れ，刺激性や痛みも強いが，多くは角膜表面の傷害にとどまる．アルカリの場合は，付着直後の症状は軽いが，傷害は時間をかけて深部まで達し，**角膜混濁，血管新生，潰瘍形成，穿孔**などの後遺症を残す場合が多い．

皮膚に接触した場合
酸，アルカリともに，化学熱傷とよばれる組織損傷が起こる．症状は全身熱傷に類似するが，とくにアルカリの場合，**経時的に深達度が増す**ことがある点に注意が必要である．

経口摂取の場合
アルカリを服用した場合，食道に障害を引き起こしやすいが，いったん胃に入ると胃酸で中和されるので，胃への障害は比較的軽い．一方，酸は胃に対する傷害のほうが強く，幽門付近に貯留しやすいのでこの部位の損傷が多い．いずれも**びらん**から**潰瘍**，**穿孔**にいたるまでのさまざまな損傷がみられる．アルカリのほうが傷害がゆっくり進行するのはほかの部位の損傷と同じである．また，食道・胃ともに，治癒過程で**瘢痕狭窄**を起こすことがある．食道・胃の粘膜障害の診断には内視鏡が有用である．飲んで12〜24時間くらいで施行するが，壊死が激しいときには穿孔の可能性が高くなるので無理をしない．

3 治療の実際

目に入った場合
一刻も早く**流水で洗い流す**．1秒でも早いほうがいいとされる．現場で少なくとも15分は洗浄し，その後医療機関を受診する．医療機関では生理食塩水で持続洗浄を行う．
①**酸の場合**：pH試験紙でpH 7.0になるまで洗浄する．
②**アルカリの場合**：pHはあまり当てにならず，最低30分の洗浄が必要とされる．
③**酸化カルシウム(生石灰)の場合**：角膜表面で糊状の固まりを作るため，できる限り綿棒などでこの固まりを取り除き，カルシウムのキレート薬である**EDTA洗眼液**(エデト酸ナトリウムを注射用蒸留水に溶かしたもの)で洗眼する．

皮膚に付着した場合
目に入った場合に準ずる．高温による熱傷と違い，酸・アルカリによる熱傷の水疱は，内容物に酸・アルカリを含む可能性があるので除去するのが原則である．

経口摂取の場合
酸・アルカリは肺に逆流すると致命的な肺障害を起こしうるので，経口摂取の場合も**胃洗浄は絶対に行わない．活性炭投与は，内視鏡の視野を妨げるので使用しない**．下剤投与も意味がない．粘膜保護に適しているのは**牛乳**であり，成人で200〜250 mLを，小児で最大1 mL/kgを飲ませる．大量のアイスクリームでもよい．中和作用を期待して酸に対してアルカリ，アルカリに対して酸を飲ませるのは，熱やガスが発生する可能性があるので禁忌である．

◆ 内視鏡で壊死が認められた場合 ◆
狭窄を防ぐために食道ブジー(拡張術)を行うことがある．また，ステロイド投与は，食道狭窄の防止に効果があるといわれてきたが，はっきりしたエビデンスはない．穿孔があれば**緊急手術の適応**である．

💡 看護のポイント ・・・・・・・・・・
とくにアルカリの場合，遅発性に症状が現れ

ることがあるので，服用後数日間は注意深い観察が必要である．嘔吐すると2次的な食道損傷や誤嚥による呼吸器障害を起こす可能性が高いので，悪心がみられたときには医師の指示のもと制吐薬などを用いることを考慮する．

〔冨岡讓二〕

頚髄症 cervical myelopathy

キーポイント
- 頚髄症は頚椎部の脊髄が圧迫されて四肢の運動，知覚障害をきたした疾患群である．
- 頚髄症をきたす疾患には頚椎症，頚椎椎間板ヘルニア，頚椎後縦靱帯骨化症（OPLL）などがある．
- 脊髄障害が長く続くと ADL 障害が強くなり非可逆性になるため，早期診断，治療が必要とされる．

1 考え方の基本

脊柱管内にある脊髄神経は脊髄，神経根からなり，前方から後縦靱帯，椎間板，椎体骨，側方の椎間関節，後方から椎弓，黄色靱帯で包まれている．脊髄を圧迫する疾患として，加齢的変化として椎間板狭小から生じる椎体や椎間関節の変形による頚椎症がある．頚椎症では**脊髄症状（myelopathy）**をきたした場合に頚椎症性脊髄症（頚髄症），神経根の圧迫で**神経根症状（radiculopathy）**をきたしたものを頚椎症性神経根症とよぶ．ほかに前方から脊髄圧迫をきたすものとして椎間板ヘルニア，後縦靱帯骨化症（ossification of posterior longitudinal ligament：OPLL）がある．

2 起こり方

加齢的変化として椎間板の高さが減少して椎体辺縁に骨棘が形成される．また椎間関節も変化をきたし，神経根が出る椎間孔にも骨変化が起こる．後方では黄色靱帯のゆるみを生じて脊柱管の前後径も減少するために頚椎の伸展で脊髄がさらに圧迫され，頚髄症が発症する．結果的に動的な狭窄を生じることになる．静的な脊柱管狭窄には OPLL，椎間板ヘルニアがある．

後縦靱帯骨化症（OPLL）

OPLL は人種的には東アジア地域に多く，中年男性に多くみられる．原因不明であるが親子や兄弟発症例から遺伝的背景のあることが明ら

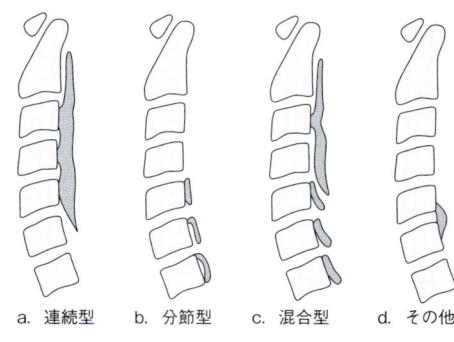

a. 連続型　b. 分節型　c. 混合型　d. その他

図1　頚椎 OPLL X 線分類（単純X 線像からの分類）

かになってきている．頚椎から腰椎までに認められる例もあり，症状から頚椎 OPLL 発症が中心になることが多い．若年の頃に椎間板ヘルニアとみられたものが成壮年期に OPLL と診断されることもある．脊柱管の狭小が強いと軽微な外傷でも発症する．OPLL の分類としてX 線像から連続型，分節型，混合型，その他に分類される（**図1**）．頚椎の可動性のある部位や最狭窄部位で発症しやすい．

椎間板ヘルニア

椎間板ヘルニアでは正中に脱出するヘルニア塊による脊髄圧迫と外側方に脱出して神経根を圧迫するものとがあり，脊髄症状と神経根症状をきたすもの，またその両方の脊髄神経根症状をきたすものがある．

頚髄症　1009

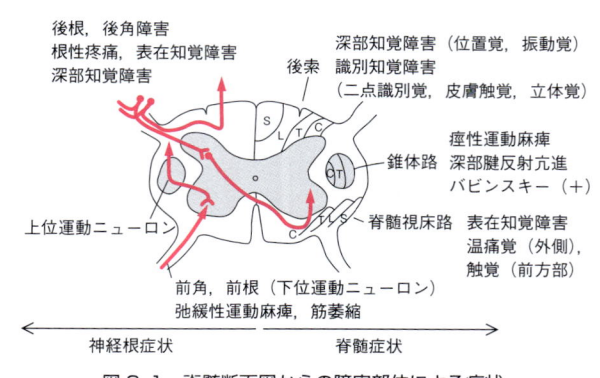

図2-1　脊髄断面図からの障害部位による症状
「神経根症状」(左側)前根，後根の障害
「脊髄症状」(右側)脊髄実質の障害

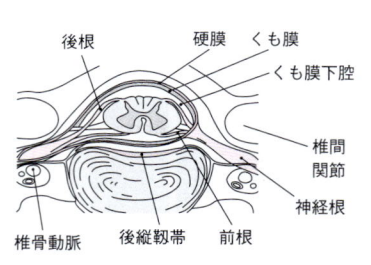

図2-2　頚椎と脊髄の関係
OPLLや椎間板ヘルニア，骨棘などにより神経根や脊髄実質に圧迫をきたす．

3 症状と診断のすすめ方

後頚部や肩甲骨間の背中のこりや痛み，手や腕に痛みやしびれを感じ，頚部の動きで変化する場合，とくに後屈すると症状が強くなる場合は頚椎に異常があることが示唆される．頚椎の神経根症状としては放散痛とよばれる片側の肩から腕にかけて走るような痛みやしびれで始まり，神経根レベルで特定の運動知覚障害が出現する．頚椎椎間板ヘルニアや頚椎症性神経根症では当該神経根症状を確認していく．神経根症状ではくしゃみや咳で症状が強くなり，頚椎伸展テスト［ジャクソン(Jackson)テスト，スパーリング(Spurling)テスト］陽性となる．頚髄症では両手のしびれや脱力，とくに箸の使用が困難，ボタン掛けや書字困難などいわゆる手指の巧緻性障害をきたす．上肢の筋肉の攣縮をみることもある．さらに両足のしびれや脱力，階段や坂道の下りにおける歩行障害，頻尿などの排尿障害などが現れる．

神経学的診断

神経根症状は図2-1，2に示すとおりの運動，知覚検査を行う．頚髄症では神経根障害部の腱反射低下，消失を認め，それより下位の深部腱反射は亢進する．下肢の膝蓋腱反射(PTR)，アキレス腱反射(ATR)の亢進，足クローヌスの出現，上肢の**ホフマン反射**，下肢の**バビンスキー(Babinski)反射**をみれば脊髄症と診断される．手指の巧緻性をみる場合，grip and release手指10秒テスト(10秒間で手の開閉を繰り返す)や前腕の回内，回外運動を調べる．多くは運動が不規則で運動が遅延する．10秒テストでは20回以上が正常とされる．

画像診断(図3)

X線像は頚椎2方向から椎間板狭小部位や骨棘の有無をみる．斜位2方向で椎間孔の狭小の有無，前後屈側面ですべりの有無や脊柱管狭窄の有無をみる．OPLLがあればCTで確認する．MRIでは脊髄の圧迫の状態をみる．50歳以上では加齢的変化により椎間板レベルで脊柱管の狭小を多くの場合認めるが，臨床症状と一致するかが大切である．T2強調画像で脊髄内に高輝度領域がある場合は脊髄障害があるか，そのおそれのある場合が多く手術的治療がすすめられる．

脊髄造影(ミエログラフィ)では頚椎前後屈側面を撮影し，脊髄造影CTで脊柱管と脊髄の状態を確認する．神経根ブロックで疼痛部位と神経根レベルを確認することもある．

4 治療の実際

日常生活指導

脊柱管狭窄状態にある頚椎症性脊髄症や頚椎OPLLでは軽微な外傷など起こさぬように生

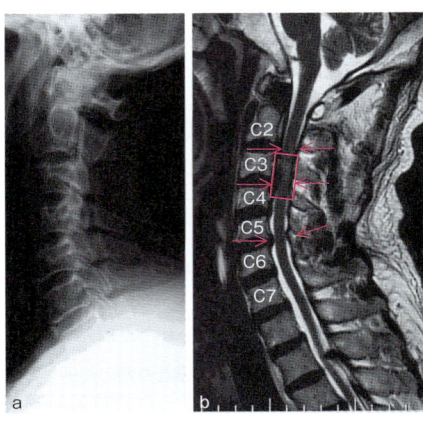

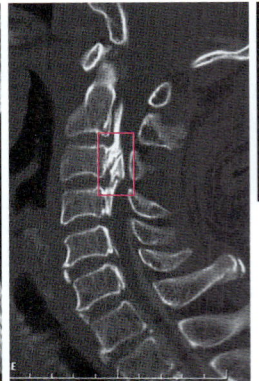

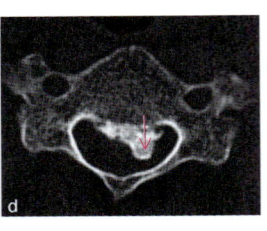

図3 混合型OPLL

左上肢の麻痺の強い65歳男性. a：X線像では混合型OPLL. b：MRIでC2/3からC5/6レベルまでの圧迫（矢印）, C3レベルでMRI T2強調画像で髄内高輝度域（囲み部分）を認め, c, d：CTミエログラフィでC3レベルでの脊髄圧迫の部位（囲み部分, 矢印）と一致する. OPLLによる頚髄症である.

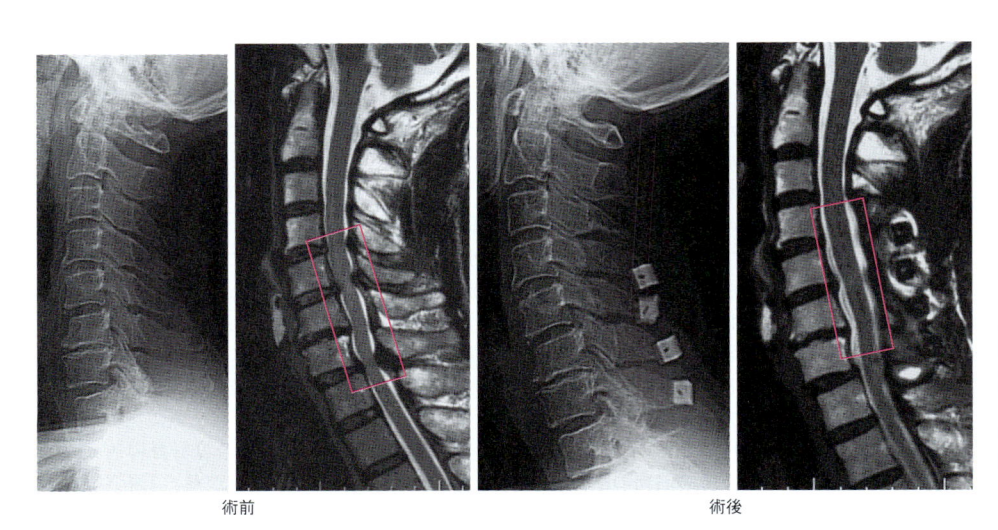

術前　　　　　　　　　　　　　　術後

図4 頚椎症性脊髄症

62歳. 女性. C4/5, C5/6, C7/T1椎間板レベルで脊柱管の狭小（囲み部分）を認め, 椎間板と黄色靱帯によるくも膜下腔の狭小（囲み部分）を見る. C4〜7の拡大術（HAスペーサーによる脊柱管拡大術）で圧迫部位を開放, くも膜下腔の拡大（囲み部分）が得られている.

活指導する. コンタクトスポーツなどで重篤な脊髄損傷を引き起こすおそれがある.

■ 保存療法

頚椎症性神経根症では頚椎部の安静からソフトカラーなどの外固定を2〜3週間装着する. その後頚部の筋弛緩目的で温熱療法や電気療法を併用して頚椎の可動域回復に努める. 頚椎椎間板ヘルニアではやや前屈位での外固定を行うが, 長期の外固定は行わない. 安静時には消炎鎮痛薬や筋弛緩薬, ビタミンB_{12}などを併用す

る．脊髄症状をきたしたものは上記のほかに抗痙薬なども併用し，日常生活指導をしっかり行いながら経過観察する．多くの軽度神経根症は安静で回復する．

手術療法

脊髄症状の強いものとして上肢の筋萎縮や脱力，歩行障害，排尿障害のあるものは手術的治療を行う．前方からの脊髄圧迫が原因で1～2椎間の圧迫がある場合は前方除圧固定術を，多椎間圧迫がある場合は後方からの**脊柱管拡大術**（laminoplasy）を行う（**図4**）．神経根症状を有する場合，後方からの椎間孔除圧（foraminotomy）を行うこともある．術後の外固定は前方除圧で骨移植を行った場合に4～6週の外固定期間が必要であり，移植骨の脱転や破壊をきたさないようにする．後方の場合は術式で異なるが骨移植がない分，多くは1～2週間で問題ない．

看護のポイント

- 手術の麻酔覚醒後，両手を握らせ，指に力が入るか確認する．
- 術後に四肢の動きが弱くなれば，術後血腫による麻痺を考慮する．
- 脊柱管拡大術の術直後に肩周辺の痛みやつっぱりを訴え，肩外転挙上が困難な場合はC5麻痺を考慮してすぐに坐位，立位にしないようにする．術翌日は臥位で肩の状況を観察し，疼痛のない角度まで頭挙上を許可して徐々に垂直坐位にしていく．麻痺の予後は良好で数ヵ月で自然治癒するが，術後早期の坐位においては肩の挙上可能か十分注意を払うことが大切である．
- また術後頸部から肩にかけて生じる痛みや肩こり感は軸性疼痛とよび，10～20％に発症する．その痛みのための長期間の外固定は避け，術後リハビリテーションへ誘導する．

してはいけない！

- 術後血腫による気道狭窄，呼吸障害を見落とさないこと．
- 呼吸器疾患の既往，ヘビースモーカーにリスクがあり，術前禁煙指導を忘れないこと．
- 前方手術直後に嗄声があれば反回神経麻痺が疑われるため，飲食させないこと．嚥下障害が出現するおそれあり．
- 移植骨の脱転が起こることがあるので体位変換や起坐位時には外固定をすること．

（植山和正）

胸部脊髄症 thoracic myelopathy

1 考え方の基本と起こり方

胸部脊髄症は，胸椎レベルにおいて主に外的要因により脊髄が圧迫を受けることにより，罹患脊髄レベル以下に**神経障害徴候**を生じる疾患である．

圧迫性胸部脊髄症を引き起こす原因疾患には，**脊椎変性疾患**（胸部脊椎症，胸椎後縦靱帯骨化症，胸椎黄色靱帯骨化症，椎間板ヘルニアなど），原発性脊髄腫瘍，脊椎腫瘍（原発性，転移性）といった**腫瘍性病変**や，**化膿性脊椎炎**（細菌性，結核性，真菌性），硬膜外血腫や脊髄ヘルニアなどがあげられる．さらに，近年の高齢化に伴い胸椎圧迫骨折後に生じる**遅発性脊髄麻痺**の頻度が増加傾向であり，臨床的・社会的に問題となっている．

2 症状と診断のすすめ方

胸椎レベルに発症する疾患は，頸椎および腰椎レベルに発症する疾患に比べて圧倒的に頻度が低い．また，罹患部の胸椎レベルの症候ではなく，下肢のしびれや麻痺で発症することも多いため，初診時に腰椎，頸椎疾患として扱われ，見逃されることも少なくない．さらに，下位胸椎部（およそ第12胸椎レベル）は**円錐上部**とよばれ，第4腰髄から第2仙髄神経髄節が集中している．このため，この部位での障害は下腿以下の**運動感覚障害**や**膀胱直腸障害**が混在し，症状が多岐にわたるため診断に難渋することが多い．したがって治療をすすめるうえで，問診や検査などを駆使して総合的に原因疾患の同定と罹患レベルの確定診断をする必要がある．また，頸椎・腰椎疾患のみならず，背部痛を生じるような他科的疾患（大動脈瘤などの**血管性疾患**や**肝膵臓疾患**，**ヘルペス**など）との鑑別も重要である．

症状と身体所見

感覚障害として，下肢のしびれで発症し，末梢より上行性に進行することが多く，胸背部のしびれや疼痛に進行することが多い．上位から中位胸椎レベルの障害では，体幹の筋力評価が困難であり，知覚・触覚評価による感覚障害の評価が有用である．深部感覚障害によるふらつき感が歩行能力や易転倒性に影響することもあり，音叉などを用いて評価する．両足をそろえて起立させ閉眼させると動揺性が出現する**ロンベルグ（Romberg）徴候**は脊髄後索症状を評価するのに有用である．

運動障害では，下肢の脱力感が徐々に進行し，立てない・歩きづらいといった訴えで初診となることが多い．下肢の徒手筋力検査で麻痺レベルの評価を行い，**深部腱反射**や**病的反射**の評価，**クローヌス**の有無などで麻痺の痙性度を評価する．一般的に胸部脊髄症では**痙性麻痺**を呈することが多いが，麻痺の急性増悪時や腰椎疾患が合併している場合には**弛緩性麻痺**を呈することがあり注意が必要である．

脊髄水平断面の外的圧迫形態によっては，対麻痺やブラウン・セカール（Brown-Séquard）症候群といった特徴的な徴候を呈することがあり，ていねいな理学所見の聴取が高位診断に重要となる．

膀胱直腸障害を合併することもある．**排尿遅延**や**頻尿**の症状から，重篤なものでは**尿閉**にいたる場合もあり，十分注意が必要である．緊急手術など迅速な対応が迫られることも多いため，絶対に見落としてはいけない．とくに，他院から搬送された場合など，すでにバルーンカテーテルが留置されていた場合には，膀胱機能障害の進行を正確に把握できないため，**間欠導尿**の導入を考慮する必要がある．尿意の有無と，**排尿量・残尿量**の評価が必須であり，泌尿器科専門医と連携し，膀胱機能評価をすすめることが重要である．

原因疾患によっては，罹患椎体レベルを中心とした**腰背部痛**を著明に認めることがある．とくに転移性脊椎腫瘍や化膿性脊椎炎などの進行性の破壊性脊椎病変を生じる疾患では，強い腰背部痛を伴うことが多い．高齢者の圧迫骨折が基礎疾患の場合には，体動時痛が特徴的である．

画像検査

単純X線および**X線CT検査**では，脊柱管径の計測，椎体破壊性病変，椎体骨棘，圧迫骨折，靱帯骨化巣，椎間板狭小化，椎間関節変性などの有無について評価する．脊柱靱帯骨化症や胸部脊椎症，新鮮圧迫骨折の診断に有用である．

MRI検査では，脊髄圧迫病変の高位と圧迫の程度や形態が評価可能であり，脊髄実質の輝度信号変化により脊髄罹患病変そのものも評価が可能なことも多く，圧迫性脊髄病変の診断には欠かせない検査である．椎間板や周辺軟部組織も同時に評価でき，転移性脊椎腫瘍や化膿性脊椎炎，椎間板ヘルニアの診断には必須である．圧迫骨折後の偽関節の診断にも有用である．

3 治療の実際

原因疾患によって治療方針など異なるため，

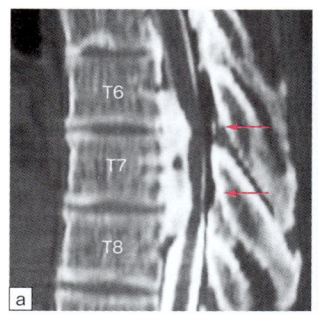

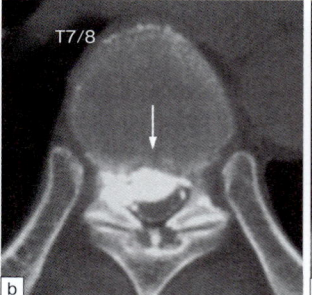

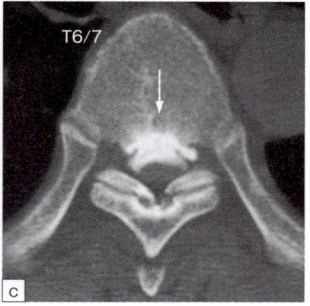

図1 胸椎OPLLの骨化巣

ミエロCT（a：矢状断　b, c：水平断）
骨化巣が脊髄を圧迫している．

原因疾患の正しい確定診断がもっとも重要である．

　胸髄症状を呈した場合の手術適応の原則は，進行性の脊髄症状，とくに下肢麻痺の出現，進行や膀胱直腸障害の出現している場合である．とりわけ，尿閉が出現した場合には可及的早期の手術によりすみやかな圧迫病変の除去が必要である．

代表的原因疾患

● 胸椎後縦靱帯骨化症（thoracic OPLL）●

　後縦靱帯骨化症（OPLL）は黄色靱帯骨化症（OYL）とともに脊柱靱帯骨化症として厚生労働省特定疾患治療研究事業に認定されている疾患であり，今もなお原因究明と最先端治療法に関し研究がすすめられている．OPLLは欧米人に比べ日本人（アジア人）に多く，家系内発症例も認める．頸椎に比べ，胸椎発症は比較的少ない（およそ頸椎：胸椎 = 10：1）．胸椎OPLLはOYLに比べ上位から中位胸椎に多い．

　脊髄症状を生じ重症化した場合，保存的には回復がほとんど見込めないため手術的治療が必要となる．手術術式は各施設によって分かれるが（前方除圧固定，後方除圧固定，後方-前方（全周性）除圧固定，後方進入前方除圧など），いずれにしても上位から中位胸椎は後弯カーブを形成しているため，前方からの骨化巣を十分かつ安全に脊髄除圧を行うことが必要である（図1，2）．

● 胸椎黄色靱帯骨化症（thoracic OYL）●

　胸椎OPLLに比べ男性に多く，ほとんどが下位胸椎に好発する．下位胸椎では胸椎後弯カーブから腰椎前弯カーブに移行してくため，前方の後縦靱帯よりも後方の黄色靱帯に対する力学的負荷が多くかかることが原因と考えられている．とくに下位胸椎は脊髄円錐上部に位置するため，症状が多岐にわたる場合があり注意が必要である．

　手術は後方からの除圧固定が適応となるが，除圧の際に骨化巣が脊髄硬膜と癒着していたり，硬膜自体が骨化している場合があり，とくに慎重な操作が必要である（図3）．

● 胸部脊髄症 ●

　椎間板や椎間関節の変性と椎体後方の骨棘や黄色靱帯の肥厚により脊髄に圧迫を生じたものである．胸髄レベルでは脊髄障害まで引き起こすケースはまれであるが，一度脊髄症状を発症するとほとんど回復が期待できないうえ，徐々に症状が進行していく可能性が高いため，手術による除圧固定が必要となる．

● 椎間板ヘルニア ●

　頸椎・腰椎に比べ，胸椎椎間板ヘルニアは非常にまれであるが胸椎の中では，とくに下位胸椎に好発する．これは，胸郭で守られている上位中位胸椎に比べ，下位胸椎のほうが可動範囲が大きく負荷が大きいためと考えられている．ヘルニアの場合，下肢麻痺や膀胱直腸障害がな

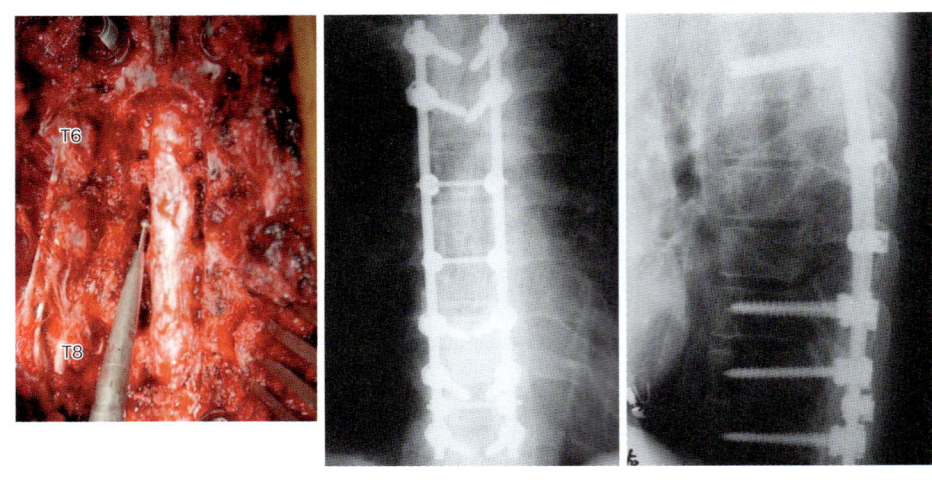

図2 T6-8 OPLL の後方除圧術
エアトームで骨化巣を掘削し，後方よりインストゥルメントで固定し脊柱の安定化を図った．

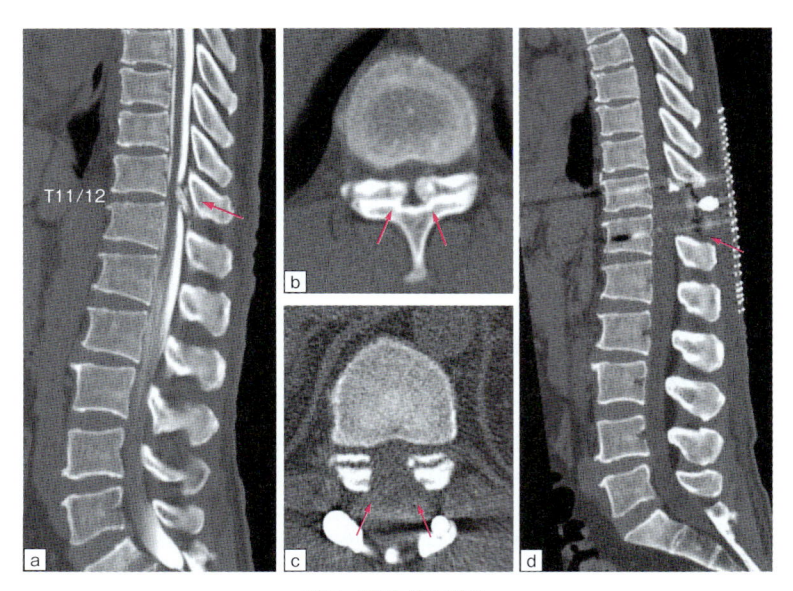

図3 T11/12 OYL
a, b：術前　　c, d：術後
術前ミエロ CT で，T11/12 レベル OYL が後方から脊髄を圧迫している．術後 CT では骨化病変は取り除かれ，脊髄は除圧されている．

い場合には自然軽快が期待できるため保存療法が基本となる．上述の神経障害を伴った場合には手術も考慮する．

手術は前方からの除圧固定術がスタンダードである．近年，後側方からの除圧固定術や低侵襲手術の報告も散見される．

看護のポイント

入院日より手術当日までの間，患者の神経学症状をしっかり把握する．麻痺が進行してくる可能性も十分に念頭に置き，基本動作でのサポート体制をきちんと立てておく．また，トイレ移動などで誤って転倒した場合，急速に麻痺が進行し危険であるため，**絶対に術前に転倒させないマネジメント**が必要である．

胸椎手術に対する周術期看護の注意点

胸椎手術は長時間の手術となることが多く，手術侵襲も比較的大きいためとくに以下の点に留意して周術期の看護ケアを行っていく．

● **術後のバイタルサインの変化** ●

長時間手術のため，帰室までに比較的多くの出血をしていることが想定される．**血圧や心拍数**に留意し，**術後輸血の必要性**や昇圧薬などの使用も念頭に置いて術後管理にあたる必要がある．ドレーン排液量に留意する．

● **術後血腫による麻痺の増悪** ●

術後創部に血腫が貯留し，脊髄を圧迫すると術後に急速に麻痺を生じる危険がある．術当日には創部ドレーンが詰まっていないか，**排液量**を数時間ごとに記録するとともに，しびれの範囲や程度，下肢の動きの変化について注意深い観察が必要である．

● **手術創感染** ●

金属による固定を併用することが多いため，創感染が重大な合併症である．**熱発**の有無や術後の**創観察・管理**が重要である．

● **血栓症の予防** ●

脊椎手術の中では比較的長時間手術となるため，**術後血栓症**の発生に留意する．また，術前から麻痺を生じているケースも多いため，**ストッキングやフットポンプ**の使用は必須である．足趾の色調の観察や，**足部動脈の触知**が重要である．

● **排尿管理** ●

とくに，膀胱直腸障害を生じていた症例の術後では，術後数日間でバルーンカテーテルから**間欠導尿**に切り換えて，**排尿機能の回復**について評価する．尿意の有無，残尿，自排尿量の記録が重要で機能回復の評価となる．詳細な機能検査などもふまえ泌尿器科専門医と連携し排尿管理をする．

(羽藤泰三，川原範夫)

腰痛 low back pain

1 起こり方

厚生労働省の統計によるとわが国における2010年度の平均寿命は男性79.6歳，女性86.4歳である．高齢化が進行すると椎間板や椎間関節などの加齢性変化による変形性腰椎症や骨粗鬆症が増加するため，腰痛も増加すると考えられる．2007年度の国民生活基礎調査では，外来受診患者の愁訴(有訴率)で腰痛は男性1位，女性2位であった．また，米国における報告では，腰痛の生涯罹患率は60〜80％，年間罹患率は5％であった．よって，腰痛は人類における最多の愁訴といえる．腰椎の加齢性変化が原因である変形性腰椎症の患者はわが国で約3,790(男性1,890，女性1,900)万人存在する(Yoshimura N et al：J Bone Miner Metab **27**：620-628, 2009)．変性した腰椎に立位や腰椎前屈，屈んで荷物を前方に保持するなどの動作でさらにメカニカルストレスが椎間板や背筋に加わり，腰痛が惹起されると考えられる．

疼痛には，関節や骨などに機械的，化学的，熱や冷刺激が加わって侵害刺激や発痛物質によって侵害受容器が刺激されて生じる**侵害受容性疼痛**，神経に損傷が加わって発生する**神経障害性疼痛**，器質的病変がない**心因性疼痛**，またこれらの**混合性疼痛**があり，これらのすべてが腰痛の原因となりうる．精神心理社会的原因も腰痛発症に重要である．

腰痛は背部から殿部まで広い範囲の疼痛をさし，局在が世界の地域的に異なる．どこの臓器

表1　腰痛の病態と分類

1. 器質的要因による腰痛
   A. 脊柱とその周辺組織に由来する腰痛
      ・変性，感染，腫瘍，外傷，機能障害
   B. 脊柱以外の臓器に由来する腰痛
      ・血管，泌尿器，婦人科，消化器，整形外科
2. 非器質的要因による腰痛
   A. 精神医学的問題；身体表現性障害，気分障害，不安障害，人格障害など
   B. 心理社会的問題；家庭内不和，職場内問題など

［菊地臣一：名医に学ぶ—腰痛診療のコツ．1頁．永井書店，2006］

が障害を受けていると**特異的**に診断しうる，**器質的原因**による腰痛がある．脊椎に起因した原因には，主に加齢性変化による変性疾患，感染，腫瘍，炎症，外傷，機能障害がある．また，解離性動脈瘤などの血管病変，尿管結石などの泌尿器科疾患，子宮筋腫や卵管捻転などの婦人科疾患，膵炎などの消化器疾患，あるいは脊椎以外の変形性股関節症や仙腸関節症などの整形外科疾患も腰痛の原因となる．一方で，臓器特異的ではない非器質的原因である精神心理社会的な問題でも腰痛を発症する．疼痛の部位は腰部を訴えるが，脊椎やほかの臓器に明らかな外傷や疾患を有さず，腰部神経根症や馬尾症などの神経学的所見をみない，**非特異的**腰痛が腰痛患者の大多数といわれている．このため，菊地は腰痛の病態を生物・心理・社会的疼痛症候群と述べている（**表1**）．

2　症状と診断のすすめ方

発症から1～3ヵ月の急性腰痛の経過は良好だが，再発しやすいことが問題である．公益財団法人日本医療機能評価機構が日本における腰痛ガイドラインを公表しており参考にしていただきたい（http://minds.jcqhc.or.jp/stc/0021/0021_ContentsTop.html　2012年12月10日確認）．急性腰痛の診断では，特異的腰痛の精査を十分に総合的に実施することが重要である．椎間板狭小化，椎体すべり，変性後弯，椎間板変性に関連した椎体終板変性などが腰痛と関連することが知られている．わが国で実施されることが多い牽引や鍼治療などの有効性を示した系統的研究は今のところ存在していない．

3　治療の実際と看護のポイント

急性腰痛症の多くは原因が特定しづらい非特異的腰痛といわれ，約85％という報告もある．薬物治療として，NSAIDs（非ステロイド抗炎症薬）が使用されることが多いが，潰瘍などの消化器症状の合併症に注意を要する．患者が希望をすれば，硬膜外，椎間関節，神経根ブロックが行われる．しかし，もっとも重要なことは急性腰痛の患者にコルセット装着による安静や臥床の指示はかえって腰痛の長期化につながることである．患者には積極的な治療への参加を促し，腰椎前屈や回旋運動などの危険肢位の回避やできる範囲で背筋・腹筋などの運動療法を教育し，早期に社会復帰をしてもらうことが大切である．原因が特定できている腰痛であれば，治療開始から3ヵ月を経過しても症状が継続している場合には患者に病態や経過を説明し，手術治療を実施する方法もある．非特異性腰痛が長期化し慢性化している症例では，NSAIDsの投薬には効果がないといわれており，神経障害性疼痛に使用されることが多いプレガバリンやアミトリプチリン，オピオイド，抗てんかん薬，抗うつ薬，NMDA受容体拮抗薬などが使用される．また，慢性腰痛を精神心理社会的障害ととらえて精神神経科やリハビリテーション科との集学的治療を行う場合もあり，長期的にケアしていく姿勢が必要となる．

また，看護師の臨床業務でベッド上での処置時やトランスファー介助における腰椎前屈，回旋動作で看護師自身が腰痛を発症することが多いため注意が必要である．移動時には，対象患者ができる範囲で体動の協力を要請し，患者の重心を前方にシフトし回転して後方に戻すという動作を一定のスピードで緩徐に実施することが大切である．

（波呂浩孝）

腰椎椎間板ヘルニア lumbar disc herniation

1 考え方の基本

椎間板は脊椎前方にある椎体どうしを連結する軟骨組織であり，上下は硬い終板，周囲は線維性の線維輪，内部はゲル状の髄核で構成されている（図1）．20代までの健常な髄核は水分含量が80%と高いが，加齢や変性に伴い徐々に水分を喪失する．椎間板変性を基盤とし線維輪の後方部分が断裂し，変性した髄核が断裂部から後方に逸脱することにより神経根，馬尾が圧迫されて発症する（図2）．ヘルニアとして突出あるいは脱出する組織は髄核だけとは限らず線維輪や終板の一部を伴うこともある．

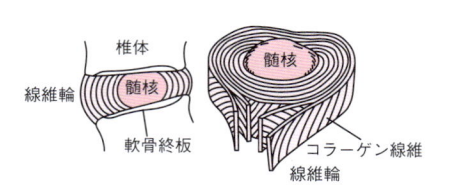

図1 椎間板の模式図

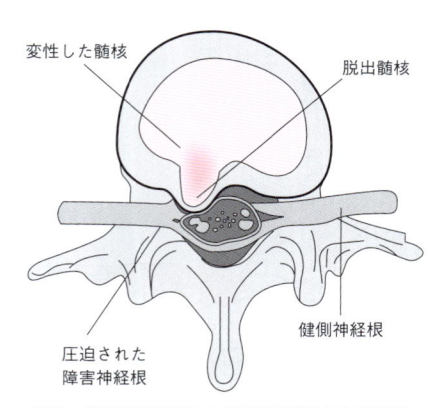

図2 靱帯下脱出による神経根圧迫の横断図

2 起こり方

腰痛・下肢痛および下肢の神経症状を生じる代表的疾患である．男性に多く，好発年齢は20～40歳代，好発高位はL4/5，L5/S1次いでL3/4間である．年齢の上昇とともにL2/3，L3/4間といった高位レベルの椎間板ヘルニアの発生率が上昇する．

坐骨神経痛の発現についてはヘルニア塊が神経根を物理的に圧迫する作用のみならず炎症による影響も考えられており，ヘルニア塊の組織から産生される炎症性サイトカインなどが関連因子として報告されている．

ヘルニアは脱出度に応じて髄核突出（protrusion），髄核脱出（extrusion）および髄核分離（sequestration）と分類され，髄核脱出はさらに後縦靱帯を穿破していない靱帯下脱出（subligamentous extrusion）と後縦靱帯を穿破している経靱帯脱出（transligamentous extrusion）に分けられる（図3）．大まかに後縦靱帯によりヘルニア塊が硬膜外腔から隔絶されている髄核突出と靱帯下脱出を contained type，ヘルニア塊の先端が硬膜外腔に脱出している経靱帯脱出と髄核分離を noncontained type と大別する場合もある．

後縦靱帯を穿破すると血管新生によって炎症が惹起され，サイトカインの作用でさまざまな酵素が誘導されてヘルニア塊は分解され退縮する．そのため自然退縮により治癒するものもあり，ヘルニア塊のサイズが大きいものや，遊離脱出したもの，MRIでリング状に造影されるものは高率に自然退縮する．

3 症状と診断のすすめ方

臨床症状は腰痛が先行することが多いが，安静時痛を伴う強い下肢痛が特徴である．下肢痛は上位腰椎椎間板ヘルニアでは大腿神経痛，下位腰椎では坐骨神経痛であり，筋力低下，知覚鈍麻，深部腱反射低下など神経学的脱落所見を伴う．下肢伸展挙上（straight leg raising：SLR）テストは高齢者では陽性率が低いが，若年者で

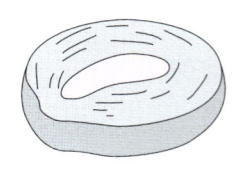

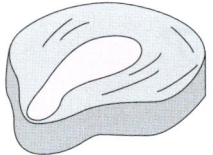

ステージ1 髄核突出　　ステージ2 髄核脱出（靱帯下脱出）　　ステージ3 髄核脱出（経靱帯脱出）　　ステージ4 髄核分離

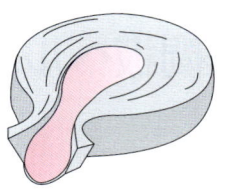

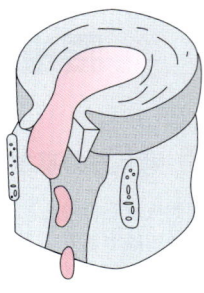

図3　腰椎椎間板ヘルニアの脱出度

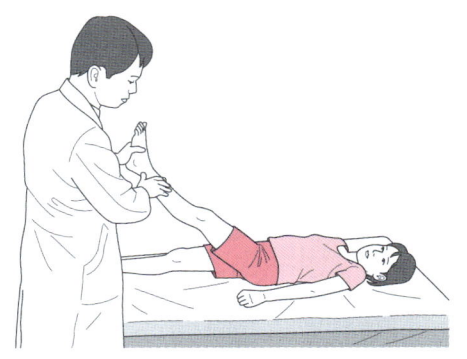

図4　下肢伸展挙上(SLR)テスト
一般に70°以下を陽性とする.

表1　腰椎椎間板ヘルニア診療ガイドライン策定委員会提唱の診断基準

1	腰・下肢痛を有する(主に片側,ないしは片側優位)
2	安静時にも症状を有する
3	SLRテストは70°以下陽性(ただし高齢者では絶対条件ではない)
4	MRIなど画像所見で椎間板の突出がみられ,脊柱管狭窄所見を合併していない
5	症状と画像所見とが一致する

［日本整形外科学会,日本脊椎脊髄病学会監：腰椎椎間板診療ガイドライン,改訂第2版,1頁,南江堂,2011］

は強陽性を示すものが多い(図4).また若年ヘルニアでは腰椎前弯の減少,疼痛性側弯,腰背筋の緊張を伴う歩行異常も特徴的である.腰椎椎間板ヘルニア診療ガイドライン策定委員会提唱の診断基準を表1に示す.

ヘルニアの画像診断でもっとも有用なものはMRIである(図5).しかしMRIなど画像で椎間板ヘルニアが認められても無症状のこともある.そのため,症状・神経学的所見と画像所見とが一致することが手術治療の原則である.CTは省略可能な場合もあるが,隅角解離や後縦靱帯骨化など骨性病変の評価に有用である.

4 治療の実際

巨大ヘルニアによる急性の膀胱直腸障害や下垂足の予後は不良であり,緊急手術の適応となるが,その頻度は高くない.一方で,発症当初に著しい疼痛が認められても,安静,投薬,硬膜外ブロック,神経根ブロックなどの保存療法だけで支障なく生活できるようになることも多いので,保存療法が初期治療の基本である.

手術例の多くは中等度の神経脱落症状を呈する例,保存療法が無効で疼痛や神経緊張徴候が頑固に持続する症例,恒久的な障害を残す可能性があると考えられる症例,あるいは早期の疼痛緩和と復職の希望が強い症例である.

顕微鏡視下椎間板ヘルニア摘出術は術野が明るく鮮明で止血が容易であるため標準的手術法となっており,最近では内視鏡視下ヘルニア摘出術も普及しつつある.通常のヘルニア摘出術後の再手術率は経過観察期間が長くなればなるほど高くなり,5年後で4～15%である.同一椎間での再手術例を再発ヘルニアと定義する

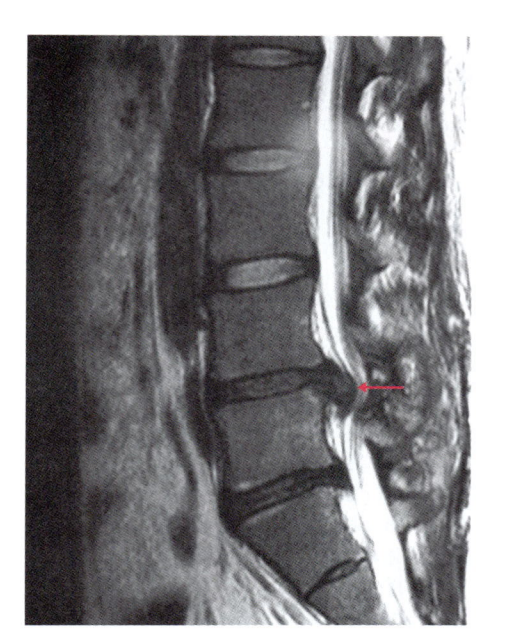

図5　MRI T2強調画像によるL4/L5の経靱帯脱出

と，術後5年間程度は再発率が経年的に増加し，1年で約1％，5年で約5％が再発する．

看護のポイント

疼痛極期は側臥位で両股関節，膝関節を屈曲し，腰椎も前屈するえびのような姿勢が坐骨神経痛を軽減する．仰臥位でも膝下に枕を入れて両股関節，膝関節を屈曲する体位がよい．

術後の観察ポイントとして血腫による疼痛が増強，さらには麻痺が発生し血腫除去が必要となることもあるため，下肢機能は頻回に観察することが重要である．腰椎術後の後療法に関しては，術後早期に活動を制限する必要はないが，腰椎に回旋（ねじり）が加わらないよう留意する．術後の仰臥位から側臥位への体位変換は両股関節，膝関節を屈曲位として膝を立ててから行うことにより，体幹を一体化させることが基本となる．ベッドサイドへの坐位はベッドの縁でまず両側下腿を下垂させ，次に両上肢の力で起き上がらせる（図6）．通常は翌日に歩行可能となるが，歩行器を使用して歩行開始するのがよい．強い下垂足が残存している例にはシューホーンブレースを作製する．　　　（青田洋一）

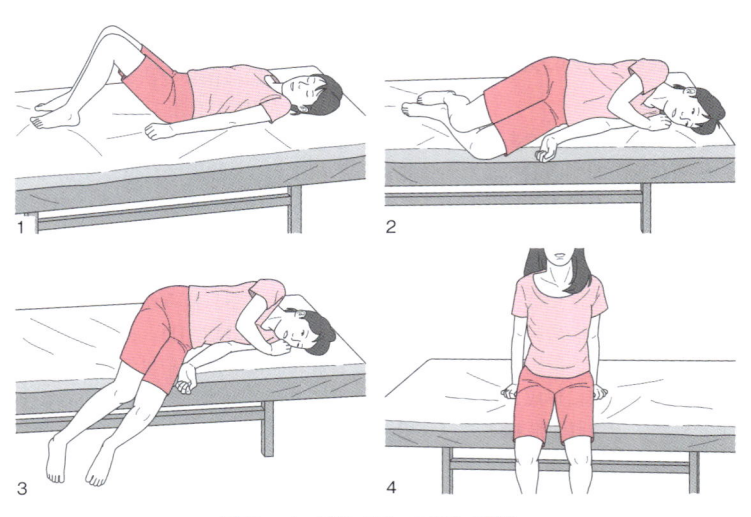

図6　ベッドサイドへの坐位の基本

脊椎分離症，脊椎分離すべり症
spondylolysis, spondylolytic spondylolisthesis

1 起こり方

　脊椎(腰椎)分離症は，**椎弓の関節突起間部の骨性の連絡が断たれた状態**である．**発育期**における狭部に対する反復ストレスが分離の原因だと考えられている．したがって，発育期からスポーツ活動を続けている人に発生頻度が高い．一般日本人における分離症の発生率は約6%とされているのに対し，スポーツ選手では15〜40%に認められる．

　脊椎分離症の数〜20%において，長期経過のうちに椎体間のすべりが発生する．この状態は脊椎分離すべり症とよばれ，第5腰椎にもっとも多く発生する．発育期には脆弱な椎体成長軟骨板が解離して椎体の前方すべりが起こる．発育期のすべりは，椎体が未熟なほど起こりやすいため，椎体の成熟度を正しく評価する必要がある．椎体隅角部の2次骨化核である環状骨端核は，椎体の成熟度を反映しているため，その形態から椎体の骨年齢を推定し，すべりを予防する．

2 症状と診断のすすめ方

■ 症　状

　脊椎分離症の主な症状は腰痛である．とくに**腰部伸展時の疼痛**が特徴的である．また，分離症例で下肢痛(根性疼痛)を呈する場合がある．分離発生初期においては，疲労骨折に伴う出血・浮腫が神経根周囲に及ぶことにより下肢痛を発生する．また，分離末期では，偽関節をおおう滑液包や隣接椎間関節の滑膜に炎症が発生し，下肢痛や腰部伸展時痛の原因となる．

　成人の症例では，分離部に形成された線維軟骨塊により神経根が圧迫され下肢痛・しびれ感を発生することがある．脊椎分離すべり症例でも，下肢痛を伴い，神経根性間欠跛行を呈する場合がある．成人でのすべりは発育期と異なり，椎間板による腰椎の前方支持性が破綻し，椎間板ですべりが生じる．

■ 診　断

　脊椎分離症の診断には，**X線検査斜位像**やCTが有用である．分離の程度から，初期，進行期，終末期に分類される(**図1**)．初期は骨吸収(骨折線)が部分的にみられる時期で，進行期では骨折線は全周性に及ぶ．終末期はいわゆる偽関節の状態である．

　MRIは脊椎分離症の早期診断に有用である．分離初期においては，分離部に隣接する椎弓根部が浮腫を反映して**T2強調像で高信号**を呈する．分離初期の症例では，100%がT2強調像で椎弓根部の高信号を示す．進行期では，高信号を示すものと示さないものがあり，終末期では全例が高信号を示さない．MRIは神経根や硬膜管の圧迫・狭窄の有無や程度の評価にも有用である．

3 治療の実際

■ 保存療法

　分離初期〜進行期で，分離部の**骨癒合能力**がある症例には保存療法を行う．骨癒合能力の判定にはMRIが有用である．保存療法による骨癒合率は，分離初期では高率で，進行期でも椎弓根部のT2強調像高信号があるものでは比較的高い．一方，高信号がない症例や，終末期では骨癒合の可能性は少ない．

　保存療法として，軟性コルセットを3〜5ヵ月間装着する．痛みが強い場合には非ステロイド抗炎症薬(NSAIDs)を処方する．コルセット装着期間は，スポーツ活動を休止することが原則である．定期的にX線かCTを撮影し，骨癒合の状態を評価する．詳細な骨癒合の判定にはCTのほうが有用である．

　骨癒合が得られた時点でコルセットを除去し，理学療法を開始してスポーツへの復帰をめ

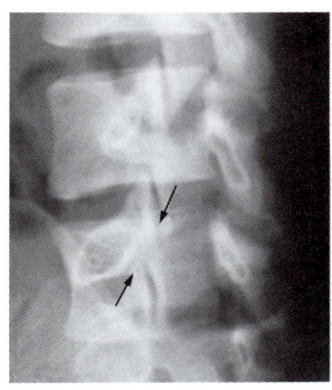

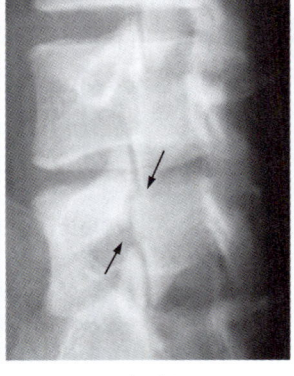

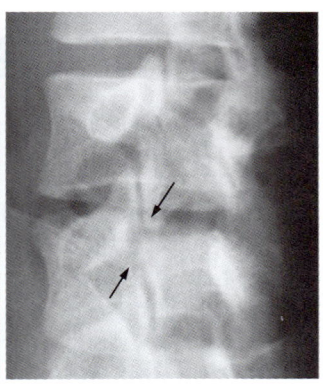

脊椎分離症，脊椎分離すべり症　1021

|初　期|進行期|終末期|

図1　脊椎分離症の病期分類
矢印は関節突起間部の分離を示す．

ざす．理学療法としては，体幹筋のストレッチング，強化訓練のほかに，タイト・ハムストリングスの改善を行うことが重要である．骨癒合が得られなかった場合でも疼痛が軽減していれば，徐々に理学療法を行い，スポーツ復帰をめざす．初診時から終末期で骨癒合能力がないと判定された症例も同様である．

■ 手術療法

数ヵ月間の保存療法によっても症状の改善がなく，スポーツの継続が困難な症例や日常生活にも支障をきたす症例には，手術療法が考慮される．

脊椎分離症に対する手術では，神経症状の有無，不安定性の有無により術式を考慮する必要がある．症状が腰痛（分離部痛）のみの場合は，椎間可動性を温存する分離部修復術が選択される．その際，分離部に局所麻酔薬を注入する分離部ブロックにより疼痛が軽減することを確認する．

腰痛がないか軽度で神経根症状を呈する症例は分離部除圧術の適応となる．下位の椎間板変性が著しい場合や椎間不安定性（すべり）を認める場合には脊椎固定術が選択される．

💡 看護のポイント ・・・・・・・・・・・・・・・・・

脊椎分離症では，早期の発見・治療により骨癒合を得ることが可能である．したがって，患者本人や家族に骨癒合を得ることの意義や治療方針をよく説明し，スポーツ休止への理解を得ることが重要である．

一方，骨癒合の見込みのない症例に対しては，分離が遺残しても必ずしも重大な障害をきたすものではないことを説明し，無用な心配を与えずに理学療法などの治療をしっかり行うことをすすめる．

（竹林庸雄）

腰部脊柱管狭窄症 lumbar spinal canal stenosis(LCS)

1 起こり方

　腰部脊柱管狭窄症(LCS)の初期症状は，安静時には症状がなく，立位の維持や歩行によって徐々に腰殿部から足にかけてのしびれ，だるさが出現して歩行困難となり，座って休むと改善する，いわゆる神経性間欠性跛行である．特別な誘因がなく，徐々に症状が悪化するのが特徴である．症状が進行すると，臥床・坐位の安静時でも下肢のしびれを自覚するようになり，さらに膀胱・直腸の障害(頻尿，排尿困難，失禁，排便感の減弱など)が出現するにいたる．時に椎間板ヘルニアが合併することもあるが，この場合は，急性の腰下肢痛や安静時痛を生ずる．

2 症状と診断のすすめ方

　加齢現象が主因の変性疾患なので，患者の多くは高齢者である．診断は，ゆっくりと発症してくる腰下肢の立位および歩行時のみの症状，座って休むと改善する，という経過と臨床症状でほぼ診断がつく．下肢症状としては，両下肢に均等に症状がある場合には，馬尾全体が圧迫される馬尾型，一側下肢のみの場合には神経根型，両側に症状があるが明らかに一側のほうが強い場合には混合型の狭窄が疑われる．

　腰椎狭窄高位に応じた神経障害所見(知覚障害，脱力，反射減弱または消失)を認めるので，狭窄高位も推定することができる．これらの暫定診断を，画像検査(MRIが第1選択)で確認する(図1)．脊柱管の狭窄は，脊柱管全体が狭くなる場合が多いが，脊柱管は正常にみえても椎間孔内・外に狭窄を認める場合がある．椎間孔・椎間孔外狭窄は通常一側の神経根症を呈して見逃されやすいので，CT(3次元再構築画像)や神経根造影・ブロックなどさらなる追加検査が必要となる．

　末梢動脈疾患による間欠性跛行との鑑別は大切である．血管性間欠性跛行では，立位での症状のないことが特徴で，足関節上腕血圧比＜0.9の場合には，「血管性」を強く疑うことができる．

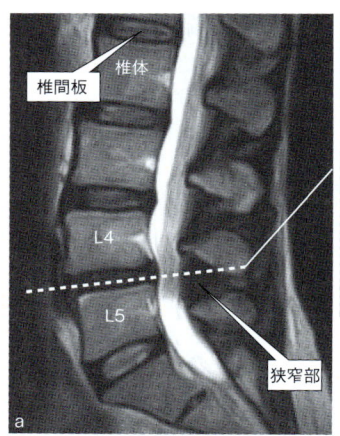

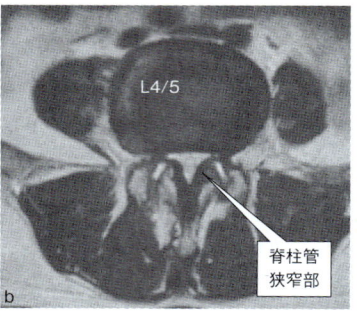

図1　56歳女性，右下肢痛を呈する腰椎変性すべりを伴った腰部脊柱管狭窄症(神経根型)
　a：MRI T2強調画像矢状断画像，b：同L4/5高位横断像

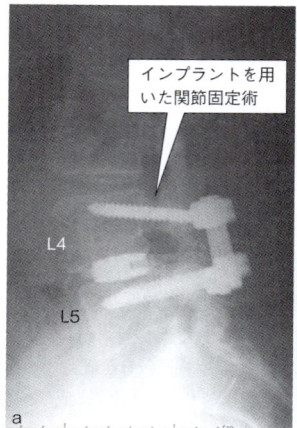

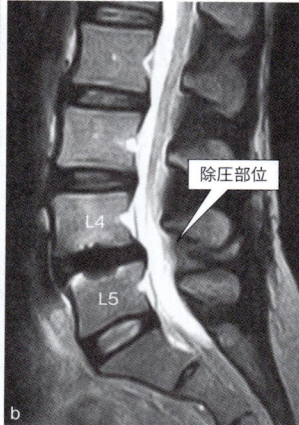

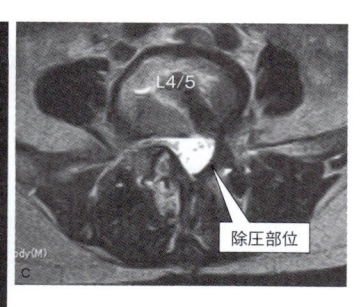

図2 手術後2年
a：単純X線写真側面像，b：MRI T2強調画像矢状断面像，c：同L4/5高位横断像

3 治療の実際

薬物治療・保存治療

　LCSに対する薬物治療や保存治療（装具，牽引療法，低周波治療，運動療法，マニピュレーション）が，何もせずに経過をみた場合，すなわち自然経過よりもよい結果をもたらすことを証明した研究はない．唯一，経口プロスタグランジンE_1製剤は，神経性跛行ならびに両下肢のしびれを伴う馬尾症状を有するLCSに対して短期間は有効という報告がある．ヘルニアを合併した急性下肢痛には，硬膜外あるいは神経根ブロック療法が有効である．

手術療法

　狭窄部を直接的に広げる**手術療法**は，確実かつ有効な治療法である．最近では，内視鏡や顕微鏡を使用した低侵襲除圧術が広まりつつある．変性すべり症は，すべりのない椎間に比べて一般的に椎間不安定性を有するが，このような場合にはインプラントを用いた関節固定術を併用するとよい（図2）．関節固定術は，除圧術のみに比べると侵襲が大きくなるので，すべての症例に実施すべきではないが，一度関節固定が完成すれば，その椎間で将来再発することはない．LCSの患者は高齢者が多いので，手術療法を選択する場合にはできるだけ低侵襲化を考え，早期の社会復帰をめざすべきである．

看護のポイント

　LCSの病態を理解し，病状に応じて専門医を紹介できるとよい．安静時に症状がなく通常の間欠性跛行のみの場合には，保存療法も有効である．しかし，安静時に症状がある場合，あるいは膀胱・直腸障害を認める場合には，手術適応である．手術適応にもかかわらず長期保存療法を続けると，神経に不可逆性変化が生じて，手術療法も無効になってくる．患者が現在どのような症状を呈しているかをよく問診し，適切な助言と対応がとれるように心掛けたい．

（長谷川和宏）

脊柱側弯症 scoliosis

1 起こり方

人の脊柱は立位の矢状面では生理的弯曲を有している．頚椎は前弯，胸椎は後弯，そして腰椎は前弯を呈している．前額面はほぼ真っすぐである．

脊柱が側方へ弯曲した状態を側弯という．

構造上の分類

機能的側弯と**構築性側弯**（狭義の脊柱側弯）に分けられる．

機能的側弯は脊椎骨にねじれや楔状変形のない，脊柱の側方弯曲を示した状態であり，なんらかの原因を有し，その原因を取り除けば弯曲が消失ないしは軽減する場合である．疼痛性側弯や代償性側弯（脚長差による側弯）があげられる．

構築性側弯は脊椎骨にねじれや椎体の楔状変形を認め，自家矯正ができない側方弯曲の場合であり，狭義の脊柱側弯である．

構築性側弯症の分類

① **先天性側弯症**：奇形椎を有する側弯症である．

② **特発性側弯症**：全側弯症の75〜80％を占める．特発性は原因不明であるが，遺伝子解析の研究が現在進行中である．発症年齢により乳幼児（3歳未満），若年性（3〜10歳），思春期（11歳以降で女児が85％以上），成人期

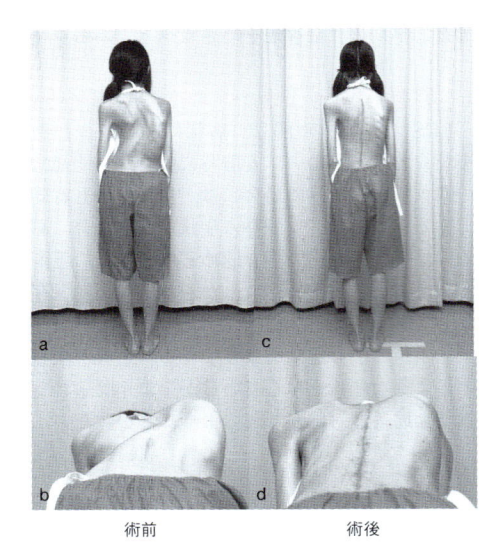

図1 術前（a，b），術後（c，d）の背部の写真
a：術前背部写真．b：術前の前屈テストによる肋骨隆起．
c：術後背部写真．d：術後の前屈テスト．

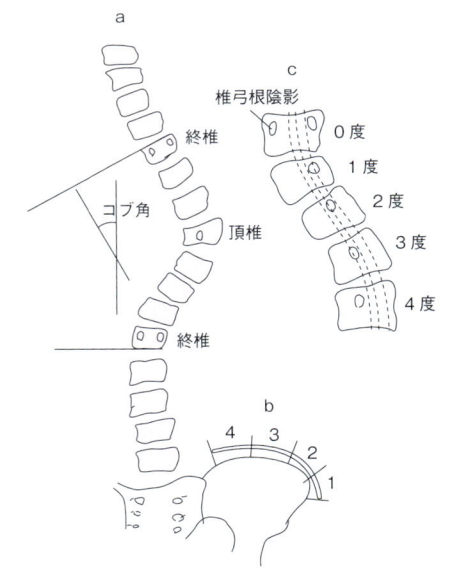

図2 16歳，女児，思春期特発性側弯症の立位X線脊柱正面像におけるコブ角（a），リッサーサイン（b），ナッシュ-モー法（c）の説明図
a：側弯の主カーブにおいてもっとも傾きが大きい椎骨を終椎，もっともねじれの強い椎骨を頂椎というが，コブ角は終椎間の角度を計測する．
b：リッサーサインは腸骨稜骨端核による骨年齢評価法である．腸骨稜を4等分にし，骨端核は最初に1に出現し（10歳前後），15歳前後で4まで伸び，18歳前後で骨端線が閉鎖する（リッサー5）．
c：椎体のねじれの程度を分類で0〜4度の5段階で評価する．

脊柱側弯症　1025

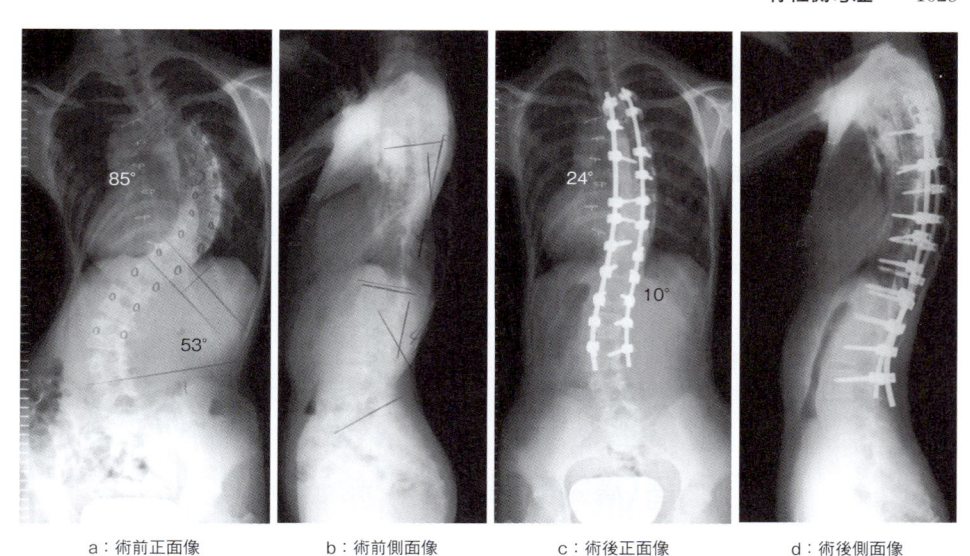

a：術前正面像　　b：術前側面像　　c：術後正面像　　d：術後側面像

図3　術前(a, b)，術後(c, d)の立位全脊柱X線正面，側面像
術前後の胸椎カーブのコブ角は85°から24°に，腰椎カーブは53°から10°に矯正された．

(18〜20歳以上)に分けられる．
③ **症候群性側弯症**：マルファン(Marfan)症候群，エーレルス・ダンロス(Ehlers-Danlos)症候群などの症候群や疾病に伴う側弯症である．
④ **変性側弯症**：遺残型，*de novo* 型，混合型に分けられる．

2　症状と診断のすすめ方

　構築性側弯症は背部隆起(胸椎側弯では肋骨隆起，腰椎側弯では腰部隆起)，凸側肩甲骨の突出，肩の高さの左右差(凸側上昇)，ウエストラインの非対称性を呈する(図1a)．**前屈テスト**(立位のまま上半身を前屈させて肋骨隆起を見るテスト)により，**背部隆起(肋骨，腰部隆起)** が増強する(図1b)．1.5〜2 cm 以上の左右差は側弯症の可能性が高い．X線撮影により立位全脊柱を2方向撮影し，正面像にて**コブ(Cobb)角**を測定し側弯角とする(図2a，図3a)．骨年齢は側弯進行の予測や治療を行うための基準として重要である．同一写真より腸骨稜の骨端核の成熟度で骨年齢の計測をする(リ

ッサーサイン：Risser sign)(図2b)．また，椎体のねじれの判定はナッシュ-モー(Nash & Moe)法(図2c)を用いる．

3　治療の実際

　側弯症の治療は**装具療法**と**手術療法**がある．装具療法はコブ角40°以下の骨未成熟の患者に対し，主に外来にて施行される．頸部から骨盤までのミルウォーキー装具が用いられてきたが，コンプライアンスが著しく不良で装着率が低いため，現在はほとんど使用されない．これに代わって，腋窩から骨盤までの**アンダーアーム型の装具**が主流である．
　装具療法の目的は矯正効果よりも進行防止であるとされている．
　手術療法は特発性ではコブ角45°前後から適応となるが，脊柱バランスを考慮して決定する(図3a，b)．胸腰椎・腰椎カーブは前方法を用いることが多いが，現在は胸椎から腰椎まで後方法による矯正固定法が主流である．**脊椎インストゥルメンテーション手術**が行われ，インプラントにはチタン合金が用いられる．アンカー

作製には椎弓根スクリュー，フック，テープが使用されている．後弯症を合併する場合，高度側弯症には骨切り術の併用，前後方合併手術が行われる．ハリントン(Harrington)法を嚆矢とし，コトレル・デュボセ(Cotrel-Dubousset)法，アイソーラ(Isola)法が行われてきたが，最近は胸椎スクリューを用いた**レンケ(Lenke)法**が行われている（図3c, d）．乳幼児側弯症で，ギプス療法，装具療法の無効な例には**グローイングロッド法**による矯正固定法が行われている．10歳以下の高度側弯症に施行され，成長に合わせた矯正，脊椎延長術が可能である．

看護のポイント

- **精神的ケア**：側弯症患者は背部の変形について，コンプレックスをもっているため，看護には十分な配慮が必要である．術後の安静度について手術法などを主治医と相談のうえ，**早期体位変換**，**早期離床**をめざす．
- **下肢深部静脈血栓の予防**：予防用の下肢弾性ストッキングの着用，下肢循環血流促進のためのフットポンプの使用，また早期より積極的に下肢自動運動を指導する． （山崎 健）

五十肩（肩関節周囲炎） frozen shoulder

1 起こり方

"五十肩"とは50歳代を中心としてその年齢層に多発する肩関節の痛みと運動制限を主な症状とする症候群である．最近では多発する年齢が40歳代に下がったため"四十肩"といわれることが多い．そもそも人の体に五十肩という部位はなく，あくまで40～50歳代の痛みと肩関節の動きの制限(拘縮)を主訴とする患者の集団につけた病名である．五十肩の原因はまだ解明されておらず病態も不明な点が多い．ただ最近では老化を基盤として関節包の軽度の炎症が自己免疫を起こす疾患で，小外傷や血流障害が原因となると考えられている．五十肩は**肩関節周囲炎**と同義ではなく，肩関節周囲炎の中の1つの疾患である．したがって肩関節周囲炎のほかの疾患(腱板断裂，棘上筋腱石灰化症，インピンジメント症候群など)を除外していき最終的に残る病名が五十肩である．

診断はそれほど容易ではなく，安易に五十肩と診断するのは慎まなければならない．

疫学的には①一般人口の2～5％が罹患する，②女性の非利き手側が多い，③糖尿病患者の10～30％は罹患する，④両側罹患は6～34％というのが五十肩の特徴である．

2 症状と診断のすすめ方

■ 症 状

五十肩の病期は1～3年で平均1年半である．疼痛期から拘縮期さらに回復期に移行し自然治癒するというのが一般的な病状の経過である．病理学的には関節包が強い炎症を起こす時期が疼痛期で，炎症がおさまり関節包が線維化して硬くなる時期が拘縮期に相当する．症状が病期によって異なるため，また症状の程度も激烈な痛みを訴え，非常に強い**拘縮**を伴うものから比較的軽微な疼痛と運動制限の少ないものまでさまざまである．したがって診断はその病期の症状をよく理解して行う必要がある．

五十肩の初期の症状は肩の痛みだけで肩関節の拘縮がないため，**腱板損傷**や，インピンジメント症候群と誤って診断されることが少なくない．症状の違いとして腱板損傷やインピンジメント症候群では肩の動きの途中で痛みがあるが，五十肩では動きの終末で痛みがあることが多い．疼痛は次第に強くなり夜間痛が出現する．夜間痛が出現する頃に痛みのため外来を受診する患者が多い．そして次第に疼痛は落ち着き拘縮期に移行し，今度は肩の可動域制限が進行し，とくに手が後ろに回らなくなってくるこ

とが多い．拘縮期では自発痛や夜間痛は消失するが，運動の終末での痛みがある．拘縮期が過ぎると回復期に入り自然に少しずつ可動域が改善していく．

検査

五十肩のX線検査では骨の萎縮が軽度に認められる程度で特別異常を認めない．MRIでは関節内や二頭筋長頭筋腱の周囲に軽度の水腫を認めるが，腱板の断裂や関節唇損傷の所見はない．

3 治療の実際

残念ながら五十肩の病期を短縮させることは現代医学では不可能である．したがって治療は病状（肩の痛みと可動域制限）を和らげることを目的とした対処療法が主になる．ただし症状が病期によって異なるため治療方法もそれに合わせて変化する．

疼痛に対しては**消炎鎮痛薬**を処方し疼痛を誘発しないように日常生活指導を行う．具体的には肩の保温に努め，肩の動きの制限を超えると痛みが出現するので肩に負担がこないように生活指導を行う．自発痛や夜間痛があって睡眠障害をきたすような強い痛みがある場合は関節内ステロイド注射を1～2週間の間隔で数回行うことが多い．

肩の可動域性制限に対しては肩の**リハビリテーション**を指導する．拘縮が軽度の場合は臥位での拳上運動や内・外旋運動を指導し自宅でリハビリテーションするように指導する．拘縮が強い場合や痛みが強くて自分ではリハビリテーションができない場合は通院リハビリテーションを行い理学療法士が肩の緊張をとりながら介助他動の可動域訓練を行う．まれではあるが非常に強い拘縮例で保存治療を行っても拘縮が改善しない場合は，麻酔下での**受動術**や関節鏡視下での**関節包切離術**を行うことがある．

看護のポイント

五十肩の痛みや可動域制限（拘縮）は必ず改善することを理解させ，症状の強い時期の日常生活上での注意点やリハビリテーションの必要性を説明する．

（岡村健司）

頚肩腕症候群 cervico-omo-brachial syndrome

1 起こり方

頚部・上肢の一部またはすべての部位に，筋のこり，痛み・しびれなどを呈する病態の中で，特定の部位の独立した疾患である頚椎症，胸郭出口症候群，肩関節周囲炎，腱鞘炎などを除外した，非特異的な病態が頚肩腕症候群である．頚肩腕症候群の中には作業が要因と考えられる症例が存在し，とくにそれらを**頚肩腕障害（頚肩腕作業関連病）**とよぶことがある．かつて**キーパンチャー病**とよばれたものもこの一種であり，現在コンピュータ作業などによる**visual display terminal（VDT）症候群**とよばれる一連の症状もこの範疇に入る．若年層から起こり，男性より女性のほうがかかりやすい．

原因が明らかな疾患は頚肩腕症候群から除外されるため，本症候群の原因は不明である．患者自身が有する素因，なで肩の不良姿勢，作業・精神的ストレスなどが要因としてあげられる．慢性的な肉体的ストレスが発症の要因になった場合は，**使いすぎ症候群**の一種とも考えられる．

2 症状と診断のすすめ方

症状は後頭部，頚部，肩甲帯，上背部，上腕，前腕，手指のこり，だるさ，痛み，しびれなどである．いわゆる肩こりを本症候群の部分症状に含めることがある．頚部，上肢のみならず全身のだるさ，脱力感や頭痛，めまい，耳鳴りのような自律神経症状，睡眠障害，うつ状態など

の精神症状を示すことがある．本症候群の症状は多彩で，自律神経障害や心理的要因により修飾され複雑な病像を呈する．さらに他覚的な所見が乏しく，鑑別すべき疾患が多い点などから診断は簡単ではない．

頚部から上肢にかけて慢性疼痛，不快感，張り，しびれなどを訴えて来院する患者で外傷を契機としないものは，本症候群の可能性を念頭に置いて診察する．初めに問診，理学所見の診察を行う．頚椎・肩・肘・手・末梢神経疾患などの除外診断がきわめて重要であり，これらを鑑別するために，画像検査，電気生理学的検査を行う．その結果，原因が特定できない場合に本症候群と診断する．

頚部，肩甲部，上肢の筋の緊張亢進，筋硬結，圧痛，軽打痛，頚肩腕部の運動制限，運動時痛，神経圧迫サイン，握力低下などがしばしば出現する特異的な所見である．上肢下垂位で鎖骨上窩の腕神経叢部の圧痛，放散痛を調べるモーレー（Morley）テストがしばしば陽性を示す．筋力低下は握力でよくみられ，最大握力の低下とともに20秒間最大に握らせた後に再び握力を調べると初めより著しく筋力が減衰する**維持握力**の低下がみられる．神経学的診察で，整合性のある筋力，知覚，腱反射の異常所見は，頚髄症，頚部神経根症，末梢神経疾患などの他疾患を示唆する．

本症の診断においては鑑別診断がもっとも重要である．頚椎疾患，**胸郭出口症候群**，肩関節疾患，エントラップメントニューロパチー，肘・手・手指関節部の関節症，腱鞘炎，筋結合織炎，末梢循環不全，腫瘍，心因性疾患などが鑑別にあがる．なかでも胸郭出口症候群との鑑別が問題となる．胸郭出口症候群は胸郭出口部における神経血管束の圧迫あるいは牽引症候群であるが，単なる神経血管束の圧迫や牽引によるとは考えられない多彩な症状を示すことが多い．頚肩腕症候群ととくに牽引型胸郭出口症候群の症状が重複することがしばしばあり，明確に鑑別することがむずかしい．

3 治療の実際と看護のポイント

本症候群に対しては，対症療法を行う．

就労環境，日常生活を点検し，頚肩腕部の疲労の蓄積につながる問題点の改善を指導する．睡眠時間や休憩・休息の確保など**疲労回復**に向けた対応を行う．肘を浮かせた姿勢で作業して僧帽筋が持続的に収縮したり，牽引されたりしないように指導する．パソコン使用や書字の際には机か，アームレストに肘を載せて行う．長時間下を向かないようにイスの高さを調節する．黒板に長時間板書することは避ける．腕を下垂したまま長時間起立しないようにする．洗濯物を干すときは高い物干しに掛けない．仰臥位で寝るときは，枕を低めにするなどの指導を行う．

頚部，肩甲上部，上肢の筋をリラックスさせ，血液循環をよくすることを目的としてストレッチ体操，保温，牽引を行う．僧帽筋など近位部の筋肉を軽いダンベルなどを用いて鍛える．水泳やテニスなど上肢を使うスポーツを推奨し，筋のリラックスと筋力増強を図ると効果的である． 〔小澤浩司〕

胸郭出口症候群 thoracic outlet syndrome

1 起こり方

頚神経は頚椎から出てさまざまな筋肉の間を通りながら鎖骨下を通過した後，最終的には手指にいたる神経である．また心臓から出た動静脈は動脈弓から分枝した**鎖骨下動静脈**が同様に鎖骨下を通過して指尖部まで走行する（図1）．この解剖学的位置関係を理解することによって本疾患がよく理解できるようになる．

胸郭出口症候群　1029

以上は胸郭症候群が発症する原因となる4病態について簡単に説明をしたが，血管神経束がどの骨や筋肉の間を縫うように走行しているのかを知ると病態の理解が深められる．

2　症状と診断のすすめ方

症　状
20代女性で事務職や美容師など上肢を主に使う仕事の人に多くみられる．自覚症状としては肩こり，上肢のだるさ，しびれ，時には典型的でない痛みを訴える．

診　断
診断にはまずさまざまな臨床診断テストがある．

● アドソン(Adson)テスト ●
頚椎を愁訴のある上肢と反対側に回旋させ，さらに後屈を加えながら軽度外転された被検者の上肢の脈拍を験者が触診し，これが消失または減弱したものを陽性とする．

● モーリー(Morley)テスト ●
上述した斜角筋三角部に圧痛があるかを調べる．

● エデン(Eden)テスト ●
肩甲骨を後下方に引き下げることによって第1肋骨との隙間を狭小化させる．それによって上肢のしびれの増強や脈拍の減弱を調べる．

● ライト(Wright)テスト ●
上肢を90°外転，90°外旋させることによって脈拍の減弱がみられる場合を陽性とする．

ただし以上のテストは感受性，特異性とも高くない．
画像診断としてはX線診断にて頚肋の有無を評価する．また関節造影検査やエコー検査にて血管神経束の圧迫の有無を調べることができる．しかしこれも必ずしも確定診断を行うための絶対的なものではない．

鑑別診断としては肩不安定症，肩こり，頚椎疾患などがあげられる．

3　治療の実際

頚肩部の筋緊張を和らげるための体操，ストレッチ，肩甲骨周囲の筋力強化などの保存的治

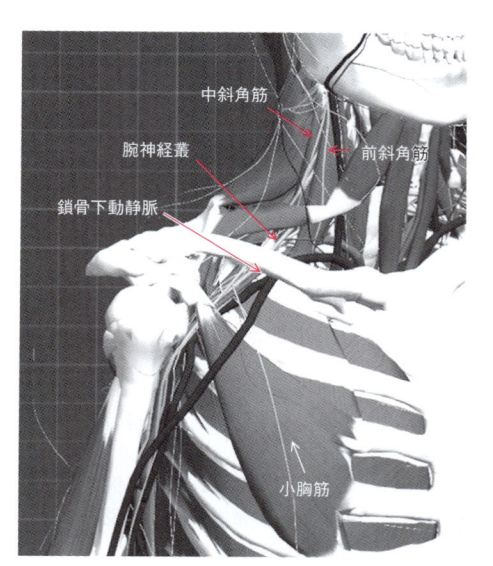

図1　解剖学的位置関係

● 頚肋症候群 ●
頚肋は胎生期の下位頚椎から出ている肋骨の遺残したもので，これがある場合には頚椎神経が頚椎から出た後にこの頚肋とその周囲にある線維性索状物によって圧迫を受けることがある．

● 前斜角筋症候群 ●
頚神経はさらに遠位に走行していくと，次に**前斜角筋，中斜角筋**および第1肋骨で周囲を包まれる斜角筋三角部に達する．その部位では鎖骨下動脈も合流する．ここではこれらの血管神経束が周囲の骨筋によって圧迫を受けることがある．

● 肋鎖症候群 ●
さらに遠位では鎖骨と第1肋骨，前斜角筋，鎖骨下筋で囲まれた領域を通過するが，血管神経束がこれらからの圧迫によって症状を引き起こすことがある．

● 過外転症候群 ●
肩甲骨の烏口突起の下を前方では小胸筋により覆われながら血管神経束が遠位へと走行しているが，上肢を外転する動作によってこの部位で折れ曲がる，またはよじれる現象が起こる．

療を行う．消炎鎮痛薬の服用や湿布を併用することも多い．これらの治療に難渋する際には，まれに手術療法が選択される．手術としては第1肋骨切除術，頚肋切除術などが行われる．

看護のポイント

肩や腕がなんとなく重だるいといった不定愁訴であることが多くほかの人には理解が得られにくいことを知る必要がある．保存的治療を始めてもすぐに治療効果が現れないことが多く，それを患者に理解させながら治療の継続を促すことが求められる．

（菅本一臣）

筋性斜頚 muscular torticollis

1 起こり方と症状・診断のすすめ方

斜頚とは種々の原因で，頭頚部が体に対して斜めに傾いた状態をいい，もっとも多いのが小児でみられる筋性斜頚である．頚部の一側の**胸鎖乳突筋**が腫瘤や瘢痕化したために短縮して患側へ頚部が傾き，顔面が健側へ回旋する．同時に健側への側屈と患側への回旋などの頚部の運動が制限され，顔面の非対称や後頭部の扁平化を認める．

分娩時の外傷，子宮内圧迫，先天性異常などの原因が単独または重複して発生させると考えられている．発生率は，全分娩児の0.3～2.0%である．

診察に先立ち，**発生の危険因子**である分娩状況（**骨盤位**，**鉗子・吸引分娩**，**仮死の有無**など）や約20%の症例では先天性股関節脱臼や先天性内反足，先天性関節拘縮などを合併するために母子健康手帳を参考にして，詳しく問診することが大切である．

胸鎖乳突筋内の腫瘤は，生後数日で触知され，3週間くらいでもっとも大きくなり，その後は3～6ヵ月を経過して約90%は消退していく．1歳を過ぎても筋内に硬い線維性部分が残存して，外見・機能的に問題がある場合には，就学前をめどに手術の適応になる．

診察は，親の協力を得ながら，手早く，愛護的に行う．腫瘤の部位，大きさ，硬さを調べ，顔面や頭部の非対称，頚部の可動域を計測する．できれば，ポラロイドカメラで記録しておくと経過がわかりやすく，同時に親の理解も得やすい．

頚部に腫瘤や緊張がみられない症例では，**骨関節性**［脊椎奇形，環軸椎回旋（亜）脱臼など］，**炎症性**（鼻咽頭炎後，リンパ性，リウマチ性など），**眼性**（斜視，眼振など），**心因性**などのほかに斜頚を呈する原因を鑑別することが必要となる．

2 治療の実際と看護のポイント

患児の90%は1歳までには**自然治癒**することを親に説明して，過度な不安を抱かせないようにする．2～3ヵ月ごとに斜頚の程度，腫瘤の大きさ，頚部可動域をチェックしながら，乳児期には仰向けでは，顔がすぐ健側に向いてしまうので，健側の肩甲骨にタオルを当てたり，**円形枕**をすすめるとよい．また，授乳や抱っこを患側からすすめたり，ベッドやオルゴールなどを患側に置いたりなどの**育児指導**を行う．寝返りをするようになったら頚椎のカラーや装具を試みてもよいが，過度なマッサージや矯正運動などは自然治癒を阻害するために行わない．

1歳を過ぎて，頚部の腫瘤や緊張が持続・増悪して，顔面の変形や頚部の可動域制限が残っている場合には，手術療法の適応となる．手術は，顔面の変形や可動域の改善が矯正されうる1～5歳頃に線維化した胸鎖乳突筋の近位部，遠位部のそれぞれ一方か，両方の腱切り術を行うことが一般的である．

（松山敏勝）

腕神経叢麻痺　brachial plexus palsy

1 起こり方

　腕神経叢麻痺の原因には，麻痺発生様式から，麻痺が急性発症する外傷性腕神経叢麻痺，分娩麻痺と慢性発症する胸郭出口症候群，放射線障害，腫瘍などがある．外傷による麻痺は，交通事故，とくにオートバイ事故によるものが多い．腕神経叢麻痺はオートバイ事故の減少により患者数が激減しているといわれている．一方，救急救命医学の進歩により致命的外傷からの生存率が向上し，多発外傷患者の中に腕神経叢損傷患者が少なからず存在することも知られてきた．治療面においてはマイクロサージャリーの導入により，腕神経叢損傷は過去20年の間に画期的機能回復が可能となった．全型麻痺では手指機能回復は不可能とされ，1960年代には前腕切断，神経移行術と前腕義手装着が選択すべき治療法であったが，筋肉移植術などの併用により手指物体把持機能までの再建が可能になった．

2 症状と診断のすすめ方

　とくに，外傷性腕神経叢麻痺について言及する．全身合併症として意識消失，器質的脳障害，肺挫傷・血気胸などの肺損傷が高率に認められ，出血性ショック，心肺停止なども含めて，救急救命センターでの蘇生術を受けた患者の中に腕神経叢麻痺患者が少なくなかった．
　一方，局所合併症としては，骨傷は70%に認め，大半が複数骨傷の多発外傷であった．
　局所合併症としては，急性期には合併損傷，とくに鎖骨下動脈損傷，副神経麻痺，横隔神経麻痺の有無を確認する．
　腕神経叢麻痺の診断には，神経損傷レベル，神経損傷程度，麻痺型分類が必要である．

● 損傷レベル ●

　損傷レベルとは腕神経叢の脊髄神経根から末梢神経に分枝されるまでの損傷部位の診断であ

る．一般には，後根神経節の中枢か末梢かにより節前損傷(zone Ⅰ)，節後損傷(zone Ⅱ～Ⅳ)に分類される．節前損傷は予後不良で，神経移植などの手術での修復が不可能であり，節後損傷は，自然回復や神経移植などで修復の可能性がある．

● 神経損傷程度 ●

　神経損傷程度にはサンダーランド(Sunderland)［マッキノン(Mackinnon)，デロン(Dellon)改変］分類による1～6度損傷とセドン(Seddon)分類による神経虚脱(neuraplaxia)，軸索損傷(axonotmesis)，断裂(neurotmesis)があり，同一神経根，神経内にも種々の程度の損傷が混在する．神経虚脱は受傷後1ヵ月，軸索損傷は受傷後3ヵ月程度で自然回復する．

● 麻痺型診断 ●

　麻痺型診断として，神経根レベル，すなわちzone Ⅰ，Ⅱでの損傷では全型，上位型，下位型(全型不全回復型)を呈し，鎖骨下型はzone Ⅲ，Ⅳでは各神経幹，神経束特有の症状を呈する．

3 治療の実際

全型麻痺

　全型麻痺の機能再建優先順位は①肘屈曲，②肩安定化と回旋機能，③手指物体把持機能である．現時点で手指機能を確実に再建できる方法は著者らの開発したdouble free muscle transfer法(DFMT法)のみである．
　全型麻痺において，手指機能再建まで希望しないで，上肢の運動コントロールを目的とする場合は，受傷後6ヵ月以内なら，肘屈曲再建は第3，4，5肋間神経と筋皮神経交叉縫合術を行う．受傷後1年以上経過例では，筋肉移植術による肘屈曲再建術を行う．

上位型麻痺

　麻痺型により手指機能は温存されているので，神経交叉縫合術により肩，肘機能の再建を行う．受傷後1年以上経過放置例や神経修復

成績不良例では，2次的な筋腱移行術，筋肉移植術の対象となる．

下位型麻痺

脊髄損傷における手指機能再建に準じた腱移行術を行うが，力源が不足するので，全型麻痺における筋肉移殖術を併用する．

カウザルギー(灼熱痛)

腕神経叢損傷に伴う**カウザルギー**は，複合性局所疼痛症候群(CRPS)タイプⅡ型に分類されるが，ほかの神経叢損傷に伴うCRPSタイプⅡ疾患と比べて，疼痛は激しく，治療にも反応しない．鎮痛薬を服用しながら，機能回復手術と術後リハビリテーション，社会復帰に積極的に取り組むことにより，カウザルギーの疼痛への関心を取り除くことが，現時点での最良の治療法であると考える．

看護のポイント

腕神経叢損傷による全型麻痺による機能喪失は重度であり，患者は社会的，精神的に高度の衝撃・損失をこうむる．受傷直後の精神的挫折時期から，手術とリハビリテーションによる機能回復・精神的向上時期，そして社会復帰となる．機能回復には1年以上かかり，患者の積極的自主訓練が重要である．大半の患者が経験するカウザルギーとよばれる灼熱痛は，薬物やペインクリニックの効果はなく，社会復帰へ向けての機能回復訓練を行うことが唯一の疼痛寛解法である．患者の術後看護は，この灼熱痛の理解と社会復帰へ向けた患者に自主的訓練を奨励する精神的看護が主体となる． (土井一輝)

末梢神経麻痺 peripheral nerve paralysis

1 起こり方

末梢神経とは脊髄から出た神経が硬膜外から効果器に達するまでの総称であり，神経細胞から伸びた軸索という細胞突起の集合である．役割からみると中枢神経系から効果器に指令を伝える遠心性線維(運動神経，交感神経)と感覚器から情報を伝える求心性線維(感覚神経)に分けられる．それぞれ神経細胞の存在場所は異なり運動神経は脊髄前角，感覚神経は脊髄後根神経節，交感神経は第8頸髄節から第2ないし3腰髄節の側角に存在する．これら末梢神経の障害により運動や感覚麻痺が生じる．

構造

末梢神経の構造は神経幹とよばれる(**図1**)．情報伝達を行っている径1〜20μmの軸索とそれをとりまくシュワン細胞(髄鞘を形成)からなる神経線維が神経内膜(血管と疎生結合組織)によって保護，維持，栄養されている．多数の神経線維と神経内膜が神経周膜で束ねられ，神経束を形成している．神経周膜は力学的に強靭な

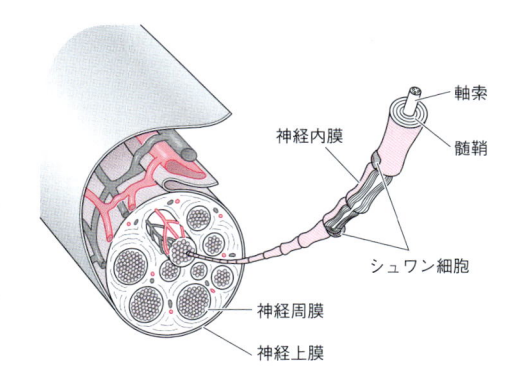

図1 神経幹の構造

だけでなく，神経束の環境を一定の条件に維持する役割も果たしている．神経最外側の結合組織である神経上膜が神経束を包み神経幹を形成している．神経幹はある程度の可動性があり周囲組織との結合は弱い．しかし，手根管，肘部管などでは神経幹の可動性が少なく圧迫や牽引で損傷を受けやすい．神経幹の構造は末梢神経

表1 セドン分類とサンダーランド分類

サンダーランド分類	セドン分類	病態		軸索断裂	回復様式	手術適応
1	一過性神経伝導障害	↓伝導障害	伝導障害 軸索断裂(−)	−	2ヵ月以内に一気に改善	⊖
2	軸索断裂		軸索断裂 シュワン管温存	+	近位→遠位 1mm/日 misdirection(−)	⊖
3			シュワン管断裂 神経周膜温存	+	1mm/日(神経断端近接) misdirection(−)	⊖
					不良(神経断端離開)	⊖〜⊕
4	神経断裂		神経周膜断裂 瘢痕による連続性(+)	+	自然回復なし	⊕
5			神経上膜も断裂	+	自然回復なし	⊕

[金谷文則:手の外科診療ハンドブック,154頁,南江堂,2004]

障害の病態,治療方針,治癒経過を理解するのに大切である.

分類

末梢神経損傷の程度(病態)によって分類され,臨床所見や経過により3型に分けたセドン(Seddon)分類,さらに5度に分けたサンダーランド(Sunderland)分類は手術適応を考えるうえで有用である(表1).分類と治療方針のポイントは軸索の損傷と神経周膜・上膜断裂の有無である.

損傷程度の分類(セドンの分類)

● 一過性神経伝導障害(neurapraxia) ●

軸索が断裂していない伝導障害(機能的伝導ブロック)であり,通常2〜3週で一気に回復することが多く,原則として2ヵ月以内に麻痺は自然回復する.

● 軸索断裂(axonotmesis) ●

軸索は断裂し,神経内膜が連続性を保っている状態である.断裂部以遠の軸索はワーラー(Waller)変性(軸索が断片化する変性)に陥るが,近位から軸索が再生して解剖学的に修復されるので手術の必要はなく,予後は良好である(**過誤支配**[*1]は起きない).軸索は1〜2m/日の早さで近位から遠位に再生する.

● 神経断裂(neurotmesis) ●

神経周膜や神経上膜が完全に断裂した状態で修復しなければ自然回復はなく,神経縫合術や神経移植の適応となる.手術を行っても過誤支配は起こりうる.

病因

末梢神経を障害する病因によって遺伝性,感染性,中毒性,代謝性,機械的に分類される.遺伝性の神経変性疾患は多発性神経障害を呈し,左右対称で末梢神経の支配領域に限局しない分布を示す.感染後の神経障害,膠原病による血管炎,アルコール中毒,糖尿病などの全身性疾患による神経障害は1本の末梢神経のみ

[*1] 過誤支配:misdirection.再生した神経線維が本来の効果器ではなくほかの効果器に到達し,有効な回復にいたらないこと.

障害される単神経障害や複数が障害される多神経障害をきたす．機械的な神経障害には圧迫や摩擦などの慢性刺激を受ける**絞扼性神経障害**が多く，代表的なものとして手関節部の正中神経圧迫による**手根管症候群**，肘関節部の尺骨神経圧迫による**肘部管症候群**がある．

2 症状と診断のすすめ方

症　状

　運動神経線維の損傷では運動麻痺，感覚神経線維の損傷では感覚障害，交感神経線維の損傷では皮脂腺などの萎縮（発汗障害）が生じる．麻痺の程度により完全麻痺と不全麻痺に分けられる．原則として運動麻痺と感覚障害の双方を生じる．運動麻痺のみがみられる場合は運動ニューロン疾患や運動神経のみの神経障害（前・後骨間神経麻痺）を疑う．

診断のすすめ方

　末梢神経障害の損傷部位を明らかにすることを高位診断とよび，詳細な病歴と臨床所見が大切である．病歴から外傷などの病因を聞き取り，感覚障害領域を末梢神経支配領域に照らし合わせ，徒手筋力検査を行うことのみでも多くの例で高位診断は可能である．末梢神経は線維性あるいは骨・線維性のトンネルを通過する部位では神経幹の可動性が少ないため，絞扼性神経障害が特定の部位で発症する（手根管症候群，肘部管症候群など）．この麻痺には特有な肢位（猿手：正中神経麻痺，鷲手：尺骨神経麻痺，下垂手：橈骨神経麻痺，下垂足：腓骨神経麻痺），症状の日内変動や特定肢位での症状誘発といった特徴があり，各症候群に対する誘発テストが診断に用いられている．臨床所見の補助的な検査として電気生理学的検査があり，**神経伝導速度**の遅延は絞扼性神経障害などの伝導障害を示し，測定不能な場合は高度な神経障害や神経断裂を考える．**筋電図検査**は神経損傷の有無（脱神経），神経筋疾患の鑑別，神経再生（神経再支配）の確認に有用であり，手術適応を決める際に客観的な指標として大切である．

3 治療の実際

治療の方針

　閉鎖性外傷に麻痺を伴う場合はセドン分類の一過性神経伝導障害，軸索断裂の可能性が高い．1～2ヵ月の経過観察を行い，**チネル(Tinel)徴候**[*2]が進行しない場合は神経断裂の可能性が高く手術を行う．開放創に麻痺を伴う場合は神経断裂の可能性が高く，創の洗浄，デブリドマンを兼ねて神経を確認し，損傷があれば修復を行う．絞扼性神経障害などでは伝導速度の遅延・ブロックから軸索が変性する重症な神経障害になると絞扼部位の開放や神経剥離などの手術療法が必要となる．そのためにチネル徴候の末梢への進行，感覚や筋の回復などの臨床状態の経時的な観察や電気生理学的な検査が重要である．

　末梢神経麻痺の治癒は神経損傷部の癒合で完了ではない．損傷を受けた神経の再生軸索は筋線維や感覚器の効果器へ達した後，一定の成熟期間を経て機能が回復する．神経損傷の高位や程度，年齢などによって異なるが，半年～2年といった期間を要する．この間に筋萎縮や関節拘縮が起こると十分な機能回復は得られない．また脱神経後1年以上経過しても再神経支配が行われない筋は萎縮するため，機能的には回復がむずかしくなる．回復に時間がかかる症例，あるいは神経に対する手術治療を行っても運動機能の回復が期待できない症例では，麻痺のない筋腱の走行を変えて，失われた機能を再建する筋（腱）移行術が選択される．末梢神経麻痺の治療において手術はスタートであり，機能回復にいたるまでには長期のリハビリテーションが必要となってくる．

看護のポイント

　看護対象の年齢層は乳児から高齢者までと幅広く，その障害の程度や回復過程も異なる．ま

[*2] チネル徴候：断端神経腫および再生神経軸索の先端を叩打するとその支配領域に放散痛を生じる．神経縫合後にチネル徴候が遠位にすすめば再生軸索が伸びていることを示す．

た治療期間も長期になるため，担当する業務（手術室，病棟，外来）によって看護の内容も多彩である．末梢神経麻痺は運動器疾患であり，外来では診察や検査の介助が必要となることは多い．神経縫合を行った場合，縫合部に緊張がかからないように2〜3週間の固定を行うことが多く，術直後は創，浮腫予防，ギプスの管理を注意深く行い，患肢の不良肢位拘縮や難治性である**複合性局所疼痛症候群**（CRPS）の予防に努めなければならない．

機能回復に長期間を要する場合，リハビリテーションへのバックアップ，時には装具の介助が必要となる．これら一連の経過を十分に理解して，患者の身体的・精神的看護を行い，身体的な障害が遺残した場合には家庭・社会復帰と自立への援助も考慮しなければならない．

（金城政樹，金谷文則）

フォルクマン拘縮　Volkmann's contracture

1 起こり方

フォルクマン（Volkumann）拘縮とは上腕骨顆上骨折，前腕骨骨折に代表される小児外傷や，青年期の前腕，肘部の圧挫などによる外傷，アルコールや睡眠薬による長時間の上肢圧迫などにより起こる，前腕屈筋の阻血性壊死による上肢の非可逆性の拘縮である．肘外傷では主要動脈の断裂，前腕外傷では直接前腕屈筋の挫傷により筋変性を引き起こす．動脈血行障害のほか静脈性うっ血が加わり，阻血性壊死に陥った筋肉からの滲出液により深部屈筋膜内圧が亢進（30〜50 mmHg）し，さらに血行障害，神経麻痺を引き起こす悪循環を起こしている状態である．

分類
1度（軽症例）：屈筋の深層の一部に限局．
2度（中等症例）：深層筋の完全変性，浅層筋の一部変性．
3度（重症例）：深層筋，浅層筋の完全変性例．

2 症状と診断のすすめ方

受傷後急激に発症し前腕，手指の著明な疼痛，とくに指を伸展強要すると強い疼痛を訴える．前腕の腫脹が強く，皮膚の水疱を形成する場合がある．これらの症状は5P，pain（疼痛），pulselessness（脈拍消失），palalysis（麻痺），paresthesia（知覚異常），pallor（蒼白）とよばれる．とくに重要な所見は疼痛と麻痺である．

3 治療の実際

でき上がったフォルクマン拘縮は難治であるため，フォルクマン拘縮切迫状態を正確に診断し，上腕二頭筋腱膜，前腕筋膜，骨間膜，手根管を含めた減張切開を行い，深筋膜を完全に解放することが必要である．上腕骨顆上骨折例では，整復するか牽引療法を行い，血行の改善を図る．上腕動脈が断裂していれば吻合する．

慢性期では完成され壊死した前腕屈筋は回復しないため，拘縮に対して屈筋腱切離，腱移行術，筋移植術などの治療が必要になる．

（坪川直人）

手根管症候群，肘部管症候群
carpal tunnel syndrome, cubital tunnel syndrome

A 手根管症候群

1 起こり方

手首の掌側部にある**手根管**は，背側の手根骨と掌側の厚い**屈筋支帯**により形成されるトンネル状態の部位である．1本の**正中神経**と9本の指屈筋腱が走っている．腱の炎症，骨折や腫瘍などで同トンネルが狭くなり，同部の圧が高くなり正中神経が圧迫されて症状が出現する．長期血液透析者にも多くみられる．

2 症状と診断のすすめ方

中年の女性に多くみられ，症状としては，母指・示指・中指・環指橈側半分のしびれや知覚低下，**母指球筋**（母指対立筋・短母指外転筋・短母指屈筋浅頭）の**萎縮**（猿手変形）・筋力低下により，母指を対立位にもってくることができなくなる．ボタンがかけにくくなったり，物をつまむといった動作が不自由になる．手首のしわの部分を叩くと痛みが指先に放散したり，**夜間痛**のために目が覚めるといった症状が出る．トンネル内の圧が高くなる動作〔手首を曲げた状態：**ファレン（Phalen）テスト**〕でしびれが増強する（図1）．

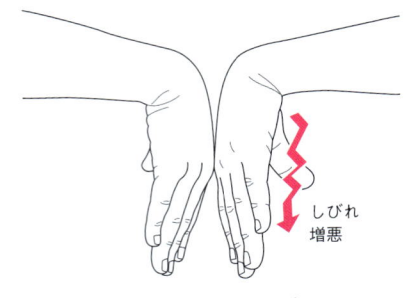

図1 ファレンテスト
手関節屈曲位で症状の増悪を認める．
しびれ増悪

3 治療の実際

◆ 保存治療 ◆
中間位固定の手関節装具を夜間のみ使用する．経口抗炎症薬・ステロイドの局所注射も有効である．

◆ 手術治療 ◆
保存的治療が効果ないか，筋力低下があれば手術的に靱帯を開放する．小皮切による開放術，内視鏡を使った方法があり，良好な回復が期待できる．指の運動は翌日より可能である．水が入らないような絆創膏などを利用し，水仕事も術後早めに可能である．　　　（藤　哲）

B 肘部管症候群

1 起こり方

尺骨神経は**上腕骨内側上顆**のすぐ後方で肘頭の内側にある**尺骨神経溝（肘部管）**を走行する．その後，尺側手根屈筋の上腕頭と尺骨頭の間の腱膜（**Osborn band**）の下を通過する．肘部管症候群は，手根管症候群に次いで多い．肘を繰り返して屈曲することや，ガングリオンなど直接圧迫することによる虚血や機械的圧迫が原因となる．**変形性肘関節症**や尺骨神経の亜脱臼は，肘部管症候群の原因となる．

2 症状と診断のすすめ方

チネル（Tinel）徴候は肘部管の神経の上やそ

れより近位でしばしば陽性となる．患者の訴えは肘と前腕内側から**小指**と**環指**の感覚異常やしびれが多い．重症になると小指と環指が**鷲手**となり，**骨間筋萎縮**を認め**フロマン**（Froment）**サイン**が陽性となる（図1）．

電気学的検査として，運動神経の伝導速度の低下を調べる．肘部管症候群では尺骨神経伝導速度が50 m/秒以下となる．

肘部管の圧が上昇する肘屈曲位をとらせるprovocating test（誘発試験）は感度も特異度も高い．感覚試験としてセメス・ワインシュタイン（SW）テストや**2点識別覚**（2PD）などが行われる．

3 治療の実際

● 保存療法 ●

肘伸展位での夜間スプリントがすすめられる．

● 手術療法 ●

簡単な除圧，内側上顆切除術，尺骨神経皮下・筋層下あるいは筋層間前方移行術がある．尺骨神経**皮下前方移行術**がよく行われている．

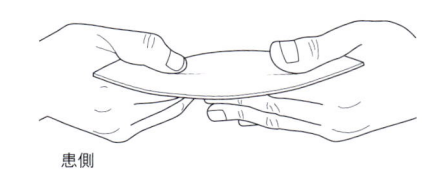

図1　フロマンサイン
右が患側で，母指・示指間で指伸展位で紙を挟んでもらう．患側は示指骨間筋・母指内転筋が麻痺しているため，代償的に長母指屈筋を使って紙を挟もうとし指間関節が屈曲位となる．

看護のポイント
・肢位に注意をするよう指導する．
・手関節の屈曲・伸展位は手根管内圧を上昇させ，肘関節屈曲は肘部管内圧を上昇させる．
・手根管症候群ではできるだけ手関節を中間位で使用するよう指導し，肘部管症候群の患者では，運転・電話や睡眠中の姿勢など肘を屈曲するような活動や姿勢を避けるように指導する．
・手術が行われた場合は，できるだけ早期に，指，手関節，前腕，肘，肩の可動域訓練を開始するようすすめる．

（藤　哲）

野球肘，テニス肘　baseball elbow, tennis elbow

A　野球肘

1 起こり方

成長期にボールを投げすぎることによって生じる肘の障害を野球肘という．繰り返す投球動作によって肘への負荷が過剰になることが原因である．肘の外側では，**橈骨頭**と**上腕骨小頭**がぶつかり圧迫されて起こる．肘の内側では外反ストレスにより**内側靱帯**が引っぱられることにより起こる．肘の後方でも骨と骨がぶつかり合うことにより負荷がかかり起こる．

2 症状と診断のすすめ方

野球をしていて，肘に痛みがあり，動きも悪いなどの症状があれば，野球肘が疑われる．**X線検査**や**MRI検査**で診断する．訴える症状は肘関節痛である．疼痛が肘の外側（橈骨側）にあるか，内側（尺骨側）にあるか，あるいは伸展側にあるかで，ある程度病変が推定される．

● 外側病変：離断性骨軟骨炎 ●

外側で上腕骨小頭と橈骨頭がぶつかり合い，上腕骨小頭の軟骨が痛んだり剥がれたりする．X線像より病期を透亮期，分離期，遊離期の3期に分類していたが，最近ではMRI所見をもとに細分類している．

● 内側病変：内側側副靱帯不全 ●

肘関節に外反の力が繰り返しかかることによ

って，内側側副靱帯が伸びて腕尺関節が不安定になる．時には尺骨神経麻痺を生じる．

◆ 伸展病変：肘頭窩遊離体 ◆

肘頭と肘頭窩がぶつかり合い，遊離体を生じる．

3 治療の実際と看護のポイント

基本的な治療は保存治療である．まず，**投球の中止**が重要である．痛みを我慢して投球を続けていくと障害を悪化させる．装具で肘を固定したり，鎮痛薬の内服や湿布をしたりする．病状によっては手術が必要になることもある．手術は分離した骨片が小さいときは摘出する．骨片が大きいときは骨接合などを行う．また，骨に穴をあけ軟骨の修復を促す方法などがある．

看護における注意点は肘の安静が重要であること，無理をすると**将来重度の後遺症**を引き起こす可能性があることなどを十分に説明する．

(宮野須一)

B テニス肘（上腕骨外上顆炎）

1 起こり方

テニス愛好家に発症が多く，1883年にメジャー（Major）が lawn-tennis elbow と名付けて以来，テニス肘とよばれるようになったといわれている．以前は使い過ぎによる短橈側手根伸筋腱の炎症といわれていた．しかし，最近は**短橈側手根伸筋腱の変性**，付着部炎といわれている．すなわち，退行性変化の生じた短橈側手根伸筋腱起始部に負荷がかかりすぎて発症すると考えられている．

2 症状と診断のすすめ方

肘関節外側上顆の疼痛と圧痛が主訴である．肘関節のX線では通常異常がない．

以下の3つの検査が一般に用いられる（図1）．

◆ トムゼン（Thomsen）テスト ◆

検者は手首（手関節）を曲げるようにして，患者には肘を伸ばしたまま検者の力に抵抗して手首（手関節）を伸ばしてもらう．

◆ チェアーテスト ◆

患者に肘を伸ばしたままで椅子を持ち上げてもらう．

◆ 中指伸展テスト ◆

検者が中指を上から抑えるのに抵抗して，患者に肘を伸ばしたまま中指を伸ばしてもらう．

3 治療の実際と看護のポイント

まずは保存的治療を行う．スポーツや手を使う作業を控えて，湿布や外用薬を使用する．肘の外側に局所麻酔薬と**ステロイドの注射**をす

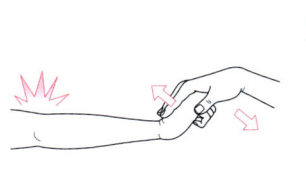

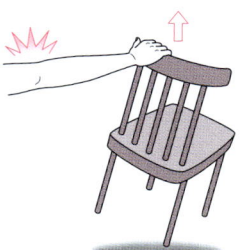

1. トムゼンテスト　　2. チェアーテスト　　3. 中指伸展テスト

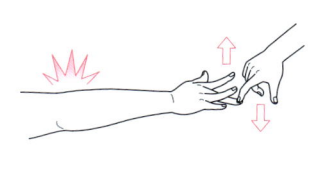

図1　上腕骨外上顆炎の検査

腱鞘炎（ばね指） snapping finger

1 起こり方

手指の屈筋腱は腱が指骨から浮き上がらないように靱帯性腱鞘に覆われ保持されている。ばね指は中手指節（MP）関節の掌側で**腱鞘A1プーリー**（図1）の内腔に狭窄が生じ，屈筋腱の滑走が障害されて**弾発現象**が起こる病態である。50～70歳代の女性に多く発生し，好発部位は母指である。糖尿病や関節リウマチに合併することがあり，この場合は多数指に発生する。

2 症状と診断のすすめ方

症状

手指の運動時の疼痛，ひっかかり感，弾発現象が生じる。手指を十分に屈曲できなくなる。症状がすすむと屈曲した手指を自動伸展できなくなったり，近位指節間（PIP）関節の屈曲拘縮を呈してくる。

診断

MP関節の掌側に肥厚した腱鞘が触れ，圧痛があり，手指の伸展屈曲で弾発現象が触知できれば診断できる。

3 治療の実際

保存的治療

①局所の安静，消炎鎮痛薬を含む外用薬の投与。
②装具療法：腱鞘内での炎症症状を軽減させる目的でMP関節の屈曲をブロックする装具の装着。
③ステロイドの腱鞘内注射：トリアムシノロンの注射が効果的である。間隔をおかずに頻回

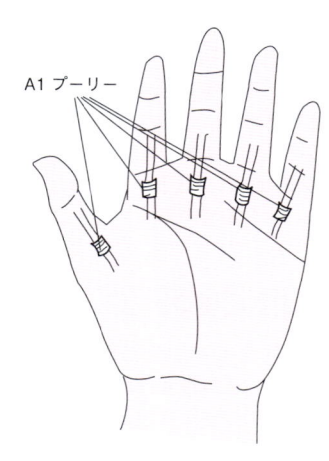

図1　MP関節の掌側の腱鞘　A1プーリー

の注射で屈筋腱の断裂が生じることがある。注射の間隔は1ヵ月以上あけ，注射の回数は2～3回までが望ましい。

手術療法

保存的治療で効果がみられない場合は手術をする。局所麻酔下で駆血帯を使い，無血野で肥厚した**腱鞘を縦切開**する。母指以外の手指では術後にPIP関節の屈曲拘縮が増強し，手指を伸展しにくくなることがある。術後早期から手術した手指の自動運動をすすめるが，できない症例には作業療法士によるリハビリテーションや装具療法が必要となる。

看護のポイント

・術後の手術した手指の拘縮を予防するために，積極的に手指の自動運動を促す。

- 糖尿病や関節リウマチの患者には術後の感染に注意が必要である．
- 術後に手術した創瘢痕が硬く疼痛を伴うことがあるが，徐々に軽快するので，心配しないように説明する．　　　　　　　　（千馬誠悦）

変形性関節症 osteoarthritis（OA）

キーポイント

- 変形性関節症は関節構成体である関節軟骨を主とした退行性変性疾患であって，軟骨下骨組織，関節包，靱帯，関節周囲筋を含めた関節全体に障害を生じる疾患である．
- 本症は中高齢者の common disease（ありふれた疾患）であって，変形性膝関節症では，その有症状者は 780 万人，X 線学的な異常を有する者は 2,500 万人と推定されている．
- 本症の進行によって起立・歩行・トイレ・階段昇降などの日常生活動作（ADL）が障害され生活の質（QOL）が低下するため，正確な診断と適切な生活指導や治療によって QOL を向上させることが重要である．

1 考え方の基本

　変形性関節症（OA）は関節構成体である**関節軟骨**を主とした**退行性変性疾患**である．その病態は関節軟骨の変性・破壊と，関節辺縁や軟骨下骨組織での増殖性の骨反応，および破壊された軟骨片による 2 次的な滑膜炎である．臨床症状は多彩であり，初期ではこわばりやだるさが出現するが，進行すると次第に関節痛や圧痛，可動域制限，軋音や関節水症などを生じるようになる．このため起立・歩行・トイレ・階段昇降などの ADL が次第に障害されて QOL が低下する．

　本症の治療の目的は症状の軽減と関節機能の維持または改善によって患者の ADL の拡大と QOL の向上を図ることにある．保存治療は治療の基本であって，**患者教育**，**運動療法**，**装具療法**や**薬物療法**などが含まれる．日常生活のスタイルを変えることができない場合や保存療法が効果のない症例では手術療法が適応となる．

　手術療法には**関節鏡視下手術**，**骨切り術**および**人工関節置換術**などがあり，病期に合わせて選択される．

2 起こり方

　本症は原疾患のない 1 次性または特発性 OA と，原疾患に続発して発症する 2 次性 OA とに大別される．1 次性 OA は遺伝的素因などの全身的要因に関節局所での生化学的変化や機械的ストレスなどの種々の要因が軟骨やほかの関節構成体の退行変性を助長して生じる．一方，2 次性 OA では骨折，感染，骨壊死，脱臼などの基礎関節疾患や全身性代謝疾患によって生じた前関節症変形に加齢変化が加わり本症に進行する．

　60 歳以上では人口の 80％以上になんらかの X 線学的 OA 変化が出現し，約 40％が症状を有し，約 10％が日常生活に支障をきたしているといわれる．**変形性膝関節症**の頻度は 60 歳以降で 10〜18％といわれ，ほとんどが 1 次性である．一方，**変形性股関節症**は変形性膝関節症に比べ 60 歳代で数％と少ないものの機能障害が高度である．1 次性は少なく発育性股関節形成不全を基盤とした 2 次性のものが多い．

変形性関節症　1041

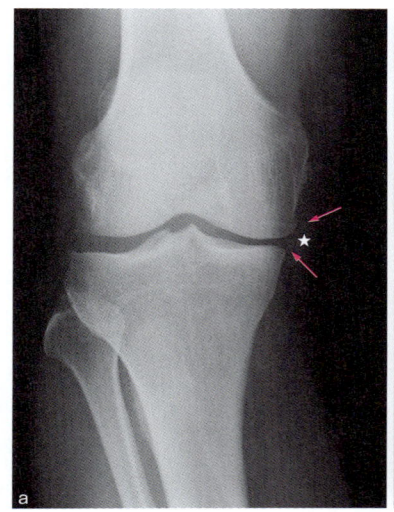

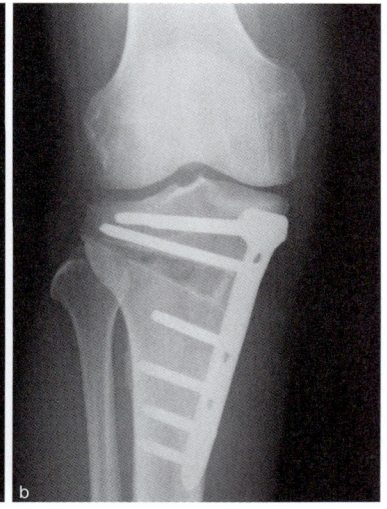

図1　変形性膝関節症(50歳，男性)
a：術前．内反膝を呈し，内側関節裂隙の狭小化(星印)と骨棘(矢印)がみられる．
b：高位脛骨骨切り術後．変形の矯正と重心の外側への移動を図っている．

3 症状と診断のすすめ方

変形性膝関節症

● 身体所見 ●

　関節痛が早期には起立動作や歩き出し，長距離の歩行に際して**関節裂隙**に生じる．進行すると**安静時痛**や**夜間時痛**となる．階段昇降(とくに降りる際)時や坂道を下る際に疼痛が増悪する．また，腫脹，**関節水症**を生じるが局所熱感は軽度である．関節液は淡黄色で透明で粘稠性が高い．大腿・脛骨関節の内側部が変形する内側型(内反膝)，外側型(外反膝)，膝蓋・大腿関節が変形する膝蓋型の3種類があり，多くが内側型である．初期は正座・しゃがみ込み動作・和式トイレが困難となり，進行すると屈曲制限や伸展制限を生じる．進行すると横ぶれを生じる．また，**半月板損傷**や**遊離体**があれば圧痛が著明で引っかかりや**ロッキング症状**を呈する．

● 画像検査 ●

　単純X線像では関節裂隙は狭小化し(図1a)，大腿骨顆部や脛骨辺縁での骨棘形成，軟骨下骨の骨硬化，骨囊包が出現し進行すると関節裂隙は消失し変形が著明となる(図2a)．MRIでは関節軟骨は菲薄化し，進行すると消失する．関節水症が高信号領域として描出される．変性・断裂した半月板は変形し，高信号領域が混在した像を呈する．

変形性股関節症

● 身体所見 ●

　初期には股関節部にだるさや運動開始時の股関節痛が生じる．次第に疼痛が持続し，安静時痛や夜間(就寝時)痛となる．初期には可動域制限は明らかではないが，進行するにつれ股関節内旋，外転，屈曲，伸展制限が出現し，立ち上がり・しゃがみ込み動作や階段昇降が困難になる．また，股関節痛や脚短縮および筋力低下による跛行(**疼痛回避歩行**，**トレンデレンブルグ歩行**)を呈する．

● 画像検査 ●

　単純X線像では初期では関節裂隙が狭小化し，進行すると消失し大腿骨頭および臼蓋の軟骨下骨の骨硬化，骨囊包，骨棘の形成，変形・破壊像を呈する．関節裂隙の状態によって前股

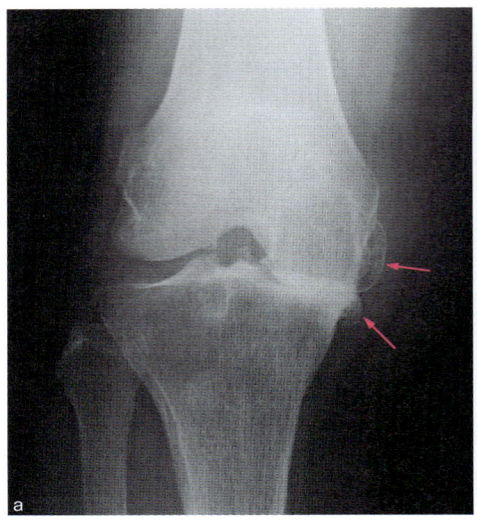

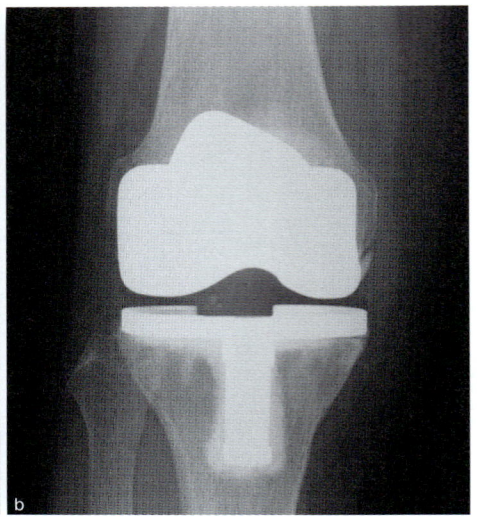

図2 変形性膝関節症(63歳，女性)
a：術前．内反変形・骨棘形成(矢印)が著明で関節裂隙は消失している．
b：人工膝関節全置換術後．破壊された関節面を金属とプラスチックのインプラントで置換し変形も矯正している．

関節症，初期・進行期・末期股関節症に分類される(図3)．

4 治療の実際

病期に応じて段階的に選択されるが第1選択は保存療法である．日常生活のスタイルを変えることができない場合や保存療法に反応しない症例では手術療法が選択される．

変形性膝関節症
● 保存療法 ●

患者教育では本症を理解してもらうとともに正座，長時間歩行，階段昇降など，和式トイレなど，疼痛を生じる動作はなるべく控えるよう，肥満に対しては減量を指導する．杖などを使用して膝への負荷を軽減する．運動療法では**大腿四頭筋訓練**や**下肢伸展挙上法**などの筋力強化訓練を行って膝関節の安定性を保ち，衝撃吸収力の減少を防ぐよう努める．薬物療法では**非ステロイド抗炎症薬(NSAIDs)**の内服・外用による疼痛管理を行う．**ヒアルロン酸製剤**の関節内注射は関節潤滑や関節軟骨の変性抑制などに有効である．装具療法では**外側楔状足底板**は膝内側部の荷重を軽減し，早期では疼痛軽減や歩行距離の延長をもたらす．膝装具は膝のアライメントを整え，関節面の負荷を軽減する効果がある．

● 手術療法 ●

関節鏡視下手術は変性断裂した半月板の切除，剥離した変性軟骨の切除，軟骨欠損部へのドリリング，遊離体の摘出，滑膜切除などの処置が含まれる．これによって機械的障害因子の除去による症状の軽減は可能であるが，軟骨修復は期待できず，長期的な有効性は疑問視されている．

高位脛骨骨切り術とは脛骨を骨切りして変形を矯正し，集中した荷重を健常な関節面に分散させる方法である(図1b)．片側型で軽度・中等度例に有効である．

人工関節全置換術とは変形・破壊された関節表面を切除してプラスチックと金属による人工関節で置換する方法である(図2b)．確実な除痛が得られ，歩行・社会復帰が骨切り術に比べて早い．60歳以上で中等度から重度で，極度にADLが制限される患者に適応とされる．た

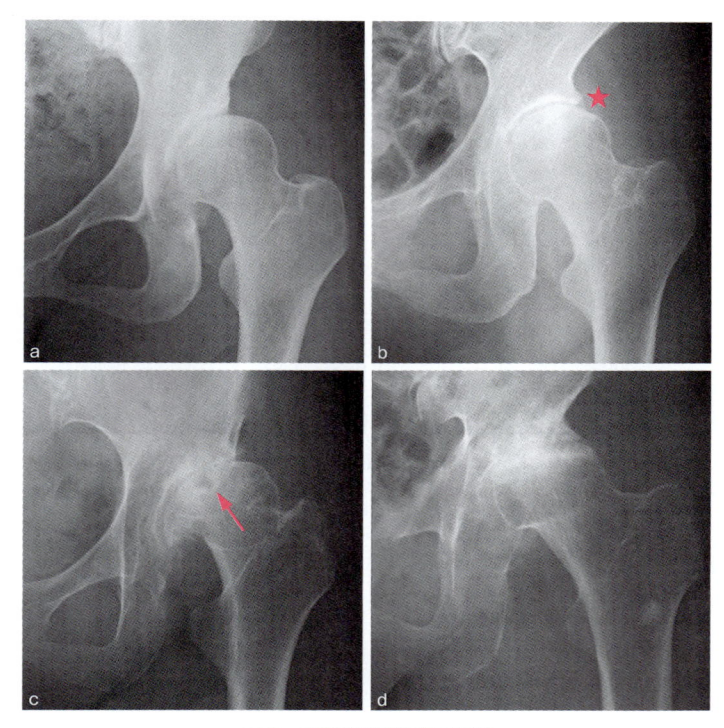

図3 変形性股関節症の病期
a：前股関節症．臼蓋形成不全はあるが関節裂隙は保たれている．
b：初期股関節症．関節裂隙の狭小化と骨棘形成（星印）が生じている．
c：進行期股関節症．関節裂隙は荷重部で消失し，骨頭内に骨嚢胞（矢印）を認める．
d：末期股関節症．骨頭変形は著明で関節裂隙が広範囲に消失している．

だし可動域制限があり，術後に走る，急に立ち止まる，ねじるなどの動作は避けなければならない．

変形性股関節症

● 保存療法 ●

患者教育では本症の理解と，ADL の指導，減量，杖による歩行指導，家庭での運動指導を行う．股関節周囲筋の筋力増強，ストレッチは疼痛，QOL 改善に有効であるが次第にその効果は減弱するという．薬物療法では NSAIDs は疼痛緩和に有効であるが，多用して無理をすれば早期関節破壊を招く危険性があることを説明する必要がある．

● 手術療法 ●

20 歳以前で症状の軽い場合には経過観察をするが，症状のある場合には**棚形成術，寛骨臼回転骨切り術**などを行う．進行期股関節症では**寛骨臼回転骨切り術やキアリ骨盤骨切り術，大腿骨骨切り術**が選択される．高齢者であれば**人工股関節全置換術**を行う場合もある（図 4）．末期股関節症では年齢が 60 歳未満では原則として股関節温存手術を行う．疼痛が強い場合や**股関節固定術や筋解離術**が行われる．60 歳以上では人工股関節全置換術が行われる．術後には脱臼や人工関節のゆるみに注意して慎重に経過観察をしなければならない．

💡 看護のポイント

本症の治療には重症度や治療法にかかわらず，患者自身が主体となって治そうとする強い

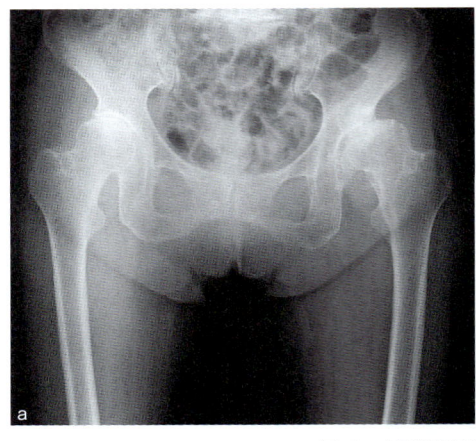

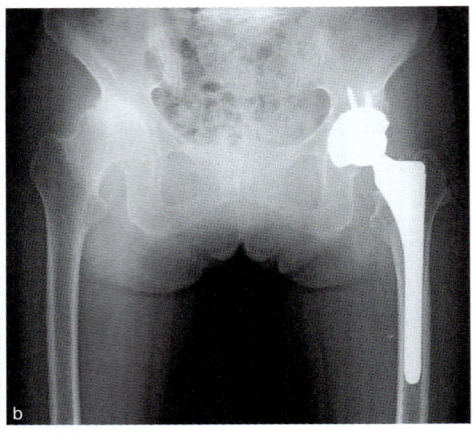

図4　変形性股関節症（66歳，女性）
a：術前．右側初期股関節症．左側進行期股関節症．骨頭の圧潰による脚短縮がある．
b：人工股関節全置換術後．脚長差は矯正されている．右側は病態が進行している．

意欲・動機づけが大切であることを患者に理解してもらう必要がある．また，手術では術前からADLの指導や筋力増強訓練を行い，術後早期の離床とリハビリテーションを心掛ける．

人工関節全置換術後には深部静脈血栓症，肺塞栓症にとくに注意して経過観察する．

してはいけない！

- 人工股関節全置換後に股関節の深屈曲，内旋位となるようなしゃがみ込み動作をさせてはいけない．人工股関節が脱臼する危険性がある．

（内尾祐司）

特発性大腿骨頭壊死症
idiopathic osteonecrosis (ION) of the femoral head

1　起こり方

特発性大腿骨頭壊死症は，大腿骨頭への栄養血管の阻血変化により大腿骨頭に壊死性変化が生じる疾患である．主に20～40歳代の青壮年期に発生し，そのメカニズムはいまだに解明されていない．背景因子に内科疾患に対するステロイド大量療法やアルコール多飲がある．

2　症状と診断のすすめ方

股関節痛や膝痛が，比較的急速に増悪する．一般的に骨壊死は痛くないが，壊死範囲が大きいと骨頭圧潰とよばれる骨折により疼痛が生じる．坐骨神経痛様疼痛を訴えることもあり，腰椎疾患との鑑別がむずかしいことがある．

診断基準

股関節単純X線像で，病初期では関節裂隙

特発性大腿骨頭壊死症

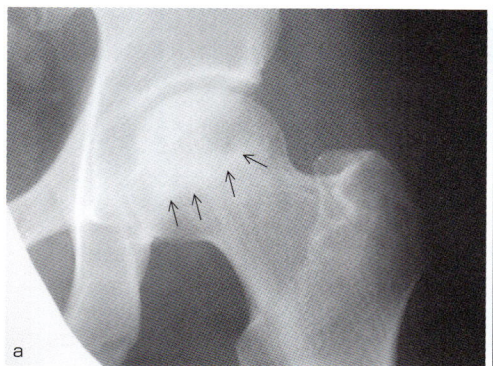

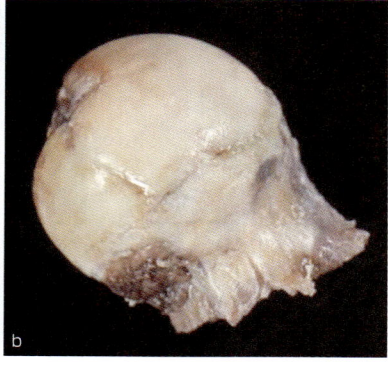

図1 大腿骨頭の帯状硬化像(a)と切除骨頭における骨頭圧潰像(b)

の狭小化がない．

①骨頭内の帯状硬化像(**図 1a**)，②骨頭圧潰像(**図 1b**)または骨頭軟骨下骨折(crescent sign)，③MRI の T1 強調画像での骨頭内帯状低信号バンド像，④骨シンチグラムでの骨頭の cold in hot の集積像，⑤骨生検での修復反応層を伴う骨梁および骨髄壊死像の5項目のうち2項目以上を有するものを確定診断とする．

● 病型(type)分類 ●

骨頭圧潰を予想するための分類，(　)は予想圧潰率．

① type A：壊死域が臼蓋荷重面の内側 1/3 未満と狭いもの (10～20%)
② type B：壊死域が臼蓋荷重面の内側 1/3 から 2/3 の範囲に存在するもの (50%)
③ type C：壊死域が臼蓋荷重面の内側 2/3 を越えるもの
・C-1：壊死外側端が臼蓋縁内側にあるもの (60～70%)
・C-2：壊死外側端が臼蓋縁内を越えるもの (90%以上)

● 病期(stage)分類(骨頭の形態的変化) ●

① stage 1：X 線像で異常所見なく，MRI などで異常のある時期
② stage 2：X 線像で帯状硬化像があるが骨頭圧潰のない時期
③ stage 3：骨頭圧潰(3A：圧潰 3 mm 未満，3B：圧潰 3 mm 以上) しているが，関節裂隙が保たれている時期
④ stage 4：高度の関節症性変化が認められる時期

鑑別すべき疾患

一過性大腿骨頭萎縮症(疼痛を伴う骨頭の骨萎縮が一過性に生じる)や大腿骨頭軟骨下脆弱性骨折(骨粗鬆症の高齢女性に多く，MRI のバンドが不規則で中枢側に凸形を呈する)がある．

3 治療の実際

大腿骨頭壊死の発生を予防する薬物はない．さらに，発症を確実に予防できる保存療法もない．疼痛を軽減するには消炎鎮痛薬の投与，杖などによる免荷，理学療法などがある．

手術療法

手術療法は関節温存手術と人工物置換術に分けられる．

● 関節温存手術 ●

壊死範囲の大きい場合(type C-1，C-2)，骨頭圧潰を防止し，疼痛を軽減するための手術である．壊死域を非荷重部に，骨頭の健常部を荷重部に移動することにより圧潰を防止する治療方法．大腿骨頭回転骨切り術(前方，後方)や内反骨切り術がある．

● 人工物置換術 ●

stage 3 には人工骨頭(臼蓋を温存し，骨頭のみを置換する術式)，stage 4 には人工股関節全置換術(臼蓋と大腿骨頭の両方を置換する術式)

が適応される．いずれの術式も除痛には有効であるが，耐久性は15〜20年と考えられている．

> 💡 **看護のポイント**
> 術後は冷罨法を施行する．術後の肢位は，股関節軽度屈曲，軽度外転を保持する．側臥位にするときは，股関節外転枕か外転保持台を用いる．
>
> （名越　智）

骨端症（骨端炎） apophysitis, epiphysitis, osteochondrosis

1 起こり方

骨端症とは，主に成長期の**長管骨の骨端部**あるいは**扁平骨骨化核**，**腱付着部の骨端核**に発生する**無腐性壊死**あるいは**骨化異常**の総称名である．X線像上の特徴は，**骨の濃淡化や分節化**，**不整変形像**などで，こうした変化は1〜数年継続し，経過とともにその特徴が変化する．

骨端症は以下のように全身各部位にみられるが，**骨壊死**あるいは**骨端線障害**からなるもの，腱付着部に働く**牽引力**が原因となって発生するものなどがある．

2 症状・診断のすすめ方と治療の実際

■ パナー（Panner）病

上腕骨小頭に生ずる無腐性壊死で5〜12歳の男児の利き腕に生ずることが多い．微小外傷の繰り返しによる小頭への血行障害が原因と考えられている．

● 症状・診断 ●

肘関節の運動時痛と可動域制限があり，小頭部に圧痛をみる．初期X線像では小頭部は透亮像や分節化を呈する．発症数ヵ月で修復がみられ，1〜2年で正常の骨形態に復する．**離断性骨軟骨炎**との鑑別が重要である．

● 治療 ●

多くは予後良好で対症療法が主体．疼痛や可動域制限が強い場合は数週間の安静固定を行う．野球選手では，肘への負担の少ない投球法への変更や長期にわたる投球中止を必要とすることもある．

■ ペルテス（Legg-Calvé-Perthes）病（LCPD）

大腿骨頭骨端部の阻血性壊死で骨頭への血流障害が関与するとされるが原因は不明である．

● 症状・診断 ●

6〜8歳に発生のピークがあり，男児に好発しやすい．跛行や膝，大腿部痛が初発症状となる場合が多く注意を要する．理学所見では股関節の内旋や外転，開排制限をみることが多い．発症早期のX線像では**亜脱臼**や**骨頭外側の平坦化**，**骨端部の硬化像**や"**crescent sign**"とよばれる**軟骨下骨の骨折線**が出現．その後壊死部分は吸収され，硬化像と透亮像の入り混じった**分節状陰影**を呈する．壊死部分には新生骨が出現し，最終的には骨頭全体が均一化，骨梁構造も明瞭となる（図1）．**MRI**は不可欠な画像診断法で，壊死部分はT1，T2強調像とも低〜無信号となるが，壊死を免れた部分は両強調像とも高信号を維持している．

● 治療 ●

初期治療の原則は**包み込み（containment）治療**で，骨頭の球形性および関節適合性の維持，改善を目的とする．種々の保存治療および観血治療が行われ，保存治療としては**外転装具**がよく使用される．壊死が広範な年長児では**内反骨切り術**やソルター骨盤骨切り術など観血治療が行われる．

■ オスグッド・シュラッター（Osgood-Schlatter）病

脛骨結節の膝蓋靱帯付着部に発生する骨端症．10〜15歳の男児でスポーツ愛好者に好発．膝蓋靱帯による繰り返しの牽引ストレスが原因

骨端症（骨端炎）　1047

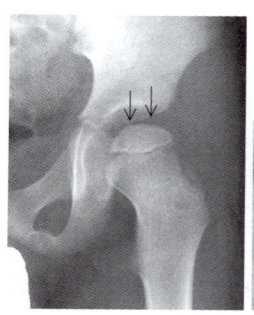

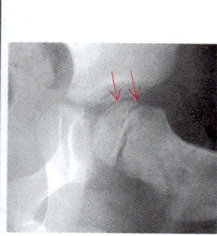

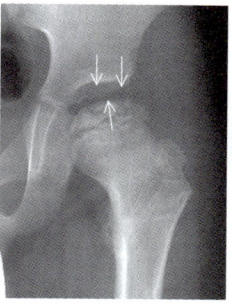

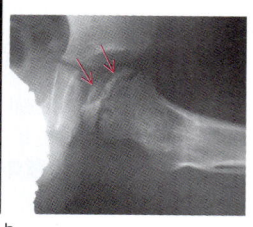

図1　ペルテス病のX線像
a：発症早期（壊死期）の正面像では骨端部の濃影化，外側部分の平坦化（黒矢印），亜脱臼などがみられる．側面像では軟骨下骨に骨折線（crescent sign）（赤矢印）がみられる．
b：分節期〜修復期には骨端部に硬化像と透亮像の入り混じった分節状陰影（白矢印）がみられ，側面像では壊死期にみられた骨折線にほぼ一致して骨吸収像（赤矢印）がみられる．

と考えられている．

● 症状・診断 ●

同部分の運動時痛が主症状で，脛骨結節部の圧痛や腫脹，骨性膨隆を認める．X線側面像では脛骨結節部の異常骨化や分節，不整像がみられる．

● 治療 ●

多くは保存治療，運動制限などにより数年の経過を経て治癒する．なかには骨片が遺残し，成人期になっても疼痛が残ることがある．

ブラウント(Blount)病

脛骨近位内側の骨端，骨幹端の骨化障害で同部の骨端線障害による**内反膝(O脚)**が発生する．1〜3歳で発症する**幼児型**(infantile type)と8〜15歳に起こる**若年型**(adolescent type)に分けられる．原因は明確ではないが，肥満や早期始歩が関係しており，同部への過剰ストレスの関与が考えられている．

● 症状・診断 ●

進行性の内反膝(O脚)を呈し，下腿内捻がみられる．そのため，歩容はうちわ歩行(toeing in)となる．患側下腿の成長障害がみられることがある．X線像では近位脛骨の内反変形や骨端，骨幹端部，骨端線の異常がみられる．幼児型では**近位内側骨端部の不整や分節像，嘴状の骨突出**がみられる（図2）．進行すると骨幹端部

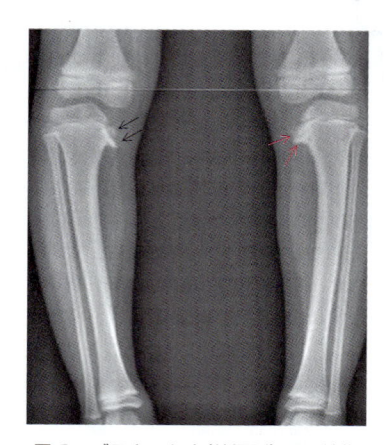

図2　ブラウント病（幼児型）のX線像
両側の脛骨近位骨幹端部の不整や分節像（黒矢印），骨の突出（beak）（赤矢印）がみられる．

に段差を生ずる．若年型では近位内側骨端線の早期閉鎖がみられる．

● 治療 ●

2歳前後までは経過観察とし，それ以降では装具治療を行うがその有用性は明確ではない．変形が進行するようであれば骨切り術や骨端線部の架橋切除などが行われる．

シーバー(Sever)病

踵骨隆起部の骨端に生ずる骨端症で好発年齢は 10 歳前後．踵骨骨端部への荷重ストレスあるいはアキレス腱による牽引力が発症要因として重要である．

● 症状・診断 ●

踵骨隆起骨端部の運動時痛や圧痛を主症状とする．足部は尖足位をとり跛行を伴う場合もある．単純 X 線像では**踵骨骨端部分に不整な濃影化や分節化**がみられる．しかし，正常でも濃影化がみられることがあり，診断に際しては臨床所見との比較が重要である(図 3)．

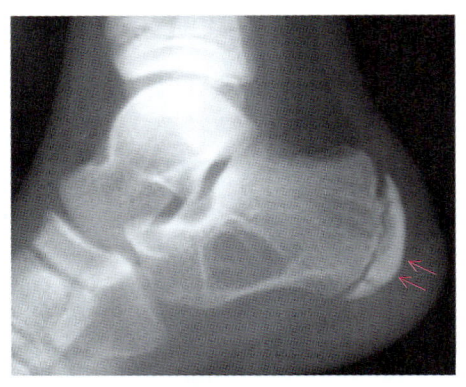

● 治療 ●

スポーツ活動などの中止，柔らかい踵部を有する履物などが症状改善に有用．足関節底屈位となるような補高も効果的である．

第 1 ケーラー(Köhler)病

足舟状骨に発生し好発年齢は 4〜5 歳で男児に多い．舟状骨に加わる機械的圧迫ストレスが骨髄内血行の障害を引き起こすとされる．

● 症状・診断 ●

立位，歩行時に足部痛や跛行を訴え，舟状骨部に腫脹や圧痛がある．X 線像では**舟状骨骨化核の扁平化や不整像**がみられ，骨梁構造が消失する(図 4)．

● 治療 ●

舟状骨へのストレス軽減の目的でアーチサポートが有用．予後は良好で発症後 1〜2 年後には X 線所見は正常化し変形は残さない．

第 2 ケーラー病あるいはフライバーグ(Freiberg)病

女子中・高生の第 2 および 3 中足骨頭に好発．両側発症が比較的多い．中足骨頭部へのストレスが骨折を惹起し，壊死にいたるとされる．

● 症状・診断 ●

歩行周期中の離踵期に**中足趾節(MTP)関節**が他動的に伸展され痛みが出る．MTP 関節には圧痛，腫脹や運動時痛あるいは関節可動域制

図 3 シーバー病の X 線像(10 歳男児)
踵骨骨端部分に不整な濃影化陰影がみられる(矢印)．

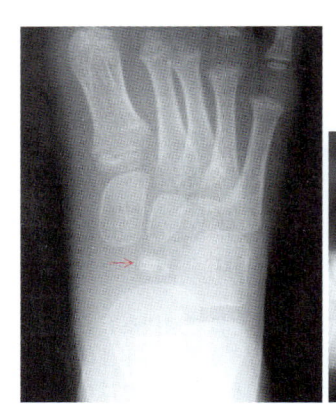

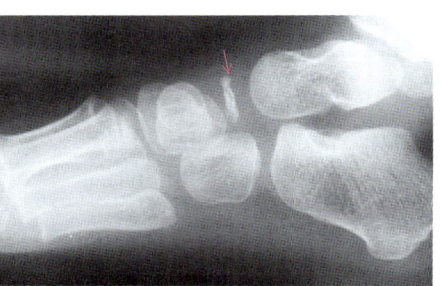

図 4 第 1 ケーラー病の X 線像
舟状骨骨化核は扁平化，濃影化するとともに骨梁構造が消失(矢印)．

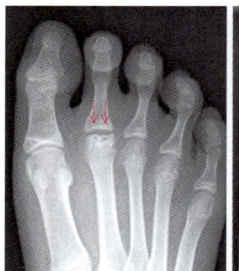

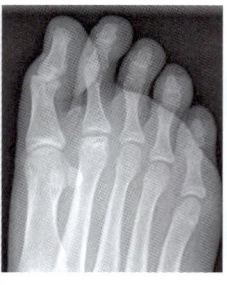

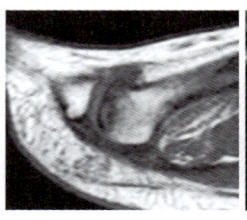

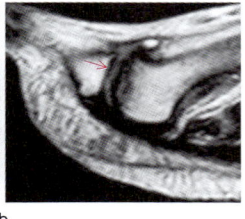

化膿性骨髄炎, 化膿性関節炎　　1049

図5　第2ケーラー病のX線像およびMRI画像
a：X線像では中足骨頭には圧潰，扁平化，関節面の不整像がみられる（矢印）．
b：MRI T1，T2強調矢状断画像とも病巣部は無から低信号となり，関節軟骨面の不整（矢印）がみられる．

限などをみる．X線背底像では**中足骨頭は圧潰し扁平不整像**を呈する．**骨棘や関節内遊離体**がみられることもある．側面像では背側の**骨堤**や**骨棘**がみられ，骨頭背側部分の関節面は不整となる．MRIではT1，T2強調矢状断画像とも病巣部は無信号から低信号となり，骨頭背側の関節軟骨面の不整がみられる（図5）．

● 治　療 ●

病初期では装具が有効．関節の破壊性変化が強ければ**関節内デブリドマン**，**楔状骨切り術**を行うことがある．

看護のポイント

骨端症のうち，とくに注意を要するものはペルテス病である．本症は学童期男児に好発し，多くは入院治療を必要とする．治療は包み込み治療を原則とし，装具による保存治療や骨切り術による観血治療が行われることが多い．この間，滑膜炎の消退を目的として牽引などによる安静を図った後，可動域訓練が行われる．治療期間中の多くを通じて骨頭の圧潰や亜脱臼を極力予防するため，免荷や活動制限が必要となる．患児の活動制限や免荷など身体面や心理面でのケアが重要である．　　（和田郁雄）

化膿性骨髄炎, 化膿性関節炎
osteomyelitis, septic arthritis

A　化膿性骨髄炎

1　起こり方

　骨髄炎は骨に起こる細菌感染で，扁桃や腎盂などの感染巣から血行性に起こるものと，開放骨折や手術創，穿刺部位などに直接感染を起こすもの，膿瘍から隣接する骨に感染が広がり起こるものなどがある．新生児期から学童期にかけては扁桃などの細菌に対する防御機構が不完全で，細菌が血流に乗って運ばれ血流速度が落ちる**骨幹端部**で感染巣を作り，**急性化膿性骨髄炎**となりやすい．大腿骨，脛骨，上腕骨など長管骨の骨幹端部が好発部位で，起炎菌は黄色ブドウ球菌であることが多い．弱毒菌がゆっくり病巣を拡大してゆくと，骨幹端部に**ブローディ（Brodie）骨膿瘍**とよばれる慢性骨髄炎を形成する．成人以降では，開放骨折などからの直接感染が多く，急性期を経て慢性骨髄炎となりやすい．

2 症状と診断のすすめ方

　急性期初期には骨の「疼痛，圧痛」しかみられないが，感染が進行すると局所軟部組織に「腫脹」や「熱感」，「疼痛」が現れ，小児では痛みのため患肢を動かさない**仮性麻痺**がみられる．**高熱，悪寒，全身倦怠感**などが現れ，血液検査では**白血球増多，赤沈値・CRP 値の上昇**，A/G 比の上昇などが検出される．発熱時の動脈血培養で菌が同定できると治療に有益である．X 線検査では，骨幹端部に骨透瞭像がみられ，進行するとタマネギの皮状の**骨膜反応**が現れ，骨腫瘍との鑑別に注意が必要である．超音波検査で**膿瘍**が確認できれば，穿刺による細菌検査を抗菌薬の投与前に行う．**MRI** は早期診断に有用で，T1 強調像で低信号領域，T2 強調像で高信号領域として描出される．**骨シンチグラフィ**も早期診断には有用で，高集積像を呈する．

　慢性骨髄炎では，全身症状が乏しく，局所の「熱感」，「疼痛」は炎症症状の程度で左右される．しばしば**瘻孔**を形成し，排膿を繰り返す．瘻孔周囲の皮膚には**扁平上皮がん**が発症しやすい．開放骨折後では，感染性偽関節や骨の短縮，変形を伴うことが多い．X 線検査では，周囲に骨硬化像を伴う円形の骨透瞭像で，若年者のブローディー骨膿瘍では骨嚢腫との鑑別に注意する必要がある．長期間経過している場合，腐骨とよばれる壊死骨を，**骨柩**とよばれる厚い骨硬化帯が取り囲んでいることが多い．骨シンチグラフィでは，高集積像を呈する．MRI では，炎症部位は T1 強調像で低信号領域，T2 強調像で高信号領域として，骨硬化部は T1・T2 強調像とも低信号域として描出される．

3 治療の実際

　急性期早期であれば，抗菌薬による保存療法が可能であることがあるが，大部分の症例は X 線検査で骨透瞭像が現れており，**排膿と掻爬術**が必要である．この際，**菌の同定**が必須で抗菌薬は細菌培養を行ってから投与すべきである．若年者の急性骨髄炎では黄色ブドウ球菌によるものが多いため，ペニシリンやセフェム系薬が第 1 選択薬となるが，多剤耐性菌によるものが増加しており，常に効果を注視し変更のタイミングを逃さないことが必要である．患部に**病的骨折**の危険があれば，外固定や創外固定で患部を保護する．

　慢性骨髄炎では，確実な腐骨の除去が必要で，**掻爬術や病巣切除術**が行われる．**偽関節**となっている場合は，創外固定などによる**患部の安定化**が必須である．骨の欠損部には，抗菌薬を含有するセメントビーズの充填などが行われる．骨の欠損部には，**イリザロフ(Ilizarov)法**の**牽引性組織誘導**による骨再生術(図1)や**血管柄付き複合組織移植術**などが行われる．

💡 看護のポイント

　患部の清潔を保つため**水道水でよく洗浄**し，ドライヤーで乾かし，清潔なガーゼで覆い，排膿液や滲出液が体内に貯留しないようにケアする．滲出が多い場合は，低圧持続吸引を閉鎖式に行う．**多剤耐性菌**であることが多く，シーツや患者の手，看護師の手を介して**院内に広がることを防止**しなければならない．　　　（大関　覚）

B　化膿性関節炎

1 起こり方

　関節腔内に細菌が侵入し，関節液内で増殖して関節炎を起こす．新生児期から学童期に起こるものは，骨幹端部に起こった骨髄炎が関節包内に穿孔して起こることが多い．成人後の関節炎は，尿路感染や上気道感染，う歯などから**血行性**に起こるものと**関節穿刺**に起因するものが多い．関節手術や人工関節の術後に起こる直接感染は，関節リウマチ(RA)やステロイド内服疾患で起こりやすい．

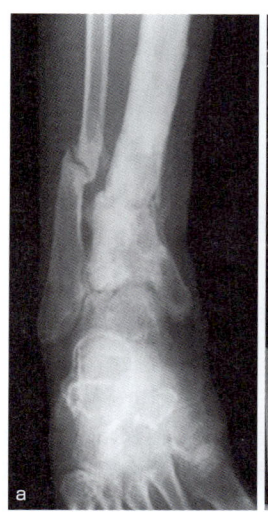

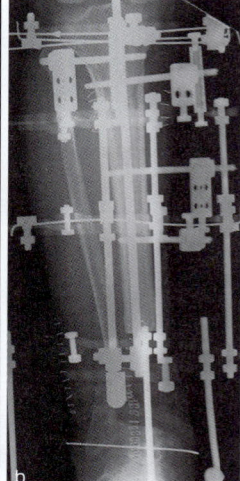

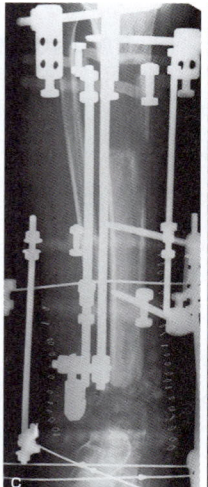

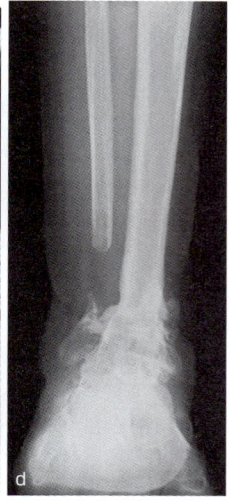

図1 イリザロフ法の牽引性組織誘導による骨再生術
a：35歳男性．下腿遠位の開放骨折後の広範な骨髄炎と尖足拘縮．
b：病巣部を完全切除し，脛骨遠位で延長のため骨切り術を行い，さらに尖足を矯正し固定した．
c：骨髄炎部を切除し，脛骨近位で骨切り術と仮骨延長を行い12cmの骨移動で距骨にドッキングした．
d：術後2年．尖足は矯正され，強固な骨癒合を得ている．

2 症状と診断のすすめ方

　関節の発赤，腫脹，疼痛と熱発がみられることが多い．新生児では，関節を動かすと痛がり，好発部位の股関節では**病的脱臼**を起こす．血液検査では白血球増多，赤沈値・CRP値の上昇を起こす．**MRI**は，原発となっている部位の特定，関節液の貯留範囲の判断に必須の検査である．**超音波検査**は乳幼児の股関節検査ではとくに有効で，検査と同時に穿刺して関節液の培養を行える．成人を含めて，抗菌薬の投与前に**菌の培養**による同定と薬剤感受性試験を行う．成人では，結晶誘発性関節炎を鑑別するため，偏光顕微鏡検査が必要である．X線検査は，初期には変化が出にくいが，関節液貯留や骨萎縮の状態を経時的に観察するため有用である．

3 治療の実際

　新生児期から学童期の関節炎では，**緊急に関節穿刺し排膿・洗浄**を行わないと，軟骨破壊や骨端部の消失といった重大な関節障害を残す．緊急手術として**関節鏡視下に洗浄**し，閉鎖式持続洗浄や，関節内に壊死組織を残さない十分なドレナージを行う必要がある．成人後の関節炎でも，穿刺で感染が疑われれば，緊急に関節鏡を行う必要がある．股関節では，牽引操作とX線透視装置が関節鏡操作の助けとなる．

　若年者では黄色ブドウ球菌や溶連菌が，成人後では黄色ブドウ球菌や緑膿菌，肺炎球菌が多く，耐性菌が多いことから培養と感受性試験から選択された抗菌薬を使用すべきである．

　人工関節の感染では，術後早期であれば十分な洗浄とドレナージ，抗菌薬の投与で人工関節の抜去を免れることができることがある．数ヵ月～数年後に起こる血行感染例では，いったん人工関節を抜去し，抗菌薬含有骨セメントビーズを充填し，数週間後2期的に人工関節置換術を行い再建する．この際，感染源と疑われる尿路感染やう歯などの治療を並行してすすめる．

看護のポイント

化膿性関節炎を疑った場合，**緊急の対応体制**を敷く必要がある．とくに小児では，1分1秒を争うことが，将来にわたる関節障害の有無を決定する．**原因不明の熱発**としてまず小児科などに入院することが多く，オムツ替えの際の「**むずがり**」などを見落とさない配慮がとくに求められる．

（大関　覚）

骨・関節結核 tuberculosis of bone and joint

1 起こり方

結核の起源は古代エジプトのミイラに脊椎カリエスが発見されていることから，人類とともに古くから存在するといわれている．日本の流行は明治の産業革命とともに始まり，国民病といわれるほど蔓延したが，結核対策の強化とともに急激に減少した．しかし，近年では減少傾向は鈍化し，**高齢者**，**都市部での発生**が問題となっており，今後も取り組みが必要な疾患である．

骨・関節結核は結核蔓延国においては小児の病気であるが，日本を含めた先進諸国では**高齢者**の病気である．成人の骨・関節結核の大部分は，**初感染時の血行散布**によって**骨・関節に播種**しており，その後に全身の免疫能低下によって再燃すると考えられている．骨・関節結核の割合は全結核患者のおよそ1～3％とされ，その中でも**脊椎カリエス**が50％近くを占めている．股関節と膝関節は約10％程度とされているが，どの骨・関節にも起こりうる．

2 症状と診断のすすめ方

全身症状は微熱や倦怠感であるが，全身症状を認めない例が多い．局所の症状としては罹患部位の疼痛であり，運動時に疼痛の増強を認め，安静時痛がしばしば存在する．長期にわたる脊椎や関節の痛みは本症を疑う必要がある．病状の進行により傍脊柱膿瘍や股関節結核から**流注膿瘍**を形成すると皮下に波動性を伴う腫瘤を認める．膿瘍は熱感などの炎症所見に乏しく**冷膿瘍**とよばれ，古典的な例では鼠径部や殿部に**瘻孔**を形成する．**肺結核の合併や既往**は骨・関節結核の診断根拠となるが，肺結核の既往や肺野に所見を伴わない例も少なからず存在する．

血液学的所見

白血球数は基準値からやや増多を示す例が多く，明らかな白血球数の増加は化膿性炎症を疑う．**赤沈値**は正常から中等度亢進を示す例が多い．また，赤沈値は治療効果の判定に有用であり，化学療法の期間は赤沈値の正常化をめやすとする．

細菌学的検査

骨・関節結核が疑われれば肺結核の既往がない症例においても，**喀痰あるいは胃液の培養**を行う．膿瘍の穿刺液や瘻孔からの膿の細菌学的検査は肺結核と同様に行う．顕微鏡による塗抹検査および4週と8週培養を行い，化学療法に対する感受性テストも行う．瘻孔からの排膿された検体には死菌が多く培養されないことも多いが，遺伝子増幅検査は従来の細菌学的検査法に比較して鋭敏であり，死菌でも検出可能である．

画像所見

初期病巣出現からX線で異常が認められるようになるには3～6ヵ月かかると考えられている．進行すると脊椎カリエスでは**椎体の破壊**が化膿性脊椎炎よりも強く，**椎体の1/2を超える**ことが多いが，反応性の骨硬化や骨棘形成が乏しい．CTでは骨病変をより明瞭にし，島状硬化像としてとらえられる**腐骨や軟部組織の石灰化像**も診断根拠となる．MRIはX線像で明らかな変化を示さない初期より画像所見としてとらえることができ，とくに膿瘍など軟部組織の抽出に優れる．ガドリニウムによる造影効

果は診断根拠となり，**病巣の辺縁や膿瘍壁が造影**される．

画補助診断

ツベルクリン反応やクォンティフェロンなども合わせて診断の手掛かりとする．

生検

画像所見や理学所見で鑑別診断が困難な症例では**針生検**が有用である．診断率は60～70％前後とされ，病理組織診断と菌の培養，同定が可能である．

鑑別診断

脊椎カリエスでは**化膿性脊椎炎，転移性脊椎腫瘍**，高齢者の骨粗鬆症に伴う**陳旧性圧迫骨折**との鑑別が必要であり，とくに化膿性脊椎炎との鑑別がしばしば困難である．

3 治療の実際

骨・関節結核では医師の知識や経験不足のために診断が遅れる doctor's delay が治療において問題となる．原則は**化学療法**であり，病巣は化学療法によって治癒し，早期病変における治療成績は良好である．しかし，進行例で骨破壊の著しい場合や化学療法に抵抗性を示す例では手術療法が適応となる．

看護のポイント

- 高齢者結核が近年増加しており2009年新規に登録された65歳以上の高齢者結核は58.0％であり，さらに85歳以上は14.9％となっている．高齢者の診療にあたって「**結核は過去の病気ではない**」との意識のもと，原因がはっきりしない慢性腰痛などは注意が必要である．そして，菌検査を中心に画像診断や補助診断などを総合して早期診断を心掛ける必要がある．
- 骨・関節結核をはじめとする肺外結核は，肺から**血行性**もしくは**リンパ行性**に進展したものであるため，気道症状や全身症状の有無にかかわらず，**肺結核の検索**が必須である．このことは，患者の診断のみならず，周囲の患者や医療スタッフに対する**2次感染**の危険を防ぐ感染管理の意味でも重要である．
- 治療に際しては，**化学療法**が中心であるが多剤内服・長期服薬が必要なため，副作用についての十分な説明と服薬指導が大切である．近年では **DOT（直接服薬確認療法）** を主軸とする包括的な結核対策が日本でも取り組まれている．また，脊椎カリエスでは**麻痺**が出現することもあり，**下肢筋力**やしびれなどの神経学的所見にも留意が必要である．

（吉岩豊三，津村　弘）

骨粗鬆症，くる病・骨軟化症
osteoporosis, rickets, osteomalacia

A 骨粗鬆症

1 起こり方

骨粗鬆症の定義は骨折リスクを増すような骨強度上の問題をすでにもっている人に起こる骨格の疾患［米国国立衛生研究所（NIH），2000年］である．ここでの骨強度は骨量と骨質を合わせたもので骨強度の70％は骨量，30％は骨質で説明される．

骨吸収と骨形成の均衡（**リモデリング**）が崩れ，骨吸収が骨形成を上回る結果，骨量の減少により，あるいは骨質の劣化により，骨強度が低下するものである．日本では骨粗鬆症患者は約1,300万人（男性300万人，女性1,000万人）と推計されている．骨粗鬆症は骨脆弱により骨折をきたすもので脊椎椎体骨折がもっとも頻度が高く，続いて大腿骨近位部（頚部，転子部）骨

折，橈骨遠位，上腕骨頚部骨折，さらに骨盤骨折（恥骨，坐骨）などもみられる．

骨粗鬆症による骨折のうち，とくに大腿骨近位部骨折，脊椎椎体骨折は歩行・移動能力を含めた**日常生活動作（ADL）**が障害され，さらに**生活の質（QOL）**までを低下する．加えて死亡リスクを上昇させる．大腿骨近位部骨折は高齢者に多く，欧米に比して頻度は高くないとされていた．経年的には欧米の一部で近年減少しているとの報告もあるが，日本では骨折数・率ともに依然として年々増加を続けている．

分　類

原発性骨粗鬆症（閉経後，男性，特発性）と続発性骨粗鬆症（内分泌性，栄養性，薬物，不動性，先天性，そのほか）に分けられる．

生活習慣病と骨との関連が注目されている．糖尿病，脳卒中，虚血性心疾患では大腿骨近位部骨折リスクが高い．

2　症状と診断のすすめ方

四肢，脊椎新鮮骨折時では疼痛をきたす．脊椎椎体骨折例では疼痛がみられる例（臨床骨折）と疼痛がほとんどみられない例がある．脊椎椎体骨折では椎体圧潰が起こり，前方での圧潰が大きく，また骨折癒合後も椎体の高さは回復せず，結果として脊柱後弯変形をきたす．脊柱後弯変形をきたした例では疼痛，転倒への不安などがあり，ADLとともにQOLの低下をもたらす．

診断にいたるプロセス

骨粗鬆症が疑われる例では①医療面接，②身体診察，③画像検査（X線検査），④血液・尿検査，⑤骨量測定を行い，原発性骨粗鬆症の診断基準に沿って診断する．**脆弱性骨折**の有無は重要なポイントであり，軽微な外力による骨折がある場合には骨粗鬆症と診断できる．診断は1つの検査結果値で確定できるものではなく，総合的判断が必要で，鑑別診断が重要である．

① 骨折危険因子には低骨量，高齢，既存骨折，アルコール摂取［1日3単位（1単位エタノール8〜10 g）以上］，現在の喫煙，両親の大腿骨近位部骨折歴がある．家族歴は重要であり母娘間の骨量（大腿骨頚部）の遺伝性は67％という報告がある．両親いずれかに骨折歴があると骨折リスクは1.18倍である．とくに両親の大腿骨近位部骨折歴は大腿骨近位部骨折リスクを2.27倍に上げる．

② **身長低下**：最大身長から4 cm以上の低下は椎体骨折と関連している例が多い．

③ **X線検査**：胸椎，腰椎，大腿骨近位部での骨萎縮・骨粗鬆症化を評価する．

④ **骨量（骨密度）測定**：腰椎（第1〜4あるいは第2〜4），または大腿骨近位部で測定する．若年平均値（young adult mean：YAM）を基準にしてYAM 70％未満は骨粗鬆症と判断される．

⑤ **血液検査**：Ca，Pは基準値以内，アルカリホスファターゼ（ALP）は基準値以内あるいは軽度高値（基準値の1.5倍以内）．ほかに異常を認めない．骨代謝マーカーは診断のためではなく，骨動態の評価のための指標であり，治療方針，薬剤選択に有用である．骨吸収マーカーにはNTX，CTX，TRACP-5b，DPDがあり，骨形成マーカーにはBAP，P1NPがある．

⑥ 腰背部痛を呈する疾患［脊椎症など，腫瘍（骨転移），骨髄腫，骨軟化症，上皮小体（副甲状腺）機能亢進症］などを鑑別する．その際，血液・尿検査，X線・MRIなどの画像検査所見が有用である．

3　治療の実際

脊椎骨折

腰部・背部に動作時痛あり，原則として安静では軽減する．棘突起部に圧痛・叩打痛がある．脆弱が高度では明らかな疼痛などの臨床症状を呈さない例もあることに注意する．脊椎椎体骨折で脊柱管内の脊髄を圧迫し，神経症状を呈している例では手術を要する．

大腿骨頚部骨折

疼痛があり，立位・歩行不能となる．手術を行うことが多いが，重篤な合併症あるいはもともと寝たきりの例では手術適応にならない例もある．また大腿骨不全骨折では立位可能例もあ

り，骨折の診断に時間を要する例もある．高齢者で骨折を疑う場合に，MRI などの複数の検査あるいは日を改めて再検査をし，骨折の有無を確認する．

1回骨折をした人は再度骨折を起こすリスクが高い(**骨折の連鎖**)ことから，脊椎骨折，大腿骨近位部骨折例では次なる骨折である「大腿骨近位部骨折」を予防するため積極的な運動，栄養，さらには薬物療法をすすめる．

💡 看護のポイント

- 骨脆弱高度では当初，骨折を確認できないこともある．疼痛などの臨床症状に注意する．脊椎骨折で神経障害を有する例では神経症状に注意する．多発性の骨折を伴う脊柱変形(後弯)例では呼吸機能障害，消化器障害(逆流性食道炎)，慢性腰痛などを呈する．
- さらなる運動機能低下・廃用性萎縮を防ぐため，骨折以外の部位の運動は継続する．
- 骨粗鬆症患者の治療と予防の目標は骨折予防と QOL の維持をめざすことである．栄養，運動療法を基本とし，必要に応じて薬物治療を行う．もっとも重要なことは継続することであり，そのためには医師，看護師のみならず地域でのスタッフ，家庭での家族と連携してシームレスな医療・介護を行うことであろう．

〈遠藤直人〉

B　くる病・骨軟化症

1　起こり方

骨質の形成後(matrix formation)に，Ca，P が沈着(石灰化：mineralization)するが，この石灰化が障害された状態がくる病であり，成長期で骨端線閉鎖以前の小児における名称である．骨軟化症は骨端線閉鎖完了後の成人における名称である．骨石灰化が障害されており，組織学的には類骨過剰状態を示し，骨脆弱性の亢進をきたし，重度では骨改変層がみられる．

原因としてはビタミン D 欠乏や作用不全，アシドーシス，消化管でも吸収障害，肝腎機能障害や薬剤によるものなどがある．

分類としては，以下に分けられる．
①ビタミン D 作用不全(ビタミン D 欠乏性，作用障害)．
②低リン血性(リン吸収障害，リン再吸収障害)：腫瘍が FGF23 を過剰に産生し，それによりリンの再吸収が障害され，結果として低リン血症骨軟化症を呈する例もある．
③そのほか(アシドーシスなど)．

2　症状と診断のすすめ方

症　状

所見としては低身長，四肢変形(下肢 O 脚など)，アヒル歩きがみられる．小児・乳児では胸郭変形，頭蓋軟化，成人では筋力低下，筋肉痛がみられる．

成人では靱帯の骨化(後縦靱帯骨化症など)を合併する例もあり，神経所見にも留意する．

診　断

原因となりうる可能性のある病態，疾患の有無，とくに食事内容(極端な菜食主義，食物アレルギーなどによる動物性タンパクの摂取不良)，日光曝露不足についてよく調べる．それ以外に消化管の吸収障害，肝・腎臓の機能障害，薬剤の有無について検討する．

● 血液検査 ●

ALP 高値を示す．

● 画像検査 ●

単純 X 線では形態異常(長管骨の弯曲，骨陰影濃度の低下，骨端線の拡大・不整，骨幹端の透亮像を呈する．石灰化障害と負荷が加わると，骨改変層(looser zone)を生じ，とくに長管骨皮質部，大腿骨頚部，坐骨，恥骨などに認められる．必要に応じて骨組織生検にて，類骨過剰を診断し，確定にいたる．

鑑別としては ALP 高値を示す「上皮小体機能亢進症，甲状腺機能亢進症，転移などの骨破壊性病変，パジェット(Paget)病」がある．

3 治療の実際

ビタミンD不足ではビタミンDを補充する.

腫瘍による例では腫瘍摘出により改善する. 腫瘍の発見が遅れたり, 発見できない例では症状が続き, 予後不良である.

小児(くる病:骨端線閉鎖完了以前)では骨成長障害, 骨端線の著明な拡大の所見がある例に薬物療法, ビタミンD製剤(アルファカルシドール, カルシトリオール)の単独あるいは中性リンを併用する. 高カルシウム血症に注意し, 原則として薬物は成長完了まで続ける. O脚などの下肢変形高度では膝関節, 足関節への負担が過度にかかることから, 矯正骨切術が適応となる.

看護のポイント

小児(くる病)では骨成長障害, 骨端線の拡大などがあり, 下肢の変形もあり, 歩容は不良である. 薬剤治療についてその必要性, 継続の大切さを家族, 患者に理解してもらうことが重要で第1歩である.

O脚などの下肢変形高度では手術が必要になることもあり, 身体的なサポートに加え, 心理的なサポートも必要である. 家族性であることもあり, 対応に配慮が必要である.

(遠藤直人)

脊椎炎 spondylitis

ここでは脊椎炎としてリウマチ(RA)性, 強直性, 透析脊椎症について述べる. これらは脊椎炎症性疾患のうちで, 特殊型とでもいうべき疾患であるが, 治療・看護のうえで, きわめて重要なものである.

A リウマチ性脊椎炎 rheumatic spondylitis

1 起こり方

四肢の関節と同様に, 脊椎の滑膜関節である椎間関節, 靱帯ときに椎間板にリウマチ病変が生じた状態. 関節包, 靱帯がゆるむと脊椎が不安定となり, さらに進行すると関節の軟骨および骨破壊が起こり, すべての方向に関節の亜脱臼が生じ症状が重篤となる. 頸椎とくに**上位頸椎(環椎-軸椎)**に病変の頻度が高く, 腰椎がそれに次ぎ, 胸椎は少ない. 代表的病変として, 環椎が軸椎に対し前方に亜脱臼する**環軸関節前方亜脱臼**(もっとも多い), 軸椎の歯突起が頭蓋底に陥入する**軸椎垂直亜脱臼**, 下位頸椎が階段状に変形する**軸椎下亜脱臼**がある(図1). 全リウマチ患者の約20~30%に頸椎病変が合併するといわれ, その20%に手術が必要になる. 東京女子医科大学での頸椎手術症例の5年生存率は約70%であり, 予後は必ずしもよくない. また腰椎では同様の不安定性病変と同時に骨粗鬆症性椎体骨折(ステロイド使用例に多い)が起こり, 重篤な場合には手術が必要となる.

2 症状と診断のすすめ方

■ 症 状
● 頸椎病変 ●

頸椎病変の場合, 初期には後頭・後頸部痛のみであるが, **環軸関節**の破壊がすすむと首を動かしたときの不安定感, 轢音(コキコキ音がする)を感じ, 時に激しい後頭部痛・後頸部のために坐位がとれない場合もある. 亜脱臼が高度となれば, 脊髄圧迫症状として, 手指中心のしびれ感と感覚障害, 書字, 箸が使えないなどの**手指巧緻運動障害**, 小走り・階段の降りが困難などの**歩行障害**, 頻尿, 失禁などの**膀胱障害**が

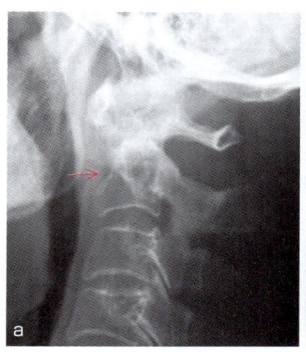

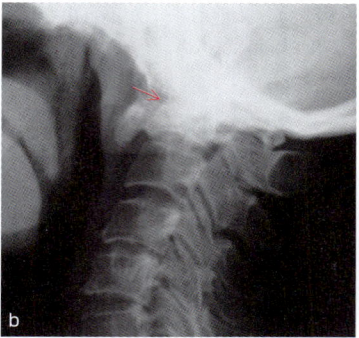

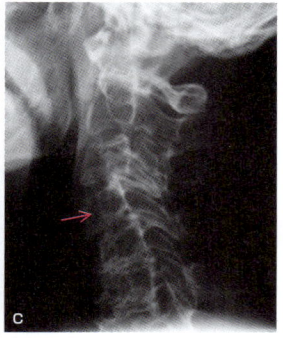

図1 各種頚椎リウマチ病変
a：環軸関節前方亜脱臼（矢印） b：軸椎垂直亜脱臼（矢印） c：軸椎下亜脱臼（矢印）

出現する．さらに病変が進行すると**延髄圧迫症状**として**構音障害**（しゃべりにくい，舌が回らない），**嚥下障害**（物が飲み込みにくい），**椎骨動脈**の圧迫症状のめまい，悪心・嘔吐，意識消失などが生じる場合もあり，重篤例では**突然死**を起こす．

● 腰椎病変 ●

一方，腰椎病変では腰痛と腰が伸びない・曲がらないなどの可動域障害，骨粗鬆症性椎体骨折（ステロイド使用例に多い），時に神経圧迫症状として下肢の痛み・しびれ感，尿が出にくいなどの**膀胱障害**も生じる．

診断のすすめ方

後頭部痛・後頚部痛があるか，コキコキ音を感じるか，手指の細かい作業ができるか，階段の降り・小走りができるか，夜間に何回もトイレに行くかなどを聞く．グーパーなどで手指の動きが悪いか，うまく歩けるか，片足立ち・ジャンプができるかなどをみる．症状の重篤例では**呼吸障害，四肢麻痺**で寝たきりになる例も少なくない．腰椎では同様の不安定性病変，骨粗鬆性椎体骨折（ステロイド使用例に多い）が起こり，激烈な腰痛，神経麻痺，重度の腰椎変形など重篤な場合は手術が必要となる．

● 画像検査 ●

頚椎の単純X線側面像で環椎前弓と歯突起間の距離が3.5mm以上（成人）の亜脱臼で診断される．しかし実際には脊柱管前後径のほうが重要で，この距離が13mm以下（MRIで8mm以下）では脊髄圧迫症状が生じやすい．正面開口位で関節の破壊が，CT再構築画像で垂直亜脱臼，軸椎下亜脱臼の変形が，MRIで脊髄の圧迫が診断される．腰椎では単純X線像で不安定性病変，骨粗鬆症性椎体骨折が判定される．

3 治療の実際

保存的治療

神経脱落症状が軽く，痛みが強い場合には頚椎では各種カラー，腰椎ではコルセットの装着，消炎鎮痛薬の投与，時に関節内注射，硬膜外・神経根ブロックなども行われる．

手術療法

激烈な後頭・後頚部痛，明らかな脊髄圧迫症状・症候を示す例では，手術が適応となる．関節リウマチ患者は，呼吸機能障害，骨粗鬆症など全身性合併症を伴い，早期離床が必要であるため脊椎固定術が選択される場合が多い．上位頚椎では環軸関節固定術，インスツルメンテーション使用の後頭骨-頚椎（胸椎）固定術，腰椎でも同様の固定術と骨移植術が併用される．

リハビリテーション

関節リウマチには間質性肺炎，呼吸機能（%VC）低下を伴う場合が少なくなく，さらに頚椎罹患例では，脊髄・延髄障害による呼吸筋麻痺も加わるため，術前・術後ともに十分な呼吸訓

練は必須である．また四肢麻痺例では，術前および術後早期からの筋力増強，関節拘縮除去などの訓練が必要となる．

💡 看護のポイント

頸椎手術患者では呼吸機能を十分に保持するために，手術後にネブライザー，頻回の喀痰排出，体位変換，ベッドサイドでの呼吸訓練などを厳密に施行する．さらに上肢・下肢の多関節炎，変形（とくに手指・足趾）も合併するため，衣服の着脱，整容，食事動作など日常生活動作が不自由な例も多く，頸椎カラーでさえうまくつけられない場合もある．よりきめ細かい日常生活動作の介助・管理・指導が大切である．時にはハロー（Halo）ベストを装着させる場合もあるが，この装具は患者のストレスが大きいため，ピンの管理と同時に親身な精神的サポートも重要である．多関節炎罹患，人工関節手術後の不動性，ステロイド投与による骨粗鬆症合併例では，移動・体位変換時の転倒，病的骨折にも十分な注意をはらう．　　　　　（加藤義治）

B　強直性脊椎炎　ankylosing spondylitis

1　起こり方

脊椎を中心に，四肢の関節が骨性に固まってしまう（強直）原因不明の慢性炎症性疾患である．欧米では成人の0.2％，わが国では0.05％程度に発生し，発病年齢は11～35歳（ほとんどが20歳以下），男性が女性の4倍と多い．本疾患は脊椎の椎間板，椎間関節で，靱帯・関節包と骨との付着部の炎症から始まり，脊椎の動きが悪くなり最終的には強直にいたる．

2　症状と診断のすすめ方

徐々に始まる腰痛，こわばり感で発症し，これは朝方，安静時に強く，運動により軽快する．全身の疲労・倦怠感，熱感を伴い，徐々に脊椎の動きが悪くなり，とくに腰椎は前かがみ・後ろそらし（前後屈）のみならず，左右の曲げ（側屈），ひねり（回旋）も制限され，さらには胸郭の広がりも悪くなる．最終的に脊椎は，前かがみのまま固まる**後弯強直位**という特異な姿勢をとりQOL障害が障害され，さらに骨が固まった脊椎でも骨折が生じうる．

股・膝・肩関節など大関節にも病変が起こり，関節が固まり強直にいたる．ほかに眼の**虹彩毛様体炎**による痛み・視力障害，肺の**換気障害**，**尿路結石**，**糸球体腎炎**も合併する場合がある．このように徐々に脊椎と関節のみならず全身に病変が広がる．

■ 検査所見

血液検査で，関節痛はあるがリウマチ因子は陰性，赤沈値亢進，CRP（C反応性タンパク）陽性，90％に **HLA-B27** が陽性となる．特徴的な単純X線所見として，**竹節**様の脊椎，**仙腸関節**の骨性癒合（硬化像）などが認められる．

■ 診断のすすめ方

特徴的な腰と背部の痛み，脊椎の可動域制限およびX線所見などより，診断は容易である．

3　治療の実際

■ 体操療法

脊椎が後弯のまま固まることを防止する目的で，脊椎を伸ばす体操を毎日行わせる．コルセットは脊椎が骨折した場合を除き，処方すべきではない．また姿勢の保持も重要で，前かがみの姿勢を長時間続けないこと，また夜間に腰が沈むような寝具は避けるように指導する．

■ 薬物療法

全身の炎症を抑えるため，非ステロイド抗炎症薬（NSAIDs），以前はインドメタシンが使用されたが，最近では胃腸障害の副作用の少ない**COX-2阻害薬**のセレコキシブ，エトドラクなどがすすめられている．

■ 手術療法

脊椎が完全に骨性に癒合し，可動域が消失し，さらにその後弯変形が強く，日常生活に支障をきたす場合には，脊椎矯正骨切り術が施行

される(わが国では少ない). また強直した関節に対しては, **人工関節置換術**(股, 膝関節)が施行される.

看護のポイント

患者は, 徐々に進行し, 治癒しがたい本疾患の予後に対する不安が強い. 本疾患が致死的疾患ではないこと, きわめて長い期間(数十年)の間に軽快と増悪を繰り返すこと, 症例により症状・病勢に違いがあること, 変形が強い場合でも外科手術で対処できることなどをよく理解させる. 脊椎の変形を予防するため, 日常生活の注意, 体操療法の指導などきめ細かく配慮する.

(加藤義治)

C 透析脊椎症 dialysis spondylitis

1 起こり方

長期透析患者においては透析で除去されないアミロイド(β_2-microglobulin)が脊椎, 関節などに沈着し, 透析脊椎症, **アミロイド関節症**, **手根管症候群**などさまざまな疾患を引き起こす. とくに脊椎において初期にはアミロイドが黄色靱帯, 後縦靱帯などの脊椎靱帯群に沈着し炎症が起こり, 靱帯は肥厚し(時に石灰沈着を伴う)脊柱管狭窄症となる. 進行すると椎間板・椎体(隅角部)・椎間関節が破壊され脊椎不安定症, 亜脱臼などを生じ, 腰痛, 頚部痛と脊髄・馬尾・神経根の圧迫症状などが出現する. これら一連の病態をクンツ(Kunz)は**破壊性脊椎関節症**と称したが, 現在では**透析脊椎症**とよばれる. 透析期間の長い症例, 頚椎と腰椎に起こることが多く, 男女に差はない.

2 症状と診断のすすめ方

腰部脊柱管狭窄症の症状として, 腰および下肢の痛みとしびれ感, なかでも長時間の立位, 歩行により増悪し休息で軽快する間欠跛行が特徴的である. 頚椎, 胸椎(頻度は低い)での脊髄圧迫症状として, 字が書きにくい, 箸が使いにくい, 小銭が扱いにくいなどの手指**巧緻運動障害**, 小走りができない, 階段が降りにくいなどの**歩行障害**が出現する. また障害高位以下の深部腱反射の亢進, 病的反射の出現, 運動麻痺, 知覚障害なども認められる.

診 断

長期透析患者で, 上記の症状・症候が認められ, 特徴的なX線所見として, 椎体の端(隅角

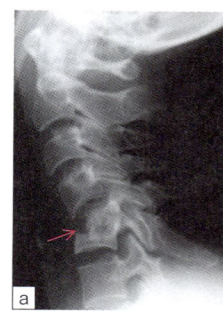

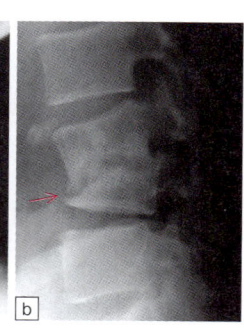

図2 透析脊椎症(破壊性脊椎関節症)
a：頚椎　b：腰椎

部)および上下縁(軟骨終板)の破壊から始まり, 椎間間隙の狭小化, 亜脱臼へと進行し, 最終的には椎体圧潰あるいは骨癒合となる所見であるが, この過程の中で骨棘の形成は少ない(図2).

3 治療の実際

症状が軽度な場合には, 頚椎ではカラー, 腰椎ではコルセットで対処する. 激痛, 重度の麻痺が出現した例では手術が施行される. 手術は, 軽症例では脊髄, 神経根の除圧術のみでよいが, 不安定症を伴う場合, より確実な骨癒合, 早期離床を得る目的で各種インスツルメンテーションを併用した**脊椎固定術**が行われる.

看護のポイント

透析患者は, 術前から全身状態の悪い患者が多いため, 周術期の管理がきわめて重要である. とくに消化性潰瘍, 虚血性心疾患(心筋梗

塞)，**高カリウム血症**，高カルシウム血症などの電解質異常，水分バランス不均衡による肺水腫などが重要で，管理が悪い場合には死にいたる．そのため下血，不整脈，胸部痛，胸苦しさ，**意識障害**などの症状に常に注意をはらう．さらに整形外科では骨移植を行うため骨髄からの大量出血（術後出血も多い）による血圧低下や透析で十分に除去できない薬剤による意識障害（長期間持続）も看護上重要である．晩期合併症として手術部位の感染も頻度が高いため，発熱，局所の痛み，腫れをチェックし，さらには手術部位の**偽関節**，各種インスツルメンテーションのゆるみによる局所の痛みにも注意をはらう．

（加藤義治）

骨腫瘍 bone tumor

キーポイント

- 骨腫瘍は原発性，続発性，腫瘍類似疾患の3つに大別される．
- 治療方針は各疾患，とくに良性か悪性かによって大きく異なるため，しっかりと治療前に診断をつけることが重要である．

1 考え方の基本

骨腫瘍は骨組織に発生する腫瘍であり，骨肉腫や骨巨細胞腫を代表とする原発性骨腫瘍，がんの骨転移を代表とする続発性骨腫瘍，骨嚢腫などの腫瘍類似疾患に大別される．頻度としては続発性骨腫瘍の割合がもっとも多く，原発性骨腫瘍および腫瘍類似疾患は比較的まれな疾患といえる．

治療法は各疾患において異なるため，治療前に画像診断や生検術・病理検査などでしっかりと診断をつけることが重要である．

2 起こり方

発生メカニズム，病態

骨腫瘍は骨組織にある骨芽細胞や骨細胞，軟骨細胞，また骨髄にある造血幹細胞などを由来として発生する．骨腫瘍の発生機序に関してはまだ不明な点が多いが，分子生物学研究によりいくつかの骨腫瘍では特異的な遺伝子異常［ユーイング（Ewing）肉腫における *EWS* 遺伝子や多発性外骨腫の *EXT* 遺伝子など］が明らかになってきた．

分類

骨腫瘍は WHO の分類では 50 以上の疾患に細かく分類されているが，大別すると**原発性骨腫瘍**，**続発性骨腫瘍**，**腫瘍類似疾患**の3つに分類される．また原発性骨腫瘍の中ではさらに良性骨腫瘍と悪性骨腫瘍に大別され，**原発性悪性骨腫瘍**の代表的なものとしては骨肉腫やユーイング肉腫，軟骨肉腫などがあり，**良性骨腫瘍**の代表的なものとしては骨軟骨腫や骨巨細胞腫などがある．**続発性骨腫瘍**にはがんの骨転移や放射線照射後肉腫などが含まれる．**腫瘍類似疾患**では単純性骨嚢腫や線維性骨異形成などが代表的である（表1）．

疫学

わが国では年間約 2,000 例の骨腫瘍症例の登録があるが，実際には無症状で病院を受診していない良性骨腫瘍症例や明らかになっていないがんの骨転移なども多数存在していることを考えると，本来の発生頻度はそれ以上であると予想できる．

全骨腫瘍のうち，もっとも頻度が高いのは**がんの骨転移**であり，全体の約 1/3〜1/4 を占める．骨転移をきたしやすいがん腫としては前立腺がん，乳がん，腎がん，甲状腺がん，肺がん

表1　骨腫瘍の分類

1	原発性骨腫瘍
	● 良性腫瘍 　類骨骨腫，軟骨腫，骨軟骨腫，骨巨細胞腫，軟骨芽細胞腫など ● 悪性腫瘍 　骨肉腫，軟骨肉腫，ユーイング肉腫，悪性リンパ腫，骨髄腫，血管肉腫など
2	続発性骨腫瘍
	がんの骨転移，放射線照射後肉腫，慢性骨髄炎瘻孔に伴う肉腫など
3	腫瘍類似疾患
	単純骨嚢腫，線維性骨異形成，好酸球性肉芽腫，動脈瘤様骨嚢腫など

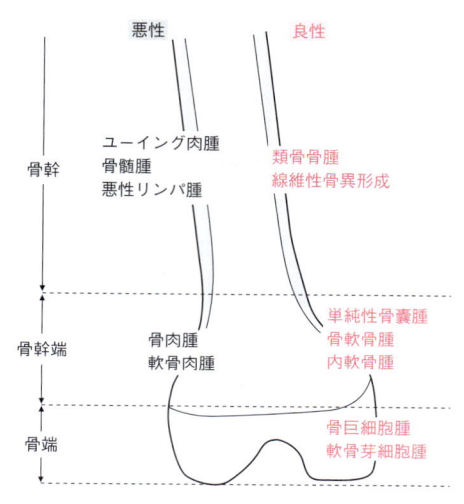

図1　骨腫瘍の好発部位

原発性骨腫瘍は膝周囲に発生することが多く，また腫瘍の種類によって好発部位がある．これらの好発部位が診断を決定するうえで大きな手助けとなりうる．

などがあげられる．分子標的治療薬などの新規治療薬の開発によって担がん患者の生命予後は改善してきており，それに伴い転移性骨腫瘍の発生頻度・治療の必要性も今後は上昇してくることが予測される．

原発性骨腫瘍の中でもっとも頻度が高いのは骨軟骨腫であり（約20％），軟骨腫がこれに続く．悪性骨腫瘍でもっとも頻度が高いのが骨肉腫（6％）であり，骨髄腫・軟骨肉腫・ユーイング肉腫の順に続く．

3　症状と診断のすすめ方

臨床所見

骨腫瘍にはそれぞれ好発年齢がある．骨軟骨腫や類骨骨腫，骨嚢腫などの良性骨腫瘍は小児思春期に発生することが多く，骨巨細胞腫は20〜40歳代に好発する．悪性骨腫瘍の場合，ユーイング肉腫は小児に，骨肉腫は10歳代に，がんの骨転移は高齢者に好発する．また腫瘍によって**好発部位**もあり，診断の手助けとなる（図1）．

症状としては，悪性骨腫瘍の場合は骨破壊に伴う疼痛を訴えることが多い．また骨破壊が著しい場合は，病的骨折を生じて高度の疼痛や変形をきたすこともある．骨軟骨腫など隆起性病変の場合は，無痛性の隆起性の腫瘤を自覚して病院を受診することも多い．

画像検査

● 単純X線 ●

スクリーニングに使用される検査であり，多くの骨腫瘍は単純X線撮影で発見される．腫瘍の増殖・浸潤に伴う**骨破壊像**や，骨外への腫瘍の進展に伴う**骨膜反応**などが特徴的な所見である（図2a）．疾患に特徴的なX線所見・発生部位を示す骨腫瘍も存在し，それぞれの疾患の特徴的所見を知っておくことが診断には重要である．

● MRI ●

MRIは多くの骨腫瘍の診断に必須な検査となってきている．単純X線像ではわからない病変の性状や骨外病変の存在などを検査することができるため，診断の手助けや手術の際の切除範囲の決定などに役立つ（図2b）．欠点としては撮影時間が長いことと，腫瘍の反応巣や出血巣も描出されるため，病変の広がりが過大評価されることがある．

● CT ●

単純X線像よりも詳細に骨皮質の破壊の程度を評価でき，微小な石灰化・骨化の検出にも

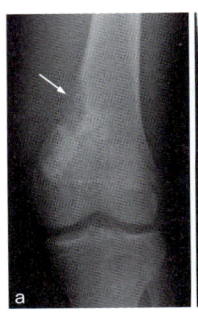

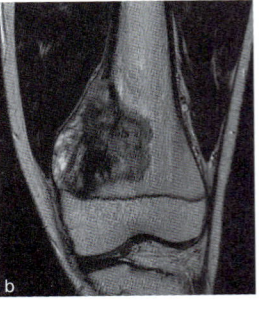

図2　骨肉腫の画像所見
a：単純X線像．大腿骨遠位部に境界不明な骨破壊像を認め，内部には石灰化も認める．
b：MRI．大腿骨遠位部の病巣の広がりや内部の性状がMRIで診断できる．

優れている．また造影剤を使用することで腫瘍へ流入する血管の存在や周囲の血管との位置関係も正確に把握することができる．放射線被曝が増えるという欠点がある．

◆ **核医学検査** ◆

骨腫瘍の検出に骨シンチグラフィが行われる．診断の特異性は低いが，全身の検索に有利であり，転移性骨腫瘍のスクリーニングなどに用いられる．また最近はPETも悪性骨腫瘍の検索に用いられる機会が増加している．

■ **病理検査**

骨腫瘍の治療はそれぞれの疾患，とくに良性か悪性かによって大きく異なるため，画像・臨床所見から悪性骨腫瘍が疑われる場合は**生検術**を行い**病理検査**で診断を確定することが必要である．また，生検術の材料だけでは確定診断にいたらないこともあり，手術で腫瘍を切除した際には，切除した腫瘍すべてを病理検査に提出し診断をつけることが必要である．

4　治療の実際

■ **良性骨腫瘍，腫瘍類似疾患**

・無症状の場合や，病変が小さく病的骨折の可能性が低い場合は定期的な経過観察のみでよい．また小児期に発生する良性骨腫瘍は自然消退するものや，骨成長の終了とともに進行が止まる疾患もある．

・疼痛や機能障害を引き起こしている場合，また骨皮質が菲薄化し**病的骨折の可能性**が高い場合などは**手術の適応**となる．手術方法はその疾患ごとに異なるが，多くの良性骨腫瘍が**病巣部掻爬＋骨移植**（人工骨も含む）で治療される．再発性の高い骨巨細胞腫などは掻爬だけでなくフェノール処置などの**補助療法**を行ったほうが再発率が低いと報告されている．骨軟骨腫などの**隆起性病変**では**単純切除**を行う．

・病的骨折を起こしている場合は，一度保存的に治療を行い，骨癒合を待ってから手術加療を行ったほうがよいとされている．

・骨軟骨腫などは2次性に悪性化することがある．定期的な経過観察を行い，急速な腫瘍の増大や疼痛の出現を認めたら，**悪性化**を考慮して検査をすすめるべきである．

■ **原発性悪性骨腫瘍**

・生命にかかわる疾患であることが多く，診断がつき次第，なるべく早期に治療を開始すべきである．

・骨肉腫やユーイング肉腫をはじめとする高悪性度の原発性骨腫瘍の治療に関しては，**化学療法**や**手術療法**，**放射線療法**といった**集学的治療**の発展に伴って，その治療成績は劇的に改善してきた．とくに化学療法の導入がその治療成績向上に大きく寄与していると考えられている．

・化学療法に関しては術前・術後に化学療法を行う neo-adjuvant chemotherapy が主流となっている．その目的は，すでに存在しているであろう微小な転移巣を治療すること，原発巣を縮小させ手術の際の侵襲を少なくすること，などである．複数の抗がん薬を組み合わせて投与する**多剤併用化学療法**が通常行われており，使用する抗がん薬の組み合わせは腫瘍の種類に応じて選択される．化学療法の効果を上げるためにカフェインを併用したり，原発巣への効果を増強させるために抗がん薬を経動脈的に投与したりする試みも行われている．

・手術療法に関しては，以前は関節離断術・切

断術が行われていたが，最近では**患肢温存手術**が主流である．再発がないように周囲にある程度の正常組織をつけて腫瘍を**広範に切除**し，切除した骨の部分は人工関節や人工骨，または特定の処理を行い腫瘍を殺した処理自家骨を用いて**再建**を行う．
- 放射線療法は感受性の強いユーイング肉腫などに対して行われることが多いが，骨肉腫や軟骨肉腫に対しては感受性が低いことが知られており好んで用いられることは少ない．近年では重粒子線療法が骨盤発生などの手術困難な腫瘍に対して用いられ，効果をあげているとの報告もある．

転移性骨腫瘍

- 転移性骨腫瘍の治療は，原発腫瘍の種類によって大きく異なる．それぞれの原発腫瘍において骨転移発生時の治療戦略が決まっていることが多く，それに応じて化学療法や放射線療法，手術療法などを選択していく．また破骨細胞の活動を抑制する**ビスホスホネート製剤**（ゾレドロン酸）の投与がほとんどの転移性骨腫瘍の骨破壊抑制・疼痛緩和などに効果があるといわれており，近年ではよく使用されている．
- 病的骨折をきたした場合，切迫骨折の状態で疼痛が強い場合，脊椎転移による骨折や脊髄圧迫がある場合は，QOLの向上を目的に積極的に手術加療を行うことが多い．

💡 看護のポイント

骨溶解性の腫瘍の場合は病的骨折をきたす可能性があり，疼痛を伴う動作などは控えてもらうように指導すべきである．状況によっては免荷・松葉杖歩行などを指導する．

原発性悪性骨腫瘍の場合は若年者に発生することも多く，治療期間も長期に及ぶため，本人や家族の精神的ケアにも注意が必要である．

してはいけない！

- 診断がつく前に不用意な手術を行ってはいけない（病状をかえって悪化させる可能性が高い）．

（木村浩明，土屋弘行）

四肢軟部腫瘍 soft tissue tumor

1 起こり方

定義

軟部腫瘍は，脂肪組織，線維組織，筋組織，血管神経などの非上皮組織から発性する腫瘍の総称である．その特徴は全身に分布し，組織型の種類が多く，また良性から高悪性度のものまで多彩である．このため治療・診断に難渋することが少なくない．好発部位は四肢，とくに大腿部であるが，頭頸部や後腹膜などの深部体幹にも発生する．大きさもさまざまで，1cm以下の小さなものから成人頭大にも及ぶ巨大な腫瘍で紹介されてくる場合もある．

疫学

悪性軟部腫瘍の発生頻度は，人口10万人あたり年間2人程度である．一方良性軟部腫瘍では，すべての患者が医療機関を受診するわけではないので正確な統計はないが，悪性軟部腫瘍の約100倍多いとされる．

発生メカニズム

現在でもその発生原因が不明なものが多い．悪性軟部腫瘍の中には，滑膜肉腫のように染色体の**特異的転座**を有するものがあり，その発生にかかわることが示され診断に有用なものもあ

る．また一部の悪性軟部腫瘍に共通してみられる遺伝子異常としては，がん抑制遺伝子である SMARCB1/IN1 遺伝子の突然変異あるいは欠失が報告されている．良性から悪性に転化することはまれである．

■ 組織分類，組織学的悪性度分類，病期分類
● 組織分類 ●
腫瘍の分化，つまり，脂肪，神経，線維などへの分化に基づいて分類することが多い．代表的なものに，エンジンガー＆ワイス（Enzinger & Weiss）分類と，WHO 分類がある．近年の遺伝子レベルでの研究成果により，軟部腫瘍の腫瘍概念自体が変化し分類も変遷している．

● 組織学的悪性度分類 ●
軟部腫瘍の悪性度を組織学的に判定するもので，腫瘍分化度，核分裂数，腫瘍内壊死の程度の3つのパラメーターをもとに悪性度を分類する．遠隔転移の可能性がわかり，病期分類にも利用される．

● 病期分類 ●
軟部腫瘍は組織型が多彩であり，組織型だけでは臨床経過に関する情報が乏しいため，治療方針決定のためには，腫瘍が局所と全身にどの程度進展しているか判定するための病期分類が重要となる．悪性軟部腫瘍では外科的病期判定システム（SSS）か米国対がん合同委員会（AJCC）による TNM 分類が用いられることが多い．

■ 予　後
低悪性軟部腫瘍の予後は比較的良好で，四肢発生例では手術のみで 80〜90％の根治率がある．一方高悪性軟部腫瘍でも四肢発生例では，60〜70％の根治が可能となっている．正確な画像診断と手術手技の向上に伴い 90％近くの患者で**患肢温存**が可能となった．

2 症状と診断のすすめ方

日常の診療では，良悪性の鑑別だけでなく，反応性リンパ節腫脹，骨化性筋炎，結節性筋膜炎などのさまざまな軟部腫瘍類似疾患との鑑別も必要となり，問診および診察が重要であることはいうまでもない．軟部腫瘍の患者は無痛性の腫瘤として受診する場合が多い．その際増大傾向の有無，局所の外傷歴を聴取する．またがんなどの悪性腫瘍の既往も診断の一助となる．問診の後，視診，触診による診察を行う．悪性の可能性を常に念頭に置き，診察にあたる姿勢が重要である．つまり腫瘍の大きさ，筋膜よりも深在性か，腫瘍の硬さはどうか，腫瘍周囲との癒着がないかどうかに注意する．一部の悪性軟部腫瘍ではリンパ節転移をきたす場合もあるので，所属リンパ節の触診も習慣づける．これらをふまえて画像診断を行う．

■ 画像診断
● 単純 X 線像 ●
簡便に行えるという利点があるが，骨腫瘍と比べ，単純 X 線像から得られる診断的価値は低い．しかし，腫瘍内に石灰化や骨化を示す例では診断の一助となる．良性では血管腫，滑膜性骨軟骨腫症などで，悪性では滑膜肉腫，軟骨性悪性軟部腫瘍などでみられる．そのほか腫瘍類似病変では，骨化性筋炎，痛風結節などで認める場合がある．

● MRI 像 ●
放射線被曝がなく，軟部組織に優れたコントラスト分解能を有するため，軟部腫瘍の診断と治療に不可欠な検査である．とくに腫瘍の局在，進展範囲の把握には重要である．しかし特徴的な所見に乏しい腫瘍では，MRI 像だけでは診断がつかず，生検術が必要となる場合も少なくない．

● 生検術 ●
軟部腫瘍における最終的診断は，良性・悪性の鑑別を含め，病理組織診断により決定される．生検術には，外来で行える比較的低侵襲な針生検，手術室で行う切開生検，切除生検がある．生検後に外科的切除（**腫瘍広範切除術**）が行われることを考慮して生検ルートを計画し，病理診断が可能で良好な状態の組織を十分量採取することが重要である．

3 治療の実際

良性軟部腫瘍の場合は直接的に生命予後に関与することは少ないため，治療法は症状，発生

部位，ADL障害の程度，患者の希望などを考慮して決定される．外科的切除が主体となるが，保存的な経過観察にとどめる場合も多い．
一方悪性軟部腫瘍の治療は，病期，組織型，発生部位，また患者背景に基づいた治療が重要であり，外科的切除，化学療法，放射線療法を合わせた**集学的治療**が行われる．その中で外科的切除は唯一のエビデンスのある局所根治治療法である．腫瘍の外科的切除では，腫瘍をある一定の正常組織で包むようにして切除する広範切除術を行うのが原則である．悪性軟部腫瘍に対する化学療法で確立された標準治療は現在でも非常に少ない．一部の腫瘍以外は，その有効性はいまだ確定していない．もっとも推奨されているレジメンはドキソルビシン(DXR)とイホスファミド(IFO)の併用療法である．放射線療法の適応は，基本的に良性腫瘍にはない．一方悪性腫瘍の場合には，外科的治療と組み合わせて用いられるか，あるいは姑息的な症状緩和に用いられる場合が多かった．しかし近年重粒子線を用いた放射線療法が外科的切除不能な症例に行われ，良好な局所制御が可能となっている．

看護のポイント

　四肢に発生した悪性軟部腫瘍の治療では，広範切除術により正常な組織も犠牲にする必要があり患肢機能の悪化が生じる．個々の患者により切除する組織が異なるため，手術の情報をふまえて個人の問題点を把握し，手術自体が与える身体以外の精神面・心理面の援助も含めた看護が必要である．また化学療法では，薬剤に特有な有害事象を把握し，その対策について熟知しなければならない．患者の個別性に目を向けたケアを実践していくことが何よりも大切である．

〔江森誠人，和田卓郎〕

湿疹, 皮膚炎 eczema, dermatitis

A アトピー性皮膚炎 atopic dermatitis(AD)

キーポイント

- アトピー性皮膚炎は乳児期から小児期に多く，特徴的な分布を示し，慢性の経過をとるかゆい皮膚疾患である．
- 喘息，アレルギー性鼻炎，アレルギー性結膜炎などのアレルギー疾患を発症しやすい素因をもつ(アトピー素因)．
- 成人の難治例も増加しており，治療ガイドラインによる悪化因子の検索，標準的な治療，看護，生活指導を行う．

1 考え方の基本

アトピー性皮膚炎(AD)はアトピー素因をもち，特徴的な分布をとり，かゆみの強い湿疹を繰り返す皮膚疾患である．乳幼児から小児の代表的な皮膚疾患で，従来は10歳くらいまでに自然に軽快し，次いで喘息，鼻炎などを発症するとされていた(アレルギーマーチ)(図1)．最近は成人例の増加とその重症化や慢性化が問題となっている．AD患者では卵白，牛乳などの食物やダニ，ホコリ，ペットの毛，花粉などのアレルゲンに対するIgE抗体の過剰産生がみられる．セラミドとよばれる皮膚の角層間脂質やフィラグリンとよばれる天然保湿因子の生成に関与する分子の遺伝的な素因による皮膚のバリア障害が明らかにされ，早期のスキンケア介入の重要性が指摘されている．

2 起こり方

ADでは日常診療において，個々の患者での皮膚症状や悪化因子，治療効果に違いのみられることはよく経験する．最近はその病因論から，ADをアレルギー性と非アレルギー性の異なる機序により発症する症候群として，とらえようとする考え方が提示されている．

前者はIgE抗体，Th2細胞，肥満細胞，Th2ケモカイン，好酸球が関与する，いわゆるTh2型アレルギーがその主役をなすと考えられている．

後者は角層間脂質であるセラミドの減少や水分保持作用を有するフィラグリン遺伝子の変異による皮膚のバリア機能の低下が中心となり，ドライスキン(乾燥性皮膚)が生じる．バリア機能の低下はかゆみに対する過敏性を増し，掻破などにより皮膚炎を悪化させ，アレルゲンの皮膚への侵入も増加させる(図2)．

3 症状と診断のすすめ方

日常診療におけるADの診断は日本皮膚科学会によるADの診断基準(表1)や厚生労働省の診断の手引きを参考にし，皮膚症状の評価により行われるが，治療を行ううえで皮膚症状の重症度も併せて検討する必要がある．湿疹病変の体表面積で決める方法と個々の皮膚症状の重症度で決める方法が提唱されている．乳児では2ヵ月，それ以降の患者では6ヵ月以上湿疹性の病変が反復してみられることが診断上参考となる．皮膚炎は基本的に左右対称性の分布を示すが，図1に示すように年齢とともに変化していく．乳児期では顔面，体幹にかゆみを伴う紅斑，湿疹性の病変を認める．学童期になると四肢屈側などに限局性の慢性苔癬化病巣を認め

湿疹，皮膚炎　1067

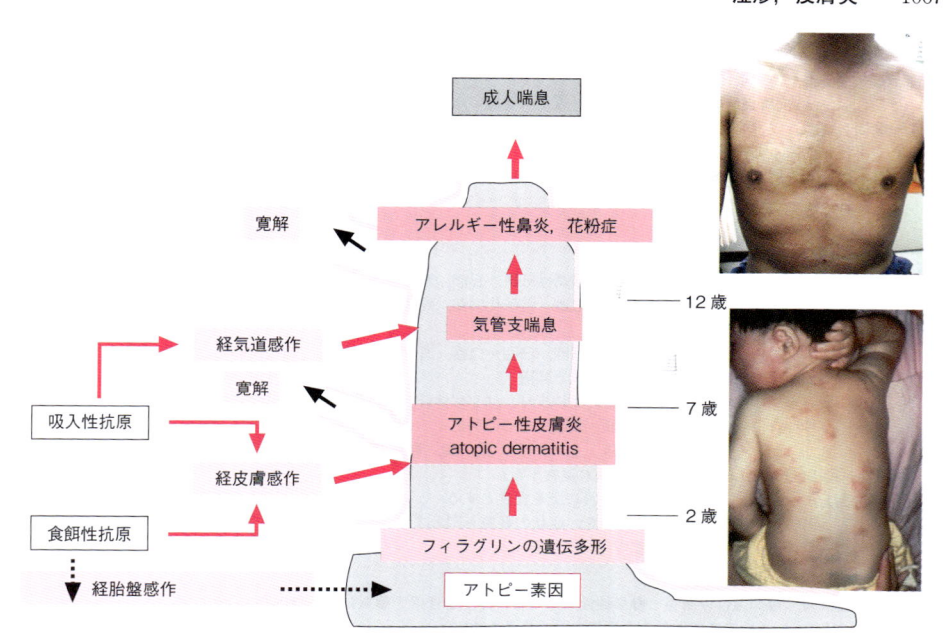

図1　アレルギーマーチ

　アトピー性皮膚炎は乳幼児から小児の代表的な皮膚疾患で，従来は10歳くらいまでに自然に軽快し，次いで喘息，鼻炎に移行するとされていた（アレルギーマーチ）が最近は思春期以降も改善のみられない重症例が増加している．

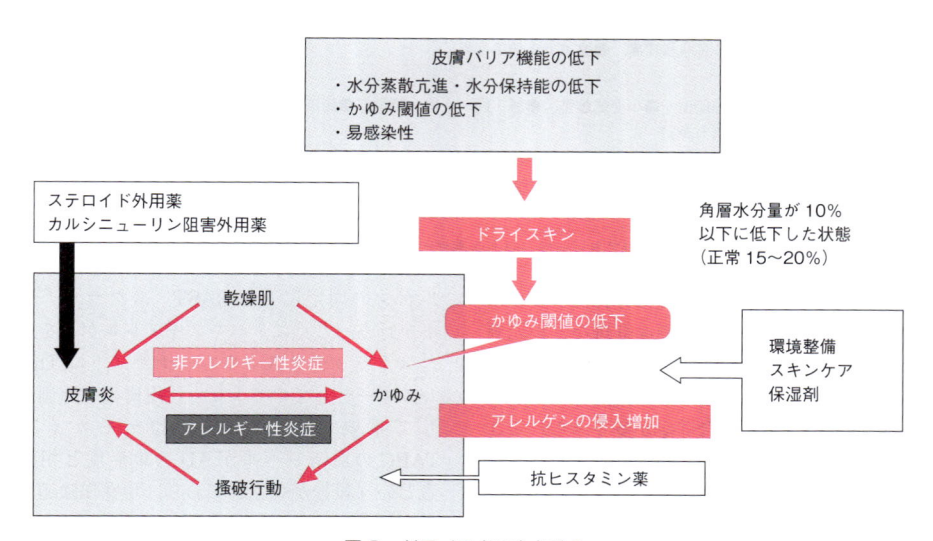

図2　ドライスキンとかゆみ

　角質間細胞脂質であるセラミドの減少や水分保持作用を有するフィラグリン遺伝子の変異による皮膚のバリア機能の低下が中心となり，ドライスキン（乾燥性皮膚）が生じる．バリア機能の低下はかゆみに対する過敏性を増し，掻破などにより皮膚炎を悪化させる．

表1 アトピー性皮膚炎の定義・診断基準（日本皮膚科学会）

アトピー性皮膚炎の定義（概念） 　「アトピー性皮膚炎は，増悪・寛解を繰り返す，瘙痒のある湿疹を主病変とする疾患であり，患者の多くはアトピー素因を持つ」 　アトピー素因：①家族歴・既往歴（気管支喘息，アレルギー性鼻炎・結膜炎，アトピー性皮膚炎のうちのいずれか，あるいは複数の疾患），または②IgE 抗体を産生しやすい素因
アトピー性皮膚炎の診断基準 1. 瘙痒 2. 特徴的皮疹と分布 　①皮疹は湿疹病変　●急性病変：紅斑，浸潤性紅斑，丘疹，漿液性丘疹，鱗屑，痂皮 　　　　　　　　　●慢性病変：浸潤性紅斑・苔癬化病変，痒疹，鱗屑，痂皮 　②分　　　布　●左右対側性 　　　　　　　　　好発部位：前額，眼囲，口囲・口唇，耳介周囲，頸部，四肢関節部，体幹 　　　　　　　　　●参考となる年齢による特徴 　　　　　　　　　　幼児期：頭，顔にはじまりしばしば体幹，四肢に下降 　　　　　　　　　　幼小児期：頸部，四肢屈曲部の病変 　　　　　　　　　　思春期・成人期：上半身（顔，頸，胸，背）に皮疹が強い傾向 3. 慢性・反復性経過（しばしば新旧の皮疹が混在する） 　乳児では2ヵ月以上，その他では6ヵ月以上を慢性とする 上記1，2，および3の項目を満たすものを，症状の軽重を問わずアトピー性皮膚炎と診断する．そのほかは急性あるいは慢性の湿疹とし，年齢や経過を参考にして診断する
除外すべき診断（合併することはある） ●接触皮膚炎　●脂漏性皮膚炎　●単純性痒疹　●疥癬　●汗疹　●魚鱗癬　●皮脂欠乏性湿疹 ●手湿疹（アトピー性皮膚炎以外の手湿疹を除外するため） ●皮膚リンパ腫　●乾癬　●免疫不全による疾患　●膠原病（SLE，皮膚筋炎） ●ネザートン（Netherton）症候群
診断の参考項目 ●家族歴（気管支喘息，アレルギー性鼻炎・結膜炎，アトピー性皮膚炎） ●合併症（気管支喘息，アレルギー性鼻炎・結膜炎） ●毛孔一致性丘疹による鳥肌様皮膚　●血清 IgE 値の上昇
臨床型（幼小児期以降） ●四肢屈側型　●四肢伸側型　●小児乾燥型　●頭・頸・上胸・背型　●痒疹型　●全身型 ●これらが混在する症例も多い
重要な合併症 ●眼症状（白内障，網膜剥離など）：とくに顔面の重症例 ●カポジ（Kaposi）水痘様発疹症　●伝染性軟属腫　●伝染性膿痂疹

［日本皮膚科学会アトピー性皮膚炎診療ガイドライン作成委員会：日皮会誌 **119**：1515-1534, 2009］

る．思春期から成人の患者では体幹部のびまん性紅斑，頸部の色素沈着，顔面紅斑など小児例に比し，より難治性の病変をもつ人が多くみられる．このうち顔面紅斑は治療抵抗性であること，白内障などの眼科合併症が多くみられること，患者の社会生活上の QOL に大きな影響を与えることからその病態の解明と適切な治療法の指標が望まれている．鑑別診断は**表1**にあげられている疾患が重要である．

　臨床検査としてはアレルギーの程度を評価する目的で IgE や好酸球数の測定を行う．アレルゲンの同定に IgE-RAST，スクラッチテストを行う．とくにダニやスギアレルゲンを用いたスクラッチテストやパッチテストは Th2 アレルギーとしてのアトピー性皮膚炎の評価法として重要である．最近 Th2 ケモカインの TARC の血清レベルが AD の重症度と相関するという報告がなされており，現在保険適用となった．

4　治療の実際

　厚生労働科学研究班より提示された AD の治

湿疹，皮膚炎　1069

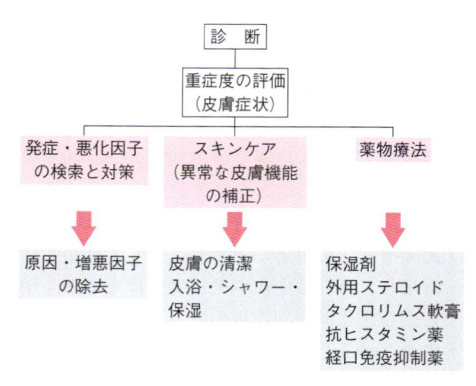

図3　厚生労働科学研究班の治療ガイドラインの概要
発症・悪化因子の検索と対策，スキンケア，薬物療法を3本柱としている．

療ガイドラインは発症・悪化因子の検索と対策，スキンケア，薬物療法を3本柱としている（図3）．

外用療法
● ステロイド外用薬 ●
ステロイド外用薬はウィークからストロンゲストまで5段階の強さに分類され，炎症の制御を目的として第1選択薬として使用する．顔面の皮疹には短期間のウィーク～ミディアム，症状によりストロングクラスのステロイド外用薬を用いる．体幹，四肢では重症例ではストロングを，コントロール不良の場合はベリーストロングクラスにランクアップし，漸減していく．皮膚萎縮や痤瘡などの副作用の出現に注意し，ピンポイントで使用する．

● タクロリムス軟膏（FK506軟膏）●
タクロリムス軟膏は現在小児（2～15歳0.03％），成人（16歳以上0.1％）の顔面病変に適用され，患者のQOLの改善に大きく貢献している．その使用に関してはステロイド同様，患者への添付書の説明など注意して行う必要がある．

● 保湿薬など ●
尿素軟膏，ヘパリン類似物質含有軟膏などを用いる．軽症から最重症まで使用するが最近は予防的に使用することで重症化を防ぐことができるとの報告もみられる．図4に外用薬の実

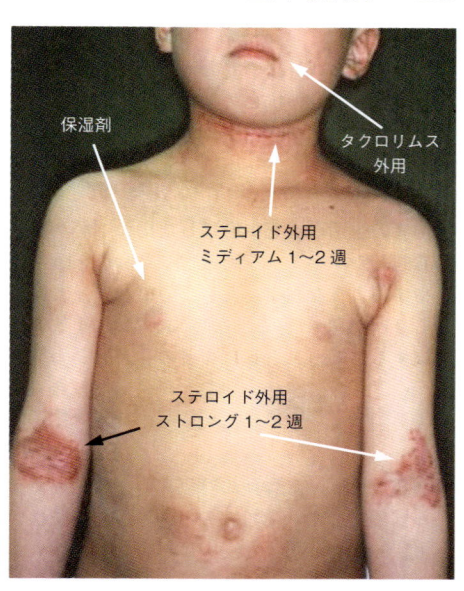

図4　外用療法の選択
症状に合わせてランクダウン，ワセリンなどへ変更・改善しないときはランクアップ．
顔面，頸部などステロイドの副作用（皮膚の萎縮や血管拡張，痤瘡など）が出やすい部位はタクロリムス軟膏を使用する．乾燥肌には保湿薬を，湿疹病変はその重症度に応じて適切なランクのステロイドを使用する．

際の使用法を示す．

内服療法
● 抗ヒスタミン薬 ●
かゆみに対して補助的に使用する．第1世代の抗ヒスタミン薬は抗コリン作用や眠気に注意する．第2世代の抗ヒスタミン薬は副作用が軽減され，新しい薬理作用も見出されており，病態に応じた投薬が可能になってきている．

● 副腎皮質ステロイド ●
急性増悪時，接触皮膚炎合併時，ステロイド外用薬の効果が悪いときに，短期間プレドニゾロン換算15～20mgを使用する．

● シクロスポリン ●
16歳以上の患者において標準的な治療で改善しない最重症の患者には3ヵ月をめどに3mg/kg/日程度から開始し，休薬期間をとり，使用する．高血圧，腎障害に注意する．

● 抗不安薬など ●

タンドスピロンは不安の強い例，夜間の搔破の強い例や通常の抗ヒスタミン薬，抗アレルギー薬が無効の例などに試みる．

看護のポイント

①**患者の生活環境を中心にした指導**：かゆみを惹起しやすいような刺激物や蕁麻疹を誘発しやすいような食事をとらないこと，搔破による2次感染を起こさないように皮膚を清潔にすること，ストレスなどの心因的要因を極力改善していくことを指導する．
②**スキンケアの指導**：季節に応じた入浴指導など患者の皮膚の状態に応じたきめ細かい指導が必要となる．
③**搔破癖の改善**：皮膚炎の難治化の一時的な要因が搔破であることをよく自覚させる必要があり，指導により改善する例もみられる．
④**民間療法への対応**：患者が納得して使用し，満足していれば中止させる理由はないが，明らかな悪化例や副作用のみられる場合は極力中止させる必要がある．

してはいけない！

- 皮膚症状や副作用の評価をしないで漫然とステロイドを使用してはいけない．
- 診断をしないで投薬のみの診療をしてはいけない．
- 治らない病気と言ってはいけない．
- マスコミやインターネットなどの「よく効く治療」は信用しない，専門医に相談する．

〔片山一朗〕

B 接触皮膚炎 contact dermatitis

1 起こり方

接触皮膚炎とは外来性の刺激物質や**抗原**（ハプテン：分子量が1,000kDa以下のニッケルなどの抗原）が皮膚に接触することによって発症する湿疹性の炎症反応をさす．

急性期の組織反応は真皮上層からTリンパ球が表皮に浸潤し表皮細胞を障害し**海綿状態**とよばれる組織変化を起こす．この反応がさらにすすみ表皮内水疱が形成される．接触皮膚炎は，①刺激性接触皮膚炎，②アレルギー性接触皮膚炎，③光接触皮膚炎（光毒性接触皮膚炎，光アレルギー性接触皮膚炎），④全身性接触皮膚炎，接触皮膚炎症候群に分類できる*．

2 症状と診断のすすめ方

接触皮膚炎の臨床は急性期と慢性期により異なる．急性反応では，**湿疹三角**とよばれる紅斑，丘疹，膿疱，痂皮形成と多彩な臨床を呈し湿潤した局面を形成する．一方，慢性期になると**苔癬化**とよばれる皮膚が肥厚した局面を形成するようになる．

また，病理組織では湿疹に特有な海綿状態といわれる表皮細胞間浮腫がみられるのが特徴である．このような特徴的な臨床と病理所見で比較的容易に診断できる．

鑑別診断

鑑別診断としてアトピー性皮膚炎，脂漏性湿疹，貨幣状湿疹などがある．原因物質の検索には発症時期，発症部位，増悪や寛解の時期と自宅，職場，発汗，日光との関連性，職業歴，趣味，化粧，家事，家族歴，薬物の摂取歴など詳しい問診より原因と考えられる外来因子（金属，

---

*日本皮膚科学会接触皮膚炎診療ガイドライン委員会：接触皮膚炎診療ガイドライン．日皮会誌 **119**(9)：1757-1793, 2009

うるしなど)の存在が推測できる．そのようなときにはパッチテストにより原因物質を決定しうる．

● パッチテスト ●

パッチテストとは，原因物質を特殊な受け皿のある絆創膏に乗せ48時間正常皮膚に閉鎖貼付した後48時間，72時間，7日後に紅斑の有無で判定するアレルギー検査法である．パッチテスト研究会判定基準もしくは国際接触皮膚炎学会研究班(ICDRG)基準で陽性であれば接触皮膚炎の原因であると考えられる．

● 光パッチテスト ●

光パッチテストは左右対称性に同じ物質を貼付後，24時間目に一方をはがし紫外線(長波長：UVA)を照射して，照射しない部位と比較して判定する．パッチテスターを貼付する部位は上背部あるいは上腕外側の外見上正常な皮膚で実施する．

3 治療の実際

接触皮膚炎の診断後には，全身に湿疹病変が認められるのか局所に限局するのかを確認する必要がある．治療法は，①全身と②局所性の接触皮膚炎で異なる．

①全身性接触皮膚炎，接触皮膚炎症候群などでは**ステロイド外用薬**とともに重症度により抗ヒスタミン薬，重症時には**ステロイド内服薬**(プレドニゾロン20 mg/日)なども第1選択の1つとなる．

②局所性接触皮膚炎ではステロイド外用薬が第1選択であり重症で病変の範囲が広いときにのみステロイド内服が適応となる．

原因除去・排除とステロイド外用薬を主体とした治療法で2週間以内に軽快しないときは，まだ原因物質が不明で除去されていない可能性，もしくは原因物質が生活環境，職場にある可能性を考え再度の詳細な病歴聴取とパッチテストなどの原因特定の検査が必要となる．

検査により原因が特定できたときには，原因を含む物質，交叉性のある物質をできる限り見つけ出し，排除・回避することが大切である．回避後も軽快しない場合には手湿疹，ステロイド外用薬などによる接触皮膚炎の可能性も考慮する必要がある．

（横関博雄）

C 脂漏性湿疹 seborrheic dermatitis

1 起こり方

脂漏部位と間擦部に生じる慢性の皮膚炎を脂漏性湿疹とよぶ．**脂漏性湿疹**は①新生児，乳児期に生じる乳児脂漏性湿疹と②思春期以降に出現する成人期脂漏性湿疹に分類される．

乳児脂漏性湿疹の予後は比較的良好で数ヵ月後には軽快することが多いがアトピー性皮膚炎との鑑別に困難であることがある．

成人期脂漏性湿疹はステロイド外用薬によく反応し経過良好である．病因はビタミン代謝障害説が有力であったが現在では**マラセチア・フルフール**の関与が注目されている．

2 症状と診断のすすめ方

■ 乳児脂漏性湿疹

乳児脂漏性湿疹は，生後1ヵ月後の新生児期より被髪頭部に黄白色調の鱗屑痂皮(乳痂)が厚く付着した紅斑局面を認める．前額部，眉毛部，耳前部，間擦部などの脂漏部位に痂皮の付着する紅色丘疹が集簇する．

■ 成人期脂漏性湿疹

成人期脂漏性湿疹は，被髪境界部と顔面に粃糠様鱗屑と紅斑を生じ，時に胸骨部，肩甲骨部にも拡大して落屑性紅斑局面を生じる．瘙痒は軽度であることが多い．

■ 診 断

臨床症状から診断は比較的容易であるが次の点を参考にして診断する．

①境界が明瞭な紅斑で，辺縁に毛孔一致性の丘疹がみられる．
②脂性鱗屑がみられる．
③好発部位はいわゆる脂漏部位，間擦部である．

④かゆみは軽微である．

鑑別疾患

鑑別疾患には以下のものがある．

◆乳児期アトピー性皮膚炎◆

乳児期のアトピー性皮膚炎と鑑別がむずかしいことがあるが，全身に瘙痒の強い紅斑がみられるときはアトピー性皮膚炎の可能性が高いと考えられている[*1]．

◆乾　癬◆

脂漏性湿疹に比べ境界は明瞭であり，肘頭，膝蓋に典型的な銀白色の鱗屑が付着した乾癬の局面がみられることが多い．

3 治療の実際と看護のポイント

乳児脂漏性湿疹

乳児脂漏性湿疹は一過性であり短期間で治癒することを念頭に置き治療する必要がある．とくに頭部に鱗屑痂皮が厚く付着していることが多いため，オリーブ油を塗布もしくはリント布に亜鉛華軟膏を延ばして貼付するのも有用である．軽度のものでは**ケトコナゾール**配合シャンプーでよく洗うだけで軽快することもある．

炎症が強く瘙痒を伴うときにはステロイド軟膏を外用することもあるが，炎症が改善したらすみやかに**ステロイド外用**は中止する．ケトコナゾールクリームが有用との報告もある[*2]．

成人期脂漏性湿疹

成人の脂漏性湿疹は比較的治療に反応するが，慢性・再発性に経過することが多い．頭部はステロイドローションなどを，顔面・体幹ではステロイド軟膏を使用する．軽度のものは低刺激性のシャンプー，ケトコナゾール配合シャンプーなどで洗う生活指導だけでも軽快する可能性があり，むやみにステロイド外用をしない．

（横関博雄）

[*1] 向井秀樹ほか：乳児期アトピー性皮膚炎と脂漏性湿疹．治療学 **26**(8)：13-16, 1992

[*2] Farr PM et al：Treatment of seborrhoeic dermatitis with topical ketoconazole. Lancet **2**(8414)：1271-1272, 1984

D　ビダール苔癬（慢性単純性苔癬）
lichen Vidal, lichen simplex chronicus

1 起こり方

神経皮膚炎，慢性単純性苔癬などの名称でよばれており，**後頸部に生じる境界明瞭な乾燥性の苔癬化局面**である．中高年に発症し，**女性**にやや多い．発症や増悪因子としてストレス，末梢神経，衣類・毛髪などの機械的刺激の関与，かゆみによる搔破の関与が指摘されている．

2 症状と診断のすすめ方

後頸部位に境界明瞭な，皮表より隆起する苔癬化局面を認める．前腕，下腿，外陰部にも発生する．皮疹が長期間継続する場合に本疾患を疑う．鑑別疾患に乾癬，体部白癬，接触皮膚炎，アミロイド苔癬などがある．

3 治療の実際と看護のポイント

皮疹は強い瘙痒を伴い，皮表より隆起した苔癬化局面を生じる．**ステロイド外用薬**は，その強度によって1群（ストロンゲスト）より5群（ウイーク）まで5段階のランクに分類される．ビダール苔癬では，ベリーストロング（2群）ないしストロングクラス（3群）のステロイド外用薬を使用する．浸潤が触知できなくなるまで十分に使用する．しばしば再発するために，長期的にステロイド外用を使用することが多い．かゆみが強いために**抗ヒスタミン薬**を服用し夜間のかゆみを抑える．日常生活で，毛髪，化粧品などによる機械的刺激を避け，衣類は木綿などの柔らかい素材を使用する．　　（中村晃一郎）

E 貨幣状湿疹 nummular eczema

1 起こり方

貨幣状湿疹は、**下腿伸側**，四肢伸側に，貨幣大までの湿潤化した，円形の紅斑局面である．しばしば周囲に漿液性丘疹が散在し，かゆみを伴う．皮膚の乾燥，**アトピー素因**などが関与して発症するほか，搔破による湿疹の悪化，細菌由来の菌体成分が関与する場合などが存在する．

2 症状と診断のすすめ方

漿液性丘疹や小水疱ではじまり，漿液性丘疹が集簇した貨幣大までの紅斑局面が，**下腿伸側，四肢伸側や体幹**に出現する．かゆみを伴いしばしば搔破によって湿潤化する．さらに細菌感染を生じると，皮疹は悪化する．

3 治療の実際と看護のポイント

治療の基本は**ステロイド外用療法**であり，ストロングクラス(3群)からベリーストロングクラス(2群)の外用薬を十分に使用する．湿潤傾向の強い急性病変，びらん面には，亜鉛華軟膏をリント布に伸ばして，ステロイド外用薬に重層し貼付する．亜鉛華軟膏はびらん面に対する乾燥作用を有する．かゆみに対しては**抗ヒスタミン薬**を服用し，かゆみのコントロールを図る．皮膚の乾燥が基盤にある場合には，保湿薬を使用して，皮膚の乾燥を改善する．保湿の外用は入浴直後に行う． （中村晃一郎）

F 自家感作性皮膚炎 autosensitization dermatitis

1 起こり方

急性の湿潤性の湿疹病変(**原発疹**)が初発病変として生じ，次いで小型の**漿液性の湿疹病変(汎発疹)** が全身に多発する．原発疹としては接触皮膚炎，アトピー性皮膚炎，うっ滞性皮膚炎，足白癬，貨幣状湿疹などの皮膚炎であり，これらの初発症状が治癒しない状態が継続し，急激に全身に汎発疹が多発する．**激しいかゆみ**を生じる．原因として，病変部(原発疹)からサイトカインが産生され，血中を介して全身に拡大し皮膚炎を誘導する説，細菌感染での菌体成分に対してリンパ球が過敏反応を生じる説などが推測されている．金属に対するアレルギー反応も報告される．

2 症状と診断のすすめ方

体幹，四肢に広範囲に小型の漿液性丘疹(**汎発疹**)が多発し，貨幣大の湿潤性紅斑局面(**原発疹**)が認められる．激しいかゆみを伴う．鑑別疾患として，急性痒疹，疥癬，ウイルス感染症，カポジ水痘様発疹症がある．

3 治療の実際と看護のポイント

全身の皮疹が広範囲であるので，**ステロイド外用薬**はベリーストロングクラス(2群)からストロンゲスト(1群)の外用薬を使用する．湿潤面には亜鉛華軟膏をステロイド外用薬に重層して貼付すると有効である．日常生活において，かゆみを助長する飲食を摂取しないよう注意することや，刺激の少ない衣類を着用することなどに注意する． （中村晃一郎）

G　うっ滞性皮膚炎　stasis dermatitis

1　起こり方

下肢の表在性**静脈うっ滞**が存在し，下肢に色素沈着，紅斑局面，かゆみ，静脈瘤を生じる．湿疹病変はしばしば**潰瘍化**し，**色素沈着**を呈する局面内に潰瘍が出現する．しばしば，外用薬や消毒薬による接触皮膚炎を生じる．うっ滞性皮膚炎の原因は，表在性静脈のうっ滞による下肢の還流不全によって，赤血球や血漿成分が血管外へ漏出することによって生じる皮膚炎である．色素沈着は，静脈より周囲に漏出した赤血球由来のヘモジデリン沈着による．

2　症状と診断のすすめ方

初期には下肢のむくみや，かゆみが生じる．次第に，丘疹や紅斑などの湿疹病変を生じ，褐色の色素沈着を伴う．搔破によってびらんを生じ，しばしば潰瘍を生じる．鑑別として，深部静脈血栓症，接触皮膚炎，蜂窩織炎，関節リウマチや結節性多発動脈炎に伴う皮膚潰瘍などがある．下肢の潰瘍を生じる疾患は多く，本疾患との鑑別が重要である．

3　治療の実際と看護のポイント

下腿のうっ滞性皮膚炎の治療の基本は，ステロイド外用薬による皮膚炎の鎮静化，**うっ滞の改善**，**潰瘍の治療**である．静脈うっ滞に関しては，弾性包帯を使用し，静脈還流を促進する．外科的に静脈瘤のストリッピングを行うこともある．潰瘍には**潰瘍治療薬**，**組織修復外用薬**を外用する．搔破によってびらんを生じるので，就寝前に**抗ヒスタミン薬**を服用する．消毒薬や外用薬は時に接触皮膚炎を生じるため，接触皮膚炎の原因物質がある場合には，接触源となる外用薬を使用しないように注意する．

（中村晃一郎）

H　皮脂欠乏性湿疹　asteatotic eczema

1　起こり方

高齢者の皮膚は皮脂分泌が減少しており，また発汗量が低下しているため，皮膚の水分含有が減少している．さらに**乾皮症**に加えて，石けんなどの洗浄剤の使用の増加，頻回の入浴，タオルによる刺激，機密性の高い室内などの環境因子，搔破などの機械的刺激が加わって，**亀裂**や**粗造化**を伴った**乾燥性湿疹病変**を生じる．

2　症状と診断のすすめ方

高齢者に，下腿伸側に亀裂やさざなみ様の外観を呈する乾燥性紅斑局面を生じ，搔破によってしばしば表皮剥離やびらんを生じる．下腿から始まり，大腿，上腕や，体幹にも生じることがある．季節は冬季に多い．

3　治療の実際と看護のポイント

皮脂欠乏の原因となる過度の暖房，石けん，高温の入浴などを避け，**生活環境に関する改善**を図る．乾燥に対して，保湿薬を十分に使用するように心がける．入浴後やシャワー後に，皮膚が乾燥する前に**保湿薬**を塗布する．皮膚炎に対しては，ストロングクラス（3群）の**ステロイド外用**を行う．かゆみによる搔破は皮膚炎を悪化するために，抗ヒスタミン薬を服用し，かゆみを軽減する．入浴時に，ナイロンタオル使用などの機械的刺激を避けるように工夫する．

（中村晃一郎）

痒疹 prurigo

1 起こり方

　痒疹は発疹の形態に基づいて診断される疾患である．粟粒大から半米粒大程度の小さな浮腫性の紅色丘疹が出始めの発疹である．かゆみが強いため掻破して，多くの丘疹が頂点に血痂，痂皮を付している．このような発疹が主体ないし全部を占めるものが痒疹群の疾患に含まれており，発疹の形，経過などから**表1**のように分類される．

　発症機序についてはいまだ解明されていない点が多い．**急性痒疹**，**結節性痒疹**の原因は虫刺されによることが多い．若年者の結節性痒疹はアトピー性皮膚炎の既往がある人にみられることが多く，アトピー性皮膚炎の部分症状として認められることもある．**亜急性痒疹，慢性痒疹**の多くは原因不明であるが，肝腎機能障害，糖尿病，内臓悪性腫瘍を有する人に発症することがあり，これらの疾患が原因ないし誘因となりうる可能性が指摘されている．**色素性痒疹**はダイエット中あるいは1型糖尿病患者に発症することが多く，これらによって引き起こされるケトーシスの病態が発症に関与していることが推測されている．

2 症状と診断のすすめ方

　痒疹といっても病型により症状はかなり相違しているので，以下病型別に述べることとする．

● **急性痒疹** ●

　蕁麻疹に類似する滲出傾向の強い丘疹や漿液性丘疹（頂点に小水疱を有する丘疹）が四肢を中心に多発する．夏季に多く，1週間程度で消退するが，再発する傾向がある．

● **亜急性痒疹，慢性痒疹** ●

　両疾患とも四肢，体幹にかゆみが強い丘疹が繰り返し生じて慢性の経過をとる．亜急性痒疹は蕁麻疹様の丘疹，漿液性丘疹が認められ，慢性痒疹ではより充実性のやや硬く触れる丘疹が主体である．しかし，両疾患は実際には鑑別困難なことが多く，一括して扱われることが多い．

● **結節性痒疹** ●

　四肢伸側を中心に大豆大ほどの硬い丘疹が散在多発する．表面は角化性で，かゆみが強いため掻破による血痂を付けている．個々の発疹は一般に治療抵抗性で慢性の経過をたどる．

● **色素性痒疹** ●

　前胸部，鎖骨部，項部，背部などに粟粒大〜半米粒大の浮腫性の紅色丘疹が急速に生じ，かゆみが強い．出現後1週間程度で消退するが，消退後に色素沈着を残し，再発を繰り返すうちに色素沈着は増強し粗大網目状となる．

● **妊娠性痒疹** ●

　妊娠中期に四肢を中心にかゆみの強い丘疹が多発する．出産後に消退し，通常妊娠の経過や胎児に悪影響はない．

3 治療の実際

　日常生活の指導と薬物療法の両者が重要である．前者については，毎日入浴して清潔を保ち，指示どおりに外用薬を塗布する習慣をつける．また掻くことが悪化因子の最大のものであることから，それをよく説明するとともに，爪を早め早めに切らせて掻破を防ぐ．一方，薬物療法の基本となるのは**ステロイド軟膏**の外用であり，症状，部位に応じた強さの薬剤を選択して定期的に外用させる．またかゆみの抑制のために**抗ヒスタミン薬，抗アレルギー薬**の内服を併用する．色素性痒疹のみはこれらの薬剤では効果が得られず，ミノサイクリン内服が著効す

表1　痒疹の分類

- 急性痒疹
- 亜急性痒疹，慢性痒疹
- 結節性痒疹
- 色素性痒疹
- 妊娠性痒疹

る．また基礎に糖尿病があるときは治療を行い，不必要なダイエットは中止させる．

看護のポイント

痒疹の多くは短期間で治癒させることがむずかしく，慢性の経過をたどるために患者はしばしば焦りや不安をもっている．そのような場合，症状をコントロールしつつ徐々に軽快に導くことを目標にして根気強く治療を続けるよう患者に話し，力づけていくのがよい．発疹を掻破しないようにまめに爪を切るように促し，就眠中は綿の手袋をするのも一法である．過労，不規則な生活，アルコール多飲などはしばしば悪化因子となることからやめるように指導する．また虫に刺されぬように注意させる．

（早川和人）

皮膚瘙痒症　pruritus sine materia

1 起こり方

かゆみの原因となるような明らかな皮疹がないのにかゆみがある状態を皮膚瘙痒症という．かゆみを感じる範囲によって大きく汎発性と限局性に分けられる．

汎発性皮膚瘙痒症

さまざまな基礎疾患に伴って生じる（**表1**）．**慢性腎不全**は代表的疾患で，血液透析患者の70〜80％がかゆみを訴える．原因としては皮膚の乾燥，2次性副甲状腺機能亢進，肥満細胞の活性化などの諸説がある．胆汁うっ滞性肝疾患も代表的原因疾患で，とくに原発性胆汁性肝硬変ではほぼ全例でかゆみがあり，黄疸よりも先行して生じることが多い．胆汁酸の血中濃度がかゆみの強さに比例しないことから，胆汁酸塩以外の物質の関与も推測されている．そのほか，**真性赤血球増多症やホジキン（Hodgkin）リンパ腫**にもかゆみが伴うことがあるが，ともに原因は不明である．薬剤性瘙痒としては**モルヒネ**やクロロキンが知られる．精神的ストレス事象を契機に，心因性の皮膚瘙痒症が生じることもある．

限局性皮膚瘙痒症

外陰部のかゆみは，男性では前立腺肥大，前立腺がん，女性では腟感染症が背景にあることがある．肛門周囲の場合は，痔核や便の刺激，またとくに夜間に増強する瘙痒は蟯虫症によることがある．神経の異常活動によるかゆみ（＝

表1　皮膚瘙痒症の原因

Ⅰ　汎発性皮膚瘙痒症

分類	例
全身疾患性	・慢性腎不全，胆汁うっ滞性肝疾患，真性赤血球増多症，ホジキンリンパ腫，糖尿病
薬剤性	・モルヒネ，クロロキン
心因性	
その他	・妊娠，更年期障害，老化

Ⅱ　限局性皮膚瘙痒症

分類	例
陰部関連	・前立腺肥大，前立腺がん，腟感染症，痔核
神経因性	・帯状疱疹後瘙痒，背部錯感覚症（notalgia paresthetica）

神経因性瘙痒）が，**帯状疱疹後**や神経の圧迫などにより部位限局的に生じることがある．

2 症状と診断のすすめ方

皮疹がないのにかゆみだけを感じると訴える場合には本疾患を疑う．しかし拡大鏡を使うなどして綿密に皮疹の有無を確認することが必要である．とくに，**疥癬**を見落とさないように注意する．また，**蕁麻疹**の皮疹は数時間で消失してしまい，診察時には掻破痕のみが残存するため，一見すると皮膚瘙痒症と見紛うことがある．

検査

背景に基礎疾患の存在を疑った場合には対応

する検査を行う．原因不明の全身性皮膚瘙痒症では血球算定検査，肝・胆道系酵素，腎機能，血糖値を調べる．原因不明かつ治療抵抗性の汎発性瘙痒が長期間続く場合には造血系腫瘍を中心に悪性腫瘍検索が必要となる．

3 治療の実際

基礎疾患が明らかな場合にはその治療が必要であることはいうまでもないが，悪性腫瘍や慢性腎不全など，根本的治癒がむずかしいことが多い．その場合にはワセリン，ヘパリン類似物質含有軟膏などの**保湿外用薬**と**抗ヒスタミン薬**や**抗アレルギー薬**の内服を組み合わせた対症療法が主体となる．

2009 年に，腎透析患者のかゆみに対しては，選択的オピオイドκ受容体作動薬である**ナルフラフィン**がわが国で認可された．今後，肝疾患のかゆみにも適応拡大される可能性がある．

神経因性瘙痒に対しては，カルシウムイオン流入抑制薬で，末梢性神経障害性疼痛に適応のある**プレガバリン**が奏効する場合がある．

心因性のかゆみを含めた一部のかゆみに対しては，抗うつ薬として使われているセロトニン・ノルアドレナリン再取込み阻害薬が有効な場合がある．そのほか，紫外線照射（とくにUVB 照射）が奏効することもある．

💡 看護のポイント

かゆみの悪化因子となっているものがないか探り出し是正する．たとえば，入浴時にタオルで皮膚に強い摩擦を加えない，熱い湯は避ける，肌着は滑らかな素材のものにする，衣服や寝具は清潔に保つ，冬季に暖房の設定温度を高くしすぎない，といった指導を行う．

また，かゆみが生じた際の抑制法としては搔く代わりに冷蔵庫で冷やした絞りタオルをあてがうなどの冷却法をすすめる． （生駒晃彦）

紅皮症 erythroderma

1 起こり方と症状・診断のすすめ方

紅皮症とは，全身もしくは略全身に及ぶ皮膚の発赤と落屑形成を特徴とする皮膚症候群をさす．皮疹は比較的急速に紅斑が全身に拡大し，瘙痒は著明なことが多い．慢性化により，皮膚の光沢や色素沈着を認め，**ポイキロデルマ（多形皮膚萎縮症）**様になることもある．

紅皮症は，基礎疾患に続発することが主であり約 1/4 のみが明らかな原因疾患が特定できない本態性紅皮症である．基礎疾患として，①**アトピー性皮膚炎**などの湿疹，②抗菌薬や抗けいれん薬などによる**薬疹**，③乾癬などの**炎症性角化症**，④**皮膚 T 細胞リンパ腫**，白血病，内臓悪性腫瘍などの腫瘍の主に 4 疾患があげられる．そのほか，後天性免疫不全症候群（**AIDS**）などの感染症，輸血後 GVHD（**移植片対宿主病**），水疱症などに続発することもある．原疾患を推測させる皮疹が認められることもあるが，判明しない場合も多い．付属器にも症状が及び，脱毛や爪変形を認めることもある．組織学的には，非特異的な所見を呈する場合が多く，原疾患を同定するために繰り返し生検を要することもまれではない．既存の皮膚疾患の有無，薬剤摂取歴などの病歴などを行い，基礎疾患を同定することがきわめて大切な疾患である．

2 治療の実際と看護のポイント

治療は，基礎疾患に基づく治療が中心であるが，対症的にステロイド外用や抗アレルギー薬内服を中心に行う．重症例ではステロイド内服が必要になることもある．ほかに，紫外線療法が有効な例もある．

ただし，悪性腫瘍が背後に潜むこともあるため，漫然とステロイド外用や内服を対症療法と

蕁麻疹，血管性浮腫 urticaria, angioedema

1 起こり方

蕁麻疹や血管性浮腫は，皮膚の**肥満細胞**から**ヒスタミン**などの化学伝達物質が遊離され，皮膚毛細血管から血漿成分が漏出して限局性に浮腫が生じたものをいう．

起こり方には，アレルギー性と非アレルギー性の機序がある．アレルギー性は，IgE 抗体をもっているヒトが，それに対応する抗原を摂取した場合に生じる．IgE 抗体は，肥満細胞に結合しやすく，それに対応する抗原が反応すると，肥満細胞はヒスタミンなど種々の化学伝達物質を含んだ顆粒を放出する．非アレルギー性は，アレルギー以外の機序で肥満細胞がヒスタミンを遊離する場合や，ヒスタミン類似物質が食事として摂取された場合に起こる．

2 症状と診断のすすめ方

膨疹とよばれる，周辺に赤みを伴う円形，楕円形または地図状の扁平隆起としてみられ，強いかゆみを伴う．一過性の浮腫のため数時間以内に痕を残さず消失するのが特徴である．患者がかゆみを伴う赤い発疹が出るといって受診する場合，その発疹の持続時間を聞くことが大切で，数時間後あるいは翌日にはまったく消えるようであれば，まず蕁麻疹と診断してよい．

主な病型，特徴と必要な検査

蕁麻疹には種々の病型がある．主な病型と診

本文冒頭（前頁からの続き）：
して継続することは慎むべきであり，できるだけ早期に皮膚科専門医に基礎疾患の同定を試みてもらう必要がある．脱水やタンパク喪失が著明な場合は，輸液などの全身管理が必要となる．皮膚症状を中心とした疾患でありながら，PET-CT などによる内臓悪性腫瘍の全身検索，他科との共同作業が必要となることの多い疾患であることを頭に置いておくことが重要である．

（椛島健治）

表 1 蕁麻疹，血管性浮腫の主な病型と検査

病　型	検　査
特発性の蕁麻疹	病歴，身体所見などから関連性が疑われる場合に適宜検査を行う．蕁麻疹以外に明らかな所見がなく，蕁麻疹の症状にも特別な特徴がない症例においては，むやみにあてのない検査を行うことは慎む
アレルギー性の蕁麻疹 食物依存性運動誘発アナフィラキシー	プリックテスト，CAP-RAST 法などによる特異的 IgE の存在の証明．ただし，これらの検査で過敏性が示された抗原が蕁麻疹の原因であるとは限らないので，ていねいな問診，負荷試験の結果などを総合的に判断する
非アレルギー性の蕁麻疹	一般的に有用な検査はない（病歴から判断する）
アスピリン蕁麻疹	少量のアスピリン接種による誘発試験を行う．被疑薬剤によるプリックテストによりアレルギー性機序の除外
物理性蕁麻疹	診断を厳密に確定する必要がある場合には，経過から疑われる物理的刺激による誘発試験を行う
コリン性蕁麻疹	発汗をきたす程度の運動負荷による誘発試験を行う．アセチルコリンによる皮内テストによる膨疹の誘発も参考となる
血管性浮腫	通常（特発性，刺激誘発性）の蕁麻疹に準じ，病歴から考えられる病型に応じて検索する．表在性の蕁麻疹の合併がなく，C1 インヒビター不全が疑われる場合は，補体 C3，C4，CH50，C1 インヒビター活性などを測定する

断・原因検索に必要な検査を表1に示す．
①**特発性の蕁麻疹**：誘因なく自発的に膨疹が出現するもの．
②**アレルギー性の蕁麻疹**：抗原摂取後にアレルギー機序で膨疹を生じるもの．
③**食物依存性運動誘発アナフィラキシー**：特定の食物を摂取後，数時間以内にアレルギー機序で膨疹やショックをきたす場合は食物依存性運動誘発アナフィラキシーとよぶ．
④**非アレルギー性の蕁麻疹**：原因物質摂取後に非アレルギー機序で膨疹を生じるもの．
⑤**アスピリン蕁麻疹**：アスピリンなど非ステロイド抗炎症薬の摂取で蕁麻疹や浮腫を生じるもの．
⑥**物理性蕁麻疹**：皮膚の機械的刺激，寒冷，温熱などの物理的刺激により膨疹を生じるもの．
⑦**コリン性蕁麻疹**：運動，入浴，精神的緊張など発汗に伴い膨疹が生じるもの．
⑧**血管性浮腫**：皮膚，粘膜に限局して生じる浮腫．

3 治療の実際

原因や誘因は可能な範囲で避けるよう指導する．原因の特定できない蕁麻疹に対しては，抗ヒスタミン薬が用いられる．ほとんどは内服で用いられるが，d-クロルフェニラミン（ポララミン®）は静脈内注射できる製剤もある．1剤を処方して治療効果をみながら，増量あるいは減量の調節をする．効果が不十分であれば，プレドニゾロン（プレドニン®）10〜15 mgを併用処方する．多くの抗ヒスタミン薬は眠気や口渇などの副作用がある．最近は眠気や口渇などの副作用の少ない非鎮静性の抗ヒスタミン薬が頻用される．妊婦には，d-クロルフェニラミン，ロラタジン（クラリチン®），セチリジン（ジルテック®）が胎児に影響なく比較的安全に投与できるとされる．

看護のポイント

幼児や小児に皮膚テストを行うと不安や痛みのため暴れることがあり，十分な抗原量が投与できないことがある．こうした検査に際しては，不安を取り除く工夫をする，被検部位を固定するなどの介助が重要である．アレルギー性の蕁麻疹や食物依存性運動誘発アナフィラキシーの皮膚テストや誘発試験の場合には，血圧低下，意識消失などアナフィラキシーショックを起こすことがあるので，患者にはこうした危険性を十分説明するとともに慎重な観察が必要である．血管性浮腫が顔面に生じた場合には，咽頭，喉頭に浮腫がおよび気道の閉塞をきたすことがあるため，十分な観察が必要である．

（森田栄伸）

紅斑症 erythema

1 起こり方

多くの皮膚疾患が紅斑で始まるが，ほかの性状の皮疹に移行し，またはほかの皮疹を伴ってくる．紅斑のみで終始するものを紅斑症としてあげる傾向にある．しかし，初期疹は，炎症性であれ腫瘍性であれ紅斑で始まるので，鑑別には注意が必要な場合が多い．一般的に紅斑は，皮膚の一部が赤くみえるものをいい，ばら色〜鮮紅色〜暗赤色など，さまざまな程度がある．びまん性に赤くなっている場合には，発赤〜潮紅とよぶこともあり，全身性のものは紅皮症とよんで区別している．元来，隆起しないのが原則であるが，多少隆起しているものも紅斑と称している．

病理学的にみると，真皮上層の毛細血管の拡張・充血による．強く圧迫すると退色するのが特徴で（ガラス圧法あるいは硝子圧法），紫斑と区別される．炎症性細胞浸潤を伴い一過性であるが，まったく炎症を伴わない永続的な毛細血

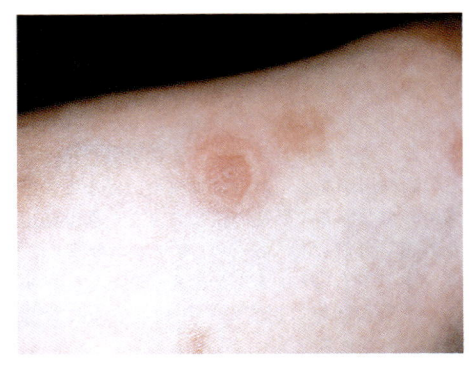

図1　多形滲出性紅斑

管の拡張のみのものもある．これが，稠密である場合には赤色斑としかみえないが，ルーペでよくみると細かい線状と認識することができることもある．ダーモスコピーが鑑別手段としてもちいられることもある．

皮疹は，アレルギー反応が病因的に主体である場合（いわゆる紅斑症）と非アレルギー反応が病因的に主体である場合に区分される．前者の多くは，若干の例外はあるものの，病原由来の抗原と対応する抗体との免疫複合体がなんらかの形で発症に関与している．血清中には免疫複合体が出現し，真皮血管壁には免疫グロブリンや補体成分が沈着していることが多い．

2　症状と診断のすすめ方

多形滲出性紅斑

最初，帽針頭大までの丘疹様紅斑が発生し，以後遠心性に拡大して標的様となる（図1）．新旧の紅斑が混在し，多形を呈する．現在では，皮疹が標的様にならないものも広義に本症に含まれる傾向にある（多形紅斑と称する）．好発部位は，手背，足背，肘，膝などがあるが，時には顔面に生じることもある．自覚症状はほとんどなく，多少の圧痛がある程度である．全身症状として，時に頭痛，倦怠感，関節痛を伴うことがあるが，いずれも軽度である．原因はウイルス，細菌，真菌などの微生物が多い．悪性腫瘍に伴うこともある．注意すべきは薬剤性のもので，瘙痒の強い扁平隆起性紅斑が全身性に生じることが多いようで，逆にいえば，このような紅斑をみたときには，まず薬剤を原因として考えるべきである．

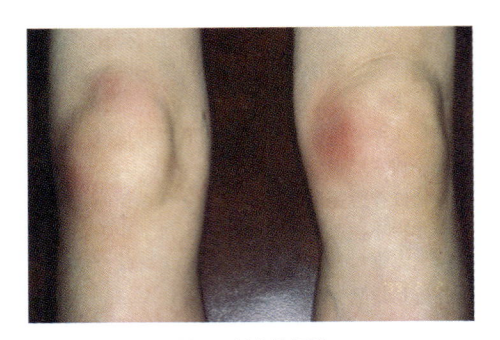

図2　結節性紅斑

スティーブンス・ジョンソン（Stevens-Johnson）症候群

多形滲出性紅斑の重症型にスティーブンス・ジョンソン症候群（粘膜皮膚眼症候群）がある．本症は皮疹が全身性に生じるとともに，口腔，外陰，鼻，結膜などの粘膜部も侵され，それらは，しばしばその中央が水疱となったり，出血性となったりするのが特徴である．そして，これらが破れてびらんになると疼痛をきたし，それが固まって出血性の痂皮となる．さらに発熱，全身倦怠感，関節痛などかなり強い全身症状を呈し，時には死亡することさえある．

結節性紅斑

下肢伸側に多く，上肢にもみられる．圧痛のある指頭大までの紅斑性の皮下結節が生じる（図2）．全身症状を伴わない場合と，ベーチェット（Behçet）病やサルコイドーシスなどの部分症として出現することがある．前者では，原因・誘因は多形滲出性紅斑と同じで，多形滲出性紅斑との違いは，反応の場による違いと解釈されている．すなわち，多形滲出性紅斑は真皮上層までで，結節性紅斑は真皮下層や皮下脂肪組織が反応の主体である．放置しておいても，2～3週間で消失することがある．全身症状はほとんどないが，時に関節痛，全身倦怠感を訴えることもある．前駆症状として咽頭痛など上気道症状があることもある．

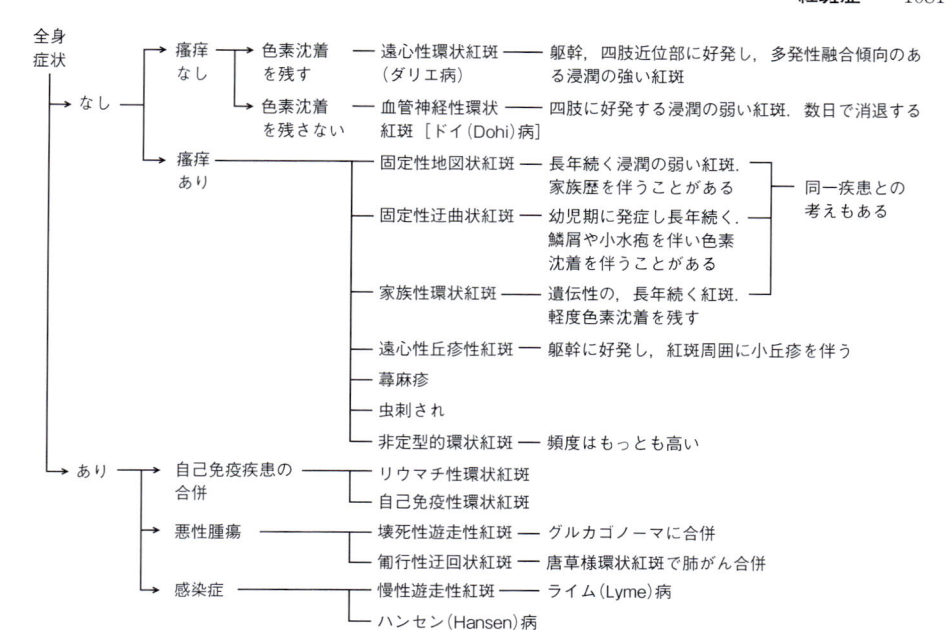

```
全身症状
├─なし
│  ├─瘙痒なし
│  │  ├─色素沈着を残す ── 遠心性環状紅斑（ダリエ病） ── 躯幹，四肢近位部に好発し，多発性融合傾向のある浸潤の強い紅斑
│  │  └─色素沈着を残さない ── 血管神経性環状紅斑［ドイ(Dohi)病］ ── 四肢に好発する浸潤の弱い紅斑．数日で消退する
│  └─瘙痒あり
│     ├─固定性地図状紅斑 ── 長年続く浸潤の弱い紅斑．家族歴を伴うことがある ┐
│     ├─固定性迂曲状紅斑 ── 幼児期に発症し長年続く．鱗屑や小水疱を伴い色素沈着を伴うことがある ├─同一疾患との考えもある
│     ├─家族性環状紅斑 ── 遺伝性の，長年続く紅斑．軽度色素沈着を残す ┘
│     ├─遠心性丘疹性紅斑 ── 躯幹に好発し，紅斑周囲に小丘疹を伴う
│     ├─蕁麻疹
│     ├─虫刺され
│     └─非定型的環状紅斑 ── 頻度はもっとも高い
└─あり
   ├─自己免疫疾患の合併
   │   ├─リウマチ性環状紅斑
   │   └─自己免疫性環状紅斑
   ├─悪性腫瘍
   │   ├─壊死性遊走性紅斑 ── グルカゴノーマに合併
   │   └─匐行性迂回状紅斑 ── 唐草様環状紅斑で肺がん合併
   └─感染症
       ├─慢性遊走性紅斑 ── ライム(Lyme)病
       └─ハンセン(Hansen)病
```

図3 環状紅斑の分類と診断

硬結性紅斑

主に，下腿に多く，圧痛のある指頭大までの紅斑性の皮下結節が生じ，時に潰瘍化する．結核菌によるアレルギー反応であることが推察される．生検して組織をみると類上皮細胞肉腫を示す．肺をはじめとする全身臓器の結核の有無を調べることが必要で，ツベルクリン反応，結核菌培養のPCR法，血液検査など一般的検査を行う．しかし，病態の基本は結核菌に対するアレルギー反応であり，真性結核とは本態を異にする．

スウィート(Sweet)病

臨床的に発熱，末梢白血球増多，有痛性紅斑ないし結節を認め，病理組織学的に真皮に稠密な好中球浸潤を伴う疾患である．紅斑のほか，口腔内アフタ，外陰部潰瘍，関節痛などを伴うことがある．骨髄性白血病をはじめとする血液疾患との合併が多い．また本症とベーチェット病の鑑別が困難な症例がしばしばみられる．

環状紅斑を示す疾患

全身症状や瘙痒の有無で図3のように鑑別される．その大半がアレルギー反応を主病態とする．皮膚に限局性の場合とほかの全身性疾患（膠原病などの自己免疫疾患，悪性腫瘍，感染症など）に伴ってみられるものがある．全身性疾患の場合，マーカー検索，画像診断，抗SS-A抗体やほかの抗核抗体の検索が有益である．とくに，自己免疫性疾患では抗SS-A抗体と環状紅斑の相関性は強い［シェーグレン(Sjögren)症候群が代表的］．

3 治療の実際

もっとも大切なことは原因の究明とその除去である．しかし，これは言うはやすくして行うは必ずしも容易でない．多くの紅斑症は多病因性の疾患であり，さまざまの検査を行っても，原因が確定できないことも多い．

原因が確定できないときには対症療法を行う．軽症の場合には非ステロイド抗炎症薬を，中等症以上の場合にはステロイドの内服を行う

こともある．スティーブンス・ジョンソン症候群では，ステロイドのパルス療法や免疫抑制薬の投与を適切かつ迅速に行わなければならない．結節性紅斑や多形滲出性紅斑ではヨウ化カリウムが有効なことがある．下肢に皮膚病変がある場合，安静と下肢挙上が有効なことがある．内臓悪性腫瘍に伴う場合は，切除などの腫瘍に対する治療が優先する．

看護のポイント

比較的小範囲で下肢皮膚に限局性の場合は，安静・下肢挙上を行わせる．たかが皮膚病と思っている患者が多いので，放置した場合に予想される症状，内臓病変の異常を反映した場合があることや血液・全身検索の必要性を十分に説明する．

全身性に皮疹が出現すると，皮疹は患者の目に見えるため，多くの患者は程度の差はあっても，神経過敏になったり，落ち込んだり，時にショックを覚える．適切な治療を行えば治癒することを納得してもらう．また，スティーブンス・ジョンソン症候群などの全身性の疾患では，熱傷に準じた医療関係者のチームワーク医療が必要である．全身のガーゼ交換，外用薬による処置(創交)は素早く，できるだけ患者の苦痛にならないように，計画を立てた看護が重要である．眼粘膜が侵されると失明にいたることもある．このよう患者に対しては，精神面に対するアプローチも必要とされる．　　　(古川福実)

皮膚血管炎 cutaneous vasculitis

1 起こり方

皮膚は血管炎の好発部位である．一般に血管炎は発症機序から，①**免疫複合体(IC)血管炎**，②**抗好中球細胞質抗体(ANCA)関連血管炎**，③**Tリンパ球関連血管炎**，④その他に分類される．皮膚血管炎はIC血管炎の頻度が高く，病態として次の反応過程が想定されている．すなわち，感染微生物(細菌，ウイルス)，薬物，組織抗原(がん，変性組織)などの抗原分子と，対応する抗体とが血液中で結合し，ICが形成される．ICは補体の活性を介して皮膚の小型血管壁に白血球を誘導し，血管壁を傷害する．

IC血管炎は抗体の種類によって，**IgA-IC血管炎**と**IgG/IgM-IC血管炎**の2つに分類され，それぞれの代表的疾患として**アナフィラクトイド紫斑病**［同義語：ヘノッホ・シェーンライン(Henoch-Schönlein)紫斑］と**皮膚アレルギー性血管炎**があげられる．

2 症状と診断のすすめ方

症　状

アナフィラクトイド紫斑病は小児に好発する．成人例は小児例の1/5～1/10の患者数ではあるが，決してまれではない．皮膚症状は下肢に多発する数mm大のわずかに隆起した紫斑であり，殿部，上肢，体幹，顔面にも拡大する．しばしば膨疹，紅斑，浮腫を伴う．紫斑は2～4週間で軽快するが，数ヵ月間出没を繰り返すこともある．小児では約50％の症例に**上気道感染**が先行することから，感染抗原(とくに**溶連菌**)が発症に関与していると推測されている．一方，成人ではこのような症例は30％以下と少ない．

臓器病変として，**糸球体腎炎**が予後に直接関係するためもっとも重要である．腎症状としては血尿，タンパク尿が20～55％の頻度で出現する．一部には顕著な血清クレアチニン低下を伴う腎機能障害を認め，ネフローゼや腎不全に移行する．とくに成人例には重症腎炎が多い．**関節症状**は60～75％に出現し，四肢関節周囲

の腫脹，疼痛である．**消化器症状**は50〜65％にみられ，疝痛性の腹痛，嘔吐，下血が生じ，時に重篤な腸出血，腸重積，腸管穿孔をきたす．

一方，皮膚アレルギー性血管炎は中年の成人に多く，下腿に3〜7mm大の隆起性紫斑，丘疹，膿疱，血疱，結節，潰瘍など多彩な皮疹がみられる．数ヵ月〜数年にわたって再発・寛解を繰り返すことが多い．臓器障害の合併はない．原因は不明であるが，時に上気道感染やそのほかの病巣感染との関連性が見出される．

診 断

病理組織学的に**真皮小血管炎**を証明する．蛍光抗体直接法によって血管壁にIgA（アナフィラクトイド紫斑病）あるいはIgG/IgM（皮膚アレルギー性血管炎）を確認することは診断に有用である．臓器病変の検索のために，血液・尿検査，腎機能検査，**腎生検**，腹部エコー，腹部CT検査，消化管内視鏡検査などを施行する．

3 治療の実際

アナフィラクトイド紫斑病の治療としては，軽症例では血管強化薬，非ステロイド抗炎症薬による対症療法が行われる．上気道感染が原因と考えられる場合，抗菌薬の全身投与をする．強い腹部症状，あるいは腎機能低下や腎生検にて急性糸球体腎炎所見を認める重症例には，早期にステロイドの全身投与を開始する．急速進行性腎炎には，ステロイドパルス療法，免疫抑制薬，血漿交換療法を併用する．

皮膚アレルギー性血管炎に対しては，ステロイド外用薬，潰瘍治療薬などの局所療法と非ステロイド抗炎症薬を投与し，炎症が強い場合には少量ステロイドの全身投与をする．

💡 看護のポイント

安静保持に留意しながら，皮膚の状態と腹部症状，尿異常についてきめ細かい観察を行う．腎炎発症患者には長期の免疫抑制療法が施行されるため，感染症状の発現に注意し，同時に患者の不安の軽減に努める．また，腎炎は紫斑消退数ヵ月後にも発症するおそれがあるため，定期的な受診を後押しすることも大切である．

（川名誠司）

褥瘡，皮膚潰瘍 pressure ulcer, skin ulcer

1 起こり方

皮膚潰瘍の原因は多岐にわたる（表1）．**褥瘡**は皮膚局所に持続的圧迫が加わり血管が圧迫されて虚血状態を招いた結果生じる．**糖尿病性皮膚潰瘍**の成因は複合的であり，高率に合併する末梢動脈障害（peripheral artery disease：PAD，閉塞性動脈硬化症を含む広い疾患概念），皮膚細小血管障害，末梢神経障害が発症に関与する．**下腿潰瘍**は下腿に生じる皮膚潰瘍全般を包含する病名であり，狭義には静脈うっ滞性症候群をさす．静脈うっ滞性症候群は下肢の深部静脈血栓症（deep vein thrombosis：DVT）および交通枝や表在性静脈の静脈弁機能不全により下肢の静脈還流が阻害されて発症する．**コレステリン結晶塞栓症**は血管内カテーテル操作や抗凝固療法ないし抗血小板療法を契機として発症する疾患で，粥状硬化をきたした血管壁からコレステリン結晶が遊離飛散して全身の血管に塞栓を起こす．

2 症状と診断のすすめ方

● 褥 瘡 ●

好発部位は仙骨部，腸骨稜部，外果部，踵部などの骨突出部である．自律的体位変換ができなかった状態が存在したかどうかを確認する．通常，「寝たきり状態」の患者に発症するが，周術期患者や突然の意識障害に襲われた患者（薬剤の過剰摂取，脳血管障害発症など）にも発症する．

表1　皮膚潰瘍の原因

物理化学的傷害	熱傷，凍傷，褥瘡，化学熱傷，急性・慢性放射線皮膚炎，薬剤など
血行障害	①血管炎：結節性多発動脈炎，アレルギー性肉芽腫性血管炎，網状血管症，皮膚アレルギー性血管炎，リウマチ性血管炎など ②血栓：バージャー(Buerger)病，抗リン脂質抗体症候群，好酸球増多症候群，プロテインS(C)欠乏症など ③塞栓：コレステリン結晶塞栓症，クリオグロブリン血症など ④血管壁肥厚：閉塞性動脈硬化症，糖尿病性血管障害，全身性強皮症など ⑤形成異常：静脈瘤症候群，動静脈瘻など ⑥その他：スチール症候群(透析患者)など
炎症性	バザン(Bazin)硬結性紅斑，壊疽性膿皮症，ウェーバー・クリスチャン(Weber-Christian)病など
結合組織代謝異常	エーラース・ダンロス(Ehlers-Danlos)症候群，ウェルナー(Werner)症候群，プロリダーゼ欠損症など
腫瘍性	有棘細胞がん，基底細胞がん，血管肉腫，悪性リンパ腫など
感染性	帯状疱疹，皮膚結核，非結核性抗酸菌症，深在性真菌症，梅毒，壊死性筋膜炎，ガス壊疽など
神経性	足穿孔症，多発性硬化症など

　発症間もない褥瘡は紅斑を呈し，その後1～2週間の間に壊死の及んだ深さに応じて変化し，紅斑，紫斑，水疱，びらん，潰瘍などを呈する．このような時期の褥瘡を急性期褥瘡とよぶ．その後，真皮深層以下に壊死が及んだ褥瘡では壊死組織が形成されて創表面に固着する．このような時期に移行した褥瘡を慢性期褥瘡とよぶ．

● 糖尿病性潰瘍 ●

　好発部位は足趾，足底外側縁部である．血糖値のコントロールができていない重症患者に発症する．知覚障害を伴うことが多く，その場合は疼痛を欠く．PADを高率に合併するので，足背動脈を触知できるかを診て，さらにankle brachial pressure index(ABPI，正常は0.9以上)を測定する．皮膚潰瘍が長期にわたって持続している場合には，骨髄炎の合併を考慮する必要がある．PADの診断にはMRIアンギオグラフィが有用である．

● 静脈うっ滞性症候群 ●

　好発部位は下腿の下1/3外側，時に内側，外果部である．まず，静脈瘤の有無を確認する．潰瘍周囲の皮膚は紅褐色調を呈し，触ると硬く触れる．皮膚硬化のために下腿の下1/3がくびれた状態を逆シャンパンボトル様とよぶ．確定診断にはドップラーエコー，静脈造影を行う．

　通常，静脈性の皮膚潰瘍は不整形で浅く，疼痛は軽度である．これに対して，動脈性の潰瘍は「刳り貫き潰瘍 punched out ulcer」と形容されるように，類円形で深く，疼痛は高度なことが多い．

● コレステリン結晶塞栓症 ●

　好発部位は足底，足趾であり，疼痛を伴う樹枝状皮斑を生じた後に潰瘍ないし壊疽をきたす．腎臓は皮膚とともに侵されやすい臓器であり，放置すると腎不全にいたる．一般検査では，末梢血好酸球増多，クレアチニン，BUN上昇などを認める．

　本症はinterventional radiology(IVR)の普及とともに認識されるようになった疾患である．同様に，透視下の心臓カテーテル操作では過剰のX線曝露により肩甲骨下部に放射線皮膚炎や放射線潰瘍が起こることがある．

3　治療の実際

　皮膚潰瘍を生じた原因が同定できたら，可能であれば糖尿病のコントロール，血管バイパス術，抗凝固療法，抗血栓療法，静脈硬化療法やストリッピングなどの原因に対する治療を行う．一方，局所治療に関しては原因のいかんにかかわらず，基本方針は同じである．すなわち，褥瘡治療で頻用される褥瘡創面の色調による病期分類に基づいて治療方針を立て，病期に合わせて適切な外用薬，創傷被覆材を選択することが肝要である．

● 黒色期〜黄色期：壊死組織の除去と感染制御 ●

　壊死組織が残存していると肉芽形成が始まらない．また，血流の途絶えた壊死組織は細菌にとって格好の増殖場所となる．壊死組織のデブリドマンを行わず，漫然と外用療法を行うことは何もしていないことに等しい．壊死組織を除去し，細菌感染を制御することが黒色期〜黄色期の治療目標である．壊死部と健常部の境界が明瞭となった時点でメスやクーパーを用いて外科的デブリドマンを行う．局所麻酔は必要ない．表面から少しずつ壊死組織を切除しながら深部へとすすめるが，すべての壊死組織を1回で切除することは無理なので，日々こまめにデブリドマンを続ける．壊死組織切除後は滲出液が増加するので，吸水作用と抗菌作用をもつ外用薬であるヨウ素（カデックス®軟膏，ヨードコート®軟膏），白糖・ポビドンヨード配合（ユーパスタ®軟膏）などをガーゼに伸ばして貼付する．滲出液が少なくなれば，スルファジアジン銀（ゲーベン®クリーム）に変更してもよい．壊死組織が乾燥し硬くなっている場合には，抗菌作用があり約70％の水分を含むゲーベン®クリームを塗布し，その上をプラスチックフィルムでおおうことで壊死組織は柔らかくなり，デブリドマンが容易となる．

● 赤色期：適度な湿潤環境の保持と創面の保護 ●

　肉芽形成を促進させるために適度な湿潤環境保持と創面の保護を心掛ける．肉芽組織が創面の8割程度をおおうまでは抗菌作用をもつ外用薬を使用したほうがよい．肉芽組織が創面の8割以上をおおうようになれば感染のリスクが減るので肉芽形成促進作用をもつ外用薬トラフェルミン（フィブラスト®スプレー），アルプロスタジルアルファデクス（プロスタンディン®軟膏），トレチノイントコフェリル（オルセノン®軟膏など）を噴霧ないし塗布し，その上からポリウレタンフィルム材（オプサイトフレキシフィックス®，優肌パーミロール®など）を貼付する．滲出液が多ければ，ドレナージを目的として輸血針などでポリウレタンフィルム材に穴をあけて貼付し，その上をガーゼでおおって固定する．

● 白色期：適度な湿潤環境の保持と創面の保護 ●

　治療目標は赤色期と同じである．肉芽組織が形成されて周囲皮膚との段差がなくなると周囲からの上皮化が始まる．この段階では，油性のプロスタンディン®軟膏，吸水性のあるブクラデシン（アクトシン®軟膏）などの外用薬，あるいはデュオアクティブ®，ハイドロサイト®，アクアセル®などの創傷被覆材を使用する．

∷ 消毒薬使用上の注意点

　消毒薬は創表面に存在する細菌にしか効かず，生理食塩水や水道水で創を十分に洗浄することで創表面の細菌数は消毒と同程度に減少させることができる．消毒薬を使用する場合は壊死組織が創面をおおっている黒色期〜黄色期までを原則とする．

∷ 臨界的細菌定着（critical colonization）

　赤色期の皮膚潰瘍で治癒傾向がみられなくなることがある．この場合には臨界的細菌定着が原因のことが多い．臨界的細菌定着とは，創表面に細菌が増殖し，それらに対する免疫・炎症反応に伴って産生されるTNF-αなどのサイトカインが肉芽形成を妨げている状態である．臨床的特徴として，肉芽組織からの膿性滲出液が増加する．この病態は創治癒を遷延させるばかりでなく，深部感染を起こすリスクが高いととらえておく必要がある．この状態に対しては，抗菌作用のある外用薬や創傷被覆材（アクアセルAg®など）を使用する．

💡 看護のポイント ・・・・・・・・・・・・・・

- 皮膚潰瘍の成因を理解することが看護の第一歩である．経過や臨床症状から容易に診断が可能な疾患もあるが，確定診断や治療方針決定（とくに，感染症や悪性腫瘍）のために皮膚生検，動脈造影，静脈造影などの侵襲を伴う検査を行わなければならないこともある．その必要性などを患者にわかりやすく，ていねいに説明する．
- 皮膚潰瘍の治療目標は前述したとおりである．看護の立場からは安静を指導する．また，動脈性皮膚潰瘍はしばしば高度の疼痛を伴い，さらに患者QOLを低下させる．患者の

疼痛の程度を評価し，必要に応じて主治医とともに**疼痛コントロール**を図る．
- 皮膚潰瘍の2次感染による**深部感染症**を見逃してはならない．深部感染の徴候は，潰瘍周囲の発赤と腫脹，悪臭，発熱である．とくに，糖尿病患者や肝硬変患者では命をも脅かす壊死性筋膜炎やガス壊疽などの重篤な感染症を併発するので患者観察を怠ってはならない．
- 皮膚潰瘍からはしばしばMRSAやVREなどの多剤耐性菌が分離培養される．**院内感染**を防ぐために，これらの細菌が陽性の患者の処置，看護時には最大限の予防措置を実行する．

（石川　治）

薬疹，中毒疹 drug eruption, toxicoderma

キーポイント

- 薬疹には多数の臨床病型があり，症状のみから薬疹と診断することはむずかしい．皮疹をみたときには常に薬疹を鑑別として考えておかなければならない．
- 詳細な薬剤歴聴取から原因薬剤をリストアップし，種々の検査により原因を特定する．
- 重症薬疹では迅速な診断・治療が必要である．

1 考え方の基本

体外物質あるいは体内で生じた物質により反応性に出現する発疹が**中毒疹**である．その中で細菌，ウイルス，リケッチアなどによる感染症，食物などによる急性発疹症を**狭義の中毒疹**，薬剤あるいはその代謝産物が原因である場合を**薬疹**とよぶ．両者の臨床的鑑別はむずかしいことが多い．本項では薬疹を中心に述べる．

2 起こり方

薬疹の発症機序には**非アレルギー性**と**アレルギー性**がある．非アレルギー性の例として，銀製剤長期使用による蓄積性銀皮症や抗悪性腫瘍薬による脱毛があげられる．大部分の薬疹はアレルギー性機序により起こる．皮疹をアレルギー機序からみると**蕁麻疹**などのI型アレルギー，**中毒性表皮壊死症（TEN）**などのII型アレルギー，**血管炎**などのIII型アレルギー，湿疹型薬疹などのIV型アレルギーが知られている．そのほかにウイルス再活性化を伴う**薬剤過敏症症候群（DIHS）**もある．

3 症状と診断のすすめ方

薬剤の種類，摂取期間，併用薬，個体側の要因などにより薬疹の症状は多彩である（**表1**）．皮疹の性状，粘膜疹の有無，全身症状，検査値などから臨床病型に分かれ，病型により薬剤摂取から発症までの期間は異なる．

I型アレルギーによるアナフィラキシーでは摂取15分後より，固定薬疹では数分から数時間後に，中毒性表皮壊死症（TEN）型では2～3日後に，紅斑丘疹型，多形紅斑型では数日後より，扁平苔癬型，薬剤過敏症症候群（DIHS）では1ヵ月後より生じることが多い．

頻度の高い病型は，紅斑丘疹型で，次に多形紅斑型，蕁麻疹型が続く．

紅斑丘疹型は麻疹あるいは風疹に似た紅斑，丘疹が全身に多発する．多形紅斑型（**図1**）は標的状の浮腫性紅斑で，これらの病型は重症例では発熱，リンパ節腫脹を伴う．蕁麻疹型は急性あるいは慢性に反復して，膨疹を生じる．急性の経過で全身症状が強い場合はアナフィラキシーショックとなる．

重症薬疹には3種類あり，①アナフィラキ

表1 主な薬疹の病型

発疹型	全身症状	皮膚・粘膜症状	主な原因薬剤
紅斑丘疹型	重症では発熱, リンパ節腫脹	麻疹, 風疹に似た全身の紅斑, 丘疹	抗てんかん薬, 非イオン性造影剤, 抗菌薬
多形紅斑型	重症では発熱, リンパ節腫脹	標的状の浮腫性紅斑	抗てんかん薬, 抗菌薬, 非ステロイド抗炎症薬, アロプリノール
スティーブンス・ジョンソン症候群	発熱, 全身倦怠感	紅斑, 水疱, 皮膚・粘膜のびらん	抗てんかん薬, 抗菌薬, 非ステロイド抗炎症薬
中毒性表皮壊死症	発熱, 全身倦怠感	紅斑, 水疱, 広範な皮膚びらん, 粘膜びらん	抗てんかん薬, 抗菌薬, 非ステロイド抗炎症薬, アロプリノール
蕁麻疹型	重症例で呼吸困難	膨疹	抗菌薬, 非ステロイド抗炎症薬, 降圧薬, 造影剤
アナフィラキシーショック	血圧低下, 呼吸困難, 意識レベル低下	発赤, 腫脹, 膨疹	抗菌薬, 非ステロイド抗炎症薬, 降圧薬, 造影剤
薬剤過敏症症候群	発熱, リンパ節腫脹	全身の多発性紅斑	抗てんかん薬, アロプリノール, DDS, ミノサイクリン
扁平苔癬	なし	淡紅～紫紅色の丘疹, 局面	降圧薬, 脳循環改善薬, 経口糖尿病薬
固定薬疹	なし	円形の褐色斑, 紅斑, 水疱	非ステロイド抗炎症薬, 抗菌薬
光線過敏型	なし	露光部の紅斑, 丘疹	ニューキノロン系抗菌薬, 非ステロイド抗炎症薬, 降圧利尿薬
手足症候群	なし	手足の紅斑, 腫脹, 色素沈着, 水疱	抗悪性腫瘍薬

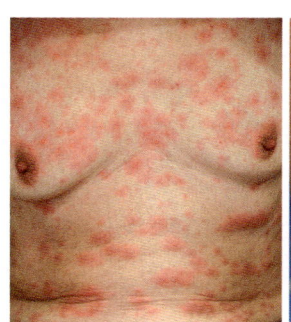

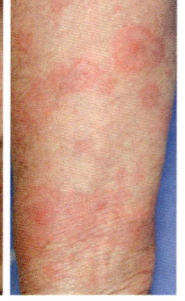

図1 多形紅斑型薬疹

シーショック, ②スティーブンス・ジョンソン(Stevens-Johnson)症候群(SJS), 中毒性表皮壊死症(TEN)型(図2), ③薬剤過敏症症候群である.

スティーブンス・ジョンソン症候群は多形紅斑型の重症型で, 紅斑に加えて水疱, びらんを形成し, 口腔, 外陰, 眼瞼粘膜にもびらんを生じる. スティーブンス・ジョンソン症候群では表皮剥離が体表面積の10%未満であるのに対し, 30%以上の場合を**中毒性表皮壊死症**とよぶ. スティーブンス・ジョンソン症候群が進行して生じる場合と初期から全身の皮膚, 粘膜にびらんを生じる場合があり, とくに後者の予後は悪い. 死亡率は20～30%である.

一方, **薬剤過敏症症候群**は抗てんかん薬など特定の薬剤を2～6週間摂取した後に発熱と全身の紅斑, リンパ節腫脹が出現し, 末梢血検査で肝機能異常, 好酸球増加, 異型リンパ球出現, ヒトヘルペスウイルス6(HHV6)の再活性化がみられることを特徴とする.

特殊型として扁平苔癬, 固定薬疹, 光線過敏型, 手足症候群がある.

扁平苔癬は扁平に隆起した淡紅～紫紅の丘疹, および丘疹が融合した局面を形成し, 瘙痒

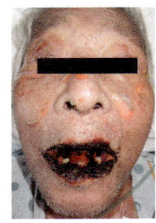

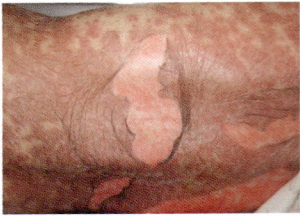

図2 中毒性表皮壊死症型薬疹

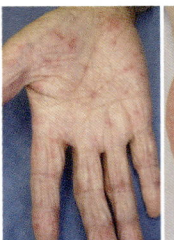

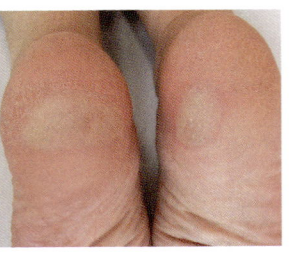

図4 手足症候群

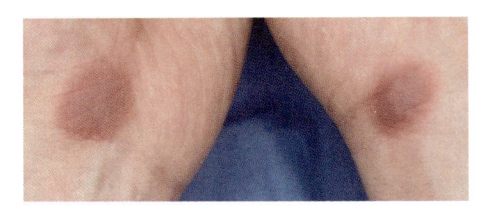

図3 固定薬疹

を伴う．口腔粘膜にレース状の白斑，びらんが出現する．

固定薬疹（図3）は皮膚粘膜移行部（口囲，外陰），四肢に好発する．硬貨大から鶏卵大の円形紅斑で，薬剤を摂取するたびに同一部位に皮疹を生じる．瘙痒感，ひりひり感を伴って単発あるいは多発し，水疱を形成することもある．2〜4週で色素沈着を残して治癒し，再発のたびに色素沈着を増すが，色素沈着を残さないタイプもある．

光線過敏型は薬剤摂取後に日光に曝露され生じる．したがって，露光部に紅斑，丘疹，腫脹を生じ長期にわたると白斑黒皮症を残す．

手足症候群（図4）は抗悪性腫瘍薬により手足に紅斑，腫脹，落屑が出現する．

■検査

すべての発疹の鑑別として薬疹を考慮することが重要である．発疹出現までの薬剤歴，その後の経過などから，被疑薬をリストアップし，原因薬剤確定のための検査（表2）を行う．

もっとも生体反応を反映できる検査は**薬剤再投与試験**であるが，危険を伴うため施行にあたっては十分な検討が必要である．常用量の1/100あるいは1/10量から内服を開始し，無

表2 薬疹の主な被疑薬同定検査の特徴

検査法	長所	短所
薬剤リンパ球刺激試験	安全	陽性率が低い．抗悪性腫瘍薬などでは検査困難
貼付試験	比較的安全	2日間貼付，貼付2，3，7日後の判定・来院が煩雑
プリックテスト スクラッチテスト	短時間で判定できる 簡便	比較的安全．救急対応可能な環境で行う
皮内反応	短時間で判定できる 簡便	アナフィラキシーショックの危険 静脈ルート確保，酸素使用可能な状況で行う
薬剤再投与試験	生体反応を再現できる 信頼性高い	入院検査が原則 重症薬疹では生命の危険を伴う

反応であれば1/3，1回量と徐々に増量する．

プリックテスト，スクラッチテスト，皮内反応はⅠ型アレルギーの検査法であり，この順で危険度を増す．アナフィラキシーショックの危険を伴うため，静脈確保，酸素使用可能な環境下で行うべきである．

貼付試験はⅣ型アレルギーの検査法で，被疑薬を2日間貼付し除去，その約1時間後，翌日（貼布3日後）および7日後にICDRG（International Contact Dermatitis Research Group）基準に従い判定する．光線過敏型薬疹では光貼付試験，内服照射試験を行う．

薬剤リンパ球刺激試験は患者末梢血リンパ球に被疑薬を加えて培養し，リンパ球増殖時のDNA合成量を定量する．薬剤で感作されたリ

ンパ球が存在すると陽性となる．侵襲性は少ないが，陽性率が低い．

4 治療の実際

症状および薬剤歴から薬疹が疑われればまず**被疑薬を中止**する．さらに病型に合わせた対症療法を行う．

光線過敏型では外出時の遮光を指導する．

紅斑丘疹型，多形紅斑型の場合は抗ヒスタミン薬内服とステロイド外用，重症例ではステロイド全身投与を追加する．

スティーブンス・ジョンソン症候群，中毒性表皮壊死症，薬剤過敏症症候群などの重症薬疹では初期にステロイド内服，ステロイドパルス治療を開始する．急性期を過ぎた時期，あるいは免疫低下状態では血漿交換療法，大量免疫グロブリン点滴療法を行う．皮膚のびらんのある症例では熱傷の処置に準じた外用を行う．眼症状に対しては角膜病変に注意し，点眼や眼軟膏などの処置により眼瞼癒着を防止することが重要である．口腔粘膜びらんに対してはうがい薬，あるいは粘膜用外用薬で対処する．飲食困難の場合には，輸液，栄養補給を行う．

アナフィラキシーショックでは迅速に救急処置，アドレナリン，ステロイド投与が必要である．

看護のポイント

- スティーブンス・ジョンソン症候群，中毒性表皮壊死症では摩擦などの刺激で水疱，びらんを形成しやすいため，圧迫，テープ貼付などの局所刺激を避ける．広範なびらんでは感染に注意が必要である．
- 薬疹では**すべての被疑薬中止**が治療の基本であり，本人・家族に十分に説明して，この点を徹底する．
- 患者本人，院内各科，地域連携，薬局などで**薬疹の情報を共有**する必要がある．薬疹カード発行も1つの方法である．

してはいけない！

- 危険度の高い薬剤でむやみに再投与試験や皮内反応を行ってはいけない．十分な設備，環境下で注意深く行うべきである．
- 被疑薬の検査が陰性だからといって，薬疹治癒後に安易に被疑薬あるいは類似薬を再投与してはいけない．薬疹の検査で100％陽性となるわけではない．

（清島真理子）

光線過敏症 photosensitive disorders

1 起こり方

通常の人ではなんら皮膚変化を起こさない程度の光線曝露で異常な皮膚反応を生じる病態を光線過敏症と総括するが，光線照射により誘発されたり，悪化したりする疾患［日光角化症，脂漏性角化症，口唇ヘルペス，全身性エリテマトーデス（SLE），ダリエー（Darier）病など］も広義の光線過敏症に含まれることがある．疾患を惹起する光線を作用波長とよび，疾患ごとに異なる．

分類

色素性乾皮症は紫外線によるDNA損傷の除去修復能の先天的欠損のため光線過敏症状を呈す．A群からG群の7つの遺伝的相補群とバリアントがある．常染色体劣性遺伝でA群が

もっとも重症で，生後初めての日光曝露で強い日焼けを起こして発見される．顔面にそばかす様色素沈着が生じ，遮光対策を行わないと小児期から皮膚がんが発生する．眼症状，神経症状も生ずる．作用波長は UVB, UVA である．

ポルフィリン症はヘムの合成系の先天的酵素異常により，ポルフィリン体が皮膚に蓄積し，400 nm 付近の光線曝露で光毒性反応を起こす．**骨髄性プロトポルフィリン症**は小児期に光線曝露で灼熱感を伴う皮膚の紅斑・浮腫を生じ，肝障害を伴うこともある．**晩発性皮膚ポルフィリン症**は大酒家の中年男性に好発し，光線過敏症状は軽いが皮膚は脆弱化し，水疱，びらん，瘢痕，色素沈着，多毛などを生じる．

光接触皮膚炎，光線過敏型薬疹では光線曝露された部位にのみ紅色丘疹，紅斑がみられ，高度になると浮腫，水疱，びらんを生じる．原因薬として多いのはケトプロフェン外用薬，クロルプロマジン，ニューキノロン系抗菌薬，チアジド系降圧利尿薬，ピロキシカムなどである．作用波長は UVA のことが多い．

多形日光疹は青年期に好発し，露出部に粟粒大紅色丘疹が散在性に多発する．**慢性光線過敏性皮膚炎**は中年以降の男性に好発し，露光部に激痒を伴った紅斑，苔癬化局面がみられる．紫外線のみならず，時に可視光線にも過敏性を示す．**日光蕁麻疹**は日光曝露後ただちに露光部位に一致して瘙痒を伴って蕁麻疹が生じ，20〜30 分で自然消失する．可視光線に過敏なことが多い．

2 診断のすすめ方

発疹は露出部，すなわち顔面，項部，前胸 V 字部，手背，時に前腕伸側，下腿に限局して分布するのが特徴である．

検査は疾患により異なるが，光線テストは背部に段階的に紫外線(UVB, UVA)照射を行い，24 時間後に紅斑を生じる最少の照射量[**最少紅斑量**(minimal erythema dose : MED)]を測定する．色素性乾皮症，光線過敏型薬疹，慢性光線過敏性皮膚炎では低下している．光パッチテストは光接触皮膚炎，光線過敏型薬疹の診断に用いられる．骨髄性プロトポルフィリン症では血中プロトポルフィリンが，晩発性皮膚ポルフィリン症では尿中ウロポルフィリンが上昇している．

3 治療の実際と看護のポイント

作用波長を考慮した**光線防御**が何よりも優先される．正午前後 2 時間の外出は避ける．外出時は全周に幅 7, 8 cm 以上のつばのある帽子，首にはスカーフやタオルを巻き，長袖の衣類，手袋を常用させる．露出部には UVB ならびに UVA を遮断する広域サンスクリーン薬(SPF50＋, PA＃)を朝と昼に塗布する．色素性乾皮症では生涯にわたり徹底的な遮光が必要である．保護者のみならず幼稚園，学校などの理解と協力を得る．ポルフィリン症では肝障害をきたすアルコール，薬剤(バルビツール酸系薬，スルフォンアミド，エストロゲンなど)の使用は避ける．光線過敏型薬疹や光接触皮膚炎などでは原因物質を回避するよう指導する．

治療薬と注意点

皮膚炎にはステロイドを外用する．日光蕁麻疹では抗ヒスタミン薬を内服する．

（上出良一）

熱傷 burn injury

1 起こり方

熱傷とは，熱によって生じた組織傷害である．直接的な熱作用として皮膚に組織傷害(皮膚の壊死)が生じ，次いで，損傷を受けた細胞から炎症惹起物質(サイトカインなど)が放出され，血管透過性の亢進などの全身的炎症反応が引き起こされる．熱作用の原因としては，熱湯

や火炎などが多い．また，特殊な熱傷としては，酸・アルカリ性物質などの付着によって皮膚に腐食が生じる**化学熱傷**がある．

深度の分類

傷害を受けた皮膚の深さ(熱傷深度)は作用した熱の温度と作用時間によって決まる．通常，以下のごとくⅠ度からⅢ度に分類されている．

- **Ⅰ度熱傷**(epidermal burn：EB)は損傷が表皮に限局した熱傷であり，損傷部位には発赤のみが生じる．数日間で発赤は自然消退するため治療の対象とはならない．
- **Ⅱ度熱傷**は損傷が真皮にいたる熱傷である．損傷部位には水疱が生じる．損傷が真皮の浅層に限局する場合は**浅達性Ⅱ度熱傷**(superficial dermal burn：SDB)，真皮の深層にいたる場合は**深達性Ⅱ度熱傷**(deep dermal burn：DDB)と呼称されている．皮膚付属器(毛囊，脂腺，汗腺)が損傷されないSDBでは，付属器からの表皮再生によって受傷後7～10日で自然上皮化する．付属器が傷害されるDDBでは表皮再生は起こらず，創周囲からの表皮が創面へ伸張し，受傷後14～21日程度で瘢痕治癒する．
- **Ⅲ度熱傷**(deep burn：DB)は損傷が真皮全層から皮下に及ぶ熱傷であり，損傷部位には水疱はみられず，灰白色から黒色を呈する．DDB同様自然上皮化は得られず，3～4週間で瘢痕治癒する．DDBやDBにおいて，創が広範な場合は外科的治療(植皮)も適応される．

2 症状と診断のすすめ方

深度の判定

熱傷深度を判定する際のもっとも重要な要点は水疱の有無である．創部に水疱形成を認めた場合はⅡ度熱傷と判定する．その中でSDBかDDBかを判断するには，抜毛試験や(抜毛可能であればDDB)，刺針試験(ピンプリックテスト)で判定する(患部に痛みを感じなければDDB)．創部が灰白色や黒色を呈し，水疱形成を認めなければDBと判定する．

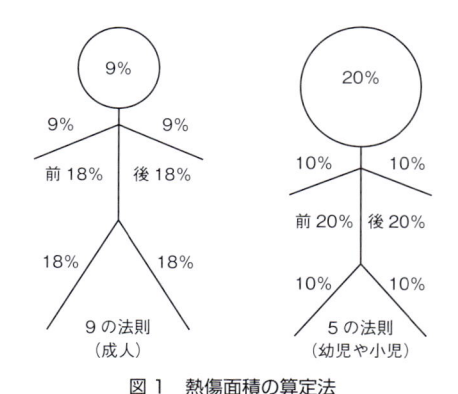

図1 熱傷面積の算定法
例：成人では胸・腹部，背部を受傷すると受傷面積は36%となる．

受傷範囲の計算

受傷範囲は体表面積に占める割合(%)で表現する．簡便な計算法には**9の法則**(幼児や小児では**5の法則**)がよく用いられる(**図1**)．ほかには**ランド-ブラウダー**(Lund and Browder)の計算式も用いられる．また，患者の手掌の大きさがその患者の体表面積の1%として計算する方法もある．

重症度の判定

重症度は受傷した範囲(体表面積に占める割合)，熱傷深度，受傷部位，などによって決まる．重症度の判定には，「**熱傷指数**(burn index：BI)＝1/2×Ⅱ度熱傷面積(%)＋Ⅲ度熱傷面積(%)」が用いられ，BI 10以上が重症熱傷とみなされている．また，重症度を重症，中等症，軽症に分類した**アルツ**(Artz)**の基準**も用いられる(**表1**)．この基準ではⅡ度熱傷15%未満，Ⅲ度熱傷2%未満は外来で治療可能となっているが，わが国においてはⅡ度熱傷5%，Ⅲ度熱傷1%以上では通常入院治療が適応されている．

3 治療の実際

熱傷創の局所治療

受傷直後に患者が受診した(搬送された)場合は創部の冷却を行うのが原則である．しかし，広範囲に受傷した場合は冷却によって低体温が引き起こされショックに陥るため，冷却は禁忌

表1　アルツの基準

重症熱傷（総合病院あるいは熱傷専門病院にて入院加療を要するもの）
- Ⅱ度熱傷で30％以上
- Ⅲ度熱傷で10％以上
- 特殊部位（顔面，手，足）の熱傷
- 合併症（気道熱傷，軟部組織損傷，骨折）を伴うもの

中等度熱傷（一般病院にて入院加療を要するもの）
- Ⅱ度熱傷で15％以上30％未満のもの
- Ⅲ度熱傷で顔面，手，足を除く10％未満のもの

軽症熱傷（外来的に治療可能なもの）
- Ⅱ度熱傷で15％未満のもの
- Ⅲ度熱傷で2％未満のもの

である．

　Ⅱ度熱傷創においては，受傷当日はステロイド含有軟膏を塗布し炎症の沈静化を図る．翌日からは水疱膜を温存しながら内容液を除去し，外用抗菌薬などで感染の防止を図り創の上皮化を待つ．または，水疱膜も除去し湿潤環境を維持する創傷被覆材で創を保護しながら上皮化を待つのも有用である．

　Ⅲ度熱傷創においては，壊死した皮膚からの感染防止が局所治療の主眼となる．薬剤や外科的に壊死組織を除去し，肉芽形成・瘢痕上皮化を図る．

　手術治療（植皮）はDDBやDBに適応される．DDBでは3％以上，DBでは1％以上の範囲があれば，手術治療のほうが治療期間の短縮や後遺障害の軽減が得られる．

トキシックショック症候群

　小範囲のⅡ度，Ⅲ度熱傷患者（とくに小児）において黄色ブドウ球菌感染による重度の**トキシックショック症候群**が発症することが知られている．軽症の熱傷においても感染の防止には留意が必要である．

広範囲熱傷における全身管理

　受傷当日は，炎症反応による血管透過性亢進から生じる**体液喪失性ショック（熱傷ショック）**に対する輸液療法が行われる．輸液方法としては**バクスター（Baxter）法**が有名である．これは受傷後24時間での輸液量を計算する式であり，4×熱傷面積（％）×体重（kg）の乳酸リンゲル液（mL）を受傷8時間以内に1/2，以降16時間で残り1/2投与するというものである．受傷後24時間以降は，全身的炎症反応によって生じる臓器障害に対する対応が全身管理の主眼となる．広範囲熱傷においては創感染からの敗血症が最大の死亡原因である．したがって，全身管理とともに早急に創の閉鎖を図り感染の機会をなくすことが救命の最大のポイントである．

看護のポイント

　受傷早期は，ショックや炎症反応による臓器障害の発症を見逃さないようバイタルサインや尿量，呼吸状態に留意が必要である．その後は，創傷管理に伴う苦痛，瘢痕による醜状や機能障害からの不安などに対する精神的ケアが重要となる．

（川上重彦）

物理的・化学的皮膚障害
physicochemical skin injury

A　凍瘡　pernio

1　起こり方と症状・診断のすすめ方

　凍瘡は，数ヵ月以上，凍結にいたらない程度の寒冷に曝露された際，露出部や四肢末端に生じる紅斑や腫脹である．発症には先天的素因も関与する．小児，女性および高齢者に生じやすい．

　手足，頬部，耳介が好発部位で，指趾のびま

ん性の発赤・腫脹(樽柿型，T型)や類円形の浮腫性紅斑(多形紅斑型，M型)を呈する．時に水疱，びらん，潰瘍を形成する場合もある．瘙痒を伴うことが多く，臨床像と経過から診断する．

2 治療の実際

治療は，ステロイド，ヘパリン類似物質，ビタミン E，カンフルなどの外用療法が中心である．必要に応じて，ビタミン E や血管拡張薬の内服を併用する場合があるが，後者は保険適用外である．

看護のポイント

看護面では日常生活に対する指導が重要である．①皮膚を寒冷に曝露させない，②曝露させてしまった際に，すぐにはストーブなど暖房器具の前で同部を温めないように指導する．

(田村敦志)

B 凍傷 frostbite

1 起こり方と症状・診断のすすめ方

凍傷は組織の凍結後に生じる皮膚障害である．寒冷地での登山，スポーツ，遭難や寒冷時の泥酔などで生じる．寒冷時以外でもスポーツや医療において，身体の冷却目的でアイスバッグやコールドスプレーを使用して発生することがある．

発症時の状況によっては低体温症を伴う．症状は通常，寒冷に曝露された露出部や四肢末端にみられる．

瘙痒・疼痛や知覚鈍麻を伴う紅斑，浮腫を呈するもの(I度)から，水疱形成を伴う紅斑(II度)，暗紫色から黒色の壊死を呈するもの(III度)まで障害の深さに応じた皮膚症状が生じる．発症時の状況と臨床像から診断する．

2 治療の実際

低体温症併発例では低体温の処置を優先し，体温を 34℃ 以上に復温させてから凍傷の局所治療を行う．局所治療は，病変部が凍結している場合には局所を 40℃ の温水に浸し，患部が完全に解凍するまで 15〜30 分温浴させる(急速解凍)．解凍後は褥瘡などの虚血性皮膚障害に準じた外用療法を行う．全身的に低分子デキストラン，ヘパリン，プロスタグランジン E_1 製剤，レセルピンなど，微小循環の改善や抗凝固，末梢血管拡張作用のある薬剤を投与する場合がある．近年，海外では組織プラスミノゲン活性化因子(tissue-plasminogen activator：t-PA)が試みられている．解凍後，時間が経過して受診した場合は保存的治療で経過をみて切断術など外科的治療が必要になるかどうか判断する．

看護のポイント

低体温症併発例ではバイタルサインをすみやかにチェックする．凍結状態で受診した例では適温の温水を準備することと，急速解凍の準備が整うまでは意図的に局所を温めないように患者や周囲の医療者に注意を喚起する．

(田村敦志)

C 電撃傷 electric burn

1 起こり方

電撃傷は体外からの電流が生体に流れ込むことにより，通電経路に障害をもたらす病態である．主に組織の電気抵抗により通電経路が発熱して熱損傷を起こすことによる．直接，伝導体に接触しなくても，高圧電流の流れる物体に接近した際，放電による高熱で熱傷を受けたり，着衣に引火して火炎熱傷を受傷したりする場合がある．これも広義の電撃傷に含まれる．高圧

2 症状と診断のすすめ方

臨床的には電源に接触した部分とアースとなる接地部に熱傷症状がみられる。通常、接地部のほうが面積が広いので、電流密度が低く症状は軽い。生体内では神経、血管、筋肉の順に電気抵抗が少なく、これらの組織に電流が流れやすい。

このため、中枢・末梢神経症状や、ミオグロビン尿、動脈瘤、血管閉塞、出血、**コンパートメント症候群**など多彩な症状を呈しうる。心臓への通電は**調律異常**の原因となり、通電直後の心室細動は死因として重要である。診断は受傷機転と通電経路となった皮膚の熱傷所見からなされる。

3 治療の実際

高圧電流の通電などによる重症例では心肺蘇生術と熱傷に対する輸液療法が必要になる。

体表面の損傷からは深部の損傷を算定できないので、ミオグロビン・ヘモグロビン尿による腎不全を予防するため、通常の熱傷より多めの尿量（1.5～2 mL/時・kg）を維持するように十分な輸液を行う。

皮膚の創面には熱傷と同様の局所管理を行う。

四肢では皮下組織や筋の損傷による浮腫から2次的に循環障害、コンパートメント症候群などを呈しやすい。このような場合には、**減張切開**、筋膜切開を行う。皮膚症状が軽い場合でも、内部組織の損傷が軽いとは限らないので、心電図、筋原性酵素の測定、尿ミオグロビンなどをチェックしておく。

💡 看護のポイント ・・・・・・・・・・

内部組織損傷による症状が発現する可能性があるため、入院のうえ慎重な経過観察が必要であることの理解を求める。

心電図異常が、受傷後数時間経過してから出現する場合もあるので、24時間以内は心電図モニターに注意を払う。

四肢に通電した例では末梢チアノーゼの有無、脈拍の触知などを経時的にチェックし、熱傷による循環障害やコンパートメント症候群の徴候を早めに察知する。

（田村敦志）

D 鶏眼, 胼胝 tylosis, clavus

1 起こり方と症状

いずれも圧迫、摩擦などの機械的刺激が慢性に皮膚に加わることにより生じる。

■ 鶏 眼

鶏眼（魚の目）は、底面を皮膚表面に、頂点を真皮側に向けた円錐形の角質増殖からなり、圧迫により痛みを生じる。第5趾外側、第4～5趾間、足底の外側に近いところに好発する角化性局面であり、中央の角質柱が鶏の眼のようにみえる。

■ 胼 胝
<small>べんち</small>

胼胝（たこ）は、扁平に上方に向かう角質増殖であり、自覚症状に乏しい。足底、とくに中足骨骨頭付近に好発するほか、正座や職業の影響で足背、手掌、手指などにも生じる。いずれも直下の軟部組織の壊死や2次感染を生じることがある。

2 治療の実際

治療は、肥厚した角層の除去が中心となる。健常者に生じた胼胝は自覚症状がなければとくに治療の必要はないが、鶏眼は疼痛があるのでほとんどが治療の対象である。

肥厚した角層はリストン型爪切鉗子やカミソリなどを用いて**切削**する。このとき鶏眼では中心部の柱状の角質塊も核出する。サリチル酸絆創膏（スピール膏M®）の貼付も広く行われている。患部と同じ大きさに切って貼付・固定し、2～5日目ごとに取り変えるという方法である。

これにより，角質が浸軟し剥離しやすくなるが，爪切鉗子で切削する場合には貼付しないほうがよい．

上記の保存的治療以外に鶏眼，胼胝の原因となる趾変形や骨・関節異常を整形外科的に矯正できる場合には，手術を含めた治療法が選択されることもある．

看護のポイント

日常生活において機械的刺激を緩和するように指導することが大切である．とくにハイヒールのように先端が狭くて中足趾節関節を過進展させる靴は避けさせる．また，市販のポリマージェルクッションで作られたトウ・チューブ，トウ・スプレッダー，トウ・セパレーター，パットなどが外的刺激の緩和と趾変形の矯正に役立つことを説明する．
(田村敦志)

E 陥入爪 ingrown nail

1 起こり方と症状・診断のすすめ方

陥入爪は爪甲が爪郭にくい込んで，痛みや感染などの症状を引き起こしたものである．先端が狭い靴の着用による足趾の圧迫や不適切な爪切り（深爪）などが原因となる．また，若年者では少ないが，爪甲側縁付近の横方向の彎曲増加が種々の程度に関与する．

軽度なものでは疼痛や発赤がみられるのみである．爪甲辺縁に接触する爪郭部の皮膚が損傷を受けると爪郭部の腫脹や肉芽組織の増生が起こり，爪甲のくい込みはますます高度になる．診断は臨床症状から容易である．

2 治療の実際

陥入爪の治療には保存的治療と外科的治療とがある．

保存的治療

保存的治療には実に多くの方法があるが，①爪甲と皮膚との接触を緩和する方法，②彎曲した爪甲を平らに矯正する方法の2つに大別できる．

①爪甲と皮膚との接触を緩和する方法にはガター法，人工爪法，テーピング法，綿花法，爪棘切除などがあり，これらは一定期間，爪甲と圧迫部位・炎症部位との接触を軽減することにより，爪郭の炎症性腫脹を改善させ，圧迫部位である爪甲遊離縁の伸長を図る方法である．爪甲の彎曲増加を伴う例には一時的な効果は得られても再発を招きやすい．

②彎曲した爪甲を平らに矯正する方法は今日，種々の矯正具が販売されたことで急速に広まっている．プラスチックや金属の矯正具を爪甲に装着して徐々に平らにしていく方法である．健康保険がきかないが，外科的治療と異なり，施術に伴う疼痛が少ない．

外科的治療

外科的治療ではフェノール法が主に行われる．これはくい込んでいる爪甲側縁部を数mmの幅で部分抜爪し，この部分の爪甲を形成する組織をフェノールで化学的に焼灼する方法である．爪甲の幅は若干狭くなるが，保存的治療と異なり再発がまれである．

看護のポイント

足趾を圧迫しないように，先端がゆったりした靴を履くように指導する．ハイヒールのように幅の狭い先端付近に，荷重のかかった足趾が押し込まれる靴は厳禁である．

爪切りに際しては深爪をせず，爪甲先端の辺縁が見えている状態にとどめさせる．巻き爪矯正は看護師が行う施設も少なくない．矯正を完了後，装着を中止すると比較的短期間で再発する場合が多いので，根治療法ではないことを説明しておく．
(田村敦志)

水疱症 bullous dermatosis

1 起こり方と症状・診断のすすめ方

自己免疫性水疱症

自己免疫性水疱症は患者血中の皮膚に対する自己抗体によって皮膚が傷害され水疱を生じる疾患である．抗表皮細胞膜抗体を示す**天疱瘡群**と**水疱性類天疱瘡**を代表とする抗表皮基底膜部抗体を有する疾患群に分けられる．さらに天疱瘡は尋常性天疱瘡と落葉状天疱瘡に大別される．天疱瘡では皮膚，粘膜に破れやすい水疱が多発し，難治性のびらんとなる．生検皮膚の顕微鏡検査で，**棘融解性の表皮内水疱**をみる．蛍光抗体法で IgG **抗表皮細胞膜抗体**を検出する．**水疱性類天疱瘡**は高齢者に好発する疾患で，全身に強いかゆみを伴う紅斑と大型緊満性水疱を生じる．生検皮膚の顕微鏡検査で**表皮下水疱**をみる．蛍光抗体法で IgG **抗表皮基底膜部抗体**を検出する．天疱瘡の標的抗原であるデスモグレイン 1(Dsg1)およびデスモグレイン 3(Dsg3)，水疱性類天疱瘡の標的抗原の 1 つである 180 kDa 水疱性類天疱瘡抗原(BP180)の組換えタンパクを用いた ELISA 法は保険収載されている．一般的に粘膜優位型尋常性天疱瘡では抗 Dsg3 抗体のみを認め，粘膜皮膚型尋常性天疱瘡では，抗 Dsg3 抗体および抗 Dsg1 抗体の両方を認める．落葉状天疱瘡では，抗 Dsg1 抗体のみを認める．これらの検査は血清学的診断のほかに，簡便に病勢のモニタリングできる検査であることが知られている．

先天性表皮水疱症

先天性表皮水疱症は，皮膚の先天的な脆弱性を示し，軽微な外力で水疱が生じる一群の疾患である．水疱の形成部位および遺伝形式により，単純型，接合部型，栄養障害型の 3 型に大別される．さらに栄養障害型は常染色体優性遺伝と常染色体劣性遺伝のものがある．病型により重症度，合併症，臨床予後が異なる．

①**単純型**：ケラチン 5 ないし 14 の遺伝子変異によって生じる．生下時より四肢を中心に水疱形成を示すが，予後は良好で年齢とともに軽快する．

②**接合部型**：ラミニン 332 または XVII 型コラーゲンの遺伝子変異によって生じる．全身に急速に拡大する水疱，びらんを生じ，一般に難治である．

③**栄養障害型**：VII 型コラーゲンの遺伝子変異によって生じる．皮膚や粘膜に水疱・びらんが生じ，治癒後瘢痕や指趾の癒着および食道狭窄をきたすことがある．劣性型では難治性病巣部に高率に有棘細胞がんを合併することが知られている．

2 治療の実際

自己免疫性水疱症

自己免疫性水疱症の治療はステロイド内服療法が主体となり，これに感染予防とびらん面の保護，上皮化促進のため外用療法を併用することが一般的である．外用薬は，亜鉛華軟膏，抗菌薬含有軟膏，各種ステロイド含有軟膏などが使われる．弱い外力でも水疱・びらんができるので，皮膚に直接絆創膏を貼る処置には注意を要する．天疱瘡の初期治療の第 1 選択薬は中等度以上では**ステロイドの内服治療**である．難治例または重症例にはステロイド内服療法の併用療法として，**免疫抑制薬**，**ステロイドパルス療法**，**血漿交換療法**，**ヒト免疫グロブリン製剤の大量静注療法**などが使われる．水疱性類天疱瘡でもステロイド内服を要することが多く，高齢者に対してステロイド内服治療による副作用に注意する．とくにステロイド内服は糖尿病，消化管潰瘍，精神病の増悪因子となるため，情報の把握と合併症の検査を要する．

先天性表皮水疱症

先天性表皮水疱症の治療には現在根治療法はなく，対症療法が行われる．軟膏療法を主とする局所療法と全身管理を施す．近年保険診療と

して包帯，ガーゼ，各種創傷被覆材などの衛生材料の一部が提供可能となった．口腔粘膜や食道病変を伴ったときは，栄養価の高いのどごしのよいものを食べる．時に流動食・高カロリー輸液などの栄養補給が必要である．また指（趾）間癒着の合併症に気をつける．先天性表皮水疱症の合併症は QOL を著しく低下させるものが多く，形成術や拡張術，口腔ケア，栄養管理など臨床各分野の専門医との相互の連携とケアが重要である．

看護のポイント

看護における注意点としては，長期にわたる定期的な通院と治療の継続が必要で，自己判断による治療の中止により病態が悪化することを認識させる．そのためには，医療スタッフと患者間に良好な関係を保つことが大事である．難治例では，長期間の闘病生活に対する精神面のサポートも配慮する． （石井文人，橋本　隆）

膿疱症 pustulosis

1 起こり方

膿疱症は無菌性に好中球や好酸球が皮膚に浸潤する疾患で，細菌や真菌，ウイルスなどの感染症は含まない（表1）．その原因はほとんどの疾患で不明である．以下に重要な疾患について解説する．

2 症状と診断のすすめ方

掌蹠膿疱症

掌蹠膿疱症は**手掌・足蹠**に限局して**無菌性小膿疱**が出現し，増悪・寛解を繰り返しながら慢性に経過する疾患である．中年女性に多い．瘙痒を訴えることもある．また，掌蹠外にも足背や膝などに落屑性紅斑や膿疱を認めることがある．本症では患者の約10％に胸肋鎖関節部の腫脹，圧痛をきたす．増悪因子として扁桃炎，歯周炎，金属アレルギー，喫煙などがある．病巣感染をきたす化膿連鎖球菌のみならず口腔内常在菌の1つであるα連鎖球菌との関連が示唆されている．

病巣感染を伴うときは末梢白血球数，ASO（抗ストレプトリジンO），CRP（C反応性タンパク）高値がみられる．扁桃誘発試験を行って確認する．口腔内金属が原因と考えられるときは歯科金属パッチテスト，歯科金属の分析などを行う．関節痛を伴うときはX線検査，^{99m}Tc 骨シンチグラフィを行う．膿疱は無菌でありKOH 標本による真菌検査は陰性である．

汎発型膿疱性乾癬

急激な発熱とともに**全身の皮膚が潮紅**し，**無菌性膿疱**が多発するまれな疾患である．小児から高齢者までどの年齢にも発症する．尋常性乾癬の皮疹が先行することもある．全身症状とともに再発を繰り返す．時に全身衰弱や2次感染により死亡することがある．本症には，妊娠を契機に発症する**疱疹状膿痂疹**のほか，**アロポー（Hallopeau）稽留性肢端皮膚炎**の汎発型，小児の膿疱性乾癬なども含まれる．多くは悪寒・戦慄を伴って急激に発症し，紅斑とともに膿疱が出現，膿疱は融合し，時に膿海を形成する．爪変化，口腔粘膜病変，地図状舌や虹彩炎，咽頭炎がみられることもある．約30％に関節症

表1　代表的な膿疱症

局所性膿疱症
・掌蹠膿疱症
・好酸球性膿疱性毛包炎
・アロポー稽留性肢端皮膚炎
・小児肢端膿疱症
全身性膿疱症
・汎発型膿疱性乾癬，疱疹状膿痂疹
・角層下膿疱症
・角層下膿疱症型 IgA 天疱瘡
・急性汎発性膿疱性細菌疹

状を伴う．ステロイド内服が本症を誘発することがある．臨床検査では白血球増多，赤沈亢進，CRP高値，IgGまたはIgAの上昇，低タンパク血症，低カルシウム血症が認められる．

3 治療の実際

掌蹠膿疱症ではステロイド外用薬が第1選択である．活性化ビタミンD_3外用薬も有効であり，単独で使用またはステロイド外用薬と併用する．光線療法（PUVA，ナローバンドUVB，エキシマライト）も効果的である．重症例では全身療法としてエトレチナートやシクロスポリンの内服を併用する．病巣感染が疑われているものでは，抜歯，扁桃摘出などが行われる．喫煙者では禁煙を指導する．

汎発型膿疱性乾癬は生命を脅かす全身性炎症性疾患であり，急性期には心・循環・呼吸不全に対する治療を行う．急性呼吸窮迫症候群（ARDS）にはステロイドの全身投与が有効である．皮膚症状にはシクロスポリン，エトレチナート，メトトレキサートの全身療法が第1選択となる．これらの薬剤が無効であり，生命が脅かされる症例では生物学的製剤であるTNF-α阻害薬（インフリキシマブ，アダリムマブ）を考慮する．

看護のポイント

これらの膿疱は無菌性であり，非感染性の疾患であることを説明する．掌蹠膿疱症では喫煙に加えて糖尿病，脂質代謝異常，偏食の傾向，感冒，扁桃炎，歯周炎，月経，季節変動（梅雨時に増悪）が増悪因子として知られているのでバランスのとれた食事，禁煙，うがいの励行，口腔内ケアなどを指導する．関節症状のケアが必要な場合もある．

汎発型膿疱性乾癬の急性期は入院加療が必須で，各臓器症状に応じて治療・看護を行う．毎日局所処置，外用処置が必要である．また2次感染の合併に注意する必要がある．（森実　真）

角化症 keratosis

1 起こり方と症状・診断のすすめ方

ヒトの表皮は**角化**とよばれる固有の分化ステップを経ることで，角質を形成し皮膚の**バリア・保湿機能**を獲得する．このステップが障害される疾患が角化症であり，なかでも頻度の高い毛孔性苔癬，魚鱗癬，掌蹠角化症について解説する．

毛孔性苔癬

毛孔性苔癬は，思春期以降に，主に上腕伸側にみられる毛孔に一致した角化性の小丘疹で，ざらざらした感触から「サメ肌」や「トリ肌」ともよばれる．肥満者に目立ち30代以降に自然軽快する．実際には思春期の日本人の半数近くに多少の毛孔性苔癬の所見があり，皮膚病というよりは肌の体質ともいえ，必ずしも治療を必要とするものではない．男性はあまり気にしないため女性の受診例が多いが，実際には男女差はない．

魚鱗癬

魚鱗癬とは先天的な素因を基礎として，皮膚の表面の潤いを保つ角質成分を健常に構成できずに，皮膚が粗造になり乾燥化する皮膚症である．一見「魚のうろこ」を思わせ，魚鱗癬とよばれる．

◆ 尋常性魚鱗癬（図1）◆

もっとも頻繁にみられるのが尋常性魚鱗癬であり，男女問わず優性に遺伝し約200人に1人の割合で発症する．水分を保持するフィラグリンタンパクの減少により発症する．生後6ヵ月頃から10歳過ぎまで進行し30歳を過ぎた頃には軽快する．四肢伸側や背部に顕著で顔面にも乾燥症状がみられる．冬季に悪化し夏季に軽快する．50％ほどに**アトピー性皮膚炎**やア

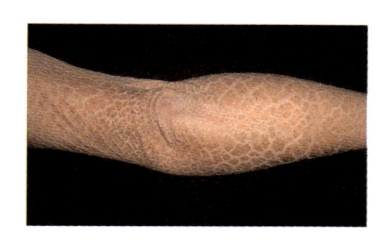

図1　尋常性魚鱗癬

レルギー性鼻炎，喘息などを合併する．重症のアトピー性皮膚炎患者では，しばしば合併する魚鱗癬が見過ごされていることがある．

● 伴性遺伝性魚鱗癬 ●

伴性遺伝性魚鱗癬は，数千人の男児に1人の割で発症する．生直後より表皮の剥離や落屑が目立ち，体全体が乾燥し比較的大きな鱗屑を付着する．**X染色体のステロイドスルファターゼ遺伝子**が欠損・変異するので，角層剥離が遅延し厚い皮膚となる．時に近傍の遺伝子の欠損も伴うため精神発達障害や性腺発育不全などを合併することがある．

● 後天性魚鱗癬 ●

高齢者にみられる後天性魚鱗癬は，リンパ腫，肺がんなどの**悪性腫瘍**や消耗性の内臓疾患に伴って発症することがある．

掌蹠角化症

掌蹠角化症は，手掌（手のひら）や足蹠（足の裏）の皮膚が厚くなる疾患である．多くは幼児期に発症し生涯にわたり，**掌蹠の多汗**を愁訴とすることが多い．

わが国においてはフェルナー（Vörner）型，ウンナ（Unna）型，長島型の頻度が高く，いずれも比較的軽症型である．生下時あるいは乳児期に発症し，掌蹠のびまん性の角質増生を呈し潮紅を伴う．長島型では角化局面が掌蹠の辺縁を超え，手背，足背にまで及ぶ．

一方，後天性の掌蹠角化症は中年期以降に発症しやすい．内臓の悪性疾患に随伴して生じることのある後天的掌蹠角化症，あるいは中年期以降の女性に発症する更年期角化症などがある．

2　治療の実際

先天性の角化症は遺伝子異常を基礎とする疾患であり抜本的な根治療法は望めないことを理解してもらったうえで，患皮膚症状，季節や生活環境にあった保湿薬や角質溶解薬などの外用を探る．尿素系保湿薬やサリチル酸（サリチル酸ワセリン®）やビタミンA軟膏，炎症のあるときにはステロイドを外用する．活性型ビタミンD_3製剤も有効なことがある．

毛孔性苔癬

毛孔性苔癬では，毛包の角層から表皮浅層を標的としたマイルドなケミカルピーリングも有効である．

掌蹠角化症

掌蹠角化症はしばしば掌蹠の多汗を併発し，皮膚が厚いことよりも，手掌の多汗の治療を望むことも多い．通常の多汗症の治療に準じ20％の**塩化アルミニウム液の塗布**や**イオントフォレーシス**も併用する．

過度の角質肥厚は50％サリチル酸製剤（スピール®膏）の使用やハサミやメス，グラインダーなどで機械的に除去する．

*　　*　　*　　*　　*

重症な角化症では，エトレチナート（チガソン®）の内服，紫外線療法や特殊な脂肪成分の制限食などにより皮膚症状や随伴する神経症状の進行を抑えることが可能な症例もある．重症の角化症の治療では治療経験のある基幹病院へすみやかに紹介する必要がある．

後天性魚鱗癬，後天性掌蹠角化症においては内臓腫瘍などの潜伏を検索することも重要である．

看護のポイント

看護のうえでは日常のスキンケアの指導が中心となる．冬季の乾燥に注意し，季節や症状，患者の成長によっても好まれる保湿薬が変化する．多くは年齢とともに症状が軽快することを伝え励ます．医薬部外品でも優れた**保湿薬**が数多く市販されており，価格と相談のうえでそれらを試用することも悪くはない．　　（高橋健造）

炎症性角化症 inflammatory keratosis

角化異常を呈する疾患のうち，炎症症状の著明なもの，すなわち角化と潮紅を主徴とするものを一括して，炎症性角化症とよぶ．したがって，それらの疾患の概念は臨床所見に基づき定義されている．

A 乾癬 psoriasis

1 起こり方

原因不明で慢性の経過をとる．30〜40歳代をピークに発症し，わが国では男：女＝2：1，約10万人が罹患しているとされる．遺伝的背景をもとに，なんらかの環境因子，感染，薬剤，基礎疾患，外傷などの関与により発症する．

2 症状と診断のすすめ方

乾癬の好発部位は頭部，肘関部，膝部であるが全身のいずれにも発症する．境界明瞭な銀白色の厚い鱗屑を伴う紅斑を主症状とする（図1）．乾癬の特徴的な皮疹により診断は比較的容易である［臨床的に**ケブネル(Köbner)現象**や**アウスピッツ(Auspitz)現象を認める**］．尋常性乾癬，関節症性乾癬，膿疱性乾癬，滴状乾癬，乾癬性紅皮症に分類される．

3 治療の実際

局所療法として，ステロイド外用療法，活性型ビタミンD_3外用療法，外用PUVA (psoralen ultraviolet A)療法，全身療法としてはエトレチナート，シクロスポリン内服，内服PUVA療法，ナローバンドUVB療法などが行われる．2010年1月から生物学的製剤である抗TNF-α阻害薬（インフリキシマブ，アダリムマブ）が，2011年5月からIL-12/IL23p40抗体による治療（ウステキヌマブ）も可能となり，さらに新しい薬剤の臨床治験も行われている．

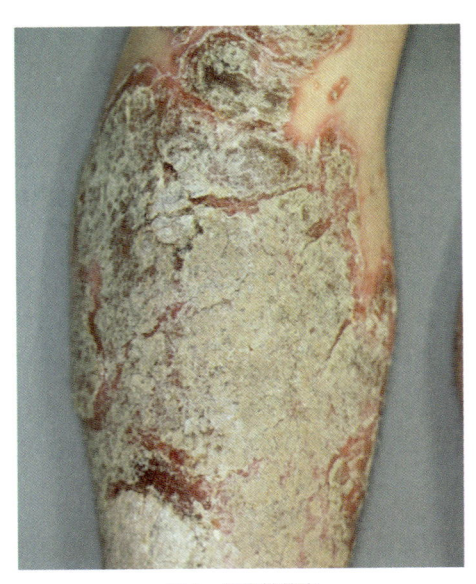

図1 尋常性乾癬
境界明瞭な銀白色の厚い鱗屑（カキ殻様の鱗屑）が付着する紅斑．

💡 看護のポイント
◆ 疾患概念の理解 ◆

「なかなか治らない」「かんせん」という言葉から「うつるものでは？」などという不安感や誤解を受ける．本症の概念を説明し，家族をはじめ周囲の人の理解を求め，患者が孤立せずQOLの向上あるいは通常の社会生活ができるよう指導する．

◆ 生活指導について ◆

連日の入浴を励行する．汚れ，外用薬，鱗屑を取り除くことは止痒効果や外用薬の効果を上

げることが期待できる．ただし，過度の入浴（浸りすぎ，強く洗う）などは，時にケブネル現象を誘発する．ガラス越し（UVBを遮断）での日光浴はサンバーンを起こすことなく効果的である．

（赤坂江美子，小澤 明）

B 類乾癬 parapsoriasis

類乾癬という名称は，乾癬に類似し，治療抵抗性の疾患に用いられた．

1 滴状類乾癬

起こり方
感染症が先行することが多く，アレルギー性血管炎の範疇の疾患とも考えられている．

症状と診断のすすめ方
皮疹が1cm大までの乾癬に似た皮疹を呈する．

急性型と慢性型に分かれる．急性型は，水痘様の小水疱，膿疱，時に発熱などを伴い，全身に小型の炎症性角化性病変が散在する．

一方，慢性型は，体幹，四肢に径1cm未満の小型で，ほとんど浸潤のない紅斑ないし丘疹を認める．数週間にわたり新生を繰り返すが自然消退もある．

治療の実際
ステロイド外用薬を主に，難治例，慢性型ではPUVA療法，急性型ではジアフェニルスルホン（レクチゾール®）などを用いる．

2 局面状類乾癬

起こり方
表皮に発現している抗原に対するTリンパ球の慢性の反応により，Tリンパ球の増殖が起こり，悪性リンパ腫に移行するものもあると考えられている．小局面型と大局面型に分かれる．大局面型では10〜30%が20〜30年の経過で菌状息肉症に移行する．

症状と診断のすすめ方
皮膚生検で診断する．

治療の実際
ステロイド外用療法が主体で，抗アレルギー薬の内服も行う．難治例では光線療法も行う．

看護のポイント
滴状型では再発予防，局面型では長期間観察が必要であることを説明する．

（赤坂江美子，小澤 明）

C 扁平苔癬 lichen planus

1 起こり方

表皮に発現しているなんらかの抗原に対して，Tリンパ球がこれを攻撃することにより生じると考えられている（苔癬様反応：lichenoid reaction）．原因として，①薬剤，②金属，③感染症（ウイルス性肝炎）などがあげられている．

2 症状と診断のすすめ方

手背，亀頭，口腔粘膜，爪甲などに好発するが，全身のいずれにも発症する．紫紅色の光沢がある扁平隆起性丘疹で小円形〜不整形，時に融合して大局面を呈する．表面には灰白色の線状［ウィッカム（Wickham）線条］を認める．

3 治療の実際

ステロイド外用薬，かゆみのある場合は，抗アレルギー薬を内服する．原因を追求し可能なら原因除去に努める．

看護のポイント
搔破などによりケブネル現象を起こさないように注意する．口腔内病変では不適合義歯の修正，禁煙を指導する．　（赤坂江美子，小澤 明）

D ジベル(Gibert)ばら色粃糠疹
pityriasis rosea Gibert

1 起こり方

感冒様症状や疲労などがしばしば先行する．発症機序としてウイルス感染説が有力だが，原因は不明である．

2 症状と診断のすすめ方

原発疹とよばれる2～3cm大の暗赤色調の紅斑を認め，1～2cm大の楕円形の粃糠様落屑を伴う淡紅色から暗赤色の紅斑の長軸が皮膚割線に一致する．背部では**クリスマスツリー様の外観**を呈する．

3 治療の実際

抗アレルギー薬，ステロイド外用薬による対症療法を行う．6～8週，長くても3ヵ月以内で自然消退するが，時に色素沈着を残すこともある．

💡 看護のポイント

症状が消退するまでは時間を要するため，患者が不安感をもつ場合が多い．本症を発症した健康状態の見直しを指導する．

（赤坂江美子，小澤　明）

細菌感染症 bacterial skin infections

キーポイント

- 起炎菌として黄色ブドウ球菌がもっとも多い．
- 近年，メチシリン耐性黄色ブドウ球菌(MRSA)の割合が増加している．
- 細菌培養・感受性試験を必ず行い，適切な抗菌薬の選択が重要である．

1 考え方の基本

細菌による皮膚の感染症(表1)は多種多彩である．**黄色ブドウ球菌**によることがもっとも多いが，**表皮ブドウ球菌，A群β溶血性連鎖球菌（化膿連鎖球菌）**，あるいは**緑膿菌**などによる病変も少なくない．臨床所見は，発赤・腫脹・局所熱感・疼痛・膿汁排泄を特徴とするが，これらは，それぞれの疾患や経過時期によって必ずしもそろわない場合もある．膿汁などから，必ず細菌培養・感受性試験を行って初期治療を開始するが，検出細菌の感受性をみて適切な抗菌薬に変更する．MRSAにも注意する．

2 起こり方

皮膚細菌感染症は，病変の深さ，皮膚付属器との関連，病変の成立機序，全身への侵襲状況などから，表1のように分類される．毛包や汗腺，あるいは小外傷や湿疹病変などから，起炎菌が侵入して増殖し発症する．表在性・深在性，あるいは毛包性・汗腺性・びまん性にも分類できる．ブドウ球菌性熱傷様皮膚症候群，壊死性筋膜炎，ガス壊疽，トキシックショック症候群，そしてトキシックショック様症候群はまれではあるが，重症化して死にいたる危険性も高いことから重要な疾患である．

細菌感染症　1103

表1　皮膚細菌感染症の分類

群	疾患
第Ⅰ群　表在性皮膚感染症	
(a) 毛包性	急性表在性毛包炎, ボックハルト(Bockhart)膿痂疹, 尋常性毛瘡
(b) 汗器官性	化膿性汗孔周囲炎
(c) 爪囲・指腹球部	blistering distal dactylitis [手(足)部水疱性膿皮症の亜型]
(d) びまん性	伝染性膿痂疹, 手(足)部水疱性膿皮症, 尋常性膿痂疹, 肛囲連鎖球菌性皮膚炎, 表在性2次感染(擦過傷, 表在性熱傷など)
第Ⅱ群　深在性皮膚感染症	
(a) 毛包性	尋常性毛瘡(表在性毛包炎も混在), 癤, 癤腫症, 癰
(b) 汗器官性	多発性汗腺膿瘍
(c) 爪囲・指腹球部	急性爪囲炎, 瘭疽
(d) びまん性	リンパ管炎・リンパ節炎, 丹毒, 蜂窩織炎(蜂巣炎), 深在性2次感染(創感染など)
第Ⅲ群　慢性膿皮症	
(a) 前駆病変のあるもの	感染粉瘤, 化膿性汗腺炎, 殿部慢性膿皮症, 膿瘍性穿掘性頭部毛包周囲炎, 毛瘡癰
(b) 宿主の免疫状態の関与するもの	禿髪性毛包炎, 狼瘡状毛瘡, ボトリオミコーシス, 壊死性痤瘡
第Ⅳ群　潰瘍の2次感染	褥瘡, 下腿潰瘍, 糖尿病性壊疽など
第Ⅴ群　全身性感染症	
(a) 毒素関連性(1)	ブドウ球菌性熱傷様皮膚症候群, トキシックショック症候群, トキシックショック様症候群, 猩紅熱, 新生児TSS様発疹症
(b) 毒素関連性(2)	壊死性筋膜炎(単一細菌性・複数細菌性)
(c) 毒素関連性(3)	敗血症
特異な細菌感染症	猫ひっかき病, 細菌性血管腫症, パスツレラ・ムルトシダ感染症, ビブリオ・バルニフィカス感染症, 炭疽, 類丹毒, 黄菌毛, 紅色陰癬
細菌アレルギー	多形紅斑, 結節性紅斑, 血管炎など

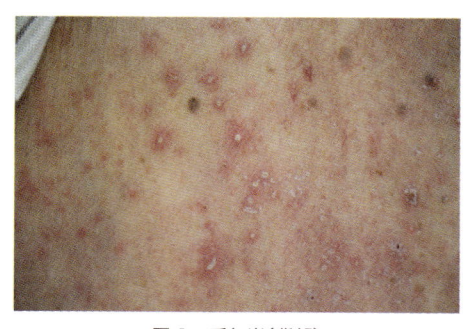

図1　毛包炎(背部)

3　症状・診断のすすめ方と治療の実際

毛包炎(folliculitis)

単一毛包に限局したブドウ球菌性感染症で, **黄色ブドウ球菌**, **表皮ブドウ球菌**, あるいは両者の混合感染による. 皮膚の浸軟, ステロイド外用などが誘因となる.

● 症状と診断 ●

毛包一致性紅色丘疹ないし紅暈を伴う膿疱で, 自覚症はない(図1). 「根をもった」ものは癤の前駆病変で軽い痛みがあり, **黄色ブドウ球菌**による場合が多い. 主に頸部・大腿・殿部に単発あるいは多発する.

● 治　療 ●

放置しても自然に軽快する. 多発・追発する場合は**抗菌薬**の内服を行う.

癤(furuncle), 癰(carbuncle)

癤は, 毛包および毛包周囲性の限局性感染症で, 膿瘍を形成し, 炎症は皮下組織に及ぶ. 顔面のものを面疔とよぶ. 癰は, 隣接する複数の毛包・毛包周囲に化膿性炎症が生じたものである. 毛包炎・癤が多発・追発するものが癤腫症である. 皮膚の小外傷・浸軟などが誘因となり, **黄色ブドウ球菌**が毛包・脂腺に感染・増殖して炎症が周囲組織に波及する.

● 症状と診断 ●

癤は, 毛包一致性, 炎症が毛包深部まで及んだ円錐状の局所熱感のある有痛性紅色結節である(図2). 大きくなると頂点に膿疱(膿栓)を生じ, 次第に軟化して波動を触れ, 頂点から排膿

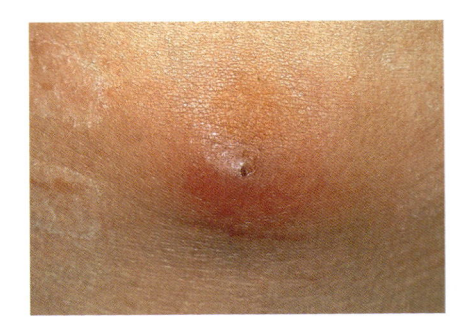

図2 癤（下腹部）

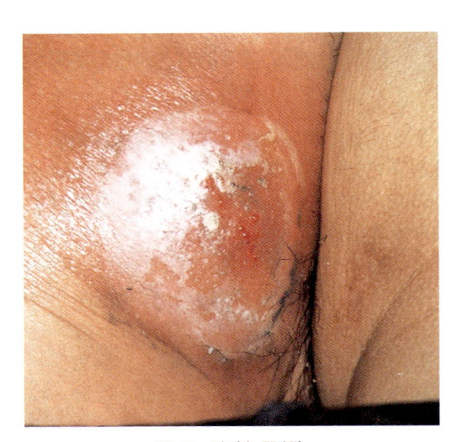

図3 癰（左殿部）

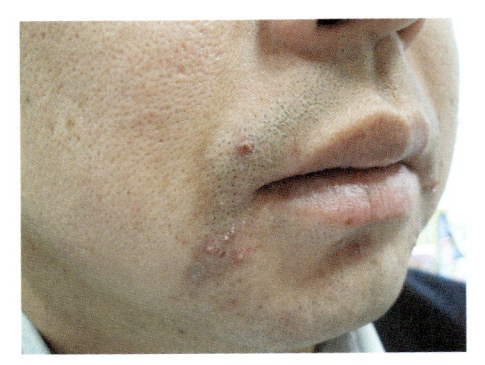

図4 尋常性毛瘡

し，壊死に陥った「芯」が排出されて治癒に向かう．癰は，癤より深部から始まり複数の毛包を同時に侵すので，ドーム状に隆起した有痛性硬結となり，増大するにつれ軟化して複数の膿栓から排膿する（図3）．項部・肩・殿部などに好発する．癰では発熱を伴い，白血球数増加，CRP（C反応性タンパク）上昇がみられる．

● 治　療 ●

　黄色ブドウ球菌に感受性のよい抗菌薬を内服し，波動を触れるものは切開排膿する．癰では**抗菌薬**の静脈内投与が望ましい．癰腫症では，鼻腔内細菌培養も行い，保菌状態があればポビドンヨード塗布などにより除菌に努める．

尋常性毛瘡（sycosis vulgaris）

　髭の生える部に限局した細菌性毛包炎および毛包周囲炎である．主に**黄色ブドウ球菌**による．髭剃りが誘因となる．

● 症状と診断 ●

　青壮年男性の口髭・顎髭・頬髭など硬毛に一致して紅色丘疹ないし膿疱が多発性に生じて痂皮化し（図4），これらが次々に生じて年余に繰り返す．軽度のかゆみ・痛みがある．

● 治　療 ●

　カミソリによる髭剃りを止め，ハサミで短く切るのが望ましい．電気カミソリも日にちをあけて使用する．毛包炎に準じた**抗菌薬**内服を行う．

エクリン汗孔炎（eccrine periporitis）

　汗疹（あせも）に表在性膿疱を生じる疾患（膿疱性汗疹）で，汗孔より**黄色ブドウ球菌**が感染して発症する．夏季に多く，発汗の増加，汗管内の汗うっ滞が先行する．

● 症状と診断 ●

　乳幼児の顔面・頭部，項・背部，殿部などに，米粒大までの紅色丘疹ないし膿疱が孤立性に多発する．汗疹に続発することが多い．自覚症状はほとんどない．

● 治　療 ●

　抗菌薬の外用・内服を行うが，多発性汗腺膿瘍に移行することがある．

多発性汗腺膿瘍（multiple sweat gland abscess）

　汗孔炎・汗孔周囲炎の後に，**黄色ブドウ球菌**がエクリン汗腺腺部にまで侵入して膿瘍化をき

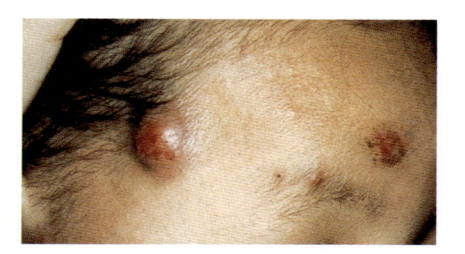

図5 多発性汗腺膿瘍(右前額部)

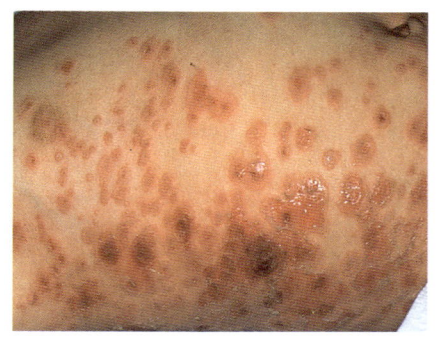

図6 水疱性膿痂疹(右側腹部)

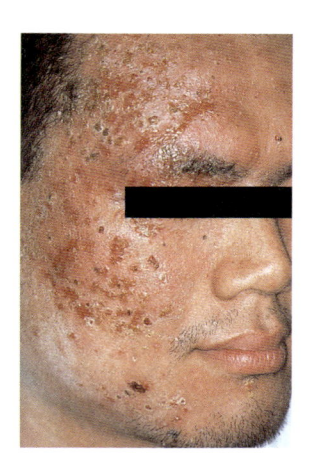

図7 痂皮性膿痂疹(右顔面)

たす．俗に「あせものより」という．
● 症状と診断 ●
　エクリン汗孔炎に続いて大豆大の結節が多発し，軟化して波動を触れる膿瘍となる(図5)．乳幼児の顔面・頭部に多く，汗孔炎と混在する．圧痛が強く，所属リンパ腺が腫脹する．
● 治　療 ●
　抗菌薬の内服を行い，膿瘍化したものは切開排膿する．

伝染性膿痂疹(impetigo contagiosa)

　黄色ブドウ球菌あるいは**連鎖球菌**が表皮浅層に感染し，水疱・膿疱・痂皮を作る限局性化膿性疾患である．ブドウ球菌性(水疱性)膿痂疹(俗にとびひ)は，**黄色ブドウ球菌**の産生する**表皮剥脱毒素**によって表皮顆粒層レベルで水疱が形成される．近年では MRSA が3～4割を占める．連鎖球菌性(痂皮性)膿痂疹は，主に**化膿連鎖球菌**によって発症するが，**黄色ブドウ球菌**との混合感染も少なくない．

● 症状と診断 ●
　水疱性膿痂疹は0～6歳の乳幼児に多く，夏季に発症しやすい．虫刺され・小外傷などがきっかけとなり，感染部に疱膜の薄い水疱を生じ，水疱内容は次第に混濁し，容易に破れてびらんとなる．周辺だけでなく遠隔部にも拡大"飛び火"していく(図6)．軽度のかゆみを伴うが全身症状はなく，次第に乾燥して軽快する．
　痂皮性膿痂疹は季節や年齢に関係なく，小水疱や膿疱で始まり，膿性滲出液は厚い痂皮となって急速かつ一気に多発する(図7)．病変の周囲は炎症症状が強く，発熱，咽頭痛，所属リンパ腺腫脹など全身症状を伴うものが定型である．
　いずれの膿痂疹も露出部に初発することが多く，粘膜は侵されない．手・足では角層が厚いので，水疱蓋がしっかりした緊満性で大きな水疱・膿疱の特異な病像となる〔手(足)部水疱性膿皮症〕．連鎖球菌性では，白血球数増多，CRP上昇し，ASO(抗ストレプトリジンO抗体)とASK(抗ストレプトキナーゼ抗体)が上昇することが多い．

● 治　療 ●
　ブドウ球菌性膿痂疹では新世代セフェム系内服薬を第1選択とする．治療開始後3日しても軽快しない場合はMRSAも考慮して抗菌薬

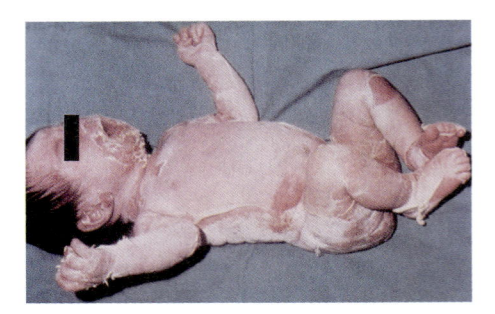

図8　ブドウ球菌性熱傷様皮膚症候群

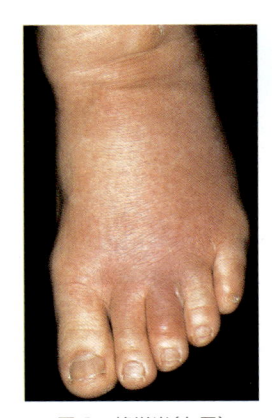

図9　蜂巣炎(左足)

を変更する．病変部はフシジン酸軟膏またはナジフロキサシン軟膏を塗布する．滲出液が多い場合は亜鉛華単軟膏を重層する．湿疹・虫刺されに続発したものやかゆみを伴うものにはステロイドを外用する．痂皮が取れるまで治療を続ける．

連鎖球菌性膿痂疹ではペニシリン系薬を第1選択とするが，ブドウ球菌との混合感染に留意して内服薬を選択する．腎炎併発予防の観点から，軽快後もさらに約10日間の内服を続ける．

ブドウ球菌性熱傷様皮膚症候群(staphylococcal scalded skin syndrome：SSSS)

咽頭や鼻腔などに定着あるいは感染した**黄色ブドウ球菌**が産生する**表皮剥脱毒素**が，血流を介して全身の皮膚に達し，びまん性紅斑，水疱，さらには表皮剥離を起こす全身性中毒性疾患である．表皮の顆粒層レベルで**棘融解**を生じ水疱が形成される．近年ではほとんどが**MRSA**による．

● 症状と診断 ●

0～6歳に多いが，免疫能の低下した成人にも発症することがある．新生児では高熱で，乳幼児では微熱とともに，口囲・鼻入孔部・眼囲の潮紅や眼脂，水疱，痂皮形成に始まり，次いで頸部・腋窩・鼠径部が発赤し，次第に全身の表皮が熱傷様に剥離してびらんとなるが(図8)，粘膜は侵されない．擦過痛が強く，ニコルスキー(Nikolsky)現象を認め，咽頭発赤，頸部リンパ腺腫脹もみられる．破れていない水疱内は無菌である．

● 治　療 ●

黄色ブドウ球菌に感受性のよいβラクタム系薬の内服あるいは点滴静注を行い，必要に応じて補液をする．MRSAでは，**抗菌薬**を適時変更する．

蜂巣炎(蜂窩織炎)(cellulitis)

真皮から皮下脂肪組織のびまん性細菌感染症である．主に**黄色ブドウ球菌**によるが，**化膿連鎖球菌，インフルエンザ菌**などでも生じうる．付属器，小外傷，あるいは手術創などから菌が侵入する．

● 症状と診断 ●

境界不明瞭な局所の発赤・腫脹・疼痛・熱感が急速に拡大し(図9)，発熱・頭痛・悪寒・関節痛を伴う．顔面・四肢に好発する．白血球数増多，CRP上昇，赤沈亢進がみられる．指趾に生じたものは瘭疽とよばれる．

● 治　療 ●

βラクタム系薬を第1選択とするが，感受性結果をみて適切な**抗菌薬**に変更する．局所の安静を保ち，下肢であれば就寝時軽度挙上する．

丹毒(erysipelas)

真皮を主座とする浅在性蜂巣炎で，**化膿連鎖球菌**によることが多い．免疫能低下など全身的要因が関係するが，手術や浮腫など局所的要因も重要である．

● 症状と診断 ●

突然の高熱・倦怠感を伴って，急速に拡大す

細菌感染症　1107

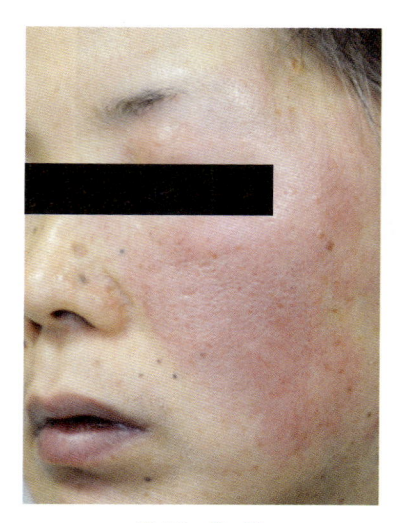

図10　丹　毒

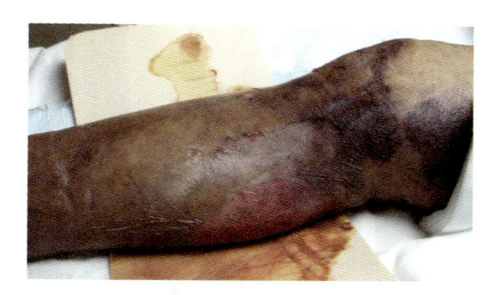

図11　壊死性筋膜炎

る境界明瞭な浮腫性紅斑として発症する．表面は緊張して光沢があり，局所熱感，圧痛，擦過痛が著明で(図10)，局所のリンパ腺腫脹を伴う．水疱や紫斑を伴うこともある．顔面，四肢に多いが，蜂巣炎との鑑別がむずかしいこともある．習慣性丹毒は同一部位に習慣性に繰り返す病態で，慢性リンパうっ滞が誘因となる．白血球数増多，CRP上昇，赤沈亢進がみられる．

● 治　療 ●

ペニシリン系薬が第1選択となる．再発予防や腎炎の併発も考慮して，軽快後も約10日間は**抗菌薬**を続ける．

壊死性筋膜炎(necrotizing fasciitis)

浅層筋膜を含む皮下組織に急速かつ広範な壊死をきたす細菌感染症である．発熱，全身倦怠感，悪心・嘔吐，関節痛，せん妄などの全身症状を伴い，しばしば敗血症性ショック，播種性血管内凝固症候群(DIC)，さらには多臓器不全を呈し致死率が高い．

● 症状と診断 ●

四肢に好発し，びまん性紅斑，浮腫，腫脹をきたし，水疱・血疱・びらん・紫斑・皮膚壊死を生じる(図11)．当初は皮膚病変の程度に不釣合いな激烈な疼痛を伴うが，経過とともに表在性神経が傷害されて無痛となる．

黄色ブドウ球菌，**連鎖球菌**，**大腸菌**などの混合感染(少なくとも1種類は嫌気性菌)による場合が多い．外陰部に生じた壊死性筋膜炎はフルニエ(Fournier)壊疽とよばれる．単独感染では**化膿連鎖球菌**によるものがもっとも多く(ほかの菌との混合感染もある)，急速に進行して死亡率も高いことから劇症型A群溶血性連鎖球菌感染症ともよばれる．ビブリオやエアロモナスによる単独感染もある．

● 治　療 ●

全身管理とともに早急な**デブリドマン**を行う．混合感染も多いことから，カルバペネム系薬やクリンダマイシンなどで多剤併用療法を開始し，検出細菌の感受性を確認して薬剤を変更する．

ガス壊疽(gas gangrene)

ガス産生を伴う壊死性軟部組織感染症であり，クロストリジウム性と非クロストリジウム性に分類されるが後者が圧倒的に多い．

● 症状と診断 ●

臨床所見は壊死性筋膜炎と同様で，ガスの存在による握雪感を触れる(図12a, b)．非クロストリジウム性ガス壊疽は，偏性嫌気性菌や通性嫌気性菌の混合感染により，一般に疼痛が少なく進行も緩徐である．糖尿病，肝腎障害などをもつ患者に発症することが多い．クロストリジウム性ガス壊疽の起炎菌は，多くはウェルシュ菌である．非クロストリジウム性に比較して病態は重篤であり，菌そのものの感染もさることながら外毒素による筋壊死も起こる．

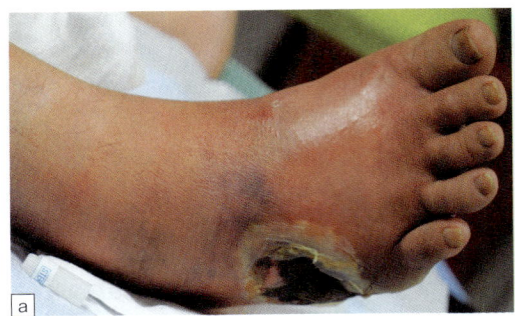

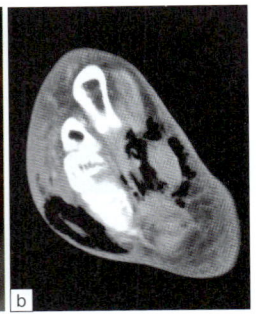

図12　ガス壊疽
bはaのCT像（足内にガス像を認める）．

● 治　療 ●

壊死性筋膜炎と同様に行う．

トキシックショック症候群(toxic shock syndrome：TSS)

病巣感染あるいは定着した**黄色ブドウ球菌**の産生する**トキシックショック症候群毒素-1**（toxic shock syndrome toxin-1：TSST-1），またはエンテロトキシン（enterotoxin：SE）により**T細胞**が活性化され，その産生する**サイトカイン**が関与して種々の病態が形成される．

● 症状と診断 ●

高熱で始まり，全身の猩紅熱様発疹ないしびまん性皮膚潮紅，嘔吐，下痢，中枢神経障害などを伴い，ショック症状と肝腎障害など多臓器不全をきたす．

● 治　療 ●

全身管理とともに，βラクタム系薬の大量投与と免疫グロブリン製剤を併用する．**MRSA**の場合には，**抗MRSA薬**を投与する．

トキシックショック様症候群(toxic shock-like syndrome：TSLS)

化膿連鎖球菌感染により発症し，臨床症状がトキシックショック症候群に類似していることからトキシックショック様症候群，あるいは連鎖球菌性トキシックショック症候群とよばれる．

● 症状と診断 ●

溶連菌性発熱性外毒素により，ショック症状と多臓器不全（腎不全，ARDS，DICなど）をきたす．高頻度に壊死性筋膜炎を合併し，TSSより致死率が高い．

● 治　療 ●

全身管理とともに，壊死性筋膜炎には**デブリドマン**を施行し，ペニシリンの大量投与とともに免疫グロブリン製剤を併用する．

💡 看護のポイント

皮膚細菌感染症は，発汗の多い，皮膚が不潔になりやすい夏季に発症することが多い．湿疹病変の搔破痕，小外傷，白癬など細菌の侵入しやすい先駆病変が存在することも多いことから，常に石けんを使ったシャワー浴などで適切に洗い，皮膚を清潔に保つよう努めるとともに，先駆病変となる病変は適切に治療しておくことが大切である．

壊死性筋膜炎，ガス壊疽，SSSS，TSS，TSLSは，まれな疾患ではあるが生命を脅かす重篤な疾患である．前2者は，当初は蜂巣炎との鑑別が問題となることもあり，局所病変であっても，発熱の程度，血圧など全身症状の把握も重要である．

皮膚疾患患者は，しばしば「皮膚に痕跡が残るのではないか」，「また再発するのではないか」と不安をもちやすい．それぞれの感染症での治癒経過を詳しく説明し，十分な理解を得ることが重要である．

抗菌薬・消炎鎮痛薬の投与を受けている場合には，その副作用にも注意する．

皮膚結核，皮膚サルコイドーシス

してはいけない！

〈皮膚切開〉
　癤，癰，蜂巣炎，瘭疽での膿瘍形成に際し，積極的に切開・排膿処置を行うが，膿瘍形成以前に切開してはいけない．とくに顔面の病変では注意が必要である．瘭疽では，指趾側面を切開し，先端部を切開してはならない．

(多田讓治)

コラム　皮膚の消毒・入浴は？

　皮膚の局所性感染症において，入浴を制限する必要はない．膿痂疹は表在性感染症のため，治療の一環として積極的にシャワー浴あるいは入浴で洗浄を行い，局所の菌量を減らすことが重要である．クロルヘキシジングルコン酸塩やポビドンヨードによる消毒では，一時的に菌量が減っても短時間でまた増殖するので，洗浄のみで十分である．消毒液にかぶれる場合もあるので注意する．(多田讓治)

皮膚結核，皮膚サルコイドーシス
cutaneous tuberculosis, cutaneous sarcoidosis

A　皮膚結核

1　起こり方

　ヒト型あるいはウシ型結核菌により生じる皮膚病変である．皮膚病変部から結核菌が検出される真性皮膚結核と結核菌やその代謝物に対するアレルギー反応によって生じ皮膚病変部から菌が検出されない結核疹に分類される．

2　症状と診断のすすめ方

◆ 真性皮膚結核 ◆
① **尋常性狼瘡**：結核に免疫のある人に，結核の原病巣から結核菌が血行性に皮膚転移したり，外部からの結核菌の皮膚接種によって生じたりする病変で，顔面に好発する．黄色を帯びた赤褐色，粟粒大の丘疹から拡大し局面，結節，潰瘍となる．
② **皮膚腺病**：近接する結核の原病巣から連続性に直接皮膚に波及し，皮下の結節から始まり，膿瘍，**瘻孔**，**潰瘍**を形成する．頸部に好発する．

◆ 結核疹 ◆
① **バザン(Bazin)硬結性紅斑**：下腿に好発する皮下の硬結で表面皮膚は潮紅を伴う．
② **腺病性苔癬**：粟粒大の扁平隆起性赤褐色丘疹が集簇，多発する．**BCG接種後**に生じる例が増加している．

　診断はまず組織中の結核菌を直接証明するために膿汁や組織片のチール・ネールゼン(Ziehl-Neelsen)染色，小川培地による培養(菌の発育に4～8週)を行う．さらに，ポリメラーゼ連鎖反応(PCR)法を用いて病変材料中のDNAを確認する．ツベルクリン反応，クオンティフェロンTB-2Gを実施する．結核疹では，原病巣の検索目的に胸部X線などを行う．

3　治療の実際

　治療の短縮化と耐性菌の出現防止のため，治療基準に沿って抗結核薬を3薬剤以上併用する．リファンピシン(リファジン®)，ピラジナミド(ピラマイド®)，イソニアジド(イスコチ

ン®），エタンブトール（エサンブトール®）を 2 ヵ月投与し，その後リファンピシン，イソニアジドを 4 ヵ月続けて投与する．排菌患者は隔離治療を行う．

看護のポイント
①自身を含めた感染に十分配慮すること，②長期の内服を適切に行えるよう支援すること，③精神的支えになるよう努めることなどである．
（岡本祐之）

B 皮膚サルコイドーシス

1 起こり方

皮膚，肺，リンパ節，眼など多臓器を侵す全身性の類上皮細胞肉芽腫性疾患である．病因としてにきび菌，抗酸菌の関与が考えられている．皮膚病変などの自覚症状で発見される場合と，無症状のまま健診で発見される場合とがある．自覚症状は眼症状や皮膚病変の整容的症状が多いが，予後は**心臓**と肺病変に左右される．

2 症状と診断のすすめ方

皮膚病変は肉芽腫がみられない結節性紅斑と，肉芽腫があり異物が混在している**瘢痕浸潤**，肉芽腫のみの特異的病変である**皮膚サルコイド**に分類される．結節性紅斑は下腿の圧痛と紅斑を伴う皮下結節で，欧米での頻度に比べると日本では非常にまれである．瘢痕浸潤は外傷などの瘢痕に生じる隆起性病変で**膝蓋や肘頭**に多い．皮膚サルコイドの症状はさまざまであるが，**顔面**の紅色結節や環状病変の頻度が高い．

診断は全身性[多臓器に病変があるか，1 臓器とアンジオテンシン変換酵素（ACE）や Ga シンチグラフィなど全身の病変を反映する検査所見が満たされていること]で，類上皮細胞肉芽腫性（組織検査を行う）であることが証明され，ほかの疾患を鑑別できることによって行う．ほかの臓器病変に比べ皮膚病変は生検しやすく，各皮膚病型の好発部位と臨床症状を理解しておくことが重要である．

3 治療の実際

皮膚病変の治療は原則的にステロイドの外用であるが強力な薬剤を用いても反応が悪いことがある．テトラサイクリン系抗菌薬の内服治療はほかの臓器病変に比べて皮膚病変では有効なことが多い．さらに美容的訴えの強い病変や，大型の結節や顔面の環状病変などの難治病変ではステロイドの内服治療を行う．

看護のポイント
・全身性疾患であるため各臓器病変の症状に応じた看護を行う．
・特定疾患に指定され慢性に経過することが多く精神的支援が必要である．
・一方では，大半は無治療で自然治癒することも理解してもらう．
（岡本祐之）

単純疱疹 herpes simplex

1 起こり方

単純ヘルペスウイルス（herpes simplex virus：HSV）の 1 型，2 型の感染により，皮膚や粘膜に小水疱やびらんを形成する疾患である．初めて HSV に感染して発症する初感染，HSV の抗体をもっているものが，初めて HSV 感染症に罹患する非初感染初発，および再発がある．HSV は，初感染後，知覚神経の軸索を逆行し，知覚神経節の神経細胞の核内に環状の DNA として宿主 DNA に組み込まれることなく，潜伏感染する．個体の抵抗力の低下（発熱，

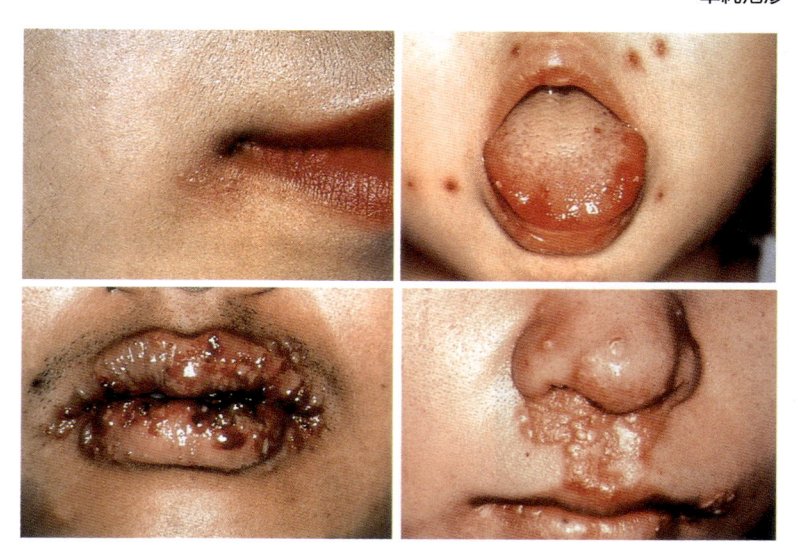

図 1 口唇ヘルペス
左上の写真のみ再発型口唇ヘルペスで，他は初感染である．

ストレス，過労，排卵後など）や末梢組織の炎症（外傷，日光など）により再活性化し，支配領域の皮膚や粘膜の一部に再発病巣を形成する．しかし，唾液や腟分泌物中にウイルスを排泄するのみで，病巣を形成しない無症候性ウイルス排泄の場合もある．

■ 分 類
● 口唇ヘルペス（図1）●
初感染では口唇全体に，5〜7mm 大の水疱が，再発型では1〜3mm 大の水疱が限局性に出現する．一般には再発型で，三叉神経に潜伏したウイルスが口唇を中心とした顔面に発熱，紫外線の照射などを誘因として再発を繰り返す．瘙痒感，違和感などの前駆症状の後に紅斑が出現し，小水疱，びらん，痂皮となり，1週間前後で治癒する．無症候性に唾液中にウイルスを排出するものもある．単純疱疹の中でもっとも多い．

● ヘルペス性口内炎 ●
小児の初感染では急性歯肉口内炎として発熱，食思不振，所属リンパ節の腫脹などを伴い，舌を含む口腔内に小水疱，びらんが多発する．再発型の重症のヘルペス性口内炎はまれで，免疫不全状態でみられる．一般に口腔底や歯肉に数個の小水疱として再発し，いわゆるアフタといわれる深い潰瘍は形成しない．

● 顔面ヘルペス ●
口唇以外の顔面に出現したもので，初感染，再発がある．口唇ヘルペスや角膜ヘルペスに引き続いて，口囲，眼囲に拡大するものもある．アトピー素因を有するものに多く，神経支配領域に一致し，帯状疱疹との鑑別を要する．帯状疱疹の場合疼痛が強く，潰瘍を形成する．

● 性器ヘルペス ●
成人の初感染では感染機会の4〜7日後に，発熱，全身倦怠感，所属リンパ節の腫脹を伴って，外陰部に多数の水疱が出現する．排尿痛，痛みによる歩行障害などがみられることもあり，治癒までに数週間以上を要する．HSV-2 の場合髄膜炎として頭痛，項部硬直，膀胱直腸障害などがまれにみられる．再発型では，下肢のしびれや局所の瘙痒感，違和感，軽い疼痛などの前駆症状の後に紅斑，水疱が出現するが，数は少なく1週間程度で治癒する．殿部，大腿後面などに再発を繰り返すものは帯状疱疹状単純ヘルペス（zosteriform herpes simplex）と

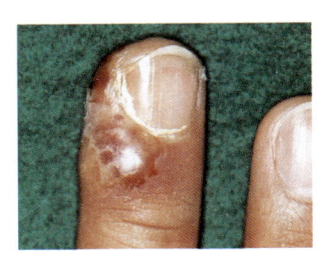

図2　ヘルペス性瘭疽

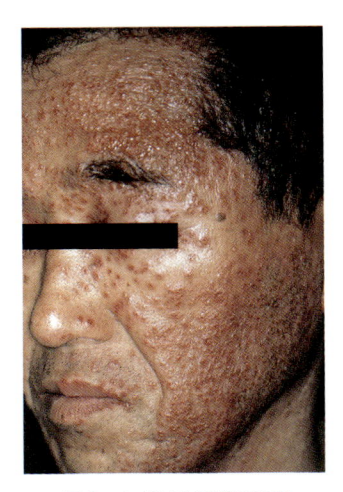

図3　カポジ水痘様発疹症

よばれ，HSV-2 の感染による．
● ヘルペス性瘭疽(図2) ●
　歯科医，看護師などの医療従事者が唾液を介して感染することが多い．また性器ヘルペスから感染し HSV-2 が分離されることもある．治癒するまでに数週間を要する．
● カポジ(Kaposi)水痘様発疹症(図3) ●
　アトピー性皮膚炎，ダリエー(Darier)病，熱傷などの皮膚病変にウイルスが接種されて拡大するもので，幼児の初感染ではウイルス血症を起こし，肝炎など全身感染を起こすことがある．重症アトピー性皮膚炎患者に多く，本症を繰り返すものもみられる．
● 疱疹後多形紅斑 ●
　HSV-1,2 型の型に無関係にみられ，単純疱疹に罹患して1〜2週間後，平均10日後に四肢伸側部に，初め浮腫性の紅斑状丘疹が生じ，次第に遠心性に拡大し，中心部が陥凹して蒼紅色となる皮疹が多発する．HSV 感染患者中 0.9％にみられる．無症候性ウイルス排泄後にもみられることがあり，本症は薬剤など必ずしも単純疱疹後とは限らない．

2　症状と診断のすすめ方

　限局性に浅い水疱性病変が集簇していることが特徴で，同部位に何回も再発を繰り返す．臨床的に診断が困難な場合には，ツァンク(Tzanck)試験*，HSV 特異的モノクローナル抗体によるウイルス抗原検出などによって診断する．
　そのほかウイルスの分離培養，ウイルス核酸検査があるが保険の承認が得られていない．血清学的診断は初感染の場合にのみ有用で，ペア血清で抗体価の上昇がみられる．再発の場合，抗体価の変動は必ずしもみられるわけではない．
　ELISA 法がもっとも感度がよい．エンベロープの糖タンパク(glycoprotein,g)G では型特異性がみられ，この抗体を測定することで，患者の感染している HSV の型判定ができるが，日本では承認されていない．

3　治療の実際

● 軽症の場合 ●
　抗ヘルペス薬(アシクロビル，ビダラビン)の外用を行うが，抗ヘルペス薬の全身投与が基本である．
● 初感染や中等症の場合 ●
　抗ヘルペス薬(アシクロビル，バラシクロビル)の内服を行い，細菌の2次感染を伴うことがあるので抗菌薬の全身投与または外用を行う．
● 性器ヘルペスの再発抑制 ●
　年6回以上再発を繰り返すものは，バラシ

---

*ツァンク試験：水疱内容あるいはびらん面の細胞をスライドグラスに塗抹し，アセトンで固定後ギムザ染色してウイルス性巨細胞をみる．この方法では VZV 感染症との区別はつかない．

クロビル 500 mg 錠（1 錠 分 1）を毎日服用し 1 年間行う．その後再発の状態を観察し必要ならば数年継続する．

● **重症または免疫不全者** ●

アシクロビル静注用 1 回 5～10 mg を 1 日 3 回点滴静注，7 日間投与する．

治療薬と注意点

単純疱疹の治療薬は，抗ウイルス薬のアシクロビルやそのプロドラッグであるバラシクロビルがもっぱら使用されている．HSV の DNA の複製を抑制する薬剤であるので，できるだけ病初期に投与する必要がある．これらの薬剤は腎臓で排泄され，腎機能が低下している高齢者や腎障害患者では，抗ウイルス薬の量を，血清クレアチニン値，年齢，性別，体重よりクレアチニン・クリアランス（CCr）または推算糸球体濾過量（eGFR）を求めて，投与量を決定する．また，アシクロビルは，濃度依存性に腎尿細管で結晶化するので多くの水を服用させる．とくに腎機能低下者や高齢者には水分の補給に努める．

看護のポイント

他への感染を防ぐために，ガーゼで病変をおおう．未感染者の接触は控える．とくに病変部に触れた手指を介して他へ感染することが多いので，手洗いを励行する．また，ウイルスのエンベロープを介して感染するので，そのエンベロープを破壊させるアルコール消毒も感染力が消失する．

本症は，免疫力の低下がない限り，自然治癒する疾患であることを認識する．（本田まりこ）

帯状疱疹 herpes zoster

1 起こり方

帯状疱疹の原因ウイルスは**水痘・帯状疱疹ウイルス**（varicella-zoster virus：VZV）である．VZV は初感染で水痘を発症させる．その後知覚神経節やその周囲に潜伏感染していた VZV は老化，ストレス，免疫力低下などの原因により再活性化すると，ウイルスは知覚神経を末梢に向かって移動し，神経炎症とともに皮膚病変を発症させる．50 歳以上になると帯状疱疹の発症率は上昇する．

2 症状と診断のすすめ方

自然経過

発疹の出る数日から 1 週間前より体の片側に疼痛や知覚異常が続き，やがて同部位に浮腫性紅斑，水疱が出現する．小水疱の大きさは粟粒大から小豆大で，中心臍窩を有する（図1）．水疱はやがて膿疱となった後痂皮を形成し，2～3 週間で自然治癒する．重症の場合，びらん，潰瘍を形成する．

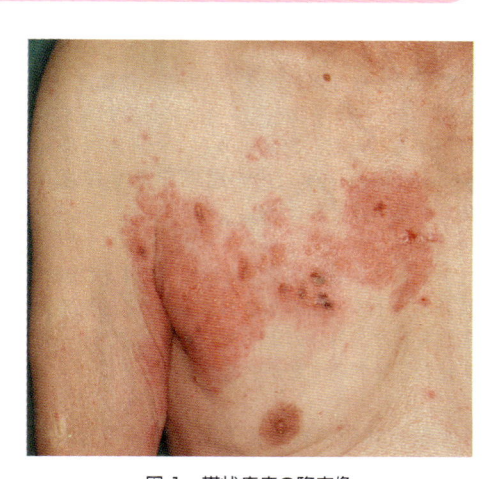

図1　帯状疱疹の臨床像

合併症

帯状疱疹は痛みを伴う．発疹がある時期の痛み（急性期痛）はチクチクとしたものから夜も眠れない痛みまでその程度はさまざまである．皮疹出現後 3 ヵ月以上経過しても痛みが残る状

態を**帯状疱疹後神経痛**(post-herpetic neuralgia：PHN)という．PHNの痛みは多彩であり，灼熱痛，刺痛，電撃痛，鈍痛，アロディニア（異痛症）などがある．高齢者では疼痛が強く，PHNを発症しやすい．

三叉神経第1枝領域の帯状疱疹では，眼合併症が半数以上に認められる．とくに鼻毛様体の分布する鼻背部から鼻尖部に皮疹が生じると眼合併症が高率にみられる〔ハッチンソン(Hutchinson)徴候〕．結膜炎，角膜炎の合併があり，異物感，眼痛，流涙，結膜充血，結膜潰瘍を認めた場合は視力障害を起こすことがあるので注意が必要である．

また，帯状疱疹に運動神経麻痺を合併することがある．顔面の三叉神経第1枝領域では外眼筋麻痺，耳介，外耳道では顔面神経麻痺〔ハント(Hunt)症候群〕が合併しやすい．仙骨領域では神経因性膀胱による排尿障害をきたす．そのほかの症状として，発熱，髄膜炎を合併することもある．

■ 検査所見

◆ ツァンク試験(Tzanck test) ◆

簡便で診断価値が高い．水疱蓋や潰瘍底の塗抹標本を，ギムザ染色し，ウイルス性巨細胞を検出する．ただし単純ヘルペスウイルス(herpes simplex virus：HSV)感染症とVZV感染症との鑑別はできない．

◆ 蛍光抗体 ◆

ツァンク試験と同様，塗抹標本を用いて蛍光抗体法を行いHSV-1,2およびVZV感染症の鑑別を行う．外注のオーダーが可能であり，結果は数日で判明するが感度がやや劣る．

◆ 血清学的診断 ◆

血清抗体価の判定法として補体結合反応(CF)法，酵素抗体(EIA)法，免疫粘着赤血球凝集反応(IAHA)法などがある．ペア血清で有意な上昇がみられれば診断可能である．しかし，臨床の場での迅速診断としての有用性は少なく，もっぱら感染の既往の判定に用いられる．

◆ 核酸(DNA)診断法 ◆

リアルタイムポリメラーゼ連鎖反応(real time PCR)法や新規遺伝子増幅法(loop-mediated isothermal amplification：LAMP)法があり，病態の把握や治療効果のモニタリングに有用である．

■ 鑑別診断

典型的な症例では臨床的に診断可能であるが，帯状疱疹と鑑別診断が必要な疾患としては，丹毒，接触皮膚炎，毛包炎，水疱症や伝染性膿痂疹がある．

3 治療の実際

治療の基本は抗ヘルペスウイルス薬の全身投与を早期から開始することである．また，同時に疼痛管理を行っていく．

■ 治療薬と注意点

現在帯状疱疹に対して使用できる抗ヘルペスウイルス薬であるが，内服薬には，アシクロビル，バラシクロビル，ファムシクロビルがあり，注射薬にはアシクロビル，ビダラビンがある．

内服，点滴の使い分けについては，はっきりとした基準はない．正常な免疫能を有する患者の場合，経口薬による外来治療が基本であるが，担がん患者，膠原病患者など免疫抑制状態の患者や汎発疹を伴う症例，皮疹の重症例，高度の疼痛を伴う症例，三叉神経第1枝領域や運動神経麻痺を伴う症例，発熱，頭痛，悪心・嘔吐などの全身症状を有する症例などが入院による点滴治療を必要とする．

抗ヘルペスウイルス薬はできるだけ早期に投与開始し，十分な期間，投与することが望ましい．その理由として，抗ヘルペスウイルス薬は新規のウイルスDNA合成を阻害する薬剤であるため，ウイルス量の少ない時期に投与開始したほうが高い治療効果が得られるためである．

また抗ヘルペスウイルス薬は腎排泄性の薬剤であるため，腎機能障害患者や腎機能の低下している高齢者などに対しては腎機能に応じて適切な減量投与が必要である．

抗ウイルス薬を全身投与していれば，水疱，びらんなどの皮疹に対してはワセリンや抗菌薬の外用で十分である．

急性期の疼痛に対しては非ステロイド抗炎症

疣贅，伝染性軟属腫　1115

薬（NSAIDs）の併用が多くみられるが，高齢者では，NSAIDs は腎血流量を低下させるため，アセトアミノフェンを第1選択とする．また，夜も眠れないような痛みに対してはペインクリニックに早期に紹介し，神経ブロックなどの治療を開始する．

PHN に対しては，確実な治療法はないが，抗けいれん薬であるプレガバリンや三環系抗うつ薬のノルトリプチリン，また弱オピオイドが使用される．ふらつきやめまいといった副作用に注意する．

看護のポイント

・汎発疹がある場合は，水痘と同様にウイルス血症を起こし，他者，とくに乳幼児へ感染させる可能性があるため，個室管理が必要となる．よって，経過中に汎発疹の出現がないかの確認は必要である．
・患部は，水疱が破れたびらん面から細菌感染を起こさないよう，抗菌薬の軟膏外用を1日1回は行い，清潔にする必要がある．
・疼痛に対しては，冷却するよりも，温めたほうが軽減する．PHN になってしまった場合は，疼痛が長期間にわたるため，患者の心理的なケアも重要となる．

（石田奈津子，渡辺大輔）

疣贅，伝染性軟属腫　verruca, molluscum contagiosum

A 疣贅

1 起こり方と症状・診断のすすめ方

疣贅はヒト乳頭腫ウイルス（またはヒトパピローマウイルス，human papilloma virus：HPV）感染で生じ，HPV 型の違いにより，ミルメシア（HPV1），尋常性疣贅（HPV2），扁平疣贅（HPV3），尖圭コンジローマ（HPV6），ボーエン（Bowen）様丘疹症（HPV16）や遺伝性で高発がん性の疣贅状表皮発育異常症（HPV5）などがある．

臨床診断が主であるが，必要に応じて病理組織診断や HPV 型決定を行う．尋常性疣贅（図1）がもっとも多く，俗に"いぼ"とよばれる．ミルメシアは小児の足底に生じることの多いウオノメ様丘疹，扁平疣贅は顔面などに生じる扁平丘疹，尖圭コンジローマとボーエン様丘疹症は外陰部に生じ，性感染症である．

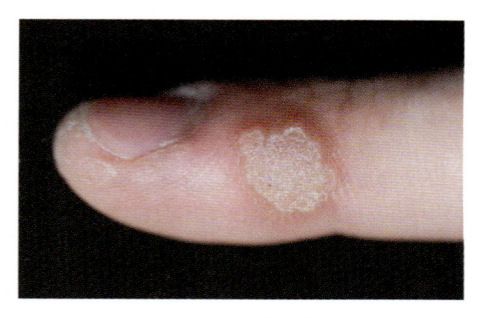

図1　尋常性疣贅

2 治療の実際と看護のポイント

冷凍療法，電気焼灼法，サリチル酸外用やヨクイニン内服などがあるが，治癒までに長期を要することも多い．必ず治ることを教え，力づけることが大切である． （江川清文）

B　伝染性軟属腫

1　起こり方と症状・診断のすすめ方

　伝染性軟属腫は，**軟属腫ウイルス**(molluscum contagiosum virus：MCV)感染で生じる小丘疹で，俗に"**みずいぼ**"とよばれる(**図1**).
　主に幼小児に生じ，**アトピー性皮膚炎**患児に多いことやプール遊びでの感染がいわれている.

2　治療の実際と看護のポイント

　"みずいぼとり"が一般的な治療法であるが，疼痛を伴うことが問題となる．多くが自然治癒することから，無治療のこともある．

（江川清文）

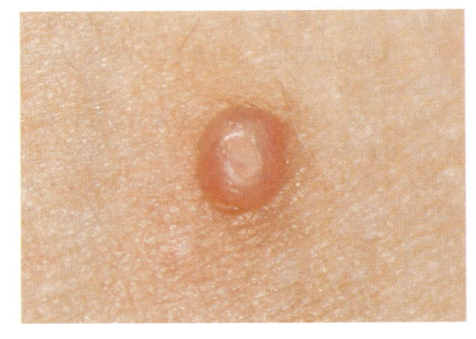

図1　伝染性軟属腫

皮膚真菌症　dermatomycoses

キーポイント

- 皮膚に真菌(俗称カビ)が寄生して生ずる皮膚病で，皮膚科の新患患者の12.3％を占める頻度の高い感染症である．
- 皮膚真菌症の99％を占める白癬，皮膚カンジダ症，癜風は直接鏡検により診断が確定する．
- 大部分の皮膚真菌症は外用抗真菌薬で治癒しうるが，毛，爪に感染したものは経口抗真菌薬でないと治癒が期待できない．
- ステロイド外用薬を使用しているにもかかわらず，皮疹の増悪をみる場合は，皮膚真菌症を考える．

1　考え方の基本

　一般に真菌症は病巣が表皮，毛髪，爪，粘膜など生体表面にとどまるものを表在性真菌症，病変が皮膚の真皮からリンパ節，さらに内臓諸臓器を侵すものを深在性真菌症と分類しているが，大部分の皮膚真菌症はほとんどが表在性真菌症である．日和見感染として種々の真菌が皮膚に感染しうるが，表皮のみに限局して病変を生ずるものは皮膚糸状菌症(白癬)や皮膚カンジダ症，黒色癬，癜風などに限られ，このうちわが国では白癬が皮膚真菌症の88.0％，皮膚カンジダ症が8.6％，癜風が3.2％を占める．この3者は**直接鏡検**(病巣より鱗屑あるいは水疱蓋を採取し，顕微鏡にて菌要素の有無を調べる検査)により，診断を下すことができる．このほかにもスポロトリコーシス，クロモミコーシスなどの深在性皮膚真菌症があるが，これらの頻度は皮膚真菌症の0.1％にも満たない．

表1　白癬の分類

分類	感染部位			病名
浅在性白癬	角層	非生毛部	手	手白癬
			足	足白癬
		生毛部	股部	股部白癬
			体部	体部白癬
			顔	顔面白癬
	爪			爪白癬
(広義)深在性白癬	毛	毛髪	毛包周囲炎(−)	頭部(浅在性)白癬
			毛包周囲炎(+)	ケルスス禿瘡
		須毛	包周囲炎(+)	白癬(菌)性毛瘡
		生毛	毛包周囲炎(+)	生毛部深在性白癬
深在性白癬	真皮・皮下脂肪織			白癬(菌)性肉芽腫

2　起こり方

● 白　癬 ●

皮膚糸状菌によって生ずる皮膚感染症は白癬とよばれ，白癬の病型は深在性白癬と浅在性白癬に分けられる．深在性白癬は真の深在性真菌症である白癬菌性肉芽腫と，表在性真菌症であるが真皮に強い炎症性反応を呈する白癬に分けられる．後者はさらに頭部に生ずる**ケルスス(Celsus)禿瘡**と須毛部に生ずる**白癬(菌)性毛瘡**などに分類されている(表1)．**股部白癬**，**体部白癬**はまとめて生毛部白癬とよばれる．**足白癬**はもっとも頻度が高い病型で，わが国では足白癬は5人に1人，爪白癬は10人に1人存在すると推定されている．

白癬の起炎菌はトリコフィトン・ルブルム(*Trichophyton rubrum*)やトリコフィトン・メンタグロフィテス(*T. mentagrophytes*)によるものが多いが，体部白癬は犬猫に寄生しているミクロスポルム・カニス(*Microsporum canis*)によることが多い．また最近はトリコフィトン・トンズランス(*T. tonsurans*)による，体部白癬，頭部白癬が増えている．

● カンジダ ●

カンジダは酵母の仲間で，人体から分離されるものとしては約9種類のものが知られているが，カンジダ・アルビカンス(*C. albicans*)が代表的なものである．カンジダは，口腔内，糞便中，腟内にはしばしば常在していて，カンジダの発育にとって適当な温度と湿度があれば，常在している部位から容易に皮膚粘膜の感染症を引き起こす．

皮膚・粘膜カンジダ症としては感染部位や臨床症状から**乳児寄生菌性紅斑**，**カンジダ性間擦疹**，**カンジダ性指趾間びらん**，**カンジダ性爪囲・爪炎**，**鵞口瘡**，**陰部カンジダ症**などに分類されているが，多くの皮膚カンジダ症は体を動かせない高齢者や乳幼児などで，皮膚の乾燥ができないオムツ部位などに生じやすい．

● 癜　風 ●

皮膚に常在しているマラセチア(*Malassezia*)属真菌が原因菌と考えられている表在性皮膚真菌症で，春から夏にかけて発症することが多く，青壮年とくに20歳前後に多発する．

3　症状と診断のすすめ方

以下のような症状から皮膚真菌症を疑い，直接鏡検で真菌の存在を確認することによって診断が確定する．

● 白　癬 ●

頭部白癬は被髪頭部に大小種々の枇糠様落屑が著しい類円形の脱毛斑がみられる．病毛が毛穴部で断折し，残った病毛が黒い点状にみえるものを **black dot ringworm** という．一般に炎症状は弱く，また自覚症状も少ないが，ステロイドの誤用によりケルスス禿瘡に移行することが多い．

股部白癬は中心治癒傾向がある境界鮮明な環状の湿疹様局面で，かゆみが強い．一方体部白癬は股部白癬と同様な環状の皮疹を呈するが，環状疹は小型で輪が閉じている．両者とも湿疹と誤診され，ステロイドの誤用により増悪している症例が少なくない．

足白癬は主に足底に小水疱を生ずる汗疱状型と趾間の皮膚が浸軟，発赤，びらんする趾間型，

足底全体に角化のみられる角質増殖型に分類されているが，角質増殖型はまれで，かゆみを伴うことはない．汗疱状白癬や趾間白癬は，湿気の多くなる梅雨期になると皮疹やかゆみなどの症状が現れ，秋口になると自然に軽快することが多い．放置しているとやがて白癬菌は爪を侵すことになり，爪の混濁，肥厚が生じる（爪白癬）．一方，手掌に白癬が生ずることはまれであるが，感染した場合は角質増殖をきたすことが多く，また手湿疹とまぎらわしい．手白癬では指尖はあまり侵されることはなく，また足あるいは爪白癬を合併していることが手湿疹との鑑別点となる．

● カンジダ症 ●

基本的に皮膚と皮膚の擦れ合う間擦部位に生じ，鱗屑をめぐらす紅斑あるいは浸軟，びらん局面を形成する．そして，周囲に膿疱からなる衛星病巣がみられるのが特徴である．したがって皮膚カンジダ症は陰股部，腋窩に多くみられ，乳児では首の座りが悪いため，頸部にも生じ，高齢の女性では，乳房下面にも皮疹が生ずる．また，寝返りのうてない乳児や寝たきりの高齢者では，夏期に背中一面に汗疹（あせも）様の皮膚カンジダ症となることもある．そのほか，角質増殖性の皮疹を呈する角質増殖型皮膚カンジダ症も報告されているが，まれである．口腔粘膜では白苔が主な臨床像である．カンジダは部位によっては，常在しているため，単に病変からカンジダが培養されただけでカンジダ症と診断してはいけない．

● 癜 風 ●

主に頸部，体幹（主に前胸部，上背部），上肢に境界鮮明な粃糠様鱗屑を伴う淡褐色斑あるいは脱色素斑が多発する．自覚症はないが，放置すると色素沈着あるいは色素脱失を残す．病変部を擦ると思いのほか多量の鱗屑がみられる．

4 治療の実際

● 白 癬 ●

頭部白癬の治療は，経口抗真菌薬の内服を数ヵ月行うが，抗真菌薬の外用はむしろ症状を悪化させることがあるので，行うべきでない．一方生毛部白癬は，外用抗真菌薬を2週間ほど外用すればよくなる．ただしトリコフィトン・トンズランスは毛に寄生しやすく，産毛に寄生している場合は，外用抗真菌薬は無効である．この場合はたとえ生毛部白癬のようにみえても，経口抗真菌薬を内服しなければならない．

趾間型や小水疱型の足白癬は抗真菌薬の外用約1ヵ月で治癒しうる．しかし足白癬は自覚症状が乏しいうえに，皮膚糸状菌が存在しても臨床症状がはっきりしないことも多い．そのため，自覚症状の有無にかかわらず趾間から足底全体に外用抗真菌薬を塗り残しなく，最低1ヵ月は塗り続けなければならない．ただしこのようにしても，家庭内の白癬菌を除去しない限り，再感染を繰り返す可能性がある．一方角質増殖型足白癬には経口抗真菌薬の内服が必要である．通常1～2ヵ月ほどの内服治療で治癒するが，合併する爪白癬のため，さらなる治療を要することが多い．また角質増殖の程度が強い足底に生じた小水疱型足白癬は，外用抗真菌薬を長期にわたって外用すれば，真菌は検出されなくなる．しかし元々あった角質増殖病変が消失することはない．

爪白癬では，爪の表面だけに真菌が寄生した病型（表在性白色爪真菌症）では，白斑部を削り取り，抗真菌薬を外用するだけで治癒する．しかし爪白癬の大部分を占める爪甲下角質増殖がみられる爪白癬に対しては，治療の原則は抗真菌薬の内服である．内服療法にはイトラコナゾールを400 mg/日を1週間内服し，その後3週間休薬し，これを1パルスとして3パルス繰り返すパルス療法とテルビナフィン125 mgを毎日6ヵ月連続投与する方法がある．イトラコナゾールはほかの薬剤との相互作用，テルビナフィンは肝障害，血液障害などの副作用に気をつける．これらの治療で爪白癬の80％以上は治癒するが，縦に線状の混濁が残る症例もある．このような症例では，線状の混濁部を爪切りなどで除去しないと治癒は望めない．

● カンジダ症 ●

皮膚カンジダ症の多くは抗カンジダ薬の外用約2週間で略治する．しかしカンジダによる

指間びらん症や爪囲炎は水仕事をやめないと再発しやすい．また角質増殖型あるいは毛や爪にカンジダが寄生したものはアゾール系抗真菌薬の内服を要する．口腔内カンジダ症では，フロリードゲルの塗布を行えば容易に治癒することが多いが，細胞性免疫不全がある場合は再発を繰り返しやすい．

● 癜 風 ●

イミダゾール系やモルホリン系抗真菌薬（アモロルフィン），またはサリチル酸アルコールの外用約2週間で治癒するが，また翌年には再発することが多い．また皮疹が広範囲に及んでいる場合は，アゾール系抗真菌薬の内服が有効である．

看護のポイント

● 白 癬 ●

現在優れた抗真菌薬が発売されているため，きちんと治療を行えば白癬は治癒する．したがって，適切な治療によっても軽快しない場合は，ほかの疾患である可能性が高いので，診断の見直しが必要であることを医師に伝える．また，入院患者に足白癬患者がいると，風呂場の足拭きマットやスリッパなどで感染することがあるので，これらを共用しないことが重要である．また，足白癬を治癒せしめても，爪白癬を合併していたり，同居している家族に足白癬患者がいたりすると容易に再感染するため，そちらのほうの治療もきちんと行うように指導する．トリコフィトン・トンズランス感染症は格闘技などのスポーツを通じて伝播するので，感染を防ぐために，練習後は必ずシャワーを浴びさせる．また集団発生していることが多いので，練習仲間も受診させ，同時に治療するように説得する．ミクロスポルム・カニス感染症は感染源となったペットの治療が必要であることを説明する．

● カンジダ症 ●

湿度・温度，とくに湿度が高いとカンジダが繁殖しやすくなるので，皮膚とくに間擦部位を乾燥させることが重要である．また，オムツをしている患者では，オムツかぶれもみられるが，糞便中からのカンジダの感染によりカンジダ症が発生することも多いため，むやみにステロイド外用を行うべきではない．一方カンジダ性指間びらん，カンジダ性爪囲・爪炎は水仕事が誘因となっているので，極力水仕事を避けるようにし，水仕事の後は手についた水を素早くきれいに拭き取るように指導する．

● 癜 風 ●

マラセチア属真菌は油を栄養源とするので，まめに入浴し，サンオイルなどの油性香粧品の使用を避けるように指導する．

してはいけない！

- 直接鏡検で真菌の存在を確認しないまま，皮膚真菌症として治療を開始してはいけないので，必ず治療前に皮膚科専門医の診察を受けさせる．
- また湿疹のように見えても皮疹が環状に見える場合は皮膚真菌症の可能性が高いので，皮膚科専門医に相談し，安易にステロイド外用薬を使用してはいけない．
- また頭部白癬の場合は，抗真菌薬の外用で悪化することがあるので，外用抗真菌薬を使用してはいけない．

（渡辺晋一）

梅毒 syphilis

1 起こり方

梅毒は**梅毒トレポネーマ**(*Treponema pallidum* subspecies *pallidum*)感染症で，性行為や類似行為により感染する**性感染症**(sexually transmitted infections：STI)の一疾患である．感染症法では最寄りの保健所を経由して都道府県知事に届出を必要とする全数把握疾患であり，類型では五類に位置付けられている．皮膚・粘膜の微細な傷が梅毒トレポネーマの侵入門戸となり，血行性に全身に梅毒トレポネーマが散布されると潜伏時期をはさみ，無治療のままであると第1～4期と異なる皮膚・粘膜症状がみられる．

2 症状と診断のすすめ方

■ 病期

梅毒は皮膚・粘膜症状のある顕症梅毒と症状に欠ける潜伏梅毒が繰り返す．梅毒の病期は次の4期に分けられる．

● 第1期 ●

感染から3週～3ヵ月の期間に陰茎亀頭，陰唇，口唇の梅毒トレポネーマが侵入した部位に初期硬結を生じる．やがて潰瘍化し，無痛性の硬性下疳となる．一過性に消退するために，放置されることがしばしばある．同時期に所属リンパ節が無痛性に腫大し，横痃とよぶ．感染後4週を超えるとカルジオリピン抗原による梅毒血清反応(serologic test for syphilis：STS)は陽性となる．

● 第2期 ●

感染後3ヵ月～3年までの期間をいう．この時期に血行性に全身に梅毒トレポネーマが散布され，多彩な皮膚・粘膜症状を呈する．全身のリンパ節が腫脹するほかに，発熱，倦怠感，関節痛などの症状がみられる．早期に出現する皮膚症状にバラ疹がある．バラ疹は斑状梅毒疹ともよばれる．淡い紅斑であり，一過性に早期に消退し，再燃がなければ見逃されている場合がある．バラ疹の出現後，紅褐色から紅色丘疹，結節が顔面，四肢，体幹に生じる丘疹性梅毒がある．丘疹性梅毒から膿疱性梅毒に移行することがあるが，多くはヒト免疫不全ウイルス(HIV)感染などの免疫抑制患者にみられる．手掌，足底に限局した角化の目立つ落屑を伴う浸潤性紅斑，丘疹，結節の症状を呈する梅毒性乾癬はこの時期に頻度として多い．これらの皮疹は通常，無症状であり，出没を繰り返す．また口腔内にびらん，潰瘍を形成し，扁桃を中心とした軟口蓋に発赤の強い粘膜疹の梅毒性アンギーナや特徴的な頭部脱毛である梅毒性脱毛もこの時期にみられる．梅毒性脱毛にはびまん性小斑状脱毛らがある．なお咽頭には梅毒性アンギーナ以外に蝶形の乳白斑(粘膜斑)もみられることがある．

そのほか第2期には肛門周囲，陰嚢，陰唇らの擦過部位に湿潤性扁平丘疹，結節として扁平コンジローマが生じてくる．時に四肢，体幹には類円形の梅毒性白斑がみられる．通常，皮疹・粘膜疹は自然消退し無症候性梅毒となり，再燃を繰り返す．無治療であれば第3,4期梅毒へと移行する．

● 第3期 ●

感染後3～10年を経過したものをいう．無治療でいると梅毒トレポネーマは筋肉，骨に浸潤し，結節性梅毒疹や皮下組織にゴム腫が出現し，瘢痕治癒する．病巣から梅毒トレポネーマを検出することは困難である．

● 第4期 ●

感染後10年以上経過すると，皮膚・粘膜症状をみることは少なくなる．まれに大動脈炎，大動脈瘤，脊髄癆，進行麻痺がこの時期に生じる．

■ 先天梅毒

梅毒に罹患している母親から梅毒トレポネーマが胎盤を経由して胎児に感染し先天梅毒児と

して生まれる．先天梅毒は早期，晩期に分けられる．

● 早期先天梅毒 ●

生後2年未満の先天梅毒をいう．①生後1週間以内で円形の水疱が両手掌，足蹠に生じる梅毒性天疱瘡，②円形の皮疹が足蹠，殿部，性器に対称性に出現する斑状丘疹性梅毒疹，③口唇周囲に浸潤・亀裂を生じ瘢痕化するパロー凹溝らがある．

● 晩期先天梅毒 ●

生後3年以降の先天梅毒をいう．症状が明らかになり，扁平コンジローマ，ゴム腫，ハッチンソン(Hutchinson)3徴(実質性角膜炎，ハッチンソン歯，内耳性難聴)，サーベル状脛骨など特徴ある症状がみられる．

診 断

梅毒の診断のための検査には病原体である梅毒トレポネーマを検出するかSTSを行う．

● 梅毒トレポネーマの検出方法 ●

古くから皮疹・粘膜疹の滲出液をスライドグラスにとり，パーカー社製インクを用いて顕微鏡で梅毒トレポネーマのらせん体を観察する．

● STS検査 ●

カルジオリピンを抗原とするSTS法にはガラス板法，RPRカードテスト，凝集法などがある．梅毒感染後4〜6週で陽転化する．また梅毒トレポネーマを抗原とするTP法には感作赤血球凝集(TPHA)法，間接蛍光抗体(FTA-ABS)法などがある．梅毒感染後6〜8週で陽転化する．梅毒感染の判定にはSTS法とTP法の両方の結果から判断する．

3 治療の実際

耐性の報告がないペニシリンを第1選択とする．そのほかにマクロライド系，テトラサイクリン系の抗菌薬が用いられる．ペニシリンアレルギーのある患者には他薬を用いる．妊婦にはテトラサイクリン系抗菌薬を使用しない．抗菌薬の投与期間は病期により異なってくるが，第1期では2〜4週間，第2期では4〜8週間，第3期以降では8〜12週間を必要とする．STSを治療の目安とする．

看護のポイント

梅毒の治療中に，頭痛，筋肉痛，発熱，悪寒，全身倦怠感，皮疹の増悪らの症状のヤーリッシュ・ヘルクスハイマー(Jarish-Herxheimer)反応(JH反応)が一過性にみられることがある．これらの症状は梅毒の治療中，多数の梅毒トレポネーマが死滅し，梅毒トレポネーマ内のリポ多糖類が放出されて生じるエンドトキシン反応により誘発される．JH反応はほぼ8時間以内に消失する．患者には梅毒の治療前にJH反応が薬剤の副作用でないことと感冒様症状が一過性に生じることを説明するとよい．

また梅毒はSTIであり，罹患者はほかのSTIのハイリスクであることからクラミジア感染症，淋菌感染症，性器ヘルペス，尖圭コンジローマ，HIV感染などの合併があることを念頭に置く必要がある．梅毒の感染源を特定するためにパートナーが感染している限り患者への再感染の可能性があるので，パートナーも必ず専門医を受診させ，症状があれば治療となることも説明する．

（三石　剛）

疥癬，ケジラミ scabies, *Phthirus pubis*

A 疥癬

1 起こり方と症状・診断のすすめ方

疥癬虫（ヒゼンダニ）がヒト皮膚の角層内に寄生して発症する．また，直接接触あるいは衣服や寝具などを介して，ヒトからヒトに約1～2ヵ月の潜伏期間を経て感染する．しかし，疥癬虫は適温指向性が強く，低温下では動きが鈍くなるばかりか皮表から離れると数日で死滅するため，タオル，椅子などを介しての感染は通常ない．

診断

本症の臨床像は，臍周囲などにみられる**紅色小丘疹**，腋窩や陰嚢などに認められる褐色調の**小結節**，手掌や指間などに好発する**疥癬トンネル**の3種類からなり，**夜間に増強する激痒**が特徴的である．なお，小丘疹は虫体の排泄物や脱皮などに対するアレルギー反応であり，ここから虫体を見つけるのはきわめてまれで，雌成虫（幼虫や雄成虫は皮表をうろつくだけ）が角層内に産卵することにより生じる後2者の皮疹から**虫体**や**卵**などを検出する．

2 治療の実際と看護のポイント

◆ 基礎疾患のない患者 ◆

疥癬虫が検出された患者と，疥癬患者と接する機会があった上記皮膚症状を呈する患者に，下記方法を組み合わせて治療する．

① **イベルメクチン**（ストロメクトール®，約200 μg/kg）を1週間隔で2回内服（皮膚病変がみられなければ1回のみ内服）．
② **安息香酸ベンジル**（8～35％ローションまたは軟膏，院内製剤）を入浴後に首から下に2日間続けて塗布，さらに5日あけ再度2日間塗布（イベルメクチンと併用ではなく無効のときなどに行う）．
③ 5～10％イオウ軟膏もしくは10％クロタミトン軟膏（オイラックス®）を1ヵ月間塗布．

院内感染を防ぐため上記1クールの治療が終了するまでは個室に収容する．リネン類は毎日交換し熱湯に浸けた後に**洗濯**，また，布団類は**日干し**にするか熱乾燥車などで**熱処理**する．

◆ 基礎疾患を有する易感染性患者 ◆

イベルメクチン（あるいは安息香酸ベンジル）による治療を柱とするが，1クールの治療で治癒しないことも多く，顔面や頭部にも疥癬虫が存在しうる．このようなときはクールを追加するか，**γ-BHC**（γ-ベンゼンヘキサクロライド，0.1～1.0％ローションまたは軟膏，院内製剤）の外用を試みる．なお，同室患者や処置台などを共有した他室の患者は，瘙痒性皮膚病変がみられなくてもピンポン感染を避けるため一斉に治療する．

（立花隆夫）

B ケジラミ

1 起こり方と症状・診断のすすめ方

ヒトに寄生するシラミには，ケジラミ以外にも**アタマジラミ**と**コロモジラミ**があり，おのおの寄生する主な部位が異なる．すなわち，ケジラミは性感染症としてもっぱら成人の陰毛に，また，幼稚園や小学校などでの集団発生が問題となるアタマジラミは頭髪に寄生する．しかし，ケジラミも頭髪に，アタマジラミも胸毛などに寄生しうるので，厳密には部位や年齢だけでは鑑別できない．なお，コロモジラミは最近ほとんどみることなく問題にもならない．

ケジラミの感染は主に陰毛の**直接接触**によるが，毛布などのリネン類を介しても感染する．

なお，宿主から離れるともっともよい条件下でも2日以内に死滅し，自身では1日に10cm程度しか移動できない．また，ほかのシラミと同様に**孵化期間**は7日前後で，成虫のみならず幼虫も吸血する．

診　断

寄生しているケジラミの**虫体**あるいは**虫卵**を見つければ診断は確定する．虫体は毛の根元に茶褐色の薄い小さな痂皮が付着しているようにみえ，しばらく見続けていると動くのがわかる．患者は黒い点状の血糞が付着した下着と吸血部に一致した瘙痒を訴える．このかゆみは寄生後約1ヵ月してから生じるが，数匹でも激しいかゆみを訴えることもあれば無数の虫がいてもかゆくないこともある．また，瘙痒が強いときには2次的な搔破痕や膿痂疹もみられる．

2 治療の実際と看護のポイント

治療はほかのシラミと同様であり，シラミ駆除の**0.4%フェノトリン**（スミスリン®パウダーもしくはスミスリン®Lシャンプータイプ）を罹患部に直接塗布した後よく洗い流す．卵には効果がないので，孵化する時期を見込んで3～4日おきに3～4回繰り返す．なお，衣服などは**水洗い**した後にアイロンをかけるか**熱湯処理**する．

（立花隆夫）

皮膚良性腫瘍 benign tumors of the skin

A 上皮系良性腫瘍

皮膚の良性腫瘍は，上皮系，神経（堤）系，間葉系由来の三者に大別される．

さらに上皮系の皮膚良性腫瘍は，表皮細胞のものと毛包や汗腺などに由来する皮膚付属器系に分けられる．

以下，日常診療上重要な疾患につき述べる．

1 表皮細胞系

老人性疣贅（脂漏性角化症）

中年以降によくみられる疣状に表皮の増殖する良性腫瘍．

◆ 症状と診断のすすめ方 ◆

・**臨床症状**：扁平隆起する直径数cmの褐色ないし黒色の局面あるいは結節で，表面は疣状のことが多い．時に有茎状．顔面や体幹などの脂漏部位に好発する（図1）．
・**検査所見**：特記すべき異常はない．本症が比較的短時間に急速に多発，増数した際には，内臓悪性腫瘍の**デルマドローム**（皮膚表出）としての意義があり，内科的精査が必要である［**レーザー・トレラー（Leser-Trelat）徴候**］．組織は有棘細胞と基底細胞の表皮内増殖．そ

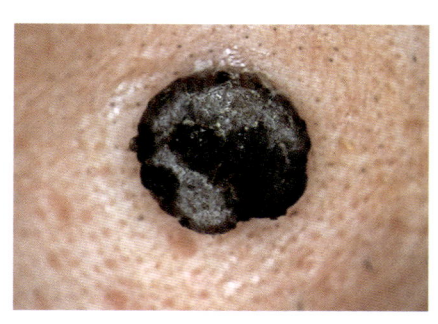

図1　男性の顔面に生じた老人性疣贅（47歳，脂漏性角化症）

のパターンは多彩．
・**診　断**：尋常性疣贅，色素性母斑と鑑別する．炎症を起こした場合は，有棘細胞がんや悪性黒色腫などとの鑑別が重要．ダーモスコピーによる観察が有用．

◆ 治療の実際と看護のポイント ◆

外科的手術．液体窒素による冷凍凝固術，レーザー治療など．自然消退はまれ．

看護のポイントとしては，患者に自分でいじ

粉瘤

アテローマと同義．表皮に包まれた角質囊腫を粉瘤とよび，**類上皮（表皮）囊腫**と**外毛根鞘囊腫**の2つがある．前者が圧倒的に多い．

● 症状と診断のすすめ方 ●

・臨床症状：鶏卵大までの皮内から皮下の囊腫．皮膚とは癒着するが，下床とは可動性あり．弾性硬で，被覆表皮は常色．時に中央部に面皰様黒点があり，圧迫により腐臭のある白色粥状物質が排出される．2次感染が生じると発赤や疼痛を伴う（**炎症性粉瘤**）．陰囊や顔面では多発することもある．外毛根鞘囊腫は頭部に好発し，やや硬い．

・検査所見：通常，血液検査は異常なし．炎症性粉瘤ではCRPや白血球増多．病理組織上，類上皮（表皮）囊腫では，その壁は正常の表皮構造を呈するが，外毛根鞘囊腫の壁は，顆粒層を経ることなく角化する特異な角化像を示す．

・診　断：鑑別診断としては脂肪腫．超音波診断が有用．炎症性粉瘤では癤との鑑別が必要．

● 治療の実際と看護のポイント ●

囊腫壁を残さず完全に摘出する．壁成分が残存すると再発する．

増大傾向はあるが，本症は本質的には良性であることを説明する．

稗粒腫

表皮直下の上皮性囊腫．囊腫内には角質物質を含む．原発性のものは，胎生期の上皮芽迷入による．また続発性としては水疱性疾患や熱傷，瘢痕部などにもみられる．

● 症　状 ●

原発性のものでは径1〜2mmの白色，ないし黄白色の小丘疹が顔面，とくに眼囲に多発する．

● 治療の実際 ●

注射針による切開で角質内容物を圧出する．

2　皮膚付属器系

石灰化上皮腫（毛母腫）

毛母組織への分化を示す腫瘍．

● 症状と診断のすすめ方 ●

・臨床症状：若い人の顔面や頭部に好発し，通常は単発，時に多発する．母指頭大までの骨様硬の境界明瞭，凹凸不整正常皮膚色の皮下腫瘤．時に水疱様外観を呈する．自覚症状はない．

・検査所見・診断：皮下の腫瘍塊で，基底細胞類似細胞と陰影細胞との2種類で構成される．石灰化や骨化もみる．最近，本腫瘍発生の原因遺伝子が明らかとなった．

● 治療の実際 ●

外科的切除．

汗管腫

真皮エクリン汗管の限局性の増殖．

● 症状と診断のすすめ方 ●

・臨床症状：1〜3mm程度の正常皮膚色ないし淡黄色調の，やや扁平に隆起する硬い丘疹が多発する．女性の下眼瞼，顔面に多く，思春期以降から顕著となる．そのほか，胸腹部などに急激に多発することもある．ダウン（Down）症患者では高頻度にみられる．

・検査所見：組織像は，真皮浅層に管腔構造を呈する上皮索が多発，散在する．短い尾のような形を呈するので"おたまじゃくし状"と称される．時に上皮索が透明細胞で構成されることがあり（**透明細胞型汗管腫**），このタイプでは糖尿病の合併が指摘されている．

・診　断：臨床上，稗粒腫や顔面播種状粟粒性狼瘡，青年性扁平疣贅，毛包上皮腫と鑑別する．

● 治療の実際と看護のポイント ●

整容的に満足のいく治療法はない．CO_2レーザー治療など．自然消退はない．

眼囲や顔面など美容上の問題もあるので，精神的な配慮が大切である．　　　（窪田泰夫）

B　神経(堤)系良性腫瘍

神経線維腫

母斑症である**神経線維腫症1型**［neurofibroma 1 (NF1), レックリングハウゼン (von Recklinghausen) 病］の代表的な皮膚病変の1つで, シュワン (Schwann) 細胞や神経線維芽細胞などの末梢神経系由来の細胞からなる（「**母斑, 母斑症**」の項を参照）.

◆ 症状と診断のすすめ方 ◆

・臨床症状：神経線維腫症1では全身に, 正常皮膚色から褐色調の大小さまざまな軟らかい半球ドーム状の結節が多発, 散在する. それ以外では通常, 単発性である. いずれも自覚症状はない. 時にびまん性神経線維腫とよばれる巨大な腫瘤を形成する.

・検査所見・診断：母斑症の存在を考え, 骨や眼, 中枢神経, 内臓病変の有無を検索する.

◆ 治療の実際と看護のポイント ◆

病変は進行性であるが, 生命予後は良好. 対症的に外科的切除を行う. しかし本腫瘍の悪性化が数％程度にみられるので, 慎重な経過観察が必要である.

神経線維腫症1の部分症であれば**遺伝相談**も重要である.

（窪田泰夫）

C　間葉系良性腫瘍

皮膚線維腫 (含. 軟性線維腫)

真の線維芽細胞由来の腫瘍というより, 外傷や虫刺症などに対する反応性の細胞増殖と考えられている.

◆ 症状と診断のすすめ方 ◆

・臨床症状：通常, 成人の四肢に好発する, 大きさ数cmまでの褐色調の硬い小結節ないし硬結. 時に有痛性. 単発性のことが多いが, まれに多発するが, この際には全身性エリテマトーデス (systemic lupus erythematosus : SLE) の合併が指摘されている. なお, 中年以降のとくに女性の頸部にみられる, 径1～数mmの有茎性の軟らかい正常皮膚色ないし褐色の小腫瘍は, 軟性線維腫あるいは**アクロコルドン**とよばれる.

・検査所見・診断：臨床的に黒色調の強いものや出血をきたして増大傾向の強いものは, 悪性黒色腫との鑑別が重要. 組織学的にはケロイドや隆起性皮膚線維肉腫などと鑑別する.

◆ 治療の実際 ◆

外科的切除. ほとんど再発はない.

脂肪腫

成熟脂肪細胞からなる良性腫瘍.

◆ 症状と診断のすすめ方 ◆

・臨床症状：全身どこにでもみられ, 大小さまざまで, 単発ないし多発する軟らかい皮下腫瘤. 可動性があり, 分葉状に触れる. きわめてよくみられるありふれた腫瘍の1つである.

・検査所見：組織上, 時に脂肪芽細胞を混じることがある. 多発するものでは種々の間葉系成分が混在し, その程度により**線維脂肪腫**, **血管脂肪腫**などとよばれる. 血管脂肪腫は時に有痛性.

・診　断：触診により特有の軟らかさから容易.

◆ 治療の実際 ◆

放置すれば, 緩徐ながらも増大傾向あり. 外科的手術. 悪性化はまれ.

単純性血管腫 (ポートワイン母斑)

毛細血管の増数, 拡張が主病変. 血管腫全体の半数近くを占める.

◆ 症状と診断のすすめ方 ◆

・臨床症状：生下時からみられる紅斑. 好発部位は顔面, 上半身. 通常は片側性で, 正中線で明瞭に境界される. 次第に色調が濃くなり, 思春期以降には病変部が肥厚し, 一部に

隆起を生じ結節を形成することがある.
・検査所見・診断:種々の母斑症の一症状となるので,ほかの全身所見を見逃さない(「母斑,母斑症」の項を参照).

● 治療の実際と看護のポイント ●

自然消退はないため,早期の**色素レーザー治療**が有効.切除,植皮術やカバーマークもある.
顔面など発生部位によっては患者への精神的配慮も大切である.

イチゴ状血管腫

毛細血管内皮細胞の腫瘍性増殖.経過とともに血管腔の拡大に加え結合組織が混在する.

● 症状と診断のすすめ方 ●

・臨床症状:生後数ヵ月以内に発生し,急速に増大,隆起する鮮紅色,表面顆粒状の軟らかな腫瘤.大きさは1歳頃までに最大となるが,その後はほぼ全例で自然退縮傾向を示す.しかし,小学校高学年になっても残存する場合はそれ以上の退縮は望めないことが多い.時に出血や潰瘍を生じる.なお,退縮後には皮膚のゆるみや毛細血管拡張などを残すこともあり,整容面での問題が生じる.
・検査所見・診断:乳児においては本症を含めた巨大な血管腫例では,定期的な血小板数や凝固線溶系検査を行う[**カサバッハ・メリット(Kasabach-Merritt)症候群**ではDICを合併し予後不良].

● 治療の実際と看護のポイント ●

原則は自然消退を待つ.しかし巨大な病変で,しかも眼球や気道など生命維持に重要な器官への侵襲の危険があるとき,また出血や潰瘍を繰り返すときなどには,積極的な治療としてステロイド内服,局注,パルス療法,レーザー療法を行う.近年は早期から色素レーザーを行うべきとする意見もある.退縮後の皮膚のゆるみに対しては形成外科的手術を行う.
顔面など発生部位によっては患者や家族への精神的配慮も大切である.

血管拡張性肉芽腫(化膿性肉芽腫)

遅発性の血管腫の一種.

● 症状と診断のすすめ方 ●

・臨床症状:直径数cmまでの易出血性の軟らかく,表面光沢を呈する鮮紅色腫瘤.半球ドーム状ないし有茎状.外傷,感染,妊娠などを契機に発症する.とくに妊婦の口腔内に生じるものは,**妊娠腫瘍**といわれる.
・検査所見・診断:一般血液検査は正常.組織上,時間経過とともに血管内皮細胞の増殖に加えて肉芽腫様の組織が混在してくる.

● 治療の実際 ●

外科的切除.液体窒素による**冷凍凝固療法**やレーザー治療も行われる.

平滑筋腫

皮膚に存在する平滑筋由来の腫瘍.すなわち立毛筋,血管平滑筋,陰嚢肉様膜の三者をそれぞれ発生母地とする.

● 症状と診断のすすめ方 ●

・臨床症状:有痛性の皮膚腫瘍.多くは単発例.
・検査所見・診断:一般血液検査は正常.病理検査にて平滑筋染色が有用である.

● 治療の実際 ●

外科的切除.再発はない.

その他

指趾粘膜嚢腫なども日常診療ではみる機会は多い.

(窪田泰夫)

肥厚性瘢痕,ケロイド hypertrophic scar, keloid

1 起こり方と症状・診断のすすめ方

ともにコラーゲンの過剰増生を原因とする赤色調をもった隆起性皮膚腫瘤である.自覚症状として時にかゆみ,圧痛がみられる.
創傷治癒の最終過程で形成された瘢痕は赤色調を帯びているが,やがて赤色調は薄れ**成熟瘢痕**となる.しかしなんらかの原因で治癒が遅れ

炎症が持続すると，赤色調を保ったまま隆起し肥厚性瘢痕となる．肥厚性瘢痕は炎症が鎮静化すると，赤色調は薄れ平坦化する．

ケロイドはにきびや虫刺され，予防接種部位などごく軽度の創傷からでも生じる．受傷部を越えて周囲の健常皮膚へ浸潤し，持続性に自律的に増大する点で肥厚性瘢痕と異なる．周囲健常部へ拡大しながら，中央部が次第に平坦化し赤色調は減少していくのも特徴である．個人的**素因**(いわゆる体質)により発生する．ケロイドの好発部位としては前胸部，肩甲部，上腕外側部，耳介などがあげられる(図1)．

2 治療の実際と看護のポイント

肥厚性瘢痕の平坦化を早めるにはスポンジによる圧迫が有効である．薬物治療としてはトラニラスト内服，ステロイド含有テープ貼付，ステロイド局所注射などが行われる．切除手術が行われることもある．**瘢痕拘縮**が生じている場合は拘縮解除の手術が行われる．関節屈曲側の手術後は，長期間装具を用いた伸展位固定を行う必要があるので，術前から詳しく説明しておかなければならない．

ケロイドにも圧迫やトラニラスト内服が行われるが，完治はしない．ステロイド局所注射は有効だが，長期にわたる継続が必要で，痛みが強いことなどから途中で挫折しやすい．切除手術を行う場合は術後の放射線治療が必要である．ただし，放射線治療を併用しても再発することがあるので，術後も経過観察し，再発の兆しがみられればステロイド局所注射などの保存的治療を追加する．ケロイドの治療には長期にわたる外来通院が必要なことを，患者によく理解してもらう必要がある． （鈴木茂彦）

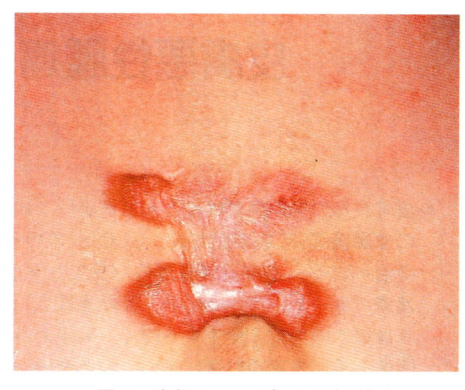

図1　胸部ケロイド(51歳女性)

皮膚悪性腫瘍 malignant skin neoplasms

キーポイント

- 皮膚がんの早期病変はほとんどが小型で痛みはない．見逃しやすい皮膚がんは，熱傷瘢痕上の皮膚潰瘍(有棘細胞がん：SCC)，爪の破壊を伴う指先の潰瘍や肉芽(メラノーマ)，陰部の治りにくい皮膚炎[乳房外パジェット(Paget)病]，かゆみの乏しいアトピー性皮膚炎，湿疹[ボーエン(Bowen)病，菌状息肉症]である．メラノーマの半数は手足にできるが，残りはほかの部位に発生するので，手足の色素斑のみに特別に注意を払う意味はない．部位に関係なく，思春期以後に気づいた色素斑(ほくろ)で，直径が 7 mm 以上あれば皮膚科を受診する．
- 1 ヵ月以上治らない傷は，なんらかの感染症，血行不良，がん，医原性(消毒薬や外用薬による皮膚障害，接触性皮膚炎)を疑う．治りにくい傷を漫然と傷の処置のみで診ていてはいけない．動静脈や糖尿病などの明らかな原因を特定できない場合は，外用や消毒を中止して2 週間ほど経過をみて，変化がなければ積極的に生検を行う．

1 考え方の基本

わが国における皮膚がんは，発症の多いほうから，**基底細胞がん(BCC)**，扁平上皮がんである**有棘細胞がん(SCC)**，メラノーマ，悪性リンパ腫，乳房外パジェット病となる(図 1)．日光角化症やボーエン病は SCC の表皮内がんであり，これらを含めると SCC とその表皮内がんがもっとも多くなる．国内では皮膚がんによって年間 1,200 人(2005 年)ほどが亡くなるが，その半数はメラノーマによる．皮膚がんの多くは皮膚科専門医の眼で診断が可能である．最近はダーモスコピーという偏光下で拡大し，真皮上層までの血管や色素の分布をみる検査により診断精度が向上している．命に関係しないような早期病変は，小型で表面の変化にも乏しく，痛みもなく，増大スピードも小さい．したがって，小型だから，何年も変化がないから，痛くないから，じくじくしていないから，などは悪性と良性を分ける理由にならない．医療従事者が皮膚がんの可能性について相談されたときには，上記の理由により安易に皮膚がんを否定する説明をしてはならない．皮膚がんの多くは小型であれば予後は良好であり，早期病変の多くは単純切除で治癒が期待できる．

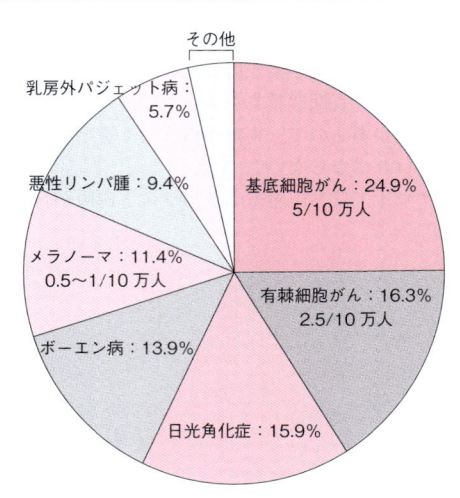

図1 わが国における皮膚がんの症例数の割合 (1997～2001)

その他
乳房外パジェット病：5.7%
悪性リンパ腫：9.4%
メラノーマ：11.4% 0.5～1/10 万人
ボーエン病：13.9%
日光角化症：15.9%
有棘細胞がん：16.3% 2.5/10 万人
基底細胞がん：24.9% 5/10 万人

[石原和之ほか，日本皮膚悪性腫瘍学会予後統計調査委員会：皮膚悪性腫瘍の発生数に関する全国アンケート(1997～2001 年)．Skin Cancer **19**(2)：147-155, 2004 をもとに作成]

2 起こり方

● 基底細胞がん(BCC) ●
顔面中央(両外眼角と口角を結ぶ線でできる逆台形の内側)に好発する．日本人のBCCはほとんどが光沢のある黒色から黒灰色を呈する．通常痛みなどの自覚症状はない．直径数mmの小型の病変でも中央部が潰瘍化し，出血しやすいという特徴をもつ．

● 有棘細胞がん(SCC) ●
高齢者の顔面に好発する．ほとんどは長期の**紫外線**曝露によるが，数年以上経過した慢性の瘢痕(熱傷後など)や潰瘍(慢性骨髄炎に伴う瘻孔，脊損患者の褥瘡など)にも発生する．慢性の瘢痕や潰瘍に発症した扁平上皮がんは良質な肉芽様外観を呈するので，2～3ヵ月変化しない場合は積極的に生検を行う．日本人におけるSCCの発生部位は顔・口唇・耳が41.2%，手指，頭，下肢，陰部・肛門・鼠経部，足背がそれぞれ10%前後，体幹5.4%である．顔面ではとくに耳の前方の領域に好発する(小児期の紫外線防御が予防上重要であり，耳前部，額，頬，鼻，耳はサンスクリーン薬を優先的に外用すべき部位である)．1990年代までは60～70歳代に発症のピークがあったが，高齢化を反映し，2000年代以後には70～80歳代にピークがずれてきている．

日光角化症はSCCの表皮内病変であり，数mmから2～3cm大の赤い萎縮性の斑で，黄色調の角化や痂皮を伴う．

ボーエン病も表皮内SCCであるが，紫外線との関連はなく，体幹や四肢に境界明瞭でわずかに台状に隆起した紅色局面として認められる．部分的に黒色を呈することがある．

● メラノーマ ●
日本人における罹患率は10万人あたり0.5～1人，年間新患数は1,200～1,500人，年間死亡者数は539人(2005年)である．ちなみに罹患率が世界でもっとも高いオーストラリアのクイーンズランドでは50人/10万人である．日本人における発症部位は足(42%)，体幹(14%)，頭頸部(14%)，手(12%)，下肢(9%)，上肢(5%)，粘膜(3%)である．手足は全体の半分強を占め，確かにメラノーマの好発部位ではあるが，残りの半数はどこにでもできる．早期は盛り上がらない斑(シミ)として発生し，盛り上がらないまま増大することが多い．2～3mmの小型で半球状に盛り上がっている場合はむしろ良性のほくろの場合が多い．

● 乳房外パジェット病 ●
陰部，肛門周囲，腋窩の表皮内に発症する腺がんで，60歳以上の高齢者に多い．臨床的には初期は盛り上がらない淡い紅色の斑や脱色素斑で，徐々に周囲に拡大し，進行すればびらんや潰瘍を伴ってくる．臨床的には湿疹や真菌症に似ている．ボーエン病(表皮内SCC：前述)や菌状息肉症(後述)とともに**湿疹**や**白癬**などと間違えやすい皮膚がんである．

● 菌状息肉症 ●
皮膚に発生する皮膚悪性リンパ腫の代表的疾患で，T細胞性リンパ腫である．発症年齢は成人期で，20歳代～中高齢者に及ぶ．一般に進行が遅いのが特徴である．臨床的には初期は数cm以上の境界が明瞭な円形の，表面がカサカサした淡紅色や淡紅褐色の紅斑が多発してくる(乳牛のホルスタインのようにブチ状に分布する)．進行すると徐々に台状に隆起してくる．早期病変は**アトピー性皮膚炎**や**乾癬**と間違えやすい．

3 症状と診断のすすめ方

● 基底細胞がん(BCC) ●
下眼瞼，頬，鼻背，鼻孔出口周囲に光沢のある黒い皮疹があり，中央に小さい潰瘍や血痂皮の付着があり，出血しやすいなどの訴えがあればBCCを疑う．まずは裸眼，次にダーモスコピーで観察し，色素のパターンや血管の変化から大まかな診断をつける．最終診断は皮膚生検による．術前検査としては，局所浸潤の範囲(横方向と深部)の確認のため，MRIを撮像することがある．BCCは基本的には転移しないので，所属リンパ節や遠隔転移の精査は不要である．

● 有棘細胞がん(SCC) ●
高齢者の頭頸部，とくに耳の前方から頬，前

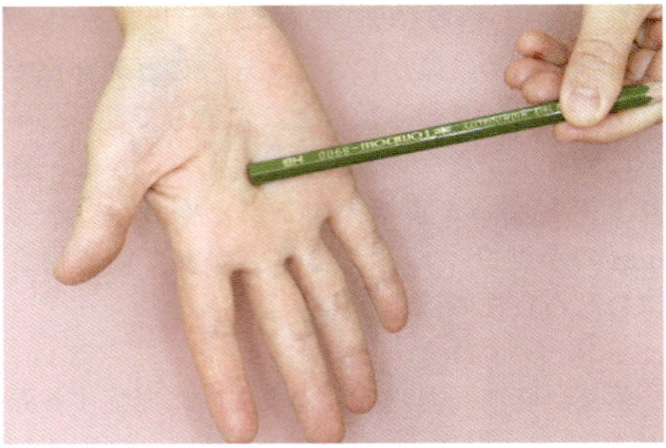

図2　早期メラノーマのセルフチェック方法

額，耳輪，手背，下腿から足背に，黄色の角化物を付着する赤い潰瘍や肉芽様結節を認めた場合に疑う．皮膚生検で診断を確定し，術前検査として，所属リンパ節のCT検査などを行う．

◆ メラノーマ* ◆

　黒褐色を呈する皮膚病変でもっとも頻度が高いのは**脂漏性角化症**(中年以上)や**色素細胞性母斑**(ほくろ)などの良性疾患である．メラノーマの早期病変を疑う所見は，思春期以後にできた黒色あるいは褐色の斑で，サイズが7mmを超えるものである．鉛筆の断面を当てて色素がはみ出せば7mm以上になる(図2)．爪に縦方向に入る黒色の線は**爪甲色素線条**といい，多くは爪の良性の色素細胞性母斑(ほくろ)で人口の1％弱に認められる．爪のメラノーマを疑う所見は1本の指(趾)の爪に幅広の黒褐色の線条があり，色調が多彩で，1本1本の色素線の幅に変化がある場合に疑う．また爪周囲皮膚への色素斑の染み出しもメラノーマを疑う重要な所見である．外傷後に爪の傷が治らず，肉芽様結節が増大し，爪の破壊を伴ってきた赤い腫瘍もメラノーマを疑う．受傷前に爪に黒い線が入っていたという既往があればメラノーマの可能性が高くなる．メラノーマは色を作らないと赤い肉芽様腫瘍となる．皮膚，粘膜の赤い結節(肉芽や血管腫)の鑑別診断に必ずメラノーマを入れなければならない．ただし，乳幼児の爪の色素線条は良性でも悪性を疑うような所見を伴うことが少なくないので，爪のメラノーマの診断は年齢を加味して行わなければならない．

　メラノーマは転移しやすい腫瘍であるため，ある程度の厚みがある原発巣の場合は所属リンパ節の評価のためにCT，全身を調べるためにPET/CT，脳転移を疑う症状があれば頭部のMRIをとる．

◆ 乳房外パジェット病 ◆

　陰部，肛門周囲に治りにくいただれや紅斑，色素斑，脱色素斑があれば疑う．皮膚生検で診断を確定する．肛門，腟に病変が接する場合は，肛門管がんや腟がんの皮膚面への這い出しの可能性(続発性パジェット病)や，逆に乳房外パジェット病の隣接臓器への進展の可能性がある．消化器科，婦人科へのコンサルトが必要である．なお，肛門管や腟内は肉眼的に異常がなくても表皮内病変の存在する可能性が低くないため，生検による確認が必須である．肉眼的に腫瘍の境界がはっきりしない場合は切除範囲決定のために複数箇所の生検を行う．

◆ 菌状息肉症 ◆

　皮膚生検で診断を確定する．鑑別は成人T細胞性白血病・リンパ腫であり，ウイルス抗体価の検査を行う．リンパ節に病変が及んでいる可能性が疑われる場合はPET/CTをとる．

4　治療の実際

　BCC，SCC，メラノーマ，乳房外パジェット病の原発巣の治療の基本は手術である．切除マージンは，BCCは3mm以上，SCCは6mm以上(再発のリスクが1つもない場合のみ4mm)，メラノーマの表皮内がんは3〜5mm，原発巣の厚みが2mm以下は1cm程度，2mm以上が2cm，乳房外パジェット病は境界がはっきりしていれば1cm以上離して切除する．BCC，SCC，乳房外パジェット病で手術が困難な場合は，放射線治療を行う．所属リンパ節転移までは根治的な手術を基本とするが，手術が困難な場合は放射線療法を行う．乳房外パジェット病で原発巣周囲から所属リンパ節領域に浮腫がある場合は腫瘍のリンパ管内塞栓が疑われ，基本的には原発巣を含め手術適応はない．

*本文の一部はがん研究開発費(23-A-22)によった．

SCC，メラノーマ，乳房外パジェット病で切除不能なリンパ節転移や遠隔転移があれば化学療法を行うが，現時点で使用できるレジメンの効果は十分ではない．またメラノーマを除くと転移性皮膚がんの症例が少ないため，効果に関するデータが十分そろっていない．

菌状息肉症は病変が盛り上がらない時期はステロイドの外用や紫外線療法などで経過をみることが多い．隆起してくれば電子線照射などを行う．進行すれば化学療法を行う．

💡 看護のポイント

皮膚がんは進行すると皮膚表面に大きな腫瘍塊や潰瘍を形成してくる．とくにSCCは悪臭を伴うことが多い．このような進行病変の処置は石けんを用いた流水による洗浄が有効である．また**1％メトロニダゾール軟膏**(院内調薬)やイソジン含有軟膏で消臭が期待できる．

してはいけない！

皮膚がんの早期病変は，小型で表面の変化にも乏しく，痛みもなく，増大スピードも小さい．したがって，小型だから，丸いから，何年も変化がないから，痛くないから，じくじくしていないから，などは悪性と良性を分ける理由にならない．医療従事者が皮膚がんの可能性について相談されたときには，上記の理由で皮膚がんを否定する説明をしてはならない．「心配ない」の一言で患者は医療機関への受診を止めてしまう．少なくとも，「心配ならば皮膚科を受診する」よう説明し，(患者自身の責任による)受診の選択権を患者に預けてほしい．

（宇原　久）

母斑，母斑症　nevus, phacomatosis

A　母斑

母斑は限局性の皮膚の色調や形態の異常で，生来，あるいは生後さまざまな時期に出現する．母斑は胎生期の発生異常でできた細胞，すなわち**過誤腫的性格を有する細胞の増殖**と考えられるが，近年体細胞突然変異などモザイクによって発症する症例が証明・報告されている（表1）．

表1　主な母斑

1. 上皮系
   ・表皮母斑
   ・脂腺母斑
2. 神経櫛起源細胞系
   ・扁平母斑
   ・色素細胞母斑
   ・青色母斑
   ・太田母斑
   ・蒙古斑
3. 間葉系
   ・結合組織母斑
   ・表在性皮膚脂肪腫性母斑（血管系）
   ・単純性血管腫
   ・イチゴ状血管腫
   ・海綿状血管腫

1　脂腺母斑

起こり方と症状・診断のすすめ方

上皮系母斑の1つで，出生時，乳幼児期に発症する．頭部に多く，皮膚の脂肪を作る皮脂腺が増殖．黄白色の扁平隆起性局面を形成し，被髪頭部では**脱毛斑**を呈する．成人後に皮膚腫瘍（良性，悪性）が続発することがある．

治療の実際と看護のポイント

治療は時期をみて切除する．
脂腺母斑の性質を理解して看護指導する．

2　太田母斑

起こり方と症状・診断のすすめ方
神経櫛起源細胞系の母斑で**眼上顎褐青色母斑**ともいう．瞼・頬骨部・側額・頬部(三叉神経の第1，2枝領域)の片側性に生ずる境界のはっきりしない褐灰青色調の色素斑で，眼球結膜や，口の粘膜に及ぶこともある．発症時期は二峰性で，早発型(生後まもなく)と遅発型(思春期)とがある．

治療の実際と看護のポイント
レーザー(Qスイッチルビー)治療によく反応する．整容面の悩みに対応，看護する．

3　母斑細胞母斑

起こり方と症状・診断のすすめ方
色素細胞母斑ともよばれ，俗にいう"ホクロ"，"黒あざ"である．メラニン色素産生能をもつ**母斑細胞が表皮基底層，真皮で**増殖する．色調(褐色から黒色)，大きさ，形がさまざまの色素斑で，扁平または隆起する．

容易に診断できる場合も多いが，時に悪性黒色腫，基底細胞がん，脂漏性角化症などと鑑別が必要．日本人は足底の悪性黒色腫が多く，臨床所見(ABCDE法)やダーモスコピーが鑑別に有用．先天性母斑は扁平，大きいのが多く，後天性母斑は小さくて隆起する．表面に毛が生えている有毛性母斑や，からだの広い範囲に有毛性色素斑の出る獣皮様母斑もある．

先天性巨大母斑細胞母斑に悪性黒色腫が続発するので注意が必要である．色素斑が急に大きくなったり，色ムラができたり，出血したり，潰瘍ができたときは悪性黒色腫の可能性を考えて早めに皮膚科専門医を受診する．

治療の実際と看護のポイント
治療の基本は切除である．切除病変が小さければ縫縮，大きければ植皮術，あるいは皮弁形成を用いる．レーザー照射や電気凝固をすることもある．整容上の問題や悪性化する可能性が少なければ，経過観察・放置することもある．病変により看護の対応が大きく変化することに注意する．

〈大塚藤男〉

B　母斑症

母斑症は先天性の奇形や異常が皮膚だけでなくほかの種々の器官に生じ，1つのまとまった病像を呈する疾患群である．以下にレックリングハウゼン(von Recklinghausen)病について述べる．

1　レックリングハウゼン病

起こり方と症状・診断のすすめ方
神経線維腫症1型ともいう．常染色体優性の遺伝性疾患であるが，患者の半数は突然変異による孤発例である．皮膚，神経系，目，骨などに多種の病変が年齢とともに出現して多彩な病像を形成する．皮膚病変は出生時ないし乳幼児期から出現する**カフェオレ斑**と思春期より出現する**神経線維腫**が中心である(図1)．ほかに脳波異常，軽度の知能障害，神経腫瘍，脊柱変形，四肢骨の変形や骨折，虹彩結節などを生ずることもある．

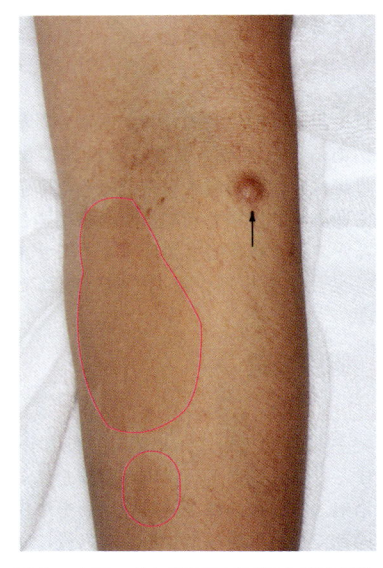

図1　カフェオレ斑(囲み部分)と皮膚の神経線維腫(矢印の結節)

色素沈着症 hyperpigmentation

カフェオレ斑と神経線維腫があれば診断は容易．色素斑のみのときは，6個以上のカフェオレ斑や腋窩や陰股部の多発性の小レックリングハウゼン斑を参考にする．

治療の実際と看護のポイント

根治的治療法はないが，皮膚の神経線維腫は外科的切除，炭酸ガスレーザーによる焼灼切除などで，脊柱変形や四肢骨変形は整形外科的手術などで対応する．

患者の有する整容，身体，社会対応の問題などに留意して看護指導する． （大塚藤男）

1 起こり方と症状・診断のすすめ方

色素沈着症とは，メラニン色素が正常部位に比べて多いために生じる非腫瘍性色素増強性疾患をさす．これには先天性に生じる雀卵斑，色素細胞母斑，扁平母斑，青色母斑，太田母斑などがあり，また，後天性に生じる肝斑，色素沈着性接触皮膚炎，その他多くの皮膚疾患がある．

雀卵斑は色白の人に多く，優性遺伝し，5歳ころに生じ思春期に顕著になる．顔面に褐色の小色素斑が左右対称に多数分布し，日光曝露により色調が濃くなり数も増える．**肝斑**は30歳代，40歳代の女性に好発し，頬，額，上口唇など紫外線照射部位に一致して，眼鏡状に境界明瞭な褐色の色素斑を呈する．エストロゲンとプロゲステロンなどによるメラノサイトの活性化が原因と考えられている．

色素沈着性接触皮膚炎はリール（Riehl）黒皮症や女子顔面黒皮症ともよばれた疾患で，表皮基底層に液状変性を起こすタイプの接触皮膚炎の結果，真皮にメラニン色素が沈着して発症する．タール色素や香料のアレルギーで生じることが多く，軽いかゆみを感じたのち，紫褐色ないしは灰褐色の網状あるいはびまん性の色素沈着が生じる（図1）．

2 治療の実際と看護のポイント

雀卵斑や扁平母斑，色素細胞母斑などの，いわゆるあざは，レーザー治療をはじめとする外科的治療が必要である．

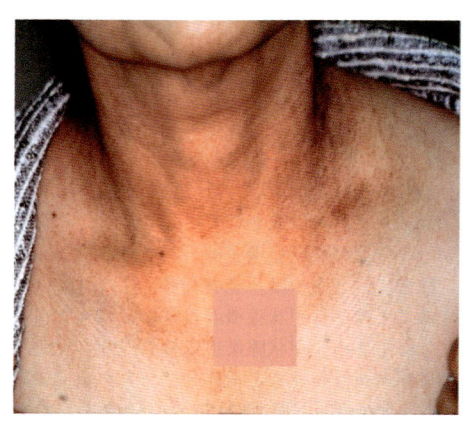

図1 色素沈着性接触皮膚炎
ネル寝間着の染料カップリング剤 Naphtol AS による．網目状灰褐色色素斑．

肝斑ではトラネキサム酸の内服が有効であり，ビタミンCやビタミンEの内服も行われる．また，美白剤も長期間使用すると，ある程度の効果がある．紫外線で増悪する雀卵斑，肝斑では紫外線を防御することが重要であり，10〜14時の間の外出を避けさせ，帽子や日傘の使用，そして，皮膚にはサンスクリーン剤を使用させる．

色素沈着性接触皮膚炎は，炎症症状をステロイド外用薬塗布で治療し，ビタミンCとビタミンEを内服させる．原因をパッチテストで明らかにし接触を避け，炎症が消退後に使用できる化粧品をすすめることで，約6ヵ月の経過で色素斑は治癒する．

顔面など露出部に分布する色素沈着症は精神的な負担が大きい．上手にメークアップすることで，色素沈着を目立たなくでき，患者のQOLを高めることができる． （松永佳世子）

尋常性白斑（しろなまず） vitiligo vulgaris

1 起こり方と症状・診断のすすめ方

尋常性白斑は，後天的に生じる脱色素斑であり，全身型と分節型に分かれる．全身型はおおよそ左右対称に白斑を生じるのに対して，分節型は神経分節に沿って片側性に生じる．どちらの病型でもまるで打ち抜いたように色素がくっきりと抜けるので「しろなまず」ともよばれている（図1）．その特徴的な皮疹から臨床診断は容易である．全身型は，自己免疫的機序によりメラノサイトが除去されて生じると考えられている．分節型の発症機序は不明である．

注意すべきなのは，全身型尋常性白斑に合併することのある甲状腺機能異常などのスクリーニングである．甲状腺疾患以外の内分泌疾患，糖尿病，悪性貧血などを伴うこともある．**フォークト（Vogt）-小柳-原田病**の部分症状であることもあり，眼症状の有無についても問診する必要がある．

尋常性白斑と鑑別を要する疾患として**老人性白斑，炎症後脱色素斑，外陰部パジェット（Paget）病**，まだら症などがある．

2 治療の実際と看護のポイント

ステロイド外用薬や紫外線療法および皮膚移植術が主な治療法である．ステロイド外用は長期に連用すると局所的な皮膚萎縮をきたすことがあるので注意が必要である．紫外線療法は，現在ナローバンドUVBおよびエキシマライトを用いる方法が主流である．紫外線療法は，色素を新生させる効果は高いが，定期的な通院が必要である．適切な声かけにより，通院継続の意欲を維持することを目標にする．紫外線療法の副作用として，急性の紫外線障害の有無のチェックが重要である．

症状が固定した白斑患者には，吸引植皮などの外科的治療もすすめられる．

白斑は生命に影響を及ぼすことは少ないが，とくに露出部に生じた場合，整容的な問題から患者のQOLを低下させている．また，治療によっても改善がみられない場合や，時間を要する場合が多い．患者の気持ちを傾聴し，心理的障害を推察することも重要である．カモフラージュメイクは白斑を改善させるわけではないが，病変を隠すことでQOLの向上がみられる．必要な患者には適切に**カモフラージュメイク**をすすめることが求められている． （谷岡未樹）

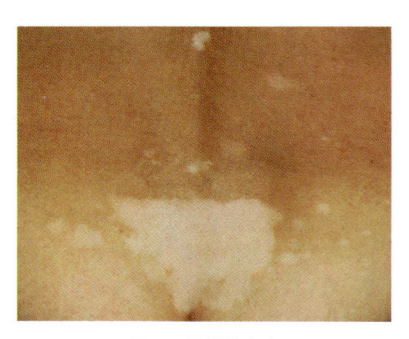

図1 尋常性白斑

痤瘡，酒皶 acne, rosacea

A 痤瘡

1 起こり方

毛包と脂腺を病巣の中心とした慢性炎症性変化．

分類
発症年齢・症状・誘因によって分類される．①**尋常性痤瘡**，②**新生児痤瘡**，③膿疱性痤瘡，④硬結性痤瘡，⑤囊腫性痤瘡，⑥集簇性痤瘡，⑦瘢痕性痤瘡，⑧ケロイド性痤瘡，⑨毛包虫性痤瘡（ニキビダニ痤瘡），⑩**ステロイド痤瘡**，⑪痤瘡様発疹症（薬剤誘発性）．

発症メカニズム
①アンドロゲンによる**皮脂分泌亢進**，②**毛漏斗部の角化異常**による角栓の形成と毛管内の脂腺と角質の貯留，③脂性環境を好む**アクネ桿菌の増殖**とアクネ桿菌分泌酵素や**炎症誘発因子による炎症反応の増強**，の3要素によって，面皰（皮脂の毛包内貯留）〜丘疹〜膿疱〜膿瘍・瘢痕化を毛包・脂腺部に発症する．ステロイドや薬剤による副作用として発症する場合もある（ステロイド痤瘡，痤瘡様発疹症）．

好発年齢・罹患率
新生児〜乳児期（新生児痤瘡），思春期〜青年期（尋常性痤瘡）に好発．

予後
新生児痤瘡と尋常性痤瘡は，**一定年齢に達すると軽快**する．瘢痕・ケロイド形成した皮疹は難治．

2 症状と診断のすすめ方

症状
毛包一致性の面皰を初発疹とし，丘疹・膿疱が多発する．**顔面・前胸部・上背部を中心に分布する**（図1）．毛包の破壊・2次感染が深部に及ぶと膿瘍・囊腫・線維化による硬結・瘢痕を残す（硬結性痤瘡，囊腫性痤瘡，集簇性痤瘡，瘢痕性痤瘡，ケロイド性痤瘡）．

重症度判定ガイドライン
炎症・発赤を伴う皮疹の程度により判定する．
①**軽　症**：片顔に炎症性皮疹が5個以下．
②**中等症**：片顔に炎症性皮疹が6個以上20個

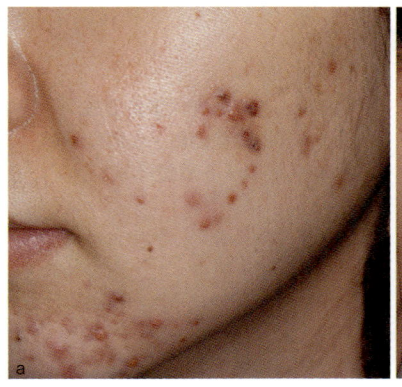

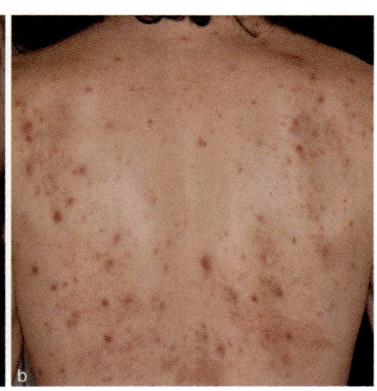

図1　痤瘡の症状
a：頬部から頤部の炎症性丘疹・膿疱．b：背部に多発する面皰・丘疹・膿疱．

以下．
③重　症：片顔に炎症性皮疹が21個以上50個以下．
④最重症：片顔に炎症性皮疹が51個以上．

検　査

問診で増悪因子の有無確認を行う（生活環境，刺激物の摂取や食餌の嗜好，ステロイドを含む薬剤使用の有無など）．毛包内容物の検鏡による毛包虫（ニキビダニ）確認．

3 治療の実際

対症処置

①適切な洗顔（1日2回）による皮脂や汚れの除去指導，②油脂性化粧品やファンデーションの使用を禁止することで，毛包が閉鎖することを避ける，③生活の規則化によるストレスの解消，④外的刺激の忌避，⑤食餌の改善・偏食を避ける．

治療・ガイドライン

日本皮膚科学会「尋常性痤瘡治療ガイドライン（2008年版）」に準拠する．症状と重症度により，推奨される治療法が異なる．多くの痤瘡患者では，アダパレンと抗菌薬外用の併用が，第1選択となることが多い．

①**アダパレン**（ディフェリン®：ビタミンA誘導体で，毛漏斗部異常角化を改善する．面皰，丘疹，膿疱に対して使用が推奨される．
②**抗菌薬外用・内服**：貯留皮脂内で増殖するアクネ桿菌の抑制と，抗炎症作用による皮疹改善を目的とする．丘疹，膿疱を中心とした皮疹に使用が推奨される．外用薬ではクリンダマイシン（ダラシン®），ナジフロキサシン（アクアチム®）などが用いられる．内服薬では抗炎症作用と表皮移行性を考慮して，テトラサイクリン系（ミノサイクリン，ドキシサイクリン），マクロライド系，キノロン系など抗菌薬が選択される．
③**ステロイド局注**：囊腫，硬結，瘢痕の線維化を伴う皮疹の改善に有効である．
④**その他**：面皰圧出（面皰型痤瘡），ケミカルピーリング（丘疹型痤瘡），イオウ製剤外用（ニキビダニ痤瘡），漢方内服，トラニラスト内服（痤瘡による瘢痕形成）が必要に応じて適応される．

💡 看護のポイント

尋常性痤瘡は多感な思春期から青年期に好発し，顔面という外観上でもっとも目立つ場所に皮疹が出現する．患者は皮疹の程度にかかわらず，種々の程度の心理的負担を感じており，心理面への配慮が必要である．治療では，**適切な薬剤治療を継続させるよう指導することが重要**であると同時に，洗顔や化粧品などの患者の日常生活に対するアドバイスも重要である．

（山﨑研志）

B 酒　皶

1 起こり方

顔面の紅斑・毛細血管拡張・丘疹・腫瘤形成を主徴とした慢性炎症性変化．

発症メカニズム

不明．細菌叢を関知する自然免疫機構の異常が考えられている．毛包虫（ニキビダニ）を増悪因子とする説もある．酒皶様皮膚炎は，顔面のステロイド外用薬使用による副作用．

分　類

主たる皮疹形態と誘因から病型分類される．①紅斑・毛細血管拡張型酒皶，②丘疹・膿疱型酒皶，③腫瘤型酒皶，④眼型酒皶，⑤酒皶様皮膚炎（ステロイド酒皶）（図1）．

好発年齢・罹患率

中年以降に多い．肌の色が薄い人・白人に多いとされる．スウェーデンの調査では人口の約10％，米国では約5％の罹患率とされる．

予　後

慢性に経過する．

痤瘡，酒皶 1137

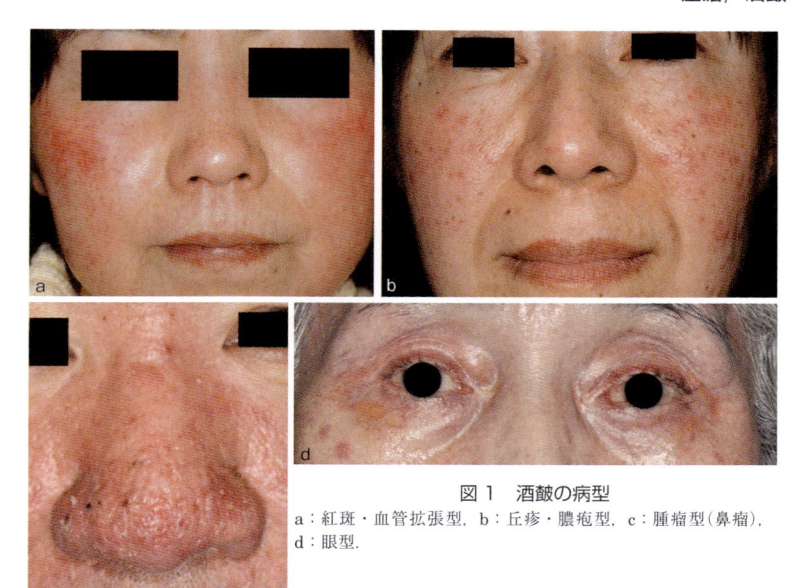

図1 酒皶の病型
a：紅斑・血管拡張型，b：丘疹・膿疱型，c：腫瘤型（鼻瘤），
d：眼型．

2 症状と診断のすすめ方

症状

　酒皶の主症状として，顔面中央部における，①**一過性顔面潮紅**，②**持続性紅斑**，③**丘疹と膿疱**，④**毛細血管拡張**があげられる．副症状として，①火照り感・熱感や刺すようなヒリヒリ感，②紅色局面，③乾燥様症状，④浮腫，⑤眼症状（結膜炎など），⑥顔面以外の末梢での酒皶様症状，⑦鼻瘤に代表される腫瘤様変化，がある．一主症状と一副症状以上が認められれば，酒皶が疑われる．

検査など

　問診で増悪因子の有無確認を行う（日光曝露・温熱刺激・寒冷刺激などの生活環境，刺激物の摂取や食餌の嗜好，日常のスキンケアの状態，ステロイドを含む薬剤使用の有無など）．毛包内容物の検鏡による毛包虫（ニキビダニ）確認．

3 治療の実際

対症処置

　①増悪因子の確認とその回避を指導する．②刺激感を自覚しないスキンケア製品を推奨する．③洗顔直後の外用薬塗布は刺激感が強くなることがあるので，30分ほど肌を乾かした後に，スキンケア製品や治療薬を塗布するよう指導する．④日光曝露による増悪を予防するために，サンスクリーンの使用を指導する．

治療

　主たる症状と重症度により，治療法が選択される．

● 紅斑・血管拡張型 ●

　①増悪因子の除去，②色素レーザー治療による毛細血管拡張・紅斑の改善，③$α_2$作動薬，$β$阻害薬による紅斑の改善，④閉経に伴う増悪例ではホルモン補充療法．

● 丘疹・膿疱型 ●

　①外用薬：メトロニダゾール（1％フラジール®軟膏，院内製剤）外用，②内服薬：低用量

ドキシサイクリン(ビブラマイシン®, 50〜100 mg/日), ③重症例や難治例ではテトラサイクリン内服(1 g/日 2〜3 週に続いて 0.5 g/日 2〜3 週), ④その他の抗菌内服薬：ST 合剤, メトロニダゾール, エリスロマイシン, アンピシリン, クリンダマイシン, ジアフェニルスルホン, ⑤毛包虫(ニキビダニ)に対してイベルメクチン内服, クロタミトン外用, BHC(ベンゼンヘキサクロライド)含有薬外用, ⑥外用レチノイド(アダパレン)が用いられる.

● 腫瘤型 ●

皮膚炎症を伴う症例では, 丘疹・膿疱型に準じた治療を行う. 外観の変形を伴う場合には, ①外科的治療(凍結療法, 皮膚剥削術, 電気療法, 切除＋植皮術), ②レーザー治療(炭酸ガスレーザー, YAG レーザー)による外観の形成が考慮される.

● 眼型 ●

眼症状を認める酒皶では眼科医への相談が必要である. ①人工涙液による乾燥症状や刺激感の緩和, ②睫毛洗浄による 2 次感染の予防(ベビーシャンプーを付けたコットンパッドで日に 2 回洗浄), ③抗菌薬眼軟膏によるアクネ菌やブドウ球菌の除去, ④低用量ドキシサイクリン内服が用いられる.

● 酒皶様皮膚炎(ステロイド酒皶) ●

①ステロイド外用の中止, ②丘疹・膿疱型酒皶に準じた治療を行う. ③タクロリムス(プロトピック®)外用薬も有効である.

🔆 看護のポイント

酒皶は, 顔面という外観上でもっとも目立つ場所に皮疹が出現する. 患者は皮疹の程度にかかわらず, 種々の程度の心理的負担を感じており, 心理面への配慮が必要である. また慢性経過をとる酒皶の病態に対する不安や治療効果に対する疑問も容易に提起される. **適切な治療を継続させるよう指導する**ことが重要であると同時に, 患者の不安を聞くことや, 増悪因子の排除などの患者の日常生活に対するアドバイスも重要である.

(山﨑研志)

汗疹，腋臭症 miliaria, osmidrosis

1 起こり方

汗腺には**エクリン汗腺**と**アポクリン汗腺**がある. エクリン汗腺は全身の皮膚に存在し, 体温上昇時に発汗量が増えて体温を正常に保つ働きをしている. 多量に汗をかいた後に汗管が閉塞して, 汗が汗管内に貯留すると汗疹が発症する.

アポクリン汗腺は腋窩, 乳輪, 外陰部に存在する. アポクリン汗腺は思春期以降に分泌が活発になる. アポクリン汗腺から分泌される汗はタンパク質やそのほかの有機物質を多く含んでいる. アポクリン汗腺の分泌物が細菌によって分解されると強いにおいを発する.

2 症状と診断のすすめ方

汗疹は小児に好発し, 夏期に発症することが多い. 発熱性疾患に伴って発症することもある. 角層下に水疱を形成する水晶様汗疹と表皮内に水疱を形成する紅色汗疹がある.

水晶様汗疹は水滴のように透明な小水疱が体幹・四肢に多発する. 水晶様汗疹はかゆみや潮紅はなく, 治療を行わなくても 2〜3 日で自然消失する.

紅色汗疹は紅色の小丘疹あるいは潮紅を伴った小水疱が体幹に多発する. 紅色汗疹はかゆみや刺激感を伴っている.

腋臭症患者は腋窩の汗が強い刺激臭を発する. 腋臭症患者は耳垢が柔らかい. 腋臭症は遺伝する. 実際にはにおいが強くないにもかかわ

らず，においを過剰に気にする自己臭妄想もある．

3 治療の実際

水晶様汗疹は治療を行わなくても2〜3日で自然に治癒する．

紅色汗疹にはステロイド外用薬を塗布する．紅色汗疹に細菌感染を合併すると伝染性膿痂疹や汗腺膿瘍になる．細菌感染があるときは抗菌薬内服治療を行う．

腋窩の汗は成分が細菌によって分解されてにおいが強くなる．塩化アルミニウムは汗の分泌を抑え，細菌の繁殖を抑制することにより腋臭を防ぐ．腋毛に汗が付着し，細菌が繁殖して腋臭が強くなる．腋毛を処理することにより腋臭が軽減する．

看護のポイント

・汗疹を予防するために，日常生活では涼しい環境を保つ．発熱性疾患に罹患して体温が上昇しているときは，衣類，寝具，室温に留意して大量に汗をかかないようにする．
・腋窩の汗は長時間放置するとにおいが強くなるので早めに洗い流す．腋窩の汗が付着した下着や衣服は着替える．　　　　　（嵯峨賢次）

脱毛症 alopecia

1 起こり方と症状・診断のすすめ方

脱毛症とは限局性，あるいはびまん性に毛髪が失われる状態である．臨床の現場でもっともよく遭遇するのは**円形脱毛症**であり，そのほか**男性型脱毛症，休止期脱毛，トリコチロマニア，頭部白癬**などがあげられる．

原因

脱毛の原因は疾患により異なる．

円形脱毛症は基本的に**自己免疫性疾患**であり，成長期毛包の**毛球部に対する炎症反応**で毛幹(毛髪)が保持されなくなり脱毛する．典型的には円形の脱毛斑の形をとるが，全頭，あるいは全身が脱毛する重症型もある．

男性型脱毛症は男性ホルモン(テストステロン)の影響で毛周期(毛の生えかわりのサイクル)が速くなり，脱毛する機会が増えるとともに，**毛包のミニチュア化**がすすむことで前頭部，頭頂部優位の特徴的パターンで薄毛となる．

休止期脱毛は消耗性疾患，内分泌疾患，薬剤などが原因で**休止期(成長を止め，毛の抜けかわりに備えた状態)**の毛包の割合が増えることによる．**びまん性の脱毛パターン**を呈することが多い．

トリコチロマニアは**抜毛癖**により脱毛斑を生じるが，しばしば**円形脱毛症と鑑別**を有する．

頭部白癬では真菌感染により毛幹が脆弱となり失われる．

そのほか，まれな脱毛症として，毛包構造が炎症により完全に失われる**瘢痕性脱毛症**や，先天的に粗毛，無毛となる遺伝性疾患も存在する．

診断

円形脱毛症の症状はとくに先行病変なく突然，脱毛斑を生じるのが特徴である．臨床像，また毛球部の破壊の結果である**断裂毛，根元が先細りとなった毛**などから診断できる．脱毛部に瘙痒，違和感を伴う場合も多い．また，基礎に**甲状腺機能亢進症**などを合併することがあり注意が必要である．男性型脱毛症は徐々に進行する薄毛であり自覚症状は乏しい．**特有のパターン**から診断は容易である．休止期脱毛は一度にとくに自覚症状なく**大量の脱毛**を生じる．炎症所見はなく，脱毛する毛髪の根元が棍棒状の休止期毛であり，**先行する疾患，身体消耗のエピソード**があることが診断の根拠となる．トリコチロマニアでは本人が抜毛行動を自覚してい

ない場合には診断がきわめてむずかしい．ダーモスコピー(皮膚科で用いる角層の散乱光を抑えた特殊な拡大鏡)などで**円形脱毛症などを否定し初めて診断できる場合もある**．**頭部白癬**は真菌検鏡，培養により診断される．そのほかのまれな脱毛症では専門医による組織検査，遺伝子検査などが正確な診断に不可欠である．

2 治療の実際と看護のポイント

円形脱毛症と男性型脱毛症に関しては**日本皮膚科学会から診療ガイドライン**が発表されており治療をすすめるうえで参考になる．

■ 治 療

円形脱毛症の治療はその病態から考えて免疫反応の制御が主体となる．エビデンスの高い治療法としては**ステロイド局注**，**局所免疫療法**(人工的に接触性皮膚炎を惹起し局所の免疫を変調する治療法)がある．重症例では**ステロイド内服**，**パルス療法**が試みられることもある．また，アトピー素因をもつ症例では抗アレルギー薬の併用が有効であるという報告もある．男性型脱毛症では毛根でのテストステロンの活性化を抑える**フィナステリドの内服**，**ミノキシジル外用**が有効とされる．自家植毛も効果のある治療法である．**休止期脱毛**は脱毛の原因となる事象が解決されれば自然軽快する．**トリコチロマニア**は難治であることが多く，精神医学的アプローチが必要となることがある．時として抗不安薬が試みられる．**頭部白癬**は一度診断がつけば抗真菌薬(内服が必要となることが多い)を用いて治療する．

💡 看護のポイント ・・・・・・・・・・・・・・・

脱毛症が患者に与える**精神的ストレスは脱毛症状の程度にかかわらず非常に大きい**．とくにウイッグを使用している患者ではたとえ診察であっても外すことへの抵抗感はきわめて大きい．この点に最大限に配慮し，円滑に診療が行われるようサポートすることが脱毛症ならではの看護のポイントである． (大山　学)

妊産婦・婦人科疾患

無月経 amenorrhea

1 起こり方

無月経には，18歳になっても初経をみない原発性無月経と，月経発来後に無月経となる続発性無月経に分類される．このうち続発性無月経は，**間脳-下垂体-卵巣-子宮-腟**のいずれかにおける**機能的・器質的障害**によるものが考えられる．一方，原発性無月経は，続発性無月経の原因となる状態以外に**先天異常**，**染色体異常**も原因となりうる．

2 症状と診断のすすめ方

診断のすすめ方は，原発性か続発性かによっても異なる．

原発性無月経

原発性無月経の場合，まず乳房や外陰部の発達などの第2次性徴の有無・程度をみる．第2次性徴を認めない場合，原発性の間脳・下垂体機能不全や染色体異常を疑う．多毛や男性型発毛は副腎性器症候群などアンドロゲン分泌過剰を疑う．次に内診・超音波検査・MRIなどを用いて卵巣，子宮，腟の有無，発達をみる．子宮および腟を認めない場合はロキタンスキー(Rokitansky)症候群などの先天性疾患が，子宮および卵巣を認めない場合は精巣性女性化症候群が疑われる．また，卵巣，子宮の発達が未熟である場合は原発性の間脳・下垂体機能不全やターナー(Turner)症候群などの染色体異常を疑う．血液検査として排卵に関与する下垂体ホルモン［黄体化ホルモン(LH)，卵胞刺激ホルモン(FSH)，プロラクチン，甲状腺刺激ホルモン(TSH)］や，エストラジオールをチェックする．男性ホルモン過剰分泌を疑う場合はテストステロン，硫酸デヒドロエピアンドロステロン(DHAS)をチェックする．先天的な卵巣形成障害が疑われる場合は染色体検査を行う．

続発性無月経

続発性無月経の場合には，まず生理的無月経を否定するため，妊娠・産褥・授乳・閉経の有無をチェックする．生理的無月経が否定的である場合は，原発性無月経と同様にLH，FSH，プロラクチン，TSH，エストラジオールをチェックする．また，薬物性高プロラクチン血症やストレス性無月経の診断には，常用薬物の有無，種類，最近のストレスの有無や急激な体重減少の有無などの聴取も有用である．

3 治療の実際と看護のポイント

治療方針は原因や患者の目的およびその目的が達成可能かどうかにより大きく異なる．女性ホルモン補充による第2次性徴の発達や，骨粗鬆症予防を目的とする場合は，エストロゲンとプロゲスチンの周期的投与(ホルモン補充療法)を行う．妊娠を希望する場合は，原発性の間脳・下垂体機能不全の場合にはゴナドトロピン放出ホルモン(GnRH)パルス療法やhMG-hCG*療法が有効であるが，ターナー症候群，早発閉経などの卵巣性無月経の場合にはごくまれな場合を除いて一般的に無効である．

薬物やストレスが原因の場合には原因除去をすすめる．高プロラクチン血症の場合はドパミン作動薬を投与する．副腎性器症候群の場合にはコルチゾール補充を行う．ロキタンスキー症候群の場合，卵巣機能は保たれているが機能的子宮をもたないため，月経発来，妊娠は不可能である．本人の希望に応じて，性交渉を可能にするための造腟術を行う．精巣性女性化症候群の場合には，鼠径部に認める精巣がしばしば悪性化するため予防的に除去手術をすすめる．

このように，無月経といってもその診断，治

---
*hMG：ヒト閉経期ゴナドトロピン
hCG：ヒト絨毛性ゴナドトロピン

療は多岐にわたっている．また，とくに先天性異常や染色体異常による原発性無月経は患者とその家族にとっては精神的ショックを受けることが多いため，時間をかけてカウンセリングを行うなどきめ細かなケアが必要である．

(藤本晃久)

月経周期異常 irregular menstruation

1 起こり方と症状・診断のすすめ方

月経周期異常には希発月経と頻発月経がある．正常月経周期は25～38日の間とされており，希発月経は月経周期が延長し，39日以上で発来する場合をいい，頻発月経は月経周期が短縮し，24日以内で月経が発来する場合をいう．なお，希発月経の定義を45日以上とする考え方もある．

希発月経

希発月経は正常周期を有する月経と続発性無月経の中間にあり，原因も続発性無月経と共通する場合が多い．ただし，周期が40～50日程度の軽度の希発月経は，病的意義をもたないことも多い．診断のうえで重要な検査は基礎体温，超音波などにて排卵性の周期かどうかを確認することである．希発月経であり，基礎体温上無排卵周期が疑われる場合は，続発性無月経の診断と同様，**各種下垂体ホルモン〔黄体化ホルモン（LH），卵胞刺激ホルモン（FSH），プロラクチン，甲状腺刺激ホルモン（TSH）〕や，卵胞ホルモン（エストラジオール）**をチェックする．排卵後の確認には黄体ホルモン（プロゲステロン）をチェックする．

頻発月経

頻発月経の診断にも基礎体温が有用であり，無排卵周期と排卵周期に分類される．無排卵周期の場合は希発月経と同様の検査を行う．排卵周期の場合は，低温期の短縮と高温期の短縮の2つの可能性がある．低温期の短縮は30歳代後半以降の卵巣予備能の低下した症例でみられることが多いため，LH，FSH，エストラジオールを測定して確認する．高温期の短縮を認める場合は黄体機能不全を疑う．黄体機能不全の診断には高温期中期のプロゲステロンの測定も有用である．

2 治療の実際と看護のポイント

治療の必要性に関しては，排卵周期か無排卵周期か，患者が妊娠を希望しているか否かにより異なる．無排卵周期による希発月経，頻発月経の場合は，挙児希望のない症例では**ホルモン療法**を行う．ホルモン療法の種類としては，①前半にエストロゲン，後半にエストロゲンとプロゲスチンを投与する**カウフマン（Kaufmann）療法**，②プロゲスチン製剤のみ月10日間程度補充する**ホルムストローム（Holmstrom）療法**，③低用量ピルなどのエストロゲン・プロゲスチン合剤を周期的に投与する方法がある．また，無排卵周期を有する挙児希望症例では**排卵誘発薬投与**を行う．

排卵周期の場合には，挙児希望がなければとくに治療の必要はない．頻発月経による貧血などの合併がなければ経過観察を行う．挙児希望を有する場合は，黄体機能不全に対して排卵誘発薬投与・プロゲステロン補充などの治療を行う．希発月経の場合には積極的に排卵誘発薬を使用する．低温期短縮を認め卵巣予備能低下がみられた場合は，妊孕性低下に関する説明を行ったうえで，妊娠希望の強い症例に対しては積極的に排卵誘発薬投与を行い，高度生殖医療（ART）を含め早期のステップアップを行う．

基礎体温は治療方針を決定するうえで非常に有用な検査であるが，持続して記録するためには相当な根気が必要である．測定法を詳しく説明したうえで，日常の行動の中に無理なく取り入れられるよう指導する．挙児希望を有する場合，とくに加齢による低温期短縮＝卵巣予備能

低下が問題となる．近年の晩婚化に伴い，こうした症例をみかけることが多くなったが，一般に加齢により妊孕性が低下すること自体を知らない症例，また知っていても認めたくない症例などさまざまである．こうした症例に対しては時間をかけて説明を行い，現状を理解させることが必要であり，時にカウンセリングを必要とする．

（藤本晃久）

多囊胞性卵巣症候群
polycystic ovary syndrome（PCOS）

1 起こり方

多囊胞性卵巣症候群（PCOS）はスタイン・レーベンタール（Stein-Leventhal）症候群として報告された**月経異常，多囊胞性卵巣，内分泌異常**を呈する症候群である．成人女性のおよそ5～8％にみられるものの原因不明で，不妊症，子宮内膜がん，耐糖能異常，脂質代謝異常などメタボリックシンドロームのハイリスクである．

2 症状と診断のすすめ方

主な臨床症状として月経異常，排卵障害肥満，男性化徴候（多毛，にきびなど），不妊がある．日本では欧米に比べて高アンドロゲン血症や男性化徴候が少ないため日本産科婦人科学会の診断基準が用いられる（**表1**）．インスリン抵抗性（高インスリン血症）を合併する頻度が高いため，空腹時血糖・インスリン値など耐糖能も調べる．

3 治療の実際

肥満の場合は減量をすすめる．減量はメタボリックシンドロームの予防のみならず排卵障害の改善が期待できる．インスリン抵抗性がある場合には，インスリン抵抗性改善薬のメトホルミンを投与する．

挙児希望がない場合には，月経異常を改善し子宮内膜がんを予防するため低用量ピルの投与，黄体ホルモン療法，カウフマン（Kaufmann）療法を行う．挙児希望がある場合には排卵誘発薬のクロミフェンを第1選択とする．クロミフェンが無効の場合にはゴナドトロピン療法，腹腔鏡下卵巣多孔術やメトホルミンを併用する．

hMG-hCG療法などのゴナドトロピン療法や体外受精・胚移植では**卵巣過剰刺激症候群**（ovarian hyperstimulation syndrome：OHSS）や**多胎**のハイリスクである．OHSSは腹部膨満，悪心，卵巣腫大，腹水・胸水の貯留，電解

表1　多囊胞性卵巣症候群の新診断基準

以下の1～3を満たす場合を多囊胞性卵巣症候群とする．
1. 月経異常
2. 多囊胞性卵巣
3. 血中男性ホルモン高値
   または
   LH基礎値高値かつFSH基礎値正常

注1）月経異常は，無月経，希発月経，無排卵周期症のいずれかとする．

注2）多囊胞性卵巣は，超音波断層検査で両側卵巣に多数の小卵胞がみられ，少なくとも一方の卵巣で2～9mmの小卵胞が10個以上存在するものとする．

注3）内分泌検査は，排卵誘発薬や女性ホルモン薬を投与していない時期に，1cm以上の卵胞が存在しないことを確認のうえで行う．また月経または消退出血から10日までの時期は高LHの検出率が低いことに留意する．

注4）男性ホルモン高値は，テストステロン，遊離テストステロンまたはアンドロステンジオンのいずれかを用い，各測定系の正常範囲上限を超えるものとする．

注5）LH高値の判定は，スパック-Sによる測定の場合はLH≧7mIU/mL（正常女性の平均値＋1×標準偏差）かつLH≧FSHとし，肥満例（BMI≧25）ではLH≧FSHのみでも可とする．その他の測定系による場合は，スパック-Sとの相関も考慮して判定する．

注6）クッシング症候群，副腎酵素異常，体重減少性無月経の回復期など，本症候群と類似の病態を呈するものを除外する．

［日本産科婦人科学会 生殖・内分泌委員会，2007］

質異常，血液濃縮，乏尿などを呈する．重症化すれば血液濃縮の改善と尿量確保のため入院管理を要する．

内膜がんの予防のために月経異常に対する治療が必要である．
・PCOSで排卵誘発を行う場合には，OHSS，多胎のハイリスクである．　　　　　（東梅久子）

看護のポイント

・PCOSでは挙児希望がない場合でも，子宮

乳汁漏出性無月経
galactorrhea-amenorrhea syndrome

1 起こり方

授乳期以外に乳汁の分泌があり無月経を伴うものを乳汁漏出性無月経という．約90％に**高プロラクチン血症**が認められる．
プロラクチンは下垂体前葉から分泌されるホルモンで乳汁分泌ホルモンともよばれ，下垂体腫瘍（プロラクチノーマ），間脳−下垂体−卵巣系の機能障害，薬剤，甲状腺機能低下症などによって高プロラクチン血症になると，乳汁分泌，月経異常，黄体機能不全不妊などが起こる．

2 症状と診断のすすめ方

血中プロラクチンが異常高値の場合，高プロ

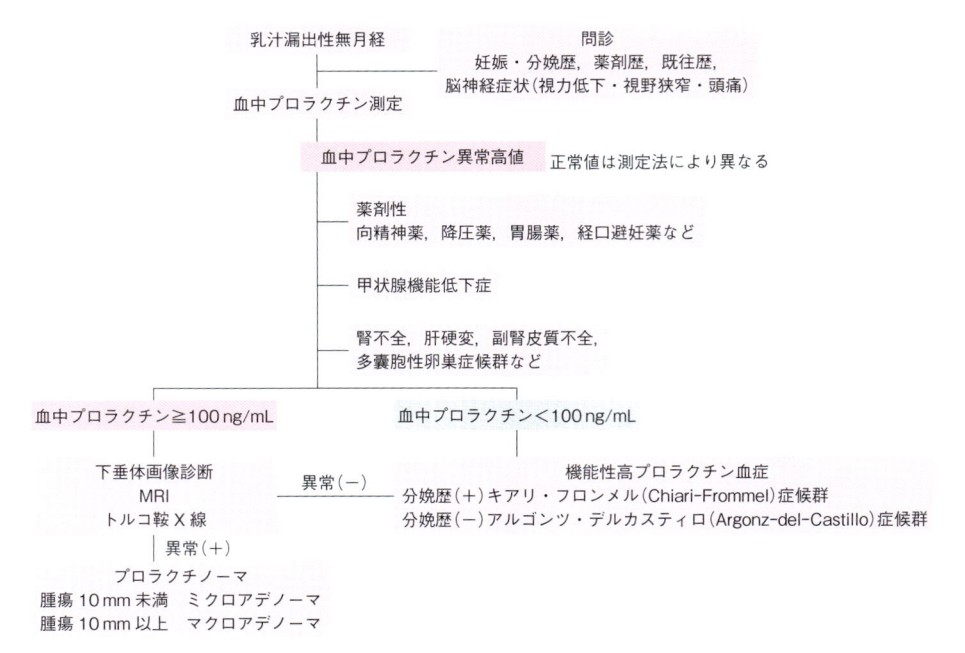

```
乳汁漏出性無月経
   │
   │                        問診
   │              妊娠・分娩歴，薬剤歴，既往歴，
   │              脳神経症状（視力低下・視野狭窄・頭痛）
血中プロラクチン測定
   │
血中プロラクチン異常高値  ── 正常値は測定法により異なる
   │
   ├── 薬剤性
   │   向精神薬，降圧薬，胃腸薬，経口避妊薬など
   │
   ├── 甲状腺機能低下症
   │
   ├── 腎不全，肝硬変，副腎皮質不全，
   │   多嚢胞性卵巣症候群など
   │
   ├─ 血中プロラクチン≧100 ng/mL          血中プロラクチン＜100 ng/mL
   │     │                                     │
   │  下垂体画像診断          異常（−）      機能性高プロラクチン血症
   │     MRI          ────────────    分娩歴（＋）キアリ・フロンメル（Chiari-Frommel）症候群
   │     トルコ鞍Ｘ線                   分娩歴（−）アルゴンツ・デルカスティロ（Argonz-del-Castillo）症候群
   │     │
   │   異常（＋）
   │     │
   │  プロラクチノーマ
   │  腫瘍10 mm未満　ミクロアデノーマ
   │  腫瘍10 mm以上　マクロアデノーマ
```

図1　乳汁漏出性無月経の診断

［千石一雄：乳汁漏出性無月経の診断手順．日本産科婦人科学会誌 61(1)：N-18，2009／産婦人科診療ガイドライン婦人科外来編2011をもとに作成］

神経性食欲不振症

ラクチン血症と診断する．さまざまな原因があるので系統的に検査し診断する（図1）．

3 治療の実際

機能性の場合にはドパミン作動薬であるテルグリド（テルロン®），カベルゴリン（カバサール®）などによる薬物療法を行う．プロラクチンが正常化すると卵巣機能が回復することが多いが，排卵障害がある場合には排卵誘発薬を併用する．

下垂体腫瘍の場合には薬物療法，手術療法があり，腫瘍の大きさ，視野狭窄などの視力障害，挙児希望などによって選択される．

看護のポイント
- 乳汁漏出性無月経では乳汁分泌の自覚がない場合もあるので詳細な問診・診察が必要である．
- 乳汁漏出性無月経では視野狭窄，視力低下，頭痛などの脳神経症状があれば下垂体腫瘍が疑われる．

（東梅久子）

神経性食欲不振症 anorexia nervosa（AN）

1 起こり方

神経性食欲不振症（AN）は体重減少を伴う摂食障害である．近年，日本の若い女性のやせ願望の顕著化に伴い若年化，急増している．思春期の主な心身症の1つで若年女性では500人に1人とされ，低栄養などによる死亡率は6～10％と高い．背景にある心理的・社会的ストレスなどからの回避と考えられる場合が多い．適正な体重であるにもかかわらず過度のダイエットをすることによって月経不順や無月経などの月経異常が起こる．長期の低エストロゲン状態は子宮の萎縮や骨量の低下をきたし，不妊や骨粗鬆症の原因となる．

2 症状と診断のすすめ方

体重減少を伴う無月経のうち単純体重減少性無月経とは**食行動異常があり，病識がないこと**などから鑑別される（表1）．

3 治療の実際

体重減少が無月経の原因であることを認識して体重を回復し，月経周期を回復することが目標であるが容易でないことが多く心療内科や精神科との連携を要する．月経周期が回復しない場合にはホルモン補充療法や排卵誘発薬を投与する．

表1 神経性食欲不振症の診断基準

1. 標準体重の－20％以上のやせ
2. 食行動の異常（不食，大食，隠れ食いなど）
3. 体重や体型について歪んだ認識
4. 発症年齢30歳以下
5. （女性ならば）無月経
6. やせの原因と考えられる器質的疾患がない

（備考：1, 2, 3, 5は既往歴を含む）

［厚生省特定疾患・神経性食欲不振症調査研究班］

看護のポイント
- ANは食行動異常があり病識がない．
- ANは長期化することが多く良好な関係の構築が必要である．

（東梅久子）

月経困難症 dysmenorrhea

1 起こり方と症状・診断のすすめ方

月経に随伴して起こる下腹痛，腰痛，腹部膨満感，悪心，頭痛，疲労，脱力感，食欲不振，いらいら，下痢，憂うつなどの症状を月経随伴症状という．症状が強く日常生活に支障をきたし，なんらかの治療を要するものを月経困難症という．

● 分 類

月経困難症は，器質的疾患を伴わない**機能性月経困難症**(原発性月経困難症)と，性器奇形，子宮筋腫，子宮内膜症，骨盤内感染症などの器質的疾患による2次的な**器質性月経困難症**(続発性月経困難症)に大別される．

● 症 状

● 機能性月経困難症 ●

初経後比較的早期より始まることが多く，月経の初日および出血が多いときに症状が強い．月経周期により症状の強さは変化する．痛みの性質はけいれん性，周期性で，子宮頸管の狭窄やプロスタグランジン(PG)などの内因性生理活性物質による子宮の過収縮が原因と考えられる．また，若年女性などでは，月経に対する知識が乏しく，不安や嫌悪感などから心因性の月経困難症を誘発することがある．

● 器質的月経困難症 ●

月経前4〜5日から月経後まで続く持続性の鈍痛を認め，初経後数年経過してから次第に増悪する疼痛を訴える場合が多い．

性器奇形による月経血排出路の閉塞では閉塞部に月経血が貯留し，無月経であるのに周期的な疼痛が出現する．子宮筋腫は部位や大きさにより月経困難症の原因となる場合がある．子宮内膜症は月経困難症の原因となっている場合が多く，月経以外の時期にも痛みが出現し，性交痛，排便痛などを伴うこともある．

● 診 断

詳細な問診にて患者の自覚症状を正確に把握することが重要である．初経発来年齢，初経以降の月経状況の変化，月経周期と月経随伴症状出現時期との関係，月経困難症の発症時期と増悪傾向の有無，疼痛の性状・程度・部位・持続期間，性交渉の有無，妊娠分娩歴などを聴取する．

● 鑑別診断 ●

腟鏡診，双合診，経腟超音波断層法を行い器質的な疾患を鑑別することが重要である．性交渉の経験がなく，経腟的な検査がむずかしい場合は経腹超音波断層法，経直腸超音波断層法やMRIによる検索を行い，性器奇形や子宮筋腫・子宮内膜症がないことを確認する．また，血液検査，クラミジア・淋菌検査を行い骨盤内感染症の有無と程度を推測する．

2 治療の実際と看護のポイント

● 機能性月経困難症

月経困難症の発生にはPGの関与が大きいので，PGの合成阻害薬である非ステロイド抗炎症薬[NSAIDs：アスピリン・ダイアルミネート配合(バファリン®)，ジクロフェナク(ボルタレン®)，メフェナム酸(ポンタール®)，イブプロフェン(ブルフェン®)]が治療の第1選択薬として用いられる．有害事象のためNSAIDsを投与できない場合は，低用量エストロゲン・プロゲスチン配合薬を投与する．子宮の攣縮を抑制する作用のある漢方薬が有効な場合もある．漢方薬には即効性はないが，4ないし12週間の投与で症状の改善が期待できる．子宮発育不全に伴う月経痛には鎮痙薬[ブチルスコポラミン(ブスコパン®)]が有効な場合もある．

保存治療の無効例には心因性の要因が関与している可能性がある．思春期で低年齢の患者に対しては，月経に伴う症状の多くは病的なものではないこと，腹部や腰部を温めたりストレッチ運動をしたり骨盤の血流をよくすることが月経痛の軽減につながることを説明し不安を取り

月経前症候群 premenstrual syndrome (PMS)

1 起こり方と症状・診断のすすめ方

月経前症候群 (PMS) は月経前3〜10日間の黄体期に続く精神的あるいは身体的症状で，月経発来とともに減退ならびに消失するものをいう (日本産科婦人科学会：産科婦人科用語集・用語解説集)．

症状

症状は，いらいら，のぼせ，下腹部膨満感，下腹痛，腰痛，頭重感，おこりっぽくなる，頭痛，乳房痛，落ち着かない，憂うつの順に多く，月経困難症に比べ，精神症状と乳房症状が多い．精神症状が主体で，社会生活が不可能になる場合は**月経前不快気分障害** (premenstrual dysphoric disorder：PMDD) とよぶ．

診断

PMSの診断基準を**表1**に示す．PMSの診断には，少なくとも2周期の前方視的な症状調査が必要とされる．月経周期ごとに症状の種類と出現時期を記入し，可能なら基礎体温を測定する．米国産婦人科学会によると，患者の記憶と実際の症状の出現様式が一致するのは約半数であることが指摘されている．

PMSは黄体期のみに起こることが特徴であり，排卵を抑制すると発症しないことから黄体ホルモンが誘因と考えられている．血中ホルモン濃度の異常は伴わず，性ステロイドホルモンと中枢神経系の神経伝達物質との関係が注目されている．最近の研究ではセロトニン作動ニューロンの黄体ホルモンに対する感受性が高いために起こるといわれる．

表1 月経前症候群診断基準

身体症状	診断基準
・乳房痛 ・腹部膨満感 ・頭痛 ・手足のむくみ **精神症状** ・抑うつ気分 ・怒りの爆発 ・いらだち ・不安 ・混乱 ・社会からの引きこもり	①過去3回の月経周期において，月経開始5日間に，左記の身体症状または精神症状の少なくとも1つが存在する ②左記の症状は，月経開始4日以内に消失し，少なくとも13日目までは再燃しない ③症状は，薬物療法やホルモン注射，薬物またはアルコールの使用によるものではない ④2周期の前向き調査により症状の出現が確認される ⑤社会的または経済的能力に明らかな障害を受ける

［米国産婦人科学会］

2 治療の実際と看護のポイント

軽症例では症状調査票をつけ，症状と月経周期との関係を認識することに加え，食事，運動，ストレス軽減など生活改善を指導することが有効である．重症例ではカウンセリング・生活指導に加え薬物療法を行う．

薬物療法を**表2**にまとめた．ホルモン療法では低用量経口避妊薬が主に用いられるが，ゴナドトロピン放出ホルモン (GnRH) アゴニストなどによる排卵抑制の選択肢もある．また精神症状が主体の症例には選択的セロトニン再取り

表2　月経前症候群の薬物療法

1. 対症療法
   - むくみ：利尿薬（スピロノラクトンなど）
   - 頭痛・腹痛など：鎮痛薬（NSAIDsなど）
   - 乳房痛：ダナゾール，ブロモクリプチンなど
2. 漢方薬
   - 当帰芍薬散，加味逍遥散，桃核承気湯，五苓散，柴胡加竜骨牡蛎湯など
3. ホルモン製剤
   - 経口避妊薬：低用量エストロゲン・プロゲスチン配合薬
   - GnRHアゴニスト
   - ダナゾール
4. 向精神薬
   - 抗うつ薬：SSRI
   - 抗不安薬：アルプラゾラム

込み阻害薬（SSRI）が有効である．PMSの場合は症状が出現している黄体期のみの使用でも有効な場合が多い．

症状調査票から症状と月経周期との関連が認められない場合は，うつ病や不安障害，パーソナリティー障害などが考えられるため，適切な時期に専門医を紹介することが必要である．

（定月みゆき）

不妊症　sterility

1　起こり方

生殖機能が正常な男女では3ヵ月以内に50％，6ヵ月以内に70％，1年以内に80〜90％が妊娠成立する．不妊症とは「避妊しない通常の性交を12ヵ月以上行っても臨床妊娠に達しないもの」と定義される．

2　症状と診断のすすめ方

不妊症の検査を開始するにあたっては，まず不妊期間や月経歴，既往歴などを聴取し，次に一般婦人科診察により子宮・卵巣の器質的異常の有無をチェックする．また**多嚢胞性卵巣症候群（PCOS）**では，排卵誘発前に糖尿病の有無を検索する．さらに内因性エストロゲン分泌を認める月経異常例では**子宮内膜がん**の発生頻度が高いことから子宮体がん検診を実施する．

■ 排卵性不妊症に対するスクリーニング検査

① 基礎体温（BBT）測定：排卵の有無や黄体機能評価に有用である．

② 経腟超音波診断：卵胞発育のモニタリングや子宮内膜の変化などを観察する．

③ ホルモン検査：月経周期3〜7日目に血中黄体化ホルモン（LH），卵胞刺激ホルモン（FSH），エストラジオール（E_2）を測定する．

④ 卵管疎通性検査：子宮卵管造影法にて卵管の通過性や子宮腔異常の有無を検索する．なお**クラミジア抗体検査（IgG・IgA）**は卵管性不妊の補助診断として有用である．

⑤ 頸管粘液検査および性交後試験［フーナー（Huhner）検査］：予想排卵日の前夜に性交を指導し，翌日に頸管粘液量や性状および頸管粘液中の精子数をカウントする．正常頸管粘液量は0.3 mL以上で，運動精子数が5匹以上の場合は良好，0匹の場合は不良と判断する．

⑥ 黄体機能検査：BBT表で高温相の持続期間が10日未満の場合や，排卵後7日目前後の黄体期中期の血中プロゲステロン値が10 ng/mL未満のときに黄体機能不全を疑う．

⑦ 精液検査：2日以上7日以内の禁欲期間の後に精液を採取する．精液性状の正常下限値（95％信頼区間）（WHOラボマニュアル-ヒト精液検査と手技-5版）は，精液量が1.5（1.4〜1.7）mL，精子濃度が1,500（1,200〜1,600）万/mL，総運動率が40（38〜42）％，正常精子形態率

表1 病態からみた排卵障害例の治療法

```
Ⅰ 低ゴナドトロピン血症性排卵障害(WHO group Ⅰ)
  ・視床下部性第2度無月経
      →LHRHパルス療法→ゴナドトロピン療法(hMG/hCG療法)
  ・下垂体性無月経
      →ゴナドトロピン療法(hMG/hCG療法)
Ⅱ PCOSを含む正ゴナドトロピン血症性排卵障害(WHO group Ⅱ)
  ・視床下部性第1度無月経・無排卵周期症・希発月経
      →抗エストロゲン療法［クロミフェン(CC), シクロフェニル］
      →ゴナドトロピン療法(hMG-hCG療法)
  ・PCOS
      →抗エストロゲン療法
          CC単独療法無効時：
              ドパミン作動薬併用療法(血中PRL高値例)
              プレドニゾロン併用療法(血中副腎性アンドロゲン高値例)
              メトホルミン併用療法(肥満・耐糖能異常例)
      →ゴナドトロピン療法(LH含有量の少ないFSH製剤あるいはリコンビナントFSH製剤を用いた少量漸増法)ま
        たは腹腔鏡下卵巣多孔術
Ⅲ 高ゴナドトロピン血症性排卵障害(卵巣性無月経)(WHO group Ⅲ)
      →有効な治療法なし
Ⅳ 高PRL血症性排卵障害(WHO group Ⅵ)
      →薬剤性高PRL血症(向精神薬・三環系抗うつ薬, 胃腸薬, 経口避妊薬など)：
        薬剤の減量・休薬
      →PRL産生下垂体腺腫：脳神経外科紹介
      →機能性高PRL血症：ドパミン作動薬(ブロモクリプチン, テルグリド, カベルゴリン)
                                              →：第1選択    →：第2選択
```

が4(3～4)%で，精液検査が不良の場合は2～3回検査し診断を確定する．

排卵障害例に対する検査法

続発性無月経の検査手順は，最初に血中乳汁分泌ホルモン（プロラクチン：PRL）値を測定し高PRL血症を除外することが必要で，同時に血中LH・FSH値を測定し，また**ゲスターゲン試験**を実施する．血中PRL値が高値の場合は甲状腺機能（甲状腺刺激ホルモン，FT_3，FT_4）も検索する．さらに血中PRL値が100 ng/mL以上の場合にはPRL産生下垂体腺腫が疑われ下垂体のMRIを実施する．

ゲスターゲン試験とは内因性エストロゲン分泌の有無を判定する方法で，黄体ホルモン薬投与後に消退出血を認める場合は**第1度無月経**，認めない場合は**第2度無月経**と診断される．血中PRL値が正常でゲスターゲン試験が陽性の場合，血中LH・FSH値が正常または低値なら視床下部性第1度無月経と診断され，血中LH値のみ高値ならPCOSと診断される．

ゲスターゲン試験が陰性の場合は**エストロゲン・ゲスターゲン負荷試験**を実施する．本負荷試験が陽性の場合，血中LH・FSH値が高値なら卵巣性無月経と診断され，血中LH・FSH値が低値の場合には視床下部性第2度無月経か下垂体性無月経と診断される．

両者の鑑別にはLH放出ホルモン（LHRH）負荷試験を実施し，血中LH・FSHの反応が良好であれば視床下部性第2度無月経，基礎値が低値で負荷試験後も低反応の場合には下垂体性無月経と診断される．本負荷試験でも消退出血を認めない場合は子宮性無月経と診断される．

3 治療の実際

①**黄体機能不全の場合**：卵胞成熟過程に異常を認める場合は抗エストロゲン薬を使用し，排卵後の黄体形成過程に異常を認める場合はヒト絨毛性ゴナドトロピン（hCG）製剤による黄体刺激法かゲスターゲン製剤を用いた黄体

ホルモン補充療法を実施する．
②**性交後試験不良・乏精子症の場合**：人工授精（IUI）を実施する．なお高度乏精子症（精子濃度＜500万/mL以下）の場合は体外受精・顕微受精を推奨する．
③**原因不明不妊**：各治療法の妊娠率は，待機療法が1～3％，IUI療法が4～6％，クロミフェン（CC）療法が4～6％，IUI併用CC療法が7～9％，ヒト閉経期ゴナドトロピン（hMG）療法が4～10％，IUI併用hMG療法が9～16％，体外受精が20～40％であり，不妊期間や年齢を考慮し治療法を選択する．
④**排卵障害例に対する排卵誘発法の選択基準（表1）**：排卵障害は血中PRL・LH・FSH値より高PRL血症性，低ゴナドトロピン（G）血症性，正G血症性，および高G血症性排卵障害に分類され，高PRL血症性にはドパミン作動薬，低G血症性（視床下部性第2度無月経）にはLHRHパルス療法，PCOSを含む正G血症性には抗エストロゲン療法が第1選択の排卵誘発法である．

なおドパミン作動薬の使用に際しては心臓弁膜関連の病変に留意し有効最少量を投与する．これに対してゴナドトロピン療法は主に抗エストロゲン療法抵抗性のPCOSを含む正G血症性排卵障害に対する第2選択の治療法に位置づけられ，**卵巣過剰刺激症候群**や**多胎妊娠**の発生頻度が高く投与薬剤の選択や投与法の工夫が必要である．

看護のポイント

不妊症婦人は女性としての存在意義に不安を感じている場合が多く，いたわりをもった対応が必要である．

（安藤一道）

生殖補助医療 assisted reproductive technology（ART）

1 考え方の基本

不妊症診療においては，**体外受精胚移植**技術（*in vitro* fertilization and embryo transfer：IVF-ET）が1978年に開発されてから本技術が急速に普及し，それまでは妊娠成立が困難であると考えられた症例においても妊娠が可能となるにいたった．このIVF-ETを中核とした医療を生殖補助医療（ART）と称する．広義には，精子を子宮内に注入する人工授精も含まれる．本治療の特徴は，配偶子（精子・卵子）や胚を対象とすることである．

IVF-ETの元々の適応は難治性卵管不妊症であったが，その後本技術の発達に伴い，ほかの不妊因子に対しても拡大されていった．ただ重度の男性不妊症例においては本手技によっても受精を成立させることができず，新たな限界が生じるにいたった．そこへ1992年に卵細胞質内精子注入法（intracytoplasmic sperm injection：ICSI）を用いた**顕微授精法**が開発されると，新たなブレイクスルーとなり，多くの不妊症患者の治療効果改善に貢献した．

ARTは前述のように不妊治療を目的として開発され発達してきたが，その技術を敷衍して遺伝子・染色体異常をもつ胚の着床前における診断・選別目的で利用されるようになっている．また今後は，再生医療分野で重要な位置を占めるES細胞作製にも本技術が応用されていく可能性もある．

2 治療の実際

治療の流れ

ARTにおける流れを**図1**に示す．通常は複数個の卵胞発育を促すために**調節卵巣刺激**が行われる．自然排卵周期下でも可能であるが，多くの場合周期あたりの採卵数あるいは良好胚獲得効率は低い．調節卵巣刺激にもFSH/hMG製剤を用いて多数の卵胞発育を促す方法［ロング法，ショート法，ゴナドトロピン放出ホルモン（GnRH）アンタゴニスト法］と，抗エストロ

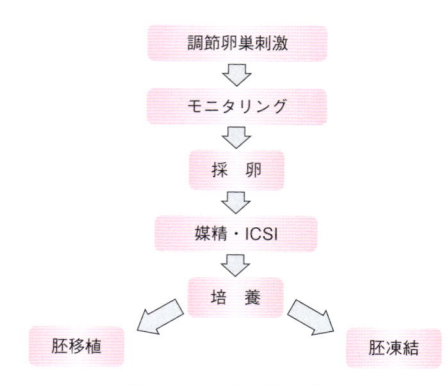

```
調節卵巣刺激
    ↓
 モニタリング
    ↓
   採 卵
    ↓
  媒精・ICSI
    ↓
   培 養
   ↙  ↘
 胚移植   胚凍結
```

図1　ARTにおける流れ

ゲン製剤であるクロミフェンを主体に用いて発育卵胞数を6～7個以下に抑えるマイルド法とがある．

　一般に，35歳以下の若年患者ではいずれの方法を用いても同等の成績が得られるが，30歳代後半から40歳初めの年齢層においては強刺激法のほうが治療周期あたりの成績は良好となる．しかし，それより上の年齢では**卵巣予備能**の低下から，マイルド法や場合によっては自然周期法が適切となる．十分な卵胞発育が得られるまで約10日前後を要する．この間数回は，経腟超音波検査による卵胞サイズのモニタリングや血中エストロゲン値などの計測を適宜行っていき，適正な採卵時期を決定する．

　採卵は，通常は静脈麻酔あるいは局所麻酔を用いて経腟超音波ガイド下に行われる．採取された卵子は，同日採取された夫精子と混和あるいは顕微授精により受精を誘起させる．採卵翌日に受精が確認され，受精卵はさらに2～5日間培養を継続し，形態良好胚を胚移植あるいは胚凍結に供する．現在は日本産科婦人科学会の会告により，移植胚数は原則1個とされ，複数回の単一胚移植で妊娠にいたらない症例や35歳以上で希望のある症例においてのみ，例外的に2個まで移植胚数を増やすことができる．また，胚移植に際しては，着床環境向上目的で**黄体補助療法**が行われる．

看護のポイント

　以上の治療の流れの中で看護上重要なポイントとしては，第1に調節卵巣刺激中に投薬による副作用や障害がないかを注意していくこと，第2に採卵手技において出血や疼痛，あるいは麻酔に関連した異常がないかをチェックしていくことがあげられる．さらには後述の**卵巣過剰刺激症候群**の徴候がないか監視することも必要である．また，ARTを受ける患者は，一般的に治療経過が長かったり難治性であったりするため，精神的不安が大きい．ARTという治療そのものに対する不安も含めて，精神的にケア・サポートを十分に行っていく必要がある．

〔藤原敏博〕

卵巣過剰刺激症候群
ovarian hyperstimulation syndrome（OHSS）

1　起こり方と症状・診断のすすめ方

　排卵障害に対する排卵誘発療法や生殖補助医療（ART）の（調節）卵巣刺激においては，排卵誘発薬が使用される．排卵誘発薬には，性腺刺激ホルモンであるFSHやLHそのものと，内因性性腺刺激ホルモンの分泌を誘起する薬剤とがある．いずれの薬剤においても，使用量および使用期間によっては複数個の卵胞発育が起こりうるが，その程度が強くなりさまざまな臨床症状をきたしたものが**卵巣過剰刺激症候群（OHSS）**である．

　OHSSの主症状としては，卵巣腫大に伴う腹部膨満感，腹水や胸水貯留による悪心・嘔吐あるいは呼吸困難があり，また血管内脱水を起こした結果血液濃縮が起こり，血栓症をきたす

表1　OHSSの重症度分類

	軽症	中等度	重症
自覚症状	腹部膨満感	腹部膨満感，悪心・嘔吐	腹部膨満感，悪心・嘔吐，腹痛，呼吸困難
胸腹水	小骨盤腔内の腹水	上腹部に及ぶ腹水	腹部緊満を伴う腹部全体の腹水，あるいは胸水を伴う場合
卵巣腫大*	≧6 cm	≧8 cm	≧12 cm
血液所見**	血算・生化学検査がすべて正常	血算・生化学検査が増悪傾向	Ht≧45% WBC≧15,000/μL TP<6.0 g/dL または Alb<3.5 g/dL

*左右いずれかの卵巣の最大径を示す．
**1つでも該当する所見があれば，より重症なほうに分類する．

[日本産科婦人科学会：生殖・内分泌委員会，2009]

こともある．表1にOHSSの重症度分類を示すが，重症例では生命予後を危うくするケースもあり注意を要する．

2 治療の実際と看護のポイント

発症のリスク因子として，若年者あるいは**多嚢胞性卵巣症候群**患者のように卵巣の反応性が高いことがあげられる．予防に努めることが基本であり，排卵誘発薬の使用方法や途中の卵胞発育モニタリングを慎重に行う．また，発症リスクが高いと予見される際には，治療をキャンセルすることも必要となる．発症した患者ではバイタルサインに留意しつつ対症療法で対応することとなる．患者の苦痛をいかに緩和していくかが看護上のポイントとなる．　　（藤原敏博）

不育症，習慣流産　habitual abortion, recurrent miscarriage

1 起こり方

厳密な定義では3回以上の流産・死産，早期新生児死亡がある場合不育症と診断する．しかし，日本の現在の妊娠分娩状況をふまえて厚生労働省研究班では**2回以上で不育症**とすることを提唱している．結婚年齢および妊娠年齢の高齢化により流産の頻度は上昇しており適切に対応することが求められている．

流産・死産には化学妊娠（妊娠反応のみ陽性で子宮内に胎児胎嚢が確認できない場合）や異所性妊娠（子宮外妊娠）を含めない．

一般女性を対象とした調査では，2回以上の連続流産を経験している女性は4.2%，3回以上の連続流産を経験している女性は0.9%である．女性の年齢分布を加味した有病率では毎年約3万人の不育症患者が発生していると考えられているが，実際に不育症で病院を受診する女性はごく一部である．

不育症の原因は**表1**に示すとおりさまざまな要因があげられている．

頻度は厚生労働省の研究班によると**図1**のようになる．明らかな原因がわからない「原因

表1　不育症の原因

1.	子宮形態異常	：子宮奇形や子宮筋腫など
2.	内分泌異常	：甲状腺機能異常や耐糖能異常，糖尿病など
3.	染色体異常	：均衡型転座やロバートソン（Robertson）転座など
4.	凝固機能異常	：プロテインSやプロテインCの欠乏，第XII因子の欠乏
5.	抗リン脂質抗体	：抗カルジオリピン抗体，ループスアンチコアグラント
6.	自己免疫異常	：抗核抗体，抗DNA抗体，ナチュラルキラー（NK）活性

不育症，習慣流産　1153

図1　不育症のリスク別頻度

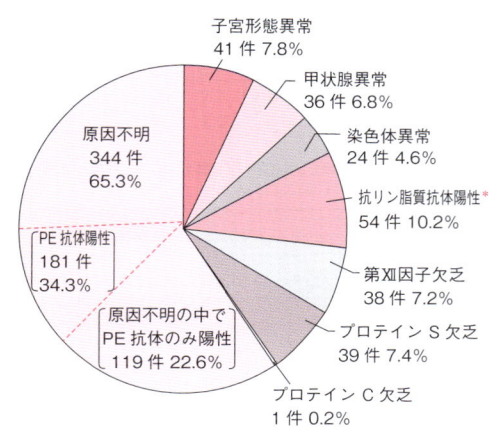

- 子宮形態異常　41件 7.8%
- 甲状腺異常　36件 6.8%
- 染色体異常　24件 4.6%
- 抗リン脂質抗体陽性*　54件 10.2%
- 第XII因子欠乏　38件 7.2%
- プロテインS欠乏　39件 7.4%
- プロテインC欠乏　1件 0.2%
- 原因不明　344件 65.3%
  - PE抗体陽性　181件 34.3%
  - 原因不明の中でPE抗体のみ陽性　119件 22.6%

n=527（年齢 34.3±4.8歳，既往流産回数 2.8±1.4回，重複あり 43件）

*抗 $CL\beta_2$ GPI 複合体抗体 2.7%，抗 CLIgG 4.7%，抗 CLIgM 2.7%，LA 1.1%（重複あり）
再検査について：陽性24件 4.6%，陰性3件 0.6%，1回のみ検査 27件 5.1%

不明」が過半数を占めることが特徴である．

2　症状と診断のすすめ方

不育症の原因は多岐にわたるため，検査もたくさんの種類がある．その中で厚生労働省の研究班がすすめる検査を表2に示す．

検査における注意事項

● 染色体異常 ●

染色体異常というと深刻そうに思えるが人間の数%はなんらかの染色体異常をもっている．しかしながら，染色体異常という結果が出ると治療方法がないため深刻に考える患者が多いことへ配慮し，検査結果説明の際には臨床遺伝専門医など専門家へ相談する機会を作る必要がある．染色体異常の種類によっては流産を回避できた段階で羊水検査により胎児に染色体異常がないかどうかの精査が必要である．また，体外受精の手技を用いることにより受精卵の段階で胎児の染色体異常の有無を診断し染色体異常のない受精卵のみを子宮内に戻すという出生前診断も一部で試みられているが，高い費用（数十万円）と低い妊娠率（30%未満）のため適応は限られている．

● 抗リン脂質抗体検査 ●

抗リン脂質抗体は風邪などの感染症や炎症反応のため一過性に陽性となることがある．そのため異常が出た場合でもすぐに確定とせず，12週間以上間隔をあけて再度検査を行う必要がある．再検査でも陽性となれば不育症の原因の1つと考える．

3　治療の実際

スクリーニング検査で発見された不育症の原因それぞれに対して治療を行う．

子宮形態の異常

中隔子宮や子宮筋腫で子宮内腔の変形が著しい場合には手術が必要となる．手術方法は患者に合わせて開腹術や腹腔鏡手術，子宮鏡手術が選択される．双角子宮や重複子宮では手術療法による改善効果が認められていない．

内分泌異常，自己免疫異常

内科専門医による治療を受け，疾患の治療を行ってから妊娠に臨む必要がある．

染色体異常

染色体に異常があってもほとんどの夫婦で子どもをもつことが可能である．臨床遺伝専門医による遺伝カウンセリングを十分に受けた後，流産にめげることなく妊娠をトライし続けるように励ます必要がある．

着床前診断により流産を回避するという方法もあるが，体外受精を伴うため費用が高額となり着床前診断を行っても最終的な生児獲得率は変わらないため，現在のところ強くすすめるエビデンスはない．

抗リン脂質抗体，凝固機能異常

再検しても陽性となる場合には低用量アスピリンの内服とヘパリンカルシウムの1日2回の皮下注が基本的な治療方法である．ヘパリンカルシウムの皮下注は一定の条件の下で保険診療にて行うことができるようになったが，合併症副作用の強い治療であり注意が必要である．低用量アスピリンの内服だけでもある程度の効果が認められると考えられている．

表2　不育症スクリーニング検査

1次スクリーニング検査（エビデンスレベルの高いものが中心となる）	
子宮形態検査	：子宮卵管造影検査（HSG），経腟超音波検査（sonohysterographyを含む）
内分泌検査	：甲状腺機能検査（FT$_4$, TSH），糖尿病検査（HbA1c, 75g OGTT）
夫婦の染色体検査	
抗リン脂質抗体検査	：活性化部分トロンボプラスチン時間（APTT），抗カルジオリピンβ$_2$GPI複合体抗体，抗カルジオリピン（CL）IgG，抗カルジオリピンIgM，ループスアンチコアグラント（LA）
選択的検査	
抗リン脂質抗体検査	：抗ホスファチジルエタノールアミン抗体（IgG, IgM）
血栓性素因検査	：第XII因子活性，プロテインS活性，プロテインS抗原，プロテインC活性，プロテインC抗原
研究段階の検査	
内分泌検査	：卵胞刺激ホルモン（FSH），黄体化ホルモン（LH），テストステロン
抗リン脂質抗体検査	：抗ホスファチジルセリン抗体（IgG, IgM）
免疫学的検査	：ナチュラルキラー（NK）活性，リンパ球のバランス（T1/T2比）
自己抗体	：抗核抗体，抗DNA抗体
ストレス評価	：心身ストレス尺度（K6）

原因不明の不育症

現在，原因不明の不育症に対して有効な治療方法はない．心身ストレス尺度（K6）を用いたうつ状態の評価とその治療，低用量アスピリンの内服などが行われているが，効果は証明されていない．流産を繰り返すことは偶然の要素でありうることを説明し，心理的なサポートを行うことが重要である．

看護のポイント

不育症の診断治療に対し**看護師の果たす役割は重要**である．

- 不育症を契機として糖尿病や膠原病などの全身疾患が見つかることがある．スクリーニング検査で発見された糖尿病や膠原病などの治療を行うことで生命予後を改善できるため，スクリーニング検査をすすめることが重要である．
- 不育症の検査治療は保険診療ではなく自費診療となることもあるため，患者に適切なアドバイスが必要である．費用的な問題などの相談相手として，医師よりも看護師のほうが頼りになることが多いと考えられる．
- 染色体異常など患者の理解が問題となる検査もあり，遺伝カウンセリングへの紹介など適切なフォローアップが必要である．医師の話だけでは理解不十分な様子が認められた場合には，看護師による追加の説明や遺伝カウンセリング外来への案内などが必要になる．
- ヘパリンを用いた抗凝固療法など患者の理解と実践が必要な治療があり，患者へのサポートが必要である．患者の理解度に合わせて，必要な治療が継続できるように指導や助言をする．
- 不育症患者へ今後の妊娠をすすめるために**精神的なサポート**が必要である．不育症患者は流産したことに対して自責の念を抱いていることが多く，家庭の中でも孤立している場合がある．流産自体は珍しいことではないことを伝えるだけでも患者の不安の解消につながる．スクリーニング検査の結果異常なしと診断された患者や染色体異常が見つかった患者は流産のリスクがある状態で妊娠するため，妊娠がうまく継続できる可能性を話して妊娠へ向けた精神的なサポートを行う．

（三木明徳）

> **コラム　abortion と miscarriage について**
>
> abortion には流産と中絶という 2 つの意味がある．医学用語としては流産を abortion と訳してよいが，流産は miscarriage，中絶は abortion と厳密に決めている国や地域もある（米国の一部地域ではとくに厳密である）．流産を abortion と訳すると患者の感情を害することもあるので注意しよう．
>
> （三木明徳）

避妊法の選択と低用量ピル
choice of contraception, oral contraceptives (OC)

1 起こり方

定期的な性交をもつ女性は，1 年間で 85％が妊娠するといわれている．すべての子どもたちが望まれて生まれてくるように，また，女性たちが望んだときに妊娠・出産できるように，それ以外は適切な避妊を行うことは，身体的にも，精神的にも，社会的にも必要である．

背景

厚生労働省の統計によれば，2010 年の日本女性の人工妊娠中絶数は 212,694 件で，生殖年齢の女性 1,000 人に対して 7.9 人の女性が人工妊娠中絶を行っている．また，**人工妊娠中絶を選択する女性の比率**を，人工妊娠中絶数／（人工妊娠中絶数＋出産数）で表すと，2010 年は全年齢では 17％であるが，10 歳代で 60％，20〜24 歳で 30％と若い女性で高率であり，さらに，人工妊娠中絶を受ける女性の 36％は反復中絶である．

2 症状と診断のすすめ方

避妊法の種類

もっとも大切なことは避妊作用の確実性であり，これを表 1 に**パール指数**（100 人の女性のうち使用 1 年間で妊娠する人数＝避妊に失敗する率）で示す．

この中で，もっとも避妊効力の高い手段は，**低用量ピル（OC）**と**子宮内避妊用具（IUD）**と**子宮内避妊システム（IUS）**である．男性用コンドームは日本でもっとも汎用されているが，避妊効果は低く，避妊法として単独に用いるのは不確実である．

表 1　各種避妊法の避妊効果の比較

100 人の女性が使用 1 年間で何人妊娠するか＝パール指数

ピル（OC）	0.27 人*
不妊手術（男性）	0.1 人
不妊手術（女性）	0.5 人
子宮内避妊用具：IUD（銅付加タイプ IUD）	0.6〜2（0.6〜0.8）人
子宮内避妊システム（IUS）	0.1〜0.2 人
コンドーム	2〜15 人
リズム法	1〜25 人
殺精子剤	6〜26 人
避妊しなかった場合	85 人

*日本人女性 5,049 例に対するピル承認申請時のデータ：ピル 8 品目，パール指数 0.00〜0.59 に対して投与症例数および投与周期数を反映して修正（苛原　稔：臨産婦，1997）
[Trussell J et al : Contraceptive Technology 18th Revised Edition, Ardent Media, 2004]

表2 OCの副効用

- 月経困難症の軽減
- 過多月経の減少
- 月経血量の減少による貧血の改善
- 月経不順の改善
- 子宮内膜症の進行抑制と症状改善
- 良性乳房疾患の減少
- 子宮外妊娠の減少
- 良性卵巣腫瘍の減少
- 子宮体がんの予防
- 卵巣がんの予防
- 大腸がんの減少
- 中高年女性の骨粗鬆症の予防
- 尋常性痤瘡(アクネ)の改善
- 関節リウマチの減少

[低用量経口避妊薬の使用に関するガイドライン(改訂版),日本産科婦人科学会ホームページ 2007]

表3 OCの適さない女性

- 乳がん患者は禁忌,既往は慎重投与
- 血栓症関連
  ① 動静脈血栓症またはその既往
     (心筋梗塞・狭心症,動脈系の心血管系のリスク＋脳卒中,深部静脈血栓症,肺塞栓症,抗リン脂質抗体症候群など)
  ② 長期安静臥床が必要な手術患者(大手術前 4 週間,後 2 週間)
- 35 歳以上の喫煙者(15 本以上は禁忌)
- 高血圧(収縮期高血圧 160≦,または拡張期血圧 100≦は禁忌)
- 肝酵素に影響を及ぼす薬剤(抗菌薬,抗けいれん薬)服用
- 肝硬変(非代償性では禁忌)
- 糖尿病(血管障害合併は禁忌)
- 片頭痛(35 歳以上は適さない,年齢にかかわらず巣症状があれば禁忌)
- 授乳にかかわらず 21 日以内の褥婦,産褥 6 週間以内の授乳婦は禁忌
  6 ヵ月以内の授乳婦は慎重投与
- 思春期前の女性,妊婦

[低用量経口避妊薬の使用に関するガイドライン(改訂版)をもとに作成]

適切な避妊法

それぞれの**避妊法**には,より適切な対象があり,また使用がすすめられない不適切な対象もある.年齢や合併症の有無はもちろんのこと,今現在,絶対妊娠できない状況なのか,どのくらいの期間妊娠したいのか,あるいは将来的にも妊娠を希望しないのか,性交頻度が多いのか,婚姻しているのか,性感染症の機会は大きいのか,なども検討すべき重要な要素である.

低用量OCの避妊機序と特徴

◆ 避妊機序 ◆

卵胞ホルモンと黄体ホルモンの合剤であるため,その避妊機序は,以下の3つが主体である.

① 排卵抑制:ネガティブフィードバック機構を利用.
② 着床の抑制:OCに含有される黄体ホルモンの作用により子宮内膜の増殖を抑制.
③ 精子の頸管内への進入抑制:黄体ホルモンの作用により頸管粘液の性状は変化して粘性が高くなり,精子の子宮内進入を抑制.

◆ OCの特徴 ◆

わが国の女性のパール指数は 0.27 ときわめて高く(表1),また,表2に示すような避妊以外の**副効用**がみられる.一方で,安全に使用できない場合もあり,表3に示すような対象は,禁忌あるいは不適切な対象である[低用量経口避妊薬の使用に関するガイドライン(改訂版)].

3 治療の実際

OCの**有効性**と**安全性**の説明,および禁忌や慎重投与の対象者の選別をした後,必要に応じて,婦人科診察や細胞診,乳房の検査などを行う.**問診**,**血圧測定**,体重測定は初回診察時のみならず,服薬開始以後も,OC処方時に定期的に行うことが必須とされている.服薬指導として,初回は月経開始後5日以内から開始すれば避妊効果はすぐに発揮されるが,それ以降での服薬開始では,最初の7日間はコンドームなどのほかの避妊法を併用する必要がある.また,できる限り毎日同時刻に1錠の服薬を行うが,**服薬忘れ**の際には,気づいた時点で1錠を服薬して,以後同時刻にOCを服用する.新しいシートを開始したはじめの7日間の間に3日以上服薬忘れがあり,性交をもった場合は,緊急避妊が必要となる.初回処方時の説明を表4にまとめる.

表4 OC処方時の説明

1. **効果と安全性**：可逆的避妊法の中で，避妊効果においてもっとも優れた方法であり，安全性も高い．
2. **副効用**：月経困難症，過多月経などの抑制効果などが期待できる．
3. **性感染症**：感染予防効果はない．
4. **対象年齢**：原則的にすべての生殖年齢の女性に処方可能である．
5. **合併症**：脳梗塞，静脈血栓塞栓症は危険率が上昇する．心筋梗塞は喫煙者において危険率が高まる．
6. **悪性腫瘍のリスク**：子宮頸がんは長期服用により増加する可能性がある．乳がんは増加しない．卵巣がん，子宮体がんは減少する．
7. **副作用**：消化器症状などの副作用が出現する可能性がある．体重増加には関与しない．
8. **慎重投与と禁忌**：高血圧，喫煙（1日15本以上），肥満（BMI30以上），高年齢（40歳以上）などは慎重投与や投与禁忌の対象である．

［日本産科婦人科学会：産婦人科診療ガイドライン　婦人科外来編．日本産婦人科医会編，129頁，2011］

看護のポイント

きわめて有効な避妊法で，服薬中止によってすみやかに妊孕性は回復し，数々の副効用があることからも，若い女性には安全性が高く大変適した避妊法である．一方，服用開始の早期に悪心や嘔吐，頭痛などの**副作用**が出現したり，服薬開始1〜2ヵ月の早期は不正出血などのマイナートラブルの頻度も高いため，OC継続から脱落しないような指導は大切である．また，きわめてまれではあるが，心筋梗塞，静脈血栓塞栓症などのメジャーな**合併症**を起こすこともあり，これらに対して，体調の変化，血圧の変化に注意し，脱水や長期安静を避けるような指導は必要である．

（安達知子）

更年期の健康問題 health problem of climacterium

1 起こり方

卵巣には胎生期には約500万個の原始卵胞があり，第2次性徴以降は発育卵胞となり**エストロゲン**を産生するが，その数は年齢とともに減少し約50年で枯渇する．**閉経**とは，卵細胞の枯渇によりエストロゲン産生ができなくなり無月経となることで，**卵巣性無月経**である．閉経の周辺数年間を更年期といい，卵巣からのエストロゲンの低下とネガティブフィードバックによるゴナドトロピンの上昇が起こる．平均的な閉経年齢は49〜53歳くらいで，56歳で約90％が閉経する．

更年期には月経は不順となり，エストロゲンやゴナドトロピンも上がったり下がったりを繰り返し閉経にいたる．一般的には，最終月経から1年以上経過しゴナドトロピンの上昇があれば閉経と判断してよい．月経が停止していてもゴナドトロピンの上昇がないものは中枢性無月経で，閉経ではない．

表1 エストロゲンの働き

1. 女性の生殖機能にかかわる直接的な影響
   月経のコントロール，排卵，妊娠の維持
   子宮や乳房の発育や機能の維持
   子宮内膜増殖作用，皮下脂肪の蓄積
2. 脳代謝の賦活，脳細胞の萎縮防止
   精神活動の維持，気分を保つ
3. 脂質代謝への影響
   LDL，中性脂肪の上昇を抑え，HDLを増加させる
4. 心血管系への影響
   血管の弾力性の維持，動脈硬化の予防
5. 皮膚の張り，毛髪の維持
6. 関節液の維持
7. 腟，外陰粘膜，組織の維持
8. 骨量の維持

2 症状と診断のすすめ方

エストロゲンの働きと欠乏症状

エストロゲンの働きを**表1**に示した．エストロゲンの低下により，さまざまな症状や健康上の問題が起こってくる．更年期に現れる不快症状を「**更年期症状**」，更年期症状が生活の妨

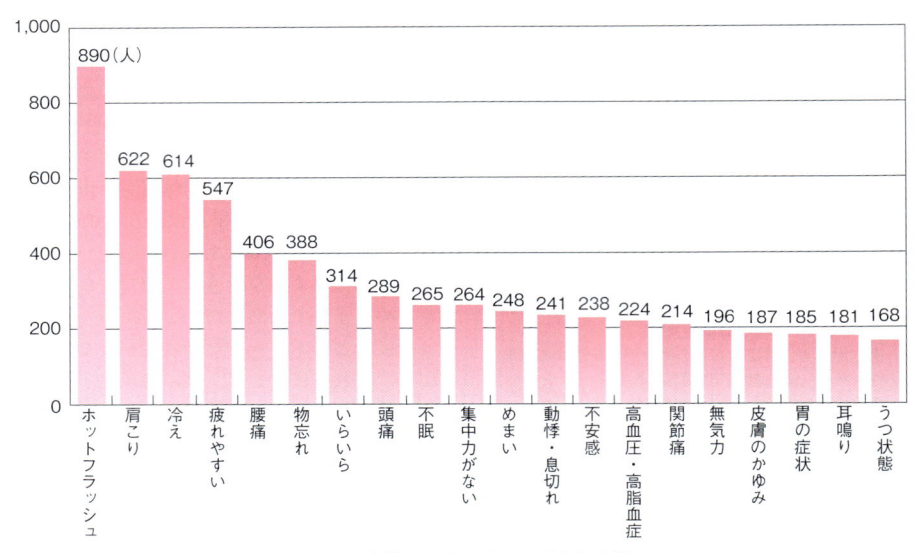

図1 更年期にみられるさまざまな症状

ホットフラッシュ 890(人)、肩こり 622、冷え 614、疲れやすい 547、腰痛 406、物忘れ 388、いらいら 314、頭痛 289、不眠 265、集中力がない 264、めまい 248、動悸・息切れ 241、不安感 238、高血圧・高脂血症 224、関節痛 214、無気力 196、皮膚のかゆみ 187、胃の症状 185、耳鳴り 181、うつ状態 168

[野末悦子:すてきな人のイキイキ更年期,主婦の友社,2003]

げや苦痛となるものを「**更年期障害**」とよぶ.これには大きく分けてエストロゲンの低下が直接関係するものと,内分泌環境の変化によって起こる中枢の自律神経調節機能失調によるものの2つがあり,そのため更年期には図1のようにきわめて多様な症状があらわれる.

自律神経失調症状は年月とともに体が順応し軽快してくることが多いが,再発することも少なくない.エストロゲン欠乏状態は閉経後も続くため,直接症状は改善することなく,老年期女性の問題となっていく.

● 月経の不順と停止 ●

卵巣機能は40歳くらいから低下し,月経不順が起こる.過長月経,希発月経,頻発月経,不正出血などの形をとり,やがて月経が閉止し,生殖能力が完全に消失する(閉経).

● 血管運動症状 ●

いわゆる**ホットフラッシュ**とよばれるもので,更年期のもっとも典型的な症状である.末梢の血管が突然拡張し,熱感,顔面紅潮,発汗が起こり,数分間で消失する.「何かをしたときに汗をかきやすくなる」ということではなく,「何もしていないのに(真冬の戸外でも)突然体がほてり汗が出る」という状態である.症状は上半身に強く,動悸や疲労感を伴うこともある.夜間のホットフラッシュで熟眠感が損なわれたり,頻繁な中途覚醒や不眠の原因にもなる.たかが汗ととらえられがちであるが,患者にとっては非常に不快な症状で,無月経とほとんど並行して発症し,数年間持続することが多い.

● 神経精神症状 ●

頭痛,めまい,頭重感,不眠,耳鳴,不安焦燥感,無気力感,いらいら,うつ傾向などが起こる.この時期はうつ病の罹患率の高い時期とも重なるが,更年期うつとうつ病は別のものなので注意が必要である.両者はしばしば合併する.また,エストロゲンの欠乏は脳の血流低下をもたらし,認知機能,とくに記憶力や記銘力の低下を引き起こす.

● 代謝・循環器症状 ●

LDLコレステロール,中性脂肪の増加,HDLコレステロールの減少,血圧上昇,洞性頻拍,心臓や胸部の圧迫感などが起こる.また,

血管弾力性低下に伴う動脈硬化が進行し，脂質代謝の変化とも相まって心血管系疾患のリスクが上昇する．閉経前に男性の1/4程度であった心筋梗塞，脳梗塞などのリスクは，閉経後10年くらいで同等になる．

● 皮膚，粘膜，知覚神経症状，関節痛 ●

発汗亢進，皮膚の乾燥感，瘙痒感，しびれ，知覚過敏や鈍麻，蟻走感，味覚異常，脱毛や皮膚の弾力低下，唾液，涙液の減少による口腔内乾燥感やドライアイなどが起こる．また，エストロゲンの低下は関節液の減少や関節の炎症を引き起こし，関節痛の原因になる．

● 泌尿生殖器症状 ●

腟，外陰部の粘膜萎縮や分泌物低下に伴うひりひり感，性交障害，腟内細菌叢の変化による腟炎，尿道，腟周囲の支持組織萎縮に伴う尿漏れなどが起こる．

● 骨密度の減少 ●

エストロゲンが減少すると骨破壊が増大し，骨密度が減少する．骨量は閉経前から減少が始まり，閉経後3年以内に激減，その後は緩徐に減少し，70歳代では約半数が骨粗鬆症となる．部位では海綿骨（主に脊椎）の減少が最初に起こり，年齢とともに皮質骨（大腿骨や橈骨など）へ移行する．

更年期障害（症状）の診断

閉経年齢で血管運動障害があればまず更年期症状と考えてよい．エストロゲンの低下，ゴナドトロピンの上昇があればさらに確実であるが，これらの値には波があるので注意する．必要に応じてほかの原因の検索を行う．エストロゲンを投与し症状の改善の状態をみる治療的診断が行われることもある．クッパーマン（Kuppermann）スコアや簡略更年期指数（SMI）などの評価方法もあるが，これは診断というより症状の重症度をみるためのもので，これで点数が低ければ更年期症状ではない，というわけではない．

3 治療の実際

更年期症状の病態の中心はエストロゲンの欠乏なので，**ホルモン補充療法（HRT）**が治療の中心となる．そのほかの治療としては，漢方療法，精神安定薬や抗不安薬などがある．社会的環境やストレスが症状を重くしている場合などは，カウンセリングを併用することもある．

看護のポイント

閉経年齢で不定愁訴の相談を受けたら，まず更年期障害を疑う．更年期はすべての女性が経験する通過点であり，どんな症状でも出うるという認識で対応する．とくに精神神経症状では，精神科や心療内科を受診して思うように治療が奏功しないケースもあり，このような例にHRTを行うと劇的に症状が改善する場合も少なからずある．更年期症状は「気のもちよう」「病気ではないので我慢すべき」というような対応をされることもあるが，エストロゲンの欠乏という病態がはっきりしており，治療の方法が確立されていることを説明し，婦人科受診をすすめるなど必要以上に我慢することのないよう支援する．また，エストロゲンの欠乏は当然更年期以降も続くため，更年期の一定時期が過ぎれば問題解決ではなく，老年期までの継続する問題としての認識が必要となる．

してはいけない！

- 骨密度の判断は必ず若年平均値（young adult mean：YAM）との比較で行う．同年齢の平均値との比較では，年齢とともに母集団全体の骨密度が下がるため，たとえ骨粗鬆症であっても「標準なみ」となってしまうので注意する．「標準なみ」と「正常」は異なる．
- 更年期症状は自律神経失調がベースになるため，閉経以降であればいつでもさまざまな症状が出る可能性があるが，常に器質的疾患の鑑別は念頭に置く．

（横尾郁子）

ホルモン補充療法 hormone replacement therapy(HRT)

1 考え方の基本

更年期以降は血中エストロゲン濃度は著しく低下し，閉経後は男性よりも低値となり，さまざまな症状や変化が現れる(前項参照)．エストロゲンを補充することによりこれらの症状を緩和し QOL を改善する，または疾患を予防するのが**ホルモン補充療法(HRT)**である．更年期症状の緩和には閉経前後から数年程度，エストロゲン欠乏による諸症状への対応にはさらに長期間にわたり使用される．

HRTの効果

● 更年期症状の改善 ●

HRT は血管運動神経症状であるホットフラッシュや発汗に著効を示す．効果は使用開始後数日以内に発現し，中止後は再発しやすい．これ以外にも，不眠や夜間覚醒などの睡眠障害，不安焦燥感や無気力感，いらいらなどの精神神経症状，動悸，記憶力低下，関節痛，頻尿などに効果を発現する．

● 骨密度の改善 ●

骨吸収を抑制し，骨密度を増加させ，骨粗鬆症に伴う骨折の予防効果を示す．

● 脂質代謝の改善 ●

LDL コレステロールを低下させ，HDL コレステロールを上昇させ，脂質代謝を改善するが，投与経路やエストロゲンの種類によりその内容や程度はやや異なる．

● 血管機能改善 ●

血管内皮機能を改善する．しかし，60歳以上で冠動脈疾患を有する症例にはその効果は期待できない．また，黄体ホルモン(プロゲスチン)はエストロゲンの改善作用を減弱させる働きがある．

● 中枢神経機能維持 ●

記憶などの認知機能を改善する．早期に開始された HRT はアルツハイマー(Alzheimer)病の発症を予防する可能性が示唆されている．ま

た，抑うつ気分や，多くの精神，身体症状を改善する．

● 皮膚萎縮予防 ●

皮膚のコラーゲン量が増加し，皮膚厚が増す．頭髪の脱毛を抑制する．

● 泌尿生殖器症状の改善 ●

腟，外陰の粘膜萎縮による疼痛や違和感，腟乾燥感，性交痛などに対し効果がある．腟内投与も有効である．

2 治療の実際

子宮がある女性に HRT を行う場合には子宮体がんリスクの抑制のため黄体ホルモンの併用が必須であるが，その使用方法によって**周期的投与**と**持続投与**に分けられる(図1)．また，エストロゲンには結合型エストロゲン，17βエストラジオール，エストリオールなどがあり，経口薬，貼付薬，ジェルなどの経皮製剤として使用される．黄体ホルモンは経口薬が主であるが，エストロゲンと黄体ホルモン両方の入った貼付薬もある．

使用にあたっては更年期早期からの開始が推奨されている．使用は5年を目安にリスクとベネフィットを勘案して継続を検討するとされているが，これは5年で中止すべきという意

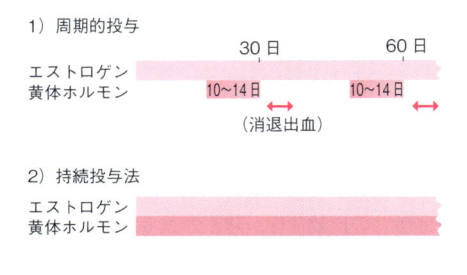

図1 投与方法

表1 禁忌症例

1. 重度の活動性肝疾患
2. 現在の乳がんとその既往
3. 現在の子宮内膜がん，低悪性度子宮内膜間質肉腫
4. 原因不明の不正性器出血
5. 妊娠が疑われる場合
6. 急性血栓性静脈炎または血栓塞栓症とその既往
7. 冠動脈疾患既往者
8. 脳卒中既往者

[日本産科婦人科学会・日本更年期学会(現日本女性学会)：ホルモン補充療法ガイドライン]

味ではない．一方，60歳以上で開始されたHRTでは心血管系イベントや認知機能に対してマイナスに働くというデータもあり，高年者の使用に際してはよりきめ細かい注意が必要である．禁忌症例を表1に示した．

実際の投与法

● 周期的投与 ●

エストロゲンは連日投与で，1ヵ月のうち10～14日黄体ホルモンを併用する．黄体ホルモン服用終了から数日で月経様の消退出血が起こる．この方法の特徴は月に1回の月経様出血はあるがそれ以外の不正出血が少ないことで，とくにまだ完全に閉経しておらず，卵巣からホルモンの分泌が不定期にあるような例(更年期早期の女性)に向いている．

● 連続投与 ●

エストロゲンと少量の黄体ホルモンを連続で使用する．内膜は菲薄化するため出血は起こらず，月経が煩わしいと感じる患者に使いやすいが，実際には使用開始後数ヵ月以内では不正出血が起こることも少なからずある．多くの例では，半年以内でほとんど出血しなくなる．

● エストロゲン単独投与 ●

子宮がない場合はエストロゲンのみを連続投与する．子宮がある例でもエストリオール製剤など活性の弱いエストロゲンを連続使用する場合もあるが，子宮体がんのリスクが上昇するという報告もあり注意が必要である．

HRTの副作用

● 不正出血 ●

子宮がある場合はしばしば不正出血を起こす．とくに連続投与法の場合に頻度が高い．多くは6ヵ月から1年以内に減少するが，出血が持続する例もある．

● 脳卒中 ●

HRTは虚血性脳卒中(脳梗塞)のリスクを増加させるが，出血性脳卒中(脳出血)のリスクは増加させない．高血圧患者ではいずれのリスクも増加させる可能性がある．

● 血栓塞栓症 ●

経口エストロゲン製剤は深部静脈血栓症および肺塞栓症のリスクを2～3倍に増加させる．このリスクは年齢および体脂肪率の上昇により増加する．

● HRTとがん ●

〔乳がん〕

HRTによる乳がんのリスク増加は，1.2～1.4倍程度とするものが多く，とくに5年以上の使用での増加が指摘されている．2002年のWomen's Health Initiative(WHI)の報告では，10,000人あたりの発生が非使用群26人からHRT群では32人に増加したとされている．一方最近の報告では増加しないとするものや，エストロゲン単独ではリスク増加はないとするもの，乳がんの発生はエストロゲンそのものではなく，併用する黄体ホルモンの種類によるとするものなどもある．

〔子宮体がん〕

エストロゲン単独投与では子宮内膜がんのリスクが上昇するが，黄体ホルモンの併用によりそのリスクは回避できる．持続投与ではリスクは一般集団より低下するとする報告が多い．

〔その他のがん〕

長期間のHRTにより卵巣がん，子宮頸部腺がんのリスクが上昇するという報告がある(しないという報告もある)．子宮頸部扁平上皮がんの頻度は変わらない．大腸がんは減少する．

使用にあたっての注意点

問診，子宮がんおよび乳がん検診，血圧測定などを行う．禁忌や慎重投与症例では，担当医と十分相談するよう指導する．

看護のポイント

2002年にWHIから，米国でのHRTの大規模臨床試験で乳がんや血栓症などのリスク上昇が報告されたが，その後リスクの客観的な評価に関して多くの研究が行われ，現在HRTは適切に施行されれば安全で有用であると考えられている．今まで女性の健康は妊娠分娩という子孫を増やす役割にのみ限定して語られることが多く，更年期以降のQOL改善は顧みられることがきわめて少なかったが，女性の人生の1/3以上は閉経後であることを考えればHRTは医療経済的にも意義の大きい療法であり，相談にのったり指導ができるようその特徴を十分理解しておく．

してはいけない！

- 禁忌や慎重症例については医師とよく相談するようすすめる．
- 更年期症状は身体的変化による症状であり，メンタルが原因ではない．また，「若さ」という微妙な心理的問題がかかわってくるので，病気ではない分だけ慎重な心配りが必要である．医療者の中にある偏見や蔑視を患者は敏感に感じとる．

(横尾郁子)

閉経後骨粗鬆症 postmenopausal osteoporosis

1 起こり方

閉経後骨粗鬆症は閉経期以後に**エストロゲン欠乏**を背景として**骨強度の低下**が生じ，骨が脆くなって**骨折**が発生しやすくなる病態である．健常成人の骨は常に吸収と形成による再構築を繰り返しており，エストロゲンは骨吸収の抑制と骨形成の維持にかかわっている．閉経期にエストロゲンが低下することにより吸収と形成のアンバランスが生じ，再構築の頻度も増加することで骨が脆くなると考えられている．骨粗鬆症により生じる骨折は寝たきりや慢性腰痛につながり健康状態を著しく悪化させ，医療費の負担の面から社会的な問題ともなっている．閉経後骨粗鬆症は骨粗鬆症の中で大きな位置を占め，女性の骨粗鬆症の有病率は男性の約3倍と報告されている．

2 症状と診断のすすめ方

骨折を合併した症例では身長短縮や腰背部痛などが生じうるが閉経後骨粗鬆症そのものの症状はほとんどない．健康診断の骨密度測定や低エストロゲン状態の患者で骨粗鬆症を疑い検査を行うことが診断のきっかけとなることが多い．

診断は①**低骨量**の存在を確認，②閉経期のエストロゲン欠乏以外に低骨量をきたす疾患を有するものを除外，③**脆弱性骨折**(軽微な外力で発生した非外傷性骨折)の有無を評価することで行う．骨量測定法にはさまざまなものがあるが腰椎の**二重X線吸収法**(dual X-ray absorptiometry：DXA)がよく用いられる．骨密度が若年成人平均値[20〜44歳の平均値(young adult mean：YAM)]の70％未満で骨粗鬆症，70％以上80％未満で骨量減少，80％以上で正常と判定する．骨密度の代わりに椎体X線像の骨粗鬆化の所見(あり，疑いあり，なし)を判定に用いることもある．脆弱性骨折は椎体X線像で判定し骨密度がYAM 70％以上80％未満でも脆弱性骨折がみられる場合は骨粗鬆症と診断する．

3 治療の実際

「骨粗鬆症の予防と治療ガイドライン」に治療について示されている．治療の目的は骨折の予防であり，薬物療法によって骨折危険性を低下させるとともに栄養，運動などの生活習慣の見直しや転倒を回避するライフスタイル，ヒッププロテクターの装着を検討することが重要である．食事では各種栄養素をバランスよく摂取することはもちろん，骨代謝にかかわる**カルシウム**，**ビタミン D**，**ビタミン K** を積極的に摂取することが必要である．運動に関しては散歩や背筋を鍛えるような運動が推奨される．

薬物療法

薬物療法では骨折抑制効果を考慮し薬剤を選択する．ビスホスホネート製剤の**アレンドロン酸**および**リセドロン酸**，選択的エストロゲン受容体モジュレーターの**ラロキシフェン**が主に用いられ，活性型ビタミン D_3 のエルデカルシトールも有用である．最近認可された副甲状腺ホルモンのテリパラチドはすでに骨折を生じている重篤な骨粗鬆症での効果が期待される．**エストロゲン製剤**も効果があり，閉経後骨粗鬆症の病態に対して合理的な治療薬といえるが骨代謝以外の多くの作用に関して注意が必要である．更年期症状のある症例では用いられることが多い．骨折の痛みに対してはカルシトニン製剤が有効である．ビタミン K_2 製剤，カルシウム製剤も用いられる．複数の薬剤が併用されることも多い．

治療効果は骨密度測定または血液，尿での**骨代謝マーカー**測定で判定するが骨折予防効果そのものを評価することはむずかしい．治療は長期にわたり必要であるがビスホスホネート投与に関連する顎骨壊死などが問題になっており，個々の症例での最適な薬剤，治療の開始時期や期間について今後検討が必要である．また閉経後骨粗鬆症の予防のための若年時からの運動，カルシウム摂取の必要性や適切な骨粗鬆症検診の確立にも関心がもたれている．

💡 看護のポイント

すでに骨折を起こしている症例では新たな骨折や寝たきりを回避するよう留意する．転倒の予防に努め，在宅の場合には必要に応じ家屋内の状況も確認する．骨折のない閉経後骨粗鬆症が単独で看護を要するケースは少ないと思われるが，他疾患に合併し骨粗鬆症治療薬を使用している場合には骨折リスクがあることを念頭に置き身長の変化や転倒に十分注意する．

〔高本真弥〕

子宮脱（骨盤臓器脱）
prolapsus uteri（pelvic organ prolapse）

1 起こり方

子宮が本来あるべき位置から下がって腟腔にはまり込み，さらには腟口から外へ顔を出す病態をさす．この疾患は中高年女性には広く見出され，一生涯に治療を要する子宮脱にかかる人の割合は 5％を超える．

「脱」の意味は，本来ある場所からの逸脱で，必ずしも体外への脱出を問わない．理学的には，子宮のみならず前後の腟が変形して腟内に押し出され，腹圧がかかると膀胱や尿道がずれ動く状態（過可動）になっていることが多い．

ヒトに子宮下垂の多い理由は，二足歩行で生活し，腟が鉛直に近く重力の影響が大きい，頭蓋の大きな胎児を娩出するためにもともと産道の通過性が優れており，分娩後はさらに腟が広がる，身体が大きく寿命が長い，などのことがあげられる．実際に，症候性の子宮脱で受診する女性の 95％以上は経腟分娩の経験者である．

元の定義では，「子宮脱」という用語は腟内

表1 子宮脱の症状

	機転	症状
支持不良	子宮の上下移動 膀胱底のせり出し 尿道の過可動	局所の不安定感 尿排出障害, 尿漏れ, 下部尿路刺激症状, 排便しづらさ
疲労性損傷	骨盤底が流動化, 次第に骨盤臓器を支持する線維組織や膜が破損	鈍痛
骨盤臓器の脱出と位置異常	子宮の体外脱出 腟壁の外翻	挟まった感触 帯下増加, 出血 摩擦による疼痛 尿管の閉塞/水腎症

表2 子宮脱への対応と管理

問題点	方針	具体的な手段
支持不良	骨盤底への負担の軽減 骨盤底の支持力の強化	きついコルセットや衣服を使わない 咳, くしゃみ, 便秘を治療する 体重を減らす 下肢の筋力を鍛える 骨盤底トレーニング, 手術
疲労性損傷	保護	ペッサリークッション, パッド, 手術
骨盤臓器の脱出と位置異常	整復 修復	ペッサリー(応急処置として), 軟膏手術

への骨盤臓器の落ち込みや腟の体外への外翻を広く包括する概念であった．しかしながら，子宮はほとんど下がらず腟の弛緩下垂が目立つ症例や子宮摘除後の腟外翻を「子宮脱」とよぶことはいささか不自然であるため，今日では「骨盤臓器脱」の用語を使うことが増えている．

2 症状と診断のすすめ方

子宮脱の症候は，支持不良による過動性増大や変形しやすさ，アテニュエーション(疲労性損傷)，および子宮や腟(と骨盤臓器)の脱出と位置異常，の3要素に由来し，混ざり合う(**表1**)．それぞれの機転の影響は，弛緩下垂の初期には支持不良が主に問題であり，骨盤底が流動化し変形が始まると次第に疲労性損傷による疼痛や位置異常の問題が加わるようになる．ただし，緩徐な進展の場合には疼痛は自覚されない．高度化した子宮脱で腟外へ子宮や腟が顔を出した状態では，骨盤臓器の脱出や位置異常が問題の中心となる．

3 治療の実際

子宮脱発症の最大の要因は，出産時に生じた骨盤底の「傷み」と加齢である．診療に役立つのは支持不良，疲労性損傷，脱出と位置異常のそれぞれの問題点に働きかける各種の方策である(**表2**)．効率的な診療連携を実現し，これらを組み合わせて行うことで，リスクのある人から高度の脱出に陥った子宮脱を有する人まで広範な対応が可能になる．

専門医を受診する人のほとんどは手術治療を必要とする状態になっている．今世紀に入ってから子宮脱の手術治療は大きな進歩を遂げた．今では，子宮摘除を中心とする伝統的な手術ばかりでなく，子宮温存と頸部固定，腟断端挙上固定，腟前後区画へのプラスチックメッシュ埋没など多彩な**骨盤底再建**の技法がある．子宮脱の多くに膀胱尿道機能の不具合が伴うため，術前に排尿記録やウロダイナミクス検査による下部尿路機能の評価を行うことが推奨される．

看護のポイント

子宮脱は身体的な不具合であり手術治療には機能的な成否が問われる．しかるに，受診者の側は，人には言いづらい膀胱や腟の悩みを長期間1人で抱え込んだことで，心理ストレスに打ちのめされていることが多い．その心情は，敗北感，不安，悔恨などの混じった複雑なもので，医療経歴や自己の病態に関する思い込みをとめどなく語る人が目立つ．子宮脱の外科治療は重要性が認められているにもかかわらず，受診者がしばしば心理的に混乱していることが，この領域の医療を整備するためのハードルとな

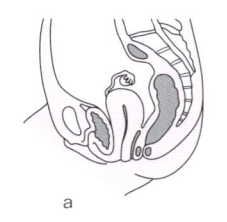

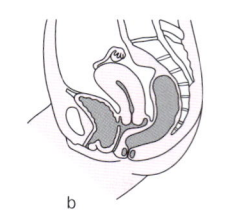

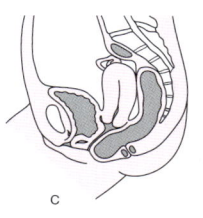

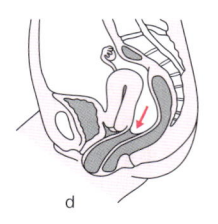

図1　子宮脱と各種の骨盤底弛緩

弛緩と変形の生じる箇所によって分類．
a. **子宮下垂**：子宮が屈曲と傾きを失い，腟内を下降する．
b. **膀胱瘤**：前腟と膀胱壁が腟内へ伸び出す．子宮は元の位置に留まるか，やや後下方にずれている．
c. **直腸瘤**：後腟と直腸壁が腟内へ伸び出す．多くの場合子宮の位置は変化しない．
d. **小腸瘤**：後腟円蓋あたりの腟壁とそれに接するダグラス窩腹膜が腟内へ伸び出す．子宮摘除後で腟が盲端になっている場合や，過去の手術既往により子宮が前腹壁に固着しているときに好発する．

ってきた．

受診の目的は，本来，子宮脱について効率的で確実な治療を受けることである．ストレスを抱えた心へのいたわりや語りへの傾聴だけでは，目的は到達されない．患者の心情を受け止め，本人が自己の心情を整理し効率的な外科治療を受けられるよう準備，手助けすることが，身体的疾患としての子宮脱の看護の柱である．

（中田真木）

外陰炎，外陰潰瘍，外陰がん
vulvitis, ulceration of vulva, vulvar cancer

1 起こり方と症状・診断のすすめ方

外陰炎

外陰部の皮膚は抵抗性が弱く，しかも尿・便・帯下・月経による出血などによって汚染されやすいため，炎症が起きやすい状態にある．腟内に炎症が起きているときには，**帯下**により原因菌が外陰部に付着するため，外陰炎を合併することも少なくない．外陰炎は，**化学的・物理的刺激**（石けん，薬剤，下着など）によって起こる非感染性（接触性皮膚炎など）のものと，**細菌・真菌・ウイルス**などによる感染性のものに大きく分けられる．症状として，外陰部の痛み，かゆみ，発赤，違和感などがあげられる．診断は外陰部の視・触診や外陰・腟分泌物の病原体検査により行う．

外陰潰瘍

外陰の皮膚・粘膜に生じる有痛性の潰瘍は20～30代の若年者に好発する．**性器ヘルペス**（主に単純ヘルペスウイルス2型による）の場合には，浅い潰瘍で水疱をつくり，痛みが強く発熱を伴うことが多い．症状は軽度だが，再発を繰り返すことが少なくない．梅毒感染でも外陰潰瘍を形成するが，全身性に発疹を伴うのを特徴とする．ほかの外陰潰瘍の原因として，自己免疫疾患が関与しているのではないかと考えられている．口腔内の潰瘍（アフタ性病変）や眼病変（虹彩炎）を併発する疾患として，**ベーチェット（Behçet）病**が知られている．これも再発を繰り返す傾向がある．診断には，過去の潰瘍形成に関連した十分な問診，（ほかの部位を含めた）潰瘍の視診，原因となりうる細菌・ウイルス検査のほか，発熱の有無，血液検査（炎症反応），性器ヘルペスでは鼠径部の有痛性リンパ節腫脹の有無などを確認する．外陰や肛門周囲に疣贅を形成する尖圭コンジローマ（性感染

外陰がん

婦人科悪性腫瘍の中では頻度は低く，60代以降が好発年齢である．**ヒトパピローマウイルス**の感染を背景として起こる場合（多くは扁平上皮がん）のほか，**硬化性苔癬**という硬い丘疹のような炎症性疾患が原因と考えられる場合がある．そのほか，乳房に生じることの多い，**パジェット(Paget)病**が外陰に生じることもある．外陰の**悪性黒色腫(メラノーマ)**では，色素産生能をもち，黒褐色の扁平・隆起性の病変がみられる．外陰がんの診断は視診，コルポスコピーのほか，最終的には病理学的診断が重要となる．

2 治療の実際と看護のポイント

外陰炎

原因に合わせて治療を行う必要がある．接触性皮膚炎のように非感染性であれば，誘因となる刺激を避け，抗ヒスタミン薬やステロイドなど，抗アレルギー作用のある軟膏が中心となる．真菌炎では，抗真菌薬含有軟膏・クリーム（ミコナゾール，クロトリマゾール，イソコナゾール）などを1日2〜3回塗布し，腟炎に対して抗真菌薬腟錠を投与する．石けんによる刺激は避けたほうがよい．毛嚢炎など細菌感染では抗菌薬が治療の主体となる．

外陰潰瘍

外陰ヘルペスでは，**抗ウイルス薬**（バラシクロビルなど）の内服や軟膏が用いられる．鎮痛薬を要することも多い．ベーチェット病など感染以外の原因と考えられる場合には，**ステロイド**を含有する軟膏が用いられる．ステロイドの内服も症状が強いときには有効である．いずれの潰瘍についても，潰瘍部分に細菌感染が起こらないように局所を清潔に保ち，疼痛をコントロールすることが必要である．

外陰がん

手術が基本となる．しかしながら高齢者が多いため全身状態不良で手術困難なときには，放射線療法や化学療法が選択されることもある．臨床進行期によって，外陰部分切除〜広範外陰切除術＋鼠径リンパ節郭清といった術式が選択される．外陰の広範な切除では，形成外科手術（皮弁などによる外陰形成術）を同時に行うことが多い．外陰部は不潔となりやすく，**創部感染のリスク**がきわめて高い．高齢者で抵抗力の落ちている場合が多く，局所の清潔を保ち，創部の状態をよく観察しておくことが大切である．

（織田克利）

腟炎，子宮頸管炎 vaginitis, cervicitis

A 腟炎

1 起こり方

一般的に腟内の感染症全般をさす．原因微生物としては，**真菌(カンジダ)，トリコモナス原虫**，大腸菌ほか種々の細菌があげられる．腟炎を防ぐのに重要な役割を担っているのは，常在菌のデーデルライン桿菌による自浄作用である．デーデルライン桿菌は乳酸菌の一種で，腟内を酸性に保ち，外からの細菌感染を防ぐ作用を有する．細菌性腟症は，複数の細菌感染に伴い，デーデルライン桿菌が働かなくなる病態と考えられる．閉経後のエストロゲン低下（デーデルライン桿菌の減少）に起因する腟炎として**萎縮性(老人性)腟炎**が知られている．カンジダ腟炎は腟に常在しているカンジダ（真菌）が異常増殖して発症する病気で，糖尿病，抗菌薬投与による菌交代現象，妊娠，ステロイド投与などが誘因となる．感染経路は，性交のほか，便や尿，手指やタオルなど種々のものが考えられる．トリコモナス腟炎はトリコモナス原虫の寄

生によって起こる腟炎で，感染経路は主に性行為であるが，浴槽などを介しての感染も知られている．

2 症状と診断のすすめ方

症状としては，**帯下**の増加が重要である．カンジダ・トリコモナスによる場合，瘙痒感を伴うことが多く，外陰炎の誘因にもなる．帯下の色調・量・匂い・性状は病原菌によって異なる．カンジダ腟炎では酒粕状，トリコモナス腟炎では，悪臭の強い，泡沫状・膿性の帯下を呈する．

診断は，帯下の観察に加え，腟分泌物の**鏡検**を行う．鏡検において，カンジダ腟炎では菌体（菌糸）が検出され，トリコモナス腟炎では運動するトリコモナス原虫を直接みることができる．腟分泌物培養検査を加えることで，鏡検よりも検出率を上げることができるが，日数を要することに留意が必要である．子宮腟部の細胞診検査は子宮頸がん検診としての意味だけではなく，トリコモナスやカンジダなど種々の微生物感染を示唆する所見が得られることがあり，補助的に用いられることがある．

3 治療の実際と看護のポイント

原因を同定したら，それに応じた治療を行う．いずれの場合も**腟内の洗浄**は有効である．細菌感染が主体であれば，抗菌薬（クロラムフェニコール）腟錠，真菌が原因であれば抗真菌薬（イミダゾール系）腟錠（単回〜1週間），トリコモナスであれば，メトロニダゾールやチニダゾールの内服または腟錠（10日間）が用いられる．トリコモナスのように性行為感染を伴う場合，セックスパートナーも同時期に治療することが大切である．

〈織田克利〉

B 子宮頸管炎

1 起こり方

子宮頸部の炎症性病変で，**性交感染**が原因となることが多く，病原体としては，**クラミジア**や**淋菌**などが重要である．分娩時などの子宮内操作に続発する細菌感染もみられる．子宮頸部からさらに上向性に感染が波及し，子宮内膜炎・卵管炎（子宮付属器炎）や骨盤腹膜炎を発症するリスクがあり，不妊症の原因となることも問題となる．

2 症状と診断のすすめ方

症状としては，粘液性・膿性の帯下増加があげられるが，無症状のことが少なくない．このため，子宮付属器炎・骨盤腹膜炎に進行した後に，下腹痛・発熱で気づかれる場合がある．

診断には，炎症を起こしている原因菌の同定を行う．**頸管分泌物**を用いて，淋菌培養検査とクラミジア抗原検査を別々に行うことが多かったが，同時に検査する方法（同時核酸増幅法）も最近では普及している．クラミジアの既往感染が疑われる場合や骨盤腹膜炎までいたっている場合などには，クラミジア抗体（IgA, IgG）の測定も有用である．

3 治療の実際と看護のポイント

原因菌に合わせた**抗菌薬投与**を行う．淋菌では，従来用いられていたペニシリンに耐性を示すものが多く，経口薬では，セフェム系（セフィキシム）のほうが耐性が少ないと考えられている．いずれにしても再検査で治癒の確認が必要である．アジスロマイシンはクラミジア感染に加え，淋菌への投与も可能となっている．両疾患とも若年者で高頻度にみられる性感染症であり，難治例もあることから，パートナーへの治療・啓蒙のほか，オーラルセックスによる感染の波及についての教育も必要となってきている．

〈織田克利〉

骨盤内感染症 pelvic inflammatory disease(PID)

1 起こり方

骨盤内感染症(PID)は**骨盤内炎症性疾患**ともいい，腟から細菌が子宮頸管，子宮内膜，卵管と上行性にすすんで，子宮・卵管・卵巣などの骨盤内臓器に感染・炎症が起こった状態である．女性性器は，精子が腹腔内へ入っていけるように，解剖学的に腟，子宮頸管，子宮内腔，卵管から腹腔内の卵巣へと開口しているが，この経路をたどって細菌が腹腔へ侵入してしまう場合がある．炎症は上行性に進展し，**子宮頸管炎，子宮内膜炎，子宮筋層炎，子宮傍結合織炎，子宮付属器炎**へとすすみ，骨盤内全域に感染が波及すると**骨盤腹膜炎**になる．クラミジア感染はさらに**肝周囲炎［フィッツ・ヒュー・カーティス(Fitz-Hugh-Curtis)症候群］**にいたる．子宮付属器は，卵管と卵巣が子宮に付属することから，両者をよぶ場合に用いる名称であるが，卵管から卵巣まで膿がたまることも多く，この場合は**卵管卵巣膿瘍**とよぶ．子宮傍結合織炎は子宮周囲結合織の炎症で，慢性化しやすい．虫垂炎や性器結核が原因のPIDは例外的に下行性に起こる．

発症メカニズム

発症契機として，**性行為，人工授精や子宮体がん検査などの子宮内操作，子宮内避妊器具(IUD)の長期使用**が多い．若年者においてはレイプ時に腟内異物を挿入され，そのままになっている場合もある．通常女性は乳酸桿菌の働きにより腟内が酸性で，子宮頸管にはIgAの多い粘液があって，子宮内へ細菌が入りにくくなっているが，子宮内操作などでその防衛システムが機能せずに子宮内に細菌がもち込まれると，子宮内膜は容易に炎症を起こす．子宮内腔の子宮内膜ならば月経時に新しいものと入れかわるが，**卵巣チョコレート嚢胞**は，子宮内膜様の組織が卵巣にとどまるために発症しやすく，重症化しやすい．

起炎菌として，子宮内操作を契機とする場合は**大腸菌**，ブドウ球菌が多く，ほかに連鎖球菌，インフルエンザ桿菌，腸球菌などがある．性行為を契機とする場合は**クラミジア・トラコマチス(以下クラミジア)** が多く問題になっており，**淋菌**も再び増加している．IUD挿入例では粘膜破綻部に感染する**放線菌**が多い．最近また**性器結核**も散見されている．

2 症状と診断のすすめ方

症状

主な症状は**下腹痛，発熱，帯下異常**であるが，無症候性PIDから，激しい下腹痛や発熱を伴うものまで多岐にわたる．感染初期にはほとんど症状がないが，性行為による繰り返し感染や感染増悪が起こると，症状が出現する．診断基準として「腹痛，白血球数，発熱をもって骨盤腹膜炎とする」という日本産科婦人科学会のものがあるが，クラミジア感染では発熱もあまり顕著でなく，白血球数やCRPの増加がみられないことが多い．逆に子宮内操作後の感染では38～39℃の高熱を認める．

診断

診断には，症状の問診，診察，内診に加えて，体温，血球算定検査，CRP，尿など炎症所見の確認が欠かせない．腹膜炎を起こしている人は飛び跳ねると腹部に響き痛みを訴える．内診では，帯下異常，子宮・付属器の圧痛，子宮頸部を内診指で左右に動かして痛みがあるかないかをみる子宮頸部移動痛，腹膜炎かどうかをみる反跳痛などの所見を確認するが，同時に子宮頸部細胞診，一般培養，クラミジアおよび淋菌の抗原検査(mRNAまたはDNAの核酸PCR法)を起炎菌同定のために行う．放線菌の診断には，細胞診による菌塊の同定が必要である．血液中のクラミジア抗体検査(IgG，IgA)も参考になり，IgGは疾患の既往を，IgAは疾患の活動性を示す．卵管卵巣膿瘍，卵管水腫，卵巣

チョコレート囊胞，腟内異物などの確認のために経腟超音波断層法，骨盤CT，骨盤MRIなどの画像検査も大切である．若年女性のPIDはレイプなどによる性行為感染症や腟内異物も考慮する．潜伏期間は発症契機や原因菌により異なり，子宮内操作では1日から1週間，クラミジア感染では性交後2～3週間，淋菌感染では性交後2～7である．

3 治療の実際

治療は基本的に原因菌に適した抗菌薬を程度に応じた形で投与するが，長期になる場合が多い．子宮内操作後の発症例では重症化して膿のドレナージが必要なことも多い．

■ 薬物療法

原因菌の判明には数日を要するため，臨床経過などから原因菌を推定して抗菌薬を開始する必要がある．契機として子宮内操作があった場合は大腸菌やブドウ球菌による感染を念頭に第1世代セフェム製剤やペニシリン製剤をなるべく点滴静注する．大腸菌の場合は第3世代セフェム製剤がよい場合も多い．クラミジア感染症の場合，上記抗菌薬は基本的に無効で，テトラサイクリン系，ニューキノロン系，マクロライド系の抗菌薬を投与する．淋菌感染の場合は注射薬としてセフトリアキソン，セフォジジム，内服薬としてセフィキシムを投与する．IUDが挿入されていた場合は放線菌を念頭に置き，IUD抜去し，ペニシリン系抗菌薬を開始し半年間投与する．放線菌感染では手術は回避すべきである．

◆ クラミジア感染症の薬物投与例 ◆

- マクロライド系（ジスロマック®）4錠（1,000 mg）1×経口1日間
- マクロライド系（クラリシッド®，クラリス®）200 mg 2×経口14日間
- テトラサイクリン系（ミノマイシン®など）200 mg 2×経口14日間
- ニューキノロン系（クラビット®など）500 mg 1×経口14日間
  重症例では
- テトラサイクリン系（ミノマイシン®）200 mg 2×点滴投与
  妊婦ではマクロライド系を選択

■ 手術療法

クラミジア感染では重症例でも感受性のある薬剤の点滴投与を行えば軽快するが，大腸菌やブドウ球菌によるPIDは抗菌薬で軽快せずに，手術による膿汁ドレナージが必要になることがある．子宮内膜症合併例ではなるべく抗菌薬で炎症を除去した後に囊腫を摘出したほうがよい．内診時ダグラス窩に圧痛を認め，後腟円蓋に膨隆がある場合は穿刺排膿してから抗菌薬投与を行ってもよい．

💡 看護のポイント ・・・・・・・・・・・・・・・・

患者には，以下を指導する．

- 慢性のPIDにより**卵管性不妊症や子宮外妊娠になりやすい**こと
- 性行為感染症の場合は**セックスパートナーの治療も必要**であること
- 子宮内操作を行う場合，**再発に対する注意が必要**であること

とくにクラミジア感染で卵管性不妊になりやすい．結婚して1年間妊娠しない場合は不妊治療の専門病院を受診したほうがよい．子宮内操作を契機とする例では，操作が患者に必要であったこと，誰にでも危険性があることを説明するが，卵巣チョコレート囊胞合併例では再発しやすく，子宮内操作の前に必ずPID既往の事実を担当医師に伝えるべきで，子宮内操作を避けるか，十分な予防がなされるべきである．

（五十嵐敏雄）

性感染症 sexually transmitted diseases (STD)

1 起こり方

性感染症(STD)は性交渉によって感染する疾患のことをいう．主なものを**表1**に示す．衛生状態の改善や治療薬の進歩により，**軟性下疳**，**鼠径リンパ肉芽種症**などは少なくなってきたが，**梅毒**は今でもときどきみられる．また性風俗，性交渉開始時期の若年齢化，複数のセックスパートナーの存在などにより**クラミジア感染症**，**ヒト免疫不全ウイルス(HIV)感染症**は増加の一途をたどっている．またオーラルセックスなど性交渉の形態が多様化し，性器だけでなく，咽頭や直腸などにも症状を認めることがあり，無症状のSTDも増加している．さらに，**淋菌感染症**では耐性菌が問題となりつつあり，クラミジア感染症とともに不妊症の原因になりうることが重要である．

2 症状・診断のすすめ方と治療の実際

表2に代表的なSTDの症状，診断および治療についてまとめた．それぞれの疾患について，以下に補足する．なお，原則としてパートナーの治療は不可欠である．

▪淋菌感染症

淋菌は温度変化に弱く，検体の保存状態によって検出率が著しく低下するため，淋菌DNA検査のほうが安定した検出率が得られる．しかし，最近では**多剤耐性淋菌**が問題となっているため，細菌培養検査は重要である．

「性感染症ガイドライン2011」によると，治

表1 主な性感染症

	疾患	病原体
細菌	淋菌感染症	淋菌(Neisseria gonorrhoeae)
	梅毒	梅毒トレポネーマ(Treponema pallidum)
	軟性下疳	軟性下疳菌(Haemophilus ducreyi)
クラミジア	性器クラミジア感染症	クラミジア・トラコマチス(Chlamydia trachomatis)
	鼠径リンパ肉芽腫	クラミジア・トラコマチス(Chlamydia trachomatis)
ウイルス	性器ヘルペス	単純ヘルペスウイルス1型，2型［herpes simplex virus (HSV)］
	尖圭コンジローマ	ヒトパピローマウイルス［human papillomavirus (HPV)］
	性器伝染性軟属腫	伝染性軟属腫ウイルス(molluscum contagiosum virus)
	B型ウイルス性肝炎	B型肝炎ウイルス［hepatitis B virus (HBV)］
	サイトメガロウイルス感染症	サイトメガロウイルス(cytomegalovirus)
	伝染性単核症	エプスタイン・バーウイルス［Epstein-Barr virus (EBV)］
	ヒト免疫不全ウイルス(HIV)感染症	ヒト免疫不全ウイルス(human immunodeficiency virus)
	後天性免疫不全症候群(AIDS)	ヒト免疫不全ウイルス(human immunodeficiency virus)
マイコプラズマ	尿道炎・子宮頸管炎	ウレアプラズマ・ウレアリチカム(Ureaplasma urealyticum)
真菌	性器カンジダ症	カンジダ・アルビカンス(Candida albicans)，カンジダ・グラブラタ(Candida glabrata)など
原虫	腟トリコモナス症	腟トリコモナス(Trichomonas vaginalis)
	アメーバ赤痢	赤痢アメーバ(Entamoeba histolytica)
寄生虫	疥癬	ヒゼンダニ(Sarcoptes scabiei var. hominis)
	ケジラミ症	ケジラミ(Phthirus pubis)

表2 代表的なSTDの症状・診断・治療

	淋菌感染症	性器クラミジア感染症	性器ヘルペス	梅毒	尖圭コンジローマ	腟トリコモナス症	性器カンジダ症
潜伏期間	2～数日間	1～3週間	2～10日間	3週～3ヵ月間	3週～8ヵ月間	5日～1ヵ月間	常在菌
外陰部の所見 主な自覚症状	外陰部瘙痒感	多くは無症状	強い疼痛を伴う水疱 浅い潰瘍性病変 回帰発症では軽症	初期硬結 硬性下疳 丘疹性梅毒疹 梅毒性乾癬	カリフラワー状疣贅性病変 外陰部瘙痒感	外陰部瘙痒感	外陰部瘙痒感
帯下	量	増量	軽度増量	―*	―	―	増量	増量
	性状	膿性	水様透明の漿液性	―	―	―	黄色～淡い灰色,泡沫状	酒粕状,粥状,ヨーグルト状
	悪臭	あり	なし	―	―	―	あり	あり
検査	子宮頸管淋菌DNA 細菌培養	子宮頸管クラミジアDNA 血中抗クラミジア抗体	HSV抗原 血中抗HSV抗体 擦過細胞診で核内封入体	血清RPR 血清TPHA 血清FTA-ABS	組織診で異常な角化やコイロサイトーシス	腟分泌物鏡検	腟分泌物鏡検 細菌培養
そのほかの特徴	放置すれば上行性感染が進行 卵管性不妊や異所性妊娠を起こす 肝周囲炎［フィッツ・ヒュー・カーティス(Fitz-Hugh-Curtis)症候群］	神経節に潜伏感染し,免疫低下時に再発(回帰発症)	第1～4期に分かれるが,3・4期はまれ	HPV6型・11型が多い	衣類・便器・入浴・内診などでも感染	抗菌薬服用,糖尿病,妊娠でも発症
治療	セフトリアキソン セフォジジム セフィキシム アジスロマイシン ※耐性菌増加	マクロライド系(アジスロマイシン) キノロン系 テトラサイクリン系	バラシクロビル アシクロビル ※低用量投与による再発予防	アンピシリン アモキシシリン ミノサイクリン スピラマイシン	イミキモドクリーム 電気焼灼法 冷凍療法 レーザー蒸散術 ※ワクチンによる予防	メトロニダゾール チニダゾール	イミダゾール ※無症状のパートナーの治療は不要

*―：疾患に特異的な所見なし.

療薬としてはセフトリアキソン,セフォジジムの静注や,スペクチノマイシンの筋注が第1選択である.注射が困難な症例ではセフィキシムを経口投与するが,無効例も多い.アジスロマイシンも有効とされるが,知見に乏しい.

性器クラミジア感染症

感染例の半数以上で自覚症状がないともいわれており,とくに若年女性の20～30%に**無症候性感染**が蔓延しているとも危惧されている.

子宮頸管炎から上行性感染によって起こった**卵管炎**は,後遺症として卵管の通過障害や卵管周辺の癒着を引き起こし,**不妊症**や**異所性妊娠**(子宮外妊娠)の原因となる.

性器ヘルペス

単純ヘルペスウイルス(HSV)は,性器に感染すると神経を伝って上行し,主として腰仙髄神経節などに**潜伏感染**する.潜伏感染したHSVは,免疫低下時などに再活性化され,神

経を伝って下行し，再び皮膚や粘膜に現れて病変を形成する．

初めて感染したとき（「**初感染**」）は症状が強く，再活性化されたとき（「**再発**」あるいは「**回帰発症**」）は症状が軽い．

抗ウイルス薬は潜伏感染した HSV には無効であるが，再発を繰り返す症例ではパラシクロビルの継続投与が保険適用となっている．

梅　毒
◆第1期梅毒◆
感染後約3週で外陰や子宮頸部に小豆大の初期硬結を生ずる．その後硬結周囲が隆起し，中心に潰瘍を形成して**硬性下疳**となる．疼痛などの自覚症状はなく，2〜3週間で消退する．

◆第2期梅毒◆
感染後約3ヵ月で菌体が全身に散布され，皮膚・粘膜の多彩な発疹がみられる．頻度としては丘疹性梅毒疹，梅毒性乾癬が多く，これに梅毒性バラ疹，**扁平コンジローマ**，梅毒アンギーナ，梅毒性脱毛が続く．

◆第3期梅毒◆
感染後3年以上を経過すると，梅毒性結節や皮下組織にゴム腫を認める．

◆第4期梅毒◆
大動脈炎，大動脈瘤，脊髄癆，進行麻痺などが現れる．第3・4期梅毒は，現在ではほとんどみられない．

妊娠中に梅毒感染を認めた場合，スピラマイシンを投与する．

尖圭コンジローマ
外陰部，会陰，肛門周囲などにカリフラワー状の疣贅を認める．視診上治癒しても3ヵ月以内に約25％が再発する．主として6型，11型などの低リスク型**ヒトパピローマウイルス（HPV）**により発症するが，最近，6・11・16・18型 HPV に対する**4価ワクチン**接種が中学生女子を対象に始まりつつある．

性器カンジダ症
腟，直腸，口腔などの常在菌である**カンジダ属**によって起こる性器の炎症である．性行為で感染するほかに，抗菌薬やステロイドの服用，糖尿病，妊娠などの免疫力の低下によっても発症する．一方，症状がない場合はカンジダを保有していても**カンジダ症**とは診断されず，治療は不要である．

看護のポイント ‥‥‥‥‥‥‥‥
◆患者のリプロダクティブヘルス/ライツのための情報提供◆
性感染症の診療にあたっては，患者がそれぞれの疾患について正しい知識をもつことが感染の拡大や再感染の予防，不妊症などの重大な後遺症の予防にとってきわめて重要である．

これらの情報は医師によって提供されることが多いが，患者の理解度はさまざまである．また，患者によってはプライベートな情報を医師には十分に開示できない可能性もあることから，看護師による適切な病歴聴取や情報提供が有効である場合も少なくない．コンドームの適切な使用（オーラルセックスも対象となる）を指導するとともに，避妊指導を行うことが必要な場合もあり，患者の**リプロダクティブヘルス/ライツ**の維持にとって看護スタッフの役割は大きいと考える．

◆器具の洗浄・消毒・滅菌◆
診察に用いた腟鏡などは**スポルディングの分類**ではセミクリティカル器具に分類され，原則として高水準消毒が必要とされる．それぞれの医療機関が定めた院内感染防止対策マニュアルなどに従い，適切な対応をとることが重要である．

〔髙井　泰〕

子宮内膜症, 子宮腺筋症
endometriosis, adenomyosis uteri

1 起こり方

定義と病態

子宮内膜症ならびに子宮腺筋症は，子宮内膜類似の組織が本来の子宮内腔（正所性）以外の部位（異所性）に発育する疾患である．子宮の筋層内に発生するものが子宮腺筋症であり，それ以外の部位に発生するものが子宮内膜症と定義される．病理学的には良性であるが，女性のQOLを損なう多彩な症状を呈する．ホルモン的にはエストロゲン依存性の疾患である．

● 子宮内膜症 ●

好発部位は，骨盤内の腹膜と卵巣である．頻度は低いが，腸管，膀胱，臍，肺などに発生することもある．一般に，初期には腹膜に斑点状の病巣が認められるだけであるが，病気の進行とともに骨盤内の臓器が互いに癒着し，進行した子宮内膜症では骨盤内で子宮，卵巣，腸管が癒着により一塊となる（**凍結骨盤**）．また，卵巣の病巣は囊胞を形成することが多く，内部に出血を繰り返して古い血液がチョコレート様となって貯留する（**卵巣チョコレート囊胞**）．

● 子宮腺筋症 ●

子宮筋層内に浸潤性に発育するため，正常筋層との境界が不明瞭である．これは明瞭な境界をもつ子宮筋腫と大きく異なる点である．また，子宮腺筋症は大きく分けて，子宮壁の一部に限局的に発育する場合と，子宮壁のすべてにびまん性に発育する場合がある．

発症メカニズム

● 子宮内膜症 ●

発症メカニズムについては不明な点もあるが，月経血の逆流とともに腹腔内へ運ばれた正所性の子宮内膜組織の一部が，腹膜などに着床し，増殖すると考えられている（逆流説）．ほかに腹膜の化生が原因であるとする説（化生説）などもある．

● 子宮腺筋症 ●

正所性の子宮内膜の一部がなんらかの理由により子宮筋層内に侵入して増殖することが原因と考えられている．頻回の子宮内掻爬などはその発生率を高めるといわれている．

疫　学

子宮内膜症・子宮腺筋症ともにエストロゲン依存性に増殖するため，通常は**月経周期**のある年齢で発症・進展し，閉経後に病巣が進行することはまれである．

● 子宮内膜症 ●

子宮筋腫と同様に婦人科では頻度が高く，子宮内膜症のため医療機関を受診する患者は約200万人存在すると推計されている（2012年）．妊娠・出産は子宮内膜症の発生を抑えるとされ，一方で，出産の高齢化，少子化などが罹患率を増加させていると考えられている．

● 子宮腺筋症 ●

妊娠，分娩後の婦人に多いとされてきたが，近年は不妊症を合併する場合も増えている．

子宮内膜症と子宮腺筋症の発症年齢のピークを比較すると，子宮内膜症では30歳代の前半であるのに比べ，子宮腺筋症は30歳代後半〜40歳代に好発するといわれている．

2 症状と診断のすすめ方

症　状

● 子宮内膜症 ●

主たる症状は種々の**疼痛**と**不妊**である．疼痛の種類として**月経痛**，**性交痛**，**慢性骨盤痛**などのほか，直腸およびその周囲の子宮内膜症では排便痛，膀胱子宮内膜症では排尿痛を訴えることがある．子宮内膜症は不妊症の原因にもなりやすく，不妊症の30〜40％に本疾患が認められる．また，卵巣のチョコレート囊胞が大きくなると腹部の腫瘤感や膨満感を訴える．チョ

コレート嚢胞が破裂すると激痛を呈し，急性腹症となる．上記に加え，頻度は低いが，膀胱の子宮内膜症では血尿，直腸の子宮内膜症では下血などを認める．

● 子宮腺筋症 ●

主たる症状は**月経痛**，**過多月経**，腹部腫瘤感である．慢性骨盤痛を訴えることもある．診断のために以下の検査を行う．

検　査
● 内　診

内診により子宮および付属器の腫大の有無，ダグラス窩および仙骨子宮靱帯周囲の硬結・圧痛の有無などを調べる．子宮内膜症では卵巣の腫大やダグラス窩および仙骨子宮靱帯周囲の硬結・圧痛を認めることが多い．直腸診を併用すると所見が得やすいこともある．

子宮腺筋症では腫大した子宮を触知する．

● 画像所見

経腟超音波断層法がもっとも簡便で内診時に施行することができる．チョコレート嚢胞は単房性もしくは多房性で，典型例では内部にびまん性で均一な微細点状エコーを認める．子宮腺筋症ではびまん性もしくは結節性に腫大した子宮を認める．

MRI検査は診断の精度が高い．チョコレート嚢胞はT1強調画像で高信号を呈し，T2強調画像では出血の時期により低信号から高信号までさまざまな像を呈する．

皮様嚢腫との鑑別は脂肪抑制画像により容易である．子宮腺筋症ではびまん性もしくは結節性に腫大した子宮を認める．子宮筋腫では結節と周囲筋層の境界が明瞭であるが，子宮腺筋症では明らかな境界は認めない．

ただし，画像診断は進行した子宮内膜症・子宮腺筋症の病変の検出には優れるが，初期病変は画像診断でとらえられないことが多い．

● 血液生化学検査

子宮内膜症，子宮腺筋症ともに腫瘍マーカーである**CA125**が軽度の高値を示すことが多く，CA19-9も高値を示すことがある．

● 腹腔鏡検査

子宮内膜症の確定診断は腹腔鏡による視診・組織診によってなされる．腹腔鏡は腹壁に小さな孔をあけ内視鏡（直径2～10 mm）を腹腔内に挿入して腹腔内の観察，手術を行う手技である．処置に際して腹腔内に炭酸ガスを入れてふくらませることにより腹腔内の観察が可能になる．

診　断

腹膜および卵巣の子宮内膜症病変，ダグラス窩の閉鎖の有無，卵巣および卵管の癒着を評価しスコアリングし，その点数により臨床進行期をⅠ～Ⅳ期に分類する．また，**腹膜病変**はその色調により赤色，黒色，白色に分類される．腹腔鏡施行時の組織診で顕微鏡的に子宮内膜上皮ならびに間質細胞が存在すると定型的であるが，いずれかが欠如しており，ヘモジデリン沈着や色素貪食マクロファージの存在などから診断しうることもある．

3　治療の実際

手術もしくは薬物療法に大別される．

手　術
● 子宮内膜症 ●

保存手術では卵巣と子宮を温存して病巣のみを摘出する．**根治手術**では卵巣および場合によっては子宮も摘出する．疼痛の除去・再発防止に関しては根治手術でより効果が強いが，妊孕性が温存できるのは保存手術に限られる．保存手術においては，癒着剥離，腹膜病変の焼灼・摘出や，チョコレート嚢胞の摘出を行う．これらの手術は腹腔鏡下に施行することが多い．不妊症の場合，手術によっても妊娠しない場合は，体外受精・胚移植などの補助生殖技術が必要となる．

● 子宮腺筋症 ●

保存手術としては子宮を部分的に切除するが，術後に妊娠した場合には子宮破裂のリスクが高い．根治手術としては，腟式，腹式，または腹腔鏡下の子宮全摘術がある．

薬物療法

薬物療法の対象は疼痛を伴う子宮内膜症ならびに子宮腺筋症である．治療薬として，低用量エストロゲン・プロゲスチン合剤（低用量ピル

と同じ），ジエノゲスト，ゴナドトロピン放出ホルモン（GnRH）アナログ，ダナゾールなどがある．低用量エストロゲン・プロゲスチン合剤，ジエノゲストともに副作用が少なく長期に使用が可能である．

ジエノゲスト，GnRH アナログ，ダナゾールはいずれも月経周期を止める．

GnRH アナログでは低エストロゲン状態となるため，のぼせ，寝汗，うつ状態などの副作用があり，ダナゾールでは男性ホルモン用作用のため，声色の低下，にきび，体重増加などの副作用がある．ジエノゲストでは不正出血が起きやすいが軽度のためコンプライアンスがよい．

看護のポイント

- 子宮腺筋症・子宮内膜症ともに激烈な痛みを惹起することがあり，救急車で搬送される場合もある．患者の不安を和らげるように努める．
- 根治療法は妊孕性を損なうため保存療法を選択せざるを得ないことが多い．その場合には慢性疾患として長期の治療が必要となるので，継続的な支援を行う．
- 不妊と痛みにより患者は精神的に不安定になりやすい．精神的なケアが必要である．
- GnRH アナログやダナゾールは効果も強いが副作用も強く現れることがあるので，少しでも不安を取り除くようにする．

（大須賀　穣）

子宮筋腫 uterine leiomyoma

1 起こり方

子宮筋腫は，子宮平滑筋が増殖することにより発生する良性の腫瘍である．筋腫の増大が卵胞ホルモン（エストロゲン）に依存していることはよく知られているが，筋腫そのものの発生機序は現在でもよくわかっていない．生殖年齢にある女性の約 25％が子宮筋腫をもっている．

2 症状と診断のすすめ方

症状

子宮筋腫による症状は①月経の異常（**過多月経**，過長月経，貧血，**月経困難症**，不正性器出血など）および②筋腫による圧迫（**腹部膨満感**，頻尿，便秘など）である．いずれの症状も生殖女性の QOL を著しく障害する．しかし，こうした症状は筋腫をもたない女性にも出現しうるため，症状があっても筋腫が原因であることに気づかず，「最近動悸，息切れがするので病院に行ったら貧血といわれ，婦人科受診をすすめられた」「腹部が出てきて，単に太ったと思っていたが，だんだん硬いしこりを触れるようになり，ズボンが入らなくなってきた」といった訴えで，貧血がすすんでから，また，臍部に及ぶような巨大な筋腫となってから初めて受診する例も多い．また，検診やほかの病気のチェックのために超音波検査や CT 検査を受けた際に指摘されることも多い．筋腫は基本的には良性の腫瘍であり生命予後は良好であるが，巨大な筋腫の圧迫により下肢の静脈などに血栓を生じ，肺塞栓を続発して死亡する場合がある（頻度不明）．

診断

子宮筋腫では，いつごろからどのような症状があったかを問診する．急速な増大や疼痛，発熱がある場合には**子宮肉腫**を疑い精査する．子宮肉腫は子宮筋に発生する悪性腫瘍であり，早期に手術で完全切除された場合を除いて生命予後がきわめて悪いので，子宮筋腫を発見した場合には必ず肉腫との鑑別診断が必要である．

● 触診，内診 ●

初診時には腹部からの触診，内診を行い，子宮全体の大きさ，可動性，硬さ，圧痛などにつき記載する．正常子宮は鶏卵大であるが，大き

くなるとともに鷲卵大，手拳大，新生児頭大（直径約10cm），小児頭大となる．

◆ **超音波検査** ◆

経腟または経腹超音波検査により，筋腫の個数と，それぞれの筋腫の塊（筋腫核）の大きさ（3方向の径を計測する），位置（右前側壁など），深さ（粘膜下・筋層内・漿膜下）を記載する．**粘膜下筋腫**は小さくても強い症状をきたすことが多く，子宮内腔の変形をきたして不妊症や流産の原因となる（**着床障害**）ことや，子宮頸管を通過して腟内に脱出し大量子宮出血の原因となることもある（**筋腫分娩**）．

超音波検査で内部が不均一に見える場合には筋腫核の変性が疑われるが，**変性筋腫**は肉腫と鑑別がむずかしい場合もあり，注意を要する．また，子宮筋腫と同様に子宮の腫大をきたす疾患として**子宮腺筋症**がある．子宮腺筋症は超音波検査では境界不鮮明な筋層の肥厚として描出され，筋腫と同様に月経の異常や圧迫症状をきたす．また，子宮筋腫に子宮腺筋症が合併している場合がある．

このほかに，子宮頸部細胞診，内膜細胞診を施行し，採血検査を行う（血球算定検査のほか，貧血があればフェリチンなど）．子宮肉腫を疑う場合にはCRP，LDH，CA125なども測定するが，特異度の高い検査ではなく，これらが上昇していてもほかの原因による上昇の場合があるので，肉腫ならば高値であるとも限らない．

◆ **MRI** ◆

腹部骨盤のMRI検査は，世界的には必ずしも筋腫の診断に必須の検査とはされていないが，客観的かつ再現性の高い記録が残り，患者が自分の病状を把握することも容易となるため可能であれば撮影しておきたい．小さな筋腫まで描出可能であり，立体的な位置や，筋腫と子宮内膜との関係がよくわかる．子宮腺筋症との鑑別にも役立つ．

また，妊娠への影響を予測する場合や，筋腫核出手術を検討する際に，MRI所見は非常に有用である．筋腫の増大を認めた場合には，再検したMRIと以前のMRIとの比較がきわめて有用である．子宮肉腫を疑う場合には造影MRI検査を行う．肉腫では造影剤による増強効果がみられることが多い．ただし，造影MRIまで行っても変性子宮筋腫と子宮肉腫との鑑別が困難な場合もあり，最終的に手術によって病理学的診断を確定することもある．

3　治療の実際

子宮筋腫は基本的には良性腫瘍であって，閉経後には自然縮小するのですべての筋腫が治療対象になるわけではなく，手術せず通院フォローとすることも多い．悪性の疑いがない場合には，閉経まで待機できないような症状がある場合に治療介入する．

■ **薬物療法**

薬物療法の効果は限定的である．鉄剤による貧血治療，疼痛に対する鎮痛薬や漢方療法などの対症治療を行う．また，過多月経や過長月経に対し**低用量エストロゲン・プロゲスチン製剤**の内服が有効である場合もあるが，これらの治療により基本的には筋腫の大きさは影響されないといわれている．

ゴナドトロピン放出ホルモン（GnRH）アゴニストを用いた，いわゆる偽閉経療法は，3〜6ヵ月の投与により，著効すれば筋腫の体積を約1/2に縮小させるが，更年期障害様のほてり（ホットフラッシュ）や意欲や集中力の低下，骨量減少などの副作用の問題から，原則として6ヵ月以上の長期投与は困難である．また，治療終了後に月経は約2ヵ月で再開し，6ヵ月後には筋腫の大きさは元に戻ってしまう．したがって現在は手術前などに限定して使われることが多い．45歳以上で卵巣機能がすでに低下している場合にはこの治療に引き続いて自然閉経となる，いわゆる「閉経逃げ込み」が可能である場合もあるが確実ではないことと，副作用が持続するおそれがあるのでうまくいった場合でもアフターケアが必要である．

■ **手術療法**

子宮筋腫に対する治療の主体は，基本的には現在でも手術治療である．筋腫のみを摘出する方法（**核出術**）と，**子宮全摘術**に大別される．子宮全摘術は症状に対する効果が確実であり再発

もないことから，原則として妊娠希望がある場合にのみ子宮筋腫核出術が選択され，妊娠希望がない場合には子宮全摘術が選択される．しかし，近年では結婚・出産年齢の上昇に伴い，すぐに妊娠予定のない40代の女性でも子宮は残しておきたいと希望することも多く，術式選択が必ずしもクリアカットではなくなってきている．

将来妊娠希望があって，現在のところは筋腫による症状は強くない場合には，妊娠に先立って筋腫を核出しておくべきか，しばしば手術適応の判断に苦慮することになる．着床障害や妊娠への悪影響（流早産，胎児発育遅延，分娩障害など）が予想される場合および妊娠経過中に変性による疼痛を生じるおそれが高い場合には，妊娠前に手術を受ける利益がある．しかし，妊娠中のトラブルが生じるかどうかを事前に予測することは実際には困難である．手術による不利益には手術そのもののリスクに加え，残った子宮の筋層の脆弱化や術後癒着の問題がある．筋腫核出の既往がある妊娠では，子宮破裂をおそれてしばしば帝王切開による分娩が選択されるうえに，核出術後の筋腫の再発により再手術が必要となることもあり，筋腫核出術は繰り返される開腹手術（ポリサージェリー）の契機となってしまうことがある．

低侵襲手術をめざして種々の工夫がなされており，アプローチの工夫（腟式手術や腹腔鏡下手術）により腹部の創を小さくすることが考慮される．粘膜下筋腫においては**子宮鏡下**の筋腫切除術が可能な場合もあり，これに子宮内膜焼灼術を加えることもある．また，**子宮動脈塞栓術**により筋腫を選択的に縮小させる方法や，超音波を用いた筋腫焼灼術も登場しているが，日本ではこれらの代替的治療法はまだ保険適用ではない．

看護のポイント

子宮筋腫の治療選択，とくに手術の適応については，一律に決定できない場合が多い．医師より手術に関する利益・不利益の可能性の説明を受けた後，患者本人が最終的に手術を受けるかどうか選択する"インフォームド・チョイス"が行われる．看護する者としては，患者の意思決定のサポートや術前後のカウンセリングがきわめて重要である．

（岡垣竜吾）

子宮粘膜下筋腫，子宮内膜ポリープ
submucous uterine myoma, endometrial polyp

1 起こり方

子宮粘膜下筋腫，子宮内膜ポリープはいずれも女性ホルモンである**エストロゲン**の影響により子宮内腔に発生する増殖性の良性疾患である．子宮粘膜下筋腫は子宮平滑筋から発生した筋腫が子宮内腔へ突出することにより起こり，子宮内膜ポリープは子宮内膜の一部が増殖，隆起し，ポリープ状に変化することにより発生する．

2 症状と診断のすすめ方

いずれの疾患も不正出血あるいは月経の異常を主訴に受診することが多い．

症状

過多月経，**過長月経**およびそれに伴う**鉄欠乏性貧血**が主で，また着床を障害することにより不妊症の原因になることもある．症状は類似しているが粘膜下筋腫のほうが症状がより重篤なケースが多い．

診断

経腟超音波検査と子宮鏡検査により確定診断をすることができる．悪性腫瘍と鑑別するため，内膜細胞診，内膜生検，MRIも有用である．超音波では筋腫は低超音波像を呈することが多いのに対して，ポリープは高超音波像を呈

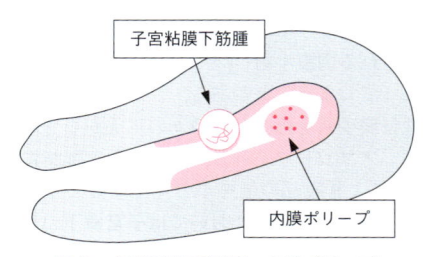

図1 子宮粘膜下筋腫，内膜ポリープ

する．子宮鏡は子宮内腔を直接観察することができるため，鑑別にはもっとも有用である．通常筋腫表面は白色で，表面に血管の走行を認めるが，内膜ポリープはピンク色で表面血管を認めず，内膜腺の開口部を確認することができる（図1）．

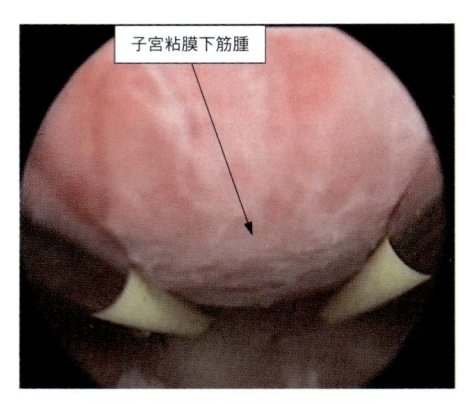

図2 子宮鏡下粘膜下筋腫切除術

3 治療の実際

一部のポリープではピルなどを投与することにより消失することもあるが，手術を選択する．最近は，子宮鏡下手術（図2）が普及してきている．手術までの待機療法として，筋腫にゴナドトロピン放出ホルモン（GnRH）アナログ製剤の投与を行うこともある．エストロゲンの分泌を抑制し，筋腫を縮小させる効果があるが，更年期症状が発現したり，まれに大出血を起こすことがあるため注意を要する．

看護のポイント

外来では**不正性器出血**，**過多月経**，**月経困難症**に対する指導がポイントである．粘膜下筋腫による過多月経は，重症の鉄欠乏性貧血になることがあるため，血圧，顔色などにも注意が必要である．手術療法後も一定期間出血が持続するため，詳しい説明をしておく必要がある．

（丸山正統）

子宮頸がん，前がん病変
cervical cancer, precancerous lesion

1 起こり方

疫　学

子宮頸がんは30代後半～40歳代の女性に多いがんである．がん検診システムをもたない発展途上国では依然として子宮頸がんによる死亡は多く，子宮頸がんは世界全体では女性のがん死の第2位を占めている．

原　因

子宮頸がん病変の90％以上から，発がん型のヒトパピローマウイルス（human papillomavirus：HPV）のDNAがみつかるので，性行為にて感染する発がん型HPVの持続感染が子宮頸部発がんの原因と考えられている．HPVは100種類以上のタイプに分類されるが，女性生殖器に感染するのは30～40タイプで，この中で子宮頸がんの原因となるのは13～15タイプである．このウイルスは広く蔓延していてほとんどの感染は何も治療をしないで自然に治ってしまう．つまり，感染者のごく一部だけが持続感染になり，さらにそのうちのほんのわずかな人だけが発がんすると考えられている．どのよ

子宮頸がん，前がん病変

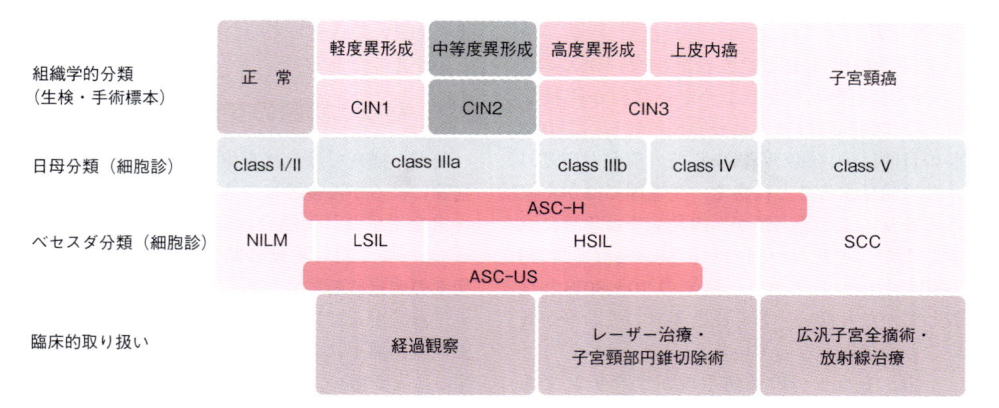

組織学的分類 （生検・手術標本）	正常	軽度異形成	中等度異形成	高度異形成	上皮内癌	子宮頸癌
		CIN1	CIN2	CIN3		
日母分類（細胞診）	class I/II	class IIIa		class IIIb	class IV	class V
ベセスダ分類（細胞診）	NILM	LSIL	ASC-H	HSIL		SCC
			ASC-US			
臨床的取り扱い		経過観察		レーザー治療・ 子宮頸部円錐切除術		広汎子宮全摘術・ 放射線治療

CIN : cervical intraepithelial neoplasia（子宮頸部上皮内腫瘍）
NILM : negative for intraepithelial lesion or malignancy（陰性：上皮内病変や悪性ではない）
LSIL : low-grade squamous intraepithelial lesion（軽度上皮内病変）
HSIL : high-grade squamous intraepithelial lesion（高度上皮内病変）
SCC : squamous cell carcinoma（扁平上皮癌）
ASC-US : atypical squamous cells of undetermined significance（意義不明な異型扁平上皮細胞）
ASC-H : atypical squamous cells, cannot exclude high-grade squamous intraepithelial lesion
（HSILを除外できない異型扁平上皮細胞）

図1　子宮頸部扁平上皮病変の各種分類の比較

うな人が持続感染になるのか，持続感染者の中でどのような人が発がんするのかはまだ完全には解明されていないが，喫煙やクラミジア感染，避妊ピルの長期服用，妊娠・出産が影響するという報告がある．HPVは性行為によって伝播されるウイルスであることはまず間違いないが，わが国でも20代ではおよそ30％の女性にHPV感染が検出されるという報告もあり，いわゆる性病（梅毒や淋病など）と同等に扱われるべきものではない．なお，このウイルスによる男性性器の発がんは非常にまれである．

前がん病変

子宮頸がんには子宮頸部上皮内腫瘍（cervical intraepithelial neoplasia：CIN）といわれる前がん病変の段階があり，HPVが感染して持続感染となるとまず前がん病変を生じる．病理学的所見によりCINは3つのグレードに分類される．grade 1［CIN1＝軽度異形成（mild dysplasia）］，grade 2［CIN2＝中等度異形成（moderate dysplasia）］，grade 3［CIN3＝高度異形成（severe dysplasia）＋上皮内癌（carcinoma in situ：CIS）］の順で病変がすすんでくる（WHO分類）．CIN1やCIN2では50〜80％が自然消退するとされているが，病変が消退せずに進展して間質への浸潤がみられるようになると子宮頸がんと診断される．HPV感染から子宮頸がんを発症するまでは少なくとも10年以上を要すると考えられている．組織学的分類に対応する形で細胞診による分類がある（図1）．

臨床進行期

子宮頸がんの臨床進行期を大まかに分類すると，I期は子宮頸部に腫瘍が限局しているもの，II期では腫瘍が腟の上2/3まで（IIA期）もしくは傍子宮組織（IIB期）に進展したもの，III期では腫瘍が腟の下1/3以上もしくは傍子宮組織を介して骨盤に達したもの（IIIB期），IV期では腫瘍が膀胱や直腸に浸潤したもの（IVA期）や遠隔転移を伴うもの（IVB期）に分類される．組織学的に子宮頸がんの80〜90％は扁平上皮癌であるが，残りは腺癌・腺扁平上皮癌などからなる．

予防

　子宮頸がんは予防できる数少ないがんの1つである．予防手段の1つが子宮頸がん検診で，子宮頸部細胞診によって行われる．この検診の目的は子宮頸がんになる前の前がん病変のうちに発見することにある．先進国ではがん検診の普及により子宮頸がんの発症率は急激に減少したが，現在わが国のがん検診受診率は20〜30％といわれており，欧米の70〜80％と比較してかなり低い．とくに若年者の受診率が低いことが課題となっている．

　一方，もう1つの予防手段がワクチンである．**HPVワクチン**には2価ワクチン（サーバリックス®）と4価ワクチン（ガーダシル®）の2種類がある．前者は子宮頸がんからの検出率がもっとも高いHPV 16型とHPV 18型に対する2価ワクチンで，後者はHPV 16型・HPV 18型に尖圭コンジローマ（外陰部の乳頭腫）の原因ウイルスであるHPV 6型・HPV 11型を加えた4価ワクチンである．これらのワクチンは，ウイルスDNAをもたない（感染性のない）人工ウイルス粒子を抗原とし，中和抗体を誘導することによってHPVが細胞に感染する前に感染をブロックするしくみである．いずれも筋注による3回接種（0，1〜2，6ヵ月）となっている．これまでの臨床試験ではHPV 16型・HPV 18型による感染の予防効果と前がん病変発生の予防効果は100％に近く，重篤な有害事象は報告されていない．現在のところ，中和抗体価は少なくとも9年間は維持されることが確認されており，かなりの長期間効果が持続すると期待される．子宮頸がんに対する予防効果は基本的にはHPV 16型とHPV 18型の感染に限られる．ワクチンが普及すれば，子宮頸がんにおけるHPV 16型・HPV 18型の検出頻度から約60〜70％の子宮頸がんを大幅に予防することができると推測されている．しかし，現行のワクチンではすべての子宮頸がんを予防することができるというわけではないので，ワクチンを接種した女性もこれまでと同様に子宮頸がん検診を受ける必要がある．このワクチンでは既感染者に対する治療の効果はまったくないので，まだHPVに感染していない初交前に接種することが重要である．

2　症状と診断のすすめ方

　前がん病変では症状を生じない．子宮頸部細胞診によるがん検診にてみつけられる．細胞診異常を指摘された場合は腟拡大鏡（コルポスコピー）による狙い生検の結果によって，前がん病変の確定診断にいたる．

　子宮頸がんでは，性交時の接触出血を含む不正性器出血やにおいを伴う帯下の増量を主訴とすることが多い．がん検診にて偶然発見されることもある．前がん病変の場合と同様に，生検によって組織学的に子宮頸がんと確定診断される．傍子宮組織への浸潤の有無は内診によって決定される．CTやMRIによって，局所病変の広がりやリンパ節転移・遠隔転移の有無を検査する．これらの診察・検査結果から判断される臨床進行期によって治療の方針を決定する．

3　治療の実際と看護のポイント

治療
● 前がん病変 ●

　前がん病変の中でCIN3については治療を行う．子宮頸部円錐切除術もしくはレーザー治療が行われる．妊孕性温存を希望しない高齢者では単純子宮全摘術を行うこともある．CIN1とCIN2は，原則的に細胞診（必要に応じてコルポスコピー併用）で3〜6ヵ月ごとに経過観察する．CIN3以上の病変を示唆する細胞診所見がみられる場合には再度コルポスコピー観察下にて生検を行う．CIN3へ進展した場合や1〜2年以上の経過観察でもCIN2が消失しない場合は治療を行う．

● 子宮頸がん ●

　子宮頸がんの場合は，臨床進行期に応じて治療法が異なる．Ⅰ期とⅡ期では，手術療法が原則である．微小浸潤がんでは単純子宮全摘術や準広汎子宮全摘術を行うことがあるが，**広汎子宮全摘術**を基本とする．本術式では，膀胱神経の損傷により膀胱機能障害を生じることが多い．術後に残尿測定・自己導尿の指導など膀胱

機能障害に対するケアが必要になる．また，本術式ではリンパ節郭清を含むため，下肢のリンパ浮腫や骨盤後腹膜腔のリンパ囊胞を生じることがあるので，下肢リンパ浮腫に対する看護ケアも重要である．リンパ節転移がみられた症例などでは化学療法や放射線療法が術後補助療法として追加される．

子宮頸がんⅢ・Ⅳ期症例では放射線治療が中心となる．近年，シスプラチンを中心とした化学療法を**同時併用する化学放射線療法**（concurrent chemoradiation therapy：CCRT）が行われることが多い．シスプラチンは悪心・嘔吐の有害事象を生じやすい．また，腎毒性があるため，投与後に尿量の確保・モニターが必要である．脱毛は比較的軽度のことが多い．放射線治療では，照射開始時に宿酔といわれる悪心を生じることがある．照射中には放射線性膀胱炎による排尿時痛・残尿感，下腹部や外陰を中心にした放射線性皮膚炎，放射線性腸炎による下痢を生じることが多いので，これらの有害事象に対する注意とケアが必要になる．

（松本光司）

子宮体がん　cancer of the uterine body

1　起こり方

子宮体がんは子宮体部に発生する悪性腫瘍であり，その**発生母地は子宮内膜**であるので，子宮内膜がんとも称する．組織学的にはほとんどの症例が類内膜腺がんであり，その変異型である扁平上皮への分化を伴う類内膜腺がんも比較的多い．ほかには漿液性腺がんや明細胞腺がんなどが発生する．前がん病変とされるものは子宮内膜異型増殖症であり，以前は0期に分類されていたが，現行の手術進行期分類（**表1**）では除外されている．罹患の危険因子としては，肥満，高血圧，糖尿病といった**生活習慣病の合併**があげられる．また未産や不妊，無排卵性月経などの**内分泌環境の異常**もリスクとなる．

子宮内膜に発生したがんは徐々に子宮筋層に深く浸潤し，やがて子宮漿膜におよび子宮外に広がる．子宮頸部に進展が及ぶと子宮頸部間質に浸潤し，子宮頸部支持組織に進展する場合もある．リンパ行性進展は骨盤リンパ節へ広がることが主であるが，傍大動脈リンパ節への直接転移もまれではない．ほかのがんと同様血行性に肺や肝臓などに転移が起こる場合もある．

表1　手術進行期分類

進行期	内　容
Ⅰ期	がんが子宮体部に限局するもの
ⅠA期	浸潤が子宮筋層1/2以内のもの
ⅠB期	浸潤が子宮筋層1/2をこえるもの
Ⅱ期	がんが頸部間質に浸潤するが，子宮をこえていないもの
Ⅲ期	がんが子宮外に広がるが，小骨盤腔をこえていないもの，または所属リンパ節へ広がるもの
ⅢA期	子宮漿膜ならびに／あるいは付属器を侵すもの
ⅢB期	腟ならびに／あるいは子宮傍組織へ広がるもの
ⅢC期	骨盤リンパ節ならびに／あるいは傍大動脈リンパ節転移のあるもの
ⅢC1期	骨盤リンパ節陽性のもの
ⅢC2期	骨盤リンパ節への転移の有無にかかわらず，傍大動脈リンパ陽性のもの
Ⅳ期	がんが小骨盤腔をこえているか，明らかに膀胱または腸粘膜を侵すもの
ⅣA期	膀胱ならびに／あるいは腸粘膜浸潤があるもの
ⅣB期	腹腔内ならびに／あるいは鼠径リンパ節転移を含む遠隔転移のあるもの

［子宮体癌取扱い規約（日産婦 2011），国際産科婦人科連合 FIGO 2008］

2 症状と診断のすすめ方

症　状
　自覚的あるいは他覚的な症状として，大多数の症例で**不正性器出血**が認められる．症状が比較的初期から出現するので，注意して問診を行えば，本疾患の存在を疑うことは比較的容易である．閉経してしばらくたってからの性器出血は異常として認識されやすいが，閉経するかしないかの時期においては，不順な月経と誤認されることもあり，注意を要する．進行すれば子宮内腔にがん病巣からの滲出などが貯留し下腹部痛を示す場合もある．

診　断
　確定診断は子宮内腔から内膜生検を行って，がん組織を確認することで得られる．子宮内膜組織検査は，一般に盲目的な搔爬によって行われるが，なるべく多数の方向から検体を採取することが診断を確定するために重要である．またこの生検で異常が確認できない場合でも，子宮内膜細胞診の異常を認める場合や症状が続く場合には麻酔下に**子宮内膜全面搔爬**をすることが望ましい．

　確定診断を得られたのちは，腫瘍の進展度合いを確認する検査が必要になる．子宮筋層への浸潤の判定には，経腟超音波検査やMRIが有効である．これらの検査を用いても筋層浸潤があることを完全に否定するのはむずかしい症例も多く，子宮筋腫や腺筋症を合併しているときなどはさらに困難になる．子宮外への広がりを診断するためにはCTやPETなども有効である．

3 治療の実際

手術療法
　子宮体がんの治療において**手術による摘出，進行度判定は治療上もっとも重要である**．進行期がⅠ～Ⅲ期までは腫瘍の完全摘出が可能な場合が多い．子宮摘出の方法としては，単純または準広汎子宮全摘術が適応されることが多く，それに加え両側付属器摘出術を行うことが基本の術式となる．頸部浸潤を伴うⅡ期症例には広汎子宮全摘術を適応する場合もある．また腹腔細胞診が陽性であったり卵巣転移を認める場合や，漿液性腺がんなどの症例に対しては，大網切除を加える場合も多い．後腹膜リンパ節転移の診断には，骨盤および傍大動脈リンパ節の生検または郭清が必要である．

放射線療法
　合併症や全身状態などで手術のリスクが高いと考えられる症例に主治療として行われる場合がある．子宮頸がんの治療に準じ，全骨盤への照射と子宮腔内に照射量を集中させるタンデムを用いた腔内照射を合わせて行う．Ⅰ期での根治率は7割程度と考えられている．

　術後追加治療としての全骨盤への外照射は，腟断端への再発を減少させる利点もあるが，その合併症（腸閉塞やリンパ浮腫の増加）から近年は行われることが少なくなった．

薬物療法
　子宮体がんの治療において薬物療法が主になる場合は多くはない．再発，進行子宮体がんにおいては，ドキソルビシン，プラチナ製剤，タキサン製剤が有効とされる．手術による摘出物所見で再発の高リスク，あるいは中リスクと判断された例には術後の追加治療として抗がん薬投与が行われることが多くなった．主に用いられるレジメンはドキソルビシン＋シスプラチン（AP）やパクリタキセル＋カルボプラチン（TC）である．わが国では，中リスク，高リスクの子宮体がんの術後療法としてのAP vs PC vs ドセタキセル＋シスプラチン（DP）のランダム化比較試験が行われ，現在登録が終了し，解析をすすめているところである．この試験の結果により，術後化学療法の方向性が決定する．

　最近徐々に広まっている若年性の初期体がんに対する子宮温存療法では薬物療法が主体となる．主に40歳未満の症例で，子宮内膜異型増殖症や，高分化型の類内膜腺がんで，かつ病変が内膜に限局する場合には，高用量の黄体ホルモンを用いた治療が行われる場合がある

💡 看護のポイント ･････････････
　それぞれの治療法には，固有の合併症が存在するので，それぞれの病態を整理し，それに基

づいた患者への説明や整合性のある看護計画が必要になる． 　　　　　　　　　　　　（八杉利治）

子宮肉腫 uterine sarcoma

1 起こり方と症状・診断のすすめ方

　子宮の筋組織や結合織などの中胚葉組織から発生する悪性腫瘍で，子宮に発生するものはほとんどが子宮体部に由来する．子宮肉腫は子宮の悪性腫瘍の約 6％を占めるにすぎないまれな疾患で，代表的な組織型は，頻度の高い順に，がん肉腫，平滑筋肉腫，子宮内膜間質肉腫である．

がん肉腫

　閉経後の高齢者に発生することが多く，典型例では子宮内腔を占拠する**ポリープ状の腫瘤**を形成する．主要な症状は不正出血である．進行が速く，予後は不良な疾患である．

平滑筋肉腫

　発症の平均年齢は 50 歳前後であって，不正出血を認める例も多く，また急速な腫瘍の増大によりしばしば下腹痛を伴う．良性の平滑筋腫（子宮筋腫）と異なり，**境界が不明瞭**で，しばしば内部に**出血や壊死**を伴う．しかし，画像所見や肉眼所見では平滑筋腫との鑑別は困難なことが多い．

子宮内膜間質肉腫

　低悪性度と高悪性度に分類される．本腫瘍は，増殖期の子宮内膜間質に類似した細胞で構成されることから命名されているが，高悪性度子宮内膜間質肉腫は，その類似性が乏しいため，最近では**未分化子宮内膜肉腫**とすべきとする意見もある．低悪性度のものは閉経前の症例が多く，高悪性度のものは閉経後の発生が多い．低悪性度例は再発や転移がしばしばみられるが，予後は良好である．

2 治療の実際

　子宮肉腫の治療においては手術療法がもっともウェイトが高く，薬物療法がその次である．放射線治療が果たす役割は少ない．

手術療法

　子宮肉腫一般に，第 1 選択は**手術による摘出**である．がん肉腫においては，後腹膜リンパ節転移も多く，分化度の低い組織型の子宮体がんに準じ，リンパ節郭清が行われることが多い．そのほかの肉腫については，子宮全摘術と両側付属器切除術が標準である．

薬物療法

　本腫瘍全体に抗がん薬の奏功率は必ずしも高くなく，いずれの組織型においても標準的とよべる化学療法は存在しない．がん肉腫には，イホスファミド，タキサン製剤，プラチナ製剤，ドキソルビシンなどを組み合わせて用いる．平滑筋肉腫にも，同様の薬剤が単薬あるいは組み合わせで試みられている．最近ドセタキセルとゲムシタビンの組み合わせによる高い奏功率が報告され，用いられる機会が多くなっている．高悪性度の子宮内膜間質肉腫ではイホスファミドやドキソルビシンを用いた化学療法の報告がある程度である．低悪性度の子宮内膜間質肉腫は黄体ホルモン製剤に反応する例が多く，試みるべき薬物療法と考えられる．

看護のポイント

　まれな疾患で，標準治療が確立していないことに加え，予後不良な疾患のため，看護においては心理面のサポートも重要である．

（八杉利治）

絨毛性疾患 trophoblastic disease

1 起こり方

絨毛性疾患は胎盤を形成する絨毛組織を発生母地とする疾患の総称で，わが国では絨毛性疾患取扱い規約（2011年）に基づき以下のように分類されている．

● 胞状奇胎 ●

① **全胞状奇胎**：肉眼的に大部分の絨毛が水腫状に腫大し，組織学的に栄養膜細胞の異常増殖と絨毛間質の浮腫を認め，胎児成分の存在しないもの．

② **部分胞状奇胎**：肉眼的に正常と水腫状腫大の2種類の絨毛からなり，組織学的に一部の栄養膜細胞の軽度増殖と間質の浮腫を認めるもので，胎児成分が存在することが多い．

● 侵入胞状奇胎 ●

胞状奇胎絨毛が子宮筋層あるいは筋層の血管への侵入像を呈するもの．

● 絨毛がん ●

異型性を示す栄養膜細胞の異常増殖からなる悪性腫瘍．

● 胎盤部トロホブラスト腫瘍（PSTT） ●

着床部の中間型栄養膜細胞由来の腫瘍細胞の増殖により子宮に腫瘤を形成する絨毛性疾患．

● 類上皮トロホブラスト腫瘍（ETT） ●

絨毛膜部の中間型栄養膜細胞が腫瘍化した絨毛性疾患．

● 存続絨毛症 ●

あらゆる妊娠の終了後，**ヒト絨毛性ゴナドトロピン（hCG）**値や画像から侵入奇胎や絨毛がんが疑われるが，病巣が組織学的に確認できないか，できても不明確なもの．

① **奇胎後hCG存続症**：胞状奇胎除去後，hCG値の下降が**経過非順調型（図1）**で，臨床的に病巣の確認されないもの．

② **臨床的侵入奇胎**：主に胞状奇胎除去後，臨床的に病巣が確認され，**絨毛がん診断スコア（表1）**により臨床的侵入奇胎と診断されるも

の．

③ **臨床的絨毛がん**：あらゆる妊娠の後，臨床的に病巣の存在が確認され，絨毛がん診断スコアにより臨床的絨毛がんと診断されるもの．

2 症状と診断のすすめ方

● 胞状奇胎 ●

超音波断層法にて子宮腔内に多数の囊胞像が描出される．hCGは異常高値（100,000〜1,000,000 mIU/mL）を示すことが多い．

● 侵入胞状奇胎 ●

胞状奇胎娩出後，hCGの減衰パターンが経過非順調型の場合，侵入奇胎の可能性が高い．画像上，子宮筋層内の囊胞像を認める．子宮が摘出されない場合，画像などで病巣が検出されれば，絨毛がん診断スコアで診断される．

● 絨毛がん ●

子宮に病巣がある場合は不正出血が主症状だが，転移巣での出血を契機に発見されることも少なくない．胞状奇胎娩出後の経過非順調型やhCGカットオフ値以下からの再検出により疑う．画像所見の特徴は，病巣部の凝血塊と豊富

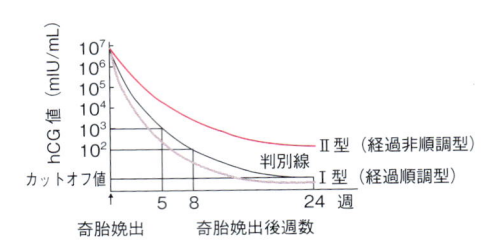

図1 胞状奇胎娩出後のhCG値の減衰パターンの分類

胞状奇胎娩出後1〜2週間隔でhCG値を測定し，5週で1,000 mIU/mL，8週で100 mIU/mL，24週でカットオフ値の3点を結ぶ線を判別線とし，いずれの時点でもこの線を下回る場合を経過順調型（Ⅰ型）とし，いずれか1つ以上の時点でこの線を上回る場合を経過非順調型（Ⅱ型）と分類する．
［日本産科婦人科学会・日本病理学会 編：絨毛性疾患取扱い規約，第3版，27頁，金原出版，2011］

表1 絨毛がん診断スコア

スコア (絨毛がんである可能性)		0 (〜50%)	1 (〜60%)	2 (〜70%)	3 (〜80%)	4 (〜90%)	5 (〜100%)
先行妊娠		胞状奇胎			流産		正期産
潜伏期		〜6ヵ月未満				6ヵ月〜3年未満	3年〜
原発病巣		子宮体部 子宮傍結合織 腟			卵管 卵巣	子宮頸部	骨盤外
転移部位		なし 肺 骨盤内					骨盤外 (肺を除く)
肺転移巣	直径	〜20 mm 未満			20〜30 mm 未満		30 mm〜
	大小不同性	なし				あり	
	個数	〜20					21〜
hCG 値 (mIU/mL)		〜10^6 未満	10^6〜10^7 未満	10^7〜			
基礎体温 (月経周期)		不規則・一相性 (不規則)					二相性 (整調)

合計スコアが4点以下の場合は臨床的侵入奇胎，5点以上の場合は臨床的絨毛がんと診断する．

[日本産科婦人科学会・日本病理学会 編：絨毛性疾患取扱い規約，第3版，28頁，金原出版，2011]

な血流である．病巣が検出されれば，絨毛がん診断スコアにより診断される．

● PSTT ●

先行妊娠から数ヵ月〜数年後の不正出血あるいは無月経が初発症状である．絨毛がんと比較してhCG産生は低く 1,000 mIU/mL 以下のことが多い．免疫組織化学的には**ヒト胎盤性ラクトーゲン(hPL)**陽性だが，血中hPLは高値にならないことが多い．画像上は絨毛がんとも類似し特徴的な所見に乏しい．

● ETT ●

初発症状の多くは不正出血で，血中hCGは絨毛がんと比較して低く，2,500 mIU/mL 以下であることが多い．

● 存続絨毛症 ●

奇胎後hCG存続症とほとんどの臨床的侵入奇胎は，奇胎娩出後の1次管理でhCG値が経過非順調型を示すことにより，また臨床的絨毛がんの多くは奇胎娩出後の2次管理でhCG再検出により疑われる．病巣の検出ののち，絨毛がん診断スコアにより診断する．

3 治療の実際

● 胞状奇胎 ●

胞状奇胎除去術を行い組織学的に確認する．1週間後に再掻把し，遺残がないことの組織学的確認が望ましい．1〜2週間隔で血中hCGを測定し図1に従って管理する．経過非順調型の場合は全身を検索し，病巣が確認できなければ奇胎後hCG存続症と診断，確認できれば絨毛がん診断スコアにより診断する．

● 侵入奇胎 ●

化学療法が主体で，初回治療としてメトトレキサート(MTX)，アクチノマイシンD(ACT-D)による単剤療法が行われ，抵抗性の場合は薬剤の変更，エトポシド(ETP)，MTXとACT-D，エトポシドとACT-Dの併用療法を行う．

● 絨毛がん ●

MTX，ACT-D，エトポシドを中心とした多剤併用化学療法が主体．化学療法に抵抗性の孤立性病変などには手術療法が行われる．

● PSTT ●

化学療法・放射線療法の感受性は一般に低く，効果的なレジメンが確立していないことからも，手術療法が中心．PSTTの約15〜20%は悪性の経過をたどるとされる．

● ETT ●

良性の経過を示す症例が多いが，なかには悪性の経過をとり，死亡例も約10〜15%に認められる．化学療法の効果は期待できず，現時点では手術療法が第1選択と考えられる．

● 存続絨毛症 ●

奇胎後 hCG 存続症および臨床的侵入奇胎の治療・管理は侵入奇胎に準じ，臨床的絨毛がんは絨毛がんに準ずる．

看護のポイント

化学療法に伴う副作用の早期発見と苦痛の軽減に努める．子宮が摘出された場合には，その現実を受け入れさらに前向きな姿勢で生活できるよう，精神的援助を行う．早期の挙児希望がある場合，再発予防のための避妊の必要性をよく指導する必要がある． （水口剛雄）

良性卵巣腫瘍 benign ovarian tumor

1 起こり方

卵巣腫瘍は卵巣の組織を構成する細胞が増殖していく疾患である．発生原因は不明な点が多いが，遺伝的な因子があり，両側の卵巣に同時発生することもある．悪性卵巣腫瘍と異なりほかの臓器に浸潤したり転移したりすることはなく，生命にかかわることは少ない．基本的には増大し続けるが，多くは充実性の組織だけでなく内部に液体を含む袋状の構造（嚢腫）を作るので，破裂や内容漏出により縮小する場合もある．

分類

卵巣のどの成分が増殖するかによって，①卵巣表面の上皮が増殖するもの（**漿液性嚢胞腺腫・粘液性嚢胞腺腫**など），②卵子そのものが増殖するもの（**皮様嚢腫**など），③間質が増殖するもの（**線維腫**など）に大きく分けられる（図1）．子宮内膜症で生じる**チョコレート嚢胞**は，細胞の腫瘍性増殖がなく血液成分が貯留しているだけなので，分類上は卵巣腫瘍に含めない．

2 症状と診断のすすめ方

卵巣腫瘍は捻転や破裂を起こすと激烈な痛みを生じる（**急性腹症**）が，まったく自覚症状がな

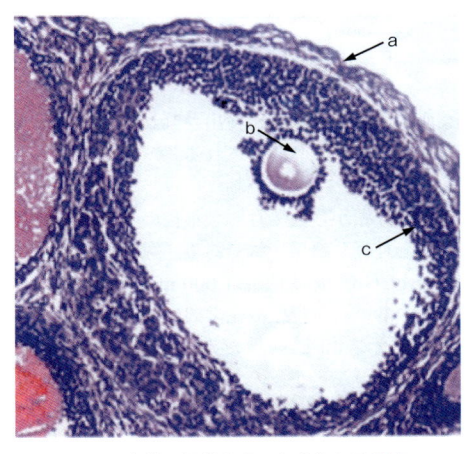

図1 卵巣の組織とそこから生じる腫瘍
a：上皮：漿液性嚢胞腺腫・粘液性嚢胞腺腫など．
b：卵子：皮様嚢腫など．
c：間質細胞：線維腫など．

いことも多い．**腹部膨満感**のみの訴えで受診する場合や，健康診断・ほかの病気の検査中に見つかる場合も多い．診断は，内診や画像診断により卵巣の腫大を証明する．

正常の卵巣は母指頭大（約3cm）であるが，排卵周期に伴って卵胞や黄体を形成する臓器であるため，正常でも一時的に5cmを超えて腫

大している場合があり，良性卵巣腫瘍とこうした**機能性囊胞**を見分けることはしばしば困難である．月経後に縮小するかどうか，経過をみなければ腫瘍であるかどうかがわからない場合もある．

最終診断は手術により腫瘍を摘出して**病理診断**により行う．術前に**経腟または経直腸エコー検査**により，腫瘍のタイプをある程度は推定できる．

3 治療の実際と看護のポイント

基本は手術治療である．卵巣腫瘍部分のみ，または卵巣全体（＋卵管）を摘出するが，手術操作により**排卵機能が低下**し，妊娠する力（妊孕性）が低下するおそれがある．将来の妊娠出産を強く希望している場合には手術の可否，また，術式の選択に苦慮することもある．全摘よりも部分切除のほうが卵巣機能の低下は軽度であるが，残った卵巣に再発することがある．症状がなく小さい腫瘍・妊娠出産希望の場合・妊娠中に発見された場合など，あえて手術をしないで通院で経過をみることもあるが，病理診断がつけられないこと，腫瘍によっては**悪性化**がありうること，ある程度大きいものでは**捻転**や**破裂**のおそれがあることなどが問題である．こうした治療方針に関する迷いや再発の不安を抱えて通院している例が多く，看護師はその患者の置かれている状態や治療選択にいたった経緯をよく理解する必要がある．　　　（岡垣竜吾）

悪性卵巣腫瘍 malignant ovarian tumor

1 起こり方

卵巣は卵管とともに子宮の両側にある臓器で，これらをまとめて付属器とよぶことがある．卵巣は女性ホルモンを分泌し，配偶子である卵を内部にもつ臓器である．悪性卵巣腫瘍（卵巣がん）はこの卵巣の表面をおおう上皮から発生する．上皮から発生した腫瘍は通常は卵巣の内部に発育する．卵巣腫瘍の被膜は比較的丈夫で，**図1**に示すように巨大な骨盤腫瘍を形成する．通常のがんは管腔臓器に発生するため，卵巣がんほど巨大な腫瘍を形成することはまれである．

卵巣がんの病理組織型は**漿液性腺がん**，**類内膜腺がん**，**粘液性腺がん**，**明細胞腺がん**の4つに分類される．卵巣がんのリスク因子としては卵巣がんの家族内発生，子宮内膜症や未産婦（妊娠，分娩をしない）が関連するとされている．とくに卵巣がんの一部には**家族性乳がん卵巣がん**（BRCA1/2の遺伝子変異によるもの）が含まれているとされている．年齢的には40代以降から罹患の上昇傾向を認める．片側の卵巣

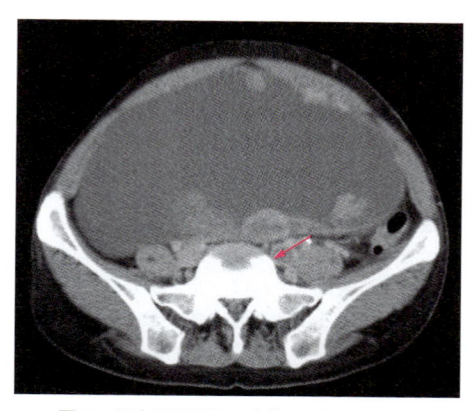

図1　巨大卵巣がんに合併した静脈血栓症
椎体左側の血管に血栓を認める．

に発生した腫瘍が骨盤内に発育すると周囲の大腸に外向性に浸潤したり（**図2**），骨盤内の血管，とくに外腸骨静脈を圧迫し**静脈血栓**を生じる（**図1**）．卵巣被膜が破綻すると腫瘍が腹腔内に露出し，腫瘍細胞が体腔液の流れに乗り，上腹部の大網や横隔膜に播種巣を形成する．卵巣がんの腹腔内進展形式の特徴はこの**腹膜播種**の

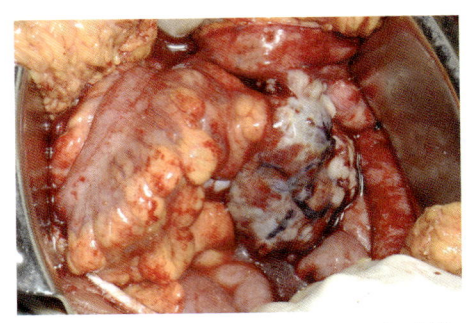

図2 S状結腸に外側から浸潤した卵巣がん症例

形成であり，大網や横隔膜に播種が形成されると進行期はⅢ期となる．卵巣がんは通常比較的自覚症状に乏しく，腫瘍が巨大化したり，大量の腹水貯留をきたしてから発見されることが多い．また，上述のごとく，卵巣がんの発生は**子宮内膜症**とも関連し，卵巣に発症した子宮内膜症性嚢胞の一部に卵巣がんを認めることがある．

2 症状と診断のすすめ方

卵巣がん患者の主な症状は**下腹部膨満感**であるが，卵巣腫瘍から分泌される女性ホルモンによる**帯下の増量**や**不正性器出血**を伴うことがある．一般的にはまず診察台にて経腟超音波検査を施行し，卵巣腫瘍内に充実成分を認めるかを調べる．カラードップラーによる血流計測ができる超音波装置であれば，充実成分に血流を認めるかを調べる．超音波検査で充実部分を認めた場合には，造影CTにより腫瘍の充実部に造影効果があるかを検索する．CT検査で原発巣以外に造影効果を伴った転移巣がないか，また腫大したリンパ節がないかを検索する．卵巣がんでは骨盤リンパ節と傍大動脈節がともに所属リンパ節となる．卵巣腫瘍の詳しい性状を調べるには，CTよりもMRIのほうが診断精度に優れている．骨盤部のMRIを撮影することにより，卵巣腫瘍の良悪性の判断や周囲臓器との位置関係，癒着の有無を詳細に判断することが可能になる．腹膜播種が多数みられる場合や強度の癒着が予想される場合には術前に腎盂尿路

撮影（DIP）の施行がすすめられる．被膜破綻をきたした症例や大量の腹水貯留症例では術前に腹水穿刺が必要となる．その際には腹水の細胞診を調べることで，卵巣腫瘍の良悪性を知ることができる．

また，図1に示した症例のように腫瘍による圧迫で静脈血栓症が発症し，下腿の浮腫により初めて卵巣がんと診断される症例もある．このような症例は**肺塞栓**のハイリスク症例であるため，術前に下大静脈フィルターの留置が必要となる場合が多い．図2に示した症例のように卵巣がんは周囲臓器への癒着，浸潤をきたすため，術前に注腸検査や大腸内視鏡検査の施行が必要となる症例がある．

3 治療の実際

卵巣がんの標準療法は手術療法である．手術療法としては腹式単純子宮全摘，両側付属器切除（卵巣，卵管の切除），大網部分切除（胃と横行結腸をつなぐ膜である大網の切除），腹腔内播種切除，骨盤および傍大動脈リンパ節郭清を行う．片側の卵巣にのみ病巣が存在する進行期Ⅰa期であれば，術後化学療法の省略ができる．図2に示したような症例の場合には浸潤を受けている大腸の切除と端々吻合が必要である．リンパ節郭清に伴い，術後リンパ液の漏出があるため，後腹膜にドレーンを留置しておく．卵巣がんは術前の静脈血栓症のハイリスク因子であるが，手術も長時間にわたることが多く，術中，術後の血栓症のリスクも高いため，術後抗凝固療法を考慮すべき疾患である．術後は1〜2週間したところで，化学療法を行う．通常，使用される化学療法薬はパクリタキセルなどのタキサン製剤とカルボプラチンなどのプラチナ製剤である．パクリタキセルとカルボプラチンの併用療法はTC療法とよばれ，現在の婦人科悪性腫瘍の化学療法の中心的な治療法となっている．術後の補助療法としてのTC療法は3〜4週間隔で，6〜8回を目安に行われる．

💡 看護のポイント ・・・・・・・・・・・・・

・卵巣がんの術前の症例には一定の確率で無症

候性の**静脈血栓症**の合併があるため，下肢の痛みの有無，**下腿の径の差異**を見逃さない．片側の下腿浮腫の場合，静脈血栓症と術後のリンパ浮腫の2つの可能性があるため，担当医にリンパ嚢胞の有無やD-ダイマーなどの凝固検査値の検査を施行してもらう．また，一般的に術後の血栓予防で使用されるフットポンプは血栓症合併症例では禁忌である（肺塞栓をもたらすため）．

- 卵巣がんではしばしば多量の**腹水貯留**をきたすことがある．腹水貯留傾向とその変動を知るために，**腹囲の測定**が役に立つ．連日腹囲を測定する場合にはたとえば臍の高さで腹囲を測定するように決めておくとよい．腹水穿刺を行い，腹水を抜く場合には一度に大量の腹水を抜くことで，血管内脱水をすすめ，腎機能障害や血圧の低下をきたす可能性があることを知っておく．

- 卵巣がんで使用される化学療法薬の組み合わせの**TC療法**は先にパクリタキセルが入り，その後にカルボプラチンが入る順番が正しく，これを逆にした場合，パクリタキセルの代謝が阻害され，副作用が強く出る．また，マウスの実験では逆に投与した場合，抗腫瘍効果が減弱することも知られている．パクリタキセルなどのタキサン製剤には末梢神経障害の副作用があるため，手指や足底のしびれや味覚障害の有無などを聴取することが重要である．TC療法に伴う副作用にアレルギー反応がある．**パクリタキセルのアレルギー**は通常初回もしくは2回目に発症することが多く，**カルボプラチンに対するアレルギー**は治療回数を重ねるほど出やすくなるため，再発症例などで治療歴が長い患者ほど，注意が必要である．ちなみに，パクリタキセルに対してアレルギーを生じた症例にドセタキセル（タキソテール®）を投与することは禁忌である．

（中川俊介）

腹腔鏡下手術 laparoscopic surgery

腹腔鏡下手術は，腹腔内に挿入した内視鏡（腹腔鏡）のモニター画像を見ながら行う手術であり，低侵襲手術として多くの疾患に導入されている．入院期間が短縮できるため，早期の社会復帰が可能である．一方，腹腔鏡下手術は，特殊な機器や器具を使用しなければならず，骨盤高位，術野を確保する気腹などを必要とする．また，モニター上の操作を習熟したうえで，縫合操作などの技術の習得を必要とする．腹腔鏡下手術手技を十分に習得することにより，重篤な副損傷や臓器損傷などの術中偶発症を避けることが可能となる．

1 腹腔鏡下手術の特殊性

視野の確保

視野の確保は，腹腔内を十分に観察ができ，必要なワーキングスペースを得ることを目的とし，その方法には**気腹法**と**吊り上げ法**の2種類がある．気腹法は，腹腔内に炭酸ガスを送気し視野を得る方法である．吊り上げ法には，皮下に通したキルシュナー鋼線を吊り上げることにより空間を作る皮下吊り上げ法と，腹腔内に専用機器を挿入し腹壁全体を吊り上げる腹壁全層吊り上げ法がある．吊り上げ法は，炭酸ガスを使用しないため**高CO_2血症**などの合併症がなく，高価な機器を使用しないなどの利点があるが，視野の確保は気腹法に比しやや劣るため，現在の主流は気腹法である．

器機・器具

腹腔鏡システムは，光源装置，スコープ，画像記憶装置，気腹装置などである．手術に使用する器具は，操作（把持，剥離，鋏，電気凝固，送水吸引）鉗子，持針器，超音波凝固切開装置などと，器具を挿入するアクセスポート（トロカール）である．子宮筋腫を把持するミオーマスクリュー，筋腫を細切して回収するモルセレ

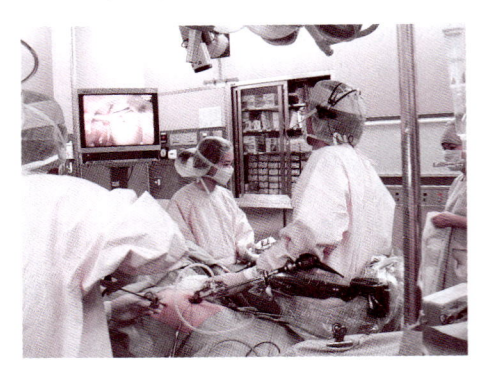

図1　2次元画像上の手術
モニター上の画像を見ながら行う手術であるため，深部感覚あるいは立体感覚を必要とする．手術操作は，腹壁のトロカールから挿入した鉗子により行うため，鉗子操作は，前後，左右，上下，そしてに回転動作に限られる．

表1　主な婦人科疾患と腹腔鏡下手術術式

臓器	疾患	術式
子宮	子宮筋腫	子宮全摘術 子宮筋腫核出術
	子宮腺筋症	子宮腺筋症病巣切除術
卵巣	嚢胞腺腫(漿液性，ムチン性)，成熟嚢胞性奇形腫	付属器摘出術，嚢腫摘出術
	多嚢胞性卵巣症候群	卵巣部分切除術，卵巣焼灼術
	卵巣出血	卵巣焼灼・止血術
	子宮内膜症性嚢胞	内膜症性嚢胞摘出術，内膜症病巣焼灼術，癒着剥離術
卵管	異所性妊娠(卵管妊娠)	卵管切除術(根治手術) 卵管線状切開術(保存手術)
	卵管性不妊(卵管周囲癒着，卵管留水腫，卵管閉塞)	卵管周囲癒着剥離術，卵管形成術，卵管開口術，卵管大量通水法

ーターなどを使用する．

手術操作と環境(図1)

手術操作は，腹壁のトロカールから挿入した鉗子により行うため，鉗子操作は，前後，左右，上下，そして回転動作に限られる．また，モニターを見ながら行うため，深部感覚あるいは立体感覚を必要とするうえ，患者と斜めの位置で操作を行うこととなり，術者は常に無理な姿勢をとることとなる．長時間の手術になると術者の疲労も顕著であり，疲労による集中力の欠如が術中偶発症の誘因となる．

2 主な適応疾患と各術式

婦人科における適応疾患を(表1)にあげる．諸外国では，婦人科悪性腫瘍においても適応されているが，わが国では現在のところ保険収載はされていない．

筋腫核手術

筋腫の切開から縫合操作までのすべての操作を腹腔鏡下に行う**腹腔鏡下筋腫核出術**(LM)と，腹腔鏡下に筋腫の切開，あるいは核出まで行い，腹壁に小切開を加えた後に，腹腔外から筋腫核出，縫合操作を行う**腹腔鏡補助下筋腫核出術**(LAM)がある．

卵巣嚢腫摘出術

嚢腫摘出，卵巣修復のすべてを腹腔内で行う**腹腔鏡下卵巣嚢腫摘出術**(TLC)と嚢腫摘出，卵巣修復ともに腹腔外で行う**腹腔鏡補助下卵巣嚢腫摘出術**(LAC)に分けられる．

腹腔鏡下子宮全摘術

子宮の回収以外すべての操作を腹腔鏡下に行う**全腹腔鏡下子宮全摘術**(TLH)と，子宮上部の靱帯(円靱帯，卵巣固有靱帯)，付属器の切断までを腹腔鏡下に行い，それ以後の操作を経腟的に行う**腹腔鏡補助下腟式子宮全摘術**(LAVH)に分類される．

異所性妊娠

異所性妊娠の多くは卵管妊娠である．根治手術である卵管切除は，妊孕性温存を希望しない例や卵管峡部妊娠，間質部妊娠，また卵管破裂などが適応となる．**卵管線状切開**後に内容を排除し，卵管を温存する保存手術は，未破裂の卵管膨大部妊娠や卵管峡部妊娠の一部が適応となるが，絨毛遺残による**外妊存続症**の危険がある．

3 術中偶発症および合併症

術中偶発症

● トロカールに起因するもの ●

腹壁や後腹膜の血管損傷，腹腔内臓器の損傷，皮下血腫などがある．**クローズド法**による第1トロカールの挿入は，ブラインド操作となるため，腸管や大網を穿刺しやすい．**オープン法**は，腹腔内を確認後トロカールを挿入する方法で，比較的安全だが，腸管損傷の危険性は皆無ではない．第2,3トロカールは，十分に腹壁を挙上しないで挿入した場合，トロカール先端が腸管や大血管を穿刺することがある．

● 体位や環境に起因するもの ●

炭酸ガスによる気腹に伴う合併症として，ガス塞栓や皮下気腫がある．腹腔内圧の上昇や過度の**トレンデレンブルグ(Trendelenburg)体位**により横隔膜が押し上げられ，肺の圧迫，気道抵抗の上昇などにより低酸素血症をきたす．

● 術中操作に起因するもの ●

視野外での鉗子操作や周囲臓器を十分に意識しない操作は，臓器損傷の原因となる．電気メスや超音波凝固切開装置などが周囲の組織に触れることにより熱損傷を起こす．高度子宮内膜症や手術既往症例など，腹腔内に広範な癒着が存在する場合，**腸管損傷**や**尿管損傷**の原因となる．

〔リークテスト〕

直腸あるいはS状結腸の損傷の有無を調べる検査で，骨盤内を生理食塩水で満たしたのち，S状結腸を腸鉗子でクランプし，約100 mLの空気を肛門から注入して行う．

〔膀胱鏡〕

膀胱鏡で尿管口を確認後，インジゴカルミン5 mLを静注し，尿管口からインジゴブルーの流出を認めることにより，尿管損傷のないことを確認する検査である．

● 機器の不具合に起因するもの ●

鉗子類は使用頻度が高くなるに伴い，金属疲労による機器の不具合が発生する．

● 薬剤の副作用に起因するもの ●

子宮筋腫核出術などに際して使用されるバソプレシンは，手術中の出血量を抑えるために用いられる．1A(20単位/mL)を生理食塩水100 mLに希釈して10〜20 mL(0.2単位/mL)切開部位に注入するが，徐脈や心停止をきたした重篤な合併症の報告がある．

主な合併症

● 深部静脈血栓症や肺塞栓 ●

術中は弾性ストッキングと間欠的空気圧迫法を施行し，高リスク例では抗凝固療法を行う．

〔腸管損傷〕

術中に気づかなかった腸管穿孔は，術後早期から高熱となる．また，腹痛やドレーンからの腸液の排液，小腸穿孔例では胆汁液の排液を認めることがある．電気メスなどによる晩発性の腸管穿孔は，術後数日して腹痛と高熱で発症する．診断に時間を要すると人工肛門の可能性が高く，重篤な全身状態となる可能性がある．

〔尿管損傷〕

術後より腰痛や腹痛と微熱を呈する．尿管造影で診断し，膀胱鏡下にダブルJステントを挿入する．尿管周囲の炎症などにより，術後に尿管が狭窄や閉塞し，水腎症となる場合がある．ステント挿入が不可能な場合は，腹腔鏡下あるいは開腹下に尿管端々吻合を必要とする．

〔膀胱損傷〕

膀胱鏡にて損傷部位の確認後，腹腔鏡下あるいは開腹下に膀胱損傷部位を修復し，膀胱留置カテーテルを長期間留置する．

看護のポイント

腹腔鏡下手術は，入院期間が短縮できるため，早期の社会復帰が可能である．一方，腹腔鏡下手術には特有な合併症があり，術中偶発症や術後合併症は，手術の難度とは関係なく発生しうる．看護においては，腹腔鏡下手術の特殊性を理解したうえで，患者の訴えを注意深く観察し，術後の予期せぬ合併症の発生を早期に発見することがポイントとなる． (西井 修)

妊娠悪阻 hyperemesis gravidarum

1 起こり方と症状・診断のすすめ方

妊娠初期に多くの妊婦が，悪心，嘔吐，食欲不振，嗜好の変化などの消化器症状を経験する．この症状を「つわり」といい，大部分は全身状態を損なうことなく，妊娠14週ごろまでには自然に治癒する．しかし，これらの症状が悪化して，栄養障害，代謝異常，臓器障害を起こし，全身状態が障害されることがある．これを「妊娠悪阻」といい，まれに生命に危険が及ぶような状態になることもある．妊娠悪阻では，糖質摂取の不足のため，ケトン体の産生が亢進したり，電解質バランスが崩れたりすることがある．

重要な合併症に，「ウェルニッケ(Wernicke)脳症」がある．これは，妊娠悪阻にまれに合併し，ビタミンB_1の欠乏により，両側外転眼球運動麻痺，意識障害，運動失調，耳鳴，難聴などの症状を呈する．昏睡にいたって死亡することもある疾患である．

妊娠初期に上記症状を呈するものは，大部分が「つわり」，あるいは「妊娠悪阻」であるが，時に同様の消化器症状を呈する病気をたまたま合併していることもある．鑑別診断を要する疾患は，虫垂炎，胃・十二指腸潰瘍，肝疾患，腸閉塞，食中毒，胃がんなどであり，妊娠中期にいたってなお，消化器症状が持続する場合は，内視鏡検査などの検査が必要である．

2 治療の実際と看護のポイント

安 静

妊娠悪阻は，心理因子に大きく影響を受ける疾患であり，看護による精神的サポートが重要である．妊娠の不安を取り除き，家族や職場からの心理的ストレスを軽減するため，入院させ，心身の安静を図る．悪阻は妊娠週数の経過とともに必ず軽快するものであることを説明し，安心させることが重要である．

食事療法

悪心・嘔吐があって食事摂取が不可能な場合は，無理に食事をすすめず，絶食させて後述の輸液療法を行う．多少なりとも食事がとれる場合は，食べられるときに食べたい物を，少量ずつ摂取するようすすめる．

輸液療法

食事が摂取できず嘔吐が頻回となることにより，脱水，電解質異常，代謝異常が現れやすい．また，脱水による血液濃縮で深部静脈血栓が発生することもあるため輸液を行う．輸液量は，1日1,000～3,000 mLとし，一般状態，体重，尿量，尿比重，尿ケトン体，電解質バランスなどに注意して量とその内容を決める．また，ウェルニッケ脳症の予防のために，ビタミンB_1投与は必須である．また，悪心・嘔吐を抑制すると考えられることからビタミンB_6を補充する．

薬物療法

アシドーシスの改善に炭酸水素ナトリウムが使用される．悪心・嘔吐に対しては，ドパミン拮抗薬のメトクロプラミドや，メチルプレドニゾロンが使用されているが，妊娠悪阻の発症時期は，胎児の器官形成期に一致しているため安易な使用はしない．

人工妊娠中絶

上記治療にもかかわらず，著しい体重減少やウェルニッケ脳症の発症など，全身状態が重篤となった場合は人工妊娠中絶を考慮する．

〔藤井知行〕

流産，切迫流産 abortion, threatened abortion

1 起こり方

流産は妊娠21週6日までに妊娠が終了することと定義され，全妊娠の約10～20％に起こる．発症頻度は母体の年齢とともに上昇し，20歳代では約10％であるが，40歳以上になると20～30％以上になる．妊娠12週未満の早期流産がその90％以上を占め，妊娠12週以後に起こる後期流産は頻度が低い．早期流産の原因の大半は，受精卵の異常によるとされ，半数以上に染色体異常が認められる．

2 症状と診断のすすめ方

流　産

流産は，発症のしかたにより，以下の4つに分類される．

◆ 進行流産 ◆

すでに流産の機序が進行しているもので，子宮頸管は開大し，子宮内容の全部または一部が子宮から剥離している．流産の症状として，陣痛様に増強した下腹痛があり出血も多い．

◆ 完全流産 ◆

子宮内容が完全に排出され，子宮も縮小しているものをさす．出血や疼痛はほとんど消失している．

◆ 不全流産 ◆

子宮内容の一部が排出されているが，なお一部が子宮内に残留している状態であり，出血は持続し，子宮口も閉鎖していないことが多い．

◆ 稽留流産 ◆

胎芽あるいは胎児がすでに子宮内で死亡しているにもかかわらず，胎盤や卵膜を含む受胎物が，子宮内にとどまっている状態である．性器出血や疼痛はないか，あってもごくわずかで超音波断層検査により検出される．いずれ進行流産になり，子宮外に自然排出されることが多い．

これらのほかに，**化学的妊娠**とよばれるものがあり，**ヒト絨毛性ゴナドトロピン(hCG)**が検出され，生化学的には妊娠したと判断されるが，超音波で胎嚢などの所見をみないまま，月経様の出血をして，hCGが低下してしまうものをいう．

切迫流産

切迫流産は，少量の性器出血と軽度の腹痛をみるが，頸管は開大しておらず，卵膜も破綻していないものをいう．切迫流産には，胎児心拍が認められ正常に経過しているものと，稽留流産あるいはそれが進行流産に移行しつつあるものとがある．

診　断

流産・切迫流産の診断は，内診による子宮頸管開大および出血の状態の確認，経腟あるいは経腹超音波断層検査による胎児心拍の有無あるいは胎嚢の形状の確認，また血中あるいは尿中hCGの定量検査を組み合わせて行う．

3 治療の実際

流　産

妊娠初期(12週未満)の稽留流産，不全流産，進行流産は，子宮内容が自然に排出されて完全流産になることを期待し，待機的管理もとりうるが，緊急入院率や予定外手術率が高いため，子宮内容清掃術が原則である．

完全流産に対しては，子宮内容清掃術は原則行わず，異所性妊娠に注意しつつ経過を観察する．妊娠12週以後の流産も原則的に治療法は同じだが，胎児がすでに大きく成長しているため，死亡した胎児がまだ子宮内に残っている場合は，いきなり子宮内容清掃術は行わず，まず子宮口を器械的に拡張した後，プロスタグランジン腟錠で陣痛を誘発して，胎児や胎盤，卵膜を娩出させる．胎児が娩出された後，なお胎盤，卵膜の全部または一部が子宮内に遺残している場合は，子宮内容清掃術を行う．

切迫流産

妊娠初期（12週未満）の切迫流産に対しては，胎児心拍が確認されない場合は，ごく初期の妊娠，稽留流産，異所性妊娠，不全流産，進行流産，絨毛性疾患なども想定し診断に努める．胎児心拍が確認された場合は，原則として治療は不要であるが，絨毛膜下血腫を認める場合は安静を促す．胎児が生存している妊娠12週以後の切迫流産に対しては，安静を促し，薬物による子宮収縮抑制，感染が認められる場合は抗菌薬の投与を行う．子宮収縮を伴わずに子宮口が開大する子宮頸管無力症を認めた場合は，頸管縫縮術を行う．

看護のポイント

流産患者の多くはその原因が自分にあると考え，自分を責めることが多いため，看護にあたっては精神的サポートに留意する．とくに早期流産の大半は受精卵の異常が原因で，患者に責任がないことを本人だけでなく家族にも説明する必要がある．

（藤井知行）

異所性妊娠 ectopic pregnancy

キーポイント

異所性妊娠は，受精卵が子宮体部内膜以外の場所に着床することをいう．全妊娠の1〜2%の頻度に発症するといわれ，その中でもっとも発生頻度が高いのは卵管膨大部である．反復率は10〜15%といわれている．大量の腹腔内出血により生命に危険を及ぼしうることもあり，早期診断と治療が重要である．

1 考え方の基本

精子は子宮内腔をのぼり，卵管膨大部に到達する．そこで卵子と出会い，受精が成立する．その後，卵管膨大部上皮の線毛運動によって子宮体部へと受精卵は輸送されて着床するのが正常な過程であるが，異所性妊娠ではこの過程がきちんとなされず，**ほかの場所に着床**してしまう．**炎症による卵管癒着**（精子が通過できても受精卵が通過できない）や**線毛障害**などが原因である．

2 起こり方

受精卵が子宮体部内膜以外の場所（＝異所）に着床して起こる．大部分は**卵管**に発生し（95%以上），その中でも**卵管膨大部**が多い．まれだが，子宮内・外（異所）に同時に妊娠することもある（図1）．

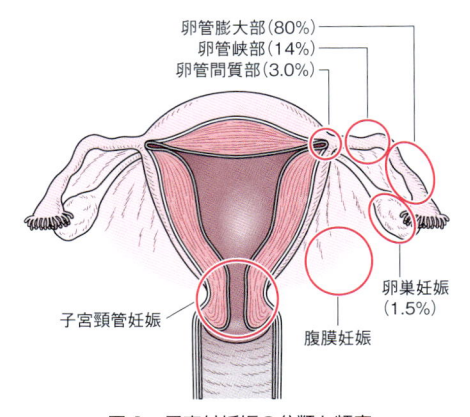

図1 子宮外妊娠の分類と頻度
卵管膨大部（80%）
卵管峡部（14%）
卵管間質部（3.0%）
卵巣妊娠（1.5%）
子宮頸管妊娠
腹膜妊娠

［明楽重夫：異所性妊娠．周産期医学 40：109, 2010をもとに作成］

主な危険因子

・**性行為感染症**：とくに**クラミジア**などによる卵管炎の既往や卵管周囲癒着が受精卵の輸送

を阻害するため．
- 避妊リング挿入，卵管結紮術後：子宮体部内膜への着床を防ぐことができたものの，受精卵が異所性に着床してしまい，発生すると考えられている．
- 不妊治療：近年は不妊治療を受ける患者が増え，それに伴い頻度も上昇傾向にあるといわれている．

多くは妊娠5〜8週頃までに流産または破裂の転帰をとる．進行すると急性腹症，出血性ショックをきたす．

3 症状と診断のすすめ方

経腟超音波断層法とhCG測定

近年では，**経腟超音波断層法**とヒト絨毛性ゴナドトロピン(hCG)測定が重要である．**反復率は10〜15%**といわれており，問診も重要である．異所性妊娠の既往がない場合，**クラミジア感染の既往**の有無も重要である．

● 診断が容易なとき ●

〔症 状〕

①無月経，②**性器出血**，③腹腔内出血による**下腹痛**．

卵管破裂例では，出血が急速・大量に起こり，**ショック状態**にいたることもある．

〔検 査〕

hCGが1,000 mIU/mL以上にもかかわらず，経腟超音波断層法では子宮内に胎嚢を認めない．

妊娠6週以降で胎嚢が子宮内に確認できない(妊娠6週までにはほぼ全例で子宮内に胎嚢が確認できるようになるので)．

例：続発性無月経，性器出血，下腹痛を主訴に来院．妊娠反応は陽性．最終月経から妊娠8週．経腟超音波断層法では子宮の外に胎嚢を認め，さらに胎児心拍を伴い，異所性妊娠と診断される．

● 診断が容易ではないとき ●

最終月経開始日を患者がはっきりと覚えていないとき，月経不順があり，排卵の時期がわかりづらいときは妊娠週数がはっきりせず，診断に苦慮することがある．経腟超音波断層法で，子宮内に胎嚢を認めるべき時期であるにもかかわらず認めず，卵管内(と思われる場所)にも胎嚢を認めないこともしばしばある．このようなときは，今後どういう転帰をたどるかわからないので，患者の不安は大きい．

● 診断がつかないときの管理方法 ●

hCGが1,000 mIU/mL未満のときは，1週間後外来で再度評価するが，出血，下腹痛など症状があるときは入院のうえ，経過観察とすることもある．hCGは妊娠9週までには指数関数的に漸増するため，1日で2倍ずつ増えるのを目安にする．明らかにhCGが増加していないときは流産を考える．

経腟超音波断層法で胎嚢が確認できないとき，確認できても数mmと小さいとき，この時期胎嚢は毎日1 mmずつ発育しているので，数日後再度確認しても胎嚢が発育傾向になければ異所性妊娠か流産を考える．

● そのほかの補助的検査 ●

- ダグラス窩穿刺：以前は行われていたが，腸管穿孔の危険性もあること，他の方法でより確実に診断をつけることができることより現在は積極的には行われていない．

4 治療の実際

手術療法

● 腹腔鏡下手術と腹式手術 ●

近年は**腹腔鏡下手術**が選択されることが多い．**腹式手術**に比べて傷が小さくて済み，術後の回復も早い．他方，緊急に行う場合や，腹腔内において強い癒着の存在が予想される場合，腹式手術が選択される．

〔術 式〕

基本は**卵管切除**であり，下記のとおり状況によっては卵管を温存することもある．

① 卵管を温存しない/できない場合(卵管膨大部妊娠の場合)：卵管切除術(胎嚢ごと卵管を切除する)など．

② 卵管を温存する/できる場合(卵管膨大部妊娠の場合)：圧出術(卵管より胎嚢を手で絞り出すようにして胎芽・胎児を胎嚢ごと排出させる)，**線状切開術**(卵管にメスなどで切開を

薬物療法

近年は試みられるようになった．無症状，腹腔内出血が少量のときに**抗がん薬のメトトレキサート（MTX）**を用いることもある．全身状態が良好で受精卵が未破裂，血清 hCG が 3,000～5,000 mIU/mL 程度のとき，腫瘤径が 3～4 cm 未満のときは適応である．

待機療法

全身状態が良好で卵管が未破裂，血清 hCG が 1,000 mIU/mL 未満のとき，腫瘤径が 3～4 cm 未満のとき，胎芽が確認できないときは待機も可能である．

💡 看護のポイント

たとえば卵管膨大部妊娠でも経腟超音波断層法では明確に描出されず，確定診断がつかない状態で患者が入院となった場合，突然の破裂により大量出血が発生することがある．その場合は突然血圧低下などが起こるので，巡視・検温の際は患者の急変を見逃さないことが重要である．

(折戸征也，五味淵秀人)

🍎 コラム

＜用　語＞
以前は，異所性妊娠のことを子宮外妊娠とよんでいたので，その名残で略語である「外妊」が今でも用いられることが多い．

＜血清 hCG（ヒト絨毛性ゴナドトロピン）＞
以前は尿中 hCG 測定が主流であったが結果判明まで 2～3 時間を要した．最近は，血清 hCG を測定すると約 1 時間で結果が判明するのでどちらも測定できる施設であれば血清のほうがよい．

＜「胎芽」と「胎児」＞
胎芽とは，胎齢が 8 週未満の赤ちゃんのことで，妊娠週（週数を修正する前，していない場合は最終月経から計算）では 10 週未満に相当する．
胎齢が 8 週以降の赤ちゃんのことを「胎児」という．赤ちゃんは，受精卵が着床した時点から胎芽とよばれるようになり，体内で骨の形成が始まると胎芽期は終了する．

(折戸征也，五味淵秀人)

早産，切迫早産　preterm delivery, preterm labor

1 起こり方

妊娠 22 週 0 日〜妊娠 36 週 6 日までの分娩を早産とよび，早産が差し迫った状態が切迫早産である．

早産の原因

分娩の始まり方がいまだ解明されていないことと同様に，早産の原因もよくわかっていない．しかしながら一部には，前期破水，子宮頸管炎，絨毛膜羊膜炎など，感染を引き金としたものや，羊水過多，多胎など子宮内容の大きさによるもの，子宮腺筋症や子宮頸管無力症といった子宮や産道の因子，母体の感染症や妊娠高血圧症候群など母体側の因子などの原因があげられるものも少なくない．

周産期死亡率

早産は分娩全体の約 5～6％を占める．2004 年の日本の周産期死亡率は 3.3/出生 1,000 であるが，妊娠 30 週未満の死亡率は低くなく，先天異常を除けば周産期死亡の約 75％が早産児である．早産を減らす，すなわち切迫早産の治療をよくすることは，現在の周産期死亡率をさらに減らす重要なポイントである．しかしながら，「早産が差し迫った状態」という定義は

早産，切迫早産　1197

あいまいであり，しばしば過剰な治療になりがちである．

妊娠期間の延長

妊娠21週までは児の生存の可能性はほぼ0であり，したがってこの時期の分娩は「流産」と定義されている．妊娠22週以降も在胎期間が短ければ短いほど児は未熟であり，生存・予後が厳しい状況であるため，**できるだけ妊娠期間を延長することが大原則**である．しかしながら，早産・切迫早産の原因として，たとえば絨毛膜羊膜炎や子宮内感染など，子宮内環境が悪化していることもしばしばあり，その場合，**必ずしも妊娠期間の延長が児に有利に働くとは限らない**．また，妊娠期間を延長することで母体の疾患を増悪させる場合もありうる．

2 症状と診断のすすめ方

症状は正常分娩のときと本質的に同じである．子宮口の開大，規則的な子宮収縮，またときに前期破水から始まることもある．

子宮収縮

まず，子宮収縮が症状としてもっともよく自覚される．よく「おなかが張る」という表現が使われるが，妊婦は便やガスが貯留したときの腹部膨満感も，下腹部のあいまいな軽い痛みも「おなかが張る」という表現で訴えることがしばしばある．ここで切迫早産の症状として重要なものは**腹部緊満感**であり，子宮が硬くなる感じ，あるいは生理痛のような下腹部の重い感じや痛みとして感じられる．その発作が単発，あるいは不規則にみられるうちは早産が差し迫るほどにはならないが，5～10分ごとに**規則的**にみられるものはなんらかの治療を要する．

したがって「おなかが張る」という訴えに対しては，その発作が，子宮収縮によるものか，間隔が規則的か，何秒くらい持続するか，痛みを生じるほどの強さかどうかなどを注意深く聴取し，「陣痛」となる前に治療を開始することが大切である．

子宮口の開大

また，内診で子宮口の開大，展退，熟化・軟化を評価する．近年では，経腟超音波による子宮頸管形態の観察，とくに**頸管の長さ**が子宮口開大以前の早産徴候として評価の対象となっている．通常は，子宮口の所見に変化がみられるまでにはそれなりの子宮収縮がみられることが多いが，なかには，明らかな症状がないままに子宮口が開大したり頸管が短縮したりすることもある．その顕著なものが**子宮頸管無力症**である．子宮口の開大や頸管の短縮そのものの自覚症状は少なく，たまに血性分泌物がみられることがある．出血，破水，あるいは子宮収縮の症状があるときに診察して，もしくは定期的な健診のときにたまたま診察する機会があって判明することが多い．

多胎，**羊水過多**など，子宮内容が通常より大きいことは早産のリスク因子となるので，健診時に積極的に子宮口や頸管の様子を積極的に診察するのがよい．

3 治療の実際と看護のポイント

安静療法

まずは，安静とすることで子宮収縮の抑制を図る．軽度のものであれば，しばらく安静にするだけで子宮収縮は消失する．これで収まるようであれば，通常これ以上の治療は不要である．安静にしていても子宮収縮がなかなか消失しない，日常の動作でちょっと動くとすぐ子宮収縮が起きてしまう，などはさらなる治療の対象と考える．

一方で，むやみに安静にさせることが長期に及ぶと，母体にとってはストレスを増やす，あるいは日常生活を大きく妨げる．また，血栓症のリスクを上げることもある．このことは見過ごされやすいが，先に述べたとおり切迫早産についてはしばしば過剰診療になりがちであるため，早産がどれだけ差し迫っているか，いい換えれば安静にさせなければ陣痛が来てしまうのかを常に意識して対処すべきである．

薬物療法

子宮収縮が安静にするだけではなかなか収まらない場合，子宮収縮抑制薬を投与する．代表的なものにリトドリン塩酸塩と硫酸マグネシウムがある．副作用として，前者は，動悸・肝機

能障害・薬疹・顆粒球減少などがあり，後者は，倦怠感・腸管運動の抑制などがあげられる．母体の状況に注意しながら必要最小限で用いる．

分娩時の他科との連携

いざ「陣痛」となってしまったときには，**早産児の分娩に対する準備を整える**．すなわち，未熟児を管理する小児科側との連携が必要となるし，必要があればその体制の整った施設への転院をすみやかに行わなければならない．早産児の出生後の搬送は児へのストレスがかなり大きくなってしまうので，極力**母体搬送**としなければならない．母体搬送が必要な状況では，「陣痛」となってからでは間に合わないことも十分考えられるため，どれだけ「差し迫っているか」を見極め，また，搬送先を探し実際搬送が完了するまで，どれだけ時間がかかるかを意識して，余裕をもった早目早目の対応が大切である．妊娠34週未満で1週間以内に分娩となりそうな場合，児の肺成熟を期待して，母体にステロイドを投与する．

子宮頸管縫縮術

子宮頸管無力症に対しては子宮頸管縫縮術が有効なこともあるが，子宮頸管へ侵襲を加える手段であり，子宮頸管炎を惹起し，かえって絨毛膜羊膜炎，破水，早産の要因となることもあるので慎重に行う必要がある．当然ながら，子宮収縮が収まった状況でなければ効果は期待しにくい．

〔兵藤博信〕

絨毛膜羊膜炎 chorioamnionitits

1 起こり方

子宮内で胎児・羊水をとりまく羊膜・絨毛膜に感染を起こし炎症を起こしたものをいう．しばしば，preterm PROM（次項を参照）に引き続いて起こるが，破水に先行して感染・炎症が起こり，その結果羊膜が脆弱となり破水するといった状況も少なくない．また，早産だけでなく正期産にも起こる．

2 症状と診断のすすめ方

母体の発熱，頻脈，白血球数・CRPの増加などの一般的な感染徴候に加えて，胎児心拍数の増加，基線細変動の減少など，**子宮内感染**の所見がみられる．この状況では陣痛が発来することが多い．胎児へのストレスの結果として，羊水混濁や羊膜の黄染がしばしばみられる．

最終的な診断は，胎盤・臍帯・羊膜の病理検査で白血球の浸潤が確認されることによる．

3 治療の実際

感染の状況に応じて抗菌薬投与などで治療する．しばしば陣痛が発来するが，早産の時期であっても，**感染が制御できる状況でなければ子宮収縮を抑制することはむずかしく**，よしんば抑制できたとしても，胎児を感染に曝すようであれば妊娠期間の延長が必ずしも児の予後にはつながらない．早産児の出生の準備を十分に整えておく必要がある．

看護のポイント

感染を伴った切迫早産は，早産につながりやすく予後も悪い．感染に対する治療をしっかり行う必要があり，それだけ早期に徴候を見逃さないことが大切である．

〔兵藤博信〕

前期破水 premature rupture of membrane (PROM)

1 起こり方

　前期破水は陣痛発来前に破水することであり，正期産の場合しばしばみられる分娩の1つのすすみ方であるが，36週6日以前にこれが起こった場合をとくに preterm PROM (pPROM) とよび，慎重な管理を要する．早産期の分娩進行であるから，pPROM はすなわち切迫早産である．したがって大原則は妊娠期間の延長であるが，破水に伴う**感染**，羊水流出に伴う**羊水量の減少**の状況によっては，妊娠を終了する必要が出てくるため，早産児に対応できる施設で管理すべきである．

2 症状と診断のすすめ方

　羊水流出が自覚されるようであれば通常診断は容易であるが，時に尿漏れとの鑑別を要することがある．羊水はアルカリ性であるのでBTB試験紙や他の検査キットなどで尿との区別は可能である．また，破水の場合はしばしば体動のたびに流出感がある．同時に子宮収縮の頻度・強さ，また子宮口の開大度の評価も必要である．

　妊娠継続のためには感染が起きないこと，および羊水量が保たれることが必要である．感染は発熱の有無や，血液検査で白血球数やCRPの上昇を経時的にチェックする．また，ノンストレステスト (NST) で持続的頻脈や基線細変動減少がみられないかどうかチェックする．羊水は胎児が日々産生しているので，流出量がわずかであれば破水後も羊水量が保たれることがある．羊水は陣痛などの外的なストレスから児を守るほか，児の肺成熟に非常に重要である．感染が起きず，羊水量が保たれれば，分娩を待機できる．

3 治療の実際

　抗菌薬を投与し**感染を予防**する．感染が起きなければ，子宮収縮抑制薬を投与する．妊娠34週未満で分娩が48時間以上待機できそうであれば，児の肺成熟を期待してステロイドを投与する．感染がすすんできたり，また羊水過少の状態が改善しないようであれば分娩とせざるを得ない．

💡看護のポイント

　時期，羊水量などにより分娩にするか待機するか変わってくる．どういう状況での破水か見極めた対応が必要である．
　　　　　　　　　　　　　　　　　（兵藤博信）

前置胎盤 placenta previa

1 起こり方

　前置胎盤とは胎盤が内子宮口をおおう，またはそのごく近くに存在する状態をさす．受精卵の着床部位が内子宮口に近いことが原因であるが高齢妊娠，帝王切開の既往，喫煙，経産回数が多いことが危険因子である．頻度は全妊娠の0.26～0.57％とされている．

分類

　内子宮口との関係により①**全前置胎盤**（内子宮口を完全に胎盤がおおう）（**図1**），②**部分前置胎盤**（内子宮口を胎盤が部分的におおう），③**辺縁前置胎盤**（胎盤の端が内子宮口の縁にかかる）に分類され，類似する状態である**低置胎盤**（胎盤が子宮下部にあり，胎盤の端は子宮口に達しないが，ごく近くにある）はしばしば認め

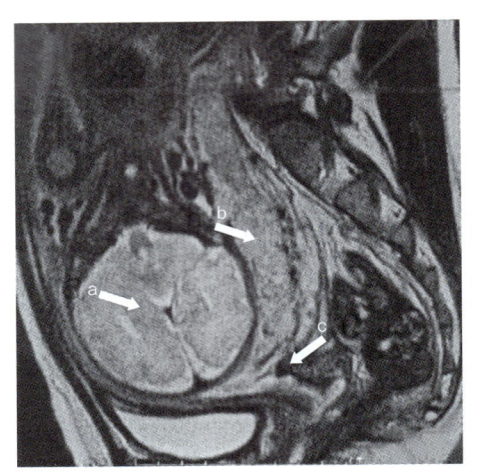

図1　全前置胎盤（後壁〜子宮口）
a：児頭，b：胎盤，c：内子宮口．

下部の脱落膜形成不全により，胎盤が強固に癒着することによると考えられている．

3　治療の実際

　出血がある場合は入院，安静とし，必要に応じて子宮収縮抑制薬を使用する．初回出血は妊娠34週でもっとも多いことから出血がない場合も遅くとも妊娠33週までに入院，安静とし，入院中は貧血があればその治療を行い，状況に応じて**自己血貯血**を考慮し，分娩時の出血に備える．またMRIなどにより癒着胎盤の有無を評価する．帝王切開の既往がある場合，癒着胎盤の頻度が上昇するため，子宮全摘術の必要性を想定して周到な準備が必要である．術中の大量出血に対しては，内腸骨動脈の結紮，カテーテルによる子宮動脈バルーン閉塞術や塞栓術などが提案されているが統一した見解は得られていない．

られるが，これは前置胎盤には含めない．

2　症状と診断のすすめ方

　症状は妊娠中期以降の痛みを伴わない出血である．最近は超音波検査が妊娠初期より定期的に行われることが多いため，出血に先立って診断されることが多い．経腹超音波検査で，胎盤の位置異常が疑われる場合，経腟超音波検査で確認し，確定診断を行う．出血は何の前触れもなく起こり，初回の出血が致死的に多いことはまれで，いったん止血するが反復する．前置胎盤の7％には**癒着胎盤**が起こるが，それは子宮

💡 看護のポイント ・・・・・・・・・・・

- 前置胎盤は出血が起こるまでは自覚症状に乏しいため，患者の病識が乏しい傾向があり，過度の不安を与えずに，しかもリスクについて十分な理解を促すよう医師とともに協力して対応する必要がある．
- 術中などの大量出血では，その量が数千mLに及ぶことも珍しくないため，緊急の輸血，昇圧薬など救急医薬品の取扱いについて日々確認し，習熟する必要がある．　　（大鷹美子）

常位胎盤早期剥離　abruptio placentae

1　起こり方

　常位胎盤早期剥離は正常な位置に付着している胎盤が異常に早期に剥離することをさす．頻度はおよそ分娩200回に1回であり，その本質的な原因は明らかではないが，常位胎盤早期剥離の既往がある場合や**子宮内感染**を伴う症例では約10倍多く，**妊娠高血圧症候群**でも3～4倍となる．また外傷や子宮内圧の急速な低下（羊水過多症例の破水，双胎第1児娩出後）もリスク因子である．病態としては子宮の基底脱落膜の血管が破綻して出血が起こり，形成された胎盤後血腫がこれに接する胎盤を圧迫してさらに剥離を進展させ，最終的には胎盤機能を阻害して胎児機能不全を引き起こす．剥離の進行速度と程度によっては児救命の余地がなく，発

常位胎盤早期剥離　1201

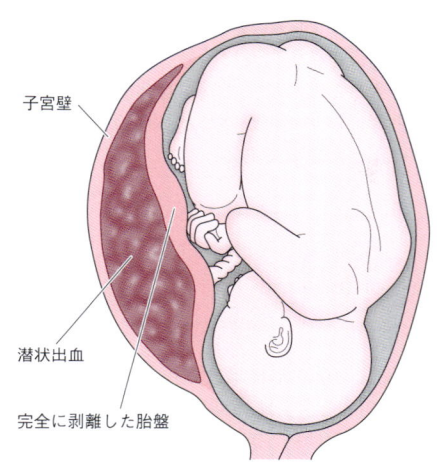

図1　常位胎盤早期剥離
- 子宮壁
- 潜状出血
- 完全に剥離した胎盤

症から短時間で子宮内胎児死亡にいたることも少なくない．また，発症時期は，児の母体外での生存が可能となる時期以降については分娩までの間，いつでも起こりうる．発症時期が幅広く，しかも通常は発症直前まで胎児のwell-beingは良好であるため，現在広く行われている妊娠のルーチン検査や胎児評価法では発症の予測は不可能であることから，とくに常位胎盤早期剥離既往などハイリスク症例の管理はむずかしい．

2　症状と診断のすすめ方

症状は性器出血，腹痛，頻回の子宮収縮であり，強い腹痛や大量の出血をきたす典型的な重症例では診断が容易であるが症状の程度にはかなりの幅があり，切迫早産との鑑別が困難な場合がある．異常胎児心拍パターンが出現している場合は常位胎盤早期剥離である可能性が高い．

出血は，血液が剥離した胎盤と子宮壁の間に貯留して，外出血とはならない場合があるため注意が必要である（図1）．出血のために子宮内圧が上昇し，トロンボプラスチンを多量に含む絨毛成分が母体循環に流入することにより消費性凝固障害から**播種性血管内凝固症候群（DIC）**へと進展するリスクがあるのが本症の特徴である．D-ダイマー上昇，フィブリノゲン低値，血小板減少を認めるため，これらの検査は必須である．超音波所見では胎盤の肥厚や後血腫が観察された場合，常位胎盤早期剥離である可能性は高いが，それらの所見がないからといって否定はできない．また分娩時に外出血，ショック状態が出現した場合は鑑別診断として子宮破裂も念頭に置く必要がある．

3　治療の実際

胎児心拍モニタリングで遅発・変動一過性徐脈，基線細変動（baseline variability）の低下などが認められた場合は児の救命のために急速遂娩が必要である．すぐに経腟分娩となる見込みがなければ帝王切開術を選択するが出血や前述の消費性凝固障害，DICに対して輸液とともにアンチトロンビン製剤，新鮮凍結血漿ならびに赤血球濃厚液を必要に応じて投与する．児のケアに関して新生児科医や高次医療機関との連携が必須である．胎児および胎盤娩出後は，母体の凝固異常は正常化に向かうことが多いが2次的な腹腔内出血や創部出血およびDICに続発する**多臓器不全**には十分留意する．常位胎盤早期剥離により児がすでに死亡している場合は，母体の全身状態を安定させつつ，状況に応じて児の娩出方法を選択する．常位胎盤早期剥離では，剥離によって生じた血液が子宮筋層内や漿膜下に流入し子宮筋層の胎盤が付着していた部分とその周囲は暗赤色の特徴的な外観を呈し，これは**クヴレール（Couvelaire）子宮**とよばれている．

看護のポイント

- 常位胎盤早期剥離は母児の救命のために迅速な診断と治療が求められる産科救急疾患の代表的なものである．複数の医師，時には産婦人科のみならず，麻酔科，救急科といった複数科にまたがる協力体制が必要となり，看護スタッフも十分な人員が不可欠となるため，その確保は基本的な事項として重要である．
- 母児の状態の変化の速度がきわめて速いこと

があり，全身状態や胎児モニタリング所見の観察，把握，記録，および報告に遅滞のない対応が求められる．
・集学的治療にあたり，多種類の輸液，血液製剤，および医薬品が短時間に投与され，頻回の検査が行われることがある．複雑かつ緊迫した状況下で医療過誤を招かないよう，基礎的な知識を確実に身につけ，チェック体制を堅持するとともに，不安や身体的苦痛を抱える患者に対して声かけなど心理的支援を怠らないことが重要である．　　　（大鷹美子）

多胎妊娠 multiple pregnancy

1 起こり方

複数個の受精卵が1つの母体内に同時に着床し，発育している状態を多胎妊娠という．2児を双胎（twins），3児を三胎（品胎，triplets），4児を四胎（要胎，quadruplets），5児を五胎（周胎，quintuplets）という．多胎妊娠には複数個の卵が排卵され別々に受精・着床する複数卵性多胎，1個の受精卵が着床までに複数に分離する一卵性多胎があるが，二卵性三胎など種々ある．多胎は生殖補助医療の発達に伴い増加した．しかし，最近数年は減少している．実際に臨床で扱うのはほとんどが双胎であるので，双胎について述べる．

双胎

一卵性双胎は1個の卵子が1個の精子と受精後に2個の胎芽に分割し，それぞれが1個体として発育した場合である．遺伝子的にも性も同一である．ただ，絨毛膜と羊膜の数が受精卵の分割する時期により異なる．分割が受精後3日目以前に起きると二絨毛膜二羊膜性の**DD双胎**，受精後4～7日目では一絨毛膜二羊膜性の**MD双胎**，受精後8～12日目では一絨毛膜一羊膜性の**MM双胎**となる．それ以後の場合は分割が不完全で結合双胎となる．**二卵性双胎**は2個の卵子が排卵され，別々に受精・発育した場合であり，**DD双胎**である．遺伝子は同一ではなく，性も異なることがある．

双胎は全分娩の約1％である．1990年代半ばまでは一卵性双胎が二卵性双胎より多かった．しかし，1980年代半ば以降に二卵性双胎が増加し，1990年代半ば以後は一卵性双胎より多くなった．生殖補助医療の影響と思われる．DD双胎は約70％，MD双胎は約30％，MM双胎は1％未満である．双胎では早産のほか，胎児発育不全，胎児異常，臍帯異常（臍帯脱出・下垂，臍帯卵膜・辺縁付着），子宮内胎児死亡なども多いため，周産期死亡率が高い．DD双胎では1.7～1.8％であるが，MD双胎は4.4～7.5％，MM双胎は10～20％でもっとも悪い．その要因としてMD双胎では双胎間輸血症候群がある．1児だけが死亡した場合，1日以内に娩出しても，他児も約50％が死亡あるいは重篤な後遺症が発生するとされる．MM双胎では両児の臍帯相互巻絡による突然死がある．

2 症状と診断のすすめ方

母体症状

母体症状でよくみられるのは次のようなものである．

◆ 切迫早産 ◆

子宮が過大となるため腹部緊満感が生じやすい．内診で子宮口開大の有無，経腟超音波検査で子宮頸管長の短縮の程度，腟分泌物培養などを検査する．

◆ 羊水過多 ◆

双胎で生じやすい．超音波検査で羊水量を測定する［羊水指数（AFI）か羊水ポケット］．胎児異常（消化管閉鎖など），母体糖尿病が疑われるが，原因不明も多い．

● 妊娠糖尿病 ●
尿糖（＋）や50g糖負荷試験が高値の場合，75g糖負荷試験（0分，60分，120分）とHbA1cの値などで，妊娠糖尿病あるいは糖尿病の診断をする．

● 妊娠高血圧症候群（PIH）●
妊娠20週以降，分娩後12週まで高血圧がみられる場合である．血圧が140～160/90～100 mmHgであれば軽症，160/100 mmHg以上であれば重症である．タンパク尿を伴うことも多い．

● 貧 血 ●
鉄の需要増大や母体循環血漿の増加で鉄欠乏性貧血になりやすい．Hb 11.0 mg/dL未満としている．

胎 児
胎児は主に超音波検査での診断となる．

● 膜性診断 ●
胎児の予後の予測に非常に重要である．診断には妊娠7～8週が適している．DD双胎は胎嚢を2個離れて認めるか，隣接していても厚い隔壁と（それぞれの絨毛膜と羊膜），それぞれに胎児を確認できる．MD双胎では1個の胎嚢に2個の胎児を認め，隔壁は薄い（それぞれの羊膜のみ）．隔壁がなければMM双胎であり，1つの子宮腔内に両児が存在する．妊娠週数がすすむとDD双胎でも隔壁が薄くなり，MD双胎との鑑別が困難になるが，胎盤が2つ確認できるか，性が異なればDD双胎である．

● 双胎間輸血症候群（TTTS）●
MD双胎では約15％に起こすことがある．胎盤を両児が共有しているため，胎盤の血管吻合を介して循環血液量の不均衡を生じると，循環血液量の多い受血児は羊水過多，多血症，心拡大，胎児水腫をきたし，循環血液量の少ない供血児は羊水過少，貧血，胎児発育不全となり，子宮内胎児死亡を起こすことがある．超音波検査で両児の体重および羊水量の不均衡，異常の有無の観察が重要である．

● 胎児発育不全（FGR）●
標準体重の－1.5 SD未満としている．成長が認められなければ娩出を考慮する．

● 胎児異常 ●
6～10％にみられる．妊娠継続可能かどうかの判断が大切である．

● 胎児 well-being（健常性）●
胎児心拍数モニタリングや超音波検査での臍帯血流などで判断する．

3 治療の実際

母 体
① 切迫早産：安静．子宮収縮があれば子宮収縮抑制薬．
② 羊水過多：経腹的に羊水除去を行うことがある．
③ 妊娠糖尿病：食事療法（カロリー制限）．必要に応じインスリン注射．
④ 妊娠高血圧症候群（PIH）：安静，食事療法（減塩）．重症であれば降圧薬．血圧，血液，尿タンパクの程度によっては早急な娩出を行う．
⑤ 貧 血：造血薬．

胎 児
MD双胎での双胎間輸血症候群には羊水過多の羊水穿刺を行っていたが，近年は妊娠16～26週までなら**胎児鏡下胎盤吻合血管レーザー凝固術（FLP）**を行うことがある．胎児発育不全や胎児異常などの胎児の治療法は妊娠中にはほとんどない．

分娩時期と分娩様式
双胎での経腟分娩は第1児が頭位である場合に，妊娠週数，胎児の発育度，胎児の健常性などを考慮して行われる．経腟分娩時には**微弱陣痛**，**弛緩出血**の頻度が高く，その場合は子宮収縮薬を使用する．母体あるいは胎児の状態により早期での娩出の必要が生じた場合は，経腟分娩できることもあるが，帝王切開となることが多い．

💡 看護のポイント
早産の予防に努める．また，MD双胎とMM双胎はとくにハイリスクであり，**胎児心拍数モニタリング**で両児の健常性の確認が大切である．

（石井康夫）

妊娠糖尿病・糖尿病合併妊娠
gestational diabetes mellitus (GDM)

1 起こり方

妊娠は，ブドウ糖の代謝能力（耐糖能）を低下させる方向に働く．とくに，妊娠後期になると胎盤形成に伴い，血糖を上昇させる作用があるホルモン（プロゲステロン，コルチゾール，ヒト胎盤性ラクトーゲン，プロラクチンなど）の産生が亢進し，母体の筋肉や脂肪組織のインスリン感受性の低下，さらに胎盤でインスリンの分解が促進されると考えられている（インスリン抵抗性の増加）．そのため，糖尿病（DM）をすでにもっている女性では妊娠によってDMが増悪する．また非妊娠時にDMでなかった女性でも，一部の人は妊娠によって血糖値の病的な上昇を起こす．現在，**妊娠糖尿病（GDM）の定義は，「妊娠中に初めて発見・または発症した糖代謝異常をいうが，明らかな糖尿病は含まない」**となっている（日本産科婦人科学会：産婦人科診療ガイドライン 産科編 2011）．

妊娠中の血糖管理の良否は母児の健康に大きく影響する．児に及ぼす悪影響としては，先天異常の増加，巨大児の増加とそれに伴う分娩時損傷の増加，新生児低血糖と脳障害，多血症，高ビリルビン血症，低カルシウム血症，呼吸窮迫症候群などがある．また糖尿病母体では糖尿病性網膜症・腎症の悪化，糖尿病性ケトアシドーシスの発症などの危険がある．さらに流早産，羊水過多（症），妊娠高血圧症候群などの異常も増加する．

2 症状と診断のすすめ方

GDMはほとんどの場合，母体の自覚症状はない．しかし妊娠中に発症したDMでは，口渇，多飲，多尿などの自覚症状を伴って発症する．以前は両者の区別を妊娠中には行わず，分娩終了後に最終診断していたが，2011年からは，**妊娠中であっても，異常な高血糖を認める**場合，DM特有の臓器障害があればDMの診断を行うことに変更された．さらに妊娠中の糖代謝異常のスクリーニング方法に関しても，新たな方法が導入された．現行の妊娠中の糖代謝異常のスクリーニングでは，**全妊婦に対して検査を行うことが推奨されている**（図1）．2010年に**75g OGTT（経口糖負荷試験）**の診断基準が改訂され，GDMと診断される妊婦は改訂前と比べて高率となった（2〜3％から7〜8％へ増加）．

3 治療の実際

妊娠初期からスクリーニングを積極的に行うことで，早期からGDM・DM診断ができ，それにより早くから管理・治療が可能となる．

妊娠初期（器官形成期）の**高血糖は児の奇形発生率に影響する**．一般的な奇形発生率は0.8％とされるが，妊娠中に治療が開始された場合は，その約10倍の発生率となる．また妊娠後期の高血糖は巨大児や新生児合併症の発生に関与する．

血糖値の管理目標値は，
　早朝空腹時血糖で 95 mg/dL 以下
　食前血糖値で 100 mg/dL 以下
　食後2時間血糖値で 120 mg/dL 以下
である．まず食事療法を行い，血糖の管理が困難な場合はインスリン注射を行う．

食事療法

普通体格の妊婦（非妊時 BMI＜25）では，
　1日のカロリー量＝標準体重×30＋200 kcal/日．

肥満妊婦（非妊時 BMI≧25）では，
　1日のカロリー量＝標準体重×30 kcal/日
と計算される．

計算した1日のカロリー量を4〜6回に分割して食事を摂取するように指導し，高血糖を防止し血糖値の変動幅を少なくする．食事内容に

妊娠糖尿病・糖尿病合併妊娠　　1205

```
                全妊婦対象
  妊娠初期     随時血糖測定
  ┌─────────┬─────────┐
  95 mg/dL 未満  95 mg/dL 以上  200 mg/dL 以上（糖尿病）
                75 g OGTT*¹ +   ※妊娠時に診断された
                ┌────┐        明らかな糖尿病*²
               陰性  陽性（GDM）
  ─ ─ ─ ─ ─ ─ ─ ─ ─ ─ ─ ─ ─ ─ ─ ─ ─ ─
  50 g GCT*³
  ┌────┬────┐
 陰性        陽性
 (140 mg/dL 未満) (140 mg/dL 以上)
  妊娠中期        75 g OGTT +
 （24～28 週）   ┌────┐
              陰性  陽性（GDM）
```

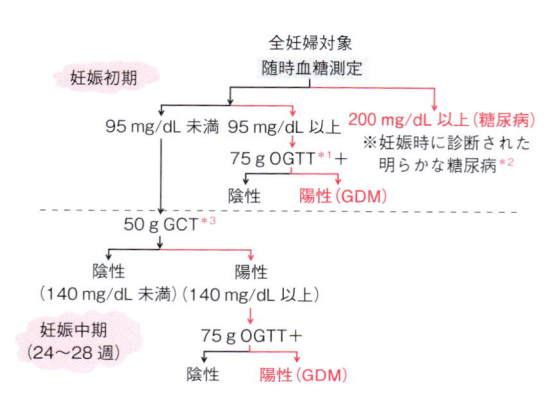

*¹75 g OGTT の診断基準
　次の基準の1つ（点）以上を満たした場合に GDM と診断する．
　①空腹時血糖値≧92 mg/dL（5.1 mmol/L）
　②1時間値≧180 mg/dL（10.0 mmol/L）
　③2時間値≧153 mg/dL（8.5 mmol/L）

*²妊娠時に診断された明らかな糖尿病とは？
　以下のいずれかを満たした場合に診断する．
　①空腹時血糖値≧126 mg/dL
　②HbA1c（NGSP）≧6.5%［HbA1c（JDS）≧6.1%］*⁴
　③確実な糖尿病網膜症が存在する場合
　④随時血糖値≧200 mg/dL，あるいは 75 g OGTT で2時間値≧200 mg/dL で上記①～③のいずれかがある場合

*³50 g GCT の代わりに随時血糖を用いてもよい．その場合は 100 mg/dL 以上を陽性とする．

*⁴JDS とは日本糖尿病学会のことであり，その基準値は NGSP より 0.4% 低い．

図1　妊娠中の糖代謝異常スクリーニングの方法

表1　妊娠前の管理

- 良好な血糖コントロールの達成・維持
  目安：HbA1c（NGSP）<7.4%［HbA1c（JDS）<7%］
- 食事療法，血糖モニタリング，インスリン療法の徹底的な教育
- 網膜症，腎症，神経障害の評価と治療
- 経口血糖降下剤のインスリンへの変更
- 降圧薬など併用薬で妊婦へ投与の安全性が確立されていない薬剤の中止

［日本糖尿病学会：科学的根拠に基づく糖尿病診療ガイドライン 2010，南江堂，2010 より改変］

ついては，総カロリーの 50～60% を炭水化物とし，12～20% をタンパク質にあて，脂質は 30% 以下にとどめる．

カロリー制限によって，食前・就寝前の母体尿ケトン体が陽性となる場合は，摂取カロリーを増やし，飢餓状態を招かない程度のエネルギー制限にとどめる．それにより血糖値の管理が不十分となる場合には薬物療法を行う．

薬物治療

食事療法で管理できない場合は，インスリン注射を用いるが，非妊婦と比べ，治療の目標値が低いため，低血糖に注意することが重要である．

産後の管理

産後はインスリン需要量が低下し耐糖能障害が改善されるため，低血糖には十分注意する．また分娩後 6～12 週で 75 g OGTT を施行し，耐糖能が正常に戻ったかを診断する．非妊娠時に経口糖尿病薬（スルホニル尿素類，ビグアナイド類）が投与されている場合は，妊婦投与の安全性が十分に確立されていないため，原則的にインスリン注射に切り替える．

妊娠前の管理

DM の存在が妊娠前に診断され管理されている場合でも，妊娠を希望する場合には注意が必要である．DM 女性が挙児を希望する場合には，児の先天異常と母体糖尿病合併症悪化とを予防するために，**妊娠前からの治療・管理が重要**である．妊娠を許可してよい状態であるか，また治療に使用されている薬剤についての安全性の評価などを行う（表1）．

妊娠前の眼底所見は，正常あるいは単純性網膜症であり，腎症がある場合では腎症前期，早期腎症期であることが望ましい．

看護のポイント

妊婦の高血糖管理の注意点として，血糖値の管理目標が非妊娠時よりも厳しい設定となっている．そのため食事の管理が重要で，日々の食事内容，摂取量，食事時間などがきちんと守られているかを聞き，適切な食事指導を行うことが重要である．

（高木健次郎，深津真弓）

妊娠高血圧症候群 pregnancy-induced hypertension (PIH)

キーポイント

- 母体死亡や未熟児出生の原因疾患の1つで母児双方に重要な影響を及ぼす.
- 病態の本態は血管内皮細胞障害である.
- 降圧療法は母体にとっては有益であるが，胎児にとっては必ずしも有益とはいえず，降圧療法はジレンマの中で行われる.

1 考え方の基本

妊娠高血圧症候群(PIH)は母体死亡や低出生体重児の出生の原因疾患の1つであり，母児双方に重要な影響を及ぼす疾患である．その病態の本態は血管内皮細胞障害で，母体においては高血圧(脳血管障害，子癇などを含む)，タンパク尿(腎機能障害などを含む)，凝固線溶系の亢進［慢性播種性血管内凝固症候群(慢性DIC)やHELLP(hemolysis, elevated liver enzymes, and low platelet counts, 溶血・肝機能障害・血小板減少)症候群などを含む］など，胎児においては胎児胎盤循環不全［子宮内胎児発育遅延(IUGR)や胎児機能不全などを含む］などが臨床症状として出現する．

原因の詳細は不明であるため，根本療法は妊娠の中断(termination)しかなく，通常行われる降圧療法は対症療法にすぎない．降圧療法は母体にとっては有益であるが，胎児にとっては必ずしも有益とはいえず，降圧療法は後述するようなジレンマの中で行われることを認識しておく必要がある．

2 起こり方

PIHの原因の詳細はいまだ不明であるが，PIHを two-stage disorder であると考えることで不明であった原因・病態が少しずつ明らかになりつつある．

PIHのファースト・ステージはらせん動脈のリモデリングの障害である．着床後に絨毛は脱落膜に侵入し胎盤を形成していくが，絨毛細胞の侵入は，絨毛と脱落膜および脱落膜中の免疫担当細胞との免疫的な相互作用と局所の酸素分圧に規定されている．絨毛細胞と脱落膜細胞の免疫的な相互作用に問題がない(免疫学的寛容が起こる)場合は，絨毛細胞の侵入が順調にいき，その結果らせん動脈の血管平滑筋細胞や血管内皮細胞は絨毛細胞に置換されるため(らせん動脈のリモデリング)，らせん動脈は収縮せず十分な血流が維持され，正常な妊娠経過をたどる．

一方，脱落膜と絨毛の免疫的な相互作用になんらかの問題が生じると(免疫学的寛容がうまく起こらない)，血管平滑筋細胞や血管内皮細胞が絨毛細胞へ十分に置換されないため，血管平滑筋の収縮が起こり，らせん動脈の血管抵抗が上昇し，十分な血流量の維持が困難となる(らせん動脈のリモデリングの障害)(図1)．絨毛細胞の侵入機能に介在する因子として可溶性fms様チロシンキナーゼ-1(sFlt-1)やTGF-βの補助受容体である可溶性エンドグリンなどがあるが，低酸素症が起こると絨毛細胞でのsFlt-1が増加し，血管新生の阻害と胎盤のさらなる低酸素症を起こし，それがさらにsFlt-1の産生を促す．その結果起こる胎盤循環の低下のため，低酸素症がますます増悪し悪循環に陥る．その結果，絨毛細胞や脱落膜細胞，さらには胎盤内の免疫担当細胞からTNF-αやIL-1βなどの炎症性サイトカインが産生され，これが血管内皮細胞障害を起こす(ファースト・ステージ)．

sFlt-1は胎盤から母体循環へ移行するので

妊娠高血圧症候群

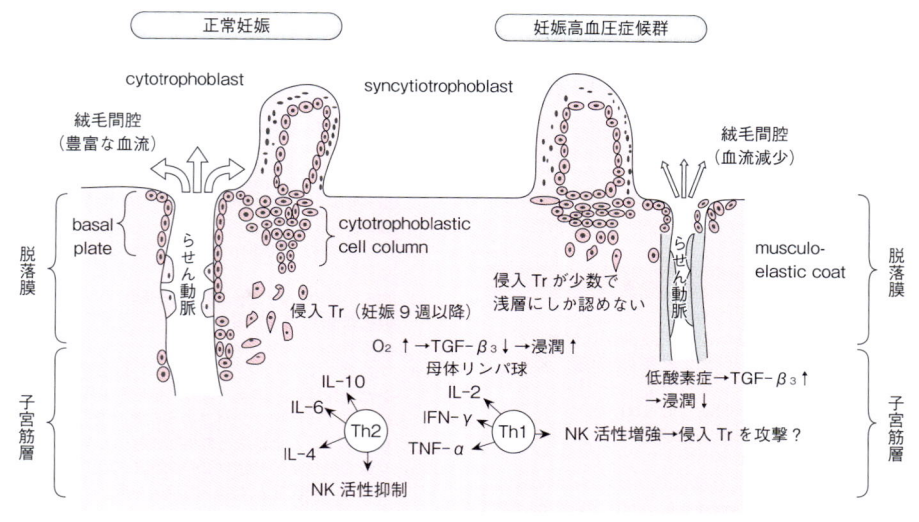

図1 正常妊娠および妊娠高血圧症候群胎盤の脱落膜への浸潤

Tr：trophoblast（絨毛細胞）
［日本妊娠高血圧学会編：妊娠中毒症から妊娠高血圧症候群へ——過去から未来へ．125頁，メジカルビュー社，2005］

母体循環でも同様のことが起こり，その結果降圧機構が破綻して血圧が上昇し，凝固の亢進や血管透過性の亢進を惹起し，PIHの母体症状が発症する（セカンド・ステージ）．

したがって，PIHの病態の本質は血管内皮障害による"血管攣縮"と血管透過性の亢進の結果起こる"血液濃縮"であり，高血圧がもっとも重要な臨床症状である．重篤な高血圧の存在は，母体の脳血管障害や子癇の原因となり，妊産婦死亡の原因になるばかりか，妊娠の中断を余儀なくされ，早産未熟児出生の原因にもなる．また，胎盤循環不全の結果起こる子宮内胎児発育遅延や胎児機能不全は周産期罹病率や死亡率に影響を及ぼしている．

3 症状と診断のすすめ方

定義と分類

高血圧，タンパク尿，浮腫を同等に扱う考え方に対し，1970年代から米国を中心として高血圧がPIHの主徴と考えられるようになり，1972年のThe American College of Obstetrics and Gynecology（ACOG）の分類が基礎となり，WHOや多くの国々で高血圧を重要視した新定義・分類が提案された．わが国でもそれらの提案を参考にして国際的にも普遍性があり諸外国の定義・分類と整合性のあるものに改変する必要があるとの判断から，2005年4月より新定義・分類を使用することになった．PIHの新定義・分類は表1～3に示す．今回の改定のポイントは，高血圧がPIHの病態の本質であるとの考えを定義・分類にも反映したことにある．

診 断

PIHの新定義・分類に従って診断される．早期診断が治療や管理には重要である．そのためには血圧の経時的観察が重要であり，それ以外にも本来妊娠中期にみられる血圧の低下があるか否か，異常な体重増加はないか否か，タンパク尿の出現の有無（偽陽性に注意）などを常に念頭に置いて妊婦健診を行うことが肝要である．また，母体の臨床症状に先行して，IUGRや羊水過少などの胎児側の症状が出現する場合

表1　妊娠高血圧症候群の定義・分類

名称
従来「妊娠中毒症」と称した病態は妊娠高血圧症候群（PIH）との名称に改める

定義
妊娠20週以降、分娩12週まで高血圧がみられる場合、または高血圧にタンパク尿を伴う場合のいずれかで、かつこれらの症状が単なる妊娠の偶発合併症によるものではないものをいう。

病型分類
- 妊娠高血圧腎症（preeclampsia）
　妊娠20週以降に初めて高血圧を発症し、かつタンパク尿を伴うもので分娩12週までに正常に復する場合をいう。
- 妊娠高血圧（gestational hypertension）
　妊娠20週以降に初めて高血圧を発症し、分娩12週までに正常に復する場合をいう。
- 加重型妊娠高血圧腎症（superimposed preeclampsia）
　①高血圧（chronic hypertension）が妊娠前あるいは妊娠20週までに存在し、妊娠20週以降タンパク尿を伴う場合、
　②高血圧とタンパク尿が妊娠前あるいは妊娠20週までに存在し、妊娠20週以降、いずれかまたは両症状が増悪する場合、
　③タンパク尿のみを呈する腎疾患が妊娠前あるいは妊娠20週までに存在し、妊娠20週以降に高血圧が発症する場合
- 子癇（eclampsia）
　妊娠20週以降に初めてけいれん発作を起こし、てんかんや2次性けいれんが否定されるもの、けいれん発作の起こった時期により、妊娠子癇、分娩子癇、産褥子癇と称する。

表2　症候による亜分類

重症、軽症の病型を高血圧、タンパク尿の程度によって分類する。

〈軽症〉
1. 血圧：次のいずれかに該当する場合．
　収縮期血圧　140 mmHg 以上，160 mmHg 未満の場合．
　拡張期血圧　90 mmHg 以上，110 mmHg 未満の場合．
2. タンパク尿：≧300 mg/日，＜2 g/日

重症
3. 血圧：次のいずれかに該当する場合．
　収縮期血圧　160 mmHg 以上
　拡張期血圧　110 mmHg 以上
4. タンパク尿：タンパク尿が2 g/日以上のときはタンパク尿重症とする．なお，随時尿を用いた試験紙法による尿中タンパクの半定量は24時間蓄尿検体を用いた定量法との相関が悪いため，タンパク尿の重症度の判定は24時間尿を用いた定量によることを原則とする．随時尿を用いた試験紙法による成績しか得られない場合は，複数回の新鮮尿検体で，連続して＋＋以上（300 mg/dL以上）の陽性と判定されるときにタンパク尿重症とみなす．

〈発症時期による病型分類〉
　妊娠32週未満に発症するものを早発型（early onset type：EO），妊娠32週以降に発症するものを遅発型（late onset type：LO）とする．

があり，胎児に関する諸因子の観察も重要である．さらに，既往妊娠分娩歴（前回妊娠でPIHを発症など）・家族歴（母親がPIH，高血圧の家族歴ありなど）などからPIHのリスクを予測することは可能で，十分な問診を行うことも重要である．

4　治療の実際

重症PIHは原則としては入院管理が好ましいが，軽症PIHは必ずしも入院管理を必要とはしない．

■ 管理法

母体では高血圧，タンパク尿などの臨床症状とともに，肝機能（AST，ALTの上昇），腎機能（尿酸値，尿素窒素値，クレアチニン値などの上昇），血小板減少，ヘマトクリット（Ht）値の上昇などが起こり，これらの値を経時的に観察することはPIH発症予想やその病態悪化を判断するうえで重要である．重症化すると，母体では脳血管障害や子癇，HELLP症候群，慢性DICなど重篤な病態を呈し，胎児では胎盤循環不全の状態となり，IUGRや羊水過少，胎児機能不全などの症状が出現し，妊娠の中断が必要となる場合がある．

■ 安静・食事療法

入院したら，床上安静と減塩食（7～10 g/日）を原則とする．肥満でなければ，とくに摂取カロリーを制限する必要はない．

■ 降圧療法

PIHにおける降圧治療の特殊性は，一言で

表3 付記

1. 妊娠タンパク尿（gestational proteinuria）
妊娠20週以降に初めてタンパク尿が指摘され，分娩後12週までに消失した場合をいうが，病型分類には含めない．

2. 高血圧症（chronic hypertension）
高血圧症は病型分類には含めないが，妊娠高血圧腎症（preeclampsia）を併発しやすく，妊娠高血圧症候群（pregnancy induced hypertension）と同様の厳重な管理が求められる．

3. 下記疾患は必ずしも妊娠高血圧症候群に起因するものではないが，かなり深い因果関係があり，また重篤な疾患であるので，注意を喚起する意味で［付記］として取り上げることにした．しかし，妊娠高血圧症候群の病型分類には含めない．
肺水腫，脳出血，常位胎盤早期剝離およびHELLP症候群

4. 症状の記載は従来通り高血圧h，H，タンパク尿p，P（軽症は小文字，重症は大文字），子癇Cなどの略語を用い，さらに加重型はS（superimposed type），早発型：EO（early onset），遅発型：LO（late onset）を記入する．
例：妊娠高血圧（H-EO），（h-LO）など
　　妊娠高血圧腎症（HP-EO），（Hp-LO）など
　　加重型妊娠高血圧腎症（HP-EOS），（hp-LOS）など

いえば「胎児の存在」といえる．胎児が存在するために，降圧薬の選択や降圧レベルに制限が加えられる．これが，高血圧症の降圧治療と根本的に違う点である．血圧が170 mmHg and/or 110 mmHgを超えるようなきわめて重篤なPIHでは母体においては脳血管障害や子癇の危険がきわめて高く，これを回避するためには可及的すみやかな降圧が必要となる．一方，胎児においては末梢血管抵抗の上昇による胎児胎盤循環不全が存在し，代償的に血圧を上昇させることにより，かろうじて胎盤循環が保たれている．このような場合に過度なかつ急激な降圧は医原的な胎児胎盤循環不全をきたし，胎児はきわめて危険な状態となる．PIHの降圧治療はこのようなジレンマの中で行われる．

● 降圧治療の適応 ●

一般的には重症に対して降圧治療が行われる．治療の目的としては大きく分けて2つある．

①母体の高血圧緊急症を回避するために，母体の血圧を下降させ，同時にステロイド［ベタメタゾン（リンデロン®）］により胎児の肺成熟を促し，48時間以内に妊娠の中断をする場合で，重症妊娠高血圧腎症または重症妊娠高血圧の場合に行われることが多い．重症のPIHでは，降圧だけでは病態改善には限界があるためである．
②妊娠中期に発症するPIH（多くの場合は加重型）に対し，母体の血圧をコントロールして妊娠期間の延長をめざす場合である．

● 降圧薬の選択 ●

わが国では，母児への安全性が経験的に知られているヒドララジンやメチルドパが古くから用いられてきた．しかし，早発型や重症のPIHにおいては，ヒドララジンやメチルドパでは効果が不十分で妊娠継続が困難な場合が多い．このような場合はカルシウム（Ca）拮抗薬が推奨される．日本妊娠高血圧学会のガイドラインではメチルドパが第1選択薬で，これにて効果が不十分の場合はCa拮抗薬やヒドララジンの点滴静注，α, β遮断薬が推奨されている．

ただし，わが国において現在妊婦に投与可能なCa拮抗薬はニカルジピンの注射薬とニフェジピンの経口薬のみ，α, β遮断薬はラベタロールのみである．

■ 至適降圧レベル

降圧の基本的な考え方は，重度の高血圧による母体の危険を可及的すみやかに回避しつつ，胎児胎盤循環系，腎循環系などにおける循環血液量を維持し，胎児の恒常性を保つことにある．このため，至適降圧レベルの幅は狭い．重症PIHにおいて血圧をどの程度下げることが妥当なのか，適切な降圧範囲に関するEBMは現在のところない．重症PIHでは血圧が高いだけでなく，不安定であることが多いため，血圧を低下させるだけでなく，安定させることが重要である．原則として，重症の状態を軽症のレベルまで低下させ，かつ血圧の安定を図ることが肝要である．

◆ 分娩時期の決定 ◆

PIHに対する根本治療は妊娠の中断しかない．母体症状の悪化（高血圧やタンパク尿の増悪，肝機能や腎機能の悪化など）や胎児胎盤機能の悪化［ノンストレステスト（NST）における遅発一過性徐脈や変動の消失の出現，胎児発育の停止，子宮動脈RIの上昇など］が起こった場合は，原則として児の未熟性があっても妊娠の中断を行う．このため，とくに重症PIH症例はNICUのある高次医療施設で管理することが望ましい．妊娠の中断の決定は，妊娠継続した場合と妊娠の中断をした場合に予想される母児双方のリスクとベネフィットを総合的に勘案して行うべきである．同時に，そのような結論にいたった理由を詳細に妊婦本人および家族に説明し，インフォームドコンセントをとってからことにあたるべきである．

看護のポイント

母体とともに胎児のことも合わせて考えることが重要である．PIHでは妊娠を継続することは母体にとってリスクが増すが，胎児にとっては成長・成熟の時間が得られることになる．早く妊娠の中断をすることは母体にとっては好ましいが，胎児にとっては未熟な状態で娩出されることを意味する．したがって，同じ状況であっても妊娠週数が異なれば対応が変わる場合がある．母体の状況と胎児の成熟度を常に念頭に置いて診療にあたることが重要である．

してはいけない！

- 本態性高血圧症や慢性腎炎による高血圧症でしばしば投与されるACE阻害薬やARBは胎児に種々の障害を起こすので絶対禁忌である．
- 水分制限や利尿薬使用も原則として禁忌である．

（関　博之）

母子感染 mother-to-child transmission

キーポイント

- 妊娠中や分娩中の感染症では，妊婦への影響だけでなく，胎児・新生児への影響にも留意する．
- 感染の時期と経路によって，胎内感染・産道感染・母乳感染に分けられる．
- 感染しても症状が現れにくい病原体については，妊婦スクリーニング検査が行われている．
- 妊産婦の治療だけでなく，母子感染予防が可能な感染症についてはその対策を講じる．

1　考え方の基本

母子感染とは，妊産婦に感染した病原微生物が，妊娠中，分娩時あるいは産褥期の胎児・新生児・乳児に感染することをいう．感染の時期と経路によって，おおよそ妊娠中の**胎内感染**，分娩時の**産道感染**，産褥期の**母乳感染**に分けられる．妊娠中や分娩中の感染症では，妊婦への影響だけでなく，胎児・新生児への影響にも留意する．妊婦が感染してもただちに症状が現れない重要な病原体について，スクリーニング検査が行われている．

表1 母子感染を起こしやすい感染症の病原微生物別分類

病原微生物	疾患	起因病原微生物
ウイルス	風疹	風疹ウイルス
	性器ヘルペス	単純ヘルペスウイルス
	水痘	水痘・帯状疱疹ヘルペスウイルス
	B型肝炎	B型肝炎ウイルス
	C型肝炎	C型肝炎ウイルス
	成人T細胞白血病(ATL) HTLV-I関連脊髄症(HAM)	ヒトT細胞白血病ウイルスI型(HTLV-I)
	HIV感染症 後天性免疫不全症候群(AIDS)	ヒト免疫不全ウイルス(HIV)
	―	サイトメガロウイルス
	伝染性紅斑(リンゴ病)	パルボウイルスB19
細菌	梅毒	梅毒トレポネーマ
	クラミジア子宮頸管炎	クラミジア・トラコマチス
	―	B群溶血性連鎖球菌(GBS)
原生生物	―	トキソプラズマ

母子感染をきたす病原微生物は，ウイルス・クラミジア・細菌・原虫など多岐にわたり，また児に対する影響も，病原微生物の種類や感染時期により，子宮内胎児死亡・先天異常・胎児発育不全，新生児から成人にいたる間に発症する疾患などさまざまである．

母子感染をきたしやすい代表的な感染症とその起因となる病原微生物を**表1**にまとめた．

2 起こり方

感染の時期と経路によって，おおよそ以下の3つに分類される．

胎内感染
主として，妊婦血中から絨毛あるいは胎盤を通過して児に感染する**経胎盤感染**(病原微生物が腟から子宮内へ侵入する**上行性感染**もまれではない)．

産道感染
児が産道(子宮頸管～腟～腟口部)を通過する際に産道から直接感染，あるいは産道の体液・血液などを介して感染．

母乳感染
母乳中に含まれる病原微生物が哺乳により児に感染．

表2 母子感染を起こしやすい病原微生物の感染経路別分類

胎内感染 (経胎盤感染)	風疹ウイルス，梅毒トレポネーマ，トキソプラズマ，サイトメガロウイルス，パルボウイルスB19 など
産道感染	B型肝炎ウイルス，C型肝炎ウイルス，HIV，子宮頸管クラミジア，GBS，性器ヘルペスウイルス など
母乳感染	HTLV-I，HIV など

感染経路別の母子感染を起こしやすい病原微生物の分類を**表2**に示す．

3 症状と診断のすすめ方

母子感染をきたす疾患の中には，感染時には症状が現れにくいものが多い．また，妊娠・分娩中に感染の機会が発生したときに，妊産婦が感染防御に十分な免疫力を保持しているかをあらかじめ確認しておくことも重要である．したがって多くの感染症については，症状の有無にかかわらずほとんどすべての妊婦を対象として，妊娠の比較的早期にスクリーニング検査が行われることが多い．妊産婦の感染予防や治療のみならず，母子感染が発生しやすい時期と実際に行う母子感染予防対策を考慮し，異なった

時期に行われている感染症スクリーニング検査もある．表3に妊娠中に母子感染予防を目的にすすめられている感染症スクリーニング検査とその検査時期，検査方法を示す．

感染後の妊娠経過や児への影響は，妊産婦が感染した時期や病原微生物により異なっている．表4に妊娠中の感染がその後の母児に及ぼす影響を感染経路ごとにまとめた．

そのほか，妊娠中にはさまざまな状況で感染症の検査が行われる．

① 家族や近隣者が水痘や伝染性紅斑（リンゴ病）などに罹患した場合は，**罹患者との接触により感染した可能性が生じており**，このような場合には検査を行う．
② 超音波検査などから**胎内感染による胎児形態異常が疑われた場合には**，TORCH症候群（コラム参照）の起因病原微生物である，風疹ウイルス，トキソプラズマ，サイトメガロウイルス，単純ヘルペスウイルスをはじめ，梅毒トレポネーマ，水痘・帯状疱疹ウイルスなどの検査を行う．
③ また妊産婦が性器ヘルペス，水痘，帯状疱疹，風疹，伝染性紅斑などの**感染症状を呈した場**

表3　母子感染予防を目的とした妊娠中の感染症スクリーニング検査

	検査対象病原微生物	検査検体と検査法
妊娠初期	風疹ウイルス，梅毒トレポネーマ，B型肝炎ウイルス，C型肝炎ウイルス，HTLV-Ⅰ（妊娠中期以降でも可），HIV，トキソプラズマ	血液検体を用いた抗原あるいは抗体検査
妊娠中期	子宮頸管クラミジア（妊娠30週頃までに）	子宮頸管の擦過検体を用いた抗原検査
妊娠後期	GBS	腟入口部〜肛門周囲の擦過検体を用いた細菌培養検査

表4　感染経路別母児への影響

胎内感染による母児への影響	
風疹	早産，死産，先天風疹症候群［3徴（白内障，心臓形態異常，聴力障害），低出生体重，精神運動障害など］
梅毒	流産，早産，死産，胎児期の肝腫大，腹水，胎児水腫．先天梅毒［新生児期を過ぎて梅毒疹，骨軟骨炎．学童期以後にハッチンソン（Hutchinson）3徴（実質性角膜炎，内耳性難聴，ハッチンソン歯）など］
トキソプラズマ	先天性トキソプラズマ症［4主徴（網脈絡膜炎・ぶどう膜炎，脳内石灰化，精神運動障害，水頭症），小頭症，肝脾腫など］
サイトメガロウイルス	先天性サイトメガロウイルス感染症（低出生体重，小頭症，水頭症，脳内石灰化，肝脾腫，聴力障害，視力障害など）
水痘	先天性水痘症候群（低出生体重，四肢の低形成，皮膚の瘢痕，小眼球症など）
伝染性紅斑	胎児期からの貧血，心不全，胎児水腫など
産道感染による母児への影響	
性器ヘルペス	新生児ヘルペス：皮膚・眼・口限局型（水疱），中枢神経型（脳炎・髄膜炎症状），全身感染（肝不全，呼吸障害など多臓器不全から高率に死亡）など
子宮頸管クラミジア	新生児結膜炎，新生児肺炎など
GBS	新生児GBS感染症（肺炎，敗血症，髄膜炎など）
HIV	新生児・乳児期のHIV感染症および後天性免疫不全症候群（AIDS）
B型肝炎ウイルス C型肝炎ウイルス	血液を介して感染．持続感染（キャリア化）すると将来的に肝炎，肝硬変，肝がん発症の可能性
母乳感染による母児への影響	
HTLV-Ⅰ	将来的に成人T細胞白血病（ATL），HTLV-Ⅰ関連脊髄症（HAM）発症の可能性
HIV	産道感染の項参照

表5　感染妊婦の治療薬

ウイルス	
性器ヘルペス	アシクロビルなどの抗ウイルス薬
水痘	アシクロビルなどの抗ウイルス薬
HIV	抗HIV薬
細菌	
GBS	ペニシリン系抗菌薬など
梅毒	ペニシリン系抗菌薬など
クラミジア	アジスロマイシン，クラリスロマイシンなどの抗菌薬
原生生物	
トキソプラズマ	スピラマイシン酢酸エステル

表6　母子感染の予防対策

GBS	経腟分娩中や前期破水後は，ペニシリン系薬剤を静脈内注射
B型肝炎ウイルス	「B型肝炎母子感染予防対策」プロトコールに従い，出生後から抗HBsヒト免疫グロブリンとB型肝炎ワクチンを投与
HTLV-I	人工栄養，あるいは凍結母乳栄養や短期間（3ヵ月以内）の母乳栄養
HIV	わが国では，妊娠中から抗HIV薬投与＋帝王切開分娩＋人工栄養（断乳）＋出生後児への抗HIV薬投与
性器ヘルペス	分娩時にヘルペス病変が認められる場合は，帝王切開分娩を選択
C型肝炎ウイルス	ウイルス量が多い妊産婦では，帝王切開分娩の母子感染予防効果が報告されている

合にも検査を行うことが多い．

4　治療の実際

　妊産婦の感染症治療と同時に，母子感染予防が可能な感染症についてはその対策も講じる必要がある．**表5**に主な病原微生物について妊娠中の治療薬を示した．妊産婦の治療に加えて行う母子感染予防対策の有用性が示されている感染症については，**表6**に具体的な対応策を提示した．

　妊産婦が感染者と接触し感染した可能性が考えられる場合には，接触後早期であれば感染防御を目的にγ-グロブリン投与が行われることもある．

　また感染予防の観点からは，スクリーニング検査により感染防御に十分な免疫力を有していないことが判明した場合には，分娩後のワクチン接種による免疫獲得もすすめられる．

看護のポイント

- スタンダードプリコーションに基づいた院内感染対策を行う．
- 妊産婦の状態だけでなく，胎児・新生児の状態にも留意する．
- 性感染症に含まれるものが多く，感染者への配慮と慎重な言動を心掛ける．
- 十分な免疫力を保持せず感染のリスクを抱える妊婦に対して，感染を予防するための生活指導を行い，分娩後のワクチン接種による免疫獲得をすすめる．

してはいけない！

- 感染者の同意のないままにパートナーに情報提供すること．
- 感染者が妊娠継続の意思決定をする際に，どちらかに偏った情報提供をしたり，自分の個人的な考えを伝えること．

（塚原優己）

コラム　TORCH症候群

奇形を生じることが多いと考えられてきた胎内感染症の一群．低出生体重，中枢神経障害のみならず，肝障害をはじめ眼や聴覚などさまざまな臓器に影響を及ぼす．下記の病原微生物の頭文字をとって**TORCH症候群**と命名された．

- T：Toxoplasma（先天性トキソプラズマ症）
- O：Others（そのほか，先天梅毒など）
- R：Rubella（先天性風疹症候群）
- C：Cytomegalovirus（先天性サイトメガロウイルス感染症）
- H：Herpes simplex virus（単純ヘルペスウイルス感染症）

（塚原優己）

胎児発育不全 fetal growth restriction (FGR)

1 起こり方

胎児発育不全（**FGR**）とは，胎児がなんらかの理由で「本来発育すべき大きさ」に育てない状態のことである．しかしながら個々の胎児の「本来発育すべき大きさ」を正確に知る方法がないため，妊娠中の胎児推定体重が，妊娠週数の一般的な胎児の体重と比較して明らかに小さい場合を**FGR**と称している．

一方，出生時体重が在胎週数の標準体重と比較して小さい新生児を light for dates（**LFD**）児と称している．LFD児は，周産期死亡率・精神発達遅延の発症率ともに非LFD児より高率なので，その予備軍であるFGRはハイリスク妊娠の1つである．したがってFGRのスクリーニングは妊婦健診の重要な目的の1つであるが，その病態像（発育抑制，成熟障害など）は個々に異なり多彩であり，発症機序は病型分類ごとに考えるのがよい（**表1**）．

2 症状と診断のすすめ方

発育度評価

産科臨床で胎児の発育度を評価するには，超音波計測による胎児の**大横径**（**BPD**），**腹囲長**（**AC**），**大腿骨長**（**FL**）の測定から，胎児推定体重を算出し，胎児標準発育曲線と比較して判定する．

胎児推定体重＝$1.07 \times BPD^3 + 0.30 \times AC^2 \times FL$

算出された胎児推定体重が$-1.5SD$値以下の場合に**FGR**と判定する．またそのほかの所見［**羊水過少の有無**（羊水過少は胎児尿量の減少を意味し，胎児状態の悪化が示唆される），また頭囲と腹囲の測定値から**表1**の**均衡型**か**不均衡型**かを判定］や，再検査による経時的変化の検討から，総合的に**FGR**の臨床診断を行うことがすすめられる．

FGRを疑った場合には，まず正確な分娩予定日が算出されているのかどうかを再度確認する必要がある．多くの場合は，排卵日が特定できないので，妊娠初期の**胎児頭殿長**（**CRL**）によって分娩予定日を確認する．

超音波計測には誤差があり，妊娠後期の胎児体重測定の誤差は一般的に約10％とされているが，再検査により誤差が少なくすることが期待できる．したがって，**FGR**の診断にあたっては再検査が重要である．もちろん，**FGR**の程度が強い場合や，**羊水過少**を伴う場合，あるいはリスク因子が明らかな場合には，再検査を待たずに入院管理など次のステップにすすんでよい．

各部位別の胎児発育の推移を経時的にフォロ

表1 FGRの原因と分類

1. 均衡型（symmetrical type : type Ⅰ），発育不全型	2. 不均衡型（assymmetrical type : type Ⅱ），栄養失調型	3. 混合型
胎児自体の障害 FGRの20～30% 妊娠初期から中期	胎児への栄養供給の障害 FGRの70%程度 妊娠中期以降 （一般的に妊娠28週以降）	前二者の中間型 FGRの10%程度 妊娠20～28週頃
細胞の数が増加する時期に発症し，頭部も体幹も同程度に発育が遅延しているため，均整のとれた(symmetrical)体型を示す	細胞の肥大する時期に，発症し，頭部の発育は正常範囲にあるが体幹の発育が遅延しているためプロポーションの不均衡な(as-symmetrical)，皮下脂肪の少ないやせた体型	胎児の細胞増殖と細胞肥大の混在している時期（細胞の数も大きさも両方増加していく時期）であり，体型は一定しない
染色体異常 子宮内感染(TORCH症候群など) 有効な治療法はなく，予後は不良	慢性の胎児胎盤循環不全 妊娠中毒症(遅発型)など 予後は比較的良好 早期診断と適切な管理で発育の改善例あり（"catch up" growth）	早発型妊娠中毒症など 発育遅延の程度により予後は左右される

［石郷岡哲郎ほか：今日の治療と看護．第2版(水島　裕ほか編)，1302頁，南江堂，2004］

ーアップすることは重要である．とくに胎児期・新生児期に頭部発育が抑制されたFGR児では長期予後が不良であるとされている．したがって頭囲発育について2週以上観察でき，2週間頭囲発育が認められない場合は娩出も含めて対応を考慮する必要がある．

危険因子

FGRにはさまざまな危険因子が知られている．このような危険因子のうち除去可能なものは除去するように指導する．たとえば喫煙は明らかな危険因子である．常用範囲内でのアルコール摂取の影響については未確定の部分も多いが，現時点で安全域は示されていない．またカフェインは1日300 mg(コーヒー3杯程度)まででは影響がないとされている．FGRの危険因子を有する場合には，より慎重な胎児発育評価を行う．妊娠中の体重増加についてはコラムに記載する．

胎児疾患の精査

FGRの約10%には**形態異常**を伴う．とくに予後不良となる可能性のある胎児疾患では，その後の方針についてのカウンセリングが必要になる．複数の，あるいは特徴的な**形態異常**を伴う場合，または高度な**FGR**が存在する場合には，**染色体異常**の存在も疑われるが，妊娠中の染色体の検査については十分な**インフォームドコンセント**を行い，患者の意思を尊重する必要がある．

妊娠中の感染により胎児に重篤な症状を引き起こす，**TORCH症候群**もFGRの原因となる．TORCH症候群は妊娠経過中に母体の発熱・発疹などの症状や，胎児中枢神経系や肝脾腫・腹水などの異常所見を認めることがある．しかしこれらの所見が軽微なこともあるため，トキソプラズマ・風疹・サイトメガロ・ヘルペス・パルボウイルスB19などの検査を行う必要がある．

母体疾患の精査

FGRをきっかけに**妊娠高血圧症候群**が発見されることはまれではない．妊娠高血圧症候群では，高血圧治療でFGRは改善しない可能性が高いが，それでも母体にとって高血圧治療は必要である．

抗リン脂質抗体症候群においては，妊娠のできるだけ初期からの**抗凝固療法**(アスピリン，またはアスピリン＋ヘパリン)が妊娠予後を改善させることが報告されている．

胎盤機能低下などによる胎児well-beingの評価

FGRに対する確立された治療法はなく，さ

まざまな経母体的治療(安静・栄養・酸素・アスピリン・ヘパリンなど)も有用性はかなり限定的といわざるを得ない．したがって，**胎児well-being**(胎児の元気さ)をフォローアップし，できるだけ適切なタイミングで娩出することが重要である．

胎児 well-being に関する検査は，**ノンストレステスト(NST)**，**コントラクションストレステスト(CST)**，**バイオフィジカルプロファイルスコア(BPS)**，推定体重の推移，**羊水量**，超音波による臍帯動脈血流や中大脳動脈血流の測定などがある．

経腟分娩を考慮する場合にはハイリスク分娩として管理する．FGR 児はすでに軽度ないし中程度の低酸素状態に陥っている可能性が高いため，分娩時の連続的**胎児心拍モニター**は予後改善に寄与する可能性がある．

3 治療の実際

残念ながら現在行われている治療法に関しては，有用性が示唆されていても十分な根拠となるデータが不足しているものが多い．とくに重症例では分娩によって妊娠を終了させ，分娩後に胎児治療が必要となることが多い．この場合，重症の FGR 児は厳重な新生児管理を要するため，妊娠・分娩管理は高次医療機関で行われることが望ましい．

なお，分娩の時期や分娩方法などは，各施設の実情で異なる．

看護のポイント

FGR は，早産児でも後遺症を残さないこともあるが，児の重症度によって治療・看護方針は異なるため，原因疾患を含めた FGR に関する知識が求められる．

① 患者と家族は突然大きな不安を抱えることになるため，十分な情報提供とともに精神的なサポートを行う．
② 胎児の状態を把握する．**胎児心拍モニター**が大切である．
③ 母体の状況を把握する．とくに**妊娠高血圧症候群**は FGR の原因として重要であり，**バイタルサイン**などのチェックを行う．

(山本泰廣，小林浩一)

コラム：妊娠中の母体の体重増加について

日本の平均出生体重は戦後の食生活改善に伴う母体の体格向上などから上昇し 1975 年には男児は 3,240 g，女児は 3,150 g まで増加したが，その後減少が続き 2009 年には男児は 3,040 g，女児は 2,960 g まで減少している．

この平均出生体重の減少の原因として，晩婚・晩産化，不妊治療の普及に伴う多胎妊娠の増加，早産率の上昇，出産適齢期の女性のやせ願望などが考えられるが，この中で出産適齢期の女性のやせ願望がもっとも強く影響していると考えられている．そしてその結果として妊娠女性の低栄養・体重増加不良が注目されている．

また近年英国を中心とした欧州の疫学研究から胎児期の栄養などの環境が成人後の健康や種々の疾病の発症に影響するという developmental origins of health and disease(DOHaD：ドーハッド)という考え方が紹介され，わが国の妊婦の食生活との関連が注目されている．

DOHaD では「2,500 g 未満の低出生体重児は将来生活習慣病の罹患率が上昇する」と考えられている．これは妊娠中に低栄養状態であったため，栄養を過剰に吸収するように胎内でプログラミングされることにより，出生後普通に食事をとっていても過剰に栄養を吸収してしまい，将来生活習慣病に罹患すると考えられている．

妊娠中の母体の体重増加不良は FGR のさまざまな原因の1つである．しかしひと昔前の「小さく産んで大きく育てる」や「妊娠中の体重増加量は 10 kg 未満」という考えや，また近年の「やせ＝美」という考えにより妊娠中もやせ願望の強い妊婦も多い．そのため妊娠中の体重増加の重要性についての教育が必要である．

(山本泰廣，小林浩一)

胎児形態異常 fetal morphological abnormalities

1 起こり方

1つの受精卵が細胞分裂を繰り返しながら，複雑な過程を経て各臓器に分化し，1人のヒトとして誕生を迎える．その過程の一部でもうまくいかないと形態異常が起こる．そのため，形態異常は体のどの部分にも起こりうる．とくに，妊娠初期には，母体が服用した薬剤や被曝した放射線により分化の過程が障害されて形態異常が起こることがあるが，大半の形態異常の原因は不明で，ある確率をもってどの胎児にも起こりうるものと考えられている．

2 症状と診断のすすめ方

ほとんどの形態異常は，母体にとって無症状である．ただし，**食道閉鎖**のように羊水の飲み込みが障害される形態異常がある場合は，羊水量が異常に増えて羊水過多となり，子宮が極端に大きくなったり子宮収縮が異常に増えたりするなどの症状が出現する．

胎児の形態異常は，超音波による画像診断（**超音波検査**）によって発見され診断されるが，出生前の超音波検査で発見されずに，出生して初めて気づかれる胎児異常も少なくない．しかし，**出生前診断**の有無が児の生命予後，後遺症の発生や程度を大きく左右する形態異常もあるため，**超音波検査**による**出生前診断**は非常に重要である．

すべての胎児に形態異常が起こる可能性がある一方，**胎児形態異常**を正しく診断できる超音波専門医は少ないため，超音波専門医以外がすべての胎児を対象に胎児スクリーニングを実施し，形態異常がある可能性の高い胎児を超音波専門医に紹介する方法が望ましい．

3 治療の実際

胎児の形態異常は種類も程度も数限りなくあるため，治療に関しては，治療を要さないものから，治療ができないものまでさまざまである．超音波検査による形態異常の出生前診断は，下記の出生後に治療が必要な形態異常や出生前に治療が必要な形態異常では，児の救命，後遺症の防止や低減に大きく寄与する．

● 治療を要さない形態異常 ●

心室中隔欠損症は出生後の手術で治療されるが，欠損部位が非常に小さい場合は，出生後に経過観察するだけで自然に閉じることがある．このように，治療法はあるが，何も治療を行わなくても，出生後の発達・発育・日常生活になんら問題が生じない形態異常もある．

● 出生後に治療が必要な形態異常 ●

一部の腹壁が開いているために腸管や肝臓などが体外に飛び出た**臍帯ヘルニア**は，狭い産道を通過するときに脱出した臓器が損傷して出血死を起こす危険性があると判断された場合は，帝王切開術が選択され，出生後に脱出臓器を腹腔内に完納して腹壁を閉じる手術を行う．

そのほか，横隔膜に穴があいていて腹腔内臓器が胸腔内に入り込んでいる**横隔膜ヘルニア**や，多くの**心臓の形態異常**など，出生後に外科的治療が必要になる形態異常は多い．大動脈と肺動脈が入れ替わっている**大血管転位症**は，出生直後に大きな異常を認めず，数時間～数日後に突然ショック状態になり命を落とすことが少なくない．しかし，出生前診断がついていれば，出生直後から適切な治療を開始し，最終的に外科的治療によって90％以上が救命できる．

● 出生前に治療が必要な形態異常 ●

胸腔内に大きな嚢胞性の形態異常があると，正常な肺を圧迫して肺の成長を妨げ，出生後に肺低形成による呼吸障害を起こして新生児死亡にいたることがある．さらに重症の場合は，大きな嚢胞によって胸腔内圧が上昇して心臓への還流が障害されることによる心不全で胎児死亡を起こすこともある．各臓器が未熟で胎外での成育が困難な妊娠の早期に発見された場合は，

分娩して新生児治療という選択はできない．このような疾患に対しては，胎児胸腔内の囊胞の内容液を羊水腔に逃がすためのカテーテルを超音波ガイド下に胎児胸壁に留置する**胎児治療**が有効である．

● **治療法はないが致死的でない形態異常** ●

脳の左右をつなぐ神経の束である脳梁が欠損している**脳梁欠損症**は治療法がないが，出生後の発達・発育・日常生活に問題を生じないことが多い．

● **治療法がなく致死的な形態異常** ●

頭蓋がなく，脳がむき出しの状態になっている**無頭蓋症**は，最終的に脳がない状態，すなわち無脳症で出生するが，治療法がなく致死的である．また両方の腎臓が欠損している形態異常や，腎臓はあるが尿がまったく作られない形態異常なども治療法がなく致死的である．

これらの致死的形態異常は，妊娠22週前であれば人工妊娠中絶が選択されるが，わが国では妊娠22週以降の**人工妊娠中絶**が認められていないため，このような形態異常は早期発見が重要になる．

💡 **看護のポイント** ・・・・・・・・・・・

胎動を感じ，元気な赤ちゃんが生まれてくると期待している妊婦や家族が，胎児に形態的異常があると知らされた場合，とくに治療法がなく致死的と診断された場合の精神的落差は大きい．看護の立場からは，妊娠中はもちろん，出生後も**精神的サポート**が重要となる．

（馬場一憲）

胎児水腫 fetal hydrops

1 起こり方

胎児水腫とは，胎児期に著明な**皮下浮腫**を生じた状態で，**胸水や腹水，心囊液貯留**を伴うことが多い．胎児治療が可能な例もあるが，一般には高率で**胎児死亡**にいたり，予後不良である．**免疫性胎児水腫**と**非免疫性胎児水腫**に分類され，比は2：8である．母体にも著明な浮腫や肺水腫，高血圧，タンパク尿などを認める場合，これを**ミラー症候群**という．ミラー症候群は，妊娠終了によりすみやかに改善する．

分類

● **免疫性胎児水腫** ●

免疫性胎児水腫は，**血液型不適合妊娠**における胎児水腫である．代表例は，Rh（−）の女性がRh（＋）の胎児を初めて妊娠した際にRh（＋）抗原に感作され，2回目以降の妊娠で胎児水腫を発症するものである．感作により産生されるRh（＋）IgG抗体は胎盤を通過するため，感作成立以降の妊娠では，母体から胎盤を通じて胎児にRh（＋）IgG抗体が移行する．胎児がRh（＋）であれば抗原抗体反応により胎児赤血球は破壊され，重症貧血から胎児水腫にいたる．

● **非免疫性胎児水腫** ●

非免疫性胎児水腫は，上記以外の機序による胎児水腫である．胎児貧血をきたす代表的疾患は，**胎児パルボウイルスB19感染**である．同ウイルスは胎盤を経由して胎児赤芽球に感染し，胎児造血機能を著明に低下させる．胎児貧血以外の原因として，**胎児心臓形態異常や胎児不整脈**などの心疾患，**トリソミーやターナー（Turner）症候群**などの染色体異常，**軟骨無発生症**などの骨系統疾患，などがある．**胎児乳び胸**では，リンパ液が貯留し大量の胸水となる．**一絨毛膜性双胎**においては，胎盤内の血管吻合を通じて，一方の児の血液が他方の児に移行しているような状態が生じうる．これにより**供血児**は貧血となり，**受血児**は循環血漿量の過剰増加で心不全となる．これを**胎児間輸血症候群**といい，いずれの児にも胎児水腫が生じる可能性がある．

2 症状と診断のすすめ方

母体は一般に無症状である．パルボウイルスB19感染の場合，妊娠初期に**発疹**や**感冒様症状**があったと後で気づく例がある．胎児染色体異常などで**羊水過多**をきたす場合は，腹満感や呼吸困難感を訴えることがある．母体にも浮腫やタンパク尿が出現した場合，ミラー症候群を疑い，バイタルサインの測定をより頻回に行う．

胎児水腫の診断は，**胎児超音波検査**による．胎児水腫の原因検索として，胎児心臓形態異常や胎児不整脈などは，超音波検査で診断が可能である．トリソミーなどの染色体異常が疑われる場合，確定診断のためには**羊水検査**などで胎児染色体を直接調べる．母体の血液検査で血液型，抗パルボウイルス抗体を確認する．胎児貧血の有無を調べる方法として，超音波検査による**胎児中大脳動脈収縮期最高血流速度（MCA-PSV）**が指標になる．

3 治療の実際

● **胎児治療** ●

血液型不適合や，パルボウイルス感染による胎児貧血が原因である場合，**胎児輸血**を行うことがある．O型Rh(-)の血液を臍帯静脈に注入し輸血する．

大量の胎児胸水のために胎児肺の圧迫が生じている場合，**胎児胸腔-羊水腔シャント造設術**を行うことがある．胸水はシャントを経由して羊水中に持続的に排出され，肺が拡張してくる．胎児水腫症例では，単発で胸水除去を行っても，再貯留をきたすことが多い．

一絨毛膜性双胎において胎児間輸血症候群が生じた場合，**胎児鏡下胎盤吻合血管レーザー凝固術**を行い，胎児間血流を止めることで状況が改善することがある．

胎児頻脈に対してはジゴキシンや抗不整脈薬，**胎児徐脈**に対してはリトドリンを母体に投与することで，薬剤が経胎盤的に胎児に移行し，効果を得る．

● **出生後治療を開始する** ●

「胎児治療」，「積極的な治療を選択しない」に該当しない場合である．なお，胎児治療後でも児に皮下浮腫や胸腹水が持続する場合は，出生後治療を引き続き行う．疾患によって治療内容は異なるが，呼吸・循環などの集中的全身管理を要する例が多い．

● **積極的な治療を選択しない** ●

胎児死亡となることも受容し経過を見る．

一般に，妊娠34週未満で，全身の皮下浮腫などの著明な胎児水腫がみられ，かつ胎児治療の適応にない場合，予後は不良である．

トリソミーのうち，13トリソミーや18トリソミーは，出生後数日から数ヵ月で死亡する例が多い．

● **免疫性胎児水腫の予防法** ●

Rh(-)の女性がRh(+)の児を妊娠した場合，妊娠終了から72時間以内に，**抗Dヒト免疫グロブリン**を母体に投与する．これにより，母体におけるRh(+)IgGの産生が予防される．近年では，妊娠28週前後にも抗Dヒト免疫グロブリンを母体に投与することが推奨されている．

💡 **看護のポイント** ・・・・・・・・・・・・・・・

胎児水腫は，原因や経過により児の予後が異なる．出生前に胎児の疾患を指摘された母に対する精神的ケアにおいては，当該胎児疾患の治療法や一般的予後を把握しておく必要がある．医師との間で綿密に治療方針や看護方針を確認しつつ，母児関係の構築を支援する．身体的ケアとして，ミラー症候群など母体が重症化するリスクも有していることを忘れてはならない．

〔吉田志朗〕

胎児機能不全 nonreassuring fetal status

1 起こり方

　胎児は母親の子宮内にいるため，その状態を正確に把握することには限界がある．しかし，胎児が低酸素でなく，元気な状態であるということは，現在の診断技術でもほぼ推定可能であり，英語で reassuring fetal status（reassuring：安心できる，fetal：胎児の，status：状態）と表現する．逆に，胎児が低酸素状態にあるということを正確に診断することは，むずかしい場合が少なくない．このため，胎児の状態が良好であることを積極的に断言できない場合は，一括して non reassuring fetal status とよぶ．これは，胎児が元気とは断言できない状態にあるという意味であり，実際にはその中に，正常な状態のものから，脳性麻痺や死亡の危機に瀕しているものまでが混在している．かつてこの状態の一部は**胎児仮死**とよばれていたが，一般の人々に誤解を与えることが多いこともあり，対象概念を拡大して**胎児機能不全**という用語で表現するようになった．この用語が意味する病態は，胎児が低酸素状態であるかもしれない，ということである．

　胎児が低酸素となる病態としては，それぞれ重複するが，母体，胎児，胎盤や臍帯など子宮内環境の3つの側面から考えられる．

● **母　体** ●

　母体自体が低酸素になると，胎児も低酸素となる．疾患としては，チアノーゼ性の心疾患や喘息の発作などがある．また母体が高度の低血圧やショックになると，子宮への血流が低下するため，胎児は低酸素になる．そのほか，母体の感染症，低栄養，喫煙などもリスク因子である．

　母体合併症として，**高血圧**，**糖尿病**，**甲状腺疾患**，**全身性エリテマトーデス（SLE）や抗リン脂質抗体症候群**などの自己免疫疾患は，胎児が低酸素となるリスクを増大させる．これは，胎盤の形成に悪い影響を与えるためであり，子宮内環境の因子と重複する．

● **胎　児** ●

　胎児が妊娠週数に相当する正常範囲の大きさより小さい場合を，**子宮内胎児発育不全**といい，胎児が低酸素となるリスクが高い．そもそも，胎児の発育が悪いのは，酸素の供給が十分でないことが関連している場合が多く，その原因としては胎盤因子によるものがもっとも多い．

　胎児の**染色体異常**などの先天性の疾患は，胎児が低酸素となるリスクが高い．また，**子宮内の感染**は胎児の酸素消費を増加させるため，低酸素になりやすい．**胎児の貧血**も酸素の供給を低下させるため，ハイリスクである．

● **子宮内環境の因子** ●

① **胎　盤**：一般的に小さい胎盤では，胎児も小さく，子宮内発育不全の傾向となる．代表的な例として，**妊娠高血圧症候群**では，胎盤の発育が悪く，そのために胎児が小さく，低酸素状態となるリスクが高くなる．胎児が娩出される前に胎盤が剥がれてしまう**常位胎盤早期剥離**では，母体からの酸素供給が急速に減少し，低酸素状態となることが多い．

② **臍　帯**：胎内で**臍帯が圧迫**されることなどにより，臍帯血流が減少あるいは消失すると，胎児は低酸素となる．臍帯は胎児の体に卷絡しやすく，約3割の例に認めるため，これだけでは，臍帯圧迫による低酸素のリスクがとくに高いとはいえないが，卷絡の回数が多かったり，きついものであったり，羊水量が少ない場合は，圧迫されやすい．また，通常の臍帯は，**適度に捻転**しているために圧迫に強いが，捻転の極端に少ないものは，圧迫が起こりやすい．逆に捻転の程度が多すぎる過捻転も，臍帯因子による低酸素が起こりやすい．これは臍帯の血流に障害が起こりやすいためと考えられている．また，臍帯は胎盤の

胎児機能不全　1221

中央近くに付着するのが正常であるが，胎盤の辺縁，あるいは，胎盤の実質でなく**卵膜に付着**している場合は，低酸素状態になりやすい．
③**羊　水**：羊水は胎児の尿から産生されるため，**羊水過少**は胎児の尿が少ないことによる場合が多い．子宮内の環境が良好でない場合，胎児は上半身，とくに脳への血流を多くするため，腎臓への血流が低下し，尿量が減少する．したがって，羊水が少ないことは胎児が低酸素となるリスクが高いことを意味する．また，羊水が少ないと，臍帯の圧迫が起こりやすくなる．
④**陣　痛**：子宮が収縮すると，供給される血流が減少する．また，臍帯も圧迫されやすくなる．陣痛は胎児にとっては**ストレス**であり，分娩進行中は，胎児が低酸素状態となる頻度が増加する．

2　症状と診断のすすめ方

胎児機能不全を診断するもっとも重要な検査は**胎児心拍数図**で，心拍数のパターンによって判定される．前述したように，子宮収縮は胎児にとってストレスであるため，陣痛が存在しない状態での胎児心拍数図は**ノンストレステスト**（NST）とよばれる．これに対し，分娩中は陣痛と胎児心拍数との関連をみることが重要である．

胎児心拍数図における用語の定義を**表1**に示す．これに従い，ノンストレステストでは基準心拍が正常，基線細変動が中等度，一過性頻脈を20分間に2回以上認める，徐脈がない，のすべてを満たす場合に reassuring fetal status と判定する．

分娩時は，基準心拍数，基線細変動，徐脈の3つの項目の組み合わせによって，レベル1〜5までに分け，**レベル3以上を胎児機能不全**としている．表2に胎児心拍数波形のレベル分類を示す．たとえば，**基線細変動が正常**の場合（表2-1），基準心拍が正常脈で，軽度の変動一過性徐脈が存在するとレベル2ということになる．**細変動が減少**している場合は，原則とし

表1　胎児心拍数図における用語の定義

心拍数は1分間の数で表現される（beat per minute：bpm）．
1. 基　線：10分間の平均の心拍数．110〜160 bpmが正常．
2. 基線細変動：基線の変動．
    1) 細変動消失：肉眼的に認めない
    2) 細変動減少：5 bpm 以下
    3) 細変動中等度：6〜25 bpm
    4) 細変動増加：26 bpm 以上
3. 一過性頻脈：心拍数の一過性の増加．妊娠32週以降では15 bpm 以上で持続が15秒以上，32週未満では10 bpm，10秒以上のもの．
4. 一過性徐脈
    1) 早発一過性徐脈：子宮収縮に伴って発生し，収縮がなくなると元に戻る心拍数の低下で，心拍数減少の開始から最下点までの時間が30秒以上．徐脈の最下点と子宮収縮の最強点が一致する．
    2) 遅発一過性徐脈：子宮収縮に伴って発生し，収縮がなくなると元に戻る心拍数の低下で，心拍数減少の開始から最下点までの時間が30秒以上．徐脈の最下点が子宮収縮の最強点より遅れる．15 bpm 以上の遅発一過性徐脈を高度，それ以外を軽度とする．
    3) 変動一過性徐脈：15 bpm 以上の心拍数減少が30秒未満の経過で急速に起こり，元に戻るまでが15秒以上2分未満のもの．子宮収縮ごとに異なる波形を呈する．最下点が70 bpm 未満で持続時間が30秒以上，または70〜79 bpm で持続時間が60秒以上を高度，それ以外を軽度とする．
    4) 遷延一過性徐脈：15 bpm 以上の心拍数減少が2〜10分間の徐脈．最下点が80 bpm 未満を高度，それ以外を軽度とする．

て表2に示されたレベルを1段階上げる（表2-2）．**細変動が消失**している場合は，それだけでほとんどの場合，レベル5となる（表2-3）．

3　治療の実際

胎児の低酸素状態を子宮内に置いたまま治療するのは，多くの場合困難である．したがって，胎児機能不全と診断された場合は，胎児が本当に低酸素状態にあるかどうかを，さらに厳重に観察する，あるいは低酸素と判断し，子宮外に娩出させて治療するかのどちらかが基本方針となる．娩出方法については経腟分娩か帝王切開で，原則的には，より速いほうが選択される．また補助的に，母体の体位を変える，酸素を投与する，子宮の収縮を抑える，といった保存的

表2 胎児心拍数波形のレベル分類

表2-1 基線細変動正常例

心拍数基線＼一過性徐脈	なし	早発	変動 軽度	変動 高度	遅発 軽度	遅発 高度	遷延 軽度	遷延 高度
正常脈	1	2	2	3	3	3	3	4
頻脈	2	2	3	3	3	4	3	4
徐脈	3	3	3	4	4	4	4	4
徐脈（＜80）	4	4		4	4	4	4	4

表2-2 基線細変動減少例

心拍数基線＼一過性徐脈	なし	早発	変動 軽度	変動 高度	遅発 軽度	遅発 高度	遷延 軽度	遷延 高度
正常脈	2	3	3	4	3*	4	4	5
頻脈	3	3	4	4	4	5	4	5
徐脈	4	4	4	5	5	5	5	5
徐脈（＜80）	5	5		5	5	5		

*正常脈＋軽度遅発一過性徐脈：健常胎児においても比較的頻繁に認められるので「3」とする．ただし，背景に胎児発育不全や胎盤異常などがある場合は「4」とする．

表2-3 基線細変動消失例

一過性徐脈	なし	早発	変動 軽度	変動 高度	遅発 軽度	遅発 高度	遷延 軽度	遷延 高度
心拍数基線にかかわらず	4	5	5	5	5	5	5	5

※薬剤投与や胎児異常など特別な誘因がある場合は個別に判断する．
※心拍数基線が徐脈（高度を含む）の場合は一過性徐脈のない症例も「5」と判定する．

表2-4 基線細変動増加例

一過性徐脈	なし	早発	変動 軽度	変動 高度	遅発 軽度	遅発 高度	遷延 軽度	遷延 高度
心拍数基線にかかわらず	2	2	3	3	3	4	3	4

※心拍数基線が明らかに徐脈と判定される症例では，表2-1の徐脈（高度を含む）に準じる．

［日本産科婦人科学会雑誌 63：3］

処置が有効なことがある．

NSTで reassuring fetal status と判定できない場合は，細変動消失や危険と思われる徐脈が出現するなど，例外的な場合を除いては，児に音響などの刺激を与えるなどして観察時間を延長することが多い．

分娩時の胎児心拍数パターンについては，レベル3の場合は厳重監視と保存的処置または子宮外に娩出する準備，レベル4で保存的処置と娩出の準備または娩出の実行，レベル5で娩出の実行を行う．

看護のポイント

胎児機能不全に対処する看護側のポイント

は，**厳重な監視**，**保存的な処置**，**娩出の準備**の3つを症例に応じて，適切かつ迅速に行うことである．

また，分娩時の胎児心拍パターンによる医師との連携については，レベル2で医師に報告，レベル3で報告または立ち会いを要請，レベル4で立ち会いを要請または緊急要請，レベル5で緊急要請を行う． 　　　　　　（梁　栄治）

分娩時出血，産科ショック
intrapartum hemorrhage, obstetrical shock

1 起こり方

分娩時になんらかの原因により母体の生命を脅かす大量出血を生じること（**分娩時出血**）は産科医療の現場においてまれではない．経腟分娩では1,000 g超の出血が約5％の症例で生じ，帝王切開では2,000 g超が約5％と報告されている．そうした分娩時出血の特徴として，短時間の間に急激に生じることが多いこと，低リスク症例においても突然起こりうること，**播種性血管内凝固症候群（DIC）**を併発しやすいことなどがあげられる．

原　因

大量出血の危険因子として，母体の凝固機能障害や血小板減少性疾患，子宮筋腫や子宮腺筋症の子宮異常，前置・低置胎盤，癒着胎盤といった胎盤異常，多胎や巨大児といった胎児側の要因などがある．また，分娩時出血の直接的原因として**弛緩出血**，頸管・腟壁裂傷，子宮破裂，子宮内反症，胎盤・卵膜遺残が鑑別となる．胎盤早期剥離や子癇，羊水塞栓症などにおいてはDICが先行して凝固異常に起因した止血困難が生じることがある．

原因の中で頻度が高いものとして全分娩の約5％程度に発生する弛緩出血がある．通常，胎盤娩出時の剥離面からの出血はすみやかな子宮収縮によって生理的に止血される．弛緩出血はこの一連の生理的機能がなんらかの原因により障害され子宮内腔から持続的出血が生じる病態とされている．

2 症状と診断のすすめ方

経腟分娩においては，分娩時出血の多くは腟外へ流出する外出血として確認されるため，分娩前後の出血量の経時的評価が非常に大切となる．その際，出血源を系統的に検索するために，内診，超音波検査が実施される．注意すべき点として，腟壁血腫が後腹膜腔へ増大する場合や子宮破裂などで腹腔内出血が主体となり外出血として確認されない大量出血があり，その場合は産後の後陣痛では説明困難な疼痛の訴えなどが手掛かりとなる．

産後の大量出血によるショックでは，その進行が急激であることが多く，出血量の評価や必要輸血量の推定に関しては末梢血中のヘモグロビン濃度やヘマトクリット値による判断では過小評価となることもありうるため，母体のバイタルサイン，尿量などを含めた総合的判断を心掛ける．1つの指標として**ショックインデックス**（shock index：SI）が提唱されており，SI＝心拍数（回/分）/収縮期血圧（mmHg）の値が1で約1.5 L，1.5で約2.5 Lの出血と判断される．また，DICの診断に関しては産科的基礎疾患，臨床症状，凝固機能検査の項目を基に評価を行う産科DICスコア（**表1**）が有用となる．

3 治療の実際

分娩時出血への対応

分娩時出血では出血源が子宮自体にあることが多い．**弛緩出血**ではまずは子宮収縮の促進（子宮収縮薬の投与，輪状マッサージ，子宮体部の冷却）と物理的子宮圧迫（双手圧迫，ガーゼ

表1 産科DICスコア

基礎疾患	点数	臨床症状	点数	検査	点数
胎盤早期剥離（児死亡）	5	急性腎不全（無尿）	4	FDP：10μg/dL以上	1
〃 （児生存）	4	〃 （乏尿）	3	血小板：10万/μL以下	1
羊水塞栓（急性肺性心）	4	急性呼吸不全（人工換気）	4	フィブリノゲン：150mg/dL以下	1
〃 （人工換気）	3	〃 （酸素療法）	1	PT：15秒以上	1
〃 （補助換気）	2	臓器症状（心臓）	4	出血時間：5分以上	1
〃 （酵素療法）	1	〃 （肝臓）	4	その他の検査異常	1
DIC型出血（低凝固）	4	〃 （脳）	4		
〃 （出血量：2L以上）	3	〃 （消化器）	4		
〃 （出血量：1〜2L以上）	1	出血傾向	4		
子癇	4	ショック（頻脈：100以上）	1		
その他の基礎疾患	1	〃 （低血圧：90以下）	1		
		〃 （冷汗）	1		
		〃 （蒼白）	1		

該当する項目の点数を加算し，8〜12点：DICに進展する可能性が高い，13点以上：DIC
［五学会合同産科危機的出血への対応ガイドライン作成委員会：産科危機的出血への対応ガイドライン，4頁，2010］

充填，バルーンカテーテルを用いた圧迫）を試みる．産道裂傷，血腫の場合は出血部位の縫合を行う．それでも止血困難な場合は血管カテーテル操作による両側子宮動脈塞栓，帝王切開での開腹時には両側内腸骨動脈結紮などの選択肢がある．こうした方法で出血のコントロールが不能の状況ではやむをえず子宮摘出となる場合もある．

産科危機的出血への対応ガイドライン

2010年4月に関連五学会により「産科危機的出血への対応ガイドライン」が制定された．そこではSIに基づいた出血量の評価とDICの有無に基づいた対応フローチャート（図1）が示されている．産科出血に対してまずは事前の準備，リスク評価が大切である．分娩時の緊急的な輸血に備えて妊婦健診でのスクリーニング検査で血液型，不規則抗体の有無の確認が行われる．また，妊娠中の貧血や血小板減少が生理的変化を超えて強い場合はその原因検索を行い，分娩前の改善をめざす．前置・低置胎盤，癒着胎盤，巨大子宮筋腫などで輸血の必要性が高い症例や，特殊な血液型などで他家輸血準備に困難が予想される場合には自己血貯血を行う．

分娩に際して出血多量の場合は，初期対応として人員を確保し，心電図，血圧，SpO$_2$などバイタルサインの持続的モニタリングを行いつつ，可能であれば2ヵ所以上の静脈ルートの確保を行う．出血原因に応じた止血操作を開始すると同時に，まずは十分な輸液（晶質液，人工膠質液）による循環動態の維持を図る．出血量の推移，DICの併発の有無を判断したうえで必要に応じた輸血準備をする．ガイドライン上ではSI 1.5以上，産科DICスコア8点以上ではただちに輸血開始，高次医療施設への搬送を行うことが提言されている．上にも述べたように分娩時出血ではDICを合併する危険性が高いため凝固能（フィブリノゲン値，FDP），血小板数に留意し，赤血球製剤だけではなく新鮮凍結血漿，血小板濃厚液の投与を積極的に検討する．また，大量輸血の場合は高K血症などの電解質異常による致死的不整脈や肺水腫の続発に十分な注意が必要である．産科DICに対してはアンチトロンビンⅢ製剤，ガベキサート，ナファモスタットの投与による凝固線溶系の阻害が有効となる．内科的DIC治療で第1選択となるヘパリンは出血が持続している産科DICの状況下においては使用が限定される．

看護のポイント

児が無事に娩出された後も母体の状態観察を継続することが重要である．とくに，分娩後の数時間のバイタルサインの変化，腟出血の状態を十分に確認することがすみやかな初期対応につながる．分娩時出血ではしばしば緊急的対応

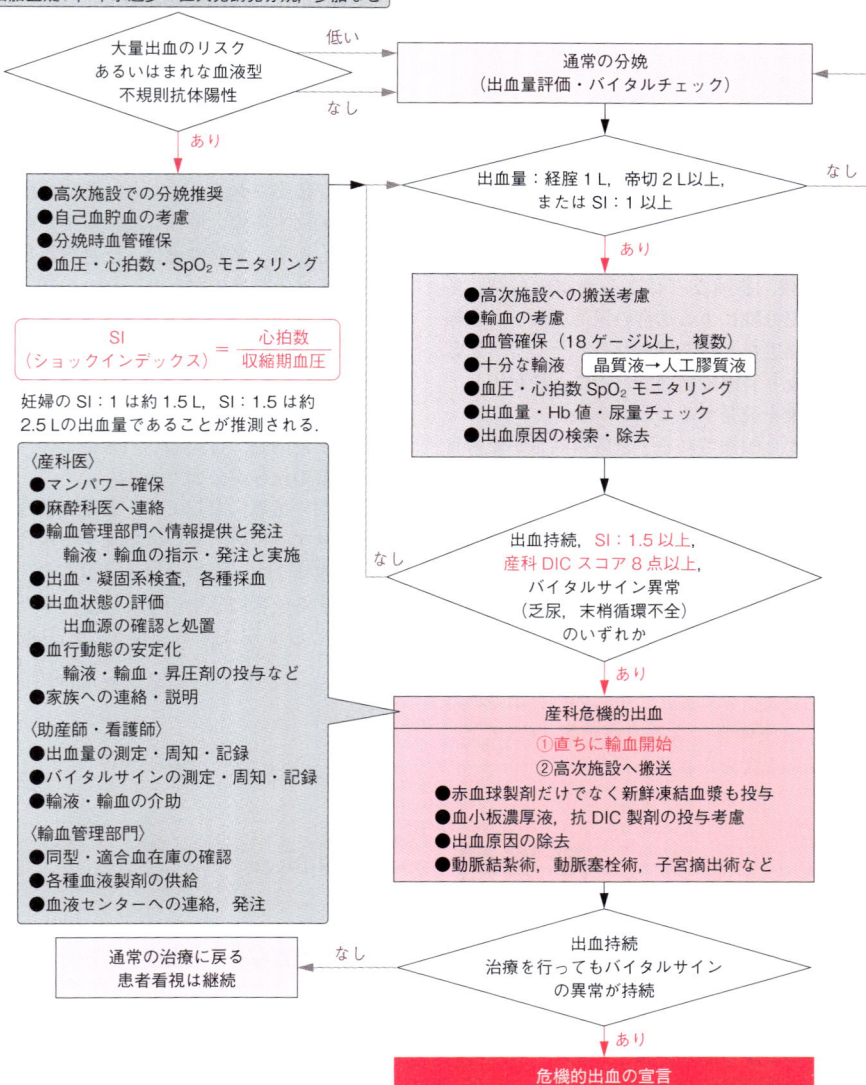

図1 産科危機的出血への対応フローチャート

[五学会合同産科危機的出血への対応ガイドライン作成委員会：産科危機的出血への対応ガイドライン，2頁，2010]

リスク因子：前置・低置胎盤，巨大子宮筋腫，既往帝王切開，癒着胎盤疑い，羊水過多・巨大児誘発分娩，多胎など

大量出血のリスクあるいはまれな血液型 不規則抗体陽性
- なし／低い → 通常の分娩（出血量評価・バイタルチェック）
- あり →
  - ●高次施設での分娩推奨
  - ●自己血貯血の考慮
  - ●分娩時血管確保
  - ●血圧・心拍数・SpO₂モニタリング

$$SI（ショックインデックス）= \frac{心拍数}{収縮期血圧}$$

妊婦のSI：1は約1.5L，SI：1.5は約2.5Lの出血量であることが推測される．

出血量：経腟1L，帝切2L以上，またはSI：1以上
- あり →
  - ●高次施設への搬送考慮
  - ●輸血の考慮
  - ●血管確保（18ゲージ以上，複数）
  - ●十分な輸液　晶質液→人工膠質液
  - ●血圧・心拍数SpO₂モニタリング
  - ●出血量・Hb値・尿量チェック
  - ●出血原因の検索・除去

出血持続，SI：1.5以上，産科DICスコア8点以上，バイタルサイン異常（乏尿，末梢循環不全）のいずれか
- あり → **産科危機的出血**
  - ①直ちに輸血開始
  - ②高次施設へ搬送
  - ●赤血球製剤だけでなく新鮮凍結血漿も投与
  - ●血小板濃厚液，抗DIC製剤の投与考慮
  - ●出血原因の除去
  - ●動脈結紮術，動脈塞栓術，子宮摘出術など

〈産科医〉
- ●マンパワー確保
- ●麻酔科医へ連絡
- ●輸血管理部門へ情報提供と発注　輸液・輸血の指示・発注と実施
- ●出血・凝固系検査，各種採血
- ●出血状態の評価　出血源の確認と処置
- ●血行動態の安定化　輸液・輸血・昇圧剤の投与など
- ●家族への連絡・説明

〈助産師・看護師〉
- ●出血量の測定・周知・記録
- ●バイタルサインの測定・周知・記録
- ●輸液・輸血の介助

〈輸血管理部門〉
- ●同型・適合血在庫の確認
- ●各種血液製剤の供給
- ●血液センターへの連絡，発注

出血持続　治療を行ってもバイタルサインの異常が持続
- なし → 通常の治療に戻る　患者看視は継続
- あり → **危機的出血の宣言**

が迫られ現場が混乱しやすい状況が出現する．前もって産科危機的出血に際しての役割分担（記録，各部署への連絡），必要器材・薬品の位置の確認を行い，またシミュレーションを施行することも意義が大きい．　　　　　（永松　健）

子宮復古不全 subinvolution of the uterus

1 起こり方と症状・診断のすすめ方

分娩後，産褥期(6〜8週間)に子宮が非妊時の大きさにもどる生理的変化が**子宮復古**である．それがなんらかの理由により障害された病態を子宮復古不全とよぶ．原因として，胎盤・卵膜の遺残，筋腫などによる悪露の貯留，多胎・巨大児分娩による子宮の過進展，子宮収縮の機能的障害などがあげられる．そして，悪露が培地となり易感染状態であることに起因して**子宮内感染**を続発することが多い．

腹壁上から触知される子宮底の高さが産褥日数に比して高く，硬さが柔らかいなどの所見がある場合は遺残組織の存在や悪露の滞留を疑い，超音波検査にてそれを確認する．子宮内への感染を生じた場合は母体の発熱，下腹部の圧痛の出現を認めることが多い．その際には感染に伴い子宮筋層機能が障害され，それにより悪露の量の増加や遷延が生じる．そうした場合は内診，超音波検査に加えて子宮内腔分泌物の培養検査，血液検査による白血球数，CRPなどの炎症反応を含めた診断を行う．

2 治療の実際と看護のポイント

子宮内に遺残組織がある場合は原則的にはその除去が優先される．ただし，遺残組織が癒着胎盤に起因する場合は保存的な対応が必要となることもある．悪露の流出，子宮復古を促進する目的では子宮底のマッサージ，冷却，母乳授乳による内因性のオキシトシン分泌促進や，離床の励行が行われる．薬物療法としては子宮収縮を促進するための麦角アルカロイド薬，プロスタグランジン，オキシトシンの投与が有効となる．子宮内腔，付属器への感染を伴う場合には抗菌薬の投与が必要である．

産褥期の指導に際しては，悪露が数週間の間に減少せず，持続あるいは増加する場合，また発熱，腹痛を生じた場合は子宮復古不全やそれに続発する子宮内感染の可能性があるためすぐに知らせるように説明を行うことが重要となる．

(永松　健)

産褥熱 puerperal fever

1 起こり方

産褥熱とは，分娩時に生殖器に発生した細菌感染を原因とする**産褥感染症**のことを意味し，分娩後24時間以降，産褥10日以内において，2日以上，38℃以上の発熱が続く状態と定義されている．

産褥期に偶発的に生じた乳腺炎，尿路感染症，上気道感染症などは通常含めない概念である．

感染経路は，外陰部・腟からの**上行性感染**と考えられ，**子宮内膜炎**，**子宮筋層炎**，**子宮付属器炎**，**骨盤腹膜炎**，**敗血症**へと進行する可能性がある．

産褥熱を引き起こす誘因には，①前期破水，遷延分娩，胎盤遺残，子宮復古不全などの妊娠・分娩・産褥異常，②帝王切開，鉗子・吸引分娩などの産科手術，③頻回の内診，胎盤用手剥離，ラミナリア桿・メトロイリンテル挿入などの産科処置や産道に対する機械的操作，④細菌性腟症，絨毛膜羊膜炎，クラミジア頸管炎，B群溶連菌保菌，糖尿病，ステロイド服用，子宮筋腫などの母体合併症などがあげられる．

かつて産褥熱は妊産婦死亡の重要な原因であったが，近年は消毒法や抗菌薬の発達により，発生頻度，死亡症例とも激減している．

しかしながら，**メチシリン耐性黄色ブドウ球菌（MRSA）**などの耐性菌による産褥感染症が増加しており，今後も注意が必要な疾患である．

2 症状と診断のすすめ方

産褥熱の定義にもあるように，産後24時間以降に，38℃以上の高熱が持続した場合，産褥熱を疑う．産褥期に高熱がみられた場合，①産褥熱（産褥感染症），②乳腺炎，③尿路感染症を鑑別しながら診断をすすめていくことが重要である．

産褥子宮内膜炎では，産褥3日目頃から発熱，下腹部痛，子宮に一致した圧痛，悪臭のある悪露の流出がみられることが特徴である．**骨盤腹膜炎**まで進展すると，筋性防御，反跳痛などの**腹膜刺激症状**を呈するようになる．**敗血症**まで進行した場合は，血圧低下，心拍数増加，呼吸数増加，意識低下などの重篤なショック症状にいたる．

産褥熱の診断は，症状・診察所見から可能なことが多いが，起炎菌の同定のため，悪露の細菌培養検査を行う．起炎菌は，従来はブドウ球菌，連鎖球菌といった強毒菌が主体であったが，近年は腸内細菌や嫌気性菌などの弱毒菌の混合感染が多く，MRSAなどの耐性菌も問題になっている．MRSA産褥感染症の場合は，39℃台の弛張熱と紅斑の出現が特徴的とされている．また，産褥熱の誘因となる子宮内遺残や悪露の滞留がないか超音波検査で確認する．

乳腺炎とは，乳房の局所炎症所見（腫脹，疼痛，発赤）の有無で，尿路感染症とは，尿検査所見（白血球数，細菌の有無）や腰背部の叩打痛の有無で鑑別する．

3 治療の実際

産褥熱の予防法としては，①分娩時の清潔操作の徹底，②前期破水，胎盤用手剥離，帝王切開術症例における予防的抗菌薬投与，③悪露排泄の促進があげられる．

産褥子宮内膜炎と診断された場合は，早期の抗菌薬投与を行うとともに，子宮内遺残や悪露の滞留があれば，子宮内容除去，悪露排泄を行う．**骨盤内膿瘍**を形成した場合は，切開排膿・ドレナージなどの外科的処置が必要となる．

💡 看護のポイント ・・・・・・・・・・・・・・・

従来わが国で行われていた正常分娩例における予防的抗菌薬投与は，耐性菌発現のリスク回避の観点から，近年は行わない傾向にある．

したがって，従来にも増して産褥熱の発生に留意し，分娩時の清潔操作の徹底や，産褥熱の早期発見・治療を念頭に置くことが重要となっている．

（香川秀之）

乳腺炎 mastitis

1 起こり方

乳腺炎には，**うっ滞性乳腺炎（非感染性乳腺炎）**と**急性化膿性乳腺炎（感染性乳腺炎）**がある．うっ滞性乳腺炎は，乳汁のうっ滞が原因となり，細菌感染を伴ってはいないが，乳腺に炎症性変化を起こした状態である．産後10日以内に起こることが多いが，授乳中はいつでも起こりうる．乳汁うっ滞を起こす誘因としては，乳管開通の不足，乳汁分泌過多，乳腺炎の既往，児の哺乳量の減少，授乳姿勢，時間授乳，母子分離などがあげられる．

うっ滞性乳腺炎の状態に，細菌感染が加わると**急性化膿性乳腺炎**となる．産後10日以降に生じることが多い．乳管口から上行性に乳管や乳線実質に感染を起こす**実質性乳腺炎**と乳頭亀裂などの傷からリンパ行性，血行性に乳腺間質に感染し炎症が広がる**間質性乳腺炎**がある．

起炎菌は，黄色ブドウ球菌がもっとも多く，表皮ブドウ球菌，連鎖球菌，大腸菌なども原因となる．また，近年は**メチシリン耐性黄色ブドウ球菌（MRSA）**も問題になっている．

急性化膿性乳腺炎が進行すると，**乳腺膿瘍**が形成される．敗血症を生じることはまれである．

2 症状と診断のすすめ方

うっ滞性乳腺炎は，通常片側性に局所的な乳房の腫脹，発赤，硬結，疼痛，熱感を認める．発熱はないか，あっても軽度である．

急性化膿性乳腺炎は，**うっ滞性乳腺炎に比べて局所症状が強く，悪寒戦慄を伴う38℃以上の発熱**，倦怠感，感冒様症状などの全身症状を認める．患側の腋窩リンパ節の有痛性腫脹を認めることもある．

局所症状が強く，全身症状を伴うときや，乳汁うっ滞の解除を十分に行っても，発症から12〜24時間以内に症状が改善しないときは細菌感染による**急性化膿性乳腺炎**を疑うべきである．

膿瘍は，皮下に形成された場合は，皮膚の菲薄化や波動により診断が容易であるが，乳腺実質内のものや乳腺後部に形成された場合は，波動は不明瞭なため，超音波検査で低エコー領域を認めることにより診断する．

3 治療の実際

うっ滞性乳腺炎では，搾乳，乳房マッサージなどによる乳管開通処置を行ったうえで，頻回授乳を指導し，乳汁うっ滞を解除するとともに，局所冷罨法による炎症抑制・乳汁分泌抑制処置を行うことが効果的である．

急性化膿性乳腺炎では，うっ滞性乳腺炎の治療に加え，抗菌薬と抗炎症薬の投与を行う．

上記処置によっても，48〜72時間で症状が軽快しない場合は，膿瘍形成の有無を確認し，形成されていた場合は，切開排膿処置を積極的に行うべきである．

乳腺炎治療中の授乳に関して，以前は患側の乳房からの授乳を禁止する指導がされることが多かったが，**急性化膿性乳腺炎の場合でも授乳を行うべきである**というのが現在のコンセンサスであり，母体にとっても，児にとっても，授乳をとめる必要はない．

看護のポイント

乳腺炎を起こさないためには予防がもっとも大切である．乳管開通などの乳房ケアを妊娠中から行うとともに，産褥期には，乳汁うっ滞の誘因を避けるため，早期からの頻回授乳の指導，乳房マッサージによる乳房管理，感染予防のための清潔操作の指導などを積極的に行っていくよう心掛ける．

（香川秀之）

産褥精神障害 puerperal psychosis

1 起こり方と症状・診断のすすめ方

産褥期は，妊娠分娩前後に身体と環境がダイナミックに変わることから，ほかの時期に比べて精神障害が起こりやすい時期である．そのなかでも，直後にみられるマタニティ・ブルーズ，一般的になる頻度の高い産後うつ病，そしてまれではあるが症状の激しい産褥精神病と，最近増えてきているそのほかの疾患について簡単にまとめた．

マタニティ・ブルーズ

マタニティ・ブルーズは分娩後3日間以内に生じて，数日間から数週間続く．ホルモン変動に関連した一時的な気分の変動であると考えられており，とくに治療は必要としない．日本人では約6.5％〜26％の母親にみられ，さほど

表1 エジンバラ産後うつ病質問診(EPDS)

産後の気分についておたずねします．あなたも赤ちゃんもお元気ですか．最近のあなたの気分をチェックしてみましょう．今日だけでなく，過去7日間にあなたが感じたことにもっとも近い答えに○をつけてください．必ず10項目全部に答えてください．

笑うことができたし，物事の面白い面もわかった．
　(0)いつもと同様にできた．
　(1)あまりできなかった．
　(2)明らかにできなかった．
　(3)まったくできなかった．

物事を楽しみにして待った．
　(0)いつもと同様にできた．
　(1)あまりできなかった．
　(2)明らかにできなかった．
　(3)ほとんどできなかった．

物事がうまくいかない時，自分を不必要に責めた．
　(3)はい，たいていそうだった．
　(2)はい，ときどきそうだった．
　(1)いいえ，あまりたびたびではなかった．
　(0)いいえ，まったくそうではなかった．

はっきりとした理由もないのに不安になったり，心配したりした．
　(0)いいえ，そうではなかった．
　(1)ほとんどそうではなかった．
　(2)はい，ときどきあった．
　(3)はい，しょっちゅうあった．

はっきりとした理由もないのに恐怖に襲われた．
　(0)いいえ，そうではなかった．
　(1)ほとんどそうではなかった．
　(2)はい，ときどきあった．
　(3)はい，しょっちゅうあった．

することがたくさんあって大変だった
　(3)はい，たいてい対処できなかった．
　(2)はい，いつものようにうまく対処できなかった．
　(1)いいえ，たいていうまく対処した．
　(0)いいえ，普段通りに対処した．

不幸せな気分なので，眠りにくかった．
　(3)はい，ほとんどいつもそうだった．
　(2)はい，ときどきそうだった．
　(1)いいえ，あまりたびたびではなかった．
　(0)いいえ，まったくそうではなかった．

悲しくなったり，惨めになったりした．
　(3)はい，たいていそうだった．
　(2)はい，かなりしばしばそうだった．
　(1)いいえ，あまりたびたびではなかった．
　(0)いいえ，まったくそうではなかった．

不幸せな気分だったので，泣いていた．
　(3)はい，たいていそうだった．
　(2)はい，かなりしばしばそうだった．
　(1)ほんのときどきあった．
　(0)いいえ，まったくそうではなかった．

自分自身を傷つけるという考えが浮かんできた．
　(3)はい，かなりしばしばそうだった．
　(2)ときどきそうだった．
　(1)めったになかった．
　(0)まったくなかった．

[岡野禎治，宗田 聡訳：産後うつ病ガイドブック-EPDSを活用するために，62-63頁，南山堂，2006]

多くはないが，マタニティ・ブルーズを経験した女性の30%程度が産後うつ病になるとされてる．

産後うつ病

産後うつ病は，産後2ヵ月～半年の時期に発症しやすい．産後は神経内分泌系の中枢機能が急激に変わってホルモン分泌のバランスが崩れ，また，同時に出産前後の生活環境がガラリと変わり，日々の子育てによるちょっとしたストレスの積み重ねも原因となる．家族や周囲のサポートがない環境にあると産後うつ病になりやすく，周囲が気がつかず重症化すると自殺念慮も生じるので，早めの対処が非常に大切である

る(**表1**)．

産褥精神病

産褥精神病は，もっとも重篤なものであるが，頻度は1,000人に1人とまれである．出産後3～14日以内に生じるため，最初はマタニティ・ブルーズや産後うつ病などを安易に考えてしまうこともあるが，疑われ次第できるだけ早く精神科救急医学的対応が必要となる．

2　治療の実際と看護のポイント

産後うつ病

授乳しているケースが多いため，まずはカウンセリングなどの非投薬治療(心理療法)を行

う．症状が非常に重症であれば，投薬(抗精神病薬)も積極的に行う．授乳していても支障のないような漢方薬や安定薬の併用もある．自殺念慮が強い場合は，精神科医による薬物療法と管理が必要となる．

多くは，半年～1年で症状も軽快し，服薬も中止となる．しかし，一部は遷延化しうつ病として経過が長く症状も重くなることもある．

■ 産褥精神病

最近では，妊娠前にパニック障害や不安障害，うつ病などで精神科や心療内科で内服治療をしている女性も少なくない．こうした女性が，妊娠中や分娩時では大きな問題なく過ぎてきたものの，産後になんらかのストレスやできごとをきっかけに再燃するケースも増えてきている．これらのケースでは，産後うつ病として対応していくと，なかなか軽快せず，経過も長引いたり，症状も一向によくならなかったりする．妊娠前の通院治療歴があるケースでは，早めに専門の精神科医に相談していくことが必要である．

(宗田 聡)

乳がん breast cancer

1 起こり方

乳がんのリスクファクターとしては高エストロゲン状態が考えられ，初経年齢が早い，閉経年齢が遅い，出産歴がない，出産年齢が遅い，授乳歴がない，ホルモン補充療法歴があるなどがあげられる．そのほかに家族歴，アルコール，喫煙などがある．乳がんに関連する遺伝子変異も知られており，BRCA1，BRCA2遺伝子変異のキャリアは高率に乳がんを発症する．

2 症状と診断のすすめ方

乳房のしこりや乳頭からの異常分泌，乳頭の陥没，皮膚のひきつれ，陥凹などが代表的な症状であり，放置すると皮膚の潰瘍や発赤，出血を伴うようになる．近年，**乳がん検診**によって発見される症例も増えてきてはいるが，わが国での乳がん検診受診率は20％に満たない．診察では視触診に加え，画像検査として**マンモグラフィ**，**乳腺エコー**，MRIなどが行われる．乳がんは病理組織検査での**サブタイプ**分類が重要であり，サブタイプに基づいて薬物療法を決定する(表1)．したがって組織の採取は必須であり，針生検やマンモトーム生検，必要に応じて外科生検などが行われる．CTやPET-CT，骨シンチグラフィなども必要に応じて行う．

3 治療の実際

治療には原則として手術療法が必須である．また，化学療法やホルモン療法などの薬物療法

表1 病理組織検査でのサブタイプ分類に基づく薬物療法

サブタイプ分類	治療
"luminal A" (ホルモン受容体陽性，HER2タンパク過剰発現なし，低悪性度)	ホルモン療法
"luminal B" (ホルモン受容体陽性，高悪性度)	ホルモン療法＋化学療法＋抗HER2療法 (HER2タンパク過剰発現の場合)
HER2過剰発現型	化学療法＋抗HER2療法
トリプルネガティブ	化学療法

[St. Gallenコンセンサス会議2011]

も重要である．

手術療法

手術療法は乳房に対する手術と腋窩操作とに分けられる．乳房に対する手術では**乳房温存術**と**乳房切除術**があり，患者の希望と整容性，腫瘍の大きさや場所，乳管内の広がりなどを考慮して術式を決定する．腋窩に対しては臨床的に明らかなリンパ節転移を認める場合は通常レベルⅠ，Ⅱ（外側および中心腋窩リンパ節）までのリンパ節郭清を行う．それ以外の場合には色素や放射性同位元素を利用して**センチネル**（見張り）**リンパ節生検**を行う．センチネルリンパ節に転移を認めた場合は通常のリンパ節郭清を行い，転移を認めなかった場合にはリンパ節郭清を省略することが一般的となっている．そのほか，患者の希望や状態に応じて1次的，2次的乳房再建が行われる．再建にはシリコンなどの人工物が用いられる場合と，広背筋皮弁や腹直筋皮弁などの自家組織を用いる場合がある．術後の病理検査で非浸潤がんと診断された場合，局所療法のみで根治可能であることが多い．

化学療法

乳がんは早期から全身に微小転移をきたすため手術のみでは根治できない場合があると考えられており，浸潤がんの場合薬物療法が必要となる．とくにホルモン受容体陰性の乳がんは化学療法に対する感受性が高く，アントラサイクリン含有レジメンとタキサン含有レジメンを逐次投与することが多い．悪心や脱毛，末梢神経障害，皮疹，浮腫などの副作用が起こるため，注意深い観察と問診が必要である．近年は患者の年齢や全身状態，腫瘍の特性によってアントラサイクリンを含まないレジメンも試みられている．腫瘍の大きさやリンパ節転移の有無などによっては**術前化学療法**も考慮される．化学療法は術前，術後のどちらに行っても予後が変わらない．転移性乳がんに対しては標準的な治療は確立しておらず，患者の状態や腫瘍の特性によって主治医により治療法が選択されているのが現状である．できるだけ転移巣をコントロールし，生活の質を保つのが目標である．

ホルモン療法

ホルモン受容体陽性乳がんに対しては，ホルモン療法が行われる．閉経前の患者に対しては**タモキシフェン**が使用され，LHRHアナログを併用する場合もある．タモキシフェンは血栓症などの副作用があり，ていねいな問診と観察を要する．閉経後の患者に対しては通常**アロマターゼ阻害薬**が使用される．とくに注意すべき副作用としては骨粗鬆症があげられる．骨密度の測定が必要である．タモキシフェン，アロマターゼ阻害薬ともにホットフラッシュや関節痛といった更年期障害類似の副作用が特徴的である．ホルモン療法は5年間継続する．

分子標的治療

HER2（抗ヒト上皮増殖因子受容体2型）タンパク過剰発現は乳がんの予後不良因子であったが，抗HER2薬である**トラスツズマブ**の開発とともにその予後は改善してきている．トラスツズマブはHER2タンパクに対する分子標的薬であり，HER2下流シグナルを抑制することにより抗腫瘍効果を発揮する．同様にラパチニブという分子標的薬も承認されており，トラスツズマブが効かなくなった転移性乳がんに対して使用される．

放射線療法

乳腺部分切除を行った患者の患側乳房には1回2Gy，週5日，5週間の放射線治療が行われる．この残存乳房照射により局所再発率は4分の1に減少する．また，局所進行乳がんに対する胸壁照射なども行われる．骨転移を認める場合，疼痛などの症状があれば転移巣に対する放射線治療も行われる．

術後フォローアップ

ホルモン受容体陰性乳がん，HER2タンパク過剰発現を認める乳がんは悪性度が高く，術後2～3年の再発が多い．一方，ホルモン受容体陽性乳がんは再発そのものの頻度は低いが術後10年経過しても再発率が低下してこない．ホルモン受容体陽性乳がんではより長期にわたってのフォローアップが必要である．

看護のポイント

乳がんでは乳房の手術が必須であり，ボディイメージが変容する．すぐには受け入れられない患者も多く，看護的介入が必要となる．

腋窩リンパ節郭清を行った場合，患側上肢の**リンパ浮腫**が生じる場合がある．早期発見，治療が大切でそのための患者教育が重要である．

〔下村昭彦，川端英孝〕

低出生体重児 low birth weight infant

1 低出生体重児とは

出生体重が 2,500 g 未満の児のことを低出生体重児という．低出生体重児のうちで，1,500 g 未満の児を**極低出生体重児**，1,000 g 未満の児を**超低出生体重児**という．生下時体重が少なければ少ないほど出生後の重症度が増し，多くの処置・治療を必要とする．

発症原因

低出生体重児となる原因としては早産または胎児発育遅延であるが，いずれの場合にも母体要因と胎児要因がありこれらは重複していることもしばしばである．

母体要因としては**妊娠高血圧症候群**やほかの母体合併症（糖尿病，甲状腺疾患，腎疾患，膠原病，抗リン脂質抗体症候群）などである．胎盤・臍帯異常としては**前置胎盤，胎盤早期剥離**，臍帯付着部異常などがある．また子宮内感染に関連する前期破水や絨毛膜羊膜炎も早産の原因となる．

胎児要因としての先天感染症や先天異常では**胎児発育遅延**の原因となるだけでなく，胎児の状態不良にて早期娩出（早産）となることも多い．多胎妊娠や妊娠中の生活習慣（喫煙，アルコール摂取，過労，不摂生），母親の年齢（若年または高年）なども早産や胎児発育遅延の原因となる．母体要因と胎児要因のいずれにおいても，母体の安全のため早期娩出を必要とするかまたは胎児状態が不良であるため早急な娩出が必要となり，結果として低出生体重児となる．

発症頻度

低出生体重児の割合は 1980 年に 5.2% であったが 2009 年には 9.6% に増加しており，低出生体重児の割合は今日では全出生児の 1 割近くとなっている．低出生体重児の増加の原因に関しては，高齢出産の増加，20〜30 代女性の喫煙率の増加，不妊治療などによる多胎率の増加，周産期医療の進歩に伴い，かつては死産となっていた早産児が生存可能となったことなど複合的な要因が考えられている．

2 診断のすすめ方

新生児は出生後，状態の変化が激しいこと，また大人と違い症状を訴えてくれないことが特徴であり，低出生体重児ではとくに未熟な状態で出生するため，より細かい医療的サポートを必要とする．症状の悪化を見逃すことなく早期の対応を必要とするため，低出生体重児の一般的な特徴をふまえたうえで診断をすすめていく．児の活動性や皮膚色などの変化に細心の注意を払うとともに，血液ガス分析，血糖，生化学（Na, K, Cl, Ca, T-Bil）検査を頻回に行い状態把握に努める．また細菌検査，胸腹部 X 線，超音波検査（頭部，心臓）を定期的に実施する．児の状態と検査結果の経時的な変化に気をつけて新たな問題出現の有無を評価していく．

3 治療の実際

低出生体重児に対する一般的な管理および疾患と治療について**表 1** に示す．各症状に対する治療を行いながら，未熟な各器官が成熟し補助なしに成長できるようにサポートすることが治療の基本となる．

● 体温の保持 ●

低出生体重児は皮膚が成熟していないことに加え皮下脂肪も少なく，物理的に体重あたりの体表面積が大きく出生後は低体温となりやすい．このため体温を保持させる目的で保育器に収容する．

● 水分および栄養摂取 ●

早産児ではグリコーゲンが少ないうえに糖新生が不十分なため**低血糖**を起こしやすい．また経口摂取が困難であるため急性期には注入栄養に加え輸液を行う．さらに極低出生体重児で

表1 低出生体重児の管理と治療

1. 低出生体重児に対する一般的な管理
   - 体温保持：保育器収容
   - 血糖および水分・栄養管理：輸液，経静脈栄養
   - 感染予防：手洗いと手袋着用
2. 低出生体重児の疾患と治療
   - 呼吸管理：
       新生児一過性多呼吸，呼吸窮迫症候群：
       酸素投与，持続陽圧換気，人工換気，
       肺サーファクタント製剤投与
       無呼吸発作：キサンチン製剤
   - 循環管理：
       循環不全：血管作動薬（ドパミン，ドブタミン）
       動脈管開存症：インドメタシン（インダシン®）投与
       新生児遷延性肺高血圧：人工換気，NOガス吸入
   - 新生児黄疸：光線療法
   - 感染，敗血症：抗菌薬投与，γ-グロブリン投与

は，経腸栄養が十分になるまでに時間を要するため早期から経静脈栄養（アミノ酸・脂肪の添加）を開始する．

● 呼吸管理 ●

低出生体重児ではしばしば呼吸障害が出現する．肺水の十分に吸収できないことが原因の**新生児一過性多呼吸**に対しては酸素投与や人工換気が行われる．在胎28週未満の超未産児では，**呼吸窮迫症候群**となることが多く，**肺サーファクタント製剤**投与や人工換気を必要とする．また34週未満の児では呼吸中枢が未熟なため**無呼吸**が生じやすく，これに対しては酸素投与やキサンチン製剤を投与する．

● 循環管理 ●

出生は胎児循環から新生児循環へと移行する急激な過程であり，低出生体重児では心臓の予備力が乏しく仮死や呼吸障害ではしばしば循環不全となる．このため心エコーにて心機能評価を行いながら血管作動薬を使用する．また生後も肺血管抵抗が高い**新生児遷延性肺高血圧**では，胎児循環が残った状態となり極度の低酸素に陥るため人工換気や一酸化窒素（NO）ガス吸入を必要とする．成熟児では動脈管は通常24時間かけて閉鎖していくが，低出生体重児（早産）では動脈管は閉鎖しにくく，極低出生体重児の20％には治療を要する**動脈管開存症**とな

る．症候化する場合にはインドメタシンによる治療や手術を行う．

● 感染治療 ●

低出生体重児は母体からの移行抗体が少ないため感染症に罹患しやすいだけでなく重篤化の危険性がある．このため培養結果などの確定診断を待たず，感染が疑われた場合には抗菌薬投与を開始し，**敗血症**が疑われる場合にはγ-グロブリン投与を行う．

● 黄疸治療 ●

早期新生児期には生理的黄疸が認められるが低出生体重児では脳血液関門が未熟で間接ビリルビンが脳に移行し**ビリルビン脳症**の危険がある．このため，成熟児に比べ早期に光線療法を実施する．

🔆 看護のポイント

低出生体重児の看護はその子の将来に影響する重要な時期の看護となる．このため細心の注意を払いながらも慌しく行われることが多い．また新生児医療では言葉による症状の訴えがない患者から状態をいかに的確に把握し対応するかの技術が必要であり，特別に配慮を要する看護のポイントを示す．

● 過剰な刺激を避ける（ミニマムハンドリングとディベロプメンタルケア）●

低出生体重児は保育器に収容されさまざまな処置や治療を必要とするため，胎内では受けることのない過剰な刺激にさらされている．これを避けるため最小限の頻度で必要な処置を可能な限り短時間で行うように努める（ミニマムハンドリング）．

また音や光も胎内に比べ過剰な刺激となるため，室内を暗くし大きな音を出さないよう注意しながら長期的な発達も考慮に入れた**ディベロプメンタルケア**[*1]に基づく優しいケアを行う．

● 医療者介助による水平感染を予防する ●

低出生体重児の皮膚は脆弱で免疫能も未熟で

[*1] ディベロプメンタルケア：新生児の神経発達に配慮したケアで環境を胎内に近づけるため，音や光とともに児の姿勢や睡眠にも配慮するケア．

あり，感染症に罹患すると重症化しやすい．このため，感染予防には細心の注意を払い，患児に接触する前後での手洗いの徹底と手袋を着用，それに加え物品の個別化を行い水平感染の予防に努めることが重要である．

◆ **空間的・時間的に家族を中心としたケアを心がける（ファミリーケア）** ◆

低出生体重児は入院期間が長くなり母子（父子）分離が長期間に及ぶため，家族の愛着形成が空間的，時間的に妨げられる可能性がある．看護にあたっては治療の初期から可能な限り**タッチング**や**カンガルーケア**[*2]を行い，親と児

[*2] カンガルーケア：裸の児を母や父の皮膚に直接触れる状態で抱っこする方法．

の間の愛情ときずな作りを支援する．また，両親だけでなく祖父母にも面会の機会を作るなど，子どもと家族が大切にされていると感じられる環境（空間的・時間的）を作ることで，親としての自信を育てていくことが大切である．

◆ **低出生体重児の未来のために** ◆

新生児医療は緊張が強いられる場面も多いが，さまざまな問題が生じた場合にも個人的な努力で解決するのではなくチームとして家族を支える必要がある．その意味では低出生体重児にかかわるすべての医療従事者のチームワーク（看護を含めた総合力）が非常に大切であり，多くの人の愛情とさまざまなかかわりの中でこそ低出生体重児の未来が開かれるのである．

（大森意索）

新生児仮死 neonatal asphyxia

1 起こり方

児の循環動態は分娩前後で子宮内の胎児循環から胎外での呼吸循環に急速に切り替わるが，これがスムーズに移行しない例が全分娩の約10％にみられる．約1％は自発呼吸の確立が困難であり，積極的な**蘇生術**を必要とする．

原因には胎児，胎盤／臍帯（常位胎盤早期剥離，胎児・母体間輸血，臍帯脱出など），母体（母体循環不全，感染など），これらの複合要因があげられる．しかし順調な妊娠分娩経過であっても新生児仮死が起こることは決して珍しくない．

2 症状と診断のすすめ方

成熟児であるか，呼吸や啼泣が良好か，筋緊張が良好かどうかを判断し，いずれかに問題があれば**新生児蘇生法アルゴリズム**（図1）に沿い蘇生初期処置を開始する．

3 治療の実際

早期の自発呼吸の確立に努める．体表の水分を手早く拭き取り保温に努め，皮膚刺激を行う．

蘇生を要する新生児仮死の児の90％は，有効なバッグ・マスク換気で回復可能とされる．

太めの吸引カテーテルまたはバルブシリンジを用いて羊水を吸引し気道を開通させる．このとき誤嚥を防ぐため先に口腔を，次に鼻腔を吸引する．

マスクは児の鼻と口を覆いかつ目にかからないサイズのものを選択する．上気道確保をしたうえで，確実に密着させて換気する．有効な換気ができていれば換気に合わせて胸郭が上昇する．

自己膨張式バッグ（アンビュー），流量膨張式バッグ（ジャクソンリース），Tピース，のおのおの長所と短所があり，用途や施設に応じ使用に習熟した装置を用いる．

心拍が100回/分以上となり，自発呼吸が出現すれば陽圧換気を終了する．反応が乏しければ次の段階に移行する．気管挿管を行うときは，肩枕を外し sniffing position の姿勢とする．気管チューブをラジアントヒーターの下に

1236　小児疾患

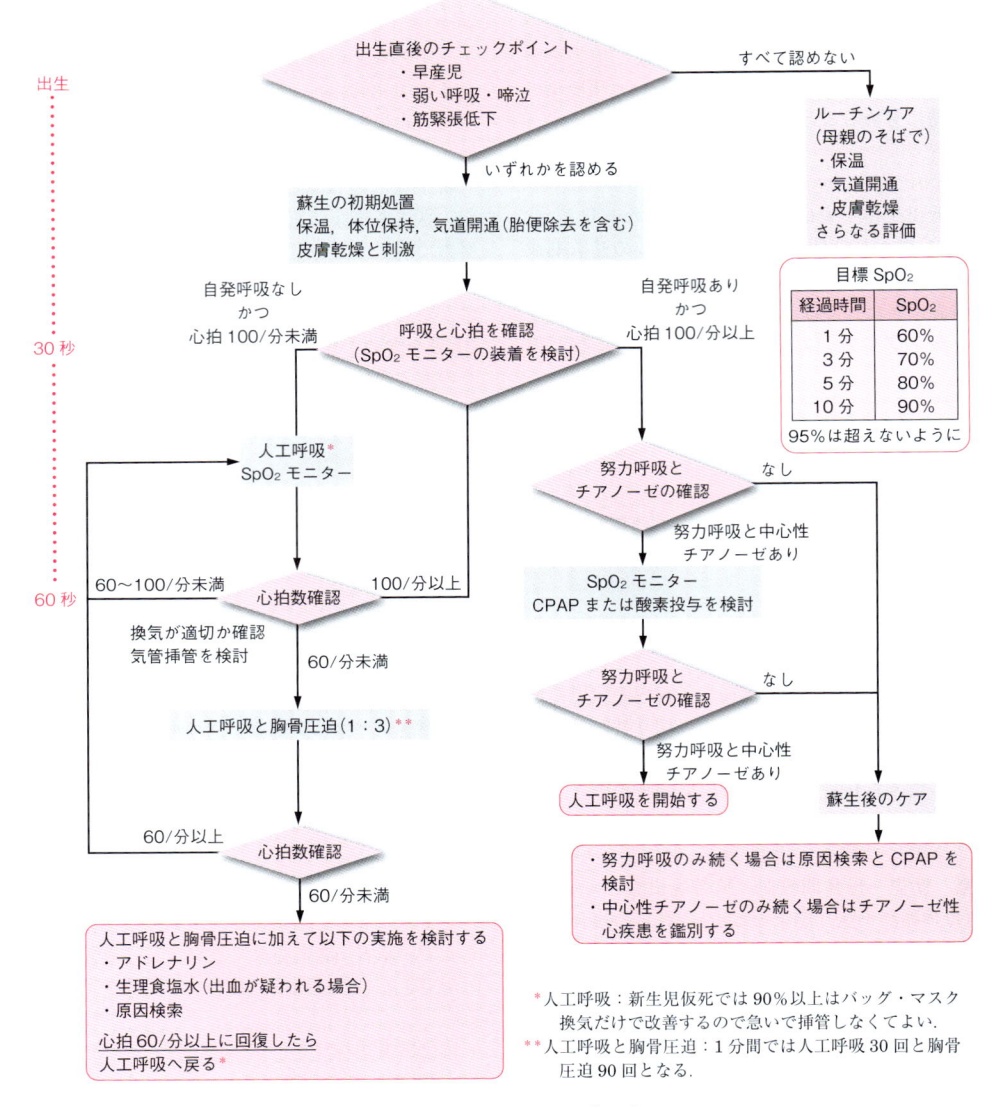

図1　新生児の蘇生法アルゴリズム

出生直後のチェックポイント
- 早産児
- 弱い呼吸・啼泣
- 筋緊張低下

すべて認めない → **ルーチンケア（母親のそばで）**
- 保温
- 気道開通
- 皮膚乾燥
- さらなる評価

いずれかを認める →

蘇生の初期処置
保温，体位保持，気道開通（胎便除去を含む）
皮膚乾燥と刺激

（30秒）

呼吸と心拍を確認（SpO₂モニターの装着を検討）

経過時間	目標SpO₂
1分	60%
3分	70%
5分	80%
10分	90%

95%は超えないように

自発呼吸なし かつ 心拍100/分未満 →
人工呼吸*
SpO₂モニター

自発呼吸あり かつ 心拍100/分以上 →
努力呼吸とチアノーゼの確認

（60秒）

心拍数確認
- 60〜100/分未満 → 換気が適切か確認，気管挿管を検討
- 100/分以上 →

努力呼吸と中心性チアノーゼあり →
SpO₂モニター
CPAPまたは酸素投与を検討

60/分未満 → **人工呼吸と胸骨圧迫（1：3）****

努力呼吸とチアノーゼの確認
なし →

努力呼吸と中心性チアノーゼあり → **人工呼吸を開始する**

60/分以上 →

心拍数確認

60/分未満 →

人工呼吸と胸骨圧迫に加えて以下の実施を検討する
- アドレナリン
- 生理食塩水（出血が疑われる場合）
- 原因検索

心拍60/分以上に回復したら人工呼吸へ戻る*

蘇生後のケア
- 努力呼吸のみ続く場合は原因検索とCPAPを検討
- 中心性チアノーゼのみ続く場合はチアノーゼ性心疾患を鑑別する

*人工呼吸：新生児仮死では90％以上はバッグ・マスク換気だけで改善するので急いで挿管しなくてよい．
**人工呼吸と胸骨圧迫：1分間では人工呼吸30回と胸骨圧迫90回となる．

［日本周産期・新生児医学会：新生児蘇生法ガイドライン　http://www.ncpr.jp/news_letter/pdf/arugo0111.pdf　2013年1月7日確認］

置いたままにしないようにする（熱で柔らかくなってしまう）．
　近年は中等度以上の仮死に対し脳低温療法が試みられるようになっている．

💡 **看護のポイント**
・蘇生処置に必要な物品の定期的なチェックと補充を確実に行う．分娩室および手術室にて，必要時にはすぐ取り出せていつでも使用

- 仮死から蘇生した児でも呼吸障害，無呼吸発作，けいれん，哺乳不良，嘔吐などがみられることがあり，注意深い観察を要する．
- 重症仮死の場合は NICU や高次医療機関への転送のため母子分離が生じることも多く，両親の不安へのケアも必要となる．一方，病状の急激な変化がみられることがあり，トラブルを避けるため慎重な言動を要する．

（森田清子）

新生児動脈管開存症
patent ductus arteriosus in neonates

1 起こり方

胎児は胎盤と羊水の恩恵を受けながら出生後の呼吸，循環環境に対応するための臓器の発育を日々すすめている．胎盤は胎児にとって呼吸器としての役割を果たし，十分に酸素化された血液は**臍帯静脈**，一部は**静脈管**経由で下大静脈へと還流する．下大静脈の右房開口部は卵円孔とほぼ向きあう位置にあり，右房から大部分は卵円孔を通過し左房，左室を通り大動脈弓から頭部，上肢へ駆出される．上大静脈と冠静脈洞からの血液は右房から右室を経て肺動脈へ向かうが未伸展状態の肺へ向かう血液はごく少量であり**動脈管**を介して下行大動脈内へ流れていく．この時点で体循環の下半身領域へ向かう血液は代謝物や炭酸ガスを多く含み，その血液の大部分は左右の**臍帯動脈**を経て胎盤に運ばれ物質の交換を行う．出生直後，第1啼泣と同時に肺水で満たされていた肺に空気が流入し，肺胞が拡張し肺毛細血管に血液が流れることで肺循環が確立されていく．

動脈管は胎生期には大動脈の太さとほぼ同径であるが，多くは生後数日で閉鎖し動脈管索となり，肺循環系と体循環系が分離される．

このように動脈管は出生するほぼすべての児に存在する．胎児に有利な血行動態を成立させるための肺動脈と下行大動脈を結ぶ血管である．閉鎖しない場合，出生後肺血管抵抗の低下に伴って肺動脈と大動脈の血圧差による圧勾配が大きくなることによって動脈管を介する短絡量が決定される．

2 症状と診断のすすめ方

短絡量の増加に伴い肺血流量が増加し，臓器血流が減少し，図1のような臓器症状を認めるようになる．診断は継時的に行われるバイタルチェック，X線，超音波検査で心臓，臓器血流を評価することで行われる．

3 治療の実際

動脈管の「胎児期には開いていて，出生後に（必要なければ）閉じる」という性質は表1のようにさまざまな因子の強弱によって，胎児の環境に合目的的にその機能を維持している．したがって閉鎖を目的とする治療の基本は弛緩因子の減弱化，収縮因子の強化であるといえる．収縮とそれに続いて起こる血管内皮の増殖により管腔の狭小化，動脈管を通過する血液量を減らすことで機能的収縮から器質的収縮に誘導させていく．動脈管血流自身が動脈管の栄養血管でもあるため，できることならば完全な閉鎖が治療の目標となる．正期産児より早産児のほうがプロスタグランジン（以下 PG）や酸素分圧の変動に対する動脈管の感受性が高いため動脈管の収縮という治療効果も高いという反面，弛緩因子への感受性も高いことで再開通のリスクも高いと考えられる．

■ 全身管理

出生後の動脈血酸素分圧の上昇は強力な収縮因子である．低酸素症や右左短絡になるような循環不全を治療あるいは予防するため，必要に応じて適切な呼吸管理を行い，適切な循環血液

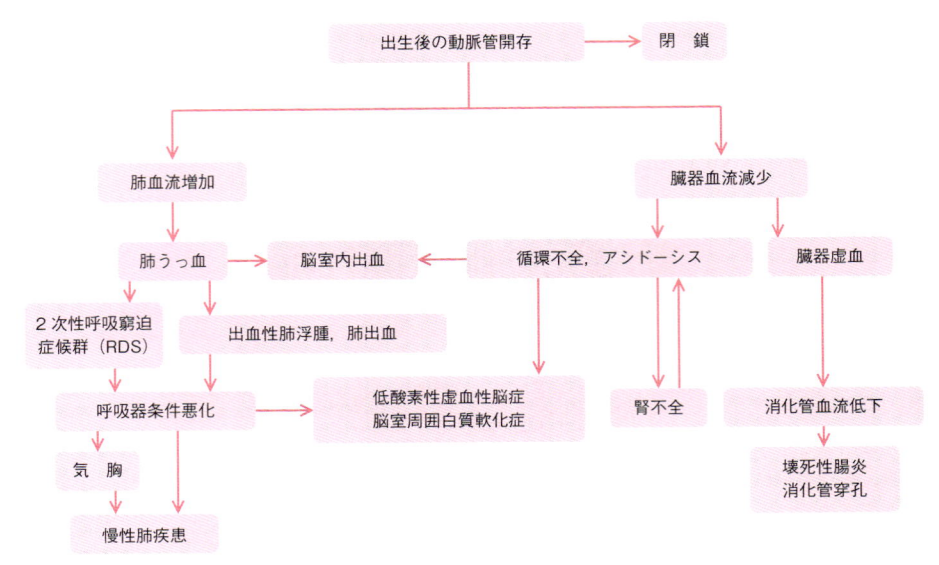

図1 新生児疾患と動脈管開存との関与

```
出生後の動脈管開存 → 閉鎖
    ↓         ↓
肺血流増加    臓器血流減少
    ↓         ↓
肺うっ血 ← 脳室内出血 ← 循環不全,アシドーシス → 臓器虚血
    ↓         ↓              ↕              ↓
2次性呼吸窮迫  出血性肺浮腫,肺出血                消化管血流低下
症候群（RDS）                  腎不全
    ↓         ↓                              ↓
呼吸器条件悪化 → 低酸素性虚血性脳症          壊死性腸炎
    ↓         脳室周囲白質軟化症            消化管穿孔
  気胸
    ↓
慢性肺疾患
```

表1 動脈管の弛緩因子と収縮因子

- ●弛緩因子
  - プロスタグランジン E_1, E_2（胎盤由来，動脈管壁由来，製剤）
  - 一酸化窒素（NO）（動脈管内皮細胞由来）
  - 動脈管血流の低酸素分圧環境（胎児循環，肺高血圧，右左短絡など）
- ●収縮因子
  - プロスタグランジンを不活化する肺への血流増加
  - 動脈管血流の酸素分圧の上昇
  - COX阻害薬，NSAIDsなど

表2 インダシン®静注用1mgの用法，用量

初回投与時の生後時間	投与量(mg/kg) 1回目	2回目	3回目
生後48時間未満	0.2	0.1	0.1
生後2〜7日	0.2	0.2	0.2
生後7日以降	0.2	0.25	0.25

- 投与後に無尿または著明な乏尿（尿量：0.6mL/kg/時未満）があらわれたら，腎機能が正常化するまで次の投与は行わないこと．
- 1あるいは2回目の投与後動脈管の閉鎖が得られた場合は，以後の投与は行わずに経過を観察しても差し支えない．
- 投与終了後48時間以上経過して，動脈管が閉鎖している場合は，追加投与の必要はない．

＜追加投与＞
動脈管が再開した場合，上記の用量を12〜24時間間隔で1〜3回追加投与できる．追加投与後も本剤による動脈管閉鎖が得られなかった場合は，閉鎖手術を考慮する．

＜注射液の調整法＞
1mgバイアルにつき日局生理食塩液または日局注射用水1〜2mLを加え，よく振盪して溶解する．

量の管理や心不全や貧血の治療を行う．

出生後から動脈管開存が問題になるような経過では循環不全に伴い利尿が付きにくいことも多く，過剰な水分投与は肺血流量を増やし肺うっ血，肺高血圧などの2次的な呼吸障害を引き起こすことも多く注意が必要である．

薬物療法

現在わが国では未熟児動脈管開存症の治療としてCOX阻害薬である**インドメタシン**が第1選択の治療薬である．在胎週数が短いほど動脈管のPGに対する感受性が高いため閉鎖が期待できる．投与方法には添付文書に記載のある方法（**表2**）が標準的であるが，児の尿量や血小板減少などの副作用の発現状況や動脈管の反応経過に応じて各施設間でさまざまな試みが行われている．投与禁忌として血小板減少や出血傾向などがある．上述の治療でいったん閉鎖（収縮）した動脈管もさまざまな弛緩因子により再開通

呼吸窮迫症候群　1239

することもしばしば経験するので注意が必要である．

動脈管結紮術
薬物療法が無効，あるいは副作用が重篤な場合，薬物の効果が低く心不全や栄養状態の悪化を認める場合，または薬物療法の禁忌の場合に適応となる．

看護のポイント
上記のように出生後環境への適応過程でのさまざまな障害は動脈管開存症への誘因となりうる．出生後の呼吸，循環状態の変化や感染予防，継時的な超音波検査の結果を把握しながらの看護が重要である．また，薬物治療中の症例では薬物の副作用，症候化した症例では急激な増悪に伴う肺出血や腎不全，壊死性腸炎や消化管穿孔などの発症についても注意が必要である．

（安井孝二郎）

呼吸窮迫症候群　respiratory distress syndrome (RDS)

1 起こり方

呼吸窮迫症候群とは，新生児肺の未熟性に基づく肺サーファクタントの欠乏による肺虚脱（無気肺）である．肺サーファクタントは在胎32週以後に分泌が促進されるため，それ以前に出生した早産児では肺サーファクタントの欠乏により呼吸窮迫症候群を発症しやすく，その頻度は在胎週数が少ないほど高率である．ほかの発症危険因子としては，周生期仮死（常位胎盤早期剥離，前置胎盤出血などによる胎児仮死），陣痛発来前の帝王切開，双胎第2子，糖尿病母体からの出生，男児などがある．

肺サーファクタントとは
呼吸窮迫症候群で欠乏する内因性の肺サーファクタントは，肺胞Ⅱ型細胞から産生・分泌され，肺胞表面をおおい，呼気終末にも肺胞の安定性が保たれるように肺胞の表面張力を低下させる物質である．呼吸窮迫症候群の児は酸素化や換気が十分でないため，高濃度酸素の投与や人工換気療法を必要とする．サーファクタント欠乏肺は時間の経過とともに，高濃度酸素や人工換気による肺傷害に曝露され，肺胞上皮・毛細血管内皮の透過性が亢進する結果，肺浮腫の状態となる．血漿成分の肺胞腔内への漏出によりサーファクタントが不活性化されると悪循環を形成し，血漿成分から析出したフィブリンにより肺硝子膜 (hyaline membrane) が形成される．

2 症状と診断のすすめ方

呼吸窮迫症候群の主な症状は，呼吸窮迫を示す多呼吸，陥没呼吸，チアノーゼ，呻吟である．これらの症状は，比較的大きな低出生体重児では生後まもなくより認められ，数時間で次第に増強することが多い．超低出生体重児では出生時に呼吸が開始できずにただちに気管挿管による蘇生を受けることが多く，結果的に上記の4症状は明瞭ではなくなる．しかしその際でも，用手換気を中止するとチアノーゼ・徐脈が出現したり，換気を維持するために換気圧が20 cmH$_2$O以上必要な（肺が硬い）場合には，呼吸窮迫症候群を疑う．

胸部X線像による評価と鑑別
胸部X線像による呼吸窮迫症候群の重症度の評価法としてボムゼル (Bomsel) 分類があり，肺野の所見と気管支透亮像の有無によりⅠ～Ⅳ度に分類される．先天性肺炎，とくにB群溶血性連鎖球菌肺炎の場合には，胸部X線像による呼吸窮迫症候群との鑑別は非常に困難である．重症で典型的な症例では呼吸窮迫症候群の診断は比較的に容易であるが，ほかの肺疾患との鑑別診断に迷う場合には，出生時の羊水，または胃内容液中の肺サーファクタント欠乏の証

疾患　小児

明が必要になる．明らかに児が呼吸不全の状態であるのに，検査により呼吸窮迫症候群と確定診断されるまで人工肺サーファクタントの補充を待つ必要はなく，診断的治療として人工肺サーファクタント補充を試みる価値がある．

3 治療の実際と看護のポイント

呼吸窮迫症候群の治療としては，まず経皮的酸素飽和度で90％以上を維持するのに必要な濃度の酸素投与と**経鼻的持続的気道陽圧法**(nasal continuous positive airway pressure：N-CPAP)を行う．上記の治療で酸素化や換気が維持できない場合には気管挿管のうえ，従来型機械的人工換気法(conventional mechanical ventilation：CMV)または高頻度振動換気法(high frequency oscillation ventilation：HFOV)などの人工換気療法が基本であるが，これらに加えて**人工肺サーファクタント補充療法**が行われる．

人工肺サーファクタントとしては，肺サーファクタント製剤(サーファクテン®)を体重1kgあたり1バイアル(120mg)の割合で気管内投与する．直前にサーファクテン®1バイアルあたり生理食塩水4mLでなるべく泡立てずに溶解する．投与する際には，助手に人工呼吸器の回路を外してもらい，滅菌手袋または清潔な鑷子を使用して気管内に注入する．この際に助手に体位を変換してもらいながら，4～5方向へ注入する．また最近では，人工肺サーファクタント注入用のトラックケア®を使用し，人工換気を行いながら注入することもできる．

人工呼吸や人工肺サーファクタント補充療法により順調に回復し，気胸などの合併症がなければ，呼吸窮迫症候群自体の予後は改善されている．ただし呼吸窮迫症候群が順調に改善しても，動脈管開存症や敗血症，頭蓋内出血などの合併症が生命予後に大きく影響する．

〔土田晋也〕

新生児低血糖症 neonatal hypoglycemia

1 起こり方と症状・診断のすすめ方

新生児は，出生に伴う適応過程において低血糖を生じる場合がある．低血糖が遷延したり反復したりすることによって，低血糖による症状や**神経学的後遺症**を生じることがある．

◆ 症　状 ◆

新生児低血糖の症状は多様であり，**無呼吸やチアノーゼ発作，低体温，哺乳力の低下，活気の低下，振戦，けいれん，易刺激性，嗜眠傾向**などがあげられる．

◆ 診　断 ◆

これらの症状は特異的なものではなく臨床症状のみから低血糖症を診断することはできないが，このような症状を新生児に認めた場合は低血糖を疑ってただちに血糖測定を行う必要がある．症状は血糖値の補正に伴って軽減する．

症状のない低血糖の場合でも神経学的後遺症

表1　新生児低血糖に注意が必要な新生児

以下の児はとくに症状がなくとも出生後に血糖測定を行うことが望ましい
・低出生体重児 ・胎児発育遅延のあった児(small for gestational age児，light for gestational age児) ・妊娠糖尿病もしくは糖尿病母体から出生した児 ・巨大または heavy for gestational age 児 ・新生児仮死の児 ・呼吸障害などの適応障害を呈している児

※このほか，多血のある児，新生児感染症の児も低血糖ハイリスクである．
※分娩時の母体グルコース投与や，分娩前の母体リトドリン投与も新生児低血糖をきたすことがある．

を生じる可能性があるため，新生児低血糖に注意が必要な新生児(**表1**)は出生後1～2時間前後*に，ルーチンに血糖測定を行ったほうがよい．

新生児低血糖の基準値は，出生体重や日齢に

よらず，全血での**血糖値が 40 mg/dL 未満**(血漿値で 45 mg/dL 未満)と考える．

2 治療の実際と看護のポイント

● 症状のある低血糖の場合 ●

ただちに静脈ラインを確保して 10％ブドウ糖の静注に続けて持続点滴を開始する．急速にブドウ糖を静脈投与することで血糖値が上昇してインスリン分泌が生じてさらに低血糖を生じる可能性もあるので，その後の血糖測定は経時的に行う必要がある．

● 症状のない低血糖の場合 ●

低血糖の程度のほか，患者背景，合併症状の有無によって，ただちに治療を開始するか，もしくは注意深く経過を追うかを決定する．元気な正期産児であれば，まずは早期授乳を開始して経過を追うこともできる．

● 血糖値管理 ●

いずれの場合でも，症状の観察下に血糖値再検として血糖値の上昇を確認する．血糖値が 40 mg/dL を超えても，その後 50 mg/dL を超えて安定化するまでは経時的にフォローする．血糖値は 50 mg/dL 以上を治療目標として対応するが，症状のある低血糖の場合は，安全性を考慮して治療目標の血糖値を 60 mg/dL 以上とする．

早産児や呼吸障害などで，授乳開始が困難な場合は，予防的なブドウ糖の持続点滴の開始を考慮する．

血糖値が改善し，児の状態が許せば経腸栄養(経口哺乳または経管栄養)を開始してブドウ糖持続点滴は減量していく．いったんは血糖値が安定した児であっても，輸液減量に際して低血糖が再燃する場合もあるため，症状の観察ならびに血糖値の評価(哺乳直前の空腹時血糖が望ましい)を適宜行う．

● 治療抵抗性低血糖 ●

ブドウ糖の輸液治療によっても血糖値が改善しない持続性低血糖や，反復性の低血糖の場合は，治療抵抗性低血糖として，内分泌検査や先天代謝異常検査を含む精査をすすめる．

インスリン過剰症(PHHI)は，新生児の持続性・反復性低血糖のもっとも多い原因とされているが，遺伝子異常に伴う永続性のものと，胎児発育遅延や低酸素性虚血性障害に伴う一過性のものがある．

治療抵抗性低血糖の薬物療法として，ステロイド，グルカゴン投与があるが，高インスリン血症を認める場合はジアゾキシドの投与を考慮する．下垂体機能低下症の場合は，甲状腺薬とステロイドのみならず成長ホルモン(GH)製剤の併用も必要な場合がある． 　　　　(近藤雅楽子)

＊新生児の血糖値は，出生後から急速に低下して出生後 1～2 時間前後に最低値をとることが多い．

新生児けいれん neonatal seizure

1 起こり方

新生児けいれんは，臨床症状と発作時の脳波所見が必ずしも一致せず，明確に定義することはむずかしい．脳波モニタリングの普及に伴い，従来新生児けいれんと考えられていたイベントの中に，脳波上で発作性活動を伴わない**非皮質起源**のものが多く含まれることが判明した．また脳波上で発作性活動を認めるが臨床的な発作を伴わない**潜在発作**(subclinical seizure)もある．

日常の診療においては，発作時の脳波検査で発作性の変化を認めるものを**新生児けいれん**と考える．

病因として，特発性は少なく，低酸素性虚血性脳症，急性代謝障害(低血糖，電解質異常など)，感染症，脳血管障害・外傷，頭蓋内出血・梗塞，脳形成障害，遺伝性などなんらかの基礎

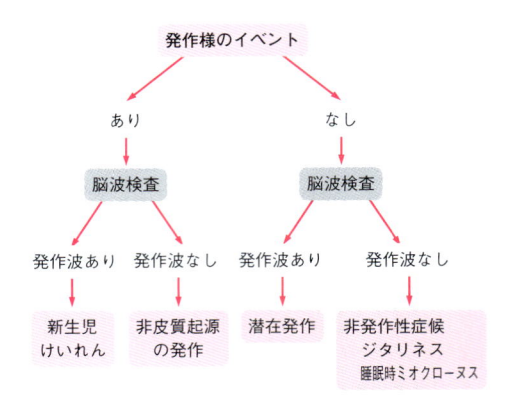

図1　新生児けいれんの鑑別

疾患があることが多い．頻度は，正期産児で約0.5％であり，早産児では5〜10％以上である．予後はそれぞれの基礎疾患により異なる．

2 症状と診断のすすめ方

発作様のイベントには，**皮質起源**のものと非皮質起源のものがある．臨床的に発作症状があるときの脳波検査で一定の形態をもつ発作波が10秒以上持続して出現した場合を，新生児けいれんと判断する．

病因の鑑別のため，分娩経過，アプガースコア(Apgar score)，臍帯血液ガス分析，神経学的所見，全身状態の確認を行う．

血液検査(血液ガス分析，血糖値，電解質，アンモニア)，必要に応じて血液培養，ウイルス学的検索，凝固系の検査や腰椎穿刺を行う．

頭部エコー，頭部CTや頭部MRIで，頭蓋内出血や脳形成異常の所見を確認する．代謝疾患を疑う場合は，血清・尿のアミノ酸分析，有機酸分析を考慮する．

新生児けいれんと鑑別を要する**非発作性症候**としてジタリネス，**睡眠時ミオクローヌス**などがある．肢位や体位の変換，児の覚醒により運動が抑制され消失する．

3 治療の実際

臨床的な発作症状がみられるときは，まず呼吸，循環の状態を安定させ，原因の検索を行う．

血糖や電解質異常に対する補正や，感染症に対し抗菌薬，抗ウイルス薬の治療を行う．

発作時脳波で発作波が確認された皮質起源の発作に対しては，持続が長く頻回の場合は**抗けいれん薬**の適応である．治療薬として，フェノバルビタール，ジアゼパム，フェニトインなどを使用する．

非皮質起源の発作に対しては，抗けいれん薬の必要はないとされている．潜在発作に対しては，頻回に出現する場合は抗けいれん薬の適応が考慮される．

抗けいれん薬による治療開始後は，**脳波モニタリング**，薬物**血中濃度のモニタリング**を行い，抗けいれん薬の使用により発作が完全に抑制できているか，潜在発作が残存するのかを確認する．治療効果の判定にaEEGによる持続脳波モニタリングも有用である．

💡 看護のポイント

発作様のイベントが出現したときは，全身状態，呼吸状態，バイタルサインの変化を確認する．**発症の誘因**(睡眠，処置との関係)，**発作型**，**部位**(四肢，眼球，口周囲の動き方)，**持続時間**を観察し，体位変換や手で押さえることで抑制可能であるか確認する．抗けいれん薬使用時は呼吸抑制や血圧低下に注意する．

〔鈴木由芽，高橋尚人〕

新生児高ビリルビン血症
neonatal hyperbilirubinemia

1 起こり方

新生児期には生理的，病的高ビリルビン血症が起こりうる．

生理的高ビリルビン血症は，新生児赤血球崩壊によるビリルビン産生上昇，ビリルビンUDPグルクロン酸転移酵素活性低下による排泄遅延，腸肝循環亢進によるビリルビン吸収増加などが原因であり，非抱合型（間接）高ビリルビン血症となる．

血清ビリルビン値が，生理的血清ビリルビン値の標準範囲から逸脱，生後48時間以内に上昇（早発黄疸），1日で5 mg/dL以上上昇，血清抱合型（直接）ビリルビン値が2 mg/dL以上，高ビリルビン血症が2週間以上持続（遅発性黄疸）などを**病的高ビリルビン血症**と考える．

早発黄疸の主な原因は，ABO式，Rh式血液型不適合や不規則抗体による溶血，遺伝性球状赤血球症，グルコース-6-リン酸脱水素酵素（G6PD）欠損症などの溶血性疾患である．

日齢2〜5における病的高ビリルビン血症の原因として，多血症，頭血腫などの閉鎖性出血，感染症，消化管運動低下による腸肝循環亢進などがあげられる．

遅発性高ビリルビン血症の原因としては，母乳性，甲状腺機能低下症，胆道閉鎖症や新生児肝炎，肝内胆汁うっ滞症などの肝胆道系疾患があげられる．肝胆道系疾患の多くは肝臓での抱合後の障害であり，抱合型（直接）高ビリルビン血症となる．

◆ ビリルビン脳症 ◆

高ビリルビン血症の最たる問題は，血液脳関門を超えてビリルビンが脳組織に付着し，不可逆的脳損傷をきたし，難聴やアテトーゼ型脳性麻痺となる可能性があることである．

2 症状と診断のすすめ方

高ビリルビン血症では皮膚や眼球結膜の黄染が認められるが，可視的な黄疸の程度と血清ビリルビン値には解離が認められることもあり，ビリルビン値の測定が必要である．経皮黄疸計による測定を行い，高値の場合，血液検体を用いて血清ビリルビン値を測定する．

病的黄疸の原因検索は重要であり，発症時期や，血液検査（血球算定検査，生化学検査，クームス試験）や画像検査などの検査所見から鑑別をすすめる．

ビリルビン脳症はプラー（Praagh）分類によりⅠ〜Ⅳ期に分類されるが，可逆的時期のⅠ期における筋緊張低下，嗜眠，吸啜減弱などの症状を見逃さないことが重要である．聴性脳幹反応における潜時の延長，MRIによる淡蒼球の信号変化はビリルビン脳症の診断に用いられる．

3 治療の実際

◆ 光線療法 ◆

特定の波長の光線を照射し，光化学反応によりビリルビンの排泄を促す治療法である．通常，日齢ごとの光線治療開始基準に従い治療を行う．

◆ 交換輸血療法 ◆

光線療法でも血清ビリルビン値が低下せず，ビリルビン脳症の危険性が考えられる場合は交換輸血療法を行い生体外にビリルビンを排出する．

◆ γ-グロブリン療法 ◆

血液型不適合による溶血性黄疸に対しては，保険適用外であるが，γ-グロブリン療法が有効である．

麻疹 measles

1 起こり方と症状・診断のすすめ方

麻疹は，免疫がなければ小児も成人も罹患する**感染力がきわめて強い重症のウイルス感染症**である．**空気感染，飛沫感染，接触感染**のいずれでも感染するため予防が重要な疾患である．

ワクチン推進の効果により，届出された麻疹患者は2008年11,007人，2009年741人，2010年455人，2011年422人と減少しているがいまだ撲滅にはいたっていない．

経過

潜伏期（8～12日），**カタル期**，**発疹期**，**回復期**の経過をとる．

カタル期（3～5日）は発熱，咳嗽，鼻汁，眼球・結膜充血，眼脂などが出現する．この時期は感染力が強い時期でもあるので，感染を広げないように注意が必要である．カタル期の終わりに，麻疹に特徴的で診断に有用なコプリック（Koplik）斑が頬粘膜に出現する．これがみられる翌日頃より発疹（**発疹期**）が出現する．発疹は顔面より体に広がってさらに四肢にも広がり全身に及ぶ．発疹は一部健康皮膚面を残すが融合傾向のある鮮紅色の小斑状丘疹で，その後は色素沈着を残し回復期に入る．全身状態も好転し，7～9日くらいの経過で回復する（図1）．

参考

γ-グロブリン製剤を投与された者，母子免疫の存続している者，麻疹含有ワクチンを接種され抗体価が下降した者などが麻疹に感染した場合，発熱やカタル症状が軽微で，発疹も非典型的となることがあり，**修飾麻疹**といわれる．

検査所見

白血球数の低下，血小板数の減少，LDHの高値などがみられる．

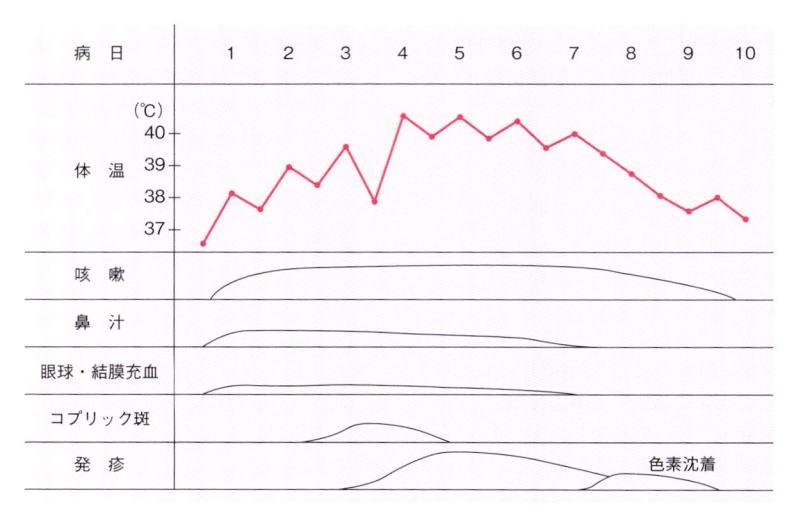

図1 麻疹の症状と経過

看護のポイント

高ビリルビン血症から不可逆的なビリルビン脳症にいたる可能性があるため，ビリルビン値の定期的測定やビリルビン脳症の初期症状を見落とさない観察が重要である． （石黒秋生）

■合併症

肺炎，中耳炎，脳炎（0.1～0.2％）があり，肺炎と中耳炎の多くは細菌の2次感染によるものである．脳炎と重症の肺炎は死亡原因となり，麻疹罹患後6～10年くらいしてから発症する亜急性硬化性全脳炎（subacute sclerosing panencephalitis：SSPE）（1/10万人）は予後不良である．

2 治療の実際

麻疹に特異的な治療法はなく，対症療法のみである．解熱薬・鎮咳薬などの投与，水分補給（点滴あるいは経口補水液）などを行い安静を保つ．細菌の2次感染を合併した場合は抗菌薬を使用する．

■予 防

これがもっとも重要であり，2回の予防接種（麻疹風疹混合生ワクチン（MRワクチン）または麻疹ワクチンの定期接種（I期：生後12～24ヵ月，II期：小学校入学前1年間））が有効である．なお，2012年度まで中学1年生と高校3年生にMRワクチンのIII期，IV期接種が行われている．

また，麻疹患者と接触後3日以内に麻疹含有ワクチンを受ければ，麻疹の発症を予防できる可能性がある．学校保健安全法では，第二種学校感染症に指定され**解熱後3日を経過するまでは出席停止**となる．

☀ 看護のポイント

麻疹またはその疑いがある患者の外来受診や入院に際しては，**院内感染予防**が重要である．

（生井良幸）

風 疹 rubella

1 起こり方

風疹ウイルスのヒト-ヒト感染によって起こる．発疹出現前数日～出現後7日の間，風疹患者の気道分泌物からウイルスが排泄され，飛沫によって経気道的に感染する．**潜伏期間**は通常16～18日である．

妊娠第1三半期に風疹ウイルスに初感染すると，胎児の免疫力の未熟性から胎児に慢性持続感染を生じ，**先天性風疹症候群**を引き起こす．

現在わが国では，1歳時と小学校入学前の2回，**麻疹風疹混合ワクチン**の接種が定期接種として実施されている．

2 症状と診断のすすめ方

■症 状

発熱，発疹，リンパ節腫脹が3主徴である．発熱は一般に軽度で，約半数は無熱性に経過する．発疹は発熱とほぼ同時期に顔から始まり，24時間以内に体幹・四肢に広がり，3日程度で消退する．発疹は2～5mm程度の淡紅色丘疹で，融合傾向はなく色素沈着を残さない．リンパ節腫脹はしばしば発熱・発疹に先行してみられ，とくに頸部，耳介後部，後頭部のものが目立つ．鼻汁などの上気道症状は麻疹に比べ軽度である．関節痛・関節炎は成人女性ではしばしばみられるが小児では少ない．まれな**合併症**として血小板減少性紫斑病（1：3,000）や脳炎（1：5,000）がある．

典型例であれば疫学情報（周辺の流行状況）と臨床症状から診断は容易であるが，発熱のみられない例や不顕性感染例も少なくないため，確定診断には**血清診断**が必要である．急性期（発疹出現後2～3日以内）と回復期（1～2週間後）にHI抗体価を測定し，陽転または有意上昇（急性期に比し回復期抗体価が4倍以上）を認めれば，風疹の診断が確定する．最近はより感度の高い**風疹特異的IgM抗体**（EIA法，FA法）で診断することが多い．

先天性風疹症候群の3主徴は**白内障**，**心血管系異常**，**難聴**であるが，そのほか水頭症や肝炎，血小板減少症など多彩な症状を呈する．診断は妊娠中の風疹患者との接触歴，風疹抗体価，臨床症状から行う．同様の症状を呈する単純ヘルペスウイルス，サイトメガロウイルスなどの先天感染（いわゆる**TORCH症候群**）との鑑別が必要である．

3　治療の実際

特異的な治療法はなく，対症療法を行う．一般的には予後良好な疾患であり，投薬を要さないことが多いが，血小板減少性紫斑病や脳炎などを合併した場合には，それぞれの治療を行う．先天性風疹症候群についても特異的な治療法はなく，合併症に応じた治療を行う．

💡 看護のポイント

外来では水分補給や適宜冷却など通常の発熱性疾患と同様のホームケアを指導する．風疹で入院加療を要することはまれであるが，入院加療の場合病院内での感染対策が重要となる．風疹ウイルスは主に**飛沫感染**で伝播するため，患者は個室に収容するか，大部屋の場合患者間の距離を最低1 m，できれば2 m以上常にあけることが必要である．小児病棟ではワクチン歴も罹患歴もない感受性者が多いため，実際には個室管理とするのが安全であろう．患者のケアの前後の手指消毒，飛沫が自身にかかる可能性のある処置を行う際の防護具着用，といった**標準予防策**も必ず行う．また，風疹に免疫のないスタッフは担当しないようにする．（鹿間芳明）

突発性発疹　roseola, exanthema subitum

1　起こり方

human herpes virus 6（HHV-6）の初感染によって引き起こされる乳幼児の熱性発疹性疾患である．

生後5～6ヵ月から1歳半頃までに罹患し，**生後初めての高熱**の原因であることが多い．HHV-7初感染でも突発疹の臨床経過をとるがその時期はHHV-6より遅いため2度目の突発疹の原因であることが多い．

主な感染経路は既感染成人からの水平感染と考えられている．

2　症状と診断のすすめ方

乳児期に**突然39～40℃の高熱**が出て3～4日持続する．咳，鼻水などの感冒様症状はあまりみられず，**高熱の割には機嫌がよい**ことが多い．発熱初期には軟口蓋に永山斑とよばれる紅斑がみられることがある．

下痢になりやすい．**解熱直後～半日後に体幹**に細かい丘疹性紅斑が出現し次第に顔面や四肢にも広がって3～4日後に色素沈着を残さずに消退する．

発疹はかゆみはないが，出ている間は機嫌が悪くなることが多い．ヘルペスウイルスは神経親和性の高いウイルスであるため，経過中に**熱性けいれん**を起こすこともあり，また脳炎を発症することもある．

高熱の持続日数に長短の個人差などはあるものの，だいたいが典型的な経過をたどるため，乳児期の高熱，とくに**生後初めての高熱**であって全身状態がよく，ほかの症状を認めないときは本疾患の可能性が高い．

3　治療の実際

突発性発疹は**予後良好**な疾患であり皮疹も数日で自然消退するため，基本的には治療の必要はない．しかし，確定診断は解熱後に発疹が出現して初めて下せるので，それまでは，たとえば下痢になれば離乳食の段階を戻したり整腸薬を処方するなど，**対症療法のみ**で経過をみることになる．解熱薬についても，使用することで

熱性けいれんを誘発することがあるので積極的にはすすめないが，高熱のためぐずって寝付けないときなど状況によって使用する場合もある．

で，発汗や下痢による脱水に注意して**水分補給**に努め，服の着せ過ぎなどに注意して気分よく過ごせるよう環境を整えて経過をみるだけでよい．

解熱後発疹が出現した後は別人のように機嫌が悪くぐずることが多いが，それも発疹が消退すれば元通りになるので心配する必要はないことを承知しておくとよい．

看護のポイント

突然の高熱でもその割に機嫌がよくほかの症状を伴わなければ，本疾患の可能性が高いの

（澤田雅子）

水痘，帯状疱疹 varicella, herpes zoster

1 起こり方

水痘は**水痘・帯状疱疹ウイルス**（varicella zoster virus：VZV）の感染による急性伝染性疾患である．水痘・帯状疱疹ウイルスは**ヘルペスウイルス科**のα亜科に属するDNAウイルスであり，ほかのヘルペスウイルスと同様に初感染の後，知覚神経節に潜伏感染し，免疫抑制状態下で再活性化する特徴をもつ．ウイルスは通常気道粘膜から侵入し，鼻咽頭の侵入部位と所属リンパ節にて増殖した後，感染後4～6日で1次ウイルス血症を起こす．これによりウイルスはほかの器官，肝，脾などに散布され，そこで増殖した後，2次ウイルス血症を起こし，皮膚に水疱を形成する．ウイルス発疹出現の5日前から1～2日後まで末梢血単核球から分離される．

水痘ウイルスの伝染力は麻疹よりは弱いが，流行性耳下腺炎（ムンプス）や風疹よりは強いとされており，家庭内接触での発症率は90％と高く，不顕性感染は少ない．季節的には毎年12月から7月に多く，8月から11月には減少，罹患年齢はほとんどが9歳以下である．

帯状疱疹は水痘発症後，**知覚神経の神経節**に潜伏し，加齢や免疫低下などにより再活性化して発症する．

2 症状と診断のすすめ方

症 状

◆ 水 痘 ◆

水痘の潜伏期は2週間程度（10～21日）であるが，免疫不全患者ではより長くなることもある．成人では発疹出現前に1～2日の発熱と全身倦怠感を伴うこともあるが，小児では通常発疹が初発症状であることが多い．発疹は全身性で瘙痒を伴い，紅斑，丘疹形成後，短時間で**水疱**となり，**痂皮化**する．通常は最初に頭皮，次いで体幹，四肢に出現するが，体幹にもっとも多く現れる．また，これらの発疹は鼻咽頭，気道，腟などの粘膜にも出現することがある．

臨床症状は概して，軽症の経過をたどるが，成人ではより重症となり，合併症の頻度が高い．初感染からの快復後は終生免疫を得，その後，野生株に曝露されても症状が出ることなく抗体価は上昇する．

◆ 帯状疱疹 ◆

帯状疱疹は宿主のVZVに対する免疫力の低下が生じた際に，特定の神経節で再活性化することにより発症する．患者の70～80％に皮疹に先行する前駆痛を認め，皮膚病変は感覚神経支配領域に現れて**神経痛様症状**を伴う．皮疹は一定の神経支配領域の皮膚に帯状に出現する．通常左右どちらか一側性に現れ，神経痛を伴う特徴的な症状を呈する．皮疹は全身のどこにでも生じうるが，胸神経領域がもっとも多く，顔

面では三叉神経第1枝領域が好発部位である．帯状疱疹の皮疹は前駆症状の疼痛と同じ部位に出現する．紅斑・丘疹→水疱・膿疱→びらん・潰瘍→痂皮の順に経過し，約3週間で自然治癒する．しかしながら，皮膚症状快復後も7～35％に3ヵ月以上持続する疼痛，すなわち，**帯状疱疹後神経痛（PHN）**を認める．帯状疱疹の経過には概して疼痛を伴うが，そのメカニズムとして，VZVは神経節で再活性されると神経節のサテライト細胞や軸索，シュワン（Schwann）細胞など**神経線維束**に沿って感染，傷害しながら下行していくため，神経線維束を損傷し疼痛を発生させると考えられている．

診　断

通常は水痘，帯状疱疹とも臨床的に診断が行われる．確認のためには患者からのウイルス分離がもっとも直接的で水疱の内容物より分離される．また，モノクローナル抗体を用いた蛍光抗体法により確認できる．血清学的の診断法としてはELISA法が用いられる．近年ではポリメラーゼ連鎖反応（PCR）法によりVZV DNAの検出が可能である．また，VZVに対する細胞性免疫能を評価する方法として，水痘皮内抗原を用いた皮内テストがある．保険適用はないが，テスト液は市販されている．迅速に診断が求められる場合には有効な方法である．

3　治療の実際

水　痘

水痘の治療には一般的に**石炭酸亜鉛化リニメント**（カルボルチンクリニメント，CZL：カチリ）などを塗布する．2次感染を起こした場合は，抗菌薬の外用，全身投与が行われる．また，**アシクロビル（ACV）**は主に，重症水痘，または水痘の重症化が予測される免疫不全者では第1選択となり，10 mg/kg/日を8時間ごとに1時間以上かけて，7日間点滴静注するのが原則である．一方で免疫機能が正常であっても，発症48時間以内に50～80 mg/kg/日を4～5日間内服投与すると症状を軽症化するといわれている．しかしながら，投与不要の場合も少なくない．

帯状疱疹

帯状疱疹については重症度により剤形を選択する．ごく軽症の場合，外用薬で軽快する場合もあるが，軽症から重症の一部では経口投与が一般的であり，**アシクロビル**の投与量は水痘のそれより増量する．抗ヘルペスウイルス薬はウイルスを不活性化するものではなく，ウイルスの増殖を抑制するものであるため，効果発現には2日程度を要する．また，ウイルスの増殖が完了してから投与しても意味がなく，高い効果を望むにはできるだけ早期に診断，投与を開始することが重要である．また，免疫能の低下している患児において発症した場合，重症化することがあるため，入院させアシクロビルの点滴静注が望ましい．帯状疱疹は重症化すると瘢痕形成やPHNといった後遺症を残すリスクが高くなる．急性期の鎮痛には非ステロイド抗炎症薬が一般的である．

合併症

水痘の合併症の危険性は年齢により異なる．健康な小児では頻度は低い（死亡率10万人に約1例）が，15歳以上と1歳以下では高くなる（死亡率10万人に約2.5例，成人では25.2例）．合併症としては，皮膚の2次性の細菌感染症，肺炎，中枢神経合併症，脱水があげられる．肺炎にはウイルス性だけではなく，細菌性のこともある．中枢神経合併症としては，無菌性髄膜炎や脳炎，とくに小脳炎が多く，小脳失調をきたすこともあるが予後は良好である．また，重要な合併症で気をつけたいものに，小児で急性期にアスピリン服用による**ライ（Reye）症候群**がある．

帯状疱疹の合併症として気をつけたいものには髄膜炎，脳炎があるが，そのほか，眼部帯状疱疹による結膜炎，角膜炎，外耳炎や耳介の発疹，末梢性顔面神経麻痺を伴う**ラムゼイ・ハント（Ramsay Hunt）症候群**にも注意しなくてはならない．

予　防

水痘はヒトからヒトに感染するので，感染源のヒトとの接触を避けることが予防の原則である．近年では**弱毒化生ワクチン**が日本，韓国，

米国などで認可されているが，任意接種のワクチンである．1回の接種での抗体獲得率は約92％であるが，2回接種が推奨される．副反応としては，軽度の局所の発赤，腫脹が主なものである．水痘様発疹の出現は4～6％とされているが，水疱様ではなく，斑丘疹程度で終わることが多い．水痘ワクチンは，麻疹，風疹などのワクチンと異なり，ワクチン接種によって抗体を獲得しても，水痘ウイルスに曝露された場合20％程度の発症(breakthrough varicella)がありうる．ただし，この場合，症状は軽症で，非定型的であることが多い．

水痘が流行している施設や家庭内での予防については，患者との接触後，**72時間以内**に水痘ワクチンを緊急接種することにより，発症の予防，症状の軽症化が期待できる．

これ以外に有効であるといわれているのが，アシクロビルによる水痘曝露後の予防方法がある．

看護のポイント

水痘の場合，発症初期の38℃前後の発熱の場合でも元気そうであれば，皮膚を洗い流し清潔にし，気持ちよい環境を整えることが大切である．温湯シャワーを浴びることがためらわれる場合，清拭でもよい．なお，皮膚のケアに関しては，汗・ほこりなど，汚れを除き，皮膚を湿らせた状態で軟膏塗布を行う．爪の管理も大切であり，爪で皮膚を引っ掻くことで，表皮が傷つき，水疱疹の数が増え，皮膚の2次感染を起こし入院加療が必要なほど悪化する場合もあるため注意が必要である．

学校保健安全法での取り扱い

第2種の伝染病に属する．登校基準は**すべての発疹が痂皮化**するまで出席停止とする．ただし，病状により伝染のおそれがないと認められたときはこの限りではない．

（木原亜古）

流行性耳下腺炎 mumps

1 起こり方

RNAウイルスのパラミクソウイルス科ムンプスウイルスによって起こる感染症である．両側の耳下腺が腫脹し「おたふく」のようにみえるので「おたふくかぜ」といわれる．飛沫および接触感染である．潜伏期間は2～3週間(平均18日前後)．感染力は強く，唾液腺の腫脹が軽快するまで感染する．感染しても発症しない**不顕性感染**が30％前後あるといわれている．好発年齢は3～6歳．幼稚園・保育園で流行することが多い．

2 症状と診断のすすめ方

発熱，唾液腺の腫脹・疼痛で発症する．唾液腺の腫脹は両側あるいは片側の耳下腺が多いが，顎下腺などほかの唾液腺が腫脹する症例もある．唾液腺の疼痛により嚥下が困難になることがある．発熱は3～4日で下がり，1週間程度で自然軽快する．

合併症としては，**無菌性髄膜炎**の症状を約10％に認めるが，髄液検査では細胞増多が半数以上に認められるという報告もある．おたふくかぜ予防接種後や唾液腺の腫脹を伴わずに無菌性髄膜炎を発症する症例もあり，抗体検査で診断される．膵炎の合併は少ないが，腹痛，下痢などを起こすことがあり1週間程度で軽快する．まれな後遺症として**感音性難聴**が残ることがある．頻度は1～2万人に1人と少ないが，片側の場合が多く，気づかれにくく難治性である．思春期以降に罹患した場合には，男性では**睾丸炎**が20～30％に，女性では**卵巣炎**が5％程度認められる．片側が多く不妊になることはまれである．流行性耳下腺炎は一度罹患すれば免疫を獲得するため複数回かかることはない．

鑑別診断としてはコクサッキーウイルスなどほ

かのウイルスによる**耳下腺炎や反復性耳下腺炎**がある．ほとんどは発熱を伴わず，局所の腫脹，疼痛にとどまることが多い．

3 治療の実際と看護のポイント

流行性耳下腺炎には特異的な治療はなく，対症療法が主体である．発熱，疼痛に対してアセトアミノフェンなどの解熱鎮痛薬を投与し，安静を保ち合併症を予防することが重要である．脱水を認めた場合には補液を行うことがある．

感染予防では特別な方法はない．**飛沫感染**なので手洗いうがい，家庭内では患者とタオルなどを別にすることが推奨される．

有効な予防法は予防接種である．世界的にはMMR(麻疹，風疹，流行性耳下腺炎混合ワクチン)の2回接種が多いが，国内では1回の任意接種とされている．予防接種の副作用として無菌性髄膜炎が数千人に1人程度認められ，接種者でも数％は罹患し発症することが知られている．

感染症法では**五類感染症定点把握疾患**に指定されている．学校保健安全法では，学校感染症第二種に指定されている．出席停止の期間は「**耳下腺，顎下腺または舌下腺の腫脹が発現した後5日を経過し，かつ，全身状態が良好になるまで**」となっている． （中村　元）

伝染性紅斑 erythema infectiosum

1 起こり方

パルボウイルスB19(parvovirus B19)による流行性発疹性疾患である．感染経路は飛沫感染と直接感染による．両頬がリンゴ模様に赤くなることから「**リンゴ病**」とよばれることがある．米国では「平手打ちされた跡のような頬(slapped-cheek)」といわれる．感染後1週間後をピークとしてウイルス血症が起こり，その後発熱，全身倦怠感，頭痛などの感冒様症状がみられる．この時期にウイルス排泄量がもっとも多くなる．感染後10日目頃から特異抗体の産生が始まり，それとともにウイルス血症が消退し，17～18日頃に頬に発疹が出現する．発疹が出現したときにはウイルス血症は終息しており，ウイルスの排泄はほとんどなく，感染力はほぼ消失している．

2 症状と診断のすすめ方

10～20日の潜伏期間後，**頬部の紅斑**がみられ，続いて**四肢伸側**を中心に融合傾向を有する**斑状丘疹**(レース状紅斑)がみられる．胸腹背部にもこの発疹が出現することがある．色調が薄く持続も短いことが多い．年長児ではかゆみを伴いやすい．発疹は1週間前後で消退するが，経過中に**消退と再発**を繰り返すこともあり，1ヵ月間続く場合もある．再発の誘因としては，日光・運動・入浴・熱・精神的ストレスなどがある．年長児や成人では頭痛や関節症状がみられることがある．関節症状は軽いものから，腫脹・発赤・圧痛などさまざまである．関節炎は急性に発症する対称性の関節炎で，末梢関節に多い傾向があり，通常2～4週間で自然治癒する．予後は良好だが合併症としては関節炎，溶血性貧血，紫斑病，脳炎，脳症，心筋炎などがある．

確定診断は血清中のB19やIgM抗体の検出によるが，典型例では特徴的な発疹から臨床診断は一般的に容易である．非典型例では風疹との鑑別が困難である．多くの非典型例や不顕性感染例や多彩な臨床像があることが明らかになってきている．

妊婦がB19に感染した場合，流産・死産や**胎内感染**によって**胎児水腫**になり死亡することがあるので注意が必要である．

3 治療の実際と看護のポイント

必要に応じて，かゆみや関節痛に対する**対症**

川崎病 Kawasaki disease

療法を行う．かゆみに対しては抗ヒスタミン薬，関節痛に対しては，非ステロイド抗炎症薬を使用する．発疹出現時には感染性がなくなっているので，隔離や出席停止の必要はない．

妊婦は流行時期には感冒様症状の者に近づくことを避け，万一感染した場合には，胎児の状態を注意深く観察することが大切である．

ウイルスは，感染した人の呼吸器系の分泌物（唾液・痰・鼻の粘液）の中から飛沫や接触により感染するため，手を介してウイルスを運ぶ場合があるので，予防には手洗いの励行が大切である．

（三日市　薫）

1　起こり方

川崎病は，川崎富作により1967年わが国において初めて発見された原因不明の疾患である．病態は全身の中小動脈の系統的血管炎であるが，まだ原因は不明である．免疫グロブリン治療が行われている現在においても3～4％の患児に冠動脈瘤を後遺症として発症させ，その4％に虚血性心疾患を引き起こし，その半数は突然死している．この病気は日本のみならず欧米，諸外国でも存在が認められ，子どもの後天性心疾患の1番の原因疾患として広く認識されるようになってきた．

疫　学

1970年から川崎病全国実態調査が行われ2010年までに27万2,749人の川崎病患者が把握されている．1970年代より患者数と罹患率が徐々に増加し，1979年，1982年，1985～1986年にかけて3回の流行があった．その後，患者数は年間6,000人前後で推移していたが，1990年代半ばより患者数が増加し，2005年，2006年と1万人を超えている．この間，出生率の低下から小児の人口が減少し，罹患率の上昇傾向は患者数の増加傾向を上回った．2006年の人口10万対罹患率は188.1で，もっとも罹患率が高かった1982年の196.1に近づきつつある．

日本で最初に報告されて以来，各国で患者報告がある．川崎病の発症には人種差が認められており，日本人，アジア系，黒人，白人の順で罹患率が高い．川崎病の疫学的特徴として，①局所的流行がみられること，②乳児早期はまれである．③生後9～11ヵ月がピークでその後徐々に発症が低下する．④80％が4歳以下であることがあげられる．局所的流行や受動免疫の残っている乳児早期の発症が少ないことなどは，病因として感染症を示唆しやすい．

他の疫学的特徴としては，再発例が3～4％，同胞例は1％，親子例は0.4％にみられ，宿主要因が関与している可能性がある．心血管後遺症の頻度が1歳未満と5歳以上に多く，その理由は不明である．

2　症状と診断のすすめ方

症　状

川崎病の診断は厚生労働省研究班による「川崎病診断の手引き」によって診断するが（表1），各症候の特徴や特異性を知っておくことが大切である．発熱は5日以上となっているが，早期の免疫グロブリン治療などで5日以内に改善された場合は1項目としてよい．発熱が3～4週間持続することもあるが1ヵ月以上続くことはなく，そのようなときは若年性関節リウマチや，多発性動脈炎などの他の疾患を考慮する．眼球結膜の充血はほぼ必発で，診断価値が高い（図1-a）．これは，眼球結膜の毛細血管の拡張であり，血管炎の所見であるため眼脂や偽膜はない．眼脂，偽膜を認めるときは溶連菌や，アデノウイルス感染などの感染性結膜炎やスティーブンス・ジョンソン（Stevens-Johnson）症候群を考慮する．口唇の発赤もほぼ必発の症状で，乾燥・亀裂を伴うことも多い

表1　川崎病診断の手引き(改訂5版)

本症は，主として4歳以下の乳幼児に好発する原因不明の疾患で，その症候は以下の主要症状と参考条項とに分けられる．

主要症状
1. 5日以上続く発熱(ただし，治療により5日未満で解熱した場合も含む)
2. 両側眼球結膜の充血
3. 口唇，口腔所見：口唇の紅潮，苺舌，口腔咽頭粘膜のびまん性発赤
4. 不定形発疹
5. 四肢末端の変化：(急性期)手足の硬性浮腫，掌蹠ないし指趾先端の紅斑
   (回復期)指先からの膜様落屑
6. 急性期における非化膿性頸部リンパ節腫脹

※6つの主要症状のうち5つ以上の症状を伴うものを本症とする．ただし，上記6主要症状のうち，4つの症状しか認められなくても，経過中に断層心エコー法もしくは，心血管造影法で，冠動脈瘤(いわゆる拡大を含む)が確認され，他の疾患が除外されれば本症とする．

参考条項
以下の症候および所見は，本症の臨床上，留意すべきものである．
1. 心血管：聴診所見(心雑音，奔馬調律，微弱心音)，心電図の変化(PR・QTの延長，異常Q波，低電位差，ST-Tの変化，不整脈)，胸部X線所見(心陰影拡大)，断層心エコー図所見(心膜液貯留，冠動脈瘤)，狭心症状，末梢動脈瘤(腋窩など)
2. 消化器：下痢，嘔吐，腹痛，胆嚢腫大，麻痺性イレウス，軽度の黄疸，血清トランスアミナーゼ値上昇
3. 血液：核左方移動を伴う白血球増多，血小板増多，赤沈値の促進，CRP陽性，低アルブミン血症，$α_2$グロブリンの増加，軽度の貧血
4. 尿：タンパク尿，沈渣の白血球増多
5. 皮膚：BCG接種部位の発赤・痂皮形成，小膿疱，爪の横溝
6. 呼吸器：咳嗽，鼻汁，肺野の異常陰影
7. 関節：疼痛，腫脹
8. 神経：髄液の単核球増多，けいれん，意識障害，顔面神経麻痺，四肢麻痺

［厚生労働省川崎病研究班：川崎病診断の手引き．改訂5版．2002］

(図1-b)．口腔内は一様に充血するが，水疱やアフタ，偽膜などはみられない．苺舌もほぼ必発である(図1-b)．頸部リンパ節腫脹は発熱と同時，もしくは先行してみられる初期症状である．ただし出現率は75％と低い(図1-c)．第2～4病日に紅斑が体幹や四肢に出現する．紅斑の性状は麻疹様，多形紅斑様，まれに猩紅熱様とさまざまで，そのため不定形発疹とよばれる(図1-d)．水疱はないが小膿疱を形成することがある．掌蹠紅斑は発疹と同時に手のひら，足の裏がしもやけ様にびまん性に赤くなる．さらに手足が硬く浮腫状になり，皮膚が緊張してテカテカ・パンパンとなる(図1-e, f)．掌蹠紅斑は90％，硬性浮腫は75％の頻度である．発熱が治まり，発病10～15日に指先の爪皮膚移行部から膜様の落屑が始まる(図1-g, h)．

参考条項ではBCGの再発赤が高率にみられる(図1-i)．

急性期の血液生化学所見では，白血球の上昇，CRPの高値，赤沈の亢進，など炎症反応が亢進する．また，肝機能異常や低ナトリウム血症，低アルブミン血症をきたすこともある．回復期には血小板数の増加を生ずる．しかし，これらの血性生化学値はあくまでも参考であり診断は臨床症状で行う．診断においてもっとも重要なものは，臨床症状である．しかし，臨床症状は，一度にそろわないことも多い．炎症反応は病気の初期は，あまり亢進しないときもある．

川崎病の約15％に症状がそろわないが川崎病と診断せざるを得ない**不全型**が存在する．不全型において心血管後遺症の発生率が高い．乳幼児の不明熱をみた場合，川崎病を念頭に置き注意深い観察が必要である．鑑別が必要な疾患

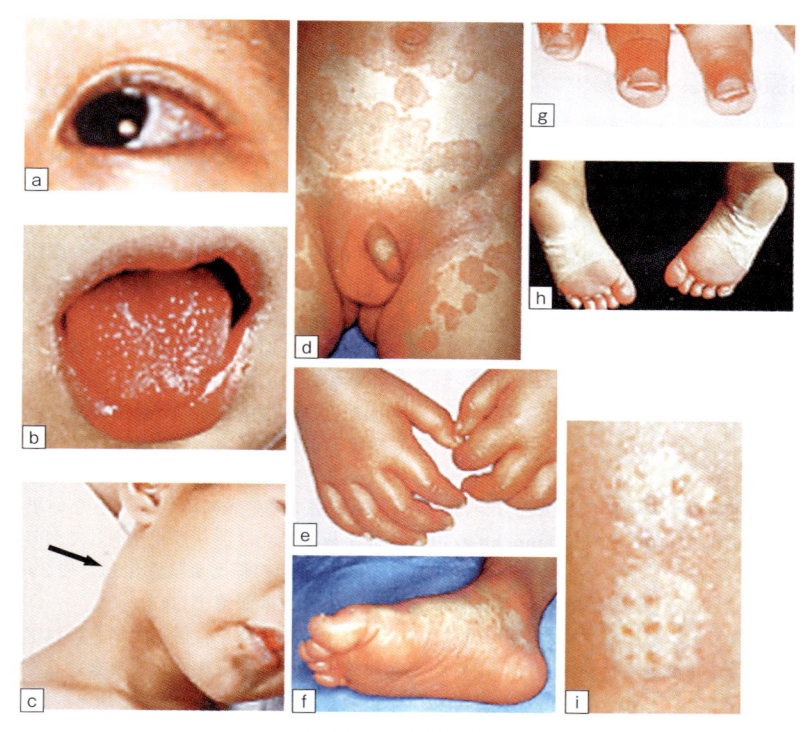

図1 川崎病の主要症状
a：眼球結膜の充血，b：口唇発赤，苺舌，c：非化膿性頸部リンパ節腫脹，d：不定形発疹，e, f：急性期硬性浮腫，g, h：回復期の膜様落屑，i：BCGの再発赤．

には，麻疹，アデノウイルス，猩紅熱，エルシニア，スティーブンス・ジョンソン症候群．ブドウ球菌性熱傷様皮膚症候群（SSSS），リウマチ熱，若年性関節リウマチ（JIA）がある．

心血管合併症

● 心エコー図検査 ●

急性期の冠動脈は冠動脈周囲のエコー輝度の増強が認められる．この時期，組織では血管炎が中膜外層から始まり，内膜に及ぶことが観察される．10病日前後より冠動脈の拡大がみられてくる．この時期の組織では炎症が進行し内弾性板が破綻し，内膜の炎症細胞が中膜に入り込み，外側からの炎症細胞と合流し汎血管炎となるのがみられる．その後，内・外弾性板が断片状となり動脈瘤の形成となる．動脈瘤の形成は，血管の分岐部を含み，近位部に好発する．

● 心電図 ●

急性期一過性にⅠ～Ⅱ度のAVブロックがみられることがある．また回復期以後に異常Q波の出現で無症状の心筋梗塞に気づかれることが冠動脈閉塞例の約1/3にあるが，そのQ波も出現後1ヵ月～2.5年までの間に約40％の例で消失する．

● 冠動脈造影検査 ●

冠動脈造影は動脈瘤の形態が正確に観察でき，それにより冠動脈障害の長期予後が推定可能となるため，初回冠動脈造影は，動脈瘤の縮小化や退縮をきたす以前に行うことが望ましい．遠隔期においては，進行性局所性狭窄所見が心エコー図法などの非観血的検査法で検出されにくいため繰り返し行う必要があった．現在では，CTやMRIである程度診断可能となり，

冠動脈造影が減らせることが期待されている．

3 治療の実際

　急性期川崎病治療のゴールは"急性期の強い炎症反応を可能な限り早期に終息させ，結果として合併症である冠動脈瘤の発生頻度を最小限にする"ことである．急性期治療の目標は，①炎症をいかに保護するか，②血管炎の消炎をいかに図るか，③内皮細胞をいかに保護するか，④サイトカイン上昇をいかに遮断するか，を中心にして治療をする．
　治療は，第7病日以前に**免疫グロブリン静脈内投与（IVIG）**療法が開始されることが望ましい．

アスピリン療法
　従来から使用されてきた**経口アスピリン**は，通常IVIGと併用するが，30〜50 mg/kgの中等量を解熱するまで使用する．解熱後は3〜5 mg/kgを抗血小板凝集の目的で，冠動脈瘤がない場合でも2〜3ヵ月使用する．軽症例ではアスピリン療法単独でも治癒する．
　処方例：アスピリン30〜50 mg/kg，1日3回．解熱後，すみやかに3〜5 mg/kg，1日1回へ減量．

免疫グロブリン療法
　川崎病と診断され，冠動脈障害発生の可能性が高い症例に用いる．単回投与は，製剤間に注入速度の若干の違いはあるが，12〜24時間かけて，点滴静注し，心不全の発症および心機能低下に十分留意し，投与速度が速すぎないように留意する．投与によるショック，アナフィラキシー様反応や，無菌性髄膜炎などの副反応に対しては十分な観察が必要である．
　処方例：免疫グロブリン2 g/kg/日を12〜24時間で静脈内投与．
　治療効果判定は免疫グロブリン投与後24〜48時間後に行う．

免疫グロブリン療法不応例の治療選択
　免疫グロブリン療法を開始した急性期患者には13〜25％に不応例が存在することが判明している．これらの不応例に対しては以下のようなさまざまな検討が行われている．しかし，いまだ，明確な証拠をもつものはない．
　①免疫グロブリンの追加療法（1 g/kg/日もしくは2 g/kg/日），②ステロイドパルス療法，③経口ステロイド療法，④ウリナスタチン療法，⑤アスピリン経口投与，⑥血漿交換，⑦抗サイトカイン療法．

抗血栓療法
　川崎病の死亡原因の多くは冠動脈瘤内で形成された血栓による冠動脈の血栓性閉塞と内膜肥厚による急性虚血性心疾患である．この血栓形成は，急性期に存在する内皮細胞障害や，血小板凝集能の亢進と著明な血小板数増加，血液凝固能亢進，冠動脈瘤内の血流停滞などが要因と考えられている．
　処方例：アスピリン3〜5 mg/kg，1日1回（投与法：冠動脈に障害を残さない場合でも，血小板凝集能は数ヵ月間亢進しており，アスピリンは炎症の程度が陰性化した後2〜3ヵ月は継続されるのが望ましい）．
　巨大冠動脈瘤を合併した場合にはアスピリン単独では血栓形成を防止できないことも知られており，抗凝固薬（ワルファリン）の併用が望ましいとされている．ワルファリンを使用する際は，INRを測定し，最適値（1.5〜2.5）になるように投与量を調節する．また抗凝固薬に関しては効果に個人差があり，出血性副作用に十分注意した適正な管理が望まれる．
　処方例：ワルファリン0.05〜0.2 mg/kg，1日1回INR値により増減する．

遠隔期の虚血性心疾患に対する治療
　冠動脈に高度の狭窄や閉塞を生じた症例で，虚血症状を呈したり，運動負荷や薬物負荷試験にて虚血所見を呈する者に対して経皮的カテーテル治療や冠動脈バイパス手術が行われる．冠動脈バイパス手術では静脈グラフトを用いた手術では遠隔期の開存率は十分であるとはいえないが，動脈グラフトを用いた手術は遠隔期の開存も満足がいく結果が得られている．経皮的カテーテル治療は，病変部を削り取ることができるローターブレーターの出現により，石灰化が強い病変においても治療が可能となった．しかし，始めてからの歴史が浅く長期の予後につい

細気管支炎　1255

て今後の検討が必要である．

💡 看護のポイント
◆ 一般看護
- 全身状態やバイタルサインを観察し，心合併症を中心とした異常の早期発見．
- 心合併症の予防も含め，苦痛緩和と安静の確保．
- 清潔の維持で皮膚・粘膜の2次感染の予防．
- 児の入院生活が受け入れられるように援助し，母子分離への不安や，両親への配慮．

◆ 状態評価（合併症出現の防止と発見）◆
- バイタルサインの評価：ショックの出現は免疫グロブリン治療開始の30分以内が多い．ステロイド使用時は低体温，低血圧に注意する．
- 心不全の発見：心音異常ギャロップリズム．
- 冠動脈合併症を生じた場合は心筋梗塞の早期発見．不機嫌，腹痛，ショック，胸痛を訴えることは少ない．
- 川崎病主要症状の観察．

◆ 入院生活の援助 ◆
- 発熱時のクーリング，末梢循環改善の工夫．
- 安静の維持，長時間の啼泣による血圧上昇に注意．
- 乳幼児が多い点から入院初期パニックからの順応を促す．
- 状態に合わせた，ベッド上の遊び，気分転換をさせる．

◆ 遠隔期の予後予測 ◆
遠隔期の予後予測については，決まった予測スコアはないが遠隔期の冠動脈病変をもつ症例のみならず，血管内皮機能が消退（regression）した症例においても低下することは報告されている．

◆ 退院時の生活指導 ◆
主治医の説明と調和・分担する形で行う．
- 疾患への認識を深め，長期にわたる経過観察の必要性．
- 再発の可能性3％．
- 免疫グロブリン療法を施行した例では，麻疹，風疹，水痘，流行性耳下腺炎の生ワクチン接種は6ヵ月間控える．
- そのほかのワクチンは退院後2ヵ月間は控える．
- 川崎病が将来において動脈硬化疾患への進行の危険因子になりうる可能性があることを説明し，そのほかの危険因子である肥満，高コレステロール血症，糖尿病，高血圧，喫煙などを避ける生活を心掛けることを指導する．

（石井正浩）

細気管支炎　bronchiolitis

1 起こり方

細気管支炎は，1歳6ヵ月以下，とくに6ヵ月以下の児に，主にウイルス感染によって起こる細気管支領域の炎症である．浮腫，細気管支上皮の壊死・剝脱，過剰産生された粘液によって**細気管支の閉塞**が起こり，気道抵抗が増大し，**呼気性喘鳴**を伴った呼吸困難が生じる．とくに呼気に閉塞が強くなるため，肺から呼気が排出されにくくなり，肺は**過膨張**となる．進行するとガス交換が損なわれ，**低酸素血症**，高二酸化炭素血症をきたす．

■ 原因ウイルス
細気管支炎の50〜90％は**RSウイルス**が原因だが，ほかにパラインフルエンザウイルス，ライノウイルス，アデノウイルス，インフルエンザウイルス，メタニューモウイルスなどによっても起こる．流行期は11月から4月である．RSウイルスの場合，潜伏期間は4〜6日で，罹病期間は7〜12日であるが，改善後もウイルスの排泄は数週間持続する．RSウイルスは年長児や成人ではありふれた「風邪」の原因ウ

イルスで，飛沫と呼吸器からの分泌物に汚染された手指や物品を介した接触により感染する．

■ **重症化に対する注意**

細気管支炎は軽症であることも多いが，時に重症化する．入院頻度は全患者数の1～5%，健常乳児の死亡率は1%以下である．**3ヵ月未満の児，先天性心疾患や低出生体重児で慢性肺疾患を有する児，免疫不全を有する児**などはとくに重症化しやすく注意を要する．

2 症状と診断のすすめ方

主症状は，咳，鼻汁などの感冒症状の数日後に出現する呼気性喘鳴を伴った呼吸困難である．重症化するにつれ，発熱，**多呼吸，陥没呼吸，チアノーゼ，全身状態の悪化**がみられる．診断は年齢，症状，臨床経過，周囲の感染徴候から比較的容易である．胸部X線像では，**過膨張**，**air-trapping**などがみられるが，時に**肺胞性陰影**もみられる．RSウイルス感染の確定には，**迅速診断法**が広く使用されている．1ヵ月以下の年少児では典型的な呼吸器症状を欠き，**無呼吸**を突然起こすことがある．ほかの喘鳴をきたす疾患の鑑別が必要だが，気道感染を伴った**乳児喘息**の初回発作との鑑別が困難な場合がある．また**気道異物**は常に念頭に置く必要がある．

3 治療の実際

根本的治療はなく，**支持療法**(酸素投与，加湿，理学療法，輸液)が中心となる．重症化すると**人工呼吸管理**(入院症例の7～8%)が必要となる場合がある．気管支拡張薬やアドレナリンの吸入，ステロイドの投与が試みられる場合もあるが，エビデンスはなく，効果が確実に認められる場合のみに限るべきである．治療効果はないが，ハイリスク児のRSウイルス感染症の重症化抑制のために流行期に**パリビズマブ**の投与が行われている．

💡 看護のポイント

● **呼吸の管理** ●

細気管支炎は急速に悪化する場合があり，また無呼吸による突然死が起こることもあるため，とくにハイリスク群では慎重な観察を要する．喘鳴や呼吸数などの所見だけでなく，**低酸素血症**の程度を評価することが重要である．**経皮的酸素飽和度**(SpO_2)をモニターし，低酸素血症を見逃さないようにする．SpO_2は95%以上に保つことが望ましい．いつでも人工換気が行えるよう人工呼吸器などの準備を怠ってはいけない．

喘鳴の程度だけで重症度を判定してはいけない．十分に気流が確保できないために，かえって喘鳴が軽度な場合があるからである．**呼吸数，陥没呼吸，チアノーゼ，意識レベル低下**などの症状に留意し，**呼吸不全**の徴候を早期に検出する必要がある．

● **呼吸理学療法への注意** ●

気道分泌物のクリアランスと呼吸補助を主な目的として**呼吸理学療法**が行われる．しかし，過剰な理学療法は患児への刺激増加による呼吸状態の増悪や気道の収縮などをきたすおそれがあり，注意を要する．

人工呼吸管理時の急速な低酸素血症の進展は，気胸などの**エアリーク**の発生，**分泌物による閉塞**，**気管挿管チューブのトラブル**など緊急を要する事態が多いので，とくに注意する．

(小林茂俊)

クループ症候群，急性喉頭蓋炎
croup syndrome, acute epiglottitis

1 起こり方

クループ症候群

　喉頭を中心とした**上気道が急性の閉塞性病変をきたす**ことにより発症する疾患であり，感染性のクループと非感染性のクループとに分類されるが（**表1**），クループ症候群の**ほとんどがウイルス感染**に起因しているため「クループ症候群」とはウイルス感染によるクループをさすことが一般的である．クループの原因となるウイルス感染として，**パラインフルエンザウイルス**によるものが圧倒的に多く，次いで，インフルエンザウイルス，アデノウイルス，RSウイルスが原因となる．これらウイルス感染により，感染部位である喉頭周囲の炎症とそれに伴う組織の浮腫により上気道が狭窄するため，クループ特有の**犬吠様咳嗽**，**吸気性喘鳴**，**嗄声**といった症状をきたすようになる．

　非感染性クループでは，喉頭異物や食道異物などの器質的要因によるもの，アレルギーの機序が関与する痙性クループやアナフィラキシーによる血管神経性の浮腫によるものなどがあげられる．

　クループは生後6ヵ月から3歳の小児にみられ，男女比では男児に多く，乳幼児全体の5％が2歳までに罹患する．クループ症候群は通年性にみられるが，パラインフルエンザウイルスが流行する秋から冬にかけて患者のピークがみられる．臨床的には軽症から中等症がほとんどであり，入院加療を要するのはクループ罹患患者の5％以下，さらに死亡率はクループ患者30,000例に対して1例とされている．

急性喉頭蓋炎

　インフルエンザ菌b型，肺炎球菌，または溶血性連鎖球菌などの細菌が喉頭蓋に感染することにより発症し，**突然の高熱**，**激しい咽頭痛**，流涎，**呼吸困難症状**を伴う．ウイルス性のクループとは異なり犬吠様咳嗽を伴うことはなく，多くの症例で**菌血症**を伴うため同じ上気道炎であってもウイルス感染によるクループとは異なる疾患として取り扱うべきである．

2 症状と診断のすすめ方

　クループはあくまで**犬吠様咳嗽**，**吸気性喘鳴**，**嗄声**を特徴とする臨床症状から診断される疾患である．そのほとんどがウイルス感染によるため，インフルエンザなど迅速診断キットによる診断が可能な一部の例を除き，血液検査やX線による検査は必ずしも必要ないが，典型的な症例では**X線検査**にて喉頭周囲の炎症・浮腫による気道狭窄を反映した**ワインボトル様（wine-bottle appearance）の所見**が認められる（**図1**）．

　しかし，**突然の39℃以上の発熱と激しい咽頭痛**を伴う場合には，扁桃周囲膿瘍や急性喉頭蓋炎を考慮し，血液検査，上気道のX線撮影（正面および側面撮影），血液培養検査を行う．

3 治療の実際

①**安　静**：患児が興奮し啼泣することにより声

表1　クループ症候群をきたす原因

感染性	喉頭炎
	喉頭蓋炎
	喉頭気管炎
	喉頭気管気管支炎
	喉頭ジフテリア
	咽後膿瘍
	扁桃周囲膿瘍
非感染性	器質的要因
	喉頭異物
	食道異物
	外傷
	アレルギー
	痙性クループ
	血管神経性浮腫

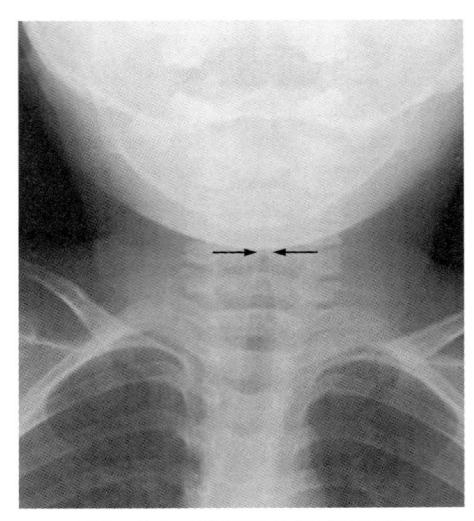

図1 クループ患者のX線写真正面像
喉頭周囲の炎症性浮腫により，気道が狭窄している（矢印）．
［公立相馬総合病院小児科　伊藤正樹先生，武山　彩先生のご厚意による］

門周囲の炎症や浮腫が増悪するので，過度な検査やストレスは極力避ける．とくに急性喉頭蓋炎では，咽頭培養検査や啼泣による感染部位への過度のストレスは，急激な気道閉塞をきたし窒息する原因となるため，患児への**ストレスは必要最小限**にするように留意する．

②輸　液：入院が必要な患児では経口摂取が低下していることが多いため，輸液を行う．

③加　湿：加湿により気道粘膜を保護する．

④吸　入：抗炎症作用を期待し**0.1％アドレナリン（ボスミン®外用液0.1％）0.1〜0.2 mL**を生理食塩水2 mLと混合しネブライザーを用いて吸入する．吸入後，通常であれば30分以内に効果がみられ1〜2時間効果が持続する．欧米では吸入1回あたり3〜5 mLの0.1％アドレナリンを用い，安全性と高い有効性が確認されている．

⑤**ステロイド投与**：気道粘膜への抗炎症効果と抗浮腫効果を期待して中等症以上の症例でステロイドを投与する．プレドニゾロンよりもデキサメタゾンで効果が高いことが実証されているので，デキサメタゾンを経口または静注で投与する．

⑥**酸素投与**：呼吸困難が強い場合には加湿した酸素を投与する．酸素マスクを用いた酸素吸入が十分にできない乳幼児は酸素テントに収容することも考慮すべきであるが，保護者と離れることにより不穏となり啼泣が激しくなると，声門周囲の炎症・腫脹が増悪するため，患児が不穏となる場合には必ずしも酸素テントへの収容にこだわる必要はない．

⑦**抗菌薬の投与**：クループ症候群の原因のほとんどはウイルス感染によるものであるから，抗菌薬の投与は必要ではない．しかし，血液検査などから細菌感染の合併が疑われる場合には抗菌薬を投与する．急性喉頭蓋炎では**インフルエンザ菌**によるものが多く，とくに近年は**薬剤耐性インフルエンザ菌**が増加しているため，セフォタキシム，セフトリアキソン，メロペネムなどの抗菌薬を投与する．

嗄声以外に**吸気性喘鳴**や呼吸困難を伴わず軽症と判断される場合には，**アドレナリン吸入**を施行したうえで外来のみで経過観察が可能である．しかし，その場合であっても保護者には**夜間に症状が増悪する**可能性について説明し，喘鳴や呼吸促迫症状が出現した場合には医療機関を受診するように説明する．

嗄声のほかに**吸気性喘鳴**を認め，外来でアドレナリン吸入にて症状に改善がない場合には入院の適応となる．入院後は輸液，**アドレナリンの吸入**のほかに**デキサメタゾン静注**を行う．酸素飽和度が95％を下回る場合には酸素を投与する．しかし，これら治療によっても症状が改善せず，急速に気道閉塞が増悪する場合には気管挿管や気管切開による気道確保が必要になる場合もあるため，クループ患者が入院した場合には，気道確保の準備をしておく．

急性喉頭蓋では**菌血症**を伴うことが多いため，入院後ただちに抗菌薬投与による治療を開始する．本疾患は急速に気道閉塞症状が進行し窒息にいたる可能性があるため，**苦痛を伴う処置は最小限**にとどめ気道確保の準備を怠っては

看護のポイント

● クループ症候群 ●

主たる原因は**ウイルス感染**で，そのほとんどが2〜3日以内に軽快する．過度なストレスにより患児が興奮し気道の炎症を増悪させないように安静を保つことが看護の基本である．しかし，本疾患は**夜間に気道症状が増悪する**ことが多く，ごくまれに気道閉塞が急速に進行し気管挿管や気管切開などの処置を要する場合があるため，急性期においては，①喘鳴の様子，②チアノーゼの有無，③酸素モニターによる酸素飽和度の把握，④陥没呼吸の有無，⑤呼吸・心拍数などについて，患児の病状を客観的に把握し重症度を判断する必要がある．

● 急性喉頭蓋炎 ●

インフルエンザ菌による**菌血症**を伴うことが多く，敗血症にいたるケースもあるためバイタルサインのチェックを行い，常に気道確保できる準備をしておくことが肝要である．

(佐藤晶論，細矢光亮)

気道異物 foreign body in the airway

1 起こり方

乳幼児が泣きながら，走りながら，笑いながら，食物を摂っていると，吸気と一緒に食物(異物)を気道に誤嚥する．また歯の生えそろっていない乳幼児に**豆類**(ピーナツ，ピーナツ入りのチョコレートなど)を食べさせると，誤って豆を気道に誤嚥する．このほかにも壊れやすい**玩具**で遊んでいて，口に誤って入れてしまうと気道に異物を吸い込む．このような**誤嚥事故**による死亡事故や，長期間，気道異物とわからずに，気管支炎，肺炎，喘息などと誤診する例も多く認められる．

2 症状と診断のすすめ方

気道異物の適切な対応には迅速・的確な診断・安全な異物摘出が要求される．安全な気道異物摘出には気道異物の有無，種類，異物の介在部位，介在状態を異物摘出前に正確に知ることが重要である．

気道異物介在時の症状・病態は異物の種類，介在部位により異なる．気管に異物が嵌頓し，気管内腔を完全に閉塞すれば即座に死亡にいたる．気管・気管支の異物誤嚥の症状は誤嚥直後には咳き込み，嘔吐，チアノーゼなどの症状が出現するが，しばらくすると喘鳴は残存するものの，ほかの症状は治まってくることが多い．その後しばらくして発熱，咳などを訴える．頑固な咳，発熱，喘鳴を訴え治療効果がない場合には，気道異物の可能性を疑って**問診**を取り直すことが必要である．

問診により気道異物の可能性を疑えば聴診(呼吸音の減弱・左右差)などの理学的な検査はもちろんのこと，**単純X線検査**が効果的である．しかし気道異物はX線透過性異物が多く，**単純X線検査**では発見されにくい．X線の撮影部位は胸部だけでなく，喉頭を含め頸部・腹部も必要である．また撮影方向は正面だけでなく側面の撮影も異物の発見に有効である．吸気時，呼気時の胸部撮影も異物の介在側を知るのに有用である．

しかし最終的に異物を発見するにはラリンゲアルマスクを使用し，全身麻酔下にスワイベルコネクターを装着し，コネクターより**ファイバースコープ**を挿入，十分な呼吸管理の下で，喉頭(声帯，声門)，声門下，気管，気管支を観察し，異物の発見と異物の種類，異物の介在している状態を把握する．また**ファイバースコープ**にCCDカメラを装着し，ビデオシステムに接続することにより，異物の介在状態を助手，麻酔科医，看護師などのほかのスタッフに説明し，緊急時に備えることもできる．

3 治療の実際

● 呼吸停止に近い状態の場合 ●

気道異物により呼吸が停止し、瀕死の状態で担ぎ込まれる症例の中で、異物が声門下腔に介在している可能性のある場合や気管に舞踏性異物として介在している疑いのある場合には異物を気管支に落とすか、逆さつりにし肩甲骨を平手でたたく叩打法や、**ハイムリック（Heimlich）法**により異物を吐き出させる方法をとる。

● 緊急性のない場合 ●

気管・気管支に異物が介在していても緊急性のない場合には**硬性鏡（ventilation bronchoscope）**またはファイバースコープ（軟性鏡）を使用し、十分な換気を確保し摘出術を行う。硬性鏡の鉗子は強力な把持能力が期待できるが柔軟性に乏しい。しかし軟性鏡の鉗子は把持能力が弱いものの柔軟性に富む特徴がある。従来の硬性鏡鉗子は管腔が細く暗く異物を把持した感触は豊富な経験が必要であったが、最近は、従来のアリゲーター型鉗子、ピーナツ型鉗子にかわって、**テレスコープ**の先端にアリゲーター型鉗子、ピーナツ型鉗子を装備し、**テレスコープにCCDカメラ**を装着し、モニター画面で観察しながら鉗子の操作を行い、異物摘出が明るい広い視野で、安全に内視鏡手術の要領で行える。

● 内視鏡下では異物除去が困難な場合 ●

体外循環を確保のうえで開胸し異物を摘出する。

💡 看護のポイント

気道に介在している異物は、突然、喉頭・気管に嵌頓し呼吸ができなくなる可能性があるので、気道異物の可能性がある患児の呼吸状態の観察は重要である。

（佐野光仁）

気管支喘息 bronchial asthma

1 考え方の基本

喘息とは「**気道閉塞**」「**気道過敏性**」「**慢性炎症**」によって特徴付けられる臨床的な症候名である。以前は、「発作性に起こり呼吸困難を伴う気道の可逆的閉塞性疾患」と考えられていたが、基本病態としての気道炎症と気道構造の不可逆的変化（リモデリング）が重要な疾患概念として加わった。

2 起こり方

発症メカニズム

気管支喘息は特定の遺伝素因の上にいくつかの環境因子が作用すると発症する。

基本病態は、気道の慢性炎症である。炎症により気道過敏性を生じ、これにさまざまな誘発・悪化因子が作用すると気流制限（気管支平滑筋の収縮、気道粘膜の浮腫、気道分泌亢進による）が引き起こされて、喘息症状にいたる。

気流制限は可逆性であり反復する。喘息では、気道の器質的変化であるリモデリングも認められるが、リモデリングによって気道過敏性はさらに亢進し、気流制限も起こりやすくなると考えられている。一方、リモデリングと気道過敏性は気道炎症（後天的）だけでなく、遺伝因子（先天的）もその成立に関与する可能性がある。

治療は以上の病態理解に基づいて行う。すなわち、薬物療法は気道炎症の抑制（抗炎症療法）が中心であり、非薬物療法として誘発・悪化因子の回避（主にアレルゲン対策）が重要である。

気道慢性炎症

小児気管支喘息における気道炎症の評価は容易なことではない。しかしながら乳幼児においても気道炎症の重要性を示唆する報告がある。すなわち、好酸球、マスト細胞、リンパ球を中心とする気道炎症や気道上皮細胞傷害が、乳幼児においても存在すると推測されている。対象年齢を青年期にまで広げた研究論文からも、好

表1 医療機関での喘息発作に対する薬物療法プラン（2〜15歳）

発作型		小発作	中発作	大発作	呼吸不全
初期治療		β_2刺激薬吸入	酸素吸入（SpO₂≧95%が目安）β_2刺激薬吸入反復[*1]	入院 酸素吸入・輸液 β_2刺激薬吸入反復[*1] または イソプロテレノール持続吸入[*3] ステロイド薬全身投与[*2] アミノフィリン持続点滴（考慮）[*3]	入院（意識があれば人工呼吸管理） 酸素吸入・輸液 イソプロテレノール持続吸入[*3] ステロイド薬全身投与 アミノフィリン持続点滴[*2]
追加治療		β_2刺激薬吸入反復[*1]	ステロイド薬全身投与 アミノフィリン点滴静注および持続点滴（考慮）[*2] 入院治療考慮	イソプロテレノール持続吸入（増量）[*3] 人工呼吸管理	イソプロテレノール持続吸入（増量）[*3] 人工呼吸管理 アシドーシス補正（下記考慮） 麻酔薬

[*1] β_2刺激薬吸入は改善が不十分である場合に20〜30分ごとに3回まで反復可能である．
[*2] アミノフィリン持続点滴はけいれんなどの副作用の発現に注意が必要であり，小児の喘息治療に精通した医師のもとで行われることが望ましい．
[*3] イソプロテレノール持続吸入を行う場合は人工呼吸管理への移行を念頭に置く必要がある．

[日本小児アレルギー学会：小児気管支喘息治療・管理ガイドライン2012（濱崎雄平ほか監），94頁，協和企画，2011］

酸球を中心とする気道炎症が基本病態であることが示唆されている．

気道リモデリング

気道リモデリングは，上皮細胞傷害，分泌細胞過形成，基底膜網状層肥厚，粘膜層の慢性的腫脹，平滑筋細胞の肥大・過形成，毛細血管増生の組織構成要素の変化を意味する．しかしながら生検材料からこれらのすべてを判断することはむずかしく，多くの研究論文では基底膜網状層厚の比較をもって気道リモデリングを論ずることが多い．

現時点では，小児においても，通常2歳を過ぎると気道リモデリングは認められ，早期・軽症期においても存在すると推測されている．

気道過敏性

気道過敏性は喘息患者固有の特質であり，気道刺激に対する過敏性（喘鳴・発作の起こりやすさ）と過剰反応性（重症化の起こりやすさ）を意味し，喘息重症度と相関すると理解される．そして気道過敏性は気道炎症に基づいて発現するとも考えられている．事実，強力な抗炎症作用を有する吸入ステロイドを投与すると，気道過敏性は改善する．

気道過敏性は，運動負荷テストあるいは薬物（アセチルコリン，メサコリン，ヒスタミンなど気道収縮物質）吸入テストという形で，臨床検査としても応用できる．喘息重症度の客観的評価手段として臨床的に応用されている．喘息症状の改善は気道過敏性の改善に裏付けられ，気道過敏性の改善は気道炎症の改善に裏付けられるといえよう．

3 症状と診断のすすめ方

急性増悪（発作）時の症状

喘息発作時には，喘鳴や咳嗽を伴う呼吸困難が認められる．この点は小児も成人も共通している．

小児の喘息を診察するうえで，成人と決定的に異なる点は，小児では成人のように訴えが明確でないことである．とくに乳児など低年齢児では，呼吸困難を訴えることができないため，親，看護師，医師による観察や診察が非常に重要となる．

低年齢児が喘息発作，もしくは喘鳴を伴う呼吸困難を訴えるとき，重要な診察ポイントを以下に示す．

表2 小児気管支喘息の長期管理に関する薬物療法プラン(2歳未満)

	治療ステップ1	治療ステップ2	治療ステップ3	治療ステップ4
基本治療	発作の強度に応じた薬物療法	ロイコトリエン受容体拮抗薬[*1] and/or DSCG	吸入ステロイド薬 (中用量)[*2]	吸入ステロイド薬 (高用量)[*2] 以下の併用も可 ロイコトリエン受容体拮抗薬[*1]
追加治療	ロイコトリエン受容体拮抗薬[*1] and/or DSCG吸入	吸入ステロイド薬 (低用量)[*2]	ロイコトリエン受容体拮抗薬[*1] 長時間作用性β_2刺激薬 (貼付薬あるいは経口薬)	長時間作用性β_2刺激薬 (貼付薬あるいは経口薬) テオフィリン徐放製剤 (考慮) (血中濃度5〜10μg/mL)

DSCG：クロモグリク酸
[*1] その他の小児喘息に適応のある経口抗アレルギー薬(Th2サイトカイン阻害薬など)
[*2] 各吸入ステロイド薬の用量対比表(単位はμg/日)

	低用量	中用量	高用量
FP, BDP, CIC	〜100	〜200	〜400
BIS[*3]	〜250	〜500	〜1,000

FP ：フルチカゾン
BDP：ベクロメタゾン
CIC：シクレソニド
BIS：ブデソニド吸入懸濁液

[*3] 6ヵ月以上すべての年齢

①長時間作用性β_2刺激薬は症状がコントロールされたら中止するのを基本とする．経口薬は，12時間持続する1日2回投与の薬剤とする．
②テオフィリン徐放製剤は6ヵ月未満の児に原則として対象にならない．適応を慎重にし，けいれん性疾患のある児には原則として推奨されない．発熱時には一時減量あるいは中止するかどうかあらかじめ指導しておくことが望ましい．
③治療ステップ3以上の治療は小児の喘息治療に精通した医師の指導・管理のもとで行うのが望ましい．
④治療ステップ4の治療は，吸入ステロイド薬も高用量であるため，十分な注意が必要であり，小児の喘息治療に精通した医師の指導・管理のもとで行う．

[日本小児アレルギー学会：小児気管支喘息治療・管理ガイドライン2012(濱崎雄平ほか監)，159頁，協和企画，2011]

① 機　嫌：ほかのすべての小児疾患同様，機嫌がよい間は非重症と考えてよい．呼吸困難が進行するにつれ，機嫌は悪化する．
② 睡　眠：機嫌と同じく，睡眠が障害されるような喘鳴・咳嗽は要注意といえる．
③ 陥没呼吸：陥没呼吸の程度は呼吸困難に比例すると考えてよく，とくに乳児で陥没呼吸を伴う場合には，迅速な加療が必要になる．重症発作の場合，呼吸音減弱に伴い，「喘鳴が聴かれないのに，陥没呼吸は認められる」状況に遭遇することがある．この状態は，重症な状態といえ迅速な対応が要求される．経験の浅い医師・看護師がしばしば見落とす病状であり，注意が必要である．
④ 呼気延長：呼気延長も陥没呼吸同様，呼吸困難の進行に伴い認められる．
⑤ 起坐呼吸：小児が起坐呼吸を呈するときは，強い呼吸困難時といえる．

以上の問診，視診，聴診に加えて，血液ガスや経皮酸素飽和度などのモニター所見がおおいに参考となる．

4 治療の実際

発作時の治療

日本小児アレルギー学会作成の「**小児気管支喘息治療・管理ガイドライン**」に，喘息発作治療方針が示されている(**表1**)．発作の程度や治療への反応性に応じて，ステップ1〜4からなる4段階の治療で構成されている．

寛解時・非発作時の治療

前記ガイドラインに非発作時の薬物治療方針も示されている(**表2〜4**)．非発作時の病型を，間欠型(普段は発作なし)，軽症持続型(週1回未満，短期間の小発作あり)，中等症持続型(週1回以上の中〜大発作あり)，重症持続型(発作が持続し日常生活が障害される)に分け，ロイ

表3 小児気管支喘息の長期管理に関する薬物療法プラン(2〜5歳)

	治療ステップ1	治療ステップ2	治療ステップ3	治療ステップ4
基本治療	発作の強度に応じた薬物療法	ロイコトリエン受容体拮抗薬[*1] and/or DSCG and/or 吸入ステロイド薬(低用量)[*2]	吸入ステロイド薬(中用量)[*2]	吸入ステロイド薬(高用量)[*2] 以下の併用も可 ・ロイコトリエン受容体拮抗薬[*1] ・テオフィリン徐放製剤 ・長時間作用性β_2刺激薬の併用あるいはSFCへの変更
追加治療	ロイコトリエン受容体拮抗薬[*1] and/or DSCG		ロイコトリエン受容体拮抗薬[*1] 長時間作用性β_2刺激薬の追加あるいはSFCへの変更 テオフィリン徐放製剤(考慮)	以下を考慮 ・吸入ステロイド薬のさらなる増量あるいは高用量SFC ・経口ステロイド薬

DSCG:クロモグリク酸
SFC:サルメテロール・フルチカゾンプロピオン酸配合剤
[*1]:その他の小児喘息に適応のある経口抗アレルギー薬(Th2サイトカイン阻害薬など)
[*2]:各吸入ステロイド薬の用量対比表(単位はμg/日)

	低用量	中用量	高用量
FP, BDP, CIC	〜100	〜200	〜400
BUD	〜200	〜400	〜800
BIS	〜250	〜500	〜1,000

FP :フルチカゾン
BDP:ベクロメタゾン
CIC:シクレソニド
BUD:ブデソニド
BIS :ブデソニド吸入懸濁液

①長時間作用性β_2刺激薬は症状がコントロールされたら中止するのを基本とする.長時間作用性β_2刺激薬ドライパウダー定量吸入器(DPI)は自力吸入可能な5歳以上が適応となる.
②SFCへの変更に際してはその他の長時間作用性β_2刺激薬は中止する.SFCと吸入ステロイド薬の併用は可能であるが,吸入ステロイド薬の総量は各ステップの吸入ステロイド薬の指定範囲内とする.SFCの適応は5歳以上である.
③治療ステップ3の治療でコントロール困難な場合は小児の喘息治療に精通した医師の下での治療が望ましい.
④治療ステップ4の追加治療として,さらに高用量の吸入ステロイド薬やSFC,経口ステロイド薬の隔日投与,長期入院療法などが考慮されるが,小児の喘息治療に精通した医師の指導管理がより必要である.

[日本小児アレルギー学会:小児気管支喘息治療・管理ガイドライン2012(濱崎雄平ほか監),127頁,協和企画,2011]

表4 小児気管支喘息の長期管理に関する薬物療法プラン(6〜15歳)

	治療ステップ1	治療ステップ2	治療ステップ3	治療ステップ4
基本治療	発作の強度に応じた薬物療法	吸入ステロイド薬(低用量)[*2] and/or ロイコトリエン受容体拮抗薬[*1] and/or DSCG	吸入ステロイド薬(中用量)[*2]	吸入ステロイド薬(高用量)[*2] 以下の併用も可 ・ロイコトリエン受容体拮抗薬[*1] ・テオフィリン徐放製剤 ・長時間作用性β_2刺激薬の併用あるいはSFCへの変更
追加治療	ロイコトリエン受容体拮抗薬[*1] and/or DSCG	テオフィリン徐放製剤(考慮)	ロイコトリエン受容体拮抗薬[*1] テオフィリン徐放製剤 長時間作用性β_2刺激薬の追加あるいはSFCへの変更	以下を考慮 ・吸入ステロイド薬のさらなる増量あるいは高用量SFC ・経口ステロイド薬

DSCG:クロモグリク酸
SFC:サルメテロール・フルチカゾンプロピオン酸配合剤
[*1] [*2]:表3に同じ

[日本小児アレルギー学会:小児気管支喘息治療・管理ガイドライン2012(濱崎雄平ほか監),126頁,協和企画,2011]

コトリエン受容体拮抗薬，吸入ステロイドなどによる抗炎症治療が長期管理の中心となっている．

薬物以外では，室内環境調整(チリダニ抗原・受動喫煙回避)，鍛錬の実践に関して強力に実行していくことが大切である．屋内のダニ抗原量を十分に減らせば，喘息症状を軽減できる．

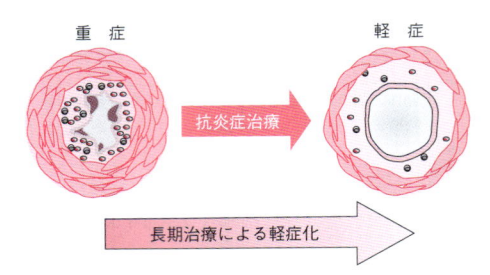

図1 喘息にみられる気道炎症

看護のポイント

発作時の看護

喘息発作の病態と基本治療方針を理解したうえで看護にのぞみたい．

喘息発作時には，気管支平滑筋の収縮，気管支粘膜の浮腫，腺分泌の亢進が同時進行し，喘鳴と呼吸困難を呈する(図1)．平滑筋の収縮を抑制するために気管支拡張薬が用いられ，粘膜浮腫や基本病態である炎症抑制のためステロイドが用いられる．腺分泌(痰)が亢進すると，粘液栓を形成するなどして内腔がいっそう狭小化する．したがって，排痰誘導・吸引を頻回に行う．すべての喘息発作治療で用いられるβ_2刺激薬の副作用として，振戦などの神経症状と不整脈などの循環器症状があり，このことを認識した看護が要求される．

重症な喘息発作で入院にいたった場合，呼吸状態が落ち着き，機嫌の快復や良眠が得られることを確認できるまでは，頻回の状態観察(少なくとも1時間に1〜2回)が望まれる．

入院が長期化する場合には，年長児では学習や人間関係，年少児では精神・運動発達を考慮した家族との橋渡し役も期待される．

患者・家族への教育

急性期の発作状態が改善した後は，患者・家族への教育がポイントとなる．室内環境調整や鍛錬の重要性を十分認識してもらい，実行に導く．ただし，多大な精神的ストレスを受けている親への対応は慎重に行う．心理カウンセリングが必要なケースもある．環境整備や鍛錬の重要性を認識してもらったうえで，喘息の病態，発作時の注意，使用薬物の意義と安全性についても説明する．

「二度と再びこの患者を入院にいたらせない」という気迫で診療・看護にのぞむことが大切である．

〈勝沼俊雄〉

胆道閉鎖症 biliary atresia

1 起こり方

胆道閉鎖症の病因は，胎生期の胆道の発生異常説，ウイルス感染などの炎症による胆道破壊説，肝内胆管のリモデリング障害説をはじめとするもろもろの報告があるが，いまだ不明である．出生10,000〜12,000人に1人の割合でみられ，女児に多く，遺伝性はない．

主な症状として，**黄疸**，肝腫大，濃褐色尿，灰白色便があるが，症状が似通っている内科的疾患である新生児肝炎との鑑別が重要である．

合併奇形としては，頻度は少ないが，十二指腸前門脈，多脾症，下大静脈欠損などの報告がある．

分類

術中の肉眼的所見，胆道造影所見から，**胆管の閉塞部位**により3型に分類される(図1)．Ⅰ型は閉塞部位が総胆管にあるもの(12%)，Ⅱ

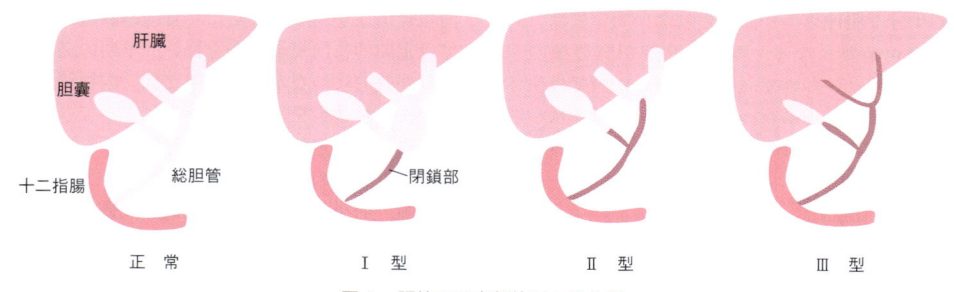

図1　胆管の閉塞部位による分類

Ⅰ型は閉塞部位が肝管レベルにあるもの（2％），Ⅲ型は閉塞部位が肝門部にあるもの（86％）である．さらに閉塞部位以下の形態によりa，b，c，dとに分け，肝門部胆管の形態によりα，β，γ，μ，ν，οと分かれ，この組み合わせで表記することにより詳細な病型が示される．

2 症状と診断のすすめ方

症状

主な症状として，**黄疸**は必発で，新生児黄疸に継続してみられることも多い．徐々に肝臓は硬さと大きさを増し，硬変化すると脾腫を伴い，腹部膨満が出現する．**便は灰白色**，尿は濃褐色を帯びる．診断が遅れると，栄養障害，肝硬変，貧血，低タンパク血症を呈し，ビタミンK吸収障害による**出血傾向**が出現し，頭蓋内出血や消化管出血で発症する例もある．

診断

診断は，①上記に述べた臨床症状，②血液検査（直接ビリルビン・AST・ALT・ALP・γ-GTP・血清膠質反応の上昇），③超音波検査（胆嚢描出なし，**triangular cord sign**などの所見が特徴的），④肝胆道シンチグラフィ（肝外への排泄がみられない），⑤十二指腸液検査（胆汁が含まれない），⑥リポプロテインX（陽性となることが多い），⑦スコアテストがあるが，最終的には⑧全身麻酔下での開腹による直接胆道造影により，**肝外胆管が閉塞**していることが示されると，確定診断となる．

鑑別診断として，乳児期早期に**閉塞性黄疸**を示す疾患が対象となる．新生児肝炎，アラジール（Alagille）症候群，先天性胆道拡張症をはじめ，感染症，代謝異常症などがあげられる．

図2　肝門部空腸吻合術

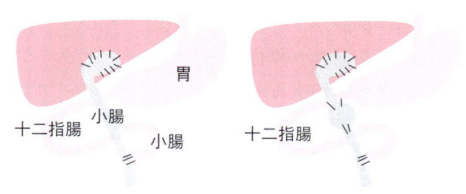

Roux-en-Y（ルー・ワイ）法　　逆流防止弁付 Roux-en-Y（ルー・ワイ）法

3 治療の実際と看護のポイント

本症はできるだけ早期（**生後60日以内**）に，手術による持続的な胆汁の排泄を得ることにより長期的な生存が望める．

肝管空腸吻合術

肝外で閉塞している部分を切除して残った肝管と消化管（たいてい空腸）を吻合する．

肝門部空腸吻合術（図2）

閉塞した索状胆管を切除後，肝門部切離面に空腸を吻合し，Roux-en-Y（ルー・ワイ）法再建する（**葛西法**）．この肝門部に開く微小胆管から流出する胆汁が空腸内に放出される．

ほかに，上行性胆管炎防止のために，胆汁を一時的に体外に誘導する方法（駿河Ⅱ法など）や，Roux-en-Y脚腸管に逆流防止弁を形成する術式が考案されており，施設によっては取り入れられている．

肝移植

診断時期を逸した場合，あるいは根治術によ

る十分な胆汁排泄が認められない場合には，**肝移植**が必要となる．本症の2/3が肝移植の適応になるといわれており，現在わが国では生体部分肝移植が主に行われている．最近では，法改正により脳死肝移植の症例も増加しつつある．

■ 術後管理の実際と看護のポイント

術後管理では，禁飲食と十分な補液，酸素投与，抗菌薬投与，利胆薬投与（デヒドロコール酸，ステロイド）を行う．哺乳開始に伴い，**中鎖脂肪酸配合のミルク（MCTミルク）**から開始し，胆汁排泄が十分に得られれば，徐々に普通ミルク，普通食へ移行するとともに，ビタミン剤の内服を開始する．

早期では上行性胆管炎への対策が重要であり，感染徴候が認められた際には，経口摂取を制限し十分な補液と抗菌薬の投与を行う．黄疸が遷延する場合には，利胆効果のあるステロイドの追加も考慮する．

術後，十分認められた胆汁排泄が減少，途絶する場合がある．保存的治療に反応しない場合には，再根治術を考慮することがある．

晩期合併症として，**門脈圧亢進症**から生じる消化管出血がある．とくに，**食道静脈瘤**に関しては定期的に内視鏡検査を行い，早期の発見と治療が救命につながる．実際には，内視鏡的硬化療法や結紮術を行い，コントロールできない場合には，食道離断術，脾腎静脈シャント術，または肝移植の適応を考慮する．

脾腫，血小板減少を伴う**脾機能亢進症**は，年少児では，脾摘後重症感染症に配慮して部分的脾動脈塞栓術（PSE）を行う．処置後は安静を保ち，発熱，疼痛管理，抗菌薬投与が重要である．

術後の栄養管理は乳児では重要である．とくに脂肪の吸収障害，随伴する**脂溶性ビタミンの欠乏**に対して，積極的に脂肪乳剤の投与とビタミンA，D，E，K，カルシウム，鉄，亜鉛を補充する．

長期的には，良好な胆汁排泄が得られ肝病態の進行がとどめられれば，良好なQOLでの長期生存も期待できるが，肝硬変に続発する合併症によってなんらかの生活制限を受ける患児が多く，また女性では妊娠出産を契機にした病態の増悪があるなど，長期にわたり厳重な経過観察が必要である．　　　　（武田憲子，金森　豊）

肥厚性幽門狭窄症　hypertrophic pyloric stenosis

1 起こり方

肥厚性幽門狭窄症とは，胃の出口である幽門の括約筋が異常に厚くなって内腔が広がらなくなり，胃からの排出が障害される疾患である．出生1,000人に1，2人でみられ，男女比は5：1程度で男児に多い．正確な発症機序は不明であるが，二卵性双生児よりも一卵性双生児で同時発症が多い，家族内発生が認められる，いくつかの症候群に合併することがある点など，遺伝的要因を示唆する現象がみられる．また，プロスタグランジンやガストリンの上昇，幽門における一酸化窒素合成酵素の発現低下が指摘されている．さらにエリスロマイシンの使用との関連性を指摘した報告もある．

適切な治療を行えば予後はきわめて良好で，一度治癒すれば再発することもない．

2 症状と診断のすすめ方

典型的な症状は，**生後1ヵ月前後で発症する非胆汁性の嘔吐**である．発症は，ほぼこの時期に限られる．ただし，低出生体重児，早産児ではこの限りではなく注意が必要である．嘔吐は通常の嘔吐から噴水様の嘔吐までさまざまであるが，時間の経過とともに激しくなる傾向にある．哺乳のたびに嘔吐し，発症初期では嘔吐した直後から空腹のため哺乳意欲を認める．ミルクと胃液の嘔吐を繰り返し，脱水とアルカロ

ーシスが進行すると全身状態の悪化を認め，活気の低下や，大泉門の陥凹，眼窩のくぼみ，皮膚ツルゴール（張り）の低下など脱水による症状を呈する．また発症後ある程度経過すると体重増加不良も伴う．

腹部所見では，十二指腸以下の腸が空虚になるため全体に平坦〜へこんだ腹部となる．胃壁の蠕動が腹壁を通じて視診できることもある．触診で上腹部に肥厚した幽門部を感じることができ，よく**オリーブ様腫瘤**と形容される．腹部X線では発症から時間の経過した典型例では胃のみに消化管ガスを認め，十二指腸以下の消化管のガス像はほぼ認めない．

血液検査所見では**低クロール性アルカローシス**が特徴的であるが，最近では発症早期に受診する症例が多く，その場合それほどアルカローシスが顕著でない症例にもよく遭遇する．

確定診断は**腹部超音波検査**で行うことが標準的である．幽門部を描出し，幽門筋の厚さが4 mm以上，幽門筋の長さが14〜16 mm以上で本疾患と診断する．胃内容が幽門を通過しないことも間接的な所見である．以前は胃の透視検査を行って診断することもあったが，腹部超音波検査が可能な施設ではこちらのほうが遙かに簡便であり，現在では透視検査はほとんど行われない．

3 治療の実際

まず，何よりも先に経静脈的に補液し，電解質，アルカローシスの補正をして全身状態の改善を得ることが重要である．全身状態を改善した後に肥厚した幽門に対する治療を開始する．

治療は大きく分けて，手術療法とアトロピン投与を中心とした薬物投与療法に分かれる．

手術療法では，幽門筋を胃の外側から粘膜を残して切開して幽門の内腔を広げる**ラムステッド（Ramstedt）手術**を行う．開腹手術，腹腔鏡手術どちらでも施行可能である．腹腔鏡では創も目立たず術後の回復も速いとされているが，開腹手術でも臍輪半周のみを切開する方法なら創を目立たせないようにすることができる．通常術後6時間〜半日で哺乳を少量から再開する．2，3日は嘔吐することもあるが，哺乳状態は劇的に改善し，3，4日で必要量を摂取できるようになり退院となる．1週間以上改善がない場合は再手術が必要になることもある．

アトロピン療法では初期にはアトロピンの経静脈的投与を行いつつ，少量の哺乳を試していく．症状が軽快して嘔吐がなくなれば経口投与に切り替える．治療期間は3週間前後である．2週間使用して効果がなければ手術療法を選択する．治療期間が長いうえ，無効であることもあり，さらに投与初期の循環動態の変動などについて頻回で注意深い観察が必要であるため，手術療法を選択するのが主流である．

💡 看護のポイント

まず補液，電解質補正による全身状態の改善を待ってから根本治療となるため初期の全身状態の密な観察は欠かせない．治療法はラムステッド手術とアトロピン療法の選択肢がある．手術療法では術後，アトロピン療法では治療中から全身状態の観察に加え，哺乳状態が重要な情報となる． （畑中 玲，岩中 督）

イレウス ileus

1 起こり方

イレウスとはさまざまな原因により腸内容の腸管内通過障害をきたし排便や排ガスの停止が起きた状態をいう．腸閉塞（intestinal obstruction）と同義語であるが，一過性のものと永続的なものがある．**腹痛，嘔吐，ガス排便の停止を3主徴**とする．表1に分類を示す．腹部は膨隆し立位単純X線検査において腸管内異常ガス像，**ニボー像（鏡面像）**がみられる（「成人腸

表1 イレウスの分類と原因疾患

機械的イレウス(腸管に器質的な閉塞のあるもの)		
単純性:血流障害を伴わない	腸管内閉塞:	腸重積,炎症[クローン(Crohn)病,結核,好酸球性胃腸炎,薬剤による狭窄,放射線障害,憩室炎],良性悪性腫瘍,幽門狭窄症
		先天性疾患:輪状膵,腸管閉塞症,メッケル(Meckel)憩室,腸回転異常症,ヒルシュスプルング病など
		血腫:外傷,血小板減少,アレルギー性紫斑病
	腸管外閉塞:	癒着,ヘルニア,腸管捻転,子宮内膜症,良性・悪性腫瘍,膿瘍,血腫,動脈瘤
	腸管管腔内閉塞:	胎便,便貯留,バリウム,異物,異食症,胆石
絞扼性(複雑性):血流障害を伴う	腸重積,ヘルニア嵌頓,腸捻転など	
機能的イレウス(偽性閉塞:pseudoobstruction)		
腹部疾患	迷走神経機能障害(腹部手術後,外傷),放射線障害	
	炎症(腸管穿孔,胆汁性腹膜炎,中毒性巨大結腸症,炎症性腸疾患,急性膵炎など)	
	後腹膜疾患:腎盂腎炎,腎結石,褐色細胞腫	
	感染症:虫垂炎,ヘルペスウイルス感染,細菌性腹膜炎	
	慢性偽性腸閉塞(ヒルシュスプルング病類縁疾患),ミルクアレルギー	
腹部以外	迷走神経機能障害(頭部手術,肋骨脊椎骨盤骨折,心筋梗塞,開心術,肺炎,肺塞栓)	
	薬剤性:副交感神経阻害薬,麻薬,抗がん薬,三環系抗うつ薬	
	代謝性:敗血症,電解質異常,重金属中毒(鉛,水銀)尿毒症,糖尿病性ケトアシドーシス,呼吸不全	

[Summers RW : Approach to the patient with ileus and obstruction. Textbook of Gastroenterology, 3rd ed(Yamada T et al ed), p.829-843, Lippincott Williams & Wilkins, 1991 より改変]

閉塞」参照).発症後腸管拡張に伴い,体液電解質の喪失,腸管内毒性物質の吸収によりショック状態に移行するため,早期に診断加療を行う必要がある.

成人では手術後の癒着による癒着性イレウス,老人ではがんによるイレウスが多く,通常,イレウスといえば術後の癒着性イレウスをさすことが多い.これに対して小児においては先天性のもの[ヒルシュスプルング(Hirschsprung)病など],腸重積,外科手術の後か感染症(肺炎,胃腸炎,腹膜炎)に伴っての状態が多く,また,さまざまな代謝異常に伴って一過性に起こる.尿毒症,低カリウム血症,高カルシウム血症,高マグネシウム血症,アシドーシス,さらに薬剤の投与でも起こる.麻薬,ビンクリスチン,止痢薬であるロペラミドなどである.慢性的に起こるものとしてもともと慢性偽性腸閉塞があり,感染症などで増悪する場合や,ヒルシュスプルング病様の症状をきたしたミルクアレルギーの報告例が散見される.調乳をアレルギー用に変更することにより,症状の改善を認める.

Yamauchi, Kubota らが良性一過性新生児非器質性腸閉塞症(benign transient non-organic ileus of neonates : BTNIN)とした概念を打ち立てているが,その多くはミルクアレルギーの可能性がある(Yamauchi K et al : Eur J Pediatr Surg 12(3) : 168-174, 2002).

2 症状と診断のすすめ方

腹痛,嘔吐,ガス排便の停止が3主徴である.イレウスの場所による症状の違いを表2に示した.3主徴を中心に病歴をとる.腹痛の性質や休止期の有無,増強しているか軽快してきているかに注意する.手術歴の聴取はきわめて重要である.とくに手術痕のわかりにくい腹腔鏡下手術,虫垂炎,ヘルニアの手術を見落とさないようにする.

腹部X線検査,腹部超音波検査,血液検査(血算,血液生化学,血液ガス分析),検尿を行う.腹部CT検査は原則として実施する.とくに超音波検査で確信がもてない場合,あるいは麻痺性イレウスの原因となる炎症を検索する場

表2 イレウスの場所による臨床症状の違い

症状＼閉塞の場所	回腸	胃の出口	遠位十二指腸	空腸	大腸
痛み	軽度	軽度	軽度	中等度	高度
腹部膨満	中等度〜高度	軽度	軽度	中等度	高度
嘔吐／量／頻度／性状	少量　少ない　酸味，胆汁性	多い　頻回　清，酸味，HCL，KCL	多い　頻回　胆汁性，苦味，NaCL，NaHCO$_3$	少量　頻回でない　悪臭，便様	ほとんどない
酸塩基バランス	さまざま	代謝性アルカローシス	代謝性アシドーシス	脱水，低血圧ショック	通常は軽度

[Summers RW : Approach to the patient with ileus and obstruction. Textbook of Gastroenterology, 3rd ed (Yamada T et al ed), p.829-843, Lippincott Williams & Wilkins, 1991 より改変]

合に有用である．腹部X線検査で無ガス野や，coffee bean signを認めれば，あるいは腹部超音波検査でケルクリング(Kerckring)ひだの消失が認められれば緊急手術の適応である．発症早期から認められる腹水も危険な徴候である．腸重積によるイレウスではターゲットサインが認められる．ヘモグロビンやヘマトクリットの数値は脱水の指標になる．白血球増多やCRPも炎症の有無のよい指標になる．

診断のポイントは**問診，腹部所見と腹部X線検査，腹部超音波検査**である．**絞扼性イレウス**では絞扼腸管の部位に一致して叩打痛，反跳痛，あるいは筋性防御が認められる．診断は一度の診療で確定できるとは限らない．時間経過を追い症状の変化を追うことも大切である．

3 治療の実際

補液を行って，脱水やショック症状を改善，あるいは予防しながら，腸重積や急性虫垂炎を否定しながら他疾患の診断をすすめる．絞扼性イレウスでは緊急手術を行う．単純性イレウスでは絶飲食として，補液を行って脱水・電解質アンバランスを補正する．抗菌薬は必要としない．単純性イレウス，麻痺性イレウスではイレウス管を挿入して腸管の安静・減圧を図る．イレウス管を挿入して，停止したところで選択的小腸造影を行い，手術適応を決める．完全閉塞，あるいは著明な口径変化(caliber change)が認められると，保存的治療に抵抗性であることが多い．60％以上は保存的に治る．イレウス管による治療期間は約7日間を目安とする．痛みが持続的で鎮痛薬が奏効しないときは絞扼性イレウスを考えて治療をすすめる．単純性イレウスをイレウス管で治療すると，軽快例では2〜3日で排液量が漸減する．麻痺性イレウスの場合は腸管蠕動亢進薬としてパンテノール(パントール®注)成人の500 mg 1日2回またジノプロスト(プロスタルモン®F注)成人の1,000 μg 1日2回に準じて体重換算で投与する．

💡 看護のポイント

緊急手術の適応のない単純性イレウスでは，絶飲食，補液の重要性を患児と家族に理解してもらい治療が継続できるように看護する．またイレウス管を挿入する場合はできるだけ事前に患児に説明し(プレパレーション)，その苦痛に耐えられるように説明し，治療に専念させる．単純性イレウスの軽快した後は，食事に時間をかけてゆっくりと咀嚼することを指導し，コンニャク，糸コンニャク，昆布，キノコなど難消化性のものは控えさせる．

〔位田　忍〕

腸重積症 intussusception

1 起こり方

腸重積症は，乳幼児期に発症する代表的な急性腹症で，口側腸管が肛門側腸管へ嵌入し腸閉塞をきたす疾患である．重積した腸管の部位により回腸結腸型，回腸回腸型，結腸結腸型などに分類される．重積部位では血流障害をきたし，絞扼性腸閉塞から腸管壊死，腸穿孔をきたすことがあるため，見逃してはならない小児の救急疾患の1つである．

疫　学

発症頻度は10万人出生に対し約50人である．好発年齢は1歳未満の乳児が半数を占め，3ヵ月未満および6歳以上では少ない．男女比は約2：1と男児に多い．

発症メカニズム

原因の特定のできない特発性がほとんどであるが，アデノウイルス（20〜40％）によるウイルス性腸炎などの感染症が先行するもの，ポリオやロタウイルスなどのワクチン接種後に発症するものなどが知られている．乳幼児期に腸重積を反復する症例や年長児以降の症例では，腸管ポリープ，腸管重複症，メッケル（Meckel）憩室，アレルギー性紫斑病などの器質的病変（病的先進部）を鑑別する必要がある．

2 症状と診断のすすめ方

臨床症状

初発症状としては，急激で**間欠的な腹痛**（低年齢では不機嫌や啼泣）がもっとも多く，**嘔吐**も早い段階から出現する．初期にイチゴゼリー状と称される**血便**を認めることは少ないが，症状の進行とともに出現する．24時間以上経過した症例では，腹部膨満や発熱の頻度も増加する．診断が遅れると，腸管壊死，腸穿孔，ショックをきたし死にいたることもあるため，非典型的な症状であっても腸重積の可能性が否定できない場合には，浣腸（50％グリセリン浣腸1〜2mL/kg）を施行し**血便**の確認を行う．

画像検査

● 腹部X線 ●

腹部単純X線では特徴的な所見はないが，腸閉塞を示す鏡面像（ニボー）や，腸穿孔による腹腔内遊離ガス（フリーエア）を確認することは重要である．

● 腹部エコー検査 ●

エコー検査における診断の感度・特異度はともに100％に近い．重積腸管の短軸走査では同心円状の標的様層構造を呈する**ターゲットサイン**（target sign）が，長軸走査では中心部の内腔腸粘膜が高エコーでその周辺が低エコーの**シュードキドニーサイン**（pseudokidney sign）が描出される（図1）．

● 腹部CT検査 ●

エコー検査で病変の描出ができず本症を否定できない場合や，回腸回腸型の症例では有用である．エコー所見と同様に**ターゲットサイン**が確認できる．

3 治療の実際

腸重積と診断されたら可及的すみやかに重積腸管の整復を行う．まず，腸管に液体や気体で圧力をかけ元に戻す非観血的整復術を実施す

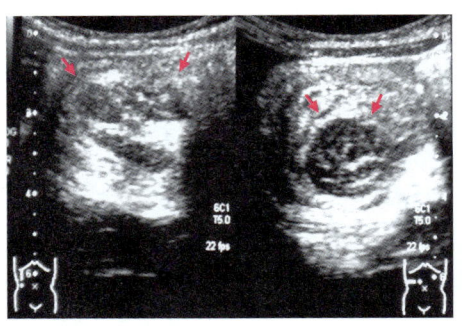

図1　腹部エコー所見
左：シュードキドニーサイン　右：ターゲットサイン
〔順天堂大学小児科，工藤孝広先生のご厚意による〕

乳幼児下痢症 1271

コー下生理食塩水注腸法のいずれかが選択されることが多い．整復率は施設により異なるが80〜95％との報告があり，この3つの方法による差はほとんどない．これらの注腸により整復できない場合でも，2〜4時間後に再度注腸（delayed repeat enema：DRE）を行うと，半数以上の症例で整復が可能となる．また，腸重積を疑っているが典型的な症状や画像所見が得られない場合には，診断のために整復治療も兼ねた注腸造影を施行する．先進部の**蟹爪状陰影欠損**が観察できれば確定診断となる（図2）．

観血的整復術

重積した腸管を押し出す**ハッチンソン（Hutchinson）手技**による用手整復を行う．腸管壊死や穿孔がある場合，器質的病変を認めた場合，用手整復が不可能な場合には腸切除を行う．

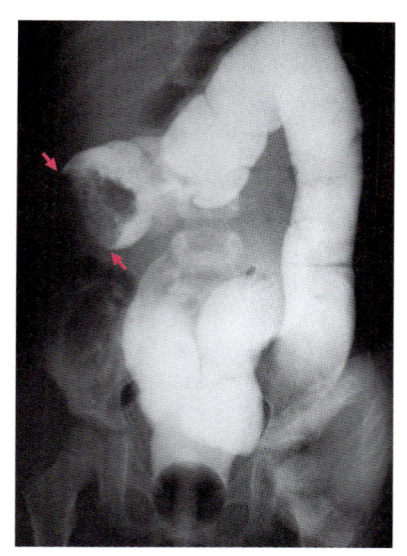

図2　透視下造影剤注腸法－蟹爪状陰影
［順天堂大学小児科，工藤孝広先生のご厚意による］

る．発症から長時間経過した例，非観血的整復術にて整復不能例や腸管穿孔例では観血的整復術（開腹手術）の適応となる．

非観血的整復術

透視下造影剤注腸法，透視下空気注腸法，エ

看護のポイント

非観血的整復術後の再発率は5〜15％程度である．そのうち1/3の症例は整復後48時間以内に再発するため，一般的には数時間から1〜2日間程度の入院を要する．**腹痛，嘔吐，血便**などの症状が再発のサインである．

（齋藤暢知，鈴木光幸）

乳幼児下痢症　infantile diarrhea

1　起こり方

下痢の定義と発症機序

下痢とは，便に含まれる水分量が増加することにより，便量や排便回数が増加した状態をいう．その発症機序は，分泌性・浸透圧性・腸管蠕動運動異常・吸収粘膜面積の減少などに分類され，これらの機序が重複することで下痢を発症する．分泌性とは，腸管粘膜から能動的に水分や電解質が腸管腔内に移動することで下痢を発症する．浸透圧性とは，腸管内に高浸透圧性物質が存在することで，腸管粘膜から受動的に

水分が腸管腔内に移動することで下痢が発症する．腸管蠕動運動の異常による下痢とは，腸管の蠕動運動が亢進することにより腸管腔内の水分が十分吸収されずに多量の水分を含んだ便が排出される．吸収粘膜面積の減少による下痢は，炎症や腸切除，絨毛の異常により腸粘膜からの水分吸収が低下するため起こる下痢である．

下痢の病因

◆ 感染性胃腸炎 ◆

乳幼児急性下痢症のもっとも多い原因である．乳幼児期は，家族内あるいは保育所，幼稚

園，学校などで腸管への親和性の高いさまざまなウイルスの初感染を受けることが多く，学童・思春期・成人に比べ病原体の感染から腸管粘膜が障害され下痢症を発症する頻度が高い．とくに，ウイルスであれば，**ロタウイルスやノロウイルス**，アデノウイルスといった感染力の強いウイルスの頻度が高い．とくにロタウイルスやノロウイルスの感染による下痢症は症状が強く，容易に脱水症に陥り，経口補液や輸液による脱水の補正が必要になることが多い．そのほかに細菌の腸管感染により下痢症を発症することがある．これは主に汚染食物の経口摂取により感染し，食物が傷みやすく，細菌の増殖しやすい夏期に発症例が多い．とくに**病原性大腸菌やサルモネラ菌，カンピロバクター菌**の頻度が高く，下痢以外に，発熱や腹痛，血便などを伴い，生レバーや鶏肉，卵などの食物摂取歴などから，これらの細菌による下痢症の可能性を疑う．

● 薬剤起因性 ●

乳幼児期は，免疫が成人に比較し未熟なことからさまざまな感染症に罹患することが多く，その治療として抗菌薬を服用する機会が多い．その際，服用した抗菌薬が**腸内細菌叢の乱れ**を起こし，それが原因で下痢が発症すると考えられている．そうした事実から，乳幼児に抗菌薬を投与する際，乳酸菌などの**生菌薬**を合わせて処方することが多い．

● 食物アレルギー ●

食物アレルギーによる消化管症状として下痢を発症することがある．とくに，乳児期の遷延性下痢症の原因として，ミルク（**牛乳タンパク**）を抗原としたアレルギーによる下痢症が代表的である．診断は，病歴の聴取が重要である．何を，いつ摂取し，どのくらいの時間を経て，どのような症状が出現したか，再現性はあるかなどを聴取する．アレルギー検査として抗原特異的IgEや，食物に対するリンパ球刺激試験があるが，感度・特異度は高くなく，病歴と合わせ総合的に判断されることが多い．治療は，因果関係が疑わしい食物摂取を中止することである．牛乳タンパクアレルギーの場合，普通のミルクを加水分解ミルクやタンパクがアミノ酸まで分解された特殊乳に変更したり，母乳を摂取している乳児の場合，母親の乳製品の摂取制限を指導したりすることがある．

2 症状と診断のすすめ方

病歴聴取での必要事項は，下痢の持続期間，1日の下痢の回数，便の性状，随伴症状，直近の食事栄養摂取状況，周囲の感染症流行状況，薬剤服用歴である．下痢を呈する児を診た場合，まず脱水の評価が必要である．健常時の体重を問診で確認し，さらに受診時の体重を計測し，体重の変化を確認する．体重の減少率で脱水の重症度が判定できる．問診で排尿の回数や量を確認する．身体所見としては，児の活気，意識状態，刺激に対する反応，大泉門の陥凹の有無，眼球陥凹の有無，啼泣時の流涙の有無，口腔内の唾液量，ツルゴール低下の有無から児の脱水の有無や重症度を評価する．重症の脱水症の場合，血圧低下を呈することもあるので，重篤感がある場合，心拍数や血圧のチェックも必要となる．

下痢を呈する児に対する臨床検査として，血液検査は重要であり，CRPや白血球数，BUN，Cr，Na，K，Cl，TP，Alb，血糖，血液ガス分析などを測定することにより，下痢に合併する脱水や電解質異常，栄養障害，低血糖，代謝性アシドーシスなどの評価を行う．また下痢の原因検索として便にてロタウイルスやアデノウイルス，ノロウイルスなどの抗原迅速検査や，細菌培養検査を行う．

3 治療の実際

脱水を認めた場合，その重症度に応じて補正を行う．軽症の場合，水分の少量頻回の経口摂取や経口補液薬の投与を行い，中等症から重症の場合，早期の補正が必要なことから点滴による輸液を積極的に行う．乳幼児の急性下痢症の場合，感染性のものが多数を占め，その場合自然軽快することがほとんどであり，必ずしも薬物の投与が必要とは限らないが，下痢の程度が強く脱水症の増悪が懸念される場合，薬物投与

による下痢の緩和が必要になることがある．一般的には腸内細菌叢是正目的に乳酸菌などの生菌製剤や，止痢薬が用いられるが，止痢薬は感染性の下痢の場合，病原微生物を腸内にとどまらせることになり，投与の適応は慎重に考慮すべきである．母乳やミルクを摂取している児は，それらを中止したり希釈する必要はなく，食事に関しては原則，脂質や食物繊維の多い食材を控え，嘔吐症状が強くなければ早期より食事を摂取するようにする．

💡 看護のポイント

乳幼児の下痢症は，よくある主訴であり，軽く見なしがちであるが，その程度によっては生命の危機に直面することがあり，下痢に伴う脱水の程度の評価は非常に重要である．そのうえで罹患児に対する適切な水分・食事摂取の指導あるいは重症の脱水と判断すれば積極的な輸液療法の必要性を保護者に指導していかなければならない．また，とくに乳児の場合，頻回の下痢で肛門付近に皮膚炎を呈していることが多いので，必ず罹患児のオムツをはずして陰部の観察を行う．皮膚炎を呈しているならば，頻回のオムツ交換と，陰部の清潔を維持するように努める．

〔西浦博史，田尻　仁〕

血管性紫斑病 vascular purpura

1 起こり方

血管性紫斑病はヘノッホ・シェーンライン(Henoch-Schönlein)紫斑病ともよばれ，主に免疫グロブリンA(IgA)の免疫沈着を伴う小血管炎で，典型的には皮膚，腸管，糸球体に病変を呈し，関節痛，関節炎を生じる．その病態の詳細は不明だが，先行する上気道感染，とくにA群β溶連菌の感染を認めることが多い．そのほか，発症にヒト白血球型抗原(HLA) class IIタイプやレニン-アンジオテンシン系の遺伝子多型など遺伝的因子も想定されている．

疫学的には，6歳前後に好発しやや男児に多く，その発症率は小児10万人・年あたり10〜20人とされる．一般的に自然治癒傾向をもつ疾患であるが，合併する腎症は長期にわたり慢性化する場合がある．

2 症状と診断のすすめ方

血小板減少や血液凝固異常を伴わずに紫斑・点状出血斑が出現すると診断は比較的容易であるが，初発症状として紫斑以外の腹痛や関節痛などが先行した場合にはその診断は困難となる．欧州リウマチ学会(European League against Rheumatism：EULAR)，小児リウマチ国際研究機関(Pediatric Rheumatology International Trials Organization：PRINTO)と小児リウマチ欧州協会(Pediatric Rheumatology European Society：PRES)が2008年に提唱した診断基準では下腿優位に出現する点状出血斑もしくは紫斑に加えて，下記の4所見のうち1つ以上を呈するものとされる．

①腹痛
②組織病理所見
③関節痛もしくは関節炎
④腎障害

臨床所見の特徴は表1に示すとおりであるが，検査上，特徴的所見はない．腹痛や腎症状を伴う場合には，腸重積症や腸管穿孔，腎尿路系の形態異常を観察する目的で腹部超音波検査，腹部X線検査など画像検査を行う．

3 治療の実際と看護のポイント

本疾患はその自然経過から積極的な治療介入をせずとも寛解する場合もあるが，関節痛，強度の腹痛など活動性が著しく阻害される場合やネフローゼ症候群や高血圧を伴うような腎症を合併した際には入院加療を要する．重症型の腎

表1 シェーンライン・ヘノッホ紫斑病に関連した臨床徴候

病変部位	頻度	臨床徴候
皮膚	100%	診断に欠かせないものであり，初期には蕁麻疹様，紅斑様，斑状丘疹で始まり隆起性の紫斑にいたる．左右対称性に下腿伸側や殿部，上肢に出現する．時に体幹や顔面までに広がる場合があり，水疱様皮疹を呈する場合がある
関節	~82%	多くの場合少関節型で，下腿，とくに足関節，膝関節に発症する．自然軽快する
胃腸	50~75%	限局した軽度疝痛様腹痛で嘔吐を伴う．時にひどくなる場合がある 時に肉眼的血便を認めるが，便潜血が陽性となる場合が多い．まれな合併症ではあるが，腸重積，膵炎，タンパク漏出性胃腸症などが知られている
腎臓	20~60%	多くの場合，肉眼的血尿も含め血尿所見を呈する．高血圧を伴う場合がある．急性腎炎様症状やネフローゼ症候群症状を呈する場合がある(6~7%)．急性腎不全の発症例がある．腎症の合併は97%が6ヵ月以内である
泌尿・生殖器	~27%(男児例)	精巣炎を呈する．しかし，精巣捻転との鑑別が困難であり外科的診断を要する場合がある
神経系	2%	けいれん，頭痛．頭蓋内出血や脳血管炎は報告があるもののまれ
肺	<1%	小児においては非常にまれ．臨床的には間質性肺炎像として認めるが組織学的にはびまん性肺胞出血を呈する

[McCarthy HJ et al : Clinical practice : Diagnosis and management of Henoch-Schönlein purpura. Pediar Nephrol **169** : 643-650, 2010 より改変]

症を併発し入院期間が長期にわたる場合には，患児ばかりでなくその家族にも目を向けた看護を展開する必要がある．代表的な症状に対しての治療を下記に示す．

● 皮膚症状

通常は治療を必要としないが，瘙痒感の強い場合には抗ヒスタミン薬を用いた対症療法を行う．

● 関節症状

疼痛緩和を目的に非ステロイド抗炎症薬を用いる場合がある．近年のステロイドを用いたランダム化比較試験ではステロイドの使用により関節症状の軽減と疼痛期間の短縮効果が報告されている．

● 胃腸症状

後方視的検討よりステロイド治療が有効と考えられている．激しい腹痛や下血・吐血などの場合には厳重な経過観察が必要である．超重症症例には，γ-グロブリン投与，メチルプレドニゾロン投与，血漿交換，**メトトレキサートやミコフェノール酸モフェチル**などの免疫抑制薬の使用を考慮する．

● 腎　症

臨床症状，組織病理所見が予後に関連することから，腎症の重症例に対しては腎生検を施行する．治療に関して十分なエビデンスが存在しないのが現状であるが，ステロイドやステロイドパルス療法，免疫抑制薬，**抗凝固療法，アンジオテンシン変換酵素(ACE)阻害薬**を用いた治療が施行される．免疫抑制薬治療時には感染徴候の有無に留意する．　　（芦田　明，玉井　浩）

起立性調節障害 orthostatic dysregulation (OD)

1 起こり方

臥位から立位に体位変換すると重力によって約25%の循環血液量が下半身にシフトする．これを代償するために自律神経系を中心とする調節機構が瞬時に働き，末梢血管収縮，心拍数

上昇などを促し，失神発作を回避する．起立性調節障害はこの調節機構の破綻であり，**循環器系自律神経機能異常**である．自律神経系は年齢とともに変化し，とくに思春期には大きく変化する．その不安定さからODは思春期に発症増悪することが多い．さらに自律神経系は情動の影響を受けやすいため，思春期の子どもたちをとりまく心理社会的複雑さも発症の一因となっているであろう．

2 症状と診断のすすめ方

起立時の立ちくらみ，失神，頭痛，動悸，倦怠感など起立不耐症状が主症状である．臥位になると症状は緩和され，失神は短時間で意識回復する．**日内変動が特徴的で**，午後から症状は改善する．**季節変動**のある例も多い．

診断は器質的疾患を除外したうえで**起立負荷試験**を行い，臥位，立位の心拍数，血圧，血圧回復時間をもとに行う．血液検査，画像検査などの一般的検査では異常を認めない．具体的な診断法，診断基準，サブタイプは「小児起立性調節障害診断・治療ガイドライン」を参照されたい．

3 治療の実際

ODはあくまで身体疾患である．しかし自律神経系は情動の影響を受けやすく，発症増悪に**心理社会的因子**が関与する症例が多い．このため身体疾患か，心因反応の判断がむずかしい．そこで起立負荷試験と問診から，①身体疾患としてのOD，②心理的関与の強いOD，③心身症としてのOD，と分類すると理解しやすい．治療は，日常生活の注意はすべてのOD患児に行い，①は薬物療法を中心に，②は心理社会的介入を中心に治療を行う．①であっても身体症状のために長期間不登校が継続すると2次的に心理的問題が起こってくる．経過に応じて必要な治療・支援を選択することが重要である．

日常生活の注意

症状を誘発するような急な起立，長時間起立を避ける．起立時には末梢プーリングを抑制するために足踏み，足クロスなどを行う．症状増悪時はすみやかに臥位，蹲踞の姿勢をとる．長期臥床は起立不耐を悪化させるので日中は極力臥位にならないようにする．循環血漿量維持のために水分（1.5～2 L/日）・塩分（10～12 g/日）摂取を励行する．

薬物療法

自律神経作動薬であるミドドリン，プロプラノロール，アメジニウム，ジヒドロエルゴタミンを使用する．薬効は2週間をめどに判定する．

心理社会的介入

ODは一般的検査で異常を認めないため「怠け」「不登校」と誤解されやすい．身体症状を理解されない苦しさ，不安が心身相関によってさらに自律神経機能異常を悪化，ODを遷延させる．この悪循環を回避するために，周囲には患児の苦痛を理解し，努力を認め，患児が自己イメージを良好に維持できる環境を提供するよう促す．症状を否定的にみている場合はあくまでも身体疾患であることを伝えて共感を促す．患児本人には病態を説明し，日常生活の注意，気分転換など**ストレスマネジメント**の重要性の理解を促す．

💡看護のポイント・・・・・・・・・・・・・・・

ODの身体機能異常は思春期以降ほとんどが改善，治癒する．そこにいたるまでに社会不安，自己イメージ悪化などの2次障害を回避することが重要である．長い経過の中で，患児を見守る家族も不安になり，患児を受容できなくなることがある．このようなときにこれまでの家族の努力を認め，不安を共有し，「患児を支える家族」を支えることが重要なポイントである．

（松島礼子，田中英高）

心室中隔欠損症 ventricular septal defect(VSD)

1 起こり方

　先天性心疾患の中でもっとも頻度の多い疾患である．出生後の新生児回診や1ヵ月健診で，心雑音をきっかけに診断されることが多い．最近は，胎児心エコー検査が波及したため，胎児期に診断されることもある．

　本症では，心室中隔に欠損孔が生じて，左室から右室へ血液が短絡する．欠損孔の位置によって分類される（**図1**）．傍膜様部型がもっとも多い．流出路部型は白人に比し日本人に多いとされる．筋性部型は多発することもあり，この場合スイスチーズ型ともいう．

　左室から右室へ欠損孔を通して血液が流れる（**図2**）．左室から心室中隔欠損孔を短絡する血流は，左室圧-右室圧の差，欠損孔の大きさ，肺血管床の抵抗値で決まる．左室圧-右室圧の差と欠損孔が大きいほど，肺血管床の抵抗値が小さいほど，左室から右室へ短絡する血流量は多くなる．結果，左房，左室は拡大する．短絡血流量がさらに多くなると，肺動脈の血圧が上昇する（**肺高血圧**）．肺高血圧が持続すると，肺血管の器質性閉塞性病変が進行し，肺血管抵抗値が上昇して，肺高血圧がいっそう悪化する．このようになると右室圧が上昇する．未治療のままさらに進行すると，肺血管の閉塞性病変は非可逆性となる．この状態を**アイゼンメンジャー（Eisenmenger）症候群**という．右室圧が左室圧より高くなり，欠損孔を通して右-左短絡が生じる．

2 症状と診断のすすめ方

症状

　短絡量が少ない場合は，症状はとくにない．全体の30%で**自然に閉鎖**する．自然閉鎖は傍膜様部型，筋性部型に多い．中等度以上の短絡が生じると，体重増加不良，**哺乳力不良**，**多呼吸**，**陥没呼吸**などの**心不全症状**が出現する．時

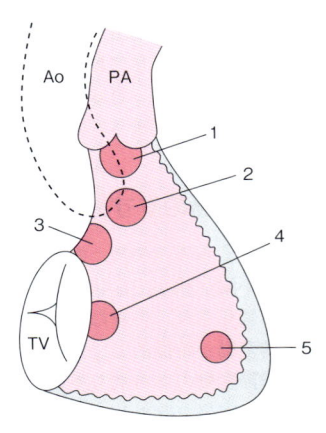

図1　心室中隔欠損孔の位置による分類
　右室側から心室中隔をみた断面．Ao：大動脈，PA：肺動脈，TV：三尖弁．
　1．肺動脈弁下型　2．筋性部漏斗部型　3．傍膜様部型　4．流入部型　5．筋性部型
　肺動脈弁下型と筋性部漏斗部型を流出路部型ということもある．
［賀藤　均：小児科学，第10版（五十嵐　隆編），690頁，文光堂，2011］

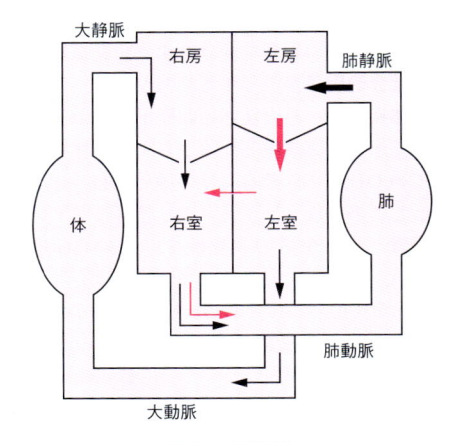

図2　血行動態
［賀藤　均：小児科学，第10版（五十嵐　隆編），691頁，文光堂，2011］

に肝臓も腫大する．

胸骨左縁第3〜4肋間に最強点をもつ**収縮期雑音**を聴取する．短絡量が増えてくると心尖部に拡張期雑音（**拡張期ランブル**）が聞こえるようになる．この拡張期雑音は短絡量が多くなり左室へ流入する血液量が多くなったために起こる**相対的僧帽弁狭窄**による．肺高血圧を合併するとⅡ音が固くパチンという音になる（亢進する）．なお収縮期雑音の大きいからといって，左-右短絡量の多いとは限らない．

検査所見

胸部X線では，心臓の大きさ（cardiothoracic ratio：CTR），心臓陰影の形，肺血管陰影に注意する．小児ではCTRが60％以上を心拡大とする．短絡量が中等度以上で，左房・左室の拡大と肺血管陰影の増強を呈する．

心電図は，短絡量が中等度では左室肥大，重度になると右室肥大も加わり両室肥大を呈する．

心エコー検査は，もっとも重要な検査方法である（図3）．欠損孔の場所，大きさ，肺高血圧の有無，左室拡大の有無，肺血流量/体血流量の推定が可能である．これのみで，手術適応を決めることが多くなっている．

もっとも確実な診断方法として，心臓カテーテル検査がある．ただ，心エコー検査法の発達で，心室中隔欠損症では，負担の大きい心臓カテーテル検査の重要性は低下している．肺動脈圧，肺血管抵抗値，肺血流量/体血流量を知りたいときに行う．

3　治療の実際

内科的治療

心拡大がある場合は，利尿薬を服用させる．哺乳困難な場合は，**チューブ栄養**を考慮する．ミルク濃度を上げることは最近しなくなった．

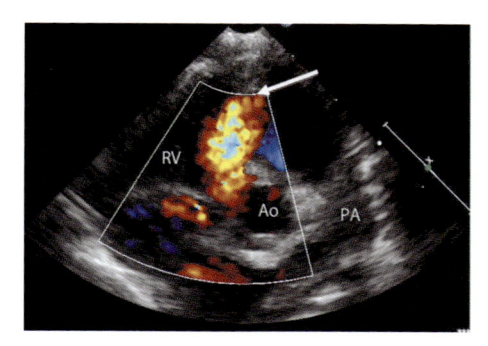

図3　心エコー図
傍胸骨短軸断面図．Ao：大動脈，RV：右室，PA：肺動脈
白い矢印は右室への血流短絡を示す．

外科的治療

肺血流量/体血流量が1.5〜2.0以上で**心室中隔欠損閉鎖術**を行う．体重が小さく，肺高血圧がある場合，施設によっては，肺動脈絞扼術（主肺動脈をテープで縛る手術）を行い，一定期間後に，心室中隔欠損閉鎖術を行うところもある．アイゼンメンジャー症候群となると手術は禁忌となる．

大動脈弁尖の一部が心室中隔欠損孔に逸脱し，**大動脈弁閉鎖不全**を生じることがある．この場合は，短絡率が小さくとも手術の適応となる．

看護のポイント

中等度以上の短絡率がある場合は，呼吸器感染症に罹患しやすく，その期間も長引き，重症化しやすい．乳幼児での感染徴候の見方の指導は重要である．また，哺乳力も弱く，体重が増えにくいことが多い．**少量を頻回に哺乳させる**などの哺乳指導は母親の気持ちを落ち着かせる．尿量は重要な観察項目である．オムツ交換時の観察点の指導も有効である．　　（賀藤　均）

心房中隔欠損症 atrial septal defect(ASD)

1 起こり方

　心房中隔欠損症は，右房と左房を隔てる心房中隔に欠損孔が存在する先天性心疾患である．先天性心疾患のうち，約10％を占める．通常，欠損孔を通じて，左房から右房へ血流が流入し，右房，右室，肺動脈と血流が増加する(図1)．欠損孔の場所により，2次孔型，1次孔型，静脈洞型，冠静脈洞型に分けられ，2次孔型がもっとも多い．

2 症状と診断のすすめ方

■ 症　状

　小児期のうちは無症状であることが多い．時に気道感染を繰り返したり体重増加不良を呈したりするような心不全を早めに呈する例も存在する．体格が小さめであったり，運動で若干疲れやすかったりすることがある．思春期から成人以降になると，動悸，息切れといった心不全症状や不整脈の出現を認めるようになる．

● 身体所見

　心雑音を聴取されることが多いが，比較的弱い雑音であり，小学校，中学校の学校検診まで見つからないこともある．

　心雑音は，主に**相対的肺動脈狭窄**による収縮期駆出性雑音を呈するが，**Ⅱ音の固定性分裂**を特徴とする．さらに欠損を通る血流(シャント量)が多い場合，相対的三尖弁狭窄による拡張期雑音も呈する．

　シャント血流増大により右室拡大が進行した場合には，左前胸部の軽度突出を認める例もある．

■ 検　査
◆ X線像 ◆

　左第2弓突出(肺動脈拡大)，右第2弓突出(右房拡大)，左第4弓突出(右室拡大)および肺血管陰影の増加を認める．

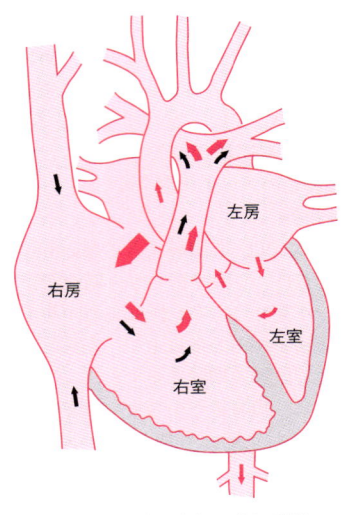

図1　心房中隔欠損の血行動態

◆ 心電図 ◆

　典型的には右軸偏位，**不完全右脚ブロック，孤立性陰性 T 波**を特徴とする．

◆ 経胸壁心臓超音波検査 ◆

　心房中隔の欠損孔を認め，カラードップラーにて欠損孔を通過するシャント血流を認める．シャント量が多ければ，右房，右室の拡大を呈する．

◆ 経食道心臓超音波検査 ◆

　後述するカテーテル治療の適応評価のために必要となる．経胸壁よりも欠損孔の描出に優れ，欠損孔周囲の構造物との関連を評価できる．

◆ 心臓カテーテル検査 ◆

　血圧や局所酸素飽和度の測定を行うことで，肺高血圧の合併の有無や左右シャント量が評価できる．さらに，造影を組み合わせることで，心機能やほかの合併奇形の評価を行うことができる．

3 治療の実際

シャント量の少ないものは，経過観察のみ行われる．欠損孔が小さいものは乳幼児期の間であれば，自然閉鎖する可能性がある．体肺血流比（Qp/Qs）が1.5～2.0以上で治療適応となるが，シャント量が極端に多い例以外は，5～6歳の就学前後まで待ってから治療が行われることが多い．治療は手術治療あるいはカテーテル治療が選択される．
① 手術治療：人工心肺下に欠損孔の直接縫合閉鎖あるいはパッチ閉鎖が行われる．
② カテーテル治療：2005年より行われるようになった**アンプラッツァー（Amplatzer）閉鎖栓**（「成人の先天性心疾患」の項，図2参照）を用いた経皮的経管的な治療術である．施設認定を受けた施設のみ治療が可能であり，体重20 kg以上（推奨），欠損孔周囲の壁構造が十分にあることなどが適応基準となる．

予後

- 欠損孔が小さくシャント量の少ないものは，治療の必要がなく予後も良好である．
- シャント量が多いものは，治療を行わないと成人期には右心不全や不整脈を認めるようになる．
- 基本的に小児期に治療を行ったものは，予後良好である．
- 成人期以降での治療後には，不整脈や右心不全を残す場合もあり長期予後も低下する．
- アンプラッツァー治療による長期予後はまだ不明である．

看護のポイント

基本的には特別な管理は必要としないことが多い．血行動態的には肺血流が増加する容量負荷のため，呼吸数の増加や末梢循環不全の有無，利尿の有無をチェックすることが望ましい．

（金子正英）

ファロー四徴症 tetralogy of Fallot

1 起こり方

1988年にフランス人のファロー（Fallot）が病理所見と臨床症状を併せて初めて記載したため，このような病名がつけられている．心室中隔欠損，肺動脈（右室流出路）狭窄，大動脈騎乗，右室肥大の4つの特徴を有する疾患である．先天性心疾患の5％前後を占め，完全大血管転位症や総肺静脈還流異常症などチアノーゼ性心疾患とよばれる疾患のなかでは最多である．本疾患の約15％に染色体部分欠失症候群である**22q11.2欠失症候群**を合併し，先天的な遺伝的要因が強く示唆される．発生学的には漏斗部中隔（大動脈と肺動脈の両弁下の心室中隔）の前方偏位が原因とされている．肺動脈の弁下は漏斗部中隔が前方（肺動脈側）に偏位することにより狭窄し，筋性部中隔の上方は漏斗部中隔とずれを生じ心室中隔欠損孔となる．大動脈も前方に偏位し，筋性部中隔に欠損孔を介して騎乗する．心室中隔欠損と肺動脈狭窄により右室が肥大する．

2 症状と診断のすすめ方

肺動脈（右室流出路）狭窄による心雑音とさまざまな程度の**チアノーゼ**により発見される．近年は胎児エコーの普及により胎児診断される例も増加している．チアノーゼの程度は右室流出路狭窄の程度によって規定され，出生直後から動脈管による大動脈からの血流に依存するチアノーゼが強い群から，ピンクファローとよばれるチアノーゼがまったく目立たない群までさまざまである．普段はチアノーゼが目立たなくても，啼泣などをきっかけに**低酸素発作**を起こす症例もある．低酸素発作は多呼吸，不機嫌，チアノーゼの増強などの症状を呈する．収縮期雑音の程度は右室流出路狭窄の程度と逆相関して

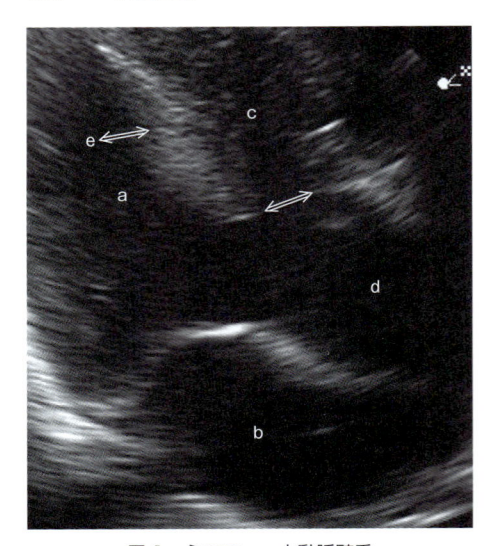

図1 心エコー 大動脈騎乗
a：左室, b：左房, c：右室, d：大動脈, e：心室中隔.
⇔ 心室中隔欠損孔

おり，低酸素発作のときには雑音は極端に減弱する．熟睡後，啼泣，排便，哺乳などを契機に生じることが多く，貧血や脱水があると起こしやすくなる．全身所見，心雑音で本疾患が疑われれば，胸部X線，心電図，心エコー検査が行われる．胸部X線上典型例ではいわゆる'木靴心'とよばれる左2弓の陥凹し，心尖が上方を向く．心電図では右室肥大の所見を呈する．心エコー検査がもっとも診断価値が高い（図1）．手術前には心臓カテーテル検査が行われることが多い．

成人期には高度肺動脈弁逆流による右室拡大，右室および左室機能低下，不整脈が問題になることがある．問診で労作時息切れ，胸痛の有無を確認する．

必要であれば心エコー検査とともに心電図，心臓MR検査を施行し，心室機能や容量を評価する．

3 治療の実際

薬物療法

新生児期より**チアノーゼ**の強い症例，具体的には右室からの肺血流が少なく動脈管からの血流に依存している症例にはプロスタグランジンE₁製剤を経静脈持続投与し，動脈管の開存を維持する．そのうえで外科的にBTシャント術を行う．乳児期に関しては，チアノーゼが徐々に強くなってきた群や，**低酸素発作**を起こす群にはβ遮断薬を内服投与する．プロプラノロール（インデラル®），カルテオロール（ミケラン®）を使用することが多い．低血糖の副作用を起こしやすいため，生後1ヵ月をすぎてから使用されることが多い．同時に鎮静効果を期待し，フェノバルビタール（フェノバール®）を使用することがある．貧血が低酸素発作の危険因子のため鉄剤を投与することもある．低酸素発作時は酸素投与および鎮静で回復する症例が多いが，輸液，カテコラミン系製剤［フェニレフリン（ネオシネジン®）］，β遮断薬の経静脈投与を必要とすることがある．これでも発作が軽快しない症例は緊急手術の適応である．緊急時にはBTシャントが選択されることが多い．β遮断薬，鎮静薬の内服でもチアノーゼが回復しない群や低酸素発作を繰り返し起こす群にはBTシャント術または月齢，体重などその施設での条件を満たせば心内修復術が行われる．

心内修復

心内修復とは心室中隔欠損孔閉鎖術，および右室流出路狭窄を解除する右室流出路再建術である．近年の外科的成績は良好で術後30年生存率は約98％である．手術時期は低年齢化しており，前述のようなBTシャント術を施行せず，一期的に心内修復術を行う施設もある．わが国では生後6ヵ月以降，体重5kg以上で心内修復を行う施設が多いと推測される．現在では右室流出路解除の際，肺動脈の自己弁を温存することが推奨されている．肺動脈弁逆流による運動能の低下や右室の容量負荷による右室機能の低下および心室性不整脈が問題になるからである．

術後遠隔期合併症

心内修復後遠隔期（主に成人に達した症例）に高度肺動脈弁逆流のため右室拡大や心電図上QRS幅延長を認める症例には肺動脈弁置換術

が行われるようになっている．

看護のポイント

その施設での標準的な治療計画を患者側に提示し，それに沿って治療を行っていく．手術の至適時期（月齢，体重など），低酸素発作の症状，対応を家族に理解してもらう．外来受診時は低酸素発作の徴候を見逃さないことが重要である．朝何となくぼーっとしている，哺乳後しばらく目を見開いているなどが唯一の症状であることがある．もし目前でそのような症状を見たときは聴診をし，収縮期雑音が減弱していればそれは低酸素発作である．すぐに酸素投与し，胸膝位をとらせ，医師に連絡する．SpO_2モニターがあれば装着する．その後の対応は前述のとおりである．

成人に達した症例は，日常の生活強度の変化，たとえば以前になかった階段昇降時の息切れの出現などを問診で把握する．　（小野　博）

心筋炎 myocarditis

1 起こり方

心筋炎とは，文字通り"心筋の炎症"であり，その原因はウイルス，細菌，真菌，膠原病，薬剤など多岐にわたるが，大部分（60〜80％）がコクサッキーB群などのウイルス性と考えられている．心筋炎は若年者の突然死の原因の約10％，また拡張型心筋症の原因の約9％を占めると報告されており，早期診断および治療が非常に重要である．

2 症状と診断のすすめ方

症　状

①劇症，②急性，③慢性活動性，④慢性持続性の4型に分類される．また，非特異的な感冒症状や心電図異常のみの軽症のものから，急性心不全や致死性の不整脈による心原性ショックまたは突然死をきたす重症例まであり，病勢の進行が多彩である．

急性の場合，かぜ様症状（悪寒，発熱，頭痛，筋肉痛，全身倦怠感）や食思不振，悪心・嘔吐，下痢などの**消化器症状**が先行する．その後，数時間から数日の経過で心不全徴候（約70％），胸痛（約44％），心ブロックや不整脈（約25％）などが出現する．

診　断

①**身体所見**：頻脈，徐脈，不整脈，心音微弱，奔馬調律（Ⅲ音やⅣ音），心膜摩擦音，収縮期雑音などがみられる．

②**心電図**：たとえ初回の心電図変化は軽微でも，時間の経過とともに異常所見が明瞭になる場合がある．したがって，心筋炎が疑われる患者では，経過を追って心電図検査を繰り返すことが肝要である．房室ブロック，QRS幅の拡大，R波減高，異常Q波，ST-T波の変化，低電位差，期外収縮の多発，上室頻拍，心房細動，洞停止，心室頻拍，心室細動など多彩な所見が認められうる．

③**心エコー**：心膜液貯留に加えて，炎症部位に一致した一過性の壁肥厚と壁運動低下が特徴的である．

④**血液検査**：トロポニンなどの**心筋障害マーカー**の早期検出は診断に有用である．

⑤**心臓カテーテル検査**：症状の類似性から，急性心筋梗塞との鑑別は不可欠である．状態が許せば診断的価値が高い急性期に，心臓カテーテル検査を行い冠動脈造影法にて冠動脈の有意狭窄病変を除外する．また，心筋生検で心筋炎組織像を認めれば確定診断となるが，病理所見が陰性であっても心筋炎ではないとは臨床診断できない．

3 治療の実際

急性ウイルス性心筋炎

ウイルス性心筋炎に対して一般的に臨床使用可能な抗ウイルス薬はまだ開発されていないため，治療の中心は，自然軽快までの血行動態の維持である．薬物による血行動態維持は一般の急性心不全患者と同じであり，**利尿薬やカテコラミン**などが用いられる．

房室ブロックや心室細動などの不整脈を合併したら，**体外式ペースメーカー**や**直流除細動**にて対応する．

心原性ショックあるいは低心拍出状態に陥った場合，**大動脈内バルーンパンピング（IABP）**や**経皮的心肺補助装置（PCPS）**を装着する．

急性心筋炎は一定期間の心肺危機管理の後に心機能回復が期待できるため，循環補助装置のよい適応病態である．

また，炎症性物質による2次的な心筋障害を抑制する目的で，大量免疫グロブリン療法，ステロイドパルス療法や血漿交換療法などが行われる場合もあるが，その効果については評価が定まっていない．

看護のポイント

急性心筋炎では，病初期にその重症度を見極めることはきわめてむずかしく，軽症と思われていた患者が急変することがある．

そのため，**重症化の徴候を見逃さないこと**と，急変時に迅速に対応ができるように，急変時の体制を構築（除細動器やペースメーカーの準備，医師への連絡体制など）しておくことが重要である．

とくに徐脈の出現，QRS幅の拡大，期外収縮の多発，壁肥厚や壁運動低下の増強，トロポニンTの高値，トロポニンT値が持続亢進する患者は重症化のおそれがあり，心電図モニターや患者の顔色の変化などを注意深く観察する必要がある．

（犬塚　亮）

小児ネフローゼ症候群 nephrotic syndrome in childhood

1 起こり方

数ある腎臓病の中で，大量タンパク尿を呈し，血清アルブミンが顕著に低下する一群をネフローゼ症候群とよんで区別する（詳しい定義は**表1**）．成人では，膜性腎症などの腎炎群や糖尿病などが原因（**2次性ネフローゼ症候群**）であることが多いため，ネフローゼ症候群を呈した患者は，まず**腎生検**して診断確定してから治療を開始する．一方小児では，微小変化群が約8割を占め，ステロイドに対する反応性もよいことから，先にステロイドを投与して，反応性が悪い場合に生検を行う（**微小変化群**とは，光学顕微鏡では病変が見つからないものをさす）．ただし高血圧・低補体血症・腎機能低下・血尿を伴う場合は，腎炎が疑わしいので先に腎生検を行う．1歳未満の場合も遺伝子異常を伴うことが多いので専門施設に紹介する．これらの遺伝子異常を除けば，ネフローゼ症候群の原因はいまだ不明である．また小児科医どうしでは，微小変化群を単に「ネフローゼ」ということが

表1　小児ネフローゼ症候群の診断基準

A. タンパク尿 　1日の尿タンパク量は 3.5 g（または 0.1 g/kg/日）以上．または 　早朝第1尿で 300 mg/dL 以上のタンパク尿が3～5日以上持続． B. 低タンパク血症 　血清アルブミンが幼児・学童で 3.0 g/dL 以下 　乳児で 2.5 g/dL 以下 C. 脂質異常症 　血清総コレステロール値が学童で 250 mg/dL 以上 　幼児で 220 mg/dL 以上　乳児で 200 mg/dL 以上

A，Bは必須条件．Cは必須ではないが，あれば診断はより確実．

［厚生労働省ネフローゼ症候群調査研究班］

多いので，注意を要する．

2 症状と診断のすすめ方

発症時（初発という）は，著明な浮腫を契機に受診し，著明なタンパク尿と尿量減少から診断がつくことが多い．1歳未満のネフローゼ症候群の場合は浮腫が著明とならず，偶然にタンパク尿や低アルブミン血症，高血圧などが見つかり，診断にいたることもある．初発時は循環血液量と免疫グロブリンGの減少が著明なため，入院のうえで循環ショックと感染に注意しつつ，診断確定と治療への準備をすすめる．循環血液量の判定には心胸比と超音波による下大静脈径測定が役立つ．表1の必須条件の確認を行い，ネフローゼ症候群の診断を確定させるとともに，病歴も吟味して2次性でないことを確認したら，ステロイド投与前に，副作用発生時の比較用として便潜血，骨密度，眼科チェック（白内障・緑内障），ツベルクリン反応，X線検査などを行っておく．再発時は通常外来治療のみで十分なことが多いが，発見が遅れると浮腫・乏尿が出現することもあるので，そういう場合は入院治療を原則とする．

3 治療の実際

初発時は，入院から3日間はステロイド使用前のデータを収集し，タンパク尿の持続を確認したら，ただちに経口プレドニゾロン（プレドニン®）を2 mg/kg（または60 mg/m²）3回に分服で開始する．腸管浮腫が著明であったり，下痢・嘔吐がある場合は，静注がよいと思われる．**塩分制限**は厳密に行い，**水分制限**は不要のことが多いが，摂取水分量は前日尿量＋不感蒸泄以内を目安にする．微小変化群であれば，1〜2週程度で利尿期がきて浮腫が消失するの

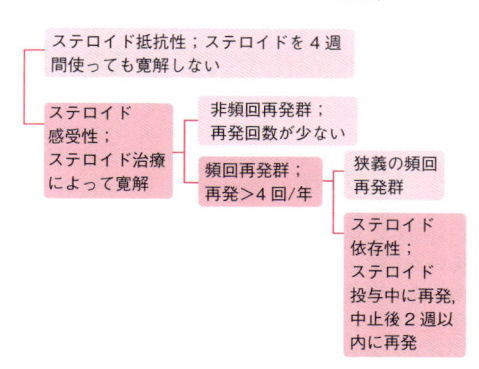

- ステロイド抵抗性；ステロイドを4週間使っても寛解しない
- ステロイド感受性；ステロイド治療によって寛解
  - 非頻回再発群；再発回数が少ない
  - 頻回再発群；再発>4回/年
    - 狭義の頻回再発群
    - ステロイド依存性；ステロイド投与中に再発，中止後2週以内に再発

図1　小児ネフローゼ症候群の治療反応性による分類

で，浮腫消失後は塩分・水分制限は不要である（寛解状態）．ステロイドは，連日で4週間内服したあとは，1.3 mg/kg（40 mg/m²）の朝1回隔日投与に切り替え，4週で終了とする．ステロイドの投与法は多種多様であるが，近年は多施設共同研究の必要などから，プロトコルは前記のものに収束しつつある．初期4週の治療でタンパク尿が消失しない場合は**ステロイド抵抗性**であり（**図1**），専門施設に送ったほうがよい．寛解後は，尿タンパク3＋が3日間持続したら再発と考え，ステロイドを連日で開始し，タンパク尿が陰性化したら4日目から隔日に減量する（投与量は初回にならう）．再発頻度によってはステロイド毒性が蓄積するため，頻回再発群では免疫抑制薬の投与を考慮する．

💡 看護のポイント

危機感のない家族には「危ない病気に罹った」ことを十分に理解させる．ステロイドに関する説明（とくに副作用）は十分に行う．長期にわたって再発を繰り返すことが多いので，精神的なサポートを忘れずに行う．　　　（高橋英彦）

急性糸球体腎炎 acute glomerulonephritis (AGN)

1 起こり方

急激に，血尿を主としタンパク尿を伴う尿所見の異常と，浮腫，高血圧を呈する腎炎(いわゆる急性腎炎症候群)である．

原因

なんらかの先行感染に続発するもののほか，慢性腎炎が急性発症し急性腎炎を呈することもある．小児におけるAGNの代表的疾患が，**溶連菌感染後急性糸球体腎炎**(acute post-streptococcal glomerulonephritis：**APSGN**)である．よって以下にはAPSGNについて述べる．

発症メカニズム

溶連菌感染症(主に急性咽頭炎)に罹患すると，溶連菌に由来する腎炎惹起抗原が抗体と反応し，免疫複合体を形成する．これが糸球体障害を引き起こし，感染から約10日後に腎炎を発症する．

疫学

好発年齢は3〜12歳で，男児に多い．日本では，溶連菌感染症に対する迅速な診断と抗菌薬投与による治療が普及しているため発症率は減少している．2005〜2007年の北海道における報告では，小児人口10万人あたりの発症率は4.0人/年とある．地域的な溶連菌の流行に伴いAPSGNが多発することもある．

予後

経過は一過性で，腎機能予後は良好．尿所見の異常は数ヵ月で改善するが，なかには，年単位で遷延する例もある．

2 症状と診断のすすめ方

症状・身体所見

溶連菌感染症(急性咽頭炎，時に皮膚化膿症)に罹患後10日〜3週間頃に，**血尿，浮腫，乏尿，高血圧**を認める．学校検尿で見つかることもある．

検査所見

尿所見の異常(血尿をほぼ全例で認め，タンパク尿を伴うことも多い)，**低補体血症**(とくにC3低下)，**ASO・ASKの上昇**が特徴的である．咽頭培養で溶連菌が検出されることもある．

診断

典型例は，肉眼的血尿，浮腫(体重増加)，高血圧といった症状・身体所見と，C3低下を特徴とする低補体血症，ASO・ASKの上昇を認めることで診断できる．また，まれに尿所見の異常を欠く例があり腎外症候性急性糸球体腎炎とよばれる．

急性期合併症

重症化すれば，急性腎不全，心不全へと進行する．また高血圧性脳症，可逆性後部白質脳症(reversible posterior leukoencephalopathy：RPLS)を合併することもある．

鑑別診断

咽頭炎と同時に腎炎を発症したり，補体低下を認めない場合は，IgA腎症など慢性腎炎を疑う．また，低補体血症が遷延するときは膜性増殖性糸球体腎炎やループス腎炎を疑い，腎生検を検討する．

3 治療の実際

浮腫，高血圧を認める場合は入院とする．治療は，急性期の体液貯留，高血圧に対する対症療法として，安静，**水分・食事制限**と必要なら利尿薬・降圧薬投与を行う．通常はこれらの管理を1〜2週間行えば快方に向かう．

- 水分制限：1日水分摂取量は前日尿量＋400 mL/kg/日(食事からの水分摂取も含める)．
- 食事療法：塩分制限(0〜3g/日)，タンパク制限を行う．ただし制限が厳しすぎると食がすすまず，摂取カロリーが減ってしまい異化亢進する危険があり注意する．
- 安静：高血圧の程度に応じて安静度を設定．

- 利尿薬：乏尿，150/90 mmHg 以上の高血圧に対しフロセミドを静注する．
- 降圧薬：さらに高血圧が持続する場合は，Ca 拮抗薬（ニフェジピンなど）を内服する．
- 抗菌薬：培養にて溶連菌陽性例は，アモキシシリンを内服する．
- 緊急の高血圧や脳症に対しては，Ca 拮抗薬（ニカルジピン）の持続点滴静注を考慮する．
- 急性腎不全合併時は，高 K 血症に対する治療（イオン交換樹脂やグルコース・インスリン療法），透析を検討する．

看護のポイント
- 急性期の症状（頭痛，浮腫，倦怠感），尿量，血圧をきめ細かくチェックすること．
- 家族と協力し安静，食事・水分制限を継続して行えるよう工夫する．　　　（柳澤敦広）

小児の慢性糸球体腎炎
chronic glomerulonephritis in children

1 起こり方と症状・診断のすすめ方

慢性糸球体腎炎は，タンパク尿，血尿が持続し，しばしば高血圧や浮腫を伴って腎機能障害が緩徐に進行する病態と定義される．慢性糸球体腎炎は 1 次性と 2 次性（全身疾患に伴うもの）に大別されるが，糸球体腎炎の確定診断ならびに重症度の把握には**腎生検**（通常はエコーガイド下経皮的針生検が実施される）が必要である．

さまざまな慢性糸球体腎炎のうち，小児では，IgA 腎症，紫斑病性腎炎，アルポート（Alport）症候群などが代表的な腎炎である．

IgA 腎症

メサンギウム細胞の増殖と基質の増生を認めるメサンギウム増殖性糸球体腎炎で（**図1**），メサンギウム領域への IgA の優位な沈着（**図2**）を特徴とする．成人も含めてわが国の慢性糸球体腎炎の中でもっとも頻度が高く，大部分の症例は無症状（無症候）である．小児 IgA 腎症例の大半は，**学校検尿**にて，血尿陽性あるいは血尿＋タンパク尿陽性として発見されるが，一部の症例は上気道感染症に伴って肉眼的血尿（茶褐色，コーラ色）を呈して発見される．

紫斑病性腎炎

紫斑病性腎炎は，ヘノッホ・シェーンライン（Henoch-Schönlein）紫斑病（紫斑，腹痛，関節痛を主徴とする血管炎）に伴う 2 次性糸球体腎炎である．好発年齢は 4〜10 歳で，腎炎の合併頻度は約 20〜80％，紫斑病の発症後 1〜2 週から数ヵ月以内に発症する．多くの症例は血尿や軽度タンパク尿で推移するが，なかには重症例もみられるため，病初期に腎の重症度を的確に診断し，適切な治療を開始することが重要である．

アルポート症候群（遺伝性腎炎）

遺伝性（約 85％の症例は **X 染色体優性遺伝**）の進行性糸球体腎炎で，感音性難聴や眼科的異常を伴う場合がある．糸球体基底膜の形成障害により発症し，糸球体基底膜の網目状変化を認

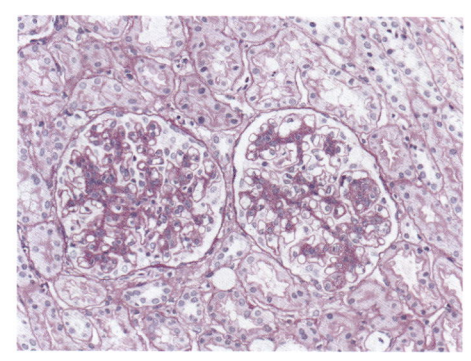

図1　腎生検光学顕微鏡所見（PAS 染色）
メサンギウム細胞の増殖とメサンギウム基質の増生を認める．

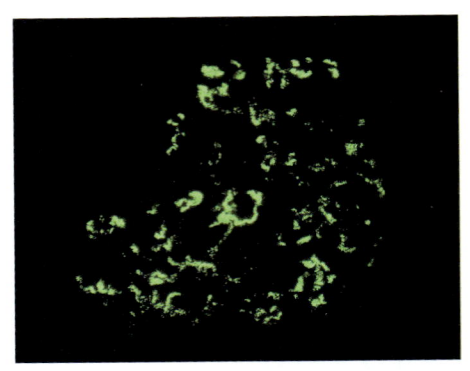

図2 腎生検蛍光抗体法所見
メサンギウム領域への IgA の優位な沈着を認める.

める.X染色体優性遺伝型の男児の場合,幼少時は血尿のみであるが,その後タンパク尿も出現し,思春期頃以降,徐々に腎機能が低下して末期腎不全に進行する.

2 治療の実際と看護のポイント

IgA 腎症と紫斑病性腎炎において腎炎の重症度が中等症以上の場合には,**ステロイドや免疫抑制薬**の適応となる.アルポート症候群では特別な治療法はないが,IgA 腎症などのほかの腎炎と同様に,タンパク尿減少効果や腎機能保持効果を期待して,**アンジオテンシン変換酵素(ACE)阻害薬**や**アンジオテンシンⅡ受容体拮抗薬(ARB)**が投与される場合が多い.

ステロイドや免疫抑制薬を服用している場合には,**感染症**(とくに,水痘や麻疹)の重症化に注意する.また,慢性糸球体腎炎の多くは症状に乏しく,服薬や通院の**アドヒアランス**が不良な症例(とくに思春期例)がみられるため,服薬や通院についての患者教育が必要である.

(服部元史)

水腎症・水尿管症 hydronephrosis, hydroureter

1 起こり方

小児の**水腎症・水尿管症**はほとんどが先天的なものであり,1980年代からは,胎児超音波検査にて発見されることが多くなってきた.

胎児の腎盂の拡張所見は,胎生期12〜14週頃から超音波検査で発見されることが多く,全妊娠の0.5〜1%でみられる.これらは,一過性であるものが48%,生理的なものが15%で,病的なものとしては,腎盂尿管移行部の狭窄(UPJS)が最多(11%)で,**膀胱尿管逆流症(VUR)**が9%,膀胱尿管移行部の狭窄(UVJS)を含む水尿管が4%,多嚢胞異形成腎(MCDK)が2%,尿管瘤が2%,後部尿道弁(PUV)が1%である.

UPJS は,1,000人に1人と高頻度であり,その大半が胎児超音波検査にて発見されるが,年長児で,急性の腰痛・腹痛,血尿,腹部腫瘤,尿路感染症,悪心・嘔吐,軽度の外傷の際の腎破裂をきたして診断にいたったり,腹部超音波検査や CT 検査で偶然発見されることがある.

PUV は男児8,000人に1人の頻度で,もっとも重篤な**閉塞性腎症**の原因疾患であるが,重篤な例では胎児期から腎の低異形成のため羊水過少に起因する肺低形成を合併する.

2 症状と診断のすすめ方

胎児期と生後のいずれにおいても,本症の診断には超音波検査が簡便かつ有用である.この検査では,腎盂の拡張所見の評価は容易であるが,尿管の拡張がとらえにくいことがある.超音波検査(US)による腎盂の拡張所見の評価が基本である.腎盂拡張の評価は SFU(the Society for Fetal Urology)分類(図1)を用いる.

胎児期および新生児期に水腎・水尿管が判明した症例では,排尿時膀胱尿道造影を行って VUR の有無の評価が必要である.

水腎・水尿管の閉塞部位の評価には核医学検

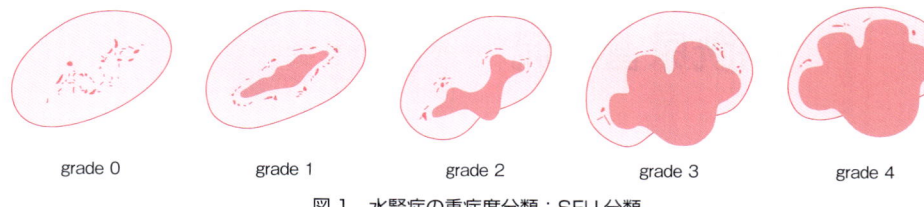

図1 水腎症の重症度分類：SFU分類

査が有用である．^{99m}Tc-MAG3という薬剤を用いるが，フロセミドを負荷したレノグラムにより閉塞の部位と程度が評価できる．フロセミドは，^{99m}Tc-MAG3を静注，20～30分後に静注(0.5～1 mg/kg)するが，閉塞がなければ，腎盂内に貯留したアイソトープが半減する時間($T_{1/2}$)は10～15分であるが，これが15～20分の場合，中程度の閉塞の存在が示唆され，20分を超える場合は高度の閉塞があると考える．本検査では両側の分腎機能の評価も可能である．

3 治療の実際

UPJS

年長児で，臨床症状を呈する場合は，外科治療の適応になるが，胎児超音波検査での発見例では，25％しか臨床症状を呈したり，患側の腎機能低下をきたさないので，必ずしも早期に手術は施行しない．また，SFU分類でgrade 1，2の場合は自然に軽快してしまうことが多い一方，grade 3，4で，とくに腎盂が2 cm以上拡張している場合は自然軽快の可能性は乏しいとされている．

①患側の分腎機能が40％を下回る場合，②フォロー中に患側の分腎機能が10％以上低下した場合，③フォロー中に腎盂拡張が増悪した場合，などが手術の適応と考えられる．外科手術により患側腎の機能回復は，1歳未満までが期待される．

狭窄部を切除する腎盂形成術［アンダーソン・ハイネス(Anderson-Hynes)法］が一般的である．成功率は91～98％である．近年は鏡視下にて施行する施設が増えてきた．

分腎機能が10％以下の場合は，経皮的に腎瘻を挿入し数週間後に，再度腎機能評価を行い，回復がみられるならば腎盂形成術を行い，回復がなければ腎摘を行う．

10～15％の症例で対側の腎臓にVURを合併することがあるので，排尿時膀胱尿道造影は必要である．

UVJS

非閉塞性のものは，進行性腎障害のリスクは低いので，内科的に観察可能なことが多い．診断後6ヵ月目に超音波検査を行い，その後は1年ごとに水腎症の進行をきたさないかをフォローしていく．閉塞性のものは，狭窄部の切除・拡張尿管の縫縮・尿管の再移植といった外科手術の適応になるが，それまでは抗菌薬の予防内服を行う．

看護のポイント

水腎症・水尿管症のもっとも重要な合併症は尿路感染症である．したがって，尿路感染症をきたした児において，基礎に水腎症・水尿管症を有していないかの精査は重要である．一方，すでにこれらの尿路奇形が明らかな症例では，発熱時に尿路感染症の鑑別診断と適切な治療が必要である．　　　　　　　　　　（大友義之）

膀胱尿管逆流 vesicoureteral reflux(VUR)

1 起こり方

膀胱尿管逆流(VUR)とは，膀胱内の尿が尿管や腎盂に逆流する現象をいう．通常は**膀胱尿管接合部**には**逆流防止機構**があり，排尿時には接合部にあたる尿管口がふさがり，逆流しないようになっている．

原発性 VUR

先天的に膀胱尿管接合部(尿管口)の位置や形に異常がある．水腎症や腎形成異常(低形成腎など)を伴うこともある．**腎盂腎炎**(発熱を伴った尿路感染症)を起こした児の15〜40％にVURを認める．ただしVURは新生児全体の1％に認めるとされ，VURのすべてが臨床的に問題となるわけではない．また成長に伴い，膀胱尿管接合部にある膀胱内尿管が長くなり，膀胱収縮によって尿管口が閉塞されやすくなるため，VURは一定の頻度で自然消失する(後述)．

二次性 VUR

尿管口が正常の位置にあっても，**後部尿道弁**などの**尿道狭窄**があると，常に膀胱からの排尿が困難な状況になり，尿管口に圧負荷がかかって逆流が生じる．また神経筋疾患や脊髄髄膜瘤などによる**神経因性膀胱**の場合も，膀胱は常に拡張・充満した状態になり，逆流が生じうる．

2 症状と診断のすすめ方

VURは**腎盂腎炎**の大きな危険因子であり，腎盂腎炎を繰り返すと腎実質が障害され，腎機能障害や腎不全の原因となる．したがって腎盂腎炎を反復する場合は，VURの有無を診断する必要がある．診断は，**排尿時膀胱尿道造影**で行う．Ⅰ〜Ⅴ度に分類され，Ⅴ度がもっとも重症である(図1)．2年間でのVURの自然消失は，Ⅰ〜Ⅲ度で約9割，Ⅳ〜Ⅴ度で約2割とされる．

3 治療の実際

原発性 VUR

軽度VURであれば抗菌薬の予防内服の適応はない．高度VURに対してはまずは**抗菌薬の予防投与**が選択されることが多い．いずれの場合も腎盂腎炎を起こしたときはすみやかに抗菌薬による治療を行う．高度VURで予防内服をしていても尿路感染を繰り返す場合は，**逆流防止術**の適応である．また，5〜6歳になってもVURが残存している場合，それ以上改善する

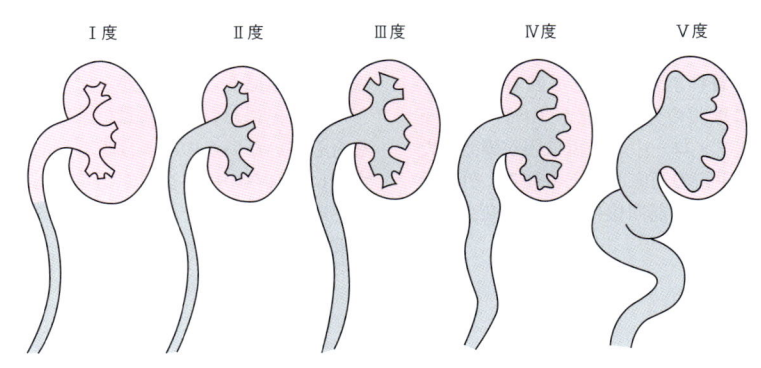

図1 VURの国際分類
グレーの部分が逆流を表す．グレードが上がるにつれて，腎盂・尿管の拡張が著明になる．

ことはまれであるため，やはり逆流防止術が選択されることが多い．最近では**内視鏡的逆流防止術**(デフラックス注入)も行われるようになってきている．

二次性 VUR

後部尿道弁などの尿道狭窄では手術による原因の解除を行う．神経因性膀胱では膀胱機能によって定時排尿，二段階排尿，あるいは**間欠的導尿**を選択する．これらで尿路感染のコントロールがつかない場合は，抗菌薬の予防内服や逆流防止術，あるいは膀胱皮膚瘻などが選択肢になる．

看護のポイント

二次性 VUR では排尿週間や間欠的導尿の指導が重要である．また，昼間遺尿や夜尿などの排尿異常が基礎疾患の診断のきっかけになることがあり，これらの聴取が重要である．

(三浦健一郎)

脳性麻痺 cerebral palsy

1 起こり方

脳性麻痺は，医学的には早期の脳障害などにより生じた運動障害をさしている．わが国では，厚生省(現厚生労働省)研究班の脳性麻痺の定義(1968年)が一般的に使用されており①**受胎から新生児までの間に生じた脳病変に基づく障害**で，②**運動および姿勢の異常**であり，③その症状は2歳までに発現し，④**進行性疾患**，一過性の運動障害，正常化されるであろうと思われる運動発達遅滞を除外したものと定義されている．ただし，新生児集中治療の対象となる早産低出生体重児では，一般に出産予定日頃の退院までに生じた脳障害による場合を脳性麻痺としている．高頻度に**精神遅滞**やてんかんなどのほかの神経後遺症を合併している．

なお，**重度心身障害児(者)**は，わが国特有の用語で，寝たきりなどの重度の運動障害に加えて，重度の知的障害や**摂食障害**や**呼吸不全**などを伴っている．この場合には，原因として新生児期までの早期に発症した脳障害以外にも，進行性の神経難病や頭部外傷や急性脳症後遺症などの後天的な脳障害も含まれる．一般には，運動機能としては坐位レベル以下で歩行不能であり，重度知的障害を伴う場合が該当する．

原因としては，脳の形成の段階に生じた脳障害から，出生時あるいは新生児期に生じた脳障害までが含まれる．以前は，分娩時に難産から重度新生児仮死となり脳性麻痺となる場合が多いと考えられていたが，近年の周産期医療の進歩により分娩時に生じる脳障害の頻度は減少している．一方で脳性麻痺の児の中で，**早産低出生体重児**の比率が増加してきており，脳性麻痺の児に占める成熟児の比率は3分の1程度となっている．

脳性麻痺の頻度は出生数1,000人に対して約2人となっている．

分類

脳性麻痺は，麻痺の部位と，不随意運動などの有無によって分類されている(**表1**)．

2 症状と診断のすすめ方

脳性麻痺では，意図した筋肉の自発的な動きが障害されるために，手足の随意運動ができないだけでなく，首や坐位が安定しないなどの姿勢の異常を呈する．多くの場合には，乳幼児期に運動の発達の遅れとして認識され，四肢の筋緊張の異常や，深部腱反射の異常，関節の拘縮などの神経徴候を呈する．

原因となる脳障害は，頭部 CT や頭部 MRI などの神経画像検査が有用である．先天的な場合には，染色体検査や，原因となる遺伝子の異常などの検査を行うことがある．

表 1 脳性麻痺の主な病型

四肢麻痺	四肢および体幹の運動障害があり重症である．脳の形成異常や，出生時の重度新生児仮死や早産低出生体重児の脳障害が原因となる．しばしばアテトーゼ型脳性麻痺の要素も含むことがある
痙性両麻痺	両側性の痙性麻痺で下肢優位である．下肢の筋緊張が高く，伸展した肢位を示す．早産低出生体重児に典型的な病像である
痙性片麻痺	片側の上肢優位の麻痺で，脳梗塞や脳出血後遺症などが原因となる
アテトーゼ型(ジスキネジア型)脳性麻痺	大脳基底核障害による脳性麻痺で，舞踏病アテトーゼとよばれる不随意運動を呈する．重度新生児仮死による脳障害以外に，新生児期の病的な黄疸による脳障害である核黄疸が原因となる
失調型脳性麻痺	小脳病変を合併した場合にみられるが，必ずしも原因が明らかでない場合も多い
低緊張型脳性麻痺	重症例にしばしばみられ，筋緊張は著明に低下している

3 治療の実際

リハビリテーション

医療機関および療育センターなどの施設で積極的な介入を行う．理学療法士による歩行などの運動機能訓練や，作業療法士による上肢機能を中心として日常生活動作の訓練などを児の状態に合わせて行う．必要に応じて下肢の装具などを児に合わせて作製し使用する．日常の看護の中では，児の病的な緊張をほぐし，呼吸が楽になる姿勢をとることが大事であり，看護とリハビリテーションが相談して，児に適した生活の姿勢を選択する．適宜，児に合わせた坐位保持いすや腹臥位の姿勢をとれるクッションなどを用意する．

呼吸障害

脳の呼吸中枢の障害，気道閉塞や誤嚥，胸郭の筋緊張異常，高度の脊椎側彎による胸部の変形などにより，慢性呼吸障害に陥りやすい．鼻咽頭吸引を要し，鼻咽頭エアウェイの使用，酸素療法，姿勢や薬剤による筋緊張のコントロール，呼吸理学療法などが必要となる場合がある．さらに重症例では，人工呼吸や気管切開などが必要となる．

嚥下摂食障害

口腔機能の麻痺により，高頻度に摂食の障害を認める．リハビリテーションにて機能訓練を行うが，とくに水分は誤嚥しやすいために，増粘剤によりとろみをつけるなどの工夫を要したり，経管栄養が必要である場合がある．経管栄養が長期化する場合には胃瘻造設も行われているが，この場合にはダンピング症候群に注意する．また，胃食道逆流による嘔吐・誤嚥・食道炎もきたしやすいため，薬剤治療や噴門形成術などの治療を行う．

手術治療

足関節の伸展(尖足)に対するアキレス腱延長術や，股関節脱臼に対する手術などが行われる．

治療薬と注意点

てんかんを高頻度に合併するため，抗てんかん薬の内服治療を行う．また，筋緊張亢進による呼吸障害などに対して筋弛緩薬や，胃食道逆流に対する内服薬治療が行われる．また，頸部や四肢の筋緊張亢進に対しては，ボツリヌス毒素の局所投与による緩和なども行われる．

看護のポイント

- 1人ひとりの運動機能，楽な姿勢，呼吸状態，摂食状況が大きく異なるため，まず日常の状況を把握することがもっとも大事である．環境の変化への適応する力が弱いことに十分に配慮し，入院などの際には日ごろのケアを念頭に置いて対応を考える必要がある．
- 呼吸障害を伴う場合には，呼吸器感染などを起こしやすく，発熱の際には早めに対応することが必要である．
- 筋緊張が高く，また骨が脆弱なために，体位変換などの際に骨折をするリスクがある．また，急に筋緊張が高まったり全身状態が変化した場合には，骨折の可能性も考える必要がある．
- 在宅看護に向けて，医療的ケアに必要な日常生活用具や福祉サービスを，退院する前に医

療ソーシャルワーカーと協力して準備する必要がある． 　　　　　　　　　　　（岡　明）

精神遅滞 mental retardation(MR)

1 起こり方

精神遅滞(MR)とは，①知能が有意に平均以下(知能指数で70以下)，②年齢から期待される社会・環境への適応能力が乏しいこと，③発症が18歳以前であること，の3つの条件を満たすものである．米国精神医学会の診断基準を表1に示す．米国知的・発達障害学会は，診断にあたっては日常の社会的・実用的生活能力を含めた適応能力の評価が必要であることを強調している．

知能検査が適応できない乳幼児の場合には，全体的な発達評価により臨床的に判断する．

精神遅滞の程度は，**知能指数**(intelligence quotient：IQ)により，**軽度**(IQ 50〜70未満)，**中等度**(IQ 35〜50未満)，**重度**(IQ 20〜35未満)，**最重度**(IQ 20未満)に分類される．

精神遅滞の有病率は1%程度とされており，軽度が全体の85%程度を占める．

病因は，脳の発達と機能を障害する疾患はすべて含まれるが，病因の発生時期により，①出生前，②周産期，③出生後もしくは後天性，④不明の4つに分けられる．原因となりうる疾患を表2に示す．出生前要因が1/2〜2/3を占めるが，精査をしても今なお病因が不明なことが多い．

2 症状と診断のすすめ方

乳幼児期には発達の遅れとして精神遅滞が疑われることが多い．子どもには発達の異常を見つけやすい節目となる key month がある．最近では適応能力をみるうえで，5歳時の評価の重要性が強調されている．発達の遅れが気づかれやすい症状を各年齢別に表3に示す．軽度精神遅滞の中には，乳幼児期には「発達が気になる」とはされつつ経過をみられていたが，学童期になって集団生活や学習面で，知能の遅れ・適応障害としてより顕在化してくる場合もある．発達の遅れが疑われた場合，詳細に病歴を確認し，保護者も含めて児の行動観察を行う．一般身体所見・神経学的所見をとり，早期治療的介入をすることで改善が見込める原疾患の見落としがないように，原因疾患特定のための検査を行う(表4)．精神遅滞の診断にあたっては年齢に応じて，発達検査，知能検査を行い

表1　DSM-IV-TR による診断基準

A. 明らかに平均以下の知的機能：個別施行による知能検査で，およそ70またはそれ以下のIQ
B. 同時に，現在の適応機能(すなわち，その文化圏でその年齢に対して期待される基準に適合する有能さ)の欠陥または不全が，以下のうち2つ以上の領域で存在：意思伝達，自己管理，家庭生活，社会・対人的技能，地域社会資源の利用，自律性，発揮される学習能力，仕事，余暇，健康，安全
C. 発症は18歳以前である

［米国精神医学会，2000］

表2　精神遅滞の病因分類

①出生前 単一遺伝子病(先天代謝異常症，神経変性疾患，神経筋疾患)，染色体異常［ダウン(Down)症候群など］，奇形症候群，脳形成障害，先天感染，催奇形性物質(アルコール，薬剤，金属，放射線など)
②周産期 胎内：胎盤機能不全，多胎，早産，胎内栄養障害 新生児期：低酸素，低血糖，黄疸，感染，外傷，出血など
③出生後要因 頭部外傷，脳血管障害，低酸素，低栄養，頭蓋内感染症(脳炎・脳症を含む)，難治てんかん，不適切な養育環境，社会的要因，中毒

表3 発達の遅れを疑う症状

年齢	症状
4ヵ月	頸が安定しない，視線が合わない，あやしても笑わない，よく反りかえる
7ヵ月	寝返りをしない，お座りができない，物をつかまない，物を目で追わない
10ヵ月	つかまり立ちをしない，はいはいをしない，人見知りをしない，真似をしない，声をあまり出さない
1歳6ヵ月	一人歩きをしない，有意語が出ない，名前を呼んでも反応しない，簡単な指示に従えない
3歳	2語文・3語文が言えない，落ち着きがない，指示が入らない，こだわりが強い，走れない
5歳	集団行動ができない，友達と遊べない，衝動的な行動が多い，自発的に動けない，不器用である

表4 診断過程

病歴聴取	周産期歴，家族歴，既往歴，養育環境，発症経過，けいれんの有無
診察	○一般診察 　成長曲線（頭囲も），体格，栄養，皮膚，外表奇形の有無 　心臓・肺・肝，視覚機能・聴覚機能 ○神経学的診察 　意識・姿勢・筋力・筋緊張・腱反射・病的反射・原始反射の有無 　姿勢反射，微細運動 ○観察 　児の行動・反応，保護者とのかかわり方
検査	染色体検査，遺伝子検査，一般血液検査，代謝疾患・内分泌疾患スクリーニング，頭部MRI・CT，脳波，誘発電位検査
発達・知能検査	＜発達検査＞ ①津守式乳幼児精神発達診断法 ②遠城寺式乳幼児分析的発達検査法 ③日本版デンバー式発達スクリーニング検査 ④新版K式発達検査　　など ＜知能検査＞ ①田中・ビネー（Binet）式知能検査 ②ウェクスラー（Wechsler）知能検査（WPPSI，WISC-Ⅲ，WAIS-R）　など

診断する．

精神遅滞の合併症として，**てんかん**の頻度は高く，そのほかにも不器用さも含めた**運動障害**，**行動障害**（不注意，多動，食行動の異常，自閉傾向，常同行動，自傷・他害行為），**睡眠障害**，**精神症状**（不安症，うつ傾向，強迫性障害，心的外傷後ストレス障害）などがあげられる．また集団不適応，拒否，虐待，いじめなどによるストレスの結果，不登校・暴力などの2次障害が生じることが少なくない．

3 治療の実際

精神遅滞そのものに対する根本的な治療はないが，視覚障害，聴力障害，水頭症，一部の先天代謝異常症，内分泌的疾患，てんかん性脳症の中には治療的介入を行うことで，症状の改善や精神遅滞の進行の抑制が期待できるため，早期に診断し治療を行う．合併するてんかんに対しては抗てんかん薬の治療を行う．睡眠障害・行動障害・精神障害に関しては，環境調整を行いつつ程度に応じて睡眠薬，抗精神病薬，抗不安薬などの投与を行う．

また理学療法，作業療法，言語療法などのリハビリテーション，保護者も含めた療育を早期に行うことで，2次障害を防ぎ適応能力を高めていくことが望まれる．学童期以降は児に応じた教育環境調整も重要である．

💡 看護のポイント

①原疾患の病態をふまえ，②児の知的レベルと特性を把握し，日常生活活動も含めた支持的働きかけが重要である．③問題となっている合併症の評価を行いつつ，④背景にある日常生活環境にも配慮して家族への支援・指導を行うことも看護の大事な役割である． （柏井洋文）

熱性けいれん febrile convulsion

1 起こり方

熱性けいれんは，通常「38℃以上の発熱に伴って起こる発作性疾患で，中枢神経系の感染症や代謝異常など明らかな原因がないもの」と定義される．発症原因ははっきりとわかっていないが家族集積性があり，一部からは遺伝子異常が発見されている．

有病率は約8％，年齢は**6ヵ月～5歳**までが定型的であり，とくに12～24ヵ月の発症が多い．

熱性けいれんは**単純型**と**複雑型**に分類される．①15分以上続くけいれん，②部分発作や脱力発作，③発作後も意識障害や麻痺が続く，④24時間以内に繰り返す，⑤発症前の神経学的異常や発達遅滞，これらすべてがないものが単純型，いずれかがあるものが複雑型である．単純型に比べて複雑型熱性けいれんの中に，髄膜炎，脳炎や脳症，てんかんやそのほかさまざまな病気からくるけいれん発作が含まれる可能性がより高く，精査が必要となる．

予後は良好で，熱性けいれんを繰り返しても発達に影響はなく，後遺症もないが，けいれんが重積する場合には早急な対応が必要である．再発率は30％，12ヵ月未満の発症では50％と上昇する．

2 症状と診断のすすめ方

数分以内の全身性の強直間代けいれんが定型的で，病院受診時には発作は頓挫していることがほとんどである．発作が続いているときにはけいれん重積に対する治療を行う．意識状態は発作後1時間以内に回復する．

問診でこれまでの既往やけいれんの状況，胃腸炎症状の有無を確認し，バイタルサイン，一般的な身体所見，項部硬直や腱反射などの神経学的所見から単純型か複雑型かを判断，鑑別診断(**表1**)から他疾患，とくに中枢神経系感染

表1 熱性けいれんの鑑別診断

- 熱性けいれん
- 中枢神経系感染症(髄膜炎，脳炎)，脳症
- てんかん
- 電解質異常によるけいれん(脱水など)
- 低血糖
- 胃腸炎関連けいれん

症，脳症を除外していく．頭部外傷の有無も確認する．

血液検査は感染症の評価，低血糖や電解質異常の有無を確認するために行ったほうがよい．可能であれば血液ガス分析も同時に測定することが望ましい．

単純型熱性けいれんの場合，児の意識状態が良好である場合，再発例で検査を行わないこともある．入院せず外来で経過をみることが可能である．脳波検査の結果から熱性けいれんの再発や，後のてんかんの発症を予測することは困難である．

複雑型熱性けいれんの場合，原則的に入院して検査・経過観察を行う．熱源の精査を行うとともに，中枢神経系感染症が疑われる場合には髄液検査を，意識状態などから脳炎・脳症が疑われる際には脳波検査，頭部画像検査(CT/MRI)を行う．髄液検査は神経学的所見，また頭部画像検査で脳圧亢進徴候がないことを確認してから行う．

3 治療の実際と看護のポイント

- 外来受診時，けいれん発作が続いているときには，けいれん重積に対する治療を行う．
- バイタルサインを測定しながら，静脈ラインを確保し，採血(電解質，血糖，血液ガス分析，炎症反応を評価)をする．
- 呼吸状態を確認し，必要に応じ気道確保，呼吸補助を行う．呼吸抑制をきたす危険があるため酸素，マスク換気や気管挿管の準備をしてから，ジアゼパムやミダゾラムなどの抗け

いれん薬をゆっくりと静注する．
・原因検索を行うとともに，それと並行して抗けいれん薬を早期に投与し，まずは発作を頓挫させることが非常に重要である．

単純型熱性けいれん
外来中に意識がはっきりしていることが確認でき，単純型熱性けいれんと診断した場合でも，帰宅してから再び発作が起こる可能性について説明し，けいれん発作が再発したときには，入院し中枢神経感染症などけいれん発作をきたす疾患について精査する必要があるため受診するように伝える．

また，胃腸炎症状があるときにはけいれん発作を繰り返しやすい（胃腸炎関連けいれん）．胃腸炎関連けいれんの場合にはカルバマゼピンの内服で発作の再発を予防できることが多い．

複雑型熱性けいれん
複雑型熱性けいれんで入院した際には，**意識状態を観察**することが重要である．発熱で活気がないだけではなく，それ以上に意識レベルが低下しているということは，脳症を疑うきっかけとなる．意識状態の異常は普段との差で気づかれやすく，保護者のもつ印象も大切である．

予 防
熱性けいれんの予防は，熱性けいれんが予後良好の疾患であることから，導入には保護者と相談のうえ慎重に開始する．**初回の熱性けいれんでは，その後の予防治療を行わないことがほとんどである．**

繰り返し熱性けいれんを起こした場合もしくは重積発作を起こした場合には**予防のための薬物治療**を考慮する．ジアゼパム坐薬（もしくは内服）を 37.5〜38℃ 以上の発熱があったときに用い，その 8 時間後にも 38℃ 以上が続いたときにもう一度用いる．発熱時のジアゼパム応急投与の方法が一般的である．そのほか**抗てんかん薬**（バルプロ酸ナトリウム，フェノバルビタール）を毎日内服する方法があるが，眠気や注意散漫，落ち着きのなさなど，抗てんかん薬の副作用の問題があるため，ジアゼパムの使用では熱性けいれんの予防が困難なときに抗てんかん薬の内服による予防を考慮する．

熱性けいれんを繰り返しやすい因子としては，①1 歳未満の発症，②熱性けいれんの家族歴がある．また，将来てんかんを起こしやすい因子としては，①てんかん（無熱性けいれん）の家族歴，②熱性けいれん発症前からの神経学的異常や発達遅滞，③けいれんの形が定型でない（部分発作，15 分以上続く，24 時間以内に繰り返す）ことがあげられる．

解熱薬は熱性けいれんを予防する効果はないが，体温の高い児に症状緩和のために用いるのは問題ない．解熱薬のアセトアミノフェン坐薬は，ジアゼパム坐薬の吸収を妨げるため，使用するならばジアゼパム使用後 30 分以上の間隔をおいて用いる．経口の解熱薬はジアゼパム坐薬との同時使用が可能である．　　（岩崎博之）

てんかん epilepsy

1 起こり方

世界保健機関（WHO）によるてんかんの定義は，「種々の病因によってもたらされる**慢性の脳疾患**であり，大脳神経細胞の過剰な発射に由来する**反復性の発作**を主徴とし，それに関連した種々の臨床ならびに検査所見を伴う」とされている．てんかんの病因はさまざまで，新生児期から高齢者までどの年齢でも発症するが，多くが小児期に発症し，その有病率は，13 歳未満で 1,000 人あたり 8.9 人と報告されている．

小児期のてんかんは，薬物療法によく反応し**年齢依存性**で治癒する**中心・側頭部に棘波をもつ良性小児てんかん**などの**特発性てんかん**が多い．特発性てんかんは，遺伝素因が想定される以外に病因が見あたらず，年齢依存性に発症し

表1 てんかん，てんかん症候群および関連発作性疾患の分類

1. 局在関連性(焦点性，局所性，部分性)てんかんおよび症候群 　1.1　特発性(年齢に関連して発病する) 　　・中心・側頭部に棘波をもつ良性小児てんかん 　　・後頭部に突発波をもつ小児てんかん 　　・原発性読書てんかん 　1.2　症候性 　　・小児の慢性進行性持続性部分てんかん 　　・特異な発作誘発様態をもつてんかん 　　・側頭葉てんかん 　　・前頭葉てんかん 　　・頭頂葉てんかん 　　・後頭葉てんかん 　1.3　潜因性 2. 全般てんかんおよび症候群 　2.1　特発性(年齢に関連して発病するもので年齢順に記載) 　　・良性家族性新生児けいれん 　　・良性新生児けいれん 　　・乳児良性ミオクロニーてんかん 　　・小児欠神てんかん(ピクノレプシー) 　　・若年欠神てんかん 　　・若年ミオクロニーてんかん(衝撃小発作) 　　・覚醒時大発作てんかん 　　・上記以外の特発性全般てんかん 　　・特異な発作誘発様態をもつてんかん 　2.2　潜因性あるいは症候性(年齢順) 　　・ウェスト(West)症候群(乳児けいれん，電撃・点頭・礼拝けいれん) 　　・レノックス・ガストー(Lennox-Gastaut)症候群	・ミオクロニー失立発作てんかん 　　・ミオクロニー欠神てんかん 　2.3　症候性 　　2.3.1　非特異病因 　　　・早期ミオクロニー脳症 　　　・サプレッション・バーストを伴う早期乳児てんかん性脳症 　　　・上記以外の症候性全般てんかん 　　2.3.2　特異症候群 3. 焦点性か全般性か決定できないてんかんおよび症候群 　3.1　全般発作と焦点発作を併有するてんかん 　　・新生児発作 　　・乳児重症ミオクロニーてんかん 　　・徐波睡眠時に持続性棘徐波を示すてんかん 　　・獲得性てんかん性失語[ランドウ・クレフナー(Landau-Kleffner)症候群] 　　・上記以外の未決定てんかん 　3.2　明確な全般性あるいは焦点性のいずれかの特徴をも欠くてんかん 4. 特殊症候群 　4.1　状況関連性発作(機会発作) 　　・熱性けいれん 　　・孤発発作，あるいは孤発のてんかん重積状態 　　・アルコール，薬物，子癇，非ケトン性高グリシン血症などによる急性の代謝障害や急性アルコール中毒にみられる発作

[国際抗てんかん連盟(ILAE)，1989年]

特徴的な発作症状と脳波所見を示す．一方で知的障害や基礎疾患の合併，画像異常をもつ症候性てんかんでは，発作の抑制が困難な難治性てんかんが存在する．**症候性てんかん**の原因には，脳形成異常，低酸素性虚血性脳症，先天性ウイルス感染，先天代謝異常，染色体異常，脳出血や外傷後遺症，脳症，髄膜炎後，脳腫瘍などさまざまである．**表1**にてんかん，てんかん症候群および発作関連疾患の分類を示す．

てんかんの一部においては，結節性硬化症の原因遺伝子やイオンチャネルの遺伝子変異などが同定されている．

2　症状と診断のすすめ方

症　状

てんかんの発作症状は，けいれん(強直，間代発作)だけでなく，ぼーとする(意識減損発作)，体がピクッとする(ミオクロニー発作)，感覚異常(体性感覚発作，幻視，視野異常など)，自律神経発作(嘔吐，蒼白，縮瞳など)などさまざまである．

てんかんの発作は，過剰な電気活動に巻き込まれる脳の部位によって部分発作と全般発作に分けられる．**部分発作**は発作症状，脳波所見が部分起始であり，意識減損を伴わない**単純部分発作**と意識減損を伴う**複雑部分発作**に分けられる．部分発作から全身性の強直，間代発作に拡

表2 主な抗てんかん薬の代表的な副作用

薬剤名(一般名)	特異体質による副作用	用量依存性副作用	長期服用に伴う副作用
カルバマゼピン	皮疹, 肝障害, 汎血球減少(pancytopenia), 血小板減少, スティーブンス・ジョンソン(Stevens-Johnson)症候群(SJS), 中毒性表皮壊死症(TEN), 薬剤性過敏症症候群(DIHS)	複視, 眼振, めまい, 運動失調, 眠気, 悪心, 低Na血症, 心伝導系障害, 心不全, 認知機能低下	骨粗鬆症
クロバザム	まれ	眠気, 失調, 行動異常, 流涎	
クロナゼパム	まれ	眠気, 失調, 行動異常, 流涎	
エトスクシミド	皮疹, 汎血球減少	眠気, 行動異常	
ガバペンチン	まれ	めまい, 運動失調, 眠気, ミオクローヌス	体重増加
ラモトリギン	皮疹, 肝障害, 汎血球減少, 血小板減少, SJS, TEN, DIHS	眠気, めまい, 複視	
レベチラセタム	まれ	眠気, 行動異常	
フェノバルビタール	皮疹, 肝障害, 汎血球減少, 血小板減少, SJS, TEN, DIHS	めまい, 運動失調, 眠気, 認知機能低下	骨粗鬆症
フェニトイン	皮疹, 肝障害, 汎血球減少, 血小板減少, SJS, TEN, DIHS	複視, 眼振, めまい, 運動失調, 眠気, 末梢神経障害, 心伝導系障害, 心不全, 固定姿勢保持困難(asterixis)	小脳萎縮, 多毛, 歯肉増殖, 骨粗鬆症
プリミドン	皮疹, 肝障害, 汎血球減少, 血小板減少, SJS, TEN, DIHS	めまい, 運動失調, 眠気	骨粗鬆症
バルプロ酸ナトリウム	膵炎, 肝障害	血小板減少, 振戦, 低Na血症, アンモニアの増加, パーキンソン(Parkinson)症候群	体重増加, 脱毛, 骨粗鬆症
トピラマート	まれ	食欲不振, 精神症状, 眠気, 言語症状, 代謝性アシドーシス, 発汗減少	尿路結石, 体重減少
ゾニサミド	まれ	食欲不振, 精神症状, 眠気, 言語症状, 代謝性アシドーシス, 発汗減少, 認知機能低下	尿路結石

[日本神経学会：てんかん治療ガイドライン2010,「てんかん治療ガイドライン」作成委員会編, 71頁, 医学書院, 2010]

がる場合を2次性全般化とよぶ. 部分発作には, 身体の一部分のけいれん, 自動症, 意識減損, 感覚発作, 自律神経発作, 感情発作などがある. **全般発作**は発作の初期から電気活動が大脳全体に広がる発作で, 全身性の**強直**あるいは**間代発作**, **欠神発作**, **ミオクニー発作**がある.

診 断

てんかんの診断には, 詳細な**病歴聴取**が重要である. 患者あるいは発作目撃者から発作の情報を詳細に聴取する際には, 発症年齢, 日時, 発作頻度, 発作時の状況(睡眠中, 早朝覚醒時, ゲーム中など), 発作前および発作中の症状(前兆, 眼球偏位, 皮膚色, 姿勢, 発作の部位, 発作の変化, 呼びかけへの反応など意識レベル, 嘔吐), 発作の持続時間, 発作後の症状(意識, 頭痛), 外傷の有無, 発作の誘因(睡眠不足, 疲れ, 感染徴候)などを詳細に聴取する. 周産期歴, **発達歴**, 既往歴, てんかん, 熱性けいれんなどの**家族歴**を聴取する.

てんかんの診断に必要な検査は**脳波検査**で, 覚醒時および睡眠時の記録が必要である. 発作時のビデオ脳波同時記録は, てんかん発作分類

の診断のみならず，非てんかん性発作(心因性発作，睡眠随伴症状)の鑑別にも有用である．前頭葉てんかんでは，夜間の睡眠脳波記録が必要な場合がある．乳幼児の脳波検査では，安静が保てないため，トリクロホスナトリウム(トリクロリール®シロップ)などで鎮静して脳波や画像検査を施行する．

症候性てんかんの原因診断には，脳MRI，CTスキャン，脳血流シンチグラフィ(SPECT)などを行う．先天代謝スクリーニングや発達検査なども必要に応じて施行する．小児においててんかんと鑑別すべき疾患には，憤怒けいれん，チック，失神，睡眠時ミオクローヌス，夜驚症などの睡眠随伴症状，低血糖，テタニー，心因発作などがあげられる．

3 治療の実際

患者本人あるいは家族に検査結果およびてんかんの病名告知と，十分なインフォームドコンセントのうえで治療を開始する．患者本人が小学校中学年以上であれば病名についての告知，治療の必要性についての説明は可能であり，年齢に応じた説明を行う．

薬物療法

てんかんが疑われても，**初回発作**のみの場合は通常治療を開始しないが，発作の再発が高率に疑われる場合は治療を開始する．発作症状，脳波所見などから**抗てんかん薬**を選択する．バルプロ酸ナトリウム，カルバマゼピン，フェノバルビタール，フェニトイン，クロナゼパム，ゾニサミド，クロバザムといった抗てんかん薬に，近年新規抗てんかん薬のガバペンチン，トピラマート，ラモトリギン，レベチラセタムなどが発売されているが，わが国では小児の適応は限られている．

抗てんかん薬は，初期には単薬少量で開始し漸増するが，**血中濃度**を目安に至適用量の決定を行う．十分に発作が抑制されなければ，他薬に変更していく．発作が消失し安定すれば，特発性てんかんでは，脳波異常が残存しても治療期間は約2年で，そのほかのてんかんでは約3年間発作が抑制され，脳波が改善すれば抗てんかん薬の減量を検討する．特発性てんかんでも，**若年性ミオクロニーてんかん**や覚醒時大発作てんかんでは，治療に反応して発作が抑制されるが，断薬後の再発率が高く成人期も治療の継続が必要である．基礎疾患をもつ症候性てんかんでは，長期の治療が必要な場合が多い．治療期間中は，薬物血中濃度，副作用チェックのための血液，尿検査を定期的に施行する．抗てんかん薬を減量中，中止後1〜2年は再発率が高く，脳波のフォローを行う．

包括的治療

薬物療法のみでなく，**日常生活**での注意点，**予防接種**，幼稚園，保育所，学校生活における留意点(水泳，宿泊学習など)についても説明を行い，てんかんのために子どもが不利益を受けることのないよう**包括的な治療**を行っていく．難治例ではACTH療法，てんかん外科，迷走神経刺激法などの適応を検討する．

💡 看護のポイント

◆ 発作の観察のポイント ◆

発作症状の詳細な観察と記録は，てんかんの診断と治療選択に重要である．発作前の状況，発作開始の始まりから終了までの意識，姿勢，身体の動き，持続時間，バイタルサインの変化などを詳細に記録する．また発作に伴い呼吸抑制，チアノーゼなどがみられる場合は，**気道確保**，酸素吸入，口腔内分泌物の吸引などを施行し，発作持続が長引く場合は，血管確保やジアゼパムなどの準備をすみやかに行い処置の介助を行う．処置中の発作症状の変化，薬物投与量，投与時間，発作の消失時間，発作後の状態を記録する．

◆ 抗てんかん薬の内服 ◆

処方薬が正確に内服できているかの確認を家族，本人とともに行い，**内服コンプライアンス**を高める．また抗てんかん薬の**副反応**の有無，早期発見に努めるため，抗てんかん薬の副作用を理解しておく(**表2**)．

◆ 脳波検査，画像検査時の看護 ◆

小児では，薬物負荷での脳波や画像検査時に鎮静を必要とすることも多く，予約時間に合わ

せての薬剤の投与，呼吸抑制や検査後のふらつきや転倒事故などに十分注意する必要がある．

● 患者，家族への援助 ●

家族がてんかんの病名や治療の副作用などに不安をもっている場合は，家族，医療者間での情報を十分共有できるように援助することが看護上重要である．とくに難治に経過し，精神遅滞や脳性麻痺などの重複障害で発達が遅れる乳幼児例では，家族の受容の困難さや不安が大きく，入院生活が長期あるいは頻回になることもあり，兄弟児や家族内で生じる問題に対しても，ケースワーカーや臨床心理士，社会福祉，訪問看護などと連携して看護にあたる必要がある．

(安元佐和，廣瀬伸一)

小児の細菌性髄膜炎 bacterial meningitis in children

1 起こり方

小児の細菌性髄膜炎の進行はしばしば電撃的であり，不可逆的で重篤な後遺症を残す．この疾患でもっとも重要なことは，どのような抗菌薬を選択するかなどではなく，**いち早く疑い，確定診断をつけ迅速に抗菌薬を使用すること**である．

小児では，成人の細菌性髄膜炎と起炎菌，感染経路が異なる場合がある．

1つ目は菌血症および中耳炎に続発して**インフルエンザ菌（Hib**など）**や肺炎球菌**によって引き起こされるパターンで，生後3ヵ月後以降の乳幼児，学童などに多い．

2つ目は分娩時などの垂直感染に続発して**B群溶連菌（GBS），大腸菌**などによって引き起こされるパターンで，生後3ヵ月未満の新生児，乳児に多い．

3つ目は，脳外科的な手術後，とくに人工物が入っている場合に起こるパターンである．起炎菌は前述のもの以外にもリステリア，髄膜炎菌などで起こることもある．

2 症状と診断のすすめ方

典型例では**発熱，頭痛，嘔吐，項部硬直，意識障害，けいれん発作**などの成人と共通の症状がみられるが，とくに新生児・乳児では項部硬直の代わりに大泉門の膨隆を認めたり，単なる発熱または不機嫌，さらには保護者の目から見て**なんとなく調子が悪い（not-doing-well）**という主訴のみで受診することもある．したがって，幅広い症状に対して細菌性髄膜炎を念頭に置いて鑑別をすすめる必要がある．

検 査

● 腰椎穿刺 ●

細菌性髄膜炎の確定診断は**腰椎穿刺（ルンバール）**による髄液培養であるが，この腰椎穿刺は決して低侵襲ではないため，補助的な検査などと組み合わせ，より本疾患が疑わしい症例に施行すべきである．前述の症状を呈している症例には施行すべきだが，たとえば単純型熱性けいれんでその後の意識の覚醒が良好な症例にルーチンに施行すべきではない．

● 血液検査 ●

血液検査では，細菌感染時にみられる炎症反応（白血球数，CRP，赤沈など）が亢進する．細菌性髄膜炎では敗血症・菌血症を伴うことが多く，炎症反応は高い値を示すことが多いが，早期にはまだ変動していないことがある．また，強い炎症反応が起きている際には白血球数が低下したり，DIC（播種性血管内凝固）を呈している場合には血小板数が低下したり凝固系が延長したりすることもある．ただし，これらの変化は細菌性髄膜炎以外の（とくに重篤な）細菌感染症でもみられるため，鑑別が重要となる．なお，迅速性には欠けるが髄液培養とともに血液培養を提出すべきである．

● 腰椎穿刺の注意点 ●

腰椎穿刺を行う前には，眼底検査で乳頭浮腫がないこと，あるいは頭部CTで明らかな脳浮

表1 年齢とグラム染色による起炎菌の推定

年齢 \ グラム染色	グラム陽性球菌	グラム陰性桿菌
生後3ヵ月未満	B群溶連菌(GBS)	大腸菌
生後3ヵ月以上	肺炎球菌	インフルエンザ菌(Hibなど)

ただし，これ以外の菌の可能性も必ず念頭に置いて初期治療を開始する．

腫の所見がないことなど，脳圧亢進を否定する必要がある．腰椎穿刺は比較的状態が悪い児に行うことになるため，SpO_2モニターを装着したうえで，顔色を常に確認し，全身状態を把握しつつ，必要に応じて酸素を投与しながら施行することが大切である．腰椎穿刺そのものによる感染を避けるため，術野をよく消毒し，清潔操作を心掛ける．また，腰椎穿刺終了後には穿刺部位をよく圧迫し，1時間程度ベッド上安静とする．

髄液の初圧・終圧については測定するのが望ましいが，小児の場合は啼泣時に上昇してしまうためやや診断意義に欠ける．ただし，安静時に髄液圧が上昇している場合には有意としてよい．

一般的に腰椎穿刺では3本の検体容器に分注することが多い．1本目はもっとも清潔であるため細菌培養に，2本目は当初traumatic tap (穿刺により髄液に血液が混ざること) であったとしても赤血球混入が治まってくるため細胞数検査や生化学検査に，3本目はウイルス培養や保存用とする．採取した検体は検査室に提出する前に，少なくとも自分の目で性状を確認する．細菌性髄膜炎の場合には**細胞数**が1,000/mm^3以上に増えていることが多く，この場合は液体が白濁したり，光に透かすとチラチラと小さな粒が舞っているように見えることがある．髄液検体はまず塗抹標本にし，**グラム染色**を施行する．前述の1つ目あるいは2つ目のパターン，すなわち脳外科的手術の既往がない場合には，年齢と染色の組み合わせにより，**表1**のとおり起炎菌が推定できる．また，起炎菌の推定には迅速キットも一助となる．

なお，腰椎穿刺はあまりにも状態が悪い場合（ショックやけいれん重積状態）などでは無理に施行せず，状態の安定化を第一に考える．仮に腰椎穿刺が施行できなくとも，前述の1つ目あるいは2つ目のパターンでは敗血症・菌血症を伴っていることが多いため，血液培養で起炎菌を推定することが可能である．

3 治療の実際と看護のポイント

細菌性髄膜炎では診断がつき次第，あるいは，仮に診断がつかなくてもきわめて疑わしい場合にはすみやかに治療を開始することが大切である．

抗菌薬投与

抗菌薬の経静脈的投与が治療の中心となる．経口抗菌薬の投与は，細菌性髄膜炎の治療には無効なだけでなく，中途半端に菌を消して培養の陽性率を下げ，診断をつけにくくさせる．抗菌薬の選択については，菌がまったくわからない状態，グラム染色で菌が推定された場合，菌が培養された場合，菌の薬剤感受性がわかった場合でそれぞれ考慮する必要がある．一般的に，当初は広域スペクトラムをもつ抗菌薬を複数使い，菌が絞られていくに従い狭域スペクトラムの抗菌薬に変更することが多い．実際にどのような抗菌薬をどのような量で使用するかについては施設間で異なっていることもあり，成書に譲る．

初回の抗菌薬投与のタイミングは必要な培養検体を採取した後で行うのが望ましいが，前述のとおり一刻も早く投与すべき場合もある．血液培養さえ採取できていれば，腰椎穿刺直前に抗菌薬を投与してもよい．初回抗菌薬投与後1時間以内であれば髄液培養も陽性になることが多いという報告もある．

ステロイド投与

また，各種ケミカルメディエーター（炎症性物質）の放出を抑制する目的で，初回抗菌薬投与前に**ステロイド**を投与することもある．少なくともインフルエンザ菌髄膜炎による聴覚障害に対する有効性は確立している．なお，抗菌薬投与後のステロイド投与は無効である．

注意点

　細菌性髄膜炎では，しばしば全身状態が崩れている．抗菌薬の投与だけでなく，それと並行して呼吸・循環の安定化を図る必要がある．呼吸状態が悪い場合は一時的に人工呼吸管理を行うこともある．また，けいれん，DICなどの合併症がある場合には併せて治療を開始する．

　治療経過中にCRPをはじめとする炎症反応がなかなか下がらなかったり，発熱が持続することがある．抗菌薬が血液脳関門（BBB）によってすみやかに届かないことなどが影響すると思われ，抗菌薬をただちに変更せずに数日単位で待つこともある．

　意識状態が悪い場合や，発熱や炎症反応があまりにも遷延する場合などには**硬膜下水腫，膿瘍，水頭症**などを疑い，画像診断で確定したうえで，必要に応じて外科的介入を行うことがある．

　亜急性期から慢性期にかけては，後遺症がどの程度残存するかに気をつける．小児では，本疾患によって一度落ち込んだ発達段階が治癒過程で緩やかに改善し，時には完全に年齢相当に戻りうる．このためにも早期からのリハビリテーションの導入が大切である．また，聴性脳幹反応（ABR）などを行い，聴力障害の評価も行う．

予 防

　小児の細菌性髄膜炎の予防として，**ワクチン**と**抗菌薬予防内服**がある．ワクチンにはHibワクチンおよび小児肺炎球菌ワクチンがあるが，該当菌の髄膜炎に罹患した後でも抗体価が十分上がらないことがあり，患児にもワクチン接種を積極的にすすめる．抗菌薬予防内服としては，とくにHib髄膜炎を発症した患児の周囲ではHib保菌率が高く，家族内あるいは集団生活で感染のリスクがある周囲の人に対して積極的に行う．

　細菌性髄膜炎は生命予後，機能予後とも厳しいことがあり，かつ健常な小児が突然罹患することのある疾患である．保護者の動揺，不安は計りしれない．一方で，この疾患の治療が年々すすんでいること，小児そのものの回復力が良好なこともあり，後遺症の程度も人それぞれである．保護者や患児に寄り添いつつ，希望を与えるような看護を心掛けてもらえればと思う．

〈黒澤照喜〉

小児の急性脳炎・脳症
acute encephalitis and encephalopathy in children

1　起こり方

急性脳炎

　急性脳炎を概念的に分類すると，1次性脳炎と2次性脳炎に分けられる．1次性脳炎では，ウイルスなど病原体が脳に侵入・定着・増殖することにより，2次性脳炎では脳の成分に対する自己免疫反応が起きることにより，脳の組織が傷害される．そして脳に炎症細胞（白血球）が浸潤し，脳はしばしば腫脹する（脳浮腫）．

　1次性脳炎の病原ウイルスとして，単純ヘルペスウイルス，日本脳炎ウイルス，エンテロウイルス71型（手足口病脳炎）などがある．**2次性脳炎**の典型的なものは**急性散在性脳脊髄炎**とよばれ，その原因には，インフルエンザ，水痘などさまざまな感染症のほか，ワクチン接種も含まれる．

急性脳症

　急性脳症もウイルスなどの感染症を契機に起こり，脳浮腫をきたすが，脳炎と違って炎症細胞浸潤はない．病態として，それまで隠れていた代謝異常が顕在化する場合，炎症性サイトカインの嵐に脳の細胞や血管が傷害される場合，けいれん重積（神経細胞の過剰な興奮）により脳の細胞が細胞死（アポトーシス）に陥る場合などがある．

急性脳症の分類には2種類あり，契機となった感染症の病原による分類［インフルエンザ脳症，ヒトヘルペスウイルス6型(突発性発疹)脳症など］と脳症の症状・所見による分類［ライ(Reye)症候群，急性壊死性脳症，けいれん重積型急性脳症など］とが併用される．

2 症状と診断のすすめ方

急性脳炎・脳症の重症例の症状として，**けいれん**と意識障害は代表的なものである．**けいれん**は時に長時間持続したり，意識が回復しないうちに次々と繰り返したりする(**けいれん重積状態**)．多くの例で高熱を伴うので，乳幼児においては熱性けいれんとの鑑別が必要となる．この際，けいれん後(数十分〜数時間)の状態の観察がもっとも重要である．

脳の広範囲が傷害されると**意識障害**が生じる．意識障害は軽度の場合，傾眠や昏迷であるが，これに興奮を伴うと異常言動ないしせん妄となる．意識障害が高度になれば昏睡である．脳浮腫が進行し脳幹が圧迫されると，眼球・瞳孔，脳幹反射，筋緊張・姿勢，呼吸・循環の異常(**頭蓋内圧亢進症状**)がみられ，危険な徴候である．

脳炎では，脳の特定の領域が選択的に傷害されることもある．この場合は，その領域の機能局在を反映した神経学的局所症状がみられる．たとえば小脳の炎症では小脳失調が，大脳基底核の炎症では不随意運動が観察される．

脳炎・脳症の診断は，重症例では救急処置と同時にすすめる．まず**意識レベルとバイタルサイン**(呼吸，循環)を把握し，静脈ラインを確保し，必要に応じモニター装着ないし気管挿管する．けいれん重積状態が続いていれば，すみやかにそれを止める．身体所見，神経学的所見を診察し，血液検査を施行する．次に頭部画像検査(CTないしMRI)，脳脊髄液検査(腰椎穿刺)を行い，脳炎か脳症か，それぞれの中でどの分類に該当するかを診断する．

3 治療の実際

高度の意識障害(昏睡)，頭蓋内圧亢進症状，難治性けいれん重積状態などの場合は，原則として集中治療室での管理とする．バイタルサインと意識レベル，けいれんの有無を持続的にモニターする．

支持療法

人工換気，輸液そのほかの方法により呼吸・循環・体液を管理する．体温管理(高熱の治療)として体を冷却する．適切な抗けいれん薬(主に静注薬．ジアゼパム，ミダゾラム，フェニトイン，チアミラールなど)を用いてけいれん重積状態を止め，発作の再発を予防する．適切な薬物(D-マンニトールなど)を用いて頭蓋内圧を降下させる．

特異的治療

急性脳炎・脳症の一部では，病因・病型に応じた特異的治療法が有効である．

● 1次性脳炎 ●

日本脳炎ウイルスなど多くのウイルスに対しては，有効な抗ウイルス薬がない現状である．しかし**単純ヘルペスウイルス脳炎**に対しては，抗ウイルス薬としてアシクロビルとビダラビンが用いられ，その有効性と安全性は確立している．また1次性脳炎の中では単純ヘルペスウイルス脳炎がもっとも高頻度である．このため，1次性脳炎が疑われる症例においては，まず脳脊髄液検査で単純ヘルペスウイルスDNAのポリメラーゼ連鎖反応(PCR)法検査を行い，次いでただちにアシクロビル静注を開始し，PCRの結果が陰性と判明するまでの間はこれを続けるのが一般的である．

単純ヘルペスウイルスの診断・治療の詳細については，日本神経感染症学会のガイドライン(http://www.neuroinfection.jp/guideline001.html，2012年11月28日確認)を参照されたい．

● 2次性脳炎 ●

ステロイドがしばしば用いられる．とくに急性散在性脳脊髄炎においてはメチルプレドニゾロンパルス療法が広く行われ，大多数の例で有効である．エビデンスは未確立だが，γ-グロブリン大量静注療法が行われることもある．

● 急性脳症 ●

急性壊死性脳症などにおいては，サイトカイ

ンの嵐が主な病態と推測される．これに対し日本ではステロイド療法（メチルプレドニゾロンパルス療法）が盛んに行われており，ある程度有効である．超重症例を対象に血液浄化療法，脳低体温療法などの治療法も試みられている．しかし現在，これらの治療法のエビデンスレベルは低い．

けいれん重積型急性脳症に関しては，現状では早期診断・治療のいずれも困難である．バルビツール酸系薬大量持続静注や脳低体温療法などが行われており，とくに後者の早期施行により治療成績を改善する試みに期待が寄せられている．

インフルエンザ脳症の治療に関してはインフルエンザ脳症ガイドライン(http://www.mhlw.go.jp/kinkyu/kenkou/influenza/hourei/2009/09/dl/info0925-01.pdf．2012年11月28日確認)を参照されたい．急性壊死性脳症，けいれん重積型急性脳症などに関しても詳しく記載されている．インフルエンザ脳症とインフルエンザ以外の急性脳症との間で，病態に大きな差があるわけではない．したがってインフルエンザ以外の急性脳症の診断・治療についても，上記ガイドラインをある程度参考にすることができる．

看護のポイント

- 急性脳炎・脳症には早期診断の困難ないし不可能な例(けいれん重積型急性脳症など)がしばしばある．また有効な特異的治療が存在しなかったり，存在してもエビデンスレベルの低いものが多い．加えて急性脳炎・脳症の初期対応に当たる小児救急の現状は厳しく，常に理想的な医療を行えるとは限らない．そのため診断や移送が遅れたり，治療・看護が行き届かない事態もありうる．さらに急性脳炎・脳症の多くは，それまで健康で正常に発達していた小児が突然発症し，家族にとってはまさに晴天の霹靂である．家族は精神的に混乱し，事態を心理的に受容しがたい．このように家族が医療者の診断や治療，その説明を理解しづらくなる悪条件がたくさんある．したがって医療への不信・不満が生じやすく，医事紛争にいたる例も散見される．患者家族の心情に配慮した対応と説明が必要である．
- 急性脳炎・脳症では，治療にもかかわらず死亡にいたったり，重篤な神経学的後遺症(知能障害，運動障害，てんかんなど)を残したりする例が多い．予後不良の患児の家族に対する**グリーフケア**を組織的・体系的に行う必要がある．死亡例と後遺症例の間，同じ症例でも時期(ステージ)によりニーズやケアの内容は異なる．その原則はインフルエンザ脳症ガイドラインに記載されている．　　(水口　雅)

夜尿，遺尿 nocturnal enuresis, urinary incontinence

1 起こり方

「遺尿症(尿失禁症)」とは，夜間・昼間ともに尿漏れのある状態で，その中で夜間睡眠中の尿漏れのみのものを「夜尿症」と表現する．夜尿症の定義は「5歳を過ぎて，週2回以上の頻度で，少なくとも3ヵ月以上連続して夜間睡眠中の尿失禁を認めるもの」である．

夜尿症は，睡眠時の覚醒異常，夜間尿産生の異常(抗利尿ホルモンの夜間分泌不足)，排尿機構発達の遅れが複合的に関与し起こると考えられている．

分類

① 多尿型(多量遺尿型)：抗利尿ホルモンの夜間分泌が不足し，睡眠中でも希釈尿を産生してしまう場合である．溶質利尿(塩分などの過剰摂取)で多尿型を呈する場合もある．

② 膀胱型(排尿機能未熟型)：排尿中枢による制御がなんらかの理由で働かなくなり，膀胱平滑筋収縮と尿道括約筋弛緩の協調作用障害に

表1 鑑別診断（基礎疾患の除外）

- 先天性腎奇形
  低形成・異形成腎など腎機能障害が進行している場合，低張尿が多量に出る
- 内分泌的疾患
  糖尿病，尿崩症，心因性多飲症など多尿を呈する疾患
- 神経因性膀胱
  二分脊椎などの脊髄疾患．昼間遺尿，遺糞を呈することが多い
- 下部尿路疾患
  尿道狭窄，過活動膀胱，ヒンマン（Hinmann）症候群
- 便秘
- 注意欠陥多動性障害
- 睡眠時無呼吸症候群
- 尿管異所開口

より夜尿症を呈する．
③**混合型**：多尿型・膀胱型両方の要素を併せもつタイプである．
④**正常型**：上記3つに該当しないものである．

疫学・予後

性差は男：女＝2：1で男児に多い．5歳児の夜尿の有病率は20％，7歳児で10％程度で，そのうち毎年10〜15％ずつが自然治癒し，成人へのキャリーオーバーは0.5％程度である．明らかな遺伝子は発見されていないが，家族集積性が高く両親の一方に夜尿症の既往がある場合40％に，両親ともに既往がある場合70％の子どもに夜尿症が出現する．

2 症状と診断のすすめ方

まず基礎疾患を除外する（表1の鑑別診断を除外する）．夜尿日誌の記録（夜尿日，夜尿量，一晩の夜尿頻度，夜間尿量，尿意覚醒の有無，昼間遺尿の有無と頻度，昼間遺尿量，最大排尿量など）を行い，尿検査（尿比重・尿浸透圧）と合わせて病型診断の参考とする．

日本夜尿症学会がガイドラインを公開している．夜尿症の分類や薬物療法については根拠が不十分なこともあり，用語の定義，除外診断のすすめ方，治療法についてのみ記載されている．

3 治療の実際

生活指導

「起こさず・あせらず・叱らず」の3原則を保護者に教育する．夜間に強制覚醒させて排尿をさせると，睡眠のリズムが崩れ抗利尿ホルモンの分泌が抑制され多尿状態となるため，根本的な解決とならない．飲水はなるべく午前中に行い，午後〜夕方には水分摂取を控えるように心掛ける．塩分摂取は口渇を促し飲水行動となるため，塩分も控え目のほうがよい．また，寒冷は夜尿症を増悪するため，就寝前に十分入浴させ，寝具も保温するほうが望ましい．学校の宿泊行事は，緊急避難的に，教師に中途覚醒による排尿を依頼し，貴重な体験の機会を失わないようにする．

薬物療法

有効性が証明されているものは，**抗利尿ホルモン薬，三環系抗うつ薬のみである**（多尿型）．抗コリン薬は膀胱型を示唆する症例で有効性が期待される．

アラーム療法

夜尿を感知するアラームを下着に装着し，夜尿直後にアラームで覚醒する方法である．有効な症例では，尿意覚醒が確立するのではなく，膀胱容量増大・尿保持力増大が認められるため，「起こさず」の原則に反するわけではない．しかし，本人や家族の睡眠不足の原因となる可能性もあり，適応は慎重に選択する．

看護のポイント

夜尿の悩みは本人・家族にとっては深刻であり，とくに思春期や成人においては，宿泊行事や結婚・就職の妨げとなり心理的な問題につながることもあるため，適切な対応や治療が必要となる．入院している小児は環境の変化や過剰な輸液により夜尿を起こしやすい状況となっている．夜尿を起こした場合に叱責や安易なオムツの使用は小児の心を傷つける可能性があり，配慮をもって患児に接することが大切である．

（小椋雅夫，伊藤秀一）

不登校 non-attendance at school

1 起こり方

不登校とは疾患名ではなく，ある状態をさすものである．文部科学省の定義では，「明らかな疾患，経済的事由以外の理由で学校を1年間に30日以上欠席したもの」とされている．明らかな疾患がないとされているものの現実には見逃されていることもあり，こころの問題として扱われることが多いが，身体疾患の存在も考える必要がある．不登校児童・生徒は，2009年度の速報値では小学生で22,327人（在籍児童数の0.32％），中学生では100,105人（在籍生徒数の2.77％）である．1998年度頃まではとくに中学生で増加傾向にあったが，最近では大きな増減はなく推移している．同調査では不登校の原因として小学生では，①親子関係の問題，②家庭内の急激な環境変化の順に多く，中学生では，①いじめを除く友人関係の問題，②学業不振，③親子関係の問題の順になっている．

2 症状と診断のすすめ方

不登校では精神疾患や身体疾患などが背景にみられる場合もある．筆者がこれまでに経験した不登校の背後にみられた疾患や病態を**表1**に示した．

最初にも述べたように不登校はある状態を示しているだけなので，原因については表1に示した疾患や障害を含めて多彩である．不登校の相談では，しばしば保護者のみが訪れ，本人が姿を見せないこともあるが，本人の状況を精神的・身体的の両面から判断する必要があるので，本人との面接が欠かせない．なおこの面接は，「なぜ不登校になったか」を聞くためのものではなく，不登校になった子どもの全体像（好きな食べ物，嫌いな食べ物，好きな芸能人，スポーツなど）を把握して子ども自身が自分の状況について話すことができるようにすること

表1 不登校を主訴としていても背景に存在する可能性のある疾患・病態

- 精神疾患：うつ病，双極性障害，強迫性障害，神経性食欲不振症，児童虐待
- 発達障害：ADHD（注意欠陥多動性障害），高機能自閉症，学習障害
- 身体疾患：気管支喘息，アトピー性皮膚炎，過敏性腸症候群，逆流性食道炎，慢性・急性の胃炎，睡眠障害，片頭痛，慢性疲労症候群，慢性腎炎，起立性調節障害

に重点が置かれる．それによって背景も明らかになりやすい．

3 治療の実際

背景疾患が明らかになれば，それに対する治療的対応が必要であるが，まず念頭に置く必要があるのは長期化した不登校はひきこもりにつながる可能性が高いことである．急いで対応しようとしても簡単ではないが，長期化すればするほど，対応は困難になりやすい．初期の学校への行き渋りの段階から，カウンセリングなどを開始することが望ましいが，実際には不登校になってから1ヵ月以上が経過してからの相談が多い．

不登校に対する治療的対応の最初のポイントは，社会性の喪失を防ぐことである．それはひきこもりの予防という面でも重要であるが，必ずしも再登校を意味するものではない．本人が登校したいと考えたときに登校できる生活状況，すなわち規則正しい生活を送ること，最低でも昼夜逆転を防ぐことである．午前中に起床する子どもが朝早く起きて登校することは可能であるが，夕方になってから起きる子どもを朝早く起こすことは不可能に近い．また家族以外の友人などとの人間関係が失われないように，携帯電話やメールなども含めて確保しておくことが大切である．

次のポイントは，強制的ではなくゆるやかな

登校刺激を行うことである．不登校を悪いこととして攻撃することでは改善にはつながらない．学校行事などをきっかけとして再登校にいたることもあるし，夏休みにほかの子どものいない夕方に動物の世話のために学校に行く習慣をつけるだけで，2学期からの登校につながる場合もある．とくに学業不振や怠け型の不登校に対しては，登校刺激を行わずに放置することが生活リズムの崩れにつながりやすい．当初はいきなり教室に戻ることだけではなく，保健室登校や校長室への登校も選択肢となる．

3番目のポイントは学力の低下を防ぐことである．不登校は学年が上がるほど，学力低下に結びつきやすい．再登校しても学力の問題から再び不登校の状態になることもまれではないので，学校との協力，塾などの活用，市販のドリルの活用など，学力を落とさないための努力が必要である．

なお，しばしば診断されているとは限らないが，**発達障害**を抱える場合の対応は，まずいじめなども含めて，学校生活において抱えている問題点を具体的に明らかにすることである．発達障害を抱えている場合には，不登校はその2次障害である可能性が高いので，不登校に対する直接的な対策だけではなく，社会生活訓練や行動療法などを通じて，発達障害自体によって抱えている困難の軽減なども必要となる．

看護のポイント

・子どもが自分の言葉で話すことを引き出すことによって，子ども自身が解決の答えを出すことを手伝うことができる．不登校に陥った子どもたちの多くは，その状態が「よいこと，望ましいこと」とは考えてはいない．何とかしたいけれどもどうにもならないと思っている子どもたちであっても解決策はしばしば自分で考え出す．

・「不登校はたいしたことではない」，「自分も不登校であったが，大きくなって何の問題もない」，これらの言葉は基本的に使うべきではない．不登校を容認していることが，不登校自体の経過も長引かせるし，容認することと子どもたち自身を受け止めることとは異なる．

〔平岩幹男〕

広汎性発達障害 pervasive developmental disorders（PDD）

1 起こり方

広汎性発達障害とは自閉症を中心とし，そのほかに自閉症の診断に必須である3つの症状（①社会性の障害，②言語コミュニケーションの障害，③固執性）の強さが不十分であったり，幼児期早期には症状が明確にならなかった障害を含めて用いられる総称である．

米国精神医学会の精神疾患の分類と診断の手引き第4版修正版（DSM-Ⅳ-TR）*では，広汎性発達障害は，**自閉性障害**，**アスペルガー（Asperger）症候群**のほか，レット（Rett）障害，小児期崩壊性障害，特定不能の広汎性発達障害を含んでいる（図1）．アスペルガー障害については次項で述べられるため，この項では主に自閉性障害（自閉症）について解説する．

自閉性障害（自閉症）

自閉性障害は，育て方によるものではなく脳機能の障害に起因している．脳機能の原因は特定されていないが，遺伝やそのほかの要因が複雑に絡み合って現れるものと考えられている．また，認知レベルでは「心の理論」の障害，実行機能の障害，中枢統合機能の障害，情動認知の障害などが想定されている．障害の頻度は，自閉性障害は約250～500人に1人，広汎性発

---

* DSM-Ⅳ-TRは2013年にDSM-5に変更予定（ローマ数字表記からアラビア数字表記に変更）であり，広汎性発達障害の中で退行の経過が続くレット障害を除いて，「自閉症スペクトラム障害」とひとまとめにする草案が示されている．

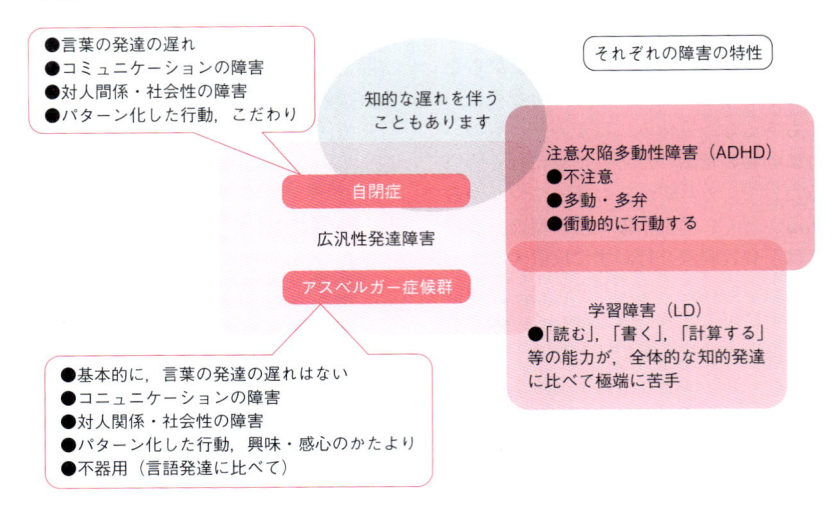

図1 厚生労働省「発達障害の理解のために」パンフレット
[http://www.mhlw.go.jp/seisaku/17.html　2013年1月7日確認]

それぞれの障害の特性

自閉症
- 言葉の発達の遅れ
- コミュニケーションの障害
- 対人間係・社会性の障害
- パターン化した行動，こだわり

知的な遅れを伴うこともあります

広汎性発達障害

アスペルガー症候群
- 基本的に，言葉の発達の遅れはない
- コミュニケーションの障害
- 対人関係・社会性の障害
- パターン化した行動，興味・感心のかたより
- 不器用（言語発達に比べて）

注意欠陥多動性障害（ADHD）
- 不注意
- 多動・多弁
- 衝動的に行動する

学習障害（LD）
- 「読む」，「書く」，「計算する」等の能力が，全体的な知的発達に比べて極端に苦手

達障害全体で考えると約100人に1人かそれ以上と報告されている．男児に多く女児の3〜4倍とされている．

また，自閉性障害に知的障害を伴う割合は80〜90%とされていたが，最近ではそれよりはかなり低いと考えられている．また，約20%前後にてんかんを合併する．発達障害の中でのチック障害や注意欠陥多動性障害，学習障害との併存も多い．

■ 心の理論

「心の理論」とは他者が自分と異なる信念をもつということを理解する能力をいい，検査法としてはサリーとアン（Sally Ann）の課題などがある．

サリーとアンの課題では「サリーがボールをかごの中に入れて外に出ていき，その間にアンがボールをかごから箱の中に移す．戻ってきたサリーはどこを探すか？」という問いかけを行う．自閉症児ではサリーの視点に立つことがむずかしく現在ボールが入っている「箱の中」と誤答する率が同年齢児よりも高い．

2 症状と診断のすすめ方

自閉症の診断は，DSM-Ⅳ-TRまたは国際疾病分類第10版（ICD-10）の診断基準によりなされる．DSM-Ⅳ-TRが規定する自閉性障害の診断には，①**対人的相互反応の質的障害**の項目から2つ以上，②**コミュニケーションの質的障害**から1つ以上，③**限定された反復的・常同行動，興味，活動のパターン**から1つ以上を含む合計6項目の合致とさらに3歳以前に①〜③のうち少なくとも1つが認められる必要があるとしている（**表1**）．

診断の補助として，広汎性発達障害日本自閉症協会評定尺度（PDD-Autism society Japan Rating Scales：PARS）と自閉症スペクトル指数日本語版（Autistic Spectrum Quotient Japanese Version：AQ-J）などが用いられることがある．また，診断の補助資料や検査所見を治療・教育に活かすためにさまざまな心理検査が行われる．代表的な知能検査であるウェクスラー式知能検査Ⅳ（Wechsler Intelligence Scale for Children-Ⅳ：WISC-Ⅳ）では，全体的な認知能力だけではなく4種類の指標得点（言語理解，知覚推理，ワーキングメモリー，処理速度）が算出され，知的構造のプロフィールを評価することができる．

広汎性発達障害　1307

表1　自閉症の診断基準

	DSM項目	具体例
(1) 対人的相互反応の質的障害	(a) 目と目で見つめ合う，顔の表情，体の姿勢，身振りなど，対人的相互反応を調節する多彩な非言語性行動の使用の著明な障害	視線の合いにくさ，表情変化の乏しさ，抱かれにくさ，など
	(b) 発達の水準に相応した仲間関係を作ることの失敗	一人遊びを好む．仲間にうまく入れない．入っても打ち解けない，あるいは他者からの介入を拒絶する，など
	(c) 楽しみ，興味，達成感を他人と分かち合うことを自発的に求めることの欠如	興味のあるものを見せたり，持って来たり，指さしたりすることが乏しいこと，また，物事に対する興味を他者と共有できない，など
	(d) 対人的または情緒的相互性の欠如	相手の意図や気持ちが汲み取れないため，悪気なく失礼なことを言ってしまうことがある．暗黙の了解が理解できず双方向性の交流が困難である，などの行動特徴である
(2) 意思伝達の質的障害	(a) 話し言葉の遅れまたは完全な欠如	たとえば脳損傷などで純粋に言語機能が障害された状態と異なり，身振りや物まねのような代わりの意思伝達方法によっても補う姿勢を伴わない．単語や二語文が出現していながら，1歳代から2歳代を中心に言語機能が退行する経過をたどる場合もある（折れ線型経過）
	(b) 十分会話のある者では，他人と会話を開始し維持する能力の著明な障害	単純な質問に適切に答えることができたり，ある程度自分の意思を言語で表現することができても，相手の態度に無頓着に自分の考えをとうとうと述べたり，回りくどく細部にこだわる話し方や杓子定規な話し方，字義どおりにしか理解できない，話題が本人独特の連想で飛躍する，など
	(c) 常同的で反復的な言語の使用または独特な言語	オウム返しの存在や，同じフレーズを繰返し用いる．人称の逆転（「お帰り」と言いながら帰宅したり），疑問文による要求，本人だけに通じる言葉の存在，など
	(d) 発達水準に相応した，変化に富んだ「自発的なごっこ遊び」や「社会性をもった物まね遊び」の欠如	相手に合わせて柔軟にストーリーを進行させるごっこ遊びが苦手であったり，「もし自分が○○だったら」と想像して相互にやり取りをする遊びが苦手である，など
(3) 行動，興味，および活動の限定された反復的で常同的な様式	(a) 強度または対象において異常なほど，常同的で限定された型の1つまたはいくつかの興味だけに熱中すること	乗り物や動植物，宇宙，自然などのテーマに親しむことが多く，同年代の者が興味をもつ一般的な領域にはそれほど関心を示さない．同じテーマの絵を年余にわたり描いたり，カタログ的で並列的な知識が集積されたりする
	(b) 特定の機能的でない習慣や儀式にかたくなにこだわるのが明らか	道順や身支度の順序など，その目的や意義よりも形式を守ることに熱中し，これを変更したり中断することを極端に嫌がる
	(c) 常同的で反復的な衒奇的運動	たとえば手指を奇妙な形に曲げて見入ったり，体をリズミカルに揺すったり，ジャンプしたり，その場でくるくる回ったりする
	(d) 物体の一部に持続的に熱中する	物をくるくる回したり，水が流れる様に見入ったり，物の質感・光沢・輪郭・運動などに強烈に惹かれる

［東京大学医学部附属病院「こころの発達」臨床教育フロンティア講義録より渡辺慶一郎先生のご厚意による］

3　治療の実際

自閉性障害の治療の主体は個人と環境への働きかけである．個人に対する働きかけの中心は**療育（治療教育）**であり，本人の発達に則した介入を行うことにより，集団適応といった社会的適応力や認知言語面の発達を促進する．環境への働きかけとして親子関係や教育関係の調整も非常に重要である．さらに，多動や不安・うつ症状，睡眠の問題などを併存することも多く，

環境調整に加え薬物治療が必要となることもある．

看護のポイント
・周囲（家族，学校，職場など）への本人の障害特性の理解を促すことが大切である．
・広汎性発達障害児（者）が医療機関を利用するときには，不安を軽減できるよう視覚的支援（予防接種であれば診察室に入ってから接種を行うまでの手順を絵で示すなど）を行うとよい． 　　　　　　　　（原　郁子，金生由紀子）

アスペルガー症候群 Asperger syndrome（AS）

1 起こり方

アスペルガー症候群（AS）は，脳神経の機能異常に由来する生得的な**発達障害**である．**自閉症**を含む**自閉症スペクトラム**（autism spectrum disorder）に属し，**対人コミュニケーションや社会性の障害，こだわりや同一性保持**が主症状である．

自閉症と異なり，表面上は言葉の遅れがなく，2歳までに単語，3歳までに二語文が出現するが，実際場面での適切な言語使用の発達は遅れ，独り言やオウム返しなどの双方向性の乏しい言語使用が多い．知能は遅れないが，得意・不得意のばらつきは大きい．頻度は人口の0.5％程度である．

2 症状と診断のすすめ方

診断にはていねいな**臨床観察**と**発達歴の聴取**が必須である．

コミュニケーションの評価

やりとりは一方通行で，コミュニケーションのキャッチボールがむずかしい．幼児期では視線の合わせ方，呼びかけへの反応，身ぶり手ぶりなどの非言語的要求，共同注意（大人の視線の動きに合わせて子どもが対象に視線を動かす），言語の理解と発語，模倣，ごっこ遊びなどの発達が遅れる．**コミュニケーション障害**の結果，自分の世界に引きこもり，こだわりや常同性が強くなり，興味が偏る．

一方通行性は学童期以降に改善するが，それでもかみ合わない会話は多い．言葉の表面的な意味だけを理解し，真意や寓意，暗黙の了解や皮肉を理解しにくい．白黒はっきりした思考を好み，グレー・ゾーンの曖昧な考えが苦手で，"空気を読む"ことも上手ではない．世界の認知が独特で，意識の在り方自体が異なっている．

コミュニケーション以外の評価

聴力，**感覚過敏**，不器用，てんかん，睡眠障害，多動・不注意，学力などを確認する．ほかの症状に惑わされて**コミュニケーション障害**が見逃されてしまうこともあるので留意する．また，不適切な環境下では気分障害や行動障害などの**2次障害**が顕在化する．

知能の評価

適切な支援のためにWISC-Ⅲ，Ⅳなどの**知能検査**は行っておきたい．

発達歴の聴取

年齢が高くなると表面上はコミュニケーション障害が目立たないことも多いため，年齢が高いほど上記に留意した**発達歴の聴取**が重要となる．

社会的適応評価

広汎性発達障害日本自閉症協会評定尺度（Pervasive Developmental Disorders Autism Society Japan Rating Scale：PARS）が有用である．①対人関係，②コミュニケーション能力，③こだわり，④常同行動，⑤困難性（不器用など），⑥過敏性の6項目で構成されている．

3 治療の実際

ASは生涯続く状態であるが，後天的にさまざまなスキルを身につけて発達し，社会適応を

よくして障害を軽減していくことは可能である．医療よりも家庭や療育・教育の場が重要である．

■ 診断・説明・受容

診断名は治療に直結しない．支援は診断名に対してではなく，本人の特徴と発達に合わせて行う．

とはいえ，家族に診断を伝えることは重要な意味をもつ．**発達障害**は専門機関の中だけでは改善しない．家庭や所属集団でのかかわりがもっとも大切であり，**家族がいちばんの理解者と支援者になる必要がある**からである．正確な診断を伝え，特徴とかかわり方をていねいに説明する．発達に合わない高いハードル設定は何も生み出さない．家族の理解と受容が何より大切である．

■ 療育で行うこと

特徴を詳細に把握し，適切なかかわり方をアドバイスする．本人に働きかけ，コミュニケーションや**社会性**の課題を習得させていく．2次障害があって，環境調整でも改善しない場合は，心理療法を行う．ASの多くは不器用で，**発達性協調運動障害**の合併も多い．姿勢運動保持，ADLの確立，感覚統合訓練，視機能訓練など，作業療法士の役割は大きい．言語遅滞，構音障害や吃音には言語聴覚士が，種々の連携にはソーシャルワーカーがかかわる．地元の療育資源の把握が欠かせない．

■ 教育との連携

幼児期にはコミュニケーション能力発達の遅れ，マイペースにみえる行動や**感覚過敏**などから集団参加や対人関係がむずかしくなる．**構造化**の原則に基づき，わかりやすい指示出しと環境設定を心がける．「親の躾が悪い」「やる気がない」という誤解も防ぐ．

特別支援教育体制では，通常学級でも発達障害への支援が必須である．学習上の問題や対人関係など，適切な理解と支援が欠かせない．必要があれば通級教室や特別支援学級の利用も検討する．

■ 家族支援

母親が孤立しないよう，ほかの家族の理解と療育への参加も促す．また，兄弟へのかかわりが薄くなりがちであるから，少ない時間でも濃密に接するようにする．

■ 薬物療法

さまざまな問題が環境調整で改善しない場合，悪循環を断ち切る意味も含め，対症的に薬物を用いる．**少量投与**からの開始が鉄則である．

① **不 眠**：幼児期では抗ヒスタミン薬，カルバマゼピン，リスペリドンなどを用いる．ベンゾジアゼピン系薬物を用いる際は脱抑制に注意する．学齢以降の第1選択は**非定型抗精神病薬**，とくにリスペリドンである．時にゾルピデム，クエチアピン，選択的セロトニン再取込み阻害薬(SSRI)などを用いる．いずれも小児では適応外使用である．

② **パニックやこだわり**：リスペリドン，アリピプラゾール，SSRIを使う．

③ **多動・不注意**：メチルフェニデート徐放剤やアトモキセチンが効果を上げる場合がある．

④ **気分障害**：SSRIや気分安定薬(カルバマゼピン，バルプロ酸，クロナゼパムなど)を用いる．

⑤ **不 安**：こだわりや**感覚過敏**に由来する不安には**非定型抗精神病薬**やSSRIを用いる．

💡 看護のポイント

・ASには得意・不得意の個人差が大きい．不得意を無理に克服させようとすると自尊心が低下する．得意なことを利用してコミュニケーションを広げ，自信をつけていく．

・ASの多くに**感覚過敏**を認め，QOLを著しく下げる．幼児期には音過敏(掃除機，ドライヤー，ジェットタオル)，皮膚過敏(水や砂や洋服のタグ)，偏食が目立つ．年齢が上がると改善していくため，はじめから無理に克服させないようにする． 〔広瀬宏之〕

注意欠陥多動性障害
attention-deficit hyperactivity disorder (ADHD)

1 疫学と概念

衝動的で落ち着きがなく，授業に集中できなかったり，不注意でボーっとして，呼びかけられても気がつかなかったりする子どもたちについては，ADHDとして対応策が医療や教育現場で講じられつつある．加えて同様の状態にある大人たちについても医療分野における取り組みがようやく始まった．

疫学

学童期のADHDの発症率は，わが国では5%程度，米国においては5〜10%といわれている．成人期のADHDについて，わが国における統計はないが，小児期発症で成人期まで継続する場合は約60%といわれている．

概念と定義

WHOのICD-10（国際疾病分類第10版）で，多動性障害は「小児期および青年期に通常発症する行動および情緒の障害」の大項目に含まれ，「不注意」「過活動」「衝動性」を3つの主要症状とし，発症の早期性（7歳以前），持続性（6ヵ月以上），広汎性（複数の場面でたびたび観察されること）を強調している．

米国のDSM-Ⅳ-TR（精神障害の診断と統計の手引き4版）では，注意欠陥/多動性障害とし，主要症状を「不注意」と「過活動/衝動性」に分け，7歳以前の発症，6ヵ月以上の持続，複数の場面で現れる社会面あるいは学業面の著しい障害などを付帯条件とし，広汎性発達障害（PDD），精神統合失調症，うつ病などを除くと定められている．

2 症状と診断のすすめ方

臨床的に，ADHDとPDDは不注意，衝動性などの点で共通し，低年齢の過活動も症状的には共通する．合併例もありうるが，鑑別は，PDDは周囲の人や物に対して興味がなく，状況や人が侵襲的であるとき以外は影響されない．こだわりは，ものの機能に関係のないものに対するこだわりである．鑑別は，虐待，自閉症，小児うつ病，双極性障害，不安障害などである．

病態生理

ドパミンおよびノルアドレナリン系の機能低下，前頭前野（前頭連合野）・線状体・小脳などを含めた神経ネットワークの機能低下が想定されている．認知神経心理学的には，実行機能不全による抑制の欠如と報酬系回路の障害としての目的ある行動への動機づけが困難なことが想定されている．

3 治療の実際

家族，教育現場の理解を基盤に，行動療法と薬物療法を組み合わせる．

行動療法

親および子どもへの心理的教育，社会生活支援と学校との連携を含める．不器用な子どもも多いので，OTによる運動訓練も有効なことも多い．

薬物療法

現在ADHDの小児に使用できる薬剤としては，メチルフェニデート（コンサータ®）とアトモキセチンがある．

従来は，ドパミン再取り込み阻害薬であり中枢神経刺激薬であるメチルフェニデート（MPH）（リタリン®）がADHDの75%に有効であるといわれ使われてきた．濫用および依存性から短時間作動性のリタリン®はナルコレプシーのみが適応とされることになった．

現在はMPH徐放剤であるコンサータ®が使用可能である．服用後1〜2時間から効果が発現し，約12時間効果が持続する．18 mg，27 mgがあり，0.5〜1 mg/kgを使用する．1〜2週間ごとに副作用と効果を判定しながら増量を

行う．効果発現は1週間以内である．現在6歳以上18歳までの小児で使用することができる．副作用として，食欲不振，不眠，頭痛，チック，心電図異常，けいれん誘発などの副作用がある．

効果は劣るが依存リスクもないアトモキセチン（ストラテラ®）は，非中枢神経刺激薬で選択的ノルアドレナリン再取り込み阻害薬である．1日2回投与で1日中の効果を期待する．0.5～1.8 mg/kgを使用する．2週間ごとに効果と副作用を判定しながら増量する．効果発現までは2週間から1ヵ月を必要とする．チック障害，不安障害との併存例，年長例では適応にな

る．副作用としては，腹痛，食欲不振，嘔吐，傾眠，倦怠感，心拍数増加，拡張期血圧上昇などが報告されている．

＊　＊　＊　＊　＊

注意欠陥多動性障害は，薬物療法と心理療法の併用が基本であり，薬物療法は，不注意と衝動性の障害の程度により選択する．

看護のポイント

ほめられることにより行動が変わっていく．適切にほめること，具体的指示を出すことが重要である．時間概念の形成も行わなければならない．

（宮尾益知）

チック tic

1 起こり方

チック障害は1つのスペクトラムで考えられるようになっており，一過性チック障害からトゥレット障害までの幅がある．チックとは，突発的で急速であり，かつリズムなく繰り返されるパターン化した運動，あるいは発声をさす．また，一定の時間は意図的に止めていることができるが抵抗できない不随意なものである．

分類

チック症状には**運動チック**と**音声チック**があり，それぞれが**単純チック**と**複雑チック**に分けられる．単純運動チックはよくみられるもので，その中でも，瞬きなどの目のチックがもっとも多い．複雑運動チックは身体のいろいろな部分が一緒に動くチックで全身に及ぶものもある．単純音声チックでは咳払いがもっとも多く，複雑音声チックでは状況に合わない単語や句の繰り返しが一般的である．

◆ トゥレット障害 ◆

トゥレット障害では，特異的な複雑音声チックとして，汚言症（卑猥な単語を言ってしまうこと），反響言語（ほかの人の言った言葉などの繰り返し），反復言語（患者自身の音声や単語の繰り返し）が認められることがある．

発症メカニズム

チックは心因性ではないが，心理的な影響で変動することが多い．緊張が増加していくときや強い緊張が解けたときに症状が増加し，精神的に安定しているときに症状が減少する傾向がある．緊張や不安だけでなく，楽しいことで気持ちが高ぶったときにも増加する傾向がある．睡眠中にはほとんどみられない．

子どもの10～20％がチックを示すとされるが，大多数が一過性チック障害であると考えられ，トゥレット障害は10,000名に4，5名程度である．チック障害は男性に多く，とくにトゥレット障害はその傾向が強い．6～7歳においてもっとも多く認められ，思春期の後半になるとその頻度が減少するが，経過中に消長を繰り返したり，部位，種類，頻度が変動したりすることが多い．単純運動チックがもっとも早く出現し，複雑運動チックや単純運動チックがそれに次ぐことが多い．

2 症状と診断のすすめ方

症状を観察して本人や家族から経過などを詳

しく聞くことで診断していく．18歳未満で発症したチック障害はチックの種類と持続期間から，**一過性チック障害**，**慢性運動性または音声チック障害**および**トゥレット障害**にほぼ分けられる．一過性チック障害とは，チックの持続が4週間以上で1年間未満のものである．

慢性運動性または音声チック障害とは，運動または音声チックの一方のみが1年以上続くものである．トゥレット障害は多様性の運動チックおよび音声チックが合併して1年以上続くものである．

鑑別診断

鑑別疾患としては，舞踏運動，バリスム，アテトーゼ，ジストニー，ミオクローヌスなどのほかの不随意運動との鑑別を要することが時にある．

チックでは，瞬きをはじめとする顔面の素早い運動，随意的な抑制，睡眠中の軽減・消失，心理的要因でも変動，などが特徴的で，これらの点を含めた運動自体の特徴から鑑別できる．てんかん発作との鑑別を要することも時にあり，運動自体の特徴に加えて，脳波検査所見を検討する．また強迫行為との鑑別がむずかしいこともある．

3 治療の実際

チック障害の治療の基本となるのは家族ガイダンスや心理教育的・支持的な精神療法および環境調整である．一過性チック障害は，家族ガイダンスを行って家族の理解を促して不安を軽減しながら，症状の経過をみることから始める．慢性化している場合にも基本的には同様であるが，長期的な経過を念頭に置いて症状をもちながら本人が発達し適応していくことができるように，本人および家族や教師などの周囲の人々の理解と受容を促し，適切な対応のための情報を提供する．

重症のチック症状の治療

重症度によっては積極的な治療が必要となる．①運動チックが全身に及んだり，大きな叫び声の音声チックや複雑音声チックがある場合，②チック症状のために字が書けなかったり食事ができなかったり身体が痛くなったり，自傷，他害や破壊行動を引き起こすなど直接的に生活に影響する場合，③チックを気にして登校や外出をしぶる，周囲からチックについてからかわれたりして悩むというように自己評価や社会適応が低下している場合は重症である．重症のチック症状には抗ドパミン作用の強い神経遮断薬の使用が考えられ，ハロペリドール，ピモジド，リスペリドンなどがある．また，チック症状と拮抗する運動をしたくなったときに行ってチック症状の軽減をさせようとする**ハビットリハーサル**という行動療法の一種がある．

看護のポイント

外来にて質問などがあった場合にチックの知識をもって対応することで，家族に安心感をあたえる．また，音声チックがある人の外来受診に関して，本人，家族が安心して受診できるように配慮を行う．**日本トゥレット（チック）協会**が発足して活動していることなど，患者に情報提供する．

（石井礼花）

言語障害 language disorder

1 起こり方

われわれ人間は言語を用いることで思考し，人と意思を疎通させることができる．言語なくしてわれわれの社会は成立しない．もしこの言語を駆使する機能に異常をきたしたとすれば，それによる患者の苦痛は計りしれないものがある．

言語はわれわれが普段会話するときの音声のみならず，ジェスチャーのような非音声的なも

のや，書字などの記号も含んだ，非常に幅広いものである．これらいずれにおける障害も，言語障害として考えることができる．言語障害は大きく分けて，「音声機能の障害」と「言語機能の障害」の2つに分けることができる．前者は主に喉頭や気管などの発声器官における異常であり，後者は脳の言語野における異常であると考えられている．

音声機能の障害

音声機能の障害とは，脳における異常はなくとも，主に発声器官における異常が原因で，上手に発声できないものである．

◆ 構音障害 ◆

構音障害とは，発音が正しくできない症状をいう．原因によって，機能性構音障害（聴力・知的・器質的に問題がみられず，原因が特定できず，構音を誤る），器質性構音障害（器質的に口や鼻・喉において何かしらの原因のために正しく構音できない），運動性構音障害（脳の損傷など，構音に関与する諸器官の筋系および神経系の疾患に起因する運動機能障害が，構音に影響を及ぼす）など，主に，3つのタイプがある．

このうち，器質性構音障害は発声器官の形態異常により引き起こされる発音上の障害である．この形態異常には，先天性のものと外傷性のものがある．また聴覚性構音障害は，聴覚の障害による2次的な発音上の障害である．もともと発声器官に異常はないものの，聴覚器官に関する障害があるため正しく音を聞き取ることができず，それに伴い発声器官も発話に適した形に発達しない（この意味において，聴覚性構音障害は脳における障害と重なるところがある）．

◆ けいれん性発音障害（ジストニア） ◆

けいれん性発音障害（ジストニア）では，中枢神経系の障害による不随意の筋肉の収縮によって，口腔内の筋肉がけいれんすることで，発声が上手にできない症状が出る．これも広い意味で発声器官の障害と考えることができる．

上記以外にも，口蓋裂といった先天性奇形や，喉頭摘出や舌切除といった手術によっても，音声機能の障害が誘発されることがある．

言語機能の障害

言語機能の障害とは，主に高次脳機能やそのほかの心因性の問題により，言語を表現したり理解したりすることが上手にできない障害のことをいう．

◆ 失語症 ◆

言語機能の障害の中でも大きな割合を占める**失語症**とは，発声器官に障害はなくとも，言葉をうまく話すことができない症状のことをいう．主には脳出血，脳梗塞などの脳血管障害によって脳の言語機能の中枢（言語野）が損傷されることにより，いったん獲得した言語機能（「聞く」「話す」といった音声にかかわる機能，「読む」「書く」といった文字にかかわる機能）が障害された状態で，高次脳機能障害の1つである．

失語症には大きく分けて，超皮質性失語と皮質下失語と2つの症状がある．超皮質性失語とは復唱が保たれている失語の総称である．

皮質下失語は内言語が保存されている失語の総称をいい，1つは**ブローカ失語症**，もう1つは**ウェルニッケ失語症**である．

ブローカ失語症は運動性失語症ともいい，発語や音韻処理に関連する脳のブローカ野（大脳の前頭葉下前頭回後半部）の障害により引き起こされる．他人の言語表現を理解することはでき，指示された動作を正確に実行することもできるが，流暢に話すことができない．一方，ウェルニッケ失語症は**感覚性失語症**，受容性失語ともいわれる．脳のウェルニッケ野（大脳の側頭葉上側頭回，聴覚野のすぐ後ろ）の障害により引き起こされるが，この失語症では流暢に話せるものの，発話が止まらない傾向がある．話す内容はあまり意味を成していないことが多い．言語の理解に異常があり，動作を指示されても何もしないことがある．

このほかにも，**伝導性失語**というものがある．これは，ブローカ野とウェルニッケ野を結ぶ弓状束といわれる神経線維の障害により引き起こされる．聞いたことを声に出して繰り返すことができないといった症状が現れる．とくに重い失語症としては全失語があり，これはブロ

ーカ失語とウェルニッケ失語の合併ともいうべき症状である．

● 言語発達障害 ●

こうした失語症以外に，**言語発達障害**もあげることができる．これは，言語発達遅滞ともいわれ，主に子どもの言語障害を考えるとき重要になる．このような症状をもつ患者は，LD（学習障害）や知的障害，自閉症を含む広汎性発達障害をもつ場合が多い．ウェクスラー式知能検査（WISC）やK-ABC検査などによって，年齢相応の言語能力を有していないことによって判断される．

2 症状と診断のすすめ方

音声機能の障害，主に構音障害は患者の話し方でおおむね予測することができる．発声器官に問題があるかどうかは，耳鼻咽喉科的な検査を施すことによって突き止めることができる．比較的診断がむずかしいのは，以下の言語機能の障害に関するものである．

失語症の検査は，標準失語症検査（SLTA）や失語症検査日本語版（WAB）といったテストを用いる．これらの点数によって，患者がどの分野をとくに苦手としているかが判断でき，失語症の種類とその重症度を判定することができる．また，失語症に関してはその脳の損傷部位が解明されている部分もあるので，大きな病院などでは機能的磁気共鳴画像（fMRI）を撮ることによって脳の病態を突き止めることができ，診断の助けとなるであろう．

国立障害者リハビリテーションセンター方式（S-S法）*による言語発達遅滞の検査やITPA言語学習能力検査によって，コミュニケーション態度の良否，音声言語の受信・発信（理解・表現）能力が年齢に対してどの程度のものなのか，または，言語学習能力の回路（視覚-運動回路，聴覚-運動回路）や言葉を習得して用いるための過程（受容過程），見たもの聞いたものを認知し理解する能力（連合過程），認知，理解した概念や言語シンボルを内的に操作する能力（表現過程），考えを言葉や動作で表す能力を計るなど，詳細な評価検討を施す必要がある．この評価は専門的な知識を要するので，臨床心理士のような心理専門職にたずねる必要がある．さらに，言語発達に障害がある子どもは自分がどのような形で困っているのかをうまく表明できないことが多いので，学校の先生や家族に対する聞き取りも診断するうえで非常に大事な仕事となる．

3 治療の実際

上記のように，患者の言語機能がどのような状態にあるかということを正確に把握することが，その後の治療，リハビリテーションの質を左右することになる．いずれの場合も，有効な治療法はいまだに確立しておらず，患者には長い期間のリハビリテーションが求められる．看護師や言語聴覚士といった専門職の助けがあってこそ，言語障害のリハビリテーションは成り立つ．

💡 看護のポイント ・・・・・・・・・・

● 失語症 ●

失語症においては，先の検査で得られたデータをもとに，どの言語機能がとくに障害されていて，サポートが必要なのかを明らかにしなければならない．そのうえで，関係スタッフが連携してリハビリテーションプログラムを作成する必要がある．

失語症の治療にはいくつかの方法があるが，たとえば刺激-促通法とよばれるものでは，聴覚刺激を繰り返し患者に与えてその復唱を促す．単語カードを表示して，絵と文字をつなげる練習なども有効である．最近では，カードや絵の使用だけでなく，パソコンを用いた画像表示や，キーボードを使った**言語回復リハビリテーション**もよく行われている．

こうした基礎的な訓練で向上がみられる場合，さらに高度な談話訓練に入る．特定の会話

---

*S-S法：意味するものと意味されるものとの関係，すなわち記号形式-指示内容関係（sign-significance relations）に発達的に段階づけをしたもの，基礎的プロセス，コミュニケーション態度の3領域を検査・訓練の中核とした言語療法．

場面を想定した発話をセラピストとの間で練習し、徐々に家族や第三者を交えた練習方法へと移って行く。さらに、言葉の発話のみならず、ジェスチャーや書字も含めた総合的な訓練を行い、障害が発生する前の状態に近い、自然な対話構造にもっていけるよう、医療者側はプログラムを組まなければならない。

◆ 言語発達障害 ◆

言語発達障害をもつ子どもに対しては、子どもの発達をよく理解した支援者を必要とする。以下に例をあげる。

①遊びを活用する（遊びの中で言葉のやりとりを入れる）。
②絵本や玩具を活用して言葉を育てていく（好きな絵本を見せながら、発話を促す）。
③絵カードや文字で発語を促す（言葉を知っていても人とのコミュニケーションで使えない場合にも有効である）。
④構文の学習をすすめる（子どもに言葉のモデルを示す）。

こうした援助には専門家の介助が必要であるが、慣れていくにしたがって家庭での実施も可能となる。とくに子どもの場合は家族の果たす役割が大きいので、大人の患者以上に保護者との連携が重要である。

＊　＊　＊　＊　＊

いずれのリハビリテーション方法にしても、患者の気持ちを考慮することが必要なのはいうまでもない。とくに大人の失語症の場合、発症初期は患者の気持ちが混乱していることが多い。今まで何不自由なく話せていた言葉が突然話せなくなる恐ろしさと苦労は、計りしれないものがある。そのときに無理なプログラムを強要したりすれば、その後のリハビリテーションをすすめていくうえで支障となる。まずは患者の気持ちに寄り添い、歌やゲームなど、楽しんで訓練をすすめていくという態度が求められる。そして、急に大きな目標を立てるのではなく、小さな目標を順々にクリアしていくということの積み重ねが、結果的に患者にとっていちばんよい効果をもたらすことを忘れてはならない。

〔友田明美〕

ダウン症候群 Down syndrome

1 起こり方

概念

ダウン症候群は1866年にダウン（Down）が報告し、ヒトで初めて記載された染色体異常症［ルジュヌ（Lejeune），1959］である。患者数が多く、義務教育を受ける**知的障害者**の中で多数を占めている。約700〜1,000人に1人の割合で出生し、9割以上は21番染色体が過剰の21トリソミーで、21番染色体の21q22に責任領域がある。

発症メカニズム・病態

ダウン症候群は21染色体の長腕21q22-23の過剰が原因で、その責任領域は21q22.2上にあるDNAマーカーのD21S55から*ERG*の1.6 Mbの間と推定されるという報告や、21q22.3にある多くの遺伝子が表現型に関連しているといわれている。ダウン症候群に多い**急性巨核芽球性白血病**（AMKL）と**一過性骨髄増殖性疾患**（TMD）はトリソミーに伴う*GATA1*遺伝子の変異と関連しており、急性リンパ性白血病は*JAK2*遺伝子の体細胞変異の報告がある。ダウン症モデルマウスの開発もなされ、ダウン症の諸症状と21トリソミーとの関連が研究されている。

一般集団では3番染色体短腕（3p25.3）にある*CRELD1*遺伝子の変異が房室中隔欠損症（AVSD）のリスク要因である。完全房室中隔欠損を合併したダウン症候群患者に*CRELD1*遺伝子のミスセンス変異が同定され、21トリソミーに合併するAVSDの病因であることが示唆された。

分類

染色体核型による分類は，21番染色体が1つ多い21トリソミーが全体の約95％，過剰な21番染色体がほかの染色体(14番染色体と21番染色体が多い)に転座している**転座型**が全体の約2％，正常な染色体の細胞と21トリソミー細胞が混在している**モザイク型**が全体の約2％である．21トリソミーやモザイク型ダウン症の両親の染色体は正常で，遺伝性があるものは転座型の一部である．

出生頻度

ダウン症候群の出生頻度は，出生時の**母親年齢**と相関があり，母親が30歳では1,000人あたり1人(0.1％)であるが，40歳になると9人(0.9％)と増加する．その理由として，卵子は発生初期に第1減数分裂前期の段階でいったん発生が停止し，その後出生して思春期以降排卵されるときに減数分裂が再開されるまで，停止状態で長く環境要因に晒されるということや，遅延排卵，遅延受精などのタイミングの遅れなどが要因としてあげられている．これらの21番染色体の不分離を引き起こす病態はいまだ不明である．

予後

日本のダウン症候群患者の平均寿命は50歳を超えている．二大死因は心疾患と肺炎である．

2 症状と診断のすすめ方

診断と鑑別診断

下記の出生時からみられる身体所見でダウン症候群を疑うが，**確定診断は染色体検査**で行う．通常は末梢血の染色体検査(Gバンド法)を行うが，モザイクの場合は蛍光 in situ ハイブリダイゼーション(fluorescence in situ hybridization：FISH)法などで検査細胞数を増やす必要がある．**出生前診断**は羊水または絨毛の染色体検査や21セントロメアプローブを用いたFISH法で行う．

妊娠期

妊娠中はとくに気づかないことが多いが，胎動が弱いなどに気づく妊婦もいる．1992年にニコライデス(Nicolaides)らが，妊娠初期の胎児の**後頸部浮腫**(透明帯，NT)の厚さとダウン症の発生頻度に正の相関があると報告して以来，欧米で**胎児超音波検査**が急速に広まった．しかし，NT肥厚がありながら，染色体異常がなく，先天異常も明らかでない児が数多く存在し，さらに多数の病態(心疾患，中枢神経疾患，消化器疾患，代謝障害など)に罹患している可能性や超音波診断装置の測定法の問題などが指摘された．欧米ではライセンスをもった医師のNT測定と**母体血清マーカー検査**(αフェトプロテイン，hCG：ヒト絨毛性ゴナドトロピン，E3：非結合型エストリオール，インヒビン-A)などが胎児スクリーニング検査として行われているが，日本では1999年に厚生科学審議会から「母体血清マーカー検査に関する見解」が出され，医師がこれらの検査を積極的にすすめるべきではなく，企業が検査をすすめる文章などを作成・配布することは望ましくないとされた．

母体血清マーカー検査は確率的な**胎児診断**であるが，出生前の診断法として，羊水や絨毛を用いて胎児の染色体検査をする方法がある．これらは母体への侵襲的検査であり，胎児がダウン症と診断された場合，**選択的妊娠中絶**を前提としているので，適切な**遺伝カウンセリング**の下での情報提供が必須である．そのうえで，実施の決定はカップルの**自己決定**に委ねるべきであり，臨床遺伝専門医，遺伝カウンセラー，産科医や小児科医は指示的助言を行ってはならない(**日本人類遺伝学会ガイドライン**)．

表1 ダウン症候群の身体的特徴(外表奇形，小奇形)

1	短頭(後頭部扁平)	11	第5指短小または第5指単一屈曲線
2*	大泉門開大，小泉門開大	12	第5指内彎
3	眼裂斜上	13	第1趾と2趾間の開大
4	内眼角贅皮	14	手掌の単一屈曲線
5	小さい耳介	15	母趾球部脛骨側弓状紋
6	耳輪内転	16	筋緊張低下
7	鞍鼻(低い鼻背)	17*	腹直筋離開
8	狭口蓋	18	停留精巣
9	短頸	19	小陰茎
10	短指		

*新生児期に特有なもの

表2 ダウン症候群の年齢別健康管理スケジュール表

	出生前	乳児期(ヵ月)									幼児期(1~5歳)					幼児期後半 (5~13歳)	思春期 (13~21歳)
		新生児期	2ヵ月	4ヵ月	6ヵ月	9ヵ月	12ヵ月	15ヵ月	18ヵ月	24ヵ月	3歳	4歳				年1回	年1回
診 断																	
染色体核型の説明	○	○															
臨床診断	○	○															
遺伝カウンセリング#, 再発危険率	○	○					○(必要であれば)#				○(必要であれば)#				○(必要であれば)#		
今後の医療情報の提供	○	○															
早期介入相談		○	○	○	○	○	○	○	○	○	○	○					
次子の遺伝相談(専門家#)																	
家族のサポート	○	○	○	○	○	○	○	○	○	○	○	○					
サポートグループ情報	○	○															
長期家族計画	○	○					○								○(この間に1回)	○(この間に1回)
性的問題の相談							○										
医学評価																	
成長評価		○	○	○	○	○	○	○	○	○	○	○				○	○
甲状腺機能検査		○			○		○			○	○	○				○	○
聴覚検査		○			○		○(専門家)		○	○	○	○			○(この間に1回)		
視力検査		○(専門家)			○	○(専門家)	○	○	○	○	○	○			○(必要であれば)		
頸椎X線検査											○(専門家)						
心エコー検査	○	○									○						
血算		○														○(この間に1回)	○
血中尿酸値*							○								○(この間に1回)	○
心理社会的問題の評価																	
発達行動面	○	○	○	○	○	○	○	○	○	○	○	○			○	○	○
学校など進路相談																○	○
社会性の発達評価*																	

*：米国小児学会(2001)を日本の実情に合わせて改変
#専門家#は日本では臨床遺伝専門医に相当する

新生児期から幼児期

生まれてまもない新生児期には多彩な**小奇形**による特徴，哺乳力不良，**筋緊張低下**などで臨床診断できる（表 1）．**先天性心疾患**が約 40 % に合併し，**心室中隔欠損症，房室中隔欠損症，心房中隔欠損症，ファロー四徴症，動脈管開存症**など多彩である．頻度は低いが，**十二指腸閉鎖・狭窄，鎖肛，ヒルシュスプルング**（Hirschsprung）**病**などの消化管の異常，**難聴，斜視**を合併する場合もある．乳幼児期は易感染性，精神運動発達の遅れが明らかとなる．白血病は一般集団の 10～20 倍の高頻度であり，ALL（急性リンパ性白血病），AML（急性骨髄性白血病）のほか，とくに AMKL の頻度が高い．生後まもなく TMD（一過性骨髄増殖性疾患）がみられ，自然治癒することもダウン症候群の特徴である．**てんかん**を合併する場合もある．頸椎の**環軸椎不安定**や**環軸椎脱臼**の精査のために就学前までに頸椎 X 線撮影を行う．

学童期以降

幼児期後半ないし学童期から肥満傾向が目立つ児童は少なくないが，全例ではない．**肥満**に関しては生活習慣とくに学校卒業後の生活習慣も大きく影響する．**甲状腺機能異常**や血液疾患，てんかんなどの早期発見のため，定期的健康管理が望まれる．思春期発来や初経年齢は一般集団や兄弟姉妹に比して遅れない．成人期は**老化**が速く，**退行やうつ**，まれに**睡眠時無呼吸症候群**がみられる．

健康管理スケジュール

米国小児科学会から 2001 年に出されたダウン症候群の年齢別健康管理スケジュール表を日本の実情に合わせて改変し表 2 に示した．

3 治療の実際

十二指腸閉鎖・狭窄，鎖肛，ヒルシュスプルング病などの消化管の合併症がある場合は，新生児期に手術が必要となる．

もっとも多い合併症である心疾患に対しては，小児循環器専門家の診察と**心エコー検査**が必須である．心疾患，斜視，難聴などに対しては，必要に応じて手術などの外科的治療や内科的治療，経過観察を行う．環軸椎脱臼がある場合は整形外科的処置を行う．

言語発達の遅れ，運動機能，嚥下障害に対して**療育機関**に通う幼児が多い．肥満傾向が目立つ児童は間食を含む**食事指導**が必要である．保護者には暦年齢ではなく身長に見合った適正体重のめやすを提示し，予防的な毎日の食事（ジュース・牛乳の飲みすぎを避ける，炭水化物に偏らない栄養摂取など）を心掛けるように指導する．

看護のポイント

● 告知前後の配慮 ●

初めの，両親への診断名の**告知**がその後の養育態度にもっとも影響する．臨床所見から本症を疑い，確定診断のための染色体検査の採血を行う時点から，両親へ十分な説明を行う必要があるが，すぐに病名を受け入れられない場合もある．**両親同席**が望ましいが，母親の産後の状態を考慮し，何回かに分けて説明やカウンセリングを行うこともある．告知の落胆から前向きな育児への精神的立ち直りには，医師，看護師をはじめとする医療従事者の配慮が欠かせない．

● 他職種との連携 ●

親の会（日本ダウン症協会）や地域の子育て支援や福祉の状況の情報を把握し，その情報を患児の年齢に応じて両親に伝えることが求められる．地域の親の会の活動，早期療育，統合保育・特別支援教育，健康教育などを推進するには医療従事者，医療ソーシャルワーカーだけでなく幼稚園・保育所や教育機関の関係者，福祉関係者と連携する必要がある．

● 思春期以降の配慮 ●

幼少期のダウン症候群の治療と健康管理は比較的充実してきた．今後は，思春期以降の健康管理と精神的ケアが求められている．少なくとも年 1 回の**健康診断**が必要であるが，受診や採血などの検査を嫌がらないよう小児科から内科への移行など成人期への準備が求められる．慣れた小児科の看護師や医師の施設の受診を継続している成人も少なくない．　　　（高野貴子）

ターナー症候群 Turner syndrome

1 起こり方

ターナー(Turner)症候群は**X染色体**のモノソミーあるいは短腕の部分的な欠失によって生ずる．したがって染色体検査では，1つのX染色体の欠損(45, X)のほかに，X短腕を欠くiso(Xq)，Xp−やこれらを含む種々のモザイクが認められる．

胎児期のターナー症候群の頻度は3%と高いが，その95%は自然流産し，出生時の頻度は女性の2,000人に1人前後となる．

2 症状と診断のすすめ方

主症状は**低身長**と**卵巣機能低下**である．そのほかに翼状頸，外反肘，高口蓋，楯状胸，爪の低形成，母斑などの**ターナー徴候**とよばれる外表小奇形を呈するが，表現型には多様性があり，多くの症例で典型的な所見を示さない．卵巣機能に関しても20%程度は2次性徴が発来し月経がみられる．

胎児期や新生児期に**心疾患**やリンパ浮腫の存在で気づかれることもあるが，幼児期から学童期にかけては**低身長**，思春期以降は2次性徴の遅れや**無月経**を主訴に病院を受診し診断にいたることが多い．したがって小児科受診時の主訴は主に低身長である．

染色体検査

ターナー症候群の身長は，出生時には正常下限の値をとり，小児期に女児の標準から徐々に離れてゆき**低身長**が明らかとなる．したがって，成長率低下を伴う低身長女児で，なんらかのターナー徴候が疑われる場合には**染色体検査**を行う必要がある．

心エコー・腎エコー

時に合併する内臓奇形としては大動脈縮窄症や大動脈二尖弁，馬蹄腎をはじめとする腎臓の形態異常が多い．また，中耳炎を反復しやすく伝音性難聴をきたしていることもある．診断時には，心エコー・腎エコーを行い合併奇形の有無を検索する．

3 治療の実際と看護のポイント

成長ホルモン(GH)治療

身長が−2SDを下回っているか，2年以上にわたって成長速度が−1.5SD以下であれば，**GH治療**の対象となる．GH開始後1〜2年は身長の伸びが改善し，キャッチアップ効果が認められる．

治療効果の判定には，ターナー症候群の疾患特異的**成長曲線**を用いる．診断時期が遅く，平均身長との差が大きいと，十分に追いつかないまま思春期年齢を迎えてしまうため早期発見・早期治療が望ましい．未治療での平均成人身長138〜139 cmに対して，GH治療を行うと145 cmと改善する．

エストロゲン療法

思春期年齢に達しても2次性徴がみられない80%の症例では**エストロゲン**の補充が必要となる．小児内分泌学会のガイドラインに従って，身長が140 cmに達していれば，少量より補充を開始し，6〜12ヵ月ごとに漸増，カウフマン(Kaufmann)療法に移行して月経を誘発する．

患者・家族への説明と情報提供

染色体異常が明らかになった際の最初の**説明**がきわめて重要で，不用意な発言により本人・家族を深く傷つけてしまうこともある．ターナー症候群を体質ととらえ，診断することにより低身長を改善し，合併症に早期に対応することで障害発生を予防できるようになり，より良好なQOLを維持して他の女性と同じように生活できることを説明する．

小児期における**説明**はまず両親に行うが，両親の同意のもとで，本人にも年齢と理解度に応じて段階的に説明を行う．

ターナー女性は一般に知能は正常であるが空

間認知が苦手な傾向があり，性的な未熟性とも合わせて，医学的なことだけでなく，学業成績や人間関係，就職・結婚といった問題について悩みや不安をもっている．**本人・家族の会**(各地のターナー症候群の会を紹介するホームページ．http://www.club-turner.jp．2012年11月30日確認)のサポートは，大きな力となるため，早期に情報提供を行う．

低身長はターナー女性が抱える問題の1つにすぎない．成人に達した後にも甲状腺機能低下症や糖尿病，難聴などの合併症をきたしやすいため，小児期から成人期にいたるまで，年齢に応じた**包括的管理**が必要である．成人後の長期的・包括的な健康管理が重要であることを本人に伝え，2008年小児内分泌学会が作成した「ターナー女性の健康管理手帳(Health Care Book)」も利用して継続的なフォローアップを続けられるよう援助する． （伊藤純子）

ケトン性低血糖症 ketotic hypoglycemia

1 起こり方と症状・診断のすすめ方

ヒトは一般的に3度の食事をするたびに糖分(炭水化物)を補給するが，余剰に摂取された糖分はグリコーゲンとして肝臓にいったん貯蔵され，その分解によって食間も血糖値を維持している．幼児はグリコーゲンの蓄積能が低い割合には，筋肉や脳での血糖の消費が盛んであるため，飢餓状態にするとグリコーゲン分解による糖の供給が不足状態に陥りやすい．グリコーゲンの分解による血糖値の維持が限界になると，生体は主にアミノ酸を利用して糖新生を行うことで血糖値を維持しようとするが，そのためのエネルギーは脂肪を**ケトン体**に分解することで補充するために血中にケトン体が増加する．そして幼児では血中のケトン体の増加が急激なためケトーシスの状態となりやすい．

ケトン性低血糖症は比較的やせ型の幼児が，心身の不調によって食欲不振に陥ったり，夕食を摂らずに就寝したりすることがきっかけで一時的な飢餓状態になり，血糖値が低下することにより発症すると考えられる．低血糖の度合いにより，症状も，元気がない程度の軽症から，けいれん・昏睡などの重篤な症状までさまざまである．**表1**に低血糖の臨床症状をまとめた．また体内に蓄積した**ケトン体**は腹痛や悪心・嘔吐，倦怠感の原因になる．

本症は小児の低血糖症の原因としてもっとも

表1　低血糖の臨床症状

血糖値(mg/dL)	症状
40～60	発汗，眠気，嘔吐，生あくび，注意力低下
30～40	頭痛，腹痛，頻脈，振戦，行動異常
<30	嗜眠傾向，意識障害，けいれん，昏睡

頻度が高いとされているが，近年減少傾向にあり，その理由は不明である．診断は尿中のケトン体の増加と低血糖を確認すればよく，外来における簡易検査で診断が可能である．本症と時に混同され，また鑑別すべき疾患としてアセトン血性嘔吐症(周期性嘔吐症)があるが，この疾患は5～6歳以上の小児に多く低血糖を伴わない．

2 治療の実際と看護のポイント

低血糖の症状がみられたら，軽症の場合は経口で糖分を少量ずつ頻回に与える．嘔吐などのため，経口摂取が困難な場合は20%ブドウ糖液を20～60mL静注する．これらの処置により低血糖は容易に改善するが，体内に蓄積したケトン体はただちには代謝されず，悪心や倦怠感が改善しない場合がある．**ケトン体**の多くは尿中へ排泄されるので，尿中ケトンをチェックして，必要ならば輸液を行って尿中ケトン体の消失を確認する． （長尾芳朗）

小児の糖尿病 diabetes mellitus in children

1 起こり方

糖尿病とは，インスリン分泌の低下〜欠乏あるいはインスリン作用の障害により，高血糖状態が持続する病態を示す．そして長期的な高血糖状態は血管合併症および神経障害に進展する．

分類

糖尿病は成因により，膵β細胞が主に自己免疫機序により破壊されインスリン欠乏状態にいたる**1型糖尿病**と，主に肥満によるインスリン抵抗性と血糖上昇に対するインスリン分泌不足を原因とする**2型糖尿病**に大別される．以前は小児糖尿病の大半は1型糖尿病であると考えられていたが，近年肥満児の増加に伴い小児でも2型糖尿病が全世界的に増加している．

2 症状と診断のすすめ方

表1に「小児糖尿病の症状と診断の手引き」を示す．幼少児では糖尿病の症状がわかりにくく，ケトアシドーシスに進展して初めて糖尿病（1型糖尿病）と診断されるケースが少なくない．

診断に関しては，1型糖尿病は概してやせ型で全年齢に発症し，急速に症状が進行してケトアシドーシスに陥りやすい．そして膵β細胞機能は低下〜廃絶を示し，自己免疫機序を反映して血中に膵β細胞特異的抗体（GAD抗体など）が高頻度に検出される．一方2型糖尿病は肥満体型で中学生以上に発症が多く，緩徐に進行する．また2型糖尿病の家族歴が濃厚であり，ほかのメタボリック症候群の要素を合併することが多い．

3 治療の実際（表2）

小児の1型糖尿病の多くのケースは，**強化インスリン療法**［頻回インスリン注射法あるいはポンプ治療（CSII）］の適応になる．一方2型糖尿病の治療の基本は**食事・運動療法**であるが，発育途上にある小児ではむやみに摂取カロリーを制限するのではなく，適切に3大栄養素を配分し，肥満の原因となった誤った食習慣を是正することが重要である．また運動に関しても，肥満児は運動が苦手なためにできる限り日常の活動量を増加するよう指導する．

国際小児・思春期糖尿病学会（ISPAD）による血糖管理目標値は，食前血糖値90〜145 mg/dL，食後血糖値90〜180 mg/dL，HbA1c（NGSP値）7.5％以下である．これらの値は，成人で用いられている値より高値であるが，とくに年少児の1型糖尿病では重症低血糖の危険を避けることが優先されるため，このような目標値が設けられている．

表1 小児糖尿病の症状と診断の手引き

1. 症状
   - なんとなく元気がなく，疲れやすい
   - 喉が渇く．尿が多い（夜尿が多い）
   - 食事を摂っているが体重が減少する
   - 腹痛，嘔吐，意識障害〜昏睡＝ケトアシドーシス
2. 診断
   1) 1型糖尿病
      - 体型はやせが多い．全年齢に認められる
      - 急速に症状が進行し，ケトアシドーシスの合併が多い
      - インスリン分泌が低下＝血中，尿中Cペプチド低値
      - 膵β細胞特異的抗体（GAD抗体など）が陽性
   2) 2型糖尿病
      - 体型は肥満が多い．中学生以上に多い
      - 徐々に症状が進行する
      - 2型糖尿病の家族歴が濃厚
      - インスリン分泌は保たれている
      - 脂質異常症，脂肪肝，高血圧を合併しやすい

看護のポイント

小児糖尿病であっても，診断時から「**血糖自己管理**」について十分な患者教育を行う必要が

表2 小児・思春期糖尿病の治療指針

1) 1型糖尿病
- インスリン治療
  すべての対象が強化インスリン療法の対象になるが，個人の生活習慣に合致した適切なインスリン注射法を選択する
- 食事療法
  エネルギー摂取を同性，同年齢健常児と同等にして，栄養素の配分を適正化する（糖質53〜57%，タンパク質15〜17%，脂質30%）
- 運動療法
  低血糖の発生に注意すれば原則として運動制限はない．低血糖時には適切な補食を行う

2) 2型糖尿病
- 食事療法
  中等度以上の肥満では，エネルギー摂取を健常児の90%程度に制限し，軽度〜非肥満では95%を目安として治療を開始する．その後症例により漸次増減する．3大栄養素の配分比は1型糖尿病と同等
- 運動療法
  1日の摂取エネルギーの10%程度を消費する運動メニューを作成するが，運動を強要せず，日常の活動量を増やすように指導する
- 薬物療法
  食事・運動療法に抵抗し，HbA1c（NGSP）値が7.4%以上を示す場合に，経口血糖降下薬（メトホルミンが主）あるいはインスリン治療を開始する

ある．就学以上（7歳以上）の1型糖尿病では，血糖自己測定とインスリン自己注射ができるように指導する．そして糖尿病をもたない子ども達と同等の学校生活を患児が送れるよう，生活を支援することが重要である． （浦上達彦）

尿素サイクル異常症 urea cycle disorders

1 起こり方

窒素バランスを維持するために魚はアンモニアで，ヒトなどのほ乳類は尿素で，鳥は尿酸で窒素を体外に捨てる．ヒトにおいてこの尿素合成を行っているのが**尿素サイクル**である．尿素サイクルは5つの酵素により構成されている．カルバミルリン酸合成酵素1，オルニチントランスカルバミラーゼ，アルギニノコハク酸合成酵素，アルギニノコハク酸分解酵素，アルギナーゼである．それぞれの酵素欠損症が知られている．その周辺にNアセチルグルタミン酸合成酵素欠損症，リジン尿性タンパク不耐症，HHH（高アンモニア血症，ホモシトルリン尿症，高オルニチン血症）などの疾患が知られている．これらの酵素欠損などにより，**高アンモニア血症**が引き起こされる．

2 症状と診断のすすめ方

■ 臨床像
新生児発症型は，タンパク摂取開始数日以内に多呼吸，頻脈，嗜眠，けいれん，嘔吐などで発症する．遅発型は，急性発作（感染症罹患，高タンパク摂取後）の形で発症する．症状は新生児型と同様である．

■ 診断のポイント
少しでも代謝性疾患が疑われる小児では，全員すぐに血中アンモニア測定を行う．

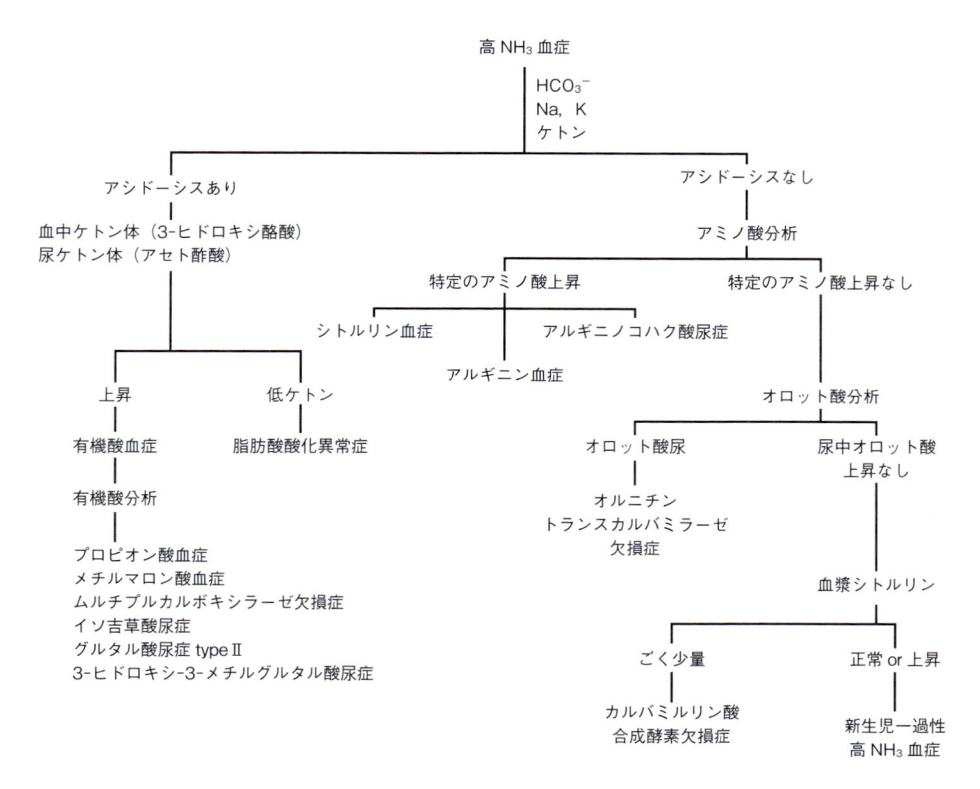

図1 高アンモニア血症の診断アルゴリズム

高NH₃血症
- HCO₃⁻
- Na, K
- ケトン

アシドーシスあり
- 血中ケトン体（3-ヒドロキシ酪酸）
- 尿ケトン体（アセト酢酸）
  - 上昇 → 有機酸血症 → 有機酸分析
    - プロピオン酸血症
    - メチルマロン酸血症
    - ムルチプルカルボキシラーゼ欠損症
    - イソ吉草酸尿症
    - グルタル酸尿症 typeⅡ
    - 3-ヒドロキシ-3-メチルグルタル酸尿症
  - 低ケトン → 脂肪酸酸化異常症

アシドーシスなし
- アミノ酸分析
  - 特定のアミノ酸上昇
    - シトルリン血症
    - アルギニノコハク酸尿症
    - アルギニン血症
  - 特定のアミノ酸上昇なし → オロット酸分析
    - オロット酸尿 → オルニチントランスカルバミラーゼ欠損症
    - 尿中オロット酸上昇なし → 血漿シトルリン
      - ごく少量 → カルバミルリン酸合成酵素欠損症
      - 正常 or 上昇 → 新生児一過性高NH₃血症

[George F Hoffmann et al : An approach to the stepwise evaluation of a patient with hyperammonemia. Inherited Metabolic Diseases, p.72, Lippincott Williams & Wilkins, 2002]

もし高値であれば，よりよい採血条件の良検体で再検すべきである．

救急外来でみる患者で，血中アンモニアが100μg/dL以上だったら，以下のセカンドラインの検査をすべきである．

尿素サイクル異常症が疑われたら，**アミノ酸分析**と**尿中有機酸分析**の手配をまず行う．その結果が得られれば高アンモニア血症の鑑別診断（図1）をすすめることができる．

3 治療の実際

以下に高アンモニア血症の治療の大原則を列記する．具体的な方法は，高アンモニア血症に関するほかの治療指針を参照．

① 必須アミノ酸を加えた低タンパク療法
② 腸管で尿素産生する細菌叢への対応
③ アルギニンまたはシトルリン
④ 窒素排泄のためのalternative pathway療法：安息香酸ナトリウム，フェニル酢酸ナトリウム，フェニル酪酸ナトリウム
⑤ **血液浄化法**
⑥ **肝移植**

高アンモニア血症の治療には特殊な薬剤や血液浄化法などの特殊な処置が必要になることが多い．これらの薬剤や処置が準備できないようなら，患者の転院を検討すべきである．そのようなときには，最低10%の糖濃度の輸液製剤を使用して少しでもカロリーが補充できるよう

にし，多くの病院にある10％L-アルギニン（成長ホルモン負荷試験に使用する）200 mg/kgを転送に要する時間内に投与することをすすめる．当然であるがタンパクを摂取しないように食事は中止である．

看護のポイント

・先天代謝異常症，遺伝病といわれただけでかなり混乱している家族が多いので，きちんとした診断のもと，きちんとした治療を行うことの重要性を繰り返し説明することが必要である．
・先天代謝異常症の専門家へのセカンドオピニオンをすすめてみるのもよい方法である．
・患者親の会など家族組織に入会するように強くすすめよう．フェニルケトン尿症などは親の会の組織が強力で，患者家族をきちんとサポートしてくれる．同じ病気の年長の元気な子に会えば安心できる．
・高アンモニア血症治療は一生続けることが必要なので，「がんばらない，だけどあきらめない」がちょうどいいことを，家族に理解してもらうことが必要である．
・実際に食事療法を行っていくのは母親である．食事療法が成功するかどうかは実に母親にかかっている．医師，看護師，栄養士，臨床検査技師のチームが"お母さんをきちんと支えている"ことを伝えることが必要である．
・特殊ミルクや治療食品の入手法を家族に教えることも必要である．

（高柳正樹）

有機酸代謝異常症
disorder of organic acid metabolism

1 起こり方

有機酸代謝異常症は，アミノ酸が代謝されてゆく過程の代謝障害のために，有機酸が体内に増加して，自家中毒様発作，代謝性アシドーシス，肝機能障害などを起こす疾患である．中間代謝経路はたくさんあるので診断がむずかしかったが，GC/MSによる尿中有機酸分析，タンデムマスによるアシルカルニチン分析などによって比較的容易に診断できるようになってきた．

主な疾患

● メチルマロン酸血症，プロピオン酸血症 ●

イソロイシンの代謝過程の代謝障害で起こる代表的な有機酸血症である．新生児期早期から，哺乳低下，多呼吸，けいれん，意識障害などで発症することが多い．乳幼児期以降にけいれんなどで発症する軽症型もある．

● イソ吉草酸血症 ●

新生児期から急性症状で発症するケースもあるが，軽い症状で経過するケースもある．増悪期に汗くさい体臭で気づかれる．

● グルタル酸血症 ●

生後しばらくは正常と変わらないが，乳児期中頃から定頸不良，退行に気づかれ，アテトーゼ，ジストニアが徐々に進行する．

● マルチプルカルボキシラーゼ欠損症 ●

乳児期前半から，頑固な湿疹，下痢などで気づかれ，意識障害，けいれんを起こすようになり高乳酸血症を伴う．

2 症状と診断のすすめ方

発症形態は表1に示すような5つに分けることができる．一般検査所見では，急性期に低血糖，ケトアシドーシス，高アンモニア血症，あるいは肝機能障害がみられる．

診断は，尿中有機酸分析あるいはアシルカルニチン分析で可能である．尿は2〜3 mL，またアシルカルニチン分析には血液濾紙（1スポット）または血清0.2 mL程度でよい．

表1 有機酸代謝異常症の発症形態と主な疾患

発症形態	代表的疾患
1. 乳幼児期早期から急性発作	メチルマロン酸血症（新生児型），プロピオン酸血症（新生児型），イソ吉草酸血症（新生児型），グルタル酸血症2型（新生児型），ヒドロキシメチルグルタル酸血症，複合グリセロール血症
2. 間欠発作	イソ吉草酸血症，βケトチオラーゼ欠損症，グルタル酸血症2型（遅発型），メチルマロン酸血症（遅発型），プロピオン酸血症（遅発型）
3. 急性脳症，突然死	脂肪酸代謝異常症，ヒドロキシメチルグルタル酸血症
4. 神経退行	グルタル酸血症1型，2-ヒドロキシグルタル酸血症，4-ヒドロキシ酪酸血症，カナバン(Canavan)病
5. その他	マルチプルカルボキシラーゼ欠損症（頑固な湿疹），シュウ酸血症（若年性尿路結石）

3 治療の実際

有機酸代謝異常症は急性発作で発症しやすい.

急性期の治療

急性期は有機酸が増加して毒性が高まり，高アンモニア血症，肝機能障害などを伴うことが多い．食事からの負荷を減らすため絶食とし，また異化亢進を防ぐために高張ブドウ糖輸液（10%）でカロリーを補給する．さらに有毒な有機酸を除去するため血液浄化療法などが行われる．

慢性期の治療

食事療法（前駆アミノ酸制限）が行われる．また，食事間隔があくと異化が亢進して状態が悪くなりやすいので，とくに乳児期には食事間隔が長くなり過ぎないよう気をつける．1歳までは6時間以上あけない，2歳までは8時間，3歳までは10時間以上あけないなどの生活指導をする．また感染などで代謝が亢進しているときは早めにブドウ糖輸液を受けるよう指導する．さらに有機酸をアシルカルニチンとして体外に出すため**レボカルニチン**の経口投与を行う．酵素活性の低下を補うためビタミン投与（B_1，B_2，B_{12}，Cなど）も行われる．

看護のポイント

なんとなく調子の悪い日（シックディ）に早く気づくことが大切である．また空腹時間が長くなったり，発熱・下痢などでエネルギー消費が亢進すると，身体は組織の構成成分をアミノ酸に分解してそれをエネルギーに使おうとする．これを異化亢進という．異化亢進を防ぐために十分なカロリーを保つよう指導する．

（山口清次）

ライソゾーム病 lysosome disease

1 起こり方

ライソゾームは細胞内小器官の1つであり多くの加水分解酵素を内包している．この加水分解酵素をコードする遺伝子に異常が起こると酵素活性が失われ，その当該基質がライソゾーム内に蓄積する．その結果，細胞が機能不全に陥り個体の病気として表現される（図1）．これが先天代謝異常症の1つである**ライソゾーム病**の発症機序である．脂質が蓄積するリピドーシス，ムコ多糖体が蓄積するムコ多糖症（MPS），グリコーゲンが蓄積するポンペ(Pompe)病などに分類される．

2 症状と診断のすすめ方

ライソゾーム病は症状が進行することが特徴

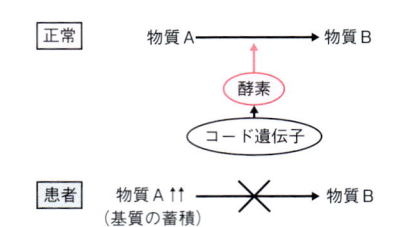

図1 ライソゾーム病の起こり方

ライソゾーム病は当該酵素をコードする遺伝子に変異が起こり、そのため酵素活性が低下する。その結果、当該酵素の基質が蓄積し、細胞レベル・組織レベルの異常が起き臨床症状が現れる。

である。蓄積する物質の性状および罹患臓器により種々の症状を呈する。リピドーシスは中枢神経症状を、MPSは粗な顔貌、骨変形、関節拘縮を、糖原病は筋力低下を主症状とする。神経学的退行を示した場合、肝脾腫・脱髄・痙性の有無や眼底所見に留意して鑑別診断を考える。表1に主なライソゾーム病の主要症状と鑑別診断をまとめる。診断は臨床症状から考えられる疾患を推察し、白血球あるいは培養皮膚線維芽細胞の**酵素活性測定**によって確定診断される。

3 治療の実際

現在、わが国で確立している治療は**造血幹細胞移植**と**酵素補充療法**である。前者についてはMPS I型、MPS II型、副腎白質変性症が主な対象疾患である。後者の対象疾患はゴーシェ(Gaucher)病、ファブリ(Fabry)病、MPS I型、MPS II型、MPS VI型、ポンペ病の6疾患のみである。

看護のポイント

難治性かつ慢性疾患なので家族の心理的重圧を緩和するような心理的支援を視野に入れた看護が重要である。

（井田博幸）

表1 ライソゾーム病の主な臨床症状と鑑別診断

神経学的退行	肝脾腫	有	ゴーシェ病2型/3型
		無	クラッベ(Krabbe)病、異染性白質変性症、GM2ガングリオシドーシス
	脱髄	有	クラッベ病、異染性白質変性症、副腎白質変性症
		無	ゴーシェ病2型/3型、GM2ガングリオシドーシス、GM1ガングリオシドーシス
	痙性	有	クラッベ病、異染性白質変性症、副腎白質変性症、ゴーシェ病2型/3型
		無	GM2ガングリオシドーシス
	眼所見	チェリーレッドスポット	GM1ガングリオシドーシス、GM2ガングリオシドーシス
		網膜色素変性	セロイドリポフスチン症
		角膜混濁	MPS I型
皮膚所見	被角血管腫		ファブリ病、フコシドーシス、ガラクトシアリドーシス、マンノシドーシス
	魚鱗癬		マルチプルスルファターゼ欠損症
	皮下結節		ファーバー病
粗な顔貌	骨・関節変化	重度	MPS I型、MPS II型、MPS IV型、MPS VI型
		軽度	MPS III、GM1ガングリオシドーシス、I-cell病、フコシドーシス、マンノシドーシス、マルチプルスルファターゼ欠損症
筋緊張低下			ポンペ病
肝脾腫(神経症状なし)			ゴーシェ病1型

先天性甲状腺機能低下症(クレチン症)
congenital hypothyroidism(cretinism)

1 起こり方

　胎児期あるいは周産期に生じた甲状腺ホルモンの作用不全に起因する．障害の部位により視床下部(3次性)，下垂体(2次性)および甲状腺(原発性)に分類されるが，甲状腺の障害(甲状腺の形成異常や甲状腺ホルモン合成障害など)が90%以上を占める．したがって血中甲状腺刺激ホルモン(TSH)の上昇を指標に**新生児マススクリーニング(MS)**が施行されている．頻度は，約3,000〜4,000人に1人と推計されている．

2 症状と診断のすすめ方

■ 症　状

　大部分の症例がMSで見出されるため，新生児期の症状がもっとも重要で，その症状は①代謝低下(遷延性黄疸，便秘，臍ヘルニア，体重増加不良，皮膚乾燥，不活発，四肢冷感)，②浮腫(巨舌，嗄声，浮腫)および骨発育の遅延(小泉門開大)による．**甲状腺腫**を認める症例もある(ヨード不足やホルモン合成障害でみられ，甲状腺腫性クレチン症とよばれる)．これらの症状はチェックリストの観察項目で，多いほど重症で，2つ以上症状がある場合はただちに治療を開始する．未治療で経過している重症クレチン症では，特有な顔貌(腫れぼったい眼瞼，巨舌，鞍鼻など)を呈し，低身長や運動発達遅延などをきたす．このような症例は今日きわめてまれである．

■ 診断のすすめ方

　MSの初回**濾紙血**でTSH値が15〜30μU/mL以上(濾紙血は全血のため，血清表示ではその1.6倍の値に相当する)の場合はただちに医療機関で精密検査を行う．上記の値未満で10μU/mL以上は再び濾紙血検査を行い，再度10μU/mL以上であれば精密検査を行う．

　早産児では間脳下垂体のフィードバック機構が未熟なため，本症でもTSHの上昇が不十分なことがある．2,000g以下で出生した児では，生後1ヵ月あるいは2,500gに達した時点で2回目のMSを行う．

　精密検査では，血中TSH上昇を確認するとともに，遊離T_3，遊離T_4を測定する．甲状腺機能低下状態では，最初に遊離T_4値の低下が認められるため，診断には遊離T_4の低下が重要である．骨発育の指標として大腿骨遠位骨端核X線検査を行う．大腿骨遠位部の骨端核は，成熟児は出生時から出現している．本症では骨端核が出現していないか，あるいは出現していても小さく，重症度の目安となる．血清サイログロブリンは甲状腺無形成では感度以下，有機化障害では高値を示すことが多く原因検索に役立つ．超音波検査で甲状腺が描出されない(無形成，異所性甲状腺)あるいは小さい(低形成)の場合，本症の確定診断に役立つ．鑑別に重要なものとして，**乳児一過性高TSH血症**(血清TSHが高値であるが，①血中甲状腺ホルモン値が常に正常範囲内，②乳児期にTSHが正常化する，③甲状腺機能低下を引き起こす原因がない，④甲状腺エコーやシンチグラムに異常がない)，**新生児一過性甲状腺機能低下症**[母体への抗甲状腺薬投与，阻害型TSH受容体抗体(TBII)，胎児造影，母体や新生児へのヨード大量曝露などが原因となり，治療の対象となる]がある．

3 治療の実際

　治療はレボチロキシン(T_4)を用い，10μg/kg/日(重症の場合は15μg/kg/日)で開始し，TSH値を正常域に，遊離T_4値を正常上限に保つように調節する．チェックリストで2項目以上の症状，大腿骨遠位骨端核出現の遅れ，MS濾紙血TSH高値(初回濾紙血でTSH値が30μU/mL

以上，濾紙血再検査で 15 μU/mL 以上）を認める場合，医療機関での検査結果を待たずにただちに治療を開始する．

看護のポイント
母体に甲状腺疾患がある場合，児に甲状腺の異常が生じる可能性があることを知っておく．

MS で TSH 高値を指摘された児は，治療の遅れが永続的な知能障害の原因となることを銘記して，すみやかに小児内分泌専門医に紹介する．親には適切な治療を行えば障害なく，健常者とまったく同じ生活をおくることが可能なことを伝える．
　　　　　　　　　　　　　　　　（神﨑　晋）

先天性副腎過形成症 congenital adrenal hyperplasia

1 起こり方

先天性副腎過形成症は副腎皮質におけるステロイドホルモン合成酵素の欠損のために，糖質コルチコイド（コルチゾール）産生が低下する疾患群である．先天性副腎過形成症のおよそ90％は **21 水酸化酵素欠損症** であり，本項では 21 水酸化酵素欠損症について述べる．

21 水酸化酵素欠損症では，①副腎皮質における **糖質コルチコイドおよび鉱質コルチコイド産生低下**，②副腎皮質における **副腎アンドロゲン産生増加**，および③下垂体からの **副腎皮質刺激ホルモン（ACTH）産生増加**，の 3 者が病態の基本である．臨床的には，新生児期から症状を有する古典型と，成人になってから女性の多毛・月経不順・不妊などで発症する非古典型に分類される．わが国における古典型 21 水酸化酵素欠損症の頻度は出生 15,000〜20,000 人に 1 人である．

2 症状と診断のすすめ方

古典型の典型的な症状は 3 基本病態から説明される．
① **副腎不全症状**：哺乳力低下，体重増加不良，悪心・嘔吐，脱水など（糖質コルチコイド産生低下および鉱質コルチコイド産生低下による）．
② **女児の外陰部男性化**：陰核肥大，陰唇融合など（副腎アンドロゲン産生増加による）．
③ **皮膚の色素沈着**：とくに外陰部，腋窩，乳頭などに認める（ACTH 産生増加による）．

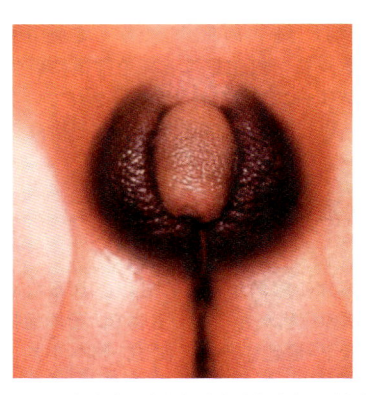

図 1　21 水酸化酵素欠損症新生児女児の外陰部
明らかな陰核肥大，および外陰部の色素沈着を認める．外陰部の所見のみからの法律上の性の決定は困難である．

血液中の 17-ヒドロキシプロゲステロンおよび ACTH 高値，超音波検査による副腎腫大と分葉化などで診断可能である．

3 治療の実際

体内に不足している糖質コルチコイドおよび鉱質コルチコイドを **ヒドロコルチゾン（コートリル®）およびフルドロコルチゾン（フロリネフ®）** で補充投与する．新生児期〜1 歳頃までは **塩化ナトリウム** を投与することもある．

看護のポイント
副腎不全で死にいたることのある疾患であることを念頭に入れ，家族に決して投薬を忘れることのないように指導する．

> **してはいけない！**
> ●本疾患女児を含む新生児の**外陰部異常**（図1）は，外陰部の所見のみからの**法律上の性の決定**（女児かあるいは男児か）は困難である．外陰部異常を有し本疾患も疑われる際には，確定診断がつくまで，家族に対して法律上の性に関する個人的な意見を述べてはいけない．

（長谷川奉延）

成長ホルモン分泌不全症
growth hormone deficiency

1 起こり方

成長ホルモン（GH）は脳下垂体前葉から分泌される．その分泌は，間脳視床下部のGH放出ホルモンによって促進される．GH分泌を修飾する因子として，栄養や肥満，甲状腺機能や性腺機能などがあげられる．

分類

GH分泌不全の原因は，先天性と後天性のものがある（表1）．

● 先天性GH分泌不全 ●

先天性のものは遺伝性ともいわれ，GH遺伝子の欠損や変異によるもの，下垂体GH分泌細胞が発生する過程にかかわる転写因子の異常によるもの，GHの分泌系にかかわる因子の異常によるものがある．転写因子の異常では，特異的な合併症を伴った臨床像を呈することがある．

● 後天性GH分泌不全 ●

後天性の原因としては，脳腫瘍や脳内の炎症など，頭蓋内病変が原因となるほか，一過性には栄養障害や高度肥満，甲状腺機能低下や性腺機能低下がGH分泌不全の原因となりうる．鞍上部腫瘍では，晩期障害としてGH分泌不全が90％以上に合併するといわれている．

GH分泌不全は，先天性でも後天性でも，単独欠損として起こる場合と，複合型下垂体ホルモン欠損症として，ほかの下垂体ホルモン分泌不全を伴う場合がある．転写因子の異常，脳腫瘍などが原因の場合は，複合型下垂体機能低下

表1 成長ホルモン分泌不全症の病因

分類	病因	障害されるホルモン・臨床診断	臨床的特徴
先天性	下垂体分化にかかわる転写因子などの異常	複合型下垂体ホルモン欠損症	各ホルモン欠落症状 合併奇形 眼球，歯牙形成不全など
	成長ホルモン遺伝子異常 成長ホルモン分泌刺激ホルモン受容体の異常 GH分泌細胞分化にかかわる転写因子の異常	成長ホルモン単独欠損症	特異的顔貌 　前額突出 　顔面中央部低形成 脂肪沈着 男児矮小陰茎
後天性	視床下部下垂体腫瘍 頭蓋内腫瘍 放射線治療後下垂体外傷/出血 リンパ性漏斗下垂体炎 そのほか	複合型下垂体ホルモン欠損症/ 成長ホルモン単独欠損症 中枢性尿崩症（抗利尿ホルモン分泌不全）	各ホルモン欠落症状

症が起こりやすい．

GH分泌不全の頻度は，すべての原因を含めると4,000人に1人程度存在すると考えられている．GH分泌不全症は，GH分泌刺激試験の反応性により重症，中等症，軽症と分類されている．

2 症状と診断のすすめ方

■ 症　状

GHの生理作用は，大きく①成長促進作用，②成長以外の代謝に関連する作用，の2つに分類できる．

◆成長障害◆

GHは，小児期の成長を司るホルモンであり，分泌不全ではその重症度に応じて成長障害をきたす．重症型GH分泌不全症では，年間の成長率が1cm程度にまで落ちこむこともある．したがって，GH分泌不全症を疑う主要症状は，成長障害である．成長障害は，成長曲線を描くことでよりわかりやすくなり，早期発見に役立つ．

◆代謝系への影響◆

GHの作用は，成長以外にも代謝系に影響するなど多岐にわたる．筋肉の組織を作り，脂肪組織を分解する作用はよく知られており，血中の脂質代謝を促進するほか，骨密度を高める補助作用も報告されている．体力の充足感が出るためか心理的影響もあり，意欲的になることもよく観察される．糖代謝に対しては，インスリン抵抗性を高めることで血糖値を上昇させる．GH分泌不全では，これらの作用も不足するため，脂肪の沈着によるぽっちゃりとした体型，筋量の不足による易疲労性，脂質異常症や脂肪肝（成人で多く認められ小児ではまれである），乳幼児期の低血糖が認められる．

■ 診　断

診断は，臨床所見と，生化学検査である．GHはパルス状に分泌されるため，随時の1回採血はほとんど価値がない．これに対し，GHにより肝で産生されるインスリン様成長因子I（IGF-I）の血中濃度は安定しており，内因性GH分泌量を反映するため，この測定を行う．また，2種類以上のGH分泌刺激試験にて頂値が基準を下回った場合，GH分泌不全症と診断される．このほか，GH分泌不全があると骨成熟が遅れるため，左手の単純X線検査により骨年齢の測定を行う．

GH分泌不全をきたす原因で見逃してはいけないのは脳腫瘍など脳内器質性病変であるので，視床下部下垂体のMRIは撮影しておいたほうがよい．このほか，ほかの下垂体機能不全がないかも基礎値・それぞれの分泌刺激試験でチェックしておく．

3 治療の実際

GH分泌不全が明らかとなれば，治療は**GH補充療法**を行う．対象は，身長が−2SD未満（小児慢性特定疾患の医療費助成基準は−2.5SD未満）の低身長を呈する児である．脳内器質性病変による成長障害の場合は，身長SDにかかわらず，成長速度が2年にわたり標準の−1.5SD未満であれば適応となる．脳内腫瘍性病変やそのほかの悪性新生物があった場合は，少なくとも1年は再発がなく寛解状態にあることを確認してから治療を開始する．

乳幼児期に低血糖がみられる場合は，診断がついた時点から治療を開始する．治療期間は，成人身長に達するまでは保険適用となるが，医療費助成は男子156.4cm，女子145.4cmを超えると次年度に継続ができないので，実質的には継続が認められなくなった時点で終了となることが多い．ただし，重症GH分泌不全では，成人になっても成長以外のGH作用が必要であり，継続して治療することが望ましい．

■ 治療薬と注意点

GHはペプチドホルモンで内服薬がないため，1日1回，週6〜7日の自己注射を行うことになる．週の総投与量が同じ場合，それを週3〜4日に分けて注射した場合と週6〜7日で注射した場合とでは，後者のほうが成長促進効果は明らかによい．

現在GH製剤は6種類（1つはバイオシミラー製剤）あり，効果は同じであるが2つが液薬で4つは溶解を要する．製剤には，プレフィ

ルドの使い捨てタイプとカートリッジ製剤がある．注射用のデバイスはそれぞれ異なっており，使用方法も少しずつ異なる．いずれのデバイスも，使いやすいように少しずつ改良が加えられているが，評価は患者によりさまざまである．注射針はインスリン注射と同じものが使用されるが，改良が重ねられて痛みが少ないものとなっている．

インスリン注射のように目盛りを調節して，0.175 mg/kg/週を分割投与する．1回注射量は，担当医の指示によって決められる．体重により，また効果により適宜投薬量が変化していくことになる．

● 副作用 ●

副作用として，注射部位の変化，側彎症，大腿骨頭すべり症，良性頭蓋内圧亢進症などがあげられる．また，糖尿病の発生頻度は上がらないが，耐糖能異常がみられることがある．

● 注意点 ●

治療上の注意点として，注射が適切に行われているか，治療効果，副作用の出現，骨年齢の進行を定期的にチェックすることが必要である．

看護のポイント

毎日の自己皮下注射であるので，注射指導とアドヒアランスが重要となる．注射部位が1箇所に集中すると，腫脹や皮下組織の萎縮などの局所変化が起き，注射の効果も減弱するので，適切な指導が必要である．また，自己注射は長期にわたるので，励ましながら問題点を共有し一緒に解決していく姿勢をもつこと，年齢に応じて本人が自己注射を行って自立していけるような指導ができるとよい．

（堀川玲子）

肥　満　obesity

1 起こり方

肥満とは，一般的に正常な状態に比べて体重が多い状況，あるいは体脂肪が過剰に蓄積した状況をいう．体重や体脂肪の増加に伴った症状の有無は問わない．一方，直接病気につながる「疾病としての肥満」，「合併症を伴う肥満」，すなわち医学的介入の必要なものを**肥満症**とよぶ．肥満の合併症を**表1**に示す．**メタボリックシンドローム**は，内臓脂肪型肥満に耐糖能異常，脂質代謝異常，高血圧などの危険因子が集積したものであり，日本人小児の基準（**表2**）も定められている．

単純性肥満

原因となる疾患がなく，生活習慣の乱れ（環境因子）や体質（遺伝因子）などにより発症するものを単純性肥満とよぶ．環境因子には，運動不足や食習慣の乱れ（脂肪や糖質のとり過ぎ），睡眠不足などがある．200個もの**遺伝子**が肥満に関連する（多因子遺伝）といわれている．βア

表1　肥満に伴う合併症

脂肪肝，非アルコール性脂肪性肝炎（NASH）：AST，ALT，コリンエステラーゼの上昇
脂質異常症：総コレステロールの上昇，中性脂肪の上昇，HDL-コレステロールの低下
高血圧：収縮期血圧の上昇
2型糖尿病：血糖値の上昇
メタボリックシンドローム
睡眠時無呼吸（症候群）（sleep apnea syndrome：SAS）
多嚢胞性卵巣症候群（polycystic ovary syndrome：PCOS）
タンパク尿，巣状糸球体硬化症（focal segmental glomerulosclerosis：FSGS）
胆石
大腿骨頭すべり症，骨関節炎
思春期早発
心理社会的問題

など

ドレナリン受容体（β3AR，β2AR）遺伝子が，小児肥満の重症化やインスリン抵抗性の増悪に関与している．両親とも肥満であるとその子どもの約60〜80％が肥満になり，両親とも肥満

表2 日本人小児メタボリックシンドロームの診断基準（6〜15歳）

危険因子	異常判定基準
腹囲（臍囲）	≧80 cm(注1)
上記に加え，以下のうち2項目以上を有する場合にメタボリックシンドロームと診断する．	
1）血清脂質	トリグリセリド ≧120 mg/dL(注2) かつ/または HDL-コレステロール <40 mg/dL
2）血圧	収縮期血圧 ≧125 mmHg かつ/または 拡張期血圧 ≧70 mmHg
3）空腹時血糖	≧100 mg/dL(注2)

注1：腹囲については，腹囲/身長が 0.5 以上であれば基準を満たすとする．
　　腹囲については，小学生は 75 cm 以上であれば基準を満たすとする．
注2：採血が食後2時間以降である場合はトリグリセリド 150 mg/dL 以上，血糖 100 mg/dL 以上を基準としてスクリーニングを行う（この食後基準値を超えている場合には，空腹時採血により確定する）．

［厚生労働省研究班 2011 年 3 月改変版］

がなければ，その子どもは 10％くらいしか肥満にならない．

2次性肥満

一方，なんらかの疾患が原因となるものを**2次性（症候性）肥満**とよぶ．ステロイドホルモンの産生過剰によるクッシング（Cushing）症候群や甲状腺機能低下に伴う肥満では，身長の伸びが悪くなることが特徴的である．プラダー・ウィリ（Prader-Willi）症候群など遺伝子異常に伴う肥満もある．

脂肪の蓄積する部位によって，**皮下脂肪型**と**内臓脂肪型**に分類される．内臓脂肪の蓄積によりインスリン抵抗性が惹起され，動脈硬化が進行すると考えられている．TNF-α（tumor necrosis factor-α）の増加やアディポネクチンの減少が**インスリン抵抗性**の増大に関与している．

近年，肥満に伴う合併症の出現に**胎児期**からの影響が指摘されている．母体の低栄養やストレスによる低出生体重児と母体の糖尿病などによる高出生体重児はともにハイリスク群と考えられる．

2 症状と診断のすすめ方

肥満の判定には，①見た目，②身長と体重の測定，③肥満度の計算，④BMI の計算，⑤体脂肪率の測定，⑥腹囲（臍囲）の測定，⑦成長曲線の作成などが重要である．

肥満度は，（実測体重−標準体重）/標準体重 ×100（％）で算出する．標準体重は，性別・年齢別・身長別標準体重表より求める．学童では 20％以上を，幼児期には 15％以上を肥満とする．body mass index（BMI）は年齢とともに基準値が増加するため，小児期ではそのままの値では評価できない．パーセンタイル値か SD（標準偏差）値を用いるべきである．カウプ（Kaup）指数やローレル（Rohrer）指数についても同様である．体脂肪率は，生体電気インピーダンス法や二重エネルギー X 線吸収測定（dual-energy X-ray absorptiometry：DXA）法で測定する．体脂肪率は一般的な測定法では皮下脂肪量を反映する．**腹囲**は内臓脂肪の蓄積を反映する有用な指標として小児においても重要である．小児の肥満症やメタボリックシンドロームの基準では，腹囲 80 cm 以上，腹囲/身長比 0.5 以上が採用されている．

3 治療の実際

肥満の合併症，将来の糖尿病や動脈硬化のリスクについて保護者と本人に十分に説明する．家族ぐるみの対応が重要である．小児肥満の改善支援や治療を行うには，行動療法の考え方が参考となる．**家庭での体重測定**（1日 1〜2回）と記録がセルフモニタリング（自己監視法）としてもっとも重要である．小児期には身長は必ず増加するので，体重が横ばいで増加しない状況を維持できれば，1〜2 年後には肥満度は著明に改善する．

● 食習慣

食習慣の見直しのためのチェック項目として，朝食の欠食があるか，学校で給食のおかわりをたくさんしていないか，夜食を食べるか，早食いではないか，間食はどんなものをとって

いるか，などがあげられる．砂糖を使った甘いもの（ジュース，ガムなど）はとり過ぎないことが重要である．お菓子やジュースは家族全員で控え，家に置かないことも大切である．スポーツドリンク（数％糖分を含む）を多量に飲むことによって，重篤な清涼飲料水ケトーシスを発症することがあるので注意を喚起する．

● 運動習慣

運動習慣の見直しのためのチェック項目として，ゲーム，テレビなどに何時間費やしているか，家事の手伝いは何かしているか，などがあげられる．速歩きの散歩（1日1万歩以上）を家族で行うなど日常生活の中で歩数を増やすことを考える．生活習慣改善の目標設定は，本人に無理のないように決めさせる．改善がみられた場合，ほめてあげることが大切である．

いじめ，不登校，抑うつなど**心理・社会的問題**を抱えている症例も多い．このような症例には，別途臨床心理士などによる心理的サポートが必要となる．

看護のポイント

肥満に伴う合併症である2型糖尿病や心筋梗塞，痛風，高血圧などについて家族歴の有無を確認する．生活習慣の見直しと改善を「**家族ぐるみ**」で行うよう励ますことが重要である．

（杉原茂孝）

くる病 rickets

1 起こり方

くる病は，O脚などの変形を伴う骨の病気であり，**ビタミンD欠乏**が主な原因である．一般にビタミンは生体内で合成されないため，外界より摂取しなければならない栄養素であるが，ビタミンDは例外で，一部は皮膚において紫外線のエネルギーにより合成される．したがって，ビタミンD欠乏は，ビタミンDの摂取不足と日光照射不足が関連する．ビタミンD欠乏症の正確な発症頻度は不明であるが，近年増加している．くる病には，ビタミンDの作用不足で発症するタイプ以外に，リンの不足（実際にはリンの尿中排泄過剰）で発症するタイプもある（**表1**）．

ビタミンDが作用を発揮するには，生体内で活性化される必要がある．すなわち，食物として摂取されたビタミンDおよび皮膚で生合成されたビタミンDは，まず肝臓において25位が水酸化されて**25位水酸化ビタミンD**（25OHD）となり，さらに，腎臓において1α位が水酸化されて，1α,25位水酸化ビタミンD$[1α,25(OH)_2D]$となる．$1α,25(OH)_2D$はもっとも強い生物活性をもつので活性型ビタミンDとよぶ．また，血中25OHD濃度は体内のビタミンDの貯蔵量を反映するので，ビタミンD欠乏症の診断に用いられる．

骨はI型コラーゲン，オステオカルシンなど種々のタンパクよりなる骨基質にカルシウム，リンを中心とするミネラルが沈着（石灰化）してできる．くる病では，骨の石灰化が障害された結果，石灰化していない骨基質（類骨）が増加する．

表1 くる病の病型と原因

臨床検査	病名	原因
血清カルシウム，リン低値	ビタミンD欠乏症	ビタミンD摂取不足，日光照射不足
	ビタミンD依存症I型	1α位水酸化酵素異常
	ビタミンD依存症II型	ビタミンD受容体異常
リン低値	低リン血性くる病	線維芽細胞増殖因子23など
	ファンコーニ（Fanconi）症候群	全般的尿細管機能障害

2 症状と診断のすすめ方

O脚などの骨格の変形や肋軟骨部の腫脹（肋骨念珠）および成長障害などがみられる．X線学的には，長管骨骨幹端に特徴的所見がみられる．けいれん，**テタニー**など低カルシウム血症に伴う症状を伴うこともある．病歴聴取の際にはビタミンD欠乏症の危険因子を念頭に置く．危険因子としては，完全母乳栄養，母親のビタミンD摂取不足，食事摂取不足，アレルギーなどによる食事制限，慢性下痢，外出の不足，高緯度などがあげられる．

ビタミンD欠乏の診断は，血中25OHD値により行うことが重要である．しかし，日本では保険適用がないという問題がある．臨床検査では低カルシウム血症，低リン血症，高ALP（alkaline phosphatase）血症，血中副甲状腺ホルモン高値，血中25OHD低値が認められる．

肝臓および腎臓の機能障害により，ビタミンDの吸収障害，活性化障害がもたらされ，ビタミンD欠乏性くる病が発症することがある．とくに，腎機能障害においては，リンの排泄障害や2次性副甲状腺機能亢進症と合わさって複雑な病態をとるので，CKD-MBD（chronic kidney disease-mineral and bone disorders）と総称され，臨床的な課題として検討されている．

3 治療の実際

ビタミンD欠乏の第1原因は，ビタミンDの摂取不足であるので，ビタミンDの必要量を知っておく必要がある．日本の2010年版食事摂取基準によると，ビタミンDの目安量は6ヵ月未満が100単位，6ヵ月から1歳未満が200単位，1～7歳が100単位，8～9歳が120単位，9～14歳が140単位となっている．ただし，日照を受ける機会の少ない乳児の目安量は200単位に増量されている．1μgのビタミンDが40単位に相当する．ビタミンDを多く含む食品には，魚介類（魚肉，ウナギ，しらす干し，アンコウの肝など），卵黄，バター，キノコ類などがある．

前述のように紫外線は皮膚でのビタミンD合成に必須なので，紫外線照射不足でもビタミンD不足となる．米国では，皮膚への悪影響を回避するために，日光曝露はとくに6ヵ月未満は推奨しないとなっている．

ビタミンD欠乏性くる病に対して1αOHD（アルファカルシドール）0.1μg/kg/日程度が使われるが，症状の改善とともに減量する．腎石灰化や**尿路結石**をきたさないよう，血中・尿中カルシウム値をモニターし，過剰投与を避ける．

💡 看護のポイント

O脚や肋骨念珠，関節腫脹などのくる病の症状を把握しておく．食事内容や生活環境に原因がある場合も多いので，それらの観察も行う．低カルシウム血症が重度な場合，筋肉の拘縮やけいれんが起こり，救急疾患となる場合もあるので，注意を行う．

（大薗恵一）

軟骨無形成症・低形成症
achondroplasia, hypochondroplasia

1 起こり方

骨の先天的な疾患で原因は線維芽細胞成長因子受容体3の遺伝子変異である．骨の形成過程には，軟骨が形成されてから骨に置き換えられる**内軟骨性骨化**と，膜性の構造物から直接骨が形成される**膜性骨化**がある．軟骨無形成症では遺伝子変異の結果，内軟骨性骨化過程に障害が発生する．

手足の骨の伸長は内軟骨性骨化で生じる．こ

軟骨無形成症・低形成症

の障害のために，手足が短くなり，四肢短縮型の低身長となる．頭蓋底の骨も内軟骨性骨化でできていて軟骨無形成症では頭蓋底の形成不全が起きる．軟骨無形成症の合併症の多くはこの頭蓋底の形成不全を原因として発症する．すなわち，大後頭孔の狭窄は延髄を圧迫し，**突然死**の原因となる．また，頸静脈孔の狭窄は脳血液の還流を阻害し，脳脊髄液の吸収を遅らせ，**水頭症**が発症する．さらに頭蓋底が小さいことから鼻咽頭も狭く，中耳炎や閉塞性の無呼吸を起こしたりする．

常染色体優性遺伝形式で遺伝するが，多くは新規の突然変異で発症する．発症頻度は1万5千出生に1人であり，骨の先天的な疾患の中ではもっとも頻度が高い．同じ遺伝子の異なる部位の変異は致死型骨異形成症という重症型や，軟骨低形成症という軽症型の原因となる．致死型骨異形成症は内軟骨性骨化によって形成される肋骨の低形成や脳実質の形成の異常のために周産期致死である．

軟骨低形成症は内軟骨性骨化の障害が軽いため，軟骨無形成症のような特有の顔貌とはならず，低身長の程度も軽い．

2 症状と診断のすすめ方

特徴的な顔貌（前額部の突出，顔面中央部の低形成，鞍鼻）と四肢の短縮（体幹に近いほうが短縮の程度は強く「上腕＜前腕，大腿＜下腿」となる）を伴う低身長は新生児期からみられるため，外観で診断可能である．生化学的な検査には異常はない．

● X線検査 ●

全身骨格のX線像で下記のような所見が得られれば，診断は確定的である．軟骨無形成症では，長管骨の骨幹端は拡大し，大きな骨端核がのる．骨幹部も太くなる．脛骨は内彎し腓骨は脛骨よりも長くなる．**椎弓根間距離**が下方脊椎になるにつれ正常では拡大していくのに対し，本疾患では狭小化する．手は三尖手とよばれ，第2，3指が接近して一群となり，第4，5指も接近し，手指を自然に開くと三叉のような配向をとる．骨盤も特徴的で，腸骨翼は小さく四角く，骨盤腔はシャンパングラス様，坐骨切痕は狭い．大腿骨骨頭の骨化は遅れ，頸部は短い．軟骨低形成症はこれらの変化が軽く，診断は困難である．遺伝子診断も可能である．

3 治療の実際

疾患の根本的な治療法はなく，合併症の管理と低身長の治療を行う．

● 合併症 ●

主な合併症は神経系の障害と上気道の狭窄による障害である．神経系の合併症は運動発達の遅れ，筋緊張の低下，摂食障害，睡眠障害，無呼吸，水頭症，脊髄圧迫症状である．とくに2歳までに発症することの多い突然死は，呼吸中枢の圧迫の結果であり，定期的なMRIによる観察や神経症状に注意しなければならない．水頭症も重大な合併症である．第2頸椎歯状突起の形成不全のため，極度の頸部の前屈により亜脱臼をきたす危険がある．学童期にはマット運動などは避けさせる．

上気道の狭窄のため，**中耳炎**の合併頻度は高く，患者の90％近くが生後2歳までに一度は中耳炎を発症する．**閉塞性無呼吸**を示すものが多い．定期的な耳鼻科の診察も必要である．

● 成長ホルモン投与 ●

低身長に対して，**成長ホルモン投与**（0.35 mg/kg/週）が保険で認められている．3歳以降で身長が同年齢の-3SD未満の例で開始される．成人身長は非治療に比べ約5 cm程度身長増加が期待される．成人身長の改善がさほどでもないのは思春期の成長のスパートがないためである．一方，軟骨低形成症は治療に良好に反応する．

● 整形外科的治療 ●

整形外科的に脚延長を行うことも考慮する．理論的には脚延長は10 cm以上可能である．創外固定による感染症の併発の危険もあり長期間の入院を必要とする．

（田中弘之）

小児の固形腫瘍 solid tumor in children

1 起こり方

　小児の悪性腫瘍は白血病などの造血器腫瘍と脳腫瘍，神経芽腫を含む固形腫瘍に大別される．小児固形腫瘍はその名のとおり，形態的に固形を呈するがんの総称であり，小児悪性腫瘍全体のうち約60%を占める．頻度としては，**脳腫瘍**，**神経芽腫**に次いで**骨肉腫**，**ユーイング(Ewing)肉腫**などの骨腫瘍，**腎腫瘍**，**横紋筋肉腫**，**網膜芽腫**の順に多いが，成人がんと比べるときわめてまれであり，全体としての罹患率は100万人に100～120人程度となっている．特徴として，年齢によって好発する腫瘍の種類が異なる点があげられる(表1)．乳児期では**肝芽腫**，網膜芽腫，神経芽腫，**ウィルムス(Wilms)腫瘍**，学童期ではユーイング肉腫，脳腫瘍，**胚細胞腫瘍**，また思春期では骨肉腫，脳腫瘍などが好発する．

　病因として，疾患固有の染色体異常や遺伝子異常が解明されつつあるが，まだ十分に明らかにされていない．これらの異常は後天的なものがほとんどであるが，一部は遺伝性に引き継がれた遺伝子異常が原因で生じたり，散発的な染色体異常や遺伝子異常による先天奇形に合併するものもある．

　近年の集学的治療の進歩に伴い小児造血器腫瘍の治療成績はこの30年間で飛躍的に向上したものの，小児固形腫瘍の治療成績はほぼ横ばいであり，小児がん関連死の約70%を占める．外科治療，化学療法，放射線療法に加えて一部

表1　主な小児固形腫瘍の原因，臨床像，治療と予後

疾患	好発年齢	好発部位	原因と考えられる分子	症状	主な治療	予後
脳腫瘍	学童期	テント下	SHH経路，WNT経路	頭痛，嘔吐，神経症状，活動性低下	外科治療，化学療法，放射線療法	組織型によりさまざま
神経芽腫	乳児期2～3歳	副腎，縦隔後腹膜	未分化リンパ腫キナーゼ(ALK)(～10%)	腹部腫瘤，発熱，貧血，眼球突出ホルネル(Horner)徴候	外科治療，化学療法，放射線療法，自家造血幹細胞移植	年長児の進行例は不良
骨肉腫	10代後半	大腿骨遠位端，脛骨近位端		疼痛，腫脹	外科治療，化学療法	遠隔転移を有する例は不良
ユーイング肉腫	10代後半	骨盤，大腿，軟部組織	EWS融合遺伝子	疼痛，腫脹	外科治療，化学療法	遠隔転移を有する例は不良
ウィルムス腫瘍	乳児期	腎臓	WT1	腹部腫瘤，血尿，無虹彩症	外科治療，化学療法，放射線療法	良好
横紋筋肉腫	5歳	泌尿生殖器，傍髄膜，眼窩，後腹膜，四肢	胞巣型 PAX3-FKHR PAX7-FKHR	疼痛，腫脹，発熱	外科治療，化学療法，放射線療法	胞巣型：不良 胎児型：良好
網膜芽腫	乳児期	網膜両側性40%	網膜芽細胞腫(RB)	白色瞳孔，斜視，結膜充血	眼球摘出，化学療法，レーザー治療	良好
肝芽腫	乳児期	肝臓	β-カテニン	腹部腫瘤，嘔吐，発熱	外科治療，化学療法，肝移植	良好
胚細胞腫瘍	新生児期，3～4歳，10代	卵巣，精巣，仙尾部，縦隔		発生部位によりさまざま 腫瘤，圧迫症状	外科治療，化学療法，放射線療法	良好

の腫瘍に対しては造血幹細胞移植が行われているが，治癒率は全体として60％程度となっている．

主な小児固形腫瘍の分類(表1)

◆脳腫瘍◆

小児の脳腫瘍は成人と異なり，約半数がテント下に発生する．神経膠腫（グリオーマ），髄芽腫，原始神経外胚葉性腫瘍（PNET），胚細胞腫瘍，頭蓋咽頭腫などに分類される．症状は腫瘍の局在部位，大きさにより規定されさまざまであるが，**脳圧亢進症状**である頭痛，嘔吐が主体となる．乳児では頭囲拡大をきたすので，脳圧亢進症状は出にくい．極度の体重減少，不登校や自閉傾向などをきたすこともある．治療は組織型によって異なるが，外科治療が主体であり，加えて化学療法，放射線治療が用いられることがある．

◆神経芽腫◆

神経芽腫は胎生期の神経堤由来の細胞ががん化したものであり，副腎や全身の交感神経節から発生する．1歳未満の乳児に好発し，約90％が5歳までに発症する．本症は発症年齢，病期，遺伝子学的背景により予後が大きく異なることが特徴である．一般的に1歳未満で発症する例は予後良好（5年生存率90％以上）であり，1歳以上の遠隔転移を有する例は予後不良である（5年生存率40％以下）．主症状として腹部膨満，発熱，顔色不良，四肢痛などがあげられる．そのほか，高血圧，下痢，眼球運動異常や下肢麻痺などもみられることがある．治療はリスクにより異なるが，化学療法，外科治療，放射線療法が行われる．年長児のハイリスク群に対しては**自家造血幹細胞移植**が標準治療となっている．

◆骨腫瘍◆

原発性骨腫瘍としては骨肉腫がもっとも多く，ユーイング肉腫がそれに次ぐ．いずれも10代後半に発症のピークがあり，男女比は1.3〜1.5：1とやや男性に多い．ユーイング肉腫では約95％で**EWS融合遺伝子**が同定されており，分子診断の指標にもなっている．症状は局所の疼痛と腫脹が主体であり，灼熱感や運動障害もしばしば認められる．治療は化学療法と外科治療が行われるが，遠隔転移を有する例は予後不良である．

◆横紋筋肉腫◆

本症は小児でもっとも頻度が高い軟部腫瘍であり，身体のあらゆる部位から発生する．約70％が10歳以下に診断されるが，若年成人も含めた幅広い年齢層に発症する．病理組織型は**胎児型**と**胞巣型**に大別され，一般的に胞巣型は予後不良である．胞巣型の約70％では特徴的な融合遺伝子である *PAX3-FKHR* または *PAX7-FKHR* が検出され分子診断に応用されている．症状は発生部位により多彩であり，腫瘍の圧迫や閉塞によるものが主体である．治療はリスク分類により異なるが，化学療法，外科治療，放射線療法が行われる．

2 症状と診断のすすめ方

腹部腫瘤，患部の疼痛，腫脹など局所症状に加えて，持続する発熱や活動性の低下，不機嫌，体重減少などの全身症状により小児固形腫瘍を疑う．家族歴，既往歴，発達歴も参考となる場合があるので正確に聴取する．検査としては，一般的な血液検査，尿検査，および腫瘍マーカー測定，超音波検査，CT検査，MRI検査が有用である．また転移巣の検索には骨シンチグラフィ，**MIBG腫瘍シンチグラフィ**といった各種シンチグラフィ検査に加えて，最近では**PET（ポジトロン断層法）検査**を用いることがある．骨髄転移の有無の評価には，骨髄穿刺を行う．臨床症状と検査結果から，小児固形腫瘍を強く疑う場合は，生検を行い病理組織診断や染色体検査，遺伝子検査により確定診断にいたる．

3 治療の実際

小児固形腫瘍は希少疾患なので，**多施設共同研究**による治療が行われていることが多い．主な治療研究グループとして，日本神経芽腫研究グループ（JNBSG），日本横紋筋肉腫研究グループ（JRSG）および日本小児肝がん研究グループ（JPLT）などがある．疾患により治療法は異なるが，いずれも外科治療，化学療法，放射線

小児疾患

療法の組み合わせが一般的である．高リスク群の神経芽腫では大量化学療法併用の自家造血幹細胞移植が標準治療として用いられている．小児固形腫瘍の化学療法に主として用いられる抗がん薬は，ビンクリスチン，シクロホスファミド，イホスファミド，シスプラチン，カルボプラチン，ドキソルビシン（アドリアマイシン），ピラルビシン，アクチノマイシンD，エトポシド，メトトレキサート，イリノテカンなどであり，共通した副作用は骨髄抑制，粘膜障害および脱毛である．こういった副作用に対して，輸血や抗菌薬の予防投与といった支持療法が併用されている．

看護のポイント

抗がん薬の投与法や副作用に関して十分理解することが肝要である．骨髄抑制時には感染対策の観点から，口腔内ケアや肛門ケアに注意する．手洗い・うがいなど患者の日常生活における感染対策の指導も行う．発熱性好中球減少症に対しては，可及的すみやかな対応を行う．また患者や家族が安心・納得して治療や検査を受けられるように，主治医や緩和チームと連携し，患者の不安や苦痛できるだけ軽減するような看護計画を立案することも重要である．

（滝田順子）

小児の白血病 childhood leukemia

1 起こり方

白血病とは，造血組織である骨髄において分化増殖する造血細胞がなんらかの変化をきたして異常増殖し，正常な骨髄の機能が損なわれることによって生体の機能維持にさまざまな不都合を生じる疾患であり，適切な治療が行われて奏功しなければ死にいたる重篤な疾患である．

分類

白血病には芽球の構成成分によって**急性白血病**と**慢性白血病**に分ける分類と，細胞起源によってリンパ性白血病と骨髄性白血病に分ける2通りの分類方法がある．急性白血病と慢性白血病の違いはいわゆる急性疾患と慢性疾患の違いのように臨床経過によるものではなく，**図1**に示すように白血病を構成する芽球の成分の違いによるものである．急性白血病とは，非常に幼若なある1種類の分化段階の異常細胞が増殖してくる白血病であり，慢性白血病は複数の分化段階の異常細胞が増殖してくる白血病である．もう1つの細胞起源によってリンパ性白血病と骨髄性白血病に分ける方法により，2×2で4種類の病型ができる．小児の白血病は97〜98％が急性白血病であり，その3/4を急性リンパ性白血病（ALL）が占め，1/4を急性骨髄性白血病（AML）が占めている．一方で慢性白血病は小児の白血病全体の2〜3％を占めるにすぎず，そのすべてが**慢性骨髄性白血病（CML）**であり，小児には慢性リンパ性白血病という病型は存在しない．

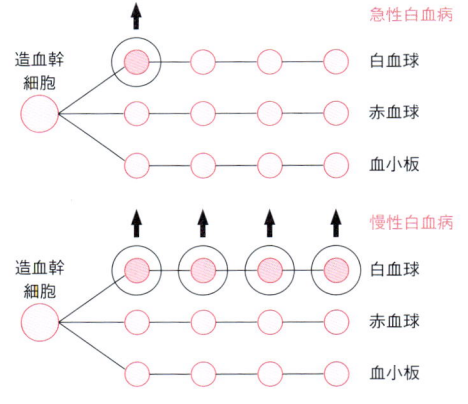

図1 急性白血病と慢性白血病の発症様式の違い

罹患率・予後

発症頻度は小児人口10万人に対して4〜5人とされ，日本での15歳以下の新規発症例は

年間800〜900人と報告されている．後述するような**多剤併用化学療法**や**造血幹細胞移植**を組み合わせることにより，ALLで75〜85％，AMLで60〜70％の長期無病生存率が達成されている．

2 症状と診断のすすめ方

白血病を発症することにより骨髄が異常細胞で占拠され，正常な骨髄の機能が失われることになる．正常な骨髄の機能とは正常な白血球・赤血球・血小板を産生することであるから，これらの機能の喪失が白血病の臨床症状となって現れる．

臨床症状を以下に列挙する．正常な白血球が減少することにより感染症に罹患しやすくなり，その感染症の治りが悪くなる．具体的には咳・鼻汁といった感冒症状や発熱が長引き，通常の感染症治療では治癒しにくくなる．発熱は白血病細胞の増加そのものによっても起こることがある．また，正常な白血球の減少により創傷治癒機転が正常に機能せず，傷の治りが悪くなるといった症状がみられることもある．赤血球が減少すると顔色が悪くなる，疲れやすくなる，元気がなくなるといった症状が目立つようになる．血小板が減少すると出血しやすくなる，出た血が止まりにくくなるといった症状がみられるようになる．このほか，小児の白血病に特有な症状として歩かない，足を引きずって歩くといった症状がみられることがある．これは骨髄中で異常細胞が増殖することによって生じる骨痛によって起こる症状である．

身体所見としては，白血病細胞の浸潤による肝脾腫・表在リンパ節腫脹・皮下腫瘤，貧血による皮膚色蒼白・心雑音，血小板減少による紫斑・出血斑などがある．

検査所見としては，血球算定検査で白血球増加（または減少），芽球の出現，赤血球（血色素）・血小板の減少を認め，血液生化学ではLDHや尿酸値の上昇，さまざまな電解質異常を認めることが多いが，中には血球算定検査・血液生化学でまったく異常所見を認めない例もあり，確定診断には**骨髄検査**で芽球の増加を証明することが必須である．

鑑別診断としては，再生不良性貧血・骨髄異形成症候群・悪性リンパ腫など，ほかの造血器疾患，敗血症・尿路感染症などの感染性疾患，特発性若年性関節炎などの膠原病関連疾患がある．

3 治療の実際

白血病の治療の基本は多剤併用化学療法であり，ALL治療の基本骨格は**寛解導入療法**，**強化療法**，**中枢神経予防療法**，**維持療法**からなる．寛解導入療法は4〜6週間にわたる治療を行い，現行の治療による寛解導入率は97〜98％とされている．強化療法は寛解導入療法で使用した薬剤に代謝拮抗薬なども加えてさまざまな組み合わせでの治療を行う．中枢神経予防療法はメトトレキサート（メソトレキセート®）大量療法に髄腔内注射を組み合わせて行われる．ここまでの治療が終わるまでに通常半年から1年かかる．維持療法はほかのすべての治療が終わった後で主に外来で経口の代謝拮抗薬を中心に行われる治療で全治療期間は2〜3年である．同種造血幹細胞移植は小児のALLに関しては再発後治療として位置づけられているが，t(9;22)(Ph染色体)陽性のALLや乳児のMLL遺伝子再構成陽性のALLなどの特殊な病型では第1寛解期の治療として同種造血幹細胞移植が行われる．しかし，これらの特殊な病型においても分子標的薬のような新たな治療薬の登場や予後因子の再検討により治療方法が改変され，晩期合併症の懸念の強い同種造血幹細胞移植の適応症例を減らす努力がなされている．

ALLは古くから多くの臨床研究が行われ，さまざまな予後因子が明らかにされてきた．現行の治療で採用されている**予後因子**には**年齢**，**初診時白血球数**，**膜表面マーカー**，**染色体・遺伝子異常**，**初期治療反応性**などがあるが，近年もっとも重要視されているのは，腫瘍細胞特異的な遺伝子配列や膜表面マーカーを用いてPCR法やフローサイトメトリー法により測定される**微小残存腫瘍**である．ALLの長期予後

は標準的治療が行われれば，全体として75～85％の無病生存率が達成されている．

AMLの治療の基本骨格は**寛解導入療法**と**強化療法**であり，現行の治療による寛解導入率は80～90％である．強化療法は通常3～5コース施行される．中枢神経予防療法として各治療相において髄腔内注射を施行する．治療期間はおよそ半年から1年弱である．同種造血幹細胞移植は小児のAMLに関しても基本的には再発後治療として位置づけられているが，ALLと比較すると第1寛解期の治療として行われる症例の割合が多い．AMLの**予後因子**は**染色体・遺伝子異常，初期治療反応性**であり，特定の染色体・遺伝子異常を有する症例や1コースで寛解導入されない症例は第1寛解期で同種造血幹細胞移植の適応とされる．AMLの無病生存率は60～70％である．

CMLの標準的治療はイマチニブ（グリベック®）をはじめとした分子標的療法と同種造血幹細胞移植である．

看護のポイント

白血病の患児は原疾患のため，あるいはその治療として行われる化学療法のために常に**易感染状態**にある．原因となる病原体の多くは通常は病原性を示さない弱毒菌が主体であり，いわゆる**日和見感染**である．強い免疫抑制状態においては感染症は重症化しやすく，治療と同時に予防が重要であり，**標準予防策**を中心とした適切な**感染防御対策**の徹底が重要である．また，**腫瘍崩壊症候群・投与薬剤に対する副作用・骨髄抑制下の重症感染症・重篤な出血**など，状態の変化が速く迅速な対処を必要とする病態も多いため，日頃の注意深い観察と状態の変化を見逃さない素早い対応が重要である．さらに，白血病患児は長期入院を強いられるため精神的なサポートも大変重要であり，年齢や発達段階に応じたきめ細かな対応が求められる．

（菊地　陽）

小児の鉄欠乏性貧血　iron-deficiency anemia in children

1　起こり方

鉄欠乏性貧血は，ヘモグロビン（Hb）合成に必要な**鉄の不足**により生じる貧血である．一般的には，鉄の供給と消費はバランスよく調節されているが，なんらかの原因により鉄の不足が生じると**貯蔵鉄が減少**する．貯蔵鉄が枯渇すると鉄欠乏状態となり，骨髄での赤芽球において**ヘモグロビン合成が低下**し，貧血を生じる．小児の場合，とくに乳幼児期および思春期の急速な成長に伴って生じやすい．生後数ヵ月は経胎盤的に母体から移行した鉄を保有しており，通常の栄養摂取をしていれば鉄欠乏を呈することはない．**母乳**は鉄の含有量が少ないが鉄の吸収率は高い．通常は生後5～6ヵ月からは離乳食により鉄の摂取が増えるが，離乳期になっても母乳中心栄養の場合，9ヵ月頃より鉄欠乏性貧血を起こすことがある．

人工栄養は，鉄が十分に含有されているため，母乳より鉄の吸収率は悪いが鉄欠乏が起こることはまれである．**早産低出生体重児**では妊娠後期に経胎盤的に獲得すべき鉄保有量が相対的に過少となり，鉄欠乏にいたる時期が早く，生後3～4ヵ月で鉄欠乏性貧血を生じることがある．3歳までの乳幼児で毎日牛乳を多量に摂取すると，腸管からの失血と低タンパク血症を伴う**牛乳貧血**を生じることがある．思春期の鉄欠乏は**女子**に多く，月経開始による鉄の喪失やダイエットなどによる鉄の摂取不足が要因となっている．

2　症状と診断のすすめ方

臨床症状

貧血が慢性に進行した場合，Hb 7～8 g/dL

小児の再生不良性貧血 aplastic anemia in children

1 起こり方

再生不良性貧血(以下再不貧)では，骨髄で造血細胞の減少，末梢血で3系統すべての血球の減少がみられる．再不貧はヘテロな疾患群で，その病因から，①特発性，②ウイルス感染，③肝炎関連，④薬剤性(以上は後天性再不貧)，⑤遺伝性(以下，**遺伝性骨髄不全症候群**)に分類される．特発性とされていたものの中にも遺伝性背景をもつ群があることが明らかになった．わが国の小児人口では年間70〜100人が発症していると推定される．

造血細胞が減少する機序は，造血幹細胞自身の異常と自己の造血幹細胞に対する自己免疫反応の2つが主要なものである．後天性再不貧の70%は免疫抑制療法に反応することから，その標的となる抗原分子を同定する研究が盛んである．一方，最近，急速に発展したゲノム科学により，造血不全への遺伝子因子の関与が明らかになってきた．

汎血球減少をきたす遺伝性骨髄不全症候群には**ファンコーニ(Fanconi)貧血**(FA)，先天性角化異常症(dyskeratosis congenital：DC)，シュバッハマン・ダイアモンド(Shwachman-Diamond)症候群(SDS)，先天性無巨核球性血小板減少症(CAMT)，ピアソン(Pearson)症候群が含まれる．これら遺伝性骨髄不全症候群のうちもっとも頻度が高いFAでもわが国での発症頻度は年間でわずかに5〜6人である．しかし，治療法の選択に大きな相違があるため，遺伝性骨髄不全症候群と後天性再不貧を鑑別することは重要である．

2 症状と診断のすすめ方

共通してみられるのは貧血，出血傾向，発熱(細菌感染症)である．肝炎後の場合は肝炎は劇症型が多い．また，遺伝性骨髄不全症候群では，外表奇形など造血器以外の所見，あるいは特徴的な骨髄所見が診断の手掛かりとなる．しかしFAの10%は特徴的な外表奇形がなく，ほかの疾患でも不全型が存在するため，臨床的特徴のみから厳密に病型を決定することはむずかしい．また，遺伝性骨髄不全症候群を鑑別するためには，**染色体脆弱性試験**，**FANCD2タンパク解析**，**テロメア長解析**などが必要である．

診断のための臨床検査

● 末梢血 ●

重症型の場合は，赤血球，好中球，血小板のすべてが減少し，正球性正色素性貧血を呈し，網状赤血球は低下する．白血球の減少は顆粒球減少が主体で，肝炎後の場合にはリンパ球も著明に減少する．本症の重症度分類は**表1**に示す．

● 骨髄穿刺 ●

有核細胞数の減少と，リンパ球，形質細胞，肥満細胞の相対的増加がみられる．細胞密度を正確に評価するためには，腸骨からの生検が必須である．

● 染色体分析 ●

細胞形態に異常を認めない典型的な再不貧でも，染色体異常を認める場合がある．この際には8トリソミーが検出される頻度が高い．ま

表1 再生不良性貧血の重症度分類

分類		好中球数	血小板数	網状球数
中等症	右記のうち2つを満たし(最)重症でないもの	<1,000/μL	<5×10^4/μL	<6×10^4/μL
重症	右記のうち2つを満たし最重症でないもの	<500/μL	<2×10^4/μL	<2×10^4/μL
最重症		<200/μL	<2×10^4/μL	<2×10^4/μL

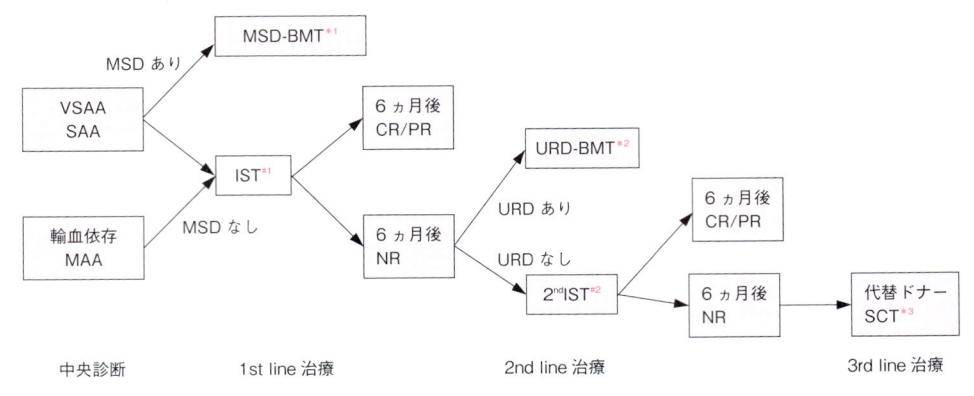

図1 小児再生不良性貧血の治療指針

*1 HLA一致同胞からの骨髄移植における前処置はCY+ATGもしくはCY+FLU+TBIを用いる．
*2 HLA適合非血縁ドナーからの骨髄移植における前処置はCY+FLU+ATG+TBIを用いる．
*3 代替ドナーにはハプロ一致血縁ドナーと臍帯血が含まれる．
#1 初回免疫抑制療法は，ATG(2.5 mg/kg/日×5日)+CsAとATG(3.75 mg/kg/日×5日)+CsAの無作為割付試験が予定されている．
#2 2回目の免疫抑制療法は，アレムツズマブ+CsAをパイロット試験として行う．

VSAA：最重症型再生不良性貧血，SAA：重症型再生不良性貧血，MAA：中等症再生不良性貧血，MSD：HLA一致同胞，URD：HLA適合非血縁ドナー．IST：免疫抑制療法，SCT：造血幹細胞移植，CR/PR：有効，NR：無効，CY：シクロホスファミド，ATG：抗胸腺グロブリン，FLU：フルダラビン，TBI：全身放射線照射，CsA：シクロスポリンA

[小児再生不良性貧血治療研究会]

表2 小児再生不良性貧血に対する治療成績

免疫抑制療法		N	有効率(%) 3ヵ月	有効率(%) 6ヵ月	FFS(%)	生存率(%)
AA-97(日本)	中等症	61	39〜42	47〜60		96
	重症	83	58	66	50〜55	97
	最重症	115	39	72		93

AA：aplastic anemia，FFS：治療奏功維持生存率，MDS/AML：骨髄異形成症候群/急性骨髄性白血病

た，経過中に7モノソミーが検出される際には，通常異形成が強く，芽球も出現していることがあり，**骨髄異形成症候群(MDS)への移行**を考える．

● MRI ●

胸腰椎は均一な低信号となり，T1強調画像では高信号を示す．

● 骨髄シンチグラフィ ●

骨髄への取り込みの低下がみられる．

3 治療の実際

輸血非依存の場合は経過を観察する．輸血が必要となる場合には重症度とHLA一致血縁ドナーが得られるかにより治療方針は異なる．輸血は最小限にとどめ，無症候性ならばHbは6.0 g/dL，血小板数は1万/μLを維持することを目標とする．また，細菌(真菌)感染時には**顆粒球コロニー刺激因子製剤(G-CSF)**を早期から使用すべきである．小児再生不良性貧血治療研究会で示された治療研究会(AA-08)の治療

指針を図1に示す．治療成績を表2に示す．

よくある合併症とその診断・治療・予防について

　治療に反応が得られなければ感染・出血の危険があるほか，長期的には赤血球輸血による**ヘモクロマトーシス**が進行する．さらに，血小板輸血回数が増えると抗HLA抗体の産生で，血小板輸血に不応となったり，移植時の移植片の拒絶につながる可能性がある．このため，輸血は最小限にとどめ，白血球除去フィルターと放射線照射が必須である．免疫抑制療法では，シクロスポリンによる高血圧，**抗胸腺グロブリン**によるアナフィラキシー・血清病に注意が必要である．さらに，免疫抑制療法後のサイトメガロウイルスやEBウイルスによる再活性で間質性肺炎を合併することもありウイルス量のモニタリングが必要である．

看護のポイント

　本症に必発である貧血，出血傾向，発熱（細菌感染症）への理解が必要である．
　貧血の症状として顔色不良，活気低下，食欲不振などがみられる．出血症状としては，皮膚の出血斑，粘膜出血（鼻出血，口腔内出血斑，便潜血，血尿など）の有無を観察するとともに本症に対する輸血の功罪についての理解を深めること．もっとも臨床上で問題になるのは発熱である．とくに好中球減少に伴う細菌感染に対しては口腔内のケア，消化管殺菌，肛門部の洗浄などは重要である．同時に適切な薬剤（抗菌薬，抗真菌薬，G-CSF）の使用を理解する．また，本症に対する免疫療法，造血幹細胞移植についての知識を深めることも大切である．

（麦島秀雄）

原発性免疫不全症候群
primary immunodeficiency syndrome

キーポイント

- 原発性免疫不全症候群とは，免疫系の発達成熟過程のどこかに先天性の欠陥が生じた疾患群である．
- 非常に疾患が多彩であるのでヒト感染防御機構の主要4因子であるT細胞系，B細胞系（抗体），補体系，食細胞系のいずれに異常があるかを理解して看護を行う．

1　考え方の基本

　免疫不全症は生体免疫系の先天的（遺伝的）あるいは2次性の欠陥によって発症する疾患群で，それぞれ原発性（先天性）免疫不全，続発性免疫不全とよばれる．感染防御機構の異常が存在すると考えられた場合，まずどちらであるのかを診断する．原発性免疫不全症全体の頻度は稀であるが，続発性免疫不全症候群にはよく遭遇する．
　易感染性を示すものとして下記のような解剖生理学的異常による場合があり除外を要する．
　①先天奇形・異常：線毛不動症候群のように線毛運動の異常により異物の排除がうまくいかない場合，副鼻腔炎や気管支炎を起こしやすい．外胚葉性形成異常で粘液腺が欠如した場合，気管支炎・肺炎を繰り返す．そのほか，先天性心疾患，肺分画症，皮膚髄膜洞，食道気管瘻，尿路奇形などによることがある．②生理学的異常：気管支喘息，重症心身障害児，③外傷，異物，結石，④医原性．時に解剖生理学的異常と感染防御機構の異常の両方を伴っている例もあり，注意を要する．
　病原微生物の種類を同定することにより，ヒ

表1 病原微生物と感染防御機構

	抗体欠乏	T細胞不全	補体欠損	好中球不全
一般化膿菌	++	(+)	+（とくにナイセリア属）	++
細胞内寄生細菌（結核，サルモネラ）		++（貪食細胞とともに関与）		
ヘルペスウイルスなど		++		
肝炎ウイルス	+	++		
細胞融解型ウイルス	++	+		
真菌				
カンジダ		++	+	+
アスペルギルス		++		++
クリプトコッカス		++		
ニューモシスチス	+	++		

［矢田純一：医系免疫学，改訂10版，427頁，中外医学社，2007より改変］

ト感染防御機構の主要4因子である**T細胞系，B細胞系（抗体），補体系，食細胞系**のいずれに異常があるかを推定して精査をすすめる（**表1**）．

①一般化膿菌（ブドウ球菌，肺炎球菌，大腸菌，緑膿菌など）の場合は，貪食されて処理される．その過程でオプソニン化に関与する抗体や，走化因子や免疫溶菌に関与する補体も重要である．同じ細菌でも細胞内寄生性細菌（結核，らい，サルモネラ，ブルセラ，レジオネラなど）では主にT細胞が感染防御に働く．

②ウイルスではヘルペスウイルス（水痘，サイトメガロ，単純ヘルペス），麻疹ウイルスなどはT細胞が主体に働くが，細胞融解型ウイルスであるエンテロウイルス（ポリオ，コクサッキー，エコー），日本脳炎，デング熱などでは，ウイルスが細胞外に遊離されるため，抗体がより重要である．

③真菌の感染防御にはT細胞が主体に働くが，アスペルギルス，カンジダには好中球も重要である（図1）．

2 起こり方

定　義

原発性免疫不全症候群とは，自然免疫系，獲得免疫系の発達成熟過程のどこかに先天性の欠陥が生じた疾患群である．自然免疫系，獲得免疫系の欠陥とは，好中球，マクロファージ，樹状細胞，補体，NK細胞，T細胞，B細胞のどこかの構成要素の欠損や機能不全を意味する．近年，免疫調節障害や易感染性を示さない自己炎症性疾患も原発性免疫不全症候群に組み入れられるようになり，現在140以上の遺伝子異常，200以上の原発性免疫不全症候群の異なった病型が知られている．

分　類

T細胞系とB細胞系双方の異常を示す複合免疫不全症，主として抗体系の欠陥を示すもの，そのほかのよく解析された免疫不全症，免疫系の調節異常による疾患，食細胞の数，機能，あるいは両方の先天的欠損を示す疾患，自然免疫系の欠陥を示すもの，自己炎症性疾患，補体系の異常を示す疾患，に分類されている．

3 症状と診断のすすめ方

免疫不全を疑う感染の特徴とその症状

①反復する感染，②重症化する感染，③遷延する感染，④日和見感染も含めまれな病原体による感染，⑤感染により予期しないあるいは重度の合併症が起こった場合，免疫不全を疑う．免疫不全を疑う症状として，しばしば認められる症状は，外界と接した呼吸器，消化器，皮膚の感染である．

原発性免疫不全症候群　　1347

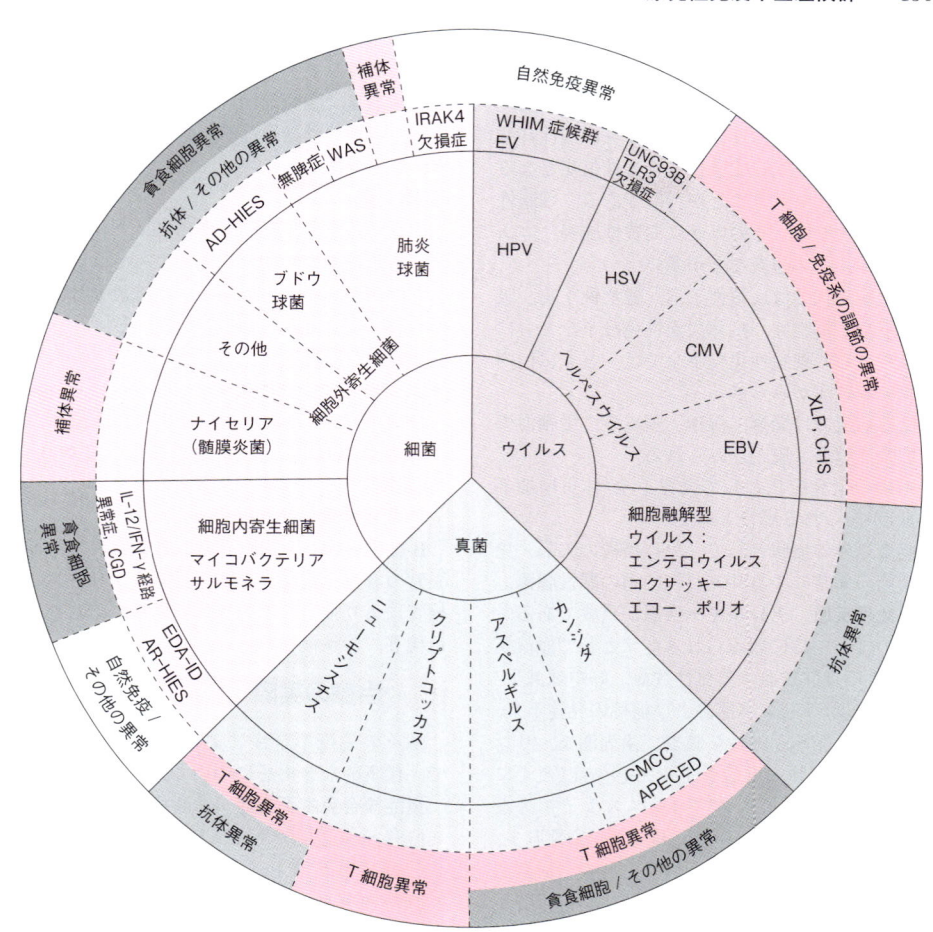

図1　病原体からみた免疫異常

UNC93B, TLR3欠損症では単純ヘルペス脳炎を起こす．
HPV：ヒトパピローマウイルス
HSV：単純ヘルペスウイルス
CMV：サイトメガロウイルス
EBV：EB(Epstein-Barr)ウイルス
WHIM：疣贅，低γ-グロブリン血症，感染，骨髄からの放出不全による好中球減少
EV：疣贅状表皮異形成症
XLP：X連鎖リンパ球増殖症候群
CHS：チェディアック・東(Chediak-Higashi)症候群
CMCC：慢性皮膚粘膜カンジダ症
APECED：自己免疫性多腺内分泌不全症・カンジダ症・外胚葉ジストロフィー
EDA-ID：無汗性外胚葉形成異常を伴う免疫不全症
AD：常染色体優性，AR：常染色体劣性
HIES：高IgE症候群
CGD：慢性肉芽腫症
WAS：ウィスコット・オルドリッチ(Wiskott-Aldrich)症候群

［免疫異常の分類は国際免疫学会連合(IUIS)委員会2007年度版］

- 呼吸器感染では中耳炎，副鼻腔炎，気管支炎，肺炎，気管支拡張症などがあり，とくに抗体欠乏の免疫不全でよくみられる．適切な治療が行われないと，反復する中耳炎は慢性耳漏を生じ，慢性気管支炎は気管支拡張症となるなど進行性であることが特徴である．細胞性免疫不全では，そのほかに間質性肺炎，ニューモシスチス肺炎などが多い．
- 消化器症状では反復性下痢，難治性下痢，吸収不全が細胞性，抗体欠乏性免疫不全ともにみられる．細胞性免疫不全では，とくに口内カンジダ症がみられる．
- 皮膚病変では発疹，湿疹，膿皮症，毛細血管拡張，膿瘍，脱毛がみられる．
- 感染の全身症状として発育不全(体重増加不良)がみられる場合もある．

感染以外の症状として，免疫機構の欠陥・免疫調節の異常によるリンパ網内系の**悪性腫瘍**，**自己免疫疾患**，**アレルギー疾患**が重要である．

そのほか，時に認められる症状として血液疾患(再生不良性貧血，溶血性貧血，好中球減少，血小板減少)，リンパ節および扁桃の発達不良，体重減少，発熱，慢性結膜炎，歯周囲炎，リンパ節炎，肝脾腫，重症ウイルス感染症(とくにサイトメガロウイルス，ヘルペスウイルスなど)，慢性肝疾患，吸収不全，関節炎，慢性脳炎，反復性髄膜炎，敗血症，胆管炎，肝炎，尿路感染症，慢性口内炎，ワクチンの副作用出現(BCG接種後全身播種など)などがある．

病　歴

出生歴(臍帯脱落遅延)，栄養法，家族歴(血族結婚)，既往歴(麻疹，風疹，水痘などの経過，易感染性の有無，アレルギー，自己免疫疾患)，予防接種歴(生ワクチン後の経過)のすべてが必要である．とくにT細胞機能のスクリーニングとして麻疹，水痘の自然経過は有用である．またT細胞機能不全，あるいは慢性肉芽腫症でBCG感染が重症化する．

身体所見

発育不全，皮膚(発疹，出血斑，毛細血管拡張，湿疹，膿皮症)，毛髪の異常，顔貌の異常[ディジョージ(DiGeorge)症候群]，眼球結膜の毛細血管拡張，扁桃の発達不良，歯周囲炎，口内・爪カンジダ症の有無，リンパ節腫大または発達不良，胸腹部(心奇形，肝脾腫，無脾)，失調，精神運動発達遅滞，骨・関節変形などがポイントである．

検　査

注意する点は年齢別基準値により判断すること，また検査の時期，病期によっては異常を示さない例があることである．生後数ヵ月は母体から移行したIgGがあるので，低γ-グロブリン血症の診断は困難である．

● スクリーニング検査 ●
リンパ球数＜1,500/μLでリンパ球減少，好中球数＜1,500/μL(乳児期以降)，＜1,000/μL(乳児期)で好中球減少と考える．

● 診断用検査，特殊検査 ●
B細胞異常，T細胞異常，食細胞異常，補体異常の有無を病歴，身体所見，スクリーニング検査により推定し予想される異常に応じた診断用検査，特殊検査を行う．

4　治療の実際

個々の免疫不全症により治療法が異なるので，代表的な3疾患について述べる．

①**重症複合免疫不全症**：診断後早期に造血幹細胞移植が必要である．HLA一致同胞からの骨髄移植が第1選択であるが，わが国では臍帯血移植の成績もよい．生後3ヵ月以内の移植では90％以上の成功率であるとの報告もある．遺伝子治療も感染があり移植が困難な場合有用である．

②**ブルトン(Bruton)型無γ-グロブリン血症や分類不能型低γ-グロブリン血症**：γ-グロブリンの定期的補充を行う．血清IgG値の投与直前値を500 mg/dL以上に保つ必要があるが，それ以上の投与が必要な例もある．

③**慢性肉芽腫症**：生活指導やST合剤やイトラコナゾールなどの投与により感染をできるだけ予防することが重要であるが，IFN-γの投与により感染症の頻度が低下する例がある．また，造血幹細胞移植の成績はわが国では比較的よい．

乳幼児の股関節脱臼 infant hip dislocation

看護のポイント
- 表1と図1を参照し，看護する患者がT細胞系，B細胞系(抗体)，補体系，食細胞系のどこに異常をもつかを理解し，その欠陥の場合にとくに感染する危険が高い病原体に注意して看護と日常生活の指導を行う．
- 一般的な注意として手洗い，皮膚・口腔・肛門周囲の清潔の励行，人混みを避ける，感染症患者に近づけないなどの指導を行う．
- 長期の入院，あるいは入退院を繰り返す患児をもつ家族のサポートが重要である．

（原　寿郎）

1 起こり方

乳幼児の股関節脱臼でもっとも多いのは**先天性股関節脱臼**である．本症の成因には関節の弛緩性など脱臼を生じやすい先天的な素因に加えて，出生後の環境因子も関係しているとされ，近年は**発育性股関節形成不全**とよぶこともある．出生後の環境因子，すなわち不適切な着衣などによる下肢の自由な自発運動の制限に対する啓蒙活動や適切な抱き方の指導により，発生頻度は0.5%以下に減少している．本症は女児に多い．

2 症状と診断のすすめ方

先天性股関節脱臼は新生児健診や3，4ヵ月健診などの乳児健診で，**股関節開排制限**や**股関節クリック**により発見されることが多い．片側罹患例ではこれら以外に，見かけ上の脚長差や鼠径部の皮膚のしわの非対称を示す．歩行開始後に跛行により発見されることがまれにある．診断は開排制限などの臨床所見と，X線や超音波などの画像所見による．

3 治療の実際

乳児期，とくに生後6ヵ月未満に先天性股関節脱臼の診断を受けた場合には，**リーメンビューゲル**とよばれる装具による治療を行うことが多い．これは下肢の動きをコントロールすることにより股関節の自然整復を導く，ベルトを使った装具である(図1)．これにより80%以上の症例で脱臼は整復される．リーメンビューゲルで整復されない場合や月齢の進んだ症例では，牽引治療や全身麻酔下の股関節徒手整復が行われ，さらに整復が得られなければ観血整復手術を行う．

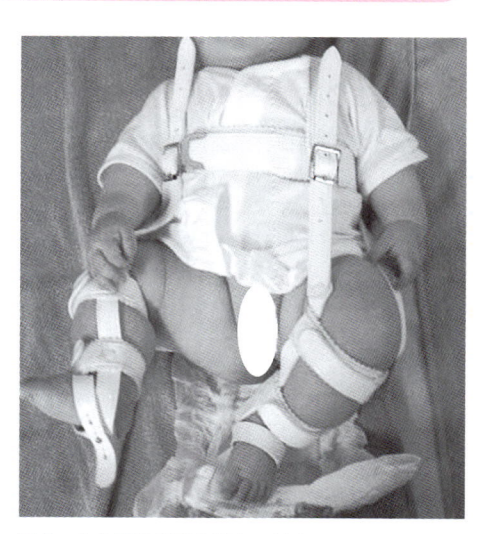

図1 左先天性股関節脱臼に対するリーメンビューゲル治療
下肢の自発運動により脱臼した股関節が整復に導かれる．

看護のポイント
- 股関節脱臼であるか否かにかかわらず，新生児や生後4ヵ月頃までの乳児では，下肢を伸展位に保ったり下肢の自発運動を妨げるような着衣や抱き方を避けるように指導する．とくにベビースリングやスワドリングとよばれる育児法は股関節脱臼を誘発する可能性が

口唇口蓋裂 cleft lip and palate

1 起こり方

　日本人における口唇口蓋裂児の発生率は、おおよそ500人に1人といわれており、体表の先天異常の中では、非常に多い疾患である。一方で、白人における口唇裂・口蓋裂の発生頻度は800人に1人、黒人では1,500〜2,000人に1人とされている。裂が認められる部位により、**口唇裂**と**口蓋裂**に分けられる。また、その両方に裂がみられることも多く、その場合は口唇口蓋裂または唇顎口蓋裂とよばれる(図1)。裂型別の発生頻度は、口蓋裂が男性より女性に多く、反対に口唇口蓋裂は男性に多い。また、片側裂は両側裂よりも多く、左側裂が右側裂より多く発生する。口唇口蓋裂児では合併疾患を有する場合があるが、その中でも、粘膜下口蓋裂では、精神発達遅滞や心疾患を合併している場合も珍しくなく、小児科医との連携がとくに重要である。

　発生機序に関しては、口唇が形成されるのは胎生6〜7週、口蓋は少し遅れて9〜12週頃である。この時期になんらかの機転により癒合不全が生じ口唇口蓋裂が発症する。家族性があり、遺伝的要因により引き起こされる場合もあるが、多くの場合原因は明らかではない。遺伝的要因と環境要因(喫煙、アルコール、薬、放射線、ストレスなど)が重なり合って発生する多因子説が考えられている。

2 症状と診断のすすめ方

　口唇裂の場合では、両側性と片側性があるものの、視診上は明らかであるために診断は容易である。しかし、口蓋裂に関しては、硬軟口蓋裂、軟口蓋裂、粘膜下口蓋裂がある。とくに粘膜下口蓋裂に関しては、診断には専門的な知識が必要であるため、鼻咽腔閉鎖機能の不全による開鼻声の発生などにより、初めて診断されることもある。

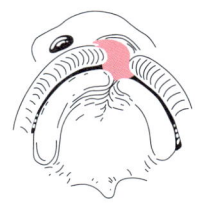

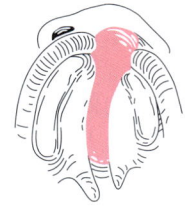

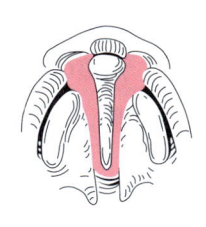

左側口唇裂　　　口蓋裂　　　左側口唇口蓋裂　　　両側口唇口蓋裂

図1　口唇口蓋裂の裂型分類
[Ross RB : Cleft Lip and Palate, Williams & Wilkins, 1972]

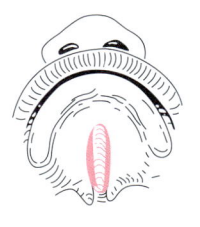

3 治療の実際

　口唇口蓋裂により哺乳に障害のある場合には，出生後早期より口蓋床を用いた治療を行う．近年は，口唇形成手術前に外鼻の形態を改善するため，口蓋床に外鼻矯正装置を付加したものを使用する場合も増加している．口唇形成手術は通常3ヵ月頃で行う．また，1歳～1歳6ヵ月頃に口蓋形成を行う．口唇口蓋裂患者では，滲出性中耳炎，構音障害がしばしばみられ，耳鼻科的治療あるいは言語治療が必要となる．鼻咽腔閉鎖機能不全が残存している場合は，咽頭弁形成術などを行うことがある．また，初回手術後に鼻口唇の変形が著明な症例では，就学前に鼻口唇修正術を行う．口唇口蓋裂患者では，上顎の成長が悪く，咬み合わせの異常（反対咬合）がしばしば認められる．したがって，5～7歳頃より歯科矯正による管理が必要となる．また，5～9歳頃に，自家腸骨より採取した骨を用いて顎裂部への骨移植が行われる．上顎骨の低形成や，下顎の過成長のため反対咬合の程度が著しく，歯科矯正治療のみでは良好な咬合が得られない場合，成長終了後（16～18歳以降）に顎矯正手術が必要となる．また同時期に，最終的な口唇・外鼻変形の修正術を行う．また，口唇口蓋裂では，歯の欠損や形成不全がみられることも多く，良好な歯列を得るためにデンタルインプラントなどの歯科補綴治療がしばしば必要となる（図2）．

💡 看護のポイント

　出生後において最初に直面する問題は哺乳障害である．すなわち，裂があるために十分に吸啜することができないことがある．現在では，口唇口蓋裂児専用の哺乳用品が市販されている．また，哺乳床を用いて口蓋部をおおうことにより，吸啜と乳首圧迫の効果を増大させることが可能である．一般的には出生後早期の装着が望まれるが，成長に応じ，たびたびの調整が必要となるため，定期的に受診する必要がある．

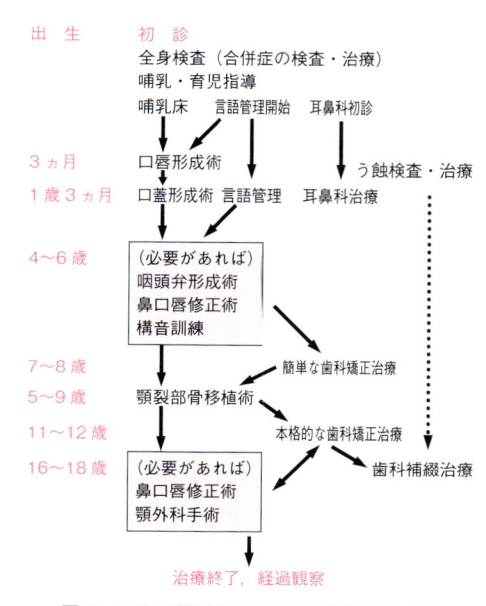

（髙戸　毅，西條英人）

図2　口唇口蓋裂患者に対する集学的治療例
出生時より，哺乳指導，哺乳床（口蓋床）の作製が始まり，青年期まで続く．

子ども虐待　child abuse

1 起こり方

　子ども虐待にいたる要因は一元的に説明することはできないが，虐待者の過去の被虐待体験，感情を抑えられない性格，アルコールや薬物に対する依存，親のうつ状態などがその危険因子であるといわれている．

　子ども虐待の定義は，2000年施行の「児童虐待の防止等に関する法律（以下，児童虐待防止法）」に以下の4種類の虐待行為が記載され

ている．これら4つの虐待が重複していることも少なくない．
a. 身体的虐待：児童の身体に外傷が生じ，または生じるおそれのある暴行を加えること．
b. 性的虐待：児童にわいせつな行為をすることまたは児童にわいせつな行為をさせること．
c. ネグレクト：児童の心身の正常な発達を妨げるような著しい減食または長時間の放置，保護者以外の同居人による虐待の放置そのほかの保護者としての監護を著しく怠ること．
d. 心理的虐待：児童に対する著しい暴言または著しく拒絶的な対応．配偶者に対する暴力の目撃も含む．

具体的には以下のものが児童虐待に該当する．

身体的虐待

外傷とは打撲傷，あざ（内出血），骨折，頭蓋内出血などの頭部外傷，内臓損傷，刺傷，たばこなどによる熱傷などをさす．生命に危険のある暴行とは首を絞める，殴る，蹴る，投げ落とす，激しく揺さぶる，熱湯をかける，布団蒸しにする，溺れさせる，逆さ吊りにする，異物を飲ませる，食事を与えない，冬戸外に締め出す，縄などにより一室に拘束する，意図的に子どもを病気にさせるなどをいう．

性的虐待

子どもへの性交，性的暴行・性的行為の強要・教唆などをいう．たとえば性器を触るまたは触らせるなどの性的暴力・性的行為の強要・教唆，性器や性交を見せる，ポルノグラフィの被写体などを子どもに強要するなどをいう．

ネグレクト

子どもの健康・安全への配慮を怠っているなどの行為をさす．たとえば，家に閉じ込める（子どもの意思に反して学校などに登校させない），重大な病気になっても病院に連れて行かない，乳幼児を家に残したままたびたび外出する，乳幼児を車の中に放置するなどである．また，子どもにとって必要な情緒的欲求に応えていない（愛情遮断など），食事・衣服・住居などが極端に不適切で健康状態を損なうほどの無関心・怠慢などをいう．たとえば，適切な食事を与えない，下着などを長期間ひどく不潔なままにする，極端に不潔な環境の中で生活をさせるなどである．親がパチンコに熱中している間，乳幼児を自動車の中に放置し，熱中症で子どもが死亡したり，誘拐されたり，乳幼児だけを家に残して火災で子どもが焼死したりする事件も，ネグレクトという虐待の結果であることに留意すべきである．さらに子どもを遺棄する場合や，祖父母，きょうだい，保護者の恋人などの同居人が先にあげた行為と同様の行為を行っているにもかかわらず，それを放置する場合などをいう．

心理的虐待

言葉による脅かし，脅迫，子どもを無視する，拒否的な態度を示すことなどをさす．子どもの心を傷つけることを繰り返し言う，子どもの自尊心を傷つけるような言動などほかのきょうだいとは著しく差別的な扱いをする，配偶者やそのほかの家族などに対し暴力をふるうなどをいう．

2 症状と診断のすすめ方

以下に診察のポイントを記す．表1，2に示す子どもの状態や養育者の言動から，「**虐待の可能性**」を疑う．虐待に特有な症候があるわけではない．虐待とは状況に対する総合判断である．まず，疑うことが大事である．

子ども虐待が気になったときの問診

外来で虐待を疑う場合には虐待を疑わせる「外傷」を主訴に来院する場合と，「発熱」などの主訴で来院し診察の過程で虐待が疑われる所見が発見される場合とがある．いずれの場合でも外傷などの所見を見て驚いたり，急に緊張したようなそぶりをみせることなく，冷静に対応すること．挫傷や熱傷，皮下出血などを見た場合には，以下のことをさりげなく聞く．親の答えが不合理に感じたり，きちんと答えていないと思っても，その矛盾点をついたり，追求するような態度を取らないこと．答えを聞いて怒ったり不快感を露わにしたりすることなく冷静に耳を傾け，親の言葉をそのままカルテに記載することが求められる．

表1 子どもを虐待する養育者に確認された行動パターンおよび問題点

1. 子どもへの対応の技術が不足している
    ① 子どもが自分になかなかなつかないとしばしば訴える
    ② 子どもといることがほとんど，あるいは全く楽しめないと訴える
    ③ 子どもに話しかける，抱っこする，微笑みかけるなどの親子の相互関係の時間がほとんどない
    ④ 子どもと遊ぼうとしない，あるいは遊べない
    ⑤ 自分を困らせているとしか思えない症状や問題行動のない子どもがほしいと訴える
    ⑥ 養育者が子どもの状態の重大性について全く認識を欠き，見当違いの問題について不平を述べることに終始する
    ⑦ 養育者が子どもをけがや病気の際や定期健診のために医者につれていくのが遅れる
2. 子どもの発達に関する知識が不足している
    ① 養育者が子どもに対して現実ばなれした期待を抱く
    ② 言語を介さない子どもの要求や訴えに対する養育者の対応が不適切である
        ：たとえば，子どもが泣いているのを養育者が無視するか，非常に気短に反応する
    ③ 同じように見える子どもの行動が，年齢により意味が異なることがわからない
    ④ 子どもの状態を軽くみようとしたり，子どものためにやったと主張する
3. 養育者自身が不安や怒りを覚えたときの自己コントロールの技術が未熟あるいは不適切である
    ① 不安を他人に相談しても，自分の期待した答えを受けられないと拒絶されたと感じ，怒ってしまう
    ② 他人から援助を申し出られると，自分の無能を非難されていると感じ，無視したり，怒ったりする
    ③ 自分なりに考えた対応方法を否定的に指摘されると，怒りを感じ，相談をしなくなる
    ④ 不安や怒りを覚えたとき，衝動的な行動や乖離状態となり，何をしているか自分でもわからなくなる
4. 養育者自身に人格の問題やコミュニケーションスキルの問題および広義の精神疾患を含む精神障害や身体的障害がある
    ① 他人との間に適切な距離をおけず，他人を頼って拒絶されたときの不安や怒りを自己コントロールできない，逆に必要なときも頼れない
    ② いったん頼り出すと相手が困ってしまうほど頼り，同時に誰かを悪者にする
    ③ 何事にも完璧を求めて満足することができない
    ④ 養育者が子どもの問題について全く無関心のようにみえる，子どもに対する愛着行動上の問題，愛情遮断
    ⑤ 養育者が会話の中で，自分には母親がおらず愛情に欠けた雰囲気の中で育てられたとか，子どものときにかまわれなかったり虐待を受けたとか，厳格な訓練を受けて育っており，自分の子どもにも同じような状況を強制するのが正しいと感じているとか，を述べる
    ⑥ 誰からみても明らかな子どもの外傷について養育者が説明しない，あるいは不合理で矛盾した説明を行う，また兄弟や第三者を責める
    ⑦ 両親もしくは一方の親が家族以外の人が家族に接触することを妨害する
    ⑧ 低年齢で出産し，自分自身および子どもに対して投げやりな状態
    ⑨ 高年齢で出産し，何事にも完璧を求めて満足することができない
    ⑩ 望まない出産や心的外傷に伴う出産，自分のキャリアとの引き替え出産などのため，養育者になることへの困難感が強い
    ⑪ 養育者が薬物やアルコールを濫用している
    ⑫ ストレス状態，抑うつ状態，摂食障害のサバイバー，子ども虐待のサバイバー，疾病罹患，狭義の精神病，貧困
5. 子育てに困難感をもつ養育者への地域の支援体制が整っていない
    ① 養育者が孤立しており，親子関係の重圧に抗しきれなくなったとき相談する相手が存在しない
    ② 養育者が，自分たちの問題に関心をもってくれる人に問題を打ち明け，一緒に考えてもらうことができず，誰も信頼できないようにみえる

［井上登生：虐待をしている養育者への対応．小児科診療 **68**：305-311，2005］

- ケガをしたのはいつか（日時とおおよその時刻）
- 子どもがケガをしたときに一緒にいたのは誰か
- ケガはどこで起こったのか
- ケガはどのようにして起こったのか
- ケガを起こす前には子どもは何をしていたのか
- 親はそれを見ていたのか
- 親以外に見ていた人はいるか
- ケガをしたとき子どもはどのような反応をしたのか

表2 不適切な養護あるいは虐待を疑うとき，子どもが示す注意すべき症状や行動上の徴候

1. 身体に関する徴候	2. 行動上の徴候
① 栄養不良(体重増加不良/減少・低身長・るいそう) ② 原因不明あるいは発達の流れが不規則な種々の発達遅延 ③ 繰り返す外傷(擦過傷・打撲傷・裂傷・火傷など) ④ 不衛生(垢まみれ・異臭・ボサボサの髪など)：体や服装の汚れが目立ち，風呂にも入っていない ⑤ 不適切な衣服(季節はずれ・性別不明など) ⑥ 持続する疲労感/無気力(触れられることを嫌がる，凍てついた眼/活動性の低下) ⑦ 急性疾患罹患時にも適切な介護を受けていない/体調が悪くても医者に行かない ⑧ 慢性疾患への適切な治療を受けていない(重症のアトピー性皮膚炎や気管支喘息などのアレルギー疾患や腎疾患，心臓病，代謝性疾患など) ⑨ 遺尿・遺糞・反復性尿路感染症・チック(2次性)・脱毛・不登校など心因性が考えられる症状の放置 ⑩ 乳幼児健診未受診・予防接種未接種の既往	① 多動/過度の乱暴/注意を引く行動：イライラしたり，感情を抑え切れないで暴力をふるうなど攻撃的になることが多い/多動で落ち着きがなく，すぐにわかる嘘をつくことが多い ② 家に帰りたがらない/繰り返す家出/浮浪/食物を主とした盗み/万引き/火遊び：放課後，下校時刻を過ぎても帰ろうとせず学校に残ったり，理由もなく寄り道をする ③ 繰り返す異食行動(むさぼり食い/過食/拒食)：食べ物への異常な執着がある(がつがつ食べたり，隠れて人の給食や弁当を食べる) ④ いじめ(加害者・被害者の両方)：子ども同士のコミュニケーションがとりにくく，孤立して，時にはほかの子どもをいじめる(いじめられる) ⑤ 不登校：理由のない欠席や遅刻が増える/休校時や中間休み時に登校する/傷が治るまで登校しない/弟や妹の世話のために登校できないなど ⑥ 愛着行動の不自然さ：年齢や性別を考えると不自然にべったりくっついて甘えることがある/触られることを極端に嫌がる/性的なことへの関心をみせることが多くなる ⑦ 学習能力は高くても，急激に成績が低下する ⑧ 大きな声や物音などを過度に怖がる，怯える，人が変ったように急に態度を変えることが多い ⑨ 今までみられなかった過度の爪や指を嚙むような行為，チックなどの習癖行動を示す ⑩ 家庭内・学校内暴力 ⑪ 逸脱した性行動 ⑫ 暴走行為：無免許運転 ⑬ 物質常用：飲酒，シンナー，大麻，覚醒剤などの使用
3. とくに気をつける徴候	
① 協調性がなく，自分本位となり，自己否定的な，自虐的な言動が増えるようになる ② 自分で自分の体を傷つける行為をする ③ 自分の殻に閉じこもり，人との触れ合いが消極的になるなど，無気力になる ④ 「自分が約束を守らなかったから」とか，「どうせ自分が悪いんだ」とか自己を責めたり，卑下したりするようになる ⑤ 無表情あるいは無感情で，凍りついたような表情をみせはじめる ⑥ 性的外傷体験について打ち明ける ⑦ 「死にたい」とつぶやくことがある	

［井上登生：虐待をしている養育者への対応．小児科診療 68：305-311, 2005］

・親はケガに気がついてからどのようなことをしたのか

子どもへの問診

子ども自身が話をできる年齢に達している場合には，親や養育者が**同席していない状況**で話を聞くことを試みる．決して無理に聞き出そうとしたり追求したり，矛盾点をついたりしないで優しく聞き取る．答えを誘導するような質問は避ける．話を聞いた後には子どもに「**よく話してくれてありがとう**」と声をかけ，聞いた内容を親に話してもよいかどうかも尋ねる．

症状に応じた検査などを行うが，身体的虐待を疑う場合は全身骨X線検査を行う．初診時に不明でも2週間ほどすると化骨形成が明らかになることも多いので再検査は重要である．意識障害，けいれんなど頭部外傷を疑う場合は，頭部CT，頭部MRI検査を行う．眼科に依頼して眼底所見をスケッチだけではなく写真で記録してもらう．腹部外傷を疑った場合も，腹部エコーなどの画像検査が必要である．

子ども虐待の特殊型

◆乳幼児揺さぶられ症候群(shaken baby syndrome：SBS)◆

激しく揺さぶることによって乳幼児に頭部外傷を生じさせる虐待.「硬膜下血腫(ないしはくも膜下出血)」,「一時性脳実質損傷によるびまん性脳浮腫」,「広範で多発性・多層性・多形成の網膜出血」を**3主徴**とする.暴力的な揺さぶりによって,硬膜とくも膜の界面や眼球内だけでなく脳実質にも,回転運動に伴う遠心力と方向転換に伴う慣性力のエネルギーが加わり,外傷性1次性脳実質損傷が起こるため,想像される以上に臨床症状が重くなりがちで,致死率も20〜30%と非常に高率である.また,SBSには肋骨後部骨折や腸管骨骨幹端部骨折を合併することもある.乳幼児に硬膜下血腫を認めたら,全身骨X線検査や全身のCT,頭部MRI,眼底検査・眼底写真,出血傾向の検査などによって,SBSなどの虐待による頭部外傷なのか,不慮の事故なのか,出血傾向などによる血腫なのかを的確に鑑別することが大切である.

◆子どもを代理とするミュンヒハウゼン(Münchausen)症候群◆

本症候群については次項に譲る.

3 治療の実際

入院させること

子ども虐待を疑えば,まず,入院させることを考える.その際,子どもの全身状態が安定していてもである.手足の骨折であり,たとえそのときは命に別状なくても,次に来院するときは心肺停止状態かもしれない.入院をすすめるときに,虐待を疑っていることを家族に伝えるのは拙速である.やせ,体重増加不良であれば,脱水の治療や成長ホルモン分泌検査など,繰り返す骨折であれば代謝性疾患や骨の病気の精査,多発性の出血斑であれば出血傾向の精査などの**理由をつけて入院**をすすめる.入院させることが困難な場合は,必ず**再診**を指示すること.

通 告

虐待を発見したら,児童相談所もしくは福祉事務所,市町村の児童相談窓口のいずれかに通告する.これは国民すべての義務である.児童虐待防止法で,虐待の通告では個人的な情報を提供しても守秘義務違反にならない.また,通告者は保護される.

子どもの治療

①身体的治療：子どもの身体的損傷には通常の治療を行う.
②精神医学的治療：虐待を受けた子どもは,行動障害,行為障害,うつ状態,人格障害,解離性障害,物質依存,摂食障害などの精神障害にいたる危険が高いとされている.早期からの精神医学的介入によって,これらの予防を試みる.

虐待者(親など)へのアプローチ

子ども虐待は家族内機能不全の結果として起こってくる.虐待者もまた病んでいるという考え方が必要である.虐待という認識は「子どもと家族への援助」へのきっかけであって「加害者の告発」ではない.子どもの安全と成長を保証することを最優先に対応する.

家族への虐待通知

医療機関は虐待を告知する責任をもつ機関ではない(責任と権限は児童相談所にある).児童相談所に通告を行い,児童相談所と連携を取ったあと,「**このようなケースでは児童相談所に通告する法律上の義務がある**」とあくまで病状説明の一環として,虐待を疑ったことを虐待者に告知する.

予 防

①虐待について多くの人々に啓発すること,②クリニック,病院,保健センターや幼稚園・保育所・学校などが広く連携し,子どもの状況を把握すること,③保健所やクリニックでの乳幼児健診や学校検診での気づき,などが大切である.出生前訪問や1ヵ月,4ヵ月健診などの早い時期からの気づきによって虐待を予防できる.厚生労働省は乳児家庭全戸訪問事業(**こんにちは赤ちゃん事業**)において,生後4ヵ月までの乳児のいるすべての家庭を訪問し,さまざ

小児疾患

まな不安や悩みを聞き，子育て支援に関する情報提供などを行うとともに，親子の心身の状況や養育環境などの把握や助言を行い，支援が必要な家庭に対しては適切なサービス提供につなげようとしている．このようにして，乳児のいる家庭と地域社会をつなぐ最初の機会とすることにより，乳児家庭の孤立化を防ぎ，乳児の健全な育成環境の確保を考えており，このようなことが虐待の予防につながる．

💡 看護のポイント
カルテ記載の原則

・相手が話した言葉をそのまま，誰が話したかとともに記載する．
　例：「弟が机から患児の腹部に飛び降りた」ではなく，母「弟が机の上から飛び降りたら，この子のおなかにあたってしまったようです」．
・診察中，気になる保護者の言動があったら，それをそのまま記載．この場合，こちらの判断が入らないように注意する．
　例：「両親は診察中無関心であった」ではなく，「患児の身体診察中，両親は少し離れたところに立ち，2人で仕事の話をしていた」など．
・患児やそのきょうだいが何か話したり，その態度・行動で気になることがあったときには，それもそのまま記載する．
　例：「外傷について患児に尋ねたが下を向いて返答がなかった」「一緒に来ていたきょうだいに，けんかについて『お兄ちゃんとけんかしちゃったのかな？』と尋ねたが，曖昧な表情でうつむいてしまった」など．
・診察日時を記載．時間を記録するのは忘れやすいので注意する．
　診察日時のみならず，受傷した時間と受傷から来院までの時間（ならびに来院までに行った処置など）を記載する．
・病院に来た家族は，全員，誰が来たのかを記録しておく．
　　　　　　　　　　　　　　　　　　（小川　厚）

子どもを代理とするミュンヒハウゼン症候群
Münchausen syndrome by proxy

1 起こり方

　ミュンヒハウゼン（Münchausen）症候群は，18世紀に実在したドイツのほら吹き男爵の名前に由来した，病的虚言症をさす．1951年アッシャー（Asher）がまとめ，報告したのが最初である．
　自分自身を病気にしたてるミュンヒハウゼン症候群に対し，子どもを代理とするミュンヒハウゼン症候群は，代理人によって子どもが病気にされるという**小児の虐待の一型**である．代理人としては高頻度で母親であることが多く，病名のごとくほら吹きで，見え透いた嘘を平気でつく．小児科では母親からの病歴聴取が一般的であるため，巧妙に病気は作られ，診断のための検査や治療のために医原性の新たな疾患が加えられることが多い．

2 症状と診断のすすめ方

　症状として出血，けいれん，意識消失，無呼吸，下痢，嘔吐，発熱，嗜眠傾向という訴えが多く，食物や薬のアレルギーもよく聞かれるが，特徴的であるのは子どもの症状ではなく，以下のような事柄である．

① 患児は**診断のつかない慢性あるいは反復性の症状**で，**複数の医療機関の受診歴**を有することが多い．また，**頻回の入院歴や手術歴**がある．
② 親からの病歴聴取だけでは正確な治療歴がわからない，または聴取された病歴が，**紹介などの診療記録と矛盾**する．
③ 患児の症状と親からの訴えと**検査データとの**

間に**矛盾**がある．
④患児の**治療の妨げになるようなことがしばしば起こる**（静脈ラインが抜けたり，カテーテル感染を繰り返したり，薬を飲ませていないなど）．
⑤とくに入院中，**付き添い者が不在になるか交代すると症状が改善**する．
⑥親は医療従事者に対して一方的に**依存的なかかわり方**をする傾向があるが，自身に**不都合なことは聞き入れない**．また，嘘がばれてもすぐには動じない．

できるだけ早く診断するためには，これらの特徴がないかどうか，すべての施設，部署での記録を見直すことが必要である．

3 治療の実際

まず虐待者から**分離**する．それには確信と周到な準備が必要である．分離のチャンスが1度しかない可能性もあるからである．原因がなくなれば，症状はなくなるのであるが，検査や治療による後遺症が残る場合もあり，障害に合わせて治療を行う．

一方で虐待による**精神的後遺症**に対して，精神科や教育相談などの専門家ともつながりをもって維持することが大切である．また，虐待した側にも治療は必要である．子どもの年齢や家庭環境によっては家から離すことも必要になることがあるが，子どもにとっては，ただ1人の親を責めたり罰したりすることよりも，許して待つことがよりよい心の治療となる．退院後，「学校，家庭，地域において，子どもの人権が大切にされ，子どもが安らぎや喜び，充実感などを得ながら生活できる」よう公的機関とも協力して**支援体制**をつくることが重要である．

💡 看護のポイント

小さな疑問や気づきを安心して話し合える医療者側のチームワークが子どもを虐待から救う．

（芥　直子）

ドライアイ dry eye

1 起こり方

ドライアイは,「さまざまな要因による涙液および角結膜上皮の慢性疾患であり,眼不快感や視機能異常を伴う」と定義される(2006年ドライアイ診断基準定義,ドライアイ研究会).すなわち,涙腺や結膜,角膜,眼瞼などの眼局所,点眼薬やコンタクトレンズなどの外因,さらに糖尿病や**シェーグレン(Sjögren)症候群**などの全身疾患により,涙液および角結膜上皮の慢性障害をきたしたものであり,以前考えられていた「涙液量の低下による角結膜障害(いわゆる乾性角結膜炎)」よりも広い概念でとらえられる.

分類

国際ドライアイワークショップ(International Dry Eye Workshop)が提唱する分類が,一般に広く受け入れられている.すなわち,ドライアイを「涙液減少型」と「蒸発亢進型」に分け,おのおのをさらに細分化する分類である(図1).

涙液減少型は,シェーグレン症候群に伴うものと伴わないものに分けられ,一般に前者のほうがより重症である.

一方,蒸発亢進型ドライアイの中では,**マイボーム腺機能不全**に伴うものの頻度が高く,注目されている.マイボーム腺は,眼瞼にある皮脂腺の一種で,涙液に脂質を供給することで涙液層の安定化を図っている.この機能が低下した状態をマイボーム腺機能不全という.

2 症状と診断のすすめ方

症状は,眼痛,異物感,羞明,充血などの慢性の眼不快感であり,「眼が疲れる」「なんとなく重い」「眼が開けにくい」などの漠然とした症状をきたすことも多い.

診断は,涙液の異常と角結膜上皮障害を調べ

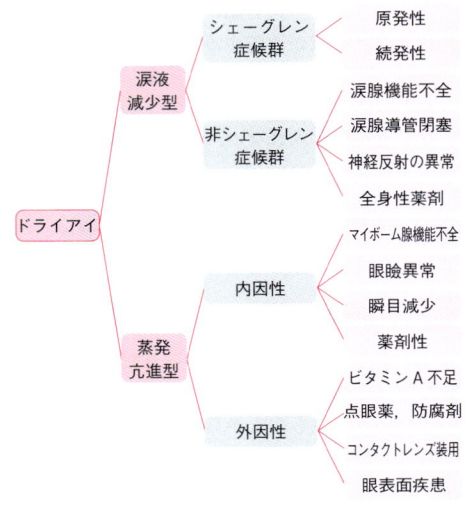

図1 ドライアイの分類
[2007 Report of the International Dry Eye Workshop : The Definition and Classification of Dry Eye Disease. Ocular Surface **5** : 77, 2007]

ることで行われる.表1はドライアイ研究会が定めたドライアイの診断基準であり,わが国で広く用いられている.

涙液層破壊時間(tear film break-up time : BUT)は,フルオレセイン溶液を用いて涙液層を可視化した状態で,開瞼維持によってdark spotとよばれる涙液層の破綻が生じるまでの時間であり,涙液層の安定化の指標となる.

一方角結膜上皮障害は,フルオレセインやリサミングリーンという**生体染色試験**によって調べる.これらの色素は,上皮が障害されたりバリア機能が低下した場合に染色陽性となる.角膜,鼻側結膜,耳側結膜をおのおの3点満点,計9点満点で染色の程度を半定量化し,3点以上の場合陽性となる.自覚症状と涙液異常,角結膜上皮障害のすべてがある場合に「ドライア

表1　ドライアイの診断基準

1. 涙液の異常
   ① シルマー試験Ｉ法にて5 mm以下
   ② 涙液層破壊時間（BUT）5秒以下
      ①，②のいずれかを満たすものを陽性とする
2. 角結膜上皮障害*
   ① フルオレセイン染色スコア3点以上（9点満点）
   ② ローズベンガル染色スコア3点以上（9点満点）
   ③ リサミングリーン染色スコア3点以上（9点満点）
      ①，②，③のいずれかを満たすものを陽性とする

*生体染色スコアリングを臨床研究に用いる場合は、用いる治療法や薬剤の特性を考慮して、適宜改変して用いることが望ましい。

［島﨑 潤ほか：2006年ドライアイ診断基準．あたらしい眼科 **24**(2)：183, 2007］

イ確定」とされ，3項目のうち2項目だけ陽性の場合「ドライアイ疑い」となる．

3　治療の実際

ドライアイを引き起こしている要因を調べ，悪化因子を取り除くことと投薬による治療が中心となる．重症例では外科的治療も考慮される．

悪化因子の除去

乾燥した環境やエアコンの風などはドライアイ症状を悪化させる．また，ソフト**コンタクトレンズ**や長時間のコンピュータ作業は，ドライアイの悪化要因であることが知られている．眼鏡にカバーをつけるドライアイ眼鏡は，眼周囲の湿度を高めることで自覚症状の軽減を図る．また，向精神薬の一部はドライアイを惹起することが知られている．

投薬による治療

● 点眼治療 ●

点眼治療は，ドライアイ治療の基本であり以下のものが主に使用されている．

① 人工涙液は，生理食塩水をベースに，さまざまな薬物や緩衝薬などを添加したものであり，涙液量を増やすことで潤いをもたせることを目的としている．涙液異常や角結膜障害を改善する効果は限定的で，ドライアイ症状の軽減が主な目的であることが多い．
② **ヒアルロン酸**は保湿効果が強いので，点眼で投与することでより長い時間涙液量の増加が図れる．またヒアルロン酸には，角結膜上皮障害の修復効果もあり，もっとも広く用いられているドライアイ治療薬である．通常，1日4～6回点眼する．**シェーグレン症候群**や**スティーブンス・ジョンソン（Stevens-Johnson）症候群**などの重症のドライアイに対しては，防腐剤を含まない1回使いきりのタイプが用いられる．
③ ジクアホソルは，2010年末に発売された点眼薬である．本点眼薬は，結膜上皮および**結膜杯細胞膜**上に存在するP2Y2受容体の作動薬であり，細胞内カルシウムイオン濃度を上昇させ，水分および**ムチン分泌促進作用**を有することで，涙液を質的および量的の両側面から改善する．これまでの点眼薬が，外から涙液量を増加させることを目的としていたのに対し，ジクアホソルは結膜上皮内の水分や**杯細胞からのムチンを出させる**という，内因性の効果をもつという点でまったく異なる．1日6回点眼が基本となる．
④ そのほか，2011年にレバミピド点眼薬が製造承認された．本薬は「ムコスタ®錠」という商品名で，胃炎・胃潰瘍治療薬として広く用いられている．本点眼薬は，主に**結膜杯細胞**に働きかけてムチンを増やすことが主な作用である．水性懸濁の1回使いきりタイプで，1日4回点眼する．今後市場に出回ることで，その効果や使用法などの評価が定まってくると思われる．また市販薬ではないが，患者自身の血液から精製して作る「血清点眼」や「フィブロネクチン点眼」は，血液中に含まれる創傷治癒促進効果のある成分を投与することでドライアイに効果があることが報告されている．
⑤ 欧米では，ドライアイの病態に炎症が関与しているという考え方が強く，**シクロスポリン**点眼が市販されて広く用いられている．今後，抗炎症を目的としたドライアイ点眼薬がわが国でも発売されるかもしれない．

内服治療

セビメリンは，**シェーグレン症候群**に伴う口

腔乾燥症に対して用いられる内服薬であり，アセチルコリン受容体の一種のムスカリン受容体作動薬である．一部の症例でドライアイにも効果があることが報告されている（保険適用はない）．1回 30 mg を1日3回投与する．また，ピロカルピンも口腔乾燥症の治療内服薬であるが，ドライアイに有効な場合がある．

外科的治療

涙液は，涙点とよばれる内眼角（目頭）にある小さな点から眼外に排出される．この涙点に蓋をすることで涙液を眼表面にためる治療が「**涙点プラグ**」である．シリコン性のものやアテロコラーゲン性のものが市販されており，さまざまな形状のものがあり，保険適用となっている．重症のドライアイに対してしばしば劇的な効果をもたらすが，脱落することがあるのと，時に涙点周囲の肉芽形成や感染を生じることがある．また，涙点プラグがうまく装着できない例では，外科的に涙点を閉鎖する「涙点閉鎖」が行われることもある．

💡 看護のポイント

ドライアイは，失明などの重篤な視機能低下をきたすものではないが，患者の QOL と密接に関連していることが示されている．治療の選択肢が増えた現在，患者1人ひとりに合った方法で病状をコントロールすることが望まれる．

（島崎　潤）

アレルギー性結膜炎 allergic conjunctivitis

1 起こり方

"目がかゆい"という主訴に対する主要な原因疾患でまず念頭に置くものは，アレルギー性結膜炎をはじめとしたアレルギー性結膜疾患である．厚生労働省および日本眼科医会の調査データでは日本人の 15〜20％がアレルギー性結膜疾患に罹患しているとされている．

分類

アレルギー性結膜疾患はマスト細胞が関与するⅠ型（即時型）アレルギー反応による結膜疾患の総称であり，下記のように分類される．
①**季節性アレルギー性結膜炎**：花粉などの季節性抗原によるアレルギー性結膜炎
②**通年性アレルギー性結膜炎**：ハウスダストなどの通年性抗原によるアレルギー性結膜炎
③**春期カタル・アトピー性角結膜炎**：Ⅰ型アレルギーの遅発相が関与している重症型のアレルギー性結膜疾患．結膜の増殖性変化が認められ，重症化すると角膜潰瘍などの角膜上皮障害を起こすことがある．

2 症状と診断のすすめ方

臨床症状

季節性アレルギー性結膜炎，通年性アレルギー性結膜炎の臨床症状としては眼のかゆみがもっとも多い．結膜充血，結膜浮腫，眼脂，異物感，流涙なども訴える．

春期カタル・アトピー性角結膜炎など重症例では上記に加えて，角膜障害に伴う疼痛や視力障害を伴うことがある．

診断

診断には詳細な病歴の聴取が必須である．どのような環境や場所で症状が強く発現するか，状況や発症・増悪時期を含めて詳しく確認する．屋外，屋内，就寝前などどのような状況で悪化するかである程度アレルゲンを推定できる．

眼所見としては眼瞼および眼球結膜の充血，浮腫，眼瞼結膜の乳頭増生などが重要である．臨床的には詳細な問診，結膜所見および臨床症状から総合的に診断することが多い．

確定診断には眼脂や結膜擦過物内の好酸球の検出を行う．最近は涙液中の総 IgE を検出す

るアレルギー性結膜疾患迅速測定試薬の汎用検査用免疫グロブリンEキット(アレルウォッチ®)が発売されている．これは保険適用になっておりアレルギー性結膜疾患の補助診断には有用である．

3 治療の実際

■ アレルゲンの除去，抗原の回避
　アレルギー性結膜疾患の対処法としてもっとも重要なのはアレルゲンの除去，回避である．花粉などは外出時に曝露されることが多い．外出時にはマスクやゴーグル(眼鏡などでも可)などで花粉への曝露を最小限に抑え，入室時や帰宅時には着衣，手，顔などに付着したアレルゲンを落とし，できるだけ室内に持ち込まないようにする．また花粉の飛散状況などを把握することも重要である．

■ 抗アレルギー薬の点眼
　抗アレルギー薬の作用機序としてはマスト細胞の膜安定化作用による．抗ヒスタミン作用を伴わない薬剤の場合はその効果を発揮するためには約1〜2週間を要する．したがって，花粉などの季節性アレルゲンの場合はその飛散時期の2週間程度前より抗アレルギー薬の点眼を使用すると，飛散シーズン中の症状が軽減される．

■ 抗ヒスタミン薬の点眼
　アレルギー性結膜炎における眼のかゆみはヒスタミンを介して出現する．抗ヒスタミン薬の点眼は即効性があるため，症状が強いときに有効である．

■ ステロイドの点眼
　上記薬剤で病態や症状がコントロール不十分な場合はステロイドの点眼を併用する場合がある．ステロイドの頻回点眼や長期点眼は眼圧上昇などの副作用を引き起こすことがあるので，長期連続使用はなるべく避けるべきであり，眼科医の定期的な診察が必要である．

■ 免疫抑制薬の点眼
　近年わが国では免疫抑制薬の点眼が処方可能となっている．増殖性変化などを伴う重症アレルギー性結膜疾患の治療において効果を発揮しており，このような重症例におけるステロイドの使用頻度などを軽減することが可能となった．

■ 内服薬
　眼症状のみのアレルギー性結膜炎においては内服薬が必要となることは多くない．しかし，鼻症状など他の症状が強い場合や，重症型のアレルギー性結膜疾患においては抗アレルギー薬や抗ヒスタミン薬の内服を併用する必要がある場合がある．

💡 看護のポイント
　他の結膜炎，とくに感染性結膜炎との鑑別が重要となる．

◆ 鑑別のポイント ◆

①経　過：急性か慢性かの経過を問診する．細菌性やウイルス性の結膜炎は急性発症であることが多い．同居者に同様の症状の人がいる場合や片眼の結膜炎患者の他眼に数日後同様な症状が出現した場合はウイルス性結膜炎などを疑う．

②片眼または両眼：感染性結膜炎での両眼同時発症はウイルス性結膜炎の一部以外では比較的まれである．アレルギー性結膜炎疾患では程度の差はあっても両眼に発症することが多い．

③眼脂の性状：細菌性結膜炎では膿性の眼脂，アレルギー性結膜炎にては白色の粘液性眼脂が多い．ウイルス性結膜炎は水溶性眼脂が多い．

（高野洋之）

感染性結膜炎 infectious conjunctivitis

1 起こり方

　感染性結膜炎は，結膜細胞に病原微生物が感染することによって発症する炎症性疾患である．結膜炎の原因微生物には，細菌，クラミジア，ウイルスがある．

細菌性結膜炎

　細菌性結膜炎の原因菌の代表は，ブドウ球菌属，肺炎球菌，連鎖球菌属，インフルエンザ菌，モラクセラ菌などがあげられる．また，症例数は少ないが注意すべき細菌性結膜炎としては，**性感染症**である**淋菌結膜炎**があげられ，成人は尿道炎・子宮頸管炎からの自家感染，新生児は産道感染で発症する．

クラミジア結膜炎

　クラミジア結膜炎は，クラミジアトラコマチスの感染による結膜炎である．クラミジア結膜炎の疾患名には，**トラコーマ**と**性感染症**である**封入体結膜炎**との2種類がある．しかし，トラコーマは，過去に不衛生環境下で流行した伝染性結膜炎であり，近年わが国における活動性トラコーマの発症はみられていない．現在は，クラミジア尿道炎・子宮頸管炎から感染する成人型封入体結膜炎および産道感染による新生児封入体結膜炎が一般的である．

ウイルス性結膜炎

　ウイルス性結膜炎は，アデノウイルスによる流行性角結膜炎，咽頭結膜熱やエンテロウイルス70，コクサッキーウイルスA24変異株による急性出血性結膜炎が代表としてあげられる．3疾患はいずれも**伝染性結膜炎**であり，学校や保育施設での集団発生および院内感染の原因になるため厳重な注意と管理が必要である．そのほかのウイルス性結膜炎としては，単純ヘルペスウイルスによる単純ヘルペス結膜炎があり，小児の初感染例や成人のヘルペス性眼瞼炎に合併してみられる．

2 症状と診断のすすめ方

　感染性結膜炎の主要症状は，**充血**，**眼脂**，眼異物感などである．しかし，原因微生物の種類，重症度，病期などによって，自覚症状や眼脂の性状を含めた臨床所見が異なるため，問診や臨床所見をもとに原因微生物を推定し，適切な検査を選択することが診断に重要である（表1）．

細菌性結膜炎

　細菌性結膜炎の多くは急性発症で，臨床表現型は，結膜充血と結膜浮腫とを主とする**カタル性結膜炎**である．カタル性結膜炎は，黄白色の粘液膿性もしくは膿性眼脂がみられ，通常は耳

表1　感染性結膜炎の臨床所見と検査

	細菌性結膜炎	クラミジア結膜炎	ウイルス性結膜炎
主な原因微生物	ブドウ球菌属 肺炎球菌 インフルエンザ菌 淋菌	クラミジアトラコマチス	アデノウイルス エンテロウイルス70 コクサッキーウイルスA24 変異株
臨床病型	カタル性 化膿性	濾胞性	濾胞性 偽膜性
眼脂性状	粘液膿性 膿性	粘液膿性	漿液性 線維素性
検査	塗抹標本 培養検査	PCR法	免疫クロマトグラフィ法 PCR法
治療	抗菌薬	抗菌薬	対症療法のみ

前リンパ節の腫脹は伴わない．特殊例として，**淋菌結膜炎**では高度な結膜充血と腫脹とともに膿性クリーム状眼脂が出現するために，**化膿性結膜炎(膿漏眼)** とよばれている．

細菌性結膜炎の診断は，眼脂あるいは結膜擦過物を採取し，塗抹標本グラム染色を作製するとともに，細菌分離培養検査を施行して細菌の存在を証明する．さらに，近年薬剤耐性菌が増加しているため，細菌分離培養検査と薬剤感受性試験とをセットで施行しておくことが重要である．

■ クラミジア結膜炎

成人型封入体結膜炎は，**急性濾胞性結膜炎**を呈する．濾胞は瞼結膜にみられるリンパ球の集簇であり，とくに発症後3週間を過ぎると下眼瞼の円蓋部結膜に堤防状あるいは数珠状とよばれる**癒合した濾胞**が形成されるのが特徴である．結膜は充血，腫脹し，眼脂は粘液膿性である．耳前リンパ節が腫脹することも多く，ウイルス性結膜炎との鑑別が困難な場合も多い．また，輪部角膜に浸潤や表層性血管侵入がみられる．新生児封入体結膜炎は，免疫系の未発達により成人型のような濾胞は形成されず，偽膜がみられることが多い．

クラミジア結膜炎の診断には，結膜擦過物の塗抹標本(ギムザ染色)で，**結膜上皮細胞の細胞質内**に形成される**封入体**[プロワツェク(Prowazek)小体]を検出する．しかしながら，封入体の検出頻度は高いとはいえず，結膜擦過物を用いた核酸検出法であるポリメラーゼ連鎖反応(PCR)法が一般的に行われている．そのほかに，培養検査がある．

■ ウイルス性結膜炎

ウイルス性結膜炎の中でも，流行性角結膜炎，咽頭結膜熱および急性出血性結膜炎は**急性濾胞性結膜炎**を生じ，多くの共通した臨床所見を呈する．眼脂は，漿液性線維素性である．濾胞は上眼瞼結膜にも下眼瞼結膜にも出現し，高度な結膜充血と腫脹を伴う．初期から**耳前リンパ節の腫脹・圧痛**がみられることが多い．時に瞼結膜に**偽膜**を形成し，角膜上皮障害を合併する．また，後期に**多発性角膜上皮下浸潤**が出現

し，羞明が継続することもある．咽頭結膜熱では，発熱・咽頭痛・下痢などの消化器症状を伴い，急性出血性結膜炎では約50〜70％に結膜下出血がみられる．3疾患には潜伏期があり，流行性角結膜炎は1〜2週間，咽頭結膜熱は7日前後，急性出血性結膜炎は1〜2日である．

ウイルス性結膜炎の診断には，結膜擦過物の塗抹標本でリンパ球優位であるほか，ウイルス培養検査，ウイルス抗原検査，PCR法がある．アデノウイルス結膜炎に対しては，結膜擦過物を用いた免疫クロマトグラフィ法による迅速診断キットでの判定が一般的に行われている．短時間での判定が可能であるが，感度は60〜80％，特異度100％といわれ，陰性の場合でも必ずしも感染を否定できないため注意が必要である．

3 治療の実際

細菌性結膜炎に対しては，原因菌に合わせて**抗菌点眼薬**を選択して使用する．抗菌点眼薬には，セフェム系，アミノグリコシド系，フルオロキノロン系，マクロライド系などがある．

クラミジア結膜炎に対しては，マクロライド系かフルオロキノロン系抗菌点眼薬，眼軟膏を選択する．また，結膜炎以外の性感染症に対しては，抗菌薬の全身投与が必要である．

流行性角結膜炎・咽頭結膜熱・急性出血性結膜炎は2〜3週間の経過で**自然治癒**する疾患であり，**対症療法**が主な治療となる．消炎と混合感染予防を目的に，非ステロイド抗炎症点眼薬と抗菌点眼薬を併用することが多い．ステロイド点眼薬や眼軟膏を使用することもあるが，十分な経過観察が必要である．

感染予防対策が重要であり，**石けんによる手洗い**を励行し，患者が接触した可能性がある器具などは確実に**消毒**する．アデノウイルスに対しては，エタノール，次亜塩素酸ナトリウム，ポビドンヨード，グルタラールが有効である．また，学童においては，咽頭結膜熱は主要症状消退後2日間の出席停止，流行性角結膜炎・急性出血性結膜炎は医師の許可がおりるまで出席停止である(**学校保健安全法**)．

看護のポイント

感染性結膜炎における診療上の注意点は，感染拡大防止であり，院内感染対策と家族内感染予防に分けられる．アデノウイルス結膜炎は強い伝染性を有する疾患であり，メチシリン耐性黄色ブドウ球菌（MRSA）などの薬剤耐性菌の院内感染にも注意する．病原体を含む涙液や眼脂で汚染された手指や眼科検査機器から感染が拡大するため，院内感染対策として，①患者の隔離，②感染患者用専用診察スペースの確保，③診察医および介助者の手袋着用，手指消毒，④医療器具の消毒などがあげられる．また，患者および患者家族に対しては，正しい感染症の知識と家族内感染の予防対策についての指導を行う．

（稲田紀子）

角膜炎，角膜潰瘍 keratitis, corneal ulcer

1 考え方の基本

角膜は直径約 12 mm，厚さ $500〜600\mu m$ の透明組織である．角膜を場とする炎症（角膜炎）は治癒にいたっても混濁を残すことが多く，視機能に長期的な影響を与えるものである．また角膜は本来無血管組織で全身の免疫系からある程度隔絶している．このため，他臓器と異なる多彩な病原体の感染の場となりうるなど，その特異性を念頭に置く必要がある．

角膜潰瘍は角膜厚の約 90% を占める角膜実質の融解を伴う角膜炎である．重篤な場合は角膜穿孔にいたる場合もあり，治癒しても角膜の変形と瘢痕は避けられない．

角膜炎の原因は多彩であるが，感染性と非感染性の2つに大別することができる．非感染性の場合，関節リウマチや膠原病などの免疫学的機序によるものやドライアイなどの角膜上皮障害に起因する炎症反応などが主なものとしてあげられる．

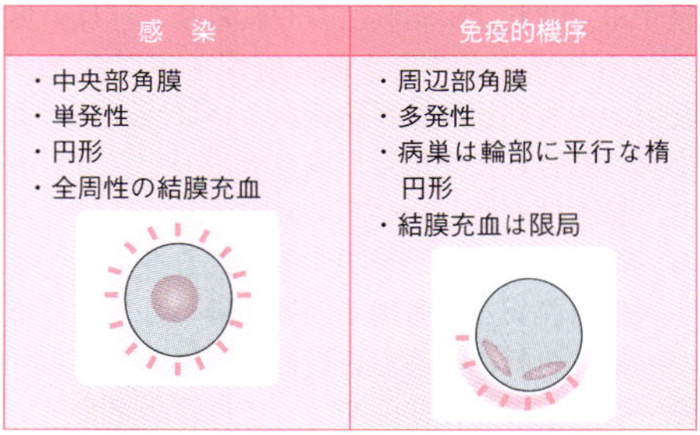

2 起こり方

感染性角膜炎
◆ 発症メカニズム ◆

感染性角膜炎は角膜上皮障害を契機として病原微生物の角膜表面への接着侵入によって発症する．病原微生物としては眼表面に常在する細菌叢に由来することが多いが，外傷の場合は異物などに付着した環境菌や糸状真菌が原因とな

感 染	免疫的機序
・中央部角膜 ・単発性 ・円形 ・全周性の結膜充血	・周辺部角膜 ・多発性 ・病巣は輪部に平行な楕円形 ・結膜充血は限局

図1 角膜炎の基本病型
感染性の場合は中央部角膜に発症し，円形の病巣を呈することが多い．免疫的機序による場合，角膜周辺部に輪部（角膜結膜の境界部分）に沿って弧状の病巣を形成しやすい．

ることもある．中央部角膜の上皮側から次第に実質深部に病巣が拡大する経過をたどることが多い（図1）が，穿孔性の眼外傷の場合は直接角膜実質深部に病原微生物が接種される場合もある．

◆ コンタクトレンズ装用者の角膜炎 ◆

最近では**コンタクトレンズ装用者**の感染性角膜炎が問題となっている．この場合緑膿菌など水周りに存在する環境細菌がコンタクトレンズケースに持ち込まれ，コンタクトレンズをキャリアとして眼表面に持ち込まれる．前述のように，コンタクトレンズによる機械的刺激による角膜上皮障害が細菌の侵入を促すが，緑膿菌は角膜上皮への接着性が強く，健常な角膜上皮からも侵入し感染が成立する可能性がある．また

環境に幅広く存在している**アカントアメーバ**も同様のルートで持ち込まれ，アカントアメーバ角膜炎を発症しうる．

免疫的機序による角膜炎

一方，免疫的機序による角膜炎は通常角膜周辺部に病巣を形成することが多い．関節リウマチ（RA）などでは抗原抗体複合物が角膜周囲の結膜などの血管から角膜内に浸透していくため，結膜血管に近い角膜周辺部に主に病変を形成すると考えられている（図1）．

3 症状と診断のすすめ方

感染性角膜炎

病原体別に以下列挙する．

● 細菌性角膜炎 ●

眼表面に常在する細菌叢は表皮ブドウ球菌，連鎖球菌などのグラム陽性球菌が主体であり，角膜上皮障害などの契機によってこれらの細菌による角膜炎を発症する．

アトピー性皮膚炎や高齢者では黄色ブドウ球菌が原因となりやすく，長期入院患者を中心にメチシリン耐性黄色ブドウ球菌（MRSA）の頻度が高くなる．最近ではコンタクトレンズ装用者の角膜炎が増加しているが，先述のように緑膿菌，セラチアなどのグラム陰性桿菌が原因となっていることが多い．一方，外傷を契機とする場合はバチルスなどの外界に存在する環境菌に注意する．

① **症　状**：急性に発症し，羞明，流涙，眼痛などを訴える．時に眼瞼の腫脹をきたし，高度の結膜充血を認める．発症初期には限局性の灰白色浸潤病巣を呈するが，進行すると角膜実質の融解を伴い潰瘍を形成する．前房内（眼内）の炎症も強くなり，前房蓄膿をみることもある．透明組織である角膜における特徴的所見からある程度起炎菌を推定することも可能である．

② **起炎菌**：肺炎球菌では病巣の拡大傾向が強く，その境界は不鮮明である．時に病巣が移動することもあり，**匐行性角膜潰瘍**（「匐行」とは「這いすすむ」という意味）とよばれている（図2）．

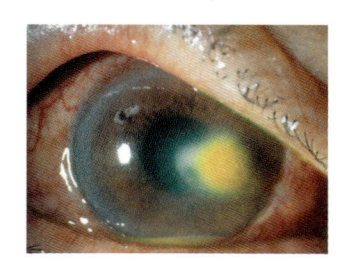

図2　匐行性角膜潰瘍
角膜傍中心部から中央に向かって移動するような特異な角膜浸潤病巣が認められる．

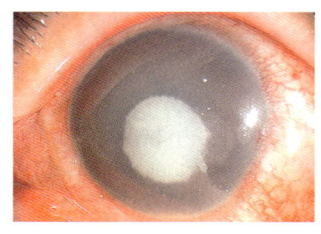

図3　緑膿菌による角膜炎
大きな円板状の病巣を呈し，周囲の角膜がスリガラス状に混濁している．

緑膿菌の場合はさらに急性の経過をたどる．発症から1〜2日で大きな円板状の病巣を形成し，病巣周囲の角膜も強い浮腫のためスリガラス状に混濁する（図3）．緑膿菌の場合，強い結膜充血と前房蓄膿を伴うことがほとんどである．治療開始が遅れると角膜組織の融解から穿孔にいたることもある点も緑膿菌の特徴である．

③ **診　断**：病巣部を擦過し検体を採取し細菌学的検査を行う．病巣の中央部よりも辺縁のほうの菌量が多く，検出されやすい．すでに前医で抗菌点眼薬が処方されていると培養検査でとらえられないことも多い．この場合は検鏡で菌を確認することがより重要となる．

● 真菌性角膜炎 ●

真菌はフサリウムやアスペルギルスなどの糸状真菌とカンジダに代表される酵母状真菌に大別される．糸状真菌は土壌や植物に普遍的に存在しており，これらの関与する農作業中などの外傷を契機とすることが多い．

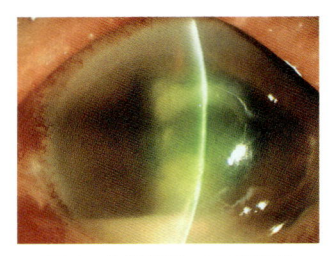

図4 糸状真菌による角膜炎
内皮面に付着するような endothelial plaque と前房蓄膿が認められる.

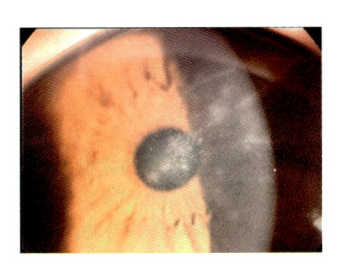

図5 アカントアメーバ角膜炎
角膜中央部に多発する浸潤病巣が認められる. 線状の混濁は角膜内の神経が炎症を起こしている状態である(放射状角膜神経炎).

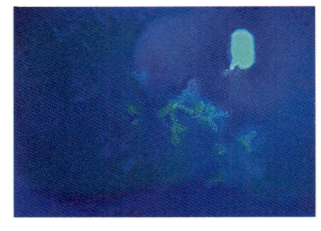

図6 樹枝状角膜炎
フルオレセイン染色所見. "樹枝"の先端がやや膨大している(terminal bulb)のが特徴的所見とされる.

① **糸状真菌**：菌によって多彩な病態をとるが,もっとも頻度の高いフサリウムでは境界不鮮明の羽毛状の病巣を呈し,主病巣とはなれた位置に娘病巣を形成することもある. 早期に角膜深層から前房内に病巣が拡大し,角膜内皮面(裏面)に endothelial plaque とよばれる白色の付着物が形成され,前房蓄膿を伴う(図4).

② **酵母状真菌**：カンジダは眼表面の細菌叢にも存在しており,抗菌およびステロイド点眼薬の使用などを誘引とし,角膜上皮障害を契機として感染が成立する. したがって各種眼疾患で治療中の症例に多くみられる. 臨床所見は細菌が原因のものと似通っており,比較的限局性の白色病巣を呈することが多い. 進行は比較的緩徐である.

③ **診 断**：本疾患も病巣部の擦過物に対し細菌学的検査を行うことで診断を行う. 糸状真菌は発育が緩徐なものが多く,少なくとも1週間以上培養を試みる必要がある.

● **アカントアメーバ角膜炎** ●

アカントアメーバは河川,沼,砂,土壌など,環境に普遍的に存在する原虫である. 家庭の洗面所にも生息していることが多く,外傷やコンタクトレンズ装用を契機として角膜炎を発症する.

進行は緩徐であり,初期には放射状角膜神経炎,上皮下浸潤,偽樹枝状角膜炎などの臨床所見を呈する(図5). 進行すると輪状あるいは円板状浸潤を呈するので後述する単純ヘルペス角膜炎との鑑別が問題になることがある.

● **単純ヘルペス角膜炎** ●

単純ヘルペスウイルス(HSV)による眼感染症であり,単に角膜ヘルペスと表現することもある. 三叉神経第1枝の神経節に潜伏していたHSVの再発によるものが基本病態である.

① **症 状**：片眼の樹枝状角膜炎を起こし(図6),角膜上皮の治癒機転が障害された場合に地図状角膜炎となり,角膜びらんが目立つようになる. 角膜知覚の低下は特徴的である.

本疾患は繰り返し再発することが多く,病変の首座が角膜実質に移行すると実質内のウイルス関連抗原に対する免疫反応の結果,円形の角膜浮腫と淡い混濁をきたし円板状角膜炎を生じる. さらに重症化すると血管侵入を伴う強い角膜浸潤をきたすようになり,壊死性角膜炎に移行する.

② **診 断**：上記の特徴的臨床所見によってなされることが多いが,角膜知覚測定は補助診断

となる．角膜擦過物を免疫クロマトグラフィ法でHSV抗原の有無をみる簡易キットが市販されている．

● **帯状ヘルペス角膜炎** ●

水痘・帯状疱疹ウイルス（VZV）によるものである．HSVと同様，三叉神経第1枝領域で再発するが，角膜のみならず，前眼部の特徴的な皮疹，虹彩毛様体炎など病変部位は広範にわたることが多い（眼部帯状ヘルペス）．

① 症　状：通常皮疹より数日遅れて角膜炎を発症する．偽樹枝状角膜炎とよばれる，HSVによるものよりも小さめの樹枝状の病変が特徴的であるが，上皮下浸潤・円板状角膜炎などもみられる．角膜後面沈着物や眼圧上昇など虹彩毛様体炎の併発により，多彩な所見を呈しやすい．

非感染性角膜炎

乾性角結膜炎については「ドライアイ」の項参照．

● **薬剤毒性角膜症** ●

主として点眼薬自体によって生じる角結膜上皮障害である．点眼薬には一般的に防腐剤（塩化ベンザルコニウムなど）が含まれており，多種類の点眼薬を頻回に使用することによって発症しうる．このほか点眼薬あるいは眼軟膏に含まれる薬剤そのものによる上皮障害もあり，アミノグリコシド系抗菌薬，非ステロイド抗炎症薬，抗緑内障薬，抗ウイルス薬が問題となりやすい．

主として瞼裂部の角膜上皮障害として発症し，重症化すると遷延性上皮欠損から潰瘍を形成することもある．乾性角結膜炎では角膜とともに結膜上皮の障害があるが，薬剤毒性の場合は角膜病変が主体で結膜病変はあってもわずかである．

● **周辺部角膜潰瘍** ●

① 発症メカニズム：角膜周辺部に弧状に潰瘍を形成してくる疾患である（図7）．RAでみられることが多いが，全身性エリテマトーデスなどの膠原病が基礎疾患として認められることもある．発症機序に自己抗体の関与が指摘されている甲状腺機能亢進症での報告もあ

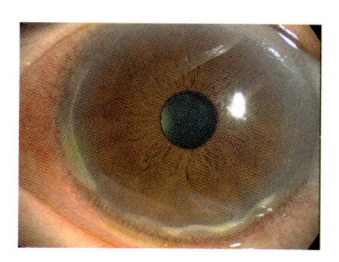

図7　周辺部角膜潰瘍
輪部付近の4時から10時方向にかけて断続的に弧状の病巣が認められる

る．無血管組織である角膜に周辺の結膜強膜から抗原抗体複合物が浸透し，その後補体の活性化と好中球の浸潤が起こると考えられている（Ⅲ型アレルギー）．このほか眼瞼あるいは眼表面に常在するブドウ球菌などに対するアレルギー反応の結果発症すると考えられているもの（カタル性角膜潰瘍）もある．

② 診　断：通常は特徴的な臨床所見と全身的な基礎疾患の有無によって診断することが多い．リウマチ因子や自己免疫疾患に関連する各種血清学的検査も必要となる．

〔モーレン潰瘍〕

周辺部角膜潰瘍には**蚕食性角膜潰瘍〔モーレン（Mooren）潰瘍〕**とよばれる難治性・進行性の疾患がある．潰瘍が通常の周辺部角膜潰瘍よりも深く，時に掘れ込むような形（undermined）をとることが特徴である．RAや膠原病はなく，角膜特有の抗原に対する自己抗体の関与が考えられている．

● **アデノウイルスによる点状角膜炎** ●

アデノウイルスによる**流行性角結膜炎**発症後1～2週で角膜上皮下に点状の白色浸潤病巣が多数みられることがある．ウイルス抗原の残存とそれに対する免疫反応が機序として考えられている．重篤な場合角膜瘢痕あるいは不正乱視で視力低下をきたすこともあり，注意が必要である．

● **角膜実質炎** ●

角膜実質の中層から深層にかけて周辺部から炎症性の浮腫混濁が起こり，時に中央部角膜か

ら角膜全面に拡大するものであり血管侵入を伴う．歴史的には結核や梅毒に対する生体反応として起こるものが多くみられていたが，近年その頻度は減少し，原因と考えられる基礎疾患も不明なことが多い．実質深層が炎症の首座である場合，角膜内皮の減少を伴うこともある．

4 治療の実際

感染性角膜炎

本項では細菌・真菌・アカントアメーバによる感染性角膜炎を念頭に置いて解説する．

感染性角膜炎においては細菌学的検査により起炎病原体を同定し，その薬剤感受性に基づいて治療内容を決定するのが原則である．薬剤の投与ルートとしては点眼が中心となるが，補助的に点滴および内服を行うことも多い．

● 点眼薬 ●

今日市販されている抗微生物点眼薬のほとんどはニューキノロン系を中心とした抗菌薬であり，抗真菌薬としてはピマリシン点眼・眼軟膏が1剤あるのみである．点眼薬剤の選択範囲が乏しいため，点滴用薬剤を溶解し，医師の裁量として使用することもある．この場合は溶解した薬剤の安定性や点眼びん内の汚染の問題などに留意する必要がある．また点眼では高濃度の薬剤を患部に直接作用させられる利点がある一方，点眼直後から涙液で流されていくため急激に眼表面における薬剤濃度が低下していく欠点もある．さらに点眼の場合，鼻涙管を介して鼻腔・口腔に流れていくので，ここでの正常細菌叢の変化，耐性菌の誘導についても配慮する必要があろう．

● 起炎菌の推定 ●

起炎病原体の同定ができない場合は，患者背景，コンタクトレンズ装用の有無，外傷の有無などから経験的(empiric)に起炎菌を推定しながら治療をすすめる．とくにコンタクトレンズ装用者においては，各種疫学調査より次の傾向が明らかとなっている．

① 2週間交換型など，レンズをはずしてケアを行いまた再装用するソフトコンタクトレンズを使用している場合，環境微生物が原因となっていることが多い．環境微生物としては緑膿菌・セラチアなどのグラム陰性桿菌およびアカントアメーバがあげられる．

② ハードコンタクトレンズおよび1日ディスポーザブルコンタクトレンズなどを使用している場合，発症頻度は低いが，眼表面の常在菌が原因となることが多い．具体的には表皮ブドウ球菌，連鎖球菌などのグラム陽性球菌である．

③ 角膜びらんなどの治療目的でコンタクトレンズを連続装用させることがあるが，この場合はグラム陽性球菌のほか真菌にも注意が必要である．とくに抗菌およびステロイド点眼薬を使用している状況では真菌の可能性が高くなる．

単純および帯状ヘルペス角膜炎

眼科用抗ウイルス薬であるアシクロビル眼軟膏が治療の主体となる．IDU（イドクスウリジン）点眼もあるが，角膜への浸透性が悪く，上皮障害の問題もあるためほとんど用いられることはなくなった．単純ヘルペスによる円板状角膜炎など，実質を首座とする場合には過剰な免疫反応を抑制する目的でステロイド点眼薬の併用を行う．帯状ヘルペスウイルスによるものでは眼内の炎症を抑制する必要があり，ステロイドの点眼のほか内服などを併用する．

非感染性角膜炎

病態によって治療内容は大きく異なるが，ここでは概要についてのみ述べる．

● 乾性角結膜炎 ●

ヒアルロン酸を含む点眼薬が一般的である．また最近では眼表面の涙液安定性にかかわるムチンの放出を促進したり，涙液分泌を向上させる点眼薬が使用できるようになった．点眼薬の毒性を考える場合には防腐剤を含まない剤形を選択したり，人工涙液を主体として経過観察していく．

● 周辺部角膜潰瘍，点状角膜炎，角膜実質炎 ●

周辺部角膜潰瘍，アデノウイルスによる点状角膜炎，角膜実質炎などでは病態の根幹に過剰な免疫反応があるので，ステロイド点眼薬を中心に加療する．状況によってはステロイド内服

やシクロスポリンを自家調整のうえ点眼として使用するといった方法もある．

看護のポイント

角膜炎・角膜潰瘍の治療の主体は点眼薬である．「1日6回点眼」と指示しても実際正しく行われているか問題となることが多い．さらに点眼薬が目に入っていないといったケースも高齢者を中心にみられる．点眼薬のさし方の指導は，治療を成功させるうえで案外大切な要素である．

してはいけない！

感染性角膜炎の治療経過は症例によって大きく異なる．不安を取り除く意図で「大丈夫！」といった安易な声かけは禁物である．翌日には角膜穿孔を併発するといったこともあり，状態に変化があればすぐ来院するように促すべきであろう．

（宇野敏彦）

白内障 cataract

1 起こり方

白内障とは，水晶体の透明性が障害され混濁した状態である．先天性，加齢，代謝障害（糖尿病など），外傷，薬剤（ステロイドなど），ほかの眼疾患などに伴い生じるが，加齢に伴うものが多い．加齢白内障では，過酸化物，糖化，不溶性タンパク質の増加，還元型グルタチオンの低下などが観察され，酸化ストレス，ホルモンバランスの崩れ，代謝障害，さらには，紫外線などの環境因子など生体内外の因子の影響を受けて発生すると考えられている．

分類

発症年齢，原因疾患，混濁部位，進行程度などの分類があるが，混濁部位により主に以下のように分類される．

① **核白内障**：水晶体核部の混濁である．加齢白内障など成人の白内障では，通常は核の硬度が増し，徐々に褐色に着色するとともに，屈折力が増加し，近視化を伴う．
② **皮質白内障**：水晶体皮質部（水晶体核と水晶体囊の間）に混濁が生じたもの．
③ **前囊下白内障**：水晶体前囊直下に生じた線維性の混濁．羞明の原因となり，外傷やアトピー白内障で認められることが多い．
④ **後囊下白内障**：水晶体後囊上のスリガラス状の混濁．後囊中心部より生じ，周辺部に広がる．中心部の混濁であるため，縮瞳状態（明所）で見にくく，散瞳状態（暗所）で見やすい昼盲の症状を訴える．

このほか，⑤成熟白内障（完全に混濁した白内障），⑥膨隆白内障（水晶体が膨化し前房が浅くなったもの），⑦アトピー白内障（アトピー性皮膚炎に伴うもので，若年者に起こる白内障の主因）などがある．

2 症状と診断のすすめ方

症状は，混濁が軽度の場合には無症状のことが多い．混濁が進行するにつれ，羞明（まぶしさ），霧視（霧がかかったように白濁して見える状態），昼盲（明るい場所で視力が低下する状態），屈折変化（近視化，乱視など），複視（単眼でものが複数にダブって見える状態）を訴える．これらの症状は白内障の混濁部位によって異なる．さらに進行すると，光覚（明暗がわかるのみ）まで視力低下は進行する．

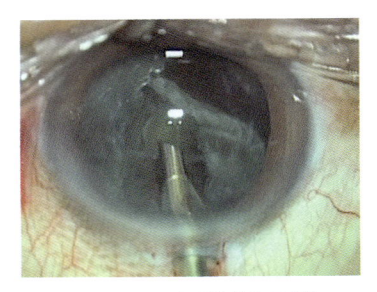

図1　超音波水晶体乳化吸引術
超音波チップによって眼内の水晶体を破砕しているところ．

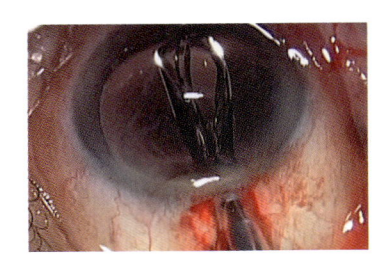

図2　眼内レンズ挿入
2mm程度の切開創から光学部径6mmの眼内レンズを挿入しているところ．

診断は，細隙灯顕微鏡にて水晶体の状態を観察し，水晶体の混濁が認められた場合に白内障と診断する．通常は散瞳薬を用いて，散瞳下に検査を行う．白内障は，ほかの眼疾患に伴っている可能性があるため，眼底検査などによって網膜・視神経機能を評価する必要がある．白内障の混濁が強く眼底の評価ができない場合には，超音波検査・電気生理学的検査を行って評価を行う．

3　治療の実際

混濁程度が軽度で視機能障害が軽い状態では，薬物療法（点眼薬，内服）を行う．混濁が進行すれば，白内障手術を行う．なお，白内障手術は，近年，緑内障発作の予防・根治法とされ，また，硝子体手術が必要となる一部の病態では，網膜硝子体の治療のために，透明な水晶体においても白内障手術が行われる場合がある．

手術治療

白内障手術は，混濁した水晶体の除去と代替の眼内レンズ挿入が行われる．最近は水晶体の中身を砕いて吸い取ってしまう**超音波水晶体乳化吸引術**（図1）が主流である．

手術は，洗眼後，点眼や**テノン嚢麻酔**などほとんど麻酔時に痛みのない麻酔法で行う．2～3mm程度の切開創から混濁した水晶体を眼内で破砕乳化し除去する．小さな切開創からの手術であり，しかも切開創を工夫し縫合しなくても自然に閉鎖させることが可能になった．この方法により縫合による角膜のゆがみはなくなり，術直後から安定した視機能の回復が可能になる．

また，除去した水晶体の代わりに透明な**眼内レンズ**を挿入する．アクリル系プラスチックやシリコーンなどの比較的柔らかな素材で作られている眼内レンズが主流で，折りたたんで上述の小さな切開創から挿入可能である（図2）．白内障手術が安定化するとともにこの眼内レンズにさまざまな付加価値が付いた．レンズの着色は，網膜に到達する有害光を減弱し，加齢黄斑変性の発症・進行を予防する効果が期待されている．非球面化は，夜間など瞳孔が開く状態での視機能を向上させる．トーリックレンズは，乱視矯正の効果をもたせたもので，術後の裸眼視力の向上を期待するものである．人眼では水晶体の厚みが変化することで遠近の調節を行うが，45歳を過ぎた頃からこの調節機能が低下し老視（老眼）になる．従来の眼内レンズは，一点のみに焦点が合うため，遠近両用のめがねなどが必要であったが，最近はこの機能を合わせもたせた多焦点眼内レンズも実用化されている．

術後合併症と治療

もっとも重篤でしばしば失明にいたる合併症は，**術後眼内炎**である．主に術中の眼内への細菌の侵入により生じる．予防のために，術前3日前からの抗菌薬の点眼，術開始前の洗眼，術後の抗菌薬投与が重要である．時に，時間単位で悪化するので，術直後の患者が視力低下や眼痛を訴えた場合にはこの疾患を疑い，診断されれば眼内への抗菌薬の直接的な注入を含めた早

急な処置を考慮する．

角膜浮腫は，術中の角膜内皮への障害により角膜に生じる浮腫であり，通常は数日から1週間程度で軽快することが多い．**一過性眼圧上昇**は，術後炎症や軽度の粘弾性物質の残存により一過性に眼圧が上昇するものであり，著しい場合には，降圧処置が必要となる．

一方，術後数年を経てから，視力低下を訴える場合には，後発白内障の可能性が高い．術後に残存した水晶体上皮細胞が水晶体嚢を足場として再増殖・分化し水晶体嚢周囲が混濁するもので，白内障と同様に視力が低下し，2割程度の患者に処置が必要となる．治療は，Nd：YAGレーザーによる後嚢切開術が行われ，多くの場合予後は良好である．

看護のポイント

高齢者が多く，白内障術直後は眼帯などにより単眼視となるため，転倒などに気をつける必要がある．

(黒坂大次郎)

緑内障 glaucoma

1 起こり方

眼球の形態維持と，眼内組織への栄養・酸素供給のため眼内に房水が循環している．房水は毛様体で産生され，後房から瞳孔領を通って前房にいたり，主に隅角部から眼外に流出する（図1）．眼球は一定の圧で保持されており，それを**眼圧**とよぶ．健常者の眼圧は10〜21 mmHgである．眼圧が上昇すると，視神経乳頭の陥凹と視神経線維の減少，視野欠損を起こし，その病態を緑内障という（図2）．緑内障の疫学調査により，日本では40歳以上の人の約5%が緑内障と考えられている．

分類

緑内障の大部分は，ほかの眼疾患のない原発緑内障であるが，**原発開放隅角緑内障**と，**原発閉塞隅角緑内障**に分類される．開放隅角緑内障は，図1のような正常構造である．閉塞隅角緑内障は，水晶体が膨隆し前方偏位するため，浅前房となっている眼に，主に散瞳刺激による**瞳孔ブロック**，虹彩が隅角に癒着して閉塞させる周辺虹彩前癒着形成により発症する．50歳以降で，眼球が正常よりも短い（眼軸長が短い）遠視の人に多く，女性に多い（図3）．

そのほかに，ほかの疾患に続発する続発緑内障や，先天異常による発達緑内障がある．

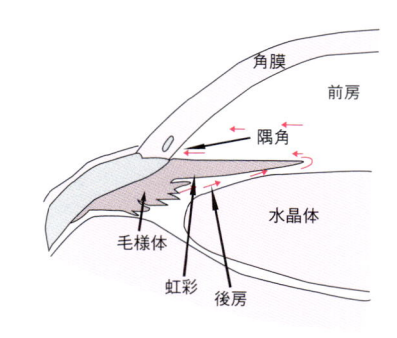

図1 正常開放隅角
・房水は，毛様体で産生され主に隅角から排出される．
・角膜と水晶体は十分離れている．
・房水は，虹彩と水晶体の間を通って，毛様体から前房に流れ，隅角に向かう．
・一般に隅角で房水流出害が起きて，眼圧が上昇し，緑内障が発症する．

2 症状と診断のすすめ方

閉塞隅角緑内障では，典型的には急激に眼圧が上昇し，視力低下，散瞳，対光反応の消失，毛様充血，眼痛，頭痛，悪心を起こすが，症状が軽いこともある．眼検査にて，浅前房，周辺虹彩前癒着，高眼圧を認める．

大部分を占める開放隅角緑内障では，かなり悪化するまで自覚症状がないため，失明寸前で受診する患者も多い．近年では健康診断での早

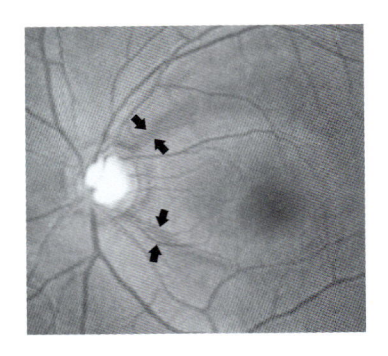

図2　緑内障の視神経障害

緑内障の眼底写真．視神経乳頭の陥凹（白い部分）が大きい．神経線維層がなくなっている（矢印）．
・眼圧が上昇すると，眼内からの視神経線維の出口である視神経乳頭が変形し陥凹が拡大する．
・陥凹の拡大に伴って視神経線維が減少し，視野障害を起こす．

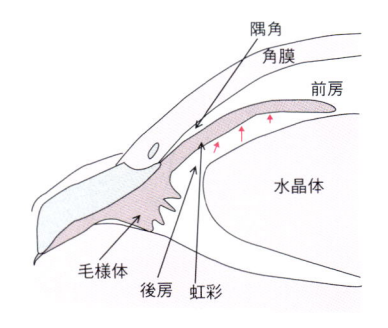

図3　閉塞隅角

・水晶体が前方に移動，膨隆し，前房が浅く，隅角は狭い．
・水晶体と虹彩の間で抵抗が生じると，後房圧が上昇し，隅角を後方から圧迫して閉塞させる（瞳孔ブロック）．
・虹彩切開で虹彩に孔をあけると改善するが，時に眼圧が下がらないことがある．
・根本的治療として，白内障手術を行う（水晶体を摘出して，眼内レンズを挿入する）．

期発見が重要と考えられている．診断には眼底検査が有用で，眼圧値は正常範囲内のことが多い．眼圧を何度測定しても正常範囲内の開放隅角緑内障をとくに**正常眼圧緑内障**という．確定診断には，視野検査が必要になる．

3　治療の実際

閉塞隅角緑内障

治療には外科的治療が必要で，虹彩に孔をあける手術か，白内障手術が行われる．以前はレーザー虹彩切開が主体であったが，最近は最初から白内障手術（水晶体摘出と眼内レンズ挿入手術）が行われることが多い．

開放隅角緑内障

眼圧を下げる治療が行われる．主体は薬物治療であるが，眼圧が十分下降しない場合，外科的治療が行われる．レーザー治療は安全であるが効果は少ない．手術治療でもっとも行われるのは**濾過手術**で，結膜を一度切開して，強膜に孔をあけて，結膜をまた縫合し，房水を結膜下に導く方法である．ほかにもいろいろと考えられているが，安全にすると効果が弱くなり，効果を高める工夫は合併症を増やすという問題がある．

治療薬として，多種類の点眼薬が使用されている．薬剤副作用があるため，必要最少量の治療を原則としている．近年使用される**プロスタグランジン関連薬**は，局所的に色素沈着，眼球陥凹などが起こることがあり，あらかじめ説明が必要になっている．**β遮断薬**は，喘息発作の誘発や，呼吸機能・心機能に対する副作用のため，高齢者への投与は避けたほうがよく，喘息患者には禁忌である．眼圧が下がらない例，さらに下げたい例では併用投与が行われる．最近，合剤も発売され使用可能になった．点眼薬以外に，**炭酸脱水酵素阻害薬**の内服があるが，副作用のため長期にわたる投薬がむずかしい．

治療効果の判定は，眼圧値ではなく，視野や眼底所見などの進行状況も用いて決定する．眼圧が正常範囲内であっても視野異常が悪化する例が多く，薬剤での十分な眼圧下降がむずかしい症例も多い．ただし，手術は成功率が長期的には6割程度にとどまること，合併症があることから，薬物治療でも視機能障害が進行する例に行う．

看護のポイント

緑内障では，失明につながると心配する状況が多い．反面，進行が遅く自覚症状に乏しいため，点眼を忘れがちになる．患者自身による薬物治療が主体となるため，進行は遅いこと，長期にわたるきちんとした治療が必要なことを認識させ，アドヒアランス（患者が病態を正しく理解したうえで能動的に治療に参加している状態）を高めることが重要である．

手術の場合，閉塞隅角緑内障治療の白内障手術は，白内障手術と同様の管理でよいが，一般の緑内障手術の場合は特殊な管理が必要になる．術後多くの場合，濾過胞とよばれる白い結膜の膨隆ができ，そこに感染を起こす確率が長期的に3～5％と高率であるので，術後患者には手術眼に眼痛や視力低下を感じた場合，すぐに眼科受診するように伝えるほか，眼をこすらないこと，汚れた水で眼を洗わないことなどを指導しておく必要がある．眼圧が下がっている人ほど，感染の危険性は高い．

末期例では，視野が狭くなっているため，外出，日常生活においての注意点が増える．最近眼のリハビリテーションとして，専門家による指導も行われる．

（宮田　博）

網膜剥離　retinal detachment

1 起こり方

網膜は発生学的に外層の網膜色素上皮と内層の神経網膜に大別される．この2層が分離したものが網膜剥離である．網膜剥離が生じると神経網膜の代謝が障害されて，不可逆的な機能障害をきたす．網膜剥離に対応する視野が欠損し，網膜の中央の黄斑が剥離すると，変視症，視力低下をきたす．網膜剥離の発生原因から，裂孔原性網膜剥離，牽引性網膜剥離，滲出性網膜剥離の3つに大別される．

裂孔原性網膜剥離

網膜に裂孔が形成され，液化硝子体が裂孔を介して網膜下に侵入して網膜剥離をきたすもので，年間約9,000人に1人程度の発生頻度である．硝子体は，半透明のゲル状の液体で視神経乳頭縁，中心窩，硝子体基底部（網膜の最周辺部）で網膜に癒着しているが，網膜に変性や萎縮性変化があるとそこに病的に癒着している．格子状変性はその代表的な部位で，若年者でも高度近視眼には眼球が大きいためかこの変性が多く，この部位に萎縮性円孔が生じて，網膜剥離につながることがある．

硝子体が加齢とともにその構成成分であるヒアルロン酸とコラーゲンに変化が生じて，ヒア

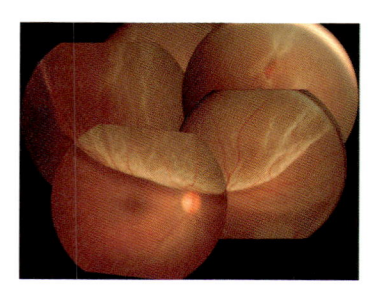

図1　弁状裂孔による網膜剥離

ルロン酸から離水した液体が分離しゲル成分は濃縮してくる．この硝子体液化が進行するとゲル成分がもっとも癒着の強い硝子体基底部に向かって前方に収縮し，後方の網膜から硝子体ゲルが剥離してくる．これを加齢による後部硝子体剥離という．この際に，硝子体ゲルのコラーゲン線維が集まって混濁し網膜に影を落とし，飛蚊症をきたす．後部硝子体剥離が進行する過程で，病的な網膜硝子体癒着部分が牽引されて弁状の網膜裂孔が生じることがある．ゲルが裂孔周囲を牽引し続けると液化硝子体が網膜下に侵入しやすくなり網膜剥離が進行する（図1）．これが網膜剥離でもっとも多いタイプで，50歳以降に多い．

◆ 発症因子 ◆

裂孔原性網膜剥離をきたしやすい因子は，前述した加齢変化，若年者の網膜剥離では高度近視や遺伝的に網膜剥離の多い家系(網膜変性が多い)，それと外傷である．眼球を急激に変形させると，網膜から硝子体が急激に剥離して，変性部位がなくても大きな裂孔を生じる．顔面のアトピー性皮膚炎患者に網膜剥離や白内障を合併しやすいが，眼周囲を叩いたり擦ったりする外傷機転の関与が示唆されている．また，白内障手術など眼内環境を変化させると後部硝子体剥離の契機になるので，網膜剥離の危険因子を有する眼には白内障などの手術施行時期などには注意が必要である．

牽引性網膜剥離

硝子体あるいは増殖膜の収縮により網膜が牽引されて生じる網膜剥離で，増殖糖尿病網膜症や網膜静脈閉塞症などの網膜新生血管に伴う増殖膜の牽引によることが多い．そのほかに，ぶどう膜炎，未熟児網膜症，穿孔性眼外傷などにも合併する．緩徐に進行するが，牽引によって裂孔を2次的に併発すると急速に網膜剥離が進行する．

滲出性網膜剥離

網膜血管と網膜色素上皮はタイト結合によるバリア構造を有しているため，血液成分の網膜内や網膜下へ漏出を防いでいるが，病的にこのバリアが破綻すると網膜内，網膜下に血漿成分が漏出する．ぶどう膜炎(原田病など)，中心性漿液性脈絡網膜症，眼内腫瘍[脈絡膜黒色腫，脈絡膜血管腫，脈絡膜新生血管(滲出型加齢黄斑変性など)]などが原因となる．

2 症状と診断のすすめ方

症　状

網膜剥離は剥離した網膜に対応する視野欠損が主症状で，黄斑が剥離すると視力低下，変視症をきたす．

裂孔原性網膜剥離の症状は，網膜を牽引する硝子体ゲルの混濁による**飛蚊症**，網膜が機械的に牽引される刺激で生じる**光視症**，**視野欠損**，**視力低下**である．裂孔が生じたときに網膜血管も破綻すると硝子体出血を生じて，重篤な飛蚊症や**霧視**を自覚する．通常，網膜剥離は急激に進行するが，若年者の萎縮性円孔に伴う網膜剥離は進行が遅く，コンタクトレンズなどの作製の際の眼底検査で指摘されて初めて周辺視野異常に気づくこともある．

牽引性網膜剥離や滲出性網膜剥離は原病によって，症状が異なるが，基本的には視力低下と変視症，視野欠損である．

診　断

網膜剥離の診断は，**眼底検査**が基本である．**散瞳**して眼底の周辺まで検査して，網膜剥離のタイプや進行度を判定する．網膜剥離の形状や裂孔の有無，体位による剥離形状の変化などによって，網膜剥離のタイプ分類は比較的容易である．

滲出性や牽引性網膜剥離の黄斑部位の詳細な病状は，**光干渉断層計**による網膜断層検査が有用である．また，滲出性，牽引性網膜剥離を疑った場合，原病の鑑別診断が必要で，疑う疾患によって**眼底造影検査**や**全身検査**を施行する．

3 治療の実際

網膜剥離のタイプによって治療法が異なる．裂孔原性は手術，牽引性は原病治療と黄斑に切迫した場合に手術，滲出性は原病治療が基本である．

裂孔原性網膜剥離

基本的には裂孔部位にかかる硝子体の牽引を除去して，裂孔周囲を凝固する手術が原則である．硝子体牽引解除方法は，裂孔部位の眼球外側を陥凹させる**強膜バックリング手術**(強膜内陥術：シリコン素材を裂孔に対応する強膜に縫着して内陥させる)と硝子体ゲルを切除する**硝子体手術**(硝子体腔に器械を挿入して硝子体ゲルを切除し，眼内を空気に置換して剥離網膜を復位させ，裂孔周囲をレーザー凝固し，術後長期滞留眼内ガスで裂孔を閉鎖する体位をとらせる)に大別される．患者の年齢，裂孔の大きさや位置や網膜剥離の形態などで治療法を選択する．網膜剥離が進行すると眼内に増殖性変化を合併し，非常に難治な**増殖性硝子体網膜症**に移

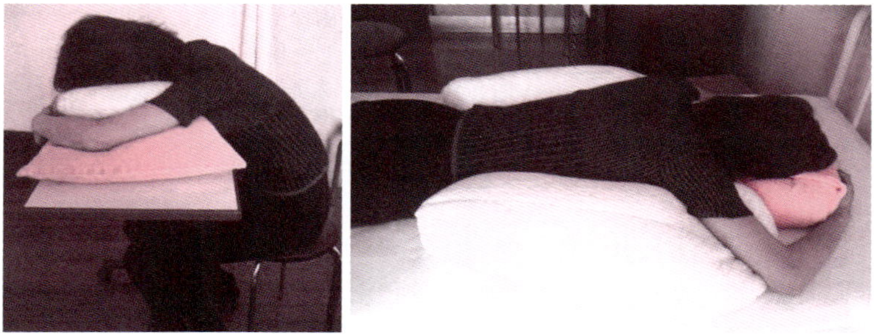

図2 硝子体手術後の腹臥位
全身の負担のないようにクッションやドーナツ枕を利用する．坐位での姿勢も指導する．

行する．なお，網膜剥離のない網膜裂孔には，**予防的網膜光凝固**を施行することもある．

牽引性網膜剥離

治療は，無血管領域に対する網膜光凝固などの原病に対する治療とともに視力低下の進行に関与する場合は硝子体手術で増殖膜などの牽引を除去する．

滲出性網膜剥離

治療は原病に対する治療が主体であるが，新生血管に対しては抗VEGF薬眼内投与，ぶどう膜炎にはステロイドの大量全身投与や眼周囲投与なども行われている．

看護のポイント

裂孔原性網膜剥離

◆ 術　前 ◆

網膜剥離は突然に発生し進行が速いため，視野欠損や失明に対する患者の精神的動揺が強い．また，健康な人が多く，比較的緊急手術を必要とするため，仕事などの社会活動の中断に対する不安や不満を訴えることが多い．網膜剥離のタイプによって，緊急性や術前の体位制限や安静が異なるので，医師と相談して，患者の不安の相談にのりながら，術前の全身状態を把握し，体位制限や安静の程度などを指導する．

◆ 術　後 ◆

点眼方法，手術眼の**清潔**の維持，**安静度**などを病状に応じて指導し，感染予防と抗炎症に努める．

強膜バックリング手術の場合，目の周囲，とくに外眼筋を刺激するために，手術当日は眼痛を訴えることや**眼迷走神経反射**によるふらつきや徐脈をきたすことがあり，その対処法を医師にあらかじめ確認しておく．

硝子体手術などで眼内にガスが注入され，腹臥位などの**体位制限（頭位制限）**を指示されている場合は，裂孔の位置などによって頭位が異なるので，その姿勢を病態とともに理解して患者を指導する（**図2**）．腹臥位などで同じ体位を続けると，尺骨神経麻痺や頸部血管の圧迫など重篤な合併症も生じうるので，頭位制限の目的を説明して，患者に過度の負担がないように指導する．体位制限は病態によって，厳密な場合と比較的緩やかで短期間の場合があるので，医師に病態を確認する．

眼内にガスが満たされていると，目の中に泡が入っているので光覚くらいしか感じないことも少なくない．術後，眼帯を外したときによく見えないことの不安が少ないように，患者に見え方の予測を説明して看護にあたる．また，両眼性に視力障害の強い患者もおり，食事を含めた日常行動のアドバイスを行う．

牽引性・滲出性網膜剥離

全身疾患に伴うもの，両眼性，悪性疾患に合併するものなど原病により異なるが，糖尿病網膜症など両眼性で全身異常を伴うものが多く，その病態を理解して対応する．

硝子体手術が適応される場合は，周術期の管

糖尿病網膜症 diabetic retinopathy

1 起こり方

糖尿病網膜症は糖尿病に伴う代謝異常を原因とする細血管合併症である．高血糖により**網膜細血管の障害**が生じ，網膜の**出血・浮腫**と血管閉塞に伴う**虚血**が進行する．虚血網膜からは血管新生因子（**血管内皮増殖因子：VEGF** など）が産生され，新生血管形成に伴って増殖性病変が網膜から硝子体に向かって形成され，網膜剥離から**重篤な視覚障害**にいたる．

単純糖尿病網膜症（軽症～中等症非増殖糖尿病網膜症）

基本的な病態は，血管壁の単純な障害であり，以下の所見を生じる．

①**毛細血管瘤**：もっとも初期に生じる変化であり，弱くなった細血管が部分的に膨隆する．
②**網膜浮腫**：血管壁の障害部位から血漿成分が網膜組織内に漏出して浮腫を生じる．
③**網膜出血**：網膜細血管壁の破綻による網膜組織内への出血．
④**硬性白斑**：血管から漏出した血液成分は網膜組織で吸収されるが，その脂質成分が網膜組織内に残存沈着し，眼底写真では黄白色斑として観察される．

● 糖尿病黄斑症（糖尿病黄斑浮腫）●

単純糖尿病網膜症は一般に無症状で，眼科治療を要しない軽症段階と判断されるが，出血や浮腫が黄斑部に生じた場合は視力障害を生じるため，特別に対処を要する．

前増殖糖尿病網膜症（重症非増殖糖尿病網膜症）（図1）

網膜の細血管障害がすすむと，出血，浮腫がさらに増加するとともに，徐々に血管閉塞して

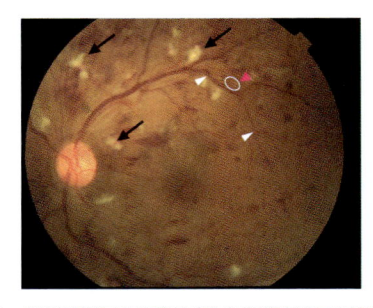

図1 前増殖糖尿病網膜症（重症非増殖糖尿病網膜症）
軟性白斑（微小梗塞病変）（→），静脈の変化（▷）（数珠状変化・ループ形成），網膜内細血管異常（IRMA）（▶）が認められ，網膜虚血の強い状態と判断される．早急な汎網膜レーザー光凝固術を行う必要があると判断される．

組織が虚血状態になり，以下の特徴的な所見が生じる．

①**軟性白斑**：網膜の微小梗塞である．硬性白斑に比して辺縁やや不鮮明な白色斑として観察される．軟性白斑の多発は，強い網膜虚血を示唆する．
②**著明な静脈異常**：虚血状態にある網膜の静脈は，しばしば，数珠状，ループ形成，二重走行などの特徴的な異常を呈する．
③**網膜内細血管異常（IRMA）**：虚血網膜では，その修復反応としてVEGFなどの血管新生因子が産生され，新生血管が形成される．IRMAは，網膜内に形成された異常血管である．

増殖糖尿病網膜症（図2）

さらに網膜の虚血状態が遷延すると，形成された新生血管は網膜を破って硝子体腔へ侵入する．**新生血管**が網膜組織を超えて形成された状態を増殖糖尿病網膜症とよぶ．硝子体は卵白に

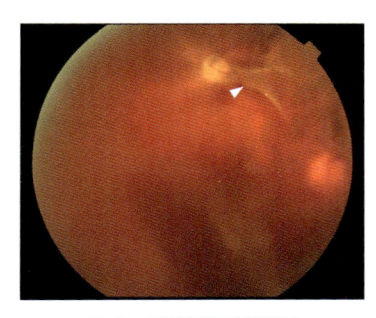

図2 増殖糖尿病網膜症
新生血管から硝子体腔へ生じた大量の出血のため，眼底の視認性が低下している．上方には牽引性網膜剥離（▷）も認められる．硝子体手術の適応と判断される．

似た流動性組織であるため，その動きにより容易に脆弱な新生血管は破綻し，**硝子体腔内へ大量の出血を生じる**．
① **網膜前出血**：網膜組織上に生じた出血で，新生血管形成を示唆する．
② **硝子体出血**：新生血管の破綻により硝子体内に生じる出血で，しばしば大量となる．
③ **牽引性網膜剥離**：新生血管は出血とともに，硝子体の中で線維血管増殖組織を形成し，それらの組織の収縮により，網膜が牽引剥離される．剥離網膜ではさらに虚血がすすみ，増殖機序が加速され，ついには機能の廃絶にいたる．

2 症状と診断のすすめ方

症　状

糖尿病網膜症は，糖尿病を発症して数年から十数年の罹患期間の後に発症する．さらに，単純網膜症から前増殖網膜症の病期においてはしばしば無症状である．例外は黄斑症が生じた場合で，視力障害が生じてくる．

増殖網膜症にいたり，新生血管から硝子体出血を生じると，典型的には，突然，眼前に墨をまかれたような影が見えた後，それが視野全体に広がって急激に視力が低下する．健診を受けていない患者にはそれがしばしば初発症状となるが，すでに重症網膜症の状態である．硝子体出血は，ごく軽度の出血の場合は飛蚊症（目前に黒点などが浮遊して見える）として自覚され，少量の場合は，自然吸収されて視力が回復してくることもある．増殖網膜症がさらに進行すると，再出血や網膜剥離による視野・視力障害が加わって視覚喪失にいたる．

診断のすすめ方

◆ 眼科検診 ◆

網膜症の診断は，以下のいずれかの眼底検査による網膜所見により行う．矯正視力は網膜症による視覚障害の程度を判定する標準的な指標となる．

糖尿病と診断された時点で**眼科検診**をまず実施する．さらに，自覚症状の出現以前に重要な治療判断が必要となることが多いため，**症状の有無にかかわらず定期的な眼科検診が必須**となる．網膜症の認められない時期には6ヵ月（〜1年）ごとに検診を実施する．

◆ 眼底検査 ◆

① **眼底カメラ撮影**：検診，病態の記録上有用である．散瞳型，無散瞳型の両タイプがあるが，健診などで一般的な無散瞳撮影では，撮影部位は後極部に限られる．
② **直像眼底検査**：一般医師が実施できる．観察できる眼底の範囲は限られる．
③ **倒像眼底検査**：散瞳薬点眼後に習熟した眼科医が行う．網膜全域が確認できる．
④ **光干渉網膜断層撮影（OCT）検査**：簡便に網膜面の光学的断層撮影が得られる．とくに視力に直接影響する黄斑部の詳細な形態評価が行えるため診断上有用である．

◆ 蛍光眼底撮影 ◆

蛍光色素である**フルオレセイン**を点滴静注しつつ経時的に眼底撮影を行うことにより，網膜血管の循環状態が詳細に描出される．とくに，毛細血管瘤，網膜浮腫の原因となっている障害血管と漏出部位，微小循環が閉塞した領域（無血管野）の有無などの判定が確実に行える．まれではあるが，フルオレセインに対するアナフィラキシーが生じることがあることを患者に知らせておく必要がある．

糖尿病網膜症の病期分類：国際重症度分類(表1)

国際重症度分類は，多くの臨床疫学研究による網膜症のリスク病変の分析結果が反映されており，簡便で臨床的重症度をよく表す病期分類として近年，広く用いられている．

3 治療の実際

内科管理のポイント

わが国における2型糖尿病の多施設大規模研究により，網膜症発症には**糖尿病罹患期間**，HbA1c(NGSP)，収縮期血圧が，網膜症進行についてはHbA1c(NGSP)がもっとも重要なリスク因子であることが示されている．

◆ 血糖コントロール ◆

厳格な血糖値のコントロールが有意に網膜症の発症と進行を抑制する．HbA1c(NGSP)＜6.5％を指標として，血糖値を保つように努める．

◆ 血圧コントロール ◆

厳格な血圧コントロールが有意に網膜症の発症と進行を抑制するため，血圧は130 mmHg/80 mmHg以下にコントロールされることが望ましい．

◆ そのほかの因子 ◆

血中コレステロール値，中性脂肪値の上昇と網膜症の進行に関連があることが示されており，脂質異常症がある場合は積極的に是正する．

網膜症に対する眼科的治療

◆ 網膜レーザー光凝固術 ◆

①**局所レーザー光凝固術**：主に黄斑浮腫の原因となる血管漏出部位を局所的にレーザー照射して凝固することにより，浮腫の軽減を図る．黄斑部の中心部(中心窩)付近への照射は，暗点形成や重篤な視力障害を招くことがあるため，慎重な照射を要する．

②**汎網膜レーザー光凝固術**：後極部を除く周辺網膜の全範囲を等間隔にレーザー凝固(凝固斑：0.5 mm前後×1,000〜2,000発程度)する．凝固部位は機能を失うため，網膜機能に必要な循環血液量が全体として低下することにより，相対的に虚血状態が改善される．周辺部網膜は解像度自体が低く，凝固斑は暗点としては自覚されないが，治療後，黄斑浮腫が増強してかえって視力が低下する場合がある．また，光に対する適応性がある程度犠牲にされるため，**夜盲**や**昼盲**(明るい場所で真っ白な状態で見えにくくなる)をしばしば伴う．必要に応じてサングラスなどの**遮光眼鏡**を併用する．視機能をある程度犠牲にして失明を防ぐ治療である旨を実施前に十分説明する必要がある．

◆ 硝子体手術 ◆

水晶体と網膜で囲まれた空間内には透明ゲル状の硝子体が存在するが，増殖網膜症における網膜新生血管形成は硝子体を足場として形成される．また，網膜に接している硝子体は，常に流動的に動くため，網膜面を牽引して浮腫を増強させる．硝子体手術は，以下の目的で行われる．

・出血により混濁した硝子体を切除して，光学的な透明性を回復させる．
・網膜面に接する硝子体を除去することにより網膜浮腫を改善する．
・網膜から硝子体内に形成された増殖組織を切除することにより，網膜面への牽引を解除して，剥離した網膜を復位させる．

網膜剥離の生じた眼では，術後，網膜が眼球壁に十分接着するまで，**ガスを眼内に充満**させ，眼球を下向きに保つ必要がある．そのために術後病棟で一定期間(数日から1, 2週間)**腹臥位**を保つ必要が生じる場合がある．

◆ 薬物療法 ◆

①**ステロイド**：ステロイドは，網膜浮腫を改善する作用があり，主に黄斑浮腫に対して用いられる．**徐放性ステロイド製剤**をテノン嚢(眼球と結膜との間の結合組織)下に投与する．数％の症例では投与後に眼圧上昇を伴うため，術後管理に十分注意する．

②**抗VEGF薬**：VEGFは，網膜が虚血状態になると眼内で産生され，血管新生を誘導し，血管透過性を亢進させて浮腫を増強する．抗VEGF製剤は，主に黄斑浮腫に対する治療

として，**硝子体内注射**により投与される．投与時の細菌感染は重篤な眼内炎を生じるため，眼内手術に準じた厳重な消毒操作の下に行う必要がある．

これらの薬物は，わが国では眼科治療薬として正式には認可されておらず，投与に際しては，特別な手続きと**インフォームドコンセント**を要する（2012年5月現在）．

病期ごとの治療法の選択

● 単純網膜症（国際分類：軽症〜中等症非増殖糖尿病網膜症）●

黄斑症を伴わない場合は原則的に特別な眼科治療は行わず内科的治療に努める．糖尿病黄斑症に対しては治療を検討する．

〔糖尿病黄斑症・黄斑浮腫に対する治療〕

単純網膜症においても治療適応となる．蛍光眼底撮影を行い，黄斑浮腫の原因となる漏出血管が特定できる場合には，局所レーザー光凝固術を実施する．漏出部位が特定できず，びまん性漏出の場合は，薬物治療（徐放性ステロイド，抗VEGF薬）や硝子体切除術を検討する．

● 前増殖網膜症（国際分類：重症非増殖糖尿病網膜症）●

この病期を放置すれば新生血管形成が進行し，増殖網膜症に進展するため，すみやかに汎網膜レーザー光凝固術を実施する．

● 増殖網膜症 ●

汎網膜レーザー光凝固術が実施可能な場合はすみやかに行う．硝子体出血により眼底透見が困難な場合，牽引性網膜剥離が生じている場合は，硝子体手術を行う．

💡 看護のポイント

- 網膜症の予防には，血糖値と血圧のコントロールがとくに重要であることを十分に理解させる．
- 失明予防には適切な病期に治療が重要であり，まったく**無症状な時期**にその適応判断を要する場合があるため，**眼科定期検診**が重要であることを十分に理解させる．
- 汎網膜レーザー光凝固術は，ある程度視覚を犠牲にして失明を防ぐ治療であり，実施に際しては術後の**視力低下**，**昼盲**，**夜盲**などを伴う可能性を十分に説明する．
- 眼科治療として用いられる薬物には，わが国では治験段階や適応外使用のものがあり，投与には特別なインフォームドコンセントを要する（2012年5月現在）．硝子体内注射は，厳重な消毒環境で行う必要がある．
- 硝子体手術は，**術後に腹臥位を数日間（〜1，2週間）**とる必要が生じることがあり，ベッドや枕などを工夫して術後ケアに努める．
- 重篤な視覚障害にいたった場合には，残された視機能を最大限に利用するための**ロービジョンケア**や，失明への不安に対する心のケアを要する．

（野田 徹）

未熟児網膜症 retinopathy of prematurity（ROP）

1 起こり方

未熟児網膜症（ROP）は発達途上の網膜血管が増殖する疾患で，重症であれば失明に通ずる．網膜血管は胎齢15週に視神経乳頭部に現れ，眼底を周辺部に向かって成長していく．血管が眼底の最周辺部まで達するのは満期の30週頃なので，発育途上で出生して急な環境変化があると，網膜血管は異常な方向に増殖する．

したがって，網膜症の発現頻度や程度は血管成長が未熟であるほど高いが，ほかにも発病に関する多くの因子がある．ROPは新生児集中治療室（NICU）での管理の進歩によって体重の少ない児が救えるようになり，増加するとともに重症例も多くみられるようになった．

ROPの発生にもっとも大きく関与する因子は網膜血管の未熟性で，網膜の無血管領域から血管新生因子が放出されて血管新生を起こすと

考えられている．在胎週数が短いほど，出生時体重が少ないほど重篤になりやすい．

酸素投与はROP発生の直接原因ではないが悪化要因である．そのほかに，呼吸窮迫症候群，交換輸血，敗血症，脳室内出血，栄養や水分投与のアンバランスなど呼吸や全身環境の異常がROPを悪化させる因子である．

進行と病期分類

進行病期に関して，わが国の厚生省分類とこれを参考に作成された国際分類がある．両分類はstage 1とstage 2の扱いが異なる(**表1**)．また，国際分類では眼底を3つの領域(zone)に分けて病変の局在と範囲を記載する(**図1**)．

ROPは病期を順に追って進行する厚生省分類Ⅰ型/国際分類classic ROPと，急速に進行する厚生省分類Ⅱ型/国際分類aggressive posterior ROPがある．

● Ⅰ型/classic ROP ●

Ⅰ型/classic ROPの初期は，血管成長先端部の網膜内で血管芽細胞が増殖を始め，白い境界線を形成する．やがて境界線上やその後部で新生血管が発芽し，硝子体腔内へ伸びていく．眼底では乳頭は鼻側に位置しており，網膜血管が乳頭から周辺まで成長する距離は鼻側に比べて耳側が長いので，耳側のほうで網膜症が起こりやすい．網膜血管の拡張と蛇行が強いのは，虚血状態が高度で重症の徴候であり，国際分類ではplus diseaseとよんでstageの後に+をつける．

ROPがさらに進行すると**網膜剥離**が起こる．これは新生血管から形成された結合組織の収縮による牽引性剥離と，血管からの漏出による滲出性剥離の2種類がある．増殖組織が一側に限局していれば，網膜はそちらに引かれて伸展し，牽引乳頭や網膜襞を形成する．高度な増殖が起これば網膜は全剥離し，白色瞳孔を呈するようになる．

● Ⅱ型/aggressive posterior ROP ●

超低出生体重児で網膜血管の成長が不良で虚血が強い場合に起こることが多く，病期の順を追わずに短期間に進行して網膜剥離にいたる重症型である．

表1　厚生省分類と国際分類

厚生省分類	国際分類
Ⅰ型	classic ROP
1期　網膜内血管増殖	
2期　境界線	stage 1　境界線(demarcation line)
3期　網膜外血管増殖 　　　軽度 　　　中等度 　　　重度	stage 2　隆起(ridge) stage 3　網膜外線維血管増殖を伴った隆起(extraretinal neovascularization) 　　　軽度(slight) 　　　中等度(moderate) 　　　重度 severe (重症徴候　plus disease)
4期　網膜部分剥離	stage 4　網膜部分剥離(partial retinal detachment) 　4A　中心窩を含まない網膜剥離(the fovea uninvolved) 　4B　中心窩を含む網膜剥離(the fovea involved)
5期　網膜全剥離	stage 5　網膜全剥離(total retinal detachment)
Ⅱ型	aggressive posterior ROP

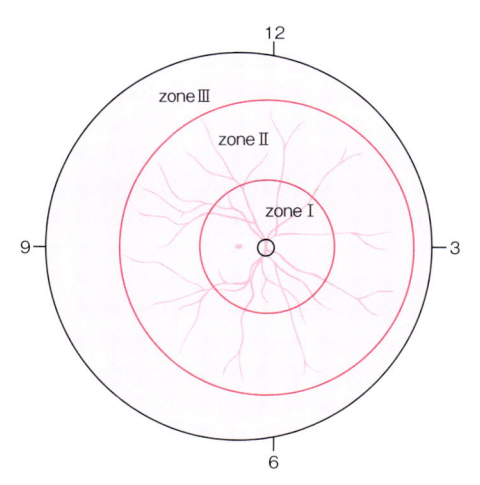

図1　国際分類で眼底の病変の範囲を示すzone(右眼)

2 症状と診断のすすめ方

ROPの発症，進行は眼底検査によってのみ診断ができる．眼底検査によるスクリーニングは，従来はすべてのROPを発見するために，在胎36週未満，出生体重が1,800g以下，あるいは高濃度酸素使用，手術を行った未熟児に行っていた．しかし，重症ROPが増加している昨今，これを初期から発見するために，出生時在胎26週未満なら修正在胎29週から，出生時在胎26週以上なら生後3週には，すべてで初回検査を行うのが基準となっている．

検査はNICUで行い，検査前1時間から両眼の散瞳を行い，必要に応じて鎮静の処置も行う．検査中は，眼科医のほかに患児を抑制する者と全身状態を観察する新生児科医師の2名の介助が必要である．

3 治療の実際

光凝固と冷凍凝固

ROPが発症しても，厚生省分類3期初期あるいは国際分類stage 2までならば自然寛解し，視力予後もよい．しかし，さらに進行すれば網膜凝固を行う．これは無血管領域に汎凝固を行って血管新生因子の産生を抑制し，併せて新生血管の増殖の場がなくして網膜剥離発生の可能性を減少させることが目的である．

冷凍凝固は術中の眼球障害のみならず，無呼吸発作や徐脈，血圧低下などの全身合併症を起こす危険性が高いので，主に光凝固が行われる．治療後はできるだけ頻回に眼底検査を行い，不足であれば凝固を追加する．これらの治療は，全身状態に応じて新生児集中治療室で鎮静下で，あるいは手術室で麻酔下で行う．

網膜剥離に対する治療

さらに進行して網膜剥離にいたった場合，恒久的な視力障害を起こす．これに対しては，強膜バックリング手術や硝子体手術が行われる．

強膜バックリング手術

バックリングは眼球の外にシリコンスポンジを縫い付けて眼球壁に陥入させ，牽引を軽減させて網膜剥離を治す方法である．しかし，主に部分網膜剥離に対して行われ，全剥離に向かえば硝子体手術が行われる．

硝子体手術

眼内に細い剪刀などの器具を挿入して網膜を牽引している増殖膜（瘢痕化した新生血管由来の膜組織）を除去し，網膜剥離を治す方法である．従来の硝子体手術は，増殖膜内の血管の活動性が高く，術中に大出血を起こす可能性があり危険なので，瘢痕化が進んで増殖膜中の血管が十分に退縮するのを1～2ヵ月待ってから手術を行っていた．しかし，この間に網膜の障害が非常に強くすすんでしまい，網膜剥離が治っても視力は光覚，手動弁程度しか得られないことが多かった．最近は，光凝固を行っても増殖組織の活動性が収まらず，網膜剥離が起こり始める早期に硝子体手術が行われるようになった．これによって，網膜剥離の治癒率と視力予後は非常に改善された．しかし，体重の少ない早期に手術を行うので，全身麻酔を含む全身管理の問題があり，新生児科や麻酔科と十分に相談して手術適応を決める必要がある．

家族に対する説明とインフォームドコンセント

ROPは軽度であれば寛解するが進行すれば失明につながることもあり，発生初期には予後がわからないことも多い．したがって家族に十分な説明を行っておくことが必要である．ROPによる視覚障害では，米国はもとよりわが国でも多数の訴訟が起こされており，医師は患児の治療のみならず，社会的な問題にも配慮しなければならない．

通常，初回の眼底検査の際に家族にROPの一般について説明し，現在の患児がどの状態にあるかを告げておくべきである．急に光凝固が必要になっても，すでに十分な説明がされていれば家族の納得がただちに得られる．ことに硝子体手術のような大きな治療を行う場合は，インフォームドコンセントが重要である．

治療後の視能訓練と経過観察

未熟児は視力の発育が不利であり，治療によっては眼鏡装用や厳密な視能訓練が必要になる．したがって，視力の発育に関しては，綿密

な定期検査を行わなければならない．十分な視力が得られない場合は，就学の相談や弱視眼鏡・ルーペ・拡大読書器などの補助具指導のロービジョンケアを行う．

また，晩期に白内障，緑内障，硝子体出血，裂孔性網膜剥離などの合併症が起こる可能性があるので，生涯にわたって経過観察が必要である．
（東　範行）

加齢黄斑変性 age-related macular degeneration

1 起こり方

加齢黄斑変性は50歳以上で**黄斑部**（中心窩を中心に半径3,000μmの範囲）に老化に伴う異常所見がみられるものをいう．年齢が上がるほど患者数が増え，両眼に発症する例が多くなる．

分類

加齢黄斑変性は**滲出型**と**萎縮型**に分けられる．滲出型は脈絡膜から**脈絡膜新生血管**が網膜に向かって発育し，出血，滲出を生じる．滲出型には，**ポリープ状脈絡膜血管症**，**網膜血管腫状増殖**の特殊型がある．放置すると出血，滲出のために黄斑部に瘢痕ができる．萎縮型は境界鮮明な地図状の網膜脈絡膜の萎縮病巣ができる．

2 症状と診断のすすめ方

発育した脈絡膜新生血管から滲出が起こると変視が起こる．滲出がひどくなったり大量に出血が起こると中心暗点が生じる．さらに進行すると視力低下を起こす．視力低下は脈絡膜新生血管が中心窩下にあるか否か，網膜色素上皮の上にあるか否かによって進行に差が出る．

診断には視力検査，眼底検査，蛍光眼底造影，**光干渉断層計（OCT）**を行う．**蛍光眼底造影**の造影剤にはフルオレセインとインドシアニングリーンを用い，滲出型か特殊型か，脈絡膜新生血管の場所や大きさを確認する．OCTでは脈絡膜新生血管の深さ（網膜色素上皮との位置関係）と中心窩との位置関係（中心窩下に達しているか否か），網膜剥離や網膜色素上皮剥離，網膜浮腫の有無を明らかにすることができる．

3 治療の実際

萎縮型には治療法がない．滲出型では脈絡膜新生血管が中心窩に及んでいなければレーザー光凝固をする．**中心窩**は黄斑の中央に位置し，良好な視力を得るためにもっとも薄くなっている部位であり，光凝固によって視力が低下するので行えない．中心窩に及んでいれば**抗VEGF（血管内皮増殖因子）薬**の硝子体内投与を行う．硝子体内投与は1ヵ月に1回，3回行い，その後は1ヵ月に1回視力検査，眼底検査，OCTを行い，再治療をするか否かを決める．ポリープ状脈絡膜血管症では光線力学療法単独あるいは**光線力学療法**と抗VEGF薬の併用，網膜血管腫状増殖には初期から抗VEGF薬と光線力学療法との併用を行う．抗VEGF療法は脈絡膜新生血管の増殖を抑制する治療である．光線力学療法は脈絡膜新生血管に取り込まれた光感受性物質を非熱レーザーで活性化して光化学反応を起こし，血管壁を傷害して血管閉塞を起こす治療である．

💡 看護のポイント

・滲出型ではどのようなメカニズムで発症するかを理解し，一度発症すると黄斑は発症前の状態に戻らないこと，少しでもよい視機能を温存するためには発病早期に治療を開始することが必要であることを理解してもらう．

・現在，本症はわが国では眼科領域の身体障害者手帳取得原因の第4位を占めるが，抗VEGF薬の登場により視力は改善する可能性が高くなっている．抗VEGF薬の投与は黄斑の状況に応じて継続通院を必要とする．

通院加療を中断しないことの重要性を理解してもらう．光線力学療法は肘静脈から**光感受性物質**を注射し，病変にレーザー照射を行う．光感受性物質は全身を循環するため投与後5日間は日光やハロゲン光源などの強い光は避けるように指導する．
- 滲出型では1眼に発症するとやがて他眼にも発症することが多いため，患者の不安が強いので，**精神的サポート**が重要になる．
- 萎縮型は，治療法はないが進行は緩慢である

ので，中心視野障害，視力低下などの自覚症状の進行は緩慢である．過度な不安を取り除いてあげるようにする．
- 両眼性の進行症例では，周辺視野は保たれるが黄斑障害のため，読み書き，顔の認知などの日常生活に障害が出る．精神的なサポートが重要であるが，加えて患者の日常生活を快適にするための指導や家族に対する患者の状況説明が大切である．　　　　　（湯澤美都子）

眼底出血　fundus hemorrhage

1 起こり方

網膜あるいは脈絡膜血管が，生理的あるいは病的な要因で破綻して生じた出血を眼底出血とよぶ．その原因となる疾患は多岐にわたるが，臨床の現場でよく遭遇するのは，①**糖尿病・高血圧**などの全身疾患，②**加齢黄斑変性**，③**網膜裂孔形成**，④**外傷**などに関連する眼底出血である．本項では，眼底出血の基本的事項について概説する．

2 症状と診断のすすめ方

網膜は硝子体腔側から内境界膜，神経線維層，神経節細胞層，内網状層，内顆粒層，外網状層，外顆粒層，外境界膜，視細胞層，網膜色素上皮層と10層の層状構造をしており，その外側にブルッフ（Bruch）膜や基底膜をはさんで脈絡膜が存在する（**図1**）．網膜ではこの全10層のうちで神経線維層および内顆粒層に血管網が存在しており，また脈絡膜は血管成分に富んだ組織である．それら血管の破綻によって眼底出血は生じる．

前述のごとく，眼底出血は**糖尿病**や**高血圧**などの全身疾患に合併して生じるものや，**加齢黄斑変性**や**眼外傷**，**網膜裂孔**（裂孔原性網膜剥離）などの眼疾患によるものがあり，その原因はさまざまである．しかし，その自覚症状と出血部

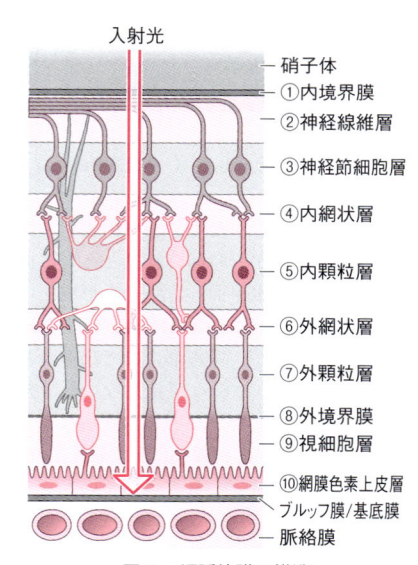

入射光
- 硝子体
- ①内境界膜
- ②神経線維層
- ③神経節細胞層
- ④内網状層
- ⑤内顆粒層
- ⑥外網状層
- ⑦外顆粒層
- ⑧外境界膜
- ⑨視細胞層
- ⑩網膜色素上皮層
- ブルッフ膜/基底膜
- 脈絡膜

図1　網脈絡膜の構造

位（層）の判定によって診断が可能となる場合も多いため，病歴の聴取と所見の理解は大変重要である．眼底出血は大別して以下の6つ（あるいは7つ）に分類される．

◆ 網膜前出血 ◆

臨床的に硝子体と内境界膜の間に生じる出血および内境界膜と神経線維層の間に生じる出血のことを網膜前出血とよんでいる．血管アーケ

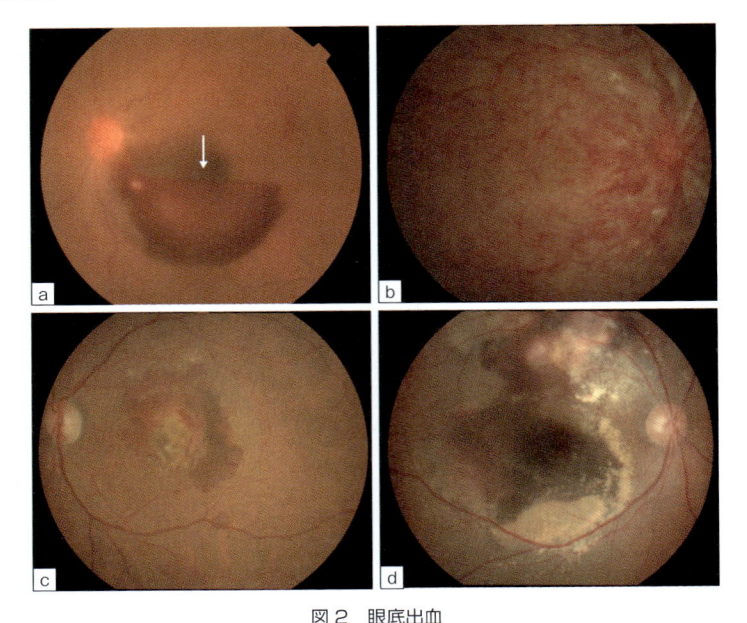

図2 眼底出血
a：網膜前出血，b：網膜浅層出血，c：網膜下出血，d：網膜色素上皮下出血．

ード内に生じることが多く，まず円板状の出血として観察されるが，時間の経過とともに血液が下方に沈殿し，水平面（ニボー）を形成するようになる（図2a矢印）．症状は出血の起こる場所によって異なるが，黄斑部にまで出血が及んだ場合は，「見たいところが見えない」，「視界の真ん中の色調が変だ」などの自覚症状を訴えることが多い．糖尿病網膜症，網膜静脈閉塞症，網膜細動脈瘤などで生じることが多い．

● 網膜浅層出血 ●

神経線維層における出血で，神経線維の走行に沿って，典型的には放射状やほうき状の出血として観察され，火炎状出血ともよばれる（図2b）．網膜静脈閉塞症，糖尿病網膜症，高血圧網膜症などで生じる．出血の程度が強い場合には視野異常を，また黄斑部に病変が及ぶと強い視力低下を訴える．

● 網膜深層出血 ●

内顆粒層および外網状層における出血で，不規則な点状または斑状を呈する．糖尿病網膜症，高血圧網膜症や貧血などでよくみられる．

● 網膜下出血 ●

視細胞層と網膜色素上皮層の間に生じる出血で，加齢黄斑変性や外傷に伴うことが多い．症状は出血が黄斑に及んでいるかどうかで大きく異なり，黄斑に及んでいる場合は，強い視力低下を引き起こす（図2c）．

● 網膜色素上皮下出血 ●

網膜色素上皮層より脈絡膜側に生じる出血で，典型的には境界鮮明で暗赤色を呈する隆起性病変として観察される（図2d）．滲出型加齢黄斑変性や外傷などでみられる．出血の範囲とその量により，視野障害や強い視力低下を起こすことがある．

● 脈絡膜出血 ●

脈絡膜における出血で暗褐色の病変を呈し，出血量が多い場合には隆起性病変として観察される．手術中の合併症としてみられる以外は，外傷によるものが多い．障害が黄斑に及んだ場合は，強い視力低下を引き起こす．周辺部に生じた場合は，視野障害を自覚することもある．

また，上記以外に眼底出血が硝子体腔へ波及する場合もある．

● 硝子体出血

硝子体腔内における出血で，症状も出血量によって異なり「虫，ゴミが飛んでいる（飛蚊症）」から「黒いものが覆いかぶさって見えない」までさまざまである．糖尿病網膜症や網膜静脈分枝閉塞症などで網膜新生血管が破綻して生じることがある．また，裂孔原性網膜剝離の原因となる網膜裂孔が形成される際に網膜血管が破綻して生じるものもあり，飛蚊症の急激な増加と「視界に光が走る（光視症）」という症状を訴えることが多い．

3 治療の実際

全身疾患に伴う眼底出血の場合は，原因疾患に対する治療を行う．眼底出血が少量であれば経過観察を行うが，黄斑部にかかる大量の網膜下出血や遷延する硝子体出血は外科的治療の対象である．止血薬や末梢循環改善薬を投与する場合もあるが，いずれも対症療法であり効果は限定的である．

また，眼底出血にほかの眼底病変（黄斑浮腫，血管新生緑内障など）が合併している場合には網膜光凝固，光線力学療法，抗血管新生療法などによる治療を行う．

看護のポイント

眼底出血の中でとくに患者数が多く，重要なのは**糖尿病網膜症**と**加齢黄斑変性**である．

糖尿病網膜症は現在も先進国における中途失明原因の上位を占めている疾患である．糖尿病網膜症は進行すると，網膜剝離や血管新生緑内障などの失明につながる重篤な病態となるため，早期治療が重要である．しかし，初期の糖尿病網膜症は自覚症状に乏しいため，早期発見がむずかしい．糖尿病に罹患している場合は**眼底検査を定期的に受ける**ように，看護サイドでも啓蒙を行うことが大切である．

一方，加齢黄斑変性は最近マスメディアなどで取り上げられるようになり，中途失明疾患として広く認知されるようになった．網膜下出血，網膜色素上皮下出血，あるいは同部における浮腫性変化などによって重篤な視機能低下をきたす疾患である．近年，光線力学療法や生物学的製剤を用いた抗血管新生療法（抗VEGF療法）などによる治療介入が可能となってきているため，中心暗点や歪視などの症状があった場合は放置せず，**眼底検査を受けるように促す**ことが重要である．また，糖尿病網膜症とは異なり周辺網膜が障害されることは少なく，完全に失明しない場合が多いことを説明して，患者の必要以上の不安を取り除くことも重要と思われる．

（董　震宇，野田航介）

ぶどう膜炎 uveitis

1 起こり方

ぶどう膜は，虹彩，毛様体，脈絡膜の3つの部から構成されている．**虹彩**は瞳孔の周囲の環状の部で，眼内に入る光量を調整している．**毛様体**は虹彩の後方にあり，毛様体筋の働きにより水晶体の厚さを変化させピントを合わせたり（調節機能），房水を産生して眼内へ栄養を供給している．**脈絡膜**は網膜の外側にあり，網膜を栄養し光の散乱を防いでいる．ぶどう膜には血管やメラニン色素が豊富に存在し，赤褐色を呈しているためぶどう膜とよばれている．ぶどう膜および隣接する組織に炎症を生じるのがぶどう膜炎である．

分類

炎症を生じている部位によって，**前部ぶどう膜炎**（虹彩炎，毛様体炎，虹彩毛様体炎），**中間部ぶどう膜炎**，**後部ぶどう膜炎**（脈絡膜炎，網脈絡膜炎）とよばれ，ぶどう膜全体に及ぶ炎症は**汎ぶどう膜炎**とよばれる．また，病理組織学

表1 三大ぶどう膜炎の特徴

	病因	疫学	患眼	眼所見	全身症状	検査	治療
サルコイドーシス	・不明	・女＞男 ・20歳代，50歳代	・両眼性	・汎ぶどう膜炎 ・肉芽腫性 ・慢性の経過が多い	・呼吸器症状 ・皮膚症状 ・不整脈	・胸部X線 ・血清ACE ・ツベルクリン反応	・局所治療 ・重症例でステロイド内服
ベーチェット病	・不明 ・HLA-B51と相関	・20〜40歳 ・女＝男 ・男性は重症	・片眼→両眼	・前房蓄膿性虹彩毛様体炎 ・網膜絡膜炎 ・急性炎症発作を繰り返す	・口腔粘膜のアフタ性潰瘍 ・外陰部潰瘍 ・皮膚症状	・血液炎症反応 ・HLA検査 ・針反応	・局所治療 ・コルヒチン ・シクロスポリン ・インフリキシマブ
原田病	・自己免疫	・20〜40歳 ・女＝男	・両眼性	・急性汎ぶどう膜炎 ・滲出性網膜剥離	・頭痛 ・耳鳴り，難聴 ・皮膚白斑	・髄液検査 ・聴覚検査	・局所治療 ・ステロイドパルス療法 ・ステロイド大量漸減療法

的に肉芽腫を形成するか否かで，肉芽腫性と非肉芽腫性に分けられる．

原因

ぶどう膜炎の原因はさまざまで，眼のみに病気が限局している場合，全身疾患に関連して生じている場合がある．原因として，細菌，真菌，ウイルス，寄生虫などの感染によるもの，免疫異常が主体であるもの，悪性腫瘍によるものなどがある．

原因疾患別では，**サルコイドーシス**，**ベーチェット(Behçet)病**，**原田病**の頻度が高く，三大ぶどう膜炎とよばれる(表1)．感染性では，結核，梅毒，真菌，トキソプラズマ，ヘルペスウイルスによるぶどう膜炎が多い．非感染性では，三大ぶどう膜炎，関節リウマチなどの膠原病，悪性リンパ腫など悪性腫瘍による場合など多くの疾患がある．しかし，さまざまな原因検索によっても約4割は原因不明である．

2 症状と診断のすすめ方

症状

ぶどう膜炎では，炎症が生じている部位や程度によってさまざまな症状が生じる．前部ぶどう膜炎では，結膜の充血，眼痛，羞明，霧視などが起こり，後部および中間部ぶどう膜炎では，飛蚊症，変視症，視力障害が起こりやすい．汎ぶどう膜炎では，両方の症状がみられる．

他覚所見では，瞳孔は縮瞳し，前房は炎症細胞の滲出により混濁し，角膜後面沈着物を生じる．ベーチェット病などの強い炎症では炎症細胞が沈殿し，**前房蓄膿**を認める場合がある．炎症により虹彩が水晶体に癒着すると虹彩後癒着となる．眼底には，硝子体混濁，硝子体出血，網膜出血および滲出，続発性網膜剥離，乳頭発赤や乳頭浮腫などがみられる．

検査

視力検査，眼圧検査，細隙灯顕微鏡検査，眼底検査など一般的な眼科検査を行い炎症が生じている部位，程度を調べる．さらに，蛍光眼底造影，光干渉断層計，視野検査，電気生理検査などを必要に応じて行う．ぶどう膜炎では全身疾患に関連して眼に症状が生じていることが多いため，全身的な異常の有無を調べる必要がある．全身症状の有無，既往歴などを詳しく聴取し，血液検査，胸部X線，ツベルクリン反応などの全身検査を行う．さらに疑われる原因疾患，全身症状に応じて検査を行い，原因疾患を確定していく．内科，耳鼻科，泌尿器科，皮膚科など他科との連携が必要な場合も多い．たとえば，原田病では，髄液検査，聴覚検査が必要であり，サルコイドーシスでは，胸部CT，ガリウムシンチグラフィ，経気管支肺生検などの

呼吸器内科的な検査が必要である．細菌，ウイルスなどの感染，悪性リンパ腫などでは，房水や硝子体を採取し，細菌やウイルスを同定したり，腫瘍細胞の有無を調べることが有用である．

3 治療の実際

治療は原因疾患や症状に応じて，局所療法および全身療法が行われる．原因療法が望ましいが，ぶどう膜炎は原因不明のことが多く，主に対症療法が行われる．**局所療法**としては，消炎のために**ステロイド**の点眼，眼球周囲への注射（結膜下，テノン囊下，球後）が用いられる．また，虹彩後癒着の防止，局所の安静のためアトロピン，トロピカミドなどの**散瞳薬**が用いられる．**全身療法**としては，ステロイド，免疫抑制薬が用いられることが多い．ステロイドは，疾患や炎症の程度によって，パルス療法などの点滴療法あるいは内服が用いられる．ベーチェット病に対しては，コルヒチンやシクロスポリンが用いられ，重症例には近年では抗TNF-α抗体のインフリキシマブ点滴が用いられる．細菌やウイルス感染が原因の場合には，原因療法として抗菌薬，抗結核薬，抗ウイルス薬が用いられ，悪性腫瘍に対しては抗腫瘍薬が用いられる．

合併症

ぶどう膜炎では，周囲の組織に炎症が波及し，白内障，緑内障，角膜混濁，黄斑浮腫，硝子体混濁，網膜剝離，視神経炎などの合併症が生じやすく，視力障害の原因となる．早期に炎症を鎮静化し，これらの合併症を予防することが重要である．これらの合併症に対して，白内障手術，緑内障手術，網膜硝子体手術などの手術療法が必要となることも多い．また，治療に用いられる**ステロイドの副作用**として，全身的には，消化性潰瘍，易感染性，骨粗鬆症，糖尿病，満月様顔貌などが起こり，眼科的には白内障，緑内障が生じる．ステロイドによる治療が長期に必要な場合もあるが，副作用に注意して漫然と使用しないよう心掛ける必要がある．

予後

原因疾患にもよるが，一般的にぶどう膜炎は慢性化，再発することが多く，根気強く治療を継続することが重要である．またベーチェット病など重症の場合には，失明にいたる場合もある．

看護のポイント

ぶどう膜炎は全身疾患に伴うことが多く，診断に結びつく全身症状を見逃さないようにする．ステロイド，免疫抑制薬の全身投与が行われることが多いため，副作用の出現にも注意が必要である．また，長期に内服治療が必要なことも多く，自己判断で中止することのないように注意する．治療にもかかわらず重篤な視力障害や失明にいたることもあり，精神的なケアも重要である．

（安藤靖恭）

視神経炎 optic neuritis

1 起こり方

視神経炎は，ウイルス性，梅毒，結核などの細菌性など，病原体感染に起因する視神経の炎症性変化，脱髄や自己免疫機序による視神経の炎症を示す．さらに原因によらず，視神経は網膜神経節細胞の軸索突起であるので，網膜，視神経乳頭，栄養血管，さらには視神経をとりまく神経鞘の炎症まで含めて視神経炎と呼称する場合もある．しかし，一般には「原因不明の」「急性」あるいは「特発性」と冠される狭義の視神経炎を示すことが多い．

特発性視神経炎

本項では「特発性視神経炎」について以下に記すことにする．これは，**多発性硬化症（MS）**の部分症のこともある脱髄性と理解されているものである．しかし，過去に**視神経脊髄炎（NMO）**もしくは脊髄視神経型MSにしばしば

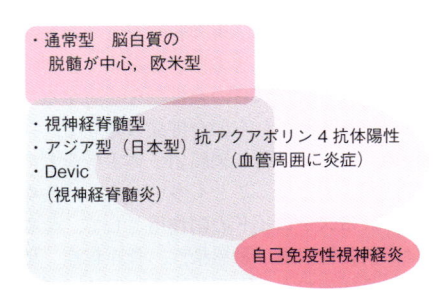

図1　近年の多発性硬化症と抗アクアポリン陽性視神経炎の概念

- 通常型　脳白質の脱髄が中心，欧米型
- 視神経脊髄型
- アジア型（日本型）
- Devic（視神経脊髄炎）

抗アクアポリン4抗体陽性（血管周囲に炎症）

自己免疫性視神経炎

抗アクアポリン（AQP）4抗体が同定されて以来，多発性硬化症の考え方が変化してきていることや，**自己免疫性視神経炎**と称すべき，脱髄とは異なる機序の視神経炎が存在することから，視神経炎の考え方は図1のような概念に変化しつつある．

臨床的特徴

臨床的特徴は，比較的急激に片眼または両眼の視力低下（時に，色覚変化，視野異常で気づくこともある）が起こり，その前駆として眼痛もしくは眼球運動痛が生ずることがある．視神経炎発症率は日本の成人人口10万人対年1.6人程度と推定され，単発例（視神経以外の神経症状を示さない）がMSの3，4倍みられる．女性にやや多く，MSと同様，50歳までに発症することが多い．治療によらず70〜80％は改善傾向を示す．

なお，AQP4抗体陽性視神経炎に限ると，圧倒的に女性が多く，発症年齢は各年齢層にわたり，再発しやすく，視力予後は不良のものが多い．

2　症状と診断のすすめ方

視野検査

視野検査では，通常中心暗点または盲斑中心暗点を呈し，眼底は約半数で視神経乳頭腫脹，残りは正常所見（球後視神経炎）である．急性期を過ぎると次第に視神経萎縮となり，網膜神経線維層の欠損が目立つ．

MRI検査

MRIでは，STIR法で眼窩内視神経の高信号が同定されることが多く，さらに多発性硬化症では脱髄プラークがみられる．

自己抗体の定量

抗AQP4抗体，抗核抗体，抗dsDNA抗体，甲状腺関連抗体，シェーグレン（Sjögren）関連抗体などの自己抗体の定量は，自己免疫性機序の推定に役立つ．ほかの機序の視神経炎（視神経周囲炎，肥厚性硬膜炎，後部強膜炎など），虚血性視神経症，遺伝性視神経症，中毒性視神経症などあらゆる視神経症との鑑別が必要である．

これらは治療方針，転帰に大きな影響があるので慎重かつ正確に行われなければならない．診断には1つひとつの所見の積み重ねと総合診断力が大事だが，年齢，経過，画像など検査所見に非典型部分があれば，遺伝子検査や，病歴再聴取，目的をもって改めて画像診断をし直すなどの慎重な姿勢が求められる．

3　治療の実際

日米で別々に行われた多施設トライアルでは，**メチルプレドニゾロンパルス療法**は治療初期を除き，ビタミン剤を対照にした群との有意差はなく，したがってEBMの観点からは治療法は確立されていない．しかし，抗AQP4抗体陽性視神経炎，自己免疫性視神経炎ではメチルプレドニゾロンパルス療法は第1選択と考えられる．

なお，抗AQP4抗体陽性視神経炎ではパルス療法に反応しない場合，血漿交換療法が行われる．また，難治性，再発を繰り返すものでは免疫抑制薬が導入されることもある．

看護のポイント

多くは比較的良好の経過をとるが，経過によっては**ロービジョン**，視覚障害者になりうる疾患であり，MSのように他の神経系の症状が出現する場合もある．いずれにせよ，失明恐怖，日常生活への支障などさまざまな問題に対する支援，ケアが必須である．

（若倉雅登）

屈折異常と調節異常
refractive error, accommodative abnormality

A　屈折異常

1　起こり方

　毛様体筋が休止状態にあるときに，無限遠から発した光が網膜面で収束する眼は**正視**，網膜よりも前で収束する眼は**近視**，網膜面よりも後ろで収束する眼は**遠視**である．経線方向によって光が収束する位置が異なり，最大屈折力を呈する経線方向と最小屈折力を呈する経線方向が直交する眼は**正乱視**であり，同一経線方向内で屈折力が異なる眼は**不正乱視**である．

2　症状と診断のすすめ方

屈折異常の特徴
◆正　視◆

　調節力が十分にある若年者では，眼鏡を使用する必要がなくて，快適であるが，調節力の低下による老視が出現すると，近方視のための眼鏡が必要である．VDT（visual display terminal）作業者では眼の疲れ対策のために老視になる前であっても作業中に眼鏡が必要になることが多い．

◆近　視◆

　裸眼では遠くにピントが合わないので，遠方視には眼鏡が必要であり，悪い眼として扱われている．しかし，眼鏡を使用しなくても，実空間にピントが合う距離が必ず存在するので，老視になっても裸眼で遠方にピントが合い，考え方によっては重宝な屈折異常である．作業距離に裸眼でピントが合えば，裸眼のほうが作業による眼の疲れは生じにくい．

◆遠　視◆

　遠くを見るときにもピント合わせをしなければ，実空間のどの距離にもピントが合わない眼である．裸眼視力が良好であっても，疲れ対策のために，眼鏡を常用する必要がある．視力発達時期の幼小児では眼鏡を使用しないで放置すると，**弱視**になる危険性がある．

◆乱　視◆

　ピント合わせを行っても，どの距離にもピントが合わない眼である．眼鏡やコンタクトレンズの装用が必要であり，強度の乱視ではハードコンタクトレンズによる矯正が望ましい．視力発達時期に放置すれば，弱視になりやすい．

3　治療の実際

◆正　視◆

　若年者では矯正を必要としないが，成人以降に近方視力が低下したり，近方作業で疲れを感じるような場合には**凸レンズ**によって矯正する．

◆近　視◆

　裸眼では遠方にピントが合わないので，**凹レンズ**を用いて矯正する．

◆遠　視◆

　幼小児期には弱視予防のため，成人では疲れ対策のために凸レンズを用いて矯正する．

◆乱　視◆

　正しくピントが合うように**円柱レンズ**を用いて矯正する．

　いずれの屈折異常でも，老視年齢に達したら老視の矯正が必要である．

💡 看護のポイント
　屈折異常を正しく検出して，遠くがよく見えるだけではなく，日常生活に適切な度数の眼鏡を使用するように指導する．　　　（梶田雅義）

B　調節異常

1　起こり方

毛様体筋が収縮すると，毛様体筋と水晶体の周辺部に付着しているチン小帯が緩み，水晶体が自らの弾性でその膨らみを増し，水晶体の屈折力を強めて，ピント位置を移動させる一連の動作を**調節**という．毛様体筋，チン小帯および水晶体のいずれに異常が生じても**調節異常**が生じる．

2　症状と診断のすすめ方

原因部位別の特徴
◆ 水晶体による異常 ◆

もっとも代表的な異常は**老視**で，加齢に伴って水晶体の弾性が低下することによって生じる．調節力は加齢に伴い減衰の一途にある．これをピントが合わせることができる最短距離（**近点**）で表示すると，加齢に伴い近点は近視では緩やかに遠ざかるが，遠視ではある年齢から急激に遠ざかる（**図1**）．標準的に老視を意識する年齢は44歳6ヵ月である．

◆ チン小帯による異常 ◆

主に外傷による**チン小帯の断裂**によって生じる．毛様体筋の緊張が水晶体に均一に伝わらないため，調節したときに水晶体の屈折力が経線方向によって異なり，非調節時と調節時で，乱視量が異なったり，乱視の軸が異なったりする．

◆ 毛様体筋による異常 ◆

加齢に伴い毛様体筋が線維化して，収縮力が減少すると考えられているが，毛様体筋の収縮力は30歳代よりも50歳代のほうがむしろ強く，70歳以上の高齢者でも毛様体筋は機能し

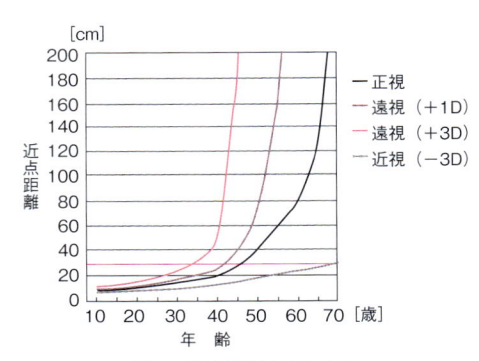

図1　近点距離の経年変化

ているとの報告もある．どの年齢でも起こりうる異常として以下のものがある．

①**調節緊張**：目標物を明視するために正しくピント合わせを行うことができるが，異常に毛様体筋に力が必要な状態に陥っている．

②**調節けいれん**：毛様体筋の緊張が高じて，目標物に正しくピントを合わせられない状態に陥っている．急激に近視が強まり，眼痛や頭痛を伴うことがある．

③**調節衰弱**：毛様体筋を収縮する力が生じない状態である．高齢者では老視との鑑別は困難である．

3　治療の実際と看護のポイント

調節異常のために十分な調節力が発揮できない場合や調節することによって屈折値が不安定な場合には，調節補助のための眼鏡処方が必要であり，毛様体筋に強い緊張が生じている場合には**調節麻痺薬**を使用する．　　　（梶田雅義）

斜視，弱視 strabismus, amblyopia

A 斜視

1 起こり方

　斜視は眼位の異常であるが，みかけの眼位のずれだけでなく，感覚面での異常，すなわち**両眼視機能**の異常や弱視を伴ったものである．原因は単一ではなく，感覚系の異常，運動系の異常，屈折や調節の異常などが複雑に関与している．ここで，人間の眼は瞳孔間距離をおいて，左右に並んでいるため，厳密には外界から受ける両眼の印象はわずかに違うことになる．それを1つに合わせて，頭の中で物のある方向，距離や奥行きなどを感じる能力を両眼視機能という．両眼視が成立するためには，両眼ともある程度の視力や視野があって，おのおのの眼が中心窩を使って物を見ていて，中心窩を使って見た物が中心であるという意識が正常であることなどが必要である．

斜視の種類とその特徴

　種々の面から分類があるが，眼位ずれの方向による分類では，**水平斜視**（内斜視，外斜視），**上下斜視**（上斜視，下斜視），**回旋斜視**（外方回旋斜視，内方回旋斜視）がある（図1）．また，**共同性斜視**（注視方向に関係なく斜視角が変わらないもの），**麻痺性斜視**（外眼筋を支配している神経の麻痺などによって起こり，注視方向によって斜視角が異なるもの）の分類もある．

主な斜視とその特徴

● 内斜視 ●

①**先天内斜視（乳児内斜視）**：発症が生後6ヵ月以内で，大角度の内斜視で変動が少なく，遠視は軽度で，みかけ上の外転制限，潜伏眼振，交代性上斜位を伴うことも多い．一般的に両眼視機能の予後はよくないとされる．

②**調節性内斜視**：遠視が原因で起こる内斜視で，発症は2歳頃に多く，斜視の程度が変動することもある．適切な遠視の眼鏡で眼位

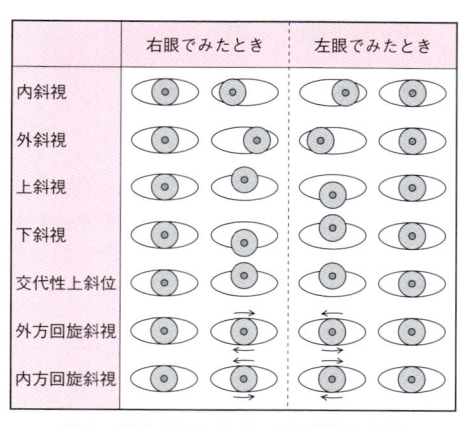

図1　眼位ずれの方向による斜視の分類

ずれが改善するものでは手術は禁忌である．

● 外斜視 ●

①**間欠性外斜視**：物を見る距離，体調，意識の集中の程度などで外斜視になったり，ならなかったりするもので，外斜視の大部分を占める．遠見と近見での眼位ずれから，基礎型（遠見と近見での斜視角がほぼ等しい），輻輳不全型（遠見より近見での斜視角が大きい），開散過多型（近見より遠見での斜視角が大きい）の分類がある．

②**恒常性外斜視**：常に外斜視の状態を示すものである．

● 上下斜視 ●

①**狭義の上下斜視**：上下筋の作用低下などで起こり，上斜視と下斜視があるが，両者は同じもので，右眼固視で左眼上斜視の場合，左眼固視では右眼の下斜視となる．

②**交代性上斜位**：右眼固視で左眼が上転し，左眼固視で右眼が上転するような特有の眼位異常で，ほかの水平斜視，とくに先天内斜視に合併することが多い．

2 症状と診断のすすめ方

　診断にあたっては，斜視の病歴（発症時期，症状の変動，複視の有無，全身状態など）を要領よく聴取することが大切である．時には写真を持参してもらい確認することもある．

　斜視の検査には，眼科一般検査とともに，固視検査，眼位検査，眼球運動検査，両眼視機能検査などを行い，正確な診断と現在の状況の把握が必要不可欠である．

● 眼位検査 ●

　角膜反射法による眼位検査．自然な状態で頭位を観察し，両眼開放下で眼位を観察する．両眼の角膜反射が瞳孔の中心にあり，対称的でよく縮瞳していれば正位である．

● 遮閉試験 ●

　ほとんど正位に見えているが，両眼それぞれの眼が目標に正しく向かっているかを調べるものである．一眼のみをごく短時間遮閉して，他眼に動きがなければその眼は目標に正しく向かっていたことになる．次いで，両眼開放して，ゆっくりと両眼視させ，反対の眼を遮閉する．両眼とも遮閉されないほうの眼に固視のための整復運動がなければ両眼が目標に向かっていると考える．

3 治療の実際

　眼位の矯正による外見上の治療と両眼視機能を獲得させるための機能的治療がある．まず，屈折異常があればその矯正を行う．手術の時期については斜視の種類によって異なるが，一般的には先天内斜視では比較的早期の手術が望ましく，間欠性外斜視では他覚的検査所見や自覚症状，整容的な改善の希望などから判断する．重要なことは眼位ずれの期間をできるかぎり短くすることにある．

①**屈折矯正**：遠視が関係する調節性内斜視などでは必須の治療方法である．調節麻痺薬を点眼して全遠視を検出して矯正する．

②**光学的治療**：プリズムの光学的特性を利用して斜視角を矯正する治療で，手術までの間の眼位矯正や複視を自覚している症例に対して処方することがある．プリズムには眼鏡の中に組み込んで作製するものと膜プリズムがある．

③**手術治療**：外眼筋の作用を弱める後転術，強める短縮・前転術などがある．

看護のポイント

　通常，医師，視能訓練士の検査で斜視の診断がなされるが，斜視の分類，特徴は何かを理解することが大切である．検査のときに，自然な姿勢で眼位を観察することが大切で，とくに上下斜視では首を傾けたり，顎をあげたり，などの頭位異常を伴うことがあり，診察介助の際に留意するとよい．屈折異常の矯正が前提であり，眼鏡装用状態の確認も重要である．

（牧野伸二）

B 弱視

1 起こり方

　弱視は視力の値で定義されるものではなく，視覚発達の感受性のある期間になんらかの原因で片眼，または両眼に生じる視力障害である．同時に両眼視機能の異常も伴う．人間の視覚には**臨界期**とよばれる感受性のある期間が存在し，とくに生後3ヵ月から2歳までがもっとも視的環境の影響を受けやすいとされている．

2 症状と診断のすすめ方

　弱視の分類には，**視性刺激遮断弱視**（眼瞼下垂，先天白内障，角膜混濁などでその眼が使われずに弱視になったもの），**斜視弱視**（斜視眼にみられるもの），**不同視弱視**（屈折異常の程度が両眼で著明に差があり，屈折異常の強い眼が弱視になったもの），**屈折異常弱視**（両眼とも屈折異常があり，矯正されなかったため弱視になったもの）などがある．とくに不同視弱視は，遠

視性不同視で起こりやすく，遠視度の強い眼が弱視眼になる．

弱視の検査には，眼科一般検査とともに，視力検査，屈折検査，固視検査，眼位検査を行い，弱視の原因を判断する．とくに小児では通常のランドルト環を用いた字づまり検査より，字1つ検査（単一視標）のほうが視力がよいことが多い．また，低年齢では絵視標による視力検査，乳児では縞模様を用いた方法で視力検査を行う．

3 治療の実際

弱視治療の原則は，原因の除去と弱視眼を積極的に使用させることである．屈折異常があれば矯正眼鏡を装用させたうえで，健眼を遮蔽して強制的に弱視眼を使用させ，視力の改善を図る．一般的には眼帯を用いる方法が行われるが，遮蔽する時間は年齢，斜視の有無，視力差などから適宜調整する．

看護のポイント

弱視の分類，特徴は何かを理解することが大切である．視力検査について，大人と同じランドルト環で視力測定可能なのは，4歳児であればほぼ100％，3歳児の場合，3歳2ヵ月で60～70％，3歳6ヵ月で90～95％と，検査成功率も大きく異なる．低年齢では，集中力が持続しづらいこともあり，大人と同じように1回でうまく測定できることばかりではないため，家族に無用な心配をさせないことも大切である．

最後に，斜視，弱視ともにみかけの眼位ずれ，視力低下のみならず，両眼視のできる状態に目を向けて対応することが重要である．

（牧野伸二）

色覚異常　color vision deficiency

1 起こり方

眼内の光を受け取る視細胞には，明るいところで働き色を感じる錐体細胞と暗いところで働く桿体細胞とがある．錐体細胞は，**L-錐体**（長波長感受性錐体：旧赤錐体），**M-錐体**（中波長感受性錐体：旧緑錐体），**S-錐体**（短波長感受性錐体：旧青錐体）の3種類の錐体から構成される．

色覚異常には，先天色覚異常と後天色覚異常とがある．

先天色覚異常

先天色覚異常は，それぞれの錐体の先天異常が病因で，色を正常者と同じように感じられない．しかし異常者には異常者なりの色の感じ方があり，これが正常者と異なることから，**L-錐体の異常を1型色覚，M-錐体の異常を2型色覚，S-錐体の異常を3型色覚**と定義している．各錐体ごとに，その機能がないものを2色覚（旧色盲），存在するが正常に機能しないものを3色覚（旧色弱）とさらに分けている．どの先天色覚異常も，異常な視機能は色覚に関してのみでありほかの視機能に異常はない．

1型色覚と2型色覚が先天色覚異常の大多数であり，いずれも**X染色体**上に遺伝子があり，**劣性遺伝**であることから男性に多く起こり，わが国では**男性の約5％**に起こると報告されている．3型色覚も報告されているがまれである．桿体のみの桿体1色覚，L/M/Sの各錐体が単独で機能する錐体1色覚が存在するが，まれでありいずれも色覚は存在しない．L-錐体1色覚，M-錐体1色覚は，視力がよいがS-錐体1色覚，桿体1色覚は，視力低下を伴う．1型と2型が大多数なので以下の項では，この異常のみについて述べる．

後天色覚異常

後天色覚異常は，視細胞に入る光が変わって起こるものと，眼球内の異常で起こるもの，中

枢性に起こるものがある．多くは，色の違いを自覚している．視力低下がなく色の違いのみ苦痛として訴えるのは，白内障の術後の**青視症**か**赤視症**，薬物中毒による**黄視症**，中枢性の色覚異常のみといってもよい．ほかの多くの眼疾患でも，色覚異常は常に存在するが多くは視力や視野障害が強いことから色覚異常が問題になることは少ない．最近もっとも問題なのは，加齢による色覚低下である．加齢による色覚低下は，自覚がないのでこれが問題となる．

2 症状と診断のすすめ方

先天色覚異常

先天色覚異常は，色覚検査をして指摘されるか，実生活上で色間違いを起こして指摘されなければ自覚がない場合がほとんどである．とくに2002年以後は学校健診の場で通常検査されなくなったため，学童期の初期や幼少期には黒板の色文字の情報を得られにくいことから頭が悪いとか，「緑の犬」や「緑の卵」などの発言から精神異常や性格異常などと取り扱われる場合がみられることから，医療者が色そのものや色味についての異常な言動には本症を疑ってみることも必要である．しかし大学生の色覚異常者のアンケートによれば，**2色覚者**の90％近く，**3色覚者**の60％近くが正常者の色感覚との違いを漠然と感じていると報告されている．

現在の受診者は，進学時や就職時に色弁別が必要なために色覚検査が実施され詳しい診断の目的で受診する，父親や祖父が異常者であるため両親が心配して受診する，実際の仕事で色の区別がつかず困って受診することが多い．

後天色覚異常

後天色覚異常は，多くは自覚しており，世の中が青っぽく見える・赤っぽく見える・黄色ぽく見えるなどと訴えて受診するか，色がわからないなどと訴えて受診する．多くは，視機能異常を伴うことから色についての異常のみで受診することは上述の特殊な疾患に限られる．しかし軽い網膜視神経疾患では，仕事上の色間違いを指摘され受診する場合があるので，先天色覚異常が否定されたら本症も疑ってみるべきである．最近問題となるのは，加齢による色覚の機能低下である．自覚はほとんどなく，60歳ぐらいから色弁別能が低下してくるが加齢とともに進行する．しかし検査される機会はなく，高年齢者は職場でも重要なポジションにいるため若いデザイナーなどとの色決定における行き違いが問題となって，若い人たちから相談される症例を経験している．

診　断

色覚異常が疑われたら**仮性同色表**を検査する．仮性同色表には，**石原表**や**標準色覚検査表（SPP）**，東京医大表など多くがあるがそのほとんどは先天異常に対する検査表なので，先天異常以外が疑われるまたはどちらかわからない場合は，標準色覚検査表第3部健用（SPP3）を用いて検査する．このSPP3で，先天異常と判定された場合，次に**パネルD-15テスト**を実施する．パネルD-15テストをパスしたらランタンテストを実施する．臨床的な確定診断は，**アノマロスコープ**にて行い，1型や2型，2色覚や3色覚の診断はこの検査を実施しなければ確定できない．**3色覚者**の程度判定は，パネルD-15テストをフェイルすれば強度異常，パネルD-15テストをパスしランタンテストをフェイルすれば中等度異常，両者をパスすれば弱度異常と判定する．SPP3にて後天色覚異常と判定されたらパネルD-15テストやFM100Hue Testを行う．後天赤緑異常か後天青黄異常に分類される．

3 治療の実際と看護のポイント

先天色覚異常

先天色覚異常には，**根本的治療法は現在存在しない**．カウンセリングが治療であり，専門医を受診させ，診断別を説明するとともに日常生活での注意点を指導する．2色覚者は，多くは誤りやすい状況を自覚しており説明すると納得しやすい．3色覚者については，上述の程度判定で強度異常者は2色覚者と同じように，中等度以下では，小さい物体や照明が悪い状態，心理的に焦っているときに間違いを起こす傾向が多いことを説明し，自分が色覚異常をもって

いることを自覚させ，よい環境で判断させるように指導するとともに自分の色感覚のみで決めず正常者に聞くなどを指導する．職業指導においては，色弁別が仕事上に支障をきたすことを説明し，色弁別が必要とされる職業は選択させないように指導する．

後天色覚異常

後天色覚異常は，原疾患の治療を行う．加齢による低下は，照明を十分にする．白内障がある場合手術で対応できることが多い．白内障術後の色視症には，サングラスが必要となる場合がある．

（市川一夫）

眼外傷 ocular trauma

1 起こり方

眼外傷の原因は，**スポーツ外傷**，**交通事故**，**化学外傷**，**異物**，**コンタクトレンズ**など多岐にわたる．

眼外傷患者の留意点

眼外傷疑いの患者の搬送時には最初に眼科へ受診依頼が来ることが多いが，実際には全身状態に問題のある場合も含まれており，眼科的処置よりも全身管理を重視せねばならないこともある．したがって**意識障害の有無**や**全身状態の把握**を行い，眼部以外の他臓器に重大な障害がありそうであれば他科の応援を依頼することが重要である．

また問診の際に本人もしくは目撃者から**受傷時の状況**を可能な限り詳細に聞き出し，記録しておくことが大切である．とくに加害者が存在する外傷の場合には，将来的に訴訟にいたる可能性もあるため，正確な記載を心掛ける必要がある．

2 症状・診断のすすめ方と治療の実際

眼瞼裂傷・涙小管断裂

最初に眼球に損傷がないことを確認する．消毒と洗浄により異物除去と創部確認を行い，局所麻酔下に創部の縫合を行う．内眥部損傷で**涙小管断裂**が疑われる場合には**ブジー**や**通水試験**により断端を確認する必要があるが，実際には出血や浮腫により管腔を発見することは困難である場合が多い．一般に上下いずれかの涙小管が健全であれば，将来的に流涙の訴えは少ないことが多く，保存的に経過をみることも選択肢に入る．

眼窩吹き抜け骨折

眼窩部を前方から鈍的な外力で強打した際に眼窩内下壁や内側壁に骨折が生じ，**眼球運動障害**と**複視**，眼窩内容物脱出に伴う**眼球陥没**などが出現する疾患である．外力としてはスポーツやけんかなどでの身体の一部によるものがもっとも多く，次いでボールや転落，転倒，交通事故などが原因となる．診断には単純X線，CT，MRIなどが用いられる．脱出組織とともに外眼筋が骨折部に嵌入する**筋絞扼**が生じている場合には**緊急手術**の適応となる．

鈍的外傷・眼球打撲

前房出血，外傷性虹彩炎，隅角後退・虹彩根部離断・毛様体剥離，網膜振盪症，網膜裂孔，裂孔原性網膜剥離，黄斑円孔，硝子体出血など数多くの病態が発生しうる．眼底透見性が不良であればBモードエコーやMRIによる病態の把握が必須である．それぞれの病態に応じた治療が必要となる．

化学外傷・熱傷

原因物質の種類と濃度，曝露範囲によって予後が大きく異なる．酸性溶剤に比べ**アルカリ性溶剤**では組織浸透性がよいために広範囲かつ深層まで障害が及び重篤となる．受傷直後にできるだけ早く大量の水で洗浄し希釈することが重要であり，電話コンサルトの際にはそのように指導すべきである．救急受診時には生理食塩水500 mL以上で洗眼を行い，リトマス試験紙などで前後の**pHを測定**し中性化を確認する．そ

の後の治療は障害程度に応じて消炎，感染予防，外科的治療を含めた管理が必要となる．

強角膜穿孔外傷・眼内異物・眼球破裂

まず眼内に異物が入っているかどうかを確認する．異物として磁性体が予想される場合にはMRIは禁忌であり，X線検査やCT，Bモードエコーによって眼球・眼内の状態を把握する．角膜穿孔外傷では創部の確認は容易であるが，強膜穿孔や眼球破裂では穿孔創が結膜下にあるために確認しづらい．一般に**極端な低眼圧**が証明されれば穿孔している可能性が高い．眼内に異物が飛入した場合，異物の種類，飛入部位，到達位置が予後を左右するため，本人もしくは目撃者からの十分な問診が重要である．異物の有無，眼内の状態を十分把握したうえで，観血的治療に臨まなくてはならない．

角膜異物・結膜異物

眼科救急疾患に占める割合は実際にはかなり高く，グラインダー使用時の鉄片，瞬間接着剤，スクラブ入り洗顔剤，もみ殻，栗イガ，破損コンタクトレンズなどが原因となる．角膜異物は細隙灯顕微鏡で容易に発見できるが，結膜異物では流涙により発見しづらい場合があるので，フルオレセインで染色のうえ，翻転もしくは二重翻転して探す必要がある．結膜異物は綿棒による擦過で容易に除去できるが，角膜異物では異物針や注射針を用い，角膜穿孔をきたさないように注意して除去する．**角膜鉄片異物**では周囲に溶出したサビによるリング状混濁を生じる．炎症の遷延化や上皮化遅延を避けるために可能な限り除去することが望ましいが，無理な場合には数日おいて病変部の軟化を待つ．

コンタクトレンズ障害

コンタクトレンズに起因する障害には，破損による外傷，酸素不足やドライアイによる障害，上皮障害に続発する感染などがある．なかでも上皮障害に続発する感染では**緑膿菌感染**のように急速に進行する場合があるので注意が必要である．また**アカントアメーバ角膜炎**も角膜ヘルペスや角膜真菌症と間違われやすいため重要である．

💡 看護のポイント

- 救急では軽症から重症までどのような患者が来るかわからない．重症救急疾患をしっかりと見極める力が大切である．
- 外傷は千差万別，見かけが同じでもまったく同じものはない．

（森　和彦）

眼腫瘍 ocular tumor

1 起こり方と症状・診断のすすめ方

眼部は，眼球以外にも眼瞼（まぶた）や結膜，涙腺，眼窩など多様な組織からなっている．それぞれの部位から腫瘍が発生しうるため，眼腫瘍には数多くの種類がある．腫瘍の発生部位・性質によって症状もさまざまである．視機能に障害をきたすこともあれば整容上の問題が出ることもある．時には生命に危険を及ぼすこともある．腫瘍が悪性か良性かで対処法も大きく異なる．ここでは発生部位別に眼瞼および結膜腫瘍，眼内腫瘍，眼窩腫瘍に分けて，主な腫瘍を紹介する．

眼瞼および結膜腫瘍

眼瞼の皮膚や結膜などに生じるため，外から直接見ることができる腫瘍である．良性腫瘍では，**母斑**，**脂漏性角化症**などが多い．悪性腫瘍では**脂腺がん**（図1），**基底細胞がん**，**扁平上皮がん**，**悪性リンパ腫**，**悪性黒色腫**などが代表的である．眼瞼の悪性腫瘍は圧倒的に高齢者に多く，その大半が60歳以上である．悪性を疑う所見としては表面に凹凸や潰瘍があるもの，表層に不規則に拡張や蛇行した血管があるもの，瞼縁の場合は睫毛が脱落しているものなどがあげられる．また，悪性腫瘍は良性腫瘍に比べて大きくなるスピードが速いが，基底細胞がんな

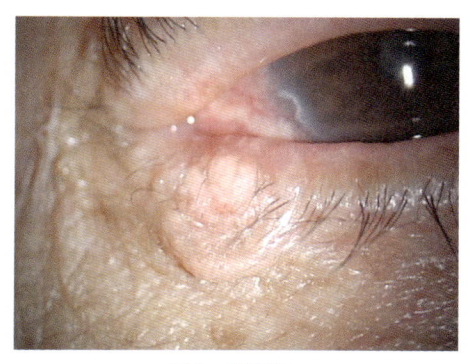

図1 脂腺がん
脂腺がんが内眼角にみられる.

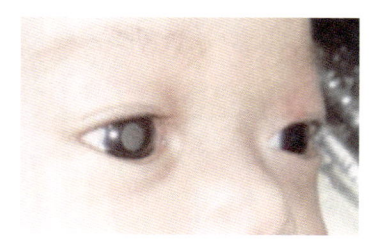

図2 網膜芽細胞腫
右の瞳孔が白くみえる.

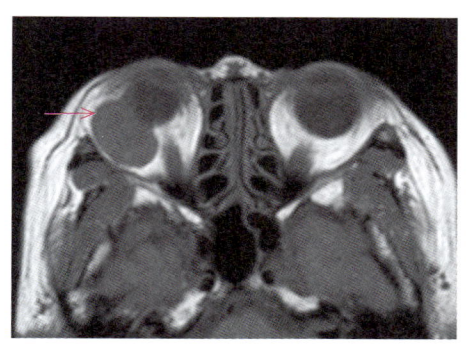

図3 眼窩腫瘍
MRI T1強調画像：右眼窩に腫瘍（海綿状血管腫）がみられる.

どの悪性度があまり高くないものは比較的ゆっくりと成長する.

霰粒腫などの良性疾患の診断で切除したが，再発を繰り返すものは悪性腫瘍が疑われる．悪性腫瘍は全身に転移し，命の危険を伴うこともある．外見と経過からおおよその診断は可能だが，確定診断は生検を施行して病理組織学的に行う必要がある.

眼内腫瘍

眼球の内部に発生する腫瘍である．良性腫瘍では視神経乳頭黒色細胞腫，脈絡膜血管腫，網膜血管腫が多い．悪性腫瘍は乳幼児に好発する**網膜芽細胞腫**や，成人に発生するぶどう膜悪性黒色腫，悪性リンパ腫，転移性ぶどう膜腫瘍が代表的な疾患である．眼内にあるため生検することがむずかしい．詳細な眼底検査のほか，蛍光眼底造影検査，超音波検査，CT，MRIなどを用いて診断する．症状は飛蚊症が初期症状として現れることがある．眼底に隆起性の病変が生じるため，ゆがみ，視力障害，視野欠損を訴える．進行すると網膜剥離を併発し，著しい視力低下を引き起こすことがある.

網膜芽細胞腫は，症状を訴えられない乳幼児に発生するためとくに注意が必要である．網膜に発生する悪性腫瘍であり，約15,000出生あたりに1人の頻度で発症する．本症は，瞳孔が白く光る現象（図2）に親が気づいて発見されることが多い．眼振や弱視で気づかれることも

ある．悪性黒色腫は転移を起こしやすく，全身に転移すると生命予後は不良である.

眼窩腫瘍

眼球を取り囲んでいるくぼみを眼窩というが，そこに発生する腫瘍を眼窩腫瘍という．眼窩には涙腺，筋肉，神経，血管，リンパなどの組織があり，さまざまな腫瘍が発生しうる．主な良性腫瘍としては炎症性偽腫瘍，反応性リンパ過形成，海綿状血管腫がある．悪性腫瘍では悪性リンパ腫のほか，続発性の眼窩腫瘍である副鼻腔悪性腫瘍の浸潤，転移性眼窩腫瘍などが一般的である．症状は腫瘍により眼球が圧迫され，眼球突出が生じる．それに伴い眼球運動障害，眼瞼腫脹，眼球変位がみられる．眼窩腫瘍は直視下に観察することができないため，臨床症状に加えてCTやMRIなどの画像検査を行うことが重要である（図3）．また炎症性偽腫瘍のように，ステロイドに対する反応からある程

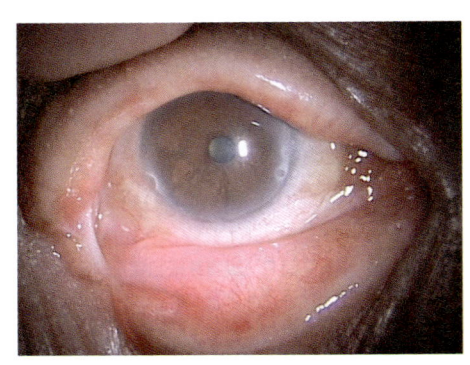

図4 図1の症例：脂腺がん摘出後

度診断できることもある．

2 治療の実際と看護のポイント

眼瞼および結膜腫瘍
　良性腫瘍は外科的に切除を行う．悪性腫瘍では**腫瘍の全摘出**に加えて，眼瞼の再建を行う．**病理学的検査**を行い，切除断端に腫瘍がないことを確認する必要がある（**図4**）．再建する範囲が大きい場合は，手術後に機能的もしくは整容的な問題が生じることがある．腫瘍の性質・部位によっては放射線治療が選択されることもある．

眼内腫瘍
　腫瘍の性質・進行度によって治療法が選択される．悪性腫瘍では眼球を維持するか，眼球を摘出して生命予後を重視するかむずかしい選択が必要になることがある．網膜芽細胞腫では，腫瘍が小さいうちは眼球を摘出せず**放射線治療**，**光凝固**，**化学療法**などを行う．大きなものは**眼球摘出**が必要になる．腫瘍が眼外に転移すると生命予後は不良である．悪性黒色腫では眼球摘出や腫瘍局所切除のほか，陽子線治療や重粒子線治療が試みられている．悪性リンパ腫では化学療法と放射線療法を行うことが多い．

眼窩腫瘍
　観血的に腫瘍を摘出する際には，眼窩内の神経や血管を損傷しないように注意する必要がある．眼窩深部にある腫瘍は，眼窩外壁の骨を外して摘出する．悪性腫瘍では全摘出が必要となることが多く，**眼窩内容除去**といって眼球を含む眼窩内の組織をすべて取り除かなければいけないこともある．炎症性偽腫瘍では，ステロイドの投与が有効である．悪性リンパ腫などのリンパ性の腫瘍はびまん性に広がっており摘出がむずかしいため，放射線治療，化学療法を行う．

　眼腫瘍は，種類や大きさによっては治療後に**視機能が低下**したり，場合によっては失明にいたることがある．また，**整容上の問題**が生じることもある．悪性腫瘍の場合は再発や転移をするのではないかという不安を抱えることになるため，手術後は**歩行の援助**や身の回りのケアのほかに**精神的な支え**も必要である．

（山本哲平，野田実香）

外耳道炎 otitis externa

1 起こり方

外耳道炎は**外耳道軟骨部，骨部の炎症**である．軟骨部に起こる場合，耳癤（急性限局性外耳道炎）という．耳垢腺，皮脂腺の黄色ブドウ球菌感染である．耳かき，水泳，入浴などが誘因となる．骨部の炎症はびまん性外耳道炎という．耳かき，補聴器装用，水泳，慢性中耳炎の耳漏などが原因となる．**黄色ブドウ球菌，緑膿菌**が検出される．表在性真菌症として外耳道真菌症が骨部外耳道に認められることがある．外耳道に高温，湿潤な環境が持続すると生じる．慢性中耳炎で耳漏が持続している場合，補聴器の装用，耳かき，抗菌薬，ステロイドの長期連用などが原因である．**アスペルギルス，カンジダ**が多く検出される．

2 症状と診断のすすめ方

症状は耳痛，瘙痒感で，耳介を牽引すると痛みが増強する．**耳介の牽引痛**があることが中耳炎との鑑別点である．中耳炎では認められない．耳癤では激しい耳痛を訴える．外耳道は発赤，腫脹する．耳漏が認められる場合もある．耳漏のある場合は菌検査を行う．診断は耳かきの既往など**機械的刺激**の有無，**耳介の牽引痛**，視診による外耳道の観察から行われる．鑑別診断として耳帯状疱疹［ハント（Hunt）症候群］がある．水痘・帯状疱疹ウイルスの再活性化が原因で，顔面神経知覚枝の範囲に疱疹ができる．耳介周囲，耳介に疱疹を認める．激しい耳痛があり，顔面神経麻痺，内耳障害を合併する．

3 治療の実際

外耳道を清掃する．耳癤で膿瘍が形成されている場合は切開，排膿処置を行う．その後抗菌薬含有軟膏，またはステロイド含有抗菌薬軟膏を塗布する．外耳道の腫脹が高度の場合，軟膏ガーゼ，スポンジで外耳道を圧迫する．疼痛には適宜消炎鎮痛薬を投与する．必要に応じ経口抗菌薬を投与する．びまん性外耳道炎で耳漏のない場合は，抗菌薬含有軟膏，またはステロイド含有抗菌薬軟膏を塗布する．耳漏のある場合は先に外耳道を生理食塩水で洗浄する．炎症が高度の場合，経口抗菌薬を投与する．難治性の外耳道炎に対し，ブロー（Burow）液（13％酢酸アルミニウム液）が使用されることがある．ブロー液で外耳道を耳浴するか，綿球にブロー液を浸し外耳道，鼓膜上に数分置いておく．緑膿菌，MRSA（メチシリン耐性黄色ブドウ球菌）感染に効果があるとされている．

一方ブロー液によると思われる内耳障害，顔面神経麻痺の報告もあり，使用には注意が必要である．外耳道真菌症では外耳道を清掃し，その後メチルロザニン（クリスタルバイオレット），ポビドンヨード（イソジン®）などで消毒し，抗真菌薬を塗布する．

細菌感染との混合感染では，真菌の治療を優先させる．きわめて難治例以外，経口抗真菌薬を投与することはない．

💡 看護のポイント

外耳道炎の原因を区別する．耳かき，補聴器などの機械的刺激によるもの，慢性中耳炎の持続する耳漏の刺激によるもの，長期に点耳している薬によるのかなどを判断する．耳かきによる**機械的刺激**が原因のことがもっとも多い．

頻回に耳かきをする人に外耳道炎は多い．毎日耳そうじをする必要はないことを説明し，必要のない耳かきをやめるように指導する．幼小児においては，水泳の前後などに耳そうじをしすぎないよう親を指導する．

補聴器のイヤーモールド，耳栓などが原因の場合，素材の変更，形状の変更が必要となる場合もある．慢性中耳炎で耳漏のある場合は，中

耳炎の治療を同時に行う．真菌の感染では，補聴器の装用や耳栓の使用を一時的に控えさせることも必要である．

基礎疾患にアトピー性皮膚炎，糖尿病などがあると外耳道炎を生じやすく，繰り返しやすい．長期に観察することが必要である．

（小林一女）

中耳炎 otitis media

1 考え方の基本

中耳は耳管と連絡する鼻咽腔の副室として作られ，側頭骨内に**呼吸上皮**で覆われた**含気腔（鼓室，乳突洞，乳突蜂巣）**を形成している．この中に鼓膜の振動を内耳に伝える機構（伝音系）が備わり，その機能を維持するために中耳腔内の圧調節と排泄が，主に**耳管**を介して行われている．

したがって耳管の炎症は中耳炎に直結し，耳管機能の回復により中耳炎は寛解する．ただ，側頭骨内に複雑に入り込んだ粘膜の炎症が残留すると，中耳炎特有の慢性病巣を形成する．しかも側頭骨に内蔵されている迷路（聴覚と前庭機能）や顔面神経，また側頭骨を囲む脳硬膜，静脈洞など，隣接した重要臓器に炎症が波及して種々の**合併症**を生じる危険性もはらんでいる．

すなわち，適切な治療が行われないと顔面神経麻痺，内耳炎による高度難聴（感音難聴）やめまい，さらには髄膜炎や脳膿瘍，硬膜静脈洞血栓症など生命予後にかかわる病態をも招く．

中耳炎は，炎症の時期，発症様式により大きく，①急性中耳炎，②滲出性中耳炎，③慢性中耳炎に区別されるので，おのおのについて解説する．

2 起こり方

急性中耳炎

急性中耳炎の多くは上気道炎に伴う経耳管感染より，鼓室内に急速に膿が貯留することにより生じる．耳管が短く直線的な構造をもつ小児（生後6ヵ月〜6歳）に好発し，肺炎球菌，インフルエンザ菌，モラクセラ・カタラリスが3大**起炎菌**である．

多くは軽度の病変で治癒するか，近年の起炎菌の**耐性化**により，抗菌薬による治療に抵抗性を示す例が少なくない．また，保育所での集団生活をする小児が増え，乳幼児間での飛沫による交叉感染を繰り返し，中耳炎の遷延化や反復化が社会的な問題となっている．急性中耳炎罹患児の約1/3は滲出性中耳炎に移行するとされる．

滲出性中耳炎

滲出性中耳炎の病因は単純ではなく，耳管機能不全や細菌の菌体成分・免疫複合体などによる中耳粘膜の変化が分泌を亢進させ液貯留を招く．

発症年齢は二峰性で，4〜8歳の小児と高齢者にピークを有する．小児例では**アデノイド増殖症**が発症の促進因子となる場合が多い．成人例で一側性滲出性中耳炎が持続する場合は，**上咽頭がん**などの腫瘍による耳管閉塞が原因となることがあるので注意が必要である．

慢性中耳炎

高度の炎症により鼓膜を含む中耳組織の非可逆的炎症性変化により慢性中耳炎に移行する．鼓膜緊張部の穿孔が永続すると**慢性穿孔性中耳炎**，鼓膜が内陥して鼓室粘膜と癒着すると**癒着性中耳炎**として，比較的活動性の低い慢性中耳炎が成立する．

◆鼓室硬化症◆

鼓室・乳突洞の炎症が長期化すると耳小骨の吸収，コレステリン肉芽腫の形成，鼓室内の硝子化や石灰化（鼓室硬化症）による耳小骨の固着など中耳病態の修飾がすすむとともに，次第に

中耳炎由来の内耳障害が加わってくる．小児期に高度の中耳炎を生じた例では側頭骨含気蜂巣の発育が抑制された例が多いが，中耳炎慢性化の原因か結果かは議論のあるところである．経耳管感染だけでなく，鼓膜穿孔のため経外耳道的感染の機会も加わって，急性増悪（耳漏）を反復し，抗菌薬の反復投与により耐性菌に移行している例も少なくない．

● **中耳真珠腫（真珠腫性中耳炎）** ●

一方，鼓膜の一部が深く陥凹して囊状となり，内部に落屑した角化物（言い換えると耳垢）を蓄積させながら上鼓室や乳突洞に拡大する病態を中耳真珠腫という．真珠腫性中耳炎として慢性中耳炎の範疇に含めることもあるが，骨破壊や合併症の頻度が高いことから，臨床的には区別して扱われるべき疾患である．真の腫瘍ではないが，狭い中耳腔内で耳小骨や周囲の骨壁を破壊しながら拡大する進行性の病態を示すとともに，いったん細菌感染が加わると急速な真珠腫拡大に伴って骨炎や骨破壊を招き，**内耳炎**，**顔面神経麻痺**，**頭蓋内合併症**の危険性が高まる．

3 症状と診断のすすめ方

急性中耳炎

症状は，風邪などの上気道炎に引き続いて生じる**耳痛**である．鼓室に分布する舌咽神経刺激による耳痛のため，歯や咽頭への放散痛を伴うこともある．激しい耳痛のため難聴症状は全面に出ないことが多いが，聴力検査をすれば伝音難聴を示す．乳幼児では耳痛を直接訴えないため，機嫌が悪い，耳に手をやる，発熱が持続するなどにより本症を疑う．

診断は，耳鏡による鼓膜所見（発赤と膨隆）で可能であるが，正確な所見を得るためには内視鏡や顕微鏡の使用が不可欠である．

滲出性中耳炎

症状は，成人では耳閉感，難聴，自声強調を訴えるが，小児では自覚症状に乏しく，テレビの音量を大きくする，呼んでも返事をしないなど，親や保育所などの先生が反応の異常に気づいて受診にいたることが多い．学童期になって学校健診で初めて発覚する場合もある．もともと感音難聴を有する小児においては，滲出性中耳炎による伝音難聴が加わることにより言語発達に多大な影響を与える可能性があるので，注意が必要である．

特徴的な鼓膜所見（貯留液透見，鼓膜は内陥または混濁膨隆）とティンパノグラム B または C 型で診断をつけ，純音聴力検査で難聴程度を把握する．小児例では上咽頭側面 X 線撮影でアデノイド増殖症，成人例では内視鏡で上咽頭腫瘍の評価を忘れてはならない．

慢性中耳炎

慢性中耳炎の 3 主徴は，①難聴，②耳漏，③鼓膜穿孔であるが，真の鼓膜穿孔なのか鼓膜陥凹，癒着，瘢痕なのかの判断は肉眼的には必ずしも容易でない．

● **難 聴** ●

難聴の評価は純音聴力検査が基本であるが，慢性穿孔性中耳炎の場合は濡らした脱脂綿などにより穿孔を閉鎖して聴力改善の有無を聴く（**パッチテスト**）．パッチ後に気骨導差が縮まれば耳小骨連鎖の機能が保たれていることが示唆され，より単純な手術手技で聴力改善が期待できる．

● **耳 漏** ●

耳漏の量や性状は炎症の状態により多様であるが，血性耳漏や腐敗臭を伴う耳漏は真珠腫性中耳炎に特徴的である．**耳漏菌検査**を行うとともに顕微鏡下に耳漏を吸引し，鼓室粘膜の状態や陥凹内部を観察する．真珠腫例では**内耳瘻孔**のため清掃処置や吸引操作によりめまいを誘発することがあるので，処置はベッド上臥位で行うことが望ましい．不用意な局所処置は患者の恐怖を招き，以後の治療継続に支障をきたすこともある．処置の前にめまいがする可能性を告げるとともに，もしめまいがしても数分で治まることを十分説明しておく．

● **鼓膜穿孔** ●

鼓膜緊張部の**中心穿孔**であれば「慢性穿孔性中耳炎」，鼓膜緊張部が陥凹して鼓室壁と**癒着**していたら「癒着性中耳炎」，鼓膜弛緩部や緊張部の後上方に**陥凹**，白色の真珠腫塊，**肉芽組**

織、ポリープ(耳茸)を認めれば「真珠腫性中耳炎」である．

● CT・MRI 検査 ●
CT検査は耳小骨や骨迷路の骨変化や中耳腔内の軟部組織陰影の描出に耐える高分解能CTが必要である．分解能の悪いCT検査は被曝量を増やすだけなので，むしろ控えるべきである．ただ，CTでは貯留液，肉芽，真珠腫などすべて**軟部陰影**となるため，それらの鑑別は困難である．真珠腫の存在診断を画像で評価する場合にはMRI(拡散強調画像)が有用である．

4 治療の実際

急性中耳炎
急性中耳炎の治療には保存的治療と手術的治療(**鼓膜切開**)があるが，耳鼻咽喉科と小児科が治療にかかわる小児例では「**小児急性中耳炎診療ガイドライン**」の活用による治療の標準化がすすんでいる．

このガイドラインでは，臨床症状と鼓膜所見をスコア化し，その合計を重症度スコアとして初診時の治療方針を決定する．**軽症**ならば3日間程度の経過観察，非改善例や**中等症**では抗菌薬服用(第1選択はアモキシシリン)，**重症**であれば高用量の抗菌薬投与や鼓膜切開による排膿処置が加わる．

滲出性中耳炎
小児例では経過観察が基本であるが，3ヵ月以上鼓室内の貯留液が持続する場合は自然治癒が困難である場合が多い．鼻副鼻腔炎やアレルギー性鼻炎合併例に対しては**鼻治療**，アデノイド増殖症合併例には**アデノイド切除術**が適応になる．

聴力障害が持続する場合には全身麻酔下にアデノイド切除と**鼓膜換気チューブ留置術**が同時に行われる．遷延症例を放置すると癒着性中耳炎や真珠腫性中耳炎に移行する場合もあるので，定期的な経過観察が不可欠である．

成人例においても反復する例では鼓膜切開による貯留液の排除や鼓膜換気チューブ留置術を行うが，留置チューブ脱落後に**鼓膜の永久穿孔**を残す可能性について十分なインフォームドコンセントを要するのは小児例と同様である．

慢性中耳炎
鼓膜穿孔や耳小骨病変を伴う慢性中耳炎に対しては**鼓室形成術**による聴力改善が可能である．

慢性穿孔性中耳炎のうち，乾燥耳でパッチテストが陽性であれば，鼓膜穿孔閉鎖のみで聴力改善するため**鼓膜形成術**が行われる．フィブリン糊を用いた接着法の普及で日帰り手術も広く行われている．

パッチテストによる聴力改善が不完全な場合には耳小骨連鎖の修復や可動化を含めた鼓室形成術が行われる．

中耳真珠腫
中耳真珠腫に対しては，合併症を生じやすいことから早急な手術的治療の対象となるが，その場合は真珠腫病巣処理のために**乳突削開術**と**鼓室形成術**が組み合わされる．乳突削開術には，外耳道後壁を削り取って病変を除去する**外耳道後壁削除型手術**と後壁を保存して本来の外耳道形態を保ったまま病変処理を行う**外耳道後壁保存型手術**があるが，真珠腫の進展度や術者の技量・嗜好により選択されているのが実状である．

💡 看護のポイント ・・・・・・・・・・・・・・
急性中耳炎・滲出性中耳炎

・小児に多い疾患であるため，患児や若い両親の恐怖感を少しでも和らげる接し方を工夫する必要がある．急性中耳炎の多くは2～3週間の経過で治癒にいたることを説明して安心させたうえで，まれに高熱，けいれん，下痢など強い全身症状を呈することがあること，もし様子が変わったら夜間にでも来院するように指導する．

・機嫌の悪い幼小児を顕微鏡下に鼓膜切開する場合は，専用の**固定台**を利用してしっかりと頭部を固定する必要がある．保護者を立ち会わせる場合，鼓膜切開により流出する膿汁を供覧できるモニターがあれば一目で納得してもらえることが多い．保護者によっては鼓膜切開で聞こえが悪くなるのではと，漠然とし

耳硬化症　1403

た不安があるので十分なインフォームドコンセントが必要である．

■ 慢性中耳炎
- 耳漏吸引や鼓室処置において，看護師は処置中の患者の表情を観察し，めまいを訴えた場合には処置後しばらく臥位を保たせる．ベッドから降りて立ち上がるときに転倒する危険性があるので介助が必要である．
- 鼓膜形成術や鼓室形成術は聴力改善を目的にした機能手術であり，手術の成否は術直後ないし数ヵ月間に患者自身に明確に認識される．そのため看護には十分な知識と経験を要する．
- 手術室から病棟への帰室後は，**顔面神経麻痺**と**内耳症状**がないことを常にチェックする必要がある．
- 閉眼や口すぼめ動作で表情筋を確認し，**耳鳴**やめまいの有無を確認する．
- 術後にめまいを訴えたら，**眼振**が術側向きか非術側向きか確認し記録する．
- 目がゆっくり非術側に動いて急に術側に動く場合は，手術によって迷路が刺激状態にあることを意味し，経過をみるだけでよい．
- もし目が非術側への急速な動きを認める場合は，迷路機能低下が心配される．
- 感音難聴を生じる可能性もあるので，主治医への早急な連絡が必要である．

してはいけない！
- 乳幼児期の急性中耳炎を予防するためにも，寝たままの授乳はもちろん，授乳後に十分な脱気をしないまま寝かせたり，おしゃぶりをくわえたまま寝かせてはならない．年長児では感冒時に強い鼻すすりや鼻かみをさせない．鼻すすり癖は中耳真珠腫の発症にもかかわることが知られている．
- 他院で治療歴のある慢性耳漏の患者に使用した診察器具を不用意に扱ってはならない．メチシリン耐性黄色ブドウ球菌（MRSA）などの薬剤耐性菌が検出されることが多いので，ほかの患者への院内感染の防止に努めることは医療者としての義務である．

（東野哲也）

耳硬化症 otosclerosis

1 起こり方

耳硬化症は鼓膜正常な**進行性伝音難聴**を特徴とする疾患で，手術により良好な聴力改善が可能な疾患の1つである．病変は前庭窓（アブミ骨がはまりこむ内耳の窓）前方の異常骨増殖で始まり，**アブミ骨**が骨性に**固着**することにより伝音難聴を生じる．

難聴発症は15〜45歳の間が多く，30〜40歳代にピークを有する．女性にやや多く，妊娠・出産・子育ての時期に重なることが多い．妊娠による難聴の悪化が妊娠末期から産褥期に起こりやすいことから，女性ホルモン（エストロゲン）の関与が想定されてきた．

一方，耳硬化症が白人に多く，半数強に遺伝関係が認められることから遺伝病とする説もある．近年の遺伝学的研究により，耳硬化症の責任遺伝子も同定されつつあるが，単発例が多い日本人の耳硬化症については今後の課題である．

また，迷路骨包全体に脱灰病巣が拡大すると蝸牛障害（感音難聴成分）が加わって混合難聴〜

高度難聴となる例もある．**蝸牛耳硬化症（迷路性耳硬化症）**ともよばれるが，大部分はアブミ骨固着も伴っており耳硬化症の進展例と考えられている．

2 症状と診断のすすめ方

思春期以降に発症し，鼓膜が正常な伝音難聴を認めたら本症を疑うことが診断の第一歩である．女性であれば妊娠・出産後に難聴の増悪があったかを聞く．

純音聴力検査で気導・骨導閾値を正確に測定することが何よりも重要で，低音域で気骨導差が拡大する**スティフネスカーブ**や 2,000 Hz の骨導閾値上昇（**カーハルト・ノッチ**）が認められることが多い．

両側対称性の聴力像を示すことが多いが，左右差のある例や片側難聴例も存在する．アブミ骨固着のため比較的軽い難聴の時期から**アブミ骨筋反射**が消失することが特徴で，感音難聴との鑑別に有用である．

蝸牛耳硬化症が加わると骨導閾値が上昇して**混合難聴**となり言葉の聞き取り（**語音弁別**）が不良となる．さらに高度になれば**中途失聴者**として**人工内耳の候補者**に紛れている場合もある．近年の**高分解能 CT** の普及により，前庭窓前縁や迷路骨包の微細脱灰病巣を画像評価できるようになったことは，耳硬化症診断の大きな進歩といえる．

3 治療の実際

アブミ骨手術

気骨導差を有する伝音難聴例に対しては**アブミ骨手術**のよい適応である．手術に消極的な患者には**補聴器装用**で対応するが，骨導閾値の悪化に伴って補聴器の効果も減じることが多い．

大多数の患者は両側性罹患であるが，難聴の程度に左右差がある場合には聴力がより悪い耳から手術が行われる．

手術は固着したアブミ骨底板を摘出した後，または底板に 0.8 mm 程度の小孔を作製した後，**アブミ骨プロテーゼ（ピストン）**を装着する**アブミ骨摘出術**または**アブミ骨底開窓術**が行われる．

90％以上の例で劇的な聴力改善が得られるが，内耳を開窓する手技を含む手術のため，不適切な術操作は**感音難聴**につながる危険性も皆無ではない．

術後は 2, 3 日の安静と感染予防のみでよいが，3 ヵ月程度は脳脊髄圧が上がるような急激な運動は避ける．術直後の聴力改善経過は個人差が大きいが，術後 3 ヵ月程度でおおむね安定する．

対側の手術を希望される場合には少なくとも 1 年以上安定した術後聴力を確認したうえで対応する．骨導閾値の上昇を伴う混合難聴例に対しては気骨導差縮小による補聴器装用効果の改善が手術の目的となる．

近年は**埋込型骨導補聴器**（Baha）をはじめとした人工聴覚器のオプションについても患者への情報提供が必要である．補聴器を使用しても言語聴取が十分でないくらい進行した両側高度難聴例には**人工内耳**の適応を検討する．

💡 看護のポイント

本症がアブミ骨手術により劇的な聴力改善が得られる数少ない疾患の 1 つであることを理解してもらったうえで，本症が疑われる場合には，早めに耳硬化症手術実績のある専門医に紹介することが望ましい． （東野哲也）

突発性難聴 sudden deafness

1 起こり方

突発性難聴とは，明らかな原因がないのに突然生じる感音難聴であり，わが国では，その診断に**表1**の診断基準（厚生省特定疾患突発性難聴調査研究班，1973年）が用いられている．

なお，感音難聴を突然生じる疾患としては，**聴神経腫瘍**や**メニエール（Ménière）病**，**外リンパ瘻**といった別の疾患があることから，「突発性難聴」と区別する意味で，これらの疾患によって生じた突然の難聴を「**突発難聴**」とよぶことがある．

突発性難聴の真の原因は不明とされているが，これまでのさまざまな検討から，その病態は主に急性の内耳障害であると考えられている．そして，「通常，突発性難聴を繰り返すことはない」という臨床的な特徴から，内耳障害を生じる主な原因の候補として不顕性流行性耳下腺炎（ムンプス）をはじめとする「ウイルス感染」の可能性が指摘されている（ムンプスや，麻疹といったウイルス性疾患は一度罹患すると終生免疫を獲得するため，通常は2回以上罹患しない）．一方，急激に難聴が生じるという点から，脳梗塞や心筋梗塞といった疾患の病態と同様に「内耳における循環障害」を支持する説もある．そのほか，「内耳に対する自己免疫異常」，「内耳の膜迷路破裂」などの関与を示唆する報告もあるが，現在までのところ，いずれの説でも突発性難聴の発症機序を完全に説明することはできない．

本症の好発年齢は30～60歳であり，発症する頻度に男女差や左右差はないとされている．通常，一側の耳に生じるが，まれに両側性に生じることがある．また上述のように，突発性難聴は2度と繰り返すことのない疾患とされているが，再発する例がまれに存在する．ただし，難聴を繰り返すものの多くはメニエール病や，聴神経腫瘍など，ほかの疾患である可能性が高い．さらに，親族の死や仕事場の対人関係の悪化といった精神的なストレスや，仕事による疲労や睡眠不足などの肉体的ストレスが増加した後に突発性難聴を発症する症例が多いという報告もある．

厚生労働省急性高度難聴調査研究班の調査によると，突発性難聴の発症者数は年間約35,000人，人口10万人あたり275人の罹患率であるとされている．

一般に突発性難聴では，①**発症から2週間以上経った症例**，②**激しいめまいを伴う症例**，③**高度の難聴を呈する症例**，の聴力予後は悪いとされている．ただし，難聴が自然治癒する症例もあるとされていることから，発症から2週間以内の症例の中には**自然治癒例**が含まれている可能性がある．最近，マスコミなどの情報から，「早く治療すれば完全に聴力が回復する」といったような間違った理解をして来院する患

表1　突発性難聴の診断基準

Ⅰ．主症状
1. 突然の難聴：文字通り即時的な難聴，または朝，目が覚めて気づくような難聴
2. 高度な感音難聴：必ずしも「高度」である必要はないが，実際問題として「高度」でないと突然難聴になったことに気づかないことが多い
3. 原因が不明，または不確実．つまり，原因が明らかでないこと

Ⅱ．副症状
1. 耳鳴：難聴の発症と前後して耳鳴を生じることがある
2. めまい，および吐き気，嘔吐：難聴の発生と前後してめまいや，吐き気，嘔吐を伴うことがあるが，めまい発作を繰り返すことはない
3. 第8脳神経症状以外に顕著な神経症状を伴うことはない

診断基準
確実例：Ⅰ．主症状，Ⅱ．副症状の全項目を満たすもの
疑い例：Ⅰ．主症状の1，2の事項を満たすもの

［厚生省特定疾患突発性難聴調査研究班，1973］

者がいるが，内耳や神経のダメージが強ければ，どんなに早期に治療を行っても聴力は改善しない．一般に発症1週間以内に治療を開始したとしても，完全に元に戻る（治癒）症例は30〜40％，治癒にはいたらないが，ある程度の聴力まで治るもの（著明回復）は20〜30％とする報告が多い．

2 症状と診断のすすめ方

■ 症　状

急激に生じる難聴を特徴とするが，耳閉塞感，耳鳴を主訴に来院する症例もある．また，回転性のめまい，悪心・嘔吐を主訴として受診するような症例もあり，間違って脳梗塞などとして診断，治療される場合もある．

一方，突発性難聴以外にも，突然に難聴を生じる原因疾患にはたくさんの種類がある．たとえば，耳垢塞栓（耳垢が外耳道にパックされた状態）で，急に聞こえが悪くなったとして受診する患者もいれば，風邪の後に中耳腔に液体が貯留する滲出性中耳炎を生じたために，数日間で難聴が進行したとして受診する患者もいるので，耳内所見を確認する必要がある．

■ 検査所見

通常，純音聴力検査では感音難聴を示す（もともと伝音難聴があれば，混合難聴になる）．診断基準が「明らかな原因のない突然の難聴」となっているので，「突然の難聴を生じた原因が明らかにできる疾患」を除外診断して，初めて「突発性難聴」という確定診断ができる．鑑別すべき疾患として代表的なものには，①**外リンパ瘻**，②**ムンプス難聴**，③**ハント（Hunt）症候群**，④**メニエール病**，⑤**機能性難聴**，⑥**聴神経腫瘍**，⑦**脳梗塞，脳出血**，⑧**音響外傷**などがある．

外リンパ瘻は，内耳のリンパが中耳腔に漏出する疾患であり，頭部の打撲や大きなくしゃみなどの圧変化によって生じる．聴力の変動や，外耳道加圧時のめまい（瘻孔症状）が特徴である．手術によって聴力が改善する場合があるので，しっかりと鑑別する必要がある．

ムンプスでは唾液腺の腫脹や発熱などを生じた後に高度感音難聴を生じることがあるが，症状のはっきりしないムンプスの不顕性感染の場合には，難聴だけが症状になることがあるので，血清中の免疫グロブリン値などを検査する必要がある．

ハント症候群は耳介の水疱，耳痛，顔面神経麻痺，めまい，難聴を生じる疾患である．

メニエール病も突然のめまいと難聴を繰り返す疾患であるが，初回発作の時点では突発性難聴と区別がつかないことがある．

機能性難聴は他覚的検査では聴力が正常であるのに，純音聴力検査では難聴を示す．

また，聴神経腫瘍や脳梗塞の診断にはMRIが必要である．聴神経腫瘍による突発難聴では1 kHzを中心にした谷型の難聴になることが多い．

3 治療の実際

現在までのところ，エビデンスレベルの高い治療法は確立されていないが，ステロイドによる治療が世界でもっとも広く行われている．ステロイドは副作用があるため，最近では内服や点滴に加えて，鼓室内注入も行われるようになっている．そのほか，①ビタミンB_{12}をはじめとするビタミン剤や，②ATP，低分子デキストラン，プロスタグランジン製剤などの循環改善薬，③高気圧酸素療法，④星状神経節ブロック，⑤バトロキソビン製剤（蛇毒）などによる治療が行われている．

💡 看護のポイント

・突発性難聴の発症には精神的，肉体的なストレスが関係する場合があるので，情報をよく聴取し，過度の緊張を和らげるような日常生活上のアドバイスを検討する．
・難聴に伴って，耳閉塞感や音響過敏を生じることが多いので，周囲の音環境にも留意する（子どもの騒ぐ声や，工事現場の雑音などを遠ざけるなど）．
・めまいを生じている症例では，急に頭位を変換するとめまいが増悪するので，体位の変換などの際は注意して行う．めまいは徐々にお

さまることが多いので，その旨を説明し，安心させる必要もある．
- 聴力が改善すると耳鳴も消失することが多いが，聴力が改善しても耳鳴だけが持続する場合がある．一方，聴力が改善しない場合には耳鳴も持続することが多いので，耳鳴による苦痛の軽減に対しても検討する．
- 聴力が改善しない場合，多くの症例では補聴器を用いても発症前のようには聞き取れないので，残された健側の耳を大切にするとともに，健側耳を上手く利用する工夫についても指導する．
- ステロイドをはじめ，治療に用いる薬剤には強い副作用を生じるものがあるので，治療中の訴えもよく聞くように心掛ける．

(井上泰宏)

メニエール病 Ménière disease

1 起こり方

メニエール（Ménière）病は，難聴・耳鳴・耳閉感などの蝸牛症状を随伴する回転性めまい発作を繰り返す「**末梢性めまい**」の代表的疾患の1つであり，厚生労働省(旧厚生省)より1974年に厚生省特定疾患(難病)に指定され，発足した調査研究班ではメニエール病診断に際しての「メニエール病診断の手引」を作成した．同診断の手引きは，厚生労働省難治性疾患克服研究事業/前庭機能異常に関する調査研究班の研究活動の一環として2008年に新たに「メニエール病診断基準」として改訂された．この改訂基準の特徴は，メニエール病の病態を**内リンパ水腫**と位置付け，メニエール病確実例の定義を簡潔に記載し，さらに前基準で疑い例と記載されていた分類を，メニエール病非定型例蝸牛型，同前庭型と定義しその基準を明確にした点である．さらに，日本めまい平衡医学会では，2011年に「メニエール病診療ガイドライン」を作成している．

2 症状と診断のすすめ方

めまい症状の特徴

2008年に改訂された「メニエール病診断基準」によれば，メニエール病のめまい症状と特徴は以下の点である．
① めまいは一般に特別の誘因なく発生し，悪心・嘔吐を伴うことが多く，持続時間は10分程度から数時間程度である．なお，めまいの持続時間は症例によりさまざまであり，必ずしも一元的に規定はできないが，数秒〜数十秒程度のきわめて短いめまいが主徴である場合，メニエール病は否定的である．
② めまいの性状は回転性が多数であるが，浮動性の場合もある．
③ めまい発作時には水平回旋混合性眼振が観察されることが多い．
④ めまい・難聴以外の意識障害，複視，構音障害，嚥下障害，感覚障害，小脳症状，そのほかの中枢神経症状を伴うことはない．
⑤ めまい発作の回数は週数回の高頻度から年数回程度まで多様である．また，家庭，職場環境の変化，ストレスなどが発作回数に影響することが多い，とされている．

聴覚症状の特徴

一方，メニエール病の聴覚症状の特徴は，以下の点である．
① 聴覚症状は，主にめまい発作前または発作と同時に発現・増強し，めまいの軽減とともに軽快することが多い．
② 聴覚症状は難聴，耳鳴，耳閉塞感が主徴で，これらが単独，あるいは合併してめまいに随伴，消長する．また，強い音に対する過敏性を訴える例が少なくない．
③ 難聴は感音難聴で，病期により閾値が変動する．また，補充現象陽性を示すことが多い．発症初期には低音域を中心とし可逆性である

表1 メニエール病診断基準

I．メニエール病確実例
　難聴，耳鳴，耳閉塞感などの聴覚症状を伴っためまい発作を反復する

II．メニエール病非定型例
　下記の症候を示す症例をメニエール病非定型例と診断する
1．メニエール病非定型例（蝸牛型）
　聴覚症状の増悪，軽快を反復するがめまい発作を伴わない
2．メニエール病非定型例（前庭型）
　メニエール病確実例に類似しためまい発作を反復する．一側または両側の難聴などの聴覚症状を合併している場合があるが，この聴覚症状は固定性でめまい発作に関連して変動することはない

○原因既知の疾患の除外
　メニエール病確実例，非定型例の診断にあたっては，メニエール病と同様の症状を呈する外リンパ瘻，内耳梅毒，聴神経腫瘍，神経血管圧迫症候群などの内耳・後迷路性疾患，小脳，脳幹を中心とした中枢性疾患など原因既知の疾患を除外する必要がある

が，経過年数の長期化とともに次第に中，高音域に及び，不可逆性となることが多い．
④難聴は初期には一側性であるが，経過中に両側性（メニエール病の両側化）となる症例がある．この場合，両側化は発症後1〜2年程度から始まり，経過年数の長期化とともに症例数が増加する，とされている．

診断基準

2008年に改訂された「メニエール病診断基準」は表1のとおりである．
　診断にあたっての注意事項は，以下の点である．

①メニエール病の初回発作時には，めまいを伴う突発性難聴と鑑別ができない場合が多く，上記の特徴を示す発作の反復を確認後にメニエール病確実例と診断する．
②診断基準にもあるように，メニエール病と同様の症状を呈する外リンパ瘻，内耳梅毒，聴神経腫瘍，神経血管圧迫症候群などの内耳・後迷路性疾患，小脳，脳幹を中心とした中枢性疾患など原因既知の疾患を除外する必要があり，これらの疾患を除外するためには，十分な問診，神経学的検査，平衡機能検査，聴力検査，CT，MRIの画像検査などを含む専門的な臨床検査を行い，症例によっては経過観察が必要である．
③難聴の評価はメニエール病の診断，経過観察に重要である．感音難聴の確認，聴力変動の評価のために頻回の聴力検査が必要である．
④グリセロール検査，蝸電図検査，フロセミド検査などの内リンパ水腫推定検査を行うことが推奨される．「メニエール病診療ガイドライン2011」より抜粋した診断のフローチャート（図1）と診断のために必要な検査（図2）を示す．

3　治療の実際

急性期のめまい対応

メニエール病の急性期（発作期）では，安静を保ち，めまい出現による不安を取り除き，気持ちを落ち着かせることを優先する．明るすぎな

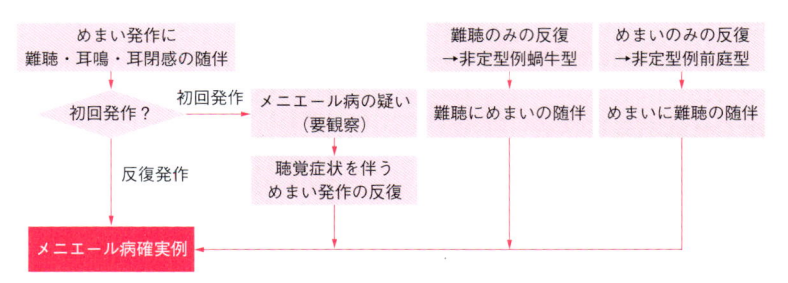

図1　メニエール病診断のフローチャート
［厚生労働省難治性疾患克服研究事業／前庭機能異常に関する調査研究班編：メニエール病診療ガイドライン2011，12頁，金原出版，2011］

- ●平衡機能検査
  - ・体平衡検査（とくに病期・重症性判定）：
    直立検査（両脚，Mann，単脚，重心動揺），偏倚検査（上肢，下肢）
  - ・眼振・眼運動検査：
    自発・注視・頭位・頭位変換（とくに病期・重症度判定）
    迷路刺激検査：温度刺激（きわめて重要），回転刺激
    視刺激検査：視標追跡，視運動性眼振（中枢障害の検出）
  - ・自律神経検査：
    シェロング（Schellong）検査
- ●聴覚検査
  - ・鈍音聴力検査（難聴変化評価のため反復施行が必要）
  - ・補充現象検査：バランス検査（ABLB），SISI検査，ベケシー（Békésy）自記オージオメトリー
  - ・ABR（後迷路性難聴の鑑別）
- ●内リンパ水腫推定検査
  - ・蝸牛系：グリセロール検査，蝸電図検査
  - ・前庭系：フロセミド検査，グリセロール（フロセミド）負荷VEMP検査
- ●画像検査
  - ・CT/MRI（主に中枢疾患の鑑別）

図2　メニエール病診断のための検査

［厚生労働省難治性疾患克服研究事業／前庭機能異常に関する調査研究班編：メニエール病診療ガイドライン2011，13頁，金原出版，2011］

い静かな場所で，楽な姿勢で臥床させる．めまい制御の目的で，7％炭酸水素ナトリウム液（メイロン®）の点滴・静注を最初に行う．同時に，悪心・嘔吐の抑制のための制吐薬［プリメタジン（ピレチア®），メトクロプラミド（プリンペラン®）など］，抗不安薬［ジアゼパム（セルシン®）］や抗めまい薬［ジフェニドール（セファドール®），ベタヒスチンメシル（メリスロン®）など］の投与を合わせて行う．

高度の難聴・耳鳴などの蝸牛症状を伴う場合，著明な半規管麻痺の存在が推察される場合は，急性期にステロイドの投与を行う．

慢性期のめまい対応

慢性期（非発作期）のめまいについては，抗めまい薬［ベタヒスチンメシル，ジフェニドール，アデノシン三リン酸（アデホス®），カリジノゲナーゼ（カルナクリン®）など］を適宜選択して予防的に投与する．脳循環改善薬［イフェンプロジル（セロクラール®），イブジラスト（ケタス®）など］，抗不安薬（ジアゼパムなど），抗うつ薬［パロキセチン（パキシル®）など］が併用されることも多い．内リンパ水腫の軽減を目的として，国内では浸透圧利尿薬［イソソルビド（イソバイド®，メニレット®）など］がしばしば選択される．

難治性メニエール病の治療

約80％の症例は，保存的治療が奏効してめまい発作は良好に制御される．経過中に両側性メニエール病に移行する症例は約30％とされる．保存的治療に抵抗性を示す**難治性メニエール病**に対しては，**内リンパ嚢開放術**，ゲンタマイシン鼓室内投与，前庭神経切断術などの外科治療が適応となる．前二者の治療有効率（短期）は80～90％，前庭神経切断術の有効率はほぼ100％とされる．

💡 看護のポイント

2008年度に改訂された「メニエール病診断基準」により診断は容易である．急性期および慢性期に適正な治療を行うことで「難治化および両側化」を防ぐことが重要となる．病期が進行すると，めまいは良好に制御されても，高度の感音難聴と耳鳴が後遺症として残り，患者のQOLは大きく低下する．

（土井勝美，佐藤満雄）

動揺病　motion sickness

1 起こり方

動揺病とは別名「**加速度病**」ともよばれ，乗り物の動揺による内耳前庭系への異常な加速度刺激の反復により，悪心，嘔吐などの自律神経症状が惹起される病的状態をいう．各種の乗り

物に乗ったときに発症するので「乗り物酔い」ともよばれるが，船酔い，車酔い，空酔い，宇宙酔いなど呼称はさまざまである．乗り物による加速度刺激としては，前庭に影響する直線・遠心力，主として三半規管に影響する角加速度があり，空酔いや宇宙酔いではさらにコリオリ加速度が加わる．また，身体が動揺しなくても視覚的刺激だけでも「酔う」ことがある（映像酔い）．視覚情報と三半規管からの感覚の不一致により空間識に異常をきたすためと考えられている．

動揺病の発症には，**前庭系**と**視覚**，**深部知覚**，脳幹そして大脳・小脳が複雑に関係し，さらに情緒的，心理的，身体的諸因子も関与する．好発年齢は学童期から思春期で，成人では慣れない乗り物や体調不良時以外はまれである．

動揺病の特徴としては，①個体間で感受性に大きな差があること，②繰り返し同じ刺激に曝されると酔わなくなる慣れの現象があることである．

2 症状と診断のすすめ方

主たる症状として，めまい，悪心，嘔吐，冷や汗，顔面蒼白，動悸，頭痛などがある．内耳性めまいと異なり，難聴や耳鳴などの聴覚症状や前庭機能異常を伴わないのが特徴である．自律神経系の異常から，血圧変動，心拍異常，消化器症状が出現する．血液検査では，副腎皮質刺激ホルモン（ACTH）や抗利尿ホルモン（ADH）などのいわゆるストレスホルモン，ノルアドレナリンや血糖値などの上昇をみる．

3 治療の実際

乗り物から降ろし横臥位とし，換気をよくして，衣服を楽にする．抗ヒスタミン薬と鎮暈薬・制吐薬を内服させる．嘔吐を繰り返して脱水に陥っている場合は，水分補給のための点滴を追加する．

薬物治療としては**抗ヒスタミン薬**（ジフェンヒドラミン）が第1選択であり，予防的な投与が有効で，搭乗前日からの服用が望ましい．欧米では，副交感神経遮断薬（スコポラミン）の湿布薬が使用されている．メニエール病などで使用される7％炭酸水素ナトリウム液（メイロン®）の静脈内注射も効果が認められている．

予防対策

動揺病の発症には情緒的，心理的，身体的諸因子も関与することから，以下のような予防対策が推奨されている．

搭乗前の対策としては，①睡眠をしっかりとる，②空腹，食べ過ぎ，飲み過ぎに注意する，③乗る前に排便を済ませる，④厚着をしないで，きついネクタイやベルト，体を圧迫する下着は避ける．搭乗中の対策として，⑤車内での読書やゲームを止め，歌ったり友達と話す，⑥なるべく遠くの景色を眺める，⑦車では前方座席は後方より揺れが少ない，⑧進行方向に向かって座る，⑨窓を開けて換気をよくする，⑩症状が出たら早めにシートを倒して臥位になる，⑪頭を極力動かさない，などがある．上手に予防して，患者に乗り物酔いに対する自信をもたせることが重要である．

看護のポイント

急性期には，患者を横臥位にして，換気の確保，衣服を楽にして抗ヒスタミン薬と鎮暈薬・制吐薬の投与を行い，嘔吐を繰り返して脱水に陥っている場合には点滴を追加する．7％炭酸水素ナトリウム液の静脈内注射も効果が認められる．動揺病の予防対策を十分に理解させて発症を予防し，乗り物酔いに対する自信をもたせるよう指導する．

（土井勝美，宮下美恵）

副鼻腔炎 sinusitis

> **キーポイント**
> - 副鼻腔の粘膜に主に発症する炎症を副鼻腔炎という.
> - 罹病期間によって,急性副鼻腔炎と慢性副鼻腔炎に分類される.
> - 急性副鼻腔炎の治療は,合併症のない限り保存的に行う.慢性副鼻腔炎の治療は,保存的治療と手術的治療があるが,手術は内視鏡下鼻副鼻腔手術が標準術式である.

1 考え方の基本

　副鼻腔は左右一対の上顎洞,篩骨洞,前頭洞,蝶形骨洞からなる.これらの副鼻腔の粘膜に主に発症する炎症を副鼻腔炎という.一般にいわれている蓄膿症(empyema)は,副鼻腔内に膿がたまっていることを意味している.罹病期間によって,急性副鼻腔炎と慢性副鼻腔炎に分類される.

2 起こり方

急性副鼻腔炎

　多くは感冒に続発して,急性鼻炎から波及して起こる.主として上顎洞,次いで前頭洞が侵される.頬部の腫脹や発赤が強く現れる乳児上顎洞炎や蝕歯(むしば)から感染する歯性上顎洞炎も,一側性急性上顎洞炎のかたちで発症する.急性副鼻腔炎は,発症後1ヵ月以内に症状が消失するものをいい,感染が主因である.

慢性副鼻腔炎

　急性副鼻腔炎から移行するが,急性炎症の反復のほかに,鼻腔や副鼻腔の解剖学的構造,アレルギーの関与,栄養や生活環境などの要因が複雑に関与して慢性化へすすむものと考えられる.慢性副鼻腔炎では単一の洞だけ炎症が限局して存在することはまれで,両側かつ多洞にわたっている.3ヵ月以上症状が持続するものを慢性副鼻腔炎とする.罹病期間が1～3ヵ月の症例は,急性炎症症状やその反復回数,および鼻内所見によって,急性あるいは慢性に分類される.ときに再感染により,急性増悪を起こす.慢性副鼻腔炎では急性増悪期を除いては,細菌感染の関与は明確でないことが多い.

3 症状と診断のすすめ方

急性副鼻腔炎

　急性副鼻腔炎の症状は感冒の経過中生じる場合が多いので全身倦怠や咳嗽などのいわゆる感冒症状がある.膿性鼻漏,後鼻漏,鼻閉が一般的な症状で,これに加えて頬部痛(上顎洞炎),眼窩部や歯根部の痛み(篩骨洞炎),前頭部痛(前頭洞炎)がみられることもある.
　鼻鏡や内視鏡の検査所見では,鼻粘膜は全体に充血腫脹しており,中鼻道に膿性鼻汁が見える.鼻汁の流出部位は罹患洞により多少異なる.X線検査で罹患洞にびまん性陰影,時に貯留液の液面像を認める.上顎洞の場合は,下鼻道より穿刺する上顎洞穿刺法で分泌液を証明すれば上顎洞炎の診断は確実である.

慢性副鼻腔炎

　症状は鼻漏,後鼻漏,鼻閉,嗅覚障害などの鼻症状と頭痛,頭重感などの随伴症状である.鼻汁は粘液性や粘液膿性のものが一般的である.粘膜の肥厚や**鼻茸(鼻ポリープ)**によって鼻閉が起こる.鼻茸は慢性副鼻腔炎に特徴的なもので,篩骨洞や上顎洞自然口付近の粘膜などから発生して中鼻道付近にみられ,巨大なものでは鼻腔内に充満する.鼻茸や副鼻腔粘膜に多数の好酸球が認められる難治性の慢性副鼻腔炎を**好酸球性副鼻腔炎**といい,気管支喘息を合併するものが多い.
　臨床症状および鼻鏡や内視鏡の検査によって

鼻腔粘膜に示された変化や分泌液の状態から慢性副鼻腔炎が推察できる．すなわち，中鼻甲介や中鼻道粘膜の浮腫性腫脹および分泌液付着，鼻茸の存在などは慢性副鼻腔炎があることを示すものと考えてよい．急性副鼻腔炎と同じように洞の穿刺・洗浄・X線検査，内視鏡検査などによって確定診断が行われる．

4 治療の実際

　急性副鼻腔炎の治療は，合併症のない限り保存的に行う．感冒に罹患していれば感冒の一般的治療を行い，抗菌薬，消炎鎮痛薬や消炎酵素薬を全身的に投与する．局所的には鼻腔内に血管収縮薬を使用して粘膜の腫脹を取り去り，分泌物の排泄をよくする．洞内の積極的な洗浄と薬液注入のために，鼻処置や副鼻腔自然口開大処置，上顎洞穿刺・洗浄療法，ネブライザー療法などが行われる．歯に原因のあるものでは，同時に歯科治療が必要である．

　慢性副鼻腔炎の治療法は，保存的治療（薬物療法，鼻処置や副鼻腔自然口開大処置，上顎洞穿刺・洗浄療法，鼻・副鼻腔洗浄，ネブライザー療法など）と手術療法がある．薬物療法は，抗菌薬のほかに，気道粘液溶解薬，抗アレルギー薬，ステロイドなどを個々の症例の病態に応じて使用する．鼻漏，後鼻漏が多い症例には**マクロライド療法**［マクロライド系薬（14員環薬）少量長期投与療法］が有効である．手術療法は，**内視鏡下鼻副鼻腔手術**（endoscopic sinus surgery：ESS）が標準術式である．ESSは，手術用の内視鏡を使用して鼻腔内から手術操作を行い，できるだけ粘膜を残す保存的手術法であり，術後治療が重要である．ESSにはマイクロデブリッターやナビゲーションシステムなどの手術支援器械が使用されている．

上顎洞穿刺・洗浄療法

　表面麻酔薬，血管収縮薬に浸したガーゼを前もって下鼻道に挿入し，粘膜を十分に麻酔して腫脹を除いてからシュミット（Schmidt）探膿針を用いて穿刺する（図1）．穿刺液が得られたら細菌検査や細胞診検査に提出し，洗浄管につなぎかえて洞内を洗浄する．洗浄液は体温程度に

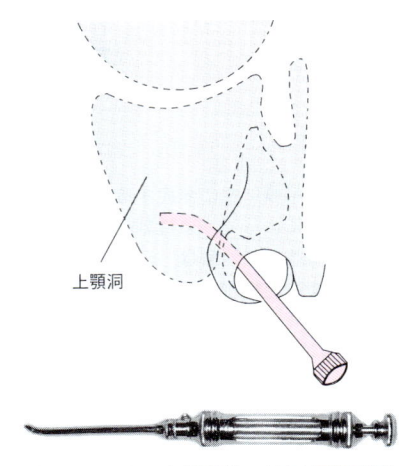

図1　シュミット探膿針による上顎洞穿刺

温めた生理食塩水などを用いる．洗浄は普通鼻洗浄と同じような方法で行う．洗浄後は必要に応じて，再び洗浄管を外して治療用薬液を注入したりする．

鼻洗浄

　鼻内にある分泌物が粘稠であったり，痂皮が付着していて吸引ではとりきれないとき，それを除去する方法である．洗浄液は体温程度に温めた生理食塩水を使用する．呼吸は口でさせ，洗浄中は「アー」と発声を続けさせる．片側の外鼻孔に洗浄用嘴管をあて，ゴムポンプで洗浄液を注入すると片側の鼻孔から出てくる．

　洗浄中は嚥下運動をしないように注意をしておく．洗浄液が耳管中に流入して中耳炎を起こすのを防ぐためである．同じ理由から急性上気道炎があるときには洗浄は行わないほうがよい．

鼻腔ネブライザー療法

　エア・コンプレッサーにより圧縮空気をゴム管より送り，薬液（抗菌薬，ステロイドなど）を霧状にして鼻腔内に噴霧する治療法である．嘴管部位を両鼻腔に軽く入れ，ゆっくり大きく口呼吸をする．吸気時は通気管を指で閉じ，呼気時は開ける．5〜10分間吸入する（図2）．呼気，吸気のタイミングが合わないと，陽圧噴霧中に耳管を介して中耳腔に圧が加わり耳痛を訴える．

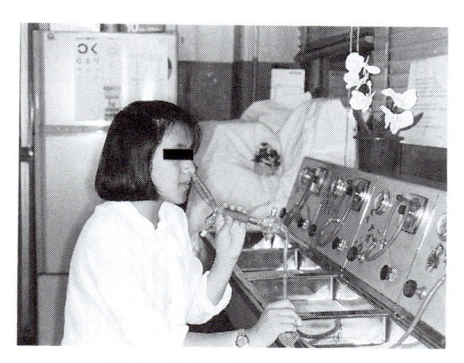

図2　鼻腔ネブライザー療法

💡 看護のポイント

・鼻鏡や内視鏡の検査，治療のときに患者が動くと危険を伴い，治療しにくいので注意しておく．小児できがわけがなく，頭を動かしてしまう場合には，うしろから頭を押さえるようにして介助する．分泌物の性状や貯留状態は大切な所見となるので，診察直前には鼻をかまないように指示する．

・鼻洗浄を行う際は，患者の衣服が濡れないように防水布をつけさせる．椅子に座らせて頭を前屈させて，顎を引くようにうつ向きかげんにする．受水用膿盆を顎の下に持たせる．

・鼻腔ネブライザー療法をする前に患者に使用方法の説明をする．吸入中は薬液の噴霧状態に注意し，患者の呼吸など一般状態を観察し，異常が認められたら即刻中止して，医師に連絡する．

・上顎洞穿刺・洗浄療法は坐位で行われるために，患者によっては脳貧血を起こしたり，穿刺・洗浄後に出血することもあるので，一般状態や顔色に注意する．出血にそなえてしばらくの間は安静にさせ，当日の入浴は禁止する．

🔹 鼻・副鼻腔手術患者に対する看護

● 術　前 ●

手術患者に対する通常のオリエンテーションを行う．身体の清潔のための入浴・洗髪を行い，就寝前にはうがいや歯みがきを行わせて口腔内を清潔にしておく．手術について，医師からどのように説明が行われ，患者がどのように受け止めているかを知り，不安の除去を図る．局所麻酔で行われる手術では，咽頭にまわる血液を飲み込まないこと，口で呼吸することを指導しておく．

● 手術当日 ●

手術室に搬入する前に患者に排尿・排便をすませてもらい，指示どおり前投薬がすんでいるかどうかを確認し，患者の一般状態，副作用の観察を行う．手術台に移し，決められた体位をとらせる．術者や麻酔科医とともに，患者の氏名，術側，術式などを確認する．局所麻酔で行う場合は，急に動かないように指示する．痛かったり，苦しかったりするときの合図も決めておく．手術室では必要な器械がそろっているかどうかを点検する．器械の取り扱いには細心の注意をはらう．吸引管や吸引嘴管がつまらないように，ときどきチェックし，必要に応じて取り替える．手術中の出血量は正確にはかり，多いときは術者に知らせる．血圧の変動に注意し，輸液・輸血などの指示を受ける．手術終了時に，術中に使用したガーゼの枚数などを確認する．

● 手術後の観察点 ●

注意すべき観察点としては，出血の有無，疼痛，悪心・嘔吐，眼症状，発熱，一般状態などがある．食事は当日から粥食を摂食させ，数日後から常食にする．状態がよければ，当日からトイレのみ歩行可とするが，貧血転倒には十分注意する．身体の清潔のために手術後1日目から清拭またはシャワー浴（止血の確認後）を行う．入浴は経過がよければ，術後5日目くらいで可能である．術後2日目にガーゼタンポンが除去されるが，その後は鼻出血のときと同様の注意が必要である．また，医師の指示があるまで鼻をかまないようにする．

家庭治療として上手な鼻のかみ方を指導することも大切である．鼻をかむときは両側一度にかまないで左右片側ずつ静かにかむように指導する．両側一度にかむと咽頭圧が上昇し，耳管が開き，炎症が耳管から中耳に波及しやすくなる．後鼻漏のある場合はうがいをして同時に吐

き出すようにする．治療は医師の指示に従って続けるように患者を指導する．

してはいけない！
- 患者を間違えてはいけない．
- 患者の治療側（患側）を間違えてはいけない．
- 処置や手術のときに使用薬剤を間違えてはいけない．

（洲崎春海）

嗅覚障害 dysosmia

1 起こり方

■ 分類

発症機序にしたがって，呼吸性嗅覚障害，末梢神経性嗅覚障害，混合性嗅覚障害，中枢神経性嗅覚障害に分類される．

● **呼吸性嗅覚障害** ●

呼吸性とは，主として鼻腔形態異常（鼻中隔弯曲や鼻甲介の肥大など）や鼻茸などにより空気中のにおい分子が，においを感じるセンサー（嗅覚受容体）である嗅細胞がある嗅上皮に到達することが障害されて起こるものをいう．

● **末梢神経性嗅覚障害** ●

末梢神経性とは，嗅上皮や嗅糸そのものの障害で起こるものをいう．感冒罹患後に高度な嗅覚障害が生じ，感冒が治っても嗅覚障害が持続する場合は，ウイルス性炎症による末梢神経性嗅覚障害が考えられる．

● **混合性嗅覚障害** ●

混合性とは，慢性副鼻腔炎やアレルギー性鼻炎などでみられるように呼吸性と末梢神経性の嗅覚障害が合併したものである．

● **中枢神経性嗅覚障害** ●

中枢性とは，頭部外傷や脳腫瘍などにより嗅球や高位の嗅覚中枢の障害によって起こるものである．嗅覚障害の原因としては，そのほかに先天性，加齢現象，薬剤，有機ガスなどがある．

2 症状と診断のすすめ方

嗅覚障害は，その異常の多くは嗅力の低下であり，程度によってまったくにおいを嗅ぐことができない**嗅覚脱失**と，においを嗅ぐ力が健常者に比べてよわい**嗅覚減退**に分けられる．そのほかに患者が訴える嗅覚障害症状には，特殊なものとして，においが鼻につくほど強くにおう**嗅覚過敏**，いままでとは違ったにおいとして感じられ，一般には悪臭として感じられる**嗅覚錯誤**，実際にはにおいが存在しないのに実在しているように感じる**嗅覚幻覚**がある．

嗅覚障害の患者に対しては，まず障害の起こった時期，考えうる原因などについて詳細な問診を行う．次いで鼻鏡検査・内視鏡検査，アレルギー検査，鼻・副鼻腔CT検査，嗅裂部針状硬性鏡検査などを行い，鼻・副鼻腔の病変や嗅裂部の病態を観察する．最後に嗅覚検査を行う．

嗅覚検査の目的は，嗅覚障害の有無，どのようなにおいに対してどの程度の障害があるか，障害部位はどこかを明らかにし，さらにその嗅覚障害の予後についての示唆を得ることである．現在，一般臨床で行われている嗅覚検査は，基準臭（T＆Tオルファクトメータ）を用いる基準嗅力検査，または噴射式基準嗅覚検査，静脈性嗅覚検査である．

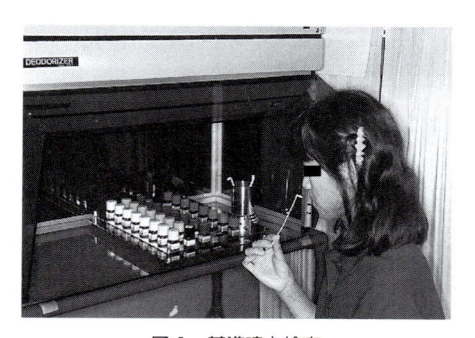

図1 基準嗅力検査
脱臭装置の中に，嗅覚測定用基準臭T&Tオルファクトメータがある．

表1 基準臭の成分とにおいを言い表す言葉

基準臭	符号	においの性質
β-フェニルエチルアルコール	A	バラの花のにおい，軽くて甘いにおい
メチルシクロペンテノロン	B	こげたにおい，カラメル
イソ吉草酸	C	汗くさい，古靴下
γ-ウンデカラクトン	D	モモの缶詰，甘く重いにおい
スカトール	E	野菜くずのにおい，いやなにおい，糞臭

基準嗅力検査（T＆Tオルファクトメトリー）

嗅覚障害の有無や程度を知ることができる．図1や表1に示すような5種類の基準臭の8段階の濃度をにおい紙（細長い無臭の濾紙）につけて嗅がせ，何かのにおいのする濃度（**検知域値**）と，どんなにおいか判断できた濃度（**認知域値**）を測定する．嗅覚には馴れ（疲労現象）があり，この影響をなくすため，また周囲に検査臭をまきちらさないため，脱臭装置を用いて検査を行う．

噴射式基準嗅覚検査

T＆Tオルファクトメータを用いた検査法を応用し，室内汚染を防止すること，刺激の定量化を図ることを目的に開発された検査法である．T＆Tオルファクトメータによる基準嗅力検査はにおい紙をかいで検査するが，噴射式基準嗅覚検査では，基準臭を噴射して強制的に鼻腔に入れる点が異なる．

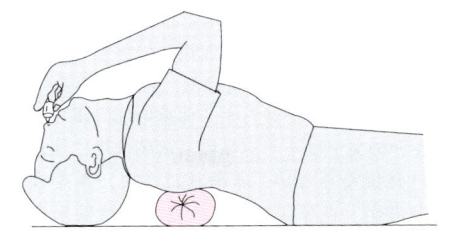

図2 点鼻療法の要領

静脈性嗅覚検査

プロスルチアミン（アリナミン®注射液10 mg）を20秒かけて左肘正中静脈に注射する．注射開始からニンニク臭を感じるまでの時間（潜伏時間：正常は10秒以内）と，嗅覚発現から消失までの時間（持続時間：正常は1分前後）を測定する．

静脈性嗅覚検査において，嗅覚障害者では，その程度に応じて潜伏時間は延長し，持続時間は短縮する．治療上の予後判定において，静脈性嗅覚障害に反応した症例は治癒ないし軽快する例が多く，とくに持続時間が長いほど治癒する傾向を示す．

3 治療の実際

薬物療法の中心はステロイドの点鼻療法であり，慢性副鼻腔炎や感冒罹患後の症例に行う．ステロイド点鼻療法の効果が乏しい慢性副鼻腔炎症例には内視鏡下鼻副鼻腔手術を行う．感冒罹患後の末梢神経性嗅覚障害でステロイド点鼻療法の効果が認められない症例に漢方薬内服が有効なことがある．中枢性嗅覚障害，先天性嗅覚障害，加齢変化による嗅覚障害は治療が困難である．

ステロイド点鼻療法

点眼および点耳液として販売されているベタメタゾン（0.1%リンデロン®液）を点鼻液として使用する．この点鼻液を嗅粘膜に作用させるために，患者には肩枕して仰臥位懸垂頭位をとらせ，一側について1〜2滴を点鼻し，5〜10分間そのままの姿勢とする（図2）．起床時と就寝時の1日2回行う．1本5 mL入りの点鼻液を

1週間に1本の割合で使用する.

　通常, 本療法は嗅覚が回復してきても, その後1〜2ヵ月は点鼻を続ける. 経過をみながら徐々に点鼻回数を減らす. 体重増加, 満月様顔貌などのステロイド点鼻による副作用に注意しなければならない. 本療法は1クールを3ヵ月と考え, 点鼻開始後3ヵ月で治療効果を判定して, 必要があれば副作用に十分注意して第2クールの治療を行う.

　鼻粘膜の腫脹が高度で, かつ分泌物が多い例では, 点鼻やスプレーなどで粘膜血管収縮薬を局所に使用した後, 分泌物を十分排除してステロイドの点鼻を行うとよい.

漢方薬

　当帰芍薬散, 人参養栄湯などが用いられている.

原因疾患に対する薬物治療

　副鼻腔炎やアレルギー性鼻炎など原因疾患に対する薬物治療を行う.

手術的治療

　鼻・副鼻腔炎, 鼻中隔弯曲症, アレルギー性鼻炎などによる嗅覚障害では, これらの原因疾患に対する手術的治療が行われる. 嗅裂部および副鼻腔の病変に対する操作は, 嗅粘膜が観察でき, しかもより繊細な手術操作が正確にできる内視鏡下鼻副鼻腔手術が有効である.

💡 看護のポイント

- 嗅覚の低下した人は食べ物の腐敗やガス漏れ, 物のこげたり焼けたりするにおいなどに気がつかないことがあるので注意を促す.
- 患者には嗅覚検査の目的・方法など不安をもたせないようにていねいに説明する. 自覚的認知の反応が検査上大切な役割をしていることを理解させ, 患者自身が検査に協力することが大切であることを確認させる.
- 静脈性嗅覚検査の際には, 患者には静脈内注射をしやすい体位をとらせる. 静脈内注射時, 左上肢を動かさないようにさせる. 注射開始後, 鼻呼吸をさせ, 「ニンニク臭」「ネギ臭」などを感じたら, 右手で合図をするように指導する. 静脈内注射がすんだら, 注射部位を酒精綿で軽く押さえ, 止血確認後, 酒精綿をとる.
- ステロイド点鼻療法は, 点鼻のしかたによってその有効性が左右されるので, 正しい体位で, 正しい回数および量を点鼻するように点鼻の仕方を患者に指導する. また, 点鼻治療期間中に何か異常なことがあれば医師に申告するように説明する.

（洲崎春海）

味覚障害 dysgeusia

1 起こり方

　われわれが感じる味は, 甘, 塩, 酸, 苦, の4味質(基本味, 原味)の組み合わせであると考えられている. 食べ物のように複雑な味覚は, この4味質のほかに, 旨味や, 食べ物の物理的性状に関係した触覚, 圧覚, 温度感覚に加えて嗅覚, 視覚および聴覚も関与していると考えられている.

　味覚は, 味覚神経の分布する**味蕾**の存在する乳頭で感受される. 乳頭には, **糸状乳頭**(舌の前面, とくに前方に分布), **茸状乳頭**(舌尖, 舌体), **葉状乳頭**(舌縁), および**有郭乳頭**(大きい9〜11個の乳頭で舌分界溝の前にV字型に並ぶ)などがある. 味蕾はこのうち, 有郭乳頭, 葉状乳頭, および少数の茸状乳頭の上皮中にあり, ほかに, 軟口蓋, 後口蓋弓と喉頭蓋粘膜にも少数存在する. 甘味は舌の尖端で, 苦味は舌根部で, 酸味は舌側部で, 塩味は舌中央を除く各部位で一様に感じられる. 口腔内の主な味覚神経は, 顔面神経の枝である鼓索神経と大錐体神経, 舌咽神経, 迷走神経である. 舌前方2/3が鼓索神経, 舌後方1/3〜舌根部は舌咽神経と迷走神経, 軟口蓋は大錐体神経と舌咽神経が支

配している.

味覚異常は，味蕾の感受性に影響を与える病変，味覚伝達路を遮断する病変により起こる．味覚障害の原因はさまざまであるが，舌炎，薬剤性，亜鉛欠乏症，特発性など口腔内疾患によるもののほかに，糖尿病や鉄欠乏性貧血，甲状腺機能不全，梅毒，シェーグレン(Sjögren)症候群などの全身疾患によるものや聴神経腫瘍や中耳炎，頭蓋内疾患などによる神経伝導路の障害によるものなどがある．原因が明らかなものでは薬剤性味覚障害がもっとも頻度が高く，次いで全身疾患，亜鉛欠乏性味覚障害，特発性味覚障害の順である．

2 症状と診断のすすめ方

味覚障害の種類は，まったく味覚がしない**味覚消失**，味が全体的によわく感じられる**味覚減退**，特定の味質だけがわからない**解離性味覚障害**，口内に何もないのに苦味・渋味などの味がしている状態の**自発性異常味覚**，食べ物が嫌な味に感じる**悪味**，ある食べ物や飲み物の味が本来の味と違った味に感じる**異味**，また，味質が異常に強く感じられる**味覚過敏**などに分けられる．

味覚障害の診断にあたっては，詳細な問診，局所所見，全身所見，耳部および鼻部X線検査，血液一般検査，血清微量金属(亜鉛，鉄，銅)の測定，血清梅毒検査，味覚検査(濾紙ディスク検査，電気味覚検査)を行う．薬剤性味覚障害の頻度がもっとも高いことを念頭に置いて，患者が服用中および過去に使用していた薬剤を詳細に問診することが重要である．嗅覚障害を味覚障害と訴えて受診する，いわゆる風味障害例が存在するので注意する．

紙ディスク検査(味覚定性定量検査)

試験液としてショ糖(甘味)，食塩(塩辛味)，酒石酸(酸味)，塩酸キニーネ(苦味)の4基本味質の5段階の濃度液を用いる．**図1**に示す各部位に，試験液を浸した濾紙ディスクを置き，味覚を感じるかどうかをみる．

電気味覚検査

電気味覚計を用いて，**図1**の各部位に直流

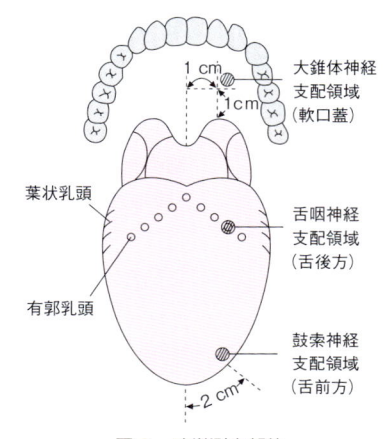

図1 味覚測定部位

電流の刺激電極で舌を刺激し，味覚(金属味)を感じた閾値を測定する．味覚障害の程度を知ると同時に，顔面神経や舌咽神経の障害を知るのに役立つ．

3 治療の実際

原因疾患の治療を行う．亜鉛欠乏による場合は，亜鉛内服療法を行う．薬剤性の場合は，可能な範囲で被疑薬剤の休止，もしくは亜鉛内服療法を行う．特発性の場合は，食事性の潜在性亜鉛欠乏が原因の大部分であるので，食事指導と亜鉛内服療法を行う．一般的には，ビタミンA，B製剤の投与，水や含嗽薬による口腔内湿潤化と清浄化，アルコールの大量摂取や喫煙の禁止があげられる．

看護のポイント

・患者に味覚検査の目的・方法などを，不安をもたせないようにていねいに説明する．自覚的認知の反応が検査上大切な役割をしていることを理解させ，患者自身が検査に協力することが大切であることを認識させる．
・濾紙ディスク法による味覚検査では，ほかの味覚の検査に移るとき，残味を防ぐために水道水でうがいをさせる．
・特発性味覚障害のうち，食事に基づく低亜鉛血症患者に対しては，食事指導をする．食べ

物では肉類，胚芽，豆類，海産物（とくにカキ）に多く亜鉛が含まれている．

・アルコールの大量摂取や喫煙の禁止を患者に指導する．

（洲崎春海）

アデノイド・扁桃肥大，扁桃炎
adenoid/tonsillar hypertrophy, tonsillitis

A　アデノイド・扁桃肥大

1　起こり方と症状・診断のすすめ方

アデノイド（咽頭扁桃）と扁桃（口蓋扁桃）は，ワルダイエル（Waldeyer）咽頭輪の一部を構成するリンパ組織である（**図1**）．これらのリンパ組織では，鼻腔や口腔から侵入するさまざまな抗原（異物，ウイルス，細菌）から身を守るために活発な免疫応答が行われている．

アデノイドは上咽頭に存在し5〜7歳で最大となり，口蓋扁桃は中咽頭に存在し6〜8歳で最大となる．肥大の程度が生理的範囲を逸脱する原因は，先天性素因や上気道炎の反復と考えられる．

いびき，口呼吸，**睡眠時無呼吸**，**滲出性中耳炎**，哺乳児の吸乳障害，摂食障害，**反復性扁桃炎**（1年に4回以上の扁桃炎），アデノイド顔貌（鼻唇溝消失，顔面筋緊張低下，口唇肥厚，歯列不整）などを呈した場合には，アデノイド・扁桃肥大の有無を確認し，適切な治療を行う．

とくに小児の2%に合併する睡眠時無呼吸は，**成長ホルモン分泌障害**による成長障害，注意力散漫による学力低下，低酸素血症から生じる循環器合併症を呈することがあり，外科治療の適応となる．

症状が軽微であれば，消炎薬投与，ステロイド点鼻などが有効である．保存的治療に抵抗する場合，アデノイド切除術，扁桃摘出術を行う，通常小児ではアデノイド・扁桃ともに肥大するため，同時に手術が行われる．術後に免疫能が低下することはない．

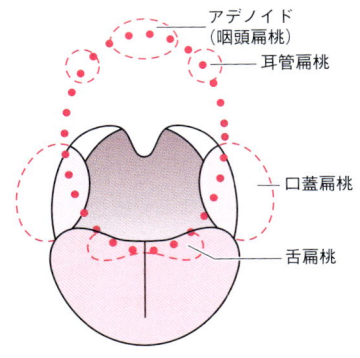

図1　ワルダイエル咽頭輪

2　治療の実際

● 保存的治療 ●

炎症を伴う場合には抗菌薬や消炎薬投与を行う．アデノイドを縮小させる目的でステロイド点鼻薬を使用する症例もある．

● 外科治療 ●

4歳以上であれば全身麻酔下に安全な手術が可能である．4歳未満で手術を行う場合にはICUや専門施設での術後管理が必要である．術式はほぼ定型的で，1週間前後の入院期間を要す．アデノイド，扁桃ともに経口的に専用切除器を用いて切除する．術後合併症として，もっとも注意しなければならないのは，1〜2%程度生じる**術後出血**である．術後24時間以内に生じる早期後出血と5〜10日目に生じる晩期後出血がある．止血方法には，綿球などを用いて直接圧迫する方法や氷などを含ませ血管を収縮させる方法があるが，止血困難例や開口に

協力が得られないような場合には，全身麻酔下に止血処置を行う．そのほか，口角炎，味覚低下を生じることがある．さまざまな外科治療において喫煙・受動喫煙者は合併症発症率が有意に高いことが報告されており，術前から本人・同居家族への**禁煙指導**を行う．

看護のポイント

外科治療例では，術後の疼痛，**創部の血腫形成**，唾液の色調（血性の有無），摂食量を確認する．**術後出血を早期に発見する**ことがもっとも大切である．疼痛のため摂食不良を認める場合には適切な補液管理が必要となる．

（門倉義幸）

B 扁桃炎

1 起こり方と症状・診断のすすめ方

多くは口蓋扁桃に生じる炎症であり，原因として，溶連菌（A群β溶血性連鎖球菌），黄色ブドウ球菌，アデノウイルス，EBウイルスなどがあげられる．溶連菌を疑う場合には，迅速診断キットや培養検査を行う．

急性期治療としては，補液，消炎鎮痛薬，抗菌薬などを用いた治療を行い，咽頭腫脹や摂食状況によって入院管理を検討する．糖尿病患者や喫煙者では炎症が広範囲に進展し，重症化する可能性があり，慎重な対応が必要である．とくに気道閉塞には注意する．

分類

● 急性口蓋扁桃炎 ●

半数はウイルス性であり，発熱，咽頭痛，嚥下痛，放散性耳痛，頸部リンパ節腫脹などを呈する．

● 扁桃周囲炎・周囲膿瘍 ●

急性口蓋扁桃炎が進行し周囲組織に炎症が波及して発生する．含み声（言語が不明瞭）を認める場合が多い．通常片側性であるが，両側性や膿瘍が拡大すると呼吸障害を生じることがある．

● 伝染性単核球症 ●

若年（10～20歳代）に多くみられるEBウイルス感染症で，発熱，咽頭痛（口蓋扁桃に厚い白苔が付着：図2），頸部リンパ節腫脹，肝機能障害を呈する．末梢血に異型リンパ球が出現する．

● 慢性口蓋扁桃炎・扁桃病巣感染症 ●

急性口蓋扁桃炎を反復することが要因とな

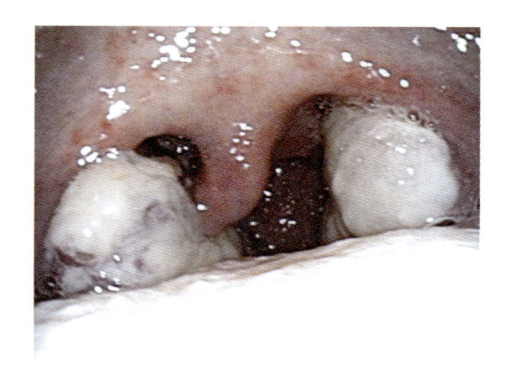

図2　伝染性単核球症

る．自覚症状は，軽微であるが，扁桃病巣感染を呈することがあり注意を要する．

病巣感染症は，「扁桃を病巣とし扁桃局所での症状はほとんどないかきわめて軽度であるが，病巣から離れた臓器に障害を呈する病態」と定義されている．

病巣感染症として，**IgA腎症**，**掌蹠膿疱症**，胸肋鎖骨過形成症が代表的である．

2 治療の実際

補液や消炎鎮痛薬を使用した対症療法が中心となる．細菌性と診断されれば，抗菌薬投与を行う．伝染性単核球症にペニシリン・セフェム系抗菌薬を投与すると皮疹が出現することがあり，細菌性かウイルス性かの鑑別は重要である．反復性扁桃炎，病巣感染症に対しては，扁桃摘出術を検討する．

看護のポイント

疼痛による摂食不良に注意し，薬剤内服の状況を確認する．疼痛で錠剤服用が困難であれば，シロップに変更するなどの対応が求められる．発熱や摂食不良時の脱水（体液バランス）に注意し補液量を調整する．扁桃炎患者には喫煙者・受動喫煙者が多く，**家族を含めた禁煙指導**を行う．

（門倉義幸）

再発性アフタ recurrent aphthous stomatitis

1 起こり方

口腔粘膜にみられ，黄白色偽膜を示す円形または楕円形の病変で周囲は軽度発赤を伴う口内炎である．孤立性あるいは多発性に生じ，頬粘膜，上下口唇の口腔側，歯肉，舌に好発する．疼痛が主症状で，風邪などによる咽頭腫脹・発赤が軽快した後も，ある1ヵ所のみ刺すように痛むときは本症を疑う．大きさはさまざまで数 mm のものから潰瘍を伴うものまである．**口内アフタ**には年齢，性差に明らかな傾向はみられない．

2 症状と診断のすすめ方

原因は不明なものが多いが，食べ物とくに硬い食べ物摂取後などは外傷による可能性が高い．また歯牙の状態によっては舌縁，頬粘膜，口唇などは気がつかないうちに咬傷や摩擦で損傷し，口内アフタ形成となっていることがある．そのほかは**ヘルペスウイルス（図1）やコクサッキーウイルス（図2）**などの感染，ビタミン不足，アレルギー，ストレス，薬剤性，自己免疫疾患などが考えられている．症状，視診とも軽快し再発を繰り返すものから，難治性のものまである．難治性口内炎には**ベーチェット（Behçet）病やクローン（Crohn）病，悪性リンパ腫やがんのような腫瘍性病変，ヒト免疫不全ウイルス（HIV）感染**に伴う口内炎などがあるので慎重に検査をすすめる必要がある．

3 治療の実際

再発性口内アフタの治療はまず原因疾患の精査を行い，鑑別疾患を排除した後に対症療法を

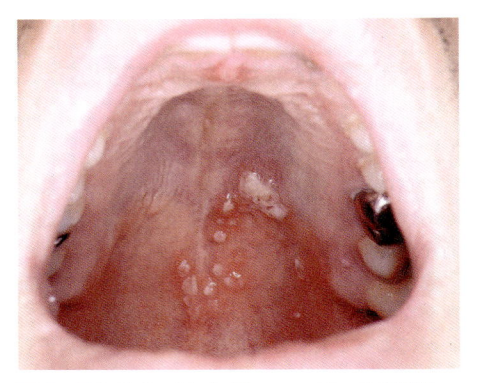

図1 ラムゼイ・ハント（Ramsay Hunt）症候群症例でみられた口蓋のアフタ形成所見

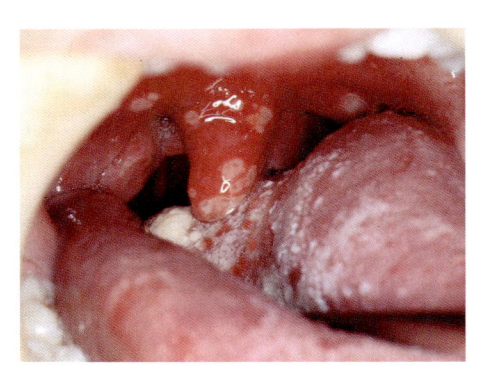

図2 コクサッキーウイルスによるヘルパンギーナ症例の口蓋垂，口蓋弓のアフタ所見

行う．うがいなどの口腔環境整備，ステロイド含有軟膏塗布や錠剤の貼付，ビタミンB・Cなどの内服，鎮痛薬投与とする．症状が重篤で摂食困難な例では，点滴による栄養管理とステロイドの全身投与を選択する．

看護のポイント

軽症の場合は徐々に軽快することを説明し精神的負担の軽減を図る．生活習慣を整え，禁煙，禁酒として粘膜刺激の少なく栄養価の高い食事をすすめる．入院加療が必要な重症例では口内清潔維持のサポート，精神的ケアが大切である．

（吉原俊雄）

唾液腺疾患 salivary gland diseases

1 起こり方

唾液腺腫脹をきたす疾患は多岐にわたり，大別すると炎症性疾患，腫瘍性疾患がみられるが，非炎症性，非腫瘍性に腫れてくる疾患との鑑別も大切である．

分類

●炎症●

流行性耳下腺炎（おたふくかぜ）はムンプスウイルスの感染によるが，小児期に多く罹患し，耳下腺と顎下腺すべて腫脹する場合，1腺のみの腫脹の場合など症例によって異なる．成人では症状は重症化しやすく精巣炎を併発すると不妊の原因となりうる．**急性化膿性耳下腺炎や反復性耳下腺炎**も疼痛，腫脹を示すが細菌感染によって引き起こされる．

●シェーグレン（Sjögren）症候群●

初期には必ずしも乾燥症状を伴わないが眼，口腔乾燥症状が主症状である．涙腺，唾液腺の慢性炎症を呈し，両者の分泌低下を起こす．唾液腺はびまん性に腫脹する．また全身性の膠原病を合併しうる．

●腫瘍●

耳下腺，顎下腺に腫瘤を触れた場合，きわめて軟らかいものであれば良性のリンパ管腫，血管腫を，弾性軟であれば良性の**ワルチン腫瘍**や囊胞を，弾性硬であれば**多形腺腫**を疑う．硬く，急速に腫脹が増大するもの，疼痛のあるものは悪性を疑う．

●唾石症●

耳下腺より顎下腺に好発する．食事の際の疼痛発作と腺の腫大が典型的症状である．

2 症状と診断のすすめ方

流行性耳下腺炎，反復性耳下腺炎，急性化膿性唾液腺炎では疼痛と腫脹が認められ，前者は通常，終生免疫を獲得する．後二者は細菌感染性であり唾液腺管開口部より膿汁排泄をみるが，反復性耳下腺炎は**10歳以下の小児**に多くみられる．唾石症は唾液排泄障害により疼痛や腫脹を示し，X線検査やCT検査で唾石の存在を確認する．シェーグレン症候群は女性に多く，口腔乾燥やドライアイを訴え，血清学的に異常自己抗体を有する．腫瘍は良性では通常無痛性の腫瘤形成を示し，徐々に増大する．悪性腫瘍は硬く，可動性不良のことが多く疼痛を伴うことがあり，進行すると顔面神経麻痺を起こす．

3 治療の実際

炎症性疾患

流行性耳下腺炎は対症療法が主体となる．隔離の後，安静と局所の冷湿布を行う．精巣炎，脳炎・髄膜炎の併発に注意する．急性化膿性耳下腺炎は症状に応じ消炎鎮痛薬，広域抗菌薬の投与となるが，重症例では入院のうえで点滴による抗菌薬投与と膿瘍形成時は切開排膿術を施行する．反復性耳下腺炎も抗菌薬投与となるが多くは10歳頃までに自然治癒する．

シェーグレン症候群

耳鼻咽喉科では口腔乾燥に対する治療と耳下腺部腫脹・疼痛などへの対応が主体となる．人口唾液や唾液分泌刺激薬の投与が行われる．

腫瘍

良性腫瘍のうち多形腺腫は長期経過中に悪性化する例があるので手術適応となる．顔面神経

を温存することが重要である．悪性腫瘍は腫瘍の一塊切除となるが腫瘍の病期によって切除範囲，頸部郭清の併用を決定する．病理組織型により術後放射線治療も考慮する．

唾石症

疼痛，腫脹の顕著な際は消炎鎮痛薬の投与と唾液分泌を促進する食べ物を控え，感染を併発している場合は広域抗菌薬を投与する．唾石のサイズ，局在部位により口内法か外切開法（顎下腺ではしばしば腺摘出となる）を行うが，近年は唾液腺管内視鏡による摘出が広まりつつある．

看護のポイント

耳下腺や顎下腺の腫脹をみた場合，とくに流行性耳下腺炎を疑った場合，ほかの患者と遭遇しないように隔離が必要となる．至急の抗体検査が必要となる．硬い腫大の場合は腫瘍が疑われるので，エコー，MRI，細胞診などが必要となる．

（吉原俊雄）

喉頭炎 laryngitis

1 起こり方

ウイルスまたは細菌感染による喉頭粘膜の急性炎症や，音声酷使や喫煙などによる慢性炎症をさす．声帯粘膜の発赤や腫脹をきたす．通常は声帯粘膜に主病変を有するが，喉頭蓋や声門下部の腫脹をきたす急性喉頭蓋炎や急性声門下喉頭炎もある．

2 症状と診断のすすめ方

喉頭粘膜の炎症性腫脹による**嗄声**を主症状とするが，急性喉頭炎では感冒症状に引き続き**喉頭痛や嚥下痛**を伴うことが多い．急性喉頭蓋炎や急性声門下喉頭炎では，これらに加えて急速に進行する**呼吸困難や喘鳴**を呈することがある．慢性喉頭炎では喉頭部違和感や咳嗽などを伴うことがある．

診断は喉頭内視鏡検査による．急性喉頭炎では声帯粘膜のびまん性発赤や浮腫性腫脹を認める．**急性喉頭蓋炎では喉頭蓋の浮腫性腫脹**を認め，しばしば声門の観察が困難となる（図1）．血液検査では白血球増多やCRP上昇がみられる．**急性声門下喉頭炎**は小児に多く，**声門下粘膜の発赤・腫脹**を特徴とする．声門下の気道狭窄により喘鳴や犬吠様咳嗽を呈することがある．慢性喉頭炎では粘膜の発赤や腫脹は比較的軽度のことが多いが，喫煙や慢性的な音声酷使

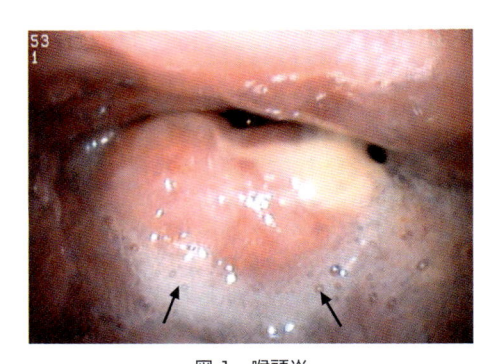

図1 喉頭炎
急性喉頭蓋炎では喉頭蓋の炎症性腫脹（矢印）を認める．

が原因となるのでこれらの有無についての問診が重要である．

3 治療の実際

急性喉頭炎

パラインフルエンザウイルス，アデノウイルス，インフルエンザウイルスなどによるかぜ症候群の部分症状として発症するため，対症療法が主となる．消炎鎮痛薬の内服や**喉頭ネブライザー療法**により，通常は数日〜1週間で症状は軽減する．

急性喉頭蓋炎

起炎菌としてはインフルエンザ菌やα溶連菌などが多いため，これらに感受性のあるペニシ

リン系やセフェム系の**抗菌薬を強力に投与**し，膿瘍形成が疑われる場合には嫌気性菌感染を考慮してクリンダマイシンも投与する．喉頭粘膜の浮腫を軽減させる目的で**ステロイド**の併用も有効である．本疾患では気道狭窄が急速に進行し窒息にいたることがあるので，厳重な経過観察が必要である．気道狭窄による呼吸困難が高度の場合には，気管切開や輪状甲状膜穿刺などによる**外科的気道確保**が必要である．

急性声門下喉頭炎

ウイルス感染が主であるが，細菌の混合感染も原因となりうる．6歳以下の**小児に多い**．治療では，粘膜浮腫の軽減目的でステロイドと抗菌薬の全身投与を行う．また，アドレナリンやステロイドのネブライザー療法も有効である．これらの治療に抵抗して症状が悪化する場合には，気管挿管や気管切開による気道確保を考慮

慢性喉頭炎

喫煙や慢性的な音声酷使が原因となることが多いので，これらを止めるよう指導することが重要である．薬物治療としては消炎薬や粘液調整薬などの内服を行うとともに，ステロイドのネブライザー療法も併用する．

看護のポイント

急性炎症では喉頭痛や発熱を伴うことが多いので，身体や声の安静を指導する．急性喉頭蓋炎や急性声門下喉頭炎では呼吸困難を伴うことがあるので，呼吸状態を慎重に観察する．発熱や疼痛が強い場合には補液やバイタルサインのチェックも重要である．慢性喉頭炎では喫煙や発声の悪習慣を止めるように指導する．

（兵頭政光）

喉頭麻痺 laryngeal paralysis

1 起こり方

声帯運動は迷走神経の分枝である反回神経により支配され，その運動核は延髄にある．声帯麻痺はこの脳幹部から喉頭にいたる経路のいずれかに障害があり，声帯の運動が障害された状態をさす．反回神経は左右で走行が異なることが特徴で，右側は鎖骨下静脈で，左側は大動脈弓で反回して喉頭にいたる．このため，声帯麻痺は脳幹，頸部，縦隔などのさまざまな疾患により生じるが（表1），反回神経は左側のほうが長く周囲に臓器も多いため，声帯麻痺は左側に多い．

2 症状と診断のすすめ方

一側性麻痺では**声門閉鎖不全**のため発声時の嗄声や嚥下時の誤嚥を呈する．一方，両側性麻痺では**声門開大障害**により**吸気時呼吸困難**や喘鳴を呈する．すなわち，一側性麻痺と両側性麻痺とでは症状が大きく異なる．

表1　声帯麻痺の主な原因疾患

1) 神経損傷：頭蓋底・頸部・胸部・縦隔・甲状腺などの手術，外傷
2) 神経炎：ウイルス感染，ギラン・バレー（Guillain-Barré）症候群
3) 神経圧迫・障害：気管挿管，胸部大動脈瘤，縦隔炎や胸膜炎による瘢痕
4) 中枢障害：脳血管障害，小脳橋角部腫瘍，パーキンソン（Parkinson）病，多発性硬化症
5) 悪性腫瘍浸潤：甲状腺がん，肺がん，食道がん，頭蓋底腫瘍，頸部・縦隔リンパ節転移
6) 原因不明（特発性）

声帯麻痺の診断は**喉頭内視鏡検査**により行う．声帯麻痺の程度（不全麻痺か，完全麻痺か）や発声時の声帯間隙の程度をチェックする．原因診断においては，症状の出現の経過（急性発症か，徐々に進行か），既往歴や手術既往の有無についての問診が重要である．頭部・頸部・胸部の手術既往があれば，手術による脳幹・迷走神経・反回神経の損傷を疑うが，他部位の手術であっても気管挿管による反回神経麻

痺もある．原因診断では頸部の触診やエコー検査により甲状腺疾患を，胸部 X 線検査により縦隔疾患や胸部大動脈瘤などを鑑別する．これらの検査を行っても原因が不明な場合には，**造影 CT や MRI 検査**を行って脳幹部から胸部までの病変の有無をチェックする．

3 治療の実際

麻痺の原因が明らかな場合には原疾患に対する治療が必要なことはいうまでもない．神経障害に対してはステロイドや循環改善薬などの投与を行うが，麻痺の改善が得られる例は少なく，症状を改善させるための治療が必要となるが，一側性麻痺と両側性麻痺とでは症状が異なることから，おのずと治療方針も異なる．

一側性麻痺

発声時の声門閉鎖不全が軽度の場合には，声門閉鎖不全を軽減させて嗄声や誤嚥を改善させるための**音声リハビリテーション**を行う．声門閉鎖不全が高度の場合には，麻痺声帯を内方へ移動させる外科治療が有用である．**甲状軟骨形成術Ⅰ型**，**披裂軟骨内転術**，声帯内へのコラーゲンや自家脂肪注入術などがある．

両側性麻痺

両側声帯麻痺では呼吸障害に対する対応が必要で，呼吸困難が高度の場合には気管切開などによる気道管理が必要となる．根治的には喉頭狭窄を改善させるために，**声帯外方移動術**などの外科的治療を行う．

看護のポイント

なぜ声帯運動が麻痺しているかを把握することが必要である．声帯麻痺により悪性腫瘍や胸部大動脈瘤などの診断にいたることが少なくないので，原因検索の必要性を説明する．症状では高度の嗄声や誤嚥による経口摂取障害，呼吸困難などを呈し，患者の苦痛は大きいことが多いので，症状の把握や心理的サポートが必要である．治療では外科的治療が有用であるが，手術の目的やその内容をよく理解しておかねばならない．

（兵頭政光）

深頸部感染症 deep neck infection

1 起こり方

頭頸部領域の深部には多くの筋群が存在するが，その間には粗な結合織が存在し，いくつかの間隙に分画されている．これらの間隙に感染をきたすと筋膜に沿って深部に炎症が波及し，しばしば重篤化する．この状態を深頸部感染症とよぶが，症例によっては**縦隔炎や膿胸**などを起こし致死的となる．これらの間隙は口腔・咽頭・食道などの臓器に近接していることから，それらの臓器の炎症が周囲に波及することで，深頸部感染症を引き起こすことが多い．原病巣としてはう歯や歯周囲炎などの歯原性と扁桃炎の感染が多く，そのほか咽頭炎，顎下腺炎，外傷，異物などがある．起炎菌としては**化膿性連鎖球菌やブドウ球菌**などのほか，**ガス産生性**のペプトストレプトコッカス，バクテロイデス，クロストリジウムなどの嫌気性菌の混合感染も多い．発症要因としては高齢者，長期ステロイド投与などによる免疫抑制，無治療の糖尿病などがある．

2 症状と診断のすすめ方

38℃以上の高熱，咽頭痛，嚥下痛が代表的症状であり，進行すると開口障害や嗄声のほか呼吸困難や喘鳴などの**気道狭窄症状**をきたすことがあるので注意する．さらに感染が進行すると縦隔膿瘍や敗血症をきたし，しばしば致死的となる．感染部位の皮膚は板状に発赤・腫脹して圧痛を有し，ガス産生菌の感染では**握雪感**をみることがある．診断では感染源となりうる口腔や咽頭の炎症巣を詳細に確認することが重要

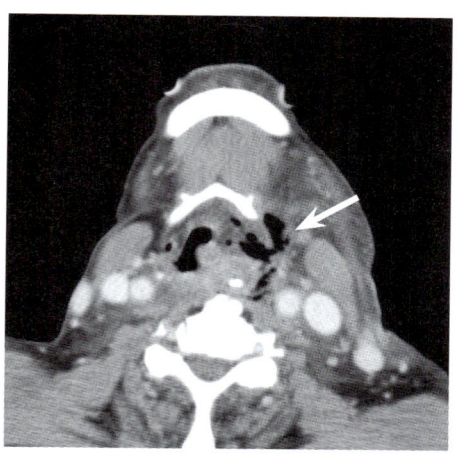

図1 深頸部感染症
咽頭左側方にガス産生を伴った感染巣(矢印)を認める.

である.喉頭内視鏡検査により気道狭窄の有無を観察するとともに,白血球数やCRPにより炎症の程度をみる.画像検査では造影CTやエコー検査により膿瘍形成の有無,感染の部位や範囲を診断する.CTでは典型的には辺縁に造影効果を有する膿瘍部分とその周囲の浮腫による低吸収域やガス像を認めるが(図1),発症早期には造影効果ははっきりしないことが多い.

3 治療の実際

全身管理,気道管理

本症では発熱や咽頭痛などが高度のことが多く,ただちに入院させたうえで安静指示や補液を行う.呼吸困難や喘鳴を認める場合には気道狭窄の有無を確認し,症状が高度の場合には**気道確保**目的で気管切開を行う.気管挿管は気道刺激により呼吸困難を増悪させる可能性があるのですすめられない.

抗菌薬治療

治療では早期の強力な抗菌薬治療が必要である.予想される起炎菌を勘案し,スルバクタム・アンピシリンなどのペニシリン系薬や広域セフェム系薬を第1選択とする.ハイリスク患者ではカルバペネム系薬とミノサイクリン(ミノマイシン®)の併用が推奨される.ガス産生があり嫌気性菌の混合感染が疑われる場合には,クリンダマイシンやキノロン系薬を併用する.

膿瘍の切開・排膿

頸部腫脹が高度な場合や膿瘍形成が明らかな場合には,頸部を**外切開**して排膿を図る必要がある.膿瘍を認めれば排膿後,膿瘍腔を十分に洗浄するとともに,術後もしばらくは開放創として局所の洗浄を継続する.

看護のポイント

本疾患は重篤な感染症であるということ,また気道狭窄による呼吸障害を起こすことがあるという認識をもたねばならない.症状は急速に進行することがあるので,頻回の症状およびバイタルサインのチェックが必要である.

(兵頭政光)

頭頸部悪性腫瘍 head and neck cancer

> **キーポイント**
> - 頭頸部悪性腫瘍は扁平上皮がんがもっとも多い.
> - 化学放射線同時併用療法(concurrent chemoradiotherapy：CCRT)が導入され治療方針に変革が生じている.
> - 進行がんの手術では再建術が併用される. 再建皮弁の取り扱いと看護は頭頸部がん治療において特徴的な分野であり, 概念と対応につきよく理解する必要がある.

1 考え方の基本

頭頸部悪性腫瘍は取り扱う範囲が広く, その主たる対象臓器は, 喉頭, 咽頭(上咽頭, 中咽頭, 下咽頭), 鼻副鼻腔, 口腔, 耳, 唾液腺, 頸部, 甲状腺, 頭蓋底, 副咽頭間隙と広範である. 頭頸部悪性腫瘍の多くは**扁平上皮がん**であるが, 悪性リンパ腫の頻度も高く, そのほか肉腫, 悪性黒色腫などの非上皮性悪性腫瘍も発生する. 当項においては, 頻度の高い口腔がん, 喉頭がん, 咽頭がんを述べる.

2 起こり方

前述したとおり, 頭頸部悪性腫瘍のそのほとんどは粘膜より生じる**扁平上皮がん**である. その頻度は口腔がんがもっとも高く, 次いで喉頭がんである. 近年口腔がん, 下咽頭がん, 中咽頭がんは増加傾向にあり, 鼻副鼻腔がん, 喉頭がんは減少傾向である. **扁平上皮がん**の発生機序はまだ不明であるものの, **飲酒と喫煙**がリスクファクターであることは間違いない.

3 症状と診断のすすめ方

頭頸部がんは視診あるいは診察用器械(鼻鏡, 耳鏡, 喉頭鏡, 後鼻鏡, 軟性ファイバーなど)で実際に見えることが多い. がん診療では生検で診断を確定することが第1であるが, 上記のとおり見える場所にあるので他部位のがんに比べ生検は容易であることが多い. 画像検査はステージングなどの診断と治療方針決定のために必須である. CTでは腫瘍の広がりや骨との関係を検討する. MRIは軟部組織の評価と深部浸潤の診断に優れる. エコーでは頸部リンパ節転移の評価を行う. 最近はPETが頭頸部悪性腫瘍で保険診療が認められたため, CTと組み合わせ(PET-CT)活用されている.

● **口腔がん** ●

口腔内の痛み, 難治性口内炎を訴え受診する症例が多い. 腫瘍の進展により嚥下障害, 構音障害が生じてくる. 口腔がんでは**喫煙, 飲酒**以外に**不良歯牙, 義歯不適合, 口腔内の不衛生**などが発生に関与している. 視診, 触診, ファイバー, 生検, 画像診断を行う. 視診においてはその性状(腫瘤型か潰瘍型か), 周辺の前がん病変である白板症の広がりについて, 触診においては双手診による硬結の有無およびとくに舌根部に硬結がないかの検索が必要である. 画像診断では, CT, MRI, エコーに加えオルソパントモグラフィを施行する.

● **喉頭がん** ●

喉頭の亜部位は声門上, 声門, 声門下であるが声門がんがもっとも多い. このため初期より**嗄声**が認められ, 頭頸部がんの中では比較的早期に発見されることが多い. がんの進行とともに, **呼吸困難, 嚥下困難, 頸部リンパ節転移**などが生じてくる. 生検は局所麻酔下に施行可能であるが, 反射の強い症例では全身麻酔下に喉頭微細手術で施行する. 腫瘍の進展, 頸部リンパ節転移の有無をCT, MRI, エコー検査により検索する. ステージングの際に軟骨, 声門周

囲腔（paraglottic space）への進展がポイントとなるため画像診断は必須である．

● 咽頭がん ●

① **上咽頭がん**：**鼻閉**や**鼻出血**，**滲出性中耳炎**，**頸部リンパ節腫脹**を契機に発見される．また腫瘍の進展で脳神経が浸潤されると**脳神経症状**が出る．**EBウイルス**の関与が疑われており，抗体価の上昇している症例がある．生検で診断を確定させるが，悪性リンパ腫の頻度も高く，病理の結果で治療法がまったく異なることを頭に入れておかなければならない．画像ではリンパ節転移の評価，頭蓋底浸潤の有無や神経浸潤の有無，副咽頭間隙への進展を検索する．

② **中咽頭がん**：悪性リンパ腫の比率は高いが，やはり扁平上皮がんがもっとも多い．発生機序に**パピローマウイルス**の関与が疑われている．初発症状は無症状ないし咽頭異常感など軽微であることが多く，進行すると**咽頭痛**，**構音障害**，**いびき**，**耳への放散痛**などを訴える．早期に**リンパ節転移**をきたすことが多い．生検により確定診断を行い，画像診断により腫瘍の広がりの把握とリンパ節転移の評価を行う．下咽頭，食道，口腔のがんなどと二重のがんの合併頻度が高いので，喉頭ファイバーや食道透視，上部内視鏡検査を行う．

③ **下咽頭がん**：ほとんどが扁平上皮がんである．**喫煙**と**飲酒**が関与している．近年増加傾向にあり，男女比は6～7：1と圧倒的に男性に多いが，鉄欠乏性貧血やプランマー・ビンソン（Plummer-Vinson）症候群の関連する輪状後部がんでは女性に多い．症状は出にくく，頸部にリンパ節転移を生じてから受診する症例が多いため，ほとんどが初診時すでにステージⅢ以上の進行がんの状態である．進行すれば，**嚥下時痛**，**血痰**，**嗄声**，**嚥下障害**を呈する．中咽頭がんと同様に生検による確定診断と腫瘍の進展，リンパ節転移の評価のため画像診断を行う．また，中咽頭，食道，口腔がんなどとの二重がんの検索を行う．

4 治療の実際

頭頸部扁平上皮がんの治療の3本柱は**手術**，**放射線照射**，**化学療法**である．扁平上皮がんに対し抗がん薬単独で根治は期待できないので，根治治療のためには手術か放射線照射が必要となる．扁平上皮がんは放射線に対しては中等度の感受性を示し，早期がんについては十分に根治を期待できる．ただしリンパ節転移に対しては腫瘍本体より治療効果に劣る．腫瘍が大きい場合あるいはリンパ節転移進行例に対しては手術が中心となる．近年，**CCRT**が導入され，短期的には手術に劣らない治療成績が報告されるようになってきた．頭頸部がんに対するCCRTではプラチナ系抗がん薬（主としてシスプラチン）を単剤で放射線照射に同期させて用いるのが世界標準であるが，日本ではシスプラチンに加えフルオロウラシル（5-FU）を同時に用いることが多い．これによる治療成績が頭打ちとなっているため，タキサン系抗がん薬を併用する新たなプロトコールが現在検討されている．CCRTは機能温存（喉頭温存による発声機能の温存など）を目的に行われるが，気管切開を結局閉鎖できない，あるいは経口摂取ができず経管栄養のままといった症例も多く，必ずしも機能温存ができていないことがわかってきた．

● 口腔がん ●

舌がんではステージⅠ期，Ⅱ期の早期がんでは組織内照射，手術とも局所制御は80～90％で，手術で部分切除した後の摂食，会話機能もほぼ回復する．ステージⅢ期，Ⅳ期の進行がん症例では手術が第1選択である．手術は**再建術**が併用され欠損が小さい場合は前腕皮弁，欠損が大きい場合は腹直筋皮弁や前外側大腿皮弁を用いる．下顎骨浸潤では下顎辺縁切除あるいは区域切除が行われ，後者では硬性再建が必要となる．この場合チタンプレートによる再建，腓骨皮弁などが用いられる．

● 喉頭がん ●

早期がんでは放射線照射のよい適応であるが，比較的若い症例で晩期放射線障害が懸念さ

れる場合にはレーザーによる声帯切除を考慮する．ステージⅡ症例では放射線照射単独による治療効果が低下するためCCRTを施行する施設も多いが，喉頭がんステージⅡ期に対するCCRTのリスクとベネフィットを比較したエビデンスレベルの高い報告は少なく，CCRTを行うべきか単純照射とするかの結論は出ていない．ステージⅡ症例では喉頭部分切除術を用いる場合がある．部分切除には垂直部分切除と水平部分切除の2法があり，部位により選択する．

進行例では喉頭全摘術の適応となる．T3症例では喉頭亜全摘(Cricohyoidepiglotto-pexy：CHEP)の適応が可能であるが，CHEPは術後誤嚥と瘻孔形成の合併症比率が高く看護上の注意が必要である．

● **咽頭がん** ●
①**上咽頭がん**：上咽頭がんに対しては放射線療法あるいはCCRTが第1選択であり，通常手術は行われない．局所および頸部リンパ節を含めた照射野とする．リンパ節残存に対しては**頸部郭清術**を行う．局所残存例に対し手術的切除を考慮することはあるが適応例は少ない．再発例に対しサイバーナイフが近年クローズアップされているが，日本ではまだ施行可能施設が限られている．

②**中咽頭がん**：パピローマウイルス関連腫瘍にはCCRTがよく奏功すると示唆されていることもあり，機能(臓器)温存の観点からCCRTの適応が拡大している．CCRT後に頸部リンパ節が残存した場合は頸部郭清術で対応する．手術を選択した場合，術後嚥下障害は必発であり，嚥下リハビリテーションを含めた術後の対応は重要である．

③**下咽頭がん**：下咽頭がんは頭頸部がんでもっとも予後が悪い．早期がんでは音声保存を目標とし放射線照射を用い，進行がんでも喉頭温存が可能であれば下咽頭部分切除を考慮する．ただし進行がんでの第1選択は，咽喉頭食道摘出，遊離空腸による再建である．再建については，遊離皮弁導入以前は**有茎皮弁**が用いられていた．メリットとして耳鼻咽喉科医が施行可能であることと，有茎皮弁であるため"血流維持の強い皮弁"であることがあげられる．これに対し**遊離組織移植**といわれるものは形成外科医が担当する．下咽頭がんでは遊離空腸移植が基本術式であり，そのほか遊離結腸などが用いられる．部分切除などでは前腕皮弁や空腸をパッチとして使用する．

💡 看護のポイント

● **気管孔のケア** ●
気管切開後には気道の**防塵**，**加湿**，**保温機能**が失われるのでケアが必要となる．**気管エプロン**を使用し，喀出力が低下していたり，痰の量が多いときは吸引器，吸入器(ネブライザー)を使用する．冬期は乾燥するためとくに気道粘膜障害を生じやすいので，部屋の加湿・加温に努める必要がある．

● **再建手術の管理** ●
再建術を行った患者では皮弁の安静を保つため数日間床上安静をとることが多い．ただし，最近では早期離床しても術後トラブルが生じないことが報告され，48時間程度の安静でよいとする意見もある．基本的な管理項目として血管吻合部のねじれや圧迫が生じないように留意しなければならない．もっとも大切なのは皮弁の壊死を早期に発見することである．通常ドップラーによる吻合血管の血流の監視が行われる．術医により吻合血管の位置を頸部にマーキングしてもらうのが確実である．咽喉食摘後の場合は遊離空腸のモニタリングフラップによる監視や，眼で見える場所に皮弁がある場合は皮弁の色調や状態のチェックと**プリックテスト**(皮弁に針を刺し，鮮血であれば血行は良好，黒っぽい血の場合は静脈の閉塞，血が出ない場合は動脈の閉塞)を行う．

● **頭頸部再建後の嚥下障害** ●
口腔がん，中咽頭がん患者が再建付きの手術を受けた場合，多かれ少なかれ嚥下障害に悩まされることになる．通常，術後に経管栄養がなされるが，この最中にも口腔ケアは積極的に行い，嚥下性肺炎の予防に務める．術後2週前

後でビデオ嚥下X線透視検査(VF)や喉頭ファイバーを用いての嚥下機能検査法(VE)による嚥下機能検査が行われる．この検査結果に従い，嚥下リハビリテーションが必要な場合は介入を行う．最近では，術前からの積極的介入の意義が説かれている．

◆ CCRT時の注意 ◆

抗がん薬と放射線照射を同時併用すると副作用がより強く出る．とくに**骨髄抑制**に注意が必要である．発熱を伴う好中球減少は致死的な合併症となる場合があり，異常を発見した場合すぐに医師に連絡をする．また，口腔咽頭の粘膜炎は摂食障害を生じ脱水につながるので注意する．

してはいけない！
- 吻合血管を圧迫してはならない．
- CCRTの合併症を理解し，サイン(発熱など)を見逃さない．

（肥後隆三郎）

和文索引

- 欧文で始まる語句は欧文索引に収載しました．「A型肝炎」などは欧文索引で検索してください．
- 太字の掲載ページは目次項目のページであることを示しています．
- 「がん」と「癌」は厳密には異なりますが，原則として「がん」と統一表記しています．
- 「頸」「彎」の表記は，運動器分野のみ原則として「頚」「弯」を使用しています．

あ

アイゼンメンジャー症候群　306, 1276
アウスピッツ現象　1100
アウトブレイク　906
アカントアメーバ角膜炎　1366
亜急性感覚性ニューロパチー　747
亜急性硬化性全脳炎　695, 1245
亜急性甲状腺炎　141, **568**
亜急性小脳変性症　747
亜急性心内膜炎　331
亜急性痒疹　1075
悪液質　128
悪性褐色細胞腫　583
悪性黒色腫（メラノーマ）　1129, 1166, 1396
悪性腫瘍に伴う神経痛　760
悪性症候群　732
悪性腎硬化症　627
悪性貧血　**655**
悪性卵巣腫瘍　**1187**
悪性リンパ腫　185, **674**, 1061, 1396
握雪感　953, 1424
アクチノミセス　**949**
悪味　1417
アグレッシブリンパ腫　674
アクロコルドン　1125
あざ　1133
アジア条虫症　977
アジソン病　**578**
足白癬　1117
アスピリン蕁麻疹　1079
アスピリン喘息　345
アスピリン中毒　**983**
アスベスト　425
アスペルガー障害　1305
アスペルガー症候群　**1308**
アスペルギルス症　955
アセトアミノフェン中毒　982

アセトン血性嘔吐症　1320
アタマジラミ　1122
圧迫骨折　593
アディポサイトカイン　538
アテトーゼ　207
アデノイド・扁桃肥大　**1418**
アデノイド切除術　1402
アデノイド増殖症　1400
アデノウイルス感染症　**915**
アデノウイルス結膜炎　1364
アテローマ　1124
アテローム血栓性脳梗塞　709
アテローム血栓性脳塞栓　709
アテローム硬化　709
アドソンテスト　1029
アトピー性皮膚炎　51, 848, **1066**, 1077, 1098
アトピー素因　1066, 1073
アトピー白内障　1369
アドレナリン自己注射　54
アナフィラキシー　**53**, 852
アナフィラキシーショック　48, 53, 1086
アナフィラキシー様反応　53, 852
アナフィラクトイド紫斑病　1082
アニサキス（症）　860, **970**
アニスムス　122
アノマロスコープ　1394
アプガースコア　1242
アフタ性潰瘍　919
アフタ性口内炎　428
アブミ骨　1403
アブミ骨筋反射　1404
アブミ骨手術　1404
アブミ骨底開窓術　1404
アブミ骨摘出術　1404
アフリカトリパノソーマ症　963
アヘン類依存症　815
アポクリン腺　144
アミグダリン　1003

アミロイドーシス　**552**, 863, 894
アミロイド関節症　1059
アミロイド血管症　716
アミロイド腎症　605
アミロイドポリニューロパチー　749
アムスラーチャート　248
アメーバ赤痢　**458**
アメリカトリパノソーマ症　963
アルカリ中毒　1005
アルカローシス　147
アルコール依存症　**816**
アルコール性肝障害　493, **499**
アルコール離脱症候群　817
アルツハイマー型認知症　232
アルツハイマー病　**822**
アルポート症候群　1285
アレキサンダー病　783
アレルギー性気管支肺アスペルギルス症　420
アレルギー性結膜炎　245, **1360**
アレルギー性肉芽腫性血管炎　420, 885
アレルギー性鼻炎　845
アレルギー反応　366
アレルギー表示　850
アレルギーマーチ　1066
アレルゲン　53
アロディニア　893, 1114
アロポー稽留性肢端皮膚炎　1097
安静時狭心症　281
安静時振戦　207
アンダーソン症候群　764
安定狭心症　281
鞍鼻　885
アンピシリン疹　853
アンプラッツァー閉鎖栓　1279

い

胃炎　**437**

和文索引（い，う，え）

異化作用　521
胃がん　446
胃がん検診　447
胃・結腸反射　122
医原性気胸　411
胃酸逆流症状　106
意識障害　191
石原表　1394
いじめ　1304
胃・十二指腸潰瘍(消化性潰瘍)　441
萎縮性胃炎　446
萎縮性腟炎　1166
易出血性　660
移植医療　30
移植関連微小血管障害　654
移植前処置　671
胃食道逆流症　106, **429**
移植片対宿主病　185, **1077**
異所性妊娠　1152, **1194**
維持療法　671
石綿肺　397
胃切除後症候群　**450**
胃洗浄　981
異染性白質ジストロフィー　782
異染性白質変性症　1326
イソ吉草酸血症　1324
イソプロピルアルコール中毒　1002
位置覚　218
Ⅰ型アレルギー　842
1型色覚　1393
1型糖尿病　524, 1321
イチゴ状血管腫　1126
いちご舌　944
1次止血反応　179
1次疾病利得　802
1次性頭痛　259
一絨毛膜性双胎　1218
Ⅰ度熱傷　1091
一卵性双胎　1202
一過性骨髄増殖性疾患　1315
一過性神経伝導障害　1033
一過性単純性便秘　122
一過性チック障害　1311
一過性脳虚血発作　708, **712**
一過性LES弛緩　106
一酸化炭素中毒　**997**
一側性てんかん型放電　694
一側性末梢性顔面神経麻痺　760

一般身体疾患による精神障害　828
溢流性尿失禁　163
胃底腺ポリープ　445
遺伝カウンセリング　1154, 1316
遺伝性感覚性自律神経性ニューロパチー　751
遺伝性球状赤血球症　652
遺伝性クロイツフェルト・ヤコブ病　701
遺伝性骨髄不全症候群　1343
遺伝性楕円赤血球症　652
遺伝性プリオン病　701
遺尿　1302
胃粘膜下腫瘍　445
いぼ　1115
胃ポリープ　445
異味　1417
意欲減退　225
イリザロフ法　1050
医療　2
医療関連感染　13, 902
医療関連感染サーベイランス　905
医療事故と対策　**11**
医療面接　899
イレウス　478, **1267**
イレウス管　480
咽後膿瘍　348
インスリノーマ　**532**
インスリン過剰症　1241
インスリン自己免疫症候群　531
インスリン抵抗性　521, 1332
インターフェロンγ応答測定法　363
咽頭炎　916
咽頭がん　1427
咽頭結膜熱　344, 916, 1363
咽頭痛　349
咽頭扁桃　1418
インドレントリンパ腫　675
院内感染対策　13, 902
院内急変対応体制　28
院内肺炎　352, 909
インピンジメント症候群　1026
インフォームドコンセント　**18**
陰部カンジダ症　1117
インフルエンザ　346
インフルエンザウイルス　346, 356

インフルエンザ菌　1298
インフルエンザ脳症　695, 1302
インフルエンザワクチン　347, 357

う

ウィリアムス・キャンベル症候群　378
ウイリス動脈輪閉塞症　722
ウイルス肝炎(急性，慢性)　**483**
ウイルス感染症　915
ウイルス性結膜炎　1362
ウイルス性出血熱　**925**
ウイルス性脳炎　**693**
ウイルス性肺炎　**356**
ウィルソン病　**779**
ウィルムス腫瘍　1336
ウートフ徴候　745
ウェゲナー肉芽腫症　884
植込み型除細動器　279
ウェステルマン肺吸虫　974
ウェルシュ菌　914
ウェルニッケ失語(症)　221, 1313
ウェルニッケ脳症　1192
ウォーターハウス・フリーデリクセン症候群　690
魚の目　1094
ウォルフ管　588
右胸心　307
牛海綿状脳症　701
うっ血症状　298
うっ血性心不全　77, **298**
うっ滞性乳腺炎　1227
うっ滞性皮膚炎　**1074**
うつ熱　256
うつ病　225
うつ病障害　**793**, 809
埋込型骨導補聴器　1404
ウルセランス菌　943
運動感覚障害　1012
運動失調　204
運動耐容能　375
運動チック　1311
運動麻痺　**212**
運動誘発アナフィラキシー　855
運動誘発喘息　855

え

栄養　**521**

栄養管理　523
栄養障害性色素沈着　67
栄養療法　453
腋臭症　**1138**
疫痢　**941**
エクスポージャー（法）　797, 799
エクリン汗孔炎　1104
エクリン腺　144
エコーウイルス　918
壊死性筋膜炎　949, 1107
壊死性血管炎　752
壊疽性口内炎　428
壊疽性虫垂炎　477
エタノール中毒　1002
エデンテスト　1029
エプスタイン・バーウイルス　661, 693
エプスタイン奇形　307
エボラ出血熱　925
エリスロポエチン　648, 656
エリスロポエチン産生腫瘍　656
エリスロマイシン少量長期投与法　377
エルトール型コレラ菌　941
円形脱毛症　42, 1139
嚥下困難　**102**
嚥下障害　880, 1057, 1428
嚥下性肺炎　949
嚥下中枢　102
遠視　1389
炎症性角化症　1077, **1100**
炎症性脱髄　744
炎症性粉瘤　1124
炎症性メディエーター　367
遠心性環状紅斑　1081
延髄圧迫症状　1057
エンテロウイルス　918
エンピリックセラピー　354

お

横隔膜ヘルニア　1217
黄色靱帯骨化症　1013
黄色ブドウ球菌　914, 939
黄体機能不全　1149
黄体補助療法　1151
黄疸　**124**, 1264
嘔吐　**103, 263**
嘔吐中枢　103
黄熱病　925
黄斑部　247, 1382

オウム病　931
横紋筋肉腫　1336
太田母斑　1132
オーバーラップ症候群　**882**
悪寒　256
悪心　**103**
オスグッド・シュラッター病　1046
オスラー結節　332
おたふくかぜ　1249, 1421
オピオイド　69
オピオイドローテーション　70
オプソクローヌス・ミオクローヌス症候群　747
オリーブ橋小脳萎縮症　735
オリーブ様腫瘤　1267
おりもの　156
音響療法　204
オンコロジー・エマージェンシー　385
音声チック　1311
音声リハビリテーション　1424
温度覚　63, 218
温熱蕁麻疹　855

か

外陰炎　**1165**
外陰（部）潰瘍　889, **1165**
外陰がん　**1165**
外因性発熱物質　60
回帰熱　**958**
カイザー・フライシャー角膜輪　780
外痔核　476
概日リズム障害　833
外耳道炎　**1399**
外斜視　1391
外傷後ストレス障害　227, **800**
外傷性気胸　411
外傷性紫斑　43
外性器異常　581
疥癬　51, 979, 1076, **1122**
回旋斜視　1391
疥癬虫　1122
咳嗽　**90**
外側楔状足底板　1042
外側肛門括約筋　266
回虫（症）　860, **968**
外転神経麻痺　194
開頭クリッピング術　719

外妊　1196
外妊存続症　1190
灰白色便　1264
回避症状　798
解剖学的死腔量　404
開放隅角緑内障　1372
外毛根鞘嚢腫　1124
潰瘍　441
潰瘍性口内炎　428
潰瘍性大腸炎　**465**
解離性健忘　802
解離性障害　**801**, 812
解離性知覚障害　778
解離性同一性障害　802
解離性遁走　802
解離性味覚障害　1417
カイロミクロン　534
下咽頭がん　1427
カウザルギー　1032
カウフマン療法　1142, 1319
過外転症候群　1029
化学外傷　1395
化学受容体誘発体　103
過覚醒症状　800
化学（的）妊娠　1152, 1193
化学的皮膚障害　**1092**
化学熱傷　244, 1091
化学物質アレルギー　855
化学物質過敏症　855
化学放射線（同時併用）療法　435, 1181, 1426
過活動膀胱　163
過活動膀胱症状質問票　165
過換気症候群　147, **402**
下気道閉塞　262
可逆性後部白質脳症　**724**
蝸牛耳硬化症　1404
核黄疸　126
角化症　**1098**
顎口虫症　**969**
覚醒剤依存症　815
覚醒剤中毒　**1000**
喀痰　92
喀痰細胞診　382
拡張型心筋症　**312**
拡張期ランブル　1277
確認強迫　798
核白内障　1369
角膜異物　1396
角膜炎　**1364**

和文索引（か）

角膜潰瘍 **1364**
角膜実質炎 1367
角膜鉄片異物 1396
角膜浮腫 1371
隔離予防策 904
過形成ポリープ 445
鵞口瘡 1117
過呼吸運動 723
過誤支配 1033
下肢静脈瘤 337
下肢伸展挙上テスト 240, 1017
下肢痛（坐骨神経痛） **240**
加湿器肺 395
下肢閉塞性動脈硬化症 526
下斜視 1391
加重型妊娠高血圧腎症 1208
過剰栄養 521
過少月経 150
過剰不安障害 226
下垂足 1018
下垂体性巨人症 556
下垂体性甲状腺機能低下症 562
下垂体腺腫 740
下垂体前葉機能低下症 **555**
ガス壊疽 **952**, 1107
仮性憩室 462
仮性同色表 1394
仮性麻痺 1050
かぜ症候群 **343**
家族性アミロイドポリニューロパチー 751
家族性高コレステロール血症 535
家族性甲状腺髄様がん 589
家族性周期性四肢麻痺 764
家族性致死性不眠症 701
家族性地中海熱 894
家族性低身長 135
家族性乳がん卵巣がん 1187
加速度病 1409
下腿潰瘍 1083
下大静脈フィルター 401
肩関節周囲炎 **1026**
過多月経 150, 647
肩こり **237**
カタル性結膜炎 1362
カタル性口内炎 428
カタル性虫垂炎 477
過短月経 150
過長月経 150

喀血 87
角結膜障害 1358
褐色細胞腫 **582**
褐色細胞腫感受性遺伝子 582
褐色細胞腫クリーゼ 583
活性炭投与 981
滑膜炎 862
カテーテルアブレーション 278
カテーテルインターベンション 283
蟹爪状陰影欠損 1271
過粘稠症候群 680
化膿性関節炎 241, **1050**
化膿性結膜炎 1363
化膿性甲状腺炎 142
化膿性骨髄炎 **1049**
化膿性脊椎炎 1011, 1053
化膿性虫垂炎 477
化膿性肉芽腫 1126
過敏性血管炎 **887**
過敏性腸症候群 111, **454**
過敏性肺炎 395
カフェオレ斑 1132
下腹部痛 **151**
下部食道括約筋弛緩不全 431
花粉症 **842**
貨幣状湿疹 **1073**
カポジ水痘様発疹症 1112
カポジ肉腫 928
過眠症 833
仮面うつ病 840
仮面高血圧 318
仮面様顔貌 728
かゆみ 51, 1076
ガラクトシアリドーシス 1326
ガラス圧法 1079
カリウム（K）代謝異常 598
顆粒球（好中球）減少症 660
カルシウム（Ca）代謝異常 599
カルタゲナー症候群 378
カルチノイド **590**
カルチノイド症候群 591
カルボキシ・ヘモグロビン 997
加齢黄斑変性 **1382**, 1383, 1385
川崎病 **1251**
眼位検査 1392
肝移植 126, 486, 496, 512, 1265
肝炎ウイルス 483
肝炎ウイルスマーカー 485
感音（性）難聴 1249, 1404

寛解後療法 671
眼外傷 1383, **1395**
感覚障害・しびれ **216**
感覚性失語症 1313
感覚性失調症 205
眼科検診 1377
肝芽腫 1336
眼窩腫瘍 1397
眼窩底骨折 244
眼窩吹き抜け骨折 1395
カンガルーケア 1235
肝管空腸吻合術 1265
がん患者への精神的ケア（サイコオンコロジー） **830**
汗管腫 1124
眼球運動障害 1395
眼球乾燥 876
眼球陥没 1395
眼球結膜 245
眼球打撲 1395
肝吸虫症 **975**
眼球破裂 1396
環境調整 806
眼型酒皶 1136
間欠性外斜視 1391
間欠的導尿 1289
間欠熱 61
眼瞼下垂 774
眼瞼けいれん 209, 762
眼瞼結膜 245
眼瞼腫瘍 1396
眼瞼裂傷 1395
肝硬変（症） 131, 433, **487**
看護 3
看護過程 14
看護師のキャリアアップ **36**
看護師のコミュニケーションスキル **19**
看護師の役割拡大 **34**
看護師のワークライフバランス **38**
看護診断 14
寛骨臼回転骨切り術 1043
看護と診療報酬 **6**
看護と地域連携 **7**
看護とチーム医療 **5**
看護の倫理 **4**
肝細胞がん **493**
肝細胞障害 500
眼脂 **246**

環軸関節前方亜脱臼　1056
カンジダ症　417, **954**, 1117
カンジダ性間擦疹　1117
カンジダ性指趾間びらん　1117
カンジダ性爪囲・爪炎　1117
カンジダ腟炎　1166
間質液　64
間質性乳腺炎　1227
間質性肺炎　77, 388, 396, 427, 989
患者・家族への説明（インフォームドコンセント）　**18**
患者急変と心肺蘇生　**27**
肝周囲炎　1168
眼腫瘍　**1396**
環状紅斑　1081
汗疹　**1138**
乾性角結膜炎　1367
がん性胸膜炎　414
肝性口臭　132
肝性昏睡　**131**, 486, 489
がん性疼痛　**68**
肝性脳症　**131**, 489
肝性脳症昏睡度　132
肝性腹水　127
がん性腹膜炎　127
関節液検査　241
関節拘縮　867
関節症性乾癬　870
関節痛　**241**
関節内出血　179
間接ビリルビン　124
関節リウマチ　241, 392, **862**
汗腺　144
乾癬　51, **1100**
完全寛解　670, 676
汗腺形成不全　145
感染症へのアプローチ　**898**
感染性胃腸炎　916, 1271
感染性角膜炎　1364
乾癬性関節炎　**870**
感染性結膜炎　**1362**
感染性心内膜炎　309, **330**
感染性腸炎　**456**
感染性乳腺炎　1227
感染性脳動脈瘤　333
感染性腹膜炎　481
肝前性門脈圧亢進症　491
完全大血管転位　308
感染対策　13, 902

完全麻痺　212
完全流産　1193
間代発作　811
眼痛　**243**
眼底検査　1374, 1377
眼底出血　**1383**
肝動脈化学塞栓療法　496
冠動脈バイパス手術　284
冠動脈瘤　1251
冠動脈攣縮　296
広東住血線虫症　**969**
眼内異物　1396
眼内炎　244
肝内肝静脈閉塞　492
肝内結石　511
眼内腫瘍　1397
肝内性門脈圧亢進症　492
肝内胆汁うっ滞　500
肝内門脈閉塞　492
眼内レンズ　1370
がん肉腫　1183
陥入爪　**1095**
間脳・下垂体機能不全　1141
肝膿瘍　459, **503**
肝斑　1133
乾皮症　51, 1074
カンピロバクター　914
肝不全　131
観便　119
陥没呼吸　1262
眼迷走神経反射　1375
顔面けいれん　**762**
顔面神経麻痺　1114
顔面ヘルペス　1111
肝門部空腸吻合術　1265
間葉系良性腫瘍　**1125**
乾酪性肉芽腫　460
寒冷蕁麻疹　855
寒冷曝露　886
冠攣縮性狭心症　84, 281
関連痛　109
緩和ケア　28

き

キアリ奇形　778
キーセルバッハ部位　252
キーボードサイン　479
機械性蕁麻疹　855
気管支炎　344
気管支拡張症　**377**

気管支拡張性変化　378
気管支鏡検査　89
気管支喘息　76, **365**, 855, **1260**
気管支囊腫　426
気管支肺炎　352
気胸　77, **411**
起坐呼吸　1262
儀式的行為　798
器質性狭心症　281
器質性月経困難症　1146
器質性精神障害　828
器質性便秘　122, 266
器質性勃起障害　167
気腫　953
基準嗅力検査　1415
偽性アテトーシス　205
寄生虫アレルギー　**860**
偽性副甲状腺機能低下症　573
季節性アレルギー性結膜炎　1360
吃逆（しゃっくり）　**99**
基底細胞がん　1129, 1396
気道異物　263, **1259**
気道炎症　366
気道過敏性　366, 1261
気道慢性炎症　1260
気道リモデリング　1261
企図時振戦　207
機能性月経困難症　1146
機能性子宮出血　149, 154
機能性消化管障害　454
機能性頭痛　197
機能性ディスペプシア　438, **439**
機能性尿失禁　163
機能性囊胞　1187
機能性腹部膨満　112
機能性便秘　121, 266
機能性勃起障害　167
きのこ栽培者肺　395
きのこ中毒　**993**
希発月経　149, 1142
揮発性硫黄化合物　100
気分障害　**789**, 812
気分変調性障害　793
偽膜性腸炎　461
虐待　**1351**, 1356
逆流性食道炎　106, 429
逆行性尿路造影　630
キャリアアップ　**36**
嗅覚過敏　1414

嗅覚幻覚　1414
嗅覚減退　1414
嗅覚錯誤　1414
嗅覚障害　**1414**
嗅覚脱失　1414
吸気性喘鳴　1257
休止期脱毛　1139
吸収不良症候群　**452**
丘疹・膿疱型酒皶　1136
急性アルコール（エタノール）中毒　**1001**
急性胃炎　**437**
急性胃腸炎　913
急性胃粘膜病変　437
急性咽頭炎　344, 348
急性ウイルス肝炎　**483**
急性ウイルス性心筋炎　1282
急性壊死性脳炎　1301
急性灰白髄炎　**920**
急性化膿性骨髄炎　1049
急性化膿性耳下腺炎　1421
急性化膿性乳腺炎　1227
急性間質性腎炎　611
急性冠症候群　82, 285
急性気管炎　**349**
急性気管支炎　**349**
急性期冠動脈再開通療法　290
急性巨核芽球性白血病　1315
急性拒絶反応　621
急性憩室炎　110
急性下痢　117
急性口蓋扁桃炎　1419
急性好酸球性肺炎　420
急性喉頭炎　344, 349, 1422
急性喉頭蓋炎　348, **1257**, 1422
急性呼吸促迫（窮迫）症候群　**407**
急性骨髄性白血病　184, 668, 1338
急性散在性脳脊髄炎　1300
急性糸球体腎炎　**600**, 1284
急性重症大動脈弁逆流　305
急性出血性結膜炎　1363
急性出血性大腸炎　462
急性上気道炎　**348**
急性腎炎症候群　600
急性心筋炎　**313**
急性心筋梗塞　82, **284**
急性心内膜炎　331
急性心不全　**298**
急性腎不全　**610**

急性膵炎　110, 514
急性頭痛　259
急性声門下喉頭炎　349, 1423
急性僧帽弁逆流症　304
急性胆管炎　505
急性胆嚢炎　110, 505
急性中耳炎　1400
急性虫垂炎　110
急性転化　663
急性尿細管壊死　611
急性脳炎　1300
急性脳症　1300
急性肺水腫　95
急性肺損傷　**407**
急性肺動脈血栓塞栓症　84
急性白血病　**668**
急性腹症　108, 152, 153, 261, 1186
急性副腎不全　**578**
急性副鼻腔炎　1411
急性腹膜炎　**481**
急性閉塞隅角緑内障　244
急性閉塞性化膿性胆管炎　505
急性扁桃炎　344, 348
急性便秘　122
急性痒疹　1075
急性腰痛症　1016
急性リンパ性白血病　184, 668, 1338
急性濾胞性結膜炎　1363
急速解凍　1093
急速進行性糸球体腎炎　**600**
急速進行性腎炎症候群　601
吸虫症　**974**
牛乳タンパク　1272
牛乳貧血　1340
9の法則　1091
急変　27
境界性パーソナリティ障害　838
胸郭出口症候群　**1028**
強角膜穿孔外傷　1396
胸腔ドレナージ　97, 413, 415
狂犬病　**923**
橋出血　716
狭心症　82, **280**
胸水　96, 412
恐水症　923
胸腺がん　426
胸腺腫　426, 652
蟯虫症　**967**

協調運動障害　204
強直間代発作　811, 1296
強直性脊椎炎　**1058**
強直発作　811
胸椎黄色靱帯骨化症　1013
胸椎後縦靱帯骨化症　1013
胸椎椎間板ヘルニア　1013
胸痛　**82**
共同性斜視　1391
強迫性障害　227, **797**
強皮症　392, **877**
恐風症　923
頬部紅斑　874
恐・怖症　**798**
胸部脊髄症　**1011**
胸部脊椎症　1013
胸膜炎　**412**
胸膜腫瘍　**425**
胸膜生検　413
胸膜切除・剥皮術　425
胸膜中皮腫　425
胸膜肺全摘術　425
強膜バックリング手術　1381
胸膜摩擦音　412
胸膜癒着術　414
局在関連てんかん　810
局所性浮腫　65
局面状類乾癬　1101
虚血性大腸炎　**464**
巨赤芽球性貧血　169, **655**
拒絶反応　621
巨大肺嚢胞　419
去痰薬　94
拒薬　**235**
魚鱗癬　1098
ギラン・バレー症候群　749, **754**, 761
起立性調節障害　**1274**
起立性低血圧　322
起立性低血圧による失神　72
起立負荷試験　1275
気流閉塞　374
筋萎縮　**215**
筋萎縮性側索硬化症　**738**
菌球型肺アスペルギルス症　956
緊急避妊　1156
筋強直性ジストロフィー　**767**
筋原性筋萎縮　215
近視　1389
筋ジストロフィー　**769**

筋腫核手術　1190
筋腫分娩　1176
菌状息肉症　1101, 1129
筋性斜頸　**1030**
筋性防御　109, 477
筋層浸潤性膀胱がん　642
筋層非浸潤性膀胱がん　642
緊張型頭痛　198
緊張性気胸　411
キンドリング現象　790
筋肉痛　**242**
筋肉内出血　179

く

空洞-くも膜下腔シャント術　779
空洞-腹腔シャント術　779
クヴレール子宮　1201
くしゃみ　**250**
クスマウル呼吸　529
クッシング症候群　**580**
クッシング病　**580**
屈折異常　**1389**
屈折異常弱視　1392
クボステク徴候　148, 573
クモ状血管腫　499
くも膜炎　778
くも膜下出血　197, **718**
グラスゴー・コーマ・スケール　192
クラッベ病　782, 1326
クラミジア・トラコマチス核酸同定検査　155
クラミジア感染症　**930**, 1170
クラミジア結膜炎　1362
グリーフケア　1302
グリオーマ　740
クリオグロブリン血症　43, 336, 680, **886**
クリオピリン関連周期性症候群　894
クリニカルシナリオ　300
クリニカルパス　**15**
クリプトコッカス症　955
クリプトコッカス髄膜炎　705, 955
クリプトスポリジウム症　965
クループ症候群　**1257**
グルタル酸血症　1324
くる病　**1055, 1333**

グルホシネート中毒　**988**
クレチン症　**1327**
クロイツフェルト・ヤコブ病（プリオン病）　**701**
クロウ・深瀬症候群　**757**
クローン病　**467**
クロストリジウム・ディフィシル（Cd）関連腸炎　461
クロストリジウム性ガス壊疽　952, 1107
群発頭痛　198

け

経カテーテル的大動脈弁置換術　305
鶏眼（魚の目）　**1094**
頸管粘液　156
経験的治療　354
頚肩腕作業関連病　1027
頚肩腕症候群　**1027**
蛍光眼底撮影　1377
経口補水療法　264
経口免疫寛容　848
憩室炎　463
形質細胞腫　757
憩室出血　463
憩室症　463
経軽帯脱出　1017
頚髄症　**1008**
痙性斜頸　208
痙性麻痺　212
軽躁病　791
経胎盤感染　1211
経腟超音波検査　155
経蝶形骨洞的下垂体腫瘍摘出術　556
頚椎後縦靱帯骨化症　1008
頚椎症　1008
頚椎症性神経根症　1008
頚椎症性脊髄症　1008
頚椎椎間板ヘルニア　1008
頚動脈ステント留置術　713
頚動脈内膜剥離術　713
経尿道的尿管砕石術　631
経尿道的膀胱腫瘍切除術　643
経皮経肝胆道ドレナージ　513
経皮経肝胆嚢穿刺吸引術　509
経皮的移植腎生検　621
経鼻的持続的気道陽圧法　1240
経皮的腎砕石術　631

経皮的心室中隔心筋焼灼術　311
経皮的心肺補助（装置）　285, 301, 314, 995, 1282
稽留熱　60
稽留流産　1193
けいれん重積型急性脳症　1302
けいれん性イレウス　479
けいれん性発音障害　1313
けいれん性便秘　122
頚肋症候群　1029
激越　229
劇症型心筋炎　313
劇症肝炎　131, **486**
下血　**114**
ケジラミ　**1122**
血液ガス分析　341
血液透析　614
血液透析濾過　616
血液分布異常性ショック　255
血液濾過　616
結核　360, 459, 634, 1052, 1109
結核疹　1109
結核性萎縮膀胱　635
結核性胸膜炎　413
結核性髄膜炎　697
血管柄付き複合組織移植術　1050
血管炎　43
血管炎症候群　884, 887
血管外溶血　652
血管拡張性肉芽腫　1126
血管型ベーチェット病　889
血管神経性環状紅斑　1081
血管性紫斑病　**1273**
血管性認知症　**826**
血管性浮腫　855, **1078**, 1079
血管内皮増殖因子　1376
血管内溶血　652
血管肉腫　1061
血管閉塞性ショック　256
血管迷走神経反射性失神　71
月経異常　**149**
月経困難症　150, **1146**, 1175
月経周期　149
月経周期異常　**1142**
月経周期形成機能不全　150
月経随伴症状　150
月経前症候群　150, **1147**
月経前不快気分障害　1147
血行再建術　723

結合織炎　893
血漿交換療法　683
結晶性誘発性関節炎　241
血小板減少性紫斑　43
欠神発作　811, 1296
血清病　860
血清ペプシノゲン測定　448
結節性甲状腺腫　139, 571
結節性紅斑　1080
結節性紅斑様皮疹　888
結節性多発動脈炎　883
結節性痒疹　1075
血栓性血小板減少性紫斑病　682
血栓性静脈炎　336, 337, 888
血栓溶解療法　291
血痰　87, 93
血糖コントロール　527
血尿(顕微鏡的・肉眼的)　160
血便　114
結膜異物　1396
結膜下出血　245
結膜充血　245
結膜腫瘍　1396
血友病　181, 685
血友病A　685
血友病B　685
ケトン性低血糖症　1320
解熱鎮痛薬中毒　982
解熱薬　62
ケブネル現象　1100, 1101
下痢　117, 263
ケルスス禿瘡　1117
ゲルストマン・シュトロイスラー・シャインカー病　701
ケルニッヒ徴候　697
ケロイド　1126
牽引性網膜剝離　1374
幻覚　223
幻覚剤　1000
幻覚薬依存症　815
嫌気ポーター　358
限局性皮膚硬化型強皮症　878
言語回復リハビリテーション　1314
言語障害　1312
言語発達障害　1314
幻肢　224
幻視　223
腱鞘炎(ばね指)　1039
腱鞘A1プーリー　1039

顕性黄疸　124
原虫性疾患　961
幻聴　223
減張切開　1094
見当識　829
検尿　158
犬吠様咳嗽　1257
原発開放隅角緑内障　1371
原発性アルドステロン症　585
原発性月経困難症　1146
原発性硬化性胆管炎　502, 511
原発性甲状腺機能低下症　562
原発性骨腫瘍　1060
原発性骨粗鬆症　592, 1054
原発性シェーグレン症候群　876
原発性胆汁性肝硬変　502
原発性脳腫瘍　739
原発性敗血症ペスト　945
原発性肺ペスト　945
原発性副甲状腺機能亢進症　575
原発性便秘　122
原発性マクログロブリン血症　679
原発性無月経　149, 1141
原発性免疫不全症候群　1345
原発閉塞隅角緑内障　1371
原発無月経　588
腱板損傷　1026
顕微鏡的血尿　160
顕微鏡的多発血管炎　885
顕微授精　1150
原発疹　1073

● こ ●

コアグラーゼ陰性ブドウ球菌　939
高アンモニア血症　1322
高位脛骨骨切り術　1042
構音障害　205, 1057, 1313
口蓋扁桃　1418
口蓋裂　1350
硬化性苔癬　1166
高カリウム(K)血症　598
高カリウム血性周期性四肢麻痺　764
硬化療法　476
高カルシウム(Ca)血症　599
交換輸血療法　1243
高気圧酸素療法　999
抗凝固療法　400, 691

抗菌薬起因性腸炎　457, 461
口腔がん　1426
口腔乾燥　876
口腔ケア　100, 101
口腔内再発性アフタ性潰瘍　888
口腔内出血斑　182
口腔ヘルペス　921
後頭部浮腫　1316
高血圧緊急症　321, 1209
高血圧クリーゼ　583
高血圧症　317
高血圧性腎硬化症　626
高血圧性脳出血　715
高血圧性脳症　627, 724
高血圧切迫症　321
硬結性紅斑　1081
抗血栓療法　1254
高血糖緊急症　530
高血糖高浸透圧症候群　529
膠原病　886
膠原病性肺高血圧症　423
膠原病における胸郭内病変　392
抗好中球細胞質抗体　62, 884
抗好中球細胞質抗体関連血管炎　1082
高コレステロール血症　604
虹彩　1385
虹彩毛様体炎　888, 1058
好酸球性食道炎　430
好酸球性髄膜脳炎　970
好酸球性肉芽腫　1061
好酸球性副鼻腔炎　1411
高酸素性けいれん　999
光視症　1374
高次脳機能障害　221
高脂肪食　521
口臭　100
後縦靱帯骨化症　1008, 1013
高周波アブレーション　279
拘縮　1026
恒常性外斜視　1391
甲状腺がん　143
甲状腺機能亢進症(バセドウ病)　564
甲状腺機能低下症　562, 567
甲状腺クリーゼ　566
甲状腺自己抗体　567
甲状腺腫　138, 1327
甲状腺腫瘍　570
甲状腺中毒症　564, 569

甲状腺濾胞腺腫　571
高照度光療法　794
甲状軟骨形成術Ⅰ型　1424
紅色汗疹　1138
口唇口蓋裂　**1350**
口唇ヘルペス　**921**, 1111
口唇裂　1350
硬性下疳　1172
抗精神病薬中毒　**984**
向精神薬　984
口舌ジスキネジア　208
光線アレルギー　855
光線過敏型薬疹　1090
光線過敏症　**1089**
光線防御　1090
抗線溶療法　691
光線力学療法　1382
光線療法　126, 1098, 1243
抗体関連型拒絶反応　621
交代性上斜位　1391
叩打痛　629
巧緻運動障害　1056, 1059
構築性側弯　1024
好中球減少症　**660**, **1341**
鉤虫症　**966**
後天性魚鱗癬　1099
後天性血友病　685
後天性三尖弁狭窄　306
後天性成長ホルモン分泌不全
　　1329
後天性大動脈弁狭窄症　304
後天性弁膜症　**303**
後天性免疫不全症候群　704, 928
喉頭炎　**1422**
喉頭がん　1426
喉頭神経痛　758
喉頭麻痺　**1423**
口内アフタ　1420
口内炎　**428**
高ナトリウム（Na）血症　597
高尿酸血症　540, 625
高熱　60
更年期　**1157**
更年期うつ　1158
更年期障害　1158
更年期症状　1157
後嚢下白内障　1369
抗破傷風ヒト免疫グロブリン
　　951
広汎子宮全摘術　1180

紅斑症　**1079**
広汎性発達障害　**1305**
広汎性発達障害日本自閉症協会評
　　定尺度　1308
紅斑・毛細血管拡張型酒皶
　　1136
後鼻孔タンポン　253
高比重リポタンパク　534
紅皮症　**1077**
高ビリルビン血症　1243
後腹膜線維症　629
項部硬直　1298
後部尿道弁　1288
後部ぶどう膜炎　1385
高プロラクチン血症　156, **557**,
　　1144
興奮，暴力　**229**
抗ヘリコバクター・ピロリ抗体価
　　測定　443
後方突進　728
硬膜移植後クロイツフェルト・ヤ
　　コブ病　701
硬膜動静脈瘻　777
肛門指診　266
肛門疾患　**475**
肛門周囲膿瘍　**476**
絞扼性イレウス　479, 1269
絞扼性神経障害　1034
抗利尿ホルモン　559, 561
抗利尿ホルモン分泌異常症　**561**
高リポタンパク血症　**534**
抗リン脂質抗体　1153
抗リン脂質抗体症候群　392,
　　875, 1215
抗レトロウイルス療法　965
後弯強直位　1058
高γ-グロブリン血症　43
高IgD症候群　894
誤嚥事故　1259
誤嚥性肺炎　354, 949
ゴーシェ病　1326
コカイン依存症　815
股関節開排制限　1349
股関節クリック　1349
股関節脱臼　**1349**
呼気性喘鳴　1255
呼吸窮迫症候群　407, 1234,
　　1239
呼吸困難　**74**, **262**
呼吸数　263

呼吸性アルカローシス　403
呼吸性嗅覚障害　1414
呼吸不全　**340**
呼吸理学療法　1256
国際前立腺症状スコア　165
国際勃起機能スコア5　167
国際予後指数　675
コクサッキーウイルスA群　918
コクサッキーウイルスB群　918
黒色便　115
極低出生体重児　1233
心の理論　1306
鼓室　1400
鼓室形成術　1402
鼓室硬化症　1400
五十肩（肩関節周囲炎）　**1026**
固縮　209, 728
個人情報管理　**12**
五胎　1202
鼓腸　112
骨・関節結核　**1052**
骨強度　593
骨巨細胞腫　1061
骨質　593
骨腫瘍　**1060**
骨髄異形成症候群　170, 183,
　　657, 1344
骨髄炎　1049
骨髄腫　1061
骨髄性プロトポルフィリン症
　　1090
骨髄増殖性疾患　177, 336
骨髄不全症　1341
骨髄無形成クリーゼ　653
骨粗鬆症　**592**, **1053**, 1162
骨代謝マーカー　1163
骨端症（骨端炎）　**1046**
ゴットロン徴候　880
骨軟化症　**1055**
骨軟骨腫　1061
骨肉腫　1061, 1336
骨盤骨切り術　1043
骨盤臓器脱　**1163**
骨盤内炎症性疾患　1168
骨盤内感染症　**1168**
骨盤内膿瘍　1227
骨盤腹膜炎　1168, 1227
骨びらん　863
骨膜反応　1050
骨密度　593, 1159

和文索引（こ，さ，し）

固定薬疹　1088
古典型つつが虫病　934
子ども虐待　**1351**
子どもを代理とするミュンヒハウゼン症候群　**1356**
ゴナドトロピン療法　1143, 1150
5の法則　1091
孤発性クロイツフェルト・ヤコブ病　701
コブ角　1025
股部白癬　1117
コプリック斑　1244
鼓膜換気チューブ留置術　1402
鼓膜形成術　1402
鼓膜切開　1402
鼓膜穿孔　249, 1401
コミュニケーション障害　1308
コミュニケーションスキル　**19**
ゴム結紮療法　476
コリン性蕁麻疹　855, 1079
コレステリン結晶塞栓症　1083
コレラ　**941**
コロニゼーション　351
コロモジラミ　936, 1122
混合痔核　476
混合性嗅覚障害　1414
混合性結合組織病　392, **882**
混合難聴　1404
コンタクトレンズ　1359, 1396
昆虫アレルギー　**858**
コントラクションストレステスト　1216
コンパートメント症候群　1094

さ

サーベイランス　905
災害時の看護の役割　**33**
細気管支炎　**1255**
在郷軍人病　**942**
細菌感染症　**937**, 1102
細菌性角膜炎　1365
細菌性結膜炎　1362
細菌性食中毒　**913**
細菌性髄膜炎　696, 937, 1298
細菌性赤痢，疫痢　941
細菌性腟炎　948
細菌性肺炎　**352**, 354
サイコオンコロジー　830
再生不良性貧血　170, 183, **649**, **1343**, 1343
再生不良性貧血-PNH症候群　649
臍帯血移植　183
再体験症状　800
臍帯静脈　1237
臍帯動脈　1237
臍帯ヘルニア　1217
在宅酸素療法　76, 341, 376, 402
サイトメガロウイルス感染症　705, **922**, 928
サイトメガロウイルス脳炎　695
サイトメガロウイルス肺炎　417
再発性アフタ　**1420**
再発性前房蓄膿性ぶどう膜炎　888
再発性多発軟骨炎　**890**
細胞外液　64
再膨張性肺水腫　97
細胞内液　64
酢酸不耐症　617
坐骨神経痛　**240**, 758, 1017
さじ状爪　169, 647
サシチョウバエ　963
左室流出路狭窄　310
嗄声　**98**, 1257, 1422
痤瘡　872, **1135**
詐病　63
サルコイドーシス　**390**, 1386
猿手変形　1036
サルモネラ　914
酸・アルカリによる傷害　**1004**
産科危機的出血　1224
産科ショック　**1223**
3型色覚　1393
産後うつ病　1229
3歳児健診　270
三叉神経痛　758
三種混合ワクチン　942
産褥感染症　1226
産褥子宮内膜炎　1227
蚕食性角膜潰瘍　1367
産褥精神障害　**1228**
産褥精神病　1229
産褥熱　**1226**
三尖弁狭窄・逆流　**306**
酸素利用障害　1003
酸素療法　78
三胎　1202
三段階除痛ラダー　69
酸中毒　1005

産道感染　1210
Ⅲ度熱傷　1091

し

ジアルジア症（ランブル鞭毛虫症）　**961**
シアン化カリウム　1003
シアン化合物中毒　**1003**
シアン化水素　1003
シアン化ナトリウム　1003
シーバー病　1048
シーハン症候群　690
シェーグレン症候群　392, 862, **876**, 896, 1358, 1421
ジェンウェー疹　332
耳介牽引痛　1399
自家移植（末梢血幹細胞移植）　187, 677, 679
自家感作性皮膚炎　**1073**
痔核　**475**
視覚失認　222
自覚的耳鳴　203
耳下腺炎　1250
自家造血幹細胞移植　1337
地固め療法　671
子癇　724, 1208
耳管　1400
弛緩出血　1203, 1223
弛緩性四肢麻痺　765
弛緩性便秘　122
弛緩性麻痺　212
色覚異常　**1393**
色素細胞性母斑　1130
色素性乾皮症　1089
色素性痒疹　1075
色素沈着（症）　**67, 1133**
色素沈着性接触皮膚炎　1133
子宮外妊娠　1152, 1169, 1196
子宮鏡下筋腫切除術　1177
子宮筋腫　**1175**
子宮筋腫核出術　1177
子宮筋層炎　1168
子宮頸がん　**1178**
子宮頸管炎　**1167**, 1168
子宮頸がん検診　1180
子宮頸管縫縮術　1198
子宮頸管無力症　1197
子宮頸部円錐切除術　1180
子宮頸部細胞診　1180
子宮腺筋症　**1173**, 1176

糸球体　606
子宮体がん　**1181**
糸球体係蹄　158
糸球体腎炎　**600**, 1082
糸球体性タンパク尿　158
糸球体濾過量　613
子宮脱(骨盤臓器脱)　**1163**
子宮動脈塞栓術　1177
子宮内胎児発育遅延　1206
子宮内胎児発育不全　1220
子宮内避妊具(器具，用具)　950,
　　1155, 1168
子宮内避妊システム　1155
子宮内膜異型増殖症　1181
子宮内膜炎　1168
子宮内膜癌　1148
子宮内膜間質肉腫　1183
子宮内膜症　**1173**, 1188
子宮内膜焼灼術　1177
子宮内膜全面掻爬　1182
子宮内膜ポリープ　**1177**
子宮内容清掃術　1193
子宮肉腫　1175, **1183**
子宮粘膜下筋腫　**1177**
子宮付属器炎　1168
子宮復古不全　**1226**
子宮傍結合織炎　1168
軸索断裂　1033
軸性疼痛　1011
軸椎下亜脱臼　1056
軸椎垂直亜脱臼　1056
シクロスポリン脳症　724
止血機構　178
自己愛性パーソナリティ障害
　　838
耳硬化症　**1403**
思考抑制　225
自己炎症症候群　888, **894**
事故傾性　231
自己血貯血　1224
自己血輸血　50
自己誇大感　838
自己臭妄想　1139
自己導尿　646
死後の処置へのかかわり　29
自己免疫血栓症　875
自己免疫性肝炎　502
自己免疫性肝障害　**501**
自己免疫性視神経炎　1388
自己免疫性膵炎　514, 896

自己免疫性水疱症　1096
自己免疫性溶血性貧血　653
自己免疫ニューロパチー　**754**
自己免疫妊娠合併症　875
自己誘発性嘔吐　819
自殺念慮　**230**
自殺未遂　**230**
脂質異常症(高リポタンパク血症)
　　534
支持的精神療法　831
四肢軟部腫瘍　**1063**
四肢麻痺　213, 1057
自臭症　100
歯周病　948
耳茸　1402
視床下部性甲状腺機能低下症
　　562
自傷行為　838
視床出血　715
糸状虫症　**968**
糸状乳頭　1416
茸状乳頭　1416
視神経炎　**1387**
視神経脊髄炎　744, 1387
視神経脊髄型多発性硬化症　744
視神経線維　1371
視神経乳頭　1371
刺針試験　1091
ジストニア　208, 1313
視性刺激遮断弱視　1392
姿勢(時)振戦　207, 732
姿勢反射障害　209, 728
耳癤　1399
脂腺がん　1396
自然気胸　411
脂腺母斑　1131
シゾイドパーソナリティ障害
　　838
持続性頭痛　259
四胎　1202
舌ブラシ　100
ジタリネス　1242
肢端紅痛症　657
市中肺炎　352, 937
弛張熱　60
耳痛　1401
疾患修飾性抗リウマチ薬　864
漆喰腎　636
シックデイ　526
シックハウス症候群　855

失語(症)　**221**, 1313
失行　**221**
実質性乳腺炎　1227
失神　**71**, 191
湿疹　**1066**
湿疹三角　1070
失調　**204**
失認　**221**
失立発作　196
至適血圧　317
シデナム舞踏病　891
児童虐待　1351
自発性異常味覚　1417
紫斑　**43**
紫斑病性腎炎　1285
しびれ　**216**
ジフテリア　860, **943**
自閉症　1305
自閉症スペクトラム　1308
自閉性障害　1305
ジベルばら色粃糠疹　**1102**
脂肪肝　**497**
耳鳴　**203**
シャーガス病　431, 963
シャイ・ドレーガー症候群　735
尺骨神経溝　1036
弱視　**1392**
ジャクソンテスト　238, 1009
灼熱痛　1032
若年性サルコイドーシス　894
若年性特発性関節炎　**867**
雀卵斑　1133
斜頚　1030
瀉血　309, 656
視野欠損　1371, 1374
社交恐怖(症)　**798**, 799
社交不安障害　226
斜視　**1391**
斜視弱視　1392
しゃっくり　**99**
ジャパン・コーマ・スケール
　　192
遮閉試験　1392
シャルコーの3徴　505
シャルコー・マリー・トゥース病
　　750
縦隔炎　1424
縦隔気腫　**426**
縦隔腫瘍　**426**
習慣流産　**1152**

和文索引（し）

周期性嘔吐症　1320
周期性四肢麻痺　213, **764**
周期性同期性放電　695
住血吸虫　860
住血吸虫症　**974**
収縮期高血圧　317
収縮期雑音　1277
収縮不全　299
重症筋無力症　**773**
重症敗血症　911
重症複合免疫不全症　1348
修飾麻疹　1244
就寝前軽食摂取　489
修正型電気けいれん療法　794
修正大血管転位　308
修正ボルグスケール　75
周胎　1202
シュードキドニーサイン　1270
重度心身障害児（者）　1289
周辺部角膜潰瘍　1367
終末期医療と緩和ケア　**28**
絨毛がん　1184
絨毛性疾患　**1184**
絨毛膜羊膜炎　**1198**
熟眠困難　833
手根管症候群　1034, **1036**, 1059
酒皶　499, **1136**
酒皶様皮膚炎　1136
樹枝状角膜炎　1366
手掌紅斑　499
出血傾向　**178**
出血傾向（外科的処置）　182
出血性潰瘍　443
出血性膀胱炎　916
術後眼内炎　1370
術後せん妄　228
術前化学療法　1231
シュバッハマン・ダイアモンド症
　　候群　1343
守秘義務　12
シュミット症候群　579
主要下部尿路症状スコア　164
腫瘍性ポリープ　445
腫瘤型酒皶　1136
シュルツエマダニ　959
循環気質　792
循環虚脱　95
循環血液量減少性ショック　255
春期カタル・アトピー性角結膜炎
　　1360

常位胎盤早期剥離　**1200**, 1220
上咽頭がん　1427
漿液性眼脂　246
漿液性丘疹　1073
漿液性耳漏　249
漿液性線維素性眼脂　246
漿液性痰　93
消化管アレルギー　848
消化管間質腫瘍　445
消化管出血　**114**, 647
消化管穿孔　110
上顎洞穿刺・洗浄療法　1412
消化性潰瘍　111, **441**
上気道閉塞　76, 262
小球性低色素性貧血　1341
小球性貧血　170, 647
上下斜視　1391
症候群性側弯症　1025
症候性肩こり　237
症候性神経痛　758
症候性多発性骨髄腫　678
症候性低血圧　322
症候性てんかん　195, 1295
症候性肥満　1332
症候性便秘　123
猩紅熱　**944**
小細胞肺がん　385
硝子体混濁　247
硝子体手術　1375, 1378, 1381
硝子体出血　1374, 1385
上室頻拍　95
上斜視　1391
症状精神病　230, 828
症状性精神障害　828
掌蹠角化症　1099
掌蹠膿疱症　872, 1097, 1419
常染色体優性多発性嚢胞腎　627
条虫症　**976**
小児気管支喘息　1260
小児ネフローゼ症候群　**1282**
小児の急性脳炎・脳症　**1300**
小児の好中球減少症　1341
小児の固形腫瘍　**1336**
小児の細菌性髄膜炎　**1298**
小児の再生不良性貧血　1343
小児の鉄欠乏性貧血　1340
小児の糖尿病　1321
小児の白血病　**1338**
小児の慢性糸球体腎炎　**1285**
小児肺炎球菌ワクチン　1300

小脳出血　716
小脳性運動失調症　205, 735
上皮系良性腫瘍　**1123**
情報収集　22
静脈うっ滞性症候群　1084
静脈血栓症　1189
静脈性嗅覚検査　1415
静脈瘤　**336**
小リンパ球性リンパ腫　667
上腕骨外上顆炎　**1038**
耳浴　249
食行動異常　1145
食後愁訴症候群　439
褥瘡　**1083**
食中毒　456
食道アカラシア　**431**
食道・胃静脈瘤　488
食道炎　**429**
食道がん　**434**
食道カンジダ症　928
食道静脈瘤　**433**, 1266
食道静脈瘤結紮術　434
食道静脈瘤硬化療法　433
食物アレルギー　**847**, 1272
食物依存性運動誘発アナフィラキ
　　シー　855, 1079
食物経口負荷試験　847
食欲不振　**100**
書痙　208
初経年齢　149
助産師手位　574
女子顔面黒皮症　1133
女性化乳房　**146**
触覚　63, 218
ショック　**55**, **255**
ショックインデックス　1223
耳漏　**249**, 1401
痔瘻　468, **476**
脂漏性角化症　1123, 1130, 1396
脂漏性湿疹　**1071**
しろなまず　**1134**
腎移植　621
心因性多飲症　559
心因性疼痛　1015
心因性勃起障害　167
腎盂腎炎　**632**, 1288
腎盂尿管移行部狭窄　1286
侵害受容性疼痛　68, 197, 1015
唇顎口蓋裂　1350
新型つつが虫病　934

心窩部痛症候群　439
心気症　807
腎機能障害　648
心筋炎　310, 919, **1281**
真菌感染症　**954**
心筋障害マーカー　1281
真菌性角膜炎　1365
真菌性髄膜炎　697
神経因性膀胱　**645**, 1114, 1288
神経芽腫　1336
神経型ベーチェット病　889
神経血管圧迫　758
神経血管圧迫症候群　763
神経原性筋萎縮　215
神経膠腫　740
神経根症状　1008
神経障害性疼痛　68, 197, 1015
神経性過食症　819
神経性間欠性跛行　1022
神経性食欲(食思)不振症　819, **1145**
神経線維腫　1125, 1132
神経線維腫症1型　1125, 1132
神経断裂　1033
神経調節性失神　71
神経痛　**758**
神経痛様症状　1247
神経(堤)系良性腫瘍　**1125**
神経内分泌腫瘍　591
神経梅毒　**706**
神経皮膚炎　1072
深頚部感染症　**1424**
腎結核　634
心原性失神　72
心原性ショック　56, 256
心原性塞栓症　279
心原性脳塞栓　709
人工肝補助療法　486
人工股関節全置換術　1043
人工膝関節全置換術　1042
進行性気腫性嚢胞(巨大肺嚢胞)　**419**
進行性多巣性白質脳症　705
進行性伝音難聴　1403
人工内耳　773, 1404
人工妊娠中絶　1155, 1192, 1218
人工肺サーファクタント補充療法　1240
進行麻痺　706
進行流産　1193

人工涙液　1359
腎後性腎不全　629
深在性白癬　1117
腎細胞がん　**641**
心室細動　274, 278
心室粗動　278
心室中隔欠損(症)　307, 1217, **1276**
心室中隔欠損閉鎖術　1277
心室頻拍　95, 276
人獣(人畜)共通感染症　923, 930, 946, 959
侵襲性肺アスペルギルス症　956
真珠腫性中耳炎　1401
滲出性胸水　97
滲出性中耳炎　1400
滲出性腹水　127
滲出性網膜剥離　1374
腎腫瘍　1336
腎症候性出血熱　926
尋常性魚鱗癬　1098
尋常性痤瘡　1135
尋常性白斑(しろなまず)　**1134**
尋常性毛瘡　1104
尋常性疣贅　1115
尋常性狼瘡　1109
心身症　454, **840**
心静止　274
新生児一過性甲状腺機能低下症　1327
新生児一過性多呼吸　1234
新生児仮死　**1235**
新生児けいれん　**1241**
新生児高ビリルビン血症　**1243**
新生児遷延性肺高血圧　1234
新生児蘇生法アルゴリズム　1235
新生児低血糖症　**1240**
新生児動脈管開存症　**1237**
新生児マススクリーニング　1327
新生児溶血性疾患　653
真性赤血球増加症(増多症)　656, 1076
真性多血症　656
腎性尿崩症　559
真性皮膚結核　1109
腎性貧血　170, 615
振戦　207, 209, 728
振戦せん妄　228

新鮮凍結血漿　683
心臓移植　302
心臓再同期療法　302, 313
心臓性チアノーゼ　79
心臓喘息　76, 302
心臓突然死　274, 285
身体化障害　**805**
靱帯下脱出　1017
腎代替療法　627
身体的虐待　1352
身体表現性障害　**803**
深達性Ⅱ度熱傷　1091
心停止　255, 274
心的外傷後ストレス障害　**800**
振動覚　218
心内修復術　1280
心内膜床欠損　307
侵入胞状奇胎　1184
心肺機能停止状態　**274**
じん肺症　**397**
心肺蘇生法　27
真皮小血管炎　1083
深部感覚　217
深部静脈血栓(症)　399, 1191
心不全　298
心房細動　95, 277
心房粗動　95, 277
心房中隔欠損(症)　307, **1278**
心膜嚢腫　426
蕁麻疹　51, 855, **1078**
蕁麻疹様反応　48
心理的虐待　1352
診療報酬　6

す

膵炎　**514**
髄核脱出　1017
髄核突出　1017
髄核分離　1017
膵がん　**519**
推算糸球体濾過量　603
水晶様汗疹　1138
水腎症　**629**, 1286
錐体外路症状　788
水痘　1212, **1247**
水痘・帯状疱疹ウイルス　1113, 1247
水痘脳炎　694
水尿管症　**1286**
水平斜視　1391

和文索引（す，せ）

水疱（症） 1091, **1096**
水疱性発疹 919
水疱性類天疱瘡 1096
髄膜炎 **696**
髄膜型神経梅毒 706
髄膜血管型神経梅毒 706
髄膜刺激症状 697
髄膜腫 740
睡眠時ミオクローヌス 1242
睡眠時無呼吸症候群 **405**, 833
睡眠障害 **833**
睡眠病 963
睡眠ポリグラフ検査 405
睡眠薬中毒 **985**
水様性耳漏 249
スウィート病 1081
スキンケア 1070
スクラッチテスト 854, 1068, 1088
スタイン・レーベンタール症候群 1143
スタンダードプリコーション 13
頭痛 **197**, **259**
スティーブンス・ジョンソン症候群 853, 1080, 1087, 1359
スティル病 **866**
ステロイド痤瘡 1135
ステロイド紫斑 43
ステロイド酒皶 1136
ステロイド抵抗性筋炎 882
ステロイド点鼻療法 1415
ストリッピング手術 337
スパーリングテスト 238, 1009
スピリチュアルケア 832
スピリチュアルペイン 69
スピロヘータ感染症 **958**
スポロトリコーシス **957**
スリーブ状胃切除術 545

せ

生活習慣病 521
正カリウム血性周期性四肢麻痺 765
性感染症 1120, **1170**
性器カンジダ症 1172
性器クラミジア感染症 1171
性器結核 634, 1168
性機能障害 646
性器ヘルペス **921**, 1111, 1165, 1171

正球性貧血 170
精索静脈瘤 646
青酸化合物（シアン化合物）中毒 **1003**
青酸カリ 1003
青酸ソーダ 1003
正視 1389
脆弱性骨折 593, 1054, 1162
脆弱性-ストレス-対処モデル 787
成熟白内障 1369
成熟瘢痕 1126
正常圧水頭症 721
正常眼圧緑内障 1372
正常血圧 317
正常高値血圧 317
生殖器マイコプラズマ 932
青色症 306
生殖補助医療 **1150**
成人期脂漏性湿疹 1071
精神疾患の歴史 **784**
精神障害（一般身体疾患による） **828**
精神遅滞 **1291**
成人の先天性心疾患 **306**
成人発症スティル病 **866**
精神保健福祉法 230
成人T細胞白血病リンパ腫 **673**
性腺機能低下症 **588**
性腺分化 588
精巣腫瘍（精巣がん） **643**
精巣上体結核 635
精巣性女性化症候群 1141
精巣胚細胞腫瘍 643
声帯外方移動術 1424
声帯腫脹 98
声帯振動異常 98
生体部分肝移植 487
声帯閉鎖運動不全 98
声帯麻痺 1423
成長曲線 267
成長障害 **134**
成長ホルモン治療（補充療法） 269, 1319, 1330
成長ホルモン分泌刺激試験 137
成長ホルモン分泌不全症 **1329**
成長ホルモン分泌不全性低身長症 **136**, **554**
性的虐待 1352

制吐薬 105
成分輸血 45
声門開大障害 1423
声門閉鎖不全 1423
正乱視 1389
生理学的死腔量 404
生理的黄疸 126
生理的口臭 100
生理的無月経 149
精路再建術 646
精路通過障害 646
咳 **90**, **262**
咳運動 90
咳エチケット 932
赤芽球癆 426, **652**
脊髄空洞症 **778**
脊髄血管障害 **776**
脊髄後索性失調症 204
脊髄小脳変性症 **735**
脊髄動静脈奇形 777
脊髄癆 707
脊柱管拡大術 1011
脊柱側弯症 **1024**
脊椎インストゥルメンテーション手術 1025
脊椎炎 **1056**
脊椎カリエス 1052
脊椎関節炎 870
脊椎骨折 1054
脊椎固定術 1059
脊椎分離症 **1020**
脊椎分離すべり症 **1020**
脊椎変性疾患 1011
咳反射 90
赤痢菌 941
世代促進化現象 767
癤 1103
舌咽神経痛 758
舌炎 **428**
石灰化上皮腫 1124
切開排膿 349
舌下免疫療法 843
赤血球増加症（増多症） 309, **656**
赤血球破砕症候群 654
接合菌症（ムーコル症） **956**
癤腫症 1103
摂食障害 **819**
接触蕁麻疹 857
摂食中枢 100
接触皮膚炎 852, 855, **1070**

切迫性尿失禁　163
切迫早産　**1196**, 1201, 1202
切迫破裂　325
切迫流産　**1193**
セミノーマ　643
セレウス菌　914
セロイドリポフスチン症　1326
線維筋痛症　**892**
線維性骨異形成　1061
線維性嚢胞性骨炎　576
前がん病変（子宮頸がん）　**1178**
閃輝性暗点　198
前期破水　**1199**
尖圭コンジローマ　1115, 1165, 1172
潜血反応　43
穿孔性眼外傷　244
浅在性白癬　1117
潜在発作　1241
前子癇　724
前斜角筋症候群　1029
腺腫　470
腺腫様甲状腺腫　141, 142, 571
洗浄強迫　797
線状切開術　1195
線条体黒質変性症　735
線条体病変　734
染色体異常　1153
前処置関連毒性　187
全身疾患に伴う脱毛　42
全身性エリテマトーデス　392, 625, **873**
全身性炎症反応症候群　900, 911
全身性硬化症（強皮症）　392, **877**
全身性浮腫　65
全前置胎盤　1199
前増殖糖尿病網膜症　1376
尖足　1290
喘息死　371
喘息発作　372
浅達性Ⅱ度熱傷　1091
先端巨大症（末端肥大症）　**556**
前置胎盤　**1199**, 1233
センチネルリンパ節生検　1231
線虫症　**966**
疝痛（発作）　109, 631
前庭神経炎　200
前庭失調症　206
先天色覚異常　1393
先天性巨大母斑細胞母斑　1132

先天性筋強直性ジストロフィー　767
先天性血栓性血小板減少性紫斑病　683
先天性甲状腺機能低下症（クレチン症）　**1327**
先天性股関節脱臼　1349
先天性サイトメガロウイルス感染症　922, 1214
先天性心疾患　**306**
先天性成長ホルモン分泌不全　1329
先天性側弯症　1024
先天性大動脈二尖弁　307
先天性胆道拡張症　**509**
先天性トキソプラズマ症　965, 1214
先天性嚢胞性腺腫様奇形　**419**
先天性パラミオトニア　**768**
先天性表皮水疱症　1096
先天性風疹症候群　1214, 1245
先天性副腎過形成（症）　581, **1328**
先天性ミオトニア　**768**
先天性免疫不全症　1345
先天性溶血性貧血　652
先天代謝異常症　1324
先天内斜視　1391
先天梅毒　1120, 1214
前嚢下白内障　1369
全般性不安障害　226
全般てんかん　810
腺病性苔癬　1109
全腹腔鏡下子宮全摘術　1190
前部側頭葉切除術　813
前部ぶどう膜炎　1385
腺ペスト　945
前房蓄膿　888, 1386
喘鳴・呼吸困難　**262**
せん妄　**228**, 829
旋毛虫症　**972**
線毛不動症候群　378
専門看護師　36
前立腺がん　**639**
前立腺結核　635
前立腺疾患　**637**
前立腺全摘除術　640
前立腺特異抗原　161, 164
前立腺肥大症　163, 629, **637**
前リンパ球性白血病　667

そ

躁うつ病　**789**
臓器移植　30
双極Ⅰ型障害　790
双極性障害　**789**
双極Ⅱ型障害　790
装具療法　1025
造血幹細胞　168
造血幹細胞移植　**183**, 659, 1339
造血幹細胞移植の合併症　**187**
造血障害　679
爪甲色素線条　1130
双合診　155
早産　**1196**
早産低出生体重児　1289, 1340
巣状糸球体硬化症　159
巣症状　741
増殖糖尿病網膜症　1376
造精機能障害　646
双胎　1202
双胎間輸血症候群　1203
総胆管結石　505
総胆管嚢腫　509
早朝覚醒　833
爪白癬　1118
早発閉経　149
象皮病　338, 968
躁病　791
僧帽弁逆流症　**304**
僧帽弁狭窄症　**303**
僧帽弁前尖裂隙　307
足関節上腕血圧比　328
即時型喘息反応　366
即時型皮膚反応　854
即時型溶血反応　46
測定障害　205
側頭動脈炎　**726**, 868
足白癬　1117
続発性月経困難症　1146
続発性骨腫瘍　1060
続発性骨粗鬆症　592
続発性無月経　149
続発性免疫不全症　1345
鼠径リンパ肉芽腫症　1170
鼠咬症　**960**
組織寄生虫症　**978**
組織中毒性低酸素症　1003
ソラニン中毒　995
ソルター骨盤骨切り術　1046

和文索引(そ, た)

存続絨毛症 1184

た●

ターゲットサイン 1270
ターナー症候群 1141, 1218, **1319**
ターナー徴候 1319
タール便 115
体位制限 1375
第1ケーラー病 1048
体位ドレナージ 379
大うつ病エピソード 793
大うつ病性障害 793
体液喪失性ショック 1092
ダイエット 522
胎芽 1196
体外受精胚移植 1143, 1150
体外衝撃波結石破砕術 631
体感幻覚 223
大球性貧血 169
帯下 156, 1165, 1167
大血管転位(症) 308, 1217
退行性変性疾患 1040
対光反射消失 194
大孔部減圧術 779
胎児 1196
胎児仮死 1220
胎児間輸血症候群 1218
胎児機能不全 1206, **1220**
胎児鏡下胎盤吻合血管レーザー凝固術 1203, 1219
胎児胸腔-羊水腔シャント造設術 1219
胎児形態異常 **1217**
胎児徐脈 1219
胎児心拍数図 1221
胎児心拍モニター 1216
胎児水腫 **1218**, 1250
胎児胎盤循環不全 1206
胎児中大脳動脈収縮期最高血流速度 1219
体質性黄疸 124
体質性低身長 135, 267
胎児頭殿長 1214
胎児乳び胸 1218
胎児発育遅延 1233
胎児発育不全 1203, **1214**
胎児パルボウイルス B19 感染 1218
胎児頻脈 1219

代謝酵素障害性色素沈着 67
胎児輸血 1219
代償性ショック 255
帯状ヘルペス角膜炎 1367
帯状疱疹 **1113**, **1247**
帯状疱疹後神経痛 758, 1114, 1248
帯状疱疹後瘙痒 51
帯状疱疹性顔面神経麻痺 761
帯状疱疹脳炎 694
胎児 well-being 1216
体性痛 68, 108
大腿骨頚部骨折 1054
大腿骨骨切り術 1043
大腿神経伸展テスト 240
大腿神経痛 1017
大腸カルチノイド 591
大腸がん **472**
大腸菌 1298
大腸憩室疾患 **462**
大腸ポリープ **470**
大動脈炎症候群(脈なし病, 高安病) **334**
大動脈解離 82, **325**
大動脈縮窄症 308
大動脈(内)バルーンパンピング 285, 301, 314, 1282
大動脈弁逆流 **305**
大動脈弁狭窄(症) **304**, 308
大動脈弁閉鎖不全 1277
大動脈瘤 **324**
タイトレーション 70
胎内感染 1210
第2ケーラー病 1048
胎盤早期剥離 1233
胎盤部トロホブラスト腫瘍 1184
体部白癬 1117
大麻類依存症 815
退薬症候 814
大葉性肺炎 352
大量喀血 87
ダウン症候群 **1315**
唾液腺 876
唾液腺疾患 **1421**
他覚的耳鳴 203
高安病 **334**
多汗症 145
濁音変換現象 129
ダグラス窩穿刺 1195

多形滲出性紅斑 1080
多形腺腫 1421
多系統萎縮症 735
多形日光疹 1090
多形皮膚萎縮症 1077
多血症 **656**
たこ 1094
多剤耐性結核(菌) 360, 636
多重人格性障害 802
唾石症 1421
多巣性運動ニューロパチー **756**
多胎 1143
多胎妊娠 1150, **1202**
立ちくらみ **71**
脱水症 264
タッチング 1235
脱毛(症) **42**, **1139**
脱毛斑 1131
脱力発作 811
ダニ症 **979**
多尿 163
多嚢胞(性)卵巣症候群 156, **1143**, 1148, 1152
タバコ依存症 816
タバコ中毒 996
多発血管炎性肉芽腫症 884
多発神経炎 749
多発性角膜上皮下浸潤 1363
多発性汗腺膿瘍 1104
多発(性)筋炎 392, **880**
多発性硬化症 **744**, 1387
多発性骨髄腫 185, **678**
多発性単神経炎 885
多発性内分泌腫瘍症 575, **589**
多発性嚢胞腎 **627**
多発単神経炎 752
ダリエ病 1081
胆管炎 **504**
胆管結石 504
胆管膵管造影検査 507
単極性躁病 791
単クローン性 γ-グロブリン血症 756
胆汁うっ滞性肝疾患 1076
胆汁うっ滞性肝不全 51
単純型熱性けいれん 1294
単純骨嚢腫 1061
単純性イレウス 479
単純性血管腫 1125
単純性甲状腺腫 142, **569**

単純性紫斑　43
単純性腎盂腎炎　633
単純性尿路感染症　632
単純性肺好酸球症　420
単純性肥満　543, 1331
単純性膀胱炎　633
単純糖尿病網膜症　1376
単純ヘルペスウイルス　694, 1110
単純ヘルペスウイルス感染症　921, 1214
単純ヘルペス角膜炎　1366
単純ヘルペス脳炎　694, 1301
単純疱疹　1110
男性型脱毛症　42, 1139
弾性ストッキング　337, 338
弾性スリーブ　338
男性不妊症　646
胆石症　504
炭疽　946
胆道がん　512
胆道ドレナージ　126, 508
胆道閉鎖症　1264
丹毒　1106
胆嚢炎　504
胆嚢結石　504
タンパク尿　158
タンパク漏出性胃腸症　453
弾発現象　1039
ダンピング症候群　451

ち

チアノーゼ　79
地域包括ケア　8
地域連携　7
チーム医療　5
チェアーテスト　1038
知覚異常　63
蓄尿障害　162
蓄尿症状　637, 645
蓄膿症　1411
治験　32
致死型骨異形成症　1335
腟炎　1166
チック　209, 1311
知的障害　1315
知能指数　1291
遅発型喘息反応　366
遅発月経　149
遅発性脊髄麻痺　1011

地方病性甲状腺腫　142
チャーグ・ストラウス症候群　885
着床障害　1176
注意欠陥多動性障害　1310
中咽頭がん　1427
中間比重リポタンパク　534
中間部ぶどう膜炎　1385
中鎖脂肪酸配合のミルク　1266
中耳圧平衡困難　999
中耳炎　1400
中耳真珠腫　1401
中指伸展テスト　1038
中心性チアノーゼ　79
虫垂炎　477
中枢神経原発悪性リンパ腫　705
中枢神経障害　704
中枢神経性嗅覚障害　1414
中枢神経予防療法　1339
中枢性尿崩症　559
中絶　1155
肘頭窩遊離体　1038
中途覚醒　833
中毒疹　1086
中毒性表皮壊死症　853, 1086
中毒治療の原則　981
肘部管症候群　1034, 1036
昼盲　1378
中葉症候群　380
超音波水晶体乳化吸引術　1370
聴覚検査　202
腸管型ベーチェット病　889
腸管寄生条虫症　977
腸管出血性大腸菌　456, 914
長期酸素療法　341
腸球菌　938
腸結核　459
腸重積(症)　1268, 1270
聴性脳幹反応　1300
調節異常　1390
調節緊張　1390
調節けいれん　1390
調節衰弱　1390
調節性内斜視　1391
調節卵巣刺激　1150
超多剤耐性結核菌　636
腸チフス　940
超低出生体重児　1233
超低比重リポタンパク　534
腸閉塞　110, 478, 1267

直接ビリルビン　124
直接服薬確認療法　1053
直腸カルチノイド　591
直腸性便秘　122, 124
治療教育　1307
治療抵抗性低血糖　1241
鎮咳薬　91
陳旧性圧迫骨折　1053
陳旧性心筋梗塞　295
チン小帯　1390
鎮静薬・睡眠薬中毒　985

つ

ツァンク試験　1114
椎間板ヘルニア　240, 1008, 1013
椎弓根間距離　1335
痛覚　63, 218
通水試験　1395
通年性アレルギー性結膜炎　1360
痛風　540
痛風関節炎　541
痛風腎　625
つつが虫病　934, 979
爪白癬　1118
つわり　1192

て

手足口病　919
手足症候群　1088
低アルブミン血症　127, 128, 453
定位脳手術　729, 733
定位放射線手術　742
低カリウム血症　599
低カリウム血性周期性四肢麻痺　764
低カルシウム血症　147, 599
低クロール性アルカローシス　1267
定型欠神発作　811
低血圧症　322
低血圧性ショック　255
低血糖(症)　526, 531
低血糖(性)昏睡　529, 531
低酸素血症　656
低酸素ストレス　997
低酸素性肺血管攣縮　424
低出生体重児　1233

和文索引(て，と)

低身長　134, 1319
低心拍出量症状　298
低髄圧症候群　700
低体温症　1093
低置胎盤　1199
低ナトリウム血症　597
低比重リポタンパク　534
ディベロップメンタルケア　1234
低補体血症　886, 1284
低用量ピル　**1155**
デーデルライン桿菌　1166
滴状類乾癬　1101
デスモプレシン静注療法　687
テタニー　**147**
鉄欠乏性貧血　170, **647**, 1203, **1340**
テニス肘(上腕骨外上顆炎)　**1038**
デビック病　744
デュシェンヌ型筋ジストロフィー　770
デュラフォイ潰瘍　443
デルマドローム　1123
テレスコープ　1260
転移性骨腫瘍　1063
転移性脊椎腫瘍　1053
転移性脳腫瘍　739
電解質異常　**597**
てんかん　**810**, 1290, 1292, **1294**
てんかん重積状態　813
てんかん症候群　1295
転換性障害　**806**
てんかん発作　**195**, 810
電気けいれん療法　794
電気味覚検査　1417
デング熱，デング出血熱　**924**
電撃傷　**1093**
点状角膜炎　1367
点状出血　179
伝染性紅斑　1212, **1250**
伝染性単核球症　**661**, 1419
伝染性軟属腫　**1116**
伝染性膿痂疹　1105
伝導性失語　1313
癜風　1117, 1118
天疱瘡　1096

と

ドイ病　1081

頭位制限　1375
頭蓋内圧亢進症状　741, 1301
同化作用　521
動悸　**94**
頭頸部悪性腫瘍　**1426**
凍結骨盤　1173
登校刺激　1305
統合失調症と関連疾患　**786**
瞳孔不同　194
同種骨髄移植　671
同種造血幹細胞移植　185, 673
凍傷　**1093**
洞性頻拍　95
透析合併症　619
透析脊椎症　**1059**
透析療法　614
凍瘡　1092
糖代謝異常　1204
疼痛回避歩行　1041
疼痛性障害　**809**
糖尿病　**523**, **1321**
糖尿病黄斑症　1376
糖尿病黄斑浮腫　1376
糖尿病合併症　**526**
糖尿病合併妊娠　**1204**
糖尿病ケトアシドーシス　529
糖尿病昏睡　**529**
糖尿病性糸球体硬化症　159
糖尿病性腎症　159, 526, 612, 614, **623**
糖尿病性ニューロパチー　752
糖尿病性皮膚潰瘍　1083
糖尿病性末梢神経障害　526
糖尿病足病変　527
糖尿病網膜症　526, **1376**, 1385
頭部神経痛　259
頭部白癬　42, 1139
動脈炎性前部虚血性視神経症　726
動脈管開存　307
動脈管結紮術　1239
動脈硬化　**315**
動脈瘤様骨囊腫　1061
動揺病　**1409**
トゥレット障害　1311
トータルペイン　68
兎眼　760
トキシックショック(様)症候群　1108
トキシドローム　981

トキソプラズマ症　928, **964**
トキソプラズマ脳炎　705, 964
特異体質反応　851
ドクウツギ　995
特殊ミルク　1324
ドクゼリ　995
特発性炎症性ミオパチー　880
特発性過眠症　833
特発性間質性肺炎　**388**
特発性血小板減少性紫斑病　181, **680**
特発性細菌性腹膜炎　129, 482
特発性視神経炎　1387
特発性心筋症　**310**
特発性神経痛　758
特発性側弯症　1024
特発性大腿骨頭壊死症　**1044**
特発性低身長　135
特発性てんかん　195, 1294
特発性肺線維症　389
特発性肺動脈性肺高血圧症　423
特発性副甲状腺機能低下症　573
特発性浮腫　586
毒蛇咬傷　991
吐血　**114**
トコンシロップ　997
塗装工肺　395
突出痛　69
突然死　275
突発性難聴　203, **1405**
突発性発疹　**1246**
とびひ　1105
トムゼンテスト　1038
ドライアイ　876, **1358**
ドライウェイト　617
ドライスキン　1066
ドライマウス　876
トラコーマ　932, 1362
トラコーマクラミジア　931
トリガーポイント注射　238
トリカブト　995
鳥関連過敏性肺炎　395
トリコチロマニア　42, 1139
トリコモナス腟炎　1166
トリソミー　1218
トリパノソーマ症　963
トルソー徴候　148, 573
トレンデレンブルグ体位　1191
トレンデレンブルグ歩行　1041
呑酸　106

鈍的外傷　1395

な

内因性感染　909
内因性発熱物質　60
内痔核　476
内視鏡的逆行性胆管膵管造影　507
内視鏡的経鼻胆道ドレナージ　513
内視鏡的乳頭括約筋切開術　508
内視鏡的乳頭大バルーン拡張術　509
内視鏡的乳頭バルーン拡張術　508
内視鏡的粘膜下層剥離術　435, 471, 474
内視鏡的粘膜切除術　435, 470, 474
内斜視　1391
内臓脂肪　538
内臓脂肪型肥満　543
内臓痛　68, 109
内臓リーシュマニア症　964
内側側副靱帯不全　1037
内軟骨腫　1061
内軟骨性骨化　1334
内反骨切り術　1046
内反膝　1047
内分泌性色素沈着　67
内分泌療法　640
内膜中膜肥厚　316
内リンパ水腫　1407
内リンパ嚢開放術　1409
夏型過敏性肺炎　395
ナトリウム(Na)代謝異常　597
ナルコレプシー　406, 833
軟骨芽細胞腫　1061
軟骨腫　1061
軟骨低形成症　1334
軟骨肉腫　1061
軟骨無形成症　1334
軟骨無発生症　1218
軟性下疳　1170
軟性線維腫　1125
軟属腫ウイルス　1116
難治性腹水　130
難治性メニエール病　1409
難聴　1401
軟部腫瘍　1063

に

2型色覚　1393
2型糖尿病　524, 1321
ニキビダニ　1136
肉眼的血尿　160, 604
ニコルスキー現象　1106
2次止血反応　179
2次疾病利得　802
2次性高血圧　317
二次性腎疾患　**623**
2次性頭痛　259
2次性低血圧　322
2次性肥満　543, 1332
二次性貧血　**648**
21水酸化酵素欠損症　1328
日光角化症　1129
日光蕁麻疹　855, 1090
Ⅱ度熱傷　1091
日本海裂頭条虫症　977
日本紅斑熱　**935**, 979
日本住血吸虫症　974
日本脳炎　694
乳がん　**1230**
乳児一過性高TSH血症　1327
乳児内斜視　1391
乳児寄生菌性紅斑　1117
乳児脂漏性湿疹　1071
乳児ボツリヌス症　915
乳汁漏出性無月経　1144
乳腺炎　**1227**
乳腺膿瘍　1228
乳突削開術　1402
乳突洞　1400
乳突蜂巣　1400
乳房温存術　1231
乳房外パジェット病　1129
乳房再建　1231
入眠困難　833
ニューモシスチス肺炎　417, 928
乳幼児下痢症　**1271**
乳幼児健診　269
乳幼児の股関節脱臼　1349
乳幼児揺さぶられ症候群　1355
ニューロパチー　754
尿管ステント　630
尿細管間質性腎炎　**622**
尿細管性タンパク尿　158
尿失禁(症)　163, 1302
尿潜血反応　160

尿素呼気試験　443
尿素サイクル異常症　**1322**
尿道狭窄　629, 1288
尿毒症性ポリニューロパチー　752
尿崩症　145, **559**
尿路感染症　**632**
尿路基礎疾患　632
尿路結石　576, **630**
尿路性器結核　**634**
尿路通過障害　632
尿路閉塞　629
尿路変向術　643
二卵性双胎　1202
妊娠悪阻　105, **1192**
妊娠高血圧　1208
妊娠高血圧症候群　1200, 1203, **1206**, 1215, 1220, 1233
妊娠高血圧腎症　1208
妊娠腫瘍　1126
妊娠性痒疹　1075
妊娠タンパク尿　1209
妊娠糖尿病　524, 1203, **1204**
認知行動療法　797
認知症　**232**, 822
認定看護管理者　37
認定看護師　36

ね

ネグレクト　1352
猫ひっかき病　**944**
ネズミノミ　936
熱傷　**1090**, 1395
熱傷ショック　1092
熱傷深度判定　1091
熱性けいれん　1246, **1293**
熱帯熱マラリア　962
ネフローゼ症候群　159, 601, **604**, 1282
粘液水腫　562
粘液水腫性昏睡　567
粘液性眼脂　246
粘液性痰　93
粘液膿性眼脂　246
粘液膿性痰　93
燃焼生成ガス　1003
粘性耳漏　249
粘膜下筋腫　1176

の

- 脳幹反射　194
- 膿胸　414, 1424
- 脳局所症状　741
- 脳血管障害性パーキンソニズム　210
- 脳血管性失神　72
- 脳血管性認知症　232
- 脳血管攣縮　721
- 脳梗塞　708
- 脳死肝移植　487
- 脳実質外腫瘍　739
- 脳実質内腫瘍　739
- 囊腫　142
- 脳出血　714
- 脳腫瘍　739, 1336
- 膿性眼脂　246
- 膿性耳漏　249
- 膿性痰　93
- 脳性麻痺　1289
- 脳脊髄炎　747
- 脳卒中　708, 714
- 脳腸相関　454
- 脳動静脈奇形　716
- 脳動脈瘤　331, 716
- 脳動脈瘤コイル塞栓術　720
- 脳動脈瘤破裂　718
- 脳囊虫症　978
- 脳膿瘍　309, 698
- 脳波検査　1296
- 農夫肺　395
- 膿疱症　1097
- 囊胞状大動脈瘤　324
- 囊胞性肺疾患　419
- 脳梁欠損症　1218
- 脳梁離断術　196, 813
- 膿漏眼　1363
- ノカルジア症　950
- 乗り物酔い　1410
- ノロウイルス　456
- ノンアドヒアランス　235
- ノンストレステスト　1216, 1221

は

- パーキンソニズム　209
- パーキンソン病　209, 727
- バージャー病　327, 336
- パーソナリティ障害　838
- バート・ホッジ・デューブ病　641
- パール指数　1155
- 肺アスペルギルス症　956
- 肺炎　351, 916
- 肺炎球菌　1298
- 肺炎球菌感染症　937
- 肺炎クラミジア　931
- 肺炎随伴性胸膜炎　413
- 肺炎マイコプラズマ　355, 932
- バイオフィルム病　949
- 肺外結核　634
- 肺化膿症　358
- 肺がん　381
- 肺気腫　374, 374
- 肺吸虫症　974
- 肺クリプトコッカス症　955
- バイケイソウ　994
- 肺結核(症)　360, 417, 1053
- 敗血症　900, 911
- 敗血症性ショック　911
- 肺血栓塞栓症　77, 399
- 肺高血圧　1276
- 肺サーファクタント　1239
- 胚細胞腫瘍　1336
- 肺性心　401
- 肺性チアノーゼ　79
- 排泄性尿路造影　629
- バイタルサイン　24
- 排痰法　357
- 肺動脈狭窄　307
- 肺動脈性肺高血圧症　423
- 梅毒　706, 1120, 1170, 1172
- 排尿異常　162
- 排尿後症状　162, 645
- 排尿時膀胱尿道造影　1288
- 排尿障害　162, 637
- 排尿症状　637, 645
- 排尿痛　163
- 排尿日誌　165, 645
- 肺膿瘍(肺化膿症)　358
- 肺ノカルジア症　950
- 肺の日和見感染症　416
- 背部痛　82
- 排便反射　266
- 肺胞タンパク症　422
- 肺マイコバクテリウム・カンサシイ症　363
- ハイムリック法　1260
- 廃用性筋萎縮　215
- 排卵障害　1149
- 排卵性不妊症　1148
- 肺MAC症　363
- ハウスダスト　845
- 破壊性甲状腺中毒症　564
- 破壊性脊椎関節症　1059
- 白衣高血圧　318
- 白質ジストロフィー　781
- バクスター法　1092
- 白癬　1117
- 白癬菌性肉芽腫　1117
- 白癬(菌)性毛瘡　1117
- 白内障　1369
- 曝露反応妨害法　798
- 破砕赤血球　654
- バザン硬結性紅斑　1109
- パジェット病　1166
- 橋本甲状腺炎　567
- 橋本病　562, 567, 863
- 播種性血管内凝固症候群　689, 1201, 1223
- 播種性糞線虫症　967
- 波状熱　61
- 破傷風　860, 951
- バセドウ病　141, 564
- バソプレシン　559
- ハチアレルギー　859
- 発育性股関節形成不全　1349
- 発育の遅れ　267
- 発汗異常　144
- 白血球増加・減少　172
- 白血球破砕性血管炎　886
- 白血病裂孔　172
- 発達障害　812, 1305, 1308
- 発達性協調運動障害　1309
- 発達の遅れ　269
- パッチテスト　854, 856, 1068, 1071
- ハッチンソン手技　1271
- ハッチンソン徴候　1114
- バッド・キアリ(Budd-Chiari)症候群　492
- 発熱　60, 256
- 発熱性好中球減少症　660, 1342
- 発熱性非溶血性輸血反応　46
- 抜毛試験　1091
- 波動テスト　129
- パナー病　1046
- 鼻アレルギー　845
- 鼻ポリープ　1411

鼻マスク式持続陽圧呼吸　407
パニック障害　227, **795**
ばね指　**1039**
パネル D-15 テスト　1394
羽ばたき振戦　132, 208
馬尾症状　1023
バビンスキー反射　1009
ハブ咬傷　992
ハプテン　1070
ハマダラカ　962
パラインフルエンザウイルス　1257
パラガングリオーマ　582
パラコート中毒　**989**
パラコート肺　989
バラ疹　936, 940
原田病　1134, 1386
パラチフス　**940**
バリズム　208
バルサルバ洞瘤破裂　307
パルスオキシメーター　341
バルビツール酸中毒　**986**
パルボウイルス B19　1250
バレット食道　434
反回神経麻痺　571
ハングリーボーン症候群　577
バンクロフト糸状虫　968
半月板損傷　1041
瘢痕拘縮　1127
瘢痕性脱毛症　1139
反射性尿失禁　163
斑状丘疹　1250
斑状出血　179
伴性遺伝性魚鱗癬　1099
ハンセン病　**957**
反跳痛　109
ハンチントン病　**734**
半月体形成性糸球体腎炎　885
ハント症候群　761, 1114, 1339
反応性関節炎　**872**
反応性低血糖症　531
汎発型膿疱性乾癬　1097
晩発性皮膚ポルフィリン症　1090
反復性耳下腺炎　1250, 1421
汎ぶどう膜炎　1385
汎発疹　1073

ひ

非アルコール性肝疾患　522

非アルコール性脂肪(性)肝炎　493, 497, 522
鼻アレルギー　**845**
被殻出血　715
皮下脂肪型肥満　543, 544
皮下囊虫症　978
光干渉断層計　248, 1374, 1382
光接触皮膚炎　1090
光パッチテスト　1071
非感染性乳腺炎　1227
非乾酪性肉芽腫　422
非乾酪性類上皮細胞肉芽腫　468
脾機能亢進症　1266
被虐待児症候群　269
鼻腔ネブライザー療法　1412
非クロストリジウム性ガス壊疽　952, 1107
非血縁末梢血幹細胞移植　183
非結核性抗酸菌症　**363**
非甲状腺疾患　563
肥厚性瘢痕　**1126**
肥厚性幽門狭窄症　**1266**
鼻茸　1411
皮脂欠乏性湿疹　**1074**
皮質下出血　716
皮質性小脳萎縮症　735
皮質白内障　1369
微弱陣痛　1203
脾腫　**177**, 653, 940
鼻汁　**250**
鼻汁好酸球検査　842
鼻出血　**252**
微小血管減圧術　759
非小細胞肺がん　383
微小残存白血病細胞　672
微小変化型ネフローゼ症候群　159, 605
非侵襲的陽圧換気療法 (NPPV)　76, 78, 342, 410
非青色症　306
非セミノーマ　643
ヒゼンダニ　1122
非増殖糖尿病網膜症　1376
脾臓摘出術　681
ビダール苔癬（慢性単純性苔癬）**1072**
肥大型心筋症　310, 310
非代償性肝硬変　127
ビタミン欠乏症・過剰症　**546**
ビタミン B_{12} 欠乏症　655

ビタミン D 欠乏　1333
ビタミン D 欠乏性くる病　1334
左右短絡疾患　306
鼻中隔穿孔　885
非定型欠神発作　811
非定型抗酸菌症　418
非定型抗精神病薬　984
非定型肺炎　354
ビデオ脳波同時記録　1296
非てんかん性けいれん　195
非特異的尿路感染症　632
ヒト絨毛性ゴナドトロピン　1193, 1196
ヒトパピローマウイルス　1115, 1166, 1178
ヒト免疫不全ウイルス　704, 927
ヒト免疫不全ウイルス感染症　1170
ヒト T リンパ球向性ウイルス I 型　673
鼻内所見　250
皮内反応　854, 1088
鼻軟骨病変　890
避妊法の選択と低用量ピル　1155
微熱　60
非びらん性胃食道逆流症　106, 429
皮膚悪性腫瘍　**1128**
皮膚炎　**1066**
皮膚潰瘍　**1083**
皮膚筋炎　392, **880**
皮膚結核　**1109**
皮膚血管炎　**1082**
皮膚サルコイドーシス　**1110**
皮膚真菌症　**1116**
皮膚線維腫　1125
皮膚腺病　1109
皮膚瘙痒症　51, **1076**
皮膚の痛み　**63**
皮膚爬行症　969
皮膚バリア機能　1066
皮膚リーシュマニア症　963
皮膚良性腫瘍　**1123**
飛蚊症　**247**, 1374
皮膚 T 細胞リンパ腫　1077
鼻閉　**250**
非閉塞性無気肺　380
被包化胸水　412
非抱合型ビリルビン　124

非ホジキンリンパ腫　674
鼻ポリープ　1411
非ポリオエンテロウイルス感染症　917
肥満　543, **1331**
びまん性悪性胸膜中皮腫　425
びまん性外耳道炎　1399
びまん性甲状腺腫　138, 569
びまん性甲状腺腫大　567
びまん性色素沈着　67
びまん性大細胞型B細胞リンパ腫　674
びまん性汎細気管支炎　376
肥満低換気症候群　656
びまん皮膚硬化型強皮症　878
百日咳　942
病院感染防止対策　13, **902**
病原性腸管寄生原虫　961
病原微生物　900
表在感覚　217
標準成長曲線　135
標準予防策　13, **903**
標瘡　1106
病的口臭　100
病的骨折　1050
病的脱臼　1051
日和見感染症　**416**, 704, **909**
日和見病原体　909
びらん　441
稗粒腫　1124
微量アルブミン尿　624
微量元素の欠乏症・過剰症　**550**
ビリルビン脳症　1243
非淋菌性尿道炎　933
ヒルシュスプルング病　122, 1268
披裂軟骨内転術　1424
広場恐怖症　799
貧血　**168**
品胎　1202
頻尿　163
頻拍　95
頻発月経　149, 1142
頻脈性不整脈　**275**
頻脈誘発性心筋症　277
非ST上昇型心筋梗塞　285

ふ

ファーバー病　1326
ファイバースコープ　1259

ファレンテスト　1036
ファロー四徴症　308, **1279**
ファンコーニ貧血　1343
不安障害　**226**, **795**, 809
不安定狭心症　82, 281, 285
不安定プラーク　285
不育症　875, **1152**
フィジカルアセスメント　**23**
フィッシャー症候群　755
フィッツ・ヒュー・カーティス症候群　932, 1168
フィラリア症　338, **968**
フーグ　802
風疹　**1245**
封入体結膜炎　932, 1362
フェノール法　1095
フォークト-小柳-原田病　1134
フォルクマン拘縮　**1035**
フォン・ウィルブランド病　685
フォン・ヒッペル・リンダウ病　641
深爪　1095
不完全麻痺　212
腹圧性尿失禁　163
腹腔鏡下筋腫核出術　1190
腹腔鏡下子宮全摘術　1190
腹腔鏡下腎摘除術　642
腹腔鏡下腎部分切除術　642
腹腔鏡下卵巣嚢腫摘出術　1190
腹腔鏡補助下筋腫核出術　1190
腹腔鏡補助下腟式子宮全摘術　1190
腹腔鏡補助下卵巣嚢腫摘出術　1190
副甲状腺機能低下症　573
副甲状腺ホルモン　575
匐行性角膜潰瘍　1365
複合性局所疼痛症候群　1032, 1035
複雑型熱性けいれん　1294
複雑性イレウス　479
複雑性腎盂腎炎　633
複雑性尿路感染症　632
複雑性膀胱炎　633
複視　774, 1395
副腎クリーゼ　578
副腎性器症候群　581, 1141
副腎白質ジストロフィー　781
副腎白質変性症　1326

副腎皮質ステロイド合成酵素欠損症　581
腹水　112, **127**, 1189
腹水穿刺　129
フグ中毒　**990**
腹痛　**108**, **261**
副鼻腔炎　**1411**
副鼻腔気管支症候群　376
腹部緊満感　1197
腹部膨満感　**112**
腹部膨隆　112
腹膜機能検査　618
腹膜刺激症状　1227
腹膜透析　614
腹膜播種　1187
フコシドーシス　1326
ブジー　1395
浮腫　**64**
不随意運動　**206**
不正性器出血　150, **154**, 1182
不正乱視　1389
不全流産　1193
ブタ回虫　968
腹腔鏡下手術　**1189**
フットケア　330
物理アレルギー　855
物理性蕁麻疹　1079
物理的皮膚障害　**1092**
不定愁訴　**234**
舞踏運動　207
ブドウ球菌感染症　**939**
ブドウ球菌性熱傷様皮膚症候群　1106
不登校　**1304**
不同視弱視　1392
舞踏病　891
ぶどう膜炎　245, 889, **1385**
不妊症　**1148**
部分前置胎盤　1199
部分肺静脈還流異常　307
不眠症　**833**, 833
不明熱　61
ブラ　411
プラーク　316
フライバーグ病　1048
ブラウ症候群　894
ブラウント病　1047
ブラックヒール　43
フラッシュバック現象　815
ブラロック手術　308

和文索引(ふ, へ, ほ) 1453

フラワーセル　673
ブランマー・ヴィンソン症候群　647
フリードライヒ運動失調症　737
プリオン病　**701**
ブリケ症候群　805
ブリックテスト　854, 1088, 1428
ブリル・ジンサー病　936
プリン体　540
ブルガダ症候群　275
ブルジンスキー徴候　697
ブルッフ膜　1383
ブルトン型無γ-グロブリン血症　1348
フルニエ壊疽　1107
ブルンベルグ症候　477
ブレブ　411
ブローカ失語(症)　221, 1313
ブローディ骨膿瘍　1049
プロキネティクス　440
プロトンポンプ阻害薬テスト　107
プロピオン酸血症　1324
フロマンサイン　1037
プロラクチノーマ　557
プロラクチン産生下垂体腺腫　557
プロワツェク小体　1363
分化成熟障害　668
噴射式基準嗅覚検査　1415
糞線虫症　**966**
分娩時出血　**1223**, 1223, 1224
分離不安　226
粉瘤　1124
分類不能型低γ-グロブリン血症　1348

へ

ヘアリー細胞白血病　667
平滑筋腫　1126
平滑筋肉腫　1183
平均赤血球容積　169
閉経　149, 1157
閉経後骨粗鬆症　**1162**
平衡機能検査　202
閉塞隅角緑内障　1372
閉塞性黄疸　124, 1265
閉塞性膵炎　514
閉塞性動脈硬化症　**327**

閉塞性肥大型心筋症　310
閉塞性無気肺　380
閉塞性無呼吸　1335
ベーチェット病　**888**, 1165, 1386
ペーパーバッグ法　403
ペグインターフェロン　490
ペスト　**945**
ヘッドアップティルト試験　71
ヘノッホ・シェーンライン紫斑(病)　1082, 1273, 1285
蛇毒　860
ヘモグロビン濃度　168
ヘモクロマトーシス　1345
ヘリオトロープ疹　880
ヘリコバクター・ピロリ菌感染　441
ペリツェウス・メルツバッフェル病　783
ベリリウム感作状態　422
ベル現象　760
ベルテス病　1046
ヘルパンギーナ　919
ヘルペスウイルス感染症　**921**, 1214
ヘルペス性口内炎　1111
ヘルペス性瘭疽　1112
ベル麻痺　758, 761
変異麻疹ウイルス　695
辺縁系脳炎　747
辺縁前置胎盤　1199
変形性関節症　**1040**
変形性股関節症　1041
変形性膝関節症　1041
変形性肘関節症　1036
変形性腰椎症　1015
変視症　**247**
片頭痛　198
変性側弯症　1025
片側顔面けいれん　208, 762
ベンゾジアゼピン中毒　**985**
胼胝(たこ)　**1094**
鞭虫症　**973**
便中ヘリコバクター・ピロリ抗原測定　443
扁桃炎　916, **1419**
扁桃周囲炎　348, 1419
扁桃周囲膿瘍　1419
扁桃巣感染症　1419
便秘　**121, 266**

扁平コンジローマ　1172
扁平苔癬　1087, **1101**
扁平母斑　1133
扁平疣贅　1115
片麻痺　212

ほ

ポイキロデルマ　1077
蜂窩織炎　1106
膀胱炎　**632**
抱合型(直接)高ビリルビン血症　1243
抱合型ビリルビン　124
膀胱結核　634
膀胱腫瘍(膀胱がん)　**642**
膀胱直腸障害　1012, 1018, 1022
膀胱尿管移行部狭窄　1286
膀胱尿管逆流　645, 1286, **1288**
房室結節リエントリー性頻拍　276
放射線照射後肉腫　1061
放射線性食道炎　436
放射線肺炎　**396**
放射線肺線維症　396
傍腫瘍性神経症候群　747
胞状奇胎　1184
疱疹状膿痂疹　1097
紡錘状大動脈瘤　324
乏精子症　1150
放線菌症(アクチノミセス)　**949**
蜂巣炎　1106
蜂巣肺　389
包虫症　860
乏尿　163
泡沫性痰　93
訪問看護　8
膨隆白内障　1369
暴力　**229**
ボーエン病　1129
ボーエン様丘疹症　1115
ポートワイン母斑　1125
ほくろ　1130
母子感染　**1210**
ホジキンリンパ腫　674, 1076
補助人工心臓　301
ポストポリオ症候群　920
母体搬送　1198
勃起障害　**167**, 640
発作間欠期精神病　812
発作性上室頻拍　95

和文索引(ほ, ま, み)

発作性頻拍　275
発作性夜間ヘモグロビン尿症　649, 653
発疹　**258**
発疹チフス　**936**
発疹熱　**936**
ポッツ手術　308
ホットフラッシュ　144, 1158
ボツリヌス菌　914
母乳感染　1210
母斑　**1131**, 1396
母斑細胞母斑　1132
母斑症　**1132**
ホフマン反射　1009
ポリープ状脈絡膜血管症　1382
ポリオ(急性灰白髄炎)　**920**
ポリペクトミー　470, 474
ポリメラーゼ連鎖反応(PCR)法　918
ボルグスケール　75
ホルネル徴候　198, 426
ポルフィリン症　1090
ホルムストローム療法　1142
ホルモン補充療法　589, 1159, **1160**
本態性環境不耐症　856
本態性高血圧　317
本態性振戦　**732**
本態性低血圧　322
ポンティアック熱　942
ポンペ病　1325

ま

マーフィー徴候　505
マールブルグ病　925
マイコプラズマ感染症　**932**
マイコプラズマ肺炎　**355**
マイボーム腺機能不全　1358
巻き込み症状　798
膜性骨化　1334
膜性腎症　159, 605
膜性診断　1203
マクログロブリン血症　**679**
マクロプロラクチノーマ　558
マクロライド耐性肺炎マイコプラズマ　933
マジックマッシュルーム　1000
マシャド・ジョセフ病　737
麻疹　**1244**
麻疹風疹混合ワクチン　1245

マダニ　935
マダニ刺咬症　959
マタニティ・ブルーズ　1228
末期腎不全　612
マックバーニー圧痛点　477
末梢血幹細胞移植　183
末梢神経障害　704, 754
末梢神経性嗅覚障害　1414
末梢神経損傷　1033
末梢神経麻痺　**1032**
末梢性顔面神経麻痺　**760**
末梢性チアノーゼ　81
末梢動脈閉塞症　327
末端肥大症　**556**
麻痺性イレウス　114, 479
麻痺性斜視　1391
マムシ咬傷　992
マラセチア・フルフール　1071
マラリア　**962**
マルチプルカルボキシラーゼ欠損症　1324
マルチプルスルファターゼ欠損症　1326
マロリー・ワイス症候群　**436**, 1002
慢性胃炎　**438**
慢性ウイルス肝炎　**483**
慢性壊死性肺アスペルギルス症　956
慢性炎症性脱髄性多発(根)神経炎　**755**
慢性炎症性脱髄性多発ニューロパチー　749
慢性活動性 EB ウイルス感染症　662
慢性下腹部痛　153
慢性肝炎　483
慢性気管支炎　**374**
慢性下痢　117
慢性口蓋扁桃炎　1419
慢性好酸球性肺炎　420
慢性甲状腺炎　141, 862
慢性光線過敏性皮膚炎　1090
慢性呼吸不全　340
慢性骨髄炎瘻孔に伴う肉腫　1061
慢性骨髄性白血病　184, **662**, 1338
慢性色素性紫斑　43
慢性糸球体腎炎　612, **1285**

慢性腎炎症候群　601
慢性進行性外眼筋麻痺症候群　772
慢性腎臓病　**612**
慢性心不全　298
慢性腎不全　51, 614, 1076
慢性膵炎　111, 514
慢性穿孔性中耳炎　1400
慢性僧帽弁逆流症　304
慢性大動脈弁逆流　305
慢性単純性苔癬　**1072**
慢性中耳炎　1400
慢性肉芽腫症　1348
慢性播種性血管内凝固症候群　1206
慢性反復性頭痛　259
慢性副鼻腔炎　1411
慢性閉塞性肺疾患　**374**
慢性ベリリウム肺(慢性ベリリウム症)　**422**
慢性痒疹　1075
慢性腰痛　239
慢性リンパ性白血病　**666**
マンノシドーシス　1326
満腹中枢　100

み

ミオクローヌス　208
ミオクローヌス発作　811
ミオクロニー発作　1296
ミオトニア症候群　**766**
ミオトニア放電　766
味覚過敏　1417
味覚減退　1417
味覚障害　**1416**
味覚消失　1417
味覚定性定量検査　1417
右左短絡疾患　306
ミクリッツ病　896
ミクロプロラクチノーマ　558
未熟児動脈管開存症　1238
未熟児網膜症　**1379**
みずいぼ　1116
水中毒　560
ミトコンドリア脳筋症　**771**
ミトコンドリア病　771
ミトコンドリア DNA 欠乏症候群　772
ミニ移植　183, 187
ミニマムハンドリング　1234

み

未分化子宮内膜肉腫　1183
脈なし病　**334**
脈絡膜　1383, 1385
脈絡膜出血　1384
脈絡膜新生血管　1382
ミュラー管　588
ミュンヒハウゼン症候群　1355, **1356**
ミラー症候群　1218
味蕾　1416
ミルメシア　1115

む

ムーコル症　**956**
無芽胞嫌気性菌感染症　**948**
無顆粒球症　**660**
無気肺　**380**
無菌性髄膜炎　919, 1249
無菌性膿疱　1097
無月経　**1141**
無鉤条虫症　977
無効造血　657
ムコ多糖症　1325
無酢酸透析液　617
霧視　1374
無自覚性低血糖症　531
無症候性神経梅毒　706
無症候性肉眼的血尿　643
むずむず脚症候群　406, 752
無精子症　646
無石胆嚢炎　505
無痛性甲状腺炎　568
無動　209, 728
無頭蓋症　1218
無動性無言　701
無尿　163
胸やけ　**106**
無脈性心室頻拍　274
無脈性電気活動　274
ムンプスウイルス　1421

め

迷走神経反射　71
迷路性耳硬化症　1404
メージュ症候群　763
メタノール中毒　1002
メタボリックシンドローム　**538**, 1331
メチシリン耐性黄色ブドウ球菌　903, 939
メチルマロン酸血症　1324
メッケル憩室　463
メニエール病　200, 203, **1407**
眼の充血　**245**
めまい(眩暈)　**200**
めまい発作　1407
メラノーマ(悪性黒色腫)　1129, 1166, 1396
メランコリー　784
免疫学的便潜血検査　472
免疫グロブリン療法　1254
免疫再構築症候群　705
免疫性胎児水腫　1218
免疫複合体血管炎　1082
免疫不全症　1345
メンケベルグ型動脈硬化　316
面皰　1135

も

妄覚　223
毛孔性苔癬　1098
網赤血球　652
妄想　**223**
妄想性障害　804
毛嚢炎様皮疹　888
毛包炎　1103
毛包虫　1136
毛母腫　1124
網膜　1383
網膜芽細胞腫　1397
網膜芽腫　1336
網膜下出血　1384
網膜血管腫状増殖　1382
網膜色素上皮下出血　1384
網膜深層出血　1384
網膜前出血　1383
網膜浅層出血　1384
網膜剥離　**1373**, 1380
網膜ぶどう膜炎　888
網膜レーザー光凝固術　1378
網膜裂孔　1383
網脈絡膜　1383
網脈絡膜炎　964
毛様体　1385
毛様体筋　1390
モーリーテスト　1029
モーレン潰瘍　1367
モニタリングの活用法　**25**
モヤモヤ病　716, **722**
森田療法　784

門脈圧亢進症　127, 433, 488, **491**, 1266

や

ヤーリッシュ・ヘルクスハイマー反応　1121
野球肘　**1037**
薬剤性色素沈着　67
薬剤性ニューロパチー　753
薬剤性パーキンソニズム　210
薬剤性肺障害　**420**
薬剤性便秘　123
薬剤性味覚障害　1417
薬剤毒性角膜症　1367
薬剤による脱毛　42
薬剤溶出(性)ステント　283, 291
薬剤リンパ球刺激試験　1088
薬疹　1077, **1086**
薬物アレルギー　**851**
薬物依存症　**814**
薬物過敏症　851
薬物(剤)過敏症症候群　853, 1086
薬物嗜癖　808
薬物性肝障害　**500**
薬物治療モニタリング　911
薬物不耐性　851
役割拡大(看護師の)　**34**
やせ　**545**
野兎病　**946**
夜尿　**1302**
ヤマカガシ咬傷　992
夜盲　1378

ゆ

ユーイング肉腫　1061, 1336
有害薬物反応　851
有郭乳頭　1416
有機酸代謝異常症　**1324**
有機溶剤依存症　815
有棘細胞がん　1129
有機リン中毒　**986**
有鉤条虫症　977
疣腫　330
疣贅　**1115**
疣贅状表皮発育異常症　1115
有毒植物中毒　**994**
輸血合併症　**45**
輸血関連急性肺障害　46
輸血関連循環過負荷　46

和文索引(ゆ, よ, ら, り, る, れ)

輸血後移植片対宿主病 49
輸血後感染症 48
輸血実施手順書 47
輸血療法 45
癒着性中耳炎 1400
癒着胎盤 1200
輸入脚症候群 451

よ

癰 1103
溶血・肝機能障害・血小板減少症候群 1206
溶血クリーゼ 653
溶血性黄疸 653, 1243
溶血性尿毒症症候群 265, 458, **682**
溶血性貧血 170, **652**, 852
葉酸欠乏症 655
葉状乳頭 1416
痒疹 **1075**
羊水過少 1214
羊水過多 1202, 1217, 1219
要胎 1202
幼虫移行症 **971**
腰椎椎間板ヘルニア **1017**
腰椎分離症 1020
腰痛 238, **1015**
腰部脊柱管狭窄症 240, **1022**
溶連菌感染後急性糸球体腎炎 944, 1284
溶連菌感染症 1284
抑うつ **225**
横川吸虫症 **976**

ら

らい 957
らい菌 958
ライ症候群 1248
ライソゾーム病 **1325**
ライトテスト 1029
ライ分類 667
ライム病 **959**, 979
ラクナ梗塞 708
ラジオ波焼灼術 496
ラゼーグ徴候 759
らせん動脈のリモデリング 1206
ラッサ熱 925
ラテックスアレルギー **857**
ラテックスフルーツ症候群 857

ラピチェック 288
ラムゼイ・ハント症候群 1248
卵円孔開存 307
卵管性不妊 1148
卵管性不妊症 1169
卵管切除術 1195
卵管線状切開 1190
卵管膨大部妊娠 1195
卵管癒着 1194
卵管卵巣膿瘍 1168
卵細胞質内精子注入法 1150
卵巣炎 1249
卵巣過剰刺激症候群 1143, 1150, **1151**, 1151
卵巣機能低下 1319
卵巣腫瘍 1186
卵巣性無月経 1157
卵巣チョコレート嚢胞 1168, 1173
卵巣嚢腫摘出術 1190
卵巣予備能 1151
ランド-ブラウダーの計算式 1091
ランバート・イートン筋無力症候群 **775**
ランブル鞭毛虫症 **961**

り

リーシュマニア症 **963**
リーメンビューゲル 1349
リール黒皮症 1133
リウマチ性脊椎炎 **1056**
リウマチ性大動脈弁狭窄症 305
リウマチ性多発筋痛症 726, **868**
リウマチ熱 **891**, 944
リウマトイド血管炎 862
リウマトイド結節 862
リケッチア感染症 **934**
離人症性障害 802
リステリア症 **947**
離脱症状 814
離断性骨軟骨炎 1037, 1046
リプロダクティブヘルス/ライツ 1172
リポタンパク 534
リモデリング 1053
硫化水素中毒 **999**
流行性角結膜炎 245, 916, 1363, 1367
流行性耳下腺炎 **1249**, 1421

流産 1155, **1193**
療育 1307
両下肢痙性不全麻痺 703
両眼視機能 1391
良性腎硬化症 626
良性発作性頭位めまい症 200
良性卵巣腫瘍 **1186**
両側顔面神経麻痺 761
両側肺門リンパ節腫脹 391
緑色連鎖球菌 938
緑内障 **1371**
旅行者下痢症 456
臨界的細菌定着 1085
淋菌感染症 1170
淋菌結膜炎 1362
淋菌性関節炎 873
リンゴ病 **1250**
輪状紅斑 891
リンパ管炎 **337**
リンパ節炎 **337**, 964
リンパ節腫脹 **175**
リンパ増殖性疾患 176, 896
リンパ浮腫 **338**, 968, 1232
倫理 **4**

る

涙液層破壊時間 1358
類乾癬 **1101**
類骨骨腫 1061
涙小管断裂 1395
類上皮(表皮)嚢腫 1124
類上皮トロホブラスト腫瘍 1184
涙腺 876
涙点プラグ 1360
類白血病反応 172
ループス腎炎 605, **625**
流注膿瘍 1052

れ

冷膿瘍 1052
レイノー現象 336, 877, 881
レイノー病 **336**
レイノルズの5徴 505
レーザー・トレラー徴候 1123
レース状紅斑 1250
レジオネラ症(在郷軍人病) **942**
レックリングハウゼン病 1125, 1132
裂孔原性網膜剥離 1373, 1383

レット障害　1305
レビー小体　728
レビー小体型認知症　232
レプトスピラ感染症（ワイル病）
　　959
レフレル症候群　419, 860
レム睡眠行動障害　728
レルミット徴候　745
連鎖球菌感染症　**937**

ろ

労作時呼吸困難　**74**
労作性狭心症　84, 281
老視　1390
漏出性胸水　97
漏出性腹水　127
老人性紫斑　43
老人性膣炎　1166
老人性疣贅　1123
ロート斑　332
ロービジョンケア　1378, 1382
ロキタンスキー症候群　1141
肋鎖症候群　1029
ロタウイルス　456
肋間神経痛　758
ロッキング症状　1041
肋骨脊柱角部　629
肋骨念珠　1334
濾胞細胞　138
濾胞性リンパ腫　674

濾胞腺腫　143
ロンベルグ徴候　205

わ

ワークライフバランス　**38**
ワームショック　912
ワイル病　**959**
鷲手　1037
ワルダイエル咽頭輪　1418
ワルチン腫瘍　1421
ワルデンシュトレームマクログロ
　　ブリン血症　679
腕神経叢麻痺　**1031**

欧文索引

・太字の掲載ページは目次項目のページであることを示しています．

A

A 型肝炎　483
A 群連鎖球菌　938
abdominal distention　112
abdominal pain　108, 261
ABO 型不適合輸血　45
abortion　1193
ABPI　328
abruptio placentae　1200
acariasis　979
accident proneness　231
accommodative abnormality　**1389**
ACD　648
acetaminophen poisoning　982
achondroplasia　1334
acne　1135
acquired valvular disease　303
acromegaly　556
ACS　285
actinomycosis　949
acute adrenal insufficiency　578
acute alcoholism　1001
acute bronchitis　349
acute encephalitis and encephalopathy in children　1300
acute epiglottitis　1257
acute gastritis　437
acute myocarditis　313
acute peritonitis　481
acute renal failure　610
acute tracheitis　349
acute upper respiratory inflammation　348
AD（Alzheimer's disease）　822
AD（atopic dermatitis）　1066
Addison's disease　578
adenoid　1418
adenomyosis uteri　1173
adenovirus infection　915
ADH　561
ADHD（attention-deficit hyperactivity disorder）　1310
ADPKD　627
adrenogenital syndrome　581
adult onset Still's disease　866
adverse reactions to food　847
AED　279
AGA　885
age-related macular degeneration　**1382**
AGML　437
AGN（acute glomerulonephritis）　600, 1284
agnosia　221
agranulocytosis　660
AIDS　704, 928
AIH　502
AIUEO TIPS　192
AKI　610
AL（acute leukemia）　**668**
alcohol dependence　816
alcohol intoxication and poisoning　1001
alcoholic liver diseases　499
ALI（acute lung injury）　407
ALL　669
allergic conjunctivitis　1360
allergic rhinitis　845
allo-HSCT　673
alopecia　42, 1139
ALS（amyotrophic lateral sclerosis）　738
amblyopia　1391
amebic dysentery　458
amenorrhea　1141
AMI（acute myocardial infarction）　**284**
AML　668
amyloidosis　552
AN（anorexia nervosa）　819, 1145
anal disease　475
anal fistula　476
anaphylaxis　53
ANCA 関連血管炎　392, **884**
anemia　168
angina pectoris　280
angioedema　1078
angiostrongyliasis　969
anisakiasis　970
ankylosing spondylitis　1058
anorexia　100
anthrax　946
antibiotics associated colitis　461
antigenic drift　346
antigenic shift　346
antipsychotic poisoning　984
antipyretic-analgesic drug poisoning　982
anxiety disorders　226, 795
aortic aneurysm　324
aortic dissection　325
aortitis syndrome　334
APD　618
aphasia　221
aplastic anemia　649
aplastic anemia in children　1343
apophysitis　1046
appendicitis　477
apraxia　221
APS（antiphospholipid syndrome）　875
APSGN　1284
AR（aortic regurgitation）　305
ARDS（acute respiratory distress syndrome）　407
ART（assisted reproductive technology）　1150
arteriosclerosis　315
arthralgia　241
AS（aortic stenosis）　304
AS（Asperger syndrome）　1308
ascariasis　968
ascites　127
ASD（atrial septal defect）　1278

欧文索引(A, B, C)

ASO(arteriosclerosis obliterans) 327
aspergillosis 955
aspirin poisoning 983
asporogenic anaerobic infection 948
asteatotic eczema 1074
ataxia 204
atelectasis 380
ATL(adult T-cell leukemia-lymphoma) 673
atypical genital bleeding 154
autism spectrum disorder 1308
autoimmune liver injury 501
autoimmune neuropathy 754
autoinflammatory syndrome 894
autosensitization dermatitis 1073
AVP 561

B

β溶血性連鎖球菌 938
B 型肝炎 483, 493
B 群連鎖球菌 938, 1298
bacillary dysentery 941
back pain 82
bacterial food poisoning 913
bacterial infection 937
bacterial meningitis in children 1298
bacterial pneumonia 352
bacterial skin infections 1102
barbiturate poisoning 986
baseball elbow 1037
Basedow's disease 564
BCC 1129
Behçet's disease 888
benign ovarian tumor 1186
benign tumors of the skin 1123
benzodiazepine poisoning 985
biliary atresia 1264
biliary tract cancer 512
bipolar disorders 789
bladder tumor 642
bleeding tendency 178
bloody sputum 87
bloody stool 114

BMI 543, 1332
BN 819
bone tumor 1060
BPH(benign prostatic hyperplasia) 637
brachial plexus palsy 1031
brain infarction 708
brain tumor 739
breast cancer 1230
bronchial asthma 365, 1260
bronchiectasis 377
bronchiolitis 1255
Budd-Chiari 症候群 492
Buerger's disease 327
bullous dermatosis 1096
bullous disease of the lung 419
burn injury 1090
BUT 1358

C

C 型肝炎 483, 493
Ca 代謝異常 599
CABG 284
cancer of the uterine body 1181
cancer pain 68
candidiasis 954
CAPD 618
carbon monoxide poisoning 997
carbuncle 1103
carcinoid 590
cardiopulmonary arrest 274
carpal tunnel syndrome 1036
cataract 1369
CBD(chronic beryllium disease) 422
CCA 735
CCAM(congenital cystic adenomatoid malformation) 419
CCPD 618
CCRT 1181, 1426
CCU 症候群 228
cellulitis 1106
cerebral hemorrhage 714
cerebral infarction 708
cerebral palsy 1289
cerebrovascular dementia 826
cervical cancer 1178

cervical myelopathy 1008
cervicitis 1166
cervico-omo-brachial syndrome 1027
cestodiasis 976, 977
chemical allergy 855
chest pain 82
child abuse 1351
childhood leukemia 1338
chlamydial infection 930
cholangitis 504
cholecystitis 504
cholelithiasis 504
cholera 941
chorioamnionitits 1198
chronic beryllium lung disease 422
chronic bronchitis 374
chronic gastritis 438
chronic glomerulonephritis in children 1285
CIDP [chronic inflammatory demyelinating poly(radiculo)neuropathy] 755
CKD(chronic kidney disease) 612
CKD-MBD 619
clavus 1094
cleft lip and palate 1350
CLL(chronic lymphocytic leukemia) 666
clonorchiasis 975
CML(chronic myeloid leukemia) 662
CN 36
CNS 36
CO_2 ナルコーシス 82, 404
color vision deficiency 1393
colorectal cancer 472
common cold syndrome 343
complications of blood transfusion 45
congenital adrenal hyperplasia 1328
congenital biliary dilatation 509
congenital heart disease 306
congenital hypothyroidism 1327
congenital myotonia 768

congenital paramyotonia 768
congestive heart failure 298
constipation 121, 266
contact dermatitis 1070
contraception 1155
conversion disorder 806
COPD (chronic obstructive pulmonary disease) 76, 374
cor pulmonale 401
corneal ulcer 1364
corrosive substance (acid and alkaline) 1004
cough 90, 262
CR 670, 676
CRC 32
cretinism 1327
Creutzfeldt-Jakob disease 701
critical colonization 1085
CRL 1214
Crohn's disease 467
croup syndrome 1257
Crow-Fukase syndrome 757
cryoglobulinemia 886
cryptococcosis 955
cryptosporidiosis 965
CSD (cat scratch disease) 944
cubital tunnel syndrome 1036
Cushing's disease 580
cutaneous sarcoidosis 1109
cutaneous tuberculosis 1109
cutaneous vasculitis 1082
cyanide poisoning 1003
cyanosis 79
cytomegalovirus infection 922

D

D 亜群赤痢菌 941
D 型肝炎 483
DB 1091
DD 双胎 1202
DDB 1091
deep neck infection 1424
deficiency and excess of trace elements 550
delirium 228
delusion 223
dementia 232, 821
dengue fever 924
depression 225
depressive disorders 793
dermatitis 1066
dermatomycoses 1116
DES 283
developmental retardation 269
diabetes insipidus 559
diabetic coma 529
diabetic complications 526
diabetic nephropathy 623
diabetic retinopathy 1376
dialysis 614
dialysis complications 619
dialysis spondylitis 1059
diarrhea 117, 263
DIC (disseminated intravascular coagulation syndrome) 181, 689
diffuse pigmentation 67
dilated cardiomyopathy 312
DIP 630
diphtheria 943
disorder of organic acid metabolism 1324
disorders of sensory nerve 63
dissociative disorders 801
disturbance of consciousness 191
diverticulosis of the colon 462
DKA 529
DM (dermatomyositis) 880
DM (diabetes mellitus) 523
DM (diabetes mellitus) in children 1321
DMARD 864
Down syndrome 1315
DPB (diffuse panbronchiolitis) 376
DPT ワクチン 943
drug allergy 851
drug dependence 814
drug eruption 1086
drug-induced liver injury 500
drug-induced lung disease 420
dry eye 1358
DSM-5 786
DSM-Ⅳ-TR 785
DXA 1162
dysgeusia 1416
dyslipidemia 534
dysmenorrhea 1146
dysosmia 1414
dysphagia 102
dyspnea 74, 262
dyspnea on effort 74

E

E 型肝炎 483
ear discharge 249
eating disorders 819
EB 1091
EB ウイルス 661, 693
EB ウイルス関連血球貪食症候群 662
EBN と EBP 9
eccrine periporitis 1104
ectopic pregnancy 1194
eczema 1066
ED (erectile dysfunction) 167
edema 64
ekiri 941
electric burn 1093
electrolyte disturbance 597
emaciation 545
empyema 414, 1411
EMR 435, 470, 474
endemic typhus 936
endometrial polyp 1177
endometriosis 1173
enterobiasis 967
EPBD 508
epidemic typhus 936
epilepsy 810, 1294
epileptic seizure 195
epiphysitis 1046
epistaxis 252
EPLBD 509
ERCP 507, 510
erysipelas 1106
erythema 1079
erythema infectiosum 1250
erythroderma 1077
ESD 435, 471, 474
ESKAPE 903
esophageal achalasia 431
esophageal cancer 434
esophageal varices 433
esophagitis 429
ESRD 612
essential tremor 732

欧文索引(E, F, G, H)

EST 508
ESWL 631
ETT 1184
EUS 435
exanthema 258
exanthema subitum 1246
excitement 229
eye discharge 246
eye pain 243

F

FAB 分類 669
facial spasm 762
fatty liver 497
FD(functional dyspepsia) 438, 439
febrile convulsion 1293
febrile neutopenia 660
fetal hydrops 1218
fetal morphological abnormalities 1217
fever 60, 256
FGR(fetal growth restriction) 1214
filariasis 968
floaters 247
FM(fibromyalgia) 892
FMTC 589
folliculitis 1103
food allergy 847
foreign body in the airway 1259
frostbite 1093
frozen shoulder 1026
FT_3 562
FT_4 562
fulminant hepatic failure 486
fundus hemorrhage 1383
fungal infection 954
furuncle 1103

G

G 群連鎖球菌 938
galactorrhea-amenorrhea syndrome 1144
gas gangrene 952, 1107
gastric cancer 446
gastric polyp 445
gastric submucosal tumor 445
gastritis 437

gastroduodenal ulcer 441
gastrointestinal bleeding 114
GBS(Guillain-Barré syndrome) 754
GCS 192
GDM(gestational diabetes mellitus) 1204
GERD(gastroesophageal reflux disease) 106, 429
GFR 613
GH 産生下垂体腺腫 556
giant bulla 419
giardiasis 961
GIST 445
glaucoma 1371
glomerulonephritis 600, 1284
glossitis 428
glufosinate poisoning 988
GM1 ガングリオシドーシス 1326
GM2 ガングリオシドーシス 1326
gnathostomiasis 969
goiter 138
gout 540
gouty nephropathy 625
GPA 884
granulocytopenia 660
growth disturbance 134
growth hormone deficiency 1329
growth retardation 267
GVHD 49, 185, 187
gynecomastia 146

H

habitual abortion 1152
hair loss 42
halitosis 100
hallucination 223
HAM 症候群 579
HAM(HTLV-Ⅰ associated myelopathy) 703
Hansen's disease 957
Hashimoto's thyroiditis 567
HbA1c 524
HBs 抗原 485
HCV 抗体 485
HD 614
HDF 616

HDL 534
head and neck cancer 1426
headache 197, 259
health problem of climacterium 1157
healthcare-associated infection 905
heartburn 106
hematemesis 114
hematuria 160
hemolytic anemia 652
hemophilia 685
hemoptysis 87
hemorrhoid 475
hepatic abscess 503
hepatic cirrhosis 487
hepatic coma 131
hepatic encephalopathy 131
hepatocellular carcinoma 493
herpangina 919
herpes simplex 1110
herpes simplex infection 921
herpes zoster 1113, 1247
HF 616
HFMD(hand, foot, and mouth disease) 919
HHS 529
Hib 1298
Hib ワクチン 1300
HIV 感染症 927, 1170
HIV 関連神経障害 704
HIV 関連認知症 704
hoarseness 98
hookworm disease 966
HPV 1115
HPV ワクチン 1180
HRT(hormone replacement therapy) 1160
HSV 脳炎 694
HTLV-Ⅰ 673
HTLV-Ⅰ関連脊髄症 703
Huntington's disease 734
HUS(hemolytic-uremic syndrome) 682
hydrogen sulfide poisoning 999
hydronephrosis 629, 1286
hydroureter 1286
hyperemesis gravidarum 1192
hyperemia of eyes 245

hyperlipoproteinemia 534
hyperpigmentation 1133
hyperprolactinemia 557
hypersensitivity angiitis 887
hypersensitivity pneumonitis 395
hypertension 317
hypertensive nephrosclerosis 626
hyperthyroidism 564
hypertrophic cardiomyopathy 310
hypertrophic pyloric stenosis 1266
hypertrophic scar 1126
hyperventilation syndrome 402
hypervitaminosis 546
hypnotic poisoning 985
hypochondriasis 807
hypochondroplasia 1334
hypoglycemia 531
hypogonadism 588
hypoparathyroidism 573
hypopituitarism 555
hypotension 322
hypothyroidism 562
hypovitaminosis 546

I

IABP 285, 301, 1282
IBS(irritable bowel syndrome) 454
ICD-10 785
I-cell 病 1326
ICSI 1150
ICU 症候群 228
idiopathic cardiomyopathy 310
idiopathic edema 586
IDL 534
IE(infective endocarditis) 330
IgA 腎症 159, 602, 1285, 1419
IgA-IC 血管炎 1082
IgE-RAST 1068
IgG/IgM-IC 血管炎 1082
IgG4 関連硬化性胆管炎 511
IgG4 関連疾患 896
IgM M タンパク血症に伴うニューロパチー 756

IIPs(idiopathic interstitial pneumonias) 388
ileus 478, 1267
impetigo contagiosa 1105
IMT 316
indefinite complaint 234
infant hip dislocation 1349
infantile diarrhea 1271
infection prevention and control in hospitals 902
infectious conjunctivitis 1362
infectious enteritis 456
infectious mononucleosis 661
inflammatory keratosis 1100
influenza 346
ingrown nail 1095
insect allergy 858
insomnia 833
insulinoma 532
intestinal obstruction 478, 1267
intestinal tuberculosis 459
intrapartum hemorrhage 1223
intussusception 1270
involuntary movement 206
ION（idiopathic osteonecrosis) of the femoral head 1044
IPI 675
IQ 1291
iron deficiency anemia 647
iron deficiency anemia in children 1340
irregular menstruation 1142
ischemic colitis 464
ITP（idiopathic thrombocytopenic purpura) 680
IUD 1155
IUGR 1206
IUS 1155
IVF-ET 1150
IVP 630
IVR 1084

J

Japanese spotted fever 935
jaundice 124
JCS 192
JIA（juvenile idiopathic arthritis) 867

K

K 代謝異常 598
Kawasaki disease 1251
keloid 1126
keratitis 1364
keratosis 1098
ketotic hypoglycemia 1320
kidney transplantation 621

L

L-錐体 1393
language disorder 1312
laparoscopic surgery 1189
larva migrans 971
laryngeal paralysis 1423
laryngitis 1422
latex allergy 857
LCS(lumbar spinal canal stenosis) 1022
LDL 534
legionellosis 942
Legionnaires' disease 942
leishmaniasis 963
LEMS(Lambert-Eaton myasthenic syndrome) 775
leprosy 957
leptospirosis 959
LES 489
leukocytosis 172
leukodystrophy 781
leukopenia 172
lichen planus 1101
lichen simplex chronicus 1072
lichen Vidal 1072
Light の基準 97
listeriosis 947
liver cirrhosis 487
low back pain 238, 1015
low birth weight infant 1233
lower abdominal pain 151
lumbar disc herniation 1017
lumen-dwelling cestode infection 977
lung abscess 358
lung cancer 381
lupus nephritis 625
Lyme disease 959
lymphadenitis 337
lymphangitis 337

欧文索引(L, M, N, O) 1463

lymphedema　338
lymphnode enlargement　175
lysosome disease　1325

M

M-錐体　1393
Mタンパク血症　756
MAB療法　641
macroglobulinemia　679
malabsorption syndrome　452
malaria　962
male infertility　646
malignant ovarian tumor　1187
malignant skin neoplasms　1128
Mallory-Weiss syndrome　436
management of infectious diseases　898
mange　979
manic-depressive illness　789
mastitis　1227
MCA-PSV　1219
MCTD(mixed connective tissue disease)　882
MCV　1116
MD双胎　1202
MD(myotonic dystrophy)　767
MDA　1000
MDMA　1000
MDR-TB　636
MDS(myelodysplastic syndrome)　657
measles　1244
mediastinal emphysema　426
mediastinal tumor　426
megaloblastic anemia　655
MEN(multiple endocrine neoplasia)　575, 589
Ménière disease　1407
meningitis　696
menstrual disorders　149
mental disorders due to a general medical condition　828
metabolic syndrome　538
metacestodiasis　976, 978
metagonimiasis　976
metamorphopsia　247
MG(myasthenia gravis)　773
MIBC　643
MID-CAB　284

middle lobe syndrome　380
miliaria　1138
Minds　22
mitochondrial encephalomyopathy　771
ML(malignant lymphoma)　674
MM双胎　1202
MMN〔multifocal motor neuropathy(with conduction block)〕　756
molluscum contagiosum　1116
mood disorders　789
mother-to-child transmission　1210
motion sickness　1409
motor paralysis　212
moyamoya disease　722
MPA　885
MR(mental retardation)　1291
MR(mitral regurgitation)　304
MRCスケール　74
MRCP　507, 510
MRSA　903, 939
MRSA産褥感染症　1227
MRSA腸炎　462
MS(mitral stenosis)　303
MS(multiple sclerosis)　744
MSA　735
multiple myeloma　678
multiple pregnancy　1202
multiple sweat gland abscess　1104
mumps　1249
Münchausen syndrome by proxy　1356
murine typhus　936
muscle pain　242
muscular atrophy　215
muscular dystrophy　769
muscular torticollis　1030
mushroom poisoning　993
mycoplasma infection　932
mycoplasma pneumonia　355
mycosis　954
myocarditis　310, 1281
myotonic disorders　766

N

Na代謝異常　597

NAFLD　522
NANDA　14
nasal obstruction　250
NASH　497, 522
nausea　103
NBI　435
N-CPAP　1240
necrotizing fasciitis　1107
nematode infection　966
neonatal asphyxia　1235
neonatal hyperbilirubinemia　1243
neonatal hypoglycemia　1240
neonatal seizure　1241
nephotic syndrome in childhood　1282
nephrotic syndrome　604
NERD　106
neuralgia　758
neurogenic bladder　645
neurosyphilis　706
neutropenia in children　1341
nevus　1131
NF1　1125
NMIBC　642
NMO　744
nocardiosis　950
nocturnal enuresis　1302
non-attendance at school　1304
non-polio enterovirus infection　917
nonreassuring fetal status　1220
nontuberculous mycobacteriosis　360
NPPV　76, 78, 342
NRS　69
NSTEMI　285
NT肥厚　1316
NTI　563
numbness　216
numeric pain intensity scale　69
nummular eczema　1073
nutrition and diseases　521
NYHA心機能分類　299

O

O脚　1047
OA(osteoarthritis)　1040

obesity **543**, **1331**
obstetrical shock **1223**
OC（oral contraceptives） **1155**
OCD（obsessive-compulsive disorder） **797**
OCT **1377**
ocular trauma **1395**
ocular tumor **1396**
OD（orthostatic dysregulation） **1274**
off-pump CABG **284**
OHSS（ovarian hyperstimulation syndrome） **1143**, **1151**
OMI（old myocardial infarction） **295**
OPCA **735**
opisthorchiasis **975**
OPLL **1008**, **1013**
opportunistic infection **416**, **909**
optic neuritis **1387**
organophosphate poisoning **986**
osmidrosis **1138**
OSMS **744**
osteochondrosis **1046**
osteomalacia **1053**
osteomyelitis **1049**
osteoporosis **592**, **1053**
otitis externa **1399**
otitis media **1400**
otosclerosis **1403**
overlap syndrome **882**
OYL **1013**

P

PA（primary aldosteronism） **585**
PAD **327**
PAH（pulmonary arterial hypertension） **423**
pain disorder **809**
palpitation **94**
PAN（polyarteritis nodosa） **883**
pancreatic carcinoma **519**
pancreatitis **514**
panic disorder **795**
paragonimiasis **974**

paraneoplastic neurological syndrome **747**
parapsoriasis **1101**
paraquat poisoning **989**
parasite allergy **860**
paratyphoid fever **940**
Parkinson's disease **727**
parkinsonism **209**
PARS **1308**
PAT **264**
patent ductus arteriosus in neonates **1237**
PBC **502**
PCI **283**, **285**, **291**
PCOS（polycystic ovary syndrome） **1143**
PCP依存症 **815**
PCPS **285**, **301**, **314**, **995**, **1282**
PCR法 **918**
PD **614**
PDD（pervasive developmental disorders） **1305**
PEA **274**
peak bone mass **592**
pelvic organ prolapse **1163**
peptic ulcer **441**
periodic paralysis **764**
peripheral facial nerve palsy **760**
peripheral nerve paralysis **1032**
periproctal abscess **476**
pernicious anemia **655**
pernio **1092**
personality disorders **838**
pertussis **942**
PET（peritoneal equilibration test） **618**
phacomatosis **1131**
pheochromocytoma **582**
PHN **1114**
phobia **798**
photosensitive disorders **1089**
Phthirus pubis **1122**
physical allergy **855**
physicochemical skin injury **1092**
PID（pelvic inflammatory disease） **1168**
PIE症候群 **419**

PIH（pregnancy-induced hypertension） **1206**
pityriasis rosea Gibert **1102**
placenta previa **1199**
plague **945**
plant poisoning **994**
pleural effusion **96**
pleural tumor **425**
pleuritis **412**
pleuropulmonary manifestations of the collagen-vascular diseases **392**
PM（polymyositis） **880**
PMDD **1147**
PMR（polymyalgia rheumatica） **868**
PMS（premenstrual syndrome） **1147**
pneumoconiosis **397**
pneumonia **351**
pneumothorax **411**
PNH **649**, **653**
PNL **631**
POEMS症候群 **757**
poliomyelitis **920**
pollinosis **842**
polycystic kidney **627**
polycythemia **656**
polyneuropathy **749**
polyps in the large intestine **470**
portal hypertension **491**
postgastrectomy syndrome **450**
post-Lyme disease syndrome **959**
postmenopausal osteoporosis **1162**
pPROM **1199**
PRCA（pure red cell aplasia） **649**
pressure ulcer **1083**
presyncope **71**
preterm delivery **1196**
preterm labor **1196**
preterm PROM **1199**
primary hyperparathyroidism **575**
primary immunodeficiency syndrome **1345**

primary sclerosing cholangitis 511
prion disease 701
progressive emphysematous bulla 419
prolapsus uteri 1163
PROM(premature rupture of membrane) 1199
prostate cancer 639
prostate disease 637
protein-losing gastroenteropathy 453
proteinuria 158
protozoan infection 961
prurigo 1075
pruritus 51
pruritus sine materia 1076
PSA 161
PsA(psoriatic arthritis) 870
PSC 502
PSD(psychosomatic disease) 840
pseudokidney sign 1270
psoriasis 1100
PSTT 1184
psychooncology 830
PTCA 283, 291
PTE(pulmonary thromboembolism) 399
PTGBA 509
PTH 575
PTH 不足性副甲状腺機能低下症 573
PTSD(posttraumatic stress disorder) 800
PubMed 22
puerperal fever 1226
puerperal psychosis 1228
puffer fish poisoning 990
pulmonary alveolar proteinosis 422
pulmonary emphysema 374
pulmonary infiltration with eosinophilia 419
pulmonary tuberculosis 360
pulseless disease 334
pulseless VT 274
purpura 43
pustulosis 1097
pyothorax 414

Q

Q 熱 937
QT 延長症候群 275
quadruplets 1202
quintuplets 1202

R

RA(rheumatoid arthritis) 862
rabies 923
radiation pneumonitis 396
rat-bite fever 960
Raynaud's disease 336
RDS(respiratory distress syndrome) 1239
ReA(reactive arthritis) 872
reassuring fetal status 1220
recurrent aphthous stomatitis 1420
recurrent miscarriage 1152
refractive error 1389
refusal of the medication 235
relapsing fever 958
renal cell carcinoma 641
respiratory failure 340
retinal detachment 1373
RFA 496
rheumatic fever 891
rheumatic spondylitis 1056
rhinorrhea 250
rickets 1053, 1333
rickettsial infection 934
RIST 183, 187
ROP(retinopathy of prematurity) 1379
rosacea 1135
roseola 1246
RP(relapsing polychondritis) 630, 890
RPLS(reversible posterior leukoencephalopathy syndrome) 724
RRMS 745
RRS 28
RS ウイルス 1255
RS3PE 症候群 869
rt-PA 静注療法 710
rubella 1245

S

S-錐体 1393
SAH(subarachnoid hemorrhage) 718
salivary gland diseases 1421
SAPHO 症候群 872
sarcoidosis 390
SAS(sleep apnea syndrome) 405
SBS 1355
scabies 1122
scarlet fever 944
SCC 1129
SCD(spinocerebellar degeneration) 735
schistosomiasis 974
schizophrenia 786
sciatic pain 240
scleroderma 877
scoliosis 1024
SDB 1091
seborrheic dermatitis 1071
secondary anemia 648
secondary renal disorders 623
sedative poisoning 985
sensory disturbance 216
sepsis 911
septic arthritis 1049
septic shock 911
serum sickness 860
severe sepsis 911
SGA 性低身長症 136
shock 55, 255
short stature with growth hormone deficiency 554
shoulder stiffness 237
SIADH(syndrome of inappropriate secretion of antidiuretic hormone) 561
simple goiter 569
singultation 99
sinusitis 1411
SIRS 900, 911
Sjögren's syndrome 876
skin pain 63
skin ulcer 1083
SLE(systemic lupus erythematosus) 625, 873
sleep disorders 833

SLR テスト　1018
snapping finger　1039
SND　735
sneezing　250
social phobia　798
soft tissue tumor　1063
solid tumor in children　1336
somatization disorder　805
somatoform disorders　803
spinal vascular disease　776
spirochetal infection　958
splenic tumor　175
spondylitis　1056
spondylolysis　1020
spondylolytic spondylolisthesis　1020
sporotrichosis　957
sputum　90
SSPE　695, 1245
SSSS　1106
ST 上昇型心筋梗塞　285
staphylococcal infection　939
stasis dermatitis　1074
STD（sexually transmitted diseases）　1170
STEMI　285
sterility　1148
STI　1120
Still's disease　866
stimulant poisoning　1000
stomatitis　428
strabismus　1391
streptococcal infection　937
stridor and wheezing　262
Stroke Care Unit　710
strongyloidiasis　966
subacute thyroiditis　568
subclinical seizure　1241
subinvolution of the uterus　1226
submucous uterine myoma　1177
sudden deafness　1405
sudomotor dysfunction　144
suicidal ideation　230
suicide attempt　230
sycosis vulgaris　1104
syncope　71
syphilis　1120
syringomyelia　778

systemic sclerosis　877

T

T 細胞関連型拒絶反応　621
T リンパ球関連血管炎　1082
TACE　496
tachyarrhythmia　275
Takayasu's disease　334
TAO（thromboangiitis obliterans）　327
target sign　1270
TDM　911, 986
temporal arteritis　726
tennis elbow　1038
testicular tumor　643
tetanus　951
tetany　147
tetralogy of Fallot　1279
thoracic myelopathy　1011
thoracic outlet syndrome　1028
threatened abortion　1193
thrombophlebitis　336
thyroid tumor　570
TIA（transient ischemic attack）　708, 712
tic　1311
TIN（tubulo-interstitial nephritis）　622
tinnitus　203
tissue-invasive larval cestode infection　978
tobacco poisoning　996
tonsillitis　1418
TORCH 症候群　922, 1214, 1246
toxicoderma　1086
toxoplasmosis　964
TR（tricuspid regurgitation）　306
trematode infection　974
trichinellosis　972
trichuriasis　973
triplets　1202
trophoblastic disease　1184
trypanosomiasis　963
TS（tricuspid stenosis）　306
TSLS　1108
TSS　1108
tsutsugamushi disease　934

TTP（thrombotic thrombocytopenic purpura）　682
tuberculosis of bone and joint　1052
TUL　631
tularemia　946
TURBT　643
Turner syndrome　1319
twins　1202
tylosis　1094
typhoid fever　940
Tzanck test　1114

U

UC（ulcerative colitis）　465
ulceration of vulva　1165
UPJS　1286
urea cycle disorders　1322
urinary disturbance　162
urinary incontinence　1302
urinary tract calculus　630
urinary tract infection　632
urinary tract obstruction　629
urogenital tuberculosis　634
urticaria　1078
USS　683
uterine leiomyoma　1175
uterine sarcoma　1183
uveitis　1385
UVJS　1286

V

VAD　301
vaginal discharge　156
vaginitis　1166
varicella　1247
varix　336
VAS　241
vascular purpura　1273
VDT 作業　1389
VDT 症候群　1027
venomous snake bite　991
verruca　1115
vertigo　200
VF　274
violence　229
viral encephalitis　693
viral hemorrhagic fever　925
viral hepatitis　483
viral pneumonia　356

virus infection **915**
vitiligo vulgaris **1134**
VLDL 534
Volkmann's contracture **1035**
vomiting **103**, **263**
VSD（ventricular septal defect）**1276**
vulvar cancer **1165**
vulvitis **1165**

VUR（vesicoureteral reflux）1286, **1288**
VWD（von Willebrand's disease）**685**
VZV 1113, 1247

W

Web 情報の使い方 **22**
Weil's disease **959**

whooping cough **942**
Wilson disease **779**
wine-bottle appearance 1257
WPW 症候群 278

X

XDR-TB 636

Z

zygomycosis **956**

疾患・症状別 今日の治療と看護(改訂第3版)

1996年12月25日 第1版第1刷発行	総編集 永井良三，大田　健
2002年11月20日 第1版第7刷発行	発行者 小立鉦彦
2004年 5月10日 第2版第1刷発行	発行所 株式会社 南 江 堂
2011年 2月25日 第2版第6刷発行	〒113-8410 東京都文京区本郷三丁目42番6号
2013年 3月30日 改訂第3版発行	☎(出版)03-3811-7189（営業)03-3811-7239
	ホームページ http://www.nankodo.co.jp
	振替口座　00120-1-149
	印刷 横山印刷／製本 三水舎

© Nankodo Co., Ltd., 2013

定価はカバーに表示してあります。
落丁・乱丁の場合はお取り替えいたします。

Printed and Bound in Japan
ISBN978-4-524-26804-7

本書の無断複写を禁じます．
JCOPY 〈(社)出版者著作権管理機構 委託出版物〉
本書の無断複写は，著作権法上での例外を除き，禁じられています．複写される場合は，そのつど事前に，(社)出版者著作権管理機構(TEL 03-3513-6969，FAX 03-3513-6979，e-mail: info@jcopy.or.jp)の許諾を得てください．

本書をスキャン，デジタルデータ化するなどの複製を無許諾で行う行為は，著作権法上での限られた例外(「私的使用のための複製」など)を除き禁じられています．大学，病院，企業などにおいて，内部的に業務上使用する目的で上記の行為を行うことは私的使用には該当せず違法です．また私的使用のためであっても，代行業者等の第三者に依頼して上記の行為を行うことは違法です．